Martindale
Cardiology:

The Complete Drug Reference

马丁代尔心脏病学

[英] S. C. 斯威曼（Sean C Sweetman）主编

李大魁　金有豫　汤　光　等译

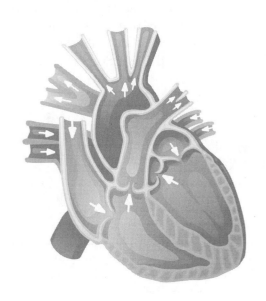

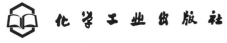
化学工业出版社

·北京·

图书在版编目(CIP)数据

马丁代尔心脏病学/〔英〕斯威曼（Sweetman，S. C.）
主编；李大魁等译. —北京：化学工业出版社，2015.3
书名原文：Martindale Cardiology：The Complete
Drug Reference
ISBN 978-7-122-22688-4

Ⅰ.①马… Ⅱ.①斯…②李… Ⅲ.①心脏病学
Ⅳ.①R541

中国版本图书馆 CIP 数据核字（2014）第 313570 号

Martindale Cardiology：The Complete Drug Reference，37th © Pharmaceutical Press 2011.
This selection for Martindale：Cardiology contains the chapters Analgesics Anti-inflammatory
Drugs and Antipyretics，Antidiabetics，Blood Products Plasma Expanders and Haemostatics，Cardiovascular
Drugs，and Electrolytes as originally published in the 37th edition of Martindale：The Complete
Drug Reference and is published by arrangement with Pharmaceutical Press，the Publishing
Division of the Royal Pharmaceutical Society of Great Britain，1 Lambeth High Street，London，SE1
7JN，UK.

马丁代尔心脏病学©化学工业出版社 2015
本作品包含《马丁代尔药物大典》（第 37 版）中的如下章节：镇痛药、抗炎药和解热药，抗糖尿病药，血液制品、血浆增容药和止血药，心血管系统药，电解质。
本书中文简体字版由 Pharmaceutical Press 授权化学工业出版社独家出版发行。
未经许可，不得以任何方式复制或抄袭本书的任何部分，违者必究。

北京市版权局著作权合同登记号：01-2010-8020

责任编辑：邱飞婵　杨燕玲　戴小玲　张　赛　余晓捷　孙小芳　徐世峰　　　文字编辑：向　东　李大林
责任校对：陶燕华　　　　　　　　　　　　　　　　　　　　　　　　　　　　装帧设计：王晓宇

出版发行：化学工业出版社（北京市东城区青年湖南街 13 号　邮政编码 100011）
印　　刷：北京永鑫印刷有限责任公司
装　　订：三河市胜利装订厂
920mm×1168mm　1/16　印张 32¾　字数 3147 千字　2015 年 9 月北京第 1 版第 1 次印刷

购书咨询：010-64518888（传真：010-64519686）　售后服务：010-64518899
网　　址：http://www.cip.com.cn
凡购买本书，如有缺损质量问题，本社销售中心负责调换。

定　价：258.00 元　　　　　　　　　　　　　　　　　　　　　　版权所有　违者必究

Martindale: The Complete Drug Reference

Editor: Sean C Sweetman, BPharm, FRPharmS

Senior Assistant Editor: Paul S Blake, BPharm, GradDipHealthInformatics, MRPharmS

Assistant Editors: Alison Brayfield, BPharm, MRPharmS
Julie M McGlashan, BPharm, DipInfSc, MRPharmS
Gail C Neathercoat, BSc, MRPharmS
Anne V Parsons, BPharm, MRPharmS

Staff Editors: Catherine RM Cadart, BPharm, GradDipHospPharm, MRPharmS
Kathleen Eager, BPharm, MRPharmS
Austin C Gibbons, BSc, MSc, MRPharmS
Susan L Handy, BPharm, DipClinPharm
Fauziah T Hashmi, BSc, MSc, MRPharmS
Sue W Ho, BPharm, MRPharmS
Joanna A Humm, MPharm, MRPharmS
Kelli Kalb, BSc (Pharm), RPh, RPEBC, ACPR
Jean Macpherson, BSc, PgCert, MRPharmS, MCPP
Priya Patel, MRPharm, MRPharmS
Sandra C Sutton, BPharm, MSc Med, Cert Proj Mngt, SAPC (SA)
Gerda W Viedge, BPharm, MRPharmS

Senior Editorial Assistant: Chloë SAJ Hatwal, BSc, MRes

Editorial Assistant: Elizabeth D King, DipBTECPharmSc

Clerical Assistant: Christine L Iskandar

译者名单

译委会主任

李大魁　主任药师　北京协和医院
金有豫　药理学教授　首都医科大学
汤　光　主任药师　中国药学会医院药学专业委员会名誉主任委员

译委会委员
（按姓氏汉语拼音排序）

陈　伟（北京协和医院）　崔一民　戴媛媛　封宇飞　顾建青　郭增柱　胡　晓　胡永芳
金有豫　李大魁　李　静　李文慧　李晓蓉　连小兰　林志彬　刘宏伟　卢　琳　陆　进
梅　丹　钱家鸣　史丽敏　史亦丽　司天梅　孙路路　孙晓伟　汤　光　陶佩珍　汪　科
王国干　王　睿　王文杰　王　燕　王育琴　伍学焱　邢小平　许炽熛　薛燕萍　翟所迪
战寒秋　张效群　章国良　朱惠娟　朱　珠

译者
（按姓氏汉语拼音排序）

白　楠　白向荣　白　艳　蔡　芸　柴晓峰　陈　伟（北京协和医院）
陈　伟（中国医学科学院肿瘤医院）　陈　忻　程　晟　褚燕琦　崔　灿　崔一民　戴雯姬阳
戴媛媛　丁庆明　董　斌　都丽萍　段　炼　封宇飞　顾建青　关　键　关玮伟　郭晨阳
郭春梅　郭继红　郭增柱　韩宇阳　胡　晓　胡永芳　黄炳昆　姜德春　蒋青伟　接　英
金有豫　李　灿　李大魁　李慧博　李　静　李文慧　李湘燕　李晓蓉　连小兰　梁蓓蓓
廖　音　林志彬　刘爱华　刘宏伟　刘　慧　刘　婧　刘　蕾　刘　宁　刘遂谦　刘晓贵
刘　慧　卢　琳　陆　进　路　敏　罗　宁　马序竹　茅江峰　梅　丹　孟慧杰　聂珍贵
裴广胜　彭珊瑛　钱家鸣　曲若宁　任夏洋　沈　芊　史爱新　史丽敏　史亦丽　司天梅
宋光明　苏　甄　孙路路　孙　娜　孙晓伟　孙筱璐　汤光明　唐　惠　唐　静　陶佩珍
汪　科　王　博　王　庚　王国干　王　静　王林杰　王　鸥　王　强　王俏璇　王　睿
王文杰　王晓剑　王　燕　王育琴　王温爱萍　吴汀溪　伍学焱　夏　雨　谢铮铮　邢小平
徐洪丽　许识熛　薛燕萍　闫雪莲　严　俊　阳洪波　杨春秀　杨　杰　叶志康　易苗敏
于舒飞　余俊哲　曾　艳　翟所迪　战寒秋　张波波彬　张翠莲　张宏宁　张宏宁　张　敏
张青霞　张熙哲　张效群　张　杨　章国良　赵　彬　郑　波　朱惠娟　朱志翔　朱　珠
祝晓玲

iv

译者的话

Martindale：The Complete Drug Reference（以下简称该书）一书原名为 Martindale：The Extra Pharmacopoeia，1883 年首次由英国皇家药学会出版，因其编者 William Martindale 而得名，至今已 132 年历史，是世界公认最权威的药学巨著，甚至一称 Martindale 皆知。该书信息非常丰富，含有药物专论、药物制剂和有关疾病的临床资料，以及它们的参考文献出处。该书旨在向专业医师和药师提供全球使用的药品的准确、公正、广泛而适度的以及定期重估的简要信息，是一部世界各国医师、药师及制药企业非常熟悉和必备的参考书。

早在 20 世纪 80 年代，国内就启动该书中译本的翻译版权联系工作，但当时因一些条件不具备，而未能早日实现。经 20 余年的不懈努力，终于得以实现该书 2007 年的第 35 版在中国的翻译并于 2009 年以《马丁代尔药物大典》名出版，实现了我国老一代药学工作者多年的夙愿，对提高我国药物治疗水平将发挥巨大的作用。更重要的是，中国的化学工业出版社与英国皇家药学会出版社今后将长期合作，陆续推出该书后续版本的中文服务，使这部在世界药学史上占有极其重要地位的经典之作植根中国，为我国医药卫生工作者提供及时准确的全球用药资讯。

2014 年 1 月第 37 版中译本正式出版。其内容比第 35 版更加丰富，包含约 5930 篇药物专论、制剂 161700 余种，引用 54500 余篇文献、675 种疾病治疗的综述。虽其内容包括国际常用的药品，其中也涵盖了我国常用的化学药品，但由于国情不同，其临床资料仅供参考，临床应用时须考虑我国国情、临床实际和药品管理政策（如氨基糖苷类药物）。Martindale Cardiology：The Complete Drug Reference（《马丁代尔心脏病学》，以下简称本书）是《马丁代尔药物大典》（第 37 版）中与心血管疾病相关的 5 个章节组合在一起的单行本，包含的章节如下：镇痛药、抗炎药和解热药，抗糖尿病药，血液制品、血浆增容药和止血药，心血管系统药，电解

质。旨在指导心血管疾病相关科室的医师和药师合理用药。

文中每篇药物专论后列出了经过评估而收载的 41 个国家和地区的相关制剂。特别指出的是，"制剂"栏目中均列有国家和地区名，我国香港特别行政区，在文中简称香港。

本书所采用的中文药名和离子与基团简缩名，大多数是中国药品通用名称（CADN）的命名，但部分 CADN 未规定，则由作者按外文原意和性能予以译出。

本书中收录药品的部分制剂已不在市场上销售者，则在这些制剂名称后面以"†"标出；属于在体育比赛中禁用的药品，则在这些药品的英文名称后以"⊗"标出。

本书中收录的个别药品，在翻译期间已撤市者，或有个别物质被禁用于食品者，仅作为资料而保留。

对每种药品皆收录了其在不同国家的化学名、曾用名、CAS 登记号、ATC 编码号等，在本书中将原文列出，以供读者参考。

对每种药品在各国药典中收录情况进行的简单介绍，因文字较简单，且多为各国药典名称的缩写，故本书也未作翻译，将原文列出，以供读者参考。

本书中参见页码有"M37"字样者，表示参见《马丁代尔药物大典》第 37 版中译本相应页码。

在本书翻译过程中，有众多医药专业人士和出版同行为本书中译本的中英文校对和文字编辑工作付出了辛勤的劳动，在此向他们表达深深的谢意。

经过全体审译专家的辛勤劳动，本书中译本得以高质量、高速度完成。在此，向参与本书翻译出版并为此作出贡献的全体人士表示衷心感谢，对英国皇家药学会的大力支持与合作表示深深谢意。

2015 年 3 月于北京

37 版原书前言

马丁代尔旨在向专业医护人员提供全球使用的麻醉品和药品的公正的、经过评估的资料。因此本书就必须展现为知识库，它包括现有药物的进展、出现的新药、首创的新制剂以及被淘汰、重新制定配方或重新定义的旧制剂。它也必须反映从事医学和药学职业者的不断变化的需求。我们力图确保每次新版都继续满足所有这些需求。

为了提供更新的信息，马丁代尔纸质印刷版本的间隔时间已经连续几版地缩短，至今约为每两年一版了。对于需要从马丁代尔获得更为时新信息者，则可阅读各版本的电子版，其中许多部分更新得更快。

马丁代尔自1883年首次出版以来就一直不断地充实并展示大量信息，本版则保持了新近恢复的两卷册，第一卷的内容为前言和论述药物的专论；第二卷包括专利制剂、索引和制药企业联系信息。

一如既往地，本书内容都经过有经验的药师编辑组按需要将全文经过审视和再次确认而得到广泛的修订。本版增加了240余种药物专论，取消了171种药物专论（在电子版中仍保留了后者的简短资料）。为了继续改进本书的实用性，我们将一些章节，如"着色剂"、"非离子型表面活性剂"、"有机溶剂"、"石蜡和相似基质"、"皂类和其他阴离子表面活性剂"以及"稳定剂和悬浮剂"，加上一些新资料，合并成为新章节"药用辅料"。

疾病治疗的综述总共有675种，一般均在各章的前言中叙述，它们均经过修订以反映新近进展，并提供了重要的参考文献。在所列举的药物专论中可出现这些综述的相互参照；综述也可通过总索引进行检索。希望这些综述对于需要了解一种特定疾病及其药物治疗概况的读者有用，也希望这些综述能为需要对某一问题进一步探讨的读者提供有用的起点。

马丁代尔收载了许多命名的信息以协助读者确定某一特定药物或化合物，而且本版再次为了大大扩展别名的覆盖面，增添了俄语的别名和滥用物质的"俗名"。ATC编码的覆盖面也扩展到收载草药编码。本版还首次在药品信息中标注由 FDA/USP 联合药物注册系统（joint FDA/USP Substance Registration System）赋予的该药的"专用成分标识符"（unique ingredient identifiers，UNIIs）。

本版中化学结构图的数量也有所增加。

马丁代尔的重要特点之一的专利制剂信息，在本版已经得到更新，所涵盖的国家也增多了。本版中对于顺势疗法制剂，也根据其成分列于相应的药物专论之末。

马丁代尔是根据已发表的资料编写而成，并收录了精选的54500余篇参考文献。自上版马丁代尔出版后，以电子方式出版的药物资料数量剧增，本版现在包括约3400余篇引自互联网的网页。由于互联网的性质，无法保证这些材料所涉及的 URL 仍维持在原址，因为许多网站都定期重组；此外，互联网文件的内容可能在改变之前并无警示。在出版前的短期内，马丁代尔中所有的 URL 均经重新审核，以确保文件存在。在引文后加注的日期表示对所涉及的文件重新确认的最后时间。

我们的目标是对涵盖重要研究、指导方针和有益综述的参考文献进行评价，并将它们收入正文。多中心研究、荟萃分析和系统性综述在药物治疗研究中发挥了重要作用，其研究结果和结论也列入我们的许多章节。不过，无对照的报道和小规模的研究也有它们应有的地位，在适当之处也酌情利用了这些信息。在本书的药物专论中，大量地采用了各国公布的和经相应卫生管理机构许可的被批准的药品说明书。也从许多有权威的资源，如英国国家处方集、英国国家儿童处方集、英国药典、欧洲药典和美国药典，获得一些参考资料，我们对此表示感谢。

马丁代尔不是一本标准性质的书籍。所收载药物或制剂既不被视为推荐使用，也未对其赋予任何地位。尽管对马丁代尔收载的资料已进行尽力地审核，但出版社对其错误和遗漏并不负责。我们也认为读者具备理解马丁代尔所提供的资料的所需知识。

宗旨和工作方法

马丁代尔对于不同的读者的用途各不相同。但是，我们的主要宗旨是：

· 概述世界各地的所有的麻醉品和药品的临床的有益资料。

· 提供准确、公正、广泛而适度的以及定期重估的简要信息。

· 提供我们从中获得信息的已发表的循证线索。

为了达到上述目标，我们的运作必须优化内部的知识管理。

马丁代尔的工作人员　目前马丁代尔是由一个21人的编辑组编辑出版的，其中18人是专业的药师或药房技术员。该编辑组分为5个修订小组，每个修订小组有2位或3位编辑，5位助理编辑，1位主编，1位协调人负责协调处理专利药品的信息，另有3位文书和日常工作人员。有许多外部审阅人维持本书所涵盖的非英国制剂的工作。

编辑们均受过文献评价和检索技术方面的正规训练以及专门的内部程序的在职培训。每个修订小组负责特定章节的重新评估和更新。高级编辑人员编辑并批准各小组的稿件。工作人员则负责收集进展中的资料以及修订工作。

资料收集　为了减少修订所需要的正式资料的收集数量，我们按前瞻性的数据收集项目登记册运作。它包括所有工作人员经精选而选定的重要医学期刊和定期检索有关监管当局的因特网网站（EMEA、FDA、Health Canada 和 MHRA），以及高质量的系统性综述和指南的资源（如 Clinical Evidence、Cochrane 和 NICE）中的药物信息。另外，还精选药典、政府的和 WHO 的出版物中有关药物的和药物治疗的资料。

所采用的资源目录通过多年反复扩展、评估和定期更新而成。

专利制剂　为了尽可能最广泛地涵盖全球使用的药物，马丁代尔专利制剂编辑组评估了41个国家和地区的注册药品信息。在修订期间，将马丁代尔内部数据库所包括的制剂的名称、生产企业、组分和批准的用途，以及任何重要补充资料转交有关修订组进行评估。

修订　我们对本书的内容不断地进行修订和更新以保持其质量和时代性。我们的修订过程对书中各章已有的内容逐章地既在深度方面进行修订，也以新收到的资料进行更新。修订程序包括对所有长期以来的资料进行有效性的重新评价、对新收集的参考文献进行质量和适合性的评估以及对文献型数据库和因特网的检索技术的选择应用，以进一步确定备选资料。

核查　某章节一旦完成了重新评价和更新，随后就要进行既确保所有变更有效和恰当、也确保不遗漏重要观点的严格核查。

编辑　将该章交予一位高级编辑人员进行再次核查，并对资料进行初次编辑。这一过程是为了保证处理方法和形式的一致性以及可以提供一次发现在首次核查过程中未及纠正的错误的机会。其更改和问题可能不止一次地反复反馈给修订小组。一旦通过了初次编辑，就将该章送交给主编进行最后的核查和批准，在它进入下一阶段之前还可能要再次进行修改和核查。

输入、校对和核对剂量　一旦获主编批准，修订稿即可输入数据库，该数据库一直到本阶段达到有把握的程度前均保持原样不变。然后校对这些改动有无错误，如有必要即行改正，并对任何改正进行核查。在所有各个阶段均对拼写、字体和版式进行广泛的电子测试。然后对经过修订的该章，进行一个独立的、将剂量

与其来源的资料进行核对的工作。这项核对由一位原修订和编辑组以外的人员执行，是对防止由于疏忽所产生的、有潜在危险的剂量错误的又一次保障措施。一旦通过这些阶段，资料可以提交出版，可以发表在下一次更新的马丁代尔电子产品和按出版周期出版的本书的适当之处。

为印刷出版的再次检查 在出版一本印刷版的马丁代尔以前还要进行一些再次检查。对所有章节的第二次独立的剂量检查是由一位外聘专家进行，所有交叉参考均经再次确认，并完成排字和页码编排检测。另外，也完成我们的全部索引，并仔细核查其准确性、顺序和一致性。在本阶段，对所有的 URL 均经重新审核，以确认它们与所被引用的资料仍有联系。

反馈 我们一贯感谢从我们的读者获得的反馈，并且在任何可能的时候，我们都试图将有助于提高马丁代尔的信息和建议纳入书中。任何人愿意对于编辑马丁代尔内容进行评论，可以通过电子邮箱 martindale@rpsgb.org 与我们联系。

编排 ❶

A 卷：·药物和辅助物专论（1～2658 页） 本卷收载 5930 个专论，安排成 49 章。一般将具有类似用途或作用的药品和药物类别的专论汇集于这些章中。在那些用于疾病治疗的药物的章中，其前言可能包括疾病治疗的综述——既包括对疾病的描述，也包括关于治疗的选择。在本卷末章包括的一系列的专论，是按其主要标题的字母进行排序。它包括难以分类的药物、草药和不再使用但仍饶有兴趣的药物。其中也有关于毒素（其作用可能需要药物治疗用）的专论。

B 卷：·制剂（2659～3554 页） 这一部分包含按一定范围的国家和地区的 161700 个以上的制剂。本版涵盖的有阿根廷、澳大利亚、奥地利、比利时、巴西、加拿大、智利、捷克共和国、丹麦、芬兰、法国、德国、希腊、香港、匈牙利、印度、印度尼西亚、爱尔兰、以色列、意大利、马来西亚、墨西哥、荷兰、新西兰、挪威、菲律宾、波兰、葡萄牙、俄罗斯、新加坡、南非、西班牙、瑞典、瑞士、泰国、土耳其、乌克兰、阿拉伯联合酋长国、英国、美国和委内瑞拉。我们也收载了一些日本专利制剂。其所提供的资料包括专利名称、制药企业或经销商、与药物专论交叉参考的活性成分和由制药企业提供的简短适应证。

·制药企业名录（3555～3636 页） 在马丁代尔中，对制药企业和经销商的名称采用了简略名。但在本名录中则标明了他们的全名和网址（如果有的话）。本名录收载了约 15300 家制药企业和经销商。

·多国文种的药学术语（3637～3656 页） 该索引列出了 13 个欧洲语言国家的较普通的药用制剂和给药途径术语约 5600 词条。它向非本土人士在解释以其他语种表达的包装、产品说明书和处方方面提供了帮助。

·总索引（3657～4112 页） 为了最充分地利用马丁代尔的内容，就应经常查阅总索引。详尽的索引由 17200 个检索词组成，包括药物名称（核准名称、别名和化学名称）、制剂、药理学和治疗类别以及临床应用（检索疾病治疗的综述）。与本书的以往版本一样，索引是按照"词"的英文字母顺序排列，而不是按"字母"的顺序排列。从索引可检索出相应内容所在的卷别、页码以及所在栏。为提高索引版面的简洁性和易用性，已从索引中取消了冗长的化学名称。

·西里尔字母的索引（4113～4147 页） 其中可以按俄文语字母顺序检索到俄文的非专利和专利名称。

命名法

标题和同义词 每个专论的标题采用了英语，并往往首选提供 INN、BAN 和 USAN。在适当之处标示了这三种有权威的典籍。欧洲经济共同体的指令（92/27/EEC）要求欧盟各成员国的药品标签上应使用 rINNs。那些在过去与 INN 有所不同的 BAN 已经改成与 rINN 相一致的了。在该协定的一个重要例外是保留了名称"adrenaline"和"noradrenaline"，在欧洲药典的专论的标题使用"adrenaline"和"noradrenaline"，因此它们也就成为各成员国的法定名称。有一些核准名称的拼法，按现时的一般政策，sul-

pha，一词中以"f"代替"ph"；以"t"代替"th"；以"i"代替"y"；因此，如果在索引中找不到所需的检索词时，就应想到该检索词在英文字母顺序排列的上述另类拼法。只要有可能，马丁代尔中所采用的药品名称或化学基团都按 INNs 命名指南进行了更改，但难免可能有一些较旧的核准名称在形式上有不一致之处。第 xiii 页的表中列出了核准的药物名称和标题中采用的离子和基团简缩名称。四种其他主要法定文字（法文、拉丁文、俄文和西班牙文）的 INN 也已列在与英文 INN 不同的别名的名单中。在有关专论的正文中，含有两个或两个以上活性成分的药物复方剂型的 BAN 和 PEN 均冠以前缀"Co-"。

这一部分也包括下列名称的别名：常用的缩略名称；欧洲药典中的拉丁文药物标题；英国的、美国的和拉丁文别名；一些不易识别的其他语言所采用的名称；制药企业的代号号码以及化学名称。在"药典"部分列入了英国药典、欧洲药典、美国药典相应收载其采用的法定标题药物名称和别名。

其中还包括 4100 个以上的化学结构图。

俗名 本版马丁代尔再一次大大扩展了滥用物质所涵盖的俗名。列入滥用药物俗名及其他俚语名称仅供参考，并应谨慎使用。鉴于这些名称源起的真正性质，并不能依赖它们来明确鉴定物质。这种名称的使用变化迅速，而且在不同的地理区域各有不同，因此，任何特定的名字极有可能用于一种以上的物质，或甚至用于混合物。此外，已建立或公认的非专利药物名称或草药的名称有时被误用作完全无关物质的俗名。

CAS 登记号 本书提供了每个专论药物现有的化学文摘服务（Chemical Abstracts Service，CAS）登记号，以帮助读者查阅其他信息系统。各种专论药物的盐类的登记号则按括号内的盐类分别列出。

ATC 分类编码 本书提供了每个专论药物现有的解剖治疗化学（Anatomical Therapeutic Chemical，ATC）分类系统的编码（见 http：//www. whocc. no），以帮助读者参阅其他信息系统。在与 ATC 相当的兽药分类系统（ATC Vet，见 http：//www. whocc. no/atcvet）的编码及草药编码，也标注在可能之处。

UNII 编码 本书提供了由 FDA/USP 联合药物注册系统（joint FDA/USP Substance Registration System）赋予的该药的"专用成分标识符"（unique ingredient identifiers，UNIIs）。对专论或相关药物的不同盐类的编码号则以括号标注其盐类。

原子量和分子量

原子量是根据 IUPAC 的原子量和同位素丰度委员会（Commission on Atomic Weights and Isotopic Abundance）于 2007 年修订并基于 $^{12}C=12$ "元素的原子量"（见第 xv 页）列出的。所列出的分子量均经校正至小数点后一位，相对量小于 100 的则校正至四位有效数字。

药典

本书列出了每种药物所被收载的各国药典。收载于英国、欧洲或美国药典的药物还列出该药物的性状和简要的药学信息（见下文）。应该查阅近期版本药典及其增补版，以确认并了解详细的标准资料。

所涵盖的药典范围包括：英国药典、英国兽药药典、中国药典、欧洲药典、法国药典、德国药典、国际药典、意大利药典、日本药典、波兰药典、西班牙药典、瑞士药典、美国药典（包括国家处方集）以及越南药典。这些药典的缩略名都列于马丁代尔的"缩略语表"中（见第 ix 页），其中也包括其版本和（或）所需查阅的补充版的详细资料。

一些国家是拟订欧洲药典协定的成员国。这意味着他们必须采用欧洲药典的标准。目前这些国家是奥地利、比利时、波斯尼亚和黑塞哥维那、保加利亚、克罗地亚、塞浦路斯、捷克共和国、丹麦、爱沙尼亚、芬兰、法国、德国、希腊、匈牙利、冰岛、爱尔兰、意大利、拉脱维亚、立陶宛、卢森堡、马耳他、黑山、荷兰、挪威、波兰、葡萄牙、罗马尼亚、塞尔维亚、斯洛伐克共

和国、斯洛文尼亚、西班牙、瑞典、瑞士、土耳其、英国、前南斯拉夫的马其顿共和国以及欧盟。因此，在药物专论中引用的药典列名为欧洲药典，而不是这些个别国家的药典。

法定制剂主要是目前在英国药典、欧洲药典和美国药典收载者，列于药物专论的最后。

药学信息

对于每种可能有用的或有兴趣的、确实在药物专论中描述其剂型的药物，都列出其化学和物理学性质的信息。

百分比浓度 除另有说明外，一般地，固体在液体中的溶液以百分比 w/v 表达；液体在液体中的溶液以百分比表达 v/v；气体在液体中的溶液以百分比 w/w 表达。

溶解度 在每个药物专论所列出的溶解度数字，一般均来自对其有叙述的主要药典，但并非绝对的。除另有注明外，正文中的数字是指温度为 15℃ 和 25℃ 时的溶解度。该信息往往是 w/v 溶解度；但在某些情况下，如果专论所列的药物是液体，则为 v/v 溶解度。在用形容词表达溶解度者，其不同术语表达的溶解度范围如下：

极易溶	1：	(−∞～1)
易溶	1：	(1～10)
溶解	1：	(10～30)
略溶	1：	(30～100)
微溶	1：	(100～1000)
极微溶	1：	(1000～10000)
几乎不溶	1：	(10000～∞)

贮藏 应该将药物和制剂贮藏于能防止污染和减少变质的贮藏条件下，正文中指出的贮藏条件是指特殊情况所推荐的注意事项。术语"阴凉处"一般是指温度介于 8～15℃ 之处。一般而言，贮藏条件是指适用于专论的药物的温度，而并非其溶液或制剂者。

温度 除另有说明外，均以摄氏度表达。

体育运动中的药物

在本版我们试图指明可能为某些运动或所有运动所限制使用的麻醉品和药物（无论是它们本身，还是因为它们是受限制药物或禁用药物的衍生物）。对于在 B 卷的制剂篇所收载含有上述化合物的专利制剂也做了标注。由世界反兴奋剂机构（World Anti-Doping Agency，WADA，见 www.wada-ama.org）公布的 2010 年版的禁用目录规定了限用药物的指南。然而，每年公布一次的条例都提出释义及治疗性豁免，而且在体育与体育之间可能会有所不同；特别是许多体育当局也可能发布另外的限制；竞赛者应常以适当的身体状况进行核查。由于许多规则在不断地进化，因此，本书中指明的受限制的药物并不应被视为绝对的，竞赛者可能可以合法地使用该药物。

药理学和治疗信息

对每种药物的关于不良反应、不良反应的处置、注意事项（包括禁忌证）、药物相互作用、药动学以及用途和用法的信息提供了简明的叙述，这些也经参阅综述以及论文和其他出版物的摘要进行了详尽的和拓展的了解。出版物范围内的信息越来越多，本版含有约 16400 篇上述文摘和综述中的信息。

许多信息来自下列资源：世界卫生组织出版物、政府报告和

法规以及其他官方和标准出版物。注册药品信息和生产企业的宣传品则被认为是另外的可获得的信息。

在妊娠时给予药物的风险是众所周知的。一般原则是，只有在对个别母亲的益处比对胎儿的风险更为重要时才给予药物。对于存在明确风险的药物，则在"注意事项"或"不良反应"的标题下进行说明，但是对于缺少安全性描述的药物，不应由此推论它是安全的。

有些药物在给予母亲后可分布于母乳，因此可能给母乳喂养的婴儿带来风险。书中会尽可能包含有助于确定接受某一特定药物的母亲继续授乳时是否安全的资料。对于缺少哺乳期安全性描述的药物，不应由此推论它是安全的。

剂量

在"用途和用法"标题下按既需要、又可用的内容详述剂量。除另有说明外，剂量代表数量的平均范围，它通常被视为适合成人口服的量。较多的关于剂量和给药方法的资料来自文摘或综述。除另有详细说明外，葡萄糖注射液是指 5%（w/v），而氯化钠注射液是指 0.9%（w/v）。

当儿童剂量表达为在特定年龄限度内的数量范围时，其较低的剂量适用于较低年龄的儿童，而较高的剂量适用于较高年龄的儿童。

致谢

主编对参与马丁代尔正文增订的专家们的意见和帮助表示感谢。也要感谢 Osquel Barroso，Karen Baxter，Lina Bladh，Thomas Brendler，Larry Callahan，Alessandro Gabbi，Judy van Engeldorp Gastelaars，Špela Godec，Jan Horn，Montserrat Jané，Andrius Kairys，Maria Kouimtzi，Rhoda Lee，Dinesh Mehta，Carla Oliveira，Frank Post，Anne Prasad，Olivier Rabin，Kamila Ramešová，Elsa Simon，Gyöngyver Soós，Carina Tukukino，Robert Wasilewski，Frank Switzer 和 Paul Weller，他们在修订过程中对专门的问题提出了意见和评论。主编向帮助提供信息的很多机构致谢。

本书的工作人员得到了英国皇家药学会其他工作人员的技术支持。主编特别感谢 John Martin 和英国国家处方集的工作人员以及图书馆和信息处的工作人员。也对 Ian Baxter，Mildred Davis，Sam Driver，Marian Fenton，Eileen Laughton，Rosalind McLarney，Claire Norton，James O'Reilly 和 Susan Shankie 等的编辑工作表示感谢。还要感谢 Bob Bolick 和 Pharmaceutical Press 工作人员对我们的支持。

本书的工作人员对第 37 版的内容进行了筹划、编写、核查、编辑索引、调整、校对和加工。主编对马丁代尔全体工作人员的技能和履行工作感到满意并表示感谢，并对 Christine Iskandar 的文书助理工作、Chloë Hatwal 和 Elizabeth King 的编辑助理工作，编辑部的 Catherine Cadart，Kathleen Eager，Austin Gibbons，Sue Handy，Fauziah Hashmi，Sue Ho，Joanna Humm，Kelli Kalb，Jean Macpherson，Priya Patel，Sandra Sutton 和 Gerda Viedge，助理编辑 Alison Brayfield，Julie McGlashan，Gail Neathercoat 和 Anne Parsons 以及高级助理编辑 Paul Blake 表示感激之情。

2010 年 10 月于伦敦

缩略语表

ACE—angiotensin-converting enzyme.	血管紧张素转换酶
ADHD—attention deficit hyperactivity disorder.	注意力缺陷多动障碍
agg.—aggregate (in botanical names), including 2 or more species which resemble each other closely.	集合体(用于植物名中),包括 2 种或以上类似的科
AIDS—acquired immunodeficiency syndrome.	获得性免疫缺陷综合征
a. m.—*ante meridiem*, 'before noon'.	午前
ARC—AIDS-related complex.	艾滋病相关综合征
Arg.—Argentina.	阿根廷
ATC—Anatomical Therapeutic Chemical classification.	解剖治疗化学分类
AUC—area under the concentration-time curve.	药-时曲线下面积
Austral.—Australia.	澳大利亚
AV—atrioventricular.	房室的
BAN—British Approved Name.	英国药典委员会批准非专利名
BANM—British Approved Name Modified.	英国修正的批准名称
Belg.—Belgium.	比利时
BMA—British Medical Association.	英国医学会
BMI—body mass index.	体重指数
BNF—British National Formulary.	英国国家处方集
BNFC—British National Formulary for Children.	英国国家儿童处方集
b. p.—boiling point.	沸点
BP—British Pharmacopoeia. Unless otherwise specified, BP references are to the 2010 edition.	英国药典(未特殊注明系指 2010 版)
BP(Vet)—British Pharmacopoeia (Veterinary) 2010.	英国药典(兽用药)2010 版
BPC—British Pharmaceutical Codex.	英国药方集
Br.—British.	英国
Braz.—Brazil.	巴西
Bulg.—Bulgaria.	保加利亚
BUN—Blood-urea-nitrogen.	血尿素氮
°C—degrees Celsius (centigrade). Unless otherwise indicated in the text, temperatures are expressed in this thermometric scale.	摄氏度(未特殊注明时均用此温标)
Canad.—Canada.	加拿大
CAPD—continuous ambulatory peritoneal dialysis.	持续不卧床腹膜透析
CAS—Chemical Abstracts Service.	化学文摘服务登记号
CCPD—continuous cycle peritoneal dialysis.	持续循环式腹膜透析
CDC—Centers for Disease Control and Prevention (USA)(formerly Centers for Disease Control).	疾病预防控制中心(美国)(前疾病控制中心)
Chin. P.—Chinese Pharmacopoeia 2005.	中国药典 2005 版
CHM—Commission on Human Medicines(UK).	人用医药委员会(英国)
CI—Colour Index.	染料索引
CMV—cytomegalovirus.	巨细胞病毒
CNS—central nervous system.	中枢神经系统
cP—centipoise(s).	厘泊
CPMP—Committee on Proprietary Medicinal Products of the European Union.	欧盟专有医药产品委员会
cs—Czech	捷克人
CSF—cerebrospinal fluid.	脑脊液
CSM—Committee on Safety of Medicines(UK)(now subsumed with the Commission on Human Medicines).	英国医疗安全委员会(现并入人用医药委员会中)
cSt—centistokes.	厘沲
Cz.—Czech Republic.	捷克共和国
D & C—designation applied in USA to dyes permitted for use in drugs and cosmetics.	美国准用于药品和化妆品的染料
de—German.	德国人
d. c.—direct current.	直流电
DEFRA—Department for Environment, Food, and Rural Affairs (UK).	环境、食品和农村事务部(英国)
Denm.—Denmark.	丹麦
DHSS—the former Department of Health and Social Security (UK).	前健康和社会保障部(英国)
dL—decilitre(s)	分升(L/10)
DNA—deoxyribonucleic acid.	脱氧核糖核酸
DoH—Department of Health (UK).	英国卫生部
DTF—Drug Tariff Formulary.	药品价格处方集
ECG—electrocardiogram.	心电图
ECT—electroconvulsive therapy.	电休克疗法
Ecuad.—Ecuador.	厄瓜多尔
ed.—editor(s) *or* edited by *or* edition.	编辑
EEC—European Economic Community, now the European Union.	欧洲经济共同体,现为欧盟
EEG—electro-encephalogram	脑电图
e. g.—*exempli gratia* 'for example'.	例如
el—Greek.	希腊人
EMEA—European Medicines Agency.	欧盟医疗署

ENL—erythema nodosum leprosum.	麻风结节性红斑
es—Spanish.	西班牙人
ESRD—end-stage renal disease.	终末期肾病
et al. —*et alii*，'and others'：for three or more co-authors or co-workers.	及其他,用于 3 个或以上的作者
et seq. —and what follows.	接下来
EU—European Union.	欧盟
Eur. P. —see Ph. Eur.	见欧洲药典
Ext. D & C—designation applied in USA to dyes permitted for use inexternal drug and cosmetic preparations.	美国准用于外用药和化妆品的染料
°F—degrees Fahrenheit.	华氏度
FAC—Food Additives and Contaminants Committee of the former Ministry of Agriculture, Fisheries and Food (UK).	前农业、渔业和食品部的食物添加剂和污染物委员会(英国)
FAO—Food and Agriculture Organization of the United Nations.	联合国粮农组织
FAO/WHO—Food and Agriculture Organization of the United Nations *and the* World Health Organization.	联合国粮农组织/世界卫生组织
FDA—Food and Drug Administration of USA.	美国食品药品监督管理局
FdAC—Food Advisory Committee of the former Ministry of Agriculture,Fisheries and Food (UK).	前农业、渔业和食品部的食品咨询委员会(英国)
FD & C—designation applied in USA to dyes permitted for use in foods,drugs, and cosmetics.	美国准用于食物、药物及化妆品的染料
FEV₁—forced expiratory volume in 1 second.	第一秒用力呼气量
Fin. —Finland.	芬兰
FIP—Fédération Internationale Pharmaceutique.	国际药联大会
f. p. —freezing point.	冰点
FPA—Family Planning Association (UK).	家庭计划协会(英国)
fr—French.	法国人
Fr. —France.	法国
Fr. P. —French Pharmacopoeia 1982 (Pharmacopée Francaise，Xe Edition)and updates up to 2003.	法国药典 1982 版及 2003 现版
g—gram(s)	克
Ger. —Germany	德国
Ger. P. — German Pharmacopoeia (Deutsches Arzneibuch，2007).	德国药典 2007 版
GFR—glomerular filtration rate.	肾小球滤过率
G6PD—glucose-6-phosphate dehydrogenase.	葡萄糖-6-磷酸脱氢酶
Gr. —Greece.	希腊
HAART—highly active antiretroviral therapy.	高效抗逆转录病毒疗法
Hb— haemoglobin.	血红蛋白
Hib—*Haemophilus influenzae* type b.	B 型流感嗜血杆菌
HIV—human immunodeficiency virus.	人免疫缺陷病毒
HLA—human lymphocyte antigens.	人白细胞相关性抗原
HLB—hydrophilic-lipophilic balance.	亲水亲脂平衡
HRT—hormone replacement therapy.	激素替代疗法
HSE—Health and Safety Executive (UK).	健康与安全执行局(英国)
hu—Hungarian.	匈牙利人
Hung. —Hungary.	匈牙利
IARC—International Agency for Research on Cancer.	国际癌症研究署
ibid. —*ibidem*，'in the same place (journal or book)'.	出处同上
idem—'the same'：used for the same authors and titles.	相同作者
i. e. —*id est*，'that is'.	即
Ig—immunoglobulin.	免疫球蛋白
Indon. —Indonesia.	印尼
INN—International Nonproprietary Name.	国际非专利名
INNM—International Nonproprietary Name Modified.	国际修正的非专利名
Int. P. —International Pharmacopoeia 4rd ed. ,2006,and Supplement 1,2008.	国际药典第 4 版及 2008 补充本 1
IPCS—International Programme on Chemical Safety.	国际化学品安全规划
IQ—intelligence quotient.	智商
Irl. —Ireland.	爱尔兰
ISH—International Society of Hypertension.	国际高血压联盟
it—Italian.	意大利人
It. P. —Italian Pharmacopoeia 11th ed. , 2002 (Farmacopea Ufficiale della Repubblica Italiana, XI Edizione，2002).	意大利药典 2002 版
Ital. —Italy.	意大利
IUD—intra-uterine device.	宫内节育器
IUPAC—International Union of Pure and Applied Chemistry.	国际纯粹与应用化学联合会
IVF—*in-vitro* fertilisation.	试管婴儿技术
J—joule(s).	焦耳
Jpn—Japan.	日本
Jpn P.—The Pharmacopoeia of Japan, 15th ed. , 2006 and Supplement 1.	日本药典 2006 版及补充本 1
K—kelvin.	开(尔文)
kcal—kilocalorie(s).	千卡
kg—kilogram(s).	千克
kJ—kilojoule(s).	千焦
lb—pound(s) avoirdupois.	英国常衡磅
LD50—a dose lethal to 50% of the specified animals or micro-organisms.	半数致死量
Lf—limes flocculation.	絮状反应限量

lt—Lithuanian.	立陶宛
m—metre(s).	米
m²—square metre(s).	平方米
m³—cubic metre(s).	立方米
M—molar.	摩尔
MAFF—the former Ministry of Agriculture, Fisheries and Food (UK), nowDepartment of Environment, Food, and Rural Affairs (DEFRA).	原农业、渔业和食品部,现环境、食品及农村事务部(英国)
MAOI—monoamine oxidase inhibitor.	单胺氧化酶抑制剂
max.—maximum.	最大
MBC—minimum bactericidal concentration.	最小杀菌浓度
MCA—Medicines Control Agency, now MHRA (UK).	药品监管局(英国)
mEq—milliequivalent(s).	毫当量
Mex.—Mexico.	墨西哥
mg—milligram(s).	毫克
MHRA—Medicines and Healthcare products Regulatory Agency (UK).	药品和保健品监管局(英国)
MIC—minimum inhibitory concentration.	最小抑菌浓度
min—minute.	分钟
min.—minimum.	最小
MJ—megajoule(s).	兆焦
ml—millilitre(s).	毫升
mm—millimetre(s).	毫米
mm²—square millimetre(s).	平方毫米
mm³—cubic millimetre(s).	立方毫米
mmHg—millimetre(s) of mercury.	毫米汞柱
mmol—millimole.	毫摩尔
mol—mole.	摩尔
mol. wt—molecular weight.	摩尔分子量
Mon.—Monaco.	摩纳哥
mosmol—milliosmole.	毫渗透压摩尔
m. p.—melting point.	熔点
MRC—Medical Research Council (UK).	医学研究理事会(英国)
MRSA—meticillin-resistant *Staphylococcus aureus*.	耐甲氧西林金黄色葡萄球菌
μg—microgram(s).	微克
μm—micrometre(s).	微米
N—normal.	正常
n.b.—*nota bene*, note carefully.	注意
Neth.—The Netherlands.	荷兰
NICE—National Institute for Health and Clinical Excellence (formerly the National Institute for Clinical Excellence) (UK).	英国国家健康与临床评价研究所(前国家临床评价研究所)
NIH—National Institutes of Health (USA).	国家卫生研究院(美国)
nl—Dutch.	荷兰人
nm—nanometre(s).	纳米
NMDA—*N*-methyl-D-aspartate.	N-甲基-D-天冬氨酸
NNRTI—non-nucleoside reverse transcriptase inhibitor.	非核苷类逆转录酶抑制剂
Norw.—Norway.	挪威
NRTI—nucleoside reverse transcriptase inhibitor.	核苷类逆转录酶抑制剂
NSAID—nonsteroidal anti-inflammatory drug.	非甾体抗炎药
NYHA—New York Heart Association.	纽约心脏协会
NZ—New Zealand.	新西兰
OP—over proof.	超标
o/w—oil-in-water.	水包油
P—probability.	概率
Pa—pascal(s).	帕
Pak.—Pakistan.	巴基斯坦
pCO₂—plasma partial pressure (concentration) of carbon dioxide.	血二氧化碳分压
p$_a$CO₂—arterial plasma partial pressure (concentration) of carbon dioxide.	动脉血二氧化碳分压
PEN—Pharmacy Equivalent Name.	药物相当名称
pg—picogram(s).	皮克(10^{-12}g)
pH—the negative logarithm of the hydrogen ion concentration.	酸碱度-[H⁺]的负对数
Ph. Eur.—European Pharmacopoeia, 6th ed., 2008 and Supplements 6.1 to 6.8.	欧洲药典 2008 版及补充本 6.1~6.8
Pharm. Soc. Lab. Rep.—Royal Pharmaceutical Society's Laboratory Report.	皇家药学会实验室报告
Philipp.—Philippines.	菲律宾
PHLS—Public Health Laboratory Service (UK).	公共卫生实验室(英国)
pINN—Proposed International Nonproprietary Name.	建议的国际非专利名
pINNM—Proposed International Nonproprietary Name Modified.	建议的国际修正的非专利名
pK$_a$—the negative logarithm of the dissociation constant.	电解常数的负对数
pl—Polish.	波兰人
p. m.—*post meridiem*, 'afternoon'.	下午
pO₂—plasma partial pressure (concentration) of oxygen.	血氧分压
p$_a$O₂—arterial plasma partial pressure (concentration) of oxygen.	动脉血氧分压

Pol. —Poland.	波兰
Pol. P. —Polish Pharmacopoeia 6th ed., 2002 (Farmakopea Polska VI, 2002) and Supplement 2005.	波兰药典 2002 版及补充本 2005
Port. —Portugal.	葡萄牙
ppm—parts per million.	百万分之
PSGB—The Pharmaceutical Society of Great Britain. Now the Royal Pharmaceutical Society.	英国药学会,现皇家药学会
pt—Portuguese.	葡萄牙人
PUVA—psoralen with UVA light irradiation.	补骨脂素与紫外线照射
PVC—polyvinyl chloride.	聚氯乙烯
RCGP—Royal College of General Practitioners (UK).	皇家全科医师学会(英国)
RIMA—reversible inhibitor of monoamine oxidase type A.	可逆性单胺氧化酶抑制剂 A
rINN—Recommended International Nonproprietary Name.	推荐的国际非专利名
rINNM—Recommended International Nonproprietary Name Modified.	推荐的国际修正的非专利名
RNA—ribonucleic acid.	核糖核酸
RPSGB—The Royal Pharmaceutical Society of Great Britain. Now the Royal Pharmaceutical Society	英国皇家药学会,现皇家药学会
RSV—respiratory syncytial virus.	呼吸道合胞病毒
Rus. —Russia.	俄罗斯
S. Afr. —South Africa.	南非
SGOT—serum glutamic oxaloacetic transaminase (serum aspartate aminotransferase *now preferred*).	血清谷草转氨酶
SGPT—serum glutamic pyruvic transaminase (serum alanine aminotransferase *now preferred*).	血清谷丙转氨酶
SI—Statutory Instrument *or* Système International d'Unités (International System of Units).	国际单位制
sic—written exactly as it appears in the original.	抄袭原文
SLE—systemic lupus erythematosus.	系统性红斑狼疮
sp. —species (plural spp.).	种
sp. gr. —specific gravity.	相对密度
Span. —Spanish	西班牙
Span. P. —Spanish Pharmacopoeia 2nd ed., 2002 (Real Farmacopea Española, Segunda Edición, 2002) and Supplement 2.1.	西班牙药典 2002 版及补充本 2.1
SSRI—selective serotonin reuptake inhibitor.	选择性 5-羟色胺再摄取抑制剂
St—stokes.	沲
subsp. —subspecies.	亚种
suppl—supplement(s)	附录
sv—Swedish.	瑞典人
Swed. —Sweden.	瑞典
Swiss P. —Swiss Pharmacopoeia 2006 (Pharmacopoea Helvetica, 10 Ausgabe, Deutsche Ausgabe).	瑞士药典 2006 版
Switz. —Switzerland.	瑞士
Thai. —Thailand.	泰国
TNF—tumour necrosis factor.	肿瘤坏死因子
THM—traditional herbal medicine.	传统中药
THMP—traditional herbal medicine product.	传统中药产品
TPN—total parenteral nutrition.	全胃肠外营养
Turk. —Turkey.	土耳其
UAE—United Arab Emirates.	阿拉伯联合酋长国
UK—United Kingdom.	联合王国(英联邦)
Ukr. —Ukraine.	乌克兰
UNICEF—United Nations Children's Fund.	联合国儿童基金会
UP—under proof.	已证实
Urug. —Uruguay.	乌拉圭
US and **USA**—United States of America.	美国
USAN—United States Adopted Name.	美国采用命名
USNF—The United States 'National Formulary 28', 2010, and Supplements 1.	美国国家处方集 2010 及补充本 1
USP—The United States Pharmacopeia 33, 2010, and Supplements 1.	美国药典 2006 版及补充本 1
UV—ultraviolet.	紫外线
var. —variety.	变种
Venez. —Venezuela.	委内瑞拉
Viet. —Vietnamese.	越南
Viet. P. —Vietnamese Pharmacopoeia 2002 (Pharmacopoeia Vietnamica, Editio III).	越南药典 2002 版
vol. —volume(s).	体积
v/v—volume in volume.	体积/体积比
v/w—volume in weight.	体积/质量比
WHO—World Health Organization.	世界卫生组织
w/o—water-in-oil.	油包水
wt—weight.	质量
wt per ml—weight per millilitre.	每毫升质量
w/v—weight in volume.	质量/体积比
w/w—weight in weight.	质量/质量比

离子和基团简缩名称
Contracted Names for Ions and Groups

英文简缩名	中文简缩名	英文化学名
acefurate	醋呋酯	acetate (ester) and furan-2-carboxylate (ester)
aceglumate	醋谷酸盐	rac-hydrogen N-acetylglutmate
aceponate	醋丙酸酯	acetate (ester) and propionate (ester)
acetonide	奈德,缩酮基	isopropylidenedioxy or propane-2,2-diylbis(oxy)
aceturate	醋甘酸盐	N-acetylglycinate
acibutate	醋丁酸酯	acetate (ester) and 2-methylpropanoate (ester)
acistrate	醋硬脂酸盐	acetate (ester) and stearate (salt)
acoxil	醋甲(基)	acetoxymethyl or (acetyloxy)methyl
alfoscerate	阿磷丙酸盐	(2R)-2,3-dihydroxypropyl hydrogen phosphate
alideximer	阿利特姆	poly([oxy(2-hydroxyethane-1,1-diyl)]{oxy[1-(hydroxymethyl)ethane-1,2-diyl]}) partly O-etherified with carboxymethyl groups with some carboxy groups amide linked to the tetrapeptide residue (glyglyglycyl-L-phenyla-lanylglycyl)
amsonate	安索酸盐	4,4'-diaminostilbene-2,2'-disulfonate or 2,2'-ethene-1,2-diylbis(5-aminobenzene-1-sulfonate)
anisatil	阿尼(基)	2-(4-methoxyphenyl)-2-oxoethyl or p-methoxyphenacyl
arbamel	阿巴麦尔(酯基)	2-(dimethylamino)-2-oxoethyl or ester with N,N-dimethylglycolamide
argine	阿精(基)	30B α-L-argine-30B β-L-argine
aritox	阿托(基)	ricin A chain-MAB immunotoxine
aspart	门冬酸(基)	28B-L-aspartic acid-
axetil	醋氧乙(基)	(RS)-1-acetoxyethyl or rac-1-(acetyloxy)ethyl
beloxil	倍托(基)	benzyloxy
benetonide	倍托奈德	N-benzoyl-2-methyl-β-alanine (ester) and acetonide
besilate (besylate)	苯磺酸盐	benzenesulfonate
betadex	β环糊精	β-cyclodextrin
bezomil	苯米(基)	(benzoyloxy)methyl
buciclate	丁西酸盐	trans-4-butylcyclohexanecarboxylate
bunapsilate	丁荟磺酸盐	3,7-di-tert-butylnaphthalene-1,5-disulfonate
buteprate	丁丙酸酯	butyrate (ester) and propionate (ester)
camsilate (camsylate)	樟磺酸盐	camphor-10-sulfonate or (7,7-dimethyl-2-oxobicyclo[2.2.1]heptan-1-yl)methanesulfonate
caproate	己酸盐	hexanoate
carbesilate	羧苯磺酸盐	4-sulfobenzoate
ciclotate (cyclotate)	环他酸盐	4-methylbicyclo[2.2.2]oct-2-ene-1-carboxylate
cilexetil	西来(基)	(RS)-1-{[(cyclohexyloxy)carbonyl]oxy}ethyl or rac-1-{[(cyclohexyloxy)carbonyl]oxy}ethyl
cipionate (cypionate)	环比酸盐	cyclopentanepropionate or 3-cyclopentylpropanoate
cituxetan	西多坦(基)	rac-N-(4-{2-[bis(carboxymethyl)amino]-3-({2-[bis(carboxymethyl)amino]ethyl}(carboxymethyl)amino)propyl}phenyl)thiocarbamoyl
clofibrol	氯贝(基)	2-(4-chlorophenoxy)-2-methylpropyl
closilate (closylate)	氯苯磺酸盐	4-chlorobenzene-1-sulfonate
crobefate	克倍磷(基)	rac-{3-[(3E)-4-methoxybenzylidene]-2-(4-methoxyphenyl)chroman-6-yl phosphate(2-)}
cromacate	色乙酸盐	2-[(6-hydroxy-4-methyl-2-oxo-2H-chromen-7-yl)oxy]acetate
cromesilate	色甲磺酸盐	6,7-dihydroxycoumarin-4-methanesulfonate or (6,7-dihydroxy-2-oxo-2H-chromen-4-yl)methanesulfonate
crosfumaril	反丁烯二酰(基)	(2E)-but-2-enedioyl
cyclamate	环拉酸盐	cyclohexylsulfamate
daloxate	达洛(酯)	L-alaninate (ester) and (5-methyl-2-oxo-1,3-dioxol-4-yl)methyl
daropate (dapropate)	达普酸盐	N,N-dimethyl-β-alaninate or 3-(dimethylamino)propanoate
deanil	地尼(基)	2-(dimethylamino)ethyl
decil	癸烷(基)	decyl
defalan	地法兰	des-1B-L-phenylalanine-insulin
detemir	四癸酰	tetradecanoyl
dibudinate	泛影酸盐	2,6-di-tert-butylnaphthalene-1,5-disulfonate
dibunate	地布酸盐	2,6-di-tert-butylnaphthalene-1-sulfonate
dicibate	地西酯	dicyclohexylmethyl carbonate
diftitox	地替蛋白	N-L-methionyl-387-L-histidine-388-L-alanine-1-388-toxin (Corynebacterium diphtheriae strain C7) (388→2')-protein
digolil	地利(基)	2-(2-hydroxyethoxy)ethyl
diolamine	二乙醇胺	2,2'-azanediyldiethanol or diethanolamine
docosil	二十二酰(基)	docosyl
dofosfate	十八烷磷酸盐	octadecyl hydrogen phosphate
ecamate	乙氨甲酸盐(酯)	N-ethylcarbamate
edamine	乙二胺	ethane-1,2-diamine or ethylenediamine
edetate	依地酸盐	ethylenediamine-NNN'N'-tetra-acetate
edisilate (edisylate)	乙二磺酸盐	ethane-1,2-disulfonate
embonate	恩波酸盐	4,4'-methylenebis(3-hydroxynaphthalene-2-carboxylate) or 4,4'-methylenebis(3-hydroxy-2-naphthoate)(=pamoate)
enantate (enanthate)	庚酸盐	heptanoate
enbutate	恩醋丁酯	acetate (ester) and butanoate (ester)
epolamine	(吡)咯乙醇	1-pyrrolidineethanol or 2-(pyrrolidin-1-yl)ethanol
erbumine	特丁胺	tert-butylamine or 2-methylpropan-2-amine
esilate (esylate)	乙磺酸盐	ethanesulfonate
estolate	依托酸盐	propanoate (ester) and dodecyl sulfate (salt) or propionate dodecyl sulfate
etabonate	依碳酸盐	(ethoxycarbonyl)oxy (=ethyl carbonate)
etilsulfate	乙硫酸盐	ethyl sulfate
farnesil	法内(基)	(2E,6E)-3,7,11-trimethyldodeca-2,6,10-trien-1-yl
fendizoate	芬地酸盐	2-(6-hydroxybiphenyl-3-carbonyl)benzoate
fostedate	磷达酸盐	tetradecyl hydrogen phosphate
furetonide	呋来奈德	1-benzofurane-2-carboxylate (ester) and propane-2,2-diylbis(oxy)
gamolenate	伽莫酸盐	(6Z,9Z,12Z)-octadeca-6,9,12-trienoate
glargine	甘精肽	21A-glycine-30B α-L-arginine-30B β-L-arginine
gluceptate	葡庚糖酸盐	D-glycero-D-gulo-heptanoate or D-glycero-D-gulo-heptonate
glulisine	精谷肽	[3B-L-lysine,29B-L-glutamic acid]
glutamer	戊二醛姆	glutaraldehyde polymer
guacil	甲氧苯(基)	2-methoxyphenyl
hemisuccinate	半琥珀酸盐	hydrogen butanedioate
hexacetonide	海萨奈德	3,3-dimethylbutanoate (ester) and propan-2,2-diylbis(oxy) or 3,3-dimethylbutyrate (ester) and acetonide
hibenzate (hybenzate)	海苯酸盐	2-(4-hydroxybenzoyl)benzoate
hyclate	盐酸盐半醇半水合物	monohydrochloride hemi-ethanolate hemihydrate
hydroxynaphtoate	羟萘酸盐	3-hydroxynapthalene-2-carboxylate
isetionate (isethionate)	依西酸盐	2-hydroxyethane-1-sulfonate
laurate	月桂酸盐(酯)	dodecanoate
lauril	十二烷(基)	dodecyl
laurilsulfate (lauryl sulphate)	十二烷基硫酸盐	dodecyl sulfate
lisetil	赖乙酯	L-lysinate (ester) and diethyl (ester)
lisicol	利西(基)	{N-[(5S)-5-carboxy-5-(3α,7α,12α-trihydroxy-5β-cholan-24-amido)pentyl]carbamothioyl}amino
lispro	赖脯基	28B-L-lysine-29B-L-proline
mafenatox	麦法毒素	enterotoxin A (227-alanine) (Staphylococcus aureus)
medoxomil	美多(基)	(5-methyl-2-oxo-1,3-dioxol-4-yl)methyl
megallate	甲棓酸盐	3,4,5-trimethoxybenzoate

英文简缩名	中文简缩名	英文化学名
meglumine	甲葡胺	N-methylglucamine
merpentan	—	4,5-bis(2-mercaptoacetamido)valeric acid or {N,N'-[1-(3-oxopropyl)ethane-1,2-diyl]bis(2-sulfanylacetamidato)}(4-)
mertansine	—	tetrakis{(4RS)-4[(3-{[(1S)-2-{[(1S,2R,3S,5S,6S,16E,18E,20R,21S)-11-chloro-21-hydroxy-12,20-dimethoxy-2,5,9,16-tetramethyl-8,23-dioxo-4,24-dioxa-9,22-diazatetracyclo[19.3.1.1^{10,14}.0^{3,5}]hexacosa-10,12,14(26),16,18-pentaen-6-yl}oxy)-1-methyl-oxoethyl]methylamino}-3-oxopropyl)disulfanyl]pentanoyl}
mesilate (mesylate)	甲磺酸盐	methanesulfonate
metembonate	美萘酸盐	4,4'-methylenebis(3-methoxynaphthalene-2-carboxylate)
methonitrate	甲硝酸盐	N-methyl, nitrate (salt)
metilsulfate	甲硫酸盐	methyl sulfate
metiodide	甲碘化物	N-methyl, iodide (salt)
methylbromide	甲溴化物	N-methyl, bromide (salt)
mofetil	吗乙(基)	2-(morpholino)ethyl or 2-(morpholin-4-yl)ethyl
napadisilate	萘二磺酸盐	naphthalene-1,5-disulfonate
napsilate (napsylate)	萘磺酸盐	naphthalene-2-sulfonate
nicotinate	烟酸盐	pyridine-3-carboxylate
octil	癸烷(基)	octyl
olamine	乙醇胺	2-aminoethanol or ethanolamine
oleate	油酸盐(酯)	(9Z)-octadec-9-enoate
oxoglurate	氧戊二酸盐	hydrogen 2-oxopentanedioate
palmitate	棕榈酸盐(酯)	hexadecanoate
pamoate	恩波酸盐(见前)	4,4'-methylenebis(3-hydroxy-2-naphthoate)(＝embonate)
pegol	配固(基)	α-(2-carboxyethyl)-ω-methoxypoly(oxyethane-1,2-diyl)
pendetide	喷地肽	N^6-{N-[2-({2-[bis(carboxymethyl)amino]-ethyl}(carboxymethyl)amino]ethyl]-N-(carboxymethyl)glycyl}-N^2-(N-glycyl-L-tyrosyl)-L-lysine
pentexil	喷他(基)	(RS)-1-[(2,2-dimethylpropanoyl)oxy]ethyl
phenpropionate	苯丙酸盐	3-phenylpropionate
pivalate	匹伐酸盐	2,2-dimethylpropanoate (ester) or trimethylacetate
pivoxetil	匹赛(基)	rac-1-[(2-methoxy-2-methylpropanoyl)oxy]ethyl or 1-(2-methoxy-2-methylpropionyloxy)ethyl
pivoxil	匹伏(基)	(2,2-dimethyl-1-oxopropoxy)methyl or [(2,2-dimethylpropanoyl)oxy]methyl or (pivaloyloxy)methyl
poliglumex	聚谷美克	[poly(L-glutamic acid)$_z$—L-glutamate-γ-ester)—poly(L-glutamic acid)$_y$]$_n$
probutate	普布(酯)	17-(1-oxobutoxy)(ester) and 21-(1-oxopropoxy)(ester) or propionate(ester) and butyrate(ester)
proxetil	普塞(基)	1-[(isopropoxycarbonyl)oxy]ethyl or rac-1-{[(propan-2-yloxy)carbonyl]oxy}ethyl
raffimer	拉非姆	(2S,4R,6R,8S,11S,13S)-2,4,8,13-tetrakis(hydroxymethyl)-4,6,11-tris(ylomethyl)-3,5,7,10,12-pentaoxatetradecane-1,14-diyl
salicylate	水杨酸盐(酯)	2-hydroxybenzoate
sesquioleate	倍半油酸盐(酯)	(9Z)-octadec-9-enoate(1.5)
soproxil	舒普(基)	{[(propan-2-yloxy)carbonyl]oxy}methyl
steaglate	司替酸盐(酯)	2-(octadecanoyloxy)acetate (ester)
stearate	硬脂酸盐(酯)	octadecanoate
stinoprate	半胱丙酯	N-acetylcysteinate (salt) and propanoate (ester)
succinil	琥尼(基)	3-carboxypropanoyl
sudotox	苏托(基)	248-L-histidine-249-L-methionine-250-L-alanine-251-L-glutamic acid-248-613-endotoxin A (Pseudomonas aeruginosa reduced)
suleptanate	舒来庚酸钠	monosodium 8-[methyl(2-sulfoethyl)amino]-8-oxooctanoate or monosodium 7-[methyl(2-sulfonatomethyl)carbamoyl]heptanoyl
sulfoxylate	亚磺甲基钠	sulfinomethyl, monosdoium salt
tafenatox	他那托(基)	enterotoxin A (Staphylococcus aureus)
tartrate	酒石酸盐	(2R,3R)-2,3-dihydroxybutanedioate
tebutate	特布酸盐	tert-butylacetate or 3,3-dimethylbutyrate
tenoate	噻羧酸盐	thiophene-2-carboxylate
teoclate	茶氯酸盐	8-chloro-1,3-dimethyl-2,6-dioxo-3,6-dihydro-1H-purin-7(2H)-ide or 8-chlorotheophyllinate
teprosilate	茶丙磺酸盐	3-(1,3-dimethyl-2,6-dioxo-1,2,3,6-tetrahydro-7H-purin-7-yl)propane-1-sulfonate
tidoxil	替多(基)	rac-2-(decyloxy)-3-(dodecylsulfanyl)propyl
tiuxetan	妥塞(基)	N-(4-{(2S)-2-[bis(carboxymethyl)amino]-3-[(2RS)-{2-[bis(carboxymethyl)amino]propyl}(carboxymethyl)amino]propyl}phenyl)thiocarbamoyl
tocoferil	维E(基)	rac-(2R)-2,5,7,8-tetramethyl-2-[(4R,8R)-4,8,12-trimethyltridecyl]chroman-6-yl
tofesilate	茶乙磺酸盐	3-(1,3-dimethyl-2,6-dioxo-1,2,3,6-tetrahydro-7H-purin-7-yl)ethane-1-sulfonate
tosilate (tosylate)	托西酸盐(甲苯磺酸盐)	4-methylbenzene-1-sulfonate or toluene-4-sulfonate
triclofenate	三氯芬酸盐	2,4,5-trichlorophenolate
triflutate	三氟醋酸盐	trifluoroacetate
trioleate	三油酸酯	(9Z)-octadec-9-enoate(3) or tris[(9Z)-octadec-9-enoate]
tristearate	三硬脂酸酯	octadecanoate(3) or tris(octadecanoate)
trolamine	三乙醇胺	2,2',2''-nitrilotriethanol or triethanolamine
troxundate	曲森酸盐	[2-(2-ethoxyethoxy)ethoxy]acetate or 3,6,9-trioxaundecanoate
undecylate	十一酸酯	undecanoate
undecylenate	十一烯酸盐	undec-10-enoate
valerate	戊酸盐	pentanoate
xinafoate	昔萘酸盐	1-hydroxynaphthalene-2-carboxylate or 1-hydroxy-2-naphthoate

元素的原子量 ($^{12}C = 12$)

原子序数	英文名称	中文名称	符号	原子量	原子序数	英文名称	中文名称	符号	原子量
89	Actinium	锕	Ac	*	93	Neptunium	镎	Np	*
13	Aluminium	铝	Al	26.9815386	28	Nickel	镍	Ni	58.6934
95	Americium	镅	Am	*	41	Niobium	铌	Nb	92.90638
51	Antimony	锑	Sb	121.760	7	Nitrogen	氮	N	14.0067
18	Argon	氩	Ar	39.948	102	Nobelium	锘	No	*
33	Arsenic	砷	As	74.92160	76	Osmium	锇	Os	190.23
85	Astatine	砹	At	*	8	Oxygen	氧	O	15.9994
56	Barium	钡	Ba	137.327	46	Palladium	钯	Pd	106.42
97	Berkelium	锫	Bk	*	15	Phosphorus	磷	P	30.973762
4	Beryllium	铍	Be	9.012182	78	Platinum	铂	Pt	195.084
83	Bismuth	铋	Bi	208.98040	94	Plutonium	钚	Pu	*
107	Bohrium	𫟼	Bh	*	84	Polonium	钋	Po	*
5	Boron	硼	B	10.811	19	Potassium	钾	K	39.0983
35	Bromine	溴	Br	79.904	59	Praseodymium	镨	Pr	140.90765
48	Cadmium	镉	Cd	112.411	61	Promethium	钷	Pm	*
55	Caesium	铯	Cs	132.905419	91	†Protactinium	镤	Pa	231.03588
20	Calcium	钙	Ca	40.078	88	Radium	镭	Ra	*
98	Californium	锎	Cf	*	86	Radon	氡	Rn	*
6	Carbon	碳	C	12.0107	75	Rhenium	铼	Re	186.207
58	Cerium	铈	Ce	140.116	45	Rhodium	铑	Rh	102.90550
17	Chlorine	氯	Cl	35.453	111	Roentgenium	𬬭	Rg	*
24	Chromium	铬	Cr	51.9961	37	Rubidium	铷	Rb	85.4678
27	Cobalt	钴	Co	58.933195	44	Ruthenium	钌	Ru	101.07
112	Copernicium	鿔	Cn	*	104	Rutherfordium	𬬻	Rf	*
29	Copper	铜	Cu	63.546	62	Samarium	钐	Sm	150.36
96	Curium	锔	Cm	*	21	Scandium	钪	Sc	44.955912
110	Darmstadtium	鿏	Ds	*	106	Seaborgium	𬭳	Sg	*
105	Dubnium	𨧀	Db	*	34	Selenium	硒	Se	78.96
66	Dysprosium	镝	Dy	162.500	14	Silicon	硅	Si	28.0855
99	Einsteinium	锿	Es	*	47	Silver	银	Ag	107.8682
68	Erbium	铒	Er	167.259	11	Sodium	钠	Na	22.98976928
63	Europium	铕	Eu	151.964	38	Strontium	锶	Sr	87.62
100	Fermium	镄	Fm	*	16	Sulfur	硫	S	32.065
9	Fluorine	氟	F	18.9984032	73	Tantalum	钽	Ta	180.94788
87	Francium	钫	Fr	*	43	Technetium	锝	Tc	*
64	Gadolinium	钆	Gd	157.25	52	Tellurium	碲	Te	127.60
31	Gallium	镓	Ga	69.723	65	Terbium	铽	Tb	158.92535
32	Germanium	锗	Ge	72.64	81	Thallium	铊	Tl	204.3833
79	Gold	金	Au	196.966569	90	†Thorium	钍	Th	232.03806
72	Hafnium	铪	Hf	178.49	69	Thulium	铥	Tm	168.93421
108	Hassium	𨭆	Hs	*	50	Tin	锡	Sn	118.710
2	Helium	氦	He	4.002602	22	Titanium	钛	Ti	47.867
67	Holmium	钬	Ho	164.93032	74	Tungsten	钨	W	183.84
1	Hydrogen	氢	H	1.00794	116	Ununhexium	116号元素	Uuh	*
49	Indium	铟	In	114.818	118	Ununoctium	118号元素	Uuo	*
53	Iodine	碘	I	126.90447	115	Ununpentium	115号元素	Uup	*
77	Iridium	铱	Ir	192.217	114	Ununquadium	114号元素	Uuq	*
26	Iron	铁	Fe	55.845	113	Ununtrium	113号元素	Uut	*
36	Krypton	氪	Kr	83.798	92	†Uranium	铀	U	238.02891
57	Lanthanum	镧	La	138.90547	23	Vanadium	钒	V	50.9415
103	Lawrencium	铹	Lr	*	54	Xenon	氙	Xe	131.293
82	Lead	铅	Pb	207.2	70	Ytterbium	镱	Yb	173.054
3	‡Lithium	锂	Li	6.941	39	Yttrium	钇	Y	88.90585
71	Lutetium	镥	Lu	174.9668	30	Zinc	锌	Zn	65.38
12	Magnesium	镁	Mg	24.3050	40	Zirconium	锆	Zr	91.224
25	Manganese	锰	Mn	54.938045					
109	Meitnerium	鿏	Mt	*					
101	Mendelevium	钔	Md	*					
80	Mercury	汞	Hg	200.59					
42	Molybdenum	钼	Mo	95.96					
60	Neodymium	钕	Nd	144.242					
10	Neon	氖	Ne	20.1797					

带 * 的元素没有稳定的核素，IUPAC 声称："关于这些放射性元素的哪种同位素是或可能最重要的讨论，目前没有统一的认识，并且多种标准如'半衰期最长'、'量产的产品'、'商业化用途'等已用于 IUPAC 的选择。"对具有地球同位素特异组成的放射性元素标有（†）者，给出了原子量。市售锂（‡），其分子量为 6939～6996，如要求更精确的数值，则应对特殊物质进行测定。

IUPAC 原子量和同位素丰度委员会．元素原子量表 2001 年版．可访问：http：// www. chem. qmul. ac. uk/iupac/AtWt/

目　录

镇痛药、抗炎药和解热药

本章中叙述的药物主要用于减轻疼痛、抗炎以及在某些情况下的解热。它们可广义地归入以下简要叙述的一个类别。

阿司匹林和其他水杨酸盐

阿司匹林和其他水杨酸盐具有镇痛、抗炎和解热的性质。与其他非甾体抗炎药（NSAIDs）（见下文）药物一样，它们是环氧合酶的抑制剂，然而，阿司匹林（尽管不是非乙酰水杨酸盐）是使环氧合酶不可逆乙酰化，而其他 NSAIDs 则是与花生四烯酸竞争其活性部位。水杨酸盐用于减轻轻中度疼痛、低热症状及用于急性与慢性炎症性疾病，如骨关节炎、类风湿关节炎、青少年特发性关节炎和强直性脊柱炎。某些水杨酸盐的发赤药局部应用可以减轻肌肉和风湿疼痛。阿司匹林也能抑制血小板聚集和用于心血管疾病。非乙酰水杨酸盐没有抗血小板活性。

水杨酸盐作用和应用的进一步讨论，见第20页**阿司匹林**。

本章中涉及的药物有：

缓解病情抗风湿药

缓解病情抗风湿药（DMARDs）具有抗炎的性质，在某些情况下，这种作用被认为是通过抑制细胞因子的释放或活性所介导的。它们用于治疗类风湿关节炎和青少年特发性关节炎，某些还有益于强直性脊柱类和银屑病关节炎。许多 DMARDs 还具有其他治疗性质，用于非风湿性疾病。下文会涉及 DMARD 的金化合物，其他 DMARDs 包括柳氮磺吡啶（参见 M37 第1694页），青霉胺（参见 M37 第1398页），抗疟药氯喹（参见 M37 第571页）和羟氯喹（参见 M37 第575页），单克隆抗体舍托珠单抗（参见 M37 第1637页）、利妥昔单抗（参见 M37 第736页）和托珠单抗（参见 M37 第2260页），以及免疫抑制药硫唑嘌呤（参见 M37 第1735页）、环孢素（参见 M37 第1739页）、环磷酰胺（参见 M37 第670页）和甲氨蝶呤（参见 M37 第713页）。

本章中涉及的药物有：

金化合物

金化合物主要用于在活动性进展的类风湿关节炎和进展的青少年特发性关节炎中发挥抗炎作用，它们还可能有益于银屑病关节炎。金化合物对风湿性疾病的作用机制尚未知。

关于金化合物作用与应用的进一步讨论，见第116页**金硫丁二钠**。

本章中涉及的药物有：

非甾体抗炎药

非甾体抗炎药（NSAIDs）是一种结构上相互无关的有机酸的组合，具有镇痛、抗炎和解热性质（见第92页）。NSAIDs 为环氧合酶的抑制剂，直接抑制前列腺素和血栓素从花生四烯酸的生物合成（参见 M37 第2315页）。环氧合酶（COX）有两种形式，COX-1 是酶的组成型形式，而 COX-2 是炎症存在时诱导的形式。因此，COX-2 抑制被认为与至少与 NSAIDs 的其他镇痛、消炎和解热性质相关，而 COX-1 抑制则被认为产生了某些毒性作用，特别是对胃肠道的毒性。目前临床使用的大多数 NSAIDs 同时抑制 COX-1 和 COX-2，尽管现在某些选择性的 COX-2 抑制剂（如塞来考昔）也在销售。

NSAIDs 用于缓解轻中度疼痛、低热症状以及用于急性与慢性炎症性疾病，如骨关节炎、类风湿关节炎、青少年特发性关节炎和强直性脊柱炎。吲哚美辛和某些其他 NSAIDs 用于关闭早产婴儿未闭的动脉导管。某些 NSAIDs 局部用于缓解肌肉和风湿性疼痛，某些用于眼用制剂治疗眼科炎症疾病。阿司匹林（见上文）被认为是一种 NSAID，虽然它还有其他性质。

本章中涉及的药物有：

阿片类镇痛药

阿片类镇痛药包括阿片生物碱吗啡和可待因以及它们的衍生物，还有在阿片受体上有激动、部分激动或混合激动以及拮抗活性的合成物质（见第96页）。术语"阿片镇痛药"仅指来源于阿片或其半合成同源物的（阿片）类药。术语"麻醉性镇痛药"具有法律内涵，而且在药理学或临床上不再使用。

大多数阿片类药物被用作镇痛药，吗啡是标准药物，所有其他阿片类药物都与吗啡进行比较。阿片类药物如可待因用于不太剧烈的疼痛的治疗，并且常与非阿片类镇痛药（如阿司匹林、其他 NSAIDs 或对乙酰氨基酚）联合使用。更有效的阿片类药物（如吗啡）用于严重急性与慢性疼痛，包括癌症疼痛。某些阿片类药物（如可待因、吗啡和二醋吗啡）用作镇咳药，尽管后两种通常保留用于晚期肺病。某些阿片类镇痛药（如芬太尼及其同源物）主要用作麻醉辅助药，其中某些也可作为单独的麻醉药以更高的剂量使用。

某些阿片类药物即使曾经使用过，但也很少用作镇痛药，如镇咳药右美沙芬（参见 M37 第1484页）和福尔可定（参见 M37 第1498页）以及止泻药地芬诺酯（参见 M37 第1645页）和洛哌丁胺（参见 M37 第1661页）。

如果突然停药，阿片类药物会产生身体依赖性和戒断症状。它们也易被滥用。

本章中涉及的药物有：

对乙酰氨基酚和其他对氨基酚类药

对乙酰氨基酚是目前主要应用的对氨基苯酚衍生物。乙酰苯胺和非那西丁已普遍被更安全的镇痛药所取代。丙帕他莫在血浆中水解为对乙酰氨基酚。

对乙酰氨基酚具有镇痛和解热特性以及微弱的抗炎活性。其镇痛作用的机制有待于充分地阐述，但可能是由于在中枢和外周都有对前列腺素合成的抑制。对乙酰

氨基酚用于缓解轻中度疼痛和低热症状。

本章中涉及的药物有：

乙酰苯胺	第15页
对乙酰氨基酚	第102页

非那西丁	第109页
丙帕他莫	第112页

镇痛和疼痛

　　Intenational Association for the Study of Pain 对疼痛所下的定义为"与实际或潜在的组织损伤相关的、或者以这种损伤的方式描述的不愉快的感觉和情绪体验。"

　　在正常情况下，疼痛是外周感受器刺激的结果，该感受器通过疼痛途径传导冲动到脑。痛觉感受器或伤害性感受器有两种基本形式。

- 机械热受体感受器具有较高的刺激阈，对强烈的或潜在性损伤的有害刺激起反应。这些感受器与快速传导、细的有髓鞘神经 $A\delta$ 纤维相关，刺激它们产生快速剧烈局限性疼痛，对活化撤回反射有用。
- 多形性伤害性感受器对机械、热或化学性损伤发生反应。这些感受器也被组织损伤后所释放的细胞成分所活化。它们的冲动缓慢地沿着无髓鞘的 C 型纤维传导，由于发病较慢而产生迟钝的、痛苦的和定位不清的疼痛。

　　通过上行途径传递到脑以前，来自伤害性感受器的神经纤维在脊髓后根终止。已有许多关于疼痛信号处理在脊椎层次的理论，但是，由 Melzack 和 Wall 提出的"门理论"最著名。该理论假定冲动到大脑的传递是通过在胶质状处的门机制调节的。小纤维的刺激开启这个门并促进传导，而正常情况下传送非疼痛感觉信号的大纤维受到抑制，即关闭门和抑制传导。传导似乎也能受一些影响门门灵敏性的其他机制调节。

　　组织损伤反应产生的炎症介质，如缓激肽、组胺、5-羟色胺和前列腺素能够产生外周致敏作用，使感受器对低强度或无害刺激发生反应，中枢的致敏作用也会发生。因此，伴随组织损伤的疼痛也导致感觉系统敏感性的增加，所以疼痛在没有明显刺激时会出现。由通常不引起疼痛的刺激所引发的疼痛称为异常性疼痛，适用于阳光灼伤、炎症和创伤等可能导致皮肤敏感的情况。痛觉过敏是指对于一般的疼痛刺激反应增高。感觉过敏是指对刺激的敏感性增高，不包括特殊的感觉，而包括异常性疼痛和痛觉过敏。痛觉过度的特征是对于刺激，特别是反复的刺激，产生不正常的有害反应，可能与异常性疼痛、痛觉过敏或感觉过敏一起发生。

　　疼痛通常根据性质分为急性疼痛和慢性疼痛。

- 急性疼痛与损伤或疾病相关，通常有界限清晰的定位、特征和时间性。它伴随着自主活动过度的症状，如心动过速、高血压、发汗和瞳孔放大。
- 慢性疼痛常常被视为持续超过几个月的疼痛。它可能与外伤或疾病没有明显关联，甚至在损伤愈后仍然持续，其位置、特征和时间性比急性疼痛模糊。此外，由于自主神经系统的适应，伴随急性疼痛的自主活动过度的迹象消失。某些被视为慢性的疼痛形式由间歇性发作的疼痛和其后相对长时间的无痛期组成。慢性疼痛的患者经受身体上、心理上、社会性和功能性的退化，导致疼痛的加剧。

　　生理学上，疼痛可分为伤害性疼痛和神经性疼痛。

- 伤害性疼痛发生在如上述的伤害性刺激引起的伤害性感受器活化之后，但是，它与对外周神经或 CNS 的损伤无关。它可能是躯体性的或脏器性的，取决于涉及哪些感受器或神经。躯体疼痛通常容易定位，可被描述为深度定位、锐利或迟钝、令人困扰的、刺痛、悸动或压痛。内脏疼痛一般不限于局部，而且容易扩散到身体其他部位。根据牵涉的组织，它有多种描述：深度定位、锐利、令人困扰的、痉挛或压迫，并且可能伴随恶心和呕吐。伤害性疼痛通常对常规镇痛药治疗有效应。
- 由外周神经/感受器或 CNS 的损伤或功能障碍所导致的疼痛称为神经性疼痛（神经源性疼痛）。这个术语涵盖交感神经依赖性疼痛，包括灼痛和反射交感性营养不良，以及疼痛状况如痛觉超敏、三叉神经痛和糖尿病性神经病变。与中枢神经组织相关的神经性疼痛归类为中枢性疼痛，如中枢卒中（中风）后疼痛（丘脑综合征）。神经性疼痛的临床症兆差异非常大。某些更加普通的特征包括浅表烧伤或刺痛（刀刺性）的有害刺激和感觉的增高。疼痛可能与感觉缺失区域或某些形式的感觉过敏相关。神经性疼痛对常规镇痛药反应差且难以治疗。

　　疼痛的早期治疗是重要的，因为不减轻疼痛会给患者造成很深刻的心理影响，最初缺乏治疗的急性疼痛可能转变为更加难以治疗的慢性疼痛。对于疼痛的精神和情绪方面的评定和治疗与身体方面是同样重要的。尽管药物治疗是

疼痛治疗的主要方法（见下文镇痛药的选择），但物理方法如理疗（包括按摩、热疗法和冷疗法）、手术、神经系统刺激技术如针灸、脊髓刺激和经皮电刺激神经疗法（TENS）也被采用。

　　疼痛及其治疗的综合参考文献如下。

1. Melzack R, Wall PD. Pain mechanisms: a new theory. *Science* 1965; **150:** 971–9.
2. International Association for the Study of Pain. Classification of chronic pain: descriptions of chronic pain syndromes and definitions of pain terms. *Pain* 1986; (suppl 3): S1–S225.
3. Lewis KS, *et al.* Effect of analgesic treatment on the physiological consequences of acute pain. *Am J Hosp Pharm* 1994; **51:** 1539–54.
4. Loeser JD, Melzack R. Pain: an overview. *Lancet* 1999; **353:** 1607–9.
5. Ashburn MA, Staats PS. Management of chronic pain. *Lancet* 1999; **353:** 1865–9.
6. Woolf CJ, Mannion RJ. Neuropathic pain: aetiology, symptoms, mechanisms, and management. *Lancet* 1999; **353:** 1959–64.
7. Carr DB, Goudas LC. Acute pain. *Lancet* 1999; **353:** 2051–8.
8. Cervero F, Laird JM. Visceral pain. *Lancet* 1999; **353:** 2145–8.
9. American Society of Anesthesiologists Task Force on Acute Pain Management. Practice guidelines for acute pain management in the perioperative setting: an updated report by the American Society of Anesthesiologists Task Force on Acute Pain Management. *Anesthesiology* 2004; **100:** 1573–81. Also available at: http://www.asahq.org/publicationsAndServices/pain.pdf (accessed 23/06/08)
10. Gordon DB, *et al.* American Pain Society recommendations for improving the quality of acute and cancer pain management: American Pain Society Quality of Care Task Force. *Arch Intern Med* 2005; **165:** 1574–80. Also available at: http://archinte.ama-assn.org/cgi/reprint/165/14/1574 (accessed 23/06/08)
11. Spacek A. Modern concepts of acute and chronic pain management. *Biomed Pharmacother* 2006; **60:** 329–35.
12. Markman JD, Philip A. Interventional approaches to pain management. *Anesthesiol Clin* 2007; **25:** 883–98.
13. European Association of Urology. Guidelines on pain management. Available at: http://www.uroweb.org/fileadmin/user_upload/Guidelines/21_Pain_Management_2007.pdf (accessed 23/06/08)
14. Brennan F, *et al.* Pain management: a fundamental human right. *Anesth Analg* 2007; **105:** 205–21.
15. Knape JT, *et al.* Board of Anaesthesiology of the European Union of Medical Specialists. Guidelines for sedation and/or analgesia by non-anaesthesiology doctors. *Eur J Anaesthesiol* 2007; **24:** 563–7.
16. Manchikanti L, *et al.* Evidence-based interventional pain management: principles, problems, potential and applications. *Pain Physician* 2007; **10:** 329–56.
17. Cawley D, Bennett MI. Management of pain. *Br J Hosp Med* 2009; **70:** 197–201.

镇痛药的选择

　　对乙酰氨基酚和 NSAIDs 是治疗轻中度疼痛的首选镇痛药，也用于中重度疼痛以加强阿片类药物的效果。它们适用于急性或慢性疼痛。口服 NSAIDs 类药和对乙酰氨基酚（尤其在与阿片类药物联合应用中，见下文）可有效缓解急性疼痛。依据疗效和耐受性对于非阿片类镇痛药来说不是问题，但它们的剂量-效应曲线很平缓：当剂量增加时，缓解疼痛药效的增加相当小。阿司匹林和其他非选择性 NSAIDs 抑制血小板功能，对胃肠道有不良影响，并会促进包括哮喘在内的超敏反应。采用 COX-2 选择型抑制药如昔布类，其发生严重的胃肠道不良反应的可能性较小，但是考虑到它的心血管反应，它们的使用已经被严格限制。对乙酰氨基酚没有阿司匹林血液学或胃肠道的不良反应，但大剂量能够产生严重的、有时是致命的肝毒性。同时给予对乙酰氨基酚和一种 NSAID 可改善镇痛作用。

　　对于中度或中重度阿片类药物敏感疼痛的治疗，可待因是传统的选择。替代药物如双氢可待因和曲马多。它们通常与非阿片类镇痛药一起使用。足量的可待因与对乙酰氨基酚联合使用与单独使用对乙酰氨基酚相比，镇痛作用会产生微小但显著的增加，并为急性疼痛最有效的选择之一，但是，反复使用会增加不良反应。右丙氧芬与对乙酰氨基酚或阿司匹林合用在治疗急性疼痛中并不比单独使用非阿片类药物更有效，对镇痛疼痛的功效尚不清楚，并且不良反应可能成为麻烦。因为过量时导致毒性的危险，EMEA 已经建议所有含右丙氧芬的制剂在 EU 中不再使用；在其他国家，市场可能还保留这样的制剂。

　　更有效的阿片类药物，如吗啡主要用于重度急性非恶性疼痛和癌症疼痛的治疗（见下文）。它们在轻非恶性疼痛中的应用多少是有争议的，因为担心心理上的依赖性和呼吸抑制。然而，实际上这种问题很少发生，这些担心不应当妨碍患者接受有效的镇痛治疗。阿片类药物还对某些患者的神经性疼痛有效。

　　吗啡是选择用于重度疼痛的阿片类药物。其口服时吸收慢，且半衰期短，因此速释的口服制剂的使用，例如在姑息疗法中，提供了灵活的剂量调整方法。在重度慢性疼痛的治疗中，一旦初始疼痛得到缓解，每 12h 或 24h 给予缓释制剂对维持镇痛更方便。在口服途径存在问题时，吗啡也可以胃肠外给药（例如急诊室中急性严重疼痛的控制或患者自控的镇痛——也见下文）或者直肠给药或经皮给药。

　　其他阿片类药物也可能偶尔有用。调换为替代的阿片类药物可对使用吗啡疼痛控制不充分和难以忍受其不良反应的患者有效。美沙酮（也作为一种 NMDA 的拮抗药）或羟考酮有比吗啡更长的持续作用，但是，应当指出美沙酮半衰期长，长期使用时每天不应当超过 2 次，因为存在渐进性 CNS 抑制和药物过量的危险。阿芬太尼和芬太尼可提供快速的作用，但不再推荐使用哌替啶。当不得不用胃肠外给药途径时，二醋吗啡或氢吗啡酮优先于吗啡，因为它们更易溶解，并能以更小的体积给药。曲马多也有益于对神经经性疼痛，在等效镇痛剂量下，对呼吸和胃肠功能的损害要少于其他阿片类药物。

　　阿片类药物的不良反应包括镇静、恶心、呕吐、便秘以及最严重时的呼吸抑制。除便秘以外的所有不良反应通常都可形成耐受，便秘可以通过常规使用缓泻剂来防止。

　　某些其他类型的药物单独使用或作为镇痛辅助用药在疼痛治疗方面都有明显作用。

　　亚抗抑郁剂量的三环类抗抑郁药（通常为阿米替林）在顽固慢性疼痛方面被认为是有用的，包括灼痛的神经性疼痛、异常感觉疼痛如带状疱疹后神经痛和糖尿病性神经痛，据报道对刺痛也有反应。除了常规镇痛药之外可以使用它们，特别是治疗混合病原学的癌症疼痛。没有关于它们对急性疼痛有益的证据，虽然对肌肉骨骼疼痛有反应。还发现阿米替林可用于紧张性头痛和预防偏头痛。其他抗抑郁药在神经性疼痛治疗中的作用并不清楚，但文拉法辛可能有用。

　　已发现抗癫痫药（通常为卡马西平，而最近为加巴喷丁和普瑞巴林）对神经性疼痛的缓解有效，特别在有剧烈的（针刺般）因素时，如三叉神经痛，据报道其对糖尿病性神经痛的治疗和偏头痛的预防也有效果。

　　苯二氮䓬类药和其他肌松药如巴氯芬或丹曲林对急性或慢性状态的肌痉挛疼痛有效。

　　骨调节药如降钙素和二膦酸盐可能对由骨转移（见下文）引起的癌症疼痛有效，但起效慢，是次于 NSAIDs 的选择。二膦酸盐可能使初期的瞬时的骨疼痛增加。

　　咖啡因已被用于增强非阿片片类和阿片类镇痛药的镇痛作用，但是否有益尚有争议。关于咖啡因是否增强麦角胺在偏头痛治疗方面的效果也有相似的怀疑（药动学，参见 M37 第592页），它还可能增加胃肠的不良反应，大剂量可能本身会导致头痛。

　　皮质激素对神经性疼痛通常产生实质上的改善作用。它们也能缓解因颅内压力升高而引起的头痛和骨转移引起的难忍的疼痛，并对增进健康和增加食欲有益。

　　某些吸入性麻醉药作为吸入镇痛药以亚麻醉剂量用于急性疼痛。特别是氧化亚氮和氧气在产科、牙科和其他治疗、急诊治疗中用以缓解疼痛。异氟烷、恩氟烷以及在采用氯中甲氧氟烷或三氯乙烯有相似的应用。

　　其他各种药物　在发现硬膜外或鞘内注射阿片类药物能产生有效的镇痛作用以后，已尝试将许多其他药物通过这些途径，单独地或与阿片类药物或局部药联合使用，即使可镇痛的话，它们在疼痛治疗中的作用尚不清楚。其中某些药物，如可乐定和氯胺酮，在采用其他途径给药时也有镇痛性质。氯胺酮在减少阿片类药物的用量上可能是有用的。某些抗心律失常药（包括全身用利多卡因）在慢性神经性疼痛方面可能有效，但必须非常慎重地使用。抗精神病药，如酚噻嗪类，用于辅助镇痛尚有争议；左美丙嗪有时用作姑息治疗的辅助物。

　　关于患者自控镇痛法、发赤药和局部镇痛药使用的讨论见下文。神经阻断在疼痛项下讨论，参见 M37 第 1767页。

1. Sawynok J. Pharmacological rationale for the clinical use of caffeine. *Drugs* 1995; **49:** 37–50.
2. Watson CP. The treatment of neuropathic pain: antidepressants and opioids. *Clin J Pain* 2000; **16** (suppl): S49–S55.
3. Curatolo M, Sveticic G. Drug combinations in pain treatment: a review of the published evidence and a method for finding the optimal combination. *Best Pract Res Clin Anaesthesiol* 2002; **16:** 507–19.
4. McQuay HJ. Neuropathic pain: evidence matters. *Eur J Pain* 2002; **6** (suppl A): 11–18.
5. Anonymous. Acute pain (Bandolier Extra, issued February 2003). Available at: http://www.jr2.ox.ac.uk/bandolier/Extraforbando/APain.pdf (accessed 23/06/08)
6. Ballantyne JC, Mao J. Opioid therapy for chronic pain. *N Engl J Med* 2003; **349:** 1943–53.
7. Backonja M. Anticonvulsants for the treatment of neuropathic pain syndromes. *Curr Pain Headache Rep* 2003; **7:** 39–42.
8. McQuay H. Pain and its control (issued 1st January, 2004). Available at: http://www.medicine.ox.ac.uk/bandolier/booth/painpag/wisdom/C13.html (accessed 26/11/09)
9. The College of Emergency Medicine. Clinical Effectiveness Committee guideline for the management of pain in adults (2004). Available at: http://www.collemergencymed.ac.uk/asp/document.asp?ID=4193 (accessed 26/11/09)
10. Attal N, *et al.* Systemic lidocaine in pain due to peripheral nerve injury and predictors of response. *Neurology* 2004; **62:** 218–25.
11. Quigley C. Opioid switching to improve pain relief and drug tolerability. Available in The Cochrane Database of Systematic Reviews; Issue 3. Chichester: John Wiley; 2004 (accessed 23/06/08).

12. Rathmell JP, et al. The role of intrathecal drugs in the treatment of acute pain. *Anesth Analg* 2005; **101** (suppl): S30–S43.
13. Australian and New Zealand College of Anaesthetists and Faculty of Pain Medicine. Acute pain management: scientific evidence. 2nd ed, 2005. Available at: http://www.anzca.edu.au/resources/books-and-publications/acutepain.pdf (accessed 23/06/08)
14. Eisenberg E, et al. Efficacy and safety of opioid agonists in the treatment of neuropathic pain of nonmalignant origin: systematic review and meta-analysis of randomized controlled trials. *JAMA* 2005; **293**: 3043–52.
15. Davis MP, et al. Controversies in pharmacotherapy of pain management. *Lancet Oncol* 2005; **6**: 696–704.
16. Nicholas MK, et al. Using opioids with persisting noncancer pain: a biopsychosocial perspective. *Clin J Pain* 2006; **22**: 137–46.
17. McQuay HJ, Moore RA. Dose-response in direct comparisons of different doses of aspirin, ibuprofen and paracetamol (acetaminophen) in analgesic studies. *Br J Clin Pharmacol* 2007; **63**: 271–8.
18. Knotkova H, Pappagallo M. Adjuvant analgesics. *Anesthesiol Clin* 2007; **25**: 775–86.
19. Tamchès E, et al. Acute pain in adults admitted to the emergency room: development and implementation of abbreviated guidelines. *Swiss Med Wkly* 2007; **137**: 223–7.
20. Australian and New Zealand College of Anaesthetists and Faculty of Pain Medicine. Acute pain management: scientific evidence. Update to 2nd ed, December 2007. Available at: http://www.anzca.edu.au/resources/books-and-publications/acutepain_update.pdf (accessed 23/06/08)
21. Guindon J, et al. Recent advances in the pharmacological management of pain. *Drugs* 2007; **67**: 2121–33.
22. Ghafoor VL, et al. Intrathecal drug therapy for long-term pain management. *Am J Health-Syst Pharm* 2007; **64**: 2447–61.
23. Seidel S, et al. Antipsychotics for acute and chronic pain in adults. Available in The Cochrane Database of Systematic Reviews; Issue 4. Chichester: John Wiley; 2008 (accessed 26/11/09).
24. Verdu B, et al. Antidepressants for the treatment of chronic pain. *Drugs* 2008; **68**: 2611–32.
25. British Pain Society. Intrathecal drug delivery for the management of pain and spasticity in adults; recommendations for best clinical practice (issued August 2008). Available at: http://www.britishpainsociety.org/book_ittd_main.pdf (accessed 26/11/09)
26. Barber JB, Gibson SJ. Treatment of chronic non-malignant pain in the elderly: safety considerations. *Drug Safety* 2009; **32**: 457–74.
27. British Pain Society. Opioids for persistent pain: good practice (issued January 2010). Available at: http://www.britishpainsociety.org/book_opioid_main.pdf (accessed 15/04/10)

儿童镇痛药的选择

在婴儿与儿童中疼痛常常治疗不足，因为担心呼吸抑制、心血管衰竭、意识水平降低和有效阿片类镇痛药的成瘾。不同年龄儿童的疼痛评定也是一个问题[1~3]，事实上不像很久以来普遍相信的那样，认为婴儿没有能力感觉疼痛。

非阿片类镇痛药用于婴儿与儿童时，或者单独用于轻度疼痛，或者在重度疼痛中作为阿片类镇痛药的辅助用药[4~6]（它们可以减少阿片药物用量[1,7]，可以达到40%）[5]。与乙酰氨基酚经常使用，但它缺乏消炎效果。NSAIDs如布洛芬对轻微的疼痛[4,5,8]，特别是与炎症或创伤相关的疼痛有效。阿司匹林由于与Reye综合征有关，使用受到严格的限制。

阿片类药物仍然是儿科患者中重度疼痛的主要镇痛药，吗啡与其他药物相比是标准用药。静脉给药用于迅速缓解重度疼痛（例如烧伤、骨折或其他损伤后），调整达到适当镇痛药量[4~6,8,9]。当静脉给药途径不易达到时，可口服吗啡，但其起效较慢且预期较差，有些适合鼻内给药的二醋吗啡作为静脉给药的吗啡的替代用药[4]。有或没有初始负荷剂量的连续静脉内吗啡输注对缓解术后疼痛已经变得很普遍[7,9]，但是，输入速率调整必须在镇痛作用和呼吸抑制之间达到平衡（新生儿需要特别护理，见下文）。也使用皮下注入吗啡[5]，大部分是用于缓解儿童晚期癌症的疼痛。肌内注射有痛苦[8~11]，所以仅适合短期使用。芬太尼也广泛用于外科手术中短程镇痛[7~9,11,12]，其他阿片类药物如丁丙诺啡、氢吗啡酮、羟考酮和曲马多已经使用[5]。吗啡的患者自控镇痛法已在儿童中试用（见下文）。

对儿童使用吗啡也采用硬膜外途径[9]，鞘内途径经验更有限。其他对儿科镇痛可能有效的阿片类药物给药方法包括黏膜内给药[7,12]、鼻内给药[4,8]和经皮给药[7,10]。

儿童癌症疼痛可以采用**癌症疼痛**项下（见下文）所叙述的阶梯式镇痛方案来处理。

吸入**氧化亚氮**和氧气的混合物对于缓解初期疼痛和短疼痛过程可能有效[4,8,9,11]。

局部麻醉药特别适用于日间护理情况下急性疼痛的处置。单次硬膜外注射常用于手术中或手术后的镇痛。局部麻醉药的硬膜外注入也常用。然而，简单的技术如伤口渗滴或外周神经阻滞在某些过程中也能有效镇痛，且没有与骶管阻滞相关的下肢虚弱或尿潴留问题[5,8,9,11]。用含有苄丙胺卡因的利多卡因低共熔霜（**表面麻醉**，参见M37第1779页）涂抹对完好皮肤上产生表面麻醉，对儿童某些较轻的疼痛有效[6~10,12]。

氯胺酮在门诊患者中用于短暂的、疼痛的过程如骨折复位术及为幼儿面部裂伤修复提供固定[6,12,13]。在成人中限制其应用的突发反应在儿童中不普通[12]，且能够被苯二氮䓬类改善[8,11]。

大多数需要镇痛和接受呼吸支持的**新生儿**可用输注吗啡来处置，但是对自然呼吸的新生儿存在呼吸抑制的实际危险。吗啡已用于这样的新生儿[9]，但必须限制用于那些在重症监护下的，如大外科手术后的新生儿（**重症监护**，参见M37第929页）。枸橼酸芬太尼和磷酸可待因也已用于新生儿。蔗糖和其他甜味溶液已显示可降低感受疼痛的新生儿应激和疼痛的生理和行为指征[10]，尽管对这是否表示为有效的镇痛作用仍有些怀疑[14]。American Academy of Pediatrics建议：口服蔗糖和其他非药理学方法（如使用襁褓）应该作为未成年人常规程序被采用；如果时间允许，对于更疼痛的过程（如静脉穿刺）可采用局部表面麻醉。在未采用局部麻醉的大手术后，阿片类药物应该是术后疼痛的基础；当插入胸部引流管时，提倡使用一种快速作用的阿片类药物（如芬太尼），如果时间允许，同时采用局部浸润麻醉[15]。对于新生儿的疼痛过程，国际用药评议小组已经提出类似的建议[16]。

已经提倡在某些儿童中使用**镇痛辅助药**（见上文**镇痛药的选择**）[17]。

1. American Academy of Pediatrics and Canadian Paediatric Society. Prevention and management of pain and stress in the neonate. *Pediatrics* 2000; **105**: 454–61. Also available at: http://aappolicy.aappublications.org/cgi/reprint/pediatrics;105/2/454.pdf (accessed 23/06/08)
2. American Academy of Pediatrics Committee on Psychosocial Aspects of Child and Family Health, American Pain Society Task Force on Pain in Infants, Children, and Adolescents. The assessment and management of acute pain in infants, children, and adolescents. *Pediatrics* 2001; **108**: 793–7. Also available at: http://pediatrics.aappublications.org/cgi/reprint/108/3/793.pdf (accessed 23/06/08)
3. Maurice SC, et al. Emergency analgesia in the paediatric population (part I): current practice and perspectives. *Emerg Med J* 2002; **19**: 4–7.
4. The College of Emergency Medicine. Clinical Effectiveness Committee guideline for the management of pain in children (May 2010). Available at: http://secure.collemergencymed.ac.uk/asp/document.asp?ID=4682 (accessed 20/08/10)
5. Morton NS. Management of postoperative pain in children. *Arch Dis Child Educ Pract Ed* 2007; **92**: ep14–ep19.
6. Atkinson P, et al. Pain management and sedation for children in the emergency department. *BMJ* 2009; **339**: 1074–9.
7. Berde CB, Sethna NF. Analgesics for the treatment of pain in children. *N Engl J Med* 2002; **347**: 1094–1103.
8. Maurice SC, et al. Emergency analgesia in the paediatric population (part II): pharmacological methods of pain relief. *Emerg Med J* 2002; **19**: 101–5.
9. Alder Hey Royal Liverpool Children's NHS Trust. Guidelines on the management of pain in children. 1st ed, 1998. Available at: http://painsourcebook.ca/pdfs/pps55.pdf (accessed 23/06/08)
10. Zempsky WT, et al. Relief of pain and anxiety in pediatric patients in emergency medical systems. *Pediatrics* 2004; **114**: 1348–56.
11. Harvey AJ, Morton NS. Management of procedural pain in children. *Arch Dis Child Educ Pract Ed* 2007; **92**: ep20–ep26.
12. Krauss B, Green SM. Sedation and analgesia for procedures in children. *N Engl J Med* 2006; **342**: 938–45.
13. Howes MC. Ketamine for paediatric sedation/analgesia in the emergency department. *Emerg Med J* 2004; **21**: 275–80.
14. Stevens B, et al. Sucrose for analgesia in newborn infants undergoing painful procedures. Available in The Cochrane Database of Systematic Reviews; Issue 3. Chichester: John Wiley; 2004 (accessed 23/06/08)
15. American Academy of Pediatrics Committee on Fetus and Newborn and Section on Surgery, Canadian Paediatric Society Fetus and Newborn Committee. Prevention and management of pain in the neonate: an update. *Pediatrics* 2006; **118**: 2231–41. Correction. *ibid.* 2007; **119**: 425. Also available at: http://pediatrics.aappublications.org/cgi/reprint/118/5/2231.pdf (accessed 23/06/08)
16. Anand KJ; International Evidence-Based Group for Neonatal Pain. Consensus statement for the prevention and management of pain in the newborn. *Arch Pediatr Adolesc Med* 2001; **155**: 173–80. Also available at: http://archpedi.ama-assn.org/cgi/reprint/155/2/173.pdf (accessed 23/06/08)
17. Chambliss CR, et al. The assessment and management of chronic pain in children. *Paediatr Drugs* 2002; **4**: 737–46.

神经阻滞

关于神经阻滞在疼痛治疗中应用的讨论，参见M37第1767页，**疼痛**。

患者自控镇痛

患者自控镇痛（PCA）涉及采用使患者能够得到所需剂量镇痛药的自动给药系统。**阿片类药物**的剂量通常由静脉输入，其频率被每一名患者控制在给药系统安全限度之内。这项技术在控制急性疼痛中得到广泛支持[1~3]，比常规的方法显示出更好的镇痛作用，易被更多患者接受[4,5]。已经成功用于4岁大小的儿童和老年患者[6]。大多数经验与采用静脉注射阿片类药物的系统有关。

首先，通过给予患者一个单次镇痛剂量得到有效血液浓度，建立最初的镇痛剂量[2,3]。在最简单的PCA类型中，患者能够自己给予一个小的固定需求剂量；直到预设程序中的锁定间隔时间到时为止，不允许给予另一个剂量。这个需求剂量应该大到能够产生合适的镇痛作用，但不要大到容易达到毒性浓度；锁定间隔也应该长到在允许给予另一个剂量之前感受到最大的镇痛作用，也应该与药物作用的启动速度有关[2]。一些设备允许以短期输注[2]给予某剂量药物，以减少与阿片类药物高峰浓度有关的不良反应。在另一种常用的方法（有时被描述为患者增强的镇痛）中，患者被给予持续的背景输注，而自己补充单次的剂量[2,3,6]。但是，用这种方法时患者可能接受了更多的阿片类药物却没有任何镇痛方面的改善[6,7]。还存在更大的不良反应的危险，包括呼吸抑制[2,3,7]。如果采用更高级的设备，可以根据单次给药需求的频率程序性地调节背景输注，这种方法是否有什么优点，还有待于观察[6,7]。

大多数的阿片类药物已经成功地用于PCA[2]。吗啡仍是金标准，芬太尼、氢吗啡酮或曲马多也被广泛替代性使用[2,3]。不再建议应用哌替啶，因为它的毒性代谢物去甲哌替啶有蓄积的危险[2]。半衰期很短的（瑞芬太尼）或半衰期很长的（美沙酮）药物可能不太适合使用。

尽管总体感觉比传统的阿片类镇痛药更安全，但程序编制错误或不正确以及不适当的使用（包括患者以外者的操作）仍会偶尔导致出现严重的不良反应和致死性。这些危险可通过PCA设备本身建立安全性能以及研制技术应用标准程序而降到最小[2,3]。

大部分经验与应用静脉注射途径有关。但是，也已使用硬膜外PCA，而且似乎与静脉给药PCA一样有效[2,3]，尽管可能不适合所有的病例，且进行硬膜外导管的更换会带来另外的危险[3]。硬膜外PCA一般采用联合一个脂溶性的阿片类药物（如芬太尼或舒芬太尼）加上一个长时间作用的局部麻醉药（如布比卡因或罗哌卡因）产生镇痛；最佳的联合还没有确定[2,3]。另外，硬膜外PCA不像静脉注射PCA那样推荐采用背景输注。

已经研究了其他途径，包括鼻内PCA，特别是经皮PCA[2,8]。一种针对经皮芬太尼的电离子透入疗法的患者自给药系统已在使用，它使PCA可以非侵害的方式给药[8,9]，但因为其药系统有缺陷已撤市。

吸入含有氧化亚氮的氧气有效用于分娩过程的患者自控镇痛，有很长历史，虽然因PCA而很少考虑使用；阿片类PCA可能不适合这类疼痛，虽然局部麻醉药已经使用并有满意的结果[10]。

1. Walder B, et al. Efficacy and safety of patient-controlled opioid analgesia for acute postoperative pain: a quantitative systematic review. *Acta Anaesthesiol Scand* 2001; **45**: 795–804.
2. Grass JA. Patient-controlled analgesia. *Anesth Analg* 2005; **101** (suppl): S44–S61.
3. Momeni M, et al. Patient-controlled analgesia in the management of postoperative pain. *Drugs* 2006; **66**: 2321–37.
4. Hudcova J, et al. Patient controlled opioid analgesia versus conventional opioid analgesia for postoperative pain. Available in The Cochrane Database of Systematic Reviews; Issue 4. Chichester: John Wiley; 2006 (accessed 23/06/08)
5. Bainbridge D, et al. Patient-controlled versus nurse-controlled analgesia after cardiac surgery—a meta-analysis. *Can J Anaesth* 2006; **53**: 492–9.
6. Macintyre PE. Safety and efficacy of patient-controlled analgesia. *Br J Anaesth* 2001; **87**: 36–46.
7. Lehmann KA. Recent developments in patient-controlled analgesia. *J Pain Symptom Manage* 2005; **29** (suppl): S72–S89.
8. Sinatra R. The fentanyl HCl patient-controlled transdermal system (PCTS): an alternative to intravenous patient-controlled analgesia in the postoperative setting. *Clin Pharmacokinet* 2005; **44** (suppl 1): 1–6.
9. Eberhart L. The safety and tolerability of the fentanyl HCl iontophoretic transdermal system: an alternative to currently available analgesic modalities. *J Opioid Manag* 2007; **3**: 249–56.
10. van der Vyver M, et al. Patient-controlled epidural analgesia versus continuous infusion for labour analgesia: a meta-analysis. *Br J Anaesth* 2002; **89**: 459–65.

术后镇痛

术后疼痛的缓解经常是不充分的，现在认识到疼痛控制应根据每个人和每种情况进行调节[1~3]。目前，使用某些典型镇痛药及一种以上途径的多模型用药法普遍受到支持[3~5]。患者术前的评价[2,4]和手术后疼痛强度的多次评价（两者都可适当镇痛和检测可能的并发症）[3]是其基础。以证据为基础的专门程序指南已经发布[6,7]。推荐在预防的基础上进行疼痛的控制（超前镇痛），这样可比常规手段更有效，至少对某些用药方法来说是如此，虽然结果不尽相同[8,9]。

进行小手术的患者可用口服镇痛药来适当地控制疼痛，如对乙酰氨基酚、NSAIDs、曲马多和羟考酮。进行更大手术的患者通常需要胃肠外给予阿片类药物或使用局部麻醉技术（如区域阻滞），有时要联合使用[3]。

● **阿片类镇痛药**，特别是吗啡，仍然是治疗中到到严重术后疼痛的主要镇痛药。阿片类药物的剂量应该按照个体化差异逐步调整；它们可以通过不同的途径给药，但静脉注射的剂量可以得到比肌内注射和皮下注射更可预见的结果，目前广泛使用[2,3,10]。静脉注射PCA（见上文）是术后疼痛的一个标准控制方法[3,4]。如不能使用该方法，可24~72h内每2h肌

注或皮下注射某剂量，随后转换为口服镇痛方案的替代方法[3]。需要小心监测潜在的不良反应，特别是呼吸抑制[3]。

通过硬膜外和鞘内途径进行中枢性注射的阿片类药物提供了有效的区域镇痛作用[2,4,10]（可能比静脉注射阿片类药物更有效[11]，尽管不清楚是否改善最终的结果[3]）。吗啡是中枢给药最常用的阿片类药物，但其他药物如脂溶性更好的芬太尼，可能更适合硬膜外注射。硬膜外和鞘内途径也已用于 PCA。

口服阿片类药物可能不适用于术后即时期，但如果患者能够吞咽且胃肠道功能已经恢复，一般首选口服给药法[1,3]。对于进行小手术或中等手术的患者，曲马多是有效的[3]。

对于手术前接受长时间阿片类药物的患者，术后疼痛的控制可能特别困难[3,12]。应该计算每个患者的基线需求量，但其在手术后可升高或降低；比较典型的情况是术后需要至少 50% 的基线剂量，再根据疼痛情况使用额外的阿片类药物调节。这样的患者需要的剂量可能比正常剂量阿片类药物更高，一种平衡的多模式的镇痛方法特别重要[12]。

- **NSAIDs 和对乙酰氨基酚**是有效的镇痛辅助药，能够改善疼痛的缓解状况[3]，但不适合大手术后单独使用[2]。小手术或中等手术后，对乙酰氨基酚加一种 NSAID（如萘普生）口服给药可能是合适的，同时给予羟考酮或曲马多可避免突发性疼痛[3]。NSAIDs 可有效地与其他药物一起使用，大手术后使用一种 NSAID 和阿片类药物能够降低阿片类药物的剂量而不影响镇痛作用[1~5,10]。但是，胃溃疡、凝血功能受损和肾功能减退的危险可能限制 NSAIDs 在某些患者中的使用[3,10]，环氧合酶-2（COX-2）选择性抑制剂的潜在心血管作用也是担心的一个原因[3]。

双氯芬酸钠、氟比洛芬、酮洛芬、酮咯酸、氯诺昔康和萘普生是用于术后疼痛的 NSAIDs；COX-2 抑制剂（包括帕瑞考昔）也是适用的。双氯芬酸钠、酮洛芬、酮咯酸和帕瑞考昔可通过注射给药，对乙酰氨基酚的胃肠外剂型在某些国家已经使用。

- 手术部位的**局部麻醉**浸润是一个预防术后创伤疼痛的简单方法[1,4]。以硬膜外或鞘内局部麻醉获得的中枢神经阻滞产生了很好的镇痛作用[1,2,4]，尽管这是否改善了结果还不清楚[2,3]。在手术中插入导管能够进行后续的输注或快速注射[10]。但是，可能有与手术过程和使用有关的并发症（**中枢阻滞的不良反应**，参见 M37 第1765页）。局部麻醉药很少单独使用，一种阿片类药物和一种局部麻醉药的混合物可产生有效的镇痛作用，且每种药均使用了较小的剂量[10]。这种联合应用也用于患者控制的硬膜外镇痛（见上文）。

- 使用**镇痛辅助药**（包括抗癫痫药如加巴喷丁或普加巴林[13]）或 NMDA 拮抗剂氯胺酮[14,15]以调节阿片类药物在术后疼痛中剂量和功效的兴趣正在增加（关于镇痛辅助药的进一步讨论见上文**镇痛药的选择**）。

1. Shang AB, Gan TJ. Optimising postoperative pain management in the ambulatory patient. Drugs 2003; 63: 855–67.
2. Rosenquist RW, Rosenberg J. United States Veterans Administration. Postoperative pain guidelines. Reg Anesth Pain Med 2003; 28: 279–88. Also available at: http://www.oqp.med.va.gov/cpg/PAIN/PAIN_base.htm (accessed 23/06/08)
3. Myles PS, Power I. Clinical update: postoperative analgesia. Lancet 2007; 369: 810–12.
4. American Society of Anesthesiologists Task Force on Acute Pain Management. Practice guidelines for acute pain management in the perioperative setting: an updated report by the American Society of Anesthesiologists Task Force on Acute Pain Management. Anesthesiology 2004; 100: 1573–81. Also available at: http://www.asahq.org/publicationsAndServices/pain/pdf (accessed 23/06/08)
5. Elia N, et al. Does multimodal analgesia with acetaminophen, nonsteroidal antiinflammatory drugs, or selective cyclooxygenase-2 inhibitors and patient-controlled analgesia morphine offer advantages over morphine alone? Meta-analyses of randomized trials. Anesthesiology 2005; 103: 1296–1304.
6. The PROSPECT Working Group. PROSPECT: procedure specific postoperative pain management. Available at: http://www.postoppain.org (accessed 26/11/09)
7. Association of Paediatric Anaesthetists. Good practice in postoperative and procedural pain (issued 2008). Available at: http://www.britishpainsociety.org/book_apa_part1.pdf (accessed 15/04/10)
8. Ong CK-S, et al. The efficacy of preemptive analgesia for acute postoperative pain management: a meta-analysis. Anesth Analg 2005; 100: 757–73.
9. Grape S, Tramèr MR. Do we need preemptive analgesia for the treatment of postoperative pain? Best Pract Res Clin Anaesthesiol 2007; 21: 51–63.
10. Brown AK, et al. Strategies for postoperative pain management. Best Pract Res Clin Anaesthesiol 2004; 18: 703–17.
11. Block BM, et al. Efficacy of postoperative epidural analgesia: a meta-analysis. JAMA 2003; 290: 2455–63.
12. James C, Williams JE. How should postoperative pain in patients on long-term opioids be managed? Br J Hosp Med 2006; 67: 500.
13. Dahl JB, et al. 'Protective premedication': an option with gabapentin and related drugs? A review of gabapentin and pregabalin in the treatment of post-operative pain. Acta Anaesthesiol Scand 2004; 48: 1130–6.
14. Subramaniam K, et al. Ketamine as adjuvant analgesic to opioids: a quantitative and qualitative systematic review. Anesth Analg 2004; 99: 482–95.
15. Bell RF, et al. Perioperative ketamine for acute postoperative pain. Available in The Cochrane Database of Systematic Reviews: Issue 1. Chichester: John Wiley; 2006 (accessed 23/06/08).

发赤药和局部镇痛

局部应用的药物能够通过不同的机制缓解局部疼痛[1]。发赤药或反向刺激剂可能通过产生反向刺激缓解浅表的或深层的疼痛，按照疼痛的"门控论"（见上文**镇痛和疼痛**），反向刺激有助于抑制疼痛信号的传导。它们的局部应用产生皮肤充血或刺激作用，在多种肌肉骨骼疼痛症状的治疗中，单独或作为按摩的辅助药使用[2]。有些也用于缓解轻度外周血管疾病症状的传统制剂，如冻疮的缓解。在发赤药制剂中常用的物质包括烟酸盐和水杨酸盐化合物、精油、辣椒、氨水溶液、樟脑和诺香草胺。但是，一项系统性综述的结论[3]认为证据不支持含有水杨酸盐成分的发赤药制剂用于急性肌肉骨骼疼痛，并指出它们治疗慢性肌肉骨骼疼痛的效果不足以与局部使用 NSAIDs 相比；没有发现支持含其他物质的发赤药制剂的证据。**辣椒辣素**是辣椒中的活性成分之一，作为一种局部麻醉药单独用于一定范围内的疼痛症状，包括神经性疼痛和风湿性疾病。它的好处是比较适度，尽管对某些患者可能有用[4]。它不依赖于皮肤血管扩张，因此不被认为是传统的反向刺激剂。

某些 **NSAIDs** 已被局部用于软组织损伤和炎性肌肉骨骼症状的治疗，尽管局部给药途径不能避免全身性治疗的不良反应。有证据[5,6]表明局部给 NSAIDs 可能比安慰剂更有效。

用作局部镇痛的**其他药物**包括化合物，如氯乙烷和卤化碳氢化合物喷射剂，它们蒸发时产生强烈的使组织麻木的致冷作用。经皮的可乐定已经用于慢性疼痛的治疗。局部应用时，氯胺酮好像也有某些局部镇痛作用[1]。

局部麻醉药有时被列入用于缓解皮肤疼痛和肌肉骨骼疾病的治疗。

皮肤的热疗法也有助于缓解疼痛，熔化的硬石蜡已用在蜡浴中作为对关节疼痛和扭伤理疗的辅助剂。温热的高岭土膏也已作为施热的一种方法用于缓解疼痛。

1. Argoff CE. Topical agents for the treatment of chronic pain. Curr Pain Headache Rep 2006; 10: 11–19.
2. Sawynok J. Topical and peripherally acting analgesics. Pharmacol Rev 2003; 55: 1–20.
3. Matthews P, et al. Topical rubefacients for acute and chronic pain in adults. Available in The Cochrane Database of Systematic Reviews: Issue 3. Chichester: John Wiley; 2009 (accessed 26/11/09)
4. Mason L, et al. Systematic review of topical capsaicin for the treatment of chronic pain. BMJ 2004; 328: 991–4.
5. Mason L, et al. Topical NSAIDs for chronic musculoskeletal pain: systematic review and meta-analysis. BMC Musculoskelet Disord 2004; 5: 28. Available at: http://www.biomedcentral.com/1471-2474/5/28 (accessed 23/06/08)
6. Massey T, et al. Topical NSAIDs for acute pain in adults. Available in The Cochrane Database of Systematic Reviews; Issue 6. Chichester: John Wiley; 2010 (accessed 20/08/10).

特定疼痛状况

胆绞痛与肾绞痛　胆石（参见 M37 第2353页**熊去氧胆酸**）或其他胆囊疾病导致胆管阻塞可产生胆绞痛。吗啡可以缓解伴随的疼痛，但由于它也能引起胆道口括约肌痉挛，而增加胆囊内压并加剧疼痛。因此，通常建议吗啡及其衍生物应避免用于胆囊疾病患者，并与解痉药一起使用。历史上哌替啶曾被认为是更适合的选择，因为有人认为其平滑肌活性比吗啡要弱；但这一点受到怀疑。前列腺素也与胆囊绞痛的病因学有关，NSAIDs（如双氯芬酸或酮咯酸）已成功地用于缓解疼痛[1~3]。抗毒蕈碱类解痉药因其对胆道平滑肌和胆道口括约肌的作用已被试用。

诸如在肾结石的生成和通过中发生的输尿管阻塞（参见 M37 第2101页）可产生**肾**或**输尿管绞痛**[4~6]。急性肾或输尿管绞痛可用阿片类镇痛药缓解，如被认为对平滑肌影响最小的哌替啶，虽然吗啡也曾被使用[4,6]。阿片类药物（特别是哌替啶）与恶心和呕吐有较大关系[5,7]，故 NSAIDs 应用日益增加；至少在功效方面可与阿片类药物相比[4~7]。它们可通过肌内注射、静脉注射、口服和直肠给药，尽管最好的途径尚不清楚[5,8]。某些作者推荐肌内注射双氯芬酸钠为一线治疗[6]。胃肠外使用酮咯酸也似乎有效[5]。鼻内用的去氨加压素也正在研究中[4,5]。

1. Akriviadis EA, et al. Treatment of biliary colic with diclofenac: a randomized, double-blind, placebo-controlled study. Gastroenterology 1997; 113: 225–31.
2. Dula DJ, et al. A prospective study comparing im ketorolac with im meperidine in the treatment of acute biliary colic. J Emerg Med 2001; 20: 121–4.
3. Henderson SO, et al. Comparison of intravenous ketorolac and meperidine in the treatment of biliary colic. J Emerg Med 2002; 23: 237–41.
4. Shokeir AA. Renal colic: new concepts related to pathophysiology, diagnosis and treatment. Curr Opin Urol 2002; 12: 263–9.
5. Heid F, Jage J. The treatment of pain in urology. BJU Int 2002; 90: 481–8.
6. Wright PJ, et al. Managing acute renal colic across the primary-secondary care interface: a pathway of care based on evidence and consensus. BMJ 2002; 325: 1408–12.
7. Holdgate A, Pollock T. Non-steroidal anti-inflammatory drugs (NSAIDS) versus opioids in the treatment of acute renal colic. Available in The Cochrane Database of Systematic Reviews; Issue 1. Chichester: John Wiley; 2004 (accessed 23/06/08)
8. Lee C, et al. Rectal or intravenous non-steroidal anti-inflammatory drugs in acute renal colic. Emerg Med J 2005; 22: 653–4.

癌症疼痛　癌症患者经历的疼痛可能是急性、慢性或间歇性的。它可能起因于肿瘤累及内脏、在软组织中的扩散、肿瘤引起的神经压迫和损伤、颅内压升高或骨转移。疼痛也可能是由于治疗的不良反应或并发症引起的结果，并可能因情绪或精神变化而加剧。许多患者会有多种类型的疼痛。还可能因运动（附带疼痛）或癌症恶化而加剧；在新诊断为恶性肿瘤的患者中大约有四分之一发生疼痛，而在重症肿瘤患者中发生疼痛的升高到四分之三。

疼痛的缓解涉及疼痛原因和疼痛本身的治疗，同时给予解释、安慰和支持护理以改善任何精神和社会复杂因素。癌症疼痛治疗主要依赖非阿片类或阿片类镇痛药，或者两者同时使用，必要时加上辅助镇痛药。一小部分患者（为 10%～20%）可能经受了这样的疼痛，即在耐受剂量内对给予的阿片类镇痛药反应很小或完全没有反应，例如，由神经破坏或压迫引起的神经性疼痛、附带的骨骼疼痛、胰痛和肌肉痉挛。

在癌症疼痛的治疗中，其目的是达到适当的连续的疼痛缓解和最小的不良反应，它要求适当地评价疼痛的强度和性质以及常规治疗监视。WHO1986 年[1]出版和 1996 年[2]修订的缓解癌症疼痛指导方针，在疼痛缓解和疾病晚期护理方面得到专家普遍认可[3~7]。尽管对支持性研究的稳定性存在某些质疑[7]，随后的指导方针由 Scottish Intercollegiate Guidelhe Network[8]在 2008 年以及 British Pain Society[9]在 2010 年发表，美国 National Comprehensive Cancer Network（NCCN）[10]每年更新的指导方针也可得到。缓解儿童肿瘤疼痛的特殊指导方针也已经发表[8,10,11]。

治疗应该有规律地给药，如果可能则采用口服途径，并应遵循公认的三步**镇痛阶梯**[1,2]。这个方法经常被描述为"口服、按时、顺阶梯"治疗。有规则的剂量比按需治疗更能预防疼痛重新出现和减少预期的疼痛。镇痛阶梯由 3 个步骤组成，如果疼痛不能控制或增加，治疗从第一步开始，逐步进入到第三步。步骤如下：

1. 非阿片类镇痛药（如阿司匹林）、其他 NSAIDs 或对乙酰氨基酚。如果必须处理特殊疼痛或相应的症状，也可用辅助药（见下文）。

2. 阿片类镇痛药（如可待因、双氢可待因或曲马多）加非阿片类镇痛药。也可用辅助药。

3. 强力阿片类镇痛药（如口服吗啡）。非阿片类镇痛药也可给予，辅助药也可用。

有不同药理学作用的复合镇痛药能够附加地或协同地增加镇痛作用，但同时仅能用 3 组（非阿片类药物、低效力阿片类药物、强力阿片类药物）中的一种镇痛药。

支持镇痛药选择的证据通常是不多的。一项系统性综述[12]发现采用 NSAIDs 治疗肿瘤疼痛得到益处的某些证据，支持将它们应用于轻度疼痛（WHO 第一步），但不支持一种之外再选择另一种 NSAID，没有证据表明对于中等疼痛可以在一种 NSAID 上增加一种阿片类药物（WHO 第二步）。

在中度到重度疼痛中（WHO 第三步），吗啡一般常作为被选择的阿片类药物[5]；替代物包括芬太尼、氢可酮和羟考酮[5,8,10]。混合的阿片类激动药-拮抗药可能使阿片类依赖患者陷入戒断症状；长半衰期的阿片类（如美沙酮或左啡诺）不太适合治疗，不如治疗作用时间不长的纯阿片类激动药[10]。对于采用一种阿片类药物但不能在不良反应在可以接受的水平下得到有效镇痛的患者，**阿片类药物的轮换**（转换为一个等效剂量的替代阿片类药物）可能使疼痛得到控制[8,10,13]。

使用的最佳**途径**是口服给药。为了获得最好的效果，传统的（为了剂量调节）和改良释放的（为了剂量维持）给药剂型都需要。European Association for Palliative Care（EAPC）建议，剂量调节最简单的方法是采用每 4h 给予常规的吗啡剂量，突发性疼痛也使用相同

剂量。这个"解救"剂量可以频繁到需要时就给予，直至每小时 1 次。吗啡的日总剂量应该每天回顾，常规剂量调节到可解除突发性疼痛的量。在下一次剂量到来之前如果疼痛有变化，常规剂量应该增加。传统制剂一般不需要多于每 4 h 1 次，改良释放制剂应该根据制剂预期的持续时间给予（通常每 12 h 或 24 h 1 次）。稳定常规口服吗啡患者的突发性疼痛需要持续给解救量。每 4 h 服用常规吗啡制剂的患者，在就寝时用双倍剂量对于预防干扰睡眠的疼痛是有效的。

NCCN[10]给出了类似的建议。他们提出消除突发性疼痛的口服解救剂量应该计算为 24 h 需求量的10%～20%；对于疼痛还在加剧的患者可能要增加 50%～100%，每小时对效果和不良反应进行再评价。在 2 个或 3 个循环后，如果还有不适当的反应，可考虑更换给药途径（如静脉点滴）。

如果患者不能口服吗啡，EAPC 考虑首选的替代途径是皮下注射[5]，NCCN 建议或持续的胃肠外输注、静脉注射或皮下注射[10]。对于肿瘤疼痛，肌内注射吗啡不是适应证，因为皮下注射给药更简单且疼痛更少[5]。在英国，胃肠外使用的盐酸二醋吗啡通常优于硫酸吗啡，因为它更易溶解且允许更小的剂量容积。盐酸氢吗啡是二醋吗啡的替代物。

当常规给药途径不能使用时，可采用硬膜外或鞘内注射或输注阿片类药物[10,14]。某些人提倡使用这些途径，因为较小剂量产生的镇痛作用与口服或胃肠外途径较大剂量时等效，虽然还没有关于较低的不良反应发生率或较好的镇痛质量的结论性证据。

口腔、舌下或直肠的途径也已经研究，但并不推荐用于吗啡，因为目前没有证据表明它比传统途径有临床优势[5]。然而，丁丙诺啡用舌下给药对吞咽困难的患者可能是有用的选择，虽然在癌症疼痛中长期使用的经验是有限的。对于疼痛和阿片类需求稳定的患者，经皮阿片类是口服吗啡的替代品[5,8,10]。丁丙诺啡或芬太尼能够通过皮下系统给药，可连续或受控输入约 72 h。对患者从口服或胃肠外治疗转换为经皮治疗计算适当的转换方案是困难的[15]。但是，NCCN 建议口服吗啡的日总需求量大约等于经皮芬太尼每小时剂量的 2000 倍[10]。芬太尼口服经黏膜给药形式[10,16]和鼻内喷雾对于解除肿瘤突发性疼痛是有用的。

自主胃肠外镇痛药自动给药系统（患者自控镇痛）已经用于阿片类镇痛药的给药（见上文）。

在任何阶段，**辅助药物**可能都是必要的，包括用于神经性疼痛的抗抑郁药、抗癫痫药和 I 级抗心律失常药，用于神经压迫和颅内压增高导致头痛的皮质激素，用于肌肉痉挛的肌松药。当转移性的骨痛对使用镇痛药无反应时，可使用放射线疗法和放射性同位素如89锶[18]。骨调节药如降钙素和二膦酸盐可能有另外的益处，但起效慢，而且二膦酸盐可能引起初期瞬时疼痛增高。皮质激素已经作为 NSAIDs 替代药物用于顽固性骨痛，但应避免长期使用。用局部麻醉或神经松解溶液来阻断神经会有益于少数患者，特别是对交感神经持续性疼痛或特殊的局部疼痛患者（参见 M37 第 1767 页**疼痛**项下）。表面局部麻醉药或 NSAIDs 可能也用于某些患者[10]。物理疗法和松弛技术会对疼痛的肌肉痉挛有益。在常规镇痛药给药方案中增加 NMDA 拮抗药（如右美沙芬或氯胺酮），已经试用于有顽固性疼痛的患者，取得了一定的成功[13]。辅助治疗应当在治疗阶梯移向下一"层"或者增加阿片类镇痛药的剂量之前，充分地进行探索[17]。镇痛辅助药的进一步详细资料见上文镇痛药的选择。

肿瘤疼痛的治疗也需要监测以预防和减少治疗的不良反应，特别是阿片类的**不良反应**。为控制便秘，在阿片类治疗的同时应开始调整肠道规律，进行止吐的治疗；在治疗过程中，镇静和恶心变得不明显[5]，如果症状持续超过 1 周，要保证进行再评价[10]。不要用治疗来干预呼吸抑制和依赖性；疼痛改善的患者一般可无困难地减少和停止阿片类治疗[5]。

1. WHO. *Cancer pain relief.* Geneva: WHO, 1986.
2. WHO. *Cancer pain relief.* 2nd ed. Geneva: WHO, 1996.
3. American Society of Anesthesiologists Task Force on Pain Management, Cancer Pain Section. Practice guidelines for cancer pain management. *Anesthesiology* 1996; **84**: 1243–57. Also available at: http://www.asahq.org/publicationsAndServices/cancer.html (accessed 23/06/08)
4. Portenoy RK, Lesage P. Management of cancer pain. *Lancet* 1999; **353**: 1695–1700.
5. Hanks GW, *et al.* Expert Working Group of the Research Network of the European Association for Palliative Care. Morphine and alternative opioids in cancer pain: the EAPC recommendations. *Br J Cancer* 2001; **84**: 587–93. Also available at: http://www.eapcnet.org/download/forPublications/BJC_English.pdf (accessed 23/06/08)
6. European Society for Medical Oncology Guidelines Task Force. ESMO Minimum Clinical Recommendations for the management of cancer pain. *Ann Oncol* 2005; **16** (suppl 1): i83–i85. Also available at: http://annonc.oxfordjournals.org/cgi/reprint/16/suppl_1/i83.pdf (accessed 23/06/08)
7. Mercadante S, Fulfaro F. World Health Organization guidelines for cancer pain: a reappraisal. *Ann Oncol* 2005; **16** (suppl 4): iv132–iv135.
8. Scottish Intercollegiate Guidelines Network. Control of pain in adults with cancer: a national clinical guideline (issued November 2008). Available at: http://www.sign.ac.uk/pdf/SIGN106.pdf (accessed 26/11/09)
9. British Pain Society. Cancer pain management (issued January 2010). Available at: http://www.britishpainsociety.org/book_cancer_pain.pdf (accessed 20/04/10)
10. National Comprehensive Cancer Network. Clinical practice guidelines in oncology: adult cancer pain (version 1.2010). Available at: http://www.nccn.org/professionals/physician_gls/PDF/pain.pdf (accessed 23/06/08)
11. WHO. *Cancer pain relief and palliative care in children.* Geneva: WHO, 1998.
12. McNicol E, *et al.* NSAIDS or paracetamol, alone or combined with opioids, for cancer pain. Available in The Cochrane Database of Systematic Reviews; Issue 2. Chichester: John Wiley; 2005 (accessed 23/06/08)
13. Vielhaber A, *et al.* Advances in cancer pain management. *Hematol Oncol Clin North Am* 2002; **16**: 527–41.
14. Ballantyne JC, Carwood CM. Comparative efficacy of epidural, subarachnoid, and intracerebroventricular opioids in patients with pain due to cancer. Available in The Cochrane Database of Systematic Reviews; Issue 2. Chichester: John Wiley; 2005 (accessed 23/06/08).
15. Skaer TL. Practice guidelines for transdermal opioids in malignant pain. *Drugs* 2004; **64**: 2629–38.
16. Zeppetella G, Ribeiro MDC. Opioids for the management of breakthrough (episodic) pain in cancer patients. Available in The Cochrane Database of Systematic Reviews; Issue 1. Chichester: John Wiley; 2006 (accessed 27/11/09).
17. Lussier D, *et al.* Adjuvant analgesics in cancer pain management. *Oncologist* 2004; **9**: 571–91.
18. Paes FM, Serafini AN. Systemic metabolic radiopharmaceutical therapy in the treatment of metastatic bone pain. *Semin Nucl Med* 2010; **40**: 89–104.

中枢中风后疼痛　中枢性疼痛是由 CNS 损害引起的神经性疼痛[1-6]。在脑血管意外之后的中风后疼痛曾被作丘脑综合征。但普遍认为是中枢中风后疼痛，而且不但可由经典的中风引起，还可由头部的手术或损伤引起。被描述为烧灼性、针刺性和酸痛性的疼痛，可从轻微到难以忍受，可自发地发生或是对轻微刺激产生反应。

像在其他类型的神经性疼痛中一样，阿片类镇痛药是否有益是有争议的：据建议，传统的阿片类药物（如大剂量吗啡）有中等价值，但是 NMDA 受体的拮抗药（如美沙酮）可能更有益[2]。另一种 NMDA 拮抗药氯胺酮，也可能有价值。中枢中风后疼痛的常规治疗包括使用抗抑郁药（如阿米替林）和抗癫痫药（包括拉莫三嗪或加巴喷丁）。在某些病例中，早期外周交感神经阻滞可以产生临时的缓解。美西律可用于顽固性疼痛患者，常常与阿米替林一起给药。可尝试口服或鞘内注射氯巴芬。经皮电刺激神经疗法（TENS）偶尔有帮助，但某些人提倡脑或脊髓刺激。外科治疗的结果往往令人失望。

1. Bowsher D. The management of central post-stroke pain. *Postgrad Med J* 1995; **71**: 598–604.
2. Bowsher D. Central post-stroke ('thalamic syndrome') and other central pains. *Am J Hosp Palliat Care* 1999; **16**: 593–7.
3. Frese A, *et al.* Pharmacologic treatment of central post-stroke pain. *Clin J Pain* 2006; **22**: 252–60.
4. Canavero S, Bonicalzi V. Central pain syndrome: elucidation of genesis and treatment. *Expert Rev Neurother* 2007; **7**: 1485–97.
5. Kumar B, *et al.* Central poststroke pain: a review of pathophysiology and treatment. *Anesth Analg* 2009; **108**: 1645–57.
6. Klit H, *et al.* Central post-stroke pain: clinical characteristics, pathophysiology, and management. *Lancet Neurol* 2009; **8**: 857–68.

复杂区域疼痛综合征　复杂区域疼痛综合征（CRPS）是区域性、创伤后的疼痛，通常影响到肢体。CRPS 也被认为是反射交感性营养障碍、创伤后营养障碍、灼痛、Sudeck 骨萎缩和肩-手综合征。灼痛也用于描述伴随贯通性损伤后的烧灼的疼痛。历史上，疼痛被认为是由交感神经系统所维持的，术语"反射交感性营养障碍"普遍用于描述这种综合征（尽管最近的研究已表明并不总是涉及交感神经系统）。但是，现在认为上面给出的这个词是不恰当的，CRPS 分类如下：

- I 型：以前称反射交感营养障碍，是在组织损伤后发展的，如伴随的心肌梗死、卒中、烧伤、冻伤、骨折以及肩或四肢的损伤，但是没有任何可以识别的神经损伤。

- II 型：以前称灼性神经痛，是在某主要的周围神经损伤后引起的。

这两种类型在临床上是相同的，并有典型的症状，包括疼痛、异常性疼痛和疼痛觉过敏，当综合征变成慢性时，可能出现骨、肌肉和皮肤营养的改变。交感神经紊乱也会呈现。假如疼痛通过交感神经阻滞得到缓解（见下文），将这种疼痛视为"交感神经维持的"，否则，称为"交感神经无关的"疼痛。

CRPS 治疗困难，特别在慢性病症中，治疗目的通常在于控制疼痛和恢复肢体功能。治疗的基础是物理疗法，同时提供疼痛缓解以允许身体锻炼。有轻微

疾病的患者不需要疼痛治疗，有中等疼痛的患者应当试用三环类抗抑郁药、抗癫痫药（如加巴喷丁）或低效阿片类药物的结果。用溴苄铵或局部麻醉药的交感神经阻滞，可能对谨慎选择的交感神经维持型疼痛患者有用，那些对交感神经阻滞没有反应的患者可以进行硬膜外阻断。对难治的疼痛已试用过其他方法，包括脊髓刺激和鞘内输入巴氯芬或阿片类药物。各种其他药物和介入的使用有少量研究或无对照报道。

1. Kingery WS. A critical review of controlled clinical trials for peripheral neuropathic pain and complex regional pain syndromes. *Pain* 1997; **73**: 123–39.
2. Baron R, Wasner G. Complex regional pain syndromes. *Curr Pain Headache Rep* 2001; **5**: 114–23.
3. Schott GD. Reflex sympathetic dystrophy. *J Neurol Neurosurg Psychiatry* 2001; **71**: 291–5.
4. Rho RH, *et al.* Complex regional pain syndrome. *Mayo Clin Proc* 2002; **77**: 174–80.
5. Wasner G, *et al.* Complex regional pain syndrome—diagnostic, mechanisms, CNS involvement and therapy. *Spinal Cord* 2003; **41**: 61–75.
6. Hord ED, Oaklander AL. Complex regional pain syndrome: a review of evidence-supported treatment options. *Curr Pain Headache Rep* 2003; **7**: 188–96.
7. Ghai B, Dureja GP. Complex regional pain syndrome: a review. *J Postgrad Med* 2004; **50**: 300–7.
8. Harden RN. Pharmacotherapy of complex regional pain syndrome. *Am J Phys Med Rehabil* 2005; **84** (suppl): S17–S28.
9. Quisel A, *et al.* Complex regional pain syndrome: which treatments show promise? *J Fam Pract* 2005; **54**: 599–603.
10. Cepeda MS, *et al.* Local anesthetic sympathetic blockade for complex regional pain syndrome. Available in The Cochrane Database of Systematic Reviews; Issue 4. Chichester: John Wiley; 2005 (accessed 23/06/08).
11. Sharma A, *et al.* Advances in treatment of complex regional pain syndrome: recent insights on a perplexing disease. *Curr Opin Anaesthesiol* 2006; **19**: 566–72.
12. Rowbotham MC. Pharmacologic management of complex regional pain syndrome. *Clin J Pain* 2006; **22**: 425–9.
13. Nelson DV, Stacey BR. Interventional therapies in the management of complex regional pain syndrome. *Clin J Pain* 2006; **22**: 438–42.
14. Albazaz R, *et al.* Complex regional pain syndrome: a review. *Ann Vasc Surg* 2008; **22**: 297–306.
15. Hsu ES. Practical management of complex regional pain syndrome. *Am J Ther* 2009; **16**: 147–54.

糖尿病性神经病　感官性多神经病是一种糖尿病的并发症，是产生神经性疼痛最常见的神经病。疼痛主要经历为烧灼感，有时伴随穿击性疼痛或酸痛。通过最佳的糖尿病控制对疼痛性神经病可能有益（见第 132 页**糖尿病并发症**项下）。非阿片类镇痛药（如可汀木）和其他 NSAIDs 或对乙酰氨基酚也可试用，但神经性疼痛通常对常规镇痛药有抗药性，而且，疼痛的糖尿病性神经病的治疗通常与带状疱疹后神经痛（见下文）一样。采用三环类抗抑郁药可以得到缓解，BNF 59 认为阿米替林和去甲替丁为可选药。SSRIs 已被试用，但研究认为它们对神经性疼痛相比抗抑郁药效较弱。度洛西汀是一种 5-羟色胺和去甲肾上腺素再摄取抑制药，在糖尿病性神经病中的使用获准许。抗癫痫药，如卡马西平、加巴喷丁、苯妥英和普加巴林，能够用于控制任何穿击性或刺刺性的疼痛，拉莫三嗪和托吡酯也在研究中。抗心律失常药，如静脉注射的利多卡因或口服的美西律，已经显示其对某些形式的疼痛有效果。辣椒辣素或利多卡因的局部应用也可能有些效果。神经痛疼痛可能对某些阿片类镇痛药有部分反应，如美沙酮、羟考酮和曲马多，当其他治疗无效时，可以使用它们。也可试用经皮电神经刺激。

1. Jensen PG, Larson JR. Management of painful diabetic neuropathy. *Drugs Aging* 2001; **18**: 737–49.
2. Boulton AJ. Treatments for diabetic neuropathy. *Curr Diab Rep* 2001; **1**: 127–32.
3. Barbano R, *et al.* Pharmacotherapy of painful diabetic neuropathy. *Curr Pain Headache Rep* 2003; **7**: 169–77.
4. Llewelyn JG. The diabetic neuropathies: types, diagnosis and management. *J Neurol Neurosurg Psychiatry* 2003; **74** (suppl II): ii15–ii19.
5. Vinik A. Use of antiepileptic drugs in the treatment of chronic painful diabetic neuropathy. *J Clin Endocrinol Metab* 2005; **90**: 4936–45.
6. Argoff CE, *et al.* Consensus guidelines: treatment planning and options. Diabetic peripheral neuropathic pain. *Mayo Clin Proc* 2006; **81** (suppl 4): S12–S25.
7. Wong M-C, *et al.* Effects of treatments for symptoms of painful diabetic neuropathy: systematic review. Abridged version: *BMJ* 2007; **335**: 87–90. Full version: http://www.bmj.com/cgi/reprint/335/7610/87 (accessed 23/06/08)
8. Chong MS, Hester J. Diabetic painful neuropathy: current and future treatment options. *Drugs* 2007; **67**: 569–85. Correction. *ibid.*; 1702.
9. Ziegler D. Painful diabetic neuropathy: treatment and future aspects. *Diabetes Metab Res Rev* 2008; **24** (suppl 1): S52–S57.
10. Tavakoli M, *et al.* Pathophysiology and treatment of painful diabetic neuropathy. *Curr Pain Headache Rep* 2008; **12**: 192–7.
11. Dubinsky RM, Miyasaki J. Assessment: efficacy of transcutaneous electric nerve stimulation in the treatment of pain in neurologic disorders (an evidence-based review): report of the Therapeutics and Technology Assessment Subcommittee of the American Academy of Neurology. *Neurology* 2010; **74**: 173–6. Also available at: http://www.neurology.org/cgi/reprint/74/2/173 (accessed 07/09/10)

痛经　月经疼痛叫做痛经。初期形式是在月经周期的黄体期由于子宫内膜释放前列腺素而产生的子宫收缩所造成的。由于这种原因，用抑制排卵或前列腺素产生的药物常为有效的治疗[1]。NSAIDs 抑制环氧合酶（前列腺素合成酶），并常为首选药物[1~6]。它们在开始不适时应用，并在症状持续的数天内继续使用。最常用的包括阿司匹林、二氟尼柳、氟比洛芬、布洛芬、吲哚美辛、酮洛芬、甲芬那酸、萘普生和吡罗昔康。理论上，甲芬那酸有同时抑制前列腺素的合成和外周作用的优势，但是，临床研究并不与这些表示灭酸酯类也比其他环氧合酶抑制剂更有效。对乙酰氨基酚也对于疼痛的缓解。对其中几个药物进行比较的系统性综述[2]的结论认为，布洛芬治疗痛经具有最佳的危险-有益比，为首选镇痛药，萘普生、甲芬那酸和阿司匹林也有效，但对乙酰氨基酚的有限数据并不显示有这些明显的益处。另有类似的评论认为，没有充分的证据确定哪一种 NSAID 应当成为首选[3]。

对镇痛药没有反应的患者可从孕激素的使用中获益，或者单独用于周期中的一部分，或者更多地采用与雌激素一起的口服避孕药制剂[1,4~6]。一项系统性综述[7]发现使用这些制剂可改善原发性痛经疼痛的证据有限；但是，作者指出这些研究资料匮乏，有关的研究质量不稳定，有方法上的瑕疵。

含有解痉药（如丁溴东莨菪碱）的某些制剂可促进与痛经关联的痉挛缓解，但是，BNF59 认为它们并不普遍提供显著的缓解。维生素 B_1 可能有效的证据有限[8]，但有人认为（如镁或维生素 E）可获益的证据还不充足[1,8,9]。继发的痛经是与多种其他疾病相关，如子宫内膜异位症，治疗的主要目标在病因。

1. Lefebvre G, et al. Society of Obstetricians and Gynaecologists of Canada. SOGC clinical practice guidelines no. 169, December 2005: Primary dysmenorrhoea consensus guideline. J Obstet Gynaecol Can 2005; 27: 1117–30.
Also available at: http://www.sogc.org/guidelines/public/169E-CPG-December2005.pdf (accessed 23/06/08)
2. Zhang WY, Li Wan Po A. Efficacy of minor analgesics in primary dysmenorrhoea: a systematic review. Br J Obstet Gynaecol 1998; 105: 780–9.
3. Marjoribanks J, et al. Nonsteroidal anti-inflammatory drugs for primary dysmenorrhoea. Available in The Cochrane Database of Systematic Reviews; Issue 4. Chichester: John Wiley; 2003 (accessed 23/06/08).
4. French L. Dysmenorrhea in adolescents: diagnosis and treatment. Pediatr Drugs 2008; 10: 1–7.
5. Harel Z. Dysmenorrhea in adolescents. Ann N Y Acad Sci 2008; 1135: 185–95.
6. Morrow C, Naumburg EH. Dysmenorrhea. Prim Care 2009; 36: 19–32.
7. Wong CL, et al. Oral contraceptive pill for primary dysmenorrhoea. Available in The Cochrane Database of Systematic Reviews; Issue 4. Chichester: John Wiley; 2009 (accessed 27/11/09)
8. Proctor ML, Murphy PA. Herbal and dietary therapies for primary and secondary dysmenorrhoea. Available in The Cochrane Database of Systematic Reviews; Issue 2. Chichester: John Wiley; 2001 (accessed 23/06/08).
9. Proctor M, Farquhar C. Diagnosis and management of dysmenorrhoea. BMJ 2006; 332: 1134–8.

头痛　阿司匹林和其他 NSAIDs 或对乙酰氨基酚常常首先试用于各种类型头痛的症状治疗，包括偏头痛（参见 M37 第587页）和紧张型头痛（参见 M37 第588页）。NSAIDs 也对偏头痛的预防有功效，虽然并不认为它们是首选。

阿片类镇痛药如可待因，有时包含在口服复方镇痛药制剂中，用于偏头痛或紧张型头痛的初期治疗，但最好应避免，特别是经历频繁发作的患者。

分娩疼痛　在选择任何一种分娩疼痛处置方法时，重要的是评定对母亲和胎儿的不良反应。非药理学的疼痛缓解方法可包括放松技术、经皮电神经刺激（TENS）（对患者是比较普及的，尽管并无强有力的有效的证据[1]）和各种其他补充的治疗，关于后者，有一些采用针灸和催眠有效的证据[2]。在分娩第一阶段采用水浴（分娩水池）可显示可减少母体的疼痛[3]。皮下或经皮注射无菌水至背部被用来缓解分娩时的腰背痛[4,5]。

但是，在分娩期间某些时间点上，很多妇女需要某些种类的药理学镇痛。

与氧气一起给予的吸入性麻醉剂**氧化亚氮**适合于自主给药，通常用于缓解分娩疼痛。在大多数患者中，这种方法相对安全，并能产生实质性的镇痛[6]。有时也使用其他吸入性镇痛药如异氟烷或七氟烷[7]（见上文**镇痛药的选择**）。

阿片类镇痛药全身性给药已经用于分娩疼痛的治疗许多年了，虽然它们对大多数患者在耐受剂量时似乎并不能提供充分缓解疼痛[8,9]。有明显的证据表明一种阿片类的镇痛效果超过另一种阿片类[10]。吗啡被认为不适合于分娩[7]，哌替啶已经有了最广泛的使用经验[7,10]。

1. Carroll D, et al. Transcutaneous electrical nerve stimulation in labour pain: a systematic review. Br J Obstet Gynaecol 1997; 104: 169–75.
2. Smith CA, et al. Complementary and alternative therapies for pain management in labour. Available in The Cochrane Database of Systematic Reviews; Issue 4. Chichester: John Wiley; 2006 (accessed 23/06/08)
3. Cluett ER, et al. Immersion in water in pregnancy, labour and birth. Available in The Cochrane Database of Systematic Reviews; Issue 2. Chichester: John Wiley; 2002 (accessed 23/06/08).
4. Mårtensson L, Wallin G. Labour pain treated with cutaneous injections of sterile water: a randomised controlled trial. Br J Obstet Gynaecol 1999; 106: 633–7.
5. Bahasadri S, et al. Subcutaneous sterile water injection for labour pain: a randomised controlled trial. Aust N Z J Gynaecol 2006; 46: 102–6.
6. Rosen MA. Nitrous oxide for relief of labor pain: a systematic review. Am J Obstet Gynecol 2002; 186 (suppl 1): S110–S126.
7. Bruyère M, Mercier FJ. Alternatives à l'analgésie péridurale au cours du travail. Ann Fr Anesth Reanim 2005; 24: 1375–82.

但是，它的药效已受到质疑[7,10]，在很多国家的应用已经减少[7]。芬太尼及其衍生物舒芬太尼和阿芬太尼已经使用，特别是以 PCA[7] 方式静脉注射的患者，但不清楚它们有什么会突出的优点，当与其他阿片类一起时，它们可能穿过胎盘，对新生儿产生呼吸抑制和其他不良反应。在分娩期间，短作用的阿片类药物瑞芬太尼用于 PCA，有一定效果[11]，尽管对新生儿呼吸产生抑制作用的可能性较小，但在繁忙的分娩病房中，对母亲无法接受的呼吸抑制警戒所需要的管理程度仍不清楚[7]。纳布啡在某些国家已经应用，因为它具有激动药/拮抗药混合的作用[7]，尽管没有明显的证据表明它能带来任何实质性的效果。

硬膜外镇痛和局部麻醉药现在被认为是分娩期间治疗和提供最有效的疼痛缓解的金标准[9,12~14]。医学上的适应证可能包括恶性高热病史、某些心血管系统疾病或呼吸系统疾病或先兆子痫，但主要的适应证是患者对缓解疼痛的要求[9,13]。布比卡因是硬膜外镇痛中最经常使用的一种局部麻醉药；其他包括罗哌卡因和利多卡因[14]。

硬膜外阻滞有少量禁忌证，罕有严重损害事件。但是，它与第二产程延长、产钳分娩和剖宫产术[9,13,14]的危险性增加有关（尽管荟萃分析[8]和系统性综述[14]反驳后者）。有关它不改善分娩的母体结局，在晚上停止用于分娩时第二产程的硬膜外止痛法以减少产钳分娩发生率，但是对此缺乏实质性的证据[15]。中枢阻滞也产生不良反应，包括寒战、穿刺后头痛和低血压（硬膜外阻滞的不良反应和注意事项详情分别参见 M37 第1765页和第1766页）。硬膜外局部麻醉有时由于阻滞不均匀或不完全而产生注射的镇痛。

某些与硬膜外镇痛相关的不良反应与运动神经阻滞和使用高浓度局部麻醉传统技术导致的深度镇痛有关。因此使用低剂量技术的倾向在增加。尽管全身给予对阿片类药物对于分娩镇痛不是特别有效（见上文），将少量的某种阿片类加入到硬膜外溶液中，可以用低浓度的局部麻醉药和较少的运动神经阻滞达到有效的镇痛[9,12,16,17]。但是，瘙痒（阿片类的一个已知作用）的发生率远高于单独的使用局部麻醉药[18]。局部麻醉药和阿片类没有标准的联合用药，尽管一项大的研究使用了 0.1% 的布比卡因和 2mg/ml 的芬太尼[16]。舒芬太尼与布比卡因或罗哌卡因联用也有广泛的应用[18]。其他辅助药如可乐定和新斯的明也进行了研究[7]。低剂量技术是所谓的"不卧床的"或"走动的"硬膜外控制的基础，尽管不清楚这种活动能在何种程度上改善结果或患者的满意度[20]。

一旦初始的阻滞建立，只需通过导管间歇地追加调节剂量的局部麻醉药，或通过持续的硬膜外输注即可提供额外的镇痛作用；两种方法的联合成为某些类型患者自控硬膜外镇痛的基础。

减少传统硬膜外技术不良反应的另一个方法是联合脊髓阻滞和硬膜外给药，脊髓阻滞作用快，但持续时间不长，不足以单独应用于分娩镇痛。尽管研究已经报道**联合脊髓-硬膜外镇痛**有出色的疼痛缓解作用[7]，一项系统性综述[18]却认为，与低剂量硬膜外技术比较，这项技术虽然镇痛作用启动较快，但没有总体上的益处。

脊髓阻滞在产科的应用往往与剖宫产术的麻醉和术后疼痛的控制相关[2]。脊髓阻滞和局部麻醉比硬膜外阻滞更倾向于产生低血压和头痛症状（脊髓阻滞的不良反应和注意事项分别参见 M37 第1765页和第1766页）。

用利多卡因阻滞阴部神经随后在会阴部给予局麻药可缓解分娩疼痛[12]。然而，由于胎儿心律失常、酸中毒、窒息的报道以及个别胎儿死亡的报道，宫颈旁局部麻醉阻滞技术在分娩疼痛中大多为历史意义[21]。

生产后的妇女局部使用局麻药用于撕裂或会阴切开术引起的**会阴痛**。然而，一项系统性综述[22]认为其有效性的证据尚不能令人信服。

8. Halpern SH, et al. Effect of epidural vs parenteral opioid analgesia in the progress of labor. JAMA 1998; 280: 2105–10.
9. Goetzl LM, et al. American College of Obstetricians and Gynecologists. ACOG Practice Bulletin. Clinical management guidelines for obstetrician-gynecologists number 36, July 2002: obstetric analgesia and anesthesia. Obstet Gynecol 2002; 100: 177–91.
10. Bricker L, Lavender T. Parenteral opioids for labor pain relief: a systematic review. Am J Obstet Gynecol 2002; 186 (suppl 1): S94–S109.
11. Evron S, et al. Remifentanil: a novel systemic analgesic for labor pain. Anesth Analg 2005; 100: 233–8.
12. Findley I, Chamberlain G. ABC of labour care. Relief of pain. BMJ 1999; 318: 927–30.
13. Eltzschig HK, et al. Regional anesthesia and analgesia for labor and delivery. N Engl J Med 2003; 348: 319–32.
14. Anim-Somuah M, et al. Epidural versus non-epidural or no analgesia in labour. Available in The Cochrane Database of Systematic Reviews; Issue 4. Chichester: John Wiley; 2005 (accessed 23/06/08).
15. Torvaldsen S, et al. Discontinuation of epidural analgesia late in labour for reducing the adverse delivery outcomes associated with epidural analgesia. Available in The Cochrane Database of Systematic Reviews; Issue 4. Chichester: John Wiley; 2004 (accessed 23/06/08).
16. Comparative Obstetric Mobile Epidural Trial (COMET) Study Group UK. Effect of low-dose mobile versus traditional epidural techniques on mode of delivery: a randomised controlled trial. Lancet 2001; 358: 19–23.
17. Comparative Obstetric Mobile Epidural Trial (COMET) Study Group UK. Randomized controlled trial comparing traditional with two "mobile" epidural techniques: anesthetic and analgesic efficacy. Anesthesiology 2002; 97: 1567–75.
18. Simmons SW, et al. Combined spinal-epidural versus epidural analgesia in labour. Available in The Cochrane Database of Systematic Reviews; Issue 3. Chichester: John Wiley; 2007 (accessed 23/06/08).
19. Roelants F, et al. Epidural administration of neostigmine and clonidine to induce labor analgesia: evaluation of efficacy and local anesthetic-sparing effect. Anesthesiology 2005; 102: 1205–10.
20. Roberts CL, et al. Impact of first-stage ambulation on mode of delivery among women with epidural analgesia. Aust N Z J Obstet Gynaecol 2004; 44: 489–94.
21. Rosen MA. Paracervical block for labor analgesia: a brief historic review. Am J Obstet Gynecol 2002; 186 (suppl 1): S127–S130.
22. Hedayati H, et al. Topically applied anaesthetics for treating perineal pain after childbirth. Available in The Cochrane Database of Systematic Reviews; Issue 2. Chichester: John Wiley; 2005 (accessed 23/06/08).

腰背痛　腰背痛（有时指腰痛）是一个共同的主诉，但是只有小部分患者患有可识别的器质性疾病，大部分经常患有腰椎间盘疾病。对于椎间盘脱出或疝出的患者，一节纤维软骨椎间盘破裂都会在脊柱神经根处施加压力并产生症状，其特点是剧烈的、经常性的沿受累神经分布的背部放射的急性疼痛（神经根病）。椎间盘突出可涉及及坐骨神经，患者经受坐骨神经疼痛，通常在沿坐骨神经典型分布的那条腿。非特异的腰背痛（未知原因的腰背痛）一般预后好，有自限性，尽管通常会复发[1~3]。如果腰背痛持续少于 6 周，则被认为是急性的，持续 6~12 周为亚急性，持续超过 12 周为慢性[6]。

急性背痛的治疗应当尽早给予以阻止其转为慢性疾病。单纯性背痛（没有神经根症状和严重的脊椎病理学症状）可试用对乙酰氨基酚，NSAIDs 可能更有效[2,5]，但也伴随着更高频率的不良反应，应该只用于对乙酰氨基酚无效的患者[2,4~8]。如果治疗失败，肌松药（包括巴氯芬或替扎尼定）可加入治疗，尽管不良反应可能限制它们的应用[1~6,9,10]。苯二氮䓬类如地西泮（应该短期使用，因为有依赖性的危险）[2] 是最有效的肌松药，但还没有相互比较的证据，某些建议认为它们主要起镇静作用[2]。阿片类在不能被对乙酰氨基酚或 NSAIDs 缓解的严重或丧失能力的疼痛中有一些益处[2,5,6,8]，但只能短时间使用[3,8]。强有力的证据显示，保持活动可加速恢复且能降低变成慢性的危险，即使会引起疼痛或不适；卧床休息会延长恢复时间，不推荐[1,3,4,9,11,12]。其他被证明获益的非药理学方法包括使用局部热敷包和脊柱推拿疗法[1,2,4,8,13,14]。针灸、经皮电神经刺激（TENS）、按摩、牵引、特别的背部运动或腰支具是否获益还没有临床证据[1,2,4,11,14]。但是，在英国，NICE[8] 建议对顽固的复发的非特异的急性或慢性腰痛，可用针灸、手法治疗或结构运动计划作为部分治疗方法。另外，患者对各种治疗获益的期望可能影响结果，应该予以考虑[2]。

坐骨神经痛通常采用保守治疗，包括镇痛药和坚持活动；但是，如果坐骨神经痛持续超过 6~8 周，可能符合手术治疗[15]。采用注射酶（如木瓜酶或胶原酶）溶解椎间盘（化学髓核溶解术）已被用作手术的替代方法，但因考虑到其安全性，使用已减少，椎间盘切除术常为首选[16]。

通过尾椎或腰椎途径给坐骨神经痛的患者硬膜外注射皮质激素发现，对疼痛的缓解只是暂时的，获益的证据也存在争议，已经不再推荐使用[15,17]。也没有在非特异急性或慢性腰背痛上获益的证据[1,4,8,18,19]。但是，这个方法还不能被排除，在某些患者的亚群注射治疗可

能是有效的[19]。

2%～7%的急性腰痛的患者可能会发展为**慢性疼痛**[4]，而且大部分病例不能鉴别疼痛的来源。慢性疼痛不一定与持续很长时间急性腰背痛一样，而且治疗起来很困难。保守治疗与急性疼痛一样（见上文）[1,2,5,18,20]；可以试用三环类抗抑郁药[1~3,5,8,18,20]，尽管一项系统性综述发现缺乏获益的证据[21]。局部使用辣椒辣素可能有短期缓解作用[18]。椎间盘病（见上文）或椎关节强直可能为手术指征[22]，尽管对于非特异慢性腰背痛保守治疗至少要2年才推荐[18]。硬膜外皮质激素、关节内皮质激素注射、局部关节面神经阻滞、触发点注射和脊髓刺激也缺乏有效的证据[18]。治疗顽固性的慢性腰背痛的其他方法包括多学科物理学和心理学的方法[1~3,8,14,18]；但是，TENS、按摩、针灸、激光治疗和牵引的有效证据或者模棱两可或者不充分[1,18,20,23,24]。

1. Koes BW, *et al.* Diagnosis and treatment of low back pain. *BMJ* 2006; **332:** 1430–4.
2. Chou R, *et al.* Diagnosis and treatment of low back pain: a joint clinical practice guideline from the American College of Physicians and the American Pain Society. *Ann Intern Med* 2007; **147:** 478–91. Correction. *ibid.* 2008; **148:** 247–8. Available at: http://www.annals.org/cgi/reprint/147/7/478.pdf (accessed 23/06/08)
3. Wilson JF. American College of Physicians. In the clinic: low back pain. *Ann Intern Med* 2008; **148:** ITC5-1–ITC5-16. Also available at: http://www.annals.org/cgi/reprint/148/9/ITC5-1.pdf (accessed 15/08/08)
4. van Tulder M, *et al.* COST B13 Working Group on Guidelines for the Management of Acute Low Back Pain in Primary Care. Chapter 3. European guidelines for the management of acute nonspecific low back pain in primary care. *Eur Spine J* 2006; **15** (suppl 2): S169–S191.
Also available at: http://www.backpaineurope.org/web/files/WG1_Guidelines.pdf (accessed 23/06/08)
5. Chou R, Huffman LH. Medications for acute and chronic low back pain: a review of the evidence for an American Pain Society/American College of Physicians clinical practice guideline. *Ann Intern Med* 2007; **147:** 505–14.
6. Mens JMA. The use of medication in low back pain. *Best Pract Res Clin Rheumatol* 2005; **19:** 609–21.
7. Roelofs PDDM, *et al.* Non-steroidal anti-inflammatory drugs for low back pain. Available in The Cochrane Database of Systematic Reviews; Issue 1. Chichester: John Wiley; 2008 (accessed 21/07/08).
8. National Collaborating Centre for Primary Care/NICE. Low back pain: early management of persistent non-specific low back pain—full guideline (issued May 2009). Available at: http://www.nice.org.uk/nicemedia/pdf/CG88fullguideline.pdf (accessed 27/11/09)
9. Deyo RA, Weinstein JN. Low back pain. *N Engl J Med* 2001; **344:** 363–70.
10. van Tulder MW, *et al.* Muscle relaxants for non-specific low-back pain. Available in The Cochrane Database of Systematic Reviews; Issue 4. Chichester: John Wiley; 2003 (accessed 23/06/08).
11. Ehrlich GE. Low back pain. *Bull WHO* 2003; **81:** 671–6.
12. Hagen KB, *et al.* Bed rest for acute low-back pain and sciatica. Available in The Cochrane Database of Systematic Reviews; Issue 4. Chichester: John Wiley; 2004 (accessed 23/06/08).
13. French SD, *et al.* Superficial heat or cold for low back pain. Available in The Cochrane Database of Systematic Reviews; Issue 1. Chichester: John Wiley; 2006 (accessed 23/06/08).
14. Chou R, Huffman LH. Nonpharmacologic therapies for acute and chronic low back pain: a review of the evidence for an American Pain Society/American College of Physicians clinical practice guideline. *Ann Intern Med* 2007; **147:** 492–504. Also available at: http://www.annals.org/cgi/reprint/147/7/492.pdf (accessed 24/06/08)
15. Koes BW, *et al.* Diagnosis and treatment of sciatica. *BMJ* 2007; **334:** 1313–17.
16. Gibson JN, Waddell G. Surgical interventions for lumbar disc prolapse. Available in The Cochrane Database of Systematic Reviews; Issue 2. Chichester: John Wiley; 2007 (accessed 23/06/08).
17. Armon C, *et al.* Assessment: use of epidural steroid injections to treat radicular lumbosacral pain: report of the Therapeutics and Technology Assessment Subcommittee of the American Academy of Neurology. *Neurology* 2007; **68:** 723–9. Also available at: http://www.neurology.org/cgi/reprint/68/10/723.pdf (accessed 24/06/08)
18. Airaksinen O, *et al.* COST B13 Working Group on Guidelines for Chronic Low Back Pain. Chapter 4. European guidelines for the management of chronic nonspecific low back pain. *Eur Spine J* 2006; **15** (suppl 2): S192–S300. Also available at: http://www.backpaineurope.org/web/files/WG2_Guidelines.pdf (accessed 23/06/08)
19. Staal JB, *et al.* Injection therapy for subacute and chronic low-back pain. Available in The Cochrane Database of Systematic Reviews; Issue 3. Chichester: John Wiley; 2008 (accessed 27/11/09).
20. Priest TD, Hoggart B. Chronic pain: mechanisms and treatment. *Curr Opin Pharmacol* 2002; **2:** 310–15.
21. Urquhart D, *et al.* Antidepressants for non-specific low back pain. Available in The Cochrane Database of Systematic Reviews; Issue 1. Chichester: John Wiley; 2008 (accessed 23/06/08).
22. Gibson JN, Waddell G. Surgery for degenerative lumbar spondylosis. Available in The Cochrane Database of Systematic Reviews; Issue 4. Chichester: John Wiley; 2005 (accessed 23/06/08).
23. Khadilkar A, *et al.* Transcutaneous electrical nerve stimulation (TENS) for chronic low-back pain. Available in The Cochrane Database of Systematic Reviews; Issue 3. Chichester: John Wiley; 2005 (accessed 23/06/08).
24. Dubinsky RM, Miyasaki J. Assessment: efficacy of transcutaneous electric nerve stimulation in the treatment of pain in neurologic disorders (an evidence-based review): report of the Therapeutics and Technology Assessment Subcommittee of the American Academy of Neurology. *Neurology* 2010; **74:** 173–6. Also available at: http://www.neurology.org/cgi/reprint/74/2/173 (accessed 07/09/10)

心肌梗死痛 严重急性心肌梗死痛位于胸骨后区，并放射到手臂、颈部、颚部和上腹部。疼痛的缓解不仅对于急性心肌梗死痛有益，对由疼痛可能导致的不良的血流动力学效应，如血压、心率和心输出量的增高等也有好处。尽管心肌梗死（第232页）的早期治疗可显著缓解疼痛，但阿片类镇痛药仍是疼痛的一线治疗手段，对于疑有心肌梗死的患者，在入院以前，如果可能应尽早静脉内给药[1~4]。阿片类镇痛药也有助于缓解焦虑。有时在到达医院以前，通过吸入氧化亚氮和氧气的混合气体来缓解疼痛，也可舌下含服硝酸甘油或速效硝酸盐。

通常选择二醋吗啡或吗啡静脉缓慢滴注，部分原因是它们有较好的血流动力学特性，但有时也可用哌替啶。同时还应静脉给予止吐药如甲氧氯普胺，或左心室功能正常时也可给予赛克力嗪。只有静脉给药有困难时才采用肌内注射给药，因为对于休克患者来说肌内注射给药相对无效，并使心肌梗死的酶学评测复杂化，还可能导致使用溶栓药的患者发生大范围血肿。替代的镇痛药包括纳布啡或丁丙诺啡，尽管后者可能不能像二醋吗啡那样快速产生镇痛作用。喷他佐辛的心血管作用使其不适用于心肌梗死发生期和发生后。因为已知的心血管危险性，选择性环氧化酶（COX-2）抑制药和非选择性NSAIDs（不包括阿司匹林）不应该用于急性心肌梗死患者[5]（见**NSAIDs的不良反应**项下**血栓事件**，第92页）。

1. Gershlick AH. The acute management of myocardial infarction. *Br Med Bull* 2001; **59:** 89–112.
2. Antman EM, *et al.* ACC/AHA guidelines for the management of patients with ST-elevation myocardial infarction: a report of the American College of Cardiology/American Heart Association Task Force on Practice Guidelines (Writing Committee to Revise the 1999 Guidelines for the Management of Patients With Acute Myocardial Infarction). Executive summary: *Circulation* 2004; **110:** 588–636. Correction. *ibid.* 2005; **111:** 2013. Full guidelines available at: http://circ.ahajournals.org/cgi/reprint/110/9/e82.pdf (accessed 23/06/08)
3. Anderson JL, *et al.* ACC/AHA 2007 guidelines for the management of patients with unstable angina/non–ST-elevation myocardial infarction: a report of the American College of Cardiology/American Heart Association Task Force on Practice Guidelines (Writing Committee to Revise the 2002 Guidelines for the Management of Patients With Unstable Angina/Non–ST-Elevation Myocardial Infarction). *Circulation* 2007; **116:** e148–e304.
Full guidelines available at: http://circ.ahajournals.org/cgi/reprint/116/7/e148.pdf (accessed 23/06/08)
4. Van de Werf F, *et al.* The Task Force on the Management of ST-Segment Elevation Acute Myocardial Infarction of the European Society of Cardiology. Management of acute myocardial infarction in patients presenting with persistent ST-segment elevation. *Eur Heart J* 2008; **29:** 2909–45.
Also available at: http://eurheartj.oxfordjournals.org/content/29/23/2909.full.pdf+html (accessed 20/04/10)
5. Antman EM, *et al.* 2007 focused update of the ACC/AHA 2004 guidelines for the management of patients with ST-elevation myocardial infarction: a report of the American College of Cardiology/American Heart Association Task Force on Practice Guidelines. *Circulation* 2008; **117:** 296–329.
Also available at: http://circ.ahajournals.org/cgi/reprint/CIRCULATIONAHA.107.188209.pdf (accessed 23/06/08)

神经性疼痛综合征 神经性疼痛的定义和特点的描述见上文的**镇痛和疼痛**。它的治疗困难，最好由疼痛专科的医生施治，因为常规镇痛药对于神经性疼痛的治疗效果不好[1~8]。本章所讨论的以神经性疼痛为特点的疼痛病症（或者以疼痛为主要表现形式，或者是全身疼痛的一部分）包括：

- 中枢中风后疼痛；
- 复杂区域疼痛综合征；
- 糖尿病性神经病；
- 幻肢痛；
- 带状疱疹后神经痛；
- 三叉神经痛。

1. Vadalouca A, *et al.* Therapeutic management of chronic neuropathic pain: an examination of pharmacologic treatment. *Ann N Y Acad Sci* 2006; **1088:** 164–86.
2. Jackson KC. Pharmacotherapy for neuropathic pain. *Pain Pract* 2006; **6:** 27–33.
3. Cruccu G. Treatment of painful neuropathy. *Curr Opin Neurol* 2007; **20:** 531–5.
4. Dworkin RH, *et al.* Pharmacologic management of neuropathic pain: evidence-based recommendations. *Pain* 2007; **132:** 237–51.
5. Moulin DE, *et al.* Pharmacological management of chronic neuropathic pain–consensus statement and guidelines from the Canadian Pain Society. *Pain Res Manag* 2007; **12:** 13–21.
6. NICE. Spinal cord stimulation for chronic pain of neuropathic or ischaemic origin: Technology Appraisal Guidance 159 (issued October 2008). Available at: http://www.nice.org.uk/nicemedia/pdf/TA159Guidance.pdf (accessed 25/11/09)
7. Besson M, *et al.* New approaches to the pharmacotherapy of neuropathic pain. *Expert Rev Clin Pharmacol* 2008; **1:** 683–93.
8. Freynhagen R, Bennett MI. Diagnosis and management of neuropathic pain. Abridged version: *BMJ* 2009; **339:** 391–5. Full version: http://www.bmj.com/cgi/content/full/339/aug12_1/b3002?view=long&pmid=19675082 (accessed 26/11/09)

口面痛 口面痛可由广泛的疾病引起，因此要对它采取有效的治疗必须首先判定它是由何种原因引起的，先治疗其潜在病因，包括：

- 牙疾病；
- 丛集性头痛（参见 M37 第587页）；
- 偏头痛（参见 M37 第587页）；
- 三叉神经痛（见下文）；
- 鼻窦炎（参见 M37 第183页）；
- 耳病如中耳炎（参见 M37 第173页）；
- 巨细胞动脉炎（参见 M37 第1436页）；
- 动脉瘤；
- 肿瘤。

在治疗牙痛时，明智地给予止痛药作为临时措施，直到有效地解决潜在病因。对于大多数用药目的而言，使用对乙酰氨基酚、阿司匹林或其他非甾类抗炎药就足够了。阿片类镇痛药相对无效，因而很少需要。

口腔烧灼综合征（口腔痛；舌痛）是以在缺少特异的口腔损伤时口腔黏膜烧灼感或其他感觉不良为特征的。经常伴随口腔干燥和味觉改变。有最好证据显示有效的治疗包括氯硝西泮的局部治疗，硫辛酸、SSRIs或氨磺必利的全身治疗和认知的治疗。其他可能产生某些益处的治疗包括局部或全身使用辣椒辣素，局部使用利多卡因或全身使用其他抗抑郁药。

另外，大量患者有一种未知原因引起的面神经痛，它的典型特征是紧张时会加重并可转变成慢性衰弱症。许多原发性面神经痛的患者对非阿片类镇痛药、解释和安慰会有反应。抗抑郁药如三环类通常有效。抗癫痫药如卡马西平、丙戊酸钠和口服利多卡因类似物美西律已经用作三环类药物的辅助药。也尝试过用辣椒碱进行局部治疗。治疗需要持续几个月以防停药后疼痛复发。心理治疗对于缓解面神经痛也有帮助。对于有口面肌肉疾病的患者可试用BTX A型肉毒毒素来缓解面神经痛。

1. Vickers ER, Cousins MJ. Neuropathic orofacial pain part 2—diagnostic procedures, treatment guidelines and case reports. *Aust Endod J* 2000; **26:** 53–63.
2. List T, *et al.* Pharmacologic interventions in the treatment of temporomandibular disorders, atypical facial pain, and burning mouth syndrome: a qualitative systematic review. *J Orofac Pain* 2003; **17:** 301–10.
3. Lewis MA, *et al.* Management of neuropathic orofacial pain. *Oral Surg Oral Med Oral Pathol Oral Radiol Endod* 2007; **103** (suppl 1): S32.e1–S32.e24.
4. Patton LL, *et al.* Management of burning mouth syndrome: systematic review and management recommendations. *Oral Surg Oral Med Oral Pathol Oral Radiol Endod* 2007; **103** (suppl 1): S39.e1–S39.e13.
5. Mínguez Serra MP, *et al.* Pharmacological treatment of burning mouth syndrome: a review and update. *Med Oral Patol Oral Cir Bucal* 2007; **12:** E299–E304.
6. Sardella A. An up-to-date view on burning mouth syndrome. *Minerva Stomatol* 2007; **56:** 327–35.

胰腺痛 胰腺炎（参见 M37 第2301页）的疼痛剧烈，需要使用阿片类镇痛药。考虑到对非恶性疼痛阿片类镇痛药的长期使用不能给患者有效的镇痛，而采用下述WHO推荐的用以治疗癌症疼痛的一般原则可能达到（见上文）：轻微的疼痛发作可采用包括NSAIDs在内的非阿片类镇痛药治疗，单独或者联合解痉药如抗毒蕈碱药使用。可进一步使用弱的阿片类镇痛药如可待因，依据疼痛的严重性可使用包括吗啡的强的阿片类镇痛药。

有关选择合适的阿片类药物存在争论：传统上，吗啡及其衍生物是被排除的，而倾向于哌替啶，简言之，它们更可能引起Oddi括约肌痉挛。但是支持此点的证据受到质疑。某些建议认为κ受体激动药如羟考酮可能有价值。另外，某些证据认为胰腺痛可能有神经的因素，针对与慢性胰腺炎有关的疼痛综合征，可考虑使用抗癫痫药（如加巴喷丁）或SSRI（如帕罗西汀）。

镇痛药饭前使用有助于减轻餐后疼痛的加剧。镇痛药应当按常规基础剂量给药，并针对每个患者逐步增加剂量。胰腺提取物可减轻疼痛，但对那些有症状性吸收不良的患者是不同的。腹腔神经丛阻滞用于某些慢性胰腺炎患者的剧烈顽固性疼痛的缓解，它同样也被用于有胰腺癌症的患者。然而，腹腔神经丛阻滞的益处尚不清楚。

1. Thompson DR. Narcotic analgesic effects on the sphincter of Oddi: a review of the data and therapeutic implications in treating pancreatitis. *Am J Gastroenterol* 2001; **96:** 1266–72.
2. Khalid A, Whitcomb DC. Conservative treatment of chronic pancreatitis. *Eur J Gastroenterol Hepatol* 2002; **14:** 943–9.
3. El Kamar FG, *et al.* Metastatic pancreatic cancer: emerging strategies in chemotherapy and palliative care. *Oncologist* 2003; **8:** 18–34.
4. Mitchell RMS, *et al.* Pancreatitis. *Lancet* 2003; **361:** 1447–55.
5. Ståhl C, *et al.* Managing pain in chronic pancreatitis: therapeutic value of opioid treatment. *J Pain Palliat Care Pharmacother* 2007; **21:** 63–5.

6. Ceyhan GO, et al. Pancreatic pain. Best Pract Res Clin Gastroenterol 2008; 22: 31–44.
7. Gachago C, Draganov PV. Pain management in chronic pancreatitis. World J Gastroenterol 2008; 14: 3137–48.
8. Cruciani RA, Jain S. Pancreatic pain: a mini review. Pancreatology 2008; 8: 230–5.

幻肢痛　幻肢痛与截肢的肢体有关，曾有严重的截肢术前疼痛时更常发生。幻肢痛通常是神经性和其他类型疼痛的混合。幻肢痛治疗困难[1~6]，但是在一项对战争退伍军人截肢者的调查中，报道称对那些针对幻肢痛采取过任何治疗方式的患者，常规镇痛药如 NSAIDs 或对乙酰氨基酚单独或联合阿片类镇痛药的效果是令人满意的[1]。像在癌症镇痛（第 6 页）中一样，采用 WHO 阶梯镇痛方案可能指导镇痛药的选择[6]；尽管使用阿片类药物在治疗神经性疼痛综合征上存在疑问，但是它们在治疗幻肢痛中具有潜在的价值[5,6]。经皮电神经刺激（TENS）是某些患者使用的另一种方法，并被认为至少与其他疗法一样有效[1]。三环类抗抑郁药和抗癫痫药可对疼痛的神经性组分有帮助[2,4]，有些疼痛缓解可由交感神经阻滞取得。静脉注射氯胺酮也有效[2~4]。一篇考察对下肢截肢患者幻肢痛的局麻作用研究的综述[7]显示，在手术早期或手术后开始使用和术期间、在手术前启动并在手术期间或截肢术后数天持续使用对长期疼痛有更好的保护作用。然而，一项随机双盲对照试验[8]表明，对这样的患者使用硬膜外阻滞的超前镇痛没有显示任何益处。包括这项试验的随后的综述[3]作出结论认为事先使用硬膜外阻滞的效果有限。

1. Wartan SW, et al. Phantom pain and sensation among British veteran amputees. Br J Anaesth 1997; 78: 652–9.
2. Nikolajsen L, Jensen TS. Phantom limb pain. Br J Anaesth 2001; 87: 107–16.
3. Halbert J, et al. Evidence for the optimal management of acute and chronic phantom pain: a systematic review. Clin J Pain 2002; 18: 84–92.
4. Flor H. Phantom-limb pain: characteristics, causes, and treatment. Lancet Neurol 2002; 1: 182–9.
5. Manchikanti L, Singh V. Managing phantom pain. Pain Physician 2004; 7: 365–75.
6. Wiffen P, et al. Diagnostic and treatment issues in postamputation pain after landmine injury. Pain Med 2006; 7 (suppl 2): S209–S212.
7. Katz J. Prevention of phantom limb pain by regional anaesthesia. Lancet 1997; 349: 519–20.
8. Nikolajsen L, et al. Randomised trial of epidural bupivacaine and morphine in prevention of stump and phantom pain in lower-limb amputation. Lancet 1997; 350: 1353–7.

带状疱疹后神经痛　大约有 10% 急性带状疱疹患者在疱疹治愈后 1 个月或更长时间内仍要经受由周围神经损伤导致的神经性疼痛。老年患者是最易感的。受影响的区域（通常为头、颈和四肢）对任何刺激都非常敏感，即使是衣服的压力也可产生难以忍受的疼痛。许多患者在几个月内会出现自发性缓解。然而，一小部分患者的疼痛可持续好几年。

曾经尝试过阻止带状疱疹后神经痛的发展。一项早期的荟萃分析[1]推断，如果疱疹发病初 72h 以内开始使用阿昔洛韦可降低一些患者 6 个月时残余疼痛的发生率。一项更近的系统性综述发现[2]：与安慰剂相比，口服阿昔洛韦或泛昔洛韦对疱疹发生后 4 个月或 6 个月疱疹后神经痛的发生率没有明显的作用。但是，一般认为抗病毒治疗确实可减少带状疱疹后神经痛的持续时间[3~5]。硬膜外注射甲泼尼龙和布比卡因显示减少带状疱疹的短期疼痛，但是对于预防长期的疱疹后神经痛无效[6]，缺少皮质激素预防价值的证据[7]。

一旦神经痛形成，各种疗法都曾试用过[3~5,8~15]。由于疼痛的神经性特点，常规镇痛药的价值有限，尽管阿片类镇痛药已经被用于顽固性疼痛（见下文）。低剂量三环类如阿米替林，特别是去甲替林已经广泛用于治疗，有大约一半的病例获益[15]。但是，现在首选抗癫痫药加巴喷丁和普瑞巴林，在某些国家加巴喷丁获准用于该适应证。一项比较的研究提示加巴喷丁像去甲替林一样有效，而耐受性更好[16]。局部使用利多卡因已经获准适用于疱疹后神经经组，使用的证据还存在质疑[17]。但是，利多卡因的耐受性要好于其他主要的局部替代药辣椒辣素[5]。阿片类，包括美沙酮、吗啡和羟考酮，通常预备给对三环类或加巴喷丁失败的患者[10]。神经传导阻滞和外科技术可提供临时的疼痛缓解，但结果通常令人失望。也曾试用过经皮电神经刺激（TENS）。阿司匹林或吲哚美辛的局部用制剂已经显示出一些希望。

1. Jackson JL, et al. The effect of treating herpes zoster with oral acyclovir in preventing postherpetic neuralgia: a meta-analysis. Arch Intern Med 1997; 157: 909–12.
2. Li Q, et al. Antiviral treatment for preventing postherpetic neuralgia. Available in The Cochrane Database of Systematic Reviews; Issue 2. Chichester: John Wiley; 2009 (accessed 27/11/09).

3. Alper BS, Lewis PR. Does treatment of acute herpes zoster prevent or shorten postherpetic neuralgia? J Fam Pract 2000; 49: 255–64.
4. Panlilio LM, et al. Current management of postherpetic neuralgia. Neurolog 2002; 8: 339–50.
5. Tyring SK. Management of herpes zoster and postherpetic neuralgia. J Am Acad Dermatol 2007; 57 (suppl): S136–S142.
6. van Wijck AJM, et al. The PINE study of epidural steroids and local anaesthetics to prevent postherpetic neuralgia: a randomised controlled trial. Lancet 2006; 367: 219–24.
7. He L, et al. Corticosteroids for preventing postherpetic neuralgia. Available in The Cochrane Database of Systematic Reviews; Issue 1. Chichester: John Wiley; 2008 (accessed 23/06/08).
8. Collins SL, et al. Antidepressants and anticonvulsants for diabetic neuropathy and postherpetic neuralgia: a quantitative systematic review. J Pain Symptom Manage 2000; 20: 449–58.
9. Johnson R, Patrick D, eds. Recommendations from the International Herpes Management Forum management strategies workshop: improving the management of varicella, herpes zoster and zoster-associated pain (issued November 2002). Available at: http://www.ihmf.org/Library/monograph/m_11.pdf (accessed 23/06/08)
10. Johnson RW, Dworkin RH. Treatment of herpes zoster and postherpetic neuralgia. BMJ 2003; 326: 748–50.
11. Dworkin RH, Schmader KE. Treatment and prevention of postherpetic neuralgia. Clin Infect Dis 2003; 36: 877–82.
12. Dubinsky RM, et al. Practice parameter: treatment of postherpetic neuralgia—an evidence-based report of the Quality Standards Subcommittee of the American Academy of Neurology. Neurology 2004; 63: 959–65. Also available at: http://www.neurology.org/cgi/reprint/63/6/959 (accessed 29/08/08)
13. Douglas MW, et al. Tolerability of treatments for postherpetic neuralgia. Drug Safety 2004; 27: 1217–33.
14. Dainty P. Prevention and management of postherpetic neuralgia. Br J Hosp Med 2008; 69: 275–8.
15. Sampathkumar P, et al. Herpes zoster (shingles) and postherpetic neuralgia. Mayo Clin Proc 2009; 84: 274–80.
16. Chandra K, et al. Gabapentin versus nortriptyline in post-herpetic neuralgia patients: a randomized, double-blind clinical trial—the GONIP Trial. Int J Clin Pharmacol Ther 2006; 44: 358–63.
17. Khaliq W, et al. Topical lidocaine for the treatment of postherpetic neuralgia. Available in The Cochrane Database of Systematic Reviews; Issue 2. Chichester: John Wiley; 2007 (accessed 23/06/08).

镰刀细胞病　发生于镰刀细胞病的镰刀细胞病疼痛（第173页）的治疗与其他形式急性疼痛的治疗相似。轻度危象的疼痛可使用口服镇痛药来控制，如对乙酰氨基酚、非甾体抗炎药、可待因或双氢可待因。在转移至医院以前，不建议用阿片类部分激动药和拮抗药如丁丙诺啡治疗急性疼痛[1]。危象严重到需要入院时通常需要使用更有效的胃肠外阿片类镇痛药，而 NSAIDs 作为骨痛的辅助用药可能也是有用的。在大部分医疗中心，吗啡是选择用于中度至重度疼痛的阿片类药物。有些患者似乎更喜欢哌替啶，但是能多数临床医师[2~8]都避免使用它，因为它对疼痛的控制可能不充分，并且用于治疗危象的哌替啶的剂量可能导致神经兴奋性代谢产物去甲哌替啶的蓄积并促成癫痫发作（也可见对神经系统的影响，第107页）。英国指南[8,9]推荐哌替啶应当只在特殊环境下使用，如患者对其他阿片类药物过敏。二醋吗啡、芬太尼、氢吗啡酮和美沙酮都曾被用作吗啡的替代药物。纳布啡也是适合的[10]。不但在每次发作期间，而且从一次发作到另一次发作，以及个体患者间控制疼痛需要的阿片类药物的剂量变化相当大，因此，一旦用胃肠外阿片类药物的负荷剂量使得初期疼痛得到缓解时，患者自控镇痛术（见上文）可用于此的目的[4,11,12]。所使用的阿片类药物包括吗啡和芬太尼。也曾试用过连续硬膜外麻醉加上单用局部麻醉药或联用阿片类药物。然而，一项吗啡用于治疗儿童严重疼痛的镰状细胞危象的随机试验[13]显示，口服缓释吗啡是连续静脉注射吗啡的一种安全有效的替代方法。吸入氧化亚氮和氧气的混合气体是在向医院转移期间的一种有效镇痛方法[1,9]。

1. Report of a working party of the Standing Medical Advisory Committee on sickle cell, thalassaemia and other haemoglobinopathies. London: HMSO, 1993.
2. Pryle BJ, et al. Toxicity of norpethidine in sickle cell crisis. BMJ 1992; 304: 1478–9.
3. Davies SC, Oni L. Management of patients with sickle cell disease. BMJ 1997; 315: 656–60.
4. Vijay V, et al. The anaesthetist's role in acute sickle cell crisis. Br J Anaesth 1998; 80: 820–8.
5. Yaster M, et al. The management of pain in sickle cell disease. Pediatr Clin North Am 2000; 47: 699–710.
6. Marlowe KF, Chicella MF. Treatment of sickle cell pain. Pharmacotherapy 2002; 22: 484–91.
7. Stinson J, Naser B. Pain management in children with sickle cell disease. Paediatr Drugs 2003; 5: 229–41.
8. Sickle Cell Society. Standards for the clinical care of adults with sickle cell disease in the UK (issued 2008). Available at: http://www.sicklecellsociety.org/pdf/CareBook.pdf (accessed 14/12/09)
9. Rees DC, et al. British Committee for Standards in Haematology. Guidelines for the management of the acute painful crisis in sickle cell disease. Br J Haematol 2003; 120: 744–52. Also available at: http://www.bcshguidelines.com/pdf/sicklecelldisease_0503.pdf (accessed 23/06/08)
10. Buchanan ID, et al. Opioid selection during sickle cell pain crisis and its impact on the development of acute chest syndrome. Pediatr Blood Cancer 2005; 45: 716–24.

11. Grundy R, et al. Practical management of pain in sickling disorders. Arch Dis Child 1993; 69: 256–9.
12. van Beers EJ, et al. Patient-controlled analgesia versus continuous infusion of morphine during vaso-occlusive crisis in sickle cell disease, a randomized controlled trial. Am J Hematol 2007; 82: 955–60.
13. Jacobson SJ, et al. Randomised trial of oral morphine for painful episodes of sickle-cell disease in children. Lancet 1997; 350: 1358–61.

三叉神经痛　三叉神经痛是一种神经性疼痛，特点是第五对颅神经的一个或多个分支分布处的突然、短暂、急剧、恼人的阵发性疼痛。一天至数周可有几次发作（持续几秒或几分钟），随后有一个可持续数周或数年的无痛期。三叉神经痛通常有一个 "触发区"，在该区域甚至非常轻微的刺激如空气气流都可产生疼痛。对于一些病例，在该区域周围而不是区域中施用坚定的压力有助于缓解疼痛。三叉神经痛可能是自发性的，也可能继发于神经压迫（如肿瘤引起的神经压迫）、面部损伤或多发性硬化症。

三叉神经痛的治疗不同于其他形式的神经疼痛。卡马西平是选择用于三叉神经经痛治疗的药物，最初对 70% 或更多的患者都可以产生令人满意的疼痛的缓解，但可能需要愈来愈大的剂量[1~8]。如果疼痛的缓解不充分，苯妥英或巴氯芬可能需要加入卡马西平的治疗中，这些药物也可单独用于卡马西平不耐受的患者[4]。其他抗癫痫药如加巴喷丁、拉莫三嗪、奥卡西平、丙戊酸盐和氯硝西泮也曾用于卡马西平不耐受或耐药的患者[1~6,8]。非抗癫痫药在三叉神经痛中有价值的证据非常少[9]。

对于有些患者，药物治疗最终未能控制疼痛或产生难以接受的不良反应，侵袭性疗法成为必需。这些方法包括射频热凝术、甘油滴入法（尽管此法的有效性和安全性是有争议的）、伽玛刀放射治疗和三叉神经根的微血管减压术[2,3,6~8]使疼痛承受神经纤维选择性破坏。

1. Zakrzewska JM. Trigeminal neuralgia. Prim Dent Care 1997; 4: 17–19.
2. Joffroy A, et al. Trigeminal neuralgia: pathophysiology and treatment. Acta Neurol Belg 2001; 101: 20–5.
3. Nurmikko TJ, Eldridge PR. Trigeminal neuralgia—pathophysiology, diagnosis and current treatments. Br J Anaesth 2001; 87: 117–32.
4. Rozen TD. Antiepileptic drugs in the management of cluster headache and trigeminal neuralgia. Headache 2001; 41 (suppl 1): S25–S32.
5. Sindrup SH, Jensen TS. Pharmacotherapy of trigeminal neuralgia. Clin J Pain 2002; 18: 22–7.
6. Scrivani SJ, et al. Trigeminal neuralgia. Oral Surg Oral Med Oral Pathol Oral Radiol Endod 2005; 100: 527–38.
7. Bennetto L, et al. Trigeminal neuralgia and its management. Abridged version: BMJ 2007; 334: 201–5. Full version: http://www.bmj.com/cgi/reprint/334/7586/201.pdf (accessed 23/06/08)
8. Gronseth G, et al. Practice parameter: the diagnostic evaluation and treatment of trigeminal neuralgia (an evidence-based review)—report of the Quality Standards Subcommittee of the American Academy of Neurology and the European Federation of Neurological Societies. Neurology 2008; 71: 1183–90.
9. He L, et al. Non-antiepileptic drugs for trigeminal neuralgia. Available in The Cochrane Database of Systematic Reviews; Issue 3. Chichester: John Wiley; 2006 (accessed 23/06/08).

体温升高

下丘脑是温度调节系统的中枢，负责维持体温在一个调节点（称为调节点温度），通常为 37℃。产生或保持体温的机制包括从环境中被动的热吸收、外周血管收缩及产热过程如代谢反应和寒战。热损失主要是通过出汗和周围血管舒张实现的。不同的状态可能导致异常的体温升高。

发热与高热

如上所述，机体的温度是由下丘脑正常调节的。发热是由于升高的下丘脑设定点温度控制性地增加机体温度。一般的原因包括感染、炎症疾病、肿瘤和某些药物治疗。体温过高意味着体温调节控制障碍，可以由外界因素引起，如下丘脑损伤、热散失缺陷造成的热卒中（如发生在脱水或重体力作业后热产生过多），也可能是由一些药物剂量过大或对某种药物如麻醉药（恶性高热，参见 M37 第1807页）或抗精神病药（神经阻滞药恶性综合征，参见 M37 第943页）的反应引起的。体温调节缺陷可能是久坐的中年以上的受试者普遍存在的问题。

只要有可能，应该对发热的潜在原因加以鉴别和治疗[1]。机体的温度升到 41℃ 时是相当有害的[2]，还不清楚在比较低的体温下治疗发热是否有价值[1]，但是某些体温是更易受伤害的，如幼小儿、孕妇或已经脱水或营养缺乏的患者，或有心脏、呼吸、神经系统病的人。

物理方法和解热药可用来降低发热机体温度。保持适当的液体摄取很重要。通风、脱掉衣服和微温的海绵

擦浴也经常使用[1~3]，但是这些方法不能降低下丘脑的设定点，当机体设法去适应设定点时，可导致寒战（僵直）或其他不良反应，因此这些方法的价值受到质疑[1,4,5]。相似地，不应该采用冷浴，因为冷浴实际上会引起血管收缩而增加机体的温度，冷引起加压反应的危险应牢记于心。解热药主要通过抑制中枢合成和释放前列腺素 E_2 使设定点温度返回到正常，前列腺素 E_2 在下丘脑有介导内源性致热源的作用[6]。该机制不能降低机体温度到低于正常，解热药对与发热无关的体温升高无效。

儿童解热药的选择已有广泛讨论。最普遍应用的是对乙酰氨基酚和布洛芬；水杨酸类（包括阿司匹林）一般是禁止使用的，因为它们的应用与 Reye 综合征可能有关。一项系统性综述[7]发现支持用对乙酰氨基酚给儿童退热的证据不一致，由于可靠研究的数量太少，不足以确信它是对的。尽管研究发现布洛芬在作用的效果和持续时间上好于对乙酰氨基酚，但是对乙酰氨基酚的某些剂量低于英国推荐的剂量，NICE 认为一个药物比另一种药物有明显的优点[1]。这两种药交替用可能比单独使用更有效[8,9]，但这也是有争议的[1,4,5,9~11,22]。

发热的儿童不应该都给予解热药，解热药应仅应予那些因为发热或相关症状（如头痛或肌痛）感到明显不舒服或痛苦的儿童[1,4,5,12]，在严重感染时解热药的使用可能延长感染[2]，在严重感染时解热药的使用可能增加死亡率[13]；WHO 建议[13]，在发展中国家，解热药不应当常规地给予发热儿童，但是应当保留给那些有严重不适或高热的儿童。在英国，Joint Committee on Vaccination and Immunisation 建议，解热疗法用于治疗某些疫苗接种后形成的免疫接种后发热。然而，如果解热药的二次剂量后发热仍持续，应当寻求医疗指导。

解热药也曾作为预防用药以抗发热性惊厥，尤其是那些有癫痫发作既往史或有癫痫的患者。然而，解热治疗不见得可阻止高热惊厥（参见 M37 第450页）[1,14,15]的复发。尽管有建议将它提供给接受白喉破伤风百日咳或脊髓灰质炎免疫接种的婴儿，但很少支持使用解热药以预防免疫接种后发热[14]。另外，初步的证据表明：尽管预防性给予对乙酰氨基酚对预防发热有效，但它会降低抗体对疫苗的反应[16]。某些建议指出，接受白喉破伤风百日咳免疫接种的婴儿在给予该药后有较高的癫痫发作的危险性，常规应用没有被证明[17]。

成人发热治疗的建议与儿童类似[2,6]，尽管也可使用水杨酸类如阿司匹林。

高热可产生超过 41℃ 的体温。这些高温是危及生命的，需要立即降低。解热药无效，因为这种高温是温度调节失败的结果。最快和最有效的冷却方法之一是将患者浸入非常冷的水中，但是核心体温必须测量以避免引起体温过低[18]。蒸发冷却法可能更有效[19]。静脉或腹腔给予冷却液体、用冰水洗胃或灌肠也曾被采用[18,20]。

当体温过高伴随肌肉强直和骨骼肌爆发的代谢亢进时，如神经阻滞剂恶性综合征和恶性高热，可通过使用肌松药丹曲林使温度降低。还有无对照的证据指出，丹曲林对于各种试剂导致的相似症状的治疗可产生有益作用。然而，丹曲林对于所有类型的高热和强直伴随中毒都不是一个有效的疗法。尽管丹曲林已被试用于中暑的患者，但没有证据表明它影响结果[21]。尽管氯琥珀胆碱能促进恶性高热，最好避免使用，但对于高热的重症患者，当神经肌肉的过度兴奋削弱通气时，还是使用了神经肌肉阻滞剂。

1. National Collaborating Centre for Women's and Children's Health/NICE. Feverish illness in children: assessment and initial management in children younger than 5 years (issued May 2007). Available at: http://www.nice.org.uk/nicemedia/pdf/CG47Guidance.pdf (accessed 23/06/08)
2. Plaisance KI, Mackowiak PA. Antipyretic therapy: physiologic rationale, diagnostic implications, and clinical consequences. Arch Intern Med 2000; 160: 449–56.
3. Meremikwu M, Oyo-Ita A. Physical methods for treating fever in children. Available in The Cochrane Database of Systematic Reviews; Issue 2. Chichester: John Wiley; 2003 (accessed 23/06/08).
4. Anonymous. When the child has a fever. Drug Ther Bull 2008; 46: 17–20.
5. El-Radhi ASM. Why is the evidence not affecting the practice of fever management? Arch Dis Child 2008; 93: 918–20.
6. Aronoff DM, Nielson EG. Antipyretics: mechanism of action and clinical use in fever suppression. Am J Med 2001; 111: 304–15.
7. Meremikwu M, Oyo-Ita A. Paracetamol for treating fever in children. Available in The Cochrane Database of Systematic Reviews; Issue 2. Chichester: John Wiley; 2002 (accessed 23/06/08).
8. Sarrell EM, et al. Antipyretic treatment in young children with fever: acetaminophen, ibuprofen, or both alternating in a randomized, double-blind study. Arch Pediatr Adolesc Med 2006; 160: 197–202.
9. Hay AD, et al. Paracetamol plus ibuprofen for the treatment of fever in children (PITCH): randomised controlled trial. Abridged version: BMJ 2008; 337: 729–33. Full version: http://www.bmj.com/cgi/reprint/337/sep02_2/a1302 (accessed 14/12/09) Correction. ibid. 2009; 339: 510.
10. Hay AD, et al. Antipyretic drugs for children. BMJ 2006; 333: 4–5.
11. Wright AD, Liebelt EL. Alternating antipyretics for fever reduction in children: an unfounded practice passed down to parents from pediatricians. Clin Pediatr (Phila) 2007; 46: 146–50.
12. Russell FM, et al. Evidence on the use of paracetamol in febrile children. Bull WHO 2003; 81: 367–72.
13. Shann F. Antipyretics in severe sepsis. Lancet 1995; 345: 338.
14. Joint Working Group of the Research Unit of the Royal College of Physicians and the British Paediatric Association. Guidelines for the management of convulsions with fever. BMJ 1991; 303: 634–6. Also available at: http://www.pubmedcentral.nih.gov/picrender.fcgi?artid=1671115&blobtype=pdf (accessed 24/06/08)
15. Uhari M, et al. Effect of acetaminophen and of low intermittent doses of diazepam on prevention of recurrences of febrile seizures. J Pediatr 1995; 126: 991–5.
16. Prymula R, et al. Effect of prophylactic paracetamol administration at time of vaccination on febrile reactions and antibody responses in children: two open-label, randomised controlled trials. Lancet 2009; 374: 1339–50.
17. Anonymous. Prophylactic paracetamol with childhood immunisation? Drug Ther Bull 1990; 28: 73–4.
18. Simon HB. Hyperthermia. N Engl J Med 1993; 329: 483–7.
19. Slovis CM. Hyperthermia. N Engl J Med 1994; 330: 218–19.
20. Duthie DJR. Heat-related illness. Lancet 1998; 352: 1329–30.
21. Bouchama A, Knochel JP. Heat stroke. N Engl J Med 2002; 346: 1978–88.
22. Nabulsi M. Is combining or alternating antipyretic therapy more beneficial than monotherapy for febrile children? BMJ 2010; 340: 92–4.

肌肉骨骼与关节疾病

风湿病是疼痛的疾病，主要影响关节和肌肉骨骼系统的相关结构，但也广泛累及其他系统。当疾病主要限制在关节处时称为关节炎。本节讨论最普遍的一些关节炎，包括类风湿关节炎、骨关节炎、青少年特发性关节炎和如强直性脊柱炎的脊椎关节病。与关节炎相关的其他情况，包括痛风（参见 M37 第525页）和系统性红斑狼疮（参见 M37 第1444页）将另作讨论。

软组织风湿病（见下文）和非关节性风湿病曾被用于描述许多与围绕关节的结构疾病相关的疼痛状况。**腰背痛**治疗的讨论见上文。

青少年特发性关节炎

青少年特发性关节炎（幼年慢性关节炎）是一个用于描述临床上发生于年龄小于 16 岁的儿童的特发性关节炎异质群体的术语；亚型包括全身性关节炎，少关节炎（特别是小腿关节）和类风湿因子阳性或阴性的多关节炎[1~3]。

治疗包括使用与用于成人类风湿关节炎相同的很多药物（见下文），尽管用于儿童的证据有限[1~11]。适当的治疗将取决于疾病的亚型，但是药物选择还没有确定一致的意见。

- 多年来，**NSAIDs** 是治疗的主要药物，且至今依然重要[1,2]。大部分儿童用一种 NSAID 开始治疗[1]，它们在少关节炎上可能特别有效[2]。萘普生、布洛芬或吲哚美辛是其中最经常使用的[1]。阿司匹林现在已经停用于处方[9]，尽管少年特发性关节炎是其少数获准的儿童适应证之一。
- 关节内注射**皮质激素**（经常是己酸内氮松）可快速起效，且耐受良好，经常与 NSAIDs 一起或替代 NSAIDs 治疗少关节炎[1~3,6,10]；它们可减慢继发于挛缩的变形的进展[1]。它们还有治疗疾病复发的作用，尽管还不清楚对于多关节炎患者多次关节内注射是否会好于全身性给予皮质激素[6]。

全身性给予中等剂量或高剂量皮质激素一般更局限于不能被 NSAIDs 控制的全身性关节炎患者。在其他亚型，全身性给予一般只给予大的或较大的疾病以获益。对其他的多关节炎患者没有反应或在等待慢性作用二线治疗的反应的严重多关节炎患者，一个低剂量泼尼松疗程可减少其疼痛和僵直[1]。

- 儿童持续活动性关节炎二线治疗的选择是**甲氨蝶呤**[1~3,7,9,10]。像一些其他二线药物一样，甲氨蝶呤在少年关节炎上的益处比较少于多关节炎或顽固性少关节炎[9]。要服药 12 周才能看到改善[1]。
- 所谓的**生物治疗**在控制更严重的或顽固性少年特发性关节炎上已变得日益重要[1~3,5,9,11]。TNF 抑制药依那西普在很多国家已获准在儿科应用，对很多关节炎特别是类风湿因子阳性的患者产生很好的反应[1~3,9,11]，像甲氨蝶呤一样，它在治疗少年特发性关节炎效果较差[2,11]。英夫利昔单抗，尽管没有获准，好像也是有益的[1~3,9,11]，在治疗相关的葡萄膜炎上比依那西普更有效[2]。其他试用的有某些获益证据的药物包括阿巴西普、阿达木单抗、托西利珠单抗和阿那白滞素[1,2,9,11]。有一些证据表明：在治疗全身性关节炎患者时，IL-1 受体拮抗药可能比 TNF 抑制更有效[2]（阿巴西普和阿达木单抗在某些国家已获准在儿科活动性疾病中应用）。

- 很多**其他药物**经常在成人有效的基础上试用于少年特发性关节炎。柳氮磺吡啶在迟发的少关节炎上可能获益[1]，但不良反应经常很麻烦[9,10]。对不良反应的关注也限制了细胞毒和免疫抑制药物的应用（甲氨蝶呤除外），而且对照研究很少[9]，尽管来氟米特在多关节炎病获益已有报道[1,9,10]。建议将沙利度胺用于抗治疗的全身性关节炎[1]。在很严重的持续性疾病，已试用了自体骨髓移植[1]。

目标是疾病并发症而不是疾病过程本身的药物治疗可能需要。某些证据表明二膦酸盐在控制与少年特发性关节炎相关的低骨矿物质密度和脆性骨折上有用[1,12]。生长激素也广泛用于减轻常见的严重生长迟缓[1]。局部使用糖皮质激素和扩瞳药治疗可能是眼病所需要的[1]。

物理疗法和职业疗法也是疾病治疗的重要部分，对选择性病例进行手术也是需要的[1]。

1. Ravelli A, Martini A. Juvenile idiopathic arthritis. Lancet 2007; 369: 767–78.
2. Haines KA. Juvenile idiopathic arthritis: therapies in the 21st century. Bull NYU Hosp Jt Dis 2007; 65: 205–11.
3. Southwood TR, Szer IS. Juvenile idiopathic arthritis. In: Adebajo A, ed. ABC of Rheumatology. 4th ed. Chichester: Wiley-Blackwell, 2010: 85–97.
4. Cron RQ. Current treatment for chronic arthritis in childhood. Curr Opin Pediatr 2002; 14: 684–7.
5. Wilkinson N, et al. Biologic therapies for juvenile arthritis. Arch Dis Child 2003; 88: 186–91.
6. Cleary AG, et al. Intra-articular corticosteroid injections in juvenile idiopathic arthritis. Arch Dis Child 2003; 88: 192–6.
7. Ramanan AV, et al. Use of methotrexate in juvenile idiopathic arthritis. Arch Dis Child 2003; 88: 197–200.
8. Wedderburn LR, et al. Autologous haematopoietic stem cell transplantation in juvenile idiopathic arthritis. Arch Dis Child 2003; 88: 201–5.
9. Hashkes PJ, Laxer RM. Medical treatment of juvenile idiopathic arthritis. JAMA 2005; 294: 1671–84.
10. Beresford MW, Baildam EM. New advances in the management of juvenile idiopathic arthritis—1: non-biological therapy. Arch Dis Child Educ Pract Ed 2009; 94: 144–50.
11. Beresford MW, Baildam EM. New advances in the management of juvenile idiopathic arthritis—2: the era of biologicals. Arch Dis Child Educ Pract Ed 2009; 94: 151–6.
12. Thornton J, et al. Systematic review of effectiveness of bisphosphonates in treatment of low bone mineral density and fragility fractures in juvenile idiopathic arthritis. Arch Dis Child 2006; 91: 753–61.

骨关节炎

骨关节炎是引起滑膜关节结构和功能障碍的一系列疾病的临床和病理结果。其特征是：涉及整个关节、关节软骨缺失和侵蚀、软骨下骨变化、半月板退化、轻度到中度滑膜炎症、在关节边缘骨和软骨的赘疣（骨赘）。这些变化导致疼痛、僵硬（特别是在不活动之后）和活动度降低，尽管具有骨关节炎特征变化的患者经常没有症状。关节负增加和机械因素（如失调和肌肉虚弱）均导致关节损伤和功能丧失。最经常累及的关节是手、髋关节和膝关节。

对骨关节炎，现行的治疗不能治愈，大部分治疗主要是与缓解疼痛和维持关节功能有关[1~6]。物理方法治疗在开始时可作为首选，包括理疗、热疗和冷疗、运动、夹板疗法、矫正失调、肥胖者减重[1~8]。可试用针灸，在改善膝骨关节炎疼痛和功能上可能获益[9]。经皮电神经刺激（TENS）可能有益处；但是一项系统性综述[10]发现由于包括了一些小的和比较差的研究，这个结论还不可靠。

在疼痛治疗上，对乙酰氨基酚被推荐为第一个选择的药物[1~6,8]，尽管有益，对乙酰氨基酚对骨关节炎患者的作用弱于单一 NSAID 类药物[11]，因此后者被考虑为替代的一线治疗[2,4]。但是，应该考虑 NSAID 治疗在心血管、胃肠道和肾脏毒性的问题，尤其用于一个大的老年患者群体；一般建议对于单独用对乙酰氨基酚反应不充分的患者用低剂量 NSAID 加入或取代[2,4~6]，长期用于治疗骨关节炎可能是有问题的[12]。

为了减少 NSAIDs 胃肠道毒性的危险，推荐使用胃保护药物如质子泵抑制药或米索前列醇[1~6,8]。心血管安全尤其与 NSAIDs［如环氧酶-2（COX-2）选择性抑制药塞来考西］有关；它们的使用被限定于给予某非选择性 NSAID 有发生严重胃肠道问题的高危患者以及以前没有心血管危险因素的患者（见**对胃肠道的影响**，第93页）。也提倡局部使用 NSAIDs[4,6,8]，尽管 2004 年的一个荟萃分析[13]发现没有长期获益的证据。

对乙酰氨基酚和（或）NSAIDs 无效或不耐受的患者，加入一种阿片类镇痛药可能是适当的[2,3,5,6,8,14]。可待因或双氢可待因经常与对乙酰氨基酚联合使用，也有用曲马多获益的证据，但更强的阿片类如氢可酮、羟考酮、经皮的芬太尼或吗啡在选择的患者亚群中可能有作用[14]。

蒽醌衍生物双醋瑞因在一些国家已广泛应用，在治

疗骨关节炎上产生的益处虽小但结果比较一致[15]。局部辣椒辣素对某些疼痛也有缓解作用[1,4~6,8]。某些有意义的数据提示[16]；多西环素在骨关节炎进展中可能有益，这开启了病情缓解药物发展的新途径。实验性治疗包括阿那白滞素[17]和环氧酶/脂氧酶双酶抑制药利克飞龙[18]。

在治疗骨关节炎方面没有全身性皮质激素的位置。关节内注射单一皮质激素可短时缓解疼痛和炎症[2~4,6,8,19,20]，对于急性恶化可能有作用。己酸丙炎松好像比倍他米松更有效[20]。关节内注射透明质酸也有一些获益，可改善滑膜液的黏度和弹性[21,22]；改善的持续时间比关节内注射皮质激素要长[20]。

对骨关节炎的替代和补充治疗已广泛使用[2]。有报道称，与酪梨和大豆油不皂化物部分的混合物一样（酪梨-大豆不皂化物；ASU）[24]，蔷薇果粉末有益处[23]。也有特别关注使用口服葡糖胺和软骨素的，但结果不确定[25~28]：总体来说，还不清楚这些治疗的获益比安慰剂好多少，但一些证据表明联合治疗对中等到严重膝关节疼痛患者可能有作用[25]。软骨素的证据似乎特别薄弱[28]。一项由英国 Arthritis Research Campaign 提供的用于骨关节炎的 27 种替代和补充药物（包括 ASU、辣椒辣素、软骨素、葡糖胺和蔷薇果）的报道发现[29]：局部辣椒辣素是最有效的，蛋氨酸的活性衍生物腺苷蛋氨酸也有效；葡糖胺效果的证据不确定。但是，一项系统综述[30]发现腺苷蛋氨酸治疗膝关节炎和髋关节炎的结果还不确定，不推荐常规使用[30]。

手术（包括关节置换术）对不能通过物理和药物治疗有效控制的严重骨关节炎患者非常有效[2~6,8]。

1. Felson DT. Osteoarthritis of the knee. *N Engl J Med* 2006; **354:** 841–8. Correction. *ibid.*; 2520.
2. Hunter DJ, Felson DT. Osteoarthritis. *BMJ* 2006; **332:** 639–42.
3. Lane NE. Clinical practice. Osteoarthritis of the hip. *N Engl J Med* 2007; **357:** 1413–11.
4. Hunter DJ. American College of Physicians. In the clinic: osteoarthritis. *Ann Intern Med* 2007; **147:** ITC8–1–ITC8–16. Also available at: http://www.annals.org/cgi/reprint/147/3/ITC8-1.pdf (accessed 24/06/08)
5. American College of Rheumatology Subcommittee on Osteoarthritis Guidelines. Recommendations for the medical management of osteoarthritis of the hip and knee: 2000 update. *Arthritis Rheum* 2000; **43:** 1905–15.
   Also available at: http://www.rheumatology.org/publications/guidelines/oa-mgmt/oa-mgmt.asp (accessed 23/06/08)
6. Byers Kraus V, Doherty M. Osteoarthritis. In: Adebajo A, ed. *ABC of Rheumatology* 4th ed. Chichester: Wiley-Blackwell, 2010: 51–8.
7. Brosseau L, *et al.* Thermotherapy for treatment of osteoarthritis. Available in The Cochrane Database of Systematic Reviews; Issue 4. Chichester: John Wiley; 2003 (accessed 23/06/08)
8. National Collaborating Centre for Chronic Conditions/NICE. Osteoarthritis: national clinical guideline for care and management in adults (issued February 2008). Available at: http://www.nice.org.uk/nicemedia/pdf/CG059FullGuideline.pdf (accessed 22/07/08)
9. Scharf H-P, *et al.* Acupuncture and knee osteoarthritis: a three-armed randomized trial. *Ann Intern Med* 2006; **145:** 12–20.
10. Rutjer AWS, *et al.* Transcutaneous electrostimulation for osteoarthritis of the knee. Available in The Cochrane Database of Systematic Reviews; Issue 4. Chichester: John Wiley; 2009 (accessed 14/12/09)
11. Towheed TE, *et al.* Acetaminophen for osteoarthritis. Available in The Cochrane Database of Systematic Reviews; Issue 1. Chichester: John Wiley; 2006 (accessed 23/06/08)
12. Bjordal JM, *et al.* Non-steroidal anti-inflammatory drugs, including cyclo-oxygenase-2 inhibitors, in osteoarthritic knee pain: meta-analysis of randomised placebo controlled trials. *BMJ* 2004; **329:** 1317–20.
13. Lin J, *et al.* Efficacy of topical non-steroidal anti-inflammatory drugs in the treatment of osteoarthritis: meta-analysis of randomised controlled trials. *BMJ* 2004; **329:** 324–6.
14. Goodwin JL. The use of opioids in the treatment of osteoarthritis: when, why, and how? *Curr Pain Headache Rep* 2005; **9:** 390–8.
15. Fidelix TSA, *et al.* Diacerein for osteoarthritis. Available in The Cochrane Database of Systematic Reviews; Issue 1. Chichester: John Wiley; 2006 (accessed 23/06/08)
16. Brandt KD, *et al.* Effects of doxycycline on progression of osteoarthritis: results of a randomized, placebo-controlled, double-blind trial. *Arthritis Rheum* 2005; **52:** 2015–25.
17. Iqbal I, Fleischmann R. Treatment of osteoarthritis with anakinra. *Curr Rheumatol Rep* 2007; **9:** 31–5.
18. Cicero AF, Laghi L. Activity and potential role of licofelone in the management of osteoarthritis. *Clin Interv Aging* 2007; **2:** 73–9.
19. Arroll B, Goodyear-Smith F. Corticosteroid injections for osteoarthritis of the knee: meta-analysis. *BMJ* 2004; **328:** 869–70.
20. Bellamy N, *et al.* Intraarticular corticosteroid for treatment of osteoarthritis of the knee. Available in The Cochrane Database of Systematic Reviews; Issue 2. Chichester: John Wiley; 2006 (accessed 23/06/08)
21. Lo GH, *et al.* Intra-articular hyaluronic acid in treatment of knee osteoarthritis: a meta-analysis. *JAMA* 2003; **290:** 3115–21.
22. Bellamy N, *et al.* Viscosupplementation for the treatment of osteoarthritis of the knee. Available in The Cochrane Database of Systematic Reviews; Issue 2. Chichester: John Wiley; 2006 (accessed 23/06/08)
23. Rossnagel K, *et al.* Klinische Wirksamkeit von Hagebuttenpulver bei Patienten mit Arthrose: eine systematische Übersicht. *MMW Fortschr Med* 2007; **149:** 51–6.
24. Christensen R, *et al.* Symptomatic efficacy of avocado-soybean unsaponifiables (ASU) in osteoarthritis (OA) patients: a meta-analysis of randomized controlled trials. *Osteoarthritis Cartilage* 2008; **16:** 399–408.
25. Clegg DO, *et al.* Glucosamine, chondroitin sulfate, and the two in combination for painful knee osteoarthritis. *N Engl J Med* 2006; **354:** 795–808.
26. Towheed TE, *et al.* Glucosamine therapy for treating osteoarthritis. Available in The Cochrane Database of Systematic Reviews; Issue 2. Chichester: John Wiley; 2005 (accessed 23/06/08)
27. Towheed TE, Anastassiades T. Glucosamine therapy for osteoarthritis: an update. *J Rheumatol* 2007; **34:** 1787–90.
28. Reichenbach S, *et al.* Meta-analysis: chondroitin for osteoarthritis of the knee or hip. *Ann Intern Med* 2007; **146:** 580–90.
29. Arthritis Research Campaign. Complementary and alternative medicines for the treatment of rheumatoid arthritis, osteoarthritis and fibromyalgia (issued February 2009).
   Available at: http://www.arthritisresearchuk.org/Files/Complementary%20and%20alternative%20medicines_11012010154331.pdf (accessed 08/04/10)
30. Rutjes AWS, *et al.* S-Adenosylmethionine for osteoarthritis of the knee or hip. Available in The Cochrane Database of Systematic Reviews; Issue 4. Chichester: John Wiley; 2009 (accessed 15/12/09).

类风湿关节炎

类风湿关节炎是一种导致进行性残疾和增加死亡率的常见慢性全身性炎性疾病。早期疾病特点主要是滑膜的炎症（滑膜关节腔的内膜），当这种疾病发展时，患者遭受软骨和骨的破坏。关节外的特点通常包括全身不适、疲劳、体重下降、发热和贫血。更严重的疾病可能与血管炎、心包炎、胸膜炎、胸膜积液、肺间质纤维化、外周神经病、皮下和肺结节、巩膜炎和 Sjögren 综合征相关。复发性风湿病的特点是无发热的关节炎和关节周围炎症，在发作间隙关节表现正常。

类风湿关节炎的严重性和病程在患者间变化非常大。一些患者经历短暂发作，少有或没有疾病进展，但大多数会有缓慢的渐进的关节破坏和变形，尽管有断断续续的复发和缓解，少许患者可能有非常严重和快速的进行性疾病。因为在疾病过程的早期可发生不可逆的关节损伤，所以早期诊断和以及防止病情进展为目的的治疗非常重要[1~4]。尽管不能治愈，但大多数患者可达到疾病发展过程缓解或明显减慢[4~6]。

缓解疼痛药物的选择取决于症状的严重性。NICE[7]推荐对疼痛控制不充分的患者使用镇痛药如对乙酰氨基酚、可待因或合用的制剂，可能降低他们对长时间应用 NSAIDs 的需要。尽管如此，大部分患者还是首选单一的 NSAID。因为 NSAIDs 的抗炎作用被认为具有临床优势，但目前临床证据并不充分[8]。就抗炎活性而言，不同 NSAIDs 之间少有显著差别，但是患者反应变化大。当开始使用一种 NSAID 时，其剂量在 1~2 周内逐渐增加到推荐的最大剂量，如果总共使用了约 4 周后反应不够或不良反应不能忍受，可试用其他 NSAIDs。鉴于对心血管安全的关注，环氧合酶-2 选择性抑制药塞来考昔治疗限定于给予一种非选择性 NSAID 有发生严重胃肠道问题的高危患者以及那些以前没有心血管危险因素的患者[9]（见**对胃肠道的影响**，第93页）。局部镇痛药如 NSAIDs 或辣椒辣素或发赤药可对疼痛产生微弱的缓解，但是它们的作用即便有也与生不是很清楚。

一旦确诊以及疾病的严重程度和进展被评价，应该尽早采用一种**缓解病情抗风湿药（DMARD）**[1~3,5]。尽管意见不一，但在疾病早期进攻性治疗的倾向日益增加，应严格控制疾病的进展[4~7,10]。

可用的 DMARDs 包括抗疟药（羟氯喹），柳氮磺吡啶，金制剂（金诺芬、金硫丁二钠），青霉胺，传统的免疫抑制药（甲氨蝶呤、硫唑嘌呤、环孢素、环磷酰胺和来氟米特），以及所谓的生物治疗，包括 TNF-α 抑制药（阿达木单抗、依那西普、哥里默单抗和英夫利昔单抗），共刺激阻断药（阿巴西普），IL-1 受体拮抗药（阿那白滞素），B 细胞靶向抗体（利妥昔单抗）。大部分 DMARDs 被认为可抑制维持炎症过程的细胞因子的释放或活性，尽管可能还有其他作用。由于任何治疗作用在 4~6 个月时可能不明显，所以在被认为无效之前，治疗持续至少 6 个月。

甲氨蝶呤、柳氮磺吡啶、来氟米特和肌内注射金有疾病缓解作用的证据，羟氯喹、青霉胺、口服金制剂、环孢素和硫唑嘌呤缺少明显的证据[10~16]。由于毒性和药效考虑意味着金制剂和青霉胺现在还没有广泛应用。TNF-α 抑制药的药效有确实的证据[5,6,10,16~19]，有些人倾向于阿那白滞素[17,19]，但是在疾病进展上其他生物治疗作用的满意证据还很少，尽管已发现它们的临床获益，例如阿巴西普和利妥昔单抗[6,7,19,20]。

开始治疗选择何种 DMARD 基于危险/获益的比率，抗疟药羟氯喹在轻症中选择，柳氮磺吡啶或甲氨蝶呤为中等到严重疾病或判断可能进展的病症的首选[10]。在大多数患者中，甲氨蝶呤已成为第一个选择的 DMARD。皮下或肌内注射甲氨蝶呤可能是使用口服周剂量不能满意控制的患者的一种选择[1,10]。加入柳氮磺吡啶、羟氯喹或者两者均加入可能是用最佳甲氨蝶呤治疗仍无显效患者的一种合适选择[1,10]，也可选择

加入皮质激素或来氟米特，尽管联合甲氨蝶呤和环孢素的证据还没有被完全相信[10]。在什么阶段推荐使用生物治疗还在讨论。在英国，官方的建议还是 TNF-α 抑制药应该被保留到用两种传统 DMARDs 治疗失败后[18,21]，但其他国家允许较早使用，例如在第一个传统 DMARD 失败之后[17,22,23]。其他种类的生物治疗可能被保留给 TNF-α 抑制药无效或有禁忌的患者，如阿巴西普[4,23]和利妥昔单抗[4,20,23,24]。

采用联合 DMARDs 用药开始治疗，达到控制后再"逐级下降"，这个方案也有一些证据[1,5,6,10,25,26]。确实，英国的 NICE[7]推荐使用联合 DMARDs（包括甲氨蝶呤和至少不同的传统 DMARD，加短时的皮质激素）作为一线治疗，理想情况是症状持续发作在 3 个月之内。大的、多中心的 BeSt 研究发现：尽管开始的联合治疗（甲氨蝶呤和英夫利昔单抗，或甲氨蝶呤、柳氮磺吡啶和剂量逐渐减少的高剂量泼尼松龙）产生的临床改善较小，但是损伤进展较小，但最终的临床改善与指定的持续单一治疗或"逐级上升"治疗的患者相似。认为联合治疗可能会使患者暴露在增加的毒性危险之中[25]，尽管 BeSt 研究没有发现这种病例[27]。联合 TNF-α 抑制药和其他生物反应调节药（如阿那白滞素或阿巴西普）是不可取的，因为有增加严重感染的危险[6,17]。

因为类风湿关节炎是一种慢性疾病，治疗可能需要很长时间，但是 DMARDs 长期耐受性和药效的证据不完全。已有研究认为，一些 DMARDs 在使用几年后被停止，通常是药效下降，而不是不良反应的原因[28]。

在 DMARD 治疗中加入**皮质激素**在早期疾病中控制滑膜炎是有用的，或者在开始或增加 DMARDs 时作为桥接治疗，因为它们能快速控制症状[10]。尽管皮质激素可导致骨丢失，但在疾病过程中它们的有益作用更为重要（至少在短时内）。有确实的证据表明治疗中加入皮质激素可减少关节侵蚀的进展[29]。因此建议短期或中间歇性应用相对低剂量（不超过等效的 15mg 泼尼松日剂量）[30,31]，但是持续的长时间治疗与明显的不良反应相关，故通常认为长期使用是不适当的[10]，除了有固定疾病且其他治疗选择（包括生物 DMARDs）都试用过的某些选择性群体[7]。对于急性发作，推荐采用关节内注射，与进攻性 DMARD 联合治疗时，可能特别有效[10]。

没有实质的证据支持**其他**试用于类风湿关节炎的**药物**。荟萃分析[32]已证实，四环素类，尤其是米诺环素，能使疾病活动性下降，在血清学标记物上的作用好像比关节触痛和肿胀的改善更显著。对早期疾病的患者作用可能更好些；米诺环素已被推荐用于低活动度的疾病[23]。很多研究被引到免疫调节和免疫治疗上。尽管已试用过替代免疫抑制药如霉酚酸酯和他克莫司，但近年来的大部分兴趣围绕在新的生物治疗上。IL-6 受体拮抗药托珠单抗与甲氨蝶呤联合用于治疗对传统的 DMARDs 或 TNF-α 抑制药没有反应或不耐受的中等到严重的活动性类风湿关节炎患者，托珠单抗也可单独治疗对甲氨蝶呤不耐受或其他治疗不适合的患者。基质金属蛋白酶抑制药的结果令人失望，但新的 TNF-α 抑制药（如戈妥珠单抗）和 B 细胞功能调节药（如阿塞西普、贝利木单抗和依帕珠单抗）正在研究中。另外，狄诺塞麦因其潜在的控制关节破坏的作用而引起人们关注[6]。其他正在或已经研究的治疗方法包括基因治疗和自身骨髓移植。一个类风湿关节炎疫苗也在进行临床试验。口服给予胶原和其他抗原诱导耐受也已试用，但报道的结果不同[33]。

很多替代治疗和草药治疗已经试用。某些研究建议在标准的抗类风湿治疗中加入鱼油和（或）月见草油[34]，可帮助减少疼痛和关节肿胀。但是，一项由英国 Arthritis Research Campaign 提供的循证报道显示[35]：用于类风湿关节炎的 21 种替代和补充药物，包括胶原、月见草油、鱼油和贻贝浸膏，只发现鱼油有效的证据。

他汀类如阿伐他汀对类风湿关节炎的症状以及伴随的心血管危险因子可能有临床改善，尽管作用不大，但人们对此有很大兴趣[36]。

已经强调了处理类风湿关节炎患者同患多病的重要性[1]，尤其是感染（特别是肺部感染）、心血管疾病和骨质疏松症，需要适当的处理和行动来减少危险因素。

妊娠期类风湿关节炎的治疗存在其自身的问题；某些最有效的 DMARDs 如甲氨蝶呤和来氟米特可致畸，其他治疗（包括生物学治疗）还没有证据[37,38]。羟氯喹，可能还有硫唑嘌呤和柳氮磺吡啶使用相对安全，但对于每个个例，权衡获益与危害是非常重要的[37]。

1. O'Dell JR. Therapeutic strategies for rheumatoid arthritis. *N Engl J Med* 2004; **350:** 2591–2602.
2. Doan T, Massarotti E. Rheumatoid arthritis: an overview of new and emerging therapies. *J Clin Pharmacol* 2005; **45:** 751–62.

3. Nurmohamed MT, Dijkmans BAC. Efficacy, tolerability and cost effectiveness of disease-modifying antirheumatic drugs and biologic agents in rheumatoid arthritis. *Drugs* 2005; **65:** 661–94.
4. Klareskog L, *et al.* Rheumatoid arthritis. *Lancet* 2009; **373:** 659–72.
5. Emery P. Treatment of rheumatoid arthritis. *BMJ* 2006; **332:** 152–5.
6. Smolen JS, *et al.* New therapies for treatment of rheumatoid arthritis. *Lancet* 2007; **370:** 1861–74.
7. National Collaborating Centre for Chronic Conditions/NICE. Rheumatoid arthritis: national clinical guideline for management and treatment in adults (issued February 2009). Available at: http://www.nice.org.uk/nicemedia/pdf/CG79FullGuideline.pdf (accessed 15/12/09)
8. Wienecke T, Gøtzsche PC. Paracetamol versus nonsteroidal anti-inflammatory drugs for rheumatoid arthritis. Available in The Cochrane Database of Systematic Reviews; Issue 1. Chichester: John Wiley; 2004 (accessed 23/06/08).
9. MHRA. Updated advice on the safety of selective COX-2 inhibitors. Message from Professor G Duff, Chairman of Committee on Safety of Medicines (issued 17th February, 2005). Available at: http://www.mhra.gov.uk/home/idcplg?IdcService=GET_FILE&dDocName=CON019458&RevisionSelectionMethod=LatestReleased (accessed 23/06/08)
10. Luqmani R, *et al.* British Society for Rheumatology and British Health Professionals in Rheumatology guideline for the management of rheumatoid arthritis (the first two years). *Rheumatology (Oxford)* 2006; **45:** 1167–9. Full guideline available at: http://rheumatology.oxfordjournals.org/cgi/data/kel215a/DC1/1 (accessed 23/06/08)
11. Felson DT, *et al.* The comparative efficacy and toxicity of second-line drugs in rheumatoid arthritis. *Arthritis Rheum* 1990; **33:** 1449–61.
12. Felson DT, *et al.* Use of short-term efficacy/toxicity tradeoffs to select second-line drugs in rheumatoid arthritis: a metaanalysis of published clinical trials. *Arthritis Rheum* 1992; **35:** 1117–25.
13. Capell HA, *et al.* Second line (disease modifying) treatment in rheumatoid arthritis: which drug for which patient? *Ann Rheum Dis* 1993; **52:** 423–8.
14. Tugwell P. International consensus recommendations on cyclosporin use in rheumatoid arthritis. *Drugs* 1995; **50:** 48–56.
15. Cush JJ, *et al.* US consensus guidelines for the use of cyclosporin A in rheumatoid arthritis. *J Rheumatol* 1999; **26:** 1176–86.
16. Donahue KE, *et al.* Systematic review: comparative effectiveness and harms of disease-modifying medications for rheumatoid arthritis. *Ann Intern Med* 2008; **148:** 124–34.
17. Furst DE, *et al.* Updated consensus statement on biological agents for the treatment of rheumatic diseases, 2007. *Ann Rheum Dis* 2007; **66** (suppl 3): iii2–iii22. Correction. *ibid.* 2008; **67:** 280.
18. NICE. Adalimumab, etanercept and infliximab for the treatment of rheumatoid arthritis (issued October 2007). Available at: http://www.nice.org.uk/nicemedia/pdf/TA130guidance.pdf (accessed 23/06/08)
19. Singh JA, *et al.* Biologics for rheumatoid arthritis: an overview of Cochrane reviews. Available in The Cochrane Database of Systematic Reviews; Issue 4. Chichester: John Wiley; 2009 (accessed 15/12/09).
20. NICE. Rituximab for the treatment of rheumatoid arthritis (issued August 2007). Available at: http://www.nice.org.uk/nicemedia/pdf/TA126guidance.pdf (accessed 23/06/08)
21. Ledingham J, Deighton C. British Society for Rheumatology Standards, Guidelines and Audit Working Group. Update on the British Society for Rheumatology guidelines for prescribing TNFα blockers in adults with rheumatoid arthritis (update of previous guidelines of April 2001). *Rheumatology (Oxford)* 2005; **44:** 157–63.
Also available at: http://rheumatology.oxfordjournals.org/cgi/reprint/44/2/157.pdf (accessed 23/06/08)
22. Meyer O, *et al.* Clinical practice format for choosing a second-line disease modifying anti-rheumatic drug in early rheumatoid arthritis after failure of 6 months' first-line DMARD therapy. *Joint Bone Spine* 2007; **74:** 73–8.
23. Saag KG, *et al.* American College of Rheumatology 2008 recommendations for the use of nonbiologic and biologic disease-modifying antirheumatic drugs in rheumatoid arthritis. *Arthritis Rheum* 2008; **59:** 762–84.
Also available at: http://www.rheumatology.org/publications/guidelines/recommendations.pdf (accessed 15/12/09)
24. Smolen JS, *et al.* Working Group on the Rituximab Consensus Statement. Consensus statement on the use of rituximab in patients with rheumatoid arthritis. *Ann Rheum Dis* 2007; **66:** 143–50. Also available at: http://ard.bmj.com/cgi/reprint/66/2/143.pdf (accessed 24/06/08)
25. Anonymous. Combination therapy for early rheumatoid arthritis. *Drug Ther Bull* 2006; **44:** 81–5.
26. Roberts LJ, *et al.* Early combination disease modifying antirheumatic drug treatment for rheumatoid arthritis. *Med J Aust* 2006; **184:** 122–5.
27. Goekoop-Ruiterman YPM, *et al.* Comparison of treatment strategies in early rheumatoid arthritis: a randomized trial. *Ann Intern Med* 2007; **146:** 406–15.
28. Capell H. Longterm maintenance therapy with disease modifying antirheumatic drugs. *J Rheumatol* 2002; **29** (suppl 66): 38–43.
29. Kirwan JR, *et al.* Effects of glucocorticoids on radiological progression in rheumatoid arthritis. Available in The Cochrane Database of Systematic Reviews; Issue 1. Chichester: John Wiley; 2007 (accessed 23/06/08).
30. Gotzsche PC, Johansen HK. Short-term low-dose corticosteroids vs placebo and nonsteroidal antiinflammatory drugs in rheumatoid arthritis. Available in The Cochrane Database of Systematic Reviews; Issue 1. Chichester: John Wiley; 2005 (accessed 23/06/08).
31. Criswell LA, *et al.* Moderate-term, low-dose corticosteroids for rheumatoid arthritis. Available in The Cochrane Database of Systematic Reviews; Issue 3. Chichester: John Wiley; 1998 (accessed 23/06/08).
32. Stone M, *et al.* Should tetracycline treatment be used more extensively for rheumatoid arthritis? Metaanalysis demonstrates clinical benefit with reduction in disease activity. *J Rheumatol* 2003; **30:** 2112–22.
33. Toussirot ÉA. Oral tolerance in the treatment of rheumatoid arthritis. *Curr Drug Targets Inflamm Allergy* 2002; **1:** 45–52.
34. Cleland LG, *et al.* The role of fish oils in the treatment of rheumatoid arthritis. *Drugs* 2003; **63:** 845–53.
35. Arthritis Research Campaign. Complementary and alternative medicines for the treatment of rheumatoid arthritis, osteoarthritis and fibromyalgia (issued February 2009).
Available at: http://www.arthritisresearchuk.org/Files/Complementary%20and%20alternative%20medicines_11012010154331.pdf (accessed 08/04/10)
36. McCarey DW, *et al.* Trial of Atorvastatin in Rheumatoid Arthritis (TARA): double-blind, randomised placebo-controlled trial. *Lancet* 2004; **363:** 2015–21.
37. Vroom F, *et al.* Disease-modifying antirheumatic drugs in pregnancy: current status and implications for the future. *Drug Safety* 2006; **29:** 845–63.
38. Golding A, *et al.* Rheumatoid arthritis and reproduction. *Rheum Dis Clin North Am* 2007; **33:** 319–43, vi–vii.

软组织风湿病

软组织风湿病包括情况如：

- 滑囊炎（如佣人的膝盖）；
- 筋膜炎；
- 纤维肌痛（纤维组织炎、肌风湿病、肌筋膜痛）；
- 冻肩；
- 肱骨上髁炎（如打网球或高尔夫球的人的肘部）；
- 扭伤和肌肉拉伤；
- 腱炎；
- 腱鞘炎；
- Tietze 综合征。

发炎或移位的组织也可能影响附近的神经，产生压迫性神经损害如腕管综合征。

有些形式的软组织风湿病对受累区域选择性休息、按摩、夹板治疗、热敷、冷敷或发赤药均有反应[1~3]。运动对于颈痛[3,4]、纤维肌痛[5~10]和冻结肩[11]有用，但对上髁炎的益处还不清楚[4]。

对于上髁炎患者，口服或局部使用 NSAIDs 可短期缓解疼痛，但还不清楚它们能否长期获益[3,4]。它们对冻结肩的益处未知[11]，对纤维肌痛没有帮助[5,12,13]，尽管对乙酰氨基酚和曲马多的某些获益已经报道[8,10,12~14]。

皮质激素注射对肩痛（如与回旋肌群肌腱炎或冻结肩相关的疼痛）可产生剂量依赖的益处[15]，至少 9 个月，口服皮质激素可能有 6 周的获益，尽管不清楚获益能否持续保持[16]（一组上髁炎患者的研究提示[17]皮质激素注射 6 周后的获益是相反的）。皮质激素注射通常与一种局部麻醉药联用；已显示单独使用一种局部麻醉药注射可在慢性颈痛中获益[4]。

肉毒杆菌毒素已经试用于上髁炎疼痛[18]和肌筋膜炎疼痛[19]。证据表明氧化亚氮在肌腱炎患者痊愈中发挥作用，已证明局部使用含有硝酸甘油的膏药使上髁炎或肌腱炎的患者获益[20]。

纤维肌痛与不正常疼痛反应有关，一些人认为它是中枢疼痛症候群，而不是风湿性症候群。有强有力的证据显示低剂量三环抗抑郁药对许多患者有益，如三环化合物环苯扎林。联合使用阿米替林和 SSRIs 氟西汀也有益，尽管 SSRIs 单独应用的结果模棱两可；5-羟色胺/去甲肾上腺素再摄取抑制药（SNRIs）（如度洛西汀、米那普仑或文拉法辛）也报道有价值。一项对抗抑郁药在治疗纤维肌痛的荟萃分析[21]（前面提到的药物和 MAOIs）发现，这些药物减少疼痛、睡眠障碍和情感低落以及改善健康相关的生活质量的证据很有力；但是，作用较低。尽管如此，作者仍建议使用短时的阿米替林（基于作用大小）治疗疼痛和睡眠障碍。抗癫痫药普加巴林和加巴喷丁在对照研究中也显示有效果[5,6,8,10,12~14]。度洛西汀、米那普仑和普加巴林在某些国家已获准用于治疗纤维肌痛。替代治疗和补充治疗已经试用[13]；但由英国 Arthritis Research Campaign 提供的循证报道显示[22]：4 项此类治疗，包括腺苷蛋氨酸（蛋氨酸活性衍生物）和局部辣椒辣素，没发现有效的证据。

在某些情况下，如上髁炎和可能的肩痛[3,4]，手术可能有效。尽管夹板治疗[2,24]和局部注射皮质激素[2,25]有获益的证据（尽管获益可能不是长时间的以及治疗过程会有某些危险）[26]。但手术减压对于腕管综合征的治疗已经成型[23]，一项系统性综述[27]的结论认为在腕管综合征症状缓解上手术治疗明显好于夹板治疗。但是还需要进一步的研究，以确定它是否好于皮质激素注射或用于轻度症状的患者。口服皮质激素和超声治疗也显示对腕管综合征患者有用[24]。

1. Reveille JD. Soft-tissue rheumatism: diagnosis and treatment. *Am J Med* 1997; **102** (suppl 1A): 23S–29S.
2. Shipley M, Wise E. Pain in the wrist and hand. In: Adebajo A, ed. *ABC of Rheumatology*. 4th ed. Chichester: Wiley-Blackwell, 2010: 5–11.
3. Buchbinder R, Mitchell C. Pain in the neck, shoulder and arm. In: Adebajo A, ed. *ABC of Rheumatology*. 4th ed. Chichester: Wiley-Blackwell, 2010: 12–20.
4. van Tulder M, *et al.* Repetitive strain injury. *Lancet* 2007; **369:** 1815–22.
5. Forseth KØ, Gran JT. Management of fibromyalgia: what are the best treatment choices? *Drugs* 2002; **62:** 577–92.
6. Goldenberg DL, *et al.* Management of fibromyalgia syndrome. *JAMA* 2004; **292:** 2388–95.
7. Busch AJ, *et al.* Exercise for treating fibromyalgia syndrome. Available in The Cochrane Database of Systematic Reviews; Issue 4. Chichester: John Wiley; 2007 (accessed 16/12/09).
8. Rao SG, *et al.* Understanding the fibromyalgia syndrome. *Psychopharmacol Bull* 2007; **40:** 24–67.
9. Goldenberg DL. Multidisciplinary modalities in the treatment of fibromyalgia. *J Clin Psychiatry* 2008; **69** (suppl 2): 30–4.
10. Staud R. Pharmacological treatment of fibromyalgia syndrome: new developments. *Drugs* 2010; **70:** 1–14.
11. Dias R, *et al.* Frozen shoulder. *BMJ* 2005; **331:** 1453–6.
12. Clauw DJ. Pharmacotherapy for patients with fibromyalgia. *J Clin Psychiatry* 2008; **69** (suppl 2): 25–9.
13. Abeles M, *et al.* Update on fibromyalgia therapy. *Am J Med* 2008; **121:** 555–61.
14. Goldenberg DL. Pharmacological treatment of fibromyalgia and other chronic musculoskeletal pain. *Best Pract Res Clin Rheumatol* 2007; **21:** 499–511.
15. Arroll B, Goodyear-Smith F. Corticosteroid injections for painful shoulder: a meta-analysis. *Br J Gen Pract* 2005; **55:** 224–8.
16. Buchbinder R, *et al.* Oral steroids for adhesive capsulitis. Available in The Cochrane Database of Systematic Reviews; Issue 4. Chichester: John Wiley; 2006 (accessed 23/06/08).
17. Bisset L, *et al.* Mobilisation with movement and exercise, corticosteroid injection, or wait and see for tennis elbow: randomised trial. Abridged version: *BMJ* 2006; **333:** 939–41. Full version: http://www.bmj.com/cgi/reprint/333/7575/939.pdf (accessed 23/06/08)
18. Wong SM, *et al.* Treatment of lateral epicondylitis with botulinum toxin: a randomized, double-blind, placebo-controlled trial. *Ann Intern Med* 2005; **143:** 793–7.
19. Qerama E, *et al.* A double-blind, controlled study of botulinum toxin A in chronic myofascial pain. *Neurology* 2006; **67:** 241–5.
20. Murrell GAC. Using nitric oxide to treat tendinopathy. *Br J Sports Med* 2007; **41:** 227–31.
21. Häuser W, *et al.* Treatment of fibromyalgia syndrome with antidepressants: a meta-analysis. *JAMA* 2009; **301:** 198–209.
22. Arthritis Research Campaign. Complementary and alternative medicines for the treatment of rheumatoid arthritis, osteoarthritis and fibromyalgia (issued February 2009).
Available at: http://www.arthritisresearchuk.org/Files/Complementary%20and%20alternative%20medicines_11012010154331.pdf (accessed 08/04/10)
23. Bland JDP. Carpal tunnel syndrome. *BMJ* 2007; **335:** 343–6.
24. O'Connor D, *et al.* Non-surgical treatment (other than steroid injection) for carpal tunnel syndrome. Available in The Cochrane Database of Systematic Reviews; Issue 1. Chichester: John Wiley; 2003 (accessed 23/06/08).
25. Marshall S, *et al.* Local corticosteroid injection for carpal tunnel syndrome. Available in The Cochrane Database of Systematic Reviews; Issue 2. Chichester: John Wiley; 2007 (accessed 23/06/08).
26. Gooch CL, Mitten DJ. Treatment of carpal tunnel syndrome: is there a role for local corticosteroid injection? *Neurology* 2005; **64:** 2006–7.
27. Verdugo RJ, *et al.* Surgical versus non-surgical treatment for carpal tunnel syndrome. Available in The Cochrane Database of Systematic Reviews; Issue 4. Chichester: John Wiley; 2008 (accessed 16/12/09).

脊椎关节病

脊椎关节病是一组血清反应阴性的关节炎，包括强直性脊柱炎、银屑病关节炎、炎性肠病相关的关节炎（肠病性关节炎）和感染相关的关节炎如反应性关节炎（无菌性关节炎）。

强直性脊柱炎的特点是脊柱和骶髂关节的关节炎，有时也有不对称外周的牵连。主要侵袭 40 岁以下的男性。这种疾病的治疗目标是减轻疼痛和强直，并阻止脊柱和关节变形，可联合积极的物理治疗和药物治疗来实现。锻炼用于强化肌肉、保持一个好的姿势和关节的运动范围。NSAIDs 用于缓解疼痛和炎症，使锻炼可以进行，它们并不影响疾病的进展。一些患者可能需要加其他非阿片类镇痛药（如对乙酰氨基酚）来控制另外的疼痛。全身性皮质激素很少使用，但是当一个或两个外周关节被严重侵袭时皮质激素的关节内注射是有益的。缓解病情抗风湿药（DMARD）柳氮磺吡啶对外周关节炎有益，但对脊柱症状无效。大部分用于类风湿关节炎的其他 DMARDs（见上文）的功效有待显示。但是，TNF-α 抑制药阿达木单抗、依那西普和英夫利昔单抗可改善脊柱疼痛、功能和外周关节疾病。它们产生快速效果（通常在 12 周内），尽管大部分患者在撤药后会复发。对于用传统治疗仍有活动性疾病的患者应考虑用 TNF-α 抑制药治疗。某些证据表明早期干预产生的缓解程度更好，但是不知道在撤药后是否还有更长的持续缓解。其他的生物治疗大部分缺乏证据，但在 IL-1 受体拮抗药阿那白滞素有争议的研究中并没有看到明显的效果。

银屑病关节炎是发生在银屑病患者的炎症性血清反应阴性的关节炎。有些患者可牵涉到脊柱，这种情况与强直性脊柱炎可能难以区分。患者少有类似类风湿关节炎的对称关节炎形式。银屑病（参见 M37 第1510页）和关节炎通常需要分开治疗。关节炎的治疗与强直性脊柱炎一样，以 NSAIDs 和物理治疗开始。如果这些方法失败，可开始用 DMARD 治疗，但应避免使用氯喹和羟氯喹，因为它们可能导致皮肤反应（**银屑病关节炎**，参见 M37 第573页）。大部分证据支持使用柳氮磺吡啶

或甲氨蝶呤。来氟米特可能有效，但受到其毒性的限制，半衰期长的环孢素也受其毒性的限制。但是，在强直性脊柱炎中，发现 TNF-α 抑制药有明显疗效，对于用 NSAIDs 和（或）DMARDs 治疗仍有活动性的疾病推荐采用这些治疗。在英国，依那西普或阿达木单抗要优于英夫利昔单抗，但治疗应个体化；其他国家提倡对炎性肠病患者使用单克隆抗体（如阿达木单抗或英夫利昔单抗）。某些建议认为阿来法赛对银屑病关节炎有益。全身性皮质激素在治疗银屑病关节炎中基本不使用。

反应性关节炎通常为大多数胃肠道或生殖泌尿道感染后 1~4 周后发生的无菌性滑膜炎。包括皮肤、眼或生殖泌尿道的关节外特点可能存在也可能不存在。反应性关节炎也有 Reiter 综合征的特点。反应性关节炎用物理疗法和 NSAIDs 治疗，若符合适应证可采用皮质激素关节内注射，抗菌药的作用不确定（**骨与关节感染**，参见 M37 第155页）。

1. Jones G, *et al.* Interventions for treating psoriatic arthritis. Available in The Cochrane Database of Systematic Reviews; Issue 3. Chichester: John Wiley; 2000 (accessed 23/06/08).
2. Khan MA. Update on spondyloarthropathies. *Ann Intern Med* 2002; **136**: 896–907.
3. Lee RZ, Veale DJ. Management of spondyloarthropathy: new pharmacological treatment options. *Drugs* 2002; **62**: 2349–59.
4. Sieper J, *et al.* Ankylosing spondylitis: an overview. *Ann Rheum Dis* 2002; **61** (suppl III): iii8–iii18.
5. van der Horst-Bruinsma IE, *et al.* Treatment of ankylosing spondylitis with disease modifying antirheumatic drugs. *Clin Exp Rheumatol* 2002; **20** (suppl 28): S67–S70.
6. Brockbank J, Gladman D. Diagnosis and management of psoriatic arthritis. *Drugs* 2002; **62**: 2447–57.
7. Kyle S, *et al.* British Society for Rheumatology Standards Guidelines Audit Working Group. Guideline for anti-TNF-α therapy in psoriatic arthritis. *Rheumatology (Oxford)* 2005; **44**: 390–7. Corrections. *ibid.*; 569 and 701. Also available at: http://rheumatology.oxfordjournals.org/cgi/reprint/44/3/390.pdf (accessed 23/06/08)
8. Keat A, *et al.* British Society for Rheumatology Standards, Guidelines and Audit Working Group. BSR guidelines for prescribing TNF-α blockers in adults with ankylosing spondylitis. *Rheumatology (Oxford)* 2005; **44**: 939–47. Also available at: http://www.rheumatology.org.uk/guidelines/guidelines_as/tnfguideline_as (accessed 23/06/08)
9. Gladman DD. Traditional and newer therapeutic options for psoriatic arthritis: an evidence-based review. *Drugs* 2005; **65**: 1223–38.
10. Boulos P, *et al.* Pharmacological treatment of ankylosing spondylitis: a systematic review. *Drugs* 2005; **65**: 2111–27.
11. Reveille JD, Arnett FC. Spondyloarthritis: update on pathogenesis and management. *Am J Med* 2005; **118**: 592–603.
12. Petersel DL, Sigal LH. Reactive arthritis. *Infect Dis Clin North Am* 2005; **19**: 863–83.
13. Leirisalo-Repo M. Reactive arthritis. *Scand J Rheumatol* 2005; **34**: 251–9.
14. Gordon KB, Ruderman EM. The treatment of psoriasis and psoriatic arthritis: an interdisciplinary approach. *J Am Acad Dermatol* 2006; **54** (suppl 2): S85–S91.
15. McVeigh CM, Cairns AP. Diagnosis and management of ankylosing spondylitis. *BMJ* 2006; **333**: 581–5.
16. Zochling J, *et al.* 'ASsessment in AS' International Working Group. European League Against Rheumatism. ASAS/EULAR recommendations for the management of ankylosing spondylitis. *Ann Rheum Dis* 2006; **65**: 442–52. Also available at: http://ard.bmj.com/cgi/reprint/65/4/442.pdf (accessed 23/06/08)
17. Anonymous. New drugs for peripheral joint psoriatic arthritis. *Drug Ther Bull* 2006; **44**: 1–5.
18. NICE. Etanercept and infliximab for the treatment of adults with psoriatic arthritis (Technology Appraisal 104, issued July 2006). Available at: http://www.nice.org.uk/nicemedia/pdf/TA104guidance.pdf (accessed 23/06/08)
19. NICE. Adalimumab for the treatment of psoriatic arthritis (Technology Appraisal 125, issued August 2007). Available at: http://www.nice.org.uk/nicemedia/pdf/TA125guidance.pdf (accessed 23/06/08)
20. Furst DE, *et al.* Updated consensus statement on biological agents for the treatment of rheumatic diseases, 2007. *Ann Rheum Dis* 2007; **66** (suppl 3): iii2–iii22. Correction. *ibid.* 2008; **67**: 280.
21. Braun J, Sieper J. Ankylosing spondylitis. *Lancet* 2007; **369**: 1379–90.
22. Pham T, *et al.* Club Rhumatismes et Inflammation (CRI/SFR). Recommendations of the French Society for Rheumatology regarding TNFα antagonist therapy in patients with ankylosing spondylitis or psoriatic arthritis: 2007 update. *Joint Bone Spine* 2007; **74**: 638–46.
23. Maksymowych WP. Update on the treatment of ankylosing spondylitis. *Ther Clin Risk Manag* 2007; **3**: 1125–33.
24. Ravindran V, *et al.* A systematic review and meta-analysis of efficacy and toxicity of disease modifying anti-rheumatic drugs and biological agents for psoriatic arthritis. *Ann Rheum Dis* 2008; **67**: 855–9.
25. Gottlieb A, *et al.* Guidelines of care for the management of psoriasis and psoriatic arthritis: Section 2. Psoriatic arthritis: overview and guidelines of care for treatment with an emphasis on the biologics. *J Am Acad Dermatol* 2008; **58**: 851–64.
26. NICE. Adalimumab, etanercept and infliximab for ankylosing spondylitis: Technology Appraisal 143 (issued May 2008). Available at: http://www.nice.org.uk/nicemedia/pdf/TA143Guidance.pdf (accessed 22/07/08)
27. Keat A, Inman R. Spondyloarthritides. In: Adebajo A, ed. *ABC of Rheumatology.* 4th ed. Chichester: Wiley-Blackwell, 2010: 79–84.

Still 病

成人发作的 Still 病是一种以高热、每日 1 次或 2 次经典的体温尖峰、易消失的粉红色斑丘疹和关节炎（通常以少关节炎开始）为特征的综合征，好发年龄为 16~35 岁。

传统治疗依赖于 NSAIDs、皮质激素和免疫抑制药或其他 DMARDs，与类风湿关节炎使用的药物相似（见上文）[1~3]。NSAIDs 在轻度疼痛患者的临床试验值得进行，但大多数患者单独用 NSAIDs 不能控制[2,3]。如果症状严重，在开始治疗时可能需要皮质激素，且约 80% 的病例[2] 最终需要皮质激素。当皮质激素治疗不能控制疾病或它们的不良反应成为麻烦时则要引入 DMARDs（一般是甲氨蝶呤）。大部分患者对甲氨蝶呤有反应，但治疗期间必须密切监测肝功能。其他 DMARDs 的价值还不确定。静脉注射免疫球蛋白也经常试用，尽管缺乏支持的证据[2,3]。

TNF-α 抑制药也已试用[2,3]，但结果不同[2]。有证据显示 IL-1 和 IL-6 在发病机制上起重要作用，也有一些报道表明阿那白滞素（一种 IL-1 受体拮抗药）对顽固疾病有明显改善作用，而托珠单抗（一种 IL-6 受体拮抗药）也被建议作为一种需要研究的治疗方法[2,3]。

Still 病曾被不一致地用于描述某些类型的青少年特发性关节炎（见上文）。

1. Efthimiou P, Georgy S. Pathogenesis and management of adult-onset Still's disease. *Semin Arthritis Rheum* 2006; **36**: 144–52.
2. Pouchot J. How can we improve the management of adult-onset Still's disease? *Joint Bone Spine* 2007; **74**: 117–19.
3. Kontzias A, Efthimiou P. Adult-onset Still's disease: pathogenesis, clinical manifestations and therapeutic advances. *Drugs* 2008; **68**: 319–337.

Abatacept (*BAN, USAN, rINN*) 阿巴西普

Abataceptum; BMS-188667; CTLA4-Ig. 1-25-oncostatin M (human precursor) fusion protein with CTLA-4 (antigen) (human) fusion protein with immunoglobulin G1 (human heavy chain fragment), bimolecular (146→146')-disulfide.

Абатацепт

CAS — 332348-12-6.
ATC — L04AA24.
ATC Vet — QL04AA24.
UNII — 7D0YB67S97.

不良反应和处置

通常在开始输注阿巴西普 1h 内出现反应。所报道的最常见的输液反应是头晕、头痛和高血压，低血压和呼吸困难较少出现。其他急性反应有恶心、面部潮红、瘙痒、皮疹和喘鸣。尽管少数患者可能需要停止治疗，但是大部分反应通常为轻至中度。

其他常见的不良反应包括头痛、鼻咽炎、恶心、消化不良、腹泻、头晕、背痛、疲劳、咳嗽和肝功能异常。罕有报道称用药后可能产生阿巴西普抗体，以及过敏反应和过敏性反应。不常见的不良反应包括感觉异常、血小板减少和白细胞减少。

用阿巴西普治疗的患者经常发生感染，大多数感染通常会影响呼吸道和尿道。更严重的感染（如肺炎、败血症、蜂窝组织炎、支气管炎、憩室炎和急性肾盂肾炎）尽管少见，但是也与阿巴西普的治疗相关，在这些感染中有些是致命的。患者发生严重感染应当停止治疗。由于免疫抑制治疗与进行性多灶性脑白质病（PML）相关，如果在使用中出现提示为 PML 的神经症状，应停止用阿巴西普。有严重和不可控感染的患者，如败血病和机会性感染患者，不应使用阿巴西普。有复发性感染史的患者、潜在条件下易诱发感染的患者，以及有慢性、潜伏性或局限性感染的患者，均须谨慎用药。治疗开始前须筛查患者是否有潜伏性肺结核，检验阳性的患者在开始使用阿巴西普之前须用标准化学预防药治疗。

一些缓解病情抗风湿药与乙型肝炎病毒复活相关，阿巴西普注册药品信息建议在开始治疗前需要筛查病毒性肝炎。

在慢性阻塞性肺疾病患者中，阿巴西普不良反应的发生会更频繁，可能包括加重患者的呼吸道症状。

致癌性 阿巴西普在人类恶性肿瘤（如淋巴癌）发病中的作用尚不清楚。

在安慰剂对照研究中，用阿巴西普治疗的患者发生恶性肿瘤的总频率与使用安慰剂治疗的患者相似（分别为 1.4% 和 1.1%）。然而，在接受阿巴西普治疗的患者中发生肺癌和淋巴癌的病例更多。尽管在用其他哺乳动物进行的一些研究中没有发现淋巴癌和乳腺癌发病率的增加，但是小鼠研究中曾提到可增加淋巴癌和乳腺癌的发病率。

药物相互作用

由于阿巴西普对疫苗功效或感染传播危险的影响都不明确，因此活疫苗不应与阿巴西普同时使用，或在停止使用阿巴西普 3 个月内使用。TNF 抑制药与阿巴西普同时使用可增加严重感染的危险（见**英夫利昔单抗**项下，第68页），因此不推荐联合应用。许多已报道的严重感染在同时接受免疫抑制治疗的患者中均曾出现过（见上文）。由于安全评估的证据不充分，因此本品也不推荐与阿那白滞素或利妥昔单抗同时使用。

药动学

据报道阿巴西普在常用剂量下具有线性药动学特点。重复静脉输注给药后，它的平均终末半衰期约为 13 天。

动物研究提示阿巴西普可分布到乳汁。

用途和用法

阿巴西普是一种融合蛋白，为共刺激阻滞药。它可阻止 T 细胞活化。已发现类风湿关节炎患者的滑膜中有活化的 T 细胞。阿巴西普被定义为生物性缓解病情抗风湿药（DMARD）。

阿巴西普用于治疗中至重度活动性类风湿关节炎（见下文）。在英国，批准其用于对至少一种其他 DMARD 药物反应不佳的患者，包括甲氨蝶呤或某种 TNF 抑制药。在美国，批准其用于疾病早期。在英国，阿巴西普被批准可与甲氨蝶呤同时使用，而在美国则应单独使用或与其他 DMARDs 同时使用（见上文**药物相互作用**）。

根据体重，阿巴西普按下述剂量静脉输注，给药 30min 以上：

- 体重小于 60kg 的患者：500mg。
- 体重 60~100kg 的患者：750mg。
- 体重大于 100kg 的患者：1g。

在 2 周和 4 周时重复用药，随后每 4 周重复用药 1 次。如果治疗 6 个月内无效，则需要考虑继续使用阿巴西普的益处。

阿巴西普的儿童用法和推荐剂量见下文。

阿巴西普也被研究用于其他自身免疫性疾病，如炎性肠病，银屑病关节炎和系统性红斑狼疮。

儿童用法 阿巴西普被批准用于治疗 6 岁及 6 岁以上儿童的中至重度活动性青少年特发性关节炎，可单独使用，或与甲氨蝶呤同时使用。根据体重计算剂量，静脉输注给药 30min。体重小于 75kg 的患儿以 10mg/kg 为初始剂量，体重更大的儿童用药量与相应的成人药剂量相当（见上文）。在 2 周和 4 周时应当重复用药，随后每 4 周用药 1 次。

类风湿关节炎 阿巴西普用于类风湿关节炎[1~10]（见第12页）和青少年特发性关节炎[11]（见第11页）的参考文献如下。在英国，阿巴西普被批准用于对标准的缓解病情抗风湿药反应不佳的类风湿关节炎患者的治疗。尽管由于它的性价比有问题，NICE 不推荐此用法[12]，但是推荐那些当前正在使用阿巴西普的患者应当继续药物治疗，直到认为适合停药为止。

1. Kremer JM, *et al.* Treatment of rheumatoid arthritis by selective inhibition of T-cell activation with fusion protein CTLA4Ig. *N Engl J Med* 2003; **349**: 1907–15.
2. Genovese MC, *et al.* Abatacept for rheumatoid arthritis refractory to tumor necrosis factor α inhibition. *N Engl J Med* 2005; **353**: 1114–23. Correction. *ibid.*; 2311.
3. Kremer JM, *et al.* Effects of abatacept in patients with methotrexate-resistant active rheumatoid arthritis: a randomized trial. *Ann Intern Med* 2006; **144**: 865–76.
4. Weinblatt M, *et al.* Safety of the selective costimulation modulator abatacept in rheumatoid arthritis patients receiving background biologic and nonbiologic disease-modifying antirheumatic drugs: a one-year randomized, placebo-controlled study. *Arthritis Rheum* 2006; **54**: 2807–16.
5. Nogid A, Pham DQ. Role of abatacept in the management of rheumatoid arthritis. *Clin Ther* 2006; **28**: 1764–78.
6. Pollard LC. Inhibiting costimulatory activation of T cells: a viable treatment option for rheumatoid arthritis? *Drugs* 2007; **67**: 1–9.
7. Lundquist L. Abatacept: a novel therapy approved for the treatment of patients with rheumatoid arthritis. *Adv Therapy* 2007; **24**: 333–45.
8. Russell AS, *et al.* Abatacept improves both the physical and mental health of patients with rheumatoid arthritis who have inadequate response to methotrexate treatment. *Ann Rheum Dis* 2007; **66**: 189–94.
9. Bruce SP, Boyce EG. Update on abatacept: a selective costimulation modulator for rheumatoid arthritis. *Ann Pharmacother* 2007; **41**: 1153–62.
10. Maxwell L, Singh JA. Abatacept for rheumatoid arthritis. Available in The Cochrane Database of Systematic Reviews; Issue 4. Chichester: John Wiley; 2009 (accessed 14/12/09).
11. Ruperto N, *et al.* Paediatric Rheumatology International Trials Organization (PRINTO). Pediatric Rheumatology Collaborative Study Group (PRCSG). Abatacept in children with juvenile idiopathic arthritis: a randomised, double-blind, placebo-controlled withdrawal trial. *Lancet* 2008; **372**: 383–91.
12. NICE. Abatacept for the treatment of rheumatoid arthritis: Technology Appraisal Guidance 141 (issued April 2008). Available at: http://www.nice.org.uk/nicemedia/pdf/TA141guidance.pdf (accessed 31/10/08)

制剂

专利制剂

Arg.: Orencia; **Austral.:** Orencia; **Austria:** Orencia; **Chile:** Orencia; **Cz.:** Orencia; **Denm.:** Orencia; **Fr.:** Orencia; **Ger.:** Orencia; **Gr.:** Orencia; **Hung.:** Orencia; **Irl.:** Orencia; **Ital.:** Orencia; **Neth.:** Orencia; **Norw.:** Orencia; **NZ:** Orencia; **Pol.:** Orencia; **Port.:** Orencia; **Spain:** Orencia; **Swed.:** Orencia; **Switz.:** Orencia; **UK:** Orencia; **USA:** Orencia.

Aceclofenac (*BAN, rINN*) 醋氯芬酸

Acéclofénac; Aceclofenaco; Aceclofenacum; Aceklofenák; Aceklofenak; Aceklofenakas; Aseklofenaakki; Aseklofenak. [*o*-(2,6-Dichloroanilino)phenyl]acetate glycolic acid ester; 2-(2,6-Dichloroanalino)phenylacetoxyacetic acid.

Ацеклофенак

$C_{16}H_{13}Cl_2NO_4 = 354.2$.
CAS — 89796-99-6.
ATC — M01AB16; M02AA25.
ATC Vet — QM01AB16; QM02AA25.
UNII — RPK779R03H.

Pharmacopoeias. In *Eur.* (see p.vii).

Ph. Eur. 6.8 （Aceclofenac） 白色或类白色结晶性粉末。几乎不溶于水；溶于乙醇；易溶于丙酮。贮藏于密闭容器中。避光。

不良反应和处置

参见 **NSAIDs**，第92页。

超敏反应 有报道称，接受醋氯芬酸[1,2]治疗后发生白细胞碎片性脉管炎，即一种 III 型超敏反应。也曾有过敏反应[3]。

1. Epelde F, Boada L. Leukocytoclastic vasculitis and hemoptysis after treatment with aceclofenac. *Ann Pharmacother* 1995; **29:** 1168.
2. Morros R, *et al.* Hypersensitivity vasculitis related to aceclofenac. *Br J Rheumatol* 1997; **36:** 503–4.
3. Rojas-Hijazo B, *et al.* Anaphylactic reaction after aceclofenac intake. *Allergy* 2006; **61:** 511.

注意事项

参见 **NSAIDs**，第94页。

醋氯芬酸应当避免用于中度至重度肾损伤的患者。

药物相互作用

与 NSAIDs 相关的药物相互作用，见第94页。

药动学

醋氯芬酸从胃肠道吸收很好，单次剂量口服后 1～3h 达到血浆峰浓度。超过 99％的醋氯芬酸与血浆蛋白结合。血浆消除半衰期大约为 4h。单次剂量中约三分之二主要以羟基代谢产物从尿中排泄。一小部分转化为双氯芬酸。

有人认为低浓度双氯芬酸（醋氯芬酸的小部分代谢物）与醋氯芬酸的作用有部分关系。

1. Hinz B, *et al.* Aceclofenac spares cyclooxygenase 1 as a result of limited but sustained biotransformation to diclofenac. *Clin Pharmacol Ther* 2003; **74:** 222–35.

用途和用法

醋氯芬酸是苯乙酸衍生物，是一种与双氯芬酸（见第43页）相关的 NSAID（见第94页）。它用于治疗骨关节炎、类风湿关节炎和强直性脊柱炎，100mg 每日 2 次口服给药。用于肝损伤患者时应当减少剂量，见下文。

1. Dooley M, *et al.* Aceclofenac: a reappraisal of its use in the management of pain and rheumatic disease. *Drugs* 2001; **61:** 1351–78.
2. Reginster JY, *et al.* Comment positionner l'acéclofénac au sein de l'arsenal thérapeutique des pathologies ostéo-articulaires chroniques? *Rev Med Liege* 2001; **56:** 484–8.
3. Legrand E. Aceclofenac in the management of inflammatory pain. *Expert Opin Pharmacother* 2004; **5:** 1347–57.
4. Lee J, *et al.* Formulation of microemulsion systems for transdermal delivery of aceclofenac. *Arch Pharm Res* 2005; **28:** 1097–1102.

在肝损伤中的用法 醋氯芬酸的起始剂量在肝损伤患者中应降至每日 100mg。

制剂

专利制剂

Arg.: Berlofen; **Belg.:** Air-Tal; Biofenac; **Braz.:** Cecoflan†; Proflam; **Chile:** Airtal†; **Denm.:** Barcan†; **Fin.:** Barcan†; **Fr.:** Cartrex; **Ger.:** Beofenac; **Gr.:** Aceclonac; Arlina; Biofenac; Fractopon; Iasan; Sovipan; **Hung.:** Aflamin; Flemac; **India:** Aceclo; Arrestin; Movon; Zerodol; **Ital.:** Airtal; Gladio; Kafenac; **Mex.:** Bristaflam; **Neth.:** Biofenac; **Norw.:** Barcan†; **Philipp.:** Clanza; **Port.:** Airtal; Biofenac; **Rus.:** Airtal (Аэртал); **Spain:** Alcocen; Airtal; Airtal Difucrem; Falcol; Gerbin; Sanein†; **Swed.:** Barcan†; **Switz.:** Locomin†; **Turk.:** Biofenac; **UAE:** Aceclofar; **UK:** Preservex; **Venez.:** Airtal†; Bristaflam.

多组分制剂 **India:** Kinectine P; Kinectine-MR†; Movon-MR; Movon-P; Zerodol-MR; Zerodol-P.

Acemetacin (*BAN, rINN*) 阿西美辛

Acemetacina; Acémétacine; Acemetacinum; Asemetasin; Bay-f-4975; Indometasinin Glikolik Asit Esteri; TVX-1322. *O*-[(1-*p*-Chlorobenzoyl-5-methoxy-2-methylindol-3-yl)acetyl]glycolic acid.

Ацеметацин

$C_{21}H_{18}ClNO_6 = 415.8$.
CAS — 53164-05-9.
ATC — M01AB11.
ATC Vet — QM01AB11.
UNII — 5V141XK28X.

Pharmacopoeias. In *Eur.* (see p.vii) and *Jpn.*

Ph. Eur. 6.8 （Acemetacin） 黄色或黄绿色结晶性粉末。具有多态现象。几乎不溶于水；微溶于无水乙醇；溶于丙酮。避光。

不良反应、处置和注意事项

参见 **NSAIDs**，第92页。

药物相互作用

与 NSAIDs 相关的药物相互作用，见第94页。

药动学

阿西美辛口服用药后吸收好。它的主要代谢产物是吲哚美辛（见第64页）。重复用药后，吲哚美辛的浓度高于阿西美辛。阿西美辛与血浆蛋白的结合程度稍低于吲哚美辛。阿西美辛通过肝和肾清除。

用途和用法

阿西美辛是吲哚美辛的羟乙酸酯，是一种 NSAID（第94页）。它的药理学活性归因于阿西美辛及其主要代谢产物吲哚美辛（第65页）。阿西美辛用于类风湿关节炎、骨关节炎、腰背痛、术后痛和炎症。常用日剂量为 120～180mg，分次口服给药。阿西美辛通过肝和肾途径清除，虽然药动学不受中度肾损伤或肝损伤影响，并且似乎在老年人没有变化。

1. Jones RW, *et al.* Comparative pharmacokinetics of acemetacin in young subjects and elderly patients. *Br J Clin Pharmacol* 1991; **31:** 543–5.
2. Hazleman B, Bernstein RM. Acemetacin in the long-term therapy of rheumatoid arthritis. *Curr Med Res Opin* 1993; **13:** 119–26.
3. Chou CT, Tsai YY. A double-blind, randomized, controlled parallel group study evaluating the efficacy and safety of acemetacin for the management of osteoarthritis. *Int J Clin Pharmacol Res* 2002; **22:** 1–6.
4. Leeb BF, *et al.* Behandlung der Gonarthrose: Wirksamkeit und Verträglichkeit von retardiertem Acemetacin im Vergleich zu Celecoxib. *Orthopade* 2004; **33:** 1032–41.

制剂

专利制剂

Austria: Rheutrop; **Cz.:** Rantudil†; **Ger.:** Acemetadoc; Rantudil; **Gr.:** Gamespir; Rantudal; **Hung.:** Rantudil; **Ital.:** Acemix†; Solart†; **Jpn:** Rantudil; **Mex.:** Rantudil; **Philipp.:** Rantudil; **Pol.:** Rantudil; **Spain:** Espledol†; Oldan†; **Switz.:** Tilur; **Turk.:** Rantudil; **UK:** Emflex; **Venez.:** Mostanol†; Pranex.

多组分制剂 **Arg.:** Rucaten Forte; Rucaten Prednisolona.

Acetanilide 乙酰苯胺

Acetanilida; Antifebrin. *N*-Phenylacetamide.

Антифебрин; Ацетанилид
$C_8H_9NO = 135.2$.
CAS — 103-84-4.
UNII — SP86R356CC.

Pharmacopoeias. In *Fr.*

简介

乙酰苯胺是与对乙酰氨基酚（第102页）相关的对氨基苯酚衍生物，有镇痛和解热性质。已被更安全的镇痛药取代。

制剂

顺势疗法制剂 **Fr.:** Neurocynesine; **Neth.:** Neurocynesine.

Actarit (*rINN*) 阿克他利

Actaritum; MS-932. (*p*-Acetamidophenyl)acetic acid.

Актарит
$C_{10}H_{11}NO_3 = 193.2$.
CAS — 18699-02-0.
UNII — HW5B6351RZ.

简介

据报道，阿克他利是一种缓解病情抗风湿药。治疗类风湿关节炎时以 100mg 常用剂量每日 3 次口服给药。

不良反应 1 名 52 岁老年妇女在使用阿克他利和多西环素后 1 个月发生光敏反应[1]。两种药物的光斑贴试验只有含阿克他利的斑贴是阳性的。

1. Kawada A, *et al.* Photosensitivity due to actarit. *Contact Dermatitis* 1997; **36:** 175–6.

用法 参考文献如下。

1. Nakamura H, *et al.* Clinical effects of actarit in rheumatoid arthritis: improvement of early disease activity mediated by reduction of serum concentrations of nitric oxide. *Clin Exp Rheumatol* 2000; **18:** 445–50.

制剂

专利制剂

Jpn: Mover; Orcl.

Adalimumab (*BAN, USAN, rINN*) 阿达木单抗

Adalimumabum; D2E7; LU-200134. Immunoglobulin G1 (human monoclonal D2E7 heavy chain anti-human tumor necrosis factor), disulfide with human monoclonal D2E7κ-chain, dimer.

Адалимумаб
CAS — 331731-18-1.
ATC — L04AB04.
ATC Vet — QL04AB04.
UNII — FYS6T7F842.

不良反应、处置和注意事项

参见英夫利昔单抗，第67页。

注射部位反应包括红斑、瘙痒、疼痛和肿胀，是阿达木单抗最常见的不良反应，然而，大多数反应是轻微的，不会导致停药。其他常见反应包括头痛、疹、背痛、高血压、感觉异常、碱性磷酸盐水平增高和咳嗽。

已检测到阿达木单抗的自身抗体。

药物相互作用

参见**英夫利昔单抗**，第68页。

据报道甲氨蝶呤减少阿达木单抗的清除率达 44%，但是后者的注册药品信息称对于任一药物的剂量调整似乎不是必需的。

药动学

据报道，阿达木单抗在常用剂量时有线性药动学。皮下注射 3～8 天后达到峰值浓度，生物利用度估计为 64%。平均终末半衰期约为 2 周。

1. Nestorov I. Clinical pharmacokinetics of tumor necrosis factor antagonists. *J Rheumatol* 2005; **74** (suppl): 13–18.

用途和用法

阿达木单抗是重组人单克隆肿瘤坏死因子（TNF）抗体，特异性与 TNF-α 结合，阻止它与内源性细胞表面 TNF 受体的相互作用。它也调整由 TNF 引起或调节的生物反应。已发现在类风湿关节炎（见下文）、强直性脊柱炎、银屑病关节炎（见第13页，**脊椎关节病**）和克罗恩病患者的受累组织和滑膜液中 TNF 水平的升高。阿达木单抗被描述为一种生物性缓解病情抗风湿药（DMARD）。

阿达木单抗用于中度至重度活动性**类风湿关节炎**和活动性进行性**银屑病关节炎**的治疗。在英国，它被批准用于虽然是重度进行性类风湿关节炎，但对标准缓解病情抗风湿药反应不适当的患者，它也可用于先前没有用甲氨蝶呤治疗的患者。在美国，它被批准用于疾病早期。阿达木单抗也用于治疗活动性**强直性脊柱炎**：英国注册药品信息建议阿达木单抗只用于对常规治疗反应不佳的重度疾病患者；然而在美国，它则可用于疾病早期。对所有以上的适应证，每隔 1 周以 40mg 剂量皮下注射给药。在治疗类风湿关节炎时，尽管使用甲氨蝶呤治疗不适用时可使用单一疗法，但是英国注册药品信息推荐阿达木单抗应当与甲氨蝶呤同时使用。当作为单一疗法用于类风湿关节炎，使用剂量增加到每周 40mg 时，一些患者可从中获益。通常在治疗的 12 周内可达到临床反应。

阿达木单抗用于对常规治疗无反应的中度至重度、活动性**克罗恩病**的治疗，也可用于使用英夫利昔单抗治疗复发的患者。患者在第一天使用 160mg 的起始剂量（40mg，一天注射 4 次或者每日注射 2 次，每次 40mg，连续注射 2 天），2 周后继续用药 80mg（第 15 天）。再过 2 周后（第 29 天），可以开始每隔 1 周 40mg 的维持剂量。与上述诱导剂量相关的不良反应风险高，因此，对于那些不需要对治疗快速反应的患者，英国注册药品信息建议起初可给予较低的剂量 80mg，2 周后 40mg，此后可使用常用的维持剂量。通常在治疗的 12 周内可见临床反应。当阿达木单抗维持剂量升至每周 40mg 时，复发患者可从中获益。

对包括光疗的常规全身性治疗无反应或无法耐受的中度至重度慢性**斑块型银屑病**患者，在治疗时推荐的阿达木单抗的起始剂量是皮下注射 80mg，并在起始剂量给药后 1 周开始，每隔 1 周皮下注射维持剂量 40mg。通常在开始治疗的 16 周内可见临床反应。

阿达木单抗的儿童用药和推荐剂量见下文。

儿童用法 阿达木单抗用于治疗儿童活动性多关节青少年特发性关节炎。在英国，阿达木单抗被批准用于 13 岁及以上儿童，并对标准缓解病情抗风湿药（DMARDs）反应不佳的患儿。阿达木单抗以 40mg 剂量每隔 1 周皮下给药 1 次。尽管甲氨蝶呤治疗不适用时可使用单一疗法，但是注册药品信息也推荐阿达木单抗应当与甲氨蝶呤同时使用。

在美国，阿达木单抗被批准用于 4 岁儿童，以减轻中度至重度活动性疾病的体征和症状。根据体重计算剂量，皮下给药。体重在 15～30kg 的患儿应当每隔 1 周用药 20mg，而体重更重的患儿可每隔 1 周用药 40mg。

炎性肠病 阿达木单抗用于治疗克罗恩病[1~6]（参见 M37 第1620页），包括对英夫利昔单抗不耐受或治疗复发的患者[7~10]。阿达木单抗也曾试用于治疗溃疡性结肠炎[11]（参见 M37 第1620页）。

1. Hanauer SB, *et al.* Human anti-tumor necrosis factor monoclonal antibody (adalimumab) in Crohn's disease: the CLASSIC-I trial. *Gastroenterology* 2006; **130:** 323–33.
2. Sandborn WJ, *et al.* Adalimumab for maintenance treatment of Crohn's disease: results of the CLASSIC II trial. *Gut* 2007; **56:** 1232–9.
3. Colombel JF, *et al.* Adalimumab for maintenance of clinical response and remission in patients with Crohn's disease: the CHARM trial. *Gastroenterology* 2007; **132:** 52–65.
4. Plosker GL, Lyseng-Williamson KA. Adalimumab: in Crohn's disease. *BioDrugs* 2007; **21:** 125–32.
5. Colombel J-F, *et al.* Adalimumab for the treatment of fistulas in patients with Crohn's disease. *Gut* 2009; **58:** 940–8.
6. Colombel J-F, *et al.* Comparison of two adalimumab treatment schedule strategies for moderate-to-severe Crohn's disease: results from the CHARM trial. *Am J Gastroenterol* 2009; **104:** 1170–9.
7. Sandborn WJ, *et al.* An open-label study of the human anti-TNF monoclonal antibody adalimumab in subjects with prior loss of response or intolerance to infliximab for Crohn's disease. *Am J Gastroenterol* 2004; **99:** 1984–9.
8. Papadakis KA, *et al.* Safety and efficacy of adalimumab (D2E7) in Crohn's disease patients with an attenuated response to infliximab. *Am J Gastroenterol* 2005; **100:** 75–9.
9. Peyrin-Biroulet L, *et al.* Adalimumab maintenance therapy for Crohn's disease with intolerance or lost response to infliximab: an open-label study. *Aliment Pharmacol Ther* 2007; **25:** 675–80.
10. Sandborn WJ, *et al.* Adalimumab induction therapy for Crohn disease previously treated with infliximab: a randomized trial. *Ann Intern Med* 2007; **146:** 829–38.
11. Peyrin-Biroulet L, *et al.* Adalimumab induction therapy for ulcerative colitis with intolerance or lost response to infliximab: an open-label study. *World J Gastroenterol* 2007; **13:** 2328–32.

银屑病 阿达木单抗用于治疗斑块型银屑病[1~6]（参见 M37 第1510页）。

1. Gordon KB, *et al.* Clinical response to adalimumab treatment in patients with moderate to severe psoriasis: double-blind, randomized controlled trial and open-label extension study. *J Am Acad Dermatol* 2006; **55:** 598–606.
2. Papoutsaki M, *et al.* Adalimumab for severe psoriasis and psoriatic arthritis: an open-label study in 30 patients previously treated with other biologics. *J Am Acad Dermatol* 2007; **57:** 269–75.
3. Menter A, *et al.* Adalimumab therapy for moderate to severe psoriasis: a randomized, controlled phase III trial. *J Am Acad Dermatol* 2008; **58:** 106–15.
4. Revicki D, *et al.* Impact of adalimumab treatment on health-related quality of life and other patient-reported outcomes: results from a 16-week randomized controlled trial in patients with moderate to severe plaque psoriasis. *Br J Dermatol* 2008; **158:** 549–57.
5. Saurat J-H, *et al.* CHAMPION Study Investigators. Efficacy and safety results from the randomized controlled comparative study of adalimumab vs. methotrexate vs. placebo in patients with psoriasis. *Br J Dermatol* 2008; **158:** 558–66.
6. NICE. Adalimumab for the treatment of adults with psoriasis: Technology Appraisal Guidance 146 (issued June 2008). Available at: http://www.nice.org.uk/nicemedia/pdf/TA146Guidance.pdf (accessed 25/07/08)

类风湿关节炎 阿达木单抗在类风湿关节炎[1~16]（见第12页）和青少年特发性关节炎（见第11页）[17]中使用的参考文献如下。

1. den Broeder AA, *et al.* Long-term anti-tumour necrosis factor alpha monotherapy in rheumatoid arthritis: effect on radiological course and prognostic value of markers of cartilage turnover and endothelial activation. *Ann Rheum Dis* 2002; **61**: 311–18.
2. Rau R. Adalimumab (a fully human anti-tumour necrosis factor alpha monoclonal antibody) in the treatment of active rheumatoid arthritis: the initial results of five trials. *Ann Rheum Dis* 2002; **61** (suppl 2): 70–3.
3. Weinblatt ME, *et al.* Adalimumab, a fully human anti-tumor necrosis factor alpha monoclonal antibody, for the treatment of rheumatoid arthritis in patients taking concomitant methotrexate: the ARMADA trial. *Arthritis Rheum* 2003; **48:** 35–45.
4. Furst DE, *et al.* Adalimumab, a fully human anti tumor necrosis factor-alpha monoclonal antibody, and concomitant standard antirheumatic therapy for the treatment of rheumatoid arthritis: results of STAR (Safety Trial of Adalimumab in Rheumatoid Arthritis). *J Rheumatol* 2003; **30:** 2563–71.
5. van de Putte LB, *et al.* Efficacy and safety of adalimumab as monotherapy in patients with rheumatoid arthritis for whom previous disease modifying antirheumatic drug treatment has failed. *Ann Rheum Dis* 2004; **63:** 508–16.
6. Keystone EC, *et al.* Radiographic, clinical, and functional outcomes of treatment with adalimumab (a human anti-tumor necrosis factor monoclonal antibody) in patients with active rheumatoid arthritis receiving concomitant methotrexate therapy: a randomized, placebo-controlled, 52-week trial. *Arthritis Rheum* 2004; **50:** 1400–11.
7. Wick MC, *et al.* Adalimumab (Humira) restores clinical response in patients with secondary loss of efficacy from infliximab (Remicade) or etanercept (Enbrel): results from the STURE registry at Karolinska University Hospital. *Scand J Rheumatol* 2005; **34:** 353–8.
8. Navarro-Sarabia F, *et al.* Adalimumab for treating rheumatoid arthritis. Available in The Cochrane Database of Systematic Reviews; Issue 3. Chichester: John Wiley; 2005 (accessed 13/06/08).
9. Weinblatt ME, *et al.* Long term efficacy and safety of adalimumab plus methotrexate in patients with rheumatoid arthritis: ARMADA 4 year extended study. *Ann Rheum Dis* 2006; **65:** 753–9.
10. Breedveld FC, *et al.* The PREMIER study: a multicenter, randomized, double-blind clinical trial of combination therapy with adalimumab plus methotrexate versus methotrexate alone or adalimumab alone in patients with early, aggressive rheumatoid arthritis who had not had previous methotrexate treatment. *Arthritis Rheum* 2006; **54:** 26–37.
11. Heiberg MS, *et al.* Adalimumab and methotrexate is more effective than adalimumab alone in patients with established rheumatoid arthritis: results from a 6-month longitudinal, observational, multicentre study. *Ann Rheum Dis* 2006; **65:** 1379–83.
12. Cvetković RS, Scott LJ. Adalimumab: a review of its use in adult patients with rheumatoid arthritis. *BioDrugs* 2006; **20:** 293–311.
13. Chen Y-F, *et al.* NHS Health Technology Assessment Programme. A systematic review of the effectiveness of adalimumab, etanercept and infliximab for the treatment of rheumatoid arthritis in adults and an economic evaluation of their cost-effectiveness (issued November 2006). Available at: http://www.hta.ac.uk/fullmono/mon1042.pdf (accessed 31/10/08)
14. Burmester GR, *et al.* Adalimumab alone and in combination with disease-modifying antirheumatic drugs for the treatment of rheumatoid arthritis in clinical practice: the Research in Active Rheumatoid Arthritis (ReAct) trial. *Ann Rheum Dis* 2007; **66:** 732–9.
15. Bombardieri S, *et al.* Research in Active Rheumatoid Arthritis (ReAct) Study Group. Effectiveness of adalimumab for rheumatoid arthritis in patients with a history of TNF-antagonist therapy in clinical practice. *Rheumatology (Oxford)* 2007; **46:** 1191–9.
16. NICE. Adalimumab, etanercept and infliximab for the treatment of rheumatoid arthritis: Technology Appraisal Guidance 130 (issued October 2007). Available at: http://www.nice.org.uk/nicemedia/pdf/TA130guidance.pdf (accessed 03/11/08)
17. Lovell DJ, *et al.* Pediatric Rheumatology Collaborative Study Group. Pediatric Rheumatology International Trials Organisation. Adalimumab with or without methotrexate in juvenile rheumatoid arthritis. *N Engl J Med* 2008; **359:** 810–20.

脊椎关节病 在强直性脊柱炎和银屑病关节炎（第13页）中阿达木单抗使用的参考文献如下[1~13]。

1. Chew A-L, *et al.* Successful treatment of severe psoriasis and psoriatic arthritis with adalimumab. *Br J Dermatol* 2004; **151:** 492–6.
2. Mease PJ, *et al.* Adalimumab for the treatment of patients with moderately to severely active psoriatic arthritis: results of a double-blind, randomized, placebo-controlled trial. *Arthritis Rheum* 2005; **52:** 3279–89.
3. van der Heijde D, *et al.* ATLAS Study Group. Efficacy and safety of adalimumab in patients with ankylosing spondylitis: results of a multicenter, randomized, double-blind, placebo-controlled trial. *Arthritis Rheum* 2006; **54:** 2136–46.
4. Simpson D, Scott LJ. Adalimumab: in psoriatic arthritis. *Drugs* 2006; **66:** 1487–96.
5. Gladman DD, *et al.* Adalimumab improves joint-related and skin-related functional impairment in patients with psoriatic arthritis: patient-reported outcomes of the Adalimumab Effectiveness in Psoriatic Arthritis Trial. *Ann Rheum Dis* 2007; **66:** 163–8.
6. Gladman DD, *et al.* Adalimumab for long-term treatment of psoriatic arthritis: forty-eight week data from the adalimumab effectiveness in psoriatic arthritis trial. *Arthritis Rheum* 2007; **56:** 476–88.
7. Genovese MC, *et al.* M02-570 Study Group. Safety and efficacy of adalimumab in treatment of patients with psoriatic arthritis who had failed disease modifying antirheumatic drug therapy. *J Rheumatol* 2007; **34:** 1040–50. Correction. *ibid.*; 1439.
8. Davis JC, *et al.* Health-related quality of life outcomes in patients with active ankylosing spondylitis treated with adalimumab: results from a randomized controlled study. *Arthritis Rheum* 2007; **57:** 1050–7.
9. NICE. Adalimumab for the treatment of psoriatic arthritis: Technology Appraisal Guidance 125 (issued August 2007). Available at: http://www.nice.org.uk/nicemedia/pdf/TA125guidance.pdf (accessed 03/11/08)
10. McLeod C, *et al.* NHS Health Technology Assessment Programme. Adalimumab, etanercept and infliximab for the treatment of ankylosing spondylitis: a systematic review and economic evaluation (issued August 2007). Available at: http://www.hta.ac.uk/fullmono/mon1128.pdf (accessed 31/10/08)
11. NICE. Adalimumab, etanercept and infliximab for ankylosing spondylitis: Technology Appraisal Guidance 143 (issued May 2008). Available at: http://www.nice.org.uk/nicemedia/pdf/TA143Guidance.pdf (accessed 31/10/08)
12. Mease PJ, *et al.* Adalimumab for long-term treatment of psoriatic arthritis: 2-year data from the Adalimumab Effectiveness in Psoriatic Arthritis Trial (ADEPT). *Ann Rheum Dis* 2009; **68:** 702–9.
13. van der Heijde D, *et al.* ATLAS Study Group. Adalimumab effectiveness for the treatment of ankylosing spondylitis is maintained for up to 2 years: long-term results from the ATLAS trial. *Ann Rheum Dis* 2009; **68:** 922–9.

葡萄膜炎 阿达木单抗曾成功尝试用于治疗原发性葡萄膜炎[1,2]（参见 M37 第1446页）。其他炎性疾病的并发症（如类风湿关节炎）也可发展成葡萄膜炎。使用阿达木单抗治疗除了对原发疾病有效外，还可改善眼睛症状。

1. Vazquez-Cobian LB, *et al.* Adalimumab therapy for childhood uveitis. *J Pediatr* 2006; **149:** 572–5.
2. Biester S, *et al.* Adalimumab in the therapy of uveitis in childhood. *Br J Ophthalmol* 2007; **91:** 319–24.

制剂

专利制剂

Arg.: Humira; ***Austral.:*** Humira; ***Austria:*** Humira; ***Belg.:*** Humira; ***Braz.:*** Humira; ***Canad.:*** Humira; ***Chile:*** Humira; ***Cz.:*** Humira; ***Denm.:*** Humira; ***Fin.:*** Humira; ***Fr.:*** Humira; ***Ger.:*** Humira; ***Gr.:*** Humira; Trudexa; ***Hong Kong:*** Humira; ***Hung.:*** Humira; ***Irl.:*** Humira; ***Israel:*** Humira; ***Ital.:*** Humira; ***Malaysia:*** Humira; ***Mex.:*** Humira; ***Neth.:*** Humira; Trudexa†; ***Norw.:*** Humira; ***NZ:*** Humira; ***Pol.:*** Humira; ***Port.:*** Humira; ***Rus.:*** Humira (Хумира); ***S.Afr.:*** Humira; ***Singapore:*** Humira; ***Spain:*** Humira; ***Swed.:*** Humira; ***Switz.:*** Humira; ***Turk.:*** Humira; ***UK:*** Humira; ***USA:*** Humira; ***Venez.:*** Humira.

Alfentanil Hydrochloride (*BANM*, *USAN*, *rINNM*) ⊗ 盐酸阿芬太尼

Alfentaniilihydrokloridi; Alfentanil, chlorhydrate d'; Alfentanil Hidroklorür; Alfentanil-hidroklorid; Alfentanil-hydrochlorid; Alfentanilhydroklorid; Alfentanili hydrochloridum; Alfentanilio hidrochloridas; Hidrocloruro de alfentanilo; R-39209. *N*-{1-[2-(4-Ethyl-5-oxo-2-tetrazolin-1-yl)ethyl]-4-(methoxymethyl)-4-piperidyl}propionanilide hydrochloride.

Альфентанила Гидрохлорид

$C_{21}H_{32}N_6O_3$,HCl = 453.0.

CAS — 71195-58-9 (alfentanil); 69049-06-5 (anhydrous alfentanil hydrochloride); 70879-28-6 (alfentanil hydro-

chloride monohydrate).
ATC — N01AH02.
ATC Vet — QN01AH02.
UNII — 11S92G0TIW.

(alfentanil)

Pharmacopoeias. In *Eur.* (see p.vii) and *US.*

Ph. Eur. 6.8 (Alfentanil Hydrochloride)　白色或类白色粉末。易溶于水、乙醇和甲醇。避光。

USP 33 (Alfentanil Hydrochloride)　白色或类白色粉末。溶于水；易溶于乙醇、氯仿和甲醇；微溶于丙酮。贮藏于密闭容器中。

依赖性和停药

参见阿片类镇痛药，第96页。

不良反应和处置

参见第97页的阿片类镇痛药和第54页的芬太尼。

对心血管系统的影响　2名给予30μg/kg阿芬太尼的患者在插管过程中出现窦性停搏[1]。

1. Maryniak JK, Bishop VA. Sinus arrest after alfentanil. *Br J Anaesth* 1987; **59:** 390–1.

对心理功能的影响　类似于芬太尼，阿芬太尼7.5μg/kg或15μg/kg静脉内给药对健康受试者的记忆力没有影响[1]。在另一项研究中，用阿芬太尼7.5μg/kg麻醉的患者2h后出现对新事物的记忆损伤，但不出现于那些给予芬太尼的患者[2]，美索比妥可能促进损伤。

1. Scamman FL, *et al.* Ventilatory and mental effects of alfentanil and fentanyl. *Acta Anaesthesiol Scand* 1984; **28:** 63–7.
2. Kennedy DJ, Ogg TW. Alfentanil and memory function: a comparison with fentanyl for day case termination of pregnancy. *Anaesthesia* 1985; **40:** 537–40.

对呼吸系统的影响　类似于其他阿片类激动药，阿芬太尼引起剂量相关的呼吸抑制，在剂量超过1mg时更显著。据报道阿芬太尼的恢复比芬太尼（第54页）更快[1,2]，可能反映出阿芬太尼更短的消除半衰期。尽管如此，长期大剂量使用时，阿芬太尼的蓄积是可能的。深度镇痛伴随有显著的可在术后持续或重现的呼吸抑制。

据报道，在最初从麻醉中快速恢复的患者中，阿芬太尼静脉输注结束1h内曾发生突发性呼吸停止，通常所有这样的患者都对纳洛酮的治疗有反应[3–5]。建议在术后初期密切监测呼吸，并且这也是制造商所强调的[6]。如换气过度和阿片类麻醉前用药等因素可能增强或延长阿芬太尼呼吸抑制的效应。

1. Andrews CJH, *et al.* Ventilatory effects during and after continuous infusion of fentanyl or alfentanil. *Br J Anaesth* 1983; **55:** 211S–16S.
2. Scamman FL, *et al.* Ventilatory and mental effects of alfentanil and fentanyl. *Acta Anaesthesiol Scand* 1984; **28:** 63–7.
3. Sebel PS, *et al.* Respiratory depression after alfentanil infusion. *BMJ* 1984; **289:** 1581–2.
4. Krane BD, *et al.* Alfentanil and delayed respiratory depression: cases studies and review. *Anesth Analg* 1990; **70:** 557–61.
5. Sternlo JEG, Sandin RH. Recurrent respiratory depression after total intravenous anaesthesia with propofol and alfentanil. *Anaesthesia* 1998; **53:** 378–81.
6. Waldron HA, Cookson RF. Respiratory depression after alfentanil infusion. *BMJ* 1985; **290:** 319.

注意事项

参见阿片类镇痛药，第97页。

儿童　由于呼吸窘迫综合征而经历麻醉和机械换气的早产儿给予阿芬太尼，可导致快速、显著的心率和血压下降，强调药理学和临床效应的适当评估是必需的[1]。

BNFC 2010/11 称，阿芬太尼的半衰期在新生儿中延长，并且延长使用时可能会蓄积，也可能出现肌肉强直，需要使用泮库溴铵。

1. Marlow N, *et al.* Hazards of analgesia for newborn infants. *Arch Dis Child* 1988; **63:** 1293.

老年人　EEG变化提示老年患者对阿芬太尼的脑敏感性有所增加[1]，就药效学而不是药动学原因而言，表

明年龄较大的患者可采用较低剂量。也见下文**药动学**项下。

1. Scott JC, Stanski DR. Decreased fentanyl and alfentanil dose requirements with age: a simultaneous pharmacokinetic and pharmacodynamic evaluation. *J Pharmacol Exp Ther* 1987; **240:** 159–66.

处理　避免皮肤接触和吸入盐酸阿芬太尼颗粒。

炎性肠病　克罗恩病患者比对照患者[1]需要更高剂量的阿芬太尼，虽然两组患者之间阿芬太尼的药动学没有差异。

1. Gesink-van der Veer BJ, *et al.* Influence of Crohn's disease on the pharmacokinetics and pharmacodynamics of alfentanil. *Br J Anaesth* 1993; **71:** 827–34.

妊娠　英国注册药品信息反对在分娩中或在剖宫产术中夹紧脐带前使用阿芬太尼，因为胎盘转移意味着存在新生儿呼吸抑制的危险。

药物相互作用

与阿片类镇痛药相关的药物相互作用见第98页。

抑制心脏或增加迷走神经张力的药物，如β受体阻滞药和麻醉药，可造成给予阿芬太尼的患者产生心动过缓和低血压。阿芬太尼与非迷走神经松弛的神经肌肉阻滞药可产生心动过缓，并可能产生心搏暂停。

经由细胞色素P450同工酶CYP3A4的阿芬太尼的代谢可被这种同工酶的有效抑制剂所降低，导致延长或延迟的呼吸抑制危险。如果给予CYP3A4抑制药如西咪替丁、地尔硫草、红霉素、氟康唑、伊曲康唑、酮康唑或利托那韦，需要降低阿芬太尼的剂量。

抗菌药　健康受试者口服7天一个疗程的红霉素后，阿芬太尼的消除半衰期增加，清除率降低[1]。有报道称有一名32岁的男性患者在手术前24h曾使用1g剂量的红霉素，共3次，随后在麻醉过程中给予阿芬太尼，也出现呼吸抑制延长[2]。在另一项健康受试者的研究中，曾口服醋竹桃霉素的受试者给予阿芬太尼后的清除率（三室模型）也降低了70%[3]。

其他肝酶抑制药和影响肝血流量的药物也可影响阿芬太尼的清除率。

1. Bartkowski RR, *et al.* Inhibition of alfentanil metabolism by erythromycin. *Clin Pharmacol Ther* 1989; **46:** 99–102.
2. Bartkowski RR, McDonnell TE. Prolonged alfentanil effect following erythromycin administration. *Anesthesiology* 1990; **73:** 566–8.
3. Kharasch ED, *et al.* The role of cytochrome P450 3A4 in alfentanil clearance: implications for interindividual variability in disposition and perioperative drug interactions. *Anesthesiology* 1997; **87:** 36–50.

抗真菌药　吡咯抗真菌药如酮康唑、氟康唑或醋竹桃霉素能抑制阿芬太尼的代谢。在一项研究中，静脉给予氟康唑后1h给予阿芬太尼，分别使阿芬太尼的清除率降低60%和55%，并分别使阿芬太尼的平均半衰期从1.5h增加到2.7h和2.5h[1]。与此相似，另一项研究[2]发现口服醋竹桃霉素后1h给予阿芬太尼可使阿芬太尼的清除率降低85%，并使阿芬太尼的平均半衰期增加至6.6h。

1. Palkama VJ, *et al.* The effect of intravenous and oral fluconazole on the pharmacokinetics and pharmacodynamics of intravenous alfentanil. *Anesth Analg* 1998; **87:** 190–4.
2. Saari TI, *et al.* Voriconazole, but not terbinafine, markedly reduces alfentanil clearance and prolongs its half-life. *Clin Pharmacol Ther* 2006; **80:** 502–8.

药动学

盐酸阿芬太尼胃肠外给药后快速起效，作用持续时间短。阿芬太尼约90%与蛋白结合，分布容积小。它的终末消除半衰期为1～2h。它在肝中代谢，通过细胞色素P450同工酶CYP3A4进行的N-氧化和O-脱烷基产生非活性代谢产物，在尿中排泄。阿芬太尼透过血脑屏障和胎盘，也可在初乳中检测到。

阿芬太尼比芬太尼的脂溶性小，但比吗啡的脂溶性大。它与血浆蛋白结合强，主要与α1-酸性糖蛋白结合。与芬太尼相比，希望脂溶性降以限制血脑屏障的穿过，但是大部分未结合的阿芬太尼是非离子态的，可快速进入CNS。阿芬太尼比芬太尼有更小的分布容积，其消除半衰期也更短。制造商已给出三室药动学模型的值，单次快速静脉注射50μg/kg或125μg/kg后，分布半衰期为0.4～3.1min，再分布半衰期为4.6～21.6min，终末消除半衰期为64.1～129.3min。

蓄积应当少于芬太尼，但反复或连续给药后会出现蓄积，尤其在清除率较低的人群。消除半衰期通常约为90min，但在儿童中有减少，在老年人、新生儿、肝损伤、肥胖者和心肺分流术中增加

（见下文）。

1. Hull CJ. The pharmacokinetics of alfentanil in man. *Br J Anaesth* 1983; **55** (suppl 2): 157S–164S.
2. Mather LE. Clinical pharmacokinetics of fentanyl and its newer derivatives. *Clin Pharmacokinet* 1983; **8:** 422–46.
3. Davis PJ, Cook DR. Clinical pharmacokinetics of the newer intravenous anaesthetic agents. *Clin Pharmacokinet* 1986; **11:** 18–35.
4. Bodenham A, Park GR. Alfentanil infusions in patients requiring intensive care. *Clin Pharmacokinet* 1988; **15:** 216–26.
5. Scholz J, *et al.* Clinical pharmacokinetics of alfentanil, fentanil and sufentanil. *Clin Pharmacokinet* 1996; **31:** 275–92.

用法　连续静脉输注　阿芬太尼连续静脉输注的小规模研究[1~3]发现，其药动学参数与单次推注后的参数相似，但有些相互矛盾的结果。29名经历矫形手术操作的患者中，初期推注阿芬太尼50μg/kg，随后以每分钟1μg/kg的速率静脉输注，持续44～445min，在切口以前立即给予50μg/kg的第二次推注，并且如果需要给予额外的1mg推注[4]。26名患者的血浆阿芬太尼浓度的时程符合二室模型。终末半衰期广泛地在56～226min（平均106min）间变化，最高值主要出现在超过60岁的患者。药动学参数和输注时间或总剂量之间没有显著的相关性。血浆清除率和分布容积与体重显著不相关，虽然稳态分布容积随年龄增长而增大。平均估计稳态浓度为293ng/ml（范围147～636ng/ml）。

1. Fragen RJ, *et al.* Pharmacokinetics of the infusion of alfentanil in man. *Br J Anaesth* 1983; **55:** 1077–81.
2. Shafer A, *et al.* Pharmacokinetics and pharmacodynamics of alfentanil infusions during general anesthesia. *Anesth Analg* 1986; **65:** 1021–8.
3. Reitz JA, *et al.* The pharmacokinetics of alfentanil in gynecologic surgical patients. *J Clin Pharmacol* 1986; **26:** 60–4.
4. van Beem H, *et al.* Pharmacokinetics of alfentanil during and after a fixed rate infusion. *Br J Anaesth* 1989; **62:** 610–15.

肌内　见下文**老年人**项下。

烧伤　在烧伤患者中，阿芬太尼的分布容积和总清除率减少，消除半衰期延长[1]。这有一部分归因于α1-酸性糖蛋白浓度的增高，导致蛋白结合增加。

1. Macfie AG, *et al.* Disposition of alfentanil in burns patients. *Br J Anaesth* 1992; **69:** 447–50.

心肺分流术　在5名患者中，阿芬太尼的消除半衰期从心肺分流术前的72min增加到后来的195min[1]。这归因于分布容积的增大以及部分基于稀释引起的血浆蛋白结合的下降。其他研究者[2,3]发现，在开始心肺分流术时，阿芬太尼的总血浆浓度减半，主要由于α1-酸性糖蛋白的稀释和非结合阿芬太尼的增加。

1. Hug CC, *et al.* Alfentanil pharmacokinetics in patients before and after cardiopulmonary bypass. *Anesth Analg* 1983; **62:** 266.
2. Kumar K, *et al.* The effect of cardiopulmonary bypass on plasma protein binding of alfentanil. *Eur J Clin Pharmacol* 1988; **35:** 47–52.
3. Hynynen M, *et al.* Plasma concentration and protein binding of alfentanil during high-dose infusion for cardiac surgery. *Br J Anaesth* 1994; **72:** 571–6.

儿童　已经显示阿芬太尼在儿童中比在成人中的消除半衰期更短（约40min）、分布容积更小[1]。然而，阿芬太尼在新生儿中的半衰期延长。也见下文**肝损伤**项下。

1. Meistelman C, *et al.* A comparison of alfentanil pharmacokinetics in children and adults. *Anesthesiology* 1987; **66:** 13–16.

老年人　单次静脉注射50μg/kg剂量后，与健康年轻人相比，年龄超过65岁的患者的阿芬太尼血浆清除率下降[1]。老年人的平均消除半衰期是137min，年轻人是83min。分布容积是相似的，认为清除率下降可能是由于老年人肝代谢下降。在一项男性患者的研究中，阿芬太尼终末消除半衰期随年龄增加而延长，虽然清除率受影响不显著[2]。在矫形手术操作中阿芬太尼以每分钟1μg/kg的速率连续静脉输注给药的患者中[3]，那些年龄超过40岁的患者终末半衰期随年龄线性增加，并且稳态分布容积随年龄增加而增大，清除率与年龄的相关性不显著，并且认为其在长时间手术中的连续输注过程中比单次推注更易变。

其他研究者还报道[4]，年龄对阿芬太尼药动学的影响取决于性别。在这项研究中，女性随年龄增加总血浆清除率下降，终末半衰期增加，而在男性中没有。认为在女性中的这种影响可能更依赖于绝经状态[5]而不是年龄。

在一项老年患者的研究中，三角肌注射与臀肌注射相比，阿芬太尼的血浆浓度更高，最大浓度出现得更早[6]。

1. Helmers H, *et al.* Alfentanil kinetics in the elderly. *Clin Pharmacol Ther* 1984; **36:** 239–43.
2. Scott JC, Stanski DR. Decreased fentanyl and alfentanil dose requirements with age: a simultaneous pharmacokinetic and pharmacodynamic evaluation. *J Pharmacol Exp Ther* 1987; **240:** 159–66.

3. van Beem H, *et al.* Pharmacokinetics of alfentanil during and after a fixed rate infusion. *Br J Anaesth* 1989; **62:** 610–15.
4. Lemmens HJM, *et al.* Influence of age on the pharmacokinetics of alfentanil: gender dependence. *Clin Pharmacokinet* 1990; **19:** 416–22.
5. Rubio A, Cox C. Sex, age and alfentanil pharmacokinetics. *Clin Pharmacokinet* 1991; **21:** 81.
6. Virkkila M, *et al.* Pharmacokinetics and effects of i.m. alfentanil as premedication for day-case ophthalmic surgery in elderly patients. *Br J Anaesth* 1993; **71:** 507–11.

肝损伤 与对照受试者相比，在酒精性肝硬化患者中，阿芬太尼的总血浆清除率和蛋白结合率降低。肝硬化患者中静脉注射 50μg/kg 剂量后，消除半衰期从 90min 延长到 219min，部分是由于 α1-酸性糖蛋白结合位点的改变[1]。在非酒精性肝硬化或其他肝病的患者中对阿芬太尼处置可能有不同的影响[2]。阿芬太尼的药动学在胆汁淤积性肝病儿童中显然不受影响，而在 3 位经历肝移植的患者中术后清除率下降[3]。

1. Ferrier C, *et al.* Alfentanil pharmacokinetics in patients with cirrhosis. *Anesthesiology* 1985; **62:** 480–4.
2. Bower S, *et al.* Effects of different hepatic pathologies on disposition of alfentanil in anaesthetized patients. *Br J Anaesth* 1992; **68:** 462–5.
3. Davis PJ, *et al.* Effects of cholestatic hepatic disease and chronic renal failure on alfentanil pharmacokinetics in children. *Anesth Analg* 1989; **68:** 579–83.

肥胖 据报道，在肥胖患者中，阿芬太尼的药动学改变[1]。6 名肥胖患者的消除半衰期是 172min，与之比较，7 名不肥胖患者是 92min。阿芬太尼的血浆清除率也下降，虽然其他研究者[2]发现肥胖症对清除率没有影响，但是它与中央室容积之间的确有关系。

1. Bentley JB, *et al.* Obesity and alfentanil pharmacokinetics. *Anesth Analg* 1983; **62:** 251.
2. Maitre PO, *et al.* Population pharmacokinetics of alfentanil: the average dose-plasma concentration relationship and interindividual variability in patients. *Anesthesiology* 1987; **66:** 3–12.

肾损伤 在慢性肾衰竭的成人[1]或儿童[2]患者中，阿芬太尼的药动学不受显著影响。在另一项研究[3]中，稳态阿芬太尼分布容积的增加与慢性肾衰竭患者血浆蛋白结合的下降有关。

1. Van Peer A, *et al.* Alfentanil kinetics in renal insufficiency. *Eur J Clin Pharmacol* 1986; **30:** 245–7.
2. Davis PJ, *et al.* Effects of cholestatic hepatic disease and chronic renal failure on alfentanil pharmacokinetics in children. *Anesth Analg* 1989; **68:** 579–83.
3. Chauvin M, *et al.* Pharmacokinetics of alfentanil in chronic renal failure. *Anesth Analg* 1987; **66:** 53–6.

用途和用法

阿芬太尼是与芬太尼（第98页）相关的短效阿片类镇痛药（第56页）。

阿芬太尼作为麻醉药和全身麻醉的辅助药或主要麻醉药用于手术操作。它也用作重症监护下机械换气处置的镇痛药和呼吸抑制药。

阿芬太尼以盐酸盐静脉注射给药，但剂量以阿芬太尼碱基的方式表达。盐酸阿芬太尼 108.8μg 相当于约 100μg 阿芬太尼。在单次注射 1.5～2min 内可见最大效应，镇痛预期可一直持续到 10min，因此如果需要更长时间的手术操作，需要补充剂量。换气患者可通过连续输注给药。

阿芬太尼的使用剂量取决于患者是否有自发呼吸或辅助换气以及期望的麻醉持续时间。根据患者的需要调整剂量。儿童可能比成人需要更高剂量或更频繁的用药，而老年人或虚弱的患者可能需要更低剂量或低频率的用药。肥胖患者用药需要根据他们的理想（瘦）体重。

当用作**维持全身性麻醉**的辅助药时，英国起始批准剂量如下：

- 有自发呼吸的患者，历时超过约 30s 内缓慢给药直至 500μg，给予 250μg 的追加剂量。
- 换气患者可给予 30～50μg/kg，追加 15μg/kg。当通过输注给予换气患者时，单次推注或输注起始负荷剂量 50～100μg/kg，10min 以上，随后以每分钟 0.5～1μg/kg 的速率输注。

美国使用的典型剂量如下：

- 在有自主呼吸或辅助换气的患者，时间小于 1h 的小外科手术中的剂量为 8～20μg/kg，随后每 5～20min 以 3～5μg/kg 的剂量追加。或者，辅助换气或控制换气的患者给药起始剂量为 20～50μg/kg，随后每 5～20min 以 5～15μg/kg 剂量追加。
- 在普通的外科手术中，辅助换气或控制换气的患者给药起始剂量为 50～75μg/kg，随后每分钟输注 0.5～3μg/kg。如果以麻醉剂量给予阿芬太尼（见下文）用于诱导麻醉，输注速率在维持的第 1 小时中需要降低 30%～50%。

阿芬太尼的维持输注应在预期的手术末期前 10～30min 停止。

儿童用药剂量详见下文。

在经历至少 45min 的操作的辅助换气患者中，用于**诱导麻醉**的剂量为 130～245μg/kg，随后采用吸入麻醉或每分钟 0.5～1μg/kg 的维持剂量。

在英国，**重症监护**换气患者最初可以 2mg/h 的输注速率给予阿芬太尼，或 5mg 的负荷剂量在历时超过 10min 内分次给予，或如果出现低血压或心动过缓需更慢地给药。此后，对每位患者应当确定适合的输注速率（已用 0.5～10mg/h 的速率）；应当谨慎监护患者，通常治疗持续时间不应超过 4 天。在连续输注期间，如果需要可以给予额外 0.5～1mg 的单次推注，以便为在重症监护中可能实施的短期疼痛操作提供镇痛。

接受麻醉监控的可自主呼吸患者也可使用阿芬太尼作为镇痛药；在美国，阿芬太尼的起始剂量为 3～8μg/kg，随后每 5～20min 以 3～5μg/kg 的剂量追加，或者每分钟输注 0.25～1μg/kg。

用法 阿芬太尼通常静脉注射或输注给药，但也采用肌内[1,2]、鞘内[3]或硬膜外给药（见下文**疼痛**项下）。

1. Arendt-Nielsen L, *et al.* Analgesic efficacy of im alfentanil. *Br J Anaesth* 1990; **65:** 164–8.
2. Virkkilä M, *et al.* Pharmacokinetics and effects of i.m. alfentanil as premedication for day-case ophthalmic surgery in elderly patients. *Br J Anaesth* 1993; **71:** 507–11.
3. Hughes DA, Hill DA. Intrathecal alfentanil with and without bupivacaine in analgesia in labour. *Anaesthesia* 2000; **55:** 1116–21.

儿童用法 英国已批准阿芬太尼在外科手术期间用于换气的儿童，作为镇痛药和全身麻醉的辅助用药或主要麻醉药。注册药品信息指出当作为**维持全身麻醉**的辅助用药时，换气儿童可通过静脉注射与换气成人同样的剂量（见上文**用途和用法**项下）。然而，BNFC 2010/11 建议新生儿使用起始剂量为 5～20μg/kg，1 个月至 18 岁的儿童使用起始剂量为 10～20μg/kg，并给予 10μg/kg 的剂量追加。BNF59 指出当输注给药时，换气儿童可与换气成人使用同样的剂量（见上文**用途和用法**项下）。BNFC 2010/11 建议小至 1 个月的儿童可给予常用成人剂量。BNFC 2010/11 还建议新生儿可给予 10～25μg/kg 的起始负载剂量，大约持续 10 min，随后每分钟 1μg/kg 的速度输注给药。

麻醉 与芬太尼（第57页）类似，阿芬太尼似乎可比吗啡产生更少的循环变化，并首选用于麻醉，尤其在心血管手术中。通常认为它比芬太尼有更短的持续时间。它也与丙泊酚合用于协助插管，并用于总静脉麻醉。

对于用于协助插管的药物和用于控制增压反应和与插管相关的眼内压增高的阿片类药物如阿芬太尼的讨论（**麻醉**，参见 M37 第1810页）。关于一项指出用阿芬太尼预处理与丙泊酚注射相关疼痛的研究的文献，参见 M37 第1712页。

剖宫产术 由于在新生儿中有呼吸抑制的危险性，英国注册药品信息反对剖宫产手术中脐带夹紧以前使用阿芬太尼。5 名新生儿有 4 名出现严重的呼吸抑制后，阿芬太尼 30μg/kg 用于经历剖宫产术妇女的研究被废弃[1]。在经历剖宫产术的患者中进行的另一项研究[2]中发现，尽管在分娩前即刻静脉给予 10μg/kg 阿芬太尼使母亲对插管的血液动力学反应降到最低，阿芬太尼组的新生儿阿普加评分却还是低于安慰剂组。然而，阿芬太尼已成功用于减少经历剖宫产手术并有严重心血管疾病的患者插管和手术的血液动力学反应[3,4]。1 名重度主动脉狭窄的母亲在成功使用 35μg/kg 阿芬太尼后分娩[3]的婴儿出现呼吸暂停和无反应性以及肌肉紧张度弱，这个婴儿对纳洛酮快速反应。在诱导以前立即使用 10μg/kg 阿芬太尼减弱重度妊娠性高血压患者[4]对插管的心血管反应，是芬太尼 2.5μg/kg 最适合的替代药物，对新生儿死亡率没有影响是由于麻醉技术。然而，建议使用更小剂量的 7.5μg/kg 阿芬太尼和 30mg/kg 硫酸镁，可产生更好的心血管控制[5]。

1. Leuwer M, *et al.* Pharmacokinetics and pharmacodynamics of an equipotent fentanyl and alfentanil dose in mother and infant during caesarean section. *Br J Anaesth* 1990; **64:** 398P–399P.
2. Gin T, *et al.* Alfentanil given immediately before the induction of anesthesia for elective cesarean delivery. *Anesth Analg* 2000; **90:** 1167–72.
3. Redfern N, *et al.* Alfentanil for caesarean section complicated by severe aortic stenosis: a case report. *Br J Anaesth* 1987; **59:** 1309–12.
4. Rout CC, Rocke DA. Effects of alfentanil and fentanyl on induction of anaesthesia in patients with severe pregnancy-induced hypertension. *Br J Anaesth* 1990; **65:** 468–74.
5. Ashton WB, *et al.* Attenuation of the pressor response to tracheal intubation by magnesium sulphate with and without alfentanil in hypertensive proteinuric patients undergoing caesarean section. *Br J Anaesth* 1991; **67:** 741–7.

嗜铬细胞瘤 阿芬太尼不释放组胺，对嗜铬细胞瘤患者的麻醉治疗是有价值的[1]。它起效非常快速，有良好的血管舒张特性和相对短的消除半衰期。这些患者通常在手术后最初的 48h 非常嗜睡，手术后阿片类药物需要比预期的少。手术期继续输注阿芬太尼允许谨慎的剂量调整。

1. Hull CJ. Phaeochromocytoma: diagnosis, preoperative preparation and anaesthetic management. *Br J Anaesth* 1986; **58:** 1453–68.

疼痛 术后镇痛 在术后早期，连续按需硬膜外输注阿芬太尼 200μg/h 或芬太尼 20μg/h 产生与吗啡 200μg/h 相当的镇痛作用[1]，阿芬太尼（16min）和芬太尼（13min）的优势是比吗啡（44min）的镇痛作用起效更快速。然而，有些人认为，总体来说，作为患者自控镇痛[2]或通过连续输注[3]，相对于静脉内的阿芬太尼而言，硬膜外的阿芬太尼没有优势。

1. Chrubasik J, *et al.* Relative analgesic potency of epidural fentanyl, alfentanil, and morphine in treatment of postoperative pain. *Anesthesiology* 1988; **68:** 929–33.
2. Chauvin M, *et al.* Equivalence of postoperative analgesia with patient-controlled intravenous or epidural alfentanil. *Anesth Analg* 1993; **76:** 1251–8.
3. van den Nieuwenhuyzen MCO, *et al.* Epidural vs intravenous infusion of alfentanil in the management of postoperative pain following laparotomies. *Acta Anaesthesiol Scand* 1996; **40:** 1112–18.

制剂

USP 33: Alfentanil Injection.

专利制剂

Arg.: Brevafen; **Austral.:** Rapifen; **Austria:** Rapifen; **Belg.:** Rapifen; **Braz.:** Alfast; Rapifen; **Canad.:** Alfenta†; **Chile:** Rapifen; **Cz.:** Rapifen; **Denm.:** Rapifen; **Fin.:** Rapifen; **Fr.:** Rapifen; **Ger.:** Rapifen; **Gr.:** Rapifen; **Hong Kong:** Rapifen; **Hung.:** Rapifen†; **Irl.:** Rapifen; **Israel:** Rapifen; **Ital.:** Fentalim; **Mex.:** Rapifen; **Neth.:** Rapifen; **Norw.:** Rapifen; **NZ:** Rapifen; **Port.:** Rapifen; **S.Afr.:** Rapifen; **Singapore:** Rapifen; **Spain:** Fanaxal; Limifen; **Swed.:** Rapifen; **Switz.:** Rapifen; **Turk.:** Rapifen; **UK:** Rapifen; **USA:** Alfenta; **Venez.:** Rapifen.

Alminoprofen (*rINN*) 阿明洛芬

Alminoprofène; Alminoprofeno; Alminoprofenum. 4-[(2-Methylallyl)amino]hydratropic acid.

Альминопрофен
$C_{13}H_{17}NO_2 = 219.3$.
CAS — 39718-89-3.
ATC — M01AE16.
ATC Vet — QM01AE16.
UNII — 0255AHR9GJ.

Pharmacopoeias. In *Jpn.*

简介

阿明洛芬是与布洛芬（第62页）相关的丙酸衍生物，是一种 NSAID（第92页）。它也以每日最高 900mg 的剂量口服用于炎症和类风湿疾病。

制剂

专利制剂

Fr.: Minalfene.

Aloxiprin (*BAN*, *rINN*) 阿洛普令

Acetilsalicilato de polioxoaluminio; Aloksipriini; Aloxiprina; Aloxiprine; Aloxiprinum.

Алоксиприн
CAS — 9014-67-9.
ATC — B01AC15; N02BA02.
ATC Vet — QB01AC15; QN02BA02.
UNII — 6QT214X4XU.

Pharmacopoeias. In *Br.*

BP 2010（Aloxiprin）　氧化铝和阿司匹林的多聚缩合产物。细微的、白色或微粉红色粉末，无臭或几乎无臭。含有 7.5%～8.5% 的铝，79%～87.4% 的总水杨酸盐，以阿司匹林（$C_9H_8O_4$）计算，都以干燥物质为参照计算。几乎不溶于水、乙醇和乙醚；微溶于氯仿。

简介

阿洛普令是氧化铝和阿司匹林的多聚缩合产物，有与阿司匹林（第 20 页）相似的作用，阿洛普令 600mg 相当于约 500mg 阿司匹林。阿洛普令已用作肌肉骨骼和关节疾病的镇痛和抗炎药。也用于血栓疾病的治疗和预防。

制剂

BP 2010: Aloxiprin Tablets.
专利制剂
Cz.: Superpyrin.
多组分制剂　**UK:** Askit.

Aluminium Aspirin 阿司匹林铝

Acetilsalicilato de aluminio; Aluminum Acetylsalicylate; Aluminum Aspirin; Aluminum Bis(acetylsalicylate); Aspirin Aluminium. Bis(2-acetoxybenzoato-O')hydroxyaluminium.

Алюминий Аспирина; Аспирин Алюминий
$C_{18}H_{15}AlO_9$ = 402.3.
CAS — 23413-80-1.
UNII — E33TS05V6B.

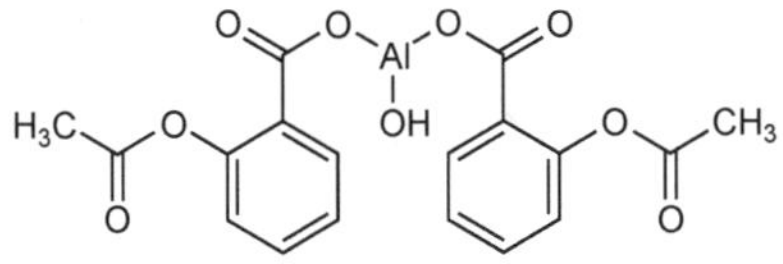

Pharmacopoeias. In *Jpn*.

简介

阿司匹林铝是水杨酸衍生物（见**阿司匹林**，第 20 页），口服用于治疗发热、疼痛、肌肉骨骼和关节疾病。

制剂

多组分制剂　**Indon.:** Remasal†; **S.Afr.:** Analgen-SA†.

Aminophenazone（rINN）氨基比林

Amidazofen; Amidopyrine; Amidopyrine-Pyramidon; Aminofenatsoni; Aminofenazon; Aminofenazona; Aminophénazone; Aminophenazonum; Aminopyrine; Dimethylaminoantipyrine; Dimethylaminophenazone.　4-Dimethylamino-1,5-dimethyl-2-phenyl-4-pyrazolin-3-one.

Аминофеназон
$C_{13}H_{17}N_3O$ = 231.3.
CAS — 58-15-1.
ATC — N02BB03.
ATC Vet — QN02BB03.
UNII — 01704YP3MO.

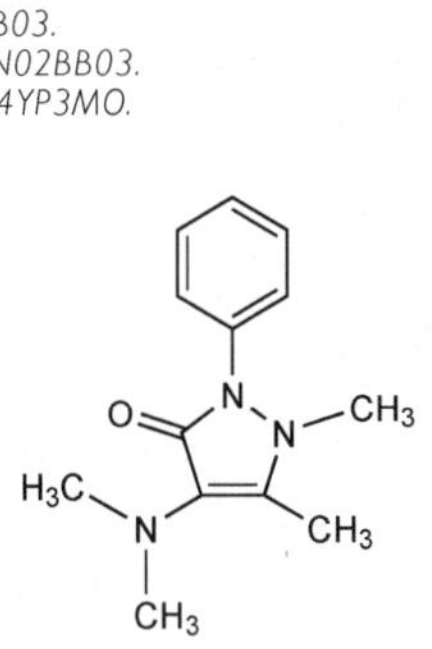

Pharmacopoeias. In *It*.

简介

氨基比林是保泰松的衍生物，是一种 NSAID（第 92 页），但引起粒细胞缺乏症的危险性非常大，致使其不适于全身用药。粒细胞缺乏症的发病突然并难以预料。氨基比林已经以盐或复方的形式使用，包括像水杨酸盐那样局部应用。

注意事项　致癌性　氨基比林可被视为一种潜在致癌物，因为它容易与亚硝酸起反应形成二甲基亚硝胺[1]。存在于唾液中（尤其是吸烟者）的硫氰酸催化该反应。

1. Boyland E, Walker SA. Catalysis of the reaction of aminopyrine and nitrite by thiocyanate. *Arzneimittelforschung* 1974; **24**: 1181–4.

卟啉病　氨基比林与卟啉病的急性发作有关，对卟啉病患者是不安全的。

制剂

专利制剂
Hung.: Germicid.
多组分制剂　**Braz.:** Gineburno†; **Cz.:** Dinyl†; Eunalgit†; **Hung.:** Antineuralgica; Demalgon; Demalgonil; Dolor; Germicid-C; Kefalgin; Meristin; **Ital.:** Virdex; **Mex.:** Flumil; **Switz.:** Thermocutan†; **Ukr.:** Rheopyrin (Реопирин)†; **Venez.:** Flexidone†.

Ammonium Salicylate 水杨酸铵

Salicilato de amonio.

Аммоний Салицилат
$C_7H_9NO_3$ = 155.2.
CAS — 528-94-9.
UNII — 0T3Q181657.

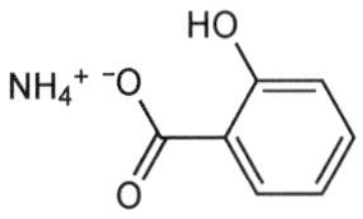

简介

水杨酸铵是一种水杨酸衍生物，与水杨酸甲酯（第 82 页）相似，在发赤药制剂中局部用于缓解肌肉骨骼和关节疾病的疼痛。

制剂

多组分制剂　**Austral.:** Radian-B†; **UK:** Radian-B.

Ampiroxicam（BAN, rINN）安吡昔康

Ampiroxicamum; CP-65703. 4-[1-(Ethoxycarbonyloxy)ethoxy]-2-methyl-N^2-pyridyl-2H-1,2-benzothiazine-3-carboxamide 1,1-dioxide.

Ампироксикам
$C_{20}H_{21}N_3O_7S$ = 447.5.
CAS — 99464-64-9.
UNII — 0PV32JZB1J.

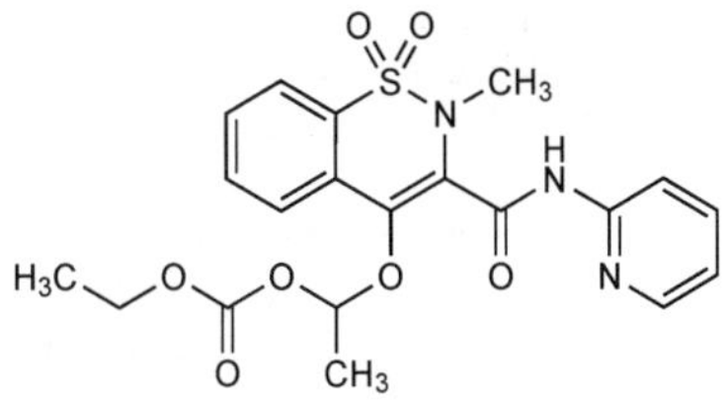

简介

安吡昔康是一种 NSAID（第 92 页），据报道可被代谢为吡罗昔康（第 111 页）。口服用于缓解疼痛和炎症，尤其是肌肉骨骼疾病如类风湿关节炎和骨关节炎。

不良反应　在安吡昔康的治疗中出现光敏反应[1~3]。

1. Kurumaji Y. Ampiroxicam-induced photosensitivity. *Contact Dermatitis* 1996; **34**: 298–9.
2. Toyohara A, *et al.* Ampiroxicam-induced photosensitivity. *Contact Dermatitis* 1996; **35**: 101–2.
3. Chishiki M, *et al.* Photosensitivity due to ampiroxicam. *Dermatology* 1997; **195**: 409–10.

制剂

专利制剂
Jpn: Flucam.

Amtolmetin Guacil（rINN）呱氨托美丁

Amtolmetina guacilo; Amtolmétine Guacil; Amtolmetinum Guacilium; MED-15; ST-679. N-[(1-Methyl-5-p-toluoylpyrrol-2-yl)acetyl]glycine o-methoxyphenyl ester.

Амтолметин Гуацил
$C_{24}H_{24}N_2O_5$ = 420.5.
CAS — 87344-06-7.
UNII — 323A00CRO9.

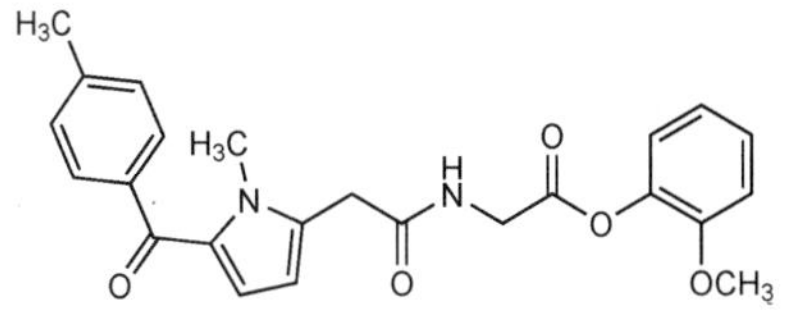

简介

呱氨托美丁是一种 NSAID（第 92 页）。它是托美丁（第 123 页）的酯类前体药物，用于疼痛和炎症疾病，以 600～1200mg 的日剂量口服给药。

1. Biasi G, Marcolongo R. Efficacia e tollerabilità dell'amtolmetina guacil nel trattamento dell'artrosi in fase di riacutizzazione. *Minerva Med* 2001; **92**: 315–24.
2. Jajic Z, *et al.* Gastrointestinal safety of amtolmetin guacyl in comparison with celecoxib in patients with rheumatoid arthritis. *Clin Exp Rheumatol* 2005; **23**: 809–18.

制剂

专利制剂
Ital.: Artricol; Artromed; Eufans.

Amyl Salicylate 水杨酸异戊酯

Isoamyl Salicylate; Isopentyl Salicylate; Salicilato de isoamilo; Salicilato de isopentilo. 3-Methylbutyl 2-hydroxybenzoate.

Амилсалицилат
$C_{12}H_{16}O_3$ = 208.3.
CAS — 87-20-7.
UNII — VZO9C30208.

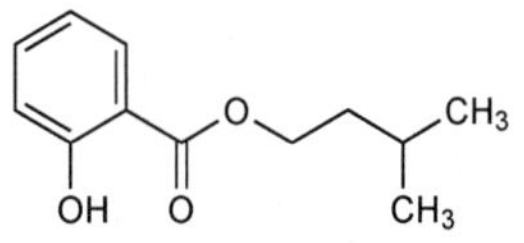

Pharmacopoeias. In *Fr*.

简介

水杨酸异戊酯是水杨酸衍生物，与水杨酸甲酯（第 82 页）相似，由于其镇痛和抗炎作用局部用在发赤药制剂中。它还用在香料制造中。

制剂

多组分制剂　**Arg.:** Atomo Desinflamante; Atomo Desinflamante C; Atomo Desinflamante Familiar; Rati Salil Crema; **Fr.:** Baume Saint-Bernard; Sedartryl†; **Spain:** Linimento Klari†.

Anakinra（BAN, USAN, rINN）阿那白滞素

Anakinrum; rhIL-1ra; r-metHuIL-1ra. N^2-L-methionylinterleukin 1 receptor antagonist (human isoform x reduced).

Анакинра
CAS — 143090-92-0.
ATC — L04AC03.
ATC Vet — QL04AC03.
UNII — 9013DUQ28K.

```
                                                            M
RPSGRKSSKM  QAFRIWDVNQ  KTFYLRNNQL  VAGYLQGPNV  NLEEKIDVVP
IEPHALFLGI  HGGKMCLSCV  KSGDETRLQL  EAVNITDLSE  NRKQDKRFAF
IRSDSGPTTS  FESAACPGWF  LCTAMEADQP  VSLTNMPDEG  VMVTKFYFQE
DE
```

不良反应和注意事项

阿那白滞素注射部位轻度到中度反应症状包括红斑、淤伤、肿胀和疼痛比较常见，尤其是在治疗的第 1 个月。其他常见反应包括头痛、恶心、腹泻和腹痛。可产生阿那白滞素的抗体。过敏反应罕有报道，如药疹，如果出现严重过敏反应，应停用阿那白滞素并采取适当的治疗措施。

据报道使用阿那白滞素可产生严重的感染，尤其是具有哮喘病的患者。这些感染主要是细菌性的，如蜂窝组织炎、肺炎、骨与关节感染。机会感染更加罕见，但是曾出现过，包括真菌、分枝杆菌和病毒病原体感

染。出现严重感染的患者应当停止使用阿那白滞素。另外，有活动性感染的患者不应开始阿那白滞素的治疗，包括慢性和局限性感染。对于那些有感染复发史或可能造成感染潜在状况的患者建议谨慎用药。

阿那白滞素治疗时常见中性细胞绝对计数（ANC）轻度降低，然而，罕见真正的中性粒细胞减少症（ANC<1500 个/mm³）。注册药品信息建议开始阿那白滞素治疗前应当采取白细胞计数，并且在整个治疗过程中定期测定。英国注册药品信息建议治疗初期的 6 个月中每个月监测白细胞计数，随后每季度 1 次。美国注册药品信息要求治疗初期的 3 个月中每个月监测白细胞计数，随后每季度监测 1 次，持续一段时间，直至 1 年。中性白细胞减少症患者不应使用阿那白滞素。总白细胞和血小板轻度增加，以及嗜酸性细胞轻度增加也有记录。阿那白滞素还与类风湿关节炎患者中淋巴瘤发病率的增加相关。

肾损伤患者应谨慎用药，见下文用途和用法项下。

对心血管系统的影响　开始使用阿那白滞素后 3 个月，一名患有难治性成人 Still 病的 29 岁女性患者发生呼吸短促，并进展为心肺衰竭[1]，尽管尝试了心脏复苏，患者仍然死亡。作者认为阿那白滞素在这起事件中的作用不明确，尤其因为在开始用药前，患者已显示出一些心肌或肺功能障碍的症状。

1. Ruiz PJ, et al. Cardiac death in a patient with adult-onset Still's disease treated with interleukin 1 receptor inhibitor anakinra. *Ann Rheum Dis* 2007; **66**: 422–3.

对皮肤的影响　据报道，在使用阿那白滞素后，有 5 名患者注射部位出现炎性损伤[1]。这些损伤有红斑、水肿、疼痛和痒斑，并在开始治疗 16 天内可见。有一名患者完全停用阿那白滞素治疗，另有 2 名患者阿那白滞素治疗被中断；当再次使用阿那白滞素治疗时，一名患者发生腹痛、呼吸困难、脸部和腹部红斑伴有瘙痒。

有一名类风湿关节炎患者开始阿那白滞素治疗后 9 个月发生银屑病[2]；停药并局部使用皮质激素和维生素 D 治疗后，皮损明显改善。

1. Vila AT, et al. Adverse cutaneous reactions to anakinra in patients with rheumatoid arthritis: clinicopathological study of five patients. *Br J Dermatol* 2005; **153**: 417–23.
2. González-López MA, et al. New-onset psoriasis following treatment with the interleukin-1 receptor antagonist anakinra. *Br J Dermatol* 2008; **158**: 1146–8.

药物相互作用

活疫苗不应当与阿那白滞素同用，因为阿那白滞素对疫苗有效性或感染传播危险性的影响未知。当阿那白滞素与依那西普一起使用时，严重感染和中性粒细胞缺乏症的危险性增加（见**英夫利昔单抗**项下，第68页），与其他肿瘤坏死因子拮抗药同用则可能出现相似影响。不建议阿那白滞素与依那西普或其他肿瘤坏死因子拮抗药同时使用。

药动学

皮下给药后 3～7h 达到阿那白滞素的血浆浓度峰值。它的终末半衰期为 4～6h。阿那白滞素主要在尿中排泄。

用途和用法

阿那白滞素是白细胞介素-1（参见 M37 第2259页）的重组受体拮抗药。白细胞介素-1 是发现于类风湿关节炎患者血浆和滑膜液中的炎性介质。阿那白滞素被描述为生物性缓解病情抗风湿药（DMARD）。

阿那白滞素单独用于治疗对甲氨蝶呤或其他缓解病情抗风湿药（DMARD）反应不适当的患者的中度至重度活动性类风湿关节的体征和症状（见下文）。在英国，它只应与甲氨蝶呤同用。然而，在美国，它可单独使用，也可与另一种 DMARD 同用，虽然不是一种抑制肿瘤坏死因子的药物（见上文**药物相互作用**）。常用剂量是每日 1 次 100mg 皮下注射。每日应同一时间给予该剂量。

阿那白滞素已经试用于感染性休克和移植接受者的移植物抗宿主疾病，但结果令人失望。

在肾损伤中的用法　如果阿那白滞素用于肾损伤患者，谨慎用药是适当的。对不同程度肾功能的患者进行的一项研究[1]表明，有轻度或中度肾损伤的患者不需要调整阿那白滞素的剂量，但是在重度肾损伤患者中，隔日给药以减少用药剂量是适当的。美国注册药品信息也推荐，有重度损伤或晚期疾病（肌酐清除率小于 30ml/min）的患者，可采用隔日用药法。然而，英国注册药品信息反对将其用于有重度损伤的患者。

透析不显著影响阿那白滞素的浓度。

1. Yang B-B, et al. Pharmacokinetics of anakinra in subjects with different levels of renal function. *Clin Pharmacol Ther* 2003; **74**: 85–94.

家族性地中海热　阿那白滞素曾试用于家族性地中海热（参见 M37 第530页）的治疗。

类风湿关节炎　在英国，阿那白滞素被批准单独用于治疗对单独使用甲氨蝶呤有不适当反应的类风湿关节炎患

者[1~10]（第12页），然而，除了在有对照的、长期临床研究的情况下使用阿那西普外，NICE 不推荐使用[11]。

1. Bresnihan B, et al. Treatment of rheumatoid arthritis with recombinant human interleukin-1 receptor antagonist. *Arthritis Rheum* 1998; **41**: 2196–2204.
2. Cohen S, et al. Treatment of rheumatoid arthritis with anakinra, a recombinant human interleukin-1 receptor antagonist, in combination with methotrexate: results of a twenty-four-week, multicenter, randomized, double-blind, placebo-controlled trial. *Arthritis Rheum* 2002; **46**: 614–24.
3. Nuki G, et al. Long-term safety and maintenance of clinical improvement following treatment with anakinra (recombinant human interleukin-1 receptor antagonist) in patients with rheumatoid arthritis: extension phase of a randomized, double-blind, placebo-controlled trial. *Arthritis Rheum* 2002; **46**: 2838–46.
4. Fleischmann RM, et al. Anakinra, a recombinant human interleukin-1 receptor antagonist (r-metHuIL-1ra), in patients with rheumatoid arthritis: a large, international, multicenter, placebo-controlled trial. *Arthritis Rheum* 2003; **48**: 927–34.
5. Schiff MH. Durability and rapidity of response to anakinra in patients with rheumatoid arthritis. *Drugs* 2004; **64**: 2493–2501.
6. Waugh J, Perry CM. Anakinra: a review of its use in the management of rheumatoid arthritis. *BioDrugs* 2005; **19**: 189–202.
7. Reiff A. The use of anakinra in juvenile arthritis. *Curr Rheumatol Rep* 2005; **7**: 434–40.
8. den Broeder AA, et al. Observational study on efficacy, safety, and drug survival of anakinra in rheumatoid arthritis patients in clinical practice. *Ann Rheum Dis* 2006; **65**: 760–2.
9. Burger D, et al. Is IL-1 a good therapeutic target in the treatment of arthritis? *Best Pract Res Clin Rheumatol* 2006; **20**: 879–96.
10. Mertens M, Singh JA. Anakinra for rheumatoid arthritis. Available in The Cochrane Database of Systematic Reviews; Issue 1. Chichester: John Wiley; 2009 (accessed 20/10/09)
11. National Collaborating Centre for Chronic Conditions/NICE. Rheumatoid arthritis: national clinical guideline for management and treatment in adults (issued February 2009). Available at: http://www.nice.org.uk/nicemedia/pdf/CG79FullGuideline.pdf (accessed 20/10/09)

制剂

专利制剂

Austral.: Kineret; **Austria:** Kineret; **Canad.:** Kineret; **Cz.:** Kineret; **Denm.:** Kineret; **Fin.:** Kineret; **Fr.:** Kineret; **Ger.:** Kineret; **Gr.:** Kineret; **Irl.:** Kineret; **Ital.:** Kineret; **Neth.:** Kineret; **Norw.:** Kineret; **Pol.:** Kineret†; **Port.:** Kineret; **Spain:** Kineret; **Swed.:** Kineret; **UK:** Kineret; **USA:** Kineret.

Anileridine (BAN, rINN) 阿尼利定

Aniléridiini; Anileridin; Anileridina; Aniléridine; Anileridinum. Ethyl 1-(4-aminophenethyl)-4-phenylpiperidine-4-carboxylate.

Анилеридин

$C_{22}H_{28}N_2O_2 = 352.5.$
CAS — 144-14-9.
ATC — N01AH05.
ATC Vet — QN01AH05.
UNII — 71Q1A3O279.

Pharmacopoeias. In *US.*

USP 33（Anileridine）　白色至淡黄白色、无臭或几乎无臭、结晶性粉末。遇光和空气氧化并颜色变深。它表现出多晶型性，可观察到两种结晶性状态，一种约在 80℃熔化，另一种约在 89℃熔化。极微溶于水；溶于乙醇（1：2）、溶于氯仿（1：1）；溶于乙醚但溶液浑浊。贮藏于密闭容器中。避光。

Anileridine Hydrochloride (BANM, rINNM) 盐酸阿尼利定

Aniléridine, Chlorhydrate d'; Anileridini Hydrochloridum; Hidrocloruro de anileridina.

Анилеридина Гидрохлорид

$C_{22}H_{28}N_2O_2, 2HCl = 425.4.$
CAS — 126-12-5.
UNII — 915Q054DLC.

Pharmacopoeias. In *US.*

USP 33（Anileridine Hydrochloride）　白色或近白色无臭结晶性粉末。溶于水（1：5）、溶于乙醇（1：80）；几乎不溶于氯仿和乙醚。5％水溶液的 pH 值为 2.5～3。贮藏于密闭容器中。避光。

Anileridine Phosphate (BANM, rINNM) 磷酸阿尼利定

Aniléridine, Phosphate d'; Anileridini Phosphas; Fosfato de anileridina.

Анилеридина Фосфат

$C_{22}H_{28}N_2O_2, H_3PO_4 = 450.5.$
CAS — 4268-37-5.
UNII — 3584484N8V.

简介

阿尼利定是苯基哌啶衍生物，是一种化学上与哌替啶（第107页）相关并有相类似作用的阿片类镇痛药（第96页）。它也以盐酸盐用于治疗中度至重度疼痛。阿尼利定也以磷酸盐的形式注射给药。

制剂

USP 33: Anileridine Hydrochloride Tablets; Anileridine Injection.

Aspirin (BAN) 阿司匹林

Acetilsalicílico, ácido; Acetilsalicilo rūgštis; Acetilzalicisav; Acetylsal. Acid; Acetylsalicylic Acid; Acetylsalicylsyra; Acide acétylsalicylique; Acidum acetylsalicylicum; Asetilsalisilik Asit; Asetyylisalisyylihappo; Kwas acetylosalicylowy; Kyselina acetylsalicylová; Polopiryna; Salicylic Acid Acetate. O-Acetylsalicylic acid; 2-Acetoxybenzoic acid.

Аспирин

$C_9H_8O_4 = 180.2.$
CAS — 50-78-2.
ATC — A01AD05; B01AC06; N02BA01.
ATC Vet — QA01AD05; QB01AC06; QN02BA01.
UNII — R16CO5Y76E.

注：名称"阿司匹林"的应用是受限的，在一些国家它是一个商标。

阿司匹林的复方制剂可以下述名称表示。

- Co-codaprin（BAN）——阿司匹林和可待因（50：1）（质量分数）。
- Co-codaprin（PEN）——阿司匹林和磷酸可待因。

Pharmacopoeias. In *Chin., Eur.* (see p.vii), *Int., Jpn, US,* and *Viet.*

Ph. Eur. 6.8（Acetylsalicylic Acid；Aspirin BP 2010）
白色或类白色结晶性粉末或无色结晶。微溶于水；易溶于乙醇。贮藏于密闭容器中。

USP 33（Aspirin）　白色结晶，通常为管状或针状，或白色结晶性粉末，无臭或有微臭。在干燥空气中稳定；在潮湿空气中逐渐水解成水杨酸和乙酸。可溶于水（1：300）、溶于乙醇（1：5）、溶于氯仿（1：17）、溶于乙醚（1：10～1：15）；略溶于无水乙醚。贮藏于密闭容器中。

不良反应和处置

阿司匹林与非阿司匹林的非甾体抗炎药（NSAIDs）有很多相同的性质，其不良反应见第92页。

治疗剂量的阿司匹林最常见的不良反应是胃肠道紊乱，如恶心、消化不良和呕吐。阿司匹林与食物同服可以使胃肠道症状降到最低。可出现伴有腐蚀性的对胃黏膜的刺激、溃疡、呕血和黑粪。组胺 H_2 拮抗药、质子泵抑制剂和前列腺素类似物如米索前列醇可用于治疗 NSAIDs（包括阿司匹林）引起的溃疡（参见 M37 第1624页**消化性溃疡**项下）。约有 70％的患者可能发生无症状轻微出血，通常没有临床意义，但在长期治疗的少数患者中可能引起缺铁症。与食物同服阿司匹林并不会影响这种隐藏性失血，但是应用肠溶或其他控释片剂、H_2 组胺拮抗药或高剂量抗酸药可以减少这种失血。很少发生严重的上消化道出血。

有些患者，特别是哮喘、慢性荨麻疹或慢性鼻炎的患者具有对阿司匹林的明显超敏反应（也见下文），可引起反应，包括荨麻疹和其他皮疹、血管性水肿、鼻炎、严重的甚至可致命的阵发性支气管痉挛和呼吸困难。对阿司匹林敏感的患者往往对其他 NSAIDs 有交叉敏感性。

阿司匹林延长出血时间，降低血小板的黏附性，且大剂量时可能会引发低凝血酶原血症（hypoprothrombinaemia）。它可能引起其他血液疾病包括血小板减少症。

阿司匹林和其他水杨酸盐可能会引发肝毒性，特别是在青少年特发性关节炎和其他结缔组织疾病的患者中。在儿童中，使用阿司匹林已经与一些 Reye 综合征的病例有关，导致在儿童中阿司匹林治疗适应证的严格限制。详见下文 **Reye 综合征**。

阿司匹林直肠给药可引起局部刺激，已有肛门直肠狭窄的报道。

轻度慢性水杨酸盐中毒或水杨酸中毒通常只在反复使用大剂量后出现。局部过度的水杨酸盐使用后也可出现水杨酸中毒。症状包括眩晕、耳鸣、耳聋、出汗、恶心和呕吐、头痛和意识错乱，可通过减少剂量来控制。在最适抗炎活性需要的 150～300μg/ml 的血浆浓度时会出现耳鸣，在浓度高于 300μg/ml 时出现更严重的不良反应。过量用药后更多严重中毒或急性中毒症状包括过度换气、发热、烦躁、酮症、呼吸性碱中毒和代谢性酸中毒。CNS 抑制可导致昏迷，心血管虚脱和呼吸衰竭也可出现。儿童通常出现困倦和代谢性酸中毒，低血糖可能是严重的。

对于急性口服水杨酸盐过量，英国 National Poisons Information Service（NDIS）推荐，如果怀疑患者摄入大于 125mg/kg 水杨酸盐或任意量水杨酸甲酯，可在 1h 以内反复口服给予活性炭。活性炭不仅阻止任何残存于胃中的水杨酸盐的吸收，也有助于已吸收的任何水杨酸盐的清除。对于摄入水杨酸盐的量大于 500mg/kg 的患者应考虑 1h 以内洗胃。

在摄入大于 125mg/kg 水杨酸盐或任意量水杨酸甲酯或水杨酰胺的患者中应当测定血浆水杨酸盐浓度，虽然单从血浆浓度上不能估计中毒的严重程度。阿司匹林的吸收可通过减少胃排空，在胃中形成凝结物或通过摄入肠溶制剂来延迟。结果，血浆浓度至少应在摄入后 2h（具有症状的患者）或 4h（无症状的患者）检测，并在 2h 后重复检测。血浆水杨酸盐浓度继续上升的患者或者摄入包有肠溶衣制剂的患者应二次给予活性炭。如果需要，每 3h 应当重复检测，直到血浆水杨酸盐浓度下降。

液体和电解质疗治疗对于纠正酸中毒、高热、低血钾和脱水是必需的。如果血浆水杨酸盐浓度超过 500 μg/ml（儿童为 350μg/ml），可静脉内使用碳酸氢钠以增加尿中水杨酸盐的排泄。血液透析或血液输注也是从血浆中清除水杨酸盐的有效方法。BNF 59 认为，血液透析是在重度中毒中选择的方法，当血浆水杨酸盐浓度大于 700μg/ml 时或如果有严重的代谢性酸中毒应当认真考虑。脆弱的患者如儿童（小于 10 岁）或老年人（大于 70 岁）在早期可能需要透析。

水杨酸盐中毒及其处置的参考文献如下。

1. Notarianni L. A reassessment of the treatment of salicylate poisoning. *Drug Safety* 1992; 7: 292–303.
2. Woods D, *et al.* Acute toxicity of drugs: salicylates. *Pharm J* 1993; 250: 576–8.
3. Collee GG, Hanson GC. The management of acute poisoning. *Br J Anaesth* 1993; 70: 562–73.
4. Watson JE, Tagupa ET. Suicide attempt by means of aspirin enema. *Ann Pharmacother* 1994; 28: 467–9.
5. Dargan PI, *et al.* An evidence based flowchart to guide the management of acute salicylate (aspirin) overdose. *Emerg Med J* 2002; 19: 206–9.
6. Rivera W, *et al.* Delayed salicylate toxicity at 35 hours without early manifestations following a single salicylate ingestion. *Ann Pharmacother* 2004; 38: 1186–8. Correction. *ibid.* 2006; 40: 999.

对血液的影响 虽然阿司匹林对血小板有有益作用，但它会引起不良血液反应。在提交给英国 CSM 的报告的早期参考资料[1]中指出有这种毒性。在1964年6月至1973年1月间给 CSM 的报告中，有 787 例阿司匹林不良反应的报告。其中包括95例血液病的报告（17 例死亡），包括血小板减少症（26 例，2 例死亡）、再生障碍性贫血（13 例，7 例死亡）和粒细胞缺乏症或各类血细胞减少症（10 例，2 例死亡）。阿司匹林在 G6PD 缺乏症患者中也与溶血性贫血相关[2]。

1. Cuthbert MF. Adverse reactions to non-steroidal antirheumatic drugs. *Curr Med Res Opin* 1974; 2: 600–9.
2. Magee P, Beeley L. Drug-induced blood dyscrasias. *Pharm J* 1991; 246: 396–7.

对心血管系统的影响 水杨酸盐中毒可导致心血管虚脱，但是这种病例的详细内容还没有广泛报道。2 例水杨酸盐中毒患者在静脉注射地西泮后发生心博暂停[1]。提示地西泮诱导的呼吸抑制影响酸碱平衡，因此，非离子化膜穿透部分水杨酸盐也增加。有一名 5 岁儿童出现致命水杨酸盐中毒，明显表现出低血压和快速进行性心脏症状，包括室性心动过速和房室阻滞[2]。尸检可见广泛的心肌坏死。

关于阿司匹林与其他 NSAIDs 相比较的对血压的影响见第92页。

1. Berk WA, Andersen JC. Salicylate-associated asystole: report of two cases. *Am J Med* 1989; 86: 505–6.
2. Peña-Alonso YR, *et al.* Aspirin intoxication in a child associated with myocardial necrosis: is this a drug-related lesion? *Pediatr Dev Pathol* 2003; 6: 342–7.

对胃肠道的影响 临床和流行病学证据认为，阿司匹林可产生剂量中相关的胃肠道毒性[1,2]，有时是致死性的[2]，但较少见。荟萃分析[3]提示，使用低剂量阿司匹林（每日少于 300mg），胃肠道出血的危险性不显著降低。一篇观测流行病学研究的系统性综述[4]也与这个研究结果一致。另一项对随机对照研究的系统性综述[5]发现，尽管低剂量阿司匹林（最大每日用药325mg）增加大出血风险，包括胃肠道出血，与安慰剂组相比风险增加两倍，但实际的出血风险并不大；每833位服用小剂量阿司匹林预防心血管疾病的患者中每年只有 1 位出现大出血偶发事件。在一项以人群为基础的研究中[6]，每年上消化道并发症的过度风险大约为每 1000 位患者出现 5 例；然而，这种过度风险随潜在胃肠道危险因素（如老龄）而变化，在由超过 10% 阿司匹林使用者组成的风险更高的组中，每 1000 位患者可能有超过 10 位出现这种过度风险。建议非常小剂量的阿司匹林对心血管疾病产生预防作用，而没有胃肠道毒性危险[7]，尽管仍有报道指出即使每日使用 10mg 剂量阿司匹林仍会产生胃损伤[8]。

没有令人信服的证据显示与 75mg 剂量相关胃肠道大出血的危险可通过使用肠溶衣或缓释配方而不是可溶解的阿司匹林来降低[3,4,9]，虽然个别研究曾报道使用肠溶衣会减少胃黏膜损伤[10]。所有已知的 NSAIDs 都有引起急性胃黏膜损伤的可能（第93页），对该药引起的急性胃黏膜损伤的比较研究一贯将阿司匹林与最严重的损伤联系在一起[11]。甚至通过皮肤用药也会出现胃黏膜损伤。

1. Graham DY, Smith JL. Aspirin and the stomach. *Ann Intern Med* 1986; 104: 390–8.
2. Roderick PJ, *et al.* The gastrointestinal toxicity of aspirin: an overview of randomised controlled trials. *Br J Clin Pharmacol* 1993; 35: 219–26.
3. Derry S, Loke YK. Risk of gastrointestinal haemorrhage with long term use of aspirin: meta-analysis. *BMJ* 2000; 321: 1183–7.
4. Garcia Rodríguez LA, *et al.* Association between aspirin and upper gastrointestinal complications: systematic review of epidemiologic studies. *Br J Clin Pharmacol* 2001; 52: 563–71.
5. McQuaid KR, Laine L. Systematic review and meta-analysis of adverse events of low-dose aspirin and clopidogrel in randomized controlled trials. *Am J Med* 2006; 119: 624–38.
6. Hernández-Díaz S, García Rodríguez LA. Cardioprotective aspirin users and the risk of upper gastrointestinal complications. *BMC Med* 2006; 4: 22.
Available at: http://www.biomedcentral.com/content/pdf/1741-7015-4-22.pdf (accessed 11/12/06)
7. Lee M, *et al.* Dose effects of aspirin on gastric prostaglandins and stomach mucosal injury. *Ann Intern Med* 1994; 120: 184–9.
8. Cryer B, Feldman M. Effects of very low dose daily, long-term aspirin therapy on gastric, duodenal, and rectal prostaglandin levels and on mucosal injury in healthy humans. *Gastroenterology* 1999; 117: 17–25.
9. Anonymous. Which prophylactic aspirin? *Drug Ther Bull* 1997; 35: 7–8.
10. Cole AT, *et al.* Protection of human gastric mucosa against aspirin—enteric coating or dose reduction? *Aliment Pharmacol Ther* 1999; 13: 187–93.
11. Cryer B, *et al.* Effects of cutaneous aspirin on the human stomach and duodenum. *Proc Assoc Am Physicians* 1999; 111: 448–56.

对听力的影响 研究已表明，在血清水杨酸盐浓度超过 200μg/ml 时产生耳鸣[1]。然而，在耳对水杨酸盐的反应上似乎受试者之间的差异相当大[2]，耳鸣可在浓度时出现，而预先已存在听力丧失的患者即使在血浆水杨酸盐浓度在 311～677μg/ml 时，可能也不会体验到耳鸣[1]。随水杨酸盐剂量和血浆浓度的增加，耳毒性强度等级性的增加已得到证实[2]。例如，在平均总血浆水杨酸盐浓度为 110μg/ml 时，在任何已知频率上听力丧失约为 12dB，此缺失可能与预先存在听力损伤的患者相关[2]。

1. Mongan E, *et al.* Tinnitus as an indication of therapeutic serum salicylate levels. *JAMA* 1973; 226: 142–5.
2. Day RO, *et al.* Concentration-response relationships for salicylate-induced ototoxicity in normal volunteers. *Br J Clin Pharmacol* 1989; 28: 695–702.

对肾脏的影响 虽然含有阿司匹林的复方镇痛制剂的滥用已与镇痛药性肾病变的形成有关，但与单用阿司匹林治疗用途相关的肾损伤似乎相当罕见。许多研究没能找到使用阿司匹林的患者肾损伤的危险性增加[1-9]。

1. New Zealand Rheumatism Association Study. Aspirin and the kidney. *BMJ* 1974; 1: 593–6.
2. Walker BR, *et al.* Aspirin and renal function. *N Engl J Med* 1977; 297: 1405.
3. Akyol SM, *et al.* Renal function after prolonged consumption of aspirin. *BMJ* 1982; 284: 631–2.
4. Bonney SL, *et al.* Renal safety of two analgesics used over the counter: ibuprofen and aspirin. *Clin Pharmacol Ther* 1986; 40: 373–7.
5. Sandler DP, *et al.* Analgesic use and chronic renal disease. *N Engl J Med* 1989; 320: 1238–43.
6. Pommer W, *et al.* Regular analgesic intake and the risk of end-stage renal failure. *Am J Nephrol* 1989; 9: 403–12.
7. Dubach UC, *et al.* An epidemiologic study of abuse of analgesic drugs: effects of phenacetin and salicylate on mortality and cardiovascular morbidity (1968 to 1987). *N Engl J Med* 1991; 324: 155–60.
8. Perneger TV, *et al.* Risk of kidney failure associated with the use of acetaminophen, aspirin, and nonsteroidal antiinflammatory drugs. *N Engl J Med* 1994; 331: 1675–9.
9. Rexrode K, *et al.* Analgesic use and renal function in men. *JAMA* 2001; 286: 315–21.

对肝脏的影响 阿司匹林引起的肝损伤通常轻微，表现为在转氨酶值上轻度到中度升高，然而，存在重度肝损伤的危险[1]。一项综述[2]报道，在 439 名给予阿司匹林的患者中有 59 名转氨酶值升高，认为在 23 名患者中这种升高很可能与阿司匹林有关。肝毒性似乎与血浆水杨酸盐浓度大于 150μg/ml 以及活动性类风湿病相关。阿司匹林引起的肝损伤通常在停药时是可逆的[2]。

也可见下文 Reye 综合征项下。

1. Lewis JH. Hepatic toxicity of nonsteroidal anti-inflammatory drugs. *Clin Pharm* 1984; 3: 128–38.
2. Freeland GR, *et al.* Hepatic safety of two analgesics used over the counter: ibuprofen and aspirin. *Clin Pharmacol Ther* 1988; 43: 473–9.

对口的影响 1 名 26 岁妇女使用用于偏头痛的含有阿司匹林的散剂后发生阿司匹林烧伤（唇黏膜层的溃疡）[1]。这名妇女吞服未溶解的粉末而不是将粉末加入水中。

1. Dellinger TM, Livingston HM. Aspirin burn of the oral cavity. *Ann Pharmacother* 1998; 32: 1107.

超敏反应 有阿司匹林超敏反应患者的主要临床特征包括中年、女性、哮喘或鼻炎的诊断、遗传性过敏症的个人或家族史、鼻息肉史[1,2]。伴随哮喘和鼻息肉出现的阿司匹林敏感性在一些报道中指的是"阿司匹林三联征"。通常伴随发现的其他敏感性包括对食用色素（如柠檬黄）以及药物（如其他 NSAIDs）的过敏。

根据检测哮喘的方法不同，阿司匹林诱导哮喘的患病率会发生变化。如果采用口服激发试验进行检测，一项系统性综述[3]估算在普通成人哮喘人群中，阿司匹林诱导哮喘的患病率为 21%，儿童为 5%。然而，以单独医疗史为基础对成人仅为 2.7%，儿童为 2%。在另一项研究中[4]，使用的资料来自患者健康问卷，在哮喘的患者中，阿司匹林诱导哮喘的患病率为 10%～11%，在非哮喘者中的患病率为 2.5%。

阿司匹林与其他 NSAIDs 之间有相当多的交叉反应，通常建议对阿司匹林或其他任何 NSAID 有超敏反应的患者应当避免使用所有 NSAIDs。一项系统性综述表明[3]，与其他非选择性 NSAIDs（布洛芬、双氯芬酸和萘普生）之间的交叉过敏反应出现在超过 90% 阿司匹林诱发哮喘的患者中。文献综述[5]发现，阿司匹林和选择性环氧酶-2（COX-2）抑制药的交叉反应缺少证据，尤其是在阿司匹林诱导哮喘的患者中；尽管也有个别报道使用塞来昔布或罗非昔布后，患者出现哮喘。如果一种 COX-2 选择性 NSAID 进行攻击，大约 4% 对阿司匹林诱导有皮肤反应的患者可产生皮肤反应。对阿司匹林敏感的患者使用对乙酰氨基酚通常是安全的，阿司匹林与对乙酰氨基酚之间的交叉反应实测算大约为 7%[3]。根据这些数据，可认为少于 2% 哮喘患者将可能对乙酰氨基酚和阿司匹林都有反应。

对个别 NSAIDs 的反应与它们对前列腺素合成的抑制程度密切相关[6,7]。可能有一个剂量阈值，低于它不出现可觉察的症状，对常规低剂量阿司匹林耐受的患者当使用较大剂量阿司匹林的诱发[7]。研究者[7]以 300mg 剂量阿司匹林口服正式激发来证实 NSAID 敏感性的诊断，但是其他研究者[8]认为这是一个危险的方法，使用赖氨酸阿司匹林吸入方法是一个更安全、更可预见的替代方法。已经采用赖氨酸阿司匹林鼻内攻击[9,10]。

1. Kwoh CK, Feinstein AR. Rates of sensitivity reactions to aspirin: problems in interpreting the data. *Clin Pharmacol Ther* 1986; 40: 494–505.
2. Schiavino D, *et al.* The aspirin disease. *Thorax* 2000; 55 (suppl 2): S66–S69.
3. Jenkins C, *et al.* Systematic review of prevalence of aspirin induced asthma and its implications for clinical practice. *BMJ* 2004; 328: 434–7.
4. Vally H, *et al.* The prevalence of aspirin intolerant asthma (AIA) in Australian asthmatic patients. *Thorax* 2002; 57: 569–74.
5. Knowles SR, *et al.* Management options for patients with aspirin and nonsteroidal antiinflammatory drug sensitivity. *Ann Pharmacother* 2007; 41: 1191–1200.
6. Power I. Aspirin-induced asthma. *Br J Anaesth* 1993; 71: 619–21.
7. Frew A. Selected side-effects: 13. non-steroidal anti-inflammatory drugs and asthma. *Prescribers' J* 1994; 34: 74–7.
8. Davies BH. NSAIDs and asthma. *Prescribers' J* 1994; 34: 163–4.

9. Casadevall J et al. Intranasal challenge with aspirin in the diagnosis of aspirin intolerant asthma: evaluation of nasal response by acoustic rhinometry. *Thorax* 2000; **55:** 921–4.
10. Alonso-Llamazares A, *et al.* Nasal provocation test (NPT) with aspirin: a sensitive and safe method to diagnose aspirin-induced asthma (AIA). *Allergy* 2002; **57:** 632–5.

脱敏　使用口服阿司匹林攻击方案已达到成功脱敏[1~6]。给予增加剂量的阿司匹林（通常从 30mg 开始）直到过敏反应出现，再次给予阿司匹林已引起反应的剂量，并增加剂量直到最终 650mg 剂量可耐受[1,2]。脱敏后，阿司匹林连续给药中断导致敏感性再次出现。每日使用小至 81mg 阿司匹林可无定期维持脱敏[6]。

1. Asad SI, *et al.* Effect of aspirin in "aspirin sensitive" patients. *BMJ* 1984; **288:** 745–8.
2. Stevenson DD. Desensitization of aspirin-sensitive asthmatics: a therapeutic alternative? *J Asthma* 1983; **20:** 31–8.
3. Gollapudi RR, *et al.* Aspirin sensitivity: implications for patients with coronary artery disease. *JAMA* 2004; **292:** 3017–23.
4. Cormican LJ, *et al.* Improvements in an oral aspirin challenge protocol for the diagnosis of aspirin hypersensitivity. *Clin Exp Allergy* 2005; **35:** 717–22.
5. Pfaar O, Klimek L. Aspirin desensitization in aspirin intolerance: update on current standards and recent improvements. *Curr Opin Allergy Clin Immunol* 2006; **6:** 161–6.
6. Knowles SR, *et al.* Management options for patients with aspirin and nonsteroidal antiinflammatory drug sensitivity. *Ann Pharmacother* 2007; **41:** 1191–1200.

低血糖　一篇关于药源性低血糖的文献综述[1]强调了这样的事实：阿司匹林和其他药会在儿童中产生低血糖。虽然在成人中治疗剂量的水杨酸盐能降低糖尿病受试者的血糖浓度，且对非糖尿病受试者也有相似的作用，但对这一效应的临床意义有不同的意见。水杨酸盐已经涉及少数成人低血糖病例[1]，有些研究者[2]认为，肾损伤患者或那些接受大剂量治疗的如类风湿关节炎的患者可能处于危险中。据报道，1 名肾衰竭患者在过度使用含有水杨酸的局部制剂后发生低血糖[3]。

1. Seltzer HS. Drug-induced hypoglycemia: a review of 1418 cases. *Endocrinol Metab Clin North Am* 1989; **18:** 163–83.
2. Pandit MK, *et al.* Drug-induced disorders of glucose tolerance. *Ann Intern Med* 1993; **118:** 529–39.
3. Raschke R, *et al.* Refractory hypoglycemia secondary to topical salicylate intoxication. *Arch Intern Med* 1991; **151:** 591–3.

Reye 综合征　Reye 综合征是一种以急性脑病和肝脂肪变性为特点的疾病。它几乎专门发生在儿童中，虽然也在超过 12 岁的患者中见到该病例[1]。它的病因学可能涉及许多因素，但是典型地发生在病毒感染如水痘或流感之后，并可被一种化学物触发而促成。几个大规模研究和个别病例报道已发现 Reye 综合征与先前摄取阿司匹林之间的相关性[2~7]。其他水杨酸盐的证据不能充分评估[4]。最近，体外研究显示阿司匹林在 Reye 综合征发展中有特殊的生物学道理[6]。

虽然阿司匹林或者其他水杨酸盐在 Reye 综合征发病机制中的作用仍有待证实，但通常认为阿司匹林和其他乙酰化水杨酸盐作为镇痛药或解热药禁用于年龄小于 12 岁的儿童，在一些国家禁用于青少年。如英国 MHRA 推荐所有年龄小于 16 岁的儿童不应使用阿司匹林[8]（它代替了他们早期关于年龄小于 16 岁的儿童在发热或病毒感染期间避免使用阿司匹林的建议，CSM 觉得这个建议对于产品的总体销售来说过于复杂，既然其他镇痛制剂有广泛的可用性，不需要将这一年龄组暴露于任何危险中）。一些国家也扩展这些建议到非乙酰化的水杨酸盐。在英国，MHRA[9]禁止年龄小于 16 岁的儿童使用含有水杨酸盐的局部口腔疼痛缓解制剂，因为理论上存在发生 Reye 综合征的风险（详见**水杨酸胆碱**项下，第35页）。

一组工作者再度检验最初的某些研究后[10]认为，Reye 综合征与止吐药、酚噻嗪类和一些其他的抗组胺药的使用之间可能也有关系，但是他们的结论受到了批评[11]。最近，其他一些研究认为 Reye 综合征是由于病毒的变异或者代谢性疾病误诊的结果造成的，但是这些结论也再次受到质疑[6,13]。

1. Hall SM, Lynn R. Reye's syndrome. *N Engl J Med* 1999; **341:** 845–6.
2. Waldman RJ, *et al.* Aspirin as a risk factor in Reye's syndrome. *JAMA* 1982; **247:** 3089–94.
3. Halpin TJ, *et al.* Reye's syndrome and medication use. *JAMA* 1982; **248:** 687–91.
4. Hurwitz ES, *et al.* Public health service study of Reye's syndrome and medications: report of the main study. *JAMA* 1987; **257:** 1905–11.
5. Hall SM, *et al.* Preadmission antipyretics in Reye's syndrome. *Arch Dis Child* 1988; **63:** 857–66.
6. Glasgow JFT. Reye's syndrome: the case for a causal link with aspirin. *Drug Safety* 2006; **29:** 1111–21.
7. Schrör K. Aspirin and Reye syndrome: a review of the evidence. *Pediatr Drugs* 2007; **9:** 195–204.
8. MHRA. Aspirin and Reye's syndrome: questions and answers (issued 4th April, 2003). Available at:
http://www.mhra.gov.uk/home/idcplg?IdcService=GET_FILE&dDocName=CON019512&RevisionSelectionMethod=

LatestReleased (accessed 29/11/06)
9. MHRA. Press release: new advice on oral salicylate gels in under 16s (issued 23rd April, 2009). Available at: http://www.mhra.gov.uk/NewsCentre/Pressreleases/CON044014 (accessed 24/04/09)
10. Casteels-Van Daele M, Eggermont E. Reye's syndrome. *BMJ* 1994; **308:** 919–20.
11. Hall SM. Reye's syndrome. *BMJ* 1994; **309:** 411.
12. Orlowski JP, *et al.* Is aspirin a cause of Reye's syndrome? A case against. *Drug Safety* 2002; **25:** 225–31.
13. Waller P, Suvarna R. Is aspirin a cause of Reye's syndrome? *Drug Safety* 2004; **27:** 71–3.

注意事项

阿司匹林与非阿司匹林 NSAIDs 有许多共同的特性，注意事项见第94页。

如果用在有消化不良倾向或已知胃黏膜有损伤的患者中，阿司匹林应当谨慎用药。不应将其给予血友病和其他出血性疾病的患者，也不用于治疗痛风患者（因为低剂量增加尿酸盐浓度）。

阿司匹林对于哮喘或过敏性疾病的患者应当谨慎使用。它不应用于对阿司匹林或其他 NSAIDs 有过敏史的患者，包括那些已被该药促发哮喘发作、血管性水肿、荨麻疹或鼻炎的患者（危险因素的详细内容见上文**不良反应**项下的**超敏反应**）。

当肾功能或肝功能损伤时必须注意，阿司匹林应当避免用于重度肾损伤或肝损伤。阿司匹林在脱水患者中和存在不受控制的高血压时应当谨慎使用。

高剂量可能在 G6PD 缺乏的患者中促发急性溶血性贫血。对有糖尿病患者中干扰胰岛素和高血糖素的控制（见上文**不良反应**项下的**低血糖**）。

阿司匹林在儿童中的使用由于 Reye 综合征的危险性而非常受限（见上文**不良反应**项下和下文**用途和用法**项下）。

虽然低剂量阿司匹林可用于一些妊娠患者，但镇痛剂量的阿司匹林在妊娠期不应使用，因为它可能与分娩开始的延迟和时间的延长以及母体和新生儿出血有关。高剂量可引起子宫内胎儿动脉导管关闭，在新生儿中可能引起持续肺动脉高压（见下文**妊娠**项下），在黄疸性新生儿中可能出现胆红素脑病。

由于胃肠道出血的危险性，在老年人中应当避免连续延长使用阿司匹林。

在已预期的手术操作以前几天应当停止使用阿司匹林（见下文）。

阿司匹林和其他水杨酸盐能干扰甲状腺功能试验。

哺乳　American Academy of Pediatrics[1]认为，水杨酸盐对哺乳母亲应当谨慎使用，因为阿司匹林与婴儿代谢性酸中毒相关[2]。*BNF 59* 也推荐由于在乳儿中可能的 Reye 综合征的危险性，阿司匹林应避免用于哺乳母亲，他们也建议出来有新生儿维生素 K 缺乏的婴儿非常规使用用高剂量阿司匹林后可能有低凝血酶原血症的危险。然而，一项预期研究[3]发现在 15 名母亲使用阿司匹林、母乳喂养的婴儿中没有不良反应。

1. American Academy of Pediatrics. The transfer of drugs and other chemicals into human milk. *Pediatrics* 2001; **108:** 776–89. [Retired May 2010] Correction. *ibid.;* 1029. Also available at: http://aappolicy.aappublications.org/cgi/content/full/pediatrics%3b108/3/776 (accessed 23/11/06)
2. Clark JH, Wilson WG. A 16-day-old breast-fed infant with metabolic acidosis caused by salicylate. *Clin Pediatr (Phila)* 1981; **20:** 53–4.
3. Ito S, *et al.* Prospective follow-up of adverse reactions in breast-fed infants exposed to maternal medication. *Am J Obstet Gynecol* 1993; **168:** 1393–9.

妊娠　已综述了在妊娠期间使用阿司匹林潜在的不良反应[1]。水杨酸盐易透过胎盘，在动物中已显示可产生畸形。虽然一些研究和无对照的报道已指出阿司匹林与先天性畸形的形成有关，但绝大多数研究[2~4]没有发现任何显著的危险性或致畸性的证据。由 Slone Epidemiology Unit Birth Defects Study 收集的资料的分析提示，在妊娠早期的几个月里，即在形成，使用阿司匹林与心脏缺陷的危险性增加不相关[5]。然而，阿司匹林改变血小板功能的能力可能有潜在的危险性。有少数报道称母亲妊娠期[6]使用阿司匹林，其婴儿发生出血性疾病以及母亲有水杨酸盐相关的出血性并发症[7]。可是，在妊娠引起的高血压中评估低剂量阿司匹林（每日少于 325mg）的 6 项对照研究的荟萃分析[8]中报道，在母体或新生儿出血或胎儿导管流量上的不良反应没有临床意义[9,10]。2 项最近的安慰剂对照研究也发现低剂量阿司匹林对新生儿出血的不良反应没有临床显著差异。这表明阿司匹林引起的环氧酶的抑制程度不影响新生儿维生素 K 依赖的凝血因子或影响胎血管[1]。然而，在一些研究中有高危妊娠的患者母体使用阿司匹林，胎盘分离[11]或接连发生的围生期死亡[12]的危险增加。关于阿司匹林和其他 NSAIDs 与新生儿持续性肺动脉高压之间可能的相互联系见第94页 **NSAIDs** 项下。

虽然阿司匹林有可能抑制分娩的子宫收缩，但认为周期性或低剂量阿司匹林不可能长期抑制环氧酶足以延长妊娠或分娩[1]。

也可见下文**手术操作**项下。

1. de Swiet M, Fryers G. The use of aspirin in pregnancy. *J Obstet Gynaecol* 1990; **10:** 467–82.
2. Slone D, *et al.* Aspirin and congenital malformations. *Lancet* 1976; **1:** 1373–5.
3. Shapiro S, *et al.* Perinatal mortality and birth-weight in relation to aspirin taken during pregnancy. *Lancet* 1976; **i:** 1375–6.
4. Winship KA, *et al.* Maternal drug histories and central nervous system anomalies. *Arch Dis Child* 1984; **59:** 1052–60.
5. Werler MM, *et al.* The relation of aspirin use during the first trimester of pregnancy to congenital cardiac defects. *N Engl J Med* 1989; **321:** 1639–42.
6. Bleyer WA, Breckenridge RT. Studies on the detection of adverse drug reactions in the newborn II: the effects of prenatal aspirin on newborn hemostasis. *JAMA* 1970; **213:** 2049–53.
7. Collins E, Turner G. Maternal effects of regular salicylate ingestion in pregnancy. *Lancet* 1975; **ii:** 335–7.
8. Imperiale TF, Petrulis AS. A meta-analysis of low-dose aspirin for the prevention of pregnancy-induced hypertensive disease. *JAMA* 1991; **266:** 261–4.
9. Louden KA, *et al.* Neonatal platelet reactivity and serum thromboxane B$_2$ production in whole blood: the effect of maternal low dose aspirin. *Br J Obstet Gynaecol* 1994; **101:** 203–8.
10. Dasari R, *et al.* Effect of maternal low dose aspirin on neonatal platelet function. *Indian Pediatr* 1998; **35:** 507–11.
11. Sibai BM, *et al.* Prevention of preeclampsia with low-dose aspirin in healthy, nulliparous pregnant women. *N Engl J Med* 1993; **329:** 1213–18.
12. Hamid R, *et al.* Low dose aspirin in women with raised maternal serum alpha-fetoprotein and abnormal Doppler waveform patterns from the uteroplacental circulation. *Br J Obstet Gynaecol* 1994; **101:** 481–4.

耐药性　一些使用阿司匹林治疗心血管疾病的患者对治疗无反应，这种现象被称为阿司匹林的耐药性。目前对阿司匹林的耐药性了解较少，需要更进一步的研究去确定。

1. Sanderson S, *et al.* Narrative review: aspirin resistance and its clinical implications. *Ann Intern Med* 2005; **142:** 370–80.
2. Hankey GJ, Eikelboom JW. Aspirin resistance. *Lancet* 2006; **367:** 606–17.
3. Michos ED, *et al.* Aspirin and clopidogrel resistance. *Mayo Clin Proc* 2006; **81:** 518–26.
4. Undas A, *et al.* Antithrombotic properties of aspirin and resistance to aspirin: beyond strictly antiplatelet actions. *Blood* 2007; **109:** 2285–92.
5. Dalen JE. Aspirin resistance: is it real? Is it clinically significant? *Am J Med* 2007; **120:** 1–4.
6. Hovens MMC, *et al.* Prevalence of persistent platelet reactivity despite use of aspirin: a systematic review. *Am Heart J* 2007; **153:** 175–81.
7. Krasopoulos G, *et al.* Aspirin "resistance" and risk of cardiovascular morbidity: systematic review and meta-analysis. *BMJ* 2008; **336:** 195–8.
8. Gasparyan AY, *et al.* The role of aspirin in cardiovascular prevention: implications of aspirin resistance. *J Am Coll Cardiol* 2008; **51:** 1829–43.

手术操作　阿司匹林主要通过抑制血小板聚集延长出血时间。这种效应是可逆的，在出血时间恢复到正常以前，新的血小板一定能被释放入循环系统。因此，阿司匹林治疗在手术操作的前几天应当停止止。在一些临床情况下，阿司匹林可能在一项手术操作前即刻给予。当心肌梗死需要紧急冠状动脉旁路手术时，大部分患者已使用阿司匹林作为梗死初期治疗的一部分。当给予阿司匹林时，手术期间的出血、输血的要求和手术再探查率可能增加[1]。然而，一些研究[2,3]表明出血的增加并不显著；另外，还有一些研究报道术前使用阿司匹林可减少手术期间心肌梗死的发生率（与抑肽酶同时使用）[4]、改善氧功能[5]，甚至降低死亡率[3,6]。去氨加压素可减少手术期间出血的危险（参见 M37 第2106页**出血性疾病**项下）。

阿司匹林有时在妊娠中期和晚期给药以预防妊娠诱发的高血压疾病（见第228页**高血压**项下）。研究表明当以每日 325mg 剂量或更少剂量给药时，不会出现对母体或新生儿出血有临床意义的影响[7]。有些研究者已建议，阿司匹林的治疗可能增加硬膜外血肿形成的危险性，因此采用硬膜外麻醉不明智[8]，但是随后的研究[9]发现，在妊娠期使用低剂量阿司匹林不增加硬膜外麻醉中出血和并发症的危险性。

采用止血带用以神经阻滞或其他操作的患者使用低剂量阿司匹林发生紫癜疹的危险可能增加[10]。

已建议在进行皮肤病学[11]或小型牙科[12]手术的患者中，出血时间延长的患者只需要在手术前停用阿司匹林，而出血时间正常的患者可继续治疗。

1. Goldman S, *et al.* Improvement in early saphenous vein graft patency after coronary artery bypass surgery with antiplatelet therapy: results of a Veterans Administration Cooperative Study. *Circulation* 1988; **77:** 1324–32.
2. Reich DL, *et al.* Aspirin does not increase homologous blood requirements in elective coronary bypass surgery. *Anesth Analg* 1994; **79:** 4–8.
3. Dacey LJ, *et al.* Effect of preoperative aspirin use on mortality in coronary artery bypass grafting patients. *Ann Thorac Surg* 2000; **70:** 1986–90.
4. Klein M, *et al.* Aprotinin counterbalances an increased risk of

peri-operative hemorrhage in CABG patients pre-treated with aspirin. *Eur J Cardiothorac Surg* 1998; 14: 360–6.

5. Gerrah R, *et al.* Preoperative aspirin administration improves oxygenation in patients undergoing coronary artery bypass grafting. *Chest* 2005; 127: 1622–6.

6. Bybee KA, *et al.* Preoperative aspirin therapy is associated with improved postoperative outcomes in patients undergoing coronary artery bypass grafting. *Circulation* 2005; 112 (suppl I): I286–I292.

7. Imperiale TF, Petrulis AS. A meta-analysis of low-dose aspirin for the prevention of pregnancy-induced hypertensive disease. *JAMA* 1991; 266: 260–4.

8. Macdonald R. Aspirin and extradural blocks. *Br J Anaesth* 1991; 66: 1–3.

9. Sibai BM, *et al.* Low-dose aspirin in nulliparous women: safety of continuous epidural block and correlation between bleeding time and maternal-neonatal bleeding complications. *Am J Obstet Gynecol* 1995; 172: 1553–7.

10. Runcie CJ, *et al.* Aspirin and intravenous regional blocks. *Br J Hosp Med* 1990; 43: 229–30.

11. Lawrence C, *et al.* Effect of aspirin and nonsteroidal antiinflammatory drug therapy on bleeding complications in dermatologic surgical patients. *J Am Acad Dermatol* 1994; 31: 988–92.

12. Madan GA, *et al.* Minor oral surgery without stopping daily low-dose aspirin therapy: a study of 51 patients. *J Oral Maxillofac Surg* 2005; 63: 1262–5.

药物相互作用

阿司匹林与其他非阿司匹林 NSAIDs 有许多共同的特性,这些相互作用在第 94 页叙述。

乙醇增加阿司匹林对胃肠道的一些影响。阿司匹林与金化合物合用可以加剧阿司匹林引起的肝损伤。

阿司匹林与双嘧达莫合用可能导致血浆水杨酸盐浓度增加。对于偏头痛的患者,有些药物如甲氧氯普胺会使阿司匹林吸收更早,且最高水杨酸盐峰浓度更高。美托洛尔[1] 的高剂量水杨酸盐治疗方案和使用碳酸酐酶抑制药的患者中出现了水杨酸中毒。

皮质激素可降低血浆水杨酸盐浓度。在长期接受高剂量水杨酸盐治疗的患者中,这种相互作用可能是重要的。当皮质激素减少时,则有可能出现水杨酸毒性。当与皮质激素合用时,与阿司匹林相关的胃肠出血和溃疡的危险性也会增加。抗酸药可能会增加阿司匹林在碱性尿中的排泄。

阿司匹林可增加香豆素抗凝血药、磺酰脲类降糖药、扎鲁司特、甲氨蝶呤、苯妥英和丙戊酸盐的活性。阿司匹林减少促尿酸排除药的作用,如丙磺舒和磺吡酮。米非司酮的厂商提出一个理论上的危险,即阿司匹林或 NSAIDs 抑制前列腺素合成可能改变米非司酮的有效性。

由于不良反应的危险增加,应当避免阿司匹林与其他 NSAIDs 合用,布洛芬可消除阿司匹林的心脏保护作用,阿司匹林可增加一些其他 NSAIDs 的血浆浓度,如芬布芬、吲哚美辛和吡罗昔康。

1. Miners JO. Drug interactions involving aspirin (acetylsalicylic acid) and salicylic acid. *Clin Pharmacokinet* 1989; 17: 327–44.
2. Abebe W. Herbal medication: potential for adverse interactions with analgesic drugs. *J Clin Pharm Ther* 2002; 27: 391–401.
3. Gaziano JM, Gibson CM. Potential for drug-drug interactions in patients taking analgesics for mild-to-moderate pain and low-dose aspirin for cardioprotection. *Am J Cardiol* 2006; 97: 23–9.

ACEI 阿司匹林和其他 NSAIDs 减少 ACEI 活性的讨论见第 251 页。

阿那格雷 阿司匹林对使用阿那格雷患者的潜在影响参见 M37 第 2179 页。

抗癫痫药 阿司匹林可阻止丙戊酸盐的代谢,进一步详细内容参见 M37 第 487 页**镇痛药**。

抗真菌药 1 名由于风湿性心脏病而接受长期阿司匹林治疗的 8 岁儿童,当用灰黄霉素开始治疗时,血浆水杨酸盐浓度显著降低[1]。提示灰黄霉素可干扰阿司匹林的吸收。

1. Phillips KR, *et al.* Griseofulvin significantly decreases serum salicylate concentrations. *Pediatr Infect Dis J* 1993; 12: 350–2.

钙通道阻滞药 当阿司匹林和钙通道阻滞药一起使用时,它们的抗血小板作用可能增加,同时使用阿司匹林和维拉帕米的患者中有干扰此血止的单独报道[1,2],包括异常碰伤、出血时间延长和瘀斑。

1. Ring ME, *et al.* Clinically significant antiplatelet effects of calcium-channel blockers. *J Clin Pharmacol* 1986; 26: 719–20.
2. Verzino E, *et al.* Verapamil-aspirin interaction. *Ann Pharmacother* 1994; 28: 536–7.

全身麻醉药 阿司匹林对硫喷妥钠的影响参见 M37 第 1715 页。

NSAIDs 已有建议布洛芬和其他 NSAIDs 可能减少阿司匹林的心脏保护作用。对一项处方心血管疾病患者的 7107 名心血管疾病患者的研究[1] 发现,那些也使用布洛芬的患者心血管死亡率增加(校正过的风险比是

不使用布洛芬患者的 1.73 倍)。另一项研究[2] 发现尽管单独使用低剂量阿司匹林或 NSAIDs 降低心肌梗死的发病率,阿司匹林和 NSAIDs 同时使用,心肌梗死的发生风险也没有显著增加。另一项大规模研究也发现,使用常规剂量阿司匹林的患者心肌梗死的发生风险增加,而不是间歇采用阿司匹林进行 NSAID 治疗的患者[3]。然而,一项包括 14098 名患者的研究[4] 得出结论,与单独使用阿司匹林的患者相比,使用布洛芬和阿司匹林的患者心肌梗死的发生风险是减少的。此外,一项针对 70316 名患者的研究[5] 发现处方阿司匹林和布洛芬的患者发生死亡的风险与那些单独处方阿司匹林或合用另一种 NSAID 的患者相当。

用药时间可能是重要的。一项研究[6] 显示阿司匹林给药后 2 小时每日 1 次给于布洛芬可发生不可逆血小板聚集;然而,在阿司匹林前给于布洛芬,每日 1 次或每日 3 次,血小板聚集的发生是可逆的,血小板聚集会限制阿司匹林的心脏保护作用。

所有这些研究都有局限性,在给出任何建议之前需要更进一步的研究[7~11]。

1. MacDonald TM, Wei L. Effect of ibuprofen on cardioprotective effect of aspirin. *Lancet* 2003; 361: 573–4.
2. Kimmel SE, *et al.* The effects of nonselective non-aspirin non-steroidal anti-inflammatory medications on the risk of nonfatal myocardial infarction and their interaction with aspirin. *J Am Coll Cardiol* 2004; 43: 985–90.
3. Kurth T, *et al.* Inhibition of clinical benefits of aspirin on first myocardial infarction by nonsteroidal antiinflammatory drugs. *Circulation* 2003; 108: 1191–5.
4. Patel TN, Goldberg KC. Use of aspirin and ibuprofen compared with aspirin alone and the risk of myocardial infarction. *Arch Intern Med* 2004; 164: 852–6.
5. Curtis JP, *et al.* Aspirin, ibuprofen, and mortality after myocardial infarction: retrospective cohort study. *BMJ* 2003; 327: 1322–3.
6. Catella-Lawson F, *et al.* Cyclooxygenase inhibitors and the antiplatelet effects of aspirin. *N Engl J Med* 2001; 345: 1809–17.
7. Etminan M, Samii A. Effect of ibuprofen on cardioprotective effect of aspirin. *Lancet* 2003; 361: 1558–9.
8. Kimmel SE, Strom BL. Giving aspirin and ibuprofen after myocardial infarction. *BMJ* 2003; 327: 1298–9.
9. Curtis JP, Krumholz HM. The case for an adverse interaction between aspirin and non-steroidal anti-inflammatory drugs: is it time to believe the hype? *J Am Coll Cardiol* 2004; 43: 991–2.
10. Cheema AA. Should people on aspirin avoid ibuprofen? A review of the literature. *Cardiol Rev* 2004; 12: 174–6.
11. Corman SL, *et al.* Impact of nonsteroidal antiinflammatory drugs on the cardioprotective effects of aspirin. *Ann Pharmacother* 2005; 39: 1073–9.

螺内酯 阿司匹林对使用螺内酯的患者的影响见第 442 页。

药动学

阿司匹林及其他水杨酸盐口服给药后从胃肠道迅速吸收,但直肠给药吸收的可靠性则较差。阿司匹林及其他水杨酸盐也可透皮吸收。

口服给药后,在胃和肠出现非离子型阿司匹林的吸收。部分阿司匹林在肠壁中水解为水杨酸盐。一旦被吸收,阿司匹林即迅速转化为水杨酸盐,但是单剂量口服给药后最初的 20min 内,阿司匹林是血浆中占主导地位的药物形式。80%~90% 的阿司匹林与血浆蛋白结合,并且阿司匹林分布广泛,据报道,阿司匹林在成人中的分布容积是 170ml/kg。随着血浆药物浓度的升高,蛋白结合位点达到饱和,分布容积增大。阿司匹林和水杨酸盐都具有药理学活性,但只有阿司匹林有抗血小板作用。水杨酸盐大量结合于血浆蛋白,而且迅速分布于身体的各个部位。水杨酸盐可出现于乳汁中并可以通过胎盘。

水杨酸盐主要通过肝代谢消除,其代谢产物包括水杨尿酸、水杨基酚葡糖苷酸 (salicyl phenolic glucuronide)、龙胆酸和龙胆尿酸。主要代谢产物水杨尿酸和水杨基酚葡糖苷酸的形成是易于饱和的,遵循 Michaelis-Menten 动力学,其他代谢途径是一级过程。结果,稳态血浆水杨酸盐浓度的增加与剂量不成比例。单次给予 325mg 阿司匹林后,消除是一级过程,血浆水杨酸盐半衰期为 2~3h,高剂量阿司匹林的半衰期增加到 15~30h。水杨酸盐以原形在尿中排泄,通过这种途径排泄的总量随剂量增大而增加,也依赖于尿的 pH 值,与剂量的 2% 在酸性尿中排泄相比,剂量的约 30% 可在碱性尿中排泄。肾脏排泄包括肾小球滤过、主动肾小管分泌作用和被动肾小管重吸收作用。

水杨酸盐通过血液透析清除。

1. Needs CJ, Brooks PM. Clinical pharmacokinetics of the salicylates. *Clin Pharmacokinet* 1985; 10: 164–77.

用途和用法

阿司匹林是一种水杨酸盐类 NSAID,具有许多非阿司匹林 NSAIDs 的共同特性(第 94 页)。阿司匹林和其他水杨酸盐具有镇痛、抗炎、解热的特性,它们以环氧酶抑制剂起作用,导致对来自花生四烯酸的血栓素和前列

腺素生物合成的直接抑制(参见 M37 第 2315 页)。阿司匹林也可抑制血小板聚集,非乙酰化的水杨酸盐则不能。

阿司匹林用于缓解轻度至中度疼痛,如头痛、痛经、肌痛和牙痛。也用于急性和慢性风湿性疾病疼痛和炎症的治疗,如类风湿关节炎、青少年特发性关节炎、骨关节炎和强直性脊柱炎。在轻微发热状况的治疗中,如感冒或流感,阿司匹林可降低温度并缓解头痛、关节痛和肌肉痛。

阿司匹林也由于其抗血小板活性用于心血管疾病的早期治疗,如心绞痛和心肌梗死,以及预防高危患者的心血管事件。

其他这样的作用包括脑血管疾病的治疗和预防,如卒中。进一步详细内容见下文**抗血小板治疗**项下。

阿司匹林通常口服给药。饭后给药可减少胃刺激。可用各种制剂,包括普通非包衣片、缓释片、分散片、肠溶衣片和控释片。在某些情况下,阿司匹林以栓剂直肠给药。通常作为镇痛和解热药的阿司匹林口服剂量为 300~900mg,根据临床需要每 4~6h 重复给药,直到每日 4g 的最大剂量。用作栓剂的剂量是每 4h 600~900mg,最大剂量为每日 3.6g。

理想的抗炎活性需要 150~300μg/ml 的血浆水杨酸盐浓度(也见上文**不良反应**)。需要个别地调整剂量以达到理想浓度。通常每日为 4~8g,分次给药用于急性风湿性疾病,如风湿关节炎或骨关节炎。慢性症状中分次给药达到每日 5.4g 就足够了。

阿司匹林在儿童中治疗的适应证由于 Reye 综合征而非常受限(见上文**不良反应**项下),但包括川崎病(见下文)、青少年特发性关节炎和 Still 病。(见下文**风湿病**)

阿司匹林钠也已用于疼痛和发热的治疗。

顺势疗法 阿司匹林也用于顺势疗法药物中,其名称为:Acetylsalicylicum acidum、Acetylsal ac.。

儿童用法 阿司匹林在儿童中的治疗适应证非常受限,因为存在发生 Reye 综合征的危险(见上文**不良反应**项下)。更详细的信息,包括剂量,见下文**抗血小板治疗**、**川崎病**和**风湿病**项下。

抗血小板治疗 阿司匹林是环氧酶抑制药,其作用是由于不可逆的乙酰化过程。

- 在血小板中,该酶的抑制阻止血栓素 A_2 的合成,血栓素 A_2 是一种血管收缩复合物,可引起血小板聚集,因此有潜在的形成血栓的作用。
- 在血管壁中,该酶的抑制阻止前列环素的合成,前列环素是一种血管舒张物质,有抗聚集的特性,因此有潜在的抗血栓形成的作用。

因此,阿司匹林似乎有相互矛盾的生物学效应。然而,这些作用的持续时间可能不同,对血管组织的作用通常比对血小板的作用更短些(虽然研究的动物种属、使用的血管类型以及通常的实验条件可能改变这些结果)。下述事实可能解释这些差别:血管细胞在数小时内可恢复具有前列环素的能力,但是血小板不能再合成环氧酶,导致约 24h 没有新的血栓素 A_2 生成,直到骨髓释放更多的血小板,骨髓中血小板的活性也受阿司匹林的影响,通常认为每日只需要给于一次阿司匹林用于抑制血小板聚集。对血栓素的抑制作用迅速,与与阿司匹林的血浆浓度无关,由于在全身血小板中环氧酶在循环期间失活。因为该效应与全身生物利用度无关,阿司匹林的控释和透皮给药制剂不能使它达到高的循环浓度,被用于限制血小板之外的作用。重复给药抑制作用蓄积,估计每日 20~50mg 的剂量实际上将导致几天内血小板血栓素合成的完全抑制。大剂量 150~300mg 几乎能即时产生最大抑制作用。

用途 阿司匹林的抗血小板活性使其可用于多种疾病的治疗或预防[1~7]。

- 它被用作不稳定型心绞痛起始**治疗**(第 215 页)的一部分,并被用于心肌梗死(第 232 页)的早期治疗,对急性脑卒中(第 241 页)的起始治疗也有用。
- 阿司匹林由于其抗炎、解热和抗血小板活性的联合作用而用于治疗川崎病(见下文)。也用于治疗与抗磷脂综合征相关的血栓性症状,如在系统性红斑狼疮(参见 M37 第 1445 页)的患者中发生的,也已建议预防性用于处于胎儿丢失危险中的具有抗磷脂抗体的妊娠患者。阿司匹林的溶栓作用使其成可用于血栓性血小板减少性紫癜(见**血栓性微血管病**项下,第 202 页)。阿司匹林可使先兆子痫及其并发症的发生风险适当减少(见**高血压**项下,第 228 页),建议阿司匹林可用于一部分妇女。
- 阿司匹林对高危患者心血管事件的**预防**是有用的,包括那些稳定型或不稳定型心绞痛、目前的或早先的心肌梗死、缺血性脑卒中或暂时的缺血性发作[8,9](见第 221 页**降低心血管风险**)。也用于心房颤动的长期治

疗（见第218页**心律失常**项下）以预防禁用华法林的患者或有任何其他卒中危险因素的患者的卒中。
- 阿司匹林对心血管事件尤其是心肌梗死和卒中的**初期预防**的价值取决于对全部心血管危险性的正确评估，但是健康个体常规使用可能是不合理的[7~12]。关于患者使用低剂量阿司匹林具有明确益处缺乏发表的证据，此外，长期治疗增加胃肠道出血的风险。

虽然阿司匹林可预防手术后的静脉血栓栓塞（第244页），仍优先选择其他治疗方法。然而，建议用于预防与某些过程如血管成形术和冠状动脉旁路移植术等（见第237页**再灌注和再血管化操作**）相关的血栓形成并发症。阿司匹林通常作为辅助用药给予有外周动脉血栓栓塞（第234页）的患者，用以预防疾病的增加和术后并发症。它在延迟疾病进展和减少外周血管病（第234页）患者的血管事件等方面也有一些作用（见**外周血管病**项下，第234页）。然而，一项小型短期研究的荟萃分析[13]显示，与安慰剂或潘生丁相比，阿司匹林对心血管事件的作用没有统计学意义上的显著性益处（如相对风险降低12%）。

在没有其他心血管危险因素的糖尿病患者中，阿司匹林对心血管事件的主要预防作用的益处仍有待确定。推荐用于危险性增加的患者（更多细节见第132页**糖尿病并发症**）。

在抗凝血药的基础上加用阿司匹林用于预防人工心脏瓣膜（见**瓣膜性心脏病**项下，第243页）患者血栓栓塞的价值已被牢牢地确立。在有其他危险因素的患者中阿司匹林通常被推荐为辅助用药。对于有人工生物瓣膜而不需要抗凝作用的患者可考虑阿司匹林单独使用。

若干药理学研究试图找到阿司匹林的一个**剂量**，能抑制血小板血栓素 A_2 合成的同时不影响前列环素的生成[14~16]，但是已经指出[3]，伴随或由内皮功能障碍引起的血管疾病患者，如在动脉粥样硬化中，在任何有效抑制血小板的剂量下都不能选择性保留血管前列环素的生成。然而，抑制前列环素生成的临床相关性可能已被夸大[17]。实验证据表明，阿司匹林只有在非常高的剂量（200mg/kg）时才有血栓形成的作用，远远超过抑制前列环素生成所需要的最小剂量。阿司匹林作为抗凝血药在抑制前列环素生成的剂量下在临床上是有效的。对前列环素生成抑制重要性的进一步关注来自使用大剂量阿司匹林的关节炎患者和先天性环氧酶缺陷的患者的流行病学研究，这两组患者没有一组曾经历过度的血栓形成的事件。

在 Antithrombotic Trialists' Collaboration[8] 所做的荟萃分析中，每日剂量75~325mg 表现出的抗血小板作用相等，剂量大于500mg 没有表现出优势并可引起更多的胃肠道不良反应。剂量小于75mg 是否会有同样的效应并降低胃肠道毒性仍不明确（见上文**对胃肠道的影响**）。荟萃分析推断，在高危患者严重血管事件的长期预防中，阿司匹林日剂量75~150mg 范围内应当是有效的，当不需要即刻效应时，如在急性心肌梗死、急性缺血性脑卒中或不稳定心绞痛的早期治疗中，可能需要给予150~300mg 的负荷剂量。另外一项分析[18]中也推荐了类似的剂量。然而，另一篇综述[19]建议对于主要用于预防卒中或者心肌梗死而言，每日使用剂量低至75mg 或80mg 是不够的，并认为主要用于预防的阿司匹林最适剂量为每日160mg。阿司匹林应当咀嚼或分散于水中，咀嚼阿司匹林片可确保出现一些口腔吸收。

由于 Reye 综合征的危险（见上文**不良反应**项下），阿司匹林在**儿童**中的用途受限，然而，它可特定用于那些心脏手术后处于凝血形成的危险中的患者，或用于预防高危儿童的卒中。BNFC 2010/11 建议新生儿和年龄至12岁的儿童口服剂量为1~5mg/kg，每日1次（直至常用最大剂量75mg），12岁以上的儿童可每日给药75mg。

1. Patrono C. Aspirin as an antiplatelet drug. *N Engl J Med* 1994; **330**: 1287–94.
2. Lutomski DM, *et al.* Pharmacokinetic optimisation of the treatment of embolic disorders. *Clin Pharmacokinet* 1995; **28**: 67–92.
3. Schrör K. Antiplatelet drugs: a comparative review. *Drugs* 1995; **50**: 7–28.
4. Hung JJ. Aspirin for cardiovascular disease prevention. *Med J Aust* 2003; **179**: 147–52.
5. Saseen JJ. ASHP therapeutic position statement on the daily use of aspirin for preventing cardiovascular events. *Am J Health-Syst Pharm* 2005; **62**: 1398–1405.
6. Patrono C, *et al.* Low-dose aspirin for the prevention of atherothrombosis. *N Engl J Med* 2005; **353**: 2373–83.
7. US Preventive Services Task Force. Aspirin for the prevention of cardiovascular disease: U.S. Preventive Services Task Force recommendation statement. *Ann Intern Med* 2009; **150**: 396–404.
8. Antithrombotic Trialists' Collaboration. Collaborative meta-analysis of randomised trials of antiplatelet therapy for prevention of death, myocardial infarction, and stroke in high risk patients. *BMJ* 2002; **324**: 71–86. Correction. *ibid*.; 141.
9. Baigent C, *et al.* Antithrombotic Trialists' (ATT) Collaboration. Aspirin in the primary and secondary prevention of vascular disease: collaborative meta-analysis of individual participant data from randomised trials. *Lancet* 2009; **373**: 1849–60.
10. Sanmuganathan PS, *et al.* Aspirin for primary prevention of coronary heart disease: safety and absolute benefit related to coronary risk derived from meta-analysis of randomised trials. *Heart* 2001; **85**: 265–71.
11. Anonymous. Aspirin for primary prevention of cardiovascular disease? *Drug Ther Bull* 2009; **47**: 122–5. Correction. *ibid.* 2010; **48**: 24.
12. Barnett H, *et al.* Don't use aspirin for primary prevention of cardiovascular disease. *BMJ* 2010; **340**: 920–2.
13. Berger JS, *et al.* Aspirin for the prevention of cardiovascular events in patients with peripheral artery disease: a meta-analysis of randomized trials. *JAMA* 2009; **301**: 1909–19.
14. Patrignani P, *et al.* Selective cumulative inhibition of platelet thromboxane production by low-dose aspirin in healthy subjects. *J Clin Invest* 1982; **69**: 1366–72.
15. Weksler BB, *et al.* Differential inhibition by aspirin of vascular and platelet prostaglandin synthesis in atherosclerotic patients. *N Engl J Med* 1983; **308**: 800–5.
16. McLeod LJ, *et al.* The effects of different doses of some acetylsalicylic acid formulations on platelet function and bleeding times in healthy subjects. *Scand J Haematol* 1986; **36**: 379–84.
17. Hirsh J, *et al.* Aspirin and other platelet active drugs: relationship among dose, effectiveness, and side effects. *Chest* 1989; **95** (suppl 2): 12S–18S.
18. Campbell CL, *et al.* Aspirin dose for the prevention of cardiovascular disease: a systematic review. *JAMA* 2007; **297**: 2018–24.
19. Dalen JE. Aspirin to prevent heart attack and stroke: what's the right dose? *Am J Med* 2006; **119**: 198–202.

Behcet 综合征　关于阿司匹林用于治疗 Behcet 综合征的脉管炎症状参见 M37 第1433页。

白内障　支持或反驳阿司匹林有抗白内障形成的保护作用的证据被认为是非结论性的。美国在超过22000名男性中的一项研究推断，5年内使用低剂量阿司匹林（隔天325mg）对白内障的形成有无主要影响，但也不排除对白内障摘除术的危险有轻微降低[1]。随后在英国的一项研究中[2]，超过1800名每日使用300mg~1.2g 阿司匹林用于瞬时缺血性发作的患者，眼科检查没有证实任何保护作用。对美国研究的原结果的再分析[3]鉴别出白内障形成和摘除的病例，虽然这些病例不影响最初研究的原有结论。这样，当这些研究的患者被随访超过15年时，观测到的数据[4]提示，低剂量阿司匹林的使用实际上增加白内障形成的危险。需要进一步实验来确定长期使用阿司匹林对预防白内障的作用。

1. Seddon JM, *et al.* Low dose aspirin and risks of cataract in a randomised trial of US physicians. *Arch Ophthalmol* 1991; **109**: 252–5.
2. UK-TIA Study Group. Does aspirin affect the rate of cataract formation? Cross-sectional results during a randomised double-blind placebo controlled trial to prevent serious vascular events. *Br J Ophthalmol* 1992; **76**: 259–61.
3. Christen WG, *et al.* Low-dose aspirin and risk of cataract and subtypes in a randomized trial of U.S. physicians. *Ophthalmic Epidemiol* 1998; **5**: 133–42.
4. Christen WG, *et al.* Aspirin use and risk of cataract in posttrial follow-up of Physicians' Health Study I. *Arch Ophthalmol* 2001; **119**: 405–12.

痛经　阿司匹林和其他 NSAIDs 药物通过抑制环氧合酶抑制前列腺素生成，在痛经（第8页）的治疗中是有效药物。

发热　控制发热（第10页）的方法包括使用解热药和（或）物理冷却方法（尽管后者的价值存在疑问）。对乙酰氨基酚、水杨酸盐对阿司匹林和一些其他 NSAIDs 是主要的解热药。然而，水杨酸盐通常禁用于儿童发热的治疗，因为它的使用与 Reye 综合征之间可能有联系（见上文**不良反应**项下）。

头痛　阿司匹林通常用于各种类型头痛的症状治疗，包括偏头痛（参见 M37 第670页）和紧张型头痛（参见 M37 第671页）。阿司匹林在症状初起时给药能成功地治疗偏头痛的急性发作。然而，由于通常偏头痛中存在的胃潴留可能使吸收很差。因此提倡使用可减少胃潴留的分散和泡腾制剂以及含有如甲氧氯普胺等药物的复方制剂。

1. Tfelt-Hansen P, Olesen J. Effervescent metoclopramide and aspirin (Migravess) versus effervescent aspirin or placebo for migraine attacks: a double-blind study. *Cephalalgia* 1984; **4**: 107–11.
2. Buring JE, *et al.* Low-dose aspirin for migraine prophylaxis. *JAMA* 1990; **264**: 1711–13.
3. MacGregor EA. Mouth-dispersible aspirin in the treatment of migraine: a placebo-controlled study. *Headache* 2002; **42**: 249–55.
4. Steiner TJ, *et al.* Aspirin in episodic tension-type headache: placebo-controlled dose-ranging comparison with paracetamol. *Cephalalgia* 2003; **23**: 59–66.
5. Lipton RB, *et al.* Aspirin is efficacious for the treatment of acute migraine. *Headache* 2005; **45**: 283–92.
6. Diener HC, *et al.* Aspirin in the treatment of acute migraine attacks. *Expert Rev Neurother* 2006; **6**: 563–73.

川崎病　由于阿司匹林的抗炎、解热和抗血小板活性，它与正常免疫球蛋白一起用在川崎病（参见 M37 第2148页）患儿的用药方案中[1~4]。

通常实践中使用标准用药方案，直到发热已下降，随后转至抗凝血用药方案。BNFC 2011/11 推荐在年龄为1个月及超过1个月的儿童中每日30~50mg/kg 的剂量分4次给药（新生儿可分4次每日给药32mg/kg），用药应持续至患者不再发热或症状初起后的14天。一旦发热和炎性疾病体征消退，阿司匹林的剂量减少至每日2~5mg/kg（新生儿可每日给药5mg），单次给药以利用其抗血小板作用。阿司匹林可在发病后6~8周停用，但是如果出现冠状血管异常，用药通常至少持续1年，并且如果持续有冠状动脉瘤则要无限期地继续使用。美国也使用相似的治疗方案[3,4]，尽管阿司匹林的起始剂量更常用作为每日80~100mg/kg。

尽管普遍使用的最适剂量和治疗持续时间仍未明确确定，但阿司匹林在川崎病起始治疗中的作用已经受到质疑。在一项荟萃分析[5]中，使用高剂量阿司匹林的患者发热持续时间显著缩短，然而，其他研究[6]没有显示出这一益处。荟萃分析[5,7]还表明使用高剂量（每日80mg/kg）或低剂量阿司匹林的治疗方案对冠状血管异常的发生率没有显著性差别。另外，一项回顾性研究[8]建议阿司匹林（不考虑剂量）用于疾病的急性期可能是不必要的，因为它加上免疫球蛋白的治疗对冠状动脉异常的发生率没有影响。一项更近期的综述[9]发现来自对比较研究的证据认为阿司匹林降低冠状动脉异常的发生率，缺乏高质量随机对照研究导致不能推荐阿司匹林用于川崎病的治疗。

1. Williams RV, *et al.* Pharmacological therapy for patients with Kawasaki disease. *Paediatr Drugs* 2001; **3**: 649–60.
2. Brogan PA, *et al.* Kawasaki disease: an evidence based approach to diagnosis, treatment, and proposals for future research. *Arch Dis Child* 2002; **86**: 286–90.
3. Newburger JW, *et al.* Diagnosis, treatment, and long-term management of Kawasaki disease: a statement for health professionals from the Committee on Rheumatic Fever, Endocarditis, and Kawasaki Disease, Council on Cardiovascular Disease in the Young, American Heart Association. *Pediatrics* 2004; **114**: 1708–33. Correction. *ibid.* 2005; **115**: 1118. Also available at: http://pediatrics.aappublications.org/cgi/reprint/114/6/1708.pdf (accessed 12/04/07) Also published in *Circulation* 2004; **110**: 2747–71. Also available at: http://circ.ahajournals.org/cgi/reprint/110/17/2747.pdf (accessed 12/04/07)
4. Freeman AF, Shulman ST. Kawasaki disease: summary of the American Heart Association guidelines. *Am Fam Physician* 2006; **74**: 1141–8.
5. Terai M, Shulman ST. Prevalence of coronary artery abnormalities in Kawasaki disease is highly dependent on gamma globulin dose but independent of salicylate dose. *J Pediatr* 1997; **131**: 888–93.
6. Saulsbury FT. Comparison of high-dose and low-dose aspirin plus intravenous immunoglobulin in the treatment of Kawasaki syndrome. *Clin Pediatr (Phila)* 2002; **41**: 597–601.
7. Durongpisitkul K, *et al.* The prevention of coronary artery aneurysm in Kawasaki disease: a meta-analysis of the efficacy of aspirin and immunoglobulin treatment. *Pediatrics* 1995; **96**: 1057–61.
8. Hsieh K-S, *et al.* Treatment of acute Kawasaki disease: aspirin's role in the febrile stage revisited. Abstract: *Pediatrics* 2004; **114**: 689. Full version: http://pediatrics.aappublications.org/cgi/reprint/114/6/e689 (accessed 27/11/06)
9. Baumer JH, *et al.* Salicylate for the treatment of Kawasaki disease in children. Available in The Cochrane Database of Systematic Reviews; Issue 4. Chichester: John Wiley; 2006 (accessed 27/11/06).

小腿溃疡　在20名患者中进行的一项4个月的安慰剂对照研究[1]建议，每日300mg 阿司匹林有助于治疗慢性静脉小腿溃疡，作用机制尚不清楚[2]。然而，这个发现的有效性已受到挑战[3]。小腿溃疡的治疗参见 M37 第1511页。

1. Layton AM, *et al.* Randomised trial of oral aspirin for chronic venous leg ulcers. *Lancet* 1994; **344**: 164–5.
2. Ibbotson SH, *et al.* The effect of aspirin on haemostatic activity in the treatment of chronic venous leg ulceration. *Br J Dermatol* 1995; **132**: 422–6.
3. Ruckley CV, Prescott RJ. Treatment of chronic leg ulcers. *Lancet* 1994; **344**: 1512–13.

恶性肿瘤　关于常规使用阿司匹林和其他 NSAIDs 可减少发生胃肠道恶性肿瘤的危险性的研究见第95页 **NSAIDs** 项下。

骨髓增生病　低剂量阿司匹林在真性红细胞增多症（参见 M37 第622页）和原发血小板增多症（参见 M37 第623页）患者中可用于缓解红斑性肢痛病（灼痛和四肢红斑）的症状。

疼痛　阿司匹林连同其他 NSAIDs 和对乙酰氨基酚一起可用于治疗轻度或中度疼痛（见第4页**镇痛药的选择**），也用于中度或重度疼痛以增加阿片类药物的作用。它也适用于急性或慢性疼痛。由于阿司匹林与 Reye 综合征的相关性（见上文**不良反应**项下），不应用于儿童疼痛的缓解。

依赖性和耐受性不是非阿片类镇痛药如阿司匹林的

问题，但是有一个效应极限，高于这个极限增加剂量不会有更多的疗效。

1. Rees J, *et al.* Single dose oral aspirin for acute pain. Available in The Cochrane Database of Systematic Reviews; Issue 4. Chichester: John Wiley; 1999 (accessed 27/11/06).
2. Hersch EV, *et al.* Over-the-counter analgesics and antipyretics: a critical assessment. *Clin Ther* 2000; **22**: 500–48.
3. Vergne P, *et al.* Aspirine, douleurs et inflammation. *Rev Med Interne* 2000; **21** (suppl 1): 89s–96s.

风湿病　阿司匹林曾经一度广泛用于类风湿关节炎（第12页）的治疗，但是已被更易耐受的 NSAIDs 所取代。然而，青少年特发性关节炎（第11页）和 Still 病是阿司匹林用于儿童的有限适应证。*American Hospital Formulary Service*[1] 建议体重小于或等于25kg的儿童起始口服给药剂量为每日 60～130mg/kg，分次给药；更重一些的儿童起始给药剂量应当从每日 2.4～3.6 g 开始。或者可分次每日以 1.5g/m² 起始口服剂量给药。常用维持剂量为 80～100mg/kg，尽管有些儿童可能需要用药量最大至 130mg/kg；然而，由于存在毒性危险，建议体重超过25kg的儿童每日用药不应采用 100mg/kg 或以上剂量。

1. McEvoy GK (ed), AHFS Drug Information. [online] Bethesda, MD: American Society of Health-System Pharmacists. Available at: http://www.medicinescomplete.com (accessed 13/01/10)

制剂

BP 2010: Aspirin and Caffeine Tablets; Aspirin Tablets; Co-codaprin Tablets; Dispersible Aspirin Tablets; Dispersible Co-codaprin Tablets; Effervescent Soluble Aspirin Tablets; Gastro-resistant Aspirin Tablets;
USP 33: Acetaminophen and Aspirin Tablets; Acetaminophen, Aspirin, and Caffeine Tablets; Aspirin and Codeine Phosphate Tablets; Aspirin Capsules; Aspirin Delayed-release Capsules; Aspirin Delayed-release Tablets; Aspirin Effervescent Tablets for Oral Solution; Aspirin Extended-release Tablets; Aspirin Suppositories; Aspirin, Alumina, and Magnesia Tablets; Aspirin, Alumina, and Magnesium Oxide Tablets; Buffered Aspirin Tablets; Butalbital and Aspirin Tablets; Butalbital, Aspirin, and Caffeine Capsules; Butalbital, Aspirin, and Caffeine Tablets; Butalbital, Aspirin, Caffeine, and Codeine Phosphate Capsules; Carisoprodol and Aspirin Tablets; Carisoprodol, Aspirin, and Codeine Phosphate Tablets; Oxycodone and Aspirin Tablets; Pentazocine and Aspirin Tablets; Propoxyphene Hydrochloride, Aspirin, and Caffeine Capsules; Propoxyphene Napsylate and Aspirin Tablets.

专利制剂

Arg.: Aspimed†; Aspirina; Aspirinetas; Ball†; Bayaspirina; Cardioaspirin; Desenfriolito; Ecotrin; Geniol Prevencion; Geniol SC sin Cafeina; Lacefal†; Lafeaspirina; Nuevapina; Vipirina Ginsex Corazon; **Austral.:** Aspro; Aspro Protect; Astrix; Cardiprin; Cartia; Disprin; Disprin Direct; Solprin; Sprent†; Vincent's Powders†; **Austria:** Acekapton; Aspiricor†; Aspirin Protect; Aspro; ASS; Herz ASS; Herzschutz ASS; Salimont†; Thrombo ASS; Thrombostad; Togal Mono; **Belg.:** Acenterine; Alka-Seltzer; Asaflow; Aspirine; Asprot; Cardioaspirine; Cardiphar; Dispril; Sedergine; Therasa†; **Braz.:** AAS; Aasedatil†; Aceticil†; Analgesin; Antitableril; Ascedor†; Asetisin†; Aspinina; Bufferin; Cardio AAS; Cimaas; Ecasil†; Hipotermal; Salicil; Salicin; Salitil; Somalgin; **Canad.:** Apo-Asa; AAS; Asadol; Asaphen; Asatab; Aspergum; Aspirin with Stomach Guard; Bufferin; Entrophen; Equate; Life Brand Daily Low Dose ASA; Novasen; Relief ASA; Rivasa; Tri-Buffered ASA; **Chile:** Aspirina; Cardioaspirina; Disgren; Ecotrin; Fluicor; Hassaprin Puro; Thrombo AS; **Cz.:** Acylpyrin; Anopyrin; Apo-Asa†; Asprot†; Godasal; Upsarin†; **Denm.:** Carnyl; Hjerdyl; Hjertemagnyl; Hjertemin; Idotyl; Magnyl; **Fin.:** Aspirin Cardio; Aspirin Zipp; Disperin; Primaspan; **Fr.:** Aspégic; Aspirine; Aspirine pH8; Aspirisucre; Aspro; Catalginet; Claraginet; **Ger.:** Acesal; Asprot; ASS; Godamed; HerzASS; Miniasal; Santasal N†; Togal ASS; **Gr.:** Apyr; Ascriptin; Bufferin; Measurin; Neospir; Salospir; Upsalgin-N; **Hong Kong:** Aspilets; Astrix; Bokey; Cardiprin†; Cartia†; Disprin; Ecotrin†; Glyprin; LAsprin†; Propirin; Uni-Acetil; **Hung.:** Aspicot†; Colsprin; CV-Sprin; Delisprin; Disprin; Ecosprin; **Indon.:** Aptor; Ascardia; Aspilets; Aspitrom; Astika; Bodrexin; Cardio Aspirin; Contrexyn; Farmasal; Inzana†; Miniaspi; Minigrip; Naspro; Procardin†; Proxime; Restor; Rheumapill†; Thrombo Aspilets; **Irl.:** Asacard; Aspro; Caprin; Disprin; Disprin Direct; Lowasa†; Nu-Seals; Resprin†; **Israel:** Acetosal; Alka-Seltzer†; Buffered Pirin†; Cardiopirin; Cartia; Ecoprin†; Godamed†; Micropirin; Tevapirin; **Ital.:** Acesal†; ASA-ratio†; Ascriptin; Aspiglicina†; Aspirina 03; Aspirinetta; Aspro; Bufferin†; Cardioaspirin; Cemirit†; Kilios†; **Malaysia:** Aceprin; Aspirin Cardio; Cardiprin; Casprin; Disprin; Dusil†; Glyprin; **Mex.:** Acetil-A; Kenit†; Acitab; Adiro†; Antacsal; ASA; Ascriptin; Aspirina Protect; Axalt; Disprinat; Doloquim; Ecotrin†; Midolen; Vastecel; **Neth.:** Asacard; Aspirine Protect; Aspro; Bisolgripin†; Darosal†; Togal; **Norw.:** Albyl-E; Dispril†; Globoid; **NZ:** Aspec; Aspro; Cartia; Disprin; Ecotrin†; Solprin; **Philipp.:** Anthrom; Aspec; Aspilets; Asthromed; Astrix; Bayprin; Cor-30, Cor-60; Cortal; Enteroprin; Tromcor; **Pol.:** Acard; Acesan; Alka-Prim; Alka-Seltzer†; ASA†; Asaltec; Aspimag; Aspirin Protect; Asprocard; Asprocol; Bestpirin; Calcipiryna; Cardiofil; Encopirin; Galocard; Nipas; Polocard; Polopiryna; Polopiryna S; Proficar†; Upsarin; **Port.:** AAS; Actipiril; Asacard; ASP; Aspirina; Aspro; Cartia; Migraspirina; Salycilina†; Toldex; Tromalyt; **Rus.:** Acecardol (Ацекардол); Aspikor (Аспикор); Aspirin Cardio (Аспирин Кардио); Aspirin Cardio (Аспирин Кардио); CardiASK (КардиАСК); Cardiomagnyl (Кардиомагнил); Nextrim Fast (Некстрим Фаст); Taspir (Таспир); Thrombo ASS (Тромбо АСС); **S.Afr.:** Disprin; Ecotrin; Myoprin; **Singapore:** Aspro; Astrix†; Bokey; Bufferin†; Cardiprin; Disprin; Dusil; Glyprin; Platet; **Spain:** AAS; Adiro; Aspirina; Bioplak; Okal; Rhonal; Saspryl†; Sedergine; Tromalyt; **Swed.:** Albyl minor; Bamyl; Bamyl S†; Emotprin†; Magnecyl; Trombyl; **Switz.:** ASA; Asperivo; Aspirine Cardio; Aspro; ASS Cardio; ASS†; Juridin†; Thrombace Neo; Tiatral 100 SR; Togal ASS†; **Thai.:** Actorin†; Anassat†; Arpisine; ASA; Asatab; Ascod; Aspaco; Aspent; Aspilets; Aspipac; Asrina; B-Aspirin; Buntaopoad-Bura; Caparin; Cardiprin; Empirin; Entrarin; Pirin; Seferin; SP; V-AS; **Turk.:** Algo Bebe; Algo†; Asabrin; Asinpirine; Aspapirine; Aspimirin; Aspinal; Aspiret; Babyprin; Coraspin; Dispril; Entecoprin; Nu-Seals; PostMI†; Pure Health; **UAE:** Jusprin; **UK:** Alka; Angettes†; Aspro; Caprin; Disprin; Disprin Direct; Ecoprin; Flamasacard; Micropirin; Nu-Seals; PostMI†; Pure Health; **Ukr.:** Alka-Prim (Алька-Прим); Aspecard (Аспекард); Aspeter (Аспетер); Aspirin Cardio (Аспирин Кардио); Cardiomagnyl (Кардиомагнил); Ecorin (Экорин); Polocard (Полокард); **USA:** Adprin-B; Alka-Seltzer; Anacin Pain Formula; Ascriptin; Aspergum†; AspirLow; Asprimox†; Bayer Low Adult Strength; Bufferin; Buffex; Cama Arthritis Pain Reliever; Easprin; Ecotrin; Empirin; Extra Strength Bayer Plus; Genprin; Halfprin; Magnaprin†; Norwich Extra Strength; Norwich Regular Strength; Regular Strength Bayer; St. Joseph Adult Chewable; ZORprin; **Venez.:** Asaprol; Ascriptin; Aspiretin†; Azacard; Cardipirina; Coraspirina.

Auranofin (*BAN, USAN, rINN*) 金诺芬

Auranofiini; Auranofina; Auranofine; Auranofinum; Oranofin; SKF-39162; SKF-D-39162. (1-Thio-β-D-glucopyranosato)(triethylphosphine)gold 2,3,4,6-tetra-acetate.

Ауранофин

$C_{20}H_{34}AuO_9PS = 678.5.$
CAS — 34031-32-8.
ATC — M01CB03.
ATC Vet — QM01CB03.
UNII — 3H04W2810V.

不良反应和处置

金诺芬最常见的不良反应涉及胃肠道，包括恶心、腹痛、有时呕吐，但最经常发生腹泻，可影响到50%的患者，可严重到使患者停止治疗。其他不良反应与金硫丁二钠（第116页）相似，虽然由于使用金诺芬停止治疗的患者比使用注射金的少，出现的麻烦较小。与使用其他金盐一样，不良反应的治疗通常是对症治疗（见第116页）。填充剂如麸、改变饮食来增加容积或给予降低剂量可对腹泻有帮助（见下文对胃肠道的影响项下）。

1. Tozman ECS, Gottlieb NL. Adverse reactions with oral and parenteral gold preparations. *Med Toxicol* 1987; **2**: 177–89.

对胃肠道的影响　腹泻和腹痛是金诺芬最常见的不良反应。胃肠道毒性的机制还没有确定，但是可能与肠通透性的可逆性缺损有关[1]。尽管一些研究者建议50%以上使用金诺芬的患者可能出现腹泻，一项在用金诺芬治疗类风湿关节炎的 269 名患者中进行的研究发现在超过 6 个月治疗周期中，只有大约 15% 的患者出现稀便或水样便[2]。尽管已建议在治疗金诺芬引起的腹泻时使用填充剂，但是预防性使用欧车前的患者和使用安慰剂的患者之间的发病率总体没有差别；然而，使用欧车前的患者发生稀便和水样便的天数稍减少。

结肠炎和红细胞增多在使用金诺芬的患者中有报道[3,4]。

1. Behrens R, *et al.* Investigation of auranofin-induced diarrhoea. *Gut* 1986; **27**: 59–65.
2. van Beusekom HJ, *et al.* The moderate intestinal side effects of auranofin do not require prophylactic therapy with a bulk-forming agent. Dutch Ridaura Study Group. *Clin Rheumatol* 1997; **16**: 471–6.
3. Michet CJ, *et al.* Auranofin-associated colitis and eosinophilia. *Mayo Clin Proc* 1987; **62**: 142–4.
4. Langer HE, *et al.* Gold colitis induced by auranofin treatment of rheumatoid arthritis: case report and review of the literature. *Ann Rheum Dis* 1987; **46**: 787–92.

对肾脏的影响　在一篇接受金诺芬用于治疗类风湿关节炎 1283 名患者的回顾性综述[1]中发现，有 41 名（3.2%）患者出现蛋白尿。在大多数患者中对蛋白尿的处理包括停止金诺芬的治疗。对 36 名患者的长期随访表明，有 31 名在 2 年内痊愈，29 名患者在 1 年内痊愈。8 名患者中的 7 名后来再次使用金诺芬没有复发。对使用金化合物治疗类风湿关节炎的两个对照双盲研究进一步综述发现，发生蛋白尿的患者金硫苹果酸钠治疗的 27%（23/85），使用金诺芬治疗的 17%（42/247），使用安慰剂的 17%（36/210）。所有的患者都使用 NSAIDs。

1. Katz WA, *et al.* Proteinuria in gold-treated rheumatoid arthritis. *Ann Intern Med* 1984; **101**: 176–9.

注意事项

参见第116页的**金硫丁二钠**。在开始使用金诺芬前和使用后每个月应当进行尿检和血检，注册药品信息建议如果血小板计数低于 100000 个/mm³ 或症状和体征出现血小板减少、白细胞减少或血红蛋白贫血时应当停用金诺芬。美国注册药品信息称在开始金诺芬的治疗前，基线肝肾功能水平也应当建立。在炎性肠病患者中应当谨慎使用金诺芬。

卟啉病　金诺芬与卟啉病的急性发作有关，在卟啉病患者中是不安全的。

药物相互作用

参见第117页的**金硫丁二钠**。

药动学

金诺芬从胃肠道不完全吸收，只有约 25% 的金被吸收。来自金诺芬的金与血浆蛋白和红细胞结合。治疗 2～3 个月后，据报道，血中金的稳态浓度约为 700ng/ml。稳态时金的平均终末血浆半衰期约为 26 天，生物学半衰期为 80 天。组织贮留和在机体中总的金蓄积小于肌内注射的金。来自金诺芬的金渗透入滑膜液。

由于其弱吸收性，单次剂量金诺芬的大部分在粪便中出现。自金诺芬中吸收的金约 60% 在尿中排泄，余下的在粪便中排泄。

1. Blocka KLN, *et al.* Clinical pharmacokinetics of oral and injectable gold compounds. *Clin Pharmacokinet* 1986; **11**: 133–43.
2. Benn HP, *et al.* Pharmacokinetics of auranofin: a single dose study in man. *J Rheumatol* 1990; **17**: 466–8.

用途和用法

金诺芬是含金约 29% 的金化合物，它与金硫丁二钠（第117页）有相似的作用和用途。在活跃的进行性类风湿关节炎中（见下文）口服给药，口服治疗比肌内注射金毒性小，但有效性也更小。金诺芬通常的起始剂量是开始每日 6mg，分 2 次给药，随后，如果耐受的话可以单次给药。应当持续治疗 6 个月以评价疗效。如果反应不充分，6 个月后可以增加剂量至 3mg，每日 3 次。如果这个剂量治疗 3 个月后反应仍然不充分，应当中断治疗。

哮喘　一项系统性综述[1]发现，口服或胃肠外给予金化合物可减少哮喘（参见 M37 第1072页）治疗中皮质激素的需要量，然而，这种效应的临床意义可能有限，考虑到不良反应，金化合物需要检测，不推荐它们在哮喘中使用。

1. Evans DJ, *et al.* Gold as an oral corticosteroid sparing agent in stable asthma. Available in The Cochrane Database of Systematic Reviews; Issue 4. Chichester: John Wiley; 2000 (accessed 25/10/06).

狼疮　由于采用了毒性更小的药物，金化合物目前已很少用于系统性红斑狼疮的治疗。然而，仍有无对照的报道提示，金诺芬仍可用于常规治疗不显效的盘状红斑狼疮[1]或皮肤型红斑狼疮[2]的患者。

1. Dalziel K, *et al.* Treatment of chronic discoid lupus erythematosus with an oral gold compound (auranofin). *Br J Dermatol* 1986; **115**: 211–16.
2. Farrell AM, Bunker CB. Oral gold therapy in cutaneous lupus erythematosus (revisited). *Br J Dermatol* 1996; **135** (suppl 47): 41.

天疱疮　一名长期患有落叶性天疱疮的患者使用氢化可的松和羟氯喹治疗，在使用金诺芬代替羟氯喹治疗后的 6 个月内其皮损得以治愈[1]。

1. Bagheri MM, *et al.* Pemphigus foliaceus presenting as eruptive seborrheic keratosis and responding to oral gold treatment. *J Drugs Dermatol* 2002; **1**:333–4.

银屑病　虽然一项安慰剂对照研究[1]已表明局部使用金诺芬在斑块状银屑病（参见 M37 第1510页）治疗中的有效性，但皮肤不良反应如接触性皮炎的高发病率以任何益处都重要。

1. Helm KF, *et al.* Topical auranofin ointment for the treatment of plaque psoriasis. *J Am Acad Dermatol* 1995; **33**: 517–19.

风湿病　金化合物是缓解病情抗风湿药（DMARDs），可用于治疗类风湿关节炎（第12页）。口服金比肌内注射金毒性小，但是有效性更小。金化合物在银屑病关节炎中也是有效的（见第13页**脊椎关节病**项下），也已用于青少年特发性关节炎（第11页）。

1. Suarez-Almazor ME, *et al.* Auranofin versus placebo in rheumatoid arthritis. Available in The Cochrane Database of Systematic Reviews; Issue 2. Chichester: John Wiley; 2000 (accessed 09/05/05).

制剂

专利制剂

Austral.: Ridaura; **Austria:** Ridaura; **Belg.:** Ridaura; **Canad.:** Ridaura; **Denm.:** Ridaura; **Fin.:** Ridaura; **Fr.:** Ridauran†; **Ger.:** Ridaura†; **Gr.:** Ridaura; **Hong Kong:** Ridaura; **India:** Goldar; **Irl.:** Ridaura; **Israel:** Ridaura; **Ital.:** Ridaura; **Neth.:** Ridaura†; **Norw.:** Ridaura†; **NZ:** Ridaura; **Port.:** Ridaura; **Rus.:** Auropan (Ауропан); **S.Afr.:** Ridaura†; **Spain:** Ridaura; **Switz.:** Ridaura†; **UK:** Ridaura†; **USA:** Ridaura.

Aurothioglucose 金硫葡糖

I-Aurothio-D-glucopyranose; Aurotioglucosa; (D-Glucosylthio)
gold; Gold Thioglucose. (I-Thio-D-glucopyranosato)gold.

Ауротиоглюкоза
$C_6H_{11}AuO_5S = 392.2$.
CAS — 12192-57-3.
ATC — M01CB04.
ATC Vet — QM01CB04.
UNII — 2P2V9Q0E78.

Pharmacopoeias. In *US*.
USP 33（Aurothioglucose） 黄色无臭或几乎无臭的粉
末。水溶液长期静置不稳定。可通过添加少量醋酸钠使
其稳定。1%水溶液的 pH 值约为 6.3。易溶于水；几乎
不溶于乙醇、丙酮、氯仿和乙醚。贮藏于密闭容器中。
避光。

简介
金硫葡糖是含金量约为 50% 的金化合物，它有与
金硫丁二钠（第117页）相似的作用和用途。它以肌内
注射方式用于治疗活动性类风湿关节炎和青少年特发性
关节炎。
关于金硫葡糖和金硫苹果酸盐的相对有效性和耐受
性的评论见第117页金硫丁二钠项下风湿病。

对血液的影响 2 例肌内注射金硫葡糖的患者发生血小
板减少症[1]。

1. Levin M-D, *et al.* Two patients with acute thrombocytopenia fol-
lowing gold administration and five-year follow-up. *Neth J Med*
2003; **61**: 223–5.

制剂
USP 33: Aurothioglucose Injectable Suspension.

专利制剂
Israel: Solganal†; *Neth.:* Auromyose†; *USA:* Solganal†.

Aurotioprol 金硫丙醇

Sodium 3-aurothio-2-hydroxypropane-I-sulphonate.

Ауротиопрол
$C_3H_6AuNaO_4S_2 = 390.2$.
CAS — 27279-43-2.
ATC — M01CB05.
ATC Vet — QM01CB05.

简介
金硫丙醇是含金量约为 50% 的金化合物，它有与
金硫丁二钠（第117页）相似的作用和用途。肌内注射
给药用于治疗类风湿关节炎（第12页）。起始剂量是每
周25mg，增加到每周 50～100mg，直到总剂量达到
1.2～1.5g，如果已经出现改善并没有毒性体征，随后
可每月以 50～100mg 的剂量肌内注射给药。

制剂
专利制剂
Fr.: Allochrysine.

Azapropazone（*BAN, rINN*） 阿扎丙宗

AHR-3018; Apazone *(USAN)*; Atsapropatsoni; Azapropazon; Az-
apropazona; Azapropazonum; Mi85; NSC-102824. 5-Dimethyl-
amino-9-methyl-2-propylpyrazolo[1,2-*a*][1,2,4]benzotriazine-
1,3(2*H*)-dione.

Азапропазон
$C_{16}H_{20}N_4O_2 = 300.4$.
CAS — 13539-59-8.
ATC — M01AX04.
ATC Vet — QM01AX04.
UNII — K2VOT966ZI.

Pharmacopoeias. *Br.* includes the dihydrate.
BP 2010（Azapropazone） 二水合物是白色至淡黄色
结晶性粉末。极微溶于水和氯仿；溶于乙醇；溶于氢氧
化物碱性溶液。

简介
阿扎丙宗是一种结构与保泰松（第110页）相关的
NSAID（第92页）。它也有促尿酸排泄的特性。由于阿
扎丙宗显示出与比其他 NSAIDs 更高的不良反应发生率
相关，其使用限制在对其他 NSAIDs 反应无效的类风湿
关节炎、强直性脊柱炎和急性痛风患者。

哺乳 少量阿扎丙宗可分泌入乳汁[1]。然而，Ameri-
can Academy of Pediatrics[2] 表明，没有与哺乳母亲使
用阿扎丙宗相关的对婴儿产生任何临床效应的报道，因
此认为其与哺乳通常是相容的。

1. Bald R, *et al.* Excretion of azapropazone in human breast milk.
Eur J Clin Pharmacol 1990; **39**: 271–3.
2. American Academy of Pediatrics. The transfer of drugs and oth-
er chemicals into human milk. *Pediatrics* 2001; **108**: 776–89.
[Retired May 2010] Correction. *ibid.*; 1029. Also available at:
http://aappolicy.aappublications.org/cgi/content/full/
pediatrics%3b108/3/776 (accessed 01/11/07)

对血液的影响 自身免疫溶血性贫血已在使用阿扎丙宗
的患者中有所报道[1~3]，有时是致命的，通常伴随肺
浸润、过敏性肺泡炎、肺纤维化或纤维化肺泡。

1. Chan-Lam D, *et al.* Red cell antibodies and autoimmune haemo-
lysis after treatment with azapropazone. *BMJ* 1986; **293**: 1474.
2. Albazzaz MK, *et al.* Alveolitis and haemolytic anaemia induced
by azapropazone. *BMJ* 1986; **293**: 1537–8.
3. Montgomery RD, Babb RG. Alveolitis and haemolytic anaemia
induced by azapropazone. *BMJ* 1987; **294**: 375.

对胃肠道的影响 在一篇对 7 种口服 NSAIDs 相对安全
性的综述[1]中，英国 CSM 评论，在流行病学和不良反
应自发报告的分析中，阿扎丙宗与胃肠道反应的高危险
性相关。虽然，好像在一些年龄超过 60 岁的患者中曾使
用远远超过这个年龄组推荐的用药剂量，即使考虑到这
个原因，与其他 NSAIDs 相比阿扎丙宗的胃肠道反应仍
有显著差异。
CSM 推荐阿扎丙宗应该只用于其他 NSAIDs 无效的
类风湿关节炎、强直性脊柱炎和急性痛风。它禁用于有
消化性溃疡史的患者。在年龄超过 60 岁的患者中用于治
疗类风湿关节炎或强直性脊柱炎时，建议剂量应当降低。
阿扎丙宗在多个国家已被撤出，包括英国。

1. CSM/MCA. Relative safety of oral non-aspirin NSAIDs. *Cur-
rent Problems* 1994; **20**: 9–11.

对皮肤的影响 在 1984 年 9 月以前提交给 WHO Col-
laborating Centre for International Drug Monitoring[1]的
与阿扎丙宗相关的 917 例不良反应报告中，有 190 例
（21%）是光过敏。在评价与使用阿扎丙宗的因果关系
的 154 例光过敏的报告中，认为确定是的有 6 例，很可
能是的有 138 例，可能是的有 10 例。1994 年 5 月，英
国 CSM 声明[2]，因为 1976 年他们已经收到 464 例与
阿扎丙宗有关的光过敏反应的报告，并作出评论，当折
算处方容量时，该反应的报告比其他通常处方的
NSAIDs高达 50 倍。他们推荐应当建议患者避免直接暴
露于日光下或使用防晒制剂。

1. Olsson S, *et al.* Photosensitivity during treatment with azapro-
zone. *BMJ* 1985; **291**: 939.
2. CSM/MCA. Photosensitivity associated with azapropazone
(Rheumox). *Current Problems* 1994; **20**: 6.

卟啉病 阿扎丙宗在卟啉病患者中被认为是不安全的，
因为它在动物中曾显示出生出卟啉作用。

制剂
BP 2010: Azapropazone Capsules; Azapropazone Tablets.

专利制剂
Austria: Prolixan†; *Gr.:* Prolixan; *Hung.:* Prolixan†; *Irl.:* Rheumox†; *Port.:*
Prolixan†; *S.Afr.:* Rheumox†; *Turk.:* Prodisan.

Bendazac（*BAN, USAN, rINN*） 苄达酸

AF-983; Bendazaco; Bendazacum; Bindazac. (I-Benzyl-1*H*-inda-
zol-3-yloxy)acetic acid.

Бендазак
$C_{16}H_{14}N_2O_3 = 282.3$.
CAS — 20187-55-7.
ATC — M02AA11; S01BC07.
ATC Vet — QM02AA11; QS01BC07.
UNII — G4AG71204O.

Bendazac Lysine（*BANM, rINNM*） 苄达赖氨酸

AF-1934; Bendazac lisina; Bendazacum Lysinum. L-Lysine-(I-ben-
zyl-1*H*-indazol-3-yloxy)acetic acid.

Бендазак Лизин
$C_{22}H_{28}N_4O_5 = 428.5$.
CAS — 81919-14-4.
ATC — S01BC07.
ATC Vet — QS01BC07.
UNII — CL7T957EGC.

Pharmacopoeias. In *Chin*.

简介
苄达酸是一种结构与吲哚美辛（第64页）相关的
NSAID（第92页）。含有 1% 或 3% 的制剂已经局部用于
治疗各种炎症性皮肤疾病。
苄达赖氨酸已用于治疗白内障，0.5% 溶液滴眼每
日 3 次。
有肝毒性的报道。

1. Balfour JA, Clissold SP. Bendazac lysine: a review of its phar-
macological properties and therapeutic potential in the manage-
ment of cataracts. *Drugs* 1990; **39**: 575–96.
2. Prieto de Paula JM, *et al.* Hepatotoxicidad por bendazaco: análi-
sis de 16 casos. *Rev Clin Esp* 1995; **195**: 387–9.

制剂
专利制剂
Austria: Versus†; *Gr.:* Bendalina; Versalba; Zebinor; *Ital.:* Bendalina; Ver-
sus; *Philipp.:* Bendalina; *Port.:* Bendalina; *Venez.:* Bendalina.

Benorilate（*BAN, rINN*） 贝诺酯

Benorilaatti; Benorilat; Bénorilate; Benorilato; Benorilatum;
Benorylate; FAW-76; Fenasprate; Win-11450. 4-Acetamidophe-
nyl *O*-acetylsalicylate.

Бенорилат
$C_{17}H_{15}NO_5 = 313.3$.
CAS — 5003-48-5.
ATC — N02BA10.
ATC Vet — QN02BA10.
UNII — W1QX9DV96G.

Pharmacopoeias. In *Br.* and *Chin*.
BP 2010（Benorilate） 白色或几乎白色、无臭或几乎
无臭、结晶性粉末。几乎不溶于水；微溶于乙醇和甲
醇；溶于丙酮和氯仿。

简介
贝诺酯是阿司匹林-对乙酰氨基酚酯，有镇痛、抗
炎和解热特性。吸收后可快速代谢为水杨酸盐和对乙酰
氨基酚。口服用于治疗轻度至中度疼痛和发热。也用于
骨关节炎、类风湿关节炎和软组织风湿病。

当怀疑贝诺酯过量用药时，建议水杨酸盐和对乙酰氨基酚的血浆药物浓度都应当检测，因为正常血浆对乙酰氨基酚浓度不一定可从正常血浆水杨酸盐浓度中推测出来。

1. Aylward M. Toxicity of benorylate. *BMJ* 1973; **2:** 118.
2. Symon DNK, *et al.* Fatal paracetamol poisoning from benorylate therapy in child with cystic fibrosis. *Lancet* 1982; **ii:** 1153–4.

制剂

BP 2010: Benorilate Oral Suspension; Benorilate Tablets.

专利制剂

Belg.: Duvium†; **Fr.:** Salipran†; **Irl.:** Benoral†; **Switz.:** Duvium†.

Benzydamine Hydrochloride (*BANM*, *USAN*, *rINNM*) 盐酸苄达明

AF-864; Benzidamin Hidroklorür; Benzindamine Hydrochloride; Benzydamine, Chlorhydrate de; Benzydamini Hydrochloridum; Benzydaminy chlorowodorek; Hidrocloruro de bencidamina. 3-(1-Benzyl-1H-indazol-3-yloxy)-NN-dimethylpropylamine hydrochloride.

Бензидамина Гидрохлорид
$C_{19}H_{23}N_3O,HCl = 345.9$.
CAS — 642-72-8 (benzydamine); 132-69-4 (benzydamine hydrochloride).
ATC — A01AD02; G02CC03; M01AX07; M02AA05.
ATC Vet — QA01AD02; QG02CC03; QM01AX07; QM02AA05.
UNII — K2GI407R4Q.

(benzydamine)

Pharmacopoeias. In *Br.* and *Pol.*
BP 2010 (Benzydamine Hydrochloride)　白色结晶性粉末。极易溶于水；易溶于乙醇和氯仿；几乎不溶于乙醚。10%水溶液的 pH 值为 4.0～5.5。

不良反应

皮肤局部用药后可能出现局部反应如红斑丘疹，光过敏也有报道。以口咽局剂使用后，口腔黏膜的麻木或螫刺感有报道，超敏反应（包括荨麻疹、光过敏和支气管痉挛）也可能很少出现。

对肾脏的影响　发现 1 名曾使用 400g 含 3% 盐酸苄达明的局部乳剂超过 4 个月的 57 岁老年妇女的血浆肌酐和尿素浓度增加，与实际上的肾小球滤过率下降一致[1]。

1. O'Callaghan CA, *et al.* Renal disease and use of topical nonsteroidal anti-inflammatory drugs. *BMJ* 1994; **308:** 110–11.

对皮肤的影响　一名 65 岁妇女使用含有 0.1% 苄达明的阴道洗液数年后，其手部发生光敏性接触性皮炎[1]。一经患者停止使用该洗液，损伤就消失了。

1. Lasa Elgezua O, *et al.* Photoallergic hand eczema due to benzydamine. *Eur J Dermatol* 2004; **14:** 69–70.

过量　1 名 6 岁女孩口服使用 500mg 苄达明后有幻觉发作[1]。曾作为阴道灌洗液用于预防外阴瘙痒，可自行恢复。

1. Gómez-López L, *et al.* Acute overdose due to benzydamine. *Hum Exp Toxicol* 1999; **18:** 471–3.

用途和用法

盐酸苄达明是一种 NSAID（第 94 页）。在疼痛的肌肉骨骼和软组织疾病中以 3%～5% 的浓度局部用于皮肤。盐酸苄达明也以 0.15% 的浓度作为口腔清洗剂或喷雾用于缓解口腔和咽喉的炎症状况。曾口服或直肠给药用于缓解疼痛和炎症状况，以局部用溶液用于阴道灌洗。

水杨酸苄达明（benzasal）曾以 6% 的乳剂或喷雾剂局部用于皮肤。

口腔疾病　对经历口咽癌放射治疗的患者进行的随机安慰剂对照研究结果表明，苄达明作为口腔灌洗液在减少黏膜炎的面积和严重程度方面是有效的[1]。苄达明用于局部治疗口腔溃疡（参见 M37 第 1622 页），尽管一项研究[2]发现它并不比安慰剂更有效。

1. Epstein JB, *et al.* Benzydamine HCl for prophylaxis of radiation-induced oral mucositis: results from a multicenter, randomized, double-blind, placebo-controlled clinical trial. *Cancer* 2001; **92:** 875–85.
2. Matthews RW, *et al.* Clinical evaluation of benzydamine, chlorhexidine, and placebo mouthwashes in the management of recurrent aphthous stomatitis. *Oral Surg Oral Med Oral Pathol* 1987; **63:** 189–91.

制剂

BP 2010: Benzydamine Cream; Benzydamine Mouthwash; Benzydamine Oromucosal Spray.

专利制剂

Arg.: Actifedrint; Bencifemt; Emex; Sandival Desleible; **Austral.:** Difflam Difflam Anti-inflammatory Throat Spray; **Austria:** Tantum; Tantumart; **Braz.:** Benflogin; Benzitrat; Ciflogex; Eridamint; Flogo-Rosa; Flogolab; Flogoral; Fonergoral; Neoflogin; **Canad.:** Sun-Benz; Tantum; **Cz.:** Rosalgin; Tantum; **Denm.:** Andolex; **Fr.:** Opalgyne; **Ger.:** Tantum Rosa; Tantum Verde; **Gr.:** Tantum; **Hong Kong:** Dantum; Difflam; Difflam Anti-inflammatory Lozenges; Verax; **Hung.:** Rosalgin; Tantum Verde; **Indon.:** Tanflex; Tantum; **Irl.:** Difflam; **Israel:** Easy Gel; **Ital.:** Afloben; Benzirin; Ginesal; Multumt; Saniflor Collutorio; Tantum; Verax; Xentafid; **Malaysia:** Difflam Anti-inflammatory Lozenges; Difflam Forte Anti-Inflammatory Throat Spray; Difflam Solution; **Mex.:** Artroben; Beniflant; Cifhir; Lonol; Vantal; **Neth.:** Tantum; **NZ:** Difflam; **Philipp.:** Difflam; **Pol.:** Hascosept; Septolux; Tantum; **Port.:** Flogoral; Momen; Rosalgin; Tantum; Tantum Rosa; Tantum Verde; **Rus.:** Tantum Rose (Тантум Роза); Tantum Verde (Тантум Верде); **S.Afr.:** Andolex; Andosept; Singapore: Difflam; **Spain:** Agilonal; Fulgium; Rosalgin; Tantum; Tantum Verde; **Swed.:** Andolex; **Switz.:** Bucco-Tantum; **Thai.:** Difflam; **Turk.:** Beniflex; Benzidan; Farengil; Tanflex; Tantum; Temex; **UK:** Difflam; **Venez.:** Azutan; Bevi Dam; Biozendit; Flodont; Ginacol†; Tantum; Tantum Verde; Zydan.

多组分制剂 **Arg.:** Buchex; Emex Duo; Espectocural; Pentadent†; **Austral.:** Difflam Anti-inflammatory Lozenges with Cough Suppressant; Difflam Lozenges; Difflam Mouth Gel; Difflam-C; Logicin Rapid Relief; **Braz.:** Angino-Rub; **Hong Kong:** Difflam Anti-inflammatory Antibacterial Lozenges; Difflam Mouth Gel; Difflam-C; Kloroben; Logicin Rapid Relief; **Hung.:** Tantum Rosat; **Ital.:** Gola Action; Linea F; Mediplust; Tantum Orosan; **Malaysia:** Difflam Anti-inflammatory Lozenges (with Antibacterial); Difflam Anti-inflammatory Lozenges (with cough suppressant); Difflam Mouth Gel; Difflam-C; **Mex.:** Lonol Sport; **NZ:** Difflam Anti-inflammatory Antibacterial Lozenges; Difflam Cough; Difflam Mouth Gel; Difflam-C; **Port.:** Benoral; Gartun; Tantum Verde; **S.Afr.:** Andolex-C; Andosept-Co; **Singapore:** Difflam Anti-inflammatory Anti-Bacterial Lozenges; Difflam Mouth Gel; Difflam-C; **Spain:** Bristaciclina Dental†; Etermol Antitusivo; Mentamida; Prosturol; Tantum; Vinciseptil Otico; **Turk.:** Cloder Plus; Farhex; Klodamin; Kloroben; Oroheks Plus; **Venez.:** Amicets; Gencivol Compuesto; Solunovar Compuesto.

Benzyl Nicotinate 烟酸苄酯

Bensylnikotinat; Bentsyylinikotinaatti; Benzil Nikotinat; Benzyli Nicotinas; Nicotinato de bencilo. Benzyl pyridine-3-carboxylate.

Бензил Никотинат
$C_{13}H_{11}NO_2 = 213.2$.
CAS — 94-44-0.
UNII — S497LCF9C9.

Pharmacopoeias. In *Ger.*

简介

烟酸苄酯作为发赤药在局部制剂中使用。

制剂

专利制剂

Ger.: Leukona-Aktiv-Rheumabad†; Pernionin Thermo Teilbad; Pernionin Thermo Vollbad; Pykaryl T†; Rubriment; Rubriment-BN.

多组分制剂 **Arg.:** Butidionat; Oxa Sport; Pergalen; **Austria:** Ambenat; Derivon; Expectal-Balsamt; Igitur-antirheumatischet; Igitur-Rheumafluidt; Menthoneurint; Mobilisin plus; Rheumex; Rubizon-Rheumagelt; Rubriment; Thermo-Rheumon; Thrombophob; **Braz.:** Etrat†; Trombofob; **Cz.:** Dolo-Rubrimentt; Rheuma-Salbet; Rubriment-Nt; Thermo-Rheumont; **Fin.:** Trombosol; **Fr.:** Lumbalgine; **Ger.:** ABC Warme-Salbet; Ambene Nt; Auroanalin Thermot; Camphogin; Camposant Nt; Caye Rheuma-Balsamt; DoloVisano Salbet; Emasex-Nt; Hot Thermot; Lumbinon Thermot; mikanilt; Pelvichthol N; Phardol Warme-Balsamt; Phlogont-Thermalt; Praecordin St; Rheuma-Salbe Nt; Rheuma-Salbet; Rheumasalbet; Rubriment; Tachyneng Campher Herzsalbet; Thermo-Rheumon Nt; Thermosenext; zuk thermot; **Hong Kong:** Salomethylt; **Hung.:** Air Salonpas; Bayolint; Thermo-Rheumont; **Indon.:** Beparine; Thrombophob; **Ital.:** Salonpas; Sloan; **Mex.:** Bayro Termo; **Pol.:** Lumbolin; Thermo-Rheumont; Andrext; Balsamo Analgesico; Medalginan; **Rus.:** Capsicam (Капсикам); Heparin Ointment (Гепариновая Мазь); **Switz.:** Assan thermo; Demotherm Pommade contre le rhumatismet; Dolo Demotherm; Histalgane; Marament-N; Thermocutant; **Turk.:** Thermo-Doline; Thermo-Rheumon; Thermoflex; **UK:** Salonair; **Venez.:** Ehrlich Balsamo.

Beta-aminopropionitrile *β*-氨基丙腈

Aminopropionitrile; β-Aminopropionitrile; β-Aminopropionitrilo; BAPN; Beta-aminopropionityrile. 3-Aminopropionitrile.

Бета-аминопропионитрил
$C_3H_6N_2 = 70.09$.
CAS — 151-18-8 (beta-aminopropionitrile); 1119-28-4 (beta-aminopropionitrile fumarate).
ATC Vet — QM01AX91.
UNII — 38D5LJ4KH2.

简介

β-氨基丙腈是赖氨酸氧化酶抑制药，是一种抗炎药，在兽医学中以延胡索酸盐用于治疗腱炎。

Bicifadine Hydrochloride (*USAN*, *rINNM*) 盐酸比西发定

Bicifadina, hidrocloruro de; Bicifadine, Hydrochloride de; Bicifadini Hydrochloridum; CL-220075; MCV-4147; NIH-9542. (±)-1-p-Tolyl-3-azabicyclo[3.1.0]hexane hydrochloride.

Бицифадина Гидрохлорид
$C_{12}H_{15}N,HCl = 209.7$.
CAS — 71195-57-8 (bicifadine); 66504-75-4 (bicifadine hydrochloride).
UNII — OE6G20P68T.

(bicifadine)

简介

盐酸比西发定是一种新镇痛药，据报道它可抑制 5-羟色胺和去甲肾上腺素的再摄取。对其治疗疼痛状况，包括术后牙痛，目前仍在研究中。

1. Krieter PA, *et al.* Pharmacokinetics, disposition, and metabolism of bicifadine in humans. *Drug Metab Dispos* 2008; **36:** 252–9.

Bornyl Salicylate 水杨酸龙脑酯

Borneol Salicylate; Salicilato de bornilo. 2-Hydroxybenzoic acid 1,7,7-trimethylbicyclo[2.2.1]hept-2-yl ester.

Борнилсалицилат
$C_{17}H_{22}O_3 = 274.4$.
CAS — 560-88-3.

简介

水杨酸龙脑酯是水杨酸盐衍生物，与水杨酸甲酯（第 82 页）类似，用在发赤药制剂中局部用于缓解肌肉骨骼和关节疾病的疼痛。

制剂

多组分制剂 **Switz.:** Hygiodermilt.

Bromfenac Sodium (*USAN*, *rINNM*) 溴芬酸钠

AHR-10282; AHR-10282B; Bromfénac Sodique; Bromfenaco sódico; Natrii Bromfenacum. Sodium [2-amino-3-(p-bromobenzoyl)phenyl]acetate sesquihydrate.

Натрий Бромфенак
$C_{15}H_{11}BrNNaO_3,1\frac{1}{2}H_2O = 383.2$.
CAS — 91714-94-2 (bromfenac); 91714-93-1 (bromfenac sodium); 120638-55-3 (bromfenac sodium).
ATC — S01BC11.
ATC Vet — QS01BC11.
UNII — 8ECV571Y37.

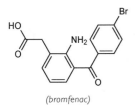

(bromfenac)

简介

溴芬酸钠是一种 NSAID（第92页），是与双氯芬酸（第43页）相关的苯乙酸衍生物。以 1% 的滴眼液每日 2 次滴注，用于眼部疼痛和炎症，包括经历白内障摘除术患者的术后炎症。当用于术后时，在手术 24h 后开始，并持续 14 天。

溴芬酸钠以前在急性疼痛的治疗中通过口服给药，但是在严重并有时是致死性肝衰竭的报道后被撤出市场。

对眼的影响　局部使用溴芬酸钠后的 3 名患者出现了严重的角膜溶解（溃疡）[1]。在撤掉溴芬酸钠后，所有的患者均恢复。其他的眼科 NSAID 制剂也有类似的报道；详细情况见双氯芬酸的**不良反应**项下，第44页。

1. Asai T, *et al*. Three cases of corneal melting after instillation of a new nonsteroidal anti-inflammatory drug. *Cornea* 2006; **25**: 224–7.

制剂

专利制剂
Arg.: Natax; **Jpn:** Bronuck; **USA:** Xibrom.

Bufexamac (*BAN*, *rINN*) 丁苯羟酸

Bufeksamaakki; Bufeksamakas; Bufexamaco; Bufexamacum; Bufexamák; Bufexamak. 2-(4-Butoxyphenyl)acetohydroxamic acid.

Буфексамак
$C_{12}H_{17}NO_3 = 223.3$.
CAS — 2438-72-4.
ATC — M01AB17; M02AA09.
ATC Vet — QM01AB17; QM02AA09.

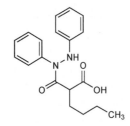

Pharmacopoeias. In *Eur.* (see p.vii) and *Jpn.*
Ph. Eur. 6.8（Befexamac）　白色或几乎白色结晶性粉末。几乎不溶于水；溶于二甲基甲酰胺；微溶于乙酸乙酯和甲醇。避光。

简介

丁苯羟酸是一种 NSAID（第92页），以 5% 的浓度局部用于各种皮肤疾病。使用后可能出现螯刺和灼烧，有过敏反应的报道。

制剂

专利制剂
Austral.: Paraderm†; **Austria:** Bufex†; Bufexant†; Droxaryl†; Parfenac†; **Belg.:** Parfenac†; **Cz.:** Droxaryl†; **Fr.:** Bufederm†; duradermalt†; Haemo-Exhirud Bufexamac†; Jomax; Malipurant; Parfenac; Windol†; **Ital.:** Fansamac; Viafen†; **Neth.:** Droxaryl†; Parfenac†; **Port.:** Parfenac; **Switz.:** Parfenac; **Turk.:** Isoderm.

多组分制剂　**Austral.:** Paraderm Plus; Resolve; **Austria:** Droxaryl†; **Cz.:** Mastu S; **Ger.:** Faktu akut; Hamo-ratiopharm N; Hamoagil plus; Hexamon Bufexamac; Mastu akut; **Hong Kong:** Fungo Soothing Balm†; Mastu S; **Hung.:** Mastu S; **NZ:** Paraderm Plus; **Rus.:** Proctosan (Проктозан); **Thai.:** Mastu S; **Ukr.:** Proctosan (Проктозан).

Bumadizone Calcium (*rINNM*) 布马地宗钙

Bumadizona cálcica; Bumadizone Calcique; Calcii Bumadizonum. Calcium 2-(1,2-diphenylhydrazinocarbonyl)hexanoate hemihydrate.

Кальций Бумадизон
$(C_{19}H_{21}N_2O_3)_2Ca,\frac{1}{2}H_2O = 699.8$.
CAS — 3583-64-0 (bumadizone); 34461-73-9 (bumadizone calcium).
ATC — M01AB07.
ATC Vet — QM01AB07.
UNII — 7PSH384AJD (bumadizone calcium hemihydrate); 142R7TU2TN (anhydrous bumadizone calcium).

(bumadizone)

简介

布马地宗钙是一种 NSAID（第92页），可代谢为保泰松（第110页）和羟布宗（第102页）。由于有粒细胞缺乏症和其他血液学不良反应风险，它的使用受到限制。

制剂

专利制剂
Mex.: Desflam.

Buprenorphine (*BAN*, *rINN*) ⊗ 丁丙诺啡

Buprenorfiini; Buprenorfin; Buprenorfina; Buprenorfinas; Buprénorphine; Buprenorphinum; RX-6029-M. (6R,7R,14S)-17-Cyclopropylmethyl-7,8-dihydro-7-[(1S)-1-hydroxy-1,2,2-trimethylpropyl]-6-O-methyl-6,14-ethano-17-normorphine; (2S)-2-[(−)-(5R,6R,7R,14S)-9α-Cyclopropylmethyl-4,5-epoxy-3-hydroxy-6-methoxy-6,14-ethanomorphinan-7-yl]-3,3-dimethylbutan-2-ol.

Бупренорфин
$C_{29}H_{41}NO_4 = 467.6$.
CAS — 52485-79-7.
ATC — N02AE01; N07BC01.
ATC Vet — QN02AE01; QN07BC01.
UNII — 40D3SCR4GZ.

俗名　以下术语已被用作各种形式丁丙诺啡的"俗名"（见第 vii 页）或俚语：TEM；Tems。
Pharmacopoeias. In *Eur.* (see p.vii).
Ph. Eur. 6.8（Buprenorphine）　白色或类白色结晶性粉末。极微溶于水；易溶于丙酮；微溶于环己烷；溶于甲醇。溶于稀释酸溶液。避光。

Buprenorphine Hydrochloride (*BANM*, *USAN*, *rINNM*) ⊗ 盐酸丁丙诺啡

Buprenorfiinihydrokloridi; Buprenorfin-hidroklorid; Buprenorfin-hydrochlorid; Buprenorfinhydroklorid; Buprenorfino hidrochloridas; Buprénorphine, chlorhydrate de; Buprenorphini hydrochloridum; CL-112302; Hidrocloruro de buprenorfina; NIH-8805; UM-952.

Бупренорфина Гидрохлорид
$C_{29}H_{41}NO_4,HCl = 504.1$.
CAS — 53152-21-9.
UNII — 56W8MW3EN1.

Pharmacopoeias. In *Chin.*, *Eur.* (see p.vii), *Jpn*, and *US*.
Ph. Eur. 6.8（Buprenorphine Hydrochloride）　白色或几乎白色结晶性粉末。略溶于水；溶于乙醇；几乎不溶于环己烷；易溶于甲醇。避光。

USP 33（Buprenorphine Hydrochloride）　1% 水溶液的 pH 值为 4.0～6.0。贮藏于密闭容器中。避光。

依赖性和戒断症状

参见第96页阿片类镇痛药。

丁丙诺啡可能有比纯阿片类药物如吗啡更低的成瘾潜力。然而，它也遭受滥用（见**注意事项**项下）。丁丙诺啡突然停药据说只产生轻微的戒断症状，并可在开始时才予以延缓。

丁丙诺啡可用于阿片依赖性治疗的替代疗法（见下文**用途和用法**项下）。

不良反应和处置

参见第97页阿片类镇痛药。

据报道，在阿片依赖的成瘾性患者中出现急性肝毒性，包括肝酶值升高、肝炎并发黄疸、肝衰竭、肝坏死、脑病和肝肾综合征。这些反应也曾在误用丁丙诺啡后出现，尤其是在使用高剂量丁丙诺啡或静脉注射丁丙诺啡后。

据报道，透皮贴剂有局部反应，如皮疹、红斑和瘙痒。在个别病例中也出现有显著炎症体的迟发性过敏反应，在这种病例中应当停用贴剂。美国的丁丙诺啡的注册药品信息（*Purdue, USA*）还警告说，当透皮给予丁丙诺啡每小时 40μg 时，出现 QT 期间延长。

不良反应的处置与其他阿片类镇痛药（第97页）相似。纳洛酮只可部分逆转丁丙诺啡的作用（见下文**对呼吸系统的影响**项下），但是仍推荐使用纳洛酮。

不良反应发生率[1]　在 8187 名患者中，胃肠外用丁丙诺啡后的不良反应报道有恶心（8.8%）、呕吐（7.4%）、困倦（4.3%）、嗜睡（1.9%）、眩晕（1.2%）、出汗（0.98%）、头痛（0.55%）、意识错乱（0.53%）、头晕（0.38%）、视物模糊（0.28%）、欣快感（0.27%）、口干（0.11%）、抑郁（0.09%）和幻觉（0.09%）。一些研究[2,3]报道，丁丙诺啡的恶心、呕吐和眩晕比吗啡更麻烦。

在一项下使用丁丙诺啡的试验[4]中，141 名癌症患者中有 50 名由于不良反应而停药，尤其是眩晕、恶心、呕吐和困倦，便秘没有报道。1 名妇女在舌上而不是在舌下放置舌下丁丙诺啡片剂后，舌上表面发生无痛溃疡[5]。

硬膜外使用丁丙诺啡300μg后2h，2 名患者出现休克[6]，用纳洛酮不能成功治疗，但是 2～3h 后症状自行消退。

有一项丁丙诺啡经皮肤给药的多中心研究[7]，1223 名具有中度至重度癌痛或非癌痛疼痛的患者中有 252 名患者由于不良反应而停药。最常报道的不良反应有恶心（11%）、呕吐（9.2%）、便秘（7.8%）、眩晕（7.5%）、疲倦（4.0%）、干呕（3.7%）、全身性瘙痒症（2.0%）和头痛（1.6%）。局部不良反应包括瘙痒症（1.4%）、皮炎（1.3%）和红斑（1.3%）。另一项研究[8]报道 90 名患者中有 4 名由于水肿、头痛、眩晕、心悸和注意力集中困难等原因而停止治疗。

1. Harcus AW, *et al*. Methodology of monitored release of a new preparation: buprenorphine. *BMJ* 1979; **2**: 163–5.
2. Sear JW, *et al*. Buprenorphine for postoperative analgesia. *Br J Anaesth* 1979; **51**: 71.
3. Kjaer M, *et al*. A comparative study of intramuscular buprenorphine and morphine in the treatment of chronic pain of malignant origin. *Br J Clin Pharmacol* 1982; **13**: 487–92.
4. Robbie DS. A trial of sublingual buprenorphine in cancer pain. *Br J Clin Pharmacol* 1979; **7** (suppl 3): 315S–317S.
5. Lockhart SP, Baron JH. Tongue ulceration with lingual buprenorphine. *BMJ* 1984; **288**: 1346.
6. Christensen FR, Andersen LW. Adverse reaction to extradural buprenorphine. *Br J Anaesth* 1982; **54**: 476.
7. Muriel C, *et al*. Effectiveness and tolerability of the buprenorphine transdermal system in patients with moderate to severe chronic pain: a multicenter, open-label, uncontrolled, prospective, observational clinical study. *Clin Ther* 2005; **27**: 451–62.
8. Sorge J, Sittl R. Transdermal buprenorphine in the treatment of chronic pain: results of a phase III, multicenter, randomized, double-blind, placebo-controlled study. *Clin Ther* 2004; **26**: 1808–20.

对心脏的影响　伴随滥用丁丙诺啡的心肌梗死的报道见下文**注意事项**项下滥用。

对心理功能的影响　致幻作用在丁丙诺啡中相对罕见。8147 名丁丙诺啡注射给药患者中只有 7 名（0.09%）有幻觉的报道[1]。已有舌下[2]和硬膜外[3]给药后致幻的报道。

1. Harcus AW, *et al*. Methodology of monitored release of a new preparation: buprenorphine. *BMJ* 1979; **2**: 163–5.
2. Paraskevaides EC. Near fatal auditory hallucinations after buprenorphine. *BMJ* 1988; **296**: 214.
3. MacEvilly M, O'Carroll C. Hallucinations after epidural buprenorphine. *BMJ* 1989; **298**: 928–9.

对呼吸系统的影响　对丁丙诺啡呼吸抑制的发生报道不同。它可能有"峰效应"，在高于约 3μg/kg 的剂量后呼吸抑制不再进一步增加[1]。然而在平衡麻醉中，作为单独的静脉注射镇痛药给予的 30μg/kg 或 40μg/kg 的高剂量与严重呼吸抑制相关[2]。

丁丙诺啡的呼吸抑制可能比吗啡的发病迟且时间延长，只能被纳洛酮部分逆转。由于丁丙诺啡对阿片受体的结合非常强。丁丙诺啡第二次给药后，16 名患者中有 3 名显示迟发呼吸抑制体征，因此废弃了用于术后疼痛缓解的舌下丁丙诺啡的一项研究，这种呼吸抑制对纳洛酮无反应[3]。已证明在丁丙诺啡引起呼吸抑制的健康受试者中使用 5mg 或 10mg 大剂量纳洛酮可成功

逆转，但 1mg 不行。起初逆转是逐渐的，并降低了正常延长的呼吸抑制的持续时间[4]。另一些研究发现 2～4mg 低剂量纳洛酮给药超过 30min[5,6]，或者快速注射 2～3mg 纳洛酮后再以每小时 4mg 剂量持续输注[6]都可有效逆转丁丙诺啡引起的呼吸抑制。这两项研究的作者建议可能需要更长时间输注纳洛酮才能逆转高剂量丁丙诺啡引起的呼吸抑制。丁丙诺啡的呼吸抑制和镇痛作用可被纳洛酮的伴随使用所降低[7]。应当指出在某些国家有一种盐酸丁丙诺啡和盐酸纳洛酮舌下复方制剂可有效治疗阿片依赖。

1. Dahan A, et al. Comparison of the respiratory effects of intravenous buprenorphine and fentanyl in humans and rats. Br J Anaesth 2005; 94: 825–34.
2. Schmidt JF, et al. Postoperative pain relief with naloxone: severe respiratory depression and pain after high dose buprenorphine. Anaesthesia 1985; 40: 583–6.
3. Thörn S-E, et al. Prolonged respiratory depression caused by sublingual buprenorphine. Lancet 1988; i: 179–80.
4. Gal TJ. Naloxone reversal of buprenorphine-induced respiratory depression. Clin Pharmacol Ther 1989; 45: 66–71.
5. Dahan A. Opioid-induced respiratory effects: new data on buprenorphine. Palliat Med 2006; 20 (suppl 1): s3–s8.
6. van Dorp E, et al. Naloxone reversal of buprenorphine-induced respiratory depression. Anesthesiology 2006; 105: 51–7.
7. Lehmann KA, et al. Influence of naloxone on the postoperative analgesic and respiratory effects of buprenorphine. Eur J Clin Pharmacol 1988; 34: 343–52.

过量 一个小病例系列[1]报道意外摄入舌下片剂后有 5 名儿童发生急性丁丙诺啡中毒，他们的年龄为15～22个月，其中有 4 名摄入含有纳洛酮的复方制剂（Suboxone；Reckitt Benckiser，USA）。症状包括困倦和瞳孔缩小，有 4 名儿童呼吸频率降低。5 名儿童都需要住院，4 名儿童用纳洛酮治疗，另 1 名需要机械换气。还曾报道 1 名摄入 Suboxone 的 9 个月大的幼儿发生误服中毒[2]，其症状通过使用纳洛酮逆转。美国毒物中心报告给国家监控系统的一项回顾性综述[3]，总结了从 2002 年 11 月至 2005 年 12 月期间发生的丁丙诺啡的过量摄入。得出结论为过量用药通常较易耐受。86 个病例中有 54 名儿童发生中毒症状。这些症状包括：困倦或嗜睡（55％）、呕吐（21％）、瞳孔缩小（21％）、呼吸抑制（7％）、兴奋或易怒（5％）、苍白（3％）和昏迷（2％）。没有死亡病例，7％的患者发生显著的中枢神经系统症状。Suboxone 制剂是最常被摄入的产品。作者认为任何摄入超过 2mg 剂量的儿童和曾经舔过或尝过的年龄小于 2 岁的儿童都应当送往急诊科。

在 1980 至 2002 期间，英国有 43 个成人死亡的病例中提及丁丙诺啡[4]。经证实，其中 27 例死亡患者与丁丙诺啡有关，有 7 例只单独使用丁丙诺啡致死。在这些死亡病例中涉及多种药物，其中 23 例检测有镇静药或地西泮，17 例发现其他阿片类药物，还有 10 例摄入酒精。作者还发现自 1999 年开始，当高剂量制剂可使用时，丁丙诺啡相关的死亡率在增加。

1. Geib A-J, et al. Adverse effects in children after unintentional buprenorphine exposure. Pediatrics 2006; 118: 1746–51.
2. Cho CS, et al. Exploratory buprenorphine ingestion in an infant. Ann Emerg Med 2006; 48: 109.
3. Hayes BD, et al. Toxicity of buprenorphine overdoses in children. Abstract: Pediatrics 2008; 121: 807–8. Full version: http://pediatrics.aappublications.org/cgi/reprint/121/4/e782 (accessed 22/07/08)
4. Schifano F, et al. Buprenorphine mortality, seizures and prescription data in the UK, 1980–2002. Hum Psychopharmacol 2005; 20: 343–8.

注意事项

参见第98页**阿片类镇痛药**。

丁丙诺啡有阿片拮抗作用，如果给予对阿片类药物躯体依赖的患者可能促成戒断症状。

呼吸抑制如果发生，其发作相对缓慢且持续时间长，只可能被纳洛酮部分逆转。

注册药品信息说明开始丁丙诺啡治疗之前应当确定基线肝功能水平。在使用丁丙诺啡治疗阿片依赖的患者中，应当在整个治疗过程中定期检测肝功能。所有先前患有肝损伤的患者应当小心应用。

透皮贴剂的丁丙诺啡的吸收可能随温度上升而升高，因此患者应当避免将贴剂暴露于外部的热环境中。对于发热患者也由于吸收增加可能需要监控。贴剂移除后丁丙诺啡的血浆浓度降低 50％可能需要 30h，有不良反应经历的患者在此期间应当监控。美国的 Butrans（Purdue，USA）注册药品信息推荐对于具有个人或家族 QT 间期延长史的患者而言，应当避免使用丁丙诺啡透皮贴剂，对于具有低钾血症或不稳定心脏疾病的患者，如心房颤动、充血性心力衰竭或心肌缺血，应当谨慎用药。

滥用 1 名 22 岁男性患者在两次吸入粉碎的丁丙诺啡

片后，每次都出现胸痛[1]。第二次发作期所做的 ECG 提示患者遭受心肌梗死。在 2 名患者中，静脉注射粉碎的舌下片剂伴随横纹肌溶解和坐骨神经病变[2]。一项 4 名患者的病例系列[3]报道胃肠外途径滥用丁丙诺啡舌下片剂后，出现严重的肢和指并发症，如缺血和坏疽；2 名患者动脉内注射后导致受累肢和指截除。非法制剂中的假药也可引起不良反应：静脉注射用柠檬汁稀释的舌下丁丙诺啡后，4 名患者在替代治疗中发生念珠菌性眼内炎[4]。

滥用丁丙诺啡后，在阿片依赖的成瘾者中可见肝毒性（见上文**不良反应和处置**项下）。

1. Cracowski J-L, et al. Myocardial infarction associated with buprenorphine. Ann Intern Med 1999; 130: 537.
2. Seet RCS, Lim ECH. Intravenous use of buprenorphine tablets associated with rhabdomyolysis and compressive sciatic neuropathy. Ann Emerg Med 2006; 47: 396–7.
3. Loo HW, et al. Severe upper limb complications from parenteral abuse of Subutex.® Ann Acad Med Singapore 2005; 34: 575–8.
4. Cassoux N, et al. Presumed ocular candidiasis in drug misusers after intravenous use of oral high dose buprenorphine (Subutex). Br J Ophthalmol 2002; 86: 940–1.

哺乳 根据一项针对每日舌下用 4mg 丁丙诺啡的哺乳母亲的研究[1]，可估计 4 周大的婴儿在 24h 期间摄入丁丙诺啡的总量为 3.28μg，摄入的去甲丁丙诺啡的总量是 330ng。另一项研究[2]发现舌下给药，丁丙诺啡也可出现在这位进行母乳喂养母亲的乳汁中，母乳对血浆的比率约为 1。两项研究的作者认为通过哺乳的吸收率低。

BNF 59 和一些注册药品信息说明无论何种给药途径，正在进行母乳喂养的母亲不应使用丁丙诺啡。

大鼠研究已表明丁丙诺啡可能抑制泌乳。

1. Marquet P, et al. Buprenorphine withdrawal syndrome in a newborn. Clin Pharmacol Ther 1997; 62: 569–71.
2. Johnson RE, et al. Buprenorphine treatment of pregnant opioid-dependent women: maternal and neonatal outcomes. Drug Alcohol Depend 2001; 63: 97–103.

妊娠 每日舌下用 4mg 丁丙诺啡治疗二醋吗啡成瘾的母亲，分娩的婴儿在出生后 2 天经受轻微戒断症状[1]。且未经治疗快速恢复。在 8 周时突然停止哺乳没有出现进一步的戒断症状。另一项报道[2]称，15 名阿片依赖的母亲在妊娠期维持使用丁丙诺啡舌下给药，其中 12 名新生儿没有或戒断症状轻微。余下的 3 名新生儿需要吗啡治疗。在丁丙诺啡的剂量和戒断症状的程度之间没有显示出相关性。一篇文献综述[3]发现阿片依赖的母亲分娩的 309 名婴儿需要维持使用丁丙诺啡（舌下给药剂量范围为每日 0.4～24mg），193 名婴儿发生新生儿戒断综合征，其中有 149 名婴儿需要治疗。超过 40％的治疗案例还滥用其他药物。在最初 12～48h 内出现发病症状，并在 72～96h 到达高峰。症状的持续时间为 120～180h，尽管有报道称在一些婴儿中可持续 6～10 周。

在一项前瞻性研究[4]中，66 名妇女在 67 次妊娠中舌下使用丁丙诺啡制剂。早产、剖宫产术和低阿普加评分在丁丙诺啡暴露的新生儿中的发生率并不比正常人群的发生率高，尽管丁丙诺啡暴露的新生儿平均出生体重显著降低。在暴露组中，91％的新生儿需要特别医护：76％的新生儿有新生儿戒断综合征，57％的新生儿需要阿片维持治疗。暴露组中还有 2 例新生儿出现突然死亡，认为这比正常预期的死亡率高。

1. Marquet P, et al. Buprenorphine withdrawal syndrome in a newborn. Clin Pharmacol Ther 1997; 62: 569–71.
2. Fischer G, et al. Treatment of opioid-dependent pregnant women with buprenorphine. Addiction 2000; 95: 239–44.
3. Johnson RE, et al. Use of buprenorphine in pregnancy: patient management and effects on the neonate. Drug Alcohol Depend 2003; 70 (suppl 2): S87–S101.
4. Kahila H, et al. A prospective study on buprenorphine use during pregnancy: effects on maternal and neonatal outcome. Acta Obstet Gynecol Scand 2007; 86: 185–90.

药物相互作用

与阿片类镇痛药相关的药物相互作用见第97页。

丁丙诺啡通过细胞色素 P450 同工酶 CYP3A4 代谢，因此，使用其他诱发或抑制该酶的药物可能导致丁丙诺啡血浆药物浓度发生变化，可能导致不良反应。一些制造商声明与这些药物同用时可能需要调整丁丙诺啡的剂量。英国某生产商（Subutex；Schering-Plough）的注册药品信息建议当开始使用强效 CYP3A4 抑制剂酮康唑治疗时，丁丙诺啡的剂量应当减半。

有报道称静脉注射治疗剂量的丁丙诺啡和地西泮的患者出现呼吸和心血管衰竭。

与其他可能产生肝毒性的药物同用可增加肝损伤的风险。

镇痛药 存在这样的危险，即阿片激动药-拮抗药如丁

丙诺啡，它们的拮抗作用可能削弱有效的镇痛治疗。这种情况在 2 名给予舌下丁丙诺啡的癌症患者中出现[1]，后来替换为吗啡[1]。常规剂量的吗啡是不足量的，对 1 名患者增加了吗啡剂量被证明是致命的。

1. Overweg-van Kints J, Stricker BHC. Falende pijnbestrijding tijdens sublinguaal gebruik van buprenorfine. Ned Tijdschr Geneeskd 1987; 131: 1973–4.

抗病毒药 不同的 HIV-蛋白酶抑制药和 NNRTIs 可抑制或诱导 P450 同工酶，其中大部分也是 CYP3A4 的底物，因此，它们可能与丁丙诺啡发生相互作用。一项药动学研究[1]发现，对于同时使用丁丙诺啡和纳洛酮用以治疗阿片制剂依赖的 HIV 阴性患者，给予常用剂量的那非那韦、利托那韦和洛匹那韦-利托那韦不产生任何具有临床显著意义的相互作用：利托那韦增加大约 57％的丁丙诺啡血浆浓度时间曲线下面积（AUC），尽管没有见到不良反应。在相似患者群中进行的另一项药动学研究[2]也发现同用纳洛酮和丁丙诺啡与地拉韦啶或依法韦仑之间没有临床显著意义的相互作用：地拉韦啶增加 4 倍丁丙诺啡的 AUC，依法韦仑大约可降低 50％AUC，但是未见不良反应。然而，一个 3 名阿片依赖患者的小型病例系列[3]报道称同时使用阿托那韦和利托那韦治疗时，出现丁丙诺啡毒性症状，如眩晕、日间嗜睡和精神功能降低。

未见丁丙诺啡显著影响抗逆转录病毒药物的药动学[1,2]。

1. McCance-Katz EF, et al. Interactions between buprenorphine and antiretrovirals: I—The nonnucleoside reverse-transcriptase inhibitors efavirenz and delavirdine. Clin Infect Dis 2006; 43 (suppl 4): S224–S234.
2. McCance-Katz EF, et al. Interactions between buprenorphine and antiretrovirals: II—The protease inhibitors nelfinavir, lopinavir/ritonavir, and ritonavir. Clin Infect Dis 2006; 43 (suppl 4): S235–S246.
3. Bruce RD, Altice FL. Three case reports of a clinical pharmacokinetic interaction with buprenorphine and atazanavir plus ritonavir. AIDS 2006; 20: 783–4.

药动学

肌内注射后，丁丙诺啡快速达到血浆峰浓度。舌下给药后颊黏膜也产生吸收，90min 后达到血浆峰浓度。透皮给药导致皮肤吸收，在 12～24h 达到最小有效浓度，约 60h 后达到血浆浓度峰值。然而，血浆浓度与镇痛活性之间缺乏相关性。约 96％的丁丙诺啡与血浆蛋白结合。丁丙诺啡的清除是二相或三相的，通过细胞色素 P450 同工酶 CYP3A4 的氧化作用在肝脏代谢成具有药理学活性的代谢产物 N-去烷基丁丙诺啡（去甲丁丙诺啡），并结合为葡糖苷酸代谢物。口服后，丁丙诺啡经过明显的首过代谢。然而，通过常规途径给药，丁丙诺啡主要以原形在粪便中排泄，有一些肠肝再循环的证据。静脉注射后血浆清除半衰期为 1.2～7.2h，舌下或经皮给药后的清除半衰期更长，为 20～36h 或更长。代谢产物排泄入尿，但是非常少的原形药通过这种途径排泄。丁丙诺啡可通过胎盘，并且有少量药物可分布到乳汁。

1. Elkader A, Sproule B. Buprenorphine: clinical pharmacokinetics in the treatment of opioid dependence. Clin Pharmacokinet 2005; 44: 661–80.

用法 □**腔途径** 舌下丁丙诺啡的吸收相对缓慢。在一项 10h 的研究中[1]，舌下给药 400μg 或 800μg 后的血浆浓度约 200min（在 90～360min 范围内）达峰值，并且在研究结束时血浆中仍可检测出丁丙诺啡。全身生物利用度为 55％（在 16％～94％范围内），单次给药后 5h 或多或少完全吸收。然而，后来一项研究[2]的作者认为，可能由于方法缺陷，这个评价过高。后来的研究结果表明，舌下丁丙诺啡的生物利用度约为 30％，舌下含服时间在 3～5min 的生物效价等值。另一项单剂量研究[3]发现，舌下丁丙诺啡片剂的生物利用度比液体制剂低 50％。后来的研究[4,5]表明每日 1 次给药共 7 天，丁丙诺啡片剂生物利用度对舌下丁丙诺啡液体制剂的相对生物利用度约为 70％。其中一项研究[4]还发现含有纳洛酮的舌下丁丙诺啡片剂的生物利用度高于单一成分片剂，并与液体制剂的生物利用度相似。

1. Bullingham RES, et al. Sublingual buprenorphine used postoperatively: ten hour plasma drug concentration analysis. Br J Clin Pharmacol 1982; 13: 665–73.
2. Mendelson J, et al. Bioavailability of sublingual buprenorphine. J Clin Pharmacol 1997; 37: 31–7.
3. Nath RP, et al. Buprenorphine pharmacokinetics: relative bioavailability of sublingual tablet and liquid formulations. J Clin Pharmacol 1999; 39: 619–23.
4. Strain EC, et al. Relative bioavailability of different buprenorphine formulations under chronic dosing conditions. Drug Alcohol Depend 2004; 74: 37–43.
5. Compton P, et al. Pharmacokinetics, bioavailability and opioid effects of liquid versus tablet buprenorphine. Drug Alcohol Depend 2006; 82: 25–31.

儿童　4~7 岁的低龄儿童中，术前静脉给予 3μg/kg 丁丙诺啡的终末半衰期只有约 1h，但不能确定地评估，因为血浆丁丙诺啡浓度快速下降[1]。清除率值却高于成人，稳态分布容积相似。早产新生儿（妊娠年龄为 27~32 周）给予相似剂量，随后每小时输注 720ng/kg，似有相当低的清除率，且平均消除半衰期为 20h[2]。虽然这种给药方案显得安全，但是在 12 名被研究的新生儿中有 4 名被判定为镇静作用不充分。在早产新生儿中，认为丁丙诺啡输注给药可能不能产生连续的镇静和镇痛作用，不推荐用于新生儿治疗。

1. Olkkola KT, et al. Pharmacokinetics of intravenous buprenorphine in children. Br J Clin Pharmacol 1989; 28: 202–4.
2. Barrett DA, et al. The pharmacokinetics and physiological effect of buprenorphine infusion in premature neonates. Br J Clin Pharmacol 1993; 36: 215–19.

肾损伤　丁丙诺啡清除主要通过肝排泄和代谢，估计与肾功能无关，而代谢产物在尿中排泄。在一项研究中，丁丙诺啡的药动学在麻醉的健康患者和肾损伤患者中是相似的，平均消除半衰期分别为 398min 和 239min[1]。代谢产物去甲丁丙诺啡和丁丙诺啡-3-葡糖苷酸的血浆浓度在肾脏伤患者中分别增加约 4 倍和 15 倍[1]，但是显著的药理学活性是不可能的，因为与母体化合物相比去甲丁丙诺啡儿乎没有镇痛活性，丁丙诺啡-3-葡糖苷酸没有活性。

1. Hand CW, et al. Buprenorphine disposition in patients with renal impairment: single and continuous dosing, with special reference to metabolites. Br J Anaesth 1990; 64: 276–82.

用途和用法

丁丙诺啡是被归为阿片类激动和拮抗的阿片类镇痛药（第98页）。作为麻醉辅助药用于缓解中度至重度疼痛。丁丙诺啡也用于阿片依赖性的治疗。

丁丙诺啡起效相对缓慢而作用持续时间延长。肌内注射镇痛在 15min 时显著并持续至 6h。舌下给药后可产生较慢和时间更长的反应。每周 1 次的贴剂在透皮应用后至少 12~24h 或者直到 72h 看不到丁丙诺啡的镇痛作用。

丁丙诺啡通常以盐酸盐进行肌内注射或静脉注射、或舌下给药，或者以碱基形式采用透皮贴剂。所有给药途径的剂量以碱基来表示。107.8μg 盐酸丁丙诺啡相当于约 100μg 丁丙诺啡。

丁丙诺啡通过所有上述的用于阿片类镇痛药给药的途径用于中度至重度**疼痛**。

- 肌内或缓慢静脉注射的剂量是 300~600μg，根据需要每 6~8h 重复 1 次。
- 通过舌下途径，每 6~8h 可根据需要重复给药 200~400μg。
- 对于 18 岁及以上成人慢性疼痛的阿片类药物治疗，透皮贴剂释放不同含量的丁丙诺啡是有效的。对每一位患者应当根据先前阿片类药物的使用个别调整。在转为丁丙诺啡贴剂治疗时，为了逐渐增加丁丙诺啡血浆浓度，应当逐渐停止先前的阿片类镇痛药的治疗。按所需剂量可能敷用两贴，然而，这两贴应同时敷用以避免混乱。丁丙诺啡贴剂不适用于急性疼痛。在英国和美国，透皮丁丙诺啡贴剂按下述方法使用是有效的：

Transtec（*Napp, UK*）在 35~70μg/h 范围内释放丁丙诺啡。在单纯使用阿片的患者中，起始剂量应当超过 35μg/h。对于已经在接受强效阿片类镇痛药的患者，起始剂量应当根据先前 24h 阿片类药物的需要量。在使用提供 35μg/h 丁丙诺啡的贴剂大致与每天口服 30~60mg 硫酸吗啡等效。最迟每 96h 应当在不同部位换用新的贴剂，至少下两个贴剂应避免贴在皮肤的同一区域。

BuTrans（*Napp, UK*）和 *Butrans*（*Purdue, USA*）在 5~20μg/h 范围内释放丁丙诺啡。英国注册药品信息声明所有患者的起始剂量不应超过 5 μg/h，而在美国，这一剂量批准用于未曾使用过阿片的患者，或者曾经使用过一种强效阿片类镇痛药的患者，并且其每日使用剂量少于或相当于口服 30mg 吗啡。美国注册药品信息推荐，对于每日用药为口服 30~80mg 吗啡或与此用药量相当的阿片耐受患者起始用药剂量为 10μg/h。对于那些每日需要口服使用大于 80mg 吗啡或与此用药量相当的患者，使用提供 20μg/h 丁丙诺啡的贴剂可能不能提供足够的镇痛作用。然而，美国不允许使用多个贴剂以产生大于 20μg/h 药量（见上文**不良反应和处置**下文）。贴剂应当每 7 天换用一次新贴剂，并贴在不同部位，在随后的 3~4 周内应当避免在同一区域的皮肤应用。

当用于平衡麻醉时，可肌内给药 300μg 或舌下给药

400μg 用于麻醉前用药。可静脉给药 300~450μg，作为围手术期辅助麻醉。

在 16 岁及以上青少年的**阿片依赖性**的治疗中，起始剂量为 0.8~4mg，舌下给药，每日 1 次。如有必要，可增加剂量，但维持量不应超过每日 32mg。一旦患者已经稳定，应当逐步降低剂量至较低的维持剂量，以期合适可最终中断治疗。对于在开始使用丁丙诺啡前没有经历阿片类药物戒断症状的成瘾者，在第一次成瘾体征显现或最后一次使用阿片类药物后至少 4h（美国）或 6h（英国）不应给予第一个剂量的丁丙诺啡。在那些已经接受美沙酮替换的患者中，开始丁丙诺啡治疗以前，美沙酮每日用量应降低到最大 30mg。作为滥用的抑制剂，盐酸丁丙诺啡和盐酸纳洛酮的复方舌下制剂在一些国家被用于治疗阿片类药物的依赖性。

儿童用药剂量详见下文。

作用　丁丙诺啡通常被描述为混合激动-拮抗作用，主要为 μ 阿片受体的部分激动剂和一些对 κ 受体的拮抗活性。它在 μ、δ 和 κ 阿片结合部位也显示结合作用，并对 μ、δ 受体有高亲和力，对 κ 受体亲和力较低[1]。与芬太尼类似，丁丙诺啡有高脂溶性，但在活性比芬太尼低。丁丙诺啡和纯 μ 阿片类激动剂如芬太尼之间的差别包括起效相对缓慢、作用持续时间延长、对抗纳洛酮的拮抗作用、镇痛效果和血浆浓度之间缺乏相关性等，可通过丁丙诺啡与阿片受体结合途径的不同来解释。在一项体外研究中，与芬太尼相比，丁丙诺啡从阿片受体结合和解离的比例低[2]。

1. Bovill JG. Which potent opioid? Important criteria for selection. Drugs 1987; 33: 520–30.
2. Boas RA, Villiger JW. Clinical actions of fentanyl and buprenorphine: the significance of receptor binding. Br J Anaesth 1985; 57: 192–6.

儿童用法　丁丙诺啡用于缓解儿童中度至重度疼痛。在英国，年龄在 6 个月至 12 岁的儿童 3~6h 肌内或静脉缓慢输注 3~6μg/kg，对于顽固性病例，如果需要可给药至 9μg/kg。在美国，胃肠外丁丙诺啡被批准用于 2 岁及以上儿童，通常剂量为每 4~6h 肌内注射或者静脉输注 2~4μg/kg，直至 12 岁。

英国批准年龄 6~12 岁的儿童可使用舌下给药途径，并根据体重每 6~8h 按如下剂量给药：

- 16~25kg：100μg；
- 25~37.5kg：100~200μg；
- 37.5~50kg：200~300μg。

需要缓解疼痛的年龄更大一些的儿童可通过上述所有途经给予成人的用药剂量（见上文）。

丁丙诺啡也用于治疗阿片依赖性。16 岁及以上青少年可给予成人的用药剂量（见上文）。

阿片依赖性　丁丙诺啡用于治疗阿片依赖性（第96页）。它的激动-拮抗特性可能意味着其依赖可能性较低，过量用药时呼吸抑制的危险比纯激动剂如美沙酮低。丁丙诺啡可作为替代治疗用于对阿片中度依赖患者停药的紧急处理，可作为美沙酮的替代药物或者与美沙酮一起用于维持治疗；然而，对于依赖高剂量阿片药物的患者，可能由于丁丙诺啡的部分拮抗特性而促发戒断症状，对于这些患者，在开始使用丁丙诺啡治疗前应当逐渐减少与阿片的用药量。与其他替代疗法一样，这个制剂的滥用可能是一个问题。盐酸丁丙诺非和盐酸纳洛酮复方舌下制剂在一些国家可作为滥用的抑制药。

1. Kakko J, et al. 1-year retention and social function after buprenorphine-assisted relapse prevention treatment for heroin dependence in Sweden: a randomised, placebo-controlled trial. Lancet 2003; 361: 662–8.
2. Fudala PJ, et al. Office-based treatment of opiate addiction with a sublingual-tablet formulation of buprenorphine and naloxone. N Engl J Med 2003; 349: 949–58.
3. Montoya ID, et al. Randomized trial of buprenorphine for treatment of concurrent opiate and cocaine dependence. Clin Pharmacol Ther 2004; 75: 34–48.
4. Fiellin DA, et al. Consensus statement on office-based treatment of opioid dependence using buprenorphine. J Subst Abuse Treat 2004; 27: 153–9.
5. Donaher PA, Welsh C. Managing opioid addiction with buprenorphine. Am Fam Physician 2006; 73: 1573–8.
6. Sung S, Conry JM. Role of buprenorphine in the management of heroin addiction. Ann Pharmacother 2006; 40: 501–5.
7. Robinson SE. Buprenorphine-containing treatments: place in the management of opioid addiction. CNS Drugs 2006; 20: 697–712.
8. NICE. Methadone and buprenorphine for the management of opioid dependence: Technology Appraisal Guidance 114 (issued January 2007). Available at: http://www.nice.org.uk/nicemedia/pdf/TA114Niceguidance.pdf (accessed 26/06/08)
9. Boothby LA, Doering PL. Buprenorphine for the treatment of opioid dependence. Am J Health-Syst Pharm 2007; 64: 266–72.
10. Mattick RP, et al. Buprenorphine maintenance versus placebo or methadone maintenance for opioid dependence. Available in The Cochrane Database of Systematic Reviews; Issue 2. Chichester: John Wiley; 2008 (accessed 26/06/08).
11. Sullivan LE, Fiellin DA. Narrative review: buprenorphine for opioid-dependent patients in office practice. Ann Intern Med

2008; 148: 662–70.
12. Schottenfeld RS, et al. Maintenance treatment with buprenorphine and naltrexone for heroin dependence in Malaysia: a randomised, double-blind, placebo-controlled trial. Lancet 2008; 371: 2192–2200.
13. Woody GE, et al. Extended vs short-term buprenorphine-naloxone for treatment of opioid-addicted youth: a randomized trial. JAMA 2008; 300: 2003–11. Correction. ibid. 2009; 301: 830.
14. Orman JS, Keating GM. Buprenorphine/naloxone: a review of its use in the treatment of opioid dependence. Drugs 2009; 69: 577–607.
15. Gowing L, et al. Buprenorphine for the management of opioid withdrawal. Available in The Cochrane Database of Systematic Reviews; Issue 3. Chichester: John Wiley; 2009 (accessed 30/10/09).

疼痛　**急性疼痛**　BNF 59 认为，丁丙诺啡可能拮抗其他阿片类药物的镇痛作用，通常不推荐用于治疗术后疼痛。但是，为此目的它可采用肌内、静脉或舌下给药，虽然静脉可能是优先用于急性疼痛缓解的途径。也已采用硬膜外途径[1]和连续皮下输注[2]，一种鼻内丁丙诺啡制剂已被研究用于术后疼痛的治疗[1]。患者采用静脉[3]和肌内[4]注射丁丙诺啡的自控镇痛是有效的，虽然它的长半衰期可能限制这种用途。

用于开放心脏手术后静脉给药时，丁丙诺啡没有不良心血管作用[5]，提示对于循环不稳定的患者它是适合的镇痛药。丁丙诺啡硬膜外镇痛在心脏手术后也已使用[6]。丁丙诺啡还被认为是适用于心肌梗死疼痛的缓解[7]。

1. Miwa Y, et al. Epidural administered buprenorphine in the perioperative period. Can J Anaesth 1996; 43: 907–13.
2. Kawamata T, et al. Pain management after lumbar spinal fusion surgery using continuous subcutaneous infusion of buprenorphine. J Anesth 2005; 19: 199–203.
3. Dingus DJ, et al. Buprenorphine versus morphine for patient-controlled analgesia after cholecystectomy. Surg Gynecol Obstet 1993; 177: 1–6.
4. Harmer M, et al. Intramuscular on demand analgesia: double blind controlled trial of pethidine, buprenorphine, morphine, and meptazinol. BMJ 1983; 286: 680–2.
5. Rosenfeldt FL, et al. Haemodynamic effects of buprenorphine after heart surgery. BMJ 1978; 2: 1602–3.
6. Mehta Y, et al. Lumbar versus thoracic epidural buprenorphine for postoperative analgesia following coronary artery bypass graft surgery. Acta Anaesthesiol Scand 1999; 43: 388–93.
7. Hayes MJ, et al. Randomised trial comparing buprenorphine and diamorphine for chest pain in suspected myocardial infarction. BMJ 1979; 2: 300–2.

慢性疼痛　透皮丁丙诺啡用于慢性顽固性癌症疼痛[1~5]。也成功用于慢性非癌症疼痛，包括神经痛[1~3,5~7]。然而，注册药品信息声明这种途径不适用于急性疼痛的治疗。

1. Böhme K. Buprenorphine in a transdermal therapeutic system—a new option. Clin Rheumatol 2002; 21 (suppl 1): S13–S16.
2. Evans HC, Easthope SE. Transdermal buprenorphine. Drugs 2003; 63: 1999–2010.
3. Sittl R. Transdermal buprenorphine in the treatment of chronic pain. Expert Rev Neurother 2005; 5: 315–23.
4. Sittl R. Transdermal buprenorphine in cancer pain and palliative care. Palliat Med 2006; 20 (suppl 1): S25–S30.
5. Kress HG. Clinical update on the pharmacology, efficacy and safety of transdermal buprenorphine. Eur J Pain 2009; 13: 219–30.
6. Bálint G. Buprenorphine treatment of patients with non-malignant musculoskeletal diseases. Clin Rheumatol 2002; 21 (suppl 1): S17–S18.
7. Hans G. Buprenorphine—a review of its role in neuropathic pain. J Opioid Manag 2007; 3: 195–206.

制剂

专利制剂

Austral.: Norspan; Subutex; Temgesic; ***Austria:*** Suboxone; Subutex; Temgesic; Transtec; Tridol†; ***Belg.:*** Suboxone; Subutex; Temgesic; Transtec; ***Braz.:*** Temgesic; ***Canad.:*** Suboxone; ***Chile:*** Transtec; ***Cz.:*** Norspan; Suboxone; Subutex; Temgesic; Transtec; ***Denm.:*** Anorfin†; Norspan; Suboxone; Subutex; Temgesic; Transtec; ***Fin.:*** Norspan; Subutex†; Temgesic; ***Fr.:*** Suboxone; Subutex; Temgesic; ***Ger.:*** Norspan; Suboxone; Subutex; Temgesic; Transtec; ***Gr.:*** Prenorvine; Suboxone; Subutex; ***Hong Kong:*** Subutex; Temgesic; ***Hung.:*** Bupren†; Suboxone; Transtec; India: Norphin; Pentorel; Tidigesic; ***Indon.:*** Suboxone; Subutex; ***Irl.:*** BuTrans; Suboxone; Subutex; Temgesic; Transtec; ***Israel:*** BuTrans; Nopan; Subutex; ***Ital.:*** Suboxone; Subutex; Temgesic; Transtec; ***Malaysia:*** Suboxone; Subutex†; Temgesic†; ***Mex.:*** Brospina; Temgesic; Transtec; ***Neth.:*** Suboxone; Subutex; Temgesic; Transtec; ***Norw.:*** Norspan; Suboxone; Subutex; ***NZ:*** Norspan; Suboxone; Temgesic; ***Pol.:*** Bunondol; Transtec; ***Port.:*** Buprex; Norspan; Suboxone; Subutex; Temgesic; Tiquisic; ***Rus.:*** Nopan (Нопан); Transtec (Транстек); ***S.Afr.:*** Subutex; Temgesic; ***Singapore:*** Subutex†; Temgesic; ***Spain:*** Buprex; Subutex†; Transtec; ***Swed.:*** Norspan; Suboxone; Subutex; Temgesic; ***Switz.:*** Subutex; Temgesic; Transtec; ***Thai.:*** Buprine†; ***UK:*** BuTrans; Suboxone; Subutex; Temgesic; Transtec; ***USA:*** Buprenex; Butrans; Suboxone; Subutex.

Butorphanol Tartrate (BANM, USAN, rINNM)

酒石酸布托啡诺

levo-BC-2627 (butorphanol); Butorfanolitartraatti; Butorfanoltartrat; Butorphanol, Tartrate de; Butorphanoli Tartras; Tartrato de butorfanol. (−)-17-(Cyclobutylmethyl)morphinan-3,14-diol hydrogen tartrate.

Буторфанола Тартрат
$C_{21}H_{29}NO_2, C_4H_6O_6 = 477.5$.
CAS — 42408-82-2 (butorphanol); 58786-99-5 (butorphanol tartrate).
ATC — N02AF01.
ATC Vet — QN02AF01.
UNII — 2L7I72RUHN.

(butorphanol)

Pharmacopoeias. In US.
USP 33 (Butorphanol Tartrate) 白色粉末。其溶液是微酸性的。略溶于水；不溶于乙醇、氯仿、乙醚、乙酸乙酯和己烷；微溶于甲醇；溶于稀酸。贮藏于密闭容器中，温度 25℃，允许温度范围为 15～30℃。

依赖性和戒断症状

参见第96页阿片类镇痛药。

布托啡诺产生依赖的可能性要低于纯激动药如吗啡。然而，它也已被滥用（见下文**注意事项**项下）。突然停止长期的布托啡诺产生的严重戒断症状比吗啡要轻。

不良反应和处置

参见第97页阿片类镇痛药和第106页喷他佐辛。

也可出现头痛和飘忽的感觉。幻觉和其他致幻作用罕见，据报道比喷他佐辛发生频率低。另外，当布托啡诺鼻内给药时，也经常发生失眠和鼻衄血。

由于布托啡诺有阿片激动和拮抗活性，纳洛酮是推荐用于过量用药治疗的拮抗药。

对呼吸系统的影响 2mg 布托啡诺与 10mg 吗啡产生相似程度的呼吸抑制，但是较高剂量布托啡诺的峰效应明显[1]。已有报道，它是一种比芬太尼效果弱的呼吸抑制剂[2]，但比纳布啡效果更强[3]。

1. Nagashima H, *et al.* Respiratory and circulatory effects of intravenous butorphanol and morphine. *Clin Pharmacol Ther* 1976; **19:** 738–45.
2. Dryden GE. Voluntary respiratory effects of butorphanol and fentanyl following barbiturate induction: a double-blind study. *J Clin Pharmacol* 1986; **26:** 203–7.
3. Zucker JR, *et al.* Respiratory effects of nalbuphine and butorphanol in anesthetized patients. *Anesth Analg* 1987; **66:** 879–81.

注意事项

参见第97页阿片类镇痛药。

虽然心血管效应可能比喷他佐辛的小，但布托啡通常应当避免在心肌梗死后使用。

如果给予对阿片类药物有躯体依赖性的患者，布托啡诺可能促成戒断症状。在老年人和有肝肾损伤的患者中，布托啡诺的给药方案可能需要调整。

滥用 WHO 专家联合委员会认为在 2006 年布托啡诺滥用的可能性低，尚没有严重到需要国际性监控[1]。滥用不常报道，并且限于少数国家。委员会已评价，就药理学而言，布托啡诺鼻内制剂与其他胃肠外制剂发生滥用的可能性不会出现不同，但是其他因素，如可用性和使用方式可能影响滥用的可能性。实际上，美国注册药品信息指明鼻内制剂的滥用比注射剂滥用的可能性大。

布托啡诺滥用的病例已有公布[2,3]，包括一例与慢性肌内滥用布托啡诺相关的纤维性肌病的报道。

1. WHO. WHO expert committee on drug dependence: thirty-fourth report. *WHO Tech Rep Ser 942* 2006. Also available at: http://libdoc.who.int/trs/WHO_TRS_942_eng.pdf (accessed 26/06/08)
2. Wagner JM, Cohen S. Fibrous myopathy from butorphanol injections. *J Rheumatol* 1991; **18:** 1073–4.
3. Loder E. Post-marketing experience with an opioid nasal spray for migraine: lessons for the future. *Cephalalgia* 2006; **26:** 89–97.

哺乳 使用布托啡诺的母亲母乳喂养的婴儿中没有观察到不良反应[1]它通常与哺乳是相容的。American Academy of Pediatrics 因此认为[1]它通常与哺乳是相容的。

在一项对 12 名妇女进行的研究中[2]，肌内和口服用药后，在乳汁中可检测到布托啡诺。然而，2mg 肌内给药后，乳汁对血浆的比例（0.7）显著小于 8mg 口服给药后（1.9）。尽管在研究期内未哺乳，但研究者推

断，母体使用布托啡诺后对乳儿任何潜在的不良反应可能是最小的。

1. American Academy of Pediatrics. The transfer of drugs and other chemicals into human milk. *Pediatrics* 2001; **108:** 776–89. [Retired May 2010] Correction. *ibid.*; 1029. Also available at: http://aappolicy.aappublications.org/cgi/content/full/pediatrics%3b108/3/776 (accessed 26/06/08)
2. Pittman KA, *et al.* Human perinatal distribution of butorphanol. *Am J Obstet Gynecol* 1980; **138:** 797–800.

妊娠 在活动期分娩中使用布托啡诺的 188 名连续的病例中有 2 名被注明有窦性胎儿心率图像[1]。一名妇女在分娩早期静脉注射 1mg 布托啡诺产生视幻觉和妄想症，精神症状在注射后 40h 得到解决，在随后 2 周中没有再出现[2]。

1. Welt SI. Sinusoidal fetal heart rate and butorphanol administration. *Am J Obstet Gynecol* 1985; **152:** 362–3.
2. Davis A, *et al.* Acute psychosis associated with butorphanol. *J Neuropsychiatr Clin Neurosci* 1998; **10:** 236–7.

药物相互作用

与阿片类镇痛药有关的药物相互作用见第98页。

抗偏头痛药 据报道，健康受试者在 1min 内鼻内喷雾布托啡诺同时皮下注射舒马普坦后，没有药动学相关作用[1]。然而，另一个在健康受试者中进行的研究[2]发现鼻内给药舒马普坦后 1min 时鼻内喷雾布托啡诺，布托啡诺的 AUC 和血浆浓度分别降低约 29% 和 38%。如果给药时间间隔 30min 就不会发生这种作用。提示舒马普坦可能通过诱导瞬时鼻血管收缩降低布托啡诺的吸收。

1. Srinivas NR, *et al.* Lack of pharmacokinetic interaction between butorphanol tartrate nasal spray and sumatriptan succinate. *J Clin Pharmacol* 1995; **35:** 432–7.
2. Vachharajani NN, *et al.* A pharmacokinetic interaction study between butorphanol and sumatriptan nasal sprays in healthy subjects: importance of the timing of butorphanol administration. *Cephalalgia* 2002; **22:** 282–7.

药动学

布托啡诺从胃肠道吸收，但经历广泛的首关代谢。血浆峰浓度在肌内和鼻内给药后 0.5～1h 和口服给药后 1～1.5h 出现。布托啡诺血浆消除半衰期约为 3h。约 80% 与血浆蛋白结合。

布托啡诺在肝中通过羟基化作用、N-脱烷基和共轭作用广泛代谢，只有 5% 以原形排泄。主要在尿中排泄，单次胃肠外给药剂量约 15% 分泌入胆汁。可通过胎盘和分布入乳汁。

用法 鼻内途径 参考文献如下。

1. Davis GA, *et al.* Pharmacokinetics of butorphanol tartrate administered from single-dose intranasal sprayer. *Am J Health-Syst Pharm* 2004; **61:** 261–6.
2. Davis GA, *et al.* Bioavailability of intranasal butorphanol administered from a single-dose sprayer. *Am J Health-Syst Pharm* 2005; **62:** 48–53.
3. Wermeling DP, *et al.* Pharmacokinetics, bioequivalence, and spray weight reproducibility of intranasal butorphanol after administration with 2 different nasal spray pumps. *J Clin Pharmacol* 2005; **45:** 969–73.

用途和用法

酒石酸布托啡诺是菲类衍生物，是一种有阿片激动和拮抗特性的阿片类镇痛药（第98页），药理学上与喷他佐辛相似（第106页）。布托啡诺用于中度至重度疼痛的缓解，包括分娩痛，并作为麻醉的辅助用药。肌内注射或鼻内给药 15min 出现镇痛效果，胃肠外给药后镇痛可持续 3～4h。鼻内使用后的作用持续时间可达到 4～5h。

对于缓解中度至重度**疼痛**，酒石酸布托啡诺以 1～4mg（常用 2mg）剂量肌内注射给药，或以 0.5～2mg（常用 1mg）剂量每 3～4h 静脉注射给药。也可作为鼻腔喷雾以 1mg 的常用剂量（每个鼻孔喷 1 次）给药，必要时可在 60～90min 重复给药。按需可在 3～4h 后重复此顺序。2mg 的起始剂量（每个鼻孔喷 1 次）可给药用于重度疼痛，但是 3～4h 内不应重复给药。

在产科镇痛中，足孕妇女分娩早期可肌内或静脉输注 1～2mg。如果需要，可在 4h 后重复使用此剂量，但是如果需要 4h 内用药，则应当使用另一种镇痛药。

在**麻醉**中，可在手术前 60～90min 肌内给药 2mg 用于麻醉前用药。对于在平衡麻醉中的使用，在诱导前即刻静脉注射 2mg 常规剂量，随后在麻醉中增大用量时以 0.5～1mg 静脉内给药。总用药量需要变化，但大多数患者剂量不可能超过 4mg。

在老年患者中可能需要**剂量调整**。注射给药时，用于疼痛的布托啡诺起始剂量应当是常规成人起始剂量的一半。随后的剂量应当根据患者的反应来决定，已推荐至少 6h 的用药间期。鼻内使用起始剂量应当限制在 1mg，随后如果需要，90～120min 后给予 1mg，如果

必需，后来的剂量通常应当至少间隔 6h 给予。对于肝肾损伤的患者也已作出相似的推荐，见下文。

1. Atkinson BD, *et al.* Double-blind comparison of intravenous butorphanol (Stadol) and fentanyl (Sublimaze) for analgesia during labor. *Am J Obstet Gynecol* 1994; **171:** 993–8.
2. Gillis JC, *et al.* Transnasal butorphanol: a review of its pharmacodynamic and pharmacokinetic properties, and therapeutic potential in acute pain management. *Drugs* 1995; **50:** 157–75.
3. Commiskey S, *et al.* Butorphanol: effects of a prototypical agonist-antagonist analgesic on κ-opioid receptors. *J Pharmacol Sci* 2005; **98:** 109–16.

在肝损伤或肾损伤中的用法 布托啡诺的剂量在肝肾损伤的患者中可能需要调整。当注射给药时，用于疼痛的起始剂量应当是常规成人起始剂量的一半（见上文）。随后的剂量应当根据患者的反应来确定，推荐至少 6h 的给药间隔。鼻内用药的起始剂量应当限于 1mg，随后如果需要，90～120min 后给予 1mg。如果需要，后来的剂量通常至少间隔 6h 给予。

头痛 已提倡布托啡诺作为鼻腔喷雾用于治疗偏头痛，但是有滥用和依赖性的问题（见上文），且它在治疗中的地位仍需确定。也见上文**药物相互作用**项下**抗偏头痛药**。

1. Freitag FG. The acute treatment of migraine with transnasal butorphanol (TNB) *Headache Q* 1993; **4** (suppl 3): 22–8.
2. Hoffert MJ, *et al.* Transnasal butorphanol in the treatment of acute migraine. *Headache* 1995; **35:** 65–9.
3. Melanson SW, *et al.* Transnasal butorphanol in the emergency department management of migraine headache. *Am J Emerg Med* 1997; **15:** 57–61.

瘙痒症 从 6 名重度阿片类药物诱导并对苯海拉明不反应的瘙痒症患者的小规模研究[1]和从 5 名其他原因引起的顽固性瘙痒症患者的一个案例组中[2]得到的结果建议，鼻内给予布托啡诺可能是一种有效治疗。剂量在隔天 1mg 至每天 4～6h 2mg 范围内。

1. Dunteman E, *et al.* Transnasal butorphanol for the treatment of opioid-induced pruritus unresponsive to antihistamines. *J Pain Symptom Manage* 1996; **12:** 255–60.
2. Dawn AG, Yosipovitch G. Butorphanol for treatment of intractable pruritus. *J Am Acad Dermatol* 2006; **54:** 527–31.

制剂

USP 33: Butorphanol Tartrate Injection; Butorphanol Tartrate Nasal Solution.

专利制剂
Canad.: Stadol†; **Cz.:** Beforal†; Moradol†; **India:** Butrum; **Mex.:** Stadol; **Philipp.:** Stadol; **Rus.:** Stadol (Стадол); **USA:** Stadol.

Capsaicin 辣椒辣素

Capsaicina; Capsaicinum; Kapsaicin; Kapsaicyna; Kapsaisiini. (E)-8-Methyl-N-vanillylnon-6-enamide.

Капсаицин
$C_{18}H_{27}NO_3 = 305.4$.
CAS — 404-86-4.
ATC — M02AB01; N01BX04.
ATC Vet — QM02AB01; QN01BX04.
UNII — S07044RIZM.

注：不要将辣椒辣素和辣椒素（参见 M37 第 2203 页**辣椒**）混淆，辣椒素是辣椒油树脂。

Pharmacopoeias. In US.
USP 33 (Capsaicin) 米色粉末。熔点 57～66℃。几乎不溶于冷水；溶于乙醇、氯仿和苯酚；微溶于二硫化碳。在冷处贮藏于密闭容器中。避光。

不良反应

在使用部位可能出现温暖、螫刺或灼热感，如果使用频率比推荐（见下文**用途和用法**）小，通常在使用几天后消失，但是可能持续较久。在使用高浓度透皮贴剂的患者中，这种感觉可能会非常疼痛。在一些病例中，这种对疼痛的过度增加可导致瞬时血压升高。

如果局部制剂的蒸汽或干燥残留物被吸入，可能出现咳嗽、喷嚏、流泪或其他刺激体征。还有少数呼吸困难、哮鸣和哮喘加重的报道。

注意事项

辣椒辣素应当谨慎处理。不应吸入粉末，身体的任

何部位也不应接触。

局部使用时，应当避免眼和破损或受刺激皮肤的接触。应当避免使用此乳剂时过厚。使用这种乳剂后应当洗手，除非手是治疗区域，在这种情况下，使用后30min使应当洗去。如果使用绷带覆盖治疗区域，不应缠得太紧。处理高浓度透皮贴剂和清洗治疗区域时应当佩戴腈手套。小心清除贴剂后，应当在治疗区域充分地涂抹制造商提供的清洗凝胶，并在擦去之前保留至少1min，且用肥皂和水清洗治疗区。电热毯不应与辣椒辣素一起使用，患者在使用前或使用后应当避免立即热水浴或淋浴，因为灼热感可能加剧。

使用高浓度透皮贴剂疼痛增加的患者应当给予支持治疗，如局部冷敷或口服镇痛药。然而，那些已经使用高剂量阿片镇痛药的患者可能对为治疗中和治疗后急性疼痛而口服的阿片类没有反应。使用透皮制剂治疗的过程中应当监控血压。

据报道，使用辣椒辣素可有微小或者暂时的感觉功能的变化，如感觉到热；有以上作用风险的患者应当慎用辣椒辣素。

用途和用法

辣椒辣素是 *Capsicum* spp 干燥成熟果实的有效成分。作为局部镇痛药（第6页）用于某些疼痛状况，如损伤已治愈后的带状疱疹后神经痛、糖尿病性神经病（见下文神经性疼痛）、骨关节炎和类风湿关节炎（见下文风湿病）。

辣椒辣素通常以 0.025% 或 0.075% 的乳剂每日3次或4次（最多每 4h）保守地使用，在英国只允许用于年龄超过 12 岁的患者，但在美国可用于年龄超过 2 岁的儿童。浓度更高的 0.25% 辣椒辣素的乳剂在有些国家是有效的。

辣椒辣素乳剂应当很好地摩擦入皮肤，直到皮肤表面只残留少许或没有残留。关节炎疾病在 1~2 周或神经痛在 2~4 周（如果涉及头颈可能更长）的治疗反应可能不明显。英国注册药品信息推荐对痛性糖尿病性神经病的治疗，辣椒辣素只应在专科医生的监督下使用，最初的 8 周后应当考察且此后有规律地再评估。

虽然辣椒辣素本身不是一种抗刺激药，但它已被包含在缓解肌肉和风湿痛的发赤药制剂中。

含有 8% 辣椒辣素的高浓度透皮贴剂（总共等于179mg）可有效治疗非糖尿病患者的外周神经痛，可作为单独治疗药物或者辅助治疗药物。使用贴剂前，治疗区域或周围 1~2cm 处应当预先用局部麻醉剂处理，如局部使用 4% 利多卡因 60min。皮肤最痛的区域最多可贴 4 贴，足部贴敷 30min（如 HIV 相关神经痛）或其他位置贴敷 60min（如带状疱疹后神经痛）。如果需要，每 90 天可重复治疗。

长效局部溶液正被研究用于疼痛状况，如术后疼痛、肌肉骨骼痛以及包括趾间神经瘤等由创伤引起的神经病理学疼痛。

作用

辣椒辣素及相关化合物（辣椒素，vanilloids）的作用复杂，且仍在研究中。已发现辣椒辣素可通过活化特殊的辣椒素受体产生烧灼感[1,2]，如也可被热和酸激活的 TRPV1（瞬时受体电位通道，辣椒素亚型1）。TRPV1 在神经或其他组织（如皮肤角质化细胞、膀胱尿路上皮、平滑肌和肝）表达。

辣椒辣素的镇痛作用被建议归因于它既可以从局部感觉 C-型神经纤维耗竭 P 物质[3~7]，又可以使辣椒素受体脱敏[1,2,8]。

因为辣椒辣素的作用不依赖于皮肤的血管扩张，因此不认为它是一种传统的抗刺激药。

1. Szallasi A, Blumberg PM. Vanilloid (capsaicin) receptors and mechanisms. *Pharmacol Rev* 1999; **51:** 159–211.
2. Cortright DN, Szallasi A. Biochemical pharmacology of the vanilloid receptor TRPV1: an update. *Eur J Biochem* 2004; **271:** 1814–19.
3. Rumsfield JA, West DP. Topical capsaicin in dermatologic and peripheral pain disorders. *DICP Ann Pharmacother* 1991; **25:** 381–7.
4. Cordell GA, Araujo OE. Capsaicin: identification, nomenclature, and pharmacotherapy. *Ann Pharmacother* 1993; **27:** 330–6.
5. Winter J, *et al.* Capsaicin and pain mechanisms. *Br J Anaesth* 1995; **75:** 157–68.
6. Del Bianco E, *et al.* The effects of repeated dermal application of capsaicin to the human skin on pain and vasodilatation induced by intradermal injection of acid and hypertonic solutions. *Br J Clin Pharmacol* 1996; **41:** 1–6.
7. Fusco BM, Giacovazzo M. Peppers and pain: the promise of capsaicin. *Drugs* 1997; **53:** 909–14.
8. Tominaga M, Julius D. Capsaicin receptor in the pain pathway. *Jpn J Pharmacol* 2000; **83:** 20–4.

儿童用法　在美国，辣椒辣素乳剂批准用于儿童，详见上文。

头痛　鼻黏膜反复使用辣椒辣素预防丛集性头痛（参见 M37 第 587 页）发作已有报道[1]。还发现 Z-异构体（珠卡赛辛；civamide）也有中度作用[2]。

还发现辣椒辣素鼻内反复用药对慢性偏头痛有效[3]（参见 M37 第 587 页）。

1. Fusco BM, *et al.* Preventative effect of repeated nasal applications of capsaicin in cluster headache. *Pain* 1994; **59:** 321–5.
2. Saper JR, *et al.* Intranasal civamide for the treatment of episodic cluster headaches. *Arch Neurol* 2002; **59:** 990–4.
3. Fusco BM, *et al.* Repeated intranasal capsaicin applications to treat chronic migraine. *Br J Anaesth* 2003; **90:** 812.

排尿疾病　膀胱内辣椒辣素已试用于痛性膀胱疾病并治疗膀胱逼尿肌反射亢进[1~9]。结果是不稳定的，辣椒辣素的特征性感觉作用难以进行盲法研究，但是在一些患者中已报道是有益的，尤其是那些有神经性膀胱疾病的患者。滴入输尿管也已试用于腰痛/血尿综合征的治疗[10]。

1. Lazzeri M, *et al.* Intravesical capsaicin for treatment of severe bladder pain: a randomized placebo controlled study. *J Urol (Baltimore)* 1996; **156:** 947–52.
2. de Sèze M, *et al.* Capsaicin and neurogenic detrusor hyperreflexia: a double-blind placebo-controlled study in 20 patients with spinal cord lesions. *Neurourol Urodyn* 1998; **17:** 513–23.
3. Petersen T, *et al.* Intravesical capsaicin in patients with detrusor hyper-reflexia: a placebo-controlled cross-over study. *Scand J Urol Nephrol* 1999; **33:** 104–10.
4. de Sèze M, *et al.* Intravesical instillation of capsaicin in urology: a review of the literature. *Eur Urol* 1999; **36:** 267–77.
5. de Sèze M, *et al.* Capsaïcine intravésicale et hyperréflexie du détrusor: expérience de 100 instillations sur une période de cinq ans. *Ann Readapt Med Phys* 2001; **44:** 514–24.
6. Szallasi A, Fowler CJ. After a decade of intravesical vanilloid therapy: still more questions than answers. *Lancet Neurol* 2002; **1:** 167–72.
7. El-Mahrouky AS, *et al.* The effect of intravesical capsaicin and resiniferatoxin in neurogenic bladder dysfunction. *Adv Exp Med Biol* 2003; **539:** 359–79.
8. de Sèze M, *et al.* Intravesical capsaicin versus resiniferatoxin for the treatment of detrusor hyperreflexia in spinal cord injured patients: a double-blind, randomized, controlled study. *J Urol (Baltimore)* 2004; **171:** 251–5.
9. Lazzeri M, *et al.* Intravesical vanilloids and neurogenic incontinence: ten years experience. *Urol Int* 2004; **72:** 145–9.
10. Bultitude MI. Capsaicin in treatment of loin pain/haematuria syndrome. *Lancet* 1995; **345:** 921–2.

神经性疼痛　辣椒辣素已局部试用于各种类型的疼痛，包括对常规全身性镇痛药普遍不反应的神经病理性疼痛。局部辣椒辣素乳剂（常用浓度为 0.075%）可用于治疗糖尿病性神经病（第 7 页）和带状疱疹后神经痛。8% 高剂量透皮辣椒辣素贴剂也可有效治疗非糖尿病患者外周神经痛。一项系统性综述[1]建议以乳剂反复给药或以贴剂单次使用，辣椒辣素对神经病理性疼痛有效，尽管有限的资料和对后果不一致的界定意味着评估益处和害处是不确定的。辣椒辣素也曾试用于其他类型的疼痛，包括反射性交感神经营养不良（见复杂区域疼痛综合征，第 7 页）、乳房切除术后神经瘤、残肢痛、慢性颈痛和口腔黏膜炎疼痛[2]。

在肌肉骨骼痛中的应用，也见下文风湿病项下。

1. Derry S, *et al.* Topical capsaicin for chronic neuropathic pain in adults. Available in The Cochrane Database of Systematic Reviews; Issue 4. Chichester: John Wiley; 2009 (accessed 29/01/10).
2. Hautkappe M, *et al.* Review of the effectiveness of capsaicin for painful cutaneous disorders and neural dysfunction. *Clin J Pain* 1998; **14:** 97–106.

瘙痒症　P 物质是痒感觉的一种可能的介质，由于辣椒辣素可用作 P 物质清除剂，辣椒辣素已试用于与各种疾病和血液透析[1~7]相关的瘙痒（参见 M37 第 1510 页）的缓解。也用于缓解由羟乙基淀粉引起的瘙痒[8]和与 PUVA 治疗相关的痒和痛[9,10]。

1. Breneman DL, *et al.* Topical capsaicin for treatment of hemodialysis-related pruritus. *J Am Acad Dermatol* 1992; **26:** 91–4.
2. Leibsohn E. Treatment of notalgia paresthetica with capsaicin. *Cutis* 1992; **49:** 335–6.
3. Hautmann G, *et al.* Aquagenic pruritus, PUVA and capsaicin treatments. *Br J Dermatol* 1994; **131:** 92–1.
4. Fölster-Holst R, Brasch J. Effect of topically applied capsaicin on pruritus in patients with atopic dermatitis. *J Dermatol Treat* 1996; **7:** 13–15.
5. Hautkappe M, *et al.* Review of the effectiveness of capsaicin for painful cutaneous disorders and neural dysfunction. *Clin J Pain* 1998; **14:** 97–106.
6. Ständer S, *et al.* Treatment of prurigo nodularis with topical capsaicin. *J Am Acad Dermatol* 2001; **44:** 471–8.
7. Lysy J, *et al.* Topical capsaicin—a novel and effective treatment for idiopathic intractable pruritus ani: a randomised, placebo controlled, crossover study. *Gut* 2003; **52:** 1323–6.
8. Szeimies R-M, *et al.* Successful treatment of hydroxyethyl starch-induced pruritus with topical capsaicin. *Br J Dermatol* 1994; **131:** 380–2.
9. Burrows VL, Norris PG. Treatment of PUVA-induced skin pain with capsaicin. *Br J Dermatol* 1994; **131:** 584–5.
10. Kirby B, Rogers S. Treatment of PUVA itch with capsaicin. *Br J Dermatol* 1997; **137:** 152.

银屑病　因为几种炎症性皮肤病进程的病理生理学牵涉 P 物质，辣椒辣素作为 P 物质清除剂已试用并在许多皮肤疾病包括银屑病中有好处[1~3]。

银屑病的常规治疗参见 M37 第 1510 页。

1. Bernstein JE, *et al.* Effects of topically applied capsaicin on moderate and severe psoriasis vulgaris. *J Am Acad Dermatol* 1986; **15:** 504–7.
2. Ellis CN, *et al.* A double-blind evaluation of topical capsaicin in pruritic psoriasis. *J Am Acad Dermatol* 1993; **29:** 438–42.
3. Hautkappe M, *et al.* Review of the effectiveness of capsaicin for painful cutaneous disorders and neural dysfunction. *Clin J Pain* 1998; **14:** 97–106.

风湿病　局部辣椒辣素用作关节炎疼痛的临时性缓解。随机双盲安慰剂对照研究和后来的研究[2,3]的一项荟萃分析[1]的结果显示，辣椒辣素在减轻骨关节炎（第 11 页）的疼痛中有效。根据这些结果，英国 Arthritis Research Campaign[4]认为局部辣椒辣素是安全的，可有效降低骨累关节的疼痛和压痛。发表的对类风湿关节炎（第 12 页）有效的证据[5]似乎有限。在神经性和肌肉骨骼慢性疼痛中使用的一篇综述推断它的益处最多是中等的，但表明它在对其他治疗不反应或不耐受的少数患者中可能是有用的[6]。辣椒辣素对与原发纤维肌痛[4,7]相关的疼痛可能是有效治疗药物（见软组织风湿病项下，第 13 页），原发纤维肌痛对常规治疗反应弱。

1. Zhang WY, Li Wan Po A. The effectiveness of topically applied capsaicin. *Eur J Clin Pharmacol* 1994; **46:** 517–22.
2. Altman RD, *et al.* Capsaicin cream 0.025% as monotherapy for osteoarthritis: a double-blind study. *Semin Arthritis Rheum* 1994; **23** (suppl 3): 25–33.
3. McCleane G. The analgesic efficacy of topical capsaicin is enhanced by glyceryl trinitrate in painful osteoarthritis: a randomized, double blind, placebo controlled study. *Eur J Pain* 2000; **4:** 355–60.
4. Arthritis Research Campaign. Complementary and alternative medicines for the treatment of rheumatoid arthritis, osteoarthritis and fibromyalgia (issued February 2009). Available at: http://www.arthritisresearchuk.org/pdf/Complementary%20and%20alternative%20medicines_11012010154331.pdf (accessed 28/07/10)
5. Deal CL, *et al.* Treatment of arthritis with topical capsaicin: a double-blind trial. *Clin Ther* 1991; **13:** 383–95.
6. Mason L, *et al.* Systematic review of topical capsaicin for the treatment of chronic pain. *BMJ* 2004; **328:** 991–4.
7. McCarty DJ, *et al.* Treatment of pain due to fibromyalgia with topical capsaicin: a pilot study. *Semin Arthritis Rheum* 1994; **23** (suppl 3): 41–7.

制剂

专利制剂

Austral.: Zostrix; **Austria:** Hansaplast Warme-Creme; **Belg.:** Hansamedic Warmtepleister; **Braz.:** Moment; **Canad.:** Antiphlogistine Rub A-535 Capsaicin; Zoderm; Zostrix†; **Chile:** Presyc; **Fr.:** Qutenza; **Gr.:** Arthralgon; Gelcen; Zacin; **Indon.:** Capzacin; **Irl.:** Axsain; Zacin; **Israel:** Zostrix; **Malaysia:** Menzza NP; Menzza OA; **Mex.:** Capsidol; **Norw.:** Capsina; **NZ:** Zostrix; **Port.:** Hansaplast Emplastro Termico; Hansaterm; Qutenza; **Spain:** Alacapsin; Arafarmadol; Capsicin; Capsicum Farmaya; Capsidol; Gelcen; Hansaterm; Katrum; Picasum; Sensedol; **Swed.:** Capsina; **Switz.:** Emplatre Etoile†; Isola Capsicum N; **Thai.:** Capsika; **UK:** Axsain; Qutenza; Zacin; **USA:** Axsain; Capsin; Capzasin-HP; Capzasin-P; Dolorac†; Doublecap; No Pain-HP; Qutenza; R-Gel; Rid-a-Pain HP; Theragen; Zostrix.

多组分制剂　**Arg.:** Atomo Desinflamante C; Rati Salil Crema; Rati Salil Flex; **Austria:** Rubizon-Rheumagel†; **Canad.:** Heet†; Menthacin; Rub A535 Arthritis; Tiger Balm Patch Warm; **Cz.:** Capsicolle; Dr Theiss Rheuma Creme†; **Fr.:** Capsic; Cliptol Sport†; **Ger.:** Capsamol N†; **Gr.:** Ponostop; Hong Kong: Salomethyl†; **Hung.:** Inno Rheuma Forte; Nicoflex; Salonpas Liniment; **India:** Nimulid Nugel; **Indon.:** Flexozin; Nostren; **Irl.:** Algipan†; **Ital.:** Disalgil†; Perfluxi Cremagel; **Pol.:** Capsigel N; Neo-Capsiderm; **Switz.:** Emplatre Etoile salicyle†; Isola Capsicum N; **UK:** NatraFlex; **Ukr.:** Nizer (Найзер); **USA:** Arthricare Odor Free†; Aspercreme Max; Capzasin Quick Relief; Dendracin Neurodendtraxcin; Gold Bond Foot Pain Relieving; Gold Bond Pain Relieving Foot Roll-On; Heet; Icy Hot PM; Medrox; Menthacin; Pain Doctor; Ziks.

Carbasalate Calcium (*BAN, rINN*) 卡巴匹林钙

Calcium Acetylsalicylate Carbamide; Calcium Carbaspirin; Carbasalate calcique; Carbasalato cálcico; Carbasalatum calcicum; Carbasalatum Calcium; Carbaspirin Calcium (*USAN*); Karbasalaattikalsium; Karbasalát vápenatá sůl; Karbasalatkalcium; Karbasalato kalcio druska; Karbaszalát-kálcium. Calcium bis[2-(acetoxy)benzoate]—urea.

Карбасалат Кальций

$C_{19}H_{18}CaN_2O_9 = 458.4$.

CAS — 5749-67-7.

ATC — B01AC08; N02BA15.

ATC Vet — QB01AC08; QN02BA15.

UNII — N667F17JP1.

Pharmacopoeias. In *Eur.* (see p.vii).

Ph. Eur. 6. 8（Carbasalate Calcium）　白色或类白色结晶性粉末。含有至少 99.0%且最多相当于 101.0%的双[2-（乙酰氧基）苯甲酸] 钙和尿素的等分子化合物，以无水物计算。易溶于水和二甲基甲酰胺；几乎不溶于丙酮和无水甲醇。贮藏于密闭容器中。

不良反应、处置和注意事项

参见第21页阿司匹林。

与阿司匹林类似，由于具有 Reye 综合征的危险性，卡巴匹林钙通常不用于儿童。

对听力的影响　2006 年 6 月，新西兰药物预警中心[1]的资料库中有包含 8 例耳鸣和 1 例口服使用低剂量卡巴匹林钙（通常每日服用 1 次 38mg 或 100mg）相关的耳毒性的报告。低剂量卡巴匹林钙与耳鸣之间的相关性不成比例。

1. Nederlands Bijwerkingen Centrum. Low dosage carbasalate calcium and tinnitus. Available at: http://www.lareb.nl/documents/kwb_2006_3_carbas.pdf (accessed 12/04/07)

药物相互作用

与阿司匹林有关的药物相互作用见第23页。

用途和用法

卡巴匹林钙是阿司匹林钙和尿素的 1∶1 合成物。它在吸收后代谢为阿司匹林，因此有阿司匹林（第23页）的作用。100mg 卡巴匹林钙与 78mg 阿司匹林是等效的。用于疼痛或者发热，卡巴匹林钙以相当于 400～800mg 阿司匹林的剂量每 4～8h 给药 1 次，最多每日约3g。卡巴匹林钙也已用在血栓栓塞疾病的治疗中。

制剂

专利制剂

Austria: Iromin; Vascal; *Irl.:* Ascal; *Neth.:* Ascal; *Port.:* Ascal; *Spain:* Ascal†; *Switz.:* Alcacyl.

多组分制剂　*Austria:* Irocopar c C; Irocophan; Iromin-Chinin-C; *Cz.:* Cephalgan†; *Fr.:* Cephalgan†; *Switz.:* Alca-C; *Turk.:* Alca-C.

Carfentanil Citrate (USAN, rINNM) ⊗ 枸橼酸卡芬太尼

Carfentanil, Citrate de; Carfentanili Citras; Citrato de carfentanilo; R-33799. Methyl 1-phenethyl-4-(N-phenylpropionamido)isonipecotate citrate.

Карфентанила Цитрат

$C_{24}H_{30}N_2O_3,C_6H_8O_7 = 586.6$.

CAS — 59708-52-0 (carfentanil); 61380-27-6 (carfentanil citrate).

UNII — 7LG286J8GV.

(carfentanil)

简介

枸橼酸卡芬太尼是一种与芬太尼（第54页）相关的阿片类镇痛药。它在兽医学中使用。

Carprofen (BAN, USAN, rINN) 卡洛芬

C-5720; Carprofène; Carprofeno; Carprofenum; Karprofeeni; Karprofen; Ro-20-5720/000. (±)-2-(6-Chlorocarbazol-2-yl)propionic acid.

Карпрофен

$C_{15}H_{12}ClNO_2 = 273.7$.

CAS — 53716-49-7.

ATC Vet — QM01AE91.

UNII — FFL0D546HO.

Pharmacopoeias. In *Eur.* (see p.vii) and *US* for veterinary use only.

Ph. Eur. 6. 8（Carprofen for Veterinary Use）　白色或类白色结晶性粉末。几乎不溶于水；易溶于丙酮；溶于甲醇；微溶于异丙醇。具有多态现象。避光。

USP 33（Carprofen）　白色结晶性粉末。几乎不溶于水；易溶于丙酮、乙醚、乙酸乙酯、碳酸钠溶液和氢氧化钠溶液。贮藏于密闭容器中，温度为 25℃，温度允许变化范围在 15～30℃。避光。

简介

卡洛芬是丙酸衍生物，是在兽医学中使用的一种 NSAID（第92页）。

不良反应　在职业性暴露于卡洛芬后的工人中可见瘙痒、红斑和湿疹[1,2]。斑贴实验显示对卡洛芬有很强的阳性光敏反应。

1. Walker SL, *et al.* Occupational photoallergic contact dermatitis in a pharmaceutical worker manufacturing carprofen, a canine nonsteroidal anti-inflammatory drug. *Br J Dermatol* 2006; **154:** 569–70.
2. Kerr AC, *et al.* Occupational carprofen photoallergic contact dermatitis. *Br J Dermatol* 2008; **159:** 1303–8.

制剂

USP 33: Carprofen Tablets.

Celecoxib (BAN, USAN, rINN) 塞来考昔

Célécoxib; Celecoxibum; Celecoxib; SC-58635; Selekoksib; Selekoksibi; YM-177. p-[5-p-Tolyl-3-(trifluoromethyl)pyrazol-1-yl]benzenesulfonamide.

Целекоксиб

$C_{17}H_{14}F_3N_3O_2S = 381.4$.

CAS — 169590-42-5.

ATC — L01XX33; M01AH01.

ATC Vet — QL01XX33; QM01AH01.

UNII — JCX84Q7JIL.

不良反应、处置和注意事项

参见第92页 **NSAIDs**。

塞来考昔的严重皮肤反应如剥脱性皮炎、Stevens-Johnson 综合征和中毒性表皮坏死松解症已有报道。也出现过其他超敏反应，包括过敏反应和血管性水肿。塞来考昔应当在出现超敏反应最初的体征时停用。这些反应中的某些已在对磺胺类药物有过敏史的患者中见到，在这类患者中塞来考昔的使用是禁忌的。

冠状动脉搭桥手术后不应使用塞来考昔，因为不良反应的风险可能会增加，如心肌梗死和卒中。如果患者有缺血性心脏病、外周动脉疾病或脑血管病史应当谨慎用药。有心血管疾病如高血压、高脂血症和糖尿病等明显危险因素的患者也应当谨慎用药。进一步详细内容见下文**对心血管系统的影响**。在有中度至重度心衰（NYHA 分级Ⅱ～Ⅳ级）、炎性肠病以及与肌酐清除率小于 30ml/min 相关的肾损伤患者中治疗是禁忌的。塞来考昔也不应用于有严重肝损伤的患者（Child-Pugh 分级 C）。如果发生肝毒性的体征或症状，应当撤销治疗。推荐在脱水患者中使用塞来考昔时需要谨慎，在给予塞来考昔前建议再水化。

如果发生器官毒性的体征或症状，可能需要停止塞来考昔的治疗。

塞来考昔代谢差者（见下文**药动学**项下）不良反应的风险可能增加。

不良反应发生率　英国在 2000 年 5 月引入塞来考昔后进行的处方事件监测研究[1]发现最常见的不良反应报告是胃肠道反应，包括消化不良（所有事件的 4.7%）、腹痛（1.8%）、恶心或呕吐（1.6%）和腹泻（1.4%）。也常见皮疹（1.2%）。不常见的事件包括贫血、咳嗽、焦虑、高血压、视觉障碍和失眠。罕见血液恶病质、胃肠道出血、心肌梗死、心衰、肝功能检测异常、肾炎、意识错乱、幻觉、严重皮肤反应、过敏反应和支气管痉挛等。

1. Layton D, *et al.* Safety profile of celecoxib as used in general practice in England: results of a prescription-event monitoring study. *Eur J Clin Pharmacol* 2004; **60:** 489–501.

哺乳　母亲在哺乳期间使用塞来考昔的 2 名较大婴儿没有不良反应的记录[1]。此报道的作者还测定了 2 名其他妇女的塞来考昔血浆浓度，通过这些值，计算平均乳汁与血浆比率为 0.23，婴儿的暴露量估计为根据体重调整的母亲用药剂量的 0.3%。来自在 6 名妇女中进行的血和乳汁中塞来考昔浓度的研究[2]所估算的值与此相似。尽管如此，英国注册药品信息反对哺乳母亲使用塞来考昔。

1. Hale TW, *et al.* Transfer of celecoxib into human milk. *J Hum Lact* 2004; **20:** 397–403.
2. Gardiner SJ, *et al.* Quantification of infant exposure to celecoxib through breast milk. *Br J Clin Pharmacol* 2006; **61:** 101–4.

对血液的影响　严重正铁血红蛋白血症在使用塞来考昔 1 个月的老年患者中有报道[1]。

1. Kaushik P, *et al.* Celecoxib-induced methemoglobinemia. *Ann Pharmacother* 2004; **38:** 1635–8.

对心血管系统的影响　获准前研究未报道在给予塞来考昔的患者中有任何严重心血管作用危险性的增加[1,2]。尽管如此，2001 年 2 月，英国 CSM 已收到少量与选择性环氧合酶-2（COX-2）抑制剂相关的心肌梗死或缺血的报告[3]。还有 3 例与塞来考昔使用相关的尖端扭转型室性心动过速的报告[4]。后来，在 2004 年 9 月，进一步的心血管不良反应（第114页）报告后，制造商在世界范围内普遍撤销了 COX-2 抑制剂罗非考昔，并且这也促进了其他选择性 COX-2 抑制剂安全性的再评价。

在 2004 年 12 月，用塞来考昔预防腺瘤的一项大规模研究（APC study）被叫停，因为与那些使用安慰剂的患者相比，在使用该药的患者中心血管事件（包括心血管因素的死亡、心肌梗死、卒中和心衰）的危险性增加[5]。这项长期研究的结果认为，在每日使用 400mg 或 800mg 塞来考昔的患者中该事件危险性有 2.8 倍的增加，并且这种增加是剂量相关的。一些迄今未公布的研究、Pre-SAP 和 ADAPT 研究支持剂量-不良反应关系的同时，与安慰剂相比时，每日 400mg 塞来考昔没有显示出心血管事件危险性的增加[6]。这些已经发表的研究[7,8]和已经完成的报道与最初的想法相比仍然不能消除疑点。尽管差异不显著，但是与安慰剂组相比，在塞来考昔组中发现严重心血管事件的风险增加。另外，原始 APC 研究的最新资料[9]证实，与安慰剂治疗组相比，高剂量（每日 800mg）和低剂量（每日 400mg）塞来考昔组发生不良心血管事件的风险显著增加。然而，仅高剂量治疗组与最大的风险相关。塞来考昔组比安慰剂组的血压更可能增加。使用来自 6 项随机安慰剂对照研究（包括 APC、PreSap 和 ADAPT 研究）的合并数据进行的分析[10]发现下述剂量与不良心血管作用之间的关系，风险逐渐下降：400mg，每日 2 次（校正危害比是安慰剂的 3.1 倍）；200mg，每日 2 次（危害比 1.8）；400mg，每日 1 次（危害比 1.1）（400mg 每日 1 次的结果不具有统计学显著性）。有证据表明心血管风险基线较高的患者用药不良反应更显著。

2005 年，根据目前可取得的研究结果，欧盟（EU）规管当局[11～13]建议：

- 已确定为缺血性心脏病或脑血管病的患者不应使用选择性 COX-2 抑制药。选择性 COX-2 抑制药还禁用于外周动脉疾病患者。
- 具有心脏疾病风险因素的患者，如高血压、高脂血症、糖尿病和吸烟，如果需要使用选择性 COX-2 抑制药应当小心监控。
- 所有患者应当就选择性 COX-2 抑制药治疗的风险和益处进行个体评估，尤其是心血管和胃肠道风险因素，并可考虑替代治疗。

FDA 也提出相似的建议[14]。然而，唯一的绝对禁忌证是在冠状动脉搭桥术后即刻应用（塞来考昔是目前美国唯一仍在使用的选择性 COX-2 抑制药）。

COX-2 抑制药如塞来考昔不具有与阿司匹林相关的内在抗血小板活性，可能其他非选择性 NSAIDs 具有，因此它不对缺血性心脏事件提供保护作用[3,15]。

1. Silverstein FE, *et al.* Gastrointestinal toxicity with celecoxib vs nonsteroidal anti-inflammatory drugs for osteoarthritis and rheumatoid arthritis. The CLASS study: a randomized controlled trial. *JAMA* 2000; **284:** 1247–55.
2. White WB, *et al.* Comparison of thromboembolic events in patients treated with celecoxib, a cyclooxygenase-2 specific inhibitor, versus ibuprofen or diclofenac. *Am J Cardiol* 2002; **89:** 425–30.

3. CSM/MCA. COX-2 selective NSAIDs lack antiplatelet activity. *Current Problems* 2001; **27:** 7.
4. Pathak A, *et al.* Celecoxib-associated torsade de pointes. *Ann Pharmacother* 2002; **36:** 1290–1.
5. Solomon SD, *et al.* Adenoma Prevention with Celecoxib (APC) Study Investigators. Cardiovascular risk associated with celecoxib in a clinical trial for colorectal adenoma prevention. *N Engl J Med* 2005; **352:** 1071–80.
6. FDA. Celecoxib (marketed as Celebrex) (issued 7th April, 2005). Available at: http://www.fda.gov/cder/drug/infopage/celebrex/celebrex-hcp.pdf (accessed 01/11/07)
7. Arber N, *et al.* Celecoxib for the prevention of colorectal adenomatous polyps. *N Engl J Med* 2006; **355:** 885–95.
8. ADAPT Research Group. Cardiovascular and cerebrovascular events in the randomized, controlled Alzheimer's disease anti-inflammatory prevention trial (ADAPT). Available at: http://clinicaltrials.plosjournals.org/archive/1555-5887/1/7/pdf/10.1371_journal.pctr.0010033-L.pdf (accessed 01/11/07)
9. Bertagnolli MM, *et al.* Celecoxib for the prevention of sporadic colorectal adenomas. *N Engl J Med* 2006; **355:** 873–84.
10. Solomon SD, *et al.* Cross Trial Safety Assessment Group. Cardiovascular risk of celecoxib in 6 randomized placebo-controlled trials: the cross trial safety analysis. *Circulation* 2008; **117:** 2104–13.
11. MHRA. Updated advice on the safety of selective COX-2 inhibitors. Message from Professor G Duff, Chairman of CSM (issued 17th February, 2005). Available at: http://www.mhra.gov.uk/home/idcplg?IdcService=GET_FILE&dDocName=CON019458&RevisionSelectionMethod=LatestReleased (accessed 01/11/07)
12. EMEA. European Medicines Agency announces regulatory action on COX-2 inhibitors (issued 17th February, 2005). Available at: http://www.emea.europa.eu/pdfs/human/press/pr/6275705en.pdf (accessed 29/08/08)
13. EMEA. European Medicines Agency concludes action on COX-2 inhibitors (issued 27th June, 2005). Available at: http://www.emea.europa.eu/pdfs/human/press/pr/20776605en.pdf (accessed 01/11/07)
14. FDA. FDA issues public health advisory recommending limited use of cox-2 inhibitors: agency requires evaluation of prevention studies involving cox-2 selective agents. (issued 23rd December, 2004). Available at: http://www.fda.gov/bbs/topics/ANSWERS/2004/ANS01336.html (accessed 01/11/07)
15. Bing YJ, Lomnicka M. Why do cyclo-oxygenase-2 inhibitors cause cardiovascular events? *J Am Coll Cardiol* 2002; **39:** 521–2.

对胃肠道的影响　已被普遍接受的是：环氧合酶-1（COX-1）的抑制在 NSAIDs 不良胃肠道反应中发挥作用，NSAIDs 如塞来考昔通过选择性抑制另一亚型 COX-2，可能引起比已见到的传统 NSAIDs 的非选择性抑制作用更低的胃毒性。

来自对照研究的结果表明，选择性 COX-2 的 NSAIDs 与严重胃肠道反应的低发生率有关。在一项安慰剂对照研究[1]中，使用塞来考昔治疗类风湿关节炎（每日剂量范围为 200～800mg）的患者内镜检查确定的胃-十二指肠溃疡的发生率与在安慰剂组中所见没有显著差异。另一项在超剂量（每日 800mg）使用塞来考昔的患者中进行的研究[2]得出结论：6 个月的治疗后，与非选择性 NSAIDs 相比（布洛芬每日 2.4g 或双氯芬酸每日 150mg），具有症状的胃-十二指肠溃疡和溃疡并发症（出血、穿孔和梗阻）的联合发生率较低。然而，单独的溃疡并发症发生率与其他 NSAIDs 所见到的没有显著差异。由 FDA 所进行的一项对研究的再分析（包括 6 个月和足月资料）也发现，与非选择性 NSAIDs 相比，塞来考昔溃疡并发症的发生率没有显著降低，虽然在没有使用阿司匹林的受试者中，与布洛芬相比更强烈倾向于塞来考昔[3]。同时服用低剂量阿司匹林的塞来考昔使用者溃疡并发症的危险也还是明显增加[2]。一篇更近的有关使用塞来考昔或 NSAIDs 至少 12 周患者的研究的系统性综述[4]表明，使用塞来考昔的那些患者（包括也使用低剂量阿司匹林的患者）显示出胃肠道安全和耐受性的改善，但是其在数据选择的根据方面受到批评[5,6]。

已有记述[7,8]，阿司匹林的使用可使塞来考昔的 COX-2 选择性的任何潜在保护效应消失。有塞来考昔胃毒性的个别病例报道[9-11]。

1. Simon LS, *et al.* Anti-inflammatory and upper gastrointestinal effects of celecoxib in rheumatoid arthritis: a randomized controlled trial. *JAMA* 1999; **282:** 1921–8.
2. Silverstein FE, *et al.* Gastrointestinal toxicity with celecoxib vs nonsteroidal anti-inflammatory drugs for osteoarthritis and rheumatoid arthritis. The CLASS study: a randomized controlled trial. *JAMA* 2000; **284:** 1247–55.
3. FDA. Celebrex capsules (celecoxib) NDA 20-998/S009—Medical Officer Review. 2000. Available at: http://www.fda.gov/ohrms/dockets/ac/01/briefing/3677b1_03_med.pdf (accessed 01/11/07)
4. Deeks JJ, *et al.* Efficacy, tolerability, and upper gastrointestinal safety of celecoxib for treatment of osteoarthritis and rheumatoid arthritis: systematic review of randomised controlled trials. *BMJ* 2002; **325:** 619–23.
5. Jüni P, *et al.* Systematic review of celecoxib for osteoarthritis and rheumatoid arthritis: problems compromise review's validity. *BMJ* 2003; **326:** 1321.
6. Metcalfe S, *et al.* Systematic review of celecoxib for osteoarthritis and rheumatoid arthritis: celecoxib's relative gastrointestinal safety is overstated. *BMJ* 2003; **326:** 334–5.
7. Lichtenstein DR, Wolfe MM. COX-2-selective NSAIDs: new and improved? *JAMA* 2000; **284:** 1297–9.
8. Bates DE, Lemaire JB. Possible celecoxib-induced gastroduo-

denal ulceration. *Ann Pharmacother* 2001; **35:** 782–3.
9. Mohammed S, Croom DW. Gastropathy due to celecoxib, a cyclooxygenase-2 inhibitor. *N Engl J Med* 1999; **340:** 2005–6.
10. Adverse Drug Reactions Advisory Committee (ADRAC). Celecoxib: early Australian reporting experience. *Aust Adverse Drug React Bull* 2000; **19:** 6–7. Also available at: http://www.tga.gov.au/adr/aadr0006.pdf (accessed 29/08/08)
11. Adverse Drug Reactions Advisory Committee (ADRAC). Serious gastrointestinal effects with celecoxib and rofecoxib. *Aust Adverse Drug React Bull* 2003; **22:** 15. Also available at: http://www.tga.health.gov.au/adr/aadr0308.htm (accessed 01/11/07)

对肾脏的影响　越来越多的证据提示选择性 COX-2 抑制药如塞来考昔对肾功能的不良反应似乎类似于非选择性 NSAIDs（见第 93 页）。

塞来考昔肾不良反应的一些参考文献如下。

1. Boyd IW, *et al.* COX-2 inhibitors and renal failure: the triple whammy revisited. *Med J Aust* 2000; **173:** 274.
2. Perazella MA, Tray K. Selective cyclooxygenase-2 inhibitors: a pattern of nephrotoxicity similar to traditional nonsteroidal anti-inflammatory drugs. *Am J Med* 2001; **111:** 64–7.
3. Graham MG. Acute renal failure related to high-dose celecoxib. *Ann Intern Med* 2001; **135:** 69–70.
4. Alkhuja S, *et al.* Celecoxib-induced nonoliguric acute renal failure. *Ann Pharmacother* 2002; **36:** 52–4.
5. Ahmad SR, *et al.* Renal failure associated with the use of celecoxib and rofecoxib. *Drug Safety* 2002; **25:** 537–44.
6. Alper AB, *et al.* Nephrotic syndrome and interstitial nephritis associated with celecoxib. *Am J Kidney Dis* 2002; **40:** 1086–90.
7. Akhund L, *et al.* Celecoxib-related renal papillary necrosis. *Arch Intern Med* 2003; **163:** 114–15.
8. Markowitz GS, *et al.* Membranous glomerulopathy and acute interstitial nephritis following treatment with celecoxib. *Clin Nephrol* 2003; **59:** 137–42.
9. Brewster UC, Perazella MA. Acute tubulointerstitial nephritis associated with celecoxib. *Nephrol Dial Transplant* 2004; **19:** 1017–18.
10. Clifford TM, *et al.* Celecoxib-induced nephrotoxicity in a renal transplant recipient. *Pharmacotherapy* 2005; **25:** 773–7.
11. Tabibian JH, *et al.* Late-onset celecoxib-induced combined hepato-nephrotoxicity. *Br J Clin Pharmacol* 2008; **66:** 150–1.

对肝脏的影响　1 名使用塞来考昔的 54 岁妇女发生胆汁淤积性肝炎[1]，停药后其肝功能检测改善，症状得到解决。尽管塞来考昔的使用和肝毒性的发生之间的关系是暂时的，但制造商已记录到它不支持这种关系[2]。然而，已有其他病例的报道[3,4]，包括一例迟发肝肾毒性的报道[5]，其症状是在开始治疗后 10 个月内发生的。注册药品信息目前称有严重肝反应病例的报道，包括暴发性肝炎（有一些是致命的）、肝坏死和肝衰竭（有一些是致命的或者需要移植）。从这些病例报道的发病时间可见，大部分反应在使用塞来考昔治疗的 1 个月内发生。对于提示有肝功能异常的体征和（或）症状的患者，或者已经出现肝功能检测异常的患者，应当密切监控。如果发生与肝病一致的临床体征和（或）症状，或者出现全身表现，塞来考昔治疗应当停止。

有胰腺炎的急性肝炎病例见下文**胰腺炎**。

1. O'Beirne JP, Cairns SR. Cholestatic hepatitis in association with celecoxib. *BMJ* 2001; **323:** 23.
2. Arellano FM, *et al.* Case of cholestatic hepatitis with celecoxib did not fulfil international criteria. *BMJ* 2002; **324:** 789–90.
3. Grieco A, *et al.* Acute cholestatic hepatitis associated with celecoxib. *Ann Pharmacother* 2002; **36:** 1887–9.
4. Chamouard P, *et al.* Prolonged cholestasis associated with short-term use of celecoxib. *Gastroenterol Clin Biol* 2005; **29:** 1286–8.
5. Tabibian JH, *et al.* Late-onset celecoxib-induced combined hepato-nephrotoxicity. *Br J Clin Pharmacol* 2008; **66:** 150–1.

对肺的影响　有一个病例报告报道服用塞来考昔的患者出现肺水肿并可能发生肺炎[1]。

1. Olin JL, *et al.* Pulmonary edema and possible pneumonitis associated with celecoxib. *Ann Pharmacother* 2004; **38:** 1086.

对神经系统的影响　急性神经精神病反应如意识错乱、嗜睡和失眠已在塞来考昔使用后发生[1]。还有一例无菌性脑膜炎的报道[2]。

1. Adverse Drug Reations Advisory Committee (ADRAC). Acute neuropsychiatric events with celecoxib and rofecoxib. *Aust Adverse Drug React Bull* 2003; **22:** 1. Also available at: http://www.tga.gov.au/adr/aadrb/aadr0302.pdf (accessed 01/11/07)
2. Papaioannides DH, *et al.* Aseptic meningitis possibly associated with celecoxib. *Ann Pharmacother* 2004; **38:** 172.

超敏反应　1 名 52 岁男性在使用塞来考昔治疗 8 天后发生过敏性脉管炎[1]。尽管悉心治疗，患者仍死于多器官衰竭和弥散性表皮坏死溶解。研究者注意到，其他含磺胺的药物已出现潜在致死性皮肤反应，虽然有些证据表明在对磺胺类药物敏感的患者中交叉反应的潜力相对低[2]，但是注册药品信息禁止在这种患者中使用塞来考昔。

1. Schneider F, *et al.* Fatal allergic vasculitis associated with celecoxib. *Lancet* 2002; **359:** 852–3.
2. Shapiro LE, *et al.* Safety of celecoxib in individuals allergic to sulfonamide: a pilot study. *Drug Safety* 2003; **26:** 187–95.

胰腺炎　给予 1 名对磺胺类药物有超敏反应史报道的老年患者塞来考昔后发生急性肝炎和胰腺炎[1]。症状在停药后得到解决。在 1 名已知对磺胺类药物耐受的患者中也有胰腺炎的报道[2]。

塞来考昔是澳大利亚 Adverse Drug Reactions Advisory Committee 收到的药物引起的胰腺炎病例报告中引用的更常牵涉到的药物之一[3]。

1. Carrillo-Jimenez R, Nurnberger M. Celecoxib-induced acute pancreatitis and hepatitis: a case report. *Arch Intern Med* 2000; **160:** 553–4.
2. Baciewicz AM, *et al.* Acute pancreatitis associated with celecoxib. *Ann Intern Med* 2000; **132:** 680.
3. Australian Adverse Drug Reactions Advisory Committee (ADRAC). Drug induced pancreatitis. *Aust Adverse Drug React Bull* 2006; **25:** 22. Also available at: http://www.tga.gov.au/adr/aadrb/aadr0612.pdf (accessed 01/11/07)

药物相互作用

塞来考昔的代谢主要通过细胞色素 P450 同工酶 CYP2C9 介导。与其他抑制或诱导这种同工酶或被这种同工酶代谢的药物合用可能导致塞来考昔血浆浓度发生改变。氟康唑增加塞来考昔的血浆浓度，美国注册药品信息推荐，当与氟康唑合用时应当将塞来考昔的剂量减半。

塞来考昔是 CYP2D6 同工酶的抑制药，因此对通过这种酶代谢的药物存在潜在的影响。

与 NSAIDs 有关的药物相互作用见第 94 页。

药动学

塞来考昔从胃肠道吸收，在约 3h 后达到血浆浓度峰值。蛋白结合率约为 97%。塞来考昔主要在肝中通过细胞色素 P450 同工酶 CYP2C9 代谢，该酶显示出基因多态性；3 种经鉴定的代谢产物作为 COX-1 或 COX-2 抑制剂是无活性的。它主要以代谢产物在粪便和尿中排出，少于 3% 以原形药回收。有效的终末半衰期约为 11h。塞来考昔可分布到乳汁。塞来考昔的药动学在不同种族中可能有变化，已说明在非洲-加勒比血统的患者中曲线下面积是升高的，虽然不清楚其任何临床意义。

1. Davies NM, *et al.* Clinical pharmacokinetics and pharmacodynamics of celecoxib: a selective cyclo-oxygenase-2 inhibitor. *Clin Pharmacokinet* 2000; **38:** 225–42.
2. Stempak D, *et al.* Single-dose and steady-state pharmacokinetics of celecoxib in children. *Clin Pharmacol Ther* 2002; **72:** 490–7. Correction. *ibid.* 2006; **80:** 667.
3. Kirchheiner J, *et al.* Influence of CYP2C9 genetic polymorphisms on pharmacokinetics of celecoxib and its metabolites. *Pharmacogenetics* 2003; **13:** 473–80.
4. Lundblad MS. Accumulation of celecoxib with a 7-fold higher drug exposure in individuals homozygous for CYP2C9*3. *Clin Pharmacol Ther* 2006; **79:** 287–8.

用途和用法

塞来考昔是一种 NSAID（第 94 页），被报道为环氧合酶-2（COX-2）的选择性抑制药。用于治疗包括青少年特发性关节炎、类风湿关节炎、骨关节炎和强直性脊柱炎以及腺瘤性结肠直肠息肉的辅助治疗。在美国，塞来考昔也被批准用于治疗急性疼痛和痛经。

用于**骨关节炎**的推荐剂量为每日给药 200mg，以单剂量或分 2 次口服。必要时，可以采用 200mg 的剂量，每日 2 次。用于**类风湿关节炎**的剂量是 100～200mg，每日给药 2 次。在老年患者中，应当以最低推荐剂量开始。在美国，塞来考昔也以每日 200mg 的起始剂量用于**强直性脊柱炎**，以单剂量或分 2 次给药。必要时，6 周后剂量可增加到每日 400mg，但是如果再过 6 周后在这个剂量下没有见到反应，应当考虑替代治疗。在英国也允许相似的剂量增加。然而，对于以上所有适应证，英国注册药品信息建议如果准备考虑替代疗法以前，更高的用药剂量应当持续 2 周。

在青少年特发性关节炎儿童患者中的用药剂量见下文。

在**疼痛和痛经**的治疗中，如果需要，在第一天推荐 400mg 的起始剂量，随后给予另外的 200mg 剂量，此后的剂量是 200mg，每日 2 次。

塞来考昔也作为标准疗法的辅助用药，用于减少有家族性腺瘤样息肉病的患者中腺瘤样**结肠直肠息肉**的数目。为此目的，它可以 400mg 剂量，每日 2 次随餐口服给药。

肝损伤（见下文）同时使用强效细胞色素 P450 同工酶 CYP2C9 抑制剂氟康唑的患者建议降低剂量（见上文**药物相互作用**项下）。在 CYP2C9 缺乏的塞来考昔弱代谢型患者中，塞来考昔的剂量应当降低至最低推荐剂量的一半。

1. Clemett D, Goa KL. Celecoxib: a review of its use in osteoarthritis, rheumatoid arthritis and acute pain. *Drugs* 2000; **59:** 957–80.
2. Frampton JE, Keating GM. Celecoxib: a review of its use in the management of arthritis and acute pain. *Drugs* 2007; **67:** 2433–72.

儿童用法　在美国，批准塞来昔布用于治疗年龄在 2 岁及以上儿童的青少年特发性关节炎的治疗。根据体重建议口服剂量如下：

- 10～25kg：50mg，每日 2 次；
- 超过 25kg：100mg，每日 2 次。

注册药品信息建议，如果患者对胶囊吞咽困难，塞来昔胶囊的内容物可撒在果酱上服用。撒的胶囊应当立即服用，然而，在 2～8℃温度它可保持稳定达 6h。

在肝损伤中的用法　注册药品信息建议对于有中度肝损伤（Child-Pugh 分级 B 级）的患者，塞来昔布的剂量应当降低 50%。塞来昔禁用于重度肝损伤患者（Child-Pugh 分级 C 级或者评分为 10 或更高）。

家族性腺瘤样息肉病　塞来昔布用在家族性腺瘤样息肉病的治疗中，该病是一种已知使患者易发生结肠癌的遗传性综合征。一项随机试验[1,2]发现，用塞来昔治疗可降低结肠息肉的数目，研究者认为塞来昔是标准结肠切除术治疗的有效辅助药。

1. Steinbach G, et al. The effect of celecoxib, a cyclooxygenase-2 inhibitor, in familial adenomatous polyposis. N Engl J Med 2000; 342: 1946–52.
2. Phillips RKS, et al. A randomised, double blind, placebo controlled study of celecoxib, a selective cyclooxygenase 2 inhibitor, on duodenal polyposis in familial adenomatous polyposis. Gut 2002; 50: 857–60.

恶性肿瘤　塞来昔布作为癌症治疗中的辅助治疗正在研究中[1–9]，初步结果不稳定。也已研究它用于恶性肿瘤的化学预防[10–13]（见上文**家族性腺瘤样息肉病**），但是一项大规模预防结肠癌的研究在早期由于心血管危险性的增加而被终止[11,12]。

1. Dang CT, et al. Phase II study of celecoxib and trastuzumab in metastatic breast cancer patients who have progressed after prior trastuzumab-based treatments. Clin Cancer Res 2004; 10: 4062–7.
2. Reardon DA, et al. Phase II trial of irinotecan plus celecoxib in adults with recurrent malignant glioma. Cancer 2005; 103: 329–38.
3. Nugent FW, et al. Docetaxel and cyclooxygenase-2 inhibition with celecoxib for advanced non-small cell lung cancer progressing after platinum-based chemotherapy: a multicenter phase II trial. Lung Cancer 2005; 48: 267–73.
4. Gasparini G, et al. The combination of the selective cyclooxygenase-2 inhibitor celecoxib with weekly paclitaxel is a safe and active second-line therapy for non-small cell lung cancer: a phase I study with biological correlates. Cancer J 2005; 11: 209–16.
5. Prince HM, et al. A multicenter phase II trial of thalidomide and celecoxib for patients with relapsed and refractory multiple myeloma. Clin Cancer Res 2005; 11: 5504–14.
6. Pan CX, et al. A phase II trial of irinotecan, 5-fluorouracil and leucovorin combined with celecoxib and glutamine as first-line therapy for advanced colorectal cancer. Oncology 2005; 69: 63–70.
7. Csiki I, et al. Targeting cyclooxygenase-2 in recurrent non-small cell lung cancer: a phase II trial of celecoxib and docetaxel. Clin Cancer Res 2005; 11: 6634–40.
8. Chow LWC, et al. Serum lipid profiles in patients receiving endocrine treatment for breast cancer—the results from the Celecoxib Anti-Aromatase Neoadjuvant (CAAN) Trial. Biomed Pharmacother 2005; 59 (suppl 2): S302–S305.
9. Ferrari V, et al. Gemcitabine plus celecoxib (GECO) in advanced pancreatic cancer: a phase II trial. Cancer Chemother Pharmacol 2006; 57: 185–90.
10. Limburg PJ, et al. Randomized, placebo-controlled, esophageal squamous cell cancer chemoprevention trial of selenomethionine and celecoxib. Gastroenterology 2005; 129: 863–73.
11. Solomon SD, et al. Adenoma Prevention with Celecoxib (APC) Study Investigators. Cardiovascular risk associated with celecoxib in a clinical trial for colorectal adenoma prevention. N Engl J Med 2005; 352: 1071–80.
12. Bertagnolli MM, et al. Celecoxib for the prevention of sporadic colorectal adenomas. N Engl J Med 2006; 355: 873–84.
13. Arber N, et al. Celecoxib for the prevention of colorectal adenomatous polyps. N Engl J Med 2006; 355: 885–95.

肌肉骨骼和关节疾病　塞来昔布用在骨关节炎（第 11 页）和类风湿关节炎（第 12 页）[包括青少年特发性关节炎（第 11 页）]的治疗中。在英国，推荐塞来昔布和其他选择性环氧合酶-2（COX-2）抑制药的使用限制在那些被认为如果给予非选择性 NSAID 存在发生严重胃肠道问题的高危患者中，他们先前不存在心血管危险因素（见上文**不良反应**）。

塞来昔布也用于强直性脊柱炎的治疗中（见**脊椎关节病**，第 13 页）。

1. Bensen WG, et al. Treatment of osteoarthritis with celecoxib, a cyclooxygenase-2 inhibitor: a randomized controlled trial. Mayo Clin Proc 1999; 74: 1095–1105.
2. Simon LS. Anti-inflammatory and upper gastrointestinal effects of celecoxib in rheumatoid arthritis: a randomized controlled trial. JAMA 1999; 282: 1921–8.
3. Emery P, et al. Celecoxib versus diclofenac in long-term management of rheumatoid arthritis: randomised double-blind comparison. Lancet 1999; 354: 2106–11.
4. Dougados M, et al. Efficacy of celecoxib, a cyclooxygenase-2-specific inhibitor, in the treatment of ankylosing spondylitis: a six-week controlled study with comparison against placebo and against a conventional nonsteroidal antiinflammatory drug. Arthritis Rheum 2001; 44: 180–5.

5. Stengaard-Pedersen K, et al. Celecoxib 200 mg qd is efficacious in the management of osteoarthritis of the knee or hip regardless of the time of dosing. Rheumatology (Oxford) 2004; 43: 592–5.
6. Schnitzer TJ, et al. VACT-1 and VACT-2 (Protocols 106 and 150) Study Groups. Efficacy of rofecoxib, celecoxib, and acetaminophen in patients with osteoarthritis of the knee: a combined analysis of the VACT studies. J Rheumatol 2005; 32: 1093–1105.
7. Singh G, et al. Celecoxib versus naproxen and diclofenac in osteoarthritis patients: SUCCESS-I Study. Am J Med 2006; 119: 255–66.
8. Barkhuizen A, et al. Celecoxib is efficacious and well tolerated in treating signs and symptoms of ankylosing spondylitis. J Rheumatol 2006; 33: 1805–12.
9. Luyten FP, et al. A prospective randomised multicentre study comparing continuous and intermittent treatment with celecoxib in patients with osteoarthritis of the knee or hip. Ann Rheum Dis 2007; 66: 99–106.
10. Foeldvari I, et al. A prospective study comparing celecoxib with naproxen in children with juvenile rheumatoid arthritis. J Rheumatol 2009; 36: 174–82.

Palmar-plantar erythrodysesthesia 综合征　塞来昔已被研究用于治疗卡培他滨引起的手足（palmar-plantar erythrodysesthesia）综合征，参见 M37 第 660 页**卡培他滨的不良反应和注意事项**项下。

制剂

专利制剂

Arg.: Algybrex†; Celebrex; Celemax†; Cloxib†; Coxtenk; Radicacine; **Austral.:** Celebrex; **Austria:** Celebrex; Solexa†; Celebrex; **Braz.:** Celebra; **Canad.:** Celebrex; **Chile:** Celebra; **Cz.:** Celebrex; Onsenal; **Denm.:** Celebra; Onsenal; **Fin.:** Celebra; **Fr.:** Celebrex; Onsenal; **Ger.:** Celebrex; Onsenal; **Gr.:** Aclarex; Celebrex; **Hong Kong:** Celebrex; **Hung.:** Celebrex; **India:** Celedol; Celibt; Cobix; Orthocel; Ultracelet; Zycel; **Indon.:** Celebrex; **Irl.:** Celebrex; **Israel:** Celebra; **Ital.:** Artilog†; Artilog; **Malaysia:** Celebrex; **Mex.:** Celebrex; **Neth.:** Celebrex; Onsenal; Solexa†; **Norw.:** Celebra; Onsenal†; **NZ:** Celebrex; **Philipp.:** Celcox; Celebrex; Celexib; Euroflam; Flamar; Lexib; **Pol.:** Celebrex; **Port.:** Celebrex; Onsenal; Solexa; **Rus.:** Celebrex (Целебрекс); **S.Afr.:** Celebrex; **Singapore:** Celebrex; **Spain:** Artilog; Celebrex; Onsenal; **Swed.:** Celebra; Onsenal; **Switz.:** Celebrex; **Thai.:** Celebrex; **Turk.:** Celebrex; **UK:** Celebrex; Onsenal; **Ukr.:** Celebrex (Целебрекс); Flogoxib (Флогоксиб); Ranselex (Ранселекс); Reumoxib (Ревмоксиб); **USA:** Celebrex†; Cexb.

Choline Magnesium Trisalicylate　三水杨酸胆碱镁

Trisalicilato de colina y magnesio.

Холин Магнезиум Трисалицилаты
$C_{26}H_{29}O_{10}NMg = 539.8.$
CAS — 64425-90-7.

简介

三水杨酸胆碱镁是水杨酸衍生物水杨酸胆碱（第 35 页）和水杨酸镁（第 76 页）的联合。它有与阿司匹林（第 23 页）相似的镇痛、抗炎和解热作用。口服用药后，三水杨酸胆碱镁解离，水杨酸部分被快速吸收。水杨酸盐每 500mg 剂量单位可提供约 293mg 水杨酸和 362mg 水杨酸胆碱（无水的）。三水杨酸胆碱镁用于骨关节炎、类风湿关节炎和其他关节炎症。三水杨酸胆碱镁也用在其他形式疼痛和发热的综合治疗中。

Choline Salicylate (BAN, USAN, rINN)　水杨酸胆碱

Choline, Salicylate de; Cholini Salicylas; Koliinisalisylaatti; Kolinsalicylat; Salicilato de colina. (2-Hydroxyethyl)trimethylammonium salicylate.

Холина Салицилат
$C_{12}H_{19}NO_4 = 241.3.$
CAS — 2016-36-6.
ATC — N02BA01.
ATC Vet — QN02BA03.
UNII — KD510K1IQW.

Pharmacopoeias. Br. includes a solution.
BP 2010 (Choline Salicylate Solution)　含 47.5%～52.5%水杨酸胆碱的水溶液。澄清无色液体。可能含有适宜的抗菌性防腐剂。

简介

水杨酸胆碱是水杨酸衍生物（见第 21 页**阿司匹林**），用在疼痛和发热以及风湿病的治疗中。根据水杨酸盐的含量，435mg 水杨酸胆碱相当于约 325mg 阿司匹林。当需要用于疼痛和发热时，水杨酸胆碱以 435～870mg 的剂量口服给药，以每日 4.8～7.2g 的剂量分次给药用于风湿病。

水杨酸胆碱也作为局麻药使用。含有约 20%水杨酸胆碱的溶液用在耳病中，如中耳炎和外耳炎疼痛的缓解，但其作用被认为是不确定的，它们也用来软化耳垢以利于清除耵聍（参见 M37 第 1646 页）。8.7%的凝胶用于口腔溃疡（参见 M37 第 1622 页）。水杨酸胆碱在发赤药中局部用于肌肉和风湿性疼痛。

水杨酸胆碱也以三水杨酸胆碱镁的形式给药（见上文）。

不良反应和注意事项　1 名 21 个月男孩的母亲在他牙龈上擦了 3 管"Bonjela"出牙软膏（含有总共 2.61g 水杨酸胆碱），超过 48h 后发生水杨酸盐中毒[1]。

在另一个病例中，一名 8 岁有 G6PD 缺陷的男孩在使用了约半管"Teejel"口腔凝胶几小时后，发生了口腔黏膜灼伤[2]。在暴露 3 天后，出现口腔溃疡和显示情感淡漠、昏睡和鼻腔出血的体征。1 周后情况改善。作者认为 G6PD 缺陷可能是发生不良反应的作用因子。

在英国，MHRA 禁止 16 岁以下儿童使用含有水杨酸盐的局部口腔疼痛缓解制剂（详见下文 **Reye 综合征**）。

1. Paynter AS, Alexander FW. Salicylate intoxication caused by teething ointment. Lancet 1979; ii: 1132.
2. Sapir S, Bimstein E. Cholinsalicylate gel induced oral lesion: report of case. J Clin Pediatr Dent 2000; 24: 103–6.

Reye 综合征　已经很好地认识到儿童使用阿司匹林与发生 Reye 综合征之间的联系，尽管因果关系尚待建立，其他水杨酸盐的证据还没有适当的评价（见第 22 页）。然而，一名 20 个月的男孩使用了含水杨酸胆碱的出牙凝胶（每日使用 1.31g，与每日 100mg/kg 乙酰水杨酸等价），超过了推荐剂量，在一种病毒性疾病之后发生了 Reye 综合征[1]。作者指出：在英国，MHRA 注意到两个早期的报道提示水杨酸胆碱与 Reye 综合征之间的联系。在 2009 年 4 月，MHRA[2]收到过 3 个这样的报告，称有 3 名儿童住院，但没有任何一个被确诊为 Reye 综合征；另外，收到 4 例在使用水杨酸胆碱口腔凝胶出现呕吐或腹泻的报告。因此，由于 Reye 综合征理论上的危险，MHRA 禁止 16 岁以下儿童使用含有水杨酸盐的局部口腔疼痛缓解制剂。

1. Oman TK, et al. Topical choline salicylates implicated in Reye's syndrome. BMJ 2008; 336: 1376.
2. MHRA. Press release: new advice on oral salicylate gels in under 16s (issued 23rd April, 2009). Available at: http://www.mhra.gov.uk/NewsCentre/Pressreleases/CON044014 (accessed 24/04/09)

制剂

BP 2010: Choline Salicylate Ear Drops; Choline Salicylate Oromucosal Gel.

专利制剂

Arg.: Dercolina; **Austral.:** Applicaine†; Herron Baby Teething Gel; Ora-Sed Jel; **Ger.:** Audax†; **Hong Kong:** Ora-Sed; **India:** Gelora; Zytee; **Irl.:** Audax; **Malaysia:** Ora-Sed; **NZ:** Ora-Sed; **Pol.:** Cholinex; Otinum; **Port.:** Bucagel; **Rus.:** Otinum (Отинум); **Singapore:** Ora-Sed; **UK:** Audax†; **Ukr.:** Faringin (Фарингин); Otinum (Отинум); **USA:** Arthropan†.

多组分制剂　***Arg.:*** Pansoral; **Austral.:** Bonjela; Seda-Gel; **Austria:** Mundisal; **Belg.:** Givalex; Teejel; **Cz.:** Mundisal; **Fr.:** Givalex; Pansoral; **Ger.:** Mundisal; **Gr.:** Mundisal; Pansoral; Dermojelat; Oris-gel; **Hung.:** Mundisal; **Irl.:** Bonjela; Teejel; **Israel:** Baby Gum; Bonjela; Teejel; **Malaysia:** Bonjela; Orregel; **NZ:** Bonjela; **Pol.:** Sachol zel Stomatologiczny; **Rus.:** Cholisal (Холисал); Pansoral (Пансорал); **S.Afr.:** Bonjela; **Singapore:** Bonjela; Soragel; **Spain:** Aldo Oticot†; **Switz.:** Mundisal; Pansoral; Tenderdol; **Thai.:** Bonjela; **UK:** Bonjela; Earex Plus; **Ukr.:** Cholisal (Холисал); Givalex (Гивалекс).

Clofexamide (rINN)　氯非沙胺

ANP-246; Clofexamida; Clofexamidum. 2-(4-Chlorophenoxy)-N-(2-diethylaminoethyl)acetamide.

Клофексамид
$C_{14}H_{21}ClN_2O_2 = 284.8.$
CAS — 1223-36-5.
UNII — 071P4J77HF.

简介

氯非沙胺已在制剂中以盐酸盐形式局部用于肌肉骨骼、关节和软组织疾病。

Clofezone (*rINN*) 氯非宗

ANP-3260; Clofezona; Clofézone; Clofezonum. An equimolar combination of clofexamide and phenylbutazone.

Клофезон

$C_{14}H_{21}ClN_2O_2,C_{19}H_{20}N_2O_2,2H_2O = 629.2$.
CAS — 60104-29-2.
ATC — M01AA05; M02AA03.
ATC Vet — QM01AA05; QM02AA03.
UNII — TPT3MH65LD.

简介

氯非宗是含有氯非沙胺（上文）和保泰松（第110页）的联合分子，已通过口服或直肠给药在制剂中局部用于肌肉骨骼、关节和软组织疾病。

Clonixin (*USAN，rINN*) 氯尼辛

CBA-93626; Clonixine; Clonixino; Clonixinum; Sch-10304. 2-(3-Chloro-o-toluidino)nicotinic acid.

Клониксин

$C_{13}H_{11}ClN_2O_2 = 262.7$.
CAS — 17737-65-4.
UNII — V7DXN0M42R.

Clonixin Lysine (*rINNM*) 氯尼辛赖氨酸

Clonixin Lysinate; Clonixine Lysine; Clonixino lisina; Clonixinum Lysinum; L-104; Lysine Clonixinate; R-173.

Клониксина Лизин

$C_{13}H_{11}ClN_2O_2, C_6H_{14}N_2O_2 = 408.9$.
CAS — 55837-30-4.

简介

氯尼辛是一种 NSAID（第92页）。它已经以赖氨酸盐形式每日 4 次通过口服达到 250mg 的剂量，用于疼痛的缓解。氯尼辛赖氨酸也已经通过肌内或静脉注射以及作为直肠栓剂给药。

1. Eberhardt R, *et al.* Analgesic efficacy and tolerability of lysine-clonixinate versus ibuprofen in patients with gonarthrosis. *Curr Ther Res* 1995; **56**: 573–80.

制剂

专利制剂
Arg.: Clonixil; Diclen; Dolex; Dorixina; **Braz.:** Dolamin; **Chile:** Blonax; Celex; Clonalgin; Colmax; Dentagesic; Diminon; Dolalgial†; Lafigesic; Medigesic; Nefersil; Traumicid; **Mex.:** Disinal; Donodol; Dorixina; Firac; Lixitin; Lonixer; Prestodol; Sedepron; **Port.:** Algimate; Clonix **Spain:** Dolalgial; **Venez.:** Dorixina.

多组分制剂 **Arg.:** Amplibenzatin Bronquial; Becebuen Compuesto; Dorixina B1 B6 B12; Dorixina Forte; Dorixina Relax; Espasmo Dolex; Migra Dorixina; Mikesan; Nova Paratropina Compositum; Propalgin; Sertal Compuesto; **Braz.:** Dolamin Flex; **Chile:** Clonalgin Compuesto; Ergonef; Migra-Nefersil; Nefersil B; Neurocam; **Mex.:** Doltrix; Donodol Compuesto; Dorixina Relax; Espacil Compuesto; Firac Plus; Klonaza; Optium; Plidan Compuesto; Prestodol Compuesto; Yuredol; **Venez.:** Dologinex; Dorixina Flex; Migradorixina; Plidan Compuesto.

Codeine (*BAN*) 可待因

Codeína; Codéine; Codeinum; Codeinum Monohydricum; Kodeiini; Kodein; Kodein monohydrát; Kodeina; Kodeinas; Methylmorphine; Metilmorfina; Morphine Methyl Ether. 7,8-Didehydro-4,5-epoxy-3-methoxy-17-methylmorphinan-6-ol monohydrate.

Кодеин

$C_{18}H_{21}NO_3, H_2O = 317.4$.
CAS — 76-57-3 (anhydrous codeine); 6059-47-8 (codeine monohydrate).
ATC — R05DA04.
ATC Vet — QR05DA04.
UNII — Q830PW7520.

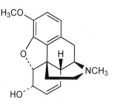

俗名 以下术语已被用作各种形式可待因的"俗名"（第 vii 页）或俚语：AC/DC；Barr；Captain Cody；Cody；Coties；Cough Syrup；Down；Karo；Lean；Nods；School boy；Schoolboy；T3。

Pharmacopoeias. In *Eur.* (see p.vii), *Int.*, *US*, and *Viet.*
Ph. Eur. 6. 8（Codeine） 白色或几乎白色结晶性粉末或无色结晶。溶于沸水；易溶于乙醇。避光。

USP 33（Codeine） 无色或白色结晶或白色结晶性粉末。在干燥空气中缓慢风化。溶于水（1∶120）、乙醇（1∶2）、氯仿（1∶0.5）和乙醚（1∶50）。其在水中的饱和溶液对石蕊显碱性。贮藏于密闭容器中。避光。

Codeine Hydrochloride (*BANM*) 盐酸可待因

Codeína, hidrocloruro de; Codéine (chlorhydrate de) dihydraté; Codeini hydrochloridum dihydricum; Kodeiinihydrokloridididihydraatti; Kodein-hidroklorid-dihidrát; Kodeinhydrochlorid dihydrát; Kodeinhydrokloriddihydrat; Kodeino hidrochloridas dihidratas.

Кодеина Гидрохлорид

$C_{18}H_{21}NO_3, HCl, 2H_2O = 371.9$.
CAS — 1422-07-7 (anhydrous codeine hydrochloride).
UNII — NTZ53GG7XN.

Pharmacopoeias. In *Eur.* (see p.vii).
Ph. Eur. 6. 8（Codeine Hydrochloride Dihydrate；Codeine Hydrochloride BP 2010） 无色小结晶或白色或几乎白色结晶性粉末。溶于水；微溶于乙醇；几乎不溶于环己烷。避光。

Codeine Phosphate (*BANM*) 磷酸可待因

Codeína, fosfato de; Codéine, phosphate de; Codeine Phosphate Hemihydrate; Codeini phosphas; Codeini Phosphas Hemihydricus; Codeinii Phosphas; Kodeiinifosfaatti; Kodein-fosfát hemihydrát; Kodeinfosfathemi; Kodein-foszfát-hemihidrát; Kodeino fosfatas hemihidratas; Kodeiny fosforan; Kodeiny fosforan półwodny; Methylmorphine Phosphate.

Кодеина Фосфат

$C_{18}H_{21}NO_3, H_3PO_4, \frac{1}{2}H_2O = 406.4$.
CAS — 52-28-8 (anhydrous codeine phosphate); 41444-62-6 (codeine phosphate hemihydrate); 5913-76-8 (codeine phosphate sesquihydrate).
UNII — GSL05Y1MN6 (codeine phosphate hemihydrate); 2X585M1M3T (anhydrous codeine phosphate).

注：磷酸可待因的复方制剂可用下述名称表示。

• Co-codamol *x/y*（*BAN*）——*x* 和 *y* 分别是磷酸可待因和对乙酰氨基酚的毫克浓度。

• Co-codAPAP（*PEN*）——磷酸可待因和对乙酰氨基酚。

• Co-codaprin（*BAN*）——1 份磷酸可待因和 50 份阿司匹林（质量分数）。

• Co-codaprin（*PEN*）——磷酸可待因和阿司匹林。

Pharmacopoeias. In *Chin.*, *Eur.* (see p.vii), *Int.*, *Jpn*, *US*, and *Viet.*
Pharmacopoeias may specify the hemihydrate, sesquihydrate, or both, either under one monograph or as separate monographs.
Ph. Eur. 6. 8（Codeine Phosphate Hemihydrate；Codeine Phosphate BP 2010） 白色或几乎白色结晶性粉末或小的无色结晶。易溶于水；微溶于或极微溶于乙醇。4% 水溶液的 pH 值为 4.0～5.0。避光。
Ph. Eur. 6. 8（Codeine Phosphate Sesquihydrate；Codeini Phosphate Sesquihydricus） 白色或几乎白色结晶性粉末或小的无色结晶。易溶于水；微溶于乙醇。4% 水溶液的 pH 值为 4.0～5.0。避光。
USP 33（Codeine Phosphate） 半水合物以细微的、白色、针状结晶或白色结晶性粉末存在，无臭。溶于水（1∶2.5）、40℃水（1∶0.5）、乙醇（1∶325）和沸乙醇（1∶125）。其溶液对石蕊呈酸性。制造商允许在一直到40℃的温度下贮藏于密闭容器中。避光。

配伍禁忌 阿司匹林对磷酸可待因的乙酰化作用在含有这两种药物的固体剂型中已经出现，即使在低湿度水平下[1]。动物研究认为可待因的镇痛作用不受乙酰化作用的影响[2]。

1. Galante RN, *et al.* Solid-state acetylation of codeine phosphate by aspirin. *J Pharm Sci* 1979; **68**: 1494–8.
2. Buckett WR, *et al.* The analgesic properties of some 14-substituted derivatives of codeine and codeinone. *J Pharm Pharmacol* 1964; **16**: 174–82.

Codeine Sulfate 硫酸可待因

Codeína, sulfato de; Codeine Sulphate (*BANM*).

Кодеина Сульфат

$(C_{18}H_{21}NO_3)_2, H_2SO_4, 3H_2O = 750.9$.
CAS — 1420-53-7 (anhydrous codeine sulfate); 6854-40-6 (codeine sulfate trihydrate).
UNII — 11QV9BS0CB.

Pharmacopoeias. In *US.*
USP 33（Codeine Sulfate） 白色结晶，通常为针状或白色结晶性粉末。溶于水（1∶30）、80℃水（1∶6.5）和乙醇（1∶1300）；不溶于氯仿和乙醚。贮藏于密闭容器中。避光。

稳定性 硫酸可待因溶液实际上比磷酸可待因溶液显得更稳定[1]。

1. Powell MF. Enhanced stability of codeine sulfate: effect of pH, buffer, and temperature on the degradation of codeine in aqueous solution. *J Pharm Sci* 1986; **75**: 901–3.

依赖性和戒断症状

参见第96页阿片类镇痛药。

可待因容易滥用（见下文**注意事项**项下），但比吗啡产生的欣快感和镇静作用用小。

新生儿戒断综合征 母亲在妊娠最后 2 个月中每日使用约 90mg 可待因，见到某些新生儿戒断综合征的症状[1]。

1. Khan K, Chang J. Neonatal abstinence syndrome due to codeine. *Arch Dis Child* 1997; **76**: F59–F60.

不良反应和处置

参见第97页阿片类镇痛药。

在治疗剂量时，可待因比吗啡产生不良反应的倾向更小，虽然长期使用会有便秘的烦恼。使用大剂量可待因后，可能出现兴奋和惊厥。

与吗啡类似，可待因有剂量相关的组胺释放作用。静脉使用后的过敏反应罕有报道。

对心理功能的影响 在给予 30mg、60mg 或 90mg 的受试者中，磷酸可待因的中枢作用似乎是有限的，但与剂量相关，视觉-运动协调在 60mg 和 90mg 剂量时改变，90mg 时动态视力敏感度改变[1]。接受 90mg 磷酸可待因的受试者报告的困倦不可能与行为障碍有关，而恶心则有可能相关。

1. Bradley CM, Nicholson AN. Effects of a μ-opioid receptor agonist (codeine phosphate) on visuo-motor coordination and dynamic visual acuity in man. *Br J Clin Pharmacol* 1986; **22**: 507–12.

对胰腺的影响 1 名 26 岁妇女使用单剂量40mg 的可待因后数小时，在两个独立的场合下发生急性胰腺炎[1]。她没有酒精消耗史且恢复良好后无事。有其他病例的报道[2~5]。

1. Hastier P, *et al.* Pancreatitis induced by codeine: a case report with positive rechallenge. *Gut* 1997; **41**: 705–6.
2. Locher C, *et al.* Pancréatite aiguë après la prise d'une association paracétamol-codéine. *Gastroenterol Clin Biol* 2003; **27**: 124–5.
3. Kohlen K, *et al.* Codein-induzierte Pankreatitis. *Dtsch Med Wochenschr* 2005; **130**: 878–9.
4. Moreno Escobosa MC, *et al.* Pancreatitis due to codeine. *Allergol Immunopathol (Madr)* 2005; **33**: 175–7.
5. Belhassen García M, *et al.* Pancreatitis secundaria a paracetamol-codeina. *An Med Interna* 2006; **23**: 400–401.

对皮肤的影响 1 名对口服可待因反应的患者发生的瘙痒和灼热的红斑-囊状斑块（erythemato-vesicular plaques）归因于固定性药疹[1]。另一名患者在使用多种镇痛药（包括一种对乙酰氨基酚和可待因的联合制剂）后出现相似反应[2]。斑丘疹已被作为与口服磷酸可待因相关的超敏反应综合征的一部分[3]。也出现发热、脾大和淋巴结病变。

1. Gonzalo-Garijo MA, Revenga-Arranz F. Fixed drug eruption due to codeine. *Br J Dermatol* 1996; **135**: 498–9.
2. Gastaminza G, *et al.* Erythrodermia caused by allergy to codeine. *Contact Dermatitis* 2005; **52**: 227–8.
3. Enomoto M, *et al.* Codeine phosphate-induced hypersensitivity syndrome. *Ann Pharmacother* 2004; **38**: 799–802.

超敏反应 见上文**对皮肤的影响**项下。

过量 430 名儿童由于意外摄入镇咳制剂引起的急性可待因中毒已被分析[1]。这些儿童几乎都在 1～6 岁。症状依频率的降序包括嗜睡、皮疹、瞳孔缩小、呕吐、瘙痒、共济失调和皮肤肿胀。8 名儿童出现呼吸衰竭，有 2 名死亡，8 名儿童都服用 5mg/kg 或更多。婴儿特别

危险，在给予含可待因混合物的婴儿和幼童中不适当的治疗后已有致命性事故[2~4]和严重的不良反应[4~7]。

除了严重水杨酸盐毒性外，阿片类物质毒性已在成人过量使用阿司匹林和可待因片以后出现[8]。

1. von Mühlendahl KE, et al. Codeine intoxication in childhood. Lancet 1976; ii: 303–5.
2. Ivey HH, Kattwinkel J. Danger of Actifed-C. Pediatrics 1976; 57: 164–5.
3. Magnani B, Evans R. Codeine intoxication in the neonate. Abstract: Pediatrics 1999; 104: 1379. Full version: http://pediatrics.aappublications.org/cgi/content/full/104/6/e75 (accessed 26/06/08)
4. Ferreirós N, et al. Fatal and severe codeine intoxication in 3-year-old twins—interpretation of drug and metabolite concentrations. Int J Legal Med 2009; 123: 387–94.
5. Wilkes TCR, et al. Apnoea in a 3-month-old baby prescribed compound linctus containing codeine. Lancet 1981; i: 1166–7.
6. Lee AC, et al. A case of probable codeine poisoning in a young infant after the use of a proprietary cough and cold medicine. Hong Kong Med J 2004; 10: 285–7.
7. Hermanns-Clausen M, et al. Drug dosing error with drops: severe clinical course of codeine intoxication in twins. Eur J Pediatr 2009; 168: 819–24.
8. Leslie PJ, et al. Opiate toxicity after self poisoning with aspirin and codeine. BMJ 1986; 292: 96.

注意事项

参见第97页阿片类镇痛药。

滥用　虽然正常使用时对可待因依赖的危险性低[1]，但它是故意滥用的主要药物。在法国[2]和英国[3]，含有可待因的咳嗽糖浆特别容易滥用。文献中的报道包括在新西兰使用含可待因制剂产生已知为"Homebake"的含有不定量吗啡[3]的去甲基化产物，以及由于它们的可待因成分而造成的 co-codaprin 片剂的滥用[4~6]。

1. Rowden AM, Lopez JR. Codeine addiction. DICP Ann Pharmacother 1989; 23: 475–7.
2. Armand C, et al. 10 ans de détournement d'usage du Néocodion® entre 1992 et 2002: Neocodion® misuse: evolution between 1992 and 2002. Therapie 2004; 59: 547–53.
3. Shaw JP. Drug misuse in New Zealand. Pharm J 1987; 238: 607.
4. Sakol MS, Stark CR. Codeine abuse. Lancet 1989; ii: 1282.
5. Paterson JR, et al. Codeine abuse from co-codaprin. Lancet 1990; 335: 224.
6. Sakol MS, Stark CR. Codeine abuse from co-codaprin. Lancet 1990; 335: 224.

哺乳　对于服用可待因的母亲哺乳的婴儿，如果母亲是一名可待因的超快速代谢者，来自可待因代谢产物——吗啡的毒性风险可能增加。有一例报道称[1]，一名13天的婴儿通过母亲的乳汁暴露于吗啡后，死于阿片样物质毒性，作为对乙酰氨基酚联合制剂的一部分，母亲已经口服可待因约2周时间，每次30mg，每日2次。乳汁中检测到的吗啡浓度为87ng/ml，而可待因重复给药60mg，每日4次，常见的浓度范围是1.9~20.5ng/ml。后来的调查发现这位母亲的细胞色素P450同工酶CYPD6（此酶参与了可待因到吗啡的转化）的基因型分类为可待因的超快速代谢型。其他研究者[2]后来报道在母亲是CYP2D6超快速代谢者的母乳喂养婴儿中有严重的新生儿毒性。

FDA已经建议[3]应当告知使用可待因的授乳母亲吗啡过量的潜在风险，需要监控哺乳婴儿的毒性症状，如睡眠增加、进食或呼吸困难、或者疲惫。授乳母亲自身也可能发生过量毒性，包括过度嗜睡、意识错乱、浅呼吸和严重便秘。加拿大[4]和英国[5]卫生当局也提出相似建议。虽然如此，可待因似乎已经安全用于哺乳母亲多年，并且有几个当局，包括 American Academy of Pediatrics[6]和 BNF 59，他们认为通常情况下可待因与哺乳是相容的。此外，最初的病例报告中的这些结果已经到质疑，尤其是在死后血中发现对乙酰氨基酚的量太高，不应是从哺乳中得到的[7]。

1. Koren G, et al. Pharmacogenetics of morphine poisoning in a breastfed neonate of a codeine-prescribed mother. Lancet 2006; 368: 704.
2. Madadi P, et al. Pharmacogenetics of neonatal opioid toxicity following maternal use of codeine during breastfeeding: a case-control study. Clin Pharmacol Ther 2009; 85: 31–5.
3. FDA. Information for healthcare professional: use of codeine products in nursing mothers (issued 17th August, 2007). Available at: http://www.fda.gov/Drugs/DrugSafety/PostmarketDrugSafetyInformationforPatientsandProviders/ucm124889 (accessed 02/08/10)
4. Health Canada/Janssen-Ortho. Important safety information about use of ᴺTylenol* with codeine NO 2,3,4 and elixir in nursing mothers and ultra-rapid metabolizers of codeine (issued 6th October, 2008). Available at: http://www.hc-sc.gc.ca/dhp-mps/alt_formats/hpfb-dgpsa/pdf/medeff/tylenol_codeine_hpc-cps-eng.pdf (accessed 01/02/10)
5. MHRA/CHM. Codeine: very rare risk of side-effects in breastfed babies. Drug Safety Update 2007; 1 (4): 3. Available at: http://www.mhra.gov.uk/home/idcplg?IdcService=GET_FILE&dDocName=CON2032917&RevisionSelectionMethod=LatestReleased (accessed 26/06/08)
6. American Academy of Pediatrics. The transfer of drugs and other chemicals into human milk. Pediatrics 2001; 108: 776–89.

[Retired May 2010] Correction. ibid.; 1029. Also available at: http://aappolicy.aappublications.org/cgi/content/full/pediatrics%3b108/3/776 (accessed 26/06/08)
7. Bateman DN, et al. Codeine and breastfeeding. Lancet 2008; 372: 625.

儿童　见上文**过量**项下和下文**儿童用法**项下。

驾驶　单用磷酸可待因50mg和与乙醇合用在模拟驾驶测试中对驾驶技能存在有害影响[1]。

1. Linnoila M, Häkkinen S. Effects of diazepam and codeine, alone and in combination with alcohol, on simulated driving. Clin Pharmacol Ther 1974; 15: 368–73.

遗传多态性　对于1名给予中等剂量可待因的患者有生命威胁的毒性被认为是由于一种基因型使他易于通过细胞色素P450同工酶CYP2D6将该药快速代谢为吗啡，伴随药物引起的对CYP3A4介导的通常主要代谢途径的抑制以及肾功能的暂时减退[1]。一名2岁男童为解决睡眠呼吸暂停和打鼾问题，遗传术后使用可待因发生死亡，遗传多态性也被考虑为促成的原因。其他促成因素包括死后发现有支气管肺炎的证据。此基因型对哺乳母亲影响的报告见上文**哺乳**项下。

1. Gasche Y, et al. Codeine intoxication associated with ultrarapid CYP2D6 metabolism. N Engl J Med 2004; 351: 2827–31. Correction. ibid. 2005; 352: 638.
2. Ciszkowski C, et al. Codeine, ultrarapid-metabolism genotype, and postoperative death. N Engl J Med 2009; 361: 827–8.

妊娠　见上文**依赖性和戒断症状**项下**新生儿戒断综合征**。

肾损伤　可待因及其代谢产物的肾清除率在常规血液透析治疗的末期肾病患者中显著降低。一名老年患者在每日4次口服可待因30mg 7天后，发生强直-阵挛发作，可待因停用并开始使用纳洛酮后没有再次发生强直-阵挛发作[1]。对于有肾损伤的患者，应当根据肾功能减少可待因的用药剂量，但是文献中没有给出特别的推荐剂量。

1. Kuo S-C, et al. Probable codeine phosphate-induced seizures. Ann Pharmacother 2004; 38: 1848–51.

药物相互作用

与阿片类镇痛药有关的药物相互作用，见第98页。

奎尼丁　关于奎尼丁能抑制可待因的镇痛作用，见下文**药动学**中的**代谢**项下。

药动学

可待因及其盐从胃肠道吸收。磷酸可待因的直肠吸收已有报道。摄入磷酸可待因在约1h时产生峰值血浆可待因浓度。可待因通过 O-脱甲基和 N-脱甲基作用在肝中代谢为吗啡、去甲可待因和其他代谢产物，包括去甲吗啡和氢可酮。代谢为吗啡是通过具有遗传多态性的细胞色素P450同工酶CYP2D6介导的。可待因及其代谢产物几乎完全通过肾排泄，主要以与葡糖苷酸形成的共轭物的形式。

据报道，在单剂量口服或肌内注射后血浆半衰期为3~4h。

可待因可通过胎盘，并可分布到乳汁。

1. Guay DR, et al. Pharmacokinetics of codeine after single- and multiple-oral-dose administration to normal volunteers. J Clin Pharmacol 1987; 27: 983–7.
2. Persson K, et al. The postoperative pharmacokinetics of codeine. Eur J Clin Pharmacol 1992; 42: 663–6.
3. Lafolie P, et al. Urine and plasma pharmacokinetics of codeine in healthy volunteers: implications for drugs-of-abuse testing. J Anal Toxicol 1996; 20: 541–6.
4. Kim I, et al. Plasma and oral fluid pharmacokinetics and pharmacodynamics after oral codeine administration. Clin Chem 2002; 48: 1486–96.

用法　在一项比较研究中[1]，可待因口服与肌内镇痛相对活性比值是6∶10。与吗啡相比，这个比值是高的，归因于对快速首关代谢的保护作用，而不是口服给药后更有效的吸收。一项在儿童中进行的对比研究[2]中，可卡因栓剂的吸收率与肌内注射相似；但血浆峰值没有直肠给药高。

1. Beaver WT, et al. Analgesic studies of codeine and oxycodone in patients with cancer I: comparisons of oral with intramuscular codeine and of oral with intramuscular oxycodone. J Pharmacol Exp Ther 1978; 207: 92–100.
2. McEwan A, et al. A comparison of rectal and intramuscular codeine phosphate in children following neurosurgery. Paediatr Anaesth 2000; 10: 189–93.

代谢　可待因的镇痛作用可能部分由于它的代谢产物吗啡，并且已有建议，在可待因代谢作用弱[1~4]或也正使用减少可待因代谢的药物如奎尼丁的患者中，它的有效

性可能减弱[1]。然而，不能通过可待因去甲基化产生可检测的吗啡血浆浓度的患者可得到与能检测血浆吗啡浓度的患者相似的镇痛作用[5]。一项包括6~10个月婴儿的研究[6]表明，虽然与更大些的儿童相比，吗啡的葡萄糖苷酸化似乎是减少的，但在6个月时儿童能够使可待因脱甲基成为吗啡。

关于由于可待因代谢变化产生严重毒性的报道见上文**遗传多态性**。

1. Desmeules J, et al. Impact of environmental and genetic factors on codeine analgesia. Eur J Clin Pharmacol 1991; 41: 23–6.
2. Chen ZR, et al. Disposition and metabolism of codeine after single and chronic doses in one poor and seven extensive metabolisers. Br J Clin Pharmacol 1991; 31: 381–90.
3. Sindrup SH, et al. Codeine increases pain thresholds to copper vapor laser stimuli in extensive but not poor metabolizers of sparteine. Clin Pharmacol Ther 1991; 49: 686–93.
4. Williams DG, et al. Pharmacogenetics of codeine metabolism in an urban population of children and its implications for analgesic reliability. Br J Anaesth 2002; 89: 839–45.
5. Quiding H, et al. Analgesic effect and plasma concentrations of codeine and morphine after two dose levels of codeine following oral surgery. Eur J Clin Pharmacol 1993; 44: 319–23.
6. Quiding H, et al. Infants and young children metabolise codeine to morphine: a study after single and repeated rectal administration. Br J Clin Pharmacol 1992; 33: 45–9.

用途和用法

可待因是菲类衍生物，是从阿片中或通过吗啡的甲基化作用制成的阿片类镇痛药（第98页）。作为镇痛药它不及吗啡有效并有相对缓和的镇静作用。

可待因或盐，尤其是磷酸盐，以咳嗽糖浆的形式口服给药用于咳嗽的缓解，片剂用于轻度至中度疼痛的缓解，通常与一种非阿片类镇痛药如阿司匹林、布洛芬或对乙酰氨基酚联用。磷酸盐也通过肌内或皮下注射给药，剂量与口服给药相似，用于疼痛的缓解，也已使用静脉及直肠途径。

对于**疼痛**的缓解，磷酸可待因可以每 4h 30~60mg 的剂量至通常的每日 240mg 的最大剂量给药。

为缓和**干咳**，磷酸可待因可以 15~30mg 的剂量给药，每日 3~4 次。

磷酸可待因也可以片剂或混合物形式以 15~60mg 剂量每日给药 3 次或 4 次，用于缓解**急性腹泻**的症状。

儿童剂量，详见下文。

其他使用的可待因盐包括盐酸盐、硫酸盐、樟脑磺酸盐和氢溴化物。Codeine polistirex（为可待因和磺化二乙烯苯-乙烯苯共聚物）以缓释制剂使用。

儿童用法　在疼痛治疗中，可待因注册药品信息通常限制用于那些年龄超过1岁的患者，但是有些人认为可待因在新生儿和儿童中是一种有效的镇痛药[1]，在英国，BNFC 2009 建议新生儿和年龄至12岁的儿童每4~6h 给予 0.5~1mg/kg 磷酸可待因用于轻度至重度疼痛，直至达到常用成人每日 240mg 的最大给药剂量，可通过口服、直肠、皮下或肌内注射剂量给药。英国急诊杂志儿童镇痛指南[2]推荐，口服可待因作为一种替代药物或双氯芬酸的辅助药物用于中度疼痛，如小面积烧伤或烫伤，指尖损伤，前臂、肘或踝关节骨折或阑尾炎。口服或肌内注射单剂量磷酸可待因 1mg/kg 在新生儿中出现呼吸抑制的危险性相对较小，但是多次剂量时已出现呼吸抑制，应者应密切观察[3]。静脉给予可待因后，在婴儿和儿童的不良反应的病例报道如血管舒张、严重低血压和呼吸暂停先排除了这种途径在所有年龄的儿童中使用[3]。

抗蠕动药如可待因不应在有急性腹泻的婴儿和幼童中使用[4,5]。

BNFC 2009 建议含可待因或相似阿片类药物的镇咳药通常不推荐给儿童，且在那些年龄小于6岁的患者中应当避免使用。然而，磷酸可待因批准用于缓解干咳。BNF 59 建议年龄2~5岁的儿童可每次给药 3mg，每日3次或4次，5~12岁儿童可每次给药 7.5~15mg，每日3次或4次。对于以上所有适应证，12岁及以上的儿童和青少年可给予成人剂量磷酸可待因（见上文）。

1. Lloyd-Thomas AR. Pain management in paediatric patients. Br J Anaesth 1990; 64: 85–104.
2. The College of Emergency Medicine. Clinical Effectiveness Committee guideline for the management of pain in children (May 2010). Available at: http://secure.collemergencymed.ac.uk/asp/document.asp?ID=4682 (accessed 30/06/10)
3. Marsh DF, et al. Opioid systems and the newborn. Br J Anaesth 1997; 79: 787–95.
4. Anonymous. Drugs in the management of acute diarrhoea in infants and young children. Bull WHO 1989; 67: 94–6.
5. Cimolai N, Carter JE. Antimotility agents for paediatric use. Lancet 1990; 336: 154.

在肾损伤中的用法　见上文**注意事项**项下。

咳嗽　用于急性咳嗽的 OTC 制剂的系统性综述[1]的结论是：在成人或儿童咳嗽症状的减轻方面，可待因没有比安慰剂显得更有效，虽然在这些研究中患者的数量小。

也见上文儿童用法。

1. Smith SM, *et al.* Over-the-counter medications for acute cough in children and adults in ambulatory settings. Available in The Cochrane Database of Systematic Reviews; Issue 1. Chichester: John Wiley; 2008 (accessed 26/06/08).

疼痛　将对乙酰氨基酚-可待因制剂与单独的对乙酰氨基酚相比较的系统性综述[1,2]得到的结论是：在单剂量研究中，对乙酰氨基酚添加可待因因产生比较小但在统计学上有显著增加的镇痛作用，然而，这种复方制剂的不良反应发生率有所增加。另一篇中度至重度术后疼痛中镇痛药使用的系统性综述[3]发现，与安慰剂对照组相比，单次单独口服磷酸可待因提供低水平临床有效的疼痛缓解，使用其他常用的镇痛药，如 NSAIDs 和对乙酰氨基酚，单独或与可待因组成的联合制剂给药可见更有效的疼痛缓解。

1. de Craen AJM, *et al.* Analgesic efficacy and safety of paracetamol-codeine combinations versus paracetamol alone: a systematic review. *BMJ* 1996; **313**: 321–5.
2. Toms L, *et al.* Single dose oral paracetamol (acetaminophen) with codeine for postoperative pain in adults. Available in The Cochrane Database of Systematic Reviews; Issue 1. Chichester: John Wiley; 2009 (accessed 02/11/09).
3. Derry S, *et al.* Single dose oral codeine, as a single agent, for acute postoperative pain in adults. Available in The Cochrane Database of Systematic Reviews; Issue 4. Chichester: John Wiley; 2010 (accessed 30/06/10).

制剂

BP 2010: Co-codamol Capsules; Co-codamol Tablets; Co-codaprin Tablets; Codeine Linctus; Codeine Phosphate Injection; Codeine Phosphate Oral Solution; Codeine Phosphate Tablets; Dispersible Co-codaprin Tablets; Effervescent Co-codamol Tablets; Paediatric Codeine Linctus; Paracetamol, Codeine Phosphate and Caffeine Capsules; Paracetamol, Codeine Phosphate and Caffeine Tablets;
USP 33: Acetaminophen and Codeine Phosphate Capsules; Acetaminophen and Codeine Phosphate Oral Solution; Acetaminophen and Codeine Phosphate Oral Suspension; Acetaminophen and Codeine Phosphate Tablets; Aspirin and Codeine Phosphate Tablets; Bromodiphenhydramine Hydrochloride and Codeine Phosphate Oral Solution; Butalbital, Aspirin, Caffeine, and Codeine Phosphate Capsules; Carisoprodol, Aspirin, and Codeine Phosphate Tablets; Codeine Phosphate Injection; Codeine Phosphate Tablets; Codeine Sulfate Tablets; Guaifenesin and Codeine Phosphate Syrup; Terpin Hydrate and Codeine Elixir.

专利制剂

Austral.: Actacode; *Austria:* Codipertussin; Codipront Mono; Coditard†; Makatussin-Hustentropfen†; Tricodein; *Belg.:* Bromophar; Broncho-pectoralis Codeine; Bronchodine; Bronchosedal; Eulyptan†; Glocedat; Glottyl; Toux-San Codeine; *Canad.:* Codeine Contin; *Fr.:* Codedril†; Codenfan; Neo-Codion; Paderyl; *Ger.:* Antitussivum Burger†; Bronchicum Mono Codein; codi OPT; Codicaps mono; Codicaps Neo; Codicompren; Codipertussin; Codipront Mono†; Makatussin Codein; Optipect Kodein; Tryasol†; Tussoret; *Ger.:* Codipront N; *Hong Kong:* Cough-C; *India:* Codifos; *Irl.:* Codant; Codinex; *Israel:* Codical; Rekod; *Neth.:* Bronchicum Extra Sterk; *Philipp.:* Codipront N; *Port.:* Toseina; *Rus.:* Neo-Codion (Нео-Кодион)†; *Spain:* Bisoltus; Codeisan; Codulin†; Fludan Codeina; Histaverin; Notusin; Perduretas Codeina; Toseina; *Switz.:* Iropect nouvelle formule; Makatussin nouvelle formule; Tricodein†; *UK:* Bepro; Galcodine; *Venez.:* Codipront Mono.

Croton Oil 巴豆油

Aceite de croton; Aceite de crotón; Oleum Crotonis; Oleum Tiglii.
Кротоновое Масло
CAS — 8001-28-3.
UNII — WK97EQG57S.
Pharmacopoeias. *Chin.* includes fruits of *Croton tiglium.*

简介

巴豆油是巴豆（大戟科）种子中的油。表面上，它是一种强效的反刺激剂和发泡剂。巴豆油与酚用于美容化学脱皮。
巴豆油有强烈的催泻作用，不应作为缓泻药使用。巴豆油含有致癌的佛波酯。

顺势疗法　巴豆油已经以下述名称用于顺势疗法药物中：Croton tiglium；Crot. tig.

1. Bensimon RH. Croton oil peels. *Aesthet Surg J* 2008; **28**: 33–45. Correction. *ibid.*; 221.

制剂

顺势疗法制剂　*Canad.:* Homeo-Form CO; Hylands Formula PI.

Devil's Claw Root 魔爪根

Djävulsklorot; Harpagofytový kořen; Harpagonjuuri; Harpagophyti radix; Harpagophyton; Harpagophyton, racine d'; Harpagophytum; Inkaruočių šaknys; Ördögcsáklya gyökér; Raíz de harpagofito; Teufelskrallenwurzel.
Гарпагофитум; Дьявольский Коготь
CAS — 19210-12-9 (harpagoside).
ATC Herb — HM01AW5009 (Harpagophytum procumbens: root).
UNII — 1OYM338E89.

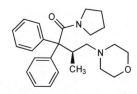

(harpagoside)

Pharmacopoeias. In *Eur.* (see p.vii), which also includes the dry extract.
Ph. Eur. 6.8 (Devil's Claw Root; Devil's Claw BP 2010) 切断的干燥有块茎的钩果草（*Harpagophytum Procumbens*）和（或）*H. Zeyheri* 的次生根。灰褐色至暗褐色，有苦味。以干燥剂计算，含有至少 1.2% 的钩果草苷（$C_{24}H_{30}O_{11}$ = 494.5）。避光。

简介

魔爪根在草药方中用于肌肉骨骼和关节疾病。它的活性部分归因于植物中含有的环烯醚萜类，尤其是玄参苷成分。

疼痛　含有魔爪根的制剂已经试用并在治疗肌肉骨骼疾病上取得一些成功，如腰背痛和骨关节炎。有一些每日口服剂量为 50～100mg 规格的玄参苷后有效的证据，但是这些研究的报告质量通常较差，它在治疗中的地位还没有确立[1,2]。由英国 Arthritis Research Campaign 提供的一项以证据为基础的报告作出结论[3]：尽管魔爪根对骨关节炎可能是有效的，但是仍然需要考虑不良反应。严重但并不常见的不良反应已有报道，如心律失常和出血。

1. Gagnier JJ, *et al.* Harpgophytum [sic] procumbens for osteothritis and low back pain: a systematic review. *BMC Complement Altern Med* 2004; **4**: 13.
2. Gagnier JJ, *et al.* Herbal medicine for low back pain. Available in The Cochrane Database of Systematic Reviews; Issue 2. Chichester: John Wiley; 2006 (accessed 05/10/06).
3. Arthritis Research Campaign. Complementary and alternative medicines for the treatment of rheumatoid arthritis, osteoarthritis and fibromyalgia (issued February 2009). Available at: http://www.arthritisresearchuk.org/pdf/Complementary%20and%20alternative%20medicines_11012010154331.pdf (accessed 28/07/10)

制剂

专利制剂

Braz.: Garra do Diabo; Tenitrat; *Fr.:* Artrophytum; Elusanes Harpagesic; Harpadol; Harpagocid†; *Ger.:* Ajuta†; Allya†; Arthrosetten H†; Arthrotabs; Bomarthros; Cefatec; Dolo-Arthrodynat†; Dolo-Arthrosetten H; Dolotelfin; flexi-loges; Harpagoforte; HarpagoMega†; Harpagosan†; Jucurba; Mata†; Pargo†; Pascoe-Agil; Rheuferm Phyto†; Rheuma-Sern; Rivoltan; Sogoon; Teltonal; Teufelskralle; *Hung.:* Sanhelios Teufelskralle; *Pol.:* Reumaphyt; *Spain:* Fitokey Harpagophytum†; Harpagofito Orto; *Switz.:* HarpagoMed; Sanaflex; *UK:* Atrosan; DiaBackpain; DiaHarp; Flexiherb; Harpadol; HarpagoCaps.

多组分制剂

Austral.: Arthri Plus†; Arthriforte†; Arthritic Pain Herbal Formula 1†; Boswellia Compound; Devils Claw Plus†; Extralife Arthri-Care†; Guaiacum Complex†; Herbal Arthritis Formula†; Lifesystem Herbal Formula 1 Arthritic Aid†; Prost-1†; *Belg.:* Algi-Cool; *Cz.:* Antirevmaticky Caj†; *Fr.:* Arkophytum; Geldolor; OM3flex; *Ger.:* Dr Wiemanns Rheumatonikum; *Ital.:* Bodyguard; Cartago; Flodolor; Nevril; Pik Gel; Proctocella Complex; Reumafort; Reumilase; Reumilase Plus; *Malaysia:* Celery Plus†; *Mex.:* Rodan; *Pol.:* Reumaherb; *Spain:* Dolosul†; Natusor Harpagosinol†; *Switz.:* A Vogel comprimes en cas de rhumatisme.

顺势疗法制剂

Austral.: Arthritis Relief†; *Austria:* Globuli gegen Gelenkschmerzen; *Ger.:* Agnesin†; Allya†; Bomarthros Harpagophytum Complex; Pascoe-Agil HOM; Rheuma-Hevert.

Dexibuprofen (*BAN*, *USAN*, *rINN*) 右布洛芬

Deksibuprofeeni; Dexibuprofène; Dexibuprofeno; Dexibuprofenum; S-(+)-Ibuprofen.
Дексибупрофен
CAS — 51146-56-6.
ATC — M01AE14.
ATC Vet — QM01AE14.
UNII — 671DKG7P5S.

简介

右布洛芬是布洛芬（第62页）的 S（+）-对映异构体，与之类似用于如痛经、头痛、术后疼痛、牙痛、扭伤和软组织风湿病等情况下轻度至中度疼痛和炎症的治疗。也用于肌肉骨骼和关节疾病如强直性脊柱炎、骨关节炎和类风湿关节炎。它可以作为解热药用于解热。
常用口服剂量为每日 600～900mg，最多分 3 次，根据反应调整剂量，直至常用每日 1.2g 的最大剂量。老年患者应当以剂量范围的低限开始，随后根据耐受性增加剂量。在有肝肾损伤的患者中也建议降低剂量，见下文。
儿童用药，见下文。

1. Phleps W. Overview on clinical data of dexibuprofen. *Clin Rheumatol* 2001; **20** (suppl 1): S15–S21.
2. Mayrhofer F. Efficacy and long-term safety of dexibuprofen [S(+)-ibuprofen]: a short-term efficacy study in patients with osteoarthritis of the hip and a 1-year tolerability study in patients with rheumatic disorders. *Clin Rheumatol* 2001; **20** (suppl 1): S22–S29.
3. Hawel R, *et al.* Comparison of the efficacy and tolerability of dexibuprofen and celecoxib in the treatment of osteoarthritis of the hip. *Int J Clin Pharmacol Ther* 2003; **41**: 153–64.
4. Moore RA, *et al.* Single dose oral dexibuprofen [S(+)-ibuprofen] for acute postoperative pain in adults. Available in The Cochrane Database of Systematic Reviews; Issue 3. Chichester: John Wiley; 2009 (accessed 08/09/09).

儿童用法　尽管在英国右布洛芬不被批准用于 18 岁以下儿童，但一些国家允许这种用法。例如，在瑞士，右布洛芬已经用于年龄在 6 岁及以上的儿童，常用口服剂量是每日 10～15mg/kg，分 2～4 次给药。一种制剂的注册药品信息建议对于体重小于 30kg 的患儿最大给药剂量为每日 300mg。
在 6 个月至 14 岁儿童中进行的多中心随机研究[1]发现 5mg/kg 或 7mg/kg 右布洛芬单次给药与 10mg/kg 布洛芬一样可有效退热。

1. Yoon JS, *et al.* The effects and safety of dexibuprofen compared with ibuprofen in febrile children caused by upper respiratory tract infection. *Br J Clin Pharmacol* 2008; **66**: 854–60.

在肝损伤和肾损伤中的用法　英国注册药品信息指定，在轻度至中度肝损伤或肾损伤患者中，右布洛芬的起始剂量应当降低，不应在那些有重度损伤的患者中使用。

药动学　关于 R-(−)-布洛芬至右布洛芬代谢的叙述见第63页。

1. Eller N, *et al.* Pharmacokinetics of dexibuprofen administered as 200 mg and 400 mg film-coated tablets in healthy volunteers. *Int J Clin Pharmacol Ther* 1998; **36**: 414–17.

制剂

专利制剂

Arg.: Cefalex VL; Dolomint†; *Austria:* Actifen†; Eu-Med Neu; Monactil†; Movonet; Seractil; *Chile:* Dexelle; *Cz.:* Seractil; *Denm.:* Seractiv; *Fin.:* Dexit†; *Ger.:* Deltaran; Dolomagon; *Gr.:* Seractil; *Hung.:* Seractil; *India:* Sibet; *Ital.:* Seractil; *Neth.:* Seractil; *Norw.:* Seractiv; *Pol.:* Dexprofen† Seractil; *Port.:* Seractil; *Spain:* Atriscal; Seractil; *Swed.:* Tradil; *Switz.:* Dex-Optifen; Seractil; *Turk.:* Tradil; *UK:* Seractil.

Dextromoramide (*BAN, pINN*) ⊗右吗拉胺

Dekstromoramidi; Dextrodiphenopyrine; Dextromoramid; Dextromoramida; Dextromoramidum; *d*-Moramid; Pyrrolamidol. (+)-1-(3-Methyl-4-morpholino-2,2-diphenylbutyryl)pyrrolidine.
Декстроморамид
$C_{25}H_{32}N_2O_2 = 392.5.$
CAS — 357-56-2.
ATC — N02AC01.
ATC Vet — QN02AC01.
UNII — 9S4S6CIY83.

俗名　下列术语已被用作各种形式右吗拉胺的"俗名"（第vii页）和俚语：Palf。

Dextromoramide Tartrate (*BANM*, *pINNM*) ⊗酒石酸右吗拉胺

Bitartrate de Dextromoramide; Dekstromoramiditartraatti; Dekstromoramido tartratas; Dextromoramide Acid Tartrate; Dextromoramide Hydrogen Tartrate; Dextromoramide, tartrate de; Dextromoramidi tartras; Dextromoramid-tartrate; Dextromoramidtartrat; Tartrato de dextromoramida.

Декстроморамида Тартрат

$C_{25}H_{32}N_2O_2,C_4H_6O_6 = 542.6$.

CAS — 2922-44-3.

UNII — J778U505W5.

Pharmacopoeias. In *Eur.* (see p.vii).

Ph. Eur. 6.8 (Dextromoramide Tartrate)　白色或类白色结晶性或无定形粉末。溶于水；略溶于乙醇。1% 水溶液的 pH 值为 3.0～4.0。

简介

右吗拉胺是与美沙酮（第79页）结构相关的阿片类镇痛药（第96页）。虽然由于增加新生儿抑郁的危险不推荐它在产科镇痛中使用，但它已经用于治疗重度疼痛。右吗拉胺易于滥用。

右吗拉胺已经以酒石酸盐口服给药。也已经以栓剂直肠给药及通过皮下或肌内注射给药。

制剂

BP 2010: Dextromoramide Tablets.

专利制剂

Irl.: Palfium†; ***Neth.:*** Palface; Palfium.

Dextropropoxyphene (*BAN*, *pINN*) 右丙氧芬

Dekstropropoksifeeni; Dextropropoxifen; Dextropropoxifeno; Dextropropoxyphène; Dextropropoxyphenum; Propoxyphene. (+)-(1S,2R)-1-Benzyl-3-dimethylamino-2-methyl-1-phenylpropyl propionate.

Декстропропоксифен

$C_{22}H_{29}NO_2 = 339.5$.

CAS — 469-62-5.

ATC — N02AC04.

ATC Vet — QN02AC04.

UNII — S2F83W92TK.

俗名　下列术语已被用作各种形式右丙氧芬的"俗名"（第vii页）或俚语：Dummies。

Dextropropoxyphene Hydrochloride (*BANM*, *pINNM*) 盐酸右丙氧芬

Dekstropropoksifeenihydrokloridi; Dekstropropoksifeno hidrochloridas; Dextropropoxifén-hidroklorid; Dextropropoxyfenhydroklorid; Dextropropoxyfen-hydrochlorid; Dextropropoxyphène, chlorhydrate de; Dextropropoxypheni hydrochloridum; Hidrocloruro de dextropropoxifeno; Propoxyphene Hydrochloride (*USAN*).

Декстропропоксифена Гидрохлорид

$C_{22}H_{29}NO_2,HCl = 375.9$.

CAS — 1639-60-7.

UNII — CB2TL9PS0T.

注：盐酸右丙氧芬的复方制剂可以下述名称表示。

• Co-proxamol (*BAN*) ——盐酸右丙氧芬 1 份和对乙酰氨基酚 10 份（质量分数）。

Pharmacopoeias. In *Eur.* (see p.vii) and *US.*

Ph. Eur. 6.8 (Dextropropoxyphene Hydrochloride) 白色或类白色结晶性粉末。极易溶于水；易溶于乙醇。避光。

USP 33 (Propoxyphene Hydrochloride) 白色无臭结晶性粉末。易溶于水；溶于乙醇、丙酮和氯仿；几乎不溶于乙醚和苯酚。贮藏于密闭容器中。

Dextropropoxyphene Napsilate (*BANM*, *pINNM*) 萘磺酸右丙氧芬

Dextropropoxyphène, Napsilate de; Dextropropoxyphene Napsylate; Dextropropoxypheni Napsilas; Napsilato de dextropropoxifeno; Dextropropoxyphene Napsylate (*USAN*). Dextropropoxyphene naphthalene-2-sulphonate monohydrate.

Декстропропоксифена Напсилат

$C_{22}H_{29}NO_2,C_{10}H_8O_3S,H_2O = 565.7$.

CAS — 17140-78-2 (anhydrous dextropropoxyphene napsilate); 26570-10-5 (dextropropoxyphene napsilate monohydrate).

UNII — 38M219LIOJ.

注：萘磺酸右丙氧芬的复方制剂可以下述名称表示。

• Co-proxAPAP (*PEN*) ——萘磺酸右丙氧芬和对乙酰氨基酚。

Pharmacopoeias. In *Br.* and *US.*

BP 2010 (Dextropropoxyphene Napsilate)　无臭或几乎无臭白色粉末。呈多态性。几乎不溶于水；溶于乙醇；易溶于氯仿。

USP 33 (Propoxyphene Napsylate)　基本上无臭的白色粉末。极微溶于水；溶于乙醇（1：15）、氯仿（1：10）；溶于丙酮和甲醇。贮藏于密闭容器中。

依赖性和戒断症状

参见第96页阿片类镇痛药。右丙氧芬容易被滥用（见下文**注意事项**项下）。

右丙氧芬依赖性及其处置的报道如下。

1. Wall R, *et al.* Addiction to Distalgesic (dextropropoxyphene). *BMJ* 1980; **280:** 1213–14.
2. D'Abadie NB, Lenton JD. Propoxyphene dependence: problems in management. *South Med J* 1984; **77:** 299–301.

不良反应

参见第97页阿片类镇痛药。在推荐剂量下，右丙氧芬的不良反应显著低于吗啡。胃肠道作用、眩晕和困倦是最常见的。肝损伤（表现为肝功能检验异常）以及更罕见的可逆性黄疸均有报道。

大量来自右丙氧芬的意外或故意过量用药的致死性事故数令人烦扰。许多报道强调随后发生死亡的迅速程度，过量用药 1h 内死亡是常见的，可能在 15min 内出现。过量用药通常并发于使用其他 CNS 抑制剂如乙醇以及混合制剂如右丙氧芬和对乙酰氨基酚或阿司匹林的患者中。

过量用药的症状大体上与阿片类药物中毒相似，但是另外患者可能经历精神病的反应。也可能有心脏传导异常和心律失常。

右丙氧芬注射有疼痛，当以这种途径滥用右丙氧芬时，对软组织和静脉有破坏性影响。

肛门直肠反应伴随在含右丙氧芬栓剂的延长使用后，该反应显示出剂量依赖性。

对血液的影响　1 名老年妇女[1]有 12 年溶血史，后来发生显著溶血性贫血，与长期地、周期性和偶然过度地摄入 co-proxamol 有关。

1. Fulton JD, McGonigal G. Steroid responsive haemolytic anaemia due to dextropropoxyphene paracetamol combination. *J R Soc Med* 1989; **82:** 228.

对耳的影响　1 份与长期滥用 co-proxamol 相关的完全神经性耳聋的报道被呈报给英国 CSM[1]。CSM 已经接到 2 份归因于 co-proxamol 滥用的永久性听力丧失的其他报告。在 2 名使用常规剂量的患者中也有短暂听力丧失的报告，7 份进一步的报告描述了耳鸣。

1. Ramsay BC. Complete nerve deafness after abuse of co-proxamol. *Lancet* 1991; **338:** 446–7.

对肝脏的影响　单独使用右丙氧芬的患者中偶有黄疸的报道，但是 49 例 1985 年[1]报告给英国 CSM 的右丙氧芬可疑肝脏反应中许多都涉及右丙氧芬与对乙酰氨基酚的联合使用，临床特点包括抑郁、黄疸、血清转氨酶升高、有时发热，然而，这些通常都是右丙氧芬单独的特性。3 名患者的类似胆病的复发黄疸归因于 co-proxamol 的右丙氧芬组分[2]，而 11 名长期以 co-proxamol 镇痛的患者没有出现肝功能的异常[3]。另一个 9 个病例的报道也发现，右丙氧芬肝毒性作用类似大胆管梗阻的症状，认为该毒性可能被误诊[4]。更近的一个综述[5]得出结论：右丙氧芬肝毒性相似胆管病，有时症状轻或没有症状。

1. CSM. Hepatotoxicity with dextropropoxyphene. *Current Problems 17* 1986.
2. Bassendine MF, *et al.* Dextropropoxyphene induced hepatotoxicity mimicking biliary tract disease. *Gut* 1986; **27:** 444–9.
3. Hutchinson DR, *et al.* Liver function in patients on long-term paracetamol (co-proxamol) analgesia. *J Pharm Pharmacol* 1986; **38:** 242–3.
4. Rosenberg WMC, *et al.* Dextropropoxyphene induced hepatotoxicity: a report of nine cases. *J Hepatol* 1993; **19:** 470–4.
5. Bergeron L, *et al.* Dextropropoxyphène et atteintes hépatiques: à propos de 4 cas et revue de littérature. *Therapie* 2002; **57:** 464–72.

对肺的影响　过敏性肺炎和皮疹在 1 名使用 co-proxamol 的患者中有报道[1]。当患者随后单独给予对乙酰氨基酚时没有出现这种反应。

1. Matusiewicz SP, *et al.* Hypersensitivity pneumonitis associated with co-proxamol (paracetamol + dextropropoxyphene) therapy. *Postgrad Med J* 1999; **75:** 475–6.

低血糖　右丙氧芬的低血糖作用偶有报道[1~6]。

1. Wiederholt IC, *et al.* Recurrent episodes of hypoglycemia induced by propoxyphene. *Neurology* 1967; **17:** 703–4.
2. Almirall J, *et al.* Propoxyphene-induced hypoglycemia in a patient with chronic renal failure. *Nephron* 1989; **53:** 273–5.
3. Laurent M, *et al.* Hypoglycémie sous dextropropoxyphène chez des grands vieillards: 7 cas. *Presse Med* 1991; **20:** 1628.
4. Lowenstein W, *et al.* Hypoglycémie au dextropropoxyphène: une urgence chez le toxicomane. *Presse Med* 1993; **22:** 133.
5. Santos Gil I, *et al.* Hipoglucemia secundaria a ingestión de dextropropoxifeno en un paciente adicto a drogas. *Med Clin (Barc)* 1998; **110:** 475–6.
6. Shah P, *et al.* Propoxyphene-induced hypoglycemia in renal failure. *Endocr Pract* 2006; **12:** 170–3.

过量　有几篇右丙氧芬急性自身性中毒的综述或回顾性研究[1~4]。在一个右丙氧芬安全性和有效性的专题讨论会中[5]，许多参会者认为，右丙氧芬过量用药的问题通常与对乙酰氨基酚、有时与乙醇相关。深度的甚至是致死性的 CNS 抑制可作为右丙氧芬成分的造成的结果而快速发生，许多病例于 1h 内出现死亡[6]，认为少至 15～20 片 co-proxamol 都可能是致命的[7,8]。在英国和威尔士，在 1997～1999 年自杀消息的药物的分析显示，过量使用 co-proxamol 后濒死的概率是三环类抗抑郁药过量用药的 2.3 倍，比对乙酰氨基酚高 28.1 倍[9]。在英国，3 个区域中 2000～2001 年间的另一个对中毒的自杀分析鉴定出 123 例是使用致命的过量 co-proxamol[10]，那些饮酒的通常比那些不饮酒的使用更少的 co-proxamol 药片，强调联合增加了毒性。苏格兰 2000 年至 2002 年处方的联合镇痛制剂过量分析发现与 co-dydramol 或 co-codamol 相比，co-proxamol 过量用药可能产生的致命性高 10 倍[11]。在美国[12]，右丙氧芬相关的死亡在 1977 年达到高峰，随后以一定比例下降，这个比例与处方的减少不相符。不清楚代谢产物去甲右丙氧芬在致死性事件中是否发挥重要作用[12]。然而，去甲右丙氧芬，与右丙氧芬相似，被认为有局部麻醉作用，并且右丙氧芬的膜稳定性作为一个重要因素与其严重的心脏抑制作用有关[13]。

2005 年 1 月，英国 CSM 发现，co-proxamol 过量用药的毒性危险是不能接受的[14]，因此，co-proxamol 已经逐步从英国市场撤出。大约在那个时间段左右，右丙氧芬和对乙酰氨基酚固定剂量复合剂也在其他几个国家撤出，包括瑞典和瑞士。最近，2009 年 6 月，EMEA[15]建议所有含有右丙氧芬的制剂在全欧洲撤出，包括单方和复方，右丙氧芬的益处并不胜于它的风险，尤其是过量致死的风险。2009 年 10 月，药品注册持有者要求的一项再分析支持 EMEA 最初对于右丙氧芬非注射制剂的建议[16]。对于注射制剂，尽管由于在医院有监控的使用，过量用药的安全性可能缺少关注，但是其有效的资料缺乏。因此，EMEA 建议暂停注射制剂的注册，直到提供更进一步有效性的资料。在美国，含有右丙氧芬的制剂仍在使用，但是已采取如增强处方医师的意识等措施来减少过量用药的风险[17]。

针对英国和威尔士 1998 年至 2007 年间处方资料的分析[18]发现，尽管撤销 co-proxamol 致使如与 co-codamol、co-dydramol、可待因和对乙酰氨基酚与镇痛药的处方显著增加，由于替换为这些镇痛药或其他药物所产生的中毒死亡的增加没有统计学证据。

1. Young RJ. Dextropropoxyphene overdosage: pharmacological considerations and clinical management. *Drugs* 1983; **26:** 70–9.
2. Madsen PS, *et al.* Acute propoxyphene self-poisoning in 222 consecutive patients. *Acta Anaesthesiol Scand* 1984; **28:** 661–5.
3. Segest E. Poisoning with dextropropoxyphene in Denmark. *Hum Toxicol* 1987; **6:** 203–7.
4. Jonasson U, *et al.* Correlation between prescription of various dextropropoxyphene preparations and their involvement in fatal poisonings. *Forensic Sci Int* 1999; **103:** 125–32.
5. Bowen D, *et al.* (ed). Distalgesic; safety and efficacy. *Hum Toxicol* 1984; **3** (suppl): 1S–238S.
6. Proudfoot AT. Clinical features and management of Distalgesic overdose. *Hum Toxicol* 1984; **3** (suppl): 85S–94S.
7. Whittington RM. Dextropropoxyphene deaths: coroner's report. *Hum Toxicol* 1984; **3** (suppl): 175S–185S.
8. Young RJ, Lawson AAH. Distalgesic poisoning—cause for concern. *BMJ* 1980; **280:** 1045–7.
9. Hawton K, *et al.* Co-proxamol and suicide: a study of national mortality statistics and local non-fatal self-poisonings. *BMJ* 2003; **326:** 1006–8.
10. Hawton K, *et al.* A multicentre study of coproxamol poisoning suicides based on coroners' records in England. *Br J Clin Pharmacol* 2005; **59:** 207–12.
11. Afshari R, *et al.* Co-proxamol overdose is associated with 10-fold excess mortality compared with other paracetamol combination analgesics. *Br J Clin Pharmacol* 2005; **60:** 444–7.

12. Finkle BS. Self-poisoning with dextropropoxyphene and dextropropoxyphene compounds: the USA experience. *Hum Toxicol* 1984; **3** (suppl): 115S–34S.
13. Henry JA, Cassidy SL. Membrane stabilising activity: a major cause of fatal poisoning. *Lancet* 1986; **i**: 1414–17.
14. MHRA. Withdrawal of co-proxamol products and interim updated prescribing information. Message from Professor G Duff, Chairman of CSM (issued 31st January, 2005). Available at: http://www.mhra.gov.uk/home/groups/pl-a/documents/websiteresources/con019461.pdf (accessed 28/08/08)
15. EMEA. Press release: European Medicines Agency recommends withdrawal of dextropropoxyphene-containing medicines (issued 25th June, 2009). Available at: http://www.ema.europa.eu/docs/en_GB/document_library/Press_release/2009/11/WC500010365.pdf (accessed 02/08/10)
16. EMEA. Questions and answers on the withdrawal of the marketing authorisations for medicines containing dextropropoxyphene (issued 22nd October, 2009). Available at: http://www.ema.europa.eu/docs/en_GB/document_library/Referrals_document/dextropropoxyphene_31/WC500014076.pdf (accessed 02/08/10)
17. FDA. News release: FDA takes actions on Darvon, other pain medications containing propoxyphene (issued 7th July, 2009). Available at: http://www.fda.gov/NewsEvents/Newsroom/PressAnnouncements/2009/ucm170769.htm (accessed 01/02/10)
18. Hawton K, *et al.* Effect of withdrawal of co-proxamol on prescribing and deaths from drug poisoning in England and Wales: time series analysis. Abridged version: *BMJ* 2009; **339**: 435–8. Full version: http://www.bmj.com/cgi/reprint/338/jun18_2/b2270 (accessed 02/11/09)

不良反应的处置

参见第97页阿片类镇痛药。

用纳洛酮和辅助呼吸对过量用药的快速治疗是必要的。心脏中可能下能会被纳洛酮所逆转。尽管洗胃的好处不确定，但在摄取可能的中毒量 1h 以内给予活性炭可能是有价值的；透析很少应用。

惊厥可能需要用抗惊厥药控制，要记住这可能会加剧右丙氧芬的 CNS 抑制作用（也见下文**药物相互作用**项下）。由于诱导惊厥的危险性，中枢神经兴奋药不应使用。

过量使用右丙氧芬和对乙酰氨基酚的患者也将需要治疗对乙酰氨基酚的中毒（第102页）。可能涉及右丙氧芬和阿司匹林的混合物，阿司匹林中毒的治疗在第21页中阐述。

注意事项

参见第97页阿片类镇痛药。

滥用 有右丙氧芬滥用的报道[1]，有些研究者[2]认为，右丙氧芬的即刻可用性使得它易于滥用，虽然它是相对较弱的阿片类镇痛药。然而，其他研究者[3]认为，没有右丙氧芬经常与滥用相关的证据，断言虽然有滥用的可能性，但就整体而言，以公众的观点认为这个重要性相对较低[4]。

有报道称，1 名偷偷使用右丙氧芬日剂量 1~3g 至少 12 个月的老年患者产生严重的戒断症状[5]。这名患者通过逐渐降低右丙氧芬剂量，采用超过 9 周的用药方案进行了治疗。

1. Tennant FS. Complications of propoxyphene abuse. *Arch Intern Med* 1973; **132**: 191–4.
2. Lader M. Abuse of weak opioid analgesics. *Hum Toxicol* 1984; **3** (suppl): 229S–36S.
3. Finkle BS. Self-poisoning with dextropropoxyphene and dextropropoxyphene compounds: the USA experience. *Hum Toxicol* 1984; **3** (suppl): 115S–34S.
4. Turner P. Final remarks. *Hum Toxicol* 1984; **3** (suppl): 237S–8S.
5. Hedenmalm K. A case of severe withdrawal syndrome due to dextropropoxyphene. *Ann Intern Med* 1995; **123**: 473.

哺乳 在母亲使用右丙氧芬的母乳喂养婴儿中没有发现不良反应，American Academy of Pediatrics 认为[1]右丙氧芬因此通常可在哺乳时使用。

1. American Academy of Pediatrics. The transfer of drugs and other chemicals into human milk. *Pediatrics* 2001; **108**: 776–89. [Retired May 2010] Correction. *ibid.*; 1029. Also available at: http://aappolicy.aappublications.org/cgi/content/full/pediatrics%3b108/3/776 (accessed 26/06/08)

卟啉病 右丙氧芬与卟啉病的急性发作相关，在卟啉病患者中被认为是下安全的。

药物相互作用

与阿片类镇痛药相关的药物相互作用见第98页。

利托那韦可增加右丙氧芬的血浆浓度，造成毒性的危险之可能，它们不应一起使用。

CNS 抑制药，包括乙醇，可能引起右丙氧芬的危险，也见上文**过量**。高剂量右丙氧芬的致惊厥作用可被 CNS 兴奋药所增加。

右丙氧芬与几种其他药物通过肝脏代谢的抑制相互作用。据报道受影响的药物包括抗抑郁药（参见 M37 第358页），第二氯莫素（参见 M37 第960页）、β 受体阻滞药（第282页）、卡马西平（参见 M37 第454页）、苯巴比妥（参见 M37 第471页）、苯妥英（参见 M37 第475页）和华法林（第467页）。

抗毒蕈碱药 一个奥芬那君和右丙氧芬之间的相互作用的建议已经受到质疑（参见 M37 第782页）。

药动学

右丙氧芬易从胃肠道吸收，萘磺酸盐比盐酸盐吸收更缓慢，但是两者都明显地受首关代谢的影响。摄入后 2~2.5h 出现血浆浓度峰值。它快速分布并在肝、肺和脑中富集。据报道约 80% 右丙氧芬和其代谢产物与血浆蛋白结合。右丙氧芬可通过胎盘。在乳汁中也可检测到。

右丙氧芬在肝中经 N-脱甲基成为去甲右丙氧芬（去甲丙氧酚）。它在尿中主要以代谢产物排泄。现在认识到右丙氧芬和去甲右丙氧芬有延长的消除半衰期，已有报道值分别为 6~12h 和 30~36h。右丙氧芬和其代谢产物的蓄积在反复用药时可能出现，去甲右丙氧芬可能造成过量用药时看到的毒性。

1. Pearson RM. Pharmacokinetics of propoxyphene. *Hum Toxicol* 1984; **3** (suppl): 37S–40S.

老年人 与青年对照组相比，右丙氧芬和其代谢产物去甲右丙氧芬的消除半衰期在健康老年受试者中延长[1]。多次给药后，右丙氧芬和去甲右丙氧芬半衰期的中位数在老年人中分别是 36.8h 和 41.8h，相比之下，在青年受试者中是 22.0h 和 22.1h。在这项研究[1]中，去甲右丙氧芬的半衰期和估计肌酐清除率之间有很大的相关性。

1. Flanagan RJ, *et al.* Pharmacokinetics of dextropropoxyphene and nordextropropoxyphene in young and elderly volunteers after single and multiple dextropropoxyphene dosage. *Br J Clin Pharmacol* 1989; **28**: 463–9.

肝损伤 右丙氧芬的血浆浓度在肝硬化患者中比在健康对照组中高，而去甲右丙氧芬的浓度比健康组低[1]。

1. Giacomini KM, *et al.* Propoxyphene and norpropoxyphene plasma concentrations after oral propoxyphene in cirrhotic patients with and without surgically constructed portacaval shunt. *Clin Pharmacol Ther* 1980; **28**: 417–24.

肾损伤 与健康受试者相比[1]，在"无肾"患者中右丙氧芬和去甲右丙氧芬的血浆浓度更高且更持久归因于右丙氧芬首关代谢的降低以及去甲右丙氧芬在"无肾"患者中肾排泄的降低。

1. Gibson TP, *et al.* Propoxyphene and norpropoxyphene plasma concentrations in the anephric patient. *Clin Pharmacol Ther* 1980; **27**: 665–70.

用途和用法

右丙氧芬是结构与美沙酮（第79页）相关的阿片类镇痛药（第98页）。它有轻度的镇痛活性，可以盐酸盐或萘磺酸盐口服给药用于缓解轻度至中度疼痛。与左旋异构体（左丙氧芬）不一样，右丙氧芬很少有镇咳活性。

右丙氧芬主要与其他有抗炎和解热作用的镇痛药一起使用，如阿司匹林或对乙酰氨基酚。美国批准的常用剂量是 65mg 盐酸盐或 100mg 萘磺酸盐，每 4h 给药 1 次，直至最大总日剂量分别达到 390mg 或 600mg。在英国，每日分 3 次或 4 次给予相似的剂量。

EMEA 已经建议所有含有右丙氧芬的制剂在欧洲不再使用（也见上文**过量**项下），尽管该制剂在包括美国在内的其他国家的市场上仍然保留。

疼痛 一篇右丙氧芬镇痛效果的详细的综述[1]认为，就单次口服剂量而言，右丙氧芬的推荐剂量不比对乙酰氨基酚、阿司匹林和其他 NSAIDs 常用剂量有效（可能效果更小）。然而，这种比较的效果可能在实际上由于疼痛原因而不同。

在包括右丙氧芬和其他镇痛药的复方制剂的比较研究中结果甚至更下明确[2]。co-proxamol 的有效性长久以来已经成为一个争论性的问题，尽管如此，在 30 家英国教学医院中进行的调研[3]显示，co-proxamol 是最广泛使用的含对乙酰氨基酚的镇痛药。有建议认为，co-proxamol 的普及性实际上归因于传递给新医务工作者的处方习惯，而不是关于有效性的有力证据。这个观点被其他人[4]反驳，他们认为大量的研究已经证实右丙氧芬明确的镇痛效果。然而，一个单剂量研究的系统综述不支持这种复方制剂比单独使用对乙酰氨基酚更有效而被广泛使用的任何假设[5]。这样得出结论，co-proxamol 确实是一个有效的镇痛药，但是它并不比单独使用对乙酰氨基酚有效。尽管从这个和其他系统综述中得到的证据表明，用于急性疼痛时，co-proxamol 应当被对乙酰氨基酚所代替，对慢性治疗的情况下并不是那样明确。

考虑到右丙氧芬的安全性和有效性，尤其是过量用药时的安全性，EMEA 建议所有含有右丙氧芬的制剂

在欧洲不再使用，尽管该制剂在包括美国在内的其他国家的市场上仍然存在。更详细的内容见上文**过量**项下。

1. Beaver WT. Analgesic efficacy of dextropropoxyphene and dextropropoxyphene-containing combinations: a review. *Hum Toxicol* 1984; **3** (suppl): 191S–220S.
2. Moore RA, *et al.* Single dose dextropropoxyphene, alone and with paracetamol (acetaminophen), for postoperative pain. Available in The Cochrane Database of Systematic Reviews; Issue 1. Chichester: John Wiley; 1999 (accessed 26/06/08).
3. Haigh S. 12 Years on: co-proxamol revisited. *Lancet* 1996; **347**: 1840–1. Correction. *ibid.*; **348**: 346.
4. Sykes JV, *et al.* Coproxamol revisited. *Lancet* 1996; **348**: 408.
5. Li Wan Po A, Zhang WY. Systematic overview of co-proxamol to assess analgesic effects of addition of dextropropoxyphene to paracetamol. *BMJ* 1997; **315**: 1565–71. Correction. *ibid.* 1998; **316**: 116 and 656.
6. Anonymous. Co-proxamol or paracetamol for acute pain? *Drug Ther Bull* 1998; **36**: 80.

制剂

BP 2010: Co-proxamol Tablets; Dextropropoxyphene Capsules;
USP 33: Propoxyphene Hydrochloride and Acetaminophen Tablets; Propoxyphene Hydrochloride Capsules; Propoxyphene Hydrochloride, Aspirin, and Caffeine Capsules; Propoxyphene Napsylate and Acetaminophen Tablets; Propoxyphene Napsylate and Aspirin Tablets; Propoxyphene Napsylate Oral Suspension; Propoxyphene Napsylate Tablets.

专利制剂

Arg.: Gobbigesic†; *Austral.:* Doloxene; *Belg.:* Depronal; *Canad.:* 642; Darvon-N; *Denm.:* Abalgin; Doloxene; *Fin.:* Abalgin; *Gr.:* Romidon; Zideron; *Hong Kong:* Dolpoxene; Dopoxy; *India:* Parvodex; *Ital.:* Liberen†; *Mex.:* Darvon Simple†; Saludex; *Neth.:* Depronal; *NZ:* Doloxene†; *S.Afr.:* Doloxene; *Spain:* Deprancol; *Swed.:* Dexofen; Doloxene; *USA:* Darvon; Darvon-N.

多组分制剂

Arg.: Artifene; Calmopirin†; D-P†; Dexprofeno; Dextro + Dipirona; Dextrodip†; Dorixina Forte; Gobbicalm; Klosidol; Klosidol B1 B6 B12; Profium Plus; Supragesic; Vicefeno; *Austral.:* Capadex; Di-Gesic; Paradex; *Austria:* APA; Sigmalin B₆ forte†; *Belg.:* Algophene; *Braz.:* Doloxene-A; *Fr.:* Dextroref; Di Dolko; Di-Antalvic; Dialgirex; Dioalgo; Propofan; *Hong Kong:* Cosalgesic; Dolocin; Dolpocetmol; Medonol; Procetalette; Procetamol; Propoxymol; Uni-Proxamol; *Hung.:* Novopyrin†; *India:* Butaproxyvon; Ibu-Proxyvon; Parvon; Parvon Forte; Parvon Spas; Parvon-N; Proxytab; Proxyvon; Spasmo-Proxyvon; Spasmocip; Spasmocip Plus; Sudhinol; Walagesic; Wygesic; *Irl.:* Distalgesic†; *Israel:* Algolysin; Proxol; Rogaan; *Mex.:* Darvon-N Compuesto†; Neo-Percodan; Qual; *Norw.:* Aporex; *NZ:* Apo-Paradex†; Capadex; Paradex; *Port.:* Algifene; *S.Afr.:* Distalgesic; Doloxene Co; Doxyfene; Lentogesic; Synap; *Swed.:* Distalgesic†; Doleront; Paraflex comp†; *Ukr.:* Spasmo-Proxyvon (Спазмо-Проксивон)†; *USA:* Balacet; Darvocet; Darvocet-N; Darvon Compound†; PC-Cap; Propacet; Trycet.

Diacerein (rINN) 双醋瑞因

Diacereína; Diacéréine; Diacereinum; Diacerhein; Diacetylrhein; 2,4-dichlorobenzylique, alcool; Rhein Diacetate; SF-277; SF-277.
9,10-Dihydro-4,5-dihydroxy-9,10-dioxo-2-anthroic acid diacetate.
Диацереин
$C_{19}H_{12}O_8 = 368.3$.
CAS — 13739-02-1.
ATC — M01AX21.
ATC Vet — QM01AX21.
UNII — 4HU6J11EL5.

简介

双醋瑞因是已经用于骨关节炎（第11页）的蒽醌衍生物，以 50mg 剂量每日 2 次口服给药。在肌酐清除率小于 30ml/min 的患者中剂量应当减半。双醋瑞因普遍的不良反应是腹泻。它的活性代谢产物大黄酸是大黄（参见 M37 第1689页）的成分，据报道可作为白介素-1 抑制剂。

在肾损伤中的用法 见上文以及下文的**药动学**项下。

肌肉骨骼和关节病 双醋瑞因通过抑制在炎症过程中具有重要作用的白细胞介素-1β 产生作用[1]。双醋瑞因治疗骨关节炎的系统性综述[2~4]显示双醋瑞因对疼痛产生小但连续的改善。需要进一步研究证实双醋瑞因短期和长期的有效性和安全性，但有一些停止治疗后残留益处的证据[3]，推测其表明疾病过程的改善。双醋瑞因的一个显著作用是腹泻风险的增加[4]。

1. Van den Berg WB. Les mécanismes d'action de la diacerhéine, premier inhibiteur de l'interleukine 1 dans l'arthrose. *Presse Med* 2004; **33**: 10–12.
2. Fidelix TSA, *et al.* Diacerein for osteoarthritis. Available in The Cochrane Database of Systematic Reviews; Issue 1. Chichester: John Wiley; 2006 (accessed 06/10/06)

3. Rintelen B, et al. A meta-analysis of controlled clinical studies with diacerein in the treatment of osteoarthritis. Arch Intern Med 2006; 166: 1899–1906.
4. Bartels EM, et al. Symptomatic efficacy and safety of diacerein in the treatment of osteoarthritis: a meta-analysis of randomized placebo-controlled trials. Osteoarthritis Cartilage 2010; 18: 289–96.

药动学　参考文献如下。

1. Debord P, et al. Influence of renal function on the pharmacokinetics of diacerein after a single oral dose. Eur J Drug Metab Pharmacokinet 1994; 19: 13–19.
2. Nicolas P, et al. Clinical pharmacokinetics of diacerein. Clin Pharmacokinet 1998; 35: 347–59.

制剂

专利制剂

Arg.: Artrodar; **Austria:** Artrolyt†; Verbonil; **Braz.:** Artrodar; **Chile:** Artrizona; **Cz.:** Artrodar; **Fr.:** Art; Zondar; **Gr.:** Arthrofar; Arthrorein; Deserein; Diacer; Diacenil; Idealite; Inflabion; Myobloc; Ostirein; Pentacrin; Reumanisal; Verbodon; Verbonil; **Hong Kong:** Artrodar; **Indon.:** Artrodar; **Israel:** Art; Diatrim; **Ital.:** Fisiodar; **Malaysia:** Artrodar; **Port.:** Artrolyt; Cartivix; **Rus.:** Artodarin (Артродарин); **Spain:** Galaxdar; Glizolan; **Thai.:** Artrodar; **Turk.:** Artrodar; Rexena; **Venez.:** Artrodar.

多组分制剂　**Mex.:** Dolocartigen.

Diamorphine Hydrochloride (BANM) ⊗ 盐酸二醋吗啡

Diacetilmorfina, hidrocloruro de; Diacetylmorphine Hydrochloride; Heroin Hydrochloride; Hidrocloruro de diamorfina; Hidrocloruro de heroína. 4,5-Epoxy-17-methylmorphinan-3,6-diyl diacetate hydrochloride monohydrate.

Героина Гидрохлорид; Диаморфина Гидрохлорид
$C_{21}H_{23}NO_5,HCl,H_2O = 423.9.$
CAS — 561-27-3 (diamorphine); 1502-95-0 (diamorphine hydrochloride).
ATC — N02AA09.
ATC Vet — QN02AA09.
UNII — 8H672SHT8E.

(diamorphine)

俗名　下列术语已被用作各种形式二醋吗啡的"俗名"（第Ⅶ页）或俚语：

57 Chevy; A Sidani; AIP; Al Capone; Amelia; Antifreeze; Aries; Aunt Hazel; Auntie Hazel; Aunty Hazel; Bacalhau; Bad bundle; Bad seed; Ball; Ballot; Bart Simpson; Batman; Beast; Big Bad Boy; Big bag; Big doodig; Big H; Big Harry; Bin laden; Bindle; Birdie powder; Black; Black Dragon; Black eagle; Black Girl; Black pearl; Black stuff; Black tar; Black tootsie roll; Blanche; Blanco; Blast; Bleue; Block busters; Blow; Blows; Blue bag; Blue hero; Blue star; Bobby Brown; Bomb; Bomba; Bombe; Bombido; Bombita; Bombitas; Bombs away; Bone; Bonita; Boy; Bozo; Brad; Brain damage; Brea; Brick gum; Broja; Brother; Brown; Brown crystal; Brown rhine; Brown sugar; Brown tape; Bugger; Bull dog; Bundle; Burra; Butu; Caballo; Caca; Calbo; Capital H; Caps; Captain Jack; Carga; Carne; Cavalo; Chang; Chapopote; Charley; Chatarra; Cheese; Cheevah; Cheva; Cheval; Chi; Chiba; Chick; Chicken; Chicle; Chieva; China cat; China white; Chinche; Chinese H; Chinese red; Chinese Rocks; Chinoise; Chip; Chiva; Chocofan; Choco-fan; Chueva; Chunks; Climax; Cocofan; Coffee; Cotics; Cotton Candy; Courage pills; Crank; Crap; Crop; Crown crap; Cura; Dead on arrival; Dead president; Deuce; Diesel; Diggidy; Dirt; DOA; Dog food; Dogee; Dogie; Doogie; Doojee; Dookey Rocks; Dooley; Doosey; Dope; Downtown; Dr. Feelgood; Dragon; Dreck; DT; Dugee; Dugie; Duji; Dujra; Dujre; Dust; Dyno; Dyno-pure; Eggs; Eight; Eighth; Elephant; Estuffa; Fachiva; Ferry dust; Fix; Flea powder; Foil; Foo foo stuff; Foolish powder; Furra; Galloping horse; Gallup; Gamot; Garbage; Gato; Gear; George; George smack; Ghost; Girl; Glacines; Glass; Goat; Gold; Golden Brown; Golden girl; Golpe; Goma; Good; Good H; Good Horse; Good and plenty; Goody; Grape Jolly Rancher; Gravy; Grey shields; H; H22; H-bomb; H Caps; Hache; Hair; Hairpiece; Hairy; Hammer; Hard candy; Hard stuff; Harriet Tubman; Harry; Harry Jones; Hayron; Hazel; Heaven; Heaven dust; Heavy; Helen; Hell dust; Henry; Hera; Hero; Hero of the underworld; Heroina; Heron; Herone; Hessle; Him; Holy terror; Hombre; Homebake; Homicide; Hong Kong; Hood; Hop; Horning; Horse; Horsebite; Hot dope; Hot heroin; HRN; Isda; Jack; Jee gee; Jerry Springer; Jesus; Jive; Jive doo jie; Joharito; Jojee; Jones; Joy; Joy dust; Joy flakes; Joy powder; Judas; Junco; Junk; Kabayo; Kaka Water; Karachi; Kermit the Frog; La Buena; La Chiva; Lady H; Layne; LBJ; Lemonade; Life saver; Little bomb; Man; Manteca; Matsakow; Mayo; Mexican Black Tar; Mexican brown; Mexican Dirt; Mexican horse; Mexican mud; Mister Brownstone; Mojo; Money talks; Monkey; Montego; Morse Code Features; Morotgara; Mortal combat; Mother pearl;

Mr. Brownstone; Mud; Murotugora; Muzzle; Nanoo; Nice and easy; Nickel bag; Nickel deck; Nixon; Noddy Brown; Noise; Nose; Nose drops; Number 3; Number 4; Number 8; Nurse; Oddy Noddy; Of course my horse; Ogoy; Oil; Old garbage; Old navy; Old Steve; One way; Orange line; Outfit; Pack; Pakistanaise; Pako; Pangonadalot; Parachute; P-dope; Peg; Pepper; Perfect high; P-funk; Pluto; Po; Poeira; Poison; Polvo; Poppy; Poudre; Powder; Predator; Primo; Produto; Pulborn; Pure; Quill; Race horse Charlie; Racehorse Charlie; Ragweed; Rain; Rambo; Rane; Raw; Raw fusion; Raw hide; Raw Opportunities; Ready rock; Red chicken; Red devil; Red eagle; Red rock; Red rum; Reindeer dust; Rhine; Ring of Turd; Rob Flaherty; Rock; Rocks; Rush hour; Sack; Salt; Scag; Scat; Scate; Schmack; Schmeck; Schmeek; Scott; Scramble; Second to none; Shit; Shmeck; Shmeek; Shmek; Shoot; Silk; Skag; Skid; Skunk; Slack-dad-eat-your-heart-out; Slam; Sleeper; Sleepers; Slime; Slow; Sludge; Smack; Snotty; Snow; Spider; Spider blue; Stuff; Stunna; Sugar; Suicide; Sweet dreams; Sweet Jesus; Sweet stuff; Synthe; Tang; Tar; Taste; Tecata; Tecate; Thailandaise; Thanie; The beast; The fake throwdown; The Jack Bauer; The Loud-House Permadillo; The Nax; The witch; Thing; Thunder; Tiger; Tigre; Tigre Blanco; Tigre del Norte; Tits; TNT; T.N.T.; Tongs; Tootsie roll; Top drool; Train; Trash; Twin towers; Twists; Vidrio; Whack; Whicked; White; White Bitch; White boy; White dragon; White dynamite; White girl; White horse; White junk; White lady; White nurse; White Pony; White stuff; White Tiger; Wicked; Wings; Witch; Witch hazel; WTC; Zoquete.

Pharmacopoeias. In Br. and Swiss. Swiss also includes the anhydrous form.

BP 2010（Diamorphine Hydrochloride）　白色或类白色结晶性粉末，新鲜制备时无臭，但在贮藏时产生特征性的醋酸臭。易溶于水和氯仿；溶于乙醇；几乎不溶于乙醚。避光。

配伍禁忌　盐酸二醋吗啡与无机酸、碱和氯甲酚有配伍禁忌[1]。

BNF 59 注明，当赛克力嗪浓度大于 10mg/ml，或存在氯化钠，或当与赛克力嗪相关的二醋吗啡浓度增加时，赛克力嗪可从其与盐酸二醋吗啡混合物中沉淀出来，二醋吗啡和赛克力嗪混合物 24h 后也容易沉淀。

认为如果氟哌啶醇的浓度大于 2mg/ml，二醋吗啡和氟哌啶醇的混合物在 24h 后也易于沉淀。在某些情况下，甲氧氯普胺和二醋吗啡的混合物可能变色并应当丢弃。

1. McEwan JS, Macmorran GH. The compatibility of some bactericides. Pharm J 1947; 158: 260–2.

稳定性　二醋吗啡在水溶液中相对不稳定，在室温下被水解为 6-O-单乙酰吗啡，随后在显著程度上被水解为吗啡，3-O-单乙酰吗啡只偶尔可检测到。在 pH 值约 4 时分解速率最小[1,2]。

在氯仿水中的二醋吗啡水溶液稳定性的研究推断，这种溶液在室温贮藏时应当在制备的 3 周内使用[3]。另一项研究[4]表明，二醋吗啡的降解产物不缺乏镇痛活性。使用更敏感的分析方法分析，据报道虽然二醋吗啡在水溶液中的最大稳定性的 pH 值范围是 3.8～4.4，但增加缓冲液减少稳定性[5]。单纯无缓冲的氯仿水提供最大的稳定性，该溶液应贮藏在室温为 4 周。

BP 2010 推荐，注射溶液在使用前通过将盐酸二醋吗啡溶解在注射用水中即刻配制。当浓缩溶液可能残留在输注泵贮器中一些时间时，就可能形成一个皮下输注溶液的问题[6]。9 种浓度二醋吗啡贮藏在 4 种不同温度下 8 周的研究[7]显示，在皮下输注过程中普遍存在在浓度、时间和温度条件下的不稳定性。在 4℃ 和更高温度下所有浓度（0.98～250mg/ml）都出现二醋吗啡的降解，温度的作用在 21℃ 和 37℃ 时显著。二醋吗啡浓度百分比的下降直接与起始浓度相关，并伴随 6-O-单乙酰吗啡相应增加和较少程度的吗啡的增加，其他可能的降解产物如 3-O-单乙酰吗啡不存在可检测的量。二醋吗啡降解与 pH 值下降相关，并产生强烈的类醋酸气味。在 21℃ 和 37℃ 孵育 2 周后，在 15.6mg/ml 或超过 15.6mg/ml 的溶液中可见沉淀和白色浑浊。已经注射输注溶液通常是新鲜制备并在 24h 内使用，但是应当留意沉淀的迹象，尤其是当使用长期输注和高浓度二醋吗啡时[7]。

在另一项稳定性研究中[8]，浓度为 1mg/ml 和 20mg/ml 的盐酸二醋吗啡在 0.9% 氯化钠溶液中、室温（23～25℃）和 4℃、贮藏于 PVC 容器中时最低可稳定 15 天。在一种用完即丢弃的输注装置（Infusor）中，相似的溶液即使在 31℃ 也可稳定 15 天。在另一种输注装置（Intermate 200）中，除了 1mg/ml 溶液在 31℃ 保存时其稳定性只能最低维持 2 天以外，二醋吗啡在所有浓度和所有温度下最低都可稳定 15 天。在玻璃注射器中保存时，两种浓度的盐酸二醋吗啡在 4℃ 可稳定 15 天，在室温时，1mg/ml 溶液最低可稳定 7 天，20mg/ml 最低稳定 12 天。在物理形态或 pH 值上没有本质的变化。

1. Davey EA, Murray JB. Hydrolysis of diamorphine in aqueous solutions. Pharm J 1969; 203: 737.
2. Davey EA, Murray JB. Determination of diamorphine in the presence of its degradation products using gas liquid chromatography. Pharm J 1971; 207: 167.
3. Cooper H, et al. Stability of diamorphine in chloroform water mixture. Pharm J 1981; 226: 682–3.
4. Twycross RG. Stability of diamorphine in chloroform water. Pharm J 1981; 227: 218.
5. Beaumont IM. Stability of diamorphine in chloroform water. Pharm J 1981; 227: 41.
6. Jones VA, et al. Diamorphine stability in aqueous solution for subcutaneous infusion. Br J Clin Pharmacol 1987; 23: 651P.
7. Omar OA, et al. Diamorphine stability in aqueous solution for subcutaneous infusion. J Pharm Pharmacol 1989; 41: 275–7.
8. Kleinberg ML, et al. Stability of heroin hydrochloride in infusion devices and containers for intravenous administration. Am J Hosp Pharm 1990; 47: 377–81.

依赖性和戒断症状

参见第96页阿片类镇痛药。

二醋吗啡容易被滥用（见下文**不良反应、处置和注意事项**）。

二醋吗啡用于阿片依赖性治疗中的替代治疗（见下文用途和用法）。

不良反应、处置和注意事项

参见第97页阿片类镇痛药。

过量用药后的肺水肿是致二醋吗啡成瘾者死亡的共同原因。据称恶心和低血压普遍比吗啡小。

据报道，通常以掺杂剂非法使用二醋吗啡，易导致与二醋吗啡滥用相关的不良反应。

滥用　大部分二醋吗啡不良反应的报道涉及滥用。除了中枢效应以外，有使用方法和掺杂剂引起的效应[1,2]。因此在许多情况下难以鉴别引起毒性的因素。涉及大部分机体系统包括免疫系统[3]、肾[4,5]、肝[6]、呼吸系统[7~11]和神经系统[12~17]。

非法使用二醋吗啡的其他方面包括致死性过量用药[18]和通过吞咽药物包装[19,20]或在身体内藏匿的其他方法进行抑制。

1. Hendrickse RG, et al. Aflatoxins and heroin. BMJ 1989; 299: 492–3.
2. CDC. Atypical reactions associated with heroin use: five states, January–April 2005. MMWR 2005; 54: 793–6. Correction. ibid.; 852.
3. Husby G, et al. Smooth muscle antibody in heroin addicts. Ann Intern Med 1975; 83: 801–5.
4. Cunningham EE, et al. Heroin-associated nephropathy. JAMA 1983; 250: 2935–6.
5. do Sameiro Faria M, et al. Nephropathy associated with heroin abuse in Caucasian patients. Nephrol Dial Transplant 2003; 18: 2308–13.
6. Weller IVD, et al. Clinical, biochemical, serological, histological and ultrastructural features of liver disease in drug abusers. Gut 1984; 25: 417–23.
7. Anderson K. Bronchospasm and intravenous street heroin. Lancet 1986; i: 1208.
8. Cygan J, et al. Inhaled heroin-induced status asthmaticus: five cases and a review of the literature. Chest 2000; 117: 272–5.
9. Boto de los Bueis A, et al. Bronchial hyperreactivity in patients who inhale heroin mixed with cocaine vaporized on aluminium foil. Chest 2002; 121: 1223–30.
10. Sporer KA, Dorn E. Heroin-related noncardiogenic pulmonary edema: a case series. Chest 2001; 120: 1628–32.
11. Whale CI, et al. Inhaled heroin causing a life-threatening asthma exacerbation and marked peripheral eosinophilia. Br J Hosp Med 2007; 68: 332–3.
12. Sempere AP, et al. Spongiform leucoencephalopathy after inhaling heroin. Lancet 1991; 338: 320.
13. Roulet Perez E, et al. Toxic leucoencephalopathy after heroin ingestion in a 2½-year-old child. Lancet 1992; 340: 729.
14. Zuckerman GB. Neurologic complications following intranasal administration of heroin in an adolescent. Ann Pharmacother 1996; 30: 778–81.
15. Kriegstein AR, et al. Heroin inhalation and progressive spongiform leukoencephalopathy. N Engl J Med 1997; 336: 589–90.
16. Long H, et al. A fatal case of spongiform leukoencephalopathy linked to "chasing the dragon". J Toxicol Clin Toxicol 2003; 41: 887–91.
17. Dabby R, et al. Acute heroin-related neuropathy. J Peripher Nerv Syst 2006; 11: 304–9.
18. Kintz P, et al. Toxicological data after heroin overdose. Hum Toxicol 1989; 8: 487–9.
19. Stewart A, et al. Body packing—a case report and review of the literature. Postgrad Med J 1990; 66: 659–61.
20. Traub SJ, et al. Pediatric "body packing". Arch Pediatr Adolesc Med 2003; 157: 174–7.

用法　虽然通常没有并发症，但无菌脓肿的形成在 2 名连续皮下输注二醋吗啡的晚期癌症患者中有报道[1]。急性焦虑反应在硬膜外使用二醋吗啡后有报道[2]。

1. Hoskin PJ, et al. Sterile abscess formation by continuous subcutaneous infusion of diamorphine. BMJ 1988; 296: 1605.
2. Holder KJ, Morgan BM. Dysphoria after extradural diamorphine. Br J Anaesth 1994; 72: 728.

哺乳　American Academy of Pediatrics 已经声明[1]，当作为一种药物被哺乳期母亲滥用时，二醋吗啡在婴儿中

已经引起不良反应，特别是震颤、不安、呕吐和喂食困难。然而，*BNF 59* 认为哺乳母亲给予治疗剂量的二醋吗啡不可能影响婴儿。

也见下文**用途和用法**中的阿片依赖性项下。

1. American Academy of Pediatrics. The transfer of drugs and other chemicals into human milk. *Pediatrics* 2001; **108**: 776–89. [Retired May 2010] Correction. *ibid.*; 1029. Also available at: http://aappolicy.aappublications.org/cgi/content/full/pediatrics%3b108/3/776 (accessed 26/06/08)

超敏反应　鞘内注射二醋吗啡和布比卡因用于手术麻醉的患者出现过敏反应[1]，作者指出这名患者在发生反应后即刻使用吗啡患者自控镇痛没有出现问题。后来的皮肤单刺试验认定二醋吗啡是最有可能的致病因素。

1. Gooch I, Gwinnutt C. Anaphylaxis to intrathecal diamorphine. *Resuscitation* 2006; **70**: 470–3.

嗜铬细胞瘤　二醋吗啡能够释放内源性组胺，后者再依次刺激儿茶酚胺的释放。它的使用在 1 名嗜铬细胞瘤患者中引起高血压和心动过速[1]。

1. Chaturvedi NC, *et al.* Diamorphine-induced attack of paroxysmal hypertension in phaeochromocytoma. *BMJ* 1974; **2**: 538.

妊娠和新生儿　在妊娠妇女中二醋吗啡的依赖性和在胎儿和新生儿中的影响的一些参考资料如下[1~7]。

1. Fricker HS, Segal S. Narcotic addiction, pregnancy, and the newborn. *Am J Dis Child* 1978; **132**: 360–6.
2. Ostrea EM, Chavez CJ. Perinatal problems (excluding neonatal withdrawal) in maternal drug addiction: a study of 830 cases. *J Pediatr* 1979; **94**: 292–5.
3. Lifschitz MH, *et al.* Fetal and postnatal growth of children born to narcotic-dependent women. *J Pediatr* 1983; **102**: 686–91.
4. Klenka HM. Babies born in a district general hospital to mothers taking heroin. *BMJ* 1986; **293**: 745–6.
5. Gregg JEM, *et al.* Inhaling heroin during pregnancy: effects on the baby. *BMJ* 1988; **296**: 754.
6. Little BB, *et al.* Maternal and fetal effects of heroin addiction during pregnancy. *J Reprod Med* 1990; **35**: 159–62.
7. Mur Sierra A, *et al.* Asociación entre el consumo de heroína durante la gestación y anomalías estructurales de los cilios respiratorios en el período neonatal. *An Esp Pediatr* 2001; **55**: 335–8.

药物相互作用

与阿片类镇痛药相关的药物相互作用见第98页。

药动学

尽管可能不规律，皮下和肌内注射后，盐酸二醋吗啡可很好地从胃肠道吸收。一旦注射，它可在血中快速转变为活性代谢产物 6-O-单乙酰吗啡（6-乙酰吗啡），随后变为吗啡（第84页）。口服用药经广泛的首关代谢成为吗啡，通过此种途径给予二醋吗啡后，在血中没有检测到二醋吗啡和 6-乙酰吗啡。二醋吗啡和 6-乙酰吗啡都容易透过血脑屏障。吗啡葡糖苷酸是在尿中的主要排泄产物。小量在粪便中排泄。

1. Boerner U, *et al.* The metabolism of morphine and heroin in man. *Drug Metab Rev* 1975; **4**: 39–73.
2. Inturrisi CE, *et al.* The pharmacokinetics of heroin in patients with chronic pain. *N Engl J Med* 1984; **310**: 1213–17.
3. Moore RA, *et al.* Opiate metabolism and excretion. *Baillieres Clin Anaesthesiol* 1987; **1**: 829–58.
4. Barrett DA, *et al.* Morphine kinetics after diamorphine infusion in premature neonates. *Br J Clin Pharmacol* 1991; **32**: 31–7.
5. Girardin F, *et al.* Pharmacokinetics of high doses of intramuscular and oral heroin in narcotic addicts. *Clin Pharmacol Ther* 2003; **74**: 341–52.
6. Halbsguth U, *et al.* Oral diacetylmorphine (heroin) yields greater morphine bioavailability than oral morphine: morphine bioavailability related to dosage and prior opioid exposure. *Br J Clin Pharmacol* 2008; **66**: 781–91.

用法　吸入途径　一篇文献综述[1]发现鼻内使用二醋吗啡与肌内注射二醋吗啡有相似的药动学模式。尽管不能如肌内注射一样完全吸收，二醋吗啡以干粉通过鼻黏膜可快速吸收，鼻内吸收呈剂量依赖性。

在接受二醋吗啡和美沙酮替代治疗的二醋吗啡成瘾患者中已经研究了吸入二醋吗啡烟雾（"追龙"）的药动学[2]。通过肺快速吸收，实际上吸入后立即完全吸收，估计生物利用度大约为 53%。

1. Kendall JM, Latter VS. Intranasal diamorphine as an alternative to intramuscular morphine: pharmacokinetic and pharmacodynamic aspects. *Clin Pharmacokinet* 2003; **42**: 501–13.
2. Rook EJ, *et al.* Population pharmacokinetics of heroin and its major metabolites. *Clin Pharmacokinet* 2006; **45**: 401–17.

脊柱内给药途径　二醋吗啡的脂溶性比吗啡更强，并比吗啡起效快、作用持续时间短。虽然脱乙酰作用成为吗啡在血中快速出现，等效的吗啡在 CSF 中仅仅慢慢出现[1]。鞘内注射后，二醋吗啡比吗啡从 CSF 更加快速地移去[2]。硬膜外注射二醋吗啡后吗啡血浆峰值显著高于硬膜外注射吗啡后的峰值，并且达峰也明显更快[3]。

1. Morgan M. The rational use of intrathecal and extradural opioids. *Br J Anaesth* 1989; **63**: 165–88.
2. Moore A, *et al.* Spinal fluid kinetics of morphine and heroin. *Clin Pharmacol Ther* 1984; **35**: 40–5.
3. Watson J, *et al.* Plasma morphine concentrations and analgesic effects of lumbar extradural morphine and heroin. *Anesth Analg* 1984; **63**: 629–34.

儿童　50µg/kg 或 200µg/kg 负荷剂量的二醋吗啡以超过 30min 的时间输注给 19 名通气新生儿，随后每小时 15µg/kg 连续输注给药，并研究了产生相应代谢产物（吗啡、吗啡-6-葡糖苷酸和吗啡-3-葡糖苷酸）的药动学[1]。虽然吗啡的总清除率与成人比较有所减少，但吗啡不同代谢途径的相对分布在新生儿和成人之间仍是相似的。此研究中得到的资料不表明在更高负荷剂量下的任何优点（见下文**用途和用法**项下）。

1. Barrett DA, *et al.* Morphine, morphine-6-glucuronide and morphine-3-glucuronide pharmacokinetics in newborn infants receiving diamorphine infusions. *Br J Clin Pharmacol* 1996; **41**: 531–7.

用途和用法

盐酸二醋吗啡是乙酰化吗啡衍生物，是一种比吗啡（第85页）更强效的阿片类镇痛药（第98页）。二醋吗啡用于重度疼痛的治疗，尤其是在姑息治疗中。它也与吗啡相似用于由于左心室衰竭导致的肺水肿引起的呼吸困难。二醋吗啡有强镇咳作用，并已经以二醋吗啡喷嚏糖浆（BPC1973）用于控制与晚期肺癌相关的咳嗽，虽然目前吗啡是首选。

在**急性疼痛**的治疗中，皮下或肌内注射的盐酸二醋吗啡的标准剂量是每 4h 5~10mg。相当于肌内剂量的 1/4 至 1/2 的剂量可通过缓慢静脉注射给药。

对于**心肌梗死痛**，盐酸二醋吗啡以 1~2mg/min 的速率缓慢静脉注射 5mg 的剂量，如果需要可给予进一步的剂量 2.5~5mg，对于老年或虚弱患者剂量可以减半。2.5~5mg 的剂量以相同速率静脉给药用于急性**肺水肿**。

对于**慢性疼痛**，每 4h 皮下或肌内注射 5~10mg，可根据需要增加剂量。可口服给予相似剂量，虽然它会通过首关代谢转变为吗啡（见上文**药动学**）。盐酸二醋吗啡也可连续皮下输注、静脉输注或脊柱内给药。

儿童用药剂量见下文。

作用　由于二醋吗啡的滥用潜力，其供给被严格控制。在许多国家它不可用于临床，吗啡通过剂量调整可提供相等的镇痛作用。对于二醋吗啡或吗啡镇痛的相对功效有许多争论。虽然盐酸二醋吗啡可能更易被首选用于注射，因为它更易溶于水溶液因此可使用较小剂量，但目前多数选择把口服吗啡当作阿片类镇痛药。盐酸二醋吗啡脊柱内使用时也可能优于吗啡盐，因为它脂溶性更强。

相对功效的指导：

• 肌内注射 5mg 盐酸二醋吗啡与口服约 10mg 等效，依次与口服硫酸吗啡约 15mg 等效。
• 如果通过皮下输注，每 24h 盐酸二醋吗啡 10mg 相当于每 24h 口服硫酸吗啡 15mg。

儿童用法　在儿童急性或慢性疼痛的治疗中，*BNFC 2010/11* 建议根据年龄或体重，盐酸二醋吗啡使用剂量如下：

连续静脉输注：

• 有自发呼吸的新生儿可每小时给予 2.5~7µg/kg。
• 通气的新生儿开始可静脉注射 50µg/kg 30min 以上，随后连续静脉输注每小时 15µg/kg。
• 1 个月~12 岁，静脉注射每小时 12.5~25µg/kg。
• 1~3 个月，如果需要每 6h 给予 20µg/kg。
• 3~6 个月，如果需要每 6h 给予 25~50µg/kg。
• 6~12 个月，如果需要每 4h 给予 75µg/kg。
• 1~12 岁，如果需要每 4h 给予 75~100µg/kg。

口服：

• 1 个月~12 岁，如果需要每 4h 给予 100~200µg/kg（最大 10mg）。

鼻内（在急救设备中用于急性疼痛，或者只用于短的疼痛过程）：

• 体重大于 10kg 的儿童：100µg/kg（最大 10mg）。

在一项二醋吗啡在 34 名早产婴儿（胎龄 26~40 周）中作用的研究中[1]，50µg/kg 的负荷剂量静脉输注 30min 以上，随后以每小时 15µg/kg 速率连续输注给药被认为是安全的，并可产生与那些通常在儿童和成人中产生足够镇痛作用相当的吗啡血浆浓度，输注的持续时间为 14~149h。心率和平均血压产生小的但显著的减少有所记述，但是这与任何临床恶化不相关。呼吸频率的下降反映促进婴儿呼吸与通气机同步的意向。作者断言，静脉给予二醋吗啡是可行的，并可提供足够的镇痛作用。一项后来的研究[2]表明，使用 200µg/kg 负荷剂量不比 50µg/kg 剂量更有益处，并可

能产生不希望得到的生理学效应。在与需要镇静的通气早产新生儿中使用吗啡（200µg/kg 负荷剂量超过 2h，随后以每小时 25µg/kg 维持输注）的比较研究[3]中，二醋吗啡（120µg/kg 超过 2h，随后以每小时 15µg/kg）在产生镇痛方面与吗啡一样有效，并且起效更快。在吗啡输注中出现的小的但显著的血压下降不会在二醋吗啡输注中见到。

儿童在选择性腹部手术后缓解术后疼痛时，皮下途径像静脉输注途径一样有效和安全[4]。在两组儿童中使用的二醋吗啡的剂量是 1mg/kg，以每小时 20µg/kg 的速率给药。

鼻内二醋吗啡在成人和儿童中已经研究，似乎有效且可很好耐受，由于它不需要针，可能在儿童中提供特别的优点[5]。在英国，意外和急诊科儿童镇痛的指导原则[6]推荐鼻内二醋吗啡作为替代药物或静脉吗啡用药的补充如与大面积烧伤、长骨骨折或脱臼、阑尾炎或镰状细胞病危象相关的疼痛。建议剂量是每个鼻孔输注 100µg/kg，以 0.2ml 无菌水中给药。

1. Elias-Jones AC, *et al.* Diamorphine infusion in the preterm neonate. *Arch Dis Child* 1991; **66**: 1155–7.
2. Barker DP, *et al.* Randomised, double blind trial of two loading dose regimens of diamorphine in ventilated newborn infants. *Arch Dis Child* 1995; **73**: F22–F26.
3. Wood CM, *et al.* Randomised double blind trial of morphine versus diamorphine for sedation of preterm neonates. *Arch Dis Child Fetal Neonatal Ed* 1998; **79**: F34–F39.
4. Semple D, *et al.* Comparison of iv and sc diamorphine infusions for the treatment of acute pain in children. *Br J Anaesth* 1996; **76**: 310–12.
5. Kendall JM, Latter VS. Intranasal diamorphine as an alternative to intramuscular morphine: pharmacokinetic and pharmacodynamic aspects. *Clin Pharmacokinet* 2003; **42**: 501–13.
6. The College of Emergency Medicine. Clinical Effectiveness Committee guideline for the management of pain in children (May 2010). Available at: http://secure.collemergencymed.ac.uk/asp/document.asp?ID=4682 (accessed 30/06/10)

阿片依赖性　阿片依赖性的治疗在第96页中讨论。许多阿片制剂的误用者优先选择使用二醋吗啡戒瘾而不是美沙酮。在一项比较研究[1]中，使用二醋吗啡或美沙酮 1mg/ml 口服溶液都可达到稳定[1]，患者不能辨别他们使用的是哪种药物。每当观察到机体戒断症状的体征时，可给予 10ml 任意一种上述溶液，并且将最初 24h 使用的总量作为患者每日需要量。二醋吗啡达到稳定需要的平均剂量是 55mg，相比较美沙酮为 36mg。某些中心含大麻的香烟中给予二醋吗啡，在成瘾者的治疗中还联合美沙酮一起处方[2]。包括此研究的一项系统性综述[3]对于二醋吗啡（单独使用或与美沙酮联用）在维持治疗中的有效性没能得出明确的结论。然而，由于这些研究没有直接的可比性，需要在临床研究中继续评估。二醋吗啡的口服片剂[4]和静脉注射剂[5,6]也已试用于严重依赖抗治疗的患者。

哺乳也用于治疗依赖母亲的后代的二醋吗啡依赖性，但是这不再被认为是最好的方法，一些专家推荐应当停止哺乳。

1. Ghodse AH, *et al.* Comparison of oral preparations of heroin and methadone to stabilise opiate misusers as inpatients. *BMJ* 1990; **300**: 719–20.
2. van den Brink W, *et al.* Medical prescription of heroin to treatment resistant heroin addicts: two randomised controlled trials. Abridged version: *BMJ* 2003; **327**: 310–12. Correction. *ibid.*; 724. Full version: http://www.bmj.com/cgi/reprint/327/7410/310 (accessed 26/06/08)
3. Ferri M, *et al.* Heroin maintenance for chronic heroin dependents. Available in The Cochrane Database of Systematic Reviews; Issue 2. Chichester: John Wiley; 2005 (accessed 26/06/08).
4. Frick U, *et al.* A prospective cohort study on orally administered heroin substitution for severely addicted opioid users. *Addiction* 2006; **101**: 1631–9.
5. March JC, *et al.* Controlled trial of prescribed heroin in the treatment of opioid addiction. *J Subst Abuse Treat* 2006; **31**: 203–11.
6. Oviedo-Joekes E, *et al.* Diacetylmorphine versus methadone for the treatment of opioid addiction. *N Engl J Med* 2009; **361**: 777–86.

疼痛　急性疼痛　静脉注射二醋吗啡可快速获得疼痛缓解。其他途径包括脊柱内途径，由于二醋吗啡的脂溶性和药动学特点，它非常适合这种途径。硬膜外二醋吗啡的剂量在 0.5~10mg[1]。在剖宫产术妇女中，采用硬膜外而不是肌内注射 5mg 二醋吗啡的镇痛作用明显更长和更强[2]，50%经历硬膜外镇痛的患者报道有瘙痒。单独硬膜外二醋吗啡[3]或与布比卡因一起[4]在分娩过程中已经用于镇痛，肾上腺素的添加似乎改善二醋吗啡镇痛的质量和持续时间[3]。另一项研究中，布比卡因加二醋吗啡产生高发生率的瘙痒症和困倦[4]。一项针对患者自控镇痛用于术后疼痛的研究[6]发现，尽管硬膜外单独或与布比卡因联合使用时二醋吗啡可减少镇痛剂量的需求，相比皮下给药途径几乎没有临床优势。

经历大的腹部妇科手术的患者连续硬膜外输注含有 0.125%的布比卡因的二醋吗啡 0.5mg/h，所产生的术后镇痛优于单独使用任何一种药物[7]。经历全腹子宫全切

术的患者采用相似的输注产生的镇痛优于硬膜外单次静脉推注或患者自控静脉注射二醋吗啡[8]。然而，接受连续硬膜外输注的比其他两组有更多的患者是低氧血症。

二醋吗啡还可鞘内给药用于术后镇痛，并应当在比硬膜外给予低的剂量下有效，因为它有更高的 CSF 浓度。与布比卡因一起鞘内给予 $250\mu g$ 或 $500\mu g$ 二醋吗啡的脊柱麻醉都可产生比单独使用布比卡因更强的术后镇痛[9]，但是任意一剂量和途径的不良反应发生率仍然高，尤其是恶心、呕吐和尿潴留，故不推荐使用这种方法。鞘内二醋吗啡和布比卡因也已经用于分娩[10,11]和剖宫产术[12～16]中的镇痛。对剖宫产术进行的一项研究[12]中，鞘内注射 $250\mu g$ 二醋吗啡显示出的术后镇痛作用与硬膜外注射 5mg 相当，相应的术后恶心和呕吐更少。其他研究[13,15]发现，与鞘内注射芬太尼相比，鞘内注射二醋吗啡可减少剖宫产术中和术后补充镇痛药的需求。一些研究者[14]认为鞘内注射 $400\mu g$ 二醋吗啡是需要的最低剂量，用以减少手术中镇痛补剂并使其低于 5%。然而，实际上更低剂量 $300\mu g$ 二醋吗啡也曾使用过[16]。

在英国，二醋吗啡已经被心脏病学专家广泛用于治疗急性左心室衰竭、不稳定型心绞痛和心肌梗死的疼痛。二醋吗啡可比吗啡提供更多的益处已经被理论化，因为它对心肌可升 δ 受体刺激效应可减少心肌损伤的程度[17]。然而，尚缺乏支持这一理论的证据。

1. Morgan M. The rational use of intrathecal and extradural opioids. *Br J Anaesth* 1989; **63:** 165–88.
2. Macrae DJ, *et al.* Double-blind comparison of the efficacy of extradural diamorphine, extradural phenoperidine and im diamorphine following caesarean section. *Br J Anaesth* 1987; **59:** 354–9.
3. Keenan GMA, *et al.* Extradural diamorphine with adrenaline in labour: comparison with diamorphine and bupivacaine. *Br J Anaesth* 1991; **66:** 242–6.
4. McGrady EM, *et al.* Epidural diamorphine and bupivacaine in labour. *Anaesthesia* 1989; **44:** 400–3.
5. Bailey CR, *et al.* Diamorphine-bupivacaine mixture compared with plain bupivacaine for analgesia. *Br J Anaesth* 1994; **72:** 58–61.
6. Gopinathan C, *et al.* A comparative study of patient-controlled epidural diamorphine, subcutaneous diamorphine and an epidural diamorphine/bupivacaine combination for postoperative pain. *Eur J Anaesthesiol* 2000; **17:** 189–96.
7. Lee A, *et al.* Postoperative analgesia by continuous extradural infusion of bupivacaine and diamorphine. *Br J Anaesth* 1988; **60:** 845–50.
8. Madej TH, *et al.* Hypoxaemia and pain relief after lower abdominal surgery: comparison of extradural and patient-controlled analgesia. *Br J Anaesth* 1992; **69:** 554–7.
9. Reay BA, *et al.* Low-dose intrathecal diamorphine analgesia following major orthopaedic surgery. *Br J Anaesth* 1989; **62:** 248–52.
10. Kestin IG, *et al.* Analgesia for labour and delivery using incremental diamorphine and bupivacaine via a 32-gauge intrathecal catheter. *Br J Anaesth* 1992; **68:** 244–7.
11. Vaughan DJA, *et al.* Choice of opioid for initiation of combined spinal epidural analgesia in labour—fentanyl or diamorphine. *Br J Anaesth* 2001; **86:** 567–9.
12. Hallworth SP, *et al.* Comparison of intrathecal and epidural diamorphine for elective Caesarean section using a combined spinal-epidural technique. *Br J Anaesth* 1999; **82:** 228–32.
13. Cowan CM, *et al.* Comparison of intrathecal fentanyl and diamorphine in addition to bupivacaine for Caesarean section under spinal anaesthesia. *Br J Anaesth* 2002; **89:** 452–8.
14. Saravanan S, *et al.* Minimum dose of intrathecal diamorphine required to prevent intraoperative supplementation of spinal anaesthesia for Caesarean section. *Br J Anaesth* 2003; **91:** 368–72.
15. Lane S, *et al.* A comparison of intrathecal fentanyl and diamorphine as adjuncts in spinal anaesthesia for Caesarean section. *Anaesthesia* 2005; **60:** 453–7.
16. Wrench IJ, *et al.* Dose response to intrathecal diamorphine for elective caesarean section and compliance with a national audit standard. *Int J Obstet Anesth* 2007; **16:** 17–21.
17. Poullis M. Diamorphine and British cardiology: so we are right! *Heart* 1999; **82:** 645–6.

慢性疼痛 对于慢性阿片敏感性疼痛的患者通常采用一个小电池做电源的注射器驱动器连续皮下输注二醋吗啡治疗。下述方法已有记述[1]。盐酸二醋吗啡 1g 能在 1.6ml 水中溶解，产生的溶液量是 2.4ml（415mg/ml），但是最大建议浓度是 250mg/ml。如果不知道镇痛药的需要量，推荐下述方案：

• 开始每 4h 注射 2.5mg 或 5mg 二醋吗啡，或者，如果患者还会使用吗啡类药物，剂量与最后的剂量相当。
• 如果不能令人满意，增大 50% 剂量，直到患者报告其至少许疼痛缓解。
• 乘以 6 计算 24h 的需要量，并以这种水平开始输注。
• 在泵中以 50% 的增量来增加 24h 的剂量直到疼痛被控制。注意每 24h 的需要量可能从少于 20mg 变化到多于 5g。

当开始输注时，不允许任何突发性疼痛是重要的。可通过前期口服剂量逐渐减弱前 2h 以上开始输注或注射 4h 需要量的负荷剂量来实现。尽管通常没有并发症，但在 2 名连续皮下输注二醋吗啡的晚期癌症患者中报道有无菌脓肿的形成[2]。

脊柱内[3]和心室内[4]给药途径也已经成功用于顽固性疼痛患者。还尝试将二醋吗啡局部应用于一小部分

姑息治疗患者中以控制压迫性溃疡痛[5,6]。

1. Dover SB. Syringe driver in terminal care. *BMJ* 1987; **294:** 553–5.
2. Hoskin PJ, *et al.* Sterile abscess formation by continuous subcutaneous infusion of diamorphine. *BMJ* 1988; **296:** 1605.
3. Baker L, *et al.* Evolving spinal analgesia practice in palliative care. *Palliat Med* 2004; **18:** 507–15.
4. Reeve WG, Todd JG. Intraventricular diamorphine via an Ommaya shunt for intractable cancer pain. *Br J Anaesth* 1990; **65:** 544–7.
5. Flock P. Pilot study to determine the effectiveness of diamorphine gel to control pressure ulcer pain. *J Pain Symptom Manage* 2003; **25:** 547–54.
6. Abbas SQ. Diamorphine-Intrasite dressings for painful pressure ulcers. *J Pain Symptom Manage* 2004; **28:** 532–4.

制剂

BP 2010: Diamorphine Injection;
BPC 1973: Diamorphine Linctus.

专利制剂

Switz.: Diaphin.

Diclofenac (*BAN*, *rINN*) 双氯芬酸

Diclofénac; Diclofenaco; Diclofenacum; Diklofenaakki; Diklofenak. [2-(2,6-Dichloroanilino)phenyl]acetic acid.

Диклофенак
$C_{14}H_{11}Cl_2NO_2 = 296.1.$
CAS — 15307-86-5.
ATC — D11AX18; M01AB05; M02AA15; S01BC03.
ATC Vet — QD11AX18; QM01AB05; QM02AA15; QS01BC03.
UNII — 144O8QL0LI.

Diclofenac Diethylamine (*BANM*) 双氯芬酸二乙胺

Diclofenac Diethylammonium; Diclofenaco dietilamina; Diklofenak Dietilamonyum.

Диклофенак Диэтиламин
$C_{18}H_{22}Cl_2N_2O_2 = 369.3.$
CAS — 78213-16-8.
ATC — D11AX18.
ATC Vet — QD11AX18.
UNII — 6TGQ35Z71K.

Pharmacopoeias. In *Br.*

BP 2010（Diclofenac Diethylamine） 白色或近白色结晶性粉末。略溶于水和丙酮；易溶于乙醇和甲醇；几乎不溶于 1mol/L 氢氧化钠。溶于乙醇（10%）中的 1% 溶液的 pH 值为 6.4～8.4。贮藏于密闭容器中。避光。

Diclofenac Epolamine 双氯芬酸依泊胺

DHEP; Diclofenac Hydroxyethylpyrrolidine.

Диклофенак Эполамин
$C_{14}H_{11}Cl_2NO_2, C_6H_{13}NO = 411.3.$
CAS — 119623-66-4.
ATC — D11AX18.
ATC Vet — QD11AX18.
UNII — X5F8EKL9ZG.

Diclofenac Potassium (*BANM*, *USAN*, *rINNM*) 双氯芬酸钾

CGP-45840B; Diclofénac potassique; Diclofenaco potásico; Diclofenacum kalicum; Diklofenaakkikalium; Diklofenak draselná sůl; Diklofenak Potasyum; Diklofenakkalium; Diklofenák-kálium; Diklofenak kalio druska; Kalii Diclofenacum. Potassium [o-(2,6-dichloroanilino)phenyl]acetate.

Калия Диклофенак
$C_{14}H_{10}Cl_2KNO_2 = 334.2.$
CAS — 15307-81-0.
ATC — D11AX18.
ATC Vet — QD11AX18.
UNII — L4D5UA6CB4.

Pharmacopoeias. In *Eur.* (see p.vii) and *US.*

Ph. Eur. 6. 8（Diclfenac Potassium） 白色或微黄色、轻度吸湿性的结晶性粉末。略溶于水；溶于乙醇；微溶于丙酮；易溶于甲醇。贮藏于密闭容器中。避光。
USP 33（Diclofenac Potassium） 1% 水溶液的 pH 值为 7.0～8.5。贮藏温度为 20～25℃。避光。

Diclofenac Sodium (*BANM*, *USAN*, *rINNM*) 双氯芬酸钠

Diclofénac sodique; Diclofenaco sódico; Diclofenacum natricum; Diclophenac Sodium; Diklofenaakkinatrium; Diklofenak sodná sůl; Diklofenak Sodyum; Diklofenaknatrium; Diklofenák-nátrium; Diklofenako natrio druska; GP-45840; Natrii Diclofenacum. Sodium [2-(2,6-dichloroanilino)phenyl]acetate.

Натрий Диклофенак
$C_{14}H_{10}Cl_2NNaO_2 = 318.1.$
CAS — 15307-79-6.
ATC — D11AX18.
ATC Vet — QD11AX18.
UNII — QTG126297Q.

注：DICL 是 BP 2010 批准的用于含有双氯芬酸钠的滴眼剂的单个单名剂量的代码，个别容器可能太小而不能容纳所有适当的标签信息。

Pharmacopoeias. In *Chin.*, *Eur.* (see p.vii), *Jpn*, *US*, and *Viet.*
Ph. Eur. 6. 8（Diclofenac Sodium） 白色至微黄色、轻度吸湿性结晶性粉末。略溶于水；溶于乙醇；微溶于丙酮；易溶于甲醇。贮藏于密闭容器中。避光。
USP 33（Diclofenac Sodium） 白色至近白色、吸湿性结晶性粉末。略溶于水；溶于乙醇；几乎不溶于氯仿和乙醚；易溶于甲醇。1% 水溶液的 pH 值为 7.5～8.5。贮藏于密闭容器中。避光。

不良反应和处置

参见第92页 **NSAIDs**。

当肌内给药时，在注射部位可能会有疼痛，偶有组织损伤。双氯芬酸栓剂可能引起局部刺激。双氯芬酸用溶液可能出现瞬时的灼痛和刺痛，更严重的角膜不良反应也曾出现（见下文**对眼的影响**）。含有双氯芬酸的局部制剂，如膏剂和凝胶剂可引起药部位的反应。

不良反应发生率 双氯芬酸的世界临床研究的综述[1]已报道药物相关的不良反应发生率约为 12%，约 16% 有不良反应的患者停止治疗（相应的数值约为整体患者样本的 2%）。最频繁报道的不良反应是胃肠道反应，据报道占患者的 7.6%。CNS 相关的不良反应在 0.7% 的患者中有报道，过敏或局部反应在 0.4% 的患者中有报道。这篇和其他的综述[2]已经表明，与双氯芬酸相关的不良反应通常是轻微和短暂的，并与给药剂量不相关。

儿童不良反应的发生率与成人相似[3]。

1. Willkens RF. Worldwide clinical safety experience with diclofenac. *Semin Arthritis Rheum* 1985; **15** (suppl 1): 105–10.
2. Small RE. Diclofenac sodium. *Clin Pharm* 1989; **8:** 545–8.
3. Standing JF, *et al.* Prospective observational study of adverse drug reactions to diclofenac in children. *Br J Clin Pharmacol* 2009; **68:** 243–51.

对血液的影响 一项大规模评价粒细胞缺乏症、再生障碍性贫血和药物暴露之间的关系的调查结果表明，双氯芬酸与再生障碍性贫血显著相关，估计危险性增加了 10 倍[1]。其他血液学异常的报道包括给予双氯芬酸的患者的溶血性贫血[2,3]、血小板减少症[4,5]、中性粒细胞减少症[5]和粒细胞缺乏症[6]。

局部自发性出血[7]、擦伤[8]、血小板聚集抑制[7]和出血时间延长[8]已有报道。

1. The International Agranulocytosis and Aplastic Anemia Study. Risks of agranulocytosis and aplastic anemia: a first report of their relation to drug use with special reference to analgesics. *JAMA* 1986; **256:** 1749–57.
2. López A, *et al.* Autoimmune hemolytic anemia induced by diclofenac. *Ann Pharmacother* 1995; **29:** 787.
3. Ahrens N, *et al.* Misdiagnosis in patients with diclofenac-induced hemolysis: new cases and a concise review. *Am J Hematol* 2006; **81:** 128–31.
4. George S, Rahi AHS. Thrombocytopenia associated with diclofenac therapy. *Am J Health-Syst Pharm* 1995; **52:** 420–1.
5. Kim HL, Kovacs MJ. Diclofenac-associated thrombocytopenia and neutropenia. *Ann Pharmacother* 1995; **29:** 713–15.
6. Colomina P, Garcia S. Agranulocytosis caused by diclofenac. *DICP Ann Pharmacother* 1989; **23:** 507.
7. Price AJ, Obeid D. Spontaneous non-gastrointestinal bleeding associated with diclofenac. *Lancet* 1989; **ii:** 1520.
8. Khazan U, *et al.* Diclofenac sodium and bruising. *Ann Intern Med* 1990; **112:** 472–3.

对心血管系统的影响 NSAIDs 包括双氯芬酸心血管作用的讨论见第92页。

对电解质的影响 双氯芬酸的使用与老年妇女的抗利尿

激素分泌综合征相似的综合征相关[1,2]。英国 CSM 也收到 1 份另一名老年妇女致死性低钠血症的报告[2]。

1. Petersson I, et al. Water intoxication associated with non-steroidal anti-inflammatory drug therapy. Acta Med Scand 1987; 221: 221–3.
2. Cheung NT, et al. Syndrome of inappropriate secretion of antidiuretic hormone induced by diclofenac. BMJ 1993; 306: 186.

对眼的影响　1 名使用口服双氯芬酸数年的患者干眼和沙眼的主诉增加，并留意到由于胃肠道反应停止使用双氯芬酸 3 天内眼刺激消失[1]。

在角膜毒性的报道中，已经涉及眼部双氯芬酸和相关药物。结膜或角膜溃疡、角膜或虹膜融解和穿孔在使用双氯芬酸滴眼液的患者中有报道，尤其是白内障手术后[2~5]。角膜炎和穿孔在使用酮咯酸滴眼液[4]中也有报道，虽然出现频率较少。溴芬酸的角膜溶解作用见第 28 页。

1. Reid ALA, Henderson R. Diclofenac and dry, irritable eyes. Med J Aust 1994; 160: 308.
2. Lin JC, et al. Corneal melting associated with use of topical nonsteroidal anti-inflammatory drugs after ocular surgery. Arch Ophthalmol 2000; 118: 1129–32.
3. Congdon NG, et al. Corneal complications associated with topical ophthalmic use of nonsteroidal antiinflammatory drugs. J Cataract Refract Surg 2001; 27: 622–31.
4. Guidera AC, et al. Keratitis, ulceration, and perforation associated with topical nonsteroidal anti-inflammatory drugs. Ophthalmology 2001; 108: 936–44.
5. Flach AJ. Corneal melts associated with topically applied nonsteroidal anti-inflammatory drugs. Trans Am Ophthalmol Soc 2001; 99: 205–10.

对胃肠道的影响　在全身性给予双氯芬酸患者中报道的最常见的不良反应在本质上是胃肠道反应。典型的反应包括上腹部疼痛、恶心、呕吐和腹泻。少见的消化性溃疡和胃肠道出血也会发生。双氯芬酸也已经被作为结肠溃疡[1]、小肠穿孔[2]和假膜性结肠炎[3]的致病因素。双氯芬酸栓剂的直肠给药可引起局部反应如瘙痒、灼痛或出血的加剧。

1. Carson J, et al. Colonic ulceration and bleeding during diclofenac therapy. N Engl J Med 1990; 323: 135.
2. Deakin M, et al. Small bowel perforation associated with an excessive dose of slow release diclofenac sodium. BMJ 1988; 297: 488–9.
3. Gentric A, Pennec YL. Diclofenac-induced pseudomembranous colitis. Lancet 1992; 340: 126–7.

对肾脏的影响　肾乳头状坏死[1]和肾病综合征[2~4]在使用双氯芬酸的患者中已有报道。也见上文**对电解质的影响**项下。

1. Scott SJ, et al. Renal papillary necrosis associated with diclofenac sodium. BMJ 1986; 292: 1050.
2. Beun GDM, et al. Isolated minimal change nephropathy associated with diclofenac. BMJ 1987; 295: 182–3.
3. Yinnon AM, et al. Nephrotic syndrome associated with diclofenac sodium. BMJ 1987; 295: 556.
4. Tattersall J, et al. Membranous nephropathy associated with diclofenac. Postgrad Med J 1992; 68: 392–3.

对肝脏的影响　在使用双氯芬酸的患者中出现血清转氨酶活性的增高和临床的肝炎[1~8]，包括致命的暴发性肝炎[2,5]。还有一例归因于双氯芬酸肝肾损伤的报道[9]。对 FDA 在 1988 年 11 月至 1991 年 6 月收到的与双氯芬酸相关的肝损伤的 180 个病例进行的分析[10]认为，女性患者和那些因为骨关节炎使用双氯芬酸的患者肝毒性的危险性增加。85% 的患者在开始使用双氯芬酸 6 个月内出现肝毒性。在 66% 的患者中肝损伤的生化模式是肝细胞或混合的肝细胞性的，在 8% 的患者中发现的是胆汁淤积性损伤。超敏反应体征不普遍，认为肝损伤的机制可能是一种代谢的特异性反应，而不是由于双氯芬酸本身的毒性。

1. Dunk AA, et al. Diclofenac hepatitis. BMJ 1982; 284: 1605–6.
2. Breen EG, et al. Fatal hepatitis associated with diclofenac. Gut 1986; 27: 1390–3.
3. Schapira D, et al. Diclofenac-induced hepatotoxicity. Postgrad Med J 1986; 62: 63–5.
4. Ryley NG, et al. Diclofenac associated hepatitis. Gut 1989; 30: A708.
5. Helfgott SM, et al. Diclofenac-associated hepatotoxicity. JAMA 1990; 264: 2660–2.
6. Purcell P, et al. Diclofenac hepatitis. Gut 1991; 32: 1381–5.
7. Bhogaraju A, et al. Diclofenac-associated hepatitis. South Med J 1999; 92: 711–13.
8. Greaves RRSH, et al. Inadvertent diclofenac rechallenge from generic and non-generic prescribing, leading to liver transplantation for fulminant liver failure. Eur J Gastroenterol Hepatol 2001; 13: 71–3.
9. Diggory P, et al. Renal and hepatic impairment in association with diclofenac administration. Postgrad Med J 1989; 64: 507–8.
10. Banks AT, et al. Diclofenac-associated hepatotoxicity: analysis of 180 cases reported to the Food and Drug Administration as adverse reactions. Hepatology 1995; 22: 820–7.

对皮肤的影响　自限性皮肤反应（如疹或瘙痒）可在给予双氯芬酸的患者中出现。归因于双氯芬酸的更严重的皮肤反应包括大疱性皮炎[1]和多形性红斑[2,3]。局部刺激和坏死在肌内注射双氯芬酸时出现[4~7]。

1. Gabrielsen TØ, et al. Drug-induced bullous dermatosis with linear IgA deposits along the basement membrane. Acta Derm Venereol (Stockh) 1981; 61: 439–41.
2. Morris BAP, Remtulla SS. Erythema multiforme major following use of diclofenac. Can Med Assoc J 1985; 133: 665.
3. Young J. Erythema multiforme-like eruption as a result of 'Solaraze' treatment. J Dermatol Treat 2003; 14: 189.
4. Stricker BHC, van Kasteren BJ. Diclofenac-induced isolated myonecrosis and the Nicolau syndrome. Ann Intern Med 1992; 117: 1058.
5. Pillans PI, O'Connor N. Tissue necrosis and necrotising fasciitis after intramuscular administration of diclofenac. Ann Pharmacother 1995; 29: 264–6.
6. Ezzedine K, et al. Nicolau syndrome following diclofenac administration. Br J Dermatol 2004; 150: 385–7.
7. Mutalik S, Belgaumkar V. Nicolau syndrome: a report of 2 cases. J Drugs Dermatol 2006; 5: 377–8.

超敏反应　当使用 10~25mg 剂量双氯芬酸攻击时，阿司匹林敏感的哮喘患者发生反应（鼻溢、胸部紧缩感、哮鸣、呼吸困难）[1]。英国 CSM 已经收到 1 名阿司匹林敏感患者在使用单次 25mg 剂量的双氯芬酸后 4h 死于急性哮喘的报告[2]。

已经有过敏性休克的报道[3]。

1. Szczeklik A, et al. Asthmatic attacks induced in aspirin-sensitive patients by diclofenac and naproxen. BMJ 1977; 2: 231–2.
2. CSM/MCA. Avoid all NSAIDs in aspirin-sensitive patients. Current Problems 1993; 19: 8.
3. Dux S, et al. Anaphylactic shock induced by diclofenac. BMJ 1983; 286: 1861.

注意事项

参见第 94 页 **NSAIDs**。严重肝或肾损伤患者禁止全身用双氯芬酸。

另外，有中度或重度肾损伤、低血容量症或脱水患者禁止静脉注射双氯芬酸。静脉注射双氯芬酸不应在有出血性素质、脑血管出血（包括可疑的）或哮喘病史的患者中使用，也不应在经历有高危出血的手术的患者中使用。

戴软性隐性镜片的患者不应使用含双氯芬酸的眼制剂。

哺乳　双氯芬酸分布入乳汁，虽然 BNF 59 和一些制造商认为量太小以至于不会对哺乳婴儿有害。

卟啉病　双氯芬酸钠与急性卟啉病发作有关，对卟啉病患者是不安全的。

兽医学中的应用　在南亚，双氯芬酸在家畜中的使用与秃鹫数量的严重下降相关，对于秃鹫来说，如果它们食用动物尸体，残留物是高毒性的[1,2]。已经建议以美洛昔康（第 78 页）作为替代药物。

1. Shultz S, et al. Diclofenac poisoning is widespread in declining vulture populations across the Indian subcontinent. Proc Biol Sci 2004; 271 (suppl 6): S458–S460.
2. Sharp D. Meloxicam to prevent rabies? Lancet 2006; 367: 887–8.

药物相互作用

与 NSAIDs 相关的药物相互作用见第 94 页。

对于已经使用其他 NSAIDs 或包括低剂量肝素在内的抗凝血药的患者，不应当静脉给予双氯芬酸。

环孢素　肾功能的恶化归因于双氯芬酸和环孢素联合使用[1]。也注意到环孢素显著增加双氯芬酸浓度[2]，环孢素的注册药品信息建议，当两种药物一起使用时，双氯芬酸的剂量应当减少大约一半。

1. Branthwaite JP, Nicholls A. Cyclosporin and diclofenac interaction in rheumatoid arthritis. Lancet 1991; 337: 252.
2. Kovarik JM, et al. Cyclosporine and nonsteroidal antiinflammatory drugs: exploring potential drug interactions and their implications for the treatment of rheumatoid arthritis. J Clin Pharmacol 1997; 37: 336–43.

皮质激素　在明显已存在角膜炎症的患者中，使用含有皮质激素的药物的同时使用含有双氯芬酸的眼用制剂可增加角膜并发症发生的风险。

利尿药　肾功能的恶化归因于双氯芬酸和氨苯蝶啶的联合使用[1]。

1. Härkönen M, Ekblom-Kullberg S. Reversible deterioration of renal function after diclofenac in patient receiving triamterene. BMJ 1986; 293: 698–9.

胃肠药　硫糖铝使用后双氯芬酸血浆浓度下降已有报道[1]。

1. Pedrazzoli J, et al. Short-term sucralfate administration alters

potassium diclofenac absorption in healthy male volunteers. Br J Clin Pharmacol 1997; 43: 104–8.

脂质调节药　当两种药物一起使用时，考来烯胺实质上表现出可降低双氯芬酸的生物利用度[1]，考来替泊产生相似但较小的影响。

1. al-Balla SR, et al. The effects of cholestyramine and colestipol on the absorption of diclofenac in man. Int J Clin Pharmacol Ther 1994; 32: 441–5.

米索前列醇　当以缓释制剂的形式每日剂量 100mg 给予每日使用 800μg 米索前列醇的受试者时，双氯芬酸的血浆浓度减少[1]。一起使用也与胃肠道效应的发生率和严重性的增加相关。当给予含有 50mg 双氯芬酸和 200μg 米索前列醇的处方时，制造商的研究[2]没有发现双氯芬酸和米索前列醇之间的任何药动学相互作用。

1. Dammann HG, et al. Differential effects of misoprostol and ranitidine on the pharmacokinetics of diclofenac and gastrointestinal symptoms. Br J Clin Pharmacol 1993; 36: 345–9.
2. Karim A. Pharmacokinetics of diclofenac and misoprostol when administered alone or as a combination product. Drugs 1993; 45 (suppl 1): 7–14.

拟副交感神经药　乙酰胆碱眼制剂的注册药品信息已经声明，当在使用局部（眼科的）NSAIDs 治疗的患者中使用时，有报告称乙酰胆碱和卡巴胆碱是无效的。

药动学

以口服溶液、糖衣片、直肠栓剂或肌内注射给药时，双氯芬酸可快速吸收。当以肠溶片给药，尤其是这种制剂形式与食物同服时吸收更缓慢。虽然口服双氯芬酸几乎可完全吸收，但它易受首关代谢的影响，因此约 50% 的药物以原形到达体循环中。双氯芬酸也可经皮肤吸收。在治疗浓度下，超过 99% 的药物与血浆蛋白结合。双氯芬酸可穿透滑膜液，在使用后使血浆浓度下降它的浓度仍可维持。少量药物可分布入乳汁。终末血浆半衰期为 1~2h。双氯芬酸代谢为 4′-羟基双氯芬酸、5-羟基双氯芬酸、3′-羟基双氯芬酸和 4′,5-二羟基双氯芬酸。随后以葡糖苷酸和硫酸盐结合物的形式主要在尿中排泄（约 60%），但也在胆汁中排泄（约 35%），少于 1% 以原形双氯芬酸排泄。

1. Fowler PD, et al. Plasma and synovial fluid concentrations of diclofenac sodium and its major hydroxylated metabolites during long-term treatment of rheumatoid arthritis. Eur J Clin Pharmacol 1983; 25: 389–94.
2. Maggi CA, et al. Comparative bioavailability of diclofenac hydroxyethylpyrrolidine vs diclofenac sodium in man. Eur J Clin Pharmacol 1990; 38: 207–8.
3. Davies NM, Anderson KE. Clinical pharmacokinetics of diclofenac: therapeutic insights and pitfalls. Clin Pharmacokinet 1997; 33: 184–213.
4. Brenner SS, et al. Influence of age and cytochrome P450 2C9 genotype on the steady-state disposition of diclofenac and celecoxib. Clin Pharmacokinet 2003; 42: 283–92.
5. Hinz B, et al. Bioavailability of diclofenac potassium at low doses. Br J Clin Pharmacol 2005; 59: 80–4.
6. Standing JF, et al. Population pharmacokinetics of oral diclofenac for acute pain in children. Br J Clin Pharmacol 2008; 66: 846–53.
7. Miyatake S, et al. Randomized clinical comparisons of diclofenac concentration in the soft tissues and blood plasma between topical and oral applications. Br J Clin Pharmacol 2009; 67: 125–9.

用途和用法

双氯芬酸为苯乙酸衍生物，是一种 NSAID（第 94 页）。它主要以钠盐形式用于缓解各种情况下的疼痛和炎症：肌肉骨骼和关节疾病如类风湿关节炎、骨关节炎和强直性脊柱炎，关节周围疾病如滑囊炎和腱炎，软组织疾病如扭伤和拉伤，其他疼痛情况如肾绞痛、急性痛风、痛经、偏头痛和一些手术操作后的疼痛。在一些国家，它也用于治疗光化性角化病和发热。双氯芬酸钠滴眼液在白内障摘除术中用于预防操作中的瞳孔缩小、治疗眼部手术或激光治疗后的炎症、手术或意外损伤后角膜上皮缺损的疼痛、缓解季节性变应性结膜炎的眼部体征和症状。

双氯芬酸钠**口服**或**直肠**给药的常用剂量为 75~150mg，每日分次给予。在英国，不论给药途径或适应证，最大剂量是每日 150mg，然而，在美国，类风湿关节炎的治疗中允许最大每日 200mg 的口服剂量。双氯芬酸钠的缓释制剂适于口服。已以其等效剂量的游离酸分散制剂口服用于短期至 3 个月的治疗。双氯芬酸还以钾盐形式口服给药。钾盐的剂量与双氯芬酸钠相似。双氯芬酸钾也用于偏头痛的治疗，以 50mg 的起始剂量在发作呈现最初体征时服用，如果症状持续，2h 后可另外给予 50mg。如果需要，每 4~6h 可给予 50mg 增加的剂量，直至每日最大剂量 200mg。

双氯芬酸钠也可以每日 1 次 75mg 的剂量通过深部肌内**注射**入臀肌，或者在严重情况下，如果需要，

以 75mg 剂量每日给药 2 次。双氯芬酸钠也可在 5% 葡萄糖或 0.9% 氯化钠中（都预先用碳酸氢钠缓冲）连续或间断静脉输注给药或快速静脉注射。对于术后疼痛的治疗，可在超过 30~120min 的时间内给予 75mg 的剂量或 1 次性快速静脉注射。4~6h 后，如果需要可重复给药。为防止术后疼痛，可在术后超过 15~60min 的时间内给予 25~50mg 双氯芬酸钠起始剂量，随后以 5mg/h 给药直至每日最大 150mg。或者，在 50~60s 内静脉注射给予起始剂量，随后追加注射直到每日的最大剂量；如果需要静脉注射在 4~6h 后重复进行，尽管总剂量不应超过最大的日剂量 150mg。推荐胃肠道外使用的最大周期是 2 天。双氯芬酸钠也以 75mg 的剂量肌内注射用于肾绞痛，如果需要每 30min 重复 1 次。

儿童用药详见下文。

双氯芬酸钠在大多数情况下以 0.1% 的**滴眼液**使用：

- 在白内障手术中用于防止手术中瞳孔缩小，在手术前 2h 期间滴入相应的眼，共 4 次。
- 白内障手术后用于治疗术后炎症，手术后 24h 开始每日滴 4 次，最多 28 天。
- 用于屈光性角膜切除术后疼痛的控制，手术前 1h 滴 2 次，手术后在 5min 间期内立刻滴两次，每次一滴，醒后 2~5h 滴 1 次，最多 24h。
- 对于意外伤后疼痛的控制每日 4 次，每次输注一滴，最多 2 天。
- 斜视手术后的炎症和不适的治疗中，第一周每日 4 次，每次一滴，第二周降为每日 3 次，第三周降为每日 2 次，第四周按需给药。
- 对于氩激光小梁成形术后炎症的控制，手术 2h 期间滴 4 次，每次一滴，随后每日 4 次，每次一滴，直至手术后 7 天。
- 对于放射性角膜切开术后疼痛和不适的治疗，手术前给药一滴，手术后立即给药一滴，随后每日 4 次，每次一滴，直至 2 天。
- 如果需要每日 4 次，每次一滴用于缓解季节变应性结膜炎的症状。

双氯芬酸二乙胺以含有相当于 1% 双氯芬酸钠的凝胶形式局部应用，以缓解疼痛和炎症的局部症状，每日 3 次或 4 次施用于受影响的部位。如果用于骨关节炎，14 天或 28 天后应当回顾治疗情况。含 4% 双氯芬酸钠的局部喷雾也有效。每日 3 次，每次 4 喷或 5 喷（32mg 或 40mg 双氯芬酸钠），直至最多每日 15 喷（12mg 双氯芬酸钠），7 天或 8 天后回顾治疗情况。1.6% 双氯芬酸钠局部溶液适用于腕或膝等浅关节处的骨关节炎的治疗，先以小量应用直至总量达到 20~40 滴，根据关节的尺寸使用，每日重复 4 次。双氯芬酸也用在光化性角化病的治疗中，以 3% 双氯芬酸钠凝胶剂每日 2 次，使用 60~90 天，但是直到治疗结束以后 30 天可能也见不到理想的治疗效果。双氯芬酸依泊胺也以含相当于 1% 双氯芬酸钠的膏剂局部用于足踝扭伤和上髁炎局部症状性疼痛的缓解。在足踝扭伤的治疗中，每日 1 次，每次敷用一剂膏剂，最多 3 天。治疗上髁炎时，每日 2 次，每次敷用一剂，最多 14 天。

双氯芬酸与米索前列醇（参见 M37 第 1912 页）联合用于有 NSAID 诱导的消化性溃疡危险的患者。

用法　儿童用法　在 1~12 儿童中，英国批准用于青少年特发性关节炎的口服或直肠双氯芬酸钠剂量为 1~3mg/kg，分次给药。在 6~12 岁儿童中，双氯芬酸钠也可直肠给药用于治疗急性术后疼痛，单独或作为阿片制剂治疗的辅助用药，常用剂量是每日 1~2mg/kg，分次给药，最多 4 天。尽管已经被使用，但是儿童用法中没有批准肾肠道给药途径（见下文）。

BNFC 2009 建议稍许不同的双氯芬酸钠剂量用于风湿性疾病的治疗中，包括青少年特发性关节炎，对于 6 个月至 18 岁的儿童和青少年，推荐每日口服 3~5mg/kg 的剂量，分 2 次或 3 次给药。为缓解如在软组织疾病中的疼痛和炎症，对于 6 个月至 18 岁儿童和青少年，推荐口服或直肠剂量为 0.3~1mg/kg，每日 3 次；2~18 岁儿童可静脉输注或深部肌内（臀肌）注射相似剂量的双氯芬酸钠用于术后疼痛，每日 1 次或 2 次，最多 2 天。

不论何种途径或者适应证，不应当超过 150mg 的每日最大剂量。

双氯芬酸钾也在年龄超过 14 岁的儿童中使用，以治疗风湿病、肌肉骨骼疾病和术后疼痛；每日口服 75~100mg，分 2~3 次给药。

局部用法　参见持续局部释放双氯芬酸依泊胺的膏剂的使用的参考文献[1~6]和治疗骨关节炎的双氯芬酸联合二甲基亚砜的局部溶液使用的综述[7,8]。后者发现局部用药比口服更有效，并且更易耐受。

1. Galeazzi M, Marcolongo R. A placebo-controlled study of the

efficacy and tolerability of a nonsteroidal anti-inflammatory drug, DHEP plaster, in inflammatory peri- and extra-articular rheumatological diseases. *Drugs Exp Clin Res* 1993; **19**: 107–15.
2. Dreiser RL, Tisne-Camus M. DHEP plasters as a topical treatment of knee osteoarthritis—a double-blind placebo-controlled study. *Drugs Exp Clin Res* 1993; **19**: 117–23.
3. Affaitati G, *et al.* Effects of topical diclofenac (DHEP plaster) on skin, subcutis and muscle pain thresholds in subjects without spontaneous pain. *Drugs Exp Clin Res* 2001; **27**: 69–76.
4. Jenoure P-J. Evaluation d'un anti-inflammatoire non stéroïdien topique dans le traitement de la douleur et de l'inflammation: exemple de Flector Tissugel® 1% dispositif local bioadhésif de diclofénac épolamine. *Presse Med* 2004; **33**: 10–13.
5. Brühlmann P, *et al.* Short-term treatment with topical diclofenac epolamine plaster in patients with symptomatic knee osteoarthritis: pooled analysis of two randomised clinical studies. *Curr Med Res Opin* 2006; **22**: 2429–38.
6. Alessandri F, *et al.* Topical diclofenac patch for postoperative wound pain in laparoscopic gynecologic surgery: a randomized study. *J Minim Invasive Gynecol* 2006; **13**: 195–200.
7. Towheed TE. Pennsaid therapy for osteoarthritis of the knee: a systematic review and metaanalysis of randomized controlled trials. *J Rheumatol* 2006; **33**: 567–73.
8. Moen MD. Topical diclofenac solution. *Drugs* 2009; **69**: 2621–32.

光化性角化病　含 3% 双氯芬酸钠的透明质酸凝胶用在光化性角化病（**基底细胞癌和鳞状细胞癌**，参见 M37 第 639 页）的治疗中[1~3]。荟萃分析[4]发现它是有益的，这个制剂认为对该制剂不比单独使用透明质酸凝胶有更显著的效果[5]。一项对 30 名多发性光化性角化病患者的开放标签的比较提示，3% 双氯芬酸钠凝胶治疗 90 天（用于脸和头皮一侧的损伤）耐受较好，但是比 5% 氟尿嘧啶乳剂治疗 28 天（用于另一侧损伤）的效果稍弱[6]。

1. Rivers JK, McLean DI. An open study to assess the efficacy and safety of topical 3% diclofenac in a 2.5% hyaluronic acid gel for the treatment of actinic keratoses. *Arch Dermatol* 1997; **133**: 1239–42.
2. Rivers JK, *et al.* Topical treatment of actinic keratoses with 3.0% diclofenac in 2.5% hyaluronan gel. *Br J Dermatol* 2002; **146**: 94–100.
3. Ulrich C, *et al.* Treatment of multiple actinic keratoses with topical diclofenac 3% gel in organ transplant recipients: a series of six cases. *Br J Dermatol* 2007; **156** (suppl 3): 40–2.
4. Pirard D. *et al.* Three percent diclofenac in 2.5% hyaluronan gel in the treatment of actinic keratoses: a meta-analysis of the recent studies. *Arch Dermatol Res* 2005; **297**: 185–9.
5. McEwan LE, Smith JG. Topical diclofenac/hyaluronic acid gel in the treatment of solar keratoses. *Australas J Dermatol* 1997; **38**: 187–9.
6. Smith SR, *et al.* Bilateral comparison of the efficacy and tolerability of 3% diclofenac sodium gel and 5% 5-fluorouracil cream in the treatment of actinic keratoses of the face and scalp. *J Drugs Dermatol* 2006; **5**: 156–9.

疼痛　综述如下。

1. McCormack PL, Scott LJ. Diclofenac sodium injection (Dyloject®): in postoperative pain. *Drugs* 2008; **68**: 123–30. Correction. *ibid.*; 801.
2. Derry P, *et al.* Single dose oral diclofenac for acute postoperative pain in adults. Available in The Cochrane Database of Systematic Reviews; Issue 2. Chichester: John Wiley; 2009 (accessed 09/09/09).
3. Standing JF, *et al.* Diclofenac for acute pain in children. Available in The Cochrane Database of Systematic Reviews; Issue 4. Chichester: John Wiley; 2009 (accessed 18/03/10).

制剂

BP 2010: Diclofenac Gel; Gastro-resistant Diclofenac Tablets; Prolonged-release Diclofenac Capsules; Prolonged-release Diclofenac Tablets;
USP 33: Diclofenac Potassium Tablets; Diclofenac Sodium Delayed-release Tablets; Diclofenac Sodium Extended-Release Tablets.

专利制剂

Arg.: Ainedif; Aktiosan†; Aldoron NF; Algicler; Algioxib; Anaflex; ATM 101; Atomo Desinflamante Geldic; Banoclus; Befol; Blokium; Blokium Prost; Calmoflex; Curinflam; Curinflam VL; Damixat; DFN; Diastone; Diclac; Diclogesic; Diclogrand; Diclolam; Diclonar; Diclonex; Difenac; Difenac Forte; Dillam†; Dioxaflex; Dioxaflex Protect; Disipan; Distec; Dolo Tomanil; Dolofenac; Doloneitor; Dolvan; Doxtran; Excelentia Analgesico; Fabofem†; Flexin; Flexiplen; Flogenac†; Flogolisin; Fluxpiren; Gentisalyl; Iglodine; Imanol; Ingecloft; Kamox; Kinalgin; Klonafenac; Levedad; Lorbifenac; Metaflex NF; Miocalm†; Nalgiflex; Natura Fenac; Norviken; Oxa; Oxaprost; Pronix; Quer-Out; Rati Salil D; Rodinac; Salicrem Forte; Silfox; Tomanil; Vesalion; Viartril NF; Vimultisa; Virobron Gel; Virobron NF; Volforte; Voltaren; Voltaren Colirio; Voltaren Migrat; Xedenol; Xina†; **Austral.:** Arthrotec; Clonact†; Dencorub Anti-Inflammatory; Diclact†; Diclohexal; Dinac; Fenac; Imflac; Solaraze; Viclofen; Voltaren; Voltaren Ophtha; Voltfast; **Austria:** Agilomed†; Algefit; Arthrotec; Dedolor; Deflamat; Deflammt†; DiclacHexal; Diclaxol†; Diclo-B†; Diclobene; Diclomelan; Diclostad; Diclosyl; Difene†; Dolo-Voltaren†; Dolpasse; Fenarent†; Flector; Solaraze; Tratul; Voltaren; Zymamed†; **Belg.:** Arthrotec; Cataflam; Dicl0abak; Diclofemed; Diclotop; Diclotie; Flector; Motifene; Polyflam; Voltapatch; Voltaren; **Braz.:** Ana-Flex; Artren; Augelit†; Bel-Gel†; Benevran; Biofenac; Cataflam; Cataflexym; Catalgem†; Cinaflan†; Clofarent; Clofen†; Clofenak; Clofenid; Deltaflogin; Deltaren; Desinflex†; Diclac†; Diclo P; Dicloff; Diclofenax; Dicloflan; Diclokalium†; Diclonan†; Diclonat P; Diclonil; Diclosod†; Diclosodico; Difenant; Dioxaflex; Dnaren; Dorflan†; Dorgent; Dorifnat; Fenaflan; Fenapen; Fenburil; Fisioren; Fladon; Flamalgin; Flamatrat P; Flanakin; Flanaren; Fleximina†; Flodin Duo; Flogan; Flogesic†; Flogiren; Flotac†; Inflaconol†; Inflamax; Kindaren; Litazon†; Luparent; Maxilerg; Neocoflan; Neotaflan; Neotaren; Olfen; Optamax†; Ortoflan; Poltax; Probenxil; Prodofenaco; Profenac†; Solox; Still; Tonaflan†; Tricint; Vendrex; Voltaflan; Voltaren; Voltaren Colirio; Voltrix; Zotac; **Canad.:** Apo-Diclo; Arthrotec; Novo-Difenac; Nu-Diclo; Pennsaid;

Voltaren; Voltaren Ophtha; **Chile:** 3A Ofteno; Amofen; Artren; Autdol; Cataflam; Deflamat; Diclotaren; Dicogel; Elitiran; Exflam†; Flamesan; Flector; Flotac; Klafenac; Lertus; Merpal; Noxiflex†; Oftic; Pirexyl; Piroflam; Pro Lertus; Sipirac; Turbogesic; Voltaren; **Cz.:** Almiral; Apo-Diclo; Arthrotec†; Diclofen; Dicloreum; DIKY; Dolmina; Dorosan; Felorant; Flector; Inflamac†; Monoflam; Myogit; Nacloff; Naklofen; Olfen; Rewodina; Uniclophen; Uno; Veral; **Denm.:** Arthrotec; Diclodan; Diclon; Difenet; Eeze; Fenacop; Flector; Modifenac; Solaraze; Voltaren; Vostar†; **Fin.:** Arthrotec; Diclometin†; Diclomex; Eeze; Flector†; Motifene; Pennsaid†; Solaraze; Trabona†; Voltaren; **Fr.:** Artotec; Dicloced; Flector; Solaraze; Voldal†; Voltarenactigo; Voltarendolo; Voltarene; Xenid; **Ger.:** Allvoran; Arthrotec; Arthrex; Diclabeta; Diclac; Diclo; Diclo-Divido; Diclo-Gelt; Diclo-Puren; Diclo-saar; Diclodoc; Diclofenbeta; Difen; Dolgit-Diclo; duravolten†; Effekton; Jenafenac†; Jutafenac; Lexobene†; Monoflam; Myogit†; Optalidon Zahnschmerz mit Diclofenac; Rewodina; Sandoz Schmerzgel; Solaraze; Voltaren; Voltaren Ophtha; **Gr.:** Actisuny; Anthraxiton; Arthrotec; Batafil; Cataflam; Clonac; Contralg; Declofon; Delimon; Denaclof; Diclofast; Diclojet; Diclophlogont; Dicloplast; Difend; Dinaclon; Evinopon; Eyeclof; Fenoclof; Figrel; Flefarmin; Inflaforte; Japiren; Linosin; Miniflam; Optobet; Pengon; Pennsaid; Relipain; Rheumavek; Ruvominox; Sfinac; Topalgon; Urigon; Vilacril; Vilonit; Voltaren; Vurdon; **Hong Kong:** Almiral; Analpant; Apo-Diclo; Artharen; Arthrotec; Aston; Cataflam; Clofec; Clofenac; Curinflam; Diclo-Denk; Diclofen†; Diclogesict; Difenac; Difenoft; Erdon; Eurofenac; Fenadium; Flector; Flogofenac†; Grofenac†; Inflanac; Lesflam; Olfen; Painoff; Remafen; Remethan; Ren; Rhemofenax†; Ruvominox; Synfenac; Taks; Uniren; Vartelon; Velonac; Voltaren; Voltaren Ophtha; Volton; Votalen; Zolterol; **Hung.:** Cataflam; Diclac; Diclomel; Flameril; Flector; Fortedol; Huma-Difenac†; Olfen†; Veral†; Voltaren; Voltaren Ophtha; **India:** Diclomol; Diclonac; Dicloran; Doflex; Dolocide K; Dolocide Plus; Emflam; Espipyrin DS; Fenitack†; Fensaide; I-Gesic; Jonac; K-Fenac; Nac Gel; Oxalgin; Oxalgin-D; Oxalgin-SR; Profenac; Reactine; Relaxyl; Solunact; Tromagesic; Tromax; Voveran; **Indon.:** Abdiflam†; Aclonac; Alflam; Atranac; Benfent; Cataflam; Catanac; Deflamat; Diclofam; Diclomec†; Diflam; Divoltar; Eflagen; Elithris; Exaflam; Fenaren; Fenavel; Flamar; Flamenac†; Inflam; Kadiflam; Kaditic; Kaflam; Kamaflam; Klotaren; Laflanac; Linac; Matsunaflam; Merflam; Nacoflar; Nadifen; Neurofenac; Nichoflam; Nilaren; Potazen†; Prostanac†; Proxinac; Reclofen; Renadinac; Renvol; Scanaflam; Scantaren; Tirmaclo; Valto; Volmatik; Voltadex; Voltaren; Voltaren Ophtha; Voren; X-Flam; Xepathritis; Yariflam; Zegren; **Irl.:** Arthrotec; Cataflam; Diclac; Diclo; Diclomax†; Diclomelt; Difene; Flector; Kyflam; Solaraze; Vologent†; Voltarol; Voltarol Ophtha; Voltfast; **Israel:** Abitren; Arthrotec; Betaren; Cataflam; Dicloplast; Diclorengel; Olfen; Physicare Gel; Voltaren; Voltaren Ophtha; **Ital.:** Algosenac; Artrotec; Dealgic; Deflamat; Diclocular; Diclofan; Dicloftil; Dicloral; Dicloreum; Diclotears; Dolaut; Doxarav; Dropflam; Fenadol; Fender; Flector; Flogofenac; Forgenac†; Itami; Leviogel; Lisiflen†; Misofenac; Molfenact; Novapirina; Pennsaid; Salarase; Topfans; Voltadol; Voltadvance; Voltaren; Voltfast; Zeroflog; **Jpn:** Anavan; **Malaysia:** Almiral; Apo-Diclot; Cataflam; Clofec; Curinflam†; Difnal; Doroxan; Fenac; Fenadium†; Inflanac; Lesflam; Neo-Pyrazon†; Olfen; Remafen; Remethan; Takst; Uniren; Vokam; Voltaren; Voren; Zolterol; **Mex.:** 3A Ofteno; Alsidexten†; Ariflam; Artrenac; Artrenac Pro; Artrene; Artrotec; Atalak; Calaffler; Catafast; Cataflam; Clo-Far; Clofenix; Clonodifen; Coral; Deflox; Dicfafena; Diclac; Dicloran; Diclosol; Dioxaflex; Diqfanol; Dirret; Docril; Dofen; Doflatem; Dolaren; Dolflam; Dolofenac; Doltarac; Evadol; Fenagel; Fenalgin; Fervex; Flamydol; Flamygel; Flankol; Flogoken; Flotac; Fortical; Fusaren; Galedol; Hipo Sport; Lertus; Lifenac; Liroken; Lodyfen; Lonatec; Lufac-Z; Mafena; Manacon; Merxil; Metracint; Musol; Medclon; Neo-Butacon; Pharmaflam; Practiser; Precifenac; Selectofen; Solof; Still; Uni-Fenil†; Vicmafen; Volfenac; Voltaren; **Neth.:** Arthrotec; Artrotec; Cataflam; Dicloabak; Itami; Misofenac; Nacloff; Normulen; Otriflu; Voltaren; **Norw.:** Arthrotec; Cataflam; Modifenac; Otriflu; Solaraze; Voltaren; Voltaren Ophtha; **NZ:** Apo-Diclo; Cataflam; Diclax; Diclohexal†; Flameril; Voltaren; Voltaren Ophtha; Voltfast; **Philipp.:** Acuflam; Canefol; Cataflam; Cataflin; Clofenix; Clofil; Clonarent; Curafen; Diclogen; Difenamin; Difenax; Diclobon; Dycon; Dynapar; Eslofent; Fenaspec; Fendil; Klaxon; Lobafen; Lofenax Maxi; Medclof; Neo-Pyrazon; Nepenthe†; Parafortan; Rheuflam; Uniclonax; Volfenn; Voltaren; Voren; Zobidt; **Pol.:** Apo-Diclo†; Arthrotec; Cataflam; Dicloberl; Diclobion; DicloDuo; Dicloratio; Dicloreum; Dicloziaja; Difadol; Diklonat P; Dikloziajat; Diky; Felogel; Majamil; Naklofen; Olfen; Ra-tiogel†; Rewodina; Veral; Voltaren; Voltenac; **Port.:** Arthrotec; Cataflam; Clofen; Dagesil; Dicloabak; Diclodent; Diclofar; Dicloftal†; Diclospray; Diclotec; Difnan†; Dofene; Dolacen; Dorcalor; Fenac; Fenal-FV; Flameril; Flector; Frenalgil; Olfen; Otriflu; Painex; Pennsaid; Solaraze; Voltaren; **Rus.:** Almiral (Алмирал)†; Apo-Diclo (Апо-дикло)†; Arthrotec (Артротек)†; Diclac (Диклак); Diclo-F (Дикло-ф); Diclobene (Диклобене); Dicloberl (Диклоберл)†; Diclonat (Диклонат); Dicloran (Диклоран); Diclovit (Дикловит); Feloran (Фелоран)†; Flameril (Фламерил)†; Naclof (Наклоф)†; Naklofen (Наклофен); Naklofen Duo (Наклофен Дуо); Ortofer (Ортофер); Ortoflex (Ортофлекс); Rapten Rapid (Раптен Рапид); Voltaren (Вольтарен); **S.Afr.:** Adco-Clofelam; Arcanafenac†; Arthrotec; Arthru-Derm; Cataflam; Diclohexal; Dynak; Fenisun; Flexagen†; Fortfen; Infla-Ban†; K-Fenak; Panamor; Pharmaflam†; Veltex; Voltaren; Voltaren Ophtha; **Singapore:** Almiral; Cataflam; Clofec; Clofenact; Diclo; Dicloran; Difenac; Difnal; Inac; Inflanac; Lesflam; Olfen; Pritaren; Remafen; Rhewlin; Ultrafen; Uniren; Voltaren; Voltaren Ophtha; Voren; Zolterol; **Spain:** Artrotec; Di Retard; Dicloabak; Dolo Nervobion; Dolo-Voltaren; Dolotren; Luaset†; Normulen; Sulexont; Voltaren; **Swed.:** Arthrotec; Eeze; Flector; Modifenact; Solaraze; Voltaren; Voltaren Ophtha; Voltaren T; **Switz.:** Agofenact; Arthrotec; Athrofent; Deflamat†; Diclac; diclo-basant; Diclosifar; Difen-Stulln; Ecofenac; Effigel; Fenisole; Flam-X; Flector; Fortenac; Grofenact; Inflamac; Olfen; Primofenac; Relova; Tonopan; Vifenac; Voltaren Dolo; Voltaren Emulgel; Voltaren Ophta; Voltarene; Voltfast; **Thai.:** Ammi-Votara; Amminac; Antenac; Arclonac; Arthrotect; Cataflam; Catanac; Cencenac; Chinclona; Chinclonac; Clofec; Clofen; Covonac; D-Fiam; Demac; Diclogel; Diclogesic; Dicloran; Diclosian; Diclosian; Difaren; Difelene; Difent†; Difgesic; Difengesic; Difeno; Difensic; Dinefect; Dinolit; Dosanac; Fenac; Fenacaine; Fenacil; Fenagel; Flexy; Infenac; Inflamma; Inflanac; Klyzen; Lesflam; Lofenac; Manfenac; Masaren; Myfenax; My-onac; N-Zen; Nacloft; Olfen†; Ostaren; Pai-Noren; Painelief; Posnact; Remethan; Rhumanol; Rumatab†; Sernac; Sinclonac; Subsyde; Taks; Tagen; Tarjena; Uniren; V-Therlen; Vasalen; Veenac; Ventarone; Vesconac; Vofen; Voltaren; Voltrax; Voltanac; Voltaren Ophtha; **Turk.:** Actinoma; Arthrotec; Cataflam; Deflamat; Dicloflam; Diclomec; Difenak; Diklo-S; Diklopain; Dikloron; Dikloteva; Dolorex; Flector; Inflased; Kaliren; Miyadren; Volfenaks; Voltaren; Voltaren Ophta; **UAE:** Clofen; **UK:** Arthrotec; Defanac; Defenac; Dexomon; Diclofex; Diclomax; Diclovol; Diclozip; Dyloject; Econac; Fenactol; Flamatak; Flamrase; Lofensaid†; Mobigel; Motifene; Pennsaid; Rheumatac; Rhumalgan; Slofenac; Solaraze; Voltarol; Voltarol; Voltarol Ophtha; **Ukr.:** Diclac (Диклак); Diclo-F (Дикло-Ф); Dicloberl (Диклоберл); Diclobru (Диклобрю); Diclocain (Диклокаин); Diclopherol (Диклоферол)†; Naclof (Наклоф); Naklofen (Наклофен); Rapten Rapid (Раптен Рапид) (Вольтарен); **USA:** Arthrotec; Cambia; Cataflam; Flector; Pennsaid; Solaraze; Voltaren; Zipsor; **Venez.:** 3A Ofteno; Arthrotec; Artren; Campal; Cataflam; Clofen; Clofenac; Diagesic; Diclofen P; Diclosal; Diclostant; Difenac; Diklason; Diralon; Dival; Doltrent; Flogaren; Flotac; Klafenac; Viavox; Voltaren; Volten; Votaxil.

多组分制剂 **Arg.:** Albesine Biotic; Algicler; Algio Nervomax; Algio Nervomax Fuerte; Amixen Plus; Befol Plus; Belmalen; Blokium B12; Blokium Flex; Blokium Gesic; Corteroid Gesic; Cuninflam Plus; Delta Tomanil B12; Diclogesic Forte; Diclogesic Plus B12; Diclogesic Relax; Diclomar Flex; Diclonex Relax; Dioxaflex B12; Dioxaflex Forte; Dioxaflex Gesic; Dioxaflex Plus; Dolo Nervobion; Dolo Nervobion 10000; Dolvan Flex; Doxtran B12; Doxtran Flex; Doxtran Gesic; Flaval; Glifapen; Iglodine Flex; Ingebrax†; Lertus Biotic†; Metaflex Gesic; Metaflex Plus NF; Meticil; Mio Aldoron NF; MioVirobron NF†; Nalgiflex Relax; Oxa B12; Oxa Forte; Oxa Sport; Oxadisten; Oxafem; Oxagesic; Panclo B12; Pancloflex; Panclogesic; Prifec; Rodinac B12†; Rodinac Biotic; Rodinac Flex; Rodinac Gesic; Silfox Flex; Tafirol Artro; Tobradiclot; Tobratlas; Tomanil Flex; Vesalion B12; Vesalion Flex; Vesalion Gesic; Viartril Flex; Virobron B12 NF; Voltaren Flex; Voltaren Forte; Xedenol B12; Xedenol Flex; Xedenol Gesic; **Austria:** Diclovit; Dolo-Neurobion; Neodolpasse; Neurofenac; Voltamicin; **Belg.:** Ocubrax; **Braz.:** Algi-Butazolon†; Algi-Tanderil†; Beserol; Cedrilax†; Codaten; Diclofetamol; Flexalgin; Mioflex A; Sedilax; Tandene; Tanderalgin; Tandriflan; Tandrilax; Torsilax; Trilax†; **Chile:** Dolo-Neurobionta; **Cz.:** Neodolpasse; Voltamicin†; **Ger.:** Combaren; Voltaren Plus; **Gr.:** Neodolpasse; Vartelon-B; Vidaclofen-Plus†; **Hung.:** Neodolpasse; Ocubrax†; Voltamicin†; **India:** Actimol; Buta-Proxyvon†; Butaproxyvon; Cizpen D; Coxiprox; Cofenac; Diclogenta; Diclomol; Dicloran-A; Dicloran-MS; Diclospa; Diser; Doflex Plus; Dolocide KP; Dolocide MR; DP Gesic; Duoflam Gel; Esgipyrin; Fenaplus-MR†; Fenaplus†; Fensaide-P; Flanzen-D; Inflazone; Myospaz Forte; Nicip D; Omnigel; Osteoflam-MR; Oxalgin-DP; Paczox; Paracip Plus; Reactine Forte; Reactine Plus; Reducin-A; Relaxyl Plus; Spasmo-Proxyvon Forte; Systaflam; **Indon.:** Dolofenac; **Ital.:** Voltamicin†; **Malaysia:** Voren Plus; **Mex.:** Ariflam Forte; Diclovith-B; Dolaren; Dolenfort; Dolo-Neurobion; Dolo-Pangavit; Dolvifen; Duciclon; Duoflex; Empatil; Lertus CD; Ortocol; Tafirol AC; Trazinac; Tribedoce Compuesto; Uni-Dox; Voltaren Forte; **Philipp.:** Neurofenac; **Pol.:** Venozel; **Rus.:** Diclofenacol (Диклофенакол); Dicloran Plus (Диклоран Плюс); Neurodiclovit (Нейродикловит); **Singapore:** Dinopen; Voren Plus; **Spain:** Ocubrax; **Switz.:** Flectoparin; Tobrafen; Voltamicin; **Thai.:** Bufenac; **Turk.:** Aftogel; Ocubrax; **Ukr.:** Bol-Ran (Бол-Ран); Diclofen-Gel (Диклофен-Гель); Dicloran Plus (Диклоран Плюс); Dipren (Дипрен†); Dolaren (Доларен); Ocubrax (Окубракс); **Venez.:** Combaren; Painfort; Todenac; Trazinac.

Diethylamine Salicylate 水杨酸二乙胺

Diaethylamini Salicylas; Dietylaminsalicylat; Dietyyliamiinisalisylaatti; Salicilato de dietilamina; Salisilat Dietilamin.

Диэтиламин Салицилат; Салицилат Диэтиламина
$C_{11}H_{17}NO_3 = 211.3$.
CAS — 4419-92-5.

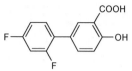

Pharmacopoeias. In *Br.* and *Chin.*

BP 2010 (Diethylamine Salicylate) 白色或几乎白色、无臭或几乎无臭的结晶。极易溶于水; 易溶于乙醇和氯仿。避光。避免与铁或铁盐接触。

简介

水杨酸二乙胺是水杨酸衍生物, 与水杨酸甲酯 (第82页) 类似, 在发赤药制剂中局部用于风湿痛和肌痛。

制剂

BP 2010: Diethylamine Salicylate Cream.

专利制剂

Belg.: Algesal; **Canad.:** Physiogesic; **Fin.:** Algesal; **Fr.:** Algesal; **Gr.:** Algesal; **Hung.:** Aciphen; **India:** Multigesic; **Neth.:** Algesal; **Norw.:** Algesal; **Pol.:** Saldiam; **Port.:** Algicum; Algiderma; Massagim; **Swed.:** Algesal; **Turk.:** Algesal; Repanil; **UK:** Lloyd's Cream; **Venez.:** Alesal.

多组分制剂

Arg.: Algesal; Cartiflex; Crema Antiinflamatoria; Rati Salil Flex; Salicrem; **Austral.:** Rubesal; **Austria:** Algesal; Derivon; Dolo-Menthoneurin; Igitur-antirheumatische†; Igitur-Rheumafluid†; Latesyl; Pasta rubra salicylata†; Repanil; Rheugesal; **Braz.:** Repanil; **Chile:** Repariven; **Cz.:** Repanil-Gel N; **Fr.:** Algesal Suractive; Repanil; Traumalgyl†; **Ger.:** Algesal; Dolo-Menthoneurin†; Doloneurot†; Repanil-Gel N; **Gr.:** Algesal Suractive; Ponostop; Repanil; **Hong Kong:** Repanil; Rubesal†; **Hung.:** Algesal; Repanil N; **Indon.:** Algesal Superactive; **Israel:** Edeven; Liotontrauma; Repanil CM; Repanil†; Sedalpan; Viamal Trauma; **Malaysia:** Repanil-Gel N; **Neth.:** Algesal Forte; Repanil; **Pol.:** Repanil; **Port.:** Algesal; Latesil; Medalginan; Venopanil; **S.Afr.:** Repanil; **Spain:** Algesal; Contusin; Dolmitin; Repanil; Radio Salil; **Switz.:** Algesal†; Algesalona†; Mavena Proctal-Gen; Repanil N; Repanil†; **Thai.:** Repanil; Veno-gel; **Turk.:** Algesal Suractive; Prepagel; **UAE:** Rubicalm; **UK:** Fiery Jack; Transvasin Heat Spray; **Ukr.:** Repanil-Gel N (Репарил-Гель Н); **Venez.:** Lemazol.

Diflunisal (BAN, USAN, rINN) 二氟尼柳

Diflunisaali; Diflunisalis; Diflunisalum; Difluniszal; MK-647. 5-(2,4-Difluorophenyl)salicylic acid.

Дифлунисал
$C_{13}H_8F_2O_3 = 250.2$.
CAS — 22494-42-4.
ATC — N02BA11.
ATC Vet — QN02BA11.
UNII — 7C546U4DEN.

[chemical structure: COOH, OH, F, F]

Pharmacopoeias. In *Chin., Eur.* (see p.vii), and *US.*
Ph. Eur. 6.8 (Diflunisal) 白色或几乎白色结晶性粉末。具有多态性。几乎不溶于水; 可溶于乙醇、稀碱溶液。避光。
USP 33 (Diflunisal) 白色或米色粉末, 几乎无臭。不溶于水和己烷; 易溶于乙醇和甲醇; 溶于丙酮和乙酸乙酯; 微溶于四氯化碳、氯仿和二氯甲烷。

不良反应和处置

参见第92页 NSAIDs 二氟尼柳最常见的不良反应是胃肠功能紊乱、头痛和药疹。消化性溃疡和胃肠出血也有报道。头晕、困倦、失眠、耳鸣也可发生。

对血液的影响 与二氟尼柳相关的血液不良反应并不多见, 有1例关于二氟尼柳诱发风湿性关节炎患者发生外周血小板破坏而造成的血小板减少症的报道[1]。Heinz 小体溶血性贫血也有报道, 参见下文超敏反应项下。

1. Bobrove AM. Diflunisal-associated thrombocytopenia in a patient with rheumatoid arthritis. *Arthritis Rheum* 1988; **31:** 148–9.

对肾脏的影响 有报道服用二氟尼柳后引起以急性少尿型肾功能衰竭为临床表现的急性间质性肾炎、红皮病和嗜酸性粒细胞增多[1]。

1. Chan LK, *et al.* Acute interstitial nephritis and erythroderma associated with diflunisal. *BMJ* 1980; **280:** 84–5.

对肺的影响 二氟尼柳治疗引发的肺炎参见下文超敏反应项下。

对皮肤的影响 与二氟尼柳相关的 Stevens-Johnson 综合征的报道[1,2]。也可见下文超敏反应项下。

1. Hunter JA, *et al.* Diflunisal and Stevens-Johnson syndrome. *BMJ* 1978; **2:** 1088.
2. Grom JA, *et al.* Diflunisal-induced erythema multiforme major. *Hosp Formul* 1986; **21:** 353–4.

超敏反应 报道称, 3例患者发生二氟尼柳超敏反应, 主要临床特征为: 发热、肝转氨酶升高、红皮病、嗜酸性粒细胞增多[1]。其中, 一例患者发生 Heinz 小体溶血性贫血, 其他与二氟尼柳治疗相关的超敏反应包括肺炎[2]、急性坏死性筋膜炎[3]。

1. Cook DJ, *et al.* Three cases of diflunisal hypersensitivity. *Can Med Assoc J* 1988; **138:** 1029–30.
2. Rich MW, Thomas RA. A case of eosinophilic pneumonia and vasculitis induced by diflunisal. *Chest* 1997; **111:** 1767–9.
3. Krige JEJ, *et al.* Necrotising fasciitis after diflunisal for minor injury. *Lancet* 1985; **ii:** 1432–3.

过量 二氟尼柳中毒有时是致命的[1,2], 据报道不涉及其他药物时, 15g 的剂量可引起死亡, 而与其他药物合用时, 7.5g 剂量可致死。

1. Court H, Volans GN. Poisoning after overdose with non-steroidal anti-inflammatory drugs. *Adverse Drug React Acute Poisoning Rev* 1984; **3:** 1–21.
2. Levine RA, *et al.* Diflunisal related fatality: a case report. *Forensic Sci Int* 1987; **35:** 45–50.

注意事项

参见第94页 NSAIDs。对于有明显肾损伤的患者, 二氟尼柳需减量, 禁用于严重肾损伤者。因为 Reye 综合征的危险, 除非有特殊的适应证, 不推荐将阿司匹林和其他水杨酸盐用于儿童, 虽然此注意事项还没有明确扩大到二氟尼柳, 但是通常不允许将二氟尼柳用于儿童。

药物相互作用

与 NSAIDs 相关的药物相互作用见第94页。
阿司匹林可轻微降低二氟尼柳的血浆药物浓度。据报道, 二氟尼柳可增加吲哚美辛和对乙酰氨基酚的血浆药物浓度, 二氟尼柳和吲哚美辛合用可发生致命的胃肠出血, 因此禁止两药合用。常规使用抗酸药可降低二氟尼柳的吸收。

苯二氮䓬类 二氟尼柳对奥沙西泮血药浓度的影响参见 M37 第960页。

丙磺舒 与丙磺舒合用时, 二氟尼柳的平均稳态血药浓度增加 65%[1], 这主要是由于酚基和酰基葡糖苷酸形成减少。然而这些葡糖苷酸和硫酸结合物的血药浓度也升高, 因为丙磺舒减少了它们的肾清除率。

1. Macdonald JI, *et al.* Effect of probenecid on the formation and elimination kinetics of the sulphate and glucuronide conjugates of diflunisal. *Eur J Clin Pharmacol* 1995; **47:** 519–23.

药动学

二氟尼柳从胃肠道吸收良好, 血药浓度在单剂量摄入 2～3h 后达到峰值。与血浆蛋白结合率大于 99%, 血浆半衰期为 8～12h。二氟尼柳呈非线性药动学特征, 即剂量加倍时, 药物的累积并不加倍。由于长半衰期和非线性消除, 多次给药后, 达到稳态血药浓度需要几天时间。给予初始负荷剂量可缩短达稳态血浓的时间。关节滑液中二氟尼柳的浓度可达到血药浓度的 70%。主要以葡糖苷酸结合物的形式由尿液排泄。胆汁循环也可发生。二氟尼柳分布到乳汁中, 据报道浓度为血药浓度的 2%～7%。

1. Loewen GR, *et al.* Effect of dose on the glucuronidation and sulphation kinetics of diflunisal in man: single dose studies. *Br J Clin Pharmacol* 1988; **26:** 31–9.
2. Eriksson L-O, *et al.* Influence of renal failure, rheumatoid arthritis and old age on the pharmacokinetics of diflunisal. *Eur J Clin Pharmacol* 1989; **36:** 165–74.
3. Verbeeck RK, *et al.* The effect of multiple dosage on the kinetics of glucuronidation and sulphation of diflunisal in man. *Br J Clin Pharmacol* 1990; **29:** 381–9.
4. Macdonald JI, *et al.* Sex-difference and the effects of smoking and oral contraceptive steroids on the kinetics of diflunisal. *Eur J Clin Pharmacol* 1990; **38:** 175–9.
5. Nuernberg B, *et al.* Pharmacokinetics of diflunisal in patients. *Clin Pharmacokinet* 1991; **20:** 81–9.

用途和用法

二氟尼柳是水杨酸衍生物 (见第23页阿司匹林), 但是并不水解产生水杨酸, 其临床效应更类似于丙酸衍生物 NSAIDs 如布洛芬。用于轻中度疼痛的紧急或长期治疗, 缓解骨关节炎、类风湿关节炎的疼痛和炎症, 缓解原发痛经的症状。用于疼痛缓解, 初次剂量 1g, 之后维持量每 12h 500mg。尽管有些患者可能需要每 8h 500mg。在另一些患者中使用 500mg 较低的起始剂量, 随后每 8～12h 250mg 可能就足够。治疗关节炎的常用口服剂量是每日 500mg～1g, 分 2 次给药, 根据反应调整剂量。无论何种适应证, 不推荐维持剂量大于 1.5g。在肾损伤患者中可能需要降低剂量, 见下文。

二氟尼柳精氨酸的给药方式相似, 可口服、肌内注射或静脉注射。

在肾损伤中的用法 对于明显肾损伤患者, 二氟尼柳需减量, 不用于严重肾损伤患者。

制剂

BP 2010: Diflunisal Tablets;
USP 33: Diflunisal Tablets.

专利制剂

Austral.: Dolobid†; **Austria:** Fluniget†; **Belg.:** Diflusal†; **Denm.:** Donobid†; **Gr.:** Analeric; Di-Flu; **Ital.:** Artrodol†; **Neth.:** Dolobid†; Dolocid†; **Norw.:** Donobid†; **Port.:** Flunidort; **Spain:** Dolobid†; **Swed.:** Donobid†; **Thai.:** Dolobid; **Turk.:** Dolphin; **UK:** Dolobid†; **USA:** Dolobid†; **Venez.:** Dolobid†.

Dihydrocodeine Phosphate (BANM, rINNM) 磷酸双氢可待因

Dihydrocodéine, Phosphate de; Dihydrocodeini Phosphas; Fosfato de dihidrocodeína; Hydrocodeine Phosphate.

Дигидрокодеина Фосфат
$C_{18}H_{23}NO_3,H_3PO_4 = 399.4$.
CAS — 24204-13-5.
ATC — N02AA08.
ATC Vet — QN02AA08.

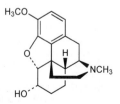
(dihydrocodeine)

Pharmacopoeias. In *Jpn.*

Dihydrocodeine Tartrate (*BANM, rINNM*) 酒石酸双氢可待因

Dihidrokodein-hidrogén-tartrát; Dihidrokodeino-vandenilio tartratas; Dihydrocodeine Acid Tartrate; Dihydrocodeine Bitartrate; Dihydrocodeine Hydrogen Tartrate; Dihydrocodéine, hydrogénotartrate de; Dihydrocodeine, Tartrate de; Dihydrocodeini Bitartras; Dihydrocodeini hydrogenotartras; Dihydrocodeini Tartras; Dihydrokodeiinivetytartratti; Dihydrokodein-tartarát; Dihydrokodeiny wodorowinian; Drocode Bitartrate; Hydrocodeine Bitartrate; Tartrato de dihidrocodeína. 4,5-Epoxy-3-methoxy-17-methylmorphinan-6-ol hydrogen tartrate.

Дигидрокодеина Тартрат
$C_{18}H_{23}NO_3,C_4H_6O_6 = 451.5$.
CAS — 125-28-0 (dihydrocodeine); 5965-13-9 (dihydrocodeine tartrate).
UNII — 8LXS95BSA9.

注：酒石酸双氢可待因复方制剂可以用以下名称表示。

- co-dydramol（*BAN*）——1 份酒石酸双氢可待因和 50 份对乙酰氨基酚（质量分数）。

俗名 下列术语已被用作各种形式的酒石酸双氢可待因的"俗名"（第 vii 页）或俚语：DFs；Diffs；Duncan Flockharts。

Pharmacopoeias. In *Eur.* (see p.vii) and *US*.

Ph. Eur. 6.8（Dihydrocodeine Hydrogen Tartrate; Dihydrocodeine Tartrate BP 2010） 白色或类白色结晶性粉末。易溶于水；略溶于乙醇；几乎不溶于环己烷。10%水溶液的 pH 值为 3.2～4.2。避光。

USP 33（Dihydrocodeine Bitartrate） 10%水溶液的 pH 值为 3.2～4.2，贮藏于密闭容器中。

依赖性和戒断症状

参见阿片类镇痛药，第 96 页。双氢可待因已经被滥用（见下文**注意事项**项下）。

不良反应和处置

参见第 97 页阿片类镇痛药，双氢可待因的副作用小于吗啡。

过量 文献报道，1 名 29 岁男性在过量服用双氢可待因 2.1g，13h 后出现肝肾损伤[1]。过量用药后 36h 发生危及生命的呼吸抑制，只对大剂量（纳洛酮总量 46.6mg）长疗程（106h）的纳洛酮有反应。关于这则报道的评论，有人对肝损伤的证据提出质疑，认为肝转氨酶数值升高是横纹肌溶解的结果[2~4]，而横纹肌溶解也可能导致肾损伤。

过量服用数量未明确的双氢可待因片剂[5]后发生的过敏样反应似乎对静脉给予纳洛酮有反应。

1. Redfern N. Dihydrocodeine overdose treated with naloxone infusion. *BMJ* 1983; **287**: 751–2.
2. Buckley BM, Vale JA. Dihydrocodeine overdose treated with naloxone infusion. *BMJ* 1983; **287**: 1547.
3. Blain PG, Lane RJM. Dihydrocodeine overdose treated with naloxone infusion. *BMJ* 1983; **287**: 1547.
4. Wen P. Dihydrocodeine overdose treated with naloxone infusion. *BMJ* 1983; **287**: 1548.
5. Panos MZ, et al. Use of naloxone in opioid-induced anaphylactoid reaction. *Br J Anaesth* 1988; **61**: 371.

疼痛 有关双氢可待因增加术后疼痛的内容见下文**用途和用法**项下。

注意事项

参见第 97 页阿片类镇痛药。

滥用 据报道在阿片成瘾者中双氢可待因被广泛滥用[1~4]。

1. Swadi H, et al. Misuse of dihydrocodeine tartrate (DF 118) among opiate addicts. *BMJ* 1990; **300**: 1313.
2. Robertson JR, et al. Misuse of dihydrocodeine tartrate (DF 118) among opiate addicts. *BMJ* 1990; **301**: 119.
3. Strang J, et al. Misuse of dihydrocodeine tartrate (DF 118) among opiate addicts. *BMJ* 1990; **301**: 119.
4. Seymour A, et al. The role of dihydrocodeine in causing death among drug users in the west of Scotland. *Scott Med J* 2001; **46**: 143–6.

老年人 尽管有些肾损伤，但一组老年患者[1]对双氢可待因的处置与健康年轻受试者相似。因为在所有评价指标方面存在显著的可变性，这是一项研究结果，人们未能得到对老年患者用药剂量的明确指导原则。然而，推荐初次给予小剂量，以后根据反应调整剂量。

1. Davies KN, et al. The effect of ageing on the pharmacokinetics of dihydrocodeine. *Eur J Clin Pharmacol* 1989; **37**: 375–9.

肾损伤 双氢可待因给予严重肾损伤的患者需谨慎。1 名无尿依靠透析的女性患者口服双氢可待因 4 天后发生严重昏迷[1]。用纳洛酮救治有效。

也可见下文**药动学**项下。

1. Barnes JN, Goodwin FJ. Dihydrocodeine narcosis in renal failure. *BMJ* 1983; **286**: 438–9.

药物相互作用

与阿片类镇痛药有关的药物相互作用见第 98 页。

奎尼丁 双氢可待因被细胞色素 P450 同工酶 CYP2D6 代谢为活性产物，在强代谢者中此代谢产物发挥镇痛作用。奎尼丁可抑制此代谢反应，但是对 11 例同时服用奎尼丁的健康受试者研究显示，虽然代谢产物双氢吗啡的血浆药物浓度降低了 3～4 倍，但是双氢可待因的镇痛活性并没有降低[1]。

1. Wilder-Smith CH, et al. The visceral and somatic antinociceptive effects of dihydrocodeine and its metabolite, dihydromorphine: a cross-over study with extensive and quinidine-induced poor metabolizers. *Br J Clin Pharmacol* 1998; **45**: 575–81.

药动学

双氢可待因口服给药 1.2～1.8h 后浓度达峰值，可能由于在肠壁或肝发生的首过代谢，口服生物利用度仅 20%。虽然双氢可待因的镇痛作用似乎源自母体化合物，但是被肝细胞色素 P450 同工酶 CYP2D6 代谢产生的双氢吗啡亦具有强镇痛活性。另有部分药物被 CYP3A4 代谢为非双氢可待因。以原形和代谢产物形式（包括葡糖苷酸结合物）由尿液排泄。据报道消除半衰期为 3.5～5h。

1. Rowell FJ, et al. Pharmacokinetics of intravenous and oral dihydrocodeine and its acid metabolites. *Eur J Clin Pharmacol* 1983; **25**: 419–24.
2. Fromm MF, et al. Dihydrocodeine: a new opioid substrate for the polymorphic CYP2D6 in humans. *Clin Pharmacol Ther* 1995; **58**: 374–82.
3. Ammon S, et al. Pharmacokinetics of dihydrocodeine and its active metabolite after single and multiple dosing. *Br J Clin Pharmacol* 1999; **48**: 317–22.
4. Webb JA, et al. Contribution of dihydrocodeine and dihydromorphine to analgesia following dihydrocodeine administration in man: a PK-PD modelling analysis. *Br J Clin Pharmacol* 2001; **52**: 35–43.

肾损伤 与 9 例健康受试者相比，单次口服给药 60mg，酒石酸双氢可待因的药动学在 9 例接受透析治疗的慢性肾衰竭患者中受影响[1]。肾衰竭患者血药浓度达峰时间为 3h，而健康受试者为 1h。肾衰竭患者血药浓度-时间曲线下面积更大，24h 后，所有肾衰竭患者血浆中仍能检测到双氢可待因，而这种情况只在 3 例健康受试者中出现。

1. Barnes JN, et al. Dihydrocodeine in renal failure: further evidence for an important role of the kidney in the handling of opioid drugs. *BMJ* 1985; **290**: 740–2.

用途和用法

双氢可待因属阿片类镇痛药（第 96 页）。与可待因（第 37 页）相关且有相似的镇痛活性，常与对乙酰氨基酚合用，缓解中度至重度疼痛。也作为镇咳药应用。

用于**镇痛**，酒石酸双氢可待因的常规剂量为每 4～6h 饭后口服 30mg，重度疼痛每日剂量可达 240mg。有慢性重度疼痛的成人可服用缓控释制剂，每日 2 次。

酒石酸双氢可待因也可深部皮下注射或肌内注射，每 4～6h 最多给予 50mg。

儿童用药剂量详见下文。

作为**镇咳药**，酒石酸双氢可待因可口服 10～30mg，每日最多 3 次。

磷酸双氢可待因也可应用，双氢可待因的其他盐，如盐酸盐、硫氰苷盐也可用于镇咳。其磺化二乙烯苯共聚物（polistirex）用于缓控释制剂。

儿童用法 在英国，在 4～12 岁儿童中可口服、深皮下或肌内注射酒石酸双氢可待因用于镇痛，常用剂量为每 4～6h 0.5～1mg/kg（最大 30mg）；更大一些的儿童可给予常用成人剂量（见上文）。尽管没有批准在年龄小于 4 岁的儿童中使用，*BNFC 2009* 建议 1～4 岁儿童每 4～6h 给药 500μg/kg。

呼吸困难 有报道[1]双氢可待因对血液二氧化碳含量正常而因慢性气道阻塞发生喘息的患者有益。运动前 30min 服用双氢可待因 15mg，每日最多 3 次。

1. Johnson MA, et al. Dihydrocodeine for breathlessness in 'pink puffers'. *BMJ* 1983; **286**: 675–7.

疼痛 双氢可待因用于治疗中度至重度疼痛。然而，据报道，在牙科手术后静脉给予 25mg 或 50mg 酒石酸双氢可待因的患者，术后疼痛的加重与剂量相关[1]。

人们推测，当急性疼痛伴随高阿片活性时，双氢可待因呈拮抗作用[2]。关于双氢可待因单次口服给药应用的系统性综述显示，该药不能充分缓解术后疼痛，双氢可待因的效应弱于布洛芬[3]。

1. Seymour RA, et al. Dihydrocodeine-induced hyperalgesia in postoperative dental pain. *Lancet* 1982; **i**: 1425–6.
2. Henry JA. Dihydrocodeine increases dental pain. *Lancet* 1982; **ii**: 223.
3. Moore RA, et al. Single dose dihydrocodeine for acute postoperative pain. Available in The Cochrane Database of Systematic Reviews; Issue 2. Chichester: John Wiley; 2000 (accessed 26/06/08).

制剂

BP 2010: Co-dydramol Tablets; Dihydrocodeine Injection; Dihydrocodeine Oral Solution; Dihydrocodeine Tablets.

专利制剂

Austral.: Paracodin†; Rikodeine; **Austria:** Codidol; Dehace; Paracodin; **Belg.:** Codicontin; Paracodine; **Cz.:** DHC Continus; **Fr.:** Dicodin; **Ger.:** DHC; Paracodin; Paracodin N; Remedacen†; Tiamon Mono; **Gr.:** Dolcontin; **Hong Kong:** DF 118; **Hung.:** DHC; Hydrocodin; **Irl.:** DF 118; DHC Continus†; Paracodin; **Ital.:** Paracodina; **Malaysia:** DF 118; Suncodin; **NZ:** DHC Continus; **Pol.:** DHC Continus; **Port.:** Didort†; **S.Afr.:** DF 118; Paracodin; **Spain:** Paracodina; Tosidrin; **Switz.:** Codicontin; Paracodin; **UK:** DF 118; DHC Continus; **USA:** J-Max DHC.

多组分制剂 **Arg.:** Lentusin; **Austral.:** Codox†; **Austria:** Paracodin†; **Ger.:** Antitussivum Burger N†; Makatussin Tropfen forte†; **Hong Kong:** Codaewon; **Irl.:** Paramol; **Ital.:** Cardiazol-Paracodina; Paracodina; **Jpn:** Colgen Kowa IB Toumei; Lightgen; **Malaysia:** Dihydrocodeine P; **Switz.:** Escotussin; Makatussin Comp; Paracodin retard†; **USA:** Alahist DHC; Despec-EXP; DHC Plus; DiHydro-CP; DiHydro-GP; DiHydro-PE; Donatuss DC; Duohist DH; EndaCof-DH; J-COF DHC; Novahistine DH; Pancof PD†; Pancof-EXP†; Pancof†; Panlor; PolyTussin DHC; Synalgos-DC; Trezix.

Dipipanone Hydrochloride (*BANM, rINNM*) 盐酸地匹哌酮

Dipipanone, Chlorhydrate de; Dipipanoni Hydrochloridum; Hidrocloruro de dipipanona; Phenylpiperone Hydrochloride; Piperidyl Methadone Hydrochloride; Piperidylamidone Hydrochloride. (±)-4,4-Diphenyl-6-piperidinoheptan-3-one hydrochloride monohydrate.

Дипипанона Гидрохлорид
$C_{24}H_{31}NO,HCl,H_2O = 404.0$.
CAS — 467-83-4 (dipipanone); 856-87-1 (dipipanone hydrochloride).
UNII — 8VY00AJ0RL.

(dipipanone)

Pharmacopoeias. In *Br*.

BP 2010（Dipipanone Hydrochloride） 无臭或几乎无臭的白色结晶性粉末。略溶于水；易溶于乙醇、丙酮，几乎不溶于乙醚。2.5%水溶液的 pH 值为 4.0～6.0。

简介

盐酸地匹哌酮属阿片类镇痛药（第 96 页），结构与美沙酮（第 79 页）相关。据报道单用镇静作用弱于吗啡。用于中度至重度疼痛。

盐酸地匹哌酮多与抗呕吐药盐酸赛克力嗪作为联合制剂使用以减少恶心、呕吐的发生。但是此制剂不推荐用于慢性疼痛，如果需要，止吐药只用于最初几天的治疗。盐酸地匹哌酮的常用口服剂量为 10mg，每 6h 1 次。之后，可按 5mg 的剂量增加，一次给药剂量很少有必要超过 30mg。口服后镇痛作用 1h 内起效，维持 4～6h。

盐酸地匹哌酮与盐酸赛克力嗪的制剂受到滥用。

制剂

BP 2010: Dipipanone and Cyclizine Tablets.

多组分制剂 **Hong Kong:** Wellconal†; **S.Afr.:** Wellconal; **UK:** Diconal.

Dipyrone (BAN, USAN) 安乃近

Metamizole Sodium (pINN); Aminopyrine-sulphonate Sodium; Analginum; Dipiron; Dipirona; Dipyron; Dipyroni; Dipyronum; Metamitsolinatrium; Metamizol; Metamizol sódico; Metamizol sodná sůl monohydrát; Metamizol sodowy; Metamizol Sodyum; Métamizole sodique; Metamizolnatrium; Metamizol-nátrium; Metamizolo natrio druska; Metamizolum natricum; Metamizolum Natrium Monohydricum; Methampyrone; Methylmelubrin; Natrium Novaminsulfonicum; Noramidazophenum; Novamidazofen; Novaminsulfone Sodium; NSC-73205; Sodium Noramidopyrine Methanesulphonate; Sulpyrine. Sodium N-(2,3-dimethyl-5-oxo-1-phenyl-3-pyrazolin-4-yl)-N-methylaminomethanesulphonate monohydrate.

Метамизол Натрий

$C_{13}H_{16}N_3NaO_4S,H_2O = 351.4$.
CAS — 68-89-3 (anhydrous dipyrone); 5907-38-0 (dipyrone monohydrate).
ATC — N02BB02.
ATC Vet — QN02BB02.
UNII — 6429L0L52Y (dipyrone); VSU62Z74ON (anhydrous dipyrone);.

注：混淆的是安乃近钠盐似乎与安乃近本身被同义使用。在一些国家，安乃近的通俗名称为 "Mexican aspirin"，而名词 noraminophenazonum 和 novaminsulfon 似乎也指的是安乃近，但是不清楚是否指其钠盐。

Pharmacopoeias. In Chin., Eur. (see p.vii), and Jpn.
Ph. Eur. 6. 8（Metamizole Sodium；Dipyrone BP 2010）
白色或类白色结晶性粉末。极易溶于水；溶于乙醇。避光。

不良反应和注意事项

应用安乃近与粒细胞缺乏和休克发生的危险性增加有关。

1. Levy M. Hypersensitivity to pyrazolones. *Thorax* 2000; **55** (suppl 2): S72–S74.

对血液的影响

International Agranulocytosis and Aplastic Anemia Study[1] 从欧洲和以色列 8 个不同种族收集的资料显示，粒细胞缺乏与使用安乃近的比例具有明显的地区差异（布达佩斯 0.9，巴塞罗那 33.3）。虽然发现粒细胞缺乏与使用安乃近之间危险性上相对有很大的增加，但是发生率要低于以前报道中的推测。

在安乃近仍在使用的地方不断报道有血恶液质，如粒细胞缺乏症和粒细胞减少症[2~7]。

1. The International Agranulocytosis and Aplastic Anemia Study. Risks of agranulocytosis and aplastic anemia: a first report of their relation to drug use with special reference to analgesics. *JAMA* 1986; **256**: 1749–57.
2. Hedenmalm K, Spigset O. Agranulocytosis and other blood dyscrasias associated with dipyrone (metamizole). *Eur J Clin Pharmacol* 2002; **58**: 265–74.
3. Maj S, Lis Y. The incidence of metamizole sodium-induced agranulocytosis in Poland. *J Int Med Res* 2002; **30**: 488–95.
4. Maj S, Centkowski P. A prospective study of the incidence of agranulocytosis and aplastic anemia associated with the oral use of metamizole sodium in Poland. *Med Sci Monit* 2004; **10**: PI93–PI95.
5. Ibanez L, et al. Agranulocytosis associated with dipyrone (metamizol). *Eur J Clin Pharmacol* 2005; **60**: 821–9.
6. Hamerschlak N, Cavalcanti AB. Neutropenia, agranulocytosis and dipyrone. *Sao Paulo Med J* 2005; **123**: 247–9.
7. Garcia S, et al. Dipyrone-induced granulocytopenia: a case for awareness. *Pharmacotherapy* 2006; **26**: 440–2.

对皮肤的影响

据报道安乃近引起一例药源性中毒性表皮坏死松解症[1]。

1. Roujeau J-C, et al. Sjögren-like syndrome after drug-induced toxic epidermal necrolysis. *Lancet* 1985; **i**: 609–11.

超敏反应

一例患者发生安乃近与阿司匹林交叉过敏反应[1]，安乃近可加重呼吸困难、发绀，甚至引起呼吸停止。

1. Bartoli E, et al. Drug-induced asthma. *Lancet* 1976; **i**: 1357.

卟啉病

安乃近可引发急性卟啉病发作，卟啉病患者应用不安全。

药动学

安乃近口服后在胃肠道中很快水解为活性代谢物

4-甲基-氨基-安替比林，后者被吸收后代谢为 4-甲酰基-氨基-安替比林和其他代谢产物。静脉给药，血浆中同样很快检测不到安乃近。没有一种安乃近的代谢产物与血浆蛋白广泛结合。大部分药物以代谢产物形式由尿液排泄，代谢产物也经乳汁分泌。

1. Heinemeyer G, et al. The kinetics of metamizol and its metabolites in critical-care patients with acute renal dysfunction. *Eur J Clin Pharmacol* 1993; **45**: 445–50.
2. Levy M, et al. Clinical pharmacokinetics of dipyrone and its metabolites. *Clin Pharmacokinet* 1995; **28**: 216–34.
3. Zylber-Katz E, et al. Dipyrone metabolism in liver disease. *Clin Pharmacol Ther* 1995; **58**: 198–209.

用途和用法

本品是氨基比林（第19页）的磺酸钠盐，且与氨基比林性质相近。由于严重的不良反应，在很多国家安乃近只限用于其他药无效的重度疼痛或发热。安乃近口服每日 0.5~4g，分次服用，也可肌内或静脉注射，或栓剂直肠给药。

安乃近的同源物安乃近镁、安乃近钙的应用与安乃近钠盐相似。

制剂

专利制剂

Arg.: Analgina; Dioxadol; Dipigrand; Ditral; Fiebrol; Integrobe; Lisalgil; Novacler; Novalgina; Novemina; Unibios Simple; **Austria:** Inalgon Neu†; Novalgin; Spasmo Inalgon Neu†; **Belg.:** Analgine; Novalgine; **Braz.:** Algirona; Anador; Analgesil; Analgex†; Apiron; Baralgin; Conmel; Difebril; Dipimax; Dipirex†; Dipiron; Dipix; Diprin; Doralex†; Dorfebril; Dorilan†; Dornal; Dorona; Dorpinon; DS500†; Findort; Magnodor†; Magnopyrol; Maxiliv; Multiralgim†; Nofebrin; Novagreen; Novalgex†; Novalgina; Pirofebran†; Pirogina; Prodopirona; Sifpirona†; Termonal; Termopirona; Termoprim†; Zitalgin†; **Chile:** Baralgina M; Conmel; **Cz.:** Novalgin; **Ger.:** Analgin; Berlosin; Nopain; Novalgin; Novaminsulfon; **Gr.:** Natralgin; Telalgin; **Hung.:** Algopyrin; Algozone; Novalgin†; Panalgorin; **India:** Novalgin; **Indon.:** Antalgin; Antrain; Cornalgin; Foragin; Lexagin; Licogin; Norages; Novalid; Panstop; Pragesol; Pyronal; Ronalgin; Scanalgin; Unagen; **Israel:** Novalgin†; Optalgin; Phanalgin; V-Talgin; **Ital.:** Novalgina; **Mex.:** Alnex; Anaprol; Anapyrol†; Avafontan; Carofril†; Conmel; Dalmasin; Dalsin; Defin; Dimetirol; Dipydol; Dofisan; Dolgan; Dolizol; Dolofur; Domenal; Exalgin†; Exodalina; Fandall; Fardolpin; Farlin; Indigon; Infatem; Lozima; Mach-2; Macodin; Magnil; Magnol; Magnolonas; Magnopyrol; Mayopirona; Mermid†; Mermid†; Messelfenil; Metapirona; Midelin; Minoral; Mizoltec; Modimet†; Neo-Melubrina; Neomelin; Neosedal; Paleodina†; Pifrol†; Piramagno†; Pirandall; Pirasod; Pirinovag; Piromebrina; Precidona; Prodolina; Prolubrin; Pyranol; Pyron; Suprin; Termonil†; Utidol; Vegal; **Neth.:** Novalgin; **Pol.:** Pyrahexal; Pyralginum; Pyralginum; **Port.:** Conmel†; Dolocalma; Nolotil; Novalginat; **Rus.:** Analgin (Анальгин); Baralgin M (Баралгин M); **Spain:** Algi; Citdolat†; Dolemicin; Lasain; Neo Melubrina; Nolotil; Nolotil; **Switz.:** Minalgine; Novalgine; **Thai.:** Centagin†; Deparont; Genergin; Invoigint; Kno-Painet; Mezaboxt; Nivagin; Novalgint; Olan-Gint; Pyronpac; V Day Fevin; Turk.: Adepiron; Andolor; Baralgin M; Devaljin; Feninox†; Geralgine-M; Kafalgin; Nogesic; Novakom-S; Novalgin; Novo-Plan; Novopyrine; Sebon; Seskaljin; Veraljin; **Urug.:** Dolanet; **Venez.:** Bral; Buscadol†; Combanal†; Combaron†; Conmel; Delsal; Dipamona; Dipidol; Klinomel†; Nimel†; Noval†; Novalcina; Piradro†; Piradrops Simple†; Promel; Rosadol†.

多组分制剂

Arg.: Antispasmina; Apasmo; Apasmo Compuesto; Artifene; Bellatotal; Buscapina Compositum; Calmopirrin; Cifespasmo Compuesto; Colobolina D; Cronopen Balsamico; D-P†; Dentolina Plus†; Dextro + Dipirona; Dextrodipt; Dioxadol; Dorixina Forte; Espasmo Biotenk; Espasmo Dioxadol; Fadagrip; Flexicamin A; Gastrolina Compuesta; Gobbicalm; Integrobe Plus; Klosidol; Klosidol B1 B6 B12; Lisalgil Compuesto; Luar-G Compositum; Migra Dioxadol; Migral; Migral Compositum; Multin; Novopasmil Compuesto; Paratropina Compuesta; Pasmodina Compuesta; Profium Plus; Rupe-N Compuesto; Solacil; Sumal; Tetralgin; Tetralgin Novo; Vicefeno; **Austria:** Buscopan Compositum; Spasmium compt; **Belg.:** Buscopan Compositum; **Braz.:** Algexin; Analgex†; Aminocid†; Analgina B†; Analgosedan†; Analverin Compost†; Analverin†; Anapirol†; Baldin-CE†; Banidort; Bicavinet; Binospan†; Bioscina Composta†; Bromalgina†; Buscopan Composto; Buscoveran Composto; Butilamin; Cafalenat; Cefaldina; Cefaliv; Conmelent; Dalgex; Dexalgen; Disbuspan; Doralgex; Doralgina; Dorciflex; Dorflex; Doricin; Doridina; Dorilen; Doriless; Dorscopenat; Dorsedin; Dorspan Composto; Dorzone; Ductopant; Enxak; Espasmocron; Espasmodid Composto; Eucaliptant; Flexalgex; Flexdor; Gripanil†; Gripiont; Gripomatinet; Griponia†; Gripsay; Hioariston; Hiospan Composto; Inib-Dor†; Itaiflext; Killgrip†; Kindpasm; Licodor; Melpazt; Migralin; Migranette; Mionevrix; Miorrelax; Neocopan; Neomigrant; Neosaldina; Neuralgina; Nevralgex; Par; Pasmalgin†; Plenocedant; Pulmorient; Relaflex; Rielex; Sedalene; Sedalex; Sedalgina; Sedalin; Sedol†; Spasmotropin; Tensaldin; Tetrapulmo; Theopirina†; Tropinal; Uzarat; Veratropan Composto; **Chile:** Bramedil Compuesto; Buscapina Compositum; Cefalmin; Cinabel; Crotalgina; Dolcopin; Dolnix; Dolonase; Esamigran; Fredol; Migragesic; Migranol; Migratam; Neo Butartrol; Nospasmin Compuesto; Piretanyl; Precenid; Scopanil; Silartrint; Silrelext; Sistalgina†; Ultrimin; Viadil Compuesto; Viplan Compuesto; Viproxil Compuesto; **Fin.:** Litalgin; **Fr.:** Avafortant; Salgydal a la noramidopyrinet; **Gr.:** Dispalgine; Algopyrin Complex; Quarelin; Ridolt; **Indon.:** Analsik; Arsinal; Biomegat; Cetalgin; Cetalgin-T; Corsanural; Dactront; Danalgin; Deparont; Dolo Scanneuron; Dolo-Licobion; Dormi Comp; Foraneural; Goralgin; Hedix; Ihealsgin; Ikaneuron Plus; Metaneuron; Neuralgin RX; Neurindo; Neuro Panstop; Neurobat A; Neurodial; Neurogent; Neurosanbe Plus; Neurotropic Plus; Neuroval; Opineuron; Penagon; Pritagesic; Procolic; Proneuron; Spaslic; Spasmal; Spasminal†; Stileran; Supranal; Tropineuron; Unthecol; Viron; **Ital.:** Soma Complex†; **Mex.:** Algosfar; Alivin Plus; Anadil; Benfolt; Biomesina Compuesta; Bipasmin Compuesto; Buscapina Compositum; Busconet; Busepan; Busprina; Colepren; Dolo-Tiaminal; Espasmogress; Hiosultrina-F; Korifen; Mebuxina; Neo-Brontyl; Neo-Pasmonal; Pasmodil; Pirobutil; Respicil; Retodol Compositum; Selpiran; Serralpina Compuesta; Singril; Viadol-Met; **Pol.:** Gardan P†; Scopolan Compositum; Spasmalgon; **Rus.:** Analgin-Chinin (Анальгин-Хинин); Antigrippin-ANVI (Антигриппин-АНВИ); Baralgetas (Баралгетас)†; Benalgin (Бенальгин); Maxigan (Максиган); Nebalgan (Небалган); Pentabufen (Пентабуфен); Pentalgin-N (Пенталгин-Н); Pen-algin (Пленалгин); Revalgin (Ревалгин); Sedal-M (Седал-M); Sedalgin-Neo (Седалгин-Нео); Spasgan (Спазган); Spasmalgon (Спазмалгон); Spasmalin (Спазмалин); Tempalgin (Темпалгин); Tempanginol (Темпангинол); Te-

tralgin (Тетралгин); **S.Afr.:** Baralgan†; Buscopan Compositum; Noriforttan†; Scopex Co; Buscapina Compositum; **Thai.:** Butariont; Nalgin-P; Novapam†; **Turk.:** Buscopan Compositum†; Peraljin; Skopolint; **Ukr.:** Bellalgin (Беллалгин); Spasgan (Спазган); Spasmadol (Спазмадол); Tempalgin (Темпалгин); **Venez.:** Bort†; Buscapina Compositum; Butilamina Compuesta; Cotart; Diezol Compuesto†; Flemibar; Hioscinol Compuesto†; Praxona; Sarifan Compuesto†; Sistalcin Compositum.

Elténac (rINN) 依尔替酸

Elténac; Eltenaco; Eltenacum. 4-(2,6-Dichloroanilino)-3-thiopheneacetic acid.

Эльтенак

$C_{12}H_9Cl_2NO_2S = 302.2$.
CAS — 72895-88-6.
UNII — A153L3JA99.

简介

依尔替酸是一种 NSAIDs（第92页），用在兽医学中。

Embutramide (BAN, USAN, rINN) 乙甲丁酰胺

Embutramida; Embutramidum; Hoe-18-680. N-(β,β-Diethyl-m-methoxyphenethyl)-4-hydroxybutyramide.

Эмбутрамид

$C_{17}H_{27}NO_3 = 293.4$.
CAS — 15687-14-6.
UNII — 3P4TQG94T1.

简介

乙甲丁酰胺属于阿片类镇痛药，在兽医学中用于安乐死。

Enoxolone (BAN, rINN) 甘草次酸

Ácido glicirrético; Ácido glicirretínico; Enoksolonas; Enoksoloni; Enoxolon; Enoxolona; Énoxolone; Enoxolonum; Glycyrrhetic Acid; Glycyrrhetinic Acid; Kwas glicyrzynowy. 3β-Hydroxy-11-oxo-olean-12-en-30-oic acid.

Эноксолон

$C_{30}H_{46}O_4 = 470.7$.
CAS — 471-53-4.
ATC — D03AX10.
ATC Vet — QD03AX10.
UNII — P540XA09DR.

注：不要与甘草酸混淆（参见 M37 第2248页）。

Pharmacopoeias. In Eur. (see p.vii).
Ph. Eur. 6. 8（Enoxolone）白色或类白色结晶性粉末。具多晶型。几乎不溶于水；溶于无水乙醇；略溶于二氯甲烷。避光。

简介

甘草次酸是从甘草（参见 M37 第1661页）的成分之一甘草酸（参见 M37 第2248页）中制备的三萜烯酸的复合物，以局部给药剂型用于皮肤、口、咽喉和直肠的非感染性炎症。甘草次酸钾（甘草皂苷钾）的用法相似。

甘草次酸的衍生物，包括甘草次酸铝（参见 M37 第1650页）、甘珀酸钠（参见 M37 第1635页），用于良性消化性溃疡和其他胃肠疾病的治疗。

甘草次酸是 11β-羟类固醇脱氢酶的强抑制剂，该酶可灭活氢化可的松。动物实验显示，当甘草次酸与氢化可的松合用时，甘草次酸可以增加氢化可的松在皮肤的活性[1]，但是尚不清楚是否也增加氢化可的松的全身吸收和毒性[2]。然而，不良反应归因于在摄入的甘草代谢期间产生的甘草次酸对氢化可的松的全身抑制作用，可参考**盐皮质激素**的作用项下，参见 M37 第1661页。

经研究，含有甘草次酸和透明质酸、替美斯丁和葡萄提取物的乳剂在治疗轻度至中度湿疹中具有显著益处[3,4]。然而，局部使用甘草次酸与接触性皮炎相关[5]。

1. Teelucksingh S, et al. Potentiation of hydrocortisone activity in skin by glycyrrhetinic acid. Lancet 1990; 335: 1060–3.
2. Greaves MW. Potentiation of hydrocortisone activity in skin by glycerrhetinic acid. Lancet 1990; 336: 876.
3. Belloni G, et al. A randomised, double-blind, vehicle-controlled study to evaluate the efficacy and safety of MAS063D (Atopiclair®) in the treatment of mild to moderate atopic dermatitis. Eur J Dermatol 2005; 15: 31–6.
4. Abramovits W, Boguniewicz M. Adult Atopiclair Study Group. A multicenter, randomized, vehicle-controlled clinical study to examine the efficacy and safety of MAS063DP (Atopiclair) in the management of mild to moderate atopic dermatitis in adults. J Drugs Dermatol 2006; 5: 236–44.
5. Tanaka S, et al. Allergic contact dermatitis from enoxolone. Contact Dermatitis 2001; 44: 192.

制剂

专利制剂

Belg.: Dermanox; **Fr.:** Arthrodont; Moustidose†; PO 12; **Hung.:** Arthrodont; **S.Afr.:** Arthrodont†.

多组分制剂 **Arg.:** Anastim; Empecid Pie; **Austral.:** Atopiclair; **Chile:** Gelclair; Gingilacer†; Rubonil; Sebium AKN; Suavigel; **Fr.:** Apaisance; Dermeol; Erygine; Hexalyse; Hyseke; Hyseke Solaire; Mousticologne; Moustidose Bebe-Nourrisson†; Night Peel; Novophane S†; Novophane†; Phleboconcentre; Phlebosup; Photoderm Flush†; Photoderm Laser†; Pyreflor†; Sebium AKN; Sedorrhoide; Tiq'Aouta†; Vocadys; **Hong Kong:** Alox; Hexalyse; **Indon.:** Aloclair; Atopiclair; Polik†; **Israel:** Aphta-X; Aphtagone; Atopiclair; Gelclair†; Xclair; **Ital.:** Acnesan†; Bactilene; Biolastic T5; Biothymus DS; Flogofort Cremagel; Fluocanil; Lenipasta†; Leniroset†; Lisomucil Gola; Neo-Stomygen; Pastiglie Valda†; Perfluxi Cremagel; Prurex; Skab 2; Vaginol; **Mex.:** Angenovag; Periodentyl; **Port.:** Despigmentase; **Rus.:** Hexalyse (Гексализ); **Spain:** Angileptol; Anginovag; Roberfarin; **UK:** Atopiclair; Gelclair; Xclair; **Ukr.:** Hexalyse (Гексализ); **USA:** Atopiclair; Gelclair; **Venez.:** Sebium AKN; Sensibio DS.

Epirizole (USAN, pINN) 依匹唑

DA-398; Epirizol; Épirizole; Epirizolum; Mepirizole. 4-Methoxy-2-(5-methoxy-3-methylpyrazol-1-yl)-6-methylpyrimidine.

Эпиризол

$C_{11}H_{14}N_4O_2 = 234.3.$
CAS — 18694-40-1.
UNII — 3B46O2FH8I.

Pharmacopoeias. In *Jpn*.

简介

依匹唑是一种 NSAID（第92页），口服常用剂量每日 150～450mg，分次服用。类风湿关节炎患者用量可达每日 600mg。

制剂

专利制剂

Braz.: Mebron†; **Jpn:** Mebron; **Venez.:** Dalex.

Etanercept (BAN, USAN, rINN) 依那西普

Étanercept; Etanerceptum; Etanersept; Etanersepti; rhu-TNFR:Fc; TNR-001. A dimer of 1-235 tumour necrosis factor receptor (human) fusion protein with 236-467-immunoglobulin G1 (human γ1-chain Fc fragment).

Этанерцепт
CAS — 185243-69-0.
ATC — L04AB01.
ATC Vet — QL04AB01.
UNII — OP401G7OJC.

不良反应、处置和注意事项

参见**英夫利昔单抗**，第67页。

应用依那西普时，注射部位常发生的轻中度反应包括：红斑、瘙痒、疼痛或水肿。其他常见反应包括头痛、头晕、无力、恶心、呕吐、上腹不适、消化不良及过敏反应。体内可产生依那西普的抗体。

依那西普应慎用于心衰患者。

1. Sánchez Carazo JL, et al. Safety of etanercept in psoriasis: a critical review. Drug Safety 2006; 29: 675–85.

Wegener 肉芽肿　依那西普作为标准治疗（包括环磷酰胺、甲氨蝶呤、皮质激素）的辅助用药用于 Wegener 肉芽肿时，没有显示出治疗效应，反而增加了各种非皮肤恶性肿瘤的发生率[1]。依那西普不应当用于 Wegener 肉芽肿的附加治疗。

1. Wegener's Granulomatosis Etanercept Trial (WGET) Research Group. Etanercept plus standard therapy for Wegener's granulomatosis. N Engl J Med 2005; 352: 351–61.

药物相互作用

参见**英夫利昔单抗**，第68页。依那西普与柳氮磺吡啶合用导致白细胞数量降低，其临床意义未知。对于 Wegener 肉芽肿患者，依那西普与标准免疫抑制剂合用，使恶性肿瘤发生率增加，见上文。

药动学

英国注册药品信息说明，单次皮下给药，依那西普平均半衰期为70h，血药浓度达峰时间为48h，而美国注册药品信息则显示半衰期为102h，达峰时间为70h，二者有一定的差异。重复给药，有些患者血药浓度增加 2～7 倍。

1. Korth-Bradley JM, et al. The pharmacokinetics of etanercept in healthy volunteers. Ann Pharmacother 2000; 34: 161–4.
2. Zhou H. Clinical pharmacokinetics of etanercept: a fully humanized soluble recombinant tumor necrosis factor receptor fusion protein. J Clin Pharmacol 2005; 45: 490–7.
3. Yim D-S, et al. Population pharmacokinetic analysis and simulation of the time-concentration profile of etanercept in pediatric patients with juvenile rheumatoid arthritis. J Clin Pharmacol 2005; 45: 246–56.
4. Don BR, et al. The pharmacokinetics of etanercept in patients with end-stage renal disease on haemodialysis. J Pharm Pharmacol 2005; 57: 1407–13.
5. Nestorov I. Clinical pharmacokinetics of tumor necrosis factor antagonists. J Rheumatol 2005; 74 (suppl): 13–18.
6. Sullivan JT, et al. Bioequivalence of liquid and reconstituted lyophilized etanercept subcutaneous injections. J Clin Pharmacol 2006; 46: 654–61.
7. Nestorov I, et al. Pharmacokinetics of subcutaneously administered etanercept in subjects with psoriasis. Br J Clin Pharmacol 2006; 62: 435–45.
8. Elewski B, et al. Comparison of clinical and pharmacokinetic profiles of etanercept 25 mg twice weekly and 50 mg once weekly in patients with psoriasis. Br J Dermatol 2007; 156: 138–42.

用途和用法

依那西普是重组可溶性人肿瘤坏死因子（tumour necrosis factor，TNF）受体，特异性与 TNF（参见 M37 第755页）结合，阻断 TNF 与内源性细胞表面受体的相互作用，这种作用抑制了 TNF 在类风湿关节炎发展进程中的重要作用。在银屑斑、银屑病关节炎患者滑膜内、强直性脊柱炎患者的血清和滑膜中均发现 TNF 水平升高。依那西普被定义为生物性缓解病情抗风湿药。

依那西普用于治疗中度至重度活动性**类风湿关节炎**（见下文）、活动性及进展性**银屑病关节炎**（见下文）。在英国，它被批准用于常规抗风湿药物疗效不佳的患者，而对严重类风湿关节炎，可用于以往未使用过甲氨蝶呤的患者。在美国，可被用于早期类风湿关节炎和银屑病关节炎，以减轻体征和症状并延缓结构性损伤的发生。对于上述两种适应证，均采用皮下注射，每次 25mg，每周 2 次，隔 3 天或 4 天。周剂量 50mg 也可单次注射或分两次，每次 25mg 在相同时间

注射。在英国，NICE 建议如果没有足够的反应，应在 6 个月或 12 月以后分别停止依那西普在风湿性关节炎或银屑病关节炎中的使用。依那西普也适用于治疗重度活动性**强直性脊柱炎**（见下文**脊椎关节病**项下）。在英国，再次限制依那西普用于对常规治疗没有充分反应的患者。与在风湿性关节炎中使用的剂量相似。在英国，NICE 建议 12 周后，如果没有充分的反应应当停止治疗。

依那西普还可用于 18 岁以上患者慢性中度至重度斑块状银屑病（见下文）。在英国，限用于不适于其他全身治疗的患者。推荐初次剂量25mg，每周 2 次。或者初次剂量 50mg，每周 2 次，隔 3 天或 4 天 1 次，连续应用 12 周，随后减量至 25mg，每周 2 次或 50mg，每周 1 次。初次剂量 25mg 或 50mg 每周 1 次，也可显效。治疗需持续至症状消除，最多 24 周。如果连续应用 12 周未见效，应停止治疗。

儿童用法和用量详见下文。

儿童用法　依那西普用于治疗中度至重度活动性多关节**青少年特发性关节炎**；英国注册药品信息限制其用于对缓解病情抗风湿药甲氨蝶呤反应不充分或不能耐受的患者。

在英国，4 岁及以上儿童皮下注射 $400\mu g/kg$（最大剂量为 25mg），每周 2 次，隔 3 天或 4 天。在美国，依那西普批准用于年龄小至 2 岁的儿童。尽管给药剂量表示为每周 $800\mu g/kg$（最大剂量为 50mg），依那西普的使用剂量与英国相似；分 2 次注射给药，在同一天给药 3～4 天再给 1 次。

在英国，NICE 建议如果 6 个月后没有反应，或者没能维持起始效应，应当停止依那西普在儿童中的治疗。

依那西普也用于治疗 8 岁及以上儿童的慢性重度斑块状**银屑病**；其应用限于那些对全身治疗不适用的患者。英国批准剂量是皮下注射 $800\mu g/kg$（最大剂量为 50mg），每周 1 次，最长至 24 周；对于 12 周后没有反应的患者应当停药。

哮喘　如依那西普等 TNF 抑制药已被研究用于治疗顽固性哮喘（参见 M37 第1072页）[1–3]。有一些证据显示只有少数患者会对这种治疗有反应，因此其益处和风险必须谨慎评估[4]。

1. Howarth PH, et al. Tumour necrosis factor (TNFα) as a novel therapeutic target in symptomatic corticosteroid dependent asthma. Thorax 2005; 60: 1012–18.
2. Berry MA, et al. Evidence of a role of tumor necrosis factor α in refractory asthma. N Engl J Med 2006; 354: 697–708.
3. Morjaria JB, et al. The role of a soluble TNFα receptor fusion protein (etanercept) in corticosteroid refractory asthma: a double blind, randomised, placebo controlled trial. Thorax 2008; 63: 584–91.
4. Brightling C, et al. Targeting TNF-α: a novel therapeutic approach for asthma. J Allergy Clin Immunol 2008; 121: 5–10.

痴呆　一项小型试点研究[1]和个别病例报告[2]建议髓周注射依那西普，每周 25～50mg，可能改善阿尔茨海默病患者的痴呆体征。但需要进行随机对照研究来确证其益处。

1. Tobinick E, et al. TNF-alpha modulation for treatment of Alzheimer's disease: a 6-month pilot study. MedGenMed 2006; 8: 25. Available at: http://www.ncbi.nlm.nih.gov/pmc/articles/PMC1785182/?tool=pubmed (accessed 28/07/10)
2. Tobinick EL, Gross H. Rapid cognitive improvement in Alzheimer's disease following perispinal etanercept administration. J Neuroinflammation 2008; 5: 2. Available at: http://www.jneuroinflammation.com/content/pdf/1742-2094-5-2.pdf (accessed 13/06/08)

银屑病　依那西普对中度至重度斑块性银屑病有效（参见 M37 第1510页）[1–12]。已经成功试用于治疗儿童和青少年红皮病性银屑病[13]和斑块性银屑病[14]。疗效呈剂量相关性，在一项研究中[1]，经过 24 周依那西普的治疗，25％低剂量组（25mg，每周 1 次）患者显示至少得到 75％的改善，相比较，44％中剂量组（25mg，每周 2 次）的患者和 59％高剂量组（50mg，每周 2 次）的患者得到同样改善。然而，随后的多中心研究显示[2]，对于慢性斑块性银屑病，当治疗 12 周后剂量从 50mg 每周 2 次降到 25mg 每周 2 次时，依那西普的治疗效应仍能维持。针对这两项研究的开放标签扩展研究[8]发现使用 25mg 每周 2 次依那西普至少 24 周的患者剂量变更为使用 50mg 每周 1 次后，疗效可保持。

1. Leonardi CL, et al. Etanercept as monotherapy in patients with psoriasis. N Engl J Med 2003; 349: 2014–22.
2. Papp KA, et al. A global phase III randomized controlled trial of etanercept in psoriasis: safety, efficacy, and effect of dose reduction. Br J Dermatol 2005; 152: 1304–12.
3. NICE. Etanercept and efalizumab for the treatment of adults with psoriasis: Technology Appraisal Guidance 103 (issued July 2006). Available at: http://www.nice.org.uk/nicemedia/pdf/TA103guidance.pdf (accessed 13/06/08)
4. Boehncke W-H, et al. European Dermatology Expert Group. Recommendations for the use of etanercept in psoriasis: a European dermatology expert group consensus. J Eur Acad Dermatol Venereol 2006; 20: 988–98.

5. Woolacott N, et al. NHS Health Technology Assessment Programme. Etanercept and efalizumab for the treatment of psoriasis: a systematic review (issued November 2006). Available at: http://www.hta.ac.uk/fullmono/mon1046.pdf (accessed 13/06/08)
6. Tyring S, et al. Long-term safety and efficacy of 50 mg of etanercept twice weekly in patients with psoriasis. Arch Dermatol 2007; 143: 719–26.
7. Romero-Maté A, et al. Efficacy and safety of etanercept in psoriasis/psoriatic arthritis: an updated review. Am J Clin Dermatol 2007; 8: 143–55.
8. Elewski B, et al. Comparison of clinical and pharmacokinetic profiles of etanercept 25 mg twice weekly and 50 mg once weekly in patients with psoriasis. Br J Dermatol 2007; 156: 138–42.
9. Ahmad K, Rogers S. Two years of experience with etanercept in recalcitrant psoriasis. Br J Dermatol 2007; 156: 1010–14.
10. van de Kerkhof PCM, et al. Once weekly administration of etanercept 50 mg is efficacious and well tolerated in patients with moderate-to-severe plaque psoriasis: a randomized controlled trial with open-label extension. Br J Dermatol 2008; 159: 1177–85.
11. Ortonne J-P, et al. Patients with moderate-to-severe psoriasis recapture clinical response during re-treatment with etanercept. Br J Dermatol 2009; 161: 1190–5.
12. Sterry W, et al. Comparison of two etanercept regimens for treatment of psoriasis and psoriatic arthritis: PRESTA randomised double blind multicentre trial. Abridged version: BMJ 2010; 340: 300. Full version: http://www.bmj.com/cgi/reprint/340/feb02_2/c147 (accessed 06/05/10)
13. Esposito M, et al. Treatment of erythrodermic psoriasis with etanercept. Br J Dermatol 2006; 155: 156–9.
14. Paller AS, et al. Etanercept Pediatric Psoriasis Study Group. Etanercept treatment for children and adolescents with plaque psoriasis. N Engl J Med 2008; 358: 241–51.

类风湿关节炎　依那西普治疗类风湿关节炎（第12页）和青少年特发性关节炎（第11页）的参考文献如下[1~16]。

1. NICE. Guidance on the use of etanercept for the treatment of juvenile idiopathic arthritis: Technology Appraisal Guidance 35 (issued March 2002). Available at: http://www.nice.org.uk/nicemedia/pdf/JIA-PDF.pdf (accessed 13/06/08)
2. Klareskog L, et al. Therapeutic effect of the combination of etanercept and methotrexate compared with each treatment alone in patients with rheumatoid arthritis: double-blind randomised controlled trial. Lancet 2004; 363: 675–81.
3. Genovese MC, et al. Longterm safety, efficacy, and radiographic outcome with etanercept treatment in patients with early rheumatoid arthritis. J Rheumatol 2005; 32: 1232–42.
4. Bathon JM, et al. Safety and efficacy of etanercept treatment in elderly subjects with rheumatoid arthritis. J Rheumatol 2006; 33: 234–43.
5. van Riel PLCM, et al. ADORE (Add Enbrel or Replace Methotrexate) Study Investigators. Efficacy and safety of combination etanercept and methotrexate versus etanercept alone in patients with rheumatoid arthritis with an inadequate response to methotrexate: the ADORE study. Ann Rheum Dis 2006; 65: 1478–83.
6. Moreland LW, et al. Etanercept treatment in adults with established rheumatoid arthritis: 7 years of clinical experience. J Rheumatol 2006; 33: 854–61.
7. van der Heijde D, et al. Comparison of etanercept and methotrexate, alone and combined, in the treatment of rheumatoid arthritis: two-year clinical and radiographic results from the TEMPO study, a double-blind, randomized trial. Arthritis Rheum 2006; 54: 1063–74.
8. Chen Y-F, et al. NHS Health Technology Assessment Programme. A systematic review of the effectiveness of adalimumab, etanercept and infliximab for the treatment of rheumatoid arthritis in adults and an economic evaluation of their cost-effectiveness (issued November 2006). Available at: http://www.hta.ac.uk/fullmono/mon1042.pdf (accessed 13/06/08)
9. Weisman MH, et al. A placebo-controlled, randomized, double-blinded study evaluating the safety of etanercept in patients with rheumatoid arthritis and concomitant comorbid diseases. Rheumatology (Oxford) 2007; 46: 1122–5.
10. Dhillon S, et al. Etanercept: a review of its use in the management of rheumatoid arthritis. Drugs 2007; 67: 1211–41. Correction. ibid.; 1849.
11. van der Heijde D, et al. Etanercept Study 400 Investigators. The safety and efficacy of adding etanercept to methotrexate or methotrexate to etanercept in moderately active rheumatoid arthritis patients previously treated with monotherapy. Ann Rheum Dis 2008; 67: 182–8.
12. van der Heijde D, et al. Disease remission and sustained halting of radiographic progression with combination etanercept and methotrexate in patients with rheumatoid arthritis. Arthritis Rheum 2007; 56: 3928–39.
13. NICE. Adalimumab, etanercept and infliximab for the treatment of rheumatoid arthritis: Technology Appraisal Guidance 130 (issued October 2007). Available at: http://www.nice.org.uk/nicemedia/pdf/TA130guidance.pdf (accessed 13/06/08)
14. Gartlehner G, et al. Biologics for the treatment of juvenile idiopathic arthritis: a systematic review and critical analysis of the evidence. Clin Rheumatol 2008; 27: 67–76.
15. Lovell DJ, et al. Pediatric Rheumatology Collaborative Study Group. Safety and efficacy of up to eight years of continuous etanercept therapy in patients with juvenile rheumatoid arthritis. Arthritis Rheum 2006; 58: 1496–1504.
16. Emery P, et al. Comparison of methotrexate monotherapy with a combination of methotrexate and etanercept in active, early, moderate to severe rheumatoid arthritis (COMET): a randomised, double-blind, parallel treatment trial. Lancet 2008; 372: 375–82.

脊椎关节病　依那西普在强直性脊柱炎和银屑病关节炎（第13页）治疗中的用法见参考文献[1~17]。

1. Davis JC, et al. Enbrel Ankylosing Spondylitis Study Group. Recombinant human tumor necrosis factor receptor (etanercept) for treating ankylosing spondylitis: a randomized, controlled trial. Arthritis Rheum 2003; 48: 3230–6.
2. Mease PJ, et al. Etanercept treatment of psoriatic arthritis: safe-

ty, efficacy, and effect on disease progression. Arthritis Rheum 2004; 50: 2264–72.
3. Baraliakos X, et al. Outcome of patients with active ankylosing spondylitis after two years of therapy with etanercept: clinical and magnetic resonance imaging data. Arthritis Rheum 2005; 53: 856–63.
4. Mease PJ, et al. Continued inhibition of radiographic progression in patients with psoriatic arthritis following 2 years of treatment with etanercept. J Rheumatol 2006; 33: 712–21.
5. NICE. Etanercept and infliximab for the treatment of adults with psoriatic arthritis: Technology Appraisal Guidance 104 (issued July 2006). Available at: http://www.nice.org.uk/nicemedia/pdf/TA104guidance.pdf (accessed 03/11/08)
6. Woolacott N, et al. NHS Health Technology Assessment Programme. Etanercept and infliximab for the treatment of psoriatic arthritis: a systematic review and economic evaluation (issued September 2006). Available at: http://www.hta.ac.uk/fullmono/mon1031.pdf (accessed 13/06/08)
7. van der Heijde D, et al. Etanercept Study 314 Investigators. Etanercept 50 mg once weekly is as effective as 25 mg twice weekly in patients with ankylosing spondylitis. Ann Rheum Dis 2006; 65: 1572–7.
8. Cantini F, et al. Switching from infliximab to once-weekly administration of 50 mg etanercept in resistant or intolerant patients with ankylosing spondylitis: results of a fifty-four-week study. Arthritis Rheum 2006; 55: 812–6.
9. Woolacott NF, et al. Etanercept and infliximab for the treatment of psoriatic arthritis: a systematic review. Clin Exp Rheumatol 2006; 24: 587–93.
10. Gottlieb AB, et al. Use of etanercept for psoriatic arthritis in the dermatology clinic: the Experience Diagnosing, Understanding Care, and Treatment with Etanercept (EDUCATE) study. J Dermatolog Treat 2006; 17: 343–52.
11. Braun J, et al. Improvement in patient-reported outcomes for patients with ankylosing spondylitis treated with etanercept 50 mg once-weekly and 25 mg twice-weekly. Rheumatology (Oxford) 2007; 46: 999–1004.
12. Romero-Maté A, et al. Efficacy and safety of etanercept in psoriasis/psoriatic arthritis: an updated review. Am J Clin Dermatol 2007; 8: 143–55.
13. Frankel EH, et al. Etanercept improves psoriatic arthritis patient-reported outcomes: results from EDUCATE. Cutis 2007; 79: 322–6.
14. McLeod C, et al. NHS Health Technology Assessment Programme. Adalimumab, etanercept and infliximab for the treatment of ankylosing spondylitis: a systematic review and economic evaluation (issued August 2007). Available at: http://www.hta.ac.uk/fullmono/mon1128.pdf (accessed 31/10/08)
15. Hoy SM, Scott LJ. Etanercept: a review of its use in the management of ankylosing spondylitis and psoriatic arthritis. Drugs 2007; 67: 2609–33.
16. NICE. Adalimumab, etanercept and infliximab for ankylosing spondylitis: Technology Appraisal Guidance 143 (issued May 2008). Available at: http://www.nice.org.uk/nicemedia/pdf/TA143Guidance.pdf (accessed 31/10/08)
17. Sterry W, et al. Comparison of two etanercept regimens for treatment of psoriasis and psoriatic arthritis: PRESTA randomised double blind multicentre trial. Abridged version: BMJ 2010; 340: 300. Full version: http://www.bmj.com/cgi/reprint/340/feb02_2/c147 (accessed 06/05/10)

血管炎综合征　依那西普用于 Takayasu 大动脉炎的预试报告参见 M37 第1445页。

制剂

专利制剂

Arg.: Enbrel; **Austral.:** Enbrel; **Austria:** Enbrel; **Belg.:** Enbrel; **Braz.:** Enbrel; **Canad.:** Enbrel; **Chile:** Enbrel; **Cz.:** Enbrel; **Denm.:** Enbrel; **Fin.:** Enbrel; **Fr.:** Enbrel; **Ger.:** Enbrel; **Gr.:** Enbrel; **Hong Kong:** Enbrel; **Hung.:** Enbrel; **India:** Enbrel; **Indon.:** Enbrel; **Irl.:** Enbrel; **Israel:** Enbrel; **Ital.:** Enbrel; **Malaysia:** Enbrel; **Mex.:** Enbrel; **Neth.:** Enbrel; **Norw.:** Enbrel; **NZ:** Enbrel; **Philipp.:** Enbrel; **Pol.:** Enbrel; **Port.:** Enbrel; **S.Afr.:** Enbrel; **Singapore:** Enbrel; **Spain:** Enbrel; **Swed.:** Enbrel; **Switz.:** Enbrel; **Thai.:** Enbrel; **Turk.:** Enbrel; **UK:** Enbrel; **USA:** Enbrel; **Venez.:** Enbrel.

Ethenzamide (BAN, rINN)　乙水杨胺

Aethoxybenzamidum; Etentsamidi; Etenzamid; Etenzamida; Etenzamide; Éthenzamide; Ethenzamidum; Ethoxybenzamide; Ethylsalicylamide; HP-209. 2-Ethoxybenzamide.

Этензамид
$C_9H_{11}NO_2 = 165.2.$
CAS — 938-73-8.
ATC — N02BA07.
ATC Vet — QN02BA07.
UNII — L929ZCK4BF.

Pharmacopoeias. In Jpn.

简介

　　乙水杨胺水杨酸盐的衍生物（见**阿司匹林**，第20页），口服给药用于疼痛、炎症及减少发热。

制剂

多组分制剂　**Austria:** Coldadolin†; Dolmix†; Helopyrin†; Nisicur†; Seltoc; **Cz.:** Cephyl†; **Indon.:** Farapon; Neo Novapon Plus; **Jpn:** Sin Colgen Kowa Kazet†; **Pol.:** Erka; Etomar; Etopiryna†; **Port.:** Cephyl†; **Rus.:** Nextrim Aktiv (Некстрим Актив).

Ethoheptazine Citrate (BANM, rINNM)　枸橼酸依索庚嗪

Citrato de etoheptacina; Éthoheptazine, Citrate d'; Ethoheptazini Citras; Wy-401. Ethyl 1-methyl-4-phenylperhydroazepine-4-carboxylate dihydrogen citrate.

Этогептазина Цитрат
$C_{16}H_{23}NO_2,C_6H_8O_7 = 453.5.$
CAS — 77-15-6 (ethoheptazine); 6700-56-7 (ethoheptazine citrate); 2085-42-9 ((±)-ethoheptazine citrate).
UNII — LXK8EE245D.

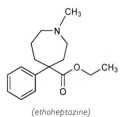

(ethoheptazine)

简介

　　枸橼酸依索庚嗪属于阿片类镇痛药（第96页），结构与哌替啶（第107页）相关。短期用于缓解轻度至中度疼痛，常与其他药物（如阿司匹林、甲丙氨酯）合用。

制剂

多组分制剂　**India:** Equagesic; **S.Afr.:** Equagesic†.

Ethyl Nicotinate 烟酸乙酯

Nicotinato de etilo.
Этилникотинат
$C_8H_9NO_2 = 151.2.$
CAS — 614-18-6.
UNII — NIJ3H353YH.

简介

　　烟酸乙酯用在局部发赤药制剂中，以最高浓度 2% 用于缓解肌肉骨骼、关节及软组织疾病疼痛。也以栓剂形式用于肛门直肠疾病。

制剂

专利制剂　**Austria:** Mucotherm.

多组分制剂　**Austria:** Thermal†; **Belg.:** Transvane; **Hung.:** Nicoflex; **Irl.:** Transvasin; **Switz.:** Baume Esco Forte; Frixo-Dragon Vert†; Knobel Huile N; Thermocutan†; Ziegella†; **UK:** PR Heat Spray; Transvasin Heat Rub.

Ethyl Salicylate 水杨酸乙酯

Salicilato de etilo. Ethyl 2-hydroxybenzoate.
Этисалицилат
$C_9H_{10}O_3 = 166.2.$
CAS — 118-61-6.
UNII — 555U6TZ2MV.

简介

　　水杨酸乙酯为水杨酸衍生物，应用与水杨酸甲酯（第82页）相似，用在局部皮肤发赤药制剂中，以最高浓度 5% 用于缓解肌肉骨骼、关节及软组织疾病疼痛。

制剂

多组分制剂　*Austral.:* Deep Heat; Radian-B†; **Belg.:** Rado-Salil; *Chile:* Calorub Sport; **Hung.:** Deep Heat Spray; **Irl.:** Deep Heat; Ralgex; *Israel:* Deep Heat Spray; **Ital.:** Remy; **Pol.:** Deep Heat; **S.Afr.:** Deep Heat Spray†; *Singapore:* Deep Heating Spray†; **Switz.:** Alginex†; **UK:** Deep Heat Spray; Dubam; Numark Muscle Spray; Ralgex.

Ethylmorphine Hydrochloride (*BANM*)　盐酸乙基吗啡

Aethylmorphinae Hydrochloridum; Aethylmorphini Hydrochloridum; Chlorhydrate de Codéthyline; Ethylmorfin-hydrochlorid dihydrát; Éthylmorphine, chlorhydrate d'; Ethylmorphini hydrochloridum; Ethylmorphini Hydrochloridum Dihydricum; Ethylmorphinium Chloride; Etilmorfina, hidrocloruro de; Etilmorfin-hidroklorid; Etilmorfino hidrochloridas; Etylmorfinhydroklorid; Etylomorfiny chlorowodorek; Etyylimorfiinihydrokloridi. 3-O-Ethylmorphine hydrochloride dihydrate; 7,8-Didehydro-4,5-epoxy-3-ethoxy-17-methylmorphinan-6-ol hydrochloride dihydrate.

Этилморфина Гидрохлорид

$C_{19}H_{23}NO_3,HCl,2H_2O = 385.9$.
CAS — 76-58-4 (ethylmorphine); 125-30-4 (ethylmorphine hydrochloride).
ATC — R05DA01; S01XA06.
ATC Vet — QR05DA01; QS01XA06.
UNII — MFM5450P3T (ethylmorphine hydrochloride);
407X3NQV4N (ethylmorphine hydrochloride dihydrate).

(ethylmorphine)

Pharmacopoeias. In *Chin., Eur.* (see p.vii), and *Jpn.*
Ph. Eur. 6. 8（Ethylmorphine Hydrochloride）　白色或类白色结晶性粉末。可溶于水和乙醇。2%水溶液的pH值为4.3～5.7。避光。

简介

盐酸乙基吗啡属阿片类镇痛药（第96页），与可待因（第36页）性质相似。主要用作镇咳药。也因其镇痛作用和抗腹泻作用而被使用。以前以滴眼剂形式用作催淋巴剂。

乙基吗啡的游离碱基及其樟脑酸盐和樟脑磺酸盐也可应用。

1. Aasmundstad TA, *et al.* Biotransformation and pharmacokinetics of ethylmorphine after a single oral dose. *Br J Clin Pharmacol* 1995; **39:** 611–20.
2. Jonasson B, *et al.* Fatal poisonings where ethylmorphine from antitussive medications contributed to death. *Int J Legal Med* 1999; **112:** 299–302.
3. Helland A, *et al.* Death of a 10-month-old boy after exposure to ethylmorphine. *J Forensic Sci* 2010; **55:** 551–3.

制剂

专利制剂
Arg.: Dionina; **Belg.:** Codethyline; **Cz.:** Diolant†; **Fin.:** Cocillana; **Fr.:** Pectosan Toux Seche; Peter's Sirop; **UK:** Collins Elixir.

多组分制剂　*Austria:* Modiscop†; **Belg.:** Baume Pulmonaire; Longbalsem†; Saintbois; Tux†; **Chile:** Codelasa; **Fin.:** Indalgin; **Fr.:** Ephydion†; Humex†; Tussipax; Vegetoserum; **Hong Kong:** Fritussin; **Hung.:** Dolor; **India:** Bell Diono Resolvent†; Bell Resolvent†; **Norw.:** Cosylan; Solvipect comp; **Spain:** Demusin; Sedalmerck†; **Swed.:** Cocillana-Etyfin; Lepheton; **Switz.:** Ipeca†; Phol-Tux; Saintbois†; Sano Tuss; **Turk.:** Fenokodin; Neocodin; **Venez.:** Novacodin.

Etodolac (*BAN, USAN, rINN*)　依托度酸

AY-24236; Etodolaakki; Étodolac; Etodolaco; Etodolacum; Etodolák; Etodolak; Etodolakas; Etodolic Acid. 1,8-Diethyl-1,3,4,9-tetrahydropyrano[3,4-b]indol-1-ylacetic acid.

Этодолак

$C_{17}H_{21}NO_3 = 287.4$.
CAS — 41340-25-4.
ATC — M01AB08.
ATC Vet — QM01AB08.
UNII — 2M36281008.

Pharmacopoeias. In *Eur.* (see p.vii), *Jpn*, and *US.*
Ph. Eur. 6. 8（Etodolac）　白色或类白色结晶性粉末。几乎不溶于水；易溶于无水乙醇和丙酮。
USP 33（Etodolac）　贮藏于密闭容器中。

不良反应、处置和注意事项

参见第92页 **NSAIDs**。

尿液中依托度酸的酚基代谢产物的存在可增加胆红素的假阳性反应。

对血液的影响　一例接受依托度酸治疗的患者发生粒细胞减少[1]，另有因对依托度酸代谢产物敏感引起Coombs阳性溶血性贫血的报道[2]。

1. Cramer RL, *et al.* Agranulocytosis associated with etodolac. *Ann Pharmacother* 1994; **28:** 458–60.
2. Cunha PD, *et al.* Immune hemolytic anemia caused by sensitivity to a metabolite of etodolac, a nonsteroidal anti-inflammatory drug. *Transfusion* 2000; **40:** 663–8.

对胃肠道的影响　据报道，依托度酸是优选的选择性环氧合酶2（COX-2）抑制药，因此其对胃肠道的毒性小于非选择性 NSAIDs，如萘普生等[1~3]。

1. Taha AS, *et al.* Effect of repeated therapeutic doses of naproxen and etodolac on gastric and duodenal mucosal prostaglandins (PGs) in rheumatoid arthritis (RA). *Gut* 1989; **30:** A751.
2. Bianchi Porro G, *et al.* A double-blind gastroscopic evaluation of the effects of etodolac and naproxen on the gastrointestinal mucosa of rheumatic patients. *J Intern Med* 1991; **229:** 5–8.
3. Weideman RA, *et al.* Risks of clinically significant upper gastrointestinal events with etodolac and naproxen: a historical cohort analysis. *Gastroenterology* 2004; **127:** 1322–8.

药物相互作用

与 NSAIDs 相关的药物相互作用见第94页。

药动学

依托度酸为一手性化合物，应用的是其外消旋体。单次口服给药，活性型 S 型对映体和非活性型 R 型对映体的血浆药物浓度均在约2h内达峰值，但是据报道，R 型对映体的血药浓度远高于 S 型对映体。两种对映体均与血浆蛋白高度结合。分布于滑膜液，但是滑膜液中两种对映体浓度的差异不如血药浓度显著。据报道，总依托度酸血浆半衰期约7h，主要以羟基代谢产物和葡糖苷酸结合物的形式由尿液排出，部分经胆汁排泄。

1. Brocks DR, *et al.* Stereoselective disposition of etodolac enantiomers in synovial fluid. *J Clin Pharmacol* 1991; **31:** 741–6.
2. Brocks DR, *et al.* The stereoselective pharmacokinetics of etodolac in young and elderly subjects, and after cholecystectomy. *J Clin Pharmacol* 1992; **32:** 982–9.
3. Brocks DR, Jamali F. Etodolac clinical pharmacokinetics. *Clin Pharmacokinet* 1994; **26:** 259–74.
4. Boni J, *et al.* Pharmacokinetic and pharmacodynamic action of etodolac in patients after oral surgery. *J Clin Pharmacol* 1999; **39:** 729–37.
5. Boni JP, *et al.* Pharmacokinetics of etodolac in patients with stable juvenile rheumatoid arthritis. *Clin Ther* 1999; **21:** 1715–24.

用途和用法

依托度酸是吡喃吲哚酸的衍生物，是一种 NSAID（第94页），据报道是优选的选择性 COX-2 抑制药。用于类风湿关节炎（包括青少年特发性关节炎）和骨关节炎，也用于治疗急性痛。

用于类风湿关节炎和骨关节炎时，口服推荐剂量为初次每日 0.6～1g，分次服用，根据疗效调整给药剂量，单次日剂量最大可给予 600mg。缓控释制剂用于这些情况时，每日给药 1 次。儿童剂量见下文。

用于急性痛时，推荐剂量为每 6～8h 200～400mg，通常每日最多 1g。

1. Tirunagari SK, *et al.* Single dose oral etodolac for acute postoperative pain in adults. Available in The Cochrane Database of Systematic Reviews; Issue 3. Chichester: John Wiley; 2009 (accessed 09/09/09).

儿童用法　在美国，依托度酸缓释制剂口服用于治疗6～16岁儿童的青少年特发性关节炎。根据体重每日给药 1 次，剂量如下：
- 20～30kg：400mg。
- 31～45kg：600mg。
- 46～60kg：800mg。
- 超过 60kg：1g。

制剂

BP 2010: Etodolac Capsules; Etodolac Tablets;
USP 33: Etodolac Capsules; Etodolac Extended-Release Tablets; Etodolac Tablets.

专利制剂
Braz.: Flancox; **Denm.:** Todolac; **Fin.:** Lodine; **Fr.:** Lodine; **Gr.:** Ecridoxan; Etolac; Impovituss; Lonine; Lubetyl; Ofniskel; Silgonitran; **Hong Kong:** Etonox; Lodine†; **Indon.:** Lonenet†; **Israel:** Etopan; **Jpn:** Hypen; **Philipp.:** Etoflam; **Port.:** Acudor; Articulan†; Dualgan; Exodolan; Lodinet†; Lodot†; Metazint†; Sodolac; **Switz.:** Lodine; **Thai.:** Etonox; **Turk.:** Edolar; Etodin; Etol; Lodine; Tadolak; Tilac; **UK:** Eccoxolac; Etopan; Lodine; **Ukr.:** Etol (Этол Форт†); **USA:** Lodine†; **Venez.:** Lodine†.

Etofenamate (*BAN, USAN, rINN*)　依托芬那酯

B-577; Bay-d-1107; Etofenamaatti; Etofenamát; Etofenamat; Etofenamatas; Étofénamate; Etofenamato; Etofenamatum; TV-485; TVX-485; WHR-5020. 2-(2-Hydroxyethoxy)ethyl *N*-(ααα-trifluoro-*m*-tolyl)anthranilate.

Этофенамат

$C_{18}H_{18}F_3NO_4 = 369.3$.
CAS — 30544-47-9.
ATC — M02AA06.
ATC Vet — QM02AA06.
UNII — KZF0XM66JC.

Pharmacopoeias. In *Eur.* (see p.vii).
Ph. Eur. 6. 8（Etofenamate）　黄色黏稠性液体。几乎不溶于水；易与乙醇、乙酸乙酯混合。

简介

依托芬那酯是一种 NSAID（第92页），以浓度5%～10%局部给药，用于缓解肌肉骨骼、关节、软组织疾病引发的疼痛及炎症反应。也可以单剂量1g深部肌内注射。

制剂

专利制剂
Arg.: Contourt; Flogol; **Austria:** Rheumon; Traumon; **Belg.:** Flexium; **Braz.:** Bayro; **Chile:** Bayagel; Flogojet; Master-Gel†; Valorel; **Cz.:** Etogel†; Rheuma Denk†; Rheumon; Traumon; **Ger.:** Rheuma-Gel; Rheumon; Traumon; **Gr.:** Celanat; Cimal; Etofenol; Etogel; Fenam; Ferepat; Herponil; Infone; Kovotherm; Melferut; Pazergicel; Radermin; Reumina; Roiplon; Vellodrying; **Hong Kong:** Flogoprofen; Rheuma-Denk; **Hung.:** Activon; Rheumon; Traumon†; **Ital.:** Bayro†; Gemadol; **Mex.:** Bayro; **Pol.:** Rheumon; Traumon; **Port.:** Fenogel†; Inalgex; Reumon; Traumon; **Spain:** Aspitopic; Flogoprofen; Zenavan; **Switz.:** Rheumon; Traumalix; **Turk.:** Doline; Flexo; Painex; Rheumon; **Venez.:** Traflan.

多组分制剂　**Arg.:** Bayagel; **Austria:** Thermo-Rheumon; **Cz.:** Thermo-Rheumon†; **Gr.:** Thermo-Roiplon; **Hung.:** Thermo-Rheumon†; **Mex.:** Bayro Termo; **Pol.:** Thermo-Rheumon; **Turk.:** Thermo-Doline; Thermo-Rheumon; Thermoflex; **Venez.:** Reugel.

Etoricoxib (*BAN, USAN, rINN*)　依托考昔

Étoricoxib; Etoricoxibum; Etorikoksib; Etorikoksibi; Etorikoxib; L-791456; MK-663; MK-0663. 5-Chloro-6'-methyl-3-[*p*-(methylsulfonyl)phenyl]-2,3'-bipyridine.

Эторикоксиб

$C_{18}H_{15}ClN_2O_2S = 358.8$.
CAS — 202409-33-4.
ATC — M01AH05.
ATC Vet — QM01AH05.
UNII — WRX4NFY03R.

不良反应、处置和注意事项

参见 **NSAIDs**（第92页）。

接受依托考昔治疗的患者发生的超敏反应包括过敏反应和血管性水肿。在出现超敏反应先兆时，需立即停药。

依托考昔不应用于有缺血性心脏病、外周动脉疾病或脑血管疾病的患者。慎用于心血管疾病危险因素显著的患者，如高血压、高脂血症和糖尿病。与其他NSAIDs和选择性COX-2抑制药相比，尤其是在高剂量时，依托考昔会引起更频繁和更严重的高血压。应用依托考昔治疗期间，建议进行血压监测。依托考昔不应当在血压未得到控制的高血压患者中使用（也见下文**对心血管系统的影响**）。

依托考昔还禁用于有炎性肠病、中度至重度心衰（NYHA分级为Ⅱ～Ⅳ级）、肌酐清除率小于30ml/min的肾损伤患者。也应当避免用于重度肝损伤患者（Child-Pugh评分为10或更高）。如果发现持续肝酶值异常，应当停止治疗。建议慎用于脱水患者，在应用依托考昔之前建议补充水分。

对心血管系统的影响　自从罗非考昔（见第114页）在世界范围内撤市后，人们格外关注选择性COX-2对心血管的不良反应。在依托考昔的心血管安全性已经在MEDAL规划[1]中进行了评估，该规划收集了3个研究的资料，包括超过30000名骨关节炎或类风湿关节炎患者。骨关节炎患者每日给予60mg或90mg依托考昔，类风湿关节炎患者每日给予90mg。在所有研究中，以每日给予150mg双氯芬酸作为对照，在某些注明的情况下还允许合用低剂量阿司匹林（每日100mg或更少）。平均治疗18个月后，依托考昔的血栓性事件（如心肌梗死、卒中、突发或无法解释的死亡）与双氯芬酸相似（已有建议双氯芬酸自身可增加一些血栓性事件的风险，更多资料见第92页）。这项规划还发现使用依托考昔后，一些其他非血栓性心血管事件的发生率也是增加的；3项研究之一显示每日使用90mg依托考昔的心衰发生率与双氯芬酸相比没有显著增加。由于使用高剂量依托考昔发生水肿而撤药以及使用双氯芬酸或每日使用60mg依托考昔更频繁。另外，使用两种剂量依托考昔后由于高血压而停止治疗的患者数量比使用双氯芬酸更多。其他两项研究中可见相似结果。

在另一项汇集注册前资料的研究[2]中，以每日至少60剂量给药后，依托考昔血栓性事件的风险与安慰剂治疗、布洛芬（每日2.4g）、双氯芬酸（每日150mg）和萘普生（每日1g）相似，尽管有趋势显示依托考昔比萘普生的事件发生更多。与非选择性NSAIDs相关的血栓性事件的相对风险的细节，见第92页。

在EMEA Committee for Medicinal Products for Human Use（CHMP）[3]建议后，依托考昔注册药品信息声明依托考昔一定不能用于血压持续高于140/90mmHg并且控制不当的患者，另外，开始治疗前应当控制住高血压，并监测2周，然后再行常规治疗。

在有心血管或脑血管疾病的患者中使用选择性COX-2抑制药的讨论和建议见**塞来考昔**项下，第33页。

1. Cannon CP, *et al.* Cardiovascular outcomes with etoricoxib and diclofenac in patients with osteoarthritis and rheumatoid arthritis in the Multinational Etoricoxib and Diclofenac Arthritis Long-term (MEDAL) programme: a randomised comparison. *Lancet* 2006; **368:** 1771–81.
2. Curtis SP, *et al.* Pooled analysis of thrombotic cardiovascular events in clinical trials of the COX-2 selective inhibitor etoricoxib. *Curr Med Res Opin* 2006; **22:** 2365–74.
3. EMEA. EMEA recommends strengthening warnings and contraindications for etoricoxib-containing medicines used in the treatment of rheumatoid arthritis and ankylosing spondylitis (issued 26th June, 2008). Available at: http://www.emea.europa.eu/pdfs/human/press/pr/33363608en.pdf (accessed 16/07/08)

对胃肠道的影响　人们普遍认为COX-1的抑制作用对胃肠道产生不良反应，选择性COX-2抑制药如依托考昔与传统的非选择性抑制药NSAIDs相比，对胃肠道产生更少的不良反应。然而，注册药品信息显示，应用依托考昔可发生胃肠上部穿孔、溃疡和出血等病例死亡；因此慎用于有这些疾病病史或者有发生风险的患者。另外，禁用于活动性胃肠溃疡和出血患者。

来自对照研究的结果提示选择性COX2 NSAIDs的严重胃肠道作用发生率较低。在一个来自3项随机临床研究的汇集资料的研究[1]中，依托考昔（每日用药剂量60mg或90mg）上胃肠道临床事件的发生频率比双氯芬酸相比，依托考昔单纯性溃疡的发生率更低。两药之间复杂胃肠道事件的发生率没有差异。与双氯芬酸相比，依托考昔较低的单纯性胃肠道事件不受低剂量阿司匹林或质子泵抑制药治疗的影响。制造商对来自10个随机临床研究汇集资料进行的分析发现[2]，与非选择性NSAIDs（双氯芬酸每日150mg，布洛芬每日2.4g或萘普生每日1g）相比，依托考昔（每日剂量60mg、

90mg或120mg）上胃肠道穿孔和出血以及具有症状的胃十二指肠溃疡的组合风险较低。甚至在已知有上述并发症风险因素的患者中，如老年患者和具有胃肠道反应史的患者，仍可见风险降低。

1. Laine L, *et al.* Assessment of upper gastrointestinal safety of etoricoxib and diclofenac in patients with osteoarthritis and rheumatoid arthritis in the Multinational Etoricoxib and Diclofenac Arthritis Long-term (MEDAL) programme: a randomised comparison. *Lancet* 2007; **369:** 465–73.
2. Ramey DR, *et al.* The incidence of upper gastrointestinal adverse events in clinical trials of etoricoxib vs. non-selective NSAIDs: an updated combined analysis. *Curr Med Res Opin* 2005; **21:** 715–22.

对肾脏的影响　选择性COX-2抑制药（如依托考昔）产生肾毒性的有限证据提示，该类NSAIDs对肾功能的影响与非选择性NSAIDs相似（第93页）。

药物相互作用

依托考昔经细胞色素P450同工酶CYP3A4代谢。与该酶的抑制剂或诱导剂合用可改变依托考昔的血药浓度。另外，体外试验显示，几个其他的同工酶也参与了依托考昔的主要代谢途径。利福平是一种CYP同工酶的强诱导剂，可使依托考昔的血药浓度降低。

依托考昔是人硫酸转移酶活性的抑制剂，可增加血浆炔雌醇的浓度。与其他经该酶代谢的药物的相互作用也是可能的，如口服沙丁胺醇、米诺地尔，因此注册药品信息建议与这些药物合用时需引起注意。

与NSAIDs相关的药物相互作用见第94页。

药动学

口服给药后依托考昔从胃肠道吸收良好。禁食成人约1h出现血药浓度峰值，食物会延缓吸收约2h，尽管其对吸收强度没有影响。血浆蛋白结合率为92%。稳态时半衰期约为22h。绝大部分药物被代谢，只有少于2%的前体药物在尿液中被发现。主要代谢途径是经细胞色素P450同工酶（包括CYP3A4）代谢为依托考昔6'-羟甲基衍生物，继续被氧化为主要的代谢产物6'-羧酸衍生物。这两种代谢产物不具有或仅有微弱的COX-2抑制活性。大量（70%）由尿液排泄，只有20%由粪便排泄。动物研究提示依托考昔可通过胎盘并有部分可分布至乳汁。

1. Agrawal NGB, *et al.* Single- and multiple-dose pharmacokinetics of etoricoxib, a selective inhibitor of cyclooxygenase-2, in man. *J Clin Pharmacol* 2003; **43:** 268–76.
2. Agrawal NGB, *et al.* Pharmacokinetics of etoricoxib in patients with hepatic impairment. *J Clin Pharmacol* 2003; **43:** 1136–48.
3. Agrawal NGB, *et al.* Pharmacokinetics of etoricoxib in patients with renal impairment. *J Clin Pharmacol* 2004; **44:** 48–58.
4. Takemoto JK, *et al.* Clinical pharmacokinetic and pharmacodynamic profile of etoricoxib. *Clin Pharmacokinet* 2008; **47:** 703–20.

用途和用法

依托考昔属于选择性抑制COX-2的NSAIDs（第94页）。用于缓解类风湿关节炎、骨关节炎、强直性脊柱炎、急性痛风性关节炎的症状。

对于骨关节炎，依托考昔常用口服剂量为30mg，每日1次，如果需要可增加至60mg，每日1次。治疗类风湿关节炎和强直性脊柱炎的推荐剂量为90mg，每日1次；对于痛风性关节炎，使用较高剂量120mg，每日1次，此剂量只用于急性症状期，最多使用8天。肝损伤患者的推荐使用剂量见下文。

1. Patrignani P, *et al.* Clinical pharmacology of etoricoxib: a novel selective COX2 inhibitor. *Expert Opin Pharmacother* 2003; **4:** 265–84.
2. Dallob A, *et al.* Characterization of etoricoxib, a novel, selective COX-2 inhibitor. *J Clin Pharmacol* 2003 **43:** 573–85.
3. Martina SD, *et al.* Etoricoxib: a highly selective COX-2 inhibitor. *Ann Pharmacother* 2005; **39:** 854–62.

在肝损伤中的用法　在轻度肾损伤（Child-Pugh评分为5～6）的患者中，无论适应证如何，依托考昔最大口服剂量是每日1次，每次60mg；中度肾损伤（Child-Pugh评分为7～9）的患者最大给药剂量为每隔1天给药60mg，或者每日1次，每次30mg。重度肾损伤（Child-Pugh评分为10或更高）的患者不应给予依托考昔。

肌肉骨骼关节病　作为选择性COX-2抑制药，依托考昔用于强直性脊柱炎（见**脊椎关节病**项下，第13页）、骨关节炎（第11页）和类风湿关节炎（第12页），它还用于痛风性关节炎（参见M37第535页）。然而在英国，选择性COX-2抑制药被限用于心血管健康状况良好，并且使用非选择性NSAID（第93页）易引起严重胃肠损伤的患者。

1. Cochrane DJ, *et al.* Etoricoxib. *Drugs* 2002; **62:** 2637–51.
2. Schumacher HR, *et al.* Randomised double blind trial of etoricoxib and indometacin in treatment of acute gouty arthritis. *BMJ* 2002; **324:** 1488–92.
3. Gottesdiener K, *et al.* Results of a randomized, dose-ranging trial of etoricoxib in patients with osteoarthritis. *Rheumatology (Oxford)* 2002; **41:** 1052–61.
4. Wiesenhutter CW, *et al.* Evaluation of the comparative efficacy of etoricoxib and ibuprofen for treatment of patients with osteoarthritis: a randomized, double-blind, placebo-controlled trial. *Mayo Clin Proc* 2005; **80:** 470–9.
5. van der Heijde D, *et al.* Evaluation of the efficacy of etoricoxib in ankylosing spondylitis: results of a fifty-two-week, randomized, controlled study. *Arthritis Rheum* 2005; **52:** 1205–15.
6. Curtis SP, *et al.* Etoricoxib in the treatment of osteoarthritis over 52-weeks: a double-blind, active-comparator controlled trial [NCT00242489]. *BMC Musculoskelet Disord* 2005; **6:** 58. Available at: http://www.biomedcentral.com/content/pdf/1471-2474-6-58.pdf (accessed 01/11/07)
7. Bingham CO, *et al.* Efficacy and safety of etoricoxib 30 mg and celecoxib 200 mg in the treatment of osteoarthritis in two identically designed, randomized, placebo-controlled, non-inferiority studies. *Rheumatology (Oxford)* 2007; **46:** 496–507.
8. Croom KF, Siddiqui MAA. Etoricoxib: a review of its use in the symptomatic treatment of osteoarthritis, rheumatoid arthritis, ankylosing spondylitis and acute gouty arthritis. *Drugs* 2009; **69:** 1513–32.

疼痛　一项系统性综述[1]发现手术后，单次120mg剂量依托考昔口服给药可对术后疼痛提供有效的缓解。间接比较时，可认为依托考昔至少与其他常用镇痛药一样有效。

1. Clarke R, *et al.* Single dose oral etoricoxib for acute postoperative pain in adults. Available in The Cochrane Database of Systematic Reviews; Issue 2. Chichester: John Wiley; 2009 (accessed 09/09/09).

制剂
专利制剂

Arg.: Arcoxia; **Austral.:** Arcoxia; **Austria:** Arcoxia; Auxib; **Belg.:** Arcoxia; **Braz.:** Arcoxia; **Cz.:** Arcoxia; **Denm.:** Arcoxia; **Fin.:** Arcoxia, Turox; **Fr.:** Arcoxia†; **Ger.:** Arcoxia; Turox; **Hong Kong:** Arcoxia; **Hung.:** Arcoxia; **India:** Ebov; Ecoxib†; Etoxib; Etozox; Kretos; Nucoxia; **Indon.:** Arcoxia; **Irl.:** Arcoxia; **Israel:** Arcoxia; **Ital.:** Algix; Arcoxia; Tauxib; **Malaysia:** Arcoxia; **Mex.:** Arcoxia; **Neth.:** Arcoxia; Auxib; **Norw.:** Arcoxia; **NZ:** Arcoxia; **Philipp.:** Arcoxia; **Port.:** Exxiv; Turox; **Rus.:** Arcoxia (Аркоксиа); **S.Afr.:** Arcoxia; **Singapore:** Arcoxia; **Spain:** Arcoxia; **Swed.:** Arcoxia; **Thai.:** Arcoxia; **UK:** Arcoxia; **Venez.:** Arcoxia.

Etorphine Hydrochloride (*BANM, rINNM*) 盐酸埃托啡

Étorphine, Chlorhydrate d'; Etorphini Hydrochloridum; Hidrocloruro de etorfina; M-99; 19-Propylorvinol Hydrochloride. (6R,7R,14R)-7,8-Dihydro-7-[(1R)-1-hydroxy-1-methylbutyl]-6-O-methyl-6,14α-ethenomorphine hydrochloride; (2R)-2-[(−)-(5R,6R,7R,14R)-4,5-Epoxy-3-hydroxy-6-methoxy-9a-methyl-6,14-ethenomorphinan-7-yl]pentan-2-ol hydrochloride.

Эторфина Гидрохлорид

$C_{25}H_{33}NO_4,HCl = 448.0.$

CAS — 14521-96-1 (etorphine); 13764-49-3 (etorphine hydrochloride).

UNII — 8CBE01N748.

(etorphine)

Pharmacopoeias. In *BP(Vet)*.

BP (Vet) **2010** (Etorphine Hydrochloride)　白色或几乎白色微晶粉末。略溶于水和乙醇；极微溶于氯仿，几乎不溶于乙醚。2%水溶液的pH值为4.0～5.0。避光。

依赖性和戒断症状

参见第96页**阿片类镇痛药**。

不良反应和处置

参见第97页**阿片类镇痛药**。埃托啡不用于人类疾病的治疗

盐酸埃托啡为一种强效、速效药物。微量即产生严重反应以致昏迷。可通过皮肤和黏膜吸收。因此，当皮肤和黏膜被含有盐酸埃托啡的制剂污染时，需要立即注射拮抗药，并彻底清洗污染部位。意外注射或针尖划痕损伤时，也要立即注射拮抗药。纳洛酮是内科治疗优选的拮抗药。然而，埃托啡的兽药制剂是含有盐酸二丙诺啡（参见 M37 第 1387 页）的制剂（*Revivon*），无纳洛酮时，此药作为紧急时刻首选的辅助拮抗药。

用途和用法

盐酸埃托啡作为强效阿片类镇痛药（第 98 页），在兽医学中用于可逆性安定镇痛术（参见 M37 第 1701 页麻醉技术项下）。与马来酸乙酰丙嗪或左美丙嗪（*Immobilon*）合用于兽医小手术前，以抑制动物。埃托啡作用持续时间依种属而异，一般为 45～90min，但在人类时间可能更长，特别是使用大型动物用制剂时。

Felbinac（*BAN*，*USAN*，*rINN*）联苯乙酸

CL-83544; Felbinaakki; Felbinaco; Felbinacum; Felbinak; LJC-10141. Biphenyl-4-ylacetic acid.

Фелбинак

$C_{14}H_{12}O_2 = 212.2$.
CAS — 5728-52-9.
ATC — M02AA08.
ATC Vet — QM02AA08.

Pharmacopoeias. In *Eur.* (see p.vii) and *Jpn*.
Ph. Eur. 6. 8（Felbinac）　白色细微结晶性粉末。几乎不溶于水，略溶于乙醇；溶于甲醇。

不良反应和注意事项

局部给药对患者出现轻度局部反应，如红斑、皮炎和瘙痒。更严重的不良反应包括大疱性皮肤病、表皮坏死松解、多形性红斑、光敏反应和过敏反应，支气管痉挛或气喘也有报道。胃肠功能紊乱也可发生。

联苯乙酸制剂禁用于对阿司匹林或其他 NSAIDs 有过敏史的患者。

不良反应发生率　自从联苯乙酸在英国上市到 1989 年 10 月，大约 11 个月的时间内，英国 CSM 共接到 49 例有关的不良反应报道[1]。8 例使用联苯乙酸凝胶的患者发生支气管痉挛或气喘，其中 4 例患者有哮喘史，这些有哮喘史的患者中有 3 例曾发生过对阿司匹林或其他 NSAIDs 的相似反应。其他报道的不良反应包括皮疹（17 例）、用药部位反应（7 例）和消化不良（6 例）。

1. CSM. Felbinac (Traxam) and bronchospasm. *Current Problems* 27 1989.

用途和用法

联苯乙酸是芬布芬（见下文）的活性代谢产物，属于 NSAID（第 94 页），局部给药用于缓解肌肉骨骼疼痛，包括软组织损伤导致的疼痛。3% 凝胶或 3.17% 泡沫剂用于未破裂皮肤相应区域，每日 2～4 次。不管药区域的面积大小或凝胶或泡沫剂的每日总用量不能超过 25g。治疗 14 天后复诊。

二异丙醇胺联苯乙酸应用相似。

1. Hosie GAC. The topical NSAID, felbinac, versus oral ibuprofen: a comparison of efficacy in the treatment of acute lower back injury. *Br J Clin Res* 1993; **4**: 5–17.

制剂

BP 2010: Felbinac Cutaneous Foam; Felbinac Gel.

专利制剂

Belg.: Flexfree; **Ger.:** Spalt Schmerz-Gel†; **Gr.:** Dolinac; **Irl.:** Traxam; **Ital.:** Dolinac; Traxam†; **Jpn:** Seltouch; **Switz.:** Dolo Target†; **UK:** Traxam.

Fenbufen（*BAN*，*USAN*，*rINN*）芬布芬

CL-82204; Fenbufeeni; Fenbufén; Fenbufenas; Fenbufène; Fenbufenum. 4-(Biphenyl-4-yl)-4-oxobutyric acid.

Фенбуфен

$C_{16}H_{14}O_3 = 254.3$.
CAS — 36330-85-5.
ATC — M01AE05.
ATC Vet — QM01AE05.
UNII — 9815R1WR9B.

Pharmacopoeias. In *Chin.*, *Eur.* (see p.vii), and *Jpn*.
Ph. Eur. 6. 8（Fenbufen）　白色或类白色细微结晶性粉末。极微溶于水；略溶于乙醇、丙酮和二氯甲烷。

不良反应、处置和注意事项

参见第 92 页 NSAIDs。芬布芬最常见的不良反应为皮疹，常发生于治疗开始后 2 周内，尤其是女性及血清反应阴性类风湿关节炎或银屑病关节炎患者。疾病如多形性红斑和 Stevens-Johnson 综合征也有报道。少数发生皮疹的患者也可发展为以肺嗜酸性粒细胞增多或过敏性肺泡炎为特征的严重病变。皮疹发生后需立即停药。

哺乳　英国注册药品信息建议，芬布芬应避免用于哺乳期妇女，因为其代谢产物经乳汁分泌。

对血液的影响　有报道接受芬布芬治疗的患者发生溶血性贫血[1]和再生障碍性贫血[2]。

1. Martland T, Stone WD. Haemolytic anaemia associated with fenbufen. *BMJ* 1988; **297**: 921.
2. Andrews R, Russell N. Aplastic anaemia associated with a non-steroidal anti-inflammatory drug: relapse after exposure to another such drug. *BMJ* 1990; **301**: 38.

对肺的影响　1989 年 1 月，英国 CSM 宣布已收到 7 例因使用芬布芬发生皮疹和怀疑与之相关的过敏性肺间质病变的报告[1]，5 例患者的肺病变诊断为肺嗜酸性粒细胞增多，另 2 例患者发生的是过敏性肺泡炎。一些此类不良反应亦见于文献[2,3]。

1. CSM. Fenbufen, rash and pulmonary eosinophilia. *Current Problems 24* 1989.
2. Swinburn CR. Alveolitis and haemolytic anaemia induced by azapropazone. *BMJ* 1987; **294**: 375.
3. Burton GH. Rash and pulmonary eosinophilia associated with fenbufen. *BMJ* 1990; **300**: 82–3.

对皮肤的影响　1988 年 9 月，英国 CSM 宣布仍收到大量有关芬布芬不良反应的报道[1]，而这些不良反应当时被预期是已经减少的。芬布芬是 1986～1987 年间经常被报道的受质疑的药物。那段时期，收到超过 6000 例的报告，80% 与皮肤黏膜反应有关，涉及较多的是全身红疹，通常伴瘙痒。有 178 例多形性红斑的报道，Stevens-Johnson 综合征 30 例，致死 2 例。

1. CSM. Fenbufen and mucocutaneous reactions. *Current Problems 23* 1988.

超敏反应　见上文对肺的影响项下。

药物相互作用

与 NSAIDs 有关的药物相互作用见第 94 页。

与阿司匹林合用导致芬布芬及其代谢产物的血浆药物浓度降低。

药动学

口服给药后，芬布芬从胃肠道吸收，血药浓度达峰时间约为 70min，与血浆蛋白结合率高于 99%。在肝代谢为活性代谢产物联苯乙酸和 4-羟基联苯丁酸。据报道，芬布芬及其代谢产物的血浆半衰期为 10～17h，大部分以结合物形式由尿液排出。在乳汁中可检测到少量代谢产物。

用途和用法

芬布芬属于丙酸衍生物类 NSAIDs（第 94 页）。用于缓解与肌肉骨骼、关节病变相关的疼痛和炎症反应，如类风湿关节炎、骨关节炎和强直性脊柱炎，口服给药，每日 900mg，早晚各服 450mg，或晨服 300mg，晚服 600mg。

制剂

BP 2010: Fenbufen Capsules; Fenbufen Tablets.

专利制剂

Indon.: Cybufen†; **Irl.:** Lederfen†; **Port.:** Basifen; Reugast†; **Thai.:** Cepal; Forbufen; **Turk.:** Cinopal†; **UK:** Lederfen†.

Fenoprofen Calcium（*BANM*，*USAN*，*rINNM*）非诺洛芬钙

Calcii Fenoprofenum; Fénoprofène Calcique; Fenoprofeno cálcico; Lilly-69323; Lilly-53858 (fenoprofen); Lilly-61169 (fenoprofen sodium). Calcium (±)-2-(3-phenoxyphenyl)propionate dihydrate.

Кальций Фенопрофен

$(C_{15}H_{13}O_3)_2Ca,2H_2O = 558.6$.
CAS — 31879-05-7 (fenoprofen); 34597-40-5 (anhydrous fenoprofen calcium); 53746-45-5 (fenoprofen calcium dihydrate).
ATC — M01AE04.
ATC Vet — QM01AE04.
UNII — 0X2CW1QABJ.

(fenoprofen)

Pharmacopoeias. In *Br.*, *Chin.*, and *US*.
BP 2010（Fenoprofen Calcium）　白色或几乎白色，无臭或几乎无臭结晶性粉末。微溶于水和氯仿；可溶于乙醇。

USP 33（Fenoprofen Calcium）　白色结晶性粉末。微溶于水、甲醇和正己烷；几乎不溶于氯仿。贮藏于密闭容器中。

不良反应、处置和注意事项

参见第 92 页 NSAIDs，据报道引起的不良反应有排尿困难、膀胱炎、血尿、间质性肾炎和急性肾功能不全，以发热、药疹、关节痛、少尿、无尿和氮质血症为先兆的肾病综合征也有发生，上呼吸道感染和鼻咽炎也有报道。有严重的肝反应如黄疸、致死性肝炎的报道。

哺乳　非诺洛芬钙可经乳汁分泌，*BNF 59* 认为乳汁中含量极低不会对婴幼儿产生有害反应。相反，英国注册药品信息不推荐非诺洛芬钙用于哺乳妇女，因为其安全性没有被证实。

对血液的影响　据报道，服用非诺洛芬引起的血液方面的不良反应有粒细胞缺乏症[1]、再生障碍性贫血[2]和血小板减少症[3,4]，注册药品信息也报道了溶血性贫血。

1. Simon SD, Kosmin M. Fenoprofen and agranulocytosis. *N Engl J Med* 1978; **299**: 490.
2. Ashraf M, *et al.* Aplastic anaemia associated with fenoprofen. *BMJ* 1982; **284**: 1301–2.
3. Simpson RE, *et al.* Acute thrombocytopenia associated with fenoprofen. *N Engl J Med* 1978; **298**: 629–30.
4. Katz ME, Wang P. Fenoprofen-associated thrombocytopenia. *Ann Intern Med* 1980; **92**: 262.

对肝脏的影响　一名 68 岁女性患者服用非诺洛芬 600mg，每日 4 次，连用 7 周后发生阻塞性黄疸和肝炎。后来改用萘普生和吲哚美辛，没有发生肝毒性[1]。然而，也有关于非诺洛芬与萘普生有交叉肝毒性的报道[2]。

1. Stennett DJ, *et al.* Fenoprofen-induced hepatotoxicity. *Am J Hosp Pharm* 1978; **35**: 901.
2. Andrejak M, *et al.* Cross hepatotoxicity between non-steroidal anti-inflammatory drugs. *BMJ* 1987; **295**: 180–1.

对皮肤的影响　两例患者发生中毒性表皮坏死解症[1]。

1. Stotts JS, *et al.* Fenoprofen-induced toxic epidermal necrolysis. *J Am Acad Dermatol* 1988; **18**: 755–7.

过量　一名患者服用过量非诺洛芬 24～36g 发生昏迷、呼吸抑制、低血压和代谢性酸中毒[1]。采用灌胃、活性炭和强化支持疗法抢救有效。

1. Kolodzik JM, *et al.* Nonsteroidal anti-inflammatory drugs and coma: a case report of fenoprofen overdose. *Ann Emerg Med* 1990; **19**: 378–81.

药物相互作用

与 **NSAIDs** 有关的药物相互作用见第94页。

有报道阿司匹林降低非诺洛芬的血药浓度。

抗癫痫药 苯巴比妥可能加快非诺洛芬的代谢速率[1]。美国注册药品信息建议当与苯巴比妥合用时，需调整非诺洛芬的剂量。

1. Helleberg L, *et al.* A pharmacokinetic interaction in man between phenobarbitone and fenoprofen, a new anti-inflammatory agent. *Br J Clin Pharmacol* 1974; **1**: 371–4.

药动学

非诺洛芬钙在胃肠道易吸收，生物利用度约为85%，食物和牛奶会降低吸收速度和程度。单次给药后，1～2h 血浆浓度达峰值。血浆半衰期约3h。与血浆蛋白结合率99%。24h 内单次给药剂量的90%经尿液排泄，主要以葡糖苷酸结合物或羟基非诺洛芬葡糖苷酸结合物的形式。也通过乳汁分泌。

用途和用法

非诺洛芬为丙酸衍生物，是一种 NSAID（第94页），用于缓解轻度至中度疼痛和由骨关节炎、类风湿关节炎、强直性脊柱炎引起的炎症反应。制剂形式是其钙盐，剂量以碱基表示。1.2g 非诺洛芬钙（二水合物）相当于 1g 非诺洛芬。常用口服剂量为每次相当于 300～600mg 非诺洛芬，每日 3～4 次，此后根据疗效调整给药剂量。在美国，推荐使用较低剂量 200mg，每 4～6h 1 次，用于轻度疼痛。推荐日总剂量不能超过 3g（英国）或 3.2g（美国）。

制剂

BP 2010: Fenoprofen Tablets;
USP 33: Fenoprofen Calcium Capsules; Fenoprofen Calcium Tablets.

专利制剂

Fr.: Nalgesic; **Gr.:** Expron; Nazipons; **Mex.:** Nalfon†; **UK:** Fenopron; **USA:** Nalfon; **Venez.:** Fenopron†.

Fentanyl (BAN, rINN) ⊗芬太尼

Fentanil; Fentanilis; Fentanilo; Fentanylum; Fentanyyli. N-(1-Phenethyl-4-piperidyl) propionanilide.

Фентанил
$C_{22}H_{28}N_2O = 336.5.$
CAS — 437-38-7.
ATC — N01AH01; N02AB03.
ATC Vet — QN01AH01; QN02AB03.
UNII — UF599785JZ.

俗名 以下术语已被用作各种形式芬太尼的"俗名"（第vii页）或俚语：
Apache; China girl; China town; China white; Dance fever; Fentanest; Friend; Goodfellas; Great bear; He-man; Jackpot; King ivory; Murder 8; Poison; Tango & Cash; TNT; T. N. T.

Pharmacopoeias. In *Eur.* (see p.vii).
Ph. Eur. 6. 8（Fentanyl） 白色或几乎白色多晶型粉末。几乎不溶于水；易溶于乙醇、甲醇。避光。

Fentanyl Citrate (BANM, USAN, rINNM) ⊗枸橼酸芬太尼

Citrato de fentanilo; Fentanil-citrát; Fentanilio citratas; Fentanyl, citrate de; Fentanylcitrat; Fentanyl-citrát; Fentanyli citras; Fentanylu cytrynian; Fentanyylisitraatti; McN-JR-4263-49; Phentanyl Citrate; R-4263. N-(1-Phenethyl-4-piperidyl)propionanilide dihydrogen citrate.

Фентанила Цитрат
$C_{22}H_{28}N_2O,C_6H_8O_7 = 528.6.$
CAS — 990-73-8.
UNII — MUN5LYG46H.

Pharmacopoeias. In *Chin., Eur.* (see p.vii), *Jpn*, and *US*.

Ph. Eur. 6. 8（Fentanyl Citrate） 白色或几乎白色粉末。可溶于水；略溶于乙醇；易溶于甲醇。避光。
USP 33（Fentanyl Citrate） 白色结晶性粉末或白色发光结晶。略溶于水；微溶于氯仿；可溶于甲醇。贮藏温度为 25℃，允许的波动范围为 15～30℃。避光。

Fentanyl Hydrochloride (BANM, rINNM) ⊗盐酸芬太尼

Fentanyl, Chlorhydrate de; Fentanyli Hydrochloridum; Hidrocloruro de fentanilo.

Фентанила Гидрохлорид
$C_{22}H_{28}N_2O,HCl = 372.9.$
CAS — 1443-54-5.
UNII — 59H156XY46.

配伍禁忌 枸橼酸芬太尼不能与硫喷妥钠和美索比妥钠配伍。

使用萘夫西林钠后，接着给予枸橼酸芬太尼和氟哌利多时，静脉输液管内出现粗的白色沉淀。而枸橼酸芬太尼单独与萘夫西林钠混合时，没有沉淀产生[1]。

当枸橼酸芬太尼在 PVC 容器内与氟尿嘧啶混合时[2]，枸橼酸芬太尼会迅速、显著减少。这是由于在碱性混合液中，芬太尼被 PVC 吸附的缘故，因此推测，枸橼酸芬太尼和任何碱性足够强的药物都会发生丢失。

也可参见下文**稳定性**项下。

1. Jeglum EL, *et al.* Nafcillin sodium incompatibility with acidic solutions. *Am J Hosp Pharm* 1981; **38**: 462, 464.
2. Xu QA, *et al.* Rapid loss of fentanyl citrate admixed with fluorouracil in polyvinyl chloride containers. *Ann Pharmacother* 1997; **31**: 297–302.

稳定性 一项为期 48h 的试验显示，在玻璃或 PVC 容器内，枸橼酸芬太尼在 5%葡萄糖或 0.9%氯化钠溶液中，于室温和正常光照强度下，可稳定存在[1]。由患者控制的释药装置，30h 释放的枸橼酸芬太尼浓度保持相对恒定。枸橼酸芬太尼注射液用氯化钠稀释至 20μg/ml 后，在用于便携式输注泵的 PVC 贮存器内，在 3℃ 或 23℃ 可稳定贮存 30 天[2]。在另一项试验[3]中，枸橼酸芬太尼用 0.9%氯化钠稀释至 50μg/ml，在便携式患者自控系统的 PVC 容器内，室温可稳定贮存至少 14 天。

在便携式输注泵内，枸橼酸芬太尼与布比卡因的混合物在 0.9%氯化钠溶液中于 3℃ 或 23℃ 下贮存 30 天时，是相容和稳定的[4]。另一项为期 56 天的试验[5]考察了在 PVC 包装袋内，枸橼酸芬太尼、布比卡因和肾上腺素的单一及混合溶液在不同温度和光照或黑暗条件下的稳定性。试验前 3 天，枸橼酸芬太尼与布比卡因均被吸附至 PVC 上，但是后来的浓度保持相对恒定。低温冷冻可减少布比卡因的浓度变化，但是对枸橼酸芬太尼无影响。由于肾上腺素分解增加，含肾上腺素的溶液酸性增大，低温冷冻可明显减少这一变化。高压灭菌使所有药物的浓度进一步降低。研究的所有溶液中都没有沉淀现象出现。

在玻璃瓶中，枸橼酸芬太尼、盐酸氯胺酮和氟哌利多的混合物在 0.9%氯化钠溶液中，于 25℃ 可稳定贮存至少 30 天[6]，3 种药物浓度的微小降低是由于水解反应或吸附作用。在 PVC 袋中贮存时，混合物在 4℃ 和 25℃ 均显示相容性，30 天后，药物浓度的轻微增加可能是水分由包装袋渗出或蒸发的结果。

在 PVC 容器中，当与碱性药物混合时，枸橼酸芬太尼极不稳定（见上文**配伍禁忌**项下）。

1. Kowalski SR, Gourlay GK. Stability of fentanyl citrate in glass and plastic containers and in a patient-controlled delivery system. *Am J Hosp Pharm* 1990; **47**: 1584–7.
2. Allen LV, *et al.* Stability of fentanyl citrate in 0.9% sodium chloride solution in portable infusion pumps. *Am J Hosp Pharm* 1990; **47**: 1572–4.
3. Chapalain-Pargade S, *et al.* Microbiological and physicochemical stability of fentanyl and sufentanil solutions for patient-controlled delivery systems. *J Pain Symptom Manage* 2006; **32**: 90–7.
4. Tu Y-H, *et al.* Stability of fentanyl citrate and bupivacaine hydrochloride in portable pump reservoirs. *Am J Hosp Pharm* 1990; **47**: 2037–40.
5. Dawson PJ, *et al.* Stability of fentanyl, bupivacaine and adrenaline solutions for extradural infusion. *Br J Anaesth* 1992; **68**: 414–17.
6. Lee DKT, *et al.* Compatibility of fentanyl citrate, ketamine hydrochloride, and droperidol in 0.9% sodium chloride injection stored in polyvinyl chloride bags. *Am J Health-Syst Pharm* 2005; **62**: 1190–2.

依赖性和戒断症状

参见第96页阿片类镇痛药。芬太尼及非法生产的类似物易被滥用（见下文**注意事项**项下）

接受芬太尼持续输注的婴儿，达到良好镇静作用需要的芬太尼血药浓度据报道不断增加，提示对芬太尼镇静效应可耐受的发展[1]。

据报道持续芬太尼输注结束后，儿童患者出现运动失调、极易怒及阿片类戒断综合征的表现[2,3]。当停用芬太尼透皮贴剂时，成人患者也出现了戒断综合征，其中一例发生肌阵挛[4,5]。对于癌症患者，当由口服缓释吗啡改为芬太尼透皮贴剂时，虽然足够的镇痛作用仍存在，但急性阿片类戒断症状也有发生[6]。

1. Arnold JH, *et al.* Changes in the pharmacodynamic response to fentanyl in neonates during continuous infusion. *J Pediatr* 1991; **119**: 639–43.
2. Lane JC, *et al.* Movement disorder after withdrawal of fentanyl infusion. *J Pediatr* 1991; **119**: 649–51.
3. Dominguez KD, *et al.* Opioid withdrawal in critically ill neonates. *Ann Pharmacother* 2003 **37**: 473–7.
4. Han PKJ, *et al.* Myoclonus secondary to withdrawal from transdermal fentanyl: case report and literature review. *J Pain Symptom Manage* 2002; **23**: 66–72.
5. Ishihara K, *et al.* Withdrawal symptom after discontinuation of transdermal fentanyl at a daily dose of 0.6 mg. *Pharm World Sci* 2005; **27**: 13–15.
6. Anonymous. Opiate withdrawal with transdermal fentanyl. *Pharm J* 1995; **255**: 680.

不良反应和处置

参见第97页阿片类镇痛药。

呼吸抑制特别在芬太尼剂量高时更易发生，纳洛酮救治有效（也见下文**对呼吸系统的影响**项下）。阿托品可对抗芬太尼产生的迷走神经效应，如心动过缓。与吗啡不同，据报道芬太尼不引起明显的组胺释放。静脉给药时较易产生短暂低血压。肌肉强直也会发生，需使用神经肌肉阻滞药。

使用芬太尼透皮贴剂时，有用药局部反应如疹、红斑、瘙痒的报道。透黏膜给药时，有发生牙龈出血和刺激及味觉改变的报道。鼻腔给药可引起咽喉刺激、鼻出血、鼻腔溃疡和流涕。

对心血管系统的影响 关于芬太尼对组胺释放的作用与其他阿片类药物的比较见第107页**哌替啶**项下。

对心理功能的影响 芬太尼对于健康受试者心理功能和运动活动的影响具有一定的剂量依赖性[1]，短期和长期记忆不受影响。见第17页**芬太尼**项下。

有报道称，使用芬太尼透皮制剂发生急性中毒性谵妄[2]。

1. Scamman FL, *et al.* Ventilatory and mental effects of alfentanil and fentanyl. *Acta Anaesthesiol Scand* 1984; **28**: 63–7.
2. Kuzma PJ, *et al.* Acute toxic delirium: an uncommon reaction to transdermal fentanyl. *Anesthesiology* 1995; **83**: 869–71.

对神经系统的影响 有报道使用低、高剂量芬太尼或舒芬太尼引起癫痫发作[1]。但是，一名患者在芬太尼输注治疗过程中发生癫痫样肌肉活动时，其 EEG 并未出现癫痫波形[2]，这种肌肉活动可能是由于 CNS 高级抑制中心受抑制而产生的肌阵挛或者是阿片引发肌肉强直的一种极端表现形式。

有一名在重症监护的婴儿中发生因延长使用芬太尼和咪达唑仑引发脑病的报道，参见 M37 第958页**地西泮**的**不良反应**项下**脑病**。

1. Zaccara G, *et al.* Clinical features, pathogenesis and management of drug-induced seizures. *Drug Safety* 1990; **5**: 109–51.
2. Scott JC, Sarnquist FH. Seizure-like movements during a fentanyl infusion with absence of seizure activity in a simultaneous EEG recording. *Anesthesiology* 1985; **62**: 812–14.

对呼吸系统的影响 与其他阿片类激动药相同，芬太尼可产生剂量依赖性的呼吸抑制。尤其在静脉给药，剂量高于 200μg 时，呼吸抑制作用较镇痛作用持续时间长。麻醉时合用芬太尼，会产生延长或延时的术后呼吸抑制[1]。因此，手术后需要继续监测患者，直到自主呼吸重新形成。严重的呼吸抑制发生在一名 14 个月的婴儿静脉给予芬太尼和咪达唑仑镇静之后，因此突出了芬太尼与呼吸抑制药同时应用时密切监测的必要性[2]。阿片拮抗剂纳洛酮可逆转手术结束时出现的呼吸抑制，另外也可选择呼吸兴奋剂，如多沙普仑，该药不逆转镇痛药的作用。

芬太尼麻醉时可引起呼吸肌强直（胸壁强直）。缓慢静注可减轻此类反应，但是需要使用神经肌肉阻滞药以便进行人工通气。术后可用纳洛酮逆转强直现象。当小剂量神经肌肉阻滞药无效时，预先给予苯二氮䓬类可以减轻阿片芬太尼引发的类似的肌肉强直现象[3]。

静脉给予芬太尼可引起咳嗽[4]；延长注射时间[4]、轻度吸烟患者[5,6]和老年患者[6]咳嗽的发生率可降低。应用倍氯米松和利多卡因预防静脉注射芬太尼麻醉引起的咳嗽反应，分别参见 M37 第1448页和第1767页。

芬太尼是一种高脂溶性的阿片类药物，50μg 用于硬膜外给药时，呼吸抑制的危险较小，只产生轻微的通气障碍[7]。然而，有报道称剖宫产时，硬膜外给予芬太尼 100μg，两例患者分别在术后 100min[8] 和 80min[9] 发生深度延时呼吸抑制。产妇分娩时硬膜外输

注布比卡因和芬太尼，未在初生婴儿中发现呼吸和神经行为方面的不良反应[10]。然而，后来有报道[11]2例新生儿发生呼吸抑制，其母亲在分娩时，硬膜外给予了芬太尼，肌内注射纳洛酮400μg可逆转呼吸抑制，作者指出，本次应用的芬太尼剂量高于以前研究中的用量。

局部使用芬太尼制剂时，呼吸抑制也是一个危险因素。当给予芬太尼的透皮贴剂用于缓解轻度疼痛时，患者发生严重通气不足以致死亡[12]。最近，Health Canada收到两例青少年使用芬太尼透皮贴剂治疗轻度疼痛（慢性头痛和咽喉痛）引起致死性呼吸抑制的报告[13]，两个病例都是在初次单独使用芬太尼贴剂24h内发生呼吸抑制。也见下文注意事项中用法中透皮途径项下。

1. Bennett MRD, Adams AP. Postoperative respiratory complications of opiates. Clin Anaesthesiol 1983; 1: 41–56.
2. Yaster M, et al. Midazolam-fentanyl intravenous sedation in children: case report of respiratory arrest. Pediatrics 1990; 86: 463–7.
3. Sanford TJ, et al. Pretreatment with sedative-hypnotics, but not with nondepolarizing muscle relaxants, attenuates alfentanil-induced muscle rigidity. J Clin Anesth 1994; 6: 473–80.
4. Tweed WA, Dakin D. Explosive coughing after bolus fentanyl injection. Anesth Analg 2001; 92: 1442–3.
5. Lin J-A, et al. Prolonged injection time and light smoking decrease the incidence of fentanyl-induced cough. Anesth Analg 2005; 101: 670–4.
6. Oshima T, et al. Identification of independent risk factors for fentanyl-induced cough. Can J Anesth 2006; 53: 753–8.
7. Morisot P, et al. Ventilatory response to carbon dioxide during extradural anaesthesia with lignocaine and fentanyl. Br J Anaesth 1989; 63: 97–102.
8. Brockway MS, et al. Profound respiratory depression after extradural fentanyl. Br J Anaesth 1990; 64: 243–5.
9. Wang CY. Respiratory depression after extradural fentanyl. Br J Anaesth 1992; 69: 544.
10. Porter J, et al. Effect of epidural fentanyl on neonatal respiration. Anesthesiology 1998; 89: 79–85.
11. Kumar M, Paes B. Epidural opioid analgesia and neonatal respiratory depression. J Perinatol 2003; 23: 425–7.
12. FDC Reports Pink Sheet 1994; January 24: 12.
13. Health Canada. Transdermal fentanyl (Duragesic): respiratory arrest in adolescents. Can Adverse React News 2004; 14 (4): 1–2. Also available at: http://www.hc-sc.gc.ca/dhp-mps/alt_formats/hpfb-dgpsa/pdf/medeff/carn-bcei_v14n4-eng.pdf (accessed 26/06/08)

对皮肤的影响　一名患者使用芬太尼贴剂时，除面部和头皮外，身体其他部位发生斑疹[1]。

1. Stoukides CA, Stegman M. Diffuse rash associated with transdermal fentanyl. Clin Pharm 1992; 11: 222.

对泌尿系统的影响　两例早产儿使用芬太尼每小时3μg/kg时，出现镇静作用后，发生尿潴留[1]。插入导尿管均可缓解两例患儿的症状。

1. Das UG, Sasidharan P. Bladder retention of urine as a result of continuous intravenous infusion of fentanyl: 2 case reports. Pediatrics 2001; 108: 1012–1015.

注意事项

参见第97页阿片类镇痛药。

重症肌无力患者慎用，肌强直效应对呼吸的影响在这些患者中更明显。

美国注册药品信息显示，芬太尼贴剂的禁忌证为未使用过阿片类药物的患者，会引发致命的呼吸抑制的危险（见上文对呼吸系统的影响项下和下文用法中透皮途径项下）。芬太尼透黏膜给药剂型也有相似的禁忌证（见下文用法中透黏膜途径），芬太尼鼻腔喷雾禁用于未使用过阿片类药物及曾经受过面部放射治疗或有周期性鼻出血发作的患者。

温度升高使芬太尼从标准透皮贴剂中吸收增加，因此就不能暴露于外部热源，发热患者需控制体温以防吸收增加。去除贴剂后17h或更长时间芬太尼的血药浓度降低50%。曾经发生不良反应的患者需要监测至24h，需要替代阿片治疗的患者，最初使用小剂量，以后逐渐增加剂量。相似的建议也适用于使用离子导入释药系统接受芬太尼治疗的患者，在这种给药系统中，芬太尼的平均半衰期是11h。

不同芬太尼透黏膜给药剂型的生物利用度并不相同，因此不能根据剂量而相互替换。

滥用　特别是在美国，一些芬太尼的类似物被非法合成，称为"策划药物"，用于娱乐。这些物质比芬太尼作用更强，呼吸抑制和死亡的发生更迅速[1]。这些芬太尼类似物经由静脉注射外，也经口或鼻吸入。

WHO鉴定的易在社会上滥用而被滥用的芬太尼类似物包括[2,3]α-甲基芬太尼（也称为"中国白"或"合成海洛因"）、3-甲基芬太尼、乙酰-α-甲基芬太尼、α-甲基硫代芬太尼、p-对氟芬太尼、β-羟基芬太尼、β-羟基-3-甲基芬太尼、硫代芬太尼和3-甲基硫代芬太尼。

芬太尼本身也容易非法使用。芬太尼与吗啡在结构上无相关性，所以对吗啡结构相关的阿片类物质的检测试验无反应。因此，推荐对于怀疑滥用阿片类药物者，

需做针对芬太尼的特异试验[4]。

已使用过的芬太尼透皮贴剂中仍含有大量药物，也容易滥用。曾发生贴剂中的药物被静脉注射的事情，这种滥用导致了死亡[5,6]。注册药品信息中建议将用过的贴剂紧密对折，黏附层向内，以掩藏释放膜，并作安全处理。

1. Buchanan JF, Brown CR. 'Designer drugs': a problem in clinical toxicology. Med Toxicol 1988; 3: 1–17.
2. WHO. WHO expert committee on drug dependence: twenty-fourth report. WHO Tech Rep Ser 761 1988.
3. WHO. WHO expert committee on drug dependence: twenty-sixth report. WHO Tech Rep Ser 787 1989.
4. Berens AIL, et al. Illicit fentanyl in Europe. Lancet 1996; 347: 1334–5.
5. Reeves MD, Ginifer CJ. Fatal intravenous misuse of transdermal fentanyl. Med J Aust 2002; 177: 552–3.
6. Tharp AM, et al. Fatal intravenous fentanyl abuse: four cases involving extraction of fentanyl from transdermal patches. Am J Forensic Med Pathol 2004; 25: 178–81.

用法　**静脉给药**　芬太尼的脂溶性高于吗啡，单次静脉注射后，快速起效，作用维持时间短。但是在体内很快重新分布，消除半衰期较吗啡长（见下文药动学项下）。因此当高剂量或重复给药时，芬太尼成为相对长效的药物，为避免药物蓄积，需要监测患者并相应调整剂量。

术中重复给予芬太尼时需谨慎，因为呼吸抑制不仅持续到术后期，而且当患者脱离直接的护理时的第一次术后也会明显发生。

透皮途径　应用标准芬太尼透皮贴剂可引发死亡（详见上文对呼吸系统的影响项下内容），不正确或不适当地应用会导致严重的不良反应和死亡，这促使监管当局发布警告，并建议更改产品标签：芬太尼透皮贴剂不适于治疗急性疼痛。然而还是不断有死亡和威胁生命的不良反应的报道[1–4]，在2007年12月，FDA[1]重申：

- 芬太尼贴剂适于治疗阿片耐受患者中持续性、中度及重度的慢性疼痛。
- 患者由另一种阿片类镇痛药改为使用芬太尼贴剂时，可由于首次剂量而发生致死性过量，当怀疑初始剂量可能过高时，应查询注册药品信息。
- 与细胞色素P450同工酶CYP3A4抑制剂合用，可导致血浆中芬太尼浓度升高，这可引起致死性呼吸抑制。患者在较长时期内应用CYP3A4抑制剂和芬太尼贴剂时，需要监测，必要时调整芬太尼的剂量。

1. FDA. Information for healthcare professionals: fentanyl transdermal system (marketed as Duragesic and generics) (issued 21st December, 2007).
Available at: http://www.fda.gov/Drugs/DrugSafety/PostmarketDrugSafetyInformationforPatientsandProviders/ucm084307 (accessed 02/08/10)
2. Health Canada. Fentanyl transdermal patch and fatal adverse reactions. Can Adverse React News 2008; 18 (3): 1–2. Also available at: http://www.hc-sc.gc.ca/dhp-mps/alt_formats/hpfb-dgpsa/pdf/medeff/carn-bcei_v18n3-eng.pdf (accessed 23/07/08)
3. MHRA/CHM. Fentanyl patches: serious and fatal overdose from dosing errors, accidental exposure, and inappropriate use. Drug Safety Update 2008; 2 (2): 2–3. Available at: http://www.mhra.gov.uk/Publications/Safetyguidance/DrugSafetyUpdate/CON025431 (accessed 03/11/09)
4. Health Canada. Fentanyl transdermal patches and accidental child exposure. Can Adverse React News 2009; 19 (3): 3. Also available at: http://www.hc-sc.gc.ca/dhp-mps/alt_formats/hpfb-dgpsa/pdf/medeff/carn-bcei_v19n3-eng.pdf (accessed 03/11/09)

透黏膜途径　FDA[1]接到过患者应用芬太尼口腔片剂Fentora（Cephalon，USA）引起包括死亡的严重不良反应的报告，源于不适当地用于非阿片耐受者；对给药剂量建议的误解；以及不适当地替代其他含芬太尼的制剂。关于Fentora，FDA重申：

- 只应用于阿片耐受的癌症患者的暴发性疼痛。
- 不能用于仅需要间断或按需应用一种阿片药物的患者，不用于那些不需要持续应用阿片类药物的患者。
- 不能用于控制急性或术后疼痛，包括头痛、偏头痛和创伤性疼痛。
- 不能直接替代其他含芬太尼的制剂。

在注册药品信息中，关于其他芬太尼透黏膜制剂，也有相似的限制。

1. FDA. Information for healthcare professionals: fentanyl buccal tablets (marketed as Fentora) (issued 26th September, 2007). Available at: http://www.fda.gov/Drugs/DrugSafety/PostmarketDrugSafetyInformationforPatientsandProviders/ucm126082 (accessed 02/08/10)

哺乳　American Academy of Pediatrics[1]宣称，哺乳妇女使用芬太尼后，没有对婴幼儿产生任何临床效应，所以认为芬太尼可用于哺乳妇女。BNF 59也认为，乳汁中芬太尼的量很少，不会对乳汁造成危害，然而注册药品信息则认为，由于芬太尼可分布进入乳汁，因此哺乳妇女应避免使用，以防止对婴儿产生镇静或呼吸抑制。

在一项研究[2]中，静脉给芬太尼100μg于5名母

亲进行诱导麻醉，24h内分泌入乳汁的芬太尼的量低于母体内药量的0.1%，因此不可能对一个足月健康乳儿产生影响。

1. American Academy of Pediatrics. The transfer of drugs and other chemicals into human milk. Pediatrics 2001; 108: 776–89. [Retired May 2010] Correction. ibid.; 1029. Also available at: http://aappolicy.aappublications.org/cgi/content/full/pediatrics%3b108/3/776 (accessed 26/06/08)
2. Nitsun M, et al. Pharmacokinetics of midazolam, propofol, and fentanyl transfer to human breast milk. Clin Pharmacol Ther 2006; 79: 549–57.

儿童　BNFC 2010/11认为芬太尼在婴儿体内半衰期延长，延时应用会导致药物的蓄积。肌强直也可发生，需使用肌松药对抗。也见下文药动学项下。

运动　有报道一名使用芬太尼贴剂的患者进行剧烈户外运动时[1]，发生阿片类毒性作用，使用纳洛酮救治。内科医师需要注意，发热、外部热源和运动都可使芬太尼透皮吸收增加。

1. Carter KA. Heat-associated increase in transdermal fentanyl absorption. Am J Health-Syst Pharm 2003; 60: 191–2.

处理　避免皮肤接触或吸入枸橼酸芬太尼微粒。

药物相互作用

与阿片类镇痛药有关的药物相互作用见第98页。芬太尼与非抗胆碱的神经肌内阻滞药合用可引起心动过缓和心脏停搏。

芬太尼经细胞色素P450同工酶CYP3A4代谢，因此该酶的有效抑制剂如利托那韦和其他HIV-蛋白酶抑制药均可增加芬太尼的血浆药物浓度。

抗抑郁药　关于芬太尼与SSRIs合用产生的5-羟色胺综合征参见M37第374页氟西汀的药物相互作用项下的阿片类镇痛药。

抗病毒药　利托那韦，一种细胞色素P450同工酶CYP3A4抑制药，可延长芬太尼导致的呼吸抑制持续时间。同时给予健康受试者芬太尼和利托那韦后，芬太尼的血浆清除降低，消除半衰期和血浆浓度-时间曲线下面积增加[1]。

1. Olkkola KT, et al. Ritonavir's role in reducing fentanyl clearance and prolonging its half-life. Anesthesiology 1999; 91: 681–5.

苯二氮䓬类　关于阿片类药物（如芬太尼）与苯二氮䓬类药物的相互作用参见M37第960页地西泮的药物相互作用项下的镇痛药及上文对呼吸系统的影响项下。

丙泊酚　关于芬太尼对丙泊酚血药浓度的影响参见M37第1712页。

药动学

胃肠外给药，枸橼酸芬太尼起效迅速，维持时间短。透黏膜给药时，50%的药量迅速经口颊黏膜吸收，其余经口腔吞咽后在胃肠道缓慢吸收。此吸收途径可发生首关代谢。透黏膜给药的绝对生物利用度为静脉注射芬太尼的50%。但是不同制剂间有差异。经黏腔给药的绝对生物利用度约为89%，芬太尼从鼻腔黏膜吸收非常迅速。透皮给药的吸收速度较慢。芬太尼在肝中经细胞色素P450同工酶CYP3A4代谢，发生N-脱烷基及羟化反应。代谢物及部分原形药物主要由尿液排泄。短暂的作用持续时间可能是由于在组织中迅速再分布，而不是由于代谢和排泄。相对较长的消除半衰期反映了药物从组织贮库中的缓慢释放。据报道与血浆蛋白结合率约为80%。芬太尼可进入CSF。可透过胎盘，也可在乳汁中检测到。

芬太尼药动学研究中数据的显著差异归因于检测方法的不同[1]。因芬太尼是一种强效药物，应用剂量很小，所以需要极为灵敏的检测方法。然而，对于像芬太尼这样亲脂性高的药物，应用静脉推注的给药方式和持续输注方式，在药动学方面存在显著差异[2]。据报道，健康受试者和接受手术患者终末半衰期为2～7h。但由于快速重新分布到组织中的原因，单次静脉给药100μg，作用持续时间仅为30～60min。美国注册药品信息提供了三室模型的药动学数据，分布时间为1.7min，再分布时间为13min，末端消除半衰期为219min。重复给药或给予大剂量或采用连续输注给药，药物在体内蓄积且作用时间延长。

芬太尼血药浓度的二次峰值和可能的肠道-全身循环[3]的临床意义尚有争论，有人[4]认为，不规则的衰减曲线不适用于亲脂化合物，如芬太尼，尤其是对于处于手术过程或血流可能发生大量改变的患者。硬膜外给药出现的芬太尼血药浓度意外增高是由于大动脉夹闭的缘故，并且可能反映血流改变的情况[5]。

芬太尼的主要代谢产物经尿液排泄，被鉴定为4-N-(N-丙酰苯胺)哌啶和4-N-(N-羟基丙酰苯胺)哌

啶，而 1-(2-苯乙基)-4-N-(N-羟基丙酰苯胺)哌啶是次要代谢产物[6]，芬太尼无活性或毒性代谢产物[4]。

1. Mather LE. Clinical pharmacokinetics of fentanyl and its newer derivatives. Clin Pharmacokinet 1983; 8: 422–46.
2. Scholz J, et al. Clinical pharmacokinetics of alfentanil, fentanyl and sufentanil: an update. Clin Pharmacokinet 1996; 31: 275–92.
3. Bennett MRD, Adams AP. Postoperative respiratory complications of opiates. Clin Anaesthesiol 1983; 1: 41–56.
4. Moore RA, et al. Opiate metabolism and excretion. Baillieres Clin Anaesthesiol 1987; 1: 829–58.
5. Bullingham RES, et al. Unexpectedly high plasma fentanyl levels after epidural use. Lancet 1980; i: 1361–2.
6. Goromaru T, et al. Identification and quantitative determination of fentanyl metabolites in patients by gas chromatography-mass spectrometry. Anesthesiology 1984; 61: 73–7.

用法 下面是芬太尼各种给药途径的药动学文献，给药途径包括恒定速率静脉输注[1]、透皮给药[2~5]、舌下含化[6]、透黏膜途径[7~11]、经鼻吸入[12,13]、皮下输注[14]以及硬膜外给药[15~17]。

1. Duthie DJR, et al. Pharmacokinetics of fentanyl during constant rate iv infusion for the relief of pain after surgery. Br J Anaesth 1986; 58: 950–6.
2. Grond S, et al. Clinical pharmacokinetics of transdermal opioids: focus on transdermal fentanyl. Clin Pharmacokinet 2000; 38: 59–89.
3. Solassol I, et al. Inter- and intraindividual variabilities in pharmacokinetics of fentanyl after repeated 72-hour transdermal applications in cancer pain patients. Ther Drug Monit 2005; 27: 491–8.
4. Marier J-F, et al. Pharmacokinetics, tolerability, and performance of a novel matrix transdermal delivery system of fentanyl relative to the commercially available reservoir formulation in healthy subjects. J Clin Pharmacol 2006; 46: 642–53.
5. Marier J-F, et al. Comparative bioequivalence study between a novel matrix transdermal delivery system of fentanyl and a commercially available reservoir formulation. Br J Clin Pharmacol 2007; 63: 121–4.
6. Lennernäs B, et al. Pharmacokinetics and tolerability of different doses of fentanyl following sublingual administration of a rapidly dissolving tablet to cancer patients: a new approach to treatment of incident pain. Br J Clin Pharmacol 2005; 59: 249–53.
7. Streisand JB, et al. Absorption and bioavailability of oral transmucosal fentanyl citrate. Anesthesiology 1991; 75: 223–9.
8. Darwish M, et al. Pharmacokinetics and dose proportionality of fentanyl effervescent buccal tablets in healthy volunteers. Clin Pharmacokinet 2005; 44: 1279–86.
9. Darwish M, et al. Comparison of equivalent doses of fentanyl buccal tablets and arteriovenous differences in fentanyl pharmacokinetics. Clin Pharmacokinet 2006; 45: 843–50.
10. Darwish M, et al. Single-dose and steady-state pharmacokinetics of fentanyl buccal tablet in healthy volunteers. J Clin Pharmacol 2007; 47: 56–63.
11. Darwish M, et al. Absolute and relative bioavailability of fentanyl buccal tablet and oral transmucosal fentanyl citrate. J Clin Pharmacol 2007; 47: 343–50.
12. Walter SH. Pharmacokinetics of intranasal fentanyl. Br J Anaesth 1993; 70 (suppl 1): 108.
13. Foster D, et al. Pharmacokinetics and pharmacodynamics of intranasal versus intravenous fentanyl in patients with pain after oral surgery. Ann Pharmacother 2008; 42: 1380–7.
14. Miller RS, et al. Plasma concentrations of fentanyl with subcutaneous infusion in palliative care patients. Br J Clin Pharmacol 1995; 40: 553–6.
15. Gourlay GK, et al. Pharmacokinetics of fentanyl in lumbar and cervical CSF following lumbar epidural and intravenous administration. Pain 1989; 38: 253–9.
16. Bader AM, et al. Maternal and neonatal fentanyl and bupivacaine concentrations after epidural infusion during labor. Anesth Analg 1995; 81: 829–32.
17. Moises EC, et al. Pharmacokinetics and transplacental distribution of fentanyl in epidural anesthesia for normal pregnant women. Eur J Clin Pharmacol 2005; 61: 517–22.

心肺分流术 一般而言，研究[1,2]显示，芬太尼在心肺分流术中开始时血清药物浓度降低，随后保持恒定。浓度的降低是由于血液稀释以及药物在分流术设备内的吸收。

1. Buylaert WA, et al. Cardiopulmonary bypass and the pharmacokinetics of drugs: an update. Clin Pharmacokinet 1989; 17: 10–26.
2. Gedney JA, Ghosh S. Pharmacokinetics of analgesics, sedatives and anaesthetic agents during cardiopulmonary bypass. Br J Anaesth 1995; 75: 344–51.

儿童 14 例接受各种大手术的新生儿对静脉给予芬太尼 10~50μg/kg 的处置有很大差异[1]。平均消除半衰期为 317min，其他药理学参数包括分布容积、总清除率也比成人高。药效学和药动学的机制可以解释接受芬太尼麻醉后在新生儿中发生的呼吸抑制延长的现象。9 例早产儿静脉给予芬太尼 30μg/kg 作为诱导麻醉时消除半衰期为 6~32h[2]，但需要注意计算方法的干扰。

1. Koehntop DE, et al. Pharmacokinetics of fentanyl in neonates. Anesth Analg 1986; 65: 227–32.
2. Collins C, et al. Fentanyl pharmacokinetics and hemodynamic effects in preterm infants during ligation of patent ductus arteriosus. Anesth Analg 1985; 64: 1078–80.

老年人 一项研究显示，在平均年龄 36 岁的患者中，芬太尼消除半衰期为 265min，而平均年龄 67 岁的患者中，半衰期则为 945min[1]。另一项研究的作者短期试验显示相反的结论，发现芬太尼主要药动学特征与年龄并不相

关[2]。然而 EGG 的改变[2]显示老年患者脑对静脉给予芬太尼更敏感，老年患者适于使用低剂量芬太尼，主要是基于药效学的原因，而非药动学方面的原因。

1. Bentley JB, et al. Age and fentanyl pharmacokinetics. Anesth Analg 1982; 61: 968–71.
2. Scott JC, Stanski DR. Decreased fentanyl and alfentanil dose requirements with age: a simultaneous pharmacokinetic and pharmacodynamic evaluation. J Pharmacol Exp Ther 1987; 240: 159–66.

肝损伤 在肝硬化手术患者中，芬太尼的药动学特征没有受到明显影响[1]。一份 1987 年的综述显示，肝功能不全患者应用芬太尼后，未发生临床问题[2]。

1. Haberer JP, et al. Fentanyl pharmacokinetics in anaesthetized patients with cirrhosis. Br J Anaesth 1982; 54: 1267–70.
2. Moore RA, et al. Opiate metabolism and excretion. Baillieres Clin Anaesthesiol 1987; 1: 829–58.

肾损伤 虽然因肾衰竭进行肾移植的患者[2]芬太尼的血浆清除率下降，消除半衰期延长，但是在肾病变末期的手术患者中[1]，芬太尼从血浆清除增加，这可能是由于尿毒症对肝代谢的影响。然而一份 1987 年的综述显示，芬太尼无活性或毒性代谢产物，肾功能不全患者应用芬太尼后，未发生临床问题[2]。

1. Corall IM, et al. Plasma concentrations of fentanyl in normal surgical patients and those with severe renal and hepatic disease. Br J Anaesth 1980; 52: 101P.
2. Moore RA, et al. Opiate metabolism and excretion. Baillieres Clin Anaesthesiol 1987; 1: 829–58.

用途和用法

芬太尼是苯基哌啶的衍生物，属于强效阿片类镇痛药（第98页），化学结构与哌替啶（第108页）相关，主要激动 μ 阿片受体。

芬太尼用作镇痛药、全身麻醉的辅助用药以及作为麻醉药用于麻醉的诱导与维持。也作为呼吸抑制药在重症监护下用于机械性通气的患者，与安定药如氟哌利多合用诱导产生神经安定镇痛状态，此状态下患者安静，对周围环境淡漠，能够与医生配合。

芬太尼通常以枸橼酸盐形式胃肠外给药、经鼻腔或透黏膜途径给药，或以碱基形式以透皮贴剂给药。盐酸盐可用于离子渗透透皮剂，但是因为释放系统的缺陷已退出市场。157μg 枸橼酸芬太尼和 111μg 盐酸芬太尼与 100μg 芬太尼相当。剂量以碱基表示。

芬太尼的脂溶性高于吗啡，静脉给予 100μg 后几乎立即起效，最大镇痛效应和呼吸抑制在几分钟后才会发生，芬太尼作用维持时间取决于给药剂量和疼痛程度，变动范围为 10min 至若干小时。

对于**术前给药**，麻醉诱导前 30~60min，肌内注射相当于 50~100μg 芬太尼的剂量。

作为全身麻醉**辅助**用药，芬太尼通常静脉注射给药。推荐的剂量范围根据不同情况而异：

● 有自主呼吸的患者，给药初次剂量 50~200μg，补充剂量 50μg。在美国，剂量高于 2μg/kg 时，推荐配合使用辅助通气装置。高于 200μg 时，将出现明显的呼吸抑制。

● 需要辅助通气的患者，初次给药剂量可为 300μg~3.5μg（直到 50μg/kg），根据患者的反应给予补充剂量 100~200μg。据报道，高剂量可缓解或减弱患者对手术压力的反应（见下文**麻醉**项下）。

芬太尼也可静脉滴注给药，对于需辅助通气的患者，最初 10min 按每分钟约 1μg/kg 给予负荷剂量，随后以每分钟 100ng/kg 滴注。负荷剂量也可以一次静脉推注（as a bolus）给予。滴注速度应根据反应滴定，在此患者中，滴注速度曾达到每分钟 3μg/kg。除非手术后继续采取辅助呼吸措施，否则手术结束前 40min 需停止滴注。对于自主呼吸的患者，应用每分钟 50~80ng/kg 的较低速度滴注。

老年患者或虚弱患者需减量。

用于术前给药的剂量也同样适用于**术后**肌内注射或作为**局部麻醉**辅助用药时肌内注射或缓慢静脉注射。

对于成人患者顽固性慢性疼痛且具备阿片类适应证的治疗，可使用芬太尼透皮贴剂，释药速度为 12~100μg/h。在英国，芬太尼透皮贴剂用于未使用过阿片类药物的患者，而在美国，则限用于已对阿片类治疗耐受的患者。

● 需要依据每例患者以前使用的阿片剂量，制定个体化的给药方案。对于未使用过阿片类药物的患者，初次给药剂量不能超过 25μg/h。另外，建议这些患者在改用芬太尼贴剂前，先使用低剂量的短效阿片类药物。

● 对曾经使用强效阿片类药治疗的患者，芬太尼初次给药剂量需要根据前 24h 内机体对阿片类药物的需要量。释药速度为 25μg/h 的芬太尼贴剂相当于每

日口服硫酸吗啡 60~90mg。当改用透皮贴剂治疗时，先前使用的阿片类药物需逐步停用，以适应芬太尼逐渐增加的血药浓度。

● 当对药物的需要量高于 100μg/h 时，可使用多个芬太尼透皮贴剂（同时给药，避免混淆），当对药物的需要量高于 300μg/h 时，需增加或换用其他镇痛治疗措施。芬太尼贴剂每 72h 更换一次，用药部位也需更换。避免连续几天贴于皮肤同一部位。

● 年老或体弱患者需密切注意中毒先兆，必要时减少剂量。

芬太尼透皮贴剂不适于急性或术后疼痛。不同品牌的芬太尼贴剂的生物利用度可能并不相同，患者在没有得到进一步建议时，不要改变品牌。

枸橼酸芬太尼的棒棒糖样锭剂经透黏膜给药方式用于已接受或对阿片类耐受的**暴发性癌症疼痛**。锭剂中含有相当于 200μg~1.6mg 芬太尼碱基的药量。初次给药单位剂量为 200μg，给药时间超过 15min，用于突发疼痛的缓解，必要时 15min 以后重复。根据患者反应调整剂量，最大剂量单位 1.6mg，必要时使用。当患者对有效剂量反应稳定后，每日给药不能超过 4 个剂量单位。

含枸橼酸芬太尼的口腔和舌下含片也可使用，许可的适应证与锭剂相同，含相当于 100~800μg 芬太尼的片剂可以应用。对于暴发性疼痛的发作，初始剂量可给予 100μg，需要时 30min 后重复 1 次，其后，在处置另一次发作前，患者必须至少等待 4h。在美国，可以使用含枸橼酸芬太尼的口腔膜剂，以透黏膜途径给药。膜中含相当于 200μg~1.2mg 的芬太尼，对于暴发性疼痛的发作，初始剂量可给予 200μg，其后，在处置另一次发作前，患者必须至少等待 4h。根据反应调整剂量。如果患者每日发生 4 次以上的暴发性疼痛，则需要重新评估用于持续性疼痛的阿片类药物的剂量。

因为存在吸收量的差异，所以在应用不同的透黏膜制剂时，需加以小心。

含枸橼酸芬太尼的鼻腔喷雾剂，每剂含相当于 50~200μg，用于透黏膜同样的适应证。对于暴发性疼痛，起始剂量 50μg 喷入一个鼻孔，需要时 10min 后重复一次；其后，在处置另一次发作前，患者必须至少等待 4h，根据反应调整剂量。每日最多可处置 4 次发作，如果患者每日发生 4 次以上的暴发性疼痛，则需要重新评估于持续性疼痛的阿片类药物的剂量。

关于在儿童中的用法。

用法 吸入途径 研究[1]显示，芬太尼吸入给药可产生与静脉给药相似的血药浓度，可用于患者自控镇痛。用于治疗暴发性癌症疼痛和急性疼痛的芬太尼吸入制剂已在研究中。

1. Mather LE, et al. Pulmonary administration of aerosolised fentanyl: pharmacokinetic analysis of systemic delivery. Br J Clin Pharmacol 1998; 46: 37–43.

鼻腔给药 研究[1~3]显示，用于术后疼痛，芬太尼鼻腔给药可产生与静脉给药相同的效应，可用于患者自控镇痛释药系统。用于儿童急性疼痛的芬太尼鼻腔给药已在研究中[4~6]。

已报道有一种芬太尼鼻腔喷雾制剂用于控制暴发性癌症疼痛[7]。

1. Striebel HW, et al. Intranasal fentanyl titration for postoperative pain management in an unselected population. Anaesthesia 1993; 48: 753–7.
2. Striebel HW, et al. Patient-controlled intranasal analgesia: a method for noninvasive postoperative pain management. Anesth Analg 1996; 83: 548–51.
3. Toussaint S, et al. Patient-controlled intranasal analgesia: effective alternative to intravenous PCA for postoperative pain relief. Can J Anesth 2000; 47: 299–302.
4. Manjushree R, et al. Intranasal fentanyl provides adequate postoperative analgesia in paediatric patients. Can J Anesth 2002; 49: 190–3.
5. Borland ML, et al. Intranasal fentanyl is an equivalent analgesic to oral morphine in paediatric burns patients for dressing changes: a randomised double blind crossover study. Burns 2005; 31: 831–7.
6. Borland M, et al. A randomized controlled trial comparing intranasal fentanyl to intravenous morphine for managing acute pain in children in the emergency department. Ann Emerg Med 2007; 49: 335–40.
7. Kress HG, et al. Efficacy and tolerability of intranasal fentanyl spray 50 to 200 microg for breakthrough pain in patients with cancer: a phase III, multinational, randomized, double-blind, placebo-controlled, crossover trial with a 10-month, open-label extension treatment period. Clin Ther 2009; 31: 1177–91.

椎管内给药 关于芬太尼椎管内给药的讨论，详见下文**术后疼痛**项下内容。

透皮给药 芬太尼透皮给药用于成人及儿童慢性顽固性癌症疼痛[1~7]。也可用于慢性非癌症疼痛[4,5,8]，而生产商指出应禁用于急性和术后疼痛，因为短期内剂量

的增加将增加严重呼吸抑制的发生[4]（见上文对呼吸系统的影响项下及注意事项中透皮途径项下）。

虽然芬太尼透皮贴剂的批准给药间隔为72h，然而研究表明，25%的癌症患者需要更频繁地用药，有些患者需要每48h换用新鲜贴剂[9,10]。同样，为补充比现存透皮型药物更低的剂量，贴剂往往被切割、折叠甚至局部覆盖上不渗透的物质。生产商不推荐此类做法，认为补充剂量不可靠，且容易产生过量用药的危险。

一种离子导入释药系统在有些国家被允许在医院用于术后中度至重度的急性疼痛（见下文术后疼痛项下），但是由于释药系统的缺陷，已退出市场。

1. Jeal W, Benfield P. Transdermal fentanyl: a review of its pharmacological properties and therapeutic efficacy in pain control. *Drugs* 1997; **53**: 109–38.
2. Muijsers RBR, Wagstaff AJ. Transdermal fentanyl: an updated review of its pharmacological properties and therapeutic efficacy in chronic cancer pain control. *Drugs* 2001; **61**: 2289–2307.
3. Gourlay GK. Treatment of cancer pain with transdermal fentanyl. *Lancet Oncol* 2001; **2**: 165–72.
4. Kornick CA, et al. Benefit-risk assessment of transdermal fentanyl for the treatment of chronic pain. *Drug Safety* 2003; **26**: 951–73.
5. Zernikow B, et al. Transdermal fentanyl in childhood and adolescence: a comprehensive literature review. *J Pain* 2007; **8**: 187–207.
6. Hoy SM, Keating GM. Fentanyl transdermal matrix patch (Durotep® MT patch; Durogesic® DTrans; Durogesic® SMAT) in adults with cancer-related pain. *Drugs* 2008; **68**: 1711–21.
7. Hair PI, et al. Transdermal matrix fentanyl membrane patch (Matrifen®): in severe cancer-related chronic pain. *Drugs* 2008; **68**: 2001–9.
8. Allan L, et al. Randomised crossover trial of transdermal fentanyl and sustained release oral morphine for treating chronic non-cancer pain. *BMJ* 2001; **322**: 1154–8.
9. Donner B, et al. Long-term treatment of cancer pain with transdermal fentanyl. *J Pain Symptom Manage* 1998; **15**: 168–75.
10. Radbruch L, et al. Transdermal fentanyl for the management of cancer pain: a survey of 1005 patients. *Palliat Med* 2001; **15**: 309–21.

透黏膜给药　参考芬太尼透黏膜给药方式用于成人[1]及儿童[2,3]麻醉前或疼痛时的镇静和止痛以及阿片耐受的癌症患者突发性疼痛[4–6]。已经注意到[7]，这种给药方式可产生胃肠外给予阿片类药物引发的不良反应，恶心、呕吐较常见，潜在的致死性呼吸抑制也可发生（见上文注意事项项下）。使用剂量的指导原则已制订[8]。

1. Macaluso AD, et al. Oral transmucosal fentanyl citrate for pre-medication in adults. *Anesth Analg* 1996; **82**: 158–61.
2. Nelson PS, et al. Comparison of oral transmucosal fentanyl citrate and an oral solution of meperidine, diazepam, and atropine for premedication in children. *Anesthesiology* 1989; **70**: 616–21.
3. Schechter NL, et al. The use of oral transmucosal fentanyl citrate for painful procedures in children. *Pediatrics* 1995; **95**: 335–9.
4. Blick SKA, Wagstaff AJ. Fentanyl buccal tablet: in breakthrough pain in opioid-tolerant patients with cancer. *Drugs* 2006; **66**: 2387–93.
5. Zeppetella G, Ribeiro MDC. Opioids for the management of breakthrough (episodic) pain in cancer patients. Available in the Cochrane Database of Systematic Reviews, Issue 1. Chichester: John Wiley; 2006 (accessed 26/06/08).
6. Rauck R, et al. Fentanyl buccal soluble film (FBSF) for breakthrough pain in patients with cancer: a randomized, double-blind, placebo-controlled study. *Ann Oncol* 2010; **21**: 1308–14.
7. Anonymous. Oral transmucosal fentanyl citrate. *Med Lett Drugs Ther* 1994; **36**: 24–5.
8. Aronoff GM, et al. Evidence-based oral transmucosal fentanyl citrate (OTFC) dosing guidelines. *Pain Med* 2005; **6**: 305–14.

儿童用法　芬太尼在儿童中的适应证与成人相似（见上文用途与用法）。

芬太尼通常作为全身麻醉的辅助用药，静脉注射。在英国，对于2～12岁自主呼吸的儿童，推荐的初始剂量范围是2～3μg/kg，可补充给予1μg/kg（*BNFC 2010/11*建议对于1个月至12岁的儿童，初始剂量为1～3μg/kg）。当需要辅助呼吸时，初始剂量范围为2～3μg/kg，可补充给予1μg/kg（*BNFC 2010/11*建议对于新生儿及至12岁的儿童，初始剂量为1～5μg/kg，可补充给予1～3μg/kg）。在美国，给药剂量与英国批准的相似。

芬太尼也可静脉滴注给药用于儿童，注册药品信息显示，给药剂量与成人相似（见上文）。

含芬太尼12～100μg的透皮贴剂可用于治疗2岁以上儿童的顽固性慢性疼痛，他们已对阿片类治疗产生了相当程度的耐受。初始剂量应根据前24h对阿片类需要量。一剂贴剂每小时可提供12μg芬太尼，相当于每日口服30～44mg硫酸吗啡。详见上文用法与用量项下内容。需将贴剂贴于幼儿的后背上部，防止脱落。

虽然棒棒样锭剂透黏膜给药尚不允许用于儿童，但*BNFC 2010/11*建议单剂量15～20μg/kg（最大400μg）可用于体重超过10kg的2岁以上儿童的暴发性疼痛或术前给药。

麻醉　芬太尼及其同类物阿芬太尼、瑞芬太尼和舒芬太尼比吗啡作用时间短，对循环功能影响小，被优先选用于吸入和静脉麻醉的辅助用药。芬太尼是广泛用于平衡麻醉中的镇痛成分。可减轻插管时心血管的压力反应（参见M37第1810页麻醉项下），也可高剂量用于减轻外科手术时心血管、内分泌及代谢的变化。例如在心外科手术时，缓解手术压力是非常重要的，芬太尼与氧、神经肌肉阻滞药合用，静脉给药剂量为50～100μg/kg，有时至150μg/kg，用于全身麻醉。所有使用芬太尼和丙泊酚的静脉麻醉均获成功[1]。

有报道[2]，高剂量枸橼酸芬太尼（30～50μg/kg），作为单一麻醉用药用于早产儿，与双烯雄双酯合用，用于结扎动脉导管未闭，取得了满意的麻醉效果。手术过程中，心血管功能保持稳定。然而，另有发现[3]，当早产儿应用芬太尼20μg/kg、异泊酚、氟烷或氯胺酮时，发生显著低血压，使用氯胺酮技术，收缩压可维持恒定。在氧化亚氮和筒箭毒碱麻醉方案中增加芬太尼[4]，静脉给予10μg/kg，消除了早产儿的手术应激反应。有文献讨论了芬太尼用于新生儿麻醉时的剂量和效应[5]。

关于芬太尼用于新生儿及儿童麻醉见上文儿童用法项下。

安定镇痛　短效镇痛药芬太尼50μg/ml与长效镇定药氟哌利多2.5mg/ml联合注射用于安定镇痛、术前给药及麻醉辅助用药。然而并不推荐这种固定比例的联合用药。

1. Jenstrup M, et al. Total iv anaesthesia with propofol-alfentanil or propofol-fentanyl. *Br J Anaesth* 1990; **64**: 717–22.
2. Robinson S, Gregory GA. Fentanyl-air-oxygen anesthesia for ligation of patent ductus arteriosus in preterm infants. *Anesth Analg* 1981; **60**: 331–4.
3. Friesen RH, Henry DB. Cardiovascular changes in preterm neonates receiving isoflurane, halothane, fentanyl, and ketamine. *Anesthesiology* 1986; **64**: 238–42.
4. Anand KJS, et al. Randomised trial of fentanyl anaesthesia in preterm babies undergoing surgery: effects on the stress response. *Lancet* 1987; **i**: 243–8.
5. Yaster M. The dose response of fentanyl in neonatal anesthesia. *Anesthesiology* 1987; **66**: 433–5.

嗜铬细胞瘤　与吗啡及其他阿片类药物不同，芬太尼和阿芬太尼不释放组胺，可安全用于嗜铬细胞瘤患者的麻醉处理[1]。

1. Hull CJ. Phaeochromocytoma: diagnosis, preoperative preparation and anaesthetic management. *Br J Anaesth* 1986; **58**: 1453–68.

术后震颤　鉴于哌替啶对术后震颤显示出作用，包括芬太尼在内的其他阿片类药物也被试用于术后震颤。并非所有阿片类药物都必定显示有效，但芬太尼显示有作用[1]，虽然这方面的信息还很缺乏[2]。

1. Alfonsi P, et al. Fentanyl, as pethidine, inhibits post anaesthesia shivering. *Br J Anaesth* 1993; **70** (suppl 1): 38.
2. Kranke P, et al. Pharmacological treatment of postoperative shivering: a quantitative systematic review of randomized controlled trials. *Anesth Analg* 2002; **94**: 453–60.

重症监护　虽然芬太尼单次给药作用维持时间短，但是由于迅速重新分布，使其消除半衰期长于吗啡。因此在重症监护时，芬太尼用于镇痛时，并不是一短效药物，可能比吗啡的优势略多[1]。

1. Aitkenhead AR. Analgesia and sedation in intensive care. *Br J Anaesth* 1989; **63**: 196–206.

疼痛　癌症疼痛　芬太尼透皮给药用于治疗慢性顽固性癌症疼痛，相关文献见上文用法下的透皮给药。鼻腔给药和透黏膜给药用于治疗突发癌症疼痛的相关文献见上文用法下的鼻腔给药、透黏膜给药。

分娩镇痛　据报道，芬太尼是有效的分娩时静脉镇痛药[3]。虽然芬太尼确实可以增加局麻药布比卡因的硬膜外镇痛作用，但硬膜外单独给予芬太尼，作用并不可靠[1,2]。随着布比卡因中加入的芬太尼剂量增加，用于分娩疼痛的硬膜外布比卡因最低局部镇痛浓度可降低[3]。当给予4μg/ml芬太尼时，瘙痒的发生率明显增加，因此当布比卡因不足时，可硬膜外给药用于分娩镇痛时，芬太尼的最适用量为3μg/ml。此联合应用有引起呼吸抑制的报道[4]。

1. Reynolds F. Extradural opioids in labour. *Br J Anaesth* 1989; **63**: 251–3.
2. Lindow SW, et al. A randomised double-blind comparison of epidural fentanyl versus fentanyl and bupivaicane [sic] for pain relief in the second stage of labour. *Br J Obstet Gynaecol* 2004; **111**: 1075–80.
3. Lyons G, et al. Extradural pain relief in labour: bupivacaine sparing by extradural fentanyl is dose dependent. *Br J Anaesth* 1997; **78**: 493–7.
4. McClure JH, Jones G. Comparison of bupivacaine and bupivacaine with fentanyl in continuous extradural analgesia during labour. *Br J Anaesth* 1989; **63**: 637–40.

术后疼痛　手术后立即静脉推注阿片类药物用于术后疼痛，起效更快的阿片类药物如芬太尼，比吗啡更为适用[1]。芬太尼也以100μg或200μg用于硬膜外注射或以20～80μg/h用于硬膜外连续输注，也可用于患者自控的释药系统[2]。

剖宫产术后，硬膜外给予芬太尼或舒芬太尼均可产生有效的术后镇痛作用及相当的不良反应[3]。建议芬太尼最适剂量为100μg。芬太尼与阿芬太尼的对比参见第18页阿芬太尼的用途和用法中术后镇痛项下。一篇综述[4]显示，用于术后镇痛，硬膜外阿片类的药物浓度低于人工合成的阿片类药物。芬太尼也可通过术后立即置入腰椎硬膜外导管给药。初次芬太尼负荷剂量为1～1.5μg/kg，随后以每小时0.7～2μg/kg的速度输注，平均持续48h。也可间断注射给药。在一项小型研究[5]中，对比了2名使用患者自控给药方法应用芬太尼的效果，发现颈椎硬膜外给予芬太尼比静脉给药能更好地缓解术后休息时的疼痛，但是对药物的总需要量没有减少，作者认为，硬膜外给药的益处并不高于其带来潜在并发症的危险。

阿片类药物与局麻药联合用于硬膜外输注给药也可发挥效应，如芬太尼1μg/ml与布比卡因0.1%合用，输注速度都可以比单独用药时慢。尽管有研究[6]比较了剖宫产术后硬膜外镇痛时，布比卡因与芬太尼合用及单独应用每种药的结果证实联合应用可增强镇痛作用，但是与渴望尽早活动的单独使用芬太尼组患者对比，没有经论证的临床益处。但是对于不需要早期行走的患者而言，芬太尼硬膜外注射也可用于儿童术后镇痛[7]。

芬太尼也试用以鞘内注射用于术后疼痛[8]。

如上文用法下的透皮给药中所述，一种用于术后疼痛的离子导入透皮释药系统已经可以使用[9–11]。

1. Mitchell RWD, Smith G. The control of acute postoperative pain. *Br J Anaesth* 1989; **63**: 147–58.
2. Morgan M. The rational use of intrathecal and extradural opioids. *Br J Anaesth* 1989; **63**: 165–88.
3. Grass JA, et al. A randomized, double-blind, dose-response comparison of epidural fentanyl versus sufentanil analgesia after cesarean section. *Anesth Analg* 1997; **85**: 365–71.
4. Swarm RA, et al. Pain treatment in the perioperative period. *Curr Probl Surg* 2001; **38**: 835–920.
5. Roussier M, et al. Patient-controlled cervical epidural fentanyl compared with patient-controlled i.v. fentanyl for pain after pharyngolaryngeal surgery. *Br J Anaesth* 2006; **96**: 492–6.
6. Cooper DW, et al. Patient-controlled extradural analgesia with bupivacaine, fentanyl, or a mixture of both, after caesarean section. *Br J Anaesth* 1996; **76**: 611–15.
7. Lejus C, et al. Postoperative extradural analgesia in children: comparison of morphine with fentanyl. *Br J Anaesth* 1994; **72**: 156–9.
8. Sudarshan G, et al. Intrathecal fentanyl for post-thoracotomy pain. *Br J Anaesth* 1995; **75**: 19–22.
9. Chelly JE. An iontophoretic, fentanyl HCl patient-controlled transdermal system for acute postoperative pain management. *Expert Opin Pharmacother* 2005; **6**: 1205–14.
10. Koo PJ. Postoperative pain management with a patient-controlled transdermal delivery system for fentanyl. *Am J Health-Syst Pharm* 2005; **62**: 1171–6.
11. Mayes S, Ferrone M. Fentanyl HCl patient-controlled iontophoretic transdermal system for the management of acute postoperative pain. *Ann Pharmacother* 2006; **40**: 2178–86.

制剂

BP 2010: Bupivacaine and Fentanyl Injection; Fentanyl Injection;
USP 33: Fentanyl Citrate Injection.

专利制剂

Arg.: Durogesic; Fentax; Gray-F†; Nafluvent; Sublimaze; Talnur; **Austral.:** Actiq; Durogesic; Sublimaze; **Austria:** Actiq; Durogesic; Fentamed; Fentoron; Matrifen; **Belg.:** Durogesic; Ionsys†; Matrifen; **Braz.:** Durogesic; Fentabbott; Fentanest; Fentatil; Unifental; **Canad.:** Durogesic; **Chile:** Durogesic; **Cz.:** Dolforin; Durogesic; Effentora; Fentagesic; Fentahexal; Fentalis; Instanyl; Ionsys†; Matrifen; Tocril; Wintanyl†; **Denm.:** Durogesic; Haldid; Matrifen; **Fin.:** Durogesic; Fentanylisan†; Matrifen; **Fr.:** Abstral; Actiq; Durogesic; Effentora; Instanyl; Ionsys†; Matrifen; **Ger.:** Actiq; Durogesic; Fentadolon; Matrifen; Ribofentanyl; **Gr.:** Actiq; Durogesic; Fentadur; Ionsys†; Matrifen; Meganyl; **Hong Kong:** Durogesic; **Hung.:** Dolforin; Durogesic; Matrifen; Sedaton; **India:** Durogesic; Trofentyl; **Indon.:** Durogesic; **Irl.:** Abstral; Actiq; Durogesic; Effentora; Fental; Fetanex; Instanyl; Matrifen; Mytanyl; Sublimaze; **Israel:** Actiq; Durogesic; Fenta; Tanyl; **Ital.:** Actiq; Durogesic; Fentanest; Matrifen; Quatrofen; **Jpn:** Durotep; **Malaysia:** Durogesic; Talgesic; **Mex.:** Durogesic; Fenodid; Fentanest; Filtaten; **Neth.:** Actiq; Durogesic; Ionsys†; Matrifen; **Norw.:** Actiq; Durogesic; Leptanal; Matrifen; **Philipp.:** Durogesic; Sublimax; Sublimaze; **Pol.:** Dolforin; Durogesic; Fenta MX; Fentagesic; Fentahexal†; Matrifen; **Port.:** Actiq; Ardicat; Durogesic; Effentora; Fentanest; Ionsys†; Nilfene; **Rus.:** Durogesic (Дюрогезик); **S.Afr.:** Durogesic; Sublimaze; Tanyl†; **Singapore:** Durogesic; **Spain:** Actiq; Durogesic; Fentanest; Matrifen; Quidorfen; **Swed.:** Actiq; Durogesic; Leptanal; Matrifen; **Switz.:** Actiq; Durogesic; Sintenyl; **Thai.:** Durogesic; **Turk.:** Actiq; Durogesic; **UK:** Abstral; Actiq; Durogesic; Effentora; Fentalis; Instanyl; Ionsys†; Matrifen; Osmach; Osmanil; Sublimaze; Tilofyl; **Ukr.:** Matrifen (Матрифен); **USA:** Actiq; Duragesic; Fentora; Ionsys†; Onsolis; Sublimaze; **Venez.:** Durogesic.

多组分制剂　**Arg.:** Disifelit; **Austral.:** Marcain with Fentanyl; Naropin with Fentanyl; **Braz.:** Nilperidol; **Gr.:** Thalamonal; **Ital.:** Leptofen†; **NZ:** Bupafen; Marcain with Fentanyl; Naropin with Fentanyl.

Fentiazac (*BAN*, *USAN*, *rINN*) 芬替酸

BR-700; Fentiazaco; Fentiazacum; Wy-21894. [4-(4-Chlorophe-
nyl)-2-phenylthiazol-5-yl]acetic acid.

Фентиазак
$C_{17}H_{12}ClNO_2S = 329.8.$
CAS — 18046-21-4.
ATC — M01AB10; M02AA14.
ATC Vet — QM01AB10; QM02AA14.
UNII — 0YHF6E6NLS.

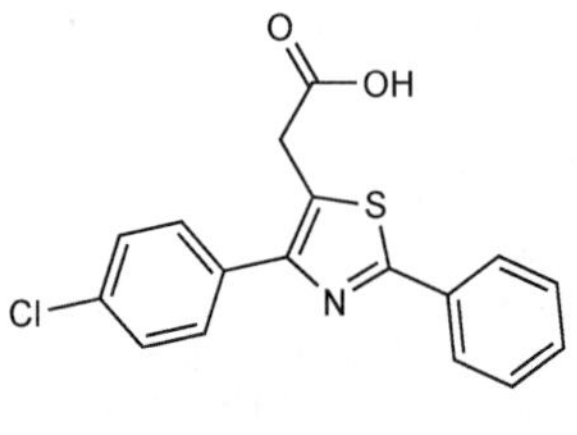

简介

芬替酸是一种 NSAID（第92页），用于缓解肌肉骨
骼病、关节、关节周围及软组织疾病引起的疼痛和炎症
反应。也用于治疗发热。口服给药，常用剂量 100～
200mg，每日 1～2 次。也以钙盐形式外用及直肠给药。

制剂

专利制剂

Ital.: O-Flam†; *Port.*: Donorest†; IDR†; Norvedan†.

Fepradinol (*rINN*) 非普地醇

Fépradinol; Fepradinolum. (±)-α-{[(2-Hydroxy-1,1-dimethyle-
thyl)amino]methyl}benzyl alcohol.

Фепрадинол
$C_{12}H_{19}NO_2 = 209.3.$
CAS — 63075-47-8.
UNII — 860MHI4WBA.

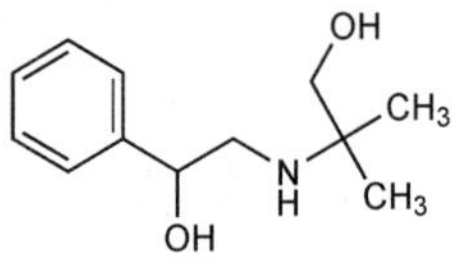

简介

非普地醇是一种 NSAID（第92页），以 6％浓度局部
给药用于缓解疼痛和炎症反应。其盐酸盐的应用类似。

制剂

专利制剂

Mex.: Sinalgia; *Spain*: Dalgen.

Feprazone (*BAN*, *rINN*) 非普拉宗

DA-2370; Feprazona; Féprazone; Feprazonum; Phenylprena-
zone; Prenazone. 4-(3-Methylbut-2-enyl)-1,2-diphenylpyrazolid-
ine-3,5-dione.

Фепразон
$C_{20}H_{20}N_2O_2 = 320.4.$
CAS — 30748-29-9 (feprazone); 57148-60-4 (feprazone
piperazine salt 1:1).
ATC — M01AX18; M02AA16.
ATC Vet — QM01AX18; QM02AA16.
UNII — 7BVX6J0CGR.

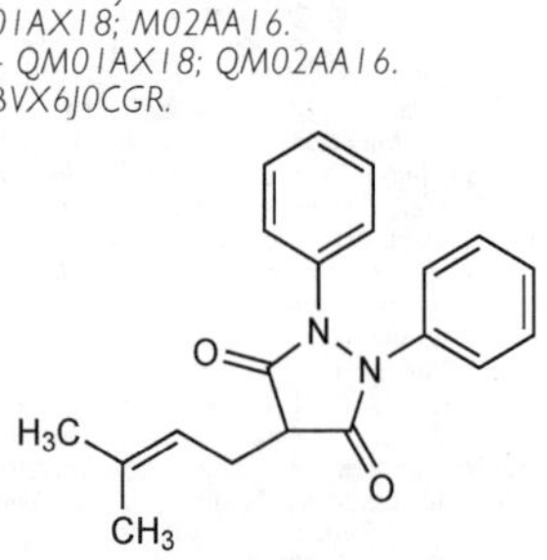

简介

非普拉宗是保泰松（第110页）衍生物，是一种
NSAID（第92页）。口服给药用于治疗轻中度疼痛、发
热和与肌肉骨骼和关节疾病有关的炎症反应。也以 5％
膏剂局部直肠给药。

Pinazone 是非普拉宗的哌嗪盐，应用与非普拉宗相似。

制剂

专利制剂

Ital.: Zepelin; *Spain*: Brotazona; *Venez.*: Vapesin.

Firocoxib (*USAN*, *rINN*) 非罗考昔

Firocoxibum; ML-1785713. 3-(Cyclopropylmethoxy)-5,5-dime-
thyl-4-[4-(methylsulfonyl)phenyl]furan-2(5H)-one.

Фирококсиб
$C_{17}H_{20}O_5S = 336.4.$
CAS — 189954-96-9.
ATC Vet — QM01AH90.
UNII — Y6V2W4S4WT.

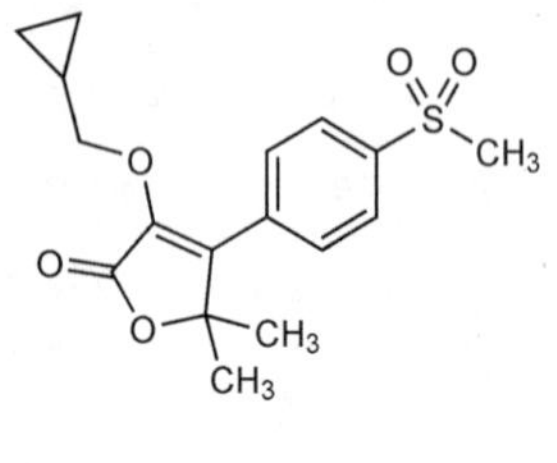

简介

非罗考昔是一种选择性环氧酶-2 抑制药，属于
NSAID（第92页），作为兽药，用于治疗犬骨关节炎引
起的炎症和疼痛反应。

Floctafenine (*BAN*, *USAN*, *rINN*) 夫洛非宁

Floctafenina; Floctafénine; Floctafeninum; R-4318; RU-15750.
2,3-Dihydroxypropyl　N-(8-trifluoromethyl-4-quinolyl)anthrani-
late.

Флоктафенин
$C_{20}H_{17}F_3N_2O_4 = 406.4.$
CAS — 23779-99-9.
ATC — N02BG04.
ATC Vet — QN02BG04.
UNII — O04HVX6A9Q.

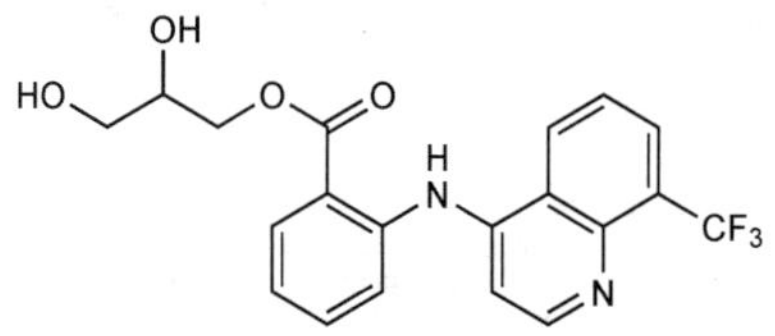

不良反应、处置和注意事项

参见第92页 NSAIDs，有报道患者服用夫洛非宁后
发生过敏性休克；休克发生前，会有轻微的过敏先兆，
因此当患者出现过敏先兆（如瘙痒、荨麻疹）时，应及
时停用夫洛非宁。过敏反应也可涉及肝脏。

卟啉病　对于卟啉病患者，夫洛非宁的应用不安全，因
为体外试验显示，夫洛非宁有生卟啉作用。

药物相互作用

与 NSAIDs 有关的药物相互作用见第94页。

药动学

夫洛非宁由肠道吸收，摄入后血药浓度达峰时间
1～2h。血浆半衰期约 8h。经肝代谢为夫洛非宁酸。主
要以葡糖苷酸结合物形式经尿液及胆汁排泄。

用途和用法

夫洛非宁是邻氨基苯甲酸的衍生物，是一种
NSAID（第94页），每日最高剂量 800mg，分次给药，
口服用于疼痛的短期缓解。

制剂

专利制剂

Fr.: Idarac; *Irl.*: Idarac†; *Thai.*: Idarac.

Flufenamic Acid (*BAN*, *USAN*, *rINN*) 氟芬那酸

Acide Flufénamique; Ácido flufenámico; Acidum Flufenamicum;
CI-440; CN-27554; Flufenaamihappo; Flufenamsyra; INF-1837;
Kwas flufenamowy; NSC-82699. N-(ααα-Trifluoro-m-tolyl)an-
thranilic acid.

Флуфенамовая Кислота
$C_{14}H_{10}F_3NO_2 = 281.2.$
CAS — 530-78-9 (flufenamic acid); 61891-34-7 (flufena-
mate aluminium); 16449-54-0 (flufenamate aluminium).
ATC — M01AG03.
ATC Vet — QM01AG03.
UNII — 60GCX7Y6BH.

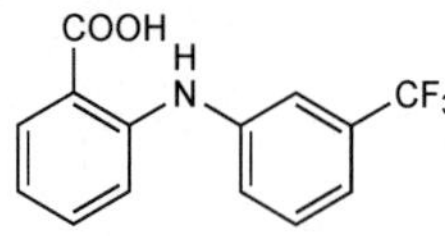

不良反应、处置和注意事项

参见第92页 NSAIDs。

哺乳　哺乳妇女服用氟芬那酸后，乳儿中未发现任何不
良反应，因此 American Academy of Pediatrics 认为氟芬
那酸通常可以用于哺乳妇女[1]。

一项早期研究发现[2]，口服给药后只有极少量氟
芬那酸分泌进入乳汁。

1. American Academy of Pediatrics. The transfer of drugs and oth-
er chemicals into human milk. *Pediatrics* 2001; **108**: 776–89.
[Retired May 2010] Correction. *ibid.*; 1029. Also available at:
http://aappolicy.aappublications.org/cgi/content/full/
pediatrics%3b108/3/776 (accessed 01/11/07)
2. Buchanan RA, *et al.* The breast milk excretion of flufenamic ac-
id. *Curr Ther Res* 1969; **11**: 533–8.

对胃肠道的影响　一例患者口服氟芬那酸后发生急性直
肠结肠炎[1]。

1. Ravi S, *et al.* Colitis caused by non-steroidal anti-inflammatory
drugs. *Postgrad Med J* 1986; **62**: 773–6.

卟啉病　氟芬那酸可引起急性卟啉病，对于卟啉病患
者，氟芬那酸使用不安全。

用途和用法

氟芬那酸是邻氨基甲基苯甲酸衍生物，与甲芬那酸（第
77页）相关，是一种 NSAID（第94页）。氟芬那酸主要
以 3％或 3.5％浓度局部给药用于缓解肌肉骨骼、关节、
软组织疾病引起的疼痛和炎症反应。氟芬那酸及其铝盐
也可口服给药。

制剂

专利制剂

Ger.: Mobilat Intens; *Jpn*: Opyrin.

多组分制剂　　*Austria*: Mobilisin; Mobilisin plus; Rheugesal; *Belg.*:
Mobilisin; *Braz.*: Mobilisin Composto; *Gr.*: Movilisin; *Hung.*: Mobilisin†;
Ital.: Mobilisin; *Port.*: Latesil; Mobilisin; *Spain*: Movilisin; *Switz.*: Algesalo-
nat; Assan; Assan thermo; Mobilisin.

Flunixin Meglumine (*BANM*, *USAN*, *rINNM*) 氟
尼辛葡甲胺

Fluniksiinimeglumiini; Flunixin megluminová sůl; Flunixine mégl-
umine; Flunixini megluminum; Flunixinmeglumin; Flunixino meglu-
mina; Flunixinum Megluminicum; Meglumini Flunixinum; Sch-
14714 (flunixin). 2-{[2-Methyl-3-(trifluoromethyl)phenyl]amino}-
3-pyridinecarboxylic acid compounded with 1-deoxy-1-(methyl-
amino)-D-glucitol (1:1); 2-(α³,α³,α³-Trifluoro-2,3,-xylidino)nico-
tinic acid compounded with 1-deoxy-1-(methylamino)-D-glucitol
(1:1).

Меглумина Флуниксин
$C_{14}H_{11}F_3N_2O_2, C_7H_{17}NO_5 = 491.5.$
CAS — 38677-85-9 (flunixin); 42461-84-7 (flunixin meg-
lumine).
UNII — 8Y3JK0JW3U.

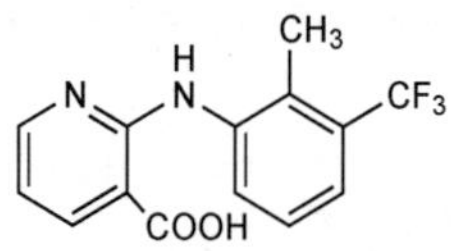

(flunixin)

Pharmacopoeias. In *Eur.* (see p.vii) and *US* for veterinary use
only.
Ph. Eur. 6.8 (Flunixin Meglumine for Veterinary Use
Flunixin Meglumine BP (Vet) 2010)　白色至几乎白色
结晶性粉末。易溶于水和甲醇；几乎不溶于丙酮。5％
水溶液的 pH 值为 7.0～9.0。
USP 33 (Flunixin Meglumine)　白色至米色结晶性粉
末。可溶于水、乙醇和甲醇；几乎不溶于乙酸乙酯。

5%水溶液的 pH 值为 7.0～9.0。25℃贮藏，允许的温度波动范围为 15～30℃。

简介

氟尼辛葡甲胺是一种 NSAID（第92页），在兽医学中用于缓解急性慢性疼痛和炎症反应，也作为辅助治疗措施用于内毒素或败血症性休克及乳腺炎。

Flupirtine Maleate（*BANM, USAN, rINNM*）马来酸氟吡啶

D-9998; Flupirtine, Maléate de; Flupirtini Maleas; Maleato de flupirtina; W-2964M. Ethyl 2-amino-6-(4-fluorobenzylamino)-3-pyridylcarbamate maleate.

Флупиртина Малеат

$C_{15}H_{17}FN_4O_2,C_4H_4O_4 = 420.4.$
CAS — 56995-20-1 (flupirtine); 75507-68-5 (flupirtine maleate).
ATC — N02BG07.
ATC Vet — QN02BG07.
UNII — 0VCI53PK4A.

(flupirtine)

简介

马来酸氟吡啶作为镇痛药用于缓解疼痛（见第4页镇痛药的选择），常用剂量为口服 100mg，每日 3～4 次，必要时最大剂量 600mg，或直肠栓剂给药 150mg，每日 3～4 次，必要时最大剂量 900mg。控制急性疼痛时，氟吡啶也可以葡糖酸盐形式肌内注射给药。也在研究氟吡啶用于纤维肌痛的治疗。

氟吡啶在治疗朊病毒疾病，如 Creutzfeldt-Jakob 病方面的应用受到关注。（见下文）

1. Friedel HA, Fitton A. Flupirtine: a review of its pharmacological properties, and therapeutic efficacy in pain states. *Drugs* 1993; **45:** 548–69.
2. Klawe C, Maschke M. Flupirtine: pharmacology and clinical applications of a nonopioid analgesic and potentially neuroprotective compound. *Expert Opin Pharmacother* 2009; **10:** 1495–1500.

Creutzfeldt-Jakob 病 一项从 2004 年开始的以安慰剂为对照的双盲试验[1]发现，氟吡啶可改善 28 例 Creutzfeldt-Jakob 病（CJD）患者的认知能力。

1. Otto M, *et al.* Efficacy of flupirtine on cognitive function in patients with CJD: a double-blind study. *Neurology* 2004; **62:** 714–18.

过量 一名 17 岁女性，出现头痛、幻觉、寒战、嗜睡、言语不清、共济失调和昏厥，尿液呈亮绿色，血中氟吡啶浓度高[1]。另一名服用过量氟吡啶的患者出现嗜睡、在神经系统检查中出现肌张力异常性增高，伴有间断肌阵挛、四肢震颤、眼球震颤和显著的小脑综合征[2]。服用 9h 后，血液中氟吡啶的药物浓度为 10.9μg/ml，相比之下治疗范围为 0.5～1.5μg/ml。没有采取任何处置措施，服用 3 天后，血液中即检测不到氟吡啶。

1. Hufschmidt A, *et al.* A girl with headache, confusion and green urine. *J Neurol* 2009; **256:** 1169–70.
2. Hoffmann O, *et al.* Paradoxical cerebral cortical hyperexcitability following flupirtine overdose. *J Toxicol Clin Toxicol* 2004; **42:** 913–16.

制剂

专利制剂

Braz.: Katadolon; **Ger.:** Katadolon; Trancolong; Trancopal Dolo; **Pol.:** Katadolon; **Port.:** Metanor; Novocebrin; **Rus.:** Katadolon (Катадолон).

Flurbiprofen（*BAN, USAN, rINN*）氟吡洛芬

BTS-18322; Flurbiprofeeni; Flurbiprofén; Flurbiprofenas; Flurbiprofène; Flurbiprofeno; Flurbiprofenum; U-27182. 2-(2-Fluorobiphenyl-4-yl)propionic acid.

Флурбипрофен

$C_{15}H_{13}FO_2 = 244.3.$
CAS — 5104-49-4.
ATC — M01AE09; M02AA19; R02AX01; S01BC04.

ATC Vet — QM01AE09; QM02AA19; QR02AX01; QS01BC04.
UNII — 5GRO578KLP.

Pharmacopoeias. In *Eur.* (see p.vii), *Jpn*, and *US*.

Ph. Eur. 6. 8（Flurbiprofen） 白色或几乎白色结晶性粉末。几乎不溶于水；易溶于乙醇和二氯甲烷；溶于碱性和碳酸盐溶液。

USP 33（Flurbiprofen） 白色结晶性粉末。几乎不溶于水；易溶于无水乙醇、丙酮、乙醚和甲醇；可溶于乙腈。贮藏于密闭容器中。

Flurbiprofen Sodium（*BANM, rINNM*）氟吡洛芬钠

Flurbiprofène Sodique; Flurbiprofeno sódico; Natrii Flurbiprofenum. Sodium (±)-2-(2-fluoro-4-biphenylyl)propionate dihydrate.

Натрий Флурбипрофен

$C_{15}H_{12}FNaO_2,2H_2O = 302.3.$
CAS — 56767-76-1.
ATC — R02AX01.
ATC Vet — QR02AX01.
UNII — Z5B97MU9K4.

Pharmacopoeias. In *Br.* and *US.*
BP 2010（Flurbiprofen Sodium） 白色结晶性粉末。略溶于水；可溶于乙醇；几乎不溶于二氯甲烷。

不良反应和处置

参见第92页 **NSAIDs**。

据报道，氟吡洛芬钠滴眼剂滴眼时发生轻微的眼部刺激症状，包括一过性灼痛和刺痛。可能增加眼部手术时的出血，延缓伤口愈合。直肠给药产生局部刺激，口服锭剂后口部产生温热感或烧灼感。

不良反应发生率 生产商有关于氟吡洛芬钠不良反应发生率和发生范围的报道[1,2]。

1. Sheldrake FE, *et al.* A long-term assessment of flurbiprofen. *Curr Med Res Opin* 1977; **5:** 106–16.
2. Brooks CD, *et al.* Clinical safety of flurbiprofen. *J Clin Pharmacol* 1990; **30:** 342–51.

对 CNS 的影响 一名 52 岁男性患者服用氟吡洛芬钠 7 天后发生严重的帕金森综合征[1]。

1. Enevoldson TP, *et al.* Acute parkinsonism associated with flurbibrofen [sic]. *BMJ* 1990; **300:** 540–1.

对肾脏的影响 一例多年服用氟吡洛芬的患者出现肾乳头坏死[1]。两例使用氟吡洛芬钠治疗的患者发生剧烈腰痛和可逆性肾功能不全[2,3]。一例服用氟吡洛芬 12～18 个月的患者也发生膜性肾病[4]。

1. Nafria EC, *et al.* Renal papillary necrosis induced by flurbiprofen. *DICP Ann Pharmacother* 1991; **25:** 870–1.
2. Kaufhold J, *et al.* Flurbiprofen-associated tubulointerstitial nephritis. *Am J Nephrol* 1991; **11:** 144–6.
3. McIntire SC, *et al.* Acute flank pain and reversible renal dysfunction associated with nonsteroidal anti-inflammatory drug use. *Pediatrics* 1992; **92:** 459–60.
4. MacKay K. Membranous nephropathy associated with the use of flurbiprofen. *Clin Nephrol* 1997; **47:** 279–80.

对肝脏的影响 有一例可能与氟吡洛芬有关的阻塞性黄疸的报道[1]。

1. Kotowski KE, Grayson MF. Side effects of non-steroidal anti-inflammatory drugs. *BMJ* 1982; **285:** 377.

对皮肤的影响 一例长期患有类风湿关节炎的 59 岁女性患者发生明显与氟吡洛芬钠有关皮肤脉管炎[1]。一名 22 岁女性将含氟吡洛芬的膏药用于腕关节时，发生接触性皮炎[2]。

1. Wei N. Flurbiprofen and cutaneous vasculitis. *Ann Intern Med* 1990; **112:** 550–1.
2. Kawada A, *et al.* Contact dermatitis due to flurbiprofen. *Contact Dermatitis* 2000; **42:** 167–8.

超敏反应 1 例患者第 2 次服用氟吡洛芬[1]48h 后，出现弥散性、瘙痒的多形性红斑，2 天后，红斑变为荨麻疹，也发生了血管性水肿和低血压，氟吡洛芬颗粒的斑贴试验呈阳性。

亦参见上文**对皮肤的影响**项下内容。

1. Romano A, Pietrantonio F. Delayed hypersensitivity to flurbiprofen. *J Intern Med* 1997; **241:** 81–3.

注意事项

参见第94页 **NSAIDs**。

哺乳 少量氟吡洛芬可经乳汁分泌，注册药品信息建议哺乳妇女避免用此药。

单纯疱疹性角膜炎 动物试验未能证实氟吡洛芬是否加剧单纯疱疹性角膜炎[1,2]。注册药品信息建议氟吡洛芬钠滴眼液不用于活动性上皮单纯疱疹性角膜炎。有单纯疱疹性角膜炎病史者使用氟吡洛芬钠滴眼液时应密切监护。

1. Trousdale MD, *et al.* Effect of flurbiprofen on herpes simplex keratitis in rabbits. *Invest Ophthalmol Vis Sci* 1980; **19:** 267–70.
2. Hendricks RL, *et al.* The effect of flurbiprofen on herpes simplex virus type 1 stromal keratitis in mice. *Invest Ophthalmol Vis Sci* 1990; **31:** 1503–11.

药物相互作用

与 NSAIDs 有关的药物相互作用见第94页。

拟副交感神经药 注册药品信息中关于氯乙酰胆碱的眼科制剂和氟吡洛芬钠滴眼液的信息显示，有报道乙酰胆碱和氯甲酰胆碱对使用 NSAIDs 局部滴眼剂的患者无效。

药动学

氟吡洛芬钠口服从胃肠道易吸收，摄入后血药浓度达峰时间为 1～2h，直肠给药吸收速度则更快。与血浆蛋白结合率大约为 99%，血浆半衰期为 3～6h。主要代谢途径是在肝中发生羟化（经细胞色素 P450 同工酶 CYP2C9）和结合反应，经尿液排泄。可经乳汁分泌。

氟吡洛芬钠为手性化合物，应用的是其外消旋体，上文药动学特征指的是其外消旋体。需要进一步研究对映体有哪些不同性质。

1. Aarons L, *et al.* Plasma and synovial fluid kinetics of flurbiprofen in rheumatoid arthritis. *Br J Clin Pharmacol* 1986; **21:** 155–63.
2. Smith IJ, *et al.* Flurbiprofen in post-partum women: plasma and breast milk disposition. *J Clin Pharmacol* 1989; **29:** 174–84.
3. Kean WF, *et al.* The pharmacokinetics of flurbiprofen in younger and elderly patients with rheumatoid arthritis. *J Clin Pharmacol* 1992; **32:** 41–8.
4. Davies NM. Clinical pharmacokinetics of flurbiprofen and its enantiomers. *Clin Pharmacokinet* 1995; **28:** 100–14.

用途和用法

氟吡洛芬是丙酸衍生物，是一种 NSAID（第94页）。用于缓解肌肉骨骼、关节病变，如强直性脊柱炎、骨关节炎、类风湿关节炎；如扭伤、拉伤；术后疼痛；轻度至中度疼痛，包括痛经、偏头痛。氟吡洛芬也以锭剂剂型用于缓解咽喉疼痛症状。氟吡洛芬滴眼液用于抑制手术中瞳孔缩小，控制术后眼前房炎症。

对于**疼痛和炎症**，氟吡洛芬口服每日 150～200mg，分次给药，急性或严重情况必要时增至每日 300mg。也可使用调释制剂每日给药 1 次。对于痛经患者，初次给药剂量 100mg，以后每 4～6h 给予 50～100mg，每日最大剂量 300mg。氟吡洛芬钠也可以栓剂形式直肠给药，剂量与口服给药相似。

对于缓解**咽喉疼痛**，含 8.75mg 氟吡洛芬的锭剂可吸吮或在口腔缓慢溶解，每 3～6h 给药 1 次，每日最多 5 剂。推荐持续使用不超过 3 天。

为避免**眼科手术**中瞳孔缩小，可使用 0.03% 氟吡洛芬钠滴眼液，术前 2h 开始滴眼，每 30min 1 次，直到术前至少 30min。对于术后控制炎症，眼科术前给药方案同上，术后 24h，每日滴眼 4 次，每次 1 滴，连续 1～3 周。氟吡洛芬钠滴眼液也用于囊样斑点水肿局部治疗。

在有些国家，氟吡洛芬酯注射液静脉给药用于严重疼痛。

氟吡洛芬的 R 型对映体 tarenflurbil 被研究用于阿尔茨海默病的治疗，但是Ⅲ期临床试验的结果令人失望。

制剂

BP 2010: Flurbiprofen Eye Drops; Flurbiprofen Suppositories; Flurbiprofen Tablets;
USP 33: Flurbiprofen Sodium Ophthalmic Solution; Flurbiprofen Tablets.

专利制剂

Arg.: Clinadol; Flurbic; Luarprofen†; Tolerane; **Austral.:** Ocufen; Strepfen; **Austria:** Froben†; Strepfen; **Belg.:** Froben; Ocuflur†; **Braz.:** Froben; Targus; **Canad.:** Ansaid; Froben†; Novo-Flurprofen; Ocufen; **Chile:** Ansaid; Distex; Ocufen; **Cz.:** Ansaid†; Flugalint†; Ocuflur†; Strepfen; TransActLAT†;

Denm.: Flurofen; **Fr.:** Cebutid; Ocufen; Strefen; **Ger.:** Dobendan Direkt; Dobrofen†; Ocuflur†; **Gr.:** Bedice; Bonatol-R; Demoval; Eyeflur; Fievrinol; Fladolef-B; Flodisona; Flurofen; Fluroptic; Inflaflur; Iovic; Kirik; Neliacan; Ocuflur; Pizar; Rograpon; **Hung.:** Flugalin; Ocuflur†; Strepfen; **India:** Arflur; Cadiflur; Ocuflur; **Irl.:** Froben; Ocuflur; **Ital.:** Benactiv; Flubifix; Froben; Ocufen; Tantum Activ Gola; Transact Lat; **Jpn:** Ropion; **Malaysia:** Acustop Cataplasma; **Mex.:** Ansaid; Ocufen; **Mon.:** Antadys; **Neth.:** Froben; **NZ:** Froben†; Ocufen; Strepfen; **Pol.:** Flugalin; Strepsils Intensive; **Port.:** Edolfene; Froben; Ocuflur†; Reupax†; Strepfen; Transact Lat; **Rus.:** Strepfen (Стрепфен); **S.Afr.:** Froben; Ocuflur†; Strepsils Intensive; TransAct; **Singapore:** Acustop Cataplasma†; Ocufen; **Spain:** Froben; Neo Artrofil; Ocuflur†; **Switz.:** Froben; Ocuflur†; **Thai.:** Flurozin; **Turk.:** Ansaid; Fortine; Frolix; Majezik; Maxaljin; Maximus; Ocufen; Zero-P; **UK:** Froben; Ocufen; Strefen; **Ukr.:** Strepsils Intensiv (Стрепсилс Интенсив); **USA:** Ansaid; Ocufen; **Venez.:** Flurbent†; Ocufen†.

Fosfosal (rINN) 磷柳酸

Fosfosalum; UR-1521. 2-Phosphono-oxybenzoic acid.

Фосфосал

$C_7H_7O_6P = 218.1$.

CAS — 6064-83-1.

UNII — 124X2V25W4.

简介

磷柳酸为水杨酸衍生物（见第20页阿司匹林）。口服给药，用于治疗疼痛。

制剂

专利制剂

Spain: Aydolid†; Disdolen†; Protalgia†.

多组分制剂 **Spain:** Aydolid Codeina†; Disdolen Codeina†.

Glucametacin (rINN) 葡美辛

Glucametacina; Glucamétacine; Glucametacinum. 2-{2-[2-[1-(4-Chlorobenzoyl)-5-methoxy-2-methylindol-3-yl]acetamido}-2-deoxy-D-glucose.

Глюкаметацин

$C_{25}H_{27}ClN_2O_8 = 518.9$.

CAS — 52443-21-7.

UNII — N1EXE5EHAN.

简介

葡美辛是吲哚美辛（第64页）的衍生物，是一种NSAID（第92页），口服用于肌肉骨骼、关节、关节周围及软组织疾病。

制剂

专利制剂

Braz.: Teoremin; **Mex.:** Teoremac.

多组分制剂 **Chile:** Fibrorelax.

Glycol Salicylate 水杨酸羟乙酯

Ethylene Glycol Monosalicylate; Glycoli Salicylas; Glykolisalisylaatti; Glykolsalicylat; Hidroksietilo salicilatas; Hidroxietil-szalicilát; Hydroksietyylisalisylaatti; Hydroxietylsalicylas; Hydroxyaethylis Salicylas; Hydroxyéthyle, salicylate d'; Hydroxyethylis salicylas; Hydroxyethyl-salicylát; Salicilato de glicol. 2-Hydroxyethyl salicylate.

Гликоль Салицилат

$C_9H_{10}O_4 = 182.2$.

CAS — 87-28-5.

Pharmacopoeias. In *Eur.* (see p.vii).

Ph. Eur. 6.8 (Hydroxyethyl Salicylate)　油状无色或几乎无色液体或无色结晶。熔点约21℃。略溶于水；易溶于乙醇；极易溶于丙酮和二氯甲烷。避光。

简介

水杨酸羟乙酯是水杨酸衍生物，应用与水杨酸甲酯（第82页）相似，以5%～15%浓度的发赤药局部给药用于缓解肌肉和类风湿疼痛。二丙二醇水杨酸酯以相似制剂使用。

制剂

专利制剂

Cz.: Lumbinon†; **Ger.:** Dolo-Arthrosenex M; Dolo-Arthrosenex N; Dolo-Arthrosenex NH†; Etrat Sportgel HES; Kytta†; Mobilat Akut HES†; Phardol mono†; Salhumin Gel; Traumasenex†; zuk Schmerzgel, zuk Schmerzsalbe†.

多组分制剂 **Arg.:** Venostasin; **Austral.:** Deep Heat; **Austria:** Ambenat; Etrat; Igitur-Rheumafluid†; Menthoneurin†; Mobilisin; Moviflex; Rheumex; Rubizon-Rheumagel†; Rubriment; Venostasin compositum†; **Belg.:** Algipan; Emexril; Mobilisin; Percutalgine; Rado-Salil; Rado-Spray†; Stilene; **Braz.:** Etrat†; Mobilisin Composto; Venostasin; Venostasin†; **Canad.:** Salonpas; **Chile:** Calorub Sport; Salonpas; **Cz.:** Amidol; Dolo-Rubriment†; Rheuma-Salbe†; Rubriment-N†; **Fin.:** Moviflex†; **Fr.:** Algipan†; Cortisal; Le Thermogene†; Lumbalgine; Percutalgine; **Ger.:** ABC Warme-Salbe; Ambene N†; Auroanalin Thermo†; Caye Rheuma-Balsam†; Doloneuro†; DoloVisano Salbe†; Hot Thermo†; Lumbinon Thermo†; Menthoneurin-Salbe†; mikanit†; Phardol Warme-Balsam†; Phlogont-Thermal†; Rheuma Bad; Rheuma-Salbe N†; Rheuma-Salbet†; Sportino Akut; Tetesept Badekonzentrat Rheuma Bad†; Thermo-Rheumon N†; Thermosenex†; Trauma-Puren†; zuk Rheuma-Salbe†; **Gr.:** Air Salonpas; Bayolin; Export Salonpas; Movilisin; **Hong Kong:** Air Salonpas; New Patecs A†; Panadal Pain Relief Patch; Salomethyl†; Salonpas Medicated Plaster; Salonsip Hot Patch; Salonsip Plaster; **Hung.:** Air Salonpas; Bayolin†; Deep Heat Spray; Mobilisin†; Nicoflex; **India:** Algipan; **Irl.:** Algipan†; Deep Heat; Ralgex; Ralgex Heat Spray; **Israel:** Deep Heat Spray; **Ital.:** Balsamo Sifcamina; Disalgil†; Mobilisin; Salonpas; Sloan; **Malaysia:** Salonpas; **Neth.:** Cremor capsici comp; Cremor Capsici compositus; Kruidvat Spierbalsem; **Pol.:** Deep Heat; Ralgex Heat Spray; **Port.:** DM Creme; DM Gel; Midalgan†; **S.Afr.:** Deep Heat Spray†; Infrarub†; **Singapore:** Deep Heating Spray†; Salonpas; **Switz.:** Assan; Assan rem; Assan thermo; Demotherm Pommade contre le rhumatisme†; Dolo Demotherm; Dolo-Arthrosenex; Dolo-Veniten†; Histalgane; Histalgane mite; Midalgan Nouvelle Formule; Midalgan†; Mobilisin; Prellorant; Radalgin; Remexal†; Sportusal; Sportusal Spray sine heparino; Venoplant comp†; Venucreme; Venugel; **UK:** Cremalgin; Deep Heat Spray; Dubam; Fiery Jack; Ralgex; Ralgex Freeze Spray; Ralgex Heat Spray (low-odour); Salonair; Salonpas; Transvasin Heat Spray.

Gold Keratinate 角蛋白金

Aurothiopolypeptide; Queratinato de oro.

CAS — 9078-78-8.

简介

角蛋白金为含金化合物，含金量13%，作用和用途与金硫丁二钠（第116页）相似。以钙盐形式肌内注射用于类风湿关节炎。

制剂

专利制剂

Arg.: Aurochobet.

Golimumab (USAN, rINN) 哥里默单抗

CNTO-148; Golimumabum. Immunoglobulin G1, anti-(human tumor necrosis factor α) (human monoclonal CNTO 148 γ1-chain), disulfide with human monoclonal CNTO 148 κ-chain, dimer.

Голимумаб

CAS — 476181-74-5.

ATC — L04AB06.

ATC Vet — QL04AB06.

UNII — 91X1KLU43E.

不良反应和注意事项

参见英夫利昔单抗，见第67页。

多数哥里默单抗的注射部位反应轻微，最常见的特征是红肿。

药物相互作用

参见英夫利昔单抗，见第68页。

与甲氨蝶呤合用时，哥里默单抗的平均稳态谷浓度升高52%，但是注册药品信息认为不需要调整任一药物的剂量。

药动学

哥里默单抗呈线性动力学特征，皮下注射后，2～6天血药浓度达峰值，绝对生物利用度约为53%，平均血浆半衰期为2周。

1. Zhou H, *et al.* Pharmacokinetics and safety of golimumab, a fully human anti-TNF-α monoclonal antibody, in subjects with rheumatoid arthritis. *J Clin Pharmacol* 2007; **47:** 383–96.
2. Xu Z, *et al.* Population pharmacokinetics of golimumab, an anti-tumor necrosis factor-α human monoclonal antibody, in patients with psoriatic arthritis. *J Clin Pharmacol* 2009; **49:** 1056–70.
3. Xu Z, *et al.* Subcutaneous bioavailability of golimumab at 3 different injection sites in healthy subjects. *J Clin Pharmacol* 2010; **50:** 276–84.

用途和用法

哥里默单抗是前炎症介质TNF-α的人源性单克隆抗体，作用与其他TNF抑制药相似（见英夫利昔单抗，第68页），是一种生物性缓解病情抗风湿药（DMARD）。用于中重度活动性类风湿关节炎（第12页）、活动性及进展性银屑病关节炎、严重的活动性脊柱炎（见脊椎关节病，第13页）。在欧洲，哥里默单抗被批准用于对标准DMARD（包括治疗类风湿关节炎的非生物性DMARD，如甲氨蝶呤）反应不佳的类风湿和银屑病关节炎及那些对传统治疗反应不佳的强直性脊柱炎患者。对于以上所有适应证，每月皮下给予50mg。对类风湿关节炎患者，需与甲氨蝶呤合用。对于银屑病关节炎和强直性脊柱炎患者，哥里默单抗可单独应用或与其他非生物性DMARD合用。不管何种适应证，同时应用糖皮质激素、非生物性DMARD和（或）NSAIDs的治疗可继续。在欧洲，注册药品信息推荐，如果开始治疗12～14周内疗效不显著时，应重新考虑继续治疗问题。体重超过100kg的患者，如果在此阶段疗效不显著，改为更高剂量每月100mg可获得益处。如果以此剂量治疗12～14周内疗效不显著时，应重新考虑继续治疗问题。

正在研究哥里默单抗用于慢性肉状瘤病、溃疡性结肠炎和银屑病。

1. Kay J, *et al.* Golimumab in patients with active rheumatoid arthritis despite treatment with methotrexate: a randomized, double-blind, placebo-controlled, dose-ranging study. *Arthritis Rheum* 2008; **58:** 964–75.
2. Inman RD, *et al.* Efficacy and safety of golimumab in patients with ankylosing spondylitis: results of a randomized, double-blind, placebo-controlled, phase III trial. *Arthritis Rheum* 2008; **58:** 3402–12.
3. Keystone EC, *et al.* Golimumab, a human antibody to tumour necrosis factor α given by monthly subcutaneous injections, in active rheumatoid arthritis despite methotrexate therapy: the GO-FORWARD study. *Ann Rheum Dis* 2009; **68:** 789–96.
4. Kavanaugh A, *et al.* Golimumab, a new human tumor necrosis factor alpha antibody, administered every four weeks as a subcutaneous injection in psoriatic arthritis: twenty-four-week efficacy and safety results of a randomized, placebo-controlled study. *Arthritis Rheum* 2009; **60:** 976–86.
5. Smolen JS, *et al.* Golimumab in patients with active rheumatoid arthritis after treatment with tumour necrosis factor alpha inhibitors (GO-AFTER study): a multicentre, randomised, double-blind, placebo-controlled, phase III trial. *Lancet* 2009; **374:** 210–21. Correction. *ibid.;* 1422.

制剂

专利制剂

Cz.: Simponi; **Fr.:** Simponi; **USA:** Simponi.

Hexyl Nicotinate 烟酸己酯

Heksyylinikotinaatti; Hexylnicotinatum; Hexylnikotinat; Nicotinato de hexilo. n-Hexyl nicotinate.

Гексилникотинат

$C_{12}H_{17}NO_2 = 207.3$.

CAS — 23597-82-2.

UNII — BN07PB44IV.

简介

烟酸己酯以发赤药用于局部制剂中，常用浓度可至2%。

制剂

多组分制剂 **Belg.:** Transvane; **Irl.:** Transvasin; **Port.:** Hipodor†; **UK:** Transvasin Heat Rub.

Hydrocodone Hydrochloride (*BANM, rINNM*) 盐酸氢可酮

Hidrocloruro de hidrocodona; Hydrocodone, Chlorhydrate d'; Hydrocodoni Hydrochloridum.

Гидрокодона Гидрохлорид

$C_{18}H_{21}NO_3,HCl,2\frac{1}{2}H_2O = 380.9.$
CAS — 25968-91-6 (anhydrous hydrocodone hydrochloride).
ATC — R05DA03.
ATC Vet — QR05DA03.

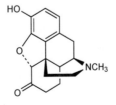

(hydrocodone)

Hydrocodone Tartrate (*BANM, rINNM*) 酒石酸氢可酮

Dihydrocodeinone Acid Tartrate; Hydrocodone Acid Tartrate; Hydrocodone Bitartrate (*USAN*); Hydrocodone, Tartrate d'; Hydrocodoni Bitartras; Hydrocodoni Tartras; Hydrocone Bitartrate; Tartrato de dihidrocodeinona; Tartrato de hidrocodona. 6-Deoxy-3-O-methyl-6-oxomorphine hydrogen tartrate hemipentahydrate; (−)-(5R)-4,5-Epoxy-3-methoxy-9a-methylmorphinan-6-one hydrogen tartrate hemipentahydrate.

Гидрокодона Тартрат

$C_{18}H_{21}NO_3,C_4H_6O_6,2\frac{1}{2}H_2O = 494.5.$
CAS — 125-29-1 (hydrocodone); 143-71-5 (anhydrous hydrocodone tartrate); 34195-34-1 (hydrocodone tartrate hemipentahydrate).
ATC — R05DA03.
ATC Vet — QR05DA03.
UNII — NO70W886KK.

注：酒石酸氢可酮的复方制剂可用以下名称表示。

• Co-hycodAPAP (*PEN*) ——酒石酸氢可酮和对乙酰氨基酚。

俗名　以下是各种形式酒石酸氢可酮的"俗名"（第 vii 页）或俚语：
Cough Syrup; Vikes。

Pharmacopoeias. In *Eur.* (see p.vii) and *US*.
Ph. Eur. 6. 8（Hydrocodone Hydrogen Tartrate 2.5-Hydrate）　白色或类白色吸湿性结晶粉末。易溶于或可溶于水；略溶于乙醇；几乎不溶于环己烷。2%水溶液的 pH 值为 3.2～3.8。贮藏于密闭容器中。避光。
USP 33（Hydrocodone Bitartrate）　白色细微结晶或结晶性粉末。可溶于水；微溶于乙醇；不溶于氯仿和乙醚。2%水溶液的 pH 值为 3.2～3.8。贮藏于密闭容器中，避光。

简介

氢可酮是菲类衍生物，属于阿片类镇痛药（第 96 页），与可待因相关（第 36 页），作用与可待因相似，但同等剂量时作用更强。氢吗啡酮（见下文）是氢可酮的代谢产物之一。

氢可酮主要以酒石酸盐形式用于复方制剂，用以缓解刺激性咳嗽，但是与可待因相比，无特殊优点。鞣酸氢可酮也有相似的应用。酒石酸氢可酮也常与对乙酰氨基酚合用用于缓解中度和较严重的疼痛，在此复合制剂中，酒石酸氢可酮的常用口服剂量为每次 5～10mg，每 4～6h 1 次。

儿童的用药剂量，见下文。

盐酸氢可酮可口服也可肌内注射。polistirex 衍生物（一种氢可酮和磺化的二乙烯基苯-乙烯基苯共聚体复合物）用于缓释制剂。

氢可酮也用于治疗呼吸困难。

滥用　听神经损伤与过量或滥用氢可酮和对乙酰氨基酚的复方制剂有关[1,2]。部分患者植入耳蜗后听力损伤改善。

也有鼻腔内滥用氢可酮和对乙酰氨基酚复方制剂的报道[3,4]。

1. Friedman RA, *et al.* Profound hearing loss associated with hydrocodone/acetaminophen abuse. *Am J Otol* 2000; **21:** 188–91.
2. Ho T, *et al.* Hydrocodone use and sensorineural hearing loss. *Pain Physician* 2007; **10:** 467–72.
3. Jewers WM, *et al.* Palatal perforation associated with intranasal prescription narcotic abuse. *Oral Surg Oral Med Oral Pathol Oral Radiol Endod* 2005; **99:** 594–7.
4. Sloan PA, Klimkina O. Intranasal abuse of prescription hydrocodone/acetaminophen results in oronasal fistula: a case report. *J Opioid Manag* 2009; **5:** 383–5.

儿童用法　酒石酸氢可酮作为复方制剂之一用于缓解 6～12 岁儿童的刺激性咳嗽，常用口服剂量为 2.5mg，每 4～6h 1 次。年龄较大的儿童可按成人剂量服用（见上文）。

药理学　参考文献如下。
1. Hutchinson MR, *et al.* CYP2D6 and CYP3A4 involvement in the primary oxidative metabolism of hydrocodone by human liver microsomes. *Br J Clin Pharmacol* 2004; **57:** 287–97.

制剂

USP 33: Hydrocodone Bitartrate and Acetaminophen Tablets; Hydrocodone Bitartrate and Homatropine Methylbromide Tablets; Hydrocodone Bitartrate Tablets.

专利制剂

Belg.: Biocodone†; **Canad.:** Hycodan; **Ger.:** Dicodid; **Switz.:** Hydrocodeinon.

多组分制剂　**Arg.:** Hidronovag Complex; **Canad.:** Dalmacol; Dimetane Expectorant DC; Hycomine; Novahistex DH; Novahistine DH; ratio-Calmydone; ratio-Coristex-DH; Tussionex; Vasofrinic DH; **India:** Cardiazol-Dicodid†; **USA:** Alor†; Anaplex HD†; Anexsia; Atuss G†; Atuss HC†; Atuss HD†; Atuss HS†; Atuss HX; Bancap HC†; Ceta Plus†; Co-Gesic; Co-Tuss V; Codal-DH†; Codiclear DH; Codimal DH†; Copane XP; Cordron-HC†; Cyndal HD†; Cytuss HD†; Cytuss-HC NR†; Damason-P; De-Chlor G†; De-Chlor HC†; De-Chlor HD†; De-Chlor MR†; De-Chlor NX; Deconamine CX; Dolacet; Donatussin DC; Drocon-CS; Duocet; Duratuss HD; Dytan-HC; ED Tuss HC†; ED-TLC†; Endagen-HD; Endal-HD; Endal-HD Plus†; Entex HC; Entex Expectorant; Entuss-D; Entuss-D Jr; H-Tuss-D†; Histex HC†; Histinex D; Histinex HC; Histinex PV†; Histussin D†; Histussin HC; Hy-KXP; Hy-Phen†; Hycet; HycoClear Tuss; Hycodan†; Hycomine Compound; Hycotuss; Hydex PD†; Hydro DP†; Hydro PC†; Hydro-GP; Hydro-Tussin HD†; Hydro-Tussin HG; Hydrocett†; Hydrocodone CP; Hydrocodone GF; Hydrocodone HD; Hydrogesic; Hydromet; Hydron CP†; Hydron EX; Hydron KGS; Hydron PSC†; Hydropane; Hyphed†; HyTan†; Ibudone; iodal; Iotussin HC†; J-Tan D HC†; Kwelcof; Levall 5.0; Liquicet; Lorcet 10/650; Lorcet Plus; Lorcet-HD†; Lortab; Lortab ASA†; Lortuss HC†; Marcof; Margesic H; Maxi-Tuss HCG; Maxi-Tuss HCX†; Maxidone; Nalex DH; Nalex Expectorant; Narcof; Nariz HC; Neo HC; Norco; Notuss PD; Notuss-Forte; Novasus; Oncet; P-V-Tussin†; Pancof XP†; Pancof-HC†; Pancof-XL†; Para-Hist HD; Pneumotussin; Poly-Tussin; Pro-Red†; Relacon-HC†; Relasin-HCX; Reprexain; S-T Forte 2; SRC Expectorant; Stagesic; Su-Tuss HD†; T-Gesic; Tusana-D†; Tusnel-HC†; Tusnel-HC†; Tussafed-HCG; Tussafin Expectorant; Tussanil DH; Tussend; TussiCaps; Tussigon; Tussionex Pennkinetic; Tusso-DF; Tusso-HC; Tussplex; Tyrodone; Unituss HC; Vanex Expectorant; Vanex-HD; Vazotuss HC†; Vicodin; Vicodin Tuss; Vicoprofen; Vitussin; Xodol; Z-Cof HC; Zamicet; Zydone; Zymine CH†.

Hydromorphone Hydrochloride (*BANM, rINNM*) ⊗盐酸氢吗啡酮

Dihydromorphinone Hydrochloride; Hidrocloruro de dihidromorfinona; Hidrocloruro de hidromorfona; Hidromorfono hidrochloridas; Hydromorfon-hydrochlorid; Hydromorfonhydroklorid; Hydromorfonihydrokloridi; Hydromorphone, chlorhydrate d'; Hydromorphoni hydrochloridum. 6-Deoxy-7,8-dihydro-6-oxomorphine hydrochloride; (−)-(5R)-4,5-Epoxy-3-hydroxy-9a-methylmorphinan-6-one hydrochloride.

Гидроморфона Гидрохлорид

$C_{17}H_{19}NO_3,HCl = 321.8.$
CAS — 466-99-9 (hydromorphone); 71-68-1 (hydromorphone hydrochloride).
ATC — N02AA03.
ATC Vet — QN02AA03.
UNII — L960UP2KRW.

(hydromorphone)

俗名　以下术语已被用作各种形式氢吗啡酮的"俗名"（第 vii 页）或俚语：Dillies; HillBilly Heroin; Hospital heroin。

Pharmacopoeias. In *Eur.* (see p.vii) and *US*.
Ph. Eur. 6. 8（Hydromorphone Hydrochloride）　白色或几乎白色结晶性粉末。易溶于水；极微溶于乙醇；几乎不溶于二氯甲烷。避光。

USP 33（Hydromorphone Hydrochloride）　白色或几乎白色细微结晶性粉末，无臭。可溶于水（1：3）；略溶于乙醇；几乎不溶于乙醚。贮藏于 25℃密闭容器中，允许的温度波动范围为 15～30℃。避光。

配伍禁忌　当将盐酸二甲胺四环素或盐酸四环素于 5%葡萄糖注射液中与盐酸氢吗啡酮混合时，溶液颜色由微黄变为淡绿[1]。盐酸氢吗啡酮与地塞米松磷酸钠混合物呈现浓度依赖性的配伍禁忌[2]。硫喷妥钠与盐酸氢吗啡酮混合 4h 后出现白色云雾状浑浊或沉淀[3]。

氟尿嘧啶与盐酸氢吗啡酮在 0.9%氯化钠或 5%葡萄糖溶液中混合后，混合物的稳定性与氟尿嘧啶浓度有关[4]。500μg/ml 盐酸氢吗啡酮与 1mg/ml 氟尿嘧啶的混合溶液在 32℃时至少稳定存在 7 天，在 23℃、4℃或 −20℃时至少稳定存在 35 天。当氟尿嘧啶的浓度增加至 16 mg/ml 时，氢吗啡酮在 32℃条件下 3 天后或 23℃下 7 天后发生显著降解，而在 4℃或 −20℃时至少稳定存在 35 天。

1. Nieves-Cordero AL, *et al.* Compatibility of narcotic analgesic solutions with various antibiotics during simulated Y-site injection. *Am J Hosp Pharm* 1985; **42:** 1108–9.
2. Walker SE, *et al.* Compatibility of dexamethasone sodium phosphate with hydromorphone hydrochloride or diphenhydramine hydrochloride. *Am J Hosp Pharm* 1991; **48:** 2161–6.
3. Chiu MF, Schwartz ML. Visual compatibility of injectable drugs used in the intensive care unit. *Am J Health-Syst Pharm* 1997; **54:** 64–5.
4. Xu QA, *et al.* Stability and compatibility of fluorouracil with morphine sulfate and hydromorphone hydrochloride. *Ann Pharmacother* 1996; **30:** 756–61.

依赖性和戒断症状

参见第 96 页阿片类镇痛药。

不良反应、处置和注意事项

参见第 97 页阿片类镇痛药。

英国注册药品信息中，盐酸氢吗啡酮禁用于肝损伤患者。然而，美国药品信息中，盐酸氢吗啡酮可慎用，需减少剂量。也可慎用于肾损伤患者，剂量需减少。

对神经系统的影响　有报道[1]，一例 55 岁男性患者，静脉给予相对低剂量的氢吗啡酮，第 1 天给 4mg，第二天给 6mg，出现肌阵挛。第 3 天停药后症状消失。一篇综述[2]总结了 48 例晚期病症应用氢吗啡酮出现神经兴奋症状的情况，13 例患者出现激动，9 例发生肌阵挛，4 例突然发作癫痫，大剂量和长疗程增加了发生神经毒性的危险。

1. Patel S, *et al.* A myoclonic reaction with low-dose hydromorphone. *Ann Pharmacother* 2006; **40:** 2068–70.
2. Thwaites D, *et al.* Hydromorphone neuroexcitation. *J Palliat Med* 2004; **7:** 545–50.

药物相互作用

与阿片类镇痛药有关的药物相互作用见第 98 页。

乙醇　美国 FDA 接到的来自健康受试者的药动学数据显示，当乙醇与氢吗啡酮的每日服用 1 次的延释胶囊合用后，氢吗啡酮的血药浓度明显升高，即使对于阿片耐受的患者而言[1]，这种升高作用也被认为是致命的。随后美国生产商在 2005 年 7 月主动将这种制剂撤出市场。

1. FDA. Information for healthcare professionals: hydromorphone hydrochloride extended-release capsules (marketed as Palladone) (issued July 2005).
Available at: http://www.fda.gov/Drugs/DrugSafety/PostmarketDrugSafetyInformationforPatientsandProviders/ucm129288 (accessed 02/08/10)

药动学

口服给药，盐酸氢吗啡酮从胃肠道吸收迅速但不完全。0.5～1h 内，血药浓度达峰值。由于存在显著的首过效应，口服生物利用度约 50%。氢吗啡酮与血浆蛋白结合率为 8%～19%。据报道，口服或静脉给药血浆消除半衰期约 2.5h。氢吗啡酮广泛分布到组织中，可透过胎盘，并可分布到乳汁。在肝脏经葡糖醛酸化而广泛代谢，主要以氢吗啡酮、双氢异吗啡、双氢吗啡结合物形式经尿液排泄。

1. Vallner JJ, *et al.* Pharmacokinetics and bioavailability of hydromorphone following intravenous and oral administration to human subjects. *J Clin Pharmacol* 1981; **21:** 152–6.
2. Parab PV, *et al.* Pharmacokinetics of hydromorphone after intravenous, peroral and rectal administration to human subjects. *Biopharm Drug Dispos* 1988; **9:** 187–99.
3. Vashi V, *et al.* Clinical pharmacology and pharmacokinetics of once-daily hydromorphone hydrochloride extended-release capsules. *J Clin Pharmacol* 2005; **45:** 547–54.

用途和用法

盐酸氢吗啡酮是菲类衍生物，属于阿片类镇痛药

（第98页）。与吗啡（第85页）相关，镇痛作用强于吗啡。盐酸氢吗啡酮用于缓解中度至严重的疼痛，也用于治疗干咳。

治疗疼痛时，因其较高的水溶性，可减少给药体积，常代替吗啡用于皮下注射。注射后，通常 15min 内起效，据报道镇痛作用可维持 5h 以上，口服给药，通常在 30min 内镇痛作用起效。盐酸氢吗啡酮于缓解中度至重度疼痛。可皮下注射或肌内注射，初次剂量 1～2mg，根据需要每 4～6h 1 次。也可缓慢输注或缓慢静脉及皮下注射的患者，可使用更高的剂量经胃肠外给药，可使用 10mg/ml 的浓缩溶液，以减少给药体积。在英国，口服初次给药剂量每 4h 1.3mg，此后根据需要增加剂量。在美国，口服初次给药剂量每 4～6h 2mg，严重疼痛时可增加至 4mg 或更多。盐酸氢吗啡酮的缓释制剂可减少给药次数，但是参见上文药物相互作用项下乙醇。直肠给药，常用剂量为每 6～8h 3mg。

1. Bruera E, et al. A randomized, double-blind, double-dummy, crossover trial comparing the safety and efficacy of oral sustained-release hydromorphone with immediate-release hydromorphone in patients with cancer pain. J Clin Oncol 1996; 14: 1713–17.
2. Miller MG, et al. Continuous subcutaneous infusion of morphine vs. hydromorphone: a controlled trial. J Pain Symptom Manage 1999; 18: 9–16.
3. Quigley C. Hydromorphone for acute and chronic pain. Available in The Cochrane Database of Systematic Reviews; Issue 1. Chichester: John Wiley; 2002 (accessed 26/06/08).
4. Murray A, Hagen NA. Hydromorphone. J Pain Symptom Manage 2005; 29 (suppl): S57–S66.
5. Grosset AB, et al. Comparative efficacy of oral extended-release hydromorphone and immediate-release hydromorphone in patients with persistent moderate to severe pain: two randomized controlled trials. J Pain Symptom Manage 2005; 29: 584–94.
6. Du Pen S, et al. Intrathecal hydromorphone for intractable non-malignant pain: a retrospective study. Pain Med 2006; 7: 10–15.
7. Chang AK, et al. Safety and efficacy of hydromorphone as an analgesic alternative to morphine in acute pain: a randomized clinical trial. Ann Emerg Med 2006; 48: 164–72.

制剂

USP 33: Hydromorphone Hydrochloride Injection; Hydromorphone Hydrochloride Tablets.

专利制剂

Arg.: Dolonovag; **Austral.:** Dilaudid; Jurnista; **Austria:** Dilaudid†; Hydal; Jurnista; **Belg.:** Palladone; **Canad.:** Dilaudid; Hydromorph; **Cz.:** Jurnista; Palladone; **Denm.:** Jurnista; Opidol†; Palladon; **Fin.:** Palladon; **Fr.:** Sophidone; **Ger.:** Jurnista; Palladon; **Gr.:** Palladone; **Hung.:** Jurnista; Palladone; **Irl.:** Palladone; **Israel:** Palladone; **Ital.:** Jurnista; **Mex.:** Liberaxim; **Neth.:** Palladon; **Norw.:** Palladon; **NZ:** Palladon; **Philipp.:** Jurnista; **Port.:** Jurnista; Palladone; **Spain:** Jurnista; **Swed.:** Opidol†; Palladon; **Switz.:** Palladon; **Turk.:** Jurnista; **UK:** Palladone; **USA:** Dilaudid; Exalgo.

多组分制剂

Swed.: Dilaudid-Atropin†; Palladon Comp; **USA:** Dilaudid Cough†.

Ibuprofen (BAN, USAN, rINN) 布洛芬

Ibuprofeeni; Ibuprofén; Ibuprofenas; Ibuprofène; Ibuprofeno; Ibuprofenum; RD-13621; U-18573. 2-(4-Isobutylphenyl)propionic acid.

Ибупрофен

$C_{13}H_{18}O_2 = 206.3$.
CAS — 15687-27-1.
ATC — C01EB16; G02CC01; M01AE01; M02AA13.
ATC Vet — QC01EB16; QG02CC01; QM01AE01; QM02AA13.
UNII — WK2XYI10QM.

Pharmacopoeias. In Chin., Eur. (see p.vii), Int., Jpn, US, and Viet.

Ph. Eur. 6. 8（Ibuprofen）　白色或类白色结晶性粉末或无色结晶。熔点为 75～78℃。几乎不溶于水；易溶于丙酮、二氯甲烷和甲醇；溶于稀碱和碳酸溶液。

USP 33（Ibuprofen）　白色至米色结晶性粉末，微臭。几乎不溶于水；极易溶于乙醇、丙酮、氯仿和甲醇；微溶于乙酸乙酯中。贮藏于密闭容器中。

Ibuprofen Lysine (USAN) 布洛芬赖氨酸

Ibuprofen Lysinate; Soluphene. Lysine 2-(4-isobutylphenyl)propionate.

Ибупрофен Лизин

$C_{19}H_{32}N_2O_4 = 352.5$.
CAS — 57469-77-9.
ATC — C01EB16; G02CC01; M01AE01; M02AA13.
ATC Vet — QC01EB16; QG02CC01; QM01AE01; QM02AA13.
UNII — N01ORX9D6S.

稳定性　注射用布洛芬赖氨酸水溶液在室温贮藏比避光更稳定[1]。

1. Volonté MG, et al. Stability of ibuprofen in injection solutions. Am J Health-Syst Pharm 2005; 62: 630–3.

不良反应、处置和注意事项

参见第92页 NSAIDs。布洛芬可能比其他 NSAIDs 耐受性好。

布洛芬注射液用于新生儿时产生的不良反应包括心室内出血、脑室周围白质软化、支气管肺发育异常、肺出血、坏死性小肠结肠炎、肠穿孔、少尿、液体潴留和血尿。低氧血症和胃肠出血也有报道。另外，布洛芬注射液不能用于有威胁生命感染、严重肾损伤、患有或疑有小肠结肠炎的婴儿。出血（特别是胃肠出血或颅内出血）或血小板减少、凝血障碍的婴儿也不能胃肠外给予布洛芬，使用布洛芬治疗期间，需要监测出血征兆。还要注意监测肾功能，当给予第二或第三剂量时出现无尿或明显少尿征兆时，需延缓给药直到肾功能恢复正常。

有报道布洛芬过量服用时出现恶心、呕吐、上腹部疼痛和耳鸣。更严重的不良反应并不常见，但如果前 1h 内摄入剂量超过 400mg/kg 时，需要给予活性炭并给予支持疗法。

哺乳　当母亲服用布洛芬时，未在乳儿中发现严重不良反应，American Academy of Pediatrics 因此认为布洛芬与哺乳是相容的[1]。BNF 59 同样认为布洛芬分布入乳汁的量很低不足以对乳儿产生不良反应。一项研究[2]估计，乳儿摄入布洛芬量为母亲使用剂量的 0.0008%。然而注册药品信息建议应用布洛芬的某些制剂（包括局部给药制剂）期间，应避免哺乳。

1. American Academy of Pediatrics. The transfer of drugs and other chemicals into human milk. Pediatrics 2001; 108: 776–89. [Retired May 2010] Correction. ibid.; 1029. Also available at: http://aappolicy.aappublications.org/cgi/content/full/pediatrics%3b108/3/776 (accessed 07/11/07)
2. Walter K, Dilger C. Ibuprofen in human milk. Br J Clin Pharmacol 1997; 44: 211–12.

儿童　一项[1]对 83915 名儿童的治疗结果分析发现，使用布洛芬引起胃肠道出血、肾衰竭、过敏反应而需住院治疗的危险性不高于对乙酰氨基酚。

1. Lesko SM, Mitchell AA. An assessment of the safety of pediatric ibuprofen. JAMA 1995; 273: 929–33.

对血液的影响　服用布洛芬的患者发生血液疾病的报道包括粒细胞减少症、再生障碍性贫血[1]、单纯白细胞发育不全[2]和血小板减少症[3]。一例同服布洛芬和奥沙西泮男性患者发生致命的溶血性贫血[4]。

1. Gryfe CI, Rubenzahl S. Agranulocytosis and aplastic anemia possibly due to ibuprofen. Can Med Assoc J 1976; 114: 877.
2. Mamus SW, et al. Ibuprofen-associated pure white-cell aplasia. N Engl J Med 1986; 314: 624–5.
3. Jain S. Ibuprofen-induced thrombocytopenia. Br J Clin Pract 1994; 48: 51.
4. Guidry JB, et al. Fatal autoimmune hemolytic anemia associated with ibuprofen. JAMA 1979; 242: 68–9.

对心血管系统的影响　关于 NASIDs 包括布洛芬对心血管系统的作用参见第92页。

对 CNS 的影响　使用 NSAIDs 引发无菌性脑膜炎。一篇关于 NSAIDs 对 CNS 不良反应的综述总结了与 NSAIDs 相关的 23 例无菌性脑膜炎的文献报道[1]，17 例报道涉及布洛芬，4 例涉及舒林酸，1 例涉及萘普生，1 例涉及托美丁。在 23 例报道中，11 例涉及患有系统性红斑狼疮的患者。典型反应发生在中断 NSAIDs 治疗后重新开始应用时。重新使用 NSAIDs 几小时内，患者出现发热、头痛、颈强直，腹痛也可出现。患者表现嗜睡最终昏睡。停用 NSAIDs 后，症状解除。此现象被认为是超敏反应，但是不同 NSAIDs 之间不存在交叉反应。

最近，也有相似结论的报道[2]。一篇综述报道了 2 例布洛芬诱发的脑膜炎事件，并对文献分析，确证在 36 例患者中，布洛芬诱发了 71 次无菌性脑膜炎的事件；22 例患者重复应用布洛芬后，发生复发性脑膜炎。

---

22 例患者发生自身免疫性结缔组织损伤，其中 14 例有系统性红斑狼疮（SLE），6 例有未明确的或混合的功能紊乱，1 例有类风湿关节炎，1 例有干燥综合征（Sjögren's syndrome）。大多数病例的症状发生于开始应用布洛芬 24h 内，1 例患者出现症状时已应用布洛芬 2 年。有报道 1 例患者发生了交叉过敏反应，这名患者发生了无菌性脑膜炎，同时应用了萘普生和罗非考昔。

1. Hoppmann RA, et al. Central nervous system side effects of non-steroidal anti-inflammatory drugs: aseptic meningitis, psychosis, and cognitive dysfunction. Arch Intern Med 1991; 151: 1309–13.
2. Rodríguez SC, et al. Characteristics of meningitis caused by ibuprofen: report of 2 cases with recurrent episodes and review of the literature. Medicine 2006; 85: 214–20.

对电解质的影响　有报道使用布洛芬发生低钠血症[1~3]，其他有关危险因素如先前存在肾损伤或同时使用去氨加压素普遍存在。

1. Blum M, Aviram A. Ibuprofen induced hyponatraemia. Rheumatol Rehabil 1980; 19: 258–9.
2. Rault RM. Case report: hyponatremia associated with nonsteroidal antiinflammatory drugs. Am J Med Sci 1993; 305: 318–20.
3. García EBG, et al. Hyponatraemic coma induced by desmopressin and ibuprofen in a woman with von Willebrand's disease. Haemophilia 2003; 9: 232–4.

对眼的影响　有报道使用布洛芬发生可逆性弱视[1,2]，有关布洛芬对视神经的影响见第92页。

1. Collum LMT, Bowen DI. Ocular side-effects of ibuprofen. Br J Ophthalmol 1971; 55: 472–7.
2. Palmer CAL. Toxic amblyopia from ibuprofen. BMJ 1972; 3: 765.

对胃肠道的影响　与其他 NSAIDs 相比，布洛芬对胃肠道上部的影响较轻，但是也可引起消化不良、恶心、呕吐、胃肠出血、消化性溃疡和穿孔。可诱发及加重结肠炎[1,2]。

1. Ravi S, et al. Colitis caused by non-steroidal anti-inflammatory drugs. Postgrad Med J 1986; 62: 773–6.
2. Clements D, et al. Colitis associated with ibuprofen. BMJ 1990; 301: 987.

对肾脏的影响　布洛芬对肾脏的不良作用包括血清肌酐浓度增加[1]、急性肾衰竭[2~6]和肾病综合征[7]。膀胱炎、血尿和间质性肾炎也可发生。也有报道布洛芬治疗出现急性腰痛、可逆性肾功能不全[8,9]。也可参见上文对电解质的影响项下。

1. Whelton A, et al. Renal effects of ibuprofen, piroxicam, and sulindac in patients with asymptomatic renal failure: a prospective, randomized, crossover comparison. Ann Intern Med 1990; 112: 568–76.
2. Brandstetter RD, Mar DD. Reversible oliguric renal failure associated with ibuprofen treatment. BMJ 1978; 2: 1194–5.
3. Kimberly RP, et al. Apparent acute renal failure associated with therapeutic aspirin and ibuprofen administration. Arthritis Rheum 1979; 22: 281–5.
4. Spierto RJ, et al. Acute renal failure associated with the use of over-the-counter ibuprofen. Ann Pharmacother 1992; 26: 714.
5. Fernando AHN, et al. Renal failure after topical use of NSAIDs. BMJ 1994; 308: 533.
6. Moghal NE, et al. Ibuprofen and acute renal failure in a toddler. Arch Dis Child 2004; 89: 276–7.
7. Justiniani FR. Over-the-counter ibuprofen and nephrotic syndrome. Ann Intern Med 1986; 105: 303.
8. McIntire SC, et al. Acute flank pain and reversible renal dysfunction associated with nonsteroidal anti-inflammatory drug use. Pediatrics 1993; 92: 459–60.
9. Wattad A, et al. A unique complication of nonsteroidal anti-inflammatory drug use. Pediatrics 1994; 93: 693.

对肝脏的影响　3 例患有慢性丙型肝炎的患者服用布洛芬后，发生肝转氨酶升高[1]。停药后，转氨酶恢复正常，1 例患者重新使用布洛芬时，转氨酶再次升高。据报道，布洛芬引起的其他肝脏不良反应包括肝炎[2]和肝功能衰竭[3]。

也见下文对皮肤的影响。

1. Riley TR, Smith JP. Ibuprofen-induced hepatotoxicity in patients with chronic hepatitis C: a case series. Am J Gastroenterol 1998; 93: 1563–5.
2. Borel I, et al. Hépatite aiguë sévère après prise d'ibuprofène. Gastroenterol Clin Biol 2001; 25: 430–2.
3. Rodríguez-González FJ, et al. Orthotopic liver transplantation after subacute liver failure induced by therapeutic doses of ibuprofen. Am J Gastroenterol 2002; 97: 2476–7.

对皮肤的影响　虽然与布洛芬有关的严重皮肤病变非常罕见，但在超敏反应时，可发生皮疹。较严重的皮肤病变的报道包括 Stevens-Johnson 综合征（常与肝毒性有关）[1~4]、光敏反应[5]和大疱白细胞破裂性脉管炎[6]。

1. Sternlieb P, Robinson RM. Stevens-Johnson syndrome plus toxic hepatitis due to ibuprofen. *N Y State J Med* 1978; **78**: 1239–43.
2. Srivastava M, *et al.* Drug-associated acute-onset vanishing bile duct and Stevens-Johnson syndromes in a child. *Gastroenterology* 1998; **115**: 743–6.
3. Taghian M, *et al.* Acute vanishing bile duct syndrome after ibuprofen therapy in a child. *J Pediatr* 2004; **145**: 273–6.
4. Health Canada. Ibuprofen: Stevens-Johnson syndrome. *Can Adverse React News* 2005; **15** (3): 3. Also available at: http://www.hc-sc.gc.ca/dhp-mps/alt_formats/hpfb-dgpsa/pdf/medeff/carn-bcei_v15n3-eng.pdf (accessed 29/08/08)
5. Bergner T, Przybilla B. Photosensitization caused by ibuprofen. *J Am Acad Dermatol* 1992; **26**: 114–16.
6. Davidson KA, *et al.* Ibuprofen-induced bullous leukocytoclastic vasculitis. *Cutis* 2001; **67**: 303–7.

超敏反应　一名65岁患有成人发作性哮喘的女性患者服用布洛芬800mg，30min后发生致死性哮喘[1]。

其他超敏反应或可能发生的反应见上文**对 CNS 的影响**和**对皮肤的影响**项下。

1. Ayres JG, *et al.* Asthma death due to ibuprofen. *Lancet* 1987; **i**: 1082.

脑膜炎　有关使用布洛芬后引发无菌性脑膜炎的报道见上文**对 CNS 的影响**项下。

过量　布洛芬成为非处方药2年内[1]，英国 National Poisons Information Service 收到布洛芬过量服用的报告增多。但是没有发生毒性作用增加的情况，在203例反应中只有1例是由布洛芬引起的严重反应。因此推断，急性过量时，布洛芬发生的毒性作用低于阿司匹林和对乙酰氨基酚。目前认为，儿童使用布洛芬剂量低于100mg/kg时，不太可能发生中毒，而服用剂量高于400mg/kg的儿童，将出现临床症状。成人中布洛芬的量效关系尚不明确，但是服用剂量低于100mg/kg时，不太可能需要处置。

然而，也有报道指出布洛芬作为主要过量药物的复杂性。一名17岁男性患者服用主要过量药物布洛芬和次要过量药物多塞平后[2]，发生昏迷、伴高钾血症的心律失常、代谢性酸中毒、发热、呼吸衰竭和肾衰竭症状。直到入院后14h高钾血症才明显，认为是由于对初期低血钾、酸中毒、肌肉损伤和布洛芬诱发的肾衰竭采取补钾替代治疗造成的。一名6岁儿童服用布洛芬300mg/kg后发生休克、昏迷和代谢性酸中毒[3]。经插管、机械辅助通气、补液、洗胃和活性炭吸附等措施后成功抢救。另一个报道中，21个月的婴儿应用布洛芬500mg/kg后[4]，中毒症状表现为急性肾衰竭伴随严重代谢性酸中毒。46h后发生强直-阵挛性癫痫，伴有明显低血钙和低血镁，给予聚苯乙烯磺酸钠未取得补钾替代治疗，病情加重。癫痫症状使用地西泮、苯妥英和苯巴比妥治疗无效，恢复电解质平衡后，癫痫停止发作。

1. Perry SJ, *et al.* Ibuprofen overdose: the first two years of over-the-counter sales. *Hum Toxicol* 1987; **6**: 173–8.
2. Menzies DG, *et al.* Fulminant hyperkalaemia and multiple complications following ibuprofen overdose. *Med Toxicol Adverse Drug Exp* 1989; **4**: 468–71.
3. Zuckerman GB, Uy CC. Shock, metabolic acidosis, and coma following ibuprofen overdose in a child. *Ann Pharmacother* 1995; **29**: 869–71.
4. Al-Harbi NN, *et al.* Hypocalcemia and hypomagnesemia after ibuprofen overdose. *Ann Pharmacother* 1997; **31**: 432–4.

药物相互作用

与 NSAIDs 有关的药物相互作用见第94页。

抗肿瘤药　布洛芬对培美曲塞代谢的影响参见 M37 第731页。

阿司匹林　有报道提示布洛芬可降低阿司匹林的心脏保护作用，见第23页**阿司匹林**的**药物相互作用**项下 **NSAIDs**。

调脂药物　有一例报道，布洛芬与苯扎贝特合用发生横纹肌溶解和肾衰竭，见第285页。

肌松药　应用布洛芬后，巴氯芬的毒性产生，参见 M37 第1799页。

药动学

布洛芬摄入后从胃肠道吸收，血药浓度1~2h达峰值，布洛芬也可直肠给药吸收，也可经皮肤吸收。例如一些注册药品信息报告，布洛芬从局部凝胶制剂中经皮肤吸收量约是口服吸收量的5%。布洛芬与血浆蛋白结合率为90%~99%，血浆半衰期约2h。主要以代谢产物及其结合物形式经尿液迅速排泄。约1%以原形在尿液中排泄，约14%以布洛芬结合物形式排泄。经乳汁分泌的量极少。

上文中数据指的是布洛芬的外消旋体。然而，布洛芬具有立体选择性，有从非活性形式的 R-(－)对映体

向活性形式 S-(＋)型右布洛芬的代谢转化（见第38页）。

1. Davies NM. Clinical pharmacokinetics of ibuprofen: the first 30 years. *Clin Pharmacokinet* 1998; **34**: 101–54.
2. Sharma PK, *et al.* Pharmacokinetics of oral ibuprofen in premature infants. *J Clin Pharmacol* 2003; **43**: 968–73.
3. Gregoire N, *et al.* Population pharmacokinetics of ibuprofen enantiomers in very premature neonates. *J Clin Pharmacol* 2004; **44**: 1114–24.
4. Han EE, *et al.* Pharmacokinetics of ibuprofen in children with cystic fibrosis. *Pharmacokinet* 2004; **43**: 145–56.
5. Hao H, *et al.* Enantioselective pharmacokinetics of ibuprofen and involved mechanisms. *Drug Metab Rev* 2005; **37**: 215–34.
6. Kyllonen M, *et al.* Perioperative pharmacokinetics of ibuprofen enantiomers after rectal administration. *Paediatr Anaesth* 2005; **15**: 566–73.
7. Kokki H, *et al.* Cerebrospinal fluid distribution of ibuprofen after intravenous administration in children. Abstract: *Pediatrics* 2007; **120**: 882. Full version: http://pediatrics.aappublications.org/cgi/reprint/120/4/e1002 (accessed 15/09/09)
8. Gregoire N, *et al.* Population pharmacokinetic analysis of ibuprofen enantiomers in preterm newborn infants. *J Clin Pharmacol* 2008; **48**: 1460–8.

用途和用法

布洛芬是丙酸衍生物，是一种 NSAID（第94页）。抗炎作用弱于部分其他 NSAIDs。

布洛芬用于治疗轻度至中度疼痛和炎症反应，例如痛经、头痛（包括偏头痛）、术后疼痛、牙痛、肌肉骨骼和关节病变，如强直性脊柱炎、骨关节炎、类风湿关节炎（包括青少年特发性关节炎）；关节周围病变，如滑囊炎、腱鞘炎；软组织疾病，如扭伤、拉伤。布洛芬也用于退热。

布洛芬可替代吲哚美辛用于动脉导管未闭。

用于镇痛，**口服**常用剂量为每日1.2~1.8g，分次给药，但有些患者每日维持剂量600mg~1.2g即可产生疗效。需要时可增加剂量。在英国，最大推荐剂量为每日2.4g，而在美国则为每日3.2g。布洛芬的缓释制剂可每日给药1次或2次，实际给药量因不同制剂而异。类风湿关节炎患者所需布洛芬剂量普遍高于骨关节炎患者。用于退热的推荐剂量，成人每4~6h 200~400mg，最大剂量每日1.2g。关于儿童口服剂量，参见下文**儿童用法**项下。

布洛芬可以静脉输注方式**胃肠外**给药，用于控制轻中度疼痛及辅助阿片类镇痛药用于中重度疼痛，也可用于退热。镇痛时，需要时每6h给400~800mg。退热时，初始剂量为400mg，需要时每4~6h给400mg，或每4h给100~200mg。不论哪种适应证，输注时间不能低于30min，每日总量不能超过3.2g。布洛芬也可胃肠外给药用于治疗早产儿动脉导管未闭，关于详细用药剂量，参见下文。

布洛芬也可以5%膏剂、泡沫剂、凝胶剂或喷雾溶液**局部**应用。10%凝胶也可使用。也可使用含布洛芬500μg/mm²的敷料治疗溃疡和表面伤口。

布洛芬通常以碱基形式应用，但也应用**衍生物**，包括各种盐、酯及其他复合物，包括赖氨酸（见下文**动脉导管未闭**）及其钠盐、愈创木酚及吡哆醇酯、马布洛芬（布洛芬基乙醇）、异丁普氨及苯甲酸钙等衍生物。

布洛芬常以外消旋混合物形式给药，但在有些国家，使用只含 S-(＋)型异构体的布洛芬制剂，见第38页。

儿童用法　在英国，BNFC 2010/11 推荐下述根据年龄制订的口服剂量用于儿童**疼痛、软组织损伤所致炎症、或发热**：

- 1~3个月：5mg/kg，每日3次或4次；
- 3~6个月：50mg，每日3次；
- 6~12个月：50mg，每日3次或4次；
- 1~4岁：100mg，每日3次；
- 4~7岁：150mg，每日3次；
- 7~10岁：200mg，每日3次；
- 10~12岁：300mg，每日3次；
- 12~18岁：初始剂量300~400mg，每日3次或4次，需要时增量，最大剂量每日2.4g。维持量200~400mg，每日3次。
- 对于3个月~12岁儿童的严重症状，可每日给予30mg/kg（最大剂量每日2.4g），分3次或4次服用。

在美国，用于6个月及以上儿童的推荐剂量为：发热，5~10mg/kg（依据发热程度）；疼痛，10mg/kg，每6~8h给药1次，每日最大剂量40mg/kg。

治疗风湿性疾病时（包括青少年特发性关节炎），BNFC 2010/11 推荐对于3个月及以上患儿，每次给予10mg/kg，每日3次或4次（最大剂量每日2.4g）。对于全身性青少年特发性关节炎，可根据需要增加至每日

60mg/kg，分4~6次服用（最大剂量每日2.4g）。在美国，用于青少年特发性关节炎的常用量为30~40mg/kg，分次服用。

对于上述所有的适应证，英国注册药品信息也推荐了相似的给药方案。但是布洛芬不被推荐用于体重低于5kg或3个月以下幼儿。

用于**免疫后发热**时，推荐第1次服用50mg，6h后服用第2次，如果第2次给药后，发热仍存在，需要咨询医生。对于2~3个月的婴儿，根据医生建议可以给予50mg布洛芬用于免疫后发热。

布洛芬或其赖氨酸盐也用于治疗**早产儿动脉导管未闭**，应用剂量见下文。

恶病质　布洛芬与甲地孕酮合用于治疗癌症恶病质，参见 M37 第2046页。

囊性纤维化　在囊性纤维化（参见 M37 第157页）患者中，针对于假单胞菌慢性肺部感染的炎症反应，导致肺损伤。已在研究 NSAIDs 替代皮质激素用于缓解肺的炎症反应。一些文献[1,2]发现证据支持应用高剂量 NASIDs，特别是布洛芬可以延缓囊性纤维化患者肺损伤的进展，然而，关于应用高剂量的长期安全性数据很少[1]，有人[3]认为这限制了 NSAIDs 在这方面的应用。另有人仍确信应用 NSAIDs 显示出益处[4]。有充分的数据支持建议当静脉给予氨基糖苷类或其他肾毒性药物时，应暂时停用 NASIDs[1]。

1. Lands LC, Stanojevic S. Oral non-steroidal anti-inflammatory drug therapy for cystic fibrosis. Available in The Cochrane Database of Systematic Reviews; Issue 4. Chichester: John Wiley; 2007 (accessed 07/11/07).
2. Konstan MW. Ibuprofen therapy for cystic fibrosis lung disease: revisited. *Curr Opin Pulm Med* 2008; **14**: 567–73.
3. Fennel PB, *et al.* Use of high-dose ibuprofen in a pediatric cystic fibrosis center. *J Cyst Fibros* 2007; **6**: 153–8.
4. Bush A, Davies J. Non! to non-steroidal anti-inflammatory therapy for inflammatory lung disease in cystic fibrosis (at least at the moment). *J Pediatr* 2007; **151**: 228–30.

疼痛　一项对于585例（平均年龄64岁）关节痛患者的长期研究[1]发现，布洛芬口服和局部给药发挥的镇痛效果相似，只是前者的不良反应更轻微。主要不良反应的发生率没有差别。

口服单剂量布洛芬是治疗术后疼痛的有效镇痛药[2]。

1. Underwood M, *et al.* Topical or oral ibuprofen for chronic knee pain in older people: the TOIB study. *Health Technol Assess* 2008; **12**: 1–176.
2. Derry C, *et al.* Single dose oral ibuprofen for acute postoperative pain in adults. Available in The Cochrane Database of Systematic Reviews; Issue 3. Chichester: John Wiley; 2009 (accessed 15/09/09).

动脉导管未闭　布洛芬或其赖氨酸盐胃肠外给药可用于34周以下的早产儿动脉导管未闭的治疗（第66页），给药剂量以含布洛芬表示。3次静脉给药（输注时间超过15min），给药间隔24h。初始剂量相当于10mg/kg布洛芬，以后2次为5mg/kg。如果这一疗程48h后，导管仍开放，可进行第2疗程的治疗，如果仍未产生作用，则需要手术治疗。如果给予碱基形式时，布洛芬注射液不需要稀释，必要时，可以用0.9%氯化钠注射液或5%葡萄糖注射液稀释。如果使用的是赖氨酸盐，则需要用0.9%氯化钠注射液或5%葡萄糖注射液稀释。

有建议称，在治疗动脉导管未闭时，与吲哚美辛相比，布洛芬是一种更好的治疗药物，见第66页。

制剂

BP 2010: Ibuprofen Cream; Ibuprofen Gel; Ibuprofen Oral Suspension; Ibuprofen Tablets; Prolonged-release Ibuprofen Capsules; Prolonged-release Ibuprofen Tablets;
USP 33: Ibuprofen and Pseudoephedrine Hydrochloride Tablets; Ibuprofen Oral Suspension; Ibuprofen Tablets.

专利制剂

Arg.: Actron; Acuilfem; Afebril; Algioprofen†; Atomo Desinflamante Ibu; Bistryl†; Butidiona; Causalon Ibu; Copiron; Dolocoxt; Dolorsyn; Druisel; Fabogesic; Febratic; Fontol; Ibu; Ibu Evanol; Ibu-Lady†; Ibu-Novalgina; Ibubenitol; Ibucalmin; Ibucler; Ibufabra; Ibufix; Ibufull; Ibulam; Ibumar; Ibumultin; Ibup†; Ibupirac; Ibupiretas; Ibuprofenix; Ibuprofex; Ibusi; Ibusol; Ibusumal†; Ibutenk; Ibuxim; Ibuzidine; Kesant†; Matrix; Novo Geniol; Oxibut; Pakurat; Ponstil Mujer; Ponstin; Ponstinetas; Saliva; Sindol; Teprix; Tonal; Vefren; **Austral.:** ACT-3†; Actiprofen†; Advil; Brufen; Dimetapp Pain & Fever Relief; Nurofen; Proven; Rafen; Tri-Profen; **Austria:** Advil; Aktren; Avallone†; Brufen; Dismenol Neu; Dolgit; Dolibut; Dolofort; Duafen; Ibu†; Ibudolt; Ibufem†; Ibugel†; Ibumetin; Ibupront†; Ibutop; Imbunt; Kratalgin; Momento; Nureflex; Nurofen; Pedea; ratioDolor; Tabcin†; **Belg.:** Adulfen Lysine; Advil Mono; Brufen; Buprophar; Dolofin; Epsilon; Extrapan; Ibu-Slow†; Ibumed; Ibutop; Junifen†; Malafene; Nurofenbryt†; Nurofen; Optalidon Nieuwe Formule; Pedea; Perdofemina; Perviam; Provenol†; Siprofent; Spidifen; **Braz.:** Actiprofen; Advil; Algiflex; Algy-Flandeni†; Alivium; Artril; Dalsy; Doraplaxt; Doretrim†; Feldan; Fenburil†; Ib-Profenot; Ibufran; Ibupril; Ibuprofan; Lombalgina; Maxifen; Motrin; Parartrin†; Spidufen; Uniprofen; **Canad.:** Advil; Infants Motrin; Motrin; Novo-Profen; Pamprin Ibuprofen; **Chile:** Actron; Advilt; Bediatil; Deucodol; Dolorub; Esanterm; Fortapal†; Ibu; Ibu-4†; Ibu-6†; Ibupirac; Ipson; Kin; Motrin; Niofen; Pediaprofen; Pironal; Pyriped; Tifen†; **Cz.:** Advil; Baroc; Brufen; Dolgit; Ibalgin; Ibuberl; Ibudolor;

Ibumax; Irfen†; Nurofen; Nurofen Advance; Nurofen Stopgrip; Pabiprofen†; Panafen; Pedea; Solpaflex†; Tomaflex†; Urgo†; ***Denm.:*** Apain†; Brufen; Ibumetin; Ibureumin†; Ibutop; Ipren; Pedea; Solpaflex†; ***Fin.:*** Brufen†; Burana; Ibumax; Ibumetin; Ibusal; Ibutabs; Ibuxin; ***Fr.:*** Advil; Anadvil; Antarene; Biatain-Ibu; Brufen; Dolgit; Doltaque†; Ergix; Expanfen; Gelufene; Hemagene Tailleur; Ibutop; Intralgis; Nureflex; Nurofen; Nurofenflash; Nurofenpro; Nurofentabs; Pedea; Solufen; Spedifen; Spifen; Tiburon; Upfen; ***Ger.:*** Advel; Aktren; Anco; Biatain-Ibu; Contraneural†; Dismenol N; Dolgit; Dolo Sanol; Dolo-Puren; Dolobene Ibu; Dolodoc; Dolormin; Esprenit; Eudorlin Extra; Eudorlin Migrane; Gyno-Neuralgin; Ib-u-ron; Ibu; Ibu Benuron†; ibu-Attritin; Ibu-ratiopharm; Ibu†; Ibubeta; Ibudolor; Ibuflam; Ibuhexal; Ibumerck†; Ibuprof†; Ibutad; Ibutop; Imbun; Jenaprofen†; Kontagripp; Mensoton; Migranin Ibuprofen; Neuralgin extra mit Ibuprofen; Nurofen; Optalidon Ibu; Opturem; Parsal†; Pedea; Pfeil†; Schmerz-Dolgit; Spalt†; Tabalon; Tispol Ibu-DD; Togal Akut Ibuprofen†; Trauma-Dolgit; Tussamag Fieber- und Schmerztabletten; Urem; ***Gr.:*** Advil; Algofren; Brufen; Buscofem; Chrobifen; Drin; Focus; Forbiphen; Ibodezil; Ibugel; Ibuspel; Londodact; Nurofen; Pinafor; Rozovin; ***Hong Kong:*** Advil†; Bifen; Bupogesic†; Cortal Ibuprofen; Dolo-Spedifen†; Ibufac; Ibupen†; Infacalm; Maprofen; Neutropain; Nurofen†; Perofen; Profen; Rafen; Schufen; Spedifen; Synprofen; Zofen; ***Hung.:*** Advil; Algoflex; Dolgit; Huma-Profen†; Ibulos†; Ibumax; Ibutop; Melfen; Nurofen; Solpaflex†; Spedifen; ***India:*** Brufen; Butafen†; Cipgesic; Ibugesic; Ibupal; ***Indon.:*** Anafen; Arthrifen; Bufect; Dofen; Dolofen-F; Ethifen; Farsifen; Febryn†; Fenris; Iprox; Lexaprofen; Mofen; Nofena†; Ostarin; Prifen†; Profen; Proris; Prosinal; Rhelafen; Ribunal; Shelrofen†; Spedifen; Yariven; ***Irl.:*** Advil; Brufen; Bufigen†; Buplex; Easofen; Fenopine; Ibugel; Melfen; Nurofen; Nurofen Advance; Pedea; Phorpain; Proflex; Provin; Solfen†; ***Israel:*** Adex; Advil; Artofen; Ibufen; Ibuleve; Nurofen; ***Ital.:*** Algofen; Antalfebal; Antalfort; Antalgil; Antalisin; Arfen; Benflogin†; Brufen; Buscofen; Calmine; Cibalgina Dol; Cibalgina Due Fast; Dolocyl†; Dolofast; Edenil; Faspic†; Ganaprofene†; Gineflor; Ginenorm; Moment; Momentact; Nureflex; Nurofast; Nurofen; Nurosolv; Pedea; Sinifev; Spidifen; Subitene; ***Malaysia:*** Bifen; Brufen; Ibufac; Ibufen†; Nurofen; Perofen; Rupan†; Spedifen; ***Mex.:*** ABKI; Actron; Adivon†; Advil; Aflusil; Ainex†; Aldofen; Algidol; Bestafen; Carone; Citalgan; Dadicil; Days; Dibufen†; Dipofen; Diprodol; Dolprin; Dolprofen; Dolval; Dolver; Eufenil; Febratic†; Fidoin-Q; Flexafen; Gelidol; Gobrosan; Ibuflam; Ibuflex; Ifentil; Inpained; Maxifen; Medifen; Mejorultra†; Motrin; Nafendol; Natiken†; Pro-XB; Proartinal; Probuxil; Quadrax; Realdrax; Ribufen†; Tabalon; ***Neth.:*** Advil; Brufen; Femapirin; Ibosure; Ibulgan†; Nurofen; Pedea; Roco; Sarixell; Spidifen; Zafen; ***Norw.:*** Brufen; Ibumetin; Ibuprox; Ibux; Pedea; ***NZ:*** ACT-3; Brufen; Fenpaed; Ibucare†; Nurofen; Nurofen Migraine; Nurofen Tension Headache; Panafen; ***Philipp.:*** Advil; Brufen†; Dolafen; Dolan; Faspic; Genselax; Idyl; Medicol; Midol; Rheuxan; ***Pol.:*** Aprofen; Bolinet†; Deep Relief†; Dolgit; Ibalgin; Ibufen; Ibum; Ibupar; Ibuprom; Nurofen; Nurofen Migrenol; Pedea; ***Port.:*** Anadvil; Arfen; Baroc; Brufen; Calbrun; Dolocyl; Dolomate; Dolormin†; Faspic; Fenibu; Fenpic; Frenidor; Ibupax†; Junifen†; Kifen; Liderfen; Moment; Motrin†; Nolofene; Norvectan; Nuprilan†; Nurofen; Ozonol; Pedea; Perdofen; Plusofen†; Seclodin; Solufen; Solvium; Spidifen; Sporfen; Tricalma; Trifene; Zafen; Zip-A-Dol; ***Rus.:*** Aldospray (Альдоспрей); Burana (Бурана); Dolgit (Долгит); Faspic (Фаспик); Ibalgin (Ибалгин); Ibufen (Ибуфен); Mig (Миг); Nurofen (Нурофен); Pedea (Педеа); Solpaflex (Солпафлекс); ***S.Afr.:*** Adfen; Advil; Betagesic; Betaprofen; Brufen; Iboflam; Ibugesic; Ibuleve†; Ibumax†; Ibumed†; Inza; Norflam T†; Nurofen; Pedea; Ranfen; ***Singapore:*** Bifen; Ibufen; Nurofen; Zofen; ***Spain:*** Advil; Aldospray Analgesico; Algiasdin; Algidrin; Alogesia; Altior†; Apirofeno; Articalm; Babypiril†; Bexistar; Calmafher†; Dadosel; Dalsy; Diltix; Doctril; Dolbufen†; Dolorac; Dorival; Espidifen; Factopan; Feminalin; Fenomas; Fiedosin; Frenatermin; Gelobufen; Gelofeno; Gelopiril; Ibubex; Ibufarmalid; Ibufen; Ibukey; Ibumac; Ibuprox; Isdibudol†; Isdol†; Junifen; Narfen; Neobrufen; Nodolfen; Norvectan; Nurofen; Oberdol; Oltyl†; Optajun; Paidofebril; Pedea; Pirexin; Ratiodol; Saetil; Solvium; Tedifebrin†; Termalfeno; ***Swed.:*** Alindrin; Brufen; Ibumetin; Ipren; ***Switz.:*** Alges-X; Algifor; Artofen; Brufen; Dismenol; Dolo-Dismenol†; Dolo-Spedifen; Dolocyl; Ecoprofen; Grefen; Ibu eco; Ibufen-L; Ibusifar; Iproben; Iprogel†; Irfen; Melabon†; Nurofen; Optifen; Perskindol Ibuprofen acute; Saridon N; Sinedol Ibuprofen†; Spedifen; Treupel Dolo Ibuprofen; ***Thai.:*** Ambufen; Anbifen; Aprofen; Babefen Sus†; Borafen; Borakid; Brufen; Brufenin; Brugin; Bruprin; Brusil; Buflex; Bumed; Bunofen; Cefen; Cenbufen; Coprofen; Duran; Eufen; Fafen; Faspic†; G-Fen; Gesica; Gofen; Greatofen; Heidi; I Fen F; I-Profen; Ibrofen; Ibu†; Ibufac; Ibufex; Ibugan; Ibukids; Ibulan; Ibuman; Ibumax; Ibupac; Iburen†; Junifen†; Junimol; Mano-Bruzone; Nurofen; Ostofen†; P-Fen; Pippen; Probue†; Probufen; Profen; Profeno; Rabufen; Rheumanox; Rumasian†; Rumatifen†; Rupan†; Schufen; Sinprofen; Skelan IB; Spedifen; Suphen; Tofen; Trofen; Umafen†; ***Turk.:*** Advil; Artril; Balafen; Bebol†; Berkofen; Biophen; Brufen; Dolgit; Dolven; Gerofen; Ibu-600; Ibufen; Kiddyfen; Nurofen; Pedifen; Profen; Repozal; Rofen; Siyafen; Suprafen; Temsofen; Ultrafen; Upren; ***UAE:*** Profinal; ***UK:*** Advil; Anadin Ibuprofen; Anadin Joint Pain; Anadin Ultra; Arthrofen; Biatain-Ibu; Brufen; Calprofen; Cuprofen; Ebufac; Fenbid; Fenpaed; Feverfen; Galprofen; Hedex Ibuprofen; Ibrufhalal; Ibufem; Ibugel; Ibuleve; Ibumousse; Ibuspray; Ibutop Cuprofen; Ibutop Ralgex; Librofem; Mandafen; Manorfen; Mentholatum Ibuprofen; Migrafen; Novaprin; Nurofen; Nurofen Migraine; Obifen; Orbifen; Pacifene; Pedea; Phor Pain; Proflex†; Radian-B Ibuprofen; Relcofen; Rimafen; ***Ukr.:*** Dolgit (Долгит); Ibuprom (Ибупром); Ibutard (Ибутард); Imet (Имет); Irfen (Ирфен); Nurofen (Нурофен); Pedea (Педеа); ***USA:*** Advil; Anadar; Caldolor; Genpril†; Ibu; Ibu-Tab; Ibu-4, -6, -8; Ibutab; Menadol; Midol Cramp & Body Aches; Motrin; NeoProfen; Nuprin†; Saleto-200; ***Venez.:*** Advil; Brugesic; Buprifen†; Buprodol; Butilene†; Dologesic; Femicaps; Femmex Plus; Ibucaps; Ibufen; Ibufenac†; Ibuprin; Ibuprox†; Ibutan; Lumbax; Max; Maydol; Mestral; Motrin; Pedibu.

多组分制剂 ***Arg.:*** Aliviagrip; Buscapina Fem; Butidiona†; Causalon Gesic†; Dexprofeno; Espasmofin; Feminity; Ibu Evanol Plus; Ibu-Buscapina†; Ibu-Tetralgin; Ibudolofrix; Ibudristan; Ibufem; Ibumar Migra†; Ibunastizol; Ibupirac Fem; Ibupirac Flex; Ibupirac Migra; Ibuxim Fem; Mensalgin; Migral II; Roveril; Supragesic; Teprix Fem; Vefren Flex; ***Austral.:*** Dimetapp Headcold & Flu†; Nurofen Cold & Flu; Nurofen Plus; Panafen Plus; Proven Plus; Sudafed Sinus & Anti-inflammatory Pain Relief; ***Austria:*** Advil Cold†; Ardinex†; ***Belg.:*** Adulfen Codeine†; ***Braz.:*** Algi-Itamanil†; Algi-Reumatril; Fymnal†; Reuplex; ***Canad.:*** Advil Cold & Sinus; Advil Cold & Sinus Nighttime; Advil Cold & Sinus Plus; Childrens Advil Cold; Cold + Sinus; Robax Platinum; Sudafed Sinus Advance; Vicks DayQuil Sinus & Pain Relief; ***Chile:*** Adona†; Artritapsin; Butartrol; Deucodol Plus; Dolnix; Dolo Winasorb; Dolo-Niofen; Dolo-Octirona; Dolonase; Ibupirac Compuesto; Ibupirac Flu; Ipson-D; Neo Butartrol; Niofen Flu; Pironal Flu; Precenid; Predual; Silartrin†; Termo-Niofen; ***Cz.:*** Advil Cold†; Ardinex†; Ibu-Hepa; Ibufein†; Modafen; ***Fin.:*** Ardinex; Burana-C; ***Fr.:*** Anadvil Rhume; Cliptol; Nurofen Rhume; Rhinadvil; Rhinureflex; Vicks Rhume†; ***Gr.:*** Nurofen Cold & Flu; Vicks†; ***Hong Kong:*** Neuroquick; ***Hung.:*** Advil Cold†; Algoflex-M; Deep Relief; Nurofen Cold & Flu; Rhinathiol Cold; ***India:*** Acks†; Anaflam; Answell; Bruace; Cipgesic Plus; Combiflam; Duoflam; Duoflam Plus; Emflam Plus; Flexon; Flexon-MR; Ibu-Proxyvon; Ibuflamar-P; Ibugesic Plus; Ibugesic-M; Parvon Forte; Reactine Forte; Robiflam; Somaflam; ***Indon.:*** Aknil†; Arthrifen Plus; Axalan†; Bodrex Extra; Iremax; Limasip†; Neo Rheumacyl; Neo Rheumacyl Neuro; Neuralgin; Oskadon SP; Profenal; Shelrod-Plus†; ***Irl.:*** Advil Cold & Flu; Codafen Continus†; Nurofen Cold & Flu; Nurofen Plus; Vicks Action; ***Israel:*** Advil Cold & Sinus; Nurofen Cold & Flu; Nurofen Plus; ***Ital.:*** Nurofen Influenza e Raffreddore; Solviflu†; Vicks Flu-Action; ***Jpn:*** Colgen Kowa IB Toumei; ***Mex.:*** Actron Plus; Algitrin; Buscapina Fem; Carbager-Plus; Dualgos; Eufenil M28; Gelidol-X-Press; Sinutab Advance; ***NZ:*** Nurofen Cold & Flu; Nurofen Plus; ***Philipp.:*** Alaxan; Anoflam; Brustan†; Fladexon; Flexan; Flexigesic; I-Laxx; Muskelax; Proflex; Relievo; Restolax; Selxan; ***Pol.:*** Ardinex†; Dip Rilif; Ibalgin Sport; Ibuprom Zatoki; Metafen; Modafen; Nurofen Antigrip; Nurofen Plus; ***Rus.:*** Brustan (Брустан); Deep Relief (Дип Рилиф); Ibuclin (Ибуклин); Novigan (Новиган); Nurofen Plus (Нурофен Плюс); Pentabufen (Пентабуфен); Theraflex Advance (Терафлекс Адванс); ***S.Afr.:*** Advil CS; Benylin For Colds; Dentopain; Dentopain Forte; Gen-Payne; Ibucod; Ibumol; Ibupain; Ibupain Forte; Lotem; Mybucod; Mybulen; Mypaid; Myprodol; Nurofen Cold & Flu; Nurofen Plus; Sinumax Cold & Flu; Sinutab 3-Way; ***Spain:*** Astefor; Nurofen Complex; Salvarina; ***Swed.:*** Ardinex; ***Switz.:*** Ibufen-L; ***Thai.:*** Alaxan PI; Bruno; Brustan; Cetan†; Dologen; Kintal†; Panofen; Rumatifen-Plus†; Skelan; ***Turk.:*** Dolorin Cold; Nurofen Cold & Flu; ***UAE:*** Profinal Cold & Sinus; Profinal FM; Profinal XP; ***UK:*** Cuprofen Plus; Deep Relief; Lemsip Flu 12Hr; Lemsip Max All Night Cold & Flu; Lemsip Pharmacy Powercaps; Non-Drowsy Sudafed Dual Relief Max; Nurofen Cold & Flu; Nurofen Plus; Nurofen Sinus†; Orbifen Cold & Flu; Solpadeine Migraine; Solpaflex; ***Ukr.:*** Ibuprom Sinus (Ибупром Синус); Theraflex Advance (Терафлекс Адванс); ***USA:*** Advil Allergy Sinus; Advil Cold & Sinus; Advil PM; Anadar Cold & Flu; Childrens Advil Cold; Childrens Ibuprofen Cold; Childrens Motrin Cold; Combunox; Dimetapp Childrens Cold & Fever; Dimetapp Sinus; Dristan Sinus; Ibudone; Motrin IB Sinus; Reprexain; Sine-Aid IB; Vicoprofen; ***Venez.:*** Brudol; Brugesic Plus; Brugesina; Colfene; Femmexultra; Ibucoden.

Ibuproxam (*rINN*) 异丁普生

Ibuproxamum. 4-Isobutylhydratropohydroxamic acid.

Ибупроксам

$C_{13}H_{19}NO_2 = 221.3.$

CAS — 53648-05-8.

ATC — M01AE13.

ATC Vet — QM01AE13.

UNII — O3LD16096Z.

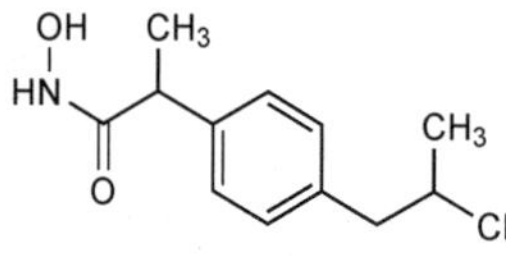

简介

异丁普生是一种 NSAID（第92页），用于肌肉骨骼、关节、软组织疾病。

制剂

专利制剂

Spain: Nialen†.

Imidazole Salicylate (*rINN*) 水杨酸咪唑

Imidazole, Salicylate d'; Imidazoli Salicylas; Salicilato de imidazol. Imidazole compounded with salicylic acid.

Имидазола Салицилат

$C_{10}H_{10}N_2O_3 = 206.2.$

CAS — 36364-49-5.

ATC — N02BA16.

ATC Vet — QN02BA16.

UNII — 4JVD4X01MJ.

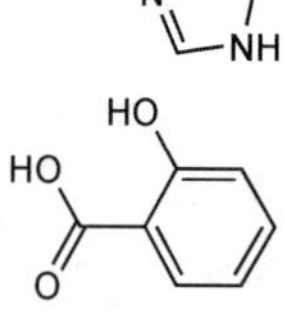

简介

水杨酸咪唑属于水杨酸衍生物（见第20页**阿司匹林**），用于治疗发热、呼吸道炎症和耳鼻咽喉疾病。口服剂量每日 2.25g，分次给药。也可直肠栓剂给药，或5%凝胶局部用于缓解肌肉疼痛及风湿性疼痛。

制剂

专利制剂

Ital.: Selezen.

Indometacin (*BAN*, *rINN*) 吲哚美辛

Indometacina; Indometacinas; Indométacine; Indometacinum; Indometacyna; Indometasiini; Indometasin; Indomethacin *(USAN)*. [1-(4-Chlorobenzoyl)-5-methoxy-2-methylindol-3-yl]acetic acid.

Индометацин

$C_{19}H_{16}ClNO_4 = 357.8.$

CAS — 53-86-1.

ATC — C01EB03; M01AB01; M02AA23; S01BC01.

ATC Vet — QC01EB03; QM01AB01; QM02AA23; QS01BC01.

UNII — XXE1CET956.

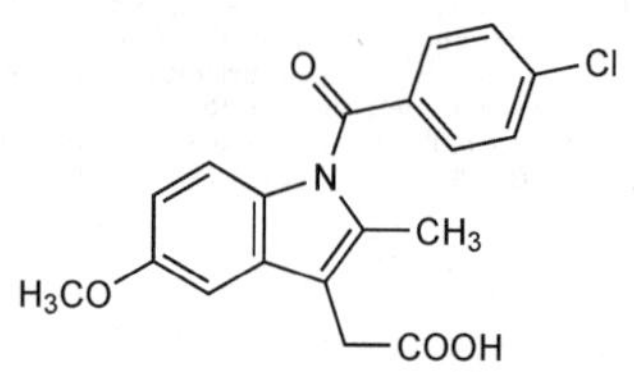

Pharmacopoeias. In *Chin., Eur.* (see p.vii), *Int., Jpn, US,* and *Viet.*

Ph. Eur. 6. 8（Indometacin） 白色或黄色结晶性粉末。几乎不溶于水；略溶于乙醇。避光。

USP 33（Indomethacin） 微黄至棕黄色结晶性粉末，几乎无臭。具有多晶型。几乎不溶于水；溶于乙醇（1：50）、氯仿（1：30）和乙醚（1：40）。避光。

稳定性 吲哚美辛在碱性溶液中不稳定。

Indometacin Sodium (*BANM*, *rINNM*) 吲哚美辛钠

Indometacina sódica; Indométacine Sodique; Indomethacin Sodium *(USAN)*; Indomethacin Sodium Trihydrate; Natrii Indometacinum. Sodium 1-(4-chlorobenzoyl)-5-methoxy-2-methylindole-3-acetate, trihydrate.

Натрий Индометацин

$C_{19}H_{15}ClNNaO_4,3H_2O = 433.8.$

CAS — 74252-25-8.

UNII — 0IMX38M2GG.

Pharmacopoeias. In *US.*

USP 33（Indomethacin Sodium） 避光。

配伍禁忌 吲哚美辛钠注射剂可用无防腐剂的 0.9%注射用氯化钠或注射用水复溶。不能使用含有葡萄糖的制剂。在 pH 值小于 6 时复溶，会产生吲哚美辛沉淀。据报道，可见的配伍禁忌发生在吲哚美辛钠注射液与盐酸妥拉唑林[1]、7.5%和 10%葡萄糖溶液、葡萄糖酸钙、多巴酚丁胺、多巴胺、西咪替丁[2]、硫酸庆大霉素、左氧氟沙星[3]和硫酸妥布霉素[4]之间。pH 值小于 6 可能是造成吲哚美辛与这些药物发生配伍禁忌的原因。

1. Marquardt ED. Visual compatibility of tolazoline hydrochloride with various medications during simulated Y-site injection. *Am J Hosp Pharm* 1990; **47:** 1802–3.
2. Ishisaka DY, *et al.* Visual compatibility of indomethacin sodium trihydrate with drugs given to neonates by continuous infusion. *Am J Hosp Pharm* 1991; **48:** 2442–3.
3. Saltsman CL, *et al.* Compatibility of levofloxacin with 34 medications during simulated Y-site administration. *Am J Health-Syst Pharm* 1999; **56:** 1458–90.
4. Thompson DF, Heflin NR. Incompatibility of injectable indomethacin with gentamicin sulfate or tobramycin sulfate. *Am J Hosp Pharm* 1992; **49:** 836–8.

稳定性 复溶后的吲哚美辛钠溶液 $500\mu g/ml$ 在生产商提供的原玻璃小瓶内或聚丙烯注射器内[1]，于 2～6℃可稳定贮藏 14 天。

1. Walker SE, *et al.* Stability of reconstituted indomethacin sodium trihydrate in original vials and polypropylene syringes. *Am J Health-Syst Pharm* 1998; **55:** 154–8.

不良反应和处置

参见第92页 **NSAIDs**。

与其他多数 NSAIDs 相比，吲哚美辛的不良反应更多。最常见的不良反应包括胃肠功能紊乱、头痛、眩晕、头晕眼花。胃肠穿孔、溃疡、出血也会发生。罕见的肠狭窄已有报道。其他不良反应还包括抑郁、嗜睡、耳鸣、精神错乱、失眠、精神异常、晕厥、抽搐、昏迷、外周神经病变、视物模糊、角膜沉积物及其他眼科反应、水肿、体重增加、高血压、血尿、皮疹、瘙痒、风疹、口腔炎、脱发和超敏反应。白细胞减少、紫癜、血小板减少、再生障碍性贫血、溶血性贫血、粒细胞减少、鼻出血、高血糖、醛固酮降低、高血钾和阴道出血也有报道。肝炎、黄疸和肾衰竭也有报道。超敏反应也发生于对阿司匹林过敏的患者。使用吲哚美辛栓剂的患者偶尔有报道发生直肠刺激和出血。

吲哚美辛注射剂用于早产**新生儿**时，发生的不良反应也包括出血、肾、胃肠、代谢紊乱和凝血障碍，肺动脉高压、颅内出血、液体潴留及感染恶化也有发生。

对血液的影响　从 1964 年 6 月至 1973 年 1 月，英国 CSM 共收到 1261 例吲哚美辛不良反应的报告。其中 157 例与血液系统不良反应有关（25 例死亡），包括血小板减少（35 例，5 例死亡）、再生障碍性贫血（17 例，无死亡）和粒细胞或白细胞减少（21 例，3 例死亡）[1]。随后，First Report from the International Agranulocytosis and Aplastic Anemia Study 证实，使用吲哚美辛与粒细胞减少和再生障碍性贫血之间存在重要联系[2]。一例动脉导管未闭的早产儿使用吲哚美辛后发生中性粒细胞减少[3]。

虽然 20 例妇女因早产而使用吲哚美辛治疗，母体的凝血酶原或活化的部分促凝血酶原激酶时间没有受到影响，但是，治疗期间母体出血时间延长[4]。没有发生新生儿室内出血和母亲产后出血的报道。

1. Cuthbert MF. Adverse reactions to non-steroidal antirheumatic drugs. *Curr Med Res Opin* 1974; **2**: 600–10.
2. The International Agranulocytosis and Aplastic Anemia Study. Risks of agranulocytosis and aplastic anemia: a first report of their relation to drug use with special reference to analgesics. *JAMA* 1986; **256**: 1749–57.
3. Bengtsson B-OS, et al. Indomethacin-associated neutropenia with subsequent Gram-negative sepsis in a preterm infant: cause or coincidence? *J Perinatol* 2006; **26**: 381–3.
4. Lunt CC, et al. The effect of indomethacin tocolysis on maternal coagulation status. *Obstet Gynecol* 1994; **84**: 820–2.

对脑血流量的影响　见下文用途和用法中动脉导管未闭项[1]。

对眼的影响　一例 33 岁男性患者长期高剂量使用吲哚美辛后发生严重且不可逆的视网膜病变[1]。对吲哚美辛引起眼科病变的所有文献总结后显示，吲哚美辛可产生视网膜毒性，但是损伤程度还不能确定。关于吲哚美辛对于视神经的作用参见第 92 页。

1. Graham CM, Blach RK. Indomethacin retinopathy: case report and review. *Br J Ophthalmol* 1988; **72**: 434–8.

对胃肠道的影响　接受吲哚美辛治疗的患者出现恶心、呕吐、消化不良和胃肠损伤症状，严重不良反应包括胃肠出血、溃疡和穿孔。已经确认 NSAIDs 可对胃肠道上部产生不良反应，吲哚美辛和有些 NSAIDs 对大肠也会产生不良反应[1]。早产儿使用吲哚美辛后，发生小肠穿孔、坏死性小肠结肠炎的危险增加[2–4]。出生时体重极低的婴儿或早产儿发生不良反应的危险增加。

1. Oren R, Ligumsky M. Indomethacin-induced colonic ulceration and bleeding. *Ann Pharmacother* 1994; **28**: 883–5.
2. Grosfeld JL, et al. Increased risk of necrotizing enterocolitis in premature infants with patent ductus arteriosus treated with indomethacin. *Ann Surg* 1996; **224**: 350–7.
3. Shorter NA, et al. Indomethacin-associated bowel perforations: a study of possible risk factors. *J Pediatr Surg* 1999; **34**: 442–4.
4. Fujii AM. Neonatal necrotizing enterocolitis with intestinal perforation in extremely premature infants receiving early indomethacin treatment for patent ductus arteriosus. *J Perinatol* 2002; **22**: 535–40.

对关节的影响　关于 NSAIDs 如吲哚美辛加速骨关节炎患者软骨损伤速度见第 92 页 **NSAIDs** 下的**对骨的影响**项下。

对肾脏的影响　服用吲哚美辛后，患者发生急性肾衰竭[1]、肾病综合征[2]和肾乳头坏死[3]。研究显示米索前列醇可减轻吲哚美辛导致的肾毒性[4,5]。

肾损伤也发生在静脉使用吲哚美辛治疗动脉导管未闭的**新生儿**中，损伤虽然罕见且通常是可逆的，但是对于原本有肾病的患儿[6]，产生的损伤也是严重的。严重或致命的肾毒性发生于因母亲服用吲哚美辛而接触该药物的新生儿[7]。吲哚美辛对胎儿肾功能的影响可延续至出生以后[8]。

1. Chan X. Fatal renal failure due to indomethacin. *Lancet* 1987; **ii**: 340.
2. Boiskin I, et al. Indomethacin and the nephrotic syndrome. *Ann Intern Med* 1987; **106**: 776–7.
3. Mitchell H, et al. Indomethacin-induced renal papillary necrosis in juvenile chronic arthritis. *Lancet* 1982; **ii**: 558–9.
4. Weir MR, et al. Minimization of indomethacin-induced reduction in renal function by misoprostol. *Clin Pharmacol Ther* 1991; **31**: 729–35.
5. Wong F, et al. The effect of misoprostol on indomethacin-induced renal dysfunction in well-compensated cirrhosis. *J Hepatol* 1995; **23**: 1–7.
6. Cuzzolin L, et al. NSAID-induced nephrotoxicity from the fetus to the child. *Drug Safety* 2001; **24**: 9–18.
7. van der Heijden BJ, et al. Persistent anuria, neonatal death, and renal microcystic lesions after prenatal exposure to indomethacin. *Am J Obstet Gynecol* 1994; **171**: 617–23.
8. Butler-O'Hara M, D'Angio CT. Risk of persistent renal insufficiency in premature infants following the prenatal use of indomethacin for suppression of preterm labor. *J Perinatol* 2002; **22**: 541–6.

对肝脏的影响　一名 52 岁女性患者服用吲哚美辛几天后出现胆汁淤积[1]，停用吲哚美辛后，肝功能指标恢复正常。

1. Cappell MS, et al. Indomethacin-associated cholestasis. *J Clin Gastroenterol* 1988; **10**: 445–7.

超敏反应　对阿司匹林过敏或有哮喘史的患者，使用吲哚美辛栓剂[1]、滴眼剂[2]和胶囊[3]后，发生包括急性哮喘的超敏反应。

1. Timperman J. A fatal asthmatic attack following administration of an indomethacin suppository. *J Forensic Med* 1971; **18**: 30–2.
2. Sheehan GJ, et al. Acute asthma attack due to ophthalmic indomethacin. *Ann Intern Med* 1989; **111**: 337–8.
3. Johnson NM, et al. Indomethacin-induced asthma in aspirin-sensitive patients. *BMJ* 1977; **2**: 1291.

注意事项

参见第 94 页 **NSAIDs**。

吲哚美辛慎用于癫痫、帕金森综合征或精神失常的患者。头部运用技巧性工作，如驾驶。长期应用吲哚美辛时，需要定期检查不良反应，BNF 59 特别提醒定期进行血液和眼科检查。患有直肠炎和痔疮的患者避免直肠给药。

吲哚美辛禁用于患有未治疗的感染、严重肾损伤或坏死性小肠结肠炎的**新生儿**。有出血症状（特别是胃肠出血或颅内出血）、血小板减少或凝血缺陷的婴幼儿避免使用吲哚美辛，在使用者需及时监测出血症状。治疗期间还要注意监测电解质水平和肾功能，当按预定方案第二次或第三次给药时，如果出现无尿或严重少尿，需延缓给药直到肾功能恢复至正常。

使用吲哚美辛的患者中地塞米松抑制试验会出现假阴性结果。

哺乳　一名出生仅 1 周母乳喂养的患儿发生抽搐反应，可能与其母亲服用吲哚美辛有关[1]，患儿 1 岁时动作和精神发育正常，没有再发作抽搐。

乳汁中可检测到吲哚美辛，但是一些研究者和 BNF 59 认为乳汁中吲哚美辛含量极低[2,3]，不会对乳儿产生危害。尽管承认上述抽搐病例的报道，American Academy of Pediatrics[4] 也认为吲哚美辛通常可用于哺乳妇女。然而注册药品信息建议哺乳妇女避免用吲哚美辛。

1. Eeg-Olofsson O, et al. Convulsions in a breast-fed infant after maternal indomethacin. *Lancet* 1978; **ii**: 215.
2. Beaulac-Baillargeon L, Allard G. Distribution of indomethacin in human milk and estimation of its milk to plasma ratio in vitro. *Br J Clin Pharmacol* 1993; **36**: 413–16.
3. Lebedevs TH, et al. Excretion of indomethacin in breast milk. *Br J Clin Pharmacol* 1991; **32**: 751–4.
4. American Academy of Pediatrics. The transfer of drugs and other chemicals into human milk. *Pediatrics* 2001; **108**: 776–89. [Retired May 2010] Correction. *ibid.*; 1029. Also available at: http://www.aappublications.org/cgi/content/full/pediatrics%3b108/3/776 (accessed 07/11/07)

老年人　根据一项在老年人中进行的吲哚美辛药动学试验研究[1]，认为老年患者使用吲哚美辛的维持剂量需要减少 25%。吲哚美辛在老年受试者中的总清除率低于青年受试者，这是由于药物在老年人中肝代谢减少的缘故。

1. Oberbauer R, et al. Pharmacokinetics of indomethacin in the elderly. *Clin Pharmacokinet* 1993; **24**: 428–34.

妊娠　见下文**用途和用法**中早产项下。

药物相互作用

与 NSAIDs 相关的药物相互作用见第 94 页。

阿司匹林抗炎剂量可降低吲哚美辛血浆药物浓度约 20%。二氟尼柳减少吲哚美辛从肾清除，增加吲哚美辛的血药浓度。二氟尼柳与吲哚美辛合用可引起致命的胃肠出血，二药避免合用。服用丙磺舒的患者吲哚美辛血药浓度有可能增加。

抗菌药　有报道，吲哚美辛可增加氨基糖苷类的血药浓度。

抗精神病药　有报道[1]吲哚美辛与氟哌啶醇合用时，引起严重嗜睡和精神错乱。

1. Bird HA, et al. Drowsiness due to haloperidol/indomethacin in combination. *Lancet* 1983; **i**: 830–1.

骨调节药　吲哚美辛可增加替鲁膦酸的生物利用度，参见 M37 第1070页。

去氨加压素　吲哚美辛加强去氨加压素的作用。

地高辛　地高辛与吲哚美辛合用，不仅使地高辛的血药浓度增加（见第315页），而且已有报道早产儿体内吲哚美辛的半衰期缩短（详见下文**药动学**中的**半衰期**项下内容）。

拟副交感神经药　氯乙酰胆碱眼科制剂的注册药品信息指出，有报道对于已使用 NSAIDs 眼科制剂的患者，乙酰胆碱和卡巴胆碱不起作用。

药动学

成年人吲哚美辛易从胃肠道吸收，单次给药，约

2h 血药浓度达峰值。食物、含铝或镁的抗酸药可减缓吸收速度。对于早产新生儿，口服吲哚美辛的吸收很差且不完全。成人栓剂直肠给药生物利用度与口服给药相当或稍低。

吲哚美辛与血浆蛋白结合率约 99%。可分布进入关节滑膜液、CNS 和胎盘。少量经乳汁分泌。成人中终末血浆半衰期为 2.6~11.2h。新生儿中终末血浆半衰期为 12~28h（也见下文）。吲哚美辛在肝中代谢并与葡糖苷酸结合，代谢产物为去甲吲哚美辛、去苯甲酰吲哚美辛、去甲基去苯甲酰吲哚美辛及它们的结合物。部分吲哚美辛进行 N-脱乙酰反应。吲哚美辛及其结合物存在肝肠循环。吲哚美辛及其代谢产物主要经尿液排泄，少量随粪便排泄。

1. Moise KJ, et al. Placental transfer of indomethacin in the human pregnancy. *Am J Obstet Gynecol* 1990; **162**: 549–54.
2. Mannila A, et al. Plasma and cerebrospinal fluid concentrations of indomethacin in children after intravenous administration. *J Clin Pharmacol* 2007; **47**: 94–100.

半衰期　早产儿中，吲哚美辛的血浆半衰期发生改变，与出生日期和体重成比例[1,2]。根据一种群体药动学模型计算，对于一个体重 1.7kg 的婴儿，出生 8 天后半衰期为 22.3h，25 天后 16.1h（如果同时应用地高辛，则为 11.2h）[2]。

1. Wiest DB, et al. Population pharmacokinetics of intravenous indomethacin in neonates with symptomatic patent ductus arteriosus. *Clin Pharmacol Ther* 1991; **49**: 550–7.
2. Smyth JM, et al. Intravenous indometacin in preterm infants with symptomatic patent ductus arteriosus: a population pharmacokinetic study. *Br J Clin Pharmacol* 2004; **58**: 249–58.

用途和用法

吲哚美辛是吲哚乙酸衍生物，是一种 NSAID（第 94页）。用于治疗肌肉骨骼和关节病，包括强直性脊柱炎、骨关节炎、类风湿关节炎、急性痛风和关节周围病变（如滑囊炎、腱鞘炎）。也用于整形外科手术中炎症、疼痛和水肿，缓解轻中度疼痛如痛经，以及作为阿片类药物的辅助用药于术后疼痛及用于退热，吲哚美辛也以钠盐形式用于早产儿动脉导管未闭（见下文）。

用于**慢性肌肉骨骼和关节病**，初次口服剂量 25mg，每日 2~3 次，必要时每日 25~50mg，一周后增至每日 150~200mg。为减轻夜晚疼痛和晨僵，可每日口服总剂量 100mg，或栓剂直肠给药。或者每日直肠给药总量 100mg，早晚各给予 1 次。口服和直肠给药联合使用时，每日总剂量不能超过 200mg。用于急性痛风时，每日总剂量 150~200mg，分次服用直到所有症状和体征减轻。治疗痛经时，推荐每日给予 75mg。吲哚美辛的缓释制剂可每日给予 1 次或 2 次。关于儿童用药剂量，见下文。

吲哚美辛以 0.1% 的滴眼剂用于**预防白内障手术过程中瞳孔缩小**；常用量为手术前一天给予 2 滴，2h 重复 1 次。手术前 3h 给予 2 滴，术前 1h 给予 2 滴。为预防**囊性斑点水肿**，术后每次 1 滴，每日 3 次，连续 15 日。以后减为每日 3 次，直到炎症症状消失。0.5% 的滴眼液也用于预防白内障手术引发的瞳孔缩小和炎症。吲哚美辛滴眼液也用于**其他炎症性眼科疾病**，常用量为 0.1% 的浓度，每次 1 滴，每日 4~6 次，直到症状消退。

葡甲胺吲哚美辛和**吲哚美辛吉法酯**（$C_{34}H_{40}ClNO_4 = 562.1$）是脂溶性的吲哚美辛酯，也用于疼痛和炎症反应。吲哚美辛和 L-精氨酸复合物，称为 indoarginine，也可应用。

儿童用法　在英国，虽然吲哚美辛未被批准用于治疗**风湿性疾病**，如儿童中青少年特发性关节炎，但 BNFC 2009 建议对于 1 个月至 18 岁的儿童，口服剂量 0.5~1mg/kg，每日 2 次，密切监测下可使用更高剂量。

吲哚美辛也可用于治疗新生儿**动脉导管未闭**，包括剂量的详细信息参见下文。

Bartter 综合征　Bartter 综合征的治疗有一定难度（见第479页）。儿童患者使用环氧合酶抑制药如吲哚美辛阻断激肽-前列腺素系统，可改善血钾和其他临床症状（包括生长迟缓）[1–5]。

1. Littlewood JM, et al. Treatment of childhood Bartter's syndrome with indomethacin. *Lancet* 1976; **ii**: 795.
2. Seidel C, et al. Pre-pubertal growth in the hyperprostaglandin E syndrome. *Pediatr Nephrol* 1995; **9**: 723–8.
3. Craig JC, Falk MC. Indomethacin for renal impairment in neonatal Bartter's syndrome. *Lancet* 1996; **347**: 550.
4. Mourani CC, et al. Bartter syndrome in a neonate: early treatment with indomethacin. *Pediatr Nephrol* 2000; **14**: 143–5.
5. Vaisbich MH, et al. Bartter syndrome: benefits and side effects of long-term treatment. *Pediatr Nephrol* 2004; **19**: 858–63.

尿崩症　吲哚美辛和其他前列腺素合成酶抑制药可减少所有类型肾性尿崩症患者的尿量（参见 M37 第2099页）。

1. Rosen GH, *et al.* Indomethacin for nephrogenic diabetes insipidus in a four-week-old infant. *Clin Pharm* 1986; **5:** 254–6.
2. Libber S, *et al.* Treatment of nephrogenic diabetes insipidus with prostaglandin synthesis inhibitors. *J Pediatr* 1986; **108:** 305–11.
3. Allen HM, *et al.* Indomethacin in the treatment of lithium-induced nephrogenic diabetes insipidus. *Arch Intern Med* 1989; **149:** 1123–6.
4. Martinez EJ, *et al.* Lithium-induced nephrogenic diabetes insipidus treated with indomethacin. *South Med J* 1993; **86:** 971–3.
5. Hohler T, *et al.* Indomethacin treatment in amphotericin B induced nephrogenic diabetes insipidus. *Clin Investig* 1994; **72:** 769–71.
6. Lam SS, Kjellstrand C. Emergency treatment of lithium-induced diabetes insipidus with nonsteroidal anti-inflammatory drugs. *Ren Fail* 1997; **19:** 183–8.

恶性肿瘤　与其他 NSAIDs（第 95 页）相同，吲哚美辛也被认为具有一定的抗肿瘤活性[1]，一些 NSAIDs 如吲哚美辛在诊断和治疗癌性发热方面有一定价值，对癌性发热的退热作用强于炎性发热[2]。吲哚美辛还适用于白介素-2 治疗引起的发热和流感样症状，但是相关治疗行为会使肾毒性恶化（参见 M37 第703页**药物相互作用**项下 **NSAIDs**）。

1. Mertens WC, *et al.* Effect of indomethacin plus ranitidine in advanced melanoma patients on high-dose interleukin-2. *Lancet* 1992; **340:** 397–8.
2. Engervall P, *et al.* Antipyretic effect of indomethacin in malignant lymphoma. *Acta Med Scand* 1986; **219:** 501–5.

新生儿室内出血　吲哚美辛试用于预防新生儿室内出血（参见 M37 第1017页）。几种可能的作用机制包括：收缩血管，减少脑血流量；降低氧自由基的损伤作用；加速心室周围血管的形成。使用吲哚美辛防止室内出血的早期研究得出相互矛盾的结果[1~3]。后来大规模的多中心临床试验（吲哚美辛预防室内出血试验，IIHP）研究显示，吲哚美辛可以减少室内出血的发生并可减轻其严重程度[4]，尤其是对一些严重的类型。在出生时体重 600~1250g 的婴儿出生后 6~12h 静脉给予吲哚美辛 100μg/kg，随后每隔 24h，再给予后 2 次剂量。然而对照组中患有严重室内出血的病例数过多可能使统计结果发生偏差[5]。

关于使用吲哚美辛的一种可能性是：由于有收缩血管作用，使用吲哚美辛可能发生脑缺血，因而增加了儿童发育障碍的危险。然而，对多中心试验包括 IIHP 中的婴儿在 3 岁[6]、4 岁半[7] 和 8 岁[8] 时的随访调查结果显示，患儿的认知和运动能力的发育没有受到影响。然而另一项在极低体重婴儿（低于 1kg）中进行的大规模多中心试验研究[9]（对于年龄为 18 个月、感觉神经无损伤的患儿，虽然吲哚美辛降低严重室内出血的发生率，但是不能提高生存率）。后来的一篇系统性综述[10] 得出结论：虽然吲哚美辛预防性应用可以减少室内出血的发生，但是减少感觉神经丝未受损患者的生存率。

对 IIHP 的进一步分析显示，吲哚美辛可减少男婴室内出血，但对女婴作用弱[11]，与对照组中应用盐的男婴相比，应用吲哚美辛的男婴在 3~8 岁时语言得分较高。应用吲哚美辛的女婴组与对照组相比，未显示出差别。对在极低体重新生儿中进行的 TIPP 研究的再次分析显示[12]，当考虑到所有基本的后果，如死亡、脑瘫、认知延迟及严重室内出血时，应用吲哚美辛治疗显示出较弱的性别差异。当考虑个体化后果时，男婴室内出血显著低于女婴。作者认为，由研究结果可推论，吲哚美辛的治疗对女婴没有产生有利作用，而对男婴产生正性作用。而是否真正存在性别间差异，还需要进一步证实。

吲哚美辛不能抑制已发生的出血[13]。

1. Ment LR, *et al.* Randomized indomethacin trial for prevention of intraventricular hemorrhage in very low birth weight infants. *J Pediatr* 1985; **107:** 937–43.
2. Rennie JM, *et al.* Early administration of indomethacin to preterm infants. *Arch Dis Child* 1986; **61:** 233–8.
3. Bada HS, *et al.* Indomethacin reduces the risks of severe intraventricular hemorrhage. *J Pediatr* 1989; **115:** 631–7.
4. Ment LR, *et al.* Low-dose indomethacin and prevention of intraventricular hemorrhage: a multicenter randomized trial. *Pediatrics* 1994; **93:** 543–50.
5. Volpe JJ. Brain injury caused by intraventricular hemorrhage: is indomethacin the silver bullet for prevention? *Pediatrics* 1994; **93:** 673–7.
6. Ment LR, *et al.* Neurodevelopmental outcome at 36 months' corrected age of preterm infants in the multicenter indomethacin intraventricular hemorrhage prevention trial. *Pediatrics* 1996; **98:** 714–18.
7. Ment LR, *et al.* Outcome of children in the indomethacin intraventricular hemorrhage prevention trial. *Pediatrics* 2000; **105:** 485–91.
8. Vohr BR, *et al.* School-age outcomes of very low birth weight infants in the indomethacin intraventricular hemorrhage prevention trial. Abstract: *Pediatrics* 2003; **111:** 874. Full version: http://pediatrics.aappublications.org/cgi/content/full/111/4/e340 (accessed 07/11/07)
9. Schmidt B, *et al.* Long-term effects of indomethacin prophylaxis in extremely-low-birth-weight infants. *N Engl J Med* 2001; **344:** 1966–72.
10. Fowlie PW, Davis PG. Prophylactic indomethacin for preterm infants: a systematic review and meta-analysis. *Arch Dis Child Fetal Neonatal Ed* 2003; **88:** F464–F466.
11. Ment LR, *et al.* Prevention of intraventricular hemorrhage by indomethacin in male preterm infants. *J Pediatr* 2004; **145:** 832–4.

12. Ohlsson A, *et al.* Male/female differences in indomethacin effects in preterm infants. *J Pediatr* 2005; **147:** 860–2.
13. Ment LR, *et al.* Low-dose indomethacin therapy and extension of intraventricular hemorrhage: a multicenter randomized trial. *J Pediatr* 1994; **124:** 951–5.

动脉导管未闭　在胎儿血液循环中，动脉导管连接肺动脉与降主动脉。出生后，通过多种机制，包括前列腺素浓度降低，可使动脉导管关闭，但是有些婴幼儿体内导管未能关闭，因此出现了动脉导管未闭的情况。这种情况发生在有先天性心脏病的婴幼儿，更多发生在早产儿，特别是存在呼吸窘迫综合征的患者。

- 一些婴幼儿没有表现出临床症状或只有轻微临床症状，不需要治疗。很多病例中，出生几个月后，导管可自发关闭，如果临床症状持续存在，则需要手术结扎。

- 一些婴幼儿中，未关闭的动脉导管对于维持血液中的氧含量是必需的，如肺动脉闭锁或主动脉移位的患者。这些婴幼儿需要使用前列腺素如前列地尔、地诺前列酮以保持动脉导管开放直到手术纠正畸形。

- 那些具有明显的血流动力学症状或心衰症状并需要机械辅助通气的婴幼儿需要进行关闭导管的治疗。

初期的治疗措施包括控制液体摄入、利尿、纠正贫血和呼吸支持。氢噻嗪和呋塞米是常用的利尿药。有观点认为，对于存在呼吸窘迫综合征的婴幼儿，呋塞米可延迟导管的闭合[1,2]。然而一篇系统性综述[3] 得出结论认为事实并非如此，利尿药可能降低吲哚美辛对肾的不良影响，但此结论的证据有限，目前缺乏足够的证据支持呋塞米用于吲哚美辛治疗的患者。

如果最初治疗 24~48h 后未能控制症状，可使用吲哚美辛以促进导管的闭合[1,4~6]。在症状刚出现时尽快给予吲哚美辛治疗，而不是拖延至充血性衰竭症状发生时才给予，此种治疗方式的益处已被讨论[7,8]。早期治疗可减少动脉导管未闭导致的不良反应[7]。而延期治疗，直到出生第一周的最后才开始治疗，可以等待自发性闭合，并减少吲哚美辛对婴幼儿的毒性[8]。

吲哚美辛通过抑制前列腺素合成而促进导管闭合，以钠盐形式静脉 3 次给药，以药间隔为 12~24h，每次静脉输注的时间超过 20~30min。吲哚美辛钠注射剂可用无防腐剂的 0.9% 氯化钠溶液或注射用水溶解，不能使用葡萄糖溶液（详见上文**配伍禁忌**项下内容）。根据新生儿年龄确定吲哚美辛钠（以吲哚美辛表示）的剂量，下面是根据年龄制订的初次给药剂量：

- 出生48h 内，初次给予 200μg/kg，以后 2 次分别给予 100μg/kg；

- 2~7 天的新生儿，3 次均给予 200μg/kg；

- 7 天以上的新生儿，初次给予 200μg/kg，以后 2 次分别给予 250μg/kg。

如果这一疗程48h 后，导管仍开放或重新开放，需进行第二疗程的治疗，如果仍失败（发生率 25%[4,9]），则需要手术治疗。

当不能注射给药时，吲哚美辛可口服给药，但是早产儿，口服给药吸收少且不完全。

采用标准治疗方案的新生儿：静脉给予吲哚美辛后进行维持治疗（以后 5 日，每日静脉给予吲哚美辛 200μg/kg）[10]，需要手术闭合的情况减少，再开放的发生率也减低。对标准给药方案无反应的少数婴儿，延长治疗时间，每 12h 给予 1mg/kg 的高剂量，也取得了一定疗效[11]。有报道称相似的有益效果也发生在长时间使用低剂量吲哚美辛治疗的婴幼儿中[12]（每日 100μg/kg，连续 6 天）。另外的益处是减少不良反应的发生，很少发生血清肌酐或尿素浓度升高，然而一篇系统性综述[13] 认为与短期治疗方案相比，长期治疗方案没有显示出更多疗效并且不良反应发生率增加（包括发生坏死性小肠结肠炎的危险[1,6]）。不推荐长时间应用吲哚美辛治疗[13]。试用吲哚美辛预防用药或治疗无症状的早产儿，有证据显示这些给药方式可有效降低患儿发生导管未闭的症状和室内出血的危险[7,14,15]。然而，预防给药并未显示降低发生短期版本方式如发生坏死性异常的危险。系统性综述[14,15] 也显示未发现吲哚美辛预防给药对于神经发育的任何有益或有害的影响或其他长期的作用后果。

另外一些 NSAIDs 也试用于动脉导管未闭的治疗，一篇最近的综述[16] 显示布洛芬与吲哚美辛同样有效，也可减少坏死性小肠结肠炎和短暂性肾损伤的危险，鉴于布洛芬的不良反应危险性较低，作者建议布洛芬可作为选择药物。然而，在制订吲哚美辛或布洛芬的治疗建议前，还需要长期作用后果的数据。预防给药，布洛芬也有效，但是有引起肺动脉高压的报道，因此不推荐使用布洛芬[17]。

布洛芬口服给药也试用[18,19]。

1. Bhatt V, Nahata MC. Pharmacologic management of patent ductus arteriosus. *Clin Pharm* 1989; **8:** 17–33.
2. Anonymous. Delayed closure of the ductus. *Lancet* 1983; **ii:** 436.
3. Brion LP, Campbell DE. Furosemide for prevention of morbidity in indomethacin-treated infants with patent ductus arteriosus. Available in The Cochrane Database of Systematic Reviews; Issue 3. Chichester: John Wiley; 2001 (accessed 07/11/07)
4. Silove ED. Pharmacological manipulation of the ductus arteriosus. *Arch Dis Child* 1986; **61:** 827–9.
5. Barst RJ, Gersony WM. The pharmacological treatment of patent ductus arteriosus: a review of the evidence. *Drugs* 1989; **38:** 249–66.
6. Archer N. Patent ductus arteriosus in the newborn. *Arch Dis Child* 1993; **69:** 529–32.
7. Clyman RI. Recommendations for the postnatal use of indomethacin: an analysis of four separate treatment strategies. *J Pediatr* 1996; **128:** 601–7.
8. Van Overmeire B, *et al.* Early versus late indomethacin treatment for patent ductus arteriosus in premature infants with respiratory distress syndrome. *J Pediatr* 2001; **138:** 205–11.
9. Gersony WM, *et al.* Effects of indomethacin in premature infants with patent ductus arteriosus: results of a national collaborative study. *J Pediatr* 1983; **102:** 895–906.
10. Hammerman C, Aramburo MJ. Prolonged indomethacin therapy for the prevention of recurrences of patent ductus arteriosus. *J Pediatr* 1990; **117:** 771–6.
11. Sperandio M, *et al.* Effectiveness and side effects of an escalating, stepwise approach to indomethacin treatment for symptomatic patent ductus arteriosus in premature infants below 33 weeks of gestation. *Pediatrics* 2005; **116:** 1361–6.
12. Rennie JM, Cooke RWI. Prolonged low dose indomethacin for persistent ductus arteriosus of prematurity. *Arch Dis Child* 1991; **66:** 55–8.
13. Herrera C, *et al.* Prolonged versus short course of indomethacin for the treatment of patent ductus arteriosus in preterm infants. Available in The Cochrane Database of Systematic Reviews; Issue 2. Chichester: John Wiley; 2007 (accessed 07/11/07)
14. Fowlie PW, Davis PG. Prophylactic intravenous indomethacin for preventing mortality and morbidity in preterm infants. Available in The Cochrane Database of Systematic Reviews; Issue 3. Chichester: John Wiley; 2002 (accessed 07/11/07)
15. Cooke L, *et al.* Indomethacin for asymptomatic patent ductus arteriosus in preterm infants. Available in The Cochrane Database of Systematic Reviews; Issue 1. Chichester: John Wiley; 2003 (accessed 07/11/07)
16. Ohlsson A, *et al.* Ibuprofen for the treatment of patent ductus arteriosus in preterm and/or low birth weight infants. Available in The Cochrane Database of Systematic Reviews; Issue 4. Chichester: John Wiley; 2010 (accessed 16/08/10)
17. Shah SS, Ohlsson A. Ibuprofen for the prevention of patent ductus arteriosus in preterm and/or low birth weight infants. Available in The Cochrane Database of Systematic Reviews; Issue 1. Chichester: John Wiley; 2006 (accessed 07/11/07)
18. Heyman E, *et al.* Closure of patent ductus arteriosus with oral ibuprofen suspension in premature newborns: a pilot study. Abstract: *Pediatrics* 2003; **112:** 1170. Full version: http://pediatrics.aappublications.org/cgi/reprint/112/5/e354.pdf (accessed 07/11/07)
19. Cherif A, *et al.* Randomized pilot study comparing oral ibuprofen with intravenous ibuprofen in very low birth weight infants with patent ductus arteriosus. Abstract: *Pediatrics* 2008; **122:** 1361–2. Full version: http://pediatrics.aappublications.org/cgi/reprint/122/6/e1256 (accessed 16/09/09)

羊水过多　吲哚美辛在控制羊水过多（羊水的过量积聚）方面的有益作用的文献报道[1~3]。羊水过多是新生儿变异型 Bartter 综合征的特征（见上文）。

1. Cabrol D, *et al.* Treatment of symptomatic polyhydramnios with indomethacin. *Eur J Obstet Gynecol Reprod Biol* 1996; **66:** 11–15.
2. Abhyankar S, Salvi VS. Indomethacin therapy in hydramnios. *J Postgrad Med* 2000; **46:** 176–8.
3. Kriplani A, *et al.* Indomethacin therapy in the treatment of polyhydramnios due to placental chorioangioma. *J Obstet Gynaecol Res* 2001; **27:** 245–8.

早产　用于延缓早产（参见 M37 第1903页）的最常用的药物是选择性 $β_2$ 受体激动药。然而，因为前列腺素对子宫的收缩作用及促进宫颈成熟和扩张的作用，前列腺素合成酶抑制剂如吲哚美辛也可用于延缓早产。比较研究[1,2] 显示，对于子宫内膜完好妊娠期小于等于 34 周的早产患者，吲哚美辛在抑制子宫收缩延缓产程方面与利妥君作用相当。在一项研究[2] 中，给予吲哚美辛初始口服负荷剂量 50mg，随后每 4h 口服给予 25~50mg，直到宫缩停止，然后每 4~6h 给予维持剂量。在另一比较研究[1] 中，吲哚美辛给予 100mg 直肠栓剂，以后每 4h 口服 25mg，直到 48h，如果第一次栓剂给药后 1~2h，仍存在规律的子宫收缩，口服给药前再次给予 100mg 栓剂。利妥君作为维持用药。

然而，吲哚美辛可收缩动脉导管[3~5]，引起肺动脉高压[2]，也可能导致肺支气管发育异常[6]。吲哚美辛还可减少羊水量（羊水过少）[2,4]，对胎儿产生肾损伤（见上文**对肾脏的影响**项下），另一并发症为胎儿在母亲体内接触吲哚美辛可能增加早产儿动脉导管未闭发生率和严重程度[7,8]，出生后使用吲哚美辛治疗或手术结扎的婴儿，新生儿并发症的发生没有显著升高，对照组婴儿或者没有接受任何治疗，或使用其他子宫收缩抑制药而未使用吲哚美辛[9,10]。

吲哚美辛延缓分娩的总体益处并不明确[11~13]，吲哚美辛通常被作为二线用药，或需要时与静脉抗分娩药合用。

1. Morales WJ, *et al.* Efficacy and safety of indomethacin versus ritodrine in the management of preterm labor: a randomized study. *Obstet Gynecol* 1989; 74: 567–72.
2. Besinger RE, *et al.* Randomized comparative trial of indomethacin and ritodrine for the long-term treatment of preterm labor. *Am J Obstet Gynecol* 1991; 164: 981–8.
3. Moise KJ, *et al.* Indomethacin in the treatment of premature labor: effects on the fetal ductus arteriosus. *N Engl J Med* 1988; 319: 327–31.
4. Hallak M, *et al.* Indomethacin for preterm labor: fetal toxicity in a dizygotic twin gestation. *Obstet Gynecol* 1991; 78: 911–13.
5. Vermillion ST, *et al.* The effect of indomethacin tocolysis on fetal ductus arteriosus constriction with advancing gestational age. *Am J Obstet Gynecol* 1997; 177: 256–61.
6. Eronen M, *et al.* Increased incidence of bronchopulmonary dysplasia after antenatal administration of indomethacin to prevent preterm labor. *J Pediatr* 1994; 124: 782–8.
7. Norton ME, *et al.* Neonatal complications after the administration of indomethacin for preterm labor. *N Engl J Med* 1993; 329: 1602–7.
8. Hammerman C, *et al.* Indomethacin tocolysis increases post-natal patent ductus arteriosus severity. Abstract: *Pediatrics* 1998; 102: 1202–3.
   Full version: http://pediatrics.aappublications.org/cgi/content/full/102/5/e56 (accessed 07/11/07)
9. Vermillion ST, Newman RB. Recent indomethacin tocolysis is not associated with neonatal complications in preterm infants. *Am J Obstet Gynecol* 1999; 181: 1083–6.
10. Loe SM, *et al.* Assessing the neonatal safety of indomethacin tocolysis: a systematic review with meta-analysis. *Obstet Gynecol* 2005; 106: 173–9.
11. Macones GA, Robinson CA. Is there justification for using indomethacin in preterm labor? An analysis of neonatal risks and benefits. *Am J Obstet Gynecol* 1997; 177: 819–24.
12. Panter KR, *et al.* The effect of indomethacin tocolysis in preterm labour on perinatal outcome: a randomised placebo-controlled trial. *Br J Obstet Gynaecol* 1999; 106: 467–73.
13. Macones GA, *et al.* The controversy surrounding indomethacin for tocolysis. *Am J Obstet Gynecol* 2001; 184: 264–72.

制剂

BP 2010: Indometacin Capsules; Indometacin Suppositories;
USP 33: Indomethacin Capsules; Indomethacin Extended-release Capsules; Indomethacin for Injection; Indomethacin Oral Suspension; Indomethacin Suppositories; Indomethacin Topical Gel.

专利制剂
Arg.: Agilex; IM 75; Indogesic; Indotex; Klonametacina; **Austral.:** Arthrexin; Indocid; Indocid PDA; **Austria:** Flexidin†; Indo†; Indobene; Indocid; Indocollyre; Indohexal†; Indomelan; Indoptol†; Liometacen†; Luiflex; Ralicid†; **Belg.:** Dolcidium; Indocid; Indocollyre; Luiflex; Sportflex; **Braz.:** Agilisin; Indocid; Metacid†; **Canad.:** Indocid PDA; Novo-Methacin; Nu-Indo; Rhodacine; **Chile:** Flexono; Moviflex†; **Cz.:** Bonidon†; Elmetacin; Indobene; Indocollyre; Vonum Cutan; **Denm.:** Confortid; Indocid†; **Fin.:** Confortid†; Indocid†; Indometin; **Fr.:** Chrono-Indocid; Indocid; Indocollyre; **Ger.:** Confortid†; Elmetacin†; Indo; Indo EDO; Indo Top; Indo-paed; Indocolir; Indocontin†; Indomet-ratiopharm; Inflam†; Mobilat Akut Indo†; Mobilat Schmerzspray; Rheubalmin Indo; **Gr.:** Afardin; Algibron; Bavilon; Begincalm; Bonatol; Cindol; Dolcispray; Dolopas; Fortathrin; Frangerton; Hastel; Indocid; Indocontin; Indometol; Indobutaz; Intomin; Itapredin; Labestran; Nuricon; Reumacid; Reumadolor; Reumastop; Rheumafar; **Hong Kong:** Arthrexin; Indocap; Indocid; Indocin PDA; Indocollyre; Indoxen; Methacin; **Hung.:** Elmetacin; Indobene; Indocollyre; **India:** Idicin; Indocap; Indocid; **Indon.:** Dialon; **Irl.:** Cidomelt; Flexin Continus†; Indocid PDA; Indocid†; **Israel:** Indocin; Indocollyre; Indomed; Indotard; Indovis; IMJ†; Indocid; **Ital.:** Indocollirio; Indom; Indomen; Liometacen; Metacen†; **Jpn:** Catlep; Idomethine Infree; **Malaysia:** Indo; Indomen; **Mex.:** Antalgin; Artaxol; Biometacin; Draxil; Indaflex Indocarsil; Indocid; Indocin; Indotrin; Italon; Labymetacyn†; Malival; Mefazil; Soltacina; Stratasin; **Neth.:** Dometin†; Indocid; Indocid PDA; Indocollyre; **Norw.:** Confortid; Indocid†; **NZ:** Arthrexin; Indocid PDA; Rheumacin; **Philipp.:** Infree; Vi-Gel; **Pol.:** Elmetacin; Indocollyre; Metindol; **Port.:** Autritis; Dolovin; Elmetacin; Indocid; Indocollyre; Indogel†; Indospray†; Reumacide; **Rus.:** Indocollyre (Индоколлир); Indomin (Индомин)†; Indotard (Индотард)†; Indovis (Индовис); Metindol (Метиндол); **S.Afr.:** Arthrexin†; Adco-Indogel; Aflamin†; Arthrexin; Betacin; Elmetacin; Flamaret†; Flamecid; Mediflex†; Methocaps; Nisaid†; Restameth-SR†; **Singapore:** Indo; Indocap; Indocin; Indocollyre; **Spain:** Aliviosin; Artrinovo; Flogoter; Inacid; Indocaft†; Indolgina; Indonilo; Medereumolt†; Neo Decaburin†; Reusin; **Swed.:** Confortid; Indobene; **Switz.:** Bonidon; Elmetacin; Indocid; Indophtal; **Thai.:** Ammi-Indocin; Bucint†; Docin; Elmego; Elmetacin; IDC; Incosit; Indo; Indo-Mathacin; Indo-Trustman; Indocid†; Indocin; Indocollyre†; Indoman; Indomed; Indometin; Indono; Inflamate; Inthacine; Liometacen; M-CIN; Metindol†; S-Docid; Satogesic; Zonema; **Turk.:** Endol; Endosetin; Indocid; Indocolir; Inomet; **UAE:** Rothacin; **UK:** Indocid PDA; Indolar SR; Indomax†; Pardelprin; Rimacid; Slo-Indo; **Ukr.:** Indocollyre (Индоколлир); Metindol (Метиндол); **USA:** Indocin; **Venez.:** Cevimin; Elmetacin; Indocid; Meliort; Romazulant.

多组分制剂　**Austria:** Vonum; **Fin.:** Indalgin; **Fr.:** Indobiotic; **Hong Kong:** Artrolin-F; **Ital.:** Difmetre; **Jpn:** Vantelin; **Mex.:** Artridol; Deximet; Indarzona; Malival Compuesto; Morlan; Reupat; **Port.:** Indobiotic; **Rus.:** Indovasin (Индовазин); **Spain:** Artri; Fiacin; **Switz.:** Indobiotic†; Ralurt†; **Thai.:** Dometa; Sancago; **Turk.:** Indobiotic; **Ukr.:** Indovenol (Индовенол).

Infliximab (BAN, rINN) 英夫利昔单抗

cA2; CenTNF; Inflikisimab; Infliksimabi; Infliximabum. Immunoglobulin G (human-mouse monoclonal cA2 heavy chain anti-human tumor necrosis factor), disulfide with human-mouse monoclonal cA2 light chain, dimer.

Инфликсимаб
CAS — 170277-31-3.
ATC — L04AB02.
ATC Vet — QL04AB02.
UNII — B72HH48FLU.

不良反应、处置和注意事项

在静脉输注给药期间或静脉输注 1～2h 内，英夫利昔单抗和其他 TNF 抑制剂引起急性输液反应，特别在初次或第二次给药时发生。症状包括发热、寒战、瘙

痒、风疹、呼吸困难、胸痛、高血压或低血压。减慢输注速度或暂时终止治疗可使症状减轻。如果症状仍很严重，需要停止治疗。可以考虑预先给予对乙酰氨基酚、皮质激素和抗组胺药。只能在有复苏设备的情况下才能使用 TNF 抑制剂。迟发型反应发生在治疗后 3～12 天，症状包括肌痛、关节痛、发热和疹。当停止治疗一段时间后，重新使用英夫利昔单抗时，也会发生相似的迟发性反应（见下文）。

其他常见不良反应有恶心、呕吐、腹部疼痛、腹泻、疲乏、头晕、头痛和背痛。机体可产生抗英夫利昔单抗的抗体并伴随高敏感反应。抗核抗体、抗双链 DNA 抗体也在使用 TNF 抑制剂治疗时产生。狼疮样综合征较罕见，一旦发生，需停止治疗。

使用英夫利昔单抗或其他 TNF 抑制剂时，机体常发生感染，最常见的是上呼吸道和泌尿道感染。TNF 抑制剂还可引起较罕见的感染，如严重的机会性感染、败血症、肺炎、结核病发作或复发（见下文感染），常发生在身体功能低下的易感染人群，有死亡病例发生。TNF 抑制剂不能用于有严重感染的患者，包括活动性结核、脓肿和机会性感染，这些感染发生时，需停止使用 TNF 抑制剂。使用英夫利昔单抗治疗前，需要检测患者是否存在潜在或活动性结核病，以期发现有潜在的结核病灶，需要慎重考虑治疗的风险和利益，在使用 TNF 抑制剂前，应给予化学预防药。对于存在慢性感染、有复发性感染病史或存在容易引起感染的潜在条件的患者，应慎用 TNF 抑制剂。患有化脓性瘘管形成的克罗恩病的患者，需除去潜在感染源如脓肿后，才可使用英夫利昔单抗。如出现肺结核的征兆（如持续性咳嗽、体重减轻或低热）时，患者需及时向医生咨询。停止治疗后，需要监测是否有感染先兆，因为阿达木单抗、哥里默单抗和英夫利昔单抗的半衰期较长，需要持续监测 5 个月（阿达木单抗、哥里默单抗）或 6 个月（英夫利昔单抗），因为依那西普的半衰期相对较短，其消除较快。

使用英夫利昔单抗引起严重肝不良反应如急性肝衰竭、黄疸、肝炎和胆汁淤积的报道非常罕见，但是有些反应是致命性的或需要肝移植。患者有肝毒性体征或症状时，需要评价治疗价值，英夫利昔单抗不能用于有黄疸或肝转氨酶显著升高的患者。英夫利昔单抗和其他 TNF 抑制剂可使慢性乙肝病携带者肝炎复发，有些病例可导致死亡。对存在乙肝病毒感染危险因素的患者，开始治疗前，需要进行筛查。乙肝病毒携带者应用 TNF 抑制剂时需密切监测，停止治疗后，也要继续监测几个月。

TNF 抑制剂引起的血液学病变，如白细胞减少、血小板减少、全血细胞减少和再生障碍性贫血的报道罕见，有些病例是致命性的。TNF 抑制剂应慎用于有血液病史的患者。有报道，应用 TNF 抑制剂可引起罕见的、但有时可致死的间质性肺病，包括肺纤维化和肺炎。

英夫利昔单抗和其他 TNF 抑制剂也与恶性肿瘤的发生率增加有关，如淋巴瘤和白血病（见下文致癌性），尽管很罕见。有些试验组内应用 TNF 抑制剂治疗的患者，已经存在发生恶性肿瘤的危险性，与药物治疗无关。具有肿瘤病史的患者应用时需慎重。

与 TNF 抑制剂有关的过敏反应的报道也较罕见，英夫利昔单抗避免用于对该药物或其他鼠蛋白有超敏反应史的患者。

TNF 抑制剂可引起罕见的癫痫发作和临床症状或放射影像学指标恶化的神经脱髓鞘反应，如多发性硬化症、视神经炎，因此慎用于有这些病变或发作先兆的患者。

有报道，TNF 抑制剂可加重或在某些病例可引起新的心力衰竭（见下文对心脏的影响）。在英国，英夫利昔单抗禁用于中度至重度的心功能衰竭（NYHA Ⅲ 或 Ⅳ）。然而美国注册药品信息中建议对于这些患者可使用 5mg/kg 的剂量。慎用于轻度心力衰竭（NYHA Ⅰ 或 Ⅱ）的患者。所有心力衰竭患者使用时需密切监护，当出现新的心力衰竭症状或原有症状发生时，应停止给予英夫利昔单抗。对于其他 TNF 抑制剂，如阿达木单抗、依那西普和哥里默单抗，也给出了相似的建议。而英国注册药品信息中对依那西普的建议仅是慎用于心力衰竭患者。

1. Hansen RA, *et al.* Serious adverse events with infliximab: analysis of spontaneously reported adverse events. *Clin Gastroenterol Hepatol* 2007; 5: 729–35.
2. Lecluse LLA, *et al.* Review and expert opinion on prevention and treatment of infliximab-related infusion reactions. *Br J Dermatol* 2008; 159: 527–36.
3. Zabana Y, *et al.* Infliximab safety profile and long-term applicability in inflammatory bowel disease: 9-year experience in clinical practice. *Aliment Pharmacol Ther* 2010; 31: 553–60.

致癌性　使用 TNF 抑制剂治疗类风湿关节炎或克罗恩病的患者中发生了恶性肿瘤，特别是淋巴瘤[1]，但

是其中的因果联系尚存在争议。在 2006 年，一项荟萃分析[2]显示：在 3493 例至少使用过一次 TNF 抑制剂（阿达木单抗或英夫利昔单抗）的类风湿关节炎患者中，有 24 例发生恶性肿瘤的报道，而对照组中 1512 例患者中只有 2 例发生。另外，尚未出版的 FDA 数据显示，治疗组发生 29 例恶性肿瘤，对照组中只发生 3 例。基于这些数据分析得出，接受 TNF 抑制剂治疗的患者组发生恶性肿瘤的危险比对照组增加 3.3 倍。然而这些结果在以下几点受到质疑[3]：因为依昔西普未列入分析范围，因此不将此应用到临床实际存在困难，特别是对照组中恶性肿瘤的发生率出乎意料的低。其他对类风湿关节炎[4~6]或克罗恩病[7]患者的研究通常认为使用 TNF 抑制剂的患者发生恶性肿瘤的总体危险性并不显著高于没有使用这些药物的对照组。然而，一些对类风湿关节炎患者的研究[4,8]显示，应用 TNF 抑制剂治疗可能增加发生淋巴瘤的危险，因为这些项研究涉及的病例数较少，在解释结果时需谨慎。另外，不管是否接受治疗，类风湿关节炎患者发生淋巴瘤的背景风险升高。

应用英夫利昔单抗治疗克罗恩病的青少年和年轻人中发现了罕见的肝脾的 T–细胞性淋巴瘤。在 2006 年 7 月，生产厂商报告在 5 例 12～19 岁青少年和 1 例 31 岁的成人[9]中发生 6 例这种淋巴瘤。其中 4 例为男性。疗程范围为 1 次或 2 次输注至超过 4 年的治疗。在所有病例中，患者同时或曾应用硫唑嘌呤或 6-巯基嘌呤。这种类型的淋巴瘤是进展性的，5 例患者已死亡。虽然不能排除淋巴瘤的原因，但其中的因果关系并未明晰。此后另有病例报道[10]。肝脾的 T–细胞性淋巴瘤也应用阿达木单抗有关。在 2008 年 7 月，生产厂商获知 3 例[11]，其中 2 例为年轻人，同时使用硫唑嘌呤或 6-巯基嘌呤治疗炎性肠病（未提供第 3 例患者详细信息）。

对儿童和青少年应用 TNF 抑制剂发生癌症危险的关注促使 FDA[12]回顾儿童中使用阿达木单抗、依那西普或英夫利昔单抗的所有有癌症病例（综述中未包括舍托珠单抗和哥里默单抗，因为这两个药物没有被批准用于儿童，而且在综述形成时期，两药的应用很少）。在 2009 年 8 月，公布了发现。在儿童和青少年中鉴别了 48 种恶性肿瘤：其中，约一半是淋巴瘤，包括霍奇金淋巴瘤和非霍奇金淋巴瘤，其他报道的肿瘤包括白血病、黑色素瘤及固体瘤。儿童中罕见的肿瘤包括平滑肌肉瘤、肝癌和肾细胞癌也有报道。48 例患者中约 88% 同时应用其他免疫抑制药，如硫唑嘌呤和甲氨蝶呤。有 11 例死亡的报道，包含 9 例肝脾的 T–细胞性淋巴瘤，1 例 T 细胞淋巴瘤，1 例淋巴瘤缓解后发生的脓血症。FDA 认为应用 TNF 抑制剂可增加发生恶性肿瘤的危险，但是并不能确定关联的强度，原因包括：癌症的发生相对罕见，应用 TNF 抑制剂治疗的儿科患者数量有限，同时应用的免疫抑制药可能起作用。

在二次分析时，FDA[12]研究了包括成人的所有患者中与应用 TNF 抑制剂有关的 147 例白血病报告，报告最多的是急性骨髓性白血病（44 例）、慢性淋巴细胞性白血病（31 例）及慢性骨髓性白血病（23 例）。约 61% 的患者同时应用其他免疫抑制药。有 30 例死亡的报道，其中 26 例死于白血病。发生白血病的平均时间为应用 TNF 抑制剂治疗的前 2 年内。根据可获得的数据，FDA 认为应用 TNF 抑制剂治疗与白血病之间存在可能的联系。

1. Brown SL, *et al.* Tumor necrosis factor antagonist therapy and lymphoma development: twenty-six cases reported to the Food and Drug Administration. *Arthritis Rheum* 2002; 46: 3151–8.
2. Bongartz T, *et al.* Anti-TNF antibody therapy in rheumatoid arthritis and the risk of serious infections and malignancies: systematic review and meta-analysis of rare harmful effects in randomized controlled trials. *JAMA* 2006; 295: 2275–85. Correction. *ibid.*; 2482.
3. Dixon W, Silman A. Is there an association between anti-TNF monoclonal antibody therapy in rheumatoid arthritis and risk of malignancy and serious infection? Commentary on the meta-analysis by Bongartz et al. *Arthritis Res Ther* 2006; 8: 111.
4. Geborek P, *et al.* Tumour necrosis factor blockers do not increase overall tumour risk in patients with rheumatoid arthritis, but may be associated with an increased risk of lymphomas. *Ann Rheum Dis* 2005; 64: 699–703.
5. Setoguchi S, *et al.* Tumor necrosis factor α antagonist use and cancer in patients with rheumatoid arthritis. *Arthritis Rheum* 2006; 54: 2757–64. Correction. *ibid.*; 3134.
6. Askling J, *et al.* Cancer risk in patients with rheumatoid arthritis treated with anti-tumor necrosis factor α therapies: does the risk change with the time since start of treatment? *Arthritis Rheum* 2009; 60: 3180–9.
7. Biancone L, *et al.* Infliximab and newly diagnosed neoplasia in Crohn's disease: a multicentre matched pair study. *Gut* 2006; 55: 228–33.
8. Wolfe F, Michaud K. Lymphoma in rheumatoid arthritis: the effect of methotrexate and anti-tumor necrosis factor therapy in 18,572 patients. *Arthritis Rheum* 2004; 50: 1740–51.
9. Schering. Health Canada endorsed important safety information on Remicade (infliximab) (issued 24th July, 2006). Available at: http://www.hc-sc.gc.ca/dhp-mps/alt_formats/hpfb-dgpsa/pdf/medeff/remicade_3_hpc-cps-eng.pdf (accessed 29/08/08)
10. Mackey AC, *et al.* Hepatosplenic T cell lymphoma associated

with infliximab use in young patients treated for inflammatory bowel disease. *J Pediatr Gastroenterol Nutr* 2007; **44:** 265–7.
11. Abbott, UK. Direct healthcare professional communication on reports of hepatosplenic T-cell lymphoma in patients treated with Humira® (adalimumab) (issued 16th July, 2008).
Available at: http://www.mhra.gov.uk/Safetyinformation/Safetywarningsalertsandrecalls/Safetywarningsandmessagesformedicines/Monthlylistsofinformationforhealthcareprofessionalsonthesafetyofmedicines/CON023075 (accessed 03/11/08)
12. FDA. Information for healthcare professionals: tumor necrosis factor (TNF) blockers (marketed as Remicade, Enbrel, Humira, Cimzia, and Simponi) (issued 4th August, 2009).
Available at: http://www.fda.gov/Drugs/DrugSafety/PostmarketDrugSafetyInformationforPatientsandProviders/DrugSafetyInformationforHeathcareProfessionals/ucm174474.htm (accessed 26/10/09)

迟发型反应　37 例 Crohn 病患者停用英夫利昔单抗 2～4 年后，重新使用。有 10 例患者发生迟发型超敏反应，其中 6 例反应严重。没有一例患者初次静脉输注英夫利昔单抗时发生过不良反应。23 例患者初次使用非连续性液体制剂时，9 例患者发生不良反应，14 例患者中有一例曾经使用过市场上销售的制剂，考虑可能是此制剂引起不良反应。

对血脂的影响　一名 35 岁患有银屑病关节炎及银屑病的男性患者，输注一次英夫利昔单抗[1]后，甘油三酯明显升高，总胆固醇轻微升高，该患者以往检查甘油三酯轻微升高，但是没有接受治疗，没有继续给予英夫利昔单抗，该患者的甘油三酯水平得到改善。

1. Antoniou C, *et al.* Elevated triglyceride and cholesterol levels after intravenous antitumour necrosis factor-α therapy in a patient with psoriatic arthritis and psoriasis vulgaris. *Br J Dermatol* 2007; **156:** 1090–1.

对 CNS 的影响　1 例接受英夫利昔单抗治疗类风湿关节炎的患者[1]在第五次给药后，发生无菌性脑膜炎。相似的症状也发生在第六次给药后。

2 例银屑病患者使用英夫利昔单抗治疗后发生急性运动神经元病变，伴随多突触传导阻滞，停用英夫利昔单抗后，症状改善[2]。有报道，另 2 例患者也发生了相似的不良反应[3]。1 例患者应用依那西普治疗风湿性关节炎，另 1 例患者应用英夫利昔单抗治疗强直性脊柱炎。另外，也有报道[4]3 例患者应用英夫利昔单抗发生双侧视神经损伤。应用 TNF 抑制剂也可引起其他的神经病变，包括吉兰-巴雷综合征[5]。

1. Marotte H, *et al.* Infliximab-induced aseptic meningitis. *Lancet* 2001; **358:** 1784.
2. Singer OC, *et al.* Acute neuropathy with multiple conduction blocks after TNFα monoclonal antibody therapy. *Neurology* 2004; **63:** 1754.
3. Richez C, *et al.* Neuropathy resembling CIDP in patients receiving tumor necrosis factor-α blockers. *Neurology* 2005; **64:** 1468–70.
4. ten Tusscher MPM, *et al.* Bilateral anterior toxic optic neuropathy and the use of infliximab. *BMJ* 2003; **326:** 579.
5. Stübgen J-P. Tumor necrosis factor-α antagonists and neuropathy. *Muscle Nerve* 2008; **37:** 281–92.

对心脏的影响　美国 FDA 报道[1]，47 例患者接受 TNF 抗体（依那西普和英夫利昔单抗）长期治疗关节炎或克罗恩病时，发生心力衰竭，这些患者中，38 例初次发作，19 例存在引起心力衰竭的危险因素，9 例患者原有症状加重。引发新的心力衰竭发作的平均时间为 3.5 个月。然而，有关 TNF 抑制剂与发生心力衰竭之间可能联系的研究[2~4]结果并不明确，还需要更进一步的调研。

对于使用英夫利昔单抗 5mg/kg 或 10mg/kg 治疗中重度心力衰竭的初步调查显示，与安慰剂组相比，英夫利昔单抗没有有效[5]。另外，更高剂量组的患者，死亡率或因病情加重而住院的概率增加。

1. Kwon HJ, *et al.* Case reports of heart failure after therapy with a tumor necrosis factor antagonist. *Ann Intern Med* 2003; **138:** 807–11.
2. Jacobsson LTH, *et al.* Treatment with tumor necrosis factor blockers is associated with a lower incidence of first cardiovascular events in patients with rheumatoid arthritis. *J Rheumatol* 2005; **32:** 1213–18.
3. Curtis JR, *et al.* Heart failure among younger rheumatoid arthritis and Crohn's patients exposed to TNF-α antagonists. *Rheumatology (Oxford)* 2007; **46:** 1688–93.
4. Listing J, *et al.* Does tumor necrosis factor α inhibition promote or prevent heart failure in patients with rheumatoid arthritis? *Arthritis Rheum* 2008; **58:** 667–77.
5. Chung ES, *et al.* Randomized, double-blind, placebo-controlled, pilot trial of infliximab, a chimeric monoclonal antibody to tumor necrosis factor-α, in patients with moderate-to-severe heart failure: results of the Anti-TNF Therapy Against Congestive Heart Failure (ATTACH) trial. *Circulation* 2003; **107:** 3133–40.

对肺的影响　3 例慢性风湿性关节炎患者接受英夫利昔单抗后[1]，先前无症状性肺囊纤维化发生致命性恶化。3 例患者也同时服用甲氨蝶呤和泼尼松龙。没有感染或其他导致呼吸功能减退的潜在因素的证据。

1. Ostor AJK, *et al.* Fatal exacerbation of rheumatoid arthritis associated fibrosing alveolitis in patients given infliximab. *BMJ* 2004; **329:** 1266.

对皮肤的影响　接受 TNF 抑制剂治疗类风湿关节炎的

患者发生皮肤不良反应的概率高于未使用 TNF 抑制剂者[1]。在 289 例使用 TNF 抑制剂（如英夫利昔单抗、依那西普、阿达木单抗和来那西普）的患者中，72 例（25%）发生 128 起皮肤反应，包括皮肤感染、湿疹、药疹和恶变反应，如光化性角化病。289 例未使用 TNF 抑制剂组，37 例（13%）发生皮肤病变。

另一篇综述显示[2]，在 150 例接受 TNF 抑制剂（阿达木单抗、依那西普或和英夫利昔单抗）治疗风湿性疾病的患者中，35 例发生皮肤不良反应，包括疱疹样皮炎、白细胞破碎性血管炎，虽然湿疹和皮肤感染更常见或更易传染，但可能不受意义的是，8 例出现银屑病样损伤，其中 6 例无银屑病病史。在其他患类风湿关节炎[3]或克罗恩病[4,5]的患者中也出现了相似的现象。

罕见的严重的皮肤反应与应用 TNF 抑制剂[6]有关，英夫利昔单抗自 1998 年被批准后，FDA 收到 15 例多形性红斑，5 例 Stevens-Johnson 综合征，1 例中毒表性表皮坏死松解症。依那西普同年被批准，不良反应报告包括 13 例多形性红斑，4 例 Stevens-Johnson 综合征和中毒性表皮坏死松解症。阿达木单抗于 2002 年进入市场，已有 4 例多形性红斑和 2 例 Stevens-Johnson 综合征的报告。

在 2009 年 8 月，FDA[7]对 69 例新发生的银屑病分析显示：包含小脓疱型银屑病（17 例），掌跖脓疱型银屑病（15 例），所有患者均接受 TNF 抑制剂治疗自身免疫性疾病和风湿性疾病，而不是银屑病和银屑病型关节炎。这些患者中，2 例是儿童，12 例已住院治疗，银屑病发生的时间从 TNF 抑制剂治疗开始后数星期至数年。停药后，多数患者皮肤症状改善。无一病例先前有存在银屑病史。

与 TNF 抑制剂有关的药源性狼疮或狼疮样综合征的报道见下文**狼疮**项下。

1. Flendrie M, *et al.* Dermatological conditions during TNF-α-blocking therapy in patients with rheumatoid arthritis: a prospective study. *Arthritis Res Ther* 2005; **7:** R666–R676.
2. Lee H-H, *et al.* Cutaneous side-effects in patients with rheumatic diseases during application of tumour necrosis factor-α antagonists. *Br J Dermatol* 2007; **156:** 486–91.
3. Dereure O, *et al.* Psoriatic lesions induced by antitumour necrosis factor-α treatment: two cases. *Br J Dermatol* 2004; **151:** 506–7.
4. Verea MM, *et al.* Psoriasiform eruption induced by infliximab. *Ann Pharmacother* 2004; **38:** 54–7.
5. Conklin LS, *et al.* Rash induced by anti-tumor necrosis factor agents in an adolescent with Crohn's disease. *Nat Rev Gastroenterol Hepatol* 2010; **7:** 174–7.
6. FDA. Tumor necrosis factor alpha (TNF-α) antagonists. Infliximab (marketed as Remicade), etanercept (marketed as Enbrel), and adalimumab (marketed as Humira). Serious skin reactions. *FDA Drug Safety Newsletter* 2007; **1:** 18–20.
Available at: http://www.fda.gov/downloads/Drugs/DrugSafety/DrugSafetyNewsletter/ucm109169 (accessed 28/07/10)
7. FDA. Information for healthcare professionals: tumor necrosis factor (TNF) blockers (marketed as Remicade, Enbrel, Humira, Cimzia, and Simponi) (issued 4th August, 2009).
Available at: http://www.fda.gov/Drugs/DrugSafety/PostmarketDrugSafetyInformationforPatientsandProviders/DrugSafetyInformationforHeathcareProfessionals/ucm174474.htm (accessed 27/10/09)

感染　有一些因使用英夫利昔单抗引起结核发作或复发的自发报道，包括粟粒性结核及不常见的肺外结核[1]。2001 年 7 月，英国 CSM 指出，世界范围内，已有 28 例这样的报道。美国的生产商[2]后来（2001 年 10 月）报道，其他的条件式致病菌的严重感染，包括组织胞浆菌、李斯特菌和肺孢子菌，并导致一些患者死亡。结核感染的数量已上升到 84 例。条件性致病菌的感染继续被报道，至 2002 年 8 月，FDA 收到的报告中包含念珠菌、球孢子菌、放线菌、曲霉菌及非结核分枝杆菌感染[3]。2004 年 10 月，Health Canada 报道[4]，从 2000 年 1 月至 2004 年 5 月，已收到有关英夫利昔单抗和依那西普引发感染的报告分别为 188 例和 109 例。在这些报告中，英夫利昔单抗和依那西普引起的结核感染分别是 10 例和 2 例。美国 FDA 在 1998 年 11 月至 2002 年 3 月[5]，也收到了 25 例依那西普引起的结核感染的报告。最近，一篇对至 2007 年 1 月出版的文献的综述[6]报道了 281 例 TNF 抑制剂有关的侵袭性真菌感染，其中，226 例与使用英夫利昔单抗有关，44 例应用依那西普，11 例应用阿达木单抗。最常见的感染有：组织胞浆菌病（84 例），念珠菌病（64 例），曲霉菌病（64 例）。虽然大部分患者也曾经接受过免疫抑制药（如皮质激素）治疗，但 TNF 的抑制也可影响正常免疫反应，使患者易发生条件致病菌的感染。对侵袭性真菌感染诊断和治疗的延误导致了死亡，在应用 TNF 抑制剂治疗期间及治疗后，要密切监测全身性真菌感染的先兆和症状。被认为与有地方流行性侵袭真菌感染的患者可以考虑采用经验性抗真菌治疗[7,8]。

British Thoracic Society 发布了评价 TNF 抑制剂引起的结核复发危险性的量化指导原则[9]和治疗这类感染的建议。基于文献综述和当前全国的建议制订的其他指导原则[10]也已发布。

与英夫利昔单抗治疗有关的麻风病的论述详见下文

用途和用法项下内容。

1. CSM/MCA. Infliximab (Remicade) and tuberculosis. *Current Problems* 2001; **27:** 7.
2. Schaible TF [Centocor, Inc.]. Important drug warning (issued 5th October, 2001).
Available at: http://www.fda.gov/downloads/Safety/MedWatch/SafetyInformation/SafetyAlertsforHumanMedicalProducts/ucm174242 (accessed 28/07/10)
3. Wallis RS, *et al.* Granulomatous infectious diseases associated with tumor necrosis factor antagonists. *Clin Infect Dis* 2004; **38:** 1261–5. Correction. *ibid.*; **39:** 1254–5.
4. Health Canada. Infliximab (Remicade) and etanercept (Enbrel): serious infections and tuberculosis. *Can Adverse React News* 2004; **14** (4): 2–3. Also available at: http://www.hc-sc.gc.ca/dhp-mps/alt_formats/hpfb-dgpsa/pdf/medeff/carn-bcei_v14n4-eng.pdf (accessed 29/08/08)
5. Mohan AK, *et al.* Tuberculosis following the use of etanercept, a tumor necrosis factor inhibitor. *Clin Infect Dis* 2004; **39:** 295–9.
6. Tsiodras S, *et al.* Fungal infections complicating tumor necrosis factor α blockade therapy. *Mayo Clin Proc* 2008; **83:** 181–94.
7. FDA. Information for healthcare professionals: Cimzia (certolizumab pegol), Enbrel (etanercept), Humira (adalimumab), and Remicade (infliximab) (issued 4th September, 2008).
Available at: http://www.fda.gov/Drugs/DrugSafety/PostmarketDrugSafetyInformationforPatientsandProviders/ucm124185.htm (accessed 27/10/09)
8. Smith JA, Kauffman CA. Endemic fungal infections in patients receiving tumour necrosis factor-α inhibitor therapy. *Drugs* 2009; **69:** 1403–15.
9. British Thoracic Society Standards of Care Committee. BTS recommendations for assessing risk and for managing Mycobacterium tuberculosis infection and disease in patients due to start anti-TNF-α treatment. *Thorax* 2005; **60:** 800–5. Also available at: http://www.brit-thoracic.org.uk/Portals/0/Clinical%20Information/Anti%20TNF%20Treatment/Guidelines/antitnf_treatment.pdf (accessed 13/06/08)
10. Perlmutter A, *et al.* Tuberculosis and tumour necrosis factor-α inhibitor therapy: a report of three cases in patients with psoriasis—comprehensive screening and therapeutic guidelines for clinicians. *Br J Dermatol* 2009; **160:** 8–18.

狼疮　2009 年 6 月，澳大利亚 Adverse Drug Reactions Advisory Committee（ADRAC）[1]指出，自 2003 年起收到的 87 例药源性红斑狼疮或狼疮样综合征报告中，36 例与应用 TNF 抑制剂治疗有关，其中 21 例与使用英夫利昔单抗有关，10 例应用阿达木单抗，5 例应用依那西普。

1. Adverse Drug Reactions Advisory Committee (ADRAC). Drug-induced lupus erythematosus: an emerging association with TNF inhibitors. *Aust Adverse Drug React Bull* 2009; **28:** 10–11. Also available at: http://www.tga.gov.au/adr/aadrb/aadr0906.pdf (accessed 27/10/09)

药物相互作用

使用英夫利昔单抗或其他 TNF 抑制剂时，不能同时给予活疫苗，因为这些药物对于疫苗效能的影响及是否会发生感染的转移这些问题都还没有明确。TNF 抑制剂与白介素-1 受体拮抗剂阿那白滞素（Anakinra）合用时会增加严重感染和中性粒细胞减少发生的危险性，因此不建议联合应用。TNF 抑制剂与共刺激阻断剂阿巴他塞合用时，发生相似的相互作用。

阿巴西普　TNF 抑制剂依那西普与阿巴西普合用导致严重不良反应的发生率增加，包括严重感染，另外两药合用的临床效应并未增加[1]。英国注册药品信息不推荐阿巴西普与 TNF 抑制剂合用。

1. Weinblatt M, *et al.* Selective costimulation modulation using abatacept in patients with active rheumatoid arthritis while receiving etanercept: a randomised clinical trial. *Ann Rheum Dis* 2007; **66:** 228–34.

阿那白滞素　当阿那白滞素与 TNF 抑制剂依那西普合用时[1]，严重感染、注射部位反应和中性粒细胞减少等不良反应的发生率增加。另外，与依那西普单独应用相比，联合用药没有产生更有效的临床效应。如果阿那白滞素与其他 TNF 抑制剂合用，也可能出现相似的结果。

1. Genovese MC, *et al.* Combination therapy with etanercept and anakinra in the treatment of patients with rheumatoid arthritis who have been treated unsuccessfully with methotrexate. *Arthritis Rheum* 2004; **50:** 1412–19.

药动学

英夫利昔单抗的药动学呈线性特征。主要分布于血管腔隙，单剂量给药终末消除半衰期为 8～9.5 天。给予重复剂量后至少 8 周内，仍可在血清中检测到英夫利昔单抗。

1. Nestorov I. Clinical pharmacokinetics of tumor necrosis factor antagonists. *J Rheumatol* 2005; **74** (suppl): 13–18.
2. Klotz U, *et al.* Clinical pharmacokinetics and use of infliximab. *Clin Pharmacokinet* 2007; **46:** 645–60.

用途和用法

英夫利昔单抗是针对 TNF-α 的嵌合单克隆抗体，TNF-α 是一种促炎介质。在类风湿关节炎、强直性脊柱炎、银屑病关节炎、克罗恩病和溃疡性结肠炎患者的受损组织和体液中发现 TNF 水平升高。在银屑斑中也

发现 TNF 水平升高英夫利昔单抗被描述为生物性缓解病情抗风湿药（DMARD）。

英夫利昔单抗以静脉输注方式给药，通常输注时间不能少于 2h。对于有些类风湿关节炎患者，也采用过较短的输注时间（详见下文）。

英夫利昔单抗与甲氨蝶呤合用于治疗中度至重度、活动性**类风湿关节炎**（见下文）。在英国，通常限用于对标准缓解病情抗风湿药（DMARDs）反应不佳的患者，而对严重进展性类风湿关节炎，可用于以往未使用过甲氨蝶呤或其他 DMARDs 的患者。在美国，可被用于早期类风湿关节炎。英夫利昔单抗的使用剂量为每次 3mg/kg，2 周和 6 周以后重复给药，以后每 8 周给药 1 次，对于前 3 次剂量，英夫利昔单抗输注时间不能短于 2h。然而英国注册药品信息建议对于能够耐受初次输注的患者，后续剂量的输注时间可以缩短至最少 1h。通常在开始治疗 12 周内产生临床效应。在此治疗阶段未取得满意疗效或以后复发的患者，增加剂量可能受益：在英国，推荐每 8 周给 1 次最大剂量 7.5mg/kg（以 1.5mg/kg 递增）；在美国，允许的最大剂量为 10mg/kg。对这样的患者，也可每 4 周给予 3mg/kg。开始治疗 12 周内或调整剂量后无反应的患者，是否继续治疗需要慎重重新考虑。在英国，NICE 建议如果开始治疗 6 个月内没有满意的效应，可停用英夫利昔单抗。

对于中重度活动性**克罗恩病**（见下文**炎性肠病**），如果对传统的治疗药物无反应，可以给予英夫利昔单抗单次剂量 5mg/kg。初次输注给药，2 周和 6 周以后给予维持剂量 5mg/kg，以后每 8 周给药 1 次或者病症复发时，可再次给药（见下文）。英国注册药品信息的建议是：当第一次给药患者对药物无反应时，不推荐再次给药。而在美国，直到第三次给药后，才能判断患者对药物有无反应。同样的给药方案适用于造瘘形成的克罗恩病的患者，必须是第三次给予英夫利昔单抗后，才能判断药物是否有效。英国注册药品信息建议，对于初次治疗后复发的成人克罗恩病患者，剂量可增加至 10mg/kg。英夫利昔单抗还可用于对于传统治疗无效的中重度活动性**溃疡性结肠炎**（见下文**炎性肠病**），推荐剂量 5mg/kg，给药方案与克罗恩病相似（见上文）。第三次给予英夫利昔单抗后，才能判断是否有疗效。

对于**强直性脊柱炎**的治疗，注册药品信息推荐英夫利昔单抗只能用于传统治疗药物疗效不佳的严重病例。然而在美国可被用于疾病的早期治疗，以减轻体征和症状。初次给药剂量 5mg/kg，2 周和 6 周以后重复给药，以后每 8 周给药 1 次。如果两次给药后没有疗效，不再进行进一步治疗。

英夫利昔单抗还可用于治疗活动性进展性**银屑病关节炎**（见下文**脊椎关节病**），在英国，限用于对常规 DMARD 反应不佳的患者，但是美国注册药品信息在过去也允许早期使用。在美国，英夫利昔单抗可以单用或与甲氨蝶呤合用，然而英国注册药品信息建议对这种治疗不耐受或禁忌的患者不与甲氨蝶呤合用。给药剂量为每次 5mg/kg，2 周和 6 周以后重复给药，以后每 8 周给药 1 次。在英国，NICE 发布的指南推荐应用英夫利昔单抗治疗 12 周后，如果疗效不明显，可停止治疗。

在包括英国在内的一些国家，英夫利昔单抗还可用于治疗中重度斑块状**银屑病**（见下文），限用于不适于其他治疗的患者。给药剂量初次 5mg/kg，2 周和 6 周以后重复给药，以后每 8 周给药 1 次。14 周后（4 次剂量），如果没有疗效，应停止治疗。

如果末次输注 16 周内，类风湿关节炎或克罗恩病体征和症状复发，可再次给予英夫利昔单抗。停药超过 16 周后**再次用药**，有增加迟发型超敏反应的危险（见上文**迟发型反应**），因而不推荐再次给药。关于英夫利昔单抗再次给药用于其他适应证（上文未提及的）的建议尚未明确。英夫利昔单抗用于银屑病治疗时，中断给药 20 周后，再次单剂量给药的有限数据显示，与初次给药相比，疗效显著降低，轻中度输注反应的发生率增加。

关于英夫利昔单抗在儿童中的应用细节，见下文。

儿童用法 英夫利昔单抗被批准用于 6 岁及以上中度至重度活动性克罗恩病儿童患者，他们对传统治疗方法无反应或存在禁忌或不能耐受。剂量与成人相同（见上文）。英国注册药品信息建议可调整给药间隔以保持疗效。如果治疗开始后 10 周内无效，不再进行进一步的治疗。

虽然在英国未被批准，英夫利昔单抗仍被用于有瘘管形成克罗恩病的儿童，*BNFC 2010/11* 推荐对于 6～18 岁的儿童可使用成人中该适应证的给药方案（见上文）。也在试用英夫利昔单抗治疗严重的顽固性溃疡性结肠炎。

哮喘 已在研究应用 TNF 抑制剂如英夫利昔单抗治疗顽固性哮喘（参见 M37 第1072页）[1,2]，有一些证据表明只有少部分患者对这种治疗有反应，必须谨慎评价治疗的益处和风险[2]。

1. Erin EM, *et al.* The effects of a monoclonal antibody directed against tumor necrosis factor-α in asthma. *Am J Respir Crit Care Med* 2006; **174:** 753–62.
2. Brightling C, *et al.* Targeting TNF-alpha: a novel therapeutic approach for asthma. *J Allergy Clin Immunol* 2008; **121:** 5–10.

炎性肠病 英夫利昔单抗用于成人治疗克罗恩病[1～12]和溃疡性结肠炎[8,13～17]（参见 M37 第1620页）。也用于儿童治疗炎性肠病[18～21]，特别是克罗恩病。

治疗克罗恩病时，英国 NICE 发布的指导原则推荐英夫利昔单抗用于免疫调节剂或皮质激素类药物治疗失败或不能耐受而且不适宜手术的病情严重的患者[22]。

治疗溃疡性结肠炎时，NICE 发布的指导原则指出英夫利昔单抗不能用于具有亚急性特征的中重度活动性结肠炎（这种疾病可在门诊正常处理，不需要住院治疗或紧急手术干预）[23]。对于急性恶化的严重活动性溃疡性结肠炎，NICE 的指导原则推荐英夫利昔单抗只用于那些对环孢素禁忌或临床不适宜的患者。否则，只能用于这种治疗的临床研究[24]。

1. Present DH, *et al.* Infliximab for the treatment of fistulas in patients with Crohn's disease. *N Engl J Med* 1999; **340:** 1398–1405.
2. Rutgeerts P, *et al.* Efficacy and safety of retreatment with anti-tumor necrosis factor antibody (infliximab) to maintain remission in Crohn's disease. *Gastroenterology* 1999; **117:** 761–9.
3. Hanauer SB, *et al.* ACCENT I Study Group. Maintenance infliximab for Crohn's disease: the ACCENT I randomised trial. *Lancet* 2002; **359:** 1541–9.
4. Rutgeerts P, *et al.* Comparison of scheduled and episodic treatment strategies of infliximab in Crohn's disease. *Gastroenterology* 2004; **126:** 402–13.
5. Sands BE, *et al.* Infliximab maintenance therapy for fistulizing Crohn's disease. *N Engl J Med* 2004; **350:** 876–85.
6. Panaccione R, *et al.* Canadian Association of Gastroenterology Clinical Practice Guidelines: the use of infliximab in Crohn's disease. *Can J Gastroenterol* 2004; **18:** 503–8.
Also available at: http://www.cag-acg.org/uploads/guidelines/Infliximab%20guidelines%202004.pdf (accessed 13/06/08)
7. Siddiqui MAA, Scott LJ. Infliximab: a review of its use in Crohn's disease and rheumatoid arthritis. *Drugs* 2005; **65:** 2179–2208. Correction. *ibid.* 2006; **66:** 1359.
8. Rutgeerts P, *et al.* Review article: infliximab therapy for inflammatory bowel disease—seven years on. *Aliment Pharmacol Ther* 2006; **23:** 451–63.
9. Rutgeerts P, *et al.* Scheduled maintenance treatment with infliximab is superior to episodic treatment for the healing of mucosal ulceration associated with Crohn's disease. *Gastrointest Endosc* 2006; **63:** 433–42.
10. Lémann M, *et al.* Groupe d'Etude Therapeutique des Affections Inflammatoires du Tube Digestif (GETAID). Infliximab plus azathioprine for steroid-dependent Crohn's disease patients: a randomized placebo-controlled trial. *Gastroenterology* 2006; **130:** 1054–61.
11. Osterman MT, Lichtenstein GR. Infliximab in fistulizing Crohn's disease. *Gastroenterol Clin North Am* 2006; **35:** 795–820.
12. Etchevers MJ, *et al.* Optimizing the use of tumour necrosis factor inhibitors in Crohn's disease: a practical approach. *Drugs* 2010; **70:** 109–20.
13. Probert CS, *et al.* Infliximab in moderately severe glucocorticoid resistant ulcerative colitis: a randomised controlled trial. *Gut* 2003; **52:** 998–1002.
14. Rutgeerts P, *et al.* Infliximab for induction and maintenance therapy for ulcerative colitis. *N Engl J Med* 2005; **353:** 2462–76. Correction. *ibid.* 2006; **354:** 2200.
15. Lawson MM, *et al.* Tumour necrosis factor alpha blocking agents for induction of remission in ulcerative colitis. Available in The Cochrane Database of Systematic Reviews; Issue 3. Chichester: John Wiley; 2006 (accessed 13/06/08).
16. Aberra FN, Lichtenstein GR. Infliximab in ulcerative colitis. *Gastroenterol Clin North Am* 2006; **35:** 821–36.
17. Gisbert JP, *et al.* Systematic review: Infliximab therapy in ulcerative colitis. *Aliment Pharmacol Ther* 2007; **25:** 19–37.
18. Baldassano R, *et al.* Infliximab (REMICADE) therapy in the treatment of pediatric Crohn's disease. *Am J Gastroenterol* 2003; **98:** 833–8.
19. Hyams J, *et al.* REACH Study Group. Induction and maintenance infliximab therapy for the treatment of moderate-to-severe Crohn's disease in children. *Gastroenterology* 2007; **132:** 863–73.
20. de Ridder L, *et al.* Infliximab use in children and adolescents with inflammatory bowel disease. *J Pediatr Gastroenterol Nutr* 2007; **45:** 3–14.
21. Veres G, *et al.* Infliximab therapy in children and adolescents with inflammatory bowel disease. *Drugs* 2007; **67:** 1703–23.
22. NICE. Guidance on the use of infliximab for Crohn's disease: Technology Appraisal Guidance 40 (issued April 2002). Available at: http://www.nice.org.uk/nicemedia/pdf/NiceCROHNS40GUIDANCE.pdf (accessed 13/06/08)
23. NICE. Infliximab for subacute manifestations of ulcerative colitis: Technology Appraisal Guidance 140 (issued April 2008). Available at: http://www.nice.org.uk/nicemedia/pdf/TA140Guidance.pdf (accessed 28/07/08)
24. NICE. Infliximab for acute exacerbations of ulcerative colitis: Technology Appraisal Guidance 163 (issued December 2008). Available at: http://www.nice.org.uk/nicemedia/pdf/TA163Guidance.pdf (accessed 27/10/09)

麻风 英夫利昔单抗用于[1]治疗复发的 2 型（麻风结节性红斑）麻风反应（参见 M37 第168页）。然而有报道在应用英夫利昔单抗治疗类风湿关节炎时，有 2 例患者发生了进展快速的麻风反应[2]，停用英夫利昔单抗后，2 例患者都发生了逆转反应（1 型）。

1. Faber WR, *et al.* Treatment of recurrent erythema nodosum leprosum with infliximab. *N Engl J Med* 2006; **355:** 739.
2. Scollard DM, *et al.* Development of leprosy and type 1 leprosy reactions after treatment with infliximab: a report of 2 cases. *Clin Infect Dis* 2006; **43:** e19–e22.

银屑病 英夫利昔单抗可用于治疗中重度斑块型银屑病（参见 M37 第1510页）[1～8]，然而，TNF 抑制剂可引起各种皮肤不良反应（详见上文**对皮肤的影响**项下内容）。

1. Benoit S, *et al.* Treatment of recalcitrant pustular psoriasis with infliximab: effective reduction of chemokine expression. *Br J Dermatol* 2004; **150:** 1009–12.
2. Gottlieb AB, *et al.* Infliximab induction therapy for patients with severe plaque-type psoriasis: a randomized, double-blind, placebo-controlled trial. *J Am Acad Dermatol* 2004; **51:** 534–42.
3. Reich K, *et al.* EXPRESS study investigators. Infliximab induction and maintenance therapy for moderate-to-severe psoriasis: a phase III, multicentre, double-blind trial. *Lancet* 2005; **366:** 1367–74.
4. Reich K, *et al.* Improvement in quality of life with infliximab induction and maintenance therapy in patients with moderate-to-severe psoriasis: a randomized controlled trial. *Br J Dermatol* 2006; **154:** 1161–8.
5. Smith CH, *et al.* Infliximab for severe, treatment-resistant psoriasis: a prospective, open-label study. *Br J Dermatol* 2006; **155:** 160–9.
6. Menter A, *et al.* A randomized comparison of continuous vs. intermittent infliximab maintenance regimens over 1 year in the treatment of moderate-to-severe plaque psoriasis. *J Am Acad Dermatol* 2006; **56:** 31.e1–15.
7. Poulalhon N, *et al.* A follow-up study in 28 patients treated with infliximab for severe recalcitrant psoriasis: evidence for efficacy and high incidence of biological autoimmunity. *Br J Dermatol* 2007; **156:** 329–36.
8. NICE. Infliximab for the treatment of adults with psoriasis: Technology Appraisal Guidance 134 (issued January 2008). Available at: http://www.nice.org.uk/nicemedia/pdf/TA134Guidance.pdf (accessed 22/08/08)

类风湿关节炎 TNF 抑制剂在治疗类风湿关节炎中的作用在不断增加，尽管有人主张早期应用，但还是倾向限制用于对传统的缓解病情抗风湿药（DMARDs）没有反应的患者。以下是英夫利昔单抗用于类风湿关节炎（见第12页）和青少年特发性关节炎（见第11页）的参考文献[1～8]。

1. Maini R, *et al.* ATTRACT Study Group. Infliximab (chimeric anti-tumour necrosis factor alpha monoclonal antibody) versus placebo in rheumatoid arthritis patients receiving concomitant methotrexate: a randomised phase III trial. *Lancet* 1999; **354:** 1932–9.
2. Lipsky PE, *et al.* Anti-Tumor Necrosis Factor Trial in Rheumatoid Arthritis with Concomitant Therapy Study Group. Infliximab and methotrexate in the treatment of rheumatoid arthritis. *N Engl J Med* 2000; **343:** 1594–1602.
3. Maini RN, *et al.* Anti-Tumor Necrosis Factor Trial in Rheumatoid Arthritis with Concomitant Therapy Study Group. Sustained improvement over two years in physical function, structural damage, and signs and symptoms among patients with rheumatoid arthritis treated with infliximab and methotrexate. *Arthritis Rheum* 2004; **50:** 1051–65.
4. Quinn MA, *et al.* Very early treatment with infliximab in addition to methotrexate in early, poor-prognosis rheumatoid arthritis reduces magnetic resonance imaging evidence of synovitis and damage, with sustained benefit after infliximab withdrawal: results from a twelve-month randomized, double-blind, placebo-controlled trial. *Arthritis Rheum* 2005; **52:** 27–35.
5. Voulgari PV, *et al.* Infliximab therapy in established rheumatoid arthritis: an observational study. *Am J Med* 2005; **118:** 515–20.
6. Chen Y-F, *et al.* NHS Health Technology Assessment Programme. A systematic review of the effectiveness of adalimumab, etanercept and infliximab for the treatment of rheumatoid arthritis in adults and an economic evaluation of their cost-effectiveness (issued November 2006). Available at: http://www.hta.ac.uk/fullmono/mon1042.pdf (accessed 31/10/08)
7. Ruperto N, *et al.* Paediatric Rheumatology International Trials Organisation. Pediatric Rheumatology Collaborative Study Group. A randomized, placebo-controlled trial of infliximab plus methotrexate for the treatment of polyarticular-course juvenile rheumatoid arthritis. *Arthritis Rheum* 2007; **56:** 3096–3106.
8. NICE. Adalimumab, etanercept and infliximab for the treatment of rheumatoid arthritis: Technology Appraisal Guidance 130 (issued October 2007). Available at: http://www.nice.org.uk/nicemedia/pdf/TA130guidance.pdf (accessed 03/11/08)

结节病 关于英夫利昔单抗对于结节病的可能有益作用的论述参见 M37 第1443页。

脊椎关节病 以下是应用英夫利昔单抗治疗强直性脊柱炎和银屑病型关节炎（见第13页）的文献[1～9]。在英国，NICE 认为 TNF 抑制剂作为治疗严重活动性疾病并对至少 2 种标准治疗药物无反应的备用药物。对于以上两种适应证，相对于英夫利昔单抗，更推荐选择依那西普或阿达木西普[5,8]。

1. Brandt J, *et al.* Infliximab in the treatment of active and severe ankylosing spondylitis. *Clin Exp Rheumatol* 2002; **20** (suppl 28): S106–S110.
2. Brandt J, *et al.* Successful short term treatment of severe undifferentiated spondyloarthropathy with the anti-tumor necrosis factor-alpha monoclonal antibody infliximab. *J Rheumatol* 2002; **29:** 118–22.
3. Collantes-Estévez E, *et al.* Infliximab in refractory spondyloarthropathies: a multicentre 38 week open study. *Ann Rheum Dis* 2003; **62:** 1239–40.
4. Robinson DM, Keating GM. Infliximab: in ankylosing spondylitis. *Drugs* 2005; **65:** 1283–91.
5. NICE. Etanercept and infliximab for the treatment of adults with psoriatic arthritis: Technology Appraisal Guidance 104 (issued July 2006). Available at: http://www.nice.org.uk/nicemedia/pdf/TA104guidance.pdf (accessed 03/11/08)
6. Rott S, *et al.* Successful treatment of severe psoriatic arthritis with infliximab in an 11-year-old child suffering from linear psoriasis along lines of Blaschko. *Br J Dermatol* 2007; **157:** 191–2.

7. McLeod C, et al. NHS Health Technology Assessment Programme. Adalimumab, etanercept and infliximab for the treatment of ankylosing spondylitis: a systematic review and economic evaluation (issued August 2007). Available at: http://www.hta.ac.uk/fullmono/mon1128.pdf (accessed 31/10/08)

8. NICE. Adalimumab, etanercept and infliximab for ankylosing spondylitis: Technology Appraisal Guidance 143 (issued May 2008). Available at: http://www.nice.org.uk/nicemedia/pdf/TA143Guidance.pdf (accessed 31/10/08)

9. Baraliakos X, Braun J. Anti-TNF-α therapy with infliximab in spondyloarthritides. Expert Rev Clin Immunol 2010; 6: 9–19.

眼葡萄膜炎 试用[1~12]英夫利昔单抗治疗包括与 Behcet 综合征（参见 M37 第1433页）有关眼葡萄膜炎方面取得了一些成功（参见 M37 第1446页），眼葡萄膜炎可发展为其他炎症疾病如类风湿关节炎的并发症。英夫利昔单抗不仅对前期的病变有作用，还可改善眼部症状。

1. Murphy CC, et al. Tumor necrosis factor alpha blockade with infliximab for refractory uveitis and scleritis. Ophthalmology 2004; 111: 352–6.
2. Bodaghi B, et al. Therapeutic use of infliximab in sight threatening uveitis: retrospective analysis of efficacy, safety, and limiting factors. Ann Rheum Dis 2005; 64: 962–4.
3. Braun J, et al. Decreased incidence of anterior uveitis in patients with ankylosing spondylitis treated with the anti-tumor necrosis factor agents infliximab and etanercept. Arthritis Rheum 2005; 52: 2447–51.
4. Richards JC, et al. Infliximab for juvenile idiopathic arthritis-associated uveitis. Clin Experiment Ophthalmol 2005; 33: 461–8.
5. Lindstedt EW, et al. Anti-TNF-α therapy for sight threatening uveitis. Br J Ophthalmol 2005; 89: 533–6.
6. Saurenmann RK, et al. Tumour necrosis factor alpha inhibitors in the treatment of childhood uveitis. Rheumatology (Oxford) 2006; 45: 982–9.
7. Kahn P, et al. Favorable response to high-dose infliximab for refractory childhood uveitis. Ophthalmology 2006; 113: 860–4.
8. Guignard S, et al. Efficacy of tumour necrosis factor blockers in reducing uveitis flares in patients with spondylarthropathy: a retrospective study. Ann Rheum Dis 2006; 65: 1631–4.
9. Tynjälä P, et al. Infliximab and etanercept in the treatment of chronic uveitis associated with refractory juvenile idiopathic arthritis. Ann Rheum Dis 2007; 66: 548–50.
10. Ardoin SP, et al. Infliximab to treat chronic noninfectious uveitis in children: retrospective case series with long-term follow-up. Am J Ophthalmol 2007; 144: 844–9.
11. Pipitone N, et al. Infliximab for the treatment of Neuro-Behçet's disease: a case series and review of the literature. Arthritis Rheum 2008; 59: 285–90.
12. Yamada Y, et al. Comparison of infliximab versus ciclosporin during the initial 6-month treatment period in Behçet disease. Br J Ophthalmol 2010; 94: 284–8.

血管炎综合征 关于英夫利昔单抗用于治疗大动脉炎（Takayasus' arteritis）的初步报道参见 M37 第1445页，也在研究英夫利昔单抗用于治疗那些对标准治疗方法无反应的川崎病（参见 M37 第2148页）患者[1~4]。

1. Burns JC, et al. Infliximab treatment for refractory Kawasaki syndrome. J Pediatr 2005; 146: 662–7.
2. Saji T, Kemmotsu Y. Infliximab for Kawasaki syndrome. J Pediatr 2006; 149: 426.
3. O'Connor MJ, Saulsbury FT. Incomplete and atypical Kawasaki disease in a young infant: severe, recalcitrant disease responsive to infliximab. Clin Pediatr (Phila) 2007; 46: 345–8.
4. Burns JC, et al. Infliximab treatment of intravenous immunoglobulin-resistant Kawasaki disease. J Pediatr 2008; 153: 833–8.

制剂

专利制剂

Arg.: Remicade; **Austral.:** Remicade; **Austria:** Remicade; **Belg.:** Remicade; **Braz.:** Remicade; **Canad.:** Remicade; **Chile:** Remicade; **Cz.:** Remicade; **Denm.:** Remicade; **Fin.:** Remicade; **Fr.:** Remicade; **Ger.:** Remicade; **Gr.:** Remicade; **Hong Kong:** Remicade; **Hung.:** Remicade; **Indon.:** Remicade; **Irl.:** Remicade; **Israel:** Remicade; **Ital.:** Remicade; **Jpn:** Remicade; **Malaysia:** Remicade; **Mex.:** Remicade; **Neth.:** Remicade; **Norw.:** Remicade; **NZ:** Remicade; **Philipp.:** Remicade; **Pol.:** Remicade; **Port.:** Remicade; **Rus.:** Remicade (Ремикейд); **S.Afr.:** Revellex; **Singapore:** Remicade; **Spain:** Remicade; **Swed.:** Remicade; **Switz.:** Remicade; **Thai.:** Remicade; **Turk.:** Remicade; **UK:** Remicade; **USA:** Remicade; **Venez.:** Remicade.

Isonixin (rINN) 异尼辛

Isonixine; Isonixino; Isonixinum. 2-Hydroxy-N-(2,6-dimethylphenyl)nicotinamide.

Изониксин

$C_{14}H_{14}N_2O_2 = 242.3$.
CAS — 57021-61-1.
UNII — BYX6E7M5QE.

简介

异尼辛是一种 NSAID（第92页），用于与肌肉骨骼和关节病有关的疼痛和炎症反应。口服每次 400mg，每

日 2~4 次，或直肠栓剂给药。也以 2.5% 膏剂局部应用。

制剂

专利制剂

Spain: Nixyn.

多组分制剂 **Spain:** Nixyn.

Kebuzone (rINN) 凯布宗

Kebuzona; Kébuzone; Kebuzonum; Ketophenylbutazone. 4-(3-Oxobutyl)-1,2-diphenylpyrazolidine-3,5-dione.

Кебузон

$C_{19}H_{18}N_2O_3 = 322.4$.
CAS — 853-34-9.
ATC — M01AA06.
ATC Vet — QM01AA06.
UNII — 4VD83UL6Y6.

简介

凯布宗是保泰松的衍生物，是一种 NSAID（第92页）。用于肌肉骨骼、关节和软组织疾病，口服每日 1.5g，分次给药。凯布宗也以钠盐形式肌内注射，剂量相当于 1g 碱基，每日 1~2 次。

卟啉病 凯布宗用于卟啉病并不安全，因为动物实验和体外试验均显示凯布宗具有生卟啉作用。

制剂

专利制剂

Austria: Ketazon†; **Cz.:** Ketazon†.

多组分制剂 **Austria:** Rheumesser; **Cz.:** Ketazon Compositum†.

Ketobemidone Hydrochloride (BANM, rINNM) 盐酸凯托米酮

Cétobémidone, chlorhydrate de; Cetobemidone Hydrochloride; Cetobemidoni hydrochloridum; Hidrocloruro de cetobemidona; Ketobemidon-hydrochlorid; Ketobemidonhydroklorid; Ketobemidoni Hydrochloridum; Ketobemidonihydrokloridi; Ketobemidono hidrochloridas. 1-(4-m-Hydroxyphenyl-1-methyl-4-piperidyl)propan-1-one hydrochloride.

Кетобемидона Гидрохлорид

$C_{15}H_{21}NO_2,HCl = 283.8$.
CAS — 469-79-4 (ketobemidone); 5965-49-1 (ketobemidone hydrochloride).
ATC — N02AB01.
ATC Vet — QN02AB01.
UNII — U9U6LTV80K.

(ketobemidone)

Pharmacopoeias. In Eur. (see p.vii).

Ph. Eur. 6. 8 (Ketobemidone Hydrochloride) 白色或类白色结晶性粉末。易溶于水；可溶于乙醇；极微溶于二氯甲烷。1% 水溶液的 pH 值为 4.5~5.5。

简介

凯托米酮是一种阿片类镇痛药（第96页）。以盐酸盐形式口服、注射或直肠给药。有时与解痉药合用。

1. Al-Shurbaji A, Tokics L. The pharmacokinetics of ketobemidone in critically ill patients. Br J Clin Pharmacol 2002 54: 583–6.
2. Jylli L, et al. Comparison of the analgesic efficacy of ketobemidone and morphine for management of postoperative pain in children: a randomized, controlled study. Acta Anaesthesiol Scand 2004; 48: 1256–9.

制剂

专利制剂

Denm.: Ketodur†; **Norw.:** Ketodur†; Ketorax; **Swed.:** Ketodur†; Ketogan Novum.

多组分制剂 **Denm.:** Ketogan; **Norw.:** Ketogan; **Swed.:** Ketogan.

Ketoprofen (BAN, USAN, rINN) 酮洛芬

Ketoprofeeni; Ketoprofén; Ketoprofenas; Kétoprofène; Ketoprofeno; Ketoprofenum; RP-19583. (RS)-2-(3-Benzoylphenyl)propionic acid.

Кетопрофен

$C_{16}H_{14}O_3 = 254.3$.
CAS — 22071-15-4 (ketoprofen); 57469-78-0 (ketoprofen lysine); 57495-14-4 (ketoprofen sodium).
ATC — M01AE03; M02AA10.
ATC Vet — QM01AE03; QM02AA10.
UNII — 90Y4QC304K.

Pharmacopoeias. In Chin., Eur. (see p.vii), Jpn, and US.

Ph. Eur. 6. 8 (Ketoprofen) 白色或类白色结晶性粉末。熔点 94~97℃。几乎不溶于水；易溶于乙醇、丙酮和二氯甲烷。

USP 33 (Ketoprofen) 贮藏于密闭容器中。

Dexketoprofen Trometamol (BANM, rINNM) 右酮洛芬氨丁三醇

(S)-(+)-Dexketoprofen Trometamol; Dexkétoprofène Trométamol; Dexketoprofeno trometamol; Dexketoprofenum Trometamolum.

Декскетопрофен Трометамол

CAS — 22161-81-5 (dexketoprofen).
ATC — M01AE17.
ATC Vet — QM01AE17.

(dexketoprofen)

不良反应、处置和注意事项

参见第92页 NSAIDs。

酮洛芬肌内注射时，会引起注射部位疼痛，偶尔会产生组织损伤。含酮洛芬的局部给药制剂可引起给药部位的反应。酮洛芬栓剂会产生局部刺激；有直肠炎或痔病史的患者应避免直肠给药。慎用于肝肾损伤的患者。禁用于严重肾损伤的患者。

右酮洛芬避免用于中重度肾损伤或严重肝损伤或严重心力衰竭患者。

对皮肤的影响 曾有局部应用酮洛芬后发生接触性和光敏性皮炎[1,2]，一项回顾性研究[3]发现 1996~2001 年间，Spanish Pharmacovigilance System 收到的 139 例局部应用 NSAIDs 引起的接触反应的报告中，84 例涉及酮洛芬（16 例过敏反应；68 例光敏反应）。其他 NSAIDs 包括吡罗昔康（21），依托芬那酯（10），吡酮洛芬（5），水杨酸盐（4），非普地醇（3），双氯芬酸（3），吲哚美辛（2），保泰松（2），苄达明（2），醋氯芬酸（1），萘普生（1）及马布洛芬（1）。

分析显示，局部应用酮洛芬的不良反应报告数量之多与其应用之间的关系极其不成比例。

1. Matthieu L, et al. Contact and photocontact allergy to ketoprofen: the Belgian experience. Contact Dermatitis 2004; 50: 238–41.
2. Hindsén M, et al. Photoallergic contact dermatitis from ketoprofen in southern Sweden. Contact Dermatitis 2006; 54: 150–7.
3. Diaz RL. Greater allergenicity of topical ketoprofen in contact dermatitis confirmed by use. Contact Dermatitis 2006; 54: 239–43.

超敏反应　2例对阿司匹林过敏的患者口服酮洛芬50mg后发生威胁生命的哮喘、风疹和血管性水肿[1]。1例哮喘患者服用酮洛芬后不久发生心脏和呼吸骤停[2]。使用酮洛芬局部制剂后发生过威及生命的哮喘[3]。

曾有1例患者使用含酮洛芬的局部凝胶剂后发生迟发型皮肤超敏反应[4]，再次接触酮洛芬凝胶时，重新出现超敏反应，而对含双氯芬酸的相似凝胶未发生反应。该文作者指出，英国CSM已收到15例酮洛芬凝胶引起皮肤反应的报道，包括皮炎和风疹各1例。

也可见上文**对皮肤的影响**项下。

1. Frith P, et al. Life-threatening asthma, urticaria, and angiocedema after ketoprofen. Lancet 1978; ii: 847–8.
2. Schreuder G. Ketoprofen: possible idiosyncratic acute bronchospasm. Med J Aust 1990; 152: 332–3.
3. Kashiwabara K, Nakamura H. Analgesic-induced asthma caused by 2.0% ketoprofen adhesive agents, but not by 0.3% agents. Intern Med 2001; 40: 124–6.
4. Oh VMS. Ketoprofen gel and delayed hypersensitivity dermatitis. BMJ 1994; 309: 512.

重症肌无力　有一则简要报道[1]，1例已得到良好控制的重症肌无力患者单次口服酮洛芬50mg后，发生胆碱能危象。患者先前对阿司匹林发生相似但是轻微的反应，但是对乙酰氨基酚未发生过反应。

1. McDowell IFW, McConnell JB. Cholinergic crisis in myasthenia gravis precipitated by ketoprofen. BMJ 1985; 291: 1094.

胰腺炎　有酮洛芬的应用与胰腺炎有关的报道[1,2]。

1. Cobb TK, Pierce JR. Acute pancreatitis associated with ketoprofen. South Med J 1992; 85: 430–1.
2. Mété D, et al. Pancréatite aiguë et kétoprofène. Gastroenterol Clin Biol 2001; 25: 721–2.

光敏反应　酮洛芬可发生光敏反应[1,2]，也有报道与其他药物有交叉过敏，特别是贝特类苯扎贝特、环丙贝特和非诺贝特。这些药物都含有的苯甲酰酮的结构，是造成光敏反应的原因。

也见**对皮肤的影响**项下（见上文）。

1. Bagheri H, et al. Photosensitivity to ketoprofen: mechanisms and pharmacoepidemiological data. Drug Safety 2000; 22: 339–49.
2. Veyrac G, et al. Bilan de l'enquête nationale sur les effets indésirables cutanés du ketoprofène gel enregistrés entre le 01/09/1996 et le 31/08/2000. Therapie 2002; 57: 55–64.

肾损伤　给予肾损伤患者外消旋酮洛芬后[1,2]，消除半衰期延长，未与血浆蛋白结合的右酮洛芬的游离型药物浓度增加，这主要是由于损伤的肾对酰基-葡糖苷酸结合物的消除具有结构选择性，不稳定的结合物被水解重新生成葡糖苷配基，而使酮洛芬血浆药物浓度增加[2,3]。一项试验的作者建议[3]对于中重度肾衰竭的患者（肌酐清除率小于20ml/min者）调整外消旋酮洛芬的剂量。

关于右酮洛芬用于肾损伤时的给药剂量的建议参见下文**用途和用法**项下或上文**不良反应和注意事项**项下。

1. Hayball PJ, et al. The influence of renal function on the enantioselective pharmacokinetics and pharmacodynamics of ketoprofen in patients with rheumatoid arthritis. Br J Clin Pharmacol 1993; 36: 185–93.
2. Grubb NG, et al. Stereoselective pharmacokinetics of ketoprofen and ketoprofen glucuronide in end-stage renal disease: evidence for a 'futile cycle' of elimination. Br J Clin Pharmacol 1999; 48: 494–500.
3. Skeith KJ, et al. The influence of renal function on the pharmacokinetics of unchanged and acyl-glucurocon-jugated ketoprofen enantiomers after 50 and 100 mg racemic ketoprofen. Br J Clin Pharmacol 1996; 42: 163–9.

药物相互作用

与NSAIDs有关的药物相互作用参见第94页。

丙磺舒可延迟酮洛芬的排泄，降低其血浆蛋白结合率，从而增加血浆药物浓度。不出意外，右旋酮洛芬和丙磺舒间可能发生相似的相互作用。

药动学

酮洛芬易从胃肠道吸收，单次口服给药血药浓度达峰时间为0.5～2h。与食物同服时，生物利用度不受影响，但吸收速度减慢。酮洛芬肌内注射和直肠给药吸收良好，局部给药，只有一小部分经皮吸收。与血浆蛋白结合率99%，在滑膜液中可检测到药物。消除半衰期为1.5～4h。主要代谢方式是与葡糖苷酸结合，主要由尿液排泄。

酮洛芬具有一个手性中心。以外消旋体给药，但是药理作用主要是由于S-对映体右酮洛芬。酮洛芬药动学的立体选择性较小（但参见上文**肾损伤**项下）。

1. Debruyne D, et al. Clinical pharmacokinetics of ketoprofen after single intravenous administration as a bolus or infusion. Clin Pharmacokinet 1987; 12: 214–21.
2. Flouvat B, et al. Pharmacokinetics of ketoprofen in man after repeated percutaneous administration. Arzneimittelforschung 1989; 39: 812–15.
3. Jamali F, Brocks DR. Clinical pharmacokinetics of ketoprofen and its enantiomers. Clin Pharmacokinet 1990; 19: 197–217.
4. Geisslinger G, et al. Pharmacokinetics of ketoprofen enantiomers after different doses of the racemate. Br J Clin Pharmacol 1995; 40: 73–5.
5. Barbanoj MJ, et al. Pharmacokinetics of dexketoprofen trometamol in healthy volunteers after single and repeated oral doses. J Clin Pharmacol 1998; 38: 33S–40S.
6. Kokki H, et al. Pharmacokinetics of ketoprofen syrup in small children. J Clin Pharmacol 2000; 40: 354–9.
7. Barbanoj M-J, et al. Clinical pharmacokinetics of dexketoprofen. Clin Pharmacokinet 2001; 40: 245–62.
8. Kokki H, et al. Pharmacokinetics of intravenous and rectal ketoprofen in young children. Clin Pharmacokinet 2003; 42: 373–9.
9. Valles J, et al. Clinical pharmacokinetics of parenteral dexketoprofen trometamol in healthy subjects. Methods Find Exp Clin Pharmacol 2006; 28 (suppl A): 7–12.
10. Valles J, et al. Single and repeated dose pharmacokinetics of dexketoprofen trometamol in young and elderly subjects. Methods Find Exp Clin Pharmacol 2006; 28 (suppl A): 13–19.

用途和用法

酮洛芬是丙酸衍生物，是一种NSAID（第94页）。抗炎作用弱于NSAIDs中其他部分药物。酮洛芬是外消旋混合物，动物实验证实活性形式是S-(+)型对映体右酮洛芬，相同剂量时，镇痛作用是酮洛芬的两倍。

酮洛芬用于肌肉骨骼关节病，如强直性脊柱炎、骨关节炎和类风湿关节炎；关节周围病变，如肩周囊炎、腱炎。也用于痛经、术后疼痛以及其他疼痛和炎症情况，如急性痛风、软组织疾病。还用于退热。右酮洛芬用于治疗轻中度疼痛，如肌肉骨骼疼痛、痛经和牙痛。

治疗风湿性疾病时，酮洛芬常用给药剂量为口服，每日100～200mg，分2～4次给予，也可使用每日1次的缓释制剂。一些注册药品信息建议口服初次剂量75mg，每日3次；或50mg，每日4次，需要时增加至每日最多300mg，分次给予。酮洛芬也以栓剂形式直肠给药，通常剂量为100mg，夜晚给药；或100mg，每日2次。在英国，推荐的给药剂量为口服与栓剂每日总剂量不能超过200mg。用于治疗包括痛经在内的其他疼痛性疾病时，每6～8h口服25～50mg。酮洛芬用于肝肾损伤患者时的用药细节参见下文。

酮洛芬也可臀肌深部肌内注射，用于肌肉骨骼、关节、关节周围、软组织病变的恶化及控制整形外科术后疼痛。每4h给予50～100mg，24h内最多给予200mg，连续给药3天。在一些国家，酮洛芬也以相似剂量静脉给药。

酮洛芬还以2.5%凝胶剂型用于缓解局部疼痛。不同制剂中药物含量相差很小，典型的给药方案为每日2～4次，连续使用10天。

右酮洛芬以氨丁三醇盐的形式口服给药。剂量以碱基表示，36.9mg右酮洛芬氨丁三醇相当于约25mg右酮洛芬。常用剂量为每4～6h 12.5mg，或每8h 25mg，每日总剂量不能超过75mg。老年患者开始给药时，每日不能超过50mg。肝肾损伤时需减量，见下文。通常建议NSAIDs与食物同服或饭后服用，以减少对胃肠道的不良反应，然而注册药品信息认为，与食物同服会延缓右酮洛芬的吸收，因此建议在治疗急性疼痛时，至少饭前30min服用。

酮洛芬也以赖氨酸和钠盐形式应用。

1. Mauleón D, et al. Preclinical and clinical development of dexketoprofen. Drugs 1996; 52: 24–46.
2. Moore RA, Barden J. Systematic review of dexketoprofen in acute and chronic pain. BMC Clin Pharmacol 2008; 8: 11. Available at: http://www.biomedcentral.com/content/pdf/1472-6904-8-11.pdf (accessed 17/09/09)

在肝损伤或肾损伤中的用法　关于外消旋酮洛芬用于肝肾损伤患者的剂量，注册药品信息没有给出特殊的建议，但该药物的禁忌证是严重肾损伤，对于中度肾损伤患者，给药剂量尽可能降低，并注意监测肾功能（见上文**肾损伤**项下）。然而，在美国，对于肾损伤或血清蛋白浓度低于3.5g/dl的患者，应给予的最大口服初始剂量为100mg。轻度肾损伤患者，每日最大剂量应为150mg，更严重的肾损伤（GFR低于25ml/(min•1.73m²)或肾损伤的终末阶段）患者，每日最大剂量不能超过100mg。

英国注册药品信息的建议是右酮洛芬用于轻度至中度肝肾损伤患者时，初次剂量减少到每日50mg。右酮洛芬不能用于严重肝损伤或中重度肾损伤的患者。

制剂

BP 2010: Ketoprofen Capsules; Ketoprofen Gel;
USP 33: Ketoprofen Extended-Release Capsules.

专利制剂

Arg.: Enantyum; Helenil; Orudis†; Salicrem K; **Austral.:** Orudis; Oruvail; **Austria:** Ketospray; Profenid; Prontoket†; **Belg.:** Bi-Rofenid; Fastum; Rofenid; **Braz.:** Artrifenil; Artrinid; Artrosil; Bi-Profenid; Ceprofen; Flamador; Ketopt; Profenid; **Canad.:** Apo-Keto; Novo-Keto†; Rhodis†; **Chile:** Bonil; Cirus; Desketo; Dolo-Ketazon; Dolofar; Fastum†; Flogofin; Profenid; Relatene; Talflex; **Cz.:** Bi-Profenid†; Dexoket; Fastum; Keplat; Ketesse; Ketobene†; Ketonal; Profenid; Prontoflex; Prontoket†; Toprec†; **Denm.:** Orofen; Orudis; **Fin.:** Enantyum; Ketesse; Keto; Ketomex; Ketorin; Orudis; Zon; **Fr.:** Bi-Profenid; Ketum; Profenid; Topfena; Toprec; **Ger.:** Alrheumun; Dolormin mit Ketoprofen; Effekton mit Ketoprofen; Gabrilen; Orudis†; Phardol Schmerz; Spondylon; Sympal; Togal Mobil-Gel mit ketoprofen†; **Gr.:** Drastirel; Farbovil; Ketodur; Menaril; Nosatel; Oruvail; Profinject; Solu-Ket; Totifen; Viaxal; Vofen; **Hong Kong:** Apo-Keto-E; Fastum; Mohrus; Orudis; Oruvail†; **Hung.:** Algoflex; Fastum; Keplat; Ketodex; Ketospray; Profenid; Prontoket†; **India:** Rofenid††; **Indon.:** Altofen; Fetik; Kaltrofen; Ketesse; Ketros; Lantiflam; Molaflam; Nasaflam; Nazovell; Ovunla; Profecom; Profenid; Profika; Pronalges; Protofen; Remapro; Rematof; Rhetoflam; Suprafenid; **Irl.:** Fastum; Keral; Orudis†; Orugesic; Oruvail; Rapentol†; **Israel:** Profenid; **Ital.:** Alket; Artrosilene; Desketo; Dolgosin; Enantyum; Euketos; Fastum; Flexen; Ibifen; Isofenal; Keplat; Ketartrium; Ketesse; Ketodol; Ketofarm; Ketoplus; Ketoselect; Lasoartro; Lasonil CM; Liotondol; Meprofen†; Oki; Orudis; Reuprofen†; Toprek†; **Jpn:** Mohrus; **Malaysia:** Apo-Keto; Fastum; KefenTech; Kenhancer; Kenofen; Ketofen; Ketotop†; Orudis; **Max.:** Arket†; Arthril; Bi-Profenid; Bibix†; Efikent†; K-Profen; Ketoflex; Oki 3A; Orudis; Painsik; Profenid; Stadium; **Neth.:** Enantyum; Orudis; Oruvail; Oscorel; Rilies; Stadium; **Norw.:** Orudis; Zon; **NZ:** Orudis†; Oruvail; **Philipp.:** Fastum; Ketotop; Orudis; Udzapen†; **Pol.:** Bi-Profenid; Dexak; Fastum; Febrofen; Ketonal; Ketoprom; Ketopronil; Ketores; Ketospray; Profenid; Refastin; Ultrafastin; **Port.:** Artrofene†; Deflogix†; Enantyum; Fastum; Keplat; Ketesse; Ketofene†; Profenid; Quetral†; **Rus.:** Artrosilene (Артрозилен); Bystrumgel (Быстругель); Dexalgin (Дексалгин); Fastum (Фастум); Febrofid (Феброфид); Flamax (Фламакс); Flexen (Флексен); Ketonal (Кетонал); Oki (Оки); **S.Afr.:** Fastum; Ketoflam; Myproflam†; Oruvail; **Singapore:** Apo-Keto; Fastum; Kefentech; Kenhancer; Ketotop; Oruvail; Provail†; **Spain:** Adolquir; Arcental; Enangel; Enantyum; Extraplus; Fastum; Ketesgel; Ketesse; Ketosolan†; Orudis; Pyrsal†; Quiralam; Quirgel; Swed.: Orudis; **Swed.:** Orudis; Profenid†; Siduro; Zon; **Switz.:** Fastum; Ketesse; **Thai.:** Fastum; Ka-profen; Lolita; Oruvail†; Profenid; Rhumafen; Rofepain; Vestam; **Turk.:** Arveles; Bi-Profenid; Fastjel; Ketesse; Keto; Ketofen; Profenid; **UK:** Axorid; Keral; Ketocid; Ketovail; Larafen; Orudis; Oruvail; Powergel; Tiloket; **Ukr.:** Dexalgin (Дексалгин); F-Gel (Ф-Гель); Fastum (Фастум); Ketonal (Кетонал); **USA:** Oruvail†; **Venez.:** Dolomax; Kelfen; Keto; Keydol; Lindilan; Orofeno; Peindol; Profenid; Profenol†.

多组分制剂　**Gr.:** Profenil Complex; **Mex.:** Bifebral; Dolo Bedoyecta; Reumophan Alka.

Ketorolac Trometamol (BANM, rINNM) 酮咯酸氨丁三醇

Ketorolaakkitrometamoli; Kétorolac trométol; Ketorolac Trometamine (USAN); Ketorolaco trometamol; Ketorolacum Trometamol; Ketorolacum trometamolum; Ketorolak Trometamol; Ketorolak z trometamolem; Ketorolaktrometamol; Ketorolak-trometamol; RS-37619-00-31-3; RS-37619 (Ketorolac). (±)-5-Benzoyl-2,3-dihydro-1H-pyrrolizine-1-carboxylic acid compound with 2-amino-2-(hydroxymethyl)-1,3-propanediol (1 : 1).

Кеторолак Трометамол

$C_{19}H_{24}N_2O_6 = 376.4$.

CAS — 74103-06-3 (ketorolac); 74103-07-4 (ketorolac trometamol).

ATC — M01AB15; S01BC05.

ATC Vet — QM01AB15; QS01BC05.

UNII — 4EVE5946BQ.

(ketorolac)

Pharmacopoeias. In Eur. (see p.vii) and US.

Ph. Eur. 6.8 (Ketorolac Trometamol) 白色或类白色结晶性粉末。易溶于水和甲醇；微溶于乙醇；几乎不溶于二氯甲烷。1%水溶液的pH值为5.7～6.7。避光。

USP 33 (Ketorolac Trometamine) 白色至米色结晶性粉末。易溶于水和甲醇；微溶于乙醇、无水乙醇和四氢呋喃；几乎不溶于丙酮、乙腈、丁醇、二氯甲烷、二噁烷、乙酸乙酯、乙烷和甲苯。1%水溶液的pH值为5.7～6.7。贮藏于密闭容器中，温度为25℃，温度允许波动范围为15～30℃。避光。

不良反应和处置

参见第92页 **NSAIDs**。

由于不良反应发生率高，酮咯酸氨丁三醇已从一些国家市场退市，另一些国家允许的给药剂量减少，最长治疗时间也已缩短。

不良反应包括胃肠道紊乱，如胃肠出血（特别是老年人）、穿孔和消化性溃疡；超敏反应如过敏反应、药疹、支气管痉挛、喉头水肿；低血压也曾发生。其他不

良反应还有嗜睡、眩晕、头痛、精神和感觉异常、精神病反应、出汗、口干、口渴、发热、抽搐、肌痛、无菌性脑膜炎、高血压、心动过缓、胸痛、心悸、液体潴留、血尿素和肌酸酐水平升高、急性肾衰竭、水肿、低血钠、高血钾、尿频或尿潴留、肾病综合征、伴随或不伴随血尿的腰痛、紫癜、血小板减少、鼻出血、抑制血小板聚集、出血时间延长、术后伤口出血、血肿、面红或苍白和胰腺炎。严重的皮肤反应包括 Stevens-Johnson 综合征和 Lyell 综合征。肝功能改变也有发生，肝炎和肝衰竭已有报道。注射部位疼痛也有发生。

报道最多的酮咯酸鼻腔喷雾剂的不良反应为轻微短暂的局部反应，如鼻腔不适或刺激。

酮咯酸滴眼液产生短暂刺激及其他轻微的眼部刺激症状。和其他用于眼科的 NSAIDs 相同，有报道显示酮咯酸可产生角膜毒性（见**对眼的影响**，第44页）。

不良反应发生率　与所有 NSAIDs 相同，最常见的不良反应是胃肠道反应，其次是血液、肾、超敏反应和神经反应。从 1990 年至 1993 年，世界范围内共发生 97 例致死反应[1]。造成死亡的原因有胃肠道出血或穿孔（47例）、肾损伤或肾功能不全（20例）、过敏反应或哮喘（7例）、出血反应（4例）以及无法解释的或多方面原因（19例）。鉴于酮咯酸的安全性问题，使用时需要密切监测不良反应，在使用剂量和疗程方面应严格限制（见下文用途和用法项下）。

一项药品上市后监察研究[2]调查了 9900 例胃肠外给予酮咯酸的患者，包括 10272 次的使用疗程，结果显示，酮咯酸的平均日用量与胃肠出血和手术部位出血的发生呈剂量-效应关系，治疗时间超过 5 天，发生胃肠出血的危险性增加。老年人发生胃肠出血和手术部位出血的概率更高（注册药品信息推荐老年人胃肠外给予剂量每日不能超过 60mg）。虽然总体而言，酮咯酸给药与胃肠出血和手术部位出血的联系很小，但是对于老年人，剂量增加后，会显示出危险性，连续使用超过 5 天，胃肠出血的发生率增加。

美国药品信息因此强调酮咯酸是一种强效 NSAIDs，限于中重度疼痛的短期治疗，不适用于轻度或慢性疼痛，应用时有一定危险性，不适当使用会产生严重不良反应。EU Committee for Proprietary Medicinal Products 对上述资料调查研究后采纳以下建议：酮咯酸治疗范围窄，适应证为中重度术后疼痛的短期控制。

更多关于酮咯酸不良反应的文献见下[3~12]。

1. CSM/MCA. Ketorolac: new restrictions on dose and duration of treatment. *Current Problems* 1993; **19**: 5–6.
2. Strom BL, *et al*. Parenteral ketorolac and risk of gastrointestinal and operative site bleeding: a postmarketing surveillance study. *JAMA* 1996; **275**: 376–82.
3. Rotenberg FA, Giannini VS. Hyperkalemia associated with ketorolac. *Am Pharmacother* 1992; **26**: 778–9.
4. Boras-Uber LA, Brackett NC. Ketorolac-induced acute renal failure. *Am J Med* 1992; **92**: 450–2. Correction *ibid*.; 93: 117.
5. Schoch PH, *et al*. Acute renal failure in an elderly woman following intramuscular ketorolac administration. *Ann Pharmacother* 1992; **26**: 1233–6.
6. Goetz CM, *et al*. Anaphylactoid reaction following ketorolac tromethamine administration. *Ann Pharmacother* 1992; **26**: 1237–8.
7. Randi ML, *et al*. Haemolytic uraemic syndrome during treatment with ketorolac trometamol. *BMJ* 1993; **306**: 186.
8. Fong J, Gora ML. Reversible renal insufficiency following ketorolac therapy. *Ann Pharmacother* 1993; **27**: 510–12.
9. Corelli RL, Gericke KR. Renal insufficiency associated with intramuscular administration of ketorolac tromethamine. *Ann Pharmacother* 1993; **27**: 1055–7.
10. Buck ML, Norwood VF. Ketorolac-induced acute renal failure in a previously healthy adolescent. *Pediatrics* 1996; **98**: 294–6.
11. Feldman HI, *et al*. Parenteral ketorolac: the risk for acute renal failure. *Ann Intern Med* 1997; **126**: 193–9.
12. Reinhart DJ, *et al*. Minimising the adverse effects of ketorolac. *Drug Safety* 2000; **22**: 487–97.

注意事项

参见第94页 **NSAIDs**。

考虑到酮咯酸的毒性，注册药品信息不推荐其用于孕妇、产妇及哺乳妇女（见下文）。

酮咯酸禁用于对阿司匹林及其他 NSAIDs 有超敏反应史的患者，有哮喘、鼻息肉、支气管痉挛或血管性水肿病史者，有消化性溃疡或胃肠出血史者，有中重度肾损伤患者以及低血容量和脱水患者。酮咯酸不应给予有凝血或出血性疾病的患者或者有确认或疑似脑血管出血的患者。因为对血小板的抑制，不能用于术前预防性镇痛或术中镇痛，也不能用于经高度出血危险手术的患者术后镇痛。

老年人和体重低于 50kg 的患者日总剂量需减量。有肾损伤的患者需减量，并密切监测肾功能。慎用于心力衰竭、肝损伤及可能导致血容量和肾血流量降低的患者。出现肝毒性临床症状时，需停药。

困倦和眩晕会影响技巧性工作，如驾驶。

哺乳　一项研究推断[1]，由于酮咯酸分布至乳汁中浓度极低，婴儿摄取量很低，不会产生伤害。American Academy of Pediatrics[2]认为，哺乳妇女服用酮咯酸后，没有出现乳儿不良反应报道，因此认为它通常可与哺乳相容。*BNF 59* 也认为分布至乳汁中的药物浓度很低，不会对乳儿产生伤害。而英国和美国的注册药品信息建议，酮咯酸不能用于哺乳妇女。

1. Wischnik A, *et al*. The excretion of ketorolac tromethamine into breast milk after multiple oral dosing. *Eur J Clin Pharmacol* 1989; **36**: 521–4.
2. American Academy of Pediatrics. The transfer of drugs and other chemicals into human milk. *Pediatrics* 2001; **108**: 776–89. [Retired May 2010] Correction. *ibid*.; 1029. Also available at: http://aappolicy.aappublications.org/cgi/content/full/pediatrics%3b108/3/776 (accessed 07/11/07)

药物相互作用

与 NSAIDs 有关的药物相互作用见第94页。

酮咯酸不能用于已接受抗凝治疗或将要接受预防性抗凝治疗（如小剂量肝素）的患者。其他 NSAIDs 或阿司匹林，或己酮可可碱可增加酮咯酸引发出血反应的危险，因此禁止这些药物与酮咯酸合用。

丙磺舒可延长酮咯酸血浆半衰期，升高血药浓度，因此两药应避免合用。

拟副交感神经药　氯乙酰胆碱眼科制剂的注册药品信息宣称，乙酰胆碱和卡巴胆碱对于已使用 NSAIDs 局部（眼科）制剂的患者无效。

药动学

酮咯酸氨丁三醇肌内注射或口服后吸收。在生理 pH 下水解为带阴离子的酮咯酸及其氨丁三醇盐。血药浓度达峰时间为 30~60min，部分患者肌内注射的吸收速度较口服稍慢。99%以上与血浆蛋白结合。不易穿透血脑屏障，可通过胎盘屏障，少量药物经乳汁分泌。终末血浆半衰期 4~6h，老年人 6~7h，肾功能不全患者 9~10h，主要代谢途径为与葡萄糖苷酸结合，部分发生对位羟化反应，约 90%的药物以原形、结合物或羟化代谢产物的形式从尿液排泄，其余经粪便排泄。

1. Kauffman RE, *et al*. Enantiomer-selective pharmacokinetics and metabolism of ketorolac in children. *Clin Pharmacol Ther* 1999; **65**: 382–8.
2. Hamunen K, *et al*. Stereoselective pharmacokinetics of ketorolac in children, adolescents and adults. *Acta Anaesthesiol Scand* 1999; **43**: 1041–6.
3. Dsida RM, *et al*. Age-stratified pharmacokinetics of ketorolac tromethamine in pediatric surgical patients. *Anesth Analg* 2002; **94**: 266–70.
4. McAleer SD, *et al*. Pharmacokinetics and safety of ketorolac following single intranasal and intramuscular administration in healthy volunteers. *J Clin Pharmacol* 2007; **47**: 13–18.

用途和用法

酮咯酸是羧酸吡格利秦（pyrrolizine carboxylic acid）的衍生物，结构与吲哚美辛（第65页）相似，是一种 NSAID（第94页）。主要用于镇痛。

酮咯酸以氨丁三醇盐的形式通过肌内注射、静脉注射或口服给药，用于中重度术后疼痛的短期控制。然而，必须注意由于不良反应发生率高，其使用剂量和疗程受到限制。在英国，胃肠外给药最长疗程为 2 天，患者应尽快改为口服给药；口服给药限于 7 天。在美国，胃肠外给药和口服给药总共给药时间不能超过 5 天。

- 在英国，酮咯酸氨丁三醇胃肠外给药，推荐的初次剂量为 10mg，以后需要时每 4~6h 给予 10~30mg，术后疼痛的初期，可根据需要，每 2h 给药 1 次。每日最大剂量 90mg（老年人、轻度肾损伤者及体重低于 50kg 的患者每日最大剂量 60mg）。静脉给药时间至少要超过 15s。由胃肠外改为口服给药时，各种剂型酮咯酸氨丁三醇总量不能超过 90mg（老年人、轻度肾损伤者及体重低于 50kg 的患者每日最大剂量 60mg），其中口服剂量不能超过 40mg。
- 在美国，给药方案包括单次给药肌内注射 60mg 或静脉给药 30mg，多次给药每 6h 肌内或静脉给药 30mg，每日最大剂量 120mg。老年人、轻度肾损伤者及体重低于 50kg 的患者需减半。
- 在英国，推荐口服给药每 4~6h 10mg（老年人每 6~8h），每日最大剂量 40mg，最长疗程 7 天。
- 在美国，推荐口服剂量 20mg（老年人、轻度肾损伤者及体重低于 50kg 者为 10mg），以后每 4~6h 服用 10mg，每日最大剂量 40mg。

儿童用量详见下文**儿童用法**项下内容。

在美国，酮咯酸氨丁三醇也被批准以鼻腔喷雾剂形式短期应用以缓解中重度**急性疼痛**。无论单用或与其他

酮咯酸制剂合用，建议最长疗程不应超过 5 日，不能与其他酮咯酸制剂同时使用。推荐剂量为每鼻孔 15.75mg，6~8h 给 1 次，每日最大剂量 126mg。65 岁及以上患者及体重低于 50kg 的患者，推荐剂量为单鼻孔给予 15.75mg，每 6~8h 给 1 次，每日最大剂量 63mg。

酮咯酸氨丁三醇也以 0.5%滴眼液剂型用于缓解季节性过敏性结膜炎引起的**眼部刺激**。0.5%酮咯酸氨丁三醇滴眼液也用于局部治疗**囊状斑点水肿**（cystoid matcular oedema）和防止或减少眼科手术有关的**炎症反应**。在美国，0.4%或 0.45%的酮咯酸氨丁三醇滴眼液用于眼科术后炎症。

1. Gillis JC, Brogden RN. Ketorolac: a reappraisal of its pharmacodynamic and pharmacokinetic properties and therapeutic use in pain management. *Drugs* 1997; **53**: 139–88.
2. Di Massa A, *et al*. Ketorolac for paediatric postoperative pain: a review. *Minerva Anestesiol* 2000; **66**: 749–56.
3. Arora S, *et al*. Myth: parenteral ketorolac provides more effective analgesia than oral ibuprofen. *CJEM* 2007; **9**: 30–2.
4. Schechter BA. Ketorolac tromethamine 0.4% as a treatment for allergic conjuctivitis [sic]. *Expert Opin Drug Metab Toxicol* 2008; **4**: 507–11.
5. Sinha VR, *et al*. Ketorolac tromethamine formulations: an overview. *Expert Opin Drug Deliv* 2009; **6**: 961–75.

儿童用法　酮咯酸氨丁三醇可短期应用以缓解儿童中重度术后疼痛。在美国，2~16 儿童，酮咯酸氨丁三醇单次肌内注射的剂量为 1mg/kg，最大剂量 30mg，单次静脉给予 500μg/kg，最大剂量 15mg。在英国，胃肠外给予酮咯酸被批准用于 16 岁及以上儿童，剂量与成人相同（见上文）。然而，*BNFC 2009* 建议，6 个月至 16 岁儿童，可静脉注射的初始剂量为 0.5~1mg/kg（最多 15mg），以后按需要，每 6h 给 0.5mg/kg（最多 15mg），每日最大剂量为 60mg。酮咯酸口服给药不允许用于儿童。

在肾损伤中的用法　酮咯酸禁用于中重度肾损伤患者，轻度肾损伤患者的使用剂量参见上文用途和用法项下。

制剂

USP 33: Ketorolac Tromethamine Injection; Ketorolac Tromethamine Tablets.

专利制剂

Arg.: Acular; Blocadol; Dolten; Kelac; Kemanat; Kerarer; Ketopharm; Klenac; Poenkerat; Sinalgico; Teledol; Unicalm; **Austral.**: Acular; Toradol; **Austria**: Acular; **Belg.**: Aculare; Taradyl; **Braz.**: Acular; Cetrolac; Deocil†; Toradol; Toragesic; **Canad.**: Acular; Toradol; **Chile**: Acular; Brodifac; Burten; Dilox; Dolgenal; Findedol†; Netaf; Poenkerat; Syndol; **Denm.**: Acular; Toradol; **Fin.**: Acular; Toradol; **Fr.**: Acular; **Ger.**: Acular; **Gr.**: Acular; Lixidol; Tora-Dol; **Hong Kong**: Acular; Keto; Toradol; **India**: Cadolac; Ketanov; Ketlur; Ketodrops; Ketonic; Torolac; **Indon.**: Dolac; Farpain; Ketopain; Lactor; Lantipain; Matolac; Remopain; Rolac; Scelto; Teranol; Toradol; **Irl.**: Acular; **Israel**: Topadol†; **Ital.**: Acular; Lixidol; Tora-Dol; **Malaysia**: Acular†; Ketanov†; Keto; Toradol; **Mex.**: Acularen; Ainelact; Aitornet; Alidol†; Apotoke; Brunacol; Celfax; Doket; Dolac; Dolcoplaz; Dolikan; Dolotort†; Drometak; Efimerol; Estopein; Exorol; Findolt; Finlac; Gelasko; Gesilac; Glicima; Godek; Italker†; Katamisine; Kendol; Kendolit; Koprak; Lacdol; Lacomin; Landaco; Lenaken; Lokefar; Lorotec; Mavidol; Onemer; Plusindol; Ranketo; Rapix; Rolesen; Rolodiquim; Rometran-K; Sebapain; Supradol; Toloran; Toral; Torkol; Trodrol; Tromedal; Ultilap; Zafidol; **Neth.**: Acular; **Norw.**: Toradol; **NZ**: Acular; **Philipp.**: Acular; Eurolac; Ketanov; Keto; Ketodol; Ketomed; Kortezor; Remopain; Teromac; Togesic; Toradol; Tral; **Port.**: Acular; Elipa; Toradol; **Rus.**: Adolor (Адолор); Dolac (Долак); Ketalgin (Кеталгин); Ketanov (Кетанов); Ketofreel (Кетофрил); Ketolac (Кетолак); Ketorol (Кеторол); **S.Afr.**: Acular; Bedoral; Tora-Dol; **Singapore**: Acular; Toradol; **Spain**: Acular; Algikey; Droal; Tonum†; Toradol; **Swed.**: Toradol; **Switz.**: Acular; Tora-Dol; **Thai.**: Acular; Ketalar; Ketanov; Ketolac; Ketrolac; **Turk.**: Acular; Tora-Dol; **UK**: Acular; Toradol; **Ukr.**: Ketanov (Кетанов); Ketolong (Кетолонг); Novalket (Новалькет); **USA**: Acular; Acuvail; Sprix; Toradol; **Venez.**: Acular†; Dolak; Kelac; Ketorel†; Ketorol†; Notolac; Ocudol; Poenkerat.

多组分制剂　**Mex.**: Gammadol; Sinergix; Supradol-F.

Leflunomide （*BAN, USAN, rINN*）来氟米特

HWA-486; Leflunomid; Leflunomida; Léflunomide; Leflunomidi; Leflunomidum; RS-34821; SU-101. α,α,α-Trifluoro-5-methyl-4-isoxazolecarboxy-*p*-toluidide.

Лефлуномид

$C_{12}H_9F_3N_2O_2 = 270.2$.

CAS — 75706-12-6.
ATC — L04AA13.
ATC Vet — QL04AA13.
UNII — G162GK9U4W.

Pharmacopoeias. In *Eur*. (see p.vii) and *US*.

Ph. Eur. 6.8（Leflunomide）　白色或类白色粉末。呈多形性。几乎不溶于水；易溶于甲醇；略溶于二氯甲烷。避光。

USP 33 (Leflunomide) 白色或类白色粉末。几乎不溶于水；易溶于丙酮、乙腈、乙醇、氯仿、乙酸乙酯、异丙醇和甲醇，贮藏温度不超过 30℃。

不良反应、处置和注意事项

来氟米特的常见不良反应包括高血压、胃肠功能紊乱（特别是腹泻）、体重减轻、头痛、眩晕、白细胞减少、衰弱、感觉异常、关节病变、滑膜炎、上呼吸道感染、脱发、湿疹和皮肤干燥。报道的几例超敏反应包括 Stevens-Johnson 综合征、多形性红斑或中毒性表皮坏死松解症或脉管炎。肝毒性也可发生，多数为轻微、可逆的，极少数为严重甚至致死性的肝病，包括急性肝坏死，常发生于治疗初期 6 个月内。其他报道的不良反应有焦虑、外周神经病、低钾血症和轻微高血脂。罕见的报道包括全血细胞减少症、粒细胞缺乏症和血小板减少症。当来氟米特与其他骨髓抑制药（详见下文**药物相互作用**项下内容）合用时，这些反应更容易发生。有关的报道偶尔还有：胰腺炎、肺间质病、严重感染如致死性败血症。也有肾功能衰竭的报道。

来氟米特活性代谢产物 A771726 的半衰期约为 2 周。因此，甚至治疗结束后，来氟米特的不良反应仍可能持续。当发生严重不良反应后，需要洗脱药物（见下文）。

来氟米特不能用于有免疫妥协、严重感染、肝损伤、中重度肾损伤、严重低蛋白血症或骨髓发育异常的患者。有结核病史的患者应用时需密切监测，防止疾病复发。免疫抑制治疗期间慎用宫内节育器，因可能发生感染。同样原因，避免使用活疫苗。治疗期间，需要定时监测血压。

在英国，注册药品信息建议开始治疗前，需要测定肝转氨酶水平，在治疗开始后 6 个月内，每 2 周测定 1 次。美国注册药品信息建议，治疗开始后的 6 个月内，每月测定 1 次。以后每 6～8 周测定 1 次。如果转氨酶数值中度升高，需要及时减量（见下文**在肝损伤中的用法**）。如果发生持续或严重的转氨酶升高，需要停用来氟米特，并洗脱药物。停止治疗后，仍需监测转氨酶水平，直到恢复至正常范围，测定转氨酶时需同时进行血细胞计数检测。

1. Alcorn N, et al. Benefit-risk assessment of leflunomide: an appraisal of leflunomide in rheumatoid arthritis 10 years after licensing. *Drug Safety* 2009; 32: 1123–34.

对肺的影响 截止到 2006 年 12 月，Australian Adverse Drug Reactions Advisory Committee (ADRAC) 共收到自 2000 年[1]来氟米特应用以来，引起 142 例的呼吸系统症状的报告，其中，22 例报告中提到至少一项下面的严重不良反应：肺炎（8），间质性肺病（9），肺浸润（4），或肺纤维化（3）。这些都被认为可能代表间质性肺病。4 例患者死亡。但是难以判定其中的因果联系，因为有几例患者长期服用甲氨蝶呤，并没有出现任何问题。推荐在使用来氟米特治疗前应评价肺功能状态，治疗过程中监测肺功能。如果咳嗽、呼吸困难等症状发生或恶化，需停止应用来氟米特。ADRAC 后来报道[2]2009 年 6 月，应用来氟米特引起的呼吸系统症状的报告已增加到 196 例。其中，153 例报告中提到使用了甲氨蝶呤，其中 39 例间质性肺病有关的有 23 例。

采用大规模队列研究数据[3]评价了来氟米特引起间质性肺病的危险，这项研究发现，总体而言，与没有使用来氟米特的对照组相比，应用来氟米特的患者发生间质性肺病的危险增加了 2 倍，然而，亚组分析显示，对那些曾经应用甲氨蝶呤或有间质性肺病史的患者而言，这种危险更大。对那些没有应用过甲氨蝶呤或无间质性肺病史的患者，来氟米特没有增加危险性。也见下文**药物相互作用**项下内容。

1. Adverse Drug Reactions Advisory Committee (ADRAC). Leflunomide and interstitial lung disease. *Aust Adverse Drug React Bull* 2006; 25: 22–3. Also available at: http://www.tga.gov.au/adr/aadrb/aadr0612.pdf (accessed 13/06/08)
2. Adverse Drug Reactions Advisory Committee (ADRAC). Is it leflunomide lung? *Aust Adverse Drug React Bull* 2009; 28: 15. Also available at: http://www.tga.gov.au/adr/aadrb/aadr0908.pdf (accessed 23/10/09)
3. Suissa S, et al. Leflunomide use and the risk of interstitial lung disease in rheumatoid arthritis. *Arthritis Rheum* 2006; 54: 1435–9.

对神经系统的影响 使用来氟米特可引起外周神经病变[1～5]。截止到 2006 年 10 月，ADRAC 共收到 659 例有关来氟米特不良反应的报告，其中 30 例提到神经病变或外周神经病变[4]。在这些病例中，有 24 例事件来氟米特是唯一引起怀疑的药物。6 例患者停药后，神经功能恢复，其中 3 例进行了药物洗脱。截至报告时，15 例患者还没有恢复，没有其他病例的信息。新近，2009 年 10 月，Health Canada[5]收到 26 例与来氟米特有关

的外周神经病变的报告，其中，9 例发生特殊的外周神经病变，来氟米特的应用疗程为 2 个月至 2 年，停药后反应得到缓解。

1. Bonnel RA, Graham DJ. Peripheral neuropathy in patients treated with leflunomide. *Clin Pharmacol Ther* 2004; 75: 580–5.
2. Martin K, et al. Neuropathy associated with leflunomide: a case series. *Ann Rheum Dis* 2005; 64: 649–50.
3. Metzler C, et al. Peripheral neuropathy in patients with systemic rheumatic diseases treated with leflunomide. *Ann Rheum Dis* 2005; 64: 1798–1800.
4. Adverse Drug Reactions Advisory Committee (ADRAC). Leflunomide and peripheral neuropathy. *Aust Adverse Drug React Bull* 2006; 25: 18–19. Also available at: http://www.tga.gov.au/adr/aadrb/aadr0610.pdf (accessed 13/06/08)
5. Health Canada. Leflunomide and peripheral neuropathy. *Can Adverse React News* 2010; 20 (2): 1–2. Also available at: http://www.hc-sc.gc.ca/dhp-mps/alt_formats/pdf/medeff/bulletin/carn-bcei_v20n2-eng.pdf (accessed 07/05/10)

对皮肤的影响 1 名 58 岁女性应用来氟米特 20mg 治疗 Sjögren 综合征[1]，应用 1 个月后，出现红斑狼疮。停用来氟米特 4 周内，红斑消失，但是当患者重新用药后，红斑两次复发。

1. Gensburger D, et al. Lupus erythematosus with leflunomide: induction or reactivation? *Ann Rheum Dis* 2005; 64: 153–5.

过量 有报道，2 例患者无意中应用了过量的来氟米特，1 例为 40 岁女性，每日误服 100mg 和 20mg 两种片剂，共用 28 天[1]，未观察到不良反应。另 1 例为 70 岁男性，每周服用 100mg，每日服 20mg，服用时间超过 2 年，发现出现了间质性肾炎，停用来氟米特后[2]，症状改善。这 2 例病例中，100mg 剂量指的是作为负荷剂量服用 2 天或 3 天。

1. Kamali S, et al. An unusual overdose of leflunomide in a patient with rheumatoid arthritis. *Ann Pharmacother* 2004; 38: 1320–1.
2. Haydar AA, et al. Chronic overdose of leflunomide inducing interstitial nephritis. *Nephrol Dial Transplant* 2004; 19: 1334–5.

妊娠 来氟米特禁用于孕妇，因为动物实验显示其活性代谢产物有致畸性。开始治疗前应排除妊娠。注册药品信息指出，育龄女性应使用可靠的避孕方式（英国注册药品信息也推荐服用来氟米特的男性应用可靠的避孕方式）。欲怀孕妇女需在中断治疗约 2 年方可怀孕。否则，需要进行药物洗脱（见下文），从代谢物的血浆药物浓度下降到 20ng/ml 以下开始等待 6 周，方可准备怀孕。对于欲做父亲的男性，药物洗脱后至少等待 3 个月。治疗期间怀孕，也可做药物洗脱。

洗脱过程 如果来氟米特治疗期间发生严重不良反应，注册药品信息建议应洗脱药物。当患者服用来氟米特期间怀孕，或必须换用其他改善风湿性疾病症状的药物如甲氨蝶呤时，也可考虑进行药物洗脱。

对于洗脱过程，或者口服考来烯胺 8g，每日 3 次，或者口服或通过胃管给活性炭 50g，每日 4 次。正常疗程为 11 天，也可重复直到血浆中来氟米特的初级代谢产物 A771726 的浓度降至 20ng/ml 以下，由 2 次单独的实验证实，2 次之间至少相隔 14 天。

药物相互作用

来氟米特与其他具有肝毒性或骨髓抑制的药物合用可使不良反应增加，这种情况也见于应用来氟米特后，未经过药物洗脱期（见上文）而直接应用上述药物。没有研究来氟米特与其他缓解病情抗风湿药合用，特别是长期应用时的风险。在英国，不建议此用法。然而，美国注册药品信息推荐如果需要长期合用，治疗开始后 6 个月内应每月监测肝转氨酶水平和血细胞数量，而不是每 6～8 周（详见上文**不良反应、处置和注意事项**下内容）。

与活疫苗合用时的注意事项见上文。

抗凝血药 有关来氟米特对于抗凝血药华法林活性的影响，参见第 471 页**免疫抑制药**项下。

甲氨蝶呤 与来氟米特治疗有关的全血细胞减少极为罕见。在 18 例报道中（患者平均年龄 65.5 岁），14 例同时使用甲氨蝶呤治疗[1]，典型的全血细胞减少非常严重，需要住院治疗，5 例患者已经死亡，其中 4 例同时使用甲氨蝶呤。开始发生全血细胞减少的时间从 11 天至 4 年不等。作者得出结论，来氟米特治疗期间合用甲氨蝶呤，全血细胞减少发生的概率增加，作者同时强调进行血细胞计数监测的重要性。

与来氟米特单用或与甲氨蝶呤合用有关的包括间质性肺炎的间质性肺病罕见（见上文）。截止到 2006 年 3 月，新西兰 Centre for Adverse Reactions Monitoring[2]收到 7 例与来氟米特有关的肺炎的报告，患者同时服用甲氨蝶呤，其中，4 例服用甲氨蝶呤（也与肺炎有关）时间超过 1 年，应用来氟米特 12～36 周出现呼吸系统症状，5 例患者恢复，1 例死亡，另 1 例好转但是存在持续的呼吸功能损伤。

关于药物洗脱过程的建议见上文。

1. Chan J, et al. Leflunomide-associated pancytopenia with or without methotrexate. *Ann Pharmacother* 2004; 38: 1206–11.
2. Savage R. Leflunomide and pneumonitis. *Prescriber Update* 2006; 27: 7–9.

药动学

来氟米特口服后，在肝和肠壁经首关代谢成为 A771726（特立氟胺），后者是来氟米特主要体内活性形式。口服给药，生物利用度变化范围为 82%～95%，单次给药，活性代谢产物的血药浓度达峰时间为 1～24h。

超过 99% 的 A771726 与血浆蛋白（主要是白蛋白）结合。A771726 进一步代谢，一次给药剂量的 43% 主要以葡糖苷酸结合物的形式由尿液排泄，48% 经胆汁分泌由粪便排泄。

A771726 的消除半衰期约为 2 周，认为主要是肝肠循环的影响。考来烯胺和活性炭可干扰肝肠循环过程，从而加快药物的消除。

1. Rozman B. Clinical pharmacokinetics of leflunomide. *Clin Pharmacokinet* 2002; 41: 421–30.
2. Shi J, et al. Population pharmacokinetics of the active metabolite of leflunomide in pediatric subjects with polyarticular course juvenile rheumatoid arthritis. *J Pharmacokinet Pharmacodyn* 2005; 32: 419–39.
3. Chan V, et al. Population pharmacokinetics and association between A77 1726 plasma concentrations and disease activity measures following administration of leflunomide to people with rheumatoid arthritis. *Br J Clin Pharmacol* 2005; 60: 257–64.

用途和用法

来氟米特具有免疫抑制作用和抗增殖作用，作为缓解病情抗风湿药（DMARD），用于活动性类风湿关节炎（见下文）也用于治疗活动性银屑病关节炎（见下文**脊椎关节病**），也试用于各种类型实体瘤的治疗研究。

由于初级代谢产物具有较长的半衰期，需要给予来氟米特负荷剂量以较快达到稳态血药浓度。治疗开始时，口服负荷剂量 100mg，每日 1 次，连续 3 天；然而，在临床实际中，对于那些更易发生不良反应，特别是血液或肝脏反应的患者，常不使用负荷剂量。对于类风湿关节炎，维持剂量为 10～20mg，每日 1 次；对于银屑病关节炎，维持剂量为 20mg，每日 1 次。肝转氨酶异常时需要调整剂量，见下文。一般服用 4～6 周以后开始产生治疗效应，6 个月以后，产生进一步治疗效果。

在肝损伤中的用法 来氟米特禁用于肝损伤的患者。接受来氟米特治疗患者发生中度转氨酶升高时（数值为正常上限的 2～3 倍），剂量需减至每日 10mg，必要时，每周监测转氨酶水平。如果中度升高持续存在或发生严重转氨酶升高，需停药并进行药物洗脱（见上文）。

炎性肠病 来氟米特试用于治疗克罗恩病[1]（参见 M37 第 1620 页），并取得部分疗效。

1. Prajapati DN, et al. Leflunomide treatment of Crohn's disease patients intolerant to standard immunomodulator therapy. *J Clin Gastroenterol* 2003; 37: 125–8.

类风湿关节炎 以下是来氟米特用于类风湿关节炎（第 12 页）的文献[1～8]。

1. Strand V, et al. Treatment of active rheumatoid arthritis with leflunomide compared with placebo and methotrexate. *Arch Intern Med* 1999; 159: 2542–50.
2. Prakash A, Jarvis B. Leflunomide: a review of its use in active rheumatoid arthritis. *Drugs* 1999; 58: 1137–64.
3. Emery P, et al. A comparison of the efficacy and safety of leflunomide and methotrexate for the treatment of rheumatoid arthritis. *Rheumatology (Oxford)* 2000; 39: 655–65.
4. McCarey DW, et al. Leflunomide in treatment of rheumatoid arthritis. *Lancet* 2002; 359: 1158.
5. Miceli-Richard C, Dougados M. Leflunomide for the treatment of rheumatoid arthritis. *Expert Opin Pharmacother* 2003; 4: 987–97.
6. Maddison P, et al. Leflunomide in rheumatoid arthritis: recommendations through a process of consensus. *Rheumatology (Oxford)* 2005; 44: 280–6. Correction. ibid.; 569.
7. Silverman E, et al. Long-term open-label preliminary study of the safety and efficacy of leflunomide in patients with polyarticular-course juvenile rheumatoid arthritis. *Arthritis Rheum* 2005; 52: 554–62.
8. Silverman E, et al. in Juvenile Rheumatoid Arthritis (JRA) Investigator Group. Leflunomide or methotrexate for juvenile rheumatoid arthritis. *N Engl J Med* 2005; 352: 1655–66.

脊椎关节病 以下是应用来氟米特治疗强直性脊柱炎和银屑病关节炎（见第 13 页）的文献[1～6]。

1. Cuchacovich M, Soto L. Leflunomide decreases joint erosions and induces reparative changes in a patient with psoriatic arthritis. *Ann Rheum Dis* 2002; 61: 942–3.
2. Kaltwasser JP, et al. Treatment of Psoriatic Arthritis Study Group. Efficacy and safety of leflunomide in the treatment of psoriatic arthritis and psoriasis: a multinational, double-blind, randomized, placebo-controlled clinical trial. *Arthritis Rheum*

2004; **50**: 1939–50.
3. Haibel H, *et al.* Six months open label trial of leflunomide in active ankylosing spondylitis. *Ann Rheum Dis* 2005; **64**: 124–6.
4. van Denderen JC, *et al.* Double blind, randomised, placebo controlled study of leflunomide in the treatment of active ankylosing spondylitis. *Ann Rheum Dis* 2005; **64**: 1761–4.
5. Schmitt J, Wozel G. Psoriasis-arthritis—Langzeit-therapie zweier Patienten mit Leflunomid. *J Dtsch Dermatol Ges* 2005; **2**: 763–6.
6. Nash P, *et al.* Leflunomide improves psoriasis in patients with psoriatic arthritis: an in-depth analysis of data from the TOPAS study. *Dermatology* 2006; **212**: 238–49.

制剂

USP 33: Leflunomide Tablets.

专利制剂

Arg.: Afiancen; Arava; Filartros; Inmunoartro; Lefluar; Molagar†; **Austral.:** Arabloc; Arava; **Austria:** Arava; **Belg.:** Arava; **Braz.:** Arava; **Canad.:** Arava; **Chile:** Arava; Artrimod; Leflucross; **Cz.:** Arava; **Denm.:** Arava; **Fin.:** Arava; **Fr.:** Arava; **Ger.:** Arava; **Gr.:** Arava; **Hong Kong:** Arava; **Hung.:** Arava; **India:** Arava; Larat; Lefumide; Rumalef; Imbruv; **Indon.:** Arava; **Israel:** Arava; **Ital.:** Arava; **Malaysia:** Arava; **Mex.:** Arava; **Neth.:** Arava; **Norw.:** Arava; **NZ:** Arava; **Philipp.:** Arava; **Pol.:** Arava; **Port.:** Arava; **Rus.:** Arava (Арава); **S.Afr.:** Arava; **Singapore:** Arava; **Spain:** Arava; **Swed.:** Arava; **Switz.:** Arava; **Thai.:** Arava; **Turk.:** Arava; **UK:** Arava; **Ukr.:** Arava (Арава); **USA:** Arava; **Venez.:** Arava.

Levacetylmethadol (rINN) 左醋美沙朵

l-α-Acetylmethadol; LAAM (levacetylmethadol or levacetylmethadol hydrochloride); LAM; Levacetilmetadol; Lévacétylméthadol; Levacetylmetadol; Lévacétylméthadol; Levasetyylimetadoli; Levomethadyl Acetate (USAN); *l*-Methadyl Acetate. (−)-4-Dimethylamino-1-ethyl-2,2-diphenylpentyl acetate.

Левацетилметадол
$C_{23}H_{31}NO_2 = 353.5.$
CAS — 1477-40-3 (levomethadyl); 34433-66-4 (levacetylmethadol).
ATC — N07BC03.
ATC Vet — QN07BC03.
UNII — R3B637Y991.

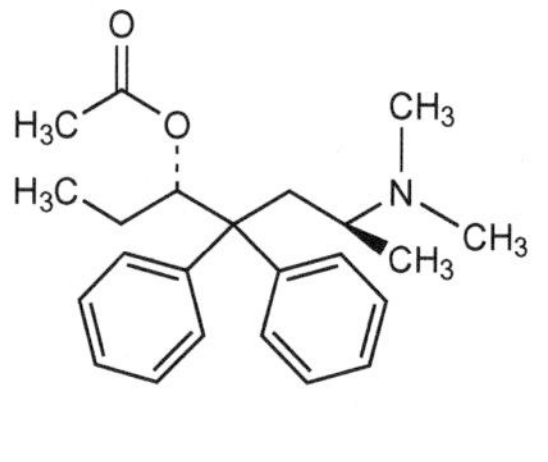

Levacetylmethadol Hydrochloride (rINNM) 盐酸左醋美沙朵

Hidrocloruro de levacetilmetadol; LAAM (levacetylmethadol or levacetylmethadol hydrochloride); Lévacétylméthadol, Chlorhydrate de; Levacetylmethadoli Hydrochloridum; Levomethadyl Acetate Hydrochloride (USAN); MK-790. (−)-(3S,6S)-6-(Dimethylamino)-4,4-diphenyl-3-heptanol acetate hydrochloride.

Левацетилметадола Гидрохлорид
$C_{23}H_{31}NO_2,HCl = 390.0.$
CAS — 43033-72-3.
ATC — N07BC03.
ATC Vet — QN07BC03.
UNII — B54CW5KG52.

简介

左醋美沙朵是二苯基庚烷衍生物，属于长效阿片类镇痛药（第96页），是美沙酮（第81页）的衍生物，以盐酸盐形式用于阿片类依赖性的治疗。然而，由于具有致心律失常效应，已从欧盟和美国撤市。

Levomethadone Hydrochloride (rINNM) ⊗盐酸左美沙酮

Hidrocloruro de levometadona; Levometadonhidroklorid; Levometadonhydroklorid; Levometadonihidroklorid; Levometadono hidrocloridas; Lévométhadone, chlorhydrate de; Levomethadon-hydrochlorid; Levomethadoni hydrochloridum; (−)-Methadone Hydrochloride. (−)-6-Dimethylamino-4,4-diphenylheptan-3-one hydrochloride.

Левометадона Гидрохлорид
$C_{21}H_{27}NO,HCl = 345.9.$
CAS — 125-58-6 (levomethadone); 5967-73-7 (levomethadone hydrochloride).

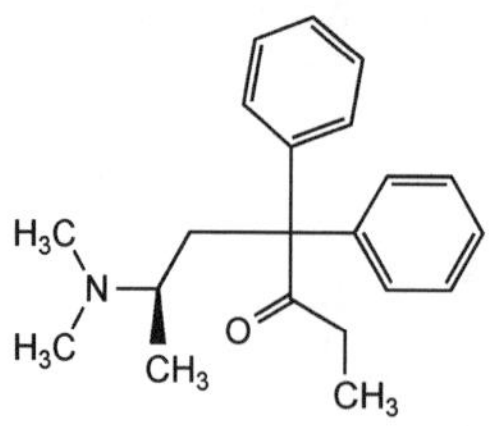

(levomethadone)

Pharmacopoeias. In *Eur.* (see p.vii).
Ph. Eur. 6.8 （Levomethadone Hydrochloride）　白色或类白色结晶性粉末。可溶于水；易溶于乙醇。避光。

简介

左美沙酮是阿片类镇痛药（第96页），是外消旋体美沙酮（第79页）的活性异构体，同样以盐酸盐形式用于重度疼痛和阿片依赖性的治疗。

制剂

专利制剂
Ger.: L-Polamidon.

Levorphanol Tartrate (BANM, rINNM) 酒石酸左啡诺

Levorphan Tartrate; Levorphanol Bitartrate; Lévorphanol, Tartrate de; Levorphanoli Tartras; Methorphinan Tartrate; Tartrato de levorfanol. (−)-9α-Methylmorphinan-3-ol hydrogen tartrate dihydrate.

Леворфанола Тартрат
$C_{17}H_{23}NO,C_4H_6O_6,2H_2O = 443.5.$
CAS — 77-07-6 (levorphanol); 125-72-4 (anhydrous levorphanol tartrate); 5985-38-6 (levorphanol tartrate dihydrate).
UNII — 04WQU6T9QI.

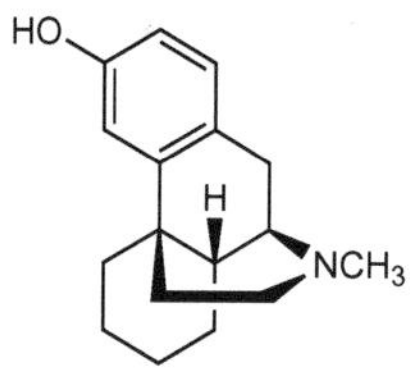

(levorphanol)

Pharmacopoeias. In *US.*

USP 33 （Levorphanol Tartrate）　几乎白色无臭结晶性粉末。可溶于水（1：50）和乙醇（1：120）；不溶于氯仿、乙醚。25℃贮藏，允许的温度波动范围为15～30℃。

简介

酒石酸左啡诺是非类衍生物，属于强效阿片类镇痛药（第96页），用于中重度疼痛的治疗。镇痛作用一般口服后10～60min起效，维持8h。酒石酸左啡诺的口服常用初次剂量为2mg，必要时6～8h重复给药，根据反应，调整剂量，可增加到每6～8h给予3mg。对于非阿片类耐受的患者，初次最大剂量每日不能超过12mg。年老体弱者需适当减量，初次剂量可减少50%或更多。酒石酸左啡诺也可肌内、皮下或缓慢静脉注射，用于缓解疼痛和术前给药。

1. Prommer E. Levorphanol: the forgotten opioid. *Support Care Cancer* 2007; **15**: 259–64.

制剂

USP 33: Levorphanol Tartrate Injection; Levorphanol Tartrate Tablets.

专利制剂
USA: Levo-Dromoran†.

Licofelone (rINN) 利克飞龙

Licofelona; Licofélone; Licofelonum; ML-3000. [6-(4-Chlorophenyl)-2,2-dimethyl-7-phenyl-2,3-dihydro-1*H*-pyrrolizin-5-yl]acetic acid.

Ликофельон
$C_{23}H_{22}ClNO_2 = 379.9.$

CAS — 156897-06-2.
UNII — P5T6BYS22Y.

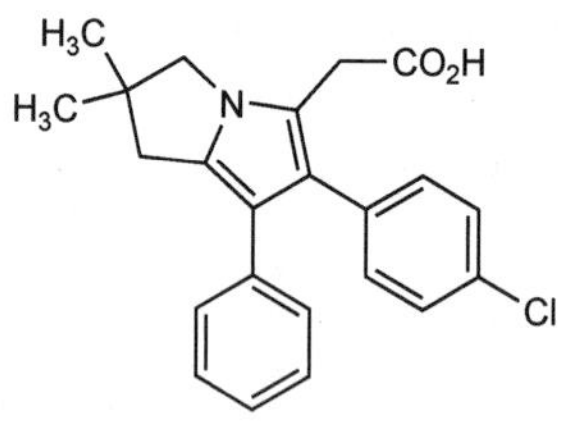

简介

利克飞龙是一种 NSAIDs（第92页），对环氧酶和脂氧酶具有双重抑制作用，用于治疗骨关节炎。

1. Kulkarni SK, Singh VP. Licofelone—a novel analgesic and anti-inflammatory agent. *Curr Top Med Chem* 2007; **7**: 251–63.
2. Fischer L, *et al.* The molecular mechanism of the inhibition by licofelone of the biosynthesis of 5-lipoxygenase products. *Br J Pharmacol* 2007; **152**: 471–80.
3. Raynauld JP, *et al.* Canadian Licofelone Study Group. Protective effects of licofelone, a 5-lipoxygenase and cyclo-oxygenase inhibitor, versus naproxen on cartilage loss in knee osteoarthritis: a first multicentre clinical trial using quantitative MRI. *Ann Rheum Dis* 2009; **68**: 938–47.

Lithium Salicylate 水杨酸锂

Lithium Salicylicum; Salicilato de litio.
Лития Салицилат
$C_7H_5LiO_3 = 144.1.$
CAS — 552-38-5.
UNII — 93F1SP6QIN.

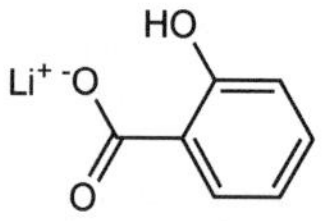

简介

水杨酸锂属于水杨酸衍生物（见第20页**阿司匹林**），用于治疗类风湿性疾病，但是因为锂离子的药理作用，不推荐使用。

顺势疗法　水杨酸锂也用于顺势疗法中。

制剂

顺势疗法制剂　**Fr.:** Granules Boripharm no 24†.

Lonazolac Calcium (rINNM) 氯那唑酸钙

Calcii Lonazolacum; Lonatsolaakkikalsium; Lonazolac Calcique; Lonazolaco cálcico; Lonazolacum Calcicum; Lonazolakkalcium. Calcium 3-(4-chlorophenyl)-1-phenylpyrazol-4-ylacetate.

Кальций Лоназолак
$C_{34}H_{24}CaCl_2N_4O_4 = 663.6.$
CAS — 53808-88-1 (lonazolac); 75821-71-5 (lonazolac calcium).
ATC — M01AB09.
ATC Vet — QM01AB09.

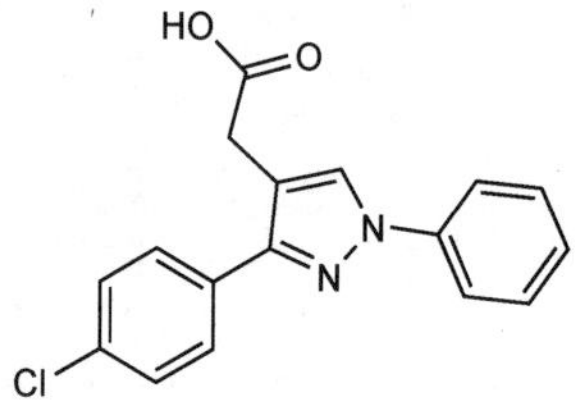

(lonazolac)

简介

氯那唑酸钙是一种 NSAID（第92页），口服或直肠给药用于疼痛、炎症、肌肉骨骼和关节病变。

制剂

专利制剂
Austria: Irritrent†; **Ger.:** Argun†; **Port.:** Atrilon†.

Lornoxicam (BAN, USAN, rINN) 氯诺昔康

Chlorotenoxicam; Chlortenoxicam; CTX; Lornoksikaami; Lornoksikam; Lornoxicamum; Lornoxicanum; Lornoxikam; Ro-13-9297; TS-110. 6-Chloro-4-hydroxy-2-methyl-N-2-pyridyl-2H-thieno[2,3-e][1,2]-thiazine-3-carboxamide 1,1-dioxide.

Лорноксикам

$C_{13}H_{10}ClN_3O_4S_2 = 371.8$.
CAS — 70374-39-9.
ATC — M01AC05.
ATC Vet — QM01AC05.
UNII — ER09126G7A.

简介

氯诺昔康是昔康类衍生物，是一种 NSAID（第92页），用于治疗肌肉骨骼和关节病变，如骨关节炎和类风湿关节炎。也用于治疗其他疼痛状况，如术后疼痛。

用于治疗骨关节炎和类风湿关节炎时，口服初始剂量每日12mg，分2～3次给药。需要时，每日剂量最多增至16mg。

镇痛时，每日口服8～16mg。静脉或肌内注射可使用相似的剂量。

1. Balfour JA, et al. Lornoxicam: a review of its pharmacology and therapeutic potential in the management of painful and inflammatory conditions. Drugs 1996; 51: 639–57.
2. Skjodt NM, Davies NM. Clinical pharmacokinetics of lornoxicam: a short half-life oxicam. Clin Pharmacokinet 1998; 34: 421–8.
3. Frizziero L, et al. Studio a lungo termine su efficacia e sicurezza terapeutica di lornoxicam nell'artrite reumatoide. Minerva Med 2002; 93: 315–20.
4. Thienthong S, et al. Treatment of pain after spinal surgery in the recovery room by single dose lornoxicam: a randomized, double blind, placebo-controlled trial. J Med Assoc Thai 2004; 87: 650–5.
5. Zhao H, et al. Application of lornoxicam to patient-controlled analgesia in patients undergoing abdominal surgeries. Chin Med Sci J 2005; 20: 59–62.

制剂

专利制剂

Arg.: Hypodol; Xefo; Austria: Artokt; Lornox; Xefo; Chile: Acabel; Cz.: Xefo; Denm.: Xefo; Ger.: Telos; Gr.: Xefo; Hung.: Xefo; Irl.: Xefo; Israel: Xefo; Ital.: Noxon; Taigalor; Jpn: Lorcam; Pol.: Xefo; Port.: Acabel; Bosporon; Rus.: Xefocam (Ксефокам); S.Afr.: Xefo; Spain: Acabel; Bosporon; Swed.: Xefo; Switz.: Xefo; Thai.: Xefo†; Turk.: Xefo; Ukr.: Xefocam (Ксефокам); Venez.: Acabel.

Loxoprofen Sodium (rINNM) 洛索洛芬钠

CS-600 (loxoprofen); Loxoprofène Sodique; Loxoprofeno sódico; Natrii Loxoprofenum. Sodium (±)-p-[(2-oxocyclopentyl)methyl]hydratropate dihydrate.

Натрий Локсопрофен

$C_{15}H_{17}O_3Na,2H_2O = 304.3$.
CAS — 68767-14-6 (loxoprofen); 80382-23-6 (loxoprofen sodium dihydrate).

(loxoprofen)

Pharmacopoeias. In Jpn.

简介

洛索洛芬钠是一种 NSAID（第92页），用于疼痛和炎症反应。以二水合物形式给药，剂量以无水盐含量表示。10mg 无水洛索洛芬钠相当于 11.3mg 二水洛索洛芬钠。

对与肌肉骨骼和关节病变或手术过程有关的疼痛和炎症反应，每次口服常用量相当于无水洛索洛芬钠60mg，每日3次。也以含相当于100mg 无水洛索洛芬钠的膏剂或1%凝胶局部应用。

制剂

专利制剂

Arg.: Oxeno; Braz.: Loxonin; Jpn: Lobu; Loxonin; Mex.: Loxonin; Philipp.: Loxonin†; Thai.: Loxonin; Venez.: Loxonin.

Lumiracoxib (BAN, USAN, rINN) 鲁米考昔

Cox-189; Lumiracoxibum. 2-{[(2-Chloro-6-fluorophenyl)amino]-5-methylphenyl}acetic acid.

Лумиракоксиб

$C_{15}H_{13}ClFNO_2 = 293.7$.
CAS — 220991-20-8.
ATC — M01AH06.
ATC Vet — QM01AH06.
UNII — V91T9204HU.

不良反应、处置和注意事项

参见第92页 **NSAIDs**。

使用鲁米考昔的患者发生了高敏反应，如过敏反应和血管性水肿，出现高敏反应应先出现。

鲁米考昔特别是在高剂量应用时可产生严重的肝毒性（见下文**对肝脏的影响**），禁用于肝病患者，也不能用于有活源性转氨酶升高病史，且转氨酶数值高于正常值上限（ULN）3倍的患者，或同时应用其他已知可产生明显临床肝毒性药物的患者。所有患者在应用鲁米考昔前，应检查肝功能。转氨酶数值超过正常值上限1.5倍以上的患者不能应用。每月都需进行肝功能检查，当转氨酶数值高于正常值上限3倍以上时应停药。当转氨酶数值高于正常值上限2倍时，7日内重复肝功能检查。建议患者及时报告可能是肝毒性的症状，如食欲减退、恶心、呕吐、上腹部疼痛、疲劳、黑尿和黄疸。

鲁米考昔不能用于患有缺血性心脏病、脑血管病或外周动脉血管疾病的患者。慎用于存在心血管疾病高危因素（如高血压、高血脂和糖尿病）的患者。

鲁米考昔禁用于患有炎性肠道疾病、中重度心力衰竭（NYHA 分级 Ⅱ～Ⅳ）、肌酐清除率低于 50ml/min 的中重度肾功能损伤患者。慎用于脱水患者，在使用鲁米考昔前，建议补水。

对心血管系统的影响　自从罗非考昔（第114页）在世界范围内撤市后，人们开始关注选择性 COX-2 抑制药的心血管不良反应问题。Therapeutic Arthritis Research and Gastrointestinal Event Trial（TARGET）[1]试验对鲁米考昔的心血管安全性进行了评价，该试验包含 18000 例骨关节炎患者，鲁米考昔每日 400mg（推荐剂量的 2～4 倍），对布洛芬每日 1g，或应对萘普生每日 2.4g，对具适应证的患者也给予低剂量阿司匹林（每日 100mg 或更低）。治疗 1 年后，鲁米考昔组心肌梗死、休克、因心血管病死亡的发生率与布洛芬或萘普生组相似。而与萘普生组相比，不良事件的数量多于与布洛芬组相比，然而其统计学差异并不显著，作者认为在萘普生组与鲁米考昔对比组中有心血管危险的患者数量较多可解释这一现象。另外指出，鲁米考昔组心力衰竭发生率更低，但是也无显著性差异。与布洛芬或萘普生组相比，鲁米考昔组患者的血压改变显著减少。

最近，生产厂商进行的一项荟萃分析[2]（包括上述试验及其他已出版和未出版的鲁米考昔治疗骨关节炎和类风湿关节炎的临床研究）显示，该发现证据支持鲁米考昔组发生血栓不良事件的危险性明显高于安慰剂、萘普生（每日 1g）、双氯芬酸（每日 150mg）、布洛芬（每日 2.4g）、塞来昔布（最大每日 400mg）及罗非考昔（每日 25mg）各组。

关于 NSAIDs 发生心血管血栓事件相对危险的更详细信息参见第92页。

有关心血管或脑血管疾病患者应用选择性 COX-2 抑制药的讨论和建议参见第33页塞来昔布项下内容。

1. Farkouh ME, et al. Comparison of lumiracoxib with naproxen and ibuprofen in the Therapeutic Arthritis Research and Gastrointestinal Event Trial (TARGET), cardiovascular outcomes: randomised controlled trial. Lancet 2004; 364: 675–84.
2. Matchaba P, et al. Cardiovascular safety of lumiracoxib: a meta-analysis of all randomized controlled trials ≥1 week and up to 1 year in duration of patients with osteoarthritis and rheumatoid arthritis. Clin Ther 2005; 27: 1196–1214.

对胃肠道的影响　一般认为：对 COX-1 的抑制在 NSAIDs 引起的胃肠道不良反应中起重要作用，而用 NSAIDs 如鲁米考昔选择性抑制另一个同工酶 COX-2，与传统的非选择性 NSAIDs 相比，产生的胃肠道毒性较低。然而注册药品信息指出应用鲁米考昔治疗中发生过上消化道溃疡和出血，有时是致命的，因此应用时需注意这些事件的危险性。

设立对照的研究中得出的结果证实，选择性 COX-2 抑制药与严重胃肠道不良反应事件发生率较低相关。一项研究中[1]，骨关节炎患者服用高治疗剂量（每日 400mg）的鲁米考昔，治疗 12 个月后，与非选择性 NSAIDs（布洛芬每日 2.4g 或萘普生每日 1g）相比，确定的或可能的上消化道并发症（如出血、穿孔、梗阻）的发生率较低，内窥镜检测到鲁米考昔比非选择性 NSAIDs 的溃疡发生率也较低。然而，低剂量阿司匹林的应用抵消了鲁米考昔的所有胃肠道保护作用。

对 15 个预先批准的试验（病例为类风湿关节炎或骨关节炎患者）汇集的数据进行分析[2]认为，鲁米考昔发生上消化道溃疡或溃疡并发症的危险低于非选择性 NSAIDs（如双氯芬酸、萘普生和布洛芬）。

1. Schnitzer TJ, et al. Comparison of lumiracoxib with naproxen and ibuprofen in the Therapeutic Arthritis Research and Gastrointestinal Event Trial (TARGET), reduction in ulcer complications: randomised controlled trial. Lancet 2004; 364: 665–74.
2. Hawkey CJ, et al. Gastrointestinal tolerability of lumiracoxib in patients with osteoarthritis and rheumatoid arthritis. Clin Gastroenterol Hepatol 2006; 4: 57–66.

对肾脏的影响　选择性 COX-2 抑制药如鲁米考昔的肾毒性资料有限，提示选择性 NSAIDs 对肾功能的作用与非选择性 NSAIDs（见第93页）相似。

对肝脏的影响　2007 年 8 月，澳大利亚监管当局因为肝毒性[1,2]而将鲁米考昔撤出市场，该药上市后 6 个月内，有 8 例严重肝脏反应的报告，导致 2 例死亡，2 例进行肝移植。有人认为在预先批准的临床试验数据显示，在应用鲁米考昔治疗期间发生肝功能转氨酶升高的患者，停药后，将恢复至正常。然而，澳大利亚的 8 例患者中，有的患者肝损伤十分严重，肝功能并未改善。

响应澳大利亚的数据，在英国 MHRA 收到 16 例疑为鲁米考昔[3]不良反应的报道，其中，1 例患者停用鲁米考昔后恢复。在世界范围内，MHR 收到 11 例严重肝损伤的报道，其中 9 例为肝衰竭，2 例死亡，3 例肝移植，怀疑至少与应用鲁米考昔有关。在大多数病例中使用的剂量高于英国及其他欧洲国家推荐的最大剂量 100mg（在一些国家，允许的每日最大剂量更高，如澳大利亚批准用于某些疾病时，每日可使用的最大剂量为 400mg）。当时，英国已发布鲁米考昔用于骨关节炎时的处方限制（见上文**不良反应、处置和注意事项**），其安全性一直被欧洲监管当局注意。2007 年 10 月，在一项回顾性分析[4]中，MHRA 重申其早期对鲁米考昔的处方限制，并提出继续监测肝毒性。同时指出，至那时，世界范围内共有严重肝不良反应的报道 19 例，13 例肝衰竭，2 例死亡，3 例肝移植[4]，怀疑至少与应用鲁米考昔有关。同时，因 Health Canada 指出 4 例严重肝毒性的报告，其中 2 例发生在加拿大，与应用 100mg 鲁米考昔有关[5]，鲁米考昔从加拿大撤市。随后，2007 年 11 月，MHRA 回顾世界范围内的安全性数据后发现，患者应用 100mg 鲁米考昔，有些只是短时应用，发生严重肝脏反应的数量增加，因而暂停鲁米考昔的注册药品信息，另外，EMEA[7]建议将鲁米考昔撤出欧洲。

1. Australian Therapeutic Goods Administration. Urgent advice regarding management of patients taking lumiracoxib (Prexige) (issued 13th August, 2007). Available at: http://www.tga.gov.au/alerts/prexige.htm (accessed 08/11/07)
2. Adverse Drug Reactions Advisory Committee (ADRAC). Withdrawal of lumiracoxib in Australia. Aust Adverse Drug React Bull 2008; 27: 6–7. Also available at: http://www.tga.health.gov.au/adr/aadrb/aadr0804.pdf (accessed 17/07/08)
3. MHRA. New (interim) restrictions on prescription of lumiracoxib, following concerns over liver safety (issued 24th August, 2007). Available at: http://www.mhra.gov.uk/Safetyinformation/Safetywarningsalertsandrecalls/Safetywarningsandmessagesformedicines/CON2032098 (accessed 29/08/08)
4. MHRA. Lumiracoxib and liver adverse reactions (issued 16th October, 2007). Available at: http://www.mhra.gov.uk/Safetyinformation/Safetywarningsalertsandrecalls/Safetywarningsandmessagesformedicines/CON2032831 (accessed 29/08/08)
5. Health Canada. Withdrawal of market authorisation for Prexige. (issued 4th October, 2007). Available at: http://www.hc-sc.gc.ca/ahc-asc/media/advisories-avis/2007/2007_141_e.html (accessed 30/10/07)
6. MHRA. Lumiracoxib (Prexige): suspension of marketing authorisations (issued 19th November, 2007). Available at: http://www.mhra.gov.uk/Safetyinformation/Safetywarningsalertsandrecalls/Safetywarningsandmessagesformedicines/CON2033073 (accessed 29/08/08)
7. EMEA. European Medicines Agency recommends withdrawal of the marketing authorisations for lumiracoxib-containing medicines (issued 13th December, 2007). Available at: http://www.emea.europa.eu/pdfs/human/press/pr/PR_Lumiracoxib_57930107en.pdf (accessed 17/07/08)

药物相互作用

与 NSAIDs 有关的药物相互作用参见第94页。

鲁米考昔可引起肝毒性，因此不应与其他具有肝毒性的药物合用。

鲁米考昔可降低作为细胞色素 P450 同工酶 CYP2C9 底物的药物的清除率，因此当鲁米考昔与治疗窗窄的 CYP2C9 底物如苯妥英钠、华法林合用时，要慎重。

药动学

　　口服给药，鲁米考昔经胃肠道吸收，血药浓度约 2h 达峰值，蛋白结合率至少为 98%。鲁米考昔在肝脏代谢广泛，涉及的代谢酶包括葡萄糖醛酸转移酶、细胞色素 P450 同工酶。主要氧化途径由 CYP2C9 催化，但此途径非主要代谢途径。已鉴别出 3 种主要代谢物：4'-羟基鲁米考昔、5-羧基鲁米考昔和 4'-羟基-5-羧基-鲁米考昔。4'-羟基鲁米考昔具有抑制 COX-2 的活性，但强度低于鲁米考昔。鲁米考昔的血浆半衰期约 4h，单次给药后，经尿液排泄量（54%）稍多于经粪便排泄量（约 43%），只有 5% 以原形排出。

1. Scott G, *et al.* Pharmacokinetics of lumiracoxib in plasma and synovial fluid. *Clin Pharmacokinet* 2004; **43:** 467–78.

用途和用法

　　鲁米考昔属于 NSAIDs（第 94 页），据报道为选择性 COX-2 抑制药，因肝毒性的报道已从多个国家撤出。鲁米考昔用于治疗膝关节和髋关节的骨关节炎，每日口服 100mg。更高剂量每日 400mg 也被应用，但是可能增加发生肝毒性的危险（见上文对肝脏的影响）。

1. Lyseng-Williamson KA, Curran MP. Lumiracoxib. *Drugs* 2004; **64:** 2237–46.
2. Bannwarth B, Berenbaum F. Clinical pharmacology of lumiracoxib, a second-generation cyclooxygenase 2 selective inhibitor. *Expert Opin Invest Drugs* 2005; **14:** 521–33.
3. Rordorf CM, *et al.* Clinical pharmacology of lumiracoxib: a selective cyclo-oxygenase-2 inhibitor. *Clin Pharmacokinet* 2005; **44:** 1247–66.
4. Schnitzer TJ, *et al.* Lumiracoxib in the treatment of osteoarthritis, rheumatoid arthritis and acute postoperative dental pain: results of three dose-response studies. *Curr Med Res Opin* 2005; **21:** 151–61.
5. Berenbaum F, *et al.* Efficacy of lumiracoxib in osteoarthritis: a review of nine studies. *J Int Med Res* 2005; **33:** 21–41.
6. Sheldon E, *et al.* Efficacy and tolerability of lumiracoxib in the treatment of osteoarthritis of the knee: a 13-week, randomized, double-blind comparison with celecoxib and placebo. *Clin Ther* 2005; **27:** 64–77.
7. Fleischmann R, *et al.* Lumiracoxib is effective in the treatment of osteoarthritis of the knee: a prospective randomized 13-week study versus placebo and celecoxib. *Clin Rheumatol* 2006; **25:** 42–53.

制剂

专利制剂

Arg.: Prexige; **Austral.:** Prexige†; **Austria:** Prexige†; **Braz.:** Prexige; **Chile:** Prexige; **Fin.:** Prexige†; **Gr.:** Frexocel; Prexige; **Hung.:** Prexige†; **Indon.:** Prexige†; **NZ:** Prexige; **Port.:** Prexige; **Swed.:** Prexige†; **Turk.:** Prexige; **UK:** Prexige†.

Lysine Aspirin 赖氨酸阿司匹林

Acetilsalicilato de lisina; Aspirin DL-Lysine; Lysiiniasetyylisalisylaatti; Lysinacetylsalicylat; Lysine Acetylsalicylate; DL-Lysine Acetylsalicylate; Lysinum Acetylsalicylicum.

Лизин-Аспирин

$C_{15}H_{22}N_2O_6 = 326.3$.
CAS — 62952-06-1.
UNII — 2JJ274J145.

Pharmacopoeias. In *Fr.*

不良反应、处置和注意事项

　　参见阿司匹林，第 20 页。有报道赖氨酸阿司匹林注射给药可引起过敏性休克。

　　与阿司匹林相同，因为 Reye 综合征的危险，赖氨酸阿司匹林一般不能用于儿童。

超敏反应　有观点认为，吸入或鼻腔给予赖氨酸阿司匹林比阿司匹林更适用于对 NSAIDs 敏感性的诊断，见第 21 页超敏反应下。

药物相互作用

　　与阿司匹林有关的药物相互作用见第 23 页。

用途和用法

　　赖氨酸阿司匹林具有与阿司匹林（第 23 页）相似的镇痛、抗炎和退热作用。给药后赖氨酸阿司匹林水解为赖氨酸和阿司匹林，阿司匹林进一步水解生成水杨酸。

900mg 赖氨酸阿司匹林相当于约 500mg 阿司匹林。

　　赖氨酸阿司匹林用于治疗疼痛、发热和风湿性疾病。用于疼痛和发热时，口服相当于 0.5～1g 阿司匹林的剂量，根据需要每 4～8h 重复 1 次，每日最大剂量 3g 阿司匹林（老年人为每日 2g）。用于风湿性疾病时，每日相当于阿司匹林 3～6g，分 3～4 次给予。赖氨酸阿司匹林也可以相似剂量肌内或静脉注射。对于非常严重的疼痛，可胃肠外给药，每日最大剂量相当于阿司匹林 4g，对于风湿性疾病，每日最大剂量相当于阿司匹林 6g。

　　赖氨酸阿司匹林也与甲氧氯普胺合用治疗偏头痛。

　　赖氨酸阿司匹林也用于血栓栓塞性疾病。

头痛　赖氨酸阿司匹林常与甲氧氯普胺合用治疗偏头痛的一些报道。

1. Tfelt-Hansen P, *et al.* The effectiveness of combined oral lysine acetylsalicylate and metoclopramide compared with oral sumatriptan for migraine. *Lancet* 1995; **346:** 923–6.
2. Diener HC. Efficacy and safety of intravenous acetylsalicylic acid lysinate compared to subcutaneous sumatriptan and parenteral placebo in the acute treatment of migraine. A double-blind, double-dummy, randomized, multicenter, parallel group study. *Cephalalgia* 1999; **19:** 581–8.
3. Tfelt-Hansen P. The effectiveness of combined oral lysine acetylsalicylate and metoclopramide (Migpriv®) in the treatment of migraine attacks: comparison with placebo and oral sumatriptan. *Funct Neurol* 2000; **15** (suppl 3): 196–201.

鼻息肉　两项长期的对照研究[1] 显示，对阿司匹林耐受和过敏的患者，局部应用（鼻内）赖氨酸阿司匹林可预防手术切除后鼻息肉的复发（参见 M37 第 1440 页），这种作用可归功于赖氨酸阿司匹林的非特异性抗炎性质。在此项研究中虽然没有不良反应的报道，但是在鼻息肉存在时，应用水杨酸盐后，看到过敏反应（详见第 21 页，阿司匹林的不良反应下的超敏反应）。

　　另一项研究[2] 中，与安慰剂对照组相比，鼻腔给予赖氨酸阿司匹林在预防鼻息肉复发方面没有显示出显著的临床效应。但是在显微水平显示出明显的改善。

1. Nucera E, *et al.* Effects of lysine-acetylsalicylate (LAS) treatment in nasal polyposis: two controlled long term prospective follow up studies. *Thorax* 2000; **55** (suppl 2): S75–78.
2. Parikh AA, Scadding GK. Intranasal lysine-aspirin in aspirin-sensitive nasal polyposis: a controlled trial. *Laryngoscope* 2005; **115:** 1385–90.

制剂

专利制剂

Arg.: Aspirina; Decitriol; Yectaspirin; **Belg.:** Aspegic; Cardegic; **Cz.:** Aspegic†; Dolorosan†; Kardegic; **Fr.:** Aspegic; Cardiosolupsan†; Kardegic; **Ger.:** Aspisol†; **Gr.:** Aspicalm; Draspir; Egicalm; Egicalm Cardio†; Ogiflegon; Salispir†; **Hung.:** Aspegic; Kardegic; Kardiren†; **Ital.:** Aspegic; Aspidol†; Cardirene; Flectadol; **Mex.:** Coraspir; Kardegic; **Neth.:** Aspegic; Cardegic†; **Pol.:** Laspal†; **Port.:** Aspegic; Inesprin; Instrezin†; Kardegic; Lisaspin; Tiplact†; **Spain:** ASL†; Inyesprin; **Switz.:** Alcacyl instantanee; Aspegic; Kardegic; **Turk.:** Aspegic; **Venez.:** Asalist.

多组分制剂　**Belg.:** Migpriv; **Chile:** Dolotol 12; **Cz.:** Migpriv†; **Fin.:** Migpriv; **Fr.:** Aspegic Codeine†; Migpriv†; **Gr.:** Egityl; Premig; **Hung.:** Migpriv†; **Ital.:** Migpriv; Migraprim; **Mex.:** Antigram; **Neth.:** Migrafin; **Norw.:** Migpriv†; **Pol.:** Migpriv†; **Swed.:** Migpriv; **Switz.:** Migpriv; **UK:** Migramax.

Magnesium Salicylate 水杨酸镁

Salicilato magnésico.

Магния Салицилат

$C_{14}H_{10}MgO_6,4H_2O = 370.6$.
CAS — 18917-89-0 (anhydrous magnesium salicylate); 18917-95-8 (magnesium salicylate tetrahydrate).
UNII — 41728CY7UX (magnesium salicylate); JQ69D454N1 (anhydrous magnesium salicylate).

Pharmacopoeias. In *Chin.* and *US.*

USP 33（Magnesium Salicylate）　白色无臭风化的结晶性粉末。可溶于水和乙醇；微溶于乙醚；易溶于甲醇。贮藏于密闭容器中。

不良反应、处置和注意事项

　　参见阿司匹林（第 20 页）。因为高镁血症的危险，水杨酸镁也慎用于肾损伤的患者。

　　因为 Reye 综合征的危险，不推荐阿司匹林和其他乙酰水杨酸盐用于儿童，除非存在特殊的适应证。一些国家的注册药品信息将这一建议延伸到水杨酸镁。

药物相互作用

　　与水杨酸盐有关的药物相互作用见阿司匹林（第 23 页）。

页）。

用途和用法

　　水杨酸镁具有与阿司匹林（第 23 页）相似的镇痛、抗炎和退热作用。1g 无水水杨酸镁相当于约 1.2g 阿司匹林。用于治疗疼痛、发热和炎症反应，如骨关节炎、类风湿关节炎和其他关节炎。水杨酸镁的剂量以无水水杨酸镁的含量表示，用于疼痛或发热，口服每 4h 300～600mg。

制剂

USP 33: Magnesium Salicylate Tablets.

专利制剂

Canad.: Herbogesic; **USA:** Backache Maximum Strength Relief; Bayer Select Maximum Strength Backache; Doans; Magan; Mobidin; Momentum Muscular Backache Formula; MST; Novasal†; Nuprin Backache†.

多组分制剂　**Cz.:** Cholagol; **Hung.:** Cholagol; **Rus.:** Cholagol (Холагол); **Ukr.:** Cholagol (Холагол); **USA:** Cafgesic Forte; Combiflex ES†; Durabac Forte; Extra Strength Doans PM; Mobigesic†; Painaid BRF Back Relief Formula; Tetra-Mag.

Meclofenamic Acid (*BAN, USAN, rINN*) 甲氯芬那酸

Acide Méclofénamique; Ácido meclofenámico; Acidum Meclofenamicum; CI-583; INF-4668. N-(2,6-Dichloro-*m*-tolyl)anthranilic acid.

Меклофенамовая Кислота

$C_{14}H_{11}Cl_2NO_2 = 296.1$.
CAS — 644-62-2.
ATC — M01AG04; M02AA18.
ATC Vet — QM01AG04; QM02AA18.
UNII — 4815LU4ZWD.

Pharmacopoeias. In *BP(Vet).*

BP (Vet) 2010（Meclofenamic Acid）　白色或几乎白色的结晶性粉末。几乎不溶于水；微溶于乙醇和氯仿；略溶于乙醚；可溶于二甲基甲酰胺和 1mol/L 氢氧化钠。

Meclofenamate Sodium (*BANM, USAN, rINNM*) 甲氯芬那酸钠

Méclofénamate de Sodium; Meclofenamato sódico; Natrii Meclofenamas.

Натрий Меклофенамат

$C_{14}H_{10}Cl_2NNaO_2,H_2O = 336.1$.
CAS — 6385-02-0.
UNII — 94NJ818U2W.

Pharmacopoeias. In *US.*

USP 33（Meclofenamate Sodium）　白色至乳白色、无臭或几乎无臭结晶性粉末。易溶于水，因为部分水解反应和吸收二氧化碳的结果，溶液有时浑浊。水溶液在 pH 为 15 以上时澄清。微溶于氯仿；几乎不溶于乙醚；可溶于甲醇。贮藏于密闭容器中。避光。

不良反应、处置和注意事项

　　参见第 92 页 NSAIDs。

不良反应发生率　使用甲氯芬那酸钠的 2500 例患者中，最常见的不良反应是胃肠道功能紊乱[1]。双盲试验中，腹泻发生率 11.2%；长期试验中（最长 3 年），腹泻发生率 32.8%。治疗过程中，22 例患者发生溃疡，皮疹发生率为 4%。一些患者中，发生血清转氨酶和 BUN 短暂升高现象。

1. Preston SN. Safety of sodium meclofenamate (Meclomen™). *Curr Ther Res* 1978; **23** (suppl 4S): S107–S112.

对血液的影响　有报道应用甲氯芬那酸钠可引起粒细胞缺乏[1] 和血小板减少[2]。

1. Wishner AJ, Milburn PB. Meclofenamate sodium-induced agranulocytosis and suppression of erythropoiesis. *J Am Acad Dermatol* 1985; **13:** 1052–3.
2. Rodriguez J. Thrombocytopenia associated with meclofenamate. *Drug Intell Clin Pharm* 1981; **15:** 999.

药物相互作用

　　与 NSAIDs 有关的药物相互作用见第 94 页。

药动学

　　甲氯芬那酸钠口服易吸收。血药浓度达峰时间为

0.5～2h。99%以上与血浆蛋白结合。甲氯芬那酸钠血浆消除半衰期2～4h，代谢方式包括氧化、羟化、脱卤及与葡糖苷酸结合，主要以代谢产物与葡糖苷酸结合物形式由尿液排泄。20%～30%从粪便回收，代谢产物之一3-羟甲基化合物具有活性。但弱于母体药物。

1. Koup JR, *et al.* A single and multiple dose pharmacokinetic and metabolism study of meclofenamate sodium. *Biopharm Drug Dispos* 1990; **11**: 1–15.

用途和用法

甲氯芬那酸钠是一种邻氨基苯甲酸衍生物，与下文甲芬那酸类似，是一种NSAID（第94页）。以钠盐形式口服用于治疗肌肉骨骼和关节病变（如骨关节炎和类风湿关节炎）、轻中度疼痛、痛经及月经过多。

甲氯芬那酸钠的剂量以甲氯芬那酸含量表示。100mg甲氯芬那酸相当于约113.5mg甲氯芬那酸钠。治疗关节炎疾病时，每日给药剂量相当于200～400mg甲氯芬那酸，通常分3～4次服用。缓解轻中度疼痛时，每4～6h给予50～100mg，每日总剂量不能超过400mg。治疗痛经和月经过多时，每次100mg，每日3次，月经期间最长疗程6天。

甲芬那酸钠也以直肠栓剂形式给药，也用于兽医学。

制剂

USP 33: Meclofenamate Sodium Capsules.

专利制剂

Chile: Meclomen; **Gr.:** Meclomen; **Ital.:** Lenidolor; Movens.

Mefenamic Acid (*BAN*, *USAN*, *rINN*) 甲芬那酸

Acide méfénamique; Ácido mefenámico; Acidum mefenamicum; CI-473; CN-35355; INF-3355; Kwas mefenamowy; Kyselina mefenamová; Mefenaamihappo; Mefenamik Asit; Mefenaminsav; Mefenamo rūgštis; Mefenamsyra. N-(2,3-Xylyl)anthranilic acid.

Мефенамовая Кислота

$C_{15}H_{15}NO_2 = 241.3.$
CAS — 61-68-7.
ATC — M01AG01.
ATC Vet — QM01AG01.
UNII — 367589PJ2C.

Pharmacopoeias. In *Chin.*, *Eur.* (see p.vii), *Jpn*, and *US*.

Ph. Eur. 6. 8（Mefenamic Acid）白色至几乎白色的微晶粉末。呈多形性。几乎不溶于水；微溶于乙醇和二氯甲烷；可溶于稀碱溶液。

USP 33（Mefenamic Acid）白色至米色结晶性粉末。几乎不溶于水；微溶于乙醇和甲醇；略溶于氯仿；可溶于碱性溶液。贮藏于密闭容器中。避光。

不良反应、处置和注意事项

参见第92页 **NSAIDs**。

如果发生腹泻和疹，需中断治疗。其他报道的不良反应有嗜睡，对血液的影响包括血小板减少、偶发性的溶血性贫血及罕见的再生障碍性贫血。过量服用时可发生抽搐。

甲芬那酸的禁忌证为肠炎。注册药品信息建议长期治疗期间注意监测血细胞数目和肝功能。嗜睡会影响技巧性工作。

甲芬那酸可使尿胆汁试验出现假阳性。

哺乳 哺乳妇女服用甲芬那酸后，在乳儿中没有观察到不良反应，American Academy of Pediatrics因此认为甲芬那酸可用于哺乳妇女[1]。*BNF 59* 也认为甲芬那酸分布至乳汁的浓度极低，对乳儿不会产生危害。早期研究证实甲芬那酸在乳汁中含量极低[2]。然而注册药品信息对此很慎重，认为甲芬那酸不能用于哺乳妇女。

1. American Academy of Pediatrics. The transfer of drugs and other chemicals into human milk. *Pediatrics* 2001; **108**: 776–89. [Retired May 2010] Correction. *ibid.*; 1029. Also available at: http://aappolicy.aappublications.org/cgi/content/full/pediatrics%3b108/3/776 (accessed 08/11/07)
2. Buchanan RA, *et al.* The breast milk excretion of mefenamic acid. *Curr Ther Res* 1968; **10**: 592–6.

对血液的影响 服用后发生的血液反应包括溶血性贫

血[1]、白细胞减少[2]、中性粒细胞减少[3]和粒细胞减少[4]。

1. Scott GL, *et al.* Autoimmune haemolytic anaemia and mefenamic acid therapy. *BMJ* 1968; **3**: 534–5.
2. Burns A, Young RE. Mefenamic acid induced leucopenia in the elderly. *Lancet* 1984; **ii**: 46.
3. Handa SI, Freestone S. Mefenamic acid-induced neutropenia and renal failure in elderly females with hypothyroidism. *Postgrad Med J* 1990; **66**: 557–9.
4. Muroi K, *et al.* Treatment of drug-induced agranulocytosis with granulocyte-colony stimulating factor. *Lancet* 1989; **ii**: 55.

对胃肠道的影响 可引起可逆性脂肪痢[1]，对无大肠炎病史的患者，甲芬那酸可引发大肠炎[2]。

1. Marks JS, Gleeson MH. Steatorrhoea complicating therapy with mefenamic acid. *BMJ* 1975; **4**: 442.
2. Ravi S, *et al.* Colitis caused by non-steroidal anti-inflammatory drugs. *Postgrad Med J* 1986; **62**: 773–6.

对肾脏的影响 服用甲芬那酸发生过腹泻呕吐的老年人继续用药，可发生无少尿特征的肾衰竭。因此，建议当患者发生腹泻时需停药，认为胃肠道毒性会造成体液和电解质的耗竭，从而使这些患者更易发生甲芬那酸的肾毒性[1]，后来另有报道，老年患者使用甲芬那酸治疗肌肉骨骼疼痛时发生无少尿特征的肾衰竭[2]。

1. Taha A, *et al.* Non-oliguric renal failure during treatment with mefenamic acid in elderly patients: a continuing problem. *BMJ* 1985; **291**: 661–2.
2. Grant DJ, MacConnachie AM. Mefenamic acid is more dangerous than most. *BMJ* 1995; **311**: 392.

对皮肤的影响 使用甲芬那酸会引起伴有溶血性贫血和腹泻[1]的大疱性类天疱疮和固定性药疹[2~4]。另外一例患者[5]接受甲芬那酸治疗期间，发生合并胆汁淤积性肝炎和溶血性贫血的 Stevens-Johnson 综合征。通常建议发生皮肤反应时需停药。

1. Shepherd AN, *et al.* Mefenamic acid-induced bullous pemphigoid. *Postgrad Med J* 1986; **62**: 67–8.
2. Wilson CL, Otter A. Fixed drug eruption associated with mefenamic acid. *BMJ* 1975; **3**: 1243.
3. Long CC, *et al.* Fixed drug eruption to mefenamic acid: a report of three cases. *Br J Dermatol* 1992; **126**: 409–11.
4. Rallis E. 'Dalmatian dog'-like skin eruption (two cases of multifocal fixed drug eruption induced by mefenamic acid). *J Eur Acad Dermatol Venereol* 2005; **19**: 753–5.
5. Chan JCN, *et al.* A case of Stevens-Johnson syndrome, cholestatic hepatitis and haemolytic anaemia associated with use of mefenamic acid. *Drug Safety* 1991; **6**: 230–4.

过量 甲芬那酸过量可导致 CNS 毒性，特别是发生抽搐[1]。昏迷[2,3]也有报道。

1. Court H, Volans GN. Poisoning after overdose with non-steroidal anti-inflammatory drugs. *Adverse Drug React Acute Poisoning Rev* 1984; **3**: 1–21.
2. Gössinger H, *et al.* Coma in mefenamic acid poisoning. *Lancet* 1982; **ii**: 384.
3. Hendrickse MT. Mefenamic acid overdose mimicking brainstem stroke. *Lancet* 1988; **ii**: 1019.

胰腺炎 有一例甲芬那酸引起胰腺炎的报道[1]。

1. van Walraven AA, *et al.* Pancreatitis caused by mefenamic acid. *Can Med Assoc J* 1982; **126**: 894.

卟啉病 卟啉病患者使用甲芬那酸不安全，虽然目前关于甲芬那酸是否为卟啉原的试验结果相互矛盾。

药物相互作用

与 NSAIDs 有关的药物相互作用见第94页。

药动学

甲芬那酸从胃肠道吸收。摄入后血药浓度达峰时间为2～4h。血浆消除半衰期为2～4h，90%以上的甲芬那酸与血浆蛋白结合，可分布进入乳汁。被细胞色素P450同工酶 CYP2C9 代谢为3-羟甲基甲芬那酸，后者继续被氧化为3-羧基甲芬那酸。单次剂量的50%以上以原形或主要以甲芬那酸及其代谢产物的结合物形式由尿液排泄。

用途和用法

甲芬那酸是邻氨基苯甲酸的衍生物，是一种 NSAID（第94页），但抗炎作用较弱。

甲芬那酸可用于缓解轻中度疼痛（包括头痛、牙痛、术后和产后疼痛和痛经）、肌肉骨骼关节病变（如骨关节炎、类风湿关节炎）和月经过多。

在英国，常用口服剂量为500mg，每日3次。美国注册药品信息推荐初次给予500mg，需要时每6h给予250mg，另外，在美国，甲芬那酸用于治疗成人和14岁及以上青少年的轻中度疼痛时，一次用药时间不能超过7天。

甲芬那酸在儿童中的用量，见下文。

甲芬那酸钠也在使用。

儿童用法 在英国，注册药品信息指出甲芬那酸可用于儿童治疗 Still 病（见第11页，青少年特发性关节炎）

和发热及年长儿童的痛经。建议6个月以上儿童每日口服25mg/kg，分次给予。除了治疗 Still 病，甲芬那酸在儿童中的用药时间不能超过7日。然而，*BNFC 2009* 推荐甲芬那酸只用于12岁及以上儿童的急性疼痛，包括痛经和月经过多，可给予成人的常用量（见上文）。

制剂

BP 2010: Mefenamic Acid Capsules; Mefenamic Acid Tablets;
USP 33: Mefenamic Acid Capsules.

专利制剂

Arg.: Ponstil; **Austral.:** Mefic†; Ponstan; **Austria:** Parkemed; **Braz.:** Ponsdril; Ponstan; **Chile:** Adesna; Algex; Algifemin; Dolcint; Flipal; Sicadol; Tanston; Templadol; **Fin.:** Ponstan; **Fr.:** Ponstyl; **Ger.:** Parkemed; Ponalart; Vidan; **Gr.:** Acinic; Aidol; Algopress; Calmin; Demostan; Padomil; Penta; Pento; Vidan; **Hong Kong:** Gynogesic; Hamitan†; Hostan†; Medicap; Mefa†; Mefamic†; Mefen; Mefenac; Mefencid; Mefic; Metsyn; Namic; Napan; Painnox; Pekaso†; Pongesic; Ponsi; Ponstan; Pontacid†; Sefmic; Uni-Fenamic; **Hung.:** Ponmel; **India:** Dysmen 500; Ponstan; **Indon.:** Analspec; Asam; Asimat; Benostan; Cetalmic; Corstanal; Datan; Dogesic; Dolfenal†; Dolos; Dystan†; Femisic; Fensik; Gitaramin; Lapistan; Licostan; Mectan†; Mefast; Mefinal; Mefinter; Mefix; Menin; Molasic; Nichostan; Opistan; Pehastan; Ponalar; Poncofen; Ponsec; Pongesic; Ponstel; Pontalon; Ponstelax; Stanalin; Stanza†; Stelpont; Teamic; Toppesic; Tropistan; **Irl.:** Mefac; Ponalgic; Ponmel; Ponstan; **Ital.:** Lysalgo; **Malaysia:** Beafemic; Mefic; Namic; Napan; Ponstan; Pontalon; Sefmic; **Mex.:** Artriden; Namifen; Ponstan; **NZ:** Ponstan; **Philipp.:** Acidan; Afligec; Algifort; Analcid; Analmin; Aprostal†; Arthran; Atmose; Belfedane; Calibral; Dolfenal; Dolmetime†; Dolsten; Escandar†; Eurostan; Finox; Fromefen; Gardan; Gisfen; Hispen; Inflasic; Isagesic; Istan; Kramon; Laffed; Marfen; Mecid A; Medianon; Mefan; Mefenax; Mefril; Metaflam; MFE; Neostan; Penomor; Ponstan; Pontasee; Ralgec; Remifein; Revalan; Selmac; Senflam†; Spegic; Stangesic; Suprazen; Totagesic; Tynostan; Vamgesic†; Vandifen; Zanovic; ZapAn; Zestan; **Pol.:** Mefacit; **Port.:** **S.Afr.:** Fenamin; Ponac; Ponmel; Ponstan; Ponstel; **Singapore:** Beafemic; Medicap; Mefenix; Napan; Ponstan†; Pontalon; Pontyl†; **Spain:** Coslan; **Switz.:** mefebasan†; Mefenacide; Mefenamin; Mefenaminacid; Melurt; Mephadolor; Ponstan; Spiralgine; **Thai.:** Anpuzz; Difemic; Mainnox; **Ukr.:** Mephenatum (Мефенат†); No-Spasma (Но-Спазма).

多组分制剂

India: Cyclomeff; Dysmen; Dysmen Forte; Meftal Forte; Spasmonil Forte; Spasmonil Plus; Tranfib MF; Ze-Spas; **Thai.:** Anpuzz; Difemic; Mainnox; **Ukr.:** Mephenatum (Мефенат†); No-Spasma (Но-Спазма).

Meloxicam (*BAN*, *USAN*, *rINN*) 美洛昔康

Meloksikaami; Meloksikam; Méloxicam; Meloxicamum; Meloxikam; UH-AC-62; UH-AC-62XX. 4-Hydroxy-2-methyl-N-(5-methyl-2-thiazolyl)-2H-1,2-benzothiazine-3-carboxamide 1,1-dioxide.

Мелоксикам

$C_{14}H_{13}N_3O_4S_2 = 351.4.$
CAS — 71125-38-7.
ATC — M01AC06.
ATC Vet — QM01AC06.
UNII — VG2QF83CGL.

Pharmacopoeias. In *Chin.*, *Eur.* (see p.vii), and *US*.

Ph. Eur. 6. 8（Meloxicam）浅黄色粉末。呈多形性。几乎不溶于水；极微溶于乙醇和甲醇。避光。浅黄色粉末。几乎不溶于水；极微溶于乙醇和甲醇；微溶于丙酮；溶于二甲基乙酰胺。

USP 33（Meloxicam）浅黄色粉末，几乎不溶于水；极微溶于乙醇和甲醇；微溶于丙酮；溶于二甲基甲酰胺。

不良反应和处置

参见第92页 **NSAIDs**。

不良反应发生率 从1996年9月，美洛昔康首次进入英国市场，至1998年6月中旬，英国 CSM 共收到773例报告，涉及1339例美洛昔康的可疑不良反应[1]。所有不良反应中，41%与胃肠道有关，其中18%涉及胃肠道穿孔、溃疡和（或）出血，患者平均年龄64岁。停用美洛昔康后，多数患者恢复正常，但是仍有5例死亡。共有193例皮肤反应，最常见的是瘙痒、皮疹和荨麻疹。另有报道出现血管性水肿（25例）、光敏反应（12例）和大疱样皮肤病变，包括多形性红斑和 Stevens-Johnson 综合征（5例）。没有患者死于皮肤病变，停药后，多数患者恢复正常。另外，经常报道的不良反应有神经系统反应（多数为头痛）、心血管反应（水肿、心悸）、头晕、面红和疲乏。一项对于处方药的监测研

究（prescription event monitoring study）也分析了美洛昔康使用过程中出现的不良反应[2]。19087 例使用美洛昔康的患者从 1996 年 12 月到 1997 年 3 月间，203 名患者共发生 252 例不良反应事件。大多数反应并不严重或被认为是美洛昔康的副作用。罕见的严重的可疑不良反应包括两例血小板减少及间质性肾炎和特异体质性肝异常各 1 例。最常见的胃肠道不良反应是消化不良，其他更严重的不良反应有上消化道出血（33 例）和消化性溃疡（19 例）。在无胃肠危险因素时，胃肠功能紊乱的发生率低。美洛昔康进入市场第一年内，Swedish Medical Products Agency 报道显示该药的安全性与其他 NSAIDs 相似[3]。15 例不良反应报道中，6 例为胃肠道功能紊乱，5 例为皮肤反应。

1. CSM/MCA. Meloxicam (Mobic): gastrointestinal and skin reactions. *Current Problems* 1998; **24**: 13.
2. Martin RM, *et al.* The incidence of adverse events and risk factors for upper gastrointestinal disorders associated with meloxicam use amongst 19 087 patients in general practice in England: cohort study. *Br J Clin Pharmacol* 2000; **50**: 35–42.
3. Anonymous. Meloxicam safety similar to other NSAIDs. *WHO Drug Information* 1998; **12**: 147.

对胃肠道的影响　一般认为，对 COX-1 的抑制在 NSAIDs 引起的胃肠道不良作用重要作用，而用美洛昔康选择性抑制另一个同工酶 COX-2 与传统的非选择性 NSAIDs 相比，产生的胃肠道毒性较低。但是目前缺少有利的证据证实等效剂量时美洛昔康引起严重胃肠道不良反应的危险性低于其他 NSAIDs[1]。两项大规模多中心试验[2,3]显示美洛昔康引发的胃肠道反应的危险性低于非选择性 NSAIDs（如双氯芬酸[2]或吡罗昔康[3]）但在其中一项试验中，美洛昔康的效应弱于对照药物。新近的综述[4]显示，与双氯芬酸（每日 100mg 或 150mg）、萘普生（500mg，每日 2 次）、吡罗昔康（每日 20mg）相比，美洛昔康（每日 7.5mg）引起严重胃肠道毒性反应的危险较低。然而，当给予每日 15mg 时，发生胃肠毒性的危险性只显著低于吡罗昔康。

有 1 个美洛昔康胃肠道毒性的单独病例报道，称高剂量（15mg，每日 1 次）美洛昔康治疗可引起缺血性结肠炎[5]。

1. Anonymous. Meloxicam—a safer NSAID? *Drug Ther Bull* 1998; **36**: 62–4.
2. Hawkey C, *et al.* Gastrointestinal tolerability of meloxicam compared to diclofenac in osteoarthritis patients. *Br J Rheumatol* 1998; **37**: 937–45.
3. Dequeker J, *et al.* Improvement in gastrointestinal tolerability of the selective cyclooxygenase (COX)-2 inhibitor, meloxicam, compared with piroxicam: results of the safety and efficacy large-scale evaluation of COX-inhibiting therapies (SELECT) trial in osteoarthritis. *Br J Rheumatol* 1998; **37**: 946–51.
4. Singh G, *et al.* Risk of serious upper gastrointestinal and cardiovascular thromboembolic complications with meloxicam. *Am J Med* 2004; **117**: 100–106.
5. Garcia B, *et al.* Ischaemic colitis in a patient taking meloxicam. *Lancet* 2001; **357**: 690.

注意事项

参见第 94 页 **NSAIDs**。

美洛昔康避免用于严重肝损伤患者、出血性疾病和肾衰竭患者（透析患者除外）。有直肠炎病史、痔或直肠出血史的患者避免使用直肠栓剂。

肾损伤　与肾功能正常者相比，美洛昔康的药动学特征在肌酐清除率为 41～60ml/min 的肾损伤患者中，没有发生明显改变[1]。在肌酐清除率为 20～40ml/min 的患者中，美洛昔康的总血浆药物浓度降低，但是游离型美洛昔康浓度升高。这种游离型美洛昔康的浓度与其他组相似。据此推测，对于肌酐清除率高于 20ml/min 的患者，没有必要减少美洛昔康剂量。

1. Boulton-Jones JM, *et al.* Meloxicam pharmacokinetics in renal impairment. *Br J Clin Pharmacol* 1997; **43**: 35–40.

药物相互作用

与 NSAIDs 有关的药物相互作用见第 94 页。
考来烯胺增加美洛昔康的清除，缩短其半衰期。

药动学

口服或直肠给药后，美洛昔康吸收良好，6h 内血浆药物浓度达峰值，99% 与血浆蛋白结合，血浆消除半衰期大约 20h，广泛代谢，主要经氧化途径，主要代谢产物为 5-羧基美洛昔康。体外试验显示，细胞色素 P450 同工酶 CYP2C9 在美洛昔康代谢过程中发挥重要作用，CYP3A4 的作用较弱。美洛昔康以代谢产物形式排泄，由尿液排泄与经粪便排泄量相似。低于 5% 的剂量以原形排泄。肾功能衰竭患者中，药物的分布容积增加。

1. Narjes H, *et al.* Pharmacokinetics and tolerability of meloxicam after i.m. administration. *Br J Clin Pharmacol* 1996; **41**: 135–9.
2. Türck D, *et al.* Clinical pharmacokinetics of meloxicam. *Arzneimittelforschung* 1997; **47**: 253–8.
3. Davies NM, Skjodt NM. Clinical pharmacokinetics of meloxicam: a cyclooxygenase-2 preferential nonsteroidal anti-inflammatory drug. *Clin Pharmacokinet* 1999; **36**: 115–26.
4. Meineke I, Türck D. Population pharmacokinetic analysis of meloxicam in rheumatoid arthritis patients. *Br J Clin Pharmacol* 2003; **55**: 32–8.
5. Burgos-Vargas R, *et al.* Pharmacokinetics of meloxicam in patients with juvenile rheumatoid arthritis. *J Clin Pharmacol* 2004; **44**: 866–72.

肾损伤　肾损伤时美洛昔康的药动学特征参见上文**注意事项**项下。

用途和用法

美洛昔康是昔康类衍生物，是一种 NSAID（第 94 页），为选择性 COX-2 抑制药。用于治疗类风湿关节炎、骨关节炎恶化时的短期对症治疗以及强直性脊柱炎的对症治疗及青少年特发性关节炎。

用于治疗类风湿关节炎和强直性脊柱炎，口服常用剂量 15mg，每日 1 次。易发生不良反应的患者，从每日 7.5mg 开始。需长期服药的老年患者，推荐每日 7.5mg。对于骨关节炎急性恶化，口服常用剂量 7.5mg，每日 1 次，必要时增加至每日最多 15mg。

在儿童中的用量，见下文。

美洛昔康也可以栓剂直肠给药，剂量与口服相似。

肾损伤时美洛昔康的给药剂量参见下文。

儿童用法　在美国，美洛昔康用于治疗 2 岁及以上儿童青少年特发性关节炎，推荐口服剂量每日 125μg/kg，每日 1 次，最大剂量每日 7.5mg。在英国，注册药品信息不推荐美洛昔康用于 16 岁以下儿童，然而 BNFC 2009 建议对于不能耐受其他 NSAIDs 的 12～18 岁青少年，为缓解青少年特发性关节炎和其他肌骨骼病变引起的疼痛和炎症反应，可根据体重采用以下口服用药方案：

- 体重低于 50kg，7.5mg，每日 1 次；
- 体重超过 50kg，15mg，每日 1 次。

在肾损伤中的用法　美洛昔康的禁忌证为重度肾损伤。然而对于接受透析的患者，可每日口服或直肠栓剂给予 7.5mg。轻中度肾损伤患者（肌酐清除率高于 25ml/min），不需减量。

肌骨骼和关节病变　美洛昔康用于治疗骨关节炎（第 11 页）、类风湿关节炎（第 12 页）包括青少年特发性关节炎（第 11 页）以及强直性脊柱炎（见第 13 页，脊椎关节病）。然而在英国，美洛昔康和其他选择性 COX-2 抑制药推荐限用于给予非选择性 NSAIDs（第 92 页）存在严重胃肠道危险性而心血管功能良好的患者。

1. Lemmel EM, *et al.* Efficacy and safety of meloxicam in patients with rheumatoid arthritis. *J Rheumatol* 1997; **24**: 282–90.
2. Yocum D, *et al.* Safety and efficacy of meloxicam in the treatment of osteoarthritis: a 12-week, double-blind, multiple-dose, placebo-controlled trial. The Meloxicam Osteoarthritis Investigators. *Arch Intern Med* 2000; **160**: 2947–54.
3. Combe B, *et al.* Comparison of intramuscular and oral meloxicam in rheumatoid arthritis patients. *Inflamm Res* 2001; **50** (suppl 1): S10–S16.
4. Fleischmann R, *et al.* Meloxicam. *Expert Opin Pharmacother* 2002; **3**: 1501–12.

兽医学中的应用　美洛昔康可作为双氯芬酸的替代物用于南亚的家畜（以减少对食用牲畜尸体的秃鹰的毒性），参见第 44 页**双氯芬酸**的注意事项。

制剂

BP 2010: Meloxicam Tablets;
USP 33: Meloxicam Oral Suspension; Meloxicam Tablets.

专利制剂

Arg.: Bronax; Dominadol; Flexidol; Flexium; Loxitenk; Melorac; Meloxid†; Merapirant†; Mextran; Miogesil†; Miolox; Mobic; Telaroid†; Tenaron; **Austral.:** Mobic; Movalis; Moxicam; **Austria:** Melodyn†; Meloxistad†; Metosan; Movalis; **Belg.:** Docmeloxi; Mobic; **Braz.:** Alivian†; Artritect; Bioflac; Diatec†; Dormelox; Flamatec; Inicox; Leutrol; Loxan; Loxiflan; Meloxo†; Melonant; Melonax†; Melotec; Meloxigran; Meloxil; Mevamox; Movacox†; Movatec; Movoxicam; **Canad.:** Mobicox; **Chile:** Anposel; Exca Hyflex; Isox; Melic; Melodol; Mexan; Mexilal; Mibloc FT; Mioflam; Mobex; Sition; Tenaron; Zixt; **Cz.:** Antrend; Artrilom; Duplicam; Enaros; Galoxiwayt; Melobax; Melocox; Melovis; Meloxistad†; Movalis; Movmaks; Noflamen; Recoxa; **Denm.:** Mobic†; **Fin.:** Latonid†; Mobic; **Fr.:** Mobic; **Ger.:** Melox; Mobec; **Gr.:** Arsitec; Arthrox Auroxicam; Brosiral; Doctinon; Examel; Farmelox; Flelox; Flumidon; Iamaxicam; Iaten; Iconal; Infomel; Loxitan; Meloprol; Melorem; Melonilif; Melotec; Metocam; Metok; Metocox; Melodim; Meloprol; Philipon-S; Rentilox; Reumotec; Reumotherm; Sanetron; Saniflam; Starmelox; Syncadol; Transantor; Tropofin; Valoxin; Vexicam; Zametrixal; Zerelin; **Hong Kong:** Arrox; Mobic; Melfam; Melox; Mobic; **Hung.:** Borbin; Camelox; Melodyn; Melogen; Melox; Moxan; Movalis; Moxicam; Noflamen; Mel-OD; Melam; Melstar†; **Indon.:** Artrilox; Camelox; Flamoxi; Flasicox; Loxil; Loxinic; Mecox; Mevilox; Mevilox; Mexpharm; Mobiflex; Movi-Cox; Movix; Nulox; Ostelox; Relox; Remacam; Rhemacox; Velcox; X-Cam; **Irl.:** Areloger; Meloxid; Mobicam; Mobiglan; Movix; **Ital.:** Leutrol; Mobic; Movix; **Jpn:** Mobic; **Malaysia:** Arrox; Mel-OD; Melartin; Melocam; Melox; Mobic; Rafree; **Mex.:** Aflamid; Anflatox†; Anpre; Auricam; Coxylan; Dolocam; Exel; Flexiver; Flexol; Lexpram; Loxam†; Loxibach; Loxibest; Mavicam; Maxoflam; Meflen; Melarthry†; Meli-

can; Melosteral; Menflixil; Mobicox; Promotion; Reosan; Retoflam; **Neth.:** Movalis; Movicox; **Norw.:** Mobic; **NZ:** Mobic; **Philipp.:** Bexxam; Caxlem; Meflam; Melart; Melcom; Meloflam; Melora; Meloxin; Mobic; Moxen; Neoxicam; Newsicam; Rafree; **Pol.:** Aglan; Aspicam; Lormed; Melobax; Meloksam; Melokssiat; Melotev; Meloxic; MeloxiLek; Meloxistad; Movalis; **Port.:** Dortex; Lador; Marlex; Melpor; Movalis; Ziloxicam†; **Rus.:** Amelotex (Амелотекс); Artrozan (Артрозан); Lem (Лем); Mataren (Матарен); Moflam (Мелофлам); Melokan (Мелокан†); Melox (Мелокс); Mesipol (Месипол); Mirlox (Мирлокс); Movalis (Мовалис); Movasin (Мовасин); Movix (Мовикс); **S.Afr.:** Arthrocox; Coxflam; Flexocam; Loxiflam; M-Cam; Melflam; Mobic; Singapore: Mobic; Movix; Mobic; **Spain:** Aliviodol; Movalis; Parocin; Uticox; **Swed.:** Mobic; **Switz.:** Mobicox; **Thai.:** Melcam; Melobic; Melox; Mobic; **Turk.:** Exen; Meksun; Melox; Melurjin; Meskun; Mobic; Mone; Romacox; Runomex; Zeloxim; **UK:** Mobic; **Ukr.:** Mobic; Meloksam (Мелоксам); Meloxic (Мелоксик); Reumoxicam (Ревмоксикам); **USA:** Mobic; **Venez.:** Biomelox; Calmox†; Mecox†; Melonax; Melovax; Mobic; Mowint; Taucaron.

多组分制剂　**Arg.:** Bronax Flex; Flexidol Relax; Mextran Flex; Tenaron Flex; **India:** Melodol; **Mex.:** Dolocam Plus; Dolocartigen; Dorsal; Flexamol†; Nuro-B; Retoflam F.

Meptazinol Hydrochloride (*BANM, USAN, rINNM*) 盐酸美普他酚

Hidrocloruro de meptazinol; IL-22811 (meptazinol); Meptazinol, Chlorhydrate de; Meptazinoli Hydrochloridum; Wy-22811 (meptazinol). 3-(3-Ethyl-1-methylperhydroazepin-3-yl)phenol hydrochloride.

Мептазинола Гидрохлорид

$C_{15}H_{23}NO,HCl = 269.8.$

CAS — 54340-58-8 (meptazinol); 59263-76-2 (meptazinol hydrochloride); 34154-59-1 (±-meptazinol hydrochloride).
ATC — N02AX05.
ATC Vet — QN02AX05.
UNII — T62FQ4ZCPA.

(meptazinol)

Pharmacopoeias. In *Br.*

BP 2010 (Meptazinol Hydrochloride)　白色或几乎白色粉末。极易溶于水和甲醇；易溶于乙醇；极微溶于丙酮；溶于稀碱溶液。贮藏温度不能超过 25℃。

依赖性和戒断症状

参见第 96 页阿片类镇痛药。

1989 年，在评价美普他酚潜在的依赖性时，WHO 专家委员会[1]注意到，动物实验显示慢性疾病治疗时突然中断美普他酚，仅产生较轻微的戒断症状。对于依赖吗啡的患者，美普他酚不掩盖吗啡成瘾的体征和症状。目前尚无滥用的报道。WHO 认为滥用的可能性是中等程度的，现今还没有受到国际控制。

1. WHO. WHO expert committee on drug dependence: twenty-fifth report. *WHO Tech Rep Ser 775* 1989. Also available at: http://libdoc.who.int/trs/WHO_TRS_775.pdf (accessed 26/06/08)

不良反应、处置和注意事项

参见第 97 页阿片类镇痛药。

经常报道的美普他酚的不良反应是胃肠道反应，包括上腹部疼痛、便秘、消化不良、腹泻、恶心和呕吐。美普他酚引发呼吸抑制的可能性较低。英国注册药品信息指出，美普他酚不能用于急性呼吸抑制的患者。偶尔有一些精神疾病的报道，如幻觉、精神错乱和抑郁。因为美普他酚既有激动剂性质，也有拮抗剂性质，所以这种效应只被纳洛酮部分翻转，但过量时仍推荐使用纳洛酮救治。

对于对吗啡产生躯体依赖性的患者，美普他酚可产生突发性戒断症状。

滥用　见上文**依赖性和戒断症状**。

对呼吸系统的影响　美普他酚引起的呼吸抑制作用较弱，在常用镇痛剂量下[1]，美普他酚对于健康受试者的呼吸抑制显著弱于吗啡或喷他佐辛。然而对于麻醉患者[2]，美普他酚确实可引起呼吸抑制，抑制强度与吗啡[3,4]或哌替啶相似[5,6]。多次给予美普他酚，机体可产生代偿机制，然而与其他阿片类药物相似[6]，麻醉时静脉给予美普他酚时需谨慎[6]。

过量服用 50 片 200mg 的美普他酚片剂合并饮用四分之一瓶威士忌后[7]，发生呼吸骤停。虽然静脉给予纳洛酮累计总剂量达 10mg 仍不能使自主呼吸重新建立，但是通过支持疗法可使患者完全恢复。

1. Jordan C, *et al.* A comparison of the respiratory effects of meptazinol, pentazocine and morphine. *Br J Anaesth* 1979; **51:** 497–502.
2. Hardy PAJ. Meptazinol and respiratory depression. *Lancet* 1983; **ii:** 576.
3. Frater RAS, *et al.* Analgesia-induced respiratory depression: comparison of meptazinol and morphine in the postoperative period. *Br J Anaesth* 1989; **63:** 260–5.
4. Verborgh C, Camu F. Post-surgical pain relief with zero-order intravenous infusions of meptazinol and morphine: a double-blind placebo-controlled evaluation of their effects on ventilation. *Eur J Clin Pharmacol* 1990; **38:** 437–42.
5. Wilkinson DJ, *et al.* Meptazinol—a cause of respiratory depression in general anaesthesia. *Br J Anaesth* 1985; **57:** 1077–84.
6. Lee A, Drummond GB. Ventilatory effects of meptazinol and pethidine in anaesthetised patients. *Br J Anaesth* 1987; **59:** 1127–33.
7. Davison AG, *et al.* Meptazinol overdose producing near fatal respiratory depression. *Hum Toxicol* 1987; **6:** 331.

药物相互作用

与阿片类镇痛药有关的药物相互作用参见第98页。

利托那韦可使美普他酚的血浆药物浓度升高，两药避免合用（见第 98 页）。

药动学

美普他酚口服后，血药浓度在0.5～2h达峰值，但因为显著的首关代谢，其生物利用度降低。直肠给药使机体对药物的利用率提高。直肠给药或肌内注射后30min，血药浓度达峰值。与血浆蛋白结合率平均值仅约为27%。消除半衰期约2h。美普他酚大部分在肝内代谢，主要以葡糖苷酸结合物形式经尿液排泄。少于单次剂量10%的药物经粪便排泄。美普他酚可通过胎盘屏障。

1. Franklin RA, *et al.* Studies on the metabolism of meptazinol, a new analgesic drug. *Br J Clin Pharmacol* 1976; **3:** 497–502.
2. Franklin RA, *et al.* Studies on the absorption and disposition of meptazinol following rectal administration. *Br J Clin Pharmacol* 1977; **4:** 163–7.
3. Davies G, *et al.* Pharmacokinetics of meptazinol in man following repeated intramuscular administration. *Eur J Clin Pharmacol* 1982; **23:** 535–8.
4. Norbury HM, *et al.* Pharmacokinetics of the new analgesic, meptazinol, after oral and intravenous administration to volunteers. *Eur J Clin Pharmacol* 1983; **25:** 77–80.
5. Murray GR, *et al.* The systemic availability of meptazinol in man after oral and rectal doses. *Eur J Clin Pharmacol* 1989; **36:** 279–82.

老年人　在老年患者中，美普他酚清除率较低，消除半衰期较长，但是依据药动学的数据，不需要降低给药剂量。老年和青年受试者单次口服给药后[1]平均血浆半衰期分别是3.39h和1.94h，静脉给药后[2]平均血浆半衰期分别是2.93h和2.06h。

1. Norbury HM, *et al.* Pharmacokinetics of meptazinol after single and multiple oral administration in elderly patients. *Eur J Clin Pharmacol* 1984; **27:** 223–6.
2. Murray GR, *et al.* Pharmacokinetics of meptazinol after parenteral administration in the elderly. *Eur J Clin Pharmacol* 1987; **31:** 733–6.

肝损伤　肝病患者中，美普他酚的口服生物利用度增加。单次口服给药后，肝硬化患者、非肝硬化肝病患者和肝功能正常者中美普他酚的血药浓度平均峰值分别为184ng/ml、131 ng/ml 和 53 ng/ml，但是没有证据显示长期给药会使药物蓄积[1]。单次静脉给药后，血浆清除率方面没有显著区别。对于肝硬化患者建议减少口服剂量。

1. Birnie GG, *et al.* Enhanced oral bioavailability of meptazinol in cirrhosis. *Gut* 1987; **28:** 248–54.

妊娠　分娩时肌内注射美普他酚100～150mg，发现美普他酚易通过胎盘屏障，但是很快在新生儿体内清除[1]。哌替啶与之相反，从新生儿体内清除缓慢。与在成人中相同，美普他酚在新生儿体内也主要以葡糖苷酸结合物形式清除[2]。新生儿中美普他酚的血浆半衰期为3.4h[3]，与成人相似，而哌替啶在新生儿体内的半衰期为20.7h[4]。

机体对美普他酚的处置没有受到妊娠的明显影响。怀孕和未怀孕妇女的平均血浆半衰期分别为1.36h和1.68h[4]。男性的血浆半衰期为2.06h。

1. Franklin RA, *et al.* Preliminary studies on the disposition of meptazinol in the neonate. *Br J Clin Pharmacol* 1981; **12:** 88–90.
2. Dowell PS, Robson PJ. Routes of meptazinol conjugation in the neonate. *Br J Clin Pharmacol* 1982; **14:** 748–9.
3. Jackson MBA, Robson PJ. Preliminary clinical and pharmacokinetic experiences in the newborn when meptazinol is compared with pethidine as an obstetric analgesic. *Postgrad Med J* 1983; **59** (suppl 1): 47–51.
4. Murray GR, *et al.* The disposition of meptazinol after single and multiple intravenous administration in pregnant and non-pregnant women. *Eur J Clin Pharmacol* 1989; **36:** 273–7.

用途和用法

美普他酚是阿片受体的混合激动药和拮抗药，对阿片 μ_1 受体（第98页）有部分激动作用，也具有拟胆碱活性。美普他酚用于治疗中重度疼痛，作用持续时间短于吗啡。

盐酸美普他酚可口服给药、肌内注射或静脉注射给药。剂量以碱基表示，115.6mg 盐酸美普他酚相当于100mg 美普他酚。用于短期治疗中度疼痛，口服每 3～6h 200mg。肌内注射剂量每2～4h 75～100mg，用于产科疼痛，每次 2mg/kg（100～150mg）。美普他酚也可缓慢静脉注射，每 2～4h 50～100mg。

用法　**硬膜外给药**　有报道，硬膜外给予 90mg 美普他酚用于术后镇痛，作用强于肌内注射 90mg[1]。然而，另有研究报道[2]，30mg 的剂量无效，并可引起不能接受的不良反应。因为作用持续时间短暂[3]，60mg 的剂量也无效。

英国注册药品信息指出，注射剂型不适合硬膜外和鞘内注射。

1. Verborgh C, *et al.* Meptazinol for postoperative pain relief in man: comparison of extradural and im administration. *Br J Anaesth* 1987; **59:** 1134–9.
2. Francis RI, Lockhart AS. Epidural meptazinol. *Anaesthesia* 1986; **41:** 88–9.
3. Birks RJS, Marsh DRG. Epidural meptazinol. *Anaesthesia* 1986; **41:** 883.

在肝损伤中的用法　参见上文**药动学**项下，建议用于肝硬化患者时，需减少剂量。

制剂

BP 2010: Meptazinol Injection; Meptazinol Tablets.

专利制剂

Ger.: Meptid; **Gr.:** Nestan; **Irl.:** Meptid; **UK:** Meptid.

Methadone Hydrochloride (*BANM, pINNM*) ⊗
盐酸美沙酮

Amidine Hydrochloride; Amidone Hydrochloride; Hidrocloruro de amidina; Hidrocloruro de metadona; Metadon Hidroklorür; Metadon-hidroklorid; Metadonhydroklorid; Metadonihydrokloridi; Metadonu chlorowodorek; Methadon hydrochlorid; Méthadone, chlorhydrate de; (±)-Methadone Hydrochloride; Methadoni hydrochloridum; Phenadone. (±)-6-Dimethylamino-4,4-diphenylheptan-3-one hydrochloride.

Метадона Гидрохлорид

$C_{21}H_{27}NO, HCl = 345.9$.

CAS — 76-99-3 (methadone); 297-88-1 (±methadone); 1095-90-5 (methadone hydrochloride); 125-56-4 (±methadone hydrochloride).

ATC — N07BC02.

ATC Vet — QN07BC02.

UNII — 229809935B.

(methadone)

俗名　以下术语已用作各种形式美沙酮的"俗名"（第vii页）或俚语：

Amidone; Balloons; Breeze; Burdock; Buzz bomb; Dollies; Dolls; Done; Doses; Fizzies; Juice; Jungle juice; Junk; Meta; Mud; Phy; Phyamps; Tootsie roll.

Pharmacopoeias. In *Chin., Eur.* (see p.vii), and *US.*

Ph. Eur. 6.8（Methadone Hydrochloride）白色或几乎白色结晶粉末。可溶于水；易溶于乙醇；避光。

USP 33（Methadone Hydrochloride）无臭无色结晶或白色结晶性粉末。可溶于水；易溶于乙醇和氯仿；几乎不溶于乙醚和甘油；1%水溶液的 pH 值为4.5～6.5。密闭容器内 25℃ 贮藏，温度允许波动范围为 15～30℃。避光。

配伍禁忌　有充分证据显示，含有盐酸美沙酮和羟基苯甲酸酯的溶液可稳定存在，但是当按照 DTF 的配方[1]将含有羟基苯甲酸酯的糖浆与美沙酮临时混合，制备美沙酮 1mg/ml 的糖浆时，存在出现沉淀的危险性。以 0.1%羟基苯甲酸甲酯而不是氯仿作为防腐剂的盐酸美沙

酮糖浆（含美沙酮 5mg/ml），在室温可稳定存放至少 4 个月[2]。

1. *PSGB Lab Report P/80/1* 1980.
2. Ching MS. Stability of methadone mixture with methyl hydroxybenzoate as a preservative. *Aust J Hosp Pharm* 1989; **19:** 159–61.

依赖性和戒断症状

参见第96页阿片类镇痛药。

美沙酮的戒断症状与吗啡或二醋吗啡相似，而持续时间更长。美沙酮的戒断症状形成较慢，通常在末次给药 3～4 天后才出现。

美沙酮用于阿片依赖性的替代治疗（见下文**用途和用法**项下）。包括新生儿戒断综合征（见下文**儿童用法**项下）。

不良反应和处置

参见第97页阿片类镇痛药。

美沙酮作用持续时间较吗啡长，重复给药易造成药物在体内蓄积。呼吸抑制作用较吗啡相对更强，镇静作用较弱，但是重复给药可产生显著的镇静作用。使用美沙酮 QT 间期延长和尖端扭转型室速罕见报道，特别在每日剂量超过 100mg 时。过量产生的中毒症状与吗啡相似。过量导致肺水肿是成瘾者死亡的主要原因。

美沙酮可引起注射部位疼痛，皮下注射引起局部组织刺激和硬化。

对心血管系统的影响　美沙酮延长 QT 间期，极少引起尖端扭转型室速（TDP）。在一系列追溯性试验[1]中，应用高剂量美沙酮（平均每日 397mg）的 17 例患者发生 TDP，其中，14 例有发生心律失常的危险因素，6 例在治疗的最后 1 个月间接受过美沙酮。在另一项研究中[2]，5 例应用美沙酮的患者（平均每日 268mg）发生了 TDP，这 5 例患者都有其他的危险因素。其他的研究[3,4]未发现具有临床显著性的 TDP 及 QT 间期延长。在其中一项研究[4]中，美沙酮平均每日剂量为 110mg，部分患者有发生心律失常的危险因素。

有报道，一名婴儿发生 QT 间期延长，其母亲因阿片成瘾应用美沙酮维持疗法。详见下文**妊娠**项下内容。

在一项发生突发性心血管死亡的小型病例对照研究中[5]，22 例有美沙酮治疗证据的病例心脏疾病或结构异常的发病率低于 106 例无美沙酮使用证据的对照组，作者认为，鉴于美沙酮治疗组心脏危险因素比率低，提示美沙酮在本组突发死亡发病机制中具有一定作用。

1. Krantz MJ, *et al.* Torsade de pointes associated with very-high-dose methadone. *Ann Intern Med* 2002; **137:** 501–4.
2. Sticherling C, *et al.* Methadone-induced torsade de pointes tachycardias. *Swiss Med Wkly* 2005; **135:** 282–5.
3. Martell BA, *et al.* The impact of methadone induction on cardiac conduction in opiate users. *Ann Intern Med* 2003; **139:** 154–5.
4. Cruciani RA, *et al.* Measurement of QTc in patients receiving chronic methadone therapy. *J Pain Symptom Manage* 2005; **29:** 385–91.
5. Chugh SS, *et al.* A community-based evaluation of sudden death associated with therapeutic levels of methadone. *Am J Med* 2008; **121:** 66–71.

对内分泌系统的影响　已证明慢性美沙酮成瘾可发生肾上腺功能衰退。有报道因为 ACTH 缺乏，引起继发性肾上腺功能衰退[1]，但另有报道美沙酮可直接造成肾上腺皮质功能减退[2]。

也有高泌乳素血症、乳溢的报道[3]，见下文**对性功能的影响**。

1. Dackis CA, *et al.* Methadone induced hypoadrenalism. *Lancet* 1982; **ii:** 1167.
2. Pullan PT, *et al.* Methadone-induced hypoadrenalism. *Lancet* 1983; **i:** 714.
3. Bennett J, Whale R. Galactorrhoea may be associated with methadone use. *BMJ* 2006; **332:** 1071.

对神经系统的影响　1 例 25 岁男性二醋吗啡成瘾者长期使用美沙酮每日 45～60mg 作为维持治疗时，出现舞蹈病样运动[1]。一名 41 岁女性，服用 5mg 美沙酮，每日 4 次，治疗复杂的局部疼痛综合征[2]时，也发生相似的不良反应。停用美沙酮后，2 例患者的不良反应症状消失。

1. Wasserman S, Yahr MD. Choreic movements induced by the use of methadone. *Arch Neurol* 1980; **37:** 727–8.
2. Clark JD, Elliott J. A case of a methadone-induced movement disorder. *Clin J Pain* 2001; **17:** 375–7.

对呼吸系统的影响　有报道[1,2]，应用美沙酮进行维持治疗的患者中发生睡眠呼吸暂停。

1. Teichtahl H, *et al.* Sleep-disordered breathing in stable methadone programme patients: a pilot study. *Addiction* 2001; **96:** 395–403.
2. Wang D, *et al.* Central sleep apnea in stable methadone maintenance treatment patients. *Chest* 2005; **128:** 1348–56.

对性功能的影响　29 例男性二醋吗啡成瘾者接受美沙酮维持治疗后[1]，发生性功能障碍。与未接受美沙酮

治疗的患者或对照组相比，第二性征器官功能显著降低，血清睾酮浓度降低 43%。然而，在一项更近的研究中[2]，92 例何片成瘾患者接受美沙酮维持治疗，性功能障碍（如勃起、性欲及器官障碍）的发生率与普通人群相似。开始应用美沙酮的患者与应用美沙酮治疗至少 60 天的患者之间，性功能障碍的发生率差异不显著，虽然新患者中的总体发生率较低。睾酮和催乳素的平均血清浓度在正常范围内，8 例患者的睾酮浓度较低，该组中只有 1 例发生性功能障碍。

1. Cicero TJ, et al. Function of the male sex organs in heroin and methadone users. N Engl J Med 1975; 292: 882–7.
2. Brown R, et al. Methadone maintenance and male sexual dysfunction. J Addict Dis 2005; 24: 91–106.

过量　已认识到了[1~4]，美沙酮毒性作用多发生在儿童或接受维持治疗患者的家庭成员中，而不是发生在接受维持治疗的患者本人[2]。美沙酮对于对阿片不耐受的任何人都具有高度毒性，50～100mg 的剂量对不耐受阿片的成年人就有致命的毒性，而 10mg 的剂量即可致儿童死亡[2]。而且，据报道，口服 5mg 的低剂量，也能对儿童产生威胁生命的毒性[1,4]。

多个研究组织[5,6]发现，在维持治疗开始后 2 周内，因美沙酮毒性而发生死亡的危险性更高。原因是美沙酮初次应用的安全有效剂量很难确定，而且患者近期的用药量也不可靠。

1. Aronow R, et al. Childhood poisoning: an unfortunate consequence of methadone availability. JAMA 1972; 219: 321–4.
2. Harding-Pink D. Opioid toxicity: methadone: one person's maintenance dose is another's poison. Lancet 1993; 341: 665–6.
3. Zador DA, Sunjic SD. Methadone-related deaths and mortality rate during induction into methadone maintenance, New South Wales, 1996. Drug Alcohol Rev 2002; 21: 131–6.
4. Sachdeva DK, Stadnyk JM. Are one or two dangerous? Opioid exposure in toddlers. J Emerg Med 2005; 29: 77–84.
5. Caplehorn JRM, Drummer OH. Mortality associated with New South Wales methadone programs in 1994: lives lost and saved. Med J Aust 1999; 170: 104–9.
6. Buster MCA, et al. An increase in overdose mortality during the first 2 weeks after entering or re-entering methadone treatment in Amsterdam. Addiction 2002; 97: 993–1001.

注意事项

参见第97页阿片类镇痛药。

美沙酮慎用于存在发生 QT 间期延长危险的患者，包括有心或肝疾病、低钾血症或其他电解质失衡或有家族突然死亡史的患者。也慎用于正在服用其他抗心律失常药或引起电解质失衡的药物，或服用抑制细胞色素 P450 同工酶 CYP3A4 药物的患者（见下文**药物相互作用**项下）。建议在应用美沙酮治疗前，建议作 ECG 监测，剂量稳定后，需进一步监测 ECG。对于不存在危险因素的患者，当服用剂量高于每日 100mg 时，在服药前及服药后第七天也建议做 ECG 监测。

用法　美沙酮半衰期较长，重复给药易引起药物蓄积，年老体弱患者更易发生。一名 81 岁女性患者，口服美沙酮每次 5mg，每日 3 次，连续服用 2 天后发生意识丧失，但是静脉给予纳洛酮 400μg 后[1]，很快苏醒。

10 例二醋吗啡成瘾患者开始美沙酮维持治疗方案后 2～6 天内，突然死亡[2]。死亡发生时，美沙酮的处方剂量平均约为 60mg。证据显示，所有死亡患者都患有慢性持续性肝炎，而肝病使美沙酮清除率降低，使血药浓度升高。在开始美沙酮维持治疗方案前对肝功能检测和尿试验以及降低初次给药剂量都可能减少死亡发生的可能性。与右丙氧酚相似，美沙酮也可增强细胞膜稳定性，阻断神经传导，因此，推测突然死亡可能与美沙酮连续使用后在体内蓄积[3]引起如心律失常、心血管虚脱的并发症有关（见上文对**心血管系统的影响**项下，见上文过量项下）。

有关肝肾损伤对于美沙酮处置的影响参见下文**药动学**项下。

1. Symonds P. Methadone and the elderly. BMJ 1977; i: 512.
2. Drummer OH, et al. Deaths of heroin addicts starting on a methadone maintenance programme. Lancet 1990; 335: 108.
3. Wu C, Henry JA. Deaths of heroin addicts starting on methadone maintenance. Lancet 1990; 335: 424.

哺乳　American Academy of Pediatrics 认为美沙酮可用于哺乳妇女[1]。BNF 59 也允许使用美沙酮进行维持治疗的母亲给婴儿哺乳，剂量需尽可能低，并注意监测婴儿，避免镇静作用发生。另有研究显示，分布进入乳汁的美沙酮量极低，不可能对乳儿产生药理作用[2~8]。然而过去曾有一例报道，一名母乳喂养的 5 周婴儿因母亲使用美沙酮维持治疗而死亡[9]。

1. American Academy of Pediatrics. The transfer of drugs and other chemicals into human milk. Pediatrics 2001; 108: 776–89. [Retired May 2010] Correction. ibid.; 1029. Also available at: http://aappolicy.aappublications.org/cgi/content/full/pediatrics%3b108/3/776 (accessed 26/06/08)
2. Blinick G, et al. Methadone assays in pregnant women and progeny. Am J Obstet Gynecol 1975; 121: 617–21.

3. Wojnar-Horton RE, et al. Methadone distribution and excretion into breast milk of clients in a methadone maintenance programme. Br J Clin Pharmacol 1997; 44: 543–7.
4. Geraghty B, et al. Methadone levels in breast milk. J Hum Lact 1997; 13: 227–30.
5. McCarthy JJ, Posey BL. Methadone levels in human milk. J Hum Lact 2000; 16: 115–20.
6. Begg EJ, et al. Distribution of R- and S-methadone into human milk during multiple, medium to high oral dosing. Br J Clin Pharmacol 2001; 52: 681–5.
7. Jansson LM, et al. Methadone maintenance and breastfeeding in the neonatal period. Pediatrics 2008; 121: 106–14.
8. Jansson LM, et al. Methadone maintenance and long-term lactation. Breastfeed Med 2008; 3: 34–7.
9. Smialek JE, et al. Methadone deaths in children. JAMA 1977; 238: 2516–17.

妊娠　不推荐美沙酮用于分娩，因为其较长的作用时间可增加新生儿发生呼吸抑制的危险。

孕妇因阿片类成瘾接受美沙酮维持治疗后，会发生新生儿戒断症状和低体重儿的问题，死胎发生率增加的现象也已注意到[1~3]。一项研究显示，与未使用药物组相比，母亲使用美沙酮组的婴幼儿，在新生儿期，75% 的婴儿发生阿片中度戒断综合征，同时出现头围减少和收缩压升高，对于这些婴儿 18 个月后随访，发现中耳炎发生率增加、头围减少及视力异常。神经行为的异常和智力、运动指标的低数值可能会使以后的学习受到影响。然而目前尚未证明美沙酮或二醋吗啡对胎儿或出生后婴幼儿发育的特定影响。后来的一项研究[4]中，妊娠期间作为维持治疗计划的一部分，单独应用美沙酮，发生早产的危险比正常人群增加 2 倍，子宫内发育迟缓增加 4 倍，发生小头畸形的危险性增加 3 倍。另外，那些滥用包括美沙酮在内的其他药物的孕妇，上述事件的危险性进一步增加。然而，一项早期研究[5]报道，使用美沙酮或二醋吗啡对胎儿或出生后婴儿的发育无特殊影响。

孕妇使用美沙酮的剂量与新生儿戒断症状的发生率和严重程度之间的关系尚不清楚。尽管一项回顾性研究[6]发现，在某些孕妇中有一定联系。其他研究[7,8]中，当孕妇每日服用 100mg 甚至更多剂量[8]的美沙酮时，也没有证据显示新生儿戒断症状的增加。

一项小型的回顾性研究[9]对孕期应用美沙酮缓解慢性疼痛与应用维持疗法治疗阿片成瘾进行了对比，发现前者的新生儿戒断症状发生率低，生长指标更好，但是轻度早产的发生率较高。作者认为，孕妇应用低剂量，短疗程更有利，另外也与孕妇良好的健康状况、营养及社会经济状况有关。

有报道[10]，一名母亲每日服用 50mg 美沙酮用于维持疗法，新生婴儿发生有临床显著指征的 QT 间期延长，婴儿的戒断症状轻微，2 个月时，恢复正常。

1. Blinick G, et al. Methadone maintenance, pregnancy, and progeny. JAMA 1973; 225: 477–9.
2. Rosen TS, Johnson HL. Children of methadone-maintained mothers: follow-up to 18 months of age. J Pediatr 1982; 101: 192–6.
3. Kalter H, Warkany J. Congenital malformations. N Engl J Med 1983; 308: 491–7.
4. Arlettaz R, et al. Methadone maintenance program in pregnancy in a Swiss perinatal center (II): neonatal outcome and social resources. Acta Obstet Gynecol Scand 2005; 84: 145–50.
5. Lifschitz MH, et al. Fetal and postnatal growth of children born to narcotic-dependent women. J Pediatr 1983; 102: 686–91.
6. Dashe JS, et al. Relationship between maternal methadone dosage and neonatal withdrawal. Obstet Gynecol 2002; 100: 1244–9.
7. Berghella V, et al. Maternal methadone dose and neonatal withdrawal. Am J Obstet Gynecol 2003; 189: 312–17.
8. McCarthy JJ, et al. High-dose methadone maintenance in pregnancy: maternal and neonatal outcomes. Am J Obstet Gynecol 2005; 193: 606–10.
9. Sharpe C, Kuschel C. Outcomes of infants born to mothers receiving methadone for pain management in pregnancy. Arch Dis Child Fetal Neonatal Ed 2004; 89: F33–F36.
10. Hussain T, Ewer AK. Maternal methadone may cause arrhythmias in neonates. Acta Paediatr 2007; 96: 768–9.

药物相互作用

与阿片类镇痛药有关的药物相互作用见第98页。

美沙酮在肝中主要经细胞色素 P450 同工酶 CYP3A4 代谢，CYP2D6、CYP2C9、CYP2C19 和 CYP1A2 起很小作用。因此，使用这些酶的抑制剂或诱导剂将改变美沙酮的血药浓度，可能导致不良反应的发生。应用美沙酮时同时服用影响心脏传导或电解质平衡的药物会增加心脏病发生的危险。

使尿液酸化或碱化的药物会影响美沙酮的药动学，因为在酸性 pH 时机体清除率增加，在碱性 pH 时机体清除率降低[1]。

1. Nilsson M-I, et al. Effect of urinary pH on the disposition of methadone in man. Eur J Clin Pharmacol 1982; 22: 337–42.

抗菌药　接受美沙酮维持治疗的患者使用肝药酶诱导药利福平后出现戒断症状[1~3]。相反，使用抑制 CYP1A2 和 CYP3A4 的环丙沙星导致美沙酮中毒症状的出现[4]。

1. Kreek MJ, et al. Rifampin-induced methadone withdrawal. N Engl J Med 1976; 294: 1104–6.
2. Bending MR, Skacel PO. Rifampicin and methadone withdrawal. Lancet 1977; i: 1211.
3. Raistrick D, et al. Methadone maintenance and tuberculosis treatment. BMJ 1996; 313: 925–6.
4. Herrlin K, et al. Methadone, ciprofloxacin, and adverse drug reactions. Lancet 2000; 356: 2069–70.

抗抑郁药　SSRIs 如氟西汀[1]和氟伏沙明[1,2]可增加某些阿片类镇痛药的活性。这种相互作用可导致美沙酮的毒性。4 例患者因阿片成瘾采用美沙酮维持治疗过程中，圣约翰草降低美沙酮的血药浓度 47%，2 例患者出现了戒断症状[3]。

1. Eap CB, et al. Fluvoxamine and fluoxetine do not interact in the same way with the enantiomers of methadone. J Clin Psychopharmacol 1997; 17: 113–17.
2. Bertschy G, et al. Probable metabolic interaction between methadone and fluvoxamine in addict patients. Ther Drug Monit 1994; 16: 42–5.
3. Eich-Höchli D, et al. Methadone maintenance treatment and St. John's Wort: a case report. Pharmacopsychiatry 2003; 36: 35–7.

抗癫病药　接受美沙酮维持治疗的患者使用卡马西平[1,2]、苯巴比妥[3]或苯妥英[4,5]后出现戒断症状。相反，1 例患者应用卡马西平、加巴喷丁、美沙酮治疗神经痛，停用卡马西平后，出现美沙酮诱发的呼吸抑制[6]。

1. Bell J, et al. The use of serum methadone levels in patients receiving methadone maintenance. Clin Pharmacol Ther 1988; 43: 623–9.
2. Saxon AJ, et al. Valproic acid, unlike other anticonvulsants, has no effects on methadone metabolism: two cases. J Clin Psychiatry 1989; 50: 228–9.
3. Liu S-J, Wang RIH. Case report of barbiturate-induced enhancement of methadone metabolism and withdrawal syndrome. Am J Psychiatry 1984; 141: 1287–8.
4. Finelli PF. Phenytoin and methadone tolerance. N Engl J Med 1976; 294: 227.
5. Tong TG, et al. Phenytoin-induced methadone withdrawal. Ann Intern Med 1981; 94: 349–51.
6. Benítez-Rosario MA, et al. Methadone-induced respiratory depression after discontinuing carbamazepine administration. J Pain Symptom Manage 2006; 32: 99–100.

抗真菌药　有报道[1]合用氟康唑后，美沙酮血药浓度增加，文献作者认为，对于接受阿片依赖性治疗的患者，这种相互作用不需要调整美沙酮的剂量。然而，有报道，一名 60 岁男性患者口服美沙酮缓解晚期胃癌疼痛时，当静脉给予氟康唑后，出现了呼吸抑制[2]。虽然，一项随机的以安慰剂为对照的研究[3]发现，对因阿片成瘾采用美沙酮维持治疗的患者，给予伏立康唑，总体安全并可以良好耐受，但是作者建议两药合用时，需进行监测并尽可能减少美沙酮的剂量。伏立康唑的注册药品信息也给出了相似的建议。

1. Cobb MN, et al. The effect of fluconazole on the clinical pharmacokinetics of methadone. Clin Pharmacol Ther 1998; 63: 655–62.
2. Tarumi Y, et al. Methadone and fluconazole: respiratory depression by drug interaction. J Pain Symptom Manage 2002; 23: 148–53.
3. Liu P, et al. Pharmacokinetic interaction between voriconazole and methadone at steady state in patients on methadone therapy. Antimicrob Agents Chemother 2007; 51: 110–18.

抗病毒药　一篇综述分析了抗逆转录病毒药与美沙酮之间的相互作用[1]。有证据显示，HIV-蛋白酶抑制药对阿扎那韦、茚地那韦、沙奎那韦对美沙酮的血药浓度无影响。安泼那韦、那非那韦、利托那韦和利托那韦增效的沙奎那韦可减少美沙酮的血药浓度，但是不太可能具有临床显著性。洛匹那韦-利托那韦也可减少美沙酮的血药浓度，但是多数研究发现相互作用并不显著。有一项研究报道，在部分患者中，出现阿片戒断症状。未出版的数据（也参考注册药品信息）显示，对于未使用过阿片的健康受试者，替拉那韦（用利托那韦增效）可减少美沙酮的血药浓度；替拉那韦的注册药品信息指出，需要监测患者的阿片戒断症状。

NNRTIs 如奈韦拉平和依法韦仑都被报道可减少美沙酮的血药浓度，给予使用美沙酮的患者后，引起戒断症状。相反，地拉夫定可增加美沙酮的血药浓度，但是临床效应并不显著。美沙酮可增加 NRTI 齐多夫定（参见 M37 和880页）的血药浓度。

1. Bruce RD, et al. Pharmacokinetic drug interactions between opioid agonist therapy and antiretroviral medications: implications and management for clinical practice. J Acquir Immune Defic Syndr 2006; 41: 563–72.

胃肠药　组胺 H₂ 受体拮抗药如西咪替丁（第98页）可增加某些阿片类镇痛药的效应，这种相互作用可导致美沙酮的毒性。

葡萄柚汁　葡萄柚汁是细胞色素 P450 同工酶 CYP3A4 的抑制剂，可适度增加美沙酮的生物利用度[1]，但是在受试患者中，未发现美沙酮的毒性症状。作者解释，这种作用可发生在对阿片耐受性减低的患者，特别是开始应用美沙酮治疗时。

1. Benmebarek M, et al. Effects of grapefruit juice on the pharmacokinetics of the enantiomers of methadone. Clin Pharmacol Ther 2004; 76: 55–63.

药动学

盐酸美沙酮易从胃肠道吸收，皮下注射或肌内注射吸收良好，广泛分布于全身组织，可透过胎盘屏障，并可分布进入乳汁。与血浆蛋白广泛结合。经肝代谢，主要代谢方式为 N-脱甲基及环化反应，代谢物由胆汁和尿液排泄。代谢反应主要经 CYP3A4 催化，其他细胞色素 P450 同工酶也发挥作用（见上文**药物相互作用**）。半衰期较长，容易造成药物蓄积。

有关美沙酮药动学的综述[1~5]特别提到，美沙酮消除半衰期易发生药物蓄积，且个体差异大。

美沙酮口服给药后吸收迅速，生物利用度高。口服单片药物后，血药浓度达峰时间为 1~5h。组织中分布广泛，与血浆蛋白结合率为 60%~90%，主要与血浆 α_1 酸性糖蛋白结合。肝中主要代谢产物为 2-次乙基-1，5-二甲基-3，次要代谢产物为 2-乙基-3，二苯基-5-甲基吡咯烷，两者均无活性。代谢产物及美沙酮原形经粪便和尿排泄。也发现其他代谢产物，包括地美庚醇和去甲美沙酮。肝也是美沙酮原形的贮存场所，美沙酮被肝摄取、非特异性结合，并主要以原形被释放。美沙酮在尿液的排泄具有 pH 依赖性，pH 越低，清除越多。

除了显著的个体差异外，单次或重复多次给药，美沙酮的药动学特征也有很大不同，消除半衰期变化很大（据报道变动范围为 15~60h），单次给药半衰期可超过18h，重复给药时，需要谨慎调整剂量。

对于成瘾者的研究很多，发现使用美沙酮维持治疗期间，不同患者间血药浓度差异显著，同一患者的血药浓度波动也很明显。美沙酮的药动学特征在癌症患者中也存在个体差异。

1. Säwe J. High-dose morphine and methadone in cancer patients: clinical pharmacokinetic considerations of oral treatment. *Clin Pharmacokinet* 1986; **11**: 87–106.
2. Moore RA, et al. Opiate metabolism and excretion. *Baillieres Clin Anaesthesiol* 1987; **1**: 829–58.
3. Eap CB, et al. Interindividual variability of the clinical pharmacokinetics of methadone: implications for the treatment of opioid dependence. *Clin Pharmacokinet* 2002; **41**: 1153–93.
4. Ferrari A, et al. Methadone—metabolism, pharmacokinetics and interactions. *Pharmacol Res* 2004; **50**: 551–9.
5. Lugo RA, et al. Pharmacokinetics of methadone. *J Pain Palliat Care Pharmacother* 2005; **19**: 13–24.

用法 美沙酮的脂溶性高于吗啡。一项关于肌内注射后血药浓度和镇痛活性的研究显示，脂溶性阿片类镇痛药三角肌注射比臀肌注射药物起效更快，镇痛作用更强。然而分别在这两个部位注射吗啡后[1]，吸收方面没有发现显著区别。

人们也研究了其他给药途径如持续静脉输注[2]和持续硬膜外输注[3]时美沙酮的药动学特征。人们也研究了直肠给药的特征[4]。

1. Grabinski PY, et al. Plasma levels and analgesia following deltoid and gluteal injections of methadone and morphine. *J Clin Pharmacol* 1983; **23**: 48–55.
2. Denson DD, et al. Pharmacokinetics of continuous intravenous infusion of methadone in the early post-burn period. *J Clin Pharmacol* 1990; **30**: 70–5.
3. Shir Y, et al. Plasma concentrations of methadone during postoperative patient-controlled extradural analgesia. *Br J Anaesth* 1990; **65**: 204–9.
4. Dale O, et al. Bioavailabilities of rectal and oral methadone in healthy subjects. *Br J Clin Pharmacol* 2004; **58**: 156–62.

肝损伤 广泛的肝功能不全未明显影响美沙酮的代谢[1]，因此有建议[2]，对于稳定的慢性肝病患者不需要改变美沙酮的维持剂量。但是肝功能显著的改变将使机体对美沙酮的处置发生明显变化，此时，需要调整剂量。

对于使用美沙酮作为维持治疗的患者的研究[2]显示，美沙酮的终末半衰期从 18.8h（肝功能正常者）延长至 35.5h（严重慢性肝病患者），然而严重慢性肝病患者的血浆药物浓度没有明显增加。

1. Moore RA, et al. Opiate metabolism and excretion. *Baillieres Clin Anaesthesiol* 1987; **1**: 829–58.
2. Novick DM, et al. Methadone disposition in patients with chronic liver disease. *Clin Pharmacol Ther* 1981; **30**: 353–62.

妊娠 使用美沙酮作为维持治疗的孕妇中，美沙酮的血药浓度降低，可能是代谢增强的原因[1,2]。因此，建议用于此类患者时，适当增加美沙酮的剂量。

1. Pond SM, et al. Altered methadone pharmacokinetics in methadone-maintained pregnant women. *J Pharmacol Exp Ther* 1985; **233**: 1–6.
2. Wolff K, et al. Changes to methadone clearance during pregnancy. *Eur J Clin Pharmacol* 2005; **61**: 763–8.

肾损伤 肾衰竭患者美沙酮经尿液排泄减少[1]，而血药浓度保持在正常范围，由粪便排泄大部分的药物。极少量的美沙酮经腹膜透析或血液透析清除。

1. Kreek MJ, et al. Methadone use in patients with chronic renal disease. *Drug Alcohol Depend* 1980; **5**: 197–205.

用途和用法

盐酸美沙酮是二苯基庚烷的衍生物，属于阿片类镇痛药（第98页），主要激动 μ 受体。单次给药，美沙酮的镇静作用弱于吗啡。美沙酮是外消旋混合物，左美沙酮（第74页）为活性形式。

美沙酮用于缓解中度至重度疼痛，可用于使用吗啡引起疼痛刺激或恶化的患者。美沙酮也用于阿片依赖性的治疗。因可抑制咳嗽中枢，美沙酮也可用作晚期疾病的镇咳，但是 BNF 59 不推荐这种应用，因为存在药物蓄积的危险。

用于**缓解疼痛**，盐酸美沙酮初始口服剂量 2.5~10mg，每 6~8h 或更长时间给药 1 次，以后根据需要调整剂量。美沙酮也可胃肠外给药，在英国，允许皮下和肌内给药途径，长期应用时推荐肌内途径。美国注册药品信息指出可应用静脉、肌内和皮下给药途径，但是只给出了静脉给药途径的剂量。胃肠外给药的初始剂量范围与口服剂量相似。然而，美国注册药品信息也指出，当给药方式在口服和胃肠外给药之间转变时，初始转换剂量的确定应基于口服 10mg 美沙酮相当于胃肠外给予 5mg 美沙酮。胃肠外注射给药，美沙酮的镇痛作用 10~20min 起效；口服给药，30~60min 起效。单次给药，药物大约持续 4h；重复给药，由于药物蓄积，作用持续时间延长。因此，为避免药物过量，建议用于长期治疗时，美沙酮每日不超过 2 次。

虽然长期使用美沙酮本身也可产生依赖性，但是盐酸美沙酮仍是治疗**阿片依赖**的部分措施。初次给药剂量要足够，以抑制戒断症状并避免毒性反应发生。BNF 59 和美国注册药品信息推荐初始剂量为每日 10~40mg。因存在药物蓄积的危险，需谨慎调整后续的剂量。BNF 59 建议按步骤调整剂量，逐步增加 10mg，每周最多增加 30mg。剂量稳定后，可依据患者个体情况谨慎选择的美沙酮剂量，进行长期治疗。多数患者的维持疗法稳定在每日 60~120mg。另外，可逐渐减少美沙酮剂量来解毒，直到完全停药。对于阿片依赖时，美沙酮通常口服给药，也可胃肠外给药，特别是不能口服时。上述剂量可口服或胃肠外给予。在英国，口服治疗通常使用含有 1mg/ml 美沙酮的混合物。

有关儿童用量，见下文。

治疗肺癌晚期难治性**咳嗽**时，盐酸美沙酮以糖浆剂型给药，每 4~6h 给予 1~2mg，长期使用时，每日给药次数减少至 2 次。

用法 虽然单次给药美沙酮的作用持续时间与吗啡相似，但是由于消除半衰期长，重复多次给药后，作用持续时间明显延长（见上文**药动学**项下）。对于具体患者，美沙酮的最低有效剂量很难确定。用于慢性癌症疼痛时[1]推荐的给药方案为口服 10mg 的固定剂量，由患者掌握给药间隔，治疗开始 3~5 天内，给药次数不多于每 4h 1 次，以后根据患者的需要，固定在每 8~12h 1 次。

当患者因疼痛未被很好控制，由口服吗啡改为美沙酮时，推荐服用剂量为吗啡每日剂量的十分之一，最多不能超过 100mg，由患者决定给药间隔，通常每 8h 1 次[2]。

当从口服给药改为胃肠外给药时，建议[3]美沙酮的剂量减半，此后根据需要调整剂量。

当单次静脉推注给予美沙酮 20mg 时，其术后镇痛作用可维持 25h[4]，证实了美沙酮的长效性。对于烧伤患者[5]，开始 2h 内，静脉输注的负荷剂量为每小时 100~200μg/kg，以迅速产生镇痛效应，以后以每小时 10~20μg/kg 的较低剂量维持镇痛作用。美沙酮也可持续皮下滴注用于严重癌症疼痛[6,7]，但是这种给药途径可引起局部组织刺激反应以及硬结。美沙酮最大剂量 5mg 与布比卡因[8,9]联合使用，成功用于硬膜外给药以缓解疼痛。间断和持续硬膜外输注美沙酮也试用[10]于术后疼痛。

一项小型病例系列研究[11]发现局部应用美沙酮粉末可有效缓解开放性和渗出性伤口疼痛。

1. Säwe J, et al. Patient-controlled dose regimen of methadone for chronic cancer pain. *BMJ* 1981; **282**: 771–3.
2. Morley JS. Methadone in pain uncontrolled by morphine. *Lancet* 1993; **342**: 1243.
3. Säwe J. High-dose morphine and methadone in cancer patients: clinical pharmacokinetic considerations of oral treatment. *Clin Pharmacokinet* 1986; **11**: 87–106.
4. Gourlay GK, et al. Methadone produces prolonged postoperative analgesia. *BMJ* 1982; **284**: 630–1.
5. Denson DD, et al. Pharmacokinetics of continuous intravenous infusion of methadone in the early post-burn period. *J Clin Pharmacol* 1990; **30**: 70–5.
6. Mathew P, Storey P. Subcutaneous methadone in terminally ill patients: manageable local toxicity. *J Pain Symptom Manage* 1999; **18**: 49–52.
7. Makin MK, Morley JS. Subcutaneous methadone in terminally-ill patients. *J Pain Symptom Manage* 2000; **19**: 237–8.

8. Drenger B, et al. Extradural bupivacaine and methadone for extracorporeal shock-wave lithotripsy. *Br J Anaesth* 1989; **62**: 82–6.
9. Martin CS, et al. Extradural methadone and bupivacaine in labour. *Br J Anaesth* 1990; **65**: 330–2.
10. Prieto-Alvarez P, et al. Continuous epidural infusion of racemic methadone results in effective postoperative analgesia and low plasma concentrations. *Can J Anaesth* 2002; **49**: 25–31.
11. Gallagher RE, et al. Analgesic effects of topical methadone: a report of four cases. *Clin J Pain* 2005; **21**: 190–2.

儿童用法 美沙酮未被批准用于儿童。然而，已试用[1]美沙酮静脉给药用于 3~7 岁儿童的术后**疼痛**。术前给予 200μg/kg，术后每 10min 给予 50μg/kg，直到患儿舒适并完全平静。美沙酮也被试用[2]口服给药用于缓解住院儿童的严重疼痛，每日剂量范围为 200~600μg/kg，用至 6 周。

美沙酮用于治疗**新生儿戒断综合征**（第 97 页），BNFC 2009 建议初始口服剂量为 100μg/kg，以后每 6h 增加 50μg/kg，直到症状全部被控制。对于维持治疗，每日总剂量分 2 次给予。当停用美沙酮时，需逐渐减量，减量时间需超过 7~10 天。

1. Berde CB, et al. Comparison of morphine and methadone for prevention of postoperative pain in 3- to 7-year-old children. *J Pediatr* 1991; **119**: 136–41.
2. Shir Y, et al. Oral methadone for the treatment of severe pain in hospitalized children: a report of five cases. *Clin J Pain* 1998; **14**: 350–3.

癌症疼痛 美沙酮可替代吗啡用于严重癌症疼痛（第 6 页），对美沙酮药动学特征和等效镇痛剂量的更深入理解可以尽早关注长期使用时药物蓄积的危险。然而，美沙酮较长的终末半衰期不适用于突发性疼痛。可采用口服、直肠和胃肠外给药途径使用美沙酮。

1. Ayonrinde OT, Bridge DT. The rediscovery of methadone for cancer pain management. *Med J Aust* 2000; **173**: 536–40.
2. Bruera E, Sweeney C. Methadone use in cancer patients with pain: a review. *J Palliat Med* 2002; **5**: 127–38.
3. Bruera E, et al. Methadone versus morphine as a first-line strong opioid for cancer pain: a randomized, double-blind study. *J Clin Oncol* 2004; **22**: 185–92.
4. Moryl N, et al. Methadone in the treatment of pain and terminal delirum [sic] in advanced cancer patients. *Palliat Support Care* 2005; **3**: 311–17.
5. Mannino R, et al. Methadone for cancer-related neuropathic pain: a review of the literature. *J Opioid Manag* 2006; **2**: 269–76.
6. Nicholson AB. Methadone for cancer pain. Available in The Cochrane Database of Systematic Reviews; Issue 4. Chichester: John Wiley; 2007 (accessed 26/06/08).

阿片依赖性 关于阿片依赖性处置的讨论见第96页。在英国，1mg/ml 的盐酸美沙酮口服液体制剂广泛用于治疗阿片依赖性，需要指出的是这些制剂的作用比美沙酮糖浆剂（BP 2010）**强** 2.5 倍。虽然其中某些制剂允许用于严重疼痛，但是多数制剂只允许用于阿片依赖性的治疗。美沙酮口服溶液（1mg/ml）（BP 2010）可为现用溶液或由盐酸美沙酮口服浓缩液制备。然而在英国，多数用于商业的制剂仍然依据药品处方集（Drug Tariff Formulary，DTF）中以前的配方制备而得。

美沙酮混合液 1mg/ml
　盐酸美沙酮　　　　　　10mg
　绿 S 和柠檬黄溶液（BP 1980）　0.02ml
　复合柠檬黄溶液（BP 1980）　0.08ml
　无防腐剂的糖浆　　　　5ml
　氯仿水　加倍至 10ml

DTF 中某些商用美沙酮混合物（1mg/ml）的处方使用对羟基苯甲酸酯作为防腐剂，而不是使用氯仿。然而使用对羟基苯甲酸酯作防腐剂的糖浆不适合临时调剂（见上文**配伍禁忌**项下）。

1. Ghodse AH, et al. Comparison of oral preparations of heroin and methadone to stabilise opiate misusers as inpatients. *BMJ* 1990; **300**: 719–20.
2. Wolff K, et al. Measuring compliance in methadone maintenance patients: use of a pharmacologic indicator to "estimate" methadone plasma levels. *Clin Pharmacol Ther* 1991; **50**: 199–207.
3. Wilson P, et al. Methadone maintenance in general practice: patients, workload, and outcomes. *BMJ* 1994; **309**: 641–4.
4. Farrell M, et al. Methadone maintenance treatment in opiate dependence: a review. *BMJ* 1994; **309**: 997–1001.
5. Henry JA. Methadone: where are we now? *Hosp Med* 1999; **60**: 161–4.
6. Faggiano F, et al. Methadone maintenance at different dosages for opioid dependence. Available in The Cochrane Database of Systematic Reviews; Issue 3. Chichester: John Wiley; 2003 (accessed 28/08/08).
7. Amato L, et al. Methadone at tapered doses for the management of opioid withdrawal. Available in The Cochrane Database of Systematic Reviews; Issue 3. Chichester: John Wiley; 2005 (accessed 26/06/08).
8. NICE. Methadone and buprenorphine for the management of opioid dependence: Technology Appraisal Guidance 114 (issued January 2007). Available at: http://www.nice.org.uk/nicemedia/pdf/TA114Niceguidance.pdf (accessed 26/06/08)
9. Mattick RP, et al. Methadone maintenance therapy versus no opioid replacement therapy for opioid dependence. Available in The Cochrane Database of Systematic Reviews; Issue 3. Chichester: John Wiley; 2009 (accessed 11/11/09).

制剂

BP 2010: Methadone Injection; Methadone Linctus; Methadone Oral Solution (1 mg per mL); Methadone Tablets;
USP 33: Methadone Hydrochloride Injection; Methadone Hydrochloride Oral Concentrate; Methadone Hydrochloride Oral Solution; Methadone Hydrochloride Tablets; Methadone Hydrochloride Tablets for Oral Suspension.

专利制剂

Arg.: Gobbidona; **Austral.:** Biodone; Physeptone; **Austria:** Heptadon; **Belg.:** Mephenon; **Braz.:** Metadon; Mytedom†; **Canad.:** Metadol; **Fin.:** Dolmed; **Hung.:** Depridol; Metadon; **Irl.:** Phymet DTF; Pinadone DTF; **Israel:** Adolan; **Ital.:** Eptadone; **Malaysia:** Aseptone; **Mex.:** Rubidexol; **Neth.:** Eptadone; Symoron; **NZ:** Biodone; Methatabs; Pallidone; **S.Afr.:** Physeptone; **Spain:** Metasedin; **Switz.:** Ketalgine; **UK:** Eptadone; Martindale Methadone Mixture DTF; Methadose; Physeptone; Synastone; **USA:** Diskets; Dolophine; Methadose.

Methyl Butetisalicylate 二醋水杨酸甲酯

Butetisalicilato de metilo; Methyl Diethylacetylsalicylate. Methyl O-(2-ethylbutyryl)salicylate.
$C_{14}H_{18}O_4 = 250.3$.

简介

二醋水杨酸甲酯为水杨酸衍生物,与水杨酸甲酯(第82页)用途相似,以发赤药用于缓解肌肉骨骼、关节、软组织疼痛。

制剂

专利制剂

Ital.: Doloderm.

Methyl Gentisate 龙胆酸甲酯

Gentisato de metilo. 2,5-Dihydroxybenzoic acid methyl ester.
Метилгентисат
$C_8H_8O_4 = 168.1$.
CAS — 2150-46-1.

简介

龙胆酸甲酯局部给药用于缓解肌肉骨骼和关节疼痛。也用作皮肤增白剂。

1. Gallo R, Baldari M. Allergic contact dermatitis from methyl gentisate in a bleaching cream. *Contact Dermatitis* 2006; **54:** 220–1.
2. Serra-Baldrich E, et al. Allergic contact dermatitis to methyl gentisate. *Contact Dermatitis* 2009; **60:** 225–6.

制剂

多组分制剂　　**Ital.:** Reumacort.

Methyl Nicotinate (USAN) 烟酸甲酯

Méthyle, nicotinate de; Methyli Nicotinas; Methylis nicotinas; Methyl-nikotinát; Metilo nikotinatas; Metylnikotinat; Metyylinikotinaatti; Nicotinato de metilo. Methyl pyridine-3-carboxylate.
Метилникотинат
$C_7H_7NO_2 = 137.1$.
CAS — 93-60-7.
UNII — 7B1AVU9DJN.

Pharmacopoeias. In *Eur.* (see p.vii).
Ph. Eur. 6. 8 (Methyl Nicotinate)　白色或几乎白色粉末。熔点 40～42℃。极易溶于水、乙醇和二氯甲烷。避光。

简介

烟酸甲酯以发赤药局部应用。

制剂

专利制剂

UK: Pickles Chilblain Cream.

多组分制剂

Arg.: Medex Rub; **Austral.:** Deep Heat; **Austria:** Berggeist; **Belg.:** Algipan; Emerxil; Percutalgine; Rado-Spray†; **Chile:** Calorub Sport; Frixiol†; Konirub†; Mentobalsam†; **Fr.:** Algipan†; Capsic; Cliptol Sport†; Decontractyl; Gel Rubefiant; Percutalgine; Sedartryl†; **Ger.:** Doloneuro†; Kytta-Balsam f; Rheuma Bad; Spondylon†; Tetesept Badekonzentrat Rheuma Bad†; **Gr.:** Faragel-Forte; Heet; **Hung.:** Deep Heat Spray; **India:** Algipan; Flamar†; Medicreme; Relaxyl; **Indon.:** Remakrim†; **Irl.:** Algipant†; Deep Heat; Ralgex; Ralgex Heat Spray; **Israel:** Deep Heat Spray; **Ital.:** Balsamo Sifcamina; Relaxar; Sedalpan; **Neth.:** Cremor capsici comp; Cremor Capsici compositus; Kruidvat Spierbalsem; **Pol.:** Deep Heat; **Port.:** Midalgan†; **S.Afr.:** Deep Heat Spray†; Infrarub†; Sloan's Heat Rub†; **Singapore:** Deep Heating Spray†; **Spain:** Doctofril Antiinflamat; Radio Salil; **Switz.:** Kytta Baume; Midalgan Nouvelle Formule; Midalgan†; Radalgin; **UK:** Cremalgin; Deep Heat Spray; Dubam; Fiery Jack; Radian-B Red Oils; Ralgex; Ralgex Heat Spray (low-odour); Red Oil; Transvasin Heat Spray; **USA:** Arthricare Odor Free†; Arthricare Triple Medicated†; Musterole.

Methyl Salicylate 水杨酸甲酯

Methyl Sal.; Méthyle, salicylate de; Methyli Salicylas; Methylis salicylas; Methyl-salicylát; Metilsalicilatas; Metilsalisilat; Metil-szalicilát; Metylsalicylat; Metylu salicylan; Metyylisalisylaatti; Salicilato de metilo. Methyl 2-hydroxybenzoate.
Метилсалицилат
$C_8H_8O_3 = 152.1$.
CAS — 119-36-8.
ATC Herb — HM02AW5005 (Gaultheria procumbens: essential oil); HM02AW5001 (Betula lenta: essential oil).
UNII — LAV5U5022Y.

注:水杨酸甲酯及其软膏过去被认为是冬青及冬青油,冬青油也曾被认为是冬绿油(Sweet birch oil)

Pharmacopoeias. In *Eur.* (see p.vii), *Jpn*, and *Viet.* Also in *USNF.*
Ph. Eur. 6. 8（Methyl Salicylate)　无色或浅黄色液体。极微溶于水;易与乙醇、脂肪及精油混合。避光。
USNF 28（Methyl Salicylate)　化学合成或从 *Gaultheria procumbens*（杜鹃花科)（鹿蹄草)叶中或从 *Betula lenta*（桦木科)（新鲜的或黑色的桦木)的树皮中提取得到,标签上需注明来源。

无色、微黄色或微红色液体,具有鹿蹄草臭。微溶于水;溶于乙醇和冰醋酸;贮藏于密闭容器中。

贮藏　某些如来源于聚苯乙烯的塑料容器不适于贮藏含有水杨酸甲酯的搽剂或膏剂。

不良反应、处置和注意事项

水杨酸甲酯经摄入或局部应用后可发生水杨酸中毒(见下文过量项下)。

过量　因为浓缩液及脂溶性,摄入水杨酸甲酯可发生严重速发的水杨酸毒性作用[1]。水杨酸甲酯易从胃肠道吸收,并迅速水解为游离的水杨酸,摄入 2h 以内出现中毒症状,虽然由于其脂溶性而被认为毒性大于水杨酸,但是发现与水杨酸全身给药毒性相似(见第 20 页,**阿司匹林**的**不良反应**项下)。有报道儿童服用 4ml,成人服用 6ml 发生死亡,而成人致死量估计为 30ml[1]。局部使用的中草药油中可能含有不定量的水杨酸甲酯,据报道,一名 40 岁男性全身应用这种制剂后,出现水杨酸毒性反应[2]。另有报道一名试图自杀的女性服用这种制剂(红花油[3])发生水杨酸中毒。作者同时指出,有些患者为了增加镇痛疗效而口服少量的制剂。

1. Chan TYK. Potential dangers from topical preparations containing methyl salicylate. *Hum Exp Toxicol* 1996; **15:** 747–50.
2. Bell AJ, Duggin G. Acute methyl salicylate toxicity complicating herbal skin treatment for psoriasis. *Emerg Med (Fremantle)* 2002; **14:** 188–90.
3. Chan TH, et al. Severe salicylate poisoning associated with the intake of Chinese medicinal oil ('Red Flower Oil'). *Aust N Z J Med* 1995; **25:** 57.

透皮吸收　与其他水杨酸类药物相同,水杨酸甲酯可通过完整的皮肤吸收[1],运动、温度升高、封闭或皮肤破损均可促进透皮吸收。药物与皮肤接触面积增加,可使吸收相应增加。

一项健康受试者的研究显示,局部给予含水杨酸甲酯的制剂时[2],有相当量的水杨酸被吸收,重复应用时,吸收速度和程度均增加。膏剂的生物利用度第 2 次使用后为 15%,第 3 次至第 8 次后增加到 22%。作者建议含水杨酸甲酯或其他水杨酸盐的局部镇痛制剂慎用于易发生水杨酸不良反应的患者(见第22页,**阿司匹林**的**注意事项**项下)。

另一项研究显示,当应用局部水杨酸甲酯制剂时[3],药物在组织中的浓度高于血浆药物浓度,这是由于水杨酸甲酯的直接渗透作用而不是血液再循环的结果,研究结果同样显示,当局部应用后,水杨酸甲酯在真皮和皮下组织大量代谢为水杨酸。

然而,另有研究显示含有樟脑、薄荷醇和水杨酸甲酯的贴片吸收有限,参见 M37 第2277页**薄荷脑**。

1. Chan TYK. Potential dangers from topical preparations containing methyl salicylate. *Hum Exp Toxicol* 1996; **15:** 747–50.
2. Morra P, et al. Serum concentrations of salicylic acid following topical applied salicylate derivatives. *Ann Pharmacother* 1996; **30:** 935–40.
3. Cross SE, et al. Is there tissue penetration after application of topical salicylate formulations? *Lancet* 1997; **350:** 636.

药物相互作用

大量局部给药可促进水杨酸甲酯的透皮吸收(见上文**透皮吸收**),药物相互作用被认为与其他水杨酸酯相似(见第23页**阿司匹林**的药物相互作用项下)。

抗凝血药　有报道当使用水杨酸甲酯的局部制剂后,华法林的抗凝作用增强[1~3]。

1. Littleton F. Warfarin and topical salicylates. *JAMA* 1990; **263:** 2888.
2. Tam LS, et al. Warfarin interactions with Chinese traditional medicines: danshen and methyl salicylate medicated oil. *Aust N Z J Med* 1995; **25:** 258.
3. Joss JD, LeBlond RF. Potentiation of warfarin anticoagulation associated with topical methyl salicylate. *Ann Pharmacother* 2000; **34:** 729–33.

用途和用法

水杨酸甲酯属于水杨酸衍生物,对皮肤有刺激性,以发赤药局部用于缓解与肌肉骨骼、关节及软组织疾病有关的疼痛,也用于治疗轻微的外周血管病变,如冻疮,也作为吸入剂的成分之一,用于缓解上呼吸道病变症状。

鹿蹄草油也用于芳香疗法。

制剂

BP 2010: Kaolin Poultice; Methyl Salicylate Liniment; Methyl Salicylate Ointment; Surgical Spirit.

专利制剂

Arg.: Rati Salil Gel; **Austral.:** Linsalt; **Canad.:** Deep Heating; **Chile:** Calorub Parche; **Ger.:** Hewedolor N†; **India:** Dolocide Plus; **Mex.:** Balsamo Nordin; Friccion Don Juan†; Tolan; **S.Afr.:** Thermo-Rub; **Thai.:** Filup; Mygesal; **UK:** Numark Muscle Rub; **USA:** Exocaine†; Gordogesic; **Venez.:** Novofrict; Ultrafil†.

顺势疗法制剂　　**Canad.:** Stress L72†; **Fr.:** L 72.

Mofebutazone (rINN) 莫非布宗

Mofebutatsoni; Mofebutazon; Mofebutazona; Mofébutazone; Mofebutazonum; Monobutazone; Monophenylbutazone. 4-Butyl-1-phenylpyrazolidine-3,5-dione.
Мофебутазон
$C_{13}H_{16}N_2O_2 = 232.3$.
CAS — 2210-63-1.
ATC — M01AA02; M02AA02.
ATC Vet — QM01AA02; QM02AA02.
UNII — SPW36WUI5Z.

简介

莫非布宗是保泰松(第110页)的衍生物,是一种 NSAIDs(第92页)。用于肌肉骨骼和关节疾病的治疗。其钠盐可肌内注射。

制剂

专利制剂
Ger.: Mofesal N†.

Mofezolac (rINN) 莫苯唑酸

Mofézolac; Mofezolaco; Mofezolacum; N-22. 3,4-Bis(p-methoxyphenyl)-5-isoxazoleacetic acid.
Мофезолак
$C_{19}H_{17}NO_5 = 339.3$.
CAS — 78967-07-4.
UNII — RVJ0BV3H3Y.

简介

莫苯唑酸是一种 NSAID（第92页）。口服给药，用于镇痛及肌肉骨骼和关节疾病的治疗，常用量 75mg，每日 3 次。

制剂

专利制剂

Jpn: Disopain.

Morniflumate (USAN，rINN) 吗尼氟酯

Morniflumato; Morniflumatum; UP-164. 2-Morpholinoethyl 2-(α,α,α-trifluoro-*m*-toluidino)nicotinate.

Морнифлумат

$C_{19}H_{20}F_3N_3O_3 = 395.4$.
CAS — 65847-85-0.
ATC — M01AX22.
ATC Vet — QM01AX22.
UNII — R133MWH7X1.

简介

吗尼氟酯是尼氟酸（第91页）的吗啉代乙基酯，是一种 NSAID（第92页）。用于炎症治疗的剂量为 700mg，每日 2 次口服或作为栓剂直肠给药。

制剂

专利制剂

Fr.: Nifluril; *Gr.:* Niflamol; *Ital.:* Flomax; Flumarin; Momiflu; Niflam; *Spain:* Niflactol.

Morphine (BAN) ⊗吗啡

Morfiini; Morfin; Morfina; Morphinum. 7,8-Didehydro-4,5-epoxy-17-methylmorphinan-3,6-diol.

Морфин

$C_{17}H_{19}NO_3 = 285.3$.
CAS — 57-27-2 (anhydrous morphine); 6009-81-0 (morphine monohydrate).
ATC — N02AA01.
ATC Vet — QN02AA01.
UNII — 76I7G6D29C (morphine); 41TQ665R1X (morphine monohydrate).

俗名　下列术语已用于各种形式吗啡的"俗名"（第vii页）或俚语：

Adolf; Block; China White; Cube; Dreamer; Drug store dope; Drugstore dope; Emsel; First line; German boy; God' drug; Goma; Hard stuff; Hospital Heroin; Hows; Hydrogen Bomb; M; Miss Emma; Mister blue; Mojo;

Monf; Monkey; Morf; Morfs; Morfa; Morphia; Morphina; Morpho; Morphy; Mr. Blue; M. S.; MS; Mud; Murphy; Nasty; Nazi; Sweet Jesus; Sweet Morpheus; Tar; Unkie; White Stuff.

Morphine Hydrochloride (BANM) ⊗盐酸吗啡

Morfiinihydrokloridi; Morfin Hidroklorür; Morfina, hidrocloruro de; Morfin-hidroklorid; Morfin-hydrochlorid trihydrát; Morfinhydroklorid; Morfino hidrochloridas; Morfiny chlorowodorek; Morphine, chlorhydrate de; Morphini hydrochloridum; Morphini Hydrochloridum Trihydricum; Morphinii Chloridum; Morphinum Chloratum.

Морфина Гидрохлорид

$C_{17}H_{19}NO_3,HCl,3H_2O = 375.8$.
CAS — 52-26-6 (anhydrous morphine hydrochloride); 6055-06-7 (morphine hydrochloride trihydrate).
UNII — J28GE0ROVX.

Pharmacopoeias. In *Chin., Eur.* (see p.vii), *Int., Jpn,* and *Viet.*

Ph. Eur. 6. 8（Morphine Hydrochloride）无色、柔软针状的立方体、或白色或几乎白色的结晶性粉末。在干燥的空气中会风化。溶于水，微溶于乙醇；几乎不溶于甲苯。避光。

配伍禁忌　见下文硫酸吗啡项下。

Morphine Sulfate ⊗硫酸吗啡

Morfiinisulfaatti; Morfin Sülfat; Morfina, sulfato de; Morfino sulfatas; Morfinsulfat; Morfin-sulfát pentahydrát; Morfin-szulfát; Morfiny siarczan; Morphine, sulfate de; Morphine Sulphate (BANM); Morphini sulfas; Morphini Sulfas Pentahydricus.

Морфина Сульфат

$(C_{17}H_{19}NO_3)_2,H_2SO_4,5H_2O = 758.8$.
CAS — 64-31-3 (anhydrous morphine sulfate); 6211-15-0 (morphine sulfate pentahydrate).
UNII — X3P646A2J0.

Pharmacopoeias. In *Chin., Eur.* (see p.vii), *Int.,* and *US.*

Ph. Eur. 6. 8（Morphine Sulfate）白色或几乎白色的结晶性粉末。溶于水；极微溶于乙醇；几乎不溶于甲苯。避光。

USP 33（Morphine Sulfate）白色、羽毛状、柔软结晶，立方体结晶或白色的结晶性粉末。无臭，暴露于空气中会逐渐失去结晶水。长期暴露于光线下会变黑。可溶于水（1:16）和80℃（1:1）；溶于乙醇（1:570）和60℃乙醇（1:240）；不溶于氯仿和乙醚。贮藏于密闭容器中，厂家允许的最高贮藏温度为40℃。避光。

配伍禁忌　有关吗啡配伍禁忌的问题已有广泛地研究[1,2]，吗啡的配伍禁忌依赖于多种因素，如使用的处方及混合的次序和比例。然而，多数研究通常只是短期的，且在不同条件下与同种药物混合的详细数据很少。吗啡的盐类对 pH 值的变化敏感，在碱性环境中易于析出沉淀。与吗啡的盐类有配伍禁忌的包括氨茶碱、巴比妥钠和苯妥英。其他的配伍禁忌（有时适用于特别处方）包括：

- 阿昔洛韦钠——与硫酸吗啡溶液混合后 2h 沉淀[3]；
- 盐酸氯丙嗪注射液——由于硫酸吗啡注射液中含有氯甲酚而沉淀[4]；
- 多柔比星——硫酸吗啡 1mg/ml 加入到含有400μg/ml 盐酸多柔比星脂质体注射液的 5%右旋糖中会导致浊度变化[5]；
- 氟尿嘧啶——1mg/ml 或 16mg/ml 的氟尿嘧啶与 1mg/ml 的硫酸吗啡在 5%的右旋糖或 0.9%氯化钠中混合后，立即形成沉淀[6]；
- 呋塞米——与硫酸吗啡溶液混合后 1h 沉淀[3]；
- 氟哌啶醇——氟哌啶醇与硫酸吗啡溶液混合后立即出现沉淀[7]；
- 肝素钠——直接相加研究的结果报道有配伍禁忌[1]；另一项研究[8]表明，只有硫酸吗啡的浓度大于 5mg/ml 时，才与肝素钠有配伍禁忌，且用 0.9%的氯化钠溶液来稀释混合物，而不是用水，可预防两者配伍禁忌的出现；
- 盐酸哌替啶——与硫酸吗啡混合时出现配伍禁忌[1,9]；
- 丙氯拉嗪乙二磺酸盐——硫酸吗啡注射液配制中有苯酚成分，会立即出现沉淀[10,11]；
- 盐酸异丙嗪——当 12.5mg 盐酸异丙嗪被吸入到含 8mg 吗啡的注射器中会出现浑浊[12]。其他人注意到没有配伍禁忌[9]；
- 盐酸雷尼替丁——以不同比例混合的盐酸雷尼替丁与盐酸吗啡，在不同温度下贮存时可见针状结晶和（或）黏性斑点[13]；
- 四环素类——当盐酸米诺环素和盐酸四环素溶液与硫酸吗啡在 5%的葡萄糖注射液中混合时，会从浅黄变绿[14]。

1. Patel JA, Phillips GL. A guide to physical compatibility of intravenous drug admixtures. *Am J Hosp Pharm* 1966; **23:** 409–11.
2. Vermeire A, Remon JP. Stability and compatibility of morphine. *Int J Pharm* 1999; **187:** 17–51.
3. Pugh CB, *et al.* Visual compatibility of morphine sulphate and meperidine hydrochloride with other injectable drugs during simulated Y-site injection. *Am J Hosp Pharm* 1991; **48:** 123–5.
4. Crapper JB. Mixing chlorpromazine and morphine. *BMJ* 1975; **i:** 33.
5. Trissel LA, *et al.* Compatibility of doxorubicin hydrochloride liposome injection with selected other drugs during simulated Y-site administration. *Am J Health-Syst Pharm* 1997; **54:** 2708–13.
6. Xu QA, *et al.* Stability and compatibility of fluorouracil with morphine sulfate and hydromorphone hydrochloride. *Ann Pharmacother* 1996; **30:** 756–61.
7. LeBelle MJ, *et al.* Compatibility of morphine and midazolam or haloperidol in parenteral admixtures. *Can J Hosp Pharm* 1995; **48:** 155–60.
8. Baker DE, *et al.* Compatibility of heparin sodium and morphine sulfate. *Am J Hosp Pharm* 1985; **42:** 1352–5.
9. Parker WA. Physical compatibilies of preanesthetic medications. *Can J Hosp Pharm* 1976; **29:** 91–2.
10. Stevenson JG, Patriarca C. Incompatibility of morphine sulfate and prochlorperazine edisylate in syringes. *Am J Hosp Pharm* 1985; **42:** 2651.
11. Zuber DEL. Compatibility of morphine sulfate injection and prochlorperazine edisylate injection. *Am J Hosp Pharm* 1987; **44:** 67.
12. Fleischer NM. Promethazine hydrochloride—morphine sulfate incompatibility. *Am J Hosp Pharm* 1973; **30:** 665.
13. Vermeire A, *et al.* A new method to obtain and present complete information on the compatibility: study of its validity for eight binary mixtures of morphine with drugs frequently used in palliative care. *Palliat Med* 2002; **16:** 417–24.
14. Nieves-Cordero AL, *et al.* Compatibility of narcotic analgesic solutions with various antibiotics during simulated Y-site injection. *Am J Hosp Pharm* 1985; **42:** 1108–9.

稳定性　静脉制剂　静脉注射用的硫酸吗啡溶液相对稳定。在一项研究[1]中发现，含有 40μg/ml 和 400μg/ml 硫酸吗啡的溶液在 4℃或 23℃下贮藏 7 天后，含量仍能达到起始浓度的 90%以上，不管是否避光。用现成的注射液商品或将粉末溶于 0.9%氯化钠或 5%葡萄糖制备的硫酸吗啡溶液贮藏在 PVC 袋或玻璃瓶中，其稳定性相互无差别。进一步的研究[2]发现，氯化钠或葡萄糖的 10mg/ml 或 5mg/ml 硫酸吗啡溶液贮藏在便携式输液泵中，在 23℃下 30 天还能保留起始浓度的 95%以上。溶于 0.9%氯化钠的 2mg/ml 硫酸吗啡溶液在聚乙烯注射器中室温放置，不论是否避光，都可稳定 6 周，然而相同浓度的溶液中若含有 0.1%偏亚硫酸氢钠，则在相同时间内会丧失其 15%的效能[3]。在暗处的玻璃注射器中贮藏这样的溶液，不管其中含不含有偏亚硫酸氢钠，其稳定性都是令人满意的[4]。

一项更近的综述[5]（包含上文的部分研究）报道，在正常贮藏条件下，吗啡溶液的降解不受氧、光照、稀释剂类型、盐形式或吗啡浓度的影响。因此认为吗啡溶液可贮藏至少 3 个月，而无稳定性问题。

1. Vecchio M, *et al.* The stability of morphine intravenous infusion solutions. *Can J Hosp Pharm* 1988; **45:** 5–9, 43.
2. Walker SE, *et al.* Hydromorphone and morphine stability in portable infusion pump cassettes and minibags. *Can J Hosp Pharm* 1988; **41:** 177–82.
3. Grassby PF. The stability of morphine sulphate in 0.9 per cent sodium chloride stored in plastic syringes. *Pharm J* 1991; **248:** HS24–HS25.
4. Grassby PF, Hutchings L. Factors affecting the physical and chemical stability of morphine solutions stored in syringes. *Int J Pharm Pract* 1993; **2:** 39–43.
5. Vermeire A, Remon JP. Stability and compatibility of morphine. *Int J Pharm* 1999; **187:** 17–51.

口服制剂　研究[1,2]已经给出了吗啡含量的最佳稳定性，高岭土与吗啡的混合物（BP）需要贮藏在装满的玻璃容器中。

1. Helliwell K, Game P. Stability of morphine in kaolin and morphine mixture BP. *Pharm J* 1981; **227:** 128–9.
2. Helliwell K, Jennings P. Kaolin and morphine mixture BP: effects of containers on the stability of morphine. *Pharm J* 1984; **232:** 682.

局部制剂　当浓度为 1.25mg/ml 的硫酸吗啡与大约 8 克 *Intrasite* 凝胶（*Smith & Nephew Healthcare*，*UK*）混合，贮藏于 4℃或室温，化学性质保持稳定可超过 28 天，且不受光照影响[1]。然而，除非在无菌条件下制备，混合物需在 7 天内使用，因为当凝胶打开后，会存在微生物污染的危险。

1. Zeppetella G, *et al.* Stability of morphine sulphate and diamorphine hydrochloride in Intrasite gel™. *Palliat Med* 2005; **19:** 131–6.

Morphine Tartrate (BANM) ⊗酒石酸吗啡

Morfina, tartrato de.

Морфина Тартрат

$(C_{17}H_{19}NO_3)_2,C_4H_6O_6,3H_2O = 774.8$.
CAS — 302-31-8 (anhydrous morphine tartrate); 6032-59-3 (morphine tartrate trihydrate).

配伍禁忌　见上文硫酸吗啡项下。

依赖性和戒断症状

参见阿片类镇痛药，第96页。

依赖性与吗啡有关，且 μ 受体激动剂的戒断症状比 κ 受体激动剂更严重。对吗啡而言，戒断症状出现在数小时之内，在 36～72h 达高峰，然后慢慢减退。

吗啡可作为替代治疗用于控制新生儿戒断综合征（详见下文**儿童用法**项下内容）。

不良反应和处置

参见阿片类镇痛药，第97页。

1. Cherny N, *et al.* Strategies to manage the adverse effects of oral morphine: an evidence-based report. *J Clin Oncol* 2001; **19**: 2542–54.

对心血管系统的影响　与一些其他的阿片类药物相比，吗啡可影响组胺的释放，见哌替啶项下（第107页）。

对肌肉的影响　曾有报道一名鞘内注射吗啡的患者出现了严重的直肠阴道痉挛[1]。给予咪达唑仑后，痉挛得到完全缓解。

1. Littrell RA, *et al.* Muscle spasms associated with intrathecal morphine therapy: treatment with midazolam. *Clin Pharm* 1992; **11**: 57–9.

对神经系统的影响　有报道称，给予晚期恶性疾病患者吗啡后，会出现肌阵挛，常伴随痛觉过敏[1～5]。局部口服给药时并不常见，而高剂量静脉和椎管内给药时多可发生。吗啡的神经兴奋性代谢产物可能与肌阵挛的发生有关[2,4,5]，然而不能排除其他的可能机制，如药物的相互作用[4～6]。

据报道，吗啡引起的肌阵挛可使用一种苯二氮䓬类药物如咪达唑仑成功地控制[7]。的确，一些研究者[8]认为苯二氮䓬类药物可作为一线选择药物，如氯硝西泮、地西泮、劳拉西泮是最常使用的药物，也试用丹曲林[5,8]和加巴喷丁[9]。

1. Potter JM, *et al.* Myoclonus associated with treatment with high doses of morphine: the role of supplemental drugs. *BMJ* 1989; **299**: 150–3.
2. Glare PA, *et al.* Normorphine, a neurotoxic metabolite? *Lancet* 1990; **335**: 725–6.
3. De Conno F, *et al.* Hyperalgesia and myoclonus with intrathecal infusion of high-dose morphine. *Pain* 1992; **47**: 337–9.
4. Sjøgren P, *et al.* Hyperalgesia and myoclonus in terminal cancer patients treated with continuous intravenous morphine. *Pain* 1993; **55**: 93–7.
5. Mercadante S. Pathophysiology and treatment of opioid-related myoclonus in cancer patients. *Pain* 1998; **74**: 5–9.
6. Quinn N. Myoclonus associated with high doses of morphine. *BMJ* 1989; **299**: 683–4.
7. Holdsworth MT, *et al.* Continuous midazolam infusion for the management of morphine-induced myoclonus. *Ann Pharmacother* 1995; **29**: 25–9.
8. Ferris DJ. Controlling myoclonus after high-dosage morphine infusions. *Am J Health-Syst Pharm* 1999; **56**: 1009–10.
9. Mercadante S, *et al.* Gabapentin for opioid-related myoclonus in cancer patients. *Support Care Cancer* 2001; **9**: 205–6.

注意事项

参见阿片类镇痛药，第97页。

胆管疾病　见阿片类镇痛药的**注意事项**项下，第97页。

哺乳　在 2 名母乳喂养婴儿血液内可检测到吗啡，其母亲在孕期和产后接受口服或鞘内给予吗啡。然而并没有发生不良反应的报道[1,2]。7 名女性在剖宫产后使用患者控制的镇痛方法静脉给予吗啡，初乳中吗啡及其代谢产物吗啡-6-葡糖苷酸的含量极少[3]，虽然在此项研究中没有依赖母乳喂养的婴儿，然而推测，母体内的吗啡对乳儿的影响可以忽略[3]。American Academy of Pediatrics[4] 也声明吗啡可适用于哺乳期。

1. Robieux I, *et al.* Morphine excretion in breast milk and resultant exposure of a nursing infant. *J Toxicol Clin Toxicol* 1990; **28**: 365–70.
2. Oberlander TF, *et al.* Prenatal and breast milk morphine exposure following maternal intrathecal morphine treatment. *J Hum Lact* 2000; **16**: 137–42.
3. Baka N-E, *et al.* Colostrum morphine concentrations during postcesarean intravenous patient-controlled analgesia. *Anesth Analg* 2002; **94**: 184–7.
4. American Academy of Pediatrics. The transfer of drugs and other chemicals into human milk. *Pediatrics* 2001; **108**: 776–89. [Retired May 2010] Correction. *ibid.*; 1029. Also available at: http://aappolicy.aappublications.org/cgi/content/full/pediatrics%3b108/3/776 (accessed 26/06/08)

肝损伤　鉴于吗啡是在肝代谢的，当给肝损伤的患者使用吗啡时，通常建议比较慎重（但见下文的**药动学**项下）。尽管许多肝损伤的患者都能很好地耐受吗啡，但 *BNF 59* 仍建议尽量避免使用或减少剂量，以防出现昏迷的危险。有人认为严重的肝损伤可能影响吗啡的代谢，而较轻的损伤不会影响[1]。

在口服缓释吗啡（*MST-Continus*；*Napp*，*UK*）

后，12 名肝硬化患者的平均消除半衰期几乎是 10 名健康受试者的 2 倍，且血清峰浓度几乎为 3 倍[2]。肝硬化患者使用吗啡后表现得更镇静，但没有人发展为肝性脑病。患者有肝硬化时，建议缓释制剂剂量要减少，并要减少给药次数。

在一项更近的研究中[3]，给予 15 名肝癌患者相同的吗啡口服剂量，并与前期研究中的 10 例健康受试者做比较，肝癌患者中吗啡的血浆药时曲线下面积增加 3～4 倍。与健康受试者和继发性转移患者相比，初发性癌症患者体内吗啡的消除半衰期延长。在初发性肝癌患者组，不良反应发生率也较高，其中 2 名患者发生呼吸抑制。作者认为这种现象可能部分与药物的血-脑转运改变有关。

1. Twycross R, Wilcock A. *Palliative Care Formulary*. 3rd ed. Nottingham, Palliativedrugs.com Ltd, 2007: 274.
2. Kotb HIM, *et al.* Pharmacokinetics of controlled release morphine (MST) in patients with liver cirrhosis. *Br J Anaesth* 1997; **79**: 804–6.
3. Kotb HIM, *et al.* Pharmacokinetics of controlled release morphine (MST) in patients with liver carcinoma. *Br J Anaesth* 2005; **94**: 95–9.

嗜铬细胞瘤　吗啡与一些其他的阿片类药物可引起内源性组胺的释放，从而导致随后的儿茶酚胺的释放，因此不适合用于嗜铬细胞瘤患者，见第98页。

肾损伤　伴有肾损伤的患者使用吗啡后会出现严重和长期的呼吸抑制。3 名出现这种毒性作用的患者是由于活性代谢产物吗啡-6-葡糖苷酸的蓄积[1]。给 1 名溶血性尿毒综合征的 7 岁女孩静脉注射吗啡后，虽然半衰期也延长了，但血浆中这种代谢产物的浓度比正常人也高了 10 倍[2]。有报道在 1 名肾功能正常的 17 岁女孩停止静脉输注吗啡后的 19 天后，其血浆中吗啡-6-葡糖苷酸的浓度还持续地增加[3]。该报道的作者推测其原因可能是肾功能衰竭时肠道菌群失调或使用劳拉西泮后抑制了吗啡-3-葡糖苷酸的葡糖苷酸化结合反应。也有报道称肾衰竭时会出现吗啡的蓄积，但程度上不如代谢产物的蓄积（见下文**药动学**项下）[4]。

1. Osborne RJ, *et al.* Morphine intoxication in renal failure: the role of morphine-6-glucuronide. *BMJ* 1986; **292**: 1548–9.
2. Hasselström J, *et al.* Long lasting respiratory depression induced by morphine-6-glucuronide? *Br J Clin Pharmacol* 1989; **27**: 515–18.
3. Calleja MA, *et al.* Persistently increased morphine-6-glucuronide concentrations. *Br J Anaesth* 1990; **64**: 649.
4. Osborne R, *et al.* The pharmacokinetics of morphine and morphine glucuronides in kidney failure. *Clin Pharmacol Ther* 1993; **54**: 158–67.

药物相互作用

与阿片类镇痛药有关的药物相互作用，见第98页。

美国注册药品信息声明，每日 1 次服用硫酸吗啡某些缓释制剂的患者要禁止饮酒，包括含酒精的药物，因为体外研究表明，酒精能加速缓释制剂释放吗啡，若两者同时使用，有导致致死剂量吗啡迅速释放和吸收的潜在危险。

吗啡和同时使用其他药物相关的肌阵挛，见上文**不良反应**中对神经系统的影响。

抗菌药　有证据[1]表明，强效的药酶诱导剂利福平可减少血中吗啡的浓度，使其镇痛作用减弱，诱导的药酶似乎不会将吗啡转变为有活性的葡糖苷酸代谢产物。

1. Fromm MF, *et al.* Loss of analgesic effect of morphine due to coadministration of rifampin. *Pain* 1997; **72**: 261–7.

苯二氮䓬类　阿片类镇痛药与苯二氮䓬类药物理论上有叠加的镇静作用，有报道吗啡和咪达唑仑合用确有此作用[1]。

关于劳拉西泮可能抑制吗啡-3-葡糖苷酸的葡糖苷酸化，见上文**注意事项**项下的**肾损伤**。

1. Tverskoy M, *et al.* Midazolam-morphine sedative interaction in patients. *Anesth Analg* 1989; **68**: 282–5.

西沙必利　口服西沙必利会增加血中吗啡的浓度[1]。

1. Rowbotham DJ, *et al.* Effect of cisapride on morphine absorption after oral administration of sustained-release morphine. *Br J Anaesth* 1991; **67**: 421–5.

组胺 H_2 拮抗药　见阿片类镇痛药项下，第98页。

局部麻醉药　有报道，预先硬膜外应用氯普鲁卡因，与应用利多卡因相比，会缩短硬膜外给予吗啡镇痛的作用时间[1]，并降低疗效[2]。然而，一项后来的研究[3]发现无此作用。研究者们推测，前两种试验的结果是由于氯普鲁卡因局麻作用的消失而引起的暴发痛（breakthrough pain），而这种暴发痛发生在吗啡产生最大镇痛效应之前。

1. Eisenach JC, *et al.* Effect of prior anesthetic solution on epidural morphine analgesia. *Anesth Analg* 1991; **73**: 119–23.
2. Karambelkar DJ, Ramanathan S. 2-Chloroprocaine antagonism of epidural morphine analgesia. *Acta Anaesthesiol Scand* 1997; **41**: 774–8.
3. Hess PE, *et al.* Chloroprocaine may not affect epidural morphine for postcesarean delivery analgesia. *J Clin Anesth* 2006; **18**: 29–33.

甲氧氯普胺　同时口服缓释吗啡和甲氧氯普胺时，后者会使吗啡起效速率和镇痛程度增加[1]，静脉给予甲氧氯普胺则能拮抗吗啡对胃排空的作用[2]。

1. Manara AR, *et al.* The effect of metoclopramide on the absorption of oral controlled release morphine. *Br J Clin Pharmacol* 1988; **25**: 518–21.
2. McNeill MJ, *et al.* Effect of iv metoclopramide on gastric emptying after opioid premedication. *Br J Anaesth* 1990; **64**: 450–2.

三环类抗抑郁药　当癌症患者口服吗啡溶液时，氯米帕明和阿米替林能显著地增加血中吗啡的利用度[1]。然而，应注意到这些药物增强吗啡的镇痛作用不是局限在增加吗啡的生物利用度，与吗啡治疗癌症疼痛时，三环类抗抑郁药的浓度应由临床疗效的评价来决定，而不是药动学的数据。

1. Ventafridda V, *et al.* Antidepressants increase bioavailability of morphine in cancer patients. *Lancet* 1987; **i**: 1204.

药动学

吗啡的盐类能很好地从胃肠道吸收，但由于在肝和肠经历广泛的首过代谢，导致其生物利用度很低。皮下和肌内注射吗啡能很好地吸收入血。绝大部分吗啡在肝和肠中与葡糖酸结合，形成吗啡-3-葡糖苷酸和吗啡-6-葡糖苷酸，后者被认为产生了吗啡的镇痛作用，尤其是在反复多次口服后。另一方面，吗啡-3-葡糖苷酸能拮抗吗啡的作用，因此也许会使吗啡的患者会出现自相矛盾的疼痛。其他的活性代谢产物包括去甲吗啡、可待因和吗啡硫酸乙酯。吗啡的代谢还可能存在肠肝循环。吗啡能分布到全身，但主要在肾、肝、肺和脾，在脑和肌肉内浓度低。相对于其他脂溶性更强的阿片类药物而言，如二醋吗啡，吗啡不易通过血脑屏障，但 CSF 能测到极其高的吗啡代谢产物吗啡-3-葡糖苷酸和吗啡-6-葡糖苷酸。吗啡能弥散通过胎盘及微量通过乳汁和汗液分泌。蛋白结合率约为 35%。报道吗啡的平均血浆消除半衰期约为 2h，吗啡-3-葡糖苷酸血浆消除半衰期为 2.4～6.7h。

不到 10% 的吗啡经由胆道以结合物的形式从粪便排出。其余的也主要以结合物的形式从尿中排出。约 90% 的吗啡在 24h 内排泄，尿中微量吗啡可持续到 48h 或更长。

关于吗啡的代谢、处置以及与吗啡临床用途相关的报道很多，尤其侧重于反复口服给药对镇痛作用的影响和口服与胃肠外给药效能的比较。其中人肝和肠道对吗啡的首过代谢的作用[1～4]、肾对药物代谢的可能作用[2,4～6]、代谢物吗啡-6-葡糖苷酸的镇痛活性及对临床的重要性[2,7～21]以及吗啡的肝肠循环[2,9]都还未完全明了。同样，代谢物吗啡-3-葡糖苷酸的作用也备受关注[19,22～24]。

1. Hanks GW, Aherne GW. Morphine metabolism: does the renal hypothesis hold water? *Lancet* 1985; **i**: 221–2.
2. Hanks GW. Explanation for potency of repeated oral doses of morphine? *Lancet* 1987; **ii**: 723–5.
3. Moore RA, *et al.* Opiate metabolism and excretion. *Baillieres Clin Anaesthesiol* 1987; **1**: 829–58.
4. Bodenham A, *et al.* Extrahepatic morphine metabolism in man during the anhepatic phase of orthotopic liver transplantation. *Br J Anaesth* 1989; **63**: 380–4.
5. McQuay H, Moore A. Metabolism of narcotics. *BMJ* 1984; **288**: 237.
6. Moore A, *et al.* Morphine kinetics during and after renal transplantation. *Clin Pharmacol Ther* 1984; **35**: 641–5.
7. McQuay HJ, *et al.* Potency of oral morphine. *Lancet* 1987; **ii**: 1458–9.
8. Hanks GW, *et al.* Enterohepatic circulation of morphine. *Lancet* 1988; **i**: 469.
9. Osborne R, *et al.* Analgesic activity of morphine-6-glucuronide. *Lancet* 1988; **i**: 828.
10. Hanks GW, Wand PJ. Enterohepatic circulation of opioid drugs: is it clinically relevant in the treatment of cancer patients? *Clin Pharmacokinet* 1989; **17**: 65–8.
11. Paul D, *et al.* Pharmacological characterization of morphine-6β-glucuronide, a very potent morphine metabolite. *J Pharmacol Exp Ther* 1989; **251**: 477–83.
12. Hanna MH, *et al.* Analgesic efficacy and CSF pharmacokinetics of intrathecal morphine-6-glucuronide: comparison with morphine. *Br J Anaesth* 1990; **64**: 547–50.
13. Osborne R, *et al.* Morphine and metabolite behavior after different routes of morphine administration: demonstration of the importance of the active metabolite morphine-6-glucuronide. *Clin Pharmacol Ther* 1990; **47**: 12–19.
14. McQuay HJ, *et al.* Oral morphine in cancer pain: influences on morphine and metabolite concentration. *Clin Pharmacol Ther* 1990; **48**: 236–44.
15. Hanna MH, *et al.* Disposition of morphine-6-glucuronide and morphine in healthy volunteers. *Br J Anaesth* 1991; **66**: 103–7.
16. Portenoy RK, *et al.* The metabolite morphine-6-glucuronide contributes to the analgesia produced by morphine infusion in

17. Thompson PI, et al. Respiratory depression following morphine and morphine-6-glucuronide in normal subjects. Br J Clin Pharmacol 1995; 40: 145–52.
18. Lötsch J, Geisslinger G. Morphine-6-glucuronide: an analgesic of the future? Clin Pharmacokinet 2001; 40: 485–99.
19. Lugo RA, Kern SE. Clinical pharmacokinetics of morphine. J Pain Palliat Care Pharmacother 2003; 16 (4): 5–18.
20. Wittwer E, Kern SE. Role of morphine's metabolites in analgesia: concepts and controversies. AAPS J 2006; 8: E348–E352.
21. van Dorp ELA, et al. Morphine-6-glucuronide: morphine's successor for postoperative pain relief? Anesth Analg 2006; 102: 1789–97.
22. Smith MT, et al. Morphine-3-glucuronide—a potent antagonist of morphine analgesia. Life Sci 1990; 47: 579–85.
23. Morley JS, et al. Paradoxical pain. Lancet 1992; 340: 1045.
24. Morley JS, et al. Methadone in pain uncontrolled by morphine. Lancet 1993; 342: 1243.

用法　关于不同途径和方法给予吗啡后药动学的研究很多,包括口腔途径(见下文),缓释口服制剂[1,2],直肠途径[3,4],局部给药[5],肺部途径[6,7],连续皮下给药与静脉输注[8]的比较及椎管内途径[9~13]。

硬膜外及鞘内给予吗啡后起效慢和作用延长好像与硬膜缓慢的转运和在CSF中长时间的存在相关[14]。缓释制剂进一步延长了吗啡的作用时间[15]。脂溶性更强的阿片类药物,如二醋吗啡和哌替啶比吗啡更快地进入和离开CSF。

吗啡的5种不同给药方式(静脉推注、口服、舌下、口腔和口腔缓释片)的药动学已经被研究[16],尤其涉及活性代谢产物吗啡-6-葡糖苷酸。静脉给药后代谢产物大量出现在血中,并迅速超过吗啡的浓度。口服吗啡后,吗啡-6-葡糖苷酸和吗啡-3-葡糖苷酸大量出现在血中,与静脉给药后的情况类似,血中吗啡的含量很低,吗啡-6-葡糖苷酸与吗啡的曲线下面积的平均比值为9.7∶1。舌下或口腔给药吸收由于减弱而延迟,且吗啡及代谢物的血浆浓度峰值延迟出现。

当直肠给药时,与口服制剂相比,血中吗啡的浓度较高,葡糖苷酸代谢物的浓度较低[17],提示可以避开首关代谢。

当局部用于溃疡时,吗啡不被吸收入体循环,但是当用药面积较大时,可有部分吸收[5]。

1. Pinnock CA, et al. Absorption of controlled release morphine sulphate in the immediate postoperative period. Br J Anaesth 1986; 58: 868–71.
2. Savarese JJ, et al. Steady-state pharmacokinetics of controlled release oral morphine sulphate in healthy subjects. Clin Pharmacokinet 1986; 11: 505–10.
3. Moolenaar F, et al. Drastic improvement in the rectal absorption profile of morphine in man. Eur J Clin Pharmacol 1985; 29: 119–21.
4. Cole L, et al. Further development of a morphine hydrogel suppository. Br J Clin Pharmacol 1990; 30: 781–6.
5. Ribeiro MDC, et al. The bioavailability of morphine applied topically to cutaneous ulcers. J Pain Symptom Manage 2004; 27: 434–9.
6. Masood AR, Thomas SHL. Systemic absorption of nebulized morphine compared with oral morphine in healthy subjects. Br J Clin Pharmacol 1996; 41: 250–2.
7. Ward ME, et al. Morphine pharmacokinetics after pulmonary administration from a novel aerosol delivery system. Clin Pharmacol Ther 1997; 62: 596–609.
8. Waldmann CS, et al. Serum morphine levels: a comparison between continuous subcutaneous infusion and continuous intravenous infusion in postoperative patients. Anaesthesia 1984; 39: 768–71.
9. Gustafsson LL, et al. Disposition of morphine in cerebrospinal fluid after epidural analgesia. Lancet 1982; i: 796.
10. Moore A, et al. Spinal fluid kinetics of morphine and heroin. Clin Pharmacol Ther 1984; 35: 40–5.
11. Max MB, et al. Epidural and intrathecal opiates: cerebrospinal fluid and plasma profiles in patients with chronic cancer pain. Clin Pharmacol Ther 1985; 38: 631–41.
12. Nordberg G, et al. Extradural morphine: influence of adrenaline admixture. Br J Anaesth 1986; 58: 598–604.
13. Ionescu TI, et al. The pharmacokinetics of intradural morphine in major abdominal surgery. Clin Pharmacokinet 1988; 14: 178–86.
14. Morgan M. The rational use of intrathecal and extradural opioids. Br J Anaesth 1989; 63: 165–88.
15. Viscusi ER, et al. Pharmacokinetics of extended-release epidural morphine sulfate: pooled analysis of six clinical studies. Am J Health-Syst Pharm 2009; 66: 1020–30.
16. Osborne R, et al. Morphine and metabolite behavior after different routes of morphine administration: demonstration of the importance of the active metabolite morphine-6-glucuronide. Clin Pharmacol Ther 1990; 47: 12–19.
17. Babul N, Darke AC. Disposition of morphine and its glucuronide metabolites after oral and rectal administration: evidence of route specificity. Clin Pharmacol Ther 1993; 54: 286–92.

口腔途径　吗啡口腔给药的矛盾结果反映出形式的不同以及引起的吸收的不同[1]。一些研究称,口腔给药与肌内注射的镇痛作用相当[2],尽管其他研究[3]表明,吗啡的平均血浆峰值存在明显的个体差异,口腔给药比肌内注射低约8倍,并平均有4h的延迟。水溶液中的硫酸吗啡能从颊黏膜吸收[4]。据估算,吗啡溶液后吗啡的绝对生物利用度为23.8%,缓释口服片剂为22.4%(MST Continus; Napp, UK),缓释口腔片剂为20.2%,最大血浆浓度分别出现在45min、2.5h和6h。口腔和口腔给药后,吗啡-6-葡糖苷酸与吗啡的曲

线下面积的平均比值为11∶1;而静脉给药的为2∶1[5]。口腔给予缓释吗啡后,血中的代谢物吗啡-3-葡糖苷酸和吗啡-6-葡糖苷酸的浓度个体差异很大[6],随后还有口腔给药无镇痛作用的报道[7]。也有报道,与肌内注射相比,口腔缓释制剂的吸收率很低[8],此片剂很苦,导致早期即被排除,溶解度差也是原因。

1. Calvey TN, Williams NE. Pharmacokinetics of buccal morphine. Br J Anaesth 1990; 64: 256.
2. Bell MDD, et al. Buccal morphine—a new route for analgesia? Lancet 1985; i: 71–3.
3. Fisher AP, et al. Serum morphine concentrations after buccal and intramuscular morphine administration. Br J Clin Pharmacol 1987; 24: 685–7.
4. Al-Sayed-Omar O, et al. Influence of pH on the buccal absorption of morphine sulphate and its major metabolite, morphine-3-glucuronide. J Pharm Pharmacol 1987; 39: 934–5.
5. Hoskin PJ, et al. The bioavailability and pharmacokinetics of morphine after intravenous, oral and buccal administration in healthy volunteers. Br J Clin Pharmacol 1989; 27: 499–505.
6. Manara AR, et al. Pharmacokinetics of morphine following administration by the buccal route. Br J Anaesth 1989; 62: 498–502.
7. Manara AR, et al. Analgesic efficacy of perioperative buccal morphine. Br J Anaesth 1990; 64: 551–5.
8. Simpson KH, et al. An investigation of premedication with morphine given by the buccal or intramuscular route. Br J Clin Pharmacol 1989; 27: 377–80.

儿童　一般认为儿童体内吗啡的药动学与成人相似[1~3],二者在静脉注射吗啡后的消除半衰期约为2h。然而新生儿对吗啡的清除率通常会减少[4~7],药动学的变异更大[8~10]。多项研究[7,11]发现,与较大的婴儿和儿童相比,新生儿体内吗啡的血浆峰浓度明显升高,而吗啡-6-葡糖苷酸与吗啡的比例显著降低。然而,吗啡-6-葡糖苷酸与吗啡-3-葡糖苷酸的比例保持不变,与年龄无关[7]。据报道,静脉给予吗啡后,在足月儿和早产儿的消除半衰期分别为6.7h和10h,且近80%的药物以未结合形式存在[8]。清除率的减少与胎龄和出生体重相关[12,13],可能是新生儿未发育好的肾功能导致了代谢减少,在早产儿体内葡糖苷酸结合吗啡的能力减弱[6,9,10],甚至有些早产儿的此能力完全缺失[9]。

1. Stanski DR, et al. Kinetics of high-dose intravenous morphine in cardiac surgery patients. Clin Pharmacol Ther 1976; 19: 752–6.
2. Dahlström B, et al. Morphine kinetics in children. Clin Pharmacol Ther 1979; 26: 354–65.
3. Olkkola KT, et al. Clinical pharmacokinetics and pharmacodynamics of opioid analgesics in infants and children. Clin Pharmacokinet 1995; 5: 385–404.
4. Koren G, et al. Postoperative morphine infusion in newborn infants: assessment of disposition characteristics and safety. J Pediatr 1985; 107: 963–7.
5. Lynn AM, Slattery JT. Morphine pharmacokinetics in early infancy. Anesthesiology 1987; 66: 136–9.
6. Choonara IA, et al. Morphine metabolism in children. Br J Clin Pharmacol 1989; 28: 599–604.
7. Bouwmeester NJ, et al. Age- and therapy-related effects on morphine requirements and plasma concentrations of morphine and its metabolites in postoperative infants. Br J Anaesth 2003; 90: 642–52.
8. Bhat R, et al. Pharmacokinetics of a single dose of morphine in preterm infants during the first week of life. J Pediatr 1990; 117: 477–81.
9. Bhat R, et al. Morphine metabolism in acutely ill preterm newborn infants. J Pediatr 1992; 120: 795–9.
10. Hartley R, et al. Pharmacokinetics of morphine infusion in premature neonates. Arch Dis Child 1993; 69: 55–8.
11. Bouwmeester NJ, et al. Postoperative pain in the neonate: age-related differences in morphine requirements and metabolism. Intensive Care Med 2003; 29: 2009–15.
12. Scott CS, et al. Morphine pharmacokinetics and pain assessment in premature newborns. J Pediatr 1999; 135: 423–9.
13. Saarenmaa E, et al. Morphine clearance and effects in newborn infants in relation to gestational age. Clin Pharmacol Ther 2000; 68: 160–6.

老年人　将7名老年(60~69岁)和13名青年(24~28岁)健康受试者一次静脉注射硫酸吗啡(10mg/70kg)后的药动学进行比较,尽管在老年组的最终药物消除率快些,但在稳态时表观分布容积约为青年组的一半,并且血浆清除率减少[1]。

1. Owen JA, et al. Age-related morphine kinetics. Clin Pharmacol Ther 1983; 34: 364–8.

肝损伤　肝是吗啡代谢的主要部位,因此肝损伤会影响其消除(见上文注意事项下)。有证据表明,与其他代谢进程相比,肝硬化患者的葡糖苷酸化相对缺乏,结果一些肝外的代谢可能发生。如下的实验阐明了这些观点:

• 肝硬化患者肝对吗啡的摄取受损,但比预想的要轻[1]。

• 吗啡的代谢在肝移植的无肝期最小,一旦新的肝重新灌流则明显增加[2]。

• 肝移植后吗啡的代谢能完全进行,应用24h后只有4.5%的吗啡以原形经尿液排泄[3]。

• 当肝的血流量受损时,吗啡的清除率随之降低[4]。

1. Crotty B, et al. Hepatic extraction of morphine is impaired in cirrhosis. Eur J Clin Pharmacol 1989; 36: 501–6.
2. Bodenham A, et al. Extrahepatic morphine metabolism in man during the anhepatic phase of orthotopic liver transplantation. Br J Anaesth 1989; 63: 380–4.
3. Shelly MP, et al. Pharmacokinetics of morphine in patients following orthotopic liver transplantation. Br J Anaesth 1989; 63: 375–9.
4. Manara AR, et al. Morphine elimination and liver blood flow: a study in patients undergoing distal splenorenal shunt. Br J Hosp Med 1989; 42: 148 (abstract).

肾损伤　只有很少量的吗啡以原形排出到尿中。存在一些有争议的报道,有人称肾损伤的患者有吗啡的蓄积[1,2],而其他人反对[3~5]。好像很清楚,尽管在这些患者体内会有吗啡代谢物的蓄积[5~9],包括腹膜透析的患者[10],活性代谢物吗啡-6-葡糖苷酸的半衰期延长,且在肾损伤患者,吗啡-6-葡糖苷酸的清除率降低[11]。在肾衰竭的患者中发生的阿片类物质引起的中毒[12]和阿片效应延长[13]与吗啡-6-葡糖苷酸有关(见上文注意事项下)。

1. Ball M, et al. Renal failure and the use of morphine in intensive care. Lancet 1985; i: 784–6.
2. Osborne R, et al. The pharmacokinetics of morphine and morphine glucuronides in kidney failure. Clin Pharmacol Ther 1993; 54: 158–67.
3. Säwe J, et al. Kinetics of morphine in patients with renal failure. Lancet 1985; ii: 211.
4. Woolner DF, et al. Renal failure does not impair the metabolism of morphine. Br J Clin Pharmacol 1986; 22: 55–9.
5. Chauvin M, et al. Morphine pharmacokinetics in renal failure. Anesthesiology 1987; 66: 327–31.
6. Säwe J, Odar-Cederlöf I. Kinetics of morphine in patients with renal failure. Eur J Clin Pharmacol 1987; 32: 377–82.
7. Wolff J, et al. Influence of renal function on the elimination of morphine and morphine glucuronides. Eur J Clin Pharmacol 1988; 34: 353–7.
8. Sear JW, et al. Studies on morphine disposition: influence of renal failure on the kinetics of morphine and its metabolites. Br J Anaesth 1989; 62: 28–32.
9. Peterson GM, et al. Plasma levels of morphine and morphine glucuronides in the treatment of cancer pain: relationship to renal function and route of administration. Eur J Clin Pharmacol 1990; 38: 121–4.
10. Pauli-Magnus C, et al. Pharmacokinetics of morphine and its glucuronides following intravenous administration of morphine in patients undergoing continuous ambulatory peritoneal dialysis. Nephrol Dial Transplant 1999; 14: 903–9.
11. Hanna MH, et al. Morphine-6-glucuronide disposition in renal impairment. Br J Anaesth 1993; 70: 511–14.
12. Osborne RJ, et al. Morphine intoxication in renal failure: the role of morphine-6-glucuronide. BMJ 1986; 292: 1548–9.
13. Bodd E, et al. Morphine-6-glucuronide might mediate the prolonged opioid effect of morphine in acute renal failure. Hum Exp Toxicol 1990; 9: 317–21.

用途和用法

吗啡是菲类衍生物,是阿片(第99页)的主要生物碱。目前通常是从罂粟(Papaver somniferum)中得到的,罂粟又是从收获罂粟秆采集到的,罂粟秆浓缩物称为CPS。

吗啡是主要激动μ阿片受体的阿片类镇痛药(第98页),可能对κ受体和δ受体也有作用。吗啡主要作用于CNS和平滑肌。尽管吗啡对CNS的作用主要是抑制,但也会有某些刺激作用,导致恶心、呕吐和瞳孔缩小。通常吗啡增加平滑肌,尤其是胃肠道和胆道括约肌的张力。

吗啡能产生躯体和精神依赖(第96页),因此要慎用,还可能出现耐药。

吗啡缓解中度至重度疼痛,尤其是与癌症、心肌梗死和手术相关的疼痛。除此以外,还能减轻重度疼痛带来的焦虑,疼痛引起失眠时,吗啡还能作为催眠药。吗啡也能控制新生儿戒断综合征(见下文儿童用法项下)。

尽管吗啡抑制肠动力,但它用于腹泻的治疗却很少见。吗啡能缓解包括肺水肿导致左室衰竭在内的各种原因引起的呼吸困难。吗啡能有效地镇咳,但一般会推荐使用依赖性更低地可待因,然而在肺癌晚期出现难治性咳嗽时,也有使用吗啡的必要。吗啡也用作术前麻醉的辅助用药,来缓解疼痛和减轻焦虑。在某些专门的操作中如心脏手术,吗啡有大剂量用作全身麻醉药物。

虽然盐酸吗啡和酒石酸盐都在使用,但常用的形式还是以硫酸盐给药。剂量以盐的形式表示。给药途径包括口服、皮下、肌内、静脉、椎管内和直肠给药。皮下注射不适用于水肿患者。胃肠外给药形式可根据具体镇痛的需要,采取间歇注射、持续或间歇的输注。

年老、虚弱或肝肾损伤患者的用量要减少(见上文注意事项下)。

对于疼痛而言:

• 经口给药的剂量通常为5~20mg/4h,可以盐酸盐或硫酸盐的水溶液形式、以缓释的颗粒或片剂、或以速释的片剂的形式给予。用缓释制剂时,24h的剂量可以1次或分2次给予;在美国,一种缓释制剂(MS Contin, Purdue)可每8h或12h给药。对于所有的缓释制剂,如果发生暴发性疼痛,有必要额外给

予一种传统的剂型。与其他给药途径相似，口服大剂量在姑息治疗中有时能起到有效的镇痛作用。

- 吗啡有时也能以直肠栓剂给药，剂量为 10～30mg/4h。口服缓释制剂也可直肠给药，但是这种用法在英国未列入注册范围，一般不推荐此用法，除非在紧急状态时，可使用。
- 皮下或肌内注射的常用剂量为 10mg/4h，可以在 5～20mg 之间波动。
- 对于术前用药，BNF 59 建议手术前 60～90min 可皮下或肌内注射最多 10mg。
- 最多 15mg 可通过缓慢静脉注射的方式给予，有时负荷剂量也可持续输注或患者自控输注。持续静脉输注的维持剂量在 0.8～80mg/h 之间波动，有些患者也需要使用更高的剂量。持续皮下输注的剂量与静脉给药相同。
- 对于心肌梗死患者，BNF 59 建议可以 1～2mg/min 的速率静脉注射 5～10mg，必要时还可再延长 5～10mg，如果是老年患者或虚弱的患者，则剂量减半。
- 椎管内给药的剂量是开始硬膜外注射5mg，如果疼痛缓解不令人满意，则在 1h 后再给 1～2mg，24h 的总量可达 10mg。持续硬膜外输注的推荐起始剂量为 2～4mg/24h，必要时，可以每日增加 1～2mg。在大手术后，还可在腰硬膜外使用缓释的硫酸吗啡基质体，根据手术的类型，剂量范围 10～20mg，应该在手术前给予或在剖宫产过程中夹住脐带后。而且要确保在接下来的 48h 不会在硬膜外再给其他药物。
- 通常鞘内使用吗啡及其盐类时，剂量不会比硬膜外大。鞘内使用的剂量为 0.2～1mg。

关于儿童用量，参见下文。

治疗**急性肺水肿**时，以 2mg/min 的速率静脉注射 5～10mg。年老体弱者减半。

治疗肺癌晚期伴有的顽固性**咳嗽**时，盐酸吗啡溶液口服的起始剂量为 5mg/4h。

为防止滥用，在有些国家，可使用硫酸吗啡与盐酸纳曲酮的联合口服制剂。

用法 **持续输注** 持续静脉或皮下输注硫酸吗啡能很好地控制急性和慢性疼痛[1～3]，但盐酸二醋吗啡或氢化吗啡酮更倾向于直肠给药，因为它们在水中的溶解度很好，因此体积小。持续皮下输注要比持续静脉输注常用[4]。对于缓解术后疼痛，持续皮下输注吗啡没有硬膜外给药有效[5]，但是仍然被认为是不良反应小，而又简单还能产生相对较好镇痛作用的用法。

见下文患者自控镇痛项下。

1. Waldmann CS, et al. Serum morphine levels: a comparison between continuous subcutaneous infusion and continuous intravenous infusion in postoperative patients. *Anaesthesia* 1984; 39: 768–71.
2. Goudie TA, et al. Continuous subcutaneous infusion of morphine for postoperative pain relief. *Anaesthesia* 1985; 40: 1086–92.
3. Stuart GJ, et al. Continuous intravenous morphine infusions for terminal pain control: a retrospective review. *Drug Intell Clin Pharm* 1986; 20: 968–72.
4. Drexel H. Long-term continuous subcutaneous and intravenous opioid infusions. *Lancet* 1991; 337: 93.
5. Hindsholm KB, et al. Continuous subcutaneous infusion of morphine—an alternative to extradural morphine for postoperative pain relief. *Br J Anaesth* 1993; 71: 580–2.

关节内途径 有报道称，在关节内镜检查后，膝关节内注射吗啡能在一定程度上缓解术后疼痛[1,2]，比静脉给药[1]或肌内注射[2]更有效，这似乎与吗啡作用于外周的阿片受体有关[2]。但是并不完全排除全身作用[1]。

关节内布比卡因加上吗啡是否有镇痛作用还有矛盾的结果[3,4]，最近一篇系统综述归纳了为数很少的很好地研究的研究[5]，结论认为吗啡并不比生理盐水有更强的镇痛作用[5]。

报道的关节内注射吗啡的剂量是 1～10mg。

1. Gupta A, et al. A systematic review of the peripheral analgesic effects of intraarticular morphine. *Anesth Analg* 2001; 93: 761–70.
2. Raj N, et al. Comparison of the analgesic efficacy and plasma concentrations of high-dose intra-articular and intramuscular morphine for knee arthroscopy. *Eur J Anaesthesiol* 2004; 21: 932–7.
3. Laurent SC, et al. Addition of morphine to intra-articular bupivacaine does not improve analgesia after day-case arthroscopy. *Br J Anaesth* 1994; 72: 170–3.
4. Heine MF, et al. Intra-articular morphine after arthroscopic knee operation. *Br J Anaesth* 1994; 73: 413–15.
5. Rosseland LA. No evidence for analgesic effect of intra-articular morphine after knee arthroscopy: a qualitative systematic review. *Reg Anesth Pain Med* 2005; 30: 83–98.

经鼻给药途径 用于缓解急性疼痛的吗啡经鼻给药制剂正在研制中。

椎管内途径 硬膜外和鞘内给予吗啡可缓解急性和慢性疼痛。但是有关椎管内阿片类药物作用的综述称，应在其他传统的给药方式效果不理想时才使用[1～3]，当从

传统方式转向椎管内给药时，建议将每日总量的 1% 进行鞘内给药预试，将每日总量的 10% 进行硬膜外给药预试[3]，从鞘内给药转到口服给药也已被研究[4]。

鞘内给药的吗啡可通过植入的可编程的输注泵持续给药来长期治疗慢性的非恶性和癌症疼痛。

见下文患者自控镇痛项下。

1. Anonymous. Spinal opiates revisited. *Lancet* 1986; i: 655–6.
2. Gustafsson LL, Wiesenfeld-Hallin Z. Spinal opioid analgesia: a critical update. *Drugs* 1988; 35: 597–603.
3. McQuay HJ. Opioids in chronic pain. *Br J Anaesth* 1989; 63: 213–26.
4. Sylvester RK, et al. The conversion challenge: from intrathecal to oral morphine. *Am J Hosp Palliat Care* 2004; 21: 143–7.

患者自控镇痛 患者自控镇痛（第5页）时最常用的阿片类镇痛药之一是吗啡。多数经验是静脉给药，但肌内、皮下、口服、肺和硬膜外的途径也用过[1]。静脉使用中，推荐合理的起始剂量是 1mg 硫酸吗啡（或其等效物）而且锁定时间间隔为 5～10min[2]。

1. Sjöström S, et al. Patient-controlled analgesia with extradural morphine or pethidine. *Br J Anaesth* 1988; 60: 358–66.
2. Grass JA. Patient-controlled analgesia. *Anesth Analg* 2005; 101 (suppl): S44–S61.

肺部给药 关于雾化吗啡的使用见下文**呼吸困难**项下。

局部途径 吗啡也可局部应用，以缓解局部疼痛，如用于口腔黏膜炎[1,2]和皮肤溃疡[3～6]（包括大疱性表皮松解症）[7]。

1. Cerchietti LC, et al. Effect of topical morphine for mucositis-associated pain following concomitant chemoradiotherapy for head and neck carcinoma. *Cancer* 2000; 95: 2230–6. Correction. *ibid.* 2003; 97: 1137.
2. Cerchietti L. Morphine mouthwashes for painful mucositis. *Support Care Cancer* 2007; 15: 115–16.
3. Twillman RK, et al. Treatment of painful skin ulcers with topical opioids. *J Pain Symptom Manage* 1999; 17: 288–92.
4. Krajnik M, et al. Potential uses of topical opioids in palliative care–report of 6 cases. *Pain* 1999; 80: 121–5.
5. Zeppetella G, et al. Analgesic efficacy of morphine applied topically to painful ulcers. *J Pain Symptom Manage* 2003; 25: 555–8.
6. Zeppetella G, Ribeiro MDC. Morphine in Intrasite gel applied topically to painful ulcers. *J Pain Symptom Manage* 2005; 29: 118–19.
7. Watterson G, et al. Peripheral opioids in inflammatory pain. *Arch Dis Child* 2004; 89: 679–81.

儿童用法 阿片类镇痛药可用控制儿童中度至重度**疼痛**（见第5页），吗啡是应用最广泛的治疗儿童重度疼痛的阿片类药物，也是其他阿片类药物参照的标准。吗啡可用于因手术或侵入性操作需急需镇痛的儿童，也可用于控制慢性非恶病变疼痛，是姑息监护中口服治疗严重疼痛选择的阿片类镇痛药。对于长期输注，吗啡是比芬太尼更合理的选择。对所有儿童而言，吗啡引起的呼吸抑制是一个危险因素，新生儿（特别是那些自主呼吸的患儿）对吗啡更敏感，是因为吗啡在此年龄组药动学的特征所致（见上文）。

以下是 BNFC 2010 根据年龄推荐的初始剂量，需依据反应进行调整。

皮下注射：
- 新生儿：每 6h 给予 100μg/kg；
- 1～6 个月婴儿：每 6h 给予 100～200μg/kg；
- 6 个月至 2 岁儿童：每 4h 给予 100～200μg/kg；
- 2～12 岁儿童：每 4h 给予 200μg/kg；
- 12～18 岁儿童：每 4h 给予 2.5～10mg。

静脉注射，至少 5min 以上：
- 新生儿：每 6h 给予 50μg/kg；
- 1～6 个月婴儿：每 6h 给予 100μg/kg；
- 6 个月至 12 岁儿童：每 4h 给予 100μg/kg；
- 12～18 岁儿童：每 4h 给予 2.5mg。

持续静脉输注时，需缓慢静注的负荷剂量：
- 新生儿：50μg/kg；
- 1 个月至 12 岁儿童：100μg/kg；
- 12～18 岁儿童：2.5～10mg。

给予负荷剂量后，静脉输注的剂量：
- 新生儿：每小时 5～20μg/kg；
- 1～6 个月：每小时 10～30μg/kg；
- 6 个月至 18 岁儿童：每小时 20～30μg/kg。

口服或直肠给药：
- 1～3 个月：每 4h 给予 50～100μg/kg；
- 3～6 个月：每 4h 给予 100～150μg/kg；
- 6～12 个月：每 4h 给予 200μg/kg；
- 1～12 岁：每 4h 给予 200～300μg/kg；
- 12～18 岁：每 4h 给予 5～10mg。

姑息护理，给予口服缓释制剂，每日 1 次或分 2 次给予。

持续皮下输注：
- 1～3 个月：每小时 10μg/kg；
- 3 个月至 18 岁儿童：每小时 20μg/kg。

椎管内给予吗啡的剂量[1]：
- 骶管硬膜外阻滞，100μg/kg；
- 胸段或腰段硬膜外阻滞，50μg/kg；
- 鞘内给予 20μg/kg 或 30μg/kg 能满意地缓解术后疼痛，但呼吸抑制的发生率分别为 10% 和 25%。

在英国，急诊室儿童镇痛药的使用指南[2]推荐，作为一种选择的方法静脉给予吗啡或在开始处置之后鼻内给予二醋吗啡，可用于重度疼痛，如大面积烧伤、长骨骨折或错位、阑尾炎或镰状细胞危象，但由于存在其对气道、呼吸或循环抑制的危险，故要慎用。

在英国，吗啡也可在密切监护下用于控制**新生儿戒断综合征**（第97页），BNFC 2010/11 推荐初始口服剂量为每 4h 40μg/kg（必要时增量），直到症状得到控制，给药频率需在 6～10 天内缓慢减少，直至每日 1 次，剂量为 40μg/kg，减到此剂量后方可停药。

1. Lloyd-Thomas AR. Pain management in paediatric patients. *Br J Anaesth* 1990; 64: 85–104.
2. The College of Emergency Medicine. Clinical Effectiveness Committee guideline for the management of pain in children (May 2010). Available at: http://secure.collemergencymed.ac.uk/asp/document.asp?ID=4682 (accessed 30/06/10)

癌症疼痛 对于中度至重度癌症疼痛（第6页），吗啡是合适的选择，European Association for Palliative Care 公布的使用指南[1]包括如下内容。

- 最佳给药途径是经口给予。理想的情况是速释的（剂量逐步调整）和缓释的（用来维持）剂型都需要。
- 最简单的剂量调整方法是每 4h 给予速释吗啡剂型，对于突发性疼痛的剂量相同。如有必要也常用单次"援救"剂量，频率加大到每小时。每天吗啡使用的总剂量都应统计，依据镇痛需要调整剂量。
- 如果在给予下次药物前，疼痛始终如一地出现，那么常规剂量还要加大。速释剂型通常不需要比 4h 给药间隔更频繁地给药，缓释制剂要根据预期的持续时间（通常每 12h 或 24h）给药。对常规口服稳定的患者是为了解决突发性疼痛，需要继续给予单次援救剂量。
- 如果在开始时，没有速释的吗啡剂型而使用了缓释吗啡，转变为常规剂量每次不应短于 48h，这意味着剂量的逐步调整要延长。
- 每 4h 给予速释吗啡的患者在睡前可剂量加倍以防止疼痛影响睡眠。
- 如果患者不能口服吗啡，则可考虑皮下给药。对于癌症疼痛一般很少用肌内注射，因为皮下给药更简单，疼痛更轻。
- 转变剂量时，口服与皮下给予吗啡的相对效能在 1:2 与 1:3 之间，因此，20～30mg 的吗啡口服与 10mg 吗啡皮下注射的镇痛作用相当。
- 对有必要持续胃肠外给予吗啡的患者，推荐采用皮下输注。然而，在如下患者中也可用静脉输注：

  已经留置了静脉通道的患者；
  全身性水肿的患者；
  皮下给药期间出现红斑、疼痛或无菌性脓肿者；
  凝血异常者；
  外周循环差的患者。

- 转变剂量时，口服与静脉给予吗啡的相对效能也在 1:2 与 1:3 之间。
- 在没有临床证据表明其比常规方法有优势时，不推荐使用口腔、舌下和雾化给药。
- 只有少量口服吗啡的患者（正确地联合辅助的非阿片类镇痛药）在达到疼痛适当的缓解前，发生不能耐受的不良反应。对于这些患者要考虑换用其他的阿片类药物或改变给药途径。阿片类药物之间的转换可能使疼痛的处置更复杂，对于一些患者来说，要很好地缓解疼痛，还要依靠使用其他的备选药物、脊柱内给药或非药物的镇痛方式。

美国，National Comprehensive Cancer Network[2] 发布的指南中也给出了相似的建议。

1. Hanks GW, et al. Expert Working Group of the Research Network of the European Association for Palliative Care. Morphine and alternative opioids in cancer pain: the EAPC recommendations. *Br J Cancer* 2001; 84: 587–93.
2. National Comprehensive Cancer Network. Clinical practice guidelines in oncology: adult cancer pain (version 1.2010). Available at: http://www.nccn.org/professionals/physician_gls/PDF/pain.pdf (accessed 02/08/10)

呼吸困难 吗啡用于治疗呼吸困难（第 99 页）的剂量要比缓解疼痛使用的剂量少。盐酸吗啡或硫酸吗啡口服溶液的剂量要仔细调整，开始每 4h 可给予 5mg，对于未使用过吗啡的患者用 2.5mg/4h 可能也有效[1]。治疗急性肺水肿时，可缓慢静脉注射 5～10mg。对于已经应用吗啡镇痛的患者，建议采用下面的方案[2]：

- 轻度呼吸困难：常规镇痛剂量的 25%～50%；
- 中度呼吸困难：常规镇痛剂量的 50%～100%；
- 重度呼吸困难：常规镇痛剂量或更多。

皮下给药也有效[3]。

尽管有文献报道，给予晚期慢性肺病的患者小剂量的雾化吗啡（平均剂量为 1.7mg）能改善运动耐力[4]，但接下来的几项研究表明剂量用到 40mg 也没有得到明显改善[5~7]。没有证据支持雾化吗啡能治疗气喘[8~10]。此外，吗啡用于支气管痉挛的治疗还是个问题，尤其是大剂量，目前对其最佳使用剂量、程序或剂量调整的方案没有达成共识。

1. Davis C, Percy G Breathlessness, cough, and other respiratory problems. In: Fallon M, Hanks G, eds. *ABC of palliative care.* 2nd ed. London: BMJ Publishing Group, 2006: 13–16.
2. Twycross R, Wilcock A. *Palliative Care Formulary.* 3rd ed. Nottingham, Palliativedrugs.com Ltd, 2007: 280.
3. Bruera E, *et al.* Subcutaneous morphine for dyspnea in cancer patients. *Ann Intern Med* 1993; 119: 906–7.
4. Young IH, *et al.* Effect of low dose nebulised morphine on exercise endurance in patients with chronic lung disease. *Thorax* 1989; 44: 387–90.
5. Beauford W, *et al.* Effects of nebulized morphine sulfate on the exercise tolerance of the ventilatory limited COPD patients. *Chest* 1993; 104: 175–8.
6. Noseda A, *et al.* Disabling dyspnoea in patients with advanced disease: lack of effect of nebulized morphine. *Eur Respir J* 1997; 10: 1079–83.
7. Jankelson D, *et al.* Lack of effect of high doses of inhaled morphine on exercise endurance in chronic obstructive pulmonary disease. *Eur Respir J* 1997; 10: 2270–4.
8. Polosa R, *et al.* Nebulised morphine for severe interstitial lung disease. Available in The Cochrane Database of Systematic Reviews; Issue 3. Chichester: John Wiley; 2002 (accessed 26/06/08).
9. Foral PA, *et al.* Nebulized opioids use in COPD. *Chest* 2004; 125: 691–4.
10. Brown SJ, *et al.* Nebulized morphine for relief of dyspnea due to chronic lung disease. *Ann Pharmacother* 2005; 39: 1088–92.

制剂

BP 2010: Chloroform and Morphine Tincture; Morphine and Atropine Injection; Morphine Sulphate Injection; Morphine Suppositories; Morphine Tablets; Prolonged-release Morphine Tablets;
USP 33: Morphine Sulfate Extended-Release Capsules; Morphine Sulfate Injection; Morphine Sulfate Suppositories.

专利制剂

Arg.: Algedol; Amidiaz; Analmorph; Duramorph†; GNO; MST Continus; Neocalmans; **Austral.:** Anamorph; DepoDur; Kapanol; Momex; MS Contin; MS Mono; Ordine; Sevredol; **Austria:** Compensan; Kapabloc†; Kapanol; M-Dolor; Morapid; Mundidol; Oramorph; Substitol; Vendal; **Belg.:** Docmorfine; Kapanol; MS Contin; MS Direct; Oramorph; Stellorphinad†; Stellorphine; **Braz.:** Dimorf; Dolo Moff; **Canad.:** Doloral; Kadian; M-Eslon; MOS; MS Contin; MSIR; Statex; **Chile:** M-Eslon; **Cz.:** Doltard†; M-Eslon†; MSI; MST Continus; MST Uno†; Oramorph†; Sevredol; Skenan†; Slovalgin†; Vendal; **Denm.:** Contalgin; Depolan; Doltard; Malfin; **Fin.:** Depolan; Docontin; Duralgin†; **Fr.:** Actiskenan; Kapanol†; Moscontin; Oramorph; Sevredol; Skenan; **Ger.:** Capros; Kapanol; M-beta; M-Dolor†; M-long; M-Stada; Morphin; Morphanton; MSI; MSR; MST; Oramorph; Painbreak; Sevredol; **Gr.:** Mongol; Morficontin; Oramorph; **Hong Kong:** M-Eslon†; MST Continus; Malup; M-Eslon; Moretal†; MST Continus; Sevredol; **India:** M-Eslon; MST Continus; MXL†; Oramorph; Sevredol; **Israel:** MCR; MIR; Morphex†; MSP; **Ital.:** MS Contin; Oramorph; Skenan†; Ticinan; Twice; **Jpn:** MS Contin; **Malaysia:** MST Continus; **Mex.:** Analfin; Duralmor†; Graten; **Neth.:** Kapanol; MS Contin; Noceptin†; Oramorph; Sevredol; Skenan; **Norw.:** Dolcontin; M-Eslon; MST Continus†; MST Mono†; RA Morph; Sevredol; **Philipp.:** M-Dolor†; Morin; MST Continus; Relimal; **Pol.:** Doltard; MST Continus; Oramorph; Sevredol; Vendal†; **Port.:** Ethirfin†; Grumorph; MST; MXL†; Oramorph; Sevredol; Skenan; **S.Afr.:** MST Continus; SRM-Rhotard; **Singapore:** MST Continus; SRM-Rhotard†; Statex; **Spain:** Dolq; MST Continus; MST Unicontinus†; Oglos†; Oramorph; Sevredol; Skenan; **Swed.:** Depolan; Dolcontin; **Switz.:** Kapanol; M-retard; MST Continus; Sevre-Long; Sevredol; **Turk.:** M-Eslon; Vendal; **UK:** DepoDur; Filnarine; Morcap†; Morphgesic; MST Continus; MXL; Oramorph; Sevredol; Zomorph; **USA:** Astramorph; Avinza; DepoDur; Duramorph; Embeda; Infumorph; Kadian; MS Contin; MSIR; Oramorph; RMS; Roxanol; **Venez.:** MS Contin.

多组分制剂

Austral.: Morphalgin†; **Austria:** Modiscop†; **Irl.:** Cyclimorph; **Ital.:** Cardiostenol; **S.Afr.:** Chloropect; Cyclimorph; Enterodyne; Pectrolyte; **Swed.:** Spasmofen; **Switz.:** Spasmosol; **UK:** Collis Browne's; Cyclimorph; Diocalm Dual Action; Opazimes.

Morpholine Salicylate 水杨酸吗啉

Morfoliinisalisylaatti; Morfolinsalicylat; Morpholini Salicylas; Salicilato de morfolinio. 2-Hydroxybenzoic acid compounded with morpholine (1 : 1).

Морфолин Салицилат
$C_{11}H_{15}NO_4 = 225.2.$
CAS — 147-90-0.
ATC — N02BA08.
ATC Vet — QN02BA08.

简介

水杨酸吗啉是用于治疗肌肉骨骼疾病的水杨酸衍生物（见阿司匹林，第20页）。

制剂
专利制剂
Fr.: Pyradol†; **Israel:** Dolical.

Nabumetone (*BAN, USAN, rINN*) 萘丁美酮

BRL-14777; Nabumeton; Nabumetona; Nabumetonas; Nabumétone; Nabumetoni; Nabumetonum. 4-(6-Methoxy-2-naphthyl)butan-2-one.

Набуметон
$C_{15}H_{16}O_2 = 228.3.$
CAS — 42924-53-8.
ATC — M01AX01.
ATC Vet — QM01AX01.
UNII — LW0TIW155Z.

Pharmacopoeias. In *Eur.* (see p.vii), *Jpn*, and *US.*
Ph. Eur. 6. 8（Nabumetone）白色或几乎白色结晶性粉末。几乎不溶于水；易溶于丙酮；微溶于甲醇。避光。
USP 33（Nabumetone）白色或几乎白色结晶性粉末。几乎不溶于水；略溶于乙醇和甲醇；易溶于丙酮。贮藏于密闭容器中。避光。

不良反应、处置和注意事项

参见 **NSAIDs**，第92页。萘丁美酮禁用于严重肝损伤患者。

对胃肠道的影响　尽管一些研究对萘丁美酮与布洛芬[1]或萘普生[2]的不良反应进行了比较，提出萘丁美酮的不良反应相对少，但萘丁美酮和其他的 NSAIDs 一样在胃肠道有不良反应。一篇的综述[3]指出比较有限的数据显示萘丁美酮的胃肠道不良反应特点与其他选择性环氧酶-2 抑制药相似。有人认为[4]，萘丁美酮可能是优选的环氧酶-2 的选择性抑制药，但是在不良反应方面的意义还不明确。

1. Roth SH, *et al.* A controlled study comparing the effects of nabumetone, ibuprofen, and ibuprofen plus misoprostol on the upper gastrointestinal tract mucosa. *Arch Intern Med* 1993; 153: 2565–71.
2. Roth SH, *et al.* A longterm endoscopic evaluation of patients with arthritis treated with nabumetone vs naproxen. *J Rheumatol* 1994; 21: 1118–23.
3. Bannwarth B. Safety of the nonselective NSAID nabumetone: focus on gastrointestinal tolerability. *Drug Safety* 2008; 31: 485–503.
4. Davies NM. Clinical pharmacokinetics of nabumetone: the dawn of selective cyclo-oxygenase-2 inhibition? *Clin Pharmacokinet* 1997; 33: 403–16.

对肺的影响　一名 68 岁的妇女服用萘丁美酮 1.5g 后出现了肺纤维化，在治疗后的 2 周出现症状，并在接下来的 6 周内恶化[1]。停药及口服皮质激素后症状迅速得到缓解。

1. Morice A, *et al.* Pulmonary fibrosis associated with nabumetone. *Postgrad Med J* 1991; 67: 1021–2.

对皮肤的影响　一名 36 岁的妇女服用萘丁美酮和金诺芬治疗风湿关节炎时出现以颈部和手起泡为特征的假卟啉病[1]。停用金诺芬后对起泡无改善，只有在停用萘丁美酮后才缓解。该报道的作者称，英国 CSM 还收到另外 3 例疑是使用萘丁美酮后出现假卟啉病的报告。

1. Varma S, Lanigan SW. Pseudoporphyria caused by nabumetone. *Br J Dermatol* 1998; 138: 549–50. Correction. *ibid.* 139: 759. [dose]

药物相互作用

与 NSAIDs 有关的药物相互作用见第94页。

药动学

尽管萘丁美酮在胃肠道吸收很好，但口服以后血药浓度却很低以至于测不出来，这是因为它在肝中会有快速且广泛的首关代谢，生成主要的活性化合物 6-甲氧基-2-萘乙酸（6-methoxy-2-naphthylacetic acid，6-MNA）及其他无活性的代谢物。超过 99% 的 6-MNA 与血浆蛋白结合。6-MNA 能扩散进入滑膜液，能穿过胎盘和分布进入乳汁中。6-MNA 在血浆中的消除半衰期个体差异很大，尤其在老年人。年轻人体内达稳态的平均时间为 22~27h，老年人为 25~34h。6-MNA 最终发生 O-甲基化和结合而进一步代谢。约 80% 的萘丁美酮以无活性的或结合的代谢物形式从尿中排出，少于 1% 为原药 6-MNA。

1. Brier ME, *et al.* Population pharmacokinetics of the active metabolite of nabumetone in renal dysfunction. *Clin Pharmacol Ther* 1995; 57: 622–7.
2. Davies NM. Clinical pharmacokinetics of nabumetone: the dawn of selective cyclo-oxygenase-2 inhibition? *Clin Pharmacokinet* 1997; 33: 403–16.

用途和用法

萘丁美酮是无活性的前药，其在体内的主要代谢产物是 NSAID（第94页），结构与萘普生（第95页）相似。用来缓解骨关节炎和类风湿关节炎相关的疼痛和炎症，通常晚上口服一次，每次 1g。必要时可在早晨再多给 0.5~1g。推荐老年患者每日用量不超过 1g，对于某些病例每日 500mg 可产生满意的疗效。

1. Friedel HA, *et al.* Nabumetone: a reappraisal of its pharmacology and therapeutic use in rheumatic diseases. *Drugs* 1993; 45: 131–56.
2. Proceedings of a symposium: continuing developments with nabumetone: an investigators' update. *Am J Med* 1993; 95 (suppl 2A): 1S–45S.
3. Dahl SL. Nabumetone: a "nonacidic" nonsteroidal antiinflammatory drug. *Ann Pharmacother* 1993; 27: 456–63.
4. Hedner T, *et al.* Nabumetone: therapeutic use and safety profile in the management of osteoarthritis and rheumatoid arthritis. *Drugs* 2004; 64: 2315–43.

制剂

BP 2010: Nabumetone Oral Suspension; Nabumetone Tablets;
USP 33: Nabumetone Tablets.

专利制剂

Belg.: Gambaran; **Canad.:** Relafen†; **Cz.:** Relifex; Rodanol S†; **Denm.:** Relifex; **Fin.:** Relifex; **Fr.:** Nabucox; **Ger.:** Relifex; **Gr.:** Akratol; Ameinon; Anfer; Ethyfen; Flogmed; Mevedal; Nabuton; Naditone; Relifex; **Hung.:** Relifex; Rodanol S†; **India:** Nabuflam; Nabuco; Relifex; **Irl.:** Relifex; Relifex; **Israel:** Nabuco; Relifex; **Ital.:** Artaxan; Nabuser; Relifex; **Jpn:** Relifen; **Mex.:** Naflam; Relifex; **Neth.:** Mebutan; **Norw.:** Relifex; **Philipp.:** Relifex; **Pol.:** Coxalgan; Coxeton†; Nabuton; Relifex; Rodanol S; **Port.:** Balmox; Relifex; **Rus.:** Rodanol (Роданол)†; **S.Afr.:** Relifen†; Relisant; Relitone†; **Spain:** Listran; Relif; **Swed.:** Relifex; **Switz.:** Balmox; Thai.: Aflex; Anfer†; Bumetone; Ensaid; Fafex; Nabone; Nabonett; Naflex; Nametone; No-Ton†; Relifex; **Turk.:** Relifex; **UK:** Relifex; **USA:** Relafen†.

Nalbuphine Hydrochloride (*BANM, USAN, rINNM*) 盐酸纳布啡

EN-2234A; Hidrocloruro de nalbufina; Nalbufine Hydrochloride; Nalbuphine, Chlorhydrate de; Nalbuphini Hydrochloridum. 17-Cyclobutylmethyl-7,8-dihydro-14-hydroxy-17-normorphine hydrochloride; (−)-(5R,6S,14S)-9a-Cyclobutylmethyl-4,5-epoxymorphinan-3,6,14-triol hydrochloride.

Налбуфина Гидрохлорид
$C_{21}H_{27}NO_4,HCl = 393.9.$
CAS — 20594-83-6 (nalbuphine); 23277-43-2 (nalbuphine hydrochloride).
ATC — N02AF02.
ATC Vet — QN02AF02.
UNII — ZU4275277R.

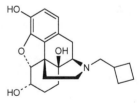

(nalbuphine)

俗名　下列术语已用于各种形式盐酸纳布啡的"俗名"（第vii页）或俚语：Nubian。

配伍禁忌　有报道注射盐酸纳布啡和萘夫西林钠[1]、地西泮[2]、戊巴比妥钠[2]或马来酸硫乙拉嗪[2]会出现配伍禁忌。

1. Jeglum EL, *et al.* Nafcillin sodium incompatibility with acidic solutions. *Am J Hosp Pharm* 1981; 38: 462–4.
2. Jump WG, *et al.* Compatibility of nalbuphine hydrochloride with other preoperative medications. *Am J Hosp Pharm* 1982; 39: 841–3.

依赖性和戒断症状

参见阿片类镇痛药，第96页。
1989 年，WHO 专家委员会认为，纳布啡的滥用可能性为低至中度，还不至于需要全球监控[1]。有关其滥用的报道很少，在持续给予纳布啡后再使用纳洛酮会出现戒断综合征，但比吗啡依赖性要轻。后来偶尔有滥用的报道[2,3]，包括运动员的误用[4,5]。

1. WHO. WHO expert committee on drug dependence: twenty-fifth report. *WHO Tech Rep Ser* 775 1989. Also available at: http://libdoc.who.int/trs/WHO_TRS_775.pdf (accessed 26/06/08)
2. Spadari M, *et al.* Pharmacodépendance à la nalbuphine (Nubain): à propos de 2 cas. *Therapie* 2002; **57:** 504–5.
3. Klinzig F, *et al.* Hair analysis by LC-MS as evidence of nalbuphine abuse by a nurse. *J Anal Toxicol* 2007; **31:** 62–5.
4. McBride AJ, *et al.* Three cases of nalbuphine hydrochloride dependence associated with anabolic steroid use. *Br J Sports Med* 1996; **30:** 69–70.
5. Wines JD, *et al.* Nalbuphine hydrochloride dependence in anabolic steroid users. *Am J Addict* 1999; **8:** 161–4.

不良反应和处置

参见阿片类镇痛药，第97页。

可能会发生头痛。恶心和呕吐比其他的阿片类药物发生率低。幻觉和其他的拟精神病效应很罕见，且比喷他佐辛发生率低。纳布啡具有拮抗和激动的双重活性，因此它的作用只部分被纳洛酮翻转，但在纳布啡过量使用时，还是推荐使用纳洛酮。

对呼吸系统的影响 纳布啡在与吗啡相当镇痛剂量时的呼吸抑制作用与吗啡也类似，但会有天花板效应（ceiling effect），不像吗啡，使用再高剂量也不会使呼吸抑制作用更强[1]。在累积剂量研究中[2]，静脉给予纳布啡的总剂量超过30mg/70kg以上时，会有平台效应（plateau effect）。单次静脉给予15mg/70kg、30mg/70kg或60mg/70kg纳布啡的通气抑制作用相同[3]；纳洛酮不能逆转最高剂量纳布啡产生的呼吸抑制。

1. Klepper ID, *et al.* Respiratory function following nalbuphine and morphine in anaesthetized man. *Br J Anaesth* 1986; **58:** 625–9.
2. Romagnoli A, Keats AS. Ceiling effect for respiratory depression by nalbuphine. *Clin Pharmacol Ther* 1980; **27:** 478–85.
3. Pugh GC, *et al.* Effect of nalbuphine hydrochloride on the ventilatory and occlusion pressure responses to carbon dioxide in volunteers. *Br J Anaesth* 1989; **62:** 601–9.

注意事项

参见阿片类镇痛药，第97页。

如果给予躯体依赖阿片类药物的患者纳布啡，可能会使其陷入戒断症状。对肝损伤或肾损伤的患者纳布啡应减量。

滥用 见上文**依赖性和戒断症状**项下。

妊娠 在分娩时使用纳布啡来镇痛，与哌替啶相比，有更多的胎盘转运和对母亲和婴儿的镇静作用[1]。母亲在分娩时使用纳布啡会引起新生儿出现心动过缓和呼吸抑制[2,3]。故在分娩期间慎用纳布啡，尤其是静脉给药途径。一些人推荐使用皮下给药[2]，并建议在临近预产期时不使用。

有关纳布啡透过胎盘的转运见下文**药动学**项下。

1. Wilson CM, *et al.* Transplacental gradient of pethidine and nalbuphine in labour. *Br J Clin Pharmacol* 1986; **21:** 571P–572P.
2. Guillonneau M, *et al.* Perinatal adverse effects of nalbuphine given during parturition. *Lancet* 1990; **335:** 1588.
3. Sgro C, *et al.* Perinatal adverse effects of nalbuphine given during labour. *Lancet* 1990; **336:** 1070.

药物相互作用

与阿片类镇痛药有关的药物相互作用见第98页。

药动学

纳布啡口服后有明显的首关代谢。肌内注射纳布啡30min后血浆浓度达峰值。纳布啡在肝中代谢，从尿和粪中以原形和结合物的形式排出。纳布啡能穿过胎盘，少量分布至乳汁中。

1. Sear JW, *et al.* Disposition of nalbuphine in patients undergoing general anaesthesia. *Br J Anaesth* 1987; **59:** 572–5.
2. Kay B, *et al.* Pharmacokinetics of oral nalbuphine in postoperative patients. *Br J Anaesth* 1987; **59:** 1327P.
3. Aitkenhead AR, *et al.* Pharmacokinetics of oral and intravenous nalbuphine in healthy volunteers. *Br J Clin Pharmacol* 1988; **25:** 264–8.
4. Jaillon P, *et al.* Pharmacokinetics of nalbuphine in infants, young healthy volunteers, and elderly patients. *Clin Pharmacol Ther* 1989; **46:** 226–33.

妊娠 参考文献如下。

1. Wilson CM, *et al.* Transplacental gradient of pethidine and nalbuphine in labour. *Br J Clin Pharmacol* 1986; **21:** 571P–572P.
2. Dadabhoy ZP, *et al.* Transplacental transfer of nalbuphine in patients undergoing cesarean section: a pilot study. *Acta Anaesthesiol Ital* 1988; **39:** 227–32.
3. Nicolle E, *et al.* Therapeutic monitoring of nalbuphine: transplacental transfer and estimated pharmacokinetics in the neonate. *Eur J Clin Pharmacol* 1996; **49:** 485–9.

用途和用法

盐酸纳布啡是菲衍生物，属于阿片类镇痛药（第98页）。有混合阿片受体拮抗和激动活性。用于缓解中

度和重度疼痛及用作麻醉的辅助用药。皮下或肌内给予盐酸纳布啡后15min内起效，静脉给药后2～3min内起效，能在3～6h内发挥镇痛作用。可以皮下、肌内或静脉给药，患者自控镇痛系统中也允许使用静脉输注。

用于缓解**疼痛**的盐酸纳布啡剂量是根据需要每3～6h给予10～20mg。

作为**麻醉**辅助药，在麻醉诱导期的10～15min内静脉给予0.3～3mg/kg。维持剂量为需要时，静脉给予250～500µg/kg。

作用 纳布啡有拮抗和激动的双重活性，主要是对κ阿片受体激动，对µ阿片受体有拮抗和部分激动作用。也能看到类似纳洛酮对阿片类药物依赖患者的拮抗作用[1]。纳布啡结构上与纳洛酮和羟吗啡酮相关。纳布啡的药理学作用与喷他佐辛相当，但前者对µ阿片受体的拮抗作用更强，似乎不会产生如幻觉这样的拟精神病作用，有报道称，纳布啡对缺血性心脏病的患者无明显的心血管作用。纳布啡与吗啡这样纯粹的µ阿片受体激动剂相比，其镇痛、镇静和呼吸抑制会有天花板效应，不会随剂量增加而相应增加。

1. Preston KL, *et al.* Antagonist effects of nalbuphine in opioid-dependent human volunteers. *J Pharmacol Exp Ther* 1989; **248:** 929–37.

用法 可选途径或剂量方案的参考文献如下。

1. Krenn H, *et al.* Nalbuphine by PCA-pump for analgesia following hysterectomy: bolus application versus continuous infusion with bolus application. *Eur J Pain* 2001; **5:** 219–26.
2. Woollard M, *et al.* Hitting them where it hurts? Low dose nalbuphine therapy. *Emerg Med J* 2002; **19:** 565–70.
3. Sung KC, *et al.* Transdermal delivery of nalbuphine and its prodrugs by electroporation. *Eur J Pharm Sci* 2003; **18:** 63–70.
4. Gear RW, *et al.* Dose ratio is important in maximizing naloxone enhancement of nalbuphine analgesia in humans. *Neurosci Lett* 2003; **351:** 5–8.
5. Liu KS, *et al.* Antinociceptive effect of a novel long-acting nalbuphine preparation. *Br J Anaesth* 2004; **92:** 712–15.
6. Woollard M, *et al.* Less IS less: a randomised controlled trial comparing cautious and rapid nalbuphine dosing regimens. *Emerg Med J* 2004; **21:** 362–4.
7. Gordon AT, *et al.* Open-label exploration of an intravenous nalbuphine and naloxone mixture as an analgesic agent following gynecologic surgery. *Pain Med* 2007; **8:** 525–30.

制剂
专利制剂

Arg.: Gobbinal; Naltrox; Nubaina; Onfor; **Austria:** Nubain†; **Braz.:** Nubain; **Canad.:** Nubain; **Cz.:** Nubain; **Ger.:** Nubain†; **Gr.:** Mexifen; Nubain; **Hong Kong:** Intapan†; Nubain; Nubain†; **Irl.:** Lapainol; **Mex.:** Bufigen; Bufilem†; Fabitec; Nalcryn; **NZ:** Nubain†; **Philipp.:** Nubain; Nukaine; **Port.:** Nalpain; **Singapore:** Nubain; **Switz.:** Nubain†; **Thai.:** Nubain†; **USA:** Nubain†; **Venez.:** Bufidol; Nubain†.

Naproxen (*BAN, USAN, rINN*) 萘普生

Naprokseeni; Naproksen; Naproksenas; Naproxén; Naproxène; Naproxeno; Naproxenum; RS-3540. (+)-2-(6-Methoxy-2-naphthyl)propionic acid.

Напроксен

$C_{14}H_{14}O_3 = 230.3.$

CAS — 22204-53-1.

ATC — G02CC02; M01AE02; M02AA12.

ATC Vet — QG02CC02; QM01AE02; QM02AA12.

UNII — 57Y76R9ATQ.

Pharmacopoeias. In *Chin., Eur.* (see p.vii), *Jpn,* and *US.*

Ph. Eur. 6.8 （Naproxen）白色或几乎白色的结晶性粉末。几乎不溶于水；溶于乙醇和甲醇。避光。

USP 33 （Naproxen）白色至米色、几乎无臭的结晶性粉末。几乎不溶于水；溶于乙醇、无水乙醇和氯仿；略溶于乙醚。贮藏于密闭容器中。

Naproxen Sodium (*BANM, USAN, rINNM*) 萘普生钠

Naproksen Sodyum; Naproxène sodique; Naproxeno sódico; Naproxenum natricum; Natrii Naproxenum; RS-3650.

Натрий Напроксен

$C_{14}H_{13}NaO_3 = 252.2.$

CAS — 26159-34-2.

UNII — 9TN87S3A3C.

Pharmacopoeias. In *Chin., Eur.* (see p.vii), and *US.*

Ph. Eur. 6.8 （Naproxen Sodium）白色或几乎白色吸湿性结晶粉末。易溶于水；略溶于乙醇；易溶于或溶于甲醇。2%水溶液的pH值为7.0～9.8。贮藏于密闭容器中。避光。

USP 33 （Naproxen Sodium）白色至奶油色结晶性粉末。溶于水和甲醇；略溶于乙醇；极微溶于丙酮；几乎不溶于氯仿和甲苯。贮藏于密闭容器中。

不良反应和注意事项

参见 NSAIDs，第92页。

含萘普生的栓剂可引起直肠刺激和偶发出血。

萘普生慎用于直肠受损的患者，不推荐用于肌酐清除率低于20ml/min的患者。

1. Bansal V, *et al.* A look at the safety profile of over-the-counter naproxen sodium: a meta-analysis. *J Clin Pharmacol* 2001; **41:** 127–38.

哺乳 American Academy of Pediatrics[1]声明，没有任何报道称使用萘普生的哺乳母亲的婴儿出现临床效应，因此认为它能用于哺乳妇女。*BNF 59* 也认为分布在乳汁中的萘普生的量很少，不会对乳儿有害。但有些注册药品信息还是推荐在萘普生治疗期间避免哺乳。

一项研究[2]表明，一名母乳喂养的婴儿体内只发现母亲服用萘普生剂量的0.26%。

1. American Academy of Pediatrics. The transfer of drugs and other chemicals into human milk. *Pediatrics* 2001; **108:** 776–89. [Retired May 2010] Correction. *ibid.;* 1029. Also available at: http://aappolicy.aappublications.org/cgi/content/full/pediatrics%3b108/3/776 (accessed 08/11/07)
2. Jamali F, Stevens DRS. Naproxen excretion in milk and its uptake by the infant. *Drug Intell Clin Pharm* 1983; **17:** 910–11.

对血液的影响 萘普生对血液的不良反应包括溶血性贫血[1,2]、再生障碍性贫血[3]、粒细胞缺乏症[4]和免疫性血小板减少症[5]。

1. Hughes JA, Sudell W. Hemolytic anemia associated with naproxen. *Arthritis Rheum* 1983; **26:** 1054.
2. Lo TCN, Martin MA. Autoimmune haemolytic anaemia associated with naproxen suppositories. *BMJ* 1986; **292:** 1430.
3. McNeil P, *et al.* Naproxen-associated aplastic anaemia. *Med J Aust* 1986; **145:** 53–4.
4. Nygard N, Starkebaum G. Naproxen and agranulocytosis. *JAMA* 1987; **257:** 1732.
5. Bougie D, Aster R. Immune thrombocytopenia resulting from sensitivity to metabolites of naproxen and acetaminophen. *Blood* 2001; **97:** 3846–50.

对心血管系统的影响 对萘普生可能对心血管系统影响的讨论见第92页。

对 CNS 的影响 萘普生治疗时会出现无菌性脑膜炎[1,2]，攻击可能复发，与其他 NSAIDs 有交叉敏感[2]。

有报道，一名症状已控制得很好的帕金森病患者在使用萘普生后出现了病情恶化[3]。这名女性患者在停用萘普生后症状好转，这种作用被再次刺激所证实。英国 CSM 记录了 1 例应用米索前列醇与萘普生复方制剂的患者出现了帕金森综合征，还有 12 例萘普生引起震颤或共济失调的报道。

1. Weksler BB, Lehany AM. Naproxen-induced recurrent aseptic meningitis. *DICP Ann Pharmacother* 1991; **25:** 1183–4.
2. Seaton RA, France AJ. Recurrent aseptic meningitis following non-steroidal anti-inflammatory drugs – a reminder. *Postgrad Med J* 1999; **75:** 771–2.
3. Shaunak S, *et al.* Exacerbation of idiopathic Parkinson's disease by naproxen. *BMJ* 1995; **311:** 422.

对眼的影响 一名使用萘普生的妇女出现了以螺旋样角膜浑浊为典型症状的角膜病，停药后完全缓解[1]。还有报道一名 65 岁患青光眼的妇女使用萘普生后，病情恶化[2]。

关于萘普生对视神经的作用见第92页。

1. Szmyd L, Perry HD. Keratopathy associated with the use of naproxen. *Am J Ophthalmol* 1985; **99:** 598.
2. Fincham JE. Exacerbation of glaucoma in an elderly female taking naproxen sodium: a case report. *J Geriatr Drug Ther* 1989; **3:** 139–43.

对胃肠道的影响 短期和长期使用萘普生最常见的不良反应就是胃肠道不良反应。还报道在 1 例患者中有急性大肠炎[1]。有 7 例发生食管溃疡的报道[2]，可能是由于不正确的服用方法（如没有用水服用或服药后就平躺），但其他的原因不能被排除。

1. Ravi S, *et al.* Colitis caused by non-steroidal anti-inflammatory drugs. *Postgrad Med J* 1986; **62:** 773–6.
2. Kahn LH, *et al.* Over-the-counter naproxen sodium and esophageal injury. *Ann Intern Med* 1997; **126:** 1006.

对肾脏的影响 使用萘普生后发生急性肾衰竭[1]、肾乳头坏死[2,3]、间质性肾炎[4]和高钾血症[1]。与其他 NSAIDs 一样，在有某种危险因素如血容不足、利尿药治疗、心衰和既往有肾功能不全的患者中，出现肾不良反应的概率会更大[1]。

1. Todd PA, Clissold SP. Naproxen: a reappraisal of its pharmacology, and therapeutic use in rheumatic diseases and pain states. *Drugs* 1990; **40:** 91–137.
2. Caruana RJ, Semble EL. Renal papillary necrosis due to naproxen. *J Rheumatol* 1984; **11:** 90–1.
3. Kovacevic L, *et al.* Renal papillary necrosis induced by naproxen. *Pediatr Nephrol* 2003; **18:** 826–9.
4. Quigley MR, *et al.* Concurrent naproxen- and penicillamine-induced renal disease in rheumatoid arthritis. *Arthritis Rheum* 1982; **25:** 1016–19.

对肝脏的影响 很少的几例报道称萘普生能导致中度至重度黄疸[1,2]，其中1例还与非诺洛芬有类似的反应[2]。

1. Victorino RMM, *et al.* Jaundice associated with naproxen. *Postgrad Med J* 1980; **56:** 368–70.
2. Andrejak M, *et al.* Cross hepatotoxicity between non-steroidal anti-inflammatory drugs. *BMJ* 1987; **295:** 180–1.

对肺的影响 见下文**超敏反应**项下。

对唾液腺的影响 关于萘普生治疗伴有的唾液腺肿大见下文**超敏反应**项下。

对皮肤的影响 萘普生使皮肤出现的反应包括结节性红斑[1]、扁平苔藓[2]、毒性发疹性脓疱病[3]、大疱性皮肤病[4]和固定性药疹[5]。在成人[6~8]和儿童[9,10]中有报道出现以暴露于阳光下的皮肤起泡或脆性增加为特征的光照性皮炎。

萘普生有可能与亚急性皮肤型红斑狼疮的复发相关[11]。

关于使用 NSAIDs 的儿童出现未知原因的面部瘢痕，尤其在使用萘普生后，见 **NSAIDs** 项下，第94页。

1. Grattan CEH, Kennedy CTC. Naproxen induced erythema nodosum. *BMJ* 1984; **288:** 114.
2. Heymann WR, *et al.* Naproxen-induced lichen planus. *J Am Acad Dermatol* 1984; **10:** 299–301.
3. Page SR, Grattan CEH. Pustular reaction to naproxen with cholestatic jaundice. *BMJ* 1986; **293:** 510.
4. Bouldin MB, *et al.* Naproxen-associated linear IgA bullous dermatosis: case report and review. *Mayo Clin Proc* 2000; **75:** 967–70.
5. Leivo T, Heikkilä H. Naproxen-induced generalized bullous fixed drug eruption. *Br J Dermatol* 2004; **151:** 232.
6. Howard AM, *et al.* Pseudoporphyria due to naproxen. *Lancet* 1985; **i:** 819–20.
7. Rivers JK, Barnetson RS. Naproxen-induced bullous photodermatitis. *Med J Aust* 1989; **151:** 167–8.
8. Levy ML, *et al.* Naproxen-induced pseudoporphyria: a distinctive photodermatitis. *J Pediatr* 1990; **117:** 660–4.
9. Parodi A, *et al.* Possible naproxen-induced relapse of subacute cutaneous lupus erythematosus. *JAMA* 1992; **268:** 51–2.
10. Lang BA, Finlayson LA. Naproxen-induced pseudoporphyria in patients with juvenile rheumatoid arthritis. *J Pediatr* 1994; **124:** 639–42.
11. Cox NH, Wilkinson DS. Dermatitis artefacta as the presenting feature of auto-erythrocyte sensitization syndrome and naproxen-induced pseudoporphyria in a single patient. *Br J Dermatol* 1992; **126:** 86–9.

超敏反应 早期报道11例阿司匹林敏感型哮喘患者在使用80mg或更低剂量萘普生后会出现反应（流涕、胸闷、喘息、呼吸困难）[1]。最近，一名对阿司匹林过敏的患者服用单一剂量萘普生后，发生血管性水肿[2]。个别的 NSAIDs 出现超敏反应被认为与这些药物抑制了前列腺素的合成有关（见**阿司匹林**项下，第21页）。超敏反应的发生可能有剂量阈值，低于这个阈值时，没有任何症状。有报道，一名对萘普生稳定耐受1年的患者在加大剂量后出现超敏反应[3]。

有报道一种特征是肺嗜酸性细胞浸润的超敏反应在服用萘普生的患者中出现[4,5]。在一名57岁的女性患者使用萘普生治疗骨关节炎时出现了急性嗜酸性细胞性肠炎的超敏反应[6]。另一名患者使用萘普生后出现了主要唾液腺双侧肿胀、全身性皮疹及嗜酸性细胞增多，提示可能有超敏反应[7]。一名62岁女性患者使用萘普生后出现白细胞破碎性血管炎，伴有外周神经病变和肾炎[8]。

1. Szczeklik A, *et al.* Asthmatic attacks induced in aspirin-sensitive patients by diclofenac and naproxen. *BMJ* 1977; **2:** 231–2.
2. Ghislain P-D, Ghislain E. Oedème de Quincke de la nuque induit par l'acide acétylsalicylique, avec réaction croisée pour le naproxène sodique. *Ann Med Interne (Paris)* 2000; **151:** 227–9.
3. Briscoe-Dwyer L, Etzel JV. Dyspnea and periorbital edema following an increase in naproxen dose. *Ann Pharmacother* 1994; **28:** 1110.
4. Nader DA, Schillaci RF. Pulmonary infiltrates with eosinophilia due to naproxen. *Chest* 1983; **83:** 280–2.
5. Buscaglia AJ, *et al.* Pulmonary infiltrates associated with naproxen. *JAMA* 1984; **251:** 65–6.
6. Bridges AJ, *et al.* Acute eosinophilic colitis and hypersensitivity reaction associated with naproxen therapy. *Am J Med* 1990; **89:** 526–7.
7. Knulst AC, *et al.* Salivary gland swelling following naproxen therapy. *Br J Dermatol* 1995; **133:** 647–9.
8. Schapira D, *et al.* Naproxen-induced leukocytoclastic vasculitis. *Clin Rheumatol* 2000; **19:** 242–4.

帕金森综合征 有1例报道，一名有帕金森病的患者在使用萘普生后症状恶化，见上文**对 CNS 的影响**项下。

药物相互作用

与 NSAIDs 有关的药物相互作用，见第94页。

丙磺舒能延缓萘普生的排出，导致其血浆浓度升高。

抗癫痫药 关于萘普生对丙戊酸蛋白结合率的影响，参见 M37 第487页。

药动学

萘普生和萘普生钠易从胃肠道吸收。服用萘普生钠和萘普生后分别在1～2h和2～4h达血浆浓度峰值。食物能减少吸收率但不会影响总量。萘普生和萘普生钠也易从直肠吸收。治疗剂量的萘普生超过99%与血浆蛋白结合。每日剂量低于500mg时，血中药物浓度随剂量增加而成比例地升高，剂量再大时，由于血浆蛋白饱和而出现清除率的增加。萘普生能扩散入滑膜液，能穿过胎盘及少量分布到乳汁中。萘普生血浆消除半衰期为12～17h。约95%的药物以萘普生原形、6-*O*-去甲萘普生及它们的结合物形式从尿中排出。少于5%的药物从粪中排出。

1. Bruno R, *et al.* Naproxen kinetics in synovial fluid of patients with osteoarthritis. *Br J Clin Pharmacol* 1988; **26:** 41–4.
2. Bertin P, *et al.* Sodium naproxen: concentration and effect on inflammatory response mediators in human rheumatoid synovial fluid. *Eur J Clin Pharmacol* 1994; **46:** 3–7.
3. Davies NM, Anderson KE. Clinical pharmacokinetics of naproxen. *Clin Pharmacokinet* 1997; **32:** 268–93.
4. Bowalgaha K, *et al.* S-Naproxen and desmethylnaproxen glucuronidation by human liver microsomes and recombinant human UDP-glucuronosyltransferases (UGT): role of UGT2B7 in the elimination of naproxen. *Br J Clin Pharmacol* 2005; **60:** 423–33.

用途和用法

萘普生是丙酸的衍生物，是一种 NSAID（第94页）。

萘普生用于肌肉骨骼和关节的疾病，如强直性脊柱炎、骨关节炎和类风湿关节炎包括青少年特发性关节炎。也可用于痛经及包括偏头痛在内的头痛、术后疼痛、软组织疾病、急性痛风，并能退热。萘普生通常以游离酸或钠盐的形式口服给药。注册药品信息中的剂量在各自制剂中是以游离酸或钠盐的形式表示的，然而下面所给的剂量只是以相当于游离酸的量表示。每550mg萘普生钠相当于约500mg萘普生。

治疗**风湿病**时，萘普生或萘普生钠的常用剂量相当于每日500mg～1g萘普生，1次给予或分2次给予。美国注册药品信息称，若有必要，能耐受低剂量萘普生的患者可在6个月内将剂量增加到每日1.5g。关于儿童用量，见下文。

在如痛经和急性肌肉骨骼疾病的**其他疼痛**的处置中，通常的起始剂量等量于500mg萘普生，然后每6～8h给予250mg，直到首日后的最大剂量达1.25g，以后每日1g。

在治疗**急性痛风**时，最初的剂量等量于750mg的萘普生，随后每8h给予250mg。

在治疗**偏头痛**时，当出现预示着即将发作的首次症状时，给予等量于750mg的萘普生，如有必要，可在至少半小时后再给予250～500mg，每日的最高剂量为1250mg。见下文预防**头痛**的推荐剂量。

萘普生也能直肠给药，剂量与口服给药相似。

萘普生也以哌嗪、氨基丁醇、赖氨酸盐、西曲铵萘普生的形式给药。为防止出现 NSAIDs 引起的消化性溃疡，萘普生可与米索前列醇（参见 M37 第1912页）或兰索拉唑（参见 M37 第1660页）合用，或与埃索美拉唑（参见 M37 第1650页）共同组成缓释制剂使用。

1. Todd PA, Clissold SP. Naproxen: a reappraisal of its pharmacology, and therapeutic use in rheumatic diseases and pain states. *Drugs* 1990; **40:** 91–137.
2. Curran MP, Wellington K. Delayed-release lansoprazole plus naproxen. *Drugs* 2004; **64:** 1915–19.
3. Derry C, *et al.* Single dose oral naproxen and naproxen sodium for acute postoperative pain in adults. Available in The Cochrane Database of Systematic Reviews; Issue 9. Chichester: John Wiley; 2009 (accessed 18/09/09).

儿童用法 治疗青少年特发性关节炎时，美国注册药品信息推荐2岁及以上儿童，每日口服萘普生约10mg/kg，分2次服用。在英国，此剂量被允许用于5岁以上儿童。另外，更高剂量也可使用：*BNFC 2009* 建议2～18岁的儿童，每日剂量可用到15mg/kg（每日最大剂量1g）。

用于肌骨骼关节疾病和痛经引起的疼痛和炎症时，*BNFC 2009* 建议1月龄至18岁的儿童，口服5mg/kg，每日2次（最大量为每日1g）。

头痛 各种类型的头痛包括偏头痛（参见 M37 第587页）及紧张性头痛（参见 M37 第588页）在出现症状时，首先考虑使用的药物是如萘普生这样的 NSAIDs。在开始出现症状时就使用 NSAIDs 能有效地缓解偏头痛的急性发作[1,7]。与一种曲坦类药物合用，可产生额外的益处，含琥珀酸舒马曲坦和萘普生钠的制剂（*Treximet*；*GlaxoSmithKline, USA*）已可应用[2,3]。NSAIDs 似乎对于预防偏头痛有效，尽管一般倾向于用普萘洛尔。研究表明萘普生钠550mg（相当于500mg萘普生），每日2次能减少偏头痛发作的次数[4~6]。

1. Treves TA, *et al.* Naproxen sodium versus ergotamine tartrate in the treatment of acute migraine attacks. *Headache* 1992; **32:** 280–2.
2. Winner P, *et al.* Twelve-month tolerability and safety of sumatriptan-naproxen sodium for the treatment of acute migraine. *Mayo Clin Proc* 2007; **82:** 61–8.
3. Brandes JL, *et al.* Sumatriptan-naproxen for acute treatment of migraine: a randomized trial. *JAMA* 2007; **297:** 1443–54.
4. Sargent J, *et al.* A comparison of naproxen sodium to propranolol hydrochloride and a placebo control for the prophylaxis of migraine headache. *Headache* 1985; **25:** 320–4.
5. Welch KMA, *et al.* Successful migraine prophylaxis with naproxen sodium. *Neurology* 1985; **35:** 1304–10.
6. Sances G, *et al.* Naproxen sodium in menstrual migraine prophylaxis: a double-blind placebo controlled study. *Headache* 1990; **30:** 705–9.
7. Suthisisang CC, *et al.* Meta-analysis of the efficacy and safety of naproxen sodium in the acute treatment of migraine. *Headache* 2010; **50:** 808–18.

恶性肿瘤 一些 NSAIDs 如萘普生可能对鉴别诊断和肿瘤发热有效[1~4]，因为它们减少肿瘤发热比对抗感染引起的发热更有效。然而，萘普生用于诊断肿瘤发热的可靠性受到质疑[5]。在一组含72名患者的研究中，萘普生可使55%肿瘤发热患者的体温下降，而对其他情况引起的发热，则降低38%。计算得出试验的敏感性为55%，特异性为62%，作者认为数值太低而不可靠。

1. Chang JC, Gross HM. Neoplastic fever responds to the treatment of an adequate dose of naproxen. *J Clin Oncol* 1985; **3:** 552–8.
2. Azeemuddin SK, *et al.* The effect of naproxen on fever in children with malignancies. *Cancer* 1987; **59:** 1966–8.
3. Economos K, *et al.* The effect of naproxen on fever in patients with advanced gynecologic malignancies. *Gynecol Oncol* 1995; **56:** 250–4.
4. Cunha BA, *et al.* Fever of unknown origin (FUO) caused by multiple myeloma: the diagnostic value of the Naprosyn test. *Heart Lung* 2006; **35:** 358–62.
5. Vanderschueren S, *et al.* Lack of value of the naproxen test in the differential diagnosis of prolonged febrile illnesses. *Am J Med* 2003; **115:** 572–5.

制剂

BP 2010: Gastro-resistant Naproxen Tablets; Naproxen Oral Suspension; Naproxen Suppositories; Naproxen Tablets;
USP 33: Naproxen Delayed-Release Tablets; Naproxen Oral Suspension; Naproxen Sodium Tablets; Naproxen Tablets.

专利制剂

Arg.: Aleve; Alidase; Bumaflex N; Congex; Debril; Fabralgina; Fadalivio; Flaxvan; Flogocefal†; Keldor; Melgar; Monarit; Mox; Naprofidex; Naprogen; Naprontag; Naprux; Neuralprona†; Sicadentol Plus†; Tundra; Veradol†; ***Austral.:*** Anaprox; Chemists Own Period Pain; Crysanal; Femme Free†; Inza; Naprogesic; Naprosyn; Proxen; ***Austria:*** Aleve; Miranax; Naprobene; Nycopren†; Proxen; ***Belg.:*** Aleve; Apranax; Naproflam; Naprosyne; ***Braz.:*** Flanax; Napronax; Naprosyn; Naprox; ***Canad.:*** Anaprox; Apo-Napro-Na; Naprelan; Naprosyn; Novo-Naprox; Nu-Naprox; ***Chile:*** Atac; Deucoval; Eurogesic; Flogotone; Inveoxel†; Naprogesic; Triox NF; ***Cz.:*** Aleve; Emoxen; Nalgesin; Naprobene†; Naprosyn†; Napsyn†; ***Denm.:*** Bonyl; Miranax†; Naprosyn†; ***Fin.:*** Alpoxen; Eox; Miranax; Naprometin; Napromex; Naprosyn†; Naxopren†; Pronaxen; ***Fr.:*** Aleve; Apranax; Naprosyne; ***Ger.:*** Alacetan NNA; Aleve; Dolormin mit Naproxen; Dysmenalgit; Mobilat Schmerztabletten mit Naproxen; prodolor†; Proxen; ***Gr.:*** Anaprox; Anexopen; Momendol; Naprosyn; Nopron; Nycopren-E; ***Hong Kong:*** Apo-Napro-Na†; Inza; Naprorex; Naprosyn†; Napxen†; Noflam-N; Soden; ***Hung.:*** Aleve; Apranax; Napmel; Naprosyn; ***India:*** Artagen; Easy Dayz; Naprosyn; Xenobid; ***Indon.:*** Naxen†; Synflex†; Xenifar; ***Irl.:*** Gerinap; Naprosyn; Synflex†; ***Israel:*** Naproxi; Narocin; Naxyn; Point; ***Ital.:*** Aleve; Algonapril†; Aperdan†; Floginax; Floxalin†; Gibixen†; Gynestrel; Laser; Momendol; Naprius; Naprocet; Naprorex†; Naprosyn; Neo Eblimon; Nitens; Prexan; Proxagol; Synalgo; Synflex; Ticoflex†; Uninapro; Xenar†; ***Malaysia:*** Apo-Napro-Na; Inza†; Safrosyn S; Seladin; Sunprox; Synflex; ***Mex.:*** Actiquim; Analgen; Anapsyl†; Arsenal; Arxen; Atiflan†; Bioxan; Bixen; Dafloxen; Deflamox; Diferbest; Dolxen; Donaprox; Edem; Fagofen; Faraxen; Flanax; Flavoxen; Flaxendol; Flogen; Fuxen; Inflanox; Iqfasol; Kenaprox†; Lixogan†; Luzapren; Messelxen; Naflapen; Napoxol; Naprodil†; Nasocan†; Navixen†; Naxen; Naxopaar; Neonaxil; Novaxen; Pactens; Praxedol; Profaxen; Pronat; Pronax-P†; Pronaxil; Pronoxen; Propional; Proxalin; Proxem†; Saluprant†; Sertrixen; Sodixen; Tandax; Tanizona; Unirelaxed†; Vantin; Velsay; ***Neth.:*** Aleve; Momendol; Naprelan; Naprocoat†; Naprovite; Nycopren†; ***Norw.:*** Alpoxen†; Ledox; Napren; Naprosyn; ***NZ:*** Naprogesic; Naprosyn; Naxen; Noflam; Sonaflam; Synflex; ***Philipp.:*** Alpron; Flacidon; Flanax; Naflax; Napoxen; Naprelan†; Naprosyn; Sanomed; Skelan; ***Pol.:*** Aleve; Anapran; Apo-Napro; Boloxen; Emochol†; Natrax; Tarproxen; ***Port.:*** Momendol; Naprocet; Naprosyn; Reuxen; ***Rus.:*** Nalgesin (Налгезин); ***S.Afr.:*** Acusprain†; Aleve; Fibroxyn†; Nafasol; Napflam; Naprosyn†; Synflex; Traumox†; ***Singapore:*** Aleve; Apo-Napro-Na; Inza; Naprosyn; Noflam-N†; Nuprafen; Seladin; Soden; Soproxen; Synflex; Zynal†; ***Spain:*** Aleve†; Alivi-omas; Antalgin; Denaxpren; Lundiran; Momen; Naprosyn; Naproval†; Tacron; ***Swed.:*** Alpoxen; Eox; Naprosyn; Pronaxen; ***Switz.:*** Aleve; Apranax; Nycopren†; Proxen; ***Thai.:*** Annoxen; Buproxen; Naproflex; Naprosian; Naprosyn; Napsen; Narzen†; Nasin; Naxene; Polyxen; Proxen; Serviproxan†; Sonap; Soproxen; Synflex; Synogin; U-Proxyn; Vinsen; ***Turk.:*** A-Nox; Aleve; Anaprotab; Apraljin†; Apranax; Aprol; Apromed; Aprowell; Armanaks; Atren; Bonmin; Exvile; Femidolor; Floneks; Inaprol; Kapnax; Karoksen; Mednap; Naponal; Napradol; Napren; Naprodev; Naprodex; Naprosyn; Naprotab; Opraks; Relokap; Romaksen; Romatim; Rumazolidin; Seroksen; Synax; Syndol; ***UK:*** Arthroxen; Feminax Ultra; Napratec; Naprosyn; Synflex; ***Ukr.:*** Cefecon N (Цефекон Н); Nalgesin (Налгезин); Promax (Промакс); ***USA:*** Aleve; Anaprox; Naprelan; Naprosyn; Prevacid NapraPAC; Vimovo; ***Venez.:*** Apranax†; Synaprosyn†.

多组分制剂 ***Arg.:*** Naprontag Flex; Naprux Disten; Papasine; ***Ital.:*** Momendol; ***Mex.:*** Analgen Forte; Arsenal Compuesto; Arxen Compositum; Bifardol; Blocacid; Brax; Bremol; Caridoxen; Caxidol; Contraxen; Dafloxen-F; Decosil; Deflamox Plus; Dolotandax; Drunen; Farxen; Febrax; Fiverdol; Flaxenol; Flucol†; Grifed; Kensedal; Movex; Naprodil Plus†; Naxodol; Nedoxal; Neorpan Plus; Onexmol; Pensodil; Polet; Profenlax; Proxalin Plus; Raxenol; Reucortil; Somalgesic; Taxenan†; Ulpafie-N; Velsay-S Compuesto; Viplus; Xenorac's; ***Rus.:*** Cefecòn N (Цефекон Н); Pentalgin-N (Пенталгин-Н); ***USA:*** Treximet.

Nefopam Hydrochloride (*BANM, USAN, rINNM*)
盐酸奈福泮

Benzoxazocine; Fenazoxine; Hidrocloruro de nefopam; Néfopam, Chlorhydrate de; Nefopami Hydrochloridum; R-738. 3,4,5,6-Tetrahydro-5-methyl-1-phenyl-1*H*-2,5-benzoxazocine hydrochloride.

Нефопама Гидрохлорид
$C_{17}H_{19}NO$,HCl = 289.8.
CAS — 13669-70-0 (nefopam); 23327-57-3 (nefopam hydrochloride).
ATC — N02BG06.
ATC Vet — QN02BG06.
UNII — 685J48E13W.

(nefopam)

Pharmacopoeias. In *Chin*.

不良反应和处置

奈福泮的不良反应包括胃肠道紊乱（如恶心和呕吐）、出汗、嗜睡、失眠、尿潴留、眩晕、低血压、震颤、感觉异常、心悸、头晕、神经过敏、意识错乱、视物模糊、头痛、口干、昏厥、血管性水肿、过敏反应及心动过速。欣快、幻觉和抽搐也偶有报道。尿液会短暂变粉红。过量使用的症状包括 CNS 和心血管毒性。

不良反应发生率 French Pharmacovigilance System 报道[1]称，从 1995 年 1 月至 2004 年 12 月共收到 324 例有关应用奈福泮引起的不良反应报道。报道最多的反应有：出汗（15）、恶心（10）、心动过速（8）、不适（6）及呕吐（5）。意外的反应包括：幻觉（11）、意识错乱（11）、皮肤反应如红斑（7）、瘙痒（4）和荨麻疹（3）以及过敏反应［包括过敏性休克（4）和血管性水肿（2）］。过敏反应发生在术后给予奈福泮不久。有 1 例致死性抽搐的病例，无过量应用的报道（但见下文）。

1. Durrieu G, *et al*. French Network of Pharmacovigilance Centers. Overview of adverse reactions to nefopam: an analysis of the French Pharmacovigilance database. *Fundam Clin Pharmacol* 2007; 21: 555–8.

对泌尿系统的影响 1989 年 1 月，英国 CSM[1] 报道，53 例使用奈福泮的病例出现尿潴留或排尿延迟、尿流小或尿滴漏的症状，其中 1 例病例有前列腺炎病史。

1. CSM. Nefopam hydrochloride (Acupan). *Current Problems 24* 1989.

过量 曾有过量使用奈福泮致死的报道[1~4]，一篇报道[1]也提供 9 例其他患者在常规支持疗法后能抢救出来的详情。

1. Piercy DM, *et al*. Death due to overdose of nefopam. *BMJ* 1981; 283: 1508–9.
2. Urwin SC, Smith HS. Fatal nefopam overdose. *Br J Anaesth* 1999; 83: 501–2.
3. Tracqui A, *et al*. Fatal overdosage with nefopam (Acupan®). *J Anal Toxicol* 2002; 26: 239–43.
4. Kerr DE, Fletcher AK. Fatal nefopam overdose. *Emerg Med J* 2010; 27: 407–8.

注意事项

奈福泮禁用于有惊厥性疾病史的患者。慎用于老年人和青光眼、尿潴留或肝肾功能损伤的患者。

滥用 有报道 3 例有慢性疼痛史的患者滥用肠道外奈福泮，其中 2 例患者出现精神兴奋样症状，如激动、急躁和暴力行为。也观察到抗胆碱效应。3 例患者均出现精神依赖，2 例试图停用奈福泮的患者出现了戒断症状。

1. Villier C, Mallaret MP. Nefopam abuse. *Ann Pharmacother* 2002; 36: 1564–6.

哺乳 哺乳妇女使用奈福泮没有发现对乳儿产生不良反应，American Academy of Pediatrics 因此认为母乳喂养时可使用奈福泮[1]。

5 名哺乳母亲剖腹切术后使用奈福泮镇痛的研究表明，母乳中奈福泮的浓度与血中浓度相等[2]，按体重计算，母乳喂养的婴儿只接受母体剂量的不足 3%。

1. American Academy of Pediatrics. The transfer of drugs and other chemicals into human milk. *Pediatrics* 2001; 108: 776–89. [Retired May 2010] Correction. *ibid*.; 1029. Also available at: http://aappolicy.aappublications.org/cgi/content/full/pediatrics%3b108/3/776 (accessed 10/10/06)
2. Liu DTY, *et al*. Nefopam excretion in human milk. *Br J Clin Pharmacol* 1987; 23: 99–101.

药物相互作用

不建议使用 MAOIs 的患者使用奈福泮，也慎用于使用三环类抗抑郁药的患者。奈福泮的不良反应可能加重了这些药物的抗毒蕈碱作用或拟交感神经活性。

药动学

奈福泮从胃肠道吸收。口服后 1~3h 和肌注后约 1h 达血浆浓度峰值。约 73% 与血浆蛋白结合。奈福泮可分布进入乳汁。消除半衰期约为 4h。主要经尿液广泛代谢和排泄，少于 5% 的药物以原形排出。约 8% 经粪便排出。

用途和用法

盐酸奈福泮是非阿片类镇痛药，尽管其作用机制未明，但推测作用部位在中枢。它也有一定的抗毒蕈碱和拟交感神经作用。盐酸奈福泮用于缓解中度的急性和慢性疼痛。口服的常用剂量为 30~90mg，每日 3 次，推荐的起始剂量为 60mg（或老年患者 30mg），每日 3 次。盐酸奈福泮也可以 20mg 肌内注射，如有必要每 6h 重复一次。注射时建议患者平躺且注射后保持平躺 15~20min。奈福泮也可以每 4h 20mg，每日最大剂量 120mg 缓慢静脉注射。

呃逆 两个病例系列[1,2]共包含 10 名患者的分析表明，对标准处理无效的呃逆在静脉给予奈福泮后停止。治疗难治性呃逆参见 M37 第947页氯丙嗪项下。

1. Bilotta F, Rosa G. Nefopam for severe hiccups. *N Engl J Med* 2000; 343: 1973–4.
2. Bilotta F, *et al*. Nefopam for refractory postoperative hiccups. *Anesth Analg* 2001; 93: 1358–60.

疼痛 系统性综述认为很少有证据证实奈福泮作为镇痛药在控制术后疼痛方面的应用是恰当的[1,2]。

1. Evans MS, *et al*. Nefopam for the prevention of postoperative pain: quantitative systematic review. *Br J Anaesth* 2008; 101: 610–17.
2. Kakkar M, *et al*. Single dose oral nefopam for acute postoperative pain in adults. Available in The Cochrane Database of Systematic Reviews; Issue 3. Chichester: John Wiley; 2009 (accessed 28/07/10).

寒战 奈福泮是预防术后寒战（参见 M37 第1700页）的药物之一。

1. Bilotta F, *et al*. Nefopam and tramadol for the prevention of shivering during neuraxial anesthesia. *Reg Anesth Pain Med* 2002; 27: 380–4.
2. Piper SN, *et al*. A comparison of nefopam and clonidine for the prevention of postanaesthetic shivering: a comparative, double-blind and placebo-controlled dose-ranging study. *Anaesthesia* 2004; 59: 559–64.
3. Bilotta F, *et al*. Nefopam or clonidine in the pharmacologic prevention of shivering in patients undergoing conscious sedation for interventional neuroradiology. *Anaesthesia* 2005; 60: 124–8.

制剂

专利制剂

Belg.: Acupan; **Fr.:** Acupan; **Ger.:** Silentan†; **Gr.:** Leoplexamin; Pallopikeron; **Irl.:** Acupan; **Ital.:** Oxadol†; **NZ:** Acupan; **Rus.:** Oxadol (Оксадол); **UK:** Acupan.

Nepafenac (*USAN, rINN*) 奈帕芬胺

AHR-9434; AL-6515; Népafénac; Nepafenaco; Nepafenacum. 2-(2-Amino-3-benzoylphenyl)acetamide.

Непафенак
$C_{15}H_{14}N_2O_2$ = 254.3.
CAS — 78281-72-8.
ATC — S01BC10.
ATC Vet — QS01BC10.
UNII — 0J9L7J6V8C.

简介

奈帕芬胺是氨芬酸的前药，是一种 NSAID（第 92 页）。用于治疗白内障术后的疼痛和炎症。含 0.1% 奈帕芬胺的混悬型滴眼剂在术前一天和术后 2 周滴眼，每

日 3 次。如有必要，可最多用 3 周。术前 30~120min 需额外滴眼。

1. Colin J, Paquette B. Comparison of the analgesic efficacy and safety of nepafenac ophthalmic solution compared with diclofenac ophthalmic solution for ocular pain and photophobia after excimer laser surgery: a phase II, randomized, double-masked trial. *Clin Ther* 2006; 28: 527–36.
2. Lane SS. Nepafenac: a unique nonsteroidal prodrug. *Int Ophthalmol Clin* 2006; 46: 13–20.
3. Lane SS, *et al*. Nepafenac ophthalmic suspension 0.1% for the prevention and treatment of ocular inflammation associated with cataract surgery. *J Cataract Refract Surg* 2007; 33: 53–8. Correction. *ibid*.; 564.

制剂

专利制剂

Arg.: Nevanac; **Chile:** Nevanac; **Cz.:** Nevanac; **Gr.:** Nevanac; **Irl.:** Nevanac; **Malaysia:** Nevanac; **Mex.:** Nevanac; **Philipp.:** Nevanac; **Port.:** Nevanac; **Thai.:** Nevanac; **UK:** Nevanac; **USA:** Nevanac.

Nicoboxil (*rINN*) 烟波克昔

Butoxyethyl Nicotinate; Nicoboxilo; Nicoboxilum. 2-Butoxyethyl nicotinate.

Никобоксил
$C_{12}H_{17}NO_3$ = 223.3.
CAS — 13912-80-6.
UNII — GSD5B9US0W.

简介

烟波克昔是局部用作发赤药的一种烟酸制剂，在治疗寻常性痤疮的某些局部制剂中也用到。

制剂

多组分制剂 **Austral.:** Finalgon; **Austria:** Finalgon; **Ger.:** Finalgon; **Gr.:** Finalgon; **Ital.:** Anti-Acne; **Port.:** Finalgon; **Rus.:** Betalgon (Беталгон); Betanicomylon (Бетаникомилон); Finalgon (Финалгон); **Spain:** Finalgon†; **UK:** Actinac†; **Ukr.:** Finalgon (Финалгон).

Nicomorphine Hydrochloride (*BANM, rINNM*)
盐酸尼可吗啡

Hidrocloruro de nicomorfina; Nicomorphine, Chlorhydrate de; Nicomorphini Hydrochloridum. 3,6-Di-O-nicotinoylmorphine hydrochloride; (–)-(5R,6S)-4,5-Epoxy-9a-methylmorphin-7-en-3,6-diyl dinicotinate hydrochloride.

Никоморфина Гидрохлорид
$C_{29}H_{25}N_3O_5$,HCl = 532.0.
CAS — 639-48-5 (nicomorphine); 12040-41-4 (nicomorphine hydrochloride); 35055-78-8 (nicomorphine xHCl).
ATC — N02AA04.
ATC Vet — QN02AA04.

(nicomorphine)

简介

盐酸尼可吗啡是用于治疗中度至重度疼痛的阿片类镇痛药（第96页）。口服的起始剂量为每日 5~10mg，或 10~20mg 肌注、缓慢静脉注射或皮下注射，更大剂量也可使用。也可直肠给药，常用剂量为每日 10~20mg。

1. Koopman-Kimenai PM, *et al*. Pharmacokinetics of intravenously administered nicomorphine and its metabolites in man. *Eur J Anaesthesiol* 1993; 10: 125–32.
2. Koopman-Kimenai PM, *et al*. Rectal administration of nicomorphine in patients improves biological availability of morphine and its glucuronide conjugates. *Pharm World Sci* 1994; 16: 248–53.
3. Koopman-Kimenai PM, *et al*. The bioavailability of intramuscularly administered nicomorphine (Vilan) with its metabolites and their glucuronide conjugates in surgical patients. *Int J Clin Pharmacol Ther* 1995; 33: 442–8.

制剂

专利制剂

Austria: Vilan; *Denm.:* Vilan; *Neth.:* MorZet; Vilan†; *Switz.:* Vilan.

Niflumic Acid (rINN) 尼氟酸

Acide niflumique; Ácido niflúmico; Acidum niflumicum; UP-83. 2-(ααα-Trifluoro-*m*-toluidino)nicotinic acid.

Нифлумовая Кислота

$C_{13}H_9F_3N_2O_2 = 282.2$.

CAS — 4394-00-7.

ATC — M01AX02; M02AA17.

ATC Vet — QM01AX02; QM02AA17.

UNII — 4U5MP5IUD8.

Pharmacopoeias. In *Eur.* (see p.vii).

Ph. Eur. 6. 8（Niflumic Acid）灰白色结晶性粉末。几乎不溶于水；溶于乙醇和甲醇；易溶于甲苯。

不良反应、处置和注意事项

参见 NSAIDs，第92页。

长期使用有报道发生氟化物相关骨病。当出现皮肤超敏反应时，应停用尼氟酸。

对皮肤的影响 意大利的一项有关儿童急诊的病例-对照研究[1]表明，使用尼氟酸或它的衍生物吗尼氟酯后出现严重的皮肤反应的比值为 4.9。考虑到这个数值及有更安全的药物，作者认为尼氟酸没有在儿童使用的适应证。然而，在一项 193727 名年龄在 0～14 岁的儿童的大型定群研究[2]中，发现与其他 NSAIDs 或对乙酰氨基酚相比，尼氟酸并不会引起更高的黏膜皮肤反应。后一项研究的作者认为由于在年龄或适应证方面没有调整，之前研究的结论可能是混乱的。

1. Menniti-Ippolito F, *et al.* Niflumic acid and cutaneous reactions in children. *Arch Dis Child* 2001; **84:** 430–1.
2. Sturkenboom M, *et al.* Incidence of mucocutaneous reactions in children treated with niflumic acid, other nonsteroidal antiinflammatory drugs, or nonopioid analgesics. Abstract: *Pediatrics* 2005; **116:** 212. Full version: http://pediatrics.aappublications.org/cgi/content/full/116/1/e26 (accessed 08/11/07)

用途和用法

尼氟酸是烟酸的衍生物，是一种 NSAID（第94页），用于治疗炎症和肌肉骨骼和关节病，常用剂量为 250mg，每日 3 次或 4 次口服，对于严重疾病每日可用的最高剂量为 1500mg，也可以 3% 的膏剂或软膏剂或 2.5% 的凝胶形式局部使用。吗尼氟酯（第83页）有相似用途。

甘氨酰氨尼氟酸在炎性口腔疾病中局部使用。

制剂

专利制剂

Arg.: Flogovital; *Belg.:* Niflugel; Niflurit†; *Cz.:* Niflugel; Niflurit†; *Fr.:* Flunir†; Niflugel; Niflurit; *Gr.:* Livornex; Myoskelet; Niflamol; Novopone; Radiogen; Sariu; *Hung.:* Donalgin; *Ital.:* Niflam; *Port.:* Niflurit; *Rus.:* Donalgin (Доналгин); *Spain:* Niflactol.

多组分制剂 *Arg.:* Flogodisten.

Nimesulide (BAN, rINN) 尼美舒利

Nimesulid; Nimesulida; Nimesulidas; Nimésulide; Nimesulidi; Nimesulidinum; Nimesulidum; Nimezulid; R-805. 4′-Nitro-2′-phenoxymethanesulphonanilide.

Нимесулид

$C_{13}H_{12}N_2O_5S = 308.3$.

CAS — 51803-78-2.

ATC — M01AX17; M02AA26.

ATC Vet — QM01AX17.

UNII — V4TKW1454M.

Pharmacopoeias. In *Eur.* (see p.vii).

Ph. Eur. 6. 8（Nimesulide）浅黄色结晶性粉末。呈多晶型。几乎不溶于水；微溶于无水乙醇；易溶于甲苯。

简介

尼美舒利是一种选择性抑制 COX-2 的 NSAID（第92页）。解热、抗炎镇痛的口服最大剂量为 100mg，每日 2 次；治疗急性疼痛、骨关节炎和痛经时，口服剂量可增至 100mg，每日 2 次；由于有肝毒性的报道，此药在欧盟使用的最长时限为 15 天（见下文**不良反应**项下）。直肠给药的剂量为 200mg，每日 2 次；或在扭伤和肌腱炎的对症处理时以 3% 凝胶局部给药。

尼美舒利倍他环糊精（尼美舒利倍他环糊精混合物）用法相似。

1. Bennett A, *et al.* Nimesulide: a multifactorial therapeutic approach to the inflammatory process? A 7-year clinical experience. *Drugs* 1993; **46:** (suppl 1): 1–283.
2. Senna GE, *et al.* Nimesulide in the treatment of patients intolerant of aspirin and other NSAIDs. *Drug Safety* 1996; **14:** 94–103.
3. Vizzardi M, *et al.* Nimesulide beta cyclodextrin (nimesulide-betadex) versus nimesulide in the treatment of pain after arthroscopic surgery. *Curr Ther Res* 1998; **59:** 162–71.
4. Bernareggi A. Clinical pharmacokinetics of nimesulide. *Clin Pharmacokinet* 1998; **35:** 247–74.
5. Shah AA, *et al.* Selective inhibition of COX-2 in humans is associated with less gastrointestinal injury: a comparison of nimesulide and naproxen. *Gut* 2001; **48:** 339–46.
6. Nüing RM, *et al.* Pathogenetic role of cyclooxygenase-2 in hyperprostaglandin E syndrome/antenatal Bartter syndrome: therapeutic use of the cyclooxygenase-2 inhibitor nimesulide. *Clin Pharmacol Ther* 2001; **70:** 384–90.

不良反应 尽管血小板减少是 HIV 患者常见的症状，但一组研究者仍认为他们的 1 名 HIV 患者出现血小板减少症是由尼美舒利造成的[1]。

也有报道尼美舒利会导致肝中毒[2~4]，自发报道称，尼美舒利比其他 NSAIDs 发生肝中毒的危险性更大[4]。1997～2001 年在意大利进行了一项队列研究，该研究包括 400000 名使用 NSAIDs 的患者，发现尼美舒利发生的肝中毒是其他 NSAIDs 的 1.3 倍，发生严重肝损伤是其他 NSAIDs 的 1.9 倍[5]。严重的肝毒性的报道导致了 2002 年在芬兰和西班牙中止了尼美舒利的上市批准。EMEA 也对这个问题进行了综述[6]，并在 2004 年报道称，尼美舒利的风险受益比率仍是有利的；然而他们建议将尼美舒利的适应证限定在用全身给药的方式治疗急性疼痛、痛经和骨关节炎；局部给药的方式治疗扭伤和肌腱炎。EMEA 也建议口服剂量的最大值减到 100mg，每日 2 次。随后，在 2007 年 5 月，爱尔兰监管当局认识到尼美舒利肝毒性的问题，将其撤市[7]。从 1995 年批准上市以来，尼美舒利共发生了 53 例涉及肝毒性不良反应的报道，其中 9 例肝衰竭，这 9 例中，3 例死亡，6 例接受肝移植；还有 1 例接受肝移植的与肝有关的死亡发生。撤市事件也促使 EMEA 进行了另一项综述[8]，结果表明全身给药的尼美舒利的风险受益比率仍是有利的；然而，因为多数的肝脏反应出现在用药的 2 周后，因此建议使用尼美舒利的最长时限为 15 天。

有报道，口服尼美舒利后出现脓疱性皮肤病（急性泛发性脓疱性皮炎）[9,10]。也可见固定性药疹[11]。

1 名婴儿在误食 8 倍每日推荐剂量的过量尼美舒利后出现低血压和低体温[12]，该患儿在用活性炭洗胃和支持治疗后恢复。

1. Pasticci MB, *et al.* Nimesulide, thrombocytopenic purpura, and human immunodeficiency virus (HIV) infection. *Ann Intern Med* 1990; **112:** 233–4.
2. McCormick PA, *et al.* COX 2 inhibitor and fulminant hepatic failure. *Lancet* 1999; **353:** 40–1.
3. Sbeit W, *et al.* Nimesulide-induced acute hepatitis. *Ann Pharmacother* 2001; **35:** 1049–52.
4. Maciá MA, *et al.* Hepatotoxicity associated with nimesulide: data from the Spanish pharmacovigilance system. *Clin Pharmacol Ther* 2002; **72:** 596–7.
5. Traversa G, *et al.* Cohort study of hepatotoxicity associated with nimesulide and other non-steroidal anti-inflammatory drugs. *BMJ* 2003; **327:** 18–22.
6. EMEA. CPMP opinion following an article 31 referral: nimesulide containing medicinal products (issued 7th May, 2004). Available at: http://www.ema.europa.eu/pdfs/human/referral/nimesulide/172404en.pdf (accessed 08/04/10)
7. Irish Medicines Board. Immediate suspension of the marketing of medicines containing nimesulide (issued 15th May, 2007). Available at: http://www.imb.ie/EN/Safety--Quality/Advisory-Warning--Recall-Notices/Human-Medicines/Nimesulide-Suspension.aspx?page=1&noticetypeid=-1&year=2007 (accessed 08/11/07)
8. EMEA. Questions and answers on the CHMP recommendation on nimesulide-containing medicines (issued 21st September, 2007). Available at: http://www.emea.europa.eu/pdfs/human/opinion/43098807en.pdf (accessed 08/11/07)
9. Lateo S, Boffa MJ. Localized toxic pustuloderma associated with nimesulide therapy confirmed by patch testing. *Br J Dermatol* 2002; **147:** 424–5.
10. Teixeira M, *et al.* Acute generalized exanthematous pustulosis induced by nimesulide. *Dermatol Online J* 2006; **12:** 20. Available at: http://www.dermatology.cdlib.org/126/case_presentations/agep/teixeira.html (accessed 08/11/07)
11. Naldi L, *et al.* Nimesulide-induced fixed drug eruption. *Allergol Immunopathol (Madr)* 2005; **33:** 285–7.
12. Yapakci E, *et al.* Hypoglycaemia and hypothermia due to nimesulide overdose. *Arch Dis Child* 2001; **85:** 510.

妊娠 1 名在妊娠 26～32 周服用尼美舒利作为抗分娩药的母亲生出的新生儿出现了不可逆性的晚期肾衰竭[1]。其他也有报道称尼美舒利与新生儿肾衰竭有关[2]。在一些病例中发现，10 名其母亲在妊娠前 3 个月自行使用过尼美舒利的新生儿出现动脉导管早闭，而导致持续的肺动脉高压[3]。

1. Peruzzi L, *et al.* Neonatal end-stage renal failure associated with maternal ingestion of cyclo-oxygenase-type-2 selective inhibitor nimesulide as tocolytic. *Lancet* 1999; **354:** 1615. Correction. *ibid.* 2000; **355:** 238.
2. Balasubramaniam J. Nimesulide and neonatal renal failure. *Lancet* 1999; **355:** 575.
3. Paladini D, *et al.* Severe ductal constriction in the third-trimester fetus following maternal self-medication with nimesulide. *Ultrasound Obstet Gynecol* 2005; **25:** 357–61.

早产 有早产史的孕妇使用尼美舒利替代吲哚美辛来延迟分娩（参见 M37 第1903页），在妊娠 16～34 周给药，停药 6 天后成功分娩[1]，对胎儿的肾功能或动脉导管没有不良反应。作者认为，胎儿的前列腺素主要是由 COX-1 合成的，因此选择性 COX-2 抑制药尼美舒利比其他的非选择性 NSAIDs 对胎儿的不良反应要小。然而，在一项小规模研究中，尼美舒利、吲哚美辛和舒林酸三者对胎儿的短期作用是相同的[2]。

有关孕期使用尼美舒利的孕妇生出的新生儿的不良反应见上文。

1. Sawdy R, *et al.* Use of a cyclo-oxygenase type-2-selective non-steroidal anti-inflammatory agent to prevent preterm delivery. *Lancet* 1997; **350:** 265–6.
2. Sawdy RJ, *et al.* A double-blind randomized study of fetal side effects during and after the short-term maternal administration of indomethacin, sulindac, and nimesulide for the treatment of preterm labor. *Am J Obstet Gynecol* 2003; **188:** 1046–51.

制剂

专利制剂

Arg.: Aldoron; Flogovital NF; Virobron; *Austria:* Aulin; Mesulid†; *Belg.:* Mesulid; *Braz.:* Antiflogil†; Arflex; Cimelide; Deflogen; Deltaflan; Fasulide; Flogilit†; Infalid; Maxsulid; Neosulida; Nimedalin†; Nimedalint†; Nimeflan†; Nimesilam; Nimesubal; Nimesulin; Nimesulix; Nimesulon; Nisalgen†; Nisoflan; Nisuflext†; Nisulid; Optaflan†; Scaflam; Scald; Sintalgin; *Chile:* Ainext; Doloc; Nimepast; Nimesyl; Nimext; Nisulid; Nisural; *Cz.:* Coxtral; Mesulid; Nimed; Nimesil; *Fr.:* Nexen; *Gr.:* Alfogen; Alencast; Algosulid; Algover; Amocetin; Aulin; Auromelid; Bioxidol; Chemisulide; Cliovyl; Discordi; Dolostop; Edrigyl; Elinap; Erlecit; Fladalgin; Flogostop; G-Revm; Kartal; Lalide; Lasazin; Lemesil†; Lizepat; Londopon; Lovirem; Melicate; Melimont; Mesilex; Mesulid; Mesupon; Min-A-Pon; Mosuolit; Multiformil; Myxina; Naofid; Neo-Lemesil; Niberan; Nimegel; Nimelide; Nimesul; Omnibus; Rhemid; Ristolizet; Ritamine; Rolaket; Scaflam; Specilid; Sudinet; Tranzicalm; Ventor; Volonten; Wingel; *Hong Kong:* Mesulid; Nidol; Nimm; *Hung.:* Mesulid; Nidol; Nimelid; Xilox; *India:* Beta Nicip; Mesulid; Nicip; Nilide; Nimcet; Nimfast; Nimica; Nimodol; Nimulid; Nimusyp; Nimutab; Nimvista; Nise; Nizer; Willgo; *Indon.:* Arnidt; Aulin†; Nicoxt; Nimed; Nimost†; Sohoflam†; Ximede; *Irl.:* Aulin; Mesinet; Mesulid; *Israel:* Mesulid; *Ital.:* Algimesil; Algolider; Antalgo†; Areuma; Aulin; Delfos; Dimesul; Doloxtrent†; Domes; Edemaxt†; Efridol; Erreflog; Eudolene; Fansidol†; Fansulide; Flolid; Idealidt†; Isodol; Ledolidt; Ledoren; Mesulid; Migralesst†; Nerelid; Nidet†; Nimedex; Nimenol; Nimesilt†; Nimesulene; Nims; Noalgost†; Noxalidet†; Oronime; Pantames; Remov; Resulint†; Solving; Sulidamor; Sulide; *Malaysia:* Nidol†; *Mex.:* Apolide; Cargespril; Defam; Degorflan; Dexlin; Eskaflam; Fenoxil; Flamide; Flamozin; Igrexa; Inim; Lesiden; Lusemin; Medani; Meliden; Mesulidt†; Minus; Nidolin; Nilden; Nimepis; Nizurin; Quidofril; Redaflam; Severin; Sidel; Sindel; Sulidek; Sulidol-GB; Sundir; Ul-Flam; *Philipp.:* Aulin†; Flamesul†; Nimed; Nimsulid; Sorinit†; Sulidin; *Pol.:* Aulin; Coxtral; Nimesulin; Nimesil; *Port.:* Aulin; Donulide; Gerilide; Jabasulide; Nilmide; Nimalge; Nimartin; Nimed; Nimesulene; Reumolide; Sulidor; Sulimed; Vitolide; *Rus.:* Actasulid (Актасулид); Aponil (Апонил); Coxtral (Кокстрал); Nimesil (Нимесил); Nimica (Нимика); Nimulid (Нимулид); Nise (Найз); *Singapore:* Nidol†; Niset; *Switz.:* Aulin; Nisulid; *Thai.:* Emdon; Nemil-Os; Neptide; Nidol; Nilide; Nimesil; Nimill; Nimlide; Nimo; Nimulid; Veedol; *Turk.:* Coxidol; Mesulid†; Motival; Nimelid; Nimes; Sulidin; *Ukr.:* Mesulid (Месулид)†; Nimesil (Нимесил); Nise (Найз); Remesulid (Ремесулид); Remisid (Ремисид); *Venez.:* Ainex; Aulin; Drexel; Nimecox; Nimelid; Nimeprext†; Niprolidet†; Niset; Normosilent†; Reduben; Scaflan.

多组分制剂 *Arg.:* Mio Aldoron; Mio-Virobron; *India:* Cipzen N; Niciflex-T; Nicip Cold; Nicip D; Nicip MR; Nicip Plus; Nicip Supergel; Nicip T; Nicispas; Nimica Plus; Nimulid MR; Nimulid Nugel; Nimulid SP; Nimvista Plus; *Mex.:* Amoxiclide; Zitroflam; *Ukr.:* Nizer (Найзер).

Nonivamide (rINN) 诺香草胺

Nonivamida; Nonivamidum; Noniwamid; Nonylvanillamide; PAVA; Pelargonyl Vanillylamide; Pseudocapsaicin. *N*-Vanillylnonamide; *N*-[(4-Hydroxy-3-methoxyphenyl)methyl]nonanamide.

Нонивамид

$C_{17}H_{27}NO_3 = 293.4$.

CAS — 2444-46-4.

注：诺香草胺可用作辣椒辣素和辣椒油树脂的掺入物，因此，名词"合成辣椒素"被用于描述诺香草胺。

简介

诺香草胺是辣椒辣素（第31页）的合成类似物，用在缓解肌肉和风湿痛的局部制剂中。

诺香草胺还用作食物调味剂和执法及自卫使用的胡椒喷剂。

制剂

专利制剂

Austria: ABC Hydrogel-Warmepflaster; **Ger.:** Gothaplast Capsicum-Warmepflaster; Hansaplast ABC Warme-Pflaster Sensitive†.

多组分制剂 **Austral.:** Finalgon; **Austria:** Finalgon; Rubriment; **Cz.:** Capsicolle; Pain Expeller†; **Ger.:** Finalgon; Rheumasalbe†; Rubriment; **Gr.:** Finalgon; **Port.:** Finalgon; **Rus.:** Betalgon (Беталгон); Betanicomylon (Бетаникомилон); Capsicam (Капсикам); Finalgon (Финалгон); **Spain:** Finalgon†; **Switz.:** Histalgane; Radalgin; Thermocutan†; **Thai.:** Ammeltz; **Ukr.:** Finalgon (Финалгон).

Nonsteroidal Anti-inflammatory Drugs 非甾体抗炎药

AINE; AINS; Fármacos antiinflamatorios no esteroideos; NSAIDs; NSAIller.
НПВП; НПВС; НСПВП; Нестероидные Противовоспалительные Препараты

不良反应和处置

NSAIDs 最常见的不良反应是胃肠道紊乱，如胃肠道不适、恶心和腹泻，通常这种反应是轻微和可逆的，也有一些患者出现消化性溃疡和严重的胃肠出血。通常认为 COX-1 抑制药与 NSAIDs 的胃肠不良反应关系密切，选择性 COX-2 抑制药能改善胃肠道的耐受性。

CNS 的不良反应包括头痛、眩晕、头晕、神经质、耳鸣、抑郁、嗜睡和失眠。超敏反应偶发，包括发热、血管性水肿、支气管痉挛和疹。肝中毒和无菌性脑膜炎虽然罕见，但也属于超敏反应。一些患者还会出现视觉障碍。

NSAIDs 对血液系统的不良反应包括贫血、血小板减少、嗜中性白细胞减少症、嗜酸试红细胞增多和粒细胞缺乏症。不像阿司匹林那样，其他 NSAIDs 抑制血小板聚集是可逆的。

一些 NSAIDs 还引起肾毒性，如间质性肾炎和肾病综合征。NSAIDs 可加重肾衰竭，尤其是有肾损伤病史的患者。可引起血尿。在老年人中可引起体液潴留，极个别的加重心衰。长期或滥用包括 NSAIDs 在内的镇痛药，与肾病的发生有关。

在易感患者中，可能发生液体潴留，但很少引起心衰。NSAIDs 其他的心血管不良反应，包括选择性地抑制 COX-2，将在下文详细讨论。

其他不良反应包括光过敏。齿槽炎、肺嗜酸性细胞增多、胰腺炎、Stevens-Johnson 综合征和中毒性表皮坏死松解症是其他罕见的不良反应。还曾有引起和加重肠炎的报道。

关于具体 NSAIDs 不良反应的细节见各自的专题。

不良反应发生率 关于 NSAIDs 的相对毒性一直存在分歧[1]。曾试图根据在不同系统的毒性将其分类[2]。选择性 COX-2 抑制药的毒性也被综述[3]。更多细节详见专题。

1. Skeith KJ, *et al.* Differences in NSAID tolerability profiles: fact or fiction? *Drug Safety* 1994; **10:** 183–95.
2. CSM/MCA. Relative safety of oral non-aspirin NSAIDs. *Current Problems* 1994; **20:** 9–11.
3. Chaiamnuay S, *et al.* Risks versus benefits of cyclooxygenase-2-selective nonsteroidal antiinflammatory drugs. *Am J Health-Syst Pharm* 2006; **63:** 1837–51.

对血液的影响 英国 CSM 提供了 1963 年 7 月到 1993 年 1 月间接收到的发生粒细胞缺乏和中性粒细胞减少的报道资料[1]，研究了几种药物，其中 NSAIDs 发生粒细胞缺乏 133 例（45 例死亡），发生中性粒细胞减少 187 例（15 例死亡）。保泰松发生的概率最大，有粒细胞缺乏 74 例（39 例死亡）及中性粒细胞减少 40 例（4 例死亡）。

1. CSM/MCA. Drug-induced neutropenia and agranulocytosis. *Current Problems* 1993; **19:** 10–11.

对骨的影响 前列腺素在骨的修复过程中发挥着非常重要的作用，因此使用 NSAIDs 所引起的前列腺素水平的减少可能会影响到骨的修复过程[1]。在实验条件下，包括 COX-2 抑制药在内的许多 NSAIDs 都会延缓骨的愈合[1]。然而，临床的证据很少[2]。一些 NSAIDs 如吲哚美辛可能会加速骨关节炎患者软骨的破坏率[3,4]。

1. Harder AT, An YH. The mechanisms of the inhibitory effects of nonsteroidal anti-inflammatory drugs on bone healing: a concise review. *J Clin Pharmacol* 2003; **43:** 807–15.
2. Glassman SD. *et al.* The effect of postoperative nonsteroidal anti-inflammatory drug administration on spinal fusion. *Spine* 1998; **23:** 834–8.
3. Rashad S, *et al.* Effect of non-steroidal anti-inflammatory drugs on the course of osteoarthritis. *Lancet* 1989; **ii:** 519–22.
4. Huskisson EC, *et al.* Effects of antiinflammatory drugs on the progression of osteoarthritis of the knee. *J Rheumatol* 1995; **22:** 1941–6.

对心血管系统的影响 **血压** 一项包括 771 名患者的 50 个关于 NSAIDs 对血压影响的随机试验研究的荟萃分析表明，NSAIDs 会升高平均卧位血压 5mmHg[1]。吡罗昔康、吲哚美辛和布洛芬升压的作用最强，但只有吡罗昔康的变化有统计学差异。阿司匹林、舒林酸和氟比洛芬升对血压的作用最小，噻洛芬酸、双氯芬酸和萘普生的作用居中。对血压的升高在接受过抗高血压治疗的患者中更明显。NSAIDs 对抗 β 受体阻滞药和血管扩张药的作用强于对抗利尿药。更早的一项荟萃分析也有类似结果[2]。1324 名使用 NSAIDs 的患者平均动脉血压升高在使用吲哚美辛、萘普生或吡罗昔康的高血压患者中更明显，尽管只有吲哚美辛和萘普生的结果有显著性差异。阿司匹林和舒林酸对平均动脉血压的作用最小。

在老年患者中使用 NSAIDs 时，可能有必要进行抗高血压治疗[3]。一项研究[3]表明，在 9411 名 65 岁或以上的刚开始抗高血压治疗的老年患者中，41% 在 1 年前使用过 NSAIDs，而 9629 名未进行抗高血压治疗的对照患者中此比例只有 26%。

1. Johnson AG, *et al.* Do nonsteroidal anti-inflammatory drugs affect blood pressure? *Ann Intern Med* 1994; **121:** 289–300.
2. Pope JE, *et al.* A meta-analysis of the effects of nonsteroidal anti-inflammatory drugs on blood pressure. *Arch Intern Med* 1993; **153:** 477–84.
3. Gurwitz JH, *et al.* Initiation of antihypertensive treatment during nonsteroidal anti-inflammatory drug therapy. *JAMA* 1994; **272:** 781–6.

心衰 最近还有报道，在老年患者中使用 NSAIDs 能增加发生心衰的危险[1]。一项病例对照研究[2]发现，1 周前使用过 NSAIDs 者发生心衰入院的概率增加 1 倍，在有心脏病史者中此危险增加 10 倍。研究也表明药物的剂量大和血中半衰期长与发生心衰的危险增加相关。

1. Bleumink GS, *et al.* Nonsteroidal anti-inflammatory drugs and heart failure. *Drugs* 2003; **63:** 525–34.
2. Page J, Henry D. Consumption of NSAIDs and the development of congestive heart failure in elderly patients: an underrecognised public health problem. *Arch Intern Med* 2000; **160:** 777–84.

血栓事件 在选择性 COX-2 抑制药问世以来，人们越来越关注，因为在使用这些选择性 COX-2 抑制药的患者会有发生诸如心肌梗死和卒中等血栓事件的危险，许多管理机构在持续地对此危险性进行综述。随后的临床研究数据表明，COX-2 抑制药会轻度增加血栓事件的危险性，因此，导致了全球范围内的罗非考昔（第114页）和伐地考昔（第126页）的撤市。对于仍在使用的选择性 NSAIDs 而言，限制规则也有所加强（详见塞来考昔，第33页）。

对使用这些选择性 COX-2 抑制药的患者会增加发生血栓事件的关注可能也适用于非选择性 NSAIDs。在对当时已有的数据进行综述后，FDA[1] 在 2005 年 4 月报道非选择性 NSAIDs 也有潜在加心血管事件的危险。2005 年 8 月，英国 CSM 建议，任何非选择性 NSAIDs 的心血管事件危险性都很低，且与长期和大剂量使用有关[2]，因此建议不修改当前的适应证。几个月后，欧盟的 EMEA 对该建议表示赞同[3]。然而，新的信息不断地获得，EMEA 在 2006 年 10 月更新了它的建议[4]。基于包括 MEDAL 计划[5] 及其他几项重要的流行病学综述的数据[6~8]，下有以下几点：

- 从 MEDAL 计划得到的结果建议双氯芬酸（150mg，每日1次）血栓事件的危险类似于艾托考昔（60mg 或 90mg，每日1次）；但是此前，更多问题需要考虑。
- 基于研究和流行病学证据，双氯芬酸，特别是高剂量（150mg，每日1次），可能与血栓事件危险性增加有关。
- 临床研究数据建议高剂量布洛芬（2.4g，每日1次）与血栓事件危险增加有关；然而，总体上，流行病学研究不支持危险增加与低剂量布洛芬（1.2g，每日1次，或更低）有关。
- 萘普生（1g，每日1次）可能比 COX-2 抑制药的血栓事件危险性更低，但小的危险性不能排除；总体上，对所有其他非选择性 NSAIDs，没有足够数据评价血栓危险，进而危险增加不能排除；当采用高剂量和长时间治疗时，小的绝对危险增加似乎是很可能的。

2009 年 2 月，英国 CHM 报道[9]称，最近的 2 项

流行病学研究[10,11]的结果支持所有的 NSAIDs 均增加心血管事件的危险，且与患者的原有的心血管危险因子或使用 NSAIDs 的时间无关；然而，健康人使用 NSAIDs 而出现心血管事件的危险性很低。American Heart Association[12]也发布了有关 NSAIDs 的心血管作用的声明，建议 NSAIDs 可减少阿司匹林的心脏保护作用，见阿司匹林的**药物相互作用**项下，第23页。

1. FDA. FDA announces series of changes to the class of marketed non-steroidal anti-inflammatory drugs (NSAIDs) (issued 7th April, 2005). Available at: http://www.fda.gov/bbs/topics/news/2005/NEW01171.html (accessed 08/11/07)
2. CSM. Cardiovascular safety of NSAIDs: review of evidence. Message from Professor G Duff, Chairman of CSM (issued August 2005). Available at: http://www.mhra.gov.uk/home/idcplg?IdcService=GET_FILE&dDocName=con1004303&RevisionSelectionMethod=Latest (accessed 08/11/07)
3. EMEA. European Medicines Agency update on non-selective NSAIDs (issued 17th October, 2005). Available at: http://www.emea.europa.eu/pdfs/human/press/pr/29896405en.pdf (accessed 29/08/08)
4. EMEA. Opinion of the Committee for Medicinal Products for Human Use pursuant to article 5(3) of regulation (EC) no 726/2004, for non-selective non steroidal anti-inflammatory drugs (NSAIDs) (issued 18th October, 2006). Available at: http://www.emea.europa.eu/pdfs/human/opiniongen/nsaids.pdf (accessed 08/11/07)
5. Cannon CP, *et al.* Cardiovascular outcomes with etoricoxib and diclofenac in patients with osteoarthritis and rheumatoid arthritis in the Multinational Etoricoxib and Diclofenac Arthritis Long-term (MEDAL) programme: a randomised comparison. *Lancet* 2006; **368:** 1771–81.
6. Kearney PM, *et al.* Do selective cyclo-oxygenase 2 inhibitors and traditional non-steroidal anti-inflammatory drugs increase the risk of atherothrombosis? Meta-analysis of randomised trials. *BMJ* 2006; **332:** 1302–8.
7. Hernández-Díaz S, *et al.* Non-steroidal antiinflammatory drugs and the risk of acute myocardial infarction. *Basic Clin Pharmacol Toxicol* 2006; **98:** 266–74.
8. McGettigan P, Henry D. Cardiovascular risk and inhibition of cyclooxygenase: a systematic review of the observational studies of selective and nonselective inhibitors of cyclooxygenase 2. *JAMA* 2006; **296:** 1633–44.
9. MHRA/CHM. Non-steroidal anti-inflammatory drugs: cardiovascular risk. *Drug Safety Update* 2009; **2** (7): 3–4. Available at: http://www.mhra.gov.uk/Publications/Safetyguidance/DrugSafetyUpdate/CON038625 (accessed 24/09/09)
10. García Rodríguez LA, *et al.* Role of dose potency in the prediction of risk of myocardial infarction associated with nonsteroidal anti-inflammatory drugs in the general population. *J Am Coll Cardiol* 2008; **52:** 1628–36.
11. Fosbøl EL, *et al.* Risk of myocardial infarction and death associated with the use of nonsteroidal anti-inflammatory drugs (NSAIDs) among healthy individuals: a nationwide cohort study. *Clin Pharmacol Ther* 2009; **85:** 190–7.
12. Antman EM, *et al.* Use of nonsteroidal antiinflammatory drugs: an update for clinicians—a scientific statement from the American Heart Association. *Circulation* 2007; **115:** 1634–42.

对 CNS 的影响 一篇综述[1]中提到，在使用 NSAIDs 的患者中，头痛、听力丧失和耳鸣是最常见的 CNS 的不良反应。使用 NSAIDs 如萘普生、舒林酸和托美丁的患者会偶有发生无菌性脑膜炎的报道，但这种情况在系统性红斑狼疮的患者使用布洛芬后最常出现（第62页）。

有关精神病的报道很罕见[1,2]，多见于吲哚美辛和舒林酸，但有人认为这种情况的出现被低估了，在使用吲哚美辛的老年人中更典型[1]。

选择性 COX-2 抑制药也有 CNS 不良反应的报道[2]。

NSAIDs 对老年人认知力下降的影响尚不清楚。NSAIDs 与老年患者记忆的减退和注意力的缺失有关[1,3]，尤其在使用大剂量时[4]。然而，另一些作者则报道了长期使用 NSAIDs 也许能减缓认知减退的速度或发展为阿尔茨海默病的危险（也见下文**用途和用法**项下**痴呆**）。

1. Hoppmann RA, *et al.* Central nervous system side effects of nonsteroidal anti-inflammatory drugs: aseptic meningitis, psychosis, and cognitive dysfunction. *Arch Intern Med* 1991; **151:** 1309–13.
2. Onder G, *et al.* NSAID-related psychiatric adverse events: who is at risk? *Drugs* 2004; **64:** 2619–27.
3. Saag KG, *et al.* Nonsteroidal antiinflammatory drugs and cognitive decline in the elderly. *J Rheumatol* 1995; **22:** 2142–7.
4. Karplus TM, Saag KG. Nonsteroidal anti-inflammatory drugs and cognitive function—do they have a beneficial or deleterious effect? *Drug Safety* 1998; **19:** 427–33.

对电解质的影响 见下文**对肾脏的影响**项下。

对眼的影响 如视物模糊这样的视觉不良反应在使用 NSAIDs 的患者中很少发生，其他与 NSAIDs 有关的眼部的严重不良反应也罕见。在美国，National Registry of Drug-Induced Ocular Side Effects 分析了 144 例他们收到的可能与使用 NSAIDs 相关的视神经反应的报道[1]，其中 24 例伴有或不伴有假性脑瘤的视盘水肿病例中，超过半数与使用丙酸衍生物有关，对这些数据的分析表明多数 NSAIDs 都能引发这样的病例，但概率很低，具体个药的病例为：布洛芬 7 例，吲哚美辛和萘普生 5 例，甲氯芬那酸 3 例，二氟尼柳、酮洛芬、舒林酸和托美丁各 1 例。120 例视神经炎或球后视神经炎的病例中约三分之二也与丙酸衍生物有关，具体个药的病例为：布洛芬 43 例，萘普生 17 例，吲哚美辛 9 例，苯噁洛芬 8 例，保泰松 8 例，吡罗昔康 8 例，佐美酸 7 例，

舒林酸 6 例，非诺洛芬 5 例，羟布宗 3 例，甲氯芬那酸 2 例，托美丁 2 例，二氟尼柳 1 例，酮洛芬 1 例。

选择性 COX-2 抑制药也有眼部不良反应的报道[2]。

某些 NSAIDs 如双氯芬酸和酮咯酸在眼局部使用有发生严重角膜毒性的报道（第 44 页）。

1. Fraunfelder FT, et al. Possible optic nerve side effects associated with nonsteroidal anti-inflammatory drugs. J Toxicol Cutan Ocul Toxicol 1994; 13: 311–16.
2. Coulter DM, et al. Celecoxib, rofecoxib, and acute temporary visual impairment. BMJ 2003; 327: 1214–15.

对生育的影响　长期使用 NSAIDs 的妇女有出现可逆性不孕的报道[1~3]。由于前列腺素参与排卵，因此认为 NSAIDs 可能通过抑制 COX-2 而损害排卵。有妊娠打算的妇女应避免使用 NSAIDs。

1. Mendonça LLF, et al. Non-steroidal anti-inflammatory drugs as a possible cause for reversible infertility. Rheumatology (Oxford) 2000; 39: 880–2.
2. Norman RJ. Reproductive consequences of COX-2 inhibition. Lancet 2001; 358: 1287–8.
3. Stone S, et al. Nonsteroidal anti-inflammatory drugs and reversible female infertility: is there a link? Drug Safety 2002; 25: 545–51.

对胃肠道的影响　NSAIDs 能导致出现临床症状的胃肠道损伤，增加发生上消化道出血和穿孔的危险，尽管这种严重并发症及死亡出现的概率不大。NSAIDs 还能损伤远端小肠和结肠[1~3]。

其中的机制还未完全被阐明，通常认为 COX-1 抑制导致出现了胃肠毒性，选择性 COX-2 的抑制药比传统的 NSAIDs 发生的胃肠毒性低（见下文）[4~8]。局部和全身使用 NSAIDs 都能损伤胃黏膜[5]。局部用药的影响是 pH 依赖的，且各药的差异很大。全身用药的影响是不依赖 pH 的，任何给药途径均可发生，且个体差异小，一般认为是与 COX-1 抑制相关。

发生上消化道毒性的**危险因素**中最主要的是老年人、消化道溃疡或胃肠出血史及同时使用皮质激素[9]。初步研究的结果表明儿童的危险性也会增加[10]。幽门螺杆菌感染能加重发生溃疡的危险，但感染根除后，患者的危险性仍然很高[11]。治疗期间的长短不会影响发生毒性事件的危险性。一项队列研究[12]发现，在使用 NSAIDs 治疗的全程中发生胃肠出血或穿孔的危险恒定，一旦停药则危险性迅速下降[13]。

几项研究[14~17]中讨论了口服 NSAIDs 对上消化道的**相对毒性**及这些药物的分级[18~22]。英国 CSM[20]检查了 7 种口服非阿司匹林 NSAIDs 的 10 项流行病学研究，也检查了他们收到的关于 NSAIDs 对胃肠作用的自发报道。CSM 总结如下：

- 阿扎丙宗发生胃肠反应的危险最高；
- 布洛芬最低（但这可能与剂量有关，见下文）；
- 吡罗昔康、酮洛芬、吲哚美辛、萘普生和双氯芬酸居中，这其中吡罗昔康又比其他中度毒性的 NSAIDs 相对高些。

CSM 后来的最新资料也证实了这些发现[23]。

EMEA 也通过流行病学研究及药品不良反应自愿报告的数据，综述了 NSAIDs 相关的问题[22]。已有的证据表明，相比双氯芬酸、依托度酸、布洛芬、吲哚美辛、美洛昔康、萘丁美酮、萘普生、尼美舒利而言，吡罗昔康与酮洛芬出现胃肠毒性的危险更大，尤其在大剂量使用时。尽管有少许的证据表明吲哚美辛和萘普生比双氯芬酸和布洛芬的胃肠毒性稍大些，但其他的 NSAIDs 没有定论。基于这一综述，EMEA 进行了有关吡罗昔康的风险受益比率的评价，并随后对其全身使用做出了限制（第 112 页）。

一篇系统性综述对照流行病学研究后发现，NSAIDs 的使用与胃出血或穿孔的入院治疗相关[24]，布洛芬对胃的低毒性似乎主要与其临床用量低有关，若将其剂量增加，那么以吲哚美辛和萘普生的毒性相似。阿司匹林与其他 NSAIDs 在严重胃损伤方面的比较见第 21 页。

对照试验的结果证实**选择性 COX-2 抑制药**比传统的 NSAIDs 发生严重胃肠反应（如出血、穿孔和梗阻）的概率低[25]（也可详见第 34 页塞来昔布项下）。但是，由于在无消化道溃疡病史的患者中，这些反应的发病危险较低，因此对那些有需要 NSAIDs 的患者而言非选择性 COX-2 抑制药的处方受到质疑，特别受到关注的是其心血管反应（见上文血栓事件）。在英国，选择性 COX-2 抑制药只限制于心血管状况良好的患者以及给予非选择性 COX-2 抑制药后出现严重胃肠问题风险极高的患者。高危人群包括老年患者、以往接受胃毒性药物的患者以及有胃肠病的患者。

局部使用 NSAIDs 可能会引起胃肠毒性，这一点已引起关注。但是一项病例对照研究[26]推断，局部应用不会引起明显的上消化道出血及穿孔。

除了选择使用胃肠毒性危险较低的 NSAIDs，其他用于**预防**或**治疗** NSAIDs 相关性溃疡的方法在对消化性溃疡病的治疗部分进行讨论（参见 M37 第 1624 页）。

1. Kwo PY, Tremaine WJ. Nonsteroidal anti-inflammatory drug-induced enteropathy: case discussion and review of the literature. Mayo Clin Proc 1995; 70: 55–61.
2. Gleeson MH, et al. Non-steroidal anti-inflammatory drugs, salicylates, and colitis. Lancet 1996; 347: 904–5.
3. Evans JMM, et al. Non-steroidal anti-inflammatory drugs are associated with emergency admission to hospital for colitis due to inflammatory bowel disease. Gut 1997; 40: 619–22.
4. Hayllar J, Bjarnason I. NSAIDs, Cox-2 inhibitors, and the gut. Lancet 1995; 346: 521–2.
5. Bjorkman DJ. Nonsteroidal anti-inflammatory drug-induced gastrointestinal injury. Am J Med 1996; 101 (suppl 1A): 25S–32S.
6. Soll A. Pathogenesis of nonsteroidal anti-inflammatory drug-related upper gastrointestinal toxicity. Am J Med 1998; 105 (suppl 5A): 10S–16S.
7. Hawkey CJ. COX-2 inhibitors. Lancet 1999; 353: 307–14. Correction. ibid.; 1440. [dose]
8. Wolfe MM, et al. Gastrointestinal toxicity of nonsteroidal anti-inflammatory drugs. N Engl J Med 1999; 340: 1888–99.
9. Seager JM, Hawkey CJ. ABC of the upper gastrointestinal tract: indigestion and non-steroidal anti-inflammatory drugs. BMJ 2001; 323: 1236–9.
10. Mulberg AE, et al. Identification of nonsteroidal antiinflammatory drug-induced gastroduodenal injury in children with juvenile rheumatoid arthritis. J Pediatr 1993; 122: 647–9.
11. Pounder RE. Helicobacter pylori and NSAIDs—the end of the debate? Lancet 2002; 358: 3–4.
12. MacDonald TM, et al. Association of upper gastrointestinal toxicity of non-steroidal anti-inflammatory drugs with continued exposure: cohort study. BMJ 1997; 315: 1333–7.
13. Mellemkjaer L, et al. Upper gastrointestinal bleeding among users of NSAIDs: a population-based cohort study in Denmark. Br J Clin Pharmacol 2002; 53: 173–81.
14. Kaufman DW, et al. Nonsteroidal anti-inflammatory drug use in relation to major upper gastrointestinal bleeding. Clin Pharmacol Ther 1993; 53: 485–94.
15. Garcia Rodriguez LA, Jick H. Risk of upper gastrointestinal bleeding and perforation associated with individual non-steroidal anti-inflammatory drugs. Lancet 1994; 343: 769–72.
16. Langman MJS, et al. Risks of bleeding peptic ulcer associated with individual non-steroidal anti-inflammatory drugs. Lancet 1994; 343: 1075–8.
17. Lewis SC, et al. Dose–response relationships between individual nonaspirin nonsteroidal anti-inflammatory drugs (NAN-SAIDs) and serious upper gastrointestinal bleeding: a meta-analysis based on individual patient data. Br J Clin Pharmacol 2002; 54: 320–6.
18. Bateman DN. NSAIDs: time to re-evaluate gut toxicity. Lancet 1994; 343: 1051–2.
19. Smith CC, et al. NSAIDs and gut toxicity. Lancet 1994; 344: 56–7.
20. CSM/MCA. Relative safety of oral non-aspirin NSAIDs. Current Problems 1994; 20: 9–11.
21. Laporte J-R, et al. Upper gastrointestinal bleeding associated with the use of NSAIDs: newer versus older agents. Drug Safety 2004; 27: 411–20.
22. EMEA. Public CHMP assessment report of medicinal products containing non-selective non steroidal anti-inflammatory drugs (NSAIDs) (issued 7th November, 2006). Available at: http://www.emea.europa.eu/pdfs/human/opiniongen/44213006en.pdf (accessed 08/11/07)
23. CSM/MCA. Non-Steroidal Anti-Inflammatory Drugs (NSAIDs) and gastrointestinal (GI) safety. Current Problems 2002; 28: 5.
24. Henry D, et al. Variability in risk of gastrointestinal complications with individual non-steroidal anti-inflammatory drugs: results of a collaborative meta-analysis. BMJ 1996; 312: 1563–6.
25. Fitzgerald GA, Patrono C. The coxibs, selective inhibitors of cyclooxygenase-2. N Engl J Med 2001; 345: 433–42.
26. Evans JMM, et al. Topical non-steroidal anti-inflammatory drugs and admission to hospital for upper gastrointestinal bleeding and perforation: a record linkage case-control study. BMJ 1995; 311: 22–6.

对肾脏的影响　NSAIDs 全身或局部使用可引起肾病[1]，其中部分源于对前列腺素合成的抑制[2,3]。当肾血管收缩时，前列腺素可通过扩张血管、增加肾血流来维持肾功能[4,5]，因此，肾功能靠前列腺素来维持的患者在使用 NSAIDs 后受到影响，这些患者包括循环受损者、老年患者、使用利尿药者及有心衰或肾血管疾病者[2,4]。NSAIDs 引起肾损伤的其他危险因素包括脱水、硬化、手术、败血症[6]、痛风或高尿酸血症史[6,7]。NSAID 的半衰期而非剂量更能决定发生功能性肾损伤的危险性[7]。尽管选择性 COX-2 抑制药发生肾毒性的报道较少，但在对肾功能影响的与非选择性的 NSAIDs 相似[8,9]。对使用非选择性 NSAIDs 或选择性 COX-2 抑制药的老年患者进行流行病学的分析[10]，结果发现 200 名 65 岁以上老年患者在开始治疗的 45 天内有 1 名出现了急性肾衰。与塞来昔布相比，许多的 NSAIDs 会有同样的危险；然而罗非考昔、布洛芬及吲哚美辛会有同样的危险（危险性依次增加）。

ACEI 和血管紧张素受体拮抗药也能引起肾损伤，在与 NSAIDs 合用时更要引起注意[11,12]。2003 年 8 月，Australian Adverse Drug Reactions Advisory Committee[11] 声称，收到的肾衰竭报告中 50% 以上与使用 NSAIDs、ACE 抑制药或利尿药（单用或合用）有关，所有这些并导致的肾衰竭死亡率占报告病例的 10%。前列腺素的抑制也可引起盐和水的潴留，尤其以前发生过高血压或钠丢失时[4]。因此，NSAIDs 有抵消利尿药和抗高血压药作用的倾向[2,4]。曾有过服用 NSAIDs 患者发生严重低钠血症和其他类似抗利尿激素不适当分泌症状的孤立报道[13,14]。

钾内环境平衡对前列腺素的依赖性低，因此

NSAIDs 发生高钾血症的可能性低些[3]，更可能发生于有特殊危险因素的患者，如补钾或使用保钾利尿药者[3]。吲哚美辛似乎是主要涉及的 NSAIDs。

NSAIDs 可导致急性间质性肾炎，可能与过敏反应有关[2,3,15]，甚至进展到间质纤维化或肾乳头坏死[3,16]。

镇痛药的滥用或长期大量使用能引起肾病，多出现肾乳头坏死、慢性间质性肾炎，最后导致肾衰竭[17]。非那西丁是一种对氨基苯酚的衍生物，是引起镇痛药性肾病最主要的药物之一[18,19]，但肾病也与没有非那西丁而长期使用 NSAIDs 和对乙酰氨基酚有关[20]。

1. O'Callaghan CA, et al. Renal disease and use of topical non-steroidal anti-inflammatory drugs. BMJ 1994; 308: 110–11.
2. Kendall MJ, Horton RC. Clinical pharmacology and therapeutics. Postgrad Med J 1990; 66: 166–85.
3. Whelton A, Hamilton CW. Nonsteroidal anti-inflammatory drugs: effects on kidney function. J Clin Pharmacol 1991; 31: 588–98.
4. Harris K. The role of prostaglandins in the control of renal function. Br J Anaesth 1992; 69: 233–5.
5. Kenny GNC. Potential renal, haematological and allergic adverse effects associated with nonsteroidal anti-inflammatory drugs. Drugs 1992; 44 (suppl 5): 31–7.
6. MacDonald TM. Selected side-effects: 14. non-steroidal anti-inflammatory drugs and renal damage. Prescribers' J 1994; 34: 77–80.
7. Henry D, et al. Consumption of non-steroidal anti-inflammatory drugs and the development of functional renal impairment in elderly subjects: results of a case-control study. Br J Clin Pharmacol 1997; 44: 85–90.
8. Perazella MA, Tray K. Selective cyclooxygenase-2 inhibitors: a pattern of nephrotoxicity similar to traditional nonsteroidal anti-inflammatory drugs. Am J Med 2001; 111: 64–7.
9. Noroian G, Clive D. Cyclo-oxygenase-2 inhibitors and the kidney: a case for caution. Drug Safety 2002; 25: 165–72.
10. Winkelmayer WC, et al. Nonselective and cyclooxygenase-2-selective NSAIDs and acute kidney injury. Am J Med 2008; 121: 1092–8.
11. Adverse Drug Reactions Advisory Committee (ADRAC). ACE inhibitor, diuretic and NSAID: a dangerous combination. Aust Adverse Drug React Bull 2003; 22: 14–15. Also available at: http://www.tga.health.gov.au/adr/aadrb/aadr0308.htm (accessed 08/11/07)
12. Loboz KK, Shenfield GM. Drug combinations and impaired renal function—the 'triple whammy'. Br J Clin Pharmacol 2005; 59: 239–43.
13. Petersson I, et al. Water intoxication associated with non-steroidal anti-inflammatory drug therapy. Acta Med Scand 1987; 221: 221–3.
14. Cheung NT, et al. Syndrome of inappropriate secretion of antidiuretic hormone induced by diclofenac. BMJ 1993; 306: 186.
15. Ravnskov U. Glomerular, tubular and interstitial nephritis associated with non-steroidal antiinflammatory drugs. Evidence of a common mechanism. Br J Clin Pharmacol 1999; 47: 203–10.
16. Sandler DP, et al. Nonsteroidal anti-inflammatory drugs and the risk for chronic renal disease. Ann Intern Med 1991; 115: 165–72.
17. De Broe ME, Elseviers MM. Analgesic nephropathy. N Engl J Med 1998; 338: 446–52.
18. Sandler DP, et al. Analgesic use and chronic renal disease. N Engl J Med 1989; 320: 1238–43.
19. Dubach UC, et al. An epidemiologic study of abuse of analgesic drugs: effects of phenacetin and salicylate on mortality and cardiovascular morbidity (1968 to 1987). N Engl J Med 1991; 324: 155–60.
20. Perneger TV, et al. Risk of kidney failure associated with the use of acetaminophen, aspirin, and nonsteroidal antiinflammatory drugs. N Engl J Med 1994; 331: 1675–9.

对肝脏的影响　一项包括 220000 名正在使用或使用过 NSAIDs 的成年人的回顾性研究表明，NSAIDs 造成的、急性非感染性肝损伤的危险性增加两倍，其中以胆汁淤积性肝损伤为主，然而肝损伤导致的入院少见[1]。一篇描述 NSAIDs 和肝病的队列及病例对照研究的综述表明，舒林酸与肝病的联系最强[2]。有明显数量的报道称再次使用双氯芬酸后出现肝毒性，其他 NSAIDs 导致肝毒性的证据很少，尽管与其他肝病药物合用时，危险性似乎较高。然而，NSAIDs 整体引发肝病的概率很低。

一篇最近的综述结论认为，NSAIDs 导致的肝毒性是偶然事件[3]。不过，选择性 COX-2 抑制药鲁米考昔可增加发生肝毒性的危险，因此导致了此药在许多国家下市（第 75 页）。由于同样的原因，尼美舒利在一些国家也撤出市场，在其他国家的使用受限（第 91 页）。

1. Garcia Rodriguez LA, et al. The role of non-steroidal anti-inflammatory drugs in acute liver injury. BMJ 1992; 305: 865–8. Correction. ibid.; 920.
2. Manoukian AV, Carson JL. Nonsteroidal anti-inflammatory drug-induced hepatic disorders. Drug Safety 1996; 15: 64–71.
3. O'Connor N, et al. Hepatocellular damage from non-steroidal anti-inflammatory drugs. Q J Med 2003; 96: 787–91.

对肺的影响　如肺炎、肺泡炎、肺浸润和肺纤维化这样通常提示过敏或免疫反应的肺部不良反应，在大量使用几种 NSAIDs 时已有报道，参考文献见各药物专论。

对胰腺的影响　一项有关胰源性胰腺炎的综述认为，舒林酸与胰腺炎已建立了确定的关系[1]。也有酮洛芬、甲芬那酸和吡罗昔康发生胰腺炎的单独报道，但之间的联系值得怀疑。一项更近的基于人群的病例对照研究发现，NSAIDs 导致出现胰腺炎的危险性存在着各药间的

实质变差[2]。其中，危险性增加最高的是双氯芬酸和酮洛芬（调整后的差异比值比分别为 5.0 和 4.8），吲哚美辛和布洛芬的危险性虽然低些，但也有明显增加（差异比值比分别为 3.6 和 1.5）。有关其他 NSAIDs 的研究（塞来考昔、依托度酸、萘普生和罗非考昔）也表明使用这些 NSAIDs 的患者出现胰腺炎的危险性有轻度的增加，但无显著差异。参考文献见各药物专论。

1. Underwood TW, Frye CB. Drug-induced pancreatitis. *Clin Pharm* 1993; **12**: 440–8.
2. Sørensen HT, *et al.* Newer cyclo-oxygenase-2 selective inhibitors, other non-steroidal anti-inflammatory drugs and the risk of acute pancreatitis. *Aliment Pharmacol Ther* 2006; **24**: 111–16.

对皮肤的影响　关于包括那些 COX-2 选择性抑制药在内的 NSAIDs 产生的多种皮肤反应已有综述[1~3]。

250 名有风湿临床症状的儿童中有 34 例（13.6%）出现 4 个或以上不明原因的面部瘢痕[4]。在使用萘普生的 116 名儿童中出现瘢痕的概率为 22.2%，在使用其他 NSAIDs 的 87 名儿童中出现瘢痕的概率为 9.2%。受影响的儿童多有浅色皮肤和蓝色或绿色眼，还不清楚这是否是一种光毒性作用，但 NSAIDs 与假卟啉病样暴发有关系，尤其以萘普生多见（第89页）[5,6]。

由于 EMEA 关注到吡罗昔康可引起严重皮肤反应的事实，因此在欧盟，对其全身使用做出了限制（第111页）。

也可见下文**超敏反应**项下。

1. Bigby M, Stern R. Cutaneous reactions to nonsteroidal anti-inflammatory drugs. *J Am Acad Dermatol* 1985; **12**: 866–76.
2. La Grenade L, *et al.* Comparison of reporting of Stevens-Johnson syndrome and toxic epidermal necrolysis in association with selective COX-2 inhibitors. *Drug Safety* 2005; **28**: 917–24.
3. Layton D, *et al.* Serious skin reactions and selective COX-2 inhibitors: a case series from prescription-event monitoring in England. *Drug Safety* 2006; **29**: 687–96.
4. Wallace CA, *et al.* Increased risk of facial scars in children taking nonsteroidal antiinflammatory drugs. *J Pediatr* 1994; **125**: 819–22.
5. Checketts SR, *et al.* Nonsteroidal anti-inflammatory-induced pseudoporphyria: is there an alternative drug? *Cutis* 1999; **63**: 223–5.
6. Al-Khenaizan S, *et al.* Pseudoporphyria induced by propionic acid derivatives. *J Cutan Med Surg* 1999; **3**: 162–6.

超敏反应　NSAIDs 在易感个体中能出现多种超敏反应，最常见的包括皮疹、风疹、鼻炎、血管性水肿、支气管收缩和过敏性休克。超敏反应在哮喘或过敏性疾病的患者中发生频繁，但还应鉴别出其他的危险因素（见**阿司匹林**项下，第21页）。在哮喘和鼻息肉患者中发生阿司匹林敏感性称为"阿司匹林三联症"。阿司匹林与其他 NSAIDs 存在交叉反应，建议对阿司匹林或其他对 NSAIDs 超敏的患者避免使用所有的 NSAIDs。NSAIDs 的超敏反应见各药物专论。一篇报道称酮洛芬比其他局部使用的 NSAIDs 更易引起过敏，见**对皮肤的影响**（第70页）。

过量　通常，NSAIDs 中毒的表现较轻，包括恶心和呕吐、上腹部痛、头痛、嗜睡、视物模糊和眩晕。胃肠出血也可发生。也有个别在基础剂量下发生更严重毒性的报道，出现癫痫发作、低血压、呼吸暂停、昏迷和肾衰竭。哮喘患者中会发生哮喘恶化。癫痫发作尤其出现在甲芬那酸过量时。

NSAIDs 过量的处置完全依赖支持疗法。尽管洗胃的作用还不确定，服用可能引起中毒剂量后的 1h 内用洗胃和活性炭有效。加倍的活性炭对清除有长半衰期的 NSAIDs 如吡罗昔康和舒林酸很有效。强迫利尿、透析或血液灌注似乎对 NSAIDs 的过量无效，尽管在少尿型肾衰竭时也需要使用透析。

注意事项

所有的 NSAIDs 都禁用于活动期的消化道溃疡患者，此外，在有这些病史的患者中要慎用非选择性 NSAIDs。为减少胃肠道的作用，NSAIDs 与食物或牛奶同服或之后服。在高危患者中使用非选择的 NSAIDs 时，应口服 H₂ 受体拮抗药、质子泵抑制药如奥美拉唑或米索前列醇（**消化性溃疡**项下，参见 M37 第1624页）。然而，食物、牛奶和这些措施会减少药物吸收的速率和程度。在英国，CSM 建议与最低胃肠毒性相关的药物（见上文**不良反应**项下的**对胃肠道的影响**）首先应使用最小推荐剂量，且同时只能使用一种口服 NSAIDs。选择性 COX-2 抑制药保留用于有溃疡、穿孔或出血高危的患者在评价完心血管危险性后。没有证据证实胃保护药物与 COX-2 选择性抑制药一起使用可进一步降低胃肠的危险性。

所有的 NSAIDs 都禁用于严重心衰的患者；此外，选择性 COX-2 抑制药不应用于中度心衰、缺血性心脏病、外周动脉疾病及脑血管病的患者。NSAIDs 应慎用于高血压病患者；选择性 COX-2 抑制药慎用于左心衰竭、水肿、有心衰史、有充血性心功能危险因素的患者。

NSAIDs 应慎用于感染患者，因为发热和炎症的症状会被掩盖（建议有水痘的儿童不使用，见下文）。有哮喘或过敏性疾病的患者慎用。NSAIDs（包括局部用药）禁用于对这样的药物有超敏反应史的患者，包括哮喘发作、血管性水肿、风疹或鼻炎，在使用阿司匹林或

其他 NSAIDs 后，症状会加重。

在出血性疾病及肝、肾、心功能受损的患者中使用时要注意。正在使用一些 NSAIDs 的患者可能需要监测血液、肾、肝或眼部疾病的发生。对老年人要慎用，可能需要减量应用。

一些 NSAIDs 能降低血清甲状腺激素水平，从而干扰甲状腺功能测试。

关于各 NSAIDs 注意事项的细节见各自专论。

妊娠　许多注册药品信息建议在妊娠期间应避免使用 NSAIDs，除非获益大于危险，但由于目前在妊娠期使用此类药物数据太少或很不足。妊娠期间使用 NSAIDs 可能会延缓分娩的启动和延长产程。

在妊娠的头 3 个月使用 NSAIDs 可能会引起胎儿动脉导管早闭。最近的一项荟萃分析表明[1]，与安慰剂组或非 NSAIDs 药物组相比较，短期使用 NSAIDs 的患者，其胎儿出现动脉导管早闭的危险会增加 15 倍。还缺乏证据来预言在妊娠晚期长期使用 NSAIDs 的后果；然而，使用 NSAIDs 者似乎引起胎儿动脉导管早闭的危险性会更大些。

一项病例对照研究表明，出生前摄入阿司匹林或其他 NSAIDs 可导致新生儿持续的肺动脉高压[2]。作者认为，是因为这些药引起胎儿肺部脉管系统出现结构和功能的改变。但是主要病因也可能是摄入 NSAIDs 或阿司匹林所要治疗的潜在疾病。还不能确切找出在妊娠的哪 3 个月期间是这些药会导致新生儿持续的肺动脉高压明显与子宫内接触 NSAIDs 有关[3]，尤其是阿司匹林、布洛芬和萘普生。胎儿是否接触 NSAIDs 可通过胎粪化验来判断。

NSAIDs 还增加流产的危险[4,5]，然而这种现象还要进一步确认。一项研究也发现，NSAIDs 与先天畸形、低出生体重或早产无关[4]。

1. Koren G, *et al.* Nonsteroidal antiinflammatory drugs during third trimester and the risk of premature closure of the ductus arteriosus: a meta-analysis. *Ann Pharmacother* 2006; **40**: 824–9.
2. Van Marter LJ, *et al.* Persistent pulmonary hypertension of the newborn and smoking and aspirin and nonsteroidal antiinflammatory drug consumption during pregnancy. *Pediatrics* 1996; **97**: 658–63.
3. Alano MA, *et al.* Analysis of nonsteroidal antiinflammatory drugs in meconium and its relation to persistent pulmonary hypertension of the newborn. *Pediatrics* 2001; **107**: 519–23.
4. Nielsen GL, *et al.* Risk of adverse birth outcome and miscarriage in pregnant users of non-steroidal anti-inflammatory drugs: population based observational study and case-control study. *BMJ* 2001; **322**: 266–70.
5. Li D-K, *et al.* Exposure to non-steroidal anti-inflammatory drugs during pregnancy and risk of miscarriage: population based cohort study. *BMJ* 2003; **327**: 368–71.

肾损伤　*BNF 59* 建议，通常在轻度肾损伤的患者中给予最低有效剂量且用药时间尽可能短，要小心监测肾功能及水钠潴留。

也见各药物专论专题。

甲状腺功能测试　有关一些 NSAIDs 干扰甲状腺功能测试的参考文献如下[1,2]。

1. Bishnoi A, *et al.* Effect of commonly prescribed nonsteroidal anti-inflammatory drugs on thyroid hormone measurements. *Am J Med* 1994; **96**: 235–8.
2. Samuels MH, *et al.* Variable effects of nonsteroidal antiinflammatory agents on thyroid test results. *J Clin Endocrinol Metab* 2003; **88**: 5710–16.

水痘　French regulatory authorities 在 2004 年 7 月注意到，儿童使用 NSAIDs 退热和镇痛时出现 3 例败血症休克、1 例死亡的报告，药物警戒性研究发现，许多使用 NSAIDs 的儿童出现水痘继发皮肤感染导致严重并发症的其他病例[1]。尽管这样，少数几篇文章还不能确定其因果关系[2,3]，谨慎地认为水痘患儿应避免使用 NSAIDs，并对注册药品信息进行适当修改[1]。最近，对英国 General Practice Research Database 中约 250000 名出现水痘或带状疱疹患者的一项巢式病例对照研究[4]，发现使用 NSAIDs 使发生严重皮肤和软组织并发症的危险性增加，尤其是在水痘患儿中。

1. Agence Française de Sécurité Sanitaire des Produits de Santé. L'utilisation d'anti-inflammatoires nonstéroïdiens (AINS), dans le traitement de la fièvre et/ou de la douleur, n'est pas recommandée chez l'enfant atteint de varicelle (issued 15th July, 2004). Available at: http://www.agmed.sante.gouv.fr/htm/10/filltrpsc/lp040701.htm (accessed 08/11/07)
2. Zerr DM, *et al.* A case-control study of necrotizing fasciitis during primary varicella. *Pediatrics* 1999; **103**: 783–90.
3. Lesko SM, *et al.* Invasive group A streptococcal infection and nonsteroidal antiinflammatory drug use among children with primary varicella. *Pediatrics* 2001; **107**: 1108–15.
4. Mikaeloff Y, *et al.* Nonsteroidal anti-inflammatory drug use and the risk of severe skin and soft tissue complications in patients with varicella or zoster disease. *Br J Clin Pharmacol* 2008; **65**: 203–9.

药物相互作用

NSAIDs 的药物相互作用包括增强口服抗凝血药的作用（尤其是阿扎丙宗和保泰松），增加血中锂、甲氨

蝶呤和强心苷的浓度。与 ACEI、环孢素、他克莫司或利尿药合用增加肾毒性的危险性。对肾功能的影响可引起其他药物排出的减少，还增加 ACEI 和包括保钾利尿药的一些利尿药出现高钾血症的危险。包括 ACEI、β 受体阻滞药和利尿药在内的一些抗高血压药的作用会减低，与喹诺酮类药物合用可引起抽搐。苯妥英和磺酰脲类抗糖尿病药的作用能被 NSAIDs 增强。

应避免多种 NSAIDs（包括阿司匹林）合用，因为能增加发生不良反应的危险。皮质激素、SSRIs、SNRI 文拉法辛、抗血小板药氯吡格雷和噻氯匹定、依洛前列素、埃罗替尼、西布曲明能增加 NSAIDs 发生胃肠出血和溃疡的危险性，乙醇、二膦酸盐或己酮可可碱也可有此作用。齐多夫定若与 NSAIDs 合用可增加血液毒性。利托那韦可增加血中 NSAIDs 的浓度。米非司酮的注册药品信息陈述了一个理论上的危险，即前列腺素合成酶抑制剂 NSAIDs 或阿司匹林抑制改变了米非司酮的效应。尽管有时已经合用米索前列醇减少 NSAIDs 胃肠毒性，但偶有增加不良反应的报道。

NSAIDs 个药的药物相互作用的细节见各自专论。

1. Brouwers JRBJ, de Smet PAGM. Pharmacokinetic-pharmacodynamic drug interactions with nonsteroidal anti-inflammatory drugs. *Clin Pharmacokinet* 1994; **27**: 462–85.

抗高血压药　NSAIDs 在对抗不同类型抗高血压药中相对效应的参考文献见上文**不良反应**中**对心血管系统的影响**和**对肾脏的影响**。

阿司匹林　NSAIDs 如布洛芬能减少阿司匹林对心脏的保护作用，见**阿司匹林**的**药物相互作用**项下，第23页。

药动学

NSAIDs 个药动学的细节见各自专论。

1. Woodhouse KW, Wynne H. The pharmacokinetics of non-steroidal anti-inflammatory drugs in the elderly. *Clin Pharmacokinet* 1987; **12**: 111–22.
2. Walson PD, Mortensen ME. Pharmacokinetics of common analgesics, anti-inflammatories and antipyretics in children. *Clin Pharmacokinet* 1989; **17** (suppl 1): 116–37.
3. Simkin PA, *et al.* Articular pharmacokinetics of protein-bound antirheumatic agents. *Clin Pharmacokinet* 1993; **25**: 342–50.
4. Lapicque F, *et al.* Protein binding and stereoselectivity of nonsteroidal anti-inflammatory drugs. *Clin Pharmacokinet* 1993; **25**: 115–25.
5. Day RO, *et al.* Pharmacokinetics of nonsteroidal anti-inflammatory drugs in synovial fluid. *Clin Pharmacokinet* 1999; **36**: 191–210.

用途和用法

单次或短期内间歇使用 NSAIDs 能缓解轻度到中度疼痛，然而使用 3 周后，抗炎作用才明显。兼有镇痛和抗炎作用使得 NSAIDs 尤其适用于风湿疾病，包括类风湿关节炎、骨关节炎、脊椎关节病和关节周围疾病、软组织风湿。一些 NSAIDs 也用于治疗牙痛、术后疼痛。一些 NSAIDs 还用于急性痛风性关节炎，阿司匹林和其他水杨酸类药物除外。

通常感觉，NSAIDs 在抗炎作用方面的差别不大，选用何种药物完全是凭经验。患者对药物反应的个体差异很大。因此患者对一种药物无反应，可能对其他 NSAIDs 有反应。但是，通常推荐使用胃肠反应小的药物，且只使用最低有效剂量。在英国，选择性 COX-2 抑制药如塞来考昔只用于有严重胃肠疾病史或使用选择性 NSAIDs 后发生胃肠疾病危险高的患者（见上文**对胃肠道的影响**项下）。

NSAIDs 通常在进食或饭后口服给药，双氯芬酸、酮洛芬、酮咯酸、吡罗昔康、帕瑞考昔和替诺昔康可肌内注射，双氯芬酸、酮咯酸、帕瑞考昔和替诺昔康也可静脉给药。一些 NSAIDs 可局部使用或以栓剂直肠给药。

几种 NSAIDs 可眼部使用以抑制术中瞳孔缩小、控制术后眼部发炎及预防囊样斑点水肿。

作用　COX 在前列腺素（参见 M37 第2315页）的生物合成中起重要作用。非选择性 NSAIDs 抑制 COX-1 和 COX-2，抑制 COX-1 与胃肠不良反应有关，而抑制 COX-2 与抗炎作用有关[1~6]，因此，更多开发优先的或选择性的 COX-2 抑制药[7]。美洛昔康和尼美舒利是对 COX-2 优先的抑制药（即即它们对 COX-2 的选择性高于 COX-1，但不是专一的 COX-2 抑制药），依托度酸和萘丁美酮也被声称对 COX-2 优先抑制，尽管对此证据还较少。已有了对 COX-2 高度选择性的药物，塞来考昔和帕瑞考昔是两个实例。尽管对 COX-2 的选择抑制会减少胃肠的不良反应，但已经注意到在其他系统中与这种抑制相关的不良反应，见上文**对心血管系统的影响项下**的血栓事件和**对肾脏的影响**。

有证据表明，NSAIDs 有增强外周作用的中枢机制[6]。

许多 NSAIDs 的分子结构中都存在手性中心，不同的手性形式（对映体）有不同的药理活性[8,9]，例如，吲哚美辛和其类似物以及一些芳香取代基丙酸是手性药

物，S（+）-对映体起大部分的药理活性。然而，药物及动物种属的 S/R 比值变化很大。临床通常使用的 NSAIDs 是消旋的，仅最近少数的才是 S-对映体（如右布洛芬和右酮洛芬）。药物的手性对其毒性和相互作用影响很小，因此使用其活性的对映体是最理想的[9]。

1. Hayllar J, Bjarnason I. NSAIDs, Cox-2 inhibitors, and the gut. *Lancet* 1995; **346:** 521–2.
2. Bennett A, Tavares IA. NSAIDs, Cox-2 inhibitors, and the gut. *Lancet* 1995; **346:** 1105.
3. Vane JR. NSAIDs, Cox-2 inhibitors, and the gut. *Lancet* 1995; **346:** 1105–6.
4. Jouzeau J-Y, et al. Cyclo-oxygenase isoenzymes: how recent findings affect thinking about nonsteroidal anti-inflammatory drugs. *Drugs* 1997; **53:** 563–82.
5. Richardson C, Emery P. The clinical implications of inhibition of the inducible form of cyclo-oxygenase. *Drug Safety* 1996; **15:** 249–60.
6. Cashman JN. The mechanisms of action of NSAIDs in analgesia. *Drugs* 1996; **52** (suppl 5): 13–23.
7. Hawkey CJ. COX-2 inhibitors. *Lancet* 1999; **353:** 307–14. Correction. *ibid.*; 1440. [dose]
8. Kean WF, et al. Chirality in antirheumatic drugs. *Lancet* 1991; **338:** 1565–8.
9. Hayball PJ. Chirality and nonsteroidal anti-inflammatory drugs. *Drugs* 1996; **52** (suppl 5): 47–58.

绞痛 前列腺素可能是引起胆绞痛（第6页）的病因，一些 NSAIDs 如双氯芬酸、吲哚美辛和布洛芬可用于缓解这种绞痛。

痴呆 尽管年老者使用 NSAIDs 可引起记忆受损和注意力缺失（见上文的**对 CNS 的影响**），但一些研究也表明，长期使用 NSAIDs 可减少认知力减退[1,2]或发展为阿尔茨海默病的危险性[3~5]（参见 M37 第342页**痴呆**）。一项包含这些研究中一些的系统性观察研究[6]也表明使用 NSAIDs 后发展为痴呆的危险性会低。然而随机试验表明，萘普生或罗非考昔对轻度至中度阿尔茨海默病的患者无作用[7]。另一篇系统性综述[8]表明，在一些研究中，NSAIDs 对痴呆有保护作用，可能是研究设计所引入的召回偏差所导致的；在用已发病（预存在）的痴呆病例的研究中，NSAIDs 预防认知力减退的利益是 50%；在用附带（研究过程中发病）的病例的研究中，此利益降至 20%；而在那些用认知力减退作为终点的病例的研究中，此利益就没有。而且，在最近的一项随机初步预防研究[9]中，发现萘普生和塞来考昔均无保护作用；还有证据表明与安慰剂比，萘普生反而有不利的作用。一项大型的基于人群的定群研究[10]表明，在使用 NSAIDs 的老年人中未发现患痴呆或阿尔茨海默病的危险下降。相反，在先前持续使用 NSAIDs 的患者，患痴呆或阿尔茨海默病的危险还有增加；笔者建议 NSAIDs 可能只延缓痴呆的发病。NSAIDs 在痴呆中的作用还需进一步的研究[10]。

1. Karplus TM, Saag KG. Nonsteroidal anti-inflammatory drugs and cognitive function—do they have a beneficial or deleterious effect? *Drug Safety* 1998; **19:** 427–33.
2. Rozzini R, et al. Protective effect of chronic NSAID use on cognitive decline in older persons. *J Am Geriatr Soc* 1996; **44:** 1025–9.
3. Stewart WF, et al. Risk of Alzheimer's disease and duration of NSAID use. *Neurology* 1997; **48:** 626–32.
4. in 't Veld BA, et al. Nonsteroidal antiinflammatory drugs and the risk of Alzheimer's disease. *N Engl J Med* 2001; **345:** 1515–21.
5. Vlad SC, et al. Protective effects of NSAIDs on the development of Alzheimer disease. *Neurology* 2008; **70:** 1672–7.
6. Etminan M, et al. Effect of non-steroidal anti-inflammatory drugs on risk of Alzheimer's disease: systematic review and meta-analysis of observational studies. *BMJ* 2003; **327:** 128–31.
7. Aisen PS, et al. Effects of rofecoxib or naproxen vs placebo on Alzheimer disease progression: a randomized controlled trial. *JAMA* 2003; **289:** 2819–26.
8. de Craen AJM, et al. Meta-analysis of nonsteroidal antiinflammatory drug use and risk of dementia. *Am J Epidemiol* 2005; **161:** 114–20.
9. ADAPT Research Group. Cognitive function over time in the Alzheimer's Disease Anti-inflammatory Prevention Trial (ADAPT): results of a randomized, controlled trial of naproxen and celecoxib. *Arch Neurol* 2008; **65:** 896–905.
10. Breitner JCS, et al. Risk of dementia and AD with prior exposure to NSAIDs in an elderly community-based cohort. *Neurology* 2009; **72:** 1899–1905.

尿崩 NSAIDs 如吲哚美辛曾用于治疗尿崩症；参考文献见第66页。

异位性骨化 异位性骨化（异位骨化）指在非骨组织（通常是肌肉的结缔组织）形成成熟骨组织，通常在局部外伤后出现，如关节错位或髋关节置换术后、或严重头部或脊髓损伤后引起的神经损害[1,2]。通常异位性骨化在损伤后2周开始，虽然局部疼痛、发热、肿胀、红斑和运动受限等症状在8~12周内不出现[1,3]。神经性的异位性骨化甚至在脊髓损伤后几年仍可发生[3]。一种先天的异位性骨化——进行性骨化性肌炎（进行性骨化性纤维发育不良）也能发生，但很罕见。异位性骨化的主要并发症是关节运动和功能的丧失[1,2]。

异位性骨化应与软组织钙化相区别，在血中钙和磷酸盐浓度高时可发生结缔组织疾病或甲状旁腺及软组织钙化，这些钙化不会形成骨组织。

异位性骨化患者能通过手术切除来改善关节的运动[1,3]，但可能有严重的并发症，预后很差，术后还会复发[3]。尽管早期手术能预防纤维性强直和肌肉挛缩[2]，但尽可能将手术推迟到骨形成开始减少时，能减少并发症发生的可能性[3]。虽然手术治疗的观点不统一，但一致推荐通过早期、经常和谨慎的物理治疗来活动关节[1~3]，粗暴的推拿可能引起进一步的骨化。

预防措施包括放射治疗或药物治疗，虽然预防措施不能总预防异位性骨化的发生，但能减少其发生率和严重程度。预防措施应尽可能早地开始，在处置前进行整形手术。如果为了使复发率降到最低而要手术切除异位骨，也需要采取预防措施。低剂量放射性照射和高剂量一样有效，术前照射和术后照射也一样有用[4]。研究表明 NSAIDs 的预防与放射治疗作用相当[4]。NSAIDs 能明显减少异位性骨化的发生[1~5]，可能与抑制炎症和抑制成骨细胞增殖有关[3]。然而对其使用的时程和剂量还有争论，一些人认为吲哚美辛最佳，萘普生、替诺昔康和双氯芬酸可能也有效[4]。以前曾试用过布洛芬；然而，一项研究[6]发现，尽管它能明显降低异位骨化率，但在术后的6~12个月内无临床益处。二膦酸盐如依替膦酸能抑制沉积骨的矿化，可能导致作用中骨样基质形成，但无预防作用。当停用依替膦酸钠时，可能会发生矿化作用，会导致延迟的异位或反弹性骨化，尽管通常不严重。可能需要延长疗程[2,3]。然而，系统性综述发现，没有充足的证据推荐使用二膦酸盐类来治疗急性异位性骨化[7]。

1. Shehab D, et al. Heterotopic ossification. *J Nucl Med* 2002; **43:** 346–53.
2. Vanden Bossche L, Vanderstraeten G. Heterotopic ossification: a review. *J Rehabil Med* 2005; **37:** 129–36.
3. van Kuijk AA, et al. Neurogenic heterotopic ossification in spinal cord injury. *Spinal Cord* 2002; **40:** 313–26.
4. Fijn R, et al. Prevention of heterotopic ossification after total hip replacement with NSAIDs. *Pharm World Sci* 2003; **25:** 138–45.
5. Fransen M, Neal B. Non-steroidal anti-inflammatory drugs for preventing heterotopic bone formation after hip arthroplasty. Available in The Cochrane Database of Systematic Reviews, Issue 3. Chichester: John Wiley; 2004 (accessed 08/11/07)
6. Fransen M, et al. Safety and efficacy of routine postoperative ibuprofen for pain and disability related to ectopic bone formation after hip replacement surgery (HIPAID): randomised controlled trial. *BMJ* 2006; **333:** 519–21.
7. Haran M, et al. Pharmacological interventions for treating acute heterotopic ossification. Available in The Cochrane Database of Systematic Reviews, Issue 4. Chichester: John Wiley; 2004 (accessed 08/11/07).

眼病 在眼部手术时常发生对抗传统扩瞳药的瞳孔缩小，可能是由于前列腺素和与创伤相关的其他物质的释放。因此抑制前列腺合成的 NSAIDs 在手术前滴眼来改善术中缩瞳，但对其作用的临床有效性还有怀疑。双氯芬酸、吲哚美辛和氟比洛芬常用来扩瞳，但它们都没有本质的扩瞳作用。

一些 NSAIDs 局部或全身使用以治疗炎性眼病，包括眼部手术后的炎症和囊样黄斑水肿（见下文）。局部 NSAIDs 也能有效缓解角膜擦伤后的疼痛。然而在眼葡萄膜炎（参见 M37 第1446页）相关的黄斑水肿中的作用还未完全清楚。NSAIDs 也被用于治疗巩膜炎（参见 M37 第1444页）。双氯芬酸和酮咯酸也被用于治疗季节性过敏性结膜炎（参见 M37 第536页）。

1. Flach AJ. Cyclo-oxygenase inhibitors in ophthalmology. *Surv Ophthalmol* 1992; **36:** 259–84.
2. Koay P. The emerging roles of topical non-steroidal anti-inflammatory agents in ophthalmology. *Br J Ophthalmol* 1996; **80:** 480–5.
3. Schalnus R. Topical nonsteroidal anti-inflammatory therapy in ophthalmology. *Ophthalmologica* 2003; **217:** 89–98.
4. Calder LA, et al. Topical nonsteroidal anti-inflammatory drugs for corneal abrasions: meta-analysis of randomized trials. *Acad Emerg Med* 2005; **12:** 467–73.

术后炎性眼病 皮质激素局部使用控制**术后炎性眼病**，但因为其能延迟损伤愈合和掩盖术后感染，所以必要谨慎使用。由于易感个体中会引起青光眼，因此也要短期使用。也已经局部试用 NSAIDs。尽管几项研究表明，含双氯芬酸钠的滴眼剂与皮质激素一样对眼部术后炎症的控制有效[1]，但其中一些也报道了会有角膜毒性（第44页）。

白内障或视网膜剥离术后可能出现的**囊样黄斑水肿**是源于血-视网膜屏障的紊乱。许多 NSAIDs 包括双氯芬酸、氟比洛芬、吲哚美辛和酮咯酸可局部与皮质激素合用或单用以预防或缓解囊样黄斑水肿[1~6]。NSAIDs 包括吲哚美辛也能全身给药来治疗该病。然而，一项系统性综述[6]发现，尽管在局部使用酮咯酸是有效的，但仍缺乏 NSAIDs（局部及口服）对白内障术后的急性或慢性囊样黄斑水肿有作用的证据。

1. Colin J. The role of NSAIDs in the management of postoperative ophthalmic inflammation. *Drugs* 2007; **67:** 1291–1308.
2. Jampol LM. Pharmacologic therapy of aphakic and pseudophakic cystoid macular edema. *Ophthalmology* 1985; **92:** 807–10.
3. Flach AJ, et al. Effectiveness of ketorolac tromethamine 0.5% ophthalmic solution for chronic aphakic and pseudophakic cystoid macular edema. *Am J Ophthalmol* 1987; **103:** 479–86.
4. Jampol LM, et al. Nonsteroidal anti-inflammatory drugs and cat-

aract surgery. *Arch Ophthalmol* 1994; **112:** 891–4.
5. Italian Diclofenac Study Group. Efficacy of diclofenac eyedrops in preventing postoperative inflammation and long-term cystoid macular edema. *J Cataract Refract Surg* 1997; **23:** 1183–9.
6. Sivaprasad S, et al. Non-steroidal anti-inflammatory agents for treating cystoid macular oedema following cataract surgery. Available in The Cochrane Database of Systematic Reviews, Issue 3. Chichester: John Wiley; 2004 (accessed 25/09/09).

发热 对乙酰氨基酚、水杨酸类和一些其他 NSAIDs 是用于控制发热（第10页）的最主要的解热药。对乙酰氨基酚通常是婴儿和儿童发热的选择，布洛芬为有效的替代品。二者交替使用可能好于单独使用任何一个一，尽管这个观点还存在争议。这些患者应避免使用水杨酸类，因为可能引起 Reye 综合征（见**阿司匹林**的**不良反应**项下，第20页）。

痛风 NSAIDs 是急性痛风（参见 M37 第535页）的首选。由于慢性痛风的药物治疗会引起尿酸结晶从形成的结节上脱离引起急性发作，所以在降低尿酸治疗的前几月也可使用 NSAIDs 来预防发生急性痛风。

头痛 对于包括偏头痛（参见 M37 第587页）和紧张性头痛（参见 M37 第588页）在内的不同类型头痛，NSAIDs 是首选。尽管通常普萘洛尔是偏头痛的首选，NSAIDs 也是有效的预防用药。吲哚美辛对发作性偏头痛（一种罕见的丛集性头痛，参见 M37 第587页）也有效。

肾病 尽管 NSAIDs 对肾有不良反应（见上文），但它们在治疗某些类型的肾小球疾病（参见 M37 第1436页）中起作用，可用于控制肾病综合征引起的蛋白尿，除非有明显肾衰竭发生时。

恶性肿瘤 American Cancer Society[1]的一项早期研究结果表明，常规使用阿司匹林能减少发生致死性食管癌、胃癌、结肠癌和直肠癌的风险。其他胃肠道癌症的死亡率不受影响。一些研究[2~12]支持常规使用阿司匹林来减低 NSAIDs 减少发生大肠癌的危险性（在**胃肠道恶性肿瘤**项下**预防**，参见 M37 第633页），尤其在高危患者中，一项系统性综述[13]谨慎地支持该结论。此外，对两项随机研究数据进行汇集分析[14]后，发现至少5年内每日服用阿司匹林 300mg 或更大剂量，会在 10 年内减少结直肠癌发生的危险性。然而，其他研究[15,16]表明，服用阿司匹林或 NSAIDs 与结直肠癌发病之间缺乏联系；作者认为治疗时间短及剂量低导致了这些结果。最近的一篇为美国 Preventive Services Task Force（USPSTF）准备的综述[17,18]表明，阿司匹林及包括选择性 COX-2 抑制药在内的 NSAIDs 可减少结肠腺瘤的发生率，也降低结直肠癌的发病；然而 USPSTF 同时发表声明[19]，称由于这些药心血管及胃肠道的不良反应，因此对于一般有直肠癌危险性的人群不建议使用这些药物来预防结直肠癌的发病。

COX-2 抑制药对癌症的控制作用还存在争议[20,21]。一项研究[22]表明常规使用阿司匹林可减少高表达 COX-2 的结直肠癌的发病，但对弱表达或不表达 COX-2 的结直肠癌无预防作用。

一项大型的基于英国 General Practice Research Databse 的病例对照研究[23]，检查了 NSAIDs 使用与一般癌症发病之间的信息。研究也发现使用 NSAIDs（包括阿司匹林）可预防食管、胃、结肠和直肠肿瘤的发生，而研究未能显示可降低非胃肠道肿瘤的危险。随后的两项荟萃分析[24,25]表明，使用阿司匹林及 NSAIDs 可减少非其他胃肠肿瘤的危险，如食管癌或胃肿瘤。此外的一项[24]对阿司匹林及 NSAIDs 用于非胃肠道肿瘤的作用进行分析，表明阿司匹林对胰腺癌有化学保护作用，尽管统计学上不显著；阿司匹林及 NSAIDs 的使用轻度减少乳腺癌的发病危险，但统计学上有显著差异。对于其他部位，如卵巢、肺、膀胱及前列腺的肿瘤，阿司匹林及 NSAIDs 无作用或降低危险的作用轻微。作者认为不清楚是否是在非胃肠道癌症上潜在的益处被长期使用这些药物已知的不良反应抵消了，特别是对那些发病率低的癌症。

舒林酸能减少家族性腺瘤性息肉病患者息肉的数量（见**胃肠道疾病**，第120页），家族性腺瘤性息肉病是大肠癌的前期状态。塞来考昔也有类似作用（见第35页），目前用于这些患者的治疗。

1. Thun MJ, et al. Aspirin use and the risk of fatal cancer. *Cancer Res* 1993; **53:** 1322–7.
2. Rosenberg L, et al. A hypothesis: nonsteroidal anti-inflammatory drugs reduce the incidence of large-bowel cancer. *J Natl Cancer Inst* 1991; **83:** 355–8.
3. Logan RFA, et al. Effect of aspirin and non-steroidal anti-inflammatory drugs on colorectal adenomas: case-control study of subjects participating in the Nottingham faecal occult blood screening programme. *BMJ* 1993; **307:** 285–9.
4. Giovannucci E, et al. Aspirin use and the risk for colorectal cancer and adenoma in male health professionals. *Ann Intern Med* 1994; **121:** 241–6.
5. Giovannucci E, et al. Aspirin and the risk of colorectal cancer in women. *N Engl J Med* 1995; **333:** 609–14.
6. Sandler RS, et al. Aspirin and nonsteroidal anti-inflammatory agents and risk for colorectal adenomas. *Gastroenterology* 1998; **114:** 441–7.

7. Smalley W, et al. Use of nonsteroidal anti-inflammatory drugs and incidence of colorectal cancer: a population-based study. *Arch Intern Med* 1999; **159:** 161–6.
8. Jolly K, et al. NSAIDs and gastrointestinal cancer prevention. *Drugs* 2002; **62:** 945–56.
9. Sandler RS, et al. A randomized trial of aspirin to prevent colorectal adenomas in patients with previous colorectal cancer. *N Engl J Med* 2003; **348:** 883–90.
10. Baron JA, et al. A randomized trial of aspirin to prevent colorectal adenomas. *N Engl J Med* 2003; **348:** 891–9.
11. Chan AT, et al. Long-term use of aspirin and nonsteroidal anti-inflammatory drugs and risk of colorectal cancer. *JAMA* 2005; **294:** 914–23.
12. Chan AT, et al. Aspirin dose and duration of use and risk of colorectal cancer in men. *Gastroenterology* 2008; **134:** 21–8.
13. Asano TK, McLeod RS. Non steroidal anti-inflammatory drugs (NSAID) and aspirin for preventing colorectal adenomas and carcinomas. Available in The Cochrane Database of Systematic Reviews; Issue 1. Chichester: John Wiley; 2004 (accessed 08/11/07).
14. Flossmann E, Rothwell PM. British Doctors Aspirin Trial and the UK-TIA Aspirin Trial. Effect of aspirin on long-term risk of colorectal cancer: consistent evidence from randomised and observational studies. *Lancet* 2007; **369:** 1603–13.
15. Stürmer T, et al. Aspirin use and colorectal cancer: post-trial follow-up data from the Physicians' Health Study. *Ann Intern Med* 1998; **128:** 713–20.
16. Stürmer T, et al. Colorectal cancer after start of nonsteroidal anti-inflammatory drug use. *Am J Med* 2006; **119:** 494–502.
17. Rostom A, et al. U.S. Preventive Services Task Force. Nonsteroidal anti-inflammatory drugs and cyclooxygenase-2 inhibitors for primary prevention of colorectal cancer: a systematic review prepared for the U.S. Preventive Services Task Force. *Ann Intern Med* 2007; **146:** 376–89.
18. Dubé C, et al. U.S. Preventive Services Task Force. The use of aspirin for primary prevention of colorectal cancer: a systematic review prepared for the U.S. Preventive Services Task Force. *Ann Intern Med* 2007; **146:** 365–75.
19. U.S. Preventive Services Task Force. Routine aspirin or nonsteroidal anti-inflammatory drugs for the primary prevention of colorectal cancer: U.S. Preventive Services Task Force recommendation statement. *Ann Intern Med* 2007; **146:** 361–4.
20. Liao Z, et al. Cyclo-oxygenase-2 and its inhibition in cancer: is there a role? *Drugs* 2007; **67:** 821–45.
21. Markowitz SD. Aspirin and colon cancer—targeting prevention? *N Engl J Med* 2007; **356:** 2195–8.
22. Chan AT, et al. Aspirin and the risk of colorectal cancer in relation to the expression of COX-2. *N Engl J Med* 2007; **356:** 2131–42.
23. Langman MJS, et al. Effect of anti-inflammatory drugs on overall risk of common cancer: case-control study in general practice research database. *BMJ* 2000; **320:** 1642–6.
24. González-Pérez A, et al. Effects of non-steroidal anti-inflammatory drugs on cancer sites other than the colon and rectum: a meta-analysis. *BMC Cancer* 2003; **3:** 28. Available at: http://www.biomedcentral.com/1471-2407/3/28 (accessed 08/11/07)
25. Wang WH, et al. Non-steroidal anti-inflammatory drug use and the risk of gastric cancer: a systematic review and meta-analysis. *J Natl Cancer Inst* 2003; **95:** 1784–91.

月经紊乱　月经过多（参见 M37 第2057页）被认为与前列腺素生成的异常有关。月经期间使用布洛芬、甲芬那酸或萘普生能使月经过多妇女经血减少 30%，所有 NSAIDs 在这方面作用差别不大。

NSAIDs 通常也是痛经的首选药。甲芬那酸由于抑制前列腺素的合成和外周作用，而理论上比其他 NSAIDs 作用强，但临床研究没有证实萘那酸类会更有效，系统性综述表明，布洛芬的风险/受益可能最好。

偏头痛　见上文头痛项下。

体位性低血压　当非药物治疗无效后，氟氢可的松通常是体位性低血压（参见 M37 第1460页）的首选药。当效果不佳时，可改为单用氟比洛芬、布洛芬或吲哚美辛，或与之合用。

疼痛　NSAIDs 在单次给药时与阿司匹林和对乙酰氨基酚的镇痛作用相似，但在常规量下，后两者的镇痛和抗炎作用更持久。阿司匹林和对乙酰氨基酚用来处置轻度至中度的疼痛（见**镇痛药的选择**，第4页），尤其对于炎症引起的疼痛。对于婴儿和儿童的炎性疼痛（第5页），NSAIDs 都有作用，对乙酰氨基酚是这个年龄组首选的非阿片类镇痛药。若对乙酰氨基酚不能有效缓解疼痛，NSAIDs 也可用于缓解急性腰背痛（第8页）。NSAIDs 也可作为阿片类的辅助用药来治疗重度疼痛，如癌症疼痛（第6页），尤其对恶性肿瘤引起的骨痛有效。NSAIDs 也能用于术后镇痛（第5页），因为不会有镇静作用，尤其适用于门诊手术后。但对于此类药物的作用不够强，故不单用于大手术后的镇痛，但可与更强效的镇痛药合用或减少阿片类的用量。NSAIDs 或弱效的阿片类药物，如可待因或双氢可待因，可用于轻度镰刀细胞危象（第10页）引发的疼痛，严重的危象时，NSAIDs 可与更强效的阿片类药物如吗啡合用。

如 NSAIDs 这样的非阿片类镇痛药的依赖性和耐受性不大，但有"天花板"效应，超出后，增加剂量治疗效果也不会再强。

风湿病　NSAIDs 能缓解风湿病，如类风湿关节炎（第12页）和脊椎关节病（第13页），但不会改变进程，因此要与额外的抗风湿药合用来预防出现不可逆性的关节损伤。NSAIDs 也用作对乙酰氨基酚治疗骨关节炎（第11页）的替代药物。短期口服 NSAIDs 有助于缓解软组织风湿病（第13页）的疼痛和减少炎症，局部

NSAIDs 制剂也被使用，但治疗作用不明确。

硬皮病　NSAIDs 应该慎用于硬皮病（参见 M37 第1734页），因为存在使肾和其他问题恶化的危险。

Opioid Analgesics 阿片类镇痛药

Analgésicos opioides u opiáceos; Analgésiques Opioïdes; Opioid-analgetika.

Опиоидные Аналгетики

依赖性和戒断症状

反复使用阿片类药物会出现精神和躯体依赖。虽然在合理使用时，问题不大，但由于其产生欣快感而定时滥用时很快出现依赖性。阿片类依赖性的特征是急切地需要用药、为了避免戒断症状对药物的躯体依赖以及由耐受性的出现而倾向增加剂量。

给有躯体依赖的患者快速撤药会加速戒断症状的出现，其严重性依个体、所使用的药物、剂量的大小和频率以及使用的时间而定。在阿片依赖的患者中使用阿片受体拮抗药如纳洛酮或混合的激动药和拮抗药如喷他佐辛后，也会出现戒断症状。阿片依赖的母亲所生的后代可能出现新生儿戒断综合征，这些新生儿在出生时就会出现戒断症状。

阿片类镇痛药可根据其作用的受体来分类（见下文**用途和用法**项），且有各自的戒断症状，作用于相同受体的阿片类药物有交叉耐受和交叉依赖发生。吗啡和其他 μ 受体激动药的戒断症状比 κ 受体激动药严重。戒断症状出现和持续时间也随特定药物作用的时间而定。吗啡和二醋吗啡的戒断症状通常在几小时内出现，在36～72h 内达峰，之后逐渐下降，美沙酮的戒断出现晚一些。戒断症状包括呵欠、散瞳、流泪、流涕、喷嚏、肌颤、虚弱、出汗、焦虑、易怒、睡眠紊乱或失眠、烦躁、厌食、恶心、呕吐、体重减轻、腹泻、脱水、白细胞增多、骨痛、腹部和肌肉绞痛、起鸡皮疙瘩、血管舒缩紊乱以及心率、呼吸频率、血压和体温的增加。一些生理指标在出现急性戒断综合征后几月内不能恢复正常。

戒断症状可在给予合适剂量的原药或相关的阿片类药物后中止。戒断后耐药现象迅速消失以至于以前耐药时用的剂量可能致死。

关于阿片依赖性和新生儿戒断综合征治疗的讨论见下文。

1. Van Ree JM, et al. Opioids, reward and addiction: an encounter of biology, psychology, and medicine. *Pharmacol Rev* 1999; **51:** 341–96.

诊断　纳洛酮（参见 M37 第1396页）和其他阿片类拮抗药用来诊断阿片依赖性。

阿片依赖性的处置　阿片依赖性的处置已经成为许多综述和讨论的主题[1～10]。

有计划的撤药（**戒毒**）可能缓慢或快速起效。在许多国家通用的方法是用美沙酮（一种阿片类激动药）的液体口服制剂来替代，然后有可能再逐渐停用美沙酮。美沙酮能用于有成瘾性的患者且半衰期长，每日给药 1 次。口服二醋吗啡也有类似作用，在一些戒断中心也使用含二醋吗啡的香烟。双氢可待因片剂也已成功使用。部分阿片激动药丁丙诺啡舌下给药是除美沙酮外治疗阿片依赖的选择，缓解戒断症状可能比美沙酮更快[11]。然而，它只能给予中度依赖的患者，高剂量阿片依赖的患者在使用丁丙诺啡时会出现戒断症状。美沙酮的衍生物左醋美沙朵是最近推荐使用的，但由于致心律失常的作用而停用。

使用吗啡、芬太尼或哌替啶这样的 μ 受体激动药来治疗急性疼痛或在重症监护中超过 5～10 天使用，会发生医源性阿片依赖。美沙酮能很好地处置成年重症监护患者出现的阿片撤药[12]。但一些人因为美沙酮用来戒毒的非名声而不愿使用其来处置儿童的撤药[13]。躯体依赖的患者倾向于逐渐减少治疗所用的阿片类药物，尽管在一些情况下，会因为易于使用、作用的时间和可减少剂量而需要换成其他的阿片类药物，实际上任何阿片类都可以应用[13]。

其他药物也可治疗阿片类的戒断，包括 α_2-肾上腺素受体激动药如可乐定和阿片类受体拮抗药如纳曲酮和纳络酮。可乐定有助于抑制阿片激动药的症状，如焦虑、失眠和肌肉痛。似乎控制急性戒断后症状的作用比处理美沙酮的逐步撤药更有效。由于会造成低血压，因此在一些患者中限制使用。可乐定的类似物洛非西定与可乐定的作用类似，但镇静和低血压的作用弱些[14]。

尽管由于有不能接受的阿片戒断作用，纳曲酮和纳洛酮单独用于解毒受到限制，但它们能阻断阿片类药物的欣快感。纳曲酮可与 α_2-肾上腺素受体激动药如可乐定或洛非西定合用来改善症状，但没有足够的证据来

判断是否这种联合用药可缩短戒断治疗的时间或增加转为用阿片类受体拮抗药持续治疗的比率[15]。另外，纳曲酮和纳洛酮是目前相对较新的快速或超快速阿片戒毒的手段[16～18]，这种作用是在患者高度镇静或全身麻醉，对戒断症状的不快感没有察觉时达到的。虽然在 24h 内能达到解毒的作用并有较高的最初成功率，但是手段本身不是无风险的，也没有消除维持治疗的需要（见下文）。

伴随的咨询和社会心理服务已经显示出对于戒断治疗的结果也很重要[19,20]。单靠解毒不能确保长期戒除。

几种其他药物用来**辅助**治疗戒断综合征。地芬诺酯与阿托品或洛哌丁胺合用能控制腹泻。异丙嗪用于止吐和镇静。β 受体阻滞药如普萘洛尔可用于有明显躯体焦虑的患者。苯二氮䓬类或氯美噻唑能用来缓解焦虑和相关的失眠，但为了避免出现依赖和滥用只可短期使用。

阿片类药物的长期**维持**治疗（稳定治疗）有时也使用，如可在计划撤药的患者和有社会心理支持下使患者获得某种社会稳定性。美沙酮最常用，二醋吗啡虽然很易得到[21,22]，但其作用有争议[23]，只被很少几个中心推崇。丁丙诺啡是另一个可以选用的药物[24]。也有关于美沙酮用于维持治疗的综述[25～27]。纳曲酮对解毒后阿片类成瘾者的维持戒毒有效，尤其在快速或超快速戒除后。纳曲酮被认为是对严重成瘾患者最有用的药物，在充分的社会和心理支持下，劝阻患者冲动地使用阿片[1,28,29]。

对阿片依赖的**妊娠**患者如何处理也被讨论过[30]。目的应是首先用美沙酮来稳定患者，因为快速撤药能引起胎儿死亡。撤药最好是在妊娠中期的 3 个月。如果患者处在妊娠末期 3 个月而不能戒除，那么用二醋吗啡来维持要好于用美沙酮，因为它能使新生儿产生更小的戒断症状[31]。新生儿戒断综合征的处置在下文讨论。

1. Herridge P, Gold MS. Pharmacological adjuncts in the treatment of opioid and cocaine addicts. *J Psychoactive Drugs* 1988; **20:** 233–42.
2. Guthrie SK. Pharmacologic interventions for the treatment of opioid dependence and withdrawal. *DICP Ann Pharmacother* 1990; **24:** 721–34.
3. Wodak A. Managing illicit drug use: a practical guide. *Drugs* 1994; **47:** 446–57.
4. Mattick RP, Hall W. Are detoxification programmes effective? *Lancet* 1996; **347:** 97–100.
5. Seivewright NA, Greenwood J. What is important in drug misuse treatment? *Lancet* 1996; **347:** 373–6.
6. National Concensus Development Panel on Effective Medical Treatment of Opiate Addiction. Effective medical treatment of opiate addition. *JAMA* 1998; **280:** 1936–43.
7. O'Connor PG, Fiellin DA. Pharmacological treatment of heroin-dependent patients. *Ann Intern Med* 2000; **133:** 40–54.
8. Gonzalez G, et al. Treatment of heroin (diamorphine) addiction: current approaches and future prospects. *Drugs* 2002; **62:** 1331–43.
9. Raisch DW, et al. Opioid dependence treatment, including buprenorphine/naloxone. *Ann Pharmacother* 2002; **36:** 312–21.
10. DoH (England) and the devolved administrations (2007). *Drug misuse and dependence: UK guidelines on clinical management* (updated September 2007). London: Department of Health (England), the Scottish Government, Welsh Assembly Government and Northern Ireland Executive. Also available at: http://www.nta.nhs.uk/uploads/clinical_guidelines_2007.pdf (accessed 02/08/10).
11. Gowing L, et al. Buprenorphine for the management of opioid withdrawal. Available in The Cochrane Database of Systematic Reviews; Issue 3. Chichester: John Wiley; 2009 (accessed 02/08/10).
12. Böhrer H, et al. Methadone treatment of opioid withdrawal in intensive care patients. *Lancet* 1993; **341:** 636–7.
13. Yaster M, et al. The management of opioid and benzodiazepine dependence in infants, children, and adolescents. *Pediatrics* 1996; **98:** 135–40.
14. Gowing L, et al. Alpha$_2$-adrenergic agonists for the management of opioid withdrawal. Available in The Cochrane Database of Systematic Reviews; Issue 2. Chichester: John Wiley; 2009 (accessed 02/08/10).
15. Gowing L, et al. Opioid antagonists with minimal sedation for opioid withdrawal. Available in The Cochrane Database of Systematic Reviews; Issue 4. Chichester: John Wiley; 2009 (accessed 02/08/10).
16. Justins D. Rapid opioid detoxification under anaesthesia. *Hosp Med* 1998; **59:** 180.
17. Cook TM, Collins PD. Rapid opioid detoxification under anaesthesia. *Hosp Med* 1998; **59:** 245–7.
18. Gowing L, et al. Opioid antagonists under heavy sedation or anaesthesia for opioid withdrawal. Available in The Cochrane Database of Systematic Reviews; Issue 1. Chichester: John Wiley; 2010 (accessed 02/08/10).
19. McLellan AT, et al. The effects of psychosocial services in substance abuse treatment. *JAMA* 1993; **269:** 1953–9.
20. Amato L, et al. Psychosocial and pharmacological treatments versus pharmacological treatments for opioid detoxification. Available in The Cochrane Database of Systematic Reviews; Issue 4. Chichester: John Wiley; 2008 (accessed 02/08/10).
21. Perneger TV, et al. Randomised trial of heroin maintenance programme for addicts who fail in conventional drug treatments. *BMJ* 1998; **317:** 13–18.
22. Rehm J, et al. Feasibility, safety, and efficacy of injectable heroin prescription for refractory opioid addicts: a follow-up study. *Lancet* 2001; **358:** 1417–20.
23. Farrell M, Hall W. The Swiss heroin trials: testing alternative approaches. *BMJ* 1998; **316:** 639.

24. Kakko J, *et al.* 1-year retention and social function after bu-prenorphine-assisted relapse prevention treatment for heroin dependence in Sweden: a randomised, placebo-controlled trial. *Lancet* 2003; **361**: 662–8.
25. Farrell M, *et al.* Methadone maintenance treatment in opiate dependence: a review. *BMJ* 1994; **309**: 997–1001.
26. Ward J. Role of maintenance treatment in opioid dependence. *Lancet* 1999; **353**: 221–6.
27. Bell J, Zador D. A risk-benefit analysis of methadone maintenance treatment. *Drug Safety* 2000; **22**: 179–90.
28. Ginzburg HM, MacDonald MG. The role of naltrexone in the management of drug abuse. *Med Toxicol* 1987; **2**: 83–92.
29. Gonzalez JP, Brogden RN. Naltrexone: a review of its pharmacodynamics and pharmacokinetic properties and therapeutic efficacy in the management of opioid dependence. *Drugs* 1988; **35**: 192–213.
30. Gerada C, *et al.* Management of the pregnant opiate user. *Br J Hosp Med* 1990; **43**: 138–41.
31. Thomas CS, Osborn M. Inhaling heroin during pregnancy. *BMJ* 1988; **296**: 1672.

新生儿戒断综合征　阿片依赖的母亲所生的婴儿由于撤药而出现症状，包括 CNS 高度过敏、胃肠功能紊乱、呼吸抑制、呵欠、喷嚏、色斑和发热。症状的出现时间部分因所用药物而定，从出生后马上出现到 2 周龄出现，多数情况是在出生后72h。一些症状可维持 3 个月或更长。记住许多婴儿可能暴露于其他合法和违禁的物质之下，包括酒精，这点很重要。

American Academy of Pediatrics（APP）[1] 建议，新生儿戒断症状的处置应主要采用支持疗法，这样许多婴儿的症状就可得到控制。他们建议根据戒断的评分来决定是否给予药物治疗，尽管这种评分系统并没有有效的证明。可用于阿片撤药的药物包括阿片类镇痛药（包括阿片的 USP33 制剂）、稀释的阿片酊、吗啡、美沙酮、地西泮、氯丙嗪、苯巴比妥和可乐定。纳洛酮常规不用于阿片依赖母亲所生的婴儿，因为突然撤药可增加癫痫发作的危险性。APP[1] 尽管没有明确建议，但认为在合适的时候，特异的药物疗法应该用于戒断综合征的治疗。对于阿片的撤药，阿片酊是首选药，其次是吗啡的口服溶液[2,3]。BNFC 2009 注意到，尽管吗啡被广泛使用且剂量容易调节，但美沙酮能更平稳地控制症状。

临床实践变化广泛，且有关各药对新生儿戒断综合征有效性的证据很少，因此很难比较[4,5]。有人认为地西泮不如苯巴比妥和镇痛药有效，但镇痛药（含樟脑和乙醇）的使用还受到质疑。在英国，氯丙嗪被广泛使用[6]，尽管一篇系统性综述发现没有充分的证据支持这个观点[7]。作者[7] 还发现，苯巴比妥可减少使用阿片者戒断症状的严重程度；没有充分的证据支持使用可乐定。

1. American Academy of Pediatrics, Committee on Drugs. Neonatal drug withdrawal. *Pediatrics* 1998; **101**: 1079–88. Correction. *ibid.*; **102**: 660 [dosage error].
2. Gregg JEM, Kogut M. Maternal narcotic abuse and the newborn. *Arch Dis Child* 1988; **63**: 684.
3. Jansson LM, *et al.* The opioid-exposed newborn: assessment and pharmacologic management. *J Opioid Manag* 2009; **5**: 47–55.
4. Theis JGW, *et al.* Current management of the neonatal abstinence syndrome: a critical analysis of the evidence. *Biol Neonate* 1997; **71**: 345–56.
5. Johnson K, *et al.* Treatment of neonatal abstinence syndrome. *Arch Dis Child Fetal Neonatal Ed* 2003; **88**: F2–F5.
6. Morrison CL, Siney C. A survey of the management of neonatal opiate withdrawal in England and Wales. *Eur J Pediatr* 1996; **155**: 323–6.
7. Osborn DA, *et al.* Sedatives for opiate withdrawal in newborn infants. Available in The Cochrane Database of Systematic Reviews; Issue 3. Chichester: John Wiley; 2005 (accessed 26/06/08).

不良反应

通常剂量阿片类镇痛药最常见的不良反应是恶心、呕吐、便秘、嗜睡和精神错乱，通常长期使用后机体对这些症状（除了便秘外）耐受。可能有排尿困难及尿道或胆道的痉挛，后者可能与肝酶水平的改变有关。阿片类镇痛药也有抗利尿作用。口干、头晕、出汗、面部潮红、头痛、眩晕、心动过缓、心动过速、心悸、体位性低血压、体温降低、烦躁、情绪变化、性欲或性功能下降、幻觉和缩瞳也会出现。这些作用在活动的患者比卧床及无严重疼痛的患者更易发生。在一些患者中还会出现颅内压的升高。大剂量时还有肌强直的报道。阿片类的欣快感导致了滥用。关于阿片依赖性的讨论见上文。

大剂量阿片类药物引起呼吸抑制和低血压，进而出现循环衰竭和深度昏迷。在婴儿和儿童中可出现抽搐，大剂量中毒时有报道出现横纹肌溶解进而肾衰竭，呼吸衰竭会致死。各药的中毒剂量因人而异，因为常用药的患者能耐受较大剂量。昏迷、针状瞳孔和呼吸抑制是阿片类过量中毒的典型三联征，当缺氧时瞳孔会散开。阿片成瘾者过量中毒时的肺水肿常导致死亡。

吗啡和其他阿片类药物可引起剂量依赖性的组胺释放，这种效应是导致荨麻疹和瘙痒、低血压和面红的部分原因。有报道会出现接触性皮炎、注射部位疼痛和刺激。静脉注射的过敏反应罕见。

阿片类镇痛药各药的不良反应可能反映了对特异阿片受体作用的强弱（见下文**用途和用法**项下）或直接来自毒性作用[1,2]。单纯的阿片受体激动药的一些不良反应，例如吗啡的呼吸抑制作用，是剂量相关的，而丁丙诺啡、布托啡诺和纳布啡这样的激动-拮抗药则随剂量的增加出现"天花板效应"。

实际中感受的不良反应的类型和程度可能取决于是否存在对阿片敏感的疼痛、是否使用阿片类镇痛药来控制慢性严重疼痛或急性疼痛及给药途径。一篇有关慢性疼痛使用阿片类药物的综述[3] 注意到，尽管阿片抑制呼吸的方面，但当使用合适剂量来处置对阿片敏感的疼痛时，呼吸抑制和依赖性都不是问题。实际上，对阿片敏感的疼痛存在时能保护机体不出现呼吸抑制效应，尽管在这种对阿片敏感的疼痛的病因（如手术）被去除后阿片类药物的剂量没有适当减少时，呼吸抑制可能发生。晚期癌症患者使用阿片类镇痛药的不良反应也被讨论过[4]。便秘是最棘手的不良反应，采用推荐的方法很少引起呼吸抑制，因为疼痛能对抗吗啡的中枢抑制作用。

在术后急性疼痛中阿片介导的呼吸抑制受到关注，但短期术后使用似乎不会导致依赖性（见**阿片依赖性的处置**项下，也可参考上文医源性躯体依赖）[5]。曾希望通过脊柱给药途径减少不良反应，尤其是呼吸抑制。在脊柱给药途径经缓解术后疼痛时，据说可很好地监控患者时不良反应发生率是较低的[6]。然而一些报道[7] 称，脊柱给药后瘙痒、恶心和呕吐、尿潴留的发生率正常，呼吸抑制仍然会发生，但能更严重的呼吸抑制出现延迟。这些作用在吗啡中更常见，但所有的阿片类镇痛药脊柱给药时，都有出现呼吸抑制的倾向[7]。吗啡延迟的呼吸抑制与其脂溶性低，但在应用其他阿片类药物之后确实也发生了。一些观点认为，尽管早期担心，但脊柱给药导致的潜在的致死性晚期呼吸抑制与常规给药途径引起的术后呼吸抑制一样，都很罕见[8,9]。有关常规使用阿片类镇痛药后出现呼吸抑制的频率的争论可能是因为测定呼吸抑制的方法不同[10]。有报道称吗啡鞘内给药出现通气抑制比硬膜外给药多见[11]。

1. Duthie DJR, Nimmo WS. Adverse effects of opioid analgesic drugs. *Br J Anaesth* 1987; **59**: 61–77.
2. Schug SA, *et al.* Adverse effects of systemic opioid analgesics. *Drug Safety* 1992; **7**: 200–13.
3. McQuay HJ. Opioids in chronic pain. *Br J Anaesth* 1989; **63**: 213–26.
4. Twycross RG, Lack SA. *Oral morphine in advanced cancer.* 2nd ed. Beaconsfield: Beaconsfield Publishers, 1989.
5. Mitchell RWD, Smith G. The control of acute postoperative pain. *Br J Anaesth* 1989; **63**: 147–58.
6. Lutz LJ, Lamer TJ. Management of postoperative pain: review of current techniques and therapies. *Mayo Clin Proc* 1990; **65**: 584–96.
7. Morgan M. The rational use of intrathecal and extradural opioids. *Br J Anaesth* 1989; **63**: 165–88.
8. Anonymous. Spinal opiates revisited. *Lancet* 1986; **i**: 655–6.
9. McQuay HJ. Spinal opiates. *Br J Hosp Med* 1987; **37**: 354–5.
10. Wheatley RG, *et al.* Postoperative hypoxaemia: comparison of extradural, i.m. and patient-controlled opioid analgesia. *Br J Anaesth* 1990; **64**: 267–75.
11. Gustafsson LL, *et al.* Adverse effects of extradural and intrathecal opiates: report of a nationwide survey in Sweden. *Br J Anaesth* 1982; **54**: 479–85.

对心血管系统的影响　静脉给予一些阿片类药物后组胺的释放和心血管作用见**哌替啶**项下，第107页。

对内分泌系统的影响　内源性阿片肽具有调节内分泌功能的作用。像内啡肽和脑啡肽一样，吗啡能刺激催乳素的释放[1]，合成吗啡类似物也有类似性质。有报道称，长期鞘内给药吗啡（吗啡或氢吗啡酮）可产生促性腺激素分泌不足的性腺功能减退、肾上腺功能不全和生长激素缺乏，尽管长期使用对催乳素产生可发生耐受[2]。像吗啡这样的阿片类药物也是引起高血糖的药物之一[3]。

1. Hell K, Wernze H. Drug-induced changes in prolactin secretion: clinical implications. *Med Toxicol* 1988; **3**: 463–98.
2. Abs R, *et al.* Endocrine consequences of long-term intrathecal administration of opioids. *J Clin Endocrinol Metab* 2000; **85**: 2215–22.
3. O'Byrne S, Feely J. Effects of drugs on glucose tolerance in non-insulin-dependent diabetics (part II). *Drugs* 1990; **40**: 203–19.

不良反应的处置

在过量用药约 1h 内，若患者还清醒，在气道有保护的条件下，可以口服活性炭，在所有服了大量缓释制剂的患者也可使用此方法。

纠正呼吸衰竭和休克需要加强支持治疗。此外，过量阿片类镇痛药引起的严重呼吸抑制和昏迷可使用特异的拮抗药纳洛酮来快速逆转（参见 M37 第1395页）。由于纳洛酮比许多阿片类的作用时间都短，因此应密切观察复发的体征，并根据呼吸速率和昏迷的程度来反复注

射。另一种需要反复给药的情况是，当一种作用时间更长的阿片类镇痛药已知或被怀疑是出现中毒症状的原因时，可根据临床反应调整持续静脉输注纳洛酮。在纳洛酮给予最后一个剂量之后，患者应观察至少 6h。

在躯体依赖阿片类的患者中使用如纳洛酮这样的阿片类拮抗药可引起戒断综合征。

活性炭　英国 National Poisons Information Service 认为用清除胃内药物的方法处置阿片类镇痛药过量的好处是不确定的。然而，当摄入是在 1h 以内，或阿片类药的药量很大时，或这些特殊药物超过以下剂量时，建议考虑口服活性炭：

- 丁丙诺啡：100mg/kg（成人和儿童）；
- 可待因：3mg/kg（成人和儿童）；
- 双氢可待因：3mg/kg（成人和儿童）；
- 美沙酮：在不使用阿片类药物的患者采用的任何剂量或美沙酮治疗时超过每日的规定量；
- 曲马多：500mg（成人）；10mg/kg（儿童）。

也可见药物各论。

1. Kurz A, Sessler DI. Opioid-induced bowel dysfunction: pathophysiology and potential new therapies. *Drugs* 2003; **63**: 649–71.

便秘　关于纳洛酮用来缓解长期使用阿片类患者出现的不包含镇痛控制的便秘，参见 M37 第1398页**纳洛酮**的**用途和用法**项下逆转阿片类效应。

注意事项

急性呼吸抑制和阻塞性气道疾病的患者通常禁用阿片类镇痛药，尽管像吗啡这样的阿片类用于某些类型的呼吸困难（见下文）。这些药物还禁用或慎用于急性酒精中毒、惊厥性疾病、颅脑损伤和颅内压升高的情况。阿片类镇痛药不应用于昏迷患者。这些药物对胃肠蠕动有抑制作用，故应避免用于有麻痹性肠梗阻危险发生的患者。

对于甲状腺功能减退症、肾上腺皮质不全、哮喘或呼吸储备减少、肾损伤或肝损伤、前列腺增生、低血压、休克、炎症或梗阻性肠疾病或重症肌无力的患者慎用阿片类镇痛药并降低剂量。对于老年或虚弱患者也应减量。

在婴儿尤其新生儿中使用阿片类镇痛药非常小心。分娩时使用能导致新生儿出现呼吸抑制。阿片依赖的母亲所生新生儿可出现戒断症状（见上文新生儿戒断综合征项下）。

躯体依赖的患者应逐渐停用阿片类镇痛药的治疗，以避免加速戒断症状（见上文**依赖性**）。有一定拮抗活性的阿片类镇痛药如丁丙诺啡、布托啡诺、纳布啡或喷他左辛，可促进最近使用纯激动剂如吗啡的躯体依赖患者产生戒断症状。

嗜睡可影响进行熟练操作的能力，因此受影响者不应驾驶或操作机器。

哮喘　在已控制哮喘中的使用是安全的，但要避免在急性恶化期使用[1]。

1. Barnes PJ, Chung KF. Difficult asthma. *BMJ* 1989; **299**: 1031–2.

胆道疾病　通常推荐如吗啡这样的阿片类镇痛药应避免使用于胆道疾病患者或应与解痉药合用。吗啡能作用于Oddi 括约肌而增加胆管内压力[1]，因此对胆绞痛（第6页）或其他胆道疾病的患者不是减轻而是加重疼痛。胆囊切除术后给予可待因[2] 和吗啡[3] 会引起胆管类型疼痛。

在健康受试者中的研究表明，吗啡比哌替啶或布托啡诺更能延长胆囊排空[4]，这也更验证了吗啡不应用于有胆道疾病的患者。另一项研究发现，芬太尼和舒芬太尼不像吗啡那样收缩总胆管[5]，因此更适合于手术期间疼痛的控制，因为这时即使总胆管的痉挛也是有利的。哌替啶比吗啡更适合用于急性胰腺炎的患者（第9页），因为其对胆管的作用更弱，但这一观点受到质疑[6]。

1. Helm JF, *et al.* Effects of morphine on the human sphincter of Oddi. *Gut* 1988; **29**: 1402–7.
2. Druart-Blazy A, *et al.* The underestimated role of opiates in patients with suspected sphincter of Oddi dysfunction after cholecystectomy. *Gastroenterol Clin Biol* 2005; **29**: 1220–3.
3. Roberts-Thomson IC, *et al.* Sympathetic activation: a mechanism for morphine induced pain and rises in liver enzymes after cholecystectomy? *Gut* 1990; **31**: 217–21.
4. Hahn M, *et al.* The effect of four narcotics on cholecystokinin octapeptide stimulated gall bladder contraction. *Aliment Pharmacol Ther* 1988; **2**: 129–34.
5. Vieira ZEG, *et al.* Evaluation of fentanyl and sufentanil on the diameter of the common bile duct by ultrasonography in man: a double blind, placebo controlled study. *Int J Clin Pharmacol Ther* 1994; **32**: 274–7.
6. Thompson DR. Narcotic analgesic effects on the sphincter of Oddi: a review of the data and therapeutic implications in treating pancreatitis. *Am J Gastroenterol* 2001; **96**: 1266–72.

儿童　6 个月以下的儿童可能对阿片类更敏感，尤其新生儿对吗啡引起的呼吸抑制比成人更敏感。敏感性高可能是因为药动学的不同。尽管如此，新生儿在呼吸支持下也可使用吗啡这样的阿片类药物（第85页）。

吗啡或其他阿片类镇痛药对更大的婴儿和儿童有效，从 5 个月或 6 个月龄开始，吗啡的代谢就类似成人的过程。

有关儿童镇痛药的选择的讨论见第5页。

在重症监护新生儿中，阿片类的镇静和镇痛作用参见 M37 第929页。

1. Choonara IA. Pain relief. *Arch Dis Child* 1989; **64**: 1101–2.
2. Lloyd-Thomas AR. Pain management in paediatric patients. *Br J Anaesth* 1990; **64**: 85–104.
3. Bhatt-Mehta V. Current guidelines for the treatment of acute pain in children. *Drugs* 1996; **51**: 760–76.
4. Marsh DF, *et al*. Opioid systems and the newborn. *Br J Anaesth* 1997; **79**: 787–95.

老年人　年龄会影响阿片类镇痛药在老年人体内的药动学和药效学，但这些变化会有哪些纯粹的效应还不明[1]。提出的建议包括：在用药初期和常规间隔期，仔细回顾适应证；然后是谨慎开始用较低的剂量和较长给药间隔；常规考虑药物减量、药物替代或停药。如果可能，为了控制阿片类发生不良反应，不应与更多的药物同时使用。

1. Wilder-Smith OHG. Opioid use in the elderly. *Eur J Pain* 2005; **9**: 137–40.

肝损伤　阿片类药物的药动学在肝功能异常的患者会出现变化。一篇在这些患者使用阿片类药物的综述[1]，认为如吗啡和氢吗啡酮是通过葡萄糖苷酸化代谢的，比那些通过细胞色素P450同工酶代谢的药物要安全。葡萄糖苷酸化的阿片类药物的半衰期可保持稳定，除非到了疾病的晚期，而细胞色素P450同工酶代谢的阿片类药物延长的半衰期却不能通过疾病的严重程度来预测。也建议速释或胃肠外、速效的阿片类制剂要优于长效制剂（如经皮给药或控释制剂）。

1. Davis M. Cholestasis and endogenous opioids: liver disease and exogenous opioid pharmacokinetics. *Clin Pharmacokinet* 2007; **46**: 825–50.

嗜铬细胞瘤　吗啡和一些其他阿片类能介导内源性组胺的释放，从而刺激儿茶酚胺的释放。据报道二醋吗啡[1]和哌替啶[2]都在嗜铬细胞瘤患者中引起高血压，因此促进胺释放的阿片类药应避免在这些患者中使用。阿芬太尼与芬太尼一样，不促组胺释放，是嗜铬细胞瘤患者麻醉时可选用的阿片类[3]药物。

1. Chaturvedi NC, *et al*. Diamorphine-induced attack of paroxysmal hypertension in phaeochromocytoma. *BMJ* 1974; **2**: 538.
2. Lawrence CA. Pethidine-induced hypertension in phaeochromocytoma. *BMJ* 1978; **1**: 149–50.
3. Hull CJ. Phaeochromocytoma: diagnosis, preoperative preparation and anaesthetic management. *Br J Anaesth* 1986; **58**: 1453–68.

肾损伤　一篇文献综述[1]推断可待因和吗啡最好避免用于肾衰和（或）透析的患者；氢吗啡酮应慎用并进行监控，芬太尼和美沙酮是安全的。此建议也适用于晚期肾病且还未透析的患者[2]。

也见药物各论。

1. Dean M. Opioids in renal failure and dialysis patients. *J Pain Symptom Manage* 2004; **28**: 497–504.
2. Murtagh FE, *et al*. The use of opioid analgesia in end-stage renal disease patients managed without dialysis: recommendations for practice. *J Pain Palliat Care Pharmacother* 2007; **21**: 5–16.

药物相互作用

因为哌替啶使得使用 MAOIs（包括吗氯贝胺）的患者出现严重、有时甚至致死的反应，故哌替啶和相关药物禁用于使用 MAOIs 或停用该药 14 天内的患者，其他阿片类镇痛药也应谨慎使用或慎用（更多细节参见 M37 第393页）。曾有报道，司来吉兰（一种选择性 B 型单胺氧化酶抑制药）与哌替啶合用可引起威胁生命的反应。阿片类镇痛药的抑制作用能被其他的中枢抑制剂增强，如乙醇、麻醉药、抗焦虑药、安眠药、三环类抗抑郁药和抗精神病药。赛克力嗪可干扰阿片类对血流动力学的作用。西咪替丁抑制一些阿片类的代谢，尤其是哌替啶。

阿片类作用依次影响其他药物的活性。例如，阿片类的胃肠道作用可延缓美多律的吸收或对抗西沙必利、甲氧氯普胺或多潘立酮的作用。有报道阿片全碱这样的药减少环丙沙星的血药浓度。

乙醇　氢吗啡酮从缓释制剂中快速释放或剂量倾卸与摄入乙醇有关（更多细节见**氢吗啡酮**的**药物相互作用**项下，第61页）。Health Canada[1]警告称，这种相互作用可以发生于所有的阿片类镇痛药缓释制剂。一些硫酸吗啡缓释制剂（*Avinza*；*Ligand*，*USA*）的注册药品信息也警示反对这种用法（见**吗啡**的**药物相互作用**项下，第84页）。

1. Health Canada. Potentially fatal interaction between slow-release opioid painkillers and alcohol (issued 3rd August, 2005). Available at: http://www.hc-sc.gc.ca/ahc-asc/media/advisories-avis/_2005/2005_84-eng.php (accessed 26/06/08)

抗病毒药　阿片类镇痛药与利托那韦、其他的 HIV-蛋白酶抑制药或逆转录酶抑制药的相互作用是复杂的，有关这些在体研究和报道的结果很有限，还不能对潜在相互作用的本质进行预测。

- 合用利托那韦能使哌替啶浓度-时间曲线下面积（AUC）和血药浓度明显下降。然而，血中毒性代谢物去甲哌替啶的浓度明显增加，利托那韦的注册药品建议不这样合用。预计利托那韦可降低血中吗啡的浓度。HIV-蛋白酶抑制药可降低血中美沙酮的浓度，尽管如此但有临床的显著性。也有报道称 NNRTIs 奈韦拉平和依法韦仑减少血浆美沙酮的浓度，因此在给接受美沙酮治疗的患者使用时，会出现戒断症状（美沙酮与抗病毒药合用的更多细节详见第80页）。此外，有依法韦仑减少了丁丙诺啡 AUC 的报道（第29页）。

- 相反，有报道称在合用利托那韦的个体会出现芬太尼的 AUC 和清除半衰期的增加（第55页）。利托那韦的注册药品信息也认为在利托那韦治疗期间，丁丙诺啡（第29页）、右美沙芬和曲马多的血浆浓度会增加，阿片类的毒性也相应会增加。美普他酚的注册信息也反对利托那韦合用美普他酚的血浆浓度。也有 NNRTI 地拉韦啶增加丁丙诺啡和美沙酮血浆浓度的报道，分别见第29页和第80页。

组胺　阿片类镇痛药对外源性组胺的影响，参见 M37 第2252页。

组胺 H_2-拮抗药　组胺 H_2-拮抗药可增加某些阿片类镇痛药的作用。有报道，西咪替丁改变哌替啶的清除率和分布容积[1]，而雷尼替丁不会[2]。吗啡被认为与西咪替丁的相互作用小于哌替啶，因为两药代谢不同。然而，在一项研究[3]中，发现在健康个体，西咪替丁不会影响吗啡的作用。后续的研究[4]发现在接受大手术的患者，在术前或术后静脉给予西咪替丁与给予安慰剂比较，对吗啡的消耗量和不良反应的发生率无明显的影响。但仍有吗啡与组胺 H_2-拮抗药存在可能相互作用的个别报道。西咪替丁与吗啡合用会出现呼吸暂停、意识错乱和肌肉痉挛[5]，雷尼替丁与吗啡合用会出现意识错乱[6]。也有报道[7]口服美沙酮和皮下给予吗啡进行常规镇痛的患者当用西咪替丁来预防消化性溃疡后，6 天无反应，需要用纳洛酮来处置。

1. Guay DRP, *et al*. Cimetidine alters pethidine disposition in man. *Br J Clin Pharmacol* 1984; **18**: 907–14.
2. Guay DRP, *et al*. Ranitidine does not alter pethidine disposition in man. *Br J Clin Pharmacol* 1985; **20**: 55–9.
3. Mojaverian P, *et al*. Cimetidine does not alter morphine disposition in man. *Br J Clin Pharmacol* 1982; **14**: 809–13.
4. Chia Y-Y, *et al*. Randomized, double-blind study comparing postoperative effects of treatment timing with histamine H_2-receptor antagonist cimetidine. *Acta Anaesthesiol Scand* 2005; **49**: 865–9.
5. Fine A, Churchill DN. Potentially lethal interaction of cimetidine and morphine. *Can Med Assoc J* 1981; **124**: 1434, 1436.
6. Martinez-Abad M, *et al*. Ranitidine-induced confusion with concomitant morphine. *Drug Intell Clin Pharm* 1988; **22**: 914–15.
7. Sorkin EM, Ogawa GS. Cimetidine potentiation of narcotic action. *Drug Intell Clin Pharm* 1983; **17**: 60–1.

用途和用法

阿片类镇痛药具有一些天然或**内源性阿片肽**的性质。内源性阿片肽在 CNS 中广泛存在，在机体的其他部分也存在，它们起着神经递质、神经传递调节剂或神经激素的作用。内源性阿片肽在下丘脑的存在表明在调节内分泌功能中起作用。阿片类刺激一些，但包括催乳素和生长激素在内的垂体激素的释放，抑制其他激素的释放，包括促甲状腺皮质激素。内源性阿片肽包括脑啡肽、内啡肽及强啡肽，它们可以与其他的非阿片肽共用一个前体。脑啡肽原是甲硫氨酸-脑啡肽和亮氨酸-脑啡肽的前体，阿片黑皮质素原是 β-内啡肽、β-脂肪释放激素、促黑素细胞激素及促肾上腺皮质激素的前体；强啡肽原是强啡肽和新内啡肽的前体。

阿片类镇痛药的药理作用大体上相似，量及质的差别可能是由于各自对**阿片受体**的作用不同。目前已知几种类型的受体，在中枢和外周神经系统中以不同的模式存在。CNS 中最主要的 3 种受体最初被命名为 μ（mu）、κ（kappa）和 δ（delta），最近被再次分类为 OP$_3$、OP$_2$ 和 OP$_1$。激动这些受体的活性如下：

- μ——镇痛作用（主要在脊神经处）、呼吸抑制、缩瞳、胃肠蠕动减弱和欣快；又被细分为 μ1（脊椎镇痛）和 μ2（呼吸抑制和胃肠动力）亚型；

- κ——镇痛作用（主要在脊髓），次强的缩瞳和呼吸抑制、烦躁和拟精神病作用；

- δ——在人类还不确定，但可能与镇痛作用有关，对脑啡肽选择性地起作用；

- 其他的受体包括 σ（sigma）和 ε（epsilon）受体。例如喷他佐辛这样的激动-拮抗剂的拟精神病作用被认为是通过 σ 受体介导的，纳洛酮对这种作用的拮抗很弱。

阿片类可作用于一种或几种受体，可作为完全或部分激动药，或作为拮抗剂。吗啡和类似的阿片受体激动剂（有时称 μ 激动剂）被认为主要作用于 μ 受体，也对 κ 和 δ 受体有作用。喷他佐辛这样的阿片受体的激动-拮抗剂可能激动 κ 受体，对 μ 受体拮抗，然而丁丙诺啡对 μ 受体部分激动，对 κ 受体有一定拮抗作用。阿片受体拮抗剂纳洛酮对 μ、κ 和 δ 受体都有作用。

此外，除了对特定受体亲和力不同，作用活性的大小也有所不同。完全激动剂吗啡对 μ 受体能产生最大的活性，它的效应随剂量的增加而增加，而部分激动剂和激动-拮抗剂可能出现"天花板效应"，即达到一定程度后，它们的效应不再随剂量增加而增加。

阿片类镇痛药的其他区别在于它们的脂溶性和药动学、起效的快慢和作用的时间的选择不同。

阿片类镇痛药又被传统地分为弱阿片和强阿片类，但使用这些词有误导或导致管理欠佳的可能性，这种分类已基本上被 WHO 三步镇痛阶梯分级所取代（见**癌症疼痛**项下，第6页）。在这个体系中，阿片类被分为用于**轻度至中度疼痛**的药物和用于**中度至重度疼痛**的药物。前一组的代表包括可待因、右丙氧芬和双氢可待因，这些药物有"天花板效应"，通常与非阿片类镇痛药合用。用于中度至重度疼痛的首选药物是吗啡。其他的包括二醋吗啡、芬太尼、美沙酮和哌替啶。

此外，在手术的前期、诱导期或维持期都可使用阿片类来麻醉。然而，术前应用一般限于需要控制已存在疼痛的患者。在平衡麻醉中，阿片类用来起麻醉和神经肌肉阻滞作用。当与安定药合用时能产生痛觉消失的轻度的镇静状态，称之为神经安定镇痛术。

在处置重症监护（参见 M37 第929页）的机械通气患者时，也可使用一些阿片类来镇痛、镇静和抑制呼吸。

阿片类如可待因、氢可酮和氢吗啡酮可用于镇咳，在晚期疾病中出现的顽固性咳嗽也可用于镇咳。

阿片类可缓解某些类型的**呼吸困难**，吗啡和二醋吗啡可能在英国最常用，但双氢可待因、氢可酮和氢吗啡酮也使用过。

美沙酮和丁丙诺啡用于治疗阿片类的**依赖**（见上文）。

1. Cherny NI. Opioid analgesics: comparative features and prescribing guidelines. *Drugs* 1996; **51**: 713–37.
2. Upton RN, *et al*. Pharmacokinetic optimisation of opioid treatment in acute pain therapy. *Clin Pharmacokinet* 1997; **33**: 225–44.
3. Walsh D. Advances in opioid therapy and formulations. *Support Care Cancer* 2005; **13**: 138–44.
4. Hanks GW, Reid C. Contribution to variability in response to opioids. *Support Care Cancer* 2005; **13**: 145–52.
5. Smith HS. Opioid metabolism. *Mayo Clin Proc* 2009; **84**: 613–24.

作用　一些阿片受体的参考文献[1~6]如下。

1. Pleuvry BJ. Opioid receptors and their ligands: natural and unnatural. *Br J Anaesth* 1991; **66**: 370–80.
2. Pleuvry BJ. Opioid receptors and awareness of the Greek alphabet. *Br J Hosp Med* 1992; **48**: 478–81.
3. Atcheson R, Lambert DG. Update on opioid receptors. *Br J Anaesth* 1994; **73**: 132–4.
4. Dhawan BN, *et al*. International Union of Pharmacology. XII. Classification of opioid receptors. *Pharmacol Rev* 1996; **48**: 567–86.
5. Inturrisi CE. Clinical pharmacology of opioids for pain. *Clin J Pain* 2002; **18** (4 suppl): S3–S13.
6. Gourlay GK. Advances in opioid pharmacology. *Support Care Cancer* 2005; **13**: 153–9.

儿童用法　见上文**注意事项**项下。

老年人用法　见上文**注意事项**项下。

麻醉　在吸入麻醉或静脉麻醉时可静脉辅助给予阿片类镇痛药。在手术前期也广泛使用来减少焦虑，平稳进入麻醉的诱导期，使总体的麻醉需求量减少并能缓解术后疼痛。阿片类也很少这样使用了，被限于已有疼痛或在麻醉的诱导期前将要经历疼痛的患者。以前手术中曾静脉输注非常大剂量的吗啡来进行麻醉，但现在短效药物如芬太尼和相关的阿片类也常用，一些人更倾向于使用激动-拮抗的阿片类。镇静和呼吸抑制可能被延长，迫使采用辅助通气，阿片类的拮抗剂如纳洛酮能逆转这些作用。有关使用何种药物和维持适合手术的条件，包括如何在麻醉的诱导期和维持期使用阿片类的讨论，参见 M37 第1700页。与抗精神病药最通常合用的阿片类镇痛药是芬太尼，与神经安定镇术合用使者平静，对周围淡漠即对指令有反应。有关神经安定镇痛术和类似的麻醉技术的简短讨论，参见 M37 第1701页。

术后寒战　哌替啶在处置术后寒战（参见 M37 第1700页）中有效，但不是所有的阿片类都有效。

咳嗽　阿片类可用来镇咳（参见 M37 第1476页）。缺乏

传统镇痛活性及更少不良反应的福尔可定（参见 M37 第1498页）和右美沙芬（参见 M37 第1485页）在镇咳中最常用。镇痛性阿片类中可待因最常用来镇咳。然而，对于严重的咳嗽而言，这些阿片类很少是强效的。吗啡和二醋吗啡都用来治疗晚期疾病的顽固性咳嗽，现在吗啡更常用些。由于美沙酮的作用时间长、易蓄积，因此应避免使用。

对于儿童不推荐使用含福尔可定或类似的阿片类如可待因的镇咳药，也应避免用于 1 岁以下的婴儿。

腹泻　口服体液补充疗法可用来治疗急性腹泻（参见 M37 第1617页），以预防脱水，但不会缩短腹泻的时程。含可待因、吗啡或其他阿片类的制剂由于抗胃肠动力的作用，可辅助用于急性腹泻的治疗。然而，WHO 认为，在避免出现胃肠动力抑制、引起胃部扩张的情况下，例如严重溃疡性结肠炎或抗生素相关的结肠炎而出现腹泻的情况下，均不能使用阿片类。

呼吸困难　呼吸困难（一种主观上异常不适、困难或吃力呼吸的感觉）与影响血液的氧合作及疾病有关。呼吸困难的过程应该被研究，因为经常是潜在的疾病得到治疗则呼吸困难能够更好地缓解（哮喘和慢性阻塞性肺疾病相关呼吸困难的治疗分别参见 M37 第1072页和第1075页）。当对因治疗不可能或无效时，需要对症治疗。

吸氧在某些患者中可能缓解呼吸困难，但使这种呼吸困难与低氧无关。风扇制造的迎面的气流都能起作用。尽管在有任何形式呼吸抑制或肺功能不全（**地西泮的注意事项**，参见 M37 第959页）的患者中使用苯二氮䓬类药存在风险，但如地西泮、劳拉西泮或咪达唑仑等药对晚期癌症患者出现快快呼吸，尤其浅快呼吸与焦虑相关时可能是有帮助的[1]。左美丙嗪偶尔也替代使用。

阿片类可缓解一些类型的呼吸困难[2~4]，如急性左室衰竭、肺水肿和恶性胸腔疾病引起的有指南[5,6]（一些基于系统性综述[7]的发现）和专家一致的声明[8]都建议对于严重和不可缓解的呼吸困难患者应考虑使用阿片类。倾向于剂量比缓解疼痛剂量较低和增量较小[2]。阻塞性呼吸道疾病患者通常不建议使用阿片类药物或非常谨慎地用，但如果呼吸困难可采用别的方法缓解。然而，对那些早期的 COPD 患者，他们的呼吸困难对常规的治疗有抗药性，阿片类可能有用[9]。吗啡和二醋吗啡是最常用于呼吸困难的阿片类，双氢可待因、氢可酮和羟吗啡酮也曾用过。还不清楚是否所有的阿片类都同样有效[4]。

曾有报道雾化吗啡、氢吗啡酮或芬太尼也用于呼吸困难，无对照的报道称有效，尤其在姑息治疗中，但对照研究的数据不支持此观点[2,3,5,10~13]。见也 **吗啡** 项下，第86页。

当晚期癌症和顽固性呼吸困难患者对以上处理无反应时，左美丙嗪可能对缓解呼吸困难和镇静不能缓解痛苦的濒死患者有用[1]，咪达唑仑也是备选药物。也曾用过异丙嗪。大剂量的糖皮质激素如地塞米松能缓解由肿瘤引起的气道阻塞患者出现的呼吸困难，因为其使肿瘤周围的水肿减轻。

1. Walsh D. Dyspnoea in advanced cancer. *Lancet* 1993; **342**: 450–1.
2. Davis C, Percy G. Breathlessness, cough, and other respiratory problems. *In:* Fallon M, Hanks G, eds. *ABC of palliative care.* 2nd ed. London: BMJ Publishing Group, 2006: 13–16.
3. Jennings AL, *et al.* Opioids for the palliation of breathlessness in terminal illness. Available in The Cochrane Database of Systematic Reviews; Issue 3. Chichester: John Wiley; 2001 (accessed 26/06/08).
4. Kvale PA, *et al.* American College of Chest Physicians. Lung cancer: palliative care. *Chest* 2003; **123** (suppl): 284S–311S. Also available at: http://www.chestjournal.org/cgi/reprint/123/1_suppl/284S.pdf (accessed 26/06/08)
5. Lanken PN, *et al.* ATS End-of-Life Care Task Force. An official American Thoracic Society clinical policy statement: palliative care for patients with respiratory diseases and critical illnesses. *Am J Respir Crit Care Med* 2008; **177**: 912–27. Also available at: http://ajrccm.atsjournals.org/cgi/reprint/177/8/912.pdf (accessed 02/08/10)
6. Qaseem A, *et al.* Clinical Efficacy Assessment Subcommittee of the American College of Physicians. Evidence-based interventions to improve the palliative care of pain, dyspnea, and depression at the end of life: a clinical practice guideline from the American College of Physicians. *Ann Intern Med* 2008; **148**: 141–6. Also available at: http://www.annals.org/content/148/2/141.full (accessed 02/08/10)
7. Lorenz KA, *et al.* Evidence for improving palliative care at the end of life: a systematic review. *Ann Intern Med* 2008; **148**: 147–59. Correction. *ibid.* 2009; **151**: 674.
8. Mahler DA, *et al.* American College of Chest Physicians consensus statement on the management of dyspnea in patients with advanced lung or heart disease. *Chest* 2010; **137**: 674–91.
9. Rocker G, *et al.* Palliation of dyspnoea in advanced COPD: revisiting a role for opioids. *Thorax* 2009; **64**: 910–15.
10. Chandler S. Nebulized opioids to treat dyspnea. *Am J Hosp Palliat Care* 1999; **16**: 418–22.
11. Foral PA, *et al.* Nebulized opioids use in COPD. *Chest* 2004; **125**: 691–4.
12. Brown SJ, *et al.* Nebulized morphine for relief of dyspnea due to chronic lung disease. *Ann Pharmacother* 2005; **39**: 1088–92.
13. Kallet RH. The role of inhaled opioids and furosemide for the treatment of dyspnea. *Respir Care* 2007; **52**: 900–10.

疼痛　阿片类镇痛药用来缓解急性和慢性疼痛（见 **镇痛药的选择**，第4页）。不是每种类型的疼痛都有反应，例如阿片类镇痛药不能缓解神经痛。关于特定的疼痛状态和阿片类镇痛药在其中作用的更进一步的讨论见第5页。

阿片类本身局部的镇痛作用也备受关注[1,2]。

在阿片类依赖的患者中维持治疗时使用阿片类镇痛药，备受争议，然而，一些人认为，在这些患者中使用阿片类来缓解急性疼痛是合适的，值得推荐[3]。

1. Thompson DF, Pierce DR. Local analgesia with opioid drugs. *Ann Pharmacother* 1995; **29**: 189–90.
2. Stein C. The control of pain in peripheral tissue by opioids. *N Engl J Med* 1995; **332**: 1685–90.
3. Alford DP, *et al.* Acute pain management for patients receiving maintenance methadone or buprenorphine therapy. *Ann Intern Med* 2006; **144**: 127–34.

头痛　如可待因这样的阿片类镇痛药有时也用在最初治疗偏头痛（参见 M37 第587页）或紧张性头痛（参见 M37 第588页）的口服镇痛制剂复方中，但频繁发作的患者要避免使用。

下肢不宁综合征　虽然证据不足，但某些阿片类可对下肢不宁综合征有益（**睡眠相关运动障碍** 项下，参见 M37 第930页）。

镇静　阿片类除镇痛作用外，也可利用其镇静作用。在麻醉（参见 M37 第1700页）、内镜检查术（参见 M37 第929页）和重症监护（参见 M37 第929页）的讨论中提到阿片类的这种应用。

破伤风　阿片类镇痛药能用于进行破伤风治疗的患者，起镇痛和附带的镇静作用（参见 M37 第186页和第1811页）。阿片类如芬太尼、吗啡和舒芬太尼能控制这些患者的交感神经系统过度活化[1~3]。

1. Rocke DA, *et al.* Morphine in tetanus—the management of sympathetic nervous system overactivity. *S Afr Med J* 1986; **70**: 666–8.
2. Moughabghab AV, *et al.* Management of autonomic dysfunction in severe tetanus: the use of fentanyl. *Can J Anaesth* 1995; **42**: 955.
3. Bhagwanjee S, *et al.* Management of sympathetic overactivity in tetanus with epidural bupivacaine and sufentanil: experience with 11 patients. *Crit Care Med* 1999; **27**: 1721–5.

Opium 阿片

Gum Opium; Nyers ópium; Opijus, žaliavinis; Opio; Opium brut; Opium crudum; Opium surové; Raakaoopiumi; Råopium; Raw Opium.

Опиум

ATC — A07DA02; N02AA02.
ATC Vet — QA07DA02; QN02AA02.
ATC Herb — HN02AA5001 (*Papaver somniferum: dry latex*); HR05DA5001 (*Papaver somniferum: dry latex*); HN05CW5004 (*Papaver somniferum: dry latex*); HA03AD5001 (*Papaver somniferum: dry latex*); HA07DA5001 (*Papaver somniferum: dry latex*).

俗名　以下术语已用作各种形式阿片的"俗名"（第 vii 页）或俚语：
Ahpenyen; Ah-pen-yen; Aunti; Aunti Emma; Big O; Black; Black pill; Black shit; Black stuff; Black tar opium; Block; Boulette; Chandoo; Chandu; Chia; Chinese molasses; Chinese tobacco; Chocolate; Cruz; Dopium; Dover's deck; Dover's powder; Dream gum; Dream gun; Dream stick; Dreams; Dutch courage; Easing powder; Fidonie; Fi-do-nie; Fun-foon-fong; Gee; God's medicine; Goma; Gondola; Gong; Goric; Great tobacco; Gum; Guma; Hard stuff; Hocus; Hop; Hops; Incense; Indonesian bud; Joy plant; Mash allah; Material nigra; Midnight oil; Mira; Mud; O; Oj; Op; O.P.; Ope; O-Rock DC; Pen yan; Pen yen; Pin gon; Pin yen; Pox; Skee; Tar; Tin; Toxy; Toye; Toys; When-shee; Ze; Zero.

Pharmacopoeias. In *Chin.*, *Eur.* (see p.vii), and *US*.
Chin., *Eur.*, and *US* include a monograph for prepared or powdered opium. *Eur.* also contains monographs for standardised opium dry extract or standardised opium tincture. *Jpn* includes prepared opium and a diluted opium powder containing 1% of anhydrous morphine.

Ph. Eur. 6. 8（Opium，Raw；Opium BP 2010）切割未成熟 *Papaver somniferum* L. 蒴果得到的风干的乳胶。有特殊臭，呈黑褐色。应含有不少于 10% 的无水吗啡，不少于 2% 的无水可待因及不少于 3% 的无水二甲氢吗啡。

Ph. Eur. 6. 8（Opium，Prepared；Opii Pulvis Normatus）生阿片在不高于 70℃ 的温度下制成粉末并干燥。黄棕色或深褐色的粉末，以干燥药计算，含 9.8%~10.2% 的吗啡及不少于 1.0% 的可待因。加合适的赋形剂或生阿片粉末来调整含量。

USP 33（Opium）切割 *Papaver somniferum*（罂粟科）未成熟蒴果后留出乳液风干而得。外表呈浅橄榄棕或橄榄灰色，内部呈赤褐色。有特殊臭，味微苦。含不少于 9.5% 的无水吗啡。

USP 33（Powered Opium）阿片在不高于 70℃ 的温度下干燥后还原成淡褐色或黄棕色的粉末。含

10%~10.5% 的无水吗啡。可以加入除了淀粉以外的任何允许的稀释剂。

简介

阿片是切割 *Papaver somniferum*（罂粟科）未成熟蒴果得到的风干的乳胶。它含有吗啡、可待因、二甲氢吗啡及包括那可丁和罂粟碱在内的其他多种生物碱的混合物。留出乳液形制成统一组分的块状，不同形状代表不同的国家来源，市场上常见土耳其、印度或欧洲阿片。

阿片有阿片类镇痛药（第96页）的性质。其镇痛和镇静作用主要是因为含有吗啡（第85页）。因为它的吸收比吗啡慢些，故起效也比吗啡慢些，阿片中罂粟碱和那可丁对肠道肌肉的松弛作用使得该便秘作用比吗啡强。

阿片只是草药制剂生产的原料。口服制剂可用的形式有 Prepared Opium（Ph. Eur. 6. 8）、Powdered Opium（USP 33）、Opium Tincture（BP 2010 或 USP 33）、Camphorated Opium Tincture（BP 2010）或 Paregoric（USP 33）。还包括止咳的 Opiate Squill Linctus（BP 2010）（Gee's linctus）糖浆。

在美国推荐使用 Paregoric（USP 33）来处置新生儿戒断综合征。

滥用　有报道滥用 Opiate Squill Linctus（Gee's linctus）会引起角鲨烷相关的强心毒性[1,2]。

1. Thurston D, Taylor K. Gee's linctus. *Pharm J* 1984; **233**: 63.
2. Smith W, *et al.* Wenckebach's phenomenon induced by cough linctus. *BMJ* 1986; **292**: 868.

制剂

BP 2010: Camphorated Opium Tincture; Concentrated Camphorated Opium Tincture; Opium Tincture;
Ph. Eur.: Opium Dry Extract, Standardised; Opium Tincture, Standardised;
USP 33: Opium Tincture; Paregoric.
专利制剂
Braz.: Elixir Paregorico; **Israel:** Opii Simplex.
多组分制剂　**Braz.:** Camomila; Elixir de Marinheiro†; **Denm.:** Pectyl; **Fin.:** Tannopon†; **Fr.:** Colchimax; Lamaline; Paregorique; **Hong Kong:** Brown Mixture; **Israel:** Davilla†; Doveri; **S.Afr.:** Paregoriese-Elikser†; Tandpyndruppels†; **Spain:** Digestovital†; Tanagel; **Switz.:** Bromocol N; Pectocalmine; **USA:** B & O Supprettes No. 15A; B & O Supprettes No. 16A; **Venez.:** Arbrobel.

顺势疗法制剂　**Fr.:** Formule de l'Abbe Chapitre no 19; Formule de l'Abbe Chapitre no 7.

Hydrochlorides of Mixed Opium Alkaloids 混合阿片碱的盐酸盐

Alkaloidosum Opii Hydrochloridum; Extractum Concentratum Opii; Mezclas de hidrocloruros de alcaloides del opio; Omnoponum; Opium Concentratum.

Гидрохлориды Смешанных Алкалоидов Опия

Pharmacopoeias. Preparations of the hydrochlorides of mixed opium alkaloids are included in *Jpn*.

Papaveretum（*BAN*）阿片全碱

A mixture of 253 parts of morphine hydrochloride, 23 parts of papaverine hydrochloride, and 20 parts of codeine hydrochloride.

Папаверетум

CAS — 8002-76-4.
ATC — N02AA10.
ATC Vet — QN02AA10.

注：不要将阿片全碱与罂粟碱（参见 M37 第2111页）混淆。

Pharmacopoeias. In *Br*.

BP 2010（Papaveretum）含 80.0%~88.4% 的无水盐酸吗啡，8.3%~9.2% 的盐酸罂粟碱和 6.6%~7.4% 的无水盐酸可待因。白色或几乎白色的结晶性粉末。溶于水，略溶于乙醇。1.5% 水溶液的 pH 值为 3.7~4.7。避光。

简介

阿片生物碱是原形的阿片类镇痛药（第96页）。如阿片全碱这样的阿片生物碱混合物有吗啡（第85页）镇痛和镇静的功效，用来治疗中度至重度的疼痛包括术后及严重慢性疼痛。也用于术前镇静并作为麻醉的辅助用药。15.4mg 阿片全碱（BP 2010）约含 10mg 的无水吗啡。

● 在英国，以前的阿片全碱含无水吗啡、可待因、那可丁及盐酸罂粟碱。然而，由于担心那可丁（**妊娠** 项下，参见 M37 第1495页）潜在的遗传毒性，阿片全碱的组分在英国排除了那可丁，并在 BP 1993 中对阿片全碱进行了重定义以反映处方的这种改变。可能在其他国家，阿片全碱的术语还是含有那可丁的混合物。

剂量　成人使用阿片全碱的剂量为 7.7~15.4mg，皮下

奥沙普秦/对苯二甲酸羟考酮

或肌内注射，若有必要，每 4h 重复给药。在老年患者或虚弱患者中，初始剂量不应超过 7.7mg。

在治疗疼痛或作为麻醉的辅助用药时，阿片全碱也可以 1/4～1/2 皮下或肌内对应的剂量静脉给药。阿片全碱有时与氢溴东莨菪碱共同肌内或皮下注射用于术前给药。

儿童用量的细节，见下文。

口服阿片全碱也与阿司匹林一起治疗中度至重度疼痛。

曾有将阿片全碱与罂粟碱（参见 M37 第2111页）混淆的病例，其中一名患者误将阿片全碱当作罂粟碱自我注射后，出现意识丧失[1]。

1. Robinson LQ, Stephenson TP. Self injection treatment for impotence. *BMJ* 1989; 299: 1568.

儿童用法　阿片全碱可用于儿童治疗包括术后和严重慢性疼痛在内的中度至重度疼痛。也用于术前的镇痛和作为麻醉的辅助用药。阿片全碱通常可以皮下或肌内给药，必要时可每 4h 1 次，根据年龄可采取如下剂量：

- 新生儿：115μg/kg；
- 1～12 个月：154μg/kg；
- 1～6 岁：1.96～3.85mg；
- 6～12 岁：3.85～7.7mg。

更年长的儿童可采用通常成人的用量（见上文）。

阿片全碱在用于镇痛和作为麻醉辅助用药时，也可静脉给予 1/4～1/2 皮下或肌内对应剂量。

制剂

BP 2010: Papaveretum Injection.
专利制剂
S.Afr.: Omnopon.
多组分制剂
UK: Aspav†.

Oxaprozin (*BAN*, *USAN*, *rINN*) 奥沙普秦

Oksaprotsiini; Oxaprozina; Oxaprozine; Oxaprozinum; Wy-21743. 3-(4,5-Diphenyloxazol-2-yl)propionic acid.

Оксапрозин
$C_{18}H_{15}NO_3 = 293.3.$
CAS — 21256-18-8.
ATC — M01AE12.
ATC Vet — QM01AE12.
UNII — MHJ80W9LRB.

Pharmacopoeias. In *Chin.*, *Jpn.*, and *US*.

USP 33（Oxaprozin）　白色至淡黄白色的结晶性粉末。室温 20～25℃下，贮藏于密闭容器中。避光。

Oxaprozin Potassium (*BANM*, *rINNM*) 奥沙普秦钾

Kalii Oxaprozinum; Oxaprozina potásico; Oxaprozine Potassique.

Калия Оксапрозин
$C_{18}H_{14}NO_3,K = 331.4.$
CAS — 174064-08-5.
ATC — M01AE12.
ATC Vet — QM01AE12.
UNII — ML56O2Z92I.

不良反应、处置和注意事项

参见 NSAIDs，第92页。

诊断和测试　有报道服用奥沙普秦的患者尿中检出苯二氮䓬类药的假阳性结果[1]。厂商认为该药可与一些免疫测定发生相互作用，薄层层析能很好地区分苯二氮䓬类药和奥沙普秦[2]。在接受奥沙普秦的患者中进行荧光偏振免疫测定时也会出现苯妥英的假阳性[3]。

1. Pulini M. False-positive benzodiazepine urine test due to oxaprozin. *JAMA* 1995; 273: 1905.
2. Raphan H, Adams MH. False-positive benzodiazepine urine test due to oxaprozin. *JAMA* 1995; 273: 1905-6.
3. Patel T, *et al*. Assay interaction between oxaprozin and phenytoin. *Am J Psychiatry* 1994; 31: 254.

对肝脏的影响　有报道一名 56 岁的妇女每日使用600～1200mg 奥沙普秦 6 周后出现致命的暴发性肝炎[1]。另一名患者在使用奥沙普秦后出现有症状的肝炎而决定

停药[2]。

1. Purdum PP, *et al.* Oxaprozin-induced fulminant hepatitis. *Ann Pharmacother* 1994; 28: 1159-61.
2. Kethu SR, *et al.* Oxaprozin-induced symptomatic hepatotoxicity. *Ann Pharmacother* 1999; 33: 942-4.

药物相互作用

与 NSAIDs 有关的药物相互作用见第94页。

药动学

奥沙普秦在胃肠道吸收慢，99％与血浆蛋白结合，其中主要是与白蛋白结合。使用后 2～3h 达血浆浓度峰值。达稳态后，生物半衰期约为 44h。奥沙普秦主要在肝中经肝微粒体氧化代谢，并与葡糖苷酸结合形成无活性的代谢产物，从尿（65％）和粪（35％）中排出。

1. Karim A. Inverse nonlinear pharmacokinetics of total and protein unbound drug (oxaprozin): clinical and pharmacokinetic implications. *J Clin Pharmacol* 1996; 36: 985-97.
2. Karim A, *et al.* Oxaprozin and piroxicam, nonsteroidal antiinflammatory drugs with long half-lives: effect of protein-binding differences on steady-state pharmacokinetics. *J Clin Pharmacol* 1997; 37: 267-78.
3. Davies NM. Clinical pharmacokinetics of oxaprozin. *Clin Pharmacokinet* 1998; 35: 425-36.

用途和用法

奥沙普秦是丙酸衍生物，是一种 NSAID（第94页）。奥沙普秦可以碱基或钾盐的形式口服，尽管剂量是以碱基的形式表示；678mg 钾盐约等于 600mg 的奥沙普秦。用于骨关节炎和类风湿关节炎的治疗，口服常用剂量为每日 1.2g，尽管在骨关节炎治疗时，低体重或病情轻的患者初始剂量为每日 600mg。推荐的每日最大剂量为 1.8g 或 26mg/kg。

肾损伤患者及儿童的用量，见下文。

1. Miller LG. Oxaprozin: a once-daily nonsteroidal anti-inflammatory drug. *Clin Pharm* 1992; 11: 591-603.
2. Anonymous. Oxaprozin for arthritis. *Med Lett Drugs Ther* 1993; 35: 15-16.
3. Dallegri F, *et al.* A review of the emerging profile of the anti-inflammatory drug oxaprozin. *Expert Opin Pharmacother* 2005; 6: 777-85.

儿童用法　奥沙普秦口服给药可用于治疗 6 岁及以上儿童的青少年特发性关节炎。每日 1 次，根据体重计算的剂量如下：

- 22～31kg：600mg；
- 32～54 kg：900mg；
- ≥55kg 和以上：1200mg。

在肾损伤中的用法　在美国，奥沙普秦的注册药品信息建议在严重肾损伤或透析的患者，其初始口服剂量为 600mg，每日 1 次。必要时剂量可增加至 1.2g，每日 1 次。

制剂

USP 33: Oxaprozin Tablets.
专利制剂
Austria: Zakoprosin†; *Belg.*: Duraprox; *Canad.*: Daypro; *Chile*: Duraprox; Walix; *Cz.*: Dayrun; *Ger.*: Danoprox†; Dayrun†; *Gr.*: Duraprox; Misaf; Nisaid; Oxapron; Trimelot; *Ital.*: Walix; *Jpn*: Alvo; *S.Afr.*: Deflam†; *Turk.*: Duraprox; *USA*: Daypro.

Oxycodone (*BAN*, *USAN*, *rINN*) ⊗羟考酮

Dihydrone; 14-Hydroxydihydrocodeinone; NSC-19043; Oksikodoni; Oxicodona; Oxikodon; Oxycodonum. 6-Deoxy-7,8-dihydro-14-hydroxy-3-O-methyl-6-oxomorphine; (-)-(5R,6S,14S)-4,5-Epoxy-14-hydroxy-3-methoxy-9a-methylmorphinan-6-one.

Оксикодон
$C_{18}H_{21}NO_4 = 315.4.$
CAS — 76-42-6.
ATC — N02AA05.
ATC Vet — QN02AA05.
UNII — CD35PMG570.

注：羟考酮的复方制剂可能以下名称表示。

- Co-oxycodAPAP (*PEN*)—oxycodone and paracetamol.

俗名　下述名称已被作为各种形式的羟考酮的"俗名"见（第vii页）或俚语：

40; 40-bar; 80; Blue; Cotton; Hillbilly heroin; Kicker; OC; Os; Ox; Oxy; Oxy Cotton; Oxycotton; Percs; Perks; Pills; Pink spoons; Rushbo.

Oxycodone Hydrochloride (*BANM*, *USAN*, *rINNM*) ⊗盐酸羟考酮

7,8-Dihydro-14-hydroxycodeinone hydrochloride; Dihydrone Hydrochloride; Hidrocloruro de oxicodona; Oksikodonihydrokloridi; Oksikodono hidrochloridas; Oxikodonhydroklorid; Oxycodone, chlorhydrate d'; Oxycodoni hydrochloridum; Oxycone Hydrochloride; Oxykodon-hydrochlorid; Thecodine.

Оксикодона Гидрохлорид
$C_{18}H_{21}NO_4,HCl = 351.8.$
CAS — 124-90-3.
ATC — N02AA05.
ATC Vet — QN02AA05.
UNII — C1ENJ2TE6C.

Pharmacopoeias. In *Eur.* (see p.vii) and *US*. *Jpn* includes the trihydrate.

Ph. Eur. 6.8（Oxycodone Hydrochloride）　白色或几乎白色、易吸潮的粉末。易溶于水；略溶于无水乙醇；几乎不溶于甲苯。贮藏于密闭容器中。避光。

USP 33（Oxycodone Hydrochloride）　白色至米色、无臭、易吸潮的晶体或粉末。溶于水；微溶于乙醇。贮藏于密闭容器中。

Oxycodone Terephthalate ⊗对苯二甲酸羟考酮

Oxicodona, tereftalato de. 4,5α-Epoxy-14-hydroxy-3-methoxy-17-methylmorphinan-6-one 1,4-benzenedicarboxylate (2:1) salt.

Оксикодона Терефталат
$(C_{18}H_{21}NO_4)_2,C_8H_6O_4 = 796.9.$
CAS — 64336-55-6.
UNII — M04XWV43UF.

Pharmacopoeias. In *US*.

USP 33（Oxycodone Terephthalate）　贮藏于密闭容器中。

依赖性和戒断症状

参见阿片类镇痛药，第96页。

羟考酮易引起滥用（见下文的**不良反应、处置和注意事项**）。

一名 61 岁的妇女在退行性骨关节炎术后 7 天内不经意大量降低羟考酮的剂量，结果出现了心尖球囊样综合征（Takotsubo）样心肌症[1]。这名患者在术前有慢性阿片类依赖史，用羟考酮（每日 80mg）和氢吗啡酮（必要时每 3h 4mg）治疗了数月；术后她的羟考酮的剂量增加至每日 120mg，增加的剂量用来镇痛。

1. Rivera JM, *et al.* "Broken heart syndrome" after separation (from OxyContin). *Mayo Clin Proc* 2006; 81: 825-8.

不良反应、处置和注意事项

参见阿片类镇痛药，第97页。

英国注册药品信息禁止将羟考酮用于中度至重度肝损伤或严重肾损伤的患者，但美国注册药品信息允许其慎用于重度肝损伤或肾损伤的患者，剂量要减少。

滥用　盐酸羟考酮的缓释片剂已遭到滥用[1~3]，压碎的药片被成瘾者吸入或注射，其中一些病例已致死。

1. Wolf BC, *et al.* One hundred seventy two deaths involving the use of oxycodone in Palm Beach County. *J Forensic Sci* 2005; 50: 192-5.
2. Cicero TJ, *et al.* Trends in abuse of OxyContin® and other opioid analgesics in the United States: 2002-2004. *J Pain* 2005; 6: 662-72.
3. Adlaf EM, *et al.* Use of OxyContin by adolescent students. *Can Med Assoc J* 2006; 174: 1303.

对呼吸系统的影响　有关使用羟考酮的儿童出现呼吸抑制的参考文献[1,2]如下。

1. Olkkola KT, *et al.* Pharmacokinetics and ventilatory effects of intravenous oxycodone in postoperative children. *Br J Clin Pharmacol* 1994; 38: 71-6.
2. Kalso E. Pharmacokinetics and ventilatory effects of intravenous oxycodone in postoperative children. *Br J Clin Pharmacol* 1995; 39: 214.

肝损伤　在 6 名末期肝硬化等待肝移植的妇女中，使用羟考酮的清除率和消除延长[1]。也出现明显的通气抑制。成功肝移植后该药的药动学指标与健康成人相似。因此，建议使用羟考酮的末期肝病患者用药的频率要降低，剂量要减少。

1. Tallgren M, *et al.* Pharmacokinetics and ventilatory effects of oxycodone before and after liver transplantation. *Clin Pharmacol Ther* 1997; 61: 655-61.

卟啉病　卟啉病患者使用羟考酮被认为是不安全的，因为在动物实验中发现此药有生卟啉作用。

药物相互作用

与阿片类镇痛药有关的药物相互作用，见第98页。

抗菌药　有报道称一名每日口服60mg羟考酮的患者在同时合用强力的酶诱导剂利福平时，其尿液的羟考酮监测实验是阴性的[1]。尿液中检出有羟考酮的代谢产物让笔者相信利福平增加了羟考酮的代谢，因此必须要增加后者的用量。后期的药动学研究[2]表明，利福平降低静脉和口服羟考酮的AUC，分别为53％和86％，将羟考酮的生物利用度从69％降至21％。

相反，酶抑制剂泰利霉素增加口服羟考酮的AUC的80％，减少其清除率43％；因此建议与泰利霉素合用时，羟考酮的剂量应减少25％～50％[3]。

1. Lee H-K, *et al.* Negative urine opioid screening caused by rifampin-mediated induction of oxycodone hepatic metabolism. *Clin Chim Acta* 2006; **367:** 196–200.
2. Nieminen TH, *et al.* Rifampin greatly reduces the plasma concentrations of intravenous and oral oxycodone. *Anesthesiology* 2009; **110:** 1371–8.
3. Grönlund J, *et al.* Effect of telithromycin on the pharmacokinetics and pharmacodynamics of oral oxycodone. *J Clin Pharmacol* 2010; **50:** 101–8.

抗抑郁药　关于 *SSRIs* 与羟考酮合用时可能出现5-羟色胺综合征，参见 M37 第374页氟西汀的药物相互作用项下阿片类镇痛药。

抗真菌药　一项研究[1]发现，酶抑制药伏立康唑增加口服羟考酮的平均 AUC、血浆峰浓度和清除半衰期，分别为3.6、1.7和2倍；当两药合用时，羟考酮应减量。

1. Hagelberg NM, *et al.* Voriconazole drastically increases exposure to oral oxycodone. *Eur J Clin Pharmacol* 2009; **65:** 263–71.

药动学

羟考酮从胃肠道吸收。与其他的阿片类药物相比，由于更低的系统前和（或）首过代谢，羟考酮的口服生物利用度为60％～87％。血浆蛋白结合率约为45％。大部分经 P450 同工酶 CYP3A 家族中的细胞色素 P450 同工酶代谢成去甲羟考酮，小部分经 CYP2D6 代谢为羟考酮（第101页）。两种代谢产物再与葡糖苷酸结合后，以原药形式从尿中排出。羟考酮的消除半衰期为2～4h。羟考酮可透过胎盘并可分布至乳汁。

1. Pöyhiä R, *et al.* The pharmacokinetics of oxycodone after intravenous injection in adults. *Br J Clin Pharmacol* 1991; **32:** 516–18.
2. Leow KP, *et al.* Single-dose and steady-state pharmacokinetics and pharmacodynamics of oxycodone in patients with cancer. *Clin Pharmacol Ther* 1992; **52:** 487–95.
3. Mandema JW, *et al.* Characterization and validation of a pharmacokinetic model for controlled-release oxycodone. *Br J Clin Pharmacol* 1996; **42:** 747–56.
4. Kaiko RF, *et al.* Pharmacokinetic-pharmacodynamic relationships of controlled-release oxycodone. *Clin Pharmacol Ther* 1996; **59:** 52–61.
5. Gammaitoni AR, Davis MW. Comparison of the pharmacokinetics of oxycodone administered in three Percocet™ formulations. *J Clin Pharmacol* 2002; **42:** 192–7.
6. Lalovic B, *et al.* Pharmacokinetics and pharmacodynamics of oral oxycodone in healthy human subjects: role of circulating active metabolites. *Clin Pharmacol Ther* 2006; **79:** 461–79.
7. Liukas A, *et al.* Plasma concentrations of oral oxycodone are greatly increased in the elderly. *Clin Pharmacol Ther* 2008; **84:** 462–7.

儿童　羟考酮在儿童的药动学也被研究[1~4]，发现大致与成人相似[2,4]。然而，0～6个月龄的婴儿的药动学有一定变化，尤其是在2个月月龄或更小的婴儿[5]。

1. Olkkola KT, *et al.* Pharmacokinetics and ventilatory effects of intravenous oxycodone in postoperative children. *Br J Clin Pharmacol* 1994; **38:** 71–6.
2. Kokki H, *et al.* Pharmacokinetics of oxycodone after intravenous, buccal, intramuscular and gastric administration in children. *Clin Pharmacokinet* 2004; **43:** 613–22.
3. El-Tahtawy A, *et al.* Population pharmacokinetics of oxycodone in children 6 months to 7 years old. *J Clin Pharmacol* 2006; **46:** 433–42.
4. Kokki H, *et al.* Comparison of oxycodone pharmacokinetics after buccal and sublingual administration in children. *Clin Pharmacokinet* 2006; **45:** 745–54.
5. Pokela ML, *et al.* Marked variation in oxycodone pharmacokinetics in infants. *Paediatr Anaesth* 2005; **15:** 560–565.

用途和用法

羟考酮是菲类衍生物，是一种阿片类镇痛药（第98页）。盐酸羟考酮口服、皮下或静脉注射来缓解中度至重度疼痛。

初次使用阿片类药物的患者在使用羟考酮来缓解严重疼痛时的常用口服起始剂量为每4～6h 5mg，然后根据反应决定是否增加剂量。使用强效阿片类镇痛药的患者在使用羟考酮时，其起始剂量应根据每日阿片类药物的需求量，英国注册药品信息认为，10mg 口服的羟考酮相当于20mg 口服的吗啡。大部分患者的每日需求量不超过400mg。含有羟考酮和阿司匹林、布洛芬或对乙酰氨基酚的制剂也已用于临床。盐酸羟考酮也可以缓释制剂的形式每12h 口服。在一些国家，为抵消阿片类介导的便秘发生，可使用盐酸羟考酮与盐酸纳洛酮联合的口服控释制剂。

对初次使用阿片类药物的患者，盐酸羟考酮静脉给药的初始剂量为1～10mg，1～2min 内给完，可每隔4h 以上重复，静脉输注的推荐起始剂量为2mg/h。静脉途径也可用于患者自控镇痛。对初次使用阿片类药物的患者，皮下给药的起始剂量为5mg/4h，皮下输注的起始剂量为每日7.5mg。当口服和胃肠外给药进行转换时，英国注册药品信息认为2mg 的口服羟考酮相当于1mg 的胃肠外羟考酮。

含30mg 羟考酮或者10mg 或20mg 盐酸羟考酮的栓剂可直肠给药，每6～8h 重复1次。

肝损伤或肾损伤患者使用羟考酮的剂量见下文。

对苯二甲酸羟考酮也可口服。

儿童用法　尽管在英国禁止18岁以下儿童使用盐酸羟考酮，但 BNFC 2009 建议在姑息治疗时，可用来治疗中度到重度的疼痛。1个月至12岁的儿童初始剂量为每4～6h 200µg/kg（最大可至5mg），其后如需要根据反应可增加；更大的儿童可以给通常成人的用量（见上文）。8岁及以上的患儿可每12h 给予盐酸羟考酮的口服控释制剂。

在肝损伤或肾损伤中的用法　肝损伤或肾损伤患者血中羟考酮的浓度可能增加，因此剂量需要调整。在英国，注册药品信息建议，轻度肝损伤或轻度至中度肾损伤的成年患者口服剂量为2.5mg/6h，中度至重度肝损伤或重度肾损伤的患者慎用羟考酮。在美国，注册药品信息允许在重度肝损伤或肾损伤的成人患者中慎用羟考酮。

疼痛　参考文献如下。

1. Curtis GB, *et al.* Relative potency of controlled-release oxycodone and controlled-release morphine in a postoperative pain model. *Eur J Clin Pharmacol* 1999; **55:** 425–9.
2. Gimbel JS, *et al.* Controlled-release oxycodone for pain in diabetic neuropathy: a randomized controlled trial. *Neurology* 2003; **60:** 927–34.
3. Oldfield V, Perry CM. Oxycodone/ibuprofen combination tablet: a review of its use in the management of acute pain. *Drugs* 2005; **65:** 2337–54.
4. Kalso E. Oxycodone. *J Pain Symptom Manage* 2005; 29 (suppl): S47–S56.
5. Bercovitch M, Adunsky A. High dose controlled-release oxycodone in hospice care. *J Pain Palliat Care Pharmacother* 2006; **20:** 33–9.
6. Reid CM, *et al.* Oxycodone for cancer-related pain: meta-analysis of randomized controlled trials. *Arch Intern Med* 2006; **166:** 837–43. Correction. *ibid.*; 2387.
7. Portenoy RK, *et al.* Long-term use of controlled-release oxycodone for noncancer pain: results of a 3-year registry study. *Clin J Pain* 2007; **23:** 287–99.
8. Pan H, *et al.* Efficacy and tolerability of oxycodone hydrochloride controlled-release tablets in moderate to severe cancer pain. *Clin Drug Invest* 2007; **27:** 259–67.
9. Gaskell H, *et al.* Single dose oral oxycodone and oxycodone plus paracetamol (acetaminophen) for acute postoperative pain in adults. Available in The Cochrane Database of Systematic Reviews; Issue 3. Chichester: John Wiley; 2009 (accessed 18/11/09).

制剂

USP 33: Oxycodone and Acetaminophen Capsules; Oxycodone and Acetaminophen Tablets; Oxycodone and Aspirin Tablets; Oxycodone Hydrochloride Extended-Release Tablets; Oxycodone Hydrochloride Oral Solution; Oxycodone Hydrochloride Tablets.

专利制剂

Arg.: Oxicalmans; Oxinovag; Oxycontin; **Austral.:** Endone; Oxycontin; Oxynorm; Proladone; **Austria:** Oxycontin; Oxynorm; **Belg.:** Oxycontin; **Braz.:** Oxycontin; **Canad.:** Oxy IR; Oxycontin; Supeudol; **Chile:** Oxycontin; **Cz.:** Oxycontin; Targin; **Denm.:** Oxycontin; **Fin.:** Oxanest; Oxycontin; Oxynorm; **Ger.:** Oxygesic; Targin; **Hung.:** Oxycontin; **Irl.:** Dancex; Oxycontin; Oxydon; Oxynorm; Targin; **Israel:** Oxycod; Oxycontin; **Ital.:** Oxycontin; **Jpn:** Oxycontin; **Malaysia:** Oxycontin; **Neth.:** Oxycontin; Oxynorm; **Norw.:** Oxycontin; **NZ:** Oxycontin; Oxynorm; **Philipp.:** Oxycontin; **Pol.:** Oxycontin; **Port.:** Oxycontin; Oxynormoro; **Singapore:** Oxycontin; **Spain:** Oxycontin; Oxynorm; **Swed.:** Oxycontin; **Switz.:** Oxycontin; Oxynorm; **UK:** Oxycontin; Oxynorm; Targinact; **USA:** ETH-Oxydose†; Oxycontin; Oxyfast; OxyIR; Roxicodone; **Venez.:** Oxycontin.

多组分制剂　**Arg.:** Oxinovag Complex; **Canad.:** Endocet; Endodan†; Percocet; Percodan; ratio-Oxycocet; ratio-Oxycodan; Rivacocet; **Israel:** Percocet; Percodan; **Ital.:** Depalgos; **Mex.:** Plexicodim; **USA:** Combunox; Endocet; Magnacet; Narvox; Percocet; Percodan; Perloxx; Pimalev; Primlev; Roxicet; Roxilox; Roxiprin†; Tylox; Xolox.

Oxymorphone Hydrochloride (*BANM*, *rINNM*)⊗
盐酸羟吗啡酮

7,8-Dihydro-14-hydroxymorphinone hydrochloride; Hidrocloruro de oximorfona; Oximorphone Hydrochloride; Oxymorphone, Chlorhydrate d'; Oxymorphoni Hydrochloridum. 6-Deoxy-7,8-dihydro-14-hydroxy-6-oxomorphine hydrochloride; (−)-(5R,6S,14S)-4,5-Epoxy-3,14-dihydroxy-9a-methylmorphinan-6-one hydrochloride.

Оксиморфона Гидрохлорид
$C_{17}H_{19}NO_4,HCl = 337.8$.
CAS — 76-41-5 (oxymorphone); 357-07-3 (oxymorphone hydrochloride).
UNII — 5Y2EI94NBC.

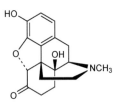

(oxymorphone)

Pharmacopoeias. In *US.*

USP 33 (Oxymorphone Hydrochloride)　白色或微灰白色的无臭粉末，暴露于光线后变黑。水溶液是微酸性。溶于水（1：4），溶于乙醇（1：100），溶于甲醇（1：25）；极微溶于氯仿和醚。贮藏于25℃密闭容器中，温度允许在15～30℃波动。避光。

依赖性和戒断症状

参见阿片类镇痛药，第96页。

不良反应、处置和注意事项

参见阿片类镇痛药，第97页。

详情见下文羟吗啡酮在肝或肾损伤患者中的应用。

药物相互作用

与阿片类镇痛药的相互作用，见第98页。

盐酸羟吗啡酮控释制剂（*Opana ER*；*Endo*，*USA*）的注册药品信息声明服用羟吗啡酮时，患者不应饮酒包括含酒精的药物，因为有增加血浆羟吗啡酮浓度的危险性和潜在的可致死的过量中毒。

药动学

盐酸羟吗啡酮口服后从胃肠道吸收，但由于首过代谢的原因，其生物利用度有10％。高脂饮食后会增加该药的吸收。蛋白结合率为10％。绝大多数羟吗啡酮在肝脏中经葡糖苷酸化代谢，只有不足1％的药物以原形的形式从尿和粪排出。33％～38％剂量的药物以主要代谢物羟吗啡酮-3-葡萄糖苷酸的形式和少于1％的药物以6-基-羟吗啡酮的形式从尿中排泄。羟吗啡酮可透过胎盘。

1. Adams MP, Ahdieh H. Pharmacokinetics and dose-proportionality of oxymorphone extended release and its metabolites: results of a randomized crossover study. *Pharmacotherapy* 2004; **24:** 468–76.
2. Adams MP, Ahdieh H. Single- and multiple-dose pharmacokinetic and dose-proportionality study of oxymorphone immediate-release tablets. *Drugs R D* 2005; **6:** 91–9.

用途和用法

盐酸羟吗啡酮，一种菲类衍生物，属于阿片类镇痛药的一种（第98页），其作用和用途类似于吗啡（第84页），除了没有抑制咳嗽的作用。羟吗啡酮可口服、胃肠外或直肠给药，来缓解中度至重度的疼痛，包括产科疼痛，用作镇痛可维持3～6h 的镇痛作用。也可胃肠外给药用于术前给药，作为麻醉的辅助用药，也可缓解由左心衰竭所致肺水肿的呼吸困难。

在初次使用阿片类药物的患者，盐酸羟吗啡酮的口服起始剂量为每4～6h 10～20mg，此后可根据需要进行调整。一些患者的起始剂量可以用更低的5mg。对于正接受强阿片类镇痛药治疗的患者的羟吗啡酮的初始用量应根据每日的阿片类需求量而定；注册药品信息建议口服10mg 羟吗啡酮约等于口服30mg 吗啡，推荐使用按计算羟吗啡酮用量的一半作为初始剂量。盐酸羟吗啡酮口服控释制剂也可每12h 给予。羟吗啡酮的口服制剂应空腹服用。

盐酸羟吗啡酮以肌内或皮下注射给药的初始剂量为1～1.5mg，如需要每4～6h 可重复给药；静脉注射给药500µg。生产期间镇痛的常规剂量是肌内注射0.5～1mg。当将口服羟吗啡酮转换成胃肠外途径时，注册药品信息建议，作为指导，口服10mg 羟吗啡酮相当于大

约 1mg 胃肠外途径羟吗啡酮。

盐酸羟吗啡酮也可作为栓剂直肠给药，剂量为每 4～6h 5mg。

1. Prommer E. Oxymorphone: a review. *Support Care Cancer* 2006; **14:** 109–15.
2. Chamberlin KW, *et al.* Oral oxymorphone for pain management. *Ann Pharmacother* 2007; **41:** 1144–52.
3. Mayyas F, *et al.* A systematic review of oxymorphone in the management of chronic pain. *J Pain Symptom Manage* 2010; **39:** 296–308.

在肝损伤中的用法　对于肝损伤患者使用羟吗啡酮的建议是存在矛盾的。一个范围内制剂（*Opana and Opana ER tablets*；*Endo, USA*）的注册药品信息建议在轻度的肝损伤患者慎用；这些患者开始应使用最低的口服剂量，然后慢慢调整。此外，中度至重度的肝损伤患者应禁用羟吗啡酮。然而，另一种羟吗啡酮制剂（*Numorphan injection and suppositories*；*Endo, USA*）的注册药品信息只建议在肝病患者慎用，尽管建议严重肝损伤患者使用更低剂量羟吗啡酮（未指明）。

在肾损伤中的用法　在中度至重度肾损伤的患者，羟吗啡酮的生物利用度会增加超过 50%，因此建议在肌酐清除率低于 50ml/min 的患者中使用羟吗啡酮时应谨慎和降低剂量（未指明）。

制剂

USP 33: Oxymorphone Hydrochloride Injection; Oxymorphone Hydrochloride Suppositories.

专利制剂

USA: Numorphan; Opana.

Oxyphenbutazone (*BAN, rINN*)　羟布宗

G-27202; Hydroxyphenylbutazone; Oksifenbutatsoni; Oxifenbutazon; Oxifenbutazona; Oxyphenbutazonum. 4-Butyl-1-(4-hydroxyphenyl)-2-phenylpyrazolidine-3,5-dione monohydrate.

Оксифенбутазон

$C_{19}H_{20}N_2O_3, H_2O = 342.4$.

CAS — 129-20-4 (anhydrous oxyphenbutazone); 7081-38-1 (oxyphenbutazone monohydrate).
ATC — M01AA03; M02AA04; S01BC02.
ATC Vet — QM01AA03; QM02AA04; QS01BC02.
UNII — H806S4B3NS (oxyphenbutazone); A7D84513GV (anhydrous oxyphenbutazone).

简介

羟布宗，一种保泰松的代谢物（第110页），属于 NSAIDs（第92页）。它可作为抗炎的膏剂局部使用于眼部的巩膜外层炎。羟布宗曾全身用药来治疗强直性脊柱炎、骨关节炎和类风湿关节炎，但由于其出现严重的血液系统不良反应的危险，使此药不再使用（见**保泰松的对血液的影响**，第110页）。

哌嗪盐也被使用。

卟啉病　羟布宗与急性卟啉病发作有关，因此认为在卟啉病患者中使用羟布宗是不安全的。

制剂

专利制剂

India: Sioril; *Mex.:* Edefent†; Redolet†.

多组分制剂　*Braz.:* Algi Peralgin†; Algiflamanil; Analtrix†; Febupen; Flamanan; Reumazine†; *Mex.:* Dartrizon.

Paracetamol (*BAN, rINN*)　对乙酰氨基酚

Acetaminofeno; Acetaminophen; *N*-Acetyl-*p*-aminophenol; Asetaminofen; Paracétamol; Paracetamolis; Paracetamolum; Parasetamol; Parasetamoli. 4′-Hydroxyacetanilide; *N*-(4-Hydroxyphenyl)acetamide.

Парацетамол

$C_8H_9NO_2 = 151.2$.
CAS — 103-90-2.
ATC — N02BE01.
ATC Vet — QN02BE01.
UNII — 362O9ITL9D.

注：对乙酰氨基酚的复方制剂可用以下名称表示。

- **Co-bucafAPAP** (*PEN*)—butalbital, paracetamol, and caffeine
- **Co-codamol** *x/y* (*BAN*)—where *x* and *y* are the strengths in milligrams of codeine phosphate and paracetamol respectively
- **Co-codAPAP** (*PEN*)—paracetamol and codeine phosphate
- **Co-dydramol** (*BAN*)—dihydrocodeine tartrate 1 part and paracetamol 50 parts (w/w)
- **Co-hycodAPAP** (*PEN*)—hydrocodone tartrate and paracetamol
- **Co-methiamol** *x/y* (*BAN*)—where *x* and *y* are the strengths in milligrams of DL-methionine and paracetamol, respectively
- **Co-oxycodAPAP** (*PEN*)—oxycodone and paracetamol
- **Co-proxamol** (*BAN*)—dextropropoxyphene hydrochloride 1 part and paracetamol 10 parts (w/w)
- **Co-proxAPAP** (*PEN*)—dextropropoxyphene napsilate and paracetamol

Pharmacopoeias. In *Chin., Eur.* (see p.vii), *Int., Jpn, US,* and *Viet.*

Ph. Eur. 6. 8（Paracetamol）　白色结晶性粉末。略溶于水；易溶于乙醇；极微溶于二氯甲烷。避光。

USP 33（Acetaminophen）　白色无臭结晶性粉末。溶于沸水（1:20），溶于乙醇（1:10），溶于 1mol/L 氢氧化钠（1:15）。贮藏于密闭容器中。避光。防潮和防热。

不良反应和处置

对乙酰氨基酚的不良反应罕见，且通常较轻，虽然有报道如血小板减少、白细胞减少、全血细胞减少、中性粒细胞减少和粒细胞缺乏这样的血液系统反应。皮疹和其他超敏反应偶有发生。胃肠外应用很少引起低血压。

对乙酰氨基酚过量能引起严重的肝损伤及有时引起急性肾小管坏死。可迅速使乙酰半胱氨酸或甲硫氨酸处置，有关讨论见下文**过量**项下。

1. Graham GG, *et al.* Tolerability of paracetamol. *Drug Safety* 2005; **28:** 227–40.

对肾脏的影响　包括对乙酰氨基酚在内的镇痛药的滥用或使用的时间过长会引起肾病，见 **NSAIDs** 项下，第 93 页。

也见下文**过量**项下。

对代谢的影响　单独或与其他药物合用对乙酰氨基酚（参见 M37 第263页的**氟氯西林**）会引起焦谷氨酸在体内的蓄积，最终导致焦谷氨酸尿（5-羟脯氨酸尿）和高阴子间隙型代谢性酸中毒[1~3]。

1. Humphreys BD, *et al.* Acetaminophen-induced anion gap metabolic acidosis and 5-oxoprolinuria (pyroglutamic aciduria) acquired in hospital. *Am J Kidney Dis* 2005; **46:** 143–6.
2. Fenves AZ, *et al.* Increased anion gap metabolic acidosis as a result of 5-oxoproline (pyroglutamic acid): a role for acetaminophen. *Clin J Am Soc Nephrol* 2006; **1:** 441–7.
3. Alados Arboledas FJ, *et al.* Acidosis piroglutámica asociada a paracetamol. *An Pediatr (Barc)* 2007; **67:** 582–4.

对呼吸道的影响　一项病例对照研究[1]结果表明，频繁使用对乙酰氨基酚（每日或每周）与哮喘的发生有关。然而英国 CSM 评论认为，此研究的结果不能改变有关对乙酰氨基酚使用的任何建议，对于很多患者包括哮喘患者，此药仍是一个安全且有效的镇痛药。

接下来，进一步的研究和一篇综述发现，频繁使用（每日或每周）对乙酰氨基酚可引起哮喘[2,3]和 COPD[2]的患病率增加。且认为妊娠期使用对乙酰氨基酚与儿童的哮喘有联系（见下文**注意事项**下的**妊娠**）。然而，另一篇综述[4]表明，只有很少的报道称对乙酰氨基酚引起哮喘；而且支气管痉挛不是对乙酰氨基酚过量公认的一部分。这篇综述推断使用对乙酰氨基酚与哮喘有很强的联系是不成立的。

最近，对涉及 31 个国家 6～7 岁的 205487 名儿童的问卷调查数据[5]分析表明，在出生后的第一年使用对乙酰氨基酚，其在儿童期的后期发生哮喘和鼻结膜炎及湿疹综合征的危险会增加。然而，在分析完这项研究后，英国的 CHM[6]表示关注对数据的解释，认为现有资料没有提供婴儿期间使用对乙酰氨基酚引起哮喘的有力证据；CHM 重申对乙酰氨基酚对于儿童是安全和适当的镇痛药。

1. Shaheen SO, *et al.* Frequent paracetamol use and asthma in adults. *Thorax* 2000; **55:** 266–70.
2. McKeever TM, *et al.* The association of acetaminophen, aspirin, and ibuprofen with respiratory disease and lung function. *Am J Respir Crit Care Med* 2005; **171:** 966–71.

3. Eneli I, *et al.* Acetaminophen and the risk of asthma: the epidemiologic and pathophysiologic evidence. *Chest* 2005; **127:** 604–12.
4. Nuttall SL, *et al.* Does paracetamol cause asthma? *J Clin Pharm Ther* 2003; **28:** 251–7.
5. Beasley R, *et al.* ISAAC Phase Three Study Group. Association between paracetamol use in infancy and childhood, and risk of asthma, rhinoconjunctivitis, and eczema in children aged 6-7 years: analysis from Phase Three of the ISAAC programme. *Lancet* 2008; **372:** 1039–48.
6. MHRA/CHM. Paracetamol use in infancy: no strong evidence for asthma link. *Drug Safety Update* 2008; **2** (4): 9. Available at: http://www.mhra.gov.uk/Publications/Safetyguidance/DrugSafetyUpdate/CON030923 (accessed 13/10/09)

超敏反应　成人[1~4]和儿童[5,6]使用对乙酰氨基酚后会出现以荨麻疹、呼吸困难和低血压为特征的反应。血管性水肿也有报道[7]。再次给予后有固定性药疹的报道[8~11]，也曾出现中毒性表皮坏死松解症[12]。

1. Stricker BHC, *et al.* Acute hypersensitivity reactions to paracetamol. *BMJ* 1985; **291:** 938–9.
2. Van Diem L, Grilliat JP. Anaphylactic shock induced by paracetamol. *Eur J Clin Pharmacol* 1990; **38:** 389–90.
3. Kumar RK, Byard I. Paracetamol as a cause of anaphylaxis. *Hosp Med* 1999; **60:** 66–7.
4. Bachmeyer C, *et al.* Acetaminophen (paracetamol)-induced anaphylactic shock. *South Med J* 2002; **95:** 759–60.
5. Ellis M, *et al.* Immediate adverse reactions to acetaminophen in children: evaluation of histamine release and spirometry. *J Pediatr* 1989; **114:** 654–6.
6. Bousetta K, *et al.* Hypersensitivity reactions to paracetamol in children: a study of 25 cases. *Allergy* 2005; **60:** 1174–7.
7. Idoko JA, *et al.* Angioneurotic oedema following ingestion of paracetamol. *Trans R Soc Trop Med Hyg* 1986; **80:** 175.
8. Thomas RHM, Munro DD. Fixed drug eruption due to paracetamol. *Br J Dermatol* 1986; **115:** 357–9.
9. Cohen HA, *et al.* Fixed drug eruption caused by acetaminophen. *Ann Pharmacother* 1992; **26:** 1596–7.
10. Harris A, Burge SM. Vasculitis in a fixed drug eruption due to paracetamol. *Br J Dermatol* 1995; **133:** 790–1.
11. Hern S, *et al.* Bullous fixed drug eruption due to paracetamol with an unusual immunofluorescence pattern. *Br J Dermatol* 1998; **139:** 1129–31.
12. Halevi A, *et al.* Toxic epidermal necrolysis associated with acetaminophen ingestion. *Ann Pharmacother* 2000; **34:** 32–4.

过量　不管有意还是无意，对乙酰氨基酚的急性口服过量相当常见，并且因为有效剂量与**毒性剂量**之间的距离很窄，因而症状很严重。成人 24h 内摄入 10～15g 对乙酰氨基酚，可引起严重的肝细胞坏死及相对少些的肾小管坏死。如果患者摄入 150mg/kg 或总量超过 12g 的对乙酰氨基酚，不管哪个更少一些，都会被认为有严重肝坏死的危险。使用可比剂量时对乙酰氨基酚急性过量后，儿童发生严重毒性的危险性似乎比成人低，然而，儿童在治疗前慢性使用该药也导致无意的过量和严重的肝毒性[1,2]。

正在使用酶诱导剂或有酒滥用史的患者有发生肝损伤的高危险性。由于厌食症、AIDS 或囊性纤维变性而出现营养不良的患者同样有这样的危险。那些几天未进食的患者也易出现肝毒性。这些高危险的患者即使 24h 内服用 75mg/kg 那样少（等于 70kg 的患者使用约 5g）的对乙酰氨基酚，也可能发生肝毒性。

过量的早期症状（恶心、呕吐等）也会有嗜睡和出汗）通常在 24h 内消失。腹痛可能是肝损伤的最初表现，通常在服药后的 24～48h 不明显，有时还延迟到 4～6天。肝损伤通常在服药后的 72～96h 达高峰，可引起肝衰竭、脑病、昏迷和死亡。肝衰竭的并发症包括脑中毒、脑水肿、出血、低血糖、低血压、感染和肾衰竭。肝功能的恶化使凝血时间延长，因此有人建议定期检查。然而，在没有肝损伤的情况下，对乙酰氨基酚[3]和乙酰半胱氨酸[4]都能独立地影响凝血酶原时间，因此使用凝血酶原时间作为肝毒性的标志是存在质疑的，故推荐应在全肝生化评估的基础上做出治疗决定。

甚至在没有严重肝损伤的情况下，急性肾小管坏死也可发展为急性肾衰竭。有报道对乙酰氨基酚过量会出现包括心肌异常和胰腺炎在内的非肝症状。

对乙酰氨基酚过量的毒性**机制**被认为是在肝和肾中通过细胞色素 P450 同工酶（主要是 CYP2E1 和 CYP3A4）[2]产生了量少但作用强的代谢物 N-乙酰-对苯醌亚胺（N-acetyl-p-benzoquinoneimine，NABQI）。正常剂量对乙酰氨基酚产生的 NABQI 完全通过与谷胱甘肽结合而减毒，后以硫嘌呤和半胱氨酸结合物排泄。对乙酰氨基酚过量时，组织储存的谷胱甘肽耗竭，使肝细胞内的 NABQI 蓄积并与巯基结合而引起细胞损伤。乙酰半胱氨酸或蛋氨酸的药物能使耗竭的谷胱甘肽逆转，因此作为对乙酰氨基酚过量的解毒药。乙酰半胱氨酸也可用于损伤组织的修复。

口服对乙酰氨基酚过量的处置　在英国和美国，许多综述涉及对乙酰氨基酚过量的处置[5~13]。英国 Paracetamol Information Centre 也公布了其使用指南[14]。澳大利亚和新西兰的临床毒理学家也分别发布了意见一致的指南[15]。

即使没有明显的症状，也需要立即处理，所有的患

者都应入院并建立完全的支持疗法。

- 如果在过量对乙酰氨基酚使用 1h 内及使用剂量大于 150mg/kg 或 12g（无论哪个低），则要用活性炭来减少胃肠道的吸收。但是如果乙酰半胱氨酸或甲硫氨酸要经口服来解毒，则要将活性炭从胃中清除以免减少解毒药的吸收。
- 几乎没有证据表明单用对乙酰氨基酚过量的患者洗胃有效。
- 应尽快测定血中对乙酰氨基酚的浓度以保证记录到峰浓度，但 4h 内无必要。可以通过比较服用对乙酰氨基酚后时间-血药浓度图中的基线来判断发生肝损伤的危险性。见半对数图和线性图，见图 1 和图 2。通常，如果患者对乙酰氨基酚的浓度高于相应的药-时曲线时，就需给予解毒药处理（见下文）。
- 使用如卡马西平、苯妥英、苯巴比妥、利福平和圣约翰草这样的酶诱导剂的患者、营养不良者或有酒精滥用史者或几天未进食者，出现肝损伤的危险性高，如果他们血浆对乙酰氨基酚的浓度达到标准基线下 50% 时，就应使用解毒药。
- 摄入对乙酰氨基酚 15h 以上再测定血浆对乙酰氨基酚的浓度对评价肝毒性已不是可靠的指标。而且，服用对乙酰氨基酚缓释制剂的患者不适用列线图[16~18]。一些人建议，对乙酰氨基酚缓释制剂的过量适用 Rumack-Matthew 列线图[19~21]。
- 对于短期内重复摄入超治疗量或几次过量摄入对乙酰氨基酚的患者，测定血中对乙酰氨基酚的浓度及 Rumack-Mathew 列线图也意义不大；这样的患者相当危险，应给予解毒药。
- 也有血中对乙酰氨基酚浓度低于治疗线以下就出现肝衰竭而致死的报道，表明可能有不正确的病史及有必要将治疗阈值降低[22]。
- 如果对治疗的时机或必要性有疑问时，应给予解毒药处理。在某些中心，摄入 150mg/kg 或更多的对乙酰氨基酚的患者不需考虑血中对乙酰氨基酚的浓度，即给予解毒[23]。
- 当怀疑有过量摄入时，应尽可能早地开始解毒治疗。

而不应等血液分析的结果。一旦血液分析的结果表明最初浓度低于列线图的基线，就可停用解毒药。然而，如果最初浓度高于列线图的基线，就应给予解毒药的全程治疗，即使随后血中药物浓度下降到低于基线，也不应停药。

解毒药的选择 乙酰半胱氨酸（参见 M37 第1477页）是常用的解毒药，但用法可变，最佳的给药方案未定[5,24]。静脉给药可引起过敏反应，但在一些国家还是首选方式，包括澳大利亚、新西兰和英国，因为害怕口服会因恶心或活性炭而减少吸收。然而，在美国常用的是口服给药，且很有效。口服蛋氨酸（参见 M37 第1392页）在英国也是允许的，尽管也同样存在着因呕吐或活性炭而影响吸收的风险。它比静脉给予对乙酰半胱氨酸更便宜和容易，因此适用于不能入院的患者，前提是过量的 10~12h 内给予，且患者不呕吐。

在过量后第一个 8h 内给予乙酰半胱氨酸最有效，之后的作用越来越弱。一般认为，超过 15h 再处理不但无效还可能加重肝性脑病。然而，随后又发现晚期的治疗是安全的[25]，在对摄入后治疗时间达 36h 患者的研究表明，可在 24h 或更长时间获得益处[26,27]，此外，静脉给予已发生暴发性肝衰竭的患者乙酰半胱氨酸可减少发病率和死亡率[28]。

- 在英国，起始剂量为 150mg/kg（最大剂量为 16.5g）的乙酰半胱氨酸在 200ml 5% 葡萄糖中，15min 内静脉给予，在美国是 60min 以内。然后在接下来的 4h 内在 500ml 5% 葡萄糖中输注 50mg/kg（最大剂量为 5.5g），之后的 16h 在 1L 中输注 100mg/kg（最大剂量为 11g）。当 5% 葡萄糖不适用时，可改用 0.9% 的氯化钠。儿童的静脉液体体积要相应调整。如果出现过敏现象则要停止输注，并给予抗组胺药，如果有可能耐受，则以更慢的速度输注乙酰半胱氨酸。
- 在美国，口服乙酰半胱氨酸是胃肠外给药的一种选择。起始剂量为以 5% 溶液给予 140mg/kg，然后每 4h 给 70mg/kg，重复 17 次。一些人[29]建议，如果给予了活性炭，则口服乙酰半胱氨酸的起始剂量要增加，而另有些人[30]认为，预先给予活性炭不会降低乙酰半胱氨酸的效应，因此给更大剂量的乙酰半胱氨酸是不必要的。

与乙酰半胱氨酸一样，甲硫氨酸在对乙酰氨基酚过量后尽早地使用是最有效的。然而，如果治疗被延迟则没有效果[31~33]，在过量后 10h 才给予解毒，则肝损伤更多见并严重，也可能加重肝性脑病。

- 成人和 6 岁以上儿童使用甲硫氨酸的常用剂量为每 4h 口服 2.5g，共 4 次，过量的 10~12h 内开始，前提是患者不呕吐。6 岁以下儿童每 4h 口服 1g，共 4 次。也可以静脉给药。

由于使用的甲硫氨酸形式不同，有关甲硫氨酸在对乙酰氨基酚中毒中使用的文献是不准确的。在英国，将上面引用的剂量折合为 DL-甲硫氨酸。在可能发生过量的情况下，已经采用含有甲硫氨酸和对乙酰氨基酚的复方制剂。然而，由于医学和伦理的原因，有关是否在对乙酰氨基酚的制剂中常规加入甲硫氨酸还有争议。

组胺 H2 受体拮抗药 由于西咪替丁阻断肝细胞色素 P450 混合功能氧化酶系统，因此有人建议，其可辅助乙酰半胱氨酸治疗那些由于酶诱导而引起对乙酰氨基酚活性代谢物增多的患者。然而只有少数几个报道称西咪替丁有利于对乙酰氨基酚的解毒，没有最近的证据支持这个观点[5,9,11,34]。

对某些患者而言，最后的选择是进行肝移植。

母亲在**妊娠期过量**使用对乙酰氨基酚后，通过胎盘的对乙酰氨基酚在胎儿的代谢可产生足够的肝毒性代谢产物，从而引起胎儿的肝毒性。从病例报道和病例系列有限的数据分析，表明在这些病例中早期口服或静脉给予乙酰半胱氨酸是安全和有效的[35]；英国的 *National Teratology Information Service* 建议如果有临床指征，可使用乙酰半胱氨酸。

静脉输注对乙酰氨基酚过量后，使用从血浆-对乙酰氨基酚浓度得来的标准列线图来决定如何处置是不合适的，因为此标准列线图的数据是通过急性口服对乙酰氨基酚，而不是静脉给予对乙酰氨基酚得来的。静脉注射对乙酰氨基酚超过 4h 后的血浆-对乙酰氨基酚浓度通常比以等量对乙酰氨基酚口服后相同时间点所推测的血药浓度要低。而且，正接受静脉给予对乙酰氨基酚的患者若由于急性禁食而出现营养不良，则出现肝毒性的危险性要增加。英国的 *National Poisons Information*

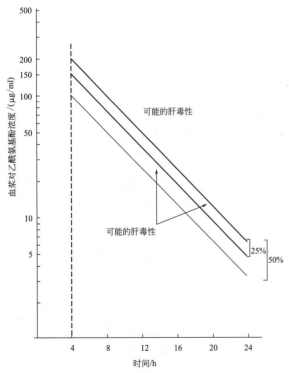

图 1　摄入对乙酰氨基酚后血浆药物浓度-时间的半对数图
1. 时间坐标轴表示摄入药物后的时间。
2. 在 4h 前的血浆对乙酰氨基酚浓度可能不代表峰浓度。
3. 此图只用于单次紧急服用药物的情况。
4. 标准线下的 25% 实线用来允许在血浆检测和用药过量后的估算时间。
5. 标准线下方的 50% 实线用于对接受酶诱导的药物或营养不良或有酒精滥用史或几天未进食的患者。
6. 当患者摄入药物后可达 15h 或更长时间，或患者服用的是对乙酰氨基酚控释制剂，则此图的价值未定。

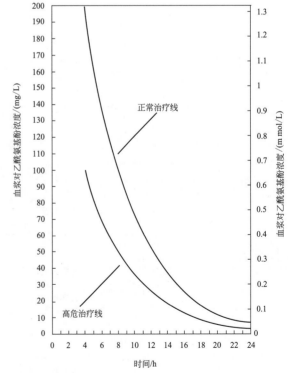

图 2　摄入对乙酰氨基酚后血浆药物浓度-时间的线性图
1. 时间坐标轴表示摄入药物后的时间。
2. 在 4h 前的血浆对乙酰氨基酚浓度可能不代表峰浓度。
3. 此图只用于表示单次急性用药的情况。
4. 患者的血浆对乙酰氨基酚浓度若高于正常治疗线，则应给予治疗。
5. 服用酶诱导性药物或营养不良或有酒精滥用史或几天未进食的患者，若其血浆对乙酰氨基酚浓度高于高危治疗线时，则应开始治疗。
6. 当患者摄入药物后可达 15h 或更长时间，或患者服用的是对乙酰氨基酚控释制剂，则此图的价值未定。

Service 建议当 24h 内静脉给予成人和儿童总量为 60mg/kg 或更多的对乙酰氨基酚，要采用静脉注射乙酰半胱氨酸解毒（见上文剂量）。如果不确定急性给予对乙酰氨基酚的量，标准列线图可用来判断肝损伤的危险性。在给药至少 4h 后测定的血浆-对乙酰氨基酚浓度，如果高至高危患者的参考线下 50%，则要采取解毒剂治疗（例如，如果 4h 大于 50mg/L，则治疗）（见第 103 页图 1 和第 103 页图 2）。

1. Miles FK, *et al.* Accidental paracetamol overdosing and fulminant hepatic failure in children. *Med J Aust* 1999; **171:** 472–5.
2. American Academy of Pediatrics Committee on Drugs. Acetaminophen toxicity in children. *Pediatrics* 2001; **108:** 1020–4.
3. Whyte IM, *et al.* Acetaminophen causes an increased International Normalized Ratio by reducing functional factor VII. *Ther Drug Monit* 2000; **22:** 742–8.
4. Schmidt LE, *et al.* Effect of acetylcysteine on prothrombin index in paracetamol poisoning without hepatocellular injury. *Lancet* 2002; **360:** 1151–2.
5. Brok J *et al.* Interventions for paracetamol (acetaminophen) overdoses. Available in The Cochrane Database of Systematic Reviews; Issue 2. Chichester: John Wiley; 2006 (accessed 23/10/06).
6. Whitcomb DC, *et al.* Association of acetaminophen hepatotoxicity with fasting and ethanol use. *JAMA* 1994; **272:** 1845–50.
7. Makin AJ, *et al.* Management of severe cases of paracetamol overdosage. *Br J Hosp Med* 1994; **52:** 210–13.
8. Vale JA, Proudfoot AT. Paracetamol (acetaminophen) poisoning. *Lancet* 1995; **346:** 547–52.
9. Prescott LF. Paracetamol overdose. In: *Paracetamol (acetaminophen): a critical bibliographic review.* London: Taylor & Francis, 1996: 401–73.
10. Routledge P, *et al.* Paracetamol (acetaminophen) poisoning. *BMJ* 1998; **317:** 1609–10.
11. Zed PJ, Krenzelok EP. Treatment of acetaminophen overdose. *Am J Health-Syst Pharm* 1999; **56:** 1081–91.
12. Kozer E, Koren G. Management of paracetamol overdose: current controversies. *Drug Safety* 2001; **24:** 503–12.
13. Dart RC, *et al.* Acetaminophen poisoning: an evidence-based consensus guideline for out-of-hospital management. *Clin Toxicol* 2006; **44:** 1–18.
14. Paracetamol Information Centre. *Guidelines for the management of acute paracetamol overdosage (revised 2007).* Also available at: http://www.pharmweb.net/pwmirror/pwy/paracetamol/chart.html (accessed 23/07/08)
15. Daly FFS, *et al.* Panel of Australian and New Zealand clinical toxicologists. Guidelines for the management of paracetamol poisoning in Australia and New Zealand—explanation and elaboration: a consensus statement from clinical toxicologists consulting to the Australasian poisons information centres. *Med J Aust* 2008; **188:** 296–301. Also available at: http://www.mja.com.au/public/issues/188_05_030308/dal10916_fm.html (accessed 13/08/08)
16. Graudins A, *et al.* Overdose of extended-release acetaminophen. *N Engl J Med* 1995; **333:** 196.
17. Vassallo S, *et al.* Use of the Rumack-Matthew nomogram in cases of extended-release acetaminophen toxicity. *Ann Intern Med* 1996; **125:** 940.
18. Dart RC, *et al.* The safety profile of sustained release paracetamol during therapeutic use and following overdose. *Drug Safety* 2005; **28:** 1045–56.
19. Temple AR, Mrazik TJ. More on extended-release acetaminophen. *N Engl J Med* 1995; **333:** 1508.
20. Graudins A, *et al.* More on extended-release acetaminophen. *N Engl J Med* 1995; **333:** 1508–9.
21. Cetaruk EW, *et al.* Extended-release acetaminophen overdose. *JAMA* 1996; **275:** 686.
22. Bridger S, *et al.* Deaths from low dose paracetamol poisoning. *BMJ* 1998; **316:** 1724–5.
23. Aujla KS, *et al.* Nomogram does not show absolute concentration for treatment. *BMJ* 1998; **317:** 1655.
24. Kanter MZ. Comparison of oral and i.v. acetylcysteine in the treatment of acetaminophen poisoning. *Am J Health-Syst Pharm* 2006; **63:** 1821–7.
25. Parker D, *et al.* Safety of late acetylcysteine treatment in paracetamol poisoning. *Hum Exp Toxicol* 1990; **9:** 25–7.
26. Smilkstein MJ, *et al.* Efficacy of oral N-acetylcysteine in the treatment of acetaminophen overdose: analysis of the National Multicenter Study (1976 to 1985). *N Engl J Med* 1988; **319:** 1557–62.
27. Harrison PM, *et al.* Improved outcome of paracetamol-induced fulminant hepatic failure by late administration of acetylcysteine. *Lancet* 1990; **335:** 1572–3.
28. Keays R, *et al.* Intravenous acetylcysteine in paracetamol induced fulminant hepatic failure: a prospective controlled trial. *BMJ* 1991; **303:** 1026–9.
29. Chamberlain JM, *et al.* Use of activated charcoal in a simulated poisoning with acetaminophen: a new loading dose for N-acetylcysteine? *Ann Emerg Med* 1993; **22:** 1398–1402.
30. Spiller HA, *et al.* A prospective evaluation of the effect of activated charcoal before oral N-acetylcysteine in acetaminophen overdose. *Ann Emerg Med* 1994; **23:** 519–23.
31. Vale JA, *et al.* Intravenous N-acetylcysteine: the treatment of choice in paracetamol poisoning. *BMJ* 1979; **2:** 1435–6.
32. Vale JA, *et al.* Treatment of acetaminophen poisoning: the use of oral methionine. *Arch Intern Med* 1981; **141:** 394–6.
33. Tee LGB, *et al.* N-Acetylcysteine for paracetamol overdose. *Lancet* 1986; **i:** 331–2.
34. Kaufenberg AJ, Shepherd MF. Role of cimetidine in the treatment of acetaminophen poisoning. *Am J Health-Syst Pharm* 1998; **55:** 1516–19.
35. Wilkes JM, *et al.* Acetaminophen overdose in pregnancy. *South Med J* 2005; **98:** 1118–22.

胰腺炎 有报道[1]称药物诱导的胰腺炎与对乙酰氨基酚有关，只在过量使用的患者中引起胰腺炎，且是很少见的情况[1]。一项对 814 名过量使用对乙酰氨基酚患者资料的回顾性研究发现，其中 246 名出现高淀粉酶血症，且在那些由严重中毒而转到专科医师治疗的患者中，高淀粉酶血症也非常见且严重[2]。然而只有 33 例被诊断为急性胰腺炎。

1. Underwood TW, Frye CB. Drug-induced pancreatitis. *Clin Pharm* 1993; **12:** 440–8.
2. Schmidt LE, Dalhoff K. Hyperamylasaemia and acute pancreatitis in paracetamol poisoning. *Aliment Pharmacol Ther* 2004; **20:** 173–9.

注意事项

对乙酰氨基酚在肾损伤或肝功能受损的患者中应慎用。*BNF 59* 建议肝损伤患者应避免使用大剂量对乙酰氨基酚，酒精依赖的患者也要慎用。

哺乳 使用对乙酰氨基酚的母亲母乳喂养的婴儿没有发现有不良反应，American Academy of Pediatrics 因此认为哺乳的妇女可使用对乙酰氨基酚[1]。*BNF 59* 也认为从乳汁中分泌的对乙酰氨基酚太少，对婴儿无害。12 名哺乳的母亲的药动学研究表明，一次给予对乙酰氨基酚后 1~2h 在乳汁中对乙酰氨基酚的峰浓度为 10~15μg/ml。其中 2 名母亲的乳汁与血浆药物浓度之比约为 1[2]。在其他研究中也有类似发现[3,4]。

1. American Academy of Pediatrics. The transfer of drugs and other chemicals into human milk. *Pediatrics* 2001; **108:** 776–89. [Retired May 2010] Correction. *ibid.*; 1029. Also available at: http://aappolicy.aappublications.org/cgi/content/full/pediatrics%3b108/3/776 (accessed 19/10/06)
2. Berlin CM, *et al.* Disposition of acetaminophen in milk, saliva, and plasma of lactating women. *Pediatr Pharmacol* 1980; **1:** 135–41.
3. Hurden EL, *et al.* Excretion of paracetamol in human breast milk. *Arch Dis Child* 1980; **55:** 969–72.
4. Bitzén P-O, *et al.* Excretion of paracetamol in human breast milk. *Eur J Clin Pharmacol* 1981; **20:** 123–5.

肝损伤 一些综述[1,2]得出结论，有证据表明在肝病的患者中使用对乙酰氨基酚是安全的。研究也表明，尽管在这些患者中对乙酰氨基酚的半衰期延长，在那些正使用推荐剂量的患者体内的谷胱甘肽浓度也不会耗竭到危险的水平，进而导致对乙酰氨基酚肝毒性的代谢物堆积。

1. Benson GD, *et al.* The therapeutic use of acetaminophen in patients with liver disease. *Am J Ther* 2005; **12:** 133–41.
2. Chandok N, Watt KDS. Pain management in the cirrhotic patient: the clinical challenge. *Mayo Clin Proc* 2010; **85:** 451–8.

妊娠 对乙酰氨基酚通常可作为妊娠患者镇痛的药物。然而，在妊娠末期频繁使用（多日或每日使用）该药可能增加婴儿发生持续喘鸣的危险[1]并可持续到少年期[2]（但也见上文**对呼吸道的影响**项下）。作者强调，频繁使用该药的孕妇报告了，他们认为不频繁使用对乙酰氨基酚仍是妊娠镇痛的选择。

1. Shaheen SO, *et al.* Paracetamol use in pregnancy and wheezing in early childhood. *Thorax* 2002; **57:** 958–63.
2. Shaheen SO, *et al.* Prenatal paracetamol exposure and risk of asthma and elevated immunoglobulin E in childhood. *Clin Exp Allergy* 2005; **35:** 18–25.

肾损伤 建议肾损伤的患者应慎用对乙酰氨基酚。中度肾衰竭和透析的患者血中对乙酰氨基酚及葡糖苷酸和硫酸的结合物的浓度增加[1-3]。有人认为，对乙酰氨基酚本身可从这些代谢物再转变而来[1,2]。有关多次使用对乙酰氨基酚的肾损伤患者是否有其代谢物的蓄积的研究发现，数据是矛盾的[2,3]。

1. Prescott LF, *et al.* Paracetamol disposition and metabolite kinetics in patients with chronic renal failure. *Eur J Clin Pharmacol* 1989; **36:** 291–7.
2. Martin U, *et al.* The disposition of paracetamol and the accumulation of its glucuronide and sulphate conjugates during multiple dosing in patients with chronic renal failure. *Eur J Clin Pharmacol* 1991; **41:** 43–6.
3. Martin U, *et al.* The disposition of paracetamol and its conjugates during multiple dosing in patients with end-stage renal failure maintained on haemodialysis. *Eur J Clin Pharmacol* 1993; **45:** 141–5.

药物相互作用

在使用其他有潜在肝毒性的药物或诱导肝微粒体酶的药物的患者中，对乙酰氨基酚中毒的危险可能增加。甲氧氯普胺可加速对乙酰氨基酚的吸收。丙磺舒可影响其排泄或改变其血药浓度。在服用对乙酰氨基酚 1h 内使用考来烯胺可减少其吸收。

1. Toes MJ, *et al.* Drug interactions with paracetamol. *Am J Ther* 2005; **12:** 56–66.

抗菌药 在使用诸如利福平这样的药酶诱导剂的患者中，作为解毒药处理指标的对乙酰氨基酚血药浓度（见上文**过量**项下）应减半。有报道称，在单用异烟肼[1-3]或与其他抗结核药[4]合用的患者中，治疗量或中度过量的对乙酰氨基酚出现严重的肝毒性。

关于对乙酰氨基酚对氯霉素的影响，参见 M37 第 229 页。

有关对乙酰氨基酚与氟氯西林合用时对代谢影响的报道，参见 M37 第 263 页**氟氯西林**的**不良反应**和**注意事项**项下。

1. Murphy R, *et al.* Severe acetaminophen toxicity in a patient receiving isoniazid. *Ann Intern Med* 1990; **113:** 799–800.
2. Moulding TS, *et al.* Acetaminophen, isoniazid, and hepatic toxicity. *Ann Intern Med* 1991; **114:** 431.
3. Crippin JS. Acetaminophen hepatotoxicity: potentiation by isoniazid. *Am J Gastroenterol* 1993; **88:** 590–2.
4. Nolan CM, *et al.* Hepatotoxicity associated with acetaminophen usage in patients receiving multiple drug therapy for tuberculosis. *Chest* 1994; **105:** 408–11.

抗凝血药 关于对乙酰氨基酚对口服抗凝血药的影响，见**华法林**项下，第 417 页。

抗癫痫药 在使用如卡马西平、苯巴比妥、苯妥英钠或扑米酮这样的药酶诱导剂的患者中，作为解毒药处理指标的对乙酰氨基酚血药浓度（见上文**过量**项下）应减半。

关于对乙酰氨基酚对拉莫三嗪的影响，参见 M37 第 465 页。

抗病毒药 有关对乙酰氨基酚与抗病毒药合用对肝的不良反应的报道，见**干扰素-α**（参见 M37 第 854 页）和**齐多夫定**（参见 M37 第 880 页）。

丙磺舒 用丙磺舒预处理能减少对乙酰氨基酚的清除率并增加血浆半衰期[1]。对乙酰氨基酚的硫酸和葡糖苷酸的结合物从尿中的排出减少，但对乙酰氨基酚本身的排出无变化。

1. Kamali F. The effect of probenecid on paracetamol metabolism and pharmacokinetics. *Eur J Clin Pharmacol* 1993; **45:** 551–3.

药动学

对乙酰氨基酚易从胃肠道吸收，口服后 10~60min 达血浆浓度峰值。对乙酰氨基酚在许多组织中分布。能透过胎盘，存在于乳汁中。在治疗剂量时的蛋白结合率很低，但随剂量增加而增加。对乙酰氨基酚的消除半衰期在 1~3h 间变化。

对乙酰氨基酚主要在肝代谢，以葡糖苷酸和硫酸的结合物的形式从尿中排出。以原形排出的量在 5% 以下。有少量在肝和肾的细胞色素 P450 同工酶（主要是 CYP2E1 和 CYP3A4）作用下产生少量的羟基化代谢物（N-acetyl-p-benzoquinoneimine，N-乙酰-对-苯醌亚胺）。它通常与谷胱甘肽结合而解毒，但在对乙酰氨基酚过量时可蓄积而引起组织损伤。

1. van der Marel CD, *et al.* Paracetamol and metabolite pharmacokinetics in infants. *Eur J Clin Pharmacol* 2003; **59:** 243–51.
2. Palmer GM, *et al.* I.V. acetaminophen pharmacokinetics in neonates after multiple doses. *Br J Anaesth* 2008; **101:** 523–30.

吸收 对乙酰氨基酚在素食者中比非素食者中的吸收慢且不完全[1]。

1. Prescott LF, *et al.* Impaired absorption of paracetamol in vegetarians. *Br J Clin Pharmacol* 1993; **36:** 237–40.

用途和用法

对乙酰氨基酚是对氨基苯酚的一种衍生物，具有镇痛、解热作用及弱的抗炎活性。对乙酰氨基酚口服或直肠栓剂给药来治疗轻度至中度的疼痛（见下文）和发热（第 10 页）。也可静脉输注来短期治疗中度疼痛（尤其是术后）和发热。对乙酰氨基酚经常选作镇痛和解热药物，尤其是对于老年人或者水杨酸类或其他 NSAIDs 禁用的患者。这些患者包括哮喘者、消化性溃疡史者和儿童。

成人口服的常用剂量为每 4~6h 0.5~1g，每日最大剂量为 4g。对乙酰氨基酚直肠栓剂的剂量为每 4~6h 0.5~1g，每日最多可给 4 次。

对乙酰氨基酚可 15min 内静脉输注，根据体重计算剂量如下：

- 50kg 以上患者，每 4h 或更长时间，单次给予 1g，每日最大量为 4g；
- 33~50kg 的患者，每 4h 或更长时间，单次给予 15mg/kg，每日最大量为 60mg/kg 或 3g（取其更低者）。

儿童或肾损伤患者的用法见下文。

1. Prescott LF. *Paracetamol (acetaminophen): a critical bibliographic review.* London: Taylor & Francis, 1996.
2. Bannwarth B, Péhourcq F. Bases pharmacologiques de l'emploi du paracétamol: aspects pharmacocinétiques et pharmacodynamiques. *Drugs* 2003; **63** (suppl 2): 5–13.
3. Prescott LF. Nouvelles perspectives avec le paracétamol. *Drugs* 2003; **63** (suppl 2): 51–6.
4. Duggan ST, Scott LJ. Intravenous paracetamol (acetaminophen). *Drugs* 2009; **69:** 101–13.

儿童用法 在英国，批准对儿童的疼痛和发热使用对乙酰氨基酚，根据年龄的**口服**剂量如下：

- 3 个月至 1 岁：60~120mg；
- 1~5 岁：120~250mg；
- 6~12 岁：250~500mg。

如有必要每 4~6h 给予 1 次，24h 内的最大用量为 4 次。

BNFC 2010/2011 建议更小的患儿使用如下的剂量：

- 28~32 周月经后龄（出生时的怀孕年龄加上实足年

龄）的新生儿：单次给 20mg/kg，然后每 8～12h 给 10～15mg/kg，如有必要，每日最大量为 30mg/kg；

- 32 周以上月经后龄的新生儿：单次给 20mg/kg，然后每 6～8h 给 10～15mg/kg，如有必要，每日最大量为 60mg/kg；
- 1～3 个月龄：如有必要，每 8h 给 30～60mg/kg。

BNFC 2010/2011 也建议有严重症状的患儿使用更大的口服剂量：

- 1～3 个月龄：单次给 20～30mg/kg，然后每 6～8h 给 15～20mg/kg，如有必要，每日最大量为 60mg/kg；
- 更年长的儿童：单次给 20～30mg/kg，然后每 6～8h 给 15～20mg/kg，如有必要，每日最大量为 90mg/kg。通常不超过成人的单次和每日最高用量（见上文）。

英国注册的**直肠**给药量，儿童使用每 4～6h 1 次，如有必要，每日最多 4 次：

- 3 个月至 1 岁：60～125mg；
- 1～5 岁：125～250mg；
- 6～12 岁：250～500mg。

BNFC 2010/2011 建议在更小的患儿使用如下的直肠给药剂量：

- 28～32 周月经后龄的新生儿：单次给 20mg/kg，然后每 12h 给 15mg/kg，如有必要，每日最大量为 30mg/kg；
- 32 周以上月经后龄的新生儿：单次给 30mg/kg，然后每 8h 给为 20mg/kg，如有必要，每日最大量为 60mg/kg；
- 1～3 个月龄：如有必要，每 8h 给 30～60mg/kg。

BNFC 2010/2011 还建议有严重症状的患儿使用更大的直肠给药剂量：

- 1～3 个月龄：单次给 30mg/kg，然后每 6～8h 给 15～20mg/kg，如有必要，每日最大量为 60mg/kg；
- 更年长的儿童：单次给 30～40mg/kg，然后每 6～8h 给 15～20mg/kg，如有必要，每日最大量为 90mg/kg。通常不超过成人的单次和每日最高用量（见上文）。

15min 内根据体重**静脉**输注的儿童用量如下：

- 足月和其他体重低于 10kg 的儿童：每 4h 或更长时间给 1 次，单次剂量 7．5mg/kg，每日最大量为 30mg/kg；早产儿静脉给予对乙酰氨基酚的剂量还未研究；
- 10～33kg：每 4h 或更长时间给单次剂量 15mg/kg，每日最大量为 60mg/kg 或 2g（较少的那个）；
- 33～50kg：每 4h 或更长时间给单次剂量 15mg/kg，每日最大量为 60mg/kg 或 3g（较少的那个）；
- 50kg 以上：通常的成人剂量（见上文）。

可用 0.9％的氯化钠或 5％的葡萄糖溶液将药物稀释得到静脉注射液，最低可稀释到原浓度的 1/10；稀释的溶液应在 1h 内使用。

对于*免疫后的发热*，2～3 个月龄的儿童推荐的口服或直肠给药剂量为 60mg。如有必要，6h 后可再给 1 次；如果发热还持续，则要就医。

建议儿童使用可导致亚治疗血药浓度的对乙酰氨基酚的量，先给予最初的负荷剂量，随后由常规剂量直到推荐的每日最大量。然而，合适的每日最大量还存在争议，因为有明显带来过量的危险。

1. Zacharias M, Watts D. Pain relief in children. *BMJ* 1998; **316:** 1552.

在肾损伤中的用法 在肌酐清除率为 30ml/min 或更少的患者中，推荐静脉给予对乙酰氨基酚的间隔时间延长到 6h。

头痛 非阿片类镇痛药如对乙酰氨基酚、阿司匹林和其他的 NSAIDs 常首选用于各种类型头痛的对症治疗，包括偏头痛（参见 M37 第587页）和紧张性头痛（参见 M37 第588页）。在开始出现症状时使用这些药物能有效地治疗偏头痛的急性发作。然而，由于偏头痛时常有胃潴留，故会吸收差。由于这个原因，提倡使用咀嚼片、泡腾剂和含有缓解胃潴留药物，如甲氧氯普胺的复方制剂。

疼痛 对乙酰氨基酚用来治疗轻度至中度的疼痛（见**镇痛药的选择**，第4页）。其效能与阿司匹林相似，但抗炎活性弱。在治疗如癌症疼痛（第6页）这样的严重疼痛时，对乙酰氨基酚可作为阿片类的辅助用药。由于阿司匹林在儿童（第5页）中会引起 Reye 综合征（第22页），因此对乙酰氨基酚常作为这个年龄组的镇痛首选。在风湿病治疗时，由于对乙酰氨基酚抗炎活性弱而限制了其使用。然而，对类风湿关节炎（第12页）和强直性脊柱炎（见**脊椎关节病**项下，第13页）的单纯疼痛而言，对乙酰氨基酚是有效的，尽管这些患者通常需要另外的 NSAIDs 提供的抗炎作用。滑膜炎症通常是骨关节炎（第11页）次要的表现，在试用 NSAIDs 之前推荐对乙酰氨基酚为首选。对乙酰氨基酚也可缓解急性腰背痛（第8页）。

非阿片类镇痛药如对乙酰氨基酚的依赖性和耐受性的问题不大，但是有“天花板效应”，在此剂量基础上增加剂量不会有更强的治疗作用。

制剂

BP 2010: Co-codamol Capsules; Co-codamol Tablets; Co-dydramol Tablets; Co-proxamol Tablets; Dispersible Paracetamol Tablets; Effervescent Co-codamol Tablets; Paediatric Paracetamol Oral Solution; Paediatric Paracetamol Oral Suspension; Paracetamol Capsules; Paracetamol Oral Suspension; Paracetamol Suppositories; Paracetamol Tablets; Paracetamol, Codeine Phosphate and Caffeine Capsules; Paracetamol, Codeine Phosphate and Caffeine Tablets; Soluble Paracetamol Tablets;
USP 33: Acetaminophen and Aspirin Tablets; Acetaminophen and Caffeine Tablets; Acetaminophen and Codeine Phosphate Capsules; Acetaminophen and Codeine Phosphate Oral Solution; Acetaminophen and Codeine Phosphate Oral Suspension; Acetaminophen and Codeine Phosphate Tablets; Acetaminophen and Diphenhydramine Citrate Tablets; Acetaminophen and Pseudoephedrine Hydrochloride Tablets; Acetaminophen and Tramadol Hydrochloride Tablets; Acetaminophen Capsules; Acetaminophen Extended-Release Tablets; Acetaminophen for Effervescent Oral Solution; Acetaminophen Oral Solution; Acetaminophen Oral Suspension; Acetaminophen Suppositories; Acetaminophen Tablets; Acetaminophen, Aspirin, and Caffeine Tablets; Acetaminophen, Chlorpheniramine Maleate, and Dextromethorphan Hydrobromide Tablets; Acetaminophen, Dextromethorphan Hydrobromide, Doxylamine Succinate, and Pseudoephedrine Hydrochloride Oral Solution; Acetaminophen, Diphenhydramine Hydrochloride, and Pseudoephedrine Hydrochloride Tablets; Butalbital, Acetaminophen, and Caffeine Capsules; Butalbital, Acetaminophen, and Caffeine Tablets; Hydrocodone Bitartrate and Acetaminophen Tablets; Isometheptene Mucate, Dichloralphenazone, and Acetaminophen Capsules; Oxycodone and Acetaminophen Capsules; Oxycodone and Acetaminophen Tablets; Propoxyphene Hydrochloride and Acetaminophen Tablets; Propoxyphene Napsylate and Acetaminophen Tablets.

专利制剂

Arg.: Acetolit; Alikal Dolor; Apracur Antifebril†; Apracur Te Antifebril; Bio Grip-T; Causalon; Dirox; Doxidol†; Fiebrolex; Fiebrolito†; Flash; Inmunogrip T Caliente; Invernosan†; Itedal; Mejoral; Nodipir; Nodolex†; Novo Asat; Para Z Mol†; Parageniol; Paratral; Parclen; Plovacal; Predualito†; Qura Plus; Tafirol; Tafirol T Caliente; Termofren; Tetradox; Vick Vitapyrena; Viclor; ***Austral.:*** Chemists Own Pain & Fever; Childrens Panadol; Dymadon; Febridol†; Lemsip; Ordov Febrigesic†; Panadol; Panamax; Parahexal†; Paralgin; Perfalgan; Setamol†; Tylenol†; ***Austria:*** Becetamol†; Ben-u-ron; Duaneo†; Enelfa†; Gewamol†; Grippostad; Kratofin simplex†; Mexalen; Momentum; OSA†; Parakapton; Paraspeed; Peinfort†; Perfalgan; Trimedil; ***Belg.:*** Algostase Mono; Croix Blanche Mono; Curpol; Dafalgan; Dolol-Instant; Dolprone; Lemsip; Panadol; Pe-Tam; Perdolan; Perfusalgan; Sanicopyrine; ***Braz.:*** Acetamil; Acetofen; Anador PRT; Anatyl; Cefabrina; Cetafrin†; Cetynol†; Contradol†; Cyfenol; Dorfen†; Dorfenol; Dorib†; Dorico; Dorsanol; Dorvan†; Emsgrip; Febralgin†; Fervex; Gripeonil†; Gripotermon; Pacemol†; Paracemil†; Paracen; Paralgen; Paratermol†; Piramin; Pyrimel; Sonridor; Termol; Tilekin; Trifen; Tyflen†; Tylalgin†; Tylecetamol; Tyleflan†; Tylenol; Tylephen; Tylidol; Unigrip; ***Canad.:*** Abenol; Acet; Alsiphene†; Apap; Arthritis Pain; Artritol; Atasol; Benylin DM-D-E-A Cold and Sinus; Cephanol†; Childrens Feverhalt; Cold and Flu-in-One; Fortolin; Infant Tempra; Infants Tylenol; Multi-gesic†; Novo-Gesic; Pain Aid Free; Panadol; Pediaphen; Pediatrix; Relief; Robigesic†; Taminol; Tantaphen; Tempra; Tylenol; ***Chile:*** Acamol; Cotibin Analgesico Antipiretico; Cotibin Compuesto; Daimeton†; Dolo-Esan; Fibrimol†; Geniol-P; Kitadol; Panadol; Panagesic; Parox Meltab; Rapidol; Sinflu; Supracalm; Tapsin Infantil; Tapsin Puro; Tapsin Puro sin Cafeina; Tapsin SC; Winasorb; Xumadol; Zolben; ***Cz.:*** Ben-u-ron; Calpol; Daleron; Effect Comfort†; Efferalgan; Gelocatil†; Medipyrin; Mexalen; Panadol; Paralen; Paramax Rapid; Perfalgan; ***Denm.:*** Pamol; Panam; Panodil; Paratabs; Perfalgan; Pinex; ***Fin.:*** Pamol; Pamol F; Panadol; Para-Hot; Para-Suppo; Para-Tabs; Paraceon; Paramax; Perfalgan; ***Fr.:*** Claradol; Dafalgan; Doliprane; Doliprane Vitamine C; Dolipraneoro; Dolko; Dolotec; Efferalgan; Efferalganodis; Expandox; Febrectol†; Geluprane; Panadol; Paralyoc; Perfalgan; Sedarene†; ***Ger.:*** Ben-u-ron; Captin; Contac Erkaltungs-Trunk; Enelfa; Fensum†; Grippex; Grippostad Heissgetrank†; Mono Praecimed†; Paedialgon; Parapaed; PCM†; Perfalgan; Sinpro N; Togal†; Vivimed N; ***Gr.:*** Anadin; Apotel; Biocetamol; Calmodor; Cetinject; Dalminette; Depon; Depon Maximum; Depon Odis; Dolal; Efferalgan; Genspir; Lonarid Aplo; Neo-Kalmol; Panadol; Par; Paramin; Perfalgan; protAlgon; Tempra; Tunelzin; Tylenol; Zenol; ***Hong Kong:*** Acetamol; Angenol†; Arfen†; Ben-u-ron; BF-Paradac; Biogesic; Calpol†; Childrens Fortolin; Christamol; Cortal for Children; Dhamol; Europain; Panadol; Paracet; Paracetal; Paragram; Parcemol†; Parmol; Pharmadol; Progesic; Serimol; Setamol; Tiffy†; Uni-Febrin; Uni-Pamol; ***Hung.:*** Ben-u-ron; Efferalgan; Febrilin; Grippostad; Mexalen; Panadol; Paramax Rapid; Perfalgan; Rubophen; ***India:*** Calpol; Crocin; Disprin Paracetamol†; Doliprane; Febridol; Febrinil; Jagcin†; Malidens; Pacimol; Paracin; Paracip; Parafizz; Pyrexon; Pyrigesic; Ultragin; ***Indon.:*** Afebrin†; Alphamol; Biogesic; Bodrex Forte†; Bodrexin Demam; Calapol; Contratemp; Cupanol; Dapyrin†; Dumin; Erphamol; Farmadol; Fevrin; Grafadon†; Gunaceta†; Itamol; Lanamol; Maganol; Naprex; Nasamol; Nufadol; Ottopan; Pamol; Panadol; Paracetol†; Praxion; Progesic; Propyretic; Pyrex; Pyrexin; Pyridol†; Sanmol; Sumagesic†; Tempra; Termorex†; Turpan; Xepamol; ***Irl.:*** Anadin Paracetamol†; Calpol; Disprol†; Dolflash; Hedex; Lemsip Children's Cold Relief†; Medinol; Panadol; Panagram Max; Paralief; Paralink; Parapaed; Paratabs; Perfalgan; Rimadol; ***Israel:*** Abrol; Abrolet; Acamol; Acamoli; Aldolor; Dexamol; Dexamol Kid; Efferalgan†; Maccabimol; Novimol; Panadol; Paramol; Paramolan†; Rokamol; Sensamol; Supramol; Vimoli; ***Ital.:*** Acetamol; Adolef; Efferalgan; Levadol†; Minofen; Normaflu†; Panadol; Perfalgan; Piros; Puernol†; Sanipirina; Tachipirina; ***Malaysia:*** Acet†; Arfen; Avadol; Biogesic†; Dhamol; Hoemal; Naprex†; Panadol; Parafizz; Partamol; Poro; Rapidol; Uphamol; ***Mex.:*** Abatem; Ac-Fast†; Acetafen; Acetif; Alpirex; Amolgen; Analphen; Andox; Antidol; Biofer; Bremotel†; Calinofen†; Coriver; Datril; Dismifen; Dolgan Flash†; Doluvital; Dolviran; Facetol; Farpik; Ferridal; Filanc; Frilen; Ginol†; Icetazol; Ifutemp†; Infalgina; Magnidol; Magnidol-Plus; Mejoral; Mejoral Acti-Rapido; Mejoralito; Minofen; Neodol; Neodolito†; Nordinet Infantil; Notem; Panofen; Pharmacen; Piralgina; Piralgina 650†; Piralyn; Piremol; Precifen; Prosedal; Quitadol; Resfin†; Sedalito; Sinedol†; Soltadol; Sons Piral; Tafirol; Temperal; Tempire; Tempofin; Tempra; Tempre†; Temprin; Temzzard; Tylenol; Tylex; Ulpafie; Winasorb†; ***Neth.:*** Daro; Democyl; Finimal Junior†; Hedex; Kinder Finimal†; Lagalgin†; Momentum; Panadol; Perfalgan; Sinaspril-Paracetamol; Tylenol; Vicks Paracetamol; ***Norw.:*** Pamol; Panodil; Paracet; Perfalgan; Pinex; ***NZ:*** Disprol†; Lemsip Cold & Flu Original, Cold & Flu Max; Pacimol†; Pamol; Panadol; Paracare; Parapaed; Perfalgan; ***Philipp.:*** Acet; Acetadol; Aeknil; Alvedon; Anaseran; Baropyrine; Biogesic; Biopain; Calpol; Clocephen; Cloxina; Corgic; Crocin†; Detramol; Dolexpel; Dolonil; Febrinil; Gendol; Geran; Gifaril P; Lexalgin; Medgenol; Myremol; Napalgin; Napran; Naprex; Nektol†; Neo-Kiddielets; Nordex; Opigesic; Para-4-Kids; Paracef; Parvid; Poro; PRC; Rapidol; Rexidol; Riber; Rongesic; Saridon; Selegesic; Sinomol; Tempain; Tempcaire; Tempra; Teramol; Tylenol; Ultragesic; Zestagesic; Zydinol†; ***Pol.:*** Acenol; Apap; Calpol; Codipar; Efferalgan; Grippostad; Novo-Gesic; Panadol; Perfalgan; Tazamol†; ***Port.:*** Anadin Paracetamol†; Anti-Gripe Asclepius; Atralidon; Beluron; Ben-u-ron; Bisolgrip; Calpol†; Cetol; Cofedron; Dafalgan; Efferalgan; Febridol; Fludeten†; Gelocatil; Huber; Katagrip; Kelin; Lisopan; Molpireos; Neogrip; Olpira; Panadol; Panasorbe; Pantadolor; Paracetol; Paramolan; Parsel; Perdolan Mono†; Perfalgan; Singrips; Supofen; Takipirina; Tylenol; Xumadol; Zaramol†; ***Rus.:*** Calpol (Калпол); Cefecon D (Цефекон Д); Daleron (Далерон); Dolomol (Доломол)†; Efferalgan (Эффералган); Flutabs (Флютабс); Panadol (Панадол); Perfalgan (Перфалган); Strimol (Стримол); ***S.Afr.:*** Anadin-3†; Antalgic; Brunomol†; Calpol; Dolorol†; Empaped; Fevamol†; Go-Pain P; Medpramol†; Micro-Gesic†; Napamol; Pacimol†; Painamol; Panado; Paracet; Paradco†; Paramed†; Perfalgan; Prolief; Pyradol†; Pyralen; Tylenol; Varipan; Winpain†; ***Singapore:*** Acet; Biogesic†; Calpol; Childrens Panadol; Dhamol; Fibrexin†; Napa; Naprex†; Pacemol†; Panadol; Panamol; Paximol; Poro; Progesic; Rapidol; Remedol; Tylenol; ***Spain:*** Acecat; Acertol; Antidol; Apiretal; Bandol†; Bolidol†; Cupanol; Dafalgan; Dolgesic; Dolostop; Duorol; Efetamol; Efferalgan; Febrectal; Frenagial; Gelocatil; Melabon Infantil†; Panadol; Parafludeten; Perfalgan; Resakal†; Resolvebohm; Sinmol; Talgo; Termalgin; Termocatil; Tylenol; Xumadol; ***Swed.:*** Alvedon; Curadon†; Pamol; Panodil; Perfalgan; Reliv; ***Switz.:*** Acetalgine; Becetamol; Ben-u-ron; Contre-Douleurs P; Dafalgan; DoloStop nouvelle formule†; Dolprone; Influbene N; Kafa; Malex†; Nina†; Osa Suppositoires contre douleurs et fievre†; Panadol; Panadol Extend; Para-schmerz; Perfalgan; Pharmacard Family Douleurs & Fievre†; Seranex N†; Siniphen Nouvelle formule†; Treupel Dolo Paracetamol; Treuphadol; Tylenol; Zolben; ***Thai.:*** A-Mol; Aceta; Aceta-P; Acetasil†; Algogen; Asumol; Bakamol; Biogesic†; Calpol; Cemol; Cetamol; Cetapol; Cetta; Codamol; Cotemp; Daga; Denamol; Depyret; Diamol; Faron; Fenn†; Foramol; Icolid Plus; KB Gin; Kit; Lotemp; M-Aceta; Mymol; Mypara; Nasa; New-um; Newtol; Nutamol†; Pamol; Panadol; Para; Para-G; Paracap; Paracet; Paragin; Paraman; Paramed; Paramol; Paramol TP; Paranal-L†; Parano; Paranol; Parat; Paratol†; Parcet; Pardon; Partamol; Pat; Patum; Pemol; Poro; Pyracon; Pyretal†; Pyrimed; Ramol; Saebegin; Sara; Somagin; Tempra; Thoho; TM Gin; Totamol; Tumdi; Tylenol; Tymol; Umeda Para-J; Unicap†; Unimol; Uracet; Vemol; Vetamol; Vikool; Xebramol; ***Turk.:*** A-Per; Asomal; Babinoks; Berko-Setamol; Calpol; Derman; Durapan; Efferalgan; Efpa; Ekosetol; Geralgine-P; Gripin; Kataprin; Medaset; Minafen; Minoset; Noral; Panadol; Para-Nox; Paracet; Paradine; Parasedol; Parcetol; Parol; Paroma; Perfalgan; Pharmadol; Pirofen; Polmofen; Sedalon; Seskamol; Setamol; Sifenol; Tamol; Tempo; Termacet; Termalgine; Tylol; Vermidon; Volpan; Zaldaks; ***UAE:*** Adol; ***UK:*** Abdine Cold Relief; Alvedon; Anadin Paracetamol; Boots Pain Relief Suspension 6 Years Plus; Calpol; Disprol; Fennings Childrens Cooling Powders; Galpamol; Hedex; Infadrops; Mandanol; Medinol; Miradol; Obimol; Paldesic; Panadol; Panaleve; Paracets; Paraclear; Parapaed; Perfalgan; Salzone; ***Ukr.:*** Cefecon D (Цефекон Д); Daleron Cold 3 (Далерон Колд 3); Glycodin (Глікодин)†; Milistan For Children (Мілистан Дитячий)†; Panadol (Панадол); Rapidol (Рапидол); ***USA:*** Acephen; Aceta; Apacet; Apap; Apra; Arthritis Pain Formula Aspirin Free; Aspirin Free Anacin; Aspirin Free Pain Relief; Bromo Seltzer; Childrens Dynafed Jr†; Childrens Mapap; Comtrex Maximum Strength Sore Throat; Dolono; Dynafed EX†; Feverall; Genapap; Genebs†; Halenol; Infantaire; Liquiprin; Mapap; Maranox; Meda†; Oraphen-PD; Panadol; Panitone; Redutemp; Ridenol; Silapap; Tapanol†; Tempra; Tylenol; Tylenol Sore Throat Daytime; UN-Aspirin; Uni-Ace; ***Venez.:*** Acetafen; Acetalis; Aceval; Agurin; Alivax; Amifen; Ananty; Apiret; Apyrene; Atamel; Brexin; Cadafen†; Colprin†; Menpirin†; Paracor; Parstelin†; Tachipirin; Tempra; Tylenol; Tylex; Vestax; Winadol†.

Parecoxib Sodium（*BANM*，*USAN*，*rINNM*）帕瑞考昔钠

Natrii Parecoxibum; Parecoxib sódico; Parécoxib Sodique; SC-69124A. *N*-{[*p*-(5-Methyl-3-phenyl-4-isoxazolyl)phenyl]sulfonyl}-propionamide sodium.

Натрий Парекоксиб

$C_{19}H_{17}N_2NaO_4S$ = 392.4.

CAS — 198470-84-7 (parecoxib); 197502-82-2 (parecoxib sodium).

ATC — M01AH04.

ATC Vet — QM01AH04.

UNII — EB87433V6F.

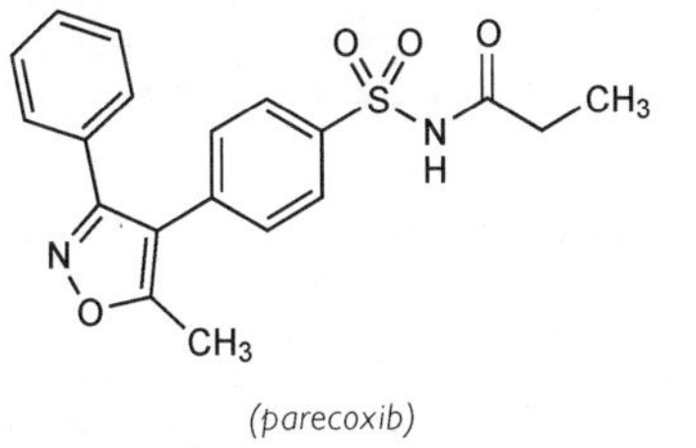

(*parecoxib*)

配伍禁忌 除了注册药品信息推荐的以外，帕瑞考昔钠不应与别的产品混合（见下文**用法和用途**项下）。尤其与 5％葡萄糖的乳酸林格液混合会出现沉淀。帕瑞考昔也不应与阿片类药物在同一针管里给药。不推荐溶于无菌水中，因为这样的溶液不是等渗的。

不良反应、处置和注意事项

参见 **NSAIDs**，第92页。

有报道伐地考昔（可能因此也发生在伐地考昔的前药帕瑞考昔）出现超敏反应，包括过敏反应、血管性水肿及严重的皮肤反应（第126页）。当开始出现超敏反应的症状时，应停用帕瑞考昔。一些这样的反应出现在有磺胺药物过敏史的患者中，故帕瑞考昔禁用于这些患者。

严重肝损伤（Child-Pugh 评分为 10 或更多）、炎性肠病和中度至重度的心衰 NYHA Ⅱ级～Ⅳ级的患者应避免使用帕瑞考昔。有缺血性心脏病、外周动脉疾病或脑血管病史的患者应禁用。冠状动脉旁路移植术后的患者也要禁用，因为会增加发生不良反应的危险性，如心肌梗死、深静脉血栓形成、肺栓塞、卒中、肾损伤、深

部手术感染和胸部创伤并发症，尤其是肥胖或有脑血管病史的患者更要注意。有心血管疾病（如高血压、高血脂及糖尿病）高危险因素的患者要慎用帕瑞考昔。建议脱水患者慎用帕瑞考昔，给药前要补水。严重肾损伤（肌酐清除率小于 30ml/min）或有液体潴留的患者开始应使用最低的推荐剂量，且要密切监视肾功能。

对心血管系统的影响　罗非考昔在世界范围内撤出市场，使选择性 COX-2 抑制药的心血管不良反应受到关注（第114页）。冠状动脉旁路移植术后短期使用帕瑞考昔与增加不良反应的危险性有关，如心肌梗死、深静脉血栓形成、肺栓塞和卒中[1]。静脉给予帕瑞考昔 3 天后再口服伐地考昔 7 天的患者与对照组患者相比，这些不良反应的危险性增加几乎 4 倍。

关于心血管或脑血管疾病患者使用选择性 COX-2 抑制药的讨论和建议见塞来考昔项下，第33页。

1. Nussmeier NA, *et al.* Complications of the COX-2 inhibitors parecoxib and valdecoxib after cardiac surgery. *N Engl J Med* 2005; **352:** 1081–91.

对胃肠道的影响　通常认为 NSAIDs 对 COX-1 的抑制在其胃肠道不良反应中起到一定的作用，而如帕瑞考昔这样对 COX-2 选择性抑制的 NSAIDs，会比传统的非选择性抑制剂对胃肠的毒性小些。然而，有报道称，帕瑞考昔也会引起上消化道穿孔、溃疡和出血，因此有这些病史的患者要慎用。

对肾脏的影响　越来越多证据表明，像帕瑞考昔这样的选择性 COX-2 抑制药有肾毒性，提示这些 NSAIDs 与非选择性的 NSAIDs 相似，对肾功能有影响（第93页）。

截止到 2004 年 6 月，Australian Adverse Drug Reactions Advisory Committee 收到 20 例有关帕瑞考昔不良反应的报告[1]，其中 13 例有肾损伤、肌酐水平升高和（或）少尿，这其中也有 4 例出现急性肾衰竭，6 例给予了多次剂量（在澳大利亚，由于多次给药涉及安全性，帕瑞考昔只允许单次给药）。

1. Adverse Drug Reactions Advisory Committee (ADRAC). Parecoxib—one shot only. *Aust Adverse Drug React Bull* 2004; **23:** 10–11. Also available at: http://www.tga.gov.au/adr/aadrb/aadr0406.pdf (accessed 08/11/07)

药物相互作用

与 NSAIDs 有关的药物相互作用见第94页。

帕瑞考昔快速被水解成其活性代谢物伐地考昔，伐地考昔的代谢主要通过细胞色素 P450 的同工酶 CYP3A4 和 CYP2C9。因此，建议帕瑞考昔与这些同工酶的抑制剂合用时要谨慎。注册药品信息建议帕瑞考昔与氟康唑（一种 CYP2C9 的抑制剂）合用时，剂量减少，然而与酮康唑（一种 CYP3A4 抑制剂）合用时，尽管使血中伐地考昔的浓度增加，但常规剂量不需要调整。卡马西平、地塞米松、苯妥英和利福平这些酶的诱导剂对帕瑞考昔的影响还没有研究，理论上讲，这些药物可增加伐地考昔的代谢。

曾注意到伐地考昔可增加血中右美沙芬（一种 CYP2D6 的底物）的浓度，因此帕瑞考昔在与那些通过 CYP2D6 代谢的和治疗指数很窄的药物合用时要谨慎。这些药物包括氟卡尼、美托洛尔和普罗帕酮。伐地考昔可能也影响那些通过 CYP2C19 代谢的药物的血浆水平：在使用伐地考昔的患者中发现血中奥美拉唑的水平增加。

药动学

帕瑞考昔静脉或肌内注射后，快速在肝中水解其活性代谢产物：伐地考昔和丙酸。帕瑞考昔的血浆半衰期约为 22min。血浆蛋白结合率约为 98%。伐地考昔也在肝中广泛代谢，主要通过细胞色素 P450 同工酶 CYP3A4、CYP2C9 和葡萄苷酸化。另一种活性代谢物也被确定了，但认为没有明显的临床效应。约 70% 以无活性的代谢物形式从尿中排出，有少于 5% 的以原形的伐地考昔从尿中排出。尿中无原形帕瑞考昔，粪中只有痕量。伐地考昔的消除半衰期约为 8h。

1. Karim A, *et al.* A pharmacokinetic study of intramuscular (IM) parecoxib sodium in normal subjects. *J Clin Pharmacol* 2001; **41:** 1111–19.

用途和用法

据报道帕瑞考昔是选择性 COX-2 抑制药，是一种 NSAIDs（第94页）的前药，帕瑞考昔是伐地考昔（第 126 页）的前药，用于 18 岁及以上患者短期治疗术后疼痛。帕瑞考昔以钠盐的形式给予，剂量以碱基的形式表达，42.4mg 帕瑞考昔钠相当于约 40mg 帕瑞考昔。静脉或缓慢肌内注射的推荐剂量为 40mg，如有必要可接着每隔 6～12h 20mg 给药。每日最高剂量为 80mg。体重低于 50kg 的老年人应减半，每日最高剂量为 40mg。肝损伤患者也要减量，见下文。

帕瑞考昔应溶于 0.9% 氯化钠、5% 葡萄糖或 0.45% 氯化钠和 5% 葡萄糖，注册药品信息不建议将

其溶于任何其他溶剂中。溶好的帕瑞考昔只可加入输注 0.9% 氯化钠、5% 葡萄糖、0.45% 氯化钠和 5% 葡萄糖或乳酸林格液的静脉给药通道中（见上文**配伍禁忌**项下）。

1. Cheer SM, Goa KL. Parecoxib (parecoxib sodium). *Drugs* 2001; **61:** 1133–41.
2. Amabile CM, Spencer AP. Parecoxib for parenteral analgesia in postsurgical patients. *Ann Pharmacother* 2004; **38:** 882–6.
3. Mehlisch DR, *et al.* The analgesic efficacy of intramuscular parecoxib sodium in postoperative dental pain. *J Am Dent Assoc* 2004; **135:** 1578–90.
4. Malan TP, *et al.* The cyclooxygenase-2-specific inhibitor parecoxib sodium is as effective as 12 mg of morphine administered intramuscularly for treating pain after gynecologic laparotomy surgery. *Anesth Analg* 2005; **100:** 454–60.
5. Beaussier M, *et al.* A randomized, double-blind comparison between parecoxib sodium and propacetamol for parenteral postoperative analgesia after inguinal hernia repair in adult patients. *Anesth Analg* 2005; **100:** 1309–15.
6. Sindhvananda W, *et al.* Parecoxib versus tramadol for post-appendectomy pain. *J Med Assoc Thai* 2005; **88:** 1557–62.
7. Gajraj NM. COX-2 inhibitors celecoxib and parecoxib: valuable options for postoperative pain management. *Curr Top Med Chem* 2007; **7:** 235–49.
8. Lloyd R, *et al.* Intravenous or intramuscular parecoxib for acute postoperative pain in adults. Available in The Cochrane Database of Systematic Reviews; Issue 2. Chichester: John Wiley; 2009 (accessed 21/09/09).

在肝损伤中的用法　英国注册药品信息称，轻度肝损伤（Child-Pugh 评分为 5 或 6）的患者使用帕瑞考昔时，通常不必调整剂量。中度损伤（Child-Pugh 评分为 7～9）时，帕瑞考昔应给半量（见上文），每日最高剂量为 40mg。重度肝损伤（Child-Pugh 评分为 10 及以上）的患者不建议使用帕瑞考昔，因为这种情况没有任何临床经验。

制剂

专利制剂　*Austral.:* Dynastat; *Austria:* Dynastat; *Belg.:* Dynastat; *Chile:* Pro-Bextra; *Cz.:* Dynastat; *Denm.:* Dynastat; *Fin.:* Dynastat; *Fr.:* Dynastat; *Ger.:* Dynastat; *Gr.:* Dynastat; *Hong Kong:* Dynastat; *Hung.:* Dynastat; *India:* Bioval-P; Valcox; Valdixo; Valdone-P; Valus-P; Vorth-P; *Indon.:* Dynastat; *Irl.:* Dynastat; *Ital.:* Dynastat; *Malaysia:* Dynastat; *Mex.:* Dynastat; *Neth.:* Dynastat; *Norw.:* Dynastat; *NZ:* Dynastat; *Philipp.:* Dynastat; *Port.:* Dynastat; *Rus.:* Dynastat (Династат); *S.Afr.:* Rayzon; *Spain:* Dynastat; *Swed.:* Dynastat; *Switz.:* Bextra†; *Thai.:* Dynastat; *UK:* Dynastat; *Ukr.:* Dynastat (Династат); *Venez.:* Dynastat†.

Pentazocine (*BAN, USAN, rINN*) ⊗喷他佐辛

NIH-7958; NSC-107430; Pentatsosiini; Pentazocin; Pentazocina; Pentazocinas; Pentazocinum; Win-20228. (2R*,6R*,11R*)-1,2,3,4,5,6-Hexahydro-6,11-dimethyl-3-(3-methylbut-2-enyl)-2,6-methano-3-benzazocin-8-ol.

Пентазоцин

$C_{19}H_{27}NO = 285.4$.
CAS — 359-83-1.
ATC — N02AD01.
ATC Vet — QN02AD01.
UNII — RP4A60D26L.

Pharmacopoeias. In *Eur.* (see p.vii), *Jpn*, and *US.*

Ph. Eur. 6. 8 （Pentazocine）　白色或几乎白色的粉末。呈多晶型。几乎不溶于水；溶于乙醇；易溶于二氯甲烷。避光。

USP 33 （Pentazocine）　白色或非常浅棕色粉末。几乎不溶于水；溶于乙醇（1∶11）；溶于氯仿（1∶2），溶于乙醚（1∶42）；溶于丙酮，略溶于乙酸乙酯和苯。贮藏于密闭容器中。避光。

Pentazocine Hydrochloride (*BANM, USAN, rINNM*) ⊗盐酸喷他佐辛

Hidrocloruro de pentazocina; Pentatsosiinihydrokloridi; Pentazocine, chlorhydrate de; Pentazocin-hidroklorid; Pentazocin-hydrochlorid; Pentazocinhydroklorid; Pentazocini hydrochloridum; Pentazocino hidrochloridas.

Пентазоцина Гидрохлорид

$C_{19}H_{27}NO,HCl = 321.9$.
CAS — 2276-52-0; 64024-15-3.
UNII — A36BXO4PPX.

Pharmacopoeias. In *Eur.* (see p.vii) and *US.*

Ph. Eur. 6. 8 （Pentazocine Hydrochloride）　白色或几乎白色的粉末。呈多晶型。略溶于水和二氯甲烷；溶于乙醇。1% 水溶液的 pH 值为 4.0～6.0。避光。

USP 33 （Pentazocine Hydrochloride）　白色晶状粉末。呈多晶型，一种熔点约为 254℃，另一种约为 218℃。溶于水（1∶30），溶于乙醇（1∶20），溶于氯仿（1∶4），极微溶于丙酮和乙醚；几乎不溶于苯。贮藏于密闭容器中。避光。

Pentazocine Lactate (*BANM, USAN, rINNM*) ⊗乳酸喷他佐辛

Lactato de pentazocina; Pentatsosiinilaktaatti; Pentazocine, lactate de; Pentazocini lactas; Pentazocinlaktat; Pentazocin-laktát; Pentazocino laktatas.

Пентазоцина Лактат

$C_{19}H_{27}NO,C_3H_6O_3 = 375.5$.
CAS — 17146-95-1.
UNII — 1P2XIB5100.

Pharmacopoeias. In *Eur.* (see p.vii) *US* includes only Pentazocine Lactate Injection.

Ph. Eur. 6. 8 （Pentazocine Lactate）　白色或几乎白色的粉末。略溶于水；微溶于二氯甲烷；易溶于甲醇。1% 水溶液的 pH 值为 5.5～6.5。避光。

USP 2010 （Pentazocine Lactate）　白色至浅黄色的粉末。略溶于水、乙醇和氯仿；易溶于甲醇。1% 水溶液的 pH 值为 5.5～6.5。

配伍禁忌　有报道，商品乳酸喷他佐辛注射液与可溶性巴比妥酸盐和包括碳酸氢钠在内的其他碱性物质有配伍禁忌。也曾有报道格隆溴铵[1]和萘夫西林钠[2]也有报道与乳酸喷他佐辛有配伍禁忌。

1. Ingallinera TS, *et al.* Compatibility of glycopyrrolate injection with commonly used infusion solutions and additives. *Am J Hosp Pharm* 1979; **36:** 1515.
2. Jeglum EL, *et al.* Nafcillin sodium incompatibility with acidic solutions. *Am J Hosp Pharm* 1981; **38:** 462, 464.

依赖性和戒断症状

参见阿片类镇痛药，第96页。

喷他佐辛属于易滥用药物。

喷他佐辛能产生躯体依赖，但戒断症状不如吗啡严重。不会产生吗啡或其他 μ 阿片受体激动药相同程度或强度的寻药行为，也不能在依赖患者中替代吗啡[1]。喷他佐辛注射剂曾滥用[2]，但更常见的滥用（尤其是在美国）是将喷他佐辛和曲马朵那敏压碎的药品静脉使用[3~5]。在美国，当出现了口服的喷他佐辛与纳洛酮合剂时，喷他佐辛的滥用才减少[1]，其基本原理是非法静脉注射喷他佐辛的作用被纳洛酮阻断，但口服时无效。一些人仍滥用喷他佐辛与纳洛酮合剂[6]，一名妇女不知道喷他佐辛滥用，结果导致阿片类的戒断症状和严重的高血压[7]。1989 年，WHO 委员会[1]根据药理学概况、依赖的潜能和实际的滥用程度，将喷他佐辛的滥用归于中度。该委员会认为喷他佐辛应继续归属精神药物而不是麻醉药品。

1. WHO. WHO expert committee on drug dependence: twenty-fifth report. *WHO Tech Rep Ser* 775 1989. Also available at: http://libdoc.who.int/trs/WHO_TRS_775.pdf (accessed 27/06/08)
2. Hunter R, Ingram IM. Intravenous pentazocine abuse by a nurse. *Lancet* 1983; **ii:** 227.
3. Poklis A, Whyatt PL. Current trends in the abuse of pentazocine and tripelennamine: the metropolitan St. Louis experience. *J Forensic Sci* 1980; **25:** 72–8.
4. Senay EC. Clinical experience with T's and B's. *Drug Alcohol Depend* 1985; **14:** 305–11.
5. Jackson C, *et al.* Fatal intracranial hemorrhage associated with phenylpropanolamine, pentazocine, and tripelennamine overdose. *J Emerg Med* 1985; **3:** 127–32.
6. Reed DA, Schnoll SH. Abuse of pentazocine-naloxone combination. *JAMA* 1986; **256:** 2562–4.
7. Reinhart S, Barrett SM. An acute hypertensive response after intravenous use of a new pentazocine formulation. *Ann Emerg Med* 1985; **14:** 591–3.

不良反应

参见阿片类镇痛药，第97页。

喷他佐辛可引起幻觉和其他的拟精神病作用，如梦魇和思维障碍。大剂量可引起高血压，静脉使用还可使心肌梗死患者大动脉和肺动脉的压力增加，而增加其心输出量。和吗啡一样能引起呼吸抑制，但此作用有"天花板效应"，呼吸抑制的深度不随剂量增加而成比例增加。

喷他佐辛罕见不良反应包括粒细胞缺乏症、严重的皮肤反应如多形性红斑和中毒性表皮坏死松解症。

喷他佐辛注射剂可引起疼痛。尤其皮下或多次注射时，在注射部位可出现局部组织损伤，还曾有报道肌内注射出现肌肉纤维化。

对血液的影响　有报道喷他佐辛可引起粒细胞

1. Marks A, Abramson N. Pentazocine and agranulocytosis. *Ann Intern Med* 1980; **92**: 433.
2. Haibach H, *et al.* Pentazocine-induced agranulocytosis. *Can Med Assoc J* 1984; **130**: 1165–6.
3. Sheehan M, *et al.* Pentazocine-induced agranulocytosis. *Can Med Assoc J* 1985; **132**: 1401.

对 CNS 的影响　喷他佐辛还可引起眼动危象[1]。

1. Burstein AH, Fullerton T. Oculogyric crisis possibly related to pentazocine. *Ann Pharmacother* 1993; **27**: 874–6.

对皮肤的影响　一名 62 岁老年男性因为使用了喷他佐辛而出现中毒性表皮坏死松解症[1]，他在 8 天内每 4h 摄入 50～75mg 喷他佐辛。由于大量皮肤渗液而出现严重的尿毒症。

1. Hunter JAA, Davison AM. Toxic epidermal necrolysis associated with pentazocine therapy and severe reversible renal failure. *Br J Dermatol* 1973; **88**: 287–90.

不良反应的处置

参见**阿片类镇痛药**，第97页。

由于喷他佐辛对阿片受体有激动和拮抗双重活性，因此它的作用不能被纳洛酮完全逆转，但在喷他佐辛过量时，仍推荐使用纳洛酮。

注意事项

参见**阿片类镇痛药**，第97页。

喷他佐辛有弱的阿片受体拮抗作用，因此当给予对阿片类药物有躯体依赖的患者时，会加速戒断症状。有心衰或大动脉高压或肺部高压的患者和心肌梗死后的患者应避免使用。

如有必要频繁注射，喷他佐辛应肌内给药，而不是皮下给药，且注射的部位应变换。

滥用　见上文**依赖性和戒断症状**项下。

卟啉病　喷他佐辛可引起卟啉病急性发作，故在卟啉病患者中使用该药是不安全的。

药物相互作用

与阿片类镇痛药有关的药物相互作用见第98页。

吸烟　吸烟者比非吸烟者代谢的喷他佐辛多 40%，尽管个体差异很大[1]，吸烟能介导参与药物氧化的肝酶产生。

1. Vaughan DP, *et al.* The influence of smoking on the inter-subject variation in pentazocine elimination. *Br J Clin Pharmacol* 1976; **3**: 279–83.

药物学

喷他佐辛能很好地从胃肠道吸收，口服后 1～3h 血药浓度达峰值，有报道半衰期为 2～3h。肌内注射后 15min～1h 内达峰，半衰期为 2～5h。血浆蛋白结合率约为 50%～75%。喷他佐辛在肝中进行广泛的首关代谢，生物利用度低，只有约一半的药物能到达体循环。代谢物和少量的原形药从尿中排出。能透过胎盘，在乳汁中分布。

肝损伤　肝硬化的患者与健康受试者相比，喷他佐辛的清除率明显减少，终末半衰期和口服生物利用度增加[1]。

1. Neal EA, *et al.* Enhanced bioavailability and decreased clearance of analgesics in patients with cirrhosis. *Gastroenterology* 1979; **77**: 96–102.

用途和用法

喷他佐辛是苯并吗啡烷的衍生物，属于阿片类镇痛药（第98页）。阿片受体有激动和拮抗的双重作用。激动作用主要针对 κ 阿片受体（可能还有部分 σ 受体活性），对 μ 受体有弱的拮抗作用或部分激动作用。喷他佐辛用来缓解中度至重度疼痛，包括分娩痛。喷他佐辛与对乙酰氨基酚或阿司匹林的复方也可用来治疗中度疼痛。也可用作术前镇痛和麻醉的辅助用药。它的镇痛作用比吗啡消失得快。

喷他佐辛口服时应用其盐酸盐，剂量以碱基或盐的形式表达。喷他佐辛的乳酸盐也可以胃肠外的形式给药，剂量以碱基表达。100mg 喷他佐辛相当于约 112.8mg 盐酸喷他佐辛或 131.6mg 乳酸喷他佐辛。

常用口服剂量为进食后每 3～4h 给相当于 50～100mg 的喷他佐辛或盐酸喷他佐辛，每日最大量为 600mg。

皮下、肌内和静脉注射常用初始剂量是一次给相当于 30mg 的喷他佐辛，因此，可根据药效调整剂量；注册药品信息建议单次静脉的给药剂量通常不超过 30mg（500mg/kg），肌注或皮下给药不超过 60mg（1mg/kg）。每 3～4h 可重复给药；每日不需要给超过 360mg 的量。如果需要多次注射，应采用肌注而不要皮下注射，注射部位要变换。

产科镇痛使用时，可在分娩期间单次肌注 30mg，也可在规律宫缩开始时，静脉注射 20mg，如有必要，重复 2～3 次，间隔 2～3h。

儿童用法的细节，见下文。

乳酸喷他佐辛也可以栓剂直肠给药。

在一些国家，口服的盐酸喷他佐辛与盐酸纳洛酮合剂用作抑制滥用。

儿童用法　在英国，喷他佐辛可用于缓解儿童的中度至重度疼痛，且如有必要，可间隔 3～4h 重复给药。6～12 岁儿童的常用剂量为 25mg。1～12 岁儿童静脉给药量最高可到 1mg/kg。

制剂

BP 2010: Pentazocine Capsules; Pentazocine Injection; Pentazocine Suppositories; Pentazocine Tablets;
USP 33: Pentazocine and Aspirin Tablets; Pentazocine and Naloxone Tablets; Pentazocine Injection;

专利制剂
Austral.: Fortral†; *Austria:* Fortral†; *Belg.:* Fortal; *Canad.:* Talwin; *Cz.:* Fortral; *Denm.:* Fortral†; *Ger.:* Fortral†; *Gr.:* Fortal; *India:* Fortwin; Pentawin; *Israel:* Talwin NX†; Talwin†; *Ital.:* Talwin; *Jpn:* Peltazon; Pentagin; Sosegon; *Neth.:* Fortral; *Norw.:* Fortralin†; *NZ:* Fortral†; *Port.:* Sosegon†; *S.Afr.:* Ospronim†; Sosenol; *Singapore:* Talwin; *Spain:* Sosegon; *Switz.:* Fortalgesic†; *Thai.:* Pangon; *UK:* Fortral; *USA:* Talwin; Talwin NX†.

多组分制剂　*India:* Expergesic; Foracet; *USA:* Emergent-Ez; Talacen†; Talwin Compound†.

Pethidine Hydrochloride (*BANM, rINNM*) ⊗
盐酸哌替啶

Hidrocloruro de petidina; Meperidine Hydrochloride; Péthidine, chlorhydrate de; Pethidin-hydrochlorid; Pethidini hydrochloridum; Petidiinihydrokloridi; Petidin Hidroklorür; Petidin-hidroklorid; Petidinhydroklorid; Petidino hidrochloridas; Petydyny chlorowodorek. Ethyl 1-methyl-4-phenylpiperidine-4-carboxylate hydrochloride.

Петидина Гидрохлорид
$C_{15}H_{21}NO_2,HCl = 283.8$.
CAS — 57-42-1 (pethidine); 50-13-5 (pethidine hydrochloride).
ATC — N02AB02.
ATC Vet — QN02AB02.
UNII — N8E7F7Q170.

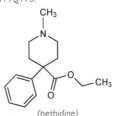

(pethidine)

俗名　以下术语已被用作各种形式哌替啶的"俗名"（第 vii 页）或俚语：Bam；Peth。

Pharmacopoeias. In *Chin., Eur.* (see p.vii), *Int., Jpn, US,* and *Viet.*

Ph. Eur. 6. 8（Pethidine Hydrochloride）　一种白色结晶性粉末。极易溶于水；易溶于乙醇。贮藏于密闭容器中。避光。

USP 33（Meperidine Hydrochloride）　一种精细的白色无臭结晶性粉末。极易溶于水；溶于乙醇；略溶于乙醚。5% 水溶液的 pH 值约为 5。避光。

配伍禁忌　盐酸哌替啶水溶液是酸性的。它们与巴比妥酸盐类有配伍禁忌，早期附加性研究[1]发现，与其他药物，包括氨茶碱、肝素、甲氧西林、硫酸吗啡、呋喃妥因钠、苯妥英钠、碘化钠、磺胺嘧啶钠和磺胺异噁唑二乙醇胺等一起使用时变浑浊。当盐酸二甲胺四环素或者盐酸四环素与盐酸哌替啶混合注射液[2]混合时，它们的颜色会从浅黄色变为浅绿色。在同样的研究中发现，当它与头孢哌酮钠和美洛西林混合时，会立即出现沉淀，与萘夫西林钠混合后，先出现浑浊，经过搅拌溶液立即澄清。还发现盐酸哌替啶与阿昔洛韦钠、亚胺培南、呋塞米[3]、盐酸多柔比星脂质体[4]以及伊达比星[5]有配伍禁忌。当咪唑林钠[6]溶液和盐酸哌替啶溶液在 5% 葡萄糖注射液中混合后在 25℃ 贮藏 5 天后变为浅黄色，该混合液在 4℃ 至少保存 20 天后仍然稳定。

1. Patel JA, Phillips GL. A guide to physical compatibility of intravenous drug admixtures. *Am J Hosp Pharm* 1966; **23**: 409–11.
2. Nieves-Cordero AL, *et al.* Compatibility of narcotic analgesic solutions with various antibiotics during simulated Y-site injection. *Am J Hosp Pharm* 1985; **42**: 1108–9.
3. Pugh CB, *et al.* Visual compatibility of morphine sulfate and meperidine hydrochloride with other injectable drugs during simulated Y-site injection. *Am J Hosp Pharm* 1991; **48**: 123–5.

4. Trissel LA, *et al.* Compatibility of doxorubicin hydrochloride liposome injection with selected other drugs during simulated Y-site administration. *Am J Health-Syst Pharm* 1997; **54**: 2708–13.
5. Turowski RC, Durthaler JM. Visual compatibility of idarubicin hydrochloride with selected drugs during simulated Y-site injection. *Am J Hosp Pharm* 1991; **48**: 2181–4.
6. Lee DKT, *et al.* Stability of cefazolin sodium and meperidine hydrochloride. *Am J Health-Syst Pharm* 1996; **53**: 1608–10.

稳定性　100mg/ml 的盐酸哌替啶注射液使用 5% 和 4% 的葡萄糖、生理盐水注射液（0.9%）以及 1：5 的氯化钠注射液（0.9%）稀释至 300mg/L 之后，在室温下至少可以稳定保存 24h[1]。

通过提高温度和湿度模拟炎热条件进行加速稳定性试验之后，把盐酸哌替啶划分为"较不稳定的药物"[2]。提示在保证含盐酸哌替啶制剂质量的同时要特别关注它的稳定性变化。

1. Rudd L, Simpson P. Pethidine stability in intravenous solutions. *Med J Aust* 1978; **2**: 34.
2. WHO. WHO expert committee on specifications for pharmaceutical preparations: thirty-first report. *WHO Tech Rep Ser 790* 1990. Also available at: http://libdoc.who.int/trs/WHO_TRS_790.pdf (accessed 26/06/08)

依赖性和戒断症状

参见**阿片类镇痛药**，第96页。

成瘾者每天服用哌替啶的剂量高达 3g 和 4g。在这种极大剂量下，由于不能完全耐受 CNS 刺激和抗毒蕈碱的效应，因此可能会发生肌肉抽搐、震颤、精神紊乱、瞳孔散大，并且有时会出现惊厥。

戒断症状比吗啡出现的快，但是持续时间较短。

有关哌替啶类似物的滥用，见下文**注意事项**项下。

不良反应和处置

参见**阿片类镇痛药**，第97页。

与吗啡相比，它对平滑肌的作用相对较不强烈并且较少导致便秘。注射哌替啶之后经常发生局部反应，很少发生全身的超敏反应，包括过敏反应。静脉注射哌替啶之后可能加快心率。使用剂量过大时，出现的症状通常与吗啡中毒症状相似。尽管如此，仍然可能发生 CNS 刺激和惊厥，尤其是在耐受个体或者口服毒性剂量之后，这主要因于代谢产物去甲哌替啶。

不良反应发生率　在 Boston Collaborative Drug Surveillance Program[1]中监控了已接受哌替啶治疗的住院患者中不良反应的发生率。报道说明，口服哌替啶之后，366 名患者中有 16 名出现了不良反应，主要是胃肠道反应。注射哌替啶之后 3268 名患者中有 102 名出现了不良反应，其中 38 名还出现了 CNS 症状。

最近，在一篇 141 名使用哌替啶患者的图表回顾中，鉴定出 20 种不良反应，被认为发生毒性反应的风险很高[2]；高危的患者被确定为肾损伤的患者（肌酐清除率 50ml/min 或更小），他们正采用哌替啶进行患者自控镇痛，每日静脉给予哌替啶量超过 200mg，连用数日。最常见的不良反应是焦虑和不安；其他有报道的不良反应包括神经紧张、癫痫发作和幻觉。与没有不良反应的患者相比，发生不良反应的患者年龄明显更大，更可能从 ICU 以及在住院时间里。除了这 20 种不良反应外，在 123 名通过 PCA 泵使用哌替啶的患者中，还发现有另外 16 种不良反应；发现使用 PCA 患者的累计药物剂量是发生不良反应明显的危险因素。

1. Miller RR, Jick H. Clinical effects of meperidine in hospitalized medical patients. *J Clin Pharmacol* 1978; **18**: 180–9.
2. Seifert CF, Kennedy S. Meperidine is alive and well in the new millennium: evaluation of meperidine usage patterns and frequency of adverse drug reactions. *Pharmacotherapy* 2004; **24**: 776–83.

对心血管系统的影响　使用哌替啶之后组胺释放量比静脉注射吗啡、芬太尼或者舒芬太尼诱导麻醉时产生的组胺还要多[1]。使用哌替啶（平均剂量为 4.3mg/kg）之后 16 名患者中有 5 名的血浆组胺浓度升高，并且通常伴有低血压、心动过速、红斑以及血浆肾上腺素浓度升高。给予吗啡的 10 名患者中只有 1 名显示释放组胺，给予芬太尼或者舒芬太尼的患者中没有人显示释放组胺。所有释放组胺的患者都是年轻的妇女。

1. Flacke JW, *et al.* Histamine release by four narcotics: a double-blind study in humans. *Anesth Analg* 1987; **66**: 723–30.

对神经系统的影响　哌替啶造成的 CNS 刺激效应，如震颤、肌肉抽搐以及惊厥，与毒性剂量有关，并且已经归因于代谢产物去甲哌替啶。如果在短时间间隔内重复使用大剂量哌替啶（包括患者自控镇痛），那么可能会造成去甲哌替啶蓄积，尤其在肾功能受损时可能性更大[1～13]。

1. Kaiko RF, *et al.* Central nervous system excitatory effects of meperidine in cancer patients. *Ann Neurol* 1983; **13**: 180–5.
2. Lieberman AN, Goldstein M. Reversible parkinsonism related to meperidine. *N Engl J Med* 1985; **312**: 509.
3. Mauro VF, *et al.* Meperidine-induced seizure in a patient with-

out renal dysfunction or sickle cell anemia. *Clin Pharm* 1986; **5:** 837–9.

4. Morisy L, Platt D. Hazards of high-dose meperidine. *JAMA* 1986; **255:** 467–8.
5. Armstrong PJ, Bersten A. Normeperidine toxicity. *Anesth Analg* 1986; **65:** 536–8.
6. Eisendrath SJ, *et al.* Meperidine-induced delirium. *Am J Psychiatry* 1987; **144:** 1062–5.
7. Kyff JV, Rice TL. Meperidine-associated seizures in a child. *Clin Pharm* 1990; **9:** 337–8.
8. Pryle BJ, *et al.* Toxicity of norpethidine in sickle cell crisis. *BMJ* 1992; **304:** 1478–9.
9. Hagmeyer KO, *et al.* Meperidine-related seizures associated with patient-controlled analgesia pumps. *Ann Pharmacother* 1993; **27:** 29–32.
10. Stone PA, *et al.* Norpethidine toxicity and patient controlled analgesia. *Br J Anaesth* 1993; **71:** 738–40.
11. Marinella MA. Meperidine-induced generalized seizures with normal renal function. *South Med J* 1997; **90:** 556–8.
12. McHugh GJ. Norpethidine accumulation and generalized seizure during pethidine patient-controlled analgesia. *Anaesth Intensive Care* 1999; **27:** 289–91.
13. Hubbard GP, Wolfe KR. Meperidine misuse in a patient with sphincter of Oddi dysfunction. *Ann Pharmacother* 2003; **37:** 534–7.

注意事项

参见阿片类镇痛药，第97页。

给予惊厥病史或室上性心动过速的患者哌替啶时也应该慎重。

滥用　作为娱乐用途而违法生产的一种合成的哌替啶类似物 MPPP（1-methyl-4-phenyl-4-propionoxypiperidine，1-甲基-4-苯基-4-丙酸氧哌啶）偶然被 MPTP（1-methyl-4-phenyl-1,2,3,6-tetrahydropyridine，1-甲基-4-苯基-1,2,3,6-四氢吡啶）污染会在静脉注射滥用者中造成帕金森综合征，所以 MPPP 变得臭名昭著[1]。WHO 还鉴别出另外一种类似物 PEPAP（1-苯乙基-4-苯基-4-醋氧哌啶），也可能被滥用[2]。

1. Buchanan JF, Brown CR. 'Designer drugs': a problem in clinical toxicology. *Med Toxicol* 1988; **3:** 1–17.
2. WHO. WHO expert committee on drug dependence: twenty-fourth report. *WHO Tech Rep Ser 761* 1988. Also available at: http://libdoc.who.int/trs/WHO_TRS_761.pdf (accessed 26/06/08)

哺乳　正在服用哌替啶的母亲用母乳喂养的婴儿中没有发现不良反应，American Academy of Pediatrics 因此认为它通常与哺乳相容[1]。

1. American Academy of Pediatrics. The transfer of drugs and other chemicals into human milk. *Pediatrics* 2001; **108:** 776–89. [Retired May 2010] Correction. *ibid.*; 1029. Also available at: http://aappolicy.aappublications.org/cgi/content/full/pediatrics%3b108/3/776 (accessed 26/06/08)

老年人　与年轻人相比，哌替啶在老年人中的消除速率比较慢，在重复服用哌替啶的老年患者中可能需要减少每日服用的总剂量[1]。另一项研究得出的结论说明，年龄相关的药物处置变化还不足以修改哌替啶的给药方案[2]。

1. Holmberg L, *et al.* Comparative disposition of pethidine and norpethidine in old and young patients. *Eur J Clin Pharmacol* 1982; **22:** 175–9.
2. Herman RJ, *et al.* Effects of age on meperidine disposition. *Clin Pharmacol Ther* 1985; **37:** 19–24.

嗜铬细胞瘤　哌替啶在具有嗜铬细胞瘤的患者中会引起高血压发作，可以使用拉贝洛尔抑制这种作用[1]。与其他导致组胺释放的阿片类药物一样，将哌替啶用于此类患者时应该慎重。

1. Lawrence CA. Pethidine-induced hypertension in phaeochromocytoma. *BMJ* 1978; **1:** 149–50.

妊娠和新生儿　哌替啶是一种广泛用于分娩的麻醉剂。它能快速地穿过胎盘并且像其他阿片类镇痛药一样可能会对新生儿造成呼吸抑制，尽管可能不如吗啡严重。呼吸抑制根据母体使用剂量的周期和大小而有所不同。

如果在给予哌替啶 1h 内分娩，胎儿不会受到抑制，但是注射 1～3h 之后，被观察的 24 名婴儿中有 6 名出现了抑制，注射 3～6h 之后，被观察的 5 名婴儿都出现了抑制[1]。尽管如此，肌内注射哌替啶 1h 之内分娩的新生儿的血浆药物浓度要比注射 1～4h 之后分娩的血浆药物浓度大。哌替啶代谢产物的作用还没有确定。还有报道指出[2]，这种新生儿的抑制效应在出生后 2 天一直存在，抑制效应是剂量相关的，使用最高剂量的哌替啶时（4h 内服用 75～120mg），产生的抑制效应也最大。新生儿似乎具有代谢哌替啶的能力，但是代谢速率比成人慢[3]。新生儿排出的哌替啶和去甲哌替啶随着母体服药间隔的增加而显著增加，同时多数通过胎盘转运的哌替啶在第三天排出体外。另一项研究显示，新生儿消除哌替啶的时间为 6 天[4]。

有关哌替啶的胎盘转运可见下文**药动学**中**妊娠**项下。

对于母亲在分娩时服用哌替啶的 5 周岁婴儿都没有发现心理或者生理效应[5]。新生儿的活动似乎没有明显受到哌替啶的影响，尽管已经确认分娩时痛觉缺

失与以后婴儿活动之间的关系一定不简单[6]。早期那些显示由于母体分娩时使用哌替啶而造成婴儿发生癌症的研究已经被一项更新更大规模的研究所反驳[7]。

1. Morrison JC, *et al.* Metabolites of meperidine related to fetal depression. *Am J Obstet Gynecol* 1973; **115:** 1132–7.
2. Hodgkinson R, *et al.* Double-blind comparison of the neurobehaviour of neonates following the administration of different doses of meperidine to the mother. *Can Anaesth Soc J* 1978; **25:** 405–11.
3. Hogg MIJ, *et al.* Urinary excretion and metabolism of pethidine and norpethidine in the newborn. *Br J Anaesth* 1977; **49:** 891–9.
4. Cooper LV, *et al.* Elimination of pethidine and bupivacaine in the newborn. *Arch Dis Child* 1977; **52:** 638–41.
5. Buck C. Drugs in pregnancy. *Can Med Assoc J* 1975; **112:** 1285.
6. Anonymous. To measure life. *Lancet* 1978; **ii:** 291–2.
7. Golding J, *et al.* Childhood cancer, intramuscular vitamin K, and pethidine given during labour. *BMJ* 1992; **305:** 341–6.

肾损伤　对肾损伤患者使用哌替啶时需要注意，一些英国注册药品信息建议，如果损伤严重，应该避免使用哌替啶，而美国的注册药品信息则建议减量使用。两名有肾功能不全而多次服用哌替啶的患者发生 CNS 刺激（包括癫痫和抽搐）的原因主要是代谢产物去甲哌替啶的蓄积，2 名患者的去甲哌替啶和哌替啶血浆浓度比值都很高[1]。

也可以参考下文**药动学**项下。

1. Szeto HH, *et al.* Accumulation of normeperidine, an active metabolite of meperidine, in patients with renal failure or cancer. *Ann Intern Med* 1977; **86:** 738–41.

药物相互作用

与阿片类镇痛药有关的药物相互作用，见第98页。

对正在服用 MAOIs（包括吗氯贝胺和司来吉兰）的患者给予哌替啶后发生了非常严重的相互作用，包括昏迷、严重的呼吸抑制、发绀和低血压。还有报道出现超兴奋性、抽搐、心动过速、高热和高血压的事例。不应该对正在服用 MAOIs 或者停止服用 14 天内的患者给予哌替啶。哌替啶与酚噻嗪类药物合用会产生严重的低血压事件并且可能因为哌替啶而延长呼吸抑制作用。

与利托那韦合用时去甲哌替啶的血浆药物浓度会升高，这可能导致其产生毒性，因此应该禁止它们合用（第98页）。

抗菌药　哌替啶与异烟肼及利奈唑胺的相互作用见下文的 **MAOIs** 项下。

抗抑郁药　与使用哌替啶及 *SSRIs* 相关而出现 5-羟色胺综合征的可能病例的参考文献参见 M37 第374页氟西汀的**药物相互作用**项下的**阿片类镇痛药**。也可见下文的 **MAOIs** 项下。

抗癫痫药　阿片类镇痛药与巴比妥类药物都有额外的中枢神经系统抑制作用。在有苯巴比妥存在时，哌替啶的镇静作用会延长，也是由于介导了哌替啶的 N-去甲基化，引起了有潜在神经毒性的代谢产物去甲哌替啶的形成增加[1,2]。苯妥英会使哌替啶的肝代谢增强；两者合用，会使健康受试者的半衰期和生物利用度减少；血中去甲哌替啶的浓度增加[3]。

1. Stambaugh JE, *et al.* A potentially toxic drug interaction between pethidine (meperidine) and phenobarbitone. *Lancet* 1977; **i:** 398–9.
2. Stambaugh JE, *et al.* The effect of phenobarbital on the metabolism of meperidine in normal volunteers. *J Clin Pharmacol* 1978; **18:** 482–90.
3. Pond SM, Kretschzmar KM. Effect of phenytoin on meperidine clearance and normeperidine formation. *Clin Pharmacol Ther* 1981; **30:** 680–6.

组胺 H_2 受体拮抗药　见阿片类镇痛药，第98页。

MAOIs　与哌替啶相互作用最强的一些药物中包括非选择性的 MAIOIs，已经证实它们会增强哌替啶的抑制作用或者造成超兴奋性（见上文**药物相互作用**）。然而，还报道了一种可以与哌替啶产生致命的相互作用的药物司来吉兰，它是一种选择性的单胺氧化酶 B 型抑制药[1]。还有一名静脉注射哌替啶之后又服用了吗氯贝胺（一种可逆性单胺氧化酶 A 型抑制药）、去甲替林和锂的 73 岁妇女出现了提示有轻度 5-羟色胺综合征的症状[2]。

抗菌药异烟肼与哌替啶合用使得一名 54 岁男性出现了血压下降和嗜睡[3]。一名 27 岁男性在使用哌替啶和利奈唑胺后发生了 5 羟色胺综合征[4]；哌替啶停用后症状缓解。两项研究的作者都认为这与异烟肼和利奈唑胺对单胺氧化酶的抑制作用有关。

1. Zornberg GL, *et al.* Severe adverse interaction between pethidine and selegiline. *Lancet* 1991; **337:** 246. Correction. *ibid.*; 440.
2. Gillman PK. Possible serotonin syndrome with moclobemide and pethidine. *Med J Aust* 1995; **162:** 554.
3. Gannon R, *et al.* Isoniazid, meperidine, and hypotension. *Ann Intern Med* 1983; **99:** 415. Correction. *ibid.*; 740.
4. Das PK, *et al.* Serotonin syndrome after concomitant treatment with linezolid and meperidine. *Clin Infect Dis* 2008; **46:** 264–5.

吩噻嗪类　丙氯拉嗪可以延长健康受试者中哌替啶的呼吸抑制作用[1]。有报道说明，同时给健康受试者哌替啶和氯丙嗪后增加中枢神经抑制和低血压，有证据证实产生了 N-去甲哌替啶[2]。

1. Steen SN, Yates M. Effects of benzquinamide and prochlorperazine, separately and combined with meperidine, on the human respiratory center. *Clin Pharmacol Ther* 1972; **13:** 153.
2. Stambaugh JE, Wainer IW. Drug interaction: meperidine and chlorpromazine, a toxic combination. *J Clin Pharmacol* 1981; **21:** 140–6.

药动学

盐酸哌替啶可以从胃肠道吸收，但是由于首关代谢，只有约 50% 的药物可以进入全身循环。肌内注射之后的吸收情况变化较大。有报道指出口服之后 1～2h 血浆药物浓度达峰。有 60%～80% 与血浆蛋白结合。

哌替啶在肝中被水解酶水解为哌替啶酸或者去甲基被水解为去甲哌替啶，然后再被水解为去甲哌替啶酸，接着部分与葡糖醛酸结合。去甲哌替啶具有药理活性并且在体内蓄积之后会产生毒性。有报道说明哌替啶在健康人体中的消除半衰期为 3～6h，代谢产物去甲哌替啶消除的速率更慢，半衰期可以达到约 20h。哌替啶和去甲哌替啶都存在于 CSF 中。当血液 pH 值正常或者显碱性时，只有少量的哌替啶以原形排出体外，尿液酸化之后会增加哌替啶和去甲哌替啶的经尿排泄。哌替啶可以穿过胎盘，在母乳中有分布。

1. Edwards DJ, *et al.* Clinical pharmacokinetics of pethidine: 1982. *Clin Pharmacokinet* 1982; **7:** 421–33.
2. Moore RA, *et al.* Opiate metabolism and excretion. *Baillieres Clin Anaesthesiol* 1987; **1:** 829–58.

用法　与手术后给哌替啶相比，手术前给哌替啶时，它的消除半衰期延长而血浆清除率会降低[1]。

分娩时哌替啶的药动学性质主要取决于其给药方式。比较不同位点的肌内注射效果，发现臀肌注射哌替啶时会破坏吸收，三角肌注射对于吸收比较好[2]。

在老年患者中没有发现三角肌和臀肌注射时的药动学参数存在显著的统计学差异[3]。尽管如此，患者之间在两个位点的实际差异还是显著的，并且作者提示，更快更可预测的给药方式，如静脉注射可能更适用于老年人手术后用药。

1. Tamsen A, *et al.* Patient-controlled analgesic therapy, part 1: pharmacokinetics of pethidine in the per- and postoperative periods. *Clin Pharmacol* 1982; **7:** 149–63.
2. Lazebnik N, *et al.* Intravenous, deltoid, or gluteus administration of meperidine during labor? *Am J Obstet Gynecol* 1989; **160:** 1184–9.
3. Erstad BL, *et al.* Site-specific pharmacokinetics and pharmacodynamics of intramuscular meperidine in elderly postoperative patients. *Ann Pharmacother* 1997; **31:** 23–8.

肝损伤　肝硬化患者中哌替啶的终末半衰期被延长为约 7h，而健康人的只有 3h，这主要是由于肝的药物代谢能力受损造成的[1]。另一项研究显示，尽管肝代谢能力受损后可能会减少哌替啶对去甲哌替啶造成的毒性，但是会由于消除代谢物的速率降低而增加毒性积累的风险[2]。

1. Klotz U, *et al.* The effect of cirrhosis on the disposition and elimination of meperidine in man. *Clin Pharmacol Ther* 1974; **16:** 667–75.
2. Pond SM, *et al.* Presystemic metabolism of meperidine to normeperidine in normal and cirrhotic subjects. *Clin Pharmacol Ther* 1981; **30:** 183–8.

妊娠　以下给出了一些有关分娩时哌替啶药动学特征的参考文献[1～3]。

1. Tomson G, *et al.* Maternal kinetics and transplacental passage of pethidine during labour. *Br J Clin Pharmacol* 1982; **13:** 653–9.
2. Kuhnert BR, *et al.* Disposition of meperidine and normeperidine following multiple doses during labor: I mother. *Am J Obstet Gynecol* 1985; **151:** 406–9.
3. Kuhnert BR, *et al.* Disposition of meperidine and normeperidine following multiple doses during labor: II fetus and neonate. *Am J Obstet Gynecol* 1985; **151:** 410–15.

肾损伤　有报道指出，存在肾病时哌替啶的血浆蛋白结合会降低，并且从健康受试者的 58.2% 降低到无尿患者的 31.8%[1]。同样的研究人员还报道，肾功能紊乱时哌替啶的消除会延长[2]。

见上文**注意事项**项下。

1. Chan K, *et al.* Plasma protein binding of pethidine in patients with renal disease. *J Pharm Pharmacol* 1983; **35:** 94P.
2. Chan K, *et al.* Pharmacokinetics of low-dose intravenous pethidine in patients with renal dysfunction. *J Clin Pharmacol* 1987; **27:** 516–22.

用途和用法

哌替啶是苯基哌啶的衍生物，是一种人工合成的阿片类镇痛药（第98页），主要作为一种阿片 μ 受体激动剂发挥作用。哌替啶可以用于缓解多种中度至重度疼痛，包括分娩疼痛。它的脂溶性比吗啡强，与吗啡相比

麻醉强度较低、麻醉持续时间较短，麻醉效果经常持续2～4h。由于作用时间短并且重复用药时潜在的神经毒性代谢物去甲哌替啶的积累使它不适合用于缓解慢性疼痛。与吗啡相比，哌替啶对平滑肌的作用较弱并且增加肠蠕动压力的作用很小，因此它可能更适合用于缓解胆绞痛和胰腺炎（但见**胆道疾病**，第97页）的阿片类镇痛药。它也可以被用于手术前给药以及麻醉的辅助用药。已经把它与吩噻嗪类药物（如异丙嗪）合用，发挥基础麻醉作用。哌替啶对咳嗽或者腹泻基本没有作用。

用于缓解**疼痛**时，如有必要，每 4h 口服 50～150mg 的盐酸哌替啶。也可以肌内注射或者皮下注射 25～100mg 以及缓慢静脉注射 25～50mg（4h 后重复）。用于**术后疼痛**时，如果需要，BNF 59 建议可以把皮下注射或者肌内注射的间隔变为 2～3h。

在产科镇痛中，一旦按照正常间隔发生宫缩时就要肌内或者皮下注射 50～100mg。如果需要的话，1～3h 之后重复该剂量，在 24h 内达到最大剂量 400mg。

用于**术前给药**时，可以在手术前约 1h 肌内注射 25～100mg。也可以皮下注射相似的剂量。作为**麻醉辅助用药**可以缓慢静脉注射 10～25mg。

儿童用法见下文。

用法 除了常规的给药方式，哌替啶还可以用于硬膜外给药[1～4]、腹腔给药[5,6]和鞘内给药[7～9]。也可以各种方式给药作为一种患者自控系统[10～13]。尽管如此，一些人考虑使用哌替啶时应该避免用于患者自控镇痛，因为会增加去甲哌替啶诱导的癫痫发作[14]（也可见上文**不良反应发生率**和**对神经系统的影响**项下）。

1. Perriss BW. Epidural pethidine in labour: a study of dose requirements. *Anaesthesia* 1980; **35:** 380–2.
2. Husemeyer RP, *et al.* A study of pethidine kinetics and analgesia in women in labour following intravenous, intramuscular and epidural administration. *Br J Clin Pharmacol* 1982; **13:** 171–6.
3. Perriss BW, *et al.* Analgesia following extradural and im pethidine in post-caesarean section patients. *Br J Anaesth* 1990; **64:** 355–7.
4. Blythe JG, *et al.* Continuous postoperative epidural analgesia for gynecologic oncology patients. *Gynecol Oncol* 1990; **37:** 307–10.
5. Colbert ST, *et al.* An assessment of the value of intraperitoneal meperidine for analgesia postlaparoscopic tubal ligation. *Anesth Analg* 2000; **91:** 667–70.
6. O'Hanlon DM, *et al.* Intraperitoneal pethidine versus intramuscular pethidine for the relief of pain after laparoscopic cholecystectomy: randomized trial. *World J Surg* 2002; **26:** 1432–6.
7. Acalovschi I, *et al.* Saddle block with pethidine for perineal operations. *Br J Anaesth* 1986; **58:** 1012–16.
8. Yu SC, *et al.* Addition of meperidine to bupivacaine for spinal anaesthesia for caesarean section. *Br J Anaesth* 2002; **88:** 379–83.
9. Vranken JH, *et al.* Plasma concentrations of meperidine and normeperidine following continuous intrathecal meperidine in patients with neuropathic cancer pain. *Acta Anaesthesiol Scand* 2005; **49:** 665–70.
10. Striebel HW, *et al.* Patient-controlled intranasal analgesia (PCINA) for the management of postoperative pain: a pilot study. *J Clin Anesth* 1996; **8:** 4–8.
11. Kee N, *et al.* Comparison of patient-controlled epidural analgesia with patient-controlled intravenous analgesia using pethidine or fentanyl. *Anaesth Intensive Care* 1997; **25:** 126–32.
12. Sharma SK, *et al.* Cesarean delivery: a randomized trial of epidural versus patient-controlled meperidine analgesia during labor. *Anesthesiology* 1997; **87:** 487–94.
13. Chen PP, *et al.* Patient-controlled pethidine after major upper abdominal surgery: comparison of the epidural and intravenous routes. *Anaesthesia* 2001; **56:** 1106–12.
14. Hagmeyer KO, *et al.* Meperidine-related seizures associated with patient-controlled analgesia pumps. *Ann Pharmacother* 1993; **27:** 29–32.

儿童用法 哌替啶可用于缓解儿童的中度至重度急性疼痛及术前给药。然而 BNFC 2010/11 不建议这些患儿使用哌替啶。

用于缓解**疼痛**时，盐酸哌替啶可口服或肌注，剂量为 0.5～2mg/kg，如有必要，4h 后重复给药。对于缓解术后疼痛，BNF 59 建议肌注上述剂量，如有必要，可每 2～3h 重复给药。

对于**术前给药**，BNF 59 建议术前约 1h 肌注 0.5～2mg/kg。

也可见下文的冬眠合剂。

子痫和先兆子痫 见下文**镇静**项下的冬眠合剂。

疼痛 哌替啶可以立即产生镇痛作用，但是作用持续时间短，需要快速控制急性疼痛时比吗啡更好。它被广泛用于产科来控制分娩疼痛（尽管 BNF 59 注意到吗啡或者其他阿片类镇痛药也经常用于控制产科疼痛），并且可以在剖宫产或者其他外科手术后缓解疼痛。

一项针对具有顽固性疼痛患者的研究发现，16 名患者中有 15 名患者所用麻醉药的最小有效血药浓度为 100～820ng/ml（平均值为 250ng/ml），其余患者使用哌替啶没有达到麻醉效果。如果最小有效浓度超过 400ng/ml，那么可以考虑附加的措施[1]。

传统上可以通过间断性地肌内注射哌替啶用于治疗急性疼痛，但是由于血浆哌替啶浓度有波动，所以不能连续缓解疼痛[2]，连续静脉输注可能对于控制急性疼痛更加有效。有关其他给药途径见上文**用法**。

1. Mather LE, Glynn CJ. The minimum effective analgesic blood concentration of pethidine in patients with intractable pain. *Br J Clin Pharmacol* 1982; **14:** 385–90.
2. Edwards DJ, *et al.* Clinical pharmacokinetics of pethidine: 1982. *Clin Pharmacokinet* 1982; **7:** 421–33.

镰状细胞危象 将哌替啶连续用于镰状细胞疾病疼痛危象镇痛已引起关注。对疼痛的控制可能不充分，通常用于控制危象的剂量可能导致哌替啶神经兴奋性代谢产物去甲哌替啶的蓄积和加速癫痫发作[1,2]。见上文**对神经系统的影响**项下。

1. Pryle BJ, *et al.* Toxicity of norpethidine in sickle cell crisis. *BMJ* 1992; **304:** 1478–9.
2. Harrison JFM, *et al.* Pethidine in sickle cell crisis. *BMJ* 1992; **305:** 182.

镇静 下面给出了将哌替啶用于内镜检查的参考文献[1～3]。

1. Bahal-O'Mara N, *et al.* Sedation with meperidine and midazolam in pediatric patients undergoing endoscopy. *Eur J Clin Pharmacol* 1994; **47:** 319–23.
2. Diab FH, *et al.* Efficacy and safety of combined meperidine and midazolam for EGD sedation compared with midazolam alone. *Am J Gastroenterol* 1996; **91:** 1120–5.
3. Laluna L, *et al.* The comparison of midazolam and topical lidocaine spray versus the combination of midazolam, meperidine, and topical lidocaine spray to sedate patients for upper endoscopy. *Gastrointest Endosc* 2001; **53:** 289–93.

冬眠合剂 冬眠合剂由氯丙嗪、哌替啶和（或）异丙嗪组成，在一些国家已经通过静脉注射用于治疗先兆子痫和间歇性子痫（imminent eclampsia）。尽管如此，后来通常不推荐在妊娠中使用酚噻嗪类药物，其他方法对治疗高血压是首选的（见**高血压**项下**高血压与妊娠**，第230页），有关处于惊厥阶段的子痫的治疗，参见 M37 第450页。

肌内注射或者偶尔静脉注射冬眠合剂用于儿童镇静和麻醉。然而这样的组合在较高比例的治疗失败和严重的不良作用，并且 American Academy of Pediatrics[1] 还推荐应该考虑其他替代的镇静药和麻醉药。冬眠合剂对于短的过程不是最合适的镇静方法，因为在药物发挥药效之前必须对患者监护大约 1h，药物起效后，恢复阶段的监护时间更长[2]。

1. American Academy of Pediatrics Committee on Drugs. Reappraisal of Lytic cocktail/Demerol, Phenergan, and Thorazine (DPT) for the sedation of children. *Pediatrics* 1995; **95:** 598–602.
2. Barst SM, *et al.* A comparison of propofol and Demerol-Phenergan-Thorazine for brief, minor, painful procedures in a pediatric hematology-oncology clinic. *Int J Pediatr Hematol/Oncol* 1995; **1:** 587–91.

震颤 有关使用哌替啶治疗麻醉相关的震颤参见 M37 第1700页下**全身麻醉药物的不良反应**。哌替啶也用于治疗两性霉素 B 诱导的恶寒寒战[1]。

1. Burks LC, *et al.* Meperidine for the treatment of shaking chills and fever. *Arch Intern Med* 1980; **140:** 483–4.

制剂

BP 2010: Pethidine Injection; Pethidine Tablets;
USP 33: Meperidine Hydrochloride Injection; Meperidine Hydrochloride Syrup; Meperidine Hydrochloride Tablets.

专利制剂

Arg.: Cluyer; Meperol; **Austria:** Alodan; **Belg.:** Dolantine; **Braz.:** Dolantina; Dolosal; Dornot; **Canad.:** Demerol; **Chile:** Demerol†; **Cz.:** Dolsin; **Ger.:** Dolantin; **Hung.:** Dolargan; **Israel:** Dolestine; **Philipp.:** Deme; Demerol; **Pol.:** Dolargan; Dolcontral; **Spain:** Dolantina; **Turk.:** Aldolan; **USA:** Demerol; **Venez.:** Demerol†; Dispadol†.

多组分制剂 **UK:** Pamergan P100; **USA:** Meprozine.

Phenacetin (*rINN*) 非那西丁

Aceto-*p*-phenetidide; Acetophenetidin; Acetylphenetidin; Fenacetin; Fenacetina; Fenasetiini; Paracetphenetidin; Phénacétine; Phenacetinum. *p*-Acetophenetidide; 4'-Ethoxyacetanilide; *N*-(4-Ethoxyphenyl)acetamide.

Фенацетин

$C_{10}H_{13}NO_2 = 179.2$.
CAS — 62-44-2.
ATC — N02BE03.
ATC Vet — QN02BE03.
UNII — EROCTH01H9.

Pharmacopoeias. In *Jpn.*

不良反应和注意事项

非那西丁可能会造成正铁血红蛋白血症、硫血红蛋白血症和溶血性贫血。

长时间大剂量应用含有非那西丁的镇痛药会造成肾乳头坏死（见**对肾的影响**，第93页）和肾盂移行细胞癌。

卟啉病 通常认为有卟啉病的患者使用非那西丁是不安全的，因为动物实验证实其具有生卟啉作用。

用途和用法

非那西丁是对氨基苯酚的衍生物，具有镇痛和解热作用。通常与阿司匹林、咖啡因或者可待因合用，但是现在已经少用，因为它具有肾毒性并且对血液也有不良影响。

制剂

多组分制剂 **Cz.:** Dinyl†; Mironal†; **Hung.:** Antineuralgica; Dolor.

Phenazone (BAN, *rINN*) 安替比林

Analgésine; Antipyrin; Antipyrine; Azophenum; Fenatsoni; Fenazon; Fenazona; Fenazonas; Phénazone; Phenazonum; Phenyldimethylpyrazolone. 1,5-Dimethyl-2-phenyl-4-pyrazolin-3-one.

Феназон

$C_{11}H_{12}N_2O = 188.2$.
CAS — 60-80-0.
ATC — N02BB01; S02DA03.
ATC Vet — QN02BB01; QS02DA03.
UNII — T3CHA1B51H.

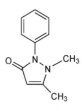

Pharmacopoeias. In *Eur.* (see p.vii), *Jpn*, and *US*.

Ph. Eur. 6. 8 （Phenazone） 白色或几乎白色结晶性粉末，或无色晶体。极易溶于水、乙醇和二氯甲烷。避光。

USP 33 （Antipyrine） 无色晶体或白色结晶性粉末。无臭。极易溶于水；易溶于乙醇和氯仿；略溶于乙醚。溶液对石蕊显中性。贮藏于密闭容器中。

Phenazone and Caffeine Citrate 安替比林和枸橼酸咖啡因

Antipyrino-Coffeinum Citricum; Fenazona y citrato de cafeína; Migrenin.

Феназон и Кофеина Цитрат

UNII — 3Z4LOI7NPG.

性状 安替比林和枸橼酸咖啡因是一种粉末，通常含有90% 的安替比林、9% 的咖啡因和 1% 的枸橼酸一水合物。

Pharmacopoeias. In *Jpn.*

Phenazone Salicylate 水杨酸安替比林

Antipyrin Salicylate; Fenatsonisalisylaatti; Fenazona salicilato; Fenazonsalicylat; Phenazoni Salicylas; Salipyrin.

Феназона Салицилат

$C_{11}H_{12}N_2O,C_7H_6O_3 = 326.3$.
CAS — 520-07-0.
ATC — N02BB01; S02DA03.
ATC Vet — QS02DA03.

Pharmacopoeias. In *Fr.*

不良反应、处置和注意事项

安替比林容易引起皮疹，在过敏个体中很小的剂量都可以造成这种症状。已有报道会引起超敏反应和肾毒性。口服剂量过大时会引起恶心、困倦、昏迷和抽搐。尽管洗胃的效果不确定，成人或儿童 1h 内服用超过 20mg/kg 可给予活性炭。此后，适当给予全身治疗和支持治疗。

对血液的影响 安替比林在缺乏 G6PD 的个体中会引起溶血性贫血[1]。有报道称，6 名使用含有安替比林的乳

膏的妇女偶发了粒细胞缺乏症[2]，所有症状在停药后立即消失。

1. Prankerd TAJ. Hemolytic effects of drugs and chemical agents. *Clin Pharmacol Ther* 1963; **4:** 334–50.
2. Delannoy A, Schmit J-C. Agranulocytosis after cutaneous contact with phenazone. *Eur J Haematol* 1993; **50:** 124.

对肾脏的影响 认为安替比林具有肾毒性，但是临床信息息有限，因为它主要与非那西丁合用[1]。

1. Prescott LF. Analgesic nephropathy: a reassessment of the role of phenacetin and other analgesics. *Drugs* 1982; **23:** 75–149.

对皮肤的影响 针对 77 例固定性药疹的总结[1]发现，14 例严重全身性反应中有 9 例是由安替比林衍生物引起的。

1. Stubb S, *et al.* Fixed drug eruptions: 77 cases from 1981 to 1985. *Br J Dermatol* 1989; **120:** 583.

超敏反应 有报道称，安替比林会引起过敏反应[1,2]。1 名患者在服用 8 周后出现了白细胞减少症[1]。

1. Kadar D, Kalow W. Acute and latent leukopenic reaction to antipyrine. *Clin Pharmacol Ther* 1980; **28:** 820–22.
2. McCrea JB, *et al.* Allergic reaction to antipyrine, a marker of hepatic enzyme activity. *DICP Ann Pharmacother* 1989; **23:** 38–40.

卟啉病 通常认为有卟啉病的患者使用非那西丁是不安全的，因为动物实验证实其具有生卟啉作用。

药物相互作用

　　安替比林会影响其他药物的代谢并且其自身的代谢也容易受其他一些能够增加或降低肝酶活性的药物的影响。

药动学

　　安替比林可以从胃肠道吸收，并且摄入 1～2h 内血浆药物浓度即达到峰值。它可以分布到全身体液，唾液和母乳中的药物浓度与血浆药物浓度大约相等。少于 10% 的药物与血浆蛋白结合，消除半衰期约为 12h。安替比林在肝中代谢，产生 3 种代谢物，即 3-羟甲基安替比林、4-羟甲基安替比林和去甲安替比林。安替比林、3-羟甲基安替比林和葡糖苷酸代谢物通过尿液排出体外。一小部分可能通过胆汁排泄。

用途和用法

　　安替比林是一种 NSAID（第94页），可以口服给药，安替比林和枸橼酸咖啡因和水杨酸安替比林一样可以口服作镇痛药。

　　5% 的安替比林溶液局部用作滴耳剂治疗疾病如急性中耳炎（见下文）。

　　安替比林被用于测试肝药物代谢酶的活性。

诊断和测试 一篇有关存在肝硬化、脂肪肝、肝炎和胆汁淤积时正常血浆安替比林药动学、尿代谢物蓄积和机体总清除率的综述如下[1]。

1. St Peter JV, Awni WM. Quantifying hepatic function in the presence of liver disease with phenazone (antipyrine) and its metabolites. *Clin Pharmacokinet* 1991; **20:** 50–65.

中耳炎 似乎没有含安替比林局部用制剂可以用于治疗急性中耳炎（参见 M37 第173页）的理由[1]。安替比林可以被做成这种制剂，因为这能信其具有局部抗炎和镇痛作用。尽管如此，它似乎不可能对完整鼓膜的皮肤发挥任何作用，因为这种疼痛主要由膜的拉伸和膨胀而造成。

1. Carlin WV. Is there any justification for using phenazone in a local application prescribed for the treatment of acute otitis media? *BMJ* 1987; **294:** 1333.

制剂

USP 33: Antipyrine and Benzocaine Otic Solution; Antipyrine, Benzocaine, and Phenylephrine Hydrochloride Otic Solution.

专利制剂

Austral.: Erasol†; **Ger.:** Eu-Med; Migrane-Kranit; Migranin Phenazon; Mono Migranin†; **Hong Kong:** Tropex; **Irl.:** Tropex; **Pol.:** Antotalgin†; **S.Afr.:** Aurone; Oto-Phen†; **Venez.:** Otamina.

多组分制剂 Arg.: Aqua Lent Colirio; Bajumol†; Bideon; Bideon Free; Cerosporin; Cerosporin GS†; Clarisoft; Coliria; Cristalomicina; Irix; Kalopsis; Leroid†; Otalex G; Otocalmia Biotic; Otocerol; Otocuril; Otonorthia; Sincerum; Usualix; Vislus; Auralgan; Auralgan; Asthma Efeum†; Coffo Selt; Otalgan; **Belg.:** Hemorhinol; Otocalmine; Ouate Hemostatique†; Tympalgen†; **Braz.:** Anestesiol†; Espasmalgon†; Osmotil†; Otosyn†; **Canad.:** Auralgan; **Cz.:** Otipax; **Denm.:** Koffisal; **Fr.:** Brulex; HEC; Otipax; **Ger.:** Coffeemed †; Otalgan; **Gr.:** Otil; Mephp; **Hung.:** Otipax; **India:** Tytin; **Israel:** Anaesthetic Ear Drops; Otidin; **Ital.:** Otalgan; Otomidone; Otopax; **Neth.:** Spalt N†; **Norw.:** Antineuralgica; Fanalgin; **NZ:** Auralgan; **Philipp.:** Auralax; **Port.:** Profrin-A†; Otonalgia; Otalgan; **Rus.:** Folicap (Фоликап)†; Otipax (Отипакс)†; Otirelax (Отирелакс); **S.Afr.:** Adco-Otixcil; Auralyt; Aurone Forte; Covancaine; Ilvico†; Oto-Phen Forte†; Universal Earache Drops†; **Singapore:** HEC†; Tropex; **Spain:** Epistaxol; Otalgan†; Otocerum; **Swed.:** Doleron†; Koffazon; **Switz.:** Otipax; Otosan; Otothricinol; **Ukr.:** Otipax (Отипакс); Otisol (Отизол); **USA:** AABP; Allergen; Auralgan; Auroguard Otic; Cy-Gesic; Ear-Gesic; Neotic; Otic Edge; Otocalm†; Tympagesic†; **Venez.:** Audocaina†; Otan; Otanol†; Otirilin; Otodon†; Otofrin†.

Phenazopyridine Hydrochloride (*BANM*, *USAN*, *rINNM*) 盐酸非那吡啶

Chloridrato de Fenazopiridina; Fenazopiridin Hidroklorür; Fenazopirydyny chlorowodorek; Hidrocloruro de fenazopiridina; NC-150; NSC-1879; Phénazopyridine, Chlorhydrate de; Phenazopyridini Hydrochloridum; W-1655. 3-Phenylazopyridine-2,6-diyldiamine hydrochloride.

Феназопиридина Гидрохлорид

$C_{11}H_{11}N_5,HCl = 249.7.$

CAS — 94-78-0 (phenazopyridine); 136-40-3 (phenazopyridine hydrochloride).
ATC — G04BX06.
ATC Vet — QG04BX06.
UNII — 0EWG668W17.

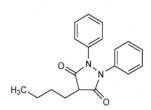

(phenazopyridine)

Pharmacopoeias. In *Pol.* and *US.*

USP 33 （Phenazopyridine Hydrochloride） 一种浅红色或者暗红色到暗紫色的结晶状粉末。无臭或有微臭。溶于冷水（1∶300），溶于沸水（1∶2），溶于乙醇（1∶59），溶于氯仿（1∶331），溶于丙三醇（1∶100）；极微溶于乙醚。贮藏于密闭容器中。

清除色素 可以通过浸泡在 0.25% 的低亚硫酸钠溶液中除去非那吡啶色素。

不良反应

　　盐酸非那吡啶会引起胃肠道不良反应、头痛和疹。肝毒性、溶血性贫血、正铁血红蛋白血症和急性肾衰竭也有报道，通常是由于使用剂量过大或者有肾损伤的患者使用治疗剂量而造成的。非那吡啶会在尿道形成结晶性沉淀。

　　可能会造成机体组织或者体液颜色异常。尿液为浅橙色或者浅红色并且贴身内衣易被染色。

对中枢神经系统的影响 伴有明显发热和意识错乱的无菌性脑膜炎与使用非那吡啶相关[1]。

1. Herlihy TE. Phenazopyridine and aseptic meningitis. *Ann Intern Med* 1987; **106:** 172–3.

过量 一名 2 岁大的儿童在服用了 3 片 200mg 的盐酸非那吡啶后，出现发绀和高铁血红蛋白血症[1]；在使用亚甲蓝治疗后康复。一名无肾病史的 17 岁大的 HIV 阳性女孩，在服用 1.2g 非那吡啶试图自杀后，出现急性肾衰[2]。

1. Gold NA, Bithoney WG. Methemoglobinemia due to ingestion of at most three pills of pyridium in a 2-year-old: case report and review. *J Emerg Med* 2003; **25:** 143–8.
2. Onder AM, *et al.* Acute renal failure due to phenazopyridine (Pyridium®) overdose: case report and review of the literature. *Pediatr Nephrol* 2006; **21:** 1760–4.

注意事项

　　盐酸非那吡啶禁用于肾损伤或者重度肝炎患者，并且用于 G6PD 缺乏者时应慎重。如果皮肤和巩膜变色，应停止治疗，这表示肾排泄受损造成了药物蓄积。非那吡啶可能会干扰基于颜色反应和光谱特征的尿液分析。

　　可能会使隐形眼镜着色。

药动学

　　盐酸非那吡啶通过胃肠道吸收。主要通过尿液排泄，大约有 65% 以原形排泄，18% 以对乙酰氨基酚排泄。

用途和用法

　　非那吡啶是一种偶氮染料，对尿道黏膜具有镇痛作用，因此，可以对症缓解疼痛和膀胱炎（参见 M37 第2098页）、前列腺炎（参见 M37 第2100页）和尿道炎（参见 M37 第189页）的刺激。盐酸非那吡啶通常饭后口服，每日 3 次，每次约 200mg。它通常与抗菌药一起给药用于治疗泌尿道感染（见下文），通常不超过 2 天，尽管已经作为复方制剂的一部分以较低剂量给药至少 1 周。

泌尿道感染 目前还没有很好地证明非那吡啶在治疗泌尿道感染（参见 M37 第189页）中作用，且它的不良反应可能是很严重的[1]。

1. Zelenitsky SA, Zhanel GG Phenazopyridine in urinary tract infections. *Ann Pharmacother* 1996; **30:** 866–8.

制剂

USP 33: Phenazopyridine Hydrochloride Tablets.

专利制剂

Arg.: Cistalgina; **Belg.:** Uropyrine; **Braz.:** Pyridium; Pyrisept; Urologin; **Canad.:** Phenazo; **Chile:** Nazamit†; Nordox; Pyridium†; **Hong Kong:** CP-Pyridine; Phenadine; Phenazo; Pyridin; Pyridium; **India:** Pyridium; **Indon.:** Pyridium†; Urogetrix; **Israel:** Sedural; **Mex.:** Alvena; Azofurt; Bioferina; Pirimir; Urezol; **Philipp.:** Azomir†; **Pol.:** Nefrecil; **S.Afr.:** Pyridium; **Singapore:** Azo-Standard; Baridium; Prodium; Pyridiate†; Pyridium; Re-Azo; Urogesic; **Venez.:** Pyridium†.

多组分制剂 Arg.: Bacti-Uril; Medaflox Dol; Nor 2; Priper Plus; Urotem Dol; **Braz.:** Minazol; Uro-Baxapril†; Uroctrim; Urofen†; Uropac; Uropielon; **Chile:** Uro-Micinovo; **Hong Kong:** Urobilin; **India:** Nephrogesic; **Mex.:** Azo-Uronalin; Azo-Wintomylon; Azogen; Azuron; Mictasol; Nalixone; Naxilan-Plus; Norflen; Pirifur; Urovec; Vodelan; **Spain:** Micturol Sedante; **Turk.:** Pyrizole; **USA:** Azo Gantrisin; Azosillin; Uriseptin; **USA:** PhenazoForte Plus; Phenazopyridine Plus; Pyrelle HB; Pyridium Plus; Trellium Plus†; Urelief Plus; Urobiotic-250; **Venez.:** Azo-Mandelamine; Bacteval.

Phenylbutazone (*BAN*, *rINN*) 保泰松

Butadione; Fenilbutazon; Fenilbutazona; Fenilbutazonas; Fenylbutazon; Fenylobutazon; Fenyylibutatsoni; Phénylbutazone; Phenylbutazonum. 4-Butyl-1,2-diphenylpyrazolidine-3,5-dione.

Фенилбутазон

$C_{19}H_{20}N_2O_2 = 308.4.$

CAS — 50-33-9 (phenylbutazone); 129-18-0 (phenylbutazone sodium); 4985-25-5 (phenylbutazone piperazine).
ATC — M01AA01; M02AA01.
ATC Vet — QM01AA01; QM02AA01.
UNII — GN5P7K3T8S.

Pharmacopoeias. In *Eur.* (see p.vii), *Jpn*, and *US.*

Ph. Eur. 6. 8 （Phenylbutazone） 一种白色或几乎白色的结晶性粉末。几乎不溶于水；略溶于乙醇；溶于碱性溶液。避光。

USP 33 （Phenylbutazone） 一种白色至米色无臭结晶性粉末。极微溶于水；溶于乙醇；易溶于丙酮和乙醚。贮藏于密闭容器中。

简介

　　保泰松是一种吡唑啉酮的衍生物，属于 NSAIDs（第92页）。然而，由于其毒性，尤其是血液系统方面的不良反应（见下文**对血液的影响**），它作为一般镇痛药或退热药使用。虽然保泰松对包括强直性脊柱炎、急性痛风、骨关节炎和类风湿关节炎在内的大多数肌肉骨骼及关节疾病都有效，但也只是在毒性更小的药物使用无效时，才考虑应急使用。在英国，保泰松只用于对其他药物无效的强直性脊柱炎的住院治疗。最初每日的剂量可大至 600mg，分次使用治疗类风湿疾病。1～3 天后，应减到最小有效剂量，通常每日 100～300mg；应使用最短的时间，最长不超过 1 周。如果治疗超过 1 周，则在治疗过程中计数血细胞，并建议监测肝肾功能。建议老年患者减量。

　　在一些国家，保泰松也可以直肠检测和局部给药用于治疗肌肉骨骼疼痛和软组织损伤。也可使用其钠盐肌注。可用于肌肉骨骼、关节和软组织疾病的保泰松的其他盐类包括钙盐、镁盐和哌嗪盐。

哺乳 在母亲服用保泰松的过程中没有在用母乳喂养的婴儿体内发现不良反应，并且 American Academy of Pediatrics 认为[1]它与母乳喂养是相容的。尽管如此，英国的注册药品信息建议避免其在哺乳期使用，因为少量的保泰松会分布到母乳中。

1. American Academy of Pediatrics. The transfer of drugs and other chemicals into human milk. *Pediatrics* 2001; **108:** 776–89. [Retired May 2010] Correction. *ibid.* 1029. Also available at: http://aappolicy.aappublications.org/cgi/content/full/pediatrics%3b108/3/776 (accessed 08/11/07)

对血液的影响 保泰松[1~3]和羟布宗[2,3]对血液都会产生不良影响，尤其是致命的粒细胞缺乏症和再生障碍性贫血。白细胞减少症、全血细胞减少症、溶血性贫血及血小板减少症也可发生。英国的 CSM[4] 在 1963 年 7 月到 1993 年 1 月已经收到 74 例保泰松致粒细胞缺乏症（39 例是致命的）和 40 例致嗜中性白细胞减少症（4 例是致命的）的报告。直到最近，没有有关羟布宗的数据，但是认为与保泰松相比，它对骨髓的毒性更大[2]。

麻醉强度较低、麻醉持续时间较短，麻醉效果经常持续2～4h。由于作用时间短而且重复用药时潜在的神经毒性代谢物去甲哌替啶的积累使它不适合用于缓解慢性疼痛。与吗啡相比，哌替啶对平滑肌的作用较弱并且增加胆囊压力的作用较小，因此它可能更适合作为缓解胆绞痛和胰腺炎（但见**胆道疾病**，第97页）的阿片类镇痛药。它也可以被用于手术前给药以及麻醉的辅助用药。已经把它与吩噻嗪类物（如异丙嗪）合用，发挥基础麻醉作用。哌替啶对咳嗽或者腹泻基本没有作用。

用于缓解**疼痛**时，如有必要，每4h口服50～150mg的盐酸制剂。可以肌内注射或者皮下注射25～100mg以及缓慢静脉注射25～50mg（4h后重复）。用于**术后疼痛**时，如果需要，*BNF 59*建议可以把皮下注射或者肌内注射的间隔变为2～3h。

在产科镇痛中，一旦按照正常间隔发生宫缩时就要肌内或者皮下注射50～100mg。如果需要的话，1～3h之后重复该剂量并且在24h内达到最高剂量400mg。

用于**术前给药**时，可以在手术前约1h肌内注射25～100mg。也可以皮下注射相似的剂量。作为**麻醉辅助用药**可以缓慢静脉注射10～25mg。

用法　除了常规的给药方式，哌替啶还可以用于硬膜外给药[1～4]、腹腔给药[5,6]和鞘内给药[7～9]。也可以各种方式给药作为一种患者自控系统[10～13]。尽管如此，一些人考虑到哌替啶给药时应该避免用于患者自控镇痛，因为会增加去甲哌替啶诱导的癫痫发作[14]（也可见上文**不良反应发生率和对神经系统的影响**项下）。

1. Perriss BW. Epidural pethidine in labour: a study of dose requirements. *Anaesthesia* 1980; **35**: 380–2.
2. Husemeyer RP, *et al*. A study of pethidine kinetics and analgesia in women in labour following intravenous, intramuscular and epidural administration. *Br J Clin Pharmacol* 1982; **13**: 171–6.
3. Perriss BW, *et al*. Analgesia following extradural and im pethidine in post-caesarean section patients. *Br J Anaesth* 1990; **64**: 355–7.
4. Blythe JG, *et al*. Continuous postoperative epidural analgesia for gynecologic oncology patients. *Gynecol Oncol* 1990; **37**: 307–10.
5. Colbert ST, *et al*. An assessment of the value of intraperitoneal meperidine for analgesia postlaparoscopic tubal ligation. *Anesth Analg* 2000; **91**: 667–70.
6. O'Hanlon DM, *et al*. Intraperitoneal pethidine versus intramuscular pethidine for the relief of pain after laparoscopic cholecystectomy: randomized trial. *World J Surg* 2002; **26**: 1432–6.
7. Acalovschi I, *et al*. Saddle block with pethidine for perineal operations. *Br J Anaesth* 1986; **58**: 1012–16.
8. Yu SC, *et al*. Addition of meperidine to bupivacaine for spinal anaesthesia for caesarean section. *Br J Anaesth* 2002; **88**: 379–83.
9. Vranken JH, *et al*. Plasma concentrations of meperidine and normeperidine following continuous intrathecal meperidine in patients with neuropathic cancer pain. *Acta Anaesthesiol Scand* 2005; **49**: 665–70.
10. Striebel HW, *et al*. Patient-controlled intranasal analgesia (PCINA) for the management of postoperative pain: a pilot study. *J Clin Anesth* 1996; **8**: 4–8.
11. Kee N, *et al*. Comparison of patient-controlled epidural analgesia with patient-controlled intravenous analgesia using pethidine or fentanyl. *Anaesth Intensive Care* 1997; **25**: 126–32.
12. Sharma SK, *et al*. Cesarean delivery: a randomized trial of epidural versus patient-controlled meperidine analgesia during labor. *Anesthesiology* 1997; **87**: 487–94.
13. Chen PP, *et al*. Patient-controlled pethidine after major upper abdominal surgery: comparison of the epidural and intravenous routes. *Anaesthesia* 2001; **56**: 1106–12.
14. Hagmeyer KO, *et al*. Meperidine-related seizures associated with patient-controlled analgesia pumps. *Ann Pharmacother* 1993; **27**: 29–32.

儿童用法　哌替啶可用于缓解儿童的中度至重度急性疼痛及术前给药。然而*BNFC 2010/11*不建议这些患儿使用哌替啶。

用于缓解**疼痛**时，盐酸哌替啶可口服或肌注，剂量为0.5～2mg/kg，如有必要，4h后重复给药。对于缓解术后疼痛，*BNF 59*建议肌注上述剂量，如有必要，可每2～3h重复给药。

对于**术前给药**，*BNF 59*建议术前约1h肌注0.5～2mg/kg。

也可见下文的冬眠合剂。

子痫和先兆子痫　见下文**镇静**项下的冬眠合剂。

疼痛　哌替啶可以立即产生镇痛作用，但是作用持续时间短，需要快速控制急性疼痛时比吗啡更好。它被广泛用于产科来控制分娩疼痛（尽管*BNF 59*注意到与吗啡或者其他阿片类镇痛药也经常用于控制产科疼痛），并且可以在剖宫产或者其他外科手术后缓解疼痛。

一项针对具有顽固性疼痛患者的研究发现，16名患者中有15名患者所需麻醉药的最小有效血浆浓度为100～820ng/ml（平均值为250ng/ml），其余患者使用哌替啶没有达到麻醉效果。如果最小有效浓度超过400ng/ml，那么可以考虑附加的措施[1]。

传统上可以通过间断性地肌内注射哌替啶用于治疗急性疼痛，但是由于血浆哌替啶浓度有波动，所以不能连续缓解疼痛[2]，连续静脉输注可能对于控制急性疼痛更加有效。有关其他给药途径见上文**用法**。

1. Mather LE, Glynn CJ. The minimum effective analgesic blood concentration of pethidine in patients with intractable pain. *Br J Clin Pharmacol* 1982; **14**: 385–90.
2. Edwards DJ, *et al*. Clinical pharmacokinetics of pethidine: 1982. *Clin Pharmacokinet* 1982; **7**: 421–33.

镰状细胞危象　将哌替啶连续用于镰状细胞疾病疼痛危象镇痛已引起关注。对疼痛的控制可能不充分，通常用于控制危象的剂量可能导致哌替啶神经兴奋性代谢产物去甲哌替啶的蓄积和加速癫痫发作[1,2]。见上文**对神经系统的影响**项下。

1. Pryle B, *et al*. Toxicity of norpethidine in sickle cell crisis. *BMJ* 1992; **304**: 1478–9.
2. Harrison JFM, *et al*. Pethidine in sickle cell crisis. *BMJ* 1992; **305**: 182.

镇静　下面给出了将哌替啶用于内镜检查的参考文献[1～3]。

1. Bahal-O'Mara N, *et al*. Sedation with meperidine and midazolam in pediatric patients undergoing endoscopy. *Eur J Clin Pharmacol* 1994; **47**: 319–23.
2. Diab FH, *et al*. Efficacy and safety of combined meperidine and midazolam for EGD sedation compared with midazolam alone. *Am J Gastroenterol* 1996; **91**: 1120–5.
3. Laluna L, *et al*. The comparison of midazolam and topical lidocaine spray versus the combination of midazolam, meperidine, and topical lidocaine spray to sedate patients for upper endoscopy. *Gastrointest Endosc* 2001; **53**: 289–93.

冬眠合剂　冬眠合剂由氯丙嗪、哌替啶和（或）异丙嗪组成，在一些国家已经通过静脉注射用于治疗先兆子痫和间歇性子痫（imminent eclampsia）。尽管如此，现在通常不推荐在妊娠中使用酚噻嗪类药物，其他方法对治疗高血压是首选的（见**高血压**项下**高血压与妊娠**，第230页），有关处于惊厥阶段的子痫的治疗，参见 M37第450页。

肌内注射或者偶尔静脉注射冬眠合剂用于儿童镇静和麻醉。然而这样的组合存在较高比例的治疗失败和严重的不良作用，并且 American Academy of Pediatrics[1] 还推荐应该考虑其他替代的镇静药和麻醉药。冬眠合剂对于短的过程不是最合适的镇静方法，因为在药物发挥药效之前必须对患者监控大约1h，药物起效后，恢复阶段的监控时间更长[2]。

1. American Academy of Pediatrics Committee on Drugs. Reappraisal of Lytic cocktail/Demerol, Phenergan, and Thorazine (DPT) for the sedation of children. *Pediatrics* 1995; **95**: 598–602.
2. Barst SM, *et al*. A comparison of propofol and Demerol-Phenergan-Thorazine for brief, minor, painful procedures in a pediatric hematology-oncology clinic. *Int J Pediatr Hematol/Oncol* 1995; **1**: 587–91.

震颤　有关使用哌替啶治疗麻醉相关的震颤参见 M37第1700页**全身麻醉药物**的**不良反应**项下。哌替啶也用于治疗两性霉素 B 诱导的恶寒寒战[1]。

1. Burks LC, *et al*. Meperidine for the treatment of shaking chills and fever. *Arch Intern Med* 1980; **140**: 483–4.

制剂

BP 2010: Pethidine Injection; Pethidine Tablets;
USP 33: Meperidine Hydrochloride Injection; Meperidine Hydrochloride Syrup; Meperidine Hydrochloride Tablets.

专利制剂

Arg.: Cluyer; Meperol; **Austria**: Alodan; **Belg.**: Dolantine; **Braz.**: Dolantina; Dolosal; Dornot; **Canad.**: Demerol; **Chile**: Demerol†; **Cz.**: Dolsin; **Ger.**: Dolantin; **Hung.**: Dolargan; **Israel**: Dolestine; **Philipp.**: Deme; Demerol; **Pol.**: Dolargan; Dolcontral; **Spain**: Dolantina; **Turk.**: Aldolan; **USA**: Demerol; **Venez.**: Demerol†; Dispadol†.

多组分制剂　*UK*: Pamergan P100; *USA*: Meprozine.

Phenacetin (*rINN*) 非那西丁

Aceto-*p*-phenetidide; Acetophenetidin; Acetylphenetidin; Fenacetin; Fenacetina; Fenasetiini; Paracetophenetidin; Phénacétine; Phenacetinum. *p*-Acetophenetidide; 4'-Ethoxyacetanilide; *N*-(4-Ethoxyphenyl)acetamide.

Фенацетин

$C_{10}H_{13}NO_2 = 179.2$.
CAS — 62-44-2.
ATC — N02BE03.
ATC Vet — QN02BE03.
UNII — EROCTH01H9.

Pharmacopoeias. In *Jpn*.

不良反应和注意事项

非那西丁可能会造成正铁血红蛋白血症、硫血红蛋白血症和溶血性贫血。

长时间大剂量应用含有非那西丁的镇痛药会造成肾乳头坏死（见**对肾的影响**，第93页）和肾盂移行细胞癌。

卟啉病　通常认为有卟啉病的患者使用非那西丁是不安全的，因为动物实验证实其具有生卟啉作用。

用途和用法

非那西丁是对氨基苯酚的衍生物，具有镇痛和解热作用。它通常与阿司匹林、咖啡因或者可待因合用，但是现在已经少用，因为它具有肾毒性并且对血液也有不良影响。

制剂

多组分制剂　**Cz.**: Dinyl†; Mironal†; **Hung.**: Antineuralgica; Dolor.

Phenazone (*BAN*, *rINN*) 安替比林

Analgésine; Antipyrin; Antipyrine; Azophenum; Fenatsoni; Fenazon; Fenazona; Fenazonas; Phénazone; Phenazonum; Phenyldimethylpyrazolone. 1,5-Dimethyl-2-phenyl-4-pyrazolin-3-one.

Феназон

$C_{11}H_{12}N_2O = 188.2$.
CAS — 60-80-0.
ATC — N02BB01; S02DA03.
ATC Vet — QN02BB01; QS02DA03.
UNII — T3CHA1B51H.

Pharmacopoeias. In *Eur*. (see p.vii), *Jpn*, and *US*.

Ph. Eur. 6. 8（Phenazone）　白色或几乎白色结晶性粉末，或无色晶体。极易溶于水、乙醇和二氯甲烷。避光。

USP 33（Antipyrine）　无色晶体或白色结晶性粉末。无臭。极易溶于水；易溶于乙醇和氯仿；略微溶于乙醚。溶液对石蕊显中性。贮藏于密闭容器中。

Phenazone and Caffeine Citrate 安替比林和枸橼酸咖啡因

Antipyrino-Coffeinum Citricum; Fenazona y citrato de cafeína; Migrenin.

Феназон и Кофеина Цитрат

UNII — 3Z4LOI7NPG.

性状　安替比林和枸橼酸咖啡因是一种粉末，通常含有90％的安替比林、9％的咖啡因和1％的枸橼酸一水合物。

Pharmacopoeias. In *Jpn*.

Phenazone Salicylate 水杨酸安替比林

Antipyrin Salicylate; Fenatsonisalisylaatti; Fenazona salicilato; Fenazonsalicylat; Phenazoni Salicylas; Salipyrin.

Феназона Салицилат

$C_{11}H_{12}N_2O, C_7H_6O_3 = 326.3$.
CAS — 520-07-0.
ATC — N02BB01; S02DA03.
ATC Vet — QS02DA03.

Pharmacopoeias. In *Fr*.

不良反应、处置和注意事项

安替比林容易引起皮疹，在过敏个体中很小的剂量都可以造成这种症状。已有报道会引起超敏反应和肾毒性。口服剂量过大时会引起恶心、困倦、昏迷和抽搐。尽管洗胃的效果不确定，成人或儿童1h内服用超过20mg/kg可给予活性炭。此后，适当给予全身治疗和

对血液的影响　安替比林在缺乏 G6PD 的个体中会引起溶血性贫血[1]。有报道称，6名使用含有安替比林的乳

膏的妇女偶发了粒细胞缺乏症[2]，所有症状在停药后立即消失。

1. Prankerd TAJ. Hemolytic effects of drugs and chemical agents. *Clin Pharmacol Ther* 1963; **4**: 334–50.
2. Delannoy A, Schmit J-C. Agranulocytosis after cutaneous contact with phenazone. *Eur J Haematol* 1993; **50**: 124.

对肾脏的影响　认为安替比林具有肾毒性，但是临床信息有限，因为它主要与非那西丁合用[1]。

1. Prescott LF. Analgesic nephropathy: a reassessment of the role of phenacetin and other analgesics. *Drugs* 1982; **23**: 75–149.

对皮肤的影响　针对 77 例固定性药疹的总结[1]发现，14 例严重全身性反应中有 9 例是由安替比林衍生物引起的。

1. Stubb S, *et al.* Fixed drug eruptions: 77 cases from 1981 to 1985. *Br J Dermatol* 1989; **120**: 583.

超敏反应　有报道称，安替比林会引起过敏反应[1,2]。1 名患者在服用 8 周后出现了白细胞减少症[1]。

1. Kadar D, Kalow W. Acute and latent leukopenic reaction to antipyrine. *Clin Pharmacol Ther* 1980; **28**: 820–22.
2. McCrea JB, *et al.* Allergic reaction to antipyrine, a marker of hepatic enzyme activity. *DICP Ann Pharmacother* 1989; **23**: 38–40.

卟啉病　通常认为有卟啉病的患者使用非那西丁是不安全的，因为动物实验证实其具有生卟啉作用。

药物相互作用

安替比林会影响其他药物的代谢并且其自身的代谢也容易受其他一些能够增加或降低肝酶活性的药物的影响。

药动学

安替比林可以从胃肠道吸收，并且摄入 1～2h 内血浆药物浓度即达到峰值。它可以分布到全身体液，唾液和母乳中的药物浓度与血浆药物浓度大约相等。少于 10％的药物与血浆蛋白结合，消除半衰期约为 12h。安替比林在肝中代谢，产生 3 种代谢物，即 3-羟甲基安替比林、4-羟甲基安替比林和去甲安替比林。安替比林、3-羟甲基安替比林和葡糖苷酸代谢物通过尿液排出体外。一小部分可能通过胆汁排泄。

用途和用法

安替比林是一种 NSAID（第 94 页），可以口服给药，安替比林和枸橼酸咖啡因和水杨酸安替比林一样可以口服用作镇痛药。

5％的安替比林溶液局部用作滴耳剂治疗疾病如急性中耳炎（见下文）。

安替比林被用于测试肝药物代谢酶的活性。

诊断和测试　一篇有关存在肝硬化、脂肪肝、肝炎和胆汁淤积时正常血浆安替比林药动学、尿代谢物蓄积和机体总清除率的综述如下[1]。

1. St Peter JV, Awni WM. Quantifying hepatic function in the presence of liver disease with phenazone (antipyrine) and its metabolites. *Clin Pharmacokinet* 1991; **20**: 50–65.

中耳炎　似乎没有含安替比林局部用制剂可以用于治疗急性中耳炎（参见 M37 第 173 页）的理由[1]。安替比林可能被做成这种制剂，因为已经确信其具有局部抗炎和镇痛作用。尽管如此，它似乎不可能对完整鼓膜的皮肤发挥任何作用，因为这种疼痛主要由膜的拉伸和膨胀而造成。

1. Carlin WV. Is there any justification for using phenazone in a local application prescribed for the treatment of acute otitis media? *BMJ* 1987; **294**: 1333.

制剂

USP 33: Antipyrine and Benzocaine Otic Solution; Antipyrine, Benzocaine, and Phenylephrine Hydrochloride Otic Solution.

专利制剂

Austral.: Erasol†; *Ger.:* Eu-Med; Migrane-Kranit; Migranin Phenazon; Mono Migranin†; *Hong Kong:* Tropex; *Irl.:* Tropex; *Pol.:* Antotalgin†; *S.Afr.:* Aurone; Oto-Phen†; *Venez.:* Otamina.

多组分制剂　*Arg.:* Aqua Lent Colirio; Bajumol†; Bideon; Bideon Free; Cerosporin; Cerosporin GS†; Clarisoft; Coliria; Cristalomicina; Irix; Kalopsis; Leroid†; Otalex G; Otocalmia Biotic; Otocerol; Otocunl; Otonorthia; Sincerum; Usualix; Visalix; *Austral.:* Auralgan; Auralgan; *Austria:* Asthma Efeum†; Coffo Selt; Otalgan; *Belg.:* Hemorhinol; Otocalmine; Ouate Hemostatique†; Tympalgine†; *Braz.:* Aerosan†; Espasmalgon†; Otomost†; Otovix†; *Canad.:* Auralgan; *Cz.:* Otipax; *Denm.:* Koffisal; *Fr.:* Brulex HEC; Otipax; *Ger.:* Coffeemed N†; Otalgan; *Gr.:* Otilic; *Hong Kong:* Neo-Active Antirheumatic; *Hung.:* Otipax; *India:* Tytin; *Israel:* Anaesthetic Ear Drops; Otidin; *Ital.:* Otalgan; Otomidone; Otopax; *Neth.:* Spalt N†; *Norw.:* Antineuralgica; Fanalgin; *NZ:* Auralgan; *Philipp.:* Auralgan; *Port.:* Profrin-A†; Otipax (Отипакс)†; *Rus.:* Folicap (Фоликап)†; Otipax (Отипакс); Otirelax (Отирелакс); *S.Afr.:* Adco-Otised; Auralyt†; Aurasept†; Aurone Forte; Covancaine; Ilvicot†; Oto-Phen Forte†; Universal Earache Drops†; *Singapore:* HEC†; Tropex†; *Spain:* Epistaxol; Otalgan†; Otocalmia†; Pomada Heridas†; Quimpedor†; Tabletas Quimpe†; *Swed.:* Doleront†; Koffazon; *Switz.:* Otalgan; Otipax; Otosan; Otothricinol; *Ukr.:* Otipax (Отипакс); Otisol (Отизол); *USA:* AABP; Allergen; Auralgan; Aurodex; A/C; Cy-Gesic; Ear-Gesic; Neotic; Otic Edge; Otocalm†; Tympagesic†; *Venez.:* Audocaina†; Otan; Otanol†; Otirilin; Otodont; Otofrint.

Phenazopyridine Hydrochloride (*BANM*, *USAN*, *rINNM*) 盐酸非那吡啶

Chloridrato de Fenazopiridina; Fenazopiridin Hidroklorür; Fenazopirydyny chlorowodorek; Hidrocloruro de fenazopiridina; NC-150; NSC-1879; Phénazopyridine, Chlorhydrate de; Phenazopyridini Hydrochloridum; W-1655. 3-Phenylazopyridine-2,6-diyldiamine hydrochloride.

Феназопиридина Гидрохлорид

$C_{11}H_{11}N_5$,HCl = 249.7.
CAS — 94-78-0 (phenazopyridine); 136-40-3 (phenazopyridine hydrochloride).
ATC — G04BX06.
ATC Vet — QG04BX06.
UNII — 0EWG668W17.

(phenazopyridine)

Pharmacopoeias. In *Pol.* and *US.*

USP 33（Phenazopyridine Hydrochloride）　一种浅红色或者暗红色到暗紫色的结晶性粉末。无臭或有微臭。溶于冷水（1∶300），溶于沸水（1∶2），溶于乙醇（1∶59），溶于氯仿（1∶331），溶于丙三醇（1∶100）；极微溶于乙醚。贮藏于密闭容器中。

清除色素　可以通过浸泡在 0.25％的低亚硫酸钠溶液中除去非那吡啶色素。

不良反应

盐酸非那吡啶会引起胃肠道不良反应、头痛和疹。肝毒性、溶血性贫血、正铁血红蛋白血症和急性肾衰竭也有报道，通常是由于使用剂量过大或者对肾损伤的患者使用治疗剂量而造成的。非那吡啶会在尿道形成结晶性沉淀。

可能会造成机体组织或者体液颜色异常。尿液为浅橙色或者浅红色并且贴身内衣易被染色。

对中枢神经系统的影响　伴有明显发热和意识错乱的无菌性脑膜炎与使用非那吡啶相关[1]。

1. Herlihy TE. Phenazopyridine and aseptic meningitis. *Ann Intern Med* 1987; **106**: 172–3.

过量　一名 2 岁的儿童在服用了 3 片 200mg 的盐酸非那吡啶后，出现发绀和高铁血红蛋白血症[1]；在使用亚甲蓝治疗后康复。一名无肾病史的 17 岁大的 HIV 阳性女孩，在服用 1.2g 非那吡啶试图自杀后，出现急性肾衰[2]。

1. Gold NA, Bithoney WG. Methemoglobinemia due to ingestion of at most three pills of pyridium in a 2-year-old: case report and review. *J Emerg Med* 2003; **25**: 143–8.
2. Onder AM, *et al.* Acute renal failure due to phenazopyridine (Pyridium®) overdose: case report and review of the literature. *Pediatr Nephrol* 2006; **21**: 1760–4.

注意事项

盐酸非那吡啶禁用于肾损伤或者重度肝炎患者，并且用于 G6PD 缺乏者时应慎重。如果皮肤和巩膜变色，应停止治疗，这表示肾排泄受损造成了药物蓄积。非那吡啶可能会干扰基于颜色反应和光谱特征的尿液分析。可能会使隐形眼镜着色。

药动学

盐酸非那吡啶通过胃肠道吸收。主要通过尿液排泄，大约有 65％以原形排泄，18％以对乙酰氨基酚排泄。

用途和用法

非那吡啶是一种偶氮染料，对尿道黏膜具有镇痛作用，因此，可以对症缓解疼痛和膀胱炎（参见 M37 第 2098页）、前列腺炎（参见 M37 第2100页）和尿道炎（参见 M37 第189页）中的刺激。盐酸非那吡啶通常饭后口服，每日 3 次，每次约 200mg。它可能与抗菌药一起给药用于治疗泌尿道感染（见下文），通常不超过 2 天，尽管已经作为复方制剂的一部分以较低剂量给药至少 1 周。

泌尿道感染　目前还没有很好地证明非那吡啶在治疗泌尿道感染（参见 M37 第189页）中有作用，且它的不良反应可能是很严重的[1]。

1. Zelenitsky SA, Zhanel GG. Phenazopyridine in urinary tract infections. *Ann Pharmacother* 1996; **30**: 866–8.

制剂

USP 33: Phenazopyridine Hydrochloride Tablets.

专利制剂

Arg.: Cistalgina; *Belg.:* Uropyrine; *Braz.:* Pyridium; Pyrisept; Urologin; *Canad.:* Phenazo; *Chile:* Nazamit†; Nordox; Pyridium†; *Hong Kong:* CP-Pyridine; Phenadine; Phenazo; Pyridin; Pyridium; *India:* Pyridium; *Indon.:* Pyridium†; Urogetix; *Israel:* Sedural; Uropyrin; *Philipp.:* Azomir†; Urimir; Urezol; *Philipp.:* Azomir†; *Pol.:* Nefrecil; *S.Afr.:* Pyridium; *Singapore:* Urogesic; *Thai.:* Ammilazo; Anazo; Phendiridine; Sumedium; Uzone-T; *USA:* Azo-Standard; Baridium; Prodium; Pyridate†; Pyridium; Re-Azo; Urogesic; *Venez.:* Pyridium†.

多组分制剂　*Arg.:* Bacti-Uril; Medaflox Dol; Nor 2; Priper Plus; Urotem Dol; *Braz.:* Minazol; Uro-Baxapril†; Uronefrit; Urofen†; Uropac; Uropielon; *Chile:* Uro-Micinovo; *Hong Kong:* Urobilin; *India:* Nephrogesic; *Mex.:* Azo-Uronalin; Azo-Wintomylon; Azogen; Azuron; Mictasol; Naxilone; Naxilan-Plus; Norflen; Pirifur; Urovec; Vodelan; *Spain:* Micturol Sedante; *Thai.:* Pyrizole; *Turk.:* Azo Gantrisin; Azosilin; Uriseptin; *USA:* PhenazoForte Plus; Phenazopyridine Plus; Pyrelle HB; Pyridium Plus; Trellium Plus†; Urelief Plus; Urobiotic-250; *Venez.:* Azo-Mandelamine; Bacteval.

Phenylbutazone (*BAN*, *rINN*) 保泰松

Butadione; Fenilbutazon; Fenilbutazona; Fenilbutazonas; Fenylbutazon; Fenylobutazon; Fenyylibutatsoni; Phénylbutazone; Phenylbutazonum. 4-Butyl-1,2-diphenylpyrazolidine-3,5-dione.

Фенилбутазон

$C_{19}H_{20}N_2O_2$ = 308.4.
CAS — 50-33-9 (phenylbutazone); 129-18-0 (phenylbutazone sodium); 4985-25-5 (phenylbutazone piperazine).
ATC — M01AA01; M02AA01.
ATC Vet — QM01AA01; QM02AA01.
UNII — GN5P7K3T8S.

Pharmacopoeias. In *Eur.* (see p.vii), *Jpn*, and *US.*

Ph. Eur. 6. 8（Phenylbutazone）　一种白色或几乎白色的结晶性粉末。几乎不溶于水；略溶于乙醇；溶于碱性溶液。避光。

USP 33（Phenylbutazone）　一种白色至米色无臭结晶性粉末。极微溶于水；溶于乙醇；易溶于丙酮和乙醚。贮藏于密闭容器中。

简介

保泰松是一种吡唑啉酮的衍生物，属于 NSAIDs（第92页）。然而，由于其毒性，尤其是血液系统方面的不良反应（见下文对血液的影响），不作为一般镇痛药或退热药使用。虽然保泰松对包括强直性脊柱炎、急性痛风、骨关节炎和类风湿关节炎在内的大多数肌肉骨骼及关节疾病都有效，但也只是在毒性更小的药物使用无效时，才考虑应急使用。在英国，保泰松只用于对其他药物无效的强直性脊柱炎的住院治疗。最初每日的剂量可大至 600mg，分次使用治疗类风湿疾病。1～3 天后，应减到最小有效剂量，每日 100～300mg；尽可能使用最短的时间，最长不超过 1 周。如果治疗超过 1 周，则在治疗过程中计数血细胞，并建议监测肝肾功能。建议老年患者减量。

在一些国家，保泰松也可以直肠栓剂和局部给药用于治疗肌肉骨骼疼痛和软组织损伤。也可使用其钠盐肌注。用于肌肉骨骼、关节和软组织疾病的保泰松的其他盐类包括钙盐、镁盐和哌嗪盐。

哺乳　在母亲服用保泰松的过程中没有在用母乳喂养的婴儿体内发现不良反应，且 American Academy of Pediatrics 认为[1]它与母乳喂养是相容的。尽管如此，英国的注册药品信息建议避免其在哺乳期使用，因为少量的保泰松会分布到母乳中。

1. American Academy of Pediatrics. The transfer of drugs and other chemicals into human milk. *Pediatrics* 2001; **108**: 776–89. [Retired May 2010] Correction. *ibid.*; 1029. Also available at: http://aappolicy.aappublications.org/cgi/content/full/pediatrics%3b108/3/776 (accessed 08/11/07)

对血液的影响　保泰松[1~3]和羟布宗[2,3]对血液都会产生不良影响，尤其是致命的粒细胞缺乏症和再生障碍性贫血。白细胞减少症、全血细胞减少症、溶血性贫血及血小板减少症也可发生。英国的 CSM[4] 在 1963 年 7 月到 1993 年 1 月已经收到 74 例保泰松致粒细胞缺乏症（39 例是致命的）和 40 例致嗜中性白细胞减少症（4 例是致命的）的报告。直到最近，没有有关羟布宗的数据，但是认为与保泰松相比，它对骨髓的毒性更大[2]。

1. Böttiger LE, Westerholm B. Drug-induced blood dyscrasias in Sweden. *BMJ* 1973; **3**: 339–43.
2. Anonymous. Phenylbutazone and oxyphenbutazone: time to call a halt. *Drug Ther Bull* 1984; **22**: 5–6.
3. The International Agranulocytosis and Aplastic Anemia Study. Risks of agranulocytosis and aplastic anemia: a first report of their relation to drug use with special reference to analgesics. *JAMA* 1986; **256**: 1749–57.
4. CSM/MCA. Drug-induced neutropenia and agranulocytosis. *Current Problems* 1993; **19**: 10–11.

卟啉病　已经发现保泰松会引起卟啉病急性发作，因此对于卟啉病患者是不安全的。

制剂

专利制剂

Belg.: Butazolidin†; **Braz.:** Butazolidina; Butazolon†; Butazona; Butazonil†; Neo Butazol; Peralgin†; **Fr.:** Butazolidine; **Ger.:** Ambene; exrheudon OPT; **Indon.:** Akrofen; Berlison; Irgapan; Ital.: Kadol; **Mex.:** Astrofen; Bloken; Bresal; Butalen; Butazolidina; Delbulasat; Fezona†; Meprosona-F; Rudesol†; **Neth.:** Butazolidin; **Pol.:** Butapirazol; **Port.:** Basireuma†; **Rus.:** Butadion (Бутадион); **S.Afr.:** Inflazone; **Spain:** Butazolidina†; **Switz.:** Butadion; **Thai.:** Butarzol; Butazone; KB Tazone; Leophen; Neo-Pyrazol†; Pantazone; Pyrazolone; Rhumacap; Rhumatab; Sugrarine; **Ukr.:** Butadion (Бутадион); **Venez.:** Promifen†; Ticinil.

多组分制剂

Austria: Ambene N; Ambene†; **Braz.:** Butazil†; Dorendt; Mioflex; Reumat†; Reumix†; **Chile:** Balsamo Analgesico con Fenilbutazona; Esanfrix; **Fr.:** Dextrarine Phenylbutazone; **Hung.:** Rheosolon; **Indon.:** Butamidon; Cetapyrin†; Enkapyrin; New Skelan; **Mex.:** Butayonacol; Butisel; Dexadutil; Dibutasona; Vengesic†; Zolidimet; **Rus.:** Ambene (Амбене); **Spain:** Artrodesmol Extra; Doctofril Antiinflamat; **Switz.:** Butaparin; Hepabuzone†; **Thai.:** Alaxant; Asialax†; Buterion†; Myophen†; Trabit†; **Ukr.:** Rheopyrin (Реопирин)†.

Piketoprofen (*rINN*)　吡酮洛芬

Pikétoprofène; Piketoprofeno; Piketoprofenum. *m*-Benzoyl-*N*-(4-methyl-2-pyridyl)hydratropamide.

Пикетопрофен

$C_{22}H_{20}N_2O_2 = 344.4$.
CAS — 60576-13-8.
UNII — 362QBC4NL0.

简介

吡酮洛芬是一种 NSAID（第92页），已经以大约2%的碱溶液或者盐酸溶液局部用于肌肉骨骼病、关节病、关节周围病和软组织疾病。

制剂

专利制剂

Port.: Picalm; Zemalex; **Spain:** Calmatel; Triparsean.

Piritramide (*BAN*, *rINN*)　哌腈米特

Pirinitramide; Piritramid; Piritramida; Piritramidi; Piritramidum; R-3365. 1-(3-Cyano-3,3-diphenylpropyl)-4-piperidinopiperidine-4-carboxamide.

Пиритрамид

$C_{27}H_{34}N_4O = 430.6$.
CAS — 302-41-0.
ATC — N02AC03.
ATC Vet — QN02AC03.
UNII — 4RP92LYZ2F.

简介

哌腈米特是一种阿片类镇痛药（第96页）。

它用于治疗包括手术后疼痛在内的重度疼痛、麻醉前用药和在麻醉过程中发挥镇痛作用。通常可以以酒石酸盐肌内、皮下或者缓慢静脉注射，剂量应该为30mg的碱基等效。

1. Kumar N, Rowbotham DJ. Piritramide. *Br J Anaesth* 1999; **82**: 3–5.
2. Bouillon T, *et al.* The pharmacokinetics of piritramide after prolonged administration to intensive care patients. *Eur J Anaesthesiol* 2004; **21**: 673–8.
3. Müller C, *et al.* Pharmacokinetics of piritramide in newborns, infants and young children in intensive care units. *Eur J Pediatr* 2006; **165**: 229–39.
4. Huenseler C, *et al.* Prospective evaluation of the pharmacodynamics of piritramide in neonates and infants. *Eur J Pediatr* 2008; **167**: 867–72.
5. Remane D, *et al.* Stability of piritramide in patient-controlled analgesia (PCA) solutions. *Pharmazie* 2009; **64**: 380–1.

卟啉病　哌腈米特对于有卟啉病的患者是不安全的，因为动物实验或体外试验显示它具有卟啉作用。

制剂

专利制剂

Austria: Dipidolor; **Belg.:** Dipidolor; **Cz.:** Dipidolor; **Ger.:** Dipidolor; **Neth.:** Dipidolor.

Piroxicam (*BAN*, *USAN*, *rINN*)　吡罗昔康

CP-16171; Piroksikaami; Piroksikam; Piroksikamas; Piroxicamum; Piroxikám; Piroxikam. 4-Hydroxy-2-methyl-*N*-(2-pyridyl)-2*H*-1,2-benzothiazine-3-carboxamide 1,1-dioxide.

Пироксикам

$C_{15}H_{13}N_3O_4S = 331.3$.
CAS — 36322-90-4.
ATC — M01AC01; M02AA07; S01BC06.
ATC Vet — QM01AC01; QM02AA07; QS01BC06.
UNII — 13T4O6VMAM.

Pharmacopoeias. In *Chin., Eur.* (see p.vii), *Jpn, US*, and *Viet.*

Ph. Eur. 6. 8（Piroxicam）　一种白色或微黄色结晶性粉末。具有多晶型性。几乎不溶于水；微溶于无水乙醇；溶于二氯甲烷。贮藏于密闭容器中。避光。

USP 33（Piroxicam）　一种米色至浅褐色或者浅黄色的无臭粉末。形成黄色的一水化合物。极微溶于水、稀酸和大多数有机溶剂；微溶于乙醇和碱性溶液。贮藏于密闭容器中。避光。

Piroxicam Betadex (*USAN*, *rINNM*)　吡罗昔康 β-环糊精复合物

CHF-1194; Piroxicam Beta Cyclodextrin; Piroxicam Beta Cyclodextrin Complex; Piroxicam Bétadex; Piroxicamum Betadexum.

Пироксикам Бетадекс

$(C_{15}H_{13}N_3O_4S)_2 \cdot (C_{42}H_{70}O_{35})_5 = 6337.6$.
CAS — 96684-40-1.

不良反应和处置

参见 **NSAIDs**，第92页。

吡罗昔康栓剂可能会引起局部刺激和偶尔出血，肌内注射的部位可能会有疼痛以及偶尔造成组织损伤。吡罗昔康局部使用也会引起局部的反应。

认为吡罗昔康具有中度胃肠道不良反应，尽管有一些证据提示，它的不良作用要高于其他中度危险的 NSAIDs（第93页）。

一则报道[1]提到 1981～1986 年发生在南非的与吡罗昔康有关的不良反应，包括两种反应，即感觉异常和脱发，以前文献中没有记载。

1. Gerber D. Adverse reactions of piroxicam. *Drug Intell Clin Pharm* 1987; **21**: 707–10.

对血液的影响　在服用吡罗昔康的患者中发现了血红蛋白减少和血细胞比容降低，没有并发明显的胃肠出血。在服用吡罗昔康的患者中还出现了血小板减少、血小板减少性紫癜[1]和再生障碍性贫血[2]。

1. Bjørnstad H, Vik Ø. Thrombocytopenic purpura associated with piroxicam. *Br J Clin Pract* 1986; **40**: 61.
2. Lee SH, *et al.* Aplastic anaemia associated with piroxicam. *Lancet* 1982; **i**: 1186.

对电解质的影响　已经报道在服用吡罗昔康的患者中出现了可逆性高钾高氯酸血症中毒[1,2]。吡罗昔康还能引起严重的低钠血症和类似异常的抗利尿激素分泌综合征的症状[3]。

也可见下文**对肾脏的影响**项下。

1. Grossman LA, Moss S. Piroxicam and hyperkalemic acidosis. *Ann Intern Med* 1983; **99**: 282.
2. Miller KP, *et al.* Severe hyperkalemia during piroxicam therapy. *Arch Intern Med* 1984; **144**: 2414–15.
3. Petersson I, *et al.* Water intoxication associated with non-steroidal anti-inflammatory drug therapy. *Acta Med Scand* 1987; **221**: 221–3.

对肾脏的影响　吡罗昔康的全身性应用会引起以 Henoch-Schönlein 紫癜[1]为典型特征的急性肾病、急性肾衰竭[2]、高钾血症酸毒症和急性间质性肾炎[3]。局部使用吡罗昔康凝胶剂之后会引起肾病综合征和间质性肾炎[4]。

1. Goebel KM, Mueller-Brodmann W. Reversible overt nephropathy with Henoch-Schönlein purpura due to piroxicam. *BMJ* 1982; **284**: 311–12.
2. Frais MA, *et al.* Piroxicam-induced renal failure and hyperkalemia. *Ann Intern Med* 1983; **99**: 129–30.
3. Mitnick PD, Klein WJ. Piroxicam-induced renal disease. *Arch Intern Med* 1984; **144**: 63–4.
4. O'Callaghan CA, *et al.* Renal disease and use of topical non-steroidal anti-inflammatory drugs. *BMJ* 1994; **308**: 110–11.

对肝脏的影响　吡罗昔康会引起肝坏死，其中一些患者死亡[1,2]。

1. Lee SM, *et al.* Subacute hepatic necrosis induced by piroxicam. *BMJ* 1986; **293**: 540–1.
2. Paterson D, *et al.* Piroxicam induced submassive necrosis of the liver. *Gut* 1992; **33**: 1436–8.

对皮肤的影响　与其他 NSAIDs 一样，服用吡罗昔康之后会出现疹。已经有关于吡罗昔康光毒作用的报道[1]。由吡罗昔康治疗引起的严重皮肤反应包括中毒性表皮坏死松解症[2]、寻常型天疱疮[3]、多形红斑[4]和 Stevens-Johnson 综合征[5]。固定性药疹也有报道[6]。

EMEA 对与吡罗昔康相关的严重皮肤反应的关注导致在欧洲限制吡罗昔康的全身应用（见下文**用途和用法**）。

1. Stern RS. Phototoxic reactions to piroxicam and other nonsteroidal antiinflammatory agents. *N Engl J Med* 1983; **309**: 186–7.
2. Chosidow O, *et al.* Intestinal involvement in drug-induced toxic epidermal necrolysis. *Lancet* 1991; **337**: 928.
3. Martin RL, *et al.* Fatal pemphigus vulgaris in a patient taking piroxicam. *N Engl J Med* 1983; **309**: 795–6.
4. Prieto A, *et al.* Piroxicam-induced erythema multiforme. *Contact Dermatitis* 2004; **50**: 263.
5. Katoh N, *et al.* Piroxicam induced Stevens-Johnson syndrome. *J Dermatol* 1995; **22**: 677–80.
6. Cuerda Galindo E, *et al.* Fixed drug eruption from piroxicam. *J Eur Acad Dermatol Venereol* 2004; **18**: 565–7.

过量　有关 16 名患者单独服用大剂量吡罗昔康的信息被报告给 National Poisons Information Service of the UK[1]。13 名患者（包括 5 名儿童）在服用 300～400mg 之后没有出现任何症状，2 名患者服用 200～300mg 之后出现头晕和视物模糊，最后 1 名称已经服用了 600mg 的患者出现昏迷，1h 内恢复意识并且在 24h 内完全恢复。报道 1 名 2 岁儿童服用 100mg 吡罗昔康之后出现了严重的多系统毒性[2]。

1. Court H, Volans GN. Poisoning after overdose with non-steroidal anti-inflammatory drugs. *Adverse Drug React Acute Poisoning Rev* 1984; **3**: 1–21.
2. MacDougall LG, *et al.* Piroxicam poisoning in a 2-year-old child: a case report. *S Afr Med J* 1984; **66**: 31–3.

胰腺炎　胰腺炎与使用吡罗昔康有关[1,2]。

1. Haye OL. Piroxicam and pancreatitis. *Ann Intern Med* 1986; **104**: 895.
2. Heluwaert F, *et al.* Pancréatite aiguë au piroxicam. *Gastroenterol Clin Biol* 2006; **30**: 635–6.

注意事项

参见 **NSAIDs**，第94页。

哺乳　正在服用吡罗昔康的母亲用母乳喂养的婴儿中没有发现不良反应，American Academy of Pediatrics 因此认为[1]它与哺乳是相容的。BNF 59 也认为分布到母乳中的药量很少，不足以对婴儿产生不良反应。

吡罗昔康在母乳中的浓度大约只有母体血浆浓度的 1%[2]。相同的数据包括在注册药品信息中，尽管还没有推荐吡罗昔康用于妊娠期，因为还没有确认其临床安全性。

1. American Academy of Pediatrics. The transfer of drugs and other chemicals into human milk. *Pediatrics* 2001; **108**: 776–89. [Retired May 2010] Correction. *ibid.*; 1029. Also available at: http://aappolicy.aappublications.org/cgi/content/full/pediatrics%3b108/3/776 (accessed 08/11/07)
2. Østensen M. Piroxicam in human breast milk. *Eur J Clin Pharmacol* 1983; **25**: 829–30.

卟啉病　吡罗昔康会引起患者卟啉病急性发作，因此认为用于卟啉病患者是不安全的。

药物相互作用

与 NSAIDs 有关的药物相互作用见第94页。

阿司匹林与吡罗昔康合用会使吡罗昔康的血浆浓度降低为正常浓度的 80%。英国利托那韦的注册药品信息提示，将吡罗昔康与利托那韦合用可能会导致吡罗昔康的血浆药物浓度升高，增加产生毒性的危险，建议应该避免合用。

药动学

吡罗昔康在胃肠道吸收很好，口服后 3～5h 血浆药物浓度即达到峰值。肌内注射的吸收较快。局部用药之后吡罗昔康也有一定程度的吸收。99% 的吡罗昔康与血浆蛋白结合。在母乳中也能检测到吡罗昔康。吡罗昔康的血浆半衰期较长，约为 50h。因此，7～12 天之后血浆药物浓度还没有达到稳态。它在肝中通过羟基化或者与葡糖苷酸结合而代谢，主要通过尿液排泄，小部分通过粪便排泄。存在肝肠循环。少于 5% 以原形通过尿液和粪便排出体外。

吡罗昔康 β-环糊精复合物在胃肠道中分解为吡罗昔康和 β-环糊精（参见 M37 第1950页）。与 β-环糊精结合的吡罗昔康的吸收速度比未结合的快，口服之后 30～60min 吡罗昔康血浆药物浓度达到峰值。β-环糊精不被吸收，但是在结肠中被代谢为各种糖类。

1. Richardson CJ, et al. Piroxicam and 5′-hydroxypiroxicam kinetics following multiple dose administration of piroxicam. Eur J Clin Pharmacol 1987; 32: 89–91.
2. Mäkelä A-L, et al. Steady state pharmacokinetics of piroxicam in children with rheumatic diseases. Eur J Clin Pharmacol 1991; 41: 79–81 (higher clearance and shorter half-life in children).
3. Rudy AC, et al. The pharmacokinetics of piroxicam in elderly persons with and without renal impairment. Br J Clin Pharmacol 1994; 37: 1–5.
4. Deroubaix X, et al. Oral bioavailability of CHF1194, an inclusion complex of piroxicam and β-cyclodextrin, in healthy subjects under single dose and steady-state conditions. Eur J Clin Pharmacol 1995; 47: 531–6.
5. Karim A, et al. Oxaprozin and piroxicam, nonsteroidal antiinflammatory drugs with long half-lives: effect of protein-binding differences on steady-state pharmacokinetics. J Clin Pharmacol 1997; 37: 267–78.
6. Wang D, et al. Comparative population pharmacokinetic-pharmacodynamic analysis for piroxicam-β-cyclodextrin and piroxicam. J Clin Pharmacol 2000; 40: 1257–66.

用途和用法

吡罗昔康是昔康衍生物，吡罗昔康 β-环糊精复合物属于 NSAIDs（第94页）。吡罗昔康 β-环糊精复合物可能更快地发挥治疗效果，因为溶解度提高了（见上文**药动学**）。它们都可以用于肌肉骨骼和关节疾病，例如强直性脊柱炎、骨关节炎、包括青少年特发性关节炎在内的类风湿关节炎、软组织疾病、急性痛风和手术后疼痛。但在欧盟，其全身使用现在只限于慢性疼痛及炎症状况。

风湿性疾病中，吡罗昔康的常用最大剂量为每日口服 20mg，单剂量给药。如有必要，也可分次给药。

吡罗昔康也可以用相同的剂量以直肠栓剂给药或者在短期的基础上肌内注射给药。

儿童用量见下文。

吡罗昔康也可以局部凝胶剂用于治疗各种疼痛性或炎性疾病，浓度为 0.5%，每日使用 3 次或 4 次，4 周之后回顾治疗。作为使用浓度为 1% 的凝胶剂。吡罗昔康在一些国家也被做成 0.5% 或者 1% 的乳膏和 0.5% 的滴眼剂。

吡罗昔康 β-环糊精复合物的剂量以所含吡罗昔康的量计算，使其与单用吡罗昔康的剂量等效。191.3mg 吡罗昔康 β-环糊精复合物大约与 20mg 吡罗昔康等效。在风湿性疾病中，吡罗昔康 β-环糊精复合物每日以与 20mg 吡罗昔康等效的剂量单次给药。老年患者用药时，该剂量可能要降低到每日 10mg。

也可以使用吡罗昔康的其他盐或化合物，包括肉桂酸吡罗昔康（新诺昔康）、胆碱吡罗昔康和吡罗昔康新戊酸盐。

对吡罗昔康的利弊权衡进行综述后[1]，EMEA 对其全身使用进行了限制，陈述如下：

- 对于急性疼痛和炎症状态，应禁用；
- 只用于骨关节炎、类风湿关节炎和强直性脊柱炎的症状缓解；
- 不作为一线用药；
- 剂量应限制在每日 20mg；
- 在开始的 14 天内应对治疗进行回顾；
- 在治疗慢性疼痛和炎症状态时，应在有经验的医生指导下开始；
- 要考虑与胃保护药的合用；
- 不可用于伴有出血的胃肠疾病危险或对其他药物有皮肤反应的患者；

- 不应与其他的 NSAIDs 或抗凝血药合用。

1. EMEA. Questions and answers on the review of piroxicam (issued 21st June, 2007). Available at: http://www.emea.europa.eu/pdfs/human/press/pr/piroxicam_26457807en.pdf (accessed 08/11/07).

儿童用法　吡罗昔康用于青少年特发性关节炎。BNFC 2009 建议 6 岁或以上的儿童，根据体重来使用如下剂量：

- 15kg 以下：5mg，每日 1 次；
- 16～25kg：10mg，每日 1 次；
- 26～45kg：15mg，每日 1 次；
- 46kg 或更重：20mg，每日 1 次。

制剂

BP 2010: Piroxicam Capsules; Piroxicam Gel;
USP 33: Piroxicam Capsules; Piroxicam Cream.

专利制剂

Arg.: Benisan; Brionot; Fabopxicam†; Feldene†; Flogosine; Homocalmefyba; Ketazon†; Maxtol; Micar; Nac; Nalgesic; Osteocalmine; Piroalgin†; Samaruc; Solocalm; Tirovel; Trixicam; Truxa R†; Truxa†; Vefren†; **Austral.:** Feldene; Mobilis; Pirohexal-D†; **Austria:** Brexidol†; Brexin; Pirocal†; Pirocam; Pirorheum; Pirox†; Piroxistad; Tonimed†; **Belg.:** Brexine; Docpiroxi; Feldene; Piromed; Piroxitop; Piroxymed†; Polydene; Solicam; **Braz.:** Anartrit†; Anflene; Brexin; Cicladol; Farmoxicam†; Feldanax; Feldene; Feldox†; Feldran†; Flamostat; Flogene; Floxicam; Inflamene; Inflanan; Inflax; Lisedema†; Pirogreen; Piroxam†; Piroxene; Piroxifar; Piroxifen†; Piroxil; Pirox; Piroxinid; Piroxiplus†; Prodoxidil; **Canad.:** Novo-Pirocam; Nu-Pirox **Chile:** Fabudol; Feldene; Foldox†; Pemar; Pricam; **Cz.:** Arthremin†; Feldene†; Flamexin; Hotemin; Piroflam†; Pirox†; Pro-Roxikam†; Reumador†; **Denm.:** Felden; Pirom; **Fin.:** Brexidol†; Felden; Piroxal†; Piroxin; **Fr.:** Brexin; Cycladol; Feldene; Geldene; Inflaced; Proxalyoc; Zofora; **Ger.:** Brexidol; clinit†; durapirox†; Felden†; Flexase; Jenapirox†; Mobilat Akut Piroxicam†; Piro KD†; Piro†; Pirobeta; Piroflam; Pirorheum†; PirorheumA†; Pirox; Rheumitin†; Piro†; Bleduran; Brexin; Calmopyrol; Conzila; Feldene; Fidinor; Flodeneu; Grecotens; Inflamase-N; Neo Axedil; Nilvo; Oximezin; Painrelipt-D; Pedifan; Proponol; Pyrcost; Reumaplus; Ruvamed; Sinartrol; Valopon; Zerospasm; Zitumex; **Hong Kong:** CP-Pirox; Feldene; Mobilis; Piram-D; Piroxica†; Sefdene; Synoxicam†; Vidapirocam†; **Hung.:** Brexin; Erazon†; Feldene; Flamexin; Hotemin; Huma-Pirocam†; Neo-Axedil†; Brexic; Dolokam; Dolonex; Mobicam; Movon; Pirox; Suganril; **Indon.:** Faxiden†; Felcam; Feldene; Infeld; Kifadene; Lanareuma; Licofel; Maxicam†; Pirocam; Pirodene; Profenid; Rexicam; Rexil; Rosic†; Roxidene; Scandene; Sofdent; Tropidene; **Irl.:** Feldene; Pericam†; **Israel:** Brexin; Exipan; Feldene; **Ital.:** Algoxam; Antiflog; Artroxicam; Brexin; Brexivel; Bruxicam; Cicladol; Ciclafast†; Clevian; Dexicam; Errekam†; Euroxi; Feldene; Flodol; Ipsoflog; Lampoflex; Oxicam†; Pirobec; Piroftal; Polipirox†; Reucam†; Reumagil; Riacent†; Roxene; Roxenil; Roxiden; Sinartrol; Spirox†; Zelis; **Jpn.:** Baxo; **Malaysia:** Brexin; Feldene; Felxicam†; Rhumagel; Uphaxicam; **Mex.:** Ainek†; Androxicam†; Apopiran†; Arlexicam; Artinor†; Artyflam; Asabon†; Axtrim; Bapixied; Bioximil; Brexicam; Brexodin; Brucam; Campirex; Cikoten T; Dixonal; Dolzycam; Edecam†; Facicam; Feldene; Flogosan†; Glandicin; Osteral; Oxi-Reul; Oxicanol; Pirodax; Piroflam; Piroxin; Pirox; R-Tyflam†; Reucam; Reutricam; Ripox; Serpicam; Tripirol; Vatrem; **Neth.:** Brexine; **Norw.:** Brexidol; Feldent†; Pirox†; **NZ:** Candyl; Piram-D; Pirohexal-D†; **Philipp.:** Feldene; Flamastat; Flaxine; Macroxam; Neperlan†; Palpasin; Parixam; Pirostad†; Proximax; Raxicam; **Pol.:** Feldene; Flamexin; Hotemin†; **Port.:** Brexin; Feldene; Flexar; Flogocan; Remisil; Reumoxican; Roxazin; **Rus.:** Erazon (Эразон) †; Finalgel (Финалгель); **S.Afr.:** Brexecam; Feldene†; Pixicam; Pyrocaps; Rheugesic; Xycam; **Singapore:** Feldene; Rosiden; Sefdene; Vitaxicam; **Spain:** Brexinil; Cycladol; Doblexam†; Feldegel; Feldene; Improntal; Salvacam; Sasulen; Vitaxicam; **Swed.:** Brexidol; **Switz.:** Felden; Pirocam; Pirosol; **Thai.:** Ammidene; Brexin; Butacinon; Cyclodex; Dexalin; Felcam; Feldene; Fel-nox; Felpac; Felrox; Felxicam; Flamic; Heropedd; Ifemed; Kobixam; Manoxicam; Maswin; Moxicam†; Neogel; Neotica; Nutarzol; PC-20; Pherazone; Pi-rock; Pidol; Piroxicam; Piram; Pirax; Piraxil; Pircam; Pirox; Piroxal; Piroxam; Piroxcin; Piroxen; Piroxidon; Piroxone; Piroxsil; Polyxicam; Posedene†; Pyroxyt; Roccaxin†; Rocki; Roxicam; Roxifen; Roxium; Roxycam; Roxycan; Rumadene; Rumaxicam; Setarox; Sotilent; Spamic; Xicam; **Turk.:** Cycladol; Felden; Inflamex; Oksikam; **UK:** Brexidol; Feldene; **Ukr.:** Finalgel (Финалгель); **USA:** Feldene; **Venez.:** Biopirox†; Ciclofast†; Feldene; Feldenedi; Flamalil; Lepexal†; Maxipiro; Pirocam†; Piromax†; Pirovall†; Pixorid.

多组分制剂

Arg.: Algio-Truxa†; Buta Rut B12; Flexicamin; Flexicamin A; Flexicamin B12; Flexicamin Crema†; Flogiatrin; Flogiatrin B12; Peganix; Rumisedan; Rumisedan Fuerte†; Solocalm Plus; Solocalm-Flex; **Indon.:** Counterpain-PXM; **Thai.:** Counterpain Plus.

Pranoprofen (rINN)   普拉洛芬

Pranoprofène; Pranoprofeno; Pranoprofenum. α-Methyl-5H-[1]-benzopyrano[2,3-b]pyridine-7-acetic acid.

Пранопрофен

$C_{15}H_{13}NO_3 = 255.3$.
CAS — 52549-17-4.
ATC — S01BC09.
ATC Vet — QS01BC09.
UNII — 2R7O1ET613.

Pharmacopoeias. In Jpn.

简介

普拉洛芬是丙酸衍生物，是一种 NSAIDs（第92页）。它被用作滴眼剂，浓度为 0.1%，用于治疗眼炎症。普拉洛芬也可以口服给药，用于治疗疼痛、炎症和发热。

1. Notivol R, et al. Treatment of chronic nonbacterial conjunctivitis with a cyclo-oxygenase inhibitor or a corticosteroid. Am J Ophthalmol 1994; 117: 651–6.

制剂

专利制剂

Belg.: Pranox; **Braz.:** Difen; **Gr.:** Pranofen; **Ital.:** Oftalar; Pranoflog; **Jpn:** Niflan; **Mex.:** Niflan; **Port.:** Oftalar; **Spain:** Oftalar; **Turk.:** Oftalar.

Proglumetacin Maleate (BANM, rINMM)   马来酸丙谷美辛

CR-604; Maleato de proglumetacina; Proglumétacine, Maléate de; Proglumetacinum Maleas; Protacine Maleate. 3-{4-[2-(1-p-Chlorobenzoyl-5-methoxy-2-methylindol-3-ylacetoxy)ethyl]piperazin-1-yl}propyl 4-benzamido-N,N-dipropylglutaramate dimaleate.

Проглуметацина Малеат

$C_{46}H_{58}ClN_5O_8,2C_4H_4O_4 = 1076.6$.
CAS — 57132-53-3 (proglumetacin); 59209-40-4 (proglumetacin maleate).
ATC — M01AB14.
ATC Vet — QM01AB14.

(proglumetacin)

简介

马来酸丙谷美辛是一种与吲哚美辛（第64页）相关的吲哚乙酸的衍生物，是一种 NSAIDs（第92页）。它已经被用于治疗肌肉骨骼和关节疾病，口服每日 600mg，分次给药。也可采用直肠栓剂给药，局部可使用 5% 的霜剂。

1. Appelboom T, Franchimont P. Proglumetacin versus indomethacin in rheumatoid arthritis: a double-blind multicenter study. Adv Therapy 1994; 11: 228–34.
2. Martens M. Double-blind randomized comparison of proglumetacin and naproxen sodium in the treatment of patients with ankle sprains. Curr Ther Res 1995; 56: 639–48.

制剂

专利制剂

Arg.: Bruxel; **Belg.:** Tolindol; **Ger.:** Protaxon; **Hong Kong:** Afloxan; **Ital.:** Afloxan; Proxil; **Jpn:** Miridacin; **Philipp.:** Afloxan; **Port.:** Protaxil; **Spain:** Prodamox; **Thai.:** Afloxan.

Propacetamol Hydrochloride (BANM, rINNM)   盐酸丙帕他莫

Hidrocloruro de propacetamol; Propacétamol, chlorhydrate de; Propacetamol-hidroklorid; Propacetamol-hydrochlorid; Propacetamolhydroklorid; Propacetamoli hydrochloridum; Propacetamolio hidrochloridas; Propasetamolihidrokloridi. The hydrochloride of N,N-diethylglycine ester with paracetamol; 4-Acetamidophenyl diethylaminoacetate hydrochloride.

Пропацетамола Гидрохлорид

$C_{14}H_{20}N_2O_3,HCl = 300.8$.
CAS — 66532-85-2 (propacetamol).
ATC — N02BE05.
ATC Vet — QN02BE05.

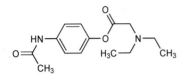

(propacetamol)

Pharmacopoeias. In *Eur.* (see p.vii).

Ph. Eur. 6. 8（Propacetamol Hydrochloride）一种白色或几乎白色的结晶性粉末。易溶于水；微溶于无水乙醇；几乎不溶于丙酮。避潮保存。

简介

盐酸丙帕他莫是对氨基苯酚衍生物，在血浆中被水解为对乙酰氨基酚（第102页）。1g 盐酸丙帕他莫水解可释放约 500mg 对乙酰氨基酚。治疗疼痛和发热时，常用给药方式和剂量为肌内注射或者静脉注射。

1. Allegaert K, *et al.* Pharmacokinetics of single dose intravenous propacetamol in neonates: effect of gestational age. *Arch Dis Child Fetal Neonatal Ed* 2004; **89**: F25–F28.
2. Walson PD, *et al.* Antipyretic efficacy and tolerability of a single intravenous dose of the acetaminophen prodrug propacetamol in children: a randomized, double-blind, placebo-controlled trial. *Clin Ther* 2006; **28**: 762–9.
3. Prins SA, *et al.* Pharmacokinetics and analgesic effects of intravenous propacetamol vs rectal paracetamol in children after major craniofacial surgery. *Paediatr Anaesth* 2008; **18**: 582–92.

不良反应 据报道，医疗保健的专业人士由于制备丙帕他莫注射液而出现了职业性接触性皮炎[1~3]。

丙帕他莫是对乙酰氨基酚与 N，N-二乙基甘氨酸酯的盐酸盐，一项研究[4]的结果表明丙帕他莫的过敏反应与对活化的酯敏感有关，而不是由于对乙酰氨基酚本身。

1. Barbaud A, *et al.* Occupational allergy to propacetamol. *Lancet* 1995; **346**: 902.
2. Szczurko C, *et al.* Occupational contact dermatitis from propacetamol. *Contact Dermatitis* 1996; **35**: 299–301.
3. Gielen K, *et al.* Occupational allergic contact dermatitis from drugs in healthcare workers. *Contact Dermatitis* 2001; **45**: 273–9.
4. Berl V, *et al.* Mechanism of allergic contact dermatitis from propacetamol: sensitization to activated *N,N*-diethylglycine. *Contact Dermatitis* 1998; **38**: 185–8.

制剂

专利制剂

Belg.: Pro-Dafalgan†; **Denm.:** Pro-Dafalgan†; **Fin.:** Pro-Dafalgan†; **Gr.:** Pro-Dafalgan; **Israel:** Pro-Dafalgan†; **Ital.:** Pro-Efferalgan†; **Mex.:** Tempra; **Norw.:** Pro-Dafalgan†; **Swed.:** Pro-Dafalgan†.

Propyl Nicotinate 丙基烟酸酯

Nicotinato de propilo.

Пропилникотинат

$C_9H_{11}NO_2 = 165.2$.

CAS — 7681-15-4.

简介

丙基烟酸酯以发赤药用于局部制剂中。

制剂

专利制剂

Ger.: Elacur; Nicodan†; **Ukr.:** Analgos (Аналгос)†.

Propyphenazone (BAN, rINN) 异丙安替比林

Isopropylantipyrine; Isopropylantipyrinum; Isopropylphenazone; Propifenazon; Propifenazona; Propifenazonas; Propyfenatsoni; Propyfenazon; Propyphénazone; Propyphenazonum. 4-Isopropyl-2,3-dimethyl-1-phenyl-3-pyrazolin-5-one.

Пропифеназон

$C_{14}H_{18}N_2O = 230.3$.

CAS — 479-92-5.

ATC — N02BB04.

ATC Vet — QN02BB04.

UNII — OED8FV75PY.

Pharmacopoeias. In *Eur.* (see p.vii) and *Jpn.*

Ph. Eur. 6. 8（Propyphenazone）一种白色或浅黄色结晶性粉末。微溶于水；易溶于乙醇和二氯甲烷。避光。

简介

异丙安替比林是与安替比林（第109页）相关的保泰松衍生物，具有镇痛和解热作用。可以口服给药和直肠栓剂给药，用于治疗疼痛和发热。成人口服常用剂量为 0.5~1g，每日最多 4 次。有几例报道称，服用异丙安替比林的患者出现了严重的超敏反应。

卟啉病 异丙安替比林与卟啉病急性发作有关，认为用于卟啉病患者是不安全的。

制剂

专利制剂

Austria: Dim-Antos†; **Ger.:** Demex.

多组分制剂 **Arg.:** Algio-Bladuril; Espasmo Cibalena; Saridon; **Austria:** Adolorin; APA†; Avamigran; Coldagrippin†; Eu-Med†; Gewadal; Melabon; Migradon; Montamed; Nervan; Rapidol; Saridon; Spasmoplus; Tonopan; Toximer†; Vivimed; Waldheim Influvidont; Waldheim Schmerztablettent; **Belg.:** Kranit Novat; Optalidon†; **Braz.:** Saridon; Tonopan; **Chile:** Abalgin; Droxel; Espasmo Cibalgina; Espasmo Cibalgina Compuestat; Gripasan Compuesto; Gripasan Compuesto DN; SAE; **Cz.:** Saridon; Spasmoveralgin Neo†; Valetol; **Denm.:** Kodamid; **Ger.:** Cibalgin Compositum N†; Migratan S†; Optalidon N; Saridon; Schworalgan†; Spasmo-Cibalgin S†; Titretta S†; **Hong Kong:** Saridon†; **Hung.:** Saridon; Trinell Pro; **Indon.:** Bodrex Migra; Butamidon; Cetapyrint; Enkapyrin†; Migrant; Oskadon Migra; Paramex†; Saridon; **Ital.:** Cistalgan; Influvit; Neo-Optalidon; Odontalgico Dr. Knapp con Vit. B1; Optalidon; Saridon; Sedol; Spasmoplus; Uniplus; Veramon; **Mex.:** Espasmo Cibalgina; Tonopan; **Neth.:** Daro Hoofdpijnpoeders; Kruidvat; Kruidvat PPC; Para-don; Sanalgin; Saridon; **Pol.:** Analget; Cefalgin; Gardan P†; Krople Zoladckowe; Pabialgin P†; Saridon; **Port.:** Avamigran†; Optalidon; Saridon N; **Rus.:** Caffetin (Каффетин); Coffedon (Коффедон)†; Gewadal (Гевадал); Kofan (Кофан); Saridon (Саридон); **S.Afr.:** Ilvicot; **Spain:** Abdominol; Calmoplex; Dolodens; Melabon; Meloka; Optalidon; Quimpedor; Saridon; Sedalmerck†; Sulmetin Papaver; Tabletas Quimpe; Tonopan; **Switz.:** Dialgine forte†; Escogripp sans codeine†; Spasmo-Cibalgin comp†; Spasmo-Cibalgin†; Tonopan†; **Turk.:** Aljil; Bioptan†; Minoset Plus†; Optalidon; Panalgine; Saridon†; **Ukr.:** Kofan (Кофан); Nomigren (Номигрен); Novalgin (Новалгин); Trinell (Тринелл).

Proquazone (BAN, USAN, rINN) 普罗喹宗

43-715; Procuazona; Prokuazon; Prokvatsoni; Prokvazon; Proquazonum; RU-43-715-n. 1-Isopropyl-7-methyl-4-phenylquinazolin-2(1H)-one.

Проквазон

$C_{18}H_{18}N_2O = 278.3$.

CAS — 22760-18-5.

ATC — M01AX13.

ATC Vet — QM01AX13.

UNII — 42VPJ2980S.

简介

普罗喹宗是一种 NSAID（第92页），口服及直肠给药。已经用于治疗肌肉骨骼和关节疾病。

制剂

专利制剂

Hung.: Biarison†; **Turk.:** Biarison.

Ramifenazone (rINN) 雷米那酮

Isopropylaminophenazone; Isopyrin; Ramifenazona; Ramifénazone; Ramifenazonum. 4-Isopropylamino-2,3-dimethyl-1-phenyl-3-pyrazolin-5-one.

Рамифеназон

$C_{14}H_{19}N_3O = 245.3$.

CAS — 3615-24-5.

UNII — GKH2KOV2RF.

注：Isopyrin 这个名称也已经被用于异烟肼。

简介

雷米那酮是一种 NSAID（第92页），已经被用于治疗疼痛和炎症，也可用作兽药。也可以使用盐酸盐和水杨酸盐。

Remifentanil Hydrochloride (BANM, USAN, rINNM) ⊗盐酸瑞芬太尼

GI-87084B; Hidrocloruro de remifentanilo; Rémifentanil, Chlorhydrate de; Remifentanili Hydrochloridum. 4-Carboxyl-4-(N-phenylpropionamido)-1-piperidine propionic acid dimethyl ester monohydrate.

Ремифентанила Гидрохлорид

$C_{20}H_{28}N_2O_5$,HCl = 412.9.

CAS — 132539-07-2.

ATC — N01AH06.

ATC Vet — QN01AH06.

UNII — 5V444H5WIC.

(remifentanil)

配伍禁忌 盐酸瑞芬太尼不应该在相同的静脉溶液如血液制品中混合。英国注册药品信息注明，它不应该与含有 5% 葡萄糖或不含 5% 葡萄糖的乳酸林格注射液混合，然而，美国产品文献说明，盐酸瑞芬太尼经改造和使用乳酸林格注射液稀释到 20~250μg/ml 之后可以于室温稳定保存 4h，如果使用含有 5% 葡萄糖的乳酸林格注射液，就可以保存 24h。已有报道说明，2mg/ml 的盐酸氯丙嗪与 25μg/ml 芬太尼（盐酸盐）在 5% 葡萄糖溶液中不能配伍，40mg/ml 的头孢哌酮钠或 600μg/ml 的两性霉素 B 与 250μg/ml 瑞芬太尼（盐酸盐）在 5% 葡萄糖溶液中不能配伍[1]。

1. Trissel LA, *et al.* Compatibility of remifentanil hydrochloride with selected drugs during simulated Y-site administration. *Am J Health-Syst Pharm* 1997; **54**: 2192–6.

依赖性和戒断症状

参见阿片类镇痛药，第96页。

不良反应和处置

参见阿片类镇痛药（第97页）和芬太尼（第54页）。

注意事项

参见阿片类镇痛药，第97页。

用法 含有甘氨酸的盐酸瑞芬太尼注射液不能通过硬脑膜外或者脑膜内给药。

肝损伤 尽管瑞芬太尼的药动学性质在具有严重肝损伤的患者体内没有变化，但是这类患者可能更容易产生呼吸抑制效应，因此应该监控使用剂量，满足个体用药要求。

肾损伤 瑞芬太尼的药动学性质在具有严重肾损伤的患者体内（肌酐清除率小于 10ml/min）没有变化，并且注册药品信息声明，此类患者输注 3 天以上，羧酸代谢物不可能在体内蓄积达到临床效应浓度。认为没有必要调整剂量。药动学的研究[1,2]也支持这一观点，在肾损伤的重症监护患者，也可以每分钟 100~150μg/kg 的速度输注瑞芬太尼 3 天以上。

1. Breen D, et al. Offset of pharmacodynamic effects and safety of remifentanil in intensive care unit patients with various degrees of renal impairment. Crit Care 2004; 8: R21–R30.
2. Pitsiu M, et al. Pharmacokinetics of remifentanil and its major metabolite, remifentanil acid, in ICU patients with renal impairment. Br J Anaesth 2004; 92: 493–503.

药物相互作用

与阿片类镇痛药有关的药物相互作用见第98页。

药动学

　　盐酸瑞芬太尼胃肠外给药后起效迅速，持续时间短。它的有效生物半衰期为 3～10min，并且是非剂量依赖性的。约70％的瑞芬太尼与血浆蛋白结合，其中主要是 α_1-酸性糖蛋白。在血液和组织中被非特异性酯酶水解为基本无活性的羧酸代谢物。大约95％的瑞芬太尼以代谢物形式从尿液排出体外。动物实验表明，瑞芬太尼可透过胎盘并可分布至乳汁。

　　注册药品信息给出了一项瑞芬太尼药动学三室模型的参数值，快速分布相半衰期为1min，缓慢分布相半衰期为6min，终末消除半衰期为10～20min。

1. Egan TD. Remifentanil pharmacokinetics and pharmacodynamics: a preliminary appraisal. Clin Pharmacokinet 1995; 29: 80–94.
2. Egan TD. Pharmacokinetics and pharmacodynamics of remifentanil: an update in the year 2000. Curr Opin Anaesthesiol 2000; 13: 449–55.
3. Ross AK, et al. Pharmacokinetics of remifentanil in anesthetized pediatric patients undergoing elective surgery or diagnostic procedures. Anesth Analg 2001; 93: 1393–1401.

用途和用法

　　瑞芬太尼是苯促哌啶（anilidopiperidine）衍生物，是一种与芬太尼（第56页）相关的阿片类镇痛药（第98页）。它是一种短期作用的 μ 阿片受体激动药，在诱导和（或）维持全身麻醉过程中发挥镇痛作用。手术后短期内立即使用也可以发挥镇痛作用，并且也可能与苯二氮䓬类一起或者单独作为局部麻醉药的成分。瑞芬太尼可用于重症监护下机械换气的患者中，发挥镇痛和镇静作用。瑞芬太尼也曾用于分娩镇痛的处理。

　　瑞芬太尼可以以盐酸盐形式静脉给药，通常采用输注。1min内开始起效，作用可以维持5～10min。剂量以瑞芬太尼碱基表达。1.1mg 瑞芬太尼盐酸盐大约与1mg 瑞芬太尼等效。用于老年患者麻醉的初始剂量应该是所推荐成人剂量的一半并且根据个体需要调整。肥胖的患者应该根据他们的理想（瘦）体重选择剂量。儿童用量详见下文。

　　用于在麻醉诱导中发挥镇痛作用时，应该静脉注射给药，每分钟 0.5～1μg/kg。尤其是如果患者在开始输注后不到8min就需要插管，那么还需要给予一次 1μg/kg 在 30～60s 内完成的附加初始静脉推注。

　　需要使其在换气患者维持麻醉中发挥镇痛作用时，通常输注剂量为每分钟 50ng/kg～2μg/kg，根据所用的麻醉药和患者反应来调整剂量。如果麻醉强度浅或者剧烈的外科应激，那么需要每 2～5min 附加静脉推注 500ng/kg～1μg/kg。自发呼吸中的初始输注剂量为每分钟 40ng/kg，根据反应调整，每分钟 25～100ng/kg。没有推荐自发换气的推注剂量。

　　持续镇痛到手术后期静脉输注的标准剂量范围为每分钟 100～200ng/kg，没有推荐手术后的附加静脉推注剂量。

　　需要用于重症监护下换气的成人患者发挥麻醉和镇静作用时，瑞芬太尼静脉输注的初始速率为每分钟 100～150ng/kg。然后应调整剂量使其充分发挥麻醉和镇静作用，剂量调整之间的时间应该允许在 5min。对于那些每分钟输注瑞芬太尼 200ng/kg 仍然没有完全镇静的患者，应该给予其他镇静药。如果需要附加镇静来掩盖刺激或者疼痛过程（如伤口包扎），可能需要增加瑞芬太尼的输注速率。一些患者输注剂量已经达到每分钟 750ng/kg。没有推荐重症监护下瑞芬太尼的推注剂量。

　　瑞芬太尼也用于接受麻醉性监护患者的镇痛。在美国，在局部麻醉药使用前的 90s 可以单次给予瑞芬太尼 1μg/kg；或局部麻醉药使用前 5min 每分钟静脉输注 100ng/kg 瑞芬太尼，局部麻醉药使用后，剂量应减到每分钟静脉输注 50ng/kg。为维持较好的镇痛，接下来的剂量可在 5min 间隔内调整为每分钟静脉输注 25ng/kg。

　　瑞芬太尼能够很快地发挥药效，并且停止输注之后 5～10min 体内就没有阿片样作用残留。适当时，应该在停止瑞芬太尼之前给予其他镇痛药，从而发挥连续的、更长时间的疼痛缓解作用。

1. Davis PJ, Cladis FP. The use of ultra-short-acting opioids in paediatric anaesthesia: the role of remifentanil. Clin Pharmacokinet 2005; 44: 787–96.
2. Scott LJ, Perry CM. Remifentanil: a review of its use during the induction and maintenance of general anaesthesia. Drugs 2005; 65: 1793–1823. Correction. ibid.; 2286.
3. Battershill AJ, Keating GM. Remifentanil: a review of its analgesic and sedative use in the intensive care unit. Drugs 2006; 66: 365–85.
4. Welzing L, Roth B. Experience with remifentanil in neonates and infants. Drugs 2006; 66: 1339–50.
5. Komatsu R, et al. Remifentanil for general anaesthesia: a systematic review. Anaesthesia 2007; 62: 1266–80.
6. Hill D. Remifentanil in obstetrics. Curr Opin Anaesthesiol 2008; 21: 270–4.
7. Wilhelm W, Kreuer S. The place for short-acting opioids: special emphasis on remifentanil. Crit Care 2008; 12 (suppl 3): S5. Available at: http://www.ncbi.nlm.nih.gov/pmc/articles/PMC2391266/pdf/cc6152.pdf (accessed 25/01/10)
8. Marsh DF, Hodkinson B. Remifentanil in paediatric anaesthetic practice. Anaesthesia 2009; 64: 301–8.
9. Hinova A, Fernando R. Systemic remifentanil for labor analgesia. Anesth Analg 2009; 109: 1925–9.

儿童用法　持续静脉输注盐酸瑞芬太尼可用于维持儿童一般麻醉期间的镇痛。1～12岁儿童常用的输注剂量（以碱基的形式表示）范围为每分钟静脉输注50ng/kg～1.3μg/kg，依据使用的麻醉和药效进行调整；追加的静脉推注 1μg/kg 至少在 30s 内完成。美国的注册品信息也表示在新生儿及 2 个月的儿童的剂量为每分钟静脉输注 400ng/kg～1μg /kg；每次补充推注量为 1μg /kg。BNFC 2009 也建议在新生儿使用相似的剂量，但是英国未批准瑞芬太尼用于 1 岁以下的儿童。

制剂

专利制剂

Arg.: Remicit; Ultiva; **Austral.:** Ultiva; **Austria:** Ultiva; **Belg.:** Ultiva; **Braz.:** Ultiva; **Canad.:** Ultiva; **Chile:** Ultiva; **Cz.:** Ultiva; **Denm.:** Ultiva; **Fin.:** Ultiva; **Fr.:** Ultiva; **Ger.:** Ultiva; **Gr.:** Ultiva; **Hong Kong:** Ultiva; **Hung.:** Ultiva†; **Irl.:** Ultiva; **Israel:** Ultiva; **Ital.:** Ultiva; **Mex.:** Ultiva; **Neth.:** Ultiva; **Norw.:** Ultiva; **NZ:** Ultiva; **Pol.:** Ultiva; **Port.:** Ultiva; **Rus.:** Ultiva (Ультива); **S.Afr.:** Ultiva; **Singapore:** Ultiva; **Spain:** Ultiva; **Swed.:** Ultiva; **Turk.:** Ultiva; **UK:** Ultiva; **USA:** Ultiva; **Venez.:** Ultiva.

Rofecoxib (BAN, USAN, rINN)　罗非考昔

MK-966; MK-0966; Rofécoxib; Rofecoxibum; Rofekoksibi; Rofekoxib. 4-[p-(Methylsulfonyl)phenyl]-3-phenyl-2(5H)-furanone.

Рофекоксиб

$C_{17}H_{14}O_4S = 314.4.$
CAS — 162011-90-7.
ATC — M01AH02.
ATC Vet — QM01AH02.
UNII — 0QTW8Z7MCR.

简介

　　罗非考昔是一种 NSAID（见92页），有报道其为选择性 COX-2 抑制药。口服罗非考昔可缓解骨关节炎和类风湿关节炎症状，也用来治疗急性疼痛、痛经和偏头痛，但后来由于心血管系统的不良反应（见下文）而在全世界范围内撤市。

　　罗非考昔现只在一些国家局部供应。

对心血管系统的影响　2001年2月，英国 CSM 已接收了一些有关环氧合酶-2（COX-2）选择性抑制药引起心肌梗死或者心肌缺血的报告[1]。当时注意到 COX-2 抑制药，如罗非考昔，不具有与阿司匹林（和其他可能的非选择性 NSAIDs）相关的内在的抗血小板活性，因此不提供对抗缺血性心脏的保护作用。一项大规模、随机研究也显示，服用罗非考昔的患者发生心肌梗死的概率比那些服用萘普生的患者大[2]。罗非考昔的售后监察继续提供出现心血管不良反应事件的报告。除此之外，当时未发表的有关罗非考昔预防腺瘤息肉病的 APPROVe 研究结果显示，与那些服用安慰剂的患者相比，服用药物的患者发生心肌梗死和卒中的概率显著增加，然而，这种差别只在治疗后 18 个月出现。结果，研究早期停止了，厂商在 2004 年 9 月在世界范围内将罗非考昔撤出市场。2005 年，AP-PROVe 研究中所发现的心血管事件被发表[3]，结果显示，与服用安慰剂的患者相比，每日服用 25mg 罗非考昔的患者发生心血管不良事件的风险增加 2 倍。最近，APPROVe 研究中患者的数据被重新分析，包括长期随访的发现[4]。总之，这项分析确认与服用安慰剂相比，服用罗非考昔的患者心血管事件的危险性增加，如心肌梗死和卒中；并且在停用罗非考昔的一年内，心血管事件的危险性有非特异性的增加。由于患者例数小，故不能对危险的增加何时开始或结束给出更详尽的分析；然而，数据提示一个早期出现的危险性增加，并在 3 年的治疗之后持续了约 1 年。相似的数据报道，出现在一项罗非考昔用作结直肠癌辅助治疗的研究中，罗非考昔使血栓事件发生的危险性增加 1.5 倍[5]。一项累积荟萃分析结果也显示，服用罗非考昔的患者发生心肌梗死的概率增加[6]。

　　接着，美国和欧洲权威当局进行了调查，证实其他种类的 COX-2 抑制药也与心血管风险增加有关（见塞来考昔项下，第33页），与一些非选择性的 NSAIDs 一样（见血栓事件项下，第92页）。

　　一篇有关评价选择性 COX-2 抑制药对血压影响的前瞻性研究的综述[7]还不能确定使用这些药物与血压升高是否有关。在被考虑的研究中，一项对伴有骨关节炎的老年高血压患者所进行的随机研究结果显示，服用罗非考昔的患者的收缩压比服用塞来考昔的患者更容易升高[8]。然而，生产罗非考昔的厂商指出，研究所用罗非考昔的剂量高于推荐用于老年人或高血压患者的剂量。

1. CSM/MCA. COX-2 selective NSAIDs lack antiplatelet activity. Current Problems 2001; 27: 7.
2. Bombardier C, et al. Comparison of upper gastrointestinal toxicity of rofecoxib and naproxen in patients with rheumatoid arthritis. N Engl J Med 2000; 343: 1520–8.
3. Bresalier RS, et al. Cardiovascular events associated with rofecoxib in a colorectal adenoma chemoprevention trial. N Engl J Med 2005; 352: 1092–1102. Correction. ibid. 2006; 355: 221.
4. Baron JA, et al. Cardiovascular events associated with rofecoxib: final analysis of the APPROVe trial. Lancet 2008; 372: 1756–64. Correction. ibid.; 1732.
5. Kerr DJ, et al. Rofecoxib and cardiovascular adverse events in adjuvant treatment of colorectal cancer. N Engl J Med 2007; 357: 360–9.
6. Jüni P, et al. Risk of cardiovascular events and rofecoxib: cumulative meta-analysis. Lancet 2004; 364: 2021–9.
7. Johnson DL, et al. Effect of cyclooxygenase-2 inhibitors on blood pressure. Ann Pharmacother 2003; 37: 442–6.
8. Whelton A, et al. Cyclooxygenase-2-specific inhibitors and cardiorenal function: a randomized, controlled trial of celecoxib and rofecoxib in older hypertensive osteoarthritis patients. Am J Ther 2001; 8: 85–95.

制剂

专利制剂

India: Rofetab†; Rofib†; Rofixx†; Rofizt†; Versatilt†; **Turk.:** Ecrox; Raxtane; Reox; Rofemax; Romaryd; Vioref; **Ukr.:** Denebol (Денебол); Rofica (Рофіка)

多组分制剂　**India:** Rofecip Plus†; **Ukr.:** Denebol Gel (Денебол Гель)†.

Salamidacetic Acid 水杨酰胺乙酸

Carbamoylphenoxyacetic acid; Salamidacético, ácido; Salicylamide O-acetic acid. (2-Carbamoylphenoxy)acetic acid.

Натрия Салициламидацетат (sodium salamidacetate)

$C_9H_9NO_4 = 195.2.$
CAS — 25395-22-6 (salamidacetic acid); 3785-32-8 (sodium salamidacetate).

简介

　　水杨酰胺乙酸是水杨酸的衍生物（见第20页阿司匹林），也以钠盐和二乙胺盐用于治疗肌肉骨骼和关节疾病。

制剂

专利制剂

Austria: Akistin.

多组分制剂　**Austria:** Ambene†; Rheumesser; **Ger.:** Caye Rheuma-Balsam†; **Rus.:** Ambene (Амбене); **Thai.:** Trabit†.

Salicylamide (BAN, rINN) 水杨酰胺

Salicilamida; Salicylamid; Salicylamidum; Salisyyliamidi. 2-Hydroxy-benzamide.

Салициламид

$C_7H_7NO_2 = 137.1$.
CAS — 65-45-2.
ATC — N02BA05.
ATC Vet — QN02BA05.
UNII — EM8BM710ZC.

Pharmacopoeias. In Pol. and US.

USP 33 (Salicylamide) 一种白色、几乎无臭的结晶性粉末。微溶于水和氯仿；溶于乙醇和丙二醇；易溶于乙醚和碱液。

简介

水杨酰胺是水杨酸的衍生物（见第20页阿司匹林），但不水解为水杨酸盐，在吸收期间和首次通过肝时它几乎完全代谢为非活性的代谢物。常用剂量为口服325～650mg或更高，通常与其他镇痛药一起服用，每日3次或4次，用于疼痛和发热；更低的剂量可用于其他药应用药制成复合制剂。水杨酰胺还以最大浓度为8.5%的各种制剂局部用于减轻肌肉和风湿疼痛。

制剂

专利制剂

Austria: Waldheim Rheuma-Creme; **Ukr.:** Cefecon N (Цефекон Н).

多组分制剂 **Arg.:** Finagrip†; Funciogrip†; Venter; **Austria:** Rilift†; Rubriment; Sigmalin B₆ forte†; Sigmalin B₆ ohne Coffein†; Sigmalin B₆†; Waldheim Infuvidon†; Waldheim Sport- und Rheuma-Fluid†; **Belg.:** Percutalgine; **Braz.:** Coristina R; Nogripe; Resprax; Vita Grip†; **Denm.:** Kodamid; Koffisal; **Fr.:** Percutalgine; **Gr.:** Myalgesic; **Hong Kong:** Antamin; Anticol; Antiflu Forte†; Antiflu-N-Forte†; Co-Fluenza; DF Multi-Symptom†; Flu-Zep; Flucap; Neozep; Qualizep; **Indon.:** Cold Cap; Corexin†; Neozep; **Ital.:** Anticorizza†; **Mex.:** Artrilan; Butayonacol; **NZ:** Calm-U; **Pol.:** Reumosol; Scorbolamid; **Rus.:** Cefecon N (Цефекон Н); Percutalgine (Перкутальгин); **S.Afr.:** Colcaps†; Flutex Cold and Flu; Histamed Compound; Ilvico†; Specific Nerve Pain Remedy†; **Spain:** Coricidin†; Pridio; Rinomicine; Rinomicine Activada; Yendol; **Switz.:** Escogripp sans codeine†; Grippalgine N†; Osa Gel de dentition; **Thai.:** Apracur; Fecol; Painol; **UAE:** Flukit; **Ukr.:** Percutalgine (Перкутальгин); **USA:** Anabar; Be-Flex Plus; By-Ache; Combiflex; Duraxin; Levacet; Lobac†; Painaid; Saleto; Trim-Elim†; **Venez.:** Cotar†; Praxona.

Salix 柳属

Corteza de sauce; Écorce de Saule; Fűzfakéreg; Gluosnių žievė; Kora wierzby; Pajunkuori; Sälgbark; Salicis cortex; Saule, écorce de; Vrbová kůra; Weidenbaumrinde; White Willow Bark; Willow Bark.

Ива

UNII — S883J9JDYX.

(salicin)

Pharmacopoeias. In Eur. (see p.vii).

Ph. Eur. 6.8 (Willow Bark) 各种不同种类柳属（包括 *Salix purpurea*、*S. daphnoides* 和 *S. fragilis*），新鲜分支的整个或部分干皮，或当年末梢嫩枝的干燥部分。按干燥药物计算，它含有不少于 1.5% 全部水杨酸衍生物，表示为水杨苷（$C_{13}H_{18}O_7 = 286.3$）。避光。

简介

柳属含有不等量的鞣酸以及水杨苷，与阿司匹林（第20页）类似，具有解热和镇痛作用。柳属以草药品种用于疼痛、炎症状况和发热。它曾作为苦味药应用。

不良反应 一名25岁哮喘妇女和一名对阿司匹林过敏者，在服用了含柳树树皮提取物的食品添加剂后75min内，出现了过敏反应[1]。水杨酸盐与柳树皮过敏之间的联系在一名木匠出现大面积皮疹的事件中也有报道，类似于他从事柳木工作时，服用了阿司匹林[2]。

1. Boullata JI, et al. Anaphylactic reaction to a dietary supplement containing willow bark. *Ann Pharmacother* 2003; 37: 832–5.
2. Jennings A. Link between salicylate and willow bark. *Pharm J* 2006; 276: 417.

疼痛 含柳树树皮提取物的制剂曾成功用于治疗肌肉骨骼疾病，如下腰痛[1~3]和骨关节炎[4]。英国的 Arthritis Research Campaign 的一项报道[5] 的结论是，柳树树皮对骨关节炎和类风湿关节炎所引起的疼痛有中度的作用；然而，它不能像 NSAIDs 那样，完全有效缓解骨关节炎所致的疼痛。当使用推荐剂量时，柳树皮提取物是相对安全的。

1. Chrubasik S, et al. Treatment of low back pain exacerbations with willow bark extract: a randomized double-blind study. *Am J Med* 2000; 109: 9–14.
2. Chrubasik S, et al. Treatment of low back pain with a herbal or synthetic anti-rheumatic: a randomized controlled study. Willow bark extract for low back pain. *Rheumatology (Oxford)* 2001; 40: 1388–93.
3. Gagnier JJ, et al. Herbal medicine for low back pain. Available in The Cochrane Database of Systematic Reviews; Issue 2. Chichester: John Wiley; 2006 (accessed 05/10/06).
4. Biegert C, et al. Efficacy and safety of willow bark extract in the treatment of osteoarthritis and rheumatoid arthritis: results of 2 randomized double-blind controlled trials. *J Rheumatol* 2004; 31: 2121–30.
5. Arthritis Research Campaign. Complementary and alternative medicines for the treatment of rheumatoid arthritis, osteoarthritis and fibromyalgia (issued February 2009). Available at: http://www.arthritisresearchuk.org/pdf/Complementary%20and%20alternative%20medicines_11012010154331.pdf (accessed 28/07/10)

制剂

专利制剂

Braz.: Zortrix; **Ger.:** Assalix; Assplant†; Optovit actiflex; Proaktiv; Rheumakaps†; Rheumatab Salicis†; **Pol.:** Salicortex; **Switz.:** Assalix; **Ukr.:** Assalix (Ассаликс).

多组分制剂 **Austral.:** Arthri Plus†; Extralife Migrai-Care†; Extralife PMS-Care†; Guaiacum Complex; Lifesystem Herbal Formula 1 Arthritic Aid†; Nyal Cold & Flu Fighter Day; Nyal Cold & Flu Fighter Day & Night; Nyal Cough, Cold & Flu Day & Night; Nyal Head Cold Fighter Day & Night; Nyal Sinus Relief; Nyal Sinus Relief Day & Night; Prost-1†; **Austria:** Digestodoron; **Braz.:** Calman; Calmiplan; Floriny; Pasalix; Pasc; Passi Catha†; **Canad.:** Rheuma Heilkrauter Tee; **Cz.:** Antirevmaticky Caj†; Calmonal†; Erkaltungstee†; Valofyt Neo†; **Fr.:** Arkophytum; Arthritisane; Arthroflorine; Gripponyl†; Phytheol Force; Santane A₄; **Ger.:** Digestodoron; Dr Wiemanns Rheumatonikum; **Gr.:** Passiflorine; **Hung.:** Uroherb; **Indon.:** Ositin; **Ital.:** Biothymus DS; Bodyguard; Donalg; Influ-Zinc; Influpiol C; Nevril; Reumafort; Migralax; **Malaysia:** Celery Plus; **Mex.:** Ifupasil; **Port.:** Enterosol; Infektoten; Pyrosal; Reumacor; Reumosol; Rutinosal C; Termasil; **Port.:** Neurocardol†; **S.Afr.:** Digestodoron†; **Spain:** Dolosul†; Jaquesor†; Mesatil†; Natusor Harpagosinol†; Natusor Jaquesan†; **Switz.:** Dragees antirhumatismales†; Strath Gouttes Rhumatisme†; Tisane antirhumatismale; **UK:** Bio-Strath Willow Formula; Gerard House Reumalex; Herbal Pain Relief; St Johnswort Compound; **Ukr.:** Insti (Инсти)†; **Venez.:** Passiflorum.

顺势疗法制剂 **Canad.:** Homeodel 15; **Ger.:** Chelidonium comp; **UK:** Digestodoron.

Salol 水杨酸苯酯

Benzofenolsalicylaat; Benzophénol Salicylate; Fenylsalicylat; Fenylu salicylan; Fenyylisalisylaatti; Phenyli Salicylas; Phenylis Salicylas; Salicilato de fenilo. Phenyl salicylate.

Салол

$C_{13}H_{10}O_3 = 214.2$.
CAS — 118-55-8.
ATC — G04BX12.
ATC Vet — QG04BX12.
UNII — 28A37T47QO.

Pharmacopoeias. In Pol.

简介

水杨酸苯酯是水杨酸的衍生物（见第20页阿司匹林）。它曾用作肠内杀菌药，但有效剂量因释放苯酚而有毒性。以含有乌洛托品的口服制剂用于治疗下尿路感染。

水杨酸苯酯已局部用作防晒遮光剂。

制剂

专利制剂

Austral.: Aussie Tan Sunstick†.

多组分制剂 **Arg.:** Dermithan; **Austria:** Carl Baders Divinal; **Belg.:** Borostyrol; **Braz.:** Talco Alivio†; **Canad.:** Franzbrannts†; Watkins Settelz; **Chile:** Polisept; **Cz.:** Parodontal F5†; **Fr.:** Borostyrol; Dermophil Indien; Nisacalm†; **Pol.:** Salotannal; Urosal; **Rus.:** Parodontocide (Пародонтоцид); **Switz.:** Borostyrol N; Dermophil Indien; GU Eau†; Penta; **Turk.:** Sandolint; **USA:** Atrosept; Darpaz†; Dolsed†; MHP-A; MSP-Blu; Prosed/DS; Trac Tabs 2X†; UAA; Urelle; Uretron; Uridon Modified†; Urimar-T; Urimax; Urised†; Uriseptic; UriSym†; Uritact; Uro Blue; Urogesic Blue; Uticap; Utira; Utrona-C.

Salsalate (BAN, USAN, rINN) 双水杨酯

NSC-49171; Salicyl Salicylate; Salicylosalicylic Acid; Salicylsalicylic Acid; Salsalate; Salsalatum; Salysal; Sasapyrine. O-(2-Hydroxybenzoyl)salicylic acid.

Сальсалат

$C_{14}H_{10}O_5 = 258.2$.
CAS — 552-94-3.
ATC — N02BA06.
ATC Vet — QN02BA06.
UNII — V9MO595C9I.

Pharmacopoeias. In Chin. and US.

USP 33 (Salsalate) 贮藏于密闭容器中。

不良反应、处置和注意事项

参见第20页阿司匹林。

一般不推荐儿童使用阿司匹林和其他乙酰水杨酸盐，因为存在 Reye 综合征的危险，除非有特殊适应证。一些注册药品信息将此注意事项扩大到双水杨酯。

对胃肠道的影响 双水杨酯比阿司匹林更少引起便血，同时报道比吡罗昔康更少对胃产生损伤[1]。然而，曾报道当将双水杨酯加入到治疗十二指肠溃疡的处方雷尼替丁和甲氧氯普胺中时，该患者发生了小肠溃疡[2]。

1. Porro GB, et al. Salsalate in the treatment of rheumatoid arthritis: a double-blind clinical and gastroscopic trial versus piroxicam: II—endoscopic evaluation. *J Int Med Res* 1989; 17: 320–3.
2. Souza Lima MA. Ulcers of the small bowel associated with stomach-bypassing salicylates. *Arch Intern Med* 1985; 145: 1139.

对肾脏的影响 有一则与使用双水杨酯有关的微小变化肾病综合征的病例[1]。

1. Vallès M, Tovar JL. Salsalate and minimal-change nephrotic syndrome. *Ann Intern Med* 1987; 107: 116.

对口腔的影响 发现一名77岁的男性因不正确使用双水杨酯片而导致舌溃疡性损伤[1]。该患者把药片放在舌下，而不是整个吞咽，致使长时间直接与舌接触。

1. Ruscin JM, Astroth JD. Lingual lesions secondary to prolonged contact with salsalate tablets. *Ann Pharmacother* 1998; 32: 1248.

药物相互作用

与水杨酸盐有关的药物相互作用见第23页阿司匹林。

药动学

双水杨酯不溶于酸性胃液内，但溶于小肠中。一分子的双水杨酯水解为两分子的水杨酸，水解同时发生在小肠内和母体化合物被吸收之后。关于水杨酸药动学附加的详细资料见阿司匹林（第23页）。并非所有吸收的双水杨酯被水解，大约13%的双水杨酯与葡糖苷酸结合物在尿中排泄，因此，当双水杨酯和阿司匹林以等摩尔当量给药时，从双水杨酯中可利用的水杨酸量少于从阿司匹林中得到的。

用途和用法

双水杨酯是一种水杨酸衍生物，与阿司匹林（第23页）类似，具有镇痛、抗炎和解热作用。它常用于疼痛和发热，也用于如骨关节炎和类风湿关节炎等发炎病症。用于炎症的常用初始口服剂量为每日3g，分成2～3次与食物同服；常用的维持剂量为每日2～4g，并根据药效调整。

制剂

USP 33: Salsalate Capsules; Salsalate Tablets.

专利制剂

USA: Amigesic; Argesic-SA; Artha-G; Disalcid; Marthritic; Salflex; Salsitab.

Sarracenia Purpurea 紫花瓶子草

Pitcher Plant.

Сарраценfunk Пурпурная

UNII — FOP08H143P.

简介

紫花瓶子草（瓶子草科）的根和叶已经以水蒸馏的形式被应用，局部注射给药，治疗神经肌肉或神经

疼痛。

制剂

专利制剂

Canad.: Sarapin; **USA:** Sarapin.

顺势疗法制剂 **Fr.:** Formule de l'Abbe Chaupitre no 8†.

Sodium Aurothiomalate (rINN) 金硫丁二钠

Aurothiomalate de Sodium; Aurotiomalato de sodio; Gold Sodium Thiomalate; Natrii aurothiomalas; Natrium-aurothiomalát; Natriumaurotiomalaatti; Natriumaurotiomalat; Sodium, aurothiomalate de; Sodium Aurothiosuccinate; Sodu aurotiojabłczan; Sodyum Orotiyomalat.

Натрия Ауротиомалат

CAS — 12244-57-4 (anhydrous xNa); 39377-38-3 (disodium monohydrate).
ATC — M01CB01.
ATC Vet — QM01CB01.
UNII — E4768ZY6GM.

Pharmacopoeias. In *Eur.* (see p.vii), *Jpn*, and *US.*

Ph. Eur. 6. 8 (Sodium Aurothiomalate) 一种（2RS）-2-(aurosulphanyl）丁二酸单钠和二钠的混合物。以干燥物质计算，它含有 44.5%～46.0% 的金和 10.8%～11.8% 的钠。一种细微、淡黄色、吸湿性的粉末。极易溶于水；几乎不溶于乙醇和二氯甲烷。10% 水溶液的 pH 值为 6.0～7.0。贮藏于密闭容器中。

USP 33 (Gold Sodium Thiomalate) 一种金硫代苹果酸［（硫代硫酸金钠）丁二酸］单钠和二钠的混合物（$C_4H_4AuNaO_4S=368.1$ 和 $C_4H_3AuNa_2O_4S=390.1$），以干燥的无乙醇和无甘油物质计算，分别含有 44.8%～49.6% 和 49.0%～52.5% 的金。10% 水溶液的 pH 值为 5.8～6.5。贮藏于密闭容器中，温度 25℃，允许偏差为 15～30℃。避光。

不良反应

一些报道反映了金硫丁二钠广泛的不良反应发生率。但是，一些报道认为，只要谨慎处置，大约只有三分之一的患者会有不良反应。还认为，约 5% 的患者会有严重的反应，而且某些反应是致命的。最常见的反应涉及皮肤与黏膜瘙痒（一种不耐受的早期体征）和最明显的口腔炎（常常有金属味）。瘙痒性疹常常在肌内注射 2～6 个月后，并需要停止治疗。其他影响皮肤和黏膜的反应包括红斑、斑丘疹、多形性红斑、风疹、湿疹、脂溢性皮炎、苔藓样皮疹、脱发、剥脱性皮炎、舌炎、咽炎、阴道炎、光敏反应和永久色素沉淀（金属沉着病）。

对血液的毒性作用包括嗜酸性红细胞增多症、血小板减少症、白细胞减少症、粒细白细胞缺乏症和再生障碍性贫血。

对肾的影响包括轻微短暂的蛋白尿，可能导致严重的蛋白尿、肾病和肾病。

报道的其他反应包括肺纤维化、呼吸困难、病毒性肝炎、胆汁淤积性黄疸、末梢神经炎、脑炎、精神病、发热以及包括小肠结肠炎的胃肠道疾病。金沉淀可能发生在眼。血管收缩或亚硝酸盐样反应，伴随虚弱、面红、心悸和昏厥，可能在注射金硫丁二钠后发生。注射后还可能引起局部刺激。

有时候，关节炎症状在最初加重。

某些金不良反应有免疫原成分。

1. Tozman ECS, Gottlieb NL. Adverse reactions with oral and parenteral gold preparations. *Med Toxicol* 1987; **2:** 177–89.
2. van Roon EN, et al. Parenteral gold preparations. Efficacy and safety of therapy after switching from aurothioglucose to aurothiomalate. *J Rheumatol* 2005; **32:** 1026–30.

对血液的影响 血液病，如嗜酸性红细胞增多症、白细胞减少症、粒细胞减少症和血小板减少症，已在接受金治疗的患者中发生。已经报道嗜酸性红细胞增多症为最常发生的血液病变[1]。估计血小板减少症出现于 1%～3% 接受金盐的患者[2]。

4 个儿童在第二次注射硫代葡萄糖金钠或金硫丁二钠后发生致命的消耗性凝血病[3]。

1. Foster RT. Eosinophilia—a marker of gold toxicity. *Can J Hosp Pharm* 1985; **85:** 150–1.
2. Coblyn JS. Gold-induced thrombocytopenia: a clinical and immunogenetic study of twenty-three patients. *Ann Intern Med* 1981; **95:** 178–81.
3. Jacobs JC, et al. Consumption coagulopathy after gold therapy for JRA. *J Pediatr* 1984; **105:** 674–5.

对心血管系统的影响 与金化合物有关的血管收缩或亚硝酸盐样反应通常是短暂的和自限性的，虽然它们可能是轻微的，但也有如心肌梗死、卒中、瞬间缺血发作和瞬间单眼视力丧失等并发症有单独报道[1]。大多数反应与金硫丁二钠有关（报道发病率为 4.7%），但是，也有因金诺芬和硫代葡萄糖金钠而发生的。对反应常常发生快速耐受，大多数患者能够继续治疗，但是，矛盾的是某些患者反复给药时严重性增加，接受金硫丁二钠的患者中 2.8% 可能再发性反应需要改变治疗。重要的是要区分这些反应与真正因金而导致的过敏性反应[1]。使用 ACEI 的患者可能亚硝酸盐样反应的危险会增加[2,3]。对反应后的几次注射，建议患者转换硫代葡萄糖金钠或减少 50% 剂量，斜卧注射并观察 20min[2]。

1. Ho M, Pullar T. Vasomotor reactions with gold. *Br J Rheumatol* 1997; **36:** 154–6.
2. Arthur AB, et al. Nitritoid reactions: case reports, review, and recommendations for management. *J Rheumatol* 2001; **28:** 2209–12.
3. Nixon J, Pande I. Gold, nitritoid reactions and angiotensin-converting enzyme inhibitors. *Rheumatology (Oxford)* 2006; **45:** 118–19.

对胃肠道的影响 已经发表一例因金硫丁二钠引起小肠结肠炎的报道[1]和与金治疗有关的 27 个病例回顾。与口服金有关的大肠炎，也见**金诺芬**项下，第25页。

1. Jackson CW, et al. Gold induced enterocolitis. *Gut* 1986; **27:** 452–56.

对免疫系统的影响 一名归因于金硫丁二钠的金治疗而发生免疫缺陷综合征患者的详细资料[1]如下。

1. Haskard DO, Macfarlane D. Adult acquired combined immune deficiency in a patient with rheumatoid arthritis on gold. *J R Soc Med* 1988; **81:** 548–9.

对肾脏的影响 在接受金硫丁二钠标准用法的 21 名患者中发现蛋白尿[1]。他们的蛋白尿严重程度差别很大，其中 11 名患者在治疗停止后 4 个月。8 名患者被认为出现肾综合征。蛋白尿的平均延续期为 11 个月，当治疗撤销时所有 21 名患者的症状都消退，在 24 个月时，3 名患者仍然有蛋白尿，直至 39 个月没有这些状况时才不再有蛋白尿。肾活组织检查显示各种类型的肾损伤。

接受金硫丁二钠或金诺芬患者中蛋白尿发病率的比较见**金诺芬**项下（第25页）。

1. Hall CL, et al. The natural course of gold nephropathy: long term study of 21 patients. *BMJ* 1987; **295:** 745–8.

对肺的影响 "金肺"一词常用于描述在开始金治疗后数周或数月出现的活动时呼吸困难、虚弱、干咳和不适等症状[1]。这些症状通常在开始金治疗后的几周或几月内发生，且与累计的药物剂量有关，多发生于累计使用数百毫克的患者，但也有少数累计使用剂量小于 100mg 的患者发生[2]。最终也可能发展为肺动脉瓣闭锁不全，偶尔会致死[3]。肺部的损伤通常在撤销金治疗后消退，虽然报道有持续性的症状。

也有报道出现与金诱发的肺部疾病有关的非细菌性栓塞性心内膜炎[4]。这被认为是金诱发的免疫复合物沉积的一种表现。

1. Sinha A, et al. Gold-induced pneumonitis: computed tomography findings in a patient with rheumatoid arthritis. *Rheumatology (Oxford)* 2001; **40:** 712–14.
2. Hafejee A, Burke MJ. Acute pneumonitis starting 2 hours after intramuscular gold administration in a patient with rheumatoid arthritis. *Ann Rheum Dis* 2004; **63:** 207–10.
3. Soler MJ, et al. Fatal, gold-induced pneumonitis. *Rheumatol Int* 2003; **23:** 207–10.
4. Kollef MH, et al. Nonbacterial thrombotic endocarditis associated with gold induced pulmonary disease. *Ann Intern Med* 1988; **108:** 903–4.

对甲的影响 一名接受金肌内注射的患有严重类风湿关节炎的 34 岁妇女在治疗 2 年后发现黄色变厚的趾甲和指甲[1]。虽然在停止治疗后指甲的生长有些改善，但一些淡黄色斑点在所有 20 个甲中依然存在。

1. Roest MAB, Ratnavel R. Yellow nails associated with gold therapy for rheumatoid arthritis. *Br J Dermatol* 2001; **145:** 855–6.

对神经系统的影响 与金盐有关的神经性并发症不经常发生，但可能包括周围神经病变、吉兰-巴雷综合征、肌纤维抽搐（肌肉纤维无意识地反复收缩）和脑病。以下为一些报道[1-6]。

1. Dick DJ, Raman D. The Guillain-Barre syndrome following gold therapy. *Scand J Rheumatol* 1982; **11:** 119–20.
2. Schlumpf U, et al. Neurologic complications induced by gold treatment. *Arthritis Rheum* 1983; **26:** 825–31.
3. Cerinic MM, et al. Gold polyneuropathy in juvenile rheumatoid arthritis. *BMJ* 1985; **290:** 1042.
4. Cohen M, et al. Acute disseminated encephalomyelitis as a complication of treatment with gold. *BMJ* 1985; **290:** 1179–80.
5. Dubowitz MN, et al. Gold-induced neuroencephalopathy responding to dimercaprol. *Lancet* 1991; **337:** 850–1.
6. Garrido JA, et al. Mioquimias inducidas por sales de oro. *Neurologia* 1995; **10:** 235–7.

对皮肤的影响 金沉着病是一种特殊的色素沉着，发生在接受胃肠外给予金盐的患者光照的皮肤中。在对 31 名因类风湿关节炎而接受肌内注射金硫丁二钠有金沉着病患者的研究[1]中，发现有超过阈当量 20mg/kg 的金含量的明显变化。色素沉着的严重程度取决于累积的剂量。金的病灶聚集沉淀在网状和乳突状的真皮中，在黑色素方面没有明显的增加。色素沉着是永久性的，但为良性，尽管化妆的作用可能会引起某些患者不适。预防金沉着病是困难的，但避免日光照射可能有帮助。

1. Smith RW, et al. Chrysiasis revisited: a clinical and pathological study. *Br J Dermatol* 1995; **133:** 671–8.

超敏反应 许多与金治疗有关的不良反应有免疫学基础。对金接触过敏的患者在肌内注射金硫丁二钠时可能显示与细胞因子释放有关的潮红[1]。在金硫丁二钠注射液[2]和硫代葡萄糖金钠注射液中可检测到少量的镍，已经提示金治疗也可能加剧或诱发对镍的超敏反应[2-4]。

过敏反应可能偶尔[5]发生，但血管收缩或"亚硝酸盐样的"反应（见上文对**心血管系统的影响**项下）也许会产生类似的症状。

1. Möller H, et al. The flare-up reactions after systemic provocation in contact allergy to nickel and gold. *Contact Dermatitis* 1999; **40:** 200–4.
2. Choy EHS, et al. Nickel contamination of gold salts: link with gold-induced skin rash. *Br J Rheumatol* 1997; **36:** 1054–8.
3. Wijnands MJH, et al. Chrysotherapy provoking exacerbation of contact hypersensitivity to nickel. *Lancet* 1990; **335:** 867–8.
4. Fulton RA, et al. Another hazard of gold therapy? *Ann Rheum Dis* 1982; **41:** 100–1.
5. Neustadt DH. Another anaphylactic reaction after gold (aurothiomalate) injection. *J Rheumatol* 1995; **22:** 190.

胰腺炎 曾提示报道发生在一名接受金注射的妇女和一名口服金治疗的妇女的胰腺炎可能是因过敏反应引起的[1]。

1. Eisemann AD, et al. Pancreatitis and gold treatment of rheumatoid arthritis. *Ann Intern Med* 1989; **111:** 860–1.

不良反应的处置

金不良反应的处置通常是对症的，当金治疗撤销时大多数反应消退。在严重的情况下，可以使用如二巯丙醇（参见 M37 第1386页）的螯合剂。

注意事项

金治疗禁用于剥脱性皮炎、系统性红斑狼疮、坏死性小肠结肠炎和肺纤维化。应慎用于老年和肾或肝有损伤患者，若肾病或肝病严重，也应禁用。有血液病史或曾对重金属有毒性作用的患者以及虚弱的患者，都不应该给予金盐。

建议糖尿病和心力衰竭患者在给予金药前必须严格控制。有风疹、湿疹或结肠炎史的患者治疗应当谨慎。磺化氧化作用状态差的患者更易产生金硫丁二钠的不良反应。

与其他可能诱导血液病的治疗一起使用金化合物，无论如何必须谨慎。

由于存在血管收缩反应的危险，患者在每次注射后应保持斜卧状态约 10min。

每次注射前应测定尿白蛋白和进行全血细胞记数。接受金化合物的患者，无论是口服还是胃肠外，都应被提醒要汇报出现的咽喉痛、舌痛、金属味、瘙痒症、疹、口腔溃疡、易碰伤、紫癜、鼻血、牙龈出血、无法解释的出血、月经过多、发热、消化不良、腹泻或莫名其妙的不适。也应汇报发生的呼吸急促或咳嗽。金治疗期间诸如嗜酸性红细胞增多、蛋白尿、瘙痒症和疹等反应必须在继续治疗前加以解决。

注册药品信息建议应当每年进行 X 线胸透。

哺乳 American Academy of Pediatrics 认为金化合物通常与哺乳相容[1]。

金已在乳汁中被检测到[2-4]，并发现结合到母乳喂养婴儿的红细胞中[2,3]。在一份母乳喂养婴儿的报道[4]中，计算出婴儿接受按体重调节的金剂量超出了由母亲接受的，虽然婴儿在哺乳的 100 天中并未显示任何疾病，且在其后发育正常。尽管如此，由于接触相对较高，建议对母乳喂养婴儿应当严格监护。

1. American Academy of Pediatrics. The transfer of drugs and other chemicals into human milk. *Pediatrics* 2001; **108**: 776–89. [Retired May 2010] Correction. *ibid*; 1029. Also available at: http://aappolicy.aappublications.org/cgi/content/full/pediatrics%3b108/3/776 (accessed 13/11/06)
2. Blau SP. Metabolism of gold during lactation. *Arthritis Rheum* 1973; **16**: 777–8.
3. Needs CJ, Brooks PM. Antirheumatic medication during lactation. *Br J Rheumatol* 1985; **24**: 291–7.
4. Bennett PN, *et al.* Use of sodium aurothiomalate during lactation. *Br J Clin Pharmacol* 1990; **29**: 777–9.

卟啉病　金硫丁二钠与卟啉病的急性发作有关，认为对有卟啉病的患者是不安全的。

妊娠　虽然有一些在子宫内接触金化合物后出生的健康新生儿[1,2]，但动物研究和一名接受金硫丁二钠治疗的妇女生产出畸形婴儿的报道[1]，使人们认为金可能有致畸作用。注册药品信息建议，在妊娠期应当避免使用金硫丁二钠。

1. Rogers JG, *et al.* Possible teratogenic effects of gold. *Aust Paediatr J* 1993; **16**: 194–5.
2. Bennett PN, *et al.* Use of sodium aurothiomalate during lactation. *Br J Clin Pharmacol* 1990; **29**: 777–9.

药物相互作用

当金化合物与其他有肾毒性、肝毒性或骨髓抑制的药物一起给药时，存在增加毒性的危险。金化合物与青霉胺一起使用可能增加血液病或肾不良反应的危险。

关于用金盐引起青霉胺毒性以往的治疗效果的讨论，参见 M37 第1399页。当使用 ACE 抑制剂的患者给予金化合物时，可能增加亚硝酸盐样反应的危险，见上文对心血管系统的影响。

ACEI　正服用 ACEI 的患者使用金化合物时，可能会增加亚硝酸盐样反应的危险性，见上文对**心血管系统的影响**。

青霉胺　金盐影响青霉胺毒性作用的讨论，参见 M37 第1399页。

药物学

金硫丁二钠在肌内注射后被迅速吸收，85％～95％与血浆蛋白质结合。以每周 50mg 的剂量给药，在 5～8 周内达到 3～5μg/ml 的稳态金血清浓度。它广泛分布到身体的组织和体液，包括滑膜液，并在体内蓄积。

金血清的半衰期为 5～6 天，但在连续剂量后其半衰期增加，一个疗程后，由于金存在于身体的深层房室，1 年或更长的时间内可能在尿中发现。金硫丁二钠主要通过尿排泄，少部分经粪便排泄。

当金硫丁二钠给予母亲时，在胎儿中已经检测到金。金可分布到乳汁中。

1. Blocka KLN, *et al.* Clinical pharmacokinetics of oral and injectable gold compounds. *Clin Pharmacokinet* 1986; **11**: 133–43.
2. Tett SE. Clinical pharmacokinetics of slow-acting antirheumatic drugs. *Clin Pharmacokinet* 1993; **25**: 392–407.

用途和用法

金硫丁二钠和其他金化合物因抗炎作用，主要用于活动性和进行性的类风湿关节炎和进行性的青少年特发性关节炎，它们也有益于银屑病关节炎（见下文**风湿病**）。通常作为患者缓解病情抗风湿药（DMARDs），这些患者的症状单用 NSAID 没有反应或不足以控制。

金硫丁二钠治疗只应该在试验设施可进行上文**注意事项**规定的检测的地方给药。

金硫丁二钠可深层肌内注射给药，注射区域应当轻轻地按摩，由于可能有血管收缩反应，患者必须在每次注射后保持斜卧状态 10min，并密切观察 30min。在英国，为试验患者的耐受性，第一个星期给药 10mg。如果满意，随后的剂量可以以间隔 1 周 50mg，直至病情有减轻的迹象，然后剂量的间隔增加到 2 周，直至病情充分得到缓解，而后间隔逐步增加到每 4～6 周。在缓解后，治疗可以一直延续至 5 年。

只有给药总量达到 300～500mg，才能看到改善。假如在给药总量（不包括试验剂量）已经达到 1g 仍然没有明显的改善，治疗应该停止，若无毒性，可在下一个 6 周中每周给药 100mg，若按此剂量无反应，则应当尝试其他形式的治疗。在接受维持量治疗病旧病复发的患者中，剂量的间隔应该减为少于 1 周，在得到控制之前不应该再增加，但是，若 2 个月内没有反应，应该采用交替的治疗。重要的是避免完全复发，因为第二次金治疗通常是无效的。

青少年特发性关节炎的用量，见下文**儿童用法**。

当开始用金硫丁二钠治疗时，NSAIDs 可以继续使用。

已经使用的其他金化合物包括金诺芬（第25页）、金硫葡糖（第26页）、金硫丙醇（第26页）、角蛋白金（第60页）和硫代硫酸金钠（见下文）。

儿童用法　对于进展期的青少年特发性关节炎的患儿，金硫丁二钠的推荐最初剂量为每周 1mg/kg，深部肌注；最大可至每周 50mg（可用最初计算每周剂量的 1/10～1/5 给予 2～3 周来测试患者的耐受）。每周的剂量持续到症状缓解的迹象出现之时，从那时起，给药间隔可调整为每 2 周。当症状完全缓解时，给予间隔可逐渐调整为每 4 周。如果 20 周后，症状还未改善，剂量可以轻微增加或试用另一种抗风湿药。

在英国，金化合物不再用于青少年特发性关节炎的治疗，见下文的**风湿病**项下。

哮喘　关于胃肠外给予金化合物治疗哮喘的评论，见第25页**金诺芬**项下。

天疱疮和类天疱疮　皮质激素对于天疱疮和类天疱疮的发疱（参见 M37 第1441页）是主要的治疗方法。已经同时使用金肌内注射治疗以减少皮质激素的用量，虽然皮质激素用量缺乏证据[1,2]。已建议对那些不能耐受皮质激素或禁用的患者应该保留金治疗[1]。

1. Bystryn J-C, Steinman NM. The adjuvant therapy of pemphigus: an update. *Arch Dermatol* 1996; **132**: 203–12.
2. Pandya AG, Dyke C. Treatment of pemphigus with gold. *Arch Dermatol* 1998; **134**: 1104–7.

风湿病　金化合物属于缓解病情抗风湿药（DMARDs），可用于治疗类风湿关节炎（第12页）。尽管有毒性，但金肌内注射已经长期用于治疗类风湿关节炎[1~4]，并且常常在测定其他治疗功效时作为标准。口服金的毒性较小，但效力也较小。还不清楚在可用的肌内注射各种形式之间是否存在差别，但在由硫代葡萄糖金改为金硫丁二钠的 120 名患者的研究[5]中发现，29 名在 12 个月撤销了后面的药，大多数因缺乏效果或产生了前面的药没有看到的不良反应。

金化合物曾用于青少年特发性关节炎的治疗（第11页）；然而。*BNFC 2009* 建议金不再用于此适应证（青少年特发性关节炎的推荐用量见上文**儿童用法**项下）。

金化合物可能还有益于银屑病关节炎（见第13页**脊椎关节病**项下）。

1. Epstein WV, *et al.* Effect of parenterally administered gold therapy on the course of adult rheumatoid arthritis. *Ann Intern Med* 1991; **114**: 437–44.
2. Anonymous. Gold therapy in rheumatoid arthritis. *Lancet* 1991; **338**: 19–20.
3. Klinkhoff AV, Teufel A. How low can you go? Use of very low dosage of gold in patients with mucocutaneous reactions. *J Rheumatol* 1995; **22**: 1657–9.
4. Clark P, *et al.* Injectable gold for rheumatoid arthritis. Available in The Cochrane Database of Systematic Reviews; Issue 4. Chichester: John Wiley; 1997 (accessed 13/11/06).
5. van Roon, EN, *et al.* Parenteral gold preparations: efficacy and safety of therapy after switching from aurothioglucose to aurothiomalate. *J Rheumatol* 2005; **32**: 1026–30.

制剂

BP 2010: Sodium Aurothiomalate Injection;
USP 33: Gold Sodium Thiomalate Injection.

专利制剂

Austral.: Myocrisin; **Austria:** Tauredon†; **Canad.:** Myochrysine; **Cz.:** Tauredon; **Denm.:** Myocrisin; **Fin.:** Myocrisin; **Ger.:** Tauredon; **Gr.:** Miocrin; Tauredon; Tuaredon†; **Hung.:** Tauredon†; **Irl.:** Myocrisin†; **Neth.:** Tauredon; **Norw.:** Myocrisin; **NZ:** Myocrisin; **Port.:** Tauredon; **Singapore:** Miocrin; **Spain:** Miocrin; **Swed.:** Myocrisin; **Switz.:** Tauredon; **Thai.:** Myocrisin; **UK:** Myocrisin; **Ukr.:** Tauredon (Тауредон); **USA:** Aurolate; Myochrysine.

Sodium Aurotiosulfate (*rINN*)　硫代硫酸金钠

Aurotiosulfate de Sodium; Aurotiosulfato de sodio; Gold Sodium Thiosulfate; Natrii Aurotiosulfas; Natrii Aurotiosulphas; Natriumaurotiosulfaatti; Natriumaurotiosulfate; Sodium Aurothiosulphate; Sodium Dithiosulfatoaurate.

Натрия Ауротиосульфат

$Na_3Au(S_2O_3)_2, 2H_2O = 526.2.$
CAS — 10233-88-2 (anhydrous sodium aurotiosulfate); 10210-36-3 (sodium aurotiosulfate dihydrate).
ATC — M01CB02.
ATC Vet — QM01CB02.
UNII — CKS1YQ9W1J (sodium aurotiosulfate dihydrate); 6GKU52ZCI0 (anhydrous sodium aurotiosulfate).

简介

硫代硫酸金钠含金成分约 37％。它的作用和用途与金硫丁二钠（第117页）类似。已用于肌内注射治疗类风湿关节炎（第 12 页），常用剂量为每 5～7 天 56.1mg。

制剂
专利制剂
Arg.: Crytion; **Chile:** Crytioro; **Ital.:** Fosfocrisolo.

Sodium Gentisate (*rINN*)　龙胆酸钠

Gentisate de Sodium; Gentisato de sodio; Gentisato Sodico; Natrii Gentisas. Sodium 2,5-dihydroxybenzoate dihydrate.

Натрия Гентизат

$C_7H_5NaO_4, 2H_2O = 212.1.$
CAS — 490-79-9 (gentisic acid); 4955-90-2 (anhydrous sodium gentisate).
UNII — DX2PUD5H82 (anhydrous sodium gentisate); Y75S7S5FI3 (sodium gentisate hydrate).

(gentisic acid)

Pharmacopoeias. In *Fr.*

简介

龙胆酸钠已用作治疗肌肉骨骼和关节疾病的镇痛药。它也用作防腐剂。

Sodium Salicylate 水杨酸钠

Natrii salicylas; Natrio salicilatas; Natriumsalicylat; Natriumsalisylaatti; Nátrium-szalicilát; Salicilato sódico; Salicylan sodný; Sodium, salicylate de; Sodu salicylan; Sodyum Salisilat. Sodium 2-hydroxy-benzoate.

Салицилат Натрия

$C_7H_5NaO_3 = 160.1.$
CAS — 54-21-7.
ATC — N02BA04.
ATC Vet — QN02BA04.
UNII — WIQ1H85SYP.

Pharmacopoeias. In *Eur.* (see p.vii), *Int.*, *Jpn*, *US*, and *Viet.*
Ph. Eur. 6. 8（Sodium Salicylate）　无色细微结晶状或发亮薄片，或白色或类白色结晶性粉末。易溶于水；略溶于乙醇。贮藏于密闭容器中。
USP 33（Sodium Salicylate）　无定形或微晶状粉末或鳞片。无色或淡粉色，无臭或有微臭。新配制的 10％水溶液用石蕊测试为中性或酸性。易溶于水（缓慢地）和甘油；极易溶于沸水和沸乙醇；缓慢地溶于乙醇。避光。

不良反应、处置和注意事项

参见第20页**阿司匹林**。

虽然水杨酸钠已经用于治疗风湿性发热，但是它的高钠含量可使有心脏并发症的患者产生问题。

由于存在 Reye 综合征的危险，一般不推荐儿童使用阿司匹林和其他乙酰水杨酸盐，除非有特殊适应证。某些注册药品信息将此注意事项扩大到水杨酸钠。

对眼的影响　有报道称，一名在 2 个月内每日口服 6g 水杨酸钠的 60 岁妇女和一名 40 天内每日口服 4g 水杨酸钠的 10 岁女孩发生视网膜出血[1]。在这两个病例中，治疗停止后，出血逐渐消退。

1. Mortada A, Abboud I. Retinal haemorrhages after prolonged use of salicylates. *Br J Ophthalmol* 1973; **57**: 199–200.

药物相互作用

与水杨酸盐有关的药物相互作用见第23页**阿司匹林**。

用途和用法

水杨酸钠是水杨酸的衍生物，与阿司匹林（第23

页）类似，具有镇痛、抗炎和解热作用。1g 水杨酸钠相当于约 1.1g 阿司匹林。用于疼痛、发热和如骨关节炎与类风湿关节炎等风湿性疾病的治疗。用于疼痛或发热的水杨酸钠的口服常用剂量为按需要每 4h 325～650mg。用于风湿性疾病的口服剂量为每日 3.6～5.4g，分次服用。水杨酸钠也用于风湿性发热的对症治疗，但其高钠含量可能使有心脏并发症的患者产生问题。

水杨酸钠也用静脉输注和局部给药。

制剂
USP 33: Sodium Salicylate Tablets.

专利制剂

Canad.: Dodds; Saliject; **NZ:** Hairscience Shampoo†; **Turk.:** Enter-Sal; **UK:** Jackson's Pain & Fever; **USA:** Avosil.

多组分制剂　　**Braz.:** A Saude da Mulher; Abacateirol†; Pilulas De Witt's†; **Canad.:** Plax; **Chile:** Eucerin Shampoo Anticaspa†; Eucerin Shampoo para el Tratamiento de la Caspa; **Fr.:** Brulex; **Hong Kong:** Gly Thymol; Glycerine Thymol Co; **Irl.:** TCP; **Mon.:** Glyco-Thymoline; **S.Afr.:** Colphen†; Doans Backache Pills†; Ilvico†; TCP†; **UK:** Antiseptic Mouthwash; Doans Backache Pills; TCP; **USA:** Cystex; Scot-Tussin Original 5-Action; Tussirex; **Venez.:** Boncilin†; Inquilim†.

顺势疗法制剂　**Canad.:** Nettle Rash L88†; Urarthone†; **Fr.:** Euphorbium Complexe No 88; Urarthone.

Sodium Thiosalicylate 硫代水杨酸钠

Tiosalicilato sódico. Sodium 2-sulfanylbenzoate.

Тиосалицилат Натрия

$C_7H_5O_2NaS = 176.2$.
CAS — 134-23-6.
UNII — C2D9ITW04B.

简介
硫代水杨酸钠是水杨酸的衍生物（见第20页**阿司匹林**），常用于胃肠外给药治疗肌肉骨骼疾病、骨关节炎、风湿性发热和急性痛风。

制剂
专利制剂

USA: Rexolate†.

Sufentanil (BAN, rINN) ⊗舒芬太尼

R-30730; Sufentaniili; Sufentanilis; Sufentanilo; Sufentanilum; Szufentanil. N-{4-(Methoxymethyl)-1-[2-(2-thienyl)ethyl]-4-piperidyl}propionanilide.

Суфентанил

$C_{22}H_{30}N_2O_2S = 386.6$.
CAS — 56030-54-7.
ATC — N01AH03.
ATC Vet — QN01AH03.
UNII — AFE2YW0IIZ.

Pharmacopoeias. In Eur. (see p.vii).

Ph. Eur. 6. 8（Sufentanil）　白色或几乎白色粉末。几乎不溶于水；易溶于乙醇和甲醇。避光。

Sufentanil Citrate (BANM, USAN, rINNM) ⊗枸橼酸舒芬太尼

Citrato de sufentanilo; R-33800; Sufentaniilisitraatti; Sufentanil citrát; Sufentanil, citrate de; Sufentanil Sitrat; Sufentanilcitrat; Sufentanili citras; Sufentanilio citratas; Szufentanil-citrát. N-{4-(Methoxymethyl)-1-[2-(2-thienyl)ethyl]-4-piperidyl}propionanilide citrate.

Суфентанила Цитрат

$C_{22}H_{30}N_2O_2S, C_6H_8O_7 = 578.7$.
CAS — 60561-17-3.
ATC — N01AH03.
ATC Vet — QN01AH03.
UNII — S9ZFX8403R.

Pharmacopoeias. In Eur. (see p.vii) and US.

Ph. Eur. 6. 8（Sufentanil Citrate）　白色或几乎白色粉末。溶于水和乙醇；易溶于甲醇。避光。

USP 33（Sufentanil Citrate）　白色粉末。溶于水；略溶于乙醇、丙酮和氯仿；易溶于甲醇。贮藏温度 25℃，允许偏差为 15～30℃。

稳定性　舒芬太尼（枸橼酸盐）用 0.9% 氯化钠溶解成 50μg/ml 的溶液，室温下贮藏于患者自控系统的 PVC 容器中至少可稳定 14 天[1]。

1. Chapalain-Pargarde S, et al. Microbiological and physicochemical stability of fentanyl and sufentanil solutions for patient-controlled delivery systems. J Pain Symptom Manage 2006; 32: 90–7.

依赖性和戒断症状
参见第96页阿片类镇痛药。

不良反应、处置和注意事项
参见第97页阿片类镇痛药和第54页芬太尼。

哺乳　在剖宫产后第一天连续硬膜外注入舒芬太尼的 7 名妇女中，她们的初乳和血清中的舒芬太尼浓度类似。鉴于口服有效性差，这个数量不至于危害母乳喂养的婴儿，母体使用硬膜外 5μg/h 的剂量被认为对婴儿是安全的[1]。

1. Ausseur A, et al. Continuous epidural infusion of sufentanil after caesarean section: concentration in breast milk. Br J Anaesth 1994; 72 (suppl 1): 106.

对心血管系统的影响　关于舒芬太尼与某些其他阿片类比较对组胺释放的影响，见第107页**哌替啶**项下。

对神经系统的影响　已有报道，少数接受舒芬太尼的患者发生强直阵挛性发作或癫痫[1]。在一名 EEG 记录[2]的患者中没有大脑皮质癫痫发作活动的证据，提示肌阵挛并非为惊厥或癫痫。

1. Zaccara G, et al. Clinical features, pathogenesis and management of drug-induced seizures. Drug Safety 1990; 5: 109–51.
2. Bowdle TA. Myoclonus following sufentanil without EEG seizure activity. Anesthesiology 1987; 67: 593–5.

对呼吸系统的影响　舒芬太尼像其他阿片类镇痛药一样，引起与剂量相关的呼吸抑制。在一些报道称，术后早期用舒芬太尼麻醉时，存在与胸壁强直关联的明显的呼吸抑制[1,2]。有报道称术后镇痛[3]和控制分娩痛[4]时鞘内注射舒芬太尼，可引起呼吸抑制。一项为期 6 年的回顾性图表综述[3]，发现在使用鞘内注射舒芬太尼来控制分娩痛的 4870 名患者中，只有一例发生呼吸停止的报道。

1. Goldberg M, et al. Postoperative rigidity following sufentanil administration. Anesthesiology 1985; 63: 199–201.
2. Chang J, Fish KJ. Acute respiratory arrest and rigidity after anesthesia with sufentanil: a case report. Anesthesiology 1985; 63: 710–11.
3. Fournier R, et al. Respiratory depression after 5 μgrams of intrathecal sufentanil. Anesth Analg 1998; 87: 1377–8.
4. Ferouz F, et al. Risk of respiratory arrest after intrathecal sufentanil. Anesth Analg 1997; 85: 1088–90.

老年人　在老年患者中，舒芬太尼的药动学在不同的研究中是不相同的，但一份评论[1]认为，没有全面的证据表明在老年人与比较年轻的成人之间有什么不同。尽管如此，像使用芬太尼一样，还是建议老年人要减少起始剂量。

1. Monk JP, et al. Sufentanil: a review of its pharmacological properties and therapeutic use. Drugs 1988; 36: 286–313.

管理　避免接触皮肤和吸入枸橼酸舒芬太尼微粒。

肥胖　在肥胖受试者中，舒芬太尼的消除半衰期和分布容积增加[1,2]。注册药品信息推荐，超过理想体重 20% 的肥胖患者的舒芬太尼剂量应该根据患者的瘦体重的基础来决定。

1. Schwartz AE, et al. Pharmacokinetics of sufentanil in the obese. Anesthesiology 1986; 65 (suppl 3A): A562.
2. Schwartz AE, et al. Pharmacokinetics of sufentanil in obese patients. Anesth Analg 1991; 73: 790–3.

药物相互作用
与阿片类镇痛药有关的药物相互作用，见第98页。

苯二氮䓬类　有关合用阿片类药物如舒芬太尼和苯二氮䓬类的作用，参见 M37 第960页**地西泮**的药物相互作用项下的**镇痛药**。

药动学
胃肠外给予的枸橼酸舒芬太尼起效迅速，作用持续时间短。舒芬太尼的终末消除半衰期约为 2.5h。它与血浆蛋白广泛结合（约 90%）。在肝和小肠内通过 N-脱羟作用和 O-脱甲基作用代谢，代谢物从尿和粪中排出。24h 内约 80% 给药剂量的药物排出，其中 2% 以原形的形式消除。舒芬太尼可透过胎盘，并可分布到乳汁。

舒芬太尼的药动学已有综述[1,2]。舒芬太尼脂溶性强。像阿芬太尼一样，它与血浆蛋白结合程度高，主要是 α_1-酸性糖蛋白。消除半衰期介于阿芬太尼和芬太尼之间。舒芬太尼制药商给出了三房室药动学模型的值，包括 1.4min 分布半衰期、17.1min 再分布半衰期和 164min 消除半衰期。与阿芬太尼相比，其蓄积相当有限。实际上，舒芬太尼的药动学可能依随年龄、患者的状况和执行的程序各有不同。例如，已报道舒芬太尼的消除半衰期在进行心脏手术的患者（595min）[3]、过度通气的患者（232min）[4]、进行腹部大动脉手术（大于12h）[5]的患者和镇静状态下的重症监护通气的患者（25.5h）[6]中会更长些。

1. Monk JP, et al. Sufentanil: a review of its pharmacological properties and therapeutic use. Drugs 1988; 36: 286–313.
2. Scholz J, et al. Clinical pharmacokinetics of alfentanil, fentanyl and sufentanil: an update. Clin Pharmacokinet 1996; 31: 275–92.
3. Howie MB, et al. Serum concentrations of sufentanil and fentanyl in the post-operative course in cardiac surgery patients. Anesthesiology 1984; 61: A131.
4. Schwartz AE, et al. Pharmacokinetics of sufentanil in neurosurgical patients undergoing hyperventilation. Br J Anaesth 1989; 63: 385–8.
5. Hudson RJ, et al. Pharmacokinetics of sufentanil in patients undergoing abdominal aortic surgery. Anesthesiology 1989; 70: 426–31.
6. Ethuin F, et al. Pharmacokinetics of long-term sufentanil infusion for sedation in ICU patients. Intensive Care Med 2003; 29: 1916–20.

用法　舒芬太尼以硬膜外[1,2]、鞘内[1]和经皮[3]给药的药动学参考文献如下。

1. Ionescu TI, et al. Pharmacokinetic study of extradural and intrathecal sufentanil anaesthesia for major surgery. Br J Anaesth 1991; 66: 458–64.
2. Hansdottir V, et al. The cerebrospinal fluid and plasma pharmacokinetics of sufentanil after thoracic or lumbar epidural administration. Anesth Analg 1995; 80: 724–9.
3. Sebel PS, et al. Transdermal absorption of fentanyl and sufentanil in man. Eur J Clin Pharmacol 1987; 32: 529–31.

儿童　新生儿（1个月以下）比婴儿（1个月～2岁）、儿童和青少年具有明显较低的血浆清除率和更长的消除半衰期[1]。另外，发现患有心脏病的婴儿和较小的儿童（1个月～3岁）比成人具有更高的清除率和更短的消除半衰期[2]。已注意到无心、肾、或肝病史的更大的（2～8岁）儿童比成人有更短的半衰期和更高的清除率[3]。

1. Greeley WJ, et al. Sufentanil pharmacokinetics in pediatric cardiovascular patients. Anesth Analg 1987; 66: 1067–72.
2. Davis PJ, et al. Pharmacodynamics and pharmacokinetics of high-dose sufentanil in infants and children undergoing cardiac surgery. Anesth Analg 1987; 66: 203–8.
3. Guay J, et al. Pharmacokinetics of sufentanil in normal children. Can J Anaesth 1992; 39: 14–20.

肝损伤　由于舒芬太尼有效的肝提取和清除率[1]，预期肝功能不全可能会影响其药动学。但是，发现肝硬化和非肝硬化患者在使用舒芬太尼单次剂量后，消除动力学和血浆蛋白结合相似[2]。

1. Schedewie H, et al. Sufentanil and fentanyl hepatic extraction rate and clearance in obese patients undergoing gastroplasty. Clin Pharmacol Ther 1988; 43: 132.
2. Chauvin M, et al. Sufentanil pharmacokinetics in patients with cirrhosis. Anesth Analg 1989; 68: 1–4.

肾损伤　已报道慢性肾衰竭患者舒芬太尼的药动学不受影响[1]，虽然已发现此患者的舒芬太尼血浆浓度升高[2]。

1. Sear JW. Sufentanil disposition in patients undergoing renal transplantation: influence of choice of kinetic model. Br J Anaesth 1989; 63: 60–7.
2. Wiggum DC, et al. Postoperative respiratory depression and elevated sufentanil levels in a patient with chronic renal failure. Anesthesiology 1985; 63: 708–10.

用途和用法
舒芬太尼是苯基哌啶衍生物，是一种与芬太尼（第56页）相关的阿片类镇痛药（第98页）。它是高脂溶性的，比芬太尼更有效。舒芬太尼作为镇痛辅助药用于麻醉以及在需要辅助通气的过程中作为基础麻醉药。它起效迅速，并比芬太尼恢复更快。也作为镇痛药用于术后疼痛及分娩疼痛的处置。

舒芬太尼以枸橼酸盐静脉给药，或缓慢注射，或输注，或硬膜外给药。剂量以碱基表达，15μg 枸橼酸舒

芬太尼约相当于 10μg 舒芬太尼。对于老年和虚弱的患者建议采用较小的起始剂量。对于超过理想体重 20% 的肥胖患者，舒芬太尼剂量应该按照患者的瘦体重为基础来确定。儿童用量详见下文。

在所有的患者中，追加的维持剂量应该基于个体的反应和过程的长短。剂量达到相当于 8μg/kg 的舒芬太尼产生较深的镇痛作用。更高剂量产生深度麻醉，但与延长呼吸抑制有关，术后期可能需要辅助通气。

在作为氧化亚氮和氧气麻醉时的**镇痛辅助药**使用、手术过程长达 8h 的情况下，其总静脉给药剂量不应该超过每小时 1μg/kg 剂量，随后在手术期间必要时附加注射 10～50μg，或者用适当的连续或间断输注给药，以使每小时总的剂量不被超过。因此，对于一次长达 1～2h 的手术，总剂量会在 1～2μg/kg，而插管前给药 0.75～1.5μg/kg。

当大手术中用作**初始麻醉**药时，以 8～30μg/kg 的静脉剂量给药与 100%氧气一起给药，25～30μg/kg 的剂量阻断包括儿茶酚胺释放的交感神经反应，适合于如心血管或神经外科手术过程。麻醉可以用附加注射 0.5～10μg/kg 或者适当的连续或间断输注给药来维持，以至过程中的总剂量不超过 30μg/kg。

对于术后的**疼痛**处置，舒芬太尼以 30～60μg 的起始剂量硬膜外给药，可镇痛 4～6h。如果需要，可以在间隔不少于 1h 的情况下追加最多 25μg 的推注给药。

对于生产和分娩，舒芬太尼也可以硬膜外给药来缓解疼痛（见下文）。推荐剂量为 10～15μg，与含或不含肾上腺素的 10ml 0.125%布比卡因（或等量）一起给药，该剂量可以在间隔不少于 1h 重复给药 2 次，直至分娩。舒芬太尼的总剂量不应该超过 30μg。

1. Monk JP, et al. Sufentanil: a review of its pharmacological properties and therapeutic use. *Drugs* 1988; **36**: 286–313.
2. Clotz MA, Nahata MC. Clinical uses of fentanyl, sufentanil, and alfentanil. *Clin Pharm* 1991; **10**: 581–93.
3. Savoia G, et al. Sufentanil: an overview of its use for acute pain management. *Minerva Anestesiol* 2001; **67** (suppl 1): 206–16.

用法 舒芬太尼通常静脉给药，但硬膜外途径也使用（见下文）。鼻内（见下文**麻醉、疼痛**和**镇痛**项下）或鞘内（见下文）和舌下（见下文**疼痛**项下）用法也已试过。

硬膜外 在一份健康受试者[1]的硬膜外舒芬太尼实验室评价中，50μg 的剂量镇痛 2～3h，加入肾上腺素可增强和延长镇痛，减少呼吸和其他不良反应，特别是嗜睡。用硬膜外舒芬太尼或芬太尼在剖宫产后提供了有效的术后镇痛作用并产生相应的不良反应[2]。20～30μg 的舒芬太尼剂量显示了相等的效应，比 10μg 剂量在更长的时间内提供了更强的镇痛作用。在分娩期间，舒芬太尼加入局部麻醉药如布比卡因减少了局部麻醉药的用量[3]利用硬膜外舒芬太尼（单独或合用）有效的术后镇痛作用。舒芬太尼与局部麻醉药（罗哌卡因或布比卡因）结合可用于患者自控的硬膜外镇痛（PCEA）[5–9]，虽然以前的研究曾提示，单独使用舒芬太尼的 PCEA 与用静脉注射吗啡对患者自控镇痛相比没有优势[10]。

儿童用硬膜外舒芬太尼已达到有效的镇痛[11]。

1. Klepper ID, et al. Analgesic and respiratory effects of extradural sufentanil in volunteers and the influence of adrenaline as an adjuvant. *Br J Anaesth* 1987; **59**: 1147–56.
2. Grass JA, et al. A randomized, double-blind, dose-response comparison of epidural fentanyl versus sufentanil analgesia after cesarean section. *Anesth Analg* 1997; **85**: 365–71.
3. Buyse I, et al. Effect of sufentanil on minimum local analgesic concentrations of epidural bupivacaine, ropivacaine and levobupivacaine in nullipara in early labour. *Int J Obstet Anesth* 2007; **16**: 22–8.
4. Reynolds F. Extradural opioids in labour. *Br J Anaesth* 1989; **63**: 251–3.
5. Gogarten W, et al. A multicentre trial comparing different concentrations of ropivacaine plus sufentanil with bupivacaine plus sufentanil for patient-controlled epidural analgesia in labour. *Eur J Anaesthesiol* 2004; **21**: 38–45.
6. Boselli E, et al. Background infusion is not beneficial during labor patient-controlled analgesia with 0.1% ropivacaine plus 0.5 microg/ml sufentanil. *Anesthesiology* 2004; **100**: 968–72.
7. Bremerich DH, et al. Comparison of continuous background infusion plus demand dose and demand-only parturient-controlled epidural analgesia (PCEA) using ropivacaine combined with sufentanil for labor and delivery. *Int J Obstet Anesth* 2005; **14**: 114–20.
8. Missant C, et al. Patient-controlled epidural analgesia following combined spinal-epidural analgesia in labour: the effects of adding a continuous epidural infusion. *Anaesth Intensive Care* 2005; **33**: 452–6.
9. Schenk MR, et al. Postoperative analgesia after major spine surgery: patient-controlled epidural analgesia versus patient-controlled intravenous analgesia. *Anesth Analg* 2006; **103**: 1311–17.
10. Grass JA, et al. Patient-controlled analgesia after cesarean delivery: epidural sufentanil versus intravenous morphine. *Reg Anesth* 1994; **19**: 90–7.
11. Benlabed M, et al. Analgesia and ventilatory response to CO₂ following epidural sufentanil in children. *Anesthesiology* 1987; **67**: 948–51.

鞘内 舒芬太尼单用或与其他药物合用，可以鞘内给药来控制分娩痛；舒芬太尼与布比卡因、肾上腺素在分娩期间的联合使用能提供很好的镇痛作用。与硬脑膜外给药比，鞘内给药的起效快、作用时间长，并能减少局部麻醉药的用量[1]。舒芬太尼与布比卡因在分娩进展期的鞘内联合给药，比在分娩早期使用更能使镇痛的时间更短[2]。但应注意，鞘内使用会影响胎儿的心率。一项早先的研究[3]发现，鞘内使用舒芬太尼与硬脑膜外使用布比卡因，两者对心率的影响无明显差异；然而，更近的研究[4]报道鞘内给予高剂量的舒芬太尼（7.5μg）与鞘内给予低剂量的舒芬太尼（1.5μg）加上布比卡因和肾上腺素相比，增加了胎心率异常的危险性。尽管如此，也无证据表明两组间新生儿出现不良后果的差别。

一项对髋关节置换的患者的小规模研究发现，鞘内 7.5μg 比静脉内同样剂量的舒芬太尼产生更好和持续时间更长的镇痛[5]。

鞘内使用舒芬太尼也曾用于治疗慢性疼痛[6]。

1. Kartawiadi SL, et al. Spinal analgesia during labor with low-dose bupivacaine, sufentanil, and epinephrine: a comparison with epidural analgesia. *Reg Anesth* 1996; **21**: 191–6.
2. Viscomi CM. Duration of intrathecal labor analgesia: early versus advanced labor. *Anesth Analg* 1997; **84**: 1108–12.
3. Nielsen PE, et al. Fetal heart rate changes after intrathecal sufentanil or epidural bupivacaine for labor analgesia: incidence and clinical significance. *Anesth Analg* 1996; **83**: 742–6.
4. Van de Velde M, et al. Intrathecal sufentanil and fetal heart rate abnormalities: a double-blind, double placebo-controlled trial comparing two forms of combined spinal epidural analgesia with epidural analgesia in labour. *Anesth Analg* 2004; **98**: 1153–9.
5. Fournier R, et al. Intrathecal sufentanil is more potent than intravenous for postoperative analgesia after total-hip replacement. *Reg Anesth Pain Med* 2005; **30**: 249–54.
6. Waara-Wolleat KL, et al. A review of intrathecal fentanyl and sufentanil for the treatment of chronic pain. *Pain Med* 2006; **7**: 251–9.

儿童用法 尽管在儿科中使用的经验有限，对于 12 岁以下进行心血管手术的儿童，允许枸橼酸舒芬太尼用于麻醉的诱导和维持。静脉给药的剂量是 10～25μg/kg，并给予 100%的氧气，维持剂量可增加到 25～50μg。

麻醉 舒芬太尼与芬太尼（第57页）一样，产生的循环变化比吗啡要小些，以致在心血管手术中可有某些益处。

在儿童[1–3]和成人[4]中已经试用舒芬太尼鼻内给药的术前用药法。

舒芬太尼是与安定药一起用于产生安定镇痛的阿片类药物之一。

1. Henderson JM, et al. Pre-induction of sufentanil. *Anesthesiology* 1988; **68**: 671–5.
2. Zedie N, et al. Comparison of intranasal midazolam and sufentanil premedication in pediatric outpatients. *Clin Pharmacol Ther* 1996; **59**: 341–8.
3. Bayrak F, et al. A comparison of oral midazolam, oral tramadol, and intranasal sufentanil premedication in pediatric patients. *J Opioid Manag* 2007; **3**: 74–8.
4. Helmers JHJH, et al. Comparison of intravenous and intranasal sufentanil absorption and sedation. *Can J Anaesth* 1989; **36**: 494–7.

疼痛 关于硬膜外或鞘内用舒芬太尼治疗疼痛，见上文。舒芬太尼鼻内给药曾用于治疗癌症痛疼[1]和术后镇痛[2]。也曾采用舌下给药方式来治疗癌症痛疼[3]。

1. Jackson K, et al. Pilot dose finding study of intranasal sufentanil for breakthrough and incident cancer-associated pain. *J Pain Symptom Manage* 2002; **23**: 450–2.
2. Mathieu N, et al. Intranasal sufentanil is effective for postoperative analgesia in adults. *Can J Anesth* 2006; **53**: 60–6.
3. Gardner-Nix J. Oral transmucosal fentanyl and sufentanil for incident pain. *J Pain Symptom Manage* 2001; **22**: 627–30.

镇静 下面列出舒芬太尼用于镇静的一些参考文献[1–3]。也可见上文**麻醉**项下。

1. Bates BA, et al. A comparison of intranasal sufentanil and midazolam to intramuscular meperidine, promethazine, and chlorpromazine for conscious sedation in children. *Ann Emerg Med* 1994; **24**: 646–51.
2. Lefrant JY, et al. Sufentanil short duration infusion for postoperative sedation in critically ill patients. *Br J Anaesth* 1995; **74** (suppl 1): 114.
3. Kinirons BP, et al. Sedation with sufentanil and midazolam decreases pain in patients undergoing upper limb surgery under multiple nerve block. *Anesth Analg* 2000; **90**: 1118–21.

制剂

USP 33: Sufentanil Citrate Injection.

专利制剂

Arg.: Sufenta; **Austria:** Sufenta; **Belg.:** Sufenta; **Braz.:** Fastfen; Canad.: Sufenta†; **Chile:** Sufenta; **Cz.:** Sufenta; **Denm.:** Sufenta; **Fin.:** Sufenta; **Fr.:** Sufenta; **Ger.:** Sufenta; **Gr.:** Fentamorf; **Indon.:** Sufenta; **Ital.:** Disufen; Fentatienil; **Malaysia:** Sufenta†; **Neth.:** Sufenta; **Norw.:** Sufenta; **Port.:** Sufenta; **S.Afr.:** Sufenta; **Swed.:** Sufenta; **Switz.:** Sufenta; **Turk.:** Sufenta; **USA:** Sufenta.

Sulindac (BAN, USAN, rINN) 舒林酸

MK-231; Sulindaakki; Sulindaco; Sulindacum; Sulindak; Szulindak. (Z)-[5-Fluoro-2-methyl-1-(4-methylsulphinylbenzylidene)inden-3-yl]acetic acid.

Сулиндак

$C_{20}H_{17}FO_3S = 356.4$.

CAS — 38194-50-2.
ATC — M01AB02.
ATC Vet — QM01AB02.
UNII — 184SNS8VUH.

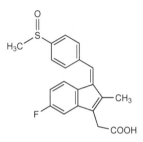

Pharmacopoeias. In *Chin.*, *Eur.* (see p.vii), and *US*.

Ph. Eur. 6. 8 （Sulindac） 黄色、多晶型、结晶性粉末。极微溶于水和乙醚；略溶于乙醇；溶于二氯甲烷；溶于碱性的氢氧化物稀溶液。避光。

USP 33 （Sulindac） 黄色、无臭或几乎无臭、结晶性粉末。几乎不溶于水和己烷；微溶于乙醇、丙酮、氯仿和甲醇；极微溶于醋酸乙酯和异丙醇。

不良反应、处置和注意事项

参见第92页 **NSAIDs**。已有报道使用舒林酸偶尔使尿变色。

已有报道舒林酸的代谢物成为肾结石的主要或次要的组分。因此，有肾结石史的患者应慎用，这些患者在接受舒林酸时应该保持水分。

英国的注册药品信息建议肝损伤患者不应使用舒林酸；然而在美国，信息表明对于肝功能差的患者可在严密监控下减量使用舒林酸。对肾损伤的患者要减量使用舒林酸，注册信息建议对于进展性肾病的患者不使用舒林酸，但似乎来自这些患者的数据不充分。

对血液的影响 已有报道在摄取舒林酸的患者中有粒细胞缺少症[1]、血小板减少症[2]、溶血性贫血[3]和再生障碍性贫血[4]。

1. Romeril KR, et al. Sulindac induced agranulocytosis and bone marrow culture. *Lancet* 1981; **ii**: 523.
2. Karachalios GN, Parigorakis JG. Thrombocytopenia and sulindac. *Ann Intern Med* 1986; **104**: 128.
3. Johnson FP, et al. Immune hemolytic anemia associated with sulindac. *Arch Intern Med* 1985; **145**: 1515–16.
4. Andrews R, Russell N. Aplastic anaemia associated with a nonsteroidal anti-inflammatory drug: relapse after exposure to another such drug. *BMJ* 1990; **301**: 38.

对中枢神经系统的影响 在开始使用舒林酸后的一名患者中发生帕金森综合征急性恶化[1]。

也可见下文**超敏反应**项下。

1. Sandyk R, Gillman MA. Acute exacerbation of Parkinson's disease with sulindac. *Ann Neurol* 1985; **17**: 104–5.

对内分泌系统的影响 已有报道一则与使用舒林酸治疗有关的可逆性男性乳房发育的病例[1]。还有一则关于一名老年患者使用舒林酸后发生可逆的甲状腺功能减退的报道[2]。

1. Kapoor A. Reversible gynecomastia associated with sulindac therapy. *JAMA* 1983; **250**: 2284–5.
2. Iyer RP, Duckett GK. Reversible secondary hypothyroidism induced by sulindac. *BMJ* 1985; **290**: 1788.

对胆囊的影响 在一些使用舒林酸的患者进行胆阻塞手术时，发现胆总管中有一种舒林酸结晶性代谢物组成的"淤渣"[1]。

1. Anonymous. Rare complication with sulindac. *FDA Drug Bull* 1989; **19**: 4.

对肾脏的影响 已有报道舒林酸诱导肾损伤、间质性肾炎和肾病综合征[1]。已经提示，作为前药的舒林酸在治疗剂量下可能并不抑制肾的前列腺素合成。可是，这种潜在的重要优点在一些肾功能异常的患者的短期研究中并没有一律地观察到[2–4]。

已有报道，在舒林酸治疗的一些患者中产生的舒林酸代谢物的 10%～90%组成肾结石[5]。

1. Whelton A, *et al.* Sulindac and renal impairment. *JAMA* 1983; **249:** 2892.
2. Klassen DK, *et al.* Sulindac kinetics and effects on renal function and prostaglandin excretion in renal insufficiency. *J Clin Pharmacol* 1989; **29:** 1037–42.
3. Eriksson L-O, *et al.* Effects of sulindac and naproxen on prostaglandin excretion in patients with impaired renal function and rheumatoid arthritis. *Am J Med* 1990; **89:** 313–21.
4. Whelton A, *et al.* Renal effects of ibuprofen, piroxicam, and sulindac in patients with asymptomatic renal failure. *Ann Intern Med* 1990; **112:** 568–76.
5. Anonymous. Rare complication with sulindac. *FDA Drug Bull* 1989; **19:** 4.

对肝脏的影响 接受舒林酸的一些患者被报道的肝毒性包括肝细胞损伤和胆汁淤积性黄疸[1,2]。在舒林酸诱导肝损伤患者的 35%～55% 中报道有包括疹、发热或嗜酸性红细胞增多等超敏反应症状[2]，在这些患者中，肝损伤常常发生在开始用舒林酸治疗的 4～8 周。有关舒林酸与肝脏之间关系与其他 NSAIDs 相比较所引用的有力证据的报道，见第 93 页 **NSAIDs** 项下。

也可见下文对**皮肤的影响**项下。

1. Gallanosa AG, Spyker DA. Sulindac hepatotoxicity: a case report and review. *Clin Toxicol* 1985; **23:** 205–38.
2. Tarazi EM, *et al.* Sulindac-associated hepatic injury: analysis of 91 cases reported to the Food and Drug Administration. *Gastroenterology* 1993; **104:** 569–74.

对肺的影响 关于与舒林酸治疗有关的肺炎，见下文**超敏反应**项下。

对皮肤的影响 在一些使用舒林酸的患者中，已经发现有中毒性表皮坏死松解症[1]。在一名患者中，中毒性肝炎和 Stevens-Johnson 或中毒性表皮坏死松解症导致了死亡[2]。

还有报道，一种罕见的冻疮样反应影响到脚趾，再次用药也得到证实[3]。

还有报道，舒林酸引起光敏性反应[4]。

1. Small RE, Garnett WR. Sulindac-induced toxic epidermal necrolysis. *Clin Pharm* 1988; **7:** 766–71.
2. Klein SM, Khan MA. Hepatitis, toxic epidermal necrolysis and pancreatitis in association with sulindac therapy. *J Rheumatol* 1983; **10:** 512–13.
3. Reinertsen JL. Unusual pernio-like reaction to sulindac. *Arthritis Rheum* 1981; **24:** 1215.
4. Anonymous. Drugs that cause photosensitivity. *Med Lett Drugs Ther* 1986; **28:** 51–2.

超敏反应 舒林酸引起的超敏反应包括肺炎[1,2]、扩大的淋巴结病[3]、无菌性脑膜炎[4]和过敏反应[5]。

也见上文对**肝脏的影响**和对**皮肤的影响**项下。

1. Smith FE, Lindberg PJ. Life-threatening hypersensitivity to sulindac. *JAMA* 1980; **244:** 269–70.
2. Fein M. Sulindac and pneumonitis. *Ann Intern Med* 1981; **95:** 245.
3. Sprung DJ. Sulindac causing a hypersensitivity reaction with peripheral and mediastinal lymphadenopathy. *Ann Intern Med* 1982; **97:** 564.
4. Fordham von Reyn C. Recurrent aseptic meningitis due to sulindac. *Ann Intern Med* 1983; **99:** 343–4.
5. Hyson CP, Kazakoff MA. A severe multisystem reaction to sulindac. *Arch Intern Med* 1991; **151:** 387–8.

胰腺炎 一些与舒林酸治疗有关的胰腺炎报道[1~4]如下。

1. Goldstein J, *et al.* Sulindac associated with pancreatitis. *Ann Intern Med* 1980; **93:** 151.
2. Siefkin AD. Sulindac and pancreatitis. *Ann Intern Med* 1980; **93:** 932–3.
3. Lilly EL. Pancreatitis after administration of sulindac. *JAMA* 1981; **246:** 2680.
4. Memon AN. Pancreatitis after sulindac. *Ann Intern Med* 1982; **97:** 139.

药物相互作用

与 NSAIDs 有关的药物相互作用见第 94 页。

二甲基亚砜减少舒林酸活性代谢物的血浆浓度，两种药物一起则也导致对外周神经疾病。据报道二氟尼柳和阿司匹林减少舒林酸活性代谢物的血浆浓度。不同于其他 NSAIDs，报道舒林酸并不降低如噻嗪类利尿药的抗高血压效果，但尽管如此，注册药品信息还是提醒密切监视同时使用舒林酸和抗高血压药物患者的血压。

药动学

舒林酸由胃肠道吸收。它通过可逆的还原代谢为硫化代谢物，可能为生物活性形式，并通过不可逆的氧化成为砜代谢物。在约 2h 内硫化代谢物的血浆浓度达到峰值。舒林酸的平均消除半衰期约为 7.8h，而硫化代谢物的平均消除半衰期约为 16.4h。舒林酸及其代谢物 90% 以上与血浆蛋白质结合。约 50% 主要以砜代谢物及其葡糖苷酸结合物在尿中排泄，少量的舒林酸及其葡糖苷酸结合物在尿中排泄，约 25% 主要以砜和硫化代谢物出现在粪便中。舒林酸及其代谢物也排泄出胆汁中，并广泛地经肝肠肝循环。

1. Davies NM, Watson MS. Clinical pharmacokinetics of sulindac: a dynamic old drug. *Clin Pharmacokinet* 1997; **32:** 437–59.

用途和用法

舒林酸是一种结构上与吲哚美辛（第 65 页）相关的 NSAID（第 94 页），它的生物活性似乎是由于其硫化代谢物的作用。舒林酸用于如强直性脊柱炎、骨关节炎和类风湿关节炎等肌肉骨骼和关节疾病，也用于急性痛风和如黏液囊炎与腱炎等关节周围疾病的短期治疗。也用于解热。

舒林酸的口服起始常用剂量为 150mg 或 200mg，每日 2 次，根据反应减量。推荐的日最大剂量为 400mg，肾损伤的剂量可能需要减少。英国注册药品信息推荐，关节周围疾病的治疗应该限制在 7～14 天，对于急性痛风，7 天的治疗通常足够。

舒林酸钠可以直肠栓剂给药。

在肾损伤或肝损伤中的用法 有肾损伤或肝损伤的患者，舒林酸的剂量可能需要减少。见上文的**不良反应和注意事项**项下。

胃肠道疾病 在安慰剂对照研究[1,2]中，每日 2 次 150～200mg 的舒林酸使用 6～9 个月对有家族腺瘤息肉病史的患者可减少息肉的数量和大小，但效果并不完全，而且有的[2]发现，仅使用小于 2mm 的息肉消退。另外，有报道[1]在停止治疗时息肉的数量和大小增加了，因此长期治疗的益处被研究。已经看到长期使用后的药效下降[3]，但其他的研究[4]报道可通过调节维持的剂量来控制复发；以预防息肉复发来看，对舒林酸的敏感性存在个体差异，但平均每日 200mg 的维持剂量是必须的[4]。

有证据表明[5]，舒林酸改变了相对于直肠黏膜隐窝较深的细胞来说是表面细胞的凋亡的比例，从而改变了上皮细胞的稳态。是否舒林酸阻止恶性变化还不知道，但有报道[6~8]称，有家族腺瘤息肉病史的患者在长期治疗中发生直肠癌。更近期的安慰剂对照试验[9]也报道，舒林酸并不减少有家族腺瘤息肉病史患者的腺瘤发生。某些人[1,9]认为，对有家族腺瘤息肉病史的患者，舒林酸不太可能作为主要治疗方法替代手术。

依昔舒林是舒林酸的一种代谢物，也曾用作家族腺瘤息肉的治疗（参见 M37 第 688 页）。

也有报道舒林酸对一名与 Gardner 综合征[10]有关的十二指肠息肉患者起到有益的作用，但是，一项安慰剂对照研究提示，它可能对散在的结肠息肉无效[11]。

对提示常规使用 NSAIDs 可以防御胃肠道各种类型恶性肿瘤证据的讨论，见第 95 页 **NSAIDs** 中**恶性肿瘤**项下。

1. Giardiello FM, *et al.* Treatment of colonic and rectal adenomas with sulindac in familial adenomatous polyposis. *N Engl J Med* 1993; **328:** 1313–16.
2. Debinski HS, *et al.* Effect of sulindac on small polyps in familial adenomatous polyposis. *Lancet* 1995; **345:** 855–6.
3. Tonelli F, Valanzano R. Sulindac in familial adenomatous polyposis. *Lancet* 1993; **342:** 1120.
4. Labayle D, *et al.* Sulindac in familial adenomatous polyposis. *Lancet* 1994; **343:** 417–18.
5. Keller JJ, *et al.* Rectal epithelial apoptosis in familial adenomatous polyposis patients treated with sulindac. *Gut* 1999; **45:** 822–8.
6. Thorson AG, *et al.* Rectal cancer in FAP patient after sulindac. *Lancet* 1994; **343:** 180.
7. Matsuhashi N, *et al.* Rectal cancer after sulindac therapy for a sporadic adenomatous colonic polyp. *Am J Gastroenterol* 1998; **93:** 2261–6.
8. Cruz-Correa M, *et al.* Long-term treatment with sulindac in familial adenomatous polyposis: a prospective cohort study. *Gastroenterology* 2002; **122:** 641–5.
9. Giardiello FM, *et al.* Primary chemoprevention of familial adenomatous polyposis with sulindac. *N Engl J Med* 2002; **346:** 1054–9.
10. Parker AL, *et al.* Disappearance of duodenal polyps in Gardner's syndrome with sulindac therapy. *Am J Gastroenterol* 1993; **88:** 93–4.
11. Ladenheim J, *et al.* Effect of sulindac on sporadic colonic polyps. *Gastroenterology* 1995; **108:** 1083–7.

早产 用药物推迟早产（参见 M37 第 1903 页）最普通的方法历史上是采用选择性 β_2 受体激动药。然而，因前列腺素有使子宫收缩和使宫颈成熟与扩张的作用，也使用前列腺素合成酶抑制药如吲哚美辛。舒林酸也作为吲哚美辛的替代性药物试用过[1,2]，因为它似乎没有胎盘移位，故可能具有较小的胎儿副作用[1]。但是，后来的研究的作者认为，舒林酸有许多与吲哚美辛相同的胎儿不良反应，它的使用只能作为研究来描述[3]。有研究[4]发现，使用相对低剂量的舒林酸（100mg，日 2 次）未发现对胎儿或母体明显的不良反应，同时发现药物对延长孕期或改善结果也无作用。

1. Carlan SJ, *et al.* Randomized comparative trial of indomethacin and sulindac for the treatment of refractory preterm labor. *Obstet Gynecol* 1992; **79:** 223–8.
2. Carlan SJ, *et al.* Outpatient oral sulindac to prevent recurrence of preterm labor. *Obstet Gynecol* 1995; **85:** 769–74.
3. Kramer WB, *et al.* A randomized double-blind study comparing the fetal effects of sulindac to terbutaline during the management of preterm labor. *Am J Obstet Gynecol* 1999; **180:** 396–401.
4. Humphrey RG, *et al.* Sulindac to prevent recurrent preterm labor: a randomized controlled trial. *Obstet Gynecol* 2001; **98:** 555–62.

制剂

BP 2010: Sulindac Tablets;
USP 33: Sulindac Tablets.

专利制剂

Austral.: Aclin; Clinoril†; *Austria:* Clinoril†; *Belg.:* Clinoril; *Canad.:* Apo-Sulin; Novo-Sundac; *Cz.:* Clinoril†; *Denm.:* Clinoril†; *Fr.:* Arthrocine; *Gr.:* Norilafin; Sulen; Udolac; Zirofalen; *Hong Kong:* Aclin; Clinoril†; *Irl.:* Clinoril†; *Ital.:* Algocetil†; Clinoril; *Malaysia:* Apo-Sulint; *Mex.:* Atriser; Bio-Dac; Clinoril; Clison; Copalt; Kenalint; Renidac; Sulifur; Vindacin; Zulsol; *Norw.:* Clinoril†; *NZ:* Clinoril; Daclin. *Port.:* Artribid†; *Singapore:* Apo-Sulin; *Spain:* Sulindal; *Swed.:* Clinoril; *Thai.:* Cenlidac; Clinoril; *UK:* Clinoril†; *USA:* Clinoril; *Venez.:* Clinoril†.

Superoxide Dismutase 超氧化物歧化酶

SOD; Superóxido dismutasa.

Супероксиддисмутаза

性状 超氧化物歧化酶代表一组广泛分布在自然界的水溶蛋白同源物，它们将超氧自由基催化转变成过氧化物。以金属成分各异的几种不同形式存在，含有铜或铜与锌的形式较为普遍。

Orgotein (*BAN, USAN, rINN*) 奥古蛋白

Bovine Superoxide Dismutase; Orgoteiini; Orgoteína; Orgotéine; Orgoteinum; Ormetein.

Ортеин

CAS — 9016-01-7.
ATC — M01AX14.
ATC Vet — QM01AX14.
UNII — PKE82W49VI.

性状 奥古蛋白是从牛肝中提取的超氧化物歧化酶，为铜锌混合的螯合物。分子质量约为 33000，由螯合两价金属的约 4 个克原子保持其紧凑的结构。

Pegorgotein (*USAN, rINN*) 培戈汀

Pegorgoteína; Pégorgotéine; Pegorgoteinum; PEG-SOD; Win-22118.

Пэгоротеин

CAS — 155773-57-2.

性状 培戈汀是一种与聚乙二醇结合以延长其作用持续时间的超氧化物歧化酶。

Sudismase (*rINN*) 超氧歧化酶

Sudismasa; Sudismasum.

Судизмаза

CAS — 110294-55-8.

性状 超氧歧化酶是一种由重组 DNA 技术生产的人 N-乙酰超氧化物歧化酶，含一种铜和锌的辅基。

不良反应

报道使用奥古蛋白有过敏反应和其他超敏反应，有时致命。在奥古蛋白注射部位会发生局部反应和疼痛。

药动学

参考文献如下。

1. Tsao C, *et al.* Pharmacokinetics of recombinant human superoxide dismutase in healthy volunteers. *Clin Pharmacol Ther* 1991; **50:** 713–20.
2. Uematsu T, *et al.* Pharmacokinetics and safety of intravenous recombinant human superoxide dismutase (NK341) in healthy subjects. *Int J Clin Pharmacol Ther* 1994; **32:** 638–41.
3. Jadot G, *et al.* Clinical pharmacokinetics and delivery of bovine superoxide dismutase. *Clin Pharmacokinet* 1995; **28:** 17–25.
4. Rosenfeld WN, *et al.* Safety and pharmacokinetics of recombinant human superoxide dismutase administered intratracheally to premature neonates with respiratory distress syndrome. *Pediatrics* 1996; **97:** 811–17.
5. Davis JM, *et al.* Safety and pharmacokinetics of multiple doses of recombinant human CuZn superoxide dismutase administered intratracheally to premature neonates with respiratory distress syndrome. *Pediatrics* 1997; **100:** 24–30.
6. Schwedhelm E, *et al.* Clinical pharmacokinetics of antioxidants and their impact on systemic oxidative stress. *Clin Pharmacokinet* 2003; **42:** 437–59.

用途和用法

超氧化物歧化酶具有抗炎性质。奥古蛋白是一种牛源的超氧化物歧化酶，通过局部注射给药到退行性关节疾病的关节，但因超敏反应限制了其应用。它也试用于改善放射线疗法的不良反应。已经开发由重组 DNA 技术获得的人超氧化物歧化酶形式。

对于超氧化物歧化酶在不同情况下清除自由基的性质，包括对婴儿支气管肺发育不良的预防作用，也在研究之中。

支气管肺发育不良 使用超氧歧化酶治疗早产婴儿呼吸窘迫综合征，第一个月中并未阻止支气管肺发育不良

（参见 M37 第1433页）的发展[1]。但是，被治疗的婴儿随后显示在第一年内严重呼吸疾病的发病率和入院率较低，提示减轻了慢性肺损伤。在需要插管和换气时，抗氧化剂可以按每 48h 5mg/kg 的剂量由气管内给药。一篇系统性综述[2]没能作出超氧化物歧化酶对防止慢性肺病功效的肯定结论。

1. Davis JM, et al. Pulmonary outcome at 1 year corrected age in premature infants treated at birth with recombinant human CuZn superoxide dismutase. Pediatrics 2003; 111: 469–76.
2. Suresh GK, et al. Superoxide dismutase for preventing chronic lung disease in mechanically ventilated preterm infants. Available in The Cochrane Database of Systematic Reviews; Issue 1. Chichester: John Wiley; 2001 (accessed 09/05/05).

颅脑损伤 发现培戈汀对严重颅脑损伤的患者在改善神经效果或减少死亡率方面比安慰剂的功效略好[1]。

1. Young B, et al. Effects of pegorgotein on neurologic outcome of patients with severe head injury: a multicenter, randomized controlled trial. JAMA 1996; 276: 538–43.

运动神经元疾病 一小部分有家族肌萎缩侧索硬化（参见 M37 第2321页 运动神经元疾病项下）的患者已显示出铜-锌超氧化物歧化酶编码基因的突变，但突变的患者是否应给予超氧化物歧化酶补充尚无一致意见[1]。

1. Orrell RW, deBelleroche JS. Superoxide dismutase and ALS. Lancet 1994; 344: 1651–2.

放射线疗法 虽然某些研究[1,2]指出，奥古蛋白能够改善膀胱肿瘤放射治疗的不良反应，另一项研究[3]却因难以接受的超敏反应和明显无效而提前被终止。

1. Sanchiz F, et al. Prevention of radioinduced cystitis by orgotein: a randomized study. Anticancer Res 1996; 16: 2025–8.
2. Valencia J, et al. The efficacy of orgotein in the treatment of acute toxicity due to radiotherapy on head and neck tumors. Tumori 2002; 88: 385–9.
3. Nielsen OS. Orgotein in radiation treatment of bladder cancer: a report on allergic reactions and lack of radioprotective effect. Acta Oncol 1987; 26: 101–4.

制剂

专利制剂
Spain: Ontosein†.

多组分制剂 **Arg.:** Vitix; **Indon.:** Glisodin; nutrivision; **Ital.:** LegalonPlus; **Mex.:** Avitil; Sodimel.

Suprofen (BAN, USAN, rINN) 舒洛芬

R-25061; Suprofeeni; Suprofène; Suprofeno; Suprofenum; Sutoprofen. 2-[4-(2-Thenoyl)phenyl]propionic acid.
Супрофен
$C_{14}H_{12}O_3S = 260.3$.
CAS — 40828-46-4.
ATC — M01AE07.
ATC Vet — QM01AE07.
UNII — 988GU2F9PE.

Pharmacopoeias. In US.

USP 33（Suprofen） 白色至米色粉末、无臭或有微臭。略溶于水。

简介
舒洛芬是一种 NSAID（第92页）。1% 舒洛芬可作为滴眼液用于抑制眼部手术时可能发生的瞳孔缩小。
它曾经口服用于轻中度疼痛、骨关节炎和类风湿关节炎，但在不良肾反应的报道后，其口服剂型的销售在世界范围内被停止。

制剂
USP 33: Suprofen Ophthalmic Solution.
专利制剂
USA: Profenal†.

Suxibuzone (BAN, rINN) 琥布宗

Suksibutsoni; Suksibuzonas; Suxibuzon; Suxibuzona; Suxibuzonum; Szuxibuzon. 4-Butyl-4-hydroxymethyl-1,2-diphenylpyrazolidine-3,5-dione hydrogen succinate (ester).
Суксибузон
$C_{24}H_{26}N_2O_6 = 438.5$.

CAS — 27470-51-5.
ATC — M02AA22.
ATC Vet — QM01AA90; QM02AA22.
UNII — 86TDZ5WP2B.

Pharmacopoeias. In Eur. (see p.vii).

Ph. Eur. 6. 8（Suxibuzone） 白色或类白色结晶性粉末。几乎不溶于水；溶于乙醇；易溶于丙醇；几乎不溶于环己烷。

简介
琥布宗是保泰松（第110页）的衍生物，是一种 NSAID（第92页），已经以约 7% 的浓度局部用于肌肉骨骼和关节疾病。对口服后的安全性和毒性的关注已导致琥布宗从许多国家市场撤回。

制剂
专利制剂
Spain: Danilon.

Tapentadol (USAN, rINN) 他戊哚

BN-200; CG-5503; Tapentadolum. 3-[(1R,2R)-3-(Dimethylamino)-1-ethyl-2-methylpropyl]phenol.
Тапентадол
$C_{14}H_{23}NO = 221.3$.
CAS — 175591-23-8.
ATC — N02AX06.
ATC Vet — QN02AX06.
UNII — H8A007M585.

Tapentadol Hydrochloride (rINNM) 盐酸他戊哚

Hidrocloruro de tapentadol; Tapentadol, Chlorhydrate de; Tapentadoli Hydrochloridum.
Тапентадола Гидрохлорид
$C_{14}H_{23}NO,HCl = 257.8$.
CAS — 175591-09-0.
ATC — N02AX06.
ATC Vet — QN02AX06.
UNII — 71204KII53.

依赖性和戒断症状
参见阿片类镇痛药，第96页。

不良反应、处置和注意事项
参见阿片类镇痛药，第97页。

药物相互作用
与阿片类镇痛药有关的药物相互作用见第98页。

药动学
他戊哚的首过代谢较强，平均绝对生物利用度约为 32%。在体内广泛分布，血浆蛋白结合率约为 20%。他戊哚主要通过葡萄苷酸化代谢，也有少部分在结合前经细胞色素 P450 同工酶 CYP2C9、CYP2C19 和 CYP2D6 代谢。其代谢产物无镇痛作用。口服后有 70% 的药物以结合形式从尿液排出，3% 以原形排出。口服的末端半衰期约为 4h。

用途和用法
他戊哚作为一种阿片类镇痛药（第98页），是阿片 μ 受体激动药，同时也是一种去甲肾上腺素再摄取的抑

制药。用于治疗中度至重度的急性疼痛，以盐酸盐的形式口服，用碱基的形式表示其剂量：58.2mg 的盐酸他戊哚约等于 50mg 他戊哚。根据疼痛的强度每 4～6h 给50mg、75mg 或 100mg。首日，如果疼痛的缓解不明显，则可在首次给药后的 1h 后再给第二个剂量；接下去的剂量根据药效调整，每 4～6h 给药 1 次，首日的最大总量为 700mg，以后每日为 600mg。
肝损伤患者的用法见下文。

1. Hale M, et al. Tolerability of tapentadol immediate release in patients with low back pain or osteoarthritis of the hip or knee over 90 days: a randomized, double-blind study. Curr Med Res Opin 2009; 25: 1095–1104.
2. Hartrick C, et al. Efficacy and tolerability of tapentadol immediate release and oxycodone HCl immediate release in patients awaiting primary joint replacement surgery for end-stage joint disease: a 10-day, phase III, randomized, double-blind, active-and placebo-controlled study. Clin Ther 2009; 31: 260–71.
3. Daniels S, et al. A randomized, double-blind, placebo-controlled phase 3 study of the relative efficacy and tolerability of tapentadol IR and oxycodone IR for acute pain. Curr Med Res Opin 2009; 25: 1551–61.
4. Wade WE, Spruill WJ. Tapentadol hydrochloride: a centrally acting oral analgesic. Clin Ther 2009; 31: 2804–18.

在肝损伤中的用法 盐酸他戊哚应慎用于中度肝损伤的患者；口服他戊哚的首次剂量为 50mg，间隔不应小于 8h（24h 内最多给 3 次）。因此，应根据耐受性来调整给药间隔以维持镇痛效果。
严重肝损伤的患者使用他戊哚还未研究。

制剂
专利制剂
USA: Nucynta.

Tenoxicam (BAN, USAN, rINN) 替诺昔康

Ro-12-0068; Ro-12-0068/000; Tenoksikaami; Tenoksikam; Tenoksikamas; Ténoxicam; Tenoxicamum; Tenoxikám; Tenoxikam. 4-Hydroxy-2-methyl-N-(2-pyridyl)-2H-thieno[2,3-e][1,2]thiazine-3-carboxamide 1,1-dioxide.
Теноксикам
$C_{13}H_{11}N_3O_4S_2 = 337.4$.
CAS — 59804-37-4.
ATC — M01AC02.
ATC Vet — QM01AC02.
UNII — Z1R9N0A399.

Pharmacopoeias. In Eur. (see p.vii).

Ph. Eur. 6. 8（Tenoxicam） 一种黄色、多晶型、结晶性粉末。几乎不溶于水；极微溶于无水乙醇；略溶于二氯甲烷；溶于酸性和碱性溶液。避光。

稳定性 在 5% 葡萄糖注射液中，0.02% 替诺昔康和 0.5% 头孢他啶（钠盐形式）的混合物在玻璃容器中 25℃下储存 120h 都是稳定的[1]；在 PVC 袋中，25℃下可储存至 72h，4℃下可储存至 144h。

1. Wang D-P, et al. Compatibility and stability of ceftazidime sodium and tenoxicam in 5% dextrose injection. Am J Health-Syst Pharm 2004; 61: 1924–7.

不良反应、处置和注意事项
参见第92页 NSAIDs 项下。

不良反应发生率 与替诺昔康有关的不良反应已有综述[1]。多数的不良反应与胃肠道（11.4%）、神经系统（2.8%）或皮肤（2.5%）有关。
包括恶心、呕吐（14.7%）及厌食（2.3%）的胃肠道紊乱、手术部位出血（4.3%）、伤口感染（2.7%）、眩晕（5.7%）和头痛（10.7%），是一项围手术期疼痛和静脉给予替诺昔康的 1001 名患者的安慰-对照研究中所报道的最常见的不良反应[2]。然而，值得注意的是，在安慰剂组中，眩晕、恶心和呕吐的发生率更高，两组的厌食发生率无明显差异。

1. Todd PA, Clissold SP. Tenoxicam: an update of its pharmacology and therapeutic efficacy in rheumatic diseases. Drugs 1991; 41: 625–46.
2. Merry AF, et al. Clinical tolerability of perioperative tenoxicam in 1001 patients—a prospective, controlled, double-blind, multicentre study. Pain 2004; 111: 313–22.

对肾脏的影响 替诺昔康对肾功能影响的综述[1]结论为，替诺昔康可以正常推荐剂量给予老年人或者那些尚未处于肾衰竭高危情况的或正在接受潜在危害肾的治疗的轻中度肾损伤的患者。接受替诺昔康的 67063 名患者

（包括 17005 名超过 65 岁的患者）的制药商的数据库[1]资料表明，有 45 例与泌尿系统功能有关的不良事项，在 7 个事项中有严重描述。不良事项在老年和非老年患者中的流行相似，最普通的反应为排尿困难和肾疼痛。

1. Heintz RCA. Tenoxicam and renal function. *Drug Safety* 1995; **12:** 110–19.

对肝脏的影响　一份与使用替诺昔康有关的急性肝炎报道[1]。

1. Sungur C, *et al.* Acute hepatitis caused by tenoxicam. *Ann Pharmacother* 1994; **28:** 1309.

对皮肤的影响　一份与替诺昔康有关的 3 例中毒性表皮坏死松解症（Lyell 综合征）病例的报道[1]。
皮肤病学效应的总的发生率见上文。

1. Chosidow O, *et al.* Toxidermies sévères au ténoxicam (Tilcotil®). *Ann Dermatol Venereol* 1991; **118:** 903–4.

药物相互作用
与 NSAIDs 有关的药物相互作用见第94页。

药动学
替诺昔康口服后容易吸收，血浆浓度在禁食受试者中约2h内达到峰值，当替诺昔康在进食者中给药时，可延长至约 6h，但吸收程度不受影响。肌内注射后吸收迅速。替诺昔康超过 99% 与蛋白结合，并渗透到滑液中。血浆消除半衰期为 42～81h，在 10～15 天内达到稳态血药浓度。替诺昔康完全代谢为非活性代谢物，主要在尿中排出，胆汁排泄一些代谢物的葡糖苷酸结合物。

1. Nilsen OG. Clinical pharmacokinetics of tenoxicam. *Clin Pharmacokinet* 1994; **26:** 16–43.
2. Guentert TW, *et al.* Relative bioavailability of oral dosage forms of tenoxicam. *Arzneimittelforschung* 1994; **44:** 1051–4.
3. Nilsen OG, *et al.* Single- and multiple-dose pharmacokinetics, kidney tolerability and plasma protein binding of tenoxicam in renally impaired patients and healthy volunteers. *Pharmacol Toxicol* 2001; **89:** 265–72.

用途和用法
替诺昔康是吡罗昔康（第112页）的类似物，是一种 NSAID（第94页）。它用于如骨关节炎和类风湿关节炎等肌肉骨骼和关节疾病症状的处置，也用于软组织损伤的短期治疗。替诺昔康口服每日单剂量通常为 20mg。急性肌肉骨骼疾病通常治疗达到 7 天有效，但在严重的情况下，给药极限可达 14 天。由肌内注射或静脉注射的剂量与口服相似，开始治疗 1～2 天。替诺昔康也已以直肠栓剂给药。

1. Todd PA, Clissold SP. Tenoxicam: an update of its pharmacology and therapeutic efficacy in rheumatic diseases. *Drugs* 1991; **41:** 625–46.

制剂
BP 2010: Tenoxicam Injection; Tenoxicam Tablets.
专利制剂
Austria: Tilcotil†; **Belg.:** Tilcotil; **Braz.:** Inflagel; Prodoxican; Teflan; Tenobiot†; Tenocam†; Tenotec; Tenoxent†; Tilatil; Tilonax; Tiloxican†; Titenil†; **Chile:** Bioflam; Mitrotil; Recaflex; Tilcotil; **Denm.:** Tilcotil; **Fin.:** Fr.: Tilcotil; **Gr.:** Admiral; Algin-Vek; Amcinafal; Ampirovix; Artroxicam; Aspagin; Biodruff; Docticam; Dranat; Hobaticam; Indo-bros; Istotosal; Liaderyl; Neoadlibamin; Neo-antiperstam; Neo-endusix; Octiveran; Oxytel; Palitenox; Ponsolit; Portonal; Redac; Soral; Tenox; Tentepanil; Tilcitin; Toscacalm; Velasor; Voir; Zibelant; **Hong Kong:** Seftil†; Tenox; **Hung.:** Tilcotil; **India:** Tobitil; **Indon.:** Artricom; Meditil†; Notritis; Oxaflam; Pilopol; Phenil; Tilarco; Tilcotil; Tilflam; Xotilon; **Irl.:** Mobiflex†; **Ital.:** Bart; Dolmen; Rexalgan; Tilcotil; **Jpn:** Tilcotil; **Malaysia:** Nadament†; Seftil; Sinoral†; Tilcotil; **Mex.:** Tilcotil; **Neth.:** Tilcotil; **NZ:** Tilcotil; **Philipp.:** Rheuflex; Tilcotil; **Port.:** Bioreucam†; Calibratl; Doxican; Tenalgin; Tilcotil; **S.Afr.:** Tilcotil; Tobitil†; **Singapore:** Nadamen; Spain: Artriunict; Reutenox; **Swed.:** Alganex; **Switz.:** Tilcotil; **Thai.:** Memzotil; Seftil; Sinoral; Teconam; Tenax; Tenocam; Tenogesic; Tenox; Tenoxil; Tenxil; Tilnoxcam; Tricom; **Turk.:** Nobateks; Öksamen; Tenoksan; Tenoktil; Tenox; Tilcotil; Tilko; VienOks; Zikaral; **UK:** Mobiflex; **Venez.:** Rodix; Tecam†; Tenoxin; Tilcotil†.

Tepoxalin (USAN, rINN) 替泊沙林

ORF-20485; RWJ-20485; Tepoksaliini; Tepoxalina; Tépoxaline; Tepoxalinum. 5-(p-Chlorophenyl)-1-(p-methoxyphenyl)-N-methylpyrazole-3-propionohydroxamic acid.

Тепоксалин
$C_{20}H_{20}ClN_3O_3 = 385.8.$
CAS — 103475-41-8.
ATC Vet — QM01AE92.
UNII — TZ4OX61974.

简介

替泊沙林是一种丙酸的衍生物，属于 NSAID（第92页），作为兽药治疗犬类的炎症和疼痛。

Tetridamine (rINN) 四氢达明

POLI-67; Tetridamina; Tétridamine; Tetridaminum; Tetrydamine (USAN). 4,5,6,7-Tetrahydro-2-methyl-3-(methylamino)-2H-indazole.

Тетридамин
$C_9H_{15}N_3 = 165.2.$
CAS — 17289-49-5.
UNII — NQ7W02PF6S.

简介

四氢达明是一种 NSAID（第92页），已以马来酸盐形式作为灌洗液治疗阴道炎。
在 1991 年 1 月至 2003 年 12 月期间，Spanish Poison Control Center 共收到 77 例有关含四氢达明的阴道栓剂被吞服的报道，主要是由于误服[1]。这其中，60 名患者无症状，其余的出现的常见症状为呕吐（5）、上腹痛（4）、烧心或食管刺激（4）、眩晕（4）及恶心（3）。临床程度多为良性，但也有 1 名患者服用 4g 试图自杀后而出现昏迷。无死亡发生。

1. Ballesteros S, *et al.* Oral tetridamine exposures. *Clin Toxicol* 2009; **47:** 150–2.

制剂
专利制剂
Ital.: Deb; **Spain:** Fomene.

Thurfyl Salicylate 水杨酸氢糠酯

Salicilato de turfilo. Tetrahydrofurfuryl salicylate.
$C_{12}H_{14}O_4 = 222.2.$
CAS — 2217-35-8.

简介

水杨酸氢糠酯是一种水杨酸衍生物，与水杨酸甲酯（第82页）类似，以达到 14% 浓度的局部发赤药制剂用于治疗肌肉骨骼、关节、关节周围和软组织疾病。

制剂
多组分制剂　**Austral.:** Biosal Arthritis†; **Belg.:** Transvane; **Irl.:** Transvasin; **UK:** Transvasin Heat Rub.

Tiaprofenic Acid (BAN, rINN) 噻洛芬酸

Acide tiaprofénique; Ácido tiaprofénico; Acidum tiaprofenicum; FC-3001; Kyselina tiaprofenová; RU-15060; Tiaprofeenihappo; Tiaprofenik Asit; Tiaprofeno rūgštis; Tiaprofensyra. 2-(5-Benzoyl-2-thienyl)propionic acid.

Тиапрофеновая Кислота
$C_{14}H_{12}O_3S = 260.3.$
CAS — 33005-95-7.
ATC — M01AE11.
ATC Vet — QM01AE11.
UNII — ILS1T6R34C.

Pharmacopoeias. In *Eur.* (see p.vii).
Ph. Eur. 6. 8（Tiaprofenic Acid）　一种白色或几乎白

色、结晶性粉末。几乎不溶于水；易溶于乙醇、丙酮和二氯甲烷。避光。

不良反应、处置和注意事项
参见第92页 **NSAIDs**。
噻洛芬酸可能导致膀胱炎、膀胱刺激和其他泌尿道症状（见下文）。它不应该给予有活动性泌尿道疾病或前列腺疾病或复发性泌尿道病史的患者。如果发生泌尿道症状给药应立即停止并进行验尿与尿培养。
噻洛芬酸禁用于严重肝或肾损伤的患者。

哺乳　虽然噻洛芬酸分布于母乳中，但 *BNF 59* 认为其总量太少不足以危害母乳喂养的婴儿。注册药品信息也说明通过乳汁而暴露于噻洛芬酸不可能有明显的药理作用；然而，它也建议如果有必要，应停止治疗或停止哺乳。

对泌尿道的影响　膀胱炎和膀胱刺激与使用噻洛芬酸有关[1-6]。1994 年 8 月，英国 CSM 声明[4]，自从噻洛芬酸于 1982 年在英国初次投入使用以来，他们收到了与噻洛芬酸有关的 69 份膀胱炎和其他 32 份包括尿频、排尿困难和尿血等尿路症状的报告，而其他 NSAIDs 联合使用仅有 8 份膀胱病病例报告。WHO[7]收到的自发分析报告进一步证实，膀胱病通常与噻洛芬酸比与其他 NSAIDs 更相关。Australian Adverse Drug Reactions Advisory Committee 收到的相似的报告[3]。在 1994 年发出警告以来，CSM[8]收到了另外 74 份膀胱炎病例，但其中大多数是在发出警告之前发生的。患者的治疗持续时间差别甚大。大多数患者在撤销噻洛芬酸后得到恢复。
CSM 推荐，有泌尿道疾病的患者不应给予噻洛芬酸，而且产生了泌尿道症状的患者应该停药。应该劝告患者，倘若出现如尿频、夜尿症、尿急和排尿疼痛等症状，或者尿中有血，则应该停用噻洛芬酸并咨询医生。老年患者或许危险会增加[9]。

1. Ahmed M, Davison OW. Severe cystitis associated with tiaprofenic acid. *BMJ* 1991; **303:** 1376.
2. O'Neill GFA. Tiaprofenic acid as a cause of non-bacterial cystitis. *Med J Aust* 1994; **160:** 123–5.
3. Australian Adverse Drug Reactions Advisory Committee (ADRAC). Update on tiaprofenic acid and urinary symptoms. *Aust Adverse Drug React Bull* 1994; **13:** 6.
4. CSM/MCA. Severe cystitis with tiaprofenic acid (Surgam). *Current Problems* 1994; **20:** 11.
5. Harrison WJ, *et al.* Adverse reactions to tiaprofenic acid mimicking interstitial cystitis. *BMJ* 1994; **309:** 574.
6. Mayall FG, *et al.* Cystitis and ureteric obstruction in patients taking tiaprofenic acid. *BMJ* 1994; **309:** 599.
7. The ADR Signals Analysis Project (ASAP) Team. How does cystitis affect a comparative risk profile of tiaprofenic acid with other non-steroidal antiinflammatory drugs? An international study based on spontaneous reports and drug usage data. *Pharmacol Toxicol* 1997; **80:** 211–17.
8. Crawford MLA, *et al.* Severe cystitis associated with tiaprofenic acid. *Br J Urol* 1997; **79:** 578–84.
9. Buchbinder R, *et al.* Clinical features of tiaprofenic acid (surgam) associated cystitis and a study of risk factors for its development. *J Clin Epidemiol* 2000; **53:** 1013–19.

药物相互作用
与 NSAIDs 有关的药物相互作用见第94页。

药动学
噻洛芬酸口服后由胃肠道吸收，约在 1.5h 内血浆浓度达到峰值。它具有约 2h 的短消除半衰期，与血浆蛋白高度结合（约 98%）。噻洛芬酸及其代谢物的排泄主要是以酰基葡糖苷酸形式从尿中排出，某些排泄在胆汁中。噻洛芬酸可透过胎盘，并可分布到乳汁中。

1. Davies NM. Clinical pharmacokinetics of tiaprofenic acid and its enantiomers. *Clin Pharmacokinet* 1996; **31:** 331–47.

用途和用法
噻洛芬酸为丙酸衍生物，是一种 NSAID（第94页）。它用于肌肉骨骼和关节疾病（如强直性脊柱炎、骨关节炎与类风湿关节炎）、关节周围疾病（如纤维组织炎与囊炎）以及软组织疾病（如扭伤与拉伤）中，缓解疼痛和炎症。口服常用剂量为每日 600mg，分 2 次或 3 次。在心、肝、肾损伤的患者中，注册药品信息建议药物剂量应减至 200mg，每日 2 次。或者给予缓释制剂每日 1 次。噻洛芬酸也已采用直肠给药。在紧急情况时，以氨丁三醇盐进行肌内注射给药。

1. Plosker GL, Wagstaff AJ. Tiaprofenic acid: a reappraisal of its pharmacological properties and use in the management of rheumatic diseases. *Drugs* 1995; **50:** 1050–75.

在肝损伤或肾损伤中的用法　噻洛芬酸禁用于严重的肝或肾损伤患者；对于较中度损伤者使用的剂量的详情，见上文的**用途和用法**项下。

制剂

专利制剂

Austral.: Surgam; **Canad.:** Surgam†; **Cz.:** Surgam; Thialgin; **Denm.:** Surgamyl; **Fin.:** Surgamyl; **Fr.:** Flanid; Surgam; **Ger.:** Surgam; **Gr.:** Surgam; **Hung.:** Surgam; **Irl.:** Surgam†; **Ital.:** Surgamyl; Tiaprofen†; **Mex.:** Surgam; **Neth.:** Surgam; **NZ:** Surgam†; **Pol.:** Surgam; **Port.:** Surgam; **S.Afr.:** Surgam†; **Thai.:** Fengam†; **Turk.:** Surgam; **UK:** Surgam; **Venez.:** Torpas.

Tiaramide Hydrochloride (*BANM* , *USAN* , *rINNM*) 盐酸噻拉米特

Hidrocloruro de tiaramida; NTA-194; Tiaperamide Hydrochloride; Tiaramide, Chlorhydrate de; Tiaramidi Hydrochloridum. 5-Chloro-3-{2-[4-(2-hydroxyethyl)piperazin-1-yl]-2-oxoethyl}benzothiazolin-2-one hydrochloride.

Тиарамида Гидрохлорид

$C_{15}H_{18}ClN_3O_3S,HCl = 392.3$.

CAS — 32527-55-2 (tiaramide); 35941-71-0 (tiaramide hydrochloride).

UNII — ITY1616X9T.

(tiaramide)

Pharmacopoeias. In *Jpn.*

简介

盐酸噻拉米特是一种 NSAID（第92页），以口服用于减轻疼痛和炎症。与 100mg 碱基等量的药量可每日 3 次给予。

制剂

专利制剂

Jpn: Solantal.

Tilidine Hydrochloride (*USAN* , *pINNM*) 盐酸替立定

Gö 1261-C; Hidrocloruro de tilidina; Tilidate Hydrochloride (*BANM*); Tilidiinihydrokloridihemihydraatti; Tilidine, Chlorhydrate de; Tilidine (chlorhydrate de) hémihydraté; Tilidin-hydrochlorid hemihydrát; Tilidinhydroklorid hemihydrat; Tilidini Hydrochloridum; Tilidini hydrochloridum hemihydricum; Tilidino hidrochloridas hemihidratas; W-5759A. (±)-Ethyl trans-2-dimethylamino-1-phenylcyclohex-3-ene-1-carboxylate hydrochloride hemihydrate.

Тилидина Гидрохлорид

$C_{17}H_{23}NO_2,HCl,\frac{1}{2}H_2O = 318.8$.

CAS — 20380-58-9 (tilidine); 27107-79-5 (anhydrous tilidine hydrochloride); 24357-97-9 (anhydrous +-trans-tilidine hydrochloride).

ATC — N02AX01.

ATC Vet — QN02AX01.

(tilidine)

Pharmacopoeias. In *Eur.* (see p.vii).

Ph. Eur. 6. 8 (Tilidine Hydrochloride Hemihydrate) 一种白色或几乎白色结晶性粉末。可加入适当的抗氧化剂。易溶于水和乙醇；极易溶于二氯甲烷。避光。

依赖性和戒断症状

参见第96页阿片类镇痛药。

不良反应、处置和注意事项

参见第97页阿片类镇痛药。

过量 一名 28 岁妇女在过量服用替立定和纳洛酮复方

制剂后出现发绀、呼吸抑制和癫痫[1]。作者评论，制剂中为防止滥用的纳洛酮的量在严重过量后不足以防止呼吸抑制。

1. Regenthal R, *et al.* Poisoning with tilidine and naloxone: toxicokinetic and clinical observations. *Hum Exp Toxicol* 1998; **17:** 593–7.

卟啉病 替立定与卟啉病的急性发作有关，认为对卟啉病患者是不安全的。

药物相互作用

与阿片类镇痛药有关的药物相互作用见第98页。

药动学

替立定由胃肠道吸收。它主要以降替立定（nortilidate）和双降替立定（bisnortilidate）代谢物在尿中代谢和排泄。降替立定起到替立定的镇痛作用。

1. Vollmer K-O, *et al.* Pharmacokinetics of tilidine and metabolites in man. *Arzneimittelforschung* 1989; **39:** 1283–8.
2. Seiler K-U, *et al.* Pharmacokinetics of tilidine in terminal renal failure. *J Clin Pharmacol* 2001; **41:** 79–84.
3. Hajda JP, *et al.* Sequential first-pass metabolism of nortilidine: the active metabolite of the synthetic opioid drug tilidine. *J Clin Pharmacol* 2002; **42:** 1257–61.
4. Brennscheidt U, *et al.* Pharmacokinetics of tilidine and naloxone in patients with severe hepatic impairment. *Arzneimittelforschung* 2007; **57:** 106–11.

用途和用法

盐酸替立定是一种阿片类镇痛药（第98页）。它用于控制中度至重度疼痛。

盐酸替立定的常用口服剂量可大至 50mg，每日 4 次。替立定也可以栓剂给药或静脉、肌内或皮下注射给药。替立定也以磷酸盐用于缓释片剂。在某些国家中，为制止药物滥用，采用与盐酸纳洛酮一起的盐酸替立定复方口服制剂。

制剂

专利制剂

Belg.: Tinalox; Valtran; **Cz.:** Valoron†; **Ger.:** Andolor; Celldolor; Findol N†; Nalidin; Tili Comp; Tili-Puren; Tilit†; Tilicomp; Tilidalor†; Tilidin comp; Tilidin N; Tilidin plus; Tilidin-saar; Tilidura†; Tilimerck†; Tilnalox; Valoron N; **S.Afr.:** Valoron; **Switz.:** Valoron.

Tolfenamic Acid (*BAN* , *rINN*) 托芬那酸

Acide Tolfénamique; Ácido tolfenámico; Acidum tolfenamicum; Kyselina tolfenamová; Tolfenaamihappo; Tolfenaminsav; Tolfenamo rūgštis; Tolfenamsyra. N-(3-Chloro-o-tolyl)anthranilic acid.

Толфенамовая Кислота

$C_{14}H_{12}ClNO_2 = 261.7$.

CAS — 13710-19-5.

ATC — M01AG02.

ATC Vet — QM01AG02.

UNII — 3G943U18KM.

Pharmacopoeias. In *Eur.* (see p.vii).

Ph. Eur. 6. 8 (Tolfenamic Acid) 一种白色或浅黄色结晶性粉末。几乎不溶于水；略溶于无水乙醇和二氯甲烷；溶于二甲基甲酰胺；溶于碱性稀溶液中。避光。

不良反应、处置和注意事项

参见第92页 **NSAIDs**。已报道，排尿困难通常大多数在男性中可能是由于代谢物引起尿道的局部刺激。也可发生震颤、欣快和疲劳。托芬那酸禁用于有明显的肝或肾损伤的患者。

哺乳 尽管托芬那酸可分布到乳汁，但 BNF 59 和注册药品信息认为乳汁中托芬那酸的量很少，对母乳喂养的婴儿几乎无损害。

对肺的影响 肺部浸润与 6 名用托芬那酸治疗的患者有关[1]。

1. Strömberg C, *et al.* Pulmonary infiltrations induced by tolfenamic acid. *Lancet* 1987; **ii:** 685.

药物相互作用

与 NSAIDs 有关的药物相互作用见第94页。

药动学

托芬那酸易从胃肠道吸收。口服后 60～90min 血浆

浓度达到峰值。托芬那酸约 99% 与血浆蛋白结合。血浆半衰期约为 2h。托芬那酸在肝中代谢，代谢物和原形药物与葡糖苷酸结合。约 90% 的摄入剂量在尿中排泄，其余的在粪便中排泄。托芬那酸分布在乳汁中。

用途和用法

托芬那酸是与甲芬那酸（第77页）相关的邻氨基苯甲酸衍生物，是一种 NSAID（第94页）。在偏头痛急性发作的治疗中，首次症状出现时，托芬那酸以口服 200mg 的常用剂量给药，若未达到满意的效应，则该剂量可在 1～2h 后重复一次。托芬那酸也已以 100～200mg 每日 3 次的剂量，用于减轻如痛经、类风湿关节炎或骨关节炎等疾病的轻中度疼痛。

制剂

专利制剂

Arg.: Flocur; **Austria:** Migea†; **Cz.:** Migea†; **Denm.:** Clotam†; Migea; **Fin.:** Clotam†; Migea†; **Gr.:** Clotam; Gantil; Migea; Polmonin; Primactam; Purfalox; Tolfamic; Turbaund; **Neth.:** Clotam†; Rociclyn†; **Norw.:** Migea; **Pol.:** Migea; **UK:** Clotam; **Venez.:** Clotam†.

Tolmetin Sodium (*BANM* , *USAN* , *rINNM*) 托美丁钠

McN-2559-21-98; McN-2559 (tolmetin); Natrii Tolmetinum; Tolmetina sódica; Tolmétine Sodique. Sodium (1-methyl-5-p-toluoylpyrrol-2-yl)acetate dihydrate.

Натрий Тольметин

$C_{15}H_{14}NNaO_3,2H_2O = 315.3$.

CAS — 26171-23-3 (tolmetin); 35711-34-3 (anhydrous tolmetin sodium); 64490-92-2 (tolmetin sodium dihydrate).

ATC — M01AB03; M02AA21.

ATC Vet — QM01AB03; QM02AA21.

UNII — 02N1TZF99F.

(tolmetin)

Pharmacopoeias. In *US.*

USP 33 (Tolmetin Sodium) 一种浅黄色至浅橙色结晶性粉末。易溶于水和甲醇；微溶于乙醇；极微溶于氯仿。

不良反应、处置和注意事项

参见第92页 **NSAIDs**。

哺乳 在母亲接受托美丁的母乳喂养婴儿中没有观察到不良反应，American Academy of Pediatrics 因此认为[1]，该药通常与母乳喂养相容。但是，注册药品信息建议，托美丁应当避免在哺乳母亲中使用。

1. American Academy of Pediatrics. The transfer of drugs and other chemicals into human milk. *Pediatrics* 2001; **108:** 776–89. [Retired May 2010] Correction. *ibid.*; 1029. Also available at: http://aappolicy.aappublications.org/cgi/content/full/pediatrics%3b108/3/776 (accessed 08/11/07)

对血液的影响 与托美丁有关的粒白细胞缺乏症[1]和血小板减少症[2]的病例报道。

1. Sakai J, Joseph MW. Tolmetin and agranulocytosis. *N Engl J Med* 1978; **298:** 1203.
2. Lockhart JM. Tolmetin-induced thrombocytopenia. *Arthritis Rheum* 1982; **25:** 1144–5.

对中枢神经系统的影响 见下文超敏反应项下。

对胃肠道的影响 据报道[1]，一名 11 岁儿童在躺着并未饮水时摄取托美丁之后食管受到腐蚀。

1. Palop V, *et al.* Tolmetin-induced esophageal ulceration. *Ann Pharmacother* 1997; **31:** 929.

对肾脏的影响 已报道在使用托美丁的患者中发生间质性肾炎[1]和肾病综合征[2,3]。

1. Katz SM, *et al.* Tolmetin: association with reversible renal failure and acute interstitial nephritis. *JAMA* 1981; **246:** 243–5.
2. Chatterjee GP. Nephrotic syndrome induced by tolmetin. *JAMA* 1981; **246:** 1589.
3. Tietjen DP. Recurrence and specificity of nephrotic syndrome due to tolmetin. *Am J Med* 1989; **87:** 354–5.

超敏反应 报道在摄取托美丁的患者中有过敏性休克[1]、风疹[1]与血管性水肿[2]和无菌脑膜炎[3]等超敏反应。

1. Rossi AC, Knapp DE. Tolmetin-induced anaphylactoid reactions. *N Engl J Med* 1982; **307**: 499–500.
2. Ponte CD, Wisman R. Tolmetin-induced urticaria/angioedema. *Drug Intell Clin Pharm* 1985; **19**: 479–80.
3. Ruppert GB, Barth WF. Tolmetin-induced aseptic meningitis. *JAMA* 1981; **245**: 67–8.

药物相互作用

与 NSAIDs 有关的药物相互作用见第94页。

药动学

托美丁几乎完全被胃肠道吸收,在摄取后 60～90min 血浆浓度达到峰值。它与血浆蛋白质广泛结合(超过 99%),并有分别为 1～2h 和 5h 的两相血浆半衰期。它向渗透到乳汁中,极少量分布在乳汁中。它以一种非活性二羧酸代谢物及其葡萄糖苷酸和以含有少量原形的托美丁葡萄糖苷酸在尿中排出。

用途和用法

托美丁钠是一种 NSAID(第94页)。它用于肌肉骨骼和关节疾病,如青少年关节炎和包括青少年特发性关节炎的类风湿关节炎。虽然它以钠盐形式口服,但剂量以碱基形式表达,122.5mg 托美丁钠二水合物相当于约100mg 托美丁碱基。

治疗类风湿关节炎和骨关节炎,成人的常用起始剂量为相当于 400mg 托美丁,口服每日 3 次。1～2 周后应根据治疗效来调整剂量。维持剂量为每日 600mg 至最大剂量 1800mg,分次服用。儿童剂量详见下文。

托美丁以游离酸形式以局部凝胶使用。

儿童用法　2 岁以上儿童的青少年特发性关节炎的治疗,初始口服托美丁钠的量等于 20mg/kg 的托美丁,每日分 3 次或 4 次给药;维持剂量为每日 15mg/kg,最大可至 30mg/kg。

制剂

USP 33: Tolmetin Sodium Capsules; Tolmetin Sodium Tablets.
专利制剂
Austria: Tolectin†; *Gr.:* Tolectin; *Mex.:* Tolectin; *S.Afr.:* Tolectin†; *Spain:* Artrocaptin; *Turk.:* Tolectin; *USA:* Tolectin.

Tramadol Hydrochloride (*BANM*, *USAN*, *rINNM*) 盐酸曲马多

CG-315; CG-315E; Hidrocloruro de tramadol; Tramadol, chlorhydrate de; Tramadol Hidroklorür; Tramadol-hidroklorid; Tramadol-hydrochlorid; Tramadolhydroklorid; Tramadoli hydrochloridum; Tramadolihydrokloridi; Tramadolio hidrochloridas; U-26225A. (±)-*trans*-2-Dimethylaminomethyl-1-(3-methoxyphenyl)cyclohexanol hydrochloride.

Трамадола Гидрохлорид
$C_{16}H_{25}NO_2,HCl = 299.8$.
CAS — 27203-92-5 (*tramadol*); 22204-88-2 (*tramadol hydrochloride*); 36282-47-0 (*tramadol hydrochloride*).
ATC — N02AX02.
ATC Vet — QN02AX02.
UNII — 9N7R477WCK.

(*tramadol*)

Pharmacopoeias. In *Chin.*, *Eur.* (see p.vii), and *US*.

Ph. Eur. 6. 8 (Tramadol Hydrochloride) 一种白色或类白色结晶性粉末。易溶于水和甲醇;极微溶于丙酮。避光。

USP 33 (Tramadol Hydrochloride) 一种白色结晶性粉末;易溶于水和甲醇;微溶于丙酮。室温 25℃ 下贮存于密闭容器中,允许的温度范围为 15～30℃。

配伍禁忌 一些英国制药商声称,50mg/ml 的盐酸曲马多注射液如果与地西泮、双氯芬酸钠、氟硝西泮、硝酸甘油、吲哚美辛、咪达唑仑、吡罗昔康、保泰松和赖氨酸阿司匹林注射液混合在同一注射器内,是不相容的。一份研究[1]还发现,盐酸曲马多注射液(稀释至400μg/ml)与阿昔洛韦和克林霉素混合在一起也是不相容的。

---

1. Abanmy NO, *et al.* Compatibility of tramadol hydrochloride injection with selected drugs and solutions. *Am J Health-Syst Pharm* 2005; **62**: 1299–1302.

稳定性 盐酸曲马多的口服混悬液浓度是 5mg/ml,是将混合粉碎片与草莓糖浆及 *Ora-Plus*(1∶1)或 *Ora-Sweet* 及 *Ora-Plus*(1∶1)混合制成,在冰箱或室温下保存至少可稳定 90 天[1]。含盐酸曲马多 7.5mg/ml 和对乙酰氨基酚 65mg/ml 口服混悬液是将复合制剂的粉碎片与上述溶剂混合制成,在类似的条件下保存至少可稳定 90 天[2]。

---

1. Wagner DS, *et al.* Stability of oral liquid preparations of tramadol in strawberry syrup and a sugar-free vehicle. *Am J Health-Syst Pharm* 2003; **60**: 1268–70.
2. Johnson CE. Stability of tramadol hydrochloride–acetaminophen (Ultracet) in strawberry syrup and in a sugar-free vehicle. *Am J Health-Syst Pharm* 2004; **61**: 54–7.

依赖性和戒断症状

参见第96页阿片类镇痛药。

曲马多产生依赖性的潜在性可能低于吗啡。

在 2003 年,WHO 的一个专家委员会[1]认为曲马多已有的信息不能保证其在国际的监控下。动物实验表明曲马多耐受性低,有轻度的戒断症状,比可待因和喷他佐辛滥用的潜在性要低。随后,在 2006 年的综述中,该委员会[2]认为尽管曲马多的使用在增加,但持续显示其滥用的水平较低,因此没有充足的证据表明曲马多还需要进一步的回顾。

不过仍有依赖和滥用(特别是在阿片依赖的人群)以及戒断症状[3~8]。英国 CSM 于 1996 年 10 月发表评论[9],自 1994 年 6 月以来,他们收到了 5 名患者药物依赖性和 28 名患者与曲马多有关的戒断症状的报告,相当于报告比例的约六千分之一。5 名患者摄取的剂量超过了推荐的每日 400mg 的最大剂量。在这些反应发作之前治疗持续时间是 10~409 天(平均 3 个月)。报道的戒断症状一般是典型的阿片类戒断症状。瑞典 Medical Products Agency[10]最新的报告表明,在 1996~2005 年间,他们共收到 71 件与曲马多戒断症状有关的报告,治疗时间从 1 周至 3 年以上,每日剂量为 50mg~2g。

---

1. WHO. WHO expert committee on drug dependence: thirty-third report. *WHO Tech Rep Ser 915* 2003. Also available at: http://libdoc.who.int/trs/WHO_TRS_915.pdf (accessed 26/06/08)
2. WHO. WHO expert committee on drug dependence: thirty-fourth report. *WHO Tech Rep Ser 942* 2006. Also available at: http://libdoc.who.int/trs/WHO_TRS_942_eng.pdf (accessed 26/06/08)
3. Rodriguez Villamañan JC, *et al.* Withdrawal syndrome after long-term treatment with tramadol. *Br J Gen Pract* 2000; **50**: 406.
4. Yates WR. Tramadol dependence with no history of substance abuse. *Am J Psychiatry* 2001; **158**: 964.
5. Brinker A, *et al.* Abuse, dependence, or withdrawal associated with tramadol. *Am J Psychiatry* 2002; **159**: 881.
6. Skipper GE, *et al.* Tramadol abuse and dependence among physicians. *JAMA* 2004; **292**: 1818–19.
7. Soyka M, *et al.* Tramadol use and dependence in chronic noncancer pain patients. *Pharmacopsychiatry* 2004; **37**: 191–2.
8. Ripamonti C, *et al.* Withdrawal syndrome after delayed tramadol intake. *Am J Psychiatry* 2004; **161**: 2326–7.
9. CSM/MCA. Tramadol—(Zydol, Tramake and Zamadol). *Current Problems* 1996; **22**: 11.
10. Läkemedelsverket (Medical Products Agency—Sweden). Utsättningsreaktioner av tramadol—ett större problem än förväntat? (issued 14th November, 2006). Available at: http://www.lakemedelsverket.se/Alla-nyheter/NYHETER-2006/Utsattningsreaktioner-av-tramadol--ett-storre-problem-an-forvantat-/ (accessed 02/08/10)

不良反应和处置

参见第97页阿片类镇痛药。

曲马多可能比典型的阿片类产生更少的不良反应,如呼吸抑制和便秘。除了低血压之外,偶尔发生高血压。

在以往有情感障碍、自杀念头、试图自杀或滥用中枢神经系统抑制药(如酒精)和抗焦虑药的患者中,有与使用曲马多有关的死亡的报道。

对 CNS 的影响 英国 CSM 于 1995 年 2 月发表评论[1],自 1994 年 6 月以来,他们收到了 15 名患有精神错乱和幻觉经历的报告。主要的反应在开始治疗后 1~7 天发生,大多数患者的反应停药即消失。评论指出,报道与曲马多有关的神经方面的反应占所有反应的 10%。

后来于 1996 年 10 月的一个评论[2]中,CSM 指出,他们收到 27 份惊厥和一例癫痫症状恶化的报告,约相当于报告比例的七千分之一。在 5 名接受静脉注入曲马多的患者中,2 名使用的剂量大大地超过了推荐值(相当于每日 1.45g 和 4g)(也见下文的过量)。在接受口服曲马多的患者中,多数正接受其他已知会引起惊厥,包括三环类抗抑郁药和 SSRIs(选择性 5-羟色胺再摄取抑制药)的药物。在美国[3]和澳大利亚[4~6]有相似类型的报道。

已有描述在 1 名患者中因曲马多起始剂量而引起的衰弱的 CNS 介导的反应[7]。持续了近 4h 的症状,包括运动失调、瞳孔放大、四肢麻木、发抖和烦躁不安。

虽然尚不知道反应的确切机制,但是认为,由于患者是一个快速代谢者,具有极高活性细胞色素 P450 同工酶CYP2D6,高浓度的活性 O-脱甲基代谢物就成为原因。患者恢复后无后遗症,因为已知曲马多与此症状有关,特别在大剂量或与其他升高 5-羟色胺浓度的药物一起给药时[4]。

---

1. CSM/MCA. Tramadol (Zydol)—psychiatric reactions. *Current Problems* 1995; **21**: 2.
2. CSM/MCA. Tramadol—(Zydol, Tramake and Zamadol). *Current Problems* 1996; **22**: 11.
3. Kahn LH, *et al.* Seizures reported with tramadol. *JAMA* 1997; **278**: 1661.
4. Adverse Drug Reactions Advisory Committee (ADRAC). Tramadol—four years experience. *Aust Adverse Drug React Bull* 2003; **22**: 1–2. Also available at: http://www.tga.health.gov.au/adr/aadrb/aadr0302.pdf (accessed 26/06/08)
5. Labate A, *et al.* Tramadol and new-onset seizures. *Med J Aust* 2005; **182**: 42–3.
6. Boyd IW. Tramadol and seizures. *Med J Aust* 2005; **182**: 595–6.
7. Gleason PP, *et al.* Debilitating reaction following the initial dose of tramadol. *Ann Pharmacother* 1997; **31**: 1150–2.

对呼吸系统的影响 已有报道曲马多输注麻醉后的呼吸抑制[1],虽然在一份术后研究中,当喷他佐辛、哌替啶、哌腈米特和曲马多的同等镇痛剂量比较时,曲马多并没有明显的呼吸抑制作用。

---

1. Paravicini D, *et al.* Tramadol-infusionsanaesthesie mit Substitution von Enfluran und differenten Lachgaskonzentrationen. *Anaesthesist* 1985; **34**: 20–7.
2. Fechner R, *et al.* Clinical investigations on the effect of morphine, pentazocine, pethidine, piritramide and tramadol on respiration. *Anasth Intensivmed* 1985; **26**: 126–32.

过量 一项多中心病例系列[1]中,在 1995 年 10 月至 1996 年 8 月间有 126 例曲马多毒性的报道;在这些病例中,87 例是单用曲马多引起的。常见的症状包括嗜睡、恶心、心跳过速及焦虑,也可见癫痫。只在 2 名患者出现严重的呼吸抑制作用。曲马多对单胺再摄取的抑制作用不是阿片类作用导致了它大多数的毒性反应。最近也有相似类型毒性反应的报道[2]。在 1999 年 1 月至 2001 年 7 月间单用曲马多的 190 例报道中,过量的主要症状是中枢神经系统抑制、恶心、呕吐、心跳过速和癫痫。再次呼吸抑制的发生率很低,只有 1 例。

---

1. Spiller HA, *et al.* Prospective multicenter evaluation of tramadol exposure. *J Toxicol Clin Toxicol* 1997; **35**: 361–4.
2. Marquardt KA, *et al.* Tramadol exposures reported to statewide poison control system. *Ann Pharmacother* 2005; **39**: 1039–44.

注意事项

参见第97页阿片类镇痛药。

有自杀念头或成瘾倾向的患者不应使用曲马多。对那些过量饮酒或曾有过情感障碍或抑郁的患者,慎用曲马多。有癫痫史或容易癫痫发作的患者使用曲马多应谨慎。也可见上文不良反应项下对 CNS 的影响。

肝肾功能受损的患者慎用曲马多,若肾功能严重受损,则要避免使用此药。有报道,被血液透析清除的药量最低为 7%。

滥用 见上文的依赖性和戒断症状项下。

麻醉 因为可能在手术中存在知觉,注册药品信息对轻度全身麻醉中使用曲马多提出警告,尽管在手术中采用曲马多时,麻醉则强效挥发性的或静脉内麻醉药来维持。据报道,用氧氟化亚氮和间歇的安氟醚进行轻度全身麻醉期间用曲马多提供镇痛,一组 20 名患者手术中有知觉的占 65%[1]。然而,在一份研究[2]中,51 名患者在稳定轻度连续的异氟烷-氧化亚氮麻醉中接受曲马多,没有明显的临床麻醉减弱,其他人评论,曲马多在手术中广泛使用的许多年里,在所有临床治疗的患者中没有任何重新麻醉的病例[3]。

---

1. Lehmann KA, *et al.* Zur Bedeutung von Tramadol als intraoperativem Analgetikum: eine randomisierte Doppelblindstudie im Vergleich zu Placebo. *Der Anaesthetist* 1985; **34**: 11–19.
2. Coetzee JF, *et al.* Effect of tramadol on depth of anaesthesia. *Br J Anaesth* 1996; **76**: 415–18.
3. Budd K. Tramadol. *Br J Anaesth* 1995; **75**: 500.

药物相互作用

与阿片类镇痛药有关的药物相互作用见第98页。

据报道,卡马西平通过降低血清浓度而减小曲马多的镇痛作用。假如曲马多与可能降低癫痫阈值的其他药一起使用会增加癫痫发作的危险。也可见上文不良反应项下对 CNS 的影响。

曲马多抑制去甲肾上腺素和 5-羟色胺的再摄取,促进 5-羟色胺的释放,存在这种可能性,即它可能与其他增强单胺能的神经传递的药物,包括锂、三环类抗抑郁药、曲坦类药物和 SSRIs 相互作用,因此增加 5-羟色胺综合征的危险性。不应该对接受 MAOI(单胺氧化酶抑制剂)或停药 14 天内的患者给药。

曲马多的代谢由细胞色素 P450 同工酶 CYP2D6 和 CYP3A4 介导。使用这种酶的特异抑制剂,如奎尼丁,可以增加曲马多的浓度,降低其活性代谢物的浓度。尽

管癫痫或 5-羟色胺综合征的危险性增加，但这种功效的临床结果尚不清楚。

抗凝血药　关于曲马多对口服抗凝血药影响的报道见第467页**华法林**的药物相互作用项下**镇痛药**。

抗抑郁药　关于与使用曲马多和 *SSRIs*（选择性 5-羟色胺再摄取抑制药）有关的 5-羟色胺综合征病例，参见 M37 第374页**氟西汀**的药物相互作用项下**阿片类镇痛药**。

5-HT₃ 受体拮抗药　已经记述术前使用昂丹司琼会降低曲马多术后的镇痛功效[1,2]。在一项研究[1]中发现也接受昂丹司琼的患者与没有接受止吐药的患者比较中，曲马多的累积用量有 35％以上。另外，在这两组之间，术后恶心和呕吐的发生率没有差别。

1. De Witte JL, *et al.* The analgesic efficacy of tramadol is impaired by concurrent administration of ondansetron. *Anesth Analg* 2001; **92:** 1319–21.
2. Arcioni R, *et al.* Ondansetron inhibits the analgesic effects of tramadol: a possible 5-HT₃ spinal receptor involvement in acute pain in humans. *Anesth Analg* 2002; **94:** 1553–7.

药动学

曲马多口服后容易吸收，但部分受到首关代谢的影响。口服后的平均绝对生物利用度为 70％～75％，肌内注射后的生物利用度为 100％。血浆蛋白结合率约为 20％。曲马多由细胞色素 P450 同工酶 CYP3A4 和 CYP2D6 通过 N-脱甲基和 O-脱甲基以及在肝中通过葡萄糖苷酸化或硫酸化代谢。代谢物 O-去甲基曲马多有药理活性。曲马多主要在尿中大部分以代谢物排泄。曲马多分布广泛，穿过胎盘，少量出现在乳汁中。口服后的消除半衰期约为 6h。

1. Karhu D, *et al.* Comparative pharmacokinetics of a once-daily tramadol extended-release tablet and an immediate-release reference product following single-dose and multiple-dose administration. *J Clin Pharmacol* 2010; **50:** 544–53.

儿童　参考文献如下。

1. Murthy BVS, *et al.* Pharmacokinetics of tramadol in children after i.v. or caudal epidural administration. *Br J Anaesth* 2000; **84:** 346–9.
2. Payne KA, *et al.* Pharmacokinetics of oral tramadol drops for postoperative pain relief in children aged 4 to 7 years—a pilot study. *Anesth Prog* 2003; **49:** 109–12.
3. Zwaveling J, *et al.* Pharmacokinetics of rectal tramadol in postoperative paediatric patients. *Br J Anaesth* 2004; **93:** 224–7.
4. Garrido MJ, *et al.* Population pharmacokinetic/pharmacodynamic modelling of the analgesic effects of tramadol in pediatrics. *Pharm Res* 2006; **23:** 2014–23.
5. Saudan S, Habre W. Particularités pharmacologiques du tramadol chez l'enfant. *Ann Fr Anesth Reanim* 2007; **26:** 560–3.

老年人　老年人的药动学参数与年轻患者的相似[1]。

1. Likar R, *et al.* Pharmacokinetic and pharmacodynamic properties of tramadol IR and SR in elderly patients: a prospective, age-group–controlled study. *Clin Ther* 2006; **28:** 2022–39.

代谢　活性代谢物 O-去甲基曲马多的产生依赖于细胞色素 P450 同工酶 CYP2D6，该酶显示遗传多态性[1,2]。关于一名高 CYP2D6 活性的快速代谢的患者发生衰弱的 CNS 介导的反应，见上文**不良反应中对 CNS 的影响**项下。

1. Poulsen L, *et al.* The hypoalgesic effect of tramadol in relation to CYP2D6. *Clin Pharmacol Ther* 1996; **60:** 636–44.
2. Pedersen RS, *et al.* Enantioselective pharmacokinetics of tramadol in CYP2D6 extensive and poor metabolizers. *Eur J Clin Pharmacol* 2006; **62:** 513–21.

用途和用法

盐酸曲马多是一种阿片类镇痛药（第98页）。它也具有去甲肾上腺素能和 5-羟色胺能的性质，这种性质有助于其镇痛作用。曲马多用于中重度疼痛。

盐酸曲马多口服、静脉或以栓剂直肠给药。也已用于肌内途径。也可通过输注给药或作为患者自控镇痛体系的一部分。

常用口服剂量为每 4～6h 50～100mg。盐酸曲马多也可以缓释制剂口服每日 1 次或 2 次。每日口服的总量不应超过 400mg。年长的患者可使用通常的剂量，尽管年龄大于 75 岁后，由于消除半衰期增加，需要减少用量；一种美国制剂（Ultram，PriCara）的注册药品信息建议这些患者每日的最大用量为 300mg，而英国的药品信息经常建议增长给药间隔。含盐酸曲马多与其他镇痛药（如对乙酰氨基酚）的制剂也被采用。

胃肠外给药时，50～100mg 的剂量可按每 4～6h 由肌内途径或在 2～3min 内静脉注射，或者缓慢静脉输注给药。用于术后疼痛的治疗，起始剂量为给药 100mg，如有必要，每 10～20min 给药 50mg 直到第一个小时内达到 250mg 总的最大剂量（包括起始量）。此后，剂量为每 4～6h 50～100mg，直到达到每日 600mg 的总量。用栓剂的直肠常用剂量为 100mg，每日 4 次。

关于儿童和肝损伤或肾损伤患者的剂量，见下文。

1. Scott LJ, Perry CM. Tramadol: a review of its use in perioperative pain. *Drugs* 2000; **60:** 139–76.
2. McClellan K, Scott LJ. Tramadol/paracetamol. *Drugs* 2003; **63:** 1079–86. Correction. *ibid.*; 1636.
3. Grond S, Sablotzki A. Clinical pharmacology of tramadol. *Clin Pharmacokinet* 2004; **43:** 879–923.
4. Leppert W, Luczak J. The role of tramadol in cancer pain treatment—a review. *Support Care Cancer* 2005; **13:** 5–17.
5. Close BR. Tramadol: does it have a role in emergency medicine? *Emerg Med Australas* 2005; **17:** 73–83.
6. Cepeda MS, *et al.* Tramadol for osteoarthritis. Available in The Cochrane Database of Systematic Reviews; Issue 3. Chichester: John Wiley; 2006 (accessed 26/06/08).
7. Duehmke RM, *et al.* Tramadol for neuropathic pain. Available in The Cochrane Database of Systematic Reviews; Issue 3. Chichester: John Wiley; 2006 (accessed 26/06/08).
8. Keating GM. Tramadol sustained-release capsules. *Drugs* 2006; **66:** 223–30.
9. Hair PI, *et al.* Tramadol extended-release tablets. *Drugs* 2006; **66:** 2017–27.
10. Freeman R, *et al.* Randomized study of tramadol/acetaminophen versus placebo in painful diabetic peripheral neuropathy. *Curr Med Res Opin* 2007; **23:** 147–61.

儿童用法　在英国，盐酸曲马多可用于 12 岁及以上儿童的中度至重度疼痛治疗；可给予常用的成人剂量（见上文）。然而，在一些其他的欧洲国家，更小的儿童也可使用盐酸曲马多，但允许的年龄范围则不同；例如，在法国，3 岁及以上的儿童用量是口服 1～2mg/kg，每日可重复 3 次或 4 次，而在德国，同样的剂量可用于 1 岁的儿童。曲马多也可通过胃肠外给药的方式给予儿童，剂量与口服相同。一些有关儿童用法的参考文献[1~4]如下。

1. Finkel JC, *et al.* An evaluation of the efficacy and tolerability of oral tramadol hydrochloride tablets for the treatment of postsurgical pain in children. *Anesth Analg* 2002; **94:** 1469–73.
2. Demiraran Y, *et al.* A comparison of the postoperative analgesic efficacy of single-dose epidural tramadol versus morphine in children. *Br J Anaesth* 2005; **95:** 510–13.
3. Bozkurt P. Use of tramadol in children. *Paediatr Anaesth* 2005; **15:** 1041–7.
4. Chu Y-C, *et al.* Intraoperative administration of tramadol for postoperative nurse-controlled analgesia resulted in earlier awakening and less sedation than morphine in children after cardiac surgery. *Anesth Analg* 2006; **102:** 1668–73.

在肝损伤或肾损伤中的用法　严重肝损伤患者使用曲马多的间隔时间推荐是 12h；美国的注册药品信息建议肝硬化患者的剂量为每 12h 口服 50mg。肌酐清除率低于 30ml/min 的患者的给药间隔也应增加到 12h；美国的注册药品信息建议在这些患者中最大口服剂量不应超过每日 200mg。更严重肾损伤（肌酐清除率低于 10ml/min）的患者不应使用曲马多。

制剂

BP 2010: Tramadol Capsules;
USP 33: Acetaminophen and Tramadol Hydrochloride Tablets; Tramadol Hydrochloride Tablets.

专利制剂

Arg.: Calmador; Nobligan; Trama-Klosidol; Tramal; Tramanovag; **Austral.:** Durotram; Tramahexal; Tramal; Tramedo; Zydol; **Austria:** Adamon; Contramal†; Cromatodol; Dolol†; Lanalget†; Noax Uno; Nycodol†; Tradolan; Tramebene; Tramadolor; Tramal; Tramavit†; Tramastad; Tramundal; Tramundin†; **Belg.:** Contramal; Doctramado; Dolzam; Tradonal; Tramium; **Braz.:** Anangor; Dorless; Sensitram; Sylador; Timasen†; Trabilin; Tramaden; Tramadon; Tramal; Tramaliv; Zamadol; **Canad.:** Ralivia; Tridural; Zytram; **Chile:** Manol; Minidol; Naxodol; Timarol; Tramal; Zaledor; Zydol; **Cz.:** Mabron; Noax Uno; Protradon; Trabar†; Tradef; Tradonal†; Tralgit; Tramabene; Tramagit; Tramal; Tramundin; **Denm.:** Dolol; Mandolgin; Nobligan; Tadol; Tradolan; **Fin.:** Tradolan; Tramadin; Tramagetic; Tramal; Tramax†; Zamadol†; **Fr.:** Biodalgic; Contramal; Monoalgic; Monocrixo; Monotramal; Orozamudol; Takadol; Topalgic; Trasedal; Zamudol; Zumalgic; **Ger.:** Amadol; Dolevar; Jutadol; T-long; Tial†; Tradol†; Trama; Tramabeta; Tramadoc; Tramadolor; Tramadurat†; Tramagit; Tramal; Tramundin; Travex One; **Gr.:** Oxxalgan; Tradol; Tramal; **Hong Kong:** Acugesic†; Mabron†; Sefmal; Tramal; Tramo†; Tramundin; **Hung.:** Adamon; Contramal; Ralgen; Tramadolor; Tramalgic; **India:** Contramal; Tramacip; Tramazac; TRD-Contin; Urgendol; **Indon.:** Andalpha†; Bellatram†; Camigesik; Centrasic; Contram; Corsadol; Dolana; Dolgesik; Dolodap; Dolsic; Forgesic; Kamadol; Katrasic; Nonalges; Nufapo-tram; Orasic; Pinorec; Radol; Seminac; Simatral; Tlusic; Tradosik; Tradyl; Tragesik; Tramal; Tramasik; Traumasik†; Trunal; Tugesal; Zephanal; Zumatram; **Irl.:** Biodol; By-Madol; Tradol; Tramake; Tramapine; Tramex†; Troxidol; Xymel; Zamadol; Zydol; **Israel:** Tadex; Tramadex; Tramal; **Ital.:** Adamon; Contramal; Fortradol; Fraxidol†; Prontalgin; Tradonal; Traflash; Tralodie; Tramalin; Unitrama; **Malaysia:** Acugesic; Analab; Domadol; Mabron; Pengesic; Sefmal; Tracidol; Tramada; Tramal†; Tramox; Tramundin; **Mex.:** Durodor; Nobligan; Prontofort; Tradol; Tralic; Tramed; Trexol; Veldrol; **Neth.:** Doltard; Tramacet; Tradonal; Tramagetic; Tramal; Tramelene; **Norw.:** Nobligan; Tradolan†; Tramagetic; **NZ:** Durotram; Tramal; Tramedo; Zytram†; **Philipp.:** Amaryll; Clomadol; Dolmal; Dolotral; Dolpaz; Doltrahex; Gesidol; Mardol; Microdol; Milador; Mosepan; Pengesic; Peptrad; Plazadol; Siverol; TDL; Tolmat†; Tracaine; Tradonal; Tramadin; Tramal; Tramid; Tramkor; Tramundin; Unitral; **Pol.:** Adamon; Noax Uno; Oratram; Poltram; Tramahexal; Tramal; Tramcod†; Tramundin; Travictol; **Port.:** Dolpar†; Gelotralib; Nobligan; Paxilfar; Tramal; Tramy†; Travex; **Rus.:** Mabron (Маброн); Plazadol (Плазадол); Sintradon (Синтрадон)†; Tradol (Традол); Tramaklosidol (Трамаклосидол); Tramal (Трамал); Tramolin (Трамолин); **S.Afr.:** Dolotram; Domadol; Nobligan; Tramahexal; Tramal; Tramaspen; Tramazac; Tramgesic; Ultram; **Singapore:** Mabron; Pengesic; Sefmal; Tradol; Tramal; Tramium; **Spain:** Adolonta; Ceparidin; Dolodol; Dolpar; Gelotradol; Nobligan; Sofrodol†; Tioner; Tradonal; Tralgiol†; Zytram; **Swed.:** Nobligan; Tiparol; Tradolan; Zamadol; **Switz.:** Dolotramine; Ecodolor; Tradonal; Tramal; Tramundin; **Thai.:** Amanda; Ammitram; Anadol; Madol; Madola; Madol; Madola†; Madol; Madola; Tramadol; Paindol; Pharmadol; Ramadol; Rofy; Sefmal; Tamolan; Tracine; Tradolgesic; Tradonal†; Tramador; Tramal†; Tramaspa; Tramol; Tramuna; Tramazac; Tramada; Trasic; Traumed; Trosic; Volcidol; **Turk.:** Contramal; Tramadolor; Ultramex; **UK:** Dromadol†; Larapam; Mabron; Maxitram; Nobligan; Oldaram; Tradorec; Tramquel; Tramulief; Zamadol; Zeridame; Zydol; **Ukr.:** Tramalgin (Трамалгин)†; **USA:** Rybix; Ryzolt; Ultram; **Venez.:** Tramal.

多组分制剂　**Arg.:** Calmador Plus; Trama-Klosidol Plus; Tramacet; **Austria:** Zaldiar; **Belg.:** Zaldiar; **Braz.:** Ultracet; Zaldiar; **Canad.:** Tramacet; **Chile:** Analgex Sap; Cronus; Doloten; Minidol Plus; Naxodol Plus; Pramol; Zafin; Zaldiar; Zaledor-P; **Cz.:** Doreta; Zaldiar; **Fr.:** Ixprim; Zaldiar; **Ger.:** Zaldiar; **Hong Kong:** Ultracet; **Hung.:** Zaldiar; **India:** Tolydol; Tramacip Plus; Ultrazac; **Indon.:** Ultracet; Zaldiar; **Irl.:** Ixprim; **Israel:** Zaldiar; **Malaysia:** Ultracet; Maron; Tiilalgin; Zaldiar; **Philipp.:** Cetodol; Cetra; Dolcet; **Pol.:** Zaldiar; **Port.:** Tilalgin; Zaldiar; **Rus.:** Forsodol (Форсодол); Zaldiar (Залдиар); **S.Afr.:** Tramacet; **Singapore:** Ultracet; **Spain:** Pazital; Pontalsic; Zaldiar; **Switz.:** Zaldiar; **Thai.:** Ultracet; **UK:** Tramacet; **Ukr.:** Zaldiar (Залдиар)†; **USA:** Ultracet; **Venez.:** Ultracet; Zaldiar.

Trimeperidine Hydrochloride (BANM, rINNM) 盐酸三甲利定

Hidrocloruro de trimeperidina; Promedol (trimeperidine); Promedolum (trimeperidine); Trimépéridine, Chlorhydrate de; Trimeperidini Hydrochloridum. 1,2,5-Trimethyl-4-phenyl-4-piperidyl propionate hydrochloride.

Тримеперидина Гидрохлорид
$C_{17}H_{25}NO_2,HCl = 311.8.$
CAS — 64-39-1 (trimeperidine); 125-80-4 (trimeperidine hydrochloride).

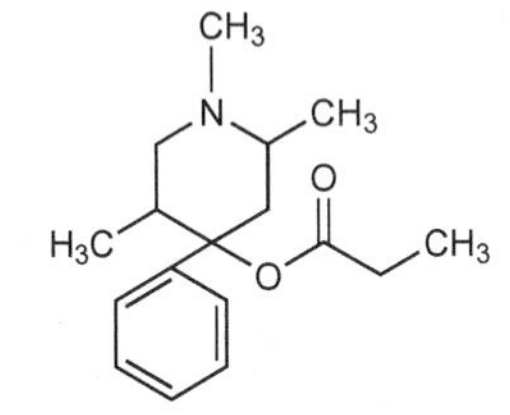

(trimeperidine)

简介

盐酸三甲利定是一种阿片类镇痛药（第96页），其作用和用途与哌替啶（第108页）相似。

Trolamine Salicylate (pINNM) 水杨酸三乙醇胺

Salicilato de trietanolamina; Salicilato de trolamina; Triethanolamine Salicylate; Trolamine, Salicylate de; Trolamini Salicylas.

Троламина Салисилат
$C_{13}H_{21}NO_6 = 287.3.$
CAS — 2174-16-5.
UNII — H8O4040BHD.

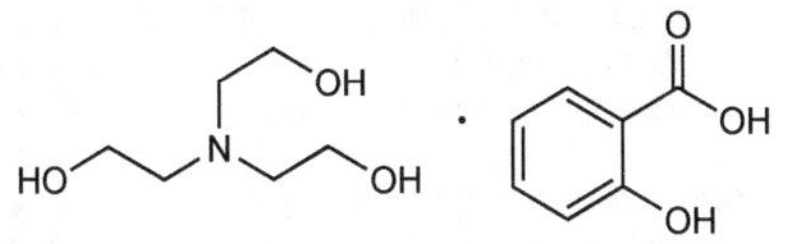

Pharmacopoeias. In *US.*

USP 33（Trolamine Salicylate）　一种在丙二醇中三乙醇胺和水杨酸的混合物。5％水溶液的 pH 值为 6.5～7.5。贮藏于阴凉处密闭容器内。

简介

水杨酸三乙醇胺是一种水杨酸衍生物，用途与水杨酸甲酯（第82页）类似，以 10％～20％的浓度作为局部发赤药制剂用于减轻肌肉和风湿疼痛。它也用作防晒剂。

经皮吸收　与水杨酸甲酯相反，水杨酸甲酯用于完整的皮肤后，有明显的吸收并在皮下和真皮产生高水杨酸浓度，而在局部使用水杨酸三乙醇胺后的水杨酸浓度在组织[1]中相当低，在血清中未检测到[2]。

1. Cross SE, *et al.* Is there tissue penetration after application of topical salicylate formulations? *Lancet* 1997; **350:** 636.
2. Morra P, *et al.* Serum concentrations of salicylic acid following topically applied salicylate derivatives. *Ann Pharmacother* 1996; **30:** 935–40.

制剂
专利制剂

Austral.: Dencorub Arthritis; Goanna Arthritis Cream; Metsal AR Analgesic; **Canad.:** Actiflex; Antiphlogistine Rub A-535 No Odour; Aspercreme; Bengay Muscle Pain No Odor; Creme Analgesique; **Mex.:** Myoflex; **Singapore:** Metsal AR Analgesic; **Spain:** Bexidermil; **USA:** Analgesia Creme; Analgesic Creme; Aspercreme; Coppertone Tan Magnifier; Flex-Power Performance Sports; Mobisyl; Myoflex; Sportscreme; Tropical Blend Tan Magnifier.

多组分制剂　**Arg.:** Duo Minoxit; **Canad.:** Myoflex Extra Strength Ice†; Rub A535 Arthritis.

Valdecoxib (BAN, USAN, rINN) 伐地考昔

SC-65872; Valdecoxib; Valdecoxibum; Valdekoksib. p-(5-Methyl-3-phenyl-4-isoxazolyl)benzenesulfonamide.

Вальдекоксиб

$C_{16}H_{14}N_2O_3S = 314.4$.
CAS — 181695-72-7.
ATC — M01AH03.
ATC Vet — QM01AH03.
UNII — 2919279Q3W.

简介

伐地考昔是一种 NSAIDs（第 92 页），报道称其是一种选择性 COX-2 抑制药。口服用于治疗骨关节炎、风湿性关节炎及痛经。由于严重的皮肤反应及心血管不良反应（见下文）使得其在 2005 年 4 月世界范围内撤市。

对心血管系统的影响 冠状动脉旁路移植手术后短期使用帕瑞考昔和伐地考昔，与增加如心肌梗死、深静脉血栓、肺动脉栓塞和卒中等不良反应的危险相关[1]。与安慰剂组的患者比较，在接受静脉帕瑞考昔 3 天随后口服伐地考昔 7 天的患者中这些反应的危险要高 4 倍。仅在术后接受 7 天口服伐地考昔的患者没有明显增加不良心血管反应的危险。

与伐地考昔治疗有关的心血管不良反应是该药于 2005 年 4 月普遍撤回的原因之一。

1. Nussmeier NA, et al. Complications of the COX-2 inhibitors parecoxib and valdecoxib after cardiac surgery. N Engl J Med 2005; 352: 1081–91.

对皮肤的影响 一名患者服用伐地考昔 8 天发生了中毒性表皮坏死松解症，尽管他在首次出现皮疹体征时即停药[1]，并开始用泼尼松龙治疗。该患者有对磺胺类药物超敏反应史。2004 年 1 月，Health Canada[2] 指出，2002 年 12 月药品销售不到一年，已收到 5 份与伐地考昔有关的严重皮肤不良反应的报告。但是，这些不良反应中没有多形性红斑、Stevens-Johnson 综合征或中毒性表皮坏死松解症，虽然以上反应已报告其他管理当局。2004 年 12 月，EMEA[3] 声称，已收到所有上述 3 种反应以及剥脱性皮炎的报告，大多数反应是在开始治疗的前 2 周内发生，但伐地考昔的发病率高于其他选择性 COX-2 抑制药。EMEA 还指出，使用帕瑞考昔（伐地考昔的前药，见第 105 页）与严重的皮肤反应有关。

伐地考昔治疗引起严重皮肤反应增加的危险是 2005 年 4 月该药物普遍撤回的原因之一。

1. Glasser DL, Burroughs SH. Valdecoxib-induced toxic epidermal necrolysis in a patient allergic to sulfa drugs. Pharmacotherapy 2003; 23: 551–3.
2. Health Canada. Valdecoxib (Bextra®): severe cutaneous reactions. Can Adverse React News 2004; 14 (1): 1–2. Also available at: http://www.hc-sc.gc.ca/dhp-mps/alt_formats/hpfb-dgpsa/pdf/medeff/carn-bcei_v14n1-eng.pdf (accessed 29/08/08)
3. EMEA. EMEA public statement on valdecoxib (Bextra/Valdyn) and parecoxib sodium (Dynastat/Rayzon): cardiovascular risks in coronary artery bypass graft (CABG) surgery and serious adverse skin reactions (issued 15th December, 2004). Available at: http://www.emea.europa.eu/pdfs/human/press/pus/20480204en.pdf (accessed 29/08/08)

制剂

专利制剂
Braz.: Bextra†; **India:** Bioval; Valdiff; Valdixx; Valdone; Valus; Vorth†; **Norw.:** Bextra†; **Switz.:** Bextra†; **Thai.:** Bextra†; **Venez.:** Bextra†.
多组分制剂 **India:** Valus Insta†; Valus-XT†; Vectra-P; Vorth Insta†; Vorth-XT†.

Vedaprofen (BAN, USAN, rINN) 维达洛芬

CERM-10202; PM-150; Vedaprofeeni; Védaprofène; Vedaprofeno; Vedaprofenum. (±)-4-Cyclohexyl-α-methyl-1-naphthaleneacetic acid.

Ведапрофен

$C_{19}H_{22}O_2 = 282.4$.
CAS — 71109-09-6.
ATC Vet — QM01AE90.
UNII — OKX88EO7OI.

Pharmacopoeias. In Eur. (see p.vii) for veterinary use only.
Ph. Eur. 6. 8 (Vedaprofen for Veterinary Use；Vedaprofen BP (Vet) 2010) 白色或类白色的粉末；几乎不溶于水；溶于甲醇；易用于丙酮；溶于碱性氢氧化物的稀溶液。

简介

维达洛芬是丙酸衍生物，属于 NSAID（第 92 页）是一种用于兽医治疗发炎和疼痛的 NSAID。

Viminol Hydroxybenzoate (rINNM) 维米醇羟苯酸盐

Diviminol Hydroxybenzoate; Hidroxibenzoato de viminol; Viminol, Hydroxybenzoate de; Viminoli Hydroxybenzoas; Z-424 (viminol). 1-[1-(2-Chlorobenzyl)pyrrol-2-yl]-2-(di-sec-butyl)aminoethanol 4-hydroxybenzoate.

Виминола Гидроксибензоат

$C_{21}H_{31}ClN_2O, C_7H_6O_3 = 501.1$.
CAS — 21363-18-8 (viminol); 21466-60-4 (viminol hydroxybenzoate); 23784-10-3 (viminol hydroxybenzoate).
ATC — N02BG05.
ATC Vet — QN02BG05.

(viminol)

简介

维米醇羟苯酸盐具有镇痛和解热性质。每日分次口服相当于 400mg 的维米醇。

制剂

专利制剂
Braz.: Dividol; **Ital.:** Dividol.

Zaltoprofen (rINN) 扎托洛芬

CN-100; Zaltoprofène; Zaltoprofeno; Zaltoprofenum; ZC-102. (±)-10,11-Dihydro-α-methyl-10-oxodibenzo[b,f]thiepin-2-acetic acid.

Зальтопрофен

$C_{17}H_{14}O_3S = 298.4$.
CAS — 89482-00-8.
UNII — H8635NG3PY.

注：下述名称 Borbit、Peleton、Peon、Salafapinon、Soleng、Soluirubin 和 Zatferon 已经作为扎托洛芬的商标。

Pharmacopoeias. In Jpn.

简介

扎托洛芬是一种 NSAID（第 92 页），口服给药，80mg，每日 3 次，用于疼痛以及肌肉骨骼和关节疾病。

1. Ishizaki T, et al. Pharmacokinetic profile of a new nonsteroidal anti-inflammatory agent, CN-100, in humans. Drug Invest 1991; 3: 1–7.
2. Hatori M, Kokubun S. The long-term efficacy and tolerability of the new anti-inflammatory agent zaltoprofen in rheumatoid arthritis. Curr Med Res Opin 1998; 14: 79–87.
3. Hase K, et al. The effect of zaltoprofen on physiotherapy for limited shoulder movement in breast cancer patients: a single-blinded before-after trial. Arch Phys Med Rehabil 2006; 87: 1618–22.

制剂

专利制剂
Mex.: Soleton.

Ziconotide (USAN, rINN) 齐考诺肽

CI-1009; ω-Conotoxin M VIIA; SNX-111; Ziconotida; Ziconotidum. L-Cysteinyl-L-lysylglycyl-L-lysylglycl-L-alanyl-L-lysyl-L-cysteinyl-L-seryl-L-arginyl-L-leucyl-L-methionyl-L-tyrosyl-L-α-aspartyl-L-cysteinyl-L-cysteinyl-L-threonylglycyl-L-seryl-L-cysteinyl-L-arginyl-L-serylglycyl-L-lysyl-L-cysteinamide cy-clic(1→16),(8→20),(15→25)-tris(disulfide).

Зиконотид

$C_{102}H_{172}N_{36}O_{32}S_7 = 2639.1$.
CAS — 107452-89-1.
ATC — N02BG08.
ATC Vet — QN02BG08.
UNII — 7164C51O16.

H-Cys-Lys-Gly-Lys-Gly-Ala-Lys-Cys-Ser-Arg-Leu-Met-Tyr-
Asp-Cys-Cys-Thr-Gly-Ser-Cys-Arg-Ser-Gly-Lys-Cys-NH₂

Ziconotide Acetate (rINNM) 醋酸齐考诺肽

Acetato de ziconotida; Ziconotide, Acétate de; Ziconotidi Acetas.

Зиконотида Ацетат

$C_{102}H_{172}N_{36}O_{32}S_7, C_2H_4O_2 = 2699.2$.
ATC — N02BG08.
ATC Vet — QN02BG08.
UNII — T21226K69M.

不良反应和注意事项

报道的齐考诺肽最常见的不良反应包括头晕、恶心和呕吐、眼球震颤、异常步态、视物模糊、头痛、肌酸激酶水平升高和虚弱。认知减退，特别是错乱和记忆受损很常见，用药几周后有典型症状发生。也会发生严重的 CNS 症状，如幻觉、狂想反应、语言障碍、失语症和机敏性下降。但报道惊厥、卒中、谵妄、脑病和昏迷不常见。肌酸激酶会升高，因此建议监控血中此酶的水平，但临床上肌病或横纹肌溶解不常见。齐考诺肽会引起或加重抑郁。有精神病史的患者不应该用齐考诺肽治疗。

1. Penn RD, Paice JA. Adverse effects associated with the intrathecal administration of ziconotide. Pain 2000; 85: 291–6.

用途和用法

齐考诺肽是从锥形壳 Conus magus（一种小海螺）的毒液中得到的一种肽的合成形式。据报道，它是一种神经元特有的钙拮抗药。齐考诺肽连续鞘内输注给药治疗患者严重慢性疼痛，这些患者对比较常规的处置（见第 4 页镇痛药的选择）不耐受或难于治疗。齐考诺肽以醋酸盐鞘内给药，剂量可以碱基或醋酸盐的形式表达。在欧洲，起始剂量（以碱基形式表达）为每日 2.4μg，根据反应调整，以直到 2.4μg 的增量，至每日的最大剂量 21.6μg。注册药品信息推荐，剂量增加之间的间隔至少为 2 天。在美国，起始剂量（以醋酸盐的形式表达）应该为每日不超过 2.4μg，根据反应调整。允许每次 2.4μg 的剂量增加，每周 2～3 次，至少要经过 3 周，直到达到每日 19.2μg 的最大剂量。

齐考诺肽已试用于其他情况，如头部创伤。

1. Wermeling D, et al. Pharmacokinetics and pharmacodynamics of intrathecal ziconotide in chronic pain patients. J Clin Pharmacol 2003; 43: 624–36.
2. Staats PS, et al. Intrathecal ziconotide in the treatment of refractory pain in patients with cancer or AIDS: a randomized controlled trial. JAMA 2004; 291: 63–70.
3. Rauck RL, et al. A randomized, double-blind, placebo-controlled study of intrathecal ziconotide in adults with severe chronic pain. J Pain Symptom Manage 2006; 31: 393–406.
4. Lynch SS, et al. Intrathecal ziconotide for refractory chronic pain. Ann Pharmacother 2006; 40: 1293–1300.
5. Lyseng-Williamson KA, Perry C. Ziconotide. CNS Drugs 2006; 20: 331–8.
6. Wallace MS, et al. Ziconotide 98-022 Study Group. Intrathecal ziconotide for severe chronic pain: safety and tolerability results of an open-label, long-term trial. Anesth Analg 2008; 106: 628–37.
7. Williams JA, et al. Ziconotide: an update and review. Expert Opin Pharmacother 2008; 9: 1575–83.
8. Vitale V, et al. Intrathecal therapy with ziconotide: clinical experience and considerations on its use. Minerva Anestesiol 2008; 74: 727–33.
9. Kapural L, et al. Intrathecal ziconotide for complex regional pain syndrome: seven case reports. Pain Pract 2009; 9: 296–303.
10. Rauck RL, et al. Intrathecal ziconotide for neuropathic pain: a review. Pain Pract 2009; 9: 327–37.
11. Kress HG, et al. Intrathecal therapy: what has changed with the introduction of ziconotide. Pain Pract 2009; 9: 338–47.
12. Schmidtko A, et al. Ziconotide for treatment of severe chronic pain. Lancet 2010; 375: 1569–77.

制剂

专利制剂
Austria: Prialt; **Cz.:** Prialt; **Denm.:** Prialt; **Fr.:** Prialt; **Ger.:** Prialt; **Gr.:** Prialt; **Irl.:** Prialt; **Ital.:** Prialt; **Neth.:** Prialt; **Norw.:** Prialt; **Port.:** Prialt; **Spain:** Prialt; **Switz.:** Prialt; **UK:** Prialt; **USA:** Prialt.

抗糖尿病药

　　这一章讲述糖尿病（1 型糖尿病、2 型糖尿病和妊娠糖尿病）及其抗糖尿病治疗，包括口服药和胰岛素。

抗糖尿病药类

α-糖苷酶抑制药

　　α-糖苷酶抑制药延缓葡萄糖在胃肠道的吸收。此类普遍用于 2 型糖尿病治疗中。

　　本章描述的药物有：

胰淀素类似物

　　胰淀素是一种胰多肽激素，目前认为它对糖代谢具有调节作用。胰淀素类似物普兰林肽，可延缓胃排空，抑制餐后胰高糖素浓度的升高，抑制食欲。在 1 型和 2 型糖尿病治疗中可以和胰岛素一起使用。

　　本章描述的药物有：

二甲双胍

　　抗糖尿病药二甲双胍有多重作用，但其主要作用被认为是降低肝脏糖异生并增加外周葡萄糖利用。二甲双胍普遍用于 2 型糖尿病治疗，尤其对于超重患者。抗糖尿病药二甲双胍的更多内容详见第136页。

　　本章描述的药物有：

二肽基肽酶-4 抑制药

　　二肽基肽酶-4 抑制药可抑制肠促胰岛素的降解，从而增加胰岛素的合成和释放以及减少胰高糖素的分泌来影响糖调节平衡。此类药用于治疗 2 型糖尿病。

　　本章描述的药物有：

胰高糖素样多肽-1 受体激动药

　　胰高糖素样多肽-1 受体激动药（肠促胰岛素模拟药）在葡萄糖浓度升高时增加胰岛素分泌；同时抑制胰高糖素的不当分泌，延缓胃排空。此类药用于 2 型糖尿病的治疗。

　　本章描述的药物有：

胰岛素

　　胰岛素治疗是 1 型糖尿病的基本治疗，也可用于一些 2 型糖尿病的治疗。人胰岛素（由猪胰岛素经结构调整而来或通过重组 DNA 技术生产而来）已普遍取代牛胰岛素和未经调整的猪胰岛素。胰岛素类似物也在使用。

　　本章描述的药物有：

美格列奈类

　　美格列奈类抗糖尿病药类似磺脲类药物（详见下文），通过抑制 ATP 敏感的钾通道刺激胰腺胰岛素释放。此类药用于 2 型糖尿病治疗。

　　本章描述的药物有：

磺脲类

　　磺脲类抗糖尿病药通过抑制 ATP 敏感的钾通道道刺激胰腺胰岛素释放，用于 2 型糖尿病治疗。磺脲类抗糖尿病药在第162页有详述。

　　本章描述的药物有：

噻唑烷二酮类

　　噻唑烷二酮抗糖尿病药可选择性激动过氧化物酶增殖体活化受体 γ（PPARγ），改善脂肪组织、骨骼肌和肝脏的胰岛素敏感性。此类药用于 2 型糖尿病治疗。

　　本章描述的药物有：

糖尿病的治疗

糖尿病

　　糖尿病是一组糖类代谢异常性疾病，表现为由于胰岛素的分泌发生改变或胰岛素的活性降低或两者兼而有之，使胰岛素的作用降低或缺失。以高血糖为特征。随着疾病进展，组织或血管损伤可以导致视网膜病变、肾病、神经病变、心血管疾病和足部溃疡等严重并发症。

　　糖尿病可以为若干类型，主要有两种类型，分别是 1 型（胰岛素依赖型糖尿病；IDDM）和 2 型（非胰岛素依赖型糖尿病；NIDDM）。年轻起病（juvenile-onset）的糖尿病有时指 1 型糖尿病和成熟期起病的 2 型糖尿病。

　　1 型糖尿病是患者很少或没有内源性胰岛素分泌而需要用外源性胰岛素治疗以维持生存。多数此型糖尿病例具有自身免疫基础，并且通常在成年以前发病。相关的低胰岛素血症和高胰高糖素血症常使此型患者有发生酮症和酮症酸中毒的危险。

　　2 型糖尿病，胰岛素分泌可以表现正常甚至过多（因而 2 型糖尿病不易产生酮症倾向），但仍无法弥补胰岛素抵抗（第148页）。多数 2 型糖尿病肥胖；非肥胖的患者胰岛素主要表现为分泌能力偏低（尽管不像 1 型病那样低），而不以胰岛素抵抗为主要表现，2 型糖尿病通常发生在中年以后，虽在青少年和儿童时期少见，但也越来越相对普遍。后者尤其是与西方国家的肥胖发生率增加有关。其与心血管病密切相关，此两者可能来源于某种共同的先发异常即代谢综合征。

糖尿病的诊断

　　诊断是根据血葡萄糖浓度在特定情况下超过预定值确定的。患者血糖浓度不正常但没有达到显性糖尿病阈值，可以考虑为糖耐量受损（IGT）或空腹血糖受损（IFG），这些都是发展成糖尿病和心血管病的危险因素[1,2]。糖尿病前期这一术语指的是 IGT 和 IFG，但 WHO 并不赞同如此使用这术语[1]。静脉血浆葡萄糖测定是诊断试验推荐的方法。毛细血管血浆葡萄糖测定只限于毛细血管取血是唯一可能时；静脉和毛细血管取血在空腹状态时是一致的，但毛细血管非空腹葡萄糖浓度高于静脉测定值。全血的葡萄糖结果与血浆结果不同，取决于不同因素。从全血葡萄糖换算为血浆葡萄糖的指数并不统一。诊断可以采用口服葡萄糖耐量试验（OGTT）[1]。这一试验在空腹 12h 后测定血浆葡萄糖浓度，然后口服 75g 葡萄糖（儿童采用 1.75g/kg，最多 75g），再测定葡萄糖 2h 血浆葡萄糖浓度[3]。国际上曾对是采用 75g 无水葡萄糖还是葡萄糖一水合物产生争议。WHO 的资料显示，75g 标准含量应指无水葡萄糖形式（相当于 82.5g 葡萄糖一水合物）（BP 记载标准葡萄糖；一水化右旋糖）[4]。

　　糖化血红蛋白（HbA1c）测定不推荐作为常规诊断使用，因为缺乏全球标准化和诊断阈值不确定[1]。尽管如此，因为标准化测定的新方法已开发出来，这一情况已被重新考虑（见下文**监测**项下），而且越来越多的证据显示 HbA1c 与糖尿病长期并发症，尤其是视网膜病变有关。国际专家委员会[5]建议对于非妊娠个体，应在 HbA1c≥6.5%时确诊为糖尿病；除非有临床症状而且葡萄糖浓度高于 11.1mmol/L，否则应重复一次 HbA1c 以明确诊断。委员会也认为测定值在≥6.0%至 <6.5%的个体可能是进展为糖尿病的高危人群。

　　下述推荐的诊断标准，与 WHO[1] 和 American Diabetes Association[2] 的标准略有不同：

- 空腹静脉葡萄糖≥7.0mmol/L 或 OGTT 糖负荷后血浆葡萄糖≥11.1mmol/L[1,2]（相应的空腹毛细血管血浆葡萄糖值为 7.0mmol/L，OGTT 值为 12.2mmol/L[6]）或 HbA1c≥6.5%[2]。在无症状和不能解释的高血糖存在时，诊断应在之后再次确认；

或

- 口渴、多尿症状加重，不能解释的体重降低，加上随机静脉血浆葡萄糖≥11.1mmol/L[2]。

　　糖耐量受损（IGT）：
空腹静脉血浆葡萄糖 <7.0mmol/L 和 OGTT 糖负荷后血浆葡萄糖≥7.8mmol/L 至 <11.1mmol/L[1]。

或

- OGTT 糖负荷后静脉血浆葡萄糖 7.8～11.0mmol/L[2]。

　　空腹血糖受损（IFG）：
空腹静脉血浆葡萄糖 6.1～6.9mmol/L 而且 OGTT 糖负荷后（如果测定）<7.8mmol/L[1]；

或

- 空腹静脉血浆葡萄糖 5.6～6.9mmol/L[2]。

　　HbA1c 升高提示糖尿病的风险增加：

- HbA1c 5.7%～6.4%[7]。

　　其他指标，如自身抗体（如胰岛素或胰岛细胞抗体）也不作为常规诊断用。

　　一旦确诊糖尿病，1 型和 2 型的分型可根据临床背景而定。

糖尿病的处置

　　饮食、运动和适当使用抗糖尿病药，包括胰岛素，对于糖尿病长期治疗都是非常重要的方面。治疗的主要目的是优化血糖控制、降低发生糖尿病并发症的风险（参见下文**糖尿病并发症**）。

饮食调整　饮食控制对 1 型和 2 型糖尿病都很重要[7~12]。饮食调整的目标是维持葡萄糖浓度、血脂和脂蛋白谱以及血压在正常或尽可能接近正常水平，降低大血管病变。所有患者均需要减轻体重以改善胰岛素抵抗，改善糖和脂代谢指标，降低血压。饮食对糖尿病的影响很大，因而所有糖尿病患者都应注意食物成分并调整好自己的饮食，尤其是针对低血糖的饮食治疗。无论是限制蛋白还是极低热量饮食都不推荐使用[10]。高膳食纤维摄入可能也会降低血糖，也可以通过摄入瓜尔胶额外补充（详见第320页）。减肥药可以作为超重的 2 型糖尿病患者生活方式改变的辅助手段[10]。有证据显示氟西汀、奥利司他和西布曲明可以适当降低体重，氟西汀和奥利司他还有降低糖化血红蛋白的作用，但长期作用还不清楚[13]。一些患者可能适合采用外科减肥方法[7,10]。

运动　应鼓励所有糖尿病患者根据其年龄和体能进行运动[7~9,11,12,14]。运动改善碳水化合物代谢、胰岛素敏感性[15,16]和心血管功能[17]，尽管饮食对减肥和代谢控制更有效，但运动同样也是任何减肥方案中的重要方式[17]。

口服抗糖尿病药　对于多数 2 型糖尿病患者来说，饮食和运动常常不能保证长期控制他们的疾病。需要加入一种口服抗糖尿病药（口服降糖药）使血糖达标。开始用药和调药需要个体化，平衡潜在的长期效益和其他因素（如不良反应和容易使用与否等）。糖尿病不断进展的特性意味着很多患者最终需要联合使用口服治疗，可能还需要加用胰岛素[18]（不同的抗糖尿病药已在上文列出）。

　　多数 2 型糖尿病患者超重，适合使用双胍（二甲双胍）[11,12,18]。它的耐受性良好，单独使用不会引起低血糖，对体重没有影响或体重轻度下降。因有引起乳酸性酸中毒倾向[18]，不应用于肾功能不全者。常规来讲，2 型糖尿病患者在开始口服抗糖尿病药时已经过一段饮食调整和增加运动过程[8,12]（通常 3 个月）。但是一项欧洲/美国共识中表达了一种观点，即单纯饮食和运动往往不能使治疗达标，建议诊断时二甲双胍可以与生活方式干预同时开始[18]。

　　磺脲类可作为 2 型糖尿病单药口服治疗的另一类一线用药。此类药通常用于不耐受二甲双胍，或二甲双胍不能耐受或有禁忌证或需要迅速解决高血糖状况下[12]。磺脲类在降糖效果方面与二甲双胍相似，但会引起低血糖和体重增加[18]。氯磺丙脲和格列本脲半衰

期较长，因而有引起低血糖增加的趋势，而另一项大型研究报道[19]说使用氯磺丙脲发生低血糖的频率比格列本脲低。而即便应用半衰期短效磺脲类，如格列齐特、格列美脲和格列吡嗪等[18]。磺脲类可以在单纯使用二甲双胍血糖仍控制不佳时加用[12,18]。在英国糖尿病前瞻性研究（UKPDS）中，用二甲双胍加磺脲类进行强化治疗时产生了一项死亡风险增加的警示性证据[20]，但这一结论在进一步的分析中并未显现，而这一联合用药已普遍使用（也见磺脲类的药物相互作用项下的二甲双胍，第165页）。

尽管其他口服抗糖尿病药通常获批作为2型糖尿病单药治疗药物，但当二甲双胍和磺脲类药物不足以满意降糖或单独使用时也被推荐使用。当二甲双胍和磺脲类适宜联合使用时，噻唑烷二酮类可以在二甲双胍或磺脲类基础上加用。当口服药需三药治疗时，常常更倾向于开始或强化胰岛素治疗[18]，但当不适合加用胰岛素时，可以考虑在二甲双胍和磺脲类基础上加用噻唑烷二酮类[12]。噻唑烷二酮类可引起体重增加、体液潴留或心衰加重，也可能使绝经妇女骨折的风险[18,21,22]。有一些证据显示吡格列酮对心血管结局可能有益，而罗格列酮这方面的风险却是增加的，American Diabetes Association已经建议不使用噻唑烷二酮类[18]。美格列奈类与磺脲类具有类似作用机制。瑞格列奈几乎与二甲双胍或磺脲类一样有效，但它们的作用奈一般认为相对较弱。美格列奈类（氯茴苯酸类）也会有体重增加的危险，但较少引起低血糖[18]。此类药快速起效，作用较短，这些特点对于进餐不规律者可能有好处[12,21]。二肽基肽酶-4（DPP-4）抑制药西格列汀和维格列汀，形成了一类抗糖尿病新药。它们在血糖控制方面似乎略弱效于其他抗糖尿病药[22]，但还缺乏长期的有效性和安全性比较研究[23]。DPP-4抑制药也许可以在二甲双胍和磺脲类不适宜联合使用时，在此两类药之一的基础上加用此类药[12]。西格列汀可以在二甲双胍和磺脲类两药基础上尚不适于加用胰岛素时加用。当噻唑烷二酮类不适合使用时也可以转而考虑用DPP-4抑制药[12]。DPP-4抑制药单独使用时，对体重影响不大，不引起低血糖[18]。α-糖苷酶抑制药只因于降低碳水化合物的消化和吸收速度，它弱效于二甲双胍和磺脲类[18]。它不引起体重增加或低血糖，但胃肠道不良反应可能限制此类药的使用[18,21]。阿卡波糖也可以考虑作为添加治疗[8]，或在患者不能使用其他口服抗糖尿病药时使用[9]。

在儿童和青少年1型糖尿病患者中用口服抗糖尿病药作为胰岛素的辅助治疗方法，已越来越引起人们的兴趣。已经试用过的药物包括改善胰岛素敏感性的二甲双胍和噻唑烷二酮类以及影响碳水化合物吸收的阿卡波糖[24]。但这些治疗方法还没有被确认，需要进一步研究[9]。

胰岛素治疗　总体来说，2型糖尿病不断进展，多数患者需要多种治疗方法来控制血糖[25]。那些用口服药治疗和饮食治疗不能很好控制血糖的患者需要胰岛素，或加用胰岛素作为补充治疗，或换用胰岛素作为替代治疗。但使用胰岛素更容易发生低血糖并有引起体重增加的趋势，因此这2型糖尿病使用胰岛素前应先使用口服药治疗[26]。当在口服治疗基础上加用胰岛素时，二甲双胍通常继续使用[12]。当开始使用胰岛素时，尽管有些建议在有低血糖发生情况下，磺脲类仍可以继续或考虑使用[12]，其他建议仍认为在此情况下应停用磺脲类和美格列奈类（或间断使用后停用）[18]。通常避免胰岛素和磺脲类联合使用，因为这样使会增加体液潴留和心衰的风险；尽管如此，英国的指南仍建议如患者之前对噻唑烷二酮类反应相当好而在大剂量使用胰岛素仍无法良好控制血糖情况下，可以考虑胰岛素和吡格列酮联合使用[12]。阿卡波糖在开始胰岛素治疗后仍可继续使用[12]。治疗开始时通常使用基础胰岛素，用长效胰岛素类似物（如地特胰岛素和甘精胰岛素）或鱼精蛋白锌胰岛素[8,12,18]。在睡前单独使用鱼精蛋白胰岛素和口服降糖药（磺脲类、二甲双胍或两种都有）联合使用，与胰岛素单独使用一样有效，而且如果联合使用二甲双胍，体重增加较少[27]。如果HbA$_{1c}$特别高，应考虑在睡前2次[8,12]应用。当血糖控制仍欠佳或餐时需要灵活掌握时，也可以考虑多次注射方案（基础胰岛素加餐时注射）[8,12,18]。

2型糖尿病患者如妊娠，在妊娠期应从口服药转换成胰岛素治疗。胰岛素在存在严重应激时可以取代口服治疗，如严重感染、创伤或大手术。进一步的讨论参见下文妊娠及外科部分。

胰岛素对于2型糖尿病可能不是必需的，但对于1型糖尿病却是不可缺少的，因为后者只有很少或没有内源性胰岛素分泌能力。胰岛素治疗的目的是为了减少糖尿病的慢性并发症，在不发生由于血糖控制过严而产生的低血糖风险前提下，可达到最大可能的血糖浓度控制。胰岛素方案的选择受几种因素的影响，包括年龄、生活方式、患者喜好以及代谢控制。许多1型糖尿病患者在

使用胰岛素治疗不久胰腺B细胞功能可以暂时改善。这带来阶段性的部分缓解，即蜜月期，其间只需要小剂量胰岛素（每日0.5U/kg或以下）就可以保持良好的控制水平[9,28,29]。尽管如此，随着B细胞被破坏，胰岛素剂量需要增加来避免高血糖[28]。儿童在生长期胰岛素需要量也会增加，尤其在青春期[28,29]。胰岛素剂量需要结合饮食摄入、运动、血糖监测、低血糖的发生和HbA$_{1c}$考虑[9,28,29]（见更下文监测项下）。剂量调整或根据胰岛素和胰岛素类似物的不同作用时间[9,28,29]。每日可能需要1次、2次或3次注射双相胰岛素。当前，基础胰岛素方案因可以改善血糖控制而备受推崇。这些方案以中效或长效基础胰岛素（通常于睡前或每日2次）结合餐时或加餐时短效或速效胰岛素。已有越来越多的一组提点使用持续皮下胰岛素输注治疗结合餐时大剂量这一较适宜的方法替代每日多次胰岛素注射（更多细节参见胰岛素用途下的强化治疗方案，第149页）。速效胰岛素似乎于餐后立即给药可以用于年幼的孩子，便于使胰岛素给药和多变的进食相配合。

其他药物治疗　其他不太成熟的药物在糖尿病治疗采用常规方法不能达到满意控制情况下也可以考虑采用。胰岛素加上胰岛淀粉素类似物普兰林肽可于治疗高血糖并改善1型和2型糖尿病患者的血糖控制[18,21,30]。此药也可以使体重下降，与胰岛素治疗常引起的体重增加相对应。与胰岛素一样，普兰林肽皮下注射给药，可能会增加胰岛素导致低血糖的风险。胰高糖素样多肽-1（GLP-1）受体激动药艾塞那肽可于在口服抗糖尿病药基础上加用[12,18]。此药可以改善血糖控制，也可以降低体重，但必须皮下给药[18]。艾塞那肽在与磺脲类一起使用时可能会发生低血糖[21,22]。利拉鲁肽是另一种GLP-1类似物。考来维仑，一种口服胆酸多价螯合物，可以加在2型糖尿病使用二甲双胍、磺脲类或胰岛素治疗基础上，并可用于高脂血症患者有额外效果。尽管机制还不清楚，但此药可以增加HbA$_{1c}$的下降。考来仑已据报道对糖尿病患者体重影响很小[31]。多巴胺激动药溴隐亭在2型糖尿病饮食和运动基础上使用可以改善血糖控制。纳-葡萄糖共转运于-2抑制药达格列净和舍格列福辛，通过抑制肾脏的重吸收作用，增加原中葡萄糖的排出；此类药用于2型糖尿病的研究尚在进行中[32]。

有一些证据显示辅助添加铬可以改善2型糖尿病患者的血糖控制[33,34]。但一项系统性综述[34]发现很多此类研究的质量不高，而且分析也因所采用铬的分子式不同而受影响。长期的有效性和安全性还没有完成有关研究。有报道说使用钒盐，硫酸钒可以改善2型糖尿病患者的胰岛素敏感性[35,36]。

胰腺移植　1型糖尿病患者使用胰岛素控制不好血糖时采用全胰移植不依赖于胰岛素的报道，胰腺通常与肾脏一起移植（胰腺移植，参见M37第1733页）[37]。胰岛细胞移植是另一种选择。自从有了所谓"埃德蒙顿方案"[38]、相关的免疫移植方案以及采集和制备胰岛细胞技术的改善，更多有经验的中心报道达成了胰岛素的非依赖性[37]。但目前只不过患者从终身依赖胰岛素改为终身依赖于免疫抑制药。如何诱导耐受、使用毒性较小的免疫抑制药以及提高胰岛素移植物存活仍是研究的重点[39,40]。动物试验的结果提示不用免疫抑制也可以实现一定程度的控制血糖，通常用血管化的"人工胰腺"承载异体甚至异种胰岛细胞[41]。多能造血干细胞移植也在研究中，已有少量患者摆脱胰岛素依赖的报道[42]。

预防　由于显性糖尿病是一个漫长过程的积累，通过调整人群或群组危险因素，或者致力于高危个体以延缓或预防糖尿病的方法正在研究中。预防1型糖尿病的发病或进展的各种策略也正在研究中[43,44]。正在对有危险因素的个体，如1型糖尿病患者的一级或二级亲属，采用口服或鼻内使用胰岛素以产生抗原特异性免疫耐受。尽管有些证据提示这种策略可能只对某些特定亚组的个体有用。也有使用非特异性免疫调节剂的，但使用烟酰胺或卡介苗接种已证明无效。饮食早期牛奶蛋白接触在有危险因素的婴儿发展成1型糖尿病中的作用也在研究中。最近起病的1型糖尿病患者，类似的方法也正在研究中，以预防胰腺B细胞的进一步损坏。已有一些基于热休克蛋白和谷氨酸脱羧酶的令人鼓舞的结果。抗CD3单克隆抗体的研究结果也令人鼓舞。还有一些用免疫抑制药如环孢素获得成功，但其使用受到毒性因素顾虑的限制。

胰岛素抵抗和2型糖尿病的预防策略倾向于减轻体重、调节膳食和运动[45,46]。但药物预防治疗也有可能。一项系统综述概括了已有良好证据显示应用二甲双胍、阿卡波糖和奥利司他可以减少糖尿病的发生，尽管奥利司他的退出率较高；他汀类、雌激素和各种抗高血压药的预防2型糖尿病作用的证据还不十分明确。一般认为有些益处似乎是间接的，由于药物减轻体重，这些证据还不确定，尚无法可以推荐这些药物作为糖尿病的预防之用[47]。预防或延缓IGT、IFG或HbA$_{1c}$升高的个体发展成2型糖尿病的推荐提示，二甲双胍，尽管不

是常规使用，可以考虑用于非常高危的患糖尿病的个体（既有IGT，又有IFG，肥胖并且年龄低于60岁，加上至少一项其他危险因素）[7]。支持使用其他药物的数据相当有限，但有些数据显示阿卡波糖也值得作为考虑之选，而奥利司他对于肥胖的患者也许有效[46]，噻唑烷二酮类看来也有希望[47]，使用罗格列酮中位期为3年的研究显示可以降低IGT或IFG患者糖尿病的发病率[48]。但停药后这一作用即消失[49]。还有一些研究兴趣集中在ACEI和血管紧张素Ⅱ受体拮抗药的作用方面。在一些主要观察有心血管疾病患者的心血管结局的大型研究中，次要分析显示降低了新发糖尿病率[50,51]，提示这些药物可能对预防有风险的患者患糖尿病有潜在作用。但雷米普利在其对没有心血管病史的IGT或IFG的中位期为3年的研究中，没能显示有预防糖尿病的作用[52]。鼓励筛查IGT、IFG、HbA$_{1c}$升高者以及糖尿病，尤其是有危险因素的患者[7,8]。

治疗监测

治疗监测是所有糖尿病患者管理必不可少的部分。许多患者在家中规律监测他们的血糖浓度，这对于那些采用胰岛素强化治疗方案、要达到严格血糖控制的患者是必需的。自我监测帮助发现高血糖和低血糖，可以根据饮食来指导胰岛素剂量调整[7,9,53]。自我血糖监测对不用胰岛素患者的价值还不清楚，对这些患者进行自我监测的最佳频率和时间还没有确定[7]。使用口服药时提供相关的低血糖信息，可能对评估药物和生活方式发生改变时的血糖控制变化以及病情反复变化时的监测有用[12]。但其对长期血糖控制可能只有少许影响[54]。

患者血糖仪测指刺毛细血管血糖浓度。频率和时间必须个体化，但有些试验通常分散在全天[7,53]。持续血糖监测采用皮下探测器测定组织间液葡萄糖，后者与血浆葡萄糖相关性很好[7]。这些检测仪可以警示使用者高血糖和低血糖的来临，另外可以提供葡萄糖随时间变化的数据，后者可以供胰岛素剂量调或改善长期HbA$_{1c}$控制。但毛细血管自我检测仪器仍必须经过校对，以帮助做出即时治疗决定[7,55,56]。无创葡萄糖监测器基于技术范畴，虽已开发出来，但由于各种局限性临床使用价值即使有，也还非常有限[56]。尿葡萄糖检测已普遍被血糖检测所取代。但只要其结果可以正确判读，对了解其局限性，尿葡萄糖检测仍然是在血糖检测无法实施时的有用备选方法[57]。更多信息参见葡萄糖试验，参见M37第2246页。

为了达到糖尿病的良好控制，各种不同的推荐已界定了毛细血管血葡萄糖的目标值，通常餐前测定（空腹状态）和餐后测定（通常在进餐开始后1~2h的葡萄糖高峰时）。

- 在英国[9]，成人的推荐目标值，餐前为4.0~7.0mmol/L，餐后值低于9.0mmol/L。在美国[7]，餐前值在3.9~7.2mmol/L，餐后值低于10mmol/L为可接受值。国际糖尿病联盟（IDF）的建议更加严格[58]，其建议在安全范畴内，应尽量使血糖降低到接近正常水平，即目标值餐前为5.5mmol/L以内，餐后为7.8mmol/L以内；

- 儿童的目标与成人不同。尽管血糖控制达到接近正常水平是理想的，年幼的儿童对低血糖的感知能力有限，并有经过反复严重低血糖可能导致永久性认知障碍的危险[7]。在英国，推荐的目标值，餐前血糖为4.0~8.0mmol/L，餐后血糖为低于10mmol/L。美国的指南[7]建议根据年龄，6岁以下的目标值，餐前血糖为5.6~10mmol/L；6~12岁，餐前血糖为5.0~10.0mmol/L；13~19岁，餐前血糖为5.0~7.2mmol/L。美国指南同样推荐睡前或夜间血糖的目标值在上述三个年龄组分别为6.1~11.1mmol/L、5.6~10.0mmol/L以及5.0~8.3mmol/L。美国指南也提示餐后血糖测定应在餐前血糖和HbA$_{1c}$测定之间存在矛盾时进行，也可帮助儿童和青少年使用基-餐时胰岛素患者进行血糖控制。国际儿童和青少年糖尿病协会（ISPAD）[53]推荐餐前血糖值5.0~8.0mmol/L，餐后血糖值5.0~10.0mmol/L，同时睡前目标位6.7~10mmol/L，夜间血糖目标值为4.5~9.0mmol/L。

糖尿病门诊也测定糖化血红蛋白（HbA$_{1c}$），把它作为较长时间的血糖控制和并发症风险指标。一般建议达到治疗目标者，每年至少测定两次，血糖控制不稳定者需要更多测定[7,9,12]。HbA$_{1c}$反映了血红蛋白的糖化百分比。有一段时间，国际糖化血红蛋白标准化项目（NGSP）建立了一种测定，基于糖尿病控制和并发症研究（DCCT），该方法的百分比结果比NGSP方法低，但可以转换成NGSP方法值。2007年建议为避免临床HbA$_{1c}$的临床结果混淆，HbA$_{1c}$结果仍沿用NGSP百分比结果（或DCCT中采用的）报告，也包括方法学校正单位，暂不用mmol/mol（每摩尔的总血红蛋白中

HbA_{1c}的毫摩尔数)[59,60]。另外，一项 HbA_{1c}和平均血糖的相关性研究[61]提示有证据支持 HbA_{1c}结果也可以用估计平均血糖（eAG）以 mmol/L 表示[7,60]。

- 对于成人，英国指南[12]推荐一般 2 型糖尿病患者 HbA_{1c}应控制在 6.5%～7.5%。1 型糖尿病患者[9] HbA_{1c}应低于 7.5%，尽管 6.5%或更低也许对于动脉疾病患者更有益。在美国，HbA_{1c}目标值一般定为低于 7.0%，对于糖尿病病程短、预期寿命长、没有显著的心血管疾病的患者可能应该要求达到更低的 HbA_{1c}目标值。IDF[58]建议在安全前提下，尽量降低血糖接近正常水平，建议 HbA_{1c}的目标应低于 6.5%；
- 对于儿童，英国[9]和 ISPAD[53]建议 HbA_{1c}的目标应低于 7.5%。与血糖目标相似，美国[7]建议实行年龄分层目标，6 岁以内 7.5%～8.5%，6～12 岁低于 8.0%，13～19 岁低于 7.5%。

不太严格的 HbA_{1c}目标值对于有严重低血糖、预期寿命有限、进展性糖尿病并发症、合并症普遍存在或在糖尿病长期存在情况下难以达到一般目标的患者可能较为合适。如果 HbA_{1c}没有达标，而餐前血糖已达标，就应该要求餐后血糖达标[7,12]。

糖化血清蛋白测定，尤其是白蛋白，可以用于反映血糖控制情况，但反映的时间段比血红蛋白短。这一方法对于红细胞生存时间异常患者的血糖测定有用[53]。尿或血酮体测定（用以检测即将发生的酮症酸中毒的方法），应在出现难以控制的高血糖、伴有发热和（或）呕吐、头晕、腹痛或呼吸急促时监测。血酮体测定对诊断酮症酸中毒来说比尿测定更准确[53]。

妊娠

妊娠不良结局包括自发性流产、先天畸形、巨大儿等，糖尿病妇女的发生率高于非糖尿病妇女。改善妊娠糖尿病患者的管理，尤其是妊娠早期，可减少上述事件的发生，但增加的风险仍然存在。糖尿病妇女应计划妊娠，这样在孕前血糖控制可更好[7,62,63]。血糖和 HbA_{1c}（参见下文）推荐值通常比非妊娠患者更接近正常。对低血糖无知觉或无能力应对强化治疗的，有必要采用较宽松的目标[63]。由于快速起效的胰岛素引起低血糖的可能性增加，建议患者进行频繁的自我监测，餐前和餐后以及睡前都需要做[62,63]，偶尔在凌晨 2～4 时做也是推荐的[63]（妊娠的糖尿病患者由于胎儿持续地消耗葡萄糖，而孕母处在相对空腹状态，因而容易发生夜间低血糖）。酮体测试推荐进行，尤其当持续高血糖存在或患者状况不好时，因为糖尿病酮症酸中毒可发展迅速，并且与胎儿不保发生风险高相关[62,63]。

- 英国推荐餐前毛细血管血糖浓度应在 3.5～5.9mmol/L，餐后 1h 血糖浓度应低于 7.8 mmol/L[62]。美国[7]推荐餐前和睡前血糖 3.3～5.4 mmol/L，夜间血糖、餐后血糖 5.4～7.1 mmol/L，每日平均血糖[63]低于 6.2 mmol/L。由于有胎儿生长迟缓的风险，应避免采用更严格的血糖控制（平均血糖低于 4.5～5 mmol/L）[63]；
- HbA_{1c}的推荐目标，英国为 6.1%以下[62]，美国为 6.0%以下[63]。

1 型和 2 型糖尿病患者妊娠时均推荐使用胰岛素。胰岛素方案与非妊娠患者类似，采用基础-餐时大剂量方案或持续皮下胰岛素输入[63]。由于长效胰岛素类似物地特胰岛素和甘精胰岛素的安全性信息有限，低精蛋白胰岛素应作为基础胰岛素成分使用。超短效胰岛素类似物门冬胰岛素和赖脯胰岛素在孕期使用被认为是安全的，并认为可以更好地控制餐后血糖，而比常规胰岛素更少发生低血糖[62,63]。在妊娠的最初三个月胰岛素需要量可能减少，但孕期的随后阶段会倍增至两倍甚至三倍[63]。在分娩中和分娩后应监测毛细血管血糖浓度，而且在胎儿娩出后胰岛素剂量需要立即减少[62]。2 型糖尿病妇女妊娠后通常把口服抗糖尿病药换成胰岛素[63]。但越来越多的证据显示二甲双胍也许在孕期使用是安全的，英国的指南提出，如果二甲双胍改善血糖控制的益处超过了可能的害处，就可以考虑作为胰岛素的辅助或替代治疗。不管怎样，孕期使用口服降糖药还是存在争议；有些人争论说尽管可能越来越多的证据证明了胎儿的安全性，口服治疗还是不足以达到严格的餐后血糖控制[64]。其他人提出口服治疗可以用于药源较差、无法获得胰岛素的情况[65]。

*妊娠糖尿病*定义为孕期开始或首次发现的葡萄糖不耐受，产后通常消失。但越来越多未被诊断出 2 型糖尿病的妇女在孕期筛查妊娠糖尿病时被查出患有糖尿病[2]。开始筛查的时间取决于危险因素的评估，如年龄、体重指数或体重、既往妊娠糖尿病史、糖尿病家族史以及是否为具有糖尿病高患病率种族等。有风险的妇女应采用 OGTT；50g、75g 或 100g，采用的葡萄糖负荷不同，所建议的诊断标准也不同[2,7,62]。如所示以往有糖尿病的妇女，妊娠糖尿病时，如血糖控制好可以降低发生巨大儿和其他并发症的可能[62,66]。

- 在英国[62]，妊娠期间毛细血管血糖的控制目标，餐前为 3.5～5.9 mmol/L，餐后 1h 血糖低于 7.8 mmol/L。在美国[7,66]，妊娠血糖控制目标，餐前为低于 5.3 mmol/L，餐后血糖目标建议 1h 时低于 7.8 mmol/L，2h 时低于 6.7 mmol/L。但平均血糖保持在低于 4.8 mmol/L 可能增加胎儿生长迟缓的风险。

多数妊娠糖尿病妇女可以单纯通过饮食和运动达到血糖控制[62,66]。但如果控制不够，可以采用胰岛素治疗，使用方法同已有糖尿病妇女妊娠情况[62,66]。英国指南[62]也阐明有足够的证据显示考虑二甲双胍或格列本脲治疗的有效性和安全性，它们可以作为胰岛素的辅助治疗或替代治疗。产后抗糖尿病治疗应立即停止[62]。多数妇女的葡萄糖耐量会恢复正常，但仍建议随诊，因为她们未来患 2 型糖尿病的风险明显增加；有些妇女产后仍是糖尿病或糖耐量低减[7,62,66]。

外科和危重病

与外科、创伤和危重病等有关应激引起的高血糖会增加胰岛素的需要量。胰岛素依赖性糖尿病需要外科手术时通常采用持续静脉胰岛素输入，也有各种方案形成以达到既避免低血糖又避免高血糖的目的。不同的血糖目标被提出，通常保持围手术期血糖在 10.0mmol/L 或 11.0 mmol/L 以下，并且努力使血糖接近正常血糖[67～69]。通常，*胰岛素依赖患者*在手术前一天应维持平常的日间方案。手术当日，患者应将半量胰岛素作为基础胰岛素皮下注射，对于平时使用甘精胰岛素或持续皮下胰岛素输注者使用平日基础量的全量[67,68]。围手术前胰岛素加入盐水中，通过注射器注射泵以不同的速率静脉输入，另外的通路输入 5%或 10%的葡萄糖。在葡萄糖的输液中可能需要加入氯化钾[69]，或混合胰岛素-葡萄糖-钾输入可能适合[68]。*非胰岛素依赖患者*应在手术当日停用所有口服治疗；二甲双胍在术前应至少停 24h[67,68]。大手术前可能需要采用静脉输入胰岛素[67,68]或当血糖控制不好时使用[68]。随后当患者恢复进食和正常饮水后可以改成皮下注射胰岛素或口服抗糖尿病药治疗[67,68]，但二甲双胍在手术后或碘化造影剂使用后 48～72h，已证实肾功能正常前应该停用[68]。

危重病患者，包括糖尿病患者的高血糖也需要治疗。但由于存在胰岛素引起低血糖的风险，一些证据显示严格血糖控制可能会增加这些患者的死亡率（也参见**胰岛素**下的**重症患者**，第150页）。指南[7,70]推荐采用静脉胰岛素输入，对重症监护病房的危重患者持续高血糖的治疗，使血糖控制在 10mmol/L 以内，保持在 7.8～10.0 mmol/L 水平。

1. WHO, International Diabetes Federation. *Definition and diagnosis of diabetes mellitus and intermediate hyperglycemia*. Geneva: WHO, 2006. Available at: http://whqlibdoc.who.int/publications/2006/9241594934_eng.pdf (accessed 21/05/09)
2. American Diabetes Association. Diagnosis and classification of diabetes mellitus. *Diabetes Care* 2010; **33** (suppl 1): S62–S69. Also available at: http://care.diabetesjournals.org/content/33/Supplement_1/S62.full.pdf (accessed 10/05/10) Correction. *ibid.*; e57.
3. WHO. *Laboratory diagnosis and monitoring of diabetes mellitus*. Geneva: WHO, 2002. Available at: http://whqlibdoc.who.int/hq/2002/9241590483.pdf (accessed 21/05/09)
4. WHO. *Definition, diagnosis and classification of diabetes mellitus and its complications*. Geneva: WHO, 1999.
5. International Expert Committee. International Expert Committee report on the role of the A1C assay in the diagnosis of diabetes. *Diabetes Care* 2009; **32**: 1327–34.
6. Asian-Pacific Type 2 Diabetes Policy Group. *Type 2 diabetes: practical targets and treatments*. 3rd ed. Sydney: Health Communications Australia and In Vivo Communications, 2002. Available at: http://www.wpro.who.int/wpdd/downloads/Diabetes_Book.pdf (accessed 21/05/09)
7. American Diabetes Association. Standards of medical care in diabetes—2010. *Diabetes Care* 2010; **33** (suppl 1): S11–S61. Also available at: http://care.diabetesjournals.org/content/33/Supplement_1/S11.full.pdf (accessed 10/05/10) Correction. *ibid.*; 692.
8. International Diabetes Federation. *Global guideline for type 2 diabetes*. Brussels: International Diabetes Federation, 2005. Also available at: http://www.idf.org/webdata/docs/IDF%20GGT2D.pdf (accessed 22/05/09)
9. NICE. Type 1 diabetes: diagnosis and management of type 1 diabetes in children, young people and adults (issued July 2004). Available at: http://www.nice.org.uk/nicemedia/pdf/CG015NICEguideline.pdf (accessed 21/05/09)
10. American Diabetes Association. Nutrition recommendations and interventions for diabetes: a position statement of the American Diabetes Association. *Diabetes Care* 2008; **31** (suppl 1): S61–S78. Correction. *ibid.* 2010; **33**: 1911. Also available at: http://care.diabetesjournals.org/content/31/Supplement_1/S61.full.pdf (accessed 21/05/09)
11. Rosenbloom AL, *et al.* International Society for Pediatric and Adolescent Diabetes. ISPAD clinical practice consensus guidelines 2006—2007: type 2 diabetes mellitus in the child and adolescent. *Pediatr Diabetes* 2008; **9**: 512–26. Also available at: http://www.ispad.org/FileCenter/3-Rosenbloom_PedDiab_2008.9.512-26.pdf (accessed 21/05/09)
12. National Collaborating Centre for Chronic Conditions/NICE. Type 2 diabetes: the management of type 2 diabetes (issued May 2009). Available at: http://www.nice.org.uk/nicemedia/pdf/CG87NICEGuideline.pdf (accessed 04/06/09)
13. Norris SL, *et al.* Pharmacotherapy for weight loss in adults with type 2 diabetes mellitus. Available in The Cochrane Database of Systematic Reviews; Issue 1. Chichester: John Wiley; 2005 (accessed 21/05/09).
14. Robertson K, *et al.* International Society for Pediatric and Adolescent Diabetes. ISPAD clinical practice consensus guidelines 2006—2007: exercise in children and adolescents with diabetes. *Pediatr Diabetes* 2008; **9**: 65–77. Also available at: http://www.ispad.org/FileCenter/13-Exercise_Robertson_PedDiab_2008.9.65-77.pdf (accessed 21/05/09)
15. Boulé NG, *et al.* Effects of exercise on glycemic control and body mass in type 2 diabetes mellitus: a meta-analysis of controlled clinical trials. *JAMA* 2001; **286**: 1218–27.
16. American Diabetes Association. Physical activity/exercise and diabetes. *Diabetes Care* 2004; **27** (suppl 1): S58–S62. Also available at: http://care.diabetesjournals.org/content/27/suppl_1/s58.full.pdf (accessed 22/05/09)
17. Sigal RJ, *et al.* Physical activity/exercise and type 2 diabetes: a consensus statement from the American Diabetes Association. *Diabetes Care* 2006; **29**: 1433–8. Also available at: http://care.diabetesjournals.org/content/29/6/1433.full.pdf (accessed 21/05/09)
18. Nathan DM, *et al.* Medical management of hyperglycemia in type 2 diabetes: a consensus algorithm for the initiation and adjustment of therapy: a consensus statement of the American Diabetes Association and the European Association for the Study of Diabetes. *Diabetes Care* 2009; **32**: 193–203. Also available at: http://care.diabetesjournals.org/content/32/1/193.full.pdf (accessed 21/05/09)
19. United Kingdom Prospective Diabetes Study Group. United Kingdom prospective diabetes study (UKPDS) 13: relative efficacy of randomly allocated diet, sulphonylurea, insulin, or metformin in patients with newly diagnosed non-insulin dependent diabetes followed for three years. *BMJ* 1995; **310**: 83–8.
20. UK Prospective Diabetes Study Group. Effect of intensive blood-glucose control with metformin on complications in overweight patients with type 2 diabetes (UKPDS 34). *Lancet* 1998; **352**: 854–65. Correction. *ibid.*; 1558.
21. Krentz AJ, *et al.* New drugs for type 2 diabetes mellitus: what is their place in therapy? *Drugs* 2008; **68**: 2131–62.
22. Amori RE, *et al.* Efficacy and safety of incretin therapy in type 2 diabetes: systematic review and meta-analysis. *JAMA* 2007; **298**: 194–206.
23. Richter B, *et al.* Dipeptidyl peptidase-4 (DPP-4) inhibitors for type 2 diabetes mellitus. Available in The Cochrane Database of Systematic Reviews; Issue 2. Chichester: John Wiley; 2008 (accessed 21/05/09).
24. Jefferies CA, *et al.* Potential adjunctive therapies in adolescents with type 1 diabetes mellitus. *Treat Endocrinol* 2004; **3**: 337–43.
25. Turner RC, *et al.* Glycemic control with diet, sulfonylurea, metformin, or insulin in patients with type 2 diabetes mellitus: progressive requirement for multiple therapies (UKPDS 49). *JAMA* 1999; **281**: 2005–12.
26. United Kingdom Prospective Diabetes Study Group. United Kingdom Prospective Diabetes Study 24: a 6-year, randomized, controlled trial comparing sulfonylurea, insulin, and metformin therapy in patients with newly diagnosed type 2 diabetes that could not be controlled with diet therapy. *Ann Intern Med* 1998; **128**: 165–75.
27. Goudswaard AN, *et al.* Insulin monotherapy versus combinations of insulin with oral hypoglycaemic agents in patients with type 2 diabetes mellitus. Available in The Cochrane Database of Systematic Reviews; Issue 4. Chichester: John Wiley; 2004 (accessed 22/05/09).
28. Silverstein J, *et al.* Care of children and adolescents with type 1 diabetes: a statement of the American Diabetes Association. *Diabetes Care* 2005; **28**: 186–212. Also available at: http://care.diabetesjournals.org/content/28/1/186.full.pdf (accessed 22/05/09)
29. Bangstad H-J, *et al.* International Society for Pediatric and Adolescent Diabetes. ISPAD clinical practice consensus guidelines 2006—2007: insulin treatment. *Pediatr Diabetes* 2007; **8**: 88–102. Also available at: http://www.ispad.org/FileCenter/8-Bangstad_PedDiab_2007,8.88-102.pdf (accessed 21/05/09)
30. Hoogwerf BJ, *et al.* Pramlintide, the synthetic analogue of amylin: physiology, pathophysiology, and effects on glycemic control, body weight, and selected biomarkers of vascular risk. *Vasc Health Risk Manag* 2008; **4**: 355–62.
31. Sonnett TE, *et al.* Colesevelam hydrochloride for the treatment of type 2 diabetes mellitus. *Clin Ther* 2009; **31**: 245–59.
32. Jabbour SA, Goldstein BJ. Sodium glucose co-transporter 2 inhibitors: blocking renal tubular reabsorption of glucose to improve glycaemic control in patients with diabetes. *Int J Clin Pract* 2008; **62**: 1279–84.
33. Ryan GJ, *et al.* Chromium as adjunctive treatment for type 2 diabetes. *Ann Pharmacother* 2003; **37**: 876–85.
34. Balk EM, *et al.* Effect of chromium supplementation on glucose metabolism and lipids: a systematic review of randomized controlled trials. *Diabetes Care* 2007; **30**: 2154–63.
35. Cohen N, *et al.* Oral vanadyl sulfate improves hepatic and peripheral insulin sensitivity in patients with non-insulin-dependent diabetes mellitus. *J Clin Invest* 1995; **95**: 2501–9.
36. Cusi K, *et al.* Vanadyl sulfate improves hepatic and muscle insulin sensitivity in type 2 diabetes. *J Clin Endocrinol Metab* 2001; **86**: 1410–7.
37. Meloche RM. Transplantation for the treatment of type 1 diabetes. *World J Gastroenterol* 2007; **13**: 6347–55.
38. Shapiro AMJ, *et al.* International trial of the Edmonton protocol for islet transplantation. *N Engl J Med* 2006; **355**: 1318–30.
39. Schmied BM, *et al.* Immunosuppressive standards in simultaneous kidney-pancreas transplantation. *Clin Transplant* 2006; **20** (suppl 17): 44–50.
40. Cantarovich D, Vistoli F. Minimization protocols in pancreas transplantation. *Transpl Int* 2009; **22**: 61–8.
41. Fort A, *et al.* Biohybrid devices and encapsulation technologies for engineering a bioartificial pancreas. *Cell Transplant* 2008; **17**: 997–1003.
42. Couri CEB, *et al.* C-Peptide levels and insulin independence following autologous nonmyeloablative hematopoietic stem cell transplantation in newly diagnosed type 1 diabetes mellitus. *JAMA* 2009; **301**: 1573–9.
43. Staeva-Vieira T, *et al.* Translational mini-review series on type 1 diabetes: immune-based therapeutic approaches for type 1 diabetes. *Clin Exp Immunol* 2007; **148**: 17–31. Correction. *ibid.*; **149**: 203.
44. Cernea S, Pozzilli P. New potential treatments for protection of pancreatic B-cell function in Type 1 diabetes. *Diabet Med* 2008; **25**: 1259–67.
45. Nathan DM, *et al.* American Diabetes Association. Impaired fasting glucose and impaired glucose tolerance: implications for

care. *Diabetes Care* 2007; **30**: 753–9. Also available at: http://care.diabetesjournals.org/content/30/3/753.full.pdf (accessed 21/05/09)

46. Alberti KGMM, *et al.* International Diabetes Federation: a consensus on type 2 diabetes prevention. *Diabet Med* 2007; **24**: 451–63.

47. Padwal R, *et al.* A systematic review of drug therapy to delay or prevent type 2 diabetes. *Diabetes Care* 2005; **28**: 736–44.

48. The DREAM (Diabetes REduction Assessment with ramipril and rosiglitazone Medication) Trial Investigators. Effect of rosiglitazone on the frequency of diabetes in patients with impaired glucose tolerance or impaired fasting glucose: a randomised controlled trial. *Lancet* 2006; **368**: 1096–1105. Correction. *ibid.*; 1770.

49. Bilous R. DREAM and ADOPT—rosiglitazone does what it says on the packet. *Diabet Med* 2007; **24**: 107–9.

50. Andraws R, Brown DL. Effect of inhibition of the renin-angiotensin system on development of type 2 diabetes mellitus (meta-analysis of randomized trials). *Am J Cardiol* 2007; **99**: 1006–12.

51. Solski LV, Longyhore DS. Prevention of type 2 diabetes mellitus with angiotensin-converting-enzyme inhibitors. *Am J Health-Syst Pharm* 2008; **65**: 935–40.

52. The DREAM Trial Investigators. Effect of ramipril on the incidence of diabetes. *N Engl J Med* 2006; **355**: 1551–62.

53. Rewers M, *et al.* International Society for Pediatric and Adolescent Diabetes. ISPAD clinical practice consensus guidelines 2006–2007: assessment and monitoring of glycemic control in children and adolescents with diabetes. *Pediatr Diabetes* 2007; **8**: 408–18. Also available at: http://www.ispad.org/FileCenter/7-Rewers_PedDiab_2007.8.408-18.pdf (accessed 21/05/09)

54. Towfigh A, *et al.* Self-monitoring of blood glucose levels in patients with type 2 diabetes mellitus not taking insulin: a meta-analysis. *Am J Manag Care* 2008; **14**: 468–75.

55. Hirsch IB, *et al.* Clinical application of emerging sensor technologies in diabetes management: consensus guidelines for continuous glucose monitoring (CGM). *Diabetes Technol Ther* 2008; **10**: 232–44.

56. Danne T, *et al.* Real-time glucose sensors in children and adolescents with type-1 diabetes. *Horm Res* 2008; **70**: 193–202.

57. International Diabetes Federation. Position statement - urine glucose monitoring (issued March 2005). Available at: http://www.idf.org/node/1241?unode=5A25893C-B9D4-4F00-B57A-D27E24AAFB4B (accessed 21/05/09)

58. International Diabetes Federation. Guideline for management of postmeal glucose (issued 2007). Available at: http://www.idf.org/webdata/docs/Guideline_PMG_final.pdf (accessed 21/05/09)

59. Kahn R, Fonseca V. Translating the A1C assay. *Diabetes Care* 2008; **31**: 1704–7.

60. Consensus Committee. Consensus statement on the worldwide standardization of the hemoglobin A1C measurement: the American Diabetes Association, European Association for the Study of Diabetes, International Federation of Clinical Chemistry and Laboratory Medicine, and the International Diabetes Federation. *Diabetes Care* 2007; **30**: 2399–400. Also available at: http://care.diabetesjournals.org/content/30/9/2399.full.pdf (accessed 21/05/09) Also published in *Diabetologia* 2007; **50**: 2042–3. Also available at: http://www.springerlink.com/content/r764780lhv05828v/fulltext.pdf (accessed 21/05/09)

61. Nathan DM, *et al.* The A1c-Derived Average Glucose (ADAG) Study Group. Translating the A1C assay into estimated average glucose values. *Diabetes Care* 2008; **31**: 1473–8. Correction. *ibid.* 2009: **32**: 207.

62. National Collaborating Centre for Women's and Children's Health/NICE. Diabetes in pregnancy: management of diabetes and its complications from pre-conception to the postnatal period (issued March 2008, reissued July 2008). Available at: http://www.nice.org.uk/nicemedia/pdf/CG63NICEGuideline.pdf (accessed 22/05/09)

63. Kitzmiller JL, *et al.* Managing preexisting diabetes for pregnancy: summary of evidence and consensus recommendations for care. *Diabetes Care* 2008; **31**: 1060–79. Also available at: http://care.diabetesjournals.org/content/31/5/1060.full.pdf (accessed 21/05/09)

64. Jovanovic L. Point: oral hypoglycemic agents should not be used to treat diabetic pregnant women. *Diabetes Care* 2007; **30**: 2976–9.

65. Coetzee EJ. Counterpoint: oral hypoglycemic [sic] agents should be used to treat diabetic pregnant women. *Diabetes Care* 2007; **30**: 2980–2.

66. Metzger BE, *et al.* Summary and recommendations of the Fifth International Workshop-Conference on Gestational Diabetes Mellitus. *Diabetes Care* 2007; **30** (suppl 2): S251–S260.

67. Rhodes ET, *et al.* Perioperative management of pediatric surgical patients with diabetes mellitus. *Anesth Analg* 2005; **101**: 986–99.

68. Smiley DD, Umpierrez GE. Perioperative glucose control in the diabetic or nondiabetic patient. *South Med J* 2006; **99**: 580–9.

69. Robertshaw HJ, Hall GM. Diabetes mellitus: anaesthetic management. *Anaesthesia* 2006; **61**: 1187–90. Correction. *ibid.* 2007; **62**: 100.

70. Moghissi ES, *et al.* American Association of Clinical Endocrinologists and American Diabetes Association consensus statement on inpatient glycemic control. *Diabetes Care* 2009; **32**: 1119–31. Also available at: http://care.diabetesjournals.org/content/32/6/1119.full.pdf (accessed 21/05/09) Also published in: *Endocr Pract* 2009; **15**: 353–69. Also available at: http://www.aace.com/pub/pdf/guidelines/InpatientGlycemicControlConsensusStatement.pdf (accessed 21/05/09)

糖尿病并发症

糖尿病患者死亡率和患病率增加的多数原因是随着疾病病程的延长，并发症不断进展的结果，尤其是血糖控制不好时。这些并发症可能由于蛋白质和其他生物大分子在高糖环境下的糖化，蛋白激酶 C 的病理性活化，或通过醛糖还原酶途径增加了山梨醇和其他多元醇的蓄积[1～3]，但其他因素对易感性也起着重要作用。在大血管水平，糖尿病易形成高血压和缺血性心脏病，而心脏病是主要死因；对于 2 型糖尿病患者控制血压与控制血糖同样重要。微血管组织损伤是糖尿病肾病和视网膜病变发展的重要因素；这也许对其他主要并发症也起着

重要作用，如糖尿病神经病变。胶原异常也可出现。糖尿病血糖控制不好还会使患者易患真菌感染。有时几种因素相互作用，神经病变、感染以及由于大血管和微血管病变血流受损等因素对患者可能在糖尿病足病进展中起着重要作用，后者可能最终导致截肢。

糖尿病并发症的预防　人们的多数注意力都放在严格控制血糖是否可以影响糖尿病并发症的发生和发展上。严格血糖控制已经显示出对于 1 型和 2 型糖尿病患者可以减少微血管病变，但对于大血管病变的预防作用还不确实。

糖尿病控制和并发症研究（DCCT）[4]比较了常规胰岛素治疗和持续皮下胰岛素注射或多次注射方案对 1 型糖尿病早期病变的发生和发展的作用。强化治疗目的是使餐前血糖浓度在 3.9～6.7mmol/L，餐后血糖低于 10 mmol/L，每周一次测定 3a.m. 血糖高于 3.6 mmol/L，每月一次的糖化血红蛋白（HbA1c）测定低于 6.05%。强化胰岛素治疗减少了视网膜病变的发生和发展；同时也降低了微量白蛋白尿、白蛋白尿和临床肾病的发生。心血管和周围血管病变发生的危险也有降低，但这些是基于相对年轻的研究人群的少量事件得出的结论，没有显著统计学意义。强化胰岛素治疗主要的不利之处在于低血糖风险高 3 倍；体重增加也比较多。

当人们已经接受了患者会从强化胰岛素方案中受益这一想法的同时，也需警惕低血糖发生的风险。这种强化治疗有时也不总是必要的，比如患者用常规剂量方案或通过设定可达到的目标并加强患者教育可以维持良好血糖控制时[5]。但强化治疗可以帮助维持 1 型糖尿病患者的自身胰岛素分泌，这与改善代谢控制有关[6]；这意味着应较早开始强化胰岛素治疗。DCCT 结束后，患者又回到他们原来的医疗机构进行糖尿病护理，但仍继续参加这一研究 11 年[7]。尽管超过 90% 的患者都用强化治疗，在这段时间里两组的糖化血红蛋白值还是非常接近，心血管事件、微量白蛋白尿和白蛋白尿的发生情况在既往 DCCT 研究中接受强化治疗的组中较少，这说明强化治疗的有益效果可以长时间保持。

UKPDS 的报告提供了新诊断的 2 型糖尿病的类似证据。这一研究检验了用不同药物加上饮食和运动的强化治疗效果。强化治疗，目的是使空腹血糖浓度低于 6mmol/L，以显著降低微血管并发症（尤其是视网膜病变）的发生。在用磺脲类和胰岛素治疗的强化治疗组未显示出这种效果的差异[8]。用二甲双胍给超重的患者服用却带来益处[9]。UKPDS 没有提供出改善血糖控制可以减少大血管疾病的明确证据，尽管有一些减少心肌梗死风险的提示。尽管如此，努力控制血压，采用卡托普利或阿替洛尔作为高血压治疗的一线用药，既可以降低大血管并发症也可以降低微血管并发症的发生[10,11]，提示这一点在 2 型糖尿病治疗中应该优先考虑。在 UKPDS 后，患者重新回到他们自己的医生那里，但仍进一步随诊 10 年。在一年之内，HbA1c 在强化组与常规组之间的差异消失了，但经过 10 年微血管并发症风险降低这一效益仍存在，并且对于那些用磺脲类或胰岛素的患者尤其显著。另外，任何原因引起的心肌梗死和死亡的风险在后续随诊期间变得有显著差异了[12]。两年内，两组之间的血压差异也消失了，不再严格控制血压后，微血管和大血管并发症风险的降低效果也没了[13]。

严格控制血糖对以前有糖尿病并发症的患者的效果也进行了研究。糖尿病心血管风险控制行动研究（AC-CORD）[14]在经过 3.5 年随诊后提前结束，因为对于有心血管病史或有心血管多重危险因素的 2 型糖尿病患者严格控制血糖，并未显著降低主要心血管事件，甚至与全因死亡率增加有关。这一使死亡率增加的原因还不清楚，可能的因素有 HbA1c 的目标值（目标定在低于 6.0%；达到的中位 HbA1c 为 6.4%）、HbA1c 降低的幅度或速度。糖尿病和血管疾病行动：Preterax（培哚普利和吲达帕胺的复合制剂）和达美康缓释剂的评估（ADVANCE），这一研究是针对有血管疾病史或危险因素的 2 型糖尿病。强化血糖控制（HbA1c 6.5%），中位随诊 5 年的结果显示出微血管风险的降低，尤其是肾病，但对于大血管事件未发现有显著效果[15]。在一项 ADVANCE 的分项研究中，培哚普利和吲达帕胺固定配方制剂，与安慰剂相比，无论初始血压如何，都可以降低主要微血管和大血管并发症风险；显著减少总体冠心病和肾脏事件，但没有减少脑血管和糖尿病眼病事件[16]。另一项退伍军人糖尿病研究（VADT），发现对于血糖控制好的、病程长的 2 型糖尿病患者，HbA1c 降到 6.9%，对于降低微血管或大血管并发症没有显著益处[17]。针对广泛大血管病变的患者用吡格列酮进行了研究，认为它可能除了控制血糖之外还有其他益处。吡格列酮大血管事件临床研究（PROactive）目标是 HbA1c 为 6.5%，并鼓励降脂、抗血小板以及抗压治疗。经过 3 年，发现对于广义的组合终点包括大血管结局（也包括全因死亡）没有

显著益处，但确实报告了仅包括全死因死亡率、非致死性心肌梗死和卒中事件数的组合终点数有显著减少[18]。为了阐明强化血糖控制对 2 型糖尿病心血管结局的益处，一项荟萃分析[19]汇总了 UKPDS、PROactive、ADVANCE、VADT 和 ACCORD 研究，总共纳入了超过 33000 名糖尿病患者。考察分项终点，在非致命性心肌梗死和冠心病事件上有显著降低，但对卒中和全死因死亡率的影响不显著。

2 型糖尿病旁路血管成形术研究（Bypass Angioplasty Revascularisation Investigation 2 Diabetes，BARI2D）[20]纳入了行选择性冠状血管成形术的 2 型糖尿病患者。抗糖尿病治疗目标是使 HbA1c 达到低于 7.0%，研究评估了各种治疗对心血管结局的效果。经过大约 5 年的随访，生存率和主要心血管事件在单纯药物治疗或立即血管成形（根据适应证经皮冠脉介入或冠状动脉旁路成形）再加药物治疗两组之间无显著差异。在亚组分析中，立即行旁路或经皮外科治疗者与药物治疗者相比，发生主要心血管事件数较少。但行经皮介入者与药物治疗者相比无显著差异。药物治疗的种类（胰岛素增敏剂或提供胰岛素的药物）对结局也没有影响。

餐后葡萄糖浓度与糖尿病并发症的关系正在研究中，对整个人群的流行病学研究提示与大血管疾病和糖负荷后高血糖有关，但对于糖尿病患者证明这一关系的数据较少。也有一些证据显示餐后高血糖与动脉硬化加速有关。致力于餐后葡萄糖浓度的控制是否可以减少或预防心血管并发症，这一点还有待明确[21]。美国糖尿病学会（ADA）[22]建议如果 HbA1c 升高，而餐前葡萄糖值在目标范围内，餐后血糖控制目标低于 10.0mmol/L（进餐开始后 1～2h 测定）可以有助于降低 HbA1c。国际糖尿病联盟（IDF）[23]建议餐后 2h 目标接近正常，即低于 7.8mmol/L。推荐的餐前和 HbA1c 的目标参见上文**糖尿病的治疗监测**下。

心血管病　糖尿病患者患心血管病的风险增加，显然单纯强化血糖控制还不足以避免这一并发症[24]。饮食和运动、血压和血脂控制、应用抗血小板治疗、戒烟都是降低糖尿病心血管风险的重要组分。心血管病治疗的更多讨论，参见**降低心血管危险**（第221页）、**高脂血症**（第226页）和**高血压**（第228页）。周围动脉疾病在糖尿病患者中更普遍，这与心血管和脑血管事件风险增加有关，并同时是糖尿病足病的危险因素（参见下文）；糖尿病患者有周围动脉疾病者应强烈建议降低心血管危险因子[25,26]。外周血管病的处置见第234页。

为了预防微血管和大血管并发症，应积极治疗高血压，血压控制目标一般为低于 130/80mmHg[22,27～30]。尽管饮食和运动在降压治疗中是提倡的，多数糖尿病患者仍需要多种药物治疗。所有主要类别的降压药都可以使用，尽管 ACEI 或血管紧张素Ⅱ受体拮抗药通常作为一线治疗推荐。钙通道阻滞药、利尿药或 β 阻滞药也常需要可于治疗用。

糖尿病患者容易出现甘油三酯水平以及血清胆固醇谱升高，这与心血管风险增加有关，因而建议治疗血脂异常[27,30]。美国糖尿病学会[22]建议对于没有显性心血管病的患者，低密度脂蛋白（LDL）胆固醇目标应低于 2.6mmol/L；对于有显性心血管病的患者，应达到较低的 1.8mmol/L 的目标。也建议甘油三酯水平低于 1.7mmol/L，男性高密度脂蛋白（HDL）胆固醇高于 1.0mmol/L，女性高于 1.3mmol/L。他汀类是降低 LDL-C 的药物[22,28,31]。如果他汀类不能耐受或最大剂量不能达标，其他药物如依折麦布、胆酸结合树脂或烟酸可以使用；它们单独使用降低 LDL-C 的作用弱于他汀类，但也许可以和他汀类联合使用[31]。贝特类（如非诺贝特）或烟酸可以升高 HDL-C 和甘油三酯。大剂量烟酸可能会影响血糖控制，但中等剂量（每日 0.75～2g）能改善血脂，同时血糖升高尚可[22]。无论基线血脂水平如何，对糖尿病有显性心血管病或无显性心血管病年龄超过 40 岁、有一个或更多其他心血管危险因素的患者都推荐使用他汀类[22]。一项他汀研究的荟萃分析[32]指出糖尿病患者的心血管获益与非糖尿病患者相似，无论血脂谱和血管疾病是否已经存在[32]。非诺贝特的可能获益已提示，并在非诺贝特的 2 型糖尿病干预和事件降低研究（Fenofibrate Intervention and Event Lowering in Diabetes，FIELD）[33]中检验。研究针对有或没有心血管疾病以及没有脂代谢异常需要治疗的患者。经过 5 年治疗，非诺贝特没有显著降低主要心血管事件，尽管显著降低了非致命性心肌梗死和冠脉血管成形术。一项以 FIELD 研究为主的荟萃分析[34]概括出贝特类降低了 2 型糖尿病心血管事件的发生率，但对死亡率没有显著影响。

抗血小板治疗也被推荐治疗糖尿病心血管风险。阿司匹林被推荐作为有糖尿病心血管疾病患者二级预防用[22,30]，尽管有些研究推荐作为高危者一级预防

用[28,29]。由于研究中其他高危群组得出的判断，糖尿病亚组的一级预防研究益处有限，因而这一推荐的证据级别受到挑战[35]。随后专门针对糖尿病患者进行的一级预防研究发现，小剂量阿司匹林并未降低心血管疾病发生的危险[36,37]。美国糖尿病学会随后推荐对至少有一项其他主要危险因素（心血管疾病家族史、高血压、吸烟、血脂异常或白蛋白尿），年龄在 50 岁以上的糖尿病男性和 60 岁以上的糖尿病女性，可以考虑作为一级预防使用[22]。氯吡格雷通常用于那些无法使用阿司匹林的患者[22,30]。它和阿司匹林的联合使用可以用在急性冠脉综合征后一年内[22]。

糖尿病性腹泻　糖尿病患者可以间断出现水样泻，有时又表现为便秘；自主神经病变和消化异常以及肠道菌群紊乱可能起着一定作用[38]。可乐定可以用于一些严重病例[39]，奥曲肽已经成功使用[40,41]，但除此之外也推荐使用常规抗腹泻药（参见 M37第1617页；广谱抗菌药（尤其是四环素类）可能也有效。四环素对糖尿病性腹泻的作用机制还不清楚，但推荐在疾病初发时用 1 次或 2 次四环素[42]。

糖尿病眼病　糖尿病患者易感失明性眼病，通常表现为白内障或糖尿病视网膜病变。白内障通常需要外科摘除，需要特别注意避免感染。糖尿病视网膜病变可以有"背景期"、非增殖期以及更严重的有新生血管形成的增殖期病变、玻璃体出血和视网膜剥离等各阶段病变。黄斑水肿，以由于血管渗漏导致视网膜增厚为特点，可以发展为视网膜病变的各阶段[43]。

积极控制血糖和血压可以减少糖尿病视网膜病变的发生和进展[22,43]。患者转成更强化的血糖治疗方案时有可能出现早期短暂性加重，这可能与之前较高的基线HbA1c 水平以及 HbA1c 下降过快有关[43]。尽管血脂异常也会增加视网膜病变的风险，但还仍然不清楚降脂治疗对预防视网膜病变是否有用[43]。FIELD 研究[44]报道了非诺贝特降低了需要激光治疗的需要，但提示这一效果的机制似乎与血浆脂质浓度并不相关。

一旦严重的非增殖性或增殖性视网膜病变已经形成，那么全视网膜激光光凝术对限制疾病进展是有效的，而聚焦式激光治疗也可以用于黄斑水肿[22,43]。当玻璃体出血和牵拉区域在视网膜病变进展将涉及或危及黄斑，而散开或弥散性黄斑水肿对激光没有反应时，外科玻璃体切割术可能会有帮助[43]。对顽固性糖尿病黄斑水肿，玻璃体内注射配置皮质激素曲安奈德可能有效[43,45,46]；玻璃体内植入并释放氟轻松缩酮或地塞米松的方法也研究过[43,46]。但白内障形成和眼内压升高与玻璃体内注射皮质激素有关。为了预防或延缓糖尿病眼病，已经尝试了多种药物，但多数结果不理想；这些药物包括阿司匹林、噻氯匹定、醛糖还原酶、鲁比希陶林和奥曲肽。抑制血管内皮生长因子的药物目前正在研究中，包括培加尼布、贝伐单抗以及雷尼单抗[43]。有一些证据显示对 ACEI 或血管紧张素Ⅱ受体拮抗药可阻断肾素-血管紧张素系统，在疾病早期对阻断其进展可能有效[47]。

糖尿病足病　周围血管病变、神经病变、胶原改变以及对感染的易感性可能是糖尿病患者易形成足部损伤的原因。压力部位的溃疡和组织坏死可能会继而出现骨的感染、坏疽和败血症。处置方法包括引流和清除坏死组织，如需要则使用抗菌药[48]。外科清除坏死受损组织已证明可以促进愈合，但当的坏死组织持续形成，还需要重复清除坏死组织。其他有待证实的方法包括用胶原酶进行酶法清创、幼虫（蛆）治疗法等[49]。对轻到中度感染，口服针对革兰阳性菌抗菌药即可，如存在严重威胁肢体的感染时，应考虑广谱使用、从静脉用药开始；一旦细菌培养结果出来，抗菌药治疗就应根据这一结果进行[49~52]。其他各种辅助治疗，可以考虑的针对糖尿病足部溃疡的包括贝卡普勒明、生物工程皮肤替代品、高压氧治疗、负压疗伤法，尽管这些方法的支持证据有限[49,51,53]。粒细胞集落刺激因子作为抗菌药的辅助治疗可能不一定会加速伤口愈合或解决感染，但可以降低截肢率和其他外科需要[54]。糖尿病神经性骨病变（夏科氏足）以关节错位、骨和足结构破坏为特点，可用制动、减少应激和外科等方法治疗；已有报道在小型研究中使用双膦酸盐可以改善骨转换指标[49]。严格控制血糖十分重要，必要时应使用胰岛素。减少溃疡部位压力（减压）对预防进一步的创伤、促进愈合是必需的；同时需要有效地减轻疼痛和卧床，外科结构重建、改善血液供应对一些病例可能有帮助，最终一些患者仍需要截除全足或部分足[49]。因此预防性护理，规律到足病医生处随诊尤其重要。非诺贝特可能减少 2 型糖尿病患者截肢的可能性，这一点在FIELD 研究中已提出[55]。尽管下肢血管状态在基线时没有常规检查，那些没有截肢的患者，非诺贝特与无大血管（动脉粥样硬化）病变记录的患者第一次小截肢的

风险降低有关；小或大截肢率对那些有大血管病变的患者未见降低。

糖尿病性心脏病　糖尿病可能形成一种心肌病，在无缺血性心脏病和高血压时，以左心室肥大、舒张和收缩功能受损为特征，尽管数据证实这一点有限。在更多特定数据可获得之前，相关心力衰竭（第224页）的处置策略参考非糖尿病患者，可考虑使用 ACEI、血管紧张素Ⅱ受体拮抗药以及 β 受体阻滞药等。其他影响糖尿病患者心脏的情况包括心血管病（参见上文）和心脏自主神经病变（参见下文糖尿病神经病变）。

糖尿病肾病　肾病改变与微血管病变有关，高达 30% 的 1 型糖尿病患者和 40% 的 2 型糖尿病患者有此改变；糖尿病肾病的第一个临床表现是白蛋白尿，后者是引起终末期肾病的主要原因之一（**慢性肾功能衰竭**，参见 M37 第1194页）。

DCCT 的研究结果提示严格血糖控制可降低 1 型糖尿病患者微量白蛋白尿的发生率[4]（具有长期的肾脏获益[58]），对 2 型糖尿病患者，在 UKPDS[8] 和 ADVANCE[15]研究中也表现出此风险的较少降低。DCCT[4] 和 ADVANCE[15] 也证实严格血糖控制可以延缓已有微量白蛋白尿患者肾病的进展。

一项重要的针对糖尿病肾病的举措是优化血压控制，因为血压的治疗可以减少微量白蛋白尿的风险并延缓其进展[10,22,59]。UKPDS[11] 发现阿替洛尔和卡托普利对 2 型糖尿病病病的进展具有类似作用。但 ACEI 可能有独立于患者降压[16,60]外或无论糖尿病分型[60]的肾脏保护作用。可能是由于抑制了肾素-血管紧张素系统。已证实对血压正常的 1 型糖尿病患者使用 ACEI 可以减少大量白蛋白尿的发生[61]。除了延缓进展，对于有微量白蛋白尿的患者，ACEI 可以使患者的尿白蛋白分泌率趋于正常[60,61]。也有证据显示 ACEI 可用于糖尿病肾病的一级预防[62]，尽管一项 5 年的研究从肾脏的结构改变没能证实依那普利或氯沙坦可预防肾病的发生和发展[47]。因为这些原因，ACEI 常常被推荐作为有高血压合并蛋白尿的糖尿病患者的一线治疗[22]。

血管紧张素Ⅱ受体拮抗药已证实可以延缓微量白蛋白尿和大量蛋白尿的 2 型糖尿病患者的肾病的进展[59,60]，而美国推荐将此药作为 ACEI 同等的一线选择[22]，英国指南指出此类药可以在不能耐受 ACEI 时使用[30]。尽管直接的比较较只限于小型研究，ACEI 和血管紧张素Ⅱ受体拮抗药显示出对肾脏结局作用相同[60]。联合使用 ACEI 和血管紧张素Ⅱ受体拮抗药已有者报道称减少蛋白尿的作用强于 ACEI 单独使用；但多数研究只是小型和短期的，并与肾小球滤过率下降和血清肌升高有关[63]；一项较大型的多中心研究[64]提示用替米沙坦和雷米普利联合治疗，尽管降低蛋白尿的作用比任一种药单独使用更强，但与较高的肾脏事件发生率有关。

对于非诺贝特对糖尿病肾病的作用也是一个研究兴趣点。FIELD 研究的第三级研究结果显示使用非诺贝特可以降低 2 型糖尿病患者白蛋白尿的发生和发展[33]。非诺贝特组的白蛋白尿逆转率较高[33]。

膳食蛋白限制（**肾功能衰竭**，参见 M37 第1823页）在一些小型研究中证实有益的，尽管益处较小，对疾病进展有争议[65]。有推荐认为考虑对肾病正在进展的情况，除了优化血糖、血压控制外，还应使用 ACEI 和（或）血管紧张素Ⅱ受体拮抗药[22]。

糖尿病神经病变　周围神经病变是糖尿病常见并发症。神经异常的强度和程度与高血糖的程度和时间成比例。感觉运动神经病变（远端对称性多神经病变）的典型表现为手指或足趾的对称性表现。最普遍的症状是感觉丧失，这是糖尿病足病发生的重要危险因素；神经痛和麻木也可发生。自主神经病变影响心血管系统，可以引起心动过速和体位低血压，并可以增加寂静型心肌梗死发生的风险。其他自主神经病变的表现包括胃肠麻痹、腹泻、膀胱张力弛缓以及勃起功能障碍等[39,66]。单神经病变并不常见，但可以引起非对称性颅神经麻痹、躯干痛或（肢体）近端痛、感觉丧失、肌肉无力和大腿萎缩。多神经病变影响下肢远端、躯干，上肢受累不常见[66]。

DCCT 研究提示严格血糖控制可以显著减少 1 型糖尿病患者临床神经病变的发生[4,67,68]，这一结果在针对 2 型糖尿病进行的 UKPDS 中没有重现[8]。

其他治疗也研究过，主要是预防、治疗或延缓糖尿病神经病变的进展。一些醛糖还原酶抑制药如依帕司他已经研究过，但一项 32 个研究的荟萃分析发现没有令人信服的效果[69]。对于此类药中的一些，严重的不良反应阻止了它们的研发。抗氧化剂烟酸，已研究过它治疗糖尿病神经病变的作用，在一些国家已经作为膳食补剂。感觉运动神经病变症状的改善在一些短期静脉或大剂量口服治疗时有报道，但长期的有效性和安全性缺乏[70,71]。另一项短期研究[72]结果提示对心脏自主

神经病变有轻度改善。

其他针对糖尿病神经病变的处置主要是针对症状的。三环类抗抑郁药通常用于镇痛，尽管严重是很严重的疼痛；其他选择还可考虑度洛西汀、卡马西平、加巴喷丁和普瑞巴林[22,30,39]。SSRIs 的研究发现它们要么无效，要么比三环类抗抑郁药效果弱，不应考虑单药使用[39]。抗心律失常药美西律也使用过，但由于缺乏强效数据，此药应限于极度难治性疼痛和无心脏风险时使用。局部使用辣椒碱也可以考虑，但烧灼样感觉限制了它的使用[39]。糖尿病性神经病在第7页也讨论过。

心动过速在出现体位性低血压时可能需要常规使用β 受体阻滞药[39,73]（**氢氯可的松**项下，参见 M37 第1460页），而在到足部的血流受损时使用弹力绷带会起一定作用。促胃肠动力药如甲氧氯普安、西沙必利、多潘立酮或红霉素[30,39,74,75]，对糖尿病胃肠麻痹有效果，但这些药的作用各不相同并且长期使用会受速发型变态反应和不良反应限制。止吐药可以结合胃肠动力药治疗，当症状不易控制时可以考虑内镜或外科干预。糖尿病腹泻的处置在上文已讨论。勃起障碍的处置参见 M37 第2099页。

1. Sheetz MJ, King GL. Molecular understanding of hyperglycemia's adverse effects for diabetic complications. *JAMA* 2002; **288**: 2579–88.
2. Goh S-Y, Cooper ME. The role of advanced glycation end products in progression and complications of diabetes. *J Clin Endocrinol Metab* 2008; **93**: 1143–52.
3. Figueroa-Romero C, *et al.* Mechanisms of disease: the oxidative stress theory of diabetic neuropathy. *Rev Endocr Metab Disord* 2008; **9**: 301–14.
4. The Diabetes Control and Complications Trial Research Group. The effect of intensive treatment of diabetes on the development and progression of long-term complications in insulin-dependent diabetes mellitus. *N Engl J Med* 1993; **329**: 977–86.
5. Short R. Implementing the lessons of DCCT. *Diabet Med* 1994; **11**: 220–8.
6. The Diabetes Control and Complications Trial Research Group. Effect of intensive therapy on residual β-cell function in patients with type 1 diabetes in the Diabetes Control and Complications Trial: a randomized, controlled trial. *Ann Intern Med* 1998; **128**: 517–23.
7. The Diabetes Control and Complications Trial/Epidemiology of Diabetes Interventions and Complications (DCCT/EDIC) study research group. Intensive diabetes treatment and cardiovascular disease in patients with type 1 diabetes. *N Engl J Med* 2005; **353**: 2643–53.
8. UK Prospective Diabetes Study Group. Intensive blood-glucose control with sulphonylureas or insulin compared with conventional treatment and risk of complications in patients with type 2 diabetes (UKPDS 33). *Lancet* 1998; **352**: 837–53. Correction. *ibid.* 1999; **354**: 602.
9. UK Prospective Diabetes Study (UKPDS) Group. Effect of intensive blood-glucose control with metformin on complications in overweight patients with type 2 diabetes (UKPDS 34). *Lancet* 1998; **352**: 854–65. Correction. *ibid.*; 1558.
10. UK Prospective Diabetes Study Group. Tight blood pressure control and risk of macrovascular and microvascular complications in type 2 diabetes: UKPDS 38. *BMJ* 1998; **317**: 703–13.
11. UK Prospective Diabetes Study Group. Efficacy of atenolol and captopril in reducing risk of macrovascular and microvascular complications in type 2 diabetes: UKPDS 39. *BMJ* 1998; **317**: 713–20.
12. Holman RR, *et al.* 10-Year follow-up of intensive glucose control in type 2 diabetes. *N Engl J Med* 2008; **359**: 1577–89.
13. Holman RR, *et al.* Long-term follow-up after tight control of blood pressure in type 2 diabetes. *N Engl J Med* 2008; **359**: 1565–76.
14. Action to Control Cardiovascular Risk in Diabetes (ACCORD) Study Group. Effects of intensive glucose lowering in type 2 diabetes. *N Engl J Med* 2008; **358**: 2545–59.
15. ADVANCE Collaborative Group. Intensive blood glucose control and vascular outcomes in patients with type 2 diabetes. *N Engl J Med* 2008; **358**: 2560–72.
16. Patel A, *et al.* ADVANCE Collaborative Group. Effects of a fixed combination of perindopril and indapamide on macrovascular and microvascular outcomes in patients with type 2 diabetes mellitus (the ADVANCE trial): a randomised controlled trial. *Lancet* 2007; **370**: 829–40.
17. Duckworth W, *et al.* VADT Investigators. Glucose control and vascular complications in veterans with type 2 diabetes. *N Engl J Med* 2009; **360**: 129–39. Correction. *ibid.*; **361**: 1024–5, 1028.
18. Dormandy JA, *et al.* Secondary prevention of macrovascular events in patients with type 2 diabetes in the PROactive Study (PROspective pioglitAzone Clinical Trial In macroVascular Events): a randomised controlled trial. *Lancet* 2005; **366**: 1279–89.
19. Ray KK, *et al.* Effect of intensive control of glucose on cardiovascular outcomes and death in patients with diabetes mellitus: a meta-analysis of randomised controlled trials. *Lancet* 2009; **373**: 1765–72.
20. Frye RL, *et al.* BARI 2D Study Group. A randomized trial of therapies for type 2 diabetes and coronary artery disease. *N Engl J Med* 2009; **360**: 2503–15.
21. Charpentier G, *et al.* Should postprandial hyperglycaemia in prediabetic and type 2 diabetic patients be treated? *Drugs* 2006; **66**: 273–86.
22. American Diabetes Association. Standards of medical care in diabetes—2010. *Diabetes Care* 2010; **33** (suppl 1): S11–S61. Also available at: http://care.diabetesjournals.org/content/33/Supplement_1/S11.full.pdf (accessed 10/05/10) Correction. *ibid.*; 692.
23. International Diabetes Federation. Guideline for management of postmeal glucose (issued 2007). Available at: http://www.idf.org/webdata/docs/Guideline_PMG_final.pdf (accessed 11/06/09)
24. Skyler JS, *et al.* Intensive glycemic control and the prevention of cardiovascular events: implications of the ACCORD, ADVANCE, and VA diabetes trials: a position statement of the American Diabetes Association and a scientific statement of the American College of Cardiology Foundation and the American

Heart Association. *Diabetes Care* 2009; **32:** 187–92. Also available at: http://care.diabetesjournals.org/content/32/1/187.full.pdf (accessed 11/06/09) Also published in *J Am Coll Cardiol* 2009; **53:** 298–304. Also available at: http://content.onlinejacc.org/cgi/reprint/53/3/298.pdf (accessed 11/06/09) Also published in *Circulation* 2009; **119:** 351–7. Also available at: http://circ.ahajournals.org/cgi/reprint/119/2/351 (accessed 11/06/09)
25. Marso SP, Hiatt WR. Peripheral arterial disease in patients with diabetes. *J Am Coll Cardiol* 2006; **47:** 921–9.
26. Hamish M, *et al.* Peripheral arterial disease in patients with diabetes mellitus. *Br J Hosp Med* 2008; **69:** 570–4.
27. Buse JB, *et al.* Primary prevention of cardiovascular diseases in people with diabetes mellitus: a scientific statement from the American Heart Association and the American Diabetes Association. *Diabetes Care* 2007; **30:** 162–72. Available at: http://care.diabetesjournals.org/content/30/1/162.full.pdf (accessed 10/06/09) Also published in *Circulation* 2007; **115:** 114–26. Available at: http://circ.ahajournals.org/cgi/reprint/115/1/114 (accessed 10/06/09)
28. Rydén L, *et al.* Task Force on Diabetes and Cardiovascular Diseases of the European Society of Cardiology (ESC). European Association for the Study of Diabetes (EASD). Guidelines on diabetes, pre-diabetes, and cardiovascular diseases: executive summary. *Eur Heart J* 2007; **28:** 88–136. Also available at: http://eurheartj.oxfordjournals.org/cgi/reprint/28/1/88 (accessed 11/06/09)
29. Coccheri S. Approaches to prevention of cardiovascular complications and events in diabetes mellitus. *Drugs* 2007; **67:** 997–1026.
30. National Collaborating Centre for Chronic Conditions/NICE. Type 2 diabetes: the management of type 2 diabetes (issued May 2009). Available at: http://www.nice.org.uk/nicemedia/pdf/CG87NICEGuideline.pdf (accessed 11/06/09)
31. Brunzell JD, *et al.* Lipoprotein management in patients with cardiometabolic risk: consensus statement from the American Diabetes Association and the American College of Cardiology Foundation. *Diabetes Care* 2008; **31:** 811–22. Also available at: http://care.diabetesjournals.org/content/31/4/811.full.pdf (accessed 13/07/09) Also published in *J Am Coll Cardiol* 2008; **51:** 1512–24. Also available at: http://content.onlinejacc.org/cgi/reprint/51/15/1512.pdf (accessed 13/07/09)
32. Cholesterol Treatment Trialists' (CTT) Collaborators. Efficacy of cholesterol-lowering therapy in 18 686 people with diabetes in 14 randomised trials of statins: a meta-analysis. *Lancet* 2008; **371:** 117–25.
33. The FIELD Study Investigators. Effects of long-term fenofibrate therapy on cardiovascular events in 9795 people with type 2 diabetes mellitus (the FIELD study): randomised controlled trial. *Lancet* 2005; **366:** 1849–61. Correction. *ibid.* 2006; **368:** 1415 and 1420.
34. Allemann S, *et al.* Fibrates in the prevention of cardiovascular disease in patients with type 2 diabetes mellitus: meta-analysis of randomised controlled trials. *Curr Med Res Opin* 2006; **22:** 617–23.
35. Nicolucci A, *et al.* AHA/ADA vs. ESC/EASD recommendations on aspirin as a primary prevention strategy in people with diabetes: how the same data generate divergent conclusions. *Eur Heart J* 2007; **28:** 1925–7.
36. Belch J, *et al.* The prevention of progression of arterial disease and diabetes (POPADAD) trial: factorial randomised placebo controlled trial of aspirin and antioxidants in patients with diabetes and asymptomatic peripheral arterial disease. Abridged version: *BMJ* 2008; **337:** 1030–4. Full version: http://www.bmj.com/cgi/reprint/337/oct16_2/a1840 (accessed 11/06/09)
37. Ogawa H, *et al.* Japanese Primary Prevention of Atherosclerosis With Aspirin for Diabetes (JPAD) Trial Investigators. Low-dose aspirin for primary prevention of atherosclerotic events in patients with type 2 diabetes: a randomized controlled trial. *JAMA* 2008; **300:** 2134–41. Correction. *ibid.* 2009; **301:** 1882.
38. Vinik AI, *et al.* Diabetic autonomic neuropathy. *Diabetes Care* 2003; **26:** 1553–79.
39. Duby JJ, *et al.* Diabetic neuropathy: an intensive review. *Am J Health-Syst Pharm* 2004; **61:** 160–73.
40. Murao S, *et al.* Severe diabetic diarrhea successfully treated with octreotide, a somatostatin analogue. *Endocr J* 1999; **46:** 477–8.
41. Meyer C, *et al.* Octreotide treatment of severe diabetic diarrhoea. *Intern Med J* 2003; **33:** 617–18.
42. Clark CM, Lee DA. Prevention and treatment of the complications of diabetes mellitus. *N Engl J Med* 1995; **332:** 1210–17.
43. Mohamed Q, *et al.* Management of diabetic retinopathy: a systematic review. *JAMA* 2007; **298:** 902–16.
44. Keech AC, *et al.* The FIELD study investigators. Effect of fenofibrate on the need for laser treatment for diabetic retinopathy (FIELD study): a randomised controlled trial. *Lancet* 2007; **370:** 1687–97.
45. Ip MS. Intravitreal injection of triamcinolone: an emerging treatment for diabetic macular edema. *Diabetes Care* 2004; **27:** 1794–7.
46. Grover DA, *et al.* Intravitreal steroids for macular edema in diabetes. Available in The Cochrane Database of Systematic Reviews; Issue 1. Chichester: John Wiley; 2008 (accessed 11/06/09).
47. Mauer M, *et al.* Renal and retinal effects of enalapril and losartan in type 1 diabetes. *N Engl J Med* 2009; **361:** 40–51.
48. NICE. Type 2 diabetes: prevention and management of foot problems (issued January 2004). Available at: http://www.nice.org.uk/nicemedia/pdf/CG010NICEguideline.pdf (accessed 10/06/09)
49. Frykberg RG, *et al.* American College of Foot and Ankle Surgeons. Diabetic foot disorders: a clinical practice guideline (2006 revision). *J Foot Ankle Surg* 2006; **45** (suppl): S1–S66. Also available at: http://www.acfas.org/uploadedFiles/Healthcare_Community/Education_and_Publications/Clinical_Practice_Guidelines/DiabeticCPG-small.pdf (accessed 23/08/10)
50. Lipsky BA, *et al.* Diagnosis and treatment of diabetic foot infections. *Clin Infect Dis* 2004; **39:** 885–910.
51. Edmonds M. Diabetic foot ulcers: practical treatment recommendations. *Drugs* 2006; **66:** 913–29.
52. Rao N, Lipsky BA. Optimising antimicrobial therapy in diabetic foot infections. *Drugs* 2007; **67:** 195–214.
53. Papanas N, Maltezos E. Becaplermin gel in the treatment of diabetic neuropathic foot ulcers. *Clin Interv Aging* 2008; **3:** 233–40.
54. Cruciani M, *et al.* Are granulocyte colony-stimulating factors beneficial in treating diabetic foot infections?: a meta-analysis. *Diabetes Care* 2005; **28:** 454–60.
55. Rajamani K, *et al.* The FIELD study investigators. Effect of fenofibrate on amputation events in people with type 2 diabetes mellitus (FIELD study): a prespecified analysis of a randomised controlled trial. *Lancet* 2009; **373:** 1780–8.
56. Hayat SA, *et al.* Diabetic cardiomyopathy: mechanisms, diagnosis and treatment. *Clin Sci (Lond)* 2004; **107:** 539–57.
57. Aneja A, *et al.* Diabetic cardiomyopathy: insights into pathogenesis, diagnostic challenges, and therapeutic options. *Am J Med* 2008; **121:** 748–57.
58. Writing Team for the Diabetes Control and Complications Trial/Epidemiology of Diabetes Interventions and Complications Research Group. Sustained effect of intensive treatment of type 1 diabetes mellitus on development and progression of diabetic nephropathy: the Epidemiology of Diabetes Interventions and Complications (EDIC) study. *JAMA* 2003; **290:** 2159–67.
59. Thomas MC, Atkins RC. Blood pressure lowering for the prevention and treatment of diabetic kidney disease. *Drugs* 2006; **66:** 2213–34.
60. Strippoli GFM, *et al.* Angiotensin converting enzyme inhibitors and angiotensin II receptor antagonists for preventing the progression of diabetic kidney disease. Available in The Cochrane Database of Systematic Reviews; Issue 4. Chichester: John Wiley; 2006 (accessed 11/06/09).
61. The ACE inhibitors in diabetic nephropathy trialist group. Should all patients with type 1 diabetes mellitus and microalbuminuria receive angiotensin-converting enzyme inhibitors? A meta-analysis of individual patient data. *Ann Intern Med* 2001; **134:** 370–9.
62. Strippoli GFM, *et al.* Antihypertensive agents for preventing diabetic kidney disease. Available in The Cochrane Database of Systematic Reviews; Issue 4. Chichester: John Wiley; 2005 (accessed 10/06/09).
63. Jennings DL, *et al.* Combination therapy with an ACE inhibitor and an angiotensin receptor blocker for diabetic nephropathy: a meta-analysis. *Diabet Med* 2007; **24:** 486–93.
64. Mann JF, *et al.* ONTARGET investigators. Renal outcomes with telmisartan, ramipril, or both, in people at high vascular risk (the ONTARGET study): a multicentre, randomised, double-blind, controlled trial. *Lancet* 2008; **372:** 547–53.
65. Robertson LM, *et al.* Protein restriction for diabetic renal disease. Available in The Cochrane Database of Systematic Reviews; Issue 4. Chichester: John Wiley; 2007 (accessed 10/06/09).
66. Said G. Diabetic neuropathy—a review. *Nat Clin Pract Neurol* 2007; **3:** 331–40.
67. The Diabetes Control and Complications Trial Research Group. The effect of intensive diabetes therapy on measures of autonomic nervous system function in the Diabetes Control and Complications Trial (DCCT). *Diabetologia* 1998; **41:** 416–23.
68. Martin CL, *et al.* DCCT/EDIC Research Group. Neuropathy among the diabetes control and complications trial cohort 8 years after trial completion. *Diabetes Care* 2006; **29:** 340–4.
69. Chalk C, *et al.* Aldose reductase inhibitors for the treatment of diabetic polyneuropathy. Available in The Cochrane Database of Systematic Reviews; Issue 4. Chichester: John Wiley; 2007 (accessed 11/06/09).
70. Ziegler D, *et al.* Treatment of symptomatic diabetic polyneuropathy with the antioxidant α-lipoic acid: a meta-analysis. *Diabet Med* 2004; **21:** 114–21.
71. Singh U, Jialal I. Alpha-lipoic acid supplementation and diabetes. *Nutr Rev* 2008; **66:** 646–57.
72. Ziegler D, *et al.* Effects of treatment with the antioxidant α-lipoic acid on cardiac autonomic neuropathy in NIDDM patients: a 4-month randomized controlled multicenter trial (DEKAN study). *Diabetes Care* 1997; **20:** 369–73.
73. Maser RE, Lenhard MJ. Cardiovascular autonomic neuropathy due to diabetes mellitus: clinical manifestations, consequences, and treatment. *J Clin Endocrinol Metab* 2005; **90:** 5896–5903.
74. Camilleri M. Diabetic gastroparesis. *N Engl J Med* 2007; **356:** 820–9. Correction. *ibid.*; **357:** 427.
75. Kuo P, *et al.* Pathophysiology and management of diabetic gastropathy: a guide for endocrinologists. *Drugs* 2007; **67:** 1671–87.

糖尿病急症

胰岛素治疗最常见的并发症是**低血糖**，因而使用胰岛素的患者需要接受了解低血糖的原因、症状和治疗方法的教育。多数患者能识别低血糖的早期征象，从而立即进食蔗糖，这样可以预防更严重的症状发生。昏迷的患者需要静脉给予葡萄糖，如做不到则可以皮下、肌内或静脉给予胰高糖素（但如10min内无反应，仍需使用葡萄糖）。低血糖也可以发生在口服抗糖尿病药的患者，尤其是服用磺脲类药者。有些患者报告，在从动物胰岛素转换成人胰岛素时，低血糖的预警症状会消失，因此如果合适，可以再换回动物胰岛素。但无论怎样，最重要的引起低血糖预警症状消失的因素是低血糖本身，丧失低血糖的感知能力在强化治疗时尤其成问题。无知觉性低血糖在避免低血糖2～3周后可被逆转，一些有限的证据提示咖啡因可以改善低血糖的感知能力[1,2]。

更多有关药物引起低血糖的细节分别详见**胰岛素**下的**低血糖**（第145页）和磺脲类抗糖尿病药（第163页），处置见**胰岛素引起的低血糖的处置**（第146页）和**不良反应的处置**（第163页）。

糖尿病酮症酸中毒是由胰岛素绝对或相对缺乏引起的，反调节激素如胰高糖素、儿茶酚胺、皮质醇以及生长激素升高。其表现为高血糖、高酮体血症、代谢性酸中毒、糖尿（可引起渗透性利尿从而产生脱水和电解质异常）；死亡率可以高达所有病例的1%[3,4]。表现的症状包括口渴、多尿、体重降低、恶心、呕吐、弥漫性腹痛、脱水、乏力和脑功能状态受损（从嗜睡到昏迷）[4]。年幼儿童脑水肿的危险会增加[3,5]。控制不好的糖尿病患者在出现代谢性酸中毒前几天可能会有症状，病情发展迅速，通常在24h内发病[4]。糖尿病酮症酸中毒常常发生在存在感染而胰岛素的剂量调整不好时。其他致病因素包括胰岛素停用或胰岛素治疗不当、皮下持续胰岛素输入泵停用、影响碳水化合物代谢的药物、胰腺炎、心肌梗死和卒中等疾病状态[4]。糖尿病酮症酸中毒常常出现在1型糖尿病刚诊断时，尤其是年幼儿童[3]。妊娠的糖尿病妇女较易出现糖尿病酮症酸中毒，尤其在孕期的中后三个月，胰岛素抵抗增强使胰岛素需要量增加[6]。

糖尿病酮症酸中毒是需要补液、胰岛素治疗和电解质失衡矫治的医疗急症[3～5,7]。液体需要量因人而异，但治疗常以0.9%氯化钠输入，之后根据水化状态、血清电解质浓度和尿量调整方案。需要留意避免液体过量输入[4]；在儿童可能加重脑水肿的危险[3]。

可溶性常规胰岛素应在已排除低血钾（参见下文）或治疗后再用。以前曾认为应使用大剂量，但小剂量方案辅以适当的水化和高渗状态的纠正已证实适当并成为目前的推荐治疗方案[3,4]。持续静脉输入是治疗糖尿病酮症酸中毒、提供胰岛素的方法。在美国，有些成人的治疗方案采用初始给予静脉大剂量胰岛素[4]；由于脑水肿风险增加，对儿童认为不必如此用药[3]。为使血浆葡萄糖浓度稳步下降，应调整剂量。当血浆葡萄糖浓度降到大约11mmol/L时，成人的胰岛素剂量应减少，并结合静脉输葡萄糖，而通常开始时使用5%氯化钠；为维持血浆葡萄糖在8.3～11mmol/L，应调整治疗，直到酮症酸中毒消除[4]。酮症常常比高血糖消除需要更长时间，葡萄糖的使用使胰岛素得以维持，从而在不发生低血糖的情况下清除酮体。对于儿童[3]，应从血糖降到大约17mmol/L时开始加用葡萄糖治疗；胰岛素应持续使用，常以同样剂量，血浆葡萄糖维持在这一水平直到酸中毒解除（胰岛素剂量推荐的更多细节，参见**胰岛素**项下**糖尿病急症**，第150页）。频繁皮下注射是另一种规律给胰岛素的方法，但相对静脉输注胰岛素，起效较慢，半衰期延长[4]。在处理不复杂的轻到中度糖尿病酮症酸中毒时，可考虑皮下使用速效胰岛素类似物[3,4]。一旦葡萄糖浓度得以控制、酸中毒完全消除，就可以开始过渡到胰岛素皮下维持治疗方案。但静脉胰岛素在皮下用药未起作用时不应停用，这可能要在皮下注射常规胰岛素后1～2h[3,4]。

尽管体内钾总储备在糖尿病酮症酸中毒时消减，主要是细胞内池，患者血清钾浓度可以表现正常、升高或降低[3,4]。使用胰岛素纠正酸中毒会使钾回到细胞内，出现血清钾浓度降低；无论血清钾浓度如何，患者通常需要补钾治疗。钾输入补充，在肯定肾功能正常后进行。在高血钾患者，一旦血清钾浓度降到正常范围内即可开始补钾[4]。正常血钾患者，开始胰岛素治疗并开始扩充容量时即应开始补钾[3]。少见出现低血钾的患者，开始补液时就应开始补钾，钾浓度升到正常后再开始使用胰岛素[4]。

静脉使用碳酸氢盐目前常用于虽经补液和胰岛素治疗仍有严重酸中毒的情况。有人[3,4]建议碳酸氢盐应在pH值低于6.9时使用，使pH值达到7.0以上。碳酸氢盐治疗会增加低血钾的风险，但钾可以通过输液补充。

磷浓度可受影响，在酮症酸中毒状态与钾浓度变化相似，但关于是否需要常规补磷观点不一。如临床发生显著低血磷，应监测磷浓度并补磷[3,4]。

引起糖尿病酮症酸中毒的原因应经过分析妥善处置。

高渗性高血糖状态（HHS）或非酮症性高渗性高血糖昏迷（HONK）主要发生在老年2型糖尿病患者，虽然不如糖尿病酮症酸中毒常见，但死亡率较高[8]。患者表现为严重的高血糖昏迷，而酮体正常；脱水和肾功能受损常见。治疗与糖尿病酮症酸中毒类似，采用静脉用胰岛素（见上文），尽管胰岛素应该减少，一旦血浆葡萄糖降到17mmol/L以下就应开始补充葡萄糖。应维持血浆葡萄糖浓度在11～17mmol/L，直到患者清醒，HHS解除[4]。HHS的特点，如脱水和血容量降低、低心输出量、血液黏稠度增加以及很高的血渗透压，可以使患者易于出现血栓。尽管预防性试验肝素可以在血栓高危者使用，但这样做的安全性和有效性还缺乏证据来证实[8]。

1. Dagogo-Jack S. Hypoglycemia in type 1 diabetes mellitus: pathophysiology and prevention. *Treat Endocrinol* 2004; **3:** 91–103.
2. de Galan BE, *et al.* Pathophysiology and management of recurrent hypoglycaemia and hypoglycaemia unawareness in diabetes. *Neth J Med* 2006; **64:** 269–79.
3. Wolfsdorf J, *et al.* Diabetic ketoacidosis in infants, children, and adolescents: a consensus statement from the American Diabetes Association. *Diabetes Care* 2006; **29:** 1150–9. Also available at: http://care.diabetesjournals.org/content/29/5/1150.full.pdf (accessed 29/06/09)
4. Kitabchi AE, *et al.* Hyperglycemic crises in adult patients with diabetes. *Diabetes Care* 2009; **32:** 1335–43.

5. Dunger DB, *et al.* European Society for Paediatric Endocrinology/Lawson Wilkins Pediatric Endocrine Society consensus statement on diabetic ketoacidosis in children and adolescents. Abstract: *Pediatrics* 2004; **113:** 400–401. Full version: http://pediatrics.aappublications.org/cgi/reprint/113/2/e133 (accessed 29/06/09)
6. Kamalakannan D, *et al.* Diabetic ketoacidosis in pregnancy. *Postgrad Med J* 2003; **79:** 454–7.
7. Wolfsdorf J, *et al.* International Society for Pediatric and Adolescent Diabetes. ISPAD Clinical Practice Consensus Guidelines 2006—2007: diabetic ketoacidosis. *Pediatr Diabetes* 2007; **8:** 28–43. Also available at: http://www.ispad.org/FileCenter/10-Wolfsdorf_Ped_Diab_2007,8.28-43.pdf (accessed 29/06/09)
8. Chiasson J-L, *et al.* Diagnosis and treatment of diabetic ketoacidosis and the hyperglycemic hyperosmolar state. *CMAJ* 2003; **168:** 859–66. Correction. *ibid.*; 1241.

Acarbose (*BAN*, *USAN*, *rINN*) 阿卡波糖

Acarbosa; Acarbosum; AG-5421; Akarboosi; Akarbos; Akarbosa; Akarboz; Akarbozė; Bay-g-5421. *O*-{4-Amino-4,6-dideoxy-*N*-[(1*S*,4*R*,5*S*,6*S*)-4,5,6-trihydroxy-3-hydroxymethylcyclohex-2-enyl]-α-D-glucopyranosyl}-(1→4)-*O*-α-D-glucopyranosyl-(1→4)-D-glucopyranose.

Акарбоза

$C_{25}H_{43}NO_{18}$ = 645.6.

CAS — 56180-94-0.

ATC — A10BF01.

ATC Vet — QA10BF01.

UNII — T58MSI464G.

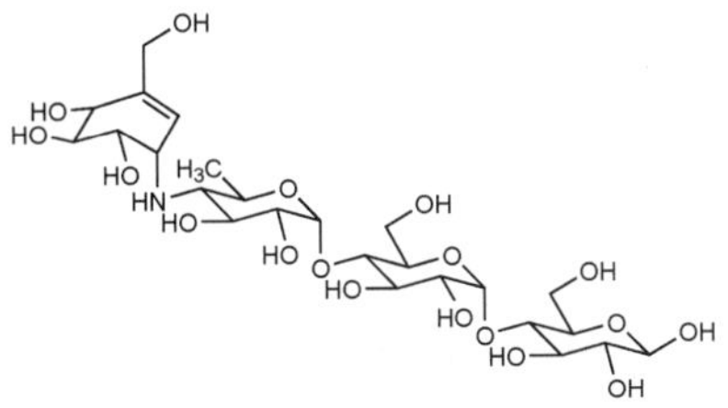

Pharmacopoeias. In *Eur.* (see p.vii) and *US.*

Ph. Eur. 6. 8 (Acarbose) 一种白色或淡黄色，非结晶的吸湿性粉末。极易溶于水；不溶于二氯甲烷；溶于甲醇。5%的水溶液 pH 值是 5.5～7.5。贮藏于密闭容器中。

USP 33 (Acarbose) 由 *Actinoplanes utahensis* 的某些菌株产生。贮藏于密闭容器中。

不良反应

阿卡波糖通常导致胃肠道功能紊乱，特别是在结肠内由于细菌作用于未吸收的糖类而导致胃肠胀气。可能会引起腹胀，腹泻和腹痛。减少剂量和改善饮食习惯可能会减少这些不良反应，而且随着用药时间的延长，不良反应通常亦可消失。罕见肠梗阻的报道。可引起一过性和可逆性肝酶升高，如果肝酶的升高呈持续性，则需停用阿卡波糖；亦罕见黄疸和肝炎的报道。罕有皮肤反应和水肿的报道。

不良反应发生率 制造厂家报道阿卡波糖的不良反应在售后监督研究中的发生情况较以往的临床研究少见[1,2]；这代表了药物剂量的个体化有利于患者对药物的耐受性。

1. Spengler M, Cagatay M. The use of acarbose in the primary-care setting: evaluation of efficacy and tolerability of acarbose by postmarketing surveillance study. *Clin Invest Med* 1995; **18:** 325–31.
2. Mertes G. Safety and efficacy of acarbose in the treatment of type 2 diabetes: data from a 5-year surveillance study. *Diabetes Res Clin Pract* 2001; **52:** 193–204.

对肝脏的影响 有报道患者接受阿卡波糖治疗后出现肝细胞性肝损伤，伴有血清氨基转移酶升高，伴或不伴黄疸[1～4]。停药后症状缓解。

1. Andrade RJ, *et al.* Hepatic injury caused by acarbose. *Ann Intern Med* 1996; **124:** 931.
2. Carrascosa M, *et al.* Acarbose-induced acute severe hepatotoxicity. *Lancet* 1997; **349:** 698–9.
3. Fujimoto Y, *et al.* Acarbose-induced hepatic injury. *Lancet* 1998; **351:** 340.
4. Hsiao S-H, *et al.* Hepatotoxicity associated with acarbose therapy. *Ann Pharmacother* 2006; **40:** 151–4.

对皮肤的影响 1 名男性糖尿病患者在开始服用阿卡波糖 13 天后出现广泛的多形性红斑和嗜酸性粒细胞增多[1]。这种超敏反应已被激发试验所证实。

1. Kono T, *et al.* Acarbose-induced generalised erythema multiforme. *Lancet* 1999; **354:** 396–7.

注意事项

阿卡波糖禁用于炎性肠病，特别是伴有溃疡和胃肠道梗阻，或者易于发生此类情况的患者。患有严重影响消化或吸收的慢性肠病的患者应该避免使用，在这种情况下由于产气的增加可能会促使病情恶化，例如形成疝等。

阿卡波糖同样禁用于有肝损伤的患者，应该监测肝酶水平，特别是在用药的最初 6～12 个月以及服用大剂量药物时。

阿卡波糖单独使用不致产生低血糖，但可能增强磺脲类和胰岛素的药效。如果接受阿卡波糖治疗的患者发生低血糖，需要给予葡萄糖，因为阿卡波糖可以抑制双糖的水解。

药物相互作用

阿卡波糖可能会增强其他抗糖尿病药的作用，包括胰岛素，因此可能需要减少它们各自的剂量。胃肠道吸附剂和消化酶制剂与阿卡波糖同时服用时能减弱阿卡波糖的作用，应该避免。新霉素和考来烯胺可能会增加阿卡波糖的作用，需要减少药物剂量。阿卡波糖可能会抑制地高辛的吸收（见**地高辛的药物相互作用**项下**抗糖尿病药**，第314页）。

药动学

阿卡波糖被摄入以后，大部分以原形活性药物形式保留在胃肠腔内发挥其药理活性，并且被肠内的酶和菌群所代谢。低于 2% 剂量的药物以原形吸收，但大约 35% 的药物以代谢物的形式被吸收。阿卡波糖通过尿液和粪便排出体外。

肾损伤 在严重肾功能不全的患者［肌酐清除率低于 25ml/(min·1.73m²)］中进行药动学研究，发现服药后血浆阿卡波糖峰浓度和浓度-时间曲线下面积增加（分别约为正常肾功能情况下的 5 倍和 6 倍）。此类改变的临床意义尚不明确。

用途和用法

阿卡波糖是 α 糖苷酶，特别是蔗糖酶的抑制剂。它能延缓小肠内糖类的消化和吸收，因此能降低糖类负荷后的血糖浓度。在 2 型糖尿病治疗中（第129页）可以单独用药或者与磺脲类、双胍类或胰岛素联合用药。阿卡波糖可以从小剂量开始，每日 25mg 或 50mg 以减少对胃肠道的干扰。此后逐渐增加至普通剂量 25mg 或 50mg，每日 3 次，并且在进餐前即刻给药。4～8 周后必要时可以将剂量加至 100mg 或 200mg，每日 3 次。美国注册药品信息推荐对于体重 60kg 以内的患者最大剂量为 50mg，每日 3 次；对于更大体重的患者，最大剂量则为 100mg，每日 3 次。阿卡波糖可以作为 1 型糖尿病中胰岛素治疗的辅助用药，并能带来益处。

阿卡波糖还被应用于反应性低血糖、倾倒综合征、某些类型高脂蛋白血症和多囊卵巢综合征的治疗研究中。

1. Salvatore T, Giugliano D. Pharmacokinetic-pharmacodynamic relationships of acarbose. *Clin Pharmacokinet* 1996; **30:** 94–106.
2. Hoffman J, Spengler M. Efficacy of 24-week monotherapy with acarbose, metformin, or placebo in dietary-treated NIDDM patients: the Essen-II study. *Am J Med* 1997; **103:** 483–90.
3. Hollander P, *et al.* Acarbose in the treatment of type I diabetes. *Diabetes Care* 1997; **20:** 248–53.
4. Buse J, *et al.* The PROTECT study: final results of a large multicenter postmarketing study in patients with type 2 diabetes. *Clin Ther* 1998; **20:** 257–69.
5. Scheen AJ. Clinical efficacy of acarbose in diabetes mellitus: a critical review of controlled trials. *Diabetes Metab* 1998; **24:** 311–20.
6. Holman RR, *et al.* A randomized double-blind trial of acarbose in type 2 diabetes shows improved glycemic control over 3 years (UK Prospective Diabetes Study 44). *Diabetes Care* 1999; **22:** 960–4.
7. Riccardi G, *et al.* Efficacy and safety of acarbose in the treatment of type 1 diabetes mellitus: a placebo-controlled, double-blind, multicentre study. *Diabet Med* 1999; **16:** 228–32.
8. Josse RG, *et al.* Acarbose in the treatment of elderly patients with type 2 diabetes. *Diabetes Res Clin Pract* 2003; **59:** 37–42.
9. Van de Laar FA, *et al.* Alpha-glucosidase inhibitors for type 2 diabetes mellitus. Available in The Cochrane Database of Systematic Reviews; Issue 2. Chichester: John Wiley; 2005 (accessed 13/01/09).
10. Hanefeld M, Schaper F. Acarbose: oral anti-diabetes drug with additional cardiovascular benefits. *Expert Rev Cardiovasc Ther* 2008; **6:** 153–63. Correction. *ibid.* 2009; **7:** 330.

糖耐量减低 一项有关糖耐量减低患者的前瞻性研究发现，阿卡波糖能够延缓 2 型糖尿病的发生[1]，且显著降低心血管疾病和高血压的发生率[2]。然而，一项包含上述研究的系统性综述[3]发现，此类研究数据有限，列入文中的另外 4 项研究质量较差。该综述的作者认为，存在证据证明阿卡波糖可降低 2 型糖尿病的发病率，但阿卡波糖对于血糖控制作用有限，而且，此类作用应视为预防、延缓糖尿病的发生还是掩饰糖尿病的存在尚不清楚。作者亦认为需要更多的研究来证实阿卡波糖在此类患者中具有预防心血管事件的作用。

1. Chiasson J-L, *et al.* Acarbose for prevention of type 2 diabetes mellitus: the STOP-NIDDM randomised trial. *Lancet* 2002; **359:** 2072–7.
2. Chiasson J-L, *et al.* Acarbose treatment and the risk of cardiovascular disease and hypertension in patients with impaired glucose tolerance: the STOP-NIDDM trial. *JAMA* 2003; **290:** 486–94.
3. Van de Laar FA, *et al.* Alpha-glucosidase inhibitors for people with impaired glucose tolerance or impaired fasting blood glucose. Available in The Cochrane Database of Systematic Reviews; Issue 4. Chichester: John Wiley; 2006 (accessed 12/01/09).

制剂

专利制剂

Arg.: Glucobay; **Austral.:** Glucobay; **Austria:** Glucobay; **Belg.:** Glucobay; **Braz.:** Aglucose; Glucobay; **Canad.:** Glucobay; Prandase; **Chile:** Glucobay; **Cz.:** Glucobay; **Denm.:** Glucobay; **Fin.:** Glucobay; **Fr.:** Glucor; **Ger.:** Glucobay; **Gr.:** Glucobay; **Hong Kong:** Glucobay; **Hung.:** Glucobay; **India:** Acarbay; Asucrose; Glubose; Glucar; Glucobay; **Indon.:** Glucobay; **Irl.:** Glucobay; **Israel:** Prandase; **Ital.:** Glicobase; Glucobay; **Malaysia:** Dibose; Glucar; Glucobay; Precose; **Mex.:** Glemisal; Glucobay; Incardel; Sincrosa; **Neth.:** Glucobay; **Norw.:** Glucobay; **NZ:** Glucobay; **Philipp.:** Glucobay; Gluconase; **Pol.:** Glucobay; **Port.:** Alsucril; Bluecose; Establix; Glucobay; Linacal; **Rus.:** Glucobay (Глюкобай); **S.Afr.:** Glucobay; **Singapore:** Glucobay; **Spain:** Glucobay; Glumida; **Swed.:** Glucobay; **Switz.:** Glucobay; **Thai.:** Glucobay; **Turk.:** Arokan; Glucobay; Glynose; **UK:** Glucobay; **Ukr.:** Glucobay (Глюкобай); **USA:** Precose; **Venez.:** Glucobay.

Acetohexamide (*BAN*, *USAN*, *rINN*) 醋酸己脲

Acetohexamid; Acetohexamida; Acétohexamide; Acetohexamidum; Asetoheksamidi; Compound 33006. 1-(4-Acetylbenzenesulphonyl)-3-cyclohexylurea.

Ацетогексамид

$C_{15}H_{20}N_2O_4S$ = 324.4.

CAS — 968-81-0.

ATC — A10BB31.

ATC Vet — QA10BB31.

UNII — QGC8W08I6I.

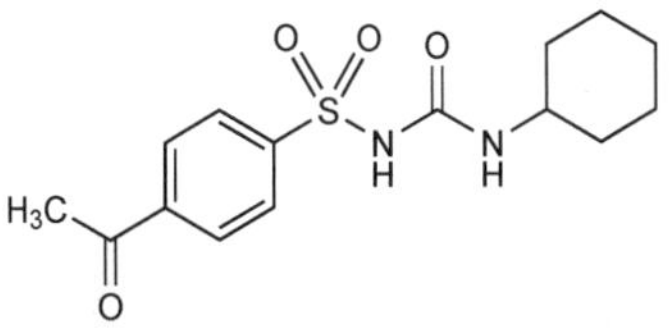

Pharmacopoeias. In *Jpn* and *US.*

USP 33 (Acetohexamide) 白色，无臭，结晶性粉末。不溶于水；溶于乙醇（1∶230），溶于氯仿（1∶210）；溶于吡啶和碱性氢氧化物的稀释液。

简介

对醋酸乙脲是一种磺脲类抗糖尿病药(第162页)。用于 2 型糖尿病的治疗。

制剂

USP 33: Acetohexamide Tablets.

专利制剂

USA: Dymelor†.

Alogliptin Benzoate (*USAN*, *rINNM*) 苯甲酸阿格列汀

Alogliptine, Benzoate de; Alogliptini Benzoas; Benzoato de alogliptina; SYR-322. 6-[(3*R*)-3-Aminopiperidin-1-yl]-1-(2-cyanobenzyl)-3-methylpyrimidin-2,4(1*H*,3*H*)-dione monobenzoate.

Алоглиптина Бензоат

$C_{18}H_{21}N_5O_2,C_7H_6O_2$ = 461.5.

CAS — 850649-61-5 (alogliptin); 850649-62-6 (alogliptin benzoate).

ATC — A10BH04.

ATC Vet — QA10BH04.

UNII — EEN99869SC.

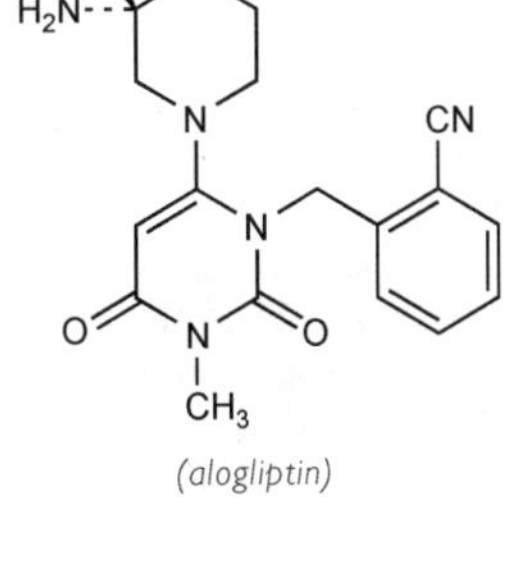

(alogliptin)

简介

与西格列汀（见第162页）类似，苯甲酸阿格列汀是一种二肽基肽酶-4 抑制药。目前，该药用于 2 型糖尿病的治疗正处于研究阶段。

1. Covington P, et al. Pharmacokinetic, pharmacodynamic, and tolerability profiles of the dipeptidyl peptidase-4 inhibitor alogliptin: a randomized, double-blind, placebo-controlled, multiple-dose study in adult patients with type 2 diabetes. Clin Ther 2008; 30: 499–512.
2. Christopher R, et al. Pharmacokinetics, pharmacodynamics, and tolerability of single increasing doses of the dipeptidyl peptidase-4 inhibitor alogliptin in healthy male subjects. Clin Ther 2008; 30: 513–27.
3. DeFronzo RA, et al. Alogliptin Study 010 Group. Efficacy and safety of the dipeptidyl peptidase-4 inhibitor alogliptin in patients with type 2 diabetes and inadequate glycemic control: a randomized, double-blind, placebo-controlled study. Diabetes Care 2008; 31: 2315–7.
4. Pratley RE, et al. Alogliptin Study 007 Group. Efficacy and safety of the dipeptidyl peptidase-4 inhibitor alogliptin in patients with type 2 diabetes inadequately controlled by glyburide monotherapy. Diabetes Obes Metab 2009; 11: 167–76.
5. Nauck MA, et al. Alogliptin Study 008 Group. Efficacy and safety of adding the dipeptidyl peptidase-4 inhibitor alogliptin to metformin therapy in patients with type 2 diabetes inadequately controlled with metformin monotherapy: a multicentre, randomised, double-blind, placebo-controlled study. Int J Clin Pract 2009; 63: 46–55.

Biguanide Antidiabetics 双胍类抗糖尿病药

Antidiabéticos biguanídicos.

Бигуаниды Антидиабетические

不良反应

双胍类药物可以引起胃肠道不良反应，包括厌食、恶心、呕吐和腹泻；这些不良反应通常发生在用药早期，可自行缓解；也可通过缓慢增加药物剂量以尽量避免不良反应的发生。患者可能会有味觉异常以及体重下降。可能会削弱机体对各种物质的吸收，包括维生素 B_{12}。很少有皮肤反应的报道。

双胍类药物单独应用很少会发生低血糖，但是如果存在其他促发因素或药物时也可能会引起低血糖。

双胍类药物，主要是苯乙双胍可能会引起乳酸性酸中毒，有时是致命的。当服用二甲双胍的患者发生乳酸性酸中毒时，大多是患者存在用药的禁忌证，特别是有肾功能损害时。

一些有争议的报道称，口服苯乙双胍降糖治疗会增加心血管病的死亡率（详见磺脲类下对心血管的影响，第163页）。

1. Paterson KR, et al. Undesired effects of biguanide therapy. Adverse Drug React Acute Poisoning Rev 1984; 3: 173–82.
2. Howlett HCS, Bailey CJ. A risk-benefit assessment of metformin in type 2 diabetes mellitus. Drug Safety 1999; 20: 489–503.

对血液的影响
采用双胍类药物治疗可能会引起巨幼细胞性贫血（见对胃肠道的影响项下的吸收不良）。少数病例中可以见到二甲双胍诱发溶血导致高胆红素血症和黄疸的报道[1~3]，包括一例进展为大出血、休克以至死亡[1]。

1. Lin K-D, et al. Metformin-induced hemolysis with jaundice. N Engl J Med 1998; 339: 1860–1.
2. Kashyap AS, Kashyap S. Haemolytic anaemia due to metformin. Postgrad Med J 2000; 76: 125–6.
3. Meir A, et al. Metformin-induced hemolytic anemia in a patient with glucose-6-phosphate dehydrogenase deficiency. Diabetes Care 2003; 26: 956–7.
4. Packer CD, et al. Fatal hemolytic anemia associated with metformin: a case report. J Med Case Reports 2008; 2: 300.

对胃肠道的影响
腹泻　腹泻是二甲双胍最被人熟知的不良反应[1]。它通常发生于服药治疗初期，随着服药时间的延长逐渐消失；餐时服用二甲双胍，从低剂量起始逐渐增加药剂量均可尽量减少不良反应的发生。慢性腹泻表现为稀水样，通常呈暴发性，经常导致大便失禁，这被认为是二甲双胍治疗的一种晚期的不良反应。部分患者在接受二甲双胍治疗稳定多年后才出现腹泻。停用二甲双胍后症状缓解，再次给药后可以复发[2,3]。

1. Bytzer P, et al. Oral hypoglycaemic drugs and gastrointestinal symptoms in diabetes mellitus. Aliment Pharmacol Ther 2001; 15: 137–42.
2. Raju B, et al. Metformin and late gastrointestinal complications. Am J Med 2000; 109: 260–1.
3. Foss MT, Clement KD. Metformin as a cause of late-onset chronic diarrhea. Pharmacotherapy 2001; 21: 1422–4.

吸收不良　1 名 58 岁的妇女在接受二甲双胍长期治疗后因为维生素 B_{12} 吸收不良出现巨幼细胞性贫血[1]。1 名胃切除术后妇女在服用二甲双胍 10 个月内发生了血清维生素 B_{12} 水平的下降和巨幼细胞性贫血[2]，采用甲钴胺替代治疗，抗糖尿病治疗用那那列奈后得以缓解。

一项对用双胍类药物治疗的患者的调查中[3]，46 名服用二甲双胍或苯乙双胍的糖尿病患者中有 14 名发生了维生素 B_{12} 吸收不良，而二甲双胍更常被提到存在此不良反应。14 名患者在停药后仅有 7 名患者的吸收恢复正常。一项在 353 名患者中进行的安慰剂对照研究[4]亦发现，服用二甲双胍 16 周之后患者血清维生素 B_{12} 水平下降，同时叶酸水平下降，同型半胱氨酸水平上升。10 名[5]发生二甲双胍相关的维生素 B_{12} 缺乏的患者，在开始肌注或口服维生素 B_{12} 治疗 3 个月内，其维生素 B_{12} 浓度和血细胞计数的异常被纠正；2 名患者改用其他抗糖尿病药物进行治疗。

1. Callaghan TS, et al. Megaloblastic anaemia due to vitamin B_{12} malabsorption associated with long-term metformin treatment. BMJ 1980; 280: 1214–15.
2. Fujita H, et al. A case of megaloblastic anemia due to vitamin B_{12} deficiency precipitated in a totally gastrectomized type II diabetic patient following the introduction of metformin therapy. Endocr J 2003; 50: 483–4.
3. Adams JF, et al. Malabsorption of vitamin B_{12} and intrinsic factor secretion during biguanide therapy. Diabetologia 1983; 24: 16–18.
4. Wulffelé MG, et al. Effects of short-term treatment with metformin on serum concentrations of homocysteine, folate and vitamin B12 in type 2 diabetes mellitus: a randomized, placebo-controlled trial. J Intern Med 2003; 254: 455–63.
5. Andrés E, et al. Metformin-associated vitamin B_{12} deficiency. Arch Intern Med 2002; 162: 2251–2.

对肝脏的影响
二甲双胍所致肝毒性反应罕见，但二甲双胍引起的严重胆汁淤积性肝炎已有数例报道[1~6]。通常，此类不良反应在起始服用二甲双胍 2 个月内发生，停药 3 个月内缓解。

1. Babich MM, et al. Metformin-induced acute hepatitis. Am J Med 1998; 104: 490–2.
2. Desilets DJ, et al. Cholestatic jaundice associated with the use of metformin. Am J Gastroenterol 2001; 96: 2257–8.
3. Nammour FE, et al. Metformin-induced cholestatic hepatitis. Endocr Pract 2003; 9: 307–9.
4. Deutsch M, et al. Metformin hepatotoxicity. Ann Intern Med 2004; 140: W25. Available at: http://www.annals.org/cgi/reprint/140/5/W-25.pdf (accessed 05/10/09)
5. Kutoh E. Possible metformin-induced hepatotoxicity. Am J Geriatr Pharmacother 2005; 3: 270–3.
6. Barquero Romero J, Pérez Miranda M. Hepatitis colestásica inducida por metformina. Gastroenterol Hepatol 2005; 28: 257–8.

对胰腺的影响
尽管急性胰腺炎更多的与苯乙双胍相关[1,2]，目前也有几例二甲双胍相关的胰腺炎的报道，这其中肾功能障碍可能导致了二甲双胍的毒性[3,4]。另有 1 名服用二甲双胍治疗多囊卵巢综合征的患者在服药 48h 内发生胰腺炎，而该患者并无肾功能不全[5]。

1. Wilde H. Pancreatitis and phenformin. Ann Intern Med 1972; 77: 324.
2. Chase HS, Mogan GR. Phenformin-associated pancreatitis. Ann Intern Med 1977; 87: 314–15.
3. Mallick S. Metformin induced acute pancreatitis precipitated by renal failure. Postgrad Med J 2004; 80: 239–40.
4. Fimognari FL, et al. Metformin-induced pancreatitis: a possible adverse drug effect during acute renal failure. Diabetes Care 2006; 29: 1183.
5. Molina Infante J, et al. Pancreatitis aguda tóxica por metformina in insuficiencia renal. Med Clin (Barc) 2008; 131: 519.

超敏反应
1 名 59 岁的妇女在服用二甲双胍后发生血管炎和肺炎[1]。停用二甲双胍后症状改善，且再次用药后复发。1 名 33 岁的妇女亦在服用二甲双胍后出现皮肤血管炎，而且停药后缓解，再次用药后复发[2]。

1. Klapholz L, et al. Leucocytoclastic vasculitis and pneumonitis induced by metformin. BMJ 1986; 293: 483.
2. Salem CB, et al. Rare case of metformin-induced leukocytoclastic vasculitis. Ann Pharmacother 2006; 40: 1685–7.

低血糖
二甲双胍的注册药品信息中描述，单用二甲双胍不会产生低血糖，甚至在药物过量时，但是如果与乙醇或其他降糖药合用时也会引起低血糖。来自英国前瞻性糖尿病研究[1]的 3 年内部结果表明，二甲双胍相关的低血糖比较磺酰脲类或胰岛素治疗少见，是比单独饮食控制多见。对 290 名服用二甲双胍至少 6 年的患者进行随访研究发现，每年自我发现的低血糖发作至少 1 次的患者比例为 1.7%，而 756 名单纯饮食控制患者该比例为 0.8%[2]。

1. United Kingdom Prospective Diabetes Study Group. United Kingdom prospective diabetes study (UKPDS) 13: relative efficacy of randomly allocated diet, sulphonylurea, insulin, or metformin in patients with newly diagnosed non-insulin dependent diabetes followed for 3 years. BMJ 1995; 310: 83–8.
2. Wright AD, et al. for the UKPDS Group. Hypoglycemia in type 2 diabetic patients randomized to and maintained on monotherapy with diet, sulfonylurea, metformin, or insulin for 6 years from diagnosis: UKPDS73. J Diabetes Complications 2006; 20: 395–401.

乳酸性酸中毒
双胍类抗糖尿病药所引起乳酸性酸中毒的危险性虽小但很明确。大多数早期报道涉及苯乙双胍，因而该产品退出了许多国家的市场，但是苯乙双胍相关的乳酸性酸中毒仍有发生[1~5]。目前被广泛使用的二甲双胍引起的乳酸性酸中毒的危险性因此被人们所关注。然而，二甲双胍所致的乳酸性酸中毒非常罕见：一篇综述的观点认为其发生率每 100000 名患者中会有 3 例出现此类情况，这比苯乙双胍减少了 20 倍[6]。二甲双胍在美国上市后，上述结论与 FDA 的发现一致：二甲双胍在美国上市场后的 1 年内，FDA 接到 66 名患者发生二甲双胍相关的乳酸性酸中毒的报告[7]，47 名患者的诊断已被证实。这代表其发生率是每 100000 名患者中约有 5 例发生此情况。大多数因用二甲双胍而发生乳酸性酸中毒的患者具有 1 个或多个诱发的危险因素，例如肾损伤、充血性心力衰竭或其他诱发低氧血症或急性肝衰竭的情况（包括败血症、急性肝功能失代偿、嗜酒、急性心肌梗死或休克[6]）。更多关于该类患者使用二甲双胍的风险的讨论详见下文心力衰竭项下内容。一项包括多年使用二甲双胍治疗的超过 70000 名患者的系统回顾分析认为[8]，没有证据表明把二甲双胍用于即使有禁忌证的患者会增加乳酸性酸中毒发生的危险。在一项对 47 例个案报道的综述中，二甲双胍和乳酸性酸中毒的关系同样受到质疑[9]。作者认为，这些患者本身具有其他可导致乳酸性酸中毒的危险因素，而且患者的乳酸浓度、二甲双胍浓度和死亡率之间并无关系。因此，二甲双胍的使用与乳酸性酸中毒的发生可能仅是巧合而非因果关系。不过，在没有明显危险因素而使用二甲双胍治疗的患者中，仍有少数乳酸性酸中毒的病例报道[10,11]。

1. Rosand J, et al. Fatal phenformin-associated lactic acidosis. Ann Intern Med 1997; 127: 170.
2. Enia G, et al. Lactic acidosis induced by phenformin is still a public health problem in Italy. BMJ 1997; 315: 1466–7.
3. Kwong SC, Brubacher J. Phenformin and lactic acidosis: a case report and review. J Emerg Med 1998; 16: 881–6.
4. Kumar A, et al. Severe acidosis in a patient with type 2 diabetes mellitus, hypertension, and renal failure. Chest 2003; 123: 1726–9.
5. Fimognari FL, et al. Phenformin-induced lactic acidosis in an older diabetic patient: a recurrent drama (phenformin and lactic acidosis). Diabetes Care 2006; 29: 950–1.
6. Chan NN, et al. Metformin-associated lactic acidosis: a rare or very rare clinical entity? Diabet Med 1999; 16: 273–81.
7. Misbin RI, et al. Lactic acidosis in patients with diabetes treated with metformin. N Engl J Med 1998; 338: 265–6.
8. Salpeter SR, et al. Risk of fatal and nonfatal lactic acidosis with metformin use in type 2 diabetes mellitus. Available in The Cochrane Database of Systematic Reviews; Issue 4. Chichester: John Wiley; 2010 (accessed 11/08/10).
9. Stades AME, et al. Metformin and lactic acidosis: cause or coincidence? A review of case reports. J Intern Med 2004; 255: 179–87.
10. Silvestre J, et al. Metformin-induced lactic acidosis: a case series. J Med Case Reports 2007; 1: 126.
11. Bruijstens LA, et al. Reality of severe metformin-induced lactic acidosis in the absence of chronic renal impairment. Neth J Med 2008; 66: 185–90.

不良反应的处置
双胍类药物的急性中毒可以引发乳酸性酸中毒（见代谢性酸中毒，第477页），并且需要强有力的支持治疗。发生低血糖时需要给予葡萄糖或胰高血糖素，常规处理原则见胰岛素，第146页。服药过量 1h 内，具备气道保护条件下，可经口给予活性炭。

过量
参考文献如下。

1. Spiller HA, et al. Multicenter case series of pediatric metformin ingestion. Ann Pharmacother 2000; 34: 1385–8.
2. Forrester MB. Adult metformin ingestions reported to Texas poison control centers, 2000–2006. Hum Exp Toxicol 2008; 27: 575–83.

注意事项

双胍类药物不适用于有糖尿病昏迷和酮症酸中毒的患者，也不适用于有严重感染、创伤或其他严重疾病的患者，在这些不能用双胍类药物控制的高血糖状态下，应该采用胰岛素治疗。双胍类药物通常避免用于肾损伤患者，因为它可能促使患者发生乳酸性酸中毒，在整个治疗过程中需要监测肾功能（详见二甲双胍的注意事项项下肾损伤，第153页）。脱水可加重肾损伤。在低氧状态下，例如急性心衰、近期心肌梗死或休克都可能增加乳酸性酸中毒发生的风险。在其他情况下，患者服用双胍类药物的同时过量饮酒或有肝功能损伤也可能诱发乳酸性酸中毒。因为造影剂有诱导肾功能损伤的危险，这部分患者才可能需要在使用造影剂检查前暂时停用双胍类药物（详见下文药物相互作用项下内容）。

胰岛素适用于妊娠期糖尿病的治疗（有关妊娠期间二甲双胍的使用报道亦参见第153页）。

由于双胍类药物有降低维生素 B_{12} 吸收的可能，因此建议在长期治疗过程中应当每年监测一次维生素 B_{12} 的水平。

驾驶　糖尿病及其并发症以及用于治疗糖尿病的药物均可影响患者的安全驾驶能力——英国对糖尿病患者的限制,详见**胰岛素**项下（第146页）。

心力衰竭　由于乳酸性酸中毒风险的增加,二甲双胍禁用于合并心力衰竭的糖尿病患者。然而,观察研究的证据表明,尽管该项禁忌证正逐渐被忽视,此类患者中乳酸性酸中毒的发生仍然罕见[1]。二甲双胍在乳酸性酸中毒发生过程中的致病作用亦受到质疑（详见上文**乳酸性酸中毒**项）。尽管心力衰竭与糖尿病的常合并存在,目前尚缺乏在该类患者中进行的二甲双胍的对照研究。观察性和回顾性研究以及一项小规模前瞻性研究的证据表明,二甲双胍不增加乳酸性酸中毒的风险,而且实际上在任何原因的心力衰竭患者中可能与降低发病率和全死因死亡率相关[1~3]。因此,建议对于合并可代偿的稳定性心力衰竭的糖尿病患者,可谨慎使用二甲双胍[4]。然而,在具有急性或不稳定性心力衰竭症状[4]以及同时具有其他危险因素（如肾损伤）的患者中,二甲双胍仍列为禁忌[1,3]。

1. Tahrani AA, *et al.* Metformin, heart failure, and lactic acidosis: is metformin absolutely contraindicated? *BMJ* 2007; 335: 508–12.
2. Eurich DT, *et al.* Benefits and harms of antidiabetic agents in patients with diabetes and heart failure: systematic review. Abridged version: *BMJ* 2007; 335: 497–501. Full version: http://www.bmj.com/cgi/reprint/335/7618/497 (accessed 23/02/09)
3. Roberts F, Ryan GJ. The safety of metformin in heart failure. *Ann Pharmacother* 2007; 41: 642–6.
4. Inzucchi SE, *et al.* Metformin therapy in patients with type 2 diabetes complicated by heart failure. *Am Heart J* 2007; 154: e45. Also published in: *Diabetes Care* 2007; 30: e129.

药物相互作用

双胍类药物与其他降糖药合用会增加低血糖发生的危险,而使用升血糖药物则可以降低双胍类药物的疗效。

关于双胍类药物相互作用的报道通常比磺脲类药物要少。乙醇可以增加乳酸性酸中毒和低血糖发生的危险。如果双胍类药物与可能损害肾功能的药物合用时,需要特别小心。

抗凝血药　二甲双胍对苯丙香豆素活性的影响见**抗糖尿病药**,第469页。

抗病毒药　有报道1名患者同时服用二甲双胍、去羟肌苷、司他夫定和替诺福韦后发生了致死性的乳酸性酸中毒[1]。

1. Worth L, *et al.* A cautionary tale: fatal lactic acidosis complicating nucleoside analogue and metformin therapy. *Clin Infect Dis* 2003; 37: 315–16.

西咪替丁　在7名健康者中,西咪替丁可以增加血浆二甲双胍浓度[1]。肾对二甲双胍的清除率下降;原因是在近端肾小管分泌中相互竞争。同时服用二甲双胍和西咪替丁的患者可能需要减少二甲双胍的药物剂量,目的是降低低血糖发生的危险。有1名患者服用二甲双胍、西咪替丁和奥利司他后发生乳酸性酸中毒的报道,详见下文**奥利司他**项下。

1. Somogyi A, *et al.* Reduction of metformin renal tubular secretion by cimetidine in man. *Br J Clin Pharmacol* 1987; 23: 545–51.

造影剂　由于存在发生乳酸性酸中毒的风险,对服用双胍类药物的患者需谨慎使用碘造影剂。部分造影剂的注册药品信息中指出需要在造影剂检查前48h停用双胍类药物,并且在检查后停药直至确认肾功能正常为止。然而,部分指南[1~4]并不支持对血清肌酐水平和（或）肾小球滤过率大于60ml/min的服用双胍类药物的患者也采用同样的限制措施。此类指南大致建议如下:

- 无合并症和肾功能正常:无需在使用碘化造影剂前停用二甲双胍并且在检查后无需检测血清肌酐水平;
- 有多种合并症且肾功能正常:需在检查开始时停用二甲双胍,停用48h。除非存在肾损害的风险,此类患者重新使用二甲双胍前再次进行血清肌酐水平检测并不是必要的;
- 肾功能不全:需在检查开始时停用二甲双胍,持续至少48h并确认肾功能稳定后方可重新开始服用二甲双胍。

加拿大指南[1]同时还认为,如果造影剂的量大于100ml,所有服用二甲双胍的患者都需要停用该药48h。

1. Benko A, *et al.* Canadian Association of Radiologists: consensus guidelines for the prevention of contrast-induced nephropathy. *Can Assoc Radiol J* 2007; 58: 79–87. Correction available at: http://www.car.ca/Files%5CNephropathy.pdf (accessed 22/05/09) [correct version]
2. European Society of Urogenital Radiology. ESUR guidelines on contrast media (version 7.0, issued August 2008). Available at: http://www.esur.org/ESUR_Guidelines_NEW.6.0.html (accessed 22/05/09)
3. Committee on Drugs and Contrast Media. American College of Radiology manual on contrast media (version 7, issued 2010). Available at: http://www.acr.org/SecondaryMainMenuCategories/quality_safety/contrast_manual/FullManual.aspx (accessed 24/08/10)

4. Board of the Faculty of Clinical Radiology; The Royal College of Radiologists. Standards for intravascular contrast agent administration to adult patients, second edition (issued April 2010). Available at: http://www.rcr.ac.uk/docs/radiology/pdf/BFCR%2810%294_Stand_contrast.pdf (accessed 24/08/10)

酮替芬　10名接受双胍类药物治疗的患者（有3名患者显著）在同时服用酮替芬时,血小板计数有降低[1]。在结束酮替芬治疗后几天,计数又恢复正常。然而,研究人员不认为这种作用有临床意义。

1. Doleček R. Ketotifen in the treatment of diabetics with various allergic conditions. *Pharmatherapeutica* 1981; 2: 568–74.

奥利司他　一项在正常人中进行的研究未发现奥利司他和二甲双胍间明显的相互作用[1]。然而,曾有1名糖尿病妇女在服用二甲双胍、奥利司他以及西咪替丁之后出现了乳酸性酸中毒[2]。作者推测奥利司他诱发的腹泻可能导致肾损伤,从而导致二甲双胍的排泄障碍。另一种可能的解释为,奥利司他促进了二甲双胍的吸收或者肠道里二甲双胍介导的葡萄糖向乳酸的转化。西咪替丁可能促进了上述这些药物间相互作用,而且还降低了肾对二甲双胍的清除（详见上文**西咪替丁**项）。

1. Zhi J, *et al.* Pharmacokinetic evaluation of the possible interaction between selected concomitant medications and orlistat at steady state in healthy subjects. *J Clin Pharmacol* 2002; 42: 1011–19.
2. Dawson D, Conlon C. Case study: metformin-associated lactic acidosis: could orlistat be relevant? *Diabetes Care* 2003; 26: 2471–2.

磺脲类　二甲双胍联合磺脲类药物强化治疗方案也可以增加死亡率的参考文献见第165页。

用途和用法

双胍类是一类用于治疗2型糖尿病的口服抗糖尿病药（第129页）。当饮食调节不能发挥有效作用时,它们可以作为补充治疗。此外,由于双胍类药物与体重增加不相关,因此更适用于肥胖患者。尽管磺脲类药物（第162页）可能更适用于非肥胖患者,但是当患者对磺脲类药物治疗没有反应时,双胍类药物通常也可以作为补充或替代治疗。

双胍类药物的作用机制还不明确。它们不会刺激胰岛素释放,但是又同时要求有一定量的胰岛素存在来发挥其抗糖尿病作用。可能的作用机制包括延缓肠道对葡萄糖的吸收,增加胰岛素敏感性,促进细胞摄取葡萄糖以及抑制肝糖原的生成。双胍类药物通常不会降低非糖尿病患者的血糖水平。

高脂血症　尽管有研究发现,双胍类药物能对血脂谱产生有利的影响,但是它对脂代谢的作用还不清楚。对2型糖尿病患者的研究结果进行综述[1]显示,二甲双胍可降低总胆固醇和低密度脂蛋白胆固醇的浓度,不依赖于血糖控制的水平。对高密度脂蛋白胆固醇的增高作用不明显。有证据显示,二甲双胍可降低血清甘油三酯的水平,可能与血糖控制和二甲双胍剂量相关。然而,该综述发现二甲双胍对脂类的作用通常比较有限,且不认为这种作用会带来心血管终点的重大改善。

1. Wulffelé MG, *et al.* The effect of metformin on blood pressure, plasma cholesterol and triglycerides in type 2 diabetes mellitus: a systematic review. *J Intern Med* 2004; 256: 1–14.

多囊卵巢综合征　二甲双胍可能影响多囊卵巢综合征的讨论部分见第154页。

Buformin (*USAN*, *pINN*) 丁福明

Buformina; Buformine; Buforminum; DBV; W-37. 1-Butylbiguanide.

Буформин

$C_6H_{15}N_5 = 157.2.$
CAS — 692-13-7 (buformin); 1190-53-0 (buformin hydrochloride).
ATC — A10BA03.
ATC Vet — QA10BA03.

简介

丁福明是一种双胍类抗糖尿病药（第136页）。在2型糖尿病的治疗中是经口给药（第129页）,每日剂量可高达300mg。丁福明也可做成盐酸盐。

制剂

专利制剂
Cz.: Adebit†; Silubin†; **Hung.:** Adebit; **Switz.:** Silubin†.

Carbutamide (*BAN*, *rINN*) 氨磺丁脲

BZ-55; Ca-1022; Carbutamida; Carbutamidum; Glybutamide; Karbutamid; Karbutamidi; U-6987. 1-Butyl-3-sulphanilylurea.

Карбутамид

$C_{11}H_{17}N_3O_3S = 271.3.$
CAS — 339-43-5.
ATC — A10BB06.
ATC Vet — QA10BB06.
UNII — E3K8P4869P.

简介

氨磺丁脲是一种磺脲类抗糖尿病药（第162页）。在2型糖尿病治疗中是经口给药（第129页）,每日单药剂量为0.5~1g,但是毒性较氯磺丙脲大。

制剂

专利制剂
Fr.: Glucidoral.

Chlorpropamide (*BAN*, *rINN*) 氯磺丙脲

Chloropropamid; Chlorpropamid; Chlorpropamidas; Chlorpropamidum; Clorpropamida; Klooripropamidi; Klórpropamid; Klorpropamid. 1-(4-Chlorobenzenesulphonyl)-3-propylurea.

Хлорпропамид

$C_{10}H_{13}ClN_2O_3S = 276.7.$
CAS — 94-20-2.
ATC — A10BB02.
ATC Vet — QA10BB02.
UNII — WTM2C3IL2X.

Pharmacopoeias. In *Chin.*, *Eur.* (see p.vii), *Jpn*, and *US*.

Ph. Eur. 6. 8 (Chlorpropamide)　白色或类白色,结晶性粉末。可呈现多晶现象。几乎不溶于水;溶于乙醇;易溶于丙酮和二氯甲烷;溶于碱性氢氧化物的稀释液。避光。

USP 33 (Chlorpropamide)　有轻微臭的白色结晶性粉末。不溶于水;溶于乙醇;略溶于氯仿。

不良反应和处置

参见磺脲类,第162页。

氯磺丙脲可能较其他磺脲类药物更容易引起抗利尿激素不适当分泌综合征,其特征包括水潴留、低钠血症和中枢神经系统效应。接受氯磺丙脲治疗的患者可能会在饮酒后出现颜面部潮红。

注意事项

参见磺脲类,第163页。

由于氯磺丙脲半衰期长会增加低血糖发生的危险,因此老年人和有肾损伤或肝损伤的患者应该避免使用。氯磺丙脲的抗利尿效应可能会给有液体潴留的患者带来问题。

禁食　即使在斋月期间,穆斯林患者也可以谨慎使用部分磺脲类抗糖尿病药,但是氯磺丙脲仍是有禁忌的,见**胰岛素**的**注意事项**项下,第147页。

卟啉病　氯磺丙脲与卟啉病的急性发作有关,因此对卟啉病的患者不安全。

甲状腺疾病　一些生产商建议氯磺丙脲不适用于有甲状腺功能损害的患者,见**磺脲类**项下内容,第164页。

药物相互作用

参见磺脲类,第164页。

氯磺丙脲可能会引起与乙醇摄入相关的明显颜面部潮红。

药动学

氯磺丙脲易于从胃肠道吸收,主要与血浆蛋白结合。半衰期大约35h。约80%在肝内代谢,代谢物和原药通过尿液排泄。氯磺丙脲可以通过胎盘,并且也可以在

乳汁中检测到。

用途和用法

氯磺丙脲是一种磺脲类抗糖尿病药（第162页）。药效可持续至少 24h，口服治疗 **2 型糖尿病**（第129页）初始剂量每日 250mg，早餐时单次服用。通常于 5～7 天后调整剂量，每 3～5 天增加 50～125mg，直至最佳维持量，每日剂量为 100～500mg；每日剂量超过 500mg 不会带来更多的益处，应避免每日剂量超过 750mg。尽管建议老年人需减少剂量，但是并不建议老年人服用氯磺丙脲。

与其他磺脲类药物不同，氯磺丙脲有时用于中枢性**尿崩症**的治疗（参见 M37 第2099页）。有报道它可以增加肾小管对抗利尿激素的敏感性。需要谨慎调整药物剂量，使低血糖发生的危险减少到最低。推荐初始口服剂量每日 100mg，必要时可调整至最大剂量每日 350mg，尽管一度也使用过每日高达 500mg 的剂量。

糖尿病 最初用磺脲类药物就可获得良好血糖控制的 2 型糖尿病患者，通常最后还是会发生治疗失败，导致血糖失控。UKPDS[1] 结果表明，服用格列本脲的患者 6 年治疗的失败率（48%）较服用氯磺丙脲的失败率高（40%）。这一差别意味着用氯磺丙脲治疗的患者可以延迟 1 年才需要加用其他的治疗。

1. Matthews DR, *et al.* UKPDS 26: sulphonylurea failure in non-insulin-dependent diabetic patients over six years. *Diabet Med* 1998; **15**: 297–303.

制剂

BP 2010: Chlorpropamide Tablets;
USP 33: Chlorpropamide Tablets.

专利制剂

Arg.: Diabinese; Idle; Trane; **Braz.:** Clorprominit†; Clorzint†; Diabecontrol; Diabinese; Glicobent; Glicorp; Pramidalin; **Canad.:** Novo-Propamide; **Chile:** Diabinese; **Gr.:** Diabinese; **Hong Kong:** Diabinese; **India:** Copamide; **Indon.:** Diabinese; **Israel:** Diabinese; Diabitex; **Ital.:** Diabemide; **Malaysia:** Propamide; **Mex.:** Apoprod; Bioness; Diabiclort†; Diabinese; Insogen; **Philipp.:** Diabinese†; **S.Afr.:** Hypomide; **Singapore:** Anti-D; Diabinese†; Propamide; **Spain:** Diabinese†; **Thai.:** Decose; Diabeedol; Diabetese; Diabinese; Dibecon; Diabinese; Glycemin; Propamide; **Turk.:** Diabinese; **USA:** Diabinese†; **Venez.:** Dabinese.

多组分制剂

India: Chlorformin; **Ital.:** Bidiabe; Pleiamide; **Mex.:** Apometoclor; Insogen Plus; Mellitron; Obinese; **Switz.:** Diabiformine.

Dapagliflozin (rINN) 达格列福辛

BMS-512148; BMS-512148-05 (dapagliflozin compound with propanediol, monohydrate); Dapagliflozina; Dapagliflozine; Dapagliflozinum. (1S)-1,5-Anhydro-1-C-{4-chloro-3-[(4-ethoxyphenyl)methyl]phenyl}-D-glucitol.

Дапаглифлозин

$C_{21}H_{25}ClO_6 = 408.9$.

CAS — 461432-26-8 (dapagliflozin); 960404-48-2 (dapagliflozin compound with propanediol, monohydrate).
UNII — 887K2391VH (dapagliflozin compound with propanediol, monohydrate).

注：达格列福辛（USAN）是达格列福辛的一种成分与丙二醇的一水化物。

简介

达格列福辛是钠离子-葡萄糖共转运子 2 抑制药，目前正被研究用于 2 型糖尿病的治疗。它通过抑制肾对葡萄糖的重吸收以促进葡萄糖从尿中排泄。

1. Kipnes M. Dapagliflozin: an emerging treatment option in type 2 diabetes. *Expert Opin Invest Drugs* 2009; **18**: 327–34.
2. Brooks AM, Thacker SM. Dapagliflozin for the treatment of type 2 diabetes. *Ann Pharmacother* 2009; **43**: 1286–93.
3. Neumiller JJ, *et al.* Sodium-glucose co-transport inhibitors: progress and therapeutic potential in type 2 diabetes mellitus. *Drugs* 2010; **70**: 377–85.

Epalrestat (rINN) 依帕司他

Épalrestat; Epalrestatum; ONO-2235. 5-[(Z,E)-β-Methylcinnamylidene]-4-oxo-2-thioxo-3-thiazolidineacetic acid.

Эпалрестат
$C_{15}H_{13}NO_3S_2 = 319.4$.
CAS — 82159-09-9.
UNII — 424DV0807X.

注：名称 Aldonil 已用作依帕司他的商品名。

简介

依帕司他可以抑制醛糖还原酶的活性，该酶能够催化葡萄糖向山梨醇转化。山梨醇在特定细胞内的蓄积仅仅发生在高血糖状态下，并且可以产生高渗作用，这可能是某些糖尿病并发症的发生机制。醛糖还原酶抑制药对血糖水平不会产生任何影响。依帕司他经口给药，用于治疗糖尿病周围神经病变（详见**糖尿病并发症**，第132页），常用剂量为餐前 50mg，每日 3 次。

1. Goto Y, *et al.* A placebo-controlled double-blind study of epalrestat (ONO-2235) in patients with diabetic neuropathy. *Diabet Med* 1993; **10** (suppl 2): 39S–43S.
2. Uchida K, *et al.* Effect of 24 weeks of treatment with epalrestat, an aldose reductase inhibitor, on peripheral neuropathy in patients with non-insulin-dependent diabetes mellitus. *Clin Ther* 1995; **17**: 460–6.
3. Hotta N, *et al.* Clinical investigation of epalrestat, an aldose reductase inhibitor, on diabetic neuropathy in Japan: multicenter study. *J Diabetes Complications* 1996; **10**: 168–72.
4. Ikeda T, *et al.* Long-term effect of epalrestat on cardiac autonomic neuropathy in subjects with non-insulin dependent diabetes mellitus. *Diabetes Res Clin Pract* 1999; **43**: 193–8.
5. Iso K, *et al.* Long-term effect of epalrestat, an aldose reductase inhibitor, on the development of incipient diabetic nephropathy in type 2 diabetic patients. *J Diabetes Complications* 2001; **15**: 241–4.
6. Hotta N, *et al.* Long-term clinical effects of epalrestat, an aldose reductase inhibitor, on diabetic peripheral neuropathy: the 3-year, multicenter, comparative Aldose Reductase Inhibitor-Diabetes Complications Trial. *Diabetes Care* 2006; **29**: 1538–44.
7. Ramirez MA, Borja NL. Epalrestat: an aldose reductase inhibitor for the treatment of diabetic neuropathy. *Pharmacotherapy* 2008; **28**: 646–55.
8. Maladkar M, *et al.* Efficacy, safety, and tolerability of epalrestat compared to methylcobalamine in patients with diabetic neuropathy. *Int J Diabetes Dev Ctries* 2009; **29**: 28–34.

制剂

专利制剂

Jpn: Kinedak.

Exenatide (BAN, USAN, rINN) 艾塞那肽

AC-2993; AC-002993; AC-2993A; Exenatida; Exénatide; Exenatidum; LY-2148568; Synthetic Exendin-4.

Эксенатид
$C_{184}H_{282}N_{50}O_{60}S = 4186.6$.
CAS — 141758-74-9 (exenatide); 141732-76-5 (exendin-4).
ATC — A10BX04.
ATC Vet — QA10BX04.
UNII — 9P1872D4OL.

H–His–Gly–Glu–Gly–Thr–Phe–Thr–Ser–Asp–Leu–
\hfill 10
Ser–Lys–Gln–Met–Glu–Glu–Glu–Ala–Val–Arg–
\hfill 20
Leu–Phe–Ile–Glu–Trp–Leu–Lys–Asn–Gly–Gly–
\hfill 30
Pro–Ser–Ser–Gly–Ala–Pro–Pro–Pro–Ser–NH$_2$
\hfill 39

不良反应和注意事项

服用艾塞那肽的患者常会发生低血糖，特别是在与磺脲类药物合用时（也见下文**药物相互作用**）。艾塞那肽可以引起轻至中度的恶心，呈剂量依赖性，大多数患者持续治疗后症状可以减轻。其他不良反应包括呕吐、腹泻、紧张、眩晕、头痛和消化不良。少见的报道还包括乏力、食欲下降、胃食管反流、腹胀或腹痛以及多汗。注射部位发生轻度的反应较为常见。也可发生血管性和超敏反应。曾有引发急性胰腺炎的报道，在此类情况

中，需永久禁用艾塞那肽。

罕见服用艾塞那肽的患者出现肾功能改变的报道，包括血清肌酐水平上升、肾功能不全、慢性肾衰加重和急性肾衰（有时需要血液透析）。这些患者中部分同时存在恶心、呕吐和（或）腹泻，可能影响体液平衡状态，或者正在服用已知可影响肾功能或体液平衡状态的药物。

患者可能对艾塞那肽产生抗体，但此种情况通常不影响血糖的控制且抗体滴度可随时间而降低。少部分患者可产生高滴度抗体并可能影响艾塞那肽的效果。

艾塞那肽不适用于 1 型糖尿病或糖尿病酮症酸中毒的治疗。不建议严重肾损伤（肌酐清除率低于 30ml/min）或终末期肾病的患者使用艾塞那肽，此类患者对该药的清除降低，发生胃肠道不良反应的风险增高。对于中度肾损伤（肌酐清除率 30～50ml/min）和肾移植的患者艾塞那肽需谨慎使用。尽管尚未对存在严重胃肠道疾病（如胃轻瘫）的患者使用艾塞那肽进行研究，但由于用药后胃肠道不良反应较为常见，通常认为此种情况需避免使用艾塞那肽。

驾驶 糖尿病及其并发症以及用于治疗糖尿病的药物均可能影响患者的安全驾驶能力——英国对糖尿病患者的限制详见**胰岛素**（第146页）项下。

对胰腺的影响 1 名 69 岁的男性在开始艾塞那肽治疗几天后发生了胰腺炎。停用艾塞那肽后，腹痛迅速缓解，血清脂肪酶浓度恢复正常[1]。FDA 已收到服用艾塞那肽的患者发生急性胰腺炎的 30 例报告[2,3]，其中 27 例存在至少 1 个急性胰腺炎的其他危险因素，比如胆结石、严重高甘油三酯血症和酗酒。其中 22 例确认停用艾塞那肽后情况改善，3 例再次服药后急性胰腺炎症状重新出现。随后在 2008 年 FDA 报道[4]收到 6 例艾塞那肽相关出血或坏死性胰腺炎的报告；所有患者均需住院治疗，其中 2 例患者身死亡。建议一旦出现急性胰腺炎的症状和体征需停用艾塞那肽，如果胰腺炎的诊断得以确认则禁止再次使用艾塞那肽。对于有胰腺炎病史的患者，需考虑使用其他抗糖尿病药。

1. Denker PS, Dimarco PE. Exenatide (exendin-4)-induced pancreatitis: a case report. *Diabetes Care* 2006; **29**: 471.
2. FDA. Information for healthcare professionals: exenatide (marketed as Byetta) (issued October 2007).
Available at: http://www.fda.gov/Drugs/DrugSafety/PostmarketDrugSafetyInformationforPatientsandProviders/ucm124712.htm (accessed 24/08/10)
3. Ahmad SR, Swann J. Exenatide and rare adverse events. *N Engl J Med* 2008; **358**: 1970–1.
4. FDA. Information for healthcare professionals: exenatide (marketed as Byetta) (issued August 2008).
Available at: http://www.fda.gov/Drugs/DrugSafety/PostmarketDrugSafetyInformationforPatientsandProviders/ucm124713.htm (accessed 24/08/10)

药物相互作用

当治疗中加用艾塞那肽时，需要减少磺脲类药物的剂量，因为这些药物合用会使低血糖发生的危险性增加。当艾塞那肽与二甲双胍或噻唑烷二酮类合用时，不会增加低血糖的发生。艾塞那肽可能会降低口服药物的吸收程度和吸收率；这种相互作用是不希望发生的，因此口服药物应该在艾塞那肽之前至少 1h 服用。如果口服药，需在餐时服用，如有可能应尽量在不使用艾塞那肽的一餐或加餐时服用。艾塞那肽和华法林之间可能存在相互作用（见**华法林**的**药物相互作用**项下**抗糖尿病药**，第469页）。

药动学

皮下注射艾塞那肽大约 2h 后可以达到血浆峰浓度。艾塞那肽通过蛋白降解，此后通过肾小球滤过而被肾脏排出，半衰期大约 2.4h。因而终末期肾病接受透析的患者的药物清除率是降低的。

1. Kolterman OG, *et al.* Pharmacokinetics, pharmacodynamics, and safety of exenatide in patients with type 2 diabetes mellitus. *Am J Health-Syst Pharm* 2005; **62**: 173–81.
2. Linnebjerg H, *et al.* Effect of renal impairment on the pharmacokinetics of exenatide. *Br J Clin Pharmacol* 2007; **64**: 317–27.
3. Kothare PA, *et al.* Pharmacokinetics, pharmacodynamics, tolerability, and safety of exenatide in Japanese patients with type 2 diabetes mellitus. *J Clin Pharmacol* 2008; **48**: 1389–99.

用途和用法

艾塞那肽是一种从希拉毒蜥蜴（*Heloderma suspectum*，Helodermatidae）的毒液中分离出来的由 39 个氨基酸合成的肽（exendin-4）的合成形式。这种药物是一种肠降血糖素的类似物，可以作为胰高血糖素样多肽-1 受体的激动药在血糖水平升高的情况下增加胰

岛素的分泌；它同样可以抑制胰高血糖素的不适当分泌并且延缓胃排空。对于那些用二甲双胍、一种磺脲类、一种噻唑烷二酮类药物或二甲双胍与磺脲类或噻唑烷二酮类联合使用也不能有效控制血糖的 2 型糖尿病（第129页）患者来说，艾塞那肽可以作为辅助用药。通过皮下注射给药，初始剂量为 5μg，每日 2 次，分别于早餐和晚餐前 60min 内给药，两次用药间隔应大于 6h。如果需要，艾塞那肽的剂量可以在 1 个月后增加至 10μg，每日 2 次。肾损伤情况下艾塞那肽的用法详见下文。

每周注射 1 次的艾塞那肽的长效剂型目前正处于研发中。

1. Ratner RE, *et al.* Long-term effects of exenatide therapy over 82 weeks on glycaemic control and weight in over-weight metformin-treated patients with type 2 diabetes mellitus. *Diabetes Obes Metab* 2006; **8**: 419–28.
2. Zinman B, *et al.* The effect of adding exenatide to a thiazolidinedione in suboptimally controlled type 2 diabetes: a randomized trial. *Ann Intern Med* 2007; **146**: 477–85. Correction. *ibid.*; 896.
3. Cvetković RS, Plosker GL. Exenatide: a review of its use in patients with type 2 diabetes mellitus (as an adjunct to metformin and/or a sulfonylurea). *Drugs* 2007; **67**: 935–54.
4. Klonoff DC, *et al.* Exenatide effects on diabetes, obesity, cardiovascular risk factors and hepatic biomarkers in patients with type 2 diabetes treated for at least 3 years. *Curr Med Res Opin* 2008; **24**: 275–86.
5. Drucker DJ, *et al.* DURATION-1 Study Group. Exenatide once weekly versus twice daily for the treatment of type 2 diabetes: a randomised, open-label, non-inferiority study. *Lancet* 2008; **372**: 1240–50.
6. Gallwitz B. Benefit-risk assessment of exenatide in the therapy of type 2 diabetes mellitus. *Drug Safety* 2010; **33**: 87–100.

作用　相比静脉输注，口服葡萄糖可引发胰腺分泌更多的胰岛素，此种现象称为"肠促胰素效应"。两种与该效应相关的激素为葡萄糖依赖性胰岛素释放多肽（GIP；此前称为"抑胃肽"）和胰高血糖素样多肽-1（GLP-1），由胃肠道细胞在摄食的刺激下分泌，作用于胰腺或其他组织细胞上特异表达的受体。这两种激素均可刺激胰岛素分泌，促进 B 细胞增殖；GLP-1 还可以抑制胰高糖素分泌，促进胰岛素的生物合成，延缓胃肠道蠕动，减少消化酶的分泌，增加饱感以减少摄食。GIP 和 GLP-1 都可被遍布全身细胞表面的二肽基肽酶-4（DDP-4）迅速降解。

2 型糖尿病患者循环的 GIP 水平为正常或轻度升高；然而其促胰岛素作用降低。GLP-1 水平貌似降低，但其作用仍然存在。因此，研究者更关注于 GLP-1 并研制出两类药物用于 2 型糖尿病的治疗：拥有对 GLP-1 受体长时间拮抗作用的 GLP-1 类似物（肠促胰素类似物），如艾塞那肽，及可阻止内源性肠促胰素降解的 DPP-4 抑制药，如西格列汀（见第162页）。

1. Gautier JF, *et al.* Biological actions of the incretins GIP and GLP-1 and therapeutic perspectives in patients with type 2 diabetes. *Diabetes Metab* 2005; **31**: 233–42.
2. Drucker DJ, Nauck MA. The incretin system: glucagon-like peptide-1 receptor agonists and dipeptidyl peptidase-4 inhibitors in type 2 diabetes. *Lancet* 2006; **368**: 1696–1705.
3. Nauck MA. Unraveling the science of incretin biology. *Am J Med* 2009; **122** (6 suppl): S3–S10.

在肾损伤中的用法　严重肾损伤（肌酐清除率低于 30ml/min）或终末期肾病的患者不应使用艾塞那肽，肾移植者需慎用。中度肾损伤（肌酐清除率 30～50ml/min）的患者亦需慎用艾塞那肽。艾塞那肽引发的恶心、呕吐和一过性低血容量可使肾功能恶化。

制剂

专利制剂

Arg.: Byetta; **Austral.:** Byetta; **Austria:** Byetta; **Belg.:** Byetta; **Braz.:** Byetta; **Chile:** Byetta; **Cz.:** Byetta; **Denm.:** Byetta; **Fr.:** Byetta; **Ger.:** Byetta; **Gr.:** Byetta; **Hong Kong:** Byetta; **Hung.:** Byetta; **Irl.:** Byetta; **Israel:** Byetta; **Ital.:** Byetta; **Malaysia:** Byetta; **Mex.:** Baieta; **Neth.:** Byetta; **Norw.:** Byetta; **NZ:** Byetta; **Philipp.:** Byetta; **Pol.:** Byetta; **Port.:** Byetta; **Rus.:** Byetta (Баета); **Swed.:** Byetta; **Switz.:** Byetta; **Turk.:** Byetta; **UK:** Byetta; **USA:** Byetta.

Glibenclamide (*BAN*, *rINN*) 格列本脲

Glibenclamida; Glibenclamidum; Glibenklamid; Glibenklamidas; Glibenklamidi; Gybenclamide; Glybenzcyclamide; Glyburide (*USAN*); HB-419; U-26452. 1-{4-[2-(5-Chloro-2-methoxybenzamido)ethyl]benzenesulphonyl}-3-cyclohexylurea.

Глибенкламид

$C_{23}H_{28}ClN_3O_5S = 494.0$.

CAS — 10238-21-8.
ATC — A10BB01.
ATC Vet — QA10BB01.
UNII — SX6K58TVWC.

注：名称格列波脲通常被错误地认作格列本脲。

Pharmacopoeias. In *Chin.*, *Eur.* (see p.vii), *Int.*, *Jpn*, and *US*.

Ph. Eur. 6. 8　(Glibenoclamide)　白色或类白色，结晶性粉末。几乎不溶于水；微溶于乙醇和甲醇；略溶于二氯甲烷。

USP 33　(Glyburide)　贮藏于密闭容器中。

不良反应、处置和注意事项

参见磺脲类，第162页。

2 型糖尿病患者服用格列本脲治疗的失败率要高于氯磺丙脲，见**氯磺丙脲**的**用途和用法**项下**糖尿病**内容，第138页。

低血糖　服用任何磺脲类药物的所有患者都有可能发生严重低血糖（见第163页）；格列本脲的作用时间相对较长，较效果较短的磺脲类药物更易引发严重低血糖。

1983 年的一篇评论[1]分析了 57 份与格列本脲相关的低血糖病例，受累患者平均年龄 70 岁，仅有 1 人的年龄不超过 60 岁。平均剂量是每日 10mg。46 名患者出现了昏迷或意识障碍。这些患者中有 10 人尽管低血糖得以纠正，但仍处于持续昏迷状态，并且于发病后 20 天死亡。作者指出，包括这 57 例在内，格列本脲引起的严重低血糖病例已报道了共 101 例，其中 14 例是致命的。

曾有报道[2]，1 名制药厂工人在吸入格列本脲后出现了低血糖昏迷。

1. Asplund K, *et al.* Glibenclamide-associated hypoglycaemia: a report on 57 cases. *Diabetologia* 1983; **24**: 412–17.
2. Albert F, *et al.* Hypoglycaemia by inhalation. *Lancet* 1993; **342**: 47–8.

卟啉病　格列本脲与卟啉病的急性发作有关，因此对于卟啉病患者来说是不安全的。

妊娠　磺脲类抗糖尿病药通常应避免用于妊娠期糖尿病的治疗。然而，格列本脲可能对妊娠期糖尿病的治疗有一定作用（详见**磺脲类**项下，第164页）。

药物相互作用

参见磺脲类，第164页。

药动学

格列本脲易从胃肠道吸收，通常在 2～4h 达到血浆峰浓度，与血浆蛋白广泛结合。高血糖症者对药物的吸收可能会减慢，并且根据所用制剂的颗粒大小而不同。几乎完全在肝脏中代谢，主要代谢产物仅有非常弱的活性。大约 50% 的药物通过尿液排泄，还有 50% 经胆汁由粪便排泄。

1. Coppack SW, *et al.* Pharmacokinetic and pharmacodynamic studies of glibenclamide in non-insulin dependent diabetes mellitus. *Br J Clin Pharmacol* 1990; **29**: 673–84.
2. Jaber LA, *et al.* The pharmacokinetics and pharmacodynamics of 12 weeks of glyburide therapy in obese diabetics. *Eur J Clin Pharmacol* 1993; **45**: 459–63.
3. Hoffman A, *et al.* The effect of hyperglycaemia on the absorption of glibenclamide in patients with non-insulin-dependent diabetes mellitus. *Eur J Clin Pharmacol* 1994; **47**: 53–5.
4. Rydberg T, *et al.* Concentration-effect relations of glibenclamide and its active metabolites in man: modelling of pharmacokinetics and pharmacodynamics. *Br J Clin Pharmacol* 1997; **43**: 373–81.
5. Jönsson A, *et al.* Pharmacokinetics of glibenclamide and its metabolites in diabetic patients with impaired renal function. *Eur J Clin Pharmacol* 1998; **53**: 429–35.
6. Zhou L, *et al.* Contributions of human cytochrome P450 enzymes to glyburide metabolism. *Biopharm Drug Dispos* 2010; **31**: 228–42.

用途和用法

格列本脲是一种磺脲类抗糖尿病药（第162页）。在 2 型糖尿病（第129页）治疗中经口给药，作用时间持续 24h。

在 2 型糖尿病中，常规治疗的初始剂量是每日 2.5～5mg，早餐时用药；每 7 天增加 2.5mg 直到每日 15mg。尽管剂量超过 15mg 以后可能不会带来更多益处，但是仍可用到每日 20mg。每日剂量超过 10mg 时需要分 2 次给药。因为格列本脲的作用时间相对较长，因此老年人最好避免使用。青少年患者的用药剂量详见下文。

有些国家有格列本脲的微粒化制剂，其中药物的颗粒更小，其生物利用度也因而更高。这种制剂（*Glynase PresTab*；*Pharmacia Upjohn*，*USA*）的初始剂量是每日 1.5～3mg，每 7 天可调整增加 1.5mg，直至最大常用剂量每日 12mg。每日剂量超过 6mg 时需要分 2 次给药。

作用　参考文献如下。

1. Gavin JR, ed. Glyburide: new insights into its effects on the beta cell and beyond. *Am J Med* 1990; **89** (suppl 2A): 1–53S.
2. Luzi L, Pozza G. Glibenclamide: an old drug with a novel mechanism of action? *Acta Diabetol* 1997; **34**: 239–44.

儿童用法　尚缺乏磺脲类治疗儿童 2 型糖尿病的经验。通常更倾向于用双胍类药物二甲双胍。*BNFC 2010/11* 建议应在专业人员指导下开始口服药物治疗，选取短效磺脲类如甲苯磺丁脲，因为相比于短效制剂，长效制剂如格列本脲发生低血糖的风险较高。尽管英国尚未批准格列本脲在儿童中使用，*BNFC 2010/11* 建议格列本脲片可用于 12～18 岁的青少年 2 型糖尿病及少年发病的成人型糖尿病，开始口服剂量为每日 2.5mg，早餐时服用，根据用药反应调整剂量，最大剂量可达每日 15mg。

格列本脲用于新生儿糖尿病治疗的内容，详见**磺脲类**项下**糖尿病**（第165页）。

制剂

BP 2010: Glibenclamide Tablets;
USP 33: Glyburide and Metformin Hydrochloride Tablets; Glyburide Tablets.

专利制剂

Arg.: Agobilina; Benclamid; Broi; Daonil; Diabe Pass; Diabemin; Dismiben; Euglucon; Gardoton; Glaturin; Glentor†; Glibemida; Glidanil; Glidil; Glitaj; GON; Pira; Siruc; **Austral.:** Daonil; Glimel; Semi-Euglucon†; **Austria:** Daonil; Dia-Eptal†; Euglucon; Gilemal†; Glucobene; Glucostad†; Normoglucon; Semi-Euglucon†; **Belg.:** Bevoren; Daonil; Euglucon; **Braz.:** Aglucil; Benclamint; Glibenben; Daonil; Diaben; Diabetty's†; Diabexil; Euglucon; Glibenclamon; Glibendiab; Glibexil†; Glicamin; Glionil; Lisaglucon; Uni Gliben†; **Canad.:** DiaBeta; Euglucon; Gen-Glybe; Med Glybe; **Chile:** Daonil; Euglusid†; Mezalit; **Cz.:** Betanase†; Glibenhexal†; Glucobene; Humedia†; Maninil; **Denm.:** Daonil; Hexaglucon; **Fin.:** Euglamin; Euglucon; Origlucon; Semi-Euglucon†; **Fr.:** Daonil; Euglucan†; Hemi-Daonil; Miglucan†; **Ger.:** Bastiverit†; duraglucon N†; Euglucon N; Glib-ratiopharm; Glibt; Gliben; Gliben-Puren N†; Glibenbeta; Glibenhexal; Glibenstada†; Glibenvital†; Humediat; Jutaglucont; Maninil; Praeciglucont; Semi-Euglucon N; **Gr.:** Asugrin; Daonil; Deroctyl; Diabefar; Euglykon; Ozepal; Hong Kong: Clamide; CP-Gliben; Daonil; Euglucont; Glibent; Glimel; Glitisol; Marglucon; Semi-Daonil†; Semi-Euglucon†; Xeltic; **Hung.:** Glimal; Glucobene; Maninil†; **Indon.:** Condiabet; Daonil; Glidanil; Glimel; Gluconic; Glulo; Glyamid†; Libronil†; Padonil; Prodiabet†; Prodiamel; Renabetic; Semi-Daonil; Tiabet†; Trodeb†; **Irl.:** Daonil; Semi-Daonil; **Israel:** Glibetic; Gluben; **Ital.:** Daonil; Euglucon; Gliboral; **Jpn:** Euglucon; **Malaysia:** Daonil; Debtan†; Dibelet; Euglucon; Gliben; Glibesyn; Glimide; **Mex.:** Abuglib; Apogly; Biojara; Biostin; Daonil; Dibetid; Diglexol; Euglucon; Gadinor; Glemicid; Glibenil; Glibenval; Glicavin; Glicoxem; Glifarcal; Glihexal; Glipar; Glucal; Glucoven; Insusym; Mibeclag; Nadib†; Norboral; Ocrix; Reglusan; **Neth.:** Daonil; Hemi-Daonil; Euglucon; **Norw.:** Daonil; **Philipp.:** Amecladin; Benglycon; Daonil; Diabitor; Euglodin; Euglotab; Euglucon; Eundin; Gluban; Glymod†; Insol; Lodulce; Orabetic; Semi-Euglucon; Sentionyl†; Sucron; **Pol.:** Euclamin; **Port.:** Daonil; Euglucon†; Semi-Daonil; Semi-Euglucon†; **Rus.:** Betanase (Бетаназе); Glibamide (Глибамид); Gliben (Глибен); Glidanil (Глидания); Glimidstada (Глимидстада); Maniglid (Маниглид); Maninil (Манинил); **S.Afr.:** Daonil; Diacare; Glycomin; **Singapore:** Clamide; Daonil; Glibesyn; Glimel; Glimide; TO Nil; Daonil; **Spain:** Daonil; Euglucon; Norglicem; **Swed.:** Daonil; Euglucon; **Switz.:** Daonil; Euglucon; glibasant; Glibenese; Melix; Semi-Daonil; Semi-Euglucon†; **Thai.:** Benclamin; BNIL; Cytagon†; Daonil; Daono; Debtan; Diabenol; Dibelet; Dibesin; Diconil; Euglucon; Glamide; Glibetic; Glibic; Gliclamin; Glicon; Glibenide; Gluconil; Gluzo; Locose; Manoglucon; Semi-Diabenol; Sugril; TO Nil; Unil; Xeltic; **Turk.:** Dianorm; Diyaben; Gliben; **UAE:** Glynase; Mini-Glynase; **UK:** Daonil; Semi-Daonil†; **Ukr.:** Maninil (Манинил); **USA:** DiaBeta; Glynase; Micronase†; **Venez.:** Daonil; Euglucon; Glicron.

多组分制剂　**Arg.:** DBI Duo; Glucovance; Isloglib; Medobis G; Metformin Duo; **Austral.:** Glucovance; **Belg.:** Glucovance; **Braz.:** Glucovance; **Chile:** Bi-Euglucon M; Diabetyl-G; Diaglitab Plus; Fintaxim G; Glicenex Duo; Glifortex-G; Glimet; Glucovance; Glukaut; Hipoglucin DA; **Cz.:** Glibomet; Glucovance; **Fr.:** Glucovance; **Gr.:** Daopar; Normel; **Hong Kong:** Bi-conorm; Glucovance; **India:** Diaforte; Glinil M; **Indon.:** Glucovance; **Ital.:** Bi-Euglucon M; Gliben F; Glibomet; Gliconorm; Glicorest; Glifomin; Glucomide; Suguan M; Suguan†; **Malaysia:** Glucovance; GlyMet; **Mex.:** Apometglu; Bi-Dizalon†; Glucovance M; Bi-Pradia; Dimefor-G; Duo-Anglucid; Glinorboral; Glucotec; Glucovance; Glunovag G; Imalet; Insusym-Forte; Kontroger; Maviglin; Metixor G; Midapharma; Mifelar-C; Nadib-M; Natisfar; Norfaben M; Sibet-C; Sil-Norboral; Wadil; **Neth.:** Glucovance; **Philipp.:** Euglo Plus; Glucovance; **Port.:** Glucovance; **Rus.:** Glibomet (Глибомет); Glucovance (Глюкован); **S.Afr.:** Glucovance; **Singapore:** Glucovance; **Switz.:** Glucovance; **Thai.:** Glucovance; **Turk.:** Duplax; Glibomet; Glucovance; **Ukr.:** Duotrol (Дуотрол); Glibomet (Глибомет); Glucovance (Глюкованс); **USA:** Diofen; Glucovance; Glybofen; **Venez.:** Bi-Euglucon; Diaformina Plus; Glucovance.

Glibornuride (*BAN*, *USAN*, *rINN*) 格列波脲

Glibornurid; Glibornurida; Glibornuridi; Glibornuridum; Ro-6-4563. 1-[(2S,3R)-2-Hydroxyborn-3-yl]-3-tosylurea; 1-[(2S,3R)-2-Hydroxyborn-3-yl]-3-p-tolylsulphonylurea.

Глиборнурид

$C_{18}H_{26}N_2O_4S = 366.5$.

CAS — 26944-48-9.
ATC — A10BB04.
ATC Vet — QA10BB04.

注：格列波脲这一名称常被错认作格列本脲。

简介

格列波脲是一种磺脲类抗糖尿病药（第162页）。在2型糖尿病（第129页）治疗中是经口给药，剂量是每日12.5～75mg。每日剂量等于或大于50mg时需要分2次给药。

制剂

专利制剂

Austria: Glutril; **Fr.:** Glutril; **Ger.:** Gluborid†; Glutril†; **Switz.:** Gluborid†; Glutril; **Turk.:** Glutril.

Gliclazide (BAN, rINN) 格列齐特

Gliclazida; Gliclazidum; Gliklatsidi; Gliklazid; Gliklazidas; Glyclazide; SE-1702. 1-(3-Azabicyclo[3.3.0]oct-3-yl)-3-tosylurea; 1-(3-Aza-bicyclo[3.3.0]oct-3-yl)-3-p-tolylsulphonylurea.

Гликлазид

$C_{15}H_{21}N_3O_3S$ = 323.4.

CAS — 21187-98-4.

ATC — A10BB09.

ATC Vet — QA10BB09.

UNII — G4PX8C4HKV.

注：名称 Grawnart、Diaglico、Glimiran 和 Glutameal 均已作为格列奇特的商品名。

Pharmacopoeias. In *Chin.* and *Eur.* (see p.vii).

Ph. Eur. 6. 8 （Glicazide） 白色或类白色粉末。几乎不溶于水；微溶于乙醇；略微溶丙酮；易溶于二氯甲烷。

不良反应、处置和注意事项

参见磺脲类，第162页。

BNF 59 建议格列齐特可以适用于有肾功能损害的患者，但是仔细监测血糖浓度是非常重要的，而且应使用足以控制血糖的最小可能剂量。英国注册药品信息中建议格列齐特不应用于有严重肾损伤的患者。

药物相互作用

参见磺脲类，第164页。

药动学

格列齐特容易从胃肠道吸收，并广泛与血浆蛋白结合。半衰期为10～12h。格列齐特大部分在肝内代谢，其代谢产物无显著降糖活性。代谢产物和少部分以原形通过尿液排泄。

1. Kobayashi K, *et al.* Pharmacokinetics of gliclazide in healthy and diabetic subjects. *J Pharm Sci* 1984; **73:** 1684–7.
2. Davis TME, *et al.* Pharmacokinetics and pharmacodynamics of gliclazide in Caucasians and Australian Aborigines with type 2 diabetes. *Br J Clin Pharmacol* 2000; **49:** 223–30.
3. Elliot DJ, *et al.* Identification of the human cytochromes P450 catalysing the rate-limiting pathways of gliclazide elimination. *Br J Clin Pharmacol* 2007; **64:** 450–7.

用途和用法

格列齐特是一种磺脲类抗糖尿病药（第162页）。在2型糖尿病（第129页）治疗中是经口给药，作用时间是12～24h。由于它的作用时间较氯磺丙脲或格列本脲短，因此它可能更适用于老年患者，而长效磺脲类药物使老年患者有发生低血糖的倾向。初始剂量通常是每日40～80mg，早餐时服用，需要时可逐渐加量，直到每日320mg。每日剂量超过160mg时需要分2次给药。青少年的给药剂量详见下文。也有一种缓慢释放的片剂：初始剂量通常是30mg，每日1次，需要时可以30mg为增量逐渐加量，直到每日最大量120mg。缓慢释放剂型增加药量的间隔至少应为1个月，但在没有反应的患者中可缩短至2周。

1. Palmer KJ, Brogden RN. Gliclazide: an update of its pharmacological properties and therapeutic efficacy in non-insulin-dependent diabetes mellitus. *Drugs* 1993; **46:** 92–125.
2. Mailhot J. Efficacy and safety of gliclazide in the treatment of non-insulin-dependent diabetes mellitus: a Canadian multicenter study. *Clin Ther* 1993; **15:** 1060–8.
3. Ziegler O, Drouin P. Hemobiological properties of gliclazide. *J Diabetes Complications* 1994; **8:** 235–9.
4. Jennings PE. Vascular benefits of gliclazide beyond glycemic control. *Metabolism* 2000; **49** (suppl 2): 17–20.
5. Crepaldi G, Fioretto P. Gliclazide modified release: its place in the therapeutic armamentarium. *Metabolism* 2000; **49** (suppl 2): 21–5.
6. McGavin JK, *et al.* Gliclazide modified release. *Drugs* 2002; **62:** 1357–64.
7. Drouin P, Standl E. Diamicron MR Study Group. Gliclazide modified release: results of a 2-year study in patients with type 2 diabetes. *Diabetes Obes Metab* 2004; **6:** 414–21.
8. Ceriello A. Effects of gliclazide beyond metabolic control. *Metabolism* 2006; **55** (suppl 1): S10–S15.
9. Brown N. Is it time to re-assess the role of gliclazide? Targeting insulin resistance in type 2 diabetes patients suboptimally controlled with insulin. *Postgrad Med J* 2006; **82:** 471–5.
10. Zoungas S, *et al.* The efficacy of lowering glycated haemoglobin with a gliclazide modified release-based intensive glucose lowering regimen in the ADVANCE trial. *Diabetes Res Clin Pract* 2010; **89:** 126–33.

儿童用法 尚缺乏磺脲类治疗儿童2型糖尿病的经验，通常更倾向于使用双胍类药物二甲双胍。*BNFC 2010/11* 建议应在专业人员指导下开始口服药物治疗，选取短效磺脲类，因为相比于短效制剂，长效制剂发生低血糖的风险较高。尽管英国尚未批准格列齐特在儿童中使用，*BNFC 2010/11* 建议可将格列齐特用于12～18岁的青少年2型糖尿病及少年发病的成人型糖尿病的治疗。起始口服剂量为每日20mg，早餐时服用，根据用药反应调整剂量，最大剂量可达每日320mg。每日大于160mg的剂量需分2次给药。

制剂

BP 2010: Gliclazide Tablets.

专利制剂

Arg.: Aglucide; Diamicron; Unava; **Austral.:** Diamicron; Glyade; Mellihexal; Nidem; Oziclide; **Austria:** Diabrezide; Diamicron; **Belg.:** Diamicron; Uni Diamicron; **Braz.:** Azukon; Diamicron; Erowgliz; Glicaron; **Canad.:** Diamicron; **Chile:** Dianormax; **Cz.:** Diabrezide†; Diadeon; Diaprel; Glyclada; **Denm.:** Altermicron; Diamicron MR; **Fr.:** Diamicron; **Ger.:** Diamicron; Sir-Diabezid; Diamicron; **Hong Kong:** CP-Gliz; Diamicron; Diamitext; Dianorm†; Efton; Glimicron; Gluconox; Glucozide; Glupozide†; Glyade; Glyzyl; Licla; Marclazide; Melicron; Nidem; Pharlinde; Qualizide; Suclear; Sun-Glizide; Vickamicron; **Hung.:** Diaprel; Gliclada; Gluctam; Medizin; **Indon.:** Gliza; Glizid; Glycigon; Glycinorm; Glygard; Lyczaid; Semi-Glycigon; **Indon.:** Diamicron; Fonilab; Glibisc; Glidabet; Glikamel; Glucodex; Glucored; Glukolos; Glycafor; Linodiabt; Meltika; Nufamicron; Pedab; Tiaglibt; Xepabet; Zumadiac; **Irl.:** Diabrezide; Diaclide; Diaglyc; Diamicron; Glydium; Myglyc; **Ital.:** Cronemet†; Diabrezide; Diamicron; Dramion; Galtes; Glucobloc; **Malaysia:** Diamicron; Dianid; Glimicron; Glucozide; Glyade; Medoclazide; Melicron†; Opglucon; Reclide; Remicron; Sun-Glizide; **Mex.:** Diamicron; **Neth.:** Diamicron; **NZ:** Diamicron; Glizon; **Philipp.:** Clibite; Clizid; Diaclid; Diamicron; Dianorm; Glubitor; Gluconil; Glucoprimet; Succedin; Zebet; **Pol.:** Diabezidum†; Diabrezide; Diaprel; Diazidan; Glazide; Gliclada; Glinormax; Norsulin†; **Port.:** Diadeon; Diamicron; **Rus.:** Diabefarm (Диабефарм); Diabest (Диабест); Diabeton (Диабетон); Diabinax (Диабинакс); Diatica (Диатика); Glucostabil (Глюкостабил); Glydiab (Глидиаб); Reclide (Реклид); **S.Afr.:** Adco-Glucomed; Diaglucide; Diamicron; Glycron; Glygard; Ziclin†; **Singapore:** Diamicron; Dianorm; Diapro; Glimicron; Glizide; Glucozide; Medoclazide; Melicron; Mexan; **Spain:** Diamicron; Uni Diamicron; **Switz.:** Diamicron; **Thai.:** Beclazide; Cadicon; Clazide; Diabeside; Diabide; Diacose; Diamazet†; Diamexon; Diamicron; Dianid; Dicaron; Dicron; Diglucron; Dimetus; Diclabit; Glicron; Glucid; Glucocron; Gluconox; Glucozide; Glycon; Medoclazide; Serviclazide; **Turk.:** Betanorm; Diamicron; Efikas; Glizid†; Glikron; Glumikron; Hipoglis; Oramikron; **UAE:** Glyzide; **UK:** Diaglyk; Diamicron; Zicron; **Ukr.:** Diabeton (Диабетон); Diaglizide (Диаглизид); Glioral (Глиорал)†; **Venez.:** Diamicron; Glidan; Reclide†.

多组分制剂

India: Exermet Gz; Glicamet; Glizid-M; Glycigon-M; Glycinorm M; Glygard M; Glyroz; **Thai.:** Glizid-M; **Ukr.:** Dianorm-M (Дианорм-M).

Glimepiride (BAN, USAN, rINN) 格列美脲

Glimepirid; Glimepirida; Glimépiride; Glimepiridi; Glimepiridum; Glimepiryd; Hoe-490. 1-({p-[2-(3-Ethyl-4-methyl-2-oxo-3-pyrroline-1-carboxamido)ethyl]phenyl}sulfonyl)-3-(trans-4-methylcyclohexyl)urea.

Глимепирид

$C_{24}H_{34}N_4O_5S$ = 490.6.

CAS — 93479-97-1.

ATC — A10BB12.

ATC Vet — QA10BB12.

UNII — 6KY687524K.

Pharmacopoeias. In *Eur.* (see p.vii) and *US.*

Ph. Eur. 6. 8 （Glimepiride） 白色或类白色粉末。可呈多晶现象。几乎不溶于水；微溶于二氯甲烷；溶于二甲

基甲酰胺；极微溶于甲醇。

USP 33 （Glimepiride） 白色或近乎白色粉末。几乎不溶于水；略溶于二氯甲烷；溶于二甲基甲酰胺；微溶于甲醇；溶于稀释的碱性氢氧化物溶液和稀释的酸性溶液中。贮藏温度不超过25℃。

不良反应、处置和注意事项

参见磺脲类，第162页。有些国家建议接受格列美脲治疗的患者进行肝功能和血液学的监测；英国的 *BNF 59* 认为这种监测的实际价值还未经证实。

禁食 对处于斋月期间的穆斯林患者，不改变格列美脲的剂量，而是把每日单次用药的时间从上午改为太阳落山后进餐前，这样并不会增加低血糖事件的发生率[1]。

关于斋月期间禁食的穆斯林患者的糖尿病治疗的更多建议见胰岛素的注意事项项下，第147页。

1. The Glimepiride in Ramadan (GLIRA) Study Group. The efficacy and safety of glimepiride in the management of type 2 diabetes in Muslim patients during Ramadan. *Diabetes Care* 2005; **28:** 421–2.

药物相互作用

参见磺脲类，第164页。

药理学

格列美脲完全从胃肠道吸收。2～3h达血浆峰浓度，与蛋白高度结合。绝大部分药物经肝脏代谢成两种主要代谢产物。首先经细胞色素P450同工酶CYP2C9代谢形成一种羟基衍生物，进一步经胞浆酶代谢形成一种羧基衍生物。多次给药后的半衰期大约是9h。约60％的药物从尿液中排泄，40％的药物从粪便中排出。

用途和用法

格列美脲是一种磺脲类抗糖尿病药（第162页）。在2型糖尿病（第129页）治疗中经口给药，作用时间长达24h。初始剂量是每日1～2mg，如果需要可以加量，可间隔1～2周增加1～2mg，维持剂量可以加至每日4mg。英国推荐的最大剂量是6mg，而美国推荐的最大剂量是8mg。通常每日服用1次，于早餐或当天第一次主餐时服用。格列美脲的儿童用法详见下文。

1. Langtry HD, Balfour JA. Glimepiride: a review of its use in the management of type 2 diabetes mellitus. *Drugs* 1998; **55:** 563–84.
2. Campbell RK. Glimepiride: role of a new sulfonylurea in the treatment of type 2 diabetes mellitus. *Ann Pharmacother* 1998; **32:** 1044–52.
3. McCall AL. Clinical review of glimepiride. *Expert Opin Pharmacother* 2001; **2:** 699–713.
4. Massi-Benedetti M. Glimepiride in type 2 diabetes mellitus: a review of the worldwide therapeutic experience. *Clin Ther* 2003; **25:** 799–816.
5. Weitgasser R, *et al.* Effects of glimepiride on HbA(1c) and body weight in type 2 diabetes: results of a 1.5-year follow-up study. *Diabetes Res Clin Pract* 2003; **61:** 13–19.
6. Feinbock C, *et al.* Prospective multicentre trial comparing the efficacy of, and compliance with, glimepiride or acarbose treatment in patients with type 2 diabetes not controlled with diet alone. *Diabetes Nutr Metab* 2003; **16:** 214–21.

儿童用法 尚缺乏磺脲类治疗儿童2型糖尿病的经验，通常更倾向于使用双胍类药物二甲双胍。更多关于磺脲类在儿童中的使用详见第165页。格列美脲曾被证实在儿童2型糖尿病的治疗中是安全有效的（平均年龄13.8岁），但相比二甲双胍，格列美脲可导致体重增加[1]。

1. Gottschalk M, *et al.* Glimepiride versus metformin as monotherapy in pediatric patients with type 2 diabetes: a randomized, single-blind comparative study. *Diabetes Care* 2007; **30:** 790–4.

制剂

USP 33: Glimepiride Tablets.

专利制剂

Arg.: Adiuvan; Amaryl; Diabutil; Endial; Glemaz; Gluceride; Glucopirida; Gretilab; Islopir; Lomet; Next Step; **Austral.:** Amaryl; Aylide; Diapride; Dimirel; **Austria:** Amaryl; Glimestad; **Belg.:** Amarylle; **Braz.:** Amaryl; Azulix; Bioglic; Dimellitis; Gliansor; Glimepibal; Glimepil; Glimepirid†; Glimeran; Glimesec†; Hipomeril; **Canad.:** Amaryl; **Chile:** Amaryl; Glemaz; Glix; Glucomet; Taboss; **Cz.:** Amarwin†; Amaryl; Amyx; Apo-Glimep; Eglymad; Glemid; Glimegamma; GlimTek; Glymexan; Medoprid; Melyd; Melts; **Denm.:** Amaryl; **Fin.:** Amaryl; Dialosa; Glimendin; Glimespes; Oltar; Pirtad; Priglide; **Fr.:** Amarel; Amaryl; Glimegamma; Glimerid; Magna; **Gr.:** Anovis; Dia-Ban; Dialosa; Glimepiron; Glimerid; Glimespes; Glimexin; Glimosa; Glinicil; Gliperin; Glinid; Idesal; Mepirid; Nicordilen; Penoza; Pharclucon; Saccharofar; Solosa; Sucryl; Tetig; Tipo II; Toremol; Zutra; **Hong Kong:** Amaryl; Diapride; **Hung.:** Amagen; Amaryl; Dialosa; Glimepibal; Glimepid; Glibezid; Glimegamma; GlimeWin†; Glindia; Gliprex; Limeral; Meglimid†; Melyd; Sintecal; **India:** Amaryl; Betaglim; Diaglim; Euglim; Glimcip; Glimiprex; Glimitab; Glimulin; Glyree; Glyree M; Karmelitus; **Indon.:** Amadiab; Amaryl; Anpiride; Diaglime; Friladar; Glamarol; Glimexal; Gliperid; Glucoryl; Gluvas; Mapryl; Metrix; Norivac; Panide; Relide; **Irl.:** Amaryl; **Israel:** Amaryl; Solosa; **Malaysia:** Amaryl; Ameride; Diapride; Glenix; Glimaryl; Glimin; Glimpid; Glimulin; Miaryl; **Mex.:** Amaryl; Diafac; Glimal; Glipiran; Glupropan; Mepiritex; Redu-ST; Zukedib; **Neth.:** Amaryl; **Norw.:** Amaryl; **NZ:** Amaryl; **Philipp.:** Acotril; Aforglim; Arya; Azulix; Climenil; Diaglim; Diamex; Diapride; Euglim; Geopride; Glianz; Glimaryl; Glimec; Glimed; Gliperide; Glycobate; Imerid; Mira; Norizec; Solodiab; Solosa; Sulfast; Syngly; **Pol.:** Amaryl; Amyx; Apo-Glim; Avaron; Betaglid†; Dia-

nil; Glemid†; Glibetic; Glibezid; Glidiamid; Glimehexal; Glimesan†; GlimTeva; Glindia; Glipid; Limeral; Melyd; Oltar; Pemidal; Symglic; **Port.:** Amaryl; Andissa; Diapiride; Glimial; Gludon; Zopide; **Rus.:** Amaryl (Амарил); Glemaz (Глемаз); Gliamal (Глиамал); Meglimid (Меглимид); **S.Afr.:** Amaryl; Diaglim; Euglim; Glamaryl; Sulphonur; **Singapore:** Amaryl; Diapride; **Spain:** Amaryl; Roname; **Swed.:** Amaryl; Glimeryl; **Switz.:** Amaryl; Glimeryle; **Thai.:** Amaryl; **Turk.:** Amaryl; Diaglin; Diameprid; Glimax; Glirid; Mepiriks; Sanprid; **UK:** Amaryl; Niddaryl; **Ukr.:** Amaryl (Амарил); Diameprid (Диамеприд)†; Diapirid (Диапирид); Glibetic (Глибетик); Glipomar (Глипомар); Glind (Глинд); Oltar (Олтар); **USA:** Amaryl; **Venez.:** Amaryl; Dimavyl; Glimerid.

多组分制剂　**Arg.:** Amaryl Met; Endial Met; **Austria:** Avaglim; **Canad.:** Avandaryl; **Chile:** Avandaryl; **Cz.:** Avaglim; Tandemact; **Denm.:** Avaglim; **Fr.:** Avaglim†; Tandemact; **Ger.:** Avaglim; **Hung.:** Avaglim; **India:** Betaglim M; Exermet GM; Glimiprex MF; Glimulin-MF; **Indon.:** Amaryl M; **Irl.:** Avaglim; Tandemact; **Mex.:** Amaryl M; Glimetal; Pime; Rangimet G; **Neth.:** Tandemact; **Norw.:** Avaglim; **Philipp.:** Avandaryl; Solosamet; **Port.:** Avaglim; Tandemact; **Spain:** Avaglim; **Swed.:** Avaglim; **Thai.:** Amaryl M; Avandaryl; **USA:** Avandaryl; Duetact.

Glipizide (BAN, USAN, pINN)　格列吡嗪

CP-28720; Glipitsidi; Glipizid; Glipizida; Glipizidas; Glipizidum; Glipizyd; Glydiazinamide; K-4024. 1-Cyclohexyl-3-{4-[2-(5-methyl-pyrazine-2-carboxamido)ethyl]benzenesulphonyl}urea.

Глипизид
$C_{21}H_{27}N_5O_4S = 445.5.$
CAS — 29094-61-9.
ATC — A10BB07.
ATC Vet — QA10BB07.
UNII — X7WDT95N5C.

Pharmacopoeias. In Chin., Eur. (see p.vii), and US.
Ph Eur. 6.8（Glipizide）　白色或类白色，结晶性粉末。几乎不溶于水和乙醇；极微溶于丙酮和二氯甲烷。溶于稀释的碱性氢氧化物溶液。
USP 33（Glipizide）　贮藏于密闭容器中。避光。

不良反应、处置和注意事项
参见磺脲类，第162页。

卟啉病　格列吡嗪与卟啉病的急性发作有关，因此对于卟啉病患者来说是不安全的。

药物相互作用
参见磺脲类，第164页。

药动学
格列吡嗪迅速于从胃肠道吸收，服用单次剂量后1~3h达血浆峰浓度。大部分药物与血浆蛋白结合，半衰期为2~4h。格列吡嗪主要在肝内代谢并且大部分以非活性代谢产物形式从尿液排出。

用途和用法
格列吡嗪是一种磺脲类抗糖尿病药（第162页）。在2型糖尿病（第129页）的治疗中是经口给药，作用时间持续24h。初始剂量通常是每日2.5~5mg，于早餐前约30min给药1次。剂量可以间隔数天增加2.5~5mg，直至最大剂量每日20mg，见下文。最高单用至40mg。每日剂量超过15mg时需要分2次于餐前给药。一些国家已有格列吡嗪的控释剂（Glucotrol XL；pfizer：USA）；这种制剂的剂量通常是每日5~10mg，早餐前单次给药。

用法　尽管格列吡嗪的最大剂量是每日40mg，但是有关大剂量药物的益处的资料却极少。一项关于2型糖尿病患者的小规模研究结果发现，格列吡嗪的剂量超过每天10mg所带来的益处非常少或者没有，而且大剂量药物与血浆胰岛素浓度上升的幅度减少有关，继而血浆葡萄糖水平下降减少[1]。然而，有些资料表明，控释的格列吡嗪与传统剂型不同，有利于血糖控制并可改善胰岛素敏感性[2,3]。

1. Stenman S, et al. What is the benefit of increasing the sulfonylurea dose? Ann Intern Med 1993; **118:** 169–72.
2. Berelowitz M, et al. Comparative efficacy of once-daily controlled-release formulation of glipizide and immediate-release glipizide in patients with NIDDM. Diabetes Care 1994; **17:** 1460–4.
3. Leaf E, King JO. Patient outcomes after formulary conversion from immediate-release to extended-release glipizide tablets. Am J Health-Syst Pharm 1999; **56:** 454–6.

制剂
BP 2010: Glipizide Tablets;
USP 33: Glipizide and Metformin Hydrochloride Tablets; Glipizide Tablets.

专利制剂
Arg.: Minodiab; **Austral.:** Melizide; Minidiab; **Austria:** Glibenese; Minidiab; **Belg.:** Glibenese; Minidiab; **Braz.:** Glipgent†; Minidiab; **Chile:** Minidiab; Xiprine; **Cz.:** Antidiab†; Glucotrol†; Mediab†; Minidiab; **Denm.:** Glibenese; Mindiab; **Fin.:** Glibenese†; Melizid†; Minidiab; **Fr.:** Glibenese; Minidiab; **Gr.:** Glibenese; **Hong Kong:** Diasef; Glucotrol; Melizide; Minidiab; Sunglucon; **Hung.:** Minidiab; **India:** Diaglip; Glez; Glide; Glucolip; Glynase; Glyzip; **Indon.:** Aldiab†; Glucotrol; Glyzid†; **Irl.:** Glibenese; Minidiab; **Israel:** Gluco-Rite; **Ital.:** Minidiab; **Malaysia:** Dibizide†; Dipazide†; Glix; Melizide; Minidiab; **Mex.:** Glupitel†; Luditec; Minodiab; Pigloss; Prugal; Singloben; **Norw.:** Apamid†; Minidiab; **NZ:** Minidiab; **Philipp.:** Brilizid; Glimax; Glix; Minidiab; **Pol.:** Antidiab; Glibenese; **Rus.:** Minidiab (Минидиаб); Glibenese (Глибенез); Minidiab (Минидиаб†); **S.Afr.:** Minidiab; **Singapore:** Beapizide; Diactin†; Diasef; Glynase; Melizide; Minidiab; **Spain:** Minodiab; **Swed.:** Mindiab; **Switz.:** Glibenese; **Thai.:** Apamid†; Depizide; Diabemin; Diasef; Dipazide; Glizip; Glibenil; Glimax; Glipimed; Glipizon; Glizide; Glucodiab; Glucotrol; Glycediab; Glygen; GP-Zide; Melizide; Minibit; Minidiab; Namedia; Neodiab; Pezide; Phardiab; Topizide; Tozide; **Turk.:** Glucotrol; Minidiab; **UK:** Glibenese†; Minodiab; **Ukr.:** Glynase (Глінез); **USA:** Glucotrol; **Venez.:** Minidiab.

多组分制剂　**India:** Diaglip M; Metaglez; **Mex.:** Metdual; **Philipp.:** Norsulin; **USA:** Metaglip.

Gliquidone (BAN, rINN)　格列喹酮

ARDF-26; Glikidon; Glikoni; Gliquidona; Gliquidonum. 1-Cyclohexyl-3-{4-[2-(3,4-dihydro-7-methoxy-4,4-dimethyl-1,3-dioxo-2(1H)-isoquinolyl)ethyl]benzenesulphonyl}urea.

Гликвидон
$C_{27}H_{33}N_3O_6S = 527.6.$
CAS — 33342-05-1.
ATC — A10BB08.
ATC Vet — QA10BB08.
UNII — C7C2QDD75P.

Pharmacopoeias. In Br. and Chin.
BP 2010（Gliquidone）　白色或类白色粉末。几乎不溶于水；微溶于乙醇和甲醇；溶于丙酮；易溶于二甲基甲酰胺。

简介
格列喹酮是一种磺脲类抗糖尿病药（第162页）。在2型糖尿病（第129页）治疗中经口给药，初始剂量通常是每日15mg，早餐前约30min给药1次。可以调整增加15mg至常规剂量每日45~60mg，并将总剂量分成2次或3次不等剂量，最大剂量与早餐一起在上午服用。不建议单次剂量超过60mg或每日总剂量不超过120mg。

制剂
BP 2010: Gliquidone Tablets.
专利制剂
Austria: Glurenorm; **Belg.:** Glurenorm; **Cz.:** Glurenorm; **Ger.:** Glurenorm; **Gr.:** Devotan; **Hung.:** Glurenorm; **Indon.:** Fordiab; Glidiab; Glurenorm; Lodem; **Ital.:** Glurenor; **Pol.:** Glurenorm; **Port.:** Glurenor†; **Rus.:** Glurenorm (Глюренорм); **Spain:** Glurenor; **Thai.:** Glurenor; **Turk.:** Glurenorm; **UK:** Glurenorm†.

Glisentide (rINN)　格列生脲

Glipentide; Glisentida; Glisentidum. 1-Cyclopentyl-3-[p-(2-o-anisamidoethyl)benzenesulphonyl]urea.

Глизентид
$C_{22}H_{27}N_3O_5S = 445.5.$
CAS — 32797-92-5.
UNII — 392TQL1E2Z.

简介
格列生脲是一种磺脲类抗糖尿病药（第162页）。在2型糖尿病（第129页）治疗中是经口给药，初始剂量通常是每日2.5~20mg。

制剂
专利制剂
Spain: Staticum.

Glisolamide (rINN)　格列索脲

Glisolamida; Glisolamidum. 1-Cyclohexyl-3-{p-[2-(5-methylisoxazole-3-carboxamido)ethyl]benzenesulphonyl}urea.

Глизоламид
$C_{20}H_{26}N_4O_5S = 434.5.$
CAS — 24477-37-0.
UNII — F83U6T74XR.

简介
格列索脲是一种磺脲类抗糖尿病药（第162页），应用于2型糖尿病（第129页）的治疗，剂量是每日2.5~20mg。

制剂
专利制剂
Ital.: Diabenor†.

Glybuzole (rINN)　格列丁唑

AN-1324; Désaglybuzole; Glibuzol; Glybuzolum; RP-7891. N-(5-tert-Butyl-1,3,4-thiadiazol-2-yl)benzenesulphonamide.

Глибузол
$C_{12}H_{15}N_3O_2S_2 = 297.4.$
CAS — 1492-02-0.
UNII — 1DJ2B68M2C.

简介
格列丁唑是一种口服抗糖尿病药，其结构与磺脲类药物、双胍类药物和氨苯磺胺嘧啶不同。

制剂
专利制剂
Jpn: Gludiaset†.

Glycyclamide (rINN)　格列环脲

Gliciclamida; Gliciclamide; Glycyclamidum; K-38; K-386; Tolcyclamide. 1-Cyclohexyl-3-tosylurea; 1-Cyclohexyl-3-p-tolylsulphonylurea.

Глицикламид
$C_{14}H_{20}N_2O_3S = 296.4.$
CAS — 664-95-9.
UNII — C40N4EJY68.

简介

格列环脲是一种磺脲类抗糖尿病药（第162页）。在2型糖尿病治疗中经口给药。

制剂

专利制剂

Ital.: Diaboral†.

Guar Gum 瓜尔胶

Cyamopsidis seminis pulvis; E412; Goma guar; Guar; Guar Flour; Guar Galactomannan; Guar, galactomannane du; Guar galactomannanum; Guar galaktomanan; Guar galaktomannan; Guaras; Guárbab galaktomannán; Guárbabmag-por; Guargalaktomannaani; Guargalaktomannan; Guaro galactomananas; Jaguar Gum.

Гуаровая Камедь; Гуаровая Смола

CAS — 9000-30-0.
ATC — A10BX01.
ATC Vet — QA10BX01.
ATC Herb — HA10BX5001 (Cyamopsis tetragonoloba: gum); HC10AW5005 (Cyamopsis tetragonoloba: gum); HA06AC5003 (Cyamopsis tetragonoloba: gum).
UNII — E8911637KE.

Pharmacopoeias. In *Eur.* (see p.vii). Also in *USNF.*

Ph. Eur. 6. 8（Guar）　瓜尔胶是豆科植物瓜尔豆（*Cyamopsis tetragonolobus*）种子的胚乳（endosperms）经碾磨而成。它主要包括瓜尔胶半乳甘露糖。瓜尔胶是一种白色或近乎白色粉末，溶于水时可以产生一种具有可变黏度的胶浆。几乎不溶于乙醇。

Ph. Eur. 6. 8（Guar Galactomannan）　一种浅黄白色粉末。可溶于冷水和热水中；几乎不溶于乙醇。它的主要成分是多糖，由 D-半乳糖和 D-甘露糖按（1：1.4）～（1：2）分子比所组成。其分子包括一条线性主链β-(1→4)-糖苷与吡喃甘露糖连接和一条单链α-（1→6)糖苷与吡喃半乳糖连接。

USNF 28（Guar Gum）　由豆科植物瓜尔豆（*Cyamopsis tetragonoloba*）Leguminosae 的胚乳（endosperms）碾磨而得的一种胶质。它主要包括一个高分子量的氢化可力丁（hydrocolloidal）多糖，一种半乳糖聚糖，由半乳糖和甘露糖单位通过糖苷键连接而成。它是一种白色至黄白色无臭粉末。它在热水或冷水中分散成一种胶状溶液。

不良反应和注意事项

瓜尔胶可以引起胃肠道功能紊乱，表现为胃肠胀气、腹泻或恶心，特别是在治疗开始时。

因为瓜尔胶与液体接触时会膨胀，所以必须仔细地用水送服下去，并且应该避免在睡前即刻服用。应该避免用于有吞咽困难、食管疾病或肠梗阻的患者。

药物相互作用

瓜尔胶可能会延缓其他药物的吸收；这可能会提出一个问题，就是其他药物必须在瓜尔胶前 1h 服用。

用途和用法

瓜尔胶作为糖尿病（详见下文）的辅助治疗，由于可以某种程度降低餐后和空腹血糖水平，因此配合饮食、胰岛素或口服降糖药物使用。进餐时或进餐前即刻给药，剂量是 5g，每日 3 次。采用较低的起始剂量可以减少胃肠道不良反应，起始时可在早餐前单次服用 5g，持续 1 周后增加至每日 2 次，每次 5g，必要时再增加至规定的 3 次剂量。每次服用瓜尔胶颗粒时需要用大约 200ml 的冷水搅拌。

瓜尔胶也可作为高脂血症的辅助治疗（详见下文），还适用于有倾倒综合征（参见 M37 第1618页）的患者来减慢胃排空。

瓜尔胶还可以用作稠化剂和悬浮剂，以及药片的黏附剂和分解剂。它还被掺入到加工的食品中。

瓜尔胶是可溶性纤维的一个例子[1]。一旦接触水就可以形成一种有高度黏性的胶浆，其黏度依据植物来源或给药形式等因素而不同[2]。

纤维类（fibres）（如瓜尔胶）可以降低正常人和糖尿病患者的餐后和空腹血糖水平以及血浆胰岛素浓度[1,3,4]。血糖和糖化血红蛋白水平的下降可以见于 1 型和 2 型**糖尿病患者**（第129页），但是下降的幅度通常较小[3]。瓜尔胶的这些作用的可能机制包括延缓胃的排空[1,3~5]，减低小肠动力[1,4]，通过增加胃肠道内容物的黏性而减少葡萄糖的吸收[1,3]，或抑制胃肠道激素[3]。

瓜尔胶还可以降低血清总胆固醇和低密度脂蛋白（LDL）胆固醇浓度；而高密度脂蛋白（HDL）胆固醇和甘油三酯水平似乎不受影响[4]。最可能的机制是通过结合胆酸减少它们的肠肝循环，这与胆酸多价螯合剂的作用途径相似[3,4]。瓜尔胶亦可能干扰食物中胆固醇的吸收[4,6]。当单独用于高胆固醇血症的患者时，瓜尔胶通常可以中等程度地降低血浆胆固醇和 LDL 胆固醇水平，尽管有些研究还没有证实这一效应。一些研究结果表明，在治疗的 8~12 周以后这种降低胆固醇的作用有所减弱，但是一项长期研究观察发现，总的血清胆固醇水平下降了 17% 并且维持了 24 个月[7]。有些研究结果显示，瓜尔胶与其他调脂药物合用可以进一步降低胆固醇和 LDL 胆固醇水平[4]。关于高脂血症的常规治疗的讨论见第226页。

有研究认为瓜尔胶通过增加饱胀感可以降低食欲，但是一项荟萃分析研究显示瓜尔胶不能有效地减轻体重[8]。但是含有瓜尔胶的产品仍然将其作为**减肥疗法**的辅助剂。不提倡它们使用的原因是由于这种药片在到达胃之前和膨胀并导致食管阻塞的风险。

1. Hockaday TDR. Fibre in the management of diabetes 1: natural fibre useful as part of total dietary prescription. *BMJ* 1990; **300:** 1334–6.
2. Ellis PR, *et al.* Guar gum: the importance of reporting data on its physico-chemical properties. *Diabet Med* 1986; **3:** 490–1.
3. Anonymous. Guar gum: of help to diabetics? *Drug Ther Bull* 1987; **25:** 65–7.
4. Todd PA, *et al.* Guar gum: a review of its pharmacological properties, and use as a dietary adjunct in hypercholesterolaemia. *Drugs* 1990; **39:** 917–28.
5. Tattersall R, Mansell P. Fibre in the management of diabetes 2: benefits of fibre itself are uncertain. *BMJ* 1990; **300:** 1336–7.
6. Rideout TC, *et al.* Guar gum and similar soluble fibers in the regulation of cholesterol metabolism: current understandings and future research priorities. *Vasc Health Risk Manag* 2008; **4:** 1023–33.
7. Salenius J-P, *et al.* Long term effects of guar gum on lipid metabolism after carotid endarterectomy. *BMJ* 1995; **310:** 95–6.
8. Pittler MH, Ernst E. Guar gum for body weight reduction: meta-analysis of randomized trials. *Am J Med* 2001; **110:** 724–30.

制剂

专利制剂

Braz.: Benefiber†; **Chile:** Benefibra; **Fin.:** Guarem; **Ger.:** Figur-Verlan; Guar Verlan; Urgo Hydrogel; **Hong Kong:** Benefiber; **Ital.:** Benefibra; Novafibra; **NZ:** Guarcol; **Spain:** Fibraguar; Plantaguar; **Switz.:** Leiguar; **UK:** Resource OptiFibre.

多组分制剂　**Arg.:** Green Diet; **Fr.:** Carres Parapsyllium†; Moxydar; Mucipulgite; Mulkine; Seroxydar; **Hung.:** Lioplest; **Ital.:** Cruscasohn; Resource Gelificata; **Singapore:** Bios Life; Chitosano; **Switz.:** Mucipulgite.

Insulin ⊗ 胰岛素

B28-Asp-Insulin (insulin aspart); HMR-1964 (insulin glulisine); Hoe-901 (insulin glargine); Hoe-71GT (insulin glargine); INA-X14 (insulin aspart); Insuliini; Insülin; Insulin X14 (insulin aspart); Insulina; Insuline; Insulinin; Insulinum; NN-304 (insulin detemir).

Инсулин

CAS — 9004-10-8 (insulin, neutral insulin); 11070-73-8 (bovine insulin); 12584-58-6 (porcine insulin); 11061-68-0 (human insulin); 8063-29-4 (biphasic insulin); 9004-21-1 (globin zinc insulin); 68859-20-1 (insulin argine); 8049-62-5 (insulin zinc suspensions); 53027-39-7 (isophane insulin); 9004-17-5 (protamine zinc insulin); 116094-23-6 (insulin aspart); 9004-12-0 (dalanated insulin); 51798-72-2 (bovine insulin defalan); 11091-62-6 (porcine insulin defalan); 169148-63-4 (insulin detemir); 160337-95-1 (insulin glargine); 207748-29-6 (insulin glulisine); 133107-64-9 (insulin lispro); 874442-57-6 (insulin tregopil).

ATC — A10AB01 (human); A10AB02 (beef); A10AB03 (pork); A10AB04 (lispro); A10AB05 (aspart); A10AB06 (glulisine); A10AC01 (human); A10AC02 (beef); A10AC03 (pork); A10AC04 (lispro); A10AE01 (human); A10AE02 (beef); A10AE03 (pork); A10AE04 (glargine); A10AE05 (detemir).

ATC Vet — QA10AB01 (human); QA10AB02 (beef); QA10AB03 (pork); QA10AB04 (lispro); QA10AB05 (aspart); QA10AB06 (glulisine); QA10AC01 (human); QA10AC02 (beef); QA10AC03 (pork); QA10AC04 (lispro); QA10AD01 (human); QA10AD02 (beef); QA10AD03 (pork); QA10AD04 (lispro); QA10AD05 (aspart); QA10AE01 (human); QA10AE02 (beef); QA10AE03 (pork); QA10AE04 (glargine); QA10AE05 (detemir); QA10AF01 (human).

UNII — AVT680JB39 (pork); D933668QVX (aspart); 57609IZ534 (beef); 4FW78T86XV (detemir); 2ZM8CX04RZ (glargine); 7XIY785AZD (glulisine); 1Y17CTI5SR (human); GFX7QIS1II (lispro).

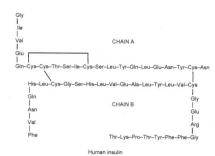

Human insulin

Pharmacopoeias. Most pharmacopoeias have monographs for insulin and a variety of insulin preparations.

Ph. Eur. 6. 8（Insulin，Bovine）　原则上是从牛胰腺中获取并纯化而成的天然抗糖尿病药。一种白色或类白色粉末。几乎不溶于水和无水乙醇。溶于稀释的无机酸，在碱性氢氧化物的稀释溶液中发生分解。贮藏于密闭容器中。避光。在出厂之前应该保存在 2～8℃，并且在短时间内依据生产目的的使用。为了避免在称量过程中吸收空气中的湿气，胰岛素必须处于室温状态下。

Ph. Eur. 6. 8（Insulin，Porcine）　原则上是从猪胰腺中获取并纯化而成的天然抗糖尿病药。一种白色或几乎白色粉末。几乎不溶于水和无水乙醇。溶于稀释的无机酸，在碱性氢氧化物的稀释溶液中发生分解。贮藏于密闭容器中。避光。在出厂之前应该保存在-20℃。一旦溶化，应该保存在 2～8℃，并且在短时间内依据生产目的的使用。为了避免在称量过程中吸收空气中的湿气，胰岛素必须处于室温状态下。

Ph. Eur. 6. 8（Insulin，Human）　一种具有人胰腺分泌的抗糖尿病激素结构的蛋白质。它是通过酶修饰和对从猪的胰腺获得的胰岛素的适当纯化或采用基于重组 DNA（rDNA）技术的方法而获得的。一种白色或类白色粉末。几乎不溶于水和乙醇。溶于稀释的无机酸，在碱性氢氧化物的稀释溶液中发生分解。贮藏于密闭容器中。避光。在出厂之前应该保存在-18℃或以下。一旦溶化，应该保存在 2～8℃，并且在短时间内依据产品制备特点使用。为了避免在称量过程中吸收空气中的湿气，胰岛素必须处于室温状态下。

Ph. Eur. 6. 8（Insulin Aspart；Insulin Aspartum）　一个含有 51 个氨基酸的双链肽。A 链是由 21 个氨基酸组成，B 链是由 30 个氨基酸组成。除了在 B 链的第 28 位的脯氨酸由门冬氨酸所取代，其一级结构与人胰岛素相同。同人胰岛素一样，门冬胰岛素含有 2 个链间二硫键和 1 个链内二硫键。它是基于重组 DNA（rDNA）技术而获得的。一种白色或类白色粉末。几乎不溶于 pH 值为 5.1 左右的水溶液。在水溶液 pH 值小于 3.5 或大于 6.5 时，其溶解度大于或等于 25mg/ml。贮藏于密闭容器中。避光。在制造厂家发货之前应该保存在-18℃或以下。一旦溶化，应该保存在 2～8℃，并且在短时间内依据生产目的的使用。为了避免在称量过程中吸收空气中的湿气，门冬胰岛素必须在开封前处于室温状态下。

Ph. Eur. 6. 8（Insulin Lispro；Insulinum Lisprum）　一种含有 51 个氨基酸的双链肽。A 链是由 21 个氨基酸组成，B 链是由 30 个氨基酸组成。它的一级结构与人胰岛素相同，仅有的差别是在 B 链氨基序列的第 28 和第 29 位。人胰岛素 B 链的第 28 是脯氨酸，第 29 位是赖氨酸，而赖脯胰岛素 B 链的第 28 位是赖氨酸，第 29 位是脯氨酸。同人胰岛素一样，赖脯胰岛素含有 2 个链间二硫键和 1 个链内二硫键。它是基于重组 DNA（rDNA）技术而获得的。一种白色或类白色粉末。不溶于水和乙醇。溶于稀释的无机酸，在碱性氢氧化物的稀释溶液中发生分解。贮藏于密闭容器中。避光。必须保存在-18℃或以下。一旦溶化，赖脯胰岛素应该在短时间内依据生产目的的使用。为了避免在称量过程中吸收空气中的湿气，赖脯胰岛素必须在开封前处于室温状态下。

USP 33（Insulin）　是从用做人类食物的健康的牛或猪，或兼有两者的胰腺中获得的一种影响葡萄糖代谢的蛋白质。白色或接近白色的结晶。溶于稀释的酸性和碱性溶液。贮藏于密闭容器中。避光。必须保存在-10～-25℃。

USP 33（Insulin Human）　相当于人胰腺合成的影响糖类（特别是葡萄糖）、脂肪和蛋白质代谢的一种蛋白质。它是通过酶学修饰适当改变猪胰腺来源的胰岛素的氨基酸序列或是采用重组 DNA 方法进行微生物合成而获得的。贮藏于密闭容器中。避光。必须保存在-10～-25℃。

USP 33（Insulin Lispro）　赖脯胰岛素与人胰岛素结构相同，除了在 B 链的第 28 和第 29 位分别是赖氨酸和脯

氨酸，而人胰岛素序列中的这两个位置的氨基酸正好相反。它是采用重组 DNA 方法进生物合成而获得的。白色或接近白色的结晶。溶于稀释的酸性和碱性溶液中。贮藏于密闭容器中。避光。必须保存在−10～−25℃。

定义和术语

胰岛素是由胰腺的郎汉斯胰岛的 B 细胞产生的一种激素，它包括 2 个氨基酸链，A 链和 B 链，通过 2 个二硫键联接。不同物种产生的胰岛素有着一样的基础结构，但是肽链的氨基酸序列有所不同。**猪胰岛素**（$C_{256}H_{381}N_{65}O_{76}S_6 = 5777.5$）和**人胰岛素**（$C_{257}H_{383}N_{65}O_{77}S_6 = 5807.6$）的不同之处仅仅是 B 链的一个氨基酸，但是**牛胰岛素**（$C_{254}H_{377}N_{65}O_{75}S_6 = 5733.5$）与人胰岛素的区别不仅包括 B 链同样这个位置的氨基酸，还包括 A 链的 2 个氨基酸。

在胰腺中，胰岛素的前体是胰岛素原，它是一条名为 C 肽（或联接肽）的多肽链联接 A 链和 B 链组成的多肽链。尽管不同物种的胰岛素可能相似，但是胰岛素原却不相同，因为 C 肽的氨基酸序列和数量可能差别较大。

早期商业化的胰岛素是从牛或猪或牛和猪的胰腺中提取并且仅仅采用重结晶纯化的方法获得的。这种方法获得的胰岛素称为"常规胰岛素"，这有别于那些经由更进一步纯化方法而获得的胰岛素。提取物经过 1 次重结晶可以被分成 3 个组分，称为"a"，"b"，和"c"组分。"a"组分含有高分子量物质，并且通常在制剂非常不纯时才会出现，因此可以把大部分这类物质去除掉。"b"组分包括大量的胰岛素原和胰岛素二聚体，而"c"组分则包括胰岛素、胰岛素酯、精氨酸胰岛素和脱酰胺（基）胰岛素。在这些没有进一步纯化的产物中，还可以发现其他胰腺来源的多肽，例如胰高血糖素、胰多肽、生长抑素和血管活性肠肽。凝胶滤过法实质上是减少了胰岛素原的含量，而不能减少胰岛素衍生物或胰多肽的含量；经过凝胶过滤法纯化的产物通常被称为"单峰胰岛素"。在纯化方法基础上进行离子交换层析能进一步减少胰岛素原的含量，同样也可以减少胰岛素衍生物或胰多肽的污染。在英国，术语"高度纯化的胰岛素"和"单组分胰岛素"有时被用于那些经过凝胶滤过法和离子交换层析方法纯化的胰岛素。在美国，FDA 将那些具有相同工艺且胰岛素原含量小于 10ppm 的制剂定义为"纯化的胰岛素"。

目前生产的胰岛素含有一个与人胰岛素相同的氨基酸序列。**人胰岛素（emp）**是通过对猪胰腺来源的胰岛素进行酶学修饰而获得的；有时将其称作半合成人胰岛素。**人胰岛素（crb）**被用那种采用重组 DNA 技术对细菌进行修饰后获得 A 链和 B 链，再将两者进行化学结合而产生的胰岛素。**人胰岛素（prb）**是从重组 DNA 技术修饰的细菌产生的胰岛素原中获得的。**人胰岛素（pyr）**是从重组 DNA 技术修饰的酵母产生的前体中获得的胰岛素。采用重组 DNA 技术获得的人胰岛素有时称作**生物合成人胰岛素**。

胰岛素或人胰岛素是以各种溶液或混悬液形式提供的注射液（见**表 1**，第144页）。结晶性胰岛素可以制备成 pH 值酸性或中性溶液后用于治疗。**可溶性胰岛素**或**中性胰岛素**是一种短效制剂，必要时可以静脉内给药来控制急症。可溶制剂有时被看作是"**常规胰岛素**"或"**未修饰胰岛素**"；这些名称反映了这种制剂并非为延长胰岛素作用时间而生产。

为了延长胰岛素的作用时间，通常采用两种方法将胰岛素制备成混悬液制剂。第 1 种方法是把胰岛素与能缓慢释放的蛋白物质相结合；例如**鱼精蛋白锌胰岛素**，它含有过量的鱼精蛋白，而**低精蛋白锌胰岛素**（NPH 胰岛素），它含有等分子量的胰岛素和鱼精蛋白。第二种延长胰岛素作用时间的方法是改变颗粒大小。不同的**胰岛素锌混悬液**就属于这一类。**双相胰岛素**是能提供速效和长效作用的混合物。

化学修饰胰岛素分子可以产生如**达仑胰岛素**（通过去除胰岛素 B 链 C 端的丙氨酸而成）、**地法胰岛素**（通过去除末端苯丙氨酸而成），和硫酸化胰岛素等胰岛素，但是这些胰岛素并没有得到广泛应用。

最近，重组 DNA 技术能够产生具有不同药动学的**胰岛素类似物**。**赖脯胰岛素和门冬胰岛素**就是这样的类似物，它们可以作为可溶性胰岛素的超短效替代剂，也可以与鱼精蛋白络合而成复合物。**谷赖胰岛素**是另一种超短效类似物。**甘精胰岛素**是一种每日使用 1 次的长效制剂，而**地特胰岛素**则需要每日使用 1 次或 2 次。关于这些制剂更详细的说明可见于标题**胰岛素类似物的用途**，见下文。

稳定性和贮藏

Ph. Eur. 6.8 和 USP 33 都推荐将胰岛素制剂贮藏于冰箱 2～8℃，并且不允许冻结。Ph. Eur. 6.8 要求胰岛素制剂应该避光，而 USP 33 则要求应该避免阳光。目前认为患者不可能遵守如此严格的贮存要求，大部分商业化胰岛素制剂的制造厂家认为，将产品贮存在 25℃ 1 个月是可以接受的（需参考不同产品信息）。仍应建议患者不要把他们的药瓶或注射针暴露于高温或阳光下。

应该建议患者在每次抽取使用剂量前摇动混悬液。

胰岛素粉末应该贮藏于密闭容器中并且避光。推荐将其低温贮存。Ph. Eur. 6.8 建议把牛和猪胰岛素贮藏于−20℃，把人胰岛素、门冬胰岛素和赖脯胰岛素贮藏于−18℃或以下；USP 33 要求所有类型胰岛素贮藏于−10～−25℃。并且强调这一温度适用于粉末而非其他制剂；制剂应该避免贮藏在可以导致冻结的环境下。

吸收 胰岛素可吸附于玻璃或塑料制成的给药装置，当这些器具内表面结合位点尚未饱和时，胰岛素输注的总量是相对减少的[1,2]。给药装置的输液管路通畅是经过胰岛素预处理的，例如，50ml 中加入 1U/ml 胰岛素，但更小的容量如 20ml 就应该足够了[1]。过去曾通过在胰岛素溶液中加入白蛋白或聚乙胺肽的方法减少胰岛素的吸附，现在此做法已不被建议[3,4]。

由于溶液稀释度高、流速低，胰岛素输注过程中剂量差异的问题在新生儿高血糖治疗中尤为突出[5]。人们试通过方法，发现由于给药装置吸收了胰岛素从而减少了药物剂量。这些方法包括用胰岛素输注来冲洗[6]或启动[7]系统，或者用浓缩的胰岛素溶液预处理输液管道[5]。一项研究比较了不同的方法[8]，结果发现胰岛素输注的差别取决于溶液的浓度、流速、是否加入白蛋白、导管类型和是否预处理或冲洗系统。

1. Goldberg PA, et al. "Waste not, want not": determining the optimal priming volume for intravenous insulin infusions. Diabetes Technol Ther 2006; 8: 598–601.
2. Zahid N, et al. Adsorption of insulin onto infusion sets used in adult intensive care unit and neonatal care settings. Diabetes Res Clin Pract 2008; 80: e11–e13.
3. Alberti KGMM. Diabetic emergencies. Br Med Bull 1989; 45: 242–63.
4. Sanson TH, Levine SN. Management of diabetic ketoacidosis. Drugs 1989; 38: 289–300.
5. Fuloria M, et al. Effect of flow rate and insulin priming on the recovery of insulin from microbore infusion tubing. Pediatrics 1998; 102: 1401–6.
6. Simeon PS, et al. Continuous insulin infusions in neonates: pharmacologic availability of insulin in intravenous solutions. J Pediatr 1994; 124: 818–20.
7. Avent M, Whitfield J. Insulin infusions in extremely low birth weight infants. Pediatrics 2000; 105: 915–16.
8. Hewson MP, et al. Insulin infusions in the neonatal unit: delivery variation due to adsorption. J Paediatr Child Health 2000; 36: 216–20.

聚集 关于胰岛素聚集问题的讨论部分，参见下文**用法**项下的强化治疗方案。

相容性 关于胰岛素间的相容性问题，参见下文**用法**项下的**胰岛素的混合**。

单位

1U 牛胰岛素含有 0.03891mg 的第一国际标准物（1986）。1U 猪胰岛素含有 0.03846mg 的第一国际标准物（1986）。1U 人胰岛素含有 0.03846mg 的第一国际标准物（1986）。

不良反应

胰岛素治疗最常见的并发症是低血糖，其发病的速度和持续时间依据制剂类型和使用途径而有所不同。这通常与胰岛素剂量过大，患者遗漏一餐或增加体育锻炼有关。特别是老年患者，或严格控制的糖尿病患者，或长时间站立的糖尿病患者，可能不会出现低血糖发作的早期预兆症状。已有报道，患者从动物胰岛素（特别是牛胰岛素）改为人胰岛素时（见下文**低血糖**项下），有时会有低血糖预兆的减少。由于交感神经活性增加，低血糖的症状包括饥饿、苍白、出汗、心悸、焦虑和发抖。其他症状还包括头痛、视觉障碍（如视物模糊或复视等）、言语含糊、口及手指感觉异常、行为方式的改变以及意识或智力障碍。如果不治疗，低血糖可以导致惊厥和昏迷，这绝不能与高血糖性昏迷相混淆。

胰岛素经皮下给药可能会引起皮下脂肪萎缩或脂肪肥。脂肪萎缩在用纯化胰岛素治疗中的发生率较传统胰岛素少；如果已经发生，可以通过在萎缩部位或其周围注射纯化的动物或人胰岛素来逆转发生。脂肪肥大通常与在同一部位反复注射有关，尽管不同解剖区域对胰岛素的吸收有差别，还是可以用轮换注射部位来克服。胰岛素治疗常引起体重增加，尤其是强化治疗。治疗开始数周内可能出现一过性视物模糊和外周水肿。

胰岛素常导致局部或全身超敏反应。局部反应表现为注射部位的红斑和瘙痒，随着治疗的继续通常会消失。全身超敏反应可以引起荨麻疹和血管性水肿，以及非常少见的过敏反应；如果胰岛素持续治疗是必要的，那么需要脱敏治疗。此外，采用纯化胰岛素发生超敏反应的机会较传统胰岛素要少，并且猪胰岛素的抗原性较牛胰岛素要低；人胰岛素和胰岛素类似物的抗原性更低、但仍可出现超敏反应。

许多用胰岛素治疗的患者，无论是动物胰岛素或人胰岛素，均可以产生抗体，但是它的临床意义还不完全清楚。

那些接受胰岛素强化治疗的 1 型糖尿病患者，作为糖尿病控制和并发症试验（DCCT）的组成部分，他们的体重增加最明显，同时还有血甘油三酯和低密度脂蛋白胆固醇含量的增加以及高密度脂蛋白胆固醇水平的下降[1]。这些脂蛋白水平的改变，与血压水平升高，腰臀比增加和胰岛素需要量增多一起，类似于胰岛素抵抗的表现，并且预示发生大血管疾病的风险可能会增加。英国前瞻性糖尿病研究结果表明，采用胰岛素治疗的 2 型糖尿病患者与接受其它治疗的患者相比，体重明显增加[2]，但是没有证据显示其对心血管会产生有害的影响。

关于胰岛素持续输注部分的特别问题讨论见下文**用法**项下的强化治疗方案。

1. Purnell JQ, et al. Effect of excessive weight gain with intensive therapy of type 1 diabetes on lipid levels and blood pressure: results from the DCCT. JAMA 1998; 280: 140–6. Correction. ibid.; 1484.
2. UK Prospective Diabetics Study (UKPDS) Group. Intensive blood-glucose control with sulphonylureas or insulin compared with conventional treatment and risk of complications in patients with type 2 diabetes (UKPDS 33). Lancet 1998; 352: 837–53. Correction. ibid. 1999; 354: 602.

致癌性 与普通人群相比，2 型糖尿病患者更易罹患结直肠癌，大部分研究认为患病风险大致增加 30％～40％[1]。使用英国全科医师研究数据库的数据，对一项巢式病例对照研究进行大型回顾性队列研究，其结果表明发生结直肠癌的风险增高与长期使用胰岛素治疗 2 型糖尿病相关[2]。目前猜测胰岛素血症是结直肠癌的危险因素，而 2 型糖尿病患者进行的胰岛素治疗则可进一步增加该风险[1]。部分人建议在 2 型糖尿病患者中进行结直肠癌的筛查，尤其是对使用胰岛素治疗的患者[1,2]，其他人则认为在提倡广泛的筛查之前需要谨慎收集更多的信息[3]。

数例使用人胰岛素的患者出现了原发肺部恶性疾病；详见**给药途径**项下，第148页。

1. Berster JM, Göke B. Type 2 diabetes mellitus as risk factor for colorectal cancer. Arch Physiol Biochem 2008; 114: 84–98.
2. Yang Y-X, et al. Insulin therapy and colorectal cancer risk among type 2 diabetes mellitus patients. Gastroenterology 2004; 127: 1044–50.
3. Renehan AG, Shalet SM. Diabetes, insulin therapy, and colorectal cancer. BMJ 2005; 330: 551–2.

对肝脏的影响 一篇报道发现胰岛素过量使用后出现肝肿大，见下文**注意事项**项下的**滥用**。

对皮肤的影响 胰岛素治疗的皮肤反应包括脂肪营养不良（lipodystrophies）和皮肤过敏反应（参见下文**超敏反应**）。随着传统胰岛素的纯化以及重组人胰岛素的发展，胰岛素和胰岛素类似物引起皮肤反应的发生率已显著减少，但人胰岛素和胰岛素类似物引起皮肤反应仍有报道。

脂肪肥大是最常报道的胰岛素治疗引起的皮肤并发症。常表现为皮肤出现包含脂肪细胞的软结节，为重复在一个部位注射所导致[1,2]。由于这些部位的感觉相对麻木，患者更倾向于选取这些部位进行注射[1]，但结节处的胰岛素吸收可能较差[1,3]，导致血糖控制不良[4]。更换注射位点可避免或减少脂肪肥大的发生，避免在受影响部位注射后情况亦可获得改善。使用快速吸收的短效胰岛素类似物刺激作用较小，亦可能减少脂肪肥大的发生。当其他方法无效时，可采用吸脂的方法，但目前经验较少[1,2]。

既往注射部位脂肪的减少，也即脂肪萎缩可能是由于免疫反应导致的。此种情况在使用重组人胰岛素之后变得罕见[1,2]。短效和长效胰岛素类似物导致脂肪萎缩均有过报道[2,5–8]。患者被建议避免在受影响部位再次注射，但罕见自发缓解[1]。曾有过在脂肪萎缩部位注射皮质激素获得缓解的成功记录[9]。

曾有报道在胰岛素注射部位产生淀粉样变结节[10]，这些结节可能会被误认为脂肪肥大，但通常淀粉样变结节的硬度较大。

1. Richardson T, Kerr D. Skin-related complications of insulin therapy: epidemiology and emerging management strategies. Am J Clin Dermatol 2003; 4: 661–7.
2. Radermecker RP, et al. Lipodystrophy reactions to insulin: effects of continuous insulin infusion and new insulin analogs. Am J Clin Dermatol 2007; 8: 21–8.
3. Johansson U-B, et al. Impaired absorption of insulin aspart from lipohypertrophic injection sites. Diabetes Care 2005; 28: 2025–7.
4. Chowdhury TA, Escudier V. Poor glycaemic control caused by insulin induced lipohypertrophy. BMJ 2003; 327: 383–4.

表 1. Ph. Eur. 、BP 及 USP 胰岛素制剂

类型	药典欧洲/英国/美国名称(Ph. Eur./BP/USP Title)	别名	性状	pH	普通分类	皮下注射后大概的作用情况		
						起效时间	达峰时间	作用时间
可溶性胰岛素(已知的常规胰岛素或未修饰的胰岛素)	可溶性胰岛素注射液(Ph. Eur. 6.8)	中性胰岛素 中性胰岛素注射液 可溶性胰岛素 胰岛素注射液	牛、猪或人胰岛素溶液	6.9～7.8	短效	30min 至 1h	2～5h	6～8h
	胰岛素注射液(USP 33)		牛或猪胰岛素,或牛与猪混合胰岛素溶液	7.0～7.8				
	人胰岛素注射液(USP 33)		人胰岛素溶液	7.0～7.8				
胰岛素类似物,速效	门冬胰岛素注射液(BP 2010)		可溶性门冬胰岛素	6.9～7.8	短效	5～20min	1～3h	2～5h
	赖脯胰岛素注射液(BP 2010)		可溶性赖脯胰岛素	6.9～7.8				
	赖脯胰岛素注射液(USP 33)		可溶性赖脯胰岛素	7.0～7.8				
双相胰岛素	双相胰岛素注射液(Ph. Eur. 6.8)	双相胰岛素	在猪胰岛素溶液中含有牛胰岛素的结晶混悬液	6.6～7.2	中效	2h 以内	4～12h	直到 24h
	双相低精蛋白胰岛素注射液(Ph. Eur. 6.8)	双相低精蛋白胰岛素	猪胰岛素或人胰岛素与鱼精蛋白硫酸盐或其他适当的鱼精蛋白络合物的缓冲混悬液,分别存在于猪胰岛素或人胰岛素溶液中	6.9～7.8				
	低精蛋白人胰岛素温悬液和人胰岛素注射液(USP 33)		人胰岛素和鱼精蛋白硫酸盐的缓冲混悬液,存在于人胰岛素溶液中	7.0～7.8				
胰岛素混悬液	低精蛋白胰岛素注射液(Ph. Eur. 6.8)	低精蛋白胰岛素 低精蛋白胰岛素(NPH) 低精蛋白锌胰岛素注射液	牛、猪或人胰岛素与鱼精蛋白硫酸盐或其他适当的鱼精蛋白络合物的混悬液。每100U 胰岛素包括300～600μg 鱼精蛋白硫酸盐	6.9～7.8				
	低精蛋白胰岛素混悬液(USP 33)		锌-胰岛素(牛或猪)结晶和鱼精蛋白硫酸盐的缓冲水混悬液,这种结合方式下的混悬液的固相含有由胰岛素、鱼精蛋白和锌组成的结晶	7.0～7.8				
胰岛素混悬液	人低精蛋白胰岛素混悬液(USP 33)		锌-人胰岛素结晶和鱼精蛋白硫酸盐的缓冲水混悬液,这种结合方式下的混悬液的固相含有由人胰岛素、鱼精蛋白和锌组成的结晶	7.0～7.5				
	注射胰岛素锌混悬液(非结晶态)(Ph. Eur. 6.8)	非结晶 I. Z. S. 胰岛素中效 胰岛素锌混悬液(非结晶态)	牛、猪或人胰岛素与适当锌盐的络合物的混悬液;这是一种几乎不溶于水的形式	6.9～7.8				
	速效胰岛素锌混悬液(USP 33)		牛或猪,或牛和猪的混合物的缓冲水混悬液,用适当的锌盐对胰岛素进行附加修饰,这种形式的固相是非结晶的	7.0～7.8				
	可注射的胰岛素锌混悬液(Ph. Eur. 6.8)	长效胰岛素 I. Z. S. I. Z. S.(混合的) 胰岛素锌混悬液(混合的) 胰岛素锌混悬液	牛或猪,或牛和猪的混合物,或人胰岛素与适当锌盐的混悬液;这种胰岛素是一种几乎不溶于水的形式。将可注射的胰岛素锌混悬液(非结晶)(Ph. Eur. 6.8)和可注射的胰岛素锌混悬液(结晶的)(Ph. Eur. 6.8)以 3：7 比例混合而成	6.9～7.8				

类型	药典欧洲/英国/美国名称(Ph. Eur./BP/USP Title)	别名	性状	pH	普通分类	皮下注射后大概的作用情况		
						起效时间	达峰时间	作用时间
胰岛素混悬液	胰岛素锌混悬液(USP 33)	胰岛素锌	牛或猪，或牛和猪混合物的缓冲水混悬液，由适当的锌盐对胰岛素进行附加修饰，这种形式下的混悬液的固相是由 3 份非结晶胰岛素和 7 份结晶胰岛素混合而成	7.0～7.8	中效或长效	2～3h	6～15h	直到30h
	人胰岛素锌混悬液(USP 33)		人胰岛素的缓冲水混悬液，由适当的锌盐对胰岛素进行附加修饰，这种形式下的混悬液的固相是由 3 份非结晶胰岛素和 7 份结晶胰岛素混合而成	7.0～7.8				
	可注射胰岛素锌混悬液（结晶的）(Ph. Eur. 6.8)	结晶的 I. Z. S.超长效胰岛素胰岛素锌混悬液（结晶态）	牛、猪或人胰岛素与适当锌盐络合物的混悬液，该胰岛素是一种不溶于水的形式	6.9～7.8	长效	4h	10～20h	直到36h
	鱼精蛋白锌胰岛素注射液(BP 2010)	鱼精蛋白锌胰岛素	牛、猪或人胰岛素与鱼精蛋白硫酸盐或其他适当的鱼精蛋白以及氯化锌或其他适当锌盐的络合物的缓冲混悬液	6.9～7.8				
	超长效胰岛素锌混悬液(UPS 33)		牛或猪，或牛和猪的混合物的缓冲水混悬液，用适当的锌盐对胰岛素进行附加修饰，其固相主要是结晶的形式	7.0～7.8				
	超长效人胰岛素锌混悬液(USP 33)		人胰岛素的缓冲水混悬液，用适当的锌盐对胰岛素进行附加修饰，这种混悬液的固相主要是结晶的形式	7.0～7.8				

5. Arranz A, et al. A case of lipoatrophy with lispro insulin without insulin pump therapy. Diabetes Care 2004; 27: 625–6.
6. Ampudia-Blasco FJ, et al. A case of lipoatrophy with insulin glargine: long-acting insulin analogs are not exempt from this complication. Diabetes Care 2005; 28: 2983.
7. Al-Khenaizan S, et al. Lispro insulin-induced lipoatrophy: a new case. Pediatr Diabetes 2007; 8: 393–6.
8. del Olmo MI, et al. A case of lipoatrophy with insulin detemir. Diabetes Res Clin Pract 2008; 80: e20–e21.
9. Ramos AJS, Farias MA. Human insulin-induced lipoatrophy: a successful treatment with glucocorticoid. Diabetes Care 2006; 29: 926–7.
10. Nagase T, et al. The insulin ball. Lancet 2009; 373: 184.

超敏反应 最常见的针对皮下使用的胰岛素的超敏反应是注射后 10～20min 开始出现的局限性荨麻疹样反应；弥漫肿胀和红斑等延迟反应在注射后 2～3h 出现，6～12h 达峰，12～24h 内消失。也曾发生全身反应，包括过敏反应[1]。由于大量纯化的胰岛素和人胰岛素的引入，超敏反应已经显著减少，但仍有发生[1,2]。1 名 1 型糖尿病患者在把动物胰岛素改成人胰岛素治疗的 6 个月内，出现了延迟的压迫性荨麻疹，表现为延长压迫后 4～6h 出现大的风团，并且持续 24h[3]。将人胰岛素换回动物胰岛素后患者情况得到改善，再次尝试使用人胰岛素后情况再度变差。曾报道 1 名儿童在使用人胰岛素后间断出现过敏症，同时影响以前注射的部位，而该儿童从未使用动物胰岛素[4]。同样还有对胰岛素类似物产生局部和全身反应的报道[5~7]，但胰岛素类似物曾成功使用于有对人胰岛素超敏反应病史的患者[8~10]。

为避免超敏反应可尝试使用不同的胰岛素制剂或者类似物，使用短效胰岛素类似物进行皮下持续灌注官获得成功。可能需要使用抗组胺药和（或）氢化可的松来缓解症状，在某些情况下一个疗程的胰岛素脱敏可能是必需的[1]。有报道奥马珠单抗改善了 1 例严重的难治性过敏患者的症状；该患者在使用奥马珠单抗之前首先接受了 1 个疗程的利妥昔单抗以减少总 IgE 水平[11]。

曾有在地特胰岛素注射部位出现皮下痛性结节的报道[12~15]。这些反应通常在注射几周后出现，几天后自发缓解；某些个例中首次注射地特胰岛素后即出现反应。

针对胰岛素制剂的超敏反应，可能不仅是由胰岛素本身，还包括制剂的其他组分，如锌[16~18]或鱼精蛋白[19~24]所导致的（参见下文**注意事项**项下**对鱼精蛋白的超敏反应**）。

1. Hoffman AG, et al. Type I allergy to insulin: case report and review of localized and systemic reactions to insulin. Dermatitis 2008; 19: 52–8.
2. Schernthaner G Immunogenicity and allergenic potential of animal and human insulins. Diabetes Care 1993; 16 (suppl 3): 155–65.
3. Payne CMER, et al. True delayed pressure urticaria induced by human Monotard insulin. Br J Dermatol 1996; 134: 184.
4. Sackey AH. Recurrent generalised urticaria at insulin injection sites. BMJ 2000; 321: 1449.
5. Takata H, et al. The human insulin analogue aspart is not the almighty solution for insulin allergy. Diabetes Care 2003; 26: 253–4.
6. Durand-Gonzalez K-N, et al. Glargine insulin is not an alternative in insulin allergy. Diabetes Care 2003; 26: 2216.
7. JiXiong X, et al. The human insulin analog aspart can induce insulin allergy. Diabetes Care 2004; 27: 2084–5.
8. Airaghi L, et al. The insulin analog lispro: a safe alternative in insulin allergy. Diabetes Care 2001; 24: 2000.
9. Yasuda H, et al. Human insulin analog insulin aspart does not cause insulin allergy. Diabetes Care 2001; 24: 2008–9.
10. Kara C, et al. Successful treatment of insulin allergy in a 1-year-old infant with neonatal diabetes by lispro and glargine insulin. Diabetes Care 2005; 28: 983–4.
11. Yong PFK, et al. Rituximab and omalizumab in severe, refractory insulin allergy. N Engl J Med 2009; 360: 1045–7.
12. Darmon P, et al. Type III allergy to insulin detemir. Diabetes Care 2006; 28: 2980.
13. Blumer IR. Severe injection site reaction to insulin detemir. Diabetes Care 2006; 29: 946.
14. Stechemesser L, et al. Type III allergy to insulin detemir: response to Darmon et al. Diabetes Care 2006; 29: 2758.
15. Sola-Gazagnes A, et al. Type I and type IV allergy to the insulin analogue detemir. Lancet 2007; 369: 637–8.
16. Feinglos MN, Jegasothy BV. "Insulin" allergy due to zinc. Lancet 1979; i: 122–4.
17. Bruni B, et al. Case of generalized allergy due to zinc and protamine in insulin preparation. Diabetes Care 1986; 9: 552.
18. Gin H, Aubertin J. Generalized allergy due to zinc and protamine in insulin preparation treated with insulin pump. Diabetes Care 1987; 10: 789–90.
19. Sánchez MB, et al. Protamine as a cause of generalised allergic reactions to NPH insulin. Lancet 1982; i: 1243.
20. Hulshof MM, et al. Granulomatous hypersensitivity to protamine as a complication of insulin therapy. Br J Dermatol 1992; 127: 286–8.
21. Kim R. Anaphylaxis to protamine masquerading as an insulin allergy. Del Med J 1993; 65: 17–23.
22. Dykewicz MS, et al. Immunologic analysis of anaphylaxis to protamine component in neutral protamine Hagedorn human insulin. J Allergy Clin Immunol 1994; 93: 117–25.
23. Blanco C, et al. Anaphylaxis to subcutaneous neutral protamine Hagedorn insulin with simultaneous sensitization to protamine and insulin. Allergy 1996; 51: 421–4.
24. Bollinger ME, et al. Protamine allergy as a complication of insulin hypersensitivity: a case report. J Allergy Clin Immunol 1999; 104: 462–5.

脱敏作用 对胰岛素产生皮肤超敏反应的患者在用标准脱敏疗法治疗失败后，可以采用经口途径给予胰岛素来尝试脱敏[1]。还可以口服阿司匹林 1.3g（每日 3 次）以拮抗该反应的血管介质。1 周以后，用注射胰岛素进行脱敏治疗可以获得成功。当患者 6 个月后停止服用阿司匹林时，原有的超敏反应可以再次出现；患者需要永久服用阿司匹林 1.3g，每日 2 次。

1. Holdaway IM, Wilson JD. Cutaneous insulin allergy responsive to oral desensitisation and aspirin. BMJ 1984; 289: 1565–6.

低血糖 低血糖是胰岛素治疗的最主要不良反应，在所有采用胰岛素治疗的患者中，有三分之一的患者会在他们一生的某些时候发生严重的低血糖。为减少糖尿病并发症的发生而采用强化胰岛素治疗，会增加低血糖发生的危险[1,2]。保持严格血糖控制的患者易于发生"无知觉低血糖"，针对低血糖而产生的正常肾上腺素能反应（症状如苍白、多汗、震颤）在这种情况下是减弱或丧失的[3,4]。这种对即将发生的低血糖缺乏认知的情况与以前反复低血糖发作相关，也随糖尿病病程延长而增加。而且，正常的对低血糖的激素反应在糖尿病患者中存在缺陷。这些因素导致在毫无知觉的情况下出现低血糖和低血糖性神经症状（包括易激惹、视物模糊、嗜睡、癫痫发作和昏迷）。曾发生无合并症的年轻 1 型糖尿病患者夜间猝死的情况，考虑可能与夜间低血糖相关[4,5]，曾有过低血糖加剧心律失常的罕见情况。

避免发生低血糖 2～3 周有助于恢复这种功能。患者教育是避免低血糖发生的重要策略，需要强调的部分包括饮食、锻炼和自我监测血糖浓度。胰岛素用法的调整包括餐时使用快速起效的胰岛素类似物以避免餐间低

血糖，使用长效（通常无峰）胰岛素类似物或者持续皮下胰岛素输注（CSII）[3,4]以减少夜间低血糖。

在 19 世纪 80 年代末期，重组人胰岛素被广泛应用之后，一部分患者抱怨在改用人胰岛素治疗之后，对即将发生的低血糖缺乏认知[6,7]，有报道，那些采用动物胰岛素治疗稳定的患者出现了严重甚至致命的低血糖[6~8]。

这一直都是一个有争议的领域。尽管一些小规模研究认为这中存在问题，但是没有其他研究证据表明动物胰岛素和人胰岛素之间有差别。一项系统性综述[9]表明，已有的资料不能证明，人胰岛素与动物胰岛素相比会增加低血糖发生的频率或严重程度，或影响低血糖症状。然而，大多数观点认为患者如果愿意，应该继续使用动物胰岛素，那些动物胰岛素维持良好的患者在没有适当临床依据时不应该换用人胰岛素[8,10~13]，并且只需要认真监测。

低血糖对中枢神经系统产生的长期后遗症已经引起人们的关注。然而，一项关于参加糖尿病控制和并发症试验（DCCT）的患者的报道认为，强化治疗增加低血糖的危险性与神经心理损害无关[14]。然而，存在证据证明严重低血糖与儿童认知障碍（5~6 岁间确诊）相关[5]。

关于胰岛素诱导的低血糖的治疗，见下文。

1. The Diabetes Control and Complications Trial Research Group. The effect of intensive treatment of diabetes on the development and progression of long-term complications in insulin-dependent diabetes mellitus. *N Engl J Med* 1993; **329**: 977–86.
2. Egger M, *et al.* Risk of adverse effects of intensified treatment in insulin-dependent diabetes mellitus: a meta-analysis. *Diabet Med* 1997; **14**: 919–28.
3. Dagogo-Jack S. Hypoglycaemia in type 1 diabetes mellitus: pathophysiology and prevention. *Treat Endocrinol* 2004; **3**: 91–103.
4. de Galan BE, *et al.* Pathophysiology and management of recurrent hypoglycaemia and hypoglycaemia unawareness in diabetes. *Neth J Med* 2006; **64**: 269–79.
5. Clarke W, *et al.* International Society for Pediatric and Adolescent Diabetes. ISPAD Clinical Practice Consensus Guidelines 2006—2007: assessment and management of hypoglycaemia in children and adolescents with diabetes. *Pediatr Diabetes* 2008; **9**: 165–74. Also available at: http://www.ispad.org/FileCenter/11-Hypoglycemia_Clarke_PedDiab_2008,9.165-74.pdf (accessed 07/04/09)
6. Teuscher A, Berger WG. Hypoglycaemia unawareness in diabetics transferred from beef/porcine insulin to human insulin. *Lancet* 1987; **ii**: 382–5.
7. Pickup J. Human insulin: problems with hypoglycaemia in a few patients. *BMJ* 1991; **299**: 991–3.
8. Gale EAM. Hypoglycaemia and human insulin. *Lancet* 1989; **ii**: 1264–6.
9. Airey CM, *et al.* Hypoglycaemia induced by exogenous insulin - 'human' and animal insulin compared. *Diabet Med* 2000; **17**: 416–32.
10. Everett J, Kerr D. Changing from porcine to human insulin. *Drugs* 1994; **47**: 286–96.
11. Gerich JE. Unawareness of hypoglycaemia and human insulin. *BMJ* 1992; **305**: 324–5.
12. Williams G, Patrick AW. Human insulin and hypoglycaemia: burning issue or hot air? *BMJ* 1992; **305**: 355–7.
13. Teuscher A, Kiln MR. Patient-empowerment and free insulin market. *Lancet* 1994; **344**: 1299–1300.
14. The Diabetes Control and Complications Trial Research Group. Effects of intensive diabetes therapy on neuropsychological function in adults in the Diabetes Control and Complications Trial. *Ann Intern Med* 1996; **124**: 379–88.

水肿 严重而急性水肿是胰岛素治疗中罕见的不良反应，大部分发生在初始治疗时[1~7]。它必须与慢性和亚急性水肿相区别，后两者是糖尿病进程的并发症表现[2,3]。急性水肿的可能机制是胰岛素对肾小管直接作用或是影响血管通透性所致的钠潴留[5]。水肿通常是自限性的[2,4]，但是对减少胰岛素用量或利尿治疗有反应[1,3,5~7]。

1. Bleach NR, *et al.* Insulin oedema. *BMJ* 1979; **2**: 177–8.
2. Lawrence JR, Dunnigan MG. Diabetic (insulin) oedema. *BMJ* 1979; **2**: 445.
3. Evans DJ, *et al.* Insulin oedema. *Postgrad Med J* 1986; **62**: 665–8.
4. Hirshberg B, *et al.* Natural course of insulin edema. *J Endocrinol Invest* 2000; **23**: 187–8.
5. Kalambokis GN, *et al.* The edematogenic properties of insulin. *Am J Kidney Dis* 2004; **44**: 575–90.
6. Mamoulakis D, *et al.* Insulin-induced oedema in children and adolescents. *J Paediatr Child Health* 2006; **42**: 655–7.
7. Kawashima S, *et al.* Acute progression of severe insulin edema accompanied by pericardial and pleural effusion in a patient with type 2 diabetes. *Diabetes Res Clin Pract* 2008; **81**: e18–e19.

胰岛素引起的低血糖的处置

意识清楚又可以配合的低血糖者，可以采用口服糖类这种可以迅速吸收的方式，如糖块或含有葡萄糖的饮料；所有糖尿病患者都应该随时携带合适的糖原作为预防措施。

如果患者昏睡或意识丧失，需要持续给予葡萄糖。静脉给予 20%葡萄糖溶液 50ml 或 50%葡萄糖溶液 25~50ml；浓度越高就越易刺激，并且容易刺激激静脉。降低浓度也同样有效，但是以减少刺激效应的危险，但是所需容量增加，例如 5%葡萄糖 500ml，或 10%葡萄糖 250ml，

滴注至患者出现反应。儿童所需剂量更小（例如 10%葡萄糖 5~10ml/kg）。为了预防持续低血糖，需要反复推注或者开始维持输注。如果患者在推注葡萄糖后数分钟内没有恢复意识，需要考虑有脑水肿的可能性。

如果静脉给予葡萄糖不可行时，可以使用胰高血糖素唤醒患者，使其可自行口服葡萄糖。胰高血糖素可通过静脉给予，但通常经皮下、肌内注射。成人或体重超过 25kg 的儿童用 1mg，体重不足 25kg 的儿童用 500μg，BNFC 2011/11 建议新生儿使用胰高血糖素的剂量为 20μg/kg。如果患者在 10~15min 对胰高血糖素没有反应，不管有何种不切实际的情况存在，仍必须静脉给予葡萄糖。胰高血糖素的起效需要患者具备足够的肝糖原储备，而这个条件在某些情况下可能不具备（例如饥饿、肾上腺功能低下、酒精诱导的低血糖或慢性低血糖）。

患者在意识恢复之后，仍需要继续口服糖类直到胰岛素的作用停止，这是对于那些作用时间相对较长的制剂，如低精蛋白胰岛素、一些胰岛素锌混悬液、鱼精蛋白锌胰岛素和长效胰岛素类似物，它们的作用时间可以长达数小时或数天。

糖类 一项对比研究[1]分析了 7 种不同的口服糖类制剂，在治疗意识清楚的低血糖患者方面的作用，结果没有发现溶液或片剂形式的葡萄糖与蔗糖有治疗效果的差别；其中一种包括葡萄糖、麦芽糊精和各种更复杂的糖类的水解多糖溶液（Glucidex 19）也参与了常规比较。然而，葡萄糖凝胶和橙汁与其他制剂相比，它们的治疗作用较弱。

1. Slama G, *et al.* The search for an optimized treatment of hypoglycemia: carbohydrates in tablets, solution, or gel for the correction of insulin reactions. *Arch Intern Med* 1990; **150**: 589–93.

胰高血糖素 尽管通常使用葡萄糖静脉注射治疗胰岛素诱导的昏睡或昏迷的低血糖患者，当静脉注射葡萄糖不切实际或不可行时，注射胰高血糖素可作为适宜的替代治疗（参见上文）。在院外需由亲戚或朋友进行注射时，皮下注射胰高血糖素更为实用。

皮下注射低剂量胰高血糖素（也称为"迷你剂量"胰高血糖素）曾试成功用于治疗儿童和青少年的急性轻度低血糖，这些儿童和青少年患有 1 型糖尿病同时合并了胃肠炎或口服葡萄糖吸收效果较差。在两项研究结果形成的草案中，胰高血糖素的使用剂量为 2 岁以下儿童 20μg，每增加 1 岁剂量增加 10μg，对于 15 岁儿童剂量最大可达 150μg[3,4]。

1. Gibbins RL. Treating hypoglycaemia in general practice. *BMJ* 1993; **306**: 600–601.
2. Pearson T. Glucagon as a treatment of severe hypoglycemia: safe and efficacious but underutilized. *Diabetes Educ* 2008; **34**: 128–34.
3. Haymond MW, Schreiner B. Mini-dose glucagon rescue for hypoglycemia in children with type 1 diabetes. *Diabetes Care* 2001; **24**: 643–5.
4. Hartley M, *et al.* Mini-dose glucagon rescue for mild hypoglycaemia in children with type 1 diabetes: the Brisbane experience. *J Paediatr Child Health* 2006; **42**: 108–11.

过量 当低血糖发生是由于胰岛素或胰岛素类似物使用过量而并非治疗剂量时，葡萄糖的需要量更大，使用时间更长[1~4]。同样还需要纠正胰岛素诱导的低血钾。对于超大量使用长效胰岛素，则需要手术切除注射部位的组织[5,6]。

1. Roberge RJ, *et al.* Intentional massive insulin overdosage: recognition and management. *Ann Emerg Med* 1993; **22**: 228–34.
2. Brvar M, *et al.* Prolonged hypoglycaemia after insulin lispro overdose. *Eur J Emerg Med* 2005; **12**: 234–5.
3. Fromont I, *et al.* Prolonged glucose requirements after intentional glargine and aspart overdose. *Diabetes Metab* 2007; **33**: 390–2.
4. Ashawesh K, *et al.* Intentional overdose with insulin glargine. *Am J Health-Syst Pharm* 2009; **66**: 534.
5. Campbell IW, Ratcliffe JG. Suicidal insulin overdose managed by excision of insulin injection site. *BMJ* 1982; **285**: 408–9.
6. Levine DF, Bulstrode C. Managing suicidal insulin overdose. *BMJ* 1982; **285**: 974–5.

注意事项

胰岛素需要量的变化受许多因素的影响。

• 在感染、情绪应激、意外或手术创伤、青春期和妊娠的后 6 个月等情况下，需要增加胰岛素剂量；
• 在有肾或肝功能损害，或妊娠头 3 个月时，必须减少使用剂量。

新诊断的糖尿病患者在最初稳定治疗后可以出现胰岛素需要量短暂减少（所谓的蜜月期）。

由于对不同物种来源的胰岛素可能会有不同的反应，应该避免将一个物种的胰岛素换成另一种。在把动物胰岛素（特别是牛胰岛素）换为人胰岛素时，需要减少胰岛素的使用剂量。关于换用人胰岛素引起低血糖问题的讨论见上文**低血糖**项下。在进行过量体育锻炼时同样必

须小心；胰岛素剂量和糖类摄入量需根据锻炼强度和时间来调整。过低的胰岛素水平可能不足以对锻炼引起的血糖升高产生反应，而过高的胰岛素水平可减少葡萄糖的释放导致低血糖；锻炼也可以增加胰岛素的吸收。

使用胰岛素需要患者进行治疗的监测，如检测血和尿的葡萄糖含量，以及尿的酮体水平。

对血糖水平有影响的药物可以改变血糖控制情况，继而需要改变胰岛素剂量（见**药物相互作用**项下）。

注意 双相胰岛素、胰岛素锌混悬液、低精蛋白胰岛素、鱼精蛋白锌胰岛素和甘精胰岛素绝不能静脉给药，也不适用于糖尿病酮症酸中毒急症的治疗。

滥用 在胰岛素依赖的糖尿病中，低血糖相关的暂时性反复肝肿大与私自注射额外剂量胰岛素有关。胰岛素过量导致的肝糖原储备增加被认为是肝肿大的原因[1]。血浆 C-肽含量的下降或抗胰岛素抗体的存在可以证实滥用胰岛素是从没有接受胰岛素临床治疗患者发生低血糖的原因[2]。胰岛素已经被健身者和其他运动员所滥用[3~5]；长时间的神经性低血糖症可以导致严重的脑损伤[3]。有些罕见报道提到错误地使用胰岛素导致低血糖引起神志改变[6]。

1. Asherov J, *et al.* Hepatomegaly due to self-induced hyperinsulinism. *Arch Dis Child* 1979; **54**: 148–9.
2. Grunberger G, *et al.* Factitious hypoglycemia due to surreptitious administration of insulin: diagnosis, treatment, and long-term follow-up. *Ann Intern Med* 1988; **108**: 252–7.
3. Elkin SL, *et al.* Bodybuilders find it easy to obtain insulin to help them in training. *BMJ* 1997; **314**: 1280.
4. Honour JW. Misuse of natural hormones in sport. *Lancet* 1997; **349**: 1786.
5. Evans PJ, Lynch RM. Insulin as a drug of abuse in body building. *Br J Sports Med* 2003; **37**: 356–7.
6. Cassidy EM, *et al.* Insulin as a substance of misuse in a patient with insulin dependent diabetes mellitus. *BMJ* 1999; **319**: 1417–18.

加速吸收 已有报道，一些因素（如热水浴、桑拿浴或使用日光浴）可以加速皮下注射的胰岛素的吸收，可能是因为增加了皮肤的血流[1~4]。因此有发生低血糖的危险[4]。

1. Koivisto VA. Sauna-induced acceleration in insulin absorption from subcutaneous injection site. *BMJ* 1980; **280**: 1411–13.
2. Cüppers HJ, *et al.* Sauna-induced acceleration in insulin absorption? *BMJ* 1980; **281**: 307.
3. Koivisto VA. Sauna-induced acceleration in insulin absorption. *BMJ* 1980; **281**: 621–2.
4. Husband DJ, Gill GV. "Sunbed seizures": a hypoglycaemic hazard for insulin-dependent diabetics. *Lancet* 1984; **ii**: 1477.

肾上腺皮质功能不全 尽管减少胰岛素剂量，2 名 1 型糖尿病患者还是反复发生严重的低血糖，后被证实因为患有艾迪生病[1]。在用氟氢可的松和氢化可的松替代治疗后，这 2 名患者的胰岛素需要量再次增加。

1. Armstrong L, Bell PM. Addison's disease presenting as reduced insulin requirement in insulin dependent diabetes. *BMJ* 1996; **312**: 1601–2.

驾驶 在英国，所有采用胰岛素治疗的糖尿病患者需要向驾驶员及车辆执照机构（Driver and Vehicle licensing Agency，DVLA）报告他们的状况，再由机构评估他们是否适合驾驶。使用艾塞那肽或口服降糖药申请标准驾驶执照时，只需告知 DVLA 他们是否患有影响驾驶的相关情况，比如视力下降、腿或足部循环和感觉受损、导致失去控制能力的低血糖发作或者对低血糖的认知受损。采用艾塞那肽或口服降糖药治疗的患者通常允许保留标准的驾驶执照；而那些采用胰岛素治疗的患者的执照是受限制的，必须每 1~3 年更新一次（经过适当的认证）。应该告诫患者在驾驶过程中有低血糖发作的危险，并且应该告诉患者在发生此类情况下的适当的处理方法（保证安全的情况下停止驾驶，立即摄入糖类，离开驾驶座并且从车上拔出发动机钥匙）。已经发生低血糖性意识丧失的患者或频繁发生低血糖的患者不允许驾驶。此外，一份有效的执照要求必须有足够的视野（包括视野至少 120°）。采用饮食控制或口服降糖药治疗的患者正常情况下允许持有驾驶承载重物或乘客车辆的职业驾驶执照，除非患者丧失了相关的能力。然而，使用一种磺脲类药物联合艾塞那肽或格列汀类进行治疗的患者则必须进行个体化评估；而那些采用胰岛素治疗的患者不能驾驶此类车辆，并且限制他们只能驾驶如小卡车等其他车辆[1,2]。

其他不同国家的规章条例差别很大[3]。

1. British Diabetic Association (Diabetes UK). Information sheet: driving and diabetes: July 2008. Available at: https://www.diabetes.org.uk/upload/Driving_Diabetes_9044.pdf (accessed 25/02/09)
2. Driver and Vehicle Licensing Agency. For medical practitioners: at a glance guide to the current medical standards of fitness to drive (issued February 2010). Available at: http://www.dft.gov.uk/dvla/~/media/pdf/medical/at_a_glance.ashx (accessed 15/04/10)
3. DiaMond Project Group on Social Issues. Global regulations on diabetics treated with insulin and their operation of commercial motor vehicles. *BMJ* 1993; **307**: 250–3.

体育锻炼 关于体育锻炼的代谢影响和运动中使用胰岛素治疗的糖尿病患者需要注意的事项前文已进行了讨论[1~4]。

1. Greenhalgh PM. Competitive sport and the insulin-dependent diabetic patient. *Postgrad Med J* 1990; **66**: 803–6.
2. American Diabetes Association. Physical activity/exercise and diabetes. *Diabetes Care* 2004; **27** (suppl 1): S58–S62. Also available at: http://care.diabetesjournals.org/content/27/suppl_1/s58.full.pdf (accessed 18/06/09)
3. Sigal RJ, *et al.* Physical activity/exercise and type 2 diabetes: a consensus statement from the American Diabetes Association. *Diabetes Care* 2006; **29**: 1433–8. Also available at: http://care.diabetesjournals.org/content/29/6/1433.full.pdf (accessed 18/06/09)
4. Robertson K, *et al.* International Society for Pediatric and Adolescent Diabetes. ISPAD Clinical Practice Consensus Guidelines 2006—2007: exercise in children and adolescents with diabetes. *Pediatr Diabetes* 2008; **9**: 65–77. Also available at: http://www.ispad.org/FileCenter/13-Exercise_Robertson_PedDiab_2008.9.65-77.pdf (accessed 18/06/09)

禁食 减少食物摄入量或改变进餐时间的模式可以影响胰岛素的需要量，并且使患者易于发生低血糖（见上文）。接受抗糖尿病药治疗的穆斯林患者在斋月期间禁食，这个月中发生严重低血糖的危险增高[1]。仅有少部分研究报道了在1型糖尿病患者中进行的胰岛素用法的调整。一些报告[2,3]为：中效或长效胰岛素每日使用2次，分别在黎明前和日落后的进餐前给予，同时在进餐时给予短效胰岛素；或者可以每日注射1次甘精胰岛素，或者每日注射2次地特胰岛素，加上每次进餐前给予1次速效胰岛素类似物。同时推荐把胰岛素剂量减少至禁食前总量的70%~85%[3]。

保持胰岛素治疗的2型糖尿病患者的处理方案相似，明智地使用中效或长效胰岛素加上餐前1次短效胰岛素。注射1次长效胰岛素类似物（如甘精胰岛素），或日落和黎明以前餐前注射2次低精胰岛素或结晶胰岛素锌混悬液（lente insulin）或地特胰岛素，这样可以提供适当的并能覆盖个体化使用的剂量。然而，大部分患者仍然需要在日落进餐时追加短效胰岛素来控制大量卡路里的负荷。许多患者也需要在黎明前追加1次短效胰岛素[2]。有研究表明，赖脯胰岛素可以较好的控制斋月期间禁食的2型糖尿病患者的血糖水平[4,5]。

接受口服抗糖尿病药治疗的2型糖尿病患者也需要很谨慎。采用二甲双胍或胰岛素增敏剂格列酮类治疗的患者发生低血糖的危险较低，尽管建议改变二甲双胍服用的时间，在日落进餐前给予全天剂量的三分之二，在黎明进餐前给予剩余的三分之一。短效的促分泌剂（如瑞格列奈或那格列奈）同样可以在每天日落和黎明进餐前服用2次。然而，磺脲类药物应该谨慎使用，由于氯磺丙脲有导致长时间和不可预测的低血糖发生的高度危险性，因此是禁忌使用的[2]。

1. Salti I, *et al.* A population-based study of diabetes and its characteristics during the fasting month of Ramadan in 13 countries: results of the epidemiology of diabetes and Ramadan 1422/2001 (EPIDIAR) study. *Diabetes Care* 2004; **27**: 2306–11.
2. Al-Arouj M, *et al.* Recommendations for management of diabetes during Ramadan. *Diabetes Care* 2005; **28**: 2305–11.
3. Kobeissy A, *et al.* Suggested insulin regimens for patients with type 1 diabetes mellitus who wish to fast during the month of Ramadan. *Clin Ther* 2008; **30**: 1408–15.
4. Akram J, De Verga V. Ramadan Study Group. Insulin lispro (Lys(B28), Pro(B29)) in the treatment of diabetes during the fasting month of Ramadan. *Diabet Med* 1999; **16**: 861–6.
5. Mattoo V, *et al.* A comparison of insulin lispro Mix25 and human insulin 30/70 in the treatment of type 2 diabetes during Ramadan. *Diabetes Res Clin Pract* 2003; **59**: 137–43.

对鱼精蛋白的超敏反应 回顾性研究结果显示，接受含有鱼精蛋白的低精蛋白胰岛素治疗的患者，在心导管检查或心脏手术后用鱼精蛋白拮抗肝素化时，其发生严重过敏反应的危险性增高。危险性增加的程度还不十分清楚，然而，危险性很小[1]和没有[2]的情况都已有报道。一篇综述文献的观点认为，手术患者由于对鱼精蛋白预先致敏和使用较大剂量的概率较高，因此发生反应的危险性较高[3]。产生了针对鱼精蛋白的IgE和IgG抗体被认为是机制之一[4]。

见上文**不良反应**项下的**超敏反应**。

1. Stewart WJ, *et al.* Increased risk of severe protamine reactions in NPH insulin-dependent diabetics undergoing cardiac catheterization. *Circulation* 1984; **70**: 788–92.
2. Levy JH, *et al.* Evaluation of patients at risk for protamine reactions. *J Thorac Cardiovasc Surg* 1989; **98**: 200–204.
3. Vincent GM, *et al.* Protamine allergy reactions during cardiac catheterization and cardiac surgery: risk in patients taking protamine-insulin preparations. *Cathet Cardiovasc Diagn* 1991; **23**: 164–8.
4. Weiss ME, *et al.* Association of protamine IgE and IgG antibodies with life-threatening reactions to intravenous protamine. *N Engl J Med* 1989; **320**: 886–92.

感染 6名因为慢性肾功能不全进行持续性非卧床式腹膜透析的患者，在发生严重细菌性腹膜炎期间，加入透析液中的胰岛素需要量减少[1]。这与大多数糖尿病患者在发生严重感染时需要增加胰岛素剂量相反，这可能是由于间皮组织的破坏增加了对胰岛素的吸收。

1. Henderson IS, *et al.* Decreased intraperitoneal insulin requirements during peritonitis on continuous ambulatory peritoneal dialysis. *BMJ* 1985; **290**: 1474.

月经 在1型糖尿病妇女中观察到，血糖控制水平的变化与月经周期有关。一项包括124名妇女的回顾性研究分析发现[1]，61%的患者报告月经前血糖水平发生了变化，36%的患者调整了胰岛素的使用剂量，通常在月经前需要轻度增加胰岛素剂量，随后在月经期有轻度减少胰岛素剂量。依据平均糖化血红蛋白测量水平，没有证据表明调整胰岛素剂量的妇女较不调整剂量的妇女能够改善血糖控制水平，尽管他们在毛细血管血糖的测量值中存在差异。月经周期相关的食欲和食物消耗的变化可能会引起血糖水平和胰岛素需要量的波动。

1. Lunt H, Brown LJ. Self-reported changes in capillary glucose and insulin requirements during the menstrual cycle. *Diabet Med* 1996; **13**: 525–30.

早晨高血糖 糖尿病患者缺乏正常生理节律的胰岛素释放以应对肝脏在黎明时分产生的葡萄糖峰。因此，使用胰岛素治疗的患者其早晨高血糖可能仅由于前夜皮下注射的胰岛素作用减弱所致。相反地，它也可能是夜间低血糖发作后出现的反跳性高血糖，通常由于胰岛素过量在夜间达到峰浓度所致（低血糖后的高血糖或Somogyi现象）。另外，早晨高血糖在没有先前低血糖的情况下也出现，是黎明现象[1,2]。临床上由于治疗方法不同需对这3种作用进行区分。

处理黎明现象和胰岛素作用不足的方法是调整基础胰岛素剂量使其足以覆盖到凌晨4时至8时。治疗方案应个体化，方案包括使用长效胰岛素或胰岛素类似物如甘精胰岛素，或使用持续皮下胰岛素灌注。血糖整体控制水平改善亦可减少黎明现象的发生。当调整饮食和口服药物不足以控制黎明现象时，对于2型糖尿病患者可考虑增加夜间胰岛素剂量[1,2]。控制反跳性高血糖的目的在于避免夜间低血糖，可通过使用无峰的长效胰岛素（如甘精胰岛素），或夜间增加胰岛素剂量来实现。如果使用中效胰岛素，则可通过将胰岛素使用时间从晚餐前调整到睡觉前来减少低血糖的发生，选换下臀部进行注射也可延缓吸收[1]。如果把反跳性高血糖误认为是黎明现象或仅仅是胰岛素作用不足，增加夜间胰岛素的剂量可以引起更加严重的夜间低血糖。

1. Sheehan JP. Fasting hyperglycemia: etiology, diagnosis, and treatment. *Diabetes Technol Ther* 2004; **6**: 525–33.
2. Carroll MF, Schade DS. The dawn phenomenon revisited: implications for diabetes therapy. *Endocr Pract* 2005; **11**: 55–64.

妊娠 关于妊娠期间糖尿病治疗必须注意的事项的讨论，见第131页。

目前已有2例接受赖脯胰岛素治疗控制良好的妇女的孩子发生胎儿畸形的报道[1]。然而，糖尿病妇女所产婴儿的胎儿畸形发生率是增加的。在那个时候，制造厂家于制药时采用赖脯胰岛素治疗妇女生产的19名活婴中，1名表现出先天异常[2]。因此，数项回顾研究[3~8]以及一项前瞻性观察性研究[9]观察了因为已经存在的糖尿病或妊娠期糖尿病而采用赖脯胰岛素治疗的妇女的后代中胎儿畸形的发生率。这些研究包括的病例数从62人到496人不等，没有一项研究资料发现采用赖脯胰岛素治疗的畸形发生率较已报道的使用其他胰岛素的妇女的比例要高。

一项单次剂量的研究结果表明[10]，门冬胰岛素在减少妊娠期糖尿病的餐后血糖水平方面是有效的。在患有1型糖尿病[11]或妊娠期糖尿病[12]的妇女中进行的随机研究也发现使用门冬胰岛素较使用人胰岛素增加先天畸形的发生率。

甘精胰岛素对于胎儿可能的影响也曾在糖尿病妊娠或妊娠期糖尿病的妇女身上进行验证。数项回顾性研究[13~16]和一项在115名患有1型糖尿病的妇女中进行的前瞻性研究[17]未发现在妊娠任何阶段使用长效胰岛素类似物可增加胎儿畸形的发生率。一项在1型糖尿病妇女中进行的回顾性病例对照研究[18]的确发现与健康对照相比，妊娠中后期使用甘精胰岛素与胎儿股骨长度小于50百分位发生率增高相关，尽管最终的新生儿身长并不受影响。这个结果与甘精胰岛素对胰岛素样生长因子Ⅰ（IGF-Ⅰ）受体亲和力于面影响的预期相反。该作者亦认为需要更多的研究来证实这个影响。

1. Diamond T, Kormas N. Possible adverse fetal effect of insulin lispro. *N Engl J Med* 1997; **337**: 1009.
2. Anderson JH, *et al.* Possible adverse fetal effect of insulin lispro. *N Engl J Med* 1997; **337**: 1010.
3. Bhattacharyya A, *et al.* Insulin lispro and regular insulin in pregnancy. *Q J Med* 2001; **94**: 255–60.
4. Garg SK, *et al.* Insulin lispro therapy in pregnancies complicated by type 1 diabetes mellitus: glycemic control and maternal and fetal outcomes. *Endocr Pract* 2003; **9**: 187–93.
5. Masson EA, *et al.* Pregnancy outcome in type 1 diabetes mellitus treated with insulin lispro (Humalog). *Diabet Med* 2003; **20**: 46–50.
6. Wyatt JW, *et al.* Congenital anomaly rate in offspring of moth-

ers with diabetes treated with insulin lispro during pregnancy. *Diabet Med* 2005; **22**: 803–7.
7. Lapolla A, *et al.* Outcome of pregnancy in type 1 diabetic patients treated with insulin lispro or regular insulin: an Italian experience. *Acta Diabetol* 2008; **45**: 61–6.
8. Aydin Y, *et al.* Is insulin lispro safe in pregnant women: does it cause any adverse outcomes on infants or mothers? *Diabetes Res Clin Pract* 2008; **80**: 444–8.
9. Durnwald CP, Landon MB. A comparison of lispro and regular insulin for the management of type 1 and type 2 diabetes in pregnancy. *J Matern Fetal Neonatal Med* 2008; **21**: 309–13.
10. Pettitt DJ, *et al.* Comparison of an insulin analog, insulin aspart, and regular human insulin with no insulin in gestational diabetes mellitus. *Diabetes Care* 2003; **26**: 183–6.
11. Hod M, *et al.* Fetal and perinatal outcomes in type 1 diabetes pregnancy: a randomized study comparing insulin aspart with human insulin in 322 subjects. *Am J Obstet Gynecol* 2008; **198**: 186.e1–186.e7.
12. Pettitt DJ, *et al.* Efficacy, safety and lack of immunogenicity of insulin aspart compared with regular human insulin for women with gestational diabetes mellitus. *Diabet Med* 2007; **24**: 1129–35.
13. Price N, *et al.* Use of insulin glargine during pregnancy: a case-control pilot study. *BJOG* 2007; **114**: 453–7.
14. Di Cianni G, *et al.* Perinatal outcomes associated with the use of glargine during pregnancy. *Diabet Med* 2008; **25**: 993–6.
15. Smith JG, *et al.* Insulin glargine versus neutral protamine Hagedorn insulin for treatment of diabetes in pregnancy. *Am J Perinatol* 2009; **26**: 57–62.
16. Fang YMV, *et al.* Insulin glargine compared with neutral protamine Hagedorn insulin in the treatment of pregnant diabetics. *J Matern Fetal Neonatal Med* 2009; **22**: 249–53.
17. Gallen IW, *et al.* Survey of glargine use in 115 pregnant women with type 1 diabetes. *Diabet Med* 2008; **25**: 165–9.
18. Imbergamo MP, *et al.* Use of glargine in pregnant women with type 1 diabetes mellitus: a case-control study. *Clin Ther* 2008; **30**: 1476–84.

肾损害 见上文**感染**项下。

吸烟 已有报道，吸烟能够减少胰岛素的吸收，尽管血糖控制情况没有受到显著的影响，但还是有必要调整胰岛素的用量[1]。

1. Zevin S, Benowitz NL. Drug interactions with tobacco smoking: an update. *Clin Pharmacokinet* 1999; **36**: 425–38.

手术 关于手术期间糖尿病治疗的讨论，见第131页。关于应激诱导的高血糖中胰岛素的用法的讨论见下文**重症患者**项下。

旅游 建议糖尿病患者在旅游时，包括在跨越时区时需要调整胰岛素剂量[1~3]。由于胰岛素溶液或混悬液不能被冷冻，因此不能装入飞机的行李仓中。

1. Barry M, Bia F. Advice for the traveling diabetic. *JAMA* 1989; **261**: 1799.
2. Sane T, *et al.* Adjustment of insulin doses of diabetic patients during long distance flights. *BMJ* 1990; **301**: 421–2.
3. Dewey CM, Riley WJ. Have diabetes, will travel. *Postgrad Med* 1999; **105**: 111–13, 117–18, 124–6.

药物相互作用

许多药物可以影响血糖水平并且能够改变胰岛素的需要量。具有降低血糖的活性或可以减少胰岛素需要量的药物包括ACEI、乙醇、合成代谢类固醇、阿司匹林、β受体阻滞药（也可能掩盖低血糖的预兆）、丙吡胺、芬氟拉明、氟西汀、胍乙啶、一些单胺氧化酶抑制药、甲苯达唑、奥曲肽、大剂量磺脲类抗糖尿病药、一些四环素类和三环类抗抑郁类阿米替林。

另一方面，增加胰岛素的需要量可能会见于氯氮草、氯丙嗪、一些钙离子通道阻滞药（如地尔硫草或硝苯地平）、皮质激素、二氮嗪、锂盐、噻嗪类利尿药和甲状腺激素。

同时可以增加和减少胰岛素需要量的药物有环磷酰胺、异烟肼和口服避孕药。

当增加普兰林肽作为治疗药物时，需要减少餐时胰岛素的剂量以避免低血糖（参见**普兰林肽**的**不良反应和注意事项**项下，第157页）。

ACEI 尽管合并有高血压或肾病早期表现或两者兼有的糖尿病患者偏好使用ACEI，这类药物可以增加胰岛素敏感性并且减少胰岛素需要量[1,2]。一项对住院患者的调查发现[3]，ACEI可以增加接受胰岛素治疗患者发生严重低血糖的危险。然而，一份药物警戒性资料[4]和一项病例对照研究[5]都没有发现危险性有增加。

1. Ferriere M, *et al.* Captopril and insulin sensitivity. *Ann Intern Med* 1985; **102**: 134–5.
2. McMurray J, Fraser DM. Captopril, enalapril, and blood glucose. *Lancet* 1986; **i**: 1035.
3. Morris AD, *et al.* ACE inhibitor use is associated with hospitalization for severe hypoglycemia in patients with diabetes. *Diabetes Care* 1997; **20**: 1363–7.
4. Moore N, *et al.* Reports of hypoglycaemia associated with the use of ACE inhibitors and other drugs: a case/non-case study in the French pharmacovigilance system database. *Br J Clin Pharmacol* 1997; **44**: 513–8.
5. Thamer M, *et al.* Association between antihypertensive drug use and hypoglycemia: a case-control study of diabetic users of insulin or sulfonylureas. *Clin Ther* 1999; **21**: 1387–1400.

乙醇 已有报道，1型糖尿病患者大量饮酒后出现严重低血糖发作[1,2]。乙醇能够抑制糖原异生，因此如果饮

酒时不进食，它的作用可能会最强；然而，通常的观点认为糖尿病患者进餐时可以适当饮酒。

1. Arky RA, *et al.* Irreversible hypoglycemia. *JAMA* 1968; **206:** 575–8.
2. Potter J, *et al.* Insulin-induced hypoglycaemia in an accident and emergency department: the tip of an iceberg. *BMJ* 1982; **285:** 1180–2.

阿司匹林　阿司匹林可以适当降低血糖浓度，但是在常规镇痛药量下不大可能会出现显著的药物相互作用。一项关于 1 型糖尿病儿童的研究发现，每日服用阿司匹林 1.2g 或 2.4g，连续 3 天，血糖水平平均降低 15%，但是胰岛素的需要量没有显著变化[1]。然而，大剂量阿司匹林（每日 3.5～7.5g）可以减少或者甚至替代所需要的胰岛素的特性[2]。推测其他的水杨酸盐可能也具有同样的特性。

1. Kaye R, *et al.* Antipyretics in patients with juvenile diabetes mellitus. *Am J Dis Child* 1966; **112:** 52–5.
2. Reid J, Lightbody TD. The insulin equivalence of salicylate. *BMJ* 1959; **1:** 897.

β受体阻滞药　有少数报道，包括用胰岛素治疗的患者在服用普萘洛尔或吲哚洛尔时发生了严重的低血糖[1-3]；还有一篇报道噻吗洛尔作为滴眼液使用时也发生了药物相互作用[4]。一些证据表明美托洛尔也有药物相互作用[5]，但是关于选择性较高的β受体阻滞药的证据却相对较少。由于β受体阻滞药对交感神经系统的影响，低血糖常见的预兆性的症状不会出现，因此在患者能够意识到并且处理之前就可能出现严重的症状。

1. Kotler MN, *et al.* Hypoglycaemia precipitated by propranolol. *Lancet* 1966; **ii:** 1389–90.
2. McMurtry RJ. Propranolol, hypoglycemia, and hypertensive crisis. *Ann Intern Med* 1974; **80:** 669–70.
3. Samii K, *et al.* Severe hypoglycaemia due to beta-blocking drugs in haemodialysis patients. *Lancet* 1976; **i:** 545–6.
4. Angelo-Nielsen K. Timolol topically and diabetes mellitus. *JAMA* 1980; **244:** 2263.
5. Newman RJ. Comparison of propranolol, metoprolol, and acebutolol on insulin-induced hypoglycaemia. *BMJ* 1976; **2:** 447–9.

钙通道阻滞药　采用胰岛素治疗的糖尿病患者如果服用地尔硫革会使病情恶化[1]。停药后，顽固性高血糖可以得到改善，如果再次从小剂量开始，即使是在一个更易控制的水平，症状还会再次出现。同样也有报道，硝苯地平有致糖尿病的作用[2,3]。然而，关于代谢控制明显紊乱的报道并不常见。

1. Pershadsingh HA, *et al.* Association of diltiazem therapy with increased insulin resistance in a patient with type I diabetes mellitus. *JAMA* 1987; **257:** 930–1.
2. Bhatnagar SK, *et al.* Diabetogenic effects of nifedipine. *BMJ* 1984; **289:** 19.
3. Heyman SN, *et al.* Diabetogenic effect of nifedipine. *DICP Ann Pharmacother* 1989; **23:** 236–7.

干扰素　既往控制良好的糖尿病患者在使用干扰素 α-2a 以后，胰岛素的需要量明显增加[1]。一旦停止干扰素治疗，胰岛素的需要量会迅速减少。

1. Campbell S, *et al.* Rapidly reversible increase in insulin requirement with interferon. *BMJ* 1990; **313:** 92.

口服避孕药　已有报道，胰岛素依赖的糖尿病患者服用各种口服避孕药时，胰岛素的需要量可以增加也可以减少（主要是前者）[1]。然而，在大多数病例中，激素类避孕药对糖尿病控制的影响是适度的或轻微的；有限的资料显示，单用孕激素和联合口服避孕药的影响通常很小[2,3]。

1. Zeller WJ, *et al.* Verträglichkeit von hormonalen Ovulationskemmern bei Diabetikerinnen. *Arzneimittelforschung* 1974; **24:** 351–7.
2. Rådberg T, *et al.* Oral contraception in diabetic women: diabetes control, serum and high density lipoprotein lipids during low-dose progestogen, combined oestrogen/progestogen and non-hormonal contraception. *Acta Endocrinol (Copenh)* 1981; **98:** 246–51.
3. Lunt H, Brown LJ. Self-reported changes in capillary glucose and insulin requirements during the menstrual cycle. *Diabet Med* 1996; **13:** 525–30.

药动学

胰岛素经口途径给药时不具有降低血糖的作用，因为它在胃肠道是没有活性的。

经皮下注射后，胰岛素能够很快地从皮下组织吸收，尽管未修饰的胰岛素在血中的半衰期非常短（仅仅数分钟），由于它们的组分，绝大多数制剂的作用时间都是相当长的（更详细的讨论见下文**用途和用法**）。不同解剖部位的吸收速率取决于局部血流，从腹部吸收较手臂快，而从上臂吸收较臀部或大腿快。体育锻炼可以增加吸收。肌内注射胰岛素后的吸收较皮下快。人胰岛素从皮下组织的吸收稍快于猪或牛胰岛素。

胰岛素的代谢很快，主要在肝内代谢，但是还包括肾和肌肉组织。胰岛素在近端肾小管被吸收，回流入静脉血或被代谢，仅有少部分以原形通过尿液排出。

关于影响胰岛素吸收因素的讨论，见上文**注意事项**项下**加速吸收**以及下文**用途和用法**。

胰岛素抵抗

术语胰岛素抵抗已被传统地用于描述糖尿病患者需要显著增加胰岛素用量的一种状态。目前用于表达更广泛的意义，例如也适用于那些对胰岛素反应低于正常的患者，尽管这些患者中的很多人在临床治疗方面不存在任何困难。胰岛素抵抗尤其常见于肥胖患者；对内源性胰岛素抵抗被认为与这些患者发生 2 型糖尿病有关。胰岛素抵抗常常与血糖异常，高血压和缺血性心脏病有关，这种组合有时被描述为代谢综合征。在妇女中，它可能与多囊卵巢综合征有关。

以胰岛素需要量增加为表现类型的胰岛素抵抗可能的原因包括抗体的形成以及皮下部位的胰岛素吸收不充分。少数有严重胰岛素抵抗的患者对赖脯胰岛素有反应（见下文**用途和用法**项下的**胰岛素类似物**）。

已在胰岛素抵抗患者中观察到，美卡舍明（胰岛素样生长因子I）能够改善胰岛素的敏感性（参见 M37 第1726页）。

1. Moller DE, Flier JS. Insulin resistance—mechanisms, syndromes, and implications. *N Engl J Med* 1991; **325:** 938–48.
2. Eckel RH. Insulin resistance: an adaptation for weight maintenance. *Lancet* 1992; **340:** 1452–3.
3. Clausen JO, *et al.* Insulin resistance: interactions between obesity and a common variant of insulin receptor substrate-1. *Lancet* 1995; **346:** 397–402.
4. Davidson MB. Clinical implications of insulin resistance syndromes. *Am J Med* 1995; **99:** 420–6.
5. Krentz AJ. Insulin resistance. *BMJ* 1996; **313:** 1385–9. Correction. *ibid.* 1997; **314:** 134.
6. Cochran E, *et al.* The use of U-500 in patients with extreme insulin resistance. *Diabetes Care* 2005; **28:** 1240–4. Correction. *ibid.* 2007; **30:** 1035.
7. Kurtz TW. New treatment strategies for patients with hypertension and insulin resistance. *Am J Med* 2006; **119** (suppl 1): S24–S30.
8. Ballani P, *et al.* Clinical experience with U-500 regular insulin in obese, markedly insulin-resistant type 2 diabetic patients. *Diabetes Care* 2006; **29:** 2504–5. Correction. *ibid.* 2007; **30:** 455.
9. Lane WS, *et al.* High-dose insulin therapy: is it time for U-500 insulin? *Endocr Pract* 2009; **15:** 71–9.

用途和用法

胰岛素是在调节糖类，蛋白和脂肪代谢过程中发挥关键作用的一种激素。葡萄糖是胰岛素分泌的主要刺激物，尽管许多其他因子包括氨基酸、儿茶酚胺、胰高血糖素和生长抑素参与它的调节。胰岛素的分泌并非是持续的，分泌峰值与食物摄入反应有关。

胰岛素通过与胰岛素敏感组织（特别是肝、肌肉和脂肪组织）中特定的细胞表面受体结合，实现其对糖类稳态的重要影响。它能够抑制肝糖生成并且增加外周组织对葡萄糖的利用，因此降低血糖水平。它同样能够抑制脂解作用，因此可以预防酮体的产生。

采用胰岛素治疗对于 1 型糖尿病患者的长期生存至关重要。它对一些 2 型糖尿病患者也是必需的。关于糖尿病的治疗和胰岛素在 1 型和 2 型糖尿病以及妊娠期糖尿病中作用的讨论见第129页。

胰岛素的选择　对不同类型胰岛素和它们组成的描述见上文**定义和术语**项下。包括英国在内的一些国家提供的商业化制剂都已经被标准化为单**浓度**，100U/ml；在其他一些国家中，仍然有使用 40U/ml 这一浓度的，还有一些国家提供浓缩的注射制剂（500U/ml），这样皮下小体积注射就能够给予较大剂量的药物。所有成分的制剂都可以经皮下注射途径给药，大部分可以采用肌内注射的方式，但是仅有可溶性胰岛素和短效类似物可以经静脉**途径**给药。胰岛素患者的长期治疗常常采用**皮下**注射途径。优先选择针对特定浓度胰岛素进行校准的注射器和针头，单次使用。注射笔装置是将胰岛素贮存于药管中并能测量出所需要的剂量，已经越来越被广泛使用。可溶性胰岛素通过腹膜内给药途径用于持续非卧床式腹膜透析的患者。2007 年底一种吸入用短效胰岛素（Exubera；Pfizer）产品退市，但其他吸入用胰岛素产品仍在开发中。

各种成分的胰岛素依据皮下注射后的**作用时间**分为短效、中效或者长效。然而，任何特定制剂的确切作用时间是可变的，依赖于很多因素，包括个体化差异、患者产生抗体的情况、使用人胰岛素或动物胰岛素、药物剂量和注射部位。

- **短效胰岛素**是指可溶性胰岛素，30min 至 1h 后起效，活性高峰在 2～5h，作用时间为 6～8h。一些胰岛素类似物，如赖脯胰岛素和门冬胰岛素也是短效制剂，与可溶性胰岛素相比，起效更快，作用时间更短，有时被称为速效胰岛素。

- **中效胰岛素**包括双相胰岛素、低精蛋白胰岛素和非结晶胰岛素锌混悬液。通常情况下，这些药物的起效时间约在 2h 内，活性高峰在 4～12h，作用时间持续至 24h。商业上提供的可溶性胰岛素的混合物和低精蛋白胰岛素通常被归入中效胰岛素的范畴。

- 混合的胰岛素锌混悬液则被归入中效或者长效胰岛素，因为其作用时间约达 30h；起效时间通常在 2～3h，活性高峰在 6～15h。

- **长效胰岛素**包括结晶的胰岛素锌混悬液和鱼精蛋白锌胰岛素。这些药物的起效时间约在 4h 以后，活性峰值在 10～20h，作用时间长达 36h。胰岛素类似物甘精胰岛素和地特胰岛素也属于长效制剂，但是这些类似物的吸收谱更为稳定，仅有少许或无明显的活性作用峰。

- 所有胰岛素经肌内注射给药后，起效时间较快，作用时间较短。

患者应该根据个人的需要选择制剂的种类、使用剂量和注射的频率。无论使用何种组成制剂，所有新诊断的糖尿病患者都应采用人胰岛素或类胰岛素类似物。

控制　每一个患者都必须确定胰岛素的**使用剂量**，尽管不能确定一个精确的剂量范围，但是每日皮下注射的总量达到 1U/kg 可能是适当的。胰岛素需要量可因多种因素而改变（见上文**注意事项**项下），合并胰岛素抵抗（见上文）的患者可能需要很高剂量的胰岛素。必要时应该根据患者常规监测的血糖浓度（偶可参考尿中的浓度）调整胰岛素剂量。在临床实践中，*BNF 59* 建议临床应用上应将患者的血糖浓度控制为 4～9mmol/L（餐前 4～7mmol/L，餐后低于 9mmol/L），偶尔超过这个范围的情况也可以接受。长期血糖控制的情况通过糖化血红蛋白（HbA₁c）浓度监测；理想的 HbA₁c 水平为 6.5%～7.5%或者更低。然而，不同权威机构的建议会有不同；详见**糖尿病**项下**治疗监测**，见第130页。

任何治疗方案的目的是尽可能模拟当中的内源性胰岛素分泌来获得血糖的最佳控制。许多治疗方案包括使用一种短效可溶性胰岛素和一种中效胰岛素，如低精蛋白胰岛素或混合的胰岛素锌混悬液，通常每日给药 2 次。基础-餐时方案是通过每日多次注射胰岛素来实现血糖的良好控制，通常包括一种中效或长效基础胰岛素（傍晚或每日 2 次）以及 3 餐前的速效胰岛素。部分患者也可使用持续皮下胰岛素注射（CSII）替代强化治疗。CSII 持续提供稳定的基础胰岛素，同时在每餐前可由患者操作输入大剂量胰岛素。CSII 泵中通常使用短效可溶性胰岛素或胰岛素类似物，有些品牌的可溶性胰岛素由于有阻塞泵管的危险不适合此种治疗；胰岛素混悬液以及长效胰岛素类似物同样不适合此种治疗。采用这种治疗的患者需要经过很好的培训能够进行自我血糖的监测，并且必须在任何时候都能及时获得专家的建议。目前认为每日注射 1 次中效或长效胰岛素仅适用于保留部分内源性胰岛素分泌功能但仍需要胰岛素治疗的 2 型糖尿病患者。

酮症酸中毒　胰岛素是糖尿病酮症酸中毒急诊治疗中非常重要的一部分。可以使用短效可溶性胰岛素。治疗方法包括适当补液，通常在开始阶段输注 0.9%氯化钠，使用钾盐预防以纠正低血钾。尽管其他给药途径也可以使用，但如果可能，还是应该持续静脉输注胰岛素——关于治疗方案的详细内容见下文**糖尿病**项下**糖尿病急症**。因为在正常情况下，胰岛素能够在酮症之前纠正高血糖状态，一旦血糖接近正常有必要继续给予胰岛素，但是要把补充的液体改为葡萄糖氯化钠注射液，目的是通过补充葡萄糖预防低血糖的发生。

胰岛素及其用法的综述[1-6]。有观点认为所提供的胰岛素制剂过多，应该依据实际情况给予减少[2]，尽管其他人对此存有争议[7]。

1. MacPherson JN, Feely J. Insulin. *BMJ* 1990; **300:** 731–6.
2. Anonymous. Insulin preparations—time to rationalise. *Drug Ther Bull* 1996; **34:** 11–14.
3. American Diabetes Association. Insulin administration. *Diabetes Care* 2004; **27** (suppl 1): S106–S109. Also available at: http://care.diabetesjournals.org/cgi/reprint/27/suppl_1/s106.pdf (accessed 08/07/04)
4. Mooradian AD, *et al.* Narrative review: a rational approach to starting insulin therapy. *Ann Intern Med* 2006; **145:** 125–34.
5. Bell DSH. Insulin therapy in diabetes mellitus: how can the currently available injectable insulins be most prudently and efficaciously utilised? *Drugs* 2007; **67:** 1813–27.
6. Bangstad HJ, *et al.* International Society for Pediatric and Adolescent Diabetes. ISPAD clinical practice consensus guidelines 2006—2007: insulin treatment. *Pediatr Diabetes* 2007; **8:** 88–102. Correction. *ibid.;* 419.
Also available at: http://www.ispad.org/FileCenter/8-Bangstad_PedDiab_2007,8.88-102.pdf (accessed 24/06/09)
7. von Kriegstein E, *et al.* Need for many types of insulin. *Lancet* 1996; **347:** 1045.

用法　给药途径　糖尿病患者的长期治疗常常采用**皮下**注射途径通过注射器或胰岛素笔给药。注射深度很重要，因为胰岛素肌内注射的吸收速度远快于皮下注射；由于疏忽使用了肌内注射可能导致每日血糖波动变

大[1]。足够深度的垂直注射可导致不经意间的肌内注射，特别是在非肥胖患者。减少肌内注射的技巧包括将胰岛素以 45°角而非垂直角度注射至捏起的皮肤褶皱处，以及使用较短的针头[2,3]。与退针过慢相矛盾的是，退针过快也可能引起胰岛素从皮下组织反流，两者均可导致胰岛素吸收剂量的变异[1]。

为了减少局部不良反应，通常需要更换皮下注射胰岛素的解剖部位（见上文**不良反应**）。然而，不同部位的吸收速率不同，这也决定了每日血糖水平变化的情况[4]。例如，在大腿部位皮下注射胰岛素会引起较大范围的波动[5]。有人建议，在同一个解剖区域内更换注射的部位，或者在每日的特定时间尽可能采用同样的解剖区域进行注射[1,4]。

喷射注射器不需要使用针头，而是利用高压将胰岛素注入皮下组织[6,7]。所获得的更强的分散状态使得短效和中效胰岛素能够更快地吸收，因此减少了总体作用时间[6]。轻微疼痛、擦伤和出血可能是它的问题[6~8]。尽管已经面市好几年，有关它们使用的益处和危险的资料仍非常有限，并且没有被广泛使用[7]。然而，一项关于妊娠期糖尿病妇女的小规模研究结果表明，喷射注射器与餐后血糖水平波动减少以及产生胰岛素抗体的发生率较低有关[9]。

胰岛素制剂也可以经过**肌内注射**途径给予。与皮下注射相比，胰岛素的吸收更快。然而，体育锻炼可以引起肌内注射后胰岛素吸收水平较大程度的波动[10]。可溶性胰岛素以及速效胰岛素类似物可以通过**静脉途径**给予；这一途径用于糖尿病酮症酸中毒的治疗，也可以用于手术和分娩过程。

皮下和静脉途径，以及不常用的肌内途径给药都可以用于同样的胰岛素输送（见下文**强化治疗方案**）。

胰岛素制剂**经鼻腔内**使用目前正在研究中[8,11~13]。它们已经被试用于 1 型和 2 型糖尿病的治疗，但是生物利用度低且存在波动。吸收增强剂可以促进鼻腔黏膜对胰岛素的吸收，局部不良反应部分取决于它们的刺激性。同样，**口腔含化剂**目前处于研究当中[8,13]，并在一些国家作为短效餐前胰岛素被提供。

经口将胰岛素**吸入肺部**的装置已被开发出来[8,14~17]。吸入胰岛素用于 1 型和 2 型糖尿病患者均能有效实现血糖控制[18~20]。长期研究的证据表明尽管其效果可能略微低于皮下注射，但患者的耐受性较好[18]。吸入胰岛素可作为短效餐前胰岛素用于同时皮下注射中效或长效胰岛素或者口服抗糖尿病药的患者；在 2 型糖尿病患者中也可单独使用该药物。长期使用吸入胰岛素的安全性方面目前尚缺乏资料，已有报道称其影响肺部并在 1 型糖尿病患者中导致胰岛素抗体水平的增高。在吸入胰岛素的少数几项临床研究中，实验组出现了数例原发肺部的恶性疾病，发病率高于对照药物组患者。然而，由于病例数过少无法确定这些事件是否与吸入胰岛素相关，而且所有受影响的患者都有吸烟史。尽管其他药物仍在研究中，第一个获得批准上市的吸入药物（Exubera：Pfizer）已经在 2007 年底退市。

内源性胰岛素被递送到门静脉系统，然后迅速经过肝脏，大部分胰岛素在那里被提取。上述所有给药途径都是使胰岛素进入外周循环，增加了高胰岛素血症的危险，这也被认为是动脉粥样硬化并发症的一项危险因素[21]。经过**腹膜内**或**口服**途径给药可以在某种程度上克服这个问题。腹膜给予胰岛素常规用于接受慢性非卧床式腹膜透析的糖尿病患者[22,23]，但是也可以用作持续性给药（见下文**强化治疗方案**）。各种口服胰岛素制剂也正在研究中[8,12,13,24]。**皮肤**[8,13,25]使用的胰岛素也已经开始试用。

1. Gin H, Hanaire-Broutin H. Reproducibility and variability in the action of injected insulin. *Diabetes Metab* 2005; **31:** 7–13.
2. Tubiana-Rufi N, *et al.* Short needles (8 mm) reduce the risk of intramuscular injections in children with type 1 diabetes. *Diabetes Care* 1999; **22:** 1621–5.
3. Hofman PL, *et al.* An angled insertion technique using 6-mm needles markedly reduces the risk of intramuscular injections in children and adolescents. *Diabet Med* 2007; **24:** 1400–5.
4. Bantle JP, *et al.* Rotation of the anatomic regions used for insulin injections and day-to-day variability of plasma glucose in type 1 diabetic subject. *JAMA* 1990; **263:** 1802–6.
5. Henriksen JE, *et al.* Impact of injection sites for soluble insulin on glycaemic control in type 1 (insulin-dependent) diabetic patients treated with a multiple insulin injection regimen. *Diabetologia* 1993; **36:** 752–8.
6. MacPherson JN, Feely J. Insulin. *BMJ* 1990; **300:** 731–6.
7. Bremseth DL, Pass F. Delivery of insulin by jet injection: recent observations. *Diabetes Technol Ther* 2001; **3:** 225–32.
8. Cefalu WT. Concept, strategies, and feasibility of noninvasive insulin delivery. *Diabetes Care* 2004; **27:** 239–46.
9. Jovanovic-Peterson L, *et al.* Jet-injected insulin is associated with decreased antibody production and postprandial glucose variability when compared with needle-injected insulin in gestational diabetic women. *Diabetes Care* 1993; **16:** 1479–84.
10. Thow J, Home P. Insulin injection technique: depth of injection is important. *BMJ* 1990; **301:** 3–4.
11. Illum L, Davis SS. Intranasal insulin: clinical pharmacokinetics. *Clin Pharmacokinet* 1992; **23:** 30–41.

12. Hoffman A, Ziv E. Pharmacokinetic considerations of new insulin formulations and routes of administration. *Clin Pharmacokinet* 1997; **33:** 285–301.
13. Lassmann-Vague V, Raccah D. Alternatives routes of insulin delivery. *Diabetes Metab* 2006; **32:** 513–22.
14. Patton JS, *et al.* Clinical pharmacokinetics and pharmacodynamics of inhaled insulin. *Clin Pharmacokinet* 2004; **43:** 781–801.
15. Odegard PS, Capoccia KL. Inhaled insulin: Exubera. *Ann Pharmacother* 2005; **39:** 843–53.
16. Guntur VP, Dhand R. Inhaled insulin: extending the horizons of inhalation therapy. *Respir Care* 2007; **52:** 911–22.
17. Neumiller JJ, Campbell RK. Technosphere insulin: an inhaled prandial insulin product. *BioDrugs* 2010; **24:** 165–72.
18. Ceglia L, *et al.* Meta-analysis: efficacy and safety of inhaled insulin therapy in adults with diabetes mellitus. *Ann Intern Med* 2006; **145:** 665–75.
19. Dunn C, Curran MP. Inhaled human insulin (Exubera®): a review of its use in adult patients with diabetes mellitus. *Drugs* 2006; **66:** 1013–32.
20. Pham DQ, *et al.* Inhaled human [rDNA origin] insulin, a novel formulation for diabetes mellitus. *J Clin Pharmacol* 2007; **47:** 890–903.
21. Zinman B. The physiologic replacement of insulin: an elusive goal. *N Engl J Med* 1989; **321:** 363–70.
22. Mak RHK. Impact of end-stage renal disease and dialysis on glycemic control. *Semin Dial* 2000; **13:** 4–8.
23. Quellhorst E. Insulin therapy during peritoneal dialysis: pros and cons of various forms of administration. *J Am Soc Nephrol* 2002; **13** (suppl): S92–S96.
24. Woitiski CB, *et al.* Strategies toward the improved oral delivery of insulin nanoparticles via gastrointestinal uptake and translocation. *BioDrugs* 2008; **22:** 223–37.
25. Cevc G. Transdermal drug delivery of insulin with ultradeformable carriers. *Clin Pharmacokinet* 2003; **42:** 461–74.

胰岛素类似物　大多数胰岛素在药物制剂上以一种六聚体形式存在，在从皮下部位吸收之前需要时间分解为二聚体或单体。通过使用重组 DNA 技术置换胰岛素分子表面的氨基酸残基已经生成胰岛素类似物，如门冬胰岛素和赖脯胰岛素，它们所形成的六聚体较不稳定，因此可较快地被吸收。类似的，改变结构的方法也用于开发长效胰岛素，如地特胰岛素和格鲁辛胰岛素，详见下文。

一种类似物，**赖脯胰岛素**，它的 B 链第 28 位和第 29 位氨基酸分别由赖氨酸和脯氨酸替代。相比于常规人胰岛素，它起效更快（15min 内），更快达峰，持续作用时间更短（2~5h）。因此，赖脯胰岛素在餐前即刻给药，但如有必要也可在餐后即刻给药。在糖尿病患者的治疗中，赖脯胰岛素对于餐后血糖和糖化血红蛋白（HbA_{1c}）的控制至少不逊于常规胰岛素，且不易导致低血糖[1]。赖脯胰岛素与鱼精蛋白混合后产生一种中效制剂，在双相制剂型被提供[1,2]。赖脯胰岛素可在成人、儿童及妊娠期妇女中使用，可用于持续性皮下胰岛素注射（CSII），也可以用于酮症酸中毒或在手术中经静脉使用[1]。在少数有严重胰岛素抵抗的病例中可看到对赖脯胰岛素有反应的报道[3,4]。

门冬胰岛素是另一种短效胰岛素类似物，它的 B 链第 28 位脯氨酸被门冬氨酸所替代[5,6]。它也在餐前即刻给药，并且至少像常规人胰岛素一样控制餐后血糖水平，也可以使低血糖事件发生减少。与赖脯胰岛素类似，门冬胰岛素也可用于成人、儿童和妊娠期妇女，可用于 CSII 或静脉途径。门冬胰岛素也与鱼精蛋白混合产生双相制剂[2,7]。

格鲁辛胰岛素是另一种胰岛素类似物，它的 B 链第 3 位门冬氨酸被赖氨酸替代，并且 B 链第 29 位赖氨酸被谷氨酸所替代[8]。它也能快速起效（大约 20min）并且作用时间短（4h），在餐前 15~20min 或者进餐后 20min 内给药[9,10]。现已证实格鲁辛胰岛素可有效控制成人糖尿病，但在儿童和孕妇中的应用尚缺乏资料。也可通过 CSII 或静脉途径给药。

一项系统性综述[11]回顾了对短效胰岛素类似物（门冬胰岛素、格鲁辛胰岛素或赖脯胰岛素）和常规胰岛素进行的比较研究，发现短效类似物在改善成年 1 型糖尿病患者 HbA_{1c} 水平方面具有轻度优势。该效果在使用 CSII 或者下预时明显达 3 个月的研究中更为明显。在 2 型糖尿病治疗中未见明显优势。总体低血糖发病率类似，但是类似物组发生严重低血糖的次数较少。然而，长期的类似物治疗对于糖尿病微血管并发症的效果仍有待研究。另一篇综述[12]对双相胰岛素类似物治疗成人 2 型糖尿病进行了总结，认为双相胰岛素类似物在控制空腹血糖和 HbA_{1c} 水平方面与双相人胰岛素效果类似，但在降低餐后血糖水平方面更为有效。相比于长效胰岛素类似物和非胰岛素类抗糖尿病药，预混类似物可更好地控制血糖。

重组 DNA 技术也被用于制造出一种长效基础胰岛素**甘精胰岛素**，它将胰岛素 A 链第 21 位的天冬酰胺酸替换为甘氨酸，并在 B 链的 C 末端加上两个天冬酰胺酸分子[13~15]。可以制成 pH 值为 4 的溶液，皮下注射给药并被组织缓冲过程所中和，形成微量沉淀可以减慢甘精胰岛素的释放达 24h，不会在浓度或代谢活性上出现显著的高峰。因此，甘精胰岛素每日需给药一次，可在任意时间给药，但应保持每日给药时间一致。甘精胰岛素较长的作用时间使其在治疗易出现早

晨高血糖（见上文）的患者方面具有优势。对照研究发现，与人低精蛋白胰岛素相比，甘精胰岛素作为一种基础-丸剂治疗方案的一部分在血糖控制方面更有效，同时伴随有更少的低血糖事件的发生[15]。然而，一项对成人 2 型糖尿病研究进行的系统性综述[16]并未发现相比于人低精蛋白胰岛素甘精胰岛素在血糖控制方面具有明显的优势。甘精胰岛素与由参与者自行报告的低血糖事件发生率较低相关，但在经过确认的严重低血糖事件发生率上并无显著差异；低精蛋白胰岛素的体重增加略少于甘精胰岛素。甘精胰岛素可能可应用于儿童，然而目前尚缺乏这方面的研究[15]。

地特胰岛素是另一种长效胰岛素类似物。它是一种中性可溶性人胰岛素类似物，它的 B 链第 30 位的氨基酸末端被豆蔻酸，一个 ^{14}C 脂肪酸链所取代。这使得地特胰岛素可以与白蛋白可逆地结合，导致吸收缓慢并且延长及保持代谢效应达 24h，使每日 1 次或 2 次用药成为可能。与低精蛋白胰岛素相比，地特胰岛素在保持整体血糖控制方面至少同样有效，但患者自身的变异性较小，低血糖的危险性同样或者减少，体重增加也减少了[17~19]。地特胰岛素或许可在儿童中使用，但尚缺乏相关数据和研究[19]。

一项对成人 2 型糖尿病研究进行的系统性综述[20]发现长效胰岛素类似物（地特或甘精）在血糖控制的效果与低精蛋白胰岛素类似，但前者有可能与低血糖发生率较低相关，包括夜间低血糖事件。作者建议在获得类似物的有效性和安全性方面的数据之前，仍需谨慎使用这些类似药物。

1. Simpson D, *et al.* Insulin lispro: a review of its use in the management of diabetes mellitus. *Drugs* 2007; **67:** 407–34.
2. Garber AJ. Premixed insulin analogues for the treatment of diabetes mellitus. *Drugs* 2006; **66:** 31–49.
3. Henrichs HR, *et al.* Severe insulin resistance treated with insulin lispro. *Lancet* 1996; **348:** 1248.
4. Lahtela JT, *et al.* Severe antibody-mediated human insulin resistance: successful treatment with the insulin analog lispro. *Diabetes Care* 1997; **20:** 71–3.
5. Chapman TM, Noble S. Insulin aspart: a review of its use in the management of type 1 and 2 diabetes mellitus. *Drugs* 2002; **62:** 1945–81. Correction. *ibid.* 2003; **63:** 512.
6. Reynolds NA, Wagstaff AJ. Insulin aspart: a review of its use in the management of type 1 or 2 diabetes mellitus. *Drugs* 2004; **64:** 1957–74.
7. Raja-Khan N, *et al.* Review of biphasic insulin aspart in the treatment of type 1 and 2 diabetes. *Vasc Health Risk Manag* 2007; **3:** 919–35.
8. Becker RHA, Frick AD. Clinical pharmacokinetics and pharmacodynamics of insulin glulisine. *Clin Pharmacokinet* 2008; **47:** 7–20.
9. Helms KL, Kelley KW. Insulin glulisine: an evaluation of its pharmacodynamic properties and clinical application. *Ann Pharmacother* 2009; **43:** 658–68.
10. Garnock-Jones KP, Plosker GL. Insulin glulisine: a review of its use in the management of diabetes mellitus. *Drugs* 2009; **69:** 1035–57.
11. Siebenhofer A, *et al.* Short acting insulin analogues versus regular human insulin in patients with diabetes mellitus. Available in The Cochrane Database of Systematic Reviews; Issue 2. Chichester: John Wiley; 2006 (accessed 23/06/09).
12. Qayyum R, *et al.* Systematic review: comparative effectiveness and safety of premixed insulin analogues in type 2 diabetes. *Ann Intern Med* 2008; **149:** 549–59.
13. McKeage K, Goa KL. Insulin glargine: a review of its therapeutic use as a long-acting agent for the management of type 1 and 2 diabetes mellitus. *Drugs* 2001; **61:** 1599–1624.
14. Levien TL, *et al.* Insulin glargine: a new basal insulin. *Ann Pharmacother* 2002; **36:** 1019–27.
15. Dunn CJ, *et al.* Insulin glargine: an updated review of its use in the management of diabetes mellitus. *Drugs* 2003; **63:** 1743–78.
16. Bazzano LA, *et al.* Safety and efficacy of glargine compared with NPH insulin for the treatment of type 2 diabetes: a meta-analysis of randomized controlled trials. *Diabet Med* 2008; **25:** 924–32.
17. Chapman TM, Perry CM. Insulin detemir: a review of its use in the management of type 1 and 2 diabetes mellitus. *Drugs* 2004; **64:** 2557–95.
18. Jones MC, Patel M. Insulin detemir: a long-acting insulin product. *Am J Health-Syst Pharm* 2006; **63:** 2466–72. Correction. *ibid.* 2007; **64:** 346.
19. Morales J. Defining the role of insulin detemir in basal insulin therapy. *Drugs* 2007; **67:** 2557–64.
20. Horvath K, *et al.* Long-acting insulin analogues versus NPH insulin (human isophane insulin) for type 2 diabetes mellitus. Available in The Cochrane Database of Systematic Reviews; Issue 2. Chichester: John Wiley; 2007 (accessed 23/06/09).

强化治疗方案　强化胰岛素治疗方案更近似地模拟了生理胰岛素作用模式，是在基础胰岛素浓度基础上加上餐前大剂量胰岛素。这种强化方案用于严格控制血糖，目的是避免出现长期并发症（见第132页）。

强化胰岛素治疗方案在改善患者生活方式和允许进餐时间灵活性方面具有优势。然而，仔细的饮食控制仍是必须保持的，血糖水平的常规检测是这一治疗方案的重要组成部分。因此，患者必须是受到良好的激励，可被信赖的，能够监测自己的血糖水平，并且必须能够 24h 得到专家的帮助。

在每日**多次注射治疗**方案中，常常在晚上注射中效或长效胰岛素或胰岛素类似物提供基础胰岛素，每次正餐前给予可溶性胰岛素或短效胰岛素类似物。**持续给药**

系统可以被设计为开环或闭环给药系统。开环系统包括一个输注泵，根据手动血糖监测或皮下葡萄糖感受器的持续血糖监测情况来手动设计或控制输注速率。闭环系统("人造胰腺")包括一个胰岛素泵、一个葡萄糖感受器和一台用于分析血糖信息并调整胰岛素输注的电脑。持续给药系统通常大多数采用皮下给药途径，但是也可以采用腹腔内、静脉内或肌内注射。

最被广泛使用的开环系统是采用外部泵的持续皮下胰岛素输注（CSII）。一个由电池供电的泵经过皮下导管输注可溶性胰岛素或短效类似物，皮下导管的位置每2～3天进行更换。基础输注按照现在设置的速率给予，餐前大剂量则通过操作另外的按键或手工驱动给予[1]。CSII较传统注射治疗能够提供更好的血糖控制[2]，但是在1型糖尿病治疗中其疗效较优化的每天多次注射的方案仅稍有提高[2~6]。它可用于包括儿童在内的所有年龄组[3,4,6~8]，由于年龄较小的儿童中进食不规律且不善于表达低血糖症状，CSII尤其有用[9]。

与常规治疗相比，强化方案与低血糖意识降低和更严重低血糖发作有关[10]。关于CSII相比于每日多次注射的方案是否可降低严重低血糖的风险[6,11]，尽管研究结果各异，但发生了每日多次注射导致的致残性低血糖可能表明应换用CSII[6]。其他并发症包括注射部位的红肿、脓肿或蜂窝织炎，少见的有对于给药装置中的成分发生接触性皮炎，泵功能异常或胰岛素沉淀以及导管阻塞[1]。泵治疗有增加酮症酸中毒发生的危险，如果出现泵失效或胰岛素需要量急剧增加，与传统治疗相比，酮症酸中毒的发生会更快并且更容易出现高钾血症，因为这种情况下没有贮存的胰岛素[1,12]。

开环输注系统的进一步发展已经设计出可植入式胰岛素系经腹膜输入胰岛素。针对植入泵的生理条件已开发出特殊剂型的胰岛素；如Hoe-21 PH是一种包含高度稳定药剂的浓缩胰岛素溶液。部分研究表明可植入式胰岛素泵能获得较好的血糖控制，相比于强化皮下注射低血糖事件发生率更少。与这种相关问题主要出现在装置内胰岛素聚集导致泵入速率减慢或导管阻塞，这些通常可以用冲洗泵和导管的方法来纠正。植入部位出现的问题包括感染、液体积聚或皮肤增厚。目前的泵体积过大，对于尚未发育到成人体型的儿童和青少年显得不太合适[13]。

闭环持续输注系统通常被限于研究或实验室工作，尽管几种闭环的原型已在1型糖尿病患者中进行研究。研究中的系统基于皮下葡萄糖监测和胰岛素输注，或者采用植入泵进行静脉葡萄糖监测和经腹膜胰岛素输注。半闭环系统同样处于研发中，这种系统中可手动实现餐时胰岛素剂量调节[14,15]。

1. Lenhard MJ, Reeves GD. Continuous subcutaneous insulin infusion: a comprehensive review of insulin pump therapy. *Arch Intern Med* 2001; **161**: 2293–2300.
2. Weissberg-Benchell J, *et al.* Insulin pump therapy: a meta-analysis. *Diabetes Care* 2003; **26**: 1079–87.
3. Phillip M, *et al.* Use of insulin pump therapy in the pediatric age-group: consensus statement from the European Society for Paediatric Endocrinology, the Lawson Wilkins Pediatric Endocrine Society, and the International Society for Pediatric and Adolescent Diabetes, endorsed by the American Diabetes Association and the European Association for the Study of Diabetes. *Diabetes Care* 2007; **30**: 1653–62. Also available at: http://care.diabetesjournals.org/content/30/6/1653.full.pdf (accessed 24/06/09)
4. Ludvigsson J, Samuelsson U. Continuous insulin infusion (CSII) or modern type of multiple daily injections (MDI) in diabetic children and adolescents a critical review on a controversial issue. *Pediatr Endocrinol Rev* 2007; **5**: 666–78.
5. Jeitler K, *et al.* Continuous subcutaneous insulin infusion versus multiple daily insulin injections in patients with diabetes mellitus: systematic review and meta-analysis. *Diabetologia* 2008; **51**: 941–51.
6. NICE. Continuous subcutaneous insulin infusion for the treatment of diabetes mellitus (issued July 2008). Available at: http://www.nice.org.uk/nicemedia/pdf/TA151Guidance.pdf (accessed 24/06/09)
7. Barrio Castellanos R, *et al.* Grupo de Trabajo de Diabetes Pediátrica de la Sociedad Española de Endocrinología Pediátrica (SEEP). Documento de consenso sobre tratamiento con infusión subcutánea continua de insulina de la diabetes tipo 1 en la edad pediátrica. *An Pediatr (Barc)* 2010; **72**: 352.e1–4.
8. Kapellen TM, *et al.* Insulin pump treatment in children and adolescents with type 1 diabetes: experiences of the German working group for insulin pump treatment in pediatric patients. *Postgrad Med* 2010; **122**: 98–105.
9. Eugster EA, Francis G; Lawson-Wilkins Drug and Therapeutics Committee. Position statement: continuous subcutaneous insulin infusion in very young children with type 1 diabetes. Abstract: *Pediatrics* 2006; **118**: 1724–5. Full version: http://pediatrics.aappublications.org/cgi/content/full/118/4/e1244 (accessed 24/06/09)
10. Egger M, *et al.* Risk of adverse effects of intensified treatment in insulin-dependent diabetes mellitus: a meta-analysis. *Diabet Med* 1997; **14**: 919–28.
11. Fatourechi MM, *et al.* Hypoglycemia with intensive insulin therapy: a systematic review and meta-analyses of randomized trials of continuous subcutaneous insulin infusion versus multiple daily injections. *J Clin Endocrinol Metab* 2009; **94**: 729–40.

12. Knight G. Risks with continuous subcutaneous insulin infusion can be serious. *BMJ* 2001; **323**: 693–4.
13. Renard E, Schaepelynck-Bélicar P. EVADIAC Group. Implantable insulin pumps: a position statement about their clinical use. *Diabetes Metab* 2007; **33**: 158–66.
14. Hovorka R. Continuous glucose monitoring and closed-loop systems. *Diabet Med* 2006; **23**: 1–12.
15. Hanaire H. Continuous glucose monitoring and external insulin pump: towards a subcutaneous closed loop. *Diabetes Metab* 2006; **32**: 534–8.

胰岛素的混合　使用具有不同作用时间的胰岛素的混合物是为了比单用一种胰岛素获得更接近于正常的血糖变动模式。然而，混合物会出现物理化学变化，发生在混合的当时或者一段时间之后，因此对混合物产生的生理反应较所有成分分开给予是不同的。一项早期的评论建议[1]，来自不同厂家的胰岛素不能混合，因为不同组成可能促使它们互不相容。在制备和使用这种混合物时按照固定的程序是非常重要的，制造厂家建议短效胰岛素应该被首先吸入注射器中，这是为了避免长效胰岛素污染药瓶。许多制造厂家已经提供了预混胰岛素，并且可能更能提供适合患者需要的组成比例。

American Diabetes Association发布了胰岛素混合的指南[2]，包括：

- 用特定混合方案控制良好的患者应该保持他们标准的剂量制备过程；
- 除非处方医师批准，不能将胰岛素与其他附加药物或稀释剂相混；
- 甘精胰岛素不能与其他形式的胰岛素相混，因为它的稀释液的pH值低；
- 目前提供的低精蛋白胰岛素和短效胰岛素制剂混合可以立即使用或贮存并在以后使用；
- 速效胰岛素（门冬胰岛素、赖脯胰岛素）可以与低精蛋白胰岛素、精蛋白锌胰岛素和特慢胰岛素相混合。速效胰岛素不影响速效胰岛素成分发挥作用；但是如果速效胰岛素与低精蛋白胰岛素混合后可以见到吸收速率有轻度下降，但是生物活性没有下降，而且餐后血糖反应与速效和特慢胰岛素混合物是一样的；
- 速效胰岛素和一种中效或长效胰岛素的混合物必须在进餐前15min内注射；
- 不推荐短效（可溶）胰岛素和慢效胰岛素或特慢胰岛素的混合，因为慢效胰岛素中存在的锌离子可以与短效胰岛素结合并延缓它的作用。结合的程度和速度依据所用的胰岛素种类不同，而且不能持续24h达到平衡；如果这种混合应用于患者，应该使混合和注射的间隔标准化；
- 磷酸盐缓冲的胰岛素（例如低精蛋白胰岛素）不能与含锌的胰岛素（慢效胰岛素或特慢胰岛素）相混合，因为磷酸盐会发生沉淀，而且长效胰岛素可以部分并且可能预知地被转化为短效形式。

如果制造厂家的推荐与指南不同，厂家可以改变胰岛素的组成并且应该提供咨询。

1. Fisher BM. Choosing an insulin. *Prescribers' J* 1988; **28**: 138–43. Correction. *ibid.*; 169.
2. American Diabetes Association. Insulin administration. *Diabetes Care* 2004; **27** (suppl 1): S106–S109. Also available at: http://care.diabetesjournals.org/cgi/reprint/27/suppl_1/s106.pdf (accessed 12/10/09)

儿童用法　与成人类似（见上文**用途**），胰岛素用于儿童1型糖尿病的治疗。胰岛素类似物在低龄儿童中的应用经验较少。尽管2型糖尿病在儿童中较为罕见，其发病率正逐步上升，部分2型糖尿病儿童同样需要胰岛素以实现血糖控制。

更多胰岛素在儿童中的使用参见下文**糖尿病急症**和**新生儿高血糖**项下。胰岛素诱导的儿童低血糖的治疗参见上文。

重症患者　提倡重症患者在出现应激诱导的高血糖时，无论其是否患有糖尿病，均应严格控制血糖。此前颇具影响力的研究[2]认为严格血糖控制可使患者获益，然而，一项对29项包括8000名内外科成年重症患者在内的研究进行的荟萃分析[1]却获得了不一致的结果。该研究发现使用胰岛素输注将血糖严格控制在8.3mmol/L以下与标准住院期间死亡率相关，却增加了低血糖事件的发生率。另一项荟萃分析[3]仅纳入围手术期使用胰岛素输注的研究（设定或未设定目标血糖），该分析发现严格血糖控制可降低死亡率，但同样增加了低血糖事件。然而，该荟萃分析中大部分的效果均来自前述颇具影响力的研究[2]，由于具有意外的显著的治疗效果，该研究被提前终止；当该研究从该荟萃分析中剔除之后，胰岛素降低死亡率的获益不再具有统计学意义。

在这些分析之后，一项大型随机研究（NICE-SUGAR）[4]比较了多达6000位进行不同程度血糖控制的重症内外科患者的临床结局，这些患者的目标血糖值被设定为4.5～6mmol/L或高达10.0mmol/L。在该项研究中，严格将血糖控制在较低范围与随机入组后90天内死亡率增高以及低血糖发生率增高相关。纳入

NICE-SUGAR的一项后续荟萃分析[5]发现强化胰岛素治疗与整体死亡风险无关。亚组分析发现外科重症监护病房的患者可从中获益，但作者认为对该结果仍需持谨慎态度，因为该亚组患者本身死亡率较低。荟萃分析同样证实强化胰岛素治疗可导致低血糖发生风险增高。

尽管目前认为高血糖对于重症患者危害较大，但具体哪一亚组可从常规进行严格血糖控制中获益尚不明确[6,7]。目标血糖的最佳值、何时及采用何种方法测定血糖浓度、给予胰岛素的最佳途径等方面目前仍存在争议。亦考虑胰岛素诱导的低血糖相关的风险。不同给药配方的效果对于最终结果也有重要影响[5]。

1. Wiener RS, *et al.* Benefits and risks of tight glucose control in critically ill adults: a meta-analysis. *JAMA* 2008; **300**: 933–44. Correction. *ibid.*; **301**: 936.
2. Van den Berghe G, *et al.* Intensive insulin therapy in the critically ill patients. *N Engl J Med* 2001; **345**: 1359–67.
3. Gandhi GY, *et al.* Effect of perioperative insulin infusion on surgical morbidity and mortality: systematic review and meta-analysis of randomized trials. *Mayo Clin Proc* 2008; **83**: 418–30.
4. Finfer S, *et al.* NICE-SUGAR Study Investigators. Intensive versus conventional glucose control in critically ill patients. *N Engl J Med* 2009; **360**: 1283–97.
5. Griesdale DEG, *et al.* Intensive insulin therapy and mortality among critically ill patients: a meta-analysis including NICE-SUGAR study data. *CMAJ* 2009; **180**: 821–7.
6. Lipshutz AKM, Gropper MA. Perioperative glycemic control: an evidence-based review. *Anesthesiology* 2009; **110**: 408–21.
7. Inzucchi SE, Siegel MD. Glucose control in the ICU—how tight is too tight? *N Engl J Med* 2009; **360**: 1346–9.

糖尿病　胰岛素是**1型糖尿病**治疗的主要部分。关于糖尿病治疗的讨论，包括胰岛素使用的内容，见第129页。关于胰岛素严格控制血糖在预防1型糖尿病患者发生微血管和大血管并发症的可能作用的讨论见第132页，而关于胰岛素治疗的特定方案和方法的进一步讨论见上文**用法**项下。

糖尿病急症　如第134页所讨论的，**糖尿病酮症酸中毒**和**高渗性高血糖状态**（HHS）是临床急症并且需要立即补液和胰岛素进行治疗。钾或磷酸盐替代治疗，可能也是需要的。除非有严重的酸中毒，否则不需要给予碳酸氢盐。另外，在胰岛素治疗中通常需要通过输液进行钾替代治疗以预防低钾血症。

在英国，BNF 59推荐在糖尿病酮症酸中毒治疗中，应该静脉给予胰岛素，作为可溶性胰岛素的溶液应该以1U/ml经注射泵给予。初始推荐速度是6U/h，如果血糖水平不能以大约每小时5mmol/L的速度下降时，应调整输注速度。如果血糖水平降至大约10mmol/L，应持续给予5%葡萄糖并根据血糖浓度调整胰岛素剂量。应持续输注胰岛素直到患者能够经口进食。

BNFC 2010/11在儿童糖尿病酮症酸中毒方面提供了部分指导。轻度酮症酸中毒并且脱水程度小于5%的儿童可通过口服补液和皮下胰岛素注射进行治疗。对上述治疗无反应或合并其他临床情况或脱水程度较重者，应通过静脉补液和补充胰岛素。治疗脱水应使用0.9%的氯化钠溶液，以补充损失与可补液超过48h的生理需求的速率给予；休克者需给予10ml/kg的冲击剂量，重复2次。如果治疗反应重复、血糖浓度稳定，可在12h后将液体换为0.45%的氯化钠和5%的葡萄糖。补液至少1h以后才可以开始使用胰岛素；将可溶性胰岛素1U/ml加入0.9%的氯化钠溶液，以每小时0.1U/kg的速度进行输注。一旦血糖浓度下降到14mmol/L（并且pH值大于7.3），可将输液速度调至每小时0.05U/kg并在液体中加入5%或10%的葡萄糖。持续输注液体直至患者可经口进食。在皮下使用胰岛素1h以后或使用短效胰岛素类似物10min以后才可以考虑停止使用胰岛素输注。

美国同样建议静脉使用胰岛素。下文所示的是一套胰岛素治疗成人酮症酸中毒的建议[1]，可目排除了低钾血症，可于静脉给予0.1U/kg的可溶性常规胰岛素作为负荷剂量，随后以每小时0.1U/kg进行输注。另一种方案为：以每小时0.14U/kg起始治疗（不给予负荷剂量）。血糖浓度通常以每小时2.5～4mmol/L的速度下降，如果第一个小时下降速度较慢，可提高静脉输注胰岛素的速度（静脉输注胰岛素的方案也可用于HHS的患者）。持续输注胰岛素直至血糖浓度降至大约11mmol/L（对于HHS的患者大约17mmol/L）。此时可将胰岛素输注速度降低到每小时0.02～0.05U/kg。对轻中度糖尿病酮症酸中毒的患者，也可使用速效皮下胰岛素类似物，每2h注射0.1U/kg。同样需使用5%葡萄糖进行输注。应维持血糖浓度为8.3～11.0mmol/L（或对于HHS患者为11～17mmol/L）直至代谢紊乱状态缓解。当患者可经口进食，应持续使用静脉胰岛素直至开始维持剂量的

皮下胰岛素注射1~2h以后。

在美国[2]，糖尿病酮症酸中毒的儿童通常在液体替代治疗之后（通常为1~2h之后）开始胰岛素治疗，以每小时0.1U/kg进行静脉输注。起始负荷剂量的胰岛素被认为是没有必要的，且可能增加脑水肿的风险。血浆葡萄糖在起始扩容阶段快速下降，此后通常以每小时3~5mmol/L的速度下降。对胰岛素敏感性显著的患者，可将胰岛素剂量调整至每小时0.05U/kg。当血糖浓度降至大约17mmol/L时应使用5%葡萄糖溶液进行输注，但如果血糖下降速度大于每小时5mmol/L则可能需要避免使用葡萄糖。如需继续使用胰岛素输注以纠正代谢酸中毒，可能需要换用更高浓度如10%或12.5%的葡萄糖溶液以防止低血糖。如不具备静脉输注胰岛素的条件，可考虑每小时或每2h通过皮下或肌内注射速效胰岛素类似物。

1. Kitabchi AE, *et al.* Hyperglycemic crises in adult patients with diabetes. *Diabetes Care* 2009; 32: 1335–43.
2. Wolfsdorf J, *et al.* Diabetic ketoacidosis in infants, children, and adolescents: a consensus statement from the American Diabetes Association. *Diabetes Care* 2006; 29: 1150–9. Also available at: http://care.diabetesjournals.org/content/29/5/1150.full.pdf (accessed 25/06/09)

2型糖尿病　胰岛素的传统用法是适用于那些用饮食和口服抗糖尿病药不能控制的2型糖尿病患者[1,2]。如果循环中胰岛素与动脉粥样硬化性心血管疾病的症状[3]可能有关，对于外源性胰岛素在已有高胰岛素血症的胰岛素抵抗的患者中的应用已经被人们所关注，但尚无有害的证据[4]。此外，患者改用胰岛素治疗后容易出现体重增加[2]，这常常是肥胖患者们所不希望的。

虽然如此，胰岛素还是2型糖尿病患者最常使用的。这很大程度上是因为更倾向于强化治疗方案来实现对血糖的严格控制，正如在1型糖尿病患者中所假设的，这样可以抑制糖尿病并发症的发展和进程。来自英国的前瞻性糖尿病研究的报告指出[5-7]，胰岛素是2型糖尿病患者有效的治疗选择，并且肯定了强化治疗在延缓微血管并发症中的作用[7,8]，以及患者在初始治疗失败后有必要在胰岛素使用前采用口服药物治疗[9]。

通常在联合应用口服降糖药物后血糖控制仍不满意时启用胰岛素。有人建议尽早开始胰岛素治疗减少高血糖的发生以减缓疾病进程[4,10]。对于2型糖尿病患者，最适胰岛素处方的选择受基线高血糖以及其他血糖的控制措施、生活方式以及患者喜好的影响。合适的处方可能包括一次晚间的基础胰岛素注射，一次预混的双相胰岛素或者多次基础-餐时方案的注射[4,10,11]。通常仍继续使用胰岛素增敏剂，如噻唑烷二酮类，尤其是二甲双胍[10,11]。然而，噻唑烷二酮类和胰岛素联用与液体潴留和心力衰竭的风险增加相关[4,11]。胰岛素促泌剂如磺脲类和胰岛素联用则可能降低所需胰岛素的剂量。然而，这种效应可能是暂时的，因为这些药物的起效需要残留的B细胞功能，而B细胞功能随着疾病进程而降低[11]。夜间单相胰岛素和口服降糖药的联合应用与胰岛素单药治疗相比对于血糖的控制效果类似，如与二甲双胍联用则可减少体重的增加[12]。关于胰岛素类似物在2型糖尿病中的应用信息，参见上文**胰岛素类似物**。

关于2型糖尿病治疗的进一步讨论见第129页。

1. Tattersall RB, Scott AR. When to use insulin in the maturity onset diabetic. *Postgrad Med J* 1987; 63: 859–64.
2. Taylor R. Insulin for the non-insulin dependent? *BMJ* 1988; 296: 1015–16.
3. Stern MP. Do non-insulin-dependent diabetes mellitus and cardiovascular disease share common antecedents? *Ann Intern Med* 1996; 124 (suppl): 110–16.
4. Wyne KL, Mora PF. Insulin therapy in type 2 diabetes. *Endocr Res* 2007; 32: 71–107.
5. United Kingdom Prospective Diabetes Study Group. United Kingdom prospective diabetes study (UKPDS) 13: relative efficacy of randomly allocated diet, sulphonylurea, insulin, or metformin in patients with newly diagnosed non-insulin-dependent diabetes followed for three years. *BMJ* 1995; 310: 83–8.
6. Turner R, *et al.* United Kingdom Prospective Diabetes Study 17: a 9-year update of a randomized, controlled trial on the effect of improved metabolic control on complications in non-insulin-dependent diabetes. *Ann Intern Med* 1996; 124 (suppl): 136–45.
7. UK Prospective Diabetes Study Group. Intensive blood-glucose control with sulphonylureas or insulin compared with conventional treatment and risk of complications in patients with type 2 diabetes (UKPDS 33). *Lancet* 1998; 352: 837–53. Correction. *ibid.* 1999; 354: 602.
8. Holman RR, *et al.* 10-Year follow-up of intensive glucose control in type 2 diabetes. *N Engl J Med* 2008; 359: 1577–89.
9. United Kingdom Prospective Diabetes Study Group. United Kingdom Prospective Diabetes Study 24: a 6-year, randomized, controlled trial comparing sulfonylurea, insulin, and metformin therapy in patients with newly diagnosed type 2 diabetes that could not be controlled with diet therapy alone. *Ann Intern Med* 1998; 128: 165–75.
10. Tibaldi J, Rakel RE. Why, when and how to initiate insulin ther-

apy in patients with type 2 diabetes. *Int J Clin Pract* 2007; 61: 633–44.
11. Raskin P. Why insulin sensitizers but not secretagogues should be retained when initiating insulin in type 2 diabetes. *Diabetes Metab Res Rev* 2008; 24: 3–13.
12. Goudswaard AN, *et al.* Insulin monotherapy versus combinations of insulin with oral hypoglycaemic agents in patients with type 2 diabetes mellitus. Available in The Cochrane Database of Systematic Reviews; Issue 4. Chichester: John Wiley; 2004 (accessed 27/08/09)

诊断和试验　**垂体功能**　胰岛素诱导的低血糖可以作为评价下丘脑-垂体功能而提供的一种应激性刺激。胰岛素应激和胰岛素耐受试验已经作为评价生长激素和促皮质素（促肾上腺皮质激素）缺乏的一种标准试验。然而，这个试验是令人不愉快的，并且并非没有风险，在患有缺血性心脏病、有癫痫病史和老年患者中是禁用的；这种试验必须在严密监视下由专业医生执行完成[1-3]。

1. Lange M, *et al.* An audit of the insulin-tolerance test in 255 patients with pituitary disease. *Eur J Endocrinol* 2002; 147: 41–7.
2. Galloway PJ, *et al.* Safety of the insulin tolerance test. *Arch Dis Child* 2002; 87: 354–6.
3. Wright D, *et al.* The insulin stress test performed by an experienced endocrine specialist nurse: a safe and reliable procedure. *Clin Endocrinol (Oxf)* 2007; 66: 755–6.

高钾血症　胰岛素可以促进细胞内对钾的摄取。因此胰岛素联合葡萄糖可以适用于中等到严重高钾血症的治疗（见第479页）。

心肌梗死　关于胰岛素联合葡萄糖和钾在缺血性心脏病中的作用，包括它能减少血游离脂肪酸的效应的讨论已经强调了它在左室衰竭和心源性休克治疗中的潜在益处[1,2]。在溶血栓药广泛使用前的一项随机对照研究的荟萃分析[3]结果发现，接受葡萄糖-胰岛素-钾溶液治疗的患者的死亡率是下降的；然而，尽管一项队列研究[4]报道葡萄糖-胰岛素-钾溶液在诱导再灌注（溶栓或经皮介入冠脉干预）的患者中可增加获益，这个结果在一项使用标准葡萄糖-胰岛素-钾溶液灌注的大型随机试验中并未得到确认[5,6]。进一步研究[7]发现在进行再灌注治疗的患者中常规使用此种溶液对抢救心肌并无作用，尽管在糖尿病患者中曾报道有部分获益。综述的结论为葡萄糖-胰岛素-钾溶液的输注不能降低急性心肌梗死患者的死亡率[8]，不可作为再灌注的标准附加治疗进行建议[9]。

已有报道，严格血糖控制并在胰岛素-葡萄糖输注之后给予皮下注射胰岛素可以减少患有心肌梗死的糖尿病患者的死亡率[10,11]。一项相同的关于心肌梗死后治疗的研究[12]仅包括2型糖尿病患者，这些患者接受常规护理或胰岛素-葡萄糖输注，此后给予长期皮下胰岛素或标准的血糖控制治疗。这一研究由于减慢患者的恢复而被提前终止，但是结果却显示，尽管血糖水平是长期死亡率的一个强而且独立的预测指标，但在血糖控制处于相同水平时，使用长期胰岛素治疗与传统治疗相比并不能改善生存。对该项研究[13]结果的进一步分析发现，正在进行的胰岛素治疗与再发非致死性梗死和卒中相关，尽管原因尚不明确。一项在高血糖的非糖尿病患者中进行的观察性研究[14]发现，强化血糖控制改善该组人群的预后，但另一项研究[15]则未发现获益。然而，该研究中强化治疗组和传统治疗组达到了类似的血糖控制，基于血糖浓度的分析则显示严格的血糖控制可增加获益[1-5]。

关于心肌梗死的传统治疗，见第232页。

1. Opie LH. Glucose and the metabolism of ischaemic myocardium. *Lancet* 1995; 345: 1520–1.
2. Taegtmeyer H, *et al.* Metabolic support for the postischaemic heart. *Lancet* 1995; 345: 1552–5.
3. Fath-Ordoubadi F, Beatt KJ. Glucose-insulin-potassium therapy for treatment of acute myocardial infarction: an overview of randomized placebo-controlled trials. *Circulation* 1997; 96: 1152–6.
4. Díaz R, *et al.* Metabolic modulation of acute myocardial infarction: the ECLA Glucose-Insulin-Potassium Pilot Trial. *Circulation* 1998; 98: 2227–34.
5. Mehta SR, *et al.* Effect of glucose-insulin-potassium infusion on mortality in patients with acute ST-segment elevation myocardial infarction: the CREATE-ECLA randomized controlled trial. *JAMA* 2005; 293: 437–46.
6. Díaz R, *et al.* Glucose-insulin-potassium therapy in patients with ST-segment elevation myocardial infarction. *JAMA* 2007; 298: 2399–2405.
7. Pache J, *et al.* A randomized evaluation of the effects of glucose-insulin-potassium infusion on myocardial salvage in patients with acute myocardial infarction treated with reperfusion therapy. *Am Heart J* 2004; 148: e3.
8. Puskarich MA, *et al.* Effect of glucose-insulin-potassium infusion on mortality in critical care settings: a systematic review and meta-analysis. *J Clin Pharmacol* 2009; 49: 758–67.
9. Kloner RA, Nesto RW. Glucose-insulin-potassium for acute myocardial infarction: continuing controversy over cardioprotection. *Circulation* 2008; 117: 2523–33.
10. Malmberg K, *et al.* Randomized trial of insulin-glucose infusion followed by subcutaneous insulin treatment in diabetic patients with acute myocardial infarction (DIGAMI Study): effects on mortality at 1 year. *J Am Coll Cardiol* 1995; 26: 57–65.

11. Malmberg K, *et al.* Prospective randomised study of intensive insulin treatment on long term survival after acute myocardial infarction in patients with diabetes mellitus. *BMJ* 1997; 314: 1512–15.
12. Malmberg K, *et al.* Intense metabolic control by means of insulin in patients with diabetes mellitus and acute myocardial infarction (DIGAMI 2): effects on mortality and morbidity. *Eur Heart J* 2005; 26: 650–61.
13. Mellbin LG, *et al.* DIGAMI 2 Investigators. The impact of glucose lowering treatment on long-term prognosis in patients with type 2 diabetes and myocardial infarction: a report from the DIGAMI 2 trial. *Eur Heart J* 2008; 29: 166–76.
14. Weston C, *et al.* Early impact of insulin treatment on mortality for hyperglycaemic patients without known diabetes who present with an acute coronary syndrome. *Heart* 2007; 93: 1542–6.
15. Cheung NW, *et al.* The Hyperglycemia: Intensive Insulin Infusion in Infarction (HI-5) study: a randomized controlled trial of insulin infusion therapy for myocardial infarction. *Diabetes Care* 2006; 29: 765–70.

新生儿高血糖　由于胰岛素生成的延迟或减少，高血糖在发育很不成熟的新生儿中是很常见的。可以采用限制葡萄糖的治疗直到糖耐量获得改善。然而，这样也不能提供足够的葡萄糖来满足基础代谢的需要，采用胰岛素输注可以允许给予足够的葡萄糖。有人建议，最好是使用分开的且容易容纳静脉输液泵的方法，因为这些婴儿的需要量是频繁变动的[1]。然而，尚缺乏大型随机对照研究对高血糖治疗的风险获益进行评估[2]。而且，一项早期保护性胰岛素治疗的试验被提前终止了[3]，该研究使用固定剂量的胰岛素和调整剂量的葡萄糖静脉输注以维持正常血糖水平。尽管血糖控制有益，但使用胰岛素治疗的婴儿低血糖发生率增加，出生后28天内死亡率增高。

1. Ditzenberger GR, *et al.* Continuous insulin intravenous infusion therapy for VLBW infants. *J Perinat Neonatal Nurs* 1999; 13: 70–82.
2. Bottino M, *et al.* Interventions for treatment of neonatal hyperglycemia in very low birth weight infants. Available in The Cochrane Database of Systematic Reviews; Issue 1. Chichester: John Wiley; 2009 (accessed 07/04/09)
3. Beardsall K, *et al.* Early insulin therapy in very-low-birth-weight infants. *N Engl J Med* 2008; 359: 1873–84.

过量使用钙通道阻滞药　已有报道，大剂量胰岛素，以及为了保持它们正常的血浆浓度而联合葡萄糖和钾，在处理用传统治疗方法不能有效控制的钙通道阻滞药过量使用方面有重要的价值（见**硝苯地平**项下**不良反应的处置**，第396页）。一项包括13个已报道病例的评论[1]发现各种剂量的方案都已经被试用。这些方案包括快速注射胰岛素10~20U，以及以每小时0.1~1U/kg的速度持续输注。一篇报道[2]的作者提议的一种治疗方案是，起始静脉快速注射胰岛素1U/kg，接着以每小时0.5U/kg的速度持续输注；必要时可以每小时增加到1U/kg。一项包含7个病例的前瞻性研究[3]将输注剂量提高到每小时2U/kg。其他研究[4]也表明，由于存在30~45min的起效延迟时间，尽早使用高剂量胰岛素联合支持措施是合理的，可减少必须借助有创循环支持的可能。

1. Shepherd G, Klein-Schwartz W. High-dose insulin therapy for calcium-channel blocker overdose. *Ann Pharmacother* 2005; 39: 923–30.
2. Boyer EW, *et al.* Hyperinsulinemia/euglycemia therapy for calcium channel blocker poisoning. *Pediatr Emerg Care* 2002; 18: 36–7.
3. Greene SL, *et al.* Relative safety of hyperinsulinaemia/euglycaemia therapy in the management of calcium channel blocker overdose: a prospective observational study. *Intensive Care Med* 2007; 33: 2019–24.
4. Lheureux PER, *et al.* Bench-to-bedside review: hyperinsulinaemia/euglycaemia therapy in the management of overdose of calcium-channel blockers. *Crit Care* 2006; 10: 212. Available at: http://ccforum.content/pdf/cc4938.pdf (accessed 31/07/09)

制剂

BP 2010: Insulin Aspart Injection; Insulin Lispro Injection; Protamine Zinc Insulin Injection;
Ph. Eur.: Biphasic Insulin Injection; Biphasic Isophane Insulin Injection; Insulin Zinc Injectable Suspension; Insulin Zinc Injectable Suspension (Amorphous); Insulin Zinc Injectable Suspension (Crystalline); Isophane Insulin Injection; Soluble Insulin Injection;
USP 33: Extended Insulin Human Zinc Suspension; Extended Insulin Zinc Suspension; Human Insulin Isophane Suspension and Human Insulin Injection; Insulin Human Injection; Insulin Human Zinc Suspension; Insulin Injection; Insulin Lispro Injection; Insulin Zinc Suspension; Isophane Insulin Human Suspension; Isophane Insulin Suspension; Prompt Insulin Zinc Suspension.

专利制剂

Arg.: Actrapid HM; Apidra; Betalin; Betalin Lenta; Betalin Mix; Betalin NPH; Betasint; Biohulin C; Biohulin N; Densulin; Humalog; Humalog Mix 25 and 50; Humulin 70/30; Humulin L†; Humulin NPH; Humulin R; Humulin U†; Insulatard HM; Insuman N; Insuman R; Lantus; Levemir; Mixtard 30 HM†; Novolin N; Novolin R; NovoMix 30; NovoRapid; ***Austral.:*** Actrapid; Apidra; Humalog; Humalog Mix 25 and 50; Humulin 30/70; Humulin L†; Humulin NPH; Humulin R; Humulin U†; Hypurin Isophane; Hypurin Neutral; Lantus; Levemir; Mixtard 30/70, 50/50; Monotard†; NovoMix 30; NovoRapid; Protaphane; Ultratard†; ***Austria:*** Actrapid; Apidra; Humalog; Humalog Mix 25 and 50; Huminsulin Basal; Huminsulin Longt; Huminsulin Normal; Huminsulin Profil III; Huminsulin Ultralongt; Insulatard; Insuman Basal; Insuman Comb 15, 25, and 50; Insuman Infusat; Insuman Rapid; Lantus; Lev-

emir; Mixtard 10, 20, 30, 40, and 50; Monotard HM†; NovoMix 30; NovoRapid; Ultratard HM†; ***Belg.:*** Actrapid; Apidra; Humaject 30/70†; Humaject NPH†; Humaject Regular†; Humalog; Humalog Mix 25 and 50; Humuline 30/70; Humuline Long†; Humuline NPH; Humuline Regular; Humuline Ultralong†; Insulatard; Lantus; Levemir; Mixtard 30 and 50; Monotard HM†; NovoMix 30, 50, 70; NovoRapid; Ultratard†; Velosulin†; ***Braz.:*** Actrapid MC†; Biohulin 70/30, 80/20, and 90/10†; Biohulin Lenta†; Biohulin NPH; Biohulin Regular; Biohulin Ultralenta†; Exubera; Humalog; Humalog Mix 25; Humulin 70/30; Humulin Lenta; Humulin NPH; Humulin Regular; Insuman Comb 85N/15R and 75N/25R; Insuman N; Insuman R; Lantus; Levemir; Monotard MC†; Novolin 70/30; Novolin L†; Novolin N; Novolin R; Novolin U†; NovoMix; NovoRapid; Protaphane MC†; ***Canad.:*** Humalog; Humalog Mix 25; Humulin 30/70; Humulin L†; Humulin N; Humulin R; Humulin U†; Hypurin NPH; Hypurin Regular; Iletin II Pork Lente†; Iletin II Pork NPH†; Iletin II Pork Regular†; Lantus; Levemir; Novolin 30/70, 40/60, 50/50; Novolin NPH; Novolin Toronto; NovoMix 30; NovoRapid; ***Chile:*** Actrapid HM; Apidra; Bioinsugen-30/70; Bioinsugen-N; Bioinsugen-R; Humalog; Humalog Mix 25; Humulin 70/30; Humulin L; Humulin N; Humulin R; Insulatard HM; Insuman N; Insuman R; Lantus; Levemir; Mixtard 30 HM; Monotard HM†; NovoMix 30; NovoRapid; Wosulin 30/70†; Wosulin-N†; Wosulin-R†; ***Cz.:*** Actraphane 10, 20, 30, 40, 50; Actrapid; Apidra; Exubera†; Humalog; Humalog Basal; Humalog Mix 25 and 50; Humalog NPL†; Humulin L†; Humulin M3; Humulin N; Humulin R; Humulin U†; Hypurin Bovine Isophane†; Hypurin Bovine Protamin Zink Sulfat†; Hypurin Porcin Neutral†; Insulatard; Insuman Basal; Insuman Comb 15, 25, 30, 50; Insuman Infusat; Insuman Rapid; Lantus; Levemir; Liprolog; Liprolog Basal; Liprolog Mix 25 and 50; Mixtard 10, 20, 30, 40, and 50; Monotard HM†; NovoMix 30, 50, 70; NovoRapid; Optisulin; Protaphane; Ultratard HM†; Velosulin†; ***Denm.:*** Actrapid; Apidra; Humalog; Humalog Mix 25 and 50; Humulin Mix 30/70†; Humulin NPH; Humulin Regular; Insulatard; Insuman Basal; Insuman Comb 25†; Insuman Rapid; Lantus; Levemir; Mixtard 30, 40, and 50; Monotard†; NovoMix 30; NovoRapid; Velosulin†; ***Fin.:*** Actrapid; Humalog; Humalog Mix 25 and 50; Humulin NPH; Humulin Regular; Humutard†; Insuman Basal; Insuman Comb 25; Insuman Infusat; Insuman Rapid; Lantus; Levemir; Mixtard 10, 20, 30, and 50†; Monotard†; NovoMix 30; NovoRapid; Protaphane; Ultratard†; ***Fr.:*** Actrapid; Apidra; Exubera†; Humalog; Humalog Mix 25 and 50; Insulatard; Insuman Basal; Insuman Comb 15, 25, and 50; Insuman Infusat; Insuman Rapid; Insuplant; Lantus; Levemir; Lillypen Rapide†; Mixtard 30; NovoMix 30, 50, 70; NovoRapid; Umuline NPH; Umuline Profil 30; Umuline Rapide; Velosulin†; ***Ger.:*** Actraphane 30, 50; Actrapid; Apidra; B-Insulin†; Berlinsulin H 30/70; Berlinsulin H Basal; Berlinsulin H Normal; Humalog; Humalog Mix 25 and 50; Huminsulin Basal; Huminsulin Normal; Huminsulin Profil III; Insulatard Human†; Insulin Basal; Insulin Comb 30/70; Insulin Monotard HM†; Insulin Novo Semilente MC†; Insulin Rapid; Insulin S†; Insulin SNC†; Insuman Basal; Insuman Comb 15, 25, and 50; Insuman Infusat; Insuman Rapid; Lantus; Levemir; Liprolog; Liprolog Mix 25 and 50; Mixtard 30/70†; Monotard†; NovoMix 30; NovoRapid; Protaphane; Semilente†; Ultratard†; Velosulin†; ***Gr.:*** Actraphane 30; Actraphane HM; Actrapid; Apidra; Exubera; Humalog; Humalog Mix 25 and 50; Humalog NPL; Humulin L; Humulin M1, M2, M3, M4, M5; Humulin NPH; Humulin Regular; Humulin UL; Insuman Basal; Insuman Comb 15, 25, and 50; Insuman Infusat; Insuman Rapid; Lantus; Levemir; Mixtard 10, 20, 30, 40, and 50; Monotard; NovoMix 30; NovoRapid; Protaphane; Ultratard; Velosulin; ***Hong Kong:*** Actrapid HM; Humalog; Humulin 70/30; Humulin L†; Humulin N; Humulin R; Hypurin Isophane; Hypurin Lente; Hypurin Neutral; Hypurin Protamine Zinc; Lantus; Levemir; Mixtard 30 HM; Monotard HM†; NovoMix 30; NovoRapid; Protaphane HM; SciLin M30; SciLin N; SciLin R; Ultratard HM†; ***Hung.:*** Actrapid; Apidra; Humalog; Humalog Mix25 and Mix50; Humulin L†; Humulin M3; Humulin N; Humulin R; Humulin U†; Insulatard; Insulin Monotard†; Insulin Semilente†; Insulin Ultratard†; Insuman Basal; Insuman Comb 15, 25, and 50; Insuman Rapid; Lantus; Levemir; Mixtard 10, 20, 30, 40, and 50; Monotard MC†; NovoMix 30; NovoRapid; ***India:*** Actrapid HM; Actrapid†; Human Monotard; Insulatard HM; Insuman Rapid; Insuman 25/75 and 50/50; Lantus; Lentard; Mixtard 30 and 50; Mixulin; Rapidica; Rapimix; Wosulin N; Wosulin R; Wosulin 30/70 and 50/50; Zinulin; ***Indon.:*** Actrapid; Apidra; Humalog; Humalog Mix 25; Humulin 30/70; Humulin N; Humulin R; Insulatard HM; Lantus; Levemir; Mixtard 30; Monotard HM; NovoMix 30; NovoRapid; Sansulin; ***Irl.:*** Actraphane; Actrapid; Apidra; Humalog; Humalog Mix 25 and 50; Humalog NPL; Humulin I; Humulin Lente†; Humulin M3; Humulin S; Humulin Zn†; Insulatard; Insuman Basal; Insuman Comb 15, 25, and 50; Insuman Infusat; Insuman Rapid; Lantus; Levemir; Liprolog; Liprolog Mix 25 and 50; Mixtard 10, 20, 30, 40, and 50; Monotard†; NovoMix 30, 50, 70; NovoRapid; Optisulin; Ultratard†; ***Israel:*** Actrapid HM; Apidra; Humalog; Humalog Mix 25 and 50; Humalog NPL; Humulin 70/30; Humulin N; Humulin R; Insulatard HM NPH; Lantus; Levemir; Mixtard HM 30, 40, and 50; NovoMix 30, 50, 70; NovoRapid; ***Ital.:*** Actraphane 30, 50; Actrapid; Apidra; Humalog; Humalog Mix 25 and 50; Humalog NPL; Humulin 30/70; Humulin I; Humulin L†; Humulin R; Humulin U†; Lantus; Levemir; Monotard†; NovoMix 30, 50, 70; NovoRapid; Protaphane; Ultratard†; ***Jpn:*** Humacart 3/7†; InnoLet 10R, 20R, 30R, 40R, and 50R; InnoLet N; InnoLet R; Levemir; Monotard†; Novolin 10R, 20R, 30R, 40R, and 50R; Novolin N; Novolin R; Novolin U†; NovoRapid; NovoRapid 30 Mix chu; Penfill N; Penfill R; Penfill 10R, 20R, 30R, 40R, 50R; Velosulin; ***Malaysia:*** Actrapid HM; Humalog; Humalog Mix 25; Humulin 30/70; Humulin L†; Humulin N; Humulin R; Insulatard; Lantus; Levemir; Mixtard 30 HM; NovoMix; NovoRapid; ***Mex.:*** Bonglixan; Glinux 70/30; Glinux-N; Humalog; Humalog Mix 25; Humanilusin; Humulin 70/30; Humulin L†; Humulin N; Humulin R; Insulex; Insuman 100N; Insuman R; Insuman 15R/85N, 25R/75N; Lantus; Levemir; Novolin 30/70; Novolin L†; Novolin N; Novolin R; NovoMix 30; NovoRapid; Prodiabin-N; Shorant; ***Neth.:*** Actraphane 10, 20, 30, 40, 50; Actrapid; Apidra; Exubera; Humalog; Humalog Mix 25 and 50; Humalog NPL; Humuline 30/70; Humuline NPH; Humuline Regular; Insulatard; Insuman Basal; Insuman Comb 15, 25, and 50; Insuman Infusat; Insuman Rapid; Lantus; Levemir; Liprolog; Liprolog Mix 25 and 50; Mixtard 10, 20, 30, 40, and 50; Monotard†; NovoMix 30, 50, 70; NovoRapid; Optisulin; Protaphane; Ultratard†; Velosulin; ***Norw.:*** Actrapid; Apidra; Humalog; Humalog Mix 25; Humulin NPH; Insulatard; Insuman Basal; Insuman Comb 25; Insuman Infusat; Insuman Rapid; Lantus; Levemir; Mixtard 10, 20, 30, 40, and 50†; Monotard†; NovoMix 30; NovoRapid; Ultratard†; ***NZ:*** Actrapid; Apidra; Humalog; Humalog Mix 25 and 50; Humulin 70/30; Humulin L†; Humulin NPH; Humulin R; Insulatard MC; Lantus; Levemir; Mixtard 30 and 50; Monotard; NovoMix 30; NovoRapid; PenMix 10, 20, 30, 40, or 50; Protaphane; Ultratard; Velosulin HM; Velosulin MC; ***Philipp.:*** Actrapid HM; Apidra; Biosulidd L; Humalog; Humulin 70/30; Humulin N (NPH); Humulin R (Regular); Insulatard HM; Lantus; Levemir; Mixtard 30 HM; NovoMix 30; NovoRapid; Ransulin 70/30; Ransulin-N; Ransulin-R; SciLin M30; SciLin N; SciLin R; Wosulin 30/70; ***Pol.:*** Actrapid; Apidra; Gensulin N; Gensulin R; Gensulin M10, M20, M30, M40, or M50; Humaject M3 (30/70)†; Humaject R†; Humalog; Humalog Mix 25 and 50; Humalog NPL; Humulin M3 (30/70); Humulin N; Humulin R; Insulatard; Insulinum Lente; Insulinum Maxirapid; Insulinum Semilente; Insulinum Ultralente†; Insuman Basal; Insuman Comb 25; Insuman Rapid; Lantus; Levemir; Mixtard 10, 20, 30, 40, and 50; NovoMix 30 or 50; NovoRapid; Polhumin Mix -2, -3, -4, -5; Polhumin N; Polhumin R; Ultratard HM†; ***Port.:*** Actraphane 10, 20, 30, 40, 50; Actrapid; Apidra; Exubera†; Humalog; Humalog Mix 25 and 50; Humulin Lenta†; Humulin M3; Humulin NPH; Humulin Regular; Humulin Ultralenta†; Insulatard; Insuman Basal; Insuman Comb 15, 25, 30, 50; Insuman Infusat; Insuman Rapid; Isuhuman Basal†; Isuhuman Comb 25†; Isuhuman Rapid†; Lantus; Levemir; Liprolog; Liprolog Mix 25 and 50; Mixtard 10 , 20, 30, 40, and 50 HM; Monotard†; NovoMix 30, 50, 70; NovoRapid; Optisulin; Protaphane; Ultratard†; Velosulin†; ***Rus.:*** Actrapid HM (Актрапид НМ); Actrapid MC (Актрапид МС)†; Apidra (Апидра); Biosulin N (Биосулин Н); Biosulin R (Биосулин Р); Humalog (Хумалог); Humalog Mix 25 (Хумалог Микс 25); Humulin M3 (Хумулин М3); Humulin NPH (Хумулин НПХ); Humulin Regular (Хумулин Регуляр); Insulidd L (Инсулидд Л)†; Insulidd N (Инсулидд Н)†; Insulidd R (Инсулидд Р)†; Insulin Lt (Инсулин Лт)†; Insulin Maxirapid (Инсулин Максирапид)†; Insuman Basal (Инсуман Базал); Insuman Comb 25 (Инсуман Комб 25); Insuman Rapid (Инсуман Рапид); Insuran NPH (Инсуран НПХ); Insuran R (Инсуран Р); Lantus (Лантус); Levemir (Левемир); Levulin L (Левулин Л)†; Levulin N (Левулин Н)†; Levulin R (Левулин Р)†; Mixtard 30 HM (Микстард 30 НМ); Monotard MC (Монотард МС); NovoMix 30, 50, 70 (НовоМикс 30); NovoRapid (Новорапид); Protaphane HM (Протафан НМ); Rinsulin NPH (Ринсулин НПХ); Rinsulin R (Ринсулин Р); Rosinsuline R (Росинсулин Р); ***S.Afr.:*** Actraphane HM; Actrapid HM†; Apidra; Biosulin 30/70; Biosulin L; Biosulin N; Biosulin R; Humalog; Humalog Mix 25 and 50; Humulin 30/70; Humulin L†; Humulin N; Humulin R; Insuman Comb; Lantus; Levemir; Mixtard 20/80†; Monotard HM†; NovoMix 30; NovoRapid; Protaphane HM; Ultratard HM†; ***Singapore:*** Actrapid; Humalog; Humalog Mix 25; Humulin 30/70; Humulin L†; Humulin N; Humulin R; Insulatard; Lantus; Levemir; Mixtard 30; NovoMix 30; NovoRapid; ***Spain:*** Actrapid; Apidra; Humalog; Humalog Mix 25 and 50; Humalog NPL; Humaplus 30/70†; Humaplus NPH†; Humaplus Regular†; Humulina 30:70; Humulina NPH; Humulina Regular; Insulatard; Lantus; Levemir; Mixtard 30; Monotard†; NovoMix 30; NovoRapid; Ultratard†; ***Swed.:*** Actrapid; Apidra; Humalog; Humalog Mix 25 and 50; Humulin Mix 30/70; Humulin NPH; Humulin Regular; Insulatard; Insuman Basal; Insuman Comb 25; Insuman Infusat; Insuman Rapid; Lantus; Levemir; Mixtard 10, 20, 30, 40, and 50†; Monotard†; NovoMix 30; NovoRapid; Ultratard†; Velosulin†; ***Switz.:*** Actrapid HM; Actrapid MC†; Apidra; Humalog; Huminsulin Basal (NPH); Huminsulin Long†; Huminsulin Normal; Huminsulin Profil III; Huminsulin Ultralong†; Hypurin 30/70 Mix; Hypurin Isophane; Hypurin Neutral; Insulatard HM; Insulatard MC†; Insuman Basal; Insuman Comb 25; Insuman Infusat; Insuman Rapid; Lantus; Levemir; Mixtard 30 MC†; Mixtard HM 30; Monotard HM†; NovoMix 30; NovoRapid; Semilente MC†; Ultratard HM†; Velosulin HM†; ***Thai.:*** Actrapid HM; Gensulin N; Gensulin R; Gensulin M30, M50; Humalog; Humalog Mix 25; Humulin 70/30; Humulin N; Humulin R; Insugen-30/70; Insugen-R; Insulatard; Lantus; Levemir; Mixtard HM; Monotard HM†; NovoMix 30; NovoRapid; ***Turk.:*** Actrapid; Apidra; Humalog; Humalog Mix 25 and 50; Humulin M 70/30 and 80/20; Humulin N; Humulin R; Insulatard; Lantus; Levemir; Mixtard 20, 30, and 40; NovoMix 30, 50, 70; NovoRapid; Orgasulin Mix 30/70†; Orgasulin NPH; ***UAE:*** Jusline 70/30; Jusline N; Jusline R; ***UK:*** Actrapid; Apidra; Exubera†; Humalog; Humalog Mix 25 and 50; Humulin I; Humulin M3; Humulin S; Hypurin 30/70; Hypurin Isophane; Hypurin Lente; Hypurin Neutral; Hypurin Protamine Zinc; Insulatard; Insuman Basal; Insuman Comb 15, 25, and 50; Insuman Rapid; Lantus; Levemir; Mixtard 30†; NovoMix 30; NovoRapid; Pork Actrapid†; Pork Insulatard†; Pork Mixtard 30†; Velosulin†; ***Ukr.:*** Apidra (Эпайдра); Farmsulin H (Фармасулин Н); Lantus (Лантус); Levemir (Левемир); NovoMix 30 (Новомикс 30); NovoRapid (Новорапид); Wosulin 30/70 (Восулин); Wosulin-N (Восулин-Н); Wosulin-R (Восулин-Н-Р); ***USA:*** Apidra; Exubera†; Humalog; Humalog Mix 75/25 and 50/50; Humulin 70/30, 50/50; Humulin L†; Humulin N; Humulin R; Humulin U Ultralente†; Lantus; Lente; Lente Iletin II†; Levemir; Novolin 70/30; Novolin N; Novolin R; NovoLog; NovoLog Mix 70/30†; NPH Iletin II†; Regular Iletin II†; Ultralente; ***Venez.:*** Humalog; Humalog Mix 25; Humulin 70/30; Humulin L†; Humulin N; Humulin R; Insuman N; Insuman R; Lantus; Novolin 70/30†; Novolin L†; Novolin N†; Novolin R†.

Liraglutide (*USAN*, *rINN*) 利拉鲁肽

Liraglutida; Liraglutidum; NN-2211; NNC-901170. N^{26}-(Hexadecanoyl-L-γ-glutamyl)-(34-L-arginine)GLP-1-(7-37)-peptide.

Лираглутид

$C_{172}H_{265}N_{43}O_{51}$ = 3751.2.

CAS — 204656-20-2.

ATC — A10BX07.

ATC Vet — QA10BX07.

UNII — 839I73S42A.

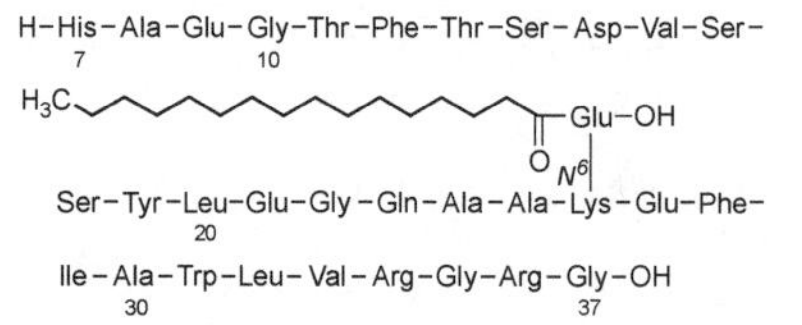
H–His–Ala–Glu–Gly–Thr–Phe–Thr–Ser–Asp–Val–Ser–
7
10
H3C
Glu–OH
O
N6
Ser–Tyr–Leu–Glu–Gly–Gln–Ala–Ala–Lys–Glu–Phe–
20
Ile–Ala–Trp–Leu–Val–Arg–Gly–Arg–Gly–OH
30
37

不良反应和注意事项

如**艾塞那肽**，见第138页。利拉鲁肽治疗中也曾发生甲状腺的不良反应，尤其是在甲状腺疾病患者中；曾报道过的不良反应包括降钙素水平升高、甲状腺肿大以及甲状腺肿瘤。具有甲状腺髓样癌和多发性内分泌腺瘤病2型病史或家族史为利拉鲁肽的禁忌证。合并轻度肾损伤（肌酐清除率60～90ml/min）的患者使用利拉鲁肽时无需进行剂量调整，但由于尚缺乏足够临床证据，不建议在具有更严重肾功能损伤的患者中使用该药。

药物相互作用

磺脲类药物和利拉鲁肽联用时可能增加低血糖风险，因此加用利拉鲁肽时可能需要减少磺脲类药物剂量。二甲双胍和噻唑烷二酮类药物与利拉鲁肽联用时则无需调整剂量。利拉鲁肽对于胃肠道的作用，如对胃排空的轻度延迟作用或致腹泻作用，可影响口服药物的吸收。

药动学

利拉鲁肽在皮下注射后缓慢吸收，8～12h后达到最高血药浓度。其生物利用度大约为55%，大于98%的药物结合于血浆蛋白。尽管尚未发现利拉鲁肽主要清除途径对应的特定器官，其单次皮下注射后代谢和清除的半衰期大约为13h。

用途和用法

利拉鲁肽是肠促胰肽类激素胰高糖素样肽-1（GLP-1）的类似物，通过作用于胰高糖素样肽-1受体起到与艾塞那肽类似的作用（见第138页）。在使用二甲双胍、磺脲类、二甲双胍联合磺脲类或噻唑烷二酮类尚不能获得良好血糖控制的2型糖尿病（第129页）患者，利拉鲁肽可作为附加治疗。给药途径为皮下注射，每日1次，与进餐时间无关，但最好均固定在同一时间给药。使用每日600μg的低起始剂量以减轻胃肠道不良反应，但该剂量对于血糖控制无效。至少1周以后方可将剂量调整为每日1.2mg。部分患者可通过进一步将剂量调整为每日1.8mg获益，但剂量调整的时间间隔最好在1周以上。

1. Nauck M, *et al.* LEAD-2 Study Group. Efficacy and safety comparison of liraglutide, glimepiride, and placebo, all in combination with metformin, in type 2 diabetes: the LEAD (Liraglutide Effect and Action in Diabetes)-2 study. *Diabetes Care* 2009; **32:** 84–90.
2. Garber A, *et al.* LEAD-3 (Mono) Study Group. Liraglutide versus glimepiride monotherapy for type 2 diabetes (LEAD-3 Mono): a randomised, 52-week, phase III, double-blind, parallel-treatment trial. *Lancet* 2009; **373:** 473–81.
3. Marre M, *et al.* LEAD-1 SU Study Group. Liraglutide, a once-daily human GLP-1 analogue, added to a sulphonylurea over 26 weeks produces greater improvements in glycaemic and weight control compared with adding rosiglitazone or placebo in subjects with type 2 diabetes (LEAD-1 SU). *Diabet Med* 2009; **26:** 268–78.
4. Zinman B, *et al.* LEAD-4 Study Investigators. Efficacy and safety of the human glucagon-like peptide-1 analog liraglutide in combination with metformin and thiazolidinedione in patients with type 2 diabetes (LEAD-4 Met+TZD). *Diabetes Care* 2009; **32:** 1224–30. Correction. *ibid.* 2010; **33:** 692.
5. Buse JB, *et al.* LEAD-6 Study Group. Liraglutide once a day versus exenatide twice a day for type 2 diabetes: a 26-week randomised, parallel-group, multinational, open-label trial (LEAD-6). *Lancet* 2009; **374:** 39–47.
6. Croom KF, McCormack PL. Liraglutide: a review of its use in type 2 diabetes mellitus. *Drugs* 2009; **69:** 1985–2004.

肥胖 利拉鲁肽用于肥胖（参见M37第2069页）的治疗尚处于研究阶段[1]。

1. Astrup A, *et al.* Effects of liraglutide in the treatment of obesity: a randomised, double-blind, placebo-controlled study. *Lancet* 2009; **374:** 1606–16. Correction. *ibid.* 2010; **375:** 984.

制剂

专利制剂

Cz.: Victoza; ***Fr.:*** Victoza; ***Irl.:*** Victoza; ***UK:*** Victoza; ***USA:*** Victoza.

Metformin Hydrochloride (*BANM*, *USAN*, *rINNM*) 盐酸二甲双胍

Hidrocloruro de metformina; LA-6023 (metformin or metformin hydrochloride); Metformiinihydrokloridi; Metformin Hidroklorür; Metformine, chlorhydrate de; Metformin-hidroklorid; Metforminhydroklorid; Metformini hydrochloridum; Metformino hidrochloridas. 1,1-Dimethylbiguanide hydrochloride.

Метформина Гидрохлорид

$C_4H_{11}N_5,HCl$ = 165.6.

CAS — 657-24-9 (metformin); 1115-70-4 (metformin hydrochloride).

ATC — A10BA02.

ATC Vet — QA10BA02.

UNII — 786Z46389E.

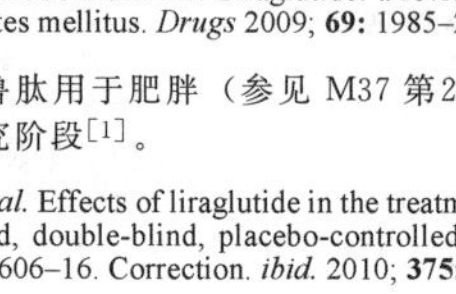
CH3
H
N
N
NH2
H3C
NH
NH

(metformin)

Pharmacopoeias. In *Chin., Eur.* (see p.vii), *Jpn*, and *US.*

Ph. Eur. 6.8（Metformin Hydrochloride） 白色或类白色结晶。易溶于水；微溶于乙醇；几乎不溶于丙酮和二氯甲烷。

USP 33（Metformin Hydrochloride） 一种白色结晶粉末。易溶于水；微溶于乙醇；几乎不溶于丙酮和二氯甲烷。

不良反应、处置和注意事项

参见双胍类，第136页。

哺乳 基于动物研究，英国和美国的注册药品信息警示

二甲双胍可能会分布于母乳中，如果妇女希望在哺乳的同时接受药物治疗，则必须考虑药物对婴儿的可能影响。然而，一项包括 7 名在进行哺乳的同时每天平均服用 1.5g 二甲双胍的妇女的研究发现，乳汁中的浓度大约是母亲血浆浓度的三分之一，因此婴儿每天预计接受的平均剂量是 40μg/kg。获取 4 名婴儿血样：二甲双胍浓度在 2 名婴儿体内未被检出，而在其他婴儿体内则非常低（是母亲检测值的 10%～15%）。依据这些结果，作者认为接受二甲双胍治疗的妇女不需要对哺乳产生顾虑[1]。其他 3 项包括 13 名妇女的研究[2,3]中获得的类似结果进一步表明，二甲双胍分布于乳汁中，其浓度低于母亲血浆浓度，母乳喂养的婴儿所接受的剂量只占母体内剂量非常小的比例。6 名母乳喂养的婴儿没有出现二甲双胍相关的不良反应。一项前瞻性研究[4]收集了为治疗多囊卵巢综合征而服用二甲双胍（每日 1.5～2.55g）的妇女产下婴儿的数据，包括体重、身高和运动社交能力的发育，随访 6 个月以上，未发现 61 名母乳喂养的婴儿和 50 名配方奶喂养的婴儿间存在差异。

1. Hale TW, et al. Transfer of metformin into human milk. Diabetologia 2002; 45: 1509–14.
2. Gardiner SJ, et al. Transfer of metformin into human milk. Clin Pharmacol Ther 2003; 73: 71–7.
3. Briggs GG, et al. Excretion of metformin into breast milk and the effect on nursing infants. Obstet Gynecol 2005; 105: 1437–41.
4. Glueck CJ, et al. Growth, motor, and social development in breast- and formula-fed infants of metformin-treated women with polycystic ovary syndrome. J Pediatr 2006; 148: 628–32.

禁食 斋月期间禁食的穆斯林患者服用二甲双胍所发生的低血糖的风险非常大，建议他们调整服药的时间，见**胰岛素**的**注意事项**项下，第147页。

妊娠 妊娠期间的糖尿病治疗通常倾向于使用胰岛素。然而，仅有少量证据证明对糖尿病妊娠妇女二甲双胍不增加先天畸形的风险[1,2]且对妊娠有不良影响[2]。对于妊娠期糖尿病，一项在超过 700 名妇女中进行的对照研究[3]发现，二甲双胍单用或与胰岛素联用相比单用胰岛素治疗并不增加母亲及新生儿的并发症。尽管二甲双胍组早产（37 周之前）的发生率较高，未发现该组其他并发症的增高。

为改善相间，二甲双胍的使用在多囊卵巢综合征的治疗中正逐步增多。越来越多的证据表明，在这些妇女妊娠前及妊娠过程中使用二甲双胍并不增加先天畸形的风险[1,4～7]，且可降低在多囊卵巢综合征妇女中较为常见的妊娠头 3 个月自发流产的发生率[4,6,7]。该药亦可能降低此类妇女妊娠期糖尿病的发生率[4,5,7]。

1. Gilbert C, et al. Pregnancy outcome after first-trimester exposure to metformin: a meta-analysis. Fertil Steril 2006; 86: 658–63.
2. Hughes RCE, Rowan JA. Pregnancy in women with type 2 diabetes: who takes metformin and what is the outcome? Diabet Med 2006; 23: 318–22.
3. Rowan JA, et al. MiG Trial Investigators. Metformin versus insulin for the treatment of gestational diabetes. N Engl J Med 2008; 358: 2003–15. Correction. ibid.; 106.
4. Glueck CJ, et al. Pregnancy outcomes among women with polycystic ovary syndrome treated with metformin. Hum Reprod 2002; 17: 2858–64.
5. Glueck CJ, et al. Height, weight, and motor-social development during the first 18 months of life in 126 infants born to 109 mothers with polycystic ovary syndrome who conceived on and continued metformin through pregnancy. Hum Reprod 2004; 19: 1323–30.
6. Thatcher SS, Jackson EM. Pregnancy outcome in infertile patients with polycystic ovary syndrome who were treated with metformin. Fertil Steril 2006; 85: 1002–9.
7. Nawaz FH, et al. Does continuous use of metformin throughout pregnancy improve pregnancy outcomes in women with polycystic ovarian syndrome? J Obstet Gynaecol Res 2008; 34: 832–7.

肾损伤 由于存在乳酸性酸中毒的风险，通常避免在肾损伤的患者中使用双胍类药物。美国的注册的药品信息警示建议对于血肌酐浓度超过年龄对应的正常上限或存在任何肾损伤证据的患者不应使用二甲双胍。英国的注册药品信息警示建议肌酐清除率低于 60ml/min 的患者不宜使用二甲双胍。NICE[1]指南建议，对于血肌酐超过 130μmol/L 或估算的肾小球滤过率低于 45ml/（min·1.73m²）的患者二甲双胍的剂量需重新进行评估，血肌酐超过 150μmol/L 或估算的肾小球滤过率低于 30ml/（min·1.73m²）的患者则需停用二甲双胍。

1. National Collaborating Centre for Chronic Conditions/NICE. Type 2 diabetes: the management of type 2 diabetes (issued May 2009). Available at: http://www.nice.org.uk/nicemedia/pdf/CG87NICEGuideline.pdf (accessed 16/06/09)

药物相互作用

参见双胍类，第137页。

药动学

盐酸二甲双胍从胃肠道缓慢的并且不完全吸收；500mg 单一剂量的绝对生物利用度为 50%～60%，如

果与食物一起服用时会稍有下降。血浆中的蛋白结合可忽略不计；二甲双胍以原形经尿液排泄。血浆消除半衰期是 2～6h。二甲双胍可通过胎盘并且会有少量分布于乳汁中。

1. Scheen AJ. Clinical pharmacokinetics of metformin. Clin Pharmacokinet 1996; 30: 359–71.
2. Sambol NC, et al. Pharmacokinetics and pharmacodynamics of metformin in healthy subjects and patients with noninsulin-dependent diabetes mellitus. J Clin Pharmacol 1996; 36: 1012–21.
3. Charles B, et al. Population pharmacokinetics of metformin in late pregnancy. Ther Drug Monit 2006; 28: 67–72.
4. Zolk O. Current understanding of the pharmacogenomics of metformin. Clin Pharmacol Ther 2009; 86: 595–8.
5. Eyal S, et al. Pharmacokinetics of metformin during pregnancy. Drug Metab Dispos 2010; 38: 833–40.

用途和用法

盐酸二甲双胍是一种双胍类抗糖尿病药（第136页）。它经口给药，用于 2 型糖尿病的治疗（见下文），并且是超重患者的首选药物。初始剂量是 500mg，每日 2 次或 3 次，或者 850mg，每日 1 次或 2 次，与食物或餐后服用，如果有必要至少间隔 1 周逐渐增加剂量至每日 2～3g；每日 3g 的剂量与胃肠道不良反应发生率增加相关。胃肠道反应常见于初始治疗时，BNF 59 推荐开始治疗时早餐给予 500mg 至少 1 周，然后增加至 500mg，每日 2 次，与早饭及晚饭同服，至少 1 周，然后加量至 500mg，每日 3 次；常规最大剂量为每日 2g，分次给应。一种缓释剂型已经应用在成人的治疗，它的初始剂量是每日 500mg，间隔至少 1 周可以增加 500mg，直到最大剂量 2g，每日晚餐时 1 次给予。如果血糖控制不充分，药物剂量可以分为 1g，每日 2 次进餐时给予。如果需要的剂量超过 2g，应该给予标准制剂。儿童与青少年的药物剂量参见下文。

二甲双胍也可制成氯苯氧乙酸盐和双羟萘酸盐。

1. Dunn CJ, Peters DH. Metformin: a review of its pharmacological properties and therapeutic use in non-insulin-dependent diabetes mellitus. Drugs 1995; 49: 721–49.
2. Davidson MB, Peters AL. An overview of metformin in the treatment of type 2 diabetes mellitus. Am J Med 1997; 102: 99–110.
3. Klepser TB, Kelly MW. Metformin hydrochloride: an antihyperglycemic agent. Am J Health-Syst Pharm 1997; 54: 893–903. Correction. ibid.; 1335.
4. Kirpichnikov D, et al. Metformin: an update. Ann Intern Med 2002; 137: 25–33.
5. Hundal RS, Inzucchi SE. Metformin: new understandings, new uses. Drugs 2003; 63: 1879–94.
6. Goodarzi MO, Bryer-Ash M. Metformin revisited: re-evaluation of its properties and role in the pharmacopoeia of modern antidiabetic agents. Diabetes Obes Metab 2005; 7: 654–65.
7. Stumvoll M, et al. Metformin. Endocr Res 2007; 32: 39–57.
8. Scarpello JHB, Howlett HCS. Metformin therapy and clinical uses. Diab Vasc Dis Res 2008; 5: 157–67.

作用 二甲双胍增加胰岛素敏感性、促进细胞对葡萄糖的摄取和抑制肝糖原输出的机制仍不明确。一篇关于二甲双胍作用的综述[1]认为，二甲双胍主要作用于细胞膜水平。在胰岛素抵抗的细胞中，二甲双胍被认为可以纠正胰岛素信号转导中的缺陷，使葡萄糖转运和糖原合成正常化。在高血糖情况下，有报道认为二甲双胍可以提高膜内镶嵌的葡萄糖转运子的活性。已有一些证据表明二甲双胍能够抑制糖基化终末产物的生成，而这些终产物与糖尿病并发症的发生相关[2]。

1. Wiernsperger NF. Membrane physiology as a basis for the cellular effects of metformin in insulin resistance and diabetes. Diabetes Metab 1999; 25: 110–27.
2. Beisswenger P, Ruggiero-Lopez D. Metformin inhibition of glycation processes. Diabetes Metab 2003; 29: 6S95–6S103.

儿童用法 在 10 岁及以上儿童 2 型糖尿病患者中，口服盐酸二甲双胍的起始剂量可为 500mg 或 850mg，每日 1 次，或者 500mg，每日 2 次，餐时或餐后服用。如有必要可缓慢增加剂量，间隔至少 1 周，直到最大剂量每日 2g，分 2 次或 3 次给予。在治疗起始阶段，胃肠道不良反应较为常见，BNFC 2010/11 建议 8～10 岁的儿童起始剂量为 500mg，每日 1 次；对于 8～10 岁的儿童建议起始剂量为 200mg，每日 1 次，尽管该种用法在英国未获许可。缓释剂型在儿童中的使用均未获得许可。

儿童和青少年中 2 型糖尿病较为罕见，但在各国，尤其是西方国家由于肥胖的流行，其发病率也呈上升趋势。一项在 10～17 岁 2 型糖尿病患者中进行的小型安慰剂对照研究[1]发现二甲双胍可改善血糖控制，其不良反应与成人类似。在 131 名平均年龄为 13.8 岁的儿童中进行的与格列美脲的对照研究中，二甲双胍也被证实安全有效[2]。在具有 2 型糖尿病风险的高胰岛素血症的儿童和青少年中进行的二甲双胍的小型研究[3～5]也显示二甲双胍的作用机体本身及空腹胰岛素浓度。

1 型糖尿病青少年在青春期可发生胰岛素抵抗和代谢紊乱。因此，此类患者中在胰岛素治疗的基础上用二甲双胍可否获益也是研究人员的一个关注点，部分

小型研究曾报道二甲双胍的使用可改善血糖控制[6～8]并减少胰岛素用量[6～8]。

在小队列多囊卵巢综合征的青少年中进行的研究报道了使用二甲双胍后睾酮水平降低和月经周期规律性改善[9～11]，以及高胰岛素血症患者胰岛素敏感性的增加[9]。部分但并非全部研究也报道了在改善体重指数[9,11]和多毛症[11]方面的获益。

1. Jones KL, et al. Effect of metformin in pediatric patients with type 2 diabetes: a randomized controlled trial. Diabetes Care 2002; 25: 89–94.
2. Gottschalk M, et al. Glimepiride versus metformin as monotherapy in pediatric patients with type 2 diabetes: a randomized, single-blind comparative study. Diabetes Care 2007; 30: 790–4.
3. Freemark M, Bursey D. The effects of metformin on body mass index and glucose tolerance in obese adolescents with fasting hyperinsulinemia and a family history of type 2 diabetes. Abstract: Pediatrics 2001; 107: 763–4. Full version: http://pediatrics.aappublications.org/cgi/content/full/107/4/e55 (accessed 25/06/07)
4. Srinivasan S, et al. Randomized, controlled trial of metformin for obesity and insulin resistance in children and adolescents: improvement in body composition and fasting insulin. J Clin Endocrinol Metab 2006; 91: 2074–80.
5. Atabek ME, Pirgon O. Use of metformin in obese adolescents with hyperinsulinemia: a 6-month, randomized, double-blind, placebo-controlled clinical trial. J Pediatr Endocrinol Metab 2008; 21: 339–48.
6. Hamilton J, et al. Metformin as an adjunct therapy in adolescents with type 1 diabetes and insulin resistance: a randomized controlled trial. Diabetes Care 2003; 26: 138–43.
7. Särnblad S, et al. Metformin as additional therapy in adolescents with poorly controlled type 1 diabetes: randomised placebo-controlled trial with aspects on insulin sensitivity. Eur J Endocrinol 2003; 149: 323–9.
8. Urakami T, et al. Usefulness of the addition of metformin to insulin in pediatric patients with type 1 diabetes mellitus. Pediatr Int 2005; 47: 430–3.
9. Allen HF, et al. Randomized controlled trial evaluating response to metformin versus standard therapy in the treatment of adolescents with polycystic ovary syndrome. J Pediatr Endocrinol Metab 2005; 18: 761–8.
10. Bridger T, et al. Randomized placebo-controlled trial of metformin for adolescents with polycystic ovary syndrome. Arch Pediatr Adolesc Med 2006; 160: 241–6.
11. De Leo V, et al. Metformin treatment is effective in obese teenage girls with PCOS. Hum Reprod 2006; 21: 2252–6.

糖尿病 英国前瞻性糖尿病研究（UKPDS）的结果显示，采用二甲双胍严格控制血糖可以降低 2 型糖尿病超重患者糖尿病并发症（见第132页）和死亡的风险[1,2]。这项研究还产生出用二甲双胍加上一种磺脲类药物进行强化治疗的观点（见**药物相互作用**项下，第164页），但进一步的分析并不支持这一观点，而这种联合治疗方案在 2 型糖尿病（第129页）治疗中已被人们广泛采用。在需要联合或强化治疗的患者中，二甲双胍还可与噻唑烷二酮类[3～6]或胰岛素[7]合用。一项系统性综述[8]发现仅有少数对照研究比较了二甲双胍和另一种口服降糖尿病药或胰岛素的不同应用组合之间的疗效，其结论为没有特定的组合可提供更有效的血糖控制。

二甲双胍用于高危患者预防 2 型糖尿病的发生尚处于研究阶段。尽管在糖耐量受损的患者中进行的一项研究[9]表明，虽然平均 2.8 年的二甲双胍可降低 2 型糖尿病发生率达 31%，强化生活方式的改变事实上更加有效（降低 58% 的发病率）。相比二甲双胍，生活方式的改变在减少心血管危险因子[10]和代谢综合征发生[11]方面同样更为有效。这些效应的持续性尚不可知，但该研究的随访目前正在进行中。一项荟萃分析[12]同样发现二甲双胍可改善体重、脂质谱和胰岛素抵抗，减少高危患者 2 型糖尿病的发生，但饮食和运动仍然是糖尿病预防的基础。

人们对于把口服二甲双胍作为接受胰岛素治疗的 1 型糖尿病患者的辅助治疗产生了一些兴趣[13]，尤其是超重或血糖控制不佳的患者。研究一致认为服用二甲双胍的患者其每日胰岛素总需要量是减少的[14～18]。尽管小型短期研究[15～17]在持续 6 个月[14]和 12 个月[18]的较大规模的研究未发现其在改善糖化血红蛋白（HbA$_{1c}$）方面有显著差异。体重[18]和体重指数[17]的降低仅在服用二甲双胍 1 年以上那组可见显著差异。大体上，加用二甲双胍不增加低血糖事件的发生，但一项研究[18]的结果表明，主要事件的严重程度可能增加。对二甲双胍在患有 1 型糖尿病和青春期胰岛素抵抗的青少年中的应用，也曾有研究报道（见上文**儿童用法**）。

1. UK Prospective Diabetes Study Group. Effect of intensive blood-glucose control with metformin on complications in overweight patients with type 2 diabetes (UKPDS 34). Lancet 1998; 352: 854–65.
2. Holman RR, et al. 10-Year follow-up of intensive glucose control in type 2 diabetes. N Engl J Med 2008; 359: 1577–89.
3. Fonseca V, et al. Effect of metformin and rosiglitazone combination therapy in patients with type 2 diabetes mellitus: a randomized controlled trial. JAMA 2000; 283: 1695–1702. Correction. ibid.; 284: 1384.
4. Einhorn D, et al. Pioglitazone hydrochloride in combination with metformin in the treatment of type 2 diabetes mellitus: a randomized, placebo-controlled study. Clin Ther 2000; 22: 1395–1409.

5. Wellington K. Rosiglitazone/metformin. *Drugs* 2005; **65:** 1581–92.
6. Deeks ED, Scott LJ. Pioglitazone/metformin. *Drugs* 2006; **66:** 1863–77.
7. Avilés-Santa L, *et al.* Effects of metformin in patients with poorly controlled, insulin-treated type 2 diabetes mellitus: a randomized, double-blind, placebo-controlled trial. *Ann Intern Med* 1999; **131:** 182–88.
8. Monami M, *et al.* Comparison of different drugs as add-on treatments to metformin in type 2 diabetes: a meta-analysis. *Diabetes Res Clin Pract* 2008; **79:** 196–203.
9. Diabetes Prevention Program Research Group. Reduction in the incidence of type 2 diabetes with lifestyle intervention or metformin. *N Engl J Med* 2002; **346:** 393–403.
10. Diabetes Prevention Program Research Group. Impact of intensive lifestyle and metformin therapy on cardiovascular disease risk factors in the Diabetes Prevention Program. *Diabetes Care* 2005; **28:** 888–94.
11. Orchard TJ, *et al.* The effect of metformin and intensive lifestyle intervention on the metabolic syndrome: the Diabetes Prevention Program randomized trial. *Ann Intern Med* 2005; **142:** 611–19.
12. Salpeter SR, *et al.* Meta-analysis: metformin treatment in persons at risk for diabetes mellitus. *Am J Med* 2008; **121:** 149–57.
13. Vella S, *et al.* The use of metformin in type 1 diabetes: a systematic review of efficacy. *Diabetologia* 2010; **53:** 809–20.
14. Meyer L, *et al.* The benefits of metformin therapy during continuous subcutaneous insulin infusion treatment of type 1 diabetic patients. *Diabetes Care* 2002; **25:** 2153–8.
15. Gunton JE, Twigg SM. Metformin use as an adjunct to insulin treatment in selected patients with type 1 diabetes mellitus. *Med J Aust* 2003; **178:** 591–2.
16. Khan ASA, *et al.* The effect of metformin on blood glucose control in overweight patients with type 1 diabetes. *Diabet Med* 2006; **23:** 1079–84.
17. Moon RJ, *et al.* The addition of metformin in type 1 diabetes improves insulin sensitivity, diabetic control, body composition and patient well-being. *Diabetes Obes Metab* 2007; **9:** 143–5.
18. Lund SS, *et al.* Effect of adjunct metformin treatment in patients with type-1 diabetes and persistent inadequate glycaemic control: a randomized study. *PLoS One* 2008; **3:** e3363. Available at: http://www.plosone.org/article/info%3Adoi%2F10.1371%2Fjournal.pone.0003363 (accessed 17/08/09)

恶性肿瘤 部分证据表明服用二甲双胍的患者其恶性肿瘤的患病率或死亡率是降低的[1~4]，因此，人们对于二甲双胍可否作为恶性肿瘤的预防药物或者治疗的辅助药物产生了兴趣[5~11]。

1. Libby G, *et al.* New users of metformin are at low risk of incident cancer: a cohort study among people with type 2 diabetes. *Diabetes Care* 2009; **32:** 1620–5.
2. Landman GW, *et al.* Metformin associated with lower cancer mortality in type 2 diabetes: ZODIAC-16. *Diabetes Care* 2010; **33:** 322–6.
3. Bodmer M, *et al.* Long-term metformin use is associated with decreased risk of breast cancer. *Diabetes Care* 2010; **33:** 1304–8.
4. Donadon V, *et al.* Metformin and reduced risk of hepatocellular carcinoma in diabetic patients with chronic liver disease. *Liver Int* 2010; **30:** 750–8.
5. Jiralerspong S, *et al.* Metformin and pathologic complete responses to neoadjuvant chemotherapy in diabetic patients with breast cancer. *J Clin Oncol* 2009; **27:** 3297–3302.
6. Martin-Castillo B, *et al.* Incorporating the antidiabetic drug metformin in HER2-positive breast cancer treated with neo-adjuvant chemotherapy and trastuzumab: an ongoing clinical-translational research experience at the Catalan Institute of Oncology. *Ann Oncol* 2010; **21:** 187–9.
7. Gonzalez-Angulo AM, Meric-Bernstam F. Metformin: a therapeutic opportunity in breast cancer. *Clin Cancer Res* 2010; **16:** 1695–1700.
8. Martin-Castillo B, *et al.* Metformin and cancer: doses, mechanisms and the dandelion and hormetic phenomena. *Cell Cycle* 2010; **9:** 1057–64.
9. Ben Sahra I, *et al.* Metformin in cancer therapy: a new perspective for an old antidiabetic drug? *Mol Cancer Ther* 2010; **9:** 1092–9.
10. Wysocki PJ, Wierusz-Wysocka B. Obesity, hyperinsulinemia and breast cancer: novel targets and a novel role for metformin. *Expert Rev Mol Diagn* 2010; **10:** 509–19.
11. Papanas N, *et al.* Metformin and cancer: licence to heal? *Expert Opin Invest Drugs* 2010; **19:** 913–17.

多囊卵巢综合征 已有研究表明，高胰岛素血症可能在患有多囊卵巢综合征（PCOS，参见 M37 第2013页）妇女中所观察到的刺激卵巢产生异常雄激素的病理生理机制中发挥重要作用。关于 PCOS 采用二甲双胍的绝大多数早期研究是小规模的、观察性的，并且是短期的、具有混合结果的研究。尽管有报道胰岛素水平有下降，胰岛素敏感性增加以及雄激素浓度得到改善，但是其他研究并没有证实这些作用[1]。此后的随机研究也是小规模的，但有一些是更长期的研究。这些研究报道了肥胖患者的体重下降[2]，胰岛素水平降低[2~4]并且敏感性增加[5]，雄激素和其他激素水平得到改善[2,3,5]，月经模式也得以改善[2,4,5]，但是同样的，这些结果并不一致。研究也报道了二甲双胍可减少多囊卵巢综合征妇女的多毛症，但其作用仅为中度作用，与激素类避孕药类似，不及抗雄激素治疗有效[6,7]。

二甲双胍对于多囊卵巢综合征患者不育症的作用也曾进行研究。早期小规模研究使用二甲双胍单独使用或与枸橼酸氯米芬联用可促进排卵；联用时妊娠率亦有提高[8]。然而，后来的 2 项大型的安慰剂对照研究发现二甲双胍单独使用或与氯米芬联用并不能改善患有多囊卵巢综合征妇女的排卵、妊娠和活产率[9,10]。一项包含上述 2 项大型研究的荟萃分析[11]的结论认为，二甲双胍单用或与氯米芬联用在未使用过氯米芬的妇女中并不能提高活产率，但有证据表明在对氯米芬抵抗的妇女加用二甲双胍可提高活产率。基于有限证据的结论表明，在腹腔镜卵巢钻孔或应用卵泡刺激素的情况下加用二甲双胍并无明显获益。在对使用辅助生殖技术（体外授精或单精子胞浆内注射）的研究进行的一项系统性综述[12]发现，加用二甲双胍并不改善活产率、临床妊娠率或流产率。二甲双胍与卵巢过度刺激综合征发生率的降低相关，但可能的机制仍不明晰。

患有多囊卵巢综合征的妇女发生糖耐量受损、2 型糖尿病以及代谢综合征其他特征的风险增高。在美国，所有患有多囊卵巢综合征的妇女均推荐考虑使用二甲双胍，特别是超重或肥胖的妇女[13]。尽管二甲双胍可能对这些心血管疾病危险因素有改善作用，目前尚缺乏长期前瞻性的研究证据[7]。

1. Norman RJ, *et al.* Metformin and intervention in polycystic ovary syndrome. *Med J Aust* 2001; **174:** 580–3.
2. Pasquali R, *et al.* Effect of long-term treatment with metformin added to hypocaloric diet on body composition, fat distribution, and androgen and insulin levels in abdominally obese women with and without the polycystic ovary syndrome. *J Clin Endocrinol Metab* 2000; **85:** 2767–74.
3. Nestler JE, Jakubowicz DJ. Decreases in ovarian cytochrome P450c17α activity and serum free testosterone after reduction of insulin secretion in polycystic ovary syndrome. *N Engl J Med* 1996; **335:** 617–23.
4. Morin-Papunen LC, *et al.* Endocrine and metabolic effects of metformin versus ethinyl estradiol-cyproterone acetate in obese women with polycystic ovary syndrome: a randomized study. *J Clin Endocrinol Metab* 2000; **85:** 3161–8.
5. Moghetti P, *et al.* Metformin effects on clinical features, endocrine and metabolic profiles, and insulin sensitivity in polycystic ovary syndrome: a randomized, double-blind, placebo-controlled 6-month trial, followed by open, long-term clinical evaluation. *J Clin Endocrinol Metab* 2000; **85:** 139–46.
6. Cosma M, *et al.* Insulin sensitizers for the treatment of hirsutism: a systematic review and metaanalyses of randomized controlled trials. *J Clin Endocrinol Metab* 2008; **93:** 1135–42.
7. Mathur R, *et al.* Use of metformin in polycystic ovary syndrome. *Am J Obstet Gynecol* 2008; **199:** 596–609.
8. Lord JM, *et al.* Metformin in polycystic ovary syndrome: systematic review and meta-analysis. *BMJ* 2003; **327:** 951–3.
9. Moll E, *et al.* Effect of clomifene citrate plus metformin and clomifene citrate plus placebo on induction of ovulation in women with newly diagnosed polycystic ovary syndrome: randomised double blind clinical trial. Abridged version: *BMJ* 2006; **332:** 1485–8. Full version: http://www.bmj.com/cgi/reprint/332/7556/1485 (accessed 17/06/08) Correction available at: http://www.bmj.com/cgi/content/full/336/7643/0-b (accessed 17/06/08)
10. Legro RS, *et al.* Cooperative Multicenter Reproductive Medicine Network. Clomiphene, metformin, or both for infertility in the polycystic ovary syndrome. *N Engl J Med* 2007; **356:** 551–66.
11. Moll E, *et al.* The role of metformin in polycystic ovary syndrome: a systematic review. *Hum Reprod Update* 2007; **13:** 527–37.
12. Tso LO, *et al.* Metformin treatment before and during IVF or ICSI in women with polycystic ovary syndrome. Available in The Cochrane Database of Systematic Reviews; Issue 2. Chichester: John Wiley; 2009 (accessed 30/06/09).
13. AACE Polycystic Ovary Syndrome Writing Committee. American Association of Clinical Endocrinologists position statement on metabolic and cardiovascular consequences of polycystic ovary syndrome. *Endocr Pract* 2005; **11:** 126–34. Also available at: http://www.aace.com/pub/pdf/guidelines/PCOSpositionstatement.pdf (accessed 30/06/09)

制剂

BP 2010: Metformin Tablets;
USP 33: Glipizide and Metformin Hydrochloride Tablets; Glyburide and Metformin Hydrochloride Tablets; Metformin Hydrochloride Extended-Release Tablets; Metformin Hydrochloride Tablets.

专利制剂

Arg.: Baligluc; DBI AP; Diab Dos; Duburina; Glucaminol; Glucogood; Glucophage; Islotin; Mectin; Medobis; Melgib; Metforal; Oxemet; Redugluc; ***Austral.:*** Diabex; Diaformin; Formet; Glucohexal; Glucomet; Glucophage; Metex; Novomet†; ***Austria:*** Clonarol†; Desugar†; Diabetex; Glucomin†; Glucophage; Meglucon; ***Belg.:*** Glucophage; Metformax; ***Braz.:*** Diaformin; Dimefor; Formet†; Formyn; Glicefor; Glifage; Glucoformin; Meguanin; Metfordin†; Metformed; Metformix; Teutoformin; ***Canad.:*** Glucophage; Glumetza; Glycon; ***Chile:*** Diabetyl; Diaglitab; Fintaxim; Glafornil; Glicenex; Glidanil; Glifortex; Glucophage; Hipoglucin; Oxemet; ***Cz.:*** Adimet; Diaphage; Glucomerck†; Glucophage; Gluformin; Glumetsan; Langerin; Metfirex; Metfogamma; Metfogen; Normaglyc; Siofor; Stadamet; ***Denm.:*** Glucophage; Orabet; ***Fin.:*** Diformin; Glucophage; Metforem; Metgol; Oramet; ***Fr.:*** Diabamyl; Glucophage; Stagid; ***Ger.:*** Biocos; Diabesin; Diabetase; espaformin†; Glucobon; Glucophage; Juformin; Mediabet; Meglucon; Mescorit; Met; Metfodoc†; Metfogamma; Metfor†; Metform†; Metformdoc; MetSurrir†; Siofor; Thiabet†; ***Gr.:*** Glucofree; Glucophage; Glucoplus; Metforil; Sukontrol; ***Hong Kong:*** CP-Metform; Deson; Diabesafe; Diabetmin; Diaformin; Glucomet; Glucomin; Glucophage; Glumet†; Guamet; Melbin; ***Hung.:*** Adimet; Gluformin†; Maformin†; Meforal; Meglucon; Merckformin; Metfogamma; Metrivin†; Stadamet; ***India:*** Bigomet; Emfor; Emnorm; Exermet; Formin; Glumet; Glyciphage; Glyree M; Insumet; Metlong; Walaphage; Xmet; ***Indon.:*** Adecco; Benofomin; Diabex; Diafac; Eraphage; Forbetes; Formell; Gliformin; Glikos; Glucofor; Glucophage; Glucotika; Gludepatic; Glufor†; Glumin; Glunor; Gradiab; Methormyl; Methpica†; Metphar; Nevox; Reglus; Tudiab; Zendiab; Zumamet; ***Irl.:*** Bellformin; Gerformin; Glucophage; Metophage; ***Israel:*** Apophage†; Glucomin; Glucophage; Glufor; ***Ital.:*** Glucophage; Metbay; Metfonorm; Metforal; Metiguanide†; ***Jpn:*** Glycoran; Melbin; ***Malaysia:*** Diabemet†; Diabetmin; Glucomet; Glucophage; Glumet; Riomet; Xmet; ***Mex.:*** Aglumet; Anglucid; Apozemia; Dabex; Debeone; Dimefor; Dinamel; Ficonax; Forlucyl; Glucophage; Glucotec S; Glunovag; Harbamind; Ifor; Meglubet; Melbexa; Metbax; Metixor; Mifelar; Pharmafet; Pre-Dial; Sibet; ***Neth.:*** Diabex; Dianorm†; Finormet†; Glucophage; Glumeff†; Niformina; ***Norw.:*** Glucophage; ***NZ:*** Glucomet; Glucophage†; Metomin†; ***Philipp.:*** Briform; Diafat; Diazen; Euform; Formet; Fornidd; Glucare†; Glucoform; Glucomed; Glucophage; Glucopres; Gludin; Glumet; Glyformin; Horsulin†; Humamet; I-Max; Insunex; Marphage; Mellinix; Metanorm; Neoform; Neomet; Nidcor; Panfor; Sucranorm; Vimetrol†; Xmet; ***Pol.:*** Formetic; Glucophage; Gluformin; Metfogamma; Metformax; Metifor; Metral; Siofor; ***Port.:*** Diabex; Glucophage; Mekoll; Risidon; Romac; Stagid; ***Rus.:*** Bagomet (Багомет); Dianormet (Дианормет); Formetin (Форметин); Formin (Формин Плив); Gliformin (Глиформин); Gliminfor (Глиминфор); Glucophage (Глюкофаж); Metfogamma (Метфогамма); NovoFormin (НовоФормин); Siofor (Сиофор); ***S.Afr.:*** Bigsens; Forminal; Glucophage; Metforal; Metored; Metphage; ***Singapore:*** Diabetmin; Glucophage; Glycomet; Metforal; ***Spain:*** Dianben; ***Swed.:*** Glucophage; ***Switz.:*** Gluconormine†; Glucophage; Metfin; ***Thai.:*** Ammiformin†; Buformin; Deglucos; Deson; Diamet; Diaslim; Formin; Glocoles; Glucino; Gluco; Glucoles†; Glucolyte; Glucomet†; Glucono; Glucophage; Gluformin; Glugenmin; Glugon; Glustress; Glutabloc; Gluzolyte; Macromin†; Maformin; ME-F; Meformed; Metfor; Metforex; Metfron; Metica; Miformin; Pocophage; Poli-Formin; Prophage; Serformin; Siamformet; ***Turk.:*** Diaformin; Glifor; Glucophage; Gluformin; Glukofen; Matofin; ***UAE:*** Dialon; ***UK:*** Bolamyn; Glucophage; Metabet; Metsol; ***Ukr.:*** Diaformin (Диаформин); Glucophage (Глюкофаж); Glycomet (Глікомет)†; Metfogamma (Метфогамма); Panfor (Панфор); Siofor (Сиофор); Tefor (Тефор)†; ***USA:*** Fortamet; Glucophage; Glumetza; Riomet; ***Venez.:*** Diaformina; Dimefor†; Glafornil; Glucaminol; Glucofage.

多组分制剂 ***Arg.:*** Amaryl Met; Avandamet; DBI Duo; Endial Met; Glucovance; Gludex Plus; Isloglib; Janumet; Medobis G; Metformin Duo; Rosiglit-Met; Zomarist Met; ***Austral.:*** Avandamet; Glucovance; Janumet; ***Austria:*** Avandamet; Competact; ***Belg.:*** Avandamet; Glucovance; ***Braz.:*** Avandamet; Glucovance; Starform; ***Canad.:*** Avandamet; ***Chile:*** Avandamet; Bi-Euglucon M; Diabetyl-G; Diaglitab Plus; Fintaxim G; Glicenex Duo; Glifortex-G; Glimet; Glucovance; Glukaut; Hipoglucin DA; Janumet; ***Cz.:*** Avandamet; Competact; Efficib; Eucreas; Glibomet; Glubrava; Glucovance; Icandra; Janumet; Velmetia; Zomarist; ***Denm.:*** Avandamet; Eucreas; ***Fin.:*** Avandamet; ***Fr.:*** Avandamet; Competact; Eucreas; Glucovance; Janumet; Velmetia; ***Ger.:*** Avandamet; Competact; ***Gr.:*** Avandamet; Eucreas; Janumet; Normell; Zomarist; ***Hong Kong:*** Avandamet; Gliconorm; Glucovance; Janumet; ***Hung.:*** Avandamet; Competact; Eucreas; Janumet; Velmetia; ***India:*** Betaglim M; Diaforte; Diaglip M; Exermet GM; Exermet Gz; Exermet P; Glicamet; Glimiprex MF; Glimulin-MF; Glinil M; Glizid-M; Glycigon-M; Glycinorm M; Glygard M; Metaglez; P-Glitz M; Piomed M; Piosafe MF; Roglin-M; Rosicon MF; ***Indon.:*** Amaryl M; Avandamet; Glucovance; ***Irl.:*** Avandamet; Competact; Efficib; Eucreas; Janumet; Velmetia; Zomarist; ***Israel:*** Avandamet; ***Ital.:*** Avandamet; Bi-Euglucon M; Competact; Glibomet; Gliconorm; Glicorest; Glucomide; Pleiamide; Suguan M; ***Malaysia:*** Avandamet; Glucovance; GlyMet; Janumet; ***Mex.:*** Amaryl M; Apometglu; Apometoclor; Avandamet; Bi-Dizalon†; Bi-Euglucon M; Bi-Pradia; Diabamet; Dimefor-G; Duo-Anglucid; Felocor; Galvus Met; Glimetal; Glucotec; Glucovance; Glunovag G; Imalet; Insogen Plus; Insusym-Forte; Kontroger; Maviglin; Mellitron; Metdual; Metixor G; Midapharma; Mifelar-C; Nadib-M; Natisfar; Norfaben M; Obinese; Pime; Rangimet G; Sibet-C; Sil-Norboral; Wadil; ***Neth.:*** Avandamet; Glucovance; ***Norw.:*** Avandamet; Competact; Eucreas; ***Philipp.:*** Avandamet; Euglo Plus; Galvusmet; Glucovance; Janumet; Norsulin; Prialta-Met; Solosamet; ***Pol.:*** Avandamet; ***Port.:*** Avandamet; Competact; Efficib; Eucreas; Glubrava; Glucovance; Icandra; Janumet; Velmetia; Zomarist; ***Rus.:*** Avandamet (Авандамет); Galvus Met (Галвус Мет); Glibomet (Глибомет); Glucovance (Глюкован); ***S.Afr.:*** Glucovance; ***Singapore:*** Avandamet; Glucovance; ***Spain:*** Avandamet; Competact; ***Swed.:*** Avandamet; Competact; ***Switz.:*** Avandamet; Competact; Diabiformine; Glucovance; Janumet; ***Thai.:*** Amaryl M; Avandamet; Glizid-M; Glucovance; Janumet; ***Turk.:*** Avandamet; Duplax; Glibomet; Glucovance; ***UK:*** Avandamet; Competact; Eucreas; Janumet; ***Ukr.:*** Avandamet (Авандамет); Dianorm-M (Діанорм-М); Duotrol (Дуотрол); Glibomet (Глибомет); Glucovance (Глюкованс); ***USA:*** Actoplus Met; Avandamet; Diofen; Glucovance; Glybofen; Janumet; Metaglip; PrandiMet; ***Venez.:*** Avandamet; Bi-Euglucon; Diaformina Plus; Glucovance; Starform.

Miglitol (*BAN*, *USAN*, *pINN*) 米格列醇

Bay-m-1099; Miglitoli; Miglitolum. (2*R*,3*R*,4*R*,5*S*)-1-(2-Hydroxyethyl)-2-(hydroxymethyl)piperidine-3,4,5-triol.

Миглитол

$C_8H_{17}NO_5$ = 207.2.
CAS — 72432-03-2.
ATC — A10BF02.
ATC Vet — QA10BF02.
UNII — 0V5436JAQW.

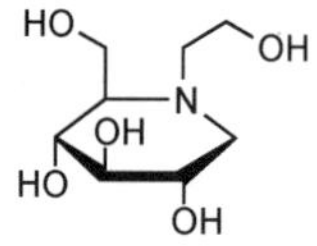

不良反应和注意事项

参见 α-糖苷酶抑制药的总论（见**阿卡波糖**，第135页）。

药物相互作用

参见 α-糖苷酶抑制药的总论（见**阿卡波糖**，第135页）。米格列醇可能会降低普萘洛尔和雷尼替丁的生物利用度。

药动学

米格列醇在剂量为 25mg 时可以被完全吸收，但是在剂量为 100mg 时仅有 50%～70% 被吸收，并且以原形从尿液中排泄，它的血浆消除半衰期大约是 2h。肾损伤患者（肌酐清除率低于 25ml/min）血浆米格列醇的浓度升高，但这种效应的意义尚不明确。米格列醇可少量分布于乳汁，估计母乳喂养的婴儿接受的药物剂量为母体的 0.4%。

用途和用法

米格列醇是一种 α-糖苷酶抑制药，其作用类似阿卡波糖（第135页）。它是经口途径给药用于 2 型糖尿病的

治疗（第129页），单独或者与一种磺脲类药物合用。常规起始剂量是25mg，每日3次，与餐同服，也可使用更低剂量以减少胃肠道不良反应，从25mg，每日1次，逐渐加量至25mg，每日3次。25mg，每日3次的剂量持续4~8周之后，可加量至50mg，必要时可在3个月后另行调整剂量。米格列醇的最大建议剂量是100mg，每日3次。

1. Campbell LK, et al. Miglitol: assessment of its role in the treatment of patients with diabetes mellitus. Ann Pharmacother 2000; 34: 1291–1301.
2. Scott LJ, Spencer CM. Miglitol: a review of its therapeutic potential in type 2 diabetes mellitus. Drugs 2000; 59: 521–49.
3. Standl E, et al. Improved glycaemic control with miglitol in inadequately-controlled type 2 diabetics. Diabetes Res Clin Pract 2001; 51: 205–13.
4. Chiasson JL, et al. The synergistic effect of miglitol plus metformin combination therapy in the treatment of type 2 diabetes. Diabetes Care 2001; 24: 989–94.
5. Van Gaal L, et al. Miglitol combined with metformin improves glycaemic control in type 2 diabetes. Diabetes Obes Metab 2001; 3: 326–31.
6. Drent ML, et al. Dose-dependent efficacy of miglitol, an alpha-glucosidase inhibitor, in type 2 diabetic patients on diet alone: results of a 24-week double-blind placebo-controlled study. Diabetes Nutr Metab 2002; 15: 152–9.
7. Singh KP, et al. Evaluation of the efficacy, safety and tolerability of miglitol in adult Indian patients with uncomplicated type 2 diabetes mellitus. J Indian Med Assoc 2007; 105: 344, 346, 350.
8. Aoki K. Comparison of pre- vs. postmeal administration of miglitol for 3 months in type 2 diabetic patients. Diabetes Obes Metab 2008; 10: 970–2.

制剂
专利制剂
Austria: Diastabol; **Cz.:** Diastabol; **Fin.:** Diastabol†; **Fr.:** Diastabol; **Ger.:** Diastabol; **Gr.:** Diastabol; **Hung.:** Diastabol; **India:** Diamig/Mignar; **Irl.:** Diastabol; **Mex.:** Diastabol; **Neth.:** Diastabol; **Pol.:** Diastabol; **Port.:** Diastabol; Limarcan; **Spain:** Diastabol; Plumarol; **Switz.:** Diastabol; **USA:** Glyset.

Mitiglinide (rINN) 米格列奈

Mitiglinida; Mitiglinidum. (−)-(2S,3a,7a-cis)-α-Benzylhexahydro-γ-oxo-2-isoindolinebutyric acid.
Митиглинид
$C_{19}H_{25}NO_3 = 315.4$.
CAS — 145375-43-5.
ATC — A10BX08.
ATC Vet — QA10BX08.
UNII — D86I0XLB13.

Mitiglinide Calcium (rINNM) 米格列奈钙

Calcii Mitiglinidum; KAD-1229; Mitiglinida cálcica; Mitiglinide Calcique; Mitiglinide Calcium Hydrate; S-21403.
Кальций Митиглинид
$C_{38}H_{48}CaN_2O_6,2H_2O = 704.9$.
CAS — 145525-41-3 (anhydrous mitiglinide calcium); 207844-01-7 (mitiglinide calcium).
ATC — A10BX08.
ATC Vet — QA10BX08.

简介
米格列奈是一种氯茴苯酸类抗糖尿病药（见瑞格列奈，第158页），用于2型糖尿病（第129页）治疗。

米格列奈钙通常的口服剂量为10mg，每日3次，餐前即刻服用。

1. Yoshihara T, et al. Therapeutic efficacy of mitiglinide combined with once daily insulin glargine after switching from multiple daily insulin regimen of aspart insulin and glargine in patients with type 2 diabetes mellitus. Endocr J 2006; 53: 67–72.
2. Kumashiro N, et al. Long-term effect of combination therapy with mitiglinide and once daily insulin glargine in patients who were successfully switched from intensive insulin therapy in short-term study. Endocr J 2007; 54: 163–6.
3. Yamada S, et al. Effect of combination therapy of a rapid-acting insulin secretagogue (glinide) with premixed insulin in type 2 diabetes mellitus. Intern Med 2007; 46: 1893–7.
4. Malaisse WJ. Mitiglinide: a rapid- and short-acting non-sulfonylurea insulinotropic agent for the treatment of type 2 diabetic patients. Expert Opin Pharmacother 2008; 9: 2691–8.
5. Kaku K, et al. Effect of mitiglinide on glycemic control over 52 weeks in Japanese type 2 diabetic patients insufficiently controlled with pioglitazone monotherapy. Endocr J 2009; 56: 739–46.
6. Gao X. Multicentre, double-blind, randomized study of mitiglinide compared with repaglinide in Chinese type 2 diabetes mellitus patients in China. J Int Med Res 2009; 37: 812–21.
7. Abe M, et al. Efficacy and safety of mitiglinide in diabetic patients on maintenance hemodialysis. Endocr J 2010; 57: 579–86.

制剂
专利制剂
Jpn: Glufast.

Muraglitazar (USAN, rINN) 莫格他唑

BMS-298585; Muraglitazarum. {[(4-Methoxyphenoxy)carbonyl]{4-[2-(5-methyl-2-phenyl-1,3-oxazol-4-yl)ethoxy]benzyl}amino}acetic acid.
Мураглитазар
$C_{29}H_{28}N_2O_7 = 516.5$.
CAS — 331741-94-7.
UNII — W1MKM70WQI.

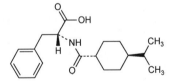

简介
莫格他唑是一种双重的α/γ过氧化物酶体增殖物激活受体（PPAR）激动药。它在2型糖尿病治疗中的作用目前正处于研究当中。

1. Rubin CJ, et al. Efficacy and safety of muraglitazar: a double-blind, 24-week, dose-ranging study in patients with type 2 diabetes. Diab Vasc Dis Res 2009; 6: 205–15.

不良反应 一份从5项研究中获得数据的综述认为，莫格他唑可能与不良心血管事件和心衰的危险性增加有关[1]。

1. Nissen SE, et al. Effect of muraglitazar on death and major adverse cardiovascular events in patients with type 2 diabetes mellitus. JAMA 2005; 294: 2581–6.

Nateglinide (USAN, rINN) 那格列奈

A-4166; AY-4166; DJN-608; Nateglinid; Nateglinida; Natéglinide; Nateglinidi; Nateglinidum; SDZ-DJN-608; Senaglinide; YM-026. (−)-N-[(trans-4-Isopropylcyclohexyl)carbonyl]-D-phenylalanine.
Натеглинид
$C_{19}H_{27}NO_3 = 317.4$.
CAS — 105816-04-4.
ATC — A10BX03.
ATC Vet — QA10BX03.
UNII — 41X3PWK4O2.

Pharmacopoeias. In US.

USP 33 (Nateglinide) 一种白色粉末。几乎不溶于水；易溶于乙醇和甲基乙醇；溶于醚；略溶于乙腈和辛醇。贮藏于密闭容器中。

不良反应和注意事项
参见瑞格列奈，第158页。

不良反应发生率 上市后的队列研究收集了4557名患者开始使用那格列奈治疗后6个月内的不良反应数据[1]。其中，336名患者仅使用那格列奈（7.4%），大部分（76%）的患者使用那格列奈和二甲双胍。共有80例不良反应被认为是那格列奈引起。胃肠道不适是最常见的不良反应，尤其是腹泻。共有4例超敏反应的报道，表现为瘙痒或皮疹。45例由那格列奈引起的低血糖中，5名患者仅使用单药进行治疗，其余患者同时服用其他抗糖尿病药物。单发的由那格列奈引起的不良反应包括心悸、雷诺现象、水肿和液体储留。

1. Twaites B, et al. Safety of nateglinide as used in general practice in England: results of a prescription-event monitoring study. Acta Diabetol 2007; 44: 233–9.

过量 1名30岁的妇女在服用3.42g那格列奈1h后测血糖为2.0mmol/L[1]。该妇女可自行行走，但面容倦

怠。那格列奈的低血糖效应持续了6h，需使用静脉葡萄糖治疗（总剂量为100g）。

1. Nakayama S, et al. Hypoglycemia following a nateglinide overdose in a suicide attempt. Diabetes Care 2005; 28: 227–8.

妊娠 治疗妊娠期糖尿病优先选择胰岛素而非口服降糖药。上市后的研究发现了2例那格列奈应用于妊娠期的报道[1]。在这2例中，那格列奈均只在妊娠头3个月使用，配合二甲双胍。1例妊娠结局为无先天畸形的活产婴。另1例中那格列奈在末次月经3个月后停药，后续妊娠阶段使用二甲双胍；所产婴儿患有多囊肾。

1. Twaites B, et al. Safety of nateglinide as used in general practice in England: results of a prescription-event monitoring study. Acta Diabetol 2007; 44: 233–9.

肾损伤 单剂量药动学研究[1]发现，中度到重度肾损伤［肌酐清除率15~50ml/（min·1.73m²）］和血液透析对那格列奈的药动学无显著影响。然而，代谢产物M1可在多次使用那格列奈的透析患者体内蓄集，但可通过透析清除[2]。M1是那格列奈的主要代谢产物，与那格列奈相比，具有中度的降血糖活性。对汇总方法获取的数据的分析[3]表明，那格列奈在老年糖尿病患者的有效性和耐受性受肾损伤的影响［平均肌酐清除率50.9ml/（min·1.73m²）］并不显著。然而，1名56岁肾衰竭进行透析治疗的糖尿病妇女，因服用那格列奈出现了严重的低血糖；导致低血糖的原因归结为M1的蓄集[4]。由于治疗剂量的那格列奈导致的严重低血糖也曾出现于1名73岁的患有慢性肾功能衰竭需要透析治疗的糖尿病妇女[5]。在该病例的救治中，使用了奥曲肽（100μg皮下注射）和静脉葡萄糖治疗。英国和美国的注册药品信息表明肾损伤对那格列奈剂量，英国的信息显示对透析患者可能需要调整剂量。

1. Devineni D, et al. Pharmacokinetics of nateglinide in renally impaired diabetic patients. J Clin Pharmacol 2003; 43: 163–70.
2. Inoue T, et al. Pharmacokinetics of nateglinide and its metabolites in subjects with type 2 diabetes mellitus and renal failure. Clin Nephrol 2003; 60: 90–5.
3. Del Prato S, et al. Treatment of patients over 64 years of age with type 2 diabetes: experience from nateglinide pooled database retrospective analysis. Diabetes Care 2003; 26: 2075–80.
4. Nagai T, et al. Hypoglycemia due to nateglinide administration in diabetic patient with chronic renal failure. Diabetes Res Clin Pract 2003; 59: 191–4.
5. Sherk DK, Bryant SM. Octreotide therapy for nateglinide-induced hypoglycemia. Ann Emerg Med 2007; 50: 745–6.

药物相互作用
就像其他口服抗糖尿病药那样，那格列奈的效率可能会受到其他药物的影响，无论这些药物是增加或者降低血糖水平（见磺脲类，第164页）。

1. Scheen AJ. Drug-drug and food-drug pharmacokinetic interactions with new insulinotropic agents repaglinide and nateglinide. Clin Pharmacokinet 2007; 46: 93–108.

抗菌药 利福平可以降低健康人那格列奈的血浆浓度和半衰期，这可能是通过诱导细胞色素P450同工酶CYP2C9对其代谢[1]。那格列奈降低血糖的作用不受影响，但是在药动学变化上存在显著的个体间差异，作者认为部分糖尿病患者可能会受此影响。

1. Niemi M, et al. Effect of rifampicin on the pharmacokinetics and pharmacodynamics of nateglinide in healthy subjects. Br J Clin Pharmacol 2003; 56: 427–32.

抗真菌药 氟康唑能够增加健康人那格列奈的血浆浓度并延长其半衰期，这可能是通过抑制细胞色素P450同工酶CYP2C9对它的代谢[1]。那格列奈降低血糖的作用不受影响，但是低剂量的那格列奈已经被采用，作者认为氟康唑可以增强并延长那格列奈在糖尿病患者中的作用。

1. Niemi M, et al. Effect of fluconazole on the pharmacokinetics and pharmacodynamics of nateglinide. Clin Pharmacol Ther 2003; 74: 25–31.

调脂药 一项关于吉非贝齐和伊曲康唑联合使用对那格列奈药动学影响的研究[1]仅显示出有限的药物相互作用。那格列奈的血浆浓度有适当的增加，血糖对那格列奈的反应没有显著变化。这实质上不同于与吉非贝齐和瑞格列奈之间的相互作用（第158页）。

1. Niemi M, et al. Coadministration of gemfibrozil and itraconazole has only a minor effect on the pharmacokinetics of the CYP2C9 and CYP3A4 substrate nateglinide. Br J Clin Pharmacol 2005; 60: 208–17.

药动学
那格列奈口服后被快速吸收，1h内达到血浆峰值浓度，并且绝对生物利用度是73%，98%与血浆蛋白结合。它主要通过细胞色素P450同工酶CYP2C9代谢，而较少部分通过CYP3C4代谢。主要代谢物的作用弱于原形。原形和代谢产物主要从尿液中排泄，但大约10%从粪便中清除。消除半衰期大约1.5h。

1. Choudhury S, *et al*. Single-dose pharmacokinetics of nateglinide in subjects with hepatic cirrhosis. *J Clin Pharmacol* 2000; **40:** 634–40.
2. Devineni D, *et al*. Pharmacokinetics of nateglinide in renally impaired diabetic patients. *J Clin Pharmacol* 2003; **43:** 163–70.
3. McLeod JF. Clinical pharmacokinetics of nateglinide: a rapidly-absorbed, short-acting insulinotropic agent. *Clin Pharmacokinet* 2004; **43:** 97–120.
4. Kirchheiner J, *et al*. Influence of CYP2C9 and CYP2D6 polymorphisms on the pharmacokinetics of nateglinide in genotyped healthy volunteers. *Clin Pharmacokinet* 2004; **43:** 267–78.
5. Zhang W, *et al*. Effect of SLCO1B1 genetic polymorphism on the pharmacokinetics of nateglinide. *Br J Clin Pharmacol* 2006; **62:** 567–72.
6. Kalliokoski A, *et al*. Different effects of SLCO1B1 polymorphism on the pharmacokinetics and pharmacodynamics of repaglinide and nateglinide. *J Clin Pharmacol* 2008; **48:** 311–21.

用途和用法

那格列奈，如同瑞格列奈一样（第158页），是一种氨茴苯酸类抗糖尿病药，用于 2 型糖尿病的治疗（第129页）。餐前 30min 内经口途径给予，剂量是 60mg 或 120mg，每日 3 次。如果需要可以加量至 180mg，每日 3 次。如果单独采用下列药物也不能使 2 型糖尿病得到适当的控制时，同样剂量的那格列奈也可以与二甲双胍或一种噻唑烷二酮类药物合用。

尽管在肾损伤时通常不需要调整剂量，曾有过慢性肾能衰竭患者发生严重低血糖（参加上文）。

1. Dunn CJ, Faulds D. Nateglinide. *Drugs* 2000; **60:** 607–15.
2. Hanefeld M, *et al*. Rapid and short-acting mealtime insulin secretion with nateglinide controls both prandial and mean glycemia. *Diabetes Care* 2000; **23:** 202–7.
3. Horton ES, *et al*. Nateglinide alone and in combination with metformin improves glycemic control by reducing mealtime glucose levels in type 2 diabetes. *Diabetes Care* 2000; **23:** 1660–5.
4. Levien TL, *et al*. Nateglinide therapy for type 2 diabetes mellitus. *Ann Pharmacother* 2001; **35:** 1426–34.
5. Fonseca V. *et al*. Addition of nateglinide to rosiglitazone monotherapy suppresses mealtime hyperglycemia and improves overall glycemic control. *Diabetes Care* 2003; **26:** 1685–90.
6. Campbell IW. Nateglinide—current and future role in the treatment of patients with type 2 diabetes mellitus. *Int J Clin Pract* 2005; **59:** 1218–28.
7. Gerich J, *et al*. PRESERVE-β: two-year efficacy and safety of initial combination therapy with nateglinide or glyburide plus metformin. *Diabetes Care* 2005; **28:** 2093–9.
8. Ristic S, *et al*. Nateglinide or gliclazide in combination with metformin for treatment of patients with type 2 diabetes mellitus inadequately controlled on maximum doses of metformin alone: 1-year trial results. *Diabetes Obes Metab* 2007; **9:** 506–11.
9. Black C, *et al*. Meglitinide analogues for type 2 diabetes mellitus. Available in The Cochrane Database of Systematic Reviews; Issue 2. Chichester: John Wiley; 2007 (accessed 03/04/09).
10. Holman RR, *et al*. NAVIGATOR Study Group. Effect of nateglinide on the incidence of diabetes and cardiovascular events. *N Engl J Med* 2010; **362:** 1463–76. Correction. *ibid.;* 1748.

制剂

USP 33: Nateglinide Tablets.

专利制剂

Arg.: Nateglin†; Starlix; **Braz.:** Starlix; **Canad.:** Starlix; **Chile:** Gluconol; Starlix; **Cz.:** Starlix; Trazec†; **Denm.:** Starlix; **Fin.:** Starlix; **Ger.:** Starlix; **Gr.:** Starlix; **Hung.:** Starlix; **India:** Glinate; **Indon.:** Starlix; **Irl.:** Starlix; **Jpn:** Starsis; **Malaysia:** Starlix; **Mex.:** Starlix; **Neth.:** Starlix; Trazec; **Norw.:** Starlix; **Philipp.:** Starlix; **Port.:** Starlix; Trazec; **Rus.:** Starlix (Старликс); **S.Afr.:** Starlix; **Singapore:** Starlix; **Spain:** Starlix; **Swed.:** Starlix; **Switz.:** Starlix; **Turk.:** Incuria; Starlix; **UK:** Starlix; **USA:** Starlix; **Venez.:** Starlix.

多组分制剂 Braz.: Starform; **Venez.:** Starform.

Phenformin Hydrochloride (*BANM, pINNM*) 盐酸苯乙双胍

Fenformina Cloridrato; Hidrocloruro de fenformina; Phenformine, Chlorhydrate de; Phenformini Hydrochloridum. 1-Phenethylbiguanide hydrochloride.

Фенформина Гидрохлорид

$C_{10}H_{15}N_5,HCl = 241.7$.
CAS — 114-86-3 (phenformin); 834-28-6 (phenformin hydrochloride).
ATC — A10BA01.
ATC Vet — QA10BA01.
UNII — 91XC93EU03.

(phenformin)

Pharmacopoeias. In *Chin.*

简介

盐酸苯乙双胍是一种双胍类抗糖尿病药（第136页）。

尽管普遍认为它与不能接受的乳酸中毒高发生率相关，且常常是致命的，但是该药仍然在一些国家被用于 2 型糖尿病的治疗。

盐酸苯乙双胍已被牵扯到与口服降糖治疗相关的过量心血管死亡率引发争论的报道（见磺脲类项下对心血管系统的影响，第163页）。

制剂

专利制剂

Gr.: Informin; **India:** DBI; **Port.:** Debeinat†.

多组分制剂 Gr.: Daopar; **India:** Chlorformin; **Ital.:** Bidiabe; Gliben F; Gliformin†; Suguant; **Mex.:** Glinorboral.

Pioglitazone Hydrochloride (*BANM, USAN, rINNM*) 盐酸吡格列酮

AD-4833 (pioglitazone); Hidrocloruro de pioglitazona; Pioglitazone, Chlorhydrate de; Pioglitazoni Hydrochloridum; U-72107A; U-72107E (pioglitazone). (±)-5-{p-[2-(5-Ethyl-2-pyridyl)-ethoxy]benzyl}-2,4-thiazolidinedione hydrochloride.

Пиоглитазона Гидрохлорид

$C_{19}H_{20}N_2O_3S,HCl = 392.9$.
CAS — 111025-46-8 (pioglitazone); 112529-15-4 (pioglitazone hydrochloride).
ATC — A10BG03.
ATC Vet — QA10BG03.
UNII — JQT35NPK6C.

(pioglitazone)

不良反应和注意事项

参见罗格列酮，第159页。吡格列酮对血脂浓度的影响与罗格列酮的作用不同，见下文。已报道的其他不良反应包括上呼吸道感染、血尿和视觉障碍。心衰患者使用噻唑烷二酮类的注意事项和禁忌证参见罗格列酮项下对心脏的影响（第160页）。应该定期监测肝功能，因为已有肝功能异常的个别报道，有肝损伤的患者应该谨慎使用（见下文）。

服用吡格列酮可增加大鼠膀胱癌的发病率，但在小鼠中未观察到此类现象。

不良反应发生率 关于吡格列酮应用于 2 型糖尿病患者预防心血管事件的安慰剂对照 PROactive 研究[1]发现，2605 名服用吡格列酮的患者中有 26.4％的患者出现水肿，对应于安慰剂的对象中则有 15.1％出现水肿；心力衰竭的比例则分别为 10.8％和 7.5％，但 2 组中由于心力衰竭所致的死亡比例是类似的。该研究还发现吡格列酮增加了妇女骨折的发生率。实验组平均体重增长为 3.8kg（30 个月后或最后 1 次访视时），相比安慰剂组体重下降了 0.6kg。27.2％的使用吡格列酮的患者出现过低血糖事件，安慰剂组的该比例则为 18.8％，但低血糖的发生与其他抗糖尿病药的使用密切相关，尤其是胰岛素和磺脲类药物。

对从超过 12000 名使用吡格列酮治疗的患者中获得的上市后不良事件数据的研究表明，大部分患者至少同时使用另外一种口服抗糖尿病药[2]。最常见因于吡格列酮的不良反应为疲倦、恶心或呕吐、眩晕、头痛、腹泻、水肿、视物模糊、关节痛和体重增加。

1. Dormandy J, *et al*. PROactive investigators. Safety and tolerability of pioglitazone in high-risk patients with type 2 diabetes: an overview of data from PROactive. *Drug Safety* 2009; **32:** 187–202.
2. Kasliwal R, *et al*. Monitoring the safety of pioglitazone: results of a prescription-event monitoring study of 12 772 patients in England. *Drug Safety* 2008; **31:** 839–50.

对血脂的影响 有报道噻唑烷二酮可以影响血脂浓度。短期研究发现与安慰剂相比[1,2]，吡格列酮能降低甘油三酯，并增加高密度脂蛋白（HDL）胆固醇，而对低密度脂蛋白（LDL）胆固醇和总胆固醇的影响非常小或者没有影响。对 4 项单用吡格列酮或联合二甲双胍或一种磺脲类使用 1 年的研究进行的汇总分析也发现，吡格列酮可降低甘油三酯并提高高密度脂蛋白胆固醇的水平[3]。游离脂肪酸浓度和总胆固醇与高密度脂蛋白胆固醇的比值也有所降低。对从曲格列酮换用到另一种噻唑烷二酮类的患者进行的研究中，换用为吡格列酮的患者脂质谱获得改善[4,5]，但换用为罗格列酮的患者总胆固醇和低密度脂蛋白胆固醇以及甘油三酯显著提高[4]。

在超过 800 名 2 型糖尿病和脂代谢紊乱的患者中进行的一项对照研究[6]直接比较了两种噻唑烷二酮类的效果，再次发现对于吡格列酮的反应优于罗格列酮。甘油三酯水平随服用吡格列酮显著降低，服用罗格列酮者则升高，高密度脂蛋白胆固醇随服用吡格列酮的升高较罗格列酮明显，两药对于低密度脂蛋白胆固醇均有升高作用，但服用吡格列酮者较为明显[6]。研究还发现这些药物对于脂蛋白颗粒的浓度和大小有不同的影响[6,7]。

吡格列酮的这些影响是否能够降低 2 型糖尿病患者发生心血管事件的危险性仍不确定，但大规模的前瞻性 PROactive 研究并未证实吡格列酮可降低有大血管病变证据的患者的大血管事件，而且心力衰竭的风险似乎有所增加（见下文糖尿病并发症，以及第160页罗格列酮项下对心脏的影响）。

1. Kipnes MS, *et al*. Pioglitazone hydrochloride in combination with sulfonylurea therapy improves glycemic control in patients with type 2 diabetes mellitus: a randomized, placebo-controlled study. *Am J Med* 2001; **111:** 10–17.
2. Rosenblatt S, *et al*. The impact of pioglitazone on glycemic control and atherogenic dyslipidemia in patients with type 2 diabetes mellitus. *Coron Artery Dis* 2001; **12:** 413–23.
3. Khan M, *et al*. Effects of pioglitazone on the components of diabetic dyslipidaemia: results of double-blind, multicentre, randomised studies. *Int J Clin Pract* 2004; **58:** 907–12.
4. Gegick CG, Altheimer MD. Comparison of effects of thiazolidinediones on cardiovascular risk factors: observations from a clinical practice. *Endocr Pract* 2001; **7:** 162–9.
5. Khan MA, *et al*. A prospective, randomized comparison of the metabolic effects of pioglitazone or rosiglitazone in patients with type 2 diabetes who were previously treated with troglitazone. *Diabetes Care* 2002; **25:** 708–11.
6. Goldberg RB, *et al*. GLAI Study Investigators. A comparison of lipid and glycemic effects of pioglitazone and rosiglitazone in patients with type 2 diabetes and dyslipidemia. *Diabetes Care* 2005; **28:** 1547–54.
7. Deeg MA, *et al*. GLAI Study Investigators. Pioglitazone and rosiglitazone have different effects on serum lipoprotein particle concentrations and sizes in patients with type 2 diabetes and dyslipidemia. *Diabetes Care* 2007; **30:** 2458–64.

对肝脏的影响 已有个案报道，接受吡格列酮治疗的患者出现肝细胞损伤[1~5]。然而，对医学和药学声明数据库进行回顾性分析并未发现相比罗格列酮、磺脲类或二甲双胍，服用吡格列酮可导致肝功能衰竭或肝炎的风险增加[6]。

英国和美国的注册药品信息推荐在开始吡格列酮治疗前应该检测肝酶水平；氨基转移酶（ALT）浓度超过正常上限 2.5 倍的患者不能服用吡格列酮。ALT 浓度应该在开始治疗后做定期监测。如果 ALT 浓度升高超过正常上限的 3 倍并且在复查后保持同样的水平时，应该停止吡格列酮的治疗；如果出现黄疸也应该停止治疗。

1. Maeda K. Hepatocellular injury in a patient receiving pioglitazone. *Ann Intern Med* 2001; **135:** 306.
2. May LD, *et al*. Mixed hepatocellular-cholestatic liver injury after pioglitazone therapy. *Ann Intern Med* 2002; **136:** 449–52.
3. Pinto AG, *et al*. Severe but reversible cholestatic liver injury after pioglitazone therapy. *Ann Intern Med* 2002; **137:** 857.
4. Chase MP, Yarze JC. Pioglitazone-associated fulminant hepatic failure. *Am J Gastroenterol* 2002; **97:** 502–3.
5. Farley-Hills E, *et al*. Fatal liver failure associated with pioglitazone. *BMJ* 2004; **329:** 429.
6. Rajagopalan R, *et al*. Comparison of pioglitazone with other antidiabetic drugs for associated incidence of liver failure: no evidence of increased risk of liver failure with pioglitazone. *Diabetes Obes Metab* 2005; **7:** 161–9.

药物相互作用

吡格列酮有多种代谢途径，主要途径为细胞色素 P450 同工酶 CYP2C8。与 CYP2C8 抑制剂吉非贝齐同用时，吡格列酮的浓度曲线下面积（AUC）可增加 3 倍；当与吉非贝齐或类似的 CYP2C8 抑制剂同用时，可能需要减少吡格列酮的剂量。相反，当与细胞色素 P450 的诱导剂利福平联用时，吡格列酮的 AUC 减半，可能需要增加吡格列酮的剂量。

抗菌药 吡格列酮和利福平的药物相互作用，参见罗格列酮项下（第160页）。有一篇报道，已经接受口服降糖药包括吡格列酮的患者在使用加替沙星时发生了低血糖，参见 M37 第267页。

调脂药物 吡格列酮和吉非贝齐的药物相互作用，参见罗格列酮项下（第160页）。

药动学

吡格列酮在口服后快速吸收。2h 内达到血浆峰值浓度，生物利用度超过 80％。超过 99％的吡格列酮与血浆蛋白结合。它主要经细胞色素 P450 同工酶 CYP2C8 代谢为活性或无活性代谢产物。它从尿液和粪便中排泄，血浆半衰期为 7h。活性代谢产物的半衰期是 24h。

用途和用法

吡格列酮与罗格列酮一样是一种噻唑烷二酮类抗糖

尿病药物（第161页）。它被用于 2 型糖尿病的治疗（第129页）。它以盐酸吡格列酮的形式给予但是剂量却是以碱基来表示。1.1mg 盐酸吡格列酮相当于 1mg 吡格列酮。它作为单一疗法口服给予，特别是超重的患者或者对二甲双胍有使用禁忌或不能耐受的患者。当单药治疗不充分时，也可以在二甲双胍或一种磺脲类药物或（和）胰岛素治疗的基础上加用吡格列酮（亦见下文用法）。常规剂量是 15mg 或 30mg，每日 1 次。必要时可以增加至最大剂量 45mg，每日 1 次。吡格列酮可以与或不与食物同时服用。

1. Diamant M, Heine RJ. Thiazolidinediones in type 2 diabetes mellitus: current clinical evidence. *Drugs* 2003; **63:** 1373–1405.
2. Yki-Järvinen H. Thiazolidinediones. *N Engl J Med* 2004; **351:** 1106–18.
3. Waugh J, *et al.* Pioglitazone: a review of its use in type 2 diabetes mellitus. *Drugs* 2006; **66:** 85–109. Correction. *ibid.;* 340–1.
4. Richter B, *et al.* Pioglitazone for type 2 diabetes mellitus. Available in The Cochrane Database of Systematic Reviews; Issue 4. Chichester: John Wiley; 2006 (accessed 21/03/07).
5. Deeks ED, Scott LJ. Pioglitazone/metformin. *Drugs* 2006; **66:** 1863–77.

用法　尽管吡格列酮已被准许与其他抗糖尿病药合用，法定适应证和用途在每个国家都是不同的。在英国和美国，吡格列酮（*Actos*；*Takeda*）被批准用于单药治疗，单药疗效不足时可与二甲双胍或一种磺脲类药物合用。同时，英国还批准吡格列酮与此两种药物同时联用。然而，英国[1]和欧洲/美国联合的指南[2]并不认可噻唑烷二酮类作为单药使用。在英国，NICE 建议两药联用的患者仅在无法联用二甲双胍和磺脲类的情况下（由于药物不耐受或禁忌证，或低血糖的风险或后果无法接受）考虑与噻唑烷二酮类联用。NICE 同时建议二甲双胍和磺脲类联用的情况下，增加药物优先考虑胰岛素，仅在患者不接受或不适合使用胰岛素的情况下，考虑使用噻唑烷二酮类[1]。欧洲/美国指南建议二甲双胍单用或与磺脲类联用后，以低血糖反应令人无法接受的情况下，可考虑加用吡格列酮[2]。

美国批准吡格列酮与胰岛素联用，在英国，当患者不适宜加用二甲双胍时可考虑此种联用。然而，此种联用与液体储留和心力衰竭的风险增加相关，（见**罗格列酮项下对心脏的影响**，第160页）。欧洲/美国指南[2]不建议噻唑烷二酮类与胰岛素联用，NICE[1]建议仅在前期使用噻唑烷二酮类有显著降糖效果，或高剂量胰岛素治疗血糖控制仍然不满意的情况下，考虑将吡格列酮与胰岛素联用。

1. National Collaborating Centre for Chronic Conditions/NICE. Type 2 diabetes: the management of type 2 diabetes (issued May 2009). Available at: http://www.nice.org.uk/nicemedia/pdf/CG87NICEGuideline.pdf (accessed 08/07/09)
2. Nathan DM, *et al.* Medical management of hyperglycemia in type 2 diabetes: a consensus algorithm for the initiation and adjustment of therapy: a consensus statement of the American Diabetes Association and the European Association for the Study of Diabetes. *Diabetes Care* 2009; **32:** 193–203.

糖尿病并发症　研究认为尽管噻唑烷二酮类可导致低血糖，它们对于心血管并发症具有预防作用（第132页）。在 2 型糖尿病患者中进行的研究[1,2]表明，吡格列酮可减缓心血管疾病的危险指标——颈动脉内膜中层厚度的增加。吡格列酮还可延缓冠心病患者冠状粥样硬化的进程[3]。二级预防的 PROactive 研究[4]发现，与安慰剂对比（添加到其他常用的葡萄糖控制药物中），吡格列酮降低二级复合终点——包括所有原因所致的死亡、心肌梗死以及卒中。同时，控制血糖所需的胰岛素的剂量是降低的。然而，更为主要的包含急性冠状综合征、截肢、冠脉或下肢再血管化在内的初级终点在各组间并无显著差异。亚组分析[5]还发现，吡格列酮降低了具有心肌梗死病史的患者发生致死性和非致死性心肌梗死和急性冠脉综合征的风险。吡格列酮同样可降低卒中复发的风险，但对于初级卒中没有作用[6]。然而，由于缺乏卒中的病理学资料，吡格列酮的此种作用是否适用于所有类型的卒中尚不明确。一项纳入了来自血糖控制研究中包含心血管结局的 PROactive 数据的荟萃分析[7]发现，吡格列酮显著降低了不同类型 2 型糖尿病患者的死亡、心肌梗死和卒中的风险。然而，心力衰竭的风险是增加的（参见**对心脏的影响**，第160页）。

目前尚不清楚其他噻唑烷二酮类药物是否具有类似的作用，在低风险的患者是否可从中获益[8]。目前已知罗格列酮和吡格列酮对脂质具有不同的作用（见上文），有证据表明罗格列酮对心血管具有不良作用（参见第159页）。

1. Langenfeld MR, *et al.* Pioglitazone decreases carotid intima-media thickness independently of glycemic control in patients with type 2 diabetes mellitus: results from a controlled randomized study. *Circulation* 2005; **111:** 2525–31.
2. Mazzone T, *et al.* Effect of pioglitazone compared with glimepiride on carotid intima-media thickness in type 2 diabetes: a randomized trial. *JAMA* 2006; **296:** 2572–81.
3. Nissen SE, *et al.* PERISCOPE Investigators. Comparison of pioglitazone vs glimepiride on progression of coronary atherosclerosis in patients with type 2 diabetes: the PERISCOPE randomized controlled trial. *JAMA* 2008; **299:** 1561–73.
4. Dormandy JA, *et al.* Secondary prevention of macrovascular events in patients with type 2 diabetes in the PROactive Study (PROspective pioglitAzone Clinical Trial In macroVascular Events): a randomised controlled trial. *Lancet* 2005; **366:** 1279–89.
5. Erdmann E, *et al.* The effect of pioglitazone on recurrent myocardial infarction in 2,445 patients with type 2 diabetes and previous myocardial infarction: results from the PROactive (PROactive 05) Study. *J Am Coll Cardiol* 2007; **49:** 1772–80.
6. Wilcox R, *et al.* PROactive Investigators. Effects of pioglitazone in patients with type 2 diabetes with or without previous stroke: results from PROactive (PROspective pioglitAzone Clinical Trial In macroVascular 04). *Stroke* 2007; **38:** 865–73.
7. Lincoff AM, *et al.* Pioglitazone and risk of cardiovascular events in patients with type 2 diabetes mellitus: a meta-analysis of randomized trials. *JAMA* 2007; **298:** 1180–8.
8. Rizza R, *et al.* Commentary on the results and clinical implications of the PROactive study. *Diabetes Care* 2005; **28:** 2965–7.

肝脏疾病　对使用吡格列酮的非酒精性脂肪性肝炎患者进行的小规模研究表明吡格列酮可增加胰岛素的敏感性、改善肝功能、减轻肝脏病理改变[1~3]。然而，体重增加较为常见[1~3]，且在治疗停止以后药物带来的获益无法维持[4]。

1. Promrat K, *et al.* A pilot study of pioglitazone treatment for nonalcoholic steatohepatitis. *Hepatology* 2004; **39:** 188–96.
2. Belfort R, *et al.* A placebo-controlled trial of pioglitazone in subjects with nonalcoholic steatohepatitis. *N Engl J Med* 2006; **355:** 2297–2307.
3. Aithal GP, *et al.* Randomized, placebo-controlled trial of pioglitazone in nondiabetic subjects with nonalcoholic steatohepatitis. *Gastroenterology* 2008; **135:** 1176–84.
4. Lutchman G, *et al.* The effects of discontinuing pioglitazone in patients with nonalcoholic steatohepatitis. *Hepatology* 2007; **46:** 424–9.

恶性肿瘤　关于试验性使用吡格列酮联合罗非考昔和曲磷胺作为抗血管生成用于恶性肿瘤治疗的叙述见**曲磷胺**，参见 M37 第755页。

银屑病　有观点认为通过结合过氧化物酶增殖激活受体 γ（PPARγ），吡格列酮可以在一些情况下发挥抗炎作用，例如慢性斑块型银屑病（参见 M37 第1510页）以及银屑病关节炎（见**脊椎关节病**，第13页）。在一项小规模开放性研究中[1]，5 名患者每日口服 30mg，其中有 4 名的慢性斑块型银屑病获得中度改善，并且在开始治疗后的 1~3 个月出现明确的改善。另外 1 名患者因为液体潴留而终止治疗。在一项双育研究中[2]，70 名患者每日有至重度银屑病患者接受 15mg、30mg 吡格列酮或安慰剂治疗 10 周。结果发现吡格列酮比安慰剂治疗获得更多的改善，30mg 的剂量比 15mg 在药效方面略显优势。还有篇报道[3]，一小组银屑病关节炎患者接受大剂量吡格列酮（30mg，每日 2 次）治疗 12 周，他们敏感和肿胀的关节得到缓解。液体潴留也有报道。

罗格列酮对于中重度斑块状银屑病的作用也曾进行过研究。两项包含超过 2500 名患者的大型研究发现，经过 12 个月的治疗，每日 2mg、4mg、8mg 或 12mg 的口服剂量的罗格列酮相比安慰剂并无更多疗效。在参与后续 44 周的扩展研究的患者中也获得了相似的结果。有趣的是，所有组均有所改善，而这是安慰剂反应的证明[4]。

1. Robertshaw H, Friedmann PS. Pioglitazone: a promising therapy for psoriasis. *Br J Dermatol* 2005; **152:** 189–91.
2. Shafiq N, *et al.* Pilot trial: pioglitazone versus placebo in patients with plaque psoriasis (the P6). *Int J Dermatol* 2005; **44:** 328–33.
3. Bongartz T, *et al.* Treatment of active psoriatic arthritis with the PPARγ ligand pioglitazone: an open-label pilot study. *Rheumatology (Oxford)* 2005; **44:** 126–9.
4. Ellis CN, *et al.* Avandia Psoriasis Study Group. Placebo response in two long-term randomized psoriasis studies that were negative for rosiglitazone. *Am J Clin Dermatol* 2007; **8:** 93–102.

再灌注和血管重建操作　噻唑烷二酮类用于经皮冠状血管成形术后再狭窄的预防，目前尚处于研究中，参见**罗格列酮**项下，第161页。

制剂

专利制剂

Arg.: Cerelucc; Higlucem; Pioglit; Piotamax; **Austral.:** Actos; **Austria:** Actos; **Belg.:** Actos; **Braz.:** Actos; **Canad.:** Actos; **Chile:** Diabestat†; Tiazac; **Cz.:** Actos; Glustin; **Denm.:** Actos; **Fin.:** Actos; **Fr.:** Actos; **Gr.:** Actos; **Hong Kong:** Actos; **Hung.:** Actos; **India:** Diaglit; G-Tase; Glita; Glizone; Opam; P-Glitz; Pepar; Piomed; Piosafe; Piozulin; **Indon.:** Actos; Deculin; Pionix; **Irl.:** Actos; Glustin; **Israel:** Actos; **Jpn:** Actos; **Malaysia:** Actos; **Mex.:** Zactos; **Neth.:** Glustin; **Norw.:** Actos; **NZ:** Actos; **Philipp.:** Actos; Diabetone; Glizone; Glucozone; Insulact; Piozone; Prialta; Zolid; Zypi; **Port.:** Actos; Glustin; **Rus.:** Actos (Актос); Diab-Norm (Диаб-Норм); Pioglar (Пиоглар); Pioglit (Пиоглит); **S.Afr.:** Spain: Actos; Glustin; **Swed.:** Actos; **Switz.:** Actos; **Thai.:** Actos; Utmos; **Turk.:** Actos; Dropia; Glifix; Piogtan; Piondia; **UK:** Actos; **Ukr.:** Nilgar (Нилгар); Pioglar (Пиоглар); Pioglit (Пиоглит); **USA:** Actos; **Venez.:** Actos.

多组分制剂　**Austria:** Competact; **Cz.:** Competact; Glubrava; Tandemact; **Fr.:** Competact; Tandemact; **Ger.:** Competact; **Hung.:** Competact; **India:** Exermet P; P-Glitz M; Piomed M; Piosafe MF; **Irl.:** Competact; Tandemact; **Ital.:** Competact; Glubrava; **Mex.:** Diabamet; **Neth.:** Tandemact; **Norw.:** Competact; **Philipp.:** Prialta-Met; **Pol.:** Competact; Glubrava; Tandemact; **Spain:** Competact; Tandemact; **Swed.:** Competact; **Switz.:** Competact; **UK:** Competact; **USA:** Actoplus Met; Duetact.

Pramlintide (*BAN*, *USAN*, *rINN*) 普兰林肽

AC-137; AC-0137 (pramlintide or pramlintide acetate); Pramlintide; Pramlintidum; Tripro-amylin.

Прамлинтид

$C_{171}H_{267}N_{51}O_{53}S_2 = 3949.4.$
CAS — 151126-32-8.
ATC — A10BX05.
ATC Vet — QA10BX05.
UNII — D3FM8FA78T.

```
     1
     Lys–Cys–Asn–Thr–Ala–Thr–Cys–Ala–Thr–Gln–Arg–Leu–Ala–Asn–Phe–Leu–Val–His
                                                                            |
                                                                            Ser
                                                                            |
                                                                            Ser
                                                                            |
     37
     H2N–Thy–Thr–Asn–Ser–Gly–Val–Asn–Thr–Pro–Pro–Leu–Ile–Pro–Gly–Phe–Asn–Asn
```

Pramlintide Acetate (*BANM*, *USAN*, *rINNM*) 醋酸普兰林肽

AC-0137 (pramlintide or pramlintide acetate); Acetato de pramlintida; Pramlintide, Acétate de; Pramlintidi Acetas. 25-L-Proline-28-L-proline-29-L-prolineamylin (human) acetate hydrate.

Прамлинтида Ацетат

$C_{171}H_{267}N_{51}O_{53}S_2, xC_2H_4O_2, yH_2O.$
CAS — 196078-30-5.
ATC — A10BX05.
ATC Vet — QA10BX05.
UNII — 72616TE06G.

配伍禁忌　人们曾将普兰林肽与胰岛素（常规或者单相）在同一个注射器里混合可能导致的效果进行研究[1]。参与该研究的是 1 型糖尿病患者，在该病例交叉研究中，单次药物被分别注射或者混合后 5min 内注射。尽管普兰林肽的药动学稍有改变，该改变并无临床意义。然而，作者们提出警告，认为该项研究并未覆盖所有剂型的胰岛素以及所有的临床剂量使用范围，同时此种联用的长期效应亦不明确。普兰林肽的注册药品信息亦提出警告，认为普兰林肽不能与胰岛素混在同一个注射器中，因为这样会使普兰林肽的药动学参数发生改变。

1. Weyer C, *et al.* Properties of pramlintide and insulin upon mixing. *Am J Health-Syst Pharm* 2005; **62:** 816–22.

不良反应和注意事项

普兰林肽单独使用不会导致低血糖发生，但是可以增加胰岛素使用相关的低血糖的危险，特别是在 1 型糖尿病患者中；严重的低血糖可能会出现在注射普兰林肽后 3h 内。必须严密监测血糖水平，包括餐前和餐后，并且应该在开始普兰林肽治疗时将胰岛素的剂量减半（见**用途和用法**，下文）。

普兰林肽的其他不良反应包括恶心、呕吐、厌食、头痛、注射部位的反应和过敏。恶心常常出现在治疗开始时并且随着时间逐渐而减弱；如果普兰林肽是逐渐增量至维持剂量，其发生率和严重程度都会降低。有胃轻瘫的患者禁用普兰林肽。

药物相互作用

普兰林肽有延迟口服药物吸收的可能性；如果快速起效对口服药物的作用发挥很关键时，这种药物必须在使用普兰林肽之前至少 1h 或者之后 2h 给予。同样，普兰林肽也可能会干扰那些改变胃肠道运动或吸收的药物的作用。

普兰林肽可以增加胰岛素诱导的低血糖发生的危险（见**不良反应和注意事项**，上文）。

药动学

普兰林肽从皮下注射后的生物利用度是 30%～40%，经过大约 20min 到达血浆峰浓度。它是经肾脏代谢，并且在健康人群中的半衰期大约是 48min。

用途和用法

普兰林肽是合成的淀粉样多肽类似物，一种胰腺肽激素，在葡萄糖稳态调节中起着重要作用。它与淀粉样多肽的不同之处在于其第 25、第 28 和第 29 位的脯氨酸分别被丙氨酸、丝氨酸和丝氨酸所替代。普兰林肽能够延缓胃的排空速率，预防餐后胰高血糖素浓度的升高，并且可以降低食欲。普兰林肽可以用于餐时胰岛素不能有效控制的糖尿病的治疗（第129页）。普兰林肽以醋酸盐形式成药，但剂量却以碱基来表示。

在 1 型糖尿病患者中，普兰林肽的初始剂量是 15μg，主餐前即刻皮下给药。餐前给予的任何速效或短效胰岛素，包括预混胰岛素的剂量应该减半。当临床

上至少 3 天没有出现显著的恶心时，普兰林肽可以15～30μg（或 60μg）的增量维持剂量。一旦达到普兰林肽的维持剂量时，胰岛素的剂量应该进一步调整以获得最佳的血糖控制。

在采用胰岛素治疗的 2 型糖尿病患者中，普兰林肽的初始剂量是 60μg，正餐前即刻皮下给药。当 3～7 天没有出现恶心时，剂量可以增加至 120μg。正如在 1 型糖尿病患者中所描述的，胰岛素的治疗剂量也应该被调整（见上文）。

1. Whitehouse F, *et al.* A randomized study and open-label extension evaluating the long-term efficacy of pramlintide as an adjunct to insulin therapy in type 1 diabetes. *Diabetes Care* 2002; **25**: 724–30.
2. Ratner RE, *et al.* Adjunctive therapy with the amylin analogue pramlintide leads to a combined improvement in glycemic and weight control in insulin-treated subjects with type 2 diabetes. *Diabetes Technol Ther* 2002; **4**: 51–61.
3. Hollander PA, *et al.* Pramlintide as an adjunct to insulin therapy improves long-term glycemic and weight control in patients with type 2 diabetes: a 1-year randomized controlled trial. *Diabetes Care* 2003; **26**: 784–90.
4. Kruger DF, Gloster MA. Pramlintide for the treatment of insulin-requiring diabetes mellitus: rationale and review of clinical data. *Drugs* 2004; **64**: 1419–32.
5. Ratner RE, *et al.* Amylin replacement with pramlintide as an adjunct to insulin therapy improves long-term glycemic control in type 1 diabetes mellitus: a 1-year, randomized controlled trial. *Diabet Med* 2004; **21**: 1204–12.
6. Edelman S, *et al.* A double-blind, placebo-controlled trial assessing pramlintide treatment in the setting of intensive insulin therapy in type 1 diabetes. *Diabetes Care* 2006; **29**: 2189–95.
7. Riddle M, *et al.* Pramlintide improved glycemic control and reduced weight in patients with type 2 diabetes using basal insulin. *Diabetes Care* 2007; **30**: 2794–9.
8. Singh-Franco D, *et al.* Pramlintide acetate injection for the treatment of type 1 and type 2 diabetes mellitus. *Clin Ther* 2007; **29**: 535–62.
9. Ryan G, *et al.* Review of pramlintide as adjunctive therapy in treatment of type 1 and type 2 diabetes. *Drug Des Devel Ther* 2009; **2**: 203–14.
10. Pencek R, *et al.* Safety of pramlintide added to mealtime insulin in patients with type 1 or type 2 diabetes: a large observational study. *Diabetes Obes Metab* 2010; **12**: 548–51.

肥胖   普兰林肽用于肥胖（参见 M37 第 2069 页）的治疗尚处于研究中[1~3]。

1. Smith SR, *et al.* Pramlintide treatment reduces 24-h caloric intake and meal sizes and improves control of eating in obese subjects: a 6-wk translational research study. *Am J Physiol Endocrinol Metab* 2007; **293**: E620–7.
2. Smith SR, *et al.* Sustained weight loss following 12-month pramlintide treatment as an adjunct to lifestyle intervention in obesity. *Diabetes Care* 2008; **31**: 1816–23.
3. Dunican KC, *et al.* The role of pramlintide for weight loss. *Ann Pharmacother* 2010; **44**: 538–45.

制剂

专利制剂

USA: Symlin.

Repaglinide (*BAN, USAN, rINN*) 瑞格列奈

AG-EE-6232W; AG-EE-623-ZW; Repaglinid; Repaglinida; Repaglinidas; Répaglinide; Repaglinidi; Repaglinidum. (+)-2-Ethoxy-α-{[(S)-α-isobutyl-o-piperidinobenzyl]carbamoyl}-p-toluic acid; (S)-2-Ethoxy-4-{[1-(o-piperidinophenyl)-3-methylbutyl]carbamoylmethyl}benzoic acid.

Репаглинид

$C_{27}H_{36}N_2O_4 = 452.6$.
CAS — 135062-02-1.
ATC — A10BX02.
ATC Vet — QA10BX02.
UNII — 668Z8C33LU.

Pharmacopoeias. In *Eur.* (see p.vii) and *US*.

Ph. Eur. 6. 8（Repaglinide）   一种白色或类白色粉末。它呈现出多晶型现象。几乎不溶于水；易溶于二氯甲烷和甲醇。避光。

USP 33（Repaglinide）   一种白色至米色固体。溶于甲醇。贮藏于密闭容器中。

不良反应和注意事项

瑞格列奈可以引起胃肠道不良反应，包括腹痛、腹泻、便秘、恶心和呕吐。低血糖可能较常见，但通常是

轻度的。背部及关节疼痛也可见报道。罕见不良反应包括超敏反应、血管炎、瘙痒、皮疹、风疹、肝酶升高以及严重的肝功能异常。罕见病例中可以见到与初始治疗相关的视物障碍。在接受瑞格列奈和血精蛋白胰岛素治疗的患者中也有罕见的心肌梗死的病例报道；不推荐这种联合治疗。

注意事项与那些采用短效磺脲类药物（第 163 页）而发生低血糖的患者一样。肝损伤患者需慎用瑞格列奈（调整剂量时需注意延长时间间隔），严重肝损伤时应避免使用该药。

不良反应发生率   通过对包含 5731 名患者的上市后数据的分析发现，腹泻、腹痛和恶心是最常见瑞格列奈前 6 个月最常见的不良反应。与第 2～6 个月相比，开始使用瑞格列奈治疗的第 1 个月更为常见的不良反应包括腹泻、恶心、呕吐、腹痛、腹胀、疲乏不适、头痛、偏头痛、头晕以及低血糖。皮疹、视物模糊、心悸以及肝功能异常亦可见报道[1]。

1. Marshall V, *et al.* Safety profile of repaglinide as used in general practice in England: results of a prescription-event monitoring study. *Acta Diabetol* 2006; **43**: 6–13.

滥用   有数起严重的低血糖的报道，其中 1 例伴发癫痫，该患者为年轻男性，重复服用了瑞格列奈[1]。

1. Hirshberg B, *et al.* Repaglinide-induced factitious hypoglycemia. *J Clin Endocrinol Metab* 2001; **86**: 475–7.

驾驶   糖尿病及其并发症以及用于治疗糖尿病的药物均可能影响患者的安全驾驶能力——英国对糖尿病患者的限制详见**胰岛素**项下（第 146 页）。

对肝脏的影响   有报道瑞格列奈可以引起肝毒性作用[1,2]，包括胆汁淤积性肝炎和伴有瘙痒的黄疸。

1. Nan DN, *et al.* Acute hepatotoxicity caused by repaglinide. *Ann Intern Med* 2004; **141**: 823.
2. López-García F, *et al.* Cholestatic hepatitis associated with repaglinide. *Diabetes Care* 2005; **28**: 752–3.

禁食   关于斋月期间禁食的穆斯林患者服用那格列奈或瑞格列奈可能会伴有较低的低血糖风险的叙述见**胰岛素**的注意事项项下，第 147 页。

低血糖   接受瑞格列奈治疗的患者中有发生轻度低血糖的报道[1]，尽管有一项研究比较了可变通的瑞格列奈的弹性和固定的格列本脲的剂量，结果所有记录的低血糖事件都出现在格列本脲治疗组[2]。其他研究发现接受瑞格列奈治疗的患者发生低血糖的比率低于或类似于磺脲类药物[3]。患者因错过一餐而省去一次瑞格列奈时，可以降低低血糖发生的危险。曾有 1 名患者在晚饭后 3h 服用了此餐前漏服的瑞格列奈，产生了严重的低血糖以及癫痫发作[4]。肝功能异常可能增加此类风险。英国的一项基于处方事件监测数据的观察性研究[5]表明，低血糖事件最常发生于开始瑞格列奈治疗的早期。人为原因所致低血糖的报道，参见上文**过量**。

1. Moses RG, *et al.* Flexible meal-related dosing with repaglinide facilitates glycemic control in therapy-naive type 2 diabetes. *Diabetes Care* 2001; **24**: 11–15.
2. Damsbo P, *et al.* A double-blind randomized comparison of meal-related glycemic control by repaglinide and glyburide in well-controlled type 2 diabetic patients. *Diabetes Care* 1999; **22**: 789–94.
3. Culy CR, Jarvis B. Repaglinide: a review of its therapeutic use in type 2 diabetes mellitus. *Drugs* 2001; **61**: 1625–60.
4. Flood TM. Serious hypoglycemia associated with misuse of repaglinide. *Endocr Pract* 1999; **5**: 137–8.
5. Vlckova V, *et al.* Hypoglycaemia with oral antidiabetic drugs: results from prescription-event monitoring cohorts of rosiglitazone, pioglitazone, nateglinide and repaglinide. *Drug Safety* 2009; **32**: 409–18.

妊娠   妊娠期间更倾向于使用胰岛素而非口服降糖药治疗糖尿病，有 2 名妇女在妊娠头 6～7 周使用瑞格列奈[1,2]，后转为胰岛素治疗。婴儿足月体重娩出，无先天畸形。上市后数据的分析发现有 5 例妊娠期间使用瑞格列奈的报道[3]。其中 3 名妊娠结局无先天畸形的报道，1 例结局不详，另 1 例胎儿被诊为 Fraser 综合征，孕 26 周时死产。

1. Napoli A, *et al.* Use of repaglinide during the first weeks of pregnancy in two type 2 diabetic women. *Diabetes Care* 2006; **29**: 2326–7.
2. Mollar-Puchades MA, *et al.* Use of repaglinide on a pregnant woman during embryogenesis. *Diabetes Obes Metab* 2007; **9**: 146–7.
3. Marshall V, *et al.* Safety profile of repaglinide as used in general practice in England: results of a prescription-event monitoring study. *Acta Diabetol* 2006; **43**: 6–13.

药物相互作用

正如其他口服抗糖尿病药一样，瑞格列奈的药效可能会受到其他药物的影响，无论这些药物是升高还是降低血糖水平（见**磺脲类**，第 164 页）。

影响细胞色素 P450 同工酶 CYP2C8 和 CYP3A4 的药物可以改变瑞格列奈的代谢。瑞格列奈与 CYP2C8

抑制剂吉非贝齐合用时可以使瑞格列奈的清除明显减少，并且发生严重的低血糖反应；英国的注册药品信息中这种组合是被禁用的。瑞格列奈同时还是肝脏通过有机阴离子转运蛋白 OATP1B1 活跃摄取的底物，可受到抑制机的药物的影响。

1. Hatorp V, Thomsen MS. Drug interaction studies with repaglinide: repaglinide on digoxin or theophylline pharmacokinetics and cimetidine on repaglinide pharmacokinetics. *J Clin Pharmacol* 2000; **40**: 184–92.
2. Hatorp V, *et al.* Influence of drugs interacting with CYP3A4 on the pharmacokinetics, pharmacodynamics, and safety of the prandial glucose regulator repaglinide. *J Clin Pharmacol* 2003; **43**: 649–60.
3. Scheen AJ. Drug-drug and food-drug pharmacokinetic interactions with new insulinotropic agents repaglinide and nateglinide. *Clin Pharmacokinet* 2007; **46**: 93–108.

抗菌药   一项对健康人群的研究发现[1]，在 5 天疗程利福平的最后一次用药后 12.5h 给予单次剂量瑞格列奈，会引起瑞格列奈的血浆浓度下降，并且半衰期缩短。这一效应归因于利福平对细胞色素 P450 同工酶的诱导作用。另一项研究发现[2]，在 7 天疗程利福平的最后一次用药当时或之后 24h 给予瑞格列奈的影响在第 8 天比第 7 天更明显。作者认为利福平的作用表现为 CYP3A4，可能还包括 CYP2C8 的诱导剂和抑制剂，在停用利福平后它的诱导作用会持续更长时间，并且在 24h 后会产生更强的作用。

另一项对健康人群的研究报道[3]，克拉霉素能够增加瑞格列奈的血浆浓度并且延长其清除半衰期，机制可能是通过抑制 CYP3A4。1 名 80 岁的男性患者，瑞格列奈治疗稳定，在使用克拉霉素治疗48h 后出现了严重的低血糖反应[4]。在 1 项健康受试者研究中，另一种 CYP3A4 抑制剂泰利霉素也可增加瑞格列奈的血浆浓度，尽管抑制清除半衰期并未显著影响[5]。甲氧苄啶[6]通过抑制 CYP2C8 而具有类似的作用。

一篇关于 1 名接受瑞格列奈治疗的患者在服用加替沙星时发生低血糖的报道，参见 M37 第 267 页。

1. Niemi M, *et al.* Rifampin decreases the plasma concentrations and effects of repaglinide. *Clin Pharmacol Ther* 2000; **68**: 495–500.
2. Bidstrup TB, *et al.* Rifampicin seems to act as both an inducer and an inhibitor of the metabolism of repaglinide. *Eur J Clin Pharmacol* 2004; **60**: 109–14.
3. Niemi M, *et al.* The cytochrome P4503A4 inhibitor clarithromycin increases the plasma concentrations and effects of repaglinide. *Clin Pharmacol Ther* 2001; **70**: 58–65.
4. Khamaisi M, Leitersdorf E. Severe hypoglycemia from clarithromycin-repaglinide drug interaction. *Pharmacotherapy* 2008; **28**: 682–4.
5. Kajosaari LI, *et al.* Telithromycin, but not montelukast, increases the plasma concentrations and effects of the cytochrome P450 3A4 and 2C8 substrate repaglinide. *Clin Pharmacol Ther* 2006; **79**: 231–42.
6. Niemi M, *et al.* The CYP2C8 inhibitor trimethoprim increases the plasma concentrations of repaglinide in healthy subjects. *Br J Clin Pharmacol* 2004; **57**: 441–7.

环孢素   环孢素显著提高健康人血浆瑞格列奈浓度，可能的途径是抑制细胞色素 P450 同工酶 CYP3A4 以及通过抑制肝脏有机阴离子转运多肽 OATP1B1 来抑制肝脏的摄取[1]。然而，具体的效果上具有很大的变异，考虑与遗传因素相关。因此，此两种药物同时服用可增加低血糖的风险。然后，正常剂量的瑞格列奈也成功用于肾移植后糖尿病的患者，这些患者服用了包括环孢素在内的免疫抑制药[2]。瑞格列奈与环孢素（7 例中有 1 例）或他克莫司（14 例中有 2 例）同时服用后均可出现低血糖，但程度较轻。然而，作者也指出此类患者的口服抗糖尿病药需从低剂量起始，缓慢调整剂量，密切监测血糖浓度[3]。

1. Kajosaari LI, *et al.* Cyclosporine markedly raises the plasma concentrations of repaglinide. *Clin Pharmacol Ther* 2005; **78**: 388–99.
2. Türk T, *et al.* Repaglinide in the management of new-onset diabetes mellitus after renal transplantation. *Am J Transplant* 2006; **6**: 842–6.
3. Türk T, Witzke O. Pharmacological interaction between cyclosporine A and repaglinide. Is it clinically relevant? *Am J Transplant* 2006; **6**: 2223.

柚子汁   在一项健康人研究中[1]柚子汁可增加瑞格列奈的生物利用度。瑞格列奈的半衰期不受影响，这表明柚子汁通过抑制肠壁细胞色素 P450 同工酶 CYP3A4 抑制了瑞格列奈全身代谢之前的代谢途径。血糖浓度未受影响。

1. Bidstrup TB, *et al.* The impact of CYP2C8 polymorphism and grapefruit juice on the pharmacokinetics of repaglinide. *Br J Clin Pharmacol* 2006; **61**: 49–57.

调脂药物   一项对健康人群的研究发现[1]，吉非贝齐可以显著增加瑞格列奈的血浆浓度，并能增强并延长其降低血糖的作用。这种相互作用在服用 1 次剂量的吉非贝齐之后可持续至少 12h；可能是由于吉非贝齐代谢产物葡萄糖苷酸在肝脏的聚积以及由此所致的对细胞色素 P450 同工酶 CYP2C8 的抑制作用延长[2]导致。另一种较弱的影响是吉非贝齐可通过有机阴离子转运多肽 1B1

来抑制肝脏对瑞格列奈的摄取，此种影响的强度受 OATP1B1 相关基因型的影响[3]。2003 年，EMEA 报告其收到 5 例同时服用瑞格列奈和吉非贝齐的患者发生严重低血糖的报道，因此禁止了此种组合[4]。然而另一项对健康人群的研究发现[5]，瑞格列奈的作用不受苯扎贝特或非诺贝特的影响。

1. Niemi M, et al. Effects of gemfibrozil, itraconazole, and their combination on the pharmacokinetics and pharmacodynamics of repaglinide: potentially hazardous interaction between gemfibrozil and repaglinide. Diabetologia 2003; 46: 347–51.
2. Tornio A, et al. The effect of gemfibrozil on repaglinide pharmacokinetics persists for at least 12h after the dose: evidence for mechanism-based inhibition of CYP2C8 in vivo. Clin Pharmacol Ther 2008; 84: 403–11.
3. Kalliokoski A, et al. Effects of gemfibrozil and atorvastatin on the pharmacokinetics of repaglinide in relation to SLCO1B1 polymorphism. Clin Pharmacol Ther 2008; 84: 488–96.
4. EMEA. EMEA public statement on repaglinide (NovoNorm/Prandin) contraindication of concomitant use of repaglinide and gemfibrozil (issued 21st May, 2003). Available at: http://www.ema.europa.eu/docs/en_GB/document_library/Public_statement/2010/08/WC500095476.pdf (accessed 24/08/10)
5. Kajosaari LI, et al. Lack of effect of bezafibrate and fenofibrate on the pharmacokinetics and pharmacodynamics of repaglinide. Br J Clin Pharmacol 2004; 58: 390–6.

药动学

瑞格列奈从胃肠道快速吸收，1h 内达到血浆峰值浓度。平均生物利用度大约是 60％。瑞格列奈与血浆蛋白高度结合，其血浆消除半衰期大约是 1h。它似乎是肝脏通过有机阴离子转运蛋白 OATP1B1 活跃摄取的底物，几乎完全经肝内 P450 同工酶 CYP2C8 和 CYP3A4 代谢。其代谢产物是无活性的，经胆汁排泄。瑞格列奈更高的血浆浓度和延长的半衰期可能会出现在有肾损害（肌酐清除率小于 40ml/min）或有慢性肝病的患者中。

1. Hatorp V, et al. Single-dose pharmacokinetics of repaglinide in subjects with chronic liver disease. J Clin Pharmacol 2000; 40: 142–52.
2. Hatorp V. Clinical pharmacokinetics and pharmacodynamics of repaglinide. Clin Pharmacokinet 2002; 41: 471–83.
3. Bidstrup TB, et al. CYP2C8 and CYP3A4 are the principal enzymes involved in the human in vitro biotransformation of the insulin secretagogue repaglinide. Br J Clin Pharmacol 2003; 56: 305–14.
4. Niemi M, et al. Polymorphism in CYP2C8 is associated with reduced plasma concentrations of repaglinide. Clin Pharmacol Ther 2003; 74: 380–7.
5. Niemi M, et al. Polymorphic organic anion transporting polypeptide 1B1 is a major determinant of repaglinide pharmacokinetics. Clin Pharmacol Ther 2005; 77: 468–78.
6. Kalliokoski A, et al. Different effects of SLCO1B1 polymorphism on the pharmacokinetics and pharmacodynamics of repaglinide and nateglinide. J Clin Pharmacol 2008; 48: 311–21.

用途和用法

瑞格列奈是一种氯茴苯酸类抗糖尿病药并用于 2 型糖尿病的治疗（第129页）。它的化学结构不同于磺脲类药物，但是却显示出类似的作用模式，同样被表述为胰岛素促泌剂。

瑞格列奈是餐前 30min 内给予，通常为 15min 内。常规起始剂量是 0.5mg；之前接受过降糖治疗的患者的起始剂量是 1mg 或 2mg。剂量调整间隔是 1～2 周，直到餐前 4mg 的最大剂量；每日不能超过总量 16mg。瑞格列奈可以与二甲双胍或一种噻唑烷二酮类药物合用于那些用单一治疗不能适当控制血糖的 2 型糖尿病患者。当给予与二甲双胍联合的剂型时，建议瑞格列奈日最大剂量为 10mg。

1. Moses R, et al. Effect of repaglinide addition to metformin monotherapy on glycemic control in patients with type 2 diabetes. Diabetes Care 1999; 22: 119–24.
2. Wolffenbuttel BH, Landgraf R. A 1-year multicenter randomized double-blind comparison of repaglinide and glyburide for the treatment of type 2 diabetes. Diabetes Care 1999; 22: 463–7.
3. Moses RG, et al. Flexible meal-related dosing with repaglinide facilitates glycemic control in therapy-naive type 2 diabetes. Diabetes Care 2001; 24: 11–15.
4. Culy CR, Jarvis B. Repaglinide: a review of its therapeutic use in type 2 diabetes mellitus. Drugs 2001; 61: 1625–60.
5. Derosa G, et al. Comparison between repaglinide and glimepiride in patients with type 2 diabetes mellitus: a one-year, randomized, double-blind assessment of metabolic parameters and cardiovascular risk factors. Clin Ther 2003; 25: 472–84.
6. Raskin P, et al. Combination therapy for type 2 diabetes: repaglinide plus rosiglitazone. Diabet Med 2004; 21: 329–35.
7. Black C, et al. Meglitinide analogues for type 2 diabetes mellitus. Available in The Cochrane Database of Systematic Reviews; Issue 2. Chichester: John Wiley; 2007 (accessed 13/03/09).
8. Johansen OE, Birkeland KI. Defining the role of repaglinide in the management of type 2 diabetes mellitus: a review. Am J Cardiovasc Drugs 2007; 7: 319–35.
9. Raskin P. Oral combination therapy: repaglinide plus metformin for treatment of type 2 diabetes. Diabetes Obes Metab 2008; 10: 1167–77.

在肾损伤中的用法 尽管瑞格列奈主要经肝代谢而清除，小规模的药动学研究显示有肾损伤的患者所承受的瑞格列奈浓度可能会增加[1,2]。一项包括 151 名肾功能正常患者和 130 名有不同程度肾损伤患者的大规模标签公开的研究[3]发现，不良反应的发生率不受肾功能的影响。然而，在为期 3 个月的维持治疗阶段的最后，随着肾损伤程度的增加有降低瑞格列奈有效剂量的趋势。美国的注册药品信息上提示瑞格列奈通常的口服起始剂量餐前 500μg 可用于严重肾损伤的患者，可谨慎调整剂量。

1. Marbury TC, et al. Pharmacokinetics of repaglinide in subjects with renal impairment. Clin Pharmacol Ther 2000; 67: 7–15.
2. Schumacher S, et al. Single- and multiple-dose pharmacokinetics of repaglinide in patients with type 2 diabetes and renal impairment. Eur J Clin Pharmacol 2001; 57: 147–52.
3. Hasslacher C. Safety and efficacy of repaglinide in type 2 diabetic patients with and without impaired renal function. Diabetes Care 2003; 26: 886–91.

制剂

USP 33: Repaglinide Tablets.

专利制剂

Arg.: Cravenorm; Glukenil; NovoNorm; Sestrine; **Austral.:** NovoNorm; **Austria:** NovoNorm; **Belg.:** NovoNorm; **Braz.:** Gluconorm; NovoNorm; Prandin; **Canad.:** Gluconorm; **Chile:** Hipover; NovoNorm; **Cz.:** Enyglid; NovoNorm; Prandin; **Denm.:** NovoNorm; **Fin.:** NovoNorm; **Fr.:** NovoNorm; **Ger.:** NovoNorm; **Gr.:** NovoNorm; **Hong Kong:** NovoNorm; **Hung.:** NovoNorm; **India:** Rapilin; **Indon.:** Dexanorm; **Irl.:** NovoNorm; Prandin; **Israel:** NovoNorm; **Ital.:** NovoNorm; **Malaysia:** NovoNorm; **Mex.:** NovoNorm; Prandin; **Neth.:** NovoNorm; Prandin; **Norw.:** NovoNorm; **NZ:** NovoNorm; **Philipp.:** NovoNorm; **Pol.:** NovoNorm; Prandin; **Port.:** NovoNorm; Prandin; **Rus.:** NovoNorm (НовоНорм); **S.Afr.:** NovoNorm; **Singapore:** NovoNorm; **Spain:** NovoNorm; **Swed.:** NovoNorm; **Switz.:** NovoNorm; **Thai.:** NovoNorm; **Turk.:** Novade; NovoNorm; **UK:** Prandin; **Ukr.:** NovoNorm (Новонорм); **USA:** Prandin.

多组分制剂 **USA:** PrandiMet.

Rosiglitazone (BAN, rINN) 罗格列酮

Rosiglitatsoni; Rosiglitazon; Rosiglitazona; Rosiglitazonum. (±)-5-{p-[2-(Methyl-2-pyridylamino)ethoxy]benzyl}-2,4-thiazolidinedione.

Розиглитазон

$C_{18}H_{19}N_3O_3S = 357.4.$

CAS — 122320-73-4.

ATC — A10BG02.

ATC Vet — QA10BG02.

UNII — 05V02F2KDG.

Rosiglitazone Maleate (BANM, USAN, rINNM)
马来酸罗格列酮

BRL-49653-C; Maleato de rosiglitazona; Rosiglitazone, Maléate de; Rosiglitazoni Maleas; Roziglitazon Maleat.

Розиглитазона Малеат

$C_{18}H_{19}N_3O_3S,C_4H_4O_4 = 473.5.$

CAS — 155141-29-0.

ATC — A10BG02.

ATC Vet — QA10BG02.

UNII — KX2339DP44.

Rosiglitazone Potassium (BANM, rINNM)
罗格列酮钾

Kalii Rosiglitazonum; Rosiglitazona potásica; Rosiglitazone Potassique.

Калия Розиглитазон

$C_{18}H_{19}N_3O_3SK = 396.5.$

CAS — 316371-84-3.

ATC — A10BG02.

ATC Vet — QA10BG02.

不良反应和注意事项

低血糖在罗格列酮单药治疗时并不常见，但当与其他口服抗糖尿病药，特别是磺脲类或胰岛素联用时低血糖较为常见。体重的增加与剂量相关，可能由脂肪堆积和液体潴留共同导致。罗格列酮的其他常见不良反应为食欲增加、胃肠道功能紊乱和头痛。血红蛋白和红细胞比容的减少可与罗格列酮的剂量以及血浆容量的增加相关；起始治疗前血红蛋白浓度就已经偏低的患者发生贫血的风险增加。血脂水平也可能发生变化，包括高甘油三酯血症和轻度到中度的高胆固醇血症。其他已见报道的不良反应包括眩晕、心悸、肌痉挛、背痛、关节痛、感觉异常和脱发。罕见报道包括过敏反应、血管性水肿、皮肤反应（如风疹、瘙痒和皮疹）。罗格列酮也可增加妇女月经的风险。

罗格列酮能够导致液体潴留，可以加重或诱发心力衰竭。体重迅速增加以及呼吸困难可能提示液体潴留。因此有水肿的患者必须谨慎使用，并且有心力衰竭病史的患者不能使用（见下文）。肾损害可以增加液体潴留和心力衰竭的危险。发生急性冠脉事件的患者应避免使用罗格列酮，因为此种情况具有演变为心力衰竭的可能。已有新发糖尿病黄斑水肿及其恶化同时伴有视力下降的罕见病例报道（见下文对眼的影响）。有证据指出，罗格列酮增加心血管风险，因此缺血性心脏病或外周动脉疾病（见下文）的患者不推荐使用该药。必须定期监测肝功能，因为已有肝功能异常的个案报道，并且有肝损害的患者应该谨慎使用该药（见下文对肝脏的影响）。

1 型糖尿病或糖尿病酮症酸中毒的患者不适合使用罗格列酮进行治疗。

在由于胰岛素抵抗而无排卵的妇女中，罗格列酮的治疗可以促使排卵的恢复。

驾驶 糖尿病及其并发症以及用于治疗糖尿病的药物均可能影响患者的安全驾驶能力——英国对糖尿病患者的限制详见胰岛素项下（第146页）。

对血液的影响 1 名 50 岁的妇女在使用罗格列酮治疗后出现了白细胞和血小板的减少。停药后恢复，再次给药后复发。再次停药后，患者的白细胞和血小板再度恢复正常[1]。1 例罗格列酮导致的免疫性血小板减少症也在停药后恢复[2]。

1. Digman C, et al. Leukopenia and thrombocytopenia caused by thiazolidinediones. Ann Intern Med 2005; 143: 465–6.
2. Liu X, et al. Rosiglitazone-induced immune thrombocytopenia. Platelets 2006; 17: 143–8.

对骨骼的影响 使用噻唑烷二酮类药物如吡格列酮或罗格列酮与女性患者骨密度降低和骨折风险增加相关。从 1 项比较研究的数据分析（ADOPT）[1]将 4360 名患者随机入组，比较了服用罗格列酮、二甲双胍或者格列苯脲后的血糖控制情况。研究发现女性患者骨折的风险在 3 个组分别为 9.3％、5.1％和 3.5％[2]；男性患者的风险为 3.4％～3.95％，在 3 组间无显著差异。对另一项正在进行中的大型研究进行的分析得出了罗格列酮增加骨折风险的一致结论[2]，罗格列酮厂商提供的包含超过 8100 名使用该药的患者的数据同样显示服用该药的妇女骨折风险增加[3]，增加的风险为每 100 名患者每年 0.8 例。随后进行的一项荟萃分析回顾了 10 项噻唑烷二酮类在糖尿病患者中的研究，分析了相关骨折的数据，虽然这些研究均无前瞻性评价骨折风险的设计[4]。该研究证实了噻唑烷二酮类的使用与总体骨折风险的增加相关。基于提供性别数据的 5 项研究发现，女性骨折的风险增加 2 倍，而男性则无显著增长。

骨折的类型与绝经后疏松相关骨折有所不同，主要分布在上臂、手掌或者足部，而不是髋部或者脊柱[2]。然而，这可能是因为大多数受影响的患者年龄较轻（平均年龄 56 岁）[1]，也有证据显示 2 年女性髋和股骨头骨折与噻唑烷二酮类显著相关[4]。一项观察性研究表明，使用噻唑烷二酮类与妇女全身骨密度进行性丢失相关，但在男性中未见相关性[5]。对 ADOPT 结果的进一步分析发现骨折风险的增加在使用罗格列酮治疗 1 年才显现出来，且受影响的妇女中未发现其他特别的危险因素[6]。

1. Kahn SE, et al. ADOPT Study Group. Glycemic durability of rosiglitazone, metformin, or glyburide monotherapy. N Engl J Med 2006; 355: 2427–43. Correction. ibid. 2007; 356: 1387–8.
2. GSK, Canada. Increased incidence of fractures in female patients who received long-term treatment with Avandia® (rosiglitazone maleate) tablets for type 2 diabetes mellitus (23rd February 2007). Available at: http://www.hc-sc.gc.ca/dhp-mps/alt_formats/hpfb-dgpsa/pdf/medeff/avandia_hpc-cps_3-eng.pdf (accessed 20/08/08)
3. Takeda, USA. Re observation of an increased incidence of fractures in female patients who received long-term treatment with Actos® (pioglitazone HCl) tablets for type 2 diabetes mellitus (March 2007). Available at: http://www.fda.gov/medwatch/safety/2007/Actosmar0807.pdf (accessed 21/03/07)
4. Loke YK, et al. Long-term use of thiazolidinediones and fractures in type 2 diabetes: a meta-analysis. CMAJ 2009; 180: 32–9.
5. Schwartz AV, et al. Thiazolidinedione use and bone loss in older diabetic adults. J Clin Endocrinol Metab 2006; 91: 3349–54.
6. Kahn SE, et al. Rosiglitazone-associated fractures in type 2 diabetes: an analysis from A Diabetes Outcome Progression Trial (ADOPT). Diabetes Care 2008; 31: 845–51.

对心血管系统的影响   研究表明，除却降低血糖的作用外，噻唑烷二酮类对于糖尿病并发肬大血管病变具有保护作用，有证据表明吡格列酮或可改善心血管结局（见**糖尿病并发症**，第157页）。然而，一项汇集了42项研究的荟萃分析[1]发现，与安慰剂及其他抗糖尿病药相比，罗格列酮与心肌梗死风险的增加显著相关，与心血管病因所致死亡的增加呈接近性相关。这项分析的局限性在于这些研究的出发点并不是用于检验心血管结局，大部分的研究规模较小且为短期研究。而且，荟萃分析中剔除了不包含心血管事件记录的研究，这点也受到了质疑。另一项与之对应的分析[2]包含了这些被剔除的研究，通过合适的分析调整，发现心肌梗死和心血管死亡的危险率并无显著差异，无法得出风险增加或者减少的结论。

为了应对由早期的荟萃分析引发的关注，另一项正在进行的为了评价心血管结局而设计的开放标签的研究（RECORD）进行了临时的分析并发表了结果（罗格列酮与二甲双胍或者磺脲类联用与二甲双胍和磺脲类的联用对比）[3]。然而，该数据不足以说明心肌梗死的风险增加；考虑到心血管原因所致总入院或死亡多种因素的影响，其结论也缺乏说服力。后续一项荟萃分析[4]仅限于对4项意向性评估心血管不良反应的长期研究（治疗时间至少12个月）进行分析，其中也包含了临时的RECORD的结果。该研究发现罗格列酮的使用与心肌梗死风险的增加相关，但与心血管死亡率的增加无关。RECORD[5]的最终结果显示，随访5～7年后，罗格列酮并未增加总体心血管疾病的发生率或死亡率，但该数据同样显示心肌梗死的发生率略有增加。但这些发现的影响实际上较大地削减，因为心血管事件的发生率远低于预期。后续的荟萃分析认为罗格列酮的风险获益并不尽如人意[6]。出于对罗格列酮心血管安全性的担忧，各国对其应用进行了限制：2010年9月FDA规定罗格列酮仅用于其他药物无法控制的糖尿病[7]，欧洲则禁止了罗格列酮的销售[8]（见下文**用途**）。

噻唑烷二酮类相关的心力衰竭的风险，见下文**对心脏的影响**。

1. Nissen SE, Wolski K. Effect of rosiglitazone on the risk of myocardial infarction and death from cardiovascular causes. *N Engl J Med* 2007; **356**: 2457–71. Correction. *ibid*.; **357**: 100.
2. Diamond GA, *et al.* Uncertain effects of rosiglitazone on the risk for myocardial infarction and cardiovascular death. *Ann Intern Med* 2007; **147**: 578–81.
3. Home PD, *et al.* RECORD Study Group. Rosiglitazone evaluated for cardiovascular outcomes—an interim analysis. *N Engl J Med* 2007; **357**: 28–38.
4. Singh S, *et al.* Long-term risk of cardiovascular events with rosiglitazone: a meta-analysis. *JAMA* 2007; **298**: 1189–95.
5. Home PD, *et al.* RECORD Study Team. Rosiglitazone evaluated for cardiovascular outcomes in oral agent combination therapy for type 2 diabetes (RECORD): a multicentre, randomised, open-label trial. *Lancet* 2009; **373**: 2125–35.
6. Nissen SE, Wolski K. Rosiglitazone revisited: an updated meta-analysis of risk for myocardial infarction and cardiovascular mortality. *Arch Intern Med* 2010; **170**: 1191–1201.
7. FDA. Avandia (rosiglitazone): REMS - risk of cardiovascular events (issued 23rd September, 2010). Available at: http://www.fda.gov/Safety/MedWatch/SafetyInformation/SafetyAlertsforHumanMedicalProducts/ucm226994.htm (accessed 24/09/10)
8. EMEA. European Medicines Agency recommends suspension of Avandia, Avandamet and Avaglim: anti-diabetes medication to be taken off the market (issued 23rd September, 2010). Available at: http://www.ema.europa.eu/docs/en_GB/document_library/Press_release/2010/09/WC500096996.pdf (accessed 24/09/10)

对眼的影响   美国和加拿大（GSK）的制造厂家已经接到上市后关于使用含有罗格列酮产品治疗的患者有糖尿病黄斑水肿发展或恶化的报告；在大多数病例中，还有患者发生黄斑水肿或液体潴留的报道[1,2]。部分病例在停用药物治疗后，视觉损害得到改善或缓解。已有糖尿病视网膜病变或黄斑水肿的患者必须谨慎使用罗格列酮，如果服用药物时视觉损害继续发展，必须停药并且找眼科医生咨询[2]。一项回顾性综述[3]汇集了30名下肢水肿且有明显临床症状的黄斑水肿的糖尿病患者，评估了记录中他们停罗格列酮或吡格列酮之后的变化。体征的降低和外周水肿的恢复通常较快（通常在2个月内），而黄斑水肿的恢复则非常缓慢。大部分患者进行了黄斑激光治疗，某些病例由于慢性水肿所致的黄斑损伤、视觉灵敏度在治疗后仍无法恢复。

甲状腺功能正常的患者服用噻唑烷二酮类后，曾有甲状腺眼病的报道，尤其是与眶脂肪隔扩张相关的[4,5]。也曾有无甲状腺疾病、眼眶脂肪和眼外肌正常情况下服用罗格列酮出现突眼的报道[6]。1项在36名患者中进行的小型研究在使用吡格列酮治疗前和治疗6个月后测量患者的突眼度[7]。总体上，突眼度略有增加，但没有1名患者注意到眼睛外观上有任何改变。突眼度的增加更为明显的患者中，既往或目前患有甲状腺疾病、脂肪素水平低、服用高剂量吡格列酮的比例明显增多。

1. GSK, USA. Avandia (rosiglitazone maleate), Avandamet (rosiglitazone maleate/metformin HCl): letter to healthcare professionals (issued December 2005). Available at: http://www.fda.gov/downloads/Safety/MedWatch/SafetyInformation/SafetyAlertsforHumanMedicalProducts/UCM153072.pdf (accessed 24/08/10)
2. GSK, Canada. Association of Avandia® and Avandamet® with new onset and/or worsening of macular edema (issued 19th December, 2005). Available at: http://www.hc-sc.gc.ca/dhp-mps/alt_formats/hpfb-dgpsa/pdf/medeff/avandia_avandamet_hpc-cps-eng.pdf (accessed 20/08/08)
3. Ryan EH, *et al.* Diabetic macular edema associated with glitazone use. *Retina* 2006; **26**: 562–70.
4. Starkey K, *et al.* Peroxisome proliferator-activated receptor-γ in thyroid eye disease: contraindication for thiazolidinedione use? *J Clin Endocrinol Metab* 2003; **88**: 55–9.
5. Lee S, *et al.* Thiazolidinedione induced thyroid associated orbitopathy. *BMC Ophthalmol* 2007; **7**: 8.
6. Levin F, *et al.* Rosiglitazone-induced proptosis. *Arch Ophthalmol* 2005; **123**: 119–21.
7. Dorkhan M, *et al.* Treatment with a thiazolidinedione increases eye protrusion in a subgroup of patients with type 2 diabetes. *Clin Endocrinol (Oxf)* 2006; **65**: 35–9.

对心脏的影响   吡格列酮和罗格列酮能够引起外周水肿和血浆水肿，这可以加重或诱发心力衰竭；数例病例已对其进行了描述[1-6]。一项大规模回顾性队列研究也发现[7]，使用噻唑烷二酮类药物可以增加心力衰竭发生的危险。已有报道[8]，单一治疗引起的外周水肿的发生率是3%～5%，并且在一种噻唑烷二酮药物与另一种口服抗糖尿病药合用时才会有轻度增加。当一种噻唑烷二酮药物与胰岛素合用时，其发生率是15%。心力衰竭的发生率是较低的，但是一种噻唑烷二酮药物与胰岛素合用时，有报道其发生率是2%～3%；然而，1项在已患有大血管疾病的糖尿病患者中进行的回顾性研究[9]试图对吡格列酮在预防二级大血管事件中的作用进行探讨，结果发现吡格列酮组心力衰竭的发生率为6%，而安慰剂组心力衰竭的发生率为4%，心力衰竭的死亡率在两组间没有差异。再次分析[10,11]证实了这些数字，后续的综述同样发现噻唑烷二酮类增加心力衰竭的风险[12,13]，但与心血管死亡风险的增加无关[13]。

American Heart Association and American Diabetes Association推荐[8]，有心脏病危险因素或射血分数减低但是没有症状的患者，以及NYHA I级和II级心力衰竭的患者，噻唑烷二酮必须从低剂量开始，这只有在有必要时逐渐加量并且需要谨慎监测。患有更严重心力衰竭（III级和IV级）的患者不能使用这些药物治疗。这些建议在美国注册药品信息中有体现。英国注册药品信息禁止有心力衰竭或心力衰竭病史的患者使用吡格列酮或罗格列酮，即使是I级或II心力衰竭。

对这些联合治疗的限制见下文**用法**。

1. Page RL, *et al.* Possible heart failure exacerbation associated with rosiglitazone: case report and literature review. *Pharmacotherapy* 2003; **23**: 945–54.
2. Kermani A, Garg A. Thiazolidinedione-associated congestive heart failure and pulmonary edema. *Mayo Clin Proc* 2003; **78**: 1088–91.
3. Bell DSH. Unilateral edema due to a thiazolidinedione. *Diabetes Care* 2003; **26**: 913.
4. Shah M, *et al.* Pioglitazone-induced heart failure despite normal left ventricular function. *Am J Med* 2004; **117**: 973–4.
5. CSM/MHRA. Reminder: thiazolidinediones (glitazones) contraindications. *Current Problems* 2004; **30**: 8.
6. Cheng AYY, Fantus IG. Thiazolidinedione-induced congestive heart failure. *Ann Pharmacother* 2004; **38**: 817–20.
7. Delea TE, *et al.* Use of thiazolidinediones and risk of heart failure in people with type 2 diabetes: a retrospective cohort study. *Diabetes Care* 2003; **26**: 2983–9.
8. Nesto RW, *et al.* Thiazolidinedione use, fluid retention, and congestive heart failure: a consensus statement from the American Heart Association and American Diabetes Association. *Circulation* 2003; **108**: 2941–8.
   Also available at: http://circ.ahajournals.org/cgi/reprint/108/23/2941.pdf (accessed 26/03/07) Also published in *Diabetes Care* 2004; **27**: 256–63.
   Also available at: http://care.diabetesjournals.org/content/27/1/256.full.pdf (accessed 06/07/09)
9. Dormandy JA, *et al.* Secondary prevention of macrovascular events in patients with type 2 diabetes in the PROactive Study (PROspective pioglitAzone Clinical Trial In macroVascular Events): a randomised controlled trial. *Lancet* 2005; **366**: 1279–89.
10. Rydén L, *et al.* Adjudication of serious heart failure in patients from PROactive. *Lancet* 2007; **369**: 189–90.
11. Erdmann E, *et al.* PROactive investigators. Pioglitazone use and heart failure in patients with type 2 diabetes and preexisting cardiovascular disease: data from the PROactive study (PROactive 08). *Diabetes Care* 2007; **30**: 2773–8.
12. Singh S, *et al.* Thiazolidinediones and heart failure: a teleoanalysis. *Diabetes Care* 2007; **30**: 2148–53.
13. Lago RM, *et al.* Congestive heart failure and cardiovascular death in patients with prediabetes and type 2 diabetes given thiazolidinediones: a meta-analysis of randomised clinical trials. *Lancet* 2007; **370**: 1129–36.

对血脂的影响   罗格列酮和吡格列酮对血浆脂肪具有不同的作用——参见第156页。

对肝脏的影响   已有数个病例对肝毒性进行了描述[1-4]。大多数病例发生在罗格列酮开始治疗的几周或几个月内，少数病例发生在大约1年或更长时间[5-7]。然而，由于共存的疾病和伴随的药物治疗，其中部分病例的因果关系还存有争议[8,9]。

注册药品信息建议，应该在罗格列酮开始治疗前检测肝酶浓度；丙氨酸氨基转移酶（ALT）浓度超过正常值上限2.5倍的患者不能给予罗格列酮，肝酶浓度轻度升高的患者使用该药时也应谨慎。在治疗的过程中，所有患者均应定期检测ALT浓度。如果ALT浓度升高超过正常值上限的3倍并且在复查后保持同样的水平，应该停止罗格列酮的治疗；如果出现黄疸也应停止治疗。

1. Forman LM, *et al.* Hepatic failure in a patient taking rosiglitazone. *Ann Intern Med* 2000; **132**: 118–21.
2. Al-Salman J, *et al.* Hepatocellular injury in a patient receiving rosiglitazone: a case report. *Ann Intern Med* 2000; **132**: 121–4.
3. Ravinuthala RS, Nori U. Rosiglitazone toxicity. *Ann Intern Med* 2000; **133**: 658.
4. Hachey DM, *et al.* Isolated elevation of alkaline phosphatase level associated with rosiglitazone. *Ann Intern Med* 2000; **133**: 752.
5. Gouda HE, *et al.* Liver failure in a patient treated with long-term rosiglitazone therapy. *Am J Med* 2001; **111**: 584–5.
6. Su D-H, *et al.* Liver failure in a patient receiving rosiglitazone therapy. *Diabet Med* 2006; **23**: 105–6.
7. El-Naggar MHM, *et al.* Late-onset rosiglitazone-associated acute liver failure in a patient with Hodgkin's lymphoma. *Ann Pharmacother* 2008; **42**: 713–8.
8. Freid J, *et al.* Rosiglitazone and hepatic failure. *Ann Intern Med* 2000; **132**: 164.
9. Isley WL, Oki JC. Rosiglitazone and liver failure. *Ann Intern Med* 2000; **133**: 393.

禁食   关于斋月期间禁食的穆斯林患者服用格列酮类可能会伴有较低的低血糖风险的叙述见**胰岛素**的**注意事项**项下，第147页。

妊娠   倾向于使用胰岛素治疗妊娠期糖尿病。罗格列酮可通过胎盘，可在胎儿组织中检测到，但有证据显示胎儿具有代谢此种药物的能力[1]。关于罗格列酮在妊娠期间的临床应用数据有限。曾有8名患有多囊卵巢综合征的妇女使用罗格列酮诱导排卵，并在妊娠前12周服用罗格列酮，没有证据表明她们的婴儿存在先天畸形或发育迟缓[2]。另1例病例中，1名患有糖尿病的妇女在妊娠13～17周期间服用罗格列酮，婴儿亦无畸形[3]。

1. Chan LY-S, *et al.* Placental transfer of rosiglitazone in the first trimester of human pregnancy. *Fertil Steril* 2005; **83**: 955–8.
2. Haddad GF, *et al.* Case series of rosiglitazone used during the first trimester of pregnancy. *Reprod Toxicol* 2008; **26**: 183–4.
3. Kalyoncu NI, *et al.* A case of rosiglitazone exposure in the second trimester of pregnancy. *Reprod Toxicol* 2005; **19**: 563–4.

药物相互作用

吉非贝齐、酮康唑和甲氧苄啶可以增加罗格列酮的血浆浓度。相反的，利福平可以降低罗格列酮的血浆浓度。服用罗格列酮的患者应该谨慎使用这些药物，血糖控制水平也必须被监测。

NSAIDs或胰岛素与罗格列酮合用可以增加水肿和心衰的危险（见上文**对心脏的影响**，以及下文**用法**）。

1. Scheen AJ. Pharmacokinetic interactions with thiazolidinediones. *Clin Pharmacokinet* 2007; **46**: 1–12.

抗菌药   在对健康人群的研究中，利福平可以显著降低罗格列酮[1,2]和吡格列酮[3]的血浆浓度和清除半衰期，机制可能是通过诱导细胞色素P450同工酶CYP2C8对其代谢。相反地，甲氧苄啶能够抑制CYP2C8，并能适当增加罗格列酮的浓度和半衰期[2,4]。

1. Park J-Y, *et al.* Effect of rifampin on the pharmacokinetics of rosiglitazone in healthy subjects. *Clin Pharmacol Ther* 2004; **75**: 157–62.
2. Niemi M, *et al.* Effects of trimethoprim and rifampin on the pharmacokinetics of the cytochrome P450 2C8 substrate rosiglitazone. *Clin Pharmacol Ther* 2004; **76**: 239–49.
3. Jaakkola T, *et al.* Effect of rifampicin on the pharmacokinetics of pioglitazone. *Br J Clin Pharmacol* 2006; **61**: 70–8.
4. Hruska MW, *et al.* The effect of trimethoprim on CYP2C8 mediated rosiglitazone metabolism in human liver microsomes and healthy subjects. *Br J Clin Pharmacol* 2005; **59**: 70–9.

抗真菌药   在健康人中[1]，酮康唑可以增加罗格列酮的血浆浓度和消除半衰期，这可能是通过抑制细胞色素P450同工酶CYP2C8以及对CYP2C9的轻度抑制而引起的。

1. Park J-Y, *et al.* Effect of ketoconazole on the pharmacokinetics of rosiglitazone in healthy subjects. *Br J Clin Pharmacol* 2004; **58**: 397–402.

调脂药物   在健康人中[1]，吉非贝齐可以显著增加罗格列酮的血浆浓度，并且使其半衰期加倍，这可能是因为抑制了其代谢。作者认为这些药物不应一起使用，或者如果开始使用吉非贝齐进行治疗就应该把罗格列酮的剂量至少减半。健康人服用吉非贝齐后，也可观察到吡格列酮的血浆浓度显著增加，半衰期显著延长[2,3]。

患者同时服用贝特类和噻唑烷二酮类后出现的与上述结论相矛盾的血浆高密度脂蛋白胆固醇降低的报道，参见第285页。

1. Niemi M, *et al.* Gemfibrozil considerably increases the plasma concentrations of rosiglitazone. *Diabetologia* 2003; **46:** 1319–23.
2. Jaakkola T, *et al.* Effects of gemfibrozil, itraconazole, and their combination on the pharmacokinetics of pioglitazone. *Clin Pharmacol Ther* 2005; **77:** 404–14.
3. Deng L-J, *et al.* Effect of gemfibrozil on the pharmacokinetics of pioglitazone. *Eur J Clin Pharmacol* 2005; **61:** 831–6.

药动学

罗格列酮口服后能从胃肠道很好地吸收。一次给药剂量在大约 1h 后达到血浆峰值浓度，其生物利用度为 99%。有 99.8% 的药物与血浆蛋白结合。罗格列酮被广泛地代谢，主要被细胞色素 P450 同工酶 CYP2C8 代谢。它从尿液和粪便排泄，半衰期是 3～4h。

罗格列酮可通过胎盘，曾被发现存在于胎儿组织中。

1. Baldwin SJ, *et al.* Characterization of the cytochrome P450 enzymes involved in the in vitro metabolism of rosiglitazone. *Br J Clin Pharmacol* 1999; **48:** 424–32.
2. Chapelsky MC, *et al.* Pharmacokinetics of rosiglitazone in patients with varying degrees of renal insufficiency. *J Clin Pharmacol* 2003; **43:** 252–9.

用途和用法

罗格列酮是一种噻唑烷二酮类抗糖尿病药，它以过氧化物酶增殖激活受体 γ（PPARγ）的选择性激动剂的形式发挥作用。可提高脂肪组织、骨骼肌和肝脏的胰岛素敏感性，用于 2 型糖尿病的治疗（参见第129页）。但由于罗格列酮可增加心血管风险，其应用受到了限制。通常以马来酸罗格列酮的形式给药，但是剂量却是以碱基来表示；1.32mg 的马来酸罗格列酮和 1.11mg 的罗格列酮钾均相当于 1mg 罗格列酮。它作为单一治疗是经口途径给予，特别是对于超重的患者或者服用二甲双胍有禁忌或者不能耐受的患者。当二甲双胍、磺脲类药物（或两者联合）治疗不充分时也可以加用罗格列酮。通常避免将胰岛素和罗格列酮联用（见下文用途）。常规起始剂量是每日 4mg，单次或分 2 次给予。如果需要可以在 8～12 周后剂量增加到每日 8mg 的最大量。罗格列酮与食物或不与食物同服均可。

1. Wagstaff AJ, Goa KL. Rosiglitazone: a review of its use in the management of type 2 diabetes mellitus. *Drugs* 2002; **62:** 1805–37.
2. Diamant M, Heine RJ. Thiazolidinediones in type 2 diabetes mellitus: current clinical evidence. *Drugs* 2003; **63:** 1373–1405.
3. Yki-Järvinen H. Thiazolidinediones. *N Engl J Med* 2004; **351:** 1106–18.
4. Czoski-Murray C, *et al.* Clinical effectiveness and cost-effectiveness of pioglitazone and rosiglitazone in the treatment of type 2 diabetes: a systematic review and economic evaluation. *Health Technol Assess* 2004; **8:** 1–91.
5. Wellington K. Rosiglitazone/metformin. *Drugs* 2005; **65:** 1581–92.
6. Deeks ED, Keam SJ. Rosiglitazone: a review of its use in type 2 diabetes mellitus. *Drugs* 2007; **67:** 2747–79.
7. Richter B, *et al.* Rosiglitazone for type 2 diabetes mellitus. Available in The Cochrane Database of Systematic Reviews; Issue 3. Chichester: John Wiley; 2007 (accessed 06/07/09).
8. Anonymous. Glitazones in type 2 diabetes: an update. *Drug Ther Bull* 2008; **46:** 25–9.

用法 尽管罗格列酮已被许可可与其他抗糖尿病药合用，但许可的特异性和用途在不同国家之间是有差异的。在英国和美国，罗格列酮（*Avandia*; GSK）均被批准用于单药治疗，在单药或双药治疗不充分的患者，罗格列酮可与二甲双胍或磺脲类联用，如有必要可与两者同时联用。然而，英国[1]和欧洲/美国联合指南不认可噻唑烷二酮类的单药治疗。在英国，NICE 建议双药治疗仅在患者无法使用二甲双胍联合一种磺脲类的情况下（由于不耐受或存在禁忌证，或低血糖的风险或后果不可接受）可加入一种噻唑烷二酮类。NICE 同时建议仅在胰岛素治疗无法接受或无效的情况下，考虑在二甲双胍或磺脲类的治疗中加入一种噻唑烷二酮类[1]。欧洲/美国联合指南不鼓励此三联治疗中加入罗格列酮，但建议可考虑吡格列酮[2]。

通常避免罗格列酮和胰岛素联合应用，因为此种用法可增加心力衰竭和其他心脏不良事件的风险（见上文**对心脏的影响**），尽管在注册药品信息上没有明确禁止此种联用。在英国，罗格列酮的注册药品信息上警示仅在特殊情况及密切监视情况下，可在罗格列酮治疗过程中加用胰岛素。在美国，罗格列酮联合胰岛素的应用是不被建议的。欧洲/美国指南[2]中无噻唑烷二酮类联合胰岛素方面的内容，NICE[1]建议仅在特殊情况下可考虑将吡格列酮与胰岛素联用。

1. National Collaborating Centre for Chronic Conditions/NICE. Type 2 diabetes: the management of type 2 diabetes (issued May 2009). Available at: http://www.nice.org.uk/nicemedia/pdf/CG87NICEGuideline.pdf (accessed 08/07/09)
2. Nathan DM, *et al.* Medical management of hyperglycemia in type 2 diabetes: a consensus algorithm for the initiation and adjustment of therapy: a consensus statement of the American Diabetes Association and the European Association for the Study of Diabetes. *Diabetes Care* 2009; **32:** 193–203.

炎性肠病 有证据表明可以过氧化物酶增殖激活受体 γ（PPARγ）的配体形式起作用的药物（如罗格列酮）可能为炎性肠病（参见 M37 第1620页）的治疗提供一个新的途径。

1. Lewis JD, *et al.* Rosiglitazone for Ulcerative Colitis Study Group. Rosiglitazone for active ulcerative colitis: a randomized placebo-controlled trial. *Gastroenterology* 2008; **134:** 688–95.

肝脏疾病 罗格列酮用于治疗非酒精性脂肪肝的小型研究发现，罗格列酮可提高此类患者的胰岛素敏感性，改善肝功能，缓解肝脏组织学病变[1～3]。然而，体重增加较为常见[1～3]，且此种获益在治疗停止后无法维持[1]。

1. Neuschwander-Tetri BA, *et al.* Improved nonalcoholic steatohepatitis after 48 weeks of treatment with the PPAR-γ ligand rosiglitazone. *Hepatology* 2003; **38:** 1008–17.
2. Wang C-H, *et al.* Safety and effectiveness of rosiglitazone in type 2 diabetes patients with nonalcoholic fatty liver disease. *J Formos Med Assoc* 2006; **105:** 743–52.
3. Ratziu V, *et al.* LIDO Study Group. Rosiglitazone for nonalcoholic steatohepatitis: one-year results of the randomized placebo-controlled Fatty Liver Improvement with Rosiglitazone Therapy (FLIRT) Trial. *Gastroenterology* 2008; **135:** 100–10.

多囊卵巢综合征 胰岛素抵抗是多囊卵巢综合征（P-COS；参见 M37 第2013页）的特征之一，罗格列酮的使用正处于研究中。有报道称罗格列酮可改善 PCOS 妇女的胰岛素抵抗，降低睾酮浓度，并使生激素结合球蛋白的水平恢复正常。多毛症的缓解、月经周期的正常化以及排卵率的改善均可见报道。许多患有 PCOS 的妇女体重均为超重或肥胖，有人担忧噻唑烷二酮类药物可加剧此种倾向，部分研究报道着，PCOS 的指标改善而体重没有显著增加。患有 PCOS 的体重较轻的妇女，尽管没有胰岛素抵抗，服药后其症状亦可获得改善。然而，目前的研究规模均较小且为短期研究，还需进一步的研究[1]。

1. Elkind-Hirsch KE. Thiazolidinediones for the therapeutic management of polycystic ovary syndrome: impact on metabolic and reproductive abnormalities. *Treat Endocrinol* 2006; **5:** 171–187.

银屑病 曾有研究将罗格列酮用于治疗慢性斑块状银屑病（参见**吡格列酮**项下，第157页）。

再灌注和血管重建操作 经皮血管成形术后再狭窄是一个特殊的问题，许多药物被研究用于预防再狭窄的发生（第237页）。有研究认为口服噻唑唑类可降低已施行再血管成形术的糖尿病和非糖尿病患者再次施行该手术的风险，但这些研究均为小规模研究，且部分研究未记录具体使用的支架类型[1]。

1. Riche DM, *et al.* Thiazolidinediones and risk of repeat target vessel revascularization following percutaneous coronary intervention: a meta-analysis. *Diabetes Care* 2007; **30:** 384–8.

制剂

专利制剂

Arg.: Avandia; Diaben; Gaudil; Glimide; Glixima; Gludex; Rosiglit; **Austral.:** Avandia; **Austria:** Avandia†; **Belg.:** Avandia†; **Braz.:** Avandia; **Canad.:** Avandia; **Chile:** Avandia; **Cz.:** Avandia†; **Denm.:** Avandia†; **Fin.:** Avandia†; **Fr.:** Avandia†; **Ger.:** Avandia†; **Hong Kong:** Avandia; **Hung.:** Avandia†; **India:** Rezult; Roglin; Rosicon; **Indon.:** Avandia; **Irl.:** Avandia†; **Israel:** Avandia; **Ital.:** Avandia; **Malaysia:** Avandia; **Mex.:** Avandia; **Neth.:** Avandia†; **Norw.:** Avandia†; **NZ:** Avandia; **Philipp.:** Avandia; **Pol.:** Avandia; **Port.:** Avandia; **Rus.:** Avandia (Авандия); Roglit (Роглит); **S.Afr.:** Avandia; **Singapore:** Avandia; **Spain:** Avandia; **Swed.:** Avandia†; **Switz.:** Avandia; **Thai.:** Avandia; **Turk.:** Avandia; Rosenda; Rosette; Rositaz; Rosvel; **UK:** Avandia; **Ukr.:** Diaglytason (Диаглитазон); Roglit (Роглит); **USA:** Avandia; **Venez.:** Avandia.

多组分制剂 **Arg.:** Avandamet; Gludex Plus; Rosiglit-Met; **Austral.:** Avandamet; **Austria:** Avaglim†; Avandamet; **Belg.:** Avandamet†; **Braz.:** Avandamet; **Canad.:** Avandamet; Avandaryl; **Chile:** Avandamet; Avandaryl; **Cz.:** Avaglim†; Avandamet†; **Denm.:** Avaglim†; Avandamet†; **Fin.:** Avandamet†; **Fr.:** Avaglim†; Avandamet†; **Ger.:** Avaglim†; Avandamet†; **Gr.:** Avaglim†; Avandamet†; **Hong Kong:** Avandamet; **Hung.:** Avandamet†; **India:** Glyroz; Roglin-M; Rosicon MF; **Indon.:** Avandamet; Avandaryl; **Irl.:** Avaglim†; Avandamet†; **Israel:** Avandamet; **Ital.:** Avandamet†; Avandamet; **Malaysia:** Avandamet; **Mex.:** Avandamet; **Neth.:** Avandamet; **Norw.:** Avaglim†; Avandamet†; **Philipp.:** Avandamet; Avandaryl; **Pol.:** Avandamet†; **Port.:** Avaglim†; Avandamet†; **Rus.:** Avandamet (Авандамет); **Singapore:** Avandamet; **Spain:** Avandamet; **Swed.:** Avaglim†; Avandamet†; **Switz.:** Avandamet†; **Thai.:** Avandamet; **Turk.:** Avandamet; **UK:** Avandamet; **Ukr.:** Avandamet (Авандамет); **USA:** Avandamet; Avandaryl; **Venez.:** Avandamet.

Ruboxistaurin (*rINN*) 鲁比希陶林

LY-333531; LY-341684 (ruboxistaurin mesilate); Ruboxistaurina; Ruboxistaurine; Ruboxistaurinum. (9S)-9-[(Dimethylamino)methyl]-6,7,10,11-tetrahydro-9H,19H-5,21:12,17-dimethenodibenzo[e,k]pyrrolo[3,4-h][1,4,13]oxadiazacyclohexadecene-18,20-dione.

Рубоксистаурин

$C_{28}H_{28}N_4O_3 = 468.5$.

CAS — 169939-94-0 (ruboxistaurin); 169939-93-9 (ruboxistaurin hydrochloride); 202260-21-7 (ruboxistaurin mesilate).

UNII — 721809WQCP.

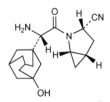

简介

鲁比希陶林是一种口服的蛋白激酶 C β-异构体的抑制药，后者在糖尿病微血管并发症（第132页）的发生中起重要作用。鲁比希陶林作为糖尿病视网膜病变的辅助治疗正处于研究中。

1. Joy SV, *et al.* Ruboxistaurin, a protein kinase C β inhibitor, as an emerging treatment for diabetes microvascular complications. *Ann Pharmacother* 2005; **39:** 1693–9.
2. Vinik A. The protein kinase C-β inhibitor, ruboxistaurin, for the treatment of diabetic microvascular complications. *Expert Opin Invest Drugs* 2005; **14:** 1547–59.
3. The PKC-DRS Study Group. The effect of ruboxistaurin on visual loss in patients with moderately severe to very severe nonproliferative diabetic retinopathy: initial results of the Protein Kinase C β Inhibitor Diabetic Retinopathy Study (PKC-DRS) multicenter randomized clinical trial. *Diabetes* 2005; **54:** 2188–97.
4. Vinik AI, *et al.* The MBBQ Study Group. Treatment of symptomatic diabetic peripheral neuropathy with the protein kinase C β-inhibitor ruboxistaurin mesylate during a 1-year, randomized, placebo-controlled, double-blind clinical trial. *Clin Ther* 2005; **27:** 1164–80.
5. Aiello LP, *et al.* PKC-DRS 2 Group. Effect of ruboxistaurin on visual loss in patients with diabetic retinopathy. *Ophthalmology* 2006; **113:** 2221–30.
6. The PKC-DMES Study Group. Effect of ruboxistaurin in patients with diabetic macular edema: thirty-month results of the randomized PKC-DMES clinical trial. *Arch Ophthalmol* 2007; **125:** 318–24.
7. Tuttle KR, *et al.* PKC-DRS, PKC-DMES, and PKC-DRS 2 Study Groups. Kidney outcomes in long-term studies of ruboxistaurin for diabetic eye disease. *Clin J Am Soc Nephrol* 2007; **2:** 631–6.
8. Danis RP, Sheetz MJ. Ruboxistaurin: PKC-beta inhibition for complications of diabetes. *Expert Opin Pharmacother* 2009; **10:** 2913–25.

Saxagliptin (*USAN*, *rINN*) 沙格利汀

BMS-477118; BMS-477118-11 (Saxagliptin monohydrate); Saxagliptine; Saxagliptinum. (1S,3S,5S)-2-[(2S)-2-Amino-2-(3-hydroxyadamantan-1-yl)acetyl]-2-azabicyclo[3.1.0]hexane-3-carbonitrile.

Саксаглиптин

$C_{18}H_{25}N_3O_2 = 315.4$.

CAS — 361442-04-8 (saxagliptin); 945667-22-1 (saxagliptin monohydrate);.

ATC — A10BH03.

ATC Vet — QA10BH03.

UNII — 8I7I046IVQ (saxagliptin); 9GB927LAJW (saxagliptin monohydrate).

注：沙格列汀（*INN*）指的是无水剂型，而沙格列汀（*USAN*）指的是一水化合物。

Saxagliptin Hydrochloride (*rINNM*) 盐酸沙格利汀

Hidrocloruro de saxagliptina; Saxagliptine, Chlorhydrate de; Saxagliptini Hydrochloridum.

Саксаглиптина Гидрохлорид

$C_{18}H_{25}N_3O_2,HCl = 351.9$.

CAS — 709031-78-7.

ATC — A10BH03.

ATC Vet — QA10BH03.

UNII — Z8J84YIX6L.

不良反应和注意事项

参见**磷酸西格列汀**，第162页。在服用沙格利汀的

患者中可见淋巴细胞计数轻度增加，但未见与此相关的临床不良反应。

药物相互作用

改变细胞色素 P450 同工酶 CYP3A4 和 CYP3A5 活性的药物可影响沙格利汀的代谢。沙格列汀与这些酶类的中度抑制剂（如地尔硫䓬）联用时可不进行剂量的调整，但与强抑制剂（如酮康唑）联用时则需使用小剂量（见下文）。这些酶类的诱导剂（如利福平）可显著降低沙格利汀的暴露剂量，但不影响其活性代谢产物（5-羟基沙格列汀）和对血浆二肽基肽酶-4 的抑制。

药动学

沙格列汀经胃肠道迅速吸收，大约 2h 后达血药峰浓度。主要通过细胞色素 P450 同工酶 CYP3A4 和 CYP3A5 代谢。其主要代谢产物，5-羟基沙格列汀具有沙格列汀一半的药效，其峰浓度发生在大约 4h 内。沙格列汀及其代谢产物的血浆清除半衰期分别为 2.5h 和 3.1h，均通过尿液排泌。尿液中可能存在部分具有活性的沙格列汀原形。也可通过粪便部分排泌。

用途和用法

与西格列汀（第162页）类似，沙格列汀也是一种二肽基肽酶-4 的抑制药，用于 2 型糖尿病（第129页）的治疗；它可作为单药使用，也可与二甲双胍、一种磺脲类或一种噻唑烷二酮类药物共同使用。沙格列汀以盐酸盐的形式使用，但剂量以无水碱基来表示；2.79mg 的氯化氢沙格列汀相当于 2.5mg 的沙格列汀。通常使用剂量为 2.5mg 或 5mg，每日 1 次，可与或不与食物同服。当与细胞色素 P450 同工酶 CYP3A4 和 CYP3A5 的强抑制剂同时使用时，沙格列汀的剂量通常为 2.5mg，每日 1 次。

沙格列汀在肾损伤中的剂量，见下文。

1. Jadzinsky M, *et al.* CV181-039 Investigators. Saxagliptin given in combination with metformin as initial therapy improves glycaemic control in patients with type 2 diabetes compared with either monotherapy: a randomized controlled trial. *Diabetes Obes Metab* 2009; **11**: 611–22.
2. Dhillon S, Weber J. Saxagliptin. *Drugs* 2009; **69**: 2103–14.

在肾损伤中的用法 轻度肾损伤的患者无需调整沙格列汀的剂量。中度或重度肾损伤（肌酐清除率低于或等于 50ml/min），包括需终末期肾病需要透析的患者，建议沙格利汀的最大口服剂量为 2.5mg，每日 1 次。沙格列汀应透析后给药。

制剂

专利制剂

Cz.: Onglyza; **Fr:** Onglyza; **UK:** Onglyza; **USA:** Onglyza.

Sitagliptin Phosphate (BANM USAN, rINNM) 磷酸西格列汀

Fosfato de sitagliptina; MK-0431; MK-431; Ono-5435; Sitagliptine, Phosphate de; Sitagliptini Phosphas. 7-[(3R)-3-Amino-4-(2,4,5-trifluorophenyl)butanoyl]-3-(trifluoromethyl)-5,6,7,8-tetrahydro-1,2,4-triazolo[4,3-a]pyrazinemonophosphate monohydrate.

Ситаглиптина Фосфат

$C_{16}H_{15}F_6N_5O$, H_3O_4P, $H_2O = 523.3$.

CAS — 486460-32-6 (sitagliptin); 654671-78-0 (sitagliptin phosphate); 654671-77-9 (sitagliptin phosphate monohydrate).

UNII — TS63EW8X6F.

(sitagliptin)

不良反应和注意事项

已报道的西格列汀的不良反应包括头痛、眩晕和胃肠道功能障碍。西格列汀也可导致外周水肿，特别是在同时使用噻唑烷二酮类的患者。曾有过上呼吸道感染和鼻咽炎的报道，但是否具有因果关系尚不可知。皮疹和其他超敏反应包括过敏症、血管性水肿、风疹、皮肤血

管炎和 Stevens-Johnson 综合征均可见报道。有过肝酶数值升高和胰腺炎的个别报道，包括出血坏死性胰腺炎。单用西格列汀较少导致低血糖，但它可加剧其他口服抗糖尿病药如磺脲类所导致的低血糖反应。

西格列汀不宜用于 1 型糖尿病或糖尿病酮症酸中毒的治疗。中重度肾功能异常的患者使用西格列汀的需减少剂量。

不良反应发生率 一项汇总分析汇集了 12 项将西格列汀用于单药治疗或与其他口服抗糖尿病药共同服用的研究，一共包括 6139 名患者，治疗时间长达 2 年，使用安慰剂或其他口服抗糖尿病药作为对照[1]。总体上看，西格列汀组和对照组中的不良反应的发生率无显著差异。服用西格列汀的患者中有大约 13% 的患者出现了被定义为可能、很可能或明确药物相关的不良反应；0.2% 的患者出现了严重的不良反应。与预计类似，低血糖最常发生于与磺脲类合用组。服用西格列汀而不服用磺脲类的患者，其低血糖发生率为 2.6%，与不服用西格列汀组类似（2.3%）。

1. Williams-Herman D, *et al.* Safety and tolerability of sitagliptin in patients with type 2 diabetes: a pooled analysis. *BMC Endocr Disord* 2008; **8**: 14. Available at: http://www.biomedcentral.com/content/pdf/1472-6823-8-14.pdf (accessed 14/09/09)

驾驶 糖尿病及其并发症以及用于治疗糖尿病的药物均可能影响患者的安全驾驶能力——英国对糖尿病患者的限制详见**胰岛素**项下（第146页）。

药物相互作用

与其他口服磺脲类药物类似，西格列汀的药效可受独立升高或降低血糖浓度药物的影响。关于西格列汀与他汀类药物可能存在相互作用的报道，参见**辛伐他汀**项下**抗糖尿病药**（第435页）。

药动学

西格列汀通过胃肠道吸收，口服一次剂量后在 1～4h 后达血药峰浓度，其生物利用度约为 87%。其代谢较少，主要通过细胞色素 P450 同工酶 CYP3A4，其次为 CYP2C8。大约 79% 的剂量以原形经尿液排泌。西格列汀的肾排泄包括活跃的小管分泌；它可作为有机阴离子转运子-3 和 P-糖蛋白的底物。其半衰期大约为 12h。

1. Herman GA, *et al.* Pharmacokinetics and pharmacodynamics of sitagliptin, an inhibitor of dipeptidyl peptidase IV, in healthy subjects: results from two randomized, double-blind, placebo-controlled studies with single oral doses. *Clin Pharmacol Ther* 2005; **78**: 675–88.
2. Bergman AJ, *et al.* Pharmacokinetic and pharmacodynamic properties of multiple oral doses of sitagliptin, a dipeptidyl peptidase-IV inhibitor: a double-blind, randomized, placebo-controlled study in healthy male volunteers. *Clin Ther* 2006; **28**: 55–72.
3. Herman GA, *et al.* Pharmacokinetics and pharmacodynamic effects of the oral DPP-4 inhibitor sitagliptin in middle-aged obese subjects. *J Clin Pharmacol* 2006; **46**: 876–86.
4. Vincent SH, *et al.* Metabolism and excretion of the dipeptidyl peptidase 4 inhibitor [14C]sitagliptin in humans. *Drug Metab Dispos* 2007; **35**: 533–8.
5. Chu X-Y, *et al.* Transport of the dipeptidyl peptidase-4 inhibitor sitagliptin by human organic anion transporter 3, organic anion transporting polypeptide 4C1, and multidrug resistance P-glycoprotein. *J Pharmacol Exp Ther* 2007; **321**: 673–83.
6. Bergman AJ, *et al.* Effect of renal insufficiency on the pharmacokinetics of sitagliptin, a dipeptidyl peptidase-4 inhibitor. *Diabetes Care* 2007; **30**: 1862–4.
7. Bergman A, *et al.* Absolute bioavailability of sitagliptin, an oral dipeptidyl peptidase-4 inhibitor, in healthy volunteers. *Biopharm Drug Dispos* 2007; **28**: 315–22.

用途和用法

西格列汀可抑制二肽基肽酶-4，二肽基肽酶-4 是一种负责降解肠促血糖激素、胰高糖样肽-1（GLP-1）和葡萄糖依赖性促胰岛素多肽（GIP）（肠促血糖激素在糖平衡中的作用，详见第138页**艾塞那肽**项下的**作用**）的酶。西格列汀可以单药形式，或与二甲双胍、一种磺脲类或一种噻唑烷二酮类药物联合，用于 2 型糖尿病的治疗（第129页）。如双药治疗不够充分，可将西格列汀和二甲双胍以及磺脲类或噻唑烷二酮类药物联合作为三联治疗使用。胰岛素治疗不能提供充分的血糖控制的时候可加用西格列汀，同时联用或不联用二甲双胍。

西格列汀以磷酸盐形式给予，但其剂量以碱基计算；128.5mg 的磷酸西格列汀相当于大约 100mg 的西格列汀。通常口服剂量相当于 100mg 的西格列汀，每日 1 次，单药治疗或联合使用。在西格列汀和二甲双胍的复合剂型中，西格列汀可分成 2 次剂量给药。当与西格列汀联用时，可能需要降低磺脲类药物或胰岛素的剂量。西格列汀可与或不与食物同时服用。肾损伤的患者使用时需调整剂量（见下文）。

1. Lyseng-Williamson KA. Sitagliptin. *Drugs* 2007; **67**: 587–97.
2. Florentin M, *et al.* Sitagliptin in clinical practice: a new approach in the treatment of type 2 diabetes. *Expert Opin Pharmacother* 2008; **9**: 1705–20.
3. Richter B, *et al.* Dipeptidyl peptidase-4 (DPP-4) inhibitors for type 2 diabetes mellitus. Available in The Cochrane Database of Systematic Reviews; Issue 2. Chichester: John Wiley; 2008 (accessed 01/07/09)

4. Williams-Herman D, *et al.* Efficacy and safety of initial combination therapy with sitagliptin and metformin in patients with type 2 diabetes: a 54-week study. *Curr Med Res Opin* 2009; **25**: 569–83.
5. Dhillon S. Sitagliptin: a review of its use in the management of type 2 diabetes mellitus. *Drugs* 2010; **70**: 489–512.

在肾损伤中的用法 西格列汀用于 2 型糖尿病合并肾损伤患者的治疗已进行过研究[1]。美国的注册药品信息提示基于肌酐清除率（CC），肾损伤患者的口服药物剂量需做如下调整：

- 轻度肾损伤（CC≥50ml/min）：无需调整，100mg，每日 1 次；
- 中度肾损伤（CC 30～50ml/min）：50mg，每日 1 次；
- 重度肾损伤（CC＜30ml/min）或终末期肾病需要血液透析或腹膜透析：25mg，每日 1 次；给药时间无需参考血液透析时间。

1. Chan JC, *et al.* Safety and efficacy of sitagliptin in patients with type 2 diabetes and chronic renal insufficiency. *Diabetes Obes Metab* 2008; **10**: 545–55.

制剂

专利制剂

Arg.: Januvia; **Austral.:** Januvia; **Austria:** Januvia; **Belg.:** Januvia; **Braz.:** Januvia; **Canad.:** Januvia; **Chile:** Januvia; **Cz.:** Januvia, Tesavel; Xelevia; **Denm.:** Januvia; **Fr.:** Januvia; Xelevia; **Ger.:** Januvia; Xelevia; **Gr.:** Januvia; Xelevia; **Hong Kong:** Januvia; **Hung.:** Januvia; Xelevia; **Indon.:** Januvia; **Irl.:** Januvia; Tesavel; Xelevia; **Israel:** Januvia; **Ital.:** Januvia; Xelevia; **Malaysia:** Januvia; **Mex.:** Januvia; **Neth.:** Januvia; Tesavel; Xelevia; **Norw.:** Januvia; **NZ:** Januvia; **Philipp.:** Januvia; **Pol.:** Januvia; Tesavel; Xelevia; **Rus.:** Januvia (Янувия); **Singapore:** Januvia; **Spain:** Januvia; Tesavel; Xelevia; **Swed.:** Januvia; **Switz.:** Januvia; **Thai.:** Januvia; **Turk.:** Januvia; **UK:** Januvia; **USA:** Januvia.

多组分制剂 Arg.: Janumet; **Austral.:** Janumet; **Chile:** Janumet; **Cz.:** Efficib; Velmetia; **Fr.:** Janumet; Velmetia; **Gr.:** Janumet; **Hong Kong:** Janumet; **Hung.:** Janumet; Velmetia; **Irl.:** Efficib; Velmetia; **Malaysia:** Janumet; **Philipp.:** Janumet; **Port.:** Efficib; Velmetia; **Switz.:** Janumet; **Thai.:** Janumet; **UK:** Janumet; **USA:** Janumet.

Sulfonylurea Antidiabetics 磺脲类抗糖尿病药

Antidiabéticos sulfonilureas; Sulphonylurea Antidiabetics.

不良反应

胃肠道功能紊乱如恶心、呕吐、烧心、厌食、腹泻和金属味常见于服用磺脲类药物时，而且通常是轻度的并呈剂量依赖性；食欲和体重增加也有发生。皮肤潮红和瘙痒也有发生，并且光过敏也可见报道。皮疹通常见于过敏反应，并且可以进展至更严重的情况（见下文）。颜面潮红可以出现在接受磺脲类药物治疗的患者饮酒时，特别是氯磺丙脲（见下文**药物相互作用**）。

轻度的低血糖可以发生，而严重的低血糖通常提示药物过量并且相对罕见。低血糖更可能见于长效磺脲类药物（如氯磺丙脲和格列本脲），它们与严重的、长时间的、有时甚至是致命的低血糖相关。

其他严重的不良反应还可表现为超敏反应。这包括肝酶值的变化、肝炎、胆汁淤积性黄疸、白细胞减少症、血小板减少症、再生障碍性贫血、粒细胞缺乏症、溶血性贫血、多形性红斑或 Stevens-Johnson 综合征、剥脱性皮炎和结节性红斑。

磺脲类药物，特别是氯磺丙脲，有时候可以诱导抗利尿激素分泌异常综合征（SIADH），其特征是水潴留、低钠血症和中枢神经系统症状。然而，有些磺脲药物（如格列本脲、格列吡嗪和妥拉磺脲）也有轻度的利尿作用。

有关甲苯磺丁脲的研究认为，磺脲类药物可能与心血管疾病的死亡率增加有关，这已经成为值得探讨的课题（见下文**对心血管系统的影响**）。

1. Paice BJ, *et al.* Undesired effects of the sulphonylurea drugs. *Adverse Drug React Acute Poisoning Rev* 1985; **4**: 23–36.
2. Harrower ADB. Comparative tolerability of sulphonylureas in diabetes mellitus. *Drug Safety* 2000; **22**: 313–20.
3. Salas M, Caro JJ. Are hypoglycaemia and other adverse effects similar among sulphonylureas? *Adverse Drug React Toxicol Rev* 2002; **21**: 205–17.

对血液的影响 有孤立的报道服用磺脲类抗糖尿病药的患者出现了血小板减少症[1,2]。亦可见溶血性贫血的病例报道[3,4]，其中部分患者有 G6PD 缺乏症[5,6]。

1. Israeli A, *et al.* Glibenclamide causing thrombocytopenia and bleeding tendency: case reports and a review of the literature. *Klin Wochenschr* 1988; **66**: 223–4.
2. Cartron G, *et al.* Glimepiride-induced thrombocytopenic purpura. *Ann Pharmacother* 2000; **34**: 120.
3. Nataas OB, Nesthus I. Immune haemolytic anaemia induced by glibenclamide in selective IgA deficiency. *BMJ* 1987; **295**: 366–7.
4. Noto H, *et al.* Glyburide-induced hemolysis in myelodysplastic syndrome. *Diabetes Care* 2000; **23**: 129.
5. Meloni G, Meloni T. Glyburide-induced acute haemolysis in a G6PD-deficient patient with NIDDM. *Br J Haematol* 1996; **92**: 159–60.
6. Vinzio S, *et al.* Glibenclamide-induced acute haemolytic anaemia revealing a G6PD-deficiency. *Diabetes Res Clin Pract* 2004; **64**: 181–3.

对心血管系统的影响　依据大学组糖尿病大纲（UGDP）实施的一项多中心研究报告，与那些接受单纯饮食控制或胰岛素治疗的患者相比，接受甲苯磺丁脲的糖尿病患者的心血管并发症的死亡率是增加的[1]；这种类似的死亡率增加的情况还见于接受苯乙双胍的患者[2]。来自于 UGDP 的报告引起了较长时间的争论，并且在相关研究被详细地重新评估后也没有得到彻底解决[3]。最终在 1984 年，FDA 制定了一项要求，磺脲类口服抗糖尿病药必须在标签上专门注明使用这些药物可能伴随有心血管疾病死亡率增加的警告[4]。已有的假设认为磺脲类药具有阻止心肌 ATP-敏感钾通道开放的作用[5]，这可能会抵消能够保护心肌抵抗缺血损伤的适应性改变（缺血预适应）[6]。一项最近的回顾性队列研究还发现，在新发的接受治疗的 2 型糖尿病患者中，与二甲双胍治疗相比，磺脲类药物单一治疗伴随有死亡率的增加[7]。一项在因心肌梗死住院的患者中进行的病例对照研究的结果显示，使用较老的磺脲类药物（格列苯脲、格列吡嗪和甲苯磺丁脲）的患者其风险高于使用较新的药物（格列美脲和格列齐特）或非磺脲类药物（主要二甲双胍）的患者[8]。接受胰岛素治疗的患者风险也比较高，未接受任何糖尿病治疗的患者其风险则更高。然而，来自英国前瞻性糖尿病研究的结果并没有显示出与磺脲类药物治疗相关的任何不良的心血管反应[9]。

1. University Group Diabetes Program. Effects of hypoglycemic agents on vascular complications in patients with adult-onset diabetes III: clinical implications of UGDP results. *JAMA* 1971; **218**: 1400–10.
2. University Group Diabetes Program. Effects of hypoglycemic agents on vascular complications in patients with adult-onset diabetes IV: a preliminary report on phenformin results. *JAMA* 1971; **217**: 777–84.
3. Report of the Committee for the Assessment of Biometric Aspects of Controlled Trials of Hypoglycemic Agents. *JAMA* 1975; **231**: 583–600.
4. FDA. Class labeling for oral hypoglycemics. *FDA Drug Bull* 1984; **14**: 16–17.
5. Huupponen R. Adverse cardiovascular effects of sulphonylurea drugs: clinical significance. *Med Toxicol* 1987; **2**: 190–209.
6. Yellon DM, *et al.* Angina reassessed: pain or protector? *Lancet* 1996; **347**: 1159–62.
7. Simpson SH, *et al.* Dose-response relation between sulfonylurea drugs and mortality in type 2 diabetes mellitus: a population-based cohort study. *Can Med Assoc J* 2006; **174**: 169–74.
8. Johnsen SP, *et al.* Risk and short-term prognosis of myocardial infarction among users of antidiabetic drugs. *Am J Ther* 2006; **13**: 134–40.
9. UK Prospective Diabetes Study (UKPDS) Group. Intensive blood-glucose control with sulphonylureas or insulin compared with conventional treatment and risk of complications in patients with type 2 diabetes (UKPDS 33). *Lancet* 1998; **352**: 837–53. Correction. *ibid.* 1999; **354**: 602.

对眼的影响　当糖尿病患者出现双侧视觉缺失达几个月并且接受氯磺丙脲治疗 1 年，在停止治疗后，视力会很快改善并且色觉也会很快恢复[1]。使用氯磺丙脲 5 天可以引起分辨能力轻度下降，并在治疗停止后恢复至基线值。药物诱导的视神经病变也有发生。有一篇报道，1 名 2 型糖尿病患者在开始采用格列本脲每日 10mg 治疗，2 天后发生了近视[2]。视物模糊可以在停用格列本脲后数天得到缓解。

1. Wymore J, Carter JE. Chlorpropamide-induced optic neuropathy. *Arch Intern Med* 1982; **142**: 381.
2. Teller J, *et al.* Accommodation insufficiency induced by glybenclamide. *Ann Ophthalmol* 1989; **21**: 275–6.

对肾脏的影响　有报道 1 名接受氯磺丙脲治疗的患者发生了肾病综合征[1]。血清学检查和肾活检的结果显示肾小球损伤是由一种免疫复合物介导的。肾病综合征和肾小球肾炎在停药后缓解。患者还可能会出现斑疹、肝炎和嗜酸性粒细胞增多症等。

1. Appel GB, *et al.* Nephrotic syndrome and immune complex glomerulonephritis associated with chlorpropamide therapy. *Am J Med* 1983; **74**: 337–42.

对肝脏的影响　自 1973 年至 1988 年期间因为药物诱导的急性肝病而在牙买加住院的 53 名患者中，氯磺丙脲

引起的就有 8 名[1]。5 名患者发生了肝管胆汁淤积，另外 3 名患者出现了弥漫性肝坏死。1 名出现大片肝坏死的患者不良反应包括格列苯脲[2–4]和格列美脲[5,6]所致的肝内胆汁淤积以及格列苯脲[7]、格列美脲[8]和格列齐特[9,10]所致的急性肝炎样反应。曾有过与格列苯脲相关的包括坏死、肝内胆汁淤积和肝炎的混合性肝损伤的报道[11]。亦曾有过与格列苯脲相关的肉芽肿性肝炎的报道[12]。

1. Lee MG, *et al.* Drug-induced acute liver disease. *Postgrad Med J* 1989; **65**: 367–70.
2. Wongpaitoon V, *et al.* Intrahepatic cholestasis and cutaneous bullae associated with glibenclamide therapy. *Postgrad Med J* 1981; **57**: 244–6.
3. Krivoy N, *et al.* Fatal toxic intrahepatic cholestasis secondary to glibenclamide. *Diabetes Care* 1996; **19**: 385–6.
4. Tholakanahalli VN, *et al.* Glibenclamide-induced cholestasis. *West J Med* 1998; **168**: 274–7.
5. Sitruk V, *et al.* Hépatite aiguë cholestatique induite par le glimépiride. *Gastroenterol Clin Biol* 2000; **24**: 1233–4.
6. Chounta A, *et al.* Cholestatic liver injury after glimepiride therapy. *J Hepatol* 2005; **42**: 944–6.
7. Goodman RC, *et al.* Glyburide-induced hepatitis. *Ann Intern Med* 1987; **106**: 837–9.
8. Dusoleil A, *et al.* Hépatite aiguë induite par le glimépiride. *Gastroenterol Clin Biol* 1999; **23**: 1096–7.
9. Dourakis SP, *et al.* Gliclazide-induced acute hepatitis. *Eur J Gastroenterol Hepatol* 2000; **12**: 119–21.
10. Chitturi S, *et al.* Gliclazide-induced acute hepatitis with hypersensitivity features. *Dig Dis Sci* 2002; **47**: 1107–10.
11. Petrogiannopoulos C, Zacharof A. Glibenclamide and liver disease. *Diabetes Care* 1997; **20**: 1215.
12. Saw D, *et al.* Granulomatous hepatitis associated with glyburide. *Dig Dis Sci* 1996; **41**: 322–5.

对甲状腺的影响　见下文注意事项项下。

低血糖　低血糖反应可以见于接受磺脲类抗糖尿病药的所有患者，有较长作用时间的磺脲类药物（如氯磺丙脲和格列本脲）较短效药物（如甲苯磺丁脲）更容易引起严重的低血糖[1]。与此类似，新型短效磺脲类药物（如格列波脲、格列齐特和格列吡嗪）同样显示与磺脲类低血糖相关性较低[1–3]。误餐或进餐不规律、老年、肝功能或肾功能不良、药物相互作用均可增加服用磺脲类药物患者发生低血糖的风险[3]。一项小型研究[4]发现罕见的细胞色素 P450 同工酶基因型 CYP2C9 * 2/ * 3 或 CYP2C9 * 3/ * 3 可用于预测多种磺脲类药物的代谢障碍，可能是严重低血糖附加的但并非主要的危险因素。

也见下文滥用和过量。

1. Shorr RI, *et al.* Individual sulfonylureas and serious hypoglycemia in older people. *J Am Geriatr Soc* 1996; **44**: 751–5.
2. Stahl M, Berger W. Higher incidence of severe hypoglycaemia leading to hospital admission in type 2 diabetic patients treated with long-acting versus short-acting sulphonylureas. *Diabet Med* 1999; **16**: 586–90.
3. Amiel SA, *et al.* Hypoglycaemia in type 2 diabetes. *Diabet Med* 2008; **25**: 245–54.
4. Holstein A, *et al.* Association between CYP2C9 slow metabolizer genotypes and severe hypoglycaemia on medication with sulphonylurea hypoglycaemic agents. *Br J Clin Pharmacol* 2005; **60**: 103–6.

过量　一项分析[1]发现在美国 10 个地区毒物中心的记录的 185 名服用磺脲类药物的儿童中，仅有 56 人出现了低血糖。服药后前 8h 未出现低血糖提示预后良好，建议对可疑服药物的对象应观察 8h，频繁进行血糖监测并允许随意经口进食。出现低血糖征象或血糖水平低于 3.3mmol/L 的儿童如有必要可静脉给予葡萄糖。其他研究[2]建议，由于经指血取样对于幼童而言过于疼痛，易致精神紧张，因此无症状的被认为已误服磺脲类药物的对象可以进行低血糖临床观察的夜间监测。不建议预防性经静脉给予葡萄糖（在低血糖的临床或实验室证据出现之前）[2]，因为这样可延缓低血糖的发生，导致诊治的延误，混淆误服磺脲类药物的诊断。

1. Spiller HA, *et al.* Prospective multicenter study of sulfonylurea ingestion in children. *J Pediatr* 1997; **131**: 141–6.
2. Calello DP, *et al.* Case files of the Medical Toxicology Fellowship Training Program at the Children's Hospital of Philadelphia: a pediatric exploratory sulfonylurea ingestion. *J Med Toxicol* 2006; **2**: 19–24.

不良反应的处置

在磺脲类药物急性中毒时，如果患者有意识，气道可被保护，并且是在摄入 1h 内，可考虑给予活性炭。还可考虑进行胃排空，尤其是在服用了危及生命的剂量之后，但胃排空带来的获益通常较少，如能迅速给予活性炭则给予活性炭。必须紧急处理低血糖；低血糖的常规处理方法在胰岛素项下有描述（第146页）。在低血糖反复发作的病例中，患者应该被持续观察数天。奥曲肽已被用于严重的难治的磺脲类药物诱导低血糖的病例的治疗。

1. Spiller HA. Management of antidiabetic medication in overdose. *Drug Safety* 1998; **19**: 411–24.

奥曲肽　奥曲肽可抑制胰岛素的分泌，因此被尝试用于磺脲类药物过量的治疗（见上文）。该被尝试用于治疗延长的或难以控制的低血糖反应，用于预防误服或合并肾损伤的磺脲类药物治疗的患者低血糖反应的再发。一项对已报道病例的综述[1]发现，奥曲肽通常以皮下注射形式给药，剂量为 $40 \sim 100\mu g$；通常处方剂量为 $50\mu g$，每日 $2 \sim 3$ 次。亦有持续静脉输注每小时 $1.8\mu g/kg$ 的报道。大部分病例使用奥曲肽治疗的时长为 $12 \sim 72h$，但长效磺脲类药物或缓释剂型所致低血糖则需要治疗时间延长至数天。末次给奥曲肽后需监测 $12 \sim 24h$ 以防低血糖再发。

已有少量儿童经静脉使用奥曲肽的报道[2]。1 名 2 岁 9 个月的女童被给予了 $2\mu g/kg$ 的起始剂量，随后以每小时 $2\mu g/kg$ 的速度给药。另 1 例病例中 1 名 12 个月的男童的单次给药剂量为 $2.5\mu g/kg$。有研究[1]认为，皮下注射 $1 \sim 1.25\mu g/kg$ 的剂量对于儿童是比较适合的。

也曾进行过在磺脲类药物治疗过程中出现低血糖的患者（没有患者被认为试图自杀而服用了过量的药物）使用奥曲肽治疗的研究[3]。小规模的对照研究发现，与安慰剂相比，单次皮下给 $75\mu g$ 奥曲肽 8h 之后，血浆葡萄糖浓度升高，再发低血糖事件减少。

1. Lheureux PER, *et al.* Bench-to-bedside review: antidotal treatment of sulfonylurea-induced hypoglycaemia with octreotide. *Crit Care* 2005; **9**: 543–9.
2. Rath S, *et al.* Octreotide in children with hypoglycaemia due to sulfonylurea ingestion. *J Paediatr Child Health* 2008; **44**: 383–4.
3. Fasano CJ, *et al.* Comparison of octreotide and standard therapy versus standard therapy alone for the treatment of sulfonylurea-induced hypoglycemia. *Ann Emerg Med* 2008; **51**: 400–406.

注意事项

磺脲类药物不能用于 1 型糖尿病患者。发生酮症酸中毒的 2 型糖尿病患者，以及那些患有严重感染、创伤、或其他用磺脲类药物不可控制高血糖的严重情况的患者禁用磺脲类药物；这种情况应该采用胰岛素治疗。胰岛素也更适用于孕妇的治疗，尽管人们对将格列苯脲用于妊娠期糖尿病的治疗表现出来越来越多的兴趣（见下文妊娠）。

磺脲类药物（如氯磺丙脲和格列本脲）与低血糖发生的危险性增加有关。因此有肾或肝损伤的患者应该谨慎或避免使用这些药物，类似的预防措施也适用于那些对这一体的敏感性增高的其他患者，如老年人、虚弱或营养不良的患者以及那些肾上腺或垂体功能不全的患者。进餐时间不规律、误餐、饮食改变或长时间体育锻炼也可以诱发低血糖。具有低血糖风险的患者需避免使用具有长半衰期的磺脲类药物（如氯磺丙脲和格列本脲）。如果需要使用磺脲类药物但低血糖发生的危险性增加，那么短效药物（如甲苯磺丁脲或格列齐特）会更适合；这两种磺脲类药物主要在肝内灭活，可能会更适合于有肝损伤的患者，尽管如此，认真监测血糖浓度还是非常必要的。

由于存在溶血性贫血的风险，G6PD 缺乏症的患者需慎用磺脲类药物。

滥用　有报道 1 名偷偷服用氯磺丙脲的妇女发生严重的低血糖，最初认为是因为胰岛素瘤，后来发现是由胰岛β细胞增生症（胰岛细胞增殖）。曾在具有不可解释的低血糖症的患者的血液标本中检出其他磺脲类药物，部分病例可能与人为摄入药物相关[2,3]。

1. Rayman G, *et al.* Hyperinsulinaemic hypoglycaemia due to chlorpropamide-induced nesidioblastosis. *J Clin Pathol* 1984; **37**: 651–4.
2. Kwong PYP, Teale JD. Screening for sulphonylureas in the investigation of hypoglycaemia. *J R Soc Med* 2002; **95**: 381–5.
3. Trenque T, *et al.* Prevalence of factitious hypoglycaemia associated with sulphonylurea drugs in France in the year 2000. *Br J Clin Pharmacol* 2002; **54**: 548.

用法　研究发现磺脲类药物持续高血浆浓度可以导致耐受的现象，因此最大推荐剂量应该降低[1]。对于有胰岛素抵抗的患者，建议加入胰岛素增敏剂类药物以改善组织的葡萄糖转运，而非增加磺脲类药物的剂量[2]。

1. Melander A, *et al.* Is there a concentration-effect relationship for sulphonylureas? *Clin Pharmacokinet* 1998; **34**: 181–8.
2. Rambiritch V, *et al.* Dose-response relationships of sulfonylureas: will doubling the dose double the response? *South Med J* 2007; **100**: 1132–6.

哺乳　在乳汁中可检测到包括氯磺丙脲（第137页）和甲苯磺丁脲（第165页）在内的磺脲类药物。由于此类药物可增加母乳喂养的婴儿发生低血糖的风险，哺乳期间通常避免使用。然而，在一项小型研究[1]中，5 名 2 型糖尿病妇女的乳汁中均检测不到格列苯脲或者格列吡嗪，3 名全母乳喂养的婴儿血糖浓度均为正常。

1. Feig DS, *et al.* Transfer of glyburide and glipizide into breast milk. *Diabetes Care* 2005; **28**: 1851–5.

驾驶 糖尿病及其并发症以及用于治疗糖尿病的药物均可能影响患者的安全驾驶能力——英国对糖尿病患者的限制详见**胰岛素**项下（第146页）。

禁食 建议那些斋月期间禁食的穆斯林患者应当谨慎使用磺脲类药物，禁用氯磺丙脲，见**胰岛素**的**注意事项**下内容，第147页。

卟啉病 磺脲类药物与卟啉病的急性发作有关，并且被认为对卟啉病患者是不安全的。

妊娠 通常倾向于使用胰岛素治疗合并妊娠的糖尿病患者，避免使用磺脲类抗糖尿病药。氯磺丙脲和甲苯磺丁脲可通过胎盘，在部分暴露于这两种药物的新生儿中曾观察到低血糖症状。目前尚缺乏其他磺脲类药物的药动学数据，但部分研究显示格列本脲通过胎盘的能力较弱[1]。没有充分的证据表明磺脲类药物在妊娠头3个月具有致畸作用，但亦缺乏安全性方面的研究[2]。

妊娠糖尿病的治疗通常亦应避免使用磺脲类药物，但人们对这种应用表现出来越来越多的兴趣。研究发现格列本脲在妊娠期糖尿病中的应用是安全有效的，但大部分的研究均为观察性研究，并未随机化[3,4]。尽管部分作者指出格列本脲在这方面的应用需要更多的证据[5]，部分指南已建议可将格列本脲作为胰岛素的附加或者替代药物用于妊娠期糖尿病的治疗[6]。

1. Garcia-Bournissen F, *et al.* Maternal-fetal transport of hypoglycaemic drugs. *Clin Pharmacokinet* 2003; **42**: 303–13.
2. Feig DS, *et al.* Oral antidiabetic agents in pregnancy and lactation: a paradigm shift? *Ann Pharmacother* 2007; **41**: 1174–80.
3. Moore TR. Glyburide for the treatment of gestational diabetes: a critical appraisal. *Diabetes Care* 2007; **30** (suppl): S209–S213.
4. Moretti ME, *et al.* Safety of glyburide for gestational diabetes: a meta-analysis of pregnancy outcomes. *Ann Pharmacother* 2008; **42**: 483–90.
5. Kimber-Trojnar Ż, *et al.* Glyburide for the treatment of gestational diabetes mellitus. *Pharmacol Rep* 2008; **60**: 308–18.
6. National Collaborating Centre for Women's and Children's Health/NICE. Diabetes in pregnancy: management of diabetes and its complications from preconception to the postnatal period (issued March 2008, reissued July 2008). Available at: http://www.nice.org.uk/nicemedia/pdf/DiabetesFullGuidelineRevisedJULY2008.pdf (accessed 06/03/09)

甲状腺疾病 磺脲类药物对甲状腺功能的影响存在相反的报道，一些研究认为采用甲苯磺丁脲或氯磺丙脲治疗的患者的甲状腺功能异常的发生率有增加[1]，但是其他研究认为它们没有抗甲状腺的作用[2,3]。因此有些注册药品信息建议有甲状腺功能损害的患者应该避免使用氯磺丙脲——甲状腺功能改变反过来又可以影响血糖的控制——关于甲状腺激素对抗糖尿病药需要量的可能影响见下文**药物相互作用**项下。

1. Hunton RB, *et al.* Hypothyroidism in diabetics treated with sulphonylurea. *Lancet* 1965; **ii**: 449–51.
2. Burke G, *et al.* Effect of long-term sulfonylurea therapy on thyroid function in man. *Metabolism* 1967; **16**: 651–7.
3. Feely J, *et al.* Antithyroid effect of chlorpropamide? *Hum Toxicol* 1983; **2**: 149–53.

药物相互作用

已有报道磺脲类药物与许多药物有相互作用，大部分表现为与对血糖水平有独立影响的药物之间存在药动学相互作用（归因于把抗糖尿病药从血浆蛋白中替换或改变其代谢或排泄）或药理学相互作用。前一种类型主要涉及老的磺脲类药物（如氯磺丙脲和甲苯磺丁脲），尽管如此，还必须意识到新药也可能存在这种相互作用。

- 降糖作用的减弱可能需要增加磺脲类药物的剂量，这是在与肾上腺素、氨鲁米特、氯鲁米特、皮质激素、二氮嗪、口服避孕药、利福霉素类、噻嗪类利尿药和甲状腺激素等药物之间已经存在的作用或者被认为是具有理论基础的。
- 与ACEI、乙醇、别嘌醇、某些镇痛药（特别是阿扎丙宗、保泰松和水杨酸盐）、二氮杂五环类抗真菌药（氟康唑、酮康唑和咪康唑）、氯霉素、西咪替丁、克拉霉素、氯贝丁酯和相关复合物、香豆素类抗凝血药、氟喹诺酮类、肝素、单胺氧化酶抑制药、雷尼替丁、苯磺唑酮、磺胺类药物（包括复方磺胺甲噁唑）、四环类和三环抑郁药等药物之间已出现或者可能存在增强降血糖的作用。

β受体阻滞药可通过抑制胰岛素从胰腺释放来降低磺脲类药物的药效；具有心脏选择性的β受体阻滞药此种效应可能低于非选择性的药物。β受体阻滞药也可抑制对低血糖的正常生理反应，掩盖具有警示作用的典型临床症状。与钙通道阻滞药的相互作用目前似乎有散在的以及观点不同的报道，但是所有的作用所具有的临床意义都是很小的。奥曲肽可抑制磺脲类药物诱导的

胰腺胰岛素释放；该作用被用于治疗磺脲类药物过量（参见上文**不良反应的处置**项下）。

乙醇与氯磺丙脲除了能产生降糖作用外，还可以引起不愉快的颜面潮红反应。这种效应很少见于乙醇与其他磺脲类药物的反应中。

1. O'Byrne S, Feely J. Effects of drugs on glucose tolerance in non-insulin-dependent diabetics (part I). *Drugs* 1990; **40**: 6–18.
2. O'Byrne S, Feely J. Effects of drugs on glucose tolerance in non-insulin-dependent diabetics (part II). *Drugs* 1990; **40**: 203–19.
3. Girardin E, *et al.* Hypoglycémies induites par les sulfamides hypoglycémiants. *Ann Med Interne (Paris)* 1992; **143**: 11–17.

ACEI 有散发病例报道，接受磺脲类药物治疗的患者服用ACEI（主要是卡托普利或依那普利）后出现了显著的低血糖反应[1~3]，两项病例对照研究结果表明这种药物组合可以增加发生严重低血糖的危险[4,5]。然而，其他研究没能在这一问题上发现更多的证据[6~10]。

1. McMurray J, Fraser DM. Captopril, enalapril, and blood glucose. *Lancet* 1986; **i**: 1035.
2. Rett K, *et al.* Hypoglycemia in hypertensive diabetic patients treated with sulfonylureas, biguanides, and captopril. *N Engl J Med* 1988; **319**: 1609.
3. Arauz-Pacheco C, *et al.* Hypoglycemia induced by angiotensin-converting enzyme inhibitors in patients with non-insulin-dependent diabetes receiving sulfonylurea therapy. *Am J Med* 1990; **89**: 811–13.
4. Herings RMC, *et al.* Hypoglycaemia associated with use of inhibitors of angiotensin converting enzyme. *Lancet* 1995; **345**: 1195–8.
5. Morris AD, *et al.* ACE inhibitor use is associated with hospitalization for severe hypoglycaemia in patients with diabetes. *Diabetes Care* 1997; **20**: 1363–7.
6. Ferriere M, *et al.* Captopril and insulin sensitivity. *Ann Intern Med* 1985; **102**: 134–5.
7. Passa P, *et al.* Enalapril, captopril, and blood glucose. *Lancet* 1986; **i**: 1447.
8. Winocour P, *et al.* Captopril and blood glucose. *Lancet* 1986; **ii**: 461.
9. Shorr RI, *et al.* Antihypertensives and the risk of serious hypoglycemia in older persons using insulin or sulfonylureas. *JAMA* 1997; **278**: 40–3.
10. Moore N, *et al.* Reports of hypoglycaemia associated with the use of ACE inhibitors and other drugs: a case/non-case study in the French pharmacovigilance system database. *Br J Clin Pharmacol* 1997; **44**: 513–18.

乙醇 磺脲类药物诱导对乙醇的不耐受主要见于氯磺丙脲，但其并不是唯一的[1,2]；这类似于半胱氨酸脱硫酶-乙醇的相互作用，尽管其作用机制是否一样还十分清楚。乙醇与氯磺丙脲相互作用而可以引起颜面潮红。

报道依据乙醇摄入是急性还是慢性而以增加或降低甲苯磺丁脲的半衰期[3]。乙醇对血糖浓度的影响还有其自身的变化；当乙醇与磺脲类药物同时服用时，其总体趋势是增强降糖作用[2,4]。

1. Fui SNT, *et al.* Epidemiological study of prevalence of chlorpropamide alcohol flushing in insulin dependent diabetes, non-insulin dependent diabetics, and non-diabetics. *BMJ* 1983; **287**: 1509–12.
2. Lao B, *et al.* Alcohol tolerance in patients with non-insulin-dependent (type 2) diabetes treated with sulphonylurea derivatives. *Arzneimittelforschung* 1994; **44**: 727–34.
3. Sellers EM, Holloway MR. Drug kinetics and alcohol ingestion. *Clin Pharmacokinet* 1978; **3**: 440–52.
4. Burge MR, *et al.* Low-dose ethanol predisposes elderly fasted patients with type 2 diabetes to sulfonylurea-induced low blood glucose. *Diabetes Care* 1999; **22**: 2037–43.

镇痛药 接受磺脲类药物（主要报道的是甲苯磺丁脲）治疗的患者服用保泰松[1,2]或相关药物（如阿扎丙宗）[3]后，可以伴有急性低血糖事件发生。其他镇痛药可增强磺脲类药物的降糖作用，包括吲哚布芬[4]、芬氯酸[5]和水杨酸盐[6,7]。尽管一项对健康人群的研究没有发现任何相互作用[7]，但有一篇报道是1名服用格列本脲稳定的糖尿病患者在服用布洛芬后出现了低血糖[8]。

1. Tannenbaum H, *et al.* Phenylbutazone-tolbutamide drug interaction. *N Engl J Med* 1974; **290**: 344.
2. Dent LA, Jue SG. Tolbutamide-phenylbutazone interaction. *Drug Intell Clin Pharm* 1976; **10**: 711.
3. Andreasen PB, *et al.* Hypoglycaemia induced by azapropazone-tolbutamide interaction. *Br J Clin Pharmacol* 1981; **12**: 581–3.
4. Elvander-Ståhl I, *et al.* Indobufen interacts with the sulphonylurea, glipizide, but not with the β-adrenergic receptor antagonists, propranolol and atenolol. *Br J Clin Pharmacol* 1984; **18**: 773–8.
5. Allen PA, Taylor RT. Fenclofenac and thyroid function tests. *BMJ* 1980; **281**: 1642.
6. Richardson T, *et al.* Enhancement by sodium salicylate of the blood glucose lowering effect of chlorpropamide—drug interaction or summation of similar effects? *Br J Clin Pharmacol* 1986; **22**: 43–8.
7. Kubacka RT, *et al.* Effects of aspirin and ibuprofen on the pharmacokinetics and pharmacodynamics of glyburide in healthy subjects. *Ann Pharmacother* 1996; **30**: 20–6.
8. Sone H, *et al.* Ibuprofen-related hypoglycemia in a patient receiving sulfonylurea. *Ann Intern Med* 2001; **134**: 344.

抗菌药 氯霉素可以显著抑制甲苯磺丁脲的代谢并且延长其半衰期[1]，以致可以导致低血糖发生。磺胺类药物[2]，包括复方磺胺甲噁唑[3~5]也可以增强磺脲类药物的降血糖作用。罕有报道，格列本脲治疗稳定的糖尿病患者服用环丙沙星后，患者的格列本脲浓度增

加[6]，并出现了低血糖[6,7]。在服用格列苯脲的老年患者中静脉注射左氧氟沙星后引起的严重的长时间低血糖反应是此类患者的一个死因[8]。已服用磺脲类药物的患者（1例为格列美脲，另1例为格列苯脲联合吡格列酮）则加替沙星后出现低血糖病例，参见M37第267页。克林霉素可增加格列苯脲[9]和甲苯磺丁脲[10]的吸收。有少数病例是在格列本脲[11,12]或格列吡嗪[11]基础上加用克拉霉素后出现严重的低血糖；肾损伤可能在部分病例中起着重要的作用[11]。

利福平（可能还有其他利福霉素类药物）能够促进甲苯磺丁脲、氯磺丙脲[13,14]和格列苯脲[15]的代谢并且减弱它们的作用，因此可能需要增加降糖药物的剂量。对格列吡嗪[15]和格列美脲[16]的作用看起来并不明显，但对格列齐特的影响可能更为明显[17]。在1例病例报道中，该患者已服用利福平，但其最终是在格列齐特的常规剂量加倍的基础上，才实现了血糖的控制[18]。

1. Christensen LK, Skovsted L. Inhibition of drug metabolism by chloramphenicol. *Lancet* 1969; **ii**: 1397–9.
2. Soeldner JS, Steinke J. Hypoglycemia in tolbutamide-treated diabetes: report of two cases with measurement of serum insulin. *JAMA* 1965; **193**: 148–9.
3. Wing LMH, Miners JO. Cotrimoxazole as an inhibitor of oxidative drug metabolism: effects of trimethoprim and sulphamethoxazole separately and combined on tolbutamide disposition. *Br J Clin Pharmacol* 1985; **20**: 482–5.
4. Johnson JF, Dobmeier ME. Symptomatic hypoglycemia secondary to a glipizide-trimethoprim/sulfamethoxazole drug interaction. *DICP Ann Pharmacother* 1990; **24**: 250–1.
5. Abad S, *et al.* Possible interaction between gliclazide, fluconazole and sulfamethoxazole resulting in severe hypoglycaemia. *Br J Clin Pharmacol* 2001; **52**: 456–7.
6. Roberge RJ, *et al.* Glyburide-ciprofloxacin interaction with resistant hypoglycemia. *Ann Emerg Med* 2000; **36**: 160–3.
7. Lin G, *et al.* Refractory hypoglycemia from ciprofloxacin and glyburide interaction. *J Toxicol Clin Toxicol* 2004; **42**: 295–7.
8. Friedrich LV, Dougherty R. Fatal hypoglycemia associated with levofloxacin. *Pharmacotherapy* 2004; **24**: 1807–12.
9. Lilja JJ, *et al.* Effects of clarithromycin and grapefruit juice on the pharmacokinetics of glibenclamide. *Br J Clin Pharmacol* 2007; **63**: 732–40.
10. Jayasagar G, *et al.* Effect of clarithromycin on the pharmacokinetics of tolbutamide. *Drug Metabol Drug Interact* 2000; **16**: 207–15.
11. Bussing R, Gende A. Severe hypoglycemia from clarithromycin-sulfonylurea drug interaction. *Diabetes Care* 2002; **25**: 1659–61.
12. Leiba A, *et al.* An unusual case of hypoglycemia in a diabetic patient. *Ann Emerg Med* 2004; **44**: 427–8.
13. Syvälahti EKG, *et al.* Rifampicin and drug metabolism. *Lancet* 1974; **ii**: 232–3.
14. Self TH, Morris T. Interaction of rifampin and chlorpropamide. *Chest* 1980; **77**: 800–801.
15. Niemi M, *et al.* Effects of rifampin on the pharmacokinetics and pharmacodynamics of glyburide and glipizide. *Clin Pharmacol Ther* 2001; **69**: 400–406.
16. Niemi M, *et al.* Effect of rifampicin on the pharmacokinetics and pharmacodynamics of glimepiride. *Br J Clin Pharmacol* 2000; **50**: 591–5.
17. Park J-Y, *et al.* Effect of rifampin on the pharmacokinetics and pharmacodynamics of gliclazide. *Clin Pharmacol Ther* 2003; **74**: 334–40.
18. Kihara Y, Otsuki M. Interaction of gliclazide and rifampicin. *Diabetes Care* 2000; **23**: 1204–5.

抗凝血药 双香豆素可以增加甲苯磺丁脲的血清浓度，可能还包括氯磺丙脲，因此会增强它们的降糖作用。此外，磺脲类药物可能也会影响抗凝血药的作用（参见M37第1372页）。

抗癫痫药 关于苯妥英在服用甲苯磺丁脲或妥拉磺脲时的毒性作用，参见M37第476页，**苯妥英**项下。

抗真菌药 有报道氟康唑可以增加甲苯磺丁脲的血浆浓度[1]，但是在29名接受格列齐特或格列本脲治疗的妇女因外阴阴道炎而服用氟康唑或克霉唑后，没有发现有关低血糖和低血糖症状的证据[2]。一项对健康人群的研究发现，氟康唑可以增加格列美脲的血浆浓度，但是对血糖浓度并没有产生任何显著的影响[3]。然而，有报道1名服用氟康唑和格列吡嗪的患者出现低血糖[4]，另有磺胺甲基异噁唑和格列吡嗪的患者[5]都发生了低血糖反应。类似的药物相互作用还见于酮康唑（与甲苯磺丁脲，在健康人群中）[6]和咪康唑（与甲苯磺丁脲，在1名糖尿病患者中）[7]，提示应谨慎考虑这些药物组合。

1. Lazar JD, Wilner DK. Drug interactions with fluconazole. *Rev Infect Dis* 1990; **12** (suppl 3): S327–S333.
2. Rowe BR, *et al.* Safety of fluconazole in women taking oral hypoglycaemic agents. *Lancet* 1992; **339**: 255–6.
3. Niemi M, *et al.* Fluconazole and fluvoxamine on the pharmacokinetics and pharmacodynamics of glimepiride. *Clin Pharmacol Ther* 2001; **69**: 194–200.
4. Fournier JP, *et al.* Coma hypoglycémique chez une patiente traitée par glipizide et fluconazole: une possible interaction? *Therapie* 1992; **47**: 446–7.
5. Abad S, *et al.* Possible interaction between gliclazide, fluconazole and sulfamethoxazole resulting in severe hypoglycaemia. *Br J Clin Pharmacol* 2001; **52**: 456–7.
6. Krishnaiah YSR, *et al.* Interaction between tolbutamide and ketoconazole in healthy subjects. *Br J Clin Pharmacol* 1994; **37**: 205–7.

7. Meurice JC, *et al*. Interaction miconazole et sulfamides hypogly-cémiants. *Presse Med* 1983; **12**: 1670.

环孢素　关于格列本脲对环孢素血液浓度的影响，参见 M37 第1743页，降血糖药。

内皮素受体拮抗药　应避免将格列苯脲和波生坦联用。两种药物的血浆浓度可能随着联合使用而降低。然而，这无法解释此前报道过的此两种药物的联用导致肝脏转氨酶水平升高[1]。

1. van Giersbergen PLM, *et al*. In vivo and in vitro studies exploring the pharmacokinetic interaction between bosentan, a dual endothelin receptor antagonist, and glyburide. *Clin Pharmacol Ther* 2002; **71**: 253–62.

二甲双胍　来自英国前瞻性糖尿病研究[1]的结果明显表明，接受二甲双胍和一种磺脲类药物强化治疗的患者的死亡率是增加的。这被认为是人为的（artefactual），因为这并没有被流行病学分析所证实，并且这种组合已在实践中被广泛使用，但是还需要给予一些关注以及更深入的研究。一项对 9 项观察性研究的荟萃分析[2]发现此种联用增加发生致死性和非致死性心血管事件复合终点的风险，但当与心血管死亡率或全死因死亡率分开分析时，未见显著相关性。作者假设增加的风险与采取药物联合治疗的患者多患有较为严重的糖尿病，其血糖控制水平更易恶化相关；而且，磺脲类药物所致的体重增加可抵消二甲双胍带来的对心血管危险因素有利的体重下降或其他获益。该文亦认为此问题还需要更多的研究。

1. UK Prospective Diabetes Study Group. Effect of intensive blood-glucose control with metformin on complications in overweight patients with type 2 diabetes (UKPDS 34). *Lancet* 1998; **352**: 854–65. Correction. *ibid*.; 1558.
2. Rao AD, *et al*. Is the combination of sulfonylureas and metformin in associated with an increased risk of cardiovascular disease or all-cause mortality? A meta-analysis of observational studies. *Diabetes Care* 2008; **31**: 1672–8.

甲状腺激素　有建议糖尿病患者开始甲状腺激素替代治疗时可以增加胰岛素或口服抗糖尿病药的需要量，甲状腺激素对代谢的刺激作用使其看起来并非不合理。关于磺脲类药物对甲状腺功能有争议的影响，见上文注意事项项下。

药动学

参考文献如下。

1. Marchetti P, Navalesi R. Pharmacokinetic-pharmacodynamic relationships of oral hypoglycaemic agents: an update. *Clin Pharmacokinet* 1989; **16**: 100–28.
2. Marchetti P, *et al*. Pharmacokinetic optimisation of oral hypoglycaemic therapy. *Clin Pharmacokinet* 1991; **21**: 308–17.
3. Harrower AD. Pharmacokinetics of oral antihyperglycaemic agents in patients with renal insufficiency. *Clin Pharmacokinet* 1996; **31**: 111–19.

代谢　细胞色素 P450 同工酶 CYP2C9 是参与多种磺脲类药物代谢的主要酶类，其活性可受基因多态性影响。相比最为常见的野生型 CYP2C9 * 1 / * 1 基因携带者，纯合 CYP2C9 * 3 / * 3 基因型的健康受试者其磺脲类清除率显著下降，纯合 CYP2C9 * 2 / * 2 基因型和杂和基因型携带者的清除能力介于这两者之间[1]。有研究认为基因分型可能是有效的工具，其效率最高，且可减少不良反应（见上文低血糖）[1]。然而，使用磺脲类药物治疗的糖尿病患者其基因型和血糖以及胰岛素水平的关系目前尚不明确[1,2]，还需进一步的临床研究。

1. Kirchheiner J, *et al*. Effect of genetic polymorphisms in cytochrome P450 (CYP) 2C9 and CYP2C9 on the pharmacokinetics of oral antidiabetic drugs: clinical relevance. *Clin Pharmacokinet* 2005; **44**: 1209–25.
2. Becker ML, *et al*. Cytochrome P450 2C9 *2 and *3 polymorphisms and the dose and effect of sulfonylurea in type II diabetes mellitus. *Clin Pharmacol Ther* 2008; **83**: 288–92.

用途和用法

磺脲类药物是用于 2 型糖尿病（第129页）治疗的一类口服抗糖尿病药。当饮食调节和运动不能发挥有效作用时，它们可以作为饮食调节及运动的补充治疗，尽管肥胖患者会优先采用双胍类药物二甲双胍。

磺脲类药物通常被描述为胰岛素促泌剂，可能具有几种作用模式，主要通过抑制 ATP 敏感的钾通道来介导。最初，由功能胰岛 B 细胞分泌的胰岛素增加。然而，胰岛素分泌随后又会减少，但仍可持续发挥其降糖作用，这可能是因为药物抑制肝糖产生并且增加对任何可利用的胰岛素的敏感性以及解释临床上所观察到的血糖控制的改善，这也可以解释临床上所观察到的血糖控制的改善；药物如甲苯磺丁脲是相对短效的（6～12h），而氯磺丙脲则具有长效作用（超过 24h）。

磺脲类药物可以与二甲双胍或其他口服降糖药联用于那些对单药治疗没有反应的患者；这种联合治疗常常是在考虑加用或改为胰岛素治疗进行试用（没有禁忌证的情况下）。

1. Rendell M. The role of sulphonylureas in the management of type 2 diabetes mellitus. *Drugs* 2004; **64**: 1339–58.
2. Bell DS. Practical considerations and guidelines for dosing sulfonylureas as monotherapy or combination therapy. *Clin Ther* 2004; **26**: 1714–27.

儿童用法　2 型糖尿病在儿童和青少年中的患病率尽管较低，但部分由于肥胖在全球尤其是西方国家的流行，其发病率呈增长趋势。磺脲类药物在儿童中的使用尚缺乏经验，目前更倾向于使用双胍类药物二甲双胍。*BNFC 2010/11* 建议青少年仅在专业人员指导下方可开始口服药物治疗，起始剂量需为成人剂量范围的最低限，根据药反应进行调整。*BNFC 2010/11* 同时建议由于存在低血糖的风险，通常应避免使用长效磺脲类药物如氯磺丙脲和格列苯脲，更倾向于使用短效替代药物如甲苯磺丁脲。

磺脲类药物在新生儿糖尿病中的用法，详见下文。

糖尿病　如果不存在胰岛自身抗体，新生儿糖尿病（出生后 6 个月内诊断的糖尿病）的发生大部分是由于调控胰岛 B 细胞功能的基因发生了突变。部分新生儿糖尿病是一过性的，最常见的持续性新生儿糖尿病的突变位于 *KCNJ11* 基因，它编码 B 细胞 ATP 敏感的钾离子通道的 Kir6.2 亚基[1]。胰岛素治疗是必需的，由于磺脲类药物可能对该钾离子通道存在作用，人们对磺脲类药物用于新生儿糖尿病的治疗也表现出了兴趣。

有研究记录了磺脲类药物在 Kir6.2 突变的 49 名患者中的使用，患者年龄从 3 个月到 36 岁不等[2]。大部分患者被给予了格列本脲，少数患者被给予了格列齐特、格列美脲、格列吡嗪或甲苯磺丁脲。住院患者格列苯脲的口服起始剂量从 100μg/kg，每日 2 次开始，每日增加 200μg/kg；门诊患者格列苯脲的口服起始剂量为每日 100μg/kg，每周增加 100μg/kg。随着格列苯脲的剂量逐渐增加，胰岛素的剂量逐渐减少，直至停用胰岛素或格列苯脲的剂量达到每日至少 800μg/kg。49 名患者中有 44 名成功换用磺脲类药物进行治疗，平均剂量相当于格列苯脲每日 450μg/kg（每日 50μg/kg～1.5mg/kg），糖化血红蛋白改善，低血糖时间发生率保持不变。经过一段时间之后，可适当减少磺脲类药物的剂量。总体上，神经病学上的特征如发育迟缓或癫痫在无法换用到磺脲类药物的患者中更为常见。在一组 6 个月至 10 岁的 10 名儿童中，同样记录到类似的成功结果，使用的药物为格列苯脲或格列吡嗪[3]。

ABCC8 基因编码 B 细胞 ATP 敏感的钾离子通道的磺脲类药物受体 1 亚基，它的突变可导致一过性或持续性的新生儿糖尿病。患有此种情况的患者也曾从磺脲类药物治疗成功转换到磺脲类药物治疗，尽管所需的剂量明显低于存在 Kir6.2 突变的患者。27 名 2 个月至 46 岁的患者中，平均剂量为每日 260μg/kg 的格列苯脲（或相当于此剂量的格列齐特、格列吡嗪或甲苯磺丁脲）在 23 名患者中被证实是有效的[4]。

1. Hattersley A, *et al*. ISPAD Clinical Practice Consensus Guidelines 2006—2007: the diagnosis and management of monogenic diabetes in children. *Pediatr Diabetes* 2006; **7**: 352–60. Also available at: http://www.ispad.org/FileCenter/4-Hattersley_PedDiab_2006.pdf (accessed 01/07/09)
2. Pearson ER, *et al*. Neonatal Diabetes International Collaborative Group. Switching from insulin to oral sulfonylureas in patients with diabetes due to Kir6.2 mutations. *N Engl J Med* 2006; **355**: 467–77.
3. Tonini G, *et al*. Early-Onset Diabetes Study Group of the Italian Society of Paediatric Endocrinology and Diabetology. Sulfonylurea treatment outweighs insulin therapy in short-term metabolic control of patients with permanent neonatal diabetes mellitus due to activating mutations of the KCNJ11 (KIR6.2) gene. *Diabetologia* 2006; **49**: 2210–13.
4. Rafiq M, *et al*. Neonatal Diabetes International Collaborative Group. Effective treatment with oral sulfonylureas in patients with diabetes due to sulfonylurea receptor 1 (SUR1) mutations. *Diabetes Care* 2008; **31**: 204–9.

Tolazamide (*BAN, USAN, rINN*)　妥拉磺脲

NSC-70762; Tolatsamidi; Tolazamid; Tolazamida; Tolazamidum; U-17835.　1-(Perhydroazepin-1-yl)-3-tosylurea; 1-(Perhydroazepin-1-yl)-3-*p*-tolylsulphonylurea.

Толазамид

$C_{14}H_{21}N_3O_3S$ = 311.4.

CAS — 1156-19-0.

ATC — A10BB05.

ATC Vet — QA10BB05.

UNII — 9LT1BRO48Q.

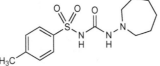

Pharmacopoeias. In *Br*, *Jpn*, and *US*.

BP 2010（Tolazamide）　一种白色或类白色，无臭或几乎无臭，结晶性粉末。极微溶于水；微溶于乙醇；溶于丙酮；易溶于氯仿。

USP 33（Tolazamide）　一种白色或米色的结晶性粉末，无臭或有轻微的味道。极微溶于水；微溶于乙醇；溶于丙酮；易溶于氯仿。

不良反应、处置和注意事项

参见磺脲类，第162页。

卟啉病　妥拉磺脲与卟啉病的急性发作有关，因此被认为在卟啉病患者中使用是不安全的。

药物相互作用

参见磺脲类，第164页。

药动学

妥拉磺脲从胃肠道缓慢吸收，血浆峰值浓度出现在口服单次剂量后的 4～8h，并且大部分与血浆蛋白结合。它的半衰期约为 7h。它在肝内代谢，其代谢产物具有部分降糖活性。大约一次口服剂量的 85% 主要以代谢产物从尿液排泄。

用途和用法

妥拉磺脲是一种磺脲类抗糖尿病药（第162页）。它在 2 型糖尿病（第129页）治疗中是经口途径给予，其作用时间至少 10h，有时候可以达到 20h。常规起始剂量是每日 100～250mg，早餐时单次给予。如果需要可以隔周增加 100～250mg，至常规最大剂量每日 1g；增加更大的剂量可能也不会获得更多的益处。每日剂量超过 500mg 时应该分次给予。

制剂

BP 2010: Tolazamide Tablets;
USP 33: Tolazamide Tablets.
专利制剂
USA: Tolinase†.

Tolbutamide (*BAN, rINN*)　甲苯磺丁脲

Butamidum; Tolbutamid; Tolbutamida; Tolbutamidas; Tolbutamidi; Tolbutamidum; Tolglybutamide. 1-Butyl-3-tosylurea; 1-Butyl-3-*p*-tolylsulphonylurea.

Тольбутамид

$C_{12}H_{18}N_2O_3S$ = 270.3.

CAS — 64-77-7 (tolbutamide); 473-41-6 (tolbutamide sodium).

ATC — A10BB03; V04CA01.

ATC Vet — QA10BB03; QV04CA01.

UNII — 982XCM1FOI.

Pharmacopoeias. In *Chin.*, *Eur.* (see p.vii), *Int.*, *Jpn*, and *US*.

Ph. Eur. 6.8（Tolbutamide）　一种白色或类白色结晶性粉末。几乎不溶于水；溶于乙醇和丙酮。溶于氢氧化物的稀释液。

USP 33（Tolbutamide）　一种白色或几乎白色、几乎无臭、结晶性粉末。几乎不溶于水；溶于乙醇和氯仿。

不良反应、处置和注意事项

参见磺脲类，第162页。甲苯磺丁脲在口服降糖治疗中由于与心血管死亡率过量增加有关而牵扯进一些有争议的报道中。（见磺脲类下的对心血管系统的影响，第163页）。

血栓性静脉炎伴血栓形成可以出现在静脉注射甲苯磺丁脲后，但通常是无痛的并且静脉会逐渐恢复。快速注射可以引起短暂的轻微疼痛或者静脉处的灼热感。

BNF 59 建议甲苯磺丁脲适用于那些有肾损害的患者，但是认真监测血糖浓度仍是必要的，且在血糖控制充分的情况下应使用最小剂量。英国的注册药品信息推荐有严重肾损害的患者禁用。

哺乳　甲苯磺丁脲有相当小的剂量分布于乳汁中[1]。American Academy of Pediatrics[2]声明，尽管通常适合哺乳，但是母乳喂养的母亲使用甲苯磺丁脲可以引起新生儿黄疸。

1. Moiel RH, Ryan JR. Tolbutamide orinase in human breast milk. *Clin Pediatr (Phila)* 1967; **6:** 480.
2. American Academy of Pediatrics. The transfer of drugs and other chemicals into human milk. *Pediatrics* 2001; **108:** 776–89. [Retired May 2010] Correction. *ibid.*; 1029. Also available at: http://aappolicy.aappublications.org/cgi/content/full/pediatrics%3b108/3/776 (accessed 08/07/04)

卟啉病 甲苯磺丁脲与卟啉病的急性发作有关,因此被认为在卟啉病患者中使用是不安全的。

药物相互作用

参见磺脲类,第164页。

药动学

甲苯磺丁脲易于从胃肠道吸收,并且广泛地与血浆蛋白结合;其半衰期通常是在4~7h内,但是也可能会更长些。甲苯磺丁脲在肝内被细胞色素 P450 同工酶 CYP2C9 羟基化代谢。它主要以有微弱降糖活性的代谢产物从尿液排泄。可以在乳汁中检测到甲苯磺丁脲。

用途和用法

甲苯磺丁脲是一种磺脲类抗糖尿病药(第162页)。口服用于 2 型糖尿病(第129页)的治疗,它的作用时间大约是 10h。

在 2 型糖尿病治疗中的常规起始剂量是每日1~2g,可以在早餐时单次给予,更常用的方法是分次给予。常规维持剂量的范围是每日 0.25~2g。尽管增加更大剂量不大可能使反应改善,但是也有采用每日给予 3g 的剂量。青少年的用药剂量,参见下文。

甲苯磺丁钠($C_{12}H_{17}N_2NaO_3S=292.3$)有时被用于诊断胰岛素瘤以及其他胰岛功能障碍的疾病包括糖尿病。1g甲苯磺丁钠以 5% 的溶液经静脉注射 2~3min。1.08g 甲苯磺丁钠约相当于 1g 甲苯磺丁脲。

儿童用法 磺脲类药物用于治疗儿童 2 型糖尿病尚缺乏经验,通常更倾向于使用短效磺脲类如甲苯磺丁脲。*BNFC 2010/11* 建议应在专业人员指导下开始口服药物治疗,选取短效磺脲类如甲苯磺丁脲,因为相比于短效制剂,长效制剂发生低血糖的风险较高。尽管英国尚未批准格列本脲在儿童中使用,*BNFC 2010/11* 建议甲苯磺丁脲可用于 12~18 岁的青少年 2 型糖尿病的治疗,口服剂量为每日 0.5~1.5g,最大剂量可达每日 2g。可分次给药,进餐时或餐后立刻服用,或在早餐时给予单次剂量。

诊断和试验 参考文献如下。

1. McMahon MM, *et al.* Diagnostic interpretation of the intravenous tolbutamide test for insulinoma. *Mayo Clin Proc* 1989; **64:** 1481–8.
2. Marks V. Diagnosis and differential diagnosis of hypoglycemia. *Mayo Clin Proc* 1989; **64:** 1558–61.

制剂

BP 2010: Tolbutamide Tablets;
USP 33: Tolbutamide for Injection; Tolbutamide Tablets.

专利制剂

Austral.: Rastinon†; **Cz.:** Dirastan†; **Denm.:** Arcosal; **Ger.:** Orabet†; **Gr.:** Rastinon; **Hong Kong:** Diatol; **Israel:** Orsinon; **Mex.:** Artosin; Diabetil; Diatelan; Diaval; Flusan; Rastinon; **NZ:** Diatol†; **Pol.:** Diabetol; **S.Afr.:** Tydadex†; **Singapore:** Tolmide; **USA:** Orinase; Orinase Diagnostic†.

Troglitazone (*BAN, USAN, rINN*) 曲格列酮

CI-991; CS-045; GR-92132X; Troglitazona; Troglitazonum. (±)-all-rac-5-{p-[(6-Hydroxy-2,5,7,8-tetramethyl-2-chromanyl)methoxy]benzyl}-2,4-thiazolidinedione.

Троглитазон
$C_{24}H_{27}NO_5S = 441.5$.
CAS — 97322-87-7.
ATC — A10BG01.
ATC Vet — QA10BG01.
UNII — 166ZZ0ZN0E.

简介

曲格列酮是一种口服噻唑烷二酮类抗糖尿病药(见罗格列酮,第159页)。该药可用于治疗 2 型糖尿病,但由于存在肝脏毒性而退出市场。

1. Plosker GL, Faulds D. Troglitazone: a review of its use in the management of type 2 diabetes mellitus. *Drugs* 1999; **57:** 409–38.

2. Loi C-M, *et al.* Clinical pharmacokinetics of troglitazone. *Clin Pharmacokinet* 1999; **37:** 91–104.
3. Parulkar AA, *et al.* Nonhypoglycemic effects of thiazolidinediones. *Ann Intern Med* 2001; **134:** 61–71.

对肝脏的影响 至 1997 年 12 月,英国 CSM[1] 获知全球范围内有超过 130 个对曲格列酮有肝反应的病例(6例致死),尽管只有 1 例发生在英国。反应出现的平均时间是 3 个月,但是这些反应发生的频率和存在的隐患危险因素仍不十分清楚。制造商已经自愿把该药撤出了英国。

美国的制造商和 FDA 在 1997 年 11 月推荐[2]了一套常规监测肝功能的方案,并且在 1997 年 12 月进行了修订。据估计有 2% 接受曲格列酮治疗的患者出现肝酶值的升高而被迫中断治疗。截止到 1998 年 6 月,FDA[3] 已经接到 560 例关于曲格列酮和肝毒性的报道。已经有 24 个可能是药物导致的肝衰竭的病例;21 名患者死亡,3 名患者接受了肝移植。美国的制造商在 1998 年 7 月和 1999 年 6 月再次制订了更加严格的肝功能监测的推荐方案。随后,制造商在 2000 年 3 月从澳大利亚、日本和美国撤出了该药。报告给 FDA 的 94 份曲格列酮相关的肝衰竭病例的详细临床情况,已被审查[4]。

1. CSM/MCA. Troglitazone (Romozin) withdrawn. *Current Problems* 1997; **23:** 13.
2. Anonymous. Troglitazone and liver injury. *WHO Drug Inf* 1998; **12:** 13.
3. Misbin RI. Troglitazone-associated hepatic failure. *Ann Intern Med* 1999; **130:** 330.
4. Graham DJ, *et al.* Troglitazone-induced liver failure: a case study. *Am J Med* 2003; **114:** 299–306.

制剂
专利制剂

Mex.: Rezulin†.

Vildagliptin (*rINN*) 维格列汀

LAF-237; NVP-LAF-237; Vildagliptina; Vildagliptine; Vildagliptinum. (2S)-{[(3-Hydroxyadamantan-1-yl)amino]acetyl}pyrrolidine-2-carbonitrile.

Вильдаглиптин
$C_{17}H_{25}N_3O_2 = 303.4$.
CAS — 274901-16-5.
ATC — A10BH02.
ATC Vet — QA10BH02.
UNII — 16B4B2U96P.

不良反应和注意事项

参见磷酸西格列汀,第162页。也报道过维格列汀相关的关节变。

有过肝功能异常包括肝炎的罕见病例的报道。肝损伤的患者不宜使用维格列汀;在起用该药物治疗时应检测肝功能,治疗过程中也应监测肝功能(第 1 年每 3 个月 1 次,以后定期随访)。如果 ALT 或 AST 的水平持续上升达到或超过 3 倍正常值上限,或患者出现了黄疸或其他肝功能异常的征象,需停用维格列汀;在这些情况下,不宜再次使用维格列汀。

肾损伤的患者其维格列汀的清除率是下降的,应慎重使用维格列汀。在中重度肾损伤的患者中的使用需等待更多的临床数据。

1. Schweizer A, *et al.* Assessing the cardio-cerebrovascular safety of vildagliptin: meta-analysis of adjudicated events from a large phase III type 2 diabetes population. *Diabetes Obes Metab* 2010; **12:** 485–94.
2. Ligueros-Saylan M, *et al.* An assessment of adverse effects of vildagliptin versus comparators on the liver, the pancreas, the immune system, the skin and in patients with impaired renal function from a large pooled database of phase II and III clinical trials. *Diabetes Obes Metab* 2010; **12:** 495–509.

药物相互作用

与其他口服抗糖尿病药类似,维格列汀的有效性受到可独立升高或降低血糖浓度的药物的影响。

药动学

维格列汀从胃肠道迅速吸收,一次口服剂量在大约 1.7h 后达到血药峰浓度。其生物利用度为 85%。一次剂量的大约 69% 的药物会被代谢,主要通过肾脏的水解作用。一次剂量的药物 85% 经尿液排泄(23% 为药物

原形),15% 经粪便排泄。维格列汀的清除半衰期经静脉注射大约为 2h,口服大约为 3h。

1. He Y-L, *et al.* Pharmacokinetics and pharmacodynamics of vildagliptin in patients with type 2 diabetes mellitus. *Clin Pharmacokinet* 2007; **46:** 577–88.
2. He Y-L, *et al.* The absolute oral bioavailability and population-based pharmacokinetic modelling of a novel dipeptidylpeptidase-IV inhibitor, vildagliptin, in healthy volunteers. *Clin Pharmacokinet* 2007; **46:** 787–802.
3. He Y-L, *et al.* The effect of age, gender, and body mass index on the pharmacokinetics and pharmacodynamics of vildagliptin in healthy volunteers. *Br J Clin Pharmacol* 2008; **65:** 338–46.
4. Hu P, *et al.* Pharmacokinetics and pharmacodynamics of vildagliptin in healthy Chinese volunteers. *J Clin Pharmacol* 2009; **49:** 39–49.
5. He H, *et al.* Absorption, metabolism, and excretion of [14C]vildagliptin, a novel dipeptidyl peptidase 4 inhibitor, in humans. *Drug Metab Dispos* 2009; **37:** 536–44.

肝损伤 尽管一次剂量的维格列汀大部分经肾脏水解,肝脏也是维格列汀代谢的一个重要器官。一项小规模的药动学研究[1]与健康受试者相比,发现轻度(Child-Pugh 评分为 5 分或 6 分)或中度(Child-Pugh 评分为 7~9 分)肝损伤的患者维格列汀的暴露剂量降低,严重肝损伤者(评分为 10~12 分)暴露量增加。然而,这种差异小于 30%,且与肝损伤的程度不符。作者并不认为这种差异具有临床意义,也不认为有必要调整维格列汀的起始治疗剂量。然而,注册药品信息警示肝损伤的糖尿病患者不应使用该药(见上文)。

1. He Y-L, *et al.* The influence of hepatic impairment on the pharmacokinetics of the dipeptidyl peptidase IV (DPP-4) inhibitor vildagliptin. *Eur J Clin Pharmacol* 2007; **63:** 677–86.

用途和用法

与西格列汀类似(第162页),维格列汀也是一种二肽基肽酶-4 的抑制药,用于 2 型糖尿病的治疗(第129页);它可在二甲双胍、磺脲类或噻唑烷二酮类药物单药治疗无效的时候与这些药物共同使用。当与二甲双胍或一种噻唑烷二酮类药物联用时,其口服剂量为 50mg,每日 2 次;当与磺脲类药物联用时,其剂量为每日 50mg,早晨服用。不建议维格列汀每日的总剂量超过 100mg。当维格列汀与磺脲类联用时,每日 100mg 的维格列汀并不比每日 50mg 的剂量更为有效。维格列汀可与或不与食物同服。

1. Rosenstock J, *et al.* Comparison of vildagliptin and rosiglitazone monotherapy in patients with type 2 diabetes: a 24-week, double-blind, randomized trial. *Diabetes Care* 2007; **30:** 217–23.
2. Pratley RE, *et al.* Management of type 2 diabetes in treatment-naive elderly patients: benefits and risks of vildagliptin monotherapy. *Diabetes Care* 2007; **30:** 3017–22.
3. Bolli G, *et al.* Efficacy and tolerability of vildagliptin vs. pioglitazone when added to metformin: a 24-week, randomized, double-blind study. *Diabetes Obes Metab* 2008; **10:** 82–90.
4. Garber AJ, *et al.* Effects of vildagliptin on glucose control in patients with type 2 diabetes inadequately controlled with a sulphonylurea. *Diabetes Obes Metab* 2008; **10:** 1047–56.
5. Pan C, *et al.* Comparison of vildagliptin and acarbose monotherapy in patients with type 2 diabetes: a 24-week, double-blind, randomized trial. *Diabet Med* 2008; **25:** 435–41.
6. Scherbaum WA, *et al.* Evidence that vildagliptin attenuates deterioration of glycaemic control during 2-year treatment of patients with type 2 diabetes and mild hyperglycaemia. *Diabetes Obes Metab* 2008; **10:** 485–94.
7. Göke B, *et al.* Efficacy and safety of vildagliptin monotherapy during 2-year treatment of drug-naive patients with type 2 diabetes: comparison with metformin. *Horm Metab Res* 2008; **40:** 892–5.
8. Croxtall JD, Keam SJ. Vildagliptin: a review of its use in the management of type 2 diabetes mellitus. *Drugs* 2008; **68:** 2387–2409.
9. Ferrannini E, *et al.* Fifty-two-week efficacy and safety of vildagliptin vs. glimepiride in patients with type 2 diabetes mellitus inadequately controlled on metformin monotherapy. *Diabetes Obes Metab* 2009; **11:** 157–66.
10. Blonde L, *et al.* Comparison of vildagliptin and thiazolidinedione as add-on therapy in patients inadequately controlled with metformin: results of the GALIANT trial—a primary care, type 2 diabetes study. *Diabetes Obes Metab* 2009; **11:** 978–86.
11. Banerjee M, *et al.* Vildagliptin in clinical practice: a review of literature. *Expert Opin Pharmacother* 2009; **10:** 2745–57.
12. Matthews DR, *et al.* Vildagliptin add-on to metformin produces similar efficacy and reduced hypoglycaemic risk compared with glimepiride, with no weight gain: results from a 2-year study. *Diabetes Obes Metab* 2010; **12:** 780–9.

制剂
专利制剂

Arg.: Galvus; Zomarist; **Chile:** Galvus; **Cz.:** Galvus; Jalra; Xiliarx; **Denm.:** Galvus; **Fr.:** Galvus; **Gr.:** Galvus; Jalra; Xiliarx; **Hung.:** Galvus; **Indon.:** Galvus; **Irl.:** Galvus; **Neth.:** Galvus; **Norw.:** Galvus; **Philipp.:** Galvus; **Pol.:** Galvus; Jalra; Xiliarx; **Rus.:** Galvus (Галвус); **Singapore:** Galvus; **UK:** Galvus.

多组分制剂
Arg.: Galvus Met; Eucreas; Icandra; Zomarist Met; **Denm.:** Eucreas; **Fr.:** Eucreas; **Gr.:** Eucreas; Zomarist; **Hung.:** Eucreas; **Irl.:** Eucreas; Zomarist; **Mex.:** Galvus Met; **Norw.:** Eucreas; **Philipp.:** Galvus met; **Port.:** Eucreas; Icandra; Zomarist; **Rus.:** Galvus Met (Галвус Мет); **UK:** Eucreas.

Voglibose (USAN, rINN) 伏格列波糖

A-71100; AO-128; Voglibosa; Voglibosum. 3,4-Dideoxy-4-{[2-hydroxy-1-(hydroxymethyl)ethyl]amino}-2-C-(hydroxymethyl)-D-epi-inositol.

Воглибоза

$C_{10}H_{21}NO_7 = 267.3$.
CAS — 83480-29-9.
ATC — A10BF03.
ATC Vet — QA10BF03.
UNII — S77P977AG8.

Pharmacopoeias. In *Jpn*.

简介

　　伏格列波糖是一种 α-葡萄糖苷酶抑制药，其特性类似于阿卡波糖（第135页）。它用于 2 型糖尿病（第129页）的治疗，口服剂量是 $200\sim300\mu g$，每日 3 次，餐前即刻给药。伏格列波糖用于糖耐量受损的患者预防 2 型糖尿病的发生尚处于研究中。

1. Kawamori R, *et al.* Voglibose Ph-3 Study Group. Voglibose for prevention of type 2 diabetes mellitus: a randomised, double-blind trial in Japanese individuals with impaired glucose tolerance. *Lancet* 2009; **373**: 1607–14.

肝性脑病　伏格列波糖用于治疗肝性脑病（参见 M37 第1619页）已有研究[1]。

1. Uribe M, *et al.* Beneficial effect of carbohydrate maldigestion induced by a disaccharidase inhibitor (AO-128) in the treatment of chronic portal systemic encephalopathy: a double-blind, randomized controlled trial. *Scand J Gastroenterol* 1998; **33**: 1099–1106.

制剂

专利制剂

Jpn: Basen; **Philipp.:** Basen; **Thai.:** Basen.

血液制品、血浆增容药和止血药

本章叙述了对血液系统疾病的处置，包括一些贫血症、血红蛋白功能障碍和中性粒细胞减少症。本章覆盖血液、血液制品和血液替代品以及胶体血浆增容药。晶体血浆增容药一般是氯化钠（第494页）或者葡萄糖（参见 M37 第1846页）溶液，也可以是两者的混合溶液。本章还包含止血药、促红细胞生成素和其他一些集落刺激因子的内容。对恶性血液病的处置在**抗肿瘤药**章节（参见 M37 第606页）中叙述。

造血

在胚胎和胎儿时期，身体的各个部位，包括肝、脾、胸腺、淋巴结和骨髓都有血细胞的生成和发育，从出生后到生命终止，造血主要在骨髓中进行，只有少量在淋巴结中进行。骨髓中含有多能干细胞，可分化为不同类型的祖细胞（定向干细胞），然后在生长因子和激素的作用下发育成各种类型的子细胞。血液中的主要细胞成分是红血细胞（红细胞）、白血细胞（白细胞）和血小板。

促红细胞生成素是在贫血或组织缺氧情况下由肾脏释放的一种激素，它能刺激红细胞的生成。

根据形态学特征，可将白细胞分为粒细胞、淋巴细胞和单核细胞。根据细胞质颗粒的特点又可将粒细胞进一步分为中性粒细胞、酸性粒细胞和碱性粒细胞。多型核白细胞这一称谓可泛指粒细胞，但通常专指中性粒细胞。大多数淋巴细胞来自于骨髓淋巴细胞前体，在淋巴结、胸腺和脾脏内发育成熟。淋巴细胞通过淋巴腺体进入血流，但只有一小部分存在于血液中。单核细胞释放入血后进入组织成为固有组织巨噬细胞。粒细胞集落刺激因子（G-CSF）、粒细胞-巨噬细胞集落刺激因子（GM-CSF）和巨噬细胞集落刺激因子（M-CSF）可刺激相应细胞的成熟。

血小板生成素可刺激血小板发育成熟。

其他生长因子，如干细胞因子、白细胞介素-1、白细胞介素-3、白细胞介素-4、白细胞介素-5、白细胞介素-6和白细胞介素-11，分别在不同时期参与了血细胞的发育。

成人血细胞计数的平均值如下。

- 红细胞（男）：5.0×10^{12} 个/L
- 红细胞（女）：4.3×10^{12} 个/L
- 白细胞：7.0×10^9 个/L（7000 个/mm³）

不过，即使是同一个人在不同时期，白细胞计数值也可能会有较大变化，在 $(4\sim11) \times 10^9$ 个/L 之间。白细胞总数由以下几个分组组成：

- 中性粒细胞（40%～80%）
- 淋巴细胞（20%～40%）
- 单核细胞（2%～10%）
- 酸性粒细胞（1%～6%）
- 碱性粒细胞（<1%～2%）

- 血小板：$(150\sim450) \times 10^9$ 个/L（150000～450000 个/mm³）。

贫血

贫血通常是指血红蛋白浓度、红细胞计数或红细胞比容低于"正常"值，但是正常值的标准很难设定。WHO建议，对于居住在海平面附近的居民，贫血的定义是血红蛋白浓度低于：

- 13g/100ml（男）；
- 12g/100ml（女）；
- 11g/100ml（孕妇）；
- 12g/100ml（12～14 岁儿童）；
- 11.5g/100ml（5～11 岁儿童）；
- 11g/100ml（6～59 月龄儿童）。

但是，由于个体差异，一些明显是正常人的血液血红蛋白浓度却低于上述正常值，而一些血红蛋白浓度高于上述正常值的人却仍患有贫血。

造成总体血红蛋白浓度降低的原因可能是由于红细胞数目过少，而细胞内血红蛋白含量正常（正色素性贫血），也可能是细胞内血红蛋白含量减少（低色素性贫血）。红细胞体积也可能减小（小红细胞性贫血）、增大（大红细胞性贫血）或正常（正常红细胞性贫血）。

贫血的直接原因可能是红细胞生成减少（骨髓前体来源的红细胞增殖和/或发育缺陷）、红细胞破坏增加（如溶血）或者由于隐蔽性或非隐蔽性出血引起循环中红细胞减少。这些状况可由原发病、营养缺乏、先天性疾病或者药物及其他物质的毒性所引起，因此在确定合适的治疗方案前必须找到引起贫血的诱因。

和诱因一样，贫血的症状也是多种多样的，包括乏力、苍白、呼吸困难、心悸、头痛、虚弱或头晕眼花、耳鸣、食欲减退、胃肠功能紊乱和性欲减退。在严重贫血时，可发生心动过速、心衰和视网膜出血。

贫血的治疗取决于其类型和诱因。贫血的一些主要类型见表1，对其处置方法在相应标题下有更详细的讨论。镰刀细胞病和β-珠蛋白生成障碍性贫血在血红蛋白病中讨论。

1. Spivak JL. The blood in systemic disorders. *Lancet* 2000; **355**: 1707-12.
2. Tefferi A. Anemia in adults: a contemporary approach to diagnosis. *Mayo Clin Proc* 2003; **78**: 1274-80.
3. Tefferi A. Practical algorithms in anemia diagnosis. *Mayo Clin Proc* 2004; **79**: 955-6.

再生障碍性贫血

再生障碍性贫血的特征是全血细胞减少（血液中所有的细胞成分都缺乏）和骨髓发育不全，骨髓中造血细胞所占比例不到 25%，但无明显纤维化和恶性浸润。该病相对罕见，在远东地区较多见，且好发于年轻人。有些再生障碍性贫血类型，如 Fanconi 贫血属于遗传性，但多数为诱发性，如细胞毒性药物或射线的影响、对其他药物的异质性反应、血清反应阴性的暴发性肝炎或自身免疫反应。由于所有细胞系都会受到影响，患者会进展为血小板减少症、中性粒细胞减少症和贫血，其症状包括出血综合征和感染以及贫血的典型症状。由基因突变引起的异常细胞生成及继发性溶血而导致的阵发性夜间血红蛋白尿（见下文**溶血性贫血**项下）可能与再生障碍性贫血有关。

尽管有自愈的可能，但是再生障碍性贫血不经治疗通常是致命的。处置方法可分为支持治疗和尝试通过骨髓移植或免疫抑制等来恢复骨髓功能的疗法，这两类治疗在临床指导原则和综述中均有介绍[1~4]。

支持治疗包括预防和治疗感染（参见 M37 第166页，**免疫受损患者的感染**）、用血小板浓缩剂控制出血以及在需要时输入红细胞（及血小板以预防出血）治疗贫血。同种异体免疫可引起血小板输注无效，为了增加同种骨髓移植时出现移植物排斥的风险，应用滤除白细胞的红细胞和血小板可降低出现同种异体免疫的风险。一些指南[4]还推荐对接受抗人淋巴细胞免疫球蛋白治疗的患者可应用经辐照的血液制品，但缺乏相关支持证据，且各国做法不同。

对于 40 岁以下有 HLA 合适配型供体的重症患者，**骨髓移植**提供了长期治愈的可能，可作为治疗的一大选择[1,2,4,5]。理想情况下，应在患者接受多次输血和发生感染之前尽早实施骨髓移植，因为输血会增大排斥反应的风险。推荐应用骨髓移植，由于外周血干细胞的应用可能会加重慢性移植物抗宿主病，应用它会使患者的总体生存情况更差[2,4]。脐带血可作为干细胞的替代性来源，与骨髓移植相比，其引起急性及慢性移植物抗宿主病的可能性较低[4]。然而，由于可获得的细胞数较少，脐带血的应用很有限。

对不适合进行骨髓移植或者没有合适配型供体的患者，可试用**免疫抑制药**治疗。据报道，大约 50% 的患者用抗淋巴细胞免疫球蛋白治疗一个疗程即有反应，联合环孢素能进一步将反应率提高到 60%～80%，5 年存活率达到 75%～90%[1,4]。但是，一项历时 11 年的长期研究[6]提供的随访数据表明，对于抗淋巴细胞免疫球蛋白治疗方案，加与不加环孢素的存活率并没有显著性差异[6]。治疗效果通常出现较晚，一般在治疗 3～4 个月后出现[4]。也有人单独应用环孢素进行治疗，但比抗淋巴细胞免疫球蛋白的疗效差[1,2]。

尽管联合环孢素有较好的治疗反应率，但是复发也不少见[7]。治疗 3 个月后如果没有反应或者有复发，建议用抗淋巴细胞免疫球蛋白进行第二疗程治疗[4]。出现疗效后应继续用环孢素治疗，直到血细胞计数稳定至少 6 个月，然后可缓慢减量至停药，通常历经几个月，停药速度取决于血细胞计数的结果[4]。有些患者可能需要持续应用环孢素治疗[2,3]。

对于严重再生障碍性贫血患者，若接受至少 1 个疗程抗人淋巴细胞免疫球蛋白及环孢素治疗后无效，且年龄不足 50 岁，可考虑配对非亲缘骨髓移植，这个方案以氟达拉滨治疗为基础，且无需照射治疗。

有报道称，同时使用粒细胞集落刺激因子的联合治疗方案也有较好的反应率[8]。但是，对其长期应用还有顾虑，而且这些细胞因子的作用还在研究中[2,4,9]。也有人将其他造血生长因子单独或与免疫抑制药联合

表 1　贫血的类型

分　类	贫　血	平均细胞体积	血红蛋白	相关诱因
小细胞性	缺铁性贫血	减小（早期也可正常）	低血红素	失血、吸收不良、铁摄入不足
	遗传性铁粒幼细胞性贫血	减小	低血红素	
	地中海贫血	减小	低血红素	
大细胞性	巨幼细胞性贫血	增大	正常血红素	维生素 B₁₂ 缺乏、叶酸缺乏（包括药物诱导的）
	获得性铁粒幼细胞性贫血	增大	低血红素	酒精中毒、药物或其他毒性
正细胞性	正细胞-正色素性贫血	正常	正常血红素	慢性疾病、骨髓疾病（包括再生障碍性贫血）、恶性肿瘤、肾衰竭、内分泌失调、早产儿等引起的贫血
溶血性	溶血性贫血	增大		免疫性疾病、药物毒性、遗传性疾病
	镰刀细胞性贫血			

应用，这些生长因子包括粒细胞-巨噬细胞集落刺激因子、安西司亭（干细胞因子）、红细胞生成素、白细胞介素-1、白细胞介素-3和白细胞介素-6，但是结果一般不理想或者由于药物的毒性而终止治疗，因此，不推荐使用这些因子治疗[4,9]。对伴随严重全身感染并且抗真菌药和抗真菌治疗无效的中性粒细胞减少的患者，可考虑短期应用粒细胞集落刺激因子进行支持治疗[4]。在非严重再生障碍性贫血患者中，若还残有骨髓粒细胞生成功能，通常可见中性粒细胞反应。

在有抗淋巴细胞免疫球蛋白和环孢素之前，曾广泛应用羟甲烯龙进行治疗。它能增强单独应用抗淋巴细胞免疫球蛋白治疗的反应，但是有肝毒性且可引起男性化，一般用于抗淋巴细胞免疫球蛋白和环孢素数个治疗疗程失败或者不能应用这种疗法的患者[4]。环磷酰胺广泛用于骨髓移植前的准备，也有单独应用高剂量环磷酰胺完全治愈的报道[10,11]。但是，一项将高剂量环磷酰胺加环孢素与常规免疫抑制治疗进行对比的随机临床试验[12]因环磷酰胺治疗组的死亡率较高而提前中止。进一步随访[13]也发现两组在复发率上没有区别。尽管如此，环磷酰胺一直是研究的热点[3]。

免疫抑制通常只能发挥部分作用，但这足以使患者免于依赖输血和大量抗菌素治疗，因此是值得应用的[1]。然而，用此方法不能治愈，患者的骨髓功能可能会残留一些潜在缺陷，从长远来看，大约15％的患者发展为白血病或脊髓发育不良[1]。

对患有重症再生障碍性贫血的儿童，治疗方法与成人类似[14,15]。虽然有报道称5岁以下的儿童对免疫抑制药治疗的反应较低，但也有相反的报道[14]。儿童治疗方法的选择还需考虑其潜在的长期不良反应，特别是免疫抑制药或放射治疗，这些不良反应包括影响内分泌功能、生长、生育力以及进展为继发性恶性疾病等。

对**较年长的患者**更适于免疫抑制治疗而不是骨髓移植[4]。在一项回顾性队列研究中[16]，将超过50岁的患者与年轻患者进行了对比，发现更多的年长者接受了单独环孢素治疗，在治疗过程中免疫抑制的效果与年龄无关，并且尽管存活率随着年龄的增长而降低，但是死亡数与那些普通人群相似，与治疗的类型和治疗的疗程数无关。

对先前接受过免疫抑制药治疗的再生障碍性贫血**孕妇**的转归结果已有叙述[17]。36名孕妇中有22名无并发症，7名合并复发性再生障碍性贫血。血小板计数低和有阵发性夜间血红蛋白尿的孕妇似乎更容易发生并发症。再生障碍性贫血在妊娠期间病情继续发展的情况十分罕见，虽然该病在妊娠终止或分娩后可能自然缓解，但并非所有病例都发生[18,19]。支持治疗是对妊娠期再生障碍性贫血的主要处置方法，在需要输血时可考虑使用环孢素[4]。

非重症再生障碍性贫血患者可仅给予支持治疗。然而，对于具有输血依赖性[4,20]或患有严重中性粒细胞减少症并存在感染风险[4]的患者，可考虑免疫抑制治疗。对于儿童，若病情不严重，且具有输血依赖性，尤其是对于血细胞计数不断降低的患者，可考虑进行HLA配型相合供体的骨髓移植[4]。

1. Young NS. Acquired aplastic anemia. *Ann Intern Med* 2002; **136**: 534–46.
2. Marsh JCW. Management of acquired aplastic anaemia. *Blood Rev* 2005; **19**: 143–51.
3. Brodsky RA, Jones RJ. Aplastic anaemia. *Lancet* 2005; **365**: 1647–56.
4. Marsh JCW, *et al*. British Committee for Standards in Haematology. Guidelines for the diagnosis and management of aplastic anaemia. *Br J Haematol* 2009; **147**: 43–70. Also available at: http://www.bcshguidelines.com/pdf/published_AA_june10.pdf (accessed 03/08/10)
5. Georges GE, Storb R. Stem cell transplantation for aplastic anemia. *Int J Hematol* 2002; **Suppl**: 141–6.
6. Frickhofen N, *et al*. Antithymocyte globulin with or without cyclosporin A: 11-year follow-up of a randomized trial comparing treatments of aplastic anemia. *Blood* 2003; **101**: 1236–42.
7. Rosenfeld S, *et al*. Antithymocyte globulin and cyclosporine for severe aplastic anemia: association between hematologic response and long-term outcome. *JAMA* 2003; **289**: 1130–5.
8. Bacigalupo A, *et al*. Antilymphocyte globulin, cyclosporine, prednisolone, and granulocyte colony-stimulating factor for severe aplastic anemia: an update of the GITMO/EBMT study on 100 patients. *Blood* 2000; **95**: 1931–4.
9. Marsh JCW. Hematopoietic growth factors in the pathogenesis and for the treatment of aplastic anemia. *Semin Hematol* 2000; **37**: 81–90.
10. Brodsky RA, *et al*. Complete remission in severe aplastic anemia after high-dose cyclophosphamide without bone marrow transplantation. *Blood* 1996; **87**: 491–4.
11. Brodsky RA, *et al*. Durable treatment-free remission after high-dose cyclophosphamide therapy for previously untreated severe aplastic anemia. *Ann Intern Med* 2001; **135**: 477–83.
12. Tisdale JF, *et al*. High-dose cyclophosphamide in severe aplastic anaemia: a randomised trial. *Lancet* 2000; **356**: 1554–9.
13. Tisdale JF, *et al*. Late complications following treatment for severe aplastic anemia (SAA) with high-dose cyclophosphamide (Cy): follow-up of a randomized trial. *Blood* 2002; **100**: 4668–70.
14. Locasciulli A. Acquired aplastic anemia in children: incidence, prognosis and treatment options. *Pediatr Drugs* 2002; **4**: 761–6.
15. Davies JK, Guinan EC. An update on the management of severe idiopathic aplastic anaemia in children. *Br J Haematol* 2007; **136**: 549–64.
16. Tichelli A, *et al*. Effectiveness of immunosuppressive therapy in older patients with aplastic anemia. *Ann Intern Med* 1999; **130**: 193–201.
17. Tichelli A, *et al*. Outcome of pregnancy and disease course among women with aplastic anemia treated with immunosuppression. *Ann Intern Med* 2002; **137**: 164–72.
18. Choudhry VP, *et al*. Pregnancy associated aplastic anemia—a series of 10 cases with review of literature. *Hematology* 2002; **7**: 233–8.
19. Deka D, *et al*. Pregnancy associated aplastic anemia: maternal and fetal outcome. *J Obstet Gynaecol Res* 2003; **29**: 67–72.
20. Marsh J, *et al*. Prospective randomized multicenter study comparing cyclosporin alone versus the combination of antithymocyte globulin and cyclosporin for treatment of patients with nonsevere aplastic anaemia: a report from the European Blood and Marrow Transplant (EBMT) Severe Aplastic Anaemia Working Party. *Blood* 1999; **93**: 2191–5. Correction. *ibid.*; **94**: 1833–4.

溶血性贫血

红细胞的正常生命周期大约是120天，溶血状态是指由于红细胞过早破坏导致其平均生命周期的缩短，早熟红细胞的破坏可发生在血管内，更常见的是被脾或肝捕获。健康骨髓能通过增加红细胞的生成来代偿较严重的溶血。但是，如果红细胞的生存期短于15天，或骨髓不正常，或有叶酸、铁及其他必需营养素的缺乏，那么将会代偿不足而发展成溶血性贫血。除了贫血的典型症状（见上文），患者通常表现为黄疸和脾肿大，而红细胞生成加速则导致网织红细胞过多（未成熟红细胞计数升高）。

溶血性贫血可以是先天性的也可以是获得性的。**先天性疾病**包括：

- 红细胞膜的缺陷，如球形红细胞增多症或者椭圆形红细胞增多症；
- 酶缺陷［包括各种形式的葡萄糖-6-磷酸脱氢酶（G6PD）缺陷］；
- 血红蛋白缺陷（血红蛋白病），包括镰刀细胞病和 β-珠蛋白生成障碍性贫血（见下文）。

获得性溶血性贫血有多种诱因，可分为免疫性和非免疫性。免疫性诱因包括：

- 一些药物引起的溶血性贫血（包括由青霉素、利福平和甲基多巴所引起）；
- 自身免疫性溶血性贫血（根据红细胞抗体最大活性时的温度，进一步分为温暖型和寒冷型）；
- 由补体介导的红细胞溶解引起的阵发性夜间血红蛋白尿；
- 新生儿溶血病（参见 M37 第2124页）。

非免疫性诱因包括：

- 感染引起的溶血，如疟疾；
- 化学因素诱发的溶血（直接作用于红细胞而不是免疫介导，包括毒素的作用，如铜、砷和一些蛇毒，还包括一些药物，如两性霉素 B、氨苯砜和柳氮磺吡啶）；
- 机械性损伤的影响。

溶血性贫血的**治疗**取决于其潜在诱因，尽管对所有代偿不足患者的一般支持治疗（卧床休息、因血液动力学异常而需输血以及补充叶酸）都相似。代偿良好的溶血可以不用治疗，哪怕其诱因已经十分明确，如有可能的话，去除病因即可。

对多数遗传性溶血性疾病患者，如球形红细胞增多症[1]，脾切除有较好的治疗效果，尽管病情轻微者可能不需要治疗。对 G6PD 缺陷患者治疗的关键是一定要避免应用可能引起溶血的药物和食物。

获得性溶血性贫血最好的治疗就是鉴定病因并尽可能去除任何潜在诱因。大部分药物诱导的溶血性贫血在去除诱导物质后可快速奏效。

自身免疫性溶血性贫血的治疗旨在维持患者功能和控制溶血。尽管治疗可能需要较长时间，但是许多先天性患者在数月或数年后白体会最终消失或滴度降到无关紧要的程度。自身免疫性溶血性贫血也可以继发于其他疾病，包括白血病、淋巴瘤和 SLE，纠正这些潜在疾病通常会显著改善其伴随的溶血症状。

对温暖型自身免疫性溶血性贫血患者，治疗是从使用皮质激素开始的[2]。典型的起始给药剂量为每日口服泼尼松或泼尼松龙 1～1.5mg/kg，迅速起效，大部分患者在10～14天内获益。应持续应用起始有效剂量的皮质激素，直到得到满意的治疗反应，一旦血象指标稳定就可以逐渐减少用量。许多患者需低剂量激素维持治疗。如果耐受剂量的皮质激素对缓解症状无效，则应考虑实施脾切除术。其他治疗无效的患者可考虑使用免疫抑制药如硫唑嘌呤或环磷酰胺，其疗效有不同的报道，但有时允许降低皮质激素的维持剂量。有一些报道称达那唑治疗有效，还有些病例对利妥昔单抗治疗有反应。如果长期应用皮质激素或免疫抑制治疗的不良反应严重，则应给予高剂量正常免疫球蛋白。血浆置换可用于对重症溶血的紧急处理，虽然其他治疗也有作用[2]。输血对这些患者来说是有疑议的，因为很难确定

立者和供体之间的配型[3]。尽管如此，急性病时输血是可以救命的，这时应尽量少用配型不合适的血液。

对寒冷型自身免疫性溶血性贫血患者，如寒冷型血凝素（cold haemagglutinin disease），对其进行保暖也是格外重要的[2]。皮质激素和脾切除术一般无效（虽然对某亚型可能有效，但是每日口服苯丁酸氮芥 2～4mg 可有效。应尽可能避免输血，如必须输血时，应使用加热管并且缓慢输入。利妥昔单抗也已试用于寒冷型自身免疫性溶血的治疗并取得了一些成效。

对于阵发性夜间血红蛋白尿者，其红细胞表面缺乏保护性膜蛋白，因此对补体介导的溶血更为敏感。溶血的同时可能还伴有中性粒细胞减少症、血小板减少症及静脉血栓形成，一些患者还可能伴有再生障碍性贫血，见上文。进行异基因造血干细胞移植可能治愈阵发性夜间血红蛋白尿。最近，直接作用于补体蛋白 C5 的单克隆抗体依库珠单抗已经上市，该药可抑制末端补体活化途径，进而减少溶血及对输血的需求[4,5]。

1. Bolton-Maggs PHB, *et al*. General Haematology Task Force of the British Committee for Standards in Haematology. Guidelines for the diagnosis and management of hereditary spherocytosis. *Br J Haematol* 2004; **126**: 455–74. Also available at: http://www.bcshguidelines.com/pdf/hereditaryspherocytosis.pdf (accessed 01/11/05)
2. Petz LD. Treatment of autoimmune hemolytic anemias. *Curr Opin Hematol* 2001; **8**: 411–16.
3. Buetens OW, Ness PM. Red blood cell transfusion in autoimmune hemolytic anemia. *Curr Opin Hematol* 2003; **10**: 429–33.
4. Brodsky RA. Advances in the diagnosis and therapy of paroxysmal nocturnal hemoglobinuria. *Blood Rev* 2008; **22**: 65–74.
5. Parker C. Eculizumab for paroxysmal nocturnal haemoglobinuria. *Lancet* 2009; **373**: 759–67.

缺铁性贫血

对缺铁性贫血及其治疗的讨论参见 M37 第1852页，**铁**项下。

巨幼细胞性贫血

对巨幼细胞性贫血及其治疗的讨论参见 M37 第1882页，**维生素 B_{12}** 项下。

正细胞-正色素性贫血

此型贫血的细胞大小和细胞血红蛋白与正常细胞无明显区别（正细胞-正色素性贫血），占所有贫血类型的大部分。这种贫血通常继发于其他疾病，包括：

- 慢性病性贫血［与慢性感染有关（如结核病、恶液质、炎症疾病（如炎性肠病）、风湿性多肌痛、类风湿关节炎和 SLE］；
- 肾衰竭性贫血；
- 早产性贫血；
- 内分泌疾病相关性贫血，如甲状腺功能减退症和垂体功能减退症；
- 原发性骨髓衰竭相关性贫血［包括再生障碍性贫血（见上文）、纯红细胞发育不全、骨髓纤维化或浸润（如脊髓发育不良或白血病）以及 AIDS 相关性骨髓衰竭］。

缺铁性贫血（参见 M37 第1852页）通常被认为是小细胞性的，而低血红蛋白性贫血实际上可能两者都不是，尤其是血红蛋白早期。应将缺铁性贫血与慢性病性贫血区分开来。后者也伴有铁代谢的变化，特别是网状内皮组织细胞对铁的储留，血浆铁水平低下，但与缺铁性贫血相反，其总铁结合率降低，血清铁蛋白通常升高。

对大多数这些贫血的**治疗**最重要的是针对潜在病因的治疗。在病情严重时要避免输血。对于肾衰竭继发的患者，至少部分由于损伤的肾脏引起促红细胞生成素生成减少者，定期皮下注射或静脉内注射重组人促红细胞生成素（epoetins）能完全逆转贫血。红细胞生成素对早产性贫血和一些药物引起的贫血也有作用，对慢性病性贫血和一些其他正细胞-正色素性贫血患者的应用也在研究中。

1. Weiss G, Goodnough LT. Anemia of chronic disease. *N Engl J Med* 2005; **352**: 1011–23.

铁粒幼细胞性贫血

铁粒幼细胞性贫血的特征是红细胞血红蛋白含量减少，而血清铁浓度增加，并且骨髓中含有异常红细胞前体，即环形铁粒幼细胞。这与卟啉生物合成异常，导致血红素生成减少和线粒体铁吸收增加有关。铁粒幼细胞性贫血种类繁多，可分为获得性和遗传性。

获得性铁粒幼细胞性贫血　获得性铁粒幼细胞性贫血可以是先天的，也可继发于某些药物或毒物（如乙醇、异烟肼、氯霉素或铅）以及某种疾病（包括甲状腺功能减退症、风湿性关节炎、溶血性或巨幼细胞性贫血、白血病和淋巴瘤）的影响。对继发性贫血的治疗在根本上应

针对其潜在的疾病或者去除其诱因。此型贫血通常病情轻微，而且经常是大细胞性的。

特发性疾病患者通常贫血轻微，大多不需治疗。由于维生素 B₆ 缺乏引起的贫血十分罕见于，但每日口服最多 400mg 的高剂量吡哆醇对一些患者至少有部分疗效，因此有人认为对所有患者都值得尝试使用。如果患者出现症状，可能需要输血，但应保持在最低量，因为可能有铁超载的问题。所有铁粒幼细胞性贫血患者都应定期监测血清铁和铁蛋白浓度，当有证据表明铁超载时，应定期静脉放血或推注去铁胺。红细胞生成素和粒细胞集落刺激因子的应用正在研究中。

遗传性铁粒幼细胞性贫血　该型遗传病可能是性染色体连锁的，并且几乎总见于男性。此型贫血可能比获得性铁粒幼细胞性贫血更严重，通常为小细胞性。

有人认为可以试用吡哆醇治疗，因其对一些类型贫血有效，但对许多患者的应用表明并无疗效。一些患者的铁负荷逐渐增加，最终发展为含铁血黄素沉着症。为预防这一点，如果有证据表明铁积聚发生时，则需定期静脉放血或使用去铁胺。同种异型骨髓移植或造血干细胞移植的研究正在进行中。

1. Alcindor T, Bridges KR. Sideroblastic anaemias. *Br J Haematol* 2002; **116**: 733–43.

血红蛋白病

血红蛋白病是由于血红蛋白的结构、功能或合成发生改变而引起的临床异常。人血红蛋白是由 4 条球蛋白链构成的四聚体，每条链折叠形成一个含血红素部位；其中两条链属于"α 型"（α 球蛋白或 ζ 球蛋白），另两条属于"非 α 型"（β 型、γ 型、δ 型或 ε 型）。正常的主要成人型血红蛋白，即血红蛋白 A，由两条 α 链和两条 β 链组成；而主要的胎儿型血红蛋白 F（正常成人也有微量存在，由两条 α 链和两条 γ 链组成。成红细胞从每个双亲中各遗传两个基因以合成 α 蛋白，一个基因合成 β 球蛋白，所以一个单链 α 基因的突变只影响 25% 血红蛋白的生成，而一个单链 β 的突变将影响 50% 血红蛋白的生成，因此，β 球蛋白生成障碍引起的 β-血红蛋白病更容易出现症状，最普遍的类型是 β-珠蛋白生成障碍性贫血和镰刀细胞病，将在下文中讨论。

镰刀细胞病

镰刀细胞病是一种由 β 球蛋白链结构异常引起异常血红蛋白（即血红蛋白 S）生成的血红蛋白病（见上文）。在缺氧状态下，血红蛋白 S 可溶性降低，聚合成棒状纤维，使有较高浓度此血红蛋白的红细胞则转变成镰刀形状。正常血红蛋白能组合为多聚体，但有胎儿型血红蛋白（即血红蛋白 F）就无此功能。提高红细胞中这种血红蛋白的浓度能降低镰刀细胞的形成率。

除了在极度缺氧情况下，杂合型镰刀细胞病通常是无症状的，尽管有时可能出现特征性的肾功能障碍（尿液浓缩不充分）。与珠蛋白生成障碍性贫血的特征一样（见下文），镰刀细胞病在热带地区人群中更常见，已认为此病对疟疾有一定保护力。纯合型镰刀细胞病可表现为不同程度的溶血性贫血，并伴有红细胞生成增多。由于存活期缩短的，变形抑制能力的降低还可导致微血管的阻塞和镰刀细胞危象。后者可由于骨组织的血供栓塞或者其他器官的梗死而表现为极度疼痛，这些器官包括肺、肝、肾、阴茎（导致阴茎持续勃起）和脑（卒中）。许多患者发生急性胸腔综合征，可以是致死性的。这是一种与梗死、脂肪栓塞和感染相关的急性肺损伤，可加重发为急性呼吸窘迫综合征。在有时候大块的红细胞团会被脾或肝脏捕获［血管内血量净增危象（sequestration crisis）］，由于严重贫血而死亡。慢性并发症包括皮肤溃疡、肾衰竭、视网膜剥离和对感染的易感性增加。

镰刀细胞病的**治疗**在根本上是对症治疗[1–7]。年幼的儿童应接受青霉素和肺炎球菌疫苗的预防性治疗，以减少感染的风险（**脾疾病**，参见 M37 第184页）。对感染应早治疗，如需要可补充叶酸，因慢性溶血引起的红细胞生成增加会使叶酸的需求增大。

镰状细胞危象需入院治疗，需静脉输注大量液体以治疗脱水，用阿片类解热镇痛药物可止痛（第10页），还须治疗所有并发感染。如果患者有低氧血症则需氧。如危象影响到某一重要器官并可能造成危及生命或致残等后果，则应立即进行部分血液置换，此时没有其他治疗方法。如果脾脏或肝脏快速增大，表明有血管内血量净增危象，输血也是避免致死性贫血的重要手段。

需要维持输血的情况很少，尽管对已发生卒中的患者可给予此治疗。对接受定期输血治疗的患者，为

避免铁超载可给予放血或去铁胺螯合剂。有报道称[8]，对高危儿童进行预防性输血可减少首次卒中的发生，但是应仔细考虑治疗的利弊。一项研究[9]对 30 个月后未发生明显卒中或卒中危险已经回落到水平的儿童能否安全地停止预防性输血有了进一步探讨。但当发现那些停止输血的患者明显回复到高危卒中风险以及有些人随后发生卒中时，该研究在早期即停止。对复发性脾血液潴留（splenic sequestration）者可实施脾切除。

对镰刀病特异性治疗的研究已经取得一些有希望的结果。由于已知血红蛋白 F 能预防镰刀病，因此很多研究者都热衷于尝试刺激镰刀病儿童型血红蛋白的生成。大多数研究者都使用了羟基脲。多项初期试验表明，胎儿型血红蛋白平均浓度有一些升高，但治疗反应各异。然而，随后的一项对 299 名患者的随机对照研究报道[10]，羟基脲治疗使疼痛危险的年平均发生率下降 44%。此有益效果在几个月时并不明显。继续追踪观察该组的 233 人达 9 年[11]，羟基脲对羟基脲对羟基脲对肾功能降低死亡率。对儿童的多项初期研究[12–14]也报道了该疗效，多项长期队列研究也报道了同样的效果[15,16]。一项对儿童的小型研究结果显示[17]，对不能长期持续维持输血的患者，羟基脲加上连续放血以降低铁负荷，可能是预防继发性卒中的有效替代方法。长期应用羟基脲的潜在毒性仍是一大关注的问题，尽管在一项研究中[16]，有儿童接受羟基脲治疗达 8 年，但未发现明显的诱变剂变化或恶性疾病的发生。丁酸是一种毒性较小的短链脂肪酸，有报道输注精氨酸丁酸酯[18]能刺激镰刀细胞病患者的胎儿型血红蛋白生成。一些小型研究报道，口服苯丁酸钠也有较好的效果[19]。其他正在研究的药物包括克霉唑、地西他滨、吸入性一氧化氮和非离子型表面活性剂泊洛沙姆 188。还有一些基因治疗的研究。

与珠蛋白生成障碍性贫血一样（见下文），骨髓移植可治愈一小部分患者，但是离制定良好的移植适应证还差距甚远[20]。

1. Steinberg MH. Management of sickle cell disease. *N Engl J Med* 1999; **340**: 1021–30.
2. Ballas SK. Sickle cell anaemia: progress in pathogenesis and treatment. *Drugs* 2002; **62**: 1143–72.
3. American Academy of Pediatrics Section on Hematology/Oncology Committee on Genetics. Health supervision for children with sickle cell disease. *Pediatrics* 2002; **109**: 526–35. Also available at: http://aappolicy.aappublications.org/cgi/reprint/pediatrics;109/3/526.pdf (accessed 20/10/05)
4. Stuart MJ, Nagel RL. Sickle-cell disease. *Lancet* 2004; **364**: 1343–60.
5. de Montalembert M. Management of sickle cell disease. *BMJ* 2008; **337**: 626–30.
6. Sickle Cell Society. Standards for the clinical care of adults with sickle cell disease in the UK (issued 2008). Available at: http://www.sicklecellsociety.org/pdf/CareBook.pdf (accessed 20/05/10)
7. Dick MC. Standards for the management of sickle cell disease in children. *Arch Dis Child Educ Pract Ed* 2008; **93**: 169–76.
8. Adams RJ, *et al.* Prevention of a first stroke by transfusions in children with sickle cell anemia and abnormal results on transcranial doppler ultrasonography. *N Engl J Med* 1998; **339**: 5–11.
9. The Optimizing Primary Stroke Prevention in Sickle Cell Anemia (STOP 2) Trial Investigators. Discontinuing prophylactic transfusions used to prevent stroke in sickle cell disease. *N Engl J Med* 2005; **353**: 2769–78.
10. Charache S, *et al.* Effect of hydroxyurea on the frequency of painful crises in sickle cell anemia. *N Engl J Med* 1995; **332**: 1317–22.
11. Steinberg MH, *et al.* Effect of hydroxyurea on mortality and morbidity in adult sickle cell anemia: risks and benefits up to 9 years of treatment. *JAMA* 2003; **289**: 1645–51. Correction. *ibid.* 2003; 792: 756.
12. Scott JP, *et al.* Hydroxyurea therapy in children severely affected with sickle cell disease. *J Pediatr* 1996; **128**: 820–8.
13. Ferster A, *et al.* Hydroxyurea for treatment of severe sickle cell anemia: a pediatric clinical trial. *Blood* 1996; **88**: 1960–4.
14. Wang WC, *et al.* A two-year pilot trial of hydroxyurea in very young children with sickle-cell anemia. *J Pediatr* 2001; **139**: 790–6.
15. Ferster A, *et al.* Five years of experience with hydroxyurea in children and young adults with sickle cell disease. *Blood* 2001; **97**: 3628–32.
16. Zimmerman SA, *et al.* Sustained long-term hematologic efficacy of hydroxyurea at maximum tolerated dose in children with sickle cell disease. *Blood* 2004; **103**: 2039–45.
17. Ware RE, *et al.* Prevention of secondary stroke and resolution of transfusional iron overload in children with sickle cell anemia using hydroxyurea and phlebotomy. *J Pediatr* 2004; **145**: 346–52.
18. Atweh GF, *et al.* Sustained induction of fetal hemoglobin by pulse butyrate therapy in sickle cell disease. *Blood* 1999; **93**: 1790–7.
19. Resar LMS, *et al.* Induction of fetal hemoglobin synthesis in children with sickle cell anemia on low-dose oral sodium phenylbutyrate therapy. *J Pediatr Hematol Oncol* 2002; **24**: 737–41.
20. Vermylen C. Hematopoietic stem cell transplantation in sickle cell disease. *Blood Rev* 2003; **17**: 163–6.

β-珠蛋白生成障碍性贫血

β-珠蛋白生成障碍性贫血是一种血红蛋白病（见

上文），其 β 球蛋白合成缺陷而 α 球蛋白合成正常，故缺乏足够的配偶链，使血红蛋白不可溶而析出，在红细胞和红细胞前体中形成较大的细胞内包含物。这些包含物干扰了红细胞的成熟，导致无效造血，延缓了红细胞从骨髓中释放的过程，并使得这些红细胞在成熟时即有可能被脾脏捕获和破坏。因此其特征性症状为血红蛋白减少，小红细胞性贫血伴溶血症。在杂合型疾病中，只有一个 β 球蛋白基因受影响（即为珠蛋白生成障碍性贫血或轻型珠蛋白生成障碍性贫血），该型贫血较轻微，临床症状不明显。一些证据表明，该型贫血患者对疟疾有一定抵抗力，可以解释为什么该贫血在一些区域的人群中更为多见，如地中海、非洲的部分地区和亚洲。

该病较为严重的类型（若血红蛋白水平足够高，不需要定期输血，则为中间型珠蛋白生成障碍性贫血或主要型以及其他患者出现于纯合型疾病患者中，这些患者从父母双方各继承了一条缺陷型 β 球蛋白基因。在出生第一年即进展为重症贫血是因为合成的胎儿型血红蛋白被替换为成人型血红蛋白（不包括 β 球蛋白）。该贫血可刺激促红细胞生成素产生，如刺激不当，红细胞前体就会在骨髓中大量产生，最终溢出骨髓外，因骨髓腔膨胀而导致反复骨折和头骨畸形，并压迫一些重要的组织结构如脊髓而造成继发性麻痹。其他症状包括脾肿大和脾功能亢进（导致中性粒细胞减少症和血小板减少症）、感染机会增多和代谢亢进，这可能因叶酸需求增多而造成叶酸缺乏。如不加以治疗，珠蛋白生成障碍性贫血患者通常死于 2～3 岁。

治疗　对重症 β 珠蛋白生成障碍性贫血的治疗关键在于定期输血以纠正贫血。但是一旦发现需长期到需要输血的地步，就应尽早输血。根据输血前血红蛋白浓度不同，有多种输血方案[1]。Thalassaemia International Federation[2] 推荐定期输血，通常每 2～5 周一次，以维持输血前血红蛋白浓度在 9～10.5g/100ml。对于心脏病患者，应将治疗目标提高至 11～12g/100ml。输血后浓度不应超过 14～15g/100ml。另外还推荐患者应接受去除白细胞的红细胞，以便可能减少不良反应和血小板异体免疫反应（对供体血小板的免疫反应）。对反复发生严重过敏性输血反应的患者，可使用洗涤过的红细胞。对等待造血干细胞移植的患者来说，使用无白细胞的红细胞也是不错的选择，这可降低移植排斥和 CMV 再活化的风险[1]。对血红蛋白需求量的增加是脾功能亢进的一大征兆，根据铁超载的状况可决定是否采取脾切除术。但是，对 5 岁以下患者应尽可能避免脾切除术，因为这会增加极重度脓毒症的风险[2]。对脾切除患者使用抗生素预防感染的讨论，见**脾疾病**（参见 M37 第184页）。

如果通过输血得到纠正，则珠蛋白合成障碍性贫血患儿的生长发育可相当正常地进行。然而，因机体对过量的铁缺乏排泄机制，反复输血不可避免地会造成铁超负荷（参见 M37 第1384页），最终导致血色病。血色病的后果包括肝功能障碍、内分泌功能障碍（青少年生长发育停滞、性腺功能减退，有时会导致糖尿病和甲状腺功能减退），特别是心脏病（心包炎、心力衰竭和心律失常）。如不控制，铁累积通常会导致患者在 20 多岁时死亡（主要因心力衰竭和心律失常）。可用螯合剂去铁胺来延缓铁积累，定期全身性使用可促进珠蛋白合成障碍性贫血患儿的存活[2,3]，防止其因铁超载造成心脏并发症[2–4]。理想的情况下，持续进行铁螯合治疗可促进铁排泄。去铁胺通常持续皮下输注 8～12h，1 周数次。对于无心脏病高风险的患者，若不具备输注泵或不能耐受长时间输注，可考虑每日 2 次皮下注射。对于严重铁超负荷或存在严重心脏并发症的患者，或在妊娠前或骨髓移植前希望快速逆转铁负荷时，可考虑 24h 持续静脉输注[2]。有人建议，去铁胺冲击疗法可改善受损器官的功能[3]，但最好还是尽早开始螯合剂治疗，以首先防止出现最严重的问题。实践中，自首次输血 10～20 次后或当铁蛋白浓度上升到超过 1mg/L 时，即可实施去铁胺治疗，通常在 3 岁左右[2,5]开始。如果在此年龄之前开始治疗，则建议仔细监测生长和骨骼发育[2]，并提倡做脾脏活组织检查[3]。若对患者去铁胺治疗同时，每日给予 100～200mg 维生素 C，可达到更好的铁排泄效果（**去铁胺**的药物相互作用项下，参见 M37 第1383页）。珠蛋白合成障碍性贫血患者的叶酸需求可能较高，适当补充叶酸也可能是必须的。尽管并不明确螯合剂究竟能使生命延长多久，但是要达到长期接近正常铁平衡的状态也是很有希望的。口服去铁酮已作为去铁胺治疗的替代方案[6]，但对其长期使用的效力和安全性还有争议[7,8]。对不适合进行去铁胺治疗的患者来说，去铁胺或许会发挥作用[2]。其他限制应用去铁胺和去铁酮的理由在于方法[5]，当单药治疗不能控制体内的铁水平或患者存在严重心脏病时，可考虑这种联合治疗[2]。去铁斯若（Defera-

sirox）是近期上市的另一种口服铁螯合剂[2]。

除了对地中海贫血的对症治疗，在合适的设施及相合供体存在的情况下，进行骨髓移植治疗的经验也正在不断增加[2]。如果在出现明显器官损伤前就进行骨髓移植，那么患者在成功移植后可有显著的治愈效果，过上正常的生活[9,10]。基因治疗也正在研究中。

已进行了一项实验性替代治疗研究，用羟基脲来刺激胎儿型血红蛋白合成和"扫除"部分过剩的 α 球蛋白，但其结果喜忧参半。另一项有相同目标的初步研究，即对患者给予丁酸盐形式输入），其结果显得更有希望[11]，尽管一项后续研究未能发现其任何益处[12]。对口服丁酸盐衍生物，如苯丁酸钠[13]和异丁酰胺[14]的研究也报道了正面和负面的结果。

1. Wonke B. Clinical management of β-thalassemia major. *Semin Hematol* 2001; **38**: 350–9.
2. Thalassaemia International Federation. Guidelines for the clinical management of thalassaemia, 2nd revised edition (issued November 2008). Available at: http://www.thalassaemia.org.cy/pdf/Guidelines_2nd_revised_edition_EN.pdf (accessed 22/12/09)
3. Olivieri NF, Brittenham GM. Iron-chelating therapy and the treatment of thalassemia. *Blood* 1997; **89**: 739–61. Correction. *ibid.*; 2621.
4. Aessopos A, *et al.* Cardiac status in well-treated patients with thalassemia major. *Eur J Haematol* 2004; **73**: 359–66.
5. Giardina PJ, Grady RW. Chelation therapy in β-thalassemia: an optimistic update. *Semin Hematol* 2001; **38**: 360–6.
6. Olivieri NF, *et al.* Iron-chelation therapy with oral deferiprone in patients with thalassemia major. *N Engl J Med* 1995; **332**: 918–22.
7. Olivieri NF, *et al.* Long-term safety and effectiveness of iron-chelation therapy with deferiprone for thalassemia major. *N Engl J Med* 1998; **339**: 417–23.
8. Cohen AR, *et al.* Safety and effectiveness of long-term therapy with the oral iron chelator deferiprone. *Blood* 2003; **102**: 1583–7.
9. Lucarelli G, *et al.* Marrow transplantation in patients with thalassemia responsive to iron chelation therapy. *N Engl J Med* 1993; **329**: 840–4.
10. Lawson SE, *et al.* Bone marrow transplantation for β-thalassemia major: the UK experience in two paediatric centres. *Br J Haematol* 2003; **120**: 289–95.
11. Perrine SP, *et al.* A short-term trial of butyrate to stimulate fetal-globin-gene expression in the β-globin disorders. *N Engl J Med* 1993; **328**: 81–6.
12. Sher GD, *et al.* Extended therapy with intravenous arginine butyrate in patients with β-hemoglobinopathies. *N Engl J Med* 1995; **332**: 1606–10.
13. Collins AF, *et al.* Oral sodium phenylbutyrate therapy in homozygous β thalassemia: a clinical trial. *Blood* 1995; **85**: 43–9.
14. Reich S, *et al.* Oral isobutyramide reduces transfusion requirements in some patients with homozygous β-thalassemia. *Blood* 2000; **96**: 3357–63.

止血和纤维蛋白溶解

止血是血管损伤时出现的生理反应。其结果是血液凝结（形成血块），从而阻止出血。初始反应是血小板相互聚集并黏附在损伤组织上，形成血小板栓。血管损伤，伴随血小板释放一些细胞因子，引发由血浆中的循环蛋白（凝血因子）介导的一系列（凝血"级联"）反应。这一反应导致不溶性纤维蛋白凝块的形成，加强了初始形成的血小板栓的作用。调节机制开始运转以避免广泛的凝集发生。当伤口开始愈合，组织开始修复时，血凝块发生溶解（纤维蛋白溶解）。

血小板聚集　血小板通常在血浆中以无活性形式循环存在。与受损内皮接触后活化，并黏附在损伤处。该黏附过程部分由血管性假血友病因子介导，该因子是一种血浆蛋白，同时也作为因子Ⅷ的载体，将其运载到血小板膜表面的一种糖蛋白（称作 GPⅠb）上。活化的血小板分泌一些物质，导致进一步的血小板聚集（二磷酸腺苷和血栓素 A₂）和血管收缩（5-羟色胺和血栓素 A₂）。血小板分泌的血栓素 A₂ 是由花生四烯酸衍生而来的。

- 二磷酸腺苷通过作用于血小板表面上的 P2Y₁₂ 受体，可刺激血小板的活化及聚集。**抗血小板药**（如氯吡格雷、普拉格雷及噻氯匹定）可抑制这种作用，这些药物被称为 P2Y₁₂ 受体拮抗药。
- 血栓素 A₂ 的合成需要环氧合酶的参与，该酶可被抗血小板药阿司匹林和磺吡酮抑制。阿司匹林与该酶不可逆结合，从而在血小板存活期间永久拮抗血小板的作用。磺吡酮是该酶的可逆性抑制剂。

血小板聚集需要纤维蛋白原与血小板表面受体Ⅱb/Ⅲa糖蛋白的相互作用。

- 抗血小板药，如阿昔单抗，通过阻滞该受体而发挥作用。

除了在形成初始止血栓时发挥作用外，在血液凝固中，血小板还为凝血因子提供相互作用的接触面，从而产生更有效的凝血。

血液凝固　可将形成纤维蛋白凝块的一系列反应简单地分作两条途径，内源性途径（在血液内引发）和外源性途径（由血液外物质引发）。虽然这一区分有助于理解体

外血凝固，并且是每一途径特异性检测方法的基础（见下文），但是体内血液凝固的机制并非如此区分，参与一条途径的因子在另一条反应途径中也是必需的。血液凝固的内源性途径和外源性途径以及体内途径在下文进一步阐述，并分别在第175页的图1和图2中概括表示。这些因子在血液中以无活性形式循环，通过切断肽键而活化。因子后所附的数字代表其被发现的顺序，而不是在反应链中的重要性或位置。在因子名称或数字后的字母"a"表示其活化形式。参与血液凝固的因子在表2中列出。当凝血级联反应开始，活化的因子将以正反馈机制加强活化，从而产生快速凝固反应。一些辅助因子能增加反应的速度，因而也是必需的。凝血反应中的其他必需成分是钙离子和膜接触面。钙离子在整个反应中几乎都是必需的。许多活化步骤，特别是有因子Ⅶ、Ⅸ和Ⅹ参与的步骤，是在表组织因子的膜表面上或血小板膜上发生的。这些因子与膜表面的磷脂相合。

外源性途径从损伤组织释放组织因子（因子Ⅲ）开始。它可形成因子Ⅲ和因子Ⅶa的复合物，直接活化因子Ⅹ。内源性途径从血液与携带负电荷的膜表面接触开始。因子Ⅻ与高分子量的激肽原（Fitzgerald 因子）和前激肽释放酶（Fletcher 因子）相互作用，产生可激活因子Ⅻ的激肽释放酶。然后活化的因子Ⅻa激活因子Ⅺ，再依次活化因子Ⅸ。凝血酶可激活因子Ⅷ生成因子Ⅷa，因子Ⅷa作为因子Ⅸa的辅助凝血因子可将因子Ⅹ转化为因子Ⅹa。外源性和内源性途径交叉作用于因子Ⅹ的活化环节。凝血酶还可激活因子Ⅴ生成因子Ⅴa，因子Ⅴa作为因子Ⅹa的辅助凝血因子可将凝血酶原（因子Ⅱ）转化为凝血酶，进一步形成纤维蛋白凝胶。凝血酶还能激活因子Ⅷ生成可稳固纤维蛋白凝胶以形成稳定血凝块的因子Ⅷa。

凝血级联反应中的许多步骤依靠钙离子，因此在采血时可添加钙螯合剂，如枸橼酸钠，以阻滞体外凝固反应。当采血目的是为检测凝血功能时，可加入钙离子使凝血过程得以进行。凝血功能检测包括测定部分活化凝血活酶时间（APTT）（是一种测定内源性途径系统活性的方法）以及凝血酶原时间（PT）（一种测定外源性途径系统活性的方法），还包括凝血酶凝固时间（一种测定纤维蛋白原转化为纤维蛋白的方法）。

参与引发体外内源性途径的因子，即前激肽释放酶、因子Ⅻ，可能还包括因子Ⅺ，在体内血液凝固中很可能并不重要，且与缺乏这些因子的任何几种和严重的出血性疾病无明显关联。体内凝血级联中的重要步骤是从损伤组织中释放组织因子（因子Ⅲ）。如前所述，组织因子与因子Ⅶ和因子Ⅶa形成一种复合物，激活因子Ⅹ。因子Ⅹa激活凝血酶原，导致纤维蛋白凝块的形

成，这在上文的体外凝血系统中也有述及。要加强凝血凝血反应，有多种正反馈机制和其他凝血因子可增加活化的因子Ⅶ和Ⅹ的产生。例如，因子Ⅶa的生成可通过因子Ⅶa本身和因子Ⅹa来放大。凝血酶作用于因子Ⅺ而产生因子Ⅺa，后者可放大因子Ⅸa的生成。

血液凝固的调控　血液凝固的过程是受到调控的，以保证凝血反应集中在损伤部位而不会造成更广泛的血液凝固。可通过稀释血流中的凝血因子、通过肝脏快速清除许多活化因子或产物以及通过天然抗凝血机制来实现这调控过程，后者包括抗凝血酶Ⅲ、蛋白C和蛋白S（图2）。抗凝血酶Ⅲ抑制丝氨酸蛋白酶类凝血因子，即凝血酶、因子Ⅸa、Ⅹa、Ⅺa和Ⅻa。抗凝血酶Ⅲ通过与葡萄糖胺聚糖结合而活化，如血管内皮中存在的乙酰肝素葡萄糖胺聚糖和硫酸皮肤素。

- 肝素和低分子量肝素在特异性结合位点与抗凝血酶Ⅲ结合，增强其抑制丝氨酸蛋白酶类凝血因子效应，来发挥**抗凝血药**的作用。治疗剂量的肝素可抑制凝血酶和因子Ⅹa。低剂量肝素，如预防血栓栓塞时的用量，可抑制因子Ⅹa。非常高剂量的肝素对抗凝血酶Ⅲ有直接的抑制作用。肝素类似物因缺乏对抗凝血酶Ⅲ的特异性结合位点，故没有肝素的抗凝血特性。与肝素相比，低分子量肝素拮抗因子Ⅹa比拮抗凝血酶的活性高，因此主要抑制因子Ⅹa的作用。

蛋白C和蛋白S都是维生素K依赖的血浆蛋白。蛋白C在血浆中以无活性形式循环存在。它通过与结合在内皮细胞表面受体——血栓调节蛋白上的凝血酶接触而活化。活化的蛋白C抑制因子Ⅴa和Ⅷa，从而延缓血液凝固。蛋白S在这一抑制过程中起辅助因子的作用。

维生素K是因子Ⅱ、Ⅶ、Ⅸ和Ⅹ的活性所必需的。它也为蛋白C和蛋白S的活性所必需。这些因子含有谷氨酸残基，在肝脏发生羧化，需还原型维生素K作为辅助因子。该羧化步骤允许因子与钙结合，这对其在凝血级联中的功能是必需的。

- 因此，维生素K缺乏或使用**口服抗凝血药**（维生素K拮抗药）会损害这些凝血因子的功能。口服抗凝血药对血循环中的凝血因子无作用，因此抗凝血药的起效时间取决于个体对凝血因子的清除率。

纤维蛋白溶解是血块溶解的机制。它是由血浆中循环的无活性形式的纤维蛋白溶酶原介导的。纤维蛋白溶酶原在纤溶酶原激活剂存在时与纤维蛋白结合，转化为活性形式——纤维蛋白溶酶（图2）。纤维蛋白溶酶是一种蛋白水解酶，可消化纤维蛋白凝块并水解其他蛋白，包括因子Ⅱ、Ⅴ、Ⅷ。纤维蛋白溶解后，释放纤维蛋白溶酶，被α2-抗纤维蛋白溶素抑制，以防止进

表 2　参与血液凝固和纤维蛋白溶解的蛋白质

	蛋　　白	同义名
血液凝固	因子Ⅰ	纤维蛋白原
	因子Ⅱ①	凝血酶原
	因子Ⅲ	组织凝血活酶，组织因子
	因子Ⅳ	钙离子
	因子Ⅴ	Ac 球蛋白，易变因子，促凝血球蛋白原（proaccelerin）
	因子Ⅵ（未指定）	
	因子Ⅶ	转变加速因子前体（proconvertin），SPCA，稳定因子
	因子Ⅷ	抗血友病因子，AHF
	因子Ⅸ①	Christmas 因子，血浆促凝血酶原激酶组分（plasma thromboplastin component），PTC
	因子Ⅹ①	Stuart 因子，Stuart-Prower 因子
	因子Ⅺ	血浆凝血激酶原前体（plasma thromboplastin antecedent），PTA
	因子Ⅻ	Hageman 因子
	因子Ⅷ	纤维蛋白稳定因子，FSF
	von-Willebrand 因子	因子Ⅷ相关抗原，vWF
	高分子量激肽原	HMWK，Fitzgerald 因子
	前激肽释放酶	Fletcher 因子
纤维蛋白溶解	纤溶酶原	
	尿激酶原	
	组织型纤溶酶原激活剂	tPA
	抗凝血酶Ⅲ	主要抗凝血酶（major antithrombin），AT-Ⅲ，肝素辅因子
	蛋白 C①	自身凝血酶原（autoprothrombin）
	蛋白 S①	
	α2-抗纤维蛋白溶素	

① 指维生素 K 依赖性凝血因子。

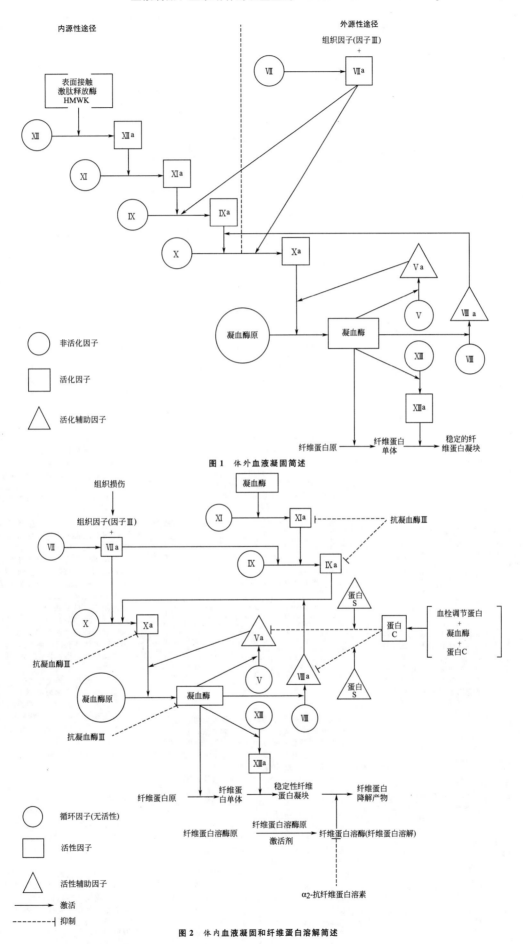

图 1　体外血液凝固简述

图 2　体内血液凝固和纤维蛋白溶解简述

展为全身性纤溶状态。有两种纤溶酶原激活剂，起源于内皮的组织型纤溶酶原激活剂（tPA）和由尿激酶原活化而来的尿激酶原激活剂。尿激酶原激活剂包括纤维蛋白溶酶。组织型纤溶酶原激活剂与纤维蛋白结合，进而刺激纤维蛋白溶酶原与纤维蛋白结合，结合速率大大快于血循环中的纤维蛋白溶酶原，因此组织型纤溶酶原激活剂的纤维蛋白溶解作用是纤维蛋白特异性的。尿激酶不与纤维蛋白结合，因此其纤维蛋白溶解作用是非纤维蛋白特异性的，尽管它也是由纤维蛋白结合的纤维蛋白溶酶激活。体内的纤维蛋白溶解反应几乎全部都是由组织型纤溶酶原激活剂来完成的。

- 两种纤溶酶原激活剂有不同的作用模式，为**溶栓药**的特异性奠定了基础（所谓"血凝块特异性"效应），溶栓药是通过促进纤维蛋白溶酶原转化为纤维蛋白溶酶起作用的。组织型纤溶酶原激活药阿替普酶和替奈普酶是纤维蛋白特异性溶栓药，而链激酶和尿激酶是非纤维蛋白特异性的。
- **抗纤维蛋白溶解药**氨基己酸和氨甲环酸主要通过阻滞纤维蛋白溶酶原与纤维蛋白溶酶与纤维蛋白结合而起作用，因此可抑制纤维蛋白凝块的崩解。
- 抑肽酶是一种蛋白水解酶抑制药，通过抑制纤维蛋白溶酶的作用而抑制纤维蛋白溶酶原激活剂的作用。其他作为止血药的药物包括巴曲酶（batroxobin），据报道可促进纤维蛋白原生成纤维蛋白，还有酚磺乙胺，有稳定毛细血管壁的作用。一些药物，如氧化纤维素、藻酸钙、胶原和明胶，通过提供生理性网状组织而起作用，血液凝固在网状组织内发生。肾上腺素、肾上腺素和去甲肾上腺素可促进血管收缩而止血。一些有收敛特性的药物，如白矾和三氯化铁也可用于止血。

当不能通过施压、缝合或结扎，或电凝法等直接措施来控制出血时，可考虑使用**止血剂**。

止血机制或止血调控系统的功能障碍会导致出血性疾病（获得性或遗传性，见下文）或血栓栓塞疾病（第243页）。

1. Dahlbäck B. Blood coagulation. *Lancet* 2000; **355**: 1627–32.
2. Hoffman M. Remodeling the blood coagulation cascade. *J Thromb Thrombolysis* 2003; **16**: 17–20.
3. Furie B, Furie BC. Mechanisms of thrombus formation. *N Engl J Med* 2008; **359**: 938–49.

获得性出血性疾病

有时凝血因子或血小板的功能紊乱或因疾病、医疗或外科操作造成的血管壁缺损，可导致出血性疾病。药物也可引起这种功能紊乱和缺损。在一些条件下，包括肝肾疾病、心脏分流术操作或大量输血，可同时出现许多内环境稳定机制失调的情况，造成复合出血性疾病，有时候作复合型获得性凝血障碍。

过量使用肝素、口服抗凝血药或溶栓药是引起凝血因子功能紊乱而导致出血性疾病的一大常见诱因。过量使用这些药物时有不同的处置方法，起止血药在**肝素**（第351页）、**华法林钠**（第466页）和**链激酶**（第446页）的**不良反应的处置**中叙述。

一些疾病可出现凝血因子缺乏。维生素 K 是一些凝血因子和血浆蛋白的活性所必需的（见第174页，**止血和纤维蛋白溶解**），那么可导致维生素 K 缺乏的疾病就会削弱这些因子的活性。小肠和胆道疾病可减少维生素 K 的吸收，肝病可减少凝血因子的合成。一般可给予维生素 K 治疗，尽管这对肝病患者并非总有效。维生素 K 广泛应用于新生儿维生素 K 缺乏性出血的防治（参见 M37 第1897页）。其他罕见的可影响凝血因子的例子包括影响了因子Ⅷ的遗传性出血性疾病（见下文，**血友病**）以及 **von Willebrand 综合征**（见下文，von Willebrand 病）。

许多其他疾病与低血小板浓度相关，增大了出血的风险。处置方法在下文**血小板减少症**中讨论。

多种药物被用于手术期间失血或正在研究中[1~4]。局部的治疗，如纤维蛋白胶、明胶膜（gelatin-based films）与海绵、氧化纤维素和凝血酶，在外科手术中用于局部止血。抗纤维蛋白溶解药抑肽酶、氨基己酸和氨甲环酸在肝移植和心脏手术中，包括心肺分流术，用于减少出血和输血需求。去氨加压素用于一些先天性和获得性出血疾病的外科治疗患者，但对以前无出血疾病的患者，该药并非始终有效。重组活化因子Ⅶ（依他凝血素 α）常用于治疗血友病患者的出血，该药对外科患者异常出血的治疗作用也在研究中。

1. Porte RJ, Leebeek FWG Pharmacological strategies to decrease transfusion requirements in patients undergoing surgery. *Drugs* 2002; **62**: 2193–2211.
2. Mahdy AM, Webster NR. Perioperative systemic haemostatic agents. *Br J Anaesth* 2004; **93**: 842–58.
3. Mannucci PM, Levi M. Prevention and treatment of major blood loss. *N Engl J Med* 2007; **356**: 2301–11.
4. Fraser IS, *et al.* A benefit-risk review of systemic haemostatic agents: part 1: in major surgery. *Drug Safety* 2008; **31**: 217–30.

弥散性血管内凝血

弥散性血管内凝血（DIC）是一种急性或慢性综合征，在一些诱因条件下使血液凝固过程在凝血途径（见上文**止血和纤维蛋白溶解**项下内容）的一些节点上发生病理性刺激。多数情况下，失控的组织因子引发凝血酶的产生是主要因素。诱因包括产科急症（胎盘早剥、羊水栓塞）、感染（细菌性败血症、病毒血症）、肿瘤、创伤（颅脑损伤、烧伤）、毒蛇咬伤、配型不容的输血、肝病，还包括各种血管性因素。

对血液凝固的刺激导致微血管栓塞，造成广泛性组织局部缺血，并可能导致大器官局部缺血。同时，继发性纤维蛋白溶解系统活化和凝血因子的消耗又会造成出血，这通常是主要的表现之一。因此症状十分多变，包括出血症（如自发性淤斑、静脉穿刺处出血延时、胃肠道和粘膜出血）以及血栓症（如急性肾功能衰竭、静脉血栓栓塞、皮肤坏死、脑梗死、急性呼吸窘迫和昏迷）。有些病例可能无症状。

DIC 的**治疗**主要针对诱因，因为不去除诱因就不能改善病情。一旦治疗开始，恢复通常相当迅速。给予支持治疗以保证足够的水化和组织供氧也是至关重要的。对无症状 DIC 患者来说，这些措施通常已经足够。多数有症状 DIC 患者还需要血浆和血小板治疗，以替代凝血因子和阻止出血。凝血因子浓缩剂，如纤维蛋白原浓缩剂或冷沉蛋白并不理想，因为其不含所有的凝血因子，还可能被痕量的活化凝血因子污染，而这些活化因子会加重患者的凝血障碍。然而，由于其体积较小，对于体液负荷超载的患者，不可应用其来代替凝血因子，是可考虑应用的。对于进行血浆置换仍不能逆转的严重纤维蛋白血症患者，可能有利。肝素已用于 DIC 的处置，其目的是关闭凝血机制。尽管肝素对某些诱因有治疗作用，但也可能加重出血，因此肝素在 DIC 治疗中的使用还有一些争议。因患者出血的风险相对较小，而主要是血栓形成，所以使用肝素或许还是合适的。在数量不多的患者中曾尝试过其他手段，包括使用低分子量肝素。对于没有出血表现的重症患者，可应用肝素或低分子肝素的预防剂量以预防静脉血栓栓塞。活化蛋白 C 浓缩剂和近年来使用的重组屈曲可净 α（活化型），已用于重症败血症引起的DIC 的治疗，可改善凝血异常和死亡率。然而，对于存在出血高风险的患者，不可应用屈曲可净 α（活化型）；该药通常仅限用于多器官衰竭患者。抗凝血酶Ⅲ也有使用，尽管有报道称其对败血症相关的 DIC 治疗有效，但一项大规模研究未发现其益处。

1. de Jonge E, *et al.* Current drug treatment strategies for disseminated intravascular coagulation. *Drugs* 1998; **55**: 767–77.
2. Levi M, ten Cate H. Disseminated intravascular coagulation. *N Engl J Med* 1999; **341**: 586–92.
3. Toh CH, Dennis M. Disseminated intravascular coagulation: old disease, new hope. *BMJ* 2003; **327**: 974–7.
4. Bick RL. Disseminated intravascular coagulation: current concepts of etiology, pathophysiology, diagnosis, and treatment. *Hematol Oncol Clin North Am* 2003; **17**: 149–76.
5. Franchini M, Manzato F. Update on the treatment of disseminated intravascular coagulation. *Hematology* 2004; **9**: 81–5.
6. Levi M, *et al.* New treatment strategies for disseminated intravascular coagulation based on current understanding of the pathophysiology. *Ann Med* 2004; **36**: 41–9.
7. Levi M, *et al.* British Committee for Standards in Haematology. Guidelines for the diagnosis and management of disseminated intravascular coagulation. *Br J Haematol* 2009; **145**: 24–33. Also available at: http://www.bcshguidelines.com/pdf/ intravascular_coagulation_26Oct09.pdf (accessed 14/12/09)

血友病

血友病是因特异性凝血因子浓度过低而引起的出血性疾病。获得性血友病十分罕见，大多数为遗传性。最为熟悉的是 A 型血友病（因子Ⅷ缺乏）和 B 型血友病（因子Ⅸ缺乏）。Ⅺ因子缺乏，以前称为 C 型血友病，将在下文**遗传性出血性疾病**中进行叙述。

A 型血友病（典型血友病，因子Ⅷ缺乏症）是最常见的严重遗传性出血性疾病[1]。它是 X 染色体连锁的隐性遗传病，因此除极少情况外，男性发病，而女性为携带者。发病原因是由于因子Ⅷ缺乏，出血的严重性与残存的因子Ⅷ水平有关。当因子Ⅷ活性低于正常的 1% 时，为重度；当因子Ⅷ浓度为正常的 1%～5% 时，为中度；当浓度大于 5% 时，为轻度。血凝块形成或凝块易于崩解，在外伤或外科手术后出血会延长。中度和重度 A 型血友病可发生大关节出血，造成长期的关节破坏，是血友病死亡的主要原因。另外一些常见出血位置为大肌肉、肾和肠道。有时也会发生 CNS 出血，特别是在外伤后。

对出血发作的治疗取决于血友病的严重程度[1~4]。用去氨加压素治疗中度、轻度 A 型血友病患者可获得满意疗效[5,6]，该治疗可增加因子Ⅷ和血管性假血友病因子水平，加强血小板黏附和组织因子的表达。去氨加压素还能一过性刺激血浆纤维蛋白溶解活性，建议联合使用抗纤维蛋白溶解药，如氨甲环酸，可抑制这一作用。虽然氨甲环酸本身在治疗黏膜出血和在牙科手术中有效，然而，没有证据表明这种联合治疗能改善出血[5]。去氨加压素通常为静脉给药。皮下给药是另一替代给药途径，但最大治疗效果出现较慢。它也能通过鼻内给药，该给药途径通常由患者在医院外治疗时自行使用。对更严重的 A 型血友病患者用去氨加压素治疗无效，需用因子Ⅷ对出血进行替代治疗。给药剂量依出血程度而定。

对预期发生的出血情形，也可用去氨加压素和因子Ⅷ预防出血，如在外科或牙科治疗前[7,8]。A 型血友病患者也不应进行肌内注射（因为可能引起肌肉损伤和肌肉内出血），除非患者正处于凝血因子替代治疗期间。也可用抗纤维蛋白溶解药预防出血，如口服氨甲环酸（或在牙科作为口腔清洗剂局部应用），在手术操作后应持续用药 5～7 天。纤维蛋白胶也能用于控制局部出血[8]。

另一种替代治疗方法在瑞典自 1958 年就开始实施，即对重症 A 型血友病患者给以因子Ⅷ持续预防性用药，以防止关节病的发生。在患者 1～2 岁时就开始治疗，使因子Ⅷ浓度至少维持在正常水平的 1%。在 2 岁之前开始接受预防性用药的患者几乎不发生出血，16 年随访表明其关节可保持正常[9,10]。这种方法随后被其他国家采用，但开始预防性用药的最佳年龄、因子Ⅷ的给药剂量及转归指标，各国的界定各有不同[11,12]。相关资料主要来自于观察性研究，但一项随机对照性研究[13]发现，与临床发现关节出血后才进行治疗的患者相比，对 6 岁男孩常规给予因子Ⅷ预防性治疗后，关节损伤较轻且关节及其他部位出血也较少。预防性治疗通常由青春期持续至成人期，约 30% 的青年人可停止常规性预防治疗，可改为间断性给药预防，同时限制运动及其他具有潜在损伤性活动等特定活动[12]。

有各种不同活性和来源的因子Ⅷ制剂可供使用[4]。以前大多数产品来自于混合的血浆供体，可造成病毒传播，包括 HIV（后来导致 AIDS 的发生）、乙型肝炎病毒和其他肝炎病毒。采用对产品进行加热或化学处理的方法及对因子Ⅷ的供体材料进行筛检，似乎能克服 HIV 和乙型肝炎病毒与丙型肝炎病毒的传播，尽管仍有人担心其会传播一些非脂类包膜病毒，如人细小病毒 B19 和甲型肝炎病毒。建议没有免疫的患者应接种甲型肝炎疫苗和乙型肝炎疫苗。还有人担心，由血浆衍生的凝血因子制品可能传播变异性 Creutzfeldt-Jakob 病（vCJD），尽管迄今还没有证据表明其发生过。用 DNA 重组技术制备因子Ⅷ可以避免传播病毒的危险，因此是可选用的因子Ⅷ制剂（另见第194页，因子Ⅷ项下的**传播感染**）。有人建议，用高纯度血浆来源的因子Ⅷ制剂来凝退 HIV 阳性的血友病患者 CD4 细胞计数的减少，但这种说法是基于替代指标的测定，且目前已经发现凝血因子制剂的纯度与 AIDS 的发生无关。因子Ⅷ制剂通常为推注给药，但研究者对持续输注给药的关注也有所增加[2,11]，因为给药方法能使凝血因子浓度保持在一稳定水平，而减少该制剂的用量。还须通过对照研究来证实此方法的优点。

A 型血友病替代疗法的一大严重并发症是产生因子Ⅷ抗体（通常称作抑制剂）。其报道的发生率差异较大，最大约为 30%。持续接受预防性用药的年幼重症血友病患者更易于产生抗体，但轻度血友病患者也可产生抗体，特别是在接受大量替代疗法后，一些患者可能有一定的遗传倾向[14]。可以检测抗体的浓度，并将其分为低滴度或高滴度，根据因子Ⅷ给药后产生的抗体增加程度，可将患者进一步分为低应答者和高应答者[15]。

对此类患者的急性出血发作的处置还存在争议[14~16]，这取决于抗体的特性。含有低滴度低应答抗体的患者通常使用高剂量因子Ⅷ进行治疗。猪源因子Ⅷ至少在短期内对高滴度或高应答的患者有效，尽管长期使用也能形成抗猪种属的抗体（猪源因子Ⅷ已经在 2004 年停止，但重组制品目前正在研究中）。另外，当存在高滴度高应答抗体时，治疗中还可使用因子Ⅷ抑制物或重组因子Ⅶa，以绕过在凝血级联中依赖因子Ⅷ的步骤。当其他疗法无效时，可通过血浆置换法去除高滴度抗体患者的抗体，是否采取体外免疫吸附治疗，继而使用高剂量因子Ⅷ进行治疗[16]。

研究者进行了这方面的努力以诱导免疫耐受和去除抗体[14,15,17]。已经制定了长期定期使用因子Ⅷ的治疗方案，有时还要配合环磷酰胺的免疫抑制治疗、正常免疫球蛋白的免疫调节治疗或体外免疫吸附治疗。诱导免疫

耐受治疗期间的出血发作的治疗可能较为困难，需要使用因子Ⅷ抑制物或重组因子Ⅶa。

基因治疗是将来可能临床治愈血友病的发展方向[1,18,19]。然而，尽管在动物模型治疗取得成功，但最初的人体实验表明，对A型血友病和B型血友病并无稳定结果。

B型血友病（因子Ⅸ缺乏症，Christmas病）较A型血友病少见。此型的分类和临床特征与A型血友病相似，但与因子Ⅸ缺乏相关。治疗原则与A型血友病相同[1~4]，而去氨加压素除外，因其不能影响因子Ⅸ浓度，对B型血友病治疗无效。可用因子Ⅸ替代疗法治疗出血发作，可用重组因子Ⅸ或不含其他凝血因子的高纯度血浆来源的因子Ⅸ制剂。进一步的因子Ⅸ以外的其他凝血因子（凝血酶原复合物浓缩剂）的低纯度血浆来源制剂与引起血栓并发症相关，特别是肝病患者和其他可能发生血栓栓塞或弥散性血管内凝血的高危患者。如果紧急需要时无法获得特异性因子Ⅸ，可使用新鲜冷冻血浆。接受纯化因子Ⅸ制剂治疗的患者可使用抗纤维蛋白溶解药[3]，但接受凝血酶原复合物治疗的患者应避免使用，因为会增加血栓的可能性。也可以持续使用因子Ⅸ制剂对B型血友病患者进行预防性用药[9,10]。与A型血友病患者一样，建议所有未免疫接种的血友病患者接种甲型肝炎疫苗和乙型肝炎疫苗。

患者可能产生因子Ⅸ抗体抑制剂，尽管发生概率较A型血友病患者低。这些患者发生急性出血时可用重组因子Ⅶa进行治疗[1]。也可对B型血友病产生的抗体进行诱导耐受治疗，但效果不如A型血友病，这些患者可能有发生过敏反应和肾病综合征的风险[1,14]。

正如在A型血友病中所述，基因治疗作为一种可能的临床治愈疗方法正在研究中。

获得性血友病是一种可产生因子Ⅷ自身抗体的罕见疾病[20,21]。大约50%病例的因子Ⅷ自身抗体都是自发产生的，其余的与其他条件有关，包括产后期、恶性肿瘤、自身免疫病和药物不良反应。出血方式与先天性血友病不同，经常发生皮肤或肌肉出血、血尿、呕血或黑粪症以及产后或手术后出血延长，关节积血相对较少见。

急性期的治疗取决于出血程度和抗体滴度。去氨加压素仅对产生低滴度抑制剂的患者有效。大剂量血浆源性或重组因子Ⅷ的疗效不同，但难以预计中有时可用重组因子Ⅷa进行治疗[1]。也可对获得性血友病产生的抗体进行诱导耐受治疗，猪源性因子Ⅷ浓缩剂也是一种备选方案。越来越多的患者正在应用因子Ⅷ抑制物的旁路分离剂或重组因子Ⅶa治疗，在使用了因子Ⅷ浓缩剂后抗体滴度还很高或持续出血时可以使用。

有三分之一获得性血友病患者的自身抗体可自发溶解。对其他患者，通常以基于皮质激素的治疗来清除或抑制自身抗体，例如单独应用泼尼松或将其与环磷酰胺联合应用。然而，此类治疗效果的依据多为传闻。也有人尝试其他联合治疗法，包括皮质激素联合硫唑嘌呤或皮质激素联合环磷酰胺平联合长春新碱。单独使用环孢素或与免疫抑制剂联合治疗时，利妥昔单抗对少数患者可产生持久效果。还有人尝试静脉注射免疫球蛋白，但是否有效还有疑问。同样，也可采用血浆置换术和免疫吸附，但由于该法通常与免疫抑制药治疗联合应用，因此难以单独评价其对治疗成功的贡献。很少采用因子Ⅷ免疫耐受疗法，即便应用，也仅针对获得性血友病患者。

1. Bolton-Maggs PHB, Pasi KJ. Haemophilias A and B. *Lancet* 2003; **361**: 1801–9.
2. WHO. *Delivery of treatment for haemophilia.* Geneva: WHO, 2002. Available at: http://whqlibdoc.who.int/hq/2002/WHO_WFH_ISTH_WG_02.6.pdf (accessed 25/10/05)
3. Hemophilia of Georgia. Protocols for the treatment of hemophilia and von Willebrand disease, third edition (World Federation of Hemophilia, Treatment of Hemophilia series, April 2008, No 14). Available at: http://www.wfh.org/2/docs/Publications/VWD_WomenBleedingDisorders/TOH-14-Protocols-Hemophilia-VWD-Revised2008.pdf (accessed 14/12/09)
4. Keeling D, *et al.* United Kingdom Haemophilia Center Doctors' Organisation (UKHCDO). Guideline on the selection and use of therapeutic products to treat haemophilia and other hereditary bleeding disorders. *Haemophilia* 2008; **14**: 671–84. Also available at: http://onlinelibrary.wiley.com/doi/10.1111/j.1365-2516.2008.01695.x/pdf (accessed 13/08/10)
5. Villar A, *et al.* The use of haemostatic drugs in haemophilia: desmopressin and antifibrinolytic agents. *Haemophilia* 2002; **8**: 189–93.
6. Lethagen S. Desmopressin in mild haemophilia A: indications, limitations, efficacy, and safety. *Semin Thromb Hemost* 2003; **29**: 101–5.
7. Martlew VJ. Peri-operative management of patients with coagulation disorders. *Br J Anaesth* 2000; **85**: 446–55.
8. Scully C, *et al.* Oral care for people with haemophilia or a hereditary bleeding tendency, second edition (World Federation of Hemophilia, Treatment of Hemophilia series, April 2008, No

27). Available at: http://www.wfh.org/2/docs/Publications/Dental_Care/TOH-27_Oral-Care-Revised2008.pdf (accessed 14/12/09)
9. Nilsson IM, *et al.* Twenty-five years' experience of prophylactic treatment in severe haemophilia A and B. *J Intern Med* 1992; **232**: 25–32.
10. Löfqvist T, *et al.* Haemophilia prophylaxis in young patients–a long-term follow-up. *J Intern Med* 1997; **241**: 395–400.
11. Srivastava A. Dose and response in haemophilia - optimization of factor replacement therapy. *Br J Haematol* 2004; **127**: 12–25.
12. Richards M, *et al.* A United Kingdom Haemophilia Centre Doctors' Organization guideline approved by the British Committee for Standards in Haematology: guideline on the use of prophylactic factor VIII concentrate in children and adults with severe haemophilia A. *Br J Haematol* 2010; **149**: 498–507. Also available at: http://www.bcshguidelines.com/pdf/published_prophylactic_factor_0410.pdf (accessed 24/05/10)
13. Manco-Johnson MJ, *et al.* Prophylaxis versus episodic treatment to prevent joint disease in boys with severe hemophilia. *N Engl J Med* 2007; **357**: 535–44.
14. Ho AYL, *et al.* Immune tolerance therapy for haemophilia. *Drugs* 2000; **60**: 547–54.
15. Paisley S, *et al.* The management of inhibitors in haemophilia A: introduction and systematic review of current practice. *Haemophilia* 2003; **9**: 405–17.
16. Lloyd Jones M, *et al.* Control of bleeding in patients with haemophilia A with inhibitors: a systematic review. *Haemophilia* 2003; **9**: 464–520.
17. Wight J, *et al.* Immune tolerance induction in patients with haemophilia A with inhibitors: a systematic review. *Haemophilia* 2003; **9**: 436–63.
18. Lillicrap D, Thompson AR. Gene therapy for the hemophilias, third edition (World Federation of Hemophilia, Treatment of Hemophilia series, April 2008, No 18). Available at: http://www.wfh.org/2/docs/Publications/Gene_Therapy/TOH-18-Gene-Therapy-Revised2008.pdf (accessed 14/12/09)
19. Murphy SL, High KA. Gene therapy for haemophilia. *Br J Haematol* 2008; **140**: 479–87.
20. Delgado J, *et al.* Acquired haemophilia: review and meta-analysis focused on therapy and prognostic factors. *Br J Haematol* 2003; **121**: 21–35.
21. Franchini M, Lippi G. Acquired factor VIII inhibitors. *Blood* 2008; **112**: 250–5. Correction. *ibid.* 2009; **113**: 5368. [dose]

遗传性出血性疾病

可导致异常出血的遗传性疾病包括血小板病和凝血因子功能障碍。

遗传性血小板病可影响血小板的功能、大小和数量。血小板功能异常包括血小板受体异常（如Glanzmann血小板功能不全）、血小板颗粒异常（储存库缺乏）、信号转导途径和颗粒释放异常以及膜磷脂异常[1,2]。应根据病情决定治疗方法，但在某些情况下，使用去氨加压素和输注血小板能有效控制出血[2]。遗传性血小板减少症在下文**血小板减少症**中进行阐述。

导致凝血因子缺乏或异常的遗传性疾病能引起不同程度的出血。最常见的凝血因子遗传性疾病是A型血友病和B型血友病（见上文）和von Willebrand病（见下文）。其他遗传性疾病很罕见[3]，包括纤维蛋白原异常、单个因子Ⅱ、Ⅴ、Ⅶ、Ⅹ、Ⅺ（C型血友病）和Ⅻ缺乏、因子Ⅴ和因子Ⅷ联合缺乏或因子Ⅱ、Ⅶ、Ⅸ和Ⅹ联合缺乏。治疗取决于受影响的凝血因子和发生出血的危险程度。一般情况下，用抗纤维蛋白溶解药，如氨甲环酸，足以控制黏膜出血和月经出血过多，而纤维蛋白胶对局部止血有效。严重出血需要用凝血因子替代疗法，最好使用特异性凝血因子浓缩制剂或重组因子制剂。当无法获得更多特异性制剂时，新鲜冷冻血浆也是一种较好的替代治疗方案。对缺乏维生素K依赖性凝血因子（Ⅱ、Ⅶ、Ⅸ和Ⅹ）的患者可以考虑维生素K治疗。

1. Cattaneo M. Inherited platelet-based bleeding disorders. *J Thromb Haemost* 2003; **1**: 1628–36.
2. Sharathkumar AA, Shapiro A. Platelet function disorders, second edition (World Federation of Hemophilia, Treatment of Hemophilia series, April 2008, No 19). Available at: http://www.wfh.org/2/docs/Publications/Monographs/TOH-19-Platelet-Function-Disorders-Revision2008.pdf (accessed 15/12/09)
3. Bolton-Maggs PHB, *et al.* The rare coagulation disorders - review with guidelines for management from the United Kingdom Haemophilia Centre Doctors' Organisation. *Haemophilia* 2004; **10**: 593–628. Also available at: http://www.bloodmed.com/dcontentimage/guidelines/2047.pdf (accessed 26/10/05)

新生儿室内出血

室内出血也称作室周或室周-室内出血，是指脑室内或室周血管的出血。它是引起极低出生体重儿死亡的主要原因之一，可涉及60%出生体重低于1500g的新生儿。由于发生出血的血管在妊娠末三个月早期就已退化，因此妊娠期在32周上的新生儿很少出现室内出血。室内出血通常发生在出生后3天内。室内出血可分为1~4级，数字越高的级别代表出血越严重，并可能对运动和心智功能造成长期损害后果。其病因学可能是多因素的，包括脑血流量波动，该波动是由于自控机制障碍和氧自由基引起的组织损伤而引起的。

一旦出现室内出血，应进行支持疗法，包括纠正贫血、低血压和酸血症以及提高颅内压的措施。

由于室内出血是损害运动和心智发育的一大主要危

险因素，因此**预防**是非常重要的。多种干预措施可减少其发生率，包括预防早产、避免高碳酸血症、纠正主要血液动力学障碍和纠正凝血因子异常。已有多种药物应用，包括皮质激素、酚磺乙胺、吲哚美辛、泮库溴铵、苯巴比妥、维生素E和维生素K。由于室内出血可能与围生期事件相关，部分这些药物可在出生前给母亲使用。

- 推荐高危早产孕妇使用皮质激素预防新生儿呼吸窘迫综合征（参见M37第1440页），这也可减少室内出血的发生[1]。对12项关于出生前使用皮质激素（最初是预防呼吸窘迫综合征）的对照研究的资料进行汇总[2]，提示该法也能减少出现室内出血的风险，但这些都建立在有限的数据基础上。进一步的研究[3~6]依然支持这些结果，尽管很少有研究采用以皮质激素剂量随机化分组的设计。皮质激素的疗效机制不明，有人提出可防止新生儿低血压[3]。

- 酚磺乙胺通过作用于透明质酸而限制毛细血管出血，最初研究显示其能减少室内出血。后来的一项短期随访研究结果表明，酚磺乙胺有较低的可信区间，无明显证据表明其疗效[7]。对这些2岁婴儿的跟踪随访[8]发现，酚磺乙胺没有降低死亡、损伤和致残的风险。另一项随访研究[9]结果也表明，尽管有报道称使用酚磺乙胺能减少室内出血，但对4岁左右儿童的发育评估表明，与对照组相比，其脑性麻痹的发生并未减少。

- 吲哚美辛可通过收缩血管、减少氧自由基的损害和加速脑室周围血管的成熟来减少脑血流量。早期的研究结果有争议，但后来一项较大规模的多中心研究结果[10]表明，虽然在对照组反常地出现了大量重度室内出血的新生儿，但它能减少室内出血发生率和严重程度都出现降低[11]。使用吲哚美辛的担心之一是血管收缩可能造成大脑局部缺血，而增加发育障碍的风险[11]。然而，对该多中心研究的3岁[12]、4岁半[13]和8岁儿童[14]的随访表明，用药对认知或运动发育并无不利影响。对此队列资料的进一步分析提示，吲哚美辛可减少男孩的室内出血，但对女孩的影响甚微[15]，然而，疗效的真实性别差异还有待证实。另一项大规模多中心研究[16]也发现，尽管吲哚美辛可减少严重出血的发生率，但它不能提高18月龄儿童的无感觉神经损伤生存率。后来的系统性回顾的结论表明[17]，虽然预防性使用吲哚美辛能减少严重出血的发生率，但它不能提高无感觉神经损伤的生存率。

- 神经肌肉阻滞药，如泮库溴铵可消除非同步呼吸，因此能稳定大脑和动脉的血流速度，一些研究表明其能减少少机械通气时新生儿的室内出血（重症监护，参见M37第1810页）。然而，另一些研究得到了有争议的结果，因此不推荐对所有机械通气的新生儿常规使用。

- 也有人建议使用苯巴比妥，因其有稳定脑血流量的作用，多项在新生儿中的应用研究显示了不一致的结果，许多研究显示其无效。一项荟萃分析结论证实[18]，出生后不应推荐苯巴比妥作为预防性用药，它与对机械通气的需求增大相关。有多项初期研究报道，出生前应用苯巴比妥可使室内出血减少严重的发生[19]。然而，一项在610位妇女中进行的较大规模的随机化研究[20]未发现在出生前使用苯巴比妥对室内出血的发生率和严重程度有任何作用。对存活的婴儿进行大约至20月龄的追踪评估也发现，出生前使用苯巴比妥对神经发育无明显的作用[21]。有人担心，围生期使用苯巴比妥会降低Apgar评分和产生呼吸抑制。荟萃分析结果[22]不主张对孕妇使用苯巴比妥。

- 维生素E能保护多不饱和脂肪酸不被氧化，因此也能保护细胞膜。由于氧自由基造成的损伤可促进室内出血，因此维生素E具有预防作用。研究结果尚有争议。对多项早产儿（妊娠周龄少于37周或出生体重低于2500g）研究的系统性回顾[23]发现，维生素E总体上能降低发生室内出血的风险，但对存活的极低出生体重儿（低于1000g）仅能减少其发生严重出血的风险。也有人提出，与其他给药途径相比，静脉注射维生素E可能没有作用。然而，这些结论的说服力有限，使用维生素E有增加发生败血症的风险，以至于对早产儿补充维生素E的主张尚未成立。

- 新生儿的维生素K依赖性凝血因子的活性降低，有人尝试在婴儿出生前对母体使用维生素K预防室内出血。然而，结果并不理想。大多数试验由于规模太小而不能获得结论性结果，一项对139位母亲的较大规模的随机对照研究[24]未能发现预防性使用维生素K有任何益处。随后一篇对包括这项研究在内的7项研究的系统性综述[25]，也证实出生前使用维生素K不能预防早产儿的室内出血。

使用新鲜冰冻血浆或者血浆替代品进行血浆增容也曾被认为可稳定循环、减少室内出血，但一项多中心前瞻性研究未发现证据表明使用血浆或明胶作为增容药可减少出血[26]或继发性死亡和残疾[27]的发生。

1. NIH Consensus Development Panel. Effect of corticosteroids for fetal maturation on perinatal outcomes. *JAMA* 1995; **273:** 413–18.
2. Crowley P, *et al.* The effect of corticosteroid administration before preterm delivery: an overview of the evidence from controlled trials. *Br J Obstet Gynaecol* 1990; **97:** 11–25.
3. Garland JS. Effect of maternal glucocorticoid exposure on risk of severe intraventricular hemorrhage in surfactant-treated preterm infants. *J Pediatr* 1995; **126:** 272–9.
4. Ment LR, *et al.* Antenatal steroids, delivery mode, and intraventricular hemorrhage in preterm infants. *Am J Obstet Gynecol* 1995; **172:** 795–800.
5. Amorim MMR, *et al.* Corticosteroid therapy for prevention of respiratory distress syndrome in severe preeclampsia. *Am J Obstet Gynecol* 1999; **180:** 1283–8.
6. Sen S, *et al.* Efficacy of a single dose of antenatal steroid in surfactant-treated babies under 31 weeks' gestation. *J Matern Fetal Neonatal Med* 2002; **12:** 298–303.
7. The EC Ethamsylate Trial Group. The EC randomised controlled trial of prophylactic ethamsylate for very preterm neonates: early mortality and morbidity. *Arch Dis Child* 1994; **70:** F201–F205.
8. Elbourne D, *et al.* Randomised controlled trial of prophylactic etamsylate: follow up at 2 years of age. *Arch Dis Child Fetal Neonatal Ed* 2001; **84:** F183–F187.
9. Schulte J, *et al.* Developmental outcome of the use of etamsylate for prevention of periventricular haemorrhage in a randomised controlled trial. *Arch Dis Child Fetal Neonatal Ed* 2005; **90:** F31–F35.
10. Ment LR, *et al.* Low-dose indomethacin and prevention of intraventricular haemorrhage: a multicenter randomized trial. *Pediatrics* 1994; **93:** 543–50.
11. Volpe JJ. Brain injury caused by intraventricular hemorrhage: is indomethacin the silver bullet for prevention? *Pediatrics* 1994; **93:** 673–6.
12. Ment LR, *et al.* Neurodevelopment outcome at 36 months' corrected age of preterm infants in the multicenter indomethacin intraventricular hemorrhage prevention trial. *Pediatrics* 1996; **98:** 714–18.
13. Ment LR, *et al.* Outcome of children in the indomethacin intraventricular hemorrhage prevention trial. *Pediatrics* 2000; **105:** 485–91.
14. Vohr BR, *et al.* School-age outcomes of very low birth weight infants in the indomethacin intraventricular hemorrhage prevention trial. Abstract: *Pediatrics* 2003; **111:** 874. Full version: http://pediatrics.aappublications.org/cgi/content/full/111/4/e340 (accessed 26/10/05)
15. Ment LR, *et al.* Prevention of intraventricular hemorrhage by indomethacin in male preterm infants. *J Pediatr* 2004; **145:** 832–4.
16. Schmidt B, *et al.* Long-term effects of indomethacin prophylaxis in extremely-low-birth-weight infants. *N Engl J Med* 2001; **344:** 1966–72.
17. Fowlie PW, Davis PG. Prophylactic indomethacin for preterm infants: a systematic review and meta-analysis. *Arch Dis Child Fetal Neonatal Ed* 2003; **88:** F464–F466.
18. Whitelaw A, Odd D. Postnatal phenobarbital for the prevention of intraventricular hemorrhage in preterm infants. Available in The Cochrane Database of Systematic Reviews; Issue 4. Chichester: John Wiley; 2007 (accessed 24/06/08).
19. Barnes ER, Thompson DF. Antenatal phenobarbital to prevent or minimize intraventricular hemorrhage in the low-birthweight neonate. *Ann Pharmacother* 1993; **27:** 49–52.
20. Shankaran S, *et al.* The effect of antenatal phenobarbital therapy on neonatal intracranial hemorrhage in preterm infants. *N Engl J Med* 1997; **337:** 466–71.
21. Shankaran S, *et al.* Neurodevelopmental outcome of premature infants after antenatal phenobarbital exposure. *Am J Obstet Gynecol* 2002; **187:** 171–7.
22. Crowther CA, *et al.* Phenobarbital prior to preterm birth for preventing neonatal periventricular haemorrhage. Available in The Cochrane Database of Systematic Reviews; Issue 1. Chichester: John Wiley; 2010 (accessed 13/08/10).
23. Brion LP, *et al.* Vitamin E supplementation for prevention of morbidity and mortality in preterm infants. Available in The Cochrane Database of Systematic Reviews; Issue 4. Chichester: John Wiley; 2003 (accessed 13/08/05).
24. Thorp JA, *et al.* Antepartum vitamin K and phenobarbital for preventing intraventricular hemorrhage in the premature newborn: a randomized, double-blind, placebo-controlled trial. *Obstet Gynecol* 1994; **83:** 70–6.
25. Crowther CA, *et al.* Vitamin K prior to preterm birth for preventing neonatal periventricular haemorrhage. Available in The Cochrane Database of Systematic Reviews; Issue 1. Chichester: John Wiley; 2010 (accessed 13/08/10).
26. The Northern Neonatal Nursing Initiative Trial Group. A randomized trial comparing the effect of prophylactic intravenous fresh frozen plasma, gelatin or glucose on early mortality and morbidity in preterm infants. *Eur J Pediatr* 1996; **155:** 580–8.
27. Northern Neonatal Nursing Initiative Trial Group. Randomized trial of prophylactic early fresh-frozen plasma or gelatin or glucose in preterm babies: outcome at 2 years. *Lancet* 1996; **348:** 229–32.

血小板减少症

正常人的血小板浓度范围为（150~450）×10⁹ 个/L，通常将血小板减少症**定义**为循环系统内血小板数量减少到约于 150×10⁹ 个/L（150000 个/mm³）。出血的风险随血小板计数的下降而增大，尽管自发性出血少见，除非血小板计数下降至低于（10~20）×10⁹ 个/L或血小板的功能发生异常。血小板生成的减少、破坏的增加和脾脏异常性捕获血小板均可导致血小板减少症。

多种**先天性**血小板减少症能影响血小板的大小、数量和功能。这些病症有广泛的临床表现，从轻症型（仅

偶然发现，不需特异性治疗）到重症型（伴随高危出血风险），最终进行造血干细胞移植[1]。

继发性血小板减少症可由其他多种疾病引起[2]。血小板生成减少可发生于骨髓疾病（如白血病和再生障碍性贫血）、一些病毒性疾病、慢性酒精中毒和肝病。很多疾病可导致血小板破坏增加，包括特发性血小板减少性紫癜（参见 M37 第 1437 页）、败血症、弥散性血管内凝血（见上文）、血栓性血小板减少性紫癜及溶血性尿毒综合征（见**血栓性微血管病**，第 202 页）。妊娠期血小板减少可有一种轻型形式，常发生于妊娠晚期[3]，在分娩后 12 周内血小板浓度可恢复正常。更多的重度血小板减少症可由产科病征引起，包括先兆子痫和 HELLP 综合征（溶血、肝酶升高和血小板减少）。新生儿血小板减少症[4]病情轻微且发病早（在出生后 72h 内），可继发于胎盘功能不良和血小板生成减少。较晚发生的血小板减少可由败血症或新生儿坏死性小肠结肠炎造成的血小板破坏增加引起。在新生儿同种免疫性血小板减少症中，母体抗体通过胎盘拮抗胎儿的血小板抗原，引起的病情程度从轻度自限性血小板减少症至新生儿颅内出血。在新生儿同种免疫性血小板减少症中，患有如特发性血小板减少性紫癜或 SLE 等疾病的母亲体内的血小板自身抗体可通过胎盘传输给胎儿。

已有多种**药物诱发**血小板减少症的报道[5~9]。有骨髓毒性的药物，包括许多抗肿瘤药，可减少血小板生成。通常与免疫介导的血小板破坏有关的药物包括惊厥药、金鸡纳生物碱衍生物（奎宁、奎尼丁）、利尿药、缓解疾病的抗风湿药物（青霉胺、氯金化钠）、NSAIDs 和磺胺类药物。有材料完好的记载了两种类型肝素诱发的血小板减少症（第 350 页）。

对血小板减少症的**治疗**是基于适当情况下对潜在疾病的处置或停用令患者不适的药物。对有活动性出血或出血风险的血小板减少症患者可采取血小板输入治疗。但有血栓形成时，如血栓性血小板减少性紫癜或肝素诱发的血小板减少症，不能使用该方法。根据血小板计数阈值决定是否输入血小板，该计数值取决于多种因素，包括血小板减少症的诱因、是否存在其他危险因素，如败血症、出血的程度以及该风险是否与外科手术相关。举例来说，如果患者有活动性出血或将进行损伤性手术，当血小板计数少于 50×10⁹ 个/L 时就可进行血小板输注。对无出血和无其他危险因素的患者，将低限值定在 5×10⁹ 个/L 即可[2,10]。需要长期治疗的患者反复输注随机供体的血小板后，可产生抗 HLA 抗体，导致后来输入血小板的疗效变差。这些患者在每次输注时，应接受单一供体来源的血小板，最好为 HLA 配伍者[2,10]。对难治性患者，若血小板减少是由非免疫性血小板破坏所引起，血小板治疗有帮助，尽管可给予预防性血小板输注，但其是否有效还不清楚[10]。

奥普瑞白介素（重组人白细胞介素-11）是一种血小板生长因子，近年来被用于预防抗肿瘤药诱发的血小板减少症。血小板生成素受体激动药罗米司亭和艾曲波帕已被研发出来用于慢性特发性血小板减少性紫癜患者的血小板减少症的治疗。重组人血小板生成素目前也正在研究中。

1. Drachman JG. Inherited thrombocytopenia: when a low platelet count does not mean ITP. *Blood* 2004; **103:** 390–8.
2. Drews RE, Weinberger SE. Thrombocytopenic disorders in critically ill patients. *Am J Respir Crit Care Med* 2000; **162:** 347–51.
3. Kam PCA, *et al.* Thrombocytopenia in the parturient. *Anaesthesia* 2004; **59:** 255–64.
4. Roberts I, Murray NA. Neonatal thrombocytopenia: causes and management. *Arch Dis Child Fetal Neonatal Ed* 2003; **88:** F359–F364.
5. George JN, *et al.* Drug-induced thrombocytopenia: a systematic review of published case reports. *Ann Intern Med* 1998; **129:** 886–90.
6. Rizvi MA, *et al.* Drug-induced thrombocytopenia: an updated systematic review. *Ann Intern Med* 2001; **134:** 346.
7. Hibbard AB, *et al.* Reports of drug-induced thrombocytopenia. *Ann Intern Med* 2003; **138:** 239.
8. van den Bemt PMLA, *et al.* Drug-induced immune thrombocytopenia. *Drug Safety* 2004; **27:** 1243–52.
9. Li X, *et al.* Drug-induced thrombocytopenia: an updated systematic review. *Ann Intern Med* 2005; **142:** 474–5.
10. Murphy MF, *et al.* British Committee for Standards in Haematology, Blood Transfusion Task Force. Guidelines for the use of platelet transfusions. *Br J Haematol* 2003; **122:** 10–23. Also available at: http://www.bcshguidelines.com/pdf/platelettrans040703.pdf (accessed 27/10/05)

von Willebrand 病

von Willebrand 病（vWD）[1~3] 是一种因血管性假血友病因子（vWF）缺乏或功能障碍引起的先天性出血性疾病，该因子是一种能刺激血小板聚集的血浆蛋白，可作为因子Ⅷ的载体而保护其在未成熟时免遭破坏。由于因子Ⅷ依赖于 vWF，因此该病也会发生继发性因子Ⅷ缺乏。vWD 有 3 种主要型别：

- 1 型最为常见，特征是引起轻度至中度 vWF 和因子Ⅷ缺乏；
- 2 型可导致 vWF 的性质异常，根据其缺陷情况可进一步分为不同亚型；
- 3 型十分罕见，但是一种严重的出血性疾病，其 vWF 的血浆水平十分低下甚至检测不出，而因子Ⅷ浓度低但可检测出。

vWD 的临床表现包括黏膜表面易淤血和出血，如鼻衄。严重感染患者可能发生自发性软组织出血而导致血肿和关节积血。术后患者可出现出血过多和出血时间延长，女性在月经和分娩时可发生过量出血[1~3]。

通常只在患者发生自发性出血时进行治疗或在进行损伤性手术前给予预防用药。去氨加压素可一过性增加 vWF 和因子Ⅷ的水平，用于 1 型疾病患者的治疗。该药对有 vWF 功能障碍的 2 型疾病患者的疗效可能较低，对 2B 型疾病患者则为禁忌，因为释放的异常 vWF 可能会诱发血小板聚集和血小板减少（但通常为一过性，且通常不会引起出血或血栓。去氨加压素对 3 型疾病患者无效，因其体内缺乏 vWF 储备[1~3]。

当不能用去氨加压素治疗时，可使用含有 vWF 和因子Ⅷ的血浆浓缩剂。一些国家可提供含极少量因子Ⅷ的高纯度 vWF 浓缩剂。不应使用过高纯度或重组的因子Ⅷ制剂，因为制剂中的 vWF 含量不足，造成因子Ⅷ的半衰期过短而不能见效（另见下文，对含有同种抗体患者的处置）。当因子Ⅷ达足够水平却仍不能控制出血时，可能需使用血小板浓缩剂[1~3]。当其他治疗措施失败或当患者病情危重，但无法获得 vWF 浓缩剂时，可将冷凝蛋白作为凝血因子和 vWF 的来源来使用，但该药也能持续性纠正出血时间，还有发生输血传播感染的较高风险[2,3]。

一些 3 型疾病患者接受了多次输血而产生了同种抗体，这些抗体可灭活 vWF 并形成循环性免疫复合物。这时，禁继续使用含 vWF 的浓缩剂，因有发生过敏反应的风险。有一些报道称，持续输入重组因子Ⅷ和不含 vWF 的活化因子Ⅶ，可成功控制这些患者的手术出血[1,2]。

一些抗纤维蛋白溶解药，如氨甲环酸或氨基己酸，对控制不太严重的黏膜出血有足够的疗效，对手术患者可作为去氨加压素或血浆浓缩剂的辅助用药来使用[1~3]。纤维蛋白胶和牛凝血酶还可作为口腔手术的局部辅助药物[3]。激素类避孕药可减少患有 vWD 和月经过多的妇女的出血[1~3]。

获得性 von Willebrand 综合征十分罕见，通常与某些疾病相关，如淋巴组织和骨髓增生性疾病、癌症、自身免疫病和甲状腺功能减退症。有报道称一些药物可诱发获得性 von Willebrand 综合征，包括环丙沙星和丙戊酸。在这些诱发作用下，vWF 的活性可受到清除加快、合成降低、或功能抑制的影响。对其的处置是基于针对诱因的治疗，但对出血的治疗则选择特异性治疗，包括使用去氨加压素、凝血因子浓缩剂和静脉注射免疫球蛋白[1~4]。也有人成功应用了血浆置换和体外免疫吸附治疗[2,4]。

1. Mannucci PM. Treatment of von Willebrand's disease. *N Engl J Med* 2004; **351:** 683–94.
2. Pasi KJ, *et al.* Management of von Willebrand disease: a guideline from the UK Haemophilia Centre Doctors' Organization. *Haemophilia* 2004; **10:** 218–31.
3. Nichols WL, *et al.* von Willebrand disease (VWD): evidence-based diagnosis and management guidelines, the National Heart, Lung, and Blood Institute (NHLBI) Expert Panel report (USA). *Haemophilia* 2008; **14:** 171–232. Also available at: http://onlinelibrary.wiley.com/doi/10.1111/j.1365-2516.2007.01643.x/pdf (accessed 13/08/10)
4. Kumar S, *et al.* Acquired von Willebrand disease. *Mayo Clin Proc* 2002; **77:** 181–7.

中性粒细胞减少症

血循环中的中性粒细胞计数低于 0.5×10⁹ 个/L（1500 个/mm³）时，通常认为是异常，低于 0.5×10⁹ 个/L 时则感染的风险增加。中性粒细胞减少症可以是中性粒细胞生成减少、外周破坏增加或外周血中性粒细胞聚集增多所引起的，可以是先天遗传或后天获得的。

遗传性中性粒细胞减少症十分罕见，包括先天性粒细胞缺乏症（Kostmann 综合征：重症持续性中性粒细胞减少症，从婴儿期开始频繁发生严重感染）和周期性中性粒细胞减少症（波动性中性粒细胞减少伴随发热、口腔溃疡和严重感染）。

已有研究表明，粒细胞集落刺激因子能减少严重感染的发生率，大大改善先天性中性粒细胞减少症患者的生活质量，尽管对其安全性还有一些担忧。随着患者接

受该治疗后生存期的延长，其患上骨髓增生异常综合征和白血病的风险也随之增加。然而，还不清楚延长的生存期是否揭示了该病的自然转归以及粒细胞集落刺激因子是否会进一步增加发生白血病的风险。对粒细胞集落刺激因子治疗耐受或已经发生重度增生异常综合征或白血病的患者，可进行造血干细胞移植。周期性中性粒细胞减少症患者也能用粒细胞集落刺激因子治疗，但这些患者一般不发生白血病。

获得性中性粒细胞减少症的诱因有很多。药物是一大常见诱因，或是对骨髓有直接毒性，或是通过免疫反应介导骨髓抑制或外周血破坏。有剂量相关的直接毒性的药物包括细胞毒素和免疫抑制药、氟胞嘧啶、更昔洛韦和齐多夫定。可能通过免疫介导机制诱发中性粒细胞减少症的药物包括含硫药（如卡托普利、复方甲基异噁唑和一些抗甲状腺药）、氯氮平、青霉素和头孢菌素。药物诱发中性粒细胞减少症患者通常突发高热、咽喉痛、口腔溃疡、头痛和周身不适。这些症状也出现在**粒细胞缺乏症**。其他获得性中性粒细胞减少症的诱因包括严重细菌和病毒感染、放射治疗、侵袭骨髓的肿瘤以及一些自身免疫性疾病。

对获得性中性粒细胞减少症的处置包括对所有诱因的治疗。对药物诱发的中性粒细胞减少症可停用诱发药。所涉及药物在发生特异质反应后不应再用，因为通常会引起突发性中性粒细胞减少症。集落刺激因子可用于治疗药源性中性粒细胞减少症。

对所有中性粒细胞减少症患者而言，开始发热是严重感染的指征，如**免疫抑制患者感染**项下内容（参见M37 第166页）所述，应立即给予经验性抗菌治疗。

1. Zeidler C, et al. Congenital neutropenias. *Rev Clin Exp Hematol* 2003; **7:** 72–83.
2. Bhatt V, Saleem A. Drug-induced neutropenia—pathophysiology, clinical features, and management. *Ann Clin Lab Sci* 2004; **34:** 131–7.
3. James RM, Kinsey SE. The investigation and management of chronic neutropenia in children. *Arch Dis Child* 2006; **91:** 852–8.

Albumin ⊗ 白蛋白

Albümin; Albúmina; Albumine; Albuminum.

ATC — B05AA01.

ATC Vet — QB05AA01; QV08DA01 (microspheres of human albumin).

UNII — 27432CM55Q (bovine albumin); B05Y6V2CZS (egg albumin); ZIF514RVZR (huamn albumin).

Pharmacopoeias. Many pharmacopoeias have monographs, including *Eur.* (see p.vii) and *US*.
USNF includes a solution of a recombinant human albumin.

Ph. Eur. 6. 8（Human Albumin Solution；Albumini Humani Solutio）　由健康献血者的血浆获得的蛋白质水溶液，经检验，血浆中无乙型肝炎表面抗原及 HIV-1、HIV-2 和丙型肝炎病毒抗体。制备成总蛋白浓度为 15% ~ 25% 的浓溶液或 3.5% ~ 5% 的等渗溶液。总蛋白中白蛋白含量不低于 95%。可加入适当的稳定剂，如辛酸钠或 N-乙酰色氨酸或二者的混合物，但不可加入抗菌性防腐剂。每升溶液中钠含量不超过 160mmol，铝含量不超过 200μg。溶液经过滤除菌，无菌分装至容器中，然后密封防止污染，在 59 ~ 61℃ 条件下持续放置，时间不少于 10h。最后，在 30 ~ 32℃ 条件下孵育，时间不少于 14 天；或在 20 ~ 25℃ 条件下孵育，时间不少于 4 周，观察是否有微生物污染的迹象。溶液应避光贮藏于无色玻璃容器中。

本品为澄清、接近无色、黄色、琥珀色或绿色的轻微黏稠的液体。溶于 0.9% 氯化钠注射液度为 1% 的蛋白溶液的 pH 值为 6.7 ~ 7.3。
BP 2010 认可白蛋白和人血白蛋白为同物异名。

USP 33（Albumin Human）　由健康献血者的分馏物（血液、血浆、血清或胎盘）获得的血清白蛋白的无菌、无热原制剂，经检验，原料中无乙型肝炎表面抗原。经制备使之适合静脉应用。本品可含有 4%、5%、20% 或 25% 的血清白蛋白，总蛋白中白蛋白含量不低于 96%。本品可用乙酰色氨酸钠作为稳定剂，同时还可加入辛酸钠，但并非必需。不含外源性抗菌性防腐剂。每升溶液中钠含量为 130 ~ 160mmol。本溶液几乎无臭、黏度适中，为褐色澄清液体。贮藏于密闭容器中。

USNF 28（rAlbumin Human）　重组人血白蛋白（rHA）由在酿酒酵母中的重组 DNA 表达生成。目前已经证明了 rHA 与人血白蛋白（HSA）的结构对等性（一级、二级和三级结构）。本品为无菌、无热原的浓度为 10% 或 20% 的水溶液，供注射用。本品不含任何抗微生物药物，但可能含有适量的稳定剂。本品溶液澄清、微稠、呈无色至琥珀黄色。贮藏于 2 ~ 8℃ 的密闭

玻璃容器中。切勿冷冻。

不良反应和注意事项

输注白蛋白引起的不良反应罕见，包括恶心、呕吐、唾液分泌过多、面部潮红、荨麻疹、低血压、心动过速和发热反应。这些反应通常可通过降低输注速度或停止输注缓解。可引发过敏反应，包括严重过敏性休克。可使循环血量迅速增加，导致血管超负荷、高血压、血液稀释和肺水肿。浓度为 20% 或 25% 的白蛋白溶液呈高渗状态，可从血管外室吸收体液。

对于严重贫血或心衰患者，禁止输注白蛋白溶液。本品应慎用于高血压或低心力储备（low cardiac reserve）患者。对于脱水患者，可能需补液。对于受伤或术后患者，应用白蛋白时需严密监控，由于本品具有升高血压的作用，可能引起前期未发现部位的出血。

人血白蛋白制剂具有传播病毒的风险。经一些制备工艺，包括加热至约 60℃，可降低某些病毒传播的风险性。

铝中毒　白蛋白溶液可能含有一定量的铝。患者大量输注后，血浆铝浓度可明显升高，对于肾损伤患者，可出现铝蓄积[1~3]。在英国，市场上有用于早产儿及接受透析患者的铝含量低于 200μg/L 的白蛋白溶液。

1. Milliner DS, et al. Inadvertent aluminum administration during plasma exchange due to aluminum contamination of albumin-replacement solutions. *N Engl J Med* 1985; **312:** 165–7.
2. Maher ER, et al. Accumulation of aluminium in chronic renal failure due to administration of albumin replacement solutions. *BMJ* 1986; **292:** 306.
3. Maharaj D, et al. Aluminium bone disease in patients receiving plasma exchange with contaminated albumin. *BMJ* 1987; **295:** 693–6.

危重病患者　由于白蛋白（为一种胶体）具有容积扩张作用，因此广泛用于危重患者，但本品的这种作用还未正式经大规模对照研究验证。一项基于追溯至 1998 年 3 月的相关研究（研究规模相对较小、研究时间较早、仅考察了少数死亡报道）的系统性综述表明，对于低血容量症、烧伤或低白蛋白血症的危重患者，应用白蛋白无益，且可能与死亡率增加有关[1]。虽然该综述的作者强调对这些结果应审慎对待，但仍迫切需重新考虑白蛋白在危重患者中的应用。

该综述遭到了严厉的批评[2]，但人们也认识到过去白蛋白可能一度存在应用过度的情况，因此还需要更多的研究来确定白蛋白对患者死亡率的影响[3~5]。另一项综述[6]发现，白蛋白的应用并不会对死亡率产生显著性影响。该荟萃分析具有更宽泛的标准，且涵盖了未被其他综述考察的相关研究。

作为对这个争论的回应，一项研究以 6997 名低血容量患者为研究对象，在重症监护条件下，考察了 4% 白蛋白溶液及 0.9% 氯化钠注射液用于复苏时，对患者的影响（SAFE 研究）[7]。该大规模、随机、双盲研究发现，在 28 天研究期内，在不考虑死因的情况下，两组患者的死亡率相当。患者在 28 天研究期内的存活时间、住在重症监护病房的时间及总住院时间、机械通气或肾移植治疗的时间、出现器官衰竭的时间也相似。对所有考察重症监护病房内未有不同问题的患者，这两种溶液具有临床等效性，但对患有特定疾病的患者，如外伤或严重败血症患者还需进一步考察。

原 1998 年综述的最新资料考察了 SAFE 的研究结果。作者仍坚持认为对于烧伤（大规模试验中未包括这群患者）或低蛋白血症患者，应用白蛋白具有增加死亡率的风险，尽管并不再认为白蛋白可普遍增加死亡率，但得出的结论仍是：尚无证据表明白蛋白可降低低血容量患者的死亡率。对于患有特定疾病的危重患者，是否能通过应用白蛋白获益还不明确[8]。

有研究者分析了 3 年（1998 ~ 2000 年）内报告给白蛋白供应商的药物警戒性资料[9]。由于 1998 年综述的发表，且因为了人们对白蛋白应用的高度关注，这一时间段内，共应用了 1.62×10^7 规格为 40g 的白蛋白。可能或很可能由于白蛋白相关的不良反应罕见，未发现与白蛋白相关的死亡病例。

目前有关白蛋白胶体溶液与类晶体溶液，如葡萄糖或氯化钠注射液相比，用于治疗低血容量症或休克（第240页）的利弊的争论还在继续，且争论的范围更广了。

1. Cochrane Injuries Group Albumin Reviewers. Human albumin administration in critically ill patients: systematic review of randomised controlled trials. *BMJ* 1998; **317:** 235–40.
2. Various. Human albumin administration in critically ill patients. *BMJ* 1998; **317:** 882–6. [Letters.]
3. Tomlin M. Albumin usage in the critically ill. *Pharm J* 1998; **261:** 199.
4. McClelland B. Albumin: don't confuse us with the facts. *BMJ* 1998; **317:** 829–30.
5. CSM/MCA. The safety of human albumin. *Current Problems* 1999; **25:** 11.

6. Wilkes MM, Navickis RJ. Patient survival after human albumin administration: a meta-analysis of randomized, controlled trials. *Ann Intern Med* 2001; **135:** 149–64.
7. The SAFE Study Investigators. A comparison of albumin and saline for fluid resuscitation in the intensive care unit. *N Engl J Med* 2004; **350:** 2247–56.
8. The Albumin Reviewers. Human albumin solution for resuscitation and volume expansion in critically ill patients. Available in The Cochrane Database of Systematic Reviews; Issue 4. Chichester: John Wiley; 2004 (accessed 27/10/05).
9. Vincent J-L, et al. Safety of human albumin—serious adverse events reported worldwide in 1998–2000. *Br J Anaesth* 2003; **91:** 625–30.

稀释　若浓白蛋白溶液需在应用前稀释，须使用合适的溶剂，如 0.9% 氯化钠注射液或 5% 葡萄糖注射液。错误地用水将 25% 白蛋白溶液稀释为低渗的 5% 白蛋白溶液，曾引起进行血浆置换的患者的严重溶血及肾衰[1,2]，还曾引起 1 名患者死亡[3]。

1. Steinmuller DR. A dangerous error in the dilution of 25 percent albumin. *N Engl J Med* 1998; **338:** 1226.
2. Pierce LR, et al. Hemolysis and renal failure associated with use of sterile water for injection to dilute 25% human albumin solution. *Am J Health-Syst Pharm* 1998; **55:** 1057,1062,1070.
3. Anonymous. Hemolysis associated with 25% human albumin diluted with sterile water—United States, 1994–1998. *MMWR* 1999; **48:** 157–9.

传播感染　曾有研究者担心白蛋白可能具有传播病毒及亚病毒颗粒的潜在风险，尤其是 Creutzfeldt-Jakob 病。1993 年，*Pasteur-Mérieux*（血液制品的最大生产商之一）召回了其所有含有由胎盘血[1]制备的白蛋白的产品，由于不确定是否对源胎盘进行了充分筛查。研究者认为 Creutzfeldt-Jakob 病的病原体可能存在于应用由尸体的垂体后叶素（cadaver pituitaries）制备的生长激素治疗的妇女的胎盘中。最近，已不允许由英国献血者血浆制备的血液制品（包括白蛋白）上市，由于其可能引起新型 Creutzfeldt-Jakob 病的传播。

1. Anonymous. Placental-derived albumin preparations withdrawn. *WHO Drug Inf* 1994; **8:** 29–30.

用途和用法

白蛋白是血液中参与维持胶体渗透压的主要蛋白。还可与一些内源和外源性生物质，包括胆红素、类固醇激素及药物（主要是酸性药物）结合。

白蛋白溶液可用于血浆置换，恢复胶体渗透压。常用于烧伤、急性严重白蛋白丢失及急性低血容量性休克（第240页）。还可在血浆置换时用作置换液。浓白蛋白溶液可用于新生儿溶血病（参见 M37 第2124页）引起的新生儿高胆红素血症。还有研究者建议将其用于肝病患者及对利尿药耐药的肾病综合征患者低白蛋白血症的短期治疗，但本品对慢性低蛋白血症无效。

用于扫描心、肺、肝、脾、骨髓、静脉及淋巴系统的放射性药物锝 99m（参见 M37 第1991页）标记的诊断剂中可能含有白蛋白。碘 125（参见 M37 第1990页）标记的白蛋白可用于测定血液及血浆容量、血液循环情况及心输出量。白蛋白微球与全氟丙烷（参见 M37 第1423页）混悬液可用于提高心超生成像情况。

目前已研发出可作为疫苗及其他药物制剂赋形剂的重组人白蛋白，且这种重组人白蛋白正于用于治疗低白蛋白血症及低血容量性休克。

市场上白蛋白溶液的浓度通常为 4.5% 或 5%，与血浆等渗，还有浓度为 20% 或 25% 的溶液，与血浆相比为高渗，使体液从血管外流向血管内室。这种浓溶液可在不经稀释的情况下用应用或以合适的溶液稀释，通常以 0.9% 氯化钠注射液或 5% 葡萄糖注射液。对于接受高渗白蛋白溶液治疗的患者，应给患者补充足量水分，并注意监测患者电解质浓度。

白蛋白溶液的给药剂量取决于患者的临床症状及患者对治疗的反应。推荐的给药剂量如下：

- 急性低血容量性休克：初始给药剂量为 25g（如 500ml 5% 溶液或 100ml 25% 溶液）；
- 低蛋白血症：日最大给药剂量为 2g/kg。

输注速度应根据患者症状和患者对治疗的反应进行调整，但通常推荐的输注速度为最快 5ml/min（5% 溶液）或 1 ~ 2ml/min（20% 溶液）。用于血浆置换时，应根据置换速度调整白蛋白的输注速度。

白蛋白在儿童中的用法见下文。

白蛋白溶液不可用于胃肠外营养。

1. Nicholson JP, et al. The role of albumin in critical illness. *Br J Anaesth* 2000; **85:** 599–610.
2. Matejtschuk P, et al. Production of human albumin solution: a continually developing colloid. *Br J Anaesth* 2000; **85:** 887–95.
3. Haynes GR. Albumin administration–what is the evidence of clinical benefit? A systematic review of randomized controlled trials. *Eur J Anaesthesiol* 2003; **20:** 771–93.

4. Mendez CM, *et al.* Albumin therapy in clinical practice. *Nutr Clin Pract* 2005; **20**: 314–20.
5. McLeod BC. Therapeutic apheresis: use of human serum albumin, fresh frozen plasma and cryosupernatant plasma in therapeutic plasma exchange. *Best Pract Res Clin Haematol* 2006; **19**: 157–67.
6. Kobayashi K. Summary of recombinant human serum albumin development. *Biologicals* 2006; **34**: 55–9.

儿童用法 应根据患儿的临床症状及对治疗的反应，调整白蛋白溶液的给药剂量及浓度。推荐以下静脉给药剂量：

- 急性低血容量性休克：初始剂量约 1g/kg；
- 低蛋白血症：最大每日 2g/kg；
- 由溶血性疾病引起的新生儿高胆红素血症：在交换输血前或期间给予 1g/kg（应用浓缩溶液，如 25％的白蛋白）。

制剂

Ph. Eur.: Human Albumin Solution;
USP 33: Albumin Human.

专利制剂

Arg.: Buminate; Flexbumin; Zenalb†; **Austral.:** Albumex; **Austria:** Albuminativ†; **Braz.:** Albuminar; Beribumin; Blaubimax; Plasbumin; **Canad.:** Alburex; Albutein; Plasbumin; **Chile:** Plasbumin†; **Fr.:** Albunorm; Flexbumin; Denm.: Octalbin; **Fin.:** Albuman; Albuminativ; Octalbin; **Fr.:** Octalbine; Vialebex; **Ger.:** Humanalbin; Plasbumin; **Gr.:** Albuminar; Albuminativ; Alburex; Hibumine; Nialbumin; Plasbumin; Zenalb; **Hong Kong:** Albuminar†; Albutein; Biseko; Buminate; Kamapharm†; NSA; Plasbumin; **Indon.:** Albapure; Albuminar; Alburaas; Cealb; Farmin; Fimalbumin; Octalbin; Plasbumin; Zenalb; **Irl.:** Albuminativ; Albunorm; Flexbumin; **Israel:** Albuminart; Egg Plus; Zenalb; **Ital.:** Albital; Alburex; Albutein; Plasbumin; **Jpn:** Medway; **Malaysia:** Albutein; Buminate†; Zenalb; **Mex.:** Albital†; Albumart; Albunate; Buminate†; Hi-Bumin†; Octalbin; Probialbumint; Vanderbumin; **Neth.:** Albuminativ†; Cealb; Flexbumin; Octalbine; **Norw.:** Albuminativ; NZ: Albumex; Albuminar; Albutein; Plasbumin; Zenalb; **Pol.:** Biseko; **Port.:** Albiomin; Albuminativ; Albunorm; Alburex; Flexbumin; **Rus.:** Plasbumin (Плазбумин); **S.Afr.:** Albusol; **Singapore:** Albutein; Plasbumin†; Zenalb; **Spain:** Octalbin; Plasbumin; **Swed.:** Albuminativ; Flexbumin; **Switz.:** Albuman†; **Thai.:** Alburaas; Albutein; Buminate; Zenalb; **Turk.:** Alba†; Albunorm; Albutein; Plasbumin; Vialebex; Zenalb; **UK:** Alba†; Albunorm; Albutein; Flexbumin; Zenalb; **USA:** Albuminar; Albutein; AlbuRx; Buminate; Plasbumin.

多组分制剂 **Denm.:** Pharmalgen Albumin; **Rus.:** Ferrohematogen (Феррогематоген); **Swed.:** Tisseel Duo Quick.

Aminaphthone 氨基萘酮

Aminaftona; Aminaftone; Aminaphthone; Aminonaphthone. 2-Hydroxy-3-methylnaphtho-1,4-hydroquinone 2-(4-aminobenzoate); 3-Methylnaphthalene-1,2,4-triol 2-(4-aminobenzoate).
$C_{18}H_{15}NO_4 = 309.3$.
CAS — 14748-94-8.

简介

氨基萘酮为止血药，口服日剂量为 150～225mg。

制剂

专利制剂

Braz.: Capilarema; **Ital.:** Capilarema; **Port.:** Capilarema.

Aminocaproic Acid (*BAN, USAN, rINN*) 氨基己酸

Acide aminocaproïque; Ácido aminocaprico; Ácido aminocaproico; Acidum aminocaproicum; Aminokapronihappo; Aminokaprono rūgštis; Aminokapronsav; CL-10304; CY-116; EACA; Epsilon Aminocaproic Acid; JD-177; Kwas ε-aminokapronowy; Kyselina aminokapronová; NSC-26154. 6-Aminohexanoic acid.

Аминокапроновая Кислота
$C_6H_{13}NO_2 = 131.2$.
CAS — 60-32-2.
ATC — B02AA01.
ATC Vet — QB02AA01.
UNII — U6F3787206.

Pharmacopoeias. In *Eur.* (see p.vii) and *US*.

Ph. Eur. 6. 8（Aminocaproic Acid） 本药为白色或类白

色结晶性粉末或无色晶体。易溶于水；微溶于乙醇。20％水溶液的 pH 值为 7.5～8.0。

USP 33（Aminocaproic Acid） 本药为精细、白色、无臭和无臭的结晶性粉末。可与水以 1：3 的比例互溶，与甲醇以 1：450 的比例互溶；微溶于乙醇；几乎不溶于氯仿和乙醚；易溶于酸和碱溶液。石蕊试纸显示其水溶液呈中性。贮藏于密闭容器中。

不良反应

氨基己酸引发的不良反应包括剂量相关的胃肠道疾病、眩晕、耳鸣、头痛、鼻和结膜充血及皮疹。氨基己酸可引起肌肉损伤，通常与长期大剂量应用有关。还可能引发肾衰。有引起血栓并发症的报道，但常与应用不当有关。快速静脉输注氨基己酸可引起低血压、心动过缓及心律失常。还有报道，少数患者出现惊厥、射精困难、心脏损伤及肝损伤。

对血液的影响 用于治疗蛛网膜下腔出血（见脑卒中，第240页）时，可静脉给予大剂量的氨基己酸（每日36g或更大剂量）。一项研究[1]报道了本品可引起再次出血及术中过度出血，指出与氨基己酸的抗血小板作用有关。然而，一篇对于该报道的评论[2]指出本品的抗血小板作用并不依赖于抗纤维蛋白溶解机制，若发生再次出血，则加重出血，但不会引发出血。目前已通过早期手术的方法治疗蛛网膜下腔出血，早期手术前，给307名患者短期大剂量应用氨基己酸，发现与前期文献报道相比，发生再次出血的速度较慢，且不良反应无明显增加[3]。

1. Glick R, *et al.* High dose ε-aminocaproic acid prolongs the bleeding time and increases rebleeding and intraoperative hemorrhage in patients with subarachnoid hemorrhage. *Neurosurgery* 1981; **9**: 398–401.
2. Kassell NF. Comment. *Neurosurgery* 1981; **9**: 401.
3. Leipzig TJ, *et al.* Reducing the risk of rebleeding before early aneurysm surgery – a possible role for antifibrinolytic therapy. *J Neurosurg* 1997; **86**: 220–5.

对肾脏的影响 氨基己酸的肾脏不良反应罕见，包括肾动脉血栓、肾小球毛细血管血栓及由上泌尿道血栓引起的肾盂或输尿管阻塞[1]。由肌肉引起的急性肾衰的个案报道见下文对肌肉的影响项下的内容。

1. Manjunath G, *et al.* Epsilon-aminocaproic acid and renal complications: case report and review of the literature. *Clin Nephrol* 2002; **58**: 63–7.

对肌肉的影响 有氨基己酸引发可逆性肌病的个案报道[1~4]，日剂量为 10～49g，疗程为 1～3 个月。一些患者应用后还出现了肌红蛋白尿症或急性肾小管坏死。研究表明机制为直接与剂量相关的对肌纤维[2]的影响或氨基己酸诱发的对需氧能量储备功能的损害[3]。

1. Brown JA, *et al.* Myopathy induced by epsilon-aminocaproic acid. *J Neurosurg* 1982; **57**: 130–4.
2. Vanneste JAL, van Wijngaarden GK. Epsilon-aminocaproic acid myopathy. *Eur Neurol* 1982; **21**: 242–8.
3. Van Renterghem D, *et al.* Epsilon amino caproic acid myopathy: additional features. *Clin Neurol Neurosurg* 1984; **86**: 153–7.
4. Seymour BD, Rubinger M. Rhabdomyolysis induced by epsilon-aminocaproic acid. *Ann Pharmacother* 1997; **31**: 56–8.

注意事项

参见**氨甲环酸**（第207页）。

考察的由氨基己酸引起的不良反应表明本药应慎用于肾病或心脏病患者。若需长期治疗，建议监测肌酸磷酸激酶水平以及早发现肌肉损伤的迹象。

肾损伤 1 名患有败血症和急性肾衰的 65 岁妇女应用氨基己酸治疗出血性凝血障碍，发生高阴离子间隙代谢性酸中毒[1]。酸中毒症状在血液透析后有所改善，在停用氨基己酸并进行全身性碱化治疗后好转。尽管对于肾损伤患者，已降低了氨基己酸的给药剂量，但仍建议采用保守的给药方案，并对这些患者进行严密监护。少数慢性肾衰患者应用氨基己酸可出现高钾血症[2]。

1. Budris WA, *et al.* High anion gap metabolic acidosis associated with aminocaproic acid. *Ann Pharmacother* 1999; **33**: 308–11.
2. Nzerue CM, Falana B. Refractory hyperkalaemia associated with use of epsilon-aminocaproic acid during coronary bypass in a dialysis patient. *Nephrol Dial Transplant* 2002; **17**: 1150–1.

药物相互作用

维生素 A 类 口服维 A 酸的患者慎用氨基己酸（**抗纤维蛋白溶解药**，参见 M37 第1544页）。

药动学

氨基己酸口服易吸收，达峰时间不足 2h。本药在体内分布广泛，主要以原形药物形式迅速经尿排泄，末端消除半衰期约为 2h。

用途和用法

氨基己酸为抗纤维蛋白溶解药，用途同氨甲环酸

（第207页），可用于治疗和预防纤维蛋白溶解过度引起的出血。还可用于预防遗传性血管性水肿（见下文）。

目前认为血浆药物浓度在 130μg/ml 左右对于有效抑制纤维蛋白溶解是必要的，推荐的给药方案旨在达到并长时间地维持这一浓度水平。用于治疗出血时，氨基己酸的初始口服剂量为 5g，然后每间隔 1h 给药 1g 或 1.25g。替代性地，可应用 2％的溶液，静脉给予相同剂量。第一小时给予初始剂量（4～5g），然后以 1g/h 的速度持续输注。一般疗程为 8h。若需继续治疗，则 24h 内的最大给药剂量不应超过 24g。

血友病（第176页）患者拔牙时，通常预防性或治疗性联合使用氨基己酸和凝血因子Ⅷ或因子Ⅸ，口服 50～100 mg/kg（最大 6g），每 4～6h 1 次（24h 内最大 24g）。在操作前即可开始治疗，通常疗程为 7～10 天。

氨基己酸用于肾损伤患者时，需格外注意，另外需降低给药剂量。

遗传性血管性水肿 用于治疗遗传性血管性水肿（参见 M37 第2216页）时，抗纤维蛋白溶解药可作为雄激素的替代药物，用于预防卒中发作。对于这类患者，氨基己酸的口服给药剂量通常为 1g，每日 3 次或 4 次。用于急性卒中发作时，本药还可静脉给药，无对照的研究报道表明，本药具有一定益处，但目前尚无文献证据表明其具有显著疗效[1]。

1. Zuraw BL. Current and future therapy for hereditary angioedema. *Clin Immunol* 2005; **114**: 10–16.

制剂

USP 33: Aminocaproic Acid Injection; Aminocaproic Acid Syrup; Aminocaproic Acid Tablets.

专利制剂

Arg.: Ipsilon; **Braz.:** Ipsilon; **Fr.:** Hexalense†; **Hung.:** Acepramin; **India:** Hemocid; **Ital.:** Caprolisin†; **NZ:** Amicar†; **Port.:** Epsicaprom; **Spain:** Caproamin; **USA:** Amicar; **Venez.:** Caproamin.

多组分制剂 **Braz.:** Eaca Balsamico; Expectovac†; Ginurovact; **Spain:** Caprofides Hemostatico†.

Aminomethylbenzoic Acid 氨甲苯酸

Aminometilbenzoico, ácido; PAMBA. 4-Aminomethylbenzoic acid.

Аминометилбензойная Кислота
$C_8H_9NO_2 = 151.2$.
CAS — 56-91-7.
ATC — B02AA03.
ATC Vet — QB02AA03.

简介

氨甲苯酸为抗纤维蛋白溶解药，用途和用法同氨甲环酸（第207页）。其通常口服剂量为每日 300mg～1g，分3～4 次服用，也可肌内注射或慢速静脉注射或静脉输注。

制剂

专利制剂

Cz.: Gumbix†; Pamba; **Ger.:** Gumbix†; Pamba.

多组分制剂 **Ukr.:** Revalid (Ревалид).

Ancestim (*USAN, rINN*) 安西司亭

Ancestimum; r-metHuSCF; SCF; Stem Cell Factor. N-L-Methionyl-1–165-haematopoietic cell growth factor KL (human clone V19.8:hSCF162), dimer.

Анцестим
CAS — 163545-26-4.
ATC — L03AA12.
ATC Vet — QL03AA12.
UNII — PYB4Q6JG41.

不良反应和注意事项

安西司亭通常可引起注射部位反应。其他皮肤反应包括瘙痒、疹和荨麻疹，但较少见。全身超敏反应也较常见，且可能危及生命。给药前应先给予抗组胺药（H1-受体拮抗药和 H2-受体拮抗药）及吸入性 β2 激动性支

气管舒张药，并于给予安西司亭后对患者至少观察 1h。也有引发心动过速和呼吸症状，包括咽炎、呼吸困难和咳嗽的报道。

不可在应用细胞毒药物化疗或放疗前 24h 及后 24h 给予安西司亭。

用途和用法

安西司亭为重组人干细胞因子。可与非格司亭（第 197 页）合用于活化经血浆分离置换分离出的用于自体移植（autologous transplantation）的外周血祖细胞（progenitor cells）在患者多发性骨髓瘤。安西司亭的给药剂量为每日 20μg/kg，皮下注射。安西司亭和非格司亭需分别在不同部位注射。

1. Chin-Yee IH, et al. Optimising parameters for peripheral blood leukapheresis after r-metHuG-CSF (filgrastim) and r-metHuSCF (ancestim) in patients with multiple myeloma: a temporal analysis of CD34(+) absolute counts and subsets. Bone Marrow Transplant 2002; 30: 851-60.
2. Prosper F, et al. Mobilization of peripheral blood progenitor cells with a combination of cyclophosphamide, r-metHuSCF and filgrastim in patients with breast cancer previously treated with chemotherapy. Leukemia 2003; 17: 437-41.
3. To LB, et al. Successful mobilization of peripheral blood stem cells after addition of ancestim (stem cell factor) in patients who had failed a prior mobilization with filgrastim (granulocyte colony-stimulating factor) alone or with chemotherapy plus filgrastim. Bone Marrow Transplant 2003; 31: 371-8.
4. da Silva MG, et al. Ancestim (recombinant human stem cell factor, SCF) in association with filgrastim does not enhance chemotherapy and/or growth factor-induced peripheral blood progenitor cell (PBPC) mobilization in patients with a prior insufficient PBPC collection. Bone Marrow Transplant 2004; 34: 683-91.

制剂

专利制剂

Austral.: Stemgen; **Canad.:** Stemgen; **NZ:** Stemgen.

Antithrombin Ⅲ (BAN, rINN) 抗凝血酶Ⅲ

Antithrombin III Human; Antithrombine III; Antithrombinum III; Antithrombiini III; Antithrombin III; Antithrombina III; Antithrombina III humana; Antytrombina III; AT-III; Cofactor I de la heparina; Heparin Cofactor; Heparin Cofactor I; Major Antithrombin.

Антитромбин III
CAS — 52014-67-2.
ATC — B01AB02.
ATC Vet — QB01AB02.
UNII — T0LTO7L82X.

Pharmacopoeias. Many pharmacopoeias have monographs, including Eur. (see p.vii) and US.

Ph. Eur. 6. 8（Human Antithrombin III Concentrate; Antithrombinum III Humanum Densatum） 为一种由人血浆提取的糖蛋白制剂，在肝素过量的情况下，可使凝血酶失活。血浆从健康献血者获得，血浆中无乙型肝炎表面抗原及 HIV-1、HIV-2 和丙型肝炎病毒抗体。经一步或多步工艺除去感染源或使之失活。抗凝血酶Ⅲ浓缩物经可截留细菌的过滤器，分装至无菌容器中，立即冷冻。冷冻干燥后，容器在真空或惰性气体条件下密封。不可加入抗菌性防腐剂，但可加入合适的稳定剂（如白蛋白）。重新溶于药品说明书推荐体积的溶媒时，每毫升溶液应含有不少于 25IU 的抗凝血酶Ⅲ。

本品为白色或类白色、吸湿性的脆性固体或粉末。贮藏于密闭容器中。避光。

USP 33（Antithrombin III Human） 为一种糖蛋白，主要用于抑制凝血酶和其他活化的凝血因子，包括凝血因子 Ⅸ、Ⅹ、Ⅺ 和 Ⅻ，及抑制辅助肝素发挥作用的辅助因子。本药从健康献血者的血浆获得，须确保献血者不携带可检测到的可经血液或血液制品传播的感染源。经多步工艺除去已知感染源或使之失活。抗凝血酶Ⅲ浓缩物经可截留细菌的过滤器处理，经无菌流程分装至无菌容器中，立即冷冻。冷冻干燥后，在真空条件下密封。制备过程中不可加入任何抗菌性防腐剂。重新溶于推荐体积的稀释液时，pH 值为 6.0～7.5，每毫升溶液的效价不低于 25USP 单位的抗凝血酶Ⅲ。

在 2～8℃ 条件下避光贮藏，贮藏温度最高不超过 25℃。

Antithrombin Alfa (USAN, rINN) 抗凝血酶α

Antithrombine Alfa; Antithrombinum Alfa; Antithrombina alfa; Human Antithrombin·III from the milk of transgenic goats (glycoform alfa); Recombinant Human Antithrombin.

Антитромбин Альфа
CAS — 84720-88-7.
UNII — AWV6I5L6H2.

单位

抗凝血酶Ⅲ的效能用 IU 表示，制剂的效能可用另

一种适用于抗凝血酶浓缩物的国际标准来衡量（1997），每一安瓿含有 4.7IU 的功能活性及 5.1IU 的抗原活性。

1USP 单位表示的是在 25℃ 条件下，pH 值为 8.4 时，肝素存在的条件下，与 1 单位凝血酶形成复合物的抗凝血酶Ⅲ的量。由于对抗凝血酶Ⅲ的测定是在 37℃ 进行的，因此并不明确 USP 单位是否与 IU 完全等价，但实际应用时，美国制剂与其他国家的制剂一样，可用 IU 表示其效能。

抗凝血酶α 的效价也用 IU 表示。

不良反应和注意事项

抗凝血酶Ⅲ的不良反应包括面部潮红、头痛、眩晕、胸部紧迫感（chest tightness）、恶心、口中恶臭感、寒战及痉挛。这些不良反应可通过降低输注速度或停止输注来控制。过敏反应罕见。注射部位可能出现渗出和血肿，据报道，抗凝血酶α 还可引起出血（腹腔出血、关节积血、血尿及外科操作后出血）。

人血浆来源的抗凝血酶Ⅲ制剂具有传播病毒的风险。经一些制备工艺，包括加热至约 60℃，可降低一些病毒感染传播的风险。抗凝血酶α 是从转基因山羊奶中获得的，因此不应用于对山羊蛋白或山羊奶成分过敏的患者。

药物相互作用

同时应用肝素和抗凝血酶Ⅲ可增加引发出血的风险，必须监测临床疗效及凝血试验结果，并及时调整肝素的剂量。

用途和用法

抗凝血酶Ⅲ为一种血浆蛋白，是凝血酶及其他活化凝血因子，包括凝血因子 Ⅸ、Ⅹ、Ⅺ 和 Ⅻ（第 192 页）的主要内源性抑制剂，它也是肝素（第 352 页）发挥作用的辅助因子。一些患者由于遗传性及后天性缺乏抗凝血酶Ⅲ，因此易患血栓性疾病。

对于缺乏抗凝血酶Ⅲ的患者，可静脉给予人血浆来源的抗凝血酶Ⅲ，以治疗和预防外科和产科手术后的血栓栓塞。治疗的目的是使血浆抗凝血酶Ⅲ水平恢复至正常，初始负荷剂量可使抗凝血酶Ⅲ水平达到正常值的 120%，然后通过维持剂量使其维持在 80%～120% 的范围内。根据患者治疗前血浆中的抗凝血酶Ⅲ浓度及活化凝血因子的情况，确定个体化给药剂量、给药频率及疗程。

抗凝血酶α 也可用于先天性抗凝血酶Ⅲ缺乏的患者，以预防外科或产科手术患者出现静脉血栓栓塞。

1. Bucur SZ, et al. Uses of antithrombin III concentrate in congenital and acquired deficiency states. Transfusion 1998; 38: 481-98.
2. Roemisch J, et al. Antithrombin: a new look at the actions of a serine protease inhibitor. Blood Coag Fibrinol 2002; 13: 657-70.
3. Konkle BA, et al. Use of recombinant human antithrombin in patients with congenital antithrombin deficiency undergoing surgical procedures. Transfusion 2003; 43: 390-4.

败血症 抗凝血酶Ⅲ曾用于败血症（参见 M37 第180页），尝试治疗发病前出现的前凝血。初期的小规模研究报道表明可降低死亡率[1]，但一项大规模对照研究[2]（KyberSept 研究）发现在 28 天治疗期间，抗凝血酶Ⅲ对死亡率无影响。一项进一步的小规模观察性研究[3]也发现将抗凝血酶Ⅲ用于败血症并无益处[3]。这些研究中，应用抗凝血酶Ⅲ治疗的时间不足 7 天，且一项小规模研究[4]以患有败血症的手术患者为研究对象，发现应用抗凝血酶Ⅲ治疗 14 天确实可改善患者的凝血情况及纤维蛋白溶解情况，这种改变在治疗的第二周最为显著。然而，这项研究的规模太小，不足以检验本品对死亡率的影响。后续对Kyber-Sept 研究数据的分析结果表明，在 28 天治疗期间，未接受肝素及抗凝血酶Ⅲ治疗的患者的死亡率实际上降低了[5]。合用这两种药物增加了出血风险，并明显削弱了应用抗凝血酶Ⅲ治疗的益处。

1. Eisele B, et al. Antithrombin III in patients with severe sepsis: a randomized, placebo-controlled, double-blind multicenter trial plus a meta-analysis on all randomized, placebo-controlled, double-blind trials with antithrombin III in severe sepsis. Intensive Care Med 1998; 24: 663-72.
2. Warren BL, et al. KyberSept Trial Study Group. High-dose antithrombin III in severe sepsis: a randomized controlled trial. JAMA 2001; 286: 1869-78. Correction. ibid. 2002; 287: 192.
3. Messori A, et al. Antithrombin III in patients admitted to intensive care units: a multicenter observational study. Crit Care 2002; 6: 447-51.
4. Hoffmann JN, et al. Effect of long-term and high-dose antithrombin supplementation on coagulation and fibrinolysis in patients with severe sepsis. Crit Care Med 2004; 32: 1851-9.
5. Hoffmann JN, et al. The KyberSept Investigators. Benefit/risk profile of high-dose antithrombin in patients with severe sepsis treated with and without concomitant heparin. Thromb Haemost 2006; 95: 850-6.

静脉闭塞性疾病 一些个案报道[1]及小规模研究结果表明，抗凝血酶Ⅲ对由造血干细胞移植引起的静脉闭塞性疾病有益（参见 M37 第1729页）。

1. Ibrahim RB, et al. Anti-thrombin III in the management of hematopoietic stem-cell transplantation-associated toxicity. Ann Pharmacother 2004; 38: 1053-9.

制剂

Ph. Eur.: Human Antithrombin III Concentrate;
USP 33: Antithrombin III Human.

专利制剂

Arg.: Kybernin P; **Austral.:** Thrombotrol-VF; **Austria:** Atenativ; Kybernin P; Thrombhibin; **Braz.:** Kybernin P; **Canad.:** Thrombate; **Cz.:** Anbinex; Atenativ; ATryn; Kybernin P; **Denm.:** Atenativ; ATryn; **Fin.:** Atenativ; **Fr.:** Aclotine; **Ger.:** Anbinex; AT III; Atenativ; Kybernin; **Gr.:** Atenativ; Atryn; Kybernin P; **Indon.:** Atenativ; Kybernin; **Israel:** Anbinex; **Ital.:** Anbint; Anbinex; Atenativ; Kybernin P; **Jpn:** Neuart†; **Mex.:** Atend; Octati; **Neth.:** Atenativ; ATryn; **Norw.:** Atenativ; NZ: Thrombotrol-VF; **Port.:** Anbinex; Atenativ; Kybernin P; **Spain:** Anbinex; Atenativ; Kybernin P; **Swed.:** Atenativ; ATryn; **Switz.:** Anbinex; Kybernin P; **UK:** ATryn; **USA:** ATryn; Thrombate III.

Aprotinin (BAN, USAN, rINN) 抑肽酶

Aprotiniini; Aprotinina; Aprotininas; Aprotinine; Aprotininum; Aprotynina; Bayer A-128; Riker 52G; RP-9921.

Апротинин
CAS — 9087-70-1.
ATC — B02AB01.
ATC Vet — QB02AB01.
UNII — 04XPW8C0FL.

Pharmacopoeias. In Chin., Eur. (see p.vii), and US.

Ph. Eur. 6. 8（Aprotinin） 由 58 种氨基酸组成的多肽，具有抑制个别蛋白水解酶，如糜蛋白酶、血管舒缓素、纤溶酶及胰蛋白酶活性的作用。本品效能不低于 3 欧洲药典单位/mg（3 Ph. Eur. units/mg），以干燥物计算。本品为类白色的、吸湿性粉末。可溶于水及等渗溶液中；几乎不溶于有机溶剂。贮藏于密闭容器中。避光。

Ph. Eur. 6. 8（Aprotinin Concentrated Solution） 效能不低于 15 欧洲药典单位/ml 的抑肽酶溶液。本品为澄清的无色溶液。贮藏于密闭容器中。避光。

USP 33（Aprotinin） 由 58 个氨基酸残基组成的多肽，具有可以化学计量的比例抑制个别蛋白水解酶，如糜蛋白酶、血管舒缓素、纤溶酶及胰蛋白酶活性的作用。本品由牛组织获得，通过一定的步骤进行纯化，以原液或冻干粉末的形式贮藏。本品效能不低于 3USP 单位/mg，以干燥物为参照计算。

冻干粉末需在 8～15℃ 条件下贮藏于密闭容器中。避光. 原液需在不超过 25℃ 的条件下贮藏于密闭容器中。避免冷冻。

配伍禁忌 据报道，抑肽酶与肾上腺皮质激素、肝素、四环素及含有氨基酸或脂肪乳的营养液不可配伍。

单位

抑肽酶效能可用血管舒缓素灭活物单位（KIU）或胰蛋白酶灭活能力（欧洲药典单位，Ph. Eur. Units）表示。1KIU 抑肽酶的含量为 140ng。1 欧洲药典单位或 1USP 单位约等价于 1800KIU。

抑肽酶效能还可用纤溶酶灭活作用（抗血纤维蛋白酶单位）表示。

不良反应和注意事项

抑肽酶的耐受性通常良好。可引发局部栓性静脉炎。其他诸如支气管痉挛、低血压、心律失常、胃肠道功能紊乱及皮疹等不良反应可能与超敏反应有关；另外，还有引发致死性过敏反应的报道。英国注册药品信息中以警示形式指出：若 6 个月内再次使用本品，出现过敏反应的风险增高；美国注册药品信息中将警示提高至"禁忌"：使用本品后的 12 个月内不得再次使用。对于所有患者，推荐给予试验剂量，并可考虑预防性应用抗组胺药；但需注意：即使试验剂量未引起过敏反应，患者对治疗剂量的抑肽酶也可产生过敏反应。目前有体外循环心内直视手术中给予抑肽酶引起患者肾功能不全及可逆性肾衰的报道，对于术前即存在肾损伤或存在肾功能降低风险的患者，发生风险更高。接受手术的患者出现心血管及脑血管事件、肾衰和死亡的风险增加以及抑肽酶暂停销售的内容，详见下文用途和用法项下的出血性疾病。

弥散性血管内凝血 据报道，1 名在术中自体输血的患者应用抑肽酶后发生致死性弥散性血管内凝血[1]。自体输血过程中凝血系统会活化，但这一过程通常不会引起全身性不良反应。虽然可能还存在其他原因，但目前认为抑肽酶可促使微小血管系统中的纤维蛋白小血栓沉积，并阻止后续纤维蛋白溶解的作用。

1. Milne AA, *et al.* Disseminated intravascular coagulation after aortic aneurysm repair, intraoperative salvage autotransfusion, and aprotinin. *Lancet* 1994; **344:** 470–1.

对凝血试验的影响　当用一些方法检测应用肝素治疗的患者的凝血情况时，抑肽酶可延长活化凝血时间，但这并不表示抗凝作用增强。因此有建议在合用抑肽酶时，应采用其他指标代替活化凝血时间作为肝素治疗的检测方法。

还应注意抑肽酶注射剂与肝素注射剂具有药物不相容性。

对呼吸系统的影响　1名24岁的男性患者因扁桃腺切除术后出血，静脉输注抑肽酶，2h后出现急性呼吸窘迫综合征[1]。机械通气4天。

1. Vucicevic Z, Suskovic T. Acute respiratory distress syndrome after aprotinin infusion. *Ann Pharmacother* 1997; **31:** 429–32.

超敏反应　初次及再次应用抑肽酶均可引发超敏反应，包括过敏反应。一项研究[1]给240名接受外科手术的患者248次应用抑肽酶，其中有7名患者出现变态反应，程度有轻有重，对于与前一次应用抑肽酶时间间隔不足6个月的患者，反应发生更高。一篇综述[2]报道，122名患者出现124例变态反应，也发现程度有轻有重，约一半反应是危及生命的，11例反应为致命的。对于再次应用抑肽酶的患者，发生超敏反应的风险最大，80%发生超敏反应的患者与前次应用的情况，但还有19例与首次应用抑肽酶有关。据估计，对于再次应用抑肽酶的患者，发生过敏反应的平均风险为2.8%。过敏反应大多在与前次应用时间间隔短于6个月的情况下发生，且在间隔3个月内风险最大。曾尝试过多种诊断方法试图预测发生超敏反应的风险性。据报道，对于仅应用过一次抑肽酶的患者，约50%可通过抑肽酶-特异血清-IgG检验预测超敏反应，但术前皮试这类检测方法不可靠。

曾提出过一些措施以降低抑肽酶超敏反应的风险性，包括对所有患者静脉给予试验剂量，但需注意这也可能引发超敏反应[1]。对于前期应用过抑肽酶的患者，建议至少间隔6个月后再次应用[1,2]，且应进行抑肽酶-特异抗体筛选检测[2]。为了预防严重的过敏反应，可预防性给予组胺H₁-受体拮抗药及H₂-受体拮抗药[1]，但也有报道，尽管已预防性应用抗组胺药和肾上腺皮质激素，仍有过敏反应发生[2]。还有研究者指出在心脏手术中，抑肽酶只能在可实现心肺分流辅助复苏时给予[1,2]。

据罕见报道，再次局部应用含有抑肽酶的纤维蛋白封闭剂（fibrin sealant）也可出现超敏反应[3~5]。一例致死性个案[4]中，患者上一次应用纤维蛋白封闭剂在5年前。

1. Dietrich W, *et al.* Prevalence of anaphylactic reactions to aprotinin: analysis of two hundred forty-eight reexposures to aprotinin in heart operations. *J Thorac Cardiovasc Surg* 1997; **113:** 194–201.
2. Beierlein W, *et al.* Forty years of clinical aprotinin use: a review of 124 hypersensitivity reactions. *Ann Thorac Surg* 2005; **79:** 741–8.
3. Beierlein W, *et al.* An immediate, allergic skin reaction to aprotinin after reexposure to fibrin sealant. *Transfusion* 2000; **40:** 302–5.
4. Oswald A-M, *et al.* Fatal intraoperative anaphylaxis related to aprotinin after local application of fibrin glue. *Anesthesiology* 2003; **99:** 762–3.
5. Schievink WI, *et al.* Anaphylactic reactions to fibrin sealant injection for spontaneous spinal CSF leaks. *Neurology* 2008; **70:** 885–7.

药物相互作用

肝素　有关抑肽酶与肝素合用的介绍，见上文**对凝血试验的影响**项下。

神经肌肉阻滞剂　有关抑肽酶与神经肌肉阻滞剂合用引起呼吸暂停的报道，参见M37第1814页。

维生素A类维甲酸类药　抑肽酶应慎用于口服维A酸的患者（**抗纤维蛋白溶解药**，参见M37第1544页）。

药动学

抑肽酶为多肽，可在胃肠道失活。静脉给药后，以无活性的降解产物形式经尿排泄。末端消除半衰期为5~10h。

肾损伤　据报道，给2名慢性肾损伤的患者静脉输注抑肽酶30min，抑肽酶的末端消除半衰期分别为13.3h和14.9h[1]。一项研究[2]以进行心肺分流的心脏手术患者为研究对象，也发现对于肾损伤患者，抑肽酶清除率降低。对于晚期肾病患者，抑肽酶的消除半衰期约为20h，而对于肌酐清除率大于50ml/min的患者，消除半衰期约为8h。

1. Müller FO, *et al.* Pharmacokinetics of aprotinin in two patients with chronic renal impairment. *Br J Clin Pharmacol* 1996; **41:** 619–20.
2. O'Connor CJ, *et al.* The impact of renal dysfunction on aprotinin pharmacokinetics during cardiopulmonary bypass. *Anesth Analg* 1999; **89:** 1101–7.

用途和用法

抑肽酶为止血药，可抑制蛋白水解酶，包括糜蛋白酶、血管舒缓素、纤溶酶和胰蛋白酶。

对于接受心肺分流术的冠状动脉旁路移植术并存在大出血风险的患者，已有应用抑肽酶以减少失血及输血需求。但全球多数国家已暂停抑肽酶注射剂的销售，原因是其在心脏手术中的应用可能使患者的死亡风险增加（见下文的**出血性疾病**），然而，一些国家（如美国）还在通过特殊程序销售本品。本品还可用于治疗由血浆纤溶酶水平升高引起的纤维蛋白溶解亢进性出血。抑肽酶作为纤维蛋白胶的组分可局部应用（第196页）。

由于本品有引发超敏反应的风险，推荐至少在给予治疗剂量前10min静脉给予试验剂量10000KIU。抑肽酶静脉给药时可通过中央静脉导管给药。

进行**冠状动脉旁路移植术**时，诱导麻醉后及切口前，患者处于仰卧位时，先给予试验剂量，然后给予负荷剂量：2000000KIU，静脉给药，经时20~30min；然后持续输注500000KIU/h，直至手术结束；此外，还需在体外循环通路中加2000000KIU；对于脓毒性心内膜炎患者，体外循环中需加3000000KIU，静脉输注应持续至术后早期。抑肽酶总剂量通常≤7000000KIU。对于风险较低的患者，可将负荷剂量、维持剂量及体外循环通路中的剂量减半。

出血性疾病　抑肽酶可用于治疗危及生命的由血浆纤溶酶浓度升高引起的出血。还用于治疗由溶栓药（见**链激酶**项下**不良反应的处置**，第446页）过量引起的严重出血。

抑肽酶可用于心脏手术患者的失血，特别是对于包含心肺分流的心脏手术。这种分流术通常易并发灌注后综合征，包括止血异常和肺功能障碍。诱发因素包括缺血再灌注、外伤、内毒素血症及血液与分流装置的人造表面的接触。这一综合征被解释为"全身炎性反应"，抑肽酶对减轻该症有益。除对纤维蛋白溶解的抑制作用外，抑肽酶还可影响补体系统、细胞因子、中性粒细胞的活化及血小板功能[1,2]。对于初次及再次接受心脏手术的患者，抑肽酶可减少其失血及输血[1,3~6]。常规给药方案（见上文的**用途和用法**）与低剂量给药方案（常规给药剂量的一半）一样有效，但相比之下，小剂量（pump prime dose）抑肽酶的治疗效果较差[1,5]。

然而，两项观察性研究的结果使抑肽酶应用于心脏手术的安全性受到质疑。一项研究[7]分别分析了应用氨基己酸、抑肽酶、氨甲环酸或不接受任何治疗的患者的出血情况，发现3种药物在减少患者的失血方面作用相近，但应用抑肽酶的患者发生心、脑血管事件（心肌梗死、心衰、卒中及脑病）和肾衰的风险增加。随访观察还发现抑肽酶与患者术后5年内死亡风险增加有关，未发现与氨基己酸或氨甲环酸的相关性[8]。另一项研究[9]比较了应用抑肽酶或氨甲环酸患者的治疗资料，发现应用抑肽酶的患者出现肾功能不全风险增加，特别是对于术前肾功能不全的患者。作为对这些研究的回应，FDA建议[10]应对应用抑肽酶的患者严密监护，且医生应考虑限制其应用，除非减少失血十分必要，且治疗益处远大于潜在风险。这些研究及FDA的建议引起了人们的关注，促使对抑肽酶相关资料进行进一步的分析。一项荟萃分析[5]考察了多个不同手术类型的研究，尽管多数为心脏手术，并未发现死亡、心血管事件或肾衰风险增加，但由于其中许多研究并未报道患者的肾功能，因此可能存在偏倚，作者也不是很确信是否能够排除风险的轻度增加。另一项荟萃分析[11]仅考察了有心脏手术的研究，未发现抑肽酶与死亡或心血管事件风险增加。也未发现患者出现透析依赖的肾衰的风险增加，但发现与安慰剂相比，大剂量抑肽酶的确可使患者肾功能不全发生风险增加。两项试图解释混杂变量的大型回顾性研究，也以接受冠状动脉旁路搭桥术的患者为研究对象。一项研究发现，与氨基己酸相比，抑肽酶可增加住院患者的死亡风险[12]。另一项研究发现，与接受氨基己酸治疗或未接受抗纤维蛋白溶解疗法的患者相比，抑肽酶可增加住院患者出现肾功能不全的风险，且30天及1年死亡风险增加。生存率评价也发现，抑肽酶的应用与术后10年生存率降低有关[13]。一项随机研究（BART）的初步数据分析也表明，与氨基己酸或氨甲环酸相比，抑肽酶的应用与死亡风险增加有关，因此于2007年11月，FDA[14]和EMEA[15]等官方机构建议中止抑肽酶注射剂的上市。早已停止的BART研究[16]考察了多种类型的需进行心肺分流术的高风险心脏手术患者。尽管证明可轻度降低大量出血的风险，但同时也表明抑肽酶的应用与死亡风险增加有强相关。抑肽酶治疗组30天任何原因引起的死亡率为6%，

与氨基己酸或氨甲环酸治疗组综合死亡率相比，相对风险为1.53（95%可信区间1.06~2.22）。2008年5月，FDA批准：在美国，对于需进行心肺分流术的冠状动脉旁路移植术患者，根据特殊治疗方案，抑肽酶注射剂仅可试验性应用[17]。

抑肽酶曾用于减少患者肝移植过程中的输血，由于其可抑制术中纤溶亢进[18,19]。然而，这些患者出现血栓栓塞的风险增加，这一现象引起了人们的注意[20]。一篇包含23项有关抗纤维蛋白溶解药应用研究[21]（其中18项研究中的药物为抑肽酶）的系统性综述，发现无证据表明抑肽酶能增加血栓栓塞的风险，但同时也指出这些研究证据不够充分，由于亚组中具有风险性的患者可能被漏掉。抑肽酶还曾用于减少整形手术过程中的输血[22]。

1. Peters DC, Noble S. Aprotinin: an update of its pharmacology and therapeutic use in open heart surgery and coronary artery bypass surgery. *Drugs* 1999; **57** 233–60.
2. Mojcik CF, Levy JH. Aprotinin and the systemic inflammatory response after cardiopulmonary bypass. *Ann Thorac Surg* 2001; **71:** 745–54.
3. Bidstrup BP, *et al.* Aprotinin therapy in cardiac operations: a report on use in 41 cardiac centers in the United Kingdom. *Ann Thorac Surg* 1993; **55:** 971–6.
4. Laupacis A, Fergusson D. Drugs to minimize perioperative blood loss in cardiac surgery: meta-analyses using perioperative blood transfusion as the outcome. *Anesth Analg* 1997; **85:** 1258–67.
5. Henry DA, *et al.* Anti-fibrinolytic use for minimising perioperative allogeneic blood transfusion. Available in The Cochrane Database of Systematic Reviews; Issue 4. Chichester: John Wiley; 2007 (accessed 25/06/08).
6. Sedrakyan A, *et al.* Effect of aprotinin on clinical outcomes in coronary artery bypass graft surgery: a systematic review and meta-analysis of randomized clinical trials. *J Thorac Cardiovasc Surg* 2004; **128:** 442–8.
7. Mangano DT, *et al.* The risk associated with aprotinin in cardiac surgery. *N Engl J Med* 2006; **354:** 353–65.
8. Mangano DT, *et al.* Mortality associated with aprotinin during 5 years following coronary artery bypass surgery. *JAMA* 2007; **297:** 471–9.
9. Karkouti K, *et al.* A propensity score case-control comparison of aprotinin and tranexamic acid in high-transfusion-risk cardiac surgery. *Transfusion* 2006; **46:** 327–38.
10. FDA. FDA issues Public Health Advisory for Trasylol (issued 8th February, 2006). Available at: http://www.fda.gov/NewsEvents/Newsroom/PressAnnouncements/2006/ucm108592.htm (accessed 13/08/10)
11. Brown JR, *et al.* Meta-analysis comparing the effectiveness and adverse outcomes of antifibrinolytic agents in cardiac surgery. *Circulation* 2007; **115:** 2801–13.
12. Schneeweiss S, *et al.* Aprotinin during coronary-artery bypass grafting and risk of death. *N Engl J Med* 2008; **358:** 771–83.
13. Shaw AD, *et al.* The effect of aprotinin on outcome after coronary-artery bypass grafting. *N Engl J Med* 2008; **358:** 784–93.
14. FDA. FDA requests marketing suspension of Trasylol (issued 5th November, 2007). Available at: http://www.fda.gov/NewsEvents/Newsroom/PressAnnouncements/2007/ucm109021.htm (accessed 13/08/10)
15. EMEA. European Medicines Agency recommends suspension of marketing authorisation of aprotinin-containing medicines for systemic use (issued 21st November, 2007). Available at: http://www.ema.europa.eu/docs/en_GB/document_library/Press_release/2009/11/WC500015517.pdf (accessed 13/08/10)
16. Fergusson DA, *et al.* The BART Investigators. A comparison of aprotinin and lysine analogues in high-risk cardiac surgery. *N Engl J Med* 2008; **358:** 2319–31.
17. FDA. Manufacturer removes remaining stocks of Trasylol: access limited to investigational use (issued 14th May, 2008). Available at: http://www.fda.gov/NewsEvents/Newsroom/PressAnnouncements/2008/ucm116895.htm (accessed 13/08/10)
18. Porte RJ, *et al.* Aprotinin and transfusion requirements in orthotopic liver transplantation: a multicentre randomised double-blind study. *Lancet* 2000; **355:** 1303–9.
19. Rentoul TM, *et al.* The effect of aprotinin on transfusion requirements in pediatric orthotopic liver transplantation. *Pediatr Transplant* 2003; **7:** 142–8.
20. Lentschener C, *et al.* A review of aprotinin in orthotopic liver transplantation: can its harmful effects offset its beneficial effects? *Anesth Analg* 2005; **100:** 1248–55.
21. Molenaar IQ, *et al.* Efficacy and safety of antifibrinolytic drugs in liver transplantation: a systematic review and meta-analysis. *Am J Transplant* 2007; **7:** 185–94.
22. Kokoszka A, *et al.* Evidence-based review of the role of aprotinin in blood conservation during orthopaedic surgery. *J Bone Joint Surg Am* 2005; **87-A:** 1129–36.

胰腺炎　由于推测胰腺炎病因与蛋白水解酶有关，曾尝试将抑肽酶用于治疗胰腺炎（参见M37第2301页）。然而，研究结果大多令人失望。

制剂

BP 2010: Aprotinin Injection;
USP 33: Aprotinin Injection.

专利制剂

Arg.: Quagu-Test; Rivilina; **Austral.:** Trasylol†; **Austria:** Pantinol†; Trasylol†; **Belg.:** Trasylol†; **Braz.:** Trasylol; **Canad.:** Trasylol; **Chile:** Trasylol†; **Cz.:** Antilysin†; Gordox†; Trasylol†; **Denm.:** Trasylol†; **Fin.:** Trasylol†; **Fr.:** Trasylol†; **Ger.:** Trasylol†; **Gr.:** Trasylol†; **Hong Kong:** Trasylol; **Hung.:** Gordox†; Trasylol†; **Indon.:** Trasylol; **Israel:** Protosol; **Malaysia:** Trasylol; **Mex.:** Trasylol†; **Neth.:** Trasylol†; **NZ:** Trasylol†; **Philipp.:** Trasylol; **Pol.:** Traskolant; Trasylol; **Rus.:** Aprotex (Апротекс); Contrykal (Контрикал); Gordox (Гордокс); Ingitril (Ингитрил); Trasylol (Трасилол); Vero-Narcap (Веро-наркап); **S.Afr.:** Trasylol†; **Singapore:** Trasylol†; **Spain:** Trasylol†; **Swed.:** Trasylol†; **Switz.:** Trasylol†; **Turk.:** Trasylol; **UK:** Trasylol†; **Ukr.:** Contrycal (Контрикал); Gordox (Гордокс); Trasylol (Трасилол); **USA:** Trasylol†; **Venez.:** Trasylol†.

多组分制剂 *Arg.:* Beriplast P; Lacrimax†; Maxus; Optilac; Tissucol; *Austral.:* Tisseel Duo†; *Austria:* Beriplast; TachoComb†; Tissucol; Tissucol Duo Quick; *Belg.:* Tisseel Duo; Tissucol Kit; *Braz.:* Beriplast P; Tissucol; *Canad.:* Tisseel; *Chile:* Beriplast P†; *Cz.:* Artiss; TachoComb†; Tisseel; Tissucol; *Denm.:* Tisseel Duo Quick; *Fin.:* Tisseel Duo Quick; *Fr.:* Beriplast; Tissucol; *Ger.:* Beriplast; TachoComb†; Tissucol Duo S; Tissucol-Kit; *Gr.:* Beriplast P; TachoComb†; Tissucol Duo; *Hong Kong:* Beriplast P; TachoComb†; Tissucol-Kit; *Indon.:* Beriplast; *Irl.:* Artiss; Tisseel; *Israel:* Beriplast; Tisseel; *Ital.:* Beriplast; Tissucol; *Jpn:* Bolheal; *Mex.:* Beriplast P; Tissucol; *Neth.:* Beriplast; TachoComb†; Tissucol Duo; *NZ:* Tisseel; *Pol.:* Beriplast; *Port.:* Tissucol Duo; *Rus.:* TachoComb (ТахоКомб); *Spain:* Beriplast P Combi; Tissucol; *Swed.:* Tisseel Duo Quick; *Switz.:* Beriplast P; Tissucol; Tissucol Duo S; *Thai.:* TachoComb†; Tisseel; *Turk.:* Beriplast P; Tissucol; Tissucol VH; *UK:* Tisseel; *USA:* Artiss.

Batroxobin (rINN) 巴曲酶

Batroxobina; Batroxobine; Batroxobinum.

Батроксобин

CAS — 9039-61-6 (batroxobin); 9001-13-2 (haemocoagulase).
ATC — B02BX03.
ATC Vet — QB02BX03.

简介

巴曲酶是一种从毒蛇 *Bothrops atrox* 的毒液中提取出来的酶。也可从 *Bothrops moojeni* 的毒液中获得，由 *Bothrops jararaca* 的毒液也可制备相似的制剂。

据报道，巴曲酶可作用于纤维蛋白原以产生纤维蛋白单体，纤维蛋白单体可在凝血酶的作用下转化为纤维蛋白凝块。本药既可用作止血药，也可过量用于治疗血栓栓塞性疾病，以诱导低纤维蛋白的状态。用作止血药时，本药通常与因子 X 激活药合用，这种复合制剂被称为蝮蛇血凝酶。巴曲酶一般胃肠外给药或局部给药。

制剂

专利制剂
Austria: Defibrase†; Reptilase†; *Fr.:* Reptilase†; *India:* Reptilase; *Port.:* Reptilase†.

Blood ⊗ 血液

Blod; Bloed; Blut; Sang; Sangre; Sangue; Sanguis; Vér; Veri.

Кровь

UNII — 43MX67MYM9.

Pharmacopoeias. Many pharmacopoeias have monographs, including *US*.

USP 33 （Whole Blood） 在严格的无菌条件下采集的合适献血者的血液，用于输血血或进一步处理为一种或多种用于输血的血液组分。含有枸橼酸盐抗凝血药（枸橼酸盐-葡萄糖抗凝溶液、枸橼酸盐-磷酸盐-葡萄糖抗凝溶液或枸橼酸盐-磷酸盐-葡萄糖-腺嘌呤抗凝溶液）。

全血必须检验梅毒、乙型肝炎病毒、Ⅰ型及Ⅱ型人T淋巴细胞病毒（HTLV）、丙型肝炎及 HIV。还应检验血型和 Rh 因子及非预期红细胞抗原抗体。

1 单位（剂）全血至少含有 50g 红血蛋白。经过滤除去白细胞的 1 单位全血（Whole Blood, Leukocytes Reduced）残留的白细胞低于 5×10^6 个。

全血可贮藏于原包装中或采用无菌工艺，转移至相同包装中。本品应在 1~6℃ 条件下贮藏，除非在准备制备血小板的情况下，采血后可室温贮藏，但时间不超过 8h。

全血液采集后，以枸橼酸盐葡萄糖抗凝溶液、枸橼酸盐磷酸盐-葡萄糖抗凝溶液或枸橼酸盐磷酸盐葡萄糖-葡萄糖抗凝溶液保存，可在 1~6℃ 条件下贮藏 21 天。以枸橼酸盐磷酸盐葡萄糖腺嘌呤抗凝溶液保存的全血可在 1~6℃ 条件下贮藏 35 天。如在采集、制备或进一步处理过程中容器密封口发生破损，则本品在封口破损后的 24h 内失效（血液在 1~6℃ 条件下贮藏），但不超过血液的原始失效期。

本品为深红色、不透明的液体，静置 24~48h 后血细胞迅速沉降，上层形成澄清、淡黄色或粉红色的血浆。USP 33 采用 ACD 全血、CPD 全血、CPDA-1 全血及肝素全血命名，以区别所应用的抗凝血药。

不良反应

快速输注大剂量全血可使循环超负荷，并可引起肺水肿。输注大体积枸橼酸盐抗凝的血液可引起低钙血症，尤其是对患者影响不大，除非患者肝功能不全或体温过低。本品可引起高钾血症，但就其本身而言，罕有临床意义。快速输注大体积的冷却血液可导致患者体温过低，且可能合并低钙血症、高钾血症，并可导致酸中毒，诱发心脏毒性。接受大剂量输血的患者还可发生弥散性血管内凝血。对于需反复输血的患者，如地中海贫血症者，可能导致铁超负荷。

输注不相容的血液可引起溶血，并可能合并肾衰。可由于与血液成分发生抗原抗体反应而导致发热、僵直及荨麻疹。可引发严重变态反应及过敏反应。对于因前期输注本品或妊娠诱导过敏的患者，应用本品 24h 后可能出现迟发型反应；这些反应通常较轻微，症状表现为发热、寒战、血红蛋白水平下降及血红蛋白尿。

传播感染 血液、血液组分或血液制品的应用与传播病毒相关，最需关注的是乙型肝炎病毒和 HIV。报道的其他感染原还包括 CMV、丙型肝炎或其他肝炎病毒、HTLV-Ⅰ 和 HTLV-Ⅱ 及可引起各种 Creutzfeldt-Jakob 病的病原体。也可能导致细菌和寄生虫的传播，包括梅毒、Chagas 病和疟疾。

使传播感染的风险降到最低的主要方法是对献血者进行严格筛选及进行微生物筛查试验。采集及处理过程中的污染可通过封闭系统及严格的无菌操作达到最大程度的避免。采用加热或化学试剂处理血液制品可使一些病原体失活，包括一些病毒，特别是 HIV-1，但血液和血液组分不能用这种方法进行处理。反复输注混合血浆制品的患者发生感染的风险增加，可进行免疫预防，如接种乙型肝炎疫苗。

1. Regan F, Taylor C. Blood transfusion medicine. *BMJ* 2002; **325:** 143–7.
2. Goodnough LT. Risks of blood transfusion. *Crit Care Med* 2003; **31** (suppl): S678–S686.
3. Pomper GJ, *et al.* Risks of transfusion-transmitted infections: 2003. *Curr Opin Hematol* 2003; **10:** 412–18.
4. Hardy J-F, *et al.* Massive transfusion and coagulopathy: pathophysiology and implications for clinical management. *Can J Anesth* 2004; **51:** 293–310.
5. McClelland DBL, ed. *Handbook of transfusion medicine: United Kingdom Blood Services.* 4th ed. London: The Stationery Office, 2007.
Also available at: http://www.transfusionguidelines.org.uk/index.aspx?Publication=HTM (accessed 30/11/09)
6. Kitchen AD, Barbara JAJ. Current information on the infectious risks of allogeneic blood transfusion. *Transfus Altern Transfus Med* 2008; **10:** 102–11.
7. Vamvakas EC, Blajchman MA. Transfusion-related mortality: the ongoing risks of allogeneic blood transfusion and the available strategies for their prevention. *Blood* 2009; **113:** 3406–17.
8. Contreras M, Navarrete C. Immunological complications of blood transfusion. In: Contreras M, ed. *ABC of transfusion.* 4th ed. Chichester: Wiley-Blackwell, 2009: 61–8.
9. Barbara J, Contreras M. Infectious complications of blood transfusion: bacteria and parasites. In: Contreras M. ed. *ABC of transfusion.* 4th ed. Chichester: Wiley-Blackwell, 2009: 69–73.
10. Barbara J, Contreras M. Infectious complications of blood transfusion: viruses. In: Contreras M. ed. *ABC of transfusion.* 4th ed. Chichester: Wiley-Blackwell, 2009: 74–8.

Creutzfeldt-Jakob 病 虽然无证据表明血液或血液制品可传播典型的散发的 Creutzfeldt-Jakob 病[1~3]，但有 4 例报道表明，输注非去白细胞血很可能与变异型 Creutzfeldt-Jakob 病（vCJD）的传播有关[3~7]。目前已经认识到应对这类制品导致 vCJD 传播的潜在风险进行进一步的评价。

在英国，已采取预防措施以最大程度降低血液或组织传播 vCJD 的风险[8]：

* 血浆从英国之外进口，用以分离制备血浆衍生制品；
* 从捐献的血液中移去白细胞（去白细胞），因为认为这样即可消除感染性（然而，动物试验表明事实并非如此，血液中感染性蛋白质（prion）的浓度可能只降低了约 40%[9]）；
* 进口血浆在临床用于 1996 年 1 月后出生的患者（选择这个日子是因为人们认为此时含牛海绵状脑病感染因子的食物在饮食中基本消失了[9]），到 2005 年 7 月，规定可用于年龄不足 16 岁的所有患者；
* 从 1980 年 1 月 1 日起曾接受过血液成分输注者，或曾静脉应用由英国血浆制备的免疫球蛋白者，或曾在世界任何国家接受过血液置换者，不可捐献血液、血小板及活骨（live bone）。

由胎盘血制备的白蛋白具有传播 Creutzfeldt-Jakob 病的风险，因此限制了白蛋白的这种来源（见**白蛋白**项下**传播感染**，第179页）。

1. Wilson K, *et al.* Risk of acquiring Creutzfeldt-Jakob disease from blood transfusions: systematic review of case-control studies. *BMJ* 2000; **321:** 17–19.
2. Dorsey K, *et al.* Lack of evidence of transfusion transmission of Creutzfeldt-Jakob disease in a US surveillance study. *Transfusion* 2009; **49:** 977–84.
3. Hewitt P, *et al.* Variant Creutzfeldt-Jakob disease and its impact on the UK blood supply. In: Contreras M, ed. *ABC of transfusion.* 4th ed. Chichester: Wiley-Blackwell, 2009: 79–82.
4. Llewelyn CA, *et al.* Possible transmission of variant Creutzfeldt-Jakob disease by blood transfusion. *Lancet* 2004; **363:** 417–21.
5. Peden AH, *et al.* Preclinical vCJD after blood transfusion in a PRNP codon 129 heterozygous patient. *Lancet* 2004; **364:** 527–9.
6. Wroe SJ, *et al.* Clinical presentation and pre-mortem diagnosis of variant Creutzfeldt-Jakob disease associated with blood transfusion: a case report. *Lancet* 2006; **368:** 2061–7.
7. Turner ML, Ludlam CA. An update on the assessment and management of the risk of transmission of variant Creutzfeldt-Jakob disease by blood and plasma products. *Br J Haematol* 2009; **144:** 14–23.

8. McClelland DBL, ed. *Handbook of transfusion medicine: United Kingdom Blood Services.* 4th ed. London: The Stationery Office, 2007. Also available at: http://www.transfusionguidelines.org.uk/index.aspx?Publication=HTM (accessed 30/11/09)
9. Ludlam CA, Turner ML. Managing the risk of transmission of variant Creutzfeldt Jakob disease by blood products. *Br J Haematol* 2005; **132:** 13–24.

对白细胞的影响 一项研究以 50 名重症监护病房的患者为研究对象，发现其中 45 名患者输注浓缩红细胞后出现白细胞增多[1]。输注后立即出现以中性粒细胞计算的白细胞增多，且可持续 12h。一项进一步的研究[2]以 96 名危重疾病患者为研究对象，发现白细胞增多通常出现于非败血症患者，且输注了未经滤过的浓缩红细胞。输注 2h 后白细胞计数显著升高，这一高水平持续约 12h，经 24h 恢复正常水平。11 名患者输血次数在一次以上，应用经滤过的浓缩红细胞未出现白细胞增多现象。研究发现，贮藏 4 周后，未经滤过的血液中白细胞介素-8 浓度升高，在输注的引起白细胞增加的血液中浓度更高。作者的研究结论为，血液贮藏过程中由白细胞产生的细胞因子可能是造成输注未经滤过的浓缩红细胞的输血者出现白细胞增多的原因。

1. Fenwick JC, *et al.* Blood transfusion as a cause of leucocytosis in critically ill patients. *Lancet* 1994; **344:** 855–6.
2. Izbicki G, *et al.* Transfusion-related leukocytosis in critically ill patients. *Crit Care Med* 2004; **32:** 439–42.

对肺的影响 输注血液或其他含有血浆的制品引发的罕见但危及生命的并发症为急性肺损伤，经常被命名为输血性急性肺损伤（TRALI）。症状出现在输血过程中或输血后 6h 内，符合急性呼吸窘迫综合征（参见 M37 第1431页）的症状[1~3]。治疗方法同其他原因引起的急性呼吸窘迫，但通常在 24~48h 开始氧气交换以改善症状。若患者幸存，就不会出现长期后遗症[1]。经产女性献血者血浆中存在的 HLA-特异性抗白细胞抗体可引发这一反应[1,3]，在一些男性献血者血浆中也发现了这种抗体[2]。中性粒细胞激动假说阐述了另一机制：TRALI 有两个独立立步骤引起，第一个步骤与输血者中性粒细胞的预活化有关，这一过程与输血者的情况有关，第二个步骤中，输注的血液制品激活了肺中预活化的中性粒细胞，引发了内皮损伤[2,3]。

1. Wallis JP. Transfusion-related acute lung injury (TRALI)—under-diagnosed and under-reported. *Br J Anaesth* 2003; **90:** 573–6.
2. Holness L, *et al.* Fatalities caused by TRALI. *Transfus Med Rev* 2004; **18:** 184–8.
3. Kleinman S, *et al.* Toward an understanding of transfusion-related acute lung injury: statement of a consensus panel. *Transfusion* 2004; **44:** 1774–89.

移植物抗宿主病 据报道，不管是免疫抑制患者，还是免疫功能正常患者，输血后均可出现急性移植物抗宿主病，（造血干细胞移植，参见 M37 第1729页）[1]。症状包括发热、疹、肝功能试验结果异常、腹泻及白细胞和各类血细胞水平显著降低。反应可非常严重，甚至可致命。

高风险的免疫抑制人群包括接受骨髓移植的患者、先天性免疫受损的患者、接受子宫内输血的胎儿、霍奇金病患者及应用嘌呤类似物，如氟达拉滨的患者。风险相对较低的患者包括急性白血病患者、非霍奇金淋巴瘤患者、进行集中化疗或放疗的实体瘤患者、早产儿和正在接受交换输血的患者及接受实体器官移植的患者。

对于具有与 HLA 纯合子献血者相同单体型的免疫功能正常的患者，风险也会增加。已有相关个案报道，特别是在日本，由于在那里可给患者输注直系亲属的血液。日本人群中相同单体型的发生率也较高。

输注含有活化淋巴细胞的制品似乎是病因。治疗所引起的移植物抗宿主的治疗方法大多无效，若考虑到对患者可能造成的风险，应通过放射方法除去制品中的活化淋巴细胞。经滤过除去白细胞的血液制品中仍含有少量活化白细胞，因此不可仅用这种方法预防移植物抗宿主病。

1. Schroeder ML. Transfusion-associated graft-versus-host disease. *Br J Haematol* 2002; **117:** 275–87.

恶性肿瘤 研究表明，对于手术期间接受同种异体输血的患者，切除恶性肿瘤后，复发风险增加，长期生存率降低。这一结论建立在回顾性观察研究的基础上，研究中把原因归于同种异体血液引起的免疫抑制作用。但随机对照试验得出了相反的结果，一篇 1996 年的综述[1]未发现本品对癌症复发风险的不利影响，并指出上述观察性研究中的大部分原因可能是与输血相关的混杂因素。后来的一项荟萃分析[2]考察了 32 个有关接受结肠/直肠手术的患者手术期间输血的研究，得出的结论是接受输血的患者癌症复发率升高（OR 值为 1.68）。复发率升高的相关因素是直肠疾病、进一步恶化的疾病及输血量的增加。然而，其中多数研究样本数较少，具有显著异质性，且不能评估可能与手术相关的其他风险因素，因此癌症复发风险的增加与输血的因果关系仍不

明确。其他系统性综述得出的结论不同。一项荟萃分析[3]以接受任意一种实体瘤切除术的患者为研究对象，仅考察采用活化参比物（active comparator）（除去白细胞的或自体血液）的研究。仅 8 项研究符合入选标准，本分析未发现输注异体血液的患者死亡率或癌症复发升高的证据。有研究者以应用异体浓缩红细胞［除去血沉棕黄层（buffy coat）］或弃去白细胞的红细胞的结肠/直肠癌患者为研究对象，以考察曾提出的手术期间输注异体血液对机体具有有害的免疫抑制作用[4]。尽管除去血沉棕黄层的血液白细胞计数更低，免疫抑制反应应该较低。然而 5 年后，这两组患者的生存率或复发率无差异。未输血的患者生存率更高，但这可能与输血患者直肠癌发生更高有关，且未接受输血的患者症状相对较轻。一项综述[5]考察了个案研究和荟萃分析，得出的结论是异体输血与实体瘤复发的因果关系仍未证实。一些证据表明，输血可影响免疫功能，但这种作用的机制及异体血液中介导这一反应的特异成分还不明确。

据流行病学研究报道，自 19 世纪 50 年代以来，非霍奇金淋巴瘤的发病率的升高与异体输血例数的增加呈相同的趋势。可能的机制包括输血相关的免疫抑制、致病病毒的传播及应用淋巴瘤患者捐献的血液[6,7]。尽管据一些病例对照研究报道，输血与非霍奇金淋巴瘤的发生无关[8,9]，但其他一些研究报道了阳性结果，尤其与一些淋巴瘤亚型相关[10]。考察这些及其他一些研究的综述[6,7]发现，各报道间存在相当大的不一致。可能是由于研究设计的偏倚、致混淆因素如 HIV 感染及对于淋巴瘤的分类缺乏一致性。

1. Vamvakas EC. Transfusion-associated cancer recurrence and postoperative infection: meta-analysis of randomized, controlled clinical trials. *Transfusion* 1996; **36:** 175–86.
2. Amato AC, Pescatori M. Effect of perioperative blood transfusions on recurrence of colorectal cancer: meta-analysis stratified on risk factors. *Dis Colon Rectum* 1998; **41:** 570–85.
3. McAlister FA, *et al.* Perioperative allogeneic blood transfusion does not cause adverse sequelae in patients with cancer: a meta-analysis of unconfounded studies. *Br J Surg* 1998; **85:** 171–8.
4. van de Watering LMG, *et al.* Perioperative blood transfusions, with or without allogeneic leucocytes, relate to survival, not to cancer recurrence. *Br J Surg* 2001; **88:** 267–72.
5. Vamvakas EC, Blajchman MA. Deleterious clinical effects of transfusion-associated immunomodulation: fact or fiction? *Blood* 2001; **97:** 1180–95.
6. Vamvakas EC. Allogeneic blood transfusion as a risk factor for the subsequent development of non-Hodgkin's lymphoma. *Transfus Med Rev* 2000; **14:** 258–68.
7. Chow EJ, Holly EA. Blood transfusions and non-Hodgkin's lymphoma. *Epidemiol Rev* 2002; **24:** 269–79.
8. Maguire-Boston EK, *et al.* Blood transfusion and risk of non-Hodgkin's lymphoma. *Am J Epidemiol* 1999; **149:** 1113–18.
9. Chow EJ, Holly EA. Blood transfusions as a risk factor for non-Hodgkin's lymphoma in the San Francisco Bay Area: a population-based study. *Am J Epidemiol* 2002; **155:** 725–31.
10. Cerhan JR, *et al.* Blood transfusions and risk of non-Hodgkin's lymphoma subtypes and chronic lymphocytic leukemia. *Cancer Epidemiol Biomarkers Prev* 2001; **10:** 361–8.

注意事项

通常不可输注全血，除非患者及献血者的 ABO 及 Rh 血型已被确定，且已考虑了患者血清与供者红细胞的相容性（见下文血型项下）。

每次都应确定输血者的 Rh 血型，理想的情况是所有患者均应输注相应 Rh 血型的血液。

大体积输血或快速输血时，为了降低由心脏温度过低引起的心脏骤停的可能性及最大程度减轻术后寒战的程度，输血前应小心地将贮藏的血液加热至 37℃。

对于具有正常或血容积偏大的慢性贫血患者，不可输注全血。

不可将药物加入血液中同时输注。

若献血者近期接受过药物治疗，对输血者可造成不利影响。

目前已经出版了如何应用接受药物治疗的供者的血液的指南[1~4]。

1. Ferner RE, *et al.* Drugs in donated blood. *Lancet* 1989; **ii:** 93–4.
2. Stichtenoth DO, *et al.* Blood donors on medication: are deferral periods necessary? *Eur J Clin Pharmacol* 2001; **57:** 433–40.
3. UK Blood Transfusion Services. Whole blood and components donor selection guidelines: drug index (revised 23rd April, 2008). Available at: http://www.transfusionguidelines.org.uk/index.asp?PExtension=DI&Section=4 (accessed 29/08/08)
4. American Red Cross. Eligibility criteria by topic. Available at: http://www.redcrossblood.org/donating-blood/eligibility-requirements/eligibility-criteria-topic (accessed 13/08/10)

滥用 有关输注全血或浓缩红细胞以提高运动成绩的参考文献[1,2]如下。

1. Ekblom BT. Blood boosting and sport. *Baillieres Best Pract Res Clin Endocrinol Metab* 2000; **14:** 89–98.
2. Leigh-Smith S. Blood boosting. *Br J Sports Med* 2004; **38:** 99–101.

血型 主要的血型系包括 ABO 系和 Rhesus 系。

简而言之，红细胞遗传特性表达于表面的抗原。携带抗原 A 及 B、A 或 B、或不携带这两种抗原的患者分别被划分为 AB、A、B 或 O 型。这些人的血清中分别既无抗 B 也无抗 A 抗体、或具有抗 B（β）、抗 A（α）抗体中的一种、或二者兼而有之（α+β）。若将红细胞为 A 型血的人的血液输注给具有抗 A 抗体的人，则可导致凝集反应，还可能引发溶血。可通过试验应用已知的标准物来检验红细胞的凝集原和血清的凝集素来确定 ABO 血型。

在 Rhesus 系中，多数人携带的抗原（Rh+）可刺激携带 Rh– 抗原的人产生抗体，此后若这个人接触 Rh+ 血液就会发生溶血。

这两种血型系的多数变异体及其他血型系还在不断被认识中。

用途和用法

血液是一种成分复杂的液体，具有多种功能，包括维持组织的水合作用、保持体温、运输机体中的气体、离子、营养、激素、酶、抗体、代谢废物和药物。

血液的主要成分是血浆、红细胞、白细胞和血小板（不同血细胞及其形成的进一步介绍及成人的平均计数，见第171页的造血）。血清是血液或血浆凝结在一起后残留的液体，实际上，它是除去纤维蛋白原的血浆。

全血是红细胞浓缩物、凝血因子、血小板、血浆及血浆蛋白及免疫球蛋白的来源，上述组分均具有各自特定的适应证。由于输注全血具有风险性，且有必要注重其应用的经济性，因此应在恰当的时候应用合适的血液组分。

需置换血浆蛋白和红细胞时，如手术中急性失血或严重出血时，可输注全血。全血还可在心脏分流术中用于补充循环血量。

输注全血的量和输注速度取决于患者的年龄和一般情况、患者循环系统的情况及输血的临床指征。

"输血单位" 通常表示的容积约 510ml，包括抗凝血药。对于血液制剂，1 单位通常表示从 1 单位全血获得的血液组分。一些血液组分采用特殊的活性单位。

输注 1 单位全血可使成人血中的血红蛋白浓度平均升高约 1g/100ml。

应用血液及血液组分的综述和指南如下。

1. Goodnough LT, *et al.* Transfusion medicine: blood transfusion. *N Engl J Med* 1999; **340:** 438–47.
2. WHO. *The clinical use of blood in medicine, obstetrics, paediatrics, surgery and anaesthesia, trauma and burns.* Geneva: WHO, 2001. Also available as *The clinical use of blood handbook* at: http://whqlibdoc.who.int/publications/2001/9241545399.pdf (accessed 27/10/05)
3. Australian Red Cross Blood Service. *Transfusion medicine manual.* Available at: http://www.manual.transfusion.com.au/Home.aspx (accessed 29/08/08)
4. British Committee for Standards in Haematology Transfusion Task Force. Transfusion guidelines for neonates and older children. *Br J Haematol* 2004; **124:** 433–53. Correction. *ibid.* 2007; **136:** 514–16. Also available at: http://www.bcshguidelines.com/pdf/Neonates_124_4_2004.pdf (accessed 27/10/05)
5. British Committee for Standards in Haematology. Guidelines on the management of massive blood loss. *Br J Haematol* 2006; **135:** 634–41.
6. McClelland DBL, ed. *Handbook of transfusion medicine: United Kingdom Blood Services.* 4th ed. London: The Stationery Office, 2007. Also available at: http://www.transfusionguidelines.org.uk/index.aspx?Publication=HTM (accessed 30/11/09)
7. American Red Cross. Practice guidelines for blood transfusion: a compilation from recent peer-reviewed literature, second edition (issued April 2007). Available at: http://www.redcross.org/www-files/Documents/WorkingWithTheRedCross/practiceguidelinesforbloodtrans.pdf (accessed 13/08/10)
8. Council of Europe. *Guide to the preparation, use and quality assurance of blood components.* 14th ed. Strasbourg: Council of Europe Publishing, 2008.
9. Contreras M, ed. *ABC of transfusion.* 4th ed. Chichester: Wiley-Blackwell, 2009.

自体输血 已经出版了有关自体输血的综述和指南，自体输血是以患者自己作为血液的献血者，通常在选择性手术前不久采血或在手术进行中补救性采血[1~6]。

1. British Committee for Standards in Haematology Blood Transfusion Task Force. Guidelines for autologous transfusion II: perioperative haemodilution and cell salvage. *Br J Anaesth* 1997; **78:** 768–71. Also available at: http://www.bcshguidelines.com/pdf/bja768.pdf (accessed 27/10/05)
2. Goodnough LT, *et al.* Transfusion medicine: blood conservation. *N Engl J Med* 1999; **340:** 525–33.
3. Vanderlinde ES, *et al.* Autologous transfusion. *BMJ* 2002; **324:** 772–5.
4. Carless P, *et al.* Autologous transfusion techniques: a systematic review of their efficacy. *Transfus Med* 2004; **14:** 123–44.
5. British Committee for Standards in Haematology, Transfusion Task Force. Guidelines for policies on alternatives to allogeneic blood transfusion. 1 Predeposit autologous blood donation and transfusion. *Transfus Med* 2007; **17:** 354–65. Also available at: http://www.bcshguidelines.com/pdf/alt_autologous_blood_transfusion.pdf (accessed 09/06/08)
6. Thomas D, Hunt B. Alternatives to allogeneic blood transfusion. In: Contreras M, ed. *ABC of transfusion.* 4th ed. Chichester: Wiley-Blackwell, 2009: 89–94.

制剂

USP 33: Whole Blood.

Calcium Alginate 藻酸钙

Alginato cálcico; E404.
Кальция Альгинат
CAS — 9005-35-0.
ATC — B02BC08.
ATC Vet — QB02BC08.

简介

藻酸钙为海藻酸的钙盐，是由 D-甘露糖醛酸和 L-谷氨酸残基组成的聚糖醛酸（polyuronic acid）。本药可从海藻获得，主要是 *Laminaria* 种。藻酸钙为吸收性止血药，可促进伤口愈合（参见 M37 第1511页），还可以藻酸钙-钠盐混合的形式作为纤维，用于衣服或包装材料。藻酸钙纤维中的钙离子可交换血液及渗出液中的钠离子，形成亲水性的凝胶。

海藻酸及其钙盐和钠盐广泛用于食品工业。

1. Thomas S. Alginate dressings in surgery and wound management–part 1. *J Wound Care* 2000; **9:** 56–60.
2. Thomas S. Alginate dressings in surgery and wound management: part 2. *J Wound Care* 2000; **9:** 115–19.
3. Thomas S. Alginate dressings in surgery and wound management: part 3. *J Wound Care* 2000; **9:** 163–6.

制剂

专利制剂

Arg.: Kaltostat; Nu-Derm Alginato; **Austral.:** Melgisorb; Sorbsan; **Belg.:** Algisite M; Algosteril; Askina Sorb; Kaltostat; Melgisorb; SeaSorb Soft; Sorbalgon; Suprasorb A; Tegaderm Alginate; Urgosorb; **Canad.:** Algisite†; Kaltostat; Melgisorb; Restore CalciCare; Tegaderm Alginate; Tegagent†; **Fr.:** Algosteril; Coalgan; Stop Hemo; **Ger.:** Urgosorb; **Gr.:** Stop Hemo; **Indon.:** Bioplacenton Tulle; Kaltostat†; Kaltostat; **Ital.:** Algosteril; Cutinova Alginate†; Kaltostat; Melgisorb; Suprasorb A; **Port.:** Sorbsan†; **S.Afr.:** Kaltostat; UK-Melgisorb†; **UK:** Comfeel Plus; SeaSorb Soft; **USA:** Calalgin.

多组分制剂 **Arg.:** Comfeel Purilon; Comfeel SeaSorb; Fibracol Plus; Mylanta Reflux; Purilon†; SeaSorb†; **Austral.:** Flaminal; **Canad.:** Carboflex†; **Fr.:** Clip Hemo; Melgisorb; Purilon; SeaSorb; Sorbalgon Plus; Urgosorb; **Ger.:** Algosteril Trionic†; Comfeel Plus; DracoAlgin; Purilon; SeaSorb Soft; SeaSorb-Ag; **Israel:** Kaltocarb; Kaltostat; **Port.:** Askina Sorb†; Carboflex†; Kaltostat; **UK:** Comfeel Plus; SeaSorb Soft; **Venez.:** Mylanta Plus†.

Carbazochrome (rINN) 卡巴克络

AC-17; Adrenochrome Monosemicarbazone; Carbazochromum; Carbazocromo; Monosemicarbazona de adrenocromo. 3-Hydroxy-1-methyl-5,6-indolinedione semicarbazone.
Карбазохром
$C_{10}H_{12}N_4O_3 = 236.2.$
CAS — 69-81-8 (carbazochrome); 13051-01-9 (carbazochrome salicylate); 51460-26-5 (carbazochrome sodium sulfonate).
ATC — B02BX02.
ATC Vet — QB02BX02.
UNII — 81F061RQS4.

Pharmacopoeias. *Jpn* includes Carbazochrome Sodium Sulfonate ($C_{10}H_{11}N_4NaO_5S,3H_2O = 376.3$).

简介

卡巴克络为肾上腺素的氧化产物，用作止血药。卡络磺钠可口服给药，剂量为每日 30～150 mg；至少分 3 次给药。胃肠外给药剂量为 10mg，主要方式为皮下或肌内注射给药；静脉给药的最大剂量为 100mg。本药还可以二水合物及水杨酸盐的形式应用。

制剂

专利制剂

Braz.: Adrenoplasma†; Adrenoxil†; **Hong Kong:** Adona; **India:** Sigmachrome; Siochrome†; Styptocid; **Indon.:** Adona; Adrome; **Ital.:** Adona; **Jpn:** Adona; **Port.:** Adrenoxil; **Thai.:** Neo-Hesna†.

多组分制剂 **India:** Cadisper C; CKP†; Siochrome; Styptocid; Styptocip; **Ital.:** Fleboside; **Jpn:** Behyd-RA; **Mex.:** Hemosin-K; **Spain:** Perfus Multivitaminico; **Venez.:** Dremo-K†.

Darbepoetin Alfa (BAN, USAN, rINN) ⊗ 达依泊汀-α

Darbepoetiinialfa; Darbepoetina alfa; Darbépoétine Alfa; Darbepoetinum Alfa; Darbepoyetina alfa; NESP; Novel Erythropoiesis Stimulating Protein. 30-L-Asparagine-32-L-threonine-87-L-valine-88-L-asparagine-90-L-threonineerythropoietin (human).

Дарбэпоэтин Альфа
CAS — 209810-58-2.
ATC — B03XA02.
ATC Vet — QB03XA02.
UNII — 15UQ94PT4P.

不良反应和处置
参见**依泊汀**，第188页。

药动学
达依泊汀-α吸收缓慢，皮下注射的生物利用度约为37％。对于接受透析的慢性肾衰竭患者，静脉给药后的终末半衰期约为21h。接受透析患者皮下给药后的半衰期约为46h，然而对于未进行透析的慢性肾衰竭患者，半衰期约为70h，癌症患者的半衰期约为74h。

1. Heatherington AC, et al. Pharmacokinetics of novel erythropoiesis stimulating protein (NESP) in cancer patients: preliminary report. Br J Cancer 2001; 84 (suppl): 11–16.
2. Allon M, et al. Pharmacokinetics and pharmacodynamics of darbepoetin alfa and epoetin in patients undergoing dialysis. Clin Pharmacol Ther 2002; 72: 546–55.
3. Lerner G, et al. Pharmacokinetics of darbepoetin alfa in pediatric patients with chronic kidney disease. Pediatr Nephrol 2002; 17: 933–7.
4. Heatherington AC, et al. Pharmacokinetics of darbepoetin alfa after intravenous or subcutaneous administration in patients with non-myeloid malignancies undergoing chemotherapy. Clin Pharmacokinet 2006; 45: 199–211.
5. Padhi D, et al. An extended terminal half-life for darbepoetin alfa: results from a single-dose pharmacokinetic study in patients with chronic kidney disease not receiving dialysis. Clin Pharmacokinet 2006; 45: 503–10.
6. Takama H, et al. Population pharmacokinetics of darbepoetin alfa in haemodialysis and peritoneal dialysis patients after intravenous administration. Br J Clin Pharmacol 2007; 63: 300–309.

用途和用法
达依泊汀-α为内源性蛋白质激素红细胞生成素的类似物，与依泊汀（第189页）具有相似的特性。它可用于治疗由慢性肾衰引起的贫血（**正细胞-正色素性贫血**，第172页）及由非骨髓瘤肿瘤患者化疗引起的贫血。

对于成人和11岁及以上的儿童**由慢性肾衰引起的贫血**，治疗的目的是将患者血红蛋白水平升高至10～12g/100ml。应使血红蛋白水平逐渐升高以最大限度地减轻不良反应，如高血压。推荐的升高速度为每月不超过2g/100ml。达依泊汀-α可皮下或静脉注射，初始给药剂量为450ng/kg，每周1次，单剂量注射。对于血液透析患者，推荐静脉给药，以减少中和性抗体（neutralising antibody）的产生及单纯红细胞再生障碍的发生（见**依泊汀**项下**对血液的影响**，第188页）。为了避免外周静脉穿刺，对于未接受血液透析的患者，最好采取皮下给药的方式。根据疗效调整剂量，间隔不少于4周，直至达到预期的血红蛋白水平。调整剂量的方法通常为升高或降低25％的给药剂量。然后给予维持剂量，每周1次，将此前的给药方案中在每周1次间隔为每两周1次，给药剂量调整为每周给药1次的两倍。替代地，对于非透析患者，初始给药剂量为750ng/kg，皮下注射，每两周1次，然后进行剂量调整。达到预期的血红蛋白水平时，给予维持剂量，每月1次，给药剂量等于每两周1次给药时剂量的两倍。

达依泊汀-α可用于治疗**非骨髓瘤**患者化疗引起的贫血。然而，美国注册药品信息中给出警示：达到预期的治疗效果后，应停止应用，因为达依泊汀-α是否可阻止病情的进一步发展及对总生存率的影响目前还不完全清楚。FDA限制将达依泊汀用于癌症患者，而MHRA认为输血则可能为更适宜，另见**依泊汀**项下**贫血**，第190页）。达依泊汀-α可皮下注射，初始给药剂量为500μg（6.75μg/kg），每3周1次，若9周后未达到预期疗效，进一步应用本药治疗可能也无意义。替代性地，本药的初始给药剂量可为2.25μg/kg，每周1次。若6周后疗效不理想，可将剂量增加至4.5μg/kg，每周1次。化疗完成后，停止使用达依泊汀-α，但英国注册药品信息指出，还可持续至化疗结束后4周。应使血红蛋白水平逐渐升高，推荐的升高速度为每月不超过2g/100ml，目标血红蛋白水平不超过12g/100ml。若达到预期的血红蛋白水平，剂量应降低25％～50％，以维持这一水平。

目前，正在考察达依泊汀-α用于贫血和心衰患者治疗的有效性。

1. Ibbotson T, Goa KL. Darbepoetin alfa. Drugs 2001; 61: 2097–2104.
2. The NESP Usage Guidelines Group. Practical guidelines for the use of NESP in treating renal anaemia. Nephrol Dial Transplant 2001; 16 (suppl 3): 22–8.
3. Overbay DK, Manley HJ. Darbepoetin-α: a review of the literature. Pharmacotherapy 2002; 22: 889–97.
4. Joy MS. Darbepoetin alfa: a novel erythropoiesis-stimulating protein. Ann Pharmacother 2002; 36: 1183–92.
5. Cvetkovic RS, Goa KL. Darbepoetin alfa in patients with chemotherapy-related anaemia. Drugs 2006; 63: 1067–74.
6. Siddiqui MAA, Keating GM. Darbepoetin alfa: a review of its use in the treatment of anaemia in patients with cancer receiving chemotherapy. Drugs 2006; 66: 997–1012.

儿童用法
对于11岁及以上的儿童，达依泊汀-α可用于治疗慢性肾衰引起的贫血，剂量与成人相似（见上文）。

制剂
专利制剂

Austral.: Aranesp; **Austria:** Aranesp; **Belg.:** Aranesp; **Canad.:** Aranesp; **Cz.:** Aranesp; Nesp†; **Denm.:** Aranesp; **Fin.:** Aranesp; **Fr.:** Aranesp; **Ger.:** Aranesp; **Gr.:** Aranesp; **Hong Kong:** Aranesp; **Hung.:** Aranesp; **Irl.:** Aranesp; **Israel:** Aranesp; **Ital.:** Aranesp; **Neth.:** Aranesp; Nespo; **Norw.:** Aranesp; **Pol.:** Aranesp; **Port.:** Aranesp; Nespo†; **Rus.:** Aranesp (Аранесп); **Singapore:** Aranesp; **Spain:** Aranesp; **Swed.:** Aranesp; **Switz.:** Aranesp; **Turk.:** Aranesp; **UK:** Aranesp; **USA:** Aranesp.

Dextran 1 (BAN, rINN) ⊗ 右旋糖酐 1

Dekstraani 1; Dekstranas 1; Dextrán 1; Dextranum 1.

Декстран 1
CAS — 9004-54-0 (dextran).
ATC — B05AA05.
ATC Vet — QB05AA05.
UNII — I8LHQ0D645.

Pharmacopoeias. In Eur. (see p.vii) and US.

Ph. Eur. 6. 8 （Dextran 1 for Injection）　为右旋糖酐的低分子量分馏组分，由异麦芽-寡糖混合物组成。本药由右旋糖酐经水解和分馏获得，右旋糖酐是应用肠膜样明串珠菌（Leuconostoc mesenteroides）的某一菌株或次代菌株使蔗糖发酵生成。平均分子量约为1000。

本药为白色或类白色的吸湿性粉末。极易溶于水；极微溶于乙醇。

USP 33 （Dextran 1） 为右旋糖酐的低分子量分馏物，由异麦芽-寡糖混合物组成。本药由右旋糖酐经水解和分馏获得，右旋糖酐是在蔗糖存在的条件下，由肠膜样明串珠菌（Leuconostoc mesenteroides）的某一菌株发酵生成。本药为葡萄糖聚合物，各葡萄糖单位间的连接键几乎均为α-1,6型。本药的平均分子量约为1000。

本药为白色至灰白色的吸湿性粉末。极易溶于水；略溶于乙醇。15％水溶液的pH值为4.5～7.0。在4～30℃条件下贮藏。

简介
右旋糖酐1用于预防输注右旋糖酐引发的严重过敏反应。据报道，本药可占据右旋糖酐反应抗体的结合位点，从而阻止与更大分子量的右旋糖酐形成大分子免疫复合物。

右旋糖酐1的通常给药剂量为20ml浓度为150mg/ml的溶液，在输注更大分子量的右旋糖酐前1～2min静脉注射，间隔时间不可超过15min。若在给予初始剂量后的48h内再次输注，应给予相同剂量。儿童用法，见下文。

儿童用法 推荐的儿童静脉给药剂量为0.3ml/kg，注射液（浓度为150mg/ml）。

用途 两项多中心研究（研究对象分别为29200名及34950名患者）表明，右旋糖酐1可通过半抗原抑制作用预防过敏反应，并与剂量正相关[1,2]。本药不能降低轻微过敏反应的发生率，因为这些反应通常不是由抗体介导的。另一大规模研究[3]比较了注射右旋糖酐40或右旋糖酐70前2min给予右旋糖酐1或给予与注射液混合的右旋糖酐1的情况，因两名混合注射组的患者出现严重过敏反应而停止。比较1983～1992年间（应用右旋糖酐1预防）与1975～1979年间（未采取预防措施）由输注右旋糖酐引起的严重过敏反应[4]，发现应用右旋糖酐1可使输注右旋糖酐引发严重过敏反应的发生率降低35倍。

前3项研究中由右旋糖酐1引发的不良反应分别为21例、20例和2例，包括恶心、皮肤反应、心动过缓和低血压。除1名患者外，右旋糖酐1引起的不良反应较轻微，一般临床意义不大。第4项研究报道的右旋糖酐1的不良反应发生率约为1/100000。

1. Ljungström K-G, et al. Prevention of dextran-induced anaphylactic reactions by hapten inhibition I: a Scandinavian multicenter study on the effects of 10 mL dextran 1, 15% administered before dextran 70 or dextran 40. Acta Chir Scand 1983; 149: 341–8.
2. Renck H, et al. Prevention of dextran-induced anaphylactic reactions by hapten inhibition II: Scandinavian multicenter study on the effects of 20 mL dextran 1, 15% administered before dextran 70 or dextran 40. Acta Chir Scand 1983; 149: 355–60.
3. Renck H, et al. Prevention of dextran-induced anaphylactic reactions by hapten inhibition III: a comparison of the effects of 20 mL dextran 1, 15% administered either admixed to or before dextran 70 or dextran 40. Acta Chir Scand 1983; 149: 349–53.

4. Ljungström K-G. Safety of dextran in relation to other colloids - ten years experience with hapten inhibition. Infusionsther Transfusionsmed 1993; 20: 206–10.

制剂
专利制剂

Austral.: Promit; **Austria:** Praedex†; Promit; **Denm.:** Promiten; **Ger.:** Promit; **Hung.:** Promiten; **Neth.:** Promiten†; **Norw.:** Promiten; **S.Afr.:** Promit†; **Swed.:** Promiten; **Switz.:** Promit†; **USA:** Promit.

Dextran 40 (BAN, USAN, rINN) ⊗ 右旋糖酐 40

Dekstraani 40; Dekstran 40; Dekstranas 40; Dextrán 40; Dextranum 40; LMD; LMWD; Low-molecular-weight Dextran; LVD.

Декстран 40
CAS — 9004-54-0 (dextran).
ATC — B05AA05.
ATC Vet — QB05AA05.
UNII — K3R6ZDH4DU.

Pharmacopoeias. In Chin., Jpn, and US.
Eur. (see p.vii) and Jpn describe Dextran 40 for Injection.

Ph. Eur. 6. 8 （Dextran 40 for Injection）　为多糖混合物，主要的类型为α-1,6-葡聚糖，由右旋糖酐经水解和分馏获得，右旋糖酐为应用肠膜样明串珠菌（Leuconostoc mesenteroides）的某一菌株或次代菌株使蔗糖发酵生成。平均分子量约为40000。

本品为白色或类白色粉末。极易溶于水；极微溶于乙醇。

USP 33 （Dextran 40） 本药由多糖经水解和分馏获得，多糖是以蔗糖为底物通过肠膜样明串珠菌（Leuconostoc mesenteroides）的某一菌株发酵生成。本药是葡萄糖聚合物，各葡萄糖单位间的连接键几乎均为α-1,6型。平均分子量为35000～45000。10％水溶液的pH值为4.5～7.0。在25℃条件下贮藏，允许偏差为15～30℃。

配伍禁忌 右旋糖酐40配伍禁忌的产生是由于其制剂呈弱酸性。

不良反应、处置和注意事项
参见**右旋糖酐70**，第186页。

右旋糖酐40的迅速肾排泄可导致尿中药物浓度升高，对于尿量减少的患者，可增加尿黏度，且可能进而引起少尿或急性肾衰。因此，伴有少尿的肾病为输注右旋糖酐的禁忌证。若应用右旋糖酐40治疗初期发生无尿或少尿，应停药。应用右旋糖酐40前最好纠正脱水。右旋糖酐40可引起伤口表面的毛细渗出。

对肾脏的影响 右旋糖酐40可引起急性肾衰[1～4]，但右旋糖酐70较少引发这一反应[1]。这一反应发生的机制还不清楚，提出的机制包括血浆渗透压升高使肾小球滤过压降低进而降低肾小球滤过率[2]、输尿管堵塞[2,4]或对肾细胞产生直接毒性作用[4]。血浆置换已成功用于清除患者体内的右旋糖酐[2～4]。

1. Feest TG. Low molecular weight dextran: a continuing cause of acute renal failure. BMJ 1976; 2: 1300.
2. Tsang RKY, et al. Acute renal failure in a healthy young adult after dextran 40 infusion for external-ear reattachment surgery. Br J Plast Surg 2000; 53: 701–3.
3. Kato A, et al. Complication of oliguric acute renal failure in patients treated with low-molecular weight dextran. Ren Fail 2001; 23: 679–84.
4. Vos SCB, et al. Acute renal failure during dextran-40 antithrombotic prophylaxis: report of two microsurgical cases. Ann Plast Surg 2002; 48: 193–6.

超敏反应 与右旋糖酐40应用相关的过敏反应的报道，见下文的**右旋糖酐70**及上文的**右旋糖酐1**。

药动学
右旋糖酐40静脉输注后可缓慢代谢为葡萄糖。24h内约70％药物以原形通过尿液排泄。少量药物排泄进入胃肠道，经粪便消除。

用途和用法
右旋糖酐40为血浆增容药，用于治疗低血容量性休克（第240页）。浓度为10％的右旋糖酐40溶液的胶体渗透压比血浆蛋白略高，因此比更高分子量的右旋糖酐的血浆增容能力更强，但由于肾排泄速度增加，增容作用的持续时间可能缩短。右旋糖酐40还可降低血黏度，抑制红细胞聚积。若能改善循环血量，本药可用于预防和治疗术后血栓性疾病，也可在体外循环期间作为预充液。

右旋糖酐40以1%～10％浓度的溶液静脉输注，以0.9％氯化钠注射液或5％葡萄糖注射液为溶剂。给药剂量的依据为患者的临床症状。

对于**休克**，推荐的前24h最大给药剂量为20ml/kg，最初的10ml/kg可快速静脉输注。然后每天最大给药剂量10ml/kg，疗程最长5天。给予右旋糖酐40前最好纠正脱水。

对于**血栓性疾病**，推荐的给药方案为第1天经4～

6h 给药 500～1000ml，然后第 2 天及以后每天经 4～6h 给药 500ml，疗程不超过 10 天。

对于术后血栓性疾病的预防，可在手术期间或手术结束当天经 4～6h 给药 500ml，第 2 天再次给予相同剂量。对于高风险患者，可隔日再继续给予相同剂量，疗程最长 10 天。

体外灌注液中可加入 10～20ml/kg。

右旋糖酐 40 还可作为人工泪液的成分。

硬膜后腰椎穿刺后头痛 当其他方法，包括硬膜外自体输血无效时，右旋糖酐 40 可用于治疗硬膜穿刺后头痛（参见 M37 第 1766 页）。有报道[1～3]介绍了右旋糖酐 40 以硬膜外推注形式给药 20ml。有时连续以 3～4ml/h 的速度硬膜外输注，经治疗，头痛可在开始输注的 20h 内缓解[1,2]。

1. Aldrete JA. Persistent post-dural-puncture headache treated with epidural infusion of dextran. *Headache* 1994; **34**: 265–7.
2. Reynvoet MEJ, *et al.* Epidural dextran 40 patch for postdural puncture headache. *Anaesthesia* 1997; **52**: 886–8.
3. Souron V, Hamza J. Treatment of postdural puncture headaches with colloid solutions: an alternative to epidural blood patch. *Anesth Analg* 1999; **89**: 1333–4.

血栓栓塞疾病 右旋糖酐 40 是唯一可用于预防由外科手术，如髋关节置换术引起的静脉血栓栓塞（第 244 页）的药物。右旋糖酐 40 可用于预防一些血管外科手术，包括颈动脉内膜切除术相关的血栓并发症[1]。

1. Abir F, *et al.* Efficacy of dextran solutions in vascular surgery. *Vasc Endovascular Surg* 2004; **38**: 483–91.

制剂

BP 2010: Dextran 40 Intravenous Infusion;
USP 33: Dextran 40 in Dextrose Injection; Dextran 40 in Sodium Chloride Injection.

专利制剂

Austria: Elorheo†; Rheomacrodext†; **Canad.:** Gentran 40†; **Cz.:** Rheodextran†; **Denm.:** Rheomacrodext†; **Ger.:** Infukoll M 40†; Longasteril 40†; Rheomacrodext†; **Gr.:** Gentran; Neodextril; Rheomacrodext†; **Hung.:** Rheomacrodex; **Indon.:** Otsutran; **Israel:** Rheomacrodext†; **Ital.:** Eudextran; Plander R; **Mex.:** Rheomacrodex; **Norw.:** Rheomacrodex; **Philipp.:** LM Dextran; **Port.:** Bas-Dextrano; Neodextril 40; **Rus.:** Rheomacrodex (Реомакродекс); Rheopolydex (Реополидекс); Rheopolyglukin (Реополиглюкин); **S.Afr.:** Rheomacrodex; **Singapore:** Onkovertin; **Spain:** Rheomacrodex; **Swed.:** Perfadex; Rheomacrodex; **Switz.:** Rheomacrodext; **Thai.:** Onkovertin; **Turk.:** Rheomacrodex; **UK:** Gentran 40; **USA:** Gentran 40; Rheomacrodex.

多组分制剂 **Rus.:** Rheogluman (Реоглюман).

Dextran 60 (*BAN, rINN*) ⊗ 右旋糖酐 60

Dekstraani 60; Dekstranas 60; Dextrán 60; Dextranum 60.
Декстран 60
CAS — 9004-54-0 (dextran).
ATC — B05AA05.
ATC Vet — QB05AA05.

Pharmacopoeias. *Eur.* (see p.vii) describes Dextran 60 for Injection.

Ph. Eur. 6.8 (Dextran 60 for Injection) 为多糖混合物，主要为 α-1,6-葡聚糖，由右旋糖酐经水解和分馏获得，右旋糖酐为应用肠膜样明串珠菌（*Leuconostoc mesenteroides*）的某一菌株或次代菌株使蔗糖发酵生成。平均分子量约为 60000。

本药为白色或类白色粉末。极易溶于水；极微溶于乙醇。

配伍禁忌 右旋糖酐 60 的配伍禁忌是由于其制剂呈弱酸性。

简介

右旋糖酐 60 是血浆增容药，作用和用途同右旋糖酐 70（见下文）。右旋糖酐以浓度为 3% 或 6% 的溶液静脉输注，溶剂为 0.9% 氯化钠注射液或电解质混合溶液。

右旋糖酐 60 还可局部用于干眼症。

制剂

专利制剂

Austria: Macrodext†; **Ger.:** Macrodext†; **Hung.:** Macrodex; **Norw.:** Plasmodex; **Swed.:** Plasmodex.

Dextran 70 (*BAN, USAN, rINN*) ⊗ 右旋糖酐 70

Dekstraani 70; Dekstran 70; Dekstranas 70; Dextrán 70; Dextranum 70; Polyglucin (dextran).
Декстран 70
CAS — 9004-54-0 (dextran).
ATC — B05AA05.
ATC Vet — QB05AA05.
UNII — 7SA290YK68.

Pharmacopoeias. In *Chin., Jpn,* and *US.*
Eur. (see p.vii) describes Dextran 70 for Injection.

Ph. Eur. 6.8 (Dextran 70 for Injection) 为多糖混合物，主要为 α-1,6-葡聚糖，由右旋糖酐经水解和分馏获得，右旋糖酐为应用肠膜样明串珠菌（*Leuconostoc mesenteroides*）的某一菌株或次代菌株使蔗糖发酵生成。平均分子量约为 70000。

本药为白色或类白色粉末。极易溶于水；极微溶于乙醇。

USP 33 (Dextran 70) 本药由多糖经水解和分馏获得，多糖是以蔗糖为底物通过肠膜样明串珠菌（*Leuconostoc mesenteroides*）的某一合适菌株的发酵反应精制而成。本药为葡萄糖聚合物，各葡萄糖单位间的连接键几乎均为 α-1,6 型。本药的平均分子量在 63000～77000。6% 水溶液 pH 值为 4.5～7.0。在 25℃ 条件下贮藏，允许偏差为 15～30℃。

配伍禁忌 右旋糖酐 70 的配伍禁忌是由于其制剂呈弱酸性。

贮藏 低温贮藏的条件下，右旋糖酐溶液可形成结晶。通过短时间加热可使之再溶解。

不良反应和处置

输注右旋糖酐偶尔可出现超敏反应，如发热、鼻充血、关节痛、荨麻疹、低血压和支气管痉挛。严重过敏反应罕见，但一旦发生，前期未应用过右旋糖酐的患者体内可检出右旋糖酐反应性抗体。这可能与饮食或细菌多糖的刺激有关。有患者出现恶心和呕吐的报道。可在停用右旋糖酐后，针对这些反应的症状进行治疗。

右旋糖酐 1（第 185 页）可用于阻断右旋糖酐反应性抗体的形成，因此可预防超敏反应。

对血液的影响 有报道宫腔镜检查时，子宫内滴注 32% 的右旋糖酐 70 溶液后，患者出现急性低血压、肺水肿、凝血紊乱和贫血症状[1]。报道的 10 项个案中应用的溶液体积在 300～1200ml，大体积的溶液可增加右旋糖酐的血管内吸收。这些症状的发生机制与右旋糖酐与这些症状的关系还不清楚，但提出的可能机制包括导致急性容量超负荷、直接造成肺内皮损伤、引起可促使纤维蛋白溶解及消耗性凝血的组织因子的释放。

1. Ellingson TL, Aboulafia DM. Dextran syndrome: acute hypotension, noncardiogenic pulmonary edema, anemia, and coagulopathy following hysteroscopic surgery using 32% dextran 70. *Chest* 1997; **111**: 513–18.

对肾脏的影响 右旋糖酐 70 引起急性肾衰的相关报道，见上文**右旋糖酐 40**。

超敏反应 一项回顾性研究[1]考察了瑞典 1970～1979 年报道的右旋糖酐 40 和右旋糖酐 70 引发的变态反应，输注右旋糖酐的 1365266 例中，有 478 例报道，认为其中 458 例与右旋糖酐有关。发生这些反应的男女比例为 1.5:1，发生严重超敏反应的男女比例为 3:1。发生严重反应的患者的平均年龄偏大。28 例致死性反应中，27 例在输注开始后的 5min 内出现，25 例在输注体积<25ml 时出现。3 例致死性超敏反应在仅给予 0.5～1ml 试验剂量时出现，因此强烈建议不要应用这种试验剂量。

还有报道[2]腹腔内滴注 75min 后引发过敏反应。成功对症治疗 20min 后，症状复发，因为右旋糖酐可从腹膜腔缓慢吸收。通过后穹窿穿刺术清除 200ml 腹膜内液体后，未进一步出现反应。

卡介苗预防接种引发的类过敏反应与成分中的右旋糖酐引发的超敏反应有关[3]。

应用右旋糖酐 1 预防超敏反应的介绍见其专论（第 185 页）。

1. Ljungström K-G, *et al.* Adverse reactions to dextran in Sweden 1970–1979. *Acta Chir Scand* 1983; **149**: 253–62.
2. Borten M, *et al.* Recurrent anaphylactic reaction to intraperitoneal dextran 75 used for prevention of postsurgical adhesions. *Obstet Gynecol* 1983; **61**: 755–7.
3. Rudin C, *et al.* Anaphylactoid reaction to BCG vaccine containing high molecular weight dextran. *Eur J Pediatr* 1995; **154**: 941–2.

注意事项

输注右旋糖酐可进一步降低血液的携氧能力，稀释凝血因子和血浆蛋白，并可引起循环超负荷。因此本药禁用于严重心衰患者、出血障碍性疾病患者，如低纤维蛋白血症或血小板减少症患者或肾衰患者，还应慎用于肾损伤患者、出血患者、慢性肝病患者或具有发生肺水肿或心衰风险的患者。初始输注期间应监测患者的中心静脉压以及早发现体液超负荷。输注早期还应对患者严密监测，若出现过敏反应迹象，应立即停药，若出现少尿或肾衰，也应停药。血细胞比容不应降至 30% 以下，应观察患者是否出现出血并发症的早期迹象。患者出血时间可能延长，特别是应用大体积右旋糖酐的时。应纠正患者的凝血因子不足，并维持患者的体液和电解质

平衡。输注右旋糖酐前或至少在输注期间，应纠正患者的脱水以维持充足尿量。

右旋糖酐可增加肝素的抗凝效应。

较高分子量的右旋糖酐可干扰血型检验和交叉配血，较低分子量的右旋糖酐可干扰一些试验的结果。因此若可能，应在输注右旋糖酐前采集血样并冷冻，以防需进行这些试验。

右旋糖酐的存在可干扰血中葡萄糖、胆红素和蛋白的测定。

药动学

静脉输注后，分子量小于 50000 的右旋糖酐以原形药物形式经肾排泄。分子量大于 50000 的右旋糖酐可缓慢代谢为葡萄糖。少量右旋糖酐可排泄进入胃肠道，经粪便消除。

24h 内约 50% 的右旋糖酐 70 以原形药物形式经尿排泄。

用途和用法

右旋糖酐 70 为血浆增容药，用于治疗低血容量性休克（第 240 页）。浓度为 6% 的右旋糖酐 70 溶液的胶体渗透压与血浆蛋白相似，因此与较低分子量的右旋糖酐相比，本药血浆增容的能力较低，但由于其肾清除速度相对较慢，其维持增容的时间较长。右旋糖酐 70 还可降低血液黏度、影响纤维蛋白的聚合作用，具有抗血小板聚集的作用，还可抑制红细胞聚集。本药可用于预防术后血栓栓塞疾病（第 243 页）。

右旋糖酐 70 以浓度为 6% 的溶液静脉输注，溶剂通常为 0.9% 氯化钠注射液或 5% 葡萄糖注射液。

给药剂量取决于血浆丢失的严重程度和血液黏稠度。

对于**休克**，用于迅速血浆增容时，通常初始给药剂量为 500～1000ml，以 20～40ml/min 的速度输注。推荐的前 24h 内的最大给药剂量为 20ml/kg，其后每天最大给药剂量为 10ml/kg，疗程不超过 3 天。患者可能还需输血、凝血因子和电解质。还可应用溶于 7.5% 氯化钠注射液的浓度为 6% 的右旋糖酐 70 高张溶液作为血浆增容药，经 2～5min 单剂量静脉给药 250ml，然后按要求给予等张溶液。

对于具有发生肺动脉栓塞及静脉血栓中高度风险的手术患者，可预防性于术中或术后立即给药 500～1000ml，经时 4～6h。第 2 天给药 500ml，对于高风险患者，可术后隔天给药，疗程最长持续至术后 2 周。

浓度为 32% 的右旋糖酐 70 溶液可以 50～100ml 的剂量滴注进入子宫，作为辅助宫腔镜检查的冲洗剂及增容药。

右旋糖酐 70 还可作为人工泪液的成分。

高渗溶液 一些证据表明，溶于 7.5% 氯化钠注射液的右旋糖酐 70 高渗溶液可用于治疗由外伤引起的低血容量性休克[1,2]。

1. Wade CE, *et al.* Efficacy of hypertonic 7.5% saline and 6% dextran-70 in treating trauma: a meta-analysis of controlled clinical studies. *Surgery* 1997; **122**: 609–16.
2. Alpar EK, Killampalli VV. Effects of hypertonic dextran in hypovolaemic shock: a prospective clinical trial. *Injury* 2004; **35**: 500–506.

制剂

BP 2010: Dextran 70 Intravenous Infusion;
USP 33: Dextran 70 in Dextrose Injection; Dextran 70 in Sodium Chloride Injection.

专利制剂

Austral.: Hyskon†; **Canad.:** Gentran 70†; **Cz.:** Tensiton†; **Denm.:** Macrodex; RescueFlow; **Fin.:** RescueFlow; **Fr.:** RescueFlow; **Ger.:** RescueFlow†; **Israel:** Macrodext†; **Ital.:** Plander; **Neth.:** RescueFlow; **Norw.:** Macrodex; RescueFlow; **Port.:** RescueFlow†; RescueFlow†; **S.Afr.:** RescueFlow; **Swed.:** Macrodex; RescueFlow; **Switz.:** Dialens; Macrodext†; **Turk.:** Macrodex; **UK:** Gentran 70; RescueFlow; **USA:** Gentran 70; Hyskon; Macrodex; **Venez.:** Lacridos; Lacrimart; Lagrimas Artificiales.

多组分制剂 **Arg.:** Alcon Lagrimas; Kalopsis Lagrimas; Tears Naturale; Tears Naturale Forte; Visine Plus; **Austral.:** Bion Tears; Opti-Free Comfort†; **Belg.:** Alcon Adequad; Lacrystat; Tears Naturale; **Braz.:** Lacribell; Lacrima Plus; Trisorb; **Canad.:** Artificial Tears; Bion Tears; Tears Naturale; Tears Naturale Forte; Visine Advance Triple Action; **Chile:** Lagrimas Artificiales; Naphtears; Nico Drops; Nicotears; Tears Naturale; **Cz.:** Tears Naturale; **Denm.:** Dacriosol; **Ger.:** Isopto Naturale†; **Gr.:** Tears Naturale; **Hong Kong:** Bion Tears; Tears Naturale; Tears Naturale Forte; **Hung.:** Dacrolux; Tears Naturale; **Indon.:** Isotic Tearin; Tears; Tears Naturale II; **Irl.:** Physiotears; Tears Naturale; **Israel:** Tears Naturale; **Ital.:** Dacriosol; **Malaysia:** Bion Tears; Dacrolux; Tears Naturale; **Mex.:** Lacrima Plus; Naphtears; Tears Naturale; Visine Extra; **Neth.:** Duratears; Tears Naturale; **Norw.:** Tears Naturale; **NZ:** Poly-Tears; Tears Naturale; Visine Advanced Relief; **Philipp.:** Gentle Tears; Tears Naturale II; **Pol.:** Tears Naturale; **Port.:** Tears Naturale†; **Rus.:** Tears Naturale (Слеза Натуральная); **S.Afr.:** Tears Naturale; **Singapore:** Dacrolux; Tears Naturale; **Spain:** Dacrolux; Tears Humectante; **Swed.:** Bion Tears; **Switz.:** Tears Naturale; **Thai.:** Bion Tears; Tears Naturale; **Turk.:** Dacrolux; Tears Naturale; **UK:** Tears Naturale; **USA:** Tears Naturale (Слезы); **USA:** Advanced Relief Visine; Bion Tears; Lacri-Tears; LubriTears; Moisture Drops; Nature's Tears; Ocucoat†; Tears Naturale; Tears Renewed.

Dextran 75 (BAN, USAN, rINN) ⊗ 右旋糖酐 75

Dextrán 75; Dextranum 75.

Декстран 75
CAS — 9004-54-0 (dextran).
ATC — B05AA05.
ATC Vet — QB05AA05.
UNII — JY83SHX053.

简介

右旋糖酐 75 由平均分子量约为 75000 的右旋糖酐（葡萄糖聚合物）组成，由右旋糖酐获得，右旋糖酐为应用肠膜样明串珠菌（Leuconostoc mesenteroides）的某一菌株使蔗糖发酵生成。

右旋糖酐 75 为血浆增溶药，作用机制和用途同右旋糖酐 70（第186页）。以浓度为 6% 的溶液静脉输注，溶剂为 0.9% 氯化钠注射液或 5% 葡萄糖注射液。

Ecallantide (USAN, rINN) 艾卡拉肽

DX-88; Ecalantida; Écallantide; Ecallantidum. Human plasma kallikrein-inhibitor (synthetic protein).

Экальлантид
CAS — 460738-38-9.
UNII — 5Q6TZN2HNM.

不良反应和注意事项

应用艾卡拉肽的患者可出现超敏反应，包括瘙痒、皮疹和荨麻疹等表现。还有过敏反应的报道，通常在给药后 1h 内出现，应与有相似症状的遗传性血管性水肿相区别。超敏反应可包括头痛、恶心、咳嗽、腹泻和寒战。还可引起注射部位反应，如瘙痒、红斑、疼痛、刺激、荨麻疹及淤血。一些患者还可出现艾卡拉肽抗体，增加了出现超敏反应的风险；抗体形成的长期影响目前还不清楚。

1. Caballero T, López-Serrano C. Anaphylactic reaction and antibodies to DX-88 (kallikrein inhibitor) in a patient with hereditary angioedema. *J Allergy Clin Immunol* 2006; **117**: 476–7.

药动学

皮下给药后，艾卡拉肽 2～3h 后达到血药峰浓度。本药经尿排泄，消除半衰期约为 2h。

用途和用法

艾卡拉肽为人血浆激肽释放酶的重组型抑制剂，可减少高分子量激肽原向缓激肽的转化，用于治疗遗传性血管性水肿的急性发作（参见 M37 第2216页）。单次治疗时，皮下注射 10mg 共 3 次；3 次注射部位可相同或不同（腹部、大腿或上臂），但至少相距 5cm，且远离发作部位。若发作持续，可在 24h 内给予第二次治疗，10mg 3 次注射。

1. Levy JH, O'Donnell PS. The therapeutic potential of a kallikrein inhibitor for treating hereditary angioedema. *Expert Opin Invest Drugs* 2006; **15**: 1077–90.
2. Schneider L, et al. Critical role of kallikrein in hereditary angioedema pathogenesis: a clinical trial of ecallantide, a novel kallikrein inhibitor. *J Allergy Clin Immunol* 2007; **120**: 416–22.
3. Lehmann A. Ecallantide (DX-88), a plasma kallikrein inhibitor for the treatment of hereditary angioedema and the prevention of blood loss in on-pump cardiothoracic surgery. *Expert Opin Biol Ther* 2008; **8**: 1187–99.

制剂

专利制剂
USA: Kalbitor.

Eltrombopag (rINN) 艾曲波帕

Eltrombopagum; SB-497115. 3'-{(2Z)-2-[1-(3,4-Dimethylphenyl)-3-methyl-5-oxo-1,5-dihydro-4H-pyrazol-4-ylidene]diazanyl}-2'-hydroxybiphenyl-3-carboxylic acid.

Элтромбопаг
$C_{25}H_{22}N_4O_4$ = 442.5.
CAS — 496775-61-2.
ATC — B02BX05.
ATC Vet — QB02BX05.
UNII — S56D65XJ9G.

Eltrombopag Olamine (USAN, rINNM) 艾曲波帕乙醇胺

Eltrombopag olamina; Eltrombopagum Olaminum; SB-497115-GR 3'-{(2Z)-2-[1-(3,4-Dimethylphenyl)-3-methyl-5-oxo-1,5-dihydro-4H-pyrazol-4-ylidene]diazanyl}-2'-hydroxybiphenyl-3-carboxylic acid compound with 2-aminoethanol (1:2).

Элтромбопар Оламин
$C_{25}H_{22}N_4O_4,2(C_2H_7NO)$ = 564.6.
CAS — 496775-62-3.
ATC — B02BX05.
ATC Vet — QB02BX05.
UNII — 4U07F515LG.

不良反应和注意事项

艾曲波帕最常见的严重不良反应为出血，通常在停药后出现。还可能出现出血相关问题，如月经过多和淤血。其他常见不良反应包括头痛、失眠、疲劳、关节痛、肌痛、感觉异常、外周水肿、皮疹、瘙痒及白内障。胃肠反应包括消化不良、恶心、呕吐、腹泻及便秘。

艾曲波帕可引起肝毒性。有报道，可导致肝功能检查中的胆红素水平升高，因此应注意监测（见下文）。对于肝病患者，应慎用；可能需降低给药剂量。

艾曲波帕治疗可引起血小板计数过度增加，进而可能导致血栓或血栓栓塞并发症。对于存在血栓栓塞风险因素的患者，应慎用本药。艾曲波帕可增加出现或加剧网状纤维沉积于骨髓的风险，不除外伴有血细胞减少的骨髓纤维变性的风险。因此必须监测全血细胞计数及外周血涂片（见下文）。

由于艾曲波帕可作用于造血细胞，可能增加引发血液恶性肿瘤的风险。

根据官方推荐，由于可能引发严重不良反应，艾曲波帕的应用必须严格监测。

对心血管系统的影响 一项研究考察了艾曲波帕用于治疗由慢性肝病引起的血小板减少患者，由于多名应用本药的患者出现肝门静脉血栓（患者在择期侵入性手术前应用艾曲波帕或安慰剂 14 天），此项研究在早期中止了。6 名患者出现血栓，其中 5 例血小板计数超过 200×10^9/L。生产商（GSK，USA）及 FDA 给出提醒：艾曲波帕不可用于由慢性肝病引起的血小板减少，且对于存在血栓栓塞风险因素的患者，应慎用本药[1]。

1. FDA. Promacta (eltrombopag): portal venous system thromboses in study of patients with chronic liver disease (issued 12th May, 2010). Available at: http://www.fda.gov/Safety/MedWatch/SafetyInformation/SafetyAlertsforHumanMedicalProducts/ucm211796.htm (accessed 02/06/10)

监测　血液 开始艾曲波帕治疗前，必须评价患者的全血细胞计数情况，包括血小板计数及外周血涂片；随后调整剂量期间，应每周监测 1 次，治疗稳定时，每月监测 1 次。开始艾曲波帕治疗前，必须确定细胞形态异常水平，若出现新的异常或异常水平加剧或出现血细胞减少，应停用艾曲波帕。停止治疗后，血小板减少情况可能变得比开始应用本药治疗前更差。由于可能增加出血风险，应每周监测患者的全血细胞计数（包括血小板计数），至少 4 周。

眼 注册药品信息建议，开始艾曲波帕治疗前，应进行眼部检查，治疗期间应定期检查，以及时发现白内障症状和体征。

肝 开始艾曲波帕治疗前，应评价患者的包括胆红素在内的肝功能情况，随后当调整剂量时，每两周评价 1 次；一旦剂量稳定，建议每月监测 1 次。若发现异常结果，应在 3～5 日内再次检查，若确定结果异常，应每周监测肝功能。若丙氨酸氨基转移酶水平增至≥正常水平上限的 3 倍，且呈进展性或持续≥4 周，或伴有直接胆红素水平升高或出现肝损伤或失代偿体征，应停用艾曲波帕。

药物相互作用

多价阳离子，如铝、钙、铁、镁、硒及锌可减少艾曲波帕的吸收。为避免亚治疗血药浓度，摄取如牛奶及乳制品这类饮食、矿物质补充剂、抗酸药或其他含有这类阳离子的其他制剂前的 4h 内不应应用艾曲波帕。

尽管缺乏临床报道，可诱导或抑制细胞色素 P450 同工酶 CYP1A2 及 CYP2C8 或 UDP-葡萄糖醛酸转移酶 UGT1A1 及 UGT1A3 的药物可能影响艾曲波帕的代谢。反过来，研究表明艾曲波帕也可抑制有机阴离子转运多肽 OATP1B1 及多种 UDP-葡萄糖醛酸转移酶，因此可能影响相关底物药物的体内过程。

药动学

艾曲波帕可经胃肠道吸收，给药后 2～6h 达到血药峰浓度。艾曲波帕在红细胞中的浓度为血浆药物浓度的 50%～79%。本药与血浆蛋白结合率较高。艾曲波帕代谢广泛，通过细胞色素 P450 同工酶 CYP1A2 和

CYP2C8 进行氧化代谢，通过 UDP-葡萄糖醛酸转移酶 UGT1A1 和 UGT1A3 进行葡萄苷酸化代谢。约 31% 的给药剂量以代谢物的形式经尿消除，约 59% 经粪便排泄，以原形经粪便排泄。对于特发性血小板减少性紫癜患者，消除半衰期为 26～35h。

东亚人种的部分患者（如日本人、中国人及韩国人），艾曲波帕的血药浓度比高加索患者高 70%～87%。

用途和用法

艾曲波帕为非肽类促血小板生成素受体激动药。可作用于受体，使血小板生成增加。对于慢性特发性血小板减少性紫癜（参见 M37 第1437页）患者，若对皮质激素、免疫球蛋白、脾切除术治疗反应不佳及出血风险增加，艾曲波帕可用于治疗血小板减少。艾曲波帕不应用于恢复血小板计数至正常。

艾曲波帕以乙醇胺形式应用，但给药剂量以游离酸形式表示；12.8mg 艾曲波帕乙醇胺相当于约 10mg 艾曲波帕。

通常初始口服剂量相当于 50mg 艾曲波帕，每日 1 次，空腹服用。对于东亚人种患者（如中国人），建议将剂量减半为 25mg。对于肝功能不全患者，可能需降低给药剂量（见下文）。

应调整艾曲波帕的给药剂量以使血小板计数达到并维持在至少 50×10^9/L 的水平，这样才能降低出血的风险。每日给药剂量不应超过 75mg。美国注册药品信息建议根据血小板计数调整给药剂量。

- 若血小板计数<50×10^9/L 至少 2 周，日剂量应增加 25mg。若以最大剂量治疗 4 周后，血小板计数未达到足以避免临床大出血，应停用艾曲波帕。
- 若血小板计数在任何时候>200×10^9/L，日剂量应减少 25mg。降低给药剂量的作用及随后剂量调整的方案应在 2 周后评价。
- 若血小板计数>400×10^9/L，应停用艾曲波帕，并每周监测血小板计数 2 次。当血小板计数降至<150×10^9/L，可将给药剂量调低 25mg 再次开始治疗。降低给药剂量 2 周后，计数仍>400×10^9/L，应永久停用艾曲波帕。

其他国家的注册药品信息中对于剂量调整相关的血小板计数阈值的规定可能不同。例如，英国注册药品信息建议若血小板计数>150×10^9/L，应降低给药剂量，若血小板计数>250×10^9/L，应停用本药。

艾曲波帕治疗期间，应定期监测肝功能及全血细胞计数（包括血小板计数及外周血涂片）。停用本药后，还应常规进行血液学检查。有关监测的更多详细内容，见上文。

目前还在考察艾曲波帕作为血小板生长因子用于丙型肝炎或慢性肝病患者治疗血小板减少的作用（见上文**对心血管系统的影响**），及用于肿瘤相关血小板减少的作用。

1. McHutchison JG, et al. Eltrombopag for thrombocytopenia in patients with cirrhosis associated with hepatitis C. *N Engl J Med* 2007; **357**: 2227–36.
2. Bussel JB, et al. Eltrombopag for the treatment of chronic idiopathic thrombocytopenic purpura. *N Engl J Med* 2007; **357**: 2237–47.
3. Tillmann HL, et al. Role of growth factors and thrombopoietic agents in the treatment of chronic hepatitis C. *Curr Gastroenterol Rep* 2009; **11**: 5–14.
4. Bussel JB, et al. Effect of eltrombopag on platelet counts and bleeding during treatment of chronic idiopathic thrombocytopenic purpura: a randomised, double-blind, placebo-controlled trial. *Lancet* 2009; **373**: 641–8.
5. Garnock-Jones KP, Keam SJ. Eltrombopag. *Drugs* 2009; **69**: 567–76.
6. Serebruany VL, et al. Eltrombopag (Promacta), a thrombopoietin receptor agonist for the treatment of thrombocytopenia: current and future considerations. *Am J Ther* 2010; **17**: 68–74.

在肝损伤中的用法 对于中重度肝损伤的患者，应将初始口服给药剂量降低至 25mg，每日 1 次。

制剂

专利制剂
Fr.: Revolade; **UK:** Revolade; **USA:** Promacta.

Epoetins ⊗ 依泊汀

Epoetinas.

Эпоэтины
ATC — B03XA01.
ATC Vet — QB03XA01.

性状 本品为糖基化蛋白激素和造血生长因子，主要在肾中生成。

临床应用的红细胞生成素是通过 DNA 重组技术生成的，通常应用依泊汀这个名称。依泊汀-α、依泊汀-β、依泊汀-γ、依泊汀-ω 和依泊汀 ζ 为重组人红细胞生成素，由

克隆的人红细胞生成素基因获得。这些药物都具有相同的165个氨基酸序列，但糖基化类型不同。依泊汀-δ为重组人红细胞生成素，通过遗传工程的连代人细胞系获得。本药具有和人红细胞生成素相同的氨基酸序列及糖基化类型。

Pharmacopoeias. *Eur.* (see p.vii) includes Erythropoietin Concentrated Solution.

Ph. Eur. 6. 8 （Erythropoietin Concentrated Solution）
为澄清或轻微浑浊的无色溶液，含有 0.05%～1% 的糖蛋白，具有与自然生成的人红细胞生成素相同的氨基酸序列及糖基化类型。每毫克活性药物的效能不低于 100000 U。在 −20℃ 条件下贮藏于密闭容器中。避免反复冻融。

Epoetin Alfa (*BAN*, *USAN*, *rINN*) ⊗ 依泊汀-α

EPO; Epoetina alfa; Époétine Alfa; Epoetinum Alfa. 1-165-Erythropoietin (human clone λHEPOFL13 protein moiety), glycoform α.

Эпоэтин Альфа
CAS — 113427-24-0.
ATC — B03XA01.
ATC Vet — QB03XA01.
UNII — 64FS3BFH5W.

Epoetin Beta (*BAN*, *USAN*, *rINN*) ⊗ 依泊汀-β

BM-06.019; EPOCH; Epoetina beta; Époétine Bêta; Epoetinum Beta. 1-165-Erythropoietin (human clone λHEPOFL13 protein moiety), glycoform β.

Эпоэтин Бета
CAS — 122312-54-3.
ATC — B03XA01.
ATC Vet — QB03XA01.

Epoetin Delta (*BAN*, *USAN*, *rINN*) ⊗ 依泊汀-δ

Epoetina delta; Époétine Delta; Epoetinum Delta; GA-EPO; HMR-4396. 1-165-Erythropoietin (human HMR4396), glycoform δ.

Эпоэтин Дельта
CAS — 261356-80-3.
ATC — B03XA01.
ATC Vet — QB03XA01.

Epoetin Gamma (*BAN*, *rINN*) ⊗ 依泊汀-γ

BI-71.052; Epoetina gamma; Époétine Gamma; Epoetinum Gamma. 1-165-Erythropoietin (human clone λHEPOFL13 protein moiety), glycoform γ.

Эпоэтин Гамма
CAS — 130455-76-4.
ATC — B03XA01.
ATC Vet — QB03XA01.

Epoetin Omega (*rINN*) ⊗ 依泊汀-ω

Epoetina omega; Époétine Oméga; Epoetinum Omega. 1-165-Erythropoietin (human clone λHEPOFL13 protein moiety), glycoform ω.

Эпоэтин Омега
CAS — 148363-16-0.
ATC — B03XA01.
ATC Vet — QB03XA01.

Epoetin Theta (*rINN*) ⊗ 依泊汀-θ

Epoetina Zeta; Époétine Thêta; Epoetinum Theta. Human erythropoietin-(1-165)-peptide, glycoform θ.

Эпоэтин Тета
CAS — 762263-14-9.

注：在西班牙，依泊汀-θ 以名称 "Epoetina Zeta (*rINN*)" 使用，应与下文中 "Epoetina Zeta" 相区别。

Epoetin Zeta (*rINN*) ⊗ 依泊汀-ζ

Epoetina dseta; Époétine Zêta; Epoetina Zeta. 1-165-Erythropoietin (human clone B03XA01), glycoform ζ.

Эпоэтин Дзета
CAS — 604802-70-2.
ATC — B03XA01.
ATC Vet — QB03XA01.

注：在西班牙，依泊汀-ζ 以名称 "Epoetina Dseta (*rINN*)" 使用。这些名称不应与用于表示 "Epoetin Theta" 的西班牙名称 "Epoetina Zeta (*rINN*)" 相混淆（见上文）。

稳定性 为了提高稳定性，重组人红细胞生成素制剂可能含有白蛋白或氨基酸。用于新生儿时，应配制极稀溶液。一项研究[1]考察了依泊汀-α在多种静脉输液中的稳定性，发现含有 0.1U/ml 依泊汀-α 的溶液中至少要加入 0.05% 的蛋白以防止药物降解。另一研究[2]发现含有 100U/ml 的溶液中加入 0.0125% 的白蛋白即可防止药物降解。新生儿肠内应用的依泊汀-α 溶液的稳定性可达 24h，因制剂配方中加入了模拟羊水，还含有非格司亭及电解质[3]。在冷藏条件下，依泊汀-α 和非格司亭至少可在 24h 内保持稳定，在冷冻条件下，至少可在 3 周内保持稳定。在室温条件下，依泊汀-α 可在 24h 内保持稳定，非格司亭可在 18h 内保持稳定。依泊汀-α 溶液浓度的降低可能与塑料输液袋或输液管的吸附有关，这方面可以通过预先使管道饱和来克服。

1. Ohls RK, Christensen RD. Stability of human recombinant epoetin alfa in commonly used neonatal intravenous solutions. *Ann Pharmacother* 1996; **30:** 466–8.
2. Widness JA, Schmidt RL. Comment: epoetin alfa loss with NaCl 0.9% dilution. *Ann Pharmacother* 1996; **30:** 1501–2.
3. Calhoun DA, *et al.* Stability of filgrastim and epoetin alfa in a system designed for enteral administration in neonates. *Ann Pharmacother* 2000; **34:** 1257–61.

不良反应和注意事项

依泊汀的不良反应包括流感样症状，如发热、寒战、头痛、关节痛、肌痛、无力、眩晕及疲倦，特别容易在治疗开始时出现。其他不良反应包括疹、荨麻疹、恶心和呕吐、腹泻、高钾血症及注射部位反应。严重超敏反应罕有报道。还有罕见报道慢性肾衰竭患者发生伴有中和性抗体生成的单纯红细胞再生障碍。依泊汀治疗期间可能引发患者血小板计数的轻度升高，但在正常范围内。

依泊汀常可引发高血压，特别是肾衰患者，并伴有血细胞比容的迅速增加。有引发伴有脑病和癫痫发作的高血压危象的报道，甚至一些初始血压正常或偏低的患者也可出现。

血栓栓塞的报道包括心肌缺血和梗死、一过性缺血性脑卒中及脑血管意外、深静脉血栓及肺动脉栓塞。由于血细胞比容增加，透析患者的动静脉瘘可能出现旁路血栓，透析系统也可能出现闭塞。

1. Sowade B, *et al.* The safety of treatment with recombinant human erythropoietin in clinical use: a review of controlled studies. *Int J Mol Med* 1998; **1:** 303–14.
2. Vaziri ND. Mechanism of erythropoietin-induced hypertension. *Am J Kidney Dis* 1999; **33:** 821–8.
3. Smith KJ. The cardiovascular effects of erythropoietin. *Cardiovasc Res* 2003; **59:** 538–48.

对血液的影响 重组人红细胞生成素的应用与血栓性事件，包括血液透析患者的血管通路血栓的发生率升高有关。目前提出了一些机制，如增加血液黏度、作用于参与凝血的蛋白、激活血小板和内皮组织及作用于血管平滑肌促使血管收缩[1]。

对于慢性肾衰患者，罕有应用依泊汀-α 数月或数年后发生单纯红细胞再生障碍的报道，发现多数患者具有依泊汀抗体[2]。还有一些个案报道了应用依泊汀-β 的患者出现这一不良反应[3~5]。一篇综述[5]考察了 1988 年 1 月～2004 年 4 月的相关个案报道，发现这一不良反应的发生率峰值出现在 2001 年和 2002 年，当改变了推荐的贮藏条件、处理方法及依泊汀-α 制剂的用途后，发生率迅速下降。且这种反应因品牌而异[6~8]，皮下应用以聚山梨酯 80 作为稳定剂的制剂特别容易引发这一反应[9]。提出的其他可能的原因包括预装于注射器中的二甲硅油润滑剂污染或橡皮胶塞释放的有机化合物污染[10]。据生产商报道，慢性肾衰患者皮下应用达依泊汀-α 也可发生伴有中和性抗体产生的红细胞再生障碍[11]。生产商还警告，由于交叉反应，应用依泊汀或达依泊汀-α 出现抗体介导性贫血的患者不应再替换性应用其他红细胞生成素。

依泊汀诱发的红细胞生成障碍可通过停药或应用免疫抑制药（包括肾上腺皮质激素、环磷酰胺及环孢素）进行治疗。还可静脉给予正常人免疫球蛋白。据报道，肾移植后可迅速恢复[10,12]。

1. Smith KJ, *et al.* The cardiovascular effects of erythropoietin. *Cardiovasc Res* 2003; **59:** 538–48.
2. Casadevall N, *et al.* Pure red-cell aplasia and antierythropoietin antibodies in patients treated with recombinant erythropoietin. *N Engl J Med* 2002; **346:** 469–75.
3. Krüger A, *et al.* PRCA in a patient treated with epoetin beta. *Nephrol Dial Transplant* 2003; **18:** 1033–4.
4. Tolman C, *et al.* Four cases of pure red cell aplasia secondary to epoetin β, with strong temporal relationships. *Nephrol Dial Transplant* 2004; **19:** 2133–6.
5. Bennett CL, *et al.* Pure red-cell aplasia and epoetin therapy. *N Engl J Med* 2004; **351:** 1403–8.
6. Gershon SK, *et al.* Pure red-cell aplasia and recombinant erythropoietin. *N Engl J Med* 2002; **346:** 1584–6.
7. Casadevall N, Mayeux P. Pure red-cell aplasia and recombinant erythropoietin. *N Engl J Med* 2002; **346:** 1585. Correction. *ibid.*; **347:** 458.

---

8. Macdougall IC. Pure red cell aplasia with anti-erythropoietin antibodies occurs more commonly with one formulation of epoetin alfa than another. *Curr Med Res Opin* 2004; **20:** 83–6.
9. Janssen-Ortho. Important drug safety information: Eprex (epoetin alfa) sterile solution revised prescribing information for patients with chronic renal failure (January 13, 2004). Available at: http://www.hc-sc.gc.ca/dhp-mps/alt_formats/hpfb-dgpsa/pdf/medeff/eprex_3_hpc-cps-eng.pdf (accessed 29/08/08)
10. Rossert J, *et al.* Anti-erythropoietin antibodies and pure red cell aplasia. *J Am Soc Nephrol* 2004; **15:** 398–406.
11. Amgen USA. Aranesp (darbepoetin alfa), November 2005. Available at: http://www.fda.gov/downloads/Safety/MedWatch/SafetyInformation/SafetyAlertsforHumanMedicalProducts/UCM164147.pdf (accessed 13/08/10)
12. Verhelst D, *et al.* Treatment of erythropoietin-induced pure red cell aplasia: a retrospective study. *Lancet* 2004; **363:** 1768–71.

对电解质的影响 应用本药的患者会出现高钾血症和高磷酸酯酶血症。然而，应用自体输血而应用红细胞生成素的肝硬化患者出现低磷酸盐血症[1]。

1. Kajikawa M, *et al.* Recombinant human erythropoietin and hypophosphatemia in patients with cirrhosis. *Lancet* 1993; **341:** 503–4.

对心理功能的影响 4 名应用重组人红细胞生成素的患者在治疗期间出现视幻觉，停药后消失，重新应用时，有两名患者再次出现视幻觉[1]。对于这一反应及后续的 7 个个案报道[2]，生产商认为这一反应极为罕见，且不能排除合用药物的作用。在两组应用重组人红细胞生成素治疗的透析患者中，第一组 134 名患者中的 15 名及第二组 103 名患者中的 2 名出现了视幻觉[3]。年龄越大风险越高。1 名具有骨髓移植史的患者应用依泊汀后出现幻觉及高血压[4]。

1. Steinberg H. Erythropoietin and visual hallucinations. *N Engl J Med* 1991; **325:** 285.
2. Stead RB. Erythropoietin and visual hallucinations. *N Engl J Med* 1991; **325:** 285.
3. Steinberg H, *et al.* Erythropoietin and visual hallucinations in patients on dialysis. *Psychosomatics* 1996; **37:** 556–63.
4. van den Bent MJ, *et al.* Erythropoietin induced visual hallucinations after bone marrow transplantation. *J Neurol* 1999; **246:** 614–16.

对皮肤的影响 重组人红细胞生成素治疗期间可出现皮疹。

据报道，2 名接受腹膜透析并应用红细胞生成素的儿童发生假迟发性皮肤卟啉病（一种光敏感性疾病）[1]。然而，有研究者指出接受透析的成人也曾出现这种反应，且这些儿童也应用了其他潜在的光敏感药。

1. Harvey E, *et al.* Pseudoporphyria cutanea tarda: two case reports on children receiving peritoneal dialysis and erythropoietin therapy. *J Pediatr* 1992; **121:** 749–52.

对脾的影响 据报道，2 名骨髓增生病患者应用重组人红细胞生成素后脾肿大加剧[1]。1 名再生障碍贫血患者应用红细胞生成素后出现脾梗死[2]，给应用红细胞生成素的晚期肾衰患者尸检时，发现患者的脾出现紫癜[3]。

1. Iki S, *et al.* Adverse effect of erythropoietin in myeloproliferative disorders. *Lancet* 1991; **337:** 187–8.
2. Imashuku S, *et al.* Splenic infarction after erythropoietin therapy. *Lancet* 1993; **342:** 182–3.
3. Lam KY, *et al.* Peliosis of the spleen: possible association with chronic renal failure and erythropoietin therapy. *Postgrad Med J* 1995; **71:** 493–6.

对皮下注射的影响 皮下注射重组人红细胞生成素可引起局部疼痛。对制剂进行比较的结果表明，辅料可影响疼痛程度[1~5]。据报道，含有枸橼酸盐缓冲液的依伯汀-α 制剂比含有磷酸盐缓冲液的制剂引发的疼痛更明显，依伯汀-β 制剂引发的疼痛不如依伯汀-α 制剂明显。

1. Frenken LAM, *et al.* Assessment of pain after subcutaneous injection of erythropoietin in patients receiving haemodialysis. *BMJ* 1991; **303:** 288.
2. Lui SF, *et al.* Pain after subcutaneous injection of erythropoietin. *BMJ* 1991; **303:** 856.
3. Yu AW, *et al.* Pain perception following subcutaneous injections of citrate-buffered and phosphate-buffered epoetin alfa. *Int J Artif Organs* 1998; **21:** 341–3.
4. Veys N, *et al.* Pain at the injection site of subcutaneously administered erythropoietin: phosphate-buffered epoetin alpha compared to citrate-buffered epoetin alpha and epoetin beta. *Clin Nephrol* 1998; **49:** 41–4.
5. Cumming MN, *et al.* Subcutaneous erythropoietin alpha (Eprex) is more painful than erythropoietin beta (Recormon). *Nephrol Dial Transplant* 1998; **13:** 817.

不良反应的处置 静脉切开术[1]和红细胞提取法[2]可用于治疗由本药过量引起的血细胞比容升高和血红蛋白浓度增加。静脉切开术还成功用于降低 4 名因应用重组人红细胞生成素而出现高血压危象患者的血压[3]。所有患者的血细胞比容未升高，且抗高血压药治疗无效。

1. Brown KR, *et al.* Recombinant erythropoietin overdose. *Am J Emerg Med* 1993; **11:** 619–21.
2. Hoffman RS, *et al.* Erythropoietin overdose treated with emergent erythropheresis. *Vet Hum Toxicol* 2002; **44:** 157–9.
3. Fahal IH, *et al.* Phlebotomy for erythropoietin-associated malignant hypertension. *Lancet* 1991; **337:** 1227.

注意事项

重组人红细胞生成素应慎用于高血压患者、具有癫痫发作史的患者、血小板增多症患者、慢性肝损伤患者、缺血性血管病患者或恶性肿瘤患者。开始应用本药前，应将患者血压控制平稳，并在治疗期间监测患者血压。

铁缺乏、感染或炎症疾病、溶血或铝中毒可消除重组人红细胞生成素的疗效。还应排除由叶酸及维生素 B_{12} 缺乏引起的贫血，由于这种情况也可降低本药的疗效。若患者应用本药的过程中突然无效，应考虑原因。若诊断出现纯红细胞再生障碍，应停药，并检测抗体，不应替换性给患者应用另一种依伯汀。

接受透析的患者可能需增加肝素的给药剂量，由于血细胞比容增加。

应定期监测血小板计数、血红蛋白浓度及血钾浓度。

须小心控制给药剂量，以免使血细胞比容和血红蛋白浓度升高过快，且不应超过推荐的血细胞比容和血红蛋白浓度，因为这样会增加血栓及血栓事件的风险。

对于肿瘤患者，依伯汀对肿瘤发展及非进展性存活者的作用还不确定，参见下文用途和用法项下的贫血。

滥用 运动员滥用重组人红细胞生成素的潜在危险已有综述[1]。正常情况下，最佳运动状态不影响红细胞比容，但会显著增加血浆容量和总血容量。相比之下，依伯汀诱发的红细胞总量的人为增加通常伴有血浆容量的降低，不影响总血容量。由于缺乏药物караван管及在耐力项目中体液的丢失，可能由于滥用依伯汀所引发的血液黏度的变化导致严重不良后果的风险增加。据一项个案[2]报道，1 名自行车运动员因合用依伯汀、人生长激素及大剂量维生素 A 和维生素 E 而发生脑静脉窦血栓。

1. Spivak JL. Erythropoietin use and abuse: when physiology and pharmacology collide. *Adv Exp Med Biol* 2001; **502:** 207–24.
2. Lage JMM, *et al.* Cyclist's doping associated with cerebral sinus thrombosis. *Neurology* 2002; **58:** 665.

血细胞比容及血红蛋白 一项研究[1]以 1233 名接受血液透析并患有心衰或缺血性心脏病的患者为研究对象，发现与所给红细胞生成素的剂量使血细胞比容保持在 30%附近相比，若给药剂量达到使血细胞比容升高至 42%（正常范围内）的水平，则疗效不佳，且有增加死亡率的趋势。然而，这些结果很难解释，由于在每个研究组中，血细胞比容升高与死亡率降低相关，但组间存在差异。认为静脉补充铁可能与这些相反的结果有关，但综述作者建议在进一步数据出现之前，还应将血细胞比容升高至预期的 33%～36%，且在必要时静脉补充铁[2]。

两项研究考察了对于无需进行透析的慢性肾功能不全的患者，本药对血红蛋白浓度的调节情况。CHOIR 研究[3]以 1432 名患者为研究对象，发现依伯汀-α 可使血红蛋白的浓度调节至 11.3g/100ml 或 13.5g/100ml。血红蛋白浓度目标较高组的心血管并发症风险，特别是充血性心力衰竭的住院率或死亡率更高，但此组患者的生活质量并无改善。CREATE 研究[4]以 603 例患者为研究对象，发现应用依伯汀-α 使血红蛋白调节至 13.0～15.0g/100ml 和 10.5～11.5g/100ml。尽管结果表明，治疗目标较高组的患者生活质量指标更佳，但心血管并发症发生的风险并无显著性统计学差异，但有趋势表明，治疗目标较低组的预后可能更佳。FDA 随后给出警示[5]：对于应用依泊汀或达依泊汀-α 的患者，推荐的目标血红蛋白浓度为 10～12g/100ml，且应监测患者的血红蛋白浓度的水平。进一步有关本药对心血管系统的影响的信息来自于安慰剂对照 TREAT 研究[6]，该项研究以 4038 名有 2 型糖尿病及慢性肾病、但无需透析的患者为研究对象，应用达依泊汀-α 将血红蛋白维持在 13.0g/100ml 的水平（中位数达到 12.5g/100ml），安慰剂组的血红蛋白目标约为 10.6g/100ml，结果两组的死亡率或整体心血管事件发生率无显著性差异，但应用达依泊汀-α 的患者卒中发生率显著增加。

1. Besarab A, *et al.* The effects of normal as compared with low hematocrit values in patients with cardiac disease who are receiving hemodialysis and epoetin. *N Engl J Med* 1998; **339:** 584–90.
2. Adamson JW, Eschbach JW. Erythropoietin for end-stage renal disease. *N Engl J Med* 1998; **339:** 625–7.
3. Singh AK, *et al.* Correction of anemia with epoetin alfa in chronic kidney disease. *N Engl J Med* 2006; **355:** 2085–98.
4. Drüeke TB, *et al.* Normalization of hemoglobin level in patients with chronic kidney disease and anemia. *N Engl J Med* 2006; **355:** 2071–84.
5. FDA. Information for healthcare professionals: erythropoiesis stimulating agents (ESA) [Aranesp (darbepoetin), Epogen (epoetin alfa), and Procrit (epoetin alfa)] (issued 16th November, 2006). Available at: http://www.fda.gov/Drugs/DrugSafety/PostmarketDrugSafetyInformationforPatientsandProviders/ucm126488.htm (accessed 13/08/10)
6. Pfeffer MA, *et al.* TREAT Investigators. A trial of darbepoetin alfa in type 2 diabetes and chronic kidney disease. *N Engl J Med* 2009; **361:** 2019–32.

耐药性 许多因素可导致重组人红细胞生成素疗效不佳（见上文注意事项）。一项研究[1]以晚期肾病并伴有贫血的患者为研究对象，发现透析不充分与红细胞生成素疗效降低相关。透析时间和透析方式也可能影响患者对红细胞生成素的反应[2]。还有报道发现重组人红细胞生成素抗体[3,4]。1 名患者[5]应用重组人红细胞生成素后疗效延迟，可能是由于遗传性亚临床的丙酮酸激酶缺乏症。

1. Ifudu O, *et al.* The intensity of hemodialysis and the response to erythropoietin in patients with end-stage renal disease. *N Engl J Med* 1996; **334:** 420–5.
2. Locatelli F, *et al.* The modality of dialysis treatment: does it influence the response to erythropoietin treatment? *Nephrol Dial Transplant* 2001; **16:** 1971–4.
3. Peces R, *et al.* Antibodies against recombinant human erythropoietin in a patient with erythropoietin-resistant anemia. *N Engl J Med* 1996; **335:** 523–4.
4. Viron B, *et al.* Anticorps anti-érythropoïétine humaine recombinante: une cause exceptionnelle de résistance à l'érythropoïétine. *Nephrologie* 2002; **23:** 19–22.
5. Zachée P, *et al.* Pyruvate kinase deficiency and delayed clinical response to recombinant human erythropoietin treatment. *Lancet* 1989; **i:** 1327–8.

药动学

依泊汀-α 和依泊汀-β 的药动学特征有一些差异，可能原因是糖基化作用及制剂组分的差异。

依泊汀-α 皮下注射吸收不完全，且吸收速度缓慢，报道对生物利用度为 10%～20%。静脉给药及皮下注射后，依泊汀-α 的达峰时间分别为 15min 和 5～24h。

据报道，对于慢性肾衰患者，依泊汀-α 静脉给药的消除半衰期为 4～13h；对于肾功能正常者，半衰期缩短。报道的依泊汀-α 皮下给药的消除半衰期估计约为 24h。

与依泊汀-α 相似，依泊汀-β 皮下注射吸收也不完全，且吸收速度缓慢，据报道，其绝对生物利用度为 23%～42%。皮下给药的达峰时间为 12～28h。报道的静脉及皮下给药的消除半衰期分别为 4～12h 和 13～28h。

皮下注射后，依泊汀-θ 吸收缓慢，且不完全，10～14h 后达到血药峰浓度，生物利用度约为 31%。据报道，对于接受血液透析的慢性肾衰患者，单剂量及重复静脉给药的消除半衰期分别为 6h 和 4h。据报道，对于健康志愿者及其他患者，皮下注射后的半衰期为 22～41h。

依泊汀-ζ 的生物利用度约为 20%，12～18h 后达到血药峰浓度。估计皮下注射后的半衰期为 24h。对于健康受试者，静脉注射后的半衰期约为 4h；对于慢性肾衰患者，半衰期约为 5h；儿童半衰期约为 6h。

1. Macdougall IC, *et al.* Clinical pharmacokinetics of epoetin (recombinant human erythropoietin). *Clin Pharmacokinet* 1991; **20:** 99–113.
2. Halstenson CE, *et al.* Comparative pharmacokinetics and pharmacodynamics of epoetin alfa and epoetin beta. *Clin Pharmacol Ther* 1991; **50:** 702–12.
3. Gladziwa U, *et al.* Pharmacokinetics of epoetin (recombinant human erythropoietin) after long term therapy in patients undergoing haemodialysis and haemofiltration. *Clin Pharmacokinet* 1993; **25:** 145–53.
4. Montini G, *et al.* Pharmacokinetics and hematologic response to subcutaneous administration of recombinant human erythropoietin in children undergoing long-term peritoneal dialysis: a multicenter study. *J Pediatr* 1993; **122:** 297–302.
5. Brown MS, *et al.* Single-dose pharmacokinetics of recombinant human erythropoietin in preterm infants after intravenous and subcutaneous administration. *J Pediatr* 1993; **122:** 655–7.
6. Reddingius RE, *et al.* Pharmacokinetics of recombinant human erythropoietin in children treated with continuous ambulatory peritoneal dialysis. *Eur J Pediatr* 1994; **153:** 850–4.
7. Chakraborty A, *et al.* Population pharmacokinetics of erythropoietin in critically ill subjects. *J Clin Pharmacol* 2005; **45:** 193–202.

用途和用法

红细胞生成素为糖基化蛋白激素和造血生长因子。它主要由肾分泌，少量由外器官，如肝分泌。红细胞生成素可通过刺激红系祖细胞的分化和增殖、网织红细胞释放进入血循环及细胞血红蛋白的合成来调控红细胞生成。缺氧或贫血可促使红细胞生成素释放，在这些情况下，血清中的血红蛋白可达到正常水平的 1000 倍，出现一些疾病，如慢性肾衰时，这种应答会发生异常。在铁供给不足的情况下，血液对红细胞生成素的反应降低。有关红细胞的形成及成人的平均细胞计数的概述，见造血（第171页）。

依泊汀-α、依泊汀-β、依泊汀-θ 和依泊汀-ζ 为临床应用的重组人红细胞生成素，与内源性红细胞生成素具有相同的药理作用。用于治疗透析及透析前患者慢性肾衰引起的贫血。依泊汀-α 和依泊汀-β 和依泊汀-θ 和依泊汀-ζ 还可用于治疗非骨髓瘤患者由化疗诱发的贫血。依泊汀-α 可用于治疗 HIV 阳性患者由齐多夫定引起的贫血。依泊汀-β 可用于治疗早产性贫血。目前还在评价依泊汀用于多种其他原因引起的正细胞-正常色素性贫血的作用（见下文）。应监测所有患者的铁水平，在必要的情况下给予补充。

依泊汀-α、依泊汀-β 和依泊汀-ζ 还可在选择性外科手术前用于中度贫血患者（不缺铁），以增加自体输血的血量。依泊汀-α 还可用于这类患者以减少异体输血量。

用于治疗**慢性肾衰性贫血**时，依泊汀可静脉或皮下给药。据报道，皮下给药有引发纯红细胞再生障碍的风险，因此用于血液透析患者时，依泊汀应静脉给药（见上文对血液的影响）；可在透析期间或透析结束时，经过血管通路给药。对于透析前及腹膜透析的患者，无现成的静脉通路，应皮下给药。治疗目的是为了升高血红蛋白浓度至 10～12g/100ml 或使红细胞压积升至 30%～36%。血红蛋白浓度应逐渐升高以最大限度地减少不良反应，如高血压的发生；建议每 2 周升高的速率不可超过 1g/100ml，或每 4 周升高的速率不可超过 2g/100ml。

依伯汀-α 或依伯汀-ζ 可以静脉注射的方式给药，至少 1～5min；对于出现流感样不良反应症状的患者，最好采用更慢的静脉注射速度。依伯汀-α 或依伯汀-ζ 还可皮下给药。

- 对于透析前及血液透析患者，推荐的依泊汀-α 或依泊汀-ζ 初始剂量为 50IU/kg，每周 3 次；美国注册药品信息推荐的初始剂量更大，为 50～100U/kg，每周 3 次。
- 每隔 4 周，剂量可增加 25U/kg，直至达到预期疗效。
- 对于腹膜透析患者，初始剂量为 50U/kg，每周 2 次。

一旦达到预期疗效，可能需调整给药剂量以维持治疗。

- 通常对于透析前患者，每周总维持剂量为 50～100U/kg，分 3 次给药，每周总给药剂量不应超过 600U/kg；
- 对于血液透析患者，通常给药剂量为 75～300U/kg，分 3 次给药；
- 对于腹膜透析患者，通常每周总剂量为 50～100U/kg，分 2 次给药。

与依泊汀-α、依泊汀-ζ 相似，**依泊汀-β** 也可用于治疗透析及透析前患者的慢性肾衰性贫血。可静脉或皮下注射，经时 2min。对于成人和儿童，给药剂量如下：

- 皮下注射，初始剂量为 60U/kg，每周 1 次，疗程 4 周，每周总给药剂量可每日分次给药或每周 3 次。
- 静脉注射，初始剂量为 40U/kg，每周 3 次，疗程 4 周，然后给药剂量可增至 80U/kg，每周 3 次。
- 此后，静脉给药及皮下给药的依泊汀-β 的给药剂量每隔 4 周增加一次剂量，每平均增加 60U/kg，按上文所述分至每次的给药剂量中，直至达到预期的血红蛋白浓度或血细胞比容。依泊汀-β 的每周总给药剂量不应超过 720U/kg。

维持治疗初期，剂量减半，然后每 1～2 周根据疗效调整一次剂量。皮下给药时，每周维持剂量可分 1 次、3 次或 7 次给药，对于给药稳定在每周 1 次的患者，可调整为每 2 周给药 1 次。

用于治疗慢性肾衰性贫血时，**依泊汀-θ** 还可静脉或皮下给药。

- 皮下注射的初始给药剂量为 20U/kg，每周 3 次，疗程 4 周；必要时，随后可将给药剂量增加至 40U/kg，每周 3 次。
- 静脉注射的初始给药剂量为 40U/kg，每周 3 次，疗程 4 周；必要时，随后可将给药剂量增加至 80U/kg，每周 3 次。
- 此后，静脉给药及皮下给药的依泊汀-θ 的给药剂量可每月以 25%的速度递增，直至达到目标血红蛋白浓度。每周总给药剂量不可超过 700U/kg。

维持治疗时，应按需调整给药剂量。皮下给药时，每周维持剂量可每周单次给药；静脉给药时，每周总剂量可分 2 次或 3 次给药。

依泊汀可用于**非骨髓恶性肿瘤**患者，以对症治疗化疗引起的贫血。然而，依伯汀-α 的美国注册药品信息警示：达到预期的治疗效果后，应停止应用，因为依泊汀是否对病情的进一步发展及对生存的影响目前还不完全清楚。有关美国对依泊汀用于肿瘤患者的限制的内容，另见下文贫血。通常当血红蛋白浓度降至≤10g/100ml 时，依泊汀-α、依泊汀-β、依泊汀-θ 和依泊汀-ζ 可皮下注射给药。应使血红蛋白浓度逐渐升高；2 周内升高的速率不可超过 1g/100ml 或 4 周内升高的速率不可超过 2g/100ml，建议目标血红蛋白浓度为 10～12g/100ml。

- **依泊汀-α 或依泊汀-ζ** 的初始给药剂量为 150U/kg，每周 3 次；或 450U/kg，每周 1 次。必要时，4 周后可将给药剂量增至 300U/kg，每周 3 次。此外，依泊汀-α 的给药剂量可为 40000U，每周 1 次。必要时，4 周后可增至 60000U。若以较高的剂量治疗 4 周后仍

未达到预期疗效，应停止治疗。

- 依泊汀-β 的初始给药剂量为 30000U（约为 450U/kg），每周给药 1 次或分 3～7 次给药。必要时，4 周后可将剂量加倍。但若以较高的剂量治疗 4 周后仍未达到预期疗效，应停止治疗。每周总剂量不应超过 60000U。
- 依泊汀-θ 初始给药剂量为 20000U，每周 1 次。必要时，可将给药剂量增至 40000U，每周 1 次。若以较高剂量治疗 4 周后，仍未达到预期疗效，可将给药剂量增至最大剂量 60000U，每周 1 次。若治疗 12 周后，仍未达到预期疗效，应停止治疗。

一旦达到目标血红蛋白浓度，可将依泊汀-α 的给药剂量降低 25% 作为维持剂量，随后按需调整；依泊汀-β 或依泊汀-ζ 的给药剂量可降低 25%～50%。化疗结束后，应停止应用依泊汀，但在英国，可继续应用 1 个月。

对于应用齐多夫定治疗的 HIV-阳性患者，若内源性血清红细胞生成素浓度≤500mU/ml，应用依泊汀-α 可能有益。依泊汀-α 可皮下或静脉注射给药，初始给药剂量为 100U/kg，每周 3 次，疗程 8 周。随后根据疗效，可于 4～8 周将给药剂量增加 50～100U/kg。若以 300U/kg 每周 1 次的给药剂量治疗不足以达到满意疗效，再增加剂量也不太可能受益。血红蛋白浓度不应超过 12g/100ml。

对于需自体输血且存在轻中度贫血（血红蛋白 10～13g/100ml 或红细胞压积 33%～39%）的患者，依泊汀-α、依泊汀-β 或依泊汀-ζ 可与铁补充剂合用于增加用于输注的自体血量。给药剂量取决于采集所需的血量及其他因素，如患者的全血容量及红细胞压积。献血时，应于献血后给予依泊汀。推荐的给药方案为：

- 依泊汀-α 或 依泊汀-ζ 600U/kg，静脉给药，每周 2 次，术前 3 周开始。
- 依泊汀-β 200～800U/kg，静脉给药，或 150～600U/kg，皮下给药，每周 2 次，术前连续给药 4 周。

为了降低同种异体血液输注的需求量，可给予依泊汀-α，剂量为 600U/kg，皮下给药，每周 1 次，术前 3 周开始治疗，第 4 剂于手术当天给药。或者，若术前时间较短，可于术前 10 天、手术当天及术后 4 天皮下给药，300U/kg，每日 1 次。所有患者均应补充足量的铁剂，若血红蛋白浓度超过 15g/100ml，应停用依泊汀。

依泊汀在儿童的用法，见下文。

1. Markham A, Bryson HM. Epoetin alfa: a review of its pharmacodynamic and pharmacokinetic properties and therapeutic use in nonrenal applications. Drugs 1995; 49: 232–54.
2. Dunn CJ, Markham A. Epoetin beta: a review of its pharmacological properties and clinical use in the management of anaemia associated with chronic renal failure. Drugs 1996; 51: 299–318.
3. Beguin Y. A risk-benefit assessment of epoetin in the management of anaemia associated with cancer. Drug Safety 1998; 19: 269–82.
4. Cheer SM, Wagstaff AJ. Epoetin beta: a review of its clinical use in the treatment of anaemia in patients with cancer. Drugs 2004; 64: 323–46.
5. Marsden JT. Erythropoietin—measurement and clinical applications. Ann Clin Biochem 2006; 43: 97–104.
6. Corwin HL. The role of erythropoietin therapy in the critically ill. Transfus Med Rev 2006; 20: 27–33.
7. Hasselblatt M, et al. The brain erythropoietin system and its potential for therapeutic exploitation in brain disease. J Neurosurg Anesthesiol 2006; 18: 132–8.
8. Jurado García JM, et al. Erythropoietin pharmacology. Clin Transl Oncol 2007; 9: 715–22.
9. Fried W. Erythropoietin and erythropoiesis. Exp Hematol 2009; 37: 1007–15.

儿童用法 依泊汀可用于儿童治疗慢性肾衰和化疗引起的贫血，给药频率、血红蛋白升高水平、化疗后停用依泊汀的建议与成人相同（见上文）。但一些注册药品信息建议：对于儿童，与成人相比，应将血红蛋白目标范围降低，详见下文。依泊汀-β 还可用于预防早产儿贫血（另见贫血，下文）。

对于接受血液透析的儿童，用于治疗慢性肾衰性贫血时，依泊汀通常静脉给药。

- 依泊汀-α 或 依泊汀-ζ 的初始给药剂量为 50U/kg，每周 3 次。可以每 4 周 25U/kg 的速率增加给药剂量，直至达到预期的目标血红蛋白浓度 9.5～11g/100ml。常规每周总维持剂量（分 3 剂给药）为：
  - 体重<10 kg 的患儿，225～450U/kg；
  - 体重 10～30 kg 的患儿，180～450U/kg；
  - 体重>30 kg 的患儿，90～300U/kg。

依泊汀-β 的给药剂量（U/kg）与成人相似（见上文）。

对于非骨髓恶性肿瘤疾病患儿，用于对症治疗化疗引起的贫血时，依泊汀-α 可静脉给药，600U/kg（最大 40000U），每周 1 次。必要时，4 周后可将给药剂量增至 900U/kg（最大 60000U）。

用于预防早产儿贫血时，依泊汀-β 可用于出生体重 750～1500g 及妊娠时间不足 34 周的新生儿。皮下给药剂量为 250U/kg，每周 3 次。应尽早开始治疗（最好

在出生 3 天内），并持续治疗 6 周。

尽管依泊汀通常皮下给药用于早产儿贫血，也曾试验性应用其他给药途径。混于全静脉营养液中静脉输注对 20 名新生儿具有满意疗效[1]。一项小型研究[2]采用肠内给药的方式表明可增加血浆红细胞生成素浓度及网织红细胞计数峰值，但另一项较大规模的研究[3]表明无效。用于新生儿时，有关依泊汀溶液稀释的警告，见上文稳定性。

1. Ohls RK, et al. Pharmacokinetics and effectiveness of recombinant erythropoietin administered to preterm infants by continuous infusion in total parenteral nutrition solution. J Pediatr 1996; 128: 518–23.
2. Ballin A, et al. Erythropoietin, given enterally, stimulates erythropoiesis in premature infants. Lancet 1999; 353: 1849.
3. Juul SE. Enterally dosed recombinant human erythropoietin does not stimulate erythropoiesis in neonates. J Pediatr 2003; 143: 321–6.

贫血 依泊汀可用于由内源性红细胞生成素浓度降低引起的正细胞-正色素性贫血（第172页）。

慢性肾脏疾病相关贫血主要是由肾内红细胞生成素生成不足引起的。其他原因包括缺铁、透析引起的失血及严重甲状旁腺功能亢进。应用依泊汀治疗肾性贫血的作用已经明确[1,2]，由于不断有结果表明，通过治疗不仅可纠正贫血，还可改善生活质量[1,3]。对于透析前患者，依泊汀还可纠正贫血，改善运动能力，提高生活质量及运动能力，但可能引起血压升高[2,4]，且还不清楚是否需延迟透析的时间[4]。依泊汀对 90% 以上的肾性贫血患者有效[1]。许多因素可导致依泊汀治疗无效（见上文注意事项），应始终对患者进行随访，若可能，应纠正无效的原因。疗效不佳的原因通常为缺铁、炎症、慢性失血、甲状旁腺功能亢进和铝中毒[1,5]。

依泊汀可静脉或皮下给药（见上文用途和用法）。依泊汀皮下给药的血药浓度较低，但作用时间更持久，因此减少了每周的总维持剂量[1,2,6]。皮下给药途径一般用于准备透析的患者及腹膜透析的患者[1,2]，部分原因是需避免对将来可能作为血液透析通路的静脉进行穿刺。皮下注射途径也可用于血液透析患者。最好采用静脉给药途径，因为据报道皮下给药具有引起纯红细胞再生障碍的风险[1]（见上文对血液的影响），也因为静脉剂型更易获得。给药频率对于提高疗效也很重要，但受所应用的依泊汀品种、给药途径、疗程及患者喜好的影响。例如，依泊汀每周给药 2 次或 3 次的每周总剂量可比每周给药 1 次的稍低，且可能疗效更佳，但每周给药 1 次可能更便于维持治疗[1,2]。一篇系统性综述[7]得出结论：目前无证据支持哪种给药频率对维持目标血红白浓度更优。有关依泊汀的批准剂量、给药途径及给药频率的相关内容，见上文用途和用法。达依泊汀-α（第185页）的给药间隔比依泊汀长，且皮下及静脉给药途径的每周剂量无差异[2,6]。

有研究考察了依泊汀腹膜内给药的情况[8,9]。然而，该给药途径由于必须于干腹给药[1]因此很少应用，剂量需求比静脉或皮下给药高，且腹膜炎潜在发生率更高[1,2]。

输血常用于早产儿性贫血患者，有研究考察了依泊汀用于减少输血的作用。一篇系统性综述[10]发现，尽管依泊汀可减少输血，但作用有限，且各研究间存在显著差异。更有选择性综述以极低出生体重（<1500g）的婴儿作为研究对象，也发现对减少输血的作用有限，不管依泊汀在婴儿出生的第 1 周给药[11]还是出生 1 周后给药[12]，但不可能完全不输血。还发现较晚应用依泊汀组者的疗效与剂量相关[12]。另一项综述[13]发现有证据表明，对于出生后的第 1 周应用依泊汀的新生儿，早产儿视网膜病发生率增加。对于多数研究，本结果来自于二次研究，还有人认为大量补充铁剂可能是原因之一。

引起癌症性贫血的原因包括化疗、放疗及肿瘤本身。本药可减少癌症患者的输血[14]，还可改善其生活质量[15]。有关依泊汀用于由化疗引发的贫血的指导已经出版（骨髓抑制项下的贫血，参见 M37 第609页）。一些研究者担心依泊汀影响患者的生存率。一项安慰剂对照研究将依泊汀-α 用于接受化疗的转移性乳腺癌患者以维持正常血红蛋白水平（12～14g/100ml），在研究早期就停止了，原因是依泊汀组患者死亡率增加[16]。另一安慰剂对照研究[17]以接受放疗的头颈癌患者为研究对象，发现依泊汀-β 对局部非进展性存活率较低。相反，一项研究[18]以恶性淋巴增生患者为研究对象，未发现依泊汀-β 对患者存活率的影响。后来，一项考察有晚期非小细胞肺癌的贫血患者生活质量的研究早期便停止了，原因是计划外的安全性分析表明应用依泊汀-α 的患者总生存率降低[19]。然而，两项后来的研究确实旨在考察这些影响，一项研究以因晚期子宫颈癌接受放疗的女性患者为研究对象，结果未发现血红蛋白水平升高与临床预

后改善之间的正相关性，因此对于依泊汀-β 是否对疾病进展或生存率有作用还不能得出确切结论[20]。另一项研究以因转移性乳腺癌接受化疗的女性患者为研究对象，发现依泊汀-β 对总生存率无显著影响[21]。考察这些研究及其他癌症相关研究的荟萃分析发现，依泊汀或达依泊汀-α 治疗与静脉血栓发生[22]及死亡[22,23]风险增加有关。目前的研究资料的目标血红蛋白一般为≥12g/100ml，仍需进一步研究考察现在推荐的较低目标血红蛋白的利弊（见上文用途和用法）。基于这些考虑，官方机构在注册药品信息中加强了有关依泊汀及相关药品用于癌症患者的警示信息。FDA 指出[24]依泊汀及达依泊汀-α 仅可由完成 ESA APPRISE 肿瘤学计划专门培训的专业医疗工作者开具用于癌症患者。此外，这类药品只能由参与这一计划的医院调配。MHRA 建议[25]，癌症患者贫血治疗的首选方案为输血，特别是那些接受辅助化疗的患者或有治愈希望的患者。MHRA 还建议，对于具有很长存活希望的晚期或转移性癌症患者，应首选输血治疗。

依泊汀有时可用于治疗其他原因引起的贫血。可潜在性用于 AIDS 患者由齐多夫定诱发的贫血（齐多夫定项下对血液的影响，参见 M37 第879页）、产后贫血[26,27]及慢性疾病（如类风湿关节炎[28,29]、炎性肠病[30～32]及慢性心衰[33]）引发的贫血。目前还考察了依泊汀用于危重病患者的情况[34,35]，但缺乏肯定的临床疗效，不推荐常规应用[36,37]。

1. National Kidney Foundation. KDOQI clinical practice guidelines and clinical practice recommendations for anemia in chronic kidney disease. Am J Kidney Dis 2006; 47 (suppl 3): S1–S146. Correction. ibid.; 48: 518. Also available at: http://www.kidney.org/professionals/KDOQI/guidelines_anemia/index.htm (accessed 04/12/06)
2. European Best Practice Guidelines Working Group. Treatment of renal anaemia. Nephrol Dial Transplant 2004; 19 (suppl): ii16–ii31. Also available at: http://ndt.oxfordjournals.org/cgi/reprint/19/suppl_2/ii16.pdf (accessed 27/10/05)
3. Jones M, et al. Impact of epoetin alfa on clinical end points in patients with chronic renal failure: a meta-analysis. Kidney Int 2004; 65: 757–67.
4. Cody J, et al. Recombinant human erythropoietin for chronic renal failure anaemia in pre-dialysis patients. Available in The Cochrane Database of Systematic Reviews; Issue 3. Chichester: John Wiley; 2005 (accessed 27/10/05)
5. European Best Practice Guidelines Working Group. Failure to respond to treatment. Nephrol Dial Transplant 2004; 19 (suppl): ii32–ii36. Also available at: http://ndt.oxfordjournals.org/cgi/reprint/19/suppl_2/ii32.pdf (accessed 27/10/05)
6. Deicher R, Hörl WH. Differentiating factors between erythropoiesis-stimulating agents: a guide to selection for anaemia of chronic kidney disease. Drugs 2004; 64: 499–509.
7. Cody J, et al. Frequency of administration of recombinant human erythropoietin for anaemia of end-stage renal disease in dialysis patients. Available in The Cochrane Database of Systematic Reviews; Issue 3. Chichester: John Wiley; 2005 (accessed 27/10/05).
8. Kausz AT, et al. Intraperitoneal erythropoietin in children on peritoneal dialysis: a study of pharmacokinetics and efficacy. Am J Kidney Dis 1999; 34: 651–6.
9. Johnson CA, et al. Comparison of intraperitoneal and subcutaneous epoetin alfa in peritoneal dialysis patients. Perit Dial Int 1999; 19: 578–82.
10. Vamvakas EC, Strauss RG. Meta-analysis of controlled clinical trials studying the efficacy of rHuEPO in reducing blood transfusions in the anemia of prematurity. Transfusion 2001; 41: 406–15.
11. Kotto-Kome AC, et al. Effect of beginning recombinant erythropoietin treatment within the first week of life, among very-low-birth-weight neonates, on "early" and "late" erythrocyte transfusions: a meta-analysis. J Perinatol 2004; 24: 24–9.
12. Garcia MG, et al. Effect of recombinant erythropoietin on "late" transfusions in the neonatal intensive care unit: a meta-analysis. J Perinatol 2002; 22: 108–11.
13. Ohlsson A, Aher SM. Early erythropoietin for preventing red blood cell transfusion in preterm and/or low birth weight infants. Available in The Cochrane Database of Systematic Reviews; Issue 3. Chichester: John Wiley; 2006 (accessed 20/01/10).
14. Dührsen U. The clinical value of erythropoietin in patients with cancer. Drugs 2002; 62: 2013–23.
15. Jones M. Epoetin alfa improves quality of life in patients with cancer: results of a metaanalysis. Cancer 2004; 101: 1720–32.
16. Leyland-Jones B, et al. BEST Investigators and Study Group. Maintaining normal hemoglobin levels with epoetin alfa in mainly nonanemic patients with metastatic breast cancer receiving first-line chemotherapy: a survival study. J Clin Oncol 2005; 23: 5960–72.
17. Henke M, et al. Erythropoietin to treat head and neck cancer patients with anaemia undergoing radiotherapy: randomised, double-blind, placebo-controlled trial. Lancet 2003; 362: 1255–60.
18. Österborg A, et al. Impact of epoetin-β on survival of patients with lymphoproliferative malignancies: long-term follow up of a large randomized study. Br J Haematol 2005; 129: 206–9.
19. Wright JR, et al. Randomized, double-blind, placebo-controlled trial of erythropoietin in non–small-cell lung cancer with disease-related anemia. J Clin Oncol 2007; 25: 1027–32.
20. Strauss H-G, et al. MARCH Investigators and Coordinators. Effects of anemia correction with epoetin beta in patients receiving radiochemotherapy for advanced cervical cancer. Int J Gynecol Cancer 2008; 18: 515–24.
21. Aapro M, et al. Effect of once-weekly epoetin beta on survival in patients with metastatic breast cancer receiving anthracycline- and/or taxane-based chemotherapy: results of the Breast Cancer—Anemia and the Value of Erythropoietin (BRAVE) study. J Clin Oncol 2008; 26: 592–8.

22. Bennett CL, *et al.* Venous thromboembolism and mortality associated with recombinant erythropoietin and darbepoetin administration for the treatment of cancer-associated anemia. *JAMA* 2008; **299**: 914–24.
23. Bohlius J, *et al.* Erythropoietin or darbepoetin for patients with cancer—meta-analysis based on individual patient data. Available in The Cochrane Database of Systematic Reviews; Issue 3. Chichester: John Wiley; 2009 (accessed 20/01/10).
24. FDA. Information on erythropoiesis-stimulating agents (ESA) epoetin alfa (marketed as Procrit, Epogen) darbepoetin alfa (marketed as Aranesp): safety announcement (issued 16th February, 2010). Available at: http://www.fda.gov/Drugs/DrugSafety/PostmarketDrugSafetyInformationforPatientsandProviders/ucm109375.htm (accessed 16/08/10)
25. MHRA/CHM. Recombinant human erythropoietins: new recommendations for treatment of anaemia in cancer. *Drug Safety Update* 2008; **2** (1): 3–4. Available at: http://www.mhra.gov.uk/home/idcplg?IdcService=GET_FILE&dDocName=CON023077&RevisionSelectionMethod=LatestReleased (accessed 15/08/08)
26. Kotto-Kome AC, *et al.* Effect of administering recombinant erythropoietin to women with postpartum anemia: a meta-analysis. *J Perinatol* 2004; **24**: 11–15.
27. Dodd J, *et al.* Treatment for women with postpartum iron deficiency anaemia. Available in The Cochrane Database of Systematic Reviews; Issue 4. Chichester: John Wiley; 2004 (accessed 27/10/05).
28. Peeters HRM, *et al.* Effect of recombinant human erythropoietin on anaemia and disease activity in patients with rheumatoid arthritis and anaemia of chronic disease: a randomised placebo controlled double blind 52 weeks clinical trial. *Ann Rheum Dis* 1996; **55**: 739–44.
29. Peeters HRM, *et al.* Recombinant human erythropoietin improves health-related quality of life in patients with rheumatoid arthritis and anaemia of chronic disease: utility measures correlate strongly with disease activity measures. *Rheumatol Int* 1999; **18**: 201–6.
30. Schreiber S, *et al.* Recombinant erythropoietin for the treatment of anemia in inflammatory bowel disease. *N Engl J Med* 1996; **334**: 619–23.
31. Gasché C, *et al.* Intravenous iron and erythropoietin for anemia associated with Crohn disease: a randomized, controlled trial. *Ann Intern Med* 1997; **126**: 782–7.
32. Dohil R, *et al.* Recombinant human erythropoietin for treatment of anemia for chronic disease in children with Crohn's disease. *J Pediatr* 1998; **132**: 155–9.
33. van der Meer P, *et al.* Erythropoietin treatment in patients with chronic heart failure: a meta-analysis. *Heart* 2009; **95**: 1309–14.
34. Corwin HL, *et al.* Efficacy of recombinant human erythropoietin in critically ill patients: a randomized controlled trial. *JAMA* 2002; **288**: 2827–35.
35. Corwin HL, *et al.* EPO Critical Care Trials Group. Efficacy and safety of epoetin alfa in critically ill patients. *N Engl J Med* 2007; **357**: 965–76.
36. Zarychanski R, *et al.* Erythropoietin-receptor agonists in critically ill patients: a meta-analysis of randomized controlled trials. *CMAJ* 2007; **177**: 725–34.
37. Shermock KM, *et al.* Erythropoietic agents for anemia of critical illness. *Am J Health-Syst Pharm* 2008; **65**: 540–6.

心血管疾病　一些研究者对红细胞生成素的非造血系统方面的作用，包括防止细胞凋亡、抗氧化及促血管增生作用比较感兴趣[1]。还有研究考察了红细胞生成素用于治疗缺血性脑卒中及心肌梗死的可能性[2]。

1. Arcasoy MO. The non-haematopoietic biological effects of erythropoietin. *Br J Haematol* 2008; **141**: 14–31.
2. van der Meer P, *et al.* Erythropoietin in cardiovascular diseases. *Eur Heart J* 2004; **25**: 285–91.

手术　由于担心输血的安全性及维持血液供给的需求，人们开始考虑减少手术用血的方法。重组人红细胞生成素可增加用于自体输血的血液量[1]及减少输血[2–4]。对上帝见证会信徒（Jehovah's Witnesses），本药还可代替输血[5–8]。

1. Goodnough LT, *et al.* Erythropoietin therapy. *N Engl J Med* 1997; **336**: 933–8.
2. Laupacis A, Fergusson D. Erythropoietin to minimize perioperative blood transfusion: a systematic review of randomized trials. *Transfus Med* 1998; **8**: 309–17.
3. Earnshaw P. Blood conservation in orthopaedic surgery: the role of epoetin alfa. *Int Orthop* 2001; **25**: 273–8.
4. Alghamdi AA, *et al.* Does the use of erythropoietin reduce the risk of exposure to allogeneic blood transfusion in cardiac surgery? A systematic review and meta-analysis. *J Card Surg* 2006; **21**: 320–6.
5. Busuttil D, Copplestone A. Management of blood loss in Jehovah's Witnesses. *BMJ* 1995; **311**: 1115–16.
6. Cothren C, *et al.* Blood substitute and erythropoietin therapy in a severely injured Jehovah's Witness. *N Engl J Med* 2002; **346**: 1097–8.
7. Hashem B, Dillard TA. A 44-year-old Jehovah's Witness with life-threatening anemia from uterine bleeding. *Chest* 2004; **125**: 1151–4.
8. Holt RL, *et al.* Jehovah's Witnesses requiring complex urgent cardiothoracic surgery. *Ann Thorac Surg* 2004; **78**: 695–7.

制剂

BP 2010: Erythropoietin Injection.

专利制剂

Arg.: Epogen; Eprex; Eritrogen; Hemax; Hypercrit; Pronivel; Recormon; *Austral.:* Eprex; NeoRecormon; *Austria:* Eprex; Erypo; NeoRecormon; Recormon†; *Belg.:* Eprex; NeoRecormon; *Braz.:* Eprex; Eritina; Eritromax†; Hemax-Eritron; Hemoprex; Recormon; Tinax; *Canad.:* Eprex; *Chile:* Eprex; Hypercrit†; Hepta; Hypercrit; Recormon; *Cz.:* Abseamed; Binocrit; Dynepo†; Epomax†; Eporatio; Eprex; Recormon; Retacrit; Silapo; *Denm.:* Eprex; NeoRecormon; *Fin.:* Eprex; NeoRecormon; *Fr.:* Binocrit; Dynepo†; Eprex; NeoRecormon; *Ger.:* Abseamed; Binocrit; Dynepo†; Eprex†; Erypo; NeoRecormon; *Gr.:* Abseamed; Binocrit; Dynepo; Eprex; NeoRecormon; Retacrit; Silapo; *Hong Kong:* Eprex;

Recormon; ***Hung.:*** Eprex; NeoRecormon; Retacrit; ***India:*** Wepox; ***Indon.:*** Epotrex-NP; Eprex; Hemapo; Eprex; ***Irl.:*** Abseamed; Binocrit; Dynepo†; Eprex; NeoRecormon; Retacrit; Silapo; ***Israel:*** Recormon; ***Ital.:*** Dynepo†; Eprex; Globurent†; Recormon; ***Jpn:*** Epogin; Espo; ***Malaysia:*** Eprex; Recormon; ***Mex.:*** Bioyetin; Epomax; Eprex; Erlan; Exetin-A; Hypercrit†; Negortine; Recormon; Yepotin; ***Neth.:*** Dynepo†; Eprex; NeoRecormon; ***Norw.:*** Eprex; NeoRecormon; ***NZ:*** Eprex; NeoRecormon; ***Philipp.:*** Epogen; Epokine; Eposino; Eprex; Recormon; Renogen; Shanpoietin; ***Pol.:*** Abseamed; Binocrit; Dynepo†; Eprex; NeoRecormon; Recormon†; Retacrit; Silapo; ***Rus.:*** Epocomb (Эпокомб); Epocrin (Эпокрин); Epostim (Эпостим); Eprex (Эпрекс); Eralfon (Эральфон); Erythrostim (Эритростим); Recormon (Рекормон); ***S.Afr.:*** Eprex; Recormon; Repotin; ***Singapore:*** Eprex; Recormon; ***Spain:*** Dynepo†; Epopen; Eprex; NeoRecormon; ***Swed.:*** NeoRecormon; ***Switz.:*** Eprex; Recormon; ***Thai.:*** EPIAO; Epokine; Eporon; Eprex; Eritrogen; Espogen; Hemax; Recormon; Renogen; ***Turk.:*** Epobel; Eprex; NeoRecormon; Recormon; ***UAE:*** Epotin; ***UK:*** Binocrit; Dynepo†; Eporatio; Eprex; NeoRecormon; Retacrit; ***Ukr.:*** Epovitan (Эповитан); Recormon (Рекормон); Wepox (Вепокс); ***USA:*** Epogen; Procrit; ***Venez.:*** Eprex; Hypercrit; Recormon.

Etamsylate (*BAN, rINN*) 酚磺乙胺

Ciclonamina; Cyclonamine; E-141; Etamsilat; Etamsilatas; Etamsilato; Etamsylaatti; Etamsylát; Etamsylat; Étamsylate; Etamsylatum; Etamszilát; Ethamsylate (*USAN*); MD-141. Diethylammonium 2,5-dihydroxybenzenesulphonate.

Этамзилат

$C_{10}H_{17}NO_5S = 263.3.$
CAS — 2624-44-4.
ATC — B02BX01.
ATC Vet — QB02BX01.
UNII — 24YL531VOH.

Pharmacopoeias. In *Eur.* (see p.vii).

Ph. Eur. 6.8（Etamsylate）　白色或类白色结晶性粉末。具有多晶型现象。极易溶于水；可溶于无水乙醇；几乎不溶于二氯甲烷；易溶于甲醇。10%水溶液的 pH 值为 4.5～5.6。贮藏于密闭容器中。避光。

不良反应和注意事项

应用后可出现恶心、呕吐、腹泻、发热、头痛和皮疹。在降低给药剂量后，头痛和皮疹可消失，餐后应用酚磺乙胺可减轻胃肠道反应。有报道静脉注射可引发一过性低血压。

卟啉病　目前认为卟啉病患者应用酚磺乙胺不安全，由于动物实验表明，本药具有生卟啉作用。

药动学

酚磺乙胺可经胃肠道吸收。主要以原形药物形式经尿排泄。酚磺乙胺可排泌进入乳汁。

用途和用法

酚磺乙胺为止血药，可维护毛细血管壁的稳定性及纠正异常的血小板黏附作用。本药可用于预防和控制小血管出血。

用于由月经过多（见下文）引起失血的短期治疗时，可在月经期间口服 500mg，每日 4 次。用于控制术后出血时，酚磺乙胺可口服给药或肌内注射给药或静脉注射给药，给药剂量为 250～500mg。可于术前 1h 给药，术后再次给药，必要时，每 4～6h 重复给药一次。必要时，可在手术期间静脉给药。有关酚磺乙胺用于预防新生儿心室内出血的内容，见下文。

儿童用法　有关酚磺乙胺用于早产新生儿以预防心室内出血的内容，见下文。

月经过多　一项研究[1]表明，在自发性月经过多（参见 M37 第 2057 页）妇女月经期间应用酚磺乙胺和甲芬那酸一样可有效减少子宫失血，但另一研究[2]表明无效。一篇综述考察了这两项及更早的两项研究的发表及未发表的结果，指出酚磺乙胺可使月经失血减少 10%～15%[3]。目前认为酚磺乙胺治疗失血的效果并不优于其他药物，因此不再推荐[4]。

1. Chamberlain G, *et al.* A comparative study of ethamsylate and mefenamic acid in dysfunctional uterine bleeding. *Br J Obstet Gynaecol* 1991; **98**: 707–11.
2. Bonnar J, Sheppard BL. Treatment of menorrhagia during menstruation: randomised controlled trial of ethamsylate, mefenamic acid, and tranexamic acid. *BMJ* 1996; **313**: 579–82.
3. Coulter A, *et al.* Treating menorrhagia in primary care: an overview of drug trials and a survey of prescribing practice. *Int J Technol Assess Health Care* 1995; **11**: 456–71.
4. National Collaborating Centre for Women's and Children's Health/NICE. Heavy menstrual bleeding (issued January 2007). Available at: http://www.nice.org.uk/nicemedia/pdf/CG44FullGuideline.pdf (accessed 06/03/08)

新生儿室内出血　酚磺乙胺为试验用于预防极低体重新生儿（第 177 页）室内出血的几个药物之一。在一些国家，批准的给药途径为肌内注射，剂量为 10mg/kg。出生 2h 内给予首剂，然后每 6h 重复给药，持续 4 天。

目前的一些研究主要采用静脉给药途径。在一项多中心、安慰剂对照、双盲研究[1]中，酚磺乙胺初始给药剂量为 12.5mg/kg，在分娩 1h 内静脉或肌内给药，然后每 6h 静脉给予相同剂量，疗程 4 天，达到总剂量 200mg/kg。分娩后马上确定没有发生出血的 330 名新生儿中，162 名应用酚磺乙胺，继发性出血发生率降低，特别是与 168 名应用安慰剂的婴儿相比，程度更显著。进一步考察了 30 名确定在治疗前发生室周出血的婴儿，21 名应用酚磺乙胺，9 名应用安慰剂。结果表明，酚磺乙胺可控制出血的程度。酚磺乙胺治疗组的婴儿动脉导管未闭（patent ductus arteriosus）的发生率也较低。然而，后续的一项研究[2]应用相同剂量，但短期随访结果表明治疗无效。有研究者认为这项研究的样本量太小，给药时间太晚，初始给药剂量应在婴儿出生 4h 内给予，而前期研究在婴儿出生 1h 内给予。在这些婴儿两岁时，对其进行随访[3]，发现酚磺乙胺未降低死亡、损伤或残疾的风险。在第一项研究[4]中的患者 4 岁时，对其发育情况进行评估，也发现尽管酚磺乙胺最初可降低室内出血的发生率，但与对照组相比，本药不能降低脑性麻痹的发生率。

1. Benson JWT, *et al.* Multicentre trial of ethamsylate for prevention of periventricular haemorrhage in very low birthweight infants. *Lancet* 1986; **ii**: 1297–1300.
2. The EC Ethamsylate Trial Group. The EC randomised controlled trial of prophylactic ethamsylate for very preterm neonates: early mortality and morbidity. *Arch Dis Child* 1994; **70**: F201–F205.
3. Elbourne D, *et al.* Randomised controlled trial of prophylactic etamsylate: follow up at 2 years of age. *Arch Dis Child Fetal Neonatal Ed* 2001; **84**: F183–F187.
4. Schulte J, *et al.* Developmental outcome of the use of etamsylate for prevention of periventricular haemorrhage in a randomised controlled trial. *Arch Dis Child Fetal Neonatal Ed* 2005; **90**: F31–F35.

制剂

专利制剂

Arg.: Impedil; *Belg.:* Dicynone; *Braz.:* Dicinone; *Chile:* Dicynone; *Cz.:* Dicynone; *Fr.:* Dicynone; *Hung.:* Dicynone; *India:* Alstat; Ethacid; Ethamcip; Ethasyl; Hemsyl; Revici-E; *Indon.:* Dicynone; *Irl.:* Dicynone; *Ital.:* Dicynone; Eselin; *Mex.:* Dicynone; *Rus.:* Dicynone (Дицинон); *Singapore:* Dicynone; *Spain:* Dicinone; Hemo 141; *Switz.:* Dicynone; *UK:* Dicynene; *Ukr.:* Dicynone (Дицинон); *Venez.:* Dicynone.

Etherified Starches ⊗ 醚化淀粉

Almidón, éteres de; HES; Hydroxyethyl Starch; Hydroxyéthylamidon; Hydroxyethylamylum. 2-Hydroxyethyl ether starch.
CAS — 9005-27-0.
ATC — B05AA07.
ATC Vet — QB05AA07.
UNII — 875Y4127EA (hetastarch).

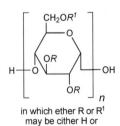

in which ether R or R¹
may be either H or
CH_2CH_2OH

(hetastarch)

性状　90% 以上的醚化淀粉由支链淀粉组成，且醚化程度不同。

- 羟乙基淀粉（hetastarch）（*BAN, USAN*）：淀粉聚合体的每 10 个吡喃型葡萄糖单位平均有 7～8 个羟基被转化为 OCH_2CH_2OH 基。
- 羟乙基淀粉（hydroxyethyl starch）130/0.4（*USAN*）：淀粉聚合物的每 10 个吡喃型葡萄糖单位中的羟基平均为 3.8～4.5 个，可转化为 OCH_2CH_2OH 基。
- 喷他淀粉（pentastarch）（*BAN, USAN*）：淀粉聚合体的每 10 个吡喃型葡萄糖单位平均有 4～5 个羟基被转化为 OCH_2CH_2OH 基。

醚化淀粉的平均分子量和吡喃型葡萄糖单位中的醚化位点也不同。

配伍禁忌　羟乙基淀粉与许多化合物不能配伍，包括一些注射用抗菌药。

1. Wohlford JG, Fowler MD. Visual compatibility of hetastarch with injectable critical-care drugs. *Am J Hosp Pharm* 1989; **46:** 995–6.
2. Wohlford JG, *et al.* More information on the visual compatibility of hetastarch with injectable critical-care drugs. *Am J Hosp Pharm* 1990; **47:** 297–8.

不良反应和注意事项

输注醚化淀粉可引发超敏反应，包括过敏反应。长期大剂量应用醚化淀粉可出现瘙痒，症状可延迟至末次输注的数周后出现。醚化淀粉期间，血清淀粉酶浓度升高，由于形成了酶-底物复合物，消除缓慢。

血浆增容药的注意事项的介绍见右旋糖酐70项下（第186页），这些注意事项在应用醚化淀粉时也应考虑。可能对血型及交叉配血产生一定影响。

1. Wiedermann CJ. Hydroxyethyl starch - can the safety problems be ignored? *Wien Klin Wochenschr* 2004; **116:** 583–94.

对血液的影响

应用血浆增容药可导致凝血因子的稀释，还可直接影响凝血。醚化淀粉对凝血系统的影响包括[1,2]使凝血因子Ⅷ及血管性假血友病子（vWF）减少，进而导致获得性Ⅰ型 von Willebrand 病（第178页）、凝血酶的活化时间延长及血小板容量下降。这些反应的程度取决于醚化淀粉的分子量和体内淀粉降解的速度。降解更缓慢（由于在C2∶C6位点取代程度更高或经乙基取代更多）的高分子量的醚化淀粉比易于降解的中等及低分子量的醚化淀粉对凝血的影响更明显。有应用醚化淀粉溶液引发凝血障碍及出血的报道[1,3]。据报道，给缺血性脑卒中及其他脑损伤患者应用多种分子量和不同程度取代的醚化淀粉，出现严重并发症，如颅内出血及脑水肿，有几项研究因出现这些反应而提前停止[4]。

1. Treib J, *et al.* Coagulation disorders caused by hydroxyethyl starch. *Thromb Haemost* 1997; **78:** 974–83.
2. de Jonge E, Levi M. Effects of different plasma substitutes on blood coagulation: a comparative review. *Crit Care Med* 2001; **29:** 1261–7.
3. Jonville-Béra A-P, *et al.* Acquired type I von Willebrand's disease associated with highly substituted hydroxyethyl starch. *N Engl J Med* 2001; **345:** 622–3.
4. Wiedermann CJ. Complications of hydroxyethyl starch in acute ischemic stroke and other brain injuries. *Pathophysiol Haemost Thromb* 2003; **33:** 225–8.

对肾脏的影响

对一些患者的移植肾进行活检发现渗透性肾病样（osmotic-nephrosis-like）损伤，研究表明可能与献血者应用醚化淀粉溶液有关[1]。还有报道这种应用可影响移植物功能的快速发挥[2]。然而，另一研究[3]发现，献血者应用醚化淀粉溶液与渗透性肾病样损伤或移植物功能迟延发挥无关。1名接受扁桃体瘤手术的患者在手术期间应用醚化淀粉，出现少尿、急性肾衰和渗透性肾病样损伤[4]。

醚化淀粉应慎用于肾损伤患者[5]。

1. Legendre CH, *et al.* Hydroxyethylstarch and osmotic-nephrosis-like lesions in kidney transplantation. *Lancet* 1993; **342:** 248–9.
2. Cittanova ML, *et al.* Effect of hydroxyethylstarch in brain-dead kidney donors on renal function in kidney-transplant recipients. *Lancet* 1996; **348:** 1620–22.
3. Coronel B, *et al.* Hydroxyethylstarch and renal function in kidney transplant recipients. *Lancet* 1997; **349:** 884.
4. De Labarthe A, *et al.* Acute renal failure secondary to hydroxyethylstarch administration in a surgical patient. *Am J Med* 2001; **111:** 417–18.
5. Boldt J. Hydroxyethylstarch as a risk factor for acute renal failure: is a change of clinical practice indicated? *Drug Safety* 2002; **25:** 837–46.

对皮肤的影响

有报道输注醚化淀粉后出现瘙痒[1]。其发生可能与淀粉的组织沉积有关，但具体机制还不清楚。这种作用与剂量相关，因此可以解释报道的发生率差异，范围从小于10％至大于60％。醚化淀粉的分子量及取代程度并非风险因素。瘙痒通常是全身性的，但有报道出现局部瘙痒，仅影响躯干、四肢、肛门生殖器附近及头颈部。症状有时较严重，可持续数月，难治疗，可影响睡眠，并可影响生活质量。瘙痒可因炎热、出汗、运动、淋浴、机械压迫及精神压力而发作。通常瘙痒可延缓至应用醚化淀粉后的1～6周发生。报道的持续时间为9～15周，但具体情况下，瘙痒可持续2年。通常治疗无效，尽管有报道通过局部应用辣椒碱、紫外线疗法或口服纳曲酮可缓解。

1名患者输注羟乙基淀粉15天后出现明显并持久的眼周肿胀[2]。在这名患者的眼周组织中发现羟乙基淀粉的异常蓄积。

1. Bork K. Pruritus precipitated by hydroxyethyl starch: a review. *Br J Dermatol* 2005; **152:** 3–12.
2. Kiehl P, *et al.* Decreased activity of acid α-glucosidase in a patient with persistent periocular swelling after infusions of hydroxyethyl starch. *Br J Dermatol* 1998; **138:** 672–77.

药动学

醚化淀粉由具有一系列分子量及多种醚化程度的分子混合而成。分子量低于50000的分子静脉输注后，可迅速以原形药物形式经肾排泄，更高分子量分子的代谢及消除速度较慢。代谢速度取决于分子的大小及醚化程度，

度和醚化位点，高分子量、高醚化程度、醚化位点主要为C2的分子代谢速度较慢，因此作用持续时间较长。24h内约33％的高分子量羟乙基淀粉（平均分子量450000）及约70％的中等分子量喷他淀粉（平均分子量250000）经尿排泄。醚化淀粉可分布至多个组织，少量可在体内蓄积数年。

1. Mishler JM, *et al.* Changes in the molecular composition of circulating hydroxyethyl starch following consecutive daily infusions in man. *Br J Clin Pharmacol* 1979; **7:** 505–9.
2. Mishler JM, *et al.* Post-transfusion survival of hydroxyethyl starch 450/0.70 in man: a long-term study. *J Clin Pathol* 1980; **33:** 155–9.
3. Yacobi A, *et al.* Pharmacokinetics of hydroxyethyl starch in normal subjects. *J Clin Pharmacol* 1982; **22:** 206–12.
4. Jungheinrich C, Neff TA. Pharmacokinetics of hydroxyethyl starch. *Clin Pharmacokinet* 2005; **44:** 681–99.

用途和用法

醚化淀粉为血浆增容药，可用于治疗低血容量性休克（第240页）。通常应用的是高分子量的羟乙基淀粉（平均分子量450000～480000）及中等分子量的喷他淀粉（质量平均分子量200000～250000）。其他应用的醚化淀粉还包括低分子量羟乙基淀粉130/0.4、低分子量喷他淀粉及中分子量赫沙淀粉，其中赫沙淀粉的醚化程度在喷他淀粉和羟乙基淀粉之间。还有更高分子量的羟乙基淀粉。醚化淀粉的等渗溶液，如6％的羟乙基淀粉或6％的中等分子量的喷他淀粉具有与人血白蛋白相似的胶体渗透压，因此静脉输注时血浆增容超过输血量。高渗溶液，如10％的中等分子量的喷他淀粉的血浆增容的体积约为输注体积的1.5倍。作用的持续时间取决于所应用淀粉的特性。对于6％的羟乙基淀粉，作用的持续时间为24～36h。

醚化淀粉静脉给药时，溶剂为0.9％氯化钠注射液或其他电解质溶液，浓度通常为6％或10％，有时也用浓度为3％的溶液。给药剂量及输注速度取决于丢失的体液量及血液浓度。通常给药剂量为每日500～2500ml，取决于所用制剂，若有必要，输注速度约可达20ml/（kg·h）。

当把羟乙基淀粉及喷他淀粉加入全血时，可增加血沉速度。因此常将它们用于白细胞分离术过程中，以增加粒细胞的产量。进行这一过程时，可以与全血至少1∶8的比例向静脉血中加入250～700ml。据报道，每周进行2次这样的过程，总共进行7～10次是安全的。

羟乙基淀粉及赫沙淀粉还可加至体外灌注液中。

1. Treib J, *et al.* An international view of hydroxyethyl starches. *Intensive Care Med* 1999; **25:** 258–68.

儿童用法

取代程度及分子量不同的醚化淀粉可作为血浆增容药用于儿童[1~4]。

1. Boldt J, *et al.* Volume replacement with hydroxyethyl starch solutions in children. *Br J Anaesth* 1993; **70:** 661–5.
2. Brutocao D, *et al.* Comparison of hetastarch with albumin for postoperative volume expansion in children after cardiopulmonary bypass. *J Cardiothorac Vasc Anesth* 1996; **10:** 348–51.
3. Paul M, *et al.* A randomized, controlled study of fluid management in infants and toddlers during surgery: hydroxyethyl starch 6% (HES 70/0.5) vs lactated Ringer's solution. *Paediatr Anaesth* 2003; **13:** 603–8.
4. Liet J-M, *et al.* Plasma volume expansion by medium molecular weight hydroxyethyl starch in neonates: a pilot study. *Pediatr Crit Care Med* 2003; **4:** 305–7.

卒中

已尝试将喷他淀粉用于急性缺血性脑卒中（第240页）患者以稀释血液，试图达到降低血液黏度来改善脑的再灌注。然而，一项研究因血液稀释组患者的死亡率升高而过早终止[1]。早期死亡事故几乎全部发生于严重卒中患者。症状出现的1周内，脑水肿为主要死因。存活患者中，接受血液稀释治疗的患者神经恢复较好。一篇系统性综述[2]考察了18项血液稀释相关研究，其中5项研究应用了醚化淀粉，综述发现血液稀释不影响死亡率或生理功能。另见上文对血液的影响。

1. Hemodilution in Stroke Study Group. Hypervolemic hemodilution treatment of stroke: results of a randomized multicenter trial using pentastarch. *Stroke* 1989; **20:** 317–23.
2. Asplund K. Haemodilution for acute ischaemic stroke. Available in The Cochrane Database of Systematic Reviews; Issue 4. Chichester: John Wiley; 2002 (accessed 27/10/05).

制剂

专利制剂

Arg.: Hemohes†; Hessico; Infukoll HES; Lorihess; Venofundin; Voluven; **Austria:** Elohast†; Expafusin†; Expahes†; HAES-steril; Hemohes; Hyperhes†; Isohes†; Osmohes†; Plasmasteril; Tetraspan; Varihes†; Venofundin; Voluven; **Canad.:** Hextend; Pentaspan; Voluven; **Chile:** HAES-steril; Hemohes; Voluven; **Cz.:** Elohast†; HAES-steril Hemohes†; HyperHAES; Plasma Volume Redibag; Serag-HAES†; Tetraspan; Venofundin; Voluven; **Denm.:** HAES-steril; HyperHAES; Tetraspan; Venofundin; Voluven; **Fin.:** HAES-steril; Hemohes†; HyperHAES; Tetraspan; Venofundin; Voluven; **Fr.:** Heafusine; Hesteril†; Hyperhes; Plasmohes; Restorvol; Voluven; **Ger.:** Expafusin†; Haemofusin†; HAES-Rheopond; HAES-steril; Hemohes; Infukoll HES; Plasmafusin†; Plasmasteril†; PlasmaVolume Redibag; Rheohes; Serag-HAES; Venofundin; Vitafusal; VitaHES; Voluven; **Gr.:** HAES-steril; Hemohes; Tetraspan; Venofundin; Voluven; **Hong Kong:** Voluven; **Hung.:** HAES-

---

steril; Hemohes†; Hesra; HyperHAES; Isohes†; Osmohes†; Tetraspan; Volulyte; Voluven; **Indon.:** Expafusin; Fima HES; HAES-steril; Hemohes†; Voluven; WIDAHES; **Irl.:** HyperHAES; Plasma Volume, Volulyte; **Israel:** HAES-sterile; **Ital.:** Amidolite; HAES-steril; HyperHAES; Voluven; **Jpn:** Hespander; **Malaysia:** HAES-steril†; Voluven; **Mex.:** HAES-steril; Hestar; Voluven; **Neth.:** Elohaes; HAES-steril; Hemohes; HyperHAES; Tetraspan; Venofundin; Voluven; **Norw.:** HAES-steril†; Hemohes; HyperHAES; Voluven; **NZ:** Hemohes; **Philipp.:** HAES-steril; Voluven; Xpand; **Pol.:** HAES-steril; Hemohes; HyperHAES; Tetraspan; Venofundin; Volulyte; Voluven; **Port.:** HAES-steril; Hemohes; HyperHAES; Tetraspan; Venofundin; Voluven; **Rus.:** HAES-steril (ХАЕС-стери); Hemohes (Гемохес); HyperHAES (ГиперХАЕС); Infukoll HES (Инфукол ГЭК); Plasmaline (Плазмалин); PolyHES (ПолиХЭС); Refortan (Рефортан); ReoHES (РеоХЕС); Stabisol (Стабизол); Tetraspan (Тетраспан); Volemcor (Волемкор); Voluven (Волювен); **S.Afr.:** HAES-steril; Venofundin; Voluven; **Singapore:** HAES-steril; **Spain:** Elohest; HAES Esteril†; Hemohes; Hes Grifols; Hesteril†; Voluven; **Swed.:** HAES-steril; Hemohes†; HyperHAES; Tetraspan; Venofundin; Voluven; **Switz.:** HAES-steril; Hemohes; HyperHAES; Tetraspan; Venofundin; Voluven; **Thai.:** HAES-steril; Hemohes; Hestar; Tetraspan; Voluven; **Turk.:** Biohes; Bioplazma†; Expahes; HAES-steril; Hemohest; Isohes; Plasmasteril; Varihes; Voluven; **UK:** Elohaes; HAES-steril; Hemohes; HyperHAES; Infukoll; Tetraspan; Venofundin; Volulyte; Voluven; **Ukr.:** Haecodes (Гекодес); HAES-steril (Хаэс-Стери); Refortan (Рефортан); Stabizol (Стабизол); Venofundin (Венофундин); Voluven (Волювен); **USA:** Hespan; Pentaspan; Voluven; **Venez.:** HAES-steril†.

多组分制剂 **Irl.:** EquiHes; Venofundin; Voluven; **Ital.:** Tetraspan; **Spain:** Isohes; **Thai.:** Infukoll HES.

Factor Ⅶ 凝血因子Ⅶ

Facteur VII; Factor estable; Proconvertin; Proconvertina; SPCA; Stable Factor.

Фактор VII

ATC — B02BD05.

ATC Vet — QB02BD05.

UNII — 4156XVB4QD (human factor VII); 15FH07392N (human factor VIIa).

性状　凝血因子Ⅶ为参与凝血的血浆蛋白。本品可由人血浆获得或通过重组 DNA 技术获得。依他凝血素-α（活化）用于表示重组凝血因子Ⅶ-a。

Pharmacopoeias. Many pharmacopoeias have monographs, including *Eur.* (see p.vii).

Ph. Eur. 6. 8（Human Coagulation Factor Ⅶ；Factor Ⅶ Coagulationis Humanus；Dried Factor Ⅶ Fraction BP 2005）　为一种血浆蛋白成分，包含单链糖蛋白因子Ⅶ，还可能含有少量活化形式、双链衍生因子Ⅶa 及凝血因子Ⅱ、Ⅸ及Ⅹ，和蛋白C和蛋白S。本药为从健康献血者采集的血液获得的血浆制备而成。经检验，血浆不含乙型肝炎表面抗原、抗 HIV-1 及抗 HIV-2 抗体及丙型肝炎病毒。制备方法旨在最大程度减少任一凝血因子的活化，经一步或多步以除去已知感染原或使之失活。将凝血因子Ⅶ溶于合适的液体中，通过可截留细菌的滤器，然后无菌分装至最终的容器中，立即冷冻。制得冻干后，在真空或在惰性气体条件下密封。可加入肝素、抗凝血酶及其他辅料，如稳定剂。不可加入抗菌性防腐剂。加入任何蛋白稳定剂前，每毫克蛋白的比活力不低于2IU的凝血因子Ⅶ。按照药品说明书，重新溶解后的溶液含有的凝血因子Ⅶ不低于 15IU/ml。

本品为白色或类白色、淡黄色、绿色或蓝色吸湿性粉末或脆性固体。贮藏于密闭容器中。避光。

Eptacog Alfa（Activated）（BAN, rINN）依他凝血素-α（活化型）

Eptacog alfa (activado); Eptacog Alfa (activé); Eptacogum Alfa (activatum). Blood-coagulation factor VII (human clone λHVII2463 protein moiety).

Эптаког Альфа (Активированный)

CAS — 102786-52-7; 102786-61-8.

ATC — B02BD08.

ATC Vet — QB02BD08.

UNII — AC71R787OV.

单位

凝血因子Ⅶ的效能用 IU 表示，制剂可采用人凝血因子Ⅶ浓缩物的国际标准（1998）测定。

凝血因子Ⅶa（活化的凝血因子Ⅶ）的效能用 IU 表示，制剂可采用第一个关于人凝血因子Ⅶa浓缩物的国际标准（1993）测定。

不良反应和注意事项

依他凝血素-α（活化型）可引起恶心、呕吐、皮肤反应、发热、头痛及血压改变。包括过敏反应在内的超敏反应罕见报道，但依他凝血素-α（活化型）应避免或慎用于已知对小鼠、仓鼠或牛蛋白过敏的患者。依他凝血素-α（活化）应慎用于循环系统疾病的患者，如晚期动脉粥样硬化、挤压伤及败血症的患者，由于其具有引发血栓或弥散性血管内凝血的风险。

对心血管系统的影响　截至 2004 年年底，FDA 收到 185 例关于依他凝血素-α（活化型）引发严重血栓事件的报道[1]。资料的获得途径为临床试验和自发性报道。有多种动脉/静脉血栓事件的报道，对于血友病患者，多数事件出现于非药品说明书推荐的适应证。有研究者评价了 2003 年 5 月～2006 年 12 月应用依他凝血素-α（活化型）治疗的血友病患者的血栓发生情况[2]。血栓事件的平均发生率约为 3.75/100000。

1. O'Connell KA, *et al.* Thromboembolic adverse events after use of recombinant human coagulation factor VIIa. *JAMA* 2006; **295:** 293–8.
2. Abshire T, Kenet G. Safety update on the use of recombinant factor VIIa and the treatment of congenital and acquired deficiency of factor VIII or IX with inhibitors. *Haemophilia* 2008; **14:** 898–902.

药物相互作用

由于引起血栓的风险增加，依他凝血素-α（活化型）不应与活化或非活化的凝血酶原复合物同时使用。

药动学

依他凝血素-α（活化型）的平均终末半衰期约为 3h。然而其清除率与年龄相关，儿童的清除率比成人高 50% 以上。

1. Klitgaard T, Nielsen TG. Overview of the human pharmacokinetics of recombinant activated factor VII. *Br J Clin Pharmacol* 2008; **65:** 3–11.

用途和用法

对于罕见的遗传性缺乏凝血因子Ⅶ的患者，凝血因子Ⅶ可用于代替治疗。

凝血因子Ⅶa（活化凝血因子Ⅶ）可用于出血事件及 A 型或 B 型血友病患者（其分别具有凝血因子Ⅷ抗体或凝血因子Ⅸ抗体）及获得性血友病患者以预防手术引起的出血（见**血友病**，参见 M37 第 176 页）。本药还可用于先天性凝血因子Ⅶ缺乏的患者及 Glanzmann 血小板功能不全的患者（见**遗传性出血性疾病**，第 177 页）。凝血因子Ⅶa 还可能对 von Willebrand 病有效（第 178 页）。凝血因子Ⅶa 以重组体形式依他凝血素-α（活化型）给药。对于依他凝血素-α（活化型），100μg 等价于 5000IU。

用于**血友病**患者出血时，依他凝血素-α（活化型）的初始给药剂量为 90μg/kg，静脉推注 2～5min。为达到止血及维持止血的目的，可再次给药，最初每 2～3h 给药 1 次。然后根据疗效调整给药剂量（有效剂量范围为 35～120μg/kg）或延长给药间隔。对于严重出血，可能需持续治疗 3 周或更长时间。当血友病患者接受侵入性操作后，可应用相似的给药方案，此时应在介入治疗前立即给予初始剂量。对于轻中度关节、肌肉或皮肤黏膜出血，可每 3h 给予 90μg/kg，一般给药 2 次或 3 次即可控制出血，必要时，可再给予 1 剂；替代方案为单剂量给予 270μg/kg。当这些用于轻中度出血的治疗在家庭中进行时，治疗时间不应超过 24h。

对于**凝血因子Ⅶ缺乏**患者，用于治疗或预防由手术或侵入性操作引起的出血时，依他凝血素-α（活化型）通常给药剂量为 15～30μg/kg，每 4～6h 给药 1 次，直至止血。

对于输注血小板无效的 **Glanzmanns 血小板功能不全**，用于止血或预防由手术或侵入性操作引起的出血时，依他凝血素-α（活化型）通常给药剂量为 90μg/kg，每 2h 给药 1 次，至少给予 3 个剂量。

培他依他凝血素-α（活化型）［Eptacog alfa pegol (activated)］为本药的一种 PEG 化的长效形式，目前正在考察其用于产生抗体的 A 型及 B 型血友病患者的情况。

1. Poon M-C. Use of recombinant factor VIIa in hereditary bleeding disorders. *Curr Opin Hematol* 2001; **8:** 312–18.
2. Midathada MV, *et al.* Recombinant factor VIIa in the treatment of bleeding. *Am J Clin Pathol* 2004; **121:** 124–37.
3. Anonymous. Novoseven for non-hemophilia hemostasis. *Med Lett Drugs Ther* 2004; **46:** 33–4.
4. Parameswaran R, *et al.* Dose effect and efficacy of rFVIIa in the treatment of haemophilia patients with inhibitors: analysis from the Hemophilia and Thrombosis Research Society Registry. *Haemophilia* 2005; **11:** 100–106.
5. Siddiqui MAA, Scott LJ. Recombinant factor VIIa (eptacog alfa): a review of its use in congenital or acquired haemophilia and other congenital bleeding disorders. *Drugs* 2005; **65:** 1161–77.
6. Mariani G, *et al.* Congenital factor VII deficiency: therapy with recombinant activated factor VII—a critical appraisal. *Haemophilia* 2006; **12:** 19–27.
7. Sumner MJ, *et al.* Treatment of acquired haemophilia with recombinant activated FVII: a critical appraisal. *Haemophilia* 2007; **13:** 451–61.
8. Obergfell A, *et al.* Recombinant activated factor VII for haemophilia patients with inhibitors undergoing orthopaedic surgery: a review of the literature. *Haemophilia* 2008; **14:** 233–41.

用法　重组凝血因子Ⅶa 通常静脉推注给药。少数研究和个案报道成功采用了持续静脉输注的方式[1]。

1. Stachnik JM, Gabay MP. Continuous infusion of coagulation factor products. *Ann Pharmacother* 2002; **36:** 882–91.

儿童用法　依他凝血素-α（活化型）用于血友病出血的治疗时，儿童的给药剂量（μg/kg）一般与成人相似（见上文）。然而，儿童对本药的清除率比成人更高，因此可能需要更大剂量以达到相似的血药浓度。

有研究者评价了依他凝血素-α（活化型）用于儿童治疗多种原因引起的出血的情况[1,2]。

1. Mathew P, Young G. Recombinant factor VIIa in paediatric bleeding disorders–a 2006 review. *Haemophilia* 2006; **12:** 457–72.
2. Goldstein B, *et al.* Evidence-based use of recombinant FVIIa (NovoSeven®, NiaStase®) for the treatment of hemophilia with inhibitors in children and adolescents. *Transfus Apher Sci* 2008; **38:** 25–32.

出血性疾病　除了可用于血友病患者，重组凝血因子Ⅶa 还曾试验用于其他原因引起的出血[1,2]。

有报道重组凝血因子Ⅶa 可用于治疗或预防应用华法林[3～5]或低分子肝素[6]患者的出血。还有少数报道本药成功用于治疗弥散性肺泡出血[7～9]或登革出血热[10]。还考察了其用于急性静脉曲张破裂出血的情况（参见 M37 第 2285 页）。用于治疗产后出血（参见 M37 第 1903 页），当标准治疗及外科治疗疗效不佳时，重组凝血因子Ⅶa 的应用正在逐渐增加。有研究者指出本药可降低对血液制剂的需求，有效控制出血以便于将患者转至可进行血管造影术和栓塞术的操作室，降低子宫切除术的需要[11]。然而，大部分来自于病例报道和病例系列报道。尽管基于这个证据及专家意见发表了用药建议[12]，但重组凝血因子Ⅶa 用于治疗产后出血的治疗地位仍有待于确定。重组凝血因子Ⅶa 用于急性颅内出血的初步研究表明是有希望的[13]，但一项 3 期临床试验发现与安慰剂相比，本药不能降低死亡率或严重残疾的发生率[14]。目前还在研究重组凝血因子Ⅶa 用于治疗严重术后出血或创伤出血的情况[15,16]。

1. Lam MSH, Sims-McCallum RP. Recombinant factor VIIa in the treatment of non-hemophiliac bleeding. *Ann Pharmacother* 2005; **39:** 885–91.
2. Mallarkey G, *et al.* An evaluation of eptacog alfa in nonhaemophiliac conditions. *Drugs* 2008; **68:** 1665–89.
3. Deveras RAE, Kessler CM. Reversal of warfarin-induced excessive anticoagulation with recombinant human factor VIIa concentrate. *Ann Intern Med* 2002; **137:** 884–8.
4. Freeman WD, *et al.* Recombinant factor VIIa for rapid reversal of warfarin anticoagulation in acute intracranial hemorrhage. *Mayo Clin Proc* 2004; **79:** 1495–1500.
5. Talkad A, *et al.* Reversal of warfarin-induced anticoagulation with factor VIIa prior to rt-PA in acute stroke. *Neurology* 2005; **64:** 1480–1.
6. Hu Q, Brady JO. Recombinant activated factor VII for treatment of enoxaparin-induced bleeding. *Mayo Clin Proc* 2004; **79:** 827.
7. Betensley AD, Yankaskas JR. Factor VIIa for alveolar hemorrhage in microscopic polyangiitis. *Am J Respir Crit Care Med* 2002; **166:** 1291–2.
8. Pastores SM, *et al.* Diffuse alveolar hemorrhage after allogeneic hematopoietic stem-cell transplantation: treatment with recombinant factor VIIa. *Chest* 2003; **124:** 2400–2403.
9. Henke D, *et al.* Successful treatment of diffuse alveolar hemorrhage with activated factor VII. *Ann Intern Med* 2004; **140:** 493–4.
10. Chuansumrit A, *et al.* The use of recombinant activated factor VII for controlling life-threatening bleeding in dengue shock syndrome. *Blood Coag Fibrinol* 2004; **15:** 335–42.
11. Karalapillai D, Popham P. Recombinant factor VIIa in massive postpartum haemorrhage. *Int J Obstet Anesth* 2007; **16:** 29–34.
12. Welsh A, *et al.* Guidelines for the use of recombinant activated factor VII in massive obstetric haemorrhage. *Aust N Z J Obstet Gynaecol* 2008; **48:** 12–16.
13. Mayer SA, *et al.* Recombinant activated factor VII for acute intracerebral hemorrhage. *N Engl J Med* 2005; **352:** 777–85.
14. Mayer SA, *et al.* FAST Trial Investigators. Efficacy and safety of recombinant activated factor VII for acute intracerebral hemorrhage. *N Engl J Med* 2008; **358:** 2127–37.
15. Dutton RP, *et al.* Factor VIIa for correction of traumatic coagulopathy. *J Trauma* 2004; **57:** 709–18.
16. Levi M, *et al.* Efficacy and safety of recombinant factor VIIa for treatment of severe bleeding: a systematic review. *Crit Care Med* 2005; **33:** 883–90.

制剂

Ph. Eur.: Human Coagulation Factor VII.

专利制剂

Arg.: NovoSeven; **Austral.:** NovoSeven; **Austria:** NovoSeven; **Belg.:** NovoSeven; **Braz.:** NovoSeven; **Canad.:** NiaStase; **Chile:** NovoSeven; **Cz.:** NovoSeven; **Denm.:** NovoSeven; **Fin.:** NovoSeven; **Fr.:** NovoSeven; **Ger.:** Immuseven; NovoSeven; **Gr.:** NovoSeven; **Hong Kong:** NovoSeven; **Hung.:** NovoSeven; **Irl.:** NovoSeven; **Israel:** NovoSeven; **Ital.:** NovoSeven; Provertin-UM TIM 3; **Jpn:** NovoSeven; **Malaysia:** NovoSeven; **Mex.:** NovoSeven; **Neth.:** NovoSeven; **Norw.:** NovoSeven; **NZ:** NovoSeven; **Philipp.:** NovoSeven; **Port.:** NovoSeven; **Rus.:** NovoSeven (НовоСэвен); **S.Afr.:** NovoSeven; **Singapore:** NovoSeven; **Spain:** NovoSeven; **Swed.:** NovoSeven; **Switz.:** NovoSeven; **Thai.:** NovoSeven; **Turk.:** NovoSeven; **UK:** NovoSeven; **Ukr.:** NovoSeven (Новосевен); **USA:** NovoSeven.

Factor Ⅷ 凝血因子Ⅷ

AHF; Antihaemophilic Factor; Facteur VIII; Factor antihemofílico A.

Антигемофилический Фактор; Фактор VIII

ATC — B02BD02.

ATC Vet — QB02BD02.

UNII — 839MOZ74GK (human factor VIII); P89DR4NY54 (recombinant human factor VIII).

性状　凝血因子Ⅷ为参与凝血的血浆蛋白。本药可由人血浆获得或通过重组 DNA 技术获得。莫罗凝血素-α（见下文）、辛凝血素-α（见下文）和 Rurioctocog Alfa 用于表示重组凝血因子Ⅷ。

Pharmacopoeias. Many pharmacopoeias have monographs, including *Eur.* (see p.vii) and *US.*

Ph. Eur. 6. 8（Human Coagulation Factor Ⅷ; Factor Ⅷ Coagulationis Humanus; Dried Factor Ⅷ Fraction BP 2005）为一种血浆蛋白成分，包含糖蛋白凝血因子Ⅷ，具有数量不等的血管性假血友病因子（von Willebrand factor），取决于制备方法。本药由从健康献血者采集的血液获得的血浆制备而成。经检验，血浆不含乙型肝炎表面抗原、抗 HIV-1 及抗 HIV-2 抗体及丙型肝炎病毒。制备方法包含一步或多步以除去已知感染原或使之失活。凝血因子Ⅷ可溶于合适的液体中，经可截留细菌的滤器，然后无菌分装至最终的容器中，立即冷冻。制剂冻干后，在真空的惰性气体条件下密封。可加入稳定剂这类辅料。不可加入抗菌性防腐剂。加入任何蛋白稳定剂前，每毫克蛋白的比活力不低于 1IU；C 的凝血因子Ⅷ。按照药品说明书重新溶解后的溶液浓度含有的凝血因子Ⅷ不低于 20IU；C/ml。

本品为白色、淡黄色吸湿性粉末或脆性固体。贮藏于密闭容器中。避光。

Ph. Eur. 6. 8［Human Coagulation Factor Ⅷ（rDNA）; Factor Ⅷ Coagulationis Humanus（ADNr）; Dried Factor Ⅷ（rDNA）BP 2010］为一种冻干的糖蛋白制剂，具有与人血浆中凝血因子Ⅷ一样的活性。本品被制备成全长的凝血因子Ⅷ（辛凝血素-α）或缩短的双链结构（分子量为 90000 及 80000），其中 B 结构域从重链中删除（莫罗凝血素-α）。全长人凝血因子Ⅷ的 rDNA 包含 25 个潜在的 N-糖基化位点，19 个在重链的 B 结构域中，3 个在重链的其他结构域（分子量为 90000）中，3 个在轻链（分子量为 80000）中。

人凝血因子Ⅷ（rDNA）在哺乳动物细胞通过 DNA 重组技术产生。可加入诸如稳定剂这类辅料。本品为白色或淡黄色的脆性固体。重新溶解后，溶液的 pH 值为 6.5～7.5。避光。

USP 33（Antihemophilic Factor）的含有凝血因子Ⅷ的无菌冻干粉末，由从健康献血者采集的血液获得的血浆制备而成，经检验，血浆不含乙型肝炎表面抗原。可含有肝素钠或枸橼酸钠。每克蛋白含有不低于 100U 的药物。除非特殊说明，本品应在 2～8℃ 条件下贮藏于密闭容器中。本品重新溶解后，应在 4h 内应用，且应使用具有滤器的给药装置。

本品为白色或淡黄色粉末。重新溶解后的溶液具有淡蓝色乳光或呈淡黄色。

USP 33（Cryoprecipitated Antihemophilic Factor）由合适献血者的血浆得到的血浆单一单位或由一个封闭系统采集和制备的富含Ⅷ因子的冷冻蛋白分离物的无菌冷冻浓缩物。本品不含防腐剂。每个容器中的平均效能不低于 80U。本品应在不超过 −18℃ 条件下贮藏于密闭容器中。使用前应融化至 20～37℃，融化后的液体于室温条件下贮藏，并在融化后 6h 内应用。本药还应在开封后的 4h 内应用，并使用带有滤器的给药装置。

本品为淡黄色冻干固体。融化后变成非常黏稠的、黄色的树胶状液体。

Moroctocog Alfa（BAN, rINN）莫罗凝血素-α

Moroctocogum Alfa; Moroktokog Alfa; Moroktokogialfa. (1–742)–(1637–1648)-Blood-coagulation factor VIII (human reduced) complex with 1649—2332-blood-coagulation factor VIII (human reduced).

Мороктоког Альфа

CAS — 284036-24-4.

UNII — 113E3Z3CJJ.

Pharmacopoeias. *Eur.* (see p.vii) includes under the title Human Coagulation Factor VIII (rDNA) (see above).

Octocog Alfa（BAN, rINN）辛凝血素-α

Bay-w-6240; Factor VIII (rDNA); Octocogum Alfa. Blood-coagulation factor VIII (human), glycoform α.

Октоког Альфа

CAS — 139076-62-3;.

Pharmacopoeias. *Eur.* (see p.vii) includes under the title Human Coagulation Factor VIII (rDNA) (see above).

单位

凝血因子Ⅷ的效能用 IU 表示，制剂采用第 6 个关于人凝血因子Ⅷ浓缩物的国际标准（1998）测定。

不良反应和注意事项

凝血因子Ⅷ制剂有时可引起过敏反应，一些患者出现的寒战、荨麻疹和头痛可能为过敏表现。由于成分中存在血型同种凝集素，血型为 A、B 或 AB 的患者大剂量或经常反复应用凝血因子Ⅷ制剂，有发生血管内溶血的可能。对于一些制剂，大剂量给药还可引发高纤维蛋白原血症。通过使用纯度更高的制剂可降低这种风险。

凝血因子Ⅷ制剂与一些病毒感染的传播有关，包括乙型及丙型肝炎病毒，尤其应注意 HIV。目前正在尽可能地采取措施对获得凝血因子Ⅷ原料的献血者的血液进行筛查，且已采用新的生产方法以使任何存活的病毒失活。建议对于无免疫应答的患者进行甲型及乙型肝炎疫苗接种。市场上也有重组体制剂。

一些患者可产生凝血因子Ⅷ抗体（见下文**耐药性**）。

对血小板的影响 据个案报道，应用猪凝血因子Ⅷ可引发血小板减少症[1]。一项回顾性研究[2]以应用猪凝血因子Ⅷ的患者作为研究对象，发现给 57 名患者输注 175 次后，有 61%的情况引起血小板计数降低。但这种降低通常不具有临床意义，且血小板计数在 1h 内可恢复正常。然而，这种作用与剂量正相关，且血小板计数较大程度的降低通常与因手术或外伤频繁地置换几天有关。

1. Green D, Tuite GF. Declining platelet counts and platelet aggregation during porcine VIII:C infusions. *Am J Med* 1989; **86**: 222–4.
2. Hay CRM, *et al*. Safety profile of porcine factor VIII and its use as hospital and home-therapy for patients with haemophilia-A and inhibitors: the results of an international survey. *Thromb Haemost* 1996; **75**: 25–9.

耐药性 一些 A 型血友病患者可产生凝血因子Ⅷ的抑制性抗体（见**血友病**，第176页）。在前 20～100 次治疗时风险最高。低滴度的抗体通常为一过性的，可通过增强或持续输注凝血因子Ⅷ治疗来克服。然而，对于高滴度高度应答性抗体，可能需凝血因子Ⅷ抑制剂副组分（活化的前凝血酶原复合浓缩物）或重组凝血因子Ⅶa 治疗出血。高度应答性抗体可通过免疫耐受的给药方案清除，具体方法为长期定期输注凝血因子浓缩物，一些情况下可加入免疫抑制药及免疫吸附剂[1]。欧洲的上市后监测结果表明，与应用血浆衍生制剂的患者相比，更多的应用重组凝血因子Ⅷ制剂的患者产生抑制性抗体[2]。然而，一篇来自 EMEA 的综述[3]发现，基于现有的数据，无法估计及比较不同重组凝血因子Ⅷ制品的抑制性抗体的发生率。并警告：对于有产生抑制性抗体史的患者，若前期的治疗时间超过 100 天，由一种制品改用另一种制品，可再次产生低滴度抗体。他们还要求重组凝血因子Ⅷ制品的生产商进行进一步研究。

还有报道对于有证据表明未产生凝血因子Ⅷ抗体的患者，预防性应用重组凝血因子Ⅷ、莫罗凝血素-α 后无效[4]。

1. Bolton-Maggs PHB, Pasi KJ. Haemophilias A and B. *Lancet* 2003; **361**: 1801–9.
2. EMEA. EMEA public statement: review of recombinant factor VIII (FVIII) products and inhibitor development: Advate, Kogenate Bayer/Helixate NexGen, Kogenate/Helixate, Recombinate, ReFacto (issued 18th October, 2005). Available at: http://www.ema.europa.eu/docs/en_GB/document_library/Public_statement/2010/02/WC500074387.pdf (accessed 13/08/10)
3. EMEA. Public statement: EMEA completes the review of recombinant factor VIII products and inhibitor development (issued 31st July, 2007). Available at: http://www.ema.europa.eu/docs/en_GB/document_library/Public_statement/2009/11/WC500011389.pdf (accessed 13/08/10)
4. Wyeth Canada. Important safety information about Refacto® (moroctocog alfa), antihemophilic factor (recombinant) [BDDrFVIII] (issued 15th September, 2003). Available at: http://www.hc-sc.gc.ca/dhp-mps/alt_formats/hpfb-dgpsa/pdf/medeff/refacto_hpc-cps-eng.pdf (accessed 29/08/08)

传播感染 加热或化学药物处理及用于筛选从中获得凝血因子Ⅷ及其他凝血因子的献血者血液的措施似乎可解决 HIV 及乙型肝炎、丙型肝炎的传播，但有研究者担心非脂膜病毒，如人细小病毒 B19 及甲型肝炎仍可能传播。建议所有应用或可能需应用血液制品的患者接受甲型肝炎、乙型肝炎疫苗接种。由血浆制备的凝血因子Ⅷ制剂或含有白蛋白的制剂则可能具有传播异型 Creutzfeldt-Jakob 病（见**血液**，第189页）的风险。还有一些研究者担心培养的人和动物产物制备的重组凝血因子制剂的安全性，因为理论上具有经感染细胞传播病毒的风险。由于重组生产技术及制剂随时更新，人和

动物产物已不再用于一些制剂中[1]。

1. Keeling D, *et al*. United Kingdom Haemophilia Center Doctors' Organisation (UKHCDO). Guideline on the selection and use of therapeutic products to treat haemophilia and other hereditary bleeding disorders. *Haemophilia* 2008; **14**: 671–84. Also available at: http://onlinelibrary.wiley.com/doi/10.1111/j.1365-2516.2008.01695.x/pdf (accessed 13/08/10)

药动学

对于 A 型血友病患者，凝血因子Ⅷ制剂的终末半衰期约为 12h，不管是通过人血浆获得还是通过重组技术生成的。

1. Messori A, *et al*. Clinical pharmacokinetics of factor VIII in patients with classic haemophilia. *Clin Pharmacokinet* 1987; **13**: 365–80.
2. Björkman S, *et al*. Pharmacokinetics of factor VIII in humans: obtaining clinically relevant data from comparative studies. *Clin Pharmacokinet* 1992; **22**: 385–95.

用途和用法

凝血因子Ⅷ可用于替代治疗，用于遗传性缺乏凝血因子Ⅷ的 A 型血友病患者，还可用于获得性血友病（见**血友病**，第175页）患者。

凝血因子Ⅷ制剂可通过人血浆获得或重组技术生成。这些制剂可治疗 A 型血友病患者的出血及在这类患者接受牙科及手术操作时用于预防出血。还可长期用于严重 A 型血友病患者以预防出血。

凝血因子Ⅷ制剂可缓慢静脉注射或短时输注，一些辛酰凝血素-α 制剂还可持续输注。凝血因子Ⅷ的给药剂量应个体化，且应根据患者的出血情况或将要进行的手术类型而调整。据报道，对于成人，给药剂量 1IU/kg 可使血浆凝血因子Ⅷ的浓度升高约 2%（与正常值相比）。对于儿童，疗效可能相对较低。推荐的用于近似计算达到特定疗效所需给药剂量的公式为：

单位＝体重（kg）×0.5×预期升高值（与正常值相比）%

推荐剂量的调整取决于所应用的制剂，推荐血浆凝血因子Ⅷ浓度的升高值如下：

- 对于轻中度出血，升高值为正常值的 20%～30%，通常单剂量给药 10～15U/kg。
- 对于较严重的出血或小手术，升高值为正常值的 30%～50%，通常初始剂量为 15～25U/kg，然后，若有必要，每 8～12h 给药 10～15U/kg。
- 对于严重出血或大手术，可能需使升高值达到正常值的 80%～100%，通常初始剂量为 40～50U/kg，然后，每 8～12h 给药 20～25U/kg。一些辛酰血素-α 制剂还可用于大手术，首次静脉推注，然后持续静脉输注，术后每天根据清除率及预期的凝血因子Ⅷ浓度调整给药剂量。

对于严重 A 型血友病患者的长期预防，按需求，可每 2 天或 3 天给药 10～50U/kg。

对于具有人凝血因子Ⅷ抑制性抗体的患者，可应用猪凝血因子Ⅷ制剂。其生产已经于 2004 年停止，目前正在研发重组型产品（OBI-1）。

一些凝血因子Ⅷ浓缩物也含有血管性假血友病因子（vWF），这些制剂可用于治疗 von Willebrand 病（第178页）。市售的高度纯化的重组凝血因子Ⅷ制剂不含足够量的 vWF，因此无效。

冷沉淀物是凝血因子Ⅷ的替代性来源，含有凝血因子Ⅷ、凝血因子ⅩⅢ、vWF、纤维蛋白原及纤维结合蛋白。可用于治疗 A 型血友病及 von Willebrand 病，但目前有作为首选的更特异、更安全的凝血因子替代物。

1. McCormack PL, Plosker GL. Octocog alfa, plasma/albumin-free method. *Drugs* 2005; **65**: 2613–20.
2. Frampton JE, Wagstaff AJ. Sucrose-formulated octocog alfa: a review of its use in patients with haemophilia A. *Drugs* 2008; **68**: 839–53.

用法 用于 A 型血友病患者以预防手术出血或严重出血时，通常每 8～12h 静脉注射凝血因子Ⅷ。然而，持续静脉输注可作为替代给药方式[1,2]。这种给药方式可防止凝血因子Ⅷ药浓度的大幅度波动，并可使稳态时的清除率大大降低。研究表明，持续输注与推注一样有效，但所需浓缩物的量降低。有关持续输注的担心包括凝血因子Ⅷ的稳定性、细菌污染、局部刺激及血栓性静脉炎以及抑制剂的产生。

1. Stachnik JM, Gabay MP. Continuous infusion of coagulation factor products. *Ann Pharmacother* 2002; **36**: 882–91.
2. Schulman S. Continuous infusion. *Haemophilia* 2003; **9**: 368–75.

制剂

Ph. Eur.: Human Coagulation Factor VIII; Human Coagulation Factor VIII (rDNA);
USP 33: Antihemophilic Factor; Cryoprecipitated Antihemophilic Factor.

专利制剂

Arg.: Advate; Beriate P; Emoclot; Fandhi; Haemate; Haemoctin SDH; Hemofil M; Immunate; Koate-DVI; Monarc-M†; Monoclate-P; Octanate; Recombinate; **Austral.:** Biostate; Kogenate†; Recombinate; ReFacto; **Austria:** Advate; Beriate; Haemate; Haemoctin SDH; Helixate; Immunate; Kogenate; Octanate; Recombinate; ReFacto; **Belg.:** Advate; Factane; Haemate; Helixate; Kogenate; Octanate; Recombinate; ReFacto; **Braz.:** Beriate P; Haemate; Immunate†; Kryobulin†; Monoclate-P; Octavi†; Vueffe†; **Canad.:** Advate; Helixate; Humate-P; Kogenate; Recombinate; ReFacto; Wilate; Xyntha; **Chile:** Emoclot; Fandhi; Koate-DVI†; Kogenate; **Cz.:** Advate; Emoclot†; Fandhi; Haemate; Haemoctin SDH; Helixate; Hemofil M†; Immunate; Kogenate; Metoda M†; Monoclate-P†; Octanate; Recombinate; ReFacto; Wilate; **Denm.:** Advate; Haemate; Helixate; Kogenate; Octanate; Recombinate†; ReFacto; Wilnativ; Wilate; **Fin.:** Advate; Amofil; Kogenate; Octafil; Recombinate†; ReFacto; Wilate; **Fr.:** Advate; Factane; Helixate; Hemofil M; Kogenate; Monoclate-P; Octanate; Recombinate; ReFacto; Wilate; **Ger.:** Advate; Beriate P; Fanhdi; Haemate; Haemoctin SDH; Helixate; Hemofil†; Immunate; Kogenate; Monoclate-P†; Octanate; Recombinate; ReFacto; Wilate; **Gr.:** 8 Y; Advate; Fanhdi; Haemate; Haemoctin; Helixate; Hemofil M; Hyate:C†; Immunate; Koate-HP; Kogenate; Monoclate-P; Octanate; Recombinate; ReFacto; **Hong Kong:** Aleviate; Alphanate; Biostate; Haemate; Hemofil M; Koate-DVI; Recombinate; **Hung.:** Advate; Beriate P; Fanhdi†; Haemate; Haemoctin SDH; Hemofil M†; Humafactor-8; Immunate; Koate†; Kogenate; Octanate; Recombinate; ReFacto; **Indon.:** Koate; Kogenate; **Irl.:** Advate; Fanhdi; Helixate; Kogenate; Octanate; Recombinate; **Israel:** Advate; Haemoctin SDH; Helixate; Hemofil M; Hyate:C†; Koate; Kogenate; Monarc-M; Monoclate-P; Omrixate†; Profilate†; Recombinate; **Ital.:** Advate; Alphanate; Beriate P; Emoclot; Fanhdi; Haemate; Helixate; Hemofil M†; Immunate; Kogenate; Recombinate†; ReFacto; Talate; Uman-Cry DI†; Vueffe†; **Jpn:** Advate; Recombinate; Kogenate; **Malaysia:** Advate; Hemofil†; Koate-DVI†; Kogenate; **Mex.:** Beriate P; Hemofil M†; Immunate†; Koate-DVI†; Kogenate; Monoclate-P; Octanate; Optivate; **Neth.:** Advate; Alphanate; Bioclate; Haemate; Helixate; Hemofil; Immunate; Kogenate; Octanate; Recombinate; ReFacto; **Norw.:** Advate; Helixate; Kogenate; Octanate; Recombinate†; ReFacto; **NZ:** Advate; AHF†; Biostate; Kogenate; Octanate; Recombinate†; ReFacto; **Philipp.:** Alphanate; Hemofil M; Koate-DVI; **Pol.:** Czynnik VIII (Metoda M)†; Haemoctin†; Hemofil; Immunate; ReFacto; **Port.:** Advate; Beriate P; Emoclot; Factane; Fanhdi; Haemate; Haemoctin SDH; Helixate; Hemofil M†; Immunate; Kogenate; Octanate; Recombinate; ReFacto; Wilate; **Rus.:** Emoclot (Эмоклот); Koate (Коэйт-ДВИ); Kogenate (Когенайт); Octanate (Октанат); Wilate (Вилате); **S.Afr.:** Haemosolvate; **Singapore:** Alphanate; Fanhdi; Haemoctin SDH; Koate-DVI†; Kogenate; Optivate; **Spain:** Advate; Beriate P; Fanhdi; Haemate; Helixate; Hemofil M†; Kogenate; Octanate; Recombinate; ReFacto; **Swed.:** Advate; Helixate; Hemofil M†; Immunate; Kogenate; Monoclate-P†; Octanate; Octanativ-M; Recombinate; ReFacto; Wilate; **Switz.:** Advate; Beriate P; Haemate; Helixate; Immunate; Kogenate; Octanate; Recombinate†; ReFacto; **Thai.:** Alphanate; Fanhdi; Haemoctin SDH; Hemofil M; Hemoraas; Method M†; Octanate; **Turk.:** Beriate P; Emoclot; Factane; Fanhdi; Haemate; Haemoctin SDH; Haemoetin†; Hemofil M; Immunate; Koate-DVI; Kogenate; Liberate; Monarc-M†; Octanate; Octavi; Recombinate; **UK:** Advate; Helixate; Hemofil M; Immunate; Kogenate; Liberate†; Monoclate-P; Optivate; Recombinate; ReFacto; Replenate; Wilate; **USA:** Advate; Alphanate; Bioclate†; Helixate; Hemofil M; Humate-P; Koate-DVI; Kogenate; Monarc-M†; Monoclate-P; Recombinate; ReFacto; Wilate; Xyntha; **Venez.:** Fandhi; Hemofil M†; Immunate†.

多组分制剂 **Arg.:** Eluage; Wilate; **Norw.:** Wilate.

Factor VIII Inhibitor Bypassing Fraction 凝血因子Ⅷ抑制物副组分

Activated Prothrombin Complex Concentrate; Anti-inhibitor Coagulant Complex; Complejo coagulante antiinhibidor del factor VIII; Faktör VIII Inhibitör Baypaslayan Fraksiyonu.

Антиингибиторный Коагулянтный Комплекс

ATC — B02BD03.

ATC Vet — QB02BD03.

UNII — CS849DUN3M.

不良反应和注意事项

具有凝血因子Ⅷ抑制物副组分活性的制剂可引起超敏反应。快速输注可引起头痛、面部潮红及血压和脉搏的改变。

若怀疑出现弥散性血管内凝血或纤维蛋白溶解的迹象，不应给予本药。本药应慎用于肝病患者。大剂量给药或用于具有形成血栓风险因素的患者可增加引发血栓栓塞的风险。

与其他血浆制品一样，本品也具有传播感染的风险。

安全性 参考文献如下。

1. Ehrlich HJ, *et al*. Safety of factor VIII inhibitor bypass activity (FEIBA): 10-year compilation of thrombotic adverse events. *Haemophilia* 2002; **8**: 83–90.
2. Luu H, Ewenstein B. FEIBA® safety profile in multiple modes of clinical and home-therapy application. *Haemophilia* 2004; **10** (suppl): 10–16.
3. Aledort LM. Factor VIII inhibitor bypassing activity (FEIBA) – addressing safety issues. *Haemophilia* 2008; **14**: 39–43.

用途和用法

具有凝血因子Ⅷ抑制物副组分活性的制剂由人血浆制备，含有凝血因子Ⅱ、Ⅸ及Ⅹ，还有活化凝血因子Ⅶ，可存在少量凝血因子Ⅶ和激肽释放酶-激肽系统因子。可用于产生凝血因子Ⅷ抗体的 A 型血友病患者及具有凝血因子Ⅷ获得性抗体的患者（见**血友病**，第176页）。静脉给药，给药剂量取决于所应用的制剂。

1. White GC. Seventeen years' experience with Autoplex/Autoplex T: evaluation of inpatients with severe haemophilia A and factor VIII inhibitors at a major haemophilia centre. *Haemophilia* 2000; **6**: 508–12.
2. Wilde JT. Evidence for the use of activated prothrombin complex concentrates (aPCCs) in the treatment of patients with haemo-

philia and inhibitors. *Pathophysiol Haemost Thromb* 2002; **32** (suppl): 9–12.
3. Sallah S. Treatment of acquired haemophilia with factor eight inhibitor bypassing activity. *Haemophilia* 2004; **10**: 169–73.
4. Perry D, *et al.* FEIBA prophylaxis in haemophilia patients: a clinical update and treatment recommendations. *Haemophilia* 2009; **16**: 80–9.

制剂

专利制剂
Arg.: Feiba; **Austria:** Feiba; **Belg.:** Feiba; **Braz.:** Feiba†; **Canad.:** Feiba; **Chile:** Feiba; **Cz.:** Feiba; **Denm.:** Feiba; **Fin.:** Confidex; Feiba; **Fr.:** Feiba; **Ger.:** Feiba; **Hung.:** Feiba; **Israel:** Feiba; **Ital.:** Feiba; **Malaysia:** Feiba†; **Mex.:** Feiba; **Neth.:** Feiba; **NZ:** Feiba; **Pol.:** Feiba; **Port.:** Feiba; **S.Afr.:** Feiba; **Spain:** Feiba; **Swed.:** Feiba; Ocplex; **Switz.:** Feiba; **Thai.:** Feiba; **Turk.:** Feiba; **UK:** Feiba; **USA:** Autoplex T†; Feiba.

Factor Ⅸ 凝血因子Ⅸ

Christmas Factor; Facteur IX; Factor antihemofilico B; Factor Christmas; Plasma Thromboplastin Component; PTC.
Фактор IX
ATC — B02BD04.
ATC Vet — QB02BD04.
UNII — 6U90Y1795T (human factor IX); FW411QXD5M (factor IX complex).

性状　凝血因子Ⅸ为参与凝血的血浆蛋白。可由人血浆获得或通过 DNA 重组技术生成。诺那凝血素-α 用于表示重组凝血因子Ⅸ。

Pharmacopoeias. Many pharmacopoeias have monographs, including *Eur.* (see p.vii) and *US.*

Ph. Eur. 6. 8（Human Coagulation Factor Ⅸ；Factor Ⅸ Coagulationis Humanus；Dried Factor Ⅸ Fraction BP 2010）含有凝血因子Ⅸ的血浆蛋白组分，经可有效将其与其他凝血酶原复合物因子（因子Ⅱ、Ⅶ及Ⅹ）分离的方法制备。由从健康献血者获得的人血浆制备。经检验，血浆无乙型肝炎表面抗原、HIV-1 及 HIV-2 抗体及丙型肝炎病毒。制备方法旨在保持凝血因子Ⅸ功能的完整性，并最大程度减少任一凝血因子的活化，经一步或多步以除去感染原或使之失活。凝血因子Ⅸ组分溶于合适的液体后，经可截留细菌的滤器，无菌分装于容器中，立即冷冻。制剂经冻干后，在真空或惰性气体条件下密封。可含有肝素、抗纤维蛋白酶或其他辅料，如稳定剂。不可加入抗菌性防腐剂。加入任何蛋白稳定剂前，每毫克总蛋白中凝血因子Ⅸ的比活力不低于 50IU。冻干产物为白色或淡黄色吸湿性粉末或脆性固体。贮藏于密闭容器中。避光。按药品说明书重新溶解后的溶液的浓度不低于 20IU/ml。

Ph. Eur. 6. 8（Human Prothrombin Complex；Prothrombinum Multiplex Humanum；Dried Prothrombin Complex BP 2010）含有凝血因子Ⅸ及不定量的凝血因子Ⅱ、Ⅶ 及 Ⅹ。由从健康献血者获得的血浆制备。经检验，血浆无乙型肝炎表面抗原、HIV-1 及 HIV-2 抗体及丙型肝炎病毒。制备方法旨在最大程度减少血栓原性，经一步或多步以除去感染原或使之失活。凝血酶原复合物组分溶于合适的液体后，无菌过滤除菌，无菌分装于容器中，立即冷冻。制剂经冻干后，在真空或惰性气体条件下密封。不可加入抗菌性防腐剂。可能含有肝素、抗纤维蛋白酶或其他辅料，如稳定剂。加入任何蛋白稳定剂前，制剂中每毫克总蛋白中凝血因子Ⅸ的效能不低于 0.6IU。冻干产物为白色或带有些许颜色的极具吸湿性粉末或脆性固体。贮藏于密闭容器中。避光。按药品说明书重新溶解后的溶液浓度不低于 20IU/ml。

USP 33（Factor Ⅸ Complex）为无菌冻干粉末，含有部分纯化的凝血因子Ⅸ组分，还有由健康献血者获得的血浆制备的浓缩凝血因子Ⅱ、Ⅶ 及 Ⅹ 组分。不含防腐剂。在 2～8℃ 条件下贮藏于熔封容器中。重新溶解后应在 4h 内应用，且应使用具有滤器的装置给药。

Nonacog Alfa（*BAN, USAN, rINN*）诺那凝血素-α

Nonacogum Alfa; Nonakog Alfa; Nonakogialfa. Blood-coagulation factor IX (human), glycoform α; Blood-coagulation factor IX (synthetic human); .
Нонаког Альфа
CAS — 113478-33-4; 181054-95-5;.
ATC — B02BD09.
ATC Vet — QB02BD09.
UNII — 382L14738L.

单位

凝血因子Ⅸ的活性用 IU 表示，制剂可采用人凝血因子Ⅸ浓缩物第三个国际标准（1996）测定。

不良反应和注意事项

凝血因子Ⅸ制剂可引起超敏反应，还可能引起寒战和荨麻疹。其他不良反应包括恶心和呕吐、头痛和面部潮红，特别是快速输注后。有引发血管内凝血和血栓的报道，主要发生于肝病患者，因此凝血因子Ⅸ应慎用于具有发生血栓栓塞或弥散性血管内凝血风险的患者。纯化程度更高的制剂引发上述不良反应的风险较低。

和其他血浆制品一样，本品具有传播病毒感染的可能，尽管已对献血者进行筛选，并已采用加热或化学制剂处理制品降低风险。建议给未经免疫处理的患者进行甲型、乙型肝炎疫苗接种。

罕见产生凝血因子Ⅸ抗体。

对心血管系统的影响　一些从血浆获得的凝血因子Ⅸ制剂中除含有凝血因子Ⅸ（凝血酶原复合物浓缩物）外，还含有其他凝血因子，且一些制剂还可能含有活化的凝血性[1,2]。报道的并发症包括动脉/静脉血栓、肺栓塞、急性心肌梗死及弥散性血管内凝血。对于血友病患者，风险因素包括肝病、严重肌肉出血、挤压伤、运动障碍及矫形外科手术。快速输注浓缩物或大剂量重复给药可增加血栓栓塞的风险。研发纯化程度更高的凝血酶原复合物浓缩物及另外含其他凝血因子的高度纯化的凝血因子Ⅸ制剂可降低血栓栓塞的风险[1,3]。

1. Köhler M. Thrombogenicity of prothrombin complex concentrates. *Thromb Res* 1999; **95** (suppl): S13–S17.
2. Najaf SM, *et al.* Myocardial infarction during factor IX infusion in hemophilia B: case report and review of the literature. *Ann Hematol* 2004; **83**: 604–7.
3. Santagostino E, *et al.* Markers of hypercoagulability in patients with hemophilia B given repeated, large doses of factor IX concentrates during and after surgery. *Thromb Haemost* 1994; **71**: 737–40.

用途和用法

凝血因子可作为替代疗法用于具有遗传性凝血因子Ⅸ缺陷（见**血友病**，第176页）的 B 型血友病患者（Christmas 病）。

由血浆制备的凝血因子Ⅸ制剂有两种形式：一种为高度纯化的制剂，另一种为富含其他凝血因子（凝血酶原复合物浓缩物）的制剂。市场上还有重组凝血因子Ⅸ的制剂诺那凝血素 α。含有除凝血因子Ⅸ外其他凝血因子的制剂有时还可用于治疗由缺乏凝血因子Ⅸ及Ⅱ、Ⅶ 及 Ⅹ引起的出血，并可用于预防这些患者的术中出血，还可用于快速逆转香豆素抗凝药的作用及用于产生凝血因子Ⅷ抗体的 A 型血友病患者。

凝血因子Ⅸ应慢速静脉输注。对于缺乏凝血因子Ⅸ的患者，给药剂量应个体化，并应根据所应用的制剂、出血情况或将要进行的手术类型进行调整。对于 B 型血友病患者，推荐的目标凝血因子Ⅸ浓度是不同的，建议如下：

- 对于轻中度出血，血浆中凝血因子Ⅸ浓度应上升至正常值的 20%～30%。
- 对于更严重的出血或小手术，血浆中凝血因子Ⅸ浓度应上升至正常值的 30%～60%。
- 对于严重出血或大手术，若有必要可使血浆中凝血因子Ⅸ浓度升至正常值的 60%～100%。

可根据生产商的推荐，计算合适的给药剂量。

用于严重 B 型血友病患者的长期预防时，给药剂量为 20～40IU/kg，每 3 天或 4 天 1 次。

制剂

Ph. Eur.: Human Coagulation Factor IX; Human Prothrombin Complex; **USP 33:** Factor IX Complex.

专利制剂
Arg.: Aimafix; Benefix; Berinin P; Beriplex PN; Immunine; Mononine; Octanine; Protromplex; Replenine†; **Austral.:** Benefix Monofix-VF; **Austria:** Benefix; Beriplex PN; Cofact; Immunine; Mononine; Octanine; Octaplex; Prothromplex S-TIM 4; Prothromplex TOTAL; **Belg.:** Benefix Mononine; Nonafact; Octanine; PPSB Conc SD; **Braz.:** Bebulin†; Benefix; Berinin; Beriplex PN; Immunine†; Mononine; Octanyne†; Prothromplex-T†; **Canad.:** Benefix; Immunine; Mononine; Nonafact; Octanine; Prothromplex; **Chile:** Aimafix; Cz.; Benefix; Immunine; Mononine; Nonafact; Octanine; Prothromplex; **Denm.:** Benefix Nanotiv; **Fin.:** Benefix†; Benefix; Cofact; Nonafact; Octanine; **Fr.:** Benefix; Betafact; Kaskadil; Mononine; Octafix; Octaplex; **Ger.:** Alphanine; Benefix; Berinin; Beriplex PN; Immunine; Mononine; Octanate; PPSB Konzentrat S-TIM; PPSB-human; **Gr.:** Benefix; Betafact; Mononine; Replenine; **Hong Kong:** Alphanine; Monofix-VF; Profilnine; Proplex T; Prothrombinex; **Hung.:** Benefix; Berinin P; Beriplex PN; Humafactor-9; Immunine†; Octanine; **Irl.:** Benefix; Immunine; Nanotiv; Nonafact; **Israel:** Betafact; Profilnine†; Proplex; Replenine; **Ital.:** Aimafix; Alphanine; Benefix; Immunine; Mononine; Protromplex TIM 3; Uman-Complex DI; **Malaysia:** Alphanine; Benefix; **Mex.:** Benefix; Immunine†; Konyne†; Octanine F; Replenine; **Neth.:** Alphanine; Benefix; Betafact; Cofact; Immunonine; Mononine; Nanotiv; Nonafact; **Norw.:** Benefix; **NZ:** Benefix; Monofix; Pronativ; Prothrombinex; **Philipp.:** Alphanine†; Profilnine; **Pol.:** Benefix; Immunine; Prothromplex; **Port.:** Alphanine; Benefix; Betafact; Immunine; Nanotiv; Nonafact; Octanine†; Octaplex; **Rus.:** Aimafix (Аймафикс); Octanine (Октанайн Ф); Replenin-VF (Репленина-ВФ); **S.Afr.:** Haemosolvex; **Spain:** Prothromplex-T TIM 4†; **Singapore:** Alphanine; Profilnine; Replenine; **Spain:**

Factor ⅩⅠ 凝血因子ⅩⅠ

Facteur XI; Plasma Thromboplastin Antecedent; PTA.
Фактор XI

Pharmacopoeias. In *Eur.* (see p.vii).

Ph. Eur. 6. 8（Human Coagulation Factor ⅩⅠ；Factor ⅩⅠ Coagulationis Humanus；Dried Factor ⅩⅠ Fraction BP 2010）为含有凝血因子ⅩⅠ的血浆蛋白组分。由健康献血者获得的血浆制备。经检验，血浆无乙型肝炎表面抗原、HIV-1 及 HIV-2 抗体及丙型肝炎病毒。制备方法包括一步或多步以除去已知的感染原或使之失活。凝血因子ⅩⅠ组分溶于合适的液体后，无菌分装于容器中，立即冷冻。制剂经冻干后，在真空或氮气中密封。可加入肝素、C1 酯酶抑制剂及抗凝血酶Ⅲ。不可加入抗菌性防腐剂。按药品说明书重新溶解后的溶液浓度不低于 50U/ml。

本品为白色或类白色粉末或脆性固体。重新溶解后溶液的 pH 为 6.8～7.4。在 2～8℃ 条件下避光贮藏。

简介

凝血因子ⅩⅠ可作为替代疗法用于先天性缺乏凝血因子ⅩⅠ的患者（C 型血友病；见**遗传性出血性疾病**，第177页），以预防和治疗出血。给药剂量基于患者凝血因子ⅩⅠ缺乏的程度及患者的病情。

制剂

专利制剂
Fr.: Hemoleven; **Gr.:** Hemoleven.

Factor ⅩⅢ 凝血因子ⅩⅢ

Fibrin-stabilising Factor; FSF.
Фактор XIII
ATC — B02BD07.
ATC Vet — QB02BD07.

简介

凝血因子ⅩⅢ作为替代治疗药物用于遗传性凝血因子ⅩⅢ缺乏的患者（见**遗传性出血性疾病**，第176页）。还可用于获得性凝血因子ⅩⅢ缺乏的患者，及用于术后伤口愈合的支持疗法。凝血因子ⅩⅢ的给药剂量是根据因子的缺乏程度及患者的病情确定的。对于遗传性缺乏的患者，用于预防出血时，给药剂量为 10U/kg，静脉给药，每月 1 次。若出现自发性出血，可缩短给药间隔。术前应用时，给药剂量可达到 35U/kg，术前立即给药，随后给予足够剂量以维持疗效，直至伤口愈合。用于严重出血的治疗时，可给予 10～20U/kg，每日 1 次，直至停止出血。用于急性出血时，特别是颅内出血时，剂量可达到 50U/kg，以使凝血因子ⅩⅢ恢复至正常水平。对于获得性凝血因子ⅩⅢ缺乏患者的出血，给药剂量至少应为 15～20U/kg。为了促进术后伤口愈合，可于手术当天及术后 3 天中的每日给予 10U/kg。与其他凝血因子制剂（见**凝血因子Ⅷ**，第196页）一样，应用凝血因子ⅩⅢ具有引发超敏反应、血栓及病毒感染传播的风险。凝血因子ⅩⅢ抑制剂的产生很罕见。

冷沉淀物也可用作生成凝血因子ⅩⅢ的来源。

凝血因子ⅩⅢ也是纤维蛋白胶的成分（见**纤维蛋白**，第196页）。

1. Lim W, *et al.* Prophylactic and perioperative replacement therapy for acquired factor XIII deficiency. *J Thromb Haemost* 2004; **2**: 1017–19.
2. Hsieh L, Nugent D. Factor XIII deficiency. *Haemophilia* 2008; **14**: 1190–1200.

炎性肠病　一些炎性肠病（参见 M37 第1620页）患者可能缺乏凝血因子ⅩⅢ，可能由于溃疡结肠炎患者的肠失血增加或克罗恩病患者的凝血因子ⅩⅢ黏膜沉积增加。凝血因子ⅩⅢ浓缩物静脉应用于 12 名常规治疗中对皮质激素和美沙拉嗪耐药的活动性溃疡结肠炎患者，产生有益结果[1]，还曾使 4 名克罗恩病患者中的 3 名患者的顽固性瘘愈合[2]。然而，一项对照研究[3]发现凝血因子ⅩⅢ对于活动性耐皮质激素的溃疡结肠炎无效。

Benefix; Berinin P; Immunine; Mononine; Nanotiv; Octaplex; Prothromplex; **Swed.:** Benefix; Immunine; Mononine; Nanotiv; Octaplex; Replenine; Beriplex; Immunine; Octanine F; Octaplex; Prothromplex Total S-TIM 4; **Thai.:** Alphanine; Immunine; Mononine; Nanotiv; **Turk.:** Aimafix; Berinin P; Betafact; Cofact; Immunine; Kaskadil; Konyne†; Nonafact; Octanine F; Octanyne; Reblenine; Replenine; **UK:** Alphanine; Benefix; Beriplex PN; Defix†; Hipfix†; Mononine; Octaplex; Replenine; **USA:** Alphanine; Bebulin VH; Benefix; Mononine; Profilnine; Proplex T†; **Venez.:** Immunine†; Proplex†.

多组分制剂 **Rus.:** Uman-Complex DI (Уман-Комплекс ДИ).

1. Lorenz R, *et al.* Factor XIII substitution in ulcerative colitis. *Lancet* 1995; **345:** 449–50.
2. Oshitani N, *et al.* Treatment of Crohn's disease fistulas with co-agulation factor XIII. *Lancet* 1996; **347:** 119–20.
3. Bregenzer N, *et al.* Lack of clinical efficacy of additional factor XIII treatment in patients with steroid refractory colitis. *Z Gastroenterol* 1999; **37:** 999–1004.

伤口和溃疡 据报道，局部应用凝血因子Ⅻ可促使顽固性腿部溃疡患者的伤口愈合[1~3]。

1. Wozniak G, *et al.* Factor XIII in ulcerative leg disease: background and preliminary clinical results. *Semin Thromb Hemost* 1996; **22:** 445–50.
2. Herouy Y, *et al.* Factor XIII-mediated inhibition of fibrinolysis and venous leg ulcers. *Lancet* 2000; **355:** 1970–1.
3. Hildenbrand T, *et al.* Treatment of nonhealing leg ulcers with fibrin-stabilizing factor XIII: a case report. *Dermatol Surg* 2002; **28:** 1098–9.

制剂

Ph. Eur.: Fibrin Sealant Kit.

专利制剂

Arg.: Fibrogammin P; **Austria:** Fibrogammin; **Belg.:** Fibrogammin; **Braz.:** Fibrogammin; **Cz.:** Fibrogammin P†; **Ger.:** Fibrogammin; **Gr.:** Fibrogammin; **Hong Kong:** Fibrogammin P†; **Israel:** Fibrogammin P; **Switz.:** Fibrogammin; **UK:** Fibrogammin P.

多组分制剂 **Arg.:** Beriplast P; Tissucol; **Austral.:** Tisseel Duo†; **Austria:** Beriplast; Tissucol; Tissucol Duo Quick; **Belg.:** Tissucol Kit; **Braz.:** Beriplast P; Tissucol; **Canad.:** Tisseel; **Chile:** Beriplast P†; **Cz.:** Tissucol; **Denm.:** Tisseel Duo Quick; **Fin.:** Tisseel Duo Quick; **Fr.:** Beriplast; Tissucol; **Ger.:** Beriplast P; Tissucol; **Hong Kong:** Beriplast P; Tisseel; **Hung.:** Beriplast P; Tissucol-Kit; **Indon.:** Beriplast P; **Irl.:** Beriplast P; Tisseel; **Israel:** Tisseel; Isbal; **Ital.:** Beriplast P; **Jpn:** Bolheal; **Mex.:** Beriplast P; Tissucol†; **Neth.:** Beriplast P; Tissucol; Tissucol Duo; **NZ:** Tissucol Duo; **Pol.:** Beriplast P; **Port.:** Tissucol; Tissucol Duo; **Spain:** Beriplast P Combi; Tissucol; Tissucol Duo; **Swed.:** Tisseel Duo S; **Switz.:** Beriplast P; **Turk.:** Tisseel.

Fibrin (*rINN*) 纤维蛋白

Fibrina; Fibrine; Fibrinum.

Фибрин

Pharmacopoeias. Many pharmacopoeias have monographs for fibrin preparations, including *Eur.* (see p.vii).

Ph. Eur. 6. 8 (Fibrin Sealant-kit; Fibrini Glutinum) 本品由两种成分组成，一种是含有人纤维蛋白原的纤维蛋白原浓缩液（成分1），另一是人凝血酶制剂（成分2）。本试剂盒还含有其他成分，如人凝血因子Ⅻ（一种纤维蛋白凝溶解抑制剂）或钙离子。可加入稳定剂，如人血白蛋白。本品由人血浆分馏获得，制备方法包括一步或多步以除去感染原或使之失活。通过可截留细菌的滤器，无菌分装至无菌容器中。冻干后，在真空条件下密封或在密封前充满不含氧气或其他合适的惰性气体。不可加入任何抗菌性防腐剂。按药品说明书融化或重新溶解时，纤维蛋白原浓缩物含有不低于40g/L的可凝结蛋白。凝血酶制剂的活性可在较宽范围变化（约4~1000IU/ml）。避光。

简介

　　纤维蛋白胶由纤维蛋白原、凝血酶和钙离子的混合溶液制备而成，还加入了抑肽酶以抑制纤维蛋白溶解作用。本品还可能含有凝血因子Ⅻ及其他凝血成分。纤维蛋白胶在外科手术中，可作为止血药用于控制出血，或作为喷雾剂用于出血面治疗。烧伤时，一些制剂可用于自体皮肤移植黏附（autologous skin-graft adhesion）。

　　被称为人纤维蛋白海绵的人造可干燥纤维蛋白海绵具有相似的用途，由凝固的人凝血酶和人纤维蛋白原溶液的泡沫制备而成。目前还有涂有凝血酶和纤维蛋白原的胶原海绵，可用于促进止血及组织闭合；在血管外科，还可用于辅助缝线缝合。

不良反应 有神经外科手术过程中应用纤维蛋白黏合剂导致致命性神经毒性的报道[1]。毒性的产生可能与制剂中含有凝固甲环酸有关，因此这种制剂不可用于可能接触CSF或硬膜的外科手术中[2]。

　　有作为纤维蛋白黏合剂的组分之一的抑肽酶局部应用引发超敏反应的罕见报道，见第182页。

1. CSM/MCA. Quixil human surgical sealant: reports of fatal reactions. *Current Problems* 1999; **25:** 19.
2. CSM/MCA. Quixil human surgical sealant: update on fatal neurotoxic reactions. *Current Problems* 2000; **26:** 10.

用途 参考文献如下。

1. Dunn CJ, Goa KL. Fibrin sealant: a review of its use in surgery and endoscopy. *Drugs* 1999; **58:** 863–86.
2. Carless PA, *et al.* Fibrin sealant use for minimising peri-operative allogeneic blood transfusion. Available in The Cochrane Database of Systematic Reviews; Issue 1. Chichester: John Wiley; 2003 (accessed 03/06/05).
3. MacGillivray TE. Fibrin sealants and glues. *J Card Surg* 2003; **18:** 480–5.
4. Fattahi T, *et al.* Clinical applications of fibrin sealants. *J Oral Maxillofac Surg* 2004; **62:** 218–24.
5. Schexneider KI. Fibrin sealants in surgical or traumatic hemorrhage. *Curr Opin Hematol* 2004; **11:** 323–6.

制剂

Ph. Eur.: Fibrin Sealant Kit.

多组分制剂 **Arg.:** Beriplast P; Tissucol; **Austral.:** Tisseel Duo†; **Austria:** Beriplast; TachoSil; Tissucol; Tissucol Duo Quick; **Belg.:** Tissucol†; **Braz.:** Beriplast P; Tissucol; **Canad.:** Tisseel; **Chile:** Beriplast P†; **Cz.:** Artiss; Evicel; TachoSil; Tissucol; **Denm.:** TachoSil; Tisseel Duo Quick; **Fin.:** TachoSil; Tisseel Duo Quick; **Fr.:** Beriplast; Tissucol; **Ger.:** Beriplast P; TachoSil; **Hong Kong:** Beriplast P; Tisseel; **Hung.:** Beriplast P; Tissucol-Kit; **Indon.:** Beriplast P; **Irl.:** Artiss; Evicel; TachoSil; Tisseel; **Israel:** Beriplast; Tisseel; **Ital.:** Beriplast P; TachoSil; Tissucol; **Mex.:** Beriplast P; Tissucol†; **Neth.:** Beriplast P; Tissucol; Tissucol Duo; **Norw.:** TachoSil; **NZ:** Tisseel Duo; **Pol.:** Beriplast P; TachoSil; **Port.:** Evicel; TachoSil; Tissucol Duo; **Spain:** Beriplast P Combi; Tissucol; Tissucol Duo; **Swed.:** TachoSil; Tisseel Duo Quick; **Switz.:** Beriplast P; TachoSil; Tissucol; Tisseel Duo S; **Turk.:** Tisseel; Tissucol; Tissucol Duo S; **UK:** TachoSil; Tisseel; **USA:** Artiss; Evicel; TachoSil.

Fibrinogen 纤维蛋白原

Factor I; Fibrinogène; Fibrinógeno; Fibrinogenum; Fibrinojen; Fibrynogen.

ATC — B02BB01; B02BC10.

ATC Vet — QB02BB01.

UNII — N94833051K (human fibrinogen).

Pharmacopoeias. Many pharmacopoeias have monographs, including *Eur.* (see p.vii).

Ph. Eur. 6. 8 (Human Fibrinogen; Fibrinogenum Humanum) 本品含有人血浆中的可溶成分，与凝血酶作用后转化为纤维蛋白。本品由血浆分馏获得，制备方法包括一步或多步以除去已知感染原或使之失活。可加入稳定剂，包括诸如人血白蛋白这类的蛋白、盐和缓冲液。不可加入抗菌性防腐剂。按药品说明书规定体积的溶剂溶解后，溶液含有不低于10g/L的纤维蛋白原。

　　本品为白色或淡黄色吸湿性粉末或脆性固体。贮藏于密闭容器中。避光。

简介

　　纤维蛋白原可用于控制由纤维蛋白原缺乏症或低纤维蛋白原血症患者血浆纤维蛋白原浓度过低引起的出血，但通常首选血浆或冷沉淀物。纤维蛋白原还可用于弥散性血管内凝血（第176页）。本药为纤维蛋白胶（见上文**纤维蛋白**）的成分之一。重组人纤维蛋白原目前正在研发中。

　　放射性核素标记的纤维蛋白原还可用于诊断。

制剂

Ph. Eur.: Fibrin Sealant Kit; Human Fibrinogen.

专利制剂

Austria: Haemocomplettan; **Cz.:** Haemocomplettan; **Fr.:** Clottagen; Haemocomplettan; **Ger.:** Haemocomplettan; **Gr.:** Haemocomplettan; **Hung.:** Haemocomplettan; **Neth.:** Haemocomplettan; **Port.:** Haemocomplettan; **Switz.:** Haemocomplettan; **Thai.:** Fibroraas; **Turk.:** Haemocomplettan; **USA:** RiaSTAP.

多组分制剂 **Arg.:** Beriplast P; Tissucol; **Austral.:** Tisseel Duo†; **Austria:** Beriplast; TachoComb†; TachoSil; Tissucol; Tissucol Duo Quick; **Belg.:** Tissucol Duo; Tissucol Kit; **Braz.:** Beriplast P; Tissucol†; **Canad.:** Tisseel; **Chile:** Beriplast P†; **Cz.:** Artiss; Evicel; TachoComb†; TachoSil; Tisseel; Tissucol; **Denm.:** Quixil; TachoSil; Tisseel Duo Quick; **Fin.:** Quixil; TachoSil; Tisseel Duo Quick; **Fr.:** Quixil; TachoComb†; TachoSil; Tissucol Duo S; Tissucol-Kit; **Gr.:** Beriplast P; TachoSil; **Hong Kong:** Beriplast P; TachoSil; Tisseel; **Hung.:** Beriplast P; TachoComb†; Tissucol-Kit; **Indon.:** Beriplast; **Irl.:** Artiss; Evicel; TachoSil; **Israel:** Beriplast; Tisseel; **Ital.:** Beriplast; Quixil; TachoSil; **Jpn:** Bolheal; **Mex.:** Beriplast P; Tissucol†; **Neth.:** Beriplast P; Quixil; TachoSil; Tissucol Duo; **Norw.:** TachoSil; **NZ:** Tisseel Duo; **Pol.:** Beriplast; TachoSil; **Port.:** TachoSil; Tissucol Duo; **Rus.:** TachoComb (ТахоКомб); **Spain:** Beriplast P Combi; Tissucol Duo; **Swed.:** TachoSil; Tisseel Duo Quick; **Switz.:** Beriplast P; Quixil; TachoSil; **Thai.:** Fibingluraas; TachoComb†; **Turk.:** Beriplast P; Tisseel VH; **UK:** TachoSil; Tisseel; **Ukr.:** TachoComb (Тахоком); **USA:** Artiss; Evicel; TachoSil.

Filgrastim (*BAN, USAN, rINN*) 非格司亭

Filgrastiimi; Filgrastimum; r-metHuG-CSF. A recombinant human granulocyte colony-stimulating factor.

Филграстим

CAS — 121181-53-1.

ATC — L03AA02.

ATC Vet — QL03AA02.

UNII — PVI5M0M1GW.

Pharmacopoeias. *Eur.* (see p.vii) includes a concentrated solution.

Ph. Eur. 6. 8 (Filgrastim Concentrated Solution) 为一种蛋白质注射液，具有粒细胞集落刺激因子（G-CSF）的一级结构，结构的N末端多1个蛋氨酸。与其天然类似物不同，本品未糖基化。本品是通过基于重组DNA技术的方法以细菌作为宿主细胞生产的。本品的浓度至少为900μg/ml，每毫克蛋白的效能至少为1.0×10^8U。为澄清、无色或略呈黄色的液体。

Pegfilgrastim (*BAN, rINN*) 聚乙二醇非格司亭

Pegfilgrastiimi; Pegfilgrastimum; Pegfilgrastimun. Filgrastim conjugated with monomethoxy polyethylene glycol.

Пэгфильграстим

CAS — 208265-92-3.

ATC — L03AA13.

ATC Vet — QL03AA13.

UNII — 3A58010674.

配伍禁忌 参考文献如下。

1. Trissel LA, Martinez JF. Compatibility of filgrastim with selected drugs during simulated Y-site administration. *Am J Hosp Pharm* 1994; **51:** 1907–13.

稳定性 非格司亭溶液不可用氯化钠注射液稀释，因为可能产生沉淀。若需稀释，可用5%葡萄糖注射液。然而，稀溶液中的非格司亭可能被玻璃或塑料材料吸附，因此稀释浓度不可低于推荐的最低浓度（2μg/ml）。而且为了避免吸附，将非格司亭稀释为浓度低于15μg/ml的溶液时，须加入终浓度为2mg/ml的白蛋白。准备肠内应用于新生儿的非格司亭溶液的稳定性介绍，见**依泊汀**项下的**稳定性**，第188页。

不良反应

　　短期应用粒细胞集落刺激因子如非格司亭治疗的主要不良反应为肌肉骨骼痛和排尿困难。超敏反应罕有报道。对于长期应用的患者，最常见的不良反应为骨痛和肌肉骨骼痛。其他不良反应包括脾肿大、血小板减少、贫血、鼻衄、头痛、腹泻及皮肤脉管炎。有肺浸润的报道，由此导致呼吸衰竭或急性呼吸窘迫综合征，罕见脾破裂的报道。可出现乳酸脱氢酶、碱性磷酸酶及尿酸水平升高，通常为轻中度，与剂量基正相关，且可逆。

　　动物研究表明，集落刺激因子具有胚胎毒性。

1. Vial T, Descotes J. Clinical toxicity of cytokines used as haemopoietic growth factors. *Drug Safety* 1995; **13:** 371–406.
2. Gutierrez-Delgado F, Bensinger W. Safety of granulocyte colony-stimulating factor in normal donors. *Curr Opin Hematol* 2001; **8:** 155–60.
3. Cottle TE, *et al.* Risk and benefit of treatment of severe chronic neutropenia with granulocyte colony-stimulating factor. *Semin Hematol* 2002; **39:** 134–40.
4. Crawford J. Safety and efficacy of pegfilgrastim in patients receiving myelosuppressive chemotherapy. *Pharmacotherapy* 2003; **23** (suppl): 15S–19S.
5. Pulsipher MA, *et al.* Adverse events among 2408 unrelated donors of peripheral blood stem cells: results of a prospective trial from the National Marrow Donor Program. *Blood* 2009; **113:** 3604–11.

弥散性血管内凝血 1名7岁的感染HIV且具有齐多夫定诱发的中性粒细胞减少症的患儿长期应用粒细胞集落刺激因子后确诊出现两次弥散性血管内凝血[1]。

1. Mueller BU, *et al.* Disseminated intravascular coagulation associated with granulocyte colony-stimulating factor therapy in a child with human immunodeficiency virus infection. *J Pediatr* 1995; **126:** 749–52.

对骨的影响 据报道，患有严重先天性中性粒细胞减少症的儿童长期应用粒细胞集落刺激因子后，出现骨矿物质丢失及骨质疏松症[1~3]。然而，粒细胞集落刺激因子引起这一反应的机制还不明确，由于骨矿物质丢失可能为潜在性疾病的特征之一。

1. Bishop NJ, *et al.* Osteoporosis in severe congenital neutropenia treated with granulocyte colony-stimulating factor. *Br J Haematol* 1995; **89:** 927–8.
2. Yakisan E, *et al.* High incidence of significant bone loss in patients with severe congenital neutropenia (Kostmann's syndrome). *J Pediatr* 1997; **131:** 592–7.
3. Sekhar RV, *et al.* Severe osteopenia in a young boy with Kostmann's congenital neutropenia treated with granulocyte colony-stimulating factor: suggested therapeutic approach. Abstract: *Pediatrics* 2001; **108:** 756–7.
Full version: http://pediatrics.aappublications.org/cgi/content/full/108/3/e54 (accessed 27/10/05)

对眼的影响 1名4岁女孩应用非格司亭和那托司亭治疗由化疗诱发的中性粒细胞减少症及用于活化外周血干细胞，出现视网膜下出血，并导致一只眼睛的不可逆性失明[1]。有假说提出，集落刺激激因子可再激发原发性眼部炎症，可能由感染引起。1名成人应用本药治疗套细胞（mantle cell）淋巴瘤出现两侧视乳头周围斑点性的视网膜出血[2]。这种反应起因于视网膜炎，视网膜炎由应用非格司亭活化干细胞诱发的白细胞过多引起。停用非格司亭，并应用白细胞分离术后，视力改善。

1. Matsumura T, *et al.* Subretinal haemorrhage after granulocyte colony-stimulating factor. *Lancet* 1997; **350:** 336. Correction. *ibid.;* 1406.
2. Salloum E, *et al.* Hyperleukocytosis and retinal hemorrhages after chemotherapy and filgrastim administration for peripheral blood progenitor cell mobilization. *Bone Marrow Transplant* 1998; **21:** 835–7.

对肺的影响 据报道，对于应用博来霉素、环磷酰胺或甲氨蝶呤的患者，合用粒细胞集落刺激因子（G-CSF）可导

致化疗诱导的肺毒性剧增。一篇系统性综述[1]考察了 73 例个案，指出抗肿瘤药的给药剂量低于通常的中毒累积剂量，因此表明 G-CSF 可能降低了这些抗肿瘤药的肺毒性阈值。作者提出 G-CSF 对中性粒细胞具有激活作用，进而使之对肺泡毛细血管壁产生毒性。这篇综述还考察了 2 例仅应用 G-CSF 的非中性粒细胞减少症患者出现肺毒性的个案。9 例其他个案结果表明，在中性粒细胞减少恢复期间，且最近有肺浸润史的中性粒细胞减少患者出现急性呼吸窘迫综合征的风险可能增加。然而，G-CSF 在这些肺毒性个案中的作用目前还不明确。

1. Azoulay E, et al. Granulocyte colony-stimulating factor or neutrophil-induced pulmonary toxicity: myth or reality? Systematic review of clinical case reports and experimental data. Chest 2001; 120: 1695–701.

对皮肤的影响　应用集落刺激因子的患者可出现皮肤反应。一项研究以炎性乳腺癌女性患者为研究对象，7 名应用粒细胞-巨噬细胞集落刺激因子的患者在皮下注射部位均出现了瘙痒皮肤反应[1]。一篇综述[2]考察了 8 例由粒细胞集落刺激因子或粒细胞-巨噬细胞集落刺激因子引起全身性瘙痒斑丘疹的个案，发现其中 6 例恢复良好，尽管治疗还在继续，且一半的患者未接受任何相关治疗。有粒细胞集落刺激因子引起局部苔藓样反应的报道[3]。据报道，粒细胞集落刺激因子可加重牛皮癣[4]及诱发或加重嗜中性皮肤病，包括 Sweet 综合征[5~7]、坏疽性脓皮病[8]及嗜中性小汗腺炎（neutrophilic eccrine hidradenitis）[9]。

1. Steger GG, et al. Cutaneous reactions to GM-CSF in inflammatory breast cancer. N Engl J Med 1992; 327: 286.
2. Alvarez-Ruiz S, et al. Maculopapular eruption with enlarged macrophages in eight patients receiving G-CSF or GM-CSF. J Eur Acad Dermatol Venereol 2004; 18: 310–13.
3. Viallard AM, et al. Lichenoid cutaneous drug reaction at injection sites of granulocyte colony-stimulating factor (filgrastim). Dermatology 1999; 198: 301–3.
4. Kavanaugh A. Flare of psoriasis and psoriatic arthritis following treatment with granulocyte colony-stimulating factor. Am J Med 1996; 101: 567.
5. Petit T, et al. Lymphoedema-area-restricted Sweet syndrome during G-CSF treatment. Lancet 1996; 347: 690.
6. Garty BZ, et al. Sweet syndrome associated with G-CSF treatment in a child with glycogen storage disease type Ib. Pediatrics 1996; 97: 401–3.
7. Hasegawa M, et al. Sweet's syndrome associated with granulocyte colony-stimulating factor. Eur J Dermatol 1998; 8: 503–5.
8. Johnson ML, Grimwood RE. Leukocyte colony-stimulating factors: a review of associated neutrophilic dermatoses and vasculitides. Arch Dermatol 1994; 130: 77–81.
9. Bachmeyer C, et al. Neutrophilic eccrine hidradenitis induced by granulocyte colony-stimulating factor. Br J Dermatol 1998; 139: 354–5.

对甲状腺的影响　据报道，治疗前具有甲状腺抗体的患者应用粒细胞-巨噬细胞集落刺激因子时，可出现可逆性甲状腺功能不全[1]，但应用粒细胞集落刺激因子无这一反应[2]。然而，据临床报道，1 名无任何甲状腺功能不全或甲状腺抗体的患者应用粒细胞集落刺激因子时，出现甲状腺功能减退[3]。

1. Hoekman K, et al. Reversible thyroid dysfunction during treatment with GM-CSF. Lancet 1991; 338: 541–2.
2. van Hoef MEHM, Howell A. Risk of thyroid dysfunction during treatment with G-CSF. Lancet 1992; 340: 1169–70.
3. de Luis DA, Romero E. Reversible thyroid dysfunction with filgrastim. Lancet 1996; 348: 1595–6.

炎症性疾病　据报道，应用粒细胞集落刺激因子后可再次引发多种炎症疾病，包括类风湿关节炎[1]及假痛风[2,3]。有关再次引发炎症部位的进一步的报道，见上文对眼的影响及对皮肤的影响项下的内容。

1. Vildarsson B, et al. Reactivation of rheumatoid arthritis and development of leukocytoclastic vasculitis in a patient receiving granulocyte colony-stimulating factor for Felty's syndrome. Am J Med 1995; 98: 589–91.
2. Sandor V, et al. Exacerbation of pseudogout by granulocyte colony-stimulating factor. Ann Intern Med 1996; 125: 781.
3. Teramoto A, et al. Increased synovial interleukin-8 and interleukin-6 levels in pseudogout associated with granulocyte colony-stimulating factor. Ann Intern Med 1998; 129: 424–5.

注意事项

　　体外研究表明，非格司亭这类粒细胞集落刺激因子可促进骨髓细胞生长，因此骨髓瘤为其禁忌证，但近期将集落刺激因子应用于一些骨髓疾病患者，并未发现本药对肿瘤细胞的刺激作用。然而，非格司亭及来格司亭不可在细胞毒药物化疗前 24h 至化疗后 24h 这段时间应用，因为快速分化的骨髓细胞敏感性更强。聚乙二醇非格司亭不可在化疗前 14 天至化疗后 24h 这段时间应用。对于接受放化疗的患者，粒细胞集落刺激因子的安全性及有效性尚未确定，一般应避免这种使用。

　　非格司亭用于健康供体活化外周血祖细胞时，可引起暂时性细胞遗传学改变。这些改变的临床意义还不清楚，供体的长期安全性随访仍在进行中。在获得更多资

料之前，注册药品信息建议对供体进行监测至少 10 年。

　　粒细胞集落刺激因子应慎用于镰刀细胞病患者。非格司亭制剂可能含有山梨醇作为辅料，因此建议慎用于遗传性果糖不耐受型患者。

　　应用粒细胞集落刺激因子治疗期间，应定期监测患者全血细胞计数。对于出现肺浸润迹象的患者，应停止治疗。生长因子治疗可导致骨显像结果的短暂性阳性改变，当解释影像学结果时，应予以考虑。对于长期应用非格司亭治疗的骨质疏松症患者，应监测其骨密度。

镰刀细胞病　镰刀细胞危象（第 173 页）期间可出现镰刀细胞增多，但粒细胞在血管堵塞中的作用还不明确。镰刀细胞病患者应用粒细胞集落刺激因子后，曾出现镰刀细胞危象[1~3]。

1. Abboud M, et al. Granulocytosis causing sickle-cell crisis. Lancet 1998; 351: 959.
2. Adler BK, et al. Fatal sickle cell crisis after granulocyte colony-stimulating factor administration. Blood 2001; 97: 3313–14.
3. Wei A, Grigg A. Granulocyte colony-stimulating factor–induced sickle cell crisis and multiorgan dysfunction in a patient with compound heterozygous sickle cell/β+ thalassemia. Blood 2001; 97: 3998–9.

药动学

　　皮下注射后，非格司亭血清浓度达峰时间约在 8h 内。静脉或皮下注射后，非格司亭血清清除半衰期约 3.5h。皮下注射后，聚乙二醇非格司亭的达峰时间较晚，在 16~120h。聚乙二醇非格司亭的消除呈非线性，随给药剂量的增加，药物清除率出现饱和及降低。聚乙二醇非格司亭主要由中性粒细胞介导消除，因此当中性粒细胞恢复后，其血清浓度迅速降低。皮下注射后，聚乙二醇非格司亭的半衰期为 15~80h。

1. Zamboni WC. Pharmacokinetics of pegfilgrastim. Pharmacotherapy 2003; 23 (suppl): 9S–14S.

用途和用法

　　非格司亭为一种粒细胞集落刺激因子（G-CSF），是一种可调控造血细胞生长的造血生长因子（见造血，第 171 页）。本药可用于治疗或预防骨髓抑制性癌症化疗患者出现的中性粒细胞减少及用于减少骨髓移植患者出现中性粒细胞减少的时间。本药还可用于活化外周血祖细胞，供采集用于随后的自体或同种异体外周血干细胞移植。非格司亭还可用于治疗慢性中性粒细胞减少症（先天性的、周期性的或原发性的）以及晚期 HIV 感染患者，可用于持续性中性粒细胞减少症。

　　非格司亭可静脉或皮下给药。给药剂量可以 μg 或单位表示，10μg 等价于 1×10^6 U。

　　用于抗肿瘤治疗的辅助治疗时，非格司亭给药剂量为每日 5μg/kg，在给予最后一剂抗肿瘤药后至少间隔 24h 开始给药。本药可每天单剂量皮下注射、持续静脉输注或皮下输注，或每天静脉输注 15~30min。治疗持续至中性粒细胞计数稳定在正常范围内，可能需 14 天或更长时间。一种与单甲氧基聚乙二醇结合的非格司亭（聚乙二醇非格司亭）还可用于降低由抗肿瘤治疗引起的中性粒细胞减少的发生率，单剂量皮下注射 6mg，给予最后一剂抗肿瘤药后至少间隔 24h 开始给药。

　　用于骨髓移植时，非格司亭初始给药剂量为每日 10μg/kg，根据疗效调整剂量。可静脉输注 30min~4h，或持续静脉或皮下输注 24h。

　　用于活化自体外周血干细胞移植使用的外周血祖细胞时，非格司亭的给药剂量为 10μg/kg，每日 1 次，皮下注射，或持续输注 4~7 天，直至进行最后一次白细胞分离采集术（leucapheresis）（根据要求，通常在第 5~7 天进行）。若于骨髓抑制化疗后给予非格司亭，剂量减半至 5μg/kg，每日 1 次，皮下注射。完成化疗后的第一天开始给药，直至超过预期的中性粒细胞低限，且中性粒细胞计数恢复至正常范围，以便于进行白细胞分离采集术。用于活化供同种异体移植使用的健康供体的血细胞时，非格司亭的给药剂量为 10μg/kg，每日 1 次，皮下注射，疗程为 5 天，直至进行白细胞分离采集术（通常在第 5 天开始）。

　　对于先天性中性粒细胞减少症患者，初始给药剂量为每日 12μg/kg，对于原发性或周期性中性粒细胞减少症患者，初始给药剂量为每日 5μg/kg。对于这些类型的中性粒细胞减少患者，可单剂量或分次皮下给药，根据疗效调整给药剂量。

　　对于 HIV 感染并持续中性粒细胞减少的患者，初始给药剂量为每日 1μg/kg，皮下注射。给药剂量可逐步增至最大每日 4μg/kg，直至达到正常的中性粒细胞计数，然后根据疗效调整剂量以维持治疗。维持剂量可为每日 300μg，每周 1~7 次。

　　上述接受抗肿瘤药治疗的患者及慢性中性粒细胞减少症患者的非格司亭给药剂量也适用于儿童。聚乙二醇非格司亭应限制性用于儿童，由于其安全性及疗效还不确认。

　　非格司亭和聚乙二醇非格司亭的一些综述如下。

1. Dale DC, ed. Filgrastim anniversary supplement: reviewing 10 years of clinical experience, a seminar-in-print. Drugs 2002; 62 (suppl 1): 1–98.
2. Curran MP, Goa KL. Pegfilgrastim. Drugs 2002; 62: 1207–13.
3. Willis F, Pettengell R. Pegfilgrastim. Expert Opin Biol Ther 2002; 2: 985–92.

再生障碍性贫血　集落刺激因子，包括粒细胞集落刺激因子已试验用于再生障碍性贫血（第 171 页）患者。

感染　目前发现，粒细胞及粒细胞-巨噬细胞集落刺激因子除可刺激造血细胞前体发育成熟外，还可增强中性粒细胞的趋化和吞噬作用、提高其氧化能力、增加其杀灭微生物的能力及抗体介导的细胞毒作用，并可延缓中性粒细胞的凋亡。粒细胞-巨噬细胞集落刺激因子还可调节巨噬细胞和单核细胞在炎症及细胞免疫反应中的功能[1]。因此有研究者建议，将集落刺激因子用作非中性粒细胞减少症患者的感染辅助治疗药物，但其临床疗效还需进一步验证。

　　据报道[2]，应用粒细胞集落刺激因子可降低感染性休克患者细菌感染类鼻疽（参见 M37 第 169 页）引起的死亡率。小规模安慰剂对照研究以原虫感染皮肤利什曼病（参见 M37 第 794 页）的患者为研究对象，发现损伤部位内注射[3]及局部应用[4]粒细胞-巨噬细胞集落刺激因子作为锑治疗的辅助治疗药物时，患者的溃疡愈合更快。

　　然而，粒细胞集落刺激因子用作肺炎（参见 M37 第 177 页）的辅助治疗方法时无效[5]。用于糖尿病足感染（见糖尿病并发症，第 132 页）时，粒细胞集落刺激因子对创伤愈合无影响，尽管有研究者提出，本药可降低外科介入治疗的可能性[6]。

　　据报道，对于 HIV 感染（参见 M37 第 825 页），粒细胞-巨噬细胞集落刺激因子可改善 CD4+ 细胞计数[7]。

　　曾有研究者将粒细胞-巨噬细胞集落刺激因子作为乙型肝炎接种的辅助药物，用于健康受试者、慢性肾衰或接受血液透析的患者及 HIV 感染患者。总的研究结果表明，集落刺激因子可改善血清转换率及抗体滴度，但仍需要进一步研究[8]。

1. Root RK, Dale DC. Granulocyte colony-stimulating factor and granulocyte-macrophage colony-stimulating factor: comparisons and potential for use in the treatment of infections in non-neutropenic patients. J Infect Dis 1999; 179 (suppl): S342–S352.
2. Cheng AC, et al. Adjunctive granulocyte colony-stimulating factor for treatment of septic shock due to melioidosis. Clin Infect Dis 2004; 38: 32–7.
3. Almeida R, et al. Randomized, double-blind study of stibogluconate plus human granulocyte macrophage colony-stimulating factor versus stibogluconate alone in the treatment of cutaneous leishmaniasis. J Infect Dis 1999; 180: 1735–7.
4. Santos JB, et al. Antimony plus recombinant human granulocyte-macrophage colony-stimulating factor applied topically in low doses enhances healing of cutaneous leishmaniasis ulcers: a randomized, double-blind, placebo-controlled study. J Infect Dis 2004; 190: 1793–6.
5. Cheng AC, et al. Granulocyte-colony stimulating factor (G-CSF) as an adjunct to antibiotics in the treatment of pneumonia in adults. Available in The Cochrane Database of Systematic Reviews; Issue 2. Chichester: John Wiley; 2007 (accessed 16/06/08).
6. Cruciani M, et al. Are granulocyte colony-stimulating factors beneficial in treating diabetic foot infections? A meta-analysis. Diabetes Care 2005; 28: 454–60.
7. Deresinski SC. Granulocyte-macrophage colony-stimulating factor: potential therapeutic, immunological and antiretroviral effects in HIV infection. AIDS 1999; 13: 633–43.
8. Cruciani M, et al. Granulocyte macrophage colony-stimulating factor as an adjuvant for hepatitis B vaccination: a meta-analysis. Vaccine 2007; 25: 709–18.

缺血　曾有研究者将集落刺激因子用于缺血性心血管疾病的患者，考察其活化干细胞及调节炎性反应的作用。还有研究者曾将粒细胞集落刺激因子（G-CSF）尝试用于冠状动脉病变患者，特别是心肌梗死后的患者（第 232 页）。但均为小规模研究，且有综述指出，尽管其可活化干细胞，可能对心肌再生有益，但对于心肌梗死后患者，G-CSF 对再灌注治疗无附加作用[1,2]。一篇系统性综述还指出，心肌梗死患者在接受再灌注治疗后应用 G-CSF 不会增加冠状动脉再狭窄或心血管事件的风险[3]。据报道，7 名急性缺血性脑卒中（第 240 页）患者除接受常规治疗的 3 名对照者外，还每日应用 15μg/kg 非格司亭，皮下给药，疗程 5 天，疗效较好[4]。12 个月后随访发现，应用非格司亭治疗的患者神经功能出现较大程度的改善，但还需大规模临床试验证实其疗效。

1. Kastrup J, et al. Myocardial regeneration induced by granulocyte-colony-stimulating factor mobilization of stem cells in patients with acute or chronic ischaemic heart disease: a non-invasive alternative for clinical stem cell therapy? Eur Heart J 2006; 27: 2748–54.
2. Zohlnhöfer D, et al. Stem cell mobilization by granulocyte colony-stimulating factor for myocardial recovery after acute myocardial infarction: a meta-analysis. J Am Coll Cardiol 2008; 51: 1429–37.
3. Ince H, et al. Cardiovascular events and re-stenosis following administration of G-CSF in acute myocardial infarction: systematic review and meta-analysis. Heart 2008; 94: 610–16.
4. Shyu W-C, et al. Granulocyte colony-stimulating factor for acute ischemic stroke: a randomized controlled trial. Can Med Assoc J 2006; 174: 927–33.

中性粒细胞减少症 粒细胞集落刺激因子可用于治疗中性粒细胞减少症。长期应用可治疗遗传性中性粒细胞减少症（第178页）[1]。短期应用可治疗或预防抗肿瘤药诱发的中性粒细胞减少症（参见 M37 第609页）[2～5]，还可用于由其他药物引起的中性粒细胞减少症[6～11]。曾有研究考察集落刺激因子用于 HIV 相关的感染（参见 M37 第826页）患者的中性粒细胞减少症的情况[12]。一项对照研究[13]以 258 名晚期 HIV 患者为研究对象，发现预防性应用粒细胞集落刺激因子可减少严重中性粒细胞减少症的发生率，还表明细菌感染的发生率及持续时间降低。

由于新生儿的中性粒细胞的生成及功能不成熟，容易感染，尤其是早产儿。一些小规模研究考察了将集落刺激因子用于预防或辅助治疗新生儿败血症（参见 M37 第180页）的情况，但无充足证据表明应用粒细胞或粒细胞-巨噬细胞集落刺激因子有益。有限的证据表明，集落刺激因子用于败血症及严重中性粒细胞减少症患者的辅助治疗可降低死亡率[14,15]。粒细胞集落刺激因子还曾被试验用于罕见的同种异体免疫性中性粒细胞减少症新生儿，但结果不明确[16,17]。

1. Zeidler C, *et al.* Management of Kostmann syndrome in the G-CSF era. *Br J Haematol* 2000; **109:** 490–5.
2. Repetto L, *et al.* EORTC Cancer in the Elderly Task Force guidelines for the use of colony-stimulating factors in elderly patients with cancer. *Eur J Cancer* 2003; **39:** 2264–72.
3. Sung L, *et al.* Prophylactic granulocyte colony-stimulating factor and granulocyte-macrophage colony-stimulating factor decrease febrile neutropenia after chemotherapy in children with cancer: a meta-analysis of randomized controlled trials. *J Clin Oncol* 2004; **22:** 3350–6.
4. Clark OAC, *et al.* Colony-stimulating factors for chemotherapy-induced febrile neutropenia: a meta-analysis of randomized controlled trials. *J Clin Oncol* 2005; **23:** 4198–4214.
5. Smith TJ, *et al.* 2006 Update of recommendations for the use of white blood cell growth factors: an evidence-based clinical practice guideline. *J Clin Oncol* 2006; **24:** 3187–3205. Also available at: http://jco.ascopubs.org/cgi/reprint/24/19/3187 (accessed 13/08/10)
6. Wickramanayake PD, *et al.* Use of granulocyte colony-stimulating factor (filgrastim) in the treatment of non-cytotoxic drug-induced agranulocytosis. *Eur J Med Res* 1995; **1:** 153–6.
7. Murphy PT, Casey MC. Sulphasalazine induced agranulocytosis revisited. *Ir Med J* 1998; **91:** 216.
8. Bhidayasiri R, *et al.* Correction of mesalazine-induced neutropenia with high dose G-CSF. *Am J Gastroenterol* 2000; **95:** 3321–2.
9. Andrès E, *et al.* Nonchemotherapy drug-induced agranulocytosis in elderly patients: the effects of granulocyte colony-stimulating factor. *Am J Med* 2002; **112:** 460–4.
10. Andrès E, *et al.* Modern management of non-chemotherapy drug-induced agranulocytosis: a monocentric cohort study of 90 cases and review of the literature. *Eur J Intern Med* 2002; **13:** 324–8.
11. Hägg S, *et al.* Long-term combination treatment with clozapine and filgrastim in patients with clozapine-induced agranulocytosis. *Int Clin Psychopharmacol* 2003; **18:** 173–4.
12. Kuritzkes DR. Neutropenia, neutrophil dysfunction, and bacterial infection in patients with human immunodeficiency virus disease: the role of granulocyte colony-stimulating factor. *Clin Infect Dis* 2000; **30:** 256–60.
13. Kuritzkes DP, *et al.* Filgrastim prevents severe neutropenia and reduces infective morbidity in patients with advanced HIV infection: results of a randomized, multicenter, controlled trial. *AIDS* 1998; **12:** 65–74.
14. Banerjea MC, Speer CP. The current role of colony-stimulating factors in prevention and treatment of neonatal sepsis. *Semin Neonatol* 2002; **7:** 335–49.
15. Carr R, *et al.* G-CSF and GM-CSF for treating or preventing neonatal infections. Available in The Cochrane Database of Systematic Reviews; Issue 3. Chichester: John Wiley; 2003 (accessed 27/10/05).
16. Felix JK, Calhoun DA. Neonatal alloimmune neutropenia in premature monozygous twins. *Pediatrics* 2000; **106:** 340–2.
17. Maheshwari A, *et al.* Resistance to recombinant human granulocyte colony-stimulating factor in neonatal alloimmune neutropenia associated with anti-human neutrophil antigen-2a (NB1) antibodies. Abstract: *Pediatrics* 2002; **109:** 698. Full version: http://pediatrics.aappublications.org/cgi/content/full/109/4/e64 (accessed 27/10/05)

制剂

专利制剂

Arg.: Filgen; Neupogen; Neutrofil; Neutromax; ***Austral.:*** Neulasta; Neupogen; ***Austria:*** Neulasta; Neupogen; ***Belg.:*** Neulasta; Neupogen; ***Braz.:*** Filgrastine; Granulen; Granulokine; Leucin; Neulastim†; ***Canad.:*** Neulasta; Neupogen; ***Chile:*** Foltran; Neulastim; Neupogen; Neutromax; ***Cz.:*** Biograstim; Neulasta; Neupogen; Neupopeg; Ratiograstim; Tevagrastim; Zarzio; ***Denm.:*** Neulasta; Neupogen; ***Fin.:*** Neulasta; Neupogen; ***Fr.:*** Neulasta; Neupogen; Tevagrastim; ***Ger.:*** Neulasta; Neupogen; ***Gr.:*** Granulokine; Neulasta; Tevagrastim; ***Hong Kong:*** Neulastim; Neupogen; ***Hung.:*** Neulasta; Neupogen; Ratiograstim; Tevagrastim; Zarzio; ***India:*** Neupogen; ***Indon.:*** Leucogen; Leukokine; Neulastim; Neupogen; ***Irl.:*** Biograstim; Neulasta; Neupogen; Ratiograstim; Tevagrastim; Zarzio; ***Israel:*** Neulastim; Neupogen; ***Ital.:*** Granulokine; Neulasta; Neupogen; Neupopeg; ***Jpn:*** Gran; ***Malaysia:*** Gran; Neupogen; Peglasta; ***Mex.:*** Biofilgran; Filatil; Inmunef; Neulastim; Neupogen; ***Neth.:*** Neulasta; Neupogen; Neupopeg; ***Norw.:*** Neulasta; Neupogen; ***NZ:*** Neulastim; Neupogen; ***Philipp.:*** Granulokine; Macroleuco; Neulastyl; Peglasta; SciLocyte; White-C; ***Pol.:*** Neulasta; Neupogen; Zarzio; ***Port.:*** Biograstim; Neulasta; Neupogen; Neupopeg†; Ratiograstim; Tevagrastim; Zarzio; ***Rus.:*** Granogen (Граноген); Grasalva (Грасальва); Leucostim (Лейкостим); Neitrostim (Нейтростим); Neulastim (Неуластим); Neupogen (Нейпоген); Neupomax (Нейпомакс); ***S.Afr.:*** Neupogen; ***Singapore:*** Gran; Neulastim; Neupogen; Peglasta; ***Spain:*** Neulasta; Neupogen; ***Swed.:*** Neulasta; Neupogen; ***Switz.:*** Neulasta; Neupogen; ***Thai.:*** Filgen; Gran; Jilifen; Neulastim; Neupogen; Neutromax; Peglasta; ***Turk.:*** Leucostim; Neupogen; ***UK:*** Neulasta; Neupogen; Nivestim; Ratiograstim; Zarzio; ***Ukr.:*** Grastim (Грастим); Neulastim (Неуластим); Neupogen (Нейпоген); ***USA:*** Neulasta; Neupogen; ***Venez.:*** Neupogen.

Gelatin ⊗明胶

Gelatina; Gélatine; Liivate; Modifiye Jelatin; Želatina; Żelatyna; Zselatin.

Желатин

ATC — B02BC01 (absorbable gelatin sponge); B05AA06 (gelatin).

ATC Vet — QB02BC01 (absorbable gelatin sponge); QB05AA06 (gelatin).

UNII — 2G86QN327L.

等级 明胶胶凝作用的等级通常按凝胶的强度划分，以"Bloom 值"、"Bloom 强度"或"Bloom 等级"表示。

Pharmacopoeias. In *Chin., Eur.* (see p.vii), *Int., Jpn,* and *Viet.* Also in *USNF.*

The gelatin described in some pharmacopoeias is not necessarily suitable for preparations for parenteral use or for other special purposes.

Ph. Eur. 6.8（Gelatin） 为一种纯化蛋白，由酸水解而成（A 型），或由碱水解而成（B 型），或由动物胶原经酶水解而成（包括鱼和家禽），还可为混合物。水解决定了胶凝作用及非胶凝作用产物的等级。胶凝作用等级以凝胶强度（Bloom 值）划分。不适用于胃肠外给药或其他一些特殊用途。

本品为淡黄色或淡黄棕色固体，通常以半透明片、碎片、粉末或颗粒形式存在。

在冷水中及加热时，明胶的胶凝程度可增加，形成胶体溶液，冷却后可形成不同坚固程度的凝胶。明胶几乎不溶于普通的有机溶剂。不同明胶形式的水溶液具有不同的澄清度和颜色。约 55℃ 条件下，1% 水溶液的 pH 值为 3.8～7.6。避免受热及受潮。

USNF 28（Gelatin） 本品由动物皮肤、白色结缔组织和骨胶原水解而成。由酸处理的前体获得的明胶被称为 A 型，由碱处理的前体获得的明胶被称为 B 型。

本品为淡黄色或琥珀色薄片、鳞片、碎片或粗糙至精细粉末，颜色深度的不同取决于颗粒大小。溶液具有轻微、特征性的液体培养基臭。干燥状态下在空气中稳定，但在潮湿或溶液状态下易发生微生物降解。浸于冷水时，明胶可发生膨胀及软化，逐渐吸收相当于其质量5～10 倍的水。可溶于热水、6mol/L 乙酸及甘油和水的热混合液。不溶于乙醇、氯仿、乙醚及挥发油和不挥发油。

配伍禁忌 当含有改良性液体明胶的溶液与万古霉素注射液一起输注时，会立即产生白色沉淀[1]。

1. Taylor A, Hornbrey P. Incompatibility of vancomycin and gelatin plasma expanders. *Pharm J* 1991; **246:** 466.

不良反应

输注明胶或其衍生物可引发超敏反应，包括过敏反应。快速输注明胶衍生物可直接刺激组胺及其他作用于血管的活性物质的释放。

有关局部应用明胶引发不良反应的内容，见下文**用途和用法**中的**止血**。

超敏反应 据报道，输注改良型明胶溶液可引起严重过敏样反应[1,2]。截至 2006 年 6 月，澳大利亚 Adverse Drug Reactions Advisory Committee[3]共接收到 70 份琥珀酰明胶引起低血压或超敏反应的报告。虽然目前罕见明胶类血浆增容药引起严重过敏反应的报道，但可能存在漏报，也曾出现过致死性事件[2]。还应该考虑琥珀酰明胶与聚明胶肽出现交叉反应的可能性；目前有几例报道指出，患者应用某种血浆增容药后，对另一种血浆增容药也显示阳性皮肤反应[4,5]。将明胶用于疫苗[6～8]及其他注射用药物制剂[9]的辅料可引发一些超敏反应。目前认为盘状疝脊柱手术末期用明胶海绵止血与迟发型超敏反应有关，进而可导致软组织水肿、麻刺感及下肢轻瘫，除去海绵后症状改善[10]。

有关哮喘患者应用明胶衍生物发生致死性过敏反应的报道，见**聚明胶肽**，第203页。

1. Blanloeil Y, *et al.* Accidents anaphylactoïdes sévères après perfusion d'une gélatine fluide modifiée en solution équilibrée. *Therapie* 1983; **38:** 539–46.
2. Walker SR, MacSweeney ST. Plasma expanders used to treat or prevent hypotension can themselves cause hypotension. *Postgrad Med J* 1998; **74:** 492–4.
3. Adverse Drug Reactions Advisory Committee (ADRAC). Problems with colloids in fluid resuscitation. *Aust Adverse Drug React Bull* 2006; **25:** 10. Also available at: http://www.tga.gov.au/adr/aadrb/aadr0606.pdf (accessed 07/12/06)
4. Russell WJ, Fenwick DG. Anaphylaxis to Haemaccel® and cross reactivity to Gelofusin®. *Anaesth Intensive Care* 2002; **30:** 481–3.
5. Russell WJ, Fenwick DG. Cross-reactivity between Gelofusin and Haemaccel. *Anaesth Intensive Care* 2003; **31:** 121–2.
6. Kelso JM. The gelatin story. *J Allergy Clin Immunol* 1999; **103:** 200–202.
7. Patja A, *et al.* Allergic reactions to measles-mumps-rubella vaccination. Abstract: *Pediatrics* 2001; **107:** 398. Full version: http://pediatrics.aappublications.org/cgi/content/full/107/2/e27 (accessed 27/10/05)
8. Pool V, *et al.* Prevalence of anti-gelatin IgE antibodies in people with anaphylaxis after measles-mumps-rubella vaccine in the United States. Abstract: *Pediatrics* 2002; **110:** 1241. Full version: http://pediatrics.aappublications.org/cgi/content/full/110/6/e71 (accessed 27/10/05)
9. Sakaguchi M, *et al.* A case of anaphylaxis to gelatin included in erythropoietin products. *J Allergy Clin Immunol* 1999; **103:** 349–50.
10. Purello-D'Ambrosio F, *et al.* Allergy to gelatin. *Allergy* 2000; **55:** 414–15.

注意事项

明胶及其衍生物用作血浆增容药时，注意事项见**右旋糖酐 70**（第186页）。本药对血型分型及交叉配血无影响。

明胶用作吸收性止血药时，注意事项见**氧化纤维素**（第201页）。

药动学

输注改良性液体明胶（琥珀酰明胶）后，24h 内 75% 的给药剂量经尿排泄。半衰期约为 4h。

用途和用法

明胶为一种蛋白，既可用于临床，也可用于制剂。

手术中明胶可以可吸收的薄片或海绵形式用作止血药，可吸收数倍于其质量的血液。与用于低血容量性休克（第240页）的右旋糖酐相似，本药还可用作血浆增容药。4% 的改良性液体明胶（琥珀酰明胶）溶液输注给药剂量为 500～1000ml。还可以明胶衍生聚合物的形式应用，见**聚明胶肽**，第203页。

明胶柱可在诊断干眼症（参见 M37 第1959页）时用于临时阻止眼泪外流。

明胶还可用于制备贴剂、锭剂、栓剂、片剂及硬/软胶囊壳。还可用于药物及其他工业材料的微囊化。可用作注射载体：明胶、葡萄糖和乙酸组成的 Pitkin 溶剂，可用于肝素的改良形式，水解明胶可用于促肾上腺皮质激素。明胶可作为制剂中的成分，用于伤口及损伤的保护。

止血 明胶可用作止血药（第174页），通过产生生理性网状组织而促使凝血。

干燥明胶粉末可用于伤口面上，与生理盐水或凝血酶混合，用于骨损伤时作用尤其明显。明胶海绵可干燥或浸于生理盐水或凝血酶溶液中应用。用于皮肤损伤时，明胶会在 2～5 天内液化。植入组织时，4～6 周会被吸收。不良反应包括增加感染的发生率，由于吸收液体对周围组织造成压迫，产生肉芽肿及纤维化。通常，明胶海绵很少诱发组织反应，因此可用于骨、硬脑膜及胸膜组织（另见上文**超敏反应**）。

1. Larson PO. Topical hemostatic agents for dermatologic surgery. *J Dermatol Surg Oncol* 1988; **14:** 623–32.
2. Schonauer C, *et al.* The use of local agents: bone wax, gelatin, collagen, oxidized cellulose. *Eur Spine J* 2004; **13** (suppl): S89–S96.
3. Gabay M. Absorbable hemostatic agents. *Am J Health-Syst Pharm* 2006; **63:** 1244–53.

新生儿室内出血 目前认为给早产儿进行血浆增容有助于预防新生儿室内出血（第177页）。然而，一项研究应用血浆或明胶作为血浆增容药[1,2]，未发现其可降低出血风险或后续死亡率或致残率。

1. The Northern Neonatal Nursing Initiative Trial Group. A randomized trial comparing the effect of prophylactic intravenous fresh frozen plasma, gelatin or glucose on early mortality and morbidity in preterm babies. *Eur J Pediatr* 1996; **155:** 580–8.
2. Northern Neonatal Nursing Initiative Trial Group. Randomised trial of prophylactic early fresh-frozen plasma or gelatin or glucose in preterm babies: outcome at 2 years. *Lancet* 1996; **348:** 229–32.

制剂

USP 33: Absorbable Gelatin Film; Absorbable Gelatin Sponge.

专利制剂

Arg.: Gelafundin; Geloplasma; Infukoll; ***Austral.:*** Gelfilm†; Gelfoam; Gelofusine; ***Austria:*** Gelofusin; ***Belg.:*** Gelofusine†; ***Braz.:*** Colagenan; Gelfoam; ***Canad.:*** Gelfilm†; Gelfoam; ***Chile:*** Gelfoam; Gelofusine; Geloplasma; ***Cz.:*** Gelofusine; Geloplasma; ***Fin.:*** Gelofusine; ***Fr.:*** Bloxang; Gel-Phan; Gelodiet; Gelofusine; Plasmion; ***Ger.:*** Gelafundin; Gelafusal; Gelaspon; Gelastypt; Spongostan; stypro; Thomaegelin†; ***Gr.:*** Gelofusine; ***Hong Kong:*** Gelfoam†; Gelofusine; ***Hung.:*** Gelaspon†; Gelofusine; ***India:*** Seraccel; ***Indon.:*** Gelafundin; ***Irl.:*** Gelofusine; Geloplasma; ***Israel:*** Gelfoam; ***Ital.:*** Cutanplast; Eufusin; Gelofusine; Infuplas; Spongostan; Surgiflo; ***Malaysia:*** Gelfoam; ***Mex.:*** Gelafundin; ***Neth.:*** Gelofusine; Geloplasma; ***NZ:*** Gelafusal; Gelfilm†; Gelfoam†; Gelofusine; ***Philipp.:*** Gelfoam; ***Pol.:*** Gelofusine; ***Port.:*** Gelafundina; Gelofusine; Geloplasma; ***Rus.:*** Gelatinol (Желатиноль); Geloplasma (Гелоплазма); ***S.Afr.:*** Gelofusine; ***Singapore:*** Gelfoam; ***Spain:*** Geloplasma; ***Swed.:*** Gelofusine; ***Switz.:*** Physiogel; ***Thai.:*** Gelafundin†; Gelofusine; ***Turk.:*** Gelofusin; ***UK:*** Gelofusine; Geloplasma; Isoplex; Volplex; ***Ukr.:*** Gelofusine (Гелофузин); ***USA:*** Gelfilm; Gelfoam; ***Venez.:*** Gelfoam; Gelofusine.

多组分制剂 ***Arg.:*** Aminoterapia; Cistimax; Megaplus; Mucobase; Valcatil; Valcatil Plus; ***Austral.:*** Orabase; Orahesive†; Stomahesive†; ***Austria:*** Gelacet†; ***Canad.:*** Orabase; Tegasorb†; ***Chile:*** Biorgan†; Vantux†; ***Fr.:*** Rectopanbiline; ***Gr.:*** Geloplasma; ***Indon.:*** Nutrasendi; ***Irl.:*** Orabase†; ***Israel:*** Orabase†; ***Ital.:*** Eavit; Eavit Plus; Solecin; Vitalux Plus; ***Jpn:*** Chorei-to; Unkei-to; ***NZ:*** Orabase; Stomahesive; ***Philipp.:*** Thinber Fiber Complex†; ***Port.:*** Cystinex†; Dagragel; Efluvium Saquetas; Varihesive†; Vitacrecil†; ***S.Afr.:*** Granuflex; Orabase†; ***UK:*** Orabase; Orahesive; Stomahesive; ***USA:*** Dome-Paste.

Haemoglobin ⊗ 血红蛋白

Emoglobina; Hämoglobin; Hemoglobiini; Hemoglobin; Hemoglobina; Hemoglobine; Hæmoglobin.

Гемоглобин

Hemoglobin Glutamer (rINN) ⊗ 谷他血红蛋白

Hemoglobin Glutamer; Hemoglobina glutámero; Hémoglobine Glutamère; Hemoglobinum Glutamerum.

Гемоглобин Глутамер

ATC — B05AA10 (bovine).
ATC Vet — QB05AA10 (bovine); QB05AA90.

注：需指明来源物种和平均分子量［如小牛血红蛋白-250（牛）表示来源于牛的聚合血红蛋白，平均分子量为250kD］。

简介

血红蛋白具有可逆性氧化作用，是血液的呼吸色素。目前正在考察将血红蛋白溶液或改良性血红蛋白溶液用作血液替代品的情况。

小牛血红蛋白-250（牛）(HBOC-201，基于血红蛋白的氧气载体-201) 是聚合型的牛血红蛋白，可用于治疗手术患者的贫血。

小牛血红蛋白-200（牛）(HBOC-301) 是兽药，用于治疗对贫血。

据报道，新药吡多醛-血红蛋白-聚乙二醇乙烯（Pyridoxalated haemoglobin polyoxyethylene）（hemoximer）具有清除一氧化氮的作用。目前正在试验用于休克的治疗。

用途 血红蛋白的结构使其氧解离曲线呈非线性，正常动脉血几乎可达到最大氧饱和度，而无需氧气丰富的空气。因此急症患者应用血红蛋白溶液是合乎逻辑的。初期动物实验应用溶解于红细胞中的血红蛋白曾引起了严重肾损伤，但血红蛋白本身是不具有毒性的，无红细胞基质的血红蛋白溶液的研发减少了这一毒性反应。然而，一旦从红细胞中释放出来，血红蛋白就失去了其结合2,3-二磷酸甘油的能力，这对于其输送氧气是必需的，且血红蛋白本身只是一个小分子，会迅速经肾排泄。曾尝试多种方法以解决这些问题，交联血红蛋白结构可使其氧气亲和力恢复至在全血中的水平，结合反应、聚合作用或用于类脂膜中微囊化可延长其半衰期。目前这些制剂正处于研发中，还有一些研究者对将血红蛋白溶液用作血液替代品持保留意见。牛血是本品的来源之一，因此有研究者担心潜在的抗原性或传播疾病的可能性。由于血源紧张，应用献血者的过期血也受到限制。还有研究者担心可能对患者的免疫功能造成损害。重组人血红蛋白的研发可解决这些问题，并可进一步对血红蛋白分子进行修饰。

1. Farrar D, Grocott M. Intravenous artificial oxygen carriers. Hosp Med 2003; 64: 352–6.
2. Creteur J, Vincent J-L. Hemoglobin solutions. Crit Care Med 2003; 31 (suppl): S698–S707.
3. Chang TMS. Hemoglobin-based red blood cell substitutes. Artif Organs 2004; 28: 789–94.
4. Mackenzie CF, Bucci C. Artificial oxygen carriers for trauma: myth or reality. Hosp Med 2004; 65: 582–8.
5. Awasthi V. Pharmaceutical aspects of hemoglobin-based oxygen carriers. Curr Drug Deliv 2005; 2: 133–42.
6. Stowell CP. What happened to blood substitutes? Transfus Clin Biol 2005; 12: 374–9.
7. Spahn DR, Kocian R. Artificial O2 carriers: status in 2005. Curr Pharm Des 2005; 11: 4099–4114.

制剂

专利制剂
S.Afr.: Hemopure.

多组分制剂 **Gr.:** Hemovital; **India:** Haem Up.
顺势疗法制剂 **Ger.:** K 1000 T†.

Interleukin-3 白细胞介素-3

IL-3; Interleucina 3; Interleukina 3; Interleuquina 3.

Интерлейкин 3
UNII — A802907MI4.

简介

白细胞介素-3 是一种细胞因子，可发挥集落刺激因子的作用。目前正在考察其用于治疗肿瘤化疗引起的及骨髓移植后的骨髓抑制。与粒细胞-巨噬细胞集落刺激因子融合的分子米洛他司亭（PIXY-321）也曾作为考察对象，但结果令人失望。

Lenograstim (BAN, USAN, rINN) 来格司亭

Lenograstiimi; Lénograstim; Lenograstimum; rG-CSF. A recombinant human granulocyte colony-stimulating factor.

Ленограстим
CAS — 135968-09-1.
ATC — L03AA10.
ATC Vet — QL03AA10.
UNII — 6WS4C399GB.

稳定性 集落刺激因子溶液可被玻璃或塑料材料吸附。来格司亭溶液的稀释浓度不可低于所用剂型的最小推荐浓度。

不良反应和注意事项

参见非格司亭，第196页。

用途和用法

来格司亭是粒细胞集落刺激因子，具有与非格司亭相似的用途和用法（第197页）。可用于接受骨髓抑制性肿瘤化疗患者以治疗或预防中性粒细胞减少症及用于缩短进行骨髓移植（参见 M37 第609页）患者发生中性粒细胞减少的时间。本品还可用于活化供采集的外周血祖细胞，以便用于自体或同种异体外周血干细胞移植。来格司亭还可用于治疗严重先天性中性粒细胞减少症（第198页）。

作为抗肿瘤治疗及骨髓移植后的辅助药物，来格司亭给药剂量为 $150\ \mu g/m^2$（$19.2\times10^6 IU/m^2$），每日1次。对于接受抗肿瘤药治疗的患者，本品皮下给药；对于移植后患者，本品经 30min 静脉输注或皮下注射给药。在末次应用抗肿瘤药剂量或细胞移植后至少 24h 后，开始应用来格司亭治疗。治疗持续至超过预期低值及中性粒细胞计数稳定于治疗目标；推荐的最长疗程为连续应用 28 天。

用于活化供自体外周血干细胞移植的外周血祖细胞时，给药剂量为 $150\ \mu g/m^2$（$19.2\times10^6 IU/m^2$），每日1次，皮下注射。完成化疗后1～5天内开始应用，直至超过预期的中性粒细胞低限，并使中性粒细胞计数恢复至正常范围。当达到低限后的白细胞计数继续升高或估测了血液中 CD34＋细胞计数后，可停止白细胞分离采集术。单独使用时，来格司亭给药剂量为 $10\mu g/kg$（$1.28\times10^6 IU/kg$），每日1次，皮下注射，疗程 4～6 天，同时通常在第 5～7 天进行白细胞分离采集术。用于活化供同种异体移植使用的健康供体的细胞时，在白细胞分离采集术前给药，给药剂量为 $10\mu g/kg$，每日1次，皮下注射，疗程 5 天或 6 天。

对于严重先天性中性粒细胞减少症的患者，来格司亭的初始给药剂量为 $150\mu g/m^2$（相当于 $5\mu g/kg$），每日1次，皮下注射。治疗 7～14 天后，应监测中性粒细胞的恢复情况，可能需要将给药剂量调整为 $20\mu g/kg$，每日1次。应根据疗效，调整维持剂量，对于一些患者，可能需要降低剂量或隔日给药 1 次。

1. Frampton JE, et al. Lenograstim: a review of its pharmacological properties and therapeutic efficacy in neutropenia and related clinical settings. Drugs 1995; 49: 767–93.
2. Dunn CJ, Goa KL. Lenograstim: an update of its pharmacological properties and use in chemotherapy-induced neutropenia and related clinical settings. Drugs 2000; 59: 681–717.
3. Martino M, et al. Harvesting peripheral blood progenitor cells from healthy donors: retrospective comparison of filgrastim and lenograstim. J Clin Apher 2005; 20: 129–36.

制剂

专利制剂
Arg.: Granocyte†; Lenobio; **Austral.:** Granocyte; **Austria:** Granocyte; **Belg.:** Granocyte; **Braz.:** Granocyte; **Chile:** Granocyte; **Cz.:** Granocyte†; **Denm.:** Granocyte; **Fin.:** Granocyte; **Fr.:** Granocyte; **Ger.:** Granocyte; **Gr.:** Granocyte; **Hung.:** Granocyte; **Indon.:** Granocyte; **Irl.:** Granocyte; **Israel:** Granocyte; **Ital.:** Granocyte; Myelostim; **Jpn:** Neutrogin; **Malaysia:** Granocyte; **Neth.:** Granocyte; **Norw.:** Granocyte; **NZ:** Granocyte; **Philipp.:** Granocyte; **Pol.:** Granocyte; **Port.:** Granocyte; **Rus.:** Granocyte (Граноцит); **S.Afr.:** Granocyte; **Singapore:** Granocyte; **Spain:** Euprotin; Granocyte; **Swed.:** Granocyte; **Switz.:** Granocyte; **Thai.:** Granocyte; **Turk.:** Granocyte; **UK:** Granocyte; **Ukr.:** Granocyte (Граноцит); **Venez.:** Granocyte.

Leucocytes 白细胞

Leucociti; Leucócitos; Leucocitos; Leucocyti; Leukocitak; Leukocyten; Leukocyter; Leukocyty; Leukosyytit; Leukozyten.

Лейкоциты

性状 白细胞制剂含有粒细胞及不定量的红细胞、淋巴细胞和血小板，取决于采样方法，其还可能含有右旋糖酐和羟乙基淀粉。

不良反应和注意事项

输注白细胞可导致严重输注反应及发热。和其他血液制品一样，具有传播感染的风险。尤其对于活动性肺部感染患者，应用后可出现严重肺部反应，包括伴有肺

水肿的体液超负荷。

由于含有红细胞，因此有必要进行红细胞相容性试验。对于免疫抑制患者，可出现移植物抗宿主反应性疾病，但通过在给药前照射本品可避免。

用途和用法

输注白细胞可用于严重粒细胞减少的患者及抗菌药物治疗无效的感染患者。成人输注的粒细胞浓缩剂含有约 1×10^{10} 个中性粒细胞。为了减轻不良反应的程度，可于输注前静脉给予氢化可的松和氯苯那敏。

1. Yeghen T, Devereux S. Granulocyte transfusion: a review. Vox Sang 2001; 81: 87–92.
2. Hubel K, Engert A. Granulocyte transfusion therapy for treatment of infections after cytotoxic chemotherapy. Onkologie 2003; 26: 73–9.
3. Briones MA, et al. Granulocyte transfusion: revisited. Curr Hematol Rep 2003; 2: 522–7.
4. Elebute M, et al. Platelet and granulocyte transfusions. In: Contreras M, ed. ABC of transfusion. 4th ed. Chichester: Wiley-Blackwell, 2009: 22–6.

制剂

专利制剂
Cz.: Immodin; **Ger.:** LeukoNorm.

Methoxy Polyethylene Glycol-Epoetin Beta ⊗ 甲氧基-聚乙烯-乙二醇-依泊汀-β

Pegserepoetin Alfa; Pegzerepoetin Alfa; R-744; Ro-50-3821. 1-165-Erythropoietin (human) monoamide with α-(3-carboxypropyl)-ω-methoxypoly(oxy-1,2-ethanediyl).

Метоксиполиэтиленгликоль Эпоэтин Бета
CAS — 677324-53-7.
ATC — B03XA03.
ATC Vet — QB03XA03.
UNII — LR3UXN0193.

不良反应和注意事项

见依泊汀，第188页。

药动学

对于慢性肾功能不全的患者，甲氧基-聚乙烯-乙二醇-依泊汀-β 皮下注射后的绝对生物利用度约为 60％。其静脉注射后及皮下注射后的终末消除半衰期分别约为 134h 和 140h。血液透析对其药动学无影响。

用途和用法

甲氧基-聚乙烯-乙二醇-依泊汀-β 为持续性促红细胞生成素受体激动剂（CERA），性质与依泊汀（第189页）相似。可用于治疗由慢性肾衰竭引起的有临床表现的贫血（见正细胞-正色素性贫血，第172页）。初始剂量为 600ng/kg，以单次静脉注射或皮下注射的方式每 2 周给药 1 次。可以约 25％ 的速度对给药剂量进行调整，调整间隔为 1 个月，直至血红蛋白的增加速率为每月 1～2g/100ml。当达到目标血红蛋白浓度（10～12 g/100ml）时，可给予维持剂量，每月 1 次；给药量等于每 2 周给药 1 次的剂量的两倍。

甲氧基-聚乙烯-乙二醇-依泊汀-β 目前还在试验性用于治疗接受化疗的非骨髓瘤患者的贫血。

1. Sulowicz W, et al. PROTOS Study Investigators. Once-monthly subcutaneous C.E.R.A. maintains stable hemoglobin control in patients with chronic kidney disease on dialysis and converted directly from epoetin one to three times weekly. Clin J Am Soc Nephrol 2007; 2: 637–46.
2. Levin NW, et al. MAXIMA study investigators. Intravenous methoxy polyethylene glycol-epoetin beta for haemoglobin control in patients with chronic kidney disease who are on dialysis: a randomised non-inferiority trial (MAXIMA). Lancet 2007; 370: 1415–21.
3. Österborg A, et al. Phase II study of three dose levels of continuous erythropoietin receptor activator (C.E.R.A.) in anaemic patients with aggressive non-Hodgkin's lymphoma receiving combination chemotherapy. Br J Haematol 2007; 136: 736–44.
4. Klinger M, et al. Efficacy of intravenous methoxy polyethylene glycol-epoetin beta administered every 2 weeks compared with epoetin administered 3 times weekly in patients treated by hemodialysis or peritoneal dialysis: a randomized trial. Am J Kidney Dis 2007; 50: 989–1000.
5. Spinowitz B, et al. RUBRA Study Investigators. C.E.R.A. maintains stable control of hemoglobin in patients with chronic kidney disease on dialysis when administered once every two weeks. Am J Nephrol 2008; 28: 280–9.
6. Macdougall IC, et al. ARCTOS Study Investigators. C.E.R.A. corrects anemia in patients with chronic kidney disease not on dialysis: results of a randomized clinical trial. Clin J Am Soc Nephrol 2008; 3: 337–47.
7. Canaud B, et al. STRIATA Study Investigators. Intravenous C.E.R.A. maintains stable haemoglobin in patients on dialysis previously treated with darbepoetin alfa: results from STRIATA, a randomized phase III study. Nephrol Dial Transplant 2008; 23: 3654–61.
8. Curran MP, McCormack PL. Methoxy polyethylene glycol-epoetin beta: a review of its use in the management of anaemia associated with chronic kidney disease. Drugs 2008; 68: 1139–56.

制剂

专利制剂

Arg.: Mircera; **Belg.:** Mircera; **Chile:** Mircera; **Cz.:** Mircera; **Denm.:** Mircera; **Fr.:** Mircera; **Ger.:** Mircera; **Gr.:** Mircera; **Hung.:** Mircera; **Irl.:** Mircera; **Israel:** Mircera; **Malaysia:** Mircera; **Norw.:** Mircera; **Philipp.:** Mircera; **Pol.:** Mircera; **Port.:** Mircera; **Rus.:** Mircera (Мирцера); **S.Afr.:** Mircera; **Swed.:** Mircera; **Switz.:** Mircera; **Thai.:** Mircera; **Turk.:** Mircera; **UK:** Mircera; **USA:** Mircera.

Mirimostim (*rINN*) 米立司亭

Mirimostimum. A macrophage colony-stimulating factor; 1–214-Colony-stimulating factor 1 (human clone p3ACSF-69 protein moiety reduced), homodimer.

Миримостим

CAS — 121547-04-4.

简介

米立司亭为巨噬细胞集落刺激因子（MCSF），可促使单核细胞和巨噬细胞前体分化增殖及刺激粒细胞集落刺激因子和粒细胞-巨噬细胞集落刺激因子的分泌（见造血，第171页）。米立司亭可用于治疗接受骨髓抑制性肿瘤化疗患者的中性粒细胞减少症。

制剂

专利制剂

Jpn: Leukoprol.

Molgramostim (*BAN, USAN, rINN*) 莫拉司亭

Molgramostiimi; Molgramostimum; Sch-39300. A recombinant human granulocyte-macrophage colony-stimulating factor; Colony-stimulating factor 2 (human clone pHG$_{25}$ protein moiety reduced).

Молграмостим

CAS — 99283-10-0.
ATC — L03AA03.
ATC Vet — QL03AA03.
UNII — B321AL142J.

Pharmacopoeias. *Eur.* (see p.vii) includes a concentrated solution.

Ph. Eur. 6. 8 (Molgramostim Concentrated Solution; Molgramostimi Solutio Concentrata) 为具有粒细胞-巨噬细胞集落刺激因子结构的蛋白溶液，可由人的多种血细胞产生和分泌。每毫升溶液含有不少于2.0 mg的蛋白。为澄清无色液体。低于−65℃贮藏于密闭容器中。避光。

稳定性 莫拉司亭溶液可被玻璃及塑料材料吸附，因此稀释浓度不应低于推荐最低浓度7 μg/ml。

不良反应

粒细胞-巨噬细胞集落刺激因子如莫拉司亭可引起一过性低血压及面部潮红、骨痛及肌肉骨骼痛、发热及寒战、呼吸困难、疹、乏力及胃肠反应。曾检测到抗体。过敏反应、胸膜和心包积液及心律失常罕有报道。

动物研究表明，集落刺激因子具有胎儿毒性。

1. Vial T, Descotes J. Clinical toxicity of cytokines used as haemopoietic growth factors. *Drug Safety* 1995; **13**: 371–406.
2. Moleski RJ. Comparison of G-CSF and GM-CSF adverse event profiles in office-based practices: preliminary study results. *Pharmacotherapy* 2000; **20** (suppl): 112S–117S.
3. Milkovich G, et al. Comparative safety of filgrastim versus sargramostim in patients receiving myelosuppressive chemotherapy. *Pharmacotherapy* 2000; **20**: 1432–40.

抗体 应用重组粒细胞-巨噬细胞集落刺激因子的患者可出现抗体。据报道，与免疫抑制患者相比，抗体更常见于未受到免疫抑制的患者，且其滴度相对较高[1,2]。一些结合性抗体因不具有中和能力而无临床意义[3]，但其中和能力的抗体可降低其反复应用时的效能[1,2]。然而，据报道，数周后便检测不到抗体[2]，无长期影响[1]。据报道[1~3]，不同粒细胞-巨噬细胞集落刺激因子间存在交叉反应，且抗体的形成取决于所应用的药物[2]。

1. Ragnhammar P, et al. Induction of anti-recombinant human granulocyte-macrophage colony-stimulating factor (Escherichia coli-derived) antibodies and clinical effects in nonimmunocompromised patients. *Blood* 1994; **84**: 4078–87.
2. Wadhwa M, et al. Immunogenicity of granulocyte-macrophage colony-stimulating factor (GM-CSF) products in patients undergoing combination therapy with GM-CSF. *Clin Cancer Res* 1999; **5**: 1353–61.
3. Ullenhag G, et al. Incidence of GM-CSF antibodies in cancer patients receiving GM-CSF for immunostimulation. *Clin Immunol* 2001; **99**: 65–74.

对皮肤的影响 见非格司亭，第197页。

对甲状腺的影响 见非格司亭，第197页。

注意事项

由于体外研究表明粒细胞-巨噬细胞集落刺激因子如莫拉司亭可促进骨髓细胞生长，因此骨髓瘤为其禁忌证，但最近曾将集落刺激因子用于骨髓疾病患者，未发现其对恶性细胞的刺激作用。然而，应将其慎用于恶化前或恶化骨髓疾病患者。不可在细胞毒药物化疗或放疗前24h至后24h应用这些药物，因为快速分化骨髓细胞敏感性较强。

粒细胞-巨噬细胞集落刺激因子应慎用于肺病患者，因为易诱发呼吸困难。若患者出现肺浸润的迹象，应停止治疗。还应慎用于体液潴留或心衰患者，因为可能加重体液潴留。

治疗期间应定期监测全血细胞计数。

用途和用法

莫拉司亭为粒细胞-巨噬细胞集落刺激因子（GM-CSF），是一种造血生长因子，可刺激白细胞的生长，特别是粒细胞、巨噬细胞和单核细胞（造血，第171页）。本药可用于接受骨髓抑制性肿瘤化疗的患者以治疗或预防中性粒细胞减少症，还可用于骨髓移植（参见M37 第609页）患者以缩短其发生中性粒细胞减少症的时间。还可用于减少由更昔洛韦诱发的中性粒细胞减少症（对血液的影响，参见M37 第846页）的发生。

用作抗肿瘤治疗的辅助治疗，莫拉司亭可皮下注射，抗肿瘤药最后一剂间隔24h开始给药，给药剂量为5~10 μg/kg（60000~110000IU/kg），每日1次。疗程7~10天。

对于骨髓移植患者，莫拉司亭可静脉输注4~6h，给药剂量为10 μg/kg（110000IU/kg），每日1次。骨髓移植后的第1天开始给药，疗程取决于中性粒细胞计数，最长30天。

用于治疗更昔洛韦诱发的中性粒细胞减少症时，莫拉司亭可皮下注射，给药剂量为5 μg/kg（60000IU/kg），每日1次。给予5剂后，应根据中性粒细胞计数调整莫拉司亭给药剂量。

对于任何指征，最大给药剂量都不可超过10 μg/kg（110000IU/kg），每日1次。

1. Armitage JO. Emerging applications of recombinant human granulocyte-macrophage colony-stimulating factor. *Blood* 1998; **92**: 4491–4508.
2. Mangi MH, Newland AC. Febrile neutropenia: prophylactic and therapeutic use of GM-CSF. *Eur J Cancer* 1999; **35** (suppl): S4–S7.
3. Croockewit S. GM-CSF in haematopoietic stem cell transplantation. *Eur J Cancer* 1999; **35** (suppl): S11–S13.
4. Sung L, et al. Prophylactic granulocyte colony-stimulating factor and granulocyte-macrophage colony-stimulating factor decrease febrile neutropenia after chemotherapy in children with cancer: a meta-analysis of randomized controlled trials. *J Clin Oncol* 2004; **22**: 3350–6.
5. Smith TJ, et al. 2006 Update of recommendations for the use of white blood cell growth factors: an evidence-based clinical practice guideline. *J Clin Oncol* 2006; **24**: 3187–3205. Also available at: http://jco.ascopubs.org/cgi/reprint/24/19/3187 (accessed 13/08/10)

感染 见第197页非格司亭项下，及第205页沙格司亭中 HIV 感染和 AIDS 项下。

呼吸系统疾病 肺泡蛋白沉积症是一种罕见的弥散性肺病，起因可能是由中和性自身抗体的肺泡巨噬细胞功能损伤。其特征为表面活性剂的过度累积，治疗方法通常为全肺灌洗。据报道，可皮下给予粒细胞-巨噬细胞集落刺激因子，典型的给药方案为5 μg/kg 或 6 μg/kg，每日1次，数月后可缓解一些这类患者的症状[1~7]。还有一例有效应用吸入粒细胞-巨噬细胞集落刺激因子的个案报道[8]。

1. Barraclough RM, Gillies AJ. Pulmonary alveolar proteinosis: a complete response to GM-CSF therapy. *Thorax* 2001; **56**: 664–5.
2. Seymour JF, et al. Therapeutic efficacy of granulocyte-macrophage colony-stimulating factor in patients with idiopathic acquired alveolar proteinosis. *Am J Respir Crit Care Med* 2001; **163**: 524–31.
3. Schoch OD, et al. BAL findings in a patient with pulmonary alveolar proteinosis successfully treated with GM-CSF. *Thorax* 2002; **57**: 277–80.
4. Romero A, et al. GM-CSF therapy in pulmonary alveolar proteinosis. *Thorax* 2002; **57**: 837.
5. Khanjari F, et al. GM-CSF and proteinosis. *Thorax* 2003; **58**: 645.
6. Abdul Rahman JA, et al. Pulmonary alveolar proteinosis associated with psoriasis and complicated by mycobacterial infection: successful treatment with granulocyte-macrophage colony stimulating factor after a partial response to whole lung lavage. *Respirology* 2004; **9**: 419–22.
7. Venkateshiah SB, et al. An open-label trial of granulocyte macrophage colony stimulating factor therapy for moderate symptomatic pulmonary alveolar proteinosis. *Chest* 2006; **130**: 227–37.
8. Arai T, et al. Serum neutralizing capacity of GM-CSF reflects disease severity in a patient with pulmonary alveolar proteinosis successfully treated with inhaled GM-CSF. *Respir Med* 2004; **98**: 1227–30.

伤口和溃疡 巨噬细胞及粒细胞-巨噬细胞集落刺激因子对于伤口愈合的几个关键步骤具有重要作用[1]。正在试验将重组粒细胞-巨噬细胞集落刺激因子用于不易愈合（non-healing）的创伤和溃疡（参见 M37 第1511页）的情况，特别是慢性静脉小腿溃疡（chronic venous leg ulcers）。少数小规模研究及表明可显著促进伤口愈合的个案报道采用的给药方式为病灶周围皮下注射和局部给药[1]。一项研究[2]以压迫性溃疡患者为研究对象，发现经35天治疗，与应用安慰剂组患者相比，应用粒细胞-巨噬细胞集落刺激因子的患者伤口愈合情况更好。而治疗1年后，两组患者的情况无差异[3]。据报道，3名患有遗传性中性粒细胞功能疾病的患者局部应用沙格司亭，有助于其伤口愈合[4]。其中1例患者采用了在其胃造口术缝合处持续皮下输注72h的给药方式。还可局部应用莫拉司亭以促进镰刀型细胞小腿溃疡的愈合[5]。对于少数 AIDS 患者，可将莫拉司亭用作漱口液以缓解严重反复发作的口疮性口腔溃疡[6]。还有研究考察了粒细胞-巨噬细胞集落刺激因子用于癌症患者口黏膜炎的情况，特别是对于化疗的头颈癌患者。皮下给药或漱口液这类局部给药的小规模研究得出了一些比较令人满意的结果[7,8]。然而，对照研究发现莫拉司亭并不比氯化可的松漱口液[9]有效，也许只比硫糖铝漱口液稍好些[10]。

1. Groves RW, Schmidt-Lucke JA. Recombinant human GM-CSF in the treatment of poorly healing wounds. *Adv Skin Wound Care* 2000; **13**: 107–12.
2. Robson MC, et al. Sequential cytokine therapy for pressure ulcers: clinical and mechanistic response. *Ann Surg* 2000; **231**: 600–611.
3. Payne WG, et al. Long-term outcome study of growth factor-treated pressure ulcers. *Am J Surg* 2001; **181**: 81–6.
4. De Ugarte DA, et al. Treatment of chronic wounds by local delivery of granulocyte-macrophage colony-stimulating factor in patients with neutrophil dysfunction. *Pediatr Surg Int* 2002; **18**: 517–20.
5. Méry L, et al. Topical effectiveness of molgramostim (GM-CSF) in sickle cell leg ulcers. *Dermatology* 2004; **208**: 135–7.
6. Herranz P, et al. Successful treatment of aphthous ulcerations in AIDS patients using topical granulocyte-macrophage colony-stimulating factor. *Br J Dermatol* 2000; **142**: 171–6.
7. Fung SM, Ferrill MJ. Granulocyte macrophage-colony stimulating factor and oral mucositis. *Ann Pharmacother* 2002; **36**: 517–20.
8. Mantovani G, et al. Phase II clinical trial of local use of GM-CSF for prevention and treatment of chemotherapy- and concomitant chemoradiotherapy-induced severe oral mucositis in advanced head and neck cancer patients: an evaluation of effectiveness, safety and costs. *Oncol Rep* 2003; **10**: 197–206.
9. Sprinzl GM, et al. Local application of granulocyte-macrophage colony stimulating factor (GM-CSF) for the treatment of oral mucositis. *Eur J Cancer* 2001; **37**: 2003–9.
10. Saarilahti K, et al. Comparison of granulocyte-macrophage colony-stimulating factor and sucralfate mouthwashes in the prevention of radiation-induced mucositis: a double-blind prospective randomized phase III study. *Int J Radiat Oncol Biol Phys* 2002; **54**: 479–85.

制剂

专利制剂

Arg.: Growgen-GM; Molcass; **Braz.:** Gramostim†; Leucocitim; **Cz.:** Leucomax†; **Fin.:** Leucomax†; **Gr.:** Leucomax; Mielogen; **Hung.:** Leucomax†; **India:** Leucomax†; **Irl.:** Leucomax†; **Israel:** Leucomax†; **Ital.:** Leucomax†; Mielogen†; **Mex.:** Bagomol; Gramal; **Neth.:** Leucomax†; **Norw.:** Leucomax†; **NZ:** Leucomax; **Swed.:** Leucomax†; **Turk.:** Leucomax; **Venez.:** Leucomax†.

Naftazone (*BAN, rINN*) 萘醌腙

Naftazona; Naftazonum. 1,2-Naphthoquinone 2-semicarbazone.

Нафтазон

$C_{11}H_9N_3O_2 = 215.2$.
CAS — 15687-37-3.
ATC — C05CX02.
UNII — 15B0523P5L.

简介

萘醌腙为止血药，据报道可增加静脉张力，并具有毛细血管稳定作用。可用于下肢静脉功能不全及糖尿病性视网膜病，口服剂量为30mg，每日1次。以前曾注射给药。

制剂

专利制剂

Belg.: Mediaven; **Fr.:** Etioven; **Switz.:** Mediaven; **Turk.:** Mediaven.

Nartograstim (rINN) 那托司亭

Nartograstimum. A recombinant human granulocyte colony-stimulating factor; N-L-Methionyl-1-L-alanine-3-L-threonine-4-L-tyrosine-5-L-arginine-17-L-serine colony-stimulating factor (human clone 1034).

Нартограстим

CAS — 134088-74-7.

简介

那托司亭为粒细胞集落刺激因子，性质同非格司亭（第196页）类似。静脉注射或皮下注射用于治疗中性粒细胞减少症。

制剂

专利制剂

Jpn: Neu-Up.

Oprelvekin (USAN, rINN) 奥普瑞白介素

Oprelvekina; Oprelvékine; Oprelvekinum; rhIL-11; YM-294. 2-178-Interleukin 11 (human clone pXM/IL-11).

Опрельвекин

$C_{854}H_{1411}N_{253}O_{235}S_2 = 19047.0.$

CAS — 145941-26-0.

ATC — L03AC02.

ATC Vet — QL03AC02.

UNII — HM5641GA6F.

不良反应和注意事项

可能引起体液潴留，还可导致外周水肿、呼吸困难及肺水肿、毛细血管渗漏综合征和前期存在的胸腔积液的加重；应慎用于有心衰史或出现心衰迹象的患者。可能引发稀释性贫血。对于长期接受利尿治疗的患者应监测其体液平衡及电解质。常见一过性房性心律失常，根据一些报道，开始应用奥普瑞白介素2～7天内即可引发室性心律失常。其他不良反应包括剥脱性皮炎、视物模糊及结膜充血。据报道，应用奥普瑞白介素可引起超敏反应，包括过敏反应。有引发视盘水肿的报道，因此奥普瑞白介素应慎用于视盘水肿患者或CNS肿瘤患者。

目前认为，由于不良反应发生率的增加，在骨髓清除性化疗（myeloablative chemotherapy）及骨髓移植后，应禁用奥普瑞白介素。

动物实验报道本药具有胎儿毒性。

1. Smith JW. Tolerability and side-effect profile of rhIL-11. *Oncology (Huntingt)* 2000; **14** (suppl 8): 41–7.

对眼的影响　据报道，患者应用奥普瑞白介素后可出现视盘水肿[1]，且一项以儿童为研究对象，考察本药安全性及药学的研究发现这一不良反应呈剂量限制性[2]。

1. Peterson DC, *et al.* Oprelvekin-associated bilateral optic disk edema. *Am J Ophthalmol* 2005; **139**: 367–8.
2. Cairo MS, *et al.* Phase I/II dose escalation study of recombinant human interleukin-11 following ifosfamide, carboplatin and etoposide in children, adolescents and young adults with solid tumours or lymphoma: a clinical, haematological and biological study. *Br J Haematol* 2005; **128**: 49–58.

药动学

奥普瑞白介素皮下注射后的生物利用度约为80%，约3h后达到血药峰浓度，终末半衰期约为7h。奥普瑞白介素在经肾排泄前代谢，对于肾损伤患者，清除率降低。

用途和用法

奥普瑞白介素是一种重组人白介素-11，为血小板生长因子，可刺激巨核细胞增殖成熟，从而增加血小板的生成量。奥普瑞白介素可用于预防严重血小板减少症，对于由骨髓抑制剂的高危患者（不包括成骨髓细胞瘤患者及因非骨髓恶性肿瘤而接受化疗的患者），还可用于降低血小板输注需求，给药方案为每日50μg/kg，皮下注射（**抗肿瘤药中不良反应的处置**项下的**血小板减少症**，参见 M37第610页）。对于严重肾损伤，推荐降低给药剂量（见下文）。应在给予抗肿瘤药物最后一剂后的6～24h给予初始给药剂量，疗程最长21天。在开始下一周期化疗前至少两天停止奥普瑞白介素治疗。

已有研究应用奥普瑞白介素治疗克罗恩病、类风湿关节炎及慢性丙型肝炎的情况。

在肾损伤中的用法　对于严重肾损伤（肌酐清除率低于30ml/min）的患者，推荐降低的奥普瑞白介素给药剂量为每日25μg/kg，皮下注射。

血小板减少症　参考文献如下。

1. Tepler I, *et al.* A randomized placebo-controlled trial of recombinant human interleukin-11 in cancer patients with severe thrombocytopenia due to chemotherapy. *Blood* 1996; **87**: 3607–14.

2. Isaacs C, *et al.* Randomized placebo-controlled study of recombinant human interleukin-11 to prevent chemotherapy-induced thrombocytopenia in patients with breast cancer receiving dose-intensive cyclophosphamide and doxorubicin. *J Clin Oncol* 1997; **15**: 3368–77.

3. Reynolds CH. Clinical efficacy of rhIL-11. *Oncology (Huntingt)* 2000; **14** (suppl 8): 32–40.

制剂

专利制剂

Braz.: Neumega†; **Mex.:** Neumega†; **USA:** Neumega; **Venez.:** Neumega.

Oxidised Cellulose 氧化纤维素

Ácido celulósico; Cellulosic Acid; Celulosa oxidada; Oxidized Cellulose.

Целлюлоза Окисленная

CAS — 9032-53-5.

ATC — B02BC02.

ATC Vet — QB02BC02.

性状

氧化纤维素为无菌多聚脱水葡萄糖醛酸，由纤维素的适当形式氧化制备而成。

Pharmacopoeias. In *US* which also includes Oxidized Regenerated Cellulose.

USP 33（Oxidized Cellulose）　本药所含羧基不少于16%，不超过24%，以干燥物为参照计算。本药为轻度接近白色的纱布或棉绒，具有轻微烧焦臭。不溶于水和酸溶液；可溶于稀释的碱溶液。在不超过8℃的条件下贮藏。避免日光直射。

USP 33（Oxidized Regenerated Cellulose）　本药含有18%～24%的羧基，以干燥物为参照计算。为轻度近白色的编织纤维，具有轻微臭。不溶于水和稀释的酸溶液；可溶于稀释的碱溶液。在15～30℃条件下贮藏。避免日光直射。

不良反应和注意事项

应用氧化纤维素或氧化再生纤维素可出现异物反应。有报道出现头痛、灼热感及刺痛感，尤其是用于鼻衄时可引发喷嚏。氧化纤维素与出血表面接触后会发生膨胀，因此若填充紧密，可导致组织坏死、神经损伤、梗阻或血管狭窄，尤其是当接触到骨腔时。若在血管附近包扎过紧也可引发这些反应。为了减少这些并发症，止血后应清除余下的材料，每次在脊髓或视神经附近应用后，也应清除氧化纤维素。氧化纤维素不可用于骨折时的填充及植入，因为可影响骨再生或导致囊肿形成。不可用做表面敷料，除非需立即止血的情况，因为本药可抑制上皮生成。

氧化纤维素应以干燥材料应用，因为潮湿会降低其吸收血液的能力。应用本药前不可应用硝酸银或其他腐蚀性化学试剂，因为可能抑制氧化纤维素的吸收。凝血酶可被低pH值的氧化纤维素灭活。建议不可将氧化纤维素浸渍于其他止血药或抗菌药中。

用途和用法

氧化纤维素及氧化再生纤维素为吸收性止血药（第174页）。当应用于出血表面时，可膨胀形成胶块以帮助凝血。本药通常可在7～14天内逐渐被组织吸收。这些材料还具有弱杀菌作用。用于手术中用作辅助药用于控制缝合或结扎，或采用这两种方式无效的中度出血，不可用于控制大动脉出血。应将纱布、棉绒或编织材料置于出血表面或使之与组织紧密结合，直至止血，然后清除材料（见上文**不良反应和注意事项**）。氧化纤维素应以干燥材料应用，由于潮湿可降低其吸收血液的能力。

制剂

专利制剂

Fr.: Surgicel; **Ger.:** Tabotamp; **Hong Kong:** Seal On†; Stop Bleed; **Irl.:** Alltracel P†; Premdoc†; Seal-On†; Traumacel P†; **Ital.:** Tabotamp; **UK:** Oxycel; StopBleed; **USA:** Oxycel; Surgicel.

多组分制剂　　**Fr.:** Promogran†; **Irl.:** Alltracel S†; **Ital.:** Promogran; Promogran Prisma; **UK:** Seal-On.

Oxypolygelatin ⊗氧化聚明胶

Oxipoligelatina.

简介

氧化聚明胶是由明胶（第198页）生成的聚合物，以5.5%溶液用作血浆增容药。有引发过敏反应的报道。

制剂

专利制剂

Austria: Gelifundol†; **Cz.:** Gelifundol†; **Hong Kong:** Gelifundol†; **Hung.:** Gelifundol†; **Thai.:** Gelifundol†.

Peginesatide (USAN, pINN) ⊗聚氧乙烯沙肽

AF-37702; Peginesatida; Péginésatide; Peginesatidum. $N^{6.21},N^{6.21'}$-{[(N^2,N^6-bis{[ω-Methoxypoly(oxyethylene)]carbonyl}-L-lysyl-β-alanyl)imino]bis(methylenecarbonyl)}bis[acetylglycylglycyl-L-leucyl-L-tyrosyl-L-alanyl-L-cysteinyl-L-histidyl-L-methionylglycyl-L-prolyl-L-isoleucyl-L-threonyl-3-(naphthalen-1-yl)-L-alanyl-L-valyl-L-cysteinyl-L-glutaminyl-L-prolyl-L-leucyl-L-arginyl-N-methylglycyl-L-lysinamide] cyclic (6-15:6'-15')-bisdisulfide.

$C_{231}H_{350}N_{62}O_{58}S_6(C_2H_4O)_n.$

CAS — 913976-27-9.

注："Hematide"曾用作聚氧乙烯沙肽的商品名。

简介

聚氧乙烯沙肽为一合成的PEG化的肽类红细胞生成刺激药。目前正在试验用于治疗慢性肾衰引起的贫血，包括应用红细胞生成素后出现纯红细胞再生障碍的患者。体育项目中可能被滥用。

1. Stead RB, *et al.* Evaluation of the safety and pharmacodynamics of Hematide, a novel erythropoietic agent, in a phase 1, double-blind, placebo-controlled, dose-escalation study in healthy volunteers. *Blood* 2006; **108**: 1830–4.
2. Macdougall IC. Hematide, a novel peptide-based erythropoiesis-stimulating agent for the treatment of anemia. *Curr Opin Investig Drugs* 2008; **9**: 1034–47.
3. Macdougall IC, *et al.* A peptide-based erythropoietin-receptor agonist for pure red-cell aplasia. *N Engl J Med* 2009; **361**: 1848–55.

Plasma 血浆

Blodplasma; Bloedplasma; Blutplasma; Osocze krwi; Plasma sanguíneo; Veriplasma.

Плазма Крови

ATC — B05AX03.

ATC Vet — QB05AX03.

Pharmacopoeias. Many pharmacopoeias have monographs, including *Eur.* (see p.vii).

Ph. Eur. 6. 8（Human Plasma for Fractionation；Plasma Humanum ad Separationem）　全血分离出细胞组分后入血液中的液体部分，或通过血浆置换获得的人血液中的液体部分。可用于制备血浆衍生物。从健康献血者获得，经检验，无乙型肝炎表面抗原和HIV-1和HIV-2抗体及丙型肝炎病毒。

本品为淡黄色至绿色的、澄清或轻微浑浊的液体，无肉眼可见的溶血现象。冷冻血浆应在不超过−20℃条件下贮藏，若在−20～−15℃的条件下贮藏，总时间不超过72h，温度超过−15℃的情况不超过1次，贮藏温度一般不能超过−5℃，也可用于分馏。

Ph. Eur. 6. 8［Human Plasma（Pooled and Treated for Virus Inactivation）；Plasma Humanum Coagumentum Conditumque ad Exstinguendum Virum］　由具有相同ABO血型的献血者的血浆制备的冷冻或冻干的、无菌、无热原制剂。所用血浆符合用于分馏的人血浆的要求（见上文）。制备的目的是最大程度地减少一凝血因子的活化，包含一步或多步以使已知感染原失活。

冷冻制剂溶化后为澄清或具有轻微乳色的液体，无固体及胶状微粒。冻干制剂为类白色或淡黄色粉末或脆性固体。

不良反应和注意事项

参见**血液**，第183页，但传播细胞相关病毒感染的风险较低。然而，由英国献血者血浆制备的血液制品已撤出市场，由于其可能传播新型Creutzfeldt-Jakob病。

用途和用法

新鲜冷冻血浆含有足够量的凝血因子。应储备用于已证实凝血功能异常的患者。适应证包括凝血因子达不到特定浓度的凝血因子先天性缺乏、严重并发性凝血因子缺乏（如肝病患者）、香豆素抗凝血药作用的快速逆转及弥散性血管内凝血。当有证据表明出现凝血缺陷时，本药可于大量输血后应用，但对其常规用于接受大量输血的患者以预防异常出血倾向的价值还存在争论，除非已证实出现凝血异常。本药还可用于治疗血栓性血小板减少性紫癜，用作血浆蛋白的来源。

输注新鲜冷冻血浆的量取决于凝血因子的需求水平。1单位的新鲜冷冻血浆指从1单位全血获得的血浆量，通常代表250ml体积，包含抗凝血药。

新鲜冷冻血浆不可用作增容药或营养药。

治疗性的血浆置换（见下文）可用于多种疾病。

血浆用于制备血液制剂，包括白蛋白、抗凝血酶Ⅲ、血浆凝血因子、免疫球蛋白及血小板。其他制剂包括不含纤维蛋白原、凝血因子Ⅷ、血管性假血友病因子、冷球蛋白及纤维结合蛋白的除去冷沉淀物的血浆及未经冷冻的单一献血者的血浆。市场上也有溶剂清洁处理的血浆制剂。

指南和综述　有关血浆应用的综合性参考文献如下。

1. Fresh-frozen Plasma, Cryoprecipitate, and Platelets Administration Practice Guidelines Development Task Force of the College of American Pathologists. Practice parameter for the use of fresh-frozen plasma, cryoprecipitate, and platelets. *JAMA* 1994; **271:** 777–81.
2. British Committee for Standards in Haematology, Blood Transfusion Task Force. Guidelines for the use of fresh-frozen plasma, cryoprecipitate and cryosupernatant. *Br J Haematol* 2004; **126:** 11–28. Also available at: http://www.bcshguidelines.com/pdf/freshfrozen_280604.pdf (accessed 27/10/05) Addenda, amendments, and corrections (4 sets) at http://www.bcshguidelines.com/pdf/Amendments_FFP_091205.pdf (issued 07/12/05), *ibid.* 2007; **136:** 514–16, at http://www.bcshguidelines.com/pdf/FFPAmendment_1_17_Oct_2007.pdf (issued 17/10/07), at http://www.bcshguidelines.com/pdf/FFPAmendment_2_17_Oct_2007.pdf (issued 17/10/07) (accessed 19/06/08)
3. Stanworth SJ, *et al.* Is fresh frozen plasma clinically effective? A systematic review of randomized controlled trials. *Br J Haematol* 2004; **126:** 139–52.
4. Cohen H, Baglin T. Plasma products and indications for their use. In: Contreras M, ed. *ABC of transfusion.* 4th ed. Chichester: Wiley-Blackwell, 2009: 40–47.

遗传性血管性水肿　有关新鲜冷冻血浆用于遗传性血管性水肿的介绍，参见 M37 第2216页。

新生儿室内出血　目前认为血浆增容可帮助预防早产儿出现血性室内出血（第177页）。然而，一项以血浆或明胶作为血浆增容药的研究[1,2]未发现其降低这种出血风险或后续死亡率或致残率的证据。

1. The Northern Neonatal Nursing Initiative Trial Group. A randomized trial comparing the effect of prophylactic intravenous fresh frozen plasma, gelatin or glucose on early mortality and morbidity in preterm babies. *Eur J Pediatr* 1996; **155:** 580–8.
2. Northern Neonatal Nursing Initiative Trial Group. Randomised trial of prophylactic early fresh-frozen plasma or gelatin or glucose in preterm babies: outcome at 2 years. *Lancet* 1996; **348:** 229–32.

血浆置换　治疗性的血浆置换或血浆置换法为选择性从体内移除血浆，而保留血液中的细胞组分的过程。尽管这两个名词通常表示相同的意思，但"plasmapheresis"通常表示移除少量血浆，而"plasma exchange"表示移除较大量的血浆，因此必须同时补充适量液体。

已尝试将它们用于多种疾病的治疗，包括许多常规治疗方法无效的免疫系统疾病。目的是清除或减少血浆中引起或加重疾病的组分，或当凝血因子的缺乏为病因时补充缺乏的血浆凝血因子。

血浆置换的体积及频率取决于引发疾病的血浆组分的病理生理特征。血清除抗体通常需要置换预计血浆容积的 1.5 倍（3～4L），每天重复或隔天重复置换，直至达到预期的降低值。用于置换的液体量取决于置换体积及病情。经常应用白蛋白溶液、血浆增容药或 0.9% 氯化钠注射液静注液，并不含血浆凝血因子，则可能需要应用血浆组分，如免疫球蛋白。新鲜冷冻血浆可用作置换液，但引发不良反应的概率较高，因此通常保留于治疗血栓性血小板减少性紫癜。

随着工艺的发展，如特殊吸附剂的应用及具有不同孔径的滤过膜片的应用，可仅清除目标组分，避免全血浆的清除与置换。

1. Michaud D, *et al.* Therapeutic plasma exchange. *Dynamics* 2001; **12:** 18–24.
2. Madore F. Plasmapheresis: technical aspects and indications. *Crit Care Clin* 2002; **18:** 375–92.
3. McLeod BC. Therapeutic apheresis: use of human serum albumin, fresh frozen plasma and cryosupernatant plasma in therapeutic plasma exchange. *Best Pract Res Clin Haematol* 2006; **19:** 157–67.

血栓性微血管病　血栓性血小板减少性紫癜及溶血-尿毒症综合征均以血栓在血管内血小板聚集为特征[1～6]。还可发生血小板减少症及红细胞破裂，部分原因是由于红细胞通过血小板聚集而堵塞的微脉管区域，导致微脉管溶血性贫血。对于血栓性血小板减少性紫癜（TTP），血小板广泛聚集，可引起多个器官血管的阻塞，导致缺血，甚至梗死。CNS，尤其是大脑，经常是主要受影响部位，但也会受到一定程度的影响。这一疾病不多见，略微常见于成年女性，病情表现为慢性反复疾病。可能与蛋白酶 ADAMTS-13 活性缺乏或异常引起的血管性假血友病因子异常有关[5,6]，目前重组 ADAMTS-13 正在研发过程中以用于治疗。

对于溶血-尿毒症综合征（HUS），血小板的聚集程度相对较低，严重程度较低，主要影响小脉管系统，但也可能出现肾外表现。主要表现为高血压和急性肾损伤，有时不治疗，则能够导致肾衰。多数溶血-尿毒症综合征患者在幼儿时期发病，然后出现由志贺痢疾杆菌或大肠杆菌引起的痢疾。然而，目前发现越来越多的

成人患有此病，尤其是老年人。一些患者可能因为药物诱发疾病。通过适当的对症治疗，HUS 是典型的自限性疾病，可自愈，但也有死亡报道。

对于这两种综合征的支持治疗遵循相似的原则[1,3,4]。对于 HUS 或具有肾症状的 TTP，需将注意力直接指向防止肾衰。应纠正低血容量症，并小心控制体液及电解质的平衡和高血压。若出现肾衰，则需进行血液透析。对于严重贫血，需输血，但应避免输注血小板。

目前认为血浆置换（见上文）是 TTP 的主要治疗方式[1～6]。最佳给药方案还未确定，但通常为每天给药 1 次。目前还存在一些有关首选补液的争议。应用冷上清液（cryosupernatant）（制备冷沉淀物后的剩余余血浆，除去了血管假性血友病因子）的血浆置换可能比新鲜冷冻血浆更有效[3]。当不具有进行血浆置换的条件时，可输注新鲜冷冻血浆[1,3]。对于 HUS，目前存在一些有关应用血浆置换还是血浆输注的争议。一些研究者认为无证据表明其对 HUS 有效[2,3]，但还有另一些研究者[1]持相反观点。

可经常给予抗血小板治疗及皮质激素，但对这两种治疗方法还未充分进行考查，且据报道，抗血小板药，如噻氯匹定和氯吡格雷可引发 TTP（第452页）。曾应用阿司匹林和双嘧达莫，但当存在严重血小板减少症时并不推荐，由于具有潜在的出血风险，且无证据证明有效。然而，对于 TTP，血浆置换后血小板计数恢复时，可应用小剂量的阿司匹林[1,3]。一些报道介绍，应用皮质激素出现改善症状[7]。因此它们经常与血浆置换合用于 TTP[1,3,4]。然而，一项以 HUS 患儿为研究对象的随机、双盲试验[8]未发现口服皮质激素与安慰剂对血液学及神经学恢复方面的差异，尽管应用皮质激素的患儿肾功能改善得更快。

也可尝试应用其他药物，特别是对于顽固性 TTP。一些个案及小规模研究报道了一些有效的治疗方法，包括正常人免疫球蛋白[1,4]、硫唑嘌呤[1]、环孢素[1,3]、环磷酰胺[3]及长春新碱[1～4]。单克隆抗体利妥昔单抗正在研究中[2]。可考虑用于 A 蛋白免疫吸附抗治疗由恶性肿瘤或骨髓移植引起的 TTP[3]。可试验性应用依前列醇抑制血小板-内皮的相互作用，但也未进行对照研究，无对照研究既有阳性结果也有阴性结果[9]。阿替普酶已成功用于一名 HUS 患者[10]。还可考虑脾切除术[1,3,4]。

1. Elliott MA, Nichols WL. Thrombotic thrombocytopenic purpura and hemolytic uremic syndrome. *Mayo Clin Proc* 2001; **76:** 1154–62.
2. Moake JL. Thrombotic microangiopathies. *N Engl J Med* 2002; **347:** 589–600.
3. British Society for Haematology. Guidelines on the diagnosis and management of the thrombotic microangiopathic haemolytic anaemias. *Br J Haematol* 2003; **120:** 556–73. Also available at: http://www.bcshguidelines.com/pdf/BJH556.pdf (accessed 27/10/05)
4. Nabhan C, Kwaan HC. Current concepts in the diagnosis and management of thrombotic thrombocytopenic purpura. *Hematol Oncol Clin North Am* 2003; **17:** 177–99.
5. Mayer SA, Aledort LM. Thrombotic microangiopathy: differential diagnosis, pathophysiology and therapeutic strategies. *Mt Sinai J Med* 2005; **72:** 166–75.
6. George JN. Thrombotic thrombocytopenic purpura. *N Engl J Med* 2006; **354:** 1927–35.
7. Bell WR, *et al.* Improved survival in thrombotic thrombocytopenic purpura-hemolytic uremic syndrome: clinical experience in 108 patients. *N Engl J Med* 1991; **325:** 398–403.
8. Perez N, *et al.* Steroids in the hemolytic uremic syndrome. *Pediatr Nephrol* 1998; **12:** 101–4.
9. Bobbio-Pallavicini E, *et al.* Intravenous prostacyclin (as epoprostenol) infusion in thrombotic thrombocytopenic purpura: four case reports and review of the literature. *Haematologica* 1994; **79:** 429–37.
10. Kruez W, *et al.* Successful treatment of haemolytic-uraemic syndrome with recombinant tissue-type plasminogen activator. *Lancet* 1993; **341:** 1665–6.

制剂

专利制剂

Austria: Octaplas; *Cz.:* Octaplas; *Fin.:* Octaplas; *Ger.:* Octaplas; *Hung.:* Octaplas; *Irl.:* Octaplas; *Ital.:* Octaplas; Plasmasafe; *Mex.:* Octaplas; *Neth.:* Octaplas; *Norw.:* Octaplas; *NZ:* Octaplas; *Port.:* Novoplas; Octaplas; *Swed.:* Octaplas; *Switz.:* Octaplas; *UK:* Octaplas.

多组分制剂　*Port.:* Quixil.

Plasma Protein Fraction ⊗血浆蛋白分离物

Fracción proteica del plasma.

Белковые Фракции Плазмы

Pharmacopoeias. Many pharmacopoeias have monographs, including *US.*

USP 33（Plasma Protein Fraction）　由健康献血者的分馏物（血液、血浆或血清）获得的血清白蛋白及球蛋白的无菌制剂，经检验，原料不含乙型肝炎表面抗原。本品含有 5% 蛋白质，其中白蛋白的量不少于 83%，α 球蛋白及 β 球蛋白的量不超过 17%，电泳结果表明，γ 球蛋白的量不超过 1%。本品含有乙酰色氨酸钠，含有作为稳定剂的辛酸钠，不含抗菌性防腐剂。本品含有 130～160mmol/L 的钠及不超过 2mmol/L 的钾。溶于 0.15mol/L 氯化钠注射液的蛋白浓度为 1% 的溶液 pH 值为 6.7～7.3。应于容器开封后的 4h 内应用。

简介　血浆蛋白分离物主要含有白蛋白及少量球蛋白，不含凝血因子。本品的特性和用法与其他白蛋白溶液（第179页）相似。以含有 5% 总蛋白的溶液静脉给药。血浆蛋白分离物的取量取决于患者的临床症状。用于低血容量性休克时，推荐初始输注量 250～500ml，输注速度通常不超过 10ml/min。儿童剂量，见下文。用于低蛋白血症时，1～1.5L 的 5% 溶液可提供 50～75g 蛋白。对于具有正常血容量的患者，需慢速输注，以防止血浆增容过度。

与其他白蛋白溶液相同，血浆蛋白分离物不可用于胃肠外营养。

儿童用法　5% 的血浆蛋白组分溶液可用于婴幼儿以治疗失血性休克，初始给药剂量可达 33 ml/kg，静脉输注，速率不超过 10ml/min。应根据患儿的病情调整给药剂量。

制剂

USP 33: Plasma Protein Fraction.

专利制剂

Austria: Biseko; *Cz.:* Biseko†; *Ger.:* Biseko; *Gr.:* Plasmanate; *Hong Kong:* Plasmanate; *Hung.:* Biseko; *Indon.:* Plasmanate; *Israel:* Plasmanate; *Ital.:* Haimaserum†; PPS; Uman-Serum; *Philipp.:* Plasmanate†; *S.Afr.:* Bioplasma FDP; *Thai.:* Biseko; *Turk.:* Biseko; *USA:* Plasma-Plex; Plasmanate; Protenate.

多组分制剂　*Fin.:* Tisseel Duo Quick; *Ger.:* Tissucol Duo S; Tissucol-Kit; *Hung.:* Tissucol-Kit; *Ital.:* Tissucol; *Swed.:* Tisseel Duo Quick; *Switz.:* Tissucol Duo S.

Platelets ⊗血小板

Blodplader; Blodplater; Blodplättar; Bloedplaatjes; Blutplättchen; Piastrine; Plaquetas; Plaquettes; Płytek Krwi; Thrombocytes; Verihiutale.

Тромбоциты

Pharmacopoeias. Many pharmacopoeias have monographs, including *US.*

USP 33（Platelets）　血液中含有血小板细胞的部分，由人的全血经离心、沉淀，或血浆分离置换后获得，用于获得血小板的血源必须检验梅毒、乙型肝炎、HTLV-Ⅰ 和 HTLV-Ⅱ、丙型肝炎及 HIV-Ⅰ 和 HIV-Ⅱ。

由全血获得的血小板应至少含有 5.5×10^{10} 个血小板细胞，悬浮于 40～70ml 的原始血浆中。经血浆置换获得的血小板应至少含有 3.0×10^{11} 个血小板细胞，悬浮于 100～500ml 的原始血浆中或认可的添加液中。

从全血获得或经血浆置换获得血小板可进一步滤过除去白细胞或经照射使淋巴细胞失活。

不同血小板制剂的名称如下。

- 血小板——由单一个体的全血在采集后的 8h 内制备。
- 混合型血小板——由人的全血获得个体的血小板，经无菌技术将个体单位的血小板混合，用与混合前的个体单元号码相关的独特识别号码标记，混合后的血小板失效期为 4h。
- 提取型血小板——由单一献血者经血浆分离置换制备。
- 低白细胞血小板——全血经离心、沉淀、滤过，使最终容器内的白细胞少于 8.3×10^5 个。
- 提取型低白细胞血小板——由血浆分离置换制备，含有白细胞少于 5×10^6 个，用或不用滤器均可。

血小板可在 20～24℃ 条件下贮藏于血浆或认可的添加液中，在制备日期后持续轻微振荡，不超过 5 天。整个贮藏期间，pH 值需大于 6.2。

USP 33（Platelet Concentrate）　本品含有由血浆制备的血小板，经同一程序获得：从单一合格的献血者进行全血采集、血浆置换或血小板分离置换。血小板应悬浮于规定容积（20～30ml 或 30～50ml）的原始血浆中。不少于 75% 的检验单位中，每单位悬浮液中的血小板应不少于 5.5×10^{10} 个。本品应在 20～24℃ 条件下贮藏于密闭无菌容器中（体积 30～50ml），或在 1～6℃ 条件下贮藏（体积 20～30ml），除非在运输期间，此时贮藏温度可为 1～10℃。从采集原料的时间开始算起，本品接触空气的时间不可超过 72h。若在 20～24℃ 条件下贮藏，须保持持续轻微振荡。悬浮液须在容器开封后的 4h 内应用，且应使用具有滤器的给药装置。

不良反应和注意事项

输注血液制品，包括血小板（见**血液**，第183页）可传播感染。由于血小板在室温条件下贮藏，因此输注后引发细菌感染的风险增加。输注反应包括发热和荨麻疹，但并不常见。反复输注来自多个随机献血者的血小板浓缩物的患者可出现 HLA 抗体，导致后续输注的异常反应。应用除去白细胞的血小板浓缩物可降低输注反应及 HLA 致敏的发生率。由 Rh(D) 阳性献血者制备的

血小板浓缩物通常不应用于有潜在怀孕可能的 Rh（D）阴性的女性。理想地，血小板浓缩物也应与接受者的 ABO 血型具有相容性。

ABO 血型相容性 血小板表达 ABO 血型抗原，血小板浓缩物中的血浆部分含有献血者的同种异体抗体（见**血型**，第184页）。理想地，应使用 ABO 血型相同的血小板浓缩物，但常应用 ABO 血型相容的浓缩物，且急诊条件下还可能应用不相容的浓缩物。然而，应用 ABO 血型不相配的血小板会降低输注血小板的效能。且若输注的血浆含有的抗体滴度过高或输入的血浆容积过大，输注不相容的血小板可引起溶血。一些研究者建议常规筛选抗体滴度过高的献血者，以避免这种反应，但对于临界滴度的界定尚未成一致意见。对于应用 ABO 血型不相配的血小板是否对输血者的临床病程具有长期影响报道不一。

1. Lozano M, Cid J. The clinical implications of platelet transfusions associated with ABO or Rh(D) incompatibility. *Transfus Med Rev* 2003; **17:** 57–68.

HLA 抗体 从单一献血者获得的血小板曾用于需反复输注血小板的患者，以减少 HLA 抗体的形成。一些研究者建议[1]对于可能需长期应用血小板的患者，应进行 HLA A 抗原及 B 抗原分型，并筛查 HLA 抗体。还应试验性应用除去白细胞的血小板及 UVB 照射的血小板。一项研究[2]以 530 名患者为研究对象，发现对于应用混合血小板浓缩物的患者，血小板失效的发生率为 13%，应用除去白细胞的血小板及 UVB 照射的血小板的患者，血小板失效的发生率分别降低至 3% 及 5%。一篇荟萃分析[3]考察了这篇及更早的小规模研究也指出除去白细胞可降低同种异体免疫反应及血小板失效的风险。但一些指南[4]认为，目前尚无令人信服的证据表明其常规应用的临床疗效。

1. Dan ME, Schiffer CA. Strategies for managing refractoriness to platelet transfusions. *Curr Hematol Rep* 2003; **2:** 158–64.
2. The Trial to Reduce Alloimmunization to Platelets Study Group. Leukocyte reduction and ultraviolet B irradiation of platelets to prevent alloimmunization and refractoriness to platelet transfusions. *N Engl J Med* 1997; **337:** 1861–9.
3. Vamvakas EC. Meta-analysis of randomized controlled trials of the efficacy of white cell reduction in preventing HLA-alloimmunization and refractoriness to random-donor platelet transfusions. *Transfus Med Rev* 1998; **12:** 258–70.
4. British Committee for Standards in Haematology, Blood Transfusion Task Force. Guidelines on the clinical use of leucocyte-depleted blood components. *Transfus Med* 1998; **8:** 59–71. Also available at: http://www.bcshguidelines.com/pdf/trans129.pdf (accessed 27/10/05)

用途和用法

血液中的血小板可辅助止血（第174页），通过聚集成血小板性血栓及释放可促使凝血的凝血因子。

对于血小板减少症（第178页）的患者，可输注血小板浓缩物。对于血小板减少症患者，也可预防性应用，以降低恶性肿瘤疾病化疗引起的出血频率（参见 M37 第610页）。

1. Fresh-frozen Plasma, Cryoprecipitate, and Platelets Administration Practice Guidelines Development Task Force of the College of American Pathologists. Practice parameter for the use of fresh-frozen plasma, cryoprecipitate, and platelets. *JAMA* 1994; **271:** 777–81.
2. Schiffer CA, *et al.* Platelet transfusion for patients with cancer: clinical practice guidelines of the American Society of Clinical Oncology. *J Clin Oncol* 2001; **19:** 1519–38. Also available at: http://jco.ascopubs.org/cgi/reprint/19/5/1519.pdf (accessed 13/08/10)
3. British Committee for Standards in Haematology, Blood Transfusion Task Force. Guidelines for the use of platelet transfusions. *Br J Haematol* 2003; **122:** 10–23. Also available at: http://www.bcshguidelines.com/pdf/platelettrans040703.pdf (accessed 27/10/05)
4. Heal JM, Blumberg N. Optimizing platelet transfusion therapy. *Blood Rev* 2004; **18:** 149–65.
5. Stroncek DF, Rebulla P. Platelet transfusions. *Lancet* 2007; **370:** 427–38.
6. Elebute M, *et al.* Platelet and granulocyte transfusions. In: Contreras M, ed. *ABC of transfusion.* 4th ed. Chichester: Wiley-Blackwell, 2009: 22–6.

制剂

USP 33: Platelet Concentrate; Platelets.

Plerixafor (USAN, rINN) 普乐沙福

AMD-3100; JM-3100; Plérixafor; Plerixaforum; SDZ-SID-791; SID-791. 1,1'-(1,4-Phenylenebismethylene)bis(1,4,8,11-tetraazacyclotetradecane).

Плериксафор

$C_{28}H_{54}N_8 = 502.8.$
CAS — 110078-46-1 (plerixafor); 155148-31-5 (plerixafor hydrochloride).
ATC — L03AX16.
ATC Vet — QL03AX16.
UNII — S915P5499N.

不良反应和注意事项

常见胃肠道不良反应，包括腹泻、恶心、呕吐、肠胃气胀、腹部胀痛或疼痛、消化不良及口干。其他常见不良反应包括乏力、关节痛、头痛、眩晕、失眠、多汗及红斑。时常可引起注射部位反应。据报道，少数患者注射后约 30min 内出现全身反应，包括荨麻疹、眶周肿胀、呼吸困难和缺氧。据报道，一些患者注射后 1h 内还可出现血管迷走反应、直立性低血压及晕厥。大鼠研究表明，应用普乐沙福后可引起脾大，因此建议对于出现左上腹部疼痛和（或）肩胛或肩部疼痛的患者，应检查脾的情况。

同时应用粒细胞集落刺激因子和普乐沙福可增加循环中的粒细胞数，因此应监测血细胞计数。若患者中性粒细胞计数＞50000/μl，应慎用普乐沙福。还可引起血小板减少，因此应监测血小板计数。对于白血病患者，普乐沙福不应用于干细胞的动员及采集，由于存在动员白血病细胞的风险，而白血病细胞可污染血分离采集物的产物。

根据其作用机制，孕妇应用普乐沙福可能引起先天畸形。动物研究表明本品具有致畸性。

药动学

皮下给药后，普乐沙福 30～60min 后达到血药峰浓度，其血浆蛋白结合率约为 58%，多数分布在血管外液。普乐沙福在体内不代谢，约 70% 的给药剂量在 24h 内经尿排出，终末血浆半衰期为 3～5h。

用途和用法

普乐沙福是 CXCR4 趋化因子受体拮抗剂，可阻断间质细胞衍生因子 1α 与受体的结合，从而抑制骨髓中造血干细胞的储留，增加外周血中的数量。对于非霍奇金淋巴瘤及多发性骨髓瘤的患者，通常与粒细胞集落刺激因子（G-CSF）联合使用，以活化用于采集及后续自体移植的干细胞（**造血干细胞移植**，参见 M37 第1729页）。在给予普乐沙福前 4 天连续应用 G-CSF，进行白细胞分离采集术的每天早晨给药。白细胞分离采集术开始前的 6～11h，皮下注射普乐沙福 240μg/kg，通常连续使用 4 天。每日的给药剂量不应超过 40mg。肾损伤患者应降低给药剂量，见下文。

1. Holtan SG, *et al.* AMD3100 affects autograft lymphocyte collection and progression-free survival after autologous stem cell transplantation in non-Hodgkin lymphoma. *Clin Lymphoma Myeloma* 2007; **7:** 315–18.
2. Gazitt Y, *et al.* Improved mobilization of peripheral blood CD34+ cells and dendritic cells by AMD3100 plus granulocyte-colony-stimulating factor in non-Hodgkin's lymphoma patients. *Stem Cells Dev* 2007; **16:** 657–66.
3. Calandra G, *et al.* AMD3100 plus G-CSF can successfully mobilize CD34+ cells from non-Hodgkin's lymphoma, Hodgkin's disease and multiple myeloma patients previously failing mobilization with chemotherapy and/or cytokine treatment: compassionate use data. *Bone Marrow Transplant* 2008; **41:** 331–8.
4. Cashen A, *et al.* A phase II study of plerixafor (AMD3100) plus G-CSF for autologous hematopoietic progenitor cell mobilization in patients with Hodgkin lymphoma. *Biol Blood Marrow Transplant* 2008; **14:** 1253–61.
5. Wagstaff AJ. Plerixafor: in patients with non-Hodgkin's lymphoma or multiple myeloma. *Drugs* 2009; **69:** 319–26.
6. DiPersio JF, *et al.* 3102 Investigators. Plerixafor and G-CSF versus placebo and G-CSF to mobilize hematopoietic stem cells for autologous stem cell transplantation in patients with multiple myeloma. *Blood* 2009; **113:** 5720–6.
7. DiPersio JF, *et al.* 3101 Investigators. Phase III prospective randomized double-blind placebo-controlled trial of plerixafor plus granulocyte colony-stimulating factor compared with placebo plus granulocyte colony-stimulating factor for autologous stem-cell mobilization and transplantation for patients with non-Hodgkin's lymphoma. *J Clin Oncol* 2009; **27:** 4767–73.

在肾损伤中的用法

对于中重度肾损伤（肌酐清除率≤50ml/min）的患者，普乐沙福的给药剂量应降低至 160μg/kg，白细胞分离采集术开始前 6～11h 皮下注射，通常连续给药 4 天。日剂量不应超过 27mg。由于无充足资料，因此不能确定血液透析患者的推荐剂量。

制剂

专利制剂
Cz.: Mozobil; **Fr.:** Mozobil; **Irl.:** Mozobil; **UK:** Mozobil; **USA:** Mozobil.

Policresulen (rINN) 聚甲酚磺醛

Acidum Metacresolsulfonicum c. Formaldehydo; *m*-Cresolsulphonic acid-formaldehyde condensation product; Dicresulene polymer; Dihydroxydimethyldiphenylmethanedisulphonic acid polymer; Formaldehydhaltig Metakresolsulfonsyra; Formaldehydipitoinen Metakresolisulfonihappo; Metacresolsulfonic Acid-Formaldehyde; Metacresolsulphonic Acid-Formaldehyde; Methylenebis(hydroxytoluenesulphonic acid) polymer; Policrésulène; Policresuleno; Policresulenum; Polikresuleeni; Polikresulen; Polímero de dicresuleno; Polycresolsulfonate. α-(4-Hydroxy-2-methyl-5-sulfobenzyl)-ω-(4-hydroxy-5-sulfo-o-tolyl)poly[(4-hydroxy-2-methyl-5-sulfo-m-phenylene)methylene]; 2-Hydroxy-p-toluenesulfonic acid, polymer with formaldehyde.

Поликрезулен

$(C_8H_9O_4S)(C_8H_8O_4S)_n(C_7H_7O_4S).$
CAS — 9011-02-3; 101418-00-2.
ATC — D08AE02; G01AX03.
ATC Vet — QD08AE02; QG01AX03; QG51AD02.

简介

聚甲酚磺醛可用作局部止血药及防腐剂，还可用于兽医学。

制剂

专利制剂
Arg.: Albocresil; **Braz.:** Albocresil; **Cz.:** Vagothyl†; **Ger.:** Albothyl; **Hong Kong:** Albothyl; **Hung.:** Vagothyl; **Indon.:** Albothyl; **Ital.:** Emaftol; Negatol; **Malaysia:** Albothyl; **Mex.:** Albothyl; **Philipp.:** Albothyl; **Pol.:** Vagothyl; **Port.:** Nelex; **Rus.:** Vagothyl (Ваготил); **Singapore:** Albothyl; **Switz.:** Negatol Dental; Negatol†.

多组分制剂
Arg.: Proctyl; **Braz.:** Proctyl; **Cz.:** Faktu; **Ger.:** Faktu; **Hong Kong:** Faktu; **Indon.:** Faktu; **Mex.:** Proctoacid; **Philipp.:** Faktu; **Port.:** Faktu; **Switz.:** Faktu.

Polygeline (BAN, pINN) ⊗ 聚明胶肽

Poligelina; Polygéline; Polygelinum.

Полигелин

CAS — 9015-56-9.
ATC — B05AA10.

性状 聚明胶肽是由衍生于变性明胶的多肽及用于形成脲桥联的二异氰酸酯进行交联而制备的聚合物。

配伍禁忌 聚明胶肽的静脉制剂含有钙离子，因此与用枸橼酸盐抗凝的血液不能配伍。

不良反应

参见**明胶**，第198页。

超敏反应 据报道，2 名支气管哮喘患者输注聚明胶肽后出现致死性反应[1,2]。这 2 名患者均在应用布比卡因进行硬膜外止痛。可应用聚明胶肽以纠正晶体类输液无效的低血压。1 名患者出现局灶性癫痫发作[2]。2 名患者均出现了顽固性支气管痉挛及心律失常，尽管尝试进行了监护中的复苏，但最终还是死亡了。

注册药品信息建议，对于已知具有过敏史，如哮喘的患者，应预防性给予组胺 H_1 受体拮抗药及 H_2 受体拮抗药。对于接受麻醉的患者及应用聚明胶肽后严重组胺相关反应发生率增加的患者，给予相似的建议[3]。然而，尽管 1 名哮喘患者麻醉前给予了支气管扩张药和抗组胺药，在脊柱麻醉条件下应用聚明胶肽还是出现了严重呼吸窘迫症状[4]。

聚明胶肽与琥珀酰明胶之间可能存在交叉反应（见**明胶**，第198页）。

1. Freeman MK. Fatal reaction to haemaccel. *Anaesthesia* 1979; **34:** 341–3.
2. Barratt S, Purcell GJ. Refractory bronchospasm following "Haemaccel" infusion and bupivacaine epidural anaesthesia. *Anaesth Intensive Care* 1988; **16:** 208–11.
3. Lorenz W, *et al.* Incidence and clinical importance of perioperative histamine release: randomised study of volume loading and antihistamines after induction of anaesthesia. *Lancet* 1994; **343:** 933–40.
4. Kathirvel S, *et al.* Severe life threatening reaction to Haemaccel® in a patient with bronchial asthma. *Eur J Anaesthesiol* 2001; **18:** 122–3.

注意事项

有关血浆增容剂的注意事项见**右旋糖酐 70**（第186页），若聚明胶肽用于此用途应仔细考虑。

聚明胶肽制剂含有钙离子，因此应慎用于应用强心苷的患者。

药动学

与明胶一样，聚明胶肽主要经尿排泄。半衰期为 5～8h。

肾损伤 一项研究[1]以 52 名肾功能正常或肾功能损伤的患者为研究对象，给予 500ml 3.5% 的聚明胶肽，对

于肾功能正常患者，给药后的 48h 内约 50% 的给药剂量经尿排出。对于肾损伤患者，聚明胶肽的排泄量取决于患者的肾小球滤过率（GFR），结果如下。

- GFR 31～90ml/min：正常；
- GFR 11～30ml/min：轻微降低；
- GFR 2～10ml/min：48h 内降低至 27%；
- GFR 0.5～2ml/min：48h 内降低至 9.3%。

对于肾功能正常患者，平均消除半衰期为 505min，而对于晚期肾衰患者，增至 985min。对于无尿患者，也可给予 500ml 3.5% 的聚明胶肽溶液，每周 2 次，疗程 1～2 个月。

1. Köhler H, et al. Elimination of hexamethylene diisocyanate cross-linked polypeptides in patients with normal or impaired renal function. Eur J Clin Pharmacol 1978; 14: 405–12.

用途和用法

聚明胶肽为血浆增容药，可溶于电解质溶液以浓度为 3.5% 的溶液应用，用于治疗低血容量性休克（第 240 页）。输注速度取决于患者的病情，通常不超过 500ml/60min，尽管急诊情况下可能增加。用于低血容量性休克时，初始给药剂量通常为 500～1000ml。单独应用聚明胶肽补充失血量时，最大可达 1500ml。对于失血量更多的患者，除应用血浆增容药外，还需输血。

聚明胶肽还可用于体外灌洗注液，作为离体器官的灌注液、血浆置换的置换液及胰岛素的载体溶液。用于血浆置换时，最多可应用 2L 的聚明胶肽单独为置换液。

制剂

专利制剂

Arg.: Haemaccel; **Austral.:** Haemaccel; **Austria:** Haemaccel; **Braz.:** Haemaccel; **Chile:** Elcel; Haemaccel†; **Cz.:** Haemaccel†; **Ger.:** Haemaccel; **Gr.:** Haemaccel; **India:** Haemaccel; **Indon.:** Haemaccel†; **Irl.:** Haemaccel; **Ital.:** Emagel; Gelplex; **Mex.:** Haemaccel; Phygelint†; **Neth.:** Haemaccel; **Norw.:** Haemaccel†; **NZ:** Haemaccel; **Philipp.:** Plasmax; **Port.:** Haemaccel; **S.Afr.:** Haemaccel; **Singapore:** Haemaccel; **Thai.:** Haemaccel; Plasmax; **UK:** Haemaccel†.

Protein C 蛋白 C

Autoprothrombin IIA; Factor XIV; Proteína C.
Протеин С
ATC — B01AD12.
ATC Vet — QB01AD12.
UNII — 3Z6S89TXPW.

Drotrecogin Alfa（Activated）(*BAN, USAN, rINN*) 屈凝血素-α（活化型）

Drotrecogina alfa (activada); Drotrécogine Alfa (activé); Drotrecoginum Alfa (activatum); Drotrekogiinialfa; Drotrekogin Alfg; LY-203638. Recombinant human activated protein C (rh-APC).
Дротрекогин Альфа (activated)
CAS — 98530-76-8.
ATC — B01AD10.
ATC Vet — QB01AD10.
UNII — JGH8MYC891.

配伍禁忌　一项模拟 Y-位点研究[1]考察了 34 种药物，发现其中只有 6 种药物的理化两方面性质均可与屈凝血素-α（活化型）配伍，它们是头孢曲松、顺-阿曲库铵、氟康唑、硝酸甘油、氯化钾和加压素。与本药不能配伍的药物有盐酸肾上腺素、白蛋白、盐酸胺碘酮、氨苄西林-舒巴坦、头孢他啶、环孢素、环丙沙星、克林霉素、盐酸多巴酚丁胺、盐酸多巴胺、磷苯妥英、呋塞米、硫酸庆大霉素、肝素钠、亚胺培南-西司他丁、胰岛素、左氧氟沙星、盐酸镁、甲泼尼龙、盐酸咪唑仑、硝普钠、重酒石酸去甲肾上腺素、哌拉西林-三唑巴坦、磷酸氢二钾、盐酸雷尼替丁、替卡西林-克拉维酸、硫酸妥布霉素及盐酸万古霉素。

1. Mann HJ, et al. Physical and chemical compatibility of drotrecogin alfa (activated) with 34 drugs during simulated Y-site administration. Am J Health-Syst Pharm 2004; 61: 2664–71. Correction. ibid. 2005; 62: 1134.

不良反应和注意事项

与其他血浆衍生物一样，蛋白 C 制剂也具有传播感染的风险。可能引起超敏反应。上市后报告的不良反应还有胸腔积血、低血压、多汗、发热及坐立不安。先天性蛋白 C 缺乏的患者应用后可出现蛋白 C 抗体。

屈凝血素-α（活化型）可能发生严重出血事件的风险。因此当用于严重败血症患者时，本药禁用于死亡风险较低的患者，如只有单个器官衰竭的患者，特别是术后患者。本药还禁用于活动性内出血的患者及可能因

出血使死亡风险显著升高的患者。当存在其他任何可使出血风险升高的因素时，应慎用屈凝血素-α（活化型）。进行任何可能引起出血风险的侵入性手术或操作之前的 2h，应停用屈凝血素-α（活化型）；对于侵入性程度较高的手术或操作，可于 12h 后再次应用；对于非复杂性、侵入性程度较低的手术或操作，若止血适当，可在操作后立即应用。

对血液的影响　有研究者对临床应用屈凝血素-α（活化型）期间的早期临床研究及自发性报道进行了综述[1]。在 28 天研究期间，严重出血事件的发生率为 5.3%。其中 2.1%～2.8% 的患者的严重出血事件被认为与屈凝血素-α（活化型）的应用有关，且通常在输注期间出现。严重出血事件的风险因素为侵害性操作及严重血小板减少症，脑膜炎也可成为颅内出血的风险因素。建议当血小板计数低于 30000 个/mm³ 时，不可应用屈凝血素-α（活化型）。

对屈凝血素-α（活化型）后续的一项大规模、多中心、随机研究（ADDRESS 研究）以低死亡风险的严重败血症患者为研究对象，证实了对于近期进行手术（30天内）的单器官衰竭患者，出血风险增加，这些患者的死亡率也相应增加（见下文**严重败血症**）。

1. Bernard GR, et al. Safety assessment of drotrecogin alfa (activated) in the treatment of adult patients with severe sepsis. Crit Care 2003; 7: 155–63.

药物相互作用

对于接受蛋白 C 替代治疗的患者，若开始应用口服抗凝血药，如华法林，由于可快速抑制维生素 K 依赖性蛋白 C 的活性，可能出现一过性高凝状态。初始应用小剂量口服抗凝血药，然后逐渐增加剂量，同时继续蛋白 C 替代治疗，直至抗凝性趋于稳定。若同时应用组织纤维蛋白溶酶原激活剂和蛋白 C，出血风险可能增加。

若屈凝血素-α（活化型）与其他可影响止血的药物，如溶栓剂、口服抗凝血药、抗血小板药、糖蛋白 IIb/IIIa 受体拮抗药及依前列醇合用时，出血风险可能增加。屈凝血素-α（活化型）可与小剂量肝素合用于静脉血栓栓塞，而不会增加引起严重出血的风险。但一项研究表明，对于已经预防性应用肝素的重度脓毒症患者，若在开始应用屈凝血素-α（活化型）后停用肝素，死亡及严重不良反应风险可增加，原因目前还不清楚。

药动学

对于蛋白 C 缺乏的患者，给予的蛋白 C 的终末半衰期为 5～15h；对于急性血栓的患者，这一半衰期可显著缩短。对于幼儿，本品的全身性暴露也可能减少。

治疗严重败血症的持续输注期间，屈凝血素-α（活化型）达稳态血药浓度的时间约为 2h。本药可在血浆蛋白酶抑制剂的作用下失活，迅速从血液清除，停止输注约 2h 后，血药浓度可降至检测限下，无法检出。

1. Macias WL, et al. Pharmacokinetic-pharmacodynamic analysis of drotrecogin alfa (activated) in patients with severe sepsis. Clin Pharmacol Ther 2002; 72: 391–402.
2. Levy H, et al. Obesity does not alter the pharmacokinetics of drotrecogin alfa (activated) in severe sepsis. Ann Pharmacother 2005; 39: 262–7.

用途和用法

蛋白 C 是血液凝固的内源性抑制剂（见**止血和纤维蛋白溶解**，第 174 页）。对于先天性缺乏蛋白 C 的患者，由人血浆纯化的蛋白 C 制剂用于治疗血栓性疾病，包括由香豆素引起皮肤坏死。应根据蛋白 C 活性的反应来调整给药剂量；用于紧急治疗的初期，应达到 100% 的活性，随后的维持治疗过程中可调整为 >25%。英国注册药品信息中推荐的初始剂量为 60～80IU/kg。在美国，用于急性发作及血栓栓塞的初期治疗，推荐的初始剂量为 100～120IU/kg，随后连续 3 次给予 60～80U/kg，每 6h 给药一次；维持剂量为 45～60U/kg，每 6 或 12h 1 次。用于长期预防时，推荐的给药剂量为 45～60U/kg，每 12h 1 次。本品静脉注射时，浓度为 100 IU/ml 时，最大给药速率为 2 ml/min。

屈凝血素-α（活化型）为重组活化蛋白 C，可用于多器官衰竭的高死亡风险的严重败血症患者。静脉输注给药，给药剂量为 24μg/（kg·h），输注时间 96h。治疗应在败血症诱发器官功能异常的 48h 内开始，在 24h 内开始更好。

蛋白 C 与屈凝血素-α（活化型）的儿童用法，见下文。

目前正在研究屈凝血素-α（活化型）用于治疗急性呼吸窘迫综合征。

儿童用法　对于蛋白 C 缺乏的儿童及新生儿，蛋白 C 的给药方案与成人相同（见上文）。然而，对于体重低于 10 kg 的儿童，注射速率不可超过每分钟 0.2 ml/kg。屈凝血素-α（活化型）未被批准用于 18 岁以下的儿童（另见下文的**严重败血症**）。

严重败血症　严重败血症（败血症常伴有急性器官功能异常，参见 M37 第180页，**败血症**）表现为全身性的炎症反应、凝血不正常及异常纤维蛋白溶解作用。进而可引发弥散性血管内凝血（DIC）及微血管栓塞（第176页）。为了恢复体内稳态，内源性蛋白 C 会不断活化，因此变得越来越少，据少数个案报道[1～3]，补充蛋白 C 可提高患者生存率，且对治疗严重脑膜炎球菌病的暴发性紫癜及 DIC 有益。蛋白 C 还曾用于少数由其他病原体，如肺炎链球菌引发的败血症相关的暴发性紫癜患者[4]。

有研究者考察了屈凝血素-α（活化型）用于治疗严重败血症的情况，发现本药可降低发病率和死亡率，但同时也可使严重出血事件的风险增加[5～9]（另见上文**对血液的影响**）。Pooled 研究结果表明早期（在第一个器官出现衰竭的 24h 内）治疗比较晚治疗的疗效更佳[10]，亚组分析结果表明，对于死亡风险更高的患者收益最明显[11]。后续的一项大规模、多中心、随机研究[12]（ADDRESS 研究）考察了屈凝血素-α（活化型）对于具有低死亡风险（APACHE II 评分低于 25 或单器官衰竭）的严重败血症患者的作用。这项研究早期就终止了，由于中期分析发现治疗无效，且对于在后 30 天接受手术的单器官衰竭患者，应用本药的患者死亡率高于应用安慰剂的患者。多个监管机构规定限定在专家指导下将屈凝血素-α（活化型）用于高风险患者[13～15]。

将屈凝血素-α（活化型）应用于儿童的初期研究报道了与成人研究相似的结果[16,17]。然而，一项大规模安慰剂对照研究被早期终止，由于中期分析发现，经 14 天，与安慰剂相比，屈凝血素-α（活化型）在治疗完全器官衰竭方面极不可能具有任何益处[18]。该分析还发现，对于应用屈凝血素-α（活化型）的患者，CNS 出血的发生率增加。屈凝血素-α（活化型）的效能不取决于感染物的确定[19]。

1. Rintala E, et al. Protein C in the treatment of coagulopathy in meningococcal disease. Lancet 1996; 347: 1767.
2. Smith OP, et al. Use of protein-C concentrate, heparin, and haemodiafiltration in meningococcus-induced purpura fulminans. Lancet 1997; 350: 1590–3.
3. Alberio L, et al. Protein C replacement in severe meningococcemia: rationale and clinical experience. Clin Infect Dis 2001; 32: 1338–46. Correction. ibid.; 1803.
4. Rintala E, et al. Protein C substitution in sepsis-associated purpura fulminans. Crit Care Med 2000; 28: 2373–8.
5. Bernard GR, et al. The Recombinant Human Activated Protein C Worldwide Evaluation in Severe Sepsis (PROWESS) Study Group. Efficacy and safety of recombinant human activated protein C for severe sepsis. N Engl J Med 2001; 344: 699–709.
6. Lyseng-Williamson KA, Perry CM. Drotrecogin alfa (activated). Drugs 2002; 62: 617–30.
7. Vincent J-L, et al. Effects of drotrecogin alfa (activated) on organ dysfunction in the PROWESS trial. Crit Care Med 2003; 31: 834–40.
8. Bernard GR, et al. Extended evaluation of recombinant human activated protein C United States Trial (ENHANCE US): a single-arm, phase 3B, multicenter study of drotrecogin alfa (activated) in severe sepsis. Chest 2004; 125: 2206–16.
9. Vincent J-L, et al. Drotrecogin alfa (activated) treatment in severe sepsis from the global open-label trial ENHANCE: further evidence for survival and safety and implications for early treatment. Crit Care Med 2005; 33: 2266–77.
10. Vincent J-L, et al. Use of an integrated clinical trial database to evaluate the effect of timing of drotrecogin alfa (activated) treatment in severe sepsis. Crit Care 2006; 10: R74.
11. Ely EW, et al. Drotrecogin alfa (activated) administration across clinically important subgroups of patients with severe sepsis. Crit Care Med 2003; 31: 12–19.
12. Abraham E, et al. Drotrecogin alfa (activated) for adults with severe sepsis and a low risk of death. N Engl J Med 2005; 353: 1332–41.
13. NICE. Drotrecogin alfa (activated) for severe sepsis: Technology Appraisal 84 (September 2004). Available at: http://www.nice.org.uk/nicemedia/pdf/TA084guidance.pdf (accessed 01/09/08)
14. EMEA Committee for Medicinal Products for Human Use. Press release (issued 21st April, 2005). Available at: http://www.ema.europa.eu/docs/en_GB/document_library/Press_release/2009/12/WC500017772.pdf (accessed 16/08/10)
15. CHM/MHRA. Drotrecogin alfa (activated) (Xigris): risk-benefit in the management of sepsis. Current Problems 2006; 31: 3.
16. Barton P, et al. Safety, pharmacokinetics, and pharmacodynamics of drotrecogin alfa (activated) in children with severe sepsis. Pediatrics 2004; 113: 7–17.
17. Goldstein B, et al. ENHANCE: results of a global open-label trial of drotrecogin alfa (activated) in children with severe sepsis. Pediatr Crit Care Med 2006; 7: 200–11.
18. Nadel S, et al. REsearching severe Sepsis and Organ dysfunction in children: a gLobal perspective (RESOLVE) study group. Drotrecogin alfa (activated) in children with severe sepsis: a multicentre phase III randomised controlled trial. Lancet 2007; 369: 836–43.
19. Opal SM, et al. Systemic host responses in severe sepsis analyzed by causative microorganism and treatment effects of drotrecogin alfa (activated). Clin Infect Dis 2003; 37: 50–8.

制剂

Red Blood Cells ⊗ 红细胞

Eritrociták; Eritrociti; Eritrócitos; Eritrocitos; Érythrocytes; Erythrocytes; Erythrocyti; Erythrocyten; Erytrocyten; Erytrocyter; Erytrocytów; Erytrocytter; Globules Rouges; Globuli Rossi; Glóbulos rojos; Glóbulos Vermelhos; Røde Blodceller; Röda Blodkroppar; Rode Bloedcel; Roten Blutkörperchen; Vörösvértestek.

Эритроциты

ATC — B05AX01.

UNII — 2K524Y8G0J.

Pharmacopoeias. Many pharmacopoeias have monographs, including *US*.

USP 33（Red Blood Cells）　含有血红蛋白的血液部分，由人全血（通过离心、沉淀清除其中的血浆及血小板）生成或通过血浆分离置换获得。红细胞可进一步处理，包括添加红细胞防腐剂、照射使淋巴细胞失活、滤过以除去白细胞、清洗以除去蛋白、冻融或应用认证或认可的操作恢复活力。

对于由全血生成的制剂，1 单位（剂）的红细胞至少含有 50g 血红蛋白。1 单位白细胞的红细胞至少含有 42.5g 血红蛋白，且残留的白细胞计数低于 5×10⁶。1 单位脱甘油的红细胞至少含有 40g 血红蛋白。1 单位除去白细胞并脱甘油的红细胞至少含有 34g 血红蛋白，且残留白细胞计数低于 5×10⁶。

对于经血浆分离置换获得的制剂，1 单位（剂）提取型红细胞的平均血红蛋白量为 60g。1 单位除去白细胞的提取型红细胞的平均血红蛋白量为 51g，且残留的白细胞计数低于 5×10⁶。

红细胞应贮藏于原装容器中或以无菌技术转移至相等大小的容器中。除去血浆后可加入认可的添加液。液体红细胞在 1～6℃条件下贮藏。冷冻红细胞贮藏温度不高于−65℃。

采集血液后，在 1～6℃条件下，枸橼酸盐葡萄糖抗凝溶液、枸橼酸盐磷酸盐葡萄糖抗凝溶液或枸橼酸盐磷酸盐葡萄糖-葡萄糖溶液中的红细胞可贮藏 21 天。在 1～6℃条件下，枸橼酸盐葡萄糖磷酸盐腺嘌呤抗凝溶液中的红细胞可贮藏 35 天。在 1～6℃条件下，某种改进的添加液中的红细胞可贮藏 42 天。

自采集之日起，低甘油含量（20%）的冷冻血细胞在不高于−120℃条件下，可最长贮藏 10 年。自采集之日起，高甘油含量（40%）的冷冻红细胞在不高于−65℃条件下，可最长贮藏 10 年。若冷冻红细胞在开放系统中反复冻融，且贮藏于融化温度条件下，则融化红细胞的失效期为自−65℃条件转移后的 24h。

包装后本品呈深红色，表面可能有薄薄的乳化层及少量黄色或不透明的血浆上清液。

不良反应和注意事项

参见血液，第 182 页。

抗体形成　镰刀细胞病患者时常需反复输注红细胞。对于这些患者，常见同种异体免疫反应，且有导致溶血输血反应的潜在可能性[1]。107 名接受红细胞输注的镰刀细胞病黑人患者中，32 名患者体内检测到同种异体抗体，而 19 名因其他慢性贫血接受输血的非黑人患者中只有 1 名患者体内检测到同种异体抗体[2]。抗体形成的发生率与接受输血的次数相关。红细胞表现型分析表明，镰刀细胞病患者中同种异体免疫的概率较高的原因可能是献血者和输血者之间的种族差异。同种异体免疫反应还可出现于接受输血的地中海贫血患者[3]，且对于这些患者，该反应的发生率也受献血者和输血者之间的种族差异的影响[4]。还有生成红细胞自身抗体的报道[1,3]。

1. Aygun B, *et al.* Clinical significance of RBC alloantibodies and autoantibodies in sickle cell patients who received transfusions. *Transfusion* 2002; **42:** 37–43.
2. Vichinsky EP, *et al.* Alloimmunization in sickle cell anemia and transfusion of racially unmatched blood. *N Engl J Med* 1990; **322:** 1617–21.
3. Singer ST, *et al.* Alloimmunization and erythrocyte autoimmunization in transfusion-dependent thalassemia patients of predominantly Asian descent. *Blood* 2000; **96:** 3369–73.
4. Ho H-K, *et al.* Alloimmunization in Hong Kong southern Chinese transfusion-dependent thalassemia patients. *Blood* 2001; **97:** 3999–4000.

用途和用法

输注红细胞可用于治疗非低血容量症患者的严重贫血（第 171 页）。

对于患有新生儿溶血病（参见 M37 第 2124 页）的婴儿，红细胞还可用于交换输血。对于急性失血，且失血量少于血液容积的一半时，红细胞可与血浆增容药合用。若失血量大于血液容积的一半，应输注全血。

市场上还有其他红细胞制品。溶于含有氯化钠、腺嘌呤、葡萄糖及甘露醇的最适添加液中的浓缩红细胞具有较低的黏度和较长的贮藏期。除去白细胞的红细胞可用于因前期输血产生抗体的患者和不希望其产生抗体的患者。除去血浆和血小板外，已除去血浆蛋白的、冷冻的、融化的及清洗的红细胞浓缩物还可用于产生罕见抗体的患者。

1. British Committee for Standards in Haematology, Blood Transfusion Task Force. Guidelines on the clinical use of leucocyte-depleted blood components. *Transfus Med* 1998; **8:** 59–71. Also available at: http://www.bcshguidelines.com/pdf/trans129.pdf (accessed 27/10/05)
2. British Committee for Standards in Haematology, Blood Transfusion Task Force. Guidelines for the clinical use of red cell transfusions. *Br J Haematol* 2001; **113:** 24–31. Also available at: http://www.bcshguidelines.com/pdf/bjh2701.pdf (accessed 27/10/05)
3. Hill SR, *et al.* Transfusion thresholds and other strategies for guiding allogeneic red blood cell transfusion. Available in The Cochrane Database of Systematic Reviews; Issue 1. Chichester: John Wiley; 2000 (accessed 16/06/05).
4. Klein HG, *et al.* Red blood cell transfusion in clinical practice. *Lancet* 2007; **370:** 415–26.
5. Morley SL. Red blood cell transfusions in acute paediatrics. *Arch Dis Child Educ Pract Ed* 2009; **94:** 65–73.
6. Murphy M, Wallis J. Red cell transfusion. In: Contreras M, ed. *ABC of transfusion.* 4th ed. Chichester: Wiley-Blackwell, 2009: 15–21.

制剂

USP 33: Red Blood Cells.

Romiplostim (*BAN, USAN, rINN*) 罗米司亭

AMG-531; Romiplostimum. L-Methionyl[human immunoglobulin heavy constant gamma 1-(227 C-terminal residues)-peptide (Fc fragment)] fusion protein with 41 amino acids peptide, (7-7':10,10')-bisdisulfide dimer.

Ромиплостим

CAS — 267639-76-9.

ATC — B02BX04.

ATC Vet — QB02BX04.

UNII — GN5XU2DXKV.

不良反应和注意事项

罗米司亭的不良反应包括头痛、关节痛、肌痛、四肢、腹部、背部或肩部疼痛、眩晕、失眠、胃肠功能紊乱及感觉异常。皮肤反应包括瘙痒、瘀斑和皮疹，还可出现注射部位疼痛、肿胀、淤血和血肿。血小板水平过度增加可能导致血栓或血栓栓塞。罗米司亭可增加网状纤维在骨髓中发生或进一步沉积的风险，因此不排除引起伴有血细胞减少的骨髓纤维化的可能。在开始罗米司亭治疗前，应确定细胞形态学异常程度，并在治疗稳定期内，每月检查 1 次。若出现新的或严重异常情况或出现血细胞减少，应停用罗米司亭。

当停用罗米司亭时，血小板减少症可能比治疗前更加严重。此时出血风险增加，因此在停用罗米司亭后的至少 2 周内，应每周进行全血细胞计数（包括血小板计数）。

中和抗体可能降低罗米司亭的疗效。

药动学

每周皮下注射 1 次后，罗米司亭的血药浓度在 7～50h（平均 14h）达峰，半衰期为 1～34 天（平均 3.5 天），其血药浓度存在变异，部分取决于与血小板上促血小板生成素受体结合的水平，因此若患者血小板计数较高，则相应的罗米司亭血药浓度较低；反之亦然。

用途和用法

罗米司亭是一种 Fc-肽融合蛋白，可作为促血小板生成素受体的激动剂刺激血小板的生成；其氨基酸序列与内源性促血小板生成素无同源性。对于慢性特发性血小板减少性紫癜的患者，罗米司亭可用于治疗血小板减少症（参见 M37 第 1437 页）。只有当皮质激素、免疫球蛋白或脾切除术治疗无效时，才应应用本品，且患者出血风险会增加。罗米司亭不应用于尝试使患者的血小板计数正常。目前还未确定罗米司亭用于 18 岁以下患者的安全性和有效性。

罗米司亭的初始剂量为 1μg/kg，皮下注射。给药间隔为每周 1 次，以 1μg/kg 的速度逐渐增加剂量，使

血小板计数至少达到 50×10⁹/L，达到这一水平可降低出血风险。每周给药剂量不应超过 10μg/kg。若血小板水平连续 2 周＞200×10⁹/L，应以 1μg/kg 的速度逐渐降低剂量。若血小板水平＞400×10⁹/L，应停用罗米司亭，并每周进行血小板计数监测；当血小板水平降至 200×10⁹/L 以下时，应以减少 1μg/kg 的剂量重新开始治疗。在剂量调整期间，应每周进行全血细胞计数，包括血小板计数及外周血涂片检查；当给药剂量稳定后，每月检查 1 次。若以周最大剂量 10μg/kg 治疗 4 周后，患者的血小板计数仍未增加至预期水平，不足以预防临床出血，应停用罗米司亭。停用罗米司亭后至少 2 周，应每周监测一次包括血小板计数在内的全血细胞计数（见上文）。

1. Bussel JB, *et al.* AMG 531, a thrombopoiesis-stimulating protein, for chronic ITP. *N Engl J Med* 2006; **355:** 1672–81. Correction. *ibid.*; 2054.
2. Kuter DJ, *et al.* Efficacy of romiplostim in patients with chronic immune thrombocytopenic purpura: a double-blind randomised controlled trial. *Lancet* 2008; **371:** 395–403.
3. Frampton JE, Lyseng-Williamson KA. Romiplostim. *Drugs* 2009; **69:** 307–17.
4. Bussel JB, *et al.* Safety and efficacy of long-term treatment with romiplostim in thrombocytopenic patients with chronic ITP. *Blood* 2009; **113:** 2161–71. Correction. *ibid.*; 4822.
5. Ipema HJ, *et al.* Romiplostim management of immune thrombocytopenic purpura. *Ann Pharmacother* 2009; **43:** 914–19.

制剂

专利制剂

Austral.: Nplate; **Cz.:** Nplate; **Fr.:** Nplate; **Hung.:** Nplate; **Irl.:** Nplate; **Port.:** Nplate; **UK:** Nplate; **USA:** Nplate.

Sargramostim (*BAN, USAN, rINN*) 沙格司亭

BI-61.012; rhu GM-CSF; Sargramostimum. A recombinant human granulocyte-macrophage colony-stimulating factor; 23-L-Leucinecolony-stimulating factor 2 (human clone pHG₂₅ protein moiety).

Саргрэмостим

CAS — 123774-72-1.

ATC — L03AA09.

ATC Vet — QL03AA09.

UNII — 5TAA004E22.

Pharmacopoeias. In *US*.

USP 33（Sargramostim）　为一种含有 127 个氨基酸残基的单链糖基化多肽，由酿酒酵母表达。该糖蛋白主要由 3 种分子组成，由于糖基化水平不同，分子量约为 19500、16800 及 15500。沙格司亭可促使骨髓细胞中的造血祖细胞生成粒细胞、巨噬细胞及混合粒细胞巨噬细胞群落的特性。在不超过−20℃的条件下贮藏于密闭容器中。

稳定性　沙格司亭溶液可被玻璃或塑料材料吸附，因此必须加入终浓度为 1mg/ml 的白蛋白，且将沙格司亭溶液浓度稀释至低于 10μg/ml。

不良反应和注意事项

参见莫拉司亭，第 200 页。

用途和用法

沙格司亭是粒细胞-巨噬细胞集落刺激因子，用途和用法同莫拉司亭（第 200 页）。可用于接受骨髓抑制性肿瘤化疗的患者以治疗或预防中性粒细胞减少症及骨髓移植（参见 M37 第 609 页）患者发生中性粒细胞减少症的时间。当移植物移入时间延迟或移入失败时，本药也可在骨髓移植后应用。沙格司亭可用于活化以备采集的外周血祖细胞，随后可用于自体外周血干细胞移植，还可在移植后用于改善移植效果。

用作抗肿瘤治疗的辅助药物时，沙格司亭可静脉输注，经时 4h，给药剂量为 250μg/m²，每日 1 次，根据需要制定疗程，最长 42 天。

骨髓移植后，沙格司亭的给药剂量为 250μg/m²，每日 1 次，静脉输注，经时 2h。移植物移入时间延迟或移入失败时，可应用沙格司亭 250μg/m²，每日 1 次，疗程 14 天。若还未移入成功，间隔 7 天再给药。若有必要，间隔 7 天后，可再次尝试第 3 个疗程，500μg/m²，每日 1 次，疗程 14 天，但进一步增加给药剂量也不太可能产生更强作用。

用于**活化**外周血祖细胞时，给药剂量为 250μg/m²，每日 1 次，经时 24h，持续静脉输注或皮下注射，通常在第 5 天开始应用白细胞分离采集术。外周血干细胞采集后也可应用同样的给药方案，直至中性粒细胞数恢复正常。

HIV 感染和 AIDS　曾有研究者评价了沙格司亭治疗 HIV 感染（参见 M37 第 825 页）的情况。一些证据表

明，本药可通过提高抗逆转录病毒药物活性及增加单核细胞对 HIV 感染的抵抗力，进而帮助降低和抑制病毒载量，同时增加 CD4＋细胞计数[1~3]。然而，一项研究[4]以病情稳定但 HIV 复制控制不完全的患者为研究对象，发现沙格司亭并无显著抗病毒作用，仅有增加 CD4＋细胞计数的趋势。一项小规模研究[5]考察了沙格司亭的作用，发现在 HAART 中止后病毒感染复发。

1. Skowron G, et al. The safety and efficacy of granulocyte-macrophage colony-stimulating factor (sargramostim) added to indinavir- or ritonavir-based antiretroviral therapy: a randomized double-blind, placebo-controlled trial. J Infect Dis 1999; 180: 1064–71.
2. Brites C, et al. A randomized, placebo-controlled trial of granulocyte-macrophage colony-stimulating factor and nucleoside analogue therapy in AIDS. J Infect Dis 2000; 182: 1531–5.
3. Angel JB, et al. Phase III study of granulocyte-macrophage colony-stimulating factor in advanced HIV disease: effect on infections, CD4 cell counts and HIV suppression. AIDS 2000; 14: 387–95.
4. Jacobson JM, et al. Granulocyte-macrophage colony-stimulating factor induces modest increases in plasma human immunodeficiency virus (HIV) type 1 RNA levels and CD4+ lymphocyte counts in patients with uncontrolled HIV infection. J Infect Dis 2003; 188: 1804–14.
5. Fagard C, et al. A controlled trial of granulocyte macrophage-colony stimulating factor during interruption of HAART. AIDS 2003; 17: 1487–92.

炎症肠病 据一项剂量小幅度增加的研究[1]报道，应用沙格司亭治疗克罗恩病具有临床疗效（炎性肠病，参见 M37 第1620页）。一项后续的大规模安慰剂对照研究[2]以中重度活动性疾病患者为研究对象，发现沙格司亭的疗效与安慰剂无显著差异。尽管沙格司亭治疗组患者的疾病严重程度及生活质量有所缓解，但后期未公布的研究结果据说令人失望，因此于 2007 年 6 月，生产商宣布不再继续进行沙格司亭用于克罗恩病的研究。

1. Dieckgraefe BK, Korzenik JR. Treatment of active Crohn's disease with recombinant human granulocyte-macrophage colony-stimulating factor. Lancet 2002; 360: 1478–80.
2. Korzenik JR, et al. Sargramostim for active Crohn's disease. N Engl J Med 2005; 352: 2193–2201.

恶性肿瘤 曾有研究者提出粒细胞-巨噬细胞集落刺激因子可能具有增加抗肿瘤免疫活性的作用。还有研究考察将沙格司亭通过喷雾给药，用于肺转移患者以刺激局部反应的情况[1,2]。

1. Anderson PM, et al. Aerosol granulocyte macrophage-colony stimulating factor: a low toxicity, lung-specific biological therapy in patients with lung metastases. Clin Cancer Res 1999; 5: 2316–23.
2. Rao RD, et al. Aerosolized granulocyte macrophage colony-stimulating factor (GM-CSF) therapy in metastatic cancer. Am J Clin Oncol 2003; 26: 493–8.

呼吸系统疾病 有关沙格司亭用于肺泡蛋白质沉积症的介绍，见莫拉司亭项下内容（第200页）。

伤口和溃疡 有关沙格司亭用于促进伤口愈合的介绍，见莫拉司亭（第200页）项下的内容。

制剂

USP 33: Sargramostim for Injection.

专利制剂

USA: Leukine.

Thrombin (rINN) 凝血酶

Factor IIa; Thrombine; Thrombinum; Trombin; Trombina.

Тромбин

CAS — 9002-04-4.
ATC — B02BC06; B02BD30.
ATC Vet — QB02BC06; QB02BD30.
UNII — 25ADE2236L.

Pharmacopoeias. Many pharmacopoeias have monographs, including US.

USP 33 (Thrombin) 为无菌冻干粉末，由含有蛋白的小牛血浆获得，在钙存在的条件下，由凝血素与加入的凝血激酶相互作用制备而成。本品可在其他如果他其他如其他他物质的情况下引发全血、血浆或纤维蛋白原溶液的凝固。本品应在 2～8℃条件下贮藏。一旦重新溶解，溶液应在制备后的数 h 内应用。药品说明书应指明，所制备的溶液不可大血管内注射。

本品为白色至灰白色的非结晶物质，在冷冻状态下干燥。

Thrombin Alfa (USAN, rINN) 凝血酶 α

Human thrombin (recombinant, glycosylated); Thrombine Alfa; Thrombinum Alfa; Trombina alfa. Human thrombin (recombinant, glycofrom α).

Тромбин Альфа

CAS — 869858-13-9.
UNII — SCK81AMR7R.

不良反应和注意事项

罕见超敏反应，包括过敏反应。凝血酶溶液禁止血管内注射。

抗体形成 应用由小牛制备的凝血酶制剂曾导致形成小牛凝血酶抗体，在一些个案中，可形成与人凝血因子具有交叉反应的凝血酶因子 V。人凝血因子抑制剂的存在可导致异常出血，并可干扰凝血检验的结果。输注血小板、新鲜冷冻血浆及活化的人凝血酶原复合浓缩物曾用于治疗急性出血并发症，但治疗成功率有限。曾试验用于降低抗体滴度的治疗方法包括肾上腺皮质激素、环孢素、抗肿瘤药、静脉注射免疫球蛋白及血浆置换[1,2]。尽管市场上有含有失活病毒的人纤维蛋白原制剂，但据报道，小牛凝血酶的应用很普遍，且仍有产生获得性凝血因子 V 抑制剂的个案[3]。

1. Ortel TL. Clinical and laboratory manifestations of anti-factor V antibodies. J Lab Clin Med 1999; 133: 326–34.
2. Streiff MB, Ness PM. Acquired FV inhibitors: a needless iatrogenic complication of bovine thrombin exposure. Transfusion 2002; 42: 18–26.
3. Kirkeby KM, Aronowitz P. Acquired factor V inhibitor: a common and avoidable complication of topical bovine thrombin application. Am J Med 2005; 118: 805.

用途和用法

凝血酶是在体内由凝血酶原生成的蛋白，可将可溶性纤维蛋白原转化为不溶性纤维蛋白，进而引发凝血。

来源于人或小牛的凝血酶可局部应用，用于控制毛细血管及小静脉出血。本药可直接以溶液或干粉形式用于止血表面。在用于手术期间，与吸收性明胶海绵同用。凝血酶 α（重组人凝血酶）的用法相似。

凝血酶为纤维蛋白胶（第196页）的组分之一。

1. Lundblad RL, et al. A review of the therapeutic uses of thrombin. Thromb Haemost 2004; 91: 851–60.

假动脉瘤 急性假动脉瘤是动脉疝，包含于纤维肌组织中，通过狭窄的颈部与动脉相连。诸如心导管插入术及周围血管造影术这类操作可引发插入位股假动脉瘤。通常采用超声压迫的方法，但这种方法比较费时，对患者和进行操作的医护人员均有不便，且对于大假动脉瘤患者及接受抗凝治疗的患者，成功率有限。对于一些患者，可能需手术修复。作为超声压迫或手术的替代性治疗方法，凝血酶曾在超声引导下皮下注射。据报道[1~4]，90％以上的患者注射 1 次小牛凝血酶后可使假动脉瘤完全血栓。小牛凝血酶治疗是安全且迅速无效时应用[4,5]，一项对照研究[6]以 30 名患者为研究对象，发现凝血酶与超声压迫相比，成功率更高。也曾成功应用人凝血酶进行治疗[7]。一篇回顾性综述[8]指出，小牛及人凝血酶的效能相同。据报道，已成功将自体同源性凝血酶应用于少数患者[9]。

1. La Perna L, et al. Ultrasound-guided thrombin injection for the treatment of postcatheterization pseudoaneurysms. Circulation 2000; 102: 2391–5.
2. Mohler ER, et al. Therapeutic thrombin injection of pseudoaneurysms: a multicenter experience. Vasc Med 2001; 6: 241–4.
3. Olsen DM, et al. A prospective study of ultrasound scan-guided thrombin injection of femoral pseudoaneurysms: a trend toward minimal medication. J Vasc Surg 2002; 36: 779–82.
4. Stone P, et al. Iatrogenic pseudoaneurysms: comparison of treatment modalities, including duplex-guided thrombin injection. W V Med J 2003; 99: 230–2.
5. Lönn L, et al. Treatment of femoral pseudoaneurysms: percutaneous US-guided thrombin injection versus US-guided compression. Acta Radiol 2002; 43: 396–400.
6. Lönn L, et al. Prospective randomized study comparing ultrasound-guided thrombin injection to compression in the treatment of femoral pseudoaneurysms. J Endovasc Ther 2004; 11: 570–6.
7. Maleux G, et al. Percutaneous injection of human thrombin to treat iatrogenic femoral pseudoaneurysms: short- and midterm ultrasound follow-up. Eur Radiol 2003; 13: 209–12.
8. Vázquez V, et al. Human thrombin for treatment of pseudoaneurysms: comparison of bovine and human thrombin sonogram-guided injection. Am J Roentg 2005; 184: 1665–71.
9. Quarmby JW, et al. Autologous thrombin for treatment of pseudoaneurysms. Lancet 2002; 359: 946–7.

制剂

Ph. Eur.: Fibrin Sealant Kit;
USP 33: Thrombin.

专利制剂

NZ: Thrombostat; Pol.: BioTrombina; Gastrotrombina; S.Afr.: Tisseel; Singapore: Thrombostat; USA: Evithrom; Recothrom; Thrombinar; Thrombogen†; Thrombostat.

多组分制剂 Arg.: Beriplast P; Tissucol; Austral.: Tisseel Duo†; Austria: Beriplast P; Tissucol; Tissucol Duo; Tissucol Duo Quick; Belg.: Tissucol Duo; Tissucol Kit; Braz.: Beriplast P; Tissucol†; Canad.: Tisseel; Chile: Artiss; Evicel; Tisseel; Cz.: Artiss; Evicel; Tisseel; Tisseel Duo Quick; Denm.: Quixil; Tisseel; Tisseel Duo Quick; Fin.: Quixil; TachoSil; Tisseel Duo Quick; Fr.: Beriplast; Quixil; TachoSil; Tissucol; Ger.: Beriplast; Quixil; TachoComb†; TachoSil†; Tissucol Duo S; Tissucol-Kit; Gr.:

Beriplast P; TachoSil; Hong Kong: Beriplast; TachoComb; Tisseel; Hung.: Beriplast P; TachoComb†; TachoSil; Tissucol-Kit; Indon.: Beriplast; Irl.: Artiss; Evicel; TachoSil; Tisseel; Israel: Beriplast; Quixil; Tisseel; Ital.: Beriplast; Quixil; TachoSil; Tissucol; Jpn: Bolheal; Mex.: Beriplast P; Tissucol; Neth.: Beriplast P; Quixil; TachoSil; Tissucol Duo; Norw.: TachoSil; NZ: Tisseel Duo; Pol.: Beriplast; TachoSil†; Port.: Quixil; TachoSil; Tissucol Duo; Rus.: TachoComb (Тахокомб); Spain: Beriplast P Combi; TachoSil; Tissucol Duo; Swed.: TachoSil; Tisseel Duo Quick; Switz.: Beriplast P; Tissucol Duo S; Thai.: Fibingluraas; TachoComb†; Turk.: Beriplast P; Tisseel VH; UK: TachoSil; Tisseel; USA: Artiss; Evicel; TachoSil; Ukr.: TachoComb (Тахокомб); USA: Artiss; Evicel; TachoSil.

Thrombomodulin Alfa (rINN) 血栓调节素 α

ART-123; Thrombomoduline Alfa; Thrombomodulinum Alfa; Trombomodulina alfa. 1–498-Thrombomodulin (human clone TMP26/TMJI protein moiety reduced).

Тромбомодулин Альфа

CAS — 120313-91-9.

注："Recomodulin"曾作为血栓调节素 α 的商品名。

简介

内源性血栓调节素是存在于内皮细胞表面的一种跨膜蛋白，是凝血酶的受体。与血栓调节素结合的凝血酶可活化蛋白 C，进而使凝血功能丧失，从而抑制凝血。血栓调节素 α 是血栓调节素的重组形式，目前正在研究用于静脉血栓栓塞的预防及弥散性血管内凝血的治疗。

1. Kearon C, et al. Dose-response study of recombinant human soluble thrombomodulin (ART-123) in the prevention of venous thromboembolism after total hip replacement. J Thromb Haemost 2005; 3: 962–8.
2. Saito H, et al. Efficacy and safety of recombinant human soluble thrombomodulin (ART-123) in disseminated intravascular coagulation: results of a phase III, randomized, double-blind clinical trial. J Thromb Haemost 2007; 5: 31–41.
3. Ogawa E, et al. Successful treatment of disseminated intravascular coagulation in a child with acute myelogenous leukaemia using recombinant thrombomodulin. Br J Haematol 2010; 149: 911–12.

Thromboplastin 凝血激酶

Citozima; Cytozyme; Thrombokinase; Trombocinasa; Tromboplastina; Tromboplastyna; Tromboquinasa.

Тромбопластин

简介

组织凝血激酶（组织因子，凝血因子 III）为膜糖蛋白，从受损组织中释放，可引发凝血。名词"凝血激酶"还可用于其他具有相似活性的相关物质。商业制剂可能含有由许多这种物质组成的组织提取物。

凝血激酶制剂曾用作止血药。由兔脑获得的凝血激酶制剂可用于测定凝血酶原时间以调整抗凝治疗，进一步详细介绍见华法林钠项下的用途和用法，第472页。

制剂

专利制剂

Ger.: Clauden.

多组分制剂 Braz.: Claudemor; Venez.: Claudemor†.

Thrombopoietin 血小板生成素

Trombopoietina; Trombopoyetina.

Тромбопоэтин

简介

血小板生成素为自然生成的集落刺激因子，可调节血小板的生成（见造血，第171页）。重组血小板生成素及与聚乙二醇结合的重组血小板生成素（培加司亭，PEG-巨核细胞生长发育因子，PEGrHuMGDF）正在研发中。曾考察其用于接受骨髓抑制性化疗或脊髓切除化疗患者，治疗血小板减少症（第178页）的情况，以及用于具有骨髓增生异常综合征症状或 HIV 相关血小板减少症患者的情况。还有一些研究者考察了将重组血小板生成素用于干细胞活化治疗方案及用于血浆分离置换以增加健康献血者的血小板计数的情况。然而，一些结果令人失望，且有产生中和性抗体的报道。

1. Vadhan-Raj S, et al. Safety and efficacy of transfusions of autologous cryopreserved platelets derived from recombinant human thrombopoietin to support chemotherapy-associated severe thrombocytopenia: a randomised cross-over study. Lancet 2002; 359: 2145–52.
2. Nomura S, et al. Effects of pegylated recombinant human megakaryocyte growth and development factor in patients with idiopathic thrombocytopenic purpura. Blood 2002; 100: 728–30.
3. Schuster MW, et al. The effects of pegylated recombinant human megakaryocyte growth and development factor (PEG-rHuMGDF) on platelet recovery in breast cancer patients undergoing autologous bone marrow transplantation. Exp Hematol 2002; 30:

1044–50.
4. Kuter DJ, Begley CG. Recombinant human thrombopoietin: basic biology and evaluation of clinical studies. *Blood* 2002; **100:** 3457–69.
5. Linker C, *et al.* Recombinant human thrombopoietin augments mobilization of peripheral blood progenitor cells for autologous transplantation. *Biol Blood Marrow Transplant* 2003; **9:** 405–13.
6. Vadhan-Raj S, *et al.* Importance of predosing of recombinant human thrombopoietin to reduce chemotherapy-induced early thrombocytopenia. *J Clin Oncol* 2003; **21:** 3158–67.
7. Geissler K, *et al.* Prior and concurrent administration of recombinant human megakaryocyte growth and development factor in patients receiving consolidation chemotherapy for de novo acute myeloid leukemia—a randomized, placebo-controlled, double-blind safety and efficacy study. *Ann Hematol* 2003; **82:** 677–83.

制剂

专利制剂
Philipp.: Tpiao.

Tranexamic Acid (*BAN, USAN, rINN*) 氨甲环酸

Acide tranexamique; Ácido tranexámico; Acidum tranexamicum; AMCA; *trans*-AMCHA; CL-65336; Kyselina tranexamová; Traneksaamihappo; Traneksamik Asit; Traneksamo rūgštis; Tranexámsav; Tranexamsyra. *trans*-4-(Aminomethyl)cyclohexanecarboxylic acid.

Транексамовая Кислота
$C_8H_{15}NO_2 = 157.2.$
CAS — 1197-18-8.
ATC — B02AA02.
ATC Vet — QB02AA02.
UNII — 6T84R30KC1.

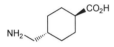

Pharmacopoeias. In *Chin., Eur.* (see p.vii), *Jpn,* and *US.*

Ph. Eur. 6. 8 (Tranexamic Acid) 本品为白色或类白色结晶性粉末。易溶于水和冰醋酸；几乎不溶于乙醇和丙酮。5％水溶液的 pH 为 7.0～8.0。

USP 33 (Tranexamic Acid) 白色结晶性粉末。易溶于水和冰醋酸；几乎不溶于乙醇和丙酮。贮藏于温度不超过 30℃的密闭容器中。

配伍禁忌 氨甲环酸注射液与青霉素 G 存在不相容性，且不可加入用于输注的血液中。

不良反应

氨甲环酸耐受性良好。本药可引起与剂量正相关的胃肠道功能紊乱。曾引起低血压和眩晕，特别是当快速静脉给药时。有患者应用氨甲环酸后发生血栓并发症（包括脑血栓及视网膜中央静脉和动脉闭塞）的报道，但通常为不适当应用的结果（见下文**注意事项**）。氨甲环酸可引起眼部不适与视觉障碍，如色觉障碍，此时应停药。报道的其他不良反应包括超敏反应、皮肤反应、肌肉骨骼痛和惊厥。

对眼的影响 氨甲环酸可引起视网膜病[1]及视力损害[2]。1 名血液透析患者进行急诊手术后，因出血性消化性溃疡每天注射氨甲环酸，2 周内导致几乎失明。停用氨甲环酸后，视力在几天内大幅度恢复[2]，尽管在光线不好的环境中视力仍不佳。该患者从前应用氨甲环酸时就曾出现视力损害的情况。作者指出，对于接受透析的肾损伤患者，应降低氨甲环酸的给药剂量。

1 名定期进行腹膜透析的患者因 Epstein 综合征应用氨甲环酸后，出现木样结膜炎、牙龈增生及腹膜蛋白丢失[3]。

1. Snir M, *et al.* Central venous stasis retinopathy following the use of tranexamic acid. *Retina* 1990; **10:** 181–4.
2. Kitamura H, *et al.* Tranexamic acid-induced visual impairment in a hemodialysis patient. *Clin Exp Nephrol* 2003; **7:** 311–14.
3. Diamond JP, *et al.* Tranexamic acid-associated ligneous conjunctivitis with gingival and peritoneal lesions. *Br J Ophthalmol* 1991; **75:** 753–4.

对皮肤的影响 1 名 33 岁妇女出现全身性斑片状疹，并伴有水疱，经皮肤活检被认为是固定性药疹[1]。虽然她应用氨甲环酸 8 年，一直耐受性良好，但认为氨甲环酸是引起该反应的原因。且脱敏治疗无效。氨甲环酸也被怀疑是 1 名 36 岁妇女出现固定性药疹的原因[2]。该患者应用氨甲环酸数小时后，1 处出现瘙痒性小疱-大疱（vesicle-bullous）损伤，停止治疗 3 天后，损伤完全复原，尽管在应用其他治疗药物。

1. Kavanagh GM, *et al.* Tranexamic acid (Cyklokapron®)-induced fixed-drug eruption. *Br J Dermatol* 1993; **128:** 229–30.
2. Carrión-Carrión C, *et al.* Bullous eruption induced by tranexamic acid. *Ann Pharmacother* 1994; **28:** 1305–6.

注意事项

氨甲环酸不可用于活动性血管内凝血的患者，因为具有形成血栓的风险。对于有血栓栓塞史或存在血栓栓塞易感因素的患者，若接受抗纤维蛋白溶解治疗，也存在风险。因此，对于由弥散性血管内凝血引起的出血，不可应用具有抗纤维蛋白溶解作用的药物治疗，除非症状主要由溶解纤维蛋白机制发生紊乱引起。当符合第二种情况时，可应用氨甲环酸，但需密切监护，并酌情给予抗凝血药。

对于应用氨甲环酸的患者，血管外血块的溶解可受到抑制。上泌尿道产生大量血尿的患者出现输尿管梗阻的风险增加。对于肾损伤者，应降低氨甲环酸的给药剂量。注册药品信息建议，对于长期应用氨甲环酸的患者，应定期进行眼部检查及肝功能检测。

一些研究表明，患者蛛网膜下出血后，给予氨甲环酸可增加大脑缺血性并发症的发生率（见下文**用途**项下**出血性疾病**）。

快速静脉给药可引发不良反应（见上文）。

药物相互作用

具有止血作用的药物应慎用于接受抗纤维蛋白溶解治疗的患者。氨甲环酸与凝血因子Ⅸ复合物浓缩剂或凝血因子Ⅷ抑制物相关组分合用时，血栓形成的风险会增加，因此不推荐这种联合用药。抗纤维蛋白溶解药与溶栓药具有拮抗性，同时应用可能降低彼此的效能。雌激素可增加血栓形成的可能性。

维生素 A 类 抗纤维蛋白溶解药慎用于口服维 A 酸治疗的患者，由于据报道，同时应用氨甲环酸和维 A 酸治疗的患者可出现血栓（**抗纤维蛋白溶解药**，参见 M37 第1544页）。

药动学

氨甲环酸可从胃肠道吸收，约 3h 后达峰。生物利用度约为 45％。氨甲环酸在体内分布广泛，蛋白结合率极低。本药可进入胎盘，也可排泌进入乳汁。氨甲环酸的血浆消除半衰期约为 2h。主要以原形药物形式经尿排泄。

1. Andersson L, *et al.* Role of urokinase and tissue activator in sustaining bleeding and the management thereof with EACA and AMCA. *Ann N Y Acad Sci* 1968; **146:** 642–56.
2. Kullander S, Nilsson IM. Human placental transfer of an antifibrinolytic agent (AMCA). *Acta Obstet Gynecol Scand* 1970; **49:** 241–2.
3. Pilbrant Å, *et al.* Pharmacokinetics and bioavailability of tranexamic acid. *Eur J Clin Pharmacol* 1981; **20:** 65–72.

用途和用法

氨甲环酸为抗纤维蛋白溶解药，可抑制纤维蛋白凝块分解。本药的主要作用机制为阻断纤溶酶原及纤溶酶与纤维蛋白的结合，对纤溶酶的直接抑制作用有限。氨甲环酸可用于治疗或预防纤维蛋白溶解过度引起的出血。本药还可用于预防遗传性血管性水肿。

氨甲环酸可口服或慢速静脉注射或持续输注。胃肠外给药通常在给药几天后改为口服。替代地，初始可静脉注射，然后持续输注。

短期用于**局部出血**（见下文）时，常规口服剂量为 1～1.5g（或 15～25 mg/kg），每日 2 次或 3 次。缓慢静脉注射时，剂量为 0.5～1g，每日 3 次（或 10 mg/kg，每日 3 次或 4 次），给药速率应设定为 100mg/min。氨甲环酸也可持续输注，每日 25～50mg/kg。

用于**月经过多**（见下文）时，可于月经期间每日口服，最大日剂量 4g，疗程 5 天。

对于某些扩散性出血的患者，氨甲环酸也可缓慢静脉注射。10mg/kg 的剂量可用于中和溶栓治疗。对于弥漫性血管内凝血，单剂量给予 1g 可能足以控制出血（此时，安全使用氨甲环酸的相关问题见上文中的**注意事项**）。

用于**遗传性血管性水肿**（见下文）时，可长期口服氨甲环酸 1～1.5g，每日 2 次或 3 次，可间断或持续服用，当病情减轻时，可将剂量减少至 500mg，每日 1 次或 2 次。

短期用于预防外科手术或牙科操作引起的出血时，可分别于操作前后 48h 给予 1g，每日 4 次。

儿童剂量，见下文。

对于肾损伤患者，建议降低给药剂量（见下文）。

氨甲环酸溶液可局部应用，如膀胱冲洗或漱口。

儿童用法 氨甲环酸可用于治疗及预防儿童因纤维蛋白溶解过度而引起的出血，常规口服剂量为 15～25mg/kg，最大 1.5g；或静脉给予 10mg/kg，最大 1g，每日 2 次或 3 次。BNFC 2009 还推荐可给予 45mg/kg，以 24h 持续静脉输注的方式给药。

相似的剂量可用于预防遗传性血管性水肿。一项共

识[1]以一般性指南的方式推荐口服 50mg/kg 或 1～2g，每日 1 次，用于长期预防，但建议应用最低有效维持剂量，可考虑采用隔日 1 次或每周 2 次的给药方案。用于短期预防时，推荐分别于外科手术或牙科操作前后 48h 给药 500mg，每日 4 次。一篇有关儿童治疗的综述[2]推荐用于长期预防的口服给药方案为每日 20～40mg/kg，日最大剂量 3g，分 2 次或 3 次给药。目前还推荐这个剂量用于术前短期预防，在术前 5 天开始使用，持续应用至术后 2 天。感染期间或当存在其他风险因素时，可考虑预防性应用 2 天或 3 天。

1. Gompels MM, *et al.* C1 inhibitor deficiency: consensus document. *Clin Exp Immunol* 2005; **139:** 379–94. Correction. *ibid.*; **141:** 189–90. [dose]
2. Farkas H, *et al.* Management of hereditary angioedema in pediatric patients. Abstract: *Pediatrics* 2007; **120:** 635. Full version: http://pediatrics.aappublications.org/cgi/reprint/120/3/e713 (accessed 21/12/09)

在肾损伤中的用法 对于肾损伤患者，注册药品信息建议根据患者的血清肌酐浓度（SCC）降低氨甲环酸的给药剂量：

• SCC 120～250μmol/L：口服 15mg/kg，每日 2 次；或静脉给予 10 mg/kg，每日 2 次。
• SCC 250～500μmol/L：口服 15 mg/kg，每日 1 次；或静脉给予 10 mg/kg，每日 1 次。
• SCC＞500μmol/L：口服 7.5 mg/kg，每日 1 次；或 15 mg/kg，每 48 小时 1 次。或静脉给予 5 mg/kg，每日 1 次；或 10 mg/kg，每 48 小时 1 次（某些说明书指出本品禁用于严重肾损伤患者）。

出血性疾病 氨甲环酸及氨基己酸的结构与合成抗纤维蛋白溶解药相似，可阻断纤溶酶原及纤溶酶与纤维蛋白的结合，从而防止血栓的脱落[1,2]。有研究[2]认为，氨甲环酸的血浆浓度需达到 5～10μg/ml 才能有效抑制纤维蛋白溶解作用。

抗纤维蛋白溶解药可用于控制由纤维蛋白溶解过度引起的出血。抗纤维蛋白溶解治疗还可用于防止一些出血性疾病的再次出血，作用原理为延迟因血管损伤而生成的止血栓塞的溶出。

对于先天性或获得性缺乏凝血因子引起缺血的患者，止血栓还有助预防，且还可降低患者对凝血因子浓缩物的需求。对于血友病（第176页）患者，牙科手术前，可将抗纤维蛋白溶解药加入凝血因子替代疗法中，且还可用于防止及治疗手术后的黏膜出血。给药方案取决于凝血因子缺乏的程度及所进行的操作，如拔牙将牙齿去垢需要大剂量的预防药物。因此有多种给药方案[3–7]，氨甲环酸应用初期可口服或静脉给药，然后口服给药，或局部应用 5％的漱口剂，疗程最长持续到牙科手术后 7 天。氨甲环酸还可用于 von Willebrand 病（第178页）患者[4]。氨甲环酸漱口剂还可用于降低接受抗凝治疗的患者口腔手术后的出血风险[8,9]。氨甲环酸可能对其他先天性出血疾病患者有益，如缺乏 α2-抗纤维蛋白溶酶的患者[10]。氨甲环酸曾试验用于少数遗传性出血性毛细血管扩张症患者，结果不明确[11]。据报道，氨甲环酸可用于控制这些患者的鼻衄，通常口服给药[12,13]，或可直接以滴鼻剂形式应用[14]。

氨甲环酸或氨基己酸可用于多种情况下的止血，包括外科手术后出血或其他手术操作，如前列腺切除术、膀胱手术及宫颈锥切术后出血。本类药还可用于减少手术过程中的失血，同时减少输血需求[15–19]。此外，还可用于肾损伤患者，如月经过多（见下文）、鼻衄及胎盘早剥。目前还发现在受伤后的 8h 内给予氨甲环酸，可降低出血性损伤患者的死亡风险[20]。

可尝试性应用氨甲环酸或氨基己酸以预防蛛网膜下腔出血后首次出血（见**脑卒中**，第240页），特别是当不能及时手术时。虽然可能减少再次出血，但可能增加脑缺血并发症的发生率，因此对整体治疗效果并无改善[21]。但有研究者指出，对于蛛网膜下腔出血后给予大剂量氨基己酸的患者，应注意再次出血的可能（见**氨基己酸**项下的**对血液的影响**，第180页）。

氨甲环酸还可用于控制例如由消化性溃疡（参见 M37 第1624页）或食管静脉曲张（**单乙醇胺**项下的**静脉曲张出血**，参见 M37 第2285页）引起的胃肠道出血。一项荟萃分析[22]考察了 7 个以上消化道出血患者为对象的研究，发现与安慰剂相比，应用氨甲环酸治疗的患者死亡率较低，但两组患者在消化道引起的死亡率、再次出血发生率或持续性出血、需手术率或输血需求等方面无显著差异。考虑到上述一些研究的结果，上消化道出血的治疗有了显著变化，不再推荐氨甲环酸常规用于这类患者。

1. Mannucci PM. Hemostatic drugs. *N Engl J Med* 1998; **339:** 245–53.
2. Dunn CJ, Goa KL. Tranexamic acid: a review of its use in surgery and other indications. *Drugs* 1999; **57:** 1005–32.
3. Zanon E, *et al.* Proposal of a standard approach to dental extraction in haemophilia patients: a case-control study with good results. *Haemophilia* 2000; **6:** 533–6.
4. Stubbs M, Lloyd J. A protocol for the dental management of von Willebrand's disease, haemophilia A and haemophilia B. *Aust*

Dent J 2001; **46**: 37–40.

5. Villar A, *et al.* The use of haemostatic drugs in haemophilia: desmopressin and antifibrinolytic agents. *Haemophilia* 2002; **8**: 189–93.

6. Lee APH, *et al.* Effectiveness in controlling haemorrhage after dental scaling in people with haemophilia by using tranexamic acid mouthwash. *Br Dent J* 2005; **198**: 33–8.

7. Scully C, *et al.* Oral care for people with hemophilia or a hereditary bleeding tendency, second edition (World Federation of Hemophilia, Treatment of Hemophilia series, April 2008, No 27). Available at: http://www.wfh.org/2/docs/Publications/Dental_Care/TOH-27_Oral-Care-Revised2008.pdf (accessed 09/12/09)

8. Carter G, Goss A. Tranexamic acid mouthwash—a prospective randomized study of a 2-day regimen vs 5-day regimen to prevent postoperative bleeding in anticoagulated patients requiring dental extractions. *Int J Oral Maxillofac Surg* 2003; **32**: 504–7.

9. Carter G, *et al.* Tranexamic acid mouthwash versus autologous fibrin glue in patients taking warfarin undergoing dental extractions: a randomized prospective clinical study. *J Oral Maxillofac Surg* 2003; **61**: 1432–5.

10. Favier R, *et al.* Congenital α_2-plasmin inhibitor deficiencies: a review. *Br J Haematol* 2001; **114**: 4–10.

11. Annichino-Bizzacchi JM, *et al.* Hereditary hemorrhagic telangiectasia response to aminocaproic acid treatment. *Thromb Res* 1999; **96**: 73–6.

12. Sabbà C, *et al.* Efficacy of unusually high doses of tranexamic acid for the treatment of epistaxis in hereditary hemorrhagic telangiectasia. *N Engl J Med* 2001; **345**: 926.

13. Sabbà C, *et al.* Rendu-Osler-Weber disease: experience with 56 patients. *Ann Ital Med Int* 2002; **17**: 173–9.

14. Klepfish A, *et al.* Intranasal tranexamic acid treatment for severe epistaxis in hereditary hemorrhagic telangiectasia. *Arch Intern Med* 2001; **161**: 767.

15. Levi M, *et al.* Pharmacological strategies to decrease excessive blood loss in cardiac surgery: a meta-analysis of clinically relevant endpoints. *Lancet* 1999; **354**: 1940–7.

16. Schmarts. Antifibrinolytics. *Acta Anaesthesiol Belg* 2003; **54**: 319–22.

17. Ho KM, Ismail H. Use of intravenous tranexamic acid to reduce allogeneic blood transfusion in total hip and knee arthroplasty: a meta-analysis. *Anaesth Intensive Care* 2003; **31**: 529–37.

18. Brown JR, *et al.* Meta-analysis comparing the effectiveness and adverse outcomes of antifibrinolytic agents in cardiac surgery. *Circulation* 2007; **115**: 2801–13.

19. Henry DA, *et al.* Anti-fibrinolytic use for minimising perioperative allogeneic blood transfusion. Available in The Cochrane Database of Systematic Reviews; Issue 4. Chichester: John Wiley; 2007 (accessed 27/06/08).

20. CRASH-2 trial collaborators. Effects of tranexamic acid on death, vascular occlusive events, and blood transfusion in trauma patients with significant haemorrhage (CRASH-2): a randomised, placebo-controlled trial. *Lancet* 2010; **376**: 23–32.

21. Roos YB, *et al.* Antifibrinolytic therapy for aneurysmal subarachnoid haemorrhage. Available in The Cochrane Database of Systematic Reviews; Issue 2. Chichester: John Wiley; 2003 (accessed 27/10/05).

22. Gluud LL, *et al.* Systematic review: tranexamic acid for upper gastrointestinal bleeding. *Aliment Pharmacol Ther* 2008; **27**: 752–8.

遗传性血管性水肿　氨甲环酸在遗传性血管性水肿（参见 M37 第2216页）的治疗过程中可作为预防用药使用。

月经过多　氨甲环酸可用于无需避孕或激素治疗的月经过多（参见 M37 第2057页）的妇女。月经期间应用本药，可减少这些妇女的子宫出血[1~3]。一项对照试验[1]发现，口服 1g 氨甲环酸，每 6h 1 次，比常用于这种情况的非甾体抗炎药甲芬那酸及酚磺乙胺有效。本药还比周期性炔诺酮有效[2]（但不如子宫内释放黄体酮装置有效[3]）。一篇考察了这项及其他研究的综述[4]指出，经 2~3 个月经周期，氨甲环酸可使月经失血减少 34%~59%。

1. Bonnar J, Sheppard BL. Treatment of menorrhagia during menstruation: randomised controlled trial of ethamsylate, mefenamic acid, and tranexamic acid. *BMJ* 1996; **313**: 579–82.

2. Preston JT, *et al.* Comparative study of tranexamic acid and norethisterone in the treatment of ovulatory menorrhagia. *Br J Obstet Gynaecol* 1995; **102**: 401–406.

3. Milsom I, *et al.* A comparison of flurbiprofen, tranexamic acid, and a levonorgestrel-releasing intrauterine contraceptive device in the treatment of idiopathic menorrhagia. *Am J Obstet Gynecol* 1991; **164**: 879–83.

4. Wellington K, Wagstaff AJ. Tranexamic acid: a review of its use in the management of menorrhagia. *Drugs* 2003; **63**: 1417–33.

制剂

BP 2010: Tranexamic Acid Injection; Tranexamic Acid Tablets.

专利制剂

Austral.: Cyklokapron; **Austria:** Cyklokapron; **Belg.:** Exacyl; **Braz.:** Hemoblock; Transamin; **Canad.:** Cyklokapron; **Chile:** Espercil; **Cz.:** Cyklokapron†; Exacyl; **Denm.:** Cyklokapron; Cyklonova; **Fin.:** Caprilon; Cyklokapron; **Fr.:** Exacyl; Spotof; **Ger.:** Cyklokapron; **Gr.:** Transamin; **Hong Kong:** CP-Tran; Cyklokapron†; Qualixamin; Transamin; **Hung.:** Exacyl; **India:** Tranarest; Tranfib; **Indon.:** Asamnex; Clonex; Ditranex; Ethinex; Intermic; Kalnex; Lunex; Nexa; Nexitra; Plasminex; Pytramic†; Ronex; Theranex†; Tranec; Tranexid; Transamin; Tranxa; **Irl.:** Cyklokapron; **Israel:** Hexakapron; **Ital.:** Tranex; Ugurol; **Jpn:** Transamin; **Malaysia:** Transamin; Tren; **Neth.:** Cyklokapron; **Norw.:** Cyklokapron; **NZ:** Cyklokapron; **Philipp.:** Cyclotrax; Cyklokapron†; Dostan; Fibrinon; Fimoplas; Hemoclot; Hemostan; Hemostop; Hemotrex; Micranex; Pantrex; Proklot; Trenaxin; **Pol.:** Exacyl; **Rus.:** Tranexam (Транексам); **S.Afr.:** Cyklokapron; **Singapore:** Cyklokapron; **Spain:** Amchafibrin; **Swed.:** Cyklo-F; Cyklokapron; Cyklonova; Tranon; **Switz.:** Cyklokapron; **Thai.:** Axamin; Falete; Tramic; Transamin; **Turk.:** Transamine; **UK:** Cyklokapron; **USA:** Cyklokapron; Lysteda; **Venez.:** Ciclokapron.

多组分制剂　**Denm.:** Quixil; **Fin.:** Quixil; **Fr.:** Quixil; **Ger.:** Quixil; **India:** Tranfib MF; **Ital.:** Quixil; **Jpn:** Sin Colgen Kowa Kaze†; **Neth.:** Quixil; **Port.:** Quixil.

---

von Willebrand Factor 血管性假血友病因子

Facteur Willebrand humain (human von Willebrand factor); Factor humanus von Willebrandi (human von Willebrand factor); Factor VIII-related Antigen; vWF.

Фактор фон Виллебранда

UNII — ZE22NE22F1 (von Willebrand factor human); 5T6B772R4Q (human coagulation factor viii/von Willebrand factor complex).

Pharmacopoeias. In *Eur.* (see p.vii).

Ph. Eur. 6.8（Human von Willebrand Factor）　一种血浆蛋白组分制剂，含有糖蛋白血管性血友病因子及含量不定的凝血因子 Ⅷ，凝血因子 Ⅷ 的含量取决于制备方法。本品由人血浆制备而成，血浆来源于健康供体的血液，经检测无乙型肝炎表面抗原及 HIV-1、HIV-2 和丙型肝炎病毒抗体。

根据说明书，本品复溶后血管性血友病因子的效价≥20IU/ml。本品为白色或淡黄色吸湿性粉末或脆性固体。贮藏于密闭容器中。避光。

简介

血管性假血友病因子可用于治疗和预防 von Willebrand 病（第178页）出血，通常在去氨加压素无效或为禁忌时应用。本药一般与凝血因子 Ⅷ（第193页）一起包含于血浆浓缩制剂中，但一些国家的市场上也有含有极少量凝血因子 Ⅷ 的高度纯化的制剂。给药剂量取决于出血的程度及原发部位。罕见超敏反应，与其他血浆衍生制剂一样，不能完全排除传播感染的风险。

1. Smith MP, *et al.* Continuous infusion therapy with very high purity von Willebrand factor concentrate in patients with severe von Willebrand disease. *Blood Coag Fibrinol* 1997; **8**: 6–12.

2. Goudemand J, *et al.* Clinical management of patients with von Willebrand's disease with a VHP vWF concentrate: the French experience. *Haemophilia* 1998; **4** (suppl 3): 48–52.

3. Carter NJ, Scott LJ. Human plasma von Willebrand factor/factor VIII complex (Haemate® P/Humate-P®): in von Willebrand disease and haemophilia A. *Drugs* 2007; **67**: 1513–19.

制剂

专利制剂

Fin.: Wilfactin; **Fr.:** Wilfactin; Wilstart; **Gr.:** Wilfactin.

心血管系统药

　　这一章讲述主要用于治疗心血管疾病以及其他一些特殊疾病的药物。血液制品、扩充容量药和止血药在治疗心血管疾病中也占有一席之地，将在其他章节讲解（第171页）。

循环系统

　　心血管系统由心脏和两大脉管系统以及肺和体循环构成，**心脏**（见下文）从右心室泵出血液，经过**肺循环**进行气体交换后，氧合血返回左心，经由左心室泵出进入**体循环**，从而输送到各个器官。鉴于小动脉是具有肌质壁的比较小的血管，能直接控制流经毛细血管床的血液，所以动脉在高压状态下提供血液。毛细血管的管壁薄，由单层的内皮细胞组成，能在血液和组织间进行如营养物质、激素和废物（代谢终产物）等物质的交换。经静脉返回心脏的毛细血管床的血液，含有约70%的循环血量。

　　心输出量是心率和每搏输出量的乘积；以一个典型的例子来说，一个70kg的成年人，每分钟心跳次数约为70次，每搏输出量约为70ml，则心输出量约5L/min。每搏输出量的大小依次决定于**前负荷**（在心室处于舒张和充盈时，即舒张末期心室承受的容量负荷）、**后负荷**（指心室射血遇到的阻力，或者体循环血管阻力，主要取决于小动脉的直径）和**收缩性**，或者是心肌的收缩强度，这点受到交感神经系统和其他许多因素的影响，包括药物、酸碱平衡、心肌的供氧情况。对一个健康的个体而言，心输出量应该随着新陈代谢的需要进行适当的调整。

　　血压和流量受到复杂的神经内分泌系统控制，包括自主神经系统、肽、肾脏释放的调节因子以及循环系统本身的控制，如肾素-血管紧张素系统和利钠肽。而血管内皮产生的一氧化氮和前列环素，在控制局部血流量方面起着重要作用。以上所有的这些系统都能受到各种类别的用于治疗心血管疾病（第214页）的药物（见下文）的药理学影响。

心脏

　　心脏通过协调心肌（心肌层）的收缩和舒张，如泵一般运作，维持身体血液循环。一个正常的心脏周期，首先心房收缩（心房收缩期），迫使血液注入心室，随后心室收缩（心室收缩期），将血液泵出流入血管；之后心房和心室均舒张（心脏舒张期），在下一个循环开始前使心房再次灌入血液。每个心脏周期对应一次心脏搏动，一个健康的成年人，在静息状态时心脏周期以70~75次/min的频率发生，但是准确的频率根据环境的变化而发生改变，范围更为广泛。

　　心肌细胞的收缩受细胞膜电位的变化控制，可以用动作电位表示。心肌细胞的动作电位分为5个时相，确切的模式由细胞种类决定，而典型的心室动作电位见图1（见下文）。

- 0相除极化：钠离子快速内流（持续数毫秒），细胞收缩；
- 1相：短暂快速的钾离子外流，细胞开始复极；
- 2相：钙离子缓慢内流入细胞与钾离子外流形成平衡，膜电位维持稳定水平，细胞维持收缩状态；
- 3相：紧接着钾离子外流增加，钙离子内流停止，快速复极；
- 4相：细胞舒张，最终恢复到静息电位，离子泵恢复到钠离子和钾离子平衡的基线状态。

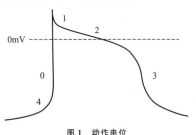

图1　动作电位

　　一个细胞的去极化触发相邻细胞的动作电位，使电脉冲快速传播直至整个心肌，所以一个健康的心脏，所有的细胞以一种协调的方式同时收缩。

　　心脏的某些细胞能自发去极化，且启动去极化主要依赖于钙离子内流而非钠离子。这些起搏细胞能启动心脏搏动。尽管许多细胞具有这一特性，但是冲动一般起源于窦房（SA）或窦房结，然后扩布整个心房，促使其收缩。然后冲动只能通过房室结专门的传导细胞传递到心室。冲动传递从房室结通过希斯束下至蒲肯野纤维到达心室，然后产生收缩，正是由于经过房室结时的选择性传导所致的延迟，也意味着心房的收缩发生在心室之前，从而确保血液的向前运动。

　　因为一个正常的心动周期始于窦房结，所以心律也称为窦性心率，并按照窦房结的频率定义为60~100次/min。该频率受到神经系统的影响，而且该频率可以影响冲动传导周期中的不同点。对于专门用于治疗心律失常的药物，见抗心律失常药，第212页。

　　电脉冲运动可以通过心电图（ECG）予以记录，ECG通过不同电极安放位置描记心脏不同部位的动作电位的时相；典型的ECG跟踪见图2所示（见下文）。P波反映的是心房去极化，QRS波群反映了心室的去极化，PR间期对应的是心房至心室去极化之间的延迟阶段。心室动作电位的0相和1相产生了R波和S波，2相对应ST间期。T波表现的是心室复极（3相）。

心血管药物分类

　　尽管繁杂，心血管药物仍然能够按照它们各自的药理学作用进行分类。下面将介绍主要类别药物的具体内容以及本章所列出的各类药物的具体品种。

ACEI

　　ACEI（血管紧张素转化酶抑制剂）主要用于心力衰竭（简称心衰）、高血压和心肌梗死。它们的作用和临床应用在第248页详细讲解。

　　本章所述药物：

阿拉普利	第260页	莫西普利	第388页
贝那普利	第276页	培哚普利	第411页

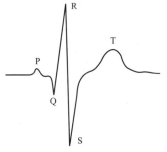

图2　正常心电图

卡托普利	第292页	喹那普利	第424页
西拉普利	第297页	雷米普利	第427页
地拉普利	第309页	螺普利	第441页
依那普利	第327页	替莫普利	第451页
依那普利拉	第327页	替普罗肽	第451页
福辛普利	第341页	群多普利	第457页
咪达普利	第361页	佐芬普利	第474页
赖诺普利	第372页		

肾上腺素能神经阻滞剂

　　肾上腺素能神经阻滞剂用于高血压，不过很大程度上被其他很少引起直立性低血压的药物所取代。这类药物也用于开角型青光眼。

　　肾上腺素能神经阻滞剂选择性阻断神经节后肾上腺素能纤维神经递质的传递。它们被认为主要通过阻断去甲肾上腺素在神经末梢的释放，造成外周交感神经末梢去甲肾上腺素能神经递质的耗竭。它们并不阻止肾上腺髓质儿茶酚胺的释放。

　　本章所述药物：

异喹胍	第308页	胍乙啶	第348页
胍那决尔	第348页		

α受体阻滞剂

　　α受体阻滞剂主要用于治疗高血压和减轻良性前列腺增生的尿路梗阻。

　　α受体阻滞剂也称为α肾上腺素能拮抗剂或者α肾上腺素能受体拮抗剂。其中一些对某一类α肾上腺素能受体亚型有特殊的亲和力。例如盐酸吲哚拉明或哌唑嗪对α1受体作用较α2受体强，被称为选择性α1受体阻滞剂。阻断α1肾上腺素受体抑制内源性儿茶酚胺引起的血管收缩，小动脉和静脉舒张使外周阻力降低而引起血压下降。而选择性α2受体阻滞剂育亨宾（参见M37第2120页）可引起血压升高。盐酸酚苄明和酚妥拉明对α1和α2受体亚型具有相似的亲和力，α2受体阻滞引起的血压升高被α1受体阻滞带来的血管收缩抑制作用所对抗。α阻断作用也可对非血管平滑肌发挥作用，例如膀胱的α受体阻断可降低排尿阻力。α受体阻滞剂用于泌尿系统疾病的内容主要在泌尿系统药物章节讨论（参见M37第2098页）。绝大多数α肾上腺素受体阻滞剂是可逆性地或"竞争性"地阻断α肾上腺素受体，而盐酸酚苄明是不可逆或"非竞争"性的α肾上腺素受体阻滞剂，主要用于嗜铬细胞瘤的治疗。

　　本章所述药物：

1. Frishman WH, Kotob F. Alpha-adrenergic blocking drugs in clinical medicine. *J Clin Pharmacol* 1999; **39**: 7–16.

血管紧张素Ⅱ受体拮抗剂

血管紧张素Ⅱ受体拮抗剂(血管紧张素Ⅱ受体阻滞剂)用于高血压的治疗,尤其对于使用ACEI引起咳嗽的患者具有特殊价值。一些品种用于糖尿病肾病和心衰。它们主要通过选择性阻断血管紧张素Ⅱ的AT$_1$受体,从而降低血管紧张素Ⅱ的增压作用而发挥疗效。

本章所述药物:

1. Schiffrin EL. Vascular and cardiac benefits of angiotensin receptor blockers. *Am J Med* 2002; **113**: 409–18. Correction. *ibid.*; 705.
2. Smith DHG. Comparison of angiotensin II type 1 receptor antagonists in the treatment of essential hypertension. *Drugs* 2008; **68**: 1207–25.
3. Ram CVS. Angiotensin receptor blockers: current status and future prospects. *Am J Med* 2008; **121**: 656–63.

抗心律失常药

抗心律失常药(通常描述为心脏抑制剂),是能够影响心脏电冲动传导的一类药物(见第211页)。其中的很多品种,例如β受体阻滞剂(第278页)、地高辛(第312页)、利多卡因(参见M37第1776页)、镁(第487页)和苯妥英(参见M37第473页),除了抗心律失常作用外还有其他广泛临床应用。

应用最广泛的抗心律失常药分类方法由Vaughan Willams提出(随后被Harrison修改)。这种分类方法主要以药物在体外对心肌细胞的电生理学作用为基础,主要有4个类型:

Ⅰ类抗心律失常药包括通过阻断心脏细胞膜的快速钠内流直接干扰膜去极化(动作电位0相)作用的药物;这些药物被称为膜稳定剂,同时具有抗心律失常和局部麻醉药的特性。该类药表现出的不同性能取决于与其与不同状态(开放、关闭和失活状态)的钠通道结合的亲和力,因此成为其他细加特性又可以进一步分类。

与Ⅰc类药物相比,Ⅰa类药物减慢动作电位除极化速率没有那么强。它们可能还可以通过影响钾通道而延长复极相(3相)。它们可延长心电图的PR、QRS、和QT间期。

本章所述药物:

Ⅰb类药物对一般细胞的动作电位除极化速率影响有限,但是对缺血性和病变组织具有更高的选择性;同时对处于细胞环境中的细胞具有更大的影响力。它们能缩短复极相,缩短QT间期,升高致颤阈。局部麻醉药利多卡因便具备Ⅰb类药物的典型特性。

本章所述药物:

Ⅰc类药物显著减慢动作电位除极化速率,但对复极相影响小。可显著延长PR和QRS间期。

本章所述药物:

Ⅱ类药物以β受体阻断为特点,能够降低心率、减小心肌收缩力、减慢心脏传导系统传导性。该类药能够降低起搏点细胞的自发极率,但是对大多数心肌细胞的动作电位并无影响。

本章所述药物:

β受体阻滞剂(索他洛尔主要具有Ⅲ类抗心律失常药特点)

Ⅲ类药物能减慢复极相(3相),延长动作电位时程和QT间期。可能涉及多种作用机制,但是大部分Ⅲ类药通过阻断钾通道发挥作用。

本章所述药物:

Ⅳ类药物是钙通道阻滞剂(第213页),通过阻滞缓慢内向钙电流,影响起搏细胞而发挥作用,特别是钙离子内流相对比较重要的起搏细胞。但是组织特异性差异并不表示所有的钙离子通道阻滞剂都具有抗心律失常的作用。

本章所述药物:

Vaughan Williams分类法的一个主要的局限性在于许多抗心律失常药具有多重作用,不适合整齐地划入单一的类别。有一些抗心律失常药被归为多个类别,而另一些尽管也具备其他类药的特点但只归属于一个类别。溴苄胺被归为Ⅱ类和Ⅲ类抗心律失常药,而普罗帕酮虽然具有β受体阻断作用,但是经常被归为Ⅰc类药物;按照惯例,β受体阻滞剂被归为Ⅱ类药物,尽管其中有些药物同时具有Ⅰ类药的作用;而索他洛尔虽然具有β受体阻断作用,但是主要体现Ⅲ类药的作用特点,所以其经常被归为Ⅲ类药物。一些药物,如腺苷和地高辛也不适用于Vaughan Williams分类法。

Vaughan Williams分类法也受到一些批评,主要是药物的电生理作用与治疗某个具体患者的某种心律失常时的疗效之间并没有明确的相关性。一个更有临床应用价值的分类法是依据药物作用的心脏组织来分类。作用于窦房结的药物包括β受体阻滞剂、Ⅳ类抗心律失常药和强心苷(如地高辛)。Ⅰ类和Ⅲ类是作用于心室的药物。作用于心房的抗心律失常药包括Ⅰa类、Ⅰc类、Ⅲ类和β受体阻滞剂。Ⅰa和Ⅲ类抗心律失常药作用于旁路结。作用于房室结的药物包括Ⅰc、Ⅳ类、β受体阻滞剂和强心苷等。此方案的简化方案将药物划分为同时作用于心室和室上性组织的药物(如胺碘酮、β受体阻滞剂、丙吡胺、普鲁卡因胺和奎尼丁);主要作用于心室的药物(如利多卡因、美西律、苯妥英)和主要作用于室上的药物(如维拉帕米)。

Sicilian Gambit是另一种分类法,依据心律失常产生机制以及药物对它们影响的方式分类。

1. Vaughan Williams EM. Classification of antidysrhythmic drugs. *Pharmacol Ther* 1975; **1**: 115–38.
2. Harrison DC. Current classification of antiarrhythmic drugs as a guide to their rational clinical use. *Drugs* 1986; **31**: 93–5.
3. Frumin H, *et al.* Classification of antiarrhythmic drugs. *J Clin Pharmacol* 1989; **29**: 387–94.
4. Vaughan Williams EM. Classifying antiarrhythmic actions: by facts or speculation. *J Clin Pharmacol* 1992; **32**: 964–77.
5. Task Force of the Working Group on Arrhythmias of the European Society of Cardiology. The Sicilian gambit: a new approach to the classification of antiarrhythmic drugs based on their actions on arrhythmogenic mechanisms. *Circulation* 1991; **84**: 1831–51.
6. Hancox JC, *et al.* Antiarrhythmics—from cell to clinic: past, present, and future. *Heart* 2000; **84**: 14–24.

抗凝血药

抗凝血药用于治疗和预防凝血功能障碍。它们可以分为直接抗凝血药(如肝素、低分子量肝素、肝素类似物、直接血栓抑制剂)和间接抗凝血药(如香豆素、茚满二酮衍生物)。

直接抗凝血药

肝素可在体外、体内发挥抗凝作用,通过提高抗凝血酶Ⅲ活性发挥作用。抗凝血酶Ⅲ存在于血浆,抑制活化凝血因子活性,包括凝血酶(Ⅱa因子)、活化因子Ⅹ(Ⅹa)。通常治疗量的肝素可同时抑制凝血酶和Ⅹa活性。当皮下低剂量给药以预防血栓栓塞性疾病时,肝素可选择性地提高抗凝血酶Ⅲ对因子Ⅹa的抑制作用。有报道称非常高剂量肝素可降低抗凝血酶Ⅲ的活性。肝素对血小板功能也有影响,可抑制稳定的纤维斑块形成,还具有抗血脂作用。

低分子量肝素是肝素化学或酶解后生成片段的盐。市场上的低分子量肝素在生产方法、分子量范围、硫化程度等方面不同。和肝素一样,这些物质同样提高抗凝血酶Ⅲ活性,但是对于因子Ⅹa(抗凝血酶活性)的抑制程度高于肝素。尽管这种针对Ⅹa的选择性抑制作用,可能会在产生抗栓作用的同时无抗凝血作用,因此无出血等作用,但此作用还未得到临床证实。它们的临床作用有很好的可预见性,因此不需像肝素那样需要严密的临床监测。低分子量肝素对血小板聚集的抑制作用不同。

磺达肝素和艾卓肝素是合成多糖,是因子Ⅹa的直接抑制剂。利伐沙班是一种正在使用的口服的因子Ⅹa抑制剂,其他药物,如阿哌沙班也正在研发中。

本章所述药物:

直接凝血酶抑制剂与凝血酶的活性部位结合抑制游离的和与血栓结合的凝血酶。绝大多数是水蛭素的重组或合成类似物,需要胃肠道外给药。口服凝血酶抑制剂正在研究中,这比加群用于静脉血栓的预防,口服给药后可转化为达比加群后。不过希美加群(另一种合成小分子,有口服活性)由于毒性作用而撤出市场(其胃肠外形式美拉加群也撤出)。

本章所述药物:

1. Di Nisio M, *et al.* Direct thrombin inhibitors. *N Engl J Med* 2005; **353**: 1028–40. Correction. *ibid.*; 2827.

肝素类似物包括肝素衍生物及天然的和合成的高硫化程度的结构类似多糖化合物,如达那肝素钠和硫酸皮肤素。一些化合物已经通过很多方法进行描述,关于它们的名词包括sulfated glucosaminoglycans、glycosaminoglycan polysulfate compound或sulfated mucopolysaccharides。

本章所述药物:

间接抗凝血药

间接抗凝血药通过抑制肝脏维生素K依赖的凝血因子Ⅱ(凝血酶原)、Ⅶ、Ⅸ、Ⅹ和抗凝蛋白C及其辅助因子蛋白S合成。华法林是主要药物,它的香豆素类(尽管不是所有的香豆素都有抗凝活性)和茚满二酮类(如苯茚二酮)也有应用。它们是间接作用,因此对已经存在的血栓无效。而且因为凝血因子的半衰期为6~60h,所以需要数小时才能够起效。临床上单次给药后疗效一般24h明显,2~3天达最大疗效,作用约持续5天。

本章所述药物:

抗血小板药

血小板聚集对凝血(第174页)很重要,它还参与血栓形成,尤其在动脉循环中。抗血小板药抑制血小板聚集,用于预防心肌梗死、缺血性脑卒中、短暂的心肌缺血、不稳定性心绞痛和具有血栓栓塞危险的患者发生进一步的血栓栓塞事件。有些品种也用于预防血管成形和旁路手术后再闭塞或再狭窄。

抗血小板药的作用机制广泛。阿司匹林(第20页)应用最广泛,研究最深入,它通过不可逆地抑制血小板环氧酶而抑制血栓素A$_2$合成。也有可逆性的环氧酶抑制剂,如吲哚布芬。血栓素合成酶抑制剂和血栓素受体抑制剂也有代用。

影响腺苷代谢的药物具有抗血小板活性,此类药物包括前列腺素类,升高血小板cAMP水平发挥作用、干扰ADP介导的血小板活化过程的噻吩并吡啶氯吡格雷和噻氯匹定以及腺苷再摄取抑制剂双嘧达莫。目前正在研发的坎格雷洛和替卡格雷具有与氯吡格雷相同的作用。

凝血酶抑制剂(如肝素和水蛭素)具有抗血小板和抗凝活性。糖蛋白Ⅱb/Ⅲa受体拮抗剂,如阿昔单抗、依替巴肽和替罗非班,干扰血小板最后一步聚集,用于不稳定性心绞痛和作为再灌注和血管重建的辅助药。口服糖蛋白Ⅱb/Ⅲa受体拮抗剂,如奥波非班、西拉非班和珍米洛非班也正在研发中,但结果不尽如人意。

本章所述药物:

1. Patrono C, *et al.* Expert consensus document on the use of antiplatelet agents: the task force on the use of antiplatelet agents in patients with atherosclerotic cardiovascular disease of the European Society of Cardiology. *Eur Heart J* 2004; **25**: 166–81. Also available at: http://eurheartj.oxfordjournals.org/cgi/reprint/25/2/166.pdf (accessed 27/08/08)
2. Born G, Patrono C. Antiplatelet drugs. *Br J Pharmacol* 2006; **147** (suppl 1): S241–S251.
3. Clappers N, *et al.* Antiplatelet treatment for coronary heart dis-

ease. *Heart* 2007; **93**: 258–65.
4. Kikano GE, Brown MT. Antiplatelet therapy for atherothrombotic disease: an update for the primary care physician. *Mayo Clin Proc* 2007; **82**: 583–93.
5. Patrono C, *et al*. Antiplatelet drugs: American College of Chest Physicians Evidence-Based Clinical Practice Guidelines (8th edition). *Chest* 2008; **133** (suppl): 199S–233S. Also available at: http://www.chestjournal.org/content/133/6_suppl/199S.full.pdf (accessed 08/07/09)
6. Xiang YZ, *et al*. Platelet activation, and antiplatelet targets and agents: current and novel strategies. *Drugs* 2008; **68**: 1647–64.

β受体阻滞剂

β受体阻滞剂是β受体竞争性拮抗剂，用于心血管系统疾病，如高血压、心绞痛、心律失常、心肌梗死和心衰。它们也用于控制一些交感亢进症状，如酒精戒断症状、焦虑状态、甲状腺功能亢进症（简称甲亢）和震颤，预防偏头痛或门静脉高压引起的出血。它们的作用和应用在第278页中有详细的介绍。

β受体阻滞剂滴眼液主要用于降低青光眼的眼内压，详见缩瞳药、散瞳药和抗青光眼药（参见 M37 第1785页）。

本章所述药物：

醋丁洛尔	第254页	茚诺洛尔	第362页
阿普洛尔	第261页	拉贝洛尔	第368页
氨磺洛尔	第268页	兰地洛尔	第369页
阿罗洛尔	第271页	甲吲洛尔	第379页
阿替洛尔	第271页	美托洛尔	第383页
倍他洛尔	第284页	纳多洛尔	第390页
贝凡洛尔	第284页	奈必洛尔	第391页
比索洛尔	第287页	氧烯洛尔	第408页
波吲洛尔	第287页	喷布洛尔	第409页
布新洛尔	第289页	吲哚洛尔	第414页
布拉洛尔	第290页	普萘洛尔	第423页
卡拉洛尔	第293页	索他洛尔	第440页
卡替洛尔	第293页	他林洛尔	第450页
卡维地洛	第294页	特他洛尔	第452页
塞利洛尔	第294页	替利洛尔	第453页
艾沙替洛尔	第332页	噻吗洛尔	第453页
艾司洛尔	第333页		

钙通道阻滞剂

钙通道阻滞剂主要用于心绞痛和高血压，有些品种也用于心律失常。

钙通道阻滞剂（钙拮抗剂、钙通道阻滞剂、慢通道阻滞剂）抑制维持动作电位平台期的钙离子内流。因此钙通道阻滞剂主要影响依赖钙离子去极化而不是钠离子的组织，如血管平滑肌、心肌细胞、窦房结（SA）和房室结（AV）细胞。钙通道阻滞剂主要扩张冠状动脉、外周动脉和小动脉，对于静脉张力影响很小或者没有，能减弱心肌收缩力，降低心率，减慢房室传导。然而，不同品种由于对不同组织的选择性以及压力感受器的反应不同而具有不同的药效和临床应用。

钙通道阻滞剂传统上依照它们的化学结构进行分类，其他分类方法与其阻断的钙通道亚型以及它们对心率的影响有关。高度特异性的钙通道阻滞剂主要分为三类。

二氢吡啶类钙通道阻滞剂（如硝苯地平）作用于L型慢钙通道，它们对血管平滑肌较心肌组织有更高的选择性，因此主要作用是扩张血管。它们是非速率限制型，对窦房结和房室结没有作用或只有很小作用，在治疗剂量下偶现负性肌力作用。它们用于高血压和心绞痛。一些二氢吡啶类衍生物，如尼莫地平，可以透过血脑屏障，可用于脑缺血。

地尔硫䓬类钙通道阻滞剂（如地尔硫䓬）和**苯烷胺类**钙通道阻滞剂（如维拉帕米）也作用于L型钙通道，但是它们的选择性扩血管作用弱于二氢吡啶类钙通道阻滞剂。它们属于速率限制型，对心肌有直接作用，引起窦房结和房室结传导减慢，用于抗心律失常、抗心绞痛、抗高血压。

主要作用于T型快钙通道药物也在研究之列。盐酸米贝拉地尔（一种苯并咪唑取代四氢萘衍生物）就属于此类。它是速率限制型，引起冠脉和外周血管舒张。不过，因为与多类药物的严重相互作用而不再用于临床。

需了解三类钙通道阻滞剂的更多内容参见硝苯地平（第394页）、地尔硫䓬（第317页）和维拉帕米（第461页）。

本章所述药物：

氨氯地平	第267页	伊拉地平	第366页
阿雷地平	第270页	拉西地平	第369页
阿折地平	第275页	乐卡地平	第371页
巴尼地平	第276页	利多氟嗪	第371页
贝尼地平	第278页	马尼地平	第376页
苄普地尔	第278页	尼卡地平	第392页
西尼地平	第297页	硝苯地平	第394页
氯维地平	第298页	尼伐地平	第400页
地尔硫䓬	第317页	尼莫地平	第401页
依福地平	第327页	尼索地平	第401页
非洛地平	第336页	尼群地平	第402页
戈洛帕米	第344页	维拉帕米	第461页

1. Abernethy DR, Schwartz JB. Calcium-antagonist drugs. *N Engl J Med* 1999; **341**: 1447–57.
2. Eisenberg MJ, *et al*. Calcium channel blockers: an update. *Am J Med* 2004; **116**: 35–43.

增强心肌收缩力的药物

正性肌力作用可引起心肌收缩力增加，用于急、慢性心衰。有些正性肌力药可引起心率增加或降低（正性或负性频率作用）、扩张血管作用（inodilator）或提高心肌舒张性（正性，lusitropes），这些作用共同影响具体情况下药物的选择。主要利用其正性肌力作用的药物包括强心苷和磷酸二酯酶抑制剂；拟交感神经药也有正性肌力作用，但是它还有其他重要应用。

1. Feldman AM. Classification of positive inotropic agents. *J Am Coll Cardiol* 1993; **22**: 1223–7.
2. Cuthbertson BH. Inotropic agents in the critically ill. *Br J Hosp Med* 1996; **56**: 386–91.
3. Lehtonen LA, *et al*. Pharmacokinetics and pharmacodynamics of intravenous inotropic agents. *Clin Pharmacokinet* 2004; **43**: 187–203.

强心苷类，如地高辛，具有正性肌力作用，机制为抑制钠-钾 ATP 酶（Na$^+$/K$^+$-ATP 酶），也降低心肌传导性，尤其是房室结，因此具有负性频率作用。不同强心苷类具有非常相似的药理作用，只是起效时间和作用持续时间不同。它们主要用于减慢室上性心律失常的心室率，尤其是房颤，也用于慢性心衰。

本章所述药物：

醋地高辛	第255页	毛花苷 C	第369页
去乙酰毛花苷	第309页	甲地高辛	第382页
毛花洋地黄叶	第311页	毒毛花苷 G	第407页
洋地黄叶	第311页	海葱次苷	第424页
洋地黄毒苷	第311页	毒毛花苷 K	第448页
地高辛	第312页		

磷酸二酯酶Ⅲ抑制剂是很有效的正性肌力药，还有血管扩张作用。短期用于严重心衰，长期口服可能增加死亡率。

本章所述药物：

氨力农	第268页	奥普力农	第405页
依诺昔酮	第329页	匹莫苯	第414页
米力农	第386页	维司力农	第465页

中枢性抗高血压药

中枢性抗高血压药包括 α₂ 肾上腺素受体激动剂，如可乐定和甲基多巴。兴奋中枢的 α₂ 肾上腺素受体可降低中枢交感张力，引起血压、心率下降。此类药主要用于高血压，尽管其他类药物由于不良反应少而被优先选择。阿拉可乐定（参见 M37 第1789页）和溴莫尼定（参见 M37 第1789页）是 α₂ 肾上腺素受体激动剂，主要用于青光眼。

本章所述药物：

可乐定	第299页	甲基多巴	第380页
胍那苄	第348页	莫索尼定	第389页
胍法辛	第349页	利美尼定	第430页

利尿药

利尿药促进肾脏水和电解质排泄。用于心衰，肝、肾或胰疾病引起水钠潴留造成的水肿或腹水。利尿药还可单独或与其他药物合用治疗高血压，尽管此类药物的抗高血压机制还不清楚。

1. van der Vorst MMJ, *et al*. Diuretics in pediatrics : current knowledge and future prospects. *Paediatr Drugs* 2006; **8**: 245–64.
2. Ernst ME, Moser M. Use of diuretics in patients with hypertension. *N Engl J Med* 2009; **361**: 2153–64.
3. Fuchs FD. Diuretics: still essential drugs for the management of hypertension. *Expert Rev Cardiovasc Ther* 2009; **7**: 591–8.
4. Szady AD, Hill JA. Diuretics in heart failure: a critical appraisal of efficacy and tolerability. *Drugs* 2009; **69**: 2451–61.

碳酸酐酶抑制剂［如乙酰唑胺（参见 M37 第1786页）］是弱利尿药，主要用于降低青光眼的眼内压。它们主要在缩瞳药、散瞳药和抗青光眼药中讲解，参见 M37 第1785页。

"袢利尿药"或"强效"利尿药产生高效、剂量依赖性的短期利尿作用。

本章所述药物：

阿佐塞米	第275页	呋塞米	第341页
布美他尼	第290页	吡咯他尼	第415页
依他尼酸	第333页	托拉塞米	第456页
依托唑啉	第334页		

脱水药升高血浆和肾小管渗透压。它们用于降低或预防脑水肿，降低升高的眼内压，也用于急性肾功能衰竭。

本章所述药物：

异山梨醇	第365页	甘露醇	第377页

保钾利尿药作用相对较弱，通常与噻嗪类或袢利尿药合用。坎利酮、依普利酮、烯睾丙酸钾（6-去氢睾酮-17-丙酸钾）和螺内酯是醛固酮拮抗剂，用于醛固酮相关的病理状态。

本章所述药物：

阿米洛利	第263页	坎利酸钾	第416页
坎利酮	第292页	螺内酯	第441页
依普利酮	第330页	氨苯蝶啶	第458页

噻嗪类利尿药（苯噻二嗪）（如苄氟噻嗪、氢氯噻嗪）和其他化合物（如美托拉宗，结构与噻嗪类相似），抑制钾和氯在肾小管重吸收，增加钾排泄。

本章所述药物：

阿尔噻嗪	第262页	吲达帕胺	第362页
贝美噻嗪	第276页	美夫西特	第378页
苄氟噻嗪	第277页	甲氯噻嗪	第380页
苄噻嗪	第278页	美替克仑	第382页
布噻嗪	第290页	美替帕胺	第382页
氯噻嗪	第295页	美托拉宗	第383页
氯噻酮	第296页	多噻嗪	第385页
氯帕胺	第302页	四氯甲噻嗪	第450页
环戊噻嗪	第306页	三氯噻嗪	第459页
依匹噻嗪	第330页	曲帕胺	第460页
氢氯噻嗪	第355页	希帕胺	第474页
氢氟噻嗪	第359页		

内皮素受体拮抗剂

内皮素受体拮抗剂是一种有效的血管收缩剂，通过阻断内皮素影响而发挥作用。波生坦是内皮素 ET$_A$ 和 ET$_B$ 受体拮抗剂，而安倍生坦和西他生坦是选择性 ET$_A$ 受体拮抗剂。它们用于肺动脉高压治疗。替唑生坦是内皮素 ET$_A$ 和 ET$_B$ 受体阻滞剂，用于心衰。

本章所述药物：

恩勃生坦	第263页	西他生坦	第438页
波生坦	第288页	替唑生坦	第452页

1. Attinà T, *et al*. Endothelin antagonism in pulmonary hypertension, heart failure, and beyond. *Heart* 2005; **91**: 825–31.

神经节阻滞剂

神经节阻滞剂是神经受体拮抗剂，抑制交感神经和副交感神经冲动的传递。由于交感阻断作用，外周血管扩张，因此具有抗高血压作用，此类药还能够直接扩张外周血管。

本章所述药物：

阿扎铵	第275页	美加明	第378页

血脂调节药

血脂调节药调节血浆血脂浓度，用于高脂血症和降低心血管疾病危险性。最主要的血脂调节药是他汀类、苯氧酸盐、胆汁酸结合树脂、盐酸盐和ω3-多不饱和脂肪酸。肠道胆固醇吸收抑制剂依折麦布也有应用。

他汀类抑制胆固醇合成的限速酶，3-羟-3-甲-戊二酸单酰辅酶 A（HMG-CoA）还原酶。此类药物激活肝脏细胞膜上 LDL 受体，增加 LDL 从血浆中清除。主要降低 LDL 胆固醇，中等降低甘油三酯，升高 HDL。它们被认为是最有效的降血脂药。

本章所述药物：

阿托伐他汀	第272页	普伐他汀	第417页
氟伐他汀	第340页	瑞舒伐他汀	第431页
洛伐他汀	第375页	辛伐他汀	第432页
匹伐他汀	第415页		

苯氧酸盐类包括苯氧酸的衍生物以及相关药物。它们是过氧化物酶增殖激活受体激动剂，它们能够抑制胆固醇和胆酸的合成，提高胆固醇从胆汁中分泌。它们的主要降低 VLDL 浓度，升高 HDL 胆固醇，对 LDL 胆固醇作用多变。主要用于高甘油三酯血症。

本章所述药物：

苯扎贝特	第284页	益多酯	第334页
环丙贝特	第298页	非诺贝特	第336页
克利贝特	第298页	吉非贝齐	第345页
氯贝丁酯	第299页		

胆汁酸结合树脂（胆汁酸螯合剂）通过与肠道内的胆酸结合抑制其再吸收。胆固醇氧化转变为胆汁酸增加，补充损失的胆酸，肝细胞 LDL 受体合成增加，最终造成血浆 LDL 胆固醇水平降低。

本章所述药物：

考来维仑	第304页	考来烯胺	第305页
考来替兰	第305页	考来糖酐	第306页
考来替泊	第305页		

烟酸盐类包括烟酸（参见 M37 第1859页）及其衍生物。烟酸是 B 族维生素，在高剂量时对血脂有益，

可降低甘油三酯，升高 HDL 胆固醇，中度降低 LDL 胆固醇。烟酸盐类主要用于高甘油三酯血症。烟酸和氯贝丁酯的衍生物也有应用。

阿西莫司	第255页	烟醇	第394页
依托贝特	第334页	烟酸托喹嗪	第456页
肌醇烟酸	第363页	尼可占替诺	第473页
戊四烟酯	第393页		

ω-3 甘油三酯 是长链多聚不饱和脂肪酸，可显著降低甘油三酯含量。

本章所述药物：
ω-3 脂肪酸　第405页

硝酸盐类

硝酸盐可扩张外周血管和冠脉，用于心绞痛、心衰、心肌梗死。某些品种可用于外科手术时控制血压。硝酸盐类扩张血管作用被认为是通过释放一氧化氮（第402页）而激活血管平滑肌鸟苷酸环化酶，引起细胞内鸟苷酸水平升高。鸟苷酸可引起血管扩张，可能机制为降低胞浆钙浓度。硝酸盐类也被称为硝酸甘油类扩张药。其扩张静脉的作用强于动脉。静脉扩张引起回心血量降低，从而降低左室舒张末期容积和舒张末压（前负荷）；较弱的动脉扩张作用可降低外周血管阻力和左室收缩压（后负荷）；最终可引起心肌耗氧量降低。β 受体阻滞剂和钙通道阻滞剂不具有降低前负荷的作用。硝酸盐还可扩张冠脉，提高缺血区域血流量，从而提高心肌氧供。

本章所述药物：

硝酸甘油	第345页	吗多明	第388页
硝酸异山梨酯	第365页	戊四硝酯	第409页
单硝酸异山梨酯	第366页	丙帕硝酯	第423页
林西多明	第372页	硝普钠	第439页

钾通道开放药

钾通道开放药（钾通道激活剂）用于高血压，尼可地尔。用于心绞痛。钾通道开放药可直接扩张平滑肌，其作用于钾通道，引起钾离子外流，导致细胞膜超极化，使细胞内钙离子引起平滑肌舒张。可引起血管扩张。钾通道开放药还可能在平滑肌收缩引起的其他疾病中有所用途，如哮喘和尿失禁。

本章所述药物：
尼可地尔　第393页　　吡那地尔　第414页

前列腺素

前列腺素（参见 M37 第2135页）是一种具有广泛作用的内源性物质。依前列醇（前列腺素 I$_2$ 的合成形式）及其类似物具有抗血栓扩血管特性，用于肺动脉高压及外周血管疾病治疗，并可防止体外循环血液凝结。利马前列素为前列腺素（前列腺素 E$_1$）类似物，也具有类似特性，用于外周血管病。

本章所述的药物：

贝前列素	第278页	利马前列素	第371页
依前列醇	第330页	曲普尼尔	第458页
伊洛前列素	第361页		

拟交感神经药

拟交感神经药直接或间接激活肾上腺素受体，不同的肾上腺素受体被激活会产生不同的作用。此类药物的活性和应用在第448页有详细介绍。在心血管疾病中拟交感药主要应用其 α$_1$ 和 β$_1$ 激活作用，增加心衰和休克时的组织血供。

非心血管应用的拟交感神经药包括 α 受体激动剂，如去氧肾上腺素（参见 M37 第1496页）、伪麻黄碱（参见 M37 第1499页）、萘甲唑林（参见 M37 第1493页），此类药物可引起鼻黏膜收缩减轻鼻充血。阿拉可乐定（参见 M37 第1789页）和溴莫尼定（参见 M37 第1789页）是 α$_2$ 受体激动剂，用于降低眼内压治疗青光眼。β$_2$ 受体激动剂用于支气管扩张作用和早产，请见支气管扩张药和抗哮喘药（参见 M37 第1072页）。

本章所述药物：

肾上腺素	第257页	美芬丁胺	第379页
氨苯哒嗪	第263页	间羟胺	第379页
地诺帕明	第309页	甲氧明	第380页
二甲福林	第319页	米多君	第386页
多巴酚丁胺	第322页	去甲肾上腺素	第403页
多卡巴胺	第324页	去甲苯福林	第404页
多巴胺	第324页	奥托君	第404页
多培沙明	第325页	对羟福林	第407页
依替福林	第334页	奥路福林	第408页
异波帕明	第360页	福来君	第413页
异丙肾上腺素	第364页	扎莫特罗	第473页

溶栓药

溶栓药用于血栓栓塞性疾病，如心肌梗死、外周动脉血栓栓塞性疾病和静脉血栓栓塞性疾病（深静脉血栓和肺栓塞），有些品种用于缺血性脑卒中。此类药物也用于清理阻塞的套管和分流器。

溶栓药激活纤溶酶原转化为纤溶酶，纤溶酶是一种蛋白水解酶，可降解纤维蛋白，造成血栓溶解。一些溶栓药，如阿替普酶，仅仅作用于和纤维蛋白结合的纤溶酶原，对循环中游离型的纤溶酶原几乎没有作用，这些溶栓药称为纤维蛋白特异性溶栓药。如链激酶，影响循环中游离的和与纤维蛋白结合的纤溶酶原，被称为纤维蛋白非特异性溶栓药。尽管纤维蛋白结合特异性的程度影响出血的危险，但是此作用的临床意义还没有确认（参见链激酶的不良反应项下出血，第445页）。

本章所述药物：

阿替普酶	第261页	纤溶酶原	第416页
阿尼普酶	第269页	瑞替普酶	第430页
去纤苷	第308页	沙芦普酶	第432页
地莫普酶	第310页	葡激酶	第444页
纤溶酶	第338页	链激酶	第444页
孟替普酶	第338页	替奈普酶	第451页
帕米普酶	第409页	尿激酶	第460页

1. Ross AM. New plasminogen activators: a clinical review. *Clin Cardiol* 1999; **22:** 165–71.
2. Verstraete M. Third-generation thrombolytic drugs. *Am J Med* 2000; **109:** 52–8.

血管扩张药

血管扩张药是一个广义名词，指能够产生血管舒张的药物。主要的血管舒张药为 ACEI（第248页）、硝酸盐类（见上文）和直接作用的血管舒张药。

直接作用的扩血管药 主要作用于动脉引起外周阻力降低，降低血压。它们主要用于高血压，尽管其他药物被优先选择。其中有些品种用于高血压危象。

本章所述药物：

卡屈嗪	第291页	肼屈嗪	第354页
二氮嗪	第310页	米诺地尔	第386页
双肼屈嗪	第316页	托屈嗪	第456页
恩屈嗪	第328页	妥拉唑林	第456页

其他血管舒张药用于缺血性心脏病。

本章所述药物：

地拉革	第316页	雷诺嗪	第428页
芬地林	第336页	曲匹地尔	第457页
海索苯定	第354页	曲美他嗪	第460页
奥昔非君	第408页		

血管扩张药还用于中枢和外周血管疾病。其中有些品种被认为是能够通过改善血液流变学特性或组织代谢而增加局部微循环血流分布，这些作用被认为比扩张血管作用更重要。

本章所述药物：

阿扎培汀	第275页	艾芬地尔	第360页
巴美生	第276页	肌醇烟酸酯	第363页
苄环烷	第277页	萘呋胺	第391页
丁咯地尔	第289页	烟醇	第394页
降钙素基因相关肽	第291页	喷替茶碱	第409页
西替地尔	第295页	己酮可可碱	第410页
环扁桃酯	第306页	丙戊茶碱	第423页
双氯醋酸二异丙胺	第316页	箩巴新	第428页
法舒地尔	第335页	尼可占替诺	第473页

心血管疾病的治疗方案

主要心血管病的治疗方案将在下文讨论。这些观点主要集中在药理学治疗上，但是也提到了其他的治疗选择，它们是治疗的重要组成部分。

急性冠脉综合征

急性冠脉综合征是缺血性心脏病的一部分（第232页），包括不稳定性心绞痛、非 ST 段抬高性心肌梗死（NSTEMI）和急性 ST 段抬高性心肌梗死（STEMI）。通常是由于冠状动脉内壁粥样硬化斑块破裂造成的。斑块内核凝破，释放组织因子，后补发血栓形成，从而堵塞动脉。限制或阻止血流导致缺血。在不稳定性心绞痛中，动脉的阻塞是暂时的，没有永久的心脏损伤，如果阻塞时间延长会导致心脏坏死（心肌梗死）。在每个病例，快速溶解血栓是减少心肌损害的必要手段，并且急性冠脉综合征中的各种类型都是紧急的情况。不稳定性心绞痛和非 ST 段抬高性心肌梗死的治疗策略相同，这在心绞痛中讨论（第215页）；急性 ST 段抬高性心肌梗死治疗也相似，但也需要额外的治疗，将在心肌梗死中讨论（第232页）。

高级心脏生命支持

心跳骤停 是指有效的心脏机械活动停止，在成人常见于缺血性心脏病，儿童多见于呼吸或者循环衰竭。它可能与以下四种心律失常相关：**心室颤动（室颤）、无脉性室性心动过速（室速）、心室停搏和电机械分离（无脉性电活动）**。成人中室颤最常见，儿童中最常见心室停搏。室颤和无脉性室速表示存在着电和机械活动的混乱，心室停搏时电和机械活动都不存在，而电机械分离时，存在一些电活动，但是机械活动不存在或者未检出。

心跳骤停是紧急情况[1~3]，应当给予完整的生命支持治疗。

对于高级生命支持和心跳骤停的紧急救助期的国际推荐[4]已经发表，由 International Liaison Committee on Resuscitation 编撰。美国[5]、欧洲[6]和英国[7]的指南也相继发表；它们都是以国际推荐为基础，除了一些细节存在不同外，大体相似。

为了维持心肺功能，基础**生命支持（心肺复苏，CPR）**应该立即开始并且在复苏期间持续进行。然而，一些证据表明没有通气的持续胸部按压至少是和标准 CPR 等效的，所以胸部按压应首先考虑[8]。**后续的操作**在某种程度上取决于出现心律失常的类型。对于最常见的室颤，快速除颤至关重要，并且不能因为其他必要的操作（吸氧、插管、开放静脉通路）而延迟。除颤是为了产生短暂的心室停搏，允许自然起搏点重新正常活动。应用肾上腺素主要是增加基础生命支持的效果，而不是辅助除颤，虽然有证据表明肾上腺素对改善生存有限，但它可以通过 α 兴奋效应，增加心肌和脑的血流。1mg 肾上腺素被认为是成人静脉使用的标准剂量。5mg 的更大剂量也用于一些临床研究，但没有证据显示可以改善总的生存率，不是常规推荐剂量。对于儿童，通常首次剂量为 10µg/kg；和成人一样，随后是较大的剂量，但是没有证据证实这是有益的[9]。虽然加压素曾被尝试作为肾上腺素一种替代药物，但是没有发现它优于肾上腺素[10]。同样，在院外心跳骤停的患者应用肾上腺素和肾上腺素没有发现预后[11]，虽然在一项院内研究中发现同时使用加压素、肾上腺素和皮质激素可以改善生存率[12]。在心室停搏的患者，应用阿托品来阻断过度的迷走神经张力。胺碘酮可以用于室速或者室颤。如果胺碘酮无效可以使用利多卡因。在电击抵抗心室颤动中比较利多卡因和胺碘酮的一项研究[13]显示在胺碘酮组入院存活率较高，出院存活率没有增加，但是该研究没有评价这个结果。在复苏期间，有一些特殊的适应证需要给予其他一些药，包括一些缓冲药物，如在酸中毒时静脉给予碳酸氢钠，当钙、镁、钾不足时应适当补充，顽固性的心动过缓时给予氨茶碱。对于复苏后意识丧失的患者治疗性的低体温是有利的，对于起始心律为室颤的意识丧失的成人，推荐降温到 32～34℃[4~7]。对于不同类型心律失常特定的指南如下。

室颤和无脉性室速的治疗方法相同。如果心脏骤停无目击者，虽然先进行短暂的 CPR 是适当的，但是，成人的指南强调应尽可能地快速给予第一次除颤。在有目击的心脏骤搏事件中，如果在心搏血量丧失 30s 内给予心前区叩击，有时候可以终止心律失常，可以在监护或除颤前给予，但是除颤不能延迟。虽然标准是开始三次电击，但现在推荐是给予一次电击，因为这样的电击效果与三次电击效果相似，并且减少了中断胸部按压的时间。除颤可以利用任何的设备，可以给予单相还或是双相电击。单相设备推荐的电击能量为 360J。双相设备的最适能量不同，在英国和欧洲推荐首次电击能量为 150～200J，随后的能量为 150～360J，但是在其他国家用较低的能量也有效。

第一次电击后，应立即恢复 CPR 2min 后，再重新评估心律。如果有适应症再次电击，然后立即进行 CPR，并且评价、电击、CPR 的循环持续贯通整个复苏过程。同时，要开始药物治疗。在英国和欧洲，推荐在第三次电击前给予肾上腺素 1mg 静脉内给药，持续复苏时每 3～5min（约每 2 个周期）重复一次；在美国，第二次或第三次电击前给予肾上腺素。如果没有静脉通道，气管内给药是另一种的替代选择。气管内给药是另一种的替代选择；建议剂量是静脉给药剂量的 2～3 倍，虽然有研究表明该途径有不同结果[14,15]。单剂量加压素 40U（精氨加压素）静脉内给药可以替代首次或第二次剂量的肾上腺素[5]，但不是公认推荐[6,7]。在第四次电击前（在美国是第三次和第四次电击前）给予胺碘酮，如果胺碘酮无效可以给予利多卡因代替。其他药物（上文提及）也可以适当应用。只要有除颤指征，CPR、电击、肾上腺素循环就要持续下去。总的循环数只是需要判断的问题，但是复苏尝试持续 10min～1h 都是合理的。

儿童的室颤并不常见[3]；基础治疗与成人相似，但是除颤电量与药物剂量不同，而且通常不给予心前区叩击。静脉或者骨髓内注射肾上腺素剂量是 10µg/

kg。第二次或者随后的剂量曾经用到 $100\mu g/kg$ 的较高剂量，但是目前不再推荐[4~7]。如果没有静脉或者骨髓内通路时，可以用气管内给药方法替代，建议气管内剂量为 $100\mu g/kg$。

室颤与无脉性室速的幸存者被认为有较高的复发危险，可应用埋藏式复律除颤器。也可预防性用药治疗（参见**心律失常**项下**室性心动过速**内容，第219页）。

心室停搏与电机械分离比室颤或者无脉性室速的预后差，尽管有些原因，如低血容量、低氧、气胸、肺栓塞、药物过量、低体温和电解质失衡等可对治疗有反应，需考虑到这些原因，并且一旦开始复苏就要迅速地给予适当的治疗。如上所述，当心脏骤停是有目击者时，心前区叩击是适当的。一旦室颤或者室速可以明确除外，应立即开始 CPR，每 $3\sim5min$ 静脉或者骨髓内注射1mg肾上腺素；在美国，如果患者是心室停搏，静脉内单剂量加压素可以替代第一次或第二次剂量的肾上腺素[5]。心室停搏时，单剂量阿托品 3mg 静脉给入可以阻断迷走神经活动[6,7]；美国指南[5]中阿托品的推荐重用剂量为 1mg，总和最大剂量为 3mg。其他药物（如缓冲药物）也可以考虑应用。如果有电活动的证据存在，可以进行心脏起搏。心脏复苏通常从发病后持续至少 $20\sim30min$；一般不宜延长心肺复苏，因为心室停搏持续 $15\sim20min$ 内没有反应，恢复的可能性极小。

对于**儿童**的心室停搏与电机械分离时，静脉或骨髓内注射肾上腺素推荐首次剂量为 $10\mu g/kg$；对于室颤，曾经应用过较高剂量，但通常不推荐。经气管内通路给予肾上腺素剂量为 $100\mu g/kg$。通常不用阿托品，也不推荐心前区叩击。

复苏后的治疗包括针对全身缺血后遗留的适当治疗，即**心脏骤停后综合征**、显著的脑损伤、心肌功能障碍、再灌注反应和一些对由于心脏骤停引起的持续病理性反应[16]。

1. Eisenberg MS, Mengert TJ. Cardiac resuscitation. *N Engl J Med* 2001; **344:** 1304–13.
2. Vincent R. Resuscitation. *Heart* 2003; **89:** 673–80.
3. Topjian AA, *et al.* Pediatric cardiopulmonary resuscitation: advances in science, techniques, and outcomes. *Pediatrics* 2008; **122:** 1086–98.
4. The International Liaison Committee on Resuscitation (ILCOR). 2005 International consensus on cardiopulmonary resuscitation and emergency cardiovascular care science with treatment recommendations. *Circulation* 2005; **112** (suppl I): III1–III136. Also available at: http://intl-circ.ahajournals.org/content/vol112/22_suppl/ (accessed 09/02/06) Also published in *Resuscitation* 2005; **67:** 157–341.
5. The American Heart Association. 2005 American Heart Association guidelines for cardiopulmonary resuscitation and emergency cardiovascular care. *Circulation* 2005; **112:** (suppl I): IV1–IV203. Also available at: http://intl-circ.ahajournals.org/content/vol112/24_suppl/ (accessed 09/02/06)
6. European Resuscitation Council. European Resuscitation Council guidelines for resuscitation 2005. *Resuscitation* 2005; **67** (suppl 1): S1–S190. Also available at: http://www.erc.edu/index.php/guidelines_download_2005/en/? (accessed 09/02/06)
7. Resuscitation Council (UK). Resuscitation Guidelines 2005. Available at: http://www.resus.org.uk/pages/guide.htm (accessed 09/02/06)
8. Ramaraj R, Ewy GA. Rationale for continuous chest compression cardiopulmonary resuscitation. *Heart* 2009; **95:** 1978–82.
9. Perondi MBM, *et al.* A comparison of high-dose and standard-dose epinephrine in children with cardiac arrest. *N Engl J Med* 2004; **350:** 1722–30.
10. Aung K, Htay T. Vasopressin for cardiac arrest: a systematic review and meta-analysis. *Arch Intern Med* 2005; **165:** 17–24.
11. Gueugniaud P-Y, *et al.* Vasopressin and epinephrine vs. epinephrine alone in cardiopulmonary resuscitation. *N Engl J Med* 2008; **359:** 21–30.
12. Mentzelopoulos SD, *et al.* Vasopressin, epinephrine, and corticosteroids for in-hospital cardiac arrest. *Arch Intern Med* 2009; **169:** 15–24.
13. Dorian P, *et al.* Amiodarone as compared with lidocaine for shock-resistant ventricular fibrillation. *N Engl J Med* 2002; **346:** 884–90. Correction. *ibid.;* **347:** 955.
14. McCrirrick A, Monk CR. Comparison of i.v. and intra-tracheal administration of adrenaline. *Br J Anaesth* 1994; **72:** 529–32.
15. Raymondos K, *et al.* Absorption and hemodynamic effects of airway administration of adrenaline in patients with severe cardiac disease. *Ann Intern Med* 2000; **132:** 800–803.
16. Neumar RW, *et al.* Post-cardiac arrest syndrome: epidemiology, pathophysiology, treatment, and prognostication. A consensus statement from the International Liaison Committee on Resuscitation; the American Heart Association Emergency Cardiovascular Care Committee; the Council on Cardiovascular Surgery and Anesthesia; the Council on Cardiopulmonary, Perioperative, and Critical Care; the Council on Clinical Cardiology; and the Stroke Council. *Circulation* 2008; **118:** 2452–83.

心绞痛

心绞痛是一种因心肌氧供不足（心肌缺血）引起的综合征，是冠心病或者缺血性心脏病的一部分。明显的症状是短暂的心前区不适，程度从轻度疼痛到严重疼痛。部分患者还存在呼吸困难、恶心、出汗和左上肢不适。心肌的氧供取决于冠脉血流，当需氧量增加时冠脉血流量也随之增加。当冠脉血流不能随之增加或者反而减少时，就会出现缺血；这可能是由于冠脉内固定阻塞、血管收缩、血栓形成或者血小板聚集。主要的症状

短暂的心前区不适，程度从轻度疼痛到严重疼痛。一些患者还存在呼吸困难、恶心、出汗和左上肢不适。

心绞痛主要有三种类型：稳定性心绞痛、不稳定性心绞痛和变异型心绞痛。尽管它们是不同的类型，稳定性心绞痛可以转变为不稳定性心绞痛，变异型心绞痛可以与稳定性心绞痛或不稳定性心绞痛共存。

稳定性心绞痛（劳力型心绞痛）通常因劳累诱发，休息时缓解。通常称为慢性稳定性心绞痛，其发作的频率、强度、持续时间是稳定的。主要病因是冠状动脉粥样硬化引起一支或者多支冠状动脉内固定阻塞。在心脏非应激情况下，受限冠脉血流可以满足心脏氧合；但是在运动、寒冷、情绪紧张或者进食后心肌需氧量增加时，冠脉血流不能相应地增加。

不稳定性心绞痛和非 ST 段抬高性心肌梗死都是急性冠脉综合征，介于稳定性心绞痛和心肌梗死之间。有三个表现：

* 心绞痛从开始就严重和发作频繁；
* 以前稳定性心绞痛的频率、强度和（或）持续时间增加，常伴随对舌下硝酸酯类药物反应逐渐减低（递增型心绞痛）；
* 心绞痛在休息时发作或者延长。

与稳定性心绞痛一样，不稳定性心绞痛通常存在着潜在的冠状动脉粥样硬化，但是冠脉血流下降的原因通常由于是粥样斑块破裂，引起血小板黏附聚集，血栓形成，血管收缩。这导致了一支或几支冠状动脉和冠状动脉的部分阻塞，冠状动脉血流受限甚至不能满足在无应激情况下的心肌氧需。但是不稳定性心绞痛的心肌缺血还没有严重到引起心肌损伤，而非 ST 段抬高性心肌梗死会发生一定程度的心肌坏死，但是坏死的范围要小于急性心肌梗死。不同类型的急性冠脉综合征可能表现相同，只能利用生化检查结果（如心肌酶学和心肌钙蛋白）或者心电图是否出现新 Q 波进行回顾性的明确诊断。然而，患者没有 ST 段抬高的特征性心电图改变（非 ST 段抬高性心肌梗死）通常不会发展为 Q 波，治疗与不稳定性心绞痛治疗相同；那些存在 ST 段抬高的患者应该按照急性心肌梗死来治疗（第232页）。不稳定性心绞痛患者的猝死或进展为急性心肌梗死的危险增加，伴有卧位心绞痛的患者危险最大。

Prinzmetal 心绞痛（变异型心绞痛）是一种少见的心绞痛，由冠状动脉血管痉挛引起，虽然通常伴有动脉粥样硬化。在静息状态下发作，夜间或者清晨发作频繁。伴随短暂 ST 段抬高，有进一步发展为心肌梗死的危险。血管痉挛时间延长会导致室性心律失常、心脏传导阻滞或者死亡。

对于伴有心绞痛但**冠状动脉造影正常**的患者，可能是存在微血管功能紊乱或心脏痛觉的改变。这种患者虽然生活质量明显的下降，但是预后通常好于其他类型的心绞痛[1,2]。

除了以上描述的心绞痛类型之外，**无痛性心肌缺血**（无症状隐匿心肌缺血）发生心绞痛症状，心电图监护可以分辨出来。有些患者缺血发作无症状。然而，心绞痛患者也会发生无症状缺血发作，比有症状发作还常见。目前不清楚为什么有些缺血发作是有症状的，而有些是无症状的。

治疗取决于心绞痛的类型，包括针对急性心绞痛症状的治疗，抗凝治疗以预防心肌梗死的发生，长期治疗以预防心绞痛和减少心血管事件的发生。对抗心绞痛治疗可用于稳定与不稳定性心绞痛，在下面会详细描述；包括药物治疗（硝酸酯类、β 受体阻滞剂、钙通道阻滞剂和钾通道开放剂）和非药物介入治疗。抗血栓治疗用于不稳定性心绞痛，包括抗凝血药和抗血小板药（见下文**不稳定性心绞痛的治疗**项下）。长期治疗能减少心血管危险，这对于所有患者都很重要，甚至对那些症状控制的患者，包括抗血小板治疗（如果没有禁忌证，所有患者都应服用）、调脂治疗、生活方式的改变；这些干预在**降低心血管危险**项下会仔细讨论（第221页）。有缺血性心脏病的患者接收非心脏的手术会有因手术期间心肌缺血导致并发症的危险。围手术期应用 β 受体阻滞剂是有争议的，但是在高危患者是可以考虑的（见 **β 受体阻滞剂的用途**项下**减少心血管危险**，第282页）；也可以考虑应用 α_2 受体激动剂如米伐折醇或者可乐定[3,4]。还有一些证据认为应用他汀类药物可以获益[3]，在高危患者的围手术期推荐应用[4]。

抗心绞痛药物在多个途径中起作用。硝酸甘油和其他有机硝酸酯类药物对静脉的扩张作用超过对小动脉的扩张作用。扩张静脉作用，使静脉血液回流减少，左室舒张期容积和压力（即前负荷）降低。对小动脉较弱的扩张作用，使外周血管阻力和左室收缩期压力降低（即后负荷降低）。这些效应的后果使心肌需氧量减少。

血管舒张效应也改善了缺血区域局部的冠脉血流，减轻冠脉痉挛。β 受体阻滞剂可以减慢心率、降低心肌收缩力，从而降低心肌耗氧量。钙通道阻滞剂通过扩张周围动脉从而降低心脏做功，地尔硫䓬和维拉帕米可以减慢心率。钙通道阻滞剂还可以作用于冠脉循环，预防痉挛。钾通道开放剂有舒张动脉扩张作用，尼可地尔还有硝酸酯成分起作用。新药包括伊伐布雷定，一种选择性窦房结 I_f 通道抑制剂，作用与 β 受体阻滞剂相似，可以降低心率；雷诺嗪作用不明，可能是晚钠通道抑制剂。研究显示黄嘌呤氧化酶抑制剂别嘌醇存在明显的抗缺血作用[5]。

主要的非药物治疗是经皮冠脉介入（PCI），如球囊血管成形术和支架术、冠状动脉旁路手术。球囊血管成形术是导管技术，机械扩展阻塞的动脉；冠脉支架是用来预防血管回缩，减少再狭窄的发生。硝酸酯类和钙通道阻滞剂可以用来缓解操作中的冠脉痉挛。冠状动脉旁路手术采用静脉或者动脉移植绕过阻塞处。PCI 和旁路手术减少和消除大多数患者的心绞痛发生，但是经过一段时间后，因为再狭窄会再次出现症状。因此需要附加治疗防止短期的血栓并发症和长期的再闭塞发生（参见**再灌注和血管重建操作**，第237页）。其他的非药物治疗方法曾经在一些顽固性心绞痛中尝试应用，包括增强的体外反搏、经心肌血管重建术和脊髓刺激[6~8]。基因和干细胞技术也在研究中[7]。

稳定性心绞痛的治疗

稳定性心绞痛患者的处理[7,9~15]主要包括应用抗心绞痛药物、抗血小板治疗和减少心血管危险的治疗。任何会促进病情的情况，如贫血，都要确诊和治疗。

不频繁心绞痛发作（每周少于 2 次发作）的治疗包括必要时硝酸甘油使用，通常是舌下给药，也可以口服片剂或者喷雾剂。硝酸异山梨酯的舌下含片或者喷雾皆可应用，但比硝酸甘油慢。有些会服硝酸甘油也可以在诱发心绞痛发作的活动或环境前应用。

心绞痛发作频繁时，单用舌下硝酸甘油不合适，应考虑常规对症治疗。根据患者特点和医疗情况而选择治疗方案。

* β 受体阻滞剂是治疗的核心。如果舌下含服硝酸甘油不能有效控制症状，通常 β 受体阻滞剂被认为是一线治疗，可以有效地控制症状并且降低心血管病高危患者的死亡率[9,10,13]。虽然不同种类 β 受体阻滞剂对稳定性心绞痛有相似的症状控制疗效，但选择性的 β1 受体阻滞剂更好[13]；有内在拟交感神经活性的 β 受体阻滞剂对心肌梗死的二级预防疗效差，所以不推荐使用[16]。

* 钙通道阻滞剂显示与 β 受体阻滞剂在症状控制及心血管事件上有相同的疗效[17]，所以长效的钙通道阻滞剂可以作为一线药物的选择用药[9,13]，尤其在那些 β 受体阻滞剂不耐受的患者中。对于二氢吡啶类钙通道阻滞剂（硝苯地平）与心率抑制的钙通道阻滞剂（地尔硫䓬和维拉帕米）的选择，取决于患者的个体特征和不良反应。硝苯地平的短效制剂已经被发现可以增加死亡率，不推荐使用（参见**硝苯地平**的**不良反应**项下**对死亡率的影响**，第394页）。

* 规范硝酸盐类治疗是较好的选择，包括硝酸甘油的缓释剂（如透皮贴剂）和硝酸酯类长效制剂（如硝酸异山梨酯或单硝酸异山梨酯）；这些制剂尤其适用于左室功能不全的患者。会发生药效减弱或者药物耐受，尤其在那些可以产生持久的血浆浓度的硝酸盐制剂，给药方案中包括无硝酸盐类药物的治疗期（参见**对硝酸盐的耐受性**，第346页）。

* 尼可地尔是一种钾通道开放剂和硝酸盐，也可以作为单一疗法的另一种替代治疗[10,13]。伊伐布雷定可以用于窦房结功能正常但是不耐受 β 受体阻滞剂或者有禁忌证的患者，但是也可以用作一线用药。雷诺嗪通常作为其他抗心绞痛药物的附属用药，但是也可以用作一线用药。有时还会应用其他药物包括三甲氧苄嗪（通过代谢活动来抗缺血作用，对于难治性的心绞痛有益），以及硝基血管扩张药吗多明。其他的血管扩张药也会被应用（第214页），但是没有明确的作用。

理想单药治疗不能控制症状时，可以进行联合治疗。硝酸盐类药物与 β 受体阻滞剂合用可以额外获益，硝酸盐类可以缓和 β 受体阻滞剂的过度效应，增加左室舒张容积、压力和引起心动过缓。钙通道阻滞剂可以与硝酸盐类药物合用；维拉帕米或者地尔硫䓬与硝酸盐类合用比硝苯地平（或者其他二氢吡啶类药物）与硝酸盐类合用时更好，因为硝苯地平和硝酸盐类药物合用可以导致反射性心动过速、低血压和头痛。β 受体阻滞剂与钙通道阻滞剂联合应用可以获益，虽然会有不良反应[18]。β 受体阻滞剂与二氢吡啶类钙通道阻滞剂或者地尔硫䓬合用可以改善运动耐量，但是在心衰患者应用二氢吡啶、传导紊乱患者应用地尔硫䓬时需要谨慎（虽然氨氯地平和非洛地平是安全的）。维拉帕米应当避免

与β受体阻滞剂联合治疗，因为发生心脏传导疾患的危险很高（参见第463页）。尼可地尔和雷诺嗪可以和任何其他类抗心绞痛药物合用，如果需要，伊伐布雷定可以和β受体阻滞剂联合应用。

有时需要应用硝酸盐类药物、β受体阻滞剂、钙通道阻滞剂三联疗法，但是这样治疗会伴随着更多的不良反应。

血管重建是主要的非药物治疗稳定性心绞痛技术，通常用于内科治疗不能控制心绞痛的患者[13,19]。PCI或者冠脉旁路术都合适，在二者之间的选择并不是很明确；一项系统性综述[20]和荟萃分析[21]表明两种技术在死亡率的影响上效果相似，但是在冠脉旁路术后再次血管重建的需要明显降低。通常PCI适合于单支血管病变，而冠脉旁路术适用于左主干病变、三支病变、左室功能受损的患者[22,23]。研究所有患者的常规血管重建被与最佳内科治疗比较没有发现优势。在血管重建组中，症状得以控制及生活质量提高[24,25]，但是获益会随着时间减少[26]，血管重建后心绞痛再发是对内科治疗挑战[8]。同样，在死亡率或者心血管事件上两种治疗差别不大，虽然荟萃分析[27,28]有不一致的结果。

不稳定性心绞痛的治疗　不稳定性心绞痛和非ST段抬高性心肌梗死的治疗相同[29~37]，不稳定性心绞痛通常被认为是紧急情况。患者以前的稳定性心绞痛情况有所变化，或者在静息状态下发作心绞痛或者心绞痛发作时间延长，应去医院快速评估。因为所有的急性冠脉综合征症状相似，应当马上获得患者静息状态下的心电图，来辨别是否存在ST段抬高，患者应按急性心肌梗死（第232页）处理，可以进行最初的危险分层。没有ST段抬高的患者，初步治疗是控制疼痛，减少缺血；同时，评估进一步发展成急性心肌梗死的危险，并制订适当的后续治疗方案。初期治疗包括应用抗血小板药、抗凝血药、硝酸盐类、β受体阻滞剂，可能使用钙通道阻滞剂。还需要考虑其他的抗血小板治疗及紧急的血管重建。一旦病情稳定，就要明确和治疗患者潜在的危险因素，并且给予长期的抗心绞痛治疗。

- 阿司匹林通常在一线治疗中。它可以抑制血小板聚集，进而减少心肌梗死和死亡的发生率，但是在急性期它不能减少心绞痛发作次数也不能缓解疼痛。
- 如果不能耐受阿司匹林，可用氯吡格雷或者噻氯匹定代替；由于氯吡格雷不良反应较噻氯匹定少，通常首选。开始联用两种抗血小板药物氯吡格雷和阿司匹林，可以提供额外获益[38]，被推荐应用[29,31,36,37]。其它正在研究的口服抗血小板药物包括帕舒格雷和替卡格雷[39]。
- 除了阿司匹林以外，通常给予抗凝血治疗减少血栓形成和纤维素的形成，但是最佳选择还不确定[29]。

　　普通肝素[40,41]和低分子肝素[41]都可以在急性期减少缺血事件、主要心血管事件的发生次数，并且可以长期持续获益。有证据表明低分子肝素比普通肝素更有效[42~44]，因为低分子肝素是皮下注射，应用更方便，而普通肝素虽然皮下注射也有效[45]，但需要持续静脉给药至少48h[30]。中断普通肝素[46]或者低分子肝素[47]给药，不稳定性心绞痛会复发；如果联合应用阿司匹林或者逐渐停药可以避免这种影响[46]。所以指南[29,31,36]允许应用普通肝素或低分子肝素；旁路手术的患者首选普通肝素[29]，PCI患者二者皆选用[48]。

　　磺达肝葵那可能是一种选择药物，它至少等同于依诺肝素[49]，对那些不准备急诊PCI患者是合适的选择[31,37]；但是接受PCI的磺达肝葵那引导管内血栓形成发生率高[50]，所以接受PCI的患者应该给予普通肝素治疗[29,31,37]。对于准备早期PCI患者，直接凝血酶抑制剂比伐卢定是另外一种选择[37]；有研究[51,52]观察计划PCI患者，发现比伐卢定与肝素（普通肝素和低分子肝素）效果相似，而出血危险减少。

- 硝酸酯类药物虽然在受控研究中获得证据有限，但是应用用范广泛[29,31]。初步治疗中静脉比其他途径更可以产生快速反应并且可以控制剂量。应用硝酸甘油或者硝酸异山梨酯。静脉途径通常只是在急性期应用，一旦病情稳定损伤恢复，通常在48h内终止输液。患者症状不是很严重时，可以尝试舌下含服硝酸甘油。
- 急性期开始应用β受体阻滞剂可以减少心肌需氧量。如果治疗需要，可静脉给药，但通常推荐口服给药。伴有内在拟交感神经活性的β受体阻滞剂不能减少安静时心率，所以不推荐使用[16,29,30]。
- 钙通道阻滞剂通常用于对以上治疗抗拒的心绞痛患者或者β受体阻滞剂禁忌者。但如果心绞痛是血管痉挛引起，如变异型心绞痛，就要选择钙通道阻滞剂。在

稳定性心绞痛中提及了钙通道阻滞剂的选择。

- 溶栓药曾经在不稳定性心绞痛中试用，但是，由于不能改善预后，而且伴随着较多的出血并发症；因此，溶栓治疗在不稳定性心绞痛中不推荐使用[29,30]。

　　在治疗伊始，应对可发展为急性心肌梗死高危和中危患者（包括反复缺血和肌钙蛋白升高患者）的危险性和是否需要进一步治疗评价。需要评估患者是做介入治疗还是保守治疗。对于那些适合介入治疗的患者，应尽早进行冠脉造影并进行恰当的血管重建。对于保守治疗的患者和低危患者，冠脉造影和血管重建只是内科控制症状失败或者负荷试验提示有适应证才进行。两者的选择还存在争议。荟萃分析[53~55]认为介入治疗会减少心绞痛再发生率，还会减少长期心肌梗死发生率和死亡率，虽然后来的综述[56]不能证实这点。男性的获益高于高危风险的女性[57]，而对于低风险患者适合保守治疗。应考虑出血的风险[58]。

- 其他抗血小板治疗（包括糖蛋白Ⅱb/Ⅲa受体拮抗剂）在选择介入治疗或者保守治疗中有作用[59]。接受PCI患者是可以获益的（见**再灌注和血管重建操作**，第237页）。对保守治疗患者的结果缺乏一致性。一项荟萃分析[60]研究了在不稳定性心绞痛或非ST段抬高性心肌梗死中糖蛋白Ⅱb/Ⅲa受体拮抗剂的功效，结果表明，它可以减少未选择早期血管成形术患者的死亡和心肌梗死的危险，尤其是高危患者，如肌钙蛋白升高者。然而，荟萃分析的患者接受了血管成形术，未接受介入治疗的患者应用糖蛋白Ⅱb/Ⅲa受体拮抗剂仍然存在疑问[29]。是否所有糖蛋白Ⅱb/Ⅲa受体拮抗剂都有效，目前尚未明了。有研究报道对于不做PCI患者，接受单用替罗非班和阿司匹林[61]或者合用肝素治疗[62]和在标准治疗上加用依替巴肽[63]可以获益，然而阿昔单抗[64]加用PCI和肝素治疗没有显示额外的获益。糖蛋白Ⅱb/Ⅲa受体拮抗剂对于已经服用阿司匹林和氯吡格雷的患者的获益目前尚未被证实[65,66]。
- 急性冠脉综合征入院后尽早应用他汀类药物已经被推荐[31]，虽然有关荟萃分析有不同的结论。一项分析[67]表明早期他汀类药物在最初事件后的1～4个月对结果没有影响，但是另一项研究[68]报道他汀类药物可以减少6个月或者更长时间的心血管事件发生率，并且高剂量的摄入会增加这种获益[69]。

　　出院后，患者应无限期地服用阿司匹林和β受体阻滞剂；氯吡格雷应与阿司匹林合用持续12个月[29,31,37]。他汀类药物应该持续服用。其他可以减少心血管病危险因素的药物应该该采用。抗凝血药物要慎重使用；虽然硝酸盐类药物没有显示可以保护随后的心血管事件，一些患者服用长效硝酸盐类药物进行长期预防。有长期使用口服抗凝血药，但不作为常规治疗，对于华法林合用阿司匹林的研究，结果不一致[70,71]。研究显示[72,73]应用低分子肝素延长时间的获益没有被证实。

变异型心绞痛的治疗　治疗与不稳定性心绞痛相似，加用钙通道阻滞剂[74]；选择合适的钙通道阻滞剂在治疗稳定性心绞痛中已经描述。β受体阻滞剂会增加变异型心绞痛患者胸痛发作；尤其是非选择性β受体阻滞剂，应避免使用。一旦病情稳定，维持治疗包括硝酸盐类药物或者钙通道阻滞剂或者两者合用预防血管痉挛。对于一些患者也可以考虑外科手术治疗。

冠状动脉正常的心绞痛治疗　对于冠状动脉正常的心绞痛者，主要治疗是根据标准抗心绞痛对症治疗，但是这种治疗的反应不同。β受体阻滞剂是最有效的治疗，通常是一线用药[1,2]。

无痛性心肌缺血的治疗　无痛性心肌缺血被认为是未来心血管发病率和死亡率的潜在危险，正在进行研究评价抑制这些发作是否可以改善长期预后。虽然应用于心绞痛的治疗可以减少无痛性心肌缺血的发生率，但是目前仍不清楚抑制可以抑制了心肌缺血是否可以影响预后[75,76]。其他研究认为，缺血阶段可以在以后的心肌梗死中起保护心脏的作用，虽然留床观察尚不明确[77,78]。

1. Crea F, Lanza GA. Angina pectoris and normal coronary arteries: cardiac syndrome X. *Heart* 2004; **90**: 457–63.
2. Bugiardini R, Bairey Merz CN. Angina with "normal" coronary arteries: a changing philosophy. *JAMA* 2005; **293**: 477–84.
3. Fleisher LA, *et al.* 2009 ACCF/AHA focused update on perioperative beta blockade incorporated into the ACC/AHA 2007 guidelines on perioperative cardiovascular evaluation and care for noncardiac surgery: a report of the American College of Cardiology Foundation/American Heart Association Task Force on Practice Guidelines. *Circulation* 2009; **120**: e169–e276. Available at: http://circ.ahajournals.org/cgi/reprint/120/21/e169.pdf (accessed 20/04/10)
4. Poldermans D, *et al.* Guidelines for pre-operative cardiac risk assessment and perioperative cardiac management in non-cardi-
ac surgery: The Task Force for Preoperative Cardiac Risk Assessment and Perioperative Cardiac Management in Non-cardiac Surgery of the European Society of Cardiology (ESC). *Eur Heart J* 2009; **30**: 2679–2812. Also available at: http://www.escardio.org/guidelines-surveys/esc-guidelines/GuidelinesDocuments/guidelines-perioperative-cardiac-care-FT.pdf (accessed 28/10/09)
5. Noman A, *et al.* Effect of high-dose allopurinol on exercise in patients with chronic stable angina: a randomised, placebo controlled crossover trial. *Lancet* 2010; **375**: 2161–7.
6. Yang EH, *et al.* Current and future treatment strategies for refractory angina. *Mayo Clin Proc* 2004; **79**: 1284–92.
7. Ben-Dor I, Battler A. Treatment of stable angina. *Heart* 2007; **93**: 868–74.
8. Abbate A, *et al.* Recurrent angina after coronary revascularization: a clinical challenge. *Eur Heart J* 2007; **28**: 1057–65.
9. Gibbons RJ, *et al.* ACC/AHA 2002 guideline update for the management of patients with chronic stable angina: a report of the American College of Cardiology/American Heart Association Task Force on Practice Guidelines (Committee on the Management of Patients With Chronic Stable Angina). Summary article: *Circulation* 2003; **107**: 149–58. Full version: http://www.americanheart.org/downloadable/heart/1044991838085StableAnginaNewFigs.pdf (accessed 13/05/04)
10. Scottish Intercollegiate Guidelines Network. Management of stable angina: a national clinical guideline (issued February 2007). Available at: http://www.sign.ac.uk/pdf/sign96.pdf (accessed 22/01/08)
11. Staniforth AD. Contemporary management of chronic stable angina. *Drugs Aging* 2001; **18**: 109–21.
12. Abrams J. Chronic stable angina. *N Engl J Med* 2005; **352**: 2524–33. Correction. *ibid.*; **353**: 2728.
13. The Task Force on the Management of Stable Angina Pectoris of the European Society of Cardiology. Guidelines on the management of stable angina pectoris. Executive summary: *Eur Heart J* 2006; **27**: 1341–81. Full text available at: http://www.escardio.org/guidelines-surveys/esc-guidelines/GuidelinesDocuments/guidelines-angina-FT.pdf (accessed 26/08/08)
14. Shavelle DM. Long term medical treatment of stable coronary disease. *Heart* 2007; **93**: 1473–7.
15. Cassar A, *et al.* Chronic coronary artery disease: diagnosis and management. *Mayo Clin Proc* 2009; **84**: 1130–46.
16. Anonymous. Which beta-blocker? *Med Lett Drugs Ther* 2001; **43**: 9–11.
17. Heidenreich PA, *et al.* Meta-analysis of trials comparing β-blockers, calcium antagonists, and nitrates for stable angina. *JAMA* 1999; **281**: 1927–36.
18. Klein WW, *et al.* Efficacy of monotherapy compared with combined antianginal drugs in the treatment of chronic stable angina pectoris: a meta-analysis. *Coron Artery Dis* 2002; **13**: 427–36.
19. O'Toole L, Grech ED. ABC of interventional cardiology. Chronic stable angina: treatment options. *BMJ* 2003; **326**: 1185–8.
20. Bakhai A, *et al.* Percutaneous transluminal coronary angioplasty with stents versus coronary artery bypass grafting for people with stable angina or acute coronary syndromes. Available in The Cochrane Database of Systematic Reviews; Issue 1. Chichester: John Wiley; 2005 (accessed 23/01/08).
21. Daemen J, *et al.* Long-term safety and efficacy of percutaneous coronary intervention with stenting and coronary artery bypass surgery for multivessel coronary artery disease: a meta-analysis with 5-year patient-level data from the ARTS, ERACI-II, MASS-II, and SoS trials. *Circulation* 2008; **118**: 1146–54.
22. Smith SC, *et al.* ACC/AHA/SCAI 2005 Guideline Update for Percutaneous Coronary Intervention: a report of the American College of Cardiology/American Heart Association Task Force on Practice Guidelines (ACC/AHA/SCAI Writing Committee to Update the 2001 Guidelines for Percutaneous Coronary Intervention). Full text: *Circulation* 2006; **113**: e166–e286. Also available at: http://circ.ahajournals.org/cgi/reprint/113/7/e166 (accessed 31/01/08)
23. Eagle KA, *et al.* ACC/AHA 2004 guideline update for coronary artery bypass graft surgery: a report of the American College of Cardiology/American Heart Association Task Force on Practice Guidelines (Committee to Update the 1999 Guidelines for Coronary Artery Bypass Graft Surgery). Full text: *Circulation* 2004; **110**: e340–e437. Correction. *ibid.* 2005; **111**: 2014. Also available at: http://www.americanheart.org/downloadable/heart/1091457548444CABGFinalAHA_1fulltext.pdf (accessed 28/02/06) Summary article: *Circulation* 2004; **110**: 1168–76. Correction. *ibid.* 2005; **111**: 2014. Also available at: http://www.americanheart.org/downloadable/heart/1091043576113finalhires.PDF (accessed 28/02/06)
24. Pocock SJ, *et al.* Quality of life after coronary angioplasty or continued medical treatment for angina: three-year follow-up in the RITA-2 trial. *J Am Coll Cardiol* 2000; **35**: 907–14.
25. Boden WE, *et al.* COURAGE Trial Research Group. Optimal medical therapy with or without PCI for stable coronary disease. *N Engl J Med* 2007; **356**: 1503–16.
26. Weintraub WS, *et al.* COURAGE Trial Research Group. Effect of PCI on quality of life in patients with stable coronary disease. *N Engl J Med* 2008; **359**: 677–87.
27. Katritsis KG, Ioannidis JPA. Percutaneous coronary intervention versus conservative therapy in nonacute coronary artery disease: a meta-analysis. *Circulation* 2005; **111**: 2906–12.
28. Schömig A, *et al.* A meta-analysis of 17 randomized trials of a percutaneous coronary intervention-based strategy in patients with stable coronary artery disease. *J Am Coll Cardiol* 2008; **52**: 894–904.
29. Anderson JL, *et al.* ACC/AHA 2007 guidelines for the management of patients with unstable angina/non–ST-elevation myocardial infarction: a report of the American College of Cardiology/American Heart Association Task Force on Practice Guidelines (Writing Committee to Revise the 2002 Guidelines for the Management of Patients With Unstable Angina/Non–ST-Elevation Myocardial Infarction): developed in collaboration with the American College of Emergency Physicians, the Society for Cardiovascular Angiography and Interventions, and the Society of Thoracic Surgeons: endorsed by the American Association of Cardiovascular and Pulmonary Rehabilitation and the Society for Academic Emergency Medicine. Full text: *Circula-*

tion 2007; **116:** e148–e304.
Also available at: http://circ.ahajournals.org/cgi/reprint/CIRCULATIONAHA.107.181940 (accessed 31/01/08) Executive summary: *Circulation* 2007; **116:** 803–877. Also available at: http://circ.ahajournals.org/cgi/reprint/116/7/803 (accessed 31/01/08)

30. British Cardiac Society Guidelines and Medical Practice Committee, and Royal College of Physicians Clinical Effectiveness and Evaluation Unit. Guideline for the management of patients with acute coronary syndromes without persistent ECG ST segment elevation. *Heart* 2001; **85:** 133–42.
31. Bassand J-P, *et al.* The Task Force for Diagnosis and Treatment of Non-ST-Segment Elevation Acute Coronary Syndromes of the European Society of Cardiology. Guidelines for the diagnosis and treatment of non-ST-segment elevation acute coronary syndromes. *Eur Heart J* 2007; **28:** 1598–1660. Also available at: http://www.escardio.org/guidelines-surveys/esc-guidelines/GuidelinesDocuments/guidelines-nste-acs-ft.pdf (accessed 26/08/08)
32. Grech ED, Ramsdale DR. ABC of interventional cardiology. Acute coronary syndrome: unstable angina and non-ST segment elevation myocardial infarction. *BMJ* 2003; **326:** 1259–61.
33. Fox KAA. Management of acute coronary syndromes: an update. *Heart* 2004; **90:** 698–706.
34. Gluckman TJ, *et al.* A simplified approach to the management of non-ST-segment elevation acute coronary syndromes. *JAMA* 2005; **293:** 349–57. Correction. *ibid.*; 1728.
35. Peters RJG, *et al.* Acute coronary syndromes without ST segment elevation. *BMJ* 2007; **334:** 1265–9.
36. Scottish Intercollegiate Guidelines Network. Acute coronary syndromes: a national clinical guideline (issued February 2007; updated June 2010). Available at: http://www.sign.ac.uk/pdf/sign93.pdf (accessed 31/01/08)
37. NICE. Unstable angina and NSTEMI. The early management of unstable angina and non-ST-segment-elevation myocardial infarction (issued March 2010). Available at: http://www.nice.org.uk/nicemedia/live/12949/47921/47921.pdf (accessed 30/07/10)
38. The Clopidogrel in Unstable Angina to Prevent Recurrent Events Trial Investigators. Effects of clopidogrel in addition to aspirin in patients with acute coronary syndromes without ST-segment elevation. *N Engl J Med* 2001; **345:** 494–502.
39. Wallentin L, *et al.* PLATO Investigators. Ticagrelor versus clopidogrel in patients with acute coronary syndromes. *N Engl J Med* 2009; **361:** 1045–57.
40. Oler A, *et al.* Adding heparin to aspirin reduces the incidence of myocardial infarction and death in patients with unstable angina: a meta-analysis. *JAMA* 1996; **276:** 811–15.
41. Eikelboom JW, *et al.* Unfractionated heparin and low-molecular-weight heparin in acute coronary syndrome without ST elevation: a meta-analysis. *Lancet* 2000; **355:** 1936–42.
42. Magee K, *et al.* Low molecular weight heparins versus unfractionated heparin for acute coronary syndromes. Available in The Cochrane Database of Systematic Reviews; Issue 1. Chichester: John Wiley; 2003 (accessed 29/01/08).
43. Petersen JL, *et al.* Efficacy and bleeding complications among patients randomized to enoxaparin or unfractionated heparin for antithrombin therapy in non-ST-Segment elevation acute coronary syndromes: a systematic overview. *JAMA* 2004; **292:** 89–96.
44. Murphy SA, *et al.* Efficacy and safety of the low-molecular weight heparin enoxaparin compared with unfractionated heparin across the acute coronary syndrome spectrum: a meta-analysis. *Eur Heart J* 2007; **28:** 2077–86.
45. Serneri GGN, *et al.* Randomised comparison of subcutaneous heparin, intravenous heparin, and aspirin in unstable angina. *Lancet* 1995; **345:** 1201–4. Correction. *ibid.*; **346:** 130.
46. Théroux P, *et al.* Reactivation of unstable angina after the discontinuation of heparin. *N Engl J Med* 1992; **327:** 141–5.
47. Bijsterveld NR, *et al.* Recurrent cardiac ischemic events early after discontinuation of short-term heparin treatment in acute coronary syndromes: results from the Thrombolysis in Myocardial Infarction (TIMI) 11B and Efficacy and Safety of Subcutaneous Enoxaparin in Non-Q-Wave Coronary Events (ESSENCE) studies. *J Am Coll Cardiol* 2003; **42:** 2083–9.
48. Wong GC, *et al.* Use of low-molecular-weight heparins in the management of acute coronary artery syndromes and percutaneous coronary intervention. *JAMA* 2003; **289:** 331–42.
49. Yusuf S, *et al.* The Fifth Organization to Assess Strategies in Acute Ischemic Syndromes Investigators. Comparison of fondaparinux and enoxaparin in acute coronary syndromes. *N Engl J Med* 2006; **354:** 1464–76.
50. Mehta SR, *et al.* Efficacy and safety of fondaparinux versus enoxaparin in patients with acute coronary syndromes undergoing percutaneous coronary intervention: results from the OASIS-5 trial. *J Am Coll Cardiol* 2007; **50:** 1742–51.
51. Stone GW, *et al.* ACUITY Investigators. Bivalirudin for patients with acute coronary syndromes. *N Engl J Med* 2006; **355:** 2203–16.
52. Stone GW, *et al.* ACUITY Investigators. Antithrombotic strategies in patients with acute coronary syndromes undergoing early invasive management: one-year results from the ACUITY trial. *JAMA* 2007; **298:** 2497–2506.
53. Mehta SR, *et al.* Routine vs selective invasive strategies in patients with acute coronary syndromes: a collaborative meta-analysis of randomized trials. *JAMA* 2005; **293:** 2908–17.
54. Hoenig MR, *et al.* Early invasive versus conservative strategies for unstable angina and non-ST elevation myocardial infarction in the stent era. Available in The Cochrane Database of Systematic Reviews; Issue 3. Chichester: John Wiley; 2010 (accessed 16/08/10).
55. Bavry AA, *et al.* Benefit of early invasive therapy in acute coronary syndromes: a meta-analysis of contemporary randomized clinical trials. *J Am Coll Cardiol* 2006; **48:** 1319–25.
56. Qayyum R, *et al.* Systematic review: comparing routine and selective invasive strategies for the acute coronary syndrome. *Ann Intern Med* 2008; **148:** 186–96.
57. O'Donoghue M, *et al.* Early invasive vs conservative treatment strategies in women and men with unstable angina and non-ST-segment elevation myocardial infarction: a meta-analysis. *JAMA* 2008; **300:** 71–80.
58. Bassand J-P. Bleeding and transfusion in acute coronary syndromes: a shift in the paradigm. *Heart* 2008; **94:** 661–6.
59. Atwater BD, *et al.* Platelet glycoprotein IIb/IIIa receptor antagonists in non-ST segment elevation acute coronary syndromes: a review and guide to patient selection. *Drugs* 2005; **65:** 313–24.
60. Boersma E, *et al.* Platelet glycoprotein IIb/IIIa inhibitors in acute coronary syndromes: a meta-analysis of all major randomised clinical trials. *Lancet* 2002; **359:** 189–98. Correction. *ibid.*; 2120.
61. The Platelet Receptor Inhibition in Ischemic Syndrome Management (PRISM) study Investigators. A comparison of aspirin plus tirofiban with aspirin plus heparin for unstable angina. *N Engl J Med* 1998; **338:** 1498–1505.
62. The Platelet Receptor Inhibition in Ischemic Syndrome Management in Patients Limited by Unstable Signs and Symptoms (PRISM-PLUS) Study Investigators. Inhibition of the platelet glycoprotein IIb/IIIa receptor with tirofiban in unstable angina and non-Q-wave myocardial infarction. *N Engl J Med* 1998; **338:** 1488–97.
63. The PURSUIT Trial Investigators. Inhibition of platelet glycoprotein IIb/IIIa with eptifibatide in patients with acute coronary syndromes. *N Engl J Med* 1998; **339:** 436–43.
64. The GUSTO IV-ACS Investigators. Effect of glycoprotein IIb/IIIa receptor blocker abciximab on outcome in patients with acute coronary syndromes without early coronary revascularisation: the GUSTO IV-ACS randomised trial. *Lancet* 2001; **357:** 1915–24.
65. Rasoul S, *et al.* A comparison of dual vs. triple antiplatelet therapy in patients with non-ST-segment elevation acute coronary syndrome: results of the ELISA-2 trial. *Eur Heart J* 2006; **27:** 1401–7.
66. Bromberg-Marin G, *et al.* Effectiveness and safety of glycoprotein IIb/IIIa inhibitors and clopidogrel alone and in combination in non-ST-segment elevation myocardial infarction (from the National Registry of Myocardial Infarction-4). *Am J Cardiol* 2006; **98:** 1125–31.
67. Briel M, *et al.* Effects of early treatment with statins on short-term clinical outcomes in acute coronary syndromes: a meta-analysis of randomized controlled trials. *JAMA* 2006; **295:** 2046–56.
68. Hulten E, *et al.* The effect of early, intensive statin therapy on acute coronary syndrome: a meta-analysis of randomized controlled trials. *Arch Intern Med* 2006; **166:** 1814–21.
69. Afilalo J, *et al.* Intensive statin therapy in acute coronary syndromes and stable coronary heart disease: a comparative meta-analysis of randomised controlled trials. *Heart* 2007; **93:** 914–21.
70. The Organization to Assess Strategies for Ischemic Syndromes (OASIS) Investigators. Effects of long-term, moderate-intensity oral anticoagulation in addition to aspirin in unstable angina. *J Am Coll Cardiol* 2001; **37:** 475–84.
71. van Es RF, *et al.* Aspirin and coumadin after acute coronary syndromes (the ASPECT-2 study): a randomised controlled trial. *Lancet* 2002; **360:** 109–13.
72. FRagmin and Fast Revascularisation during InStability in Coronary artery disease (FRISC II) Investigators. Long-term low-molecular-mass heparin in unstable coronary-artery disease: FRISC II prospective randomised multicentre study. *Lancet* 1999; **354:** 701–7. Correction. *ibid.*; 1478.
73. The Frax.I.S Study Group. Comparison of two treatment durations (6 days and 14 days) of a low molecular weight heparin with a 6-day treatment of unfractionated heparin in the initial management of unstable angina or non-Q wave myocardial infarction: FRAX.I.S (FRAxiparine in Ischaemic Syndrome). *Eur Heart J* 1999; **20:** 1553–62.
74. Stern S, Bayes de Luna A. Coronary artery spasm: a 2009 update. *Circulation* 2009; **119:** 2531–4.
75. Almeda FQ, *et al.* Silent myocardial ischemia: concepts and controversies. *Am J Med* 2004; **116:** 112–18.
76. Cohn PF, *et al.* Silent myocardial ischemia. *Circulation* 2003; **108:** 1263–77.
77. Edwards RJ, *et al.* Therapeutic potential of ischaemic preconditioning. *Br J Clin Pharmacol* 2000; **50:** 87–97.
78. Kloner RA, Rezkalla SH. Preconditioning, postconditioning and their application to clinical cardiology. *Cardiovasc Res* 2006; **70:** 297–307.

腹水

腹水是液体潴留在腹腔。虽然这不是严格意义上的心血管疾病，但是其治疗主要依靠心血管药物。在西方，酒精性肝硬化可能是最常见的原因，其他原因包括恶性肿瘤、心力衰竭和结核病。随后的讨论仅限于**肝硬化性腹水**。

肝硬化腹水形成的机制，有多种假说理论。无论是什么机制，腹水的形成与肾脏的水钠潴留有关，部分是由于循环中肾素和醛固酮浓度增高引起。门静脉高压和低蛋白血症也是参与的因素。

少量腹水不易被察觉，随着水分积累，腹胀会明显，感觉不舒服。严重情况下会出现呼吸困难和心脏衰竭。外周水肿可以出现，也可无，会出现稀释性低钠血症。肾脏功能不全可能发展为严重损伤（肝肾综合征）。患者有原发（自发的）细菌性腹膜炎的危险（参见M37第175页）。

治疗[1~12]取决于腹水的严重程度，主要是饮食中限钠和利尿治疗。轻、中度腹水，有时单独限钠就有效，但大多数患者需要利尿。提倡卧床休息，但不作为推荐[10]。监测治疗的反应是测量每日体重的减轻。利尿药可选择醛固酮拮抗剂，如螺内酯，如果需要可以添加一种袢利尿药，如呋塞米。若应用螺内酯有不良反应，可以应用阿米洛利或者其他的保钾利尿药代替。螺内酯和呋塞米也可以从治疗开始就合用。对于利尿药抵抗的腹水患者，呋塞米和白蛋白联合使用可以获益[13]；其他试用的药物包括加压素受体拮抗剂（沙他伐坦）、血管收缩剂（特利加压素、奥曲肽和甲氧胺福林）和可乐定[11,12]。在腹壁紧张或顽固性腹水，经常开始应用大量或完全穿刺引流术（用引流的方法排出腹水）；患者维持利尿治疗或者重复穿刺。穿刺后常用白蛋白或右旋糖酐以减少血液动力学并发症，尤其是排出大量液体的时候；可选择的其他方法包括应用血管收缩剂如特利加压素、甲氧胺福林或者去甲肾上腺素，但是这些方法尚无确切作用[11]。当腹水是难治性的，或者重复腹腔穿刺不能耐受，可以尝试进行不同的分流方法[11,12]。在严重的情况下需要肝脏移植。

恶性腹水（腹水是由于恶性肿瘤引起的；**恶性积液**，参见M37第627页），常需要腹腔穿刺，螺内酯对于一些患者是有益的。

1. Roberts LR, Kamath PS. Ascites and hepatorenal syndrome: pathophysiology and management. *Mayo Clin Proc* 1996; **71:** 874–81.
2. Stanley AJ, *et al.* Pathophysiology and management of portal hypertension 2: cirrhotic ascites. *Br J Hosp Med* 1997; **58:** 74–8.
3. Jalan R, Hayes PC. Hepatic encephalopathy and ascites. *Lancet* 1997; **350:** 1309–15.
4. Gerbes AL. Medical treatment of ascites in cirrhosis. *J Hepatol* 1993; **17** (suppl 2): S4–S9.
5. Runyon BA. Care of patients with ascites. *N Engl J Med* 1994; **330:** 337–42.
6. Bataller R, *et al.* Practical recommendations for the treatment of ascites and its complications. *Drugs* 1997; **54:** 571–80.
7. Krige JEJ, Beckingham IJ. ABC of diseases of liver, pancreas, and biliary system: portal hypertension–2. Ascites, encephalopathy, and other conditions. *BMJ* 2001; **322:** 416–18.
8. Ginès P, *et al.* Management of cirrhosis and ascites. *N Engl J Med* 2004; **350:** 1646–54.
9. Sivayokan T, Dillon JF. Cirrhotic ascites: a review of management. *Hosp Med* 2004; **65:** 22–6.
10. Moore KP, Aithal GP. Guidelines on the management of ascites in cirrhosis. *Gut* 2006; **55** (suppl 6): vi1–vi12.
11. Senousy BE, Draganov PV. Evaluation and management of patients with refractory ascites. *World J Gastroenterol* 2009; **15:** 67–80.
12. Rochling FA, Zetterman RK. Management of ascites. *Drugs* 2009; **69:** 1739–60.
13. Elwell RJ, *et al.* Combined furosemide and human albumin treatment for diuretic-resistant edema. *Ann Pharmacother* 2003; **37:** 695–700.

动脉粥样硬化

动脉粥样硬化是一种影响大、中动脉，在内膜上形成脂质丰富的损伤（动脉内壁的脂肪沉积），导致动脉功能障碍，阻碍血流，造成缺血。

缺血性心脏病（冠心病或冠状动脉疾病），包含心绞痛（第215页）和心肌梗死（第232页），也是动脉粥样硬化的最常见表现。在大多数工业化国家，缺血性心脏病是导致死亡的最主要原因。外周和大脑动脉的粥样硬化会导致外周血管病（第234页）或者缺血性脑卒中（第240页）。因此动脉粥样硬化疾病成为主要的发病和死亡的原因，对于动脉粥样硬化的预防和治疗在这些疾病的治疗中起重要的作用。

动脉粥样硬化是一个进展的过程，已经认识到发展的不同阶段[1~3]。早期损伤包括脂质条纹，从幼年发展而来，由充满脂质的巨噬细胞（泡沫细胞）组成。进一步发展为纤维斑块，由脂质核心和充满脂质的巨噬细胞外面围绕着结缔组织基质。斑块可能发生钙化，也会发展成很大而阻塞动脉内腔。然而，急性闭塞大多数是在斑块基础上形成血栓引起的，这是由于内皮剥脱或者斑块破裂（斑块破裂或者龟裂）暴露出血栓形成的核而引起。内皮功能障碍是一个重要的潜在因素，它促进动脉内壁脂肪沉积（动脉粥样硬化生成）的发展和以后的血栓形成[4,5]。虽然症状取决于阻塞的位置，但是动脉粥样硬化本质上是全身的情况，一个血管系统的症状提示存在更广泛的疾病。比如，有外周血管或脑血管疾病的患者容易发展为或者已有缺血性心脏病的证据。

动脉粥样硬化疾病的治疗包括临床表现的治疗（与下文讨论的特殊疾病相同）和降低心血管事件发生危险的治疗（参见**降低心血管危险**，第221页）。其他直接针对动脉粥样硬化进展过程的治疗，将在下文讨论。

脂代谢紊乱是动脉粥样硬化进展的主要因素之一，所以降低动脉粥样硬化患者血脂的作用已经明确，可以减少心血管事件的发生率，延缓甚至逆转动脉粥样硬化进展。虽然治疗的主要目标是低密度脂蛋白胆固醇，但是不完全清楚哪部分血脂是最重要的，是否一些降脂药物存在降脂外的作用。例如，他汀类药物对低密度脂蛋白和动脉粥样硬化的影响存在很明确的相关性，加强治疗会导致动脉粥样硬化斑块进展延缓甚至逆转[5~7]。然而，应用其他调脂药与他汀药物来改变血脂情况的作用未明确。他汀类药物联合依折麦布[8,9]的研究显示虽然可以减低低密度脂蛋白，但并没有额外的减少动脉粥样硬化。然而，他汀类药物和烟酸[9,10]合用可以使高密度脂蛋白胆固醇水平提高，从而获益。

低密度脂蛋白（LDL）的氧化是动脉粥样硬化形成的一个重要环节[11~13]，有些研究还调查研究应用饮食抗氧化剂，如维生素 E、维生素 C 和 β-胡萝卜素（缺

血性心脏病的预防，参见 M37 第1827页）。虽然一些研究发现了动脉粥样硬化进展的减慢，但是其他的研究没有证实这些发现，并且一些大规模的研究也没有找到任何对临床事件危险性的影响。在不同食物中含有多酚化合物，如红酒，被公认为有预防动脉粥样硬化的作用。

高同型半胱氨酸血症被认为是动脉粥样硬化的危险因素之一，但是它的重要性尚未明确[14]。正在尝试降低同型半胱氨酸的干预治疗，如应用叶酸或者补充 B 族维生素，参见 M37 第1842页。对于内皮功能的影响已经受到关注，但是目前没有临床事件减少的证据。高尿酸血症也可能是一个危险因素，然而治疗获益尚未明确[15]。

炎症在动脉粥样硬化的发生和发展以及因为斑块不稳定而引发的急性事件中起着重要作用[16,17]。各种研究显示 CRP（一种炎症标记）与心血管事件有关，但其精确作用尚未明确[14]。他汀类药物降低血脂水平，同时降低 C 反应蛋白，并且与疗效相关[18]。其他的非调脂类的作用，如改善内皮功能障碍或者对血栓的影响等也得到证实。

研究认为，炎症另一个可能的原因是感染[19]，在血清学和病理学研究中发现与许多病因有关。在衣原体肺炎证据很强烈，但是它在动脉粥样硬化的发生和发展中起的准确作用还不明确[20]。抗生素已试用于动脉粥样硬化患者，其益处未被证实[19,20]；一项缺血性心脏病中应用抗衣原体药物的荟萃分析[21,22]，发现没有证据表明可以减少患者死亡率或未来心血管事件的发生。研究发现了牙周病与动脉粥样硬化的相关性，但是需要进一步研究评价治疗获益[23]。

冠状动脉钙化伴随着动脉粥样硬化出现，所以尝试应用降钙沉积的治疗。血脂升高与钙化有关，有证据表明他汀类药物可减慢动脉粥样硬化进展[24]，虽然不是所有的研究都证实[25~27]。钙通道阻滞剂的结果已经被混淆，参见硝苯地平（参见第397页）。依地酸钠的螯合疗法曾试用，获益还需要进一步确定（依地酸钠下的动脉粥样硬化，参见 M37 第1404页）。

动脉粥样硬化的进程中，激素也起一些作用；同龄女性患动脉粥样硬化的危险小于男性，但是这种差别在绝经后随着年龄增大而减小，曾经研究过应用雌激素替代疗法。雌激素替代疗法降低血脂浓度，一些血管造影或者超声研究显示对于动脉粥样硬化进展存在有益的影响，但是其他的研究没有证实这些发现。然而，对照研究并不支持雌激素替代疗法在绝经后妇女预防心血管病的作用（对心血管系统的影响，参见 M37 第2007页）。

血管的治疗（血管的生成和发育）也在研究用于改善动脉粥样硬化疾病的灌注。生长因子基因的初步研究，如血管内皮生长因子（VEGF）、成纤维细胞生长因子（FGF）和刺激 VEGF 生成的基因治疗，已经显露出希望[28,29]。干细胞的应用也在研究中[30]。由于血管壁新生血管生成和斑块血管发生在动脉粥样硬化中可能起作用，抗血管生成治疗也有潜力[31]。

1. Stary HC, et al. A definition of initial, fatty streak, and intermediate lesions of atherosclerosis: a report from the Committee on Vascular Lesions of the Council on Arteriosclerosis, American Heart Association. Circulation 1994; 89: 2462–78.
2. Stary HC, et al. A definition of advanced types of atherosclerotic lesions and a histological classification of atherosclerosis: a report from the Committee on Vascular Lesions of the Council on Arteriosclerosis, American Heart Association. Circulation 1995; 92: 1355–74.
3. Fuster V, et al. Atherothrombosis and high-risk plaque: part I: evolving concepts. J Am Coll Cardiol 2005; 46: 937–54.
4. Corti R, et al. The vulnerable plaque and acute coronary syndromes. Am J Med 2002; 113: 668–80.
5. Grobbee DE, Bots ML. Statin treatment and progression of atherosclerotic plaque burden. Drugs 2003; 63: 893–911.
6. Yu C-M, et al. Comparison of intensive and low-dose atorvastatin therapy in the reduction of carotid intimal-medial thickness in patients with coronary heart disease. Heart 2007; 93: 933–9.
7. Ferrières J. Effects on coronary atherosclerosis by targeting low-density lipoprotein cholesterol with statins. Am J Cardiovasc Drugs 2009; 9: 109–15.
8. Kastelein JJP, et al. ENHANCE Investigators. Simvastatin with or without ezetimibe in familial hypercholesterolemia. N Engl J Med 2008; 358: 1431–43.
9. Taylor AJ, et al. Extended-release niacin or ezetimibe and carotid intima-media thickness. N Engl J Med 2009; 361: 2113–22.
10. Lee JM, et al. Effects of high-dose modified-release nicotinic acid on atherosclerosis and vascular function: a randomized, placebo-controlled, magnetic resonance imaging study. J Am Coll Cardiol 2009; 54: 1787–94.
11. Esterbauer H, et al. Lipid peroxidation and its role in atherosclerosis. Br Med Bull 1993; 49: 566–76.
12. Witztum JL. The oxidation hypothesis of atherosclerosis. Lancet 1994; 344: 793–5.
13. Diaz MN, et al. Antioxidants and atherosclerotic heart disease. N Engl J Med 1997; 337: 408–16.
14. Hackam DG, Anand SS. Emerging risk factors for atherosclerotic vascular disease: a critical review of the evidence. JAMA 2003; 290: 932–40.
15. Dawson J, Walters M. Uric acid and xanthine oxidase: future therapeutic targets in the prevention of cardiovascular disease? Br J Clin Pharmacol 2006; 62: 633–44.
16. Ross R. Atherosclerosis – an inflammatory disease. N Engl J Med 1999; 340: 115–26.
17. Hansson GK. Inflammation, atherosclerosis, and coronary ar-

tery disease. N Engl J Med 2005; 352: 1685–95.
18. Nissen SE, et al. Reversal of Atherosclerosis with Aggressive Lipid Lowering (REVERSAL) Investigators. Statin therapy, LDL cholesterol, C-reactive protein, and coronary artery disease. N Engl J Med 2005; 352: 29–38.
19. Mehta JL, Romeo F. Inflammation, infection and atherosclerosis: do antibacterials have a role in the therapy of coronary artery disease? Drugs 2000; 59: 159–70.
20. Higgins JP. Chlamydia pneumoniae and coronary artery disease: the antibiotic trials. Mayo Clin Proc 2003; 78: 321–32.
21. Andraws R, et al. Effects of antibiotic therapy on outcomes of patients with coronary artery disease: a meta-analysis of randomized controlled trials. JAMA 2005; 293: 2641–7.
22. Baker WL, Couch KA. Azithromycin for the secondary prevention of coronary artery disease: a meta-analysis. Am J Health-Syst Pharm 2007; 64: 830–6.
23. Persson GR, Persson RE. Cardiovascular disease and periodontitis: an update on the associations and risk. J Clin Periodontol 2008; 35 (8 suppl): 362–79.
24. McCullough PA. Effect of lipid modification on progression of coronary calcification. J Am Soc Nephrol 2005; 16 (suppl 2): S115–S119.
25. Raggi P, et al. Aggressive versus moderate lipid-lowering therapy in hypercholesterolemic postmenopausal women: Beyond Endorsed Lipid Lowering with EBT Scanning (BELLES). Circulation 2005; 112: 563–71.
26. Houslay ES, et al. SALTIRE trial Investigators. Progressive coronary calcification despite intensive lipid-lowering treatment: a randomised controlled trial. Heart 2006; 92: 1207–12.
27. Schmermund A, et al. Effect of intensive versus standard lipid-lowering treatment with atorvastatin on the progression of calcified coronary atherosclerosis over 12 months: a multicenter, randomized, double-blind trial. Circulation 2006; 113: 427–37.
28. Sellke FW, Simons M. Angiogenesis in cardiovascular disease: current status and therapeutic potential. Drugs 1999; 58: 391–6.
29. Freedman SB, Isner JM. Therapeutic angiogenesis for coronary artery disease. Ann Intern Med 2002; 136: 54–71.
30. Lachmann N, Nikol S. Therapeutic angiogenesis for peripheral artery disease: stem cell therapy. Vasa 2007; 36: 241–51.
31. Doyle B, Caplice N. Plaque neovascularization and antiangiogenic therapy for atherosclerosis. J Am Coll Cardiol 2007; 49: 2073–80.

心律失常

心律失常是心脏节律紊乱（第211页），会影响心脏维持血液循环的能力。虽然在有些良性病例中可以是无症状，但通常伴有症状，可以导致晕厥和猝死；血栓性疾病伴房性心律失常通常是脑卒中的原因。

定义　心律失常被定义为包括任何心率、心脏节律、心脏刺激起源点异常，或传导紊乱而导致激动顺序异常。心律失常的发生可以是因为窦房结病变，影响起始脉冲点；房室结及传导系统的紊乱，影响脉冲在心室内的传导；或者通过其他心室细胞中传导异常，如旁路。窦房结的心肌细胞（异位起搏点）尤其是在房室结和希氏束-浦肯野氏纤维系统，也可以发生脉冲。异位起搏点脉冲频率低于窦房结频率，因此虽然在某些情况它们可以主导，但一般不能引发心跳。由于动作电位依赖于离子跨细胞膜的运动，所以电解质紊乱是心律失常的重要病因；影响离子通道的先天疾病（通道病）逐渐被认为是一种病因。

心律失常根据心率分类，可分为缓慢性心律失常或快速性心律失常。根据起源点分类，可分类为室上性心律失常（包括房性心律失常和房室结性心律失常）和室性心律失常。还可以根据发病机制分为自律性异常、折返异常或触发激动异常（见快速心律失常，见下文）。症状取决于心律失常类型，可有疲劳、呼吸困难、头晕和晕厥；也会发生猝死。心悸是一种不能接受的心跳的感觉，通常在情绪激动、运动或者应激的情况下发生，也会在心律失常时发生。

缓慢性心律失常通常是由于窦房结功能不全（病态窦房结综合征）引起，包括冲动发生受抑制或者从窦房结到心房的冲动传导紊乱[1]。有些患者会出现心房到心室动过速交替出现（慢快综合征），使得治疗困难。心脏传导阻滞（房室阻滞）是心动过缓的另外一个原因，包括心房脉冲向心室传导紊乱。Ⅰ度房室传导阻滞是脉冲传导延迟，通常没有症状，但是可以发展为Ⅱ度或者Ⅲ度房室传导阻滞，心房脉冲向心室传导间歇阻滞（Ⅱ度房室传导阻滞）或完全阻滞（Ⅲ度房室传导阻滞）。通常心动过缓的原因是心室固有收缩率比心房慢，但房室分离时，心室的激动比心房快，并且不依赖心房激动。

快速性心律失常可能是心房节律或者心室节律的升高。准确机制通常不明确，但是许多临床重要的快速性心律失常涉及折返。脉冲通常是单向传导，心室收缩时传导消失，但在折返时，脉冲呈环路方式传播，反复激动心脏。机制还有自律性异常和触发激动。

异位搏动、期外收缩或期前收缩可以出现在心房或心室，虽然它们精确的意义和定义不同，但出于实际目的，可以被认为是相同的。通常无症状，也没有预后价值，一些患者伴有心悸或者不适症状；有心脏病的患者室性异位搏动与严重的心律失常相关，并且增加猝死的危险[2]。

诊断　准确识别心律失常并非容易，重要的是正确处理，因为不恰当使用抗心律失常药不仅无效而且有害。临床症状有帮助，但是主要诊断还是依靠心电图，它可

以记录心脏的电节律。典型的正常心电图见图 2（第211页）。很多心律失常有特异的心电图图形，但是未必总是这样。窄 QRS 波形的心律失常通常是室上性起源，而宽 QRS 波形的心律失常可以是室上性的也可以是心室起源。其他的特殊试验和个例心律失常的相关特征也可以帮助诊断。

治疗　心律失常的治疗目的是缓解症状和（或）改善生存。治疗选择取决于心律失常种类，有无结构性心脏病，患者的其他情况如妊娠[3]。对于快速心律失常，应用抗心律失常药（参见第212页关于抗心律失常药的分类）和体外电复律，心律失常路径的射频消融术和心脏复律器的植入也逐渐应用中。治疗各种快速心律失常在下面讨论。对于心动过缓，心脏起搏器为选择治疗[1,5~7]，虽然可以使用阿托品及拟交感神经药[5,8]。

心房颤动是一种折返机制的室上性快速心律失常，是临床上最常见的心律失常，是综述[9~21]和指南[22~24]的主题。心房颤动通常与心房折返相关，心房颤动心律失常可能起始于肺静脉附近的异位病灶。心房颤动经常伴随心血管疾病，包括缺血性心脏病或高血压心脏病和心力衰竭，随着年龄增长，发生率明显增加。风湿性心脏病也是重要病因，虽然在发达国家已经不多见。其他病因包括甲状腺功能亢进症和急性酒精中毒；心房颤动也常见于心胸外科后，通常有自限性。部分患者没有明显的病因（孤立性心房颤动）。

心房颤动的特征是不规律的快速心房率（通常大于300 次/min），由于房室结不下传所有的冲动，心室反应增加会造成快速不规则的心室率。心房颤动的分类有几种方法，发作 2 次或者 2 次以上的患者通常被认为是再发性心房颤动；如果心房颤动可以自发停止，为阵发性（间歇性）心房颤动；如果发作是持续的，为持续性（慢性）心房颤动。对心脏复律没有反应的或未尝试心脏复律的持续性心房颤动称为永久性心房颤动。

虽然有些心房颤动会引起痛苦的症状，如严重的心悸和运动不能耐受，偶尔患者还会存在急性血液动力学不稳定，潜在致死。然而，大多数心房颤动患者不会有即刻生命威胁。心率增加会导致心动过速性心肌病，而左房扩大和心输出量减少导致了左房的血液淤滞，会形成血栓造成以后的全身性血栓形成，尤其是缺血性脑卒中。血栓栓塞事件发生在孤立性心房颤动相对较少，但是如果伴有心血管疾病，尤其是风湿性心脏病，危险性就增加。

心房颤动治疗的目的主要是控制症状，预防长期的发病率和病死率，包括血栓栓塞并发症。有效方法是恢复和维持窦性心律（控制心律），或控制心室率允许房颤存在（心率控制）。根据血栓事件的风险使用抗凝血药，也可需要其他策略。对于有生命危险的血液动力学不稳定患者，需要立即恢复窦性心律治疗[25]。

- 心率控制可用于症状的急诊处理和维持治疗，通常包括作用于房室结以减慢传导的药物[26]。传统上应用地高辛，但它起效慢、运动时无效，所以对大多数患者不作为一线用药。通常推荐使用β受体阻滞剂和限制心率的钙通道阻滞剂（如地尔硫䓬或维拉帕米），可提供有效的心率控制，包括控制运动中增加的心率，并且在需要紧急控制的时候可以静脉给药。地高辛可以应用于久坐患者，或用于心衰患者；如果患者需要一种以上的药物来维持适当的心率，可以联合应用地高辛与β受体阻滞剂或者钙通道阻滞剂治疗。胺碘酮控制心率的效果与抗心颤疗效相同，如果地高辛与β受体阻滞剂或者钙通道阻滞剂不能控制症状，可以应用胺碘酮；对于那些药物治疗无效或者不耐受的患者可以采用房室结传导通路的导管消融，随后安置永久起搏器来控制心率。
- 控制心律的方法，窦性心律恢复可以采用同步电复律或者药物复律来完成（心脏复律），应用两种方法之前应进行抗凝治疗，除非房颤新发（小于 24h）。两种方法都有效，选择何种方法取决于房颤的持续时间、实用性和偏好；如果心房颤动是新发，同步电复律恢复窦性心律比药物复律更快速、有效。但缺点是需要在镇静或全身麻醉下进行。在一些病例中，药物治疗有效性受限，不良反应是问题[23,24,27,28]。氟卡尼和普罗帕酮为一线药物推荐[22~24]，也可选择依布利特和多非利特[22~24]。可以使用胺碘酮[27]，尤其用于器质性心脏病患者[23]。奎尼丁、普鲁卡因胺、维拉帕米和索他洛尔的证据更少。正在研究的药物包括维纳卡兰（vernakalant），是一种选择性作用于心房除极药物[30]。静脉用镁也在试用中，结果不同[31,32]。在电复律之前应辅助药物治疗以增加操作成功率，降低早期复发的危险[23,24]，可使用药物包括胺碘酮、氟卡尼、依布利特和索他洛尔。

一旦恢复窦性心律，应考虑长期维持药物治疗，

因为房颤复发常见。第一次发作的房颤患者很少用药物维持治疗，尤其当明确病因是可逆转或可治疗的患者[23,24]。然而在那些由于阵发性或者再发性心房纤颤引起的不适症状的患者通常可以长期服用抗心律失常药。药物选用与心脏复律药物相同，选择药物指南的证据有限[33]。β受体阻滞剂首选[23]，尤其是孤立性房颤患者[24]，如果房颤再发可以进行心率控制，氟卡尼、普罗帕酮或者索他洛尔也经常使用。胺碘酮及多非利特也可使用，胺碘酮比其他抗心律失常药更有效[34]。由于它的长期不良反应，通常只推荐用于那些顽固患者或者不适合其他治疗的心力衰竭患者。决奈达隆（与胺碘酮类似的药物）是另外一种选择，但是心衰是禁忌证。导管消融术（如隔离肺静脉）可以替代药物治疗，可能更有效[35~37]，外科及置入除颤器的方法可使用于一些选择的患者。罕见发作的阵发性心房纤颤并非不适于药物反应的患者，如果症状在院外再发，推荐用单剂量氟卡尼或普罗帕酮[23,24,38]（"药丸口袋"）。

是选择控制心率还是恢复心律，一直存在争论。因为恢复窦性心律可以缓解症状并且减少血栓危险，理论上存在优势。但是抗心律失常药的不良反应及阻止复发的疗效限制了它的获益。一篇研究心房颤动患者的综述[39]和荟萃分析[40,41]，比较了恢复心律和控制心率，发现在控制症状和临床事件上两种策略之间没有区别，因此治疗的选择是依据患者的特征和偏好[22~24,42]。对于有轻微症状的老年人，通常以控制心率为首选方案。然而，对于年轻患者或者有症状的患者，会选择恢复心律而不是控制心率。

在某些情况下，需要预防房颤的发生。虽然心胸外科后的心房纤颤通常是自限性，但它会增加发病率和死亡率，需要预防房颤的发生。β受体阻滞剂、胺碘酮、索他洛尔是有效的[8,23,24,43~46]。限制心率的钙通道阻滞剂如地尔硫草或维拉帕米也曾经被推荐[8]。其他类型的药物也可能有效[46]。镁剂曾经被报道可以获益[47,48]，但是在近年的研究中未被证实[49]。皮质激素也可能获益[50]。他汀类药物可以减少外科手术后心房纤颤的发生[51]，ω-3脂肪酸也显示一些获益[52]。非手术患者中，有证据表明患者服用影响肾素-血管紧张素系统药物可以减少心房纤颤的发生率[53,54]。然而，把缬沙坦加入有心房纤颤病史患者的治疗方案后，并没有减少心律失常的发生[55]。有报道他汀类药物也可以获益[51,54]。

预防血栓栓塞事件，尤其是缺血性脑卒中是心房颤动治疗的主要方面，已经作为一些综述[56~60]的主题，同时在一般性综述和之前引用的指南中也有强调。患者在心脏复律过程和长期病程中存在风险，需要给予恰当的抗凝疗法进行治疗。如果心房颤动持续或大于48h，一般认为如果窦性心律恢复会有导致全身血栓栓塞的危险。对生命体征不稳定的患者，需要立即复律，需要静脉内给予肝素治疗。对多数生命体征稳定的患者，需要延迟复律，先让患者口服华法林3~4周足够抗凝治疗。如果需要早复律，建议先静脉给予肝素，然后经食管超声心动图排除有血栓存在。患者要等心脏复律期间，要进行之前描述的控制心室率。复律成功后，通常要持续抗凝治疗3~4周[61]。有证据[62,63]表明，应用经食管超声检查后，可以用皮下注射低分子肝素替代静脉用普通肝素，随后口服抗凝血药。

对于一些选择的患者，要进行长期抗凝治疗，尤其是不能恢复窦性心律的患者。心房颤动伴风湿性心脏病发生卒中的危险要增加约17倍，已经明确长期华法林抗凝治疗可以获益。非风湿性心脏病患者危险性要低，但是也增加约5倍，而且影响更多患者；然而，应用华法林也有很多争议，抗凝血药的效益与增加出血事件的危险相矛盾。荟萃分析指出，在非风湿性心脏病的心房颤动患者，对卒中一级预防[64,65]和二级预防[65,66]研究中，华法林可有效降低卒中的危险，在临床实践中也发现同样的结果[67,68]。有房颤或有卒中或短暂性脑缺血发作病史的患者减少卒中的危险要比减少出血的危险要大，所以推荐给这些患者[23,24,61,69]。对于一级预防相关的风险和获益平衡不是很清楚，治疗的决定更多取决于患者的个体情况。推荐不同，但是对于高危人群推荐口服抗凝血药，包括高龄、高血压、心力衰竭或糖尿病[61,69]。虽然老年人通常被认为不适合抗凝治疗，但是在实践中获益大于风险[70,71]。对血栓栓塞低危患者，改变方案减少出血可能更合适。抗血小板治疗被广泛应用。有很多证据显示阿司匹林可以减少卒中的危险[72,73]，但是在一级[74]预防和二级[75]预防中阿司匹林的效果比华法林差，所以通常只推荐给那些有出血高风险或低卒中危险的患者，或者那些不愿意或不能服用抗凝血药的患者。

一直在尝试改变策略，以提高抗血栓治疗的效果，同时减少出血的风险。虽然有研究[78]显示三氟柳与中等剂量的苯丙香豆素合用可以获益，但低剂量的华法林与阿司匹林合用疗效差于调整剂量的华法林，所以不做推荐[76,77]。阿司匹林与氯吡格雷合用的双重抗血小板治疗显示疗效优于华法林[79]，以及不规律抗凝治疗显示疗效优于单独阿司匹林治疗[80]。可替代的抗凝治疗也在研究中；有研究[81]比较了艾卓肝素和口服抗凝血药的疗效，该研究因为不能接受的出血危险增加而提前终止，但是有口服凝血酶抑制剂达比加群有利结果报道[82]。非药物治疗对左耳封堵术有成功报道[83]。

心房扑动是一种与心房颤动的本质相似的心律失常，在一些综述[84,85]和指南[86]中有讨论。与心房颤动相同，特征是快速心房率（约300次/min），但是心房节律较规则，相应的心室率更快。心房扑动远远少于心房颤动，如果不治疗经常转变为心房颤动；在有些病例也可以恢复为正常窦性心律。与心房颤动不同的是，心房扑动不被认为可以增加血栓栓塞事件的危险，但是几项研究认为也许并非如此[87~89]。因此抗凝血药对于慢性或者反复发作的心房扑动有一定作用，推荐在心脏复律前应用[61,84,86]。心房扑动的治疗策略与心房颤动大致相同，即控制心室的心室率和心率复发。一般来说，药物治疗干预心房扑动的成功率低于心房颤动。药物心脏复律成功率相对低，通常应用心脏起搏，经导管致心房颤动自行终止。如果起搏失败，也可以应用同步直流电复律恢复窦性心律。也可以选择射频消融[85,86]，可常用[85]，也可作为心脏复律失败的可选择方法。

其他房性心律失常包括**房性早搏**（即房性期前收缩）和不同类型的**房性心动过速**。早搏通常无症状，如果症状严重（正常心搏之间的间歇的感觉）可以应用β受体阻滞剂[90]。房性心动过速也可以用β受体阻滞剂或者限制率率的钙通道阻滞剂治疗[86,91]，如果心动过速是由于地高辛中毒引起的，要求停用地高辛[86]。对于局灶性房性心动过速，氟卡尼、索他洛尔、胺碘酮都有效，但通常选择导管射频治疗[92]。

阵发性室上性心动过速是折返性心律失常。以前用过阵发性房性心动过速这个名词，但是当认识到很多心律失常是起源于房室结而不是心房的时候，这个名词变得过时了。折返环可以在心房和心室间的旁路（房室折返性心动过速）或者在房室结内（房室结折返性心动过速）。它是在其他方面健康个体中发生的相对普遍的心律失常。它可以自发恢复或者用迷走神经刺激，如用呼吸的方法、快速蹲坐或者压迫一侧颈动脉窦，就需要治疗。中止阵发性室上性心动过速，通常的药物选择是静脉给予腺苷[86,90,93~96]；静脉给予维拉帕米或地尔硫草或β受体阻滞剂可作为选择。如果药物无反应，或宽QRS波诊断不清时，可以应用普罗帕酮、氟卡尼、普鲁卡因胺、索他洛尔、胺碘酮或伊布利特[86,90,94]。在某些病例尤其是不稳定的患者需要应用直流电复律。有些病例还需要长期维持治疗，预防复发。但是在治疗选择上的证据有限[86]。很多患者尤其是房室折返和存在旁路的患者首选导管射频消融。药物治疗也可以选择。延迟房室传导的药物通常作为一线治疗，包括β受体阻滞剂、限制心率的钙通道阻滞剂和地高辛。如果一线药物无效，可以选用作用于心房不应期的Ⅰ类药物，通常首选Ⅰc类药物：氟卡尼和普罗帕酮；如果患者存在器质性心脏病，首选胺碘酮。其他药物包括索他洛尔、奎尼丁、普鲁卡因胺和多非利特，也可使用。

预激综合征[97,98]存在房室传导异常即肯特束的先天异常，会导致室性期前收缩。虽然很多患者没有症状，但发生心房纤颤和室上性心动过速的危险增加，而且会进一步发展为室颤，尤其是应用了房室阻滞药物后。对于这类患者，抗心律失常药的使用非常慎重，射频消融术是治疗选择[86,94]。

室性心动过速很少发生在子宫内，往往与胎儿水肿和围生期死亡率和发病率有关。对母亲应用抗心律失常药，如地高辛、氟卡尼、索他洛尔或胺碘酮治疗（经胎盘治疗）[91,99~101]。对于耐药的病例，直接腹膜内或者血管内用药对胎儿可能是必要的。

室性心动过速是一种折返性心律失常[102~106]，通常伴有心血管疾病，如心肌梗死或者心肌病。也可能由延迟QT间期的药物或地高辛中毒所致。先天离子通道疾病（如Brugada综合征[107]、长QT综合征[108]）可致心脏结构正常患者发生室性心动过速。心率为120~250次/min，室性心动过速起源于房室结以下的心室，可以阵发性发作，包括短的自限性发作，或者是持续的（持续30s或者更长）。虽然室性心动过速可以无症状（如果发作是非持续性的），或引起轻微症状（如心悸）。它也可能是潜在的很严重情况，会导致心排出量减低、休克，甚至发展为**心室颤动**和心跳骤停。它是导致不能解释的心脏猝死的最常见原因[109]。室性心动过速的ECG有时会与室上性心动过速相混淆，但是因为治疗方法不同，应当全力获得正确的诊断。如果诊断不

明，患者按室性心动过速处理[5,86]。

室性心动过速的初步治疗很大程度上取决于患者的血流动力学状态。伴有室颤或者无脉搏室性心动过速的不稳定患者，与不规律持续性室性心动过速患者，应该给予除颤治疗，这在**高级心脏生命支持**中有提及（第214页）。大多数稳定伴有单形性室速的患者，应该静脉给予抗心律失常药治疗或者镇静后直流电复律；起搏治疗在一些患者也会有效。胺碘酮[5,8,110,111]被广泛推荐使用；普鲁卡因胺是另一选择药物[5,8,110]，更要求快速有效则可以作为首选[111]。也可以选择索他洛尔[8]，利多卡因（以前作为选择药物）虽然通常效果差，但是在一部分患者中有作用。其他可选择的药物包括阿义马林、氟卡尼和普罗帕酮。有些非持续性室性心动过速患者，应用β受体阻滞剂可能有效。如果不需要紧急终止心律失常的情况下，可以应用β受体阻滞剂[111]。

恢复窦性心律后需要维持治疗。对于低危患者通常不需要长期预防治疗，比如无症状非持续的室性心动过速。但是对于有严重症状或者高危猝死的患者（如室颤和无脉性室性心动过速幸存者），需要长期的维持治疗。虽然可以使用抗心律失常药，但越来越多的证据表明植入复律除颤器可以更有效降低死亡率，目前被推荐给大多数患者[7,8,111,112]，虽然要考虑其不良反应[113]。β受体阻滞剂也有效且可以使用[8,111]，但有较少的证据支持应用其他药物，即使在电生理测试应用后，所以其他药物不再作为常规推荐使用。胺碘酮可以减少猝死危险，但对总体死亡率没有影响[8]，这样的治疗也可以应用于植入埋藏式复律除颤器的患者。对于不适合植入埋藏式复律除颤器的患者，可以选择索他洛尔或者胺碘酮联用β受体阻滞剂[8]，这样的治疗也可以应用于植入埋藏式复律除颤器的患者预防频繁的启动设备进行除颤并且预防心律失常的再发[111,115]，但是要考虑药物对复律能量的影响[106]。有证据显示一些减少心血管事件来获益的药物[111]可以减少室性心律失常的风险，包括ACEI和ω-3脂肪酸，但是作用尚未明确[111]。

心肌梗死是室性心律失常的一个特殊危险因素，需要预防性治疗。心律失常常见于急性心肌梗死早期，利多卡因曾用于预防性治疗；然而现在证据非常少，所以不再作为常规推荐[117,118]。植入复律除颤器可用于心肌梗死后持续性室性心动过速超过48h的患者，尤其是伴有心力衰竭的患者，以预防心源性猝死；也可以选择β受体阻滞剂[119,120]、胺碘酮[121]或索他洛尔。无症状的室性心律失常患者猝死风险增高，应用抗心律失常药可以增加死亡率[119,120,122]，不推荐使用。

一级预防对于其他引起室性心律失常和心源性猝死的心脏疾病也有作用，包括心力衰竭、心肌病、Brugada综合征或者相似的先天疾病。对于高危患者推荐植入复律除颤器；β受体阻滞剂和胺碘酮也许在某些特殊治疗有用[111,123]。

QT延长和药物诱导的心律失常　抗心律失常药有致心律失常效应，会加剧或者导致各种心律失常，而非心脏药物也可以致心律失常。尖端扭转型室速是严重的室性心律失常，通常由药物诱导[124]。伴有QT间期延长（心室复极延长），可以在去极后触发折返性心动过速；通常是非持续的，但是可以持续很长时间，导致晕厥或者心室颤动来室颤。能引起QT间期延长的药物包括抗心律失常药和一些非心脏用药[125~130]，包括酚噻嗪类、三环类抗抑郁药物、抗组胺药（如阿司咪唑和特非那定）、抗菌药（如乙琥红霉素）、抗疟药（如卤泛群）和降脂药物（如普罗布考）。先天离子通道异常的患者也存在QT间期延长和尖端扭转型室速，诱发是压力或者运动诱导心动过速[108]；其他原因包括电解质紊乱和心动过缓。如果尖端扭转室速是药物引起的，要马上停药并且以后避免应用此药。开始治疗通常是静脉内给予镁剂来矫正低镁的不足，短暂的心房或者心室起搏和纠正各种电解质紊乱也是合适的治疗[124]。起搏开始前可以较谨慎应用异丙肾上腺素来增加心率和缩短QT间期。先天的长QT综合征通常应用β受体阻滞剂治疗和避免触发因素，在一些患者也可以选择植入复律除颤器[108,111,131]；起搏治疗有可能增加心源性猝死风险，不再作为常规推荐[108]。

1. Mangrum JM, DiMarco JP. The evaluation and management of bradycardia. *N Engl J Med* 2000; **342:** 703–9.
2. Ng GA. Treating patients with ventricular ectopic beats. *Heart* 2006; **92:** 1707–12.
3. Adamson DL, Nelson-Piercy C. Managing palpitations and arrhythmias during pregnancy. *Heart* 2007; **93:** 1630–6.
4. Hall MCS, Todd DM. Modern management of arrhythmias. *Postgrad Med J* 2006; **82:** 117–25.
5. The American Heart Association. 2005 American Heart Association guidelines for cardiopulmonary resuscitation and emergency cardiovascular care. Part 7.3: management of symptomatic bradycardia and tachycardia. *Circulation* 2005; **112:** (suppl 1): IV67–IV77. Available at: http://intl-circ.ahajournals.org/cgi/reprint/112/24_suppl/IV-67 (accessed 25/06/07)
6. Adán V, Crown LA. Diagnosis and treatment of sick sinus syndrome. *Am Fam Physician* 2003; **67:** 1725–32.
7. Epstein AE, *et al.* ACC/AHA/HRS 2008 Guidelines for Device-

Based Therapy of Cardiac Rhythm Abnormalities: a report of the American College of Cardiology/American Heart Association Task Force on Practice Guidelines (Writing Committee to Revise the ACC/AHA/NASPE 2002 Guideline Update for Implantation of Cardiac Pacemakers and Antiarrhythmia Devices). Executive summary: *Circulation* 2008; **117:** 2820–40. Full text: http://circ.ahajournals.org/cgi/reprint/117/21/e350.pdf (accessed 24/07/09)
8. Scottish Intercollegiate Guidelines Network. Cardiac arrhythmias in coronary heart disease (issued February 2007). Available at: http://www.sign.ac.uk/pdf/sign94.pdf (accessed 24/07/09)
9. Falk RH. Atrial fibrillation. *N Engl J Med* 2001; **344:** 1067–78. Correction. *ibid.*; 1876.
10. Channer KS. Current management of symptomatic atrial fibrillation. *Drugs* 2001; **61:** 1425–37.
11. Peters NS, *et al.* Atrial fibrillation: strategies to control, combat, and cure. *Lancet* 2002; **359:** 593–603.
12. Nattel S, *et al.* New approaches to atrial fibrillation management: a critical review of a rapidly evolving field. *Drugs* 2002; **62:** 2377–97.
13. Markides V, Schilling RJ. Atrial fibrillation: classification, pathophysiology, mechanisms and drug treatment. *Heart* 2003; **89:** 939–43.
14. Page RL. Newly diagnosed atrial fibrillation. *N Engl J Med* 2004; **351:** 2408–16.
15. Iqbal MB, *et al.* Recent developments in atrial fibrillation. *BMJ* 2005; **330:** 238–43.
16. Lip GYH, Tello-Montoliu A. Management of atrial fibrillation. *Heart* 2006; **92:** 1177–82.
17. Lip GYH, Tse H-F. Management of atrial fibrillation. *Lancet* 2007; **370:** 604–18.
18. Blaauw Y, Crijns HJGM. Treatment of atrial fibrillation. *Heart* 2008; **94:** 1342–9.
19. Bajpai A, *et al.* Treatment of atrial fibrillation. *Br Med Bull* 2008; **88:** 75–94.
20. Crandall MA, *et al.* Contemporary management of atrial fibrillation: update on anticoagulation and invasive management strategies. *Mayo Clin Proc* 2009; **84:** 643–62.
21. Lafuente-Lafuente C, *et al.* Management of atrial fibrillation. *BMJ* 2009; **339:** 40–5.
22. Snow V, *et al.* Management of newly detected atrial fibrillation: a clinical practice guideline from the American Academy of Family Physicians and the American College of Physicians. *Ann Intern Med* 2003; **139:** 1009–17. Also available at: http://www.annals.org/cgi/reprint/139/12/1009.pdf (accessed 02/05/07)
23. National Collaborating Centre for Chronic Conditions/NICE. Atrial fibrillation (issued June 2006). Available at: http://www.nice.org.uk/nicemedia/pdf/cg036fullguideline.pdf (accessed 26/08/08)
24. Fuster V, *et al.* ACC/AHA/ESC 2006 guidelines for the management of patients with atrial fibrillation: a report of the American College of Cardiology/American Heart Association Task Force on practice guidelines and the European Society of Cardiology Committee for Practice Guidelines (Writing Committee to Revise the 2001 Guidelines for the Management of Patients With Atrial Fibrillation) developed in collaboration with the European Heart Rhythm Association and the Heart Rhythm Society. *Europace* 2006; **8:** 651–745. Also available at: http://www.escardio.org/guidelines-surveys/esc-guidelines/GuidelinesDocuments/guidelines-afib-ft.pdf (accessed 26/08/08)
25. Khoo CW, Lip GY. Acute management of atrial fibrillation. *Chest* 2009; **135:** 849–59.
26. Boriani G, *et al.* Rate control in atrial fibrillation: choice of treatment and assessment of efficacy. *Drugs* 2003; **63:** 1489–509.
27. Boriani G, *et al.* Pharmacological cardioversion of atrial fibrillation: current management and treatment options. *Drugs* 2004; **64:** 2741–62.
28. Schilling RJ. Cardioversion of atrial fibrillation: the use of antiarrhythmic drugs. *Heart* 2010; **96:** 333–8.
29. Chevalier P, *et al.* Amiodarone versus placebo and class Ic drugs for cardioversion of recent-onset atrial fibrillation: a meta-analysis. *J Am Coll Cardiol* 2003; **41:** 255–62.
30. Ehrlich JR, Nattel S. Novel approaches for pharmacological management of atrial fibrillation. *Drugs* 2009; **69:** 757–74.
31. Onalan O, *et al.* Meta-analysis of magnesium therapy for the acute management of rapid atrial fibrillation. *Am J Cardiol* 2007; **99:** 1726–32.
32. Ho KM, *et al.* Use of intravenous magnesium to treat acute onset atrial fibrillation: a meta-analysis. *Heart* 2007; **93:** 1433–40.
33. Lafuente-Lafuente C, *et al.* Antiarrhythmic drugs for maintaining sinus rhythm after cardioversion of atrial fibrillation: a systematic review of randomized controlled trials. *Arch Intern Med* 2006; **166:** 719–28.
34. The AFFIRM First Antiarrhythmic Drug Substudy Investigators. Maintenance of sinus rhythm in patients with atrial fibrillation: an AFFIRM substudy of the first antiarrhythmic drug. *J Am Coll Cardiol* 2003; **42:** 20–9.
35. Novak PG. Effectiveness of catheter ablation versus antiarrhythmic drug therapy for atrial fibrillation. *Curr Opin Cardiol* 2009; **24:** 9–17.
36. Terasawa T, *et al.* Systematic review: comparative effectiveness of radiofrequency catheter ablation for atrial fibrillation. *Ann Intern Med* 2009; **151:** 191–202.
37. Wilber DJ, *et al.* ThermoCool AF Trial Investigators. Comparison of antiarrhythmic drug therapy and radiofrequency catheter ablation in patients with paroxysmal atrial fibrillation: a randomized controlled trial. *JAMA* 2010; **303:** 333–40.
38. Alboni P, *et al.* Outpatient treatment of recent-onset atrial fibrillation with the "pill-in-the-pocket" approach. *N Engl J Med* 2004; **351:** 2384–91.
39. Crijns HJGM. Rate versus rhythm control in patients with atrial fibrillation: what the trials really say. *Drugs* 2005; **65:** 1651–67.
40. Kumana CR, *et al.* Rhythm vs. rate control of atrial fibrillation meta-analysed by number needed to treat. *Br J Clin Pharmacol* 2005; **60:** 347–54.
41. Testa L, *et al.* Rate-control vs. rhythm-control in patients with atrial fibrillation: a meta-analysis. *Eur Heart J* 2005; **26:** 2000–2006.
42. Zimetbaum P, Josephson ME. Is there a role for maintaining sinus rhythm in patients with atrial fibrillation? *Ann Intern Med* 2004; **141:** 720–6.
43. Crystal E, *et al.* Interventions for preventing post-operative atrial fibrillation in patients undergoing heart surgery. Available in The Cochrane Database of Systematic Reviews; Issue 4. Chichester: John Wiley; 2004 (accessed 25/06/07).
44. Burgess DC, *et al.* Interventions for prevention of post-operative atrial fibrillation and its complications after cardiac surgery: a meta-analysis. *Eur Heart J* 2006; **27:** 2846–57.
45. Rho RW. The management of atrial fibrillation after cardiac surgery. *Heart* 2009; **95:** 422–9.
46. Kaireviciute D, *et al.* Atrial fibrillation following cardiac surgery: clinical features and preventative strategies. *Eur Heart J* 2009; **30:** 410–25.
47. Miller S, *et al.* Effects of magnesium on atrial fibrillation after cardiac surgery: a meta-analysis. *Heart* 2005; **91:** 618–23.
48. Shiga T, *et al.* Magnesium prophylaxis for arrhythmias after cardiac surgery: a meta-analysis of randomized controlled trials. *Am J Med* 2004; **117:** 325–33.
49. Cook RC, *et al.* Prophylactic intravenous magnesium sulphate in addition to oral β-blockade does not prevent atrial arrhythmias after coronary artery or valvular heart surgery: a randomized, controlled trial. *Circulation* 2009; **120** (suppl 11): S163–S169.
50. Baker WL, *et al.* Effect of perioperative corticosteroid use on the incidence of postcardiothoracic surgery atrial fibrillation and length of stay. *Heart Rhythm* 2007; **4:** 461–8.
51. Fauchier L, *et al.* Antiarrhythmic effect of statin therapy and atrial fibrillation: a meta-analysis of randomized controlled trials. *J Am Coll Cardiol* 2008; **51:** 828–35.
52. Calò L, *et al.* N-3 fatty acids for the prevention of atrial fibrillation after coronary artery bypass surgery: a randomized, controlled trial. *J Am Coll Cardiol* 2005; **45:** 1723–8.
53. Kalus JS, *et al.* The impact of suppressing the renin-angiotensin system on atrial fibrillation. *J Clin Pharmacol* 2006; **46:** 21–8.
54. Mohammed KS, *et al.* Adjuvant therapy for atrial fibrillation. *Future Cardiol* 2010; **6:** 67–81.
55. Disertori M, *et al.* GISSI-AF Investigators. Valsartan for prevention of recurrent atrial fibrillation. *N Engl J Med* 2009; **360:** 1606–17. Correction. *ibid.*; 2379.
56. Hankey GJ. Non-valvular atrial fibrillation and stroke prevention. *Med J Aust* 2001; **174:** 234–9.
57. Lip GYH, *et al.* ABC of antithrombotic therapy: antithrombotic therapy for atrial fibrillation. *BMJ* 2002; **325:** 1022–5.
58. Crystal E, Connolly SJ. Role of oral anticoagulation in management of atrial fibrillation. *Heart* 2004; **90:** 813–7.
59. Ezekowitz MD, Falk RH. The increasing need for anticoagulant therapy to prevent stroke in patients with atrial fibrillation. *Mayo Clin Proc* 2004; **79:** 904–13.
60. Lip GYH, Boos CJ. Antithrombotic treatment in atrial fibrillation. *Heart* 2006; **92:** 155–61.
61. Singer DE, *et al.* Antithrombotic therapy in atrial fibrillation: American College of Chest Physicians evidence-based clinical practice guidelines (8th edition). *Chest* 2008; **133** (suppl): 546S–592S.
Also available at: http://chestjournal.chestpubs.org/content/133/6_suppl/546S.full.pdf+html (accessed 16/08/10)
62. Stellbrink C, *et al.* Safety and efficacy of enoxaparin compared with unfractionated heparin and oral anticoagulants for prevention of thromboembolic complications in cardioversion of nonvalvular atrial fibrillation: the Anticoagulation in Cardioversion using Enoxaparin (ACE) trial. *Circulation* 2004; **109:** 997–1003.
63. Klein AL, *et al.* The use of enoxaparin compared with unfractionated heparin for short-term antithrombotic therapy in atrial fibrillation patients undergoing transoesophageal echocardiography-guided cardioversion: assessment of Cardioversion Using Transoesophageal Echocardiography (ACUTE) II randomized multicentre study. *Eur Heart J* 2006; **27:** 2858–65.
64. Aguilar MI, Hart R. Oral anticoagulants for preventing stroke in patients with non-valvular atrial fibrillation and no previous history of stroke or transient ischemic attacks. Available in The Cochrane Database of Systematic Reviews; Issue 3. Chichester: John Wiley; 2005 (accessed 25/06/07).
65. Hart RG, *et al.* Meta-analysis: antithrombotic therapy to prevent stroke in patients who have nonvalvular atrial fibrillation. *Ann Intern Med* 2007; **146:** 857–67.
66. Saxena R, Koudstaal PJ. Anticoagulants for preventing stroke in patients with nonrheumatic atrial fibrillation and a history of stroke or transient ischaemic attack. Available in The Cochrane Database of Systematic Reviews; Issue 2. Chichester: John Wiley; 2004 (accessed 25/06/07).
67. Go AS, *et al.* Anticoagulation therapy for stroke prevention in atrial fibrillation: how well do randomized trials translate into clinical practice? *JAMA* 2003; **290:** 2685–92.
68. Currie CJ, *et al.* Evaluation of survival and ischaemic and thromboembolic event rates in patients with non-valvar atrial fibrillation in the general population when treated and untreated with warfarin. *Heart* 2006; **92:** 196–200.
69. Scottish Intercollegiate Guidelines Network. Antithrombotic therapy: a national clinical guideline (issued March 1999). Available at: http://www.sign.ac.uk/pdf/sign36.pdf (accessed 25/06/07)
70. Garwood CL, Corbett TL. Use of anticoagulation in elderly patients with atrial fibrillation who are at risk for falls. *Ann Pharmacother* 2008; **42:** 523–32.
71. van Walraven C, *et al.* Effect of age on stroke prevention therapy in patients with atrial fibrillation: the atrial fibrillation investigators. *Stroke* 2009; **40:** 1410–6.
72. The Atrial Fibrillation Investigators. The efficacy of aspirin in patients with atrial fibrillation: analysis of pooled data from 3 randomised trials. *Arch Intern Med* 1997; **157:** 1237–40.
73. Aguilar MI, Hart R. Antiplatelet therapy for preventing stroke in patients with non-valvular atrial fibrillation and no previous history of stroke or transient ischemic attacks. Available in The Cochrane Database of Systematic Reviews; Issue 4. Chichester: John Wiley; 2005 (accessed 01/11/06).
74. Aguilar MI, *et al.* Oral anticoagulants versus antiplatelet therapy for preventing stroke in patients with non-valvular atrial fibrillation and no history of stroke or transient ischemic attacks. Available in The Cochrane Database of Systematic Reviews; Issue 3. Chichester: John Wiley; 2007 (accessed 22/07/09).
75. Saxena R, Koudstaal PJ. Anticoagulants versus antiplatelet therapy for preventing stroke in patients with nonrheumatic atrial fibrillation and a history of stroke or transient ischemic attack. Available in The Cochrane Database of Systematic Reviews; Issue 4. Chichester: John Wiley; 2004 (accessed 25/06/07).
76. Stroke Prevention in Atrial Fibrillation Investigators. Adjusted-dose warfarin versus low-intensity, fixed-dose warfarin plus aspirin for high-risk patients with atrial fibrillation: Stroke Prevention in Atrial Fibrillation III randomised clinical trial. *Lancet* 1996; **348:** 633–8.
77. Gulløv AL, *et al.* Fixed minidose warfarin and aspirin alone and in combination vs adjusted-dose warfarin for stroke prevention in atrial fibrillation: Second Copenhagen Atrial Fibrillation, Aspirin, and Anticoagulation Study. *Arch Intern Med* 1998; **158:** 1513–21.
78. Pérez-Gómez F, *et al.* Comparative effects of antiplatelet, anticoagulant, or combined therapy in patients with valvular and nonvalvular atrial fibrillation: a randomized multicenter study. *J Am Coll Cardiol* 2004; **44:** 1557–66.
79. The ACTIVE Writing Group. Clopidogrel plus aspirin versus oral anticoagulation for atrial fibrillation in the Atrial fibrillation Clopidogrel Trial with Irbesartan for prevention of Vascular Events (ACTIVE W): a randomised controlled trial. *Lancet* 2006; **367:** 1903–12.
80. Connolly SJ, *et al.* ACTIVE Investigators. Effect of clopidogrel added to aspirin in patients with atrial fibrillation. *N Engl J Med* 2009; **360:** 2066–78.
81. Bousser MG, *et al.* Amadeus Investigators. Comparison of idraparinux with vitamin K antagonists for prevention of thromboembolism in patients with atrial fibrillation: a randomised, open-label, non-inferiority trial. *Lancet* 2008; **371:** 315–21.
82. Connolly SJ, *et al.* RE-LY Steering Committee and Investigators. Dabigatran versus warfarin in patients with atrial fibrillation. *N Engl J Med* 2009; **361:** 1139–51.
83. Holmes DR, *et al.* PROTECT AF Investigators. Percutaneous closure of the left atrial appendage versus warfarin therapy for prevention of stroke in patients with atrial fibrillation: a randomised non-inferiority trial. *Lancet* 2009; **374:** 534–42.
84. Waldo AL. Treatment of atrial flutter. *Heart* 2000; **84:** 227–32.
85. Fitzpatrick AP, *et al.* Practical management of common atrial arrhythmias 2: common atrial flutter. *Br J Hosp Med* 2007; **68:** 201–4.
86. Blomström-Lundqvist C, *et al.* ACC/AHA/ESC guidelines for the management of patients with supraventricular arrhythmias: a report of the American College of Cardiology/American Heart Association Task Force on Practice Guidelines and the European Society of Cardiology Committee for Practice Guidelines (Writing Committee to Develop Guidelines for the Management of Patients With Supraventricular Arrhythmias). Executive summary: *Circulation* 2003; **108:** 1871–909.
Full text: http://www.americanheart.org/downloadable/heart/1062186010820SVAFullTextGLfinal.pdf (accessed 25/06/07)
87. Lanzarotti CJ, *et al.* Thromboembolism in chronic atrial flutter: is the risk underestimated? *J Am Coll Cardiol* 1997; **30:** 1506–11.
88. Wood KA, *et al.* Risk of thromboembolism in chronic atrial flutter. *Am J Cardiol* 1997; **79:** 1043–7.
89. Seidl K, *et al.* Risk of thromboembolic events in patients with atrial flutter. *Am J Cardiol* 1998; **82:** 580–3.
90. Hebbar AK, Hueston WJ. Management of common arrhythmias: part I: supraventricular arrhythmias. *Am Fam Physician* 2002; **65:** 2479–86.
91. Oudijk MA, *et al.* Drug treatment of fetal tachycardias. *Paediatr Drugs* 2002; **4:** 49–63.
92. Rosso R, Kistler PM. Focal atrial tachycardia. *Heart* 2010; **96:** 181–5.
93. Kugler JD, Danford DA. Management of infants, children, and adolescents with paroxysmal supraventricular tachycardia. *J Pediatr* 1996; **129:** 324–38.
94. Delacrétaz E. Supraventricular tachycardia. *N Engl J Med* 2006; **354:** 1039–51.
95. Fox DJ, *et al.* Supraventricular tachycardia: diagnosis and management. *Mayo Clin Proc* 2008; **83:** 1400–11.
96. Blomström-Lundqvist C. Drug treatment of supraventricular tachycardia. *Heart* 2009; **95:** 1803–7.
97. Gaita F, *et al.* Wolff-Parkinson-White syndrome: identification and management. *Drugs* 1992; **43:** 185–200.
98. Triedman JK. Management of asymptomatic Wolff-Parkinson-White syndrome. *Heart* 2009; **95:** 1628–34.
99. Kleinman CS, Nehgme RA. Cardiac arrhythmias in the human fetus. *Pediatr Cardiol* 2004; **25:** 234–51.
100. Wren C. Cardiac arrhythmias in the fetus and newborn. *Semin Fetal Neonatal Med* 2006; **11:** 182–90.
101. Hornberger LK, Sahn DJ. Rhythm abnormalities of the fetus. *Heart* 2007; **93:** 1294–1300.
102. Campbell RWF. Ventricular ectopic beats and non-sustained ventricular tachycardia. *Lancet* 1993; **341:** 1454–8.
103. Welch PJ, *et al.* Management of ventricular arrhythmias: a trial-based approach. *J Am Coll Cardiol* 1999; **34:** 621–30.
104. Cannom DS, Prystowsky EN. Management of ventricular arrhythmias: detection, drugs, and devices. *JAMA* 1999; **281:** 172–9.
105. Hebbar AK, Hueston WJ. Management of common arrhythmias: part II: ventricular arrhythmias and arrhythmias in special populations. *Am Fam Physician* 2002; **65:** 2491–6.
106. Koplan BA, Stevenson WG. Ventricular tachycardia and sudden cardiac death. *Mayo Clin Proc* 2009; **84:** 289–97.
107. Antzelevitch C, *et al.* Brugada syndrome: report of the second consensus conference. Endorsed by the Heart Rhythm Society and the European Heart Rhythm Association. *Circulation* 2005; **111:** 659–70.
Also available at: http://circ.ahajournals.org/cgi/reprint/111/5/659.pdf (accessed 10/07/07)
108. Goldenberg I, Moss AJ. Long QT syndrome. *J Am Coll Cardiol* 2008; **51:** 2291–2300.
109. Huikuri HV, *et al.* Sudden death due to cardiac arrhythmias. *N Engl J Med* 2001; **345:** 1473–82.
110. Nolan JP, *et al.* European Resuscitation Council guidelines for resuscitation 2005. Section 4: adult advanced life support. *Resuscitation* 2005; **67** (suppl 1): S39–S86. Available at: http://www.erc.edu/download_gl.php?d=5 (accessed 25/06/07)
111. Zipes DP, *et al.* ACC/AHA/ESC 2006 Guidelines for Management of Patients With Ventricular Arrhythmias and the Prevention of Sudden Cardiac Death: a report of the American College of Cardiology/American Heart Association Task Force and the European Society of Cardiology Committee for Practice Guidelines (writing committee to develop Guidelines for Management of Patients With Ventricular Arrhythmias and the Prevention of Sudden Cardiac Death): developed in collaboration with the European Heart Rhythm Association and the Heart Rhythm Society. *Circulation* 2006; **114:** e385–484. Also avail-

able at: http://intl-circ.ahajournals.org/cgi/reprint/114/10/e385 (accessed 25/06/07)
112. Goldberger Z, Lampert R. Implantable cardioverter-defibrillators: expanding indications and technologies. *JAMA* 2006; **295:** 809–18.
113. Tung R, *et al.* A critical appraisal of implantable cardioverter-defibrillator therapy for the prevention of sudden cardiac death. *J Am Coll Cardiol* 2008; **52:** 1111–21.
114. Piccini JP, *et al.* Amiodarone for the prevention of sudden cardiac death: a meta-analysis of randomized controlled trials. *Eur Heart J* 2009; **30:** 1245–53.
115. Ferreira-González I, *et al.* Adjunctive antiarrhythmic drug therapy in patients with implantable cardioverter defibrillators: a systematic review. *Eur Heart J* 2007; **28:** 469–77.
116. Dopp AL, *et al.* Effect of drugs on defibrillation capacity. *Drugs* 2008; **68:** 607–30.
117. Antman EM, *et al.* ACC/AHA guidelines for the management of patients with ST-elevation myocardial infarction: a report of the American College of Cardiology/American Heart Association Task Force on Practice Guidelines (Writing Committee to Revise the 1999 Guidelines for the Management of Patients With Acute Myocardial Infarction). Executive summary: *Circulation* 2004; **110:** 588–636. Correction. *ibid.* 2005; **111:** 2013.
Full guidelines available at: http://circ.ahajournals.org/cgi/reprint/110/9/e82 (accessed 25/06/07)
118. Van de Werf F, *et al.* The Task Force on the Management of Acute Myocardial Infarction of the European Society of Cardiology. Management of acute myocardial infarction in patients presenting with ST-segment elevation. *Eur Heart J* 2008; **29:** 2909–45. Also available at: http://www.escardio.org/guidelines-surveys/esc-guidelines/GuidelinesDocuments/guidelines-AMI-FT.pdf (accessed 13/08/10)
119. Teo KK, *et al.* Effects of prophylactic antiarrhythmic drug therapy in acute myocardial infarction: an overview of results from randomized controlled trials. *JAMA* 1993; **270:** 1589–95.
120. McAlister FA, Teo KK. Antiarrhythmic therapies for the prevention of sudden cardiac death. *Drugs* 1997; **54:** 235–52.
121. Amiodarone Trials Meta-Analysis Investigators. Effect of prophylactic amiodarone on mortality after acute myocardial infarction and in congestive heart failure: meta-analysis of individual data from 6500 patients in randomised trials. *Lancet* 1997; **350:** 1417–24.
122. Waldo AL, *et al.* Effect of d-sotalol on mortality in patients with left ventricular dysfunction after recent and remote myocardial infarction. *Lancet* 1996; **348:** 7–12. Correction. *ibid.*; 416.
123. Kirchhof P, *et al.* Primary prevention of sudden cardiac death. *Heart* 2006; **92:** 1873–8.
124. Drew BJ, *et al.* Prevention of torsade de pointes in hospital settings: a scientific statement from the American Heart Association and the American College of Cardiology Foundation. *Circulation* 2010; **121:** 1047–60. Also available at: http://circ.ahajournals.org/cgi/reprint/121/8/1047.pdf (accessed 18/05/10)
125. Viskin S. Long QT syndromes and torsade de pointes. *Lancet* 1999; **354:** 1625–33.
126. Khan IA. Clinical and therapeutic aspects of congenital and acquired long QT syndrome. *Am J Med* 2002; **112:** 58–66.
127. Roden DM. Drug-induced prolongation of the QT interval. *N Engl J Med* 2004; **350:** 1013–22.
128. Thomas SHL. Drugs and the QT interval. *Adverse Drug React Bull* 1997; **182:** 691–4.
129. Doig JC. Drug-induced cardiac arrhythmias: incidence, prevention and management. *Drug Safety* 1997; **17:** 265–75.
130. Yap YG, Camm AJ. Drug induced QT prolongation and torsades de pointes. *Heart* 2003; **89:** 1363–72.
131. Abrams DJ, *et al.* Long QT syndrome. *BMJ* 2010; **340:** b4815.

心肌病

心肌病是个广义术语，指伴有心脏功能障碍的心肌疾病。以往用于定义没有明确病因的特殊疾病（特发性心肌病），但是随着诊断技术的提高，对疾病机制及基因因素理解的提高，使得许多这类疾病有了明确病因，所以定义范围扩大了。心肌病是心力衰竭的主要原因，这个名词有时被用指心力衰竭。

原发性心肌病是那些只影响或者主要影响心肌的疾病，而不是全身疾病的一部分。基于解剖学和功能特征的不同，传统意义上心肌炎被分为三种主要类型：扩张型心肌病、肥厚型心肌病和限制型心肌病；其中扩张型心肌病和肥厚型心肌病最常见。这种分类不是很理想，有一些新定义的类型（如致心律失常性右室心肌病和离子通道病）就不适合这种分类。基于疾病起因的分类（如基因源性和获得性）被推荐[1]。然而，前者的定义仍在广泛使用，尤其是在那些治疗的综述中[2～15]，而且这种分类法在下面的讨论中还会使用。

扩张型心肌病（以前称充血性心肌病） 的特征是心室扩张、收缩减低引起心脏收缩功能不全和低心排血量。可累及右心室、左心室或两侧心室。也会伴有心室肥厚，由于心脏扩张，不是所有室壁厚度都增加。扩张型心肌病基因型的确存在，但是大多数还是后天获得，是其他心血管疾病或者全身疾病发展的结果。缺血性心肌病是心血管疾病主要病因之一；其他疾病还包括高血压或肺动脉高压、瓣膜疾病和先天性心脏病。心肌炎（感染、毒素或药物引起）[16,17]、代谢紊乱、营养缺乏、妊娠、免疫异常等都可以导致扩张型心肌病。患者可能在一段时间内无症状，但是初发症状通常是心力衰竭；胸痛、体循环栓塞和肺栓塞、心律失常也会发生。扩张型心肌病的治疗主要是常规的心力衰竭治疗（见第224页），然后对症及支持治疗，包括 ACEI、利尿药和β受体阻滞剂。扩张型心肌病使用β受体阻滞剂治疗的早期研究[18～20]显示可以明显改善心脏功能和症状，并且预防临床恶化，但是对总死亡率没有明显影响。一项研究评价卡维地洛治疗包括扩张型心肌病的心力衰竭患者的作用，因为卡维地洛组[21]能明显减少死亡率而早期中止试验，应用比索洛尔的 CIBIS-Ⅱ试验[22]也因为有很好的结果而早期中止试验。一项长期研究[23]报道接受美托洛尔治疗 7 年以上可以明显提高生存率。虽然钙通道阻滞剂通常不用于心力衰竭，但是有报道钙通道阻滞剂（如地尔硫䓬）可以改善症状[24]。

扩张型心肌病患者由于心室收缩不良导致血液淤滞，所以有体循环或者肺循环血栓栓塞的危险。因此推荐长期口服抗凝血药，但是目前推荐限于有心房颤动、既往有体循环栓塞史或严重左室功能不全的患者[2,25]。应该适当治疗心律失常（参见**心律失常**，第218页）；胺碘酮因为没有负性肌力作用尤其适合这种情况。对于有高危心脏猝死的患者曾经试用小剂量胺碘酮，但是作用没有得到证实[2,8]。植入复律除颤器对一些患者有一定作用[26]。

曾经尝试直接治疗心肌病的病因，但结果总的来说并不乐观。代谢及营养补剂（如生长激素、左甲状腺素、左卡尼汀）已经研究，对于可能心肌炎的患者应用免疫抑制药或者对免疫有影响的药物（如己酮可可碱）有一些正面的结果。但是都没有明确的作用。

恢复心室形状和功能的外科治疗曾经尝试，但是心脏移植仍然是改善生存率的主要方法；心脏机械辅助可作为恢复或移植心脏的过渡治疗。

肥厚型心肌病（以前称梗阻性心肌病） 特征为心室肥厚而非心室腔扩大。因为心室壁肥厚、僵硬，导致舒张期充盈减弱，引起了舒张功能障碍。是一种常染色体显性遗传，可以在任何年龄中出现，常在人生的第二个 10 年出现症状。患者可以无症状或伴有胸痛、晕厥、呼吸困难和心律失常。常见在情绪激动或者运动时出现猝死，所以患者应当避免剧烈运动。整体预期寿命与普通人群的预期寿命相似，很多患者没有活动障碍或者只是轻微受限，不需要治疗[5,11]。

出现任何心律失常的患者都应该进行检查，并进行适当治疗（见**心律失常**，第218页），虽然这并不能预防猝死。心房颤动尤其重要，最有效的方法是胺碘酮治疗[4,5,11～13]。对所有持续性心房颤动患者都应考虑抗凝治疗[4,5,11～13]。

β受体阻滞剂可以控制症状，缓解情绪或者运动导致的心动过速。也可以缓解心绞痛，预防晕厥发作。钙通道阻滞剂（通常是维拉帕米）也可以改善症状，提高运动耐力，可以考虑用于持续有运动受限症状或者不能耐受β受体阻滞剂的患者；但是维拉帕米对流出道梗阻的患者有副作用，需谨慎[9～13]。一项交叉研究[27]显示，维拉帕米或者纳多洛尔不能改善运动能力，但多数患者宁愿选择这种或者其他药物而不是安慰剂，而且维拉帕米显示可以改善生活质量。其他可以缓解症状的药物包括丙吡胺，因为有负性肌力作用，通常与β受体阻滞剂合用。利尿药可用于有充血性心力衰竭症状患者，但是也可以减少心排血量。对于症状明显而对药物不能耐受的患者，外科手术或者间隔消融术减少流出道梗阻可以获益[4,5,9～13,28,29]。

猝死的危险很难评估，尤其是无症状的患者。β受体阻滞剂和维拉帕米都不能用来缓解症状，预防室性心律失常。但是有证据[30]表明大剂量β受体阻滞剂可以改善肥厚型心肌病患儿的生存率。小剂量的胺碘酮对高危险患者可能有作用，但是它的不良反应限制了其应用[9,11]；有些患者可以应用埋藏式复律除颤器[11～13,31]。

限制型心肌病是心室充盈受限，通常是由于心内膜纤维化[32]导致舒张功能明显障碍。利尿药可以改善充血性心力衰竭症状，但是因为它可以减少心排血量，所以应用时需要谨慎。如果患者有症状，应该治疗心律失常同时应用抗凝治疗，尤其对于心房颤动、瓣膜病变或者低心排血量的患者[6]。外科手术在一些患者可以获益[32]。

致心律失常右室心肌病的治疗包括植入复律除颤器、应用抗心律失常药（特别是索他洛尔）或者导管消融[33～37]。

1. Maron BJ, *et al.* Contemporary definitions and classification of the cardiomyopathies: an American Heart Association Scientific Statement from the Council on Clinical Cardiology, Heart Failure and Transplantation Committee; Quality of Care and Outcomes Research and Functional Genomics and Translational Biology Interdisciplinary Working Groups; and Council on Epidemiology and Prevention. *Circulation* 2006; **113:** 1807–16. Also available at: http://circ.ahajournals.org/cgi/reprint/113/14/1807.pdf (accessed 04/07/08)
2. Dec GW, Fuster V. Idiopathic dilated cardiomyopathy. *N Engl J Med* 1994; **331:** 1564–75.
3. Burch M, Runciman M. Dilated cardiomyopathy. *Arch Dis Child* 1996; **74:** 479–81.
4. Spirito P, *et al.* The management of hypertrophic cardiomyopathy. *N Engl J Med* 1997; **336:** 775–85.
5. Maron BJ. Hypertrophic cardiomyopathy. *Lancet* 1997; **350:** 127–33.
6. Kushwaha SS, *et al.* Restrictive cardiomyopathy. *N Engl J Med* 1997; **336:** 267–76.
7. Oakley C. Aetiology, diagnosis, investigation, and management of cardiomyopathies. *BMJ* 1997; **315:** 1520–4.
8. Elliott P. Diagnosis and management of dilated cardiomyopathy. *Heart* 2000; **84:** 106–12.
9. McKenna WJ, Behr ER. Hypertrophic cardiomyopathy: management, risk stratification, and prevention of sudden death. *Heart* 2002; **87:** 169–76.
10. Maron BJ. Hypertrophic cardiomyopathy: a systematic review. *JAMA* 2002; **287:** 1308–20.
11. Maron BJ, *et al.* American College of Cardiology/European Society of Cardiology clinical expert consensus document on hypertrophic cardiomyopathy: a report of the American College of Cardiology Foundation Task Force on Clinical Expert Consensus Documents and the European Society of Cardiology Committee for Practice Guidelines. *J Am Coll Cardiol* 2003; **42:** 1687–713. Also published in *Eur Heart J* 2003; **24:** 1965–91. Also available at: http://www.acc.org/qualityandscience/clinical/consensus/cardiomyopathy/index.pdf (accessed 26/08/08) and at: http://www.escardio.org/guidelines-surveys/esc-guidelines/GuidelinesDocuments/guidelines-HCM-FT.pdf (accessed 26/08/08)
12. Nishimura RA, Holmes DR. Hypertrophic obstructive cardiomyopathy. *N Engl J Med* 2004; **350:** 1320–7. Correction. *ibid.*; **351:** 1038. [dosage clarification]
13. Elliott P, McKenna WJ. Hypertrophic cardiomyopathy. *Lancet* 2004; **363:** 1881–91.
14. Spirito P, Autore C. Management of hypertrophic cardiomyopathy. *BMJ* 2006; **332:** 1251–5.
15. Wu AH. Management of patients with non-ischaemic cardiomyopathy. *Heart* 2007; **93:** 403–8.
16. Cooper LT. Myocarditis. *N Engl J Med* 2009; **360:** 1526–38.
17. Schultz JC, *et al.* Diagnosis and treatment of viral myocarditis. *Mayo Clin Proc* 2009; **84:** 1001–9.
18. Waagstein F, *et al.* Beneficial effects of metoprolol in idiopathic dilated cardiomyopathy. *Lancet* 1993; **342:** 1441–6.
19. CIBIS Investigators and Committees. A randomized trial of β-blockade in heart failure: the cardiac insufficiency bisoprolol study (CIBIS). *Circulation* 1994; **90:** 1765–73.
20. The Metoprolol in Dilated Cardiomyopathy (MDC) Trial Study Group. 3-year follow-up of patients randomised in the metoprolol in dilated cardiomyopathy trial. *Lancet* 1998; **351:** 1180–1.
21. Packer M, *et al.* The effect of carvedilol on morbidity and mortality in patients with chronic heart failure. *N Engl J Med* 1996; **334:** 1349–55.
22. CIBIS-II Investigators and Committees. The Cardiac Insufficiency Bisoprolol Study II (CIBIS-II): a randomised trial. *Lancet* 1999; **353:** 9–13.
23. Di Lenarda A, *et al.* Long term survival effect of metoprolol in dilated cardiomyopathy. *Heart* 1998; **79:** 337–44.
24. Figulla HR, *et al.* Diltiazem improves cardiac function and exercise capacity in patients with idiopathic dilated cardiomyopathy: results of the Diltiazem in Dilated Cardiomyopathy Trial. *Circulation* 1996; **94:** 346–52.
25. Cheng JWM, Spinler SA. Should all patients with dilated cardiomyopathy receive chronic anticoagulation? *Ann Pharmacother* 1994; **28:** 604–9.
26. Desai AS, *et al.* Implantable defibrillators for the prevention of mortality in patients with nonischemic cardiomyopathy: a meta-analysis of randomized controlled trials. *JAMA* 2004; **292:** 2874–9.
27. Gilligan DM, *et al.* A double-blind, placebo-controlled crossover trial of nadolol and verapamil in mild and moderately symptomatic hypertrophic cardiomyopathy. *J Am Coll Cardiol* 1993; **21:** 1672–9.
28. Knight CJ. Alcohol septal ablation for obstructive hypertrophic cardiomyopathy. *Heart* 2006; **92:** 1339–44.
29. Ommen SR, *et al.* Left ventricular outflow tract obstruction in hypertrophic cardiomyopathy: past, present and future. *Heart* 2008; **94:** 1276–81.
30. Östman-Smith I, *et al.* A cohort study of childhood hypertrophic cardiomyopathy: improved survival following high-dose beta-adrenoceptor antagonist treatment. *J Am Coll Cardiol* 1999; **34:** 1813–22.
31. Maron BJ, *et al.* Implantable cardioverter-defibrillators and prevention of sudden cardiac death in hypertrophic cardiomyopathy. *JAMA* 2007; **298:** 405–12.
32. Mocumbi AO, *et al.* Neglected tropical cardiomyopathies: II. Endomyocardial fibrosis. *Heart* 2008; **94:** 384–90.
33. Wichter T, *et al.* Arrhythmogenic right ventricular cardiomyopathy: antiarrhythmic drugs, catheter ablation, or ICD? *Herz* 2005; **30:** 91–101.
34. Calkins H. Arrhythmogenic right-ventricular dysplasia/cardiomyopathy. *Curr Opin Cardiol* 2006; **21:** 55–63.
35. Kiès P, *et al.* Arrhythmogenic right ventricular dysplasia/cardiomyopathy: screening, diagnosis, and treatment. *Heart Rhythm* 2006; **3:** 225–34.
36. Buja G, *et al.* Arrhythmogenic right ventricular cardiomyopathy/dysplasia: risk stratification and therapy. *Prog Cardiovasc Dis* 2008; **50:** 282–93.
37. Corrado D, *et al.* Arrhythmogenic right ventricular cardiomyopathy: an update. *Heart* 2009; **95:** 766–73.

降低心血管危险

动脉粥样硬化性心血管疾病包括缺血性心脏病或冠心病（心肌梗死和心绞痛）、缺血性脑卒中和周围血管疾病。缺血性心脏病尤其是发达国家的主要死亡原因之一，心血管疾病伴随着高发病率。心血管疾病的高危人群如果建立干预措施会获益，因此对这些患者的鉴别和治疗成为重要的医疗策略[1～9]。

心血管事件的危险性在个体和流行病学研究间差异确定了几个因素，包括可增加危险因素的固定因素和可变因素。危险因素会累积效应，但是并非相同权重，而且发展了不同算法对个体水平计算危险因素[3,4,10,11]。

最高危的人群是伴有动脉粥样硬化表现，尤其是伴有心血管事件，如心肌梗死或缺血性脑卒中，也包括有心绞痛或周围血管疾病症状的人群。糖尿病患者（1 型

或 2 型）与动脉粥样硬化的危险水平相同，即使有治疗。左室肥厚也预示着高危。其他的固定因素包括年龄、性别、家庭史，但是对整体人群作用很重要。

明确的**可改变的危险因素**包括吸烟、血压升高、血脂升高[12,13]。其他危险因素伴随着心血管病，但是关系不明确[14]，包括缺少锻炼、异常的凝血状况、高同型半胱氨酸血症、高尿酸血症、高敏 C 反应蛋白的升高。肥胖也是明确的危险因素[15]，但也有说对心血管疾病有保护作用[16,17]。心理社会因素（如压力）也是危险因素[18,19]。腹型肥胖、高血压、血脂紊乱和糖耐量低下被称为**代谢综合征**，会增加心血管疾病和糖尿病的危险[20~24]。

降低心血管危险的目的，是预防没有动脉粥样硬化表现的患者临床事件的发生（一级预防）；对于已经有明确动脉粥样硬化表现的患者，预防进一步事件的发生（二级预防）。对这两种预防，通常的治疗是消除或者减少所有现存可更改的危险因素；对二级预防，特殊的干预取决于存在的疾病（细节参见具体疾病的综述）。指南[1,3~8]曾经公布个体水平的识别和治疗，包括对于妇女[25]、老人[26]、糖尿病患者[27,28]和代谢综合征患者[24]的特殊指南。还有专门经过围手术期心血管危险因素的指南[29]。动脉粥样硬化可以从儿童期开始发展，青少年期流行病中的危险因素逐渐升高[30]，降低危险因素的治疗应早期考虑[31]，尤其是高危风险人群[32]。

生活方式和饮食改变是降低危险性的主要方法，应该是一级预防和二级预防的第一步，包括建议戒烟，避免肥胖，增加锻炼，饮酒适度，饮食中低饱和脂肪、高水果、蔬菜和鱼[1,3~6,8,33~36]。相似的建议在人群水平同样重要，可作为健康促进和教育的一部分，虽然这些努力可能只是适度改变危险因素[37]。世界上很多地方的缺血性心脏病发病率在减少，同时伴随着传统危险因素的变化和事件发生率间关系的减弱，说明需要更多的治疗[38]。

对于有明确危险因素患者的二级预防，单用改变生活方式是不够的，通常需要药物治疗。高危患者（如那些有动脉粥样硬化症状的患者）需要在改变生活方式的同时进行正式的药物治疗，但是多数患者在开始药物治疗前要进行正式的危险评估。需要帮助戒烟的特殊策略参见 M37 第2292页。同样，生活行式改变血压和血脂浓度也会改善，明确的高血压（见第228页）和高脂血症（见第226页）需要药物治疗。肥胖也需要药物治疗（参见 M37 第2069页）；利莫那班是内源性大麻酚素受体拮抗剂，可以改善代谢危险因素（如体重），但是因为精神副作用而从市场撤消，类似的治疗仍在研究中[39]。但是对糖尿病患者积极控制血糖非常重要，虽然心血管事件获益不明确（见**糖尿病并发症**，第132页）。推荐使用流感疫苗[40]；观察研究显示，注射疫苗者心血管事件危险少，但是在对照研究中没有得到明确的证据[41]。抗血栓治疗也有很大作用，无论有无明显疾病的患者，包括抗血栓治疗、调脂治疗、抗高血压治疗和其他药物将在下文讨论。

抗血栓治疗被广泛用于心血管动脉粥样硬化的患者，因为急性事件大多数是动脉粥样斑块上血栓形成引起的。抗血小板治疗被用于各种心血管疾病的一级预防和二级预防。一些研究[42,43]证实抗血小板治疗可以减少后续的心血管事件发生，但是增加出血的危险，因此绝对的获益取决于个体的危险水平。既往有血管事件的患者，抗血小板治疗明确用于二级预防[3~6,44]。阿司匹林在急性期使用并且长期服用，可降低心肌梗死后的死亡和再梗死危险，应不定期使用[42]。阿司匹林长期使用，降低严重血管事件危险，包括有缺血性脑卒中或者短暂缺血事件的患者发生脑卒中[42,45,46]，而无论年龄多大[47]。一些研究也支持抗血小板治疗在高危人群进行心血管事件的一级预防中可获益。例如，阿司匹林可以减少慢性稳定性心绞痛患者[48]、男性慢性阻塞性血管病[49]和高血压患者[50]发展成心肌梗死的危险，但对年轻女性影响较小[43,49,50]。在外周血管疾病患者，多种抗血小板药物均有益[51,52]。一级预防计划[53]，至少有一项主要危险因素患者的研究，显示可降低心血管死亡率和减少复合的心血管事件，包括死亡、心肌梗死和脑卒中。阿司匹林广泛用于糖尿病患者一级预防，虽然特殊获益有限[54~57]。

在健康人群中服用阿司匹林作为一级预防有较多争议，研究结果有争议，而且在男性和女性中结果不一致。一项在英国进行的对健康男性医生的研究[58]，发现口服阿司匹林不能减少致命和非致命的心肌梗死的发病率，在美国，相似的研究[59]显示在年龄≥50 岁的个体中可以减少致命和非致命心肌梗死的发病率；两项研究都显示，由于脑出血导致的致命性脑卒中（美国的研究）轻微增加了，但无显著意义。对于女性，在美国健康护士中进行的一项大规模观察研究[60]表明阿司匹林可

以减少第一次心肌梗死的危险，但是随机试验[61]发现对于心肌梗死或者死亡都没有作用，但是脑卒中的发生率降低了。荟萃分析[43,62,63]得出的结论是，在某些情况下可获益（男性的心肌梗死和女性的脑卒中），整体的心血管事件效益并不优于出血风险的增加，所以不推荐常规服用阿司匹林。

阿司匹林是研究最广泛的抗血小板药物，超过一定的剂量范围仍有效（参见第23页）。然而有些患者在服用阿司匹林的时候会发生事件，认为是存在阿司匹林抵抗，临床意义及治疗指征都不明确[64,65]。其他抗血小板药物用于阿司匹林不能耐受时（如果是因为胃肠道不良反应而引起的不耐受可以考虑应用阿司匹林与质子泵抑制剂合用[66]），也考虑联合治疗。CAPRIE 研究[67]显示，在高危人群中，应用氯吡格雷在减少心血管事件方面，包括心肌梗死和脑卒中，与应用阿司匹林的效果相同。在缺血性脑卒中患者，二级预防[68]中单独应用双嘧达莫或者与阿司匹林合用是有效的，但是应用氯吡格雷与阿司匹林可增加出血危险，且不减少缺血事件的危险[69]。氯吡格雷与阿司匹林合用对急性冠脉综合征的患者可以获益，但在那些有高危心血管疾病但没有急性事件的患者，出血风险超过获益[70]。

口服抗凝血药被用来作为抗血小板药物的一个替代，或者附加治疗。单用口服抗凝血药比抗血小板药物更有效，但是出血的危险增加[49,71]，通常对不能服用抗血小板药物或者抗血小板药物无效的患者推荐使用口服抗凝血药。这些联合治疗相关的风险与获益很矛盾[72,73]，对基础的决定有一些有用的证据，尤其那些用于有抗凝血和抗血小板药适应证的患者。通常，因为其他原因服用抗凝血药的患者，加用抗血小板药可以减少心血管危险因素来获得稍许额外的获益，但是部分心脏机械瓣膜患者除外[72]。然而，急性冠脉综合征或冠状动脉支架患者抗血小板药物的适应证更强，选择就更复杂[73]。

降脂治疗在降低心血管危险中的作用明确，尤其是他汀类药物的获益在大范围患者中得到证实。随机研究的荟萃分析[74~79]显示他汀类药物用于一级和二级预防可以改善预后，大规模的流行病研究[80]证实了这些发现。大范围的患者获益，包括那些胆固醇水平正常或者减少、妇女和老人。有报道基础的获益取决于患者的初始心血管危险和胆固醇降低的程度，严格的降低血脂方案可以增加获益[81,82]。其他可以获益的降脂药物包括贝特类[83]和衍生物如吉非罗齐，有研究显示高密度胆固醇水平降低的男性患者，吉非罗齐在二级预防中可以获益[84]。ω-3 脂肪酸在一些人群中可以减少心血管病死率[85]，但在血管的影响尚未明了[86]。依折麦布增加他汀药物降低低密度脂蛋白的作用，目前没有显示出临床获益[87]。

低密度脂蛋白胆固醇是最重要的目标，但也包括其他机制。高密度脂蛋白胆固醇降低也是一个心血管疾病明确的危险因素，但是针对这个目的的药物疗效矛盾[88,89]，尚无明确增加高密度脂蛋白胆固醇作用的药物[90]。

值得关注的是在低胆固醇水平与非心脏原因的发病率和死亡率增高之间可能有联系，包括出血性脑卒中、癌症、意外事件和自杀、慢性呼吸系统疾病、肝脏疾病和消化病疾病[91~96]。最新研究强调出血性脑卒中的危险增加[97]，荟萃分析显示他汀类药物治疗可以减少心血管死亡率和全因死亡率，对于非疾病死亡率没有明显的增加[98]。

抗高血压药在减少高血压患者心血管危险因素中有明确的作用，而且获益可以扩展到那些血压正常的患者。曾经有争论哪种抗高血压药最有效，一些研究证实某些药物可以有额外获益，但是会有质量证据。一项荟萃分析[99]总结，五种主要的抗高血压药同样降低血压，无论是否合并血管疾病和对血压进行过预处理，可获得相同效果，作者建议低剂量的抗高血压药联合应用会有特殊的作用。

ACEI 是一组被建议的有特殊作用的药物，可以减少大范围患者的心血管事件发生。在心力衰竭患者的研究中[100,101]和在心血管疾病高危人群的 HOPE 研究[102]中，获益不仅仅是血压的降低，原因可能与肾素-血管紧张素系统阻滞有关[103]。血管紧张素 II 受体拮抗剂也有同样的效果[104,105]。

一些减少心血管危险因素的其他通常治疗也尝试过，最主要的目标是针对潜在危险因素和动脉粥样硬化的进程，但是它们都没有明确的作用。曾经尝试的方法包括补充叶酸和维生素 B 降低半胱氨酸浓度；服用抗氧化剂阻止动脉粥样硬化的进程；女性的雌激素替代疗法，因为绝经期前的女性心血管病发病率比同龄男性小。这些方法在**动脉粥样硬化**中有讨论（参见第217页）。

心血管疾病的危险是多因素性的，人群中很多人都

存在危险因素，改变生活方式和饮食习惯有困难，建议常规联合使用对心血管疾病危险因素有效的药可以获益[106]。联合用药包括他汀药物、阿司匹林、叶酸、抗高血压药的三类（多种药物疗法），在西方社会，对于年龄大于 55 岁的个体，可以预防 80% 心血管疾病。观察研究建议联合应用心血管药物是有效的[107]，联合制剂（不包括叶酸）也是可行的[108]，但是临床获益的证据尚未明确，这种联合治疗的作用尚待肯定。

1. Pearson TA, *et al.* AHA guidelines for primary prevention of cardiovascular disease and stroke: 2002 update: consensus panel guide to comprehensive risk reduction for adult patients without coronary or other atherosclerotic vascular diseases. *Circulation* 2002; **106**: 388–91. Also available at: http://circ.ahajournals.org/cgi/reprint/106/3/388.pdf (accessed 09/07/08)

2. Wood D. Asymptomatic individuals—risk stratification in the prevention of coronary heart disease. *Br Med Bull* 2001; **59**: 3–16.

3. British Cardiac Society, British Hypertension Society, Diabetes UK, HEART UK, Primary Care Cardiovascular Society, The Stroke Association. JBS 2: Joint British Societies' guidelines on prevention of cardiovascular disease in clinical practice. *Heart* 2005; **91** (suppl 5): v1–v52. Also available at: http://heart.bmj.com/cgi/reprint/91/suppl_5/v1 (accessed 09/07/08)

4. Graham I, *et al.* Fourth Joint Task Force of the European Society of Cardiology and Other Societies on Cardiovascular Disease Prevention in Clinical Practice (Constituted by representatives of nine societies and by invited experts). European guidelines on cardiovascular disease prevention in clinical practice: executive summary. *Eur Heart J* 2007; **28**: 2375–2414.
Also available at: http://www.escardio.org/guidelines-surveys/esc-guide-lines/GuidelinesDocuments/guidelines-CVD-prevention-ES-FT.pdf (accessed 13/08/08)

5. Smith SC, *et al.* AHA/ACC guidelines for secondary prevention for patients with coronary and other atherosclerotic vascular disease: 2006 update: endorsed by the National Heart, Lung, and Blood Institute. *Circulation* 2006; **113**: 2363–72. Also available at: http://circ.ahajournals.org/cgi/reprint/113/19/2363.pdf (accessed 09/07/08)

6. Scottish Intercollegiate Guidelines Network. Risk estimation and the prevention of cardiovascular disease (February 2007). Available at: http://www.sign.ac.uk/pdf/sign97.pdf (accessed 09/07/08)

7. Goldstein LB, *et al.* Primary prevention of ischemic stroke: a guideline from the American Heart Association/American Stroke Association Stroke Council. *Stroke* 2006; **37**: 1583–1633. Correction. *ibid.* 2007; **38**: 207. Also available at: http://stroke.ahajournals.org/cgi/reprint/37/6/1583.pdf (accessed 26/06/09)

8. NICE. Lipid modification: cardiovascular risk assessment and the modification of blood lipids for the primary and secondary prevention of cardiovascular disease (Clinical Guideline 67: issued May 2008). Available at: http://www.nice.org.uk/nicemedia/pdf/CG067NICEGuideline.pdf (accessed 16/06/09)

9. O'Keefe JH, *et al.* Primary and secondary prevention of cardiovascular diseases: a practical evidence-based approach. *Mayo Clin Proc* 2009; **84**: 741–57.

10. Hippisley-Cox J, *et al.* Predicting cardiovascular risk in England and Wales: prospective derivation and validation of QRISK2. Abridged version: *BMJ* 2008; **336**: 1475–82. Full version: http://www.bmj.com/cgi/reprint/336/7659/1475.pdf (accessed 16/06/09)

11. D'Agostino RB, *et al.* General cardiovascular risk profile for use in primary care: the Framingham Heart Study. *Circulation* 2008; **117**: 743–53.

12. Khot UN, *et al.* Prevalence of conventional risk factors in patients with coronary heart disease. *JAMA* 2003; **290**: 898–904.

13. Yusuf S, *et al.* Effect of potentially modifiable risk factors associated with myocardial infarction in 52 countries (the INTERHEART study): case-control study. *Lancet* 2004; **364**: 937–52.

14. Kullo IJ, *et al.* Novel risk factors for atherosclerosis. *Mayo Clin Proc* 2000; **75**: 369–40.

15. Poirier P, *et al.* Obesity and cardiovascular disease: pathophysiology, evaluation, and effect of weight loss: an update of the 1997 American Heart Association Scientific Statement on Obesity and Heart Disease from the Obesity Committee of the Council on Nutrition, Physical Activity, and Metabolism. *Circulation* 2006; **113**: 898–918.
Also available at: http://circ.ahajournals.org/cgi/reprint/113/6/898.pdf (accessed 22/05/09)

16. Uretsky S, *et al.* Obesity paradox in patients with hypertension and coronary artery disease. *Am J Med* 2007; **120**: 863–70.

17. Romero-Corral A, *et al.* Association of bodyweight with total mortality and with cardiovascular events in coronary artery disease: a systematic review of cohort studies. *Lancet* 2006; **368**: 666–78.

18. Rosengren A, *et al.* Association of psychosocial risk factors with risk of acute myocardial infarction in 11 119 cases and 13 648 controls from 52 countries (the INTERHEART study): case-control study. *Lancet* 2004; **364**: 953–62.

19. Brotman DJ, *et al.* The cardiovascular toll of stress. *Lancet* 2007; **370**: 1089–1100. Correction. *ibid.*; 1828.

20. Grundy SM, *et al.* Definition of metabolic syndrome: Report of the National Heart, Lung, and Blood Institute/American Heart Association conference on scientific issues related to definition. *Circulation* 2004; **109**: 433–8.
Also available at: http://circ.ahajournals.org/cgi/reprint/109/3/433.pdf (accessed 26/08/09)

21. Eckel RH, *et al.* The metabolic syndrome. *Lancet* 2005; **365**: 1415–28.

22. Grundy SM, *et al.* Diagnosis and management of the metabolic syndrome: an American Heart Association/National Heart, Lung, and Blood Institute Scientific Statement. *Circulation* 2005; **112**: 2735–52.
Also available at: http://circ.ahajournals.org/cgi/reprint/112/17/2735.pdf (accessed 26/08/09)

23. Batsis JA, *et al.* Metabolic syndrome: from global epidemiology to individualized medicine. *Clin Pharmacol Ther* 2007; **82**: 509–24.

24. Rosenzweig JL, *et al.* Primary prevention of cardiovascular disease and type 2 diabetes in patients at metabolic risk: an Endocrine Society clinical practice guideline. *J Clin Endocrinol Metab* 2008; **93:** 3671–89. Also available at: http://www.endo-society.org/guidelines/final/upload/Metabolic-Syndrome-Guideline-Standalone.pdf (accessed 01/07/09)
25. Mosca L, *et al.* Evidence-based guidelines for cardiovascular disease prevention in women: 2007 update. *Circulation* 2007; **115:** 1481–501. Also available at: http://circ.ahajournals.org/cgi/reprint/115/11/1481.pdf (accessed 09/07/08)
26. Williams MA, *et al.* Secondary prevention of coronary heart disease in the elderly (with emphasis on patients ≥75 years of age): an American Heart Association scientific statement from the Council on Clinical Cardiology Subcommittee on Exercise, Cardiac Rehabilitation, and Prevention. *Circulation* 2002; **105:** 1735–43. Also available at: http://circ.ahajournals.org/cgi/reprint/105/14/1735.pdf (accessed 26/08/09)
27. Rydén L, *et al.* Task Force on Diabetes and Cardiovascular Diseases of the European Society of Cardiology (ESC). European Association for the Study of Diabetes (EASD). Guidelines on diabetes, pre-diabetes, and cardiovascular diseases. Executive summary: *Eur Heart J* 2007; **28:** 88–136. Full text: http://www.escardio.org/guidelines-surveys/esc-guidelines/GuidelinesDocuments/guidelines-diabetes-FT.pdf (accessed 01/07/09)
28. Buse JB, *et al.* Primary prevention of cardiovascular diseases in people with diabetes mellitus: a scientific statement from the American Heart Association and the American Diabetes Association. *Diabetes Care* 2007; **30:** 162–72. Also available at: http://care.diabetesjournals.org/content/30/1/162.full.pdf+html (accessed 01/07/09)
29. Fleisher LA, *et al.* ACC/AHA 2007 Guidelines on Perioperative Cardiovascular Evaluation and Care for Noncardiac Surgery: A Report of the American College of Cardiology/American Heart Association Task Force on Practice Guidelines (Writing Committee to Revise the 2002 Guidelines on Perioperative Cardiovascular Evaluation for Noncardiac Surgery). Executive summary: *Circulation* 2007; **116:** 1971–96. Correction. *ibid.* 2008; **118:** e141–e142. Full text: http://circ.ahajournals.org/cgi/reprint/116/17/e418.pdf (accessed 02/07/09)
30. Celermajer DS, Ayer JG. Childhood risk factors for adult cardiovascular disease and primary prevention in childhood. *Heart* 2006; **92:** 1701–6.
31. Kavey R-EW, *et al.* American Heart Association guidelines for primary prevention of atherosclerotic cardiovascular disease beginning in childhood. *Circulation* 2003; **107:** 1562–6. Also published in *J Pediatr* 2003; **142:** 368–72. Also available at: http://circ.ahajournals.org/cgi/reprint/107/11/1562.pdf (accessed 09/07/08)
32. Kavey R-EW, *et al.* Cardiovascular risk reduction in high-risk pediatric patients: a scientific statement from the American Heart Association Expert Panel on Population and Prevention Science; the Councils on Cardiovascular Disease in the Young, Epidemiology and Prevention, Nutrition, Physical Activity and Metabolism, High Blood Pressure Research, Cardiovascular Nursing, and the Kidney in Heart Disease; and the Interdisciplinary Working Group on Quality of Care and Outcomes Research. *Circulation* 2006; **114:** 2710–38. Also available at: http://circ.ahajournals.org/cgi/reprint/114/24/2710.pdf (accessed 09/07/08)
33. Mann JI. Diet and risk of coronary heart disease and type 2 diabetes. *Lancet* 2002; **360:** 783–9.
34. Hu FB, Willett WC. Optimal diets for prevention of coronary heart disease. *JAMA* 2002; **288:** 2569–78.
35. Hooper L, *et al.* Reduced or modified dietary fat for preventing cardiovascular disease. Available in The Cochrane Database of Systematic Reviews; Issue 2. Chichester: John Wiley; 2000 (accessed 19/07/06).
36. Lichtenstein AH, *et al.* Diet and lifestyle recommendations revision 2006: a scientific statement from the American Heart Association Nutrition Committee. *Circulation* 2006; **114:** 82–96. Also available at: http://circ.ahajournals.org/cgi/reprint/114/1/82.pdf (accessed 13/08/08)
37. Ebrahim S, *et al.* Multiple risk factor interventions for primary prevention of coronary heart disease. Available in The Cochrane Database of Systematic Reviews; Issue 4. Chichester: John Wiley; 2006 (accessed 26/08/08).
38. Kuulasmaa K, *et al.* Estimation of contribution of changes in classic risk factors to trends in coronary-event rates across the WHO MONICA Project populations. *Lancet* 2000; **355:** 675–87.
39. Saavedra LE. Endocannabinoid system and cardiometabolic risk. *Clin Pharmacol Ther* 2007; **82:** 591–4.
40. Davis MM, *et al.* Influenza vaccination as secondary prevention for cardiovascular disease: a science advisory from the American Heart Association/American College of Cardiology. *Circulation* 2006; **114:** 1549–53. Correction. *ibid.*; e616. Also available at: http://circ.ahajournals.org/cgi/reprint/114/14/1549.pdf (accessed 26/08/09)
41. Keller T, *et al.* Influenza vaccines for preventing coronary heart disease. Available in The Cochrane Database of Systematic Reviews; Issue 3. Chichester: John Wiley; 2008 (accessed 30/06/09).
42. Antithrombotic Trialists' Collaboration. Collaborative meta-analysis of randomised trials of antiplatelet therapy for prevention of death, myocardial infarction, and stroke in high risk patients. *BMJ* 2002; **324:** 71–86. Correction. *ibid.* 141.
43. Baigent C, *et al.* Antithrombotic Trialists' (ATT) Collaboration. Aspirin in the primary and secondary prevention of vascular disease: collaborative meta-analysis of individual participant data from randomised trials. *Lancet* 2009; **373:** 1849–60.
44. Spinler SA. Safety and tolerability of antiplatelet therapies for the secondary prevention of atherothrombotic disease. *Pharmacotherapy* 2009; **29:** 812–21.
45. Adams RJ, *et al.* Update to the AHA/ASA recommendations for the prevention of stroke in patients with stroke and transient ischemic attack. *Stroke* 2008; **39:** 1647–52. Also available at: http://stroke.ahajournals.org/cgi/reprint/39/5/1647.pdf (accessed 09/07/08)
46. Albers GW, *et al.* Antithrombotic and thrombolytic therapy for ischemic stroke: American College of Chest Physicians evidence-based clinical practice guidelines (8th edition). *Chest* 2008; **133** (suppl): 630S–669S. Also available at: http://www.chestjournal.org/content/133/6_suppl/630S.full.pdf (accessed 26/08/09)
47. Sivenius J, *et al.* Antiplatelet treatment in elderly people with transient ischaemic attacks or ischaemic strokes. *BMJ* 1995; **310:** 25–6.
48. Juul-Möller S, *et al.* Double-blind trial of aspirin in primary prevention of myocardial infarction in patients with stable chronic angina pectoris. *Lancet* 1992; **340:** 1421–5.
49. The Medical Research Council's General Practice Research Framework. Thrombosis prevention trial: randomised trial of low-intensity oral anticoagulation with warfarin and low-dose aspirin in the primary prevention of ischaemic heart disease in men at increased risk. *Lancet* 1998; **351:** 233–41.
50. Hansson L, *et al.* Effects of intensive blood-pressure lowering and low-dose aspirin in patients with hypertension: principal results of the Hypertension Optimal Treatment (HOT) randomised trial. *Lancet* 1998; **351:** 1755–62.
51. Hackam DG, Eikelboom JW. Antithrombotic treatment for peripheral arterial disease. *Heart* 2007; **93:** 303–8.
52. Berger JS, *et al.* Aspirin for the prevention of cardiovascular events in patients with peripheral artery disease: a meta-analysis of randomized trials. *JAMA* 2009; **301:** 1909–19.
53. Collaborative Group of the Primary Prevention Project. Low-dose aspirin and vitamin E in people at cardiovascular risk: a randomised trial in general practice. *Lancet* 2001; **357:** 89–95.
54. Belch J, *et al.* The prevention of progression of arterial disease and diabetes (POPADAD) trial: factorial randomised placebo controlled trial of aspirin and antioxidants in patients with diabetes and asymptomatic peripheral arterial disease. Abridged version: *BMJ* 2008; **337:** 1030–4. Full version: http://www.bmj.com/cgi/reprint/337/oct16_2/a1840.pdf (accessed 02/07/09)
55. Walsh M, Spurling G. Aspirin in type 2 diabetes: is there any evidence base? *BMJ* 2008; **337:** 1163–5.
56. De Berardis G, *et al.* Aspirin for primary prevention of cardiovascular events in people with diabetes: meta-analysis of randomised controlled trials. Abridged version: *BMJ* 2009; **339:** 1238. Full version: http://www.bmj.com/cgi/reprint/339/nov06_1/b4531.pdf (accessed 27/04/10) Correction to full version: http://www.bmj.com/cgi/content/full/340/jan19_3/c374 (accessed 27/04/10)
57. Pignone M, *et al.* Aspirin for primary prevention of cardiovascular events in people with diabetes: a position statement of the American Diabetes Association, a scientific statement of the American Heart Association, and an expert consensus document of the American College of Cardiology Foundation. *Diabetes Care* 2010; **33:** 1395–1402. Also published in *Circulation* 2010; **121:** 2694–2701. Also available at: http://circ.ahajournals.org/cgi/reprint/121/24/2694.pdf (accessed 02/08/10)
58. Peto R, *et al.* Randomised trial of prophylactic daily aspirin in British male doctors. *BMJ* 1988; **296:** 313–16.
59. Steering Committee of the Physicians Health Study Research Group. Final report on the aspirin component of the ongoing physicians' health study. *N Engl J Med* 1989; **321:** 129–35.
60. Manson JE, *et al.* A prospective study of aspirin use and primary prevention of cardiovascular disease in women. *JAMA* 1991; **266:** 521–7.
61. Ridker PM, *et al.* A randomized trial of low-dose aspirin in the primary prevention of cardiovascular disease in women. *N Engl J Med* 2005; **352:** 1293–1304.
62. Wolff T, *et al.* Aspirin for the primary prevention of cardiovascular events: an update of the evidence for the U.S. Preventive Services Task Force. *Ann Intern Med* 2009; **150:** 405–10.
63. Berger JS, *et al.* Aspirin for the primary prevention of cardiovascular events in women and men: a sex-specific meta-analysis of randomized controlled trials. *JAMA* 2006; **295:** 306–13.
64. Krasopoulos G, *et al.* Aspirin "resistance" and risk of cardiovascular morbidity: systematic review and meta-analysis. Abridged version: *BMJ* 2008; **336:** 195–8. Full version: http://www.bmj.com/cgi/reprint/336/7637/195.pdf (accessed 09/07/08)
65. Gasparyan AY, *et al.* The role of aspirin in cardiovascular prevention: implications of aspirin resistance. *J Am Coll Cardiol* 2008; **51:** 1829–43.
66. Bhatt DL, *et al.* ACCF/ACG/AHA 2008 expert consensus document on reducing the gastrointestinal risks of antiplatelet therapy and NSAID use: a report of the American College of Cardiology Foundation Task Force on Clinical Expert Consensus Documents. *Circulation* 2008; **118:** 1894–1909. Also available at: http://circ.ahajournals.org/cgi/reprint/118/18/1894.pdf (accessed 02/07/09)
67. CAPRIE Steering Committee. A randomised, blinded, trial of clopidogrel versus aspirin in patients at risk of ischaemic events (CAPRIE). *Lancet* 1996; **348:** 1329–39.
68. Leonardi-Bee J, *et al.* Dipyridamole for preventing recurrent ischemic stroke and other vascular events: a meta-analysis of individual patient data from randomized controlled trials. *Stroke* 2005; **36:** 162–8.
69. Diener H-C, *et al.* Aspirin and clopidogrel compared with clopidogrel alone after recent ischaemic stroke or transient ischaemic attack in high-risk patients (MATCH): randomised, double-blind, placebo-controlled trial. *Lancet* 2004; **364:** 331–7.
70. Squizzato A, *et al.* Clopidogrel plus aspirin versus aspirin alone for preventing cardiovascular disease. Available in The Cochrane Database of Systematic Reviews; Issue 3. Chichester: John Wiley; 2007 (accessed 09/07/08).
71. The Stroke Prevention in Reversible Ischemia Trial (SPIRIT) Study Group. A randomized trial of anticoagulants versus aspirin after cerebral ischemia of presumed arterial origin. *Ann Neurol* 1997; **42:** 857–65.
72. Dentali F, *et al.* Combined aspirin-oral anticoagulant therapy compared with oral anticoagulant therapy alone among patients at risk for cardiovascular disease: a meta-analysis of randomized trials. *Arch Intern Med* 2007; **167:** 117–24.
73. Holmes DR, *et al.* Combining antiplatelet and anticoagulant therapies. *J Am Coll Cardiol* 2009; **54:** 95–109.
74. Pignone M, *et al.* Use of lipid lowering drugs for primary prevention of coronary heart disease: meta-analysis of randomised trials. *BMJ* 2000; **321:** 983–6. Correction. *ibid.*; 1519.
75. Law MR, *et al.* Quantifying effect of statins on low density lipoprotein cholesterol, ischaemic heart disease, and stroke: systematic review and meta-analysis. *BMJ* 2003; **326:** 1423–7.
76. Cheung BMY, *et al.* Meta-analysis of large randomized controlled trials to evaluate the impact of statins on cardiovascular outcomes. *Br J Clin Pharmacol* 2004; **57:** 640–51.
77. Cholesterol Treatment Trialists' (CTT) Collaborators. Efficacy and safety of cholesterol-lowering treatment: prospective meta-analysis of data from 90 056 participants in 14 randomised trials of statins. *Lancet* 2005; **366:** 1267–78. Correction. *ibid.*; 1358.
78. Thavendiranathan P, *et al.* Primary prevention of cardiovascular diseases with statin therapy: a meta-analysis of randomized controlled trials. *Arch Intern Med* 2006; **166:** 2307–13.
79. Mills EJ, *et al.* Primary prevention of cardiovascular mortality and events with statin treatments: a network meta-analysis involving more than 65,000 patients. *J Am Coll Cardiol* 2008; **52:** 1769–81.
80. Shalev V, *et al.* Continuation of statin treatment and all-cause mortality: a population-based cohort study. *Arch Intern Med* 2009; **169:** 260–8.
81. Cannon CP, *et al.* Meta-analysis of cardiovascular outcomes trials comparing intensive versus moderate statin therapy. *J Am Coll Cardiol* 2006; **48:** 438–45.
82. Karalis DG. Intensive lowering of low-density lipoprotein cholesterol levels for primary prevention of coronary artery disease. *Mayo Clin Proc* 2009; **84:** 345–52.
83. Després J-P, *et al.* Role of fibric acid derivatives in the management of risk factors for coronary heart disease. *Drugs* 2004; **64:** 2177–98.
84. Rubins HB, *et al.* Gemfibrozil for the secondary prevention of coronary heart disease in men with low levels of high-density lipoprotein cholesterol. *N Engl J Med* 1999; **341:** 410–18.
85. León H, *et al.* Effect of fish oil on arrhythmias and mortality: systematic review. Abridged version: *BMJ* 2008; **337:** 149–52. Full version: http://www.bmj.com/cgi/reprint/337/dec23_2/a2931.pdf (accessed 02/07/09)
86. Hooper L, *et al.* Omega 3 fatty acids for prevention and treatment of cardiovascular disease. Available in The Cochrane Database of Systematic Reviews; Issue 4. Chichester: John Wiley; 2004 (accessed 19/06/09).
87. Al Badarin FJ, *et al.* Impact of ezetimibe on atherosclerosis: is the jury still out? *Mayo Clin Proc* 2009; **84:** 353–61.
88. Singh IM, *et al.* High-density lipoprotein as a therapeutic target: a systematic review. *JAMA* 2007; **298:** 786–98. Correction. *ibid.*; 1516.
89. Briel M, *et al.* Association between change in high density lipoprotein cholesterol and cardiovascular disease morbidity and mortality: systematic review and meta-regression analysis. Abridged version: *BMJ* 2009; **338:** 522–6. Full version: http://www.bmj.com/cgi/reprint/338/feb16_1/b92.pdf (accessed 02/07/09)
90. Hausenloy DJ, Yellon DM. Targeting residual cardiovascular risk: raising high-density lipoprotein cholesterol levels. *Heart* 2008; **94:** 706–14.
91. Jacobs D, *et al.* Report of the conference on low blood cholesterol: mortality associations. *Circulation* 1992; **86:** 1046–60.
92. Davey Smith G, *et al.* Plasma cholesterol concentration and mortality: the Whitehall Study. *JAMA* 1992; **267:** 70–6.
93. Law MR, *et al.* Assessing possible hazards of reducing serum cholesterol. *BMJ* 1994; **308:** 373–9.
94. Newman TB, Hulley SB. Carcinogenicity of lipid-lowering drugs. *JAMA* 1996; **275:** 55–60.
95. Zureik M, *et al.* Serum cholesterol concentration and death from suicide in men: Paris prospective study I. *BMJ* 1996; **313:** 649–51.
96. Golomb BA. Cholesterol and violence: is there a connection? *Ann Intern Med* 1998; **128:** 478–87.
97. Henyan NN, *et al.* Impact of statins on risk of stroke: a meta-analysis. *Ann Pharmacother* 2007; **41:** 1937–45.
98. Muldoon MF, *et al.* Cholesterol reduction and non-illness mortality: meta-analysis of randomised clinical trials. *BMJ* 2001; **322:** 11–15.
99. Law MR, *et al.* Use of blood pressure lowering drugs in the prevention of cardiovascular disease: meta-analysis of 147 randomised trials in the context of expectations from prospective epidemiological studies. Abridged version: *BMJ* 2009; **338:** 1245–53. Full version: http://www.bmj.com/cgi/reprint/338/may19_1/b1665.pdf (accessed 02/07/09)
100. Pfeffer MA, *et al.* Effect of captopril on mortality and morbidity in patients with left ventricular dysfunction after myocardial infarction: results of the Survival and Ventricular Enlargement Trial. *N Engl J Med* 1992; **327:** 669–77.
101. Yusuf S, *et al.* Effect of enalapril on myocardial infarction and unstable angina in patients with low ejection fractions. *Lancet* 1992; **340:** 1173–8.
102. The Heart Outcomes Prevention Evaluation Study Investigators. Effects of an angiotensin-converting-enzyme inhibitor, ramipril, on cardiovascular events in high-risk patients. *N Engl J Med* 2000; **342:** 145–53.
103. Schmieder RE, *et al.* Renin-angiotensin system and cardiovascular risk. *Lancet* 2007; **369:** 1208–19.
104. Dahlöf B, *et al.* Cardiovascular morbidity and mortality in the Losartan Intervention For Endpoint reduction in hypertension study (LIFE): a randomised trial against atenolol. *Lancet* 2002; **359:** 995–1003.
105. Yusuf S, *et al.* ONTARGET Investigators. Telmisartan, ramipril, or both in patients at high risk for vascular events. *N Engl J Med* 2008; **358:** 1547–59.
106. Wald NJ, Law MR. A strategy to reduce cardiovascular disease by more than 80%. Abridged version: *BMJ* 2003; **326:** 1419. Full version: http://www.bmj.com/cgi/reprint/326/7404/1419 (accessed 17/07/09)
107. Hippisley-Cox J, Coupland C. Effect of combinations of drugs on all cause mortality in patients with ischaemic heart disease: nested case-control analysis. *BMJ* 2005; **330:** 1059–63.
108. Yusuf S, *et al.* Indian Polycap Study (TIPS). Effects of a polypill (Polycap) on risk factors in middle-aged individuals without cardiovascular disease (TIPS): a phase II, double-blind, randomised trial. *Lancet* 2009; **373:** 1341–51.

脑血管疾病

脑血管疾病是一个广泛的名词，包括所有脑循环疾病。缺血性脑卒中和出血性脑卒中（包括蛛网膜下腔出血）是急性情况（以前被定义为脑血管意外），它们血管方面的治疗将在第240页讨论。它们可能有一个长时

程的神经学结果，是血管性痴呆的重要病因之一（参见M37第342页）。然而脑血管疾病通常用来指由那些概念的有些模糊的脑血流慢性损害引起的认知障碍，有心血管作用的药物促进了其治疗。

阿尔茨海默病和血管性痴呆均为血管动脉粥样硬化疾病（包括冠状动脉和周围血管病）的危险因素，有证据表明降低心血管疾病危险因素的方法（见第221页），尤其是抗高血压药，可以减少痴呆的发生[1]。然而在有明确认知障碍的患者给予心血管药物的获益尚不明了。

血管扩张药是主要应用的药物，但是让人信服的可以获益的证据很少[2]，那些改善症状的措施是改变血液流变性质或者影响组织代谢，而不是脑血管扩张。同样，麦角衍生物有血管扩张作用，如二氢麦角毒碱甲磺酸和尼麦角林，已经被广泛应用，但是没有证据支持。钙通道阻滞药如尼莫地平和尼卡地平被报道可以获益，但是没有明确的作用。

1. Rojas-Fernandez CH, Moorhouse P. Current concepts in vascular cognitive impairment and pharmacotherapeutic implications. *Ann Pharmacother* 2009; 43: 1310–23.
2. Erkinjuntti T. Cerebrovascular dementia: pathophysiology, diagnosis and treatment. *CNS Drugs* 1999; 12: 35–48.

心力衰竭

心力衰竭是确诊或者疑诊心脏疾病患者出现呼吸困难、疲劳和水肿［外周和（或）肺部］时的临床诊断。根据症状如呼吸困难和疲劳在普通体力活动、轻微活动或者休息时出现，相应分为轻度、中度和重度。New York Heart Association分四级（Ⅰ、Ⅱ、Ⅲ、Ⅳ级，部分的分类是根据出现症状与体力活动的关系（Ⅳ级代表最严重的状态）。以后的讨论集中在慢性心力衰竭；急性心力衰竭可以导致心源性休克，见休克项下，第240页。

心力衰竭常见[1]，是心脏结构和功能异常的结果。可以由心肌疾病和障碍、损伤、心血管负荷（如高血压）和瓣膜疾病引起。心肌梗死是心力衰竭主要原因之一，慢性心肌缺血也是病因之一。心肌病、肺脏性疾病、感染导致的心肌损伤和乙醇或者药物引起的心脏毒性也可以导致心力衰竭。慢性严重贫血或者甲状腺功能亢进症对心脏需求增加，也是促发因素。

传统上，心力衰竭曾被认为是纯粹血流动力学名词，是一种心脏不能提供足够的血流来满足身体代谢的需要的情况。但是现在的理解是，代偿性的神经体液机制对于心力衰竭的发展起了重要作用[2,3]。超声心动图是研究心力衰竭患者最常用检查，评估血流动力学因素；可以评价心室功能和射血分数和观察心脏结构的变化；可以尽快明确患者是否有潜在异常，如瓣膜病。有人建议测量血液中脑钠肽浓度作为检查指标[4~8]；这与神经体液机制有关。

超声心动图可以明确左心室或者右心室功能障碍（左侧或者右侧心力衰竭），在某种程度上，也会出现双心室衰竭。多数患者中，最主要的发现是左心室扩张并且收缩功能减低，伴随双心室射血分数降低和心排血减少。这代表左心室收缩功能不全，常见于心肌梗死后心力衰竭患者。左室射血分数正常，但有心力衰竭症状的患者，通常认为存在舒张功能障碍或者孤立的左室舒张功能障碍[9~11]；这些患者心排血量通常正常，但是在运动时不能相应增加。舒张功能障碍常见于老年人，也发生于一些心肌病（参见第221页）；很多患者既有舒张功能障碍又有收缩功能障碍，但有些患者有无症状左室功能障碍，尤其是心肌梗死早期，这些患者尚不能确定为心力衰竭，但是要给予治疗预防发展为有症状心力衰竭。

神经激素紊乱是由心室功能恶化引起，可以导致心室功能恶化[3]。心肌损伤或者损害会导致收缩心室泵血乏力。心室壁增加室壁张力，开始会导致心肌增加，当心输出量和血压降低时，激活交感神经系统，使得收缩的频率和力量增加。肾脏血流的减少也导致肾素-血管紧张素-醛固酮系统的激活，引起血管收缩和液体潴留。同时，心房也发生壁应力增加，导致心房钠尿肽分泌；抑制去甲肾上腺素的释放，还可以有直接的血管扩张和促尿钠排泄作用，降低心脏的血流动力学负荷。因此，在短期内，受损的心肌可以代偿，心排血量也可以维持正常。但是长期，这些代偿的血流动力学和神经体液机制均失效。心室逐渐扩张，交感神经系统和肾素-血管紧张素系统持续激活，发生心室肥厚，心室功能逐渐恶化。

治疗　心力衰竭是进行性致残性疾病同时伴随较高的发病率和死亡率。因此治疗目的不仅是缓解症状，还要改善预后，包括缓解症状和降低死亡率。有关治疗的综述[5,12~20]和公布的指南[4,6~8]已发表，通常针对左室收缩功能障碍引起的心力衰竭。对于左室射血分数正常

或者舒张功能障碍患者的治疗不很清楚[6,7,9~11,21,22]，理论上，应该与收缩功能不全的治疗不同，但是很少有专门研究。例如药物基于临床的心力衰竭诊断，可能包括了舒张性功能不全，有证据表明这些患者可以从一些标准治疗中获益[23]，但对于这些患者的治疗并没有确定。后面的讨论除非声明是其他类型的，否则都是针对收缩功能不全的患者。

治疗包括药物和非药物干预。任何潜在的原因或者加重的因素都应该矫正，一些普通的方法都可以获益。对于超重的人应当尝试减轻体重，还应该进行适当限盐。急性心力衰竭，需要卧床休息，但是在得到控制的慢性心力衰竭，要鼓励运动，尤其是一些特殊的运动项目可以获益[4,6,7,24,25]。提倡免疫接种流行性感冒和肺炎球菌的疫苗[4,6,7,21]。贫血可以是心力衰竭的原因也可以是结果，应当适当治疗（参见第171页）。心力衰竭的药物治疗包括应用利尿药、ACEI或者血管紧张素Ⅱ受体拮抗剂和β受体阻滞剂；醛固酮拮抗剂、强心苷和血管扩张药也可应用。外科手术和植入装置在一些患者中会起一定作用。

利尿药是治疗心力衰竭的主要药物，而且继续起着重要的作用[26]。对于存在外周或者肺部水肿的患者，可以非常有效地控制症状，并且可以迅速缓解呼吸困难。如果液体潴留的症状轻微，噻嗪类利尿药（如苄氟噻嗪或者氢氯噻嗪）就足够。但是大多数病例，尤其是中度或严重液体潴留患者，需要使用袢利尿药（如呋塞米）。对有些患者需要利尿药联合治疗，因为作用于不同位点（连续阻滞肾单位原理）起协同作用，尤其是对于利尿药抵抗的患者[27]。通常应用袢利尿药与噻嗪类药物或者美托拉宗联合治疗[4,7,21]，但是会发生严重的水和电解质紊乱，尤其是应用美托拉宗的时候。螺内酯是醛固酮拮抗剂，有利尿功能，也许还有其他效应，将在下文讨论。

但是对于那些随着时间推移临床稳定性趋于恶化的患者，应用利尿药是不够的。此外，虽然荟萃分析[28]认为利尿药有益于减少死亡和缓解症状，但是没有长期的试验评价利尿药对于预后的作用，需要可以降低死亡率的药物。

口服血管紧张素转化酶抑制剂（ACEI）可以使在不同阶段慢性心力衰竭得到利尿药之外的临床获益。它可以缓解症状（如呼吸困难），可以改善运动耐力。研究显示ACEI能改善生存率、减慢轻度或中度心力衰竭发展为严重阶段[29]。ACEI也可以使无症状左心室功能障碍获益[30]。左心室功能研究（SOLVD）[31]表明ACEI（如依那普利）对于有症状或无症状心力衰竭患者，可以预防心肌梗死、不稳定性心绞痛和心脏猝死的发生。因此，在所有因为左室收缩功能障碍引起有症状的心力衰竭患者中，目前推荐使用ACEI[6,7,21]，包括用利尿药物治疗后可以控制症状的患者。一些指南[6,7,21]推荐所有左心室射血分数明显减低的患者应该使用ACEI，无论是否存在症状。如果可以耐受，就需要逐步增加剂量至随机试验中发现的有效剂量，而不是根据症状的反应决定。

心肌梗死（第232页）后，在发展为有症状心力衰竭前应立即给予ACEI，可以使患者获益。但是哪些患者需要接受这种治疗或什么时候开始仍然不是很清楚。心力衰竭中ACEI的准确作用还不完全了解，可能与血流动力学和神经激素机制都有关。ACEI是血管扩张药，主要是减少血管紧张素Ⅱ的生成，导致动脉和静脉扩张。它们还可以缓解心室扩张，阻止心肌损伤后心室重塑的发展。因为血管紧张素Ⅱ与心律失常发病有关，故认为ACEI有抗心律失常作用，虽然还没有确定[3]。

血管紧张素Ⅱ受体拮抗剂被认为是ACEI的替换药物，与ACEI合用可以更完全地阻滞肾素-血管紧张素系统。作为ACEI的替代药物，显示出同样的疗效[33]。早期试验[34]显示氯沙坦与依那普利比较可以改善死亡率，但在大规模试验ELITE Ⅱ[35]中没有得到证实，但是发现患者中关于氯沙坦[36]和缬沙坦[37]的研究，仍然没有显示出优于ACEI。但是由于血管紧张素Ⅱ受体拮抗剂的不良反应较少，进一步研究[38]发现坎地沙坦可以使那些不能服用ACEI的患者获益。因此指南仍继续推荐ACEI为一线药物，血管紧张素Ⅱ受体拮抗剂为替代药物，尤其是那些不能耐受ACEI的患者。

曾经研究过应用ACEI和血管紧张素Ⅱ受体拮抗剂联合治疗对肾素-血管紧张素系统进行双重抑制，可能获益；当加用ACEI，坎地沙坦[39]和缬沙坦[40]显示可以减少心力衰竭患者的住院率，但是对死亡率的影响还不清楚。有一项研究[41]认为在接受β受体阻滞剂治疗患者中两种药物都加用，尤其是那些不能耐受ACEI的患者。应用标准治疗，包括β受体阻滞剂，对于治疗后仍有症状的患者，可以考虑联合应用ACEI和血管紧张素Ⅱ受体拮抗

剂[6,7,21]。然而这种治疗遭到质疑[41]。

β受体阻滞剂有负性肌力作用，通常对心力衰竭患者禁忌。但是伴随着疾病的进展，交感神经系统持续激活，所以在长期的心力衰竭治疗中，使用β受体阻滞剂可以获益已经明确[42~46]。不清楚是否所有的β受体阻滞剂都等效[47]。比索洛尔、卡维地洛和美托洛尔都显示出对各种程度心力衰竭患者的发病率和死亡率存在积极作用，是可取的治疗方法。荟萃分析[48]认为轻到中度心力衰竭患者，应用有血管扩张作用的β受体阻滞剂，如卡维地洛，比没有此类作用的β受体阻滞剂对总死亡率获益更大。比较卡维地洛和美托尔的一项大规模研究[49]，显示卡维地洛可以更多地降低死亡率，但是有质疑应用的剂量是否相当[50]。另一个有血管扩张作用的β受体阻滞剂是奈必洛尔，显示可使老年心力衰竭患者获益[51]。心率下降程度比限定剂量更重要[52]。

在严重的心力衰竭患者中，β受体阻滞剂的作用还没有明确；关于布新洛尔的一项研究[53]由于没有获得对死亡率的获益结果而被提早结束，但是卡维地洛在类似的试验中被发现可降低死亡率[54]。

对于所有临床状况稳定、由于左心室收缩功能障碍导致的心力衰竭患者，推荐应用β受体阻滞剂[4,6,7,21]，而且应该给予ACEI和利尿药。开始治疗时需要谨慎，因为症状在治疗开始时有可能会恶化，如果患者可以耐受药物，就要逐渐增加药物剂量，增加到随机试验中显示有效的剂量。对于急性失代偿患者，需要暂时停药或减少剂量[7]（见下文）。β受体阻滞剂对原发性扩张型心肌病引起的心力衰竭也有价值（见**心肌病**，第221页），对孤立舒张性心力衰竭也有价值。

醛固酮拮抗剂对心衰患者有一定作用[55~57]。醛固酮水平升高参与了心衰的病理生理改变，ACEI可抑制醛固酮的产生，但是这种作用并不完全。因此试着将醛固酮拮抗剂与ACEI合用。在严重心力衰竭患者，小剂量螺内酯联合ACEI和袢利尿药可减少死亡或者住院危险[58]。另一个醛固酮拮抗剂依普利酮可使心肌梗死后的心力衰竭患者获益[59]。指南[6,7,21]推荐在严重心力衰竭患者和心肌梗死后心力衰竭患者的标准治疗中加入醛固酮拮抗剂。在不很严重的心力衰竭患者，它的作用还不明确，虽有一项小规模的研究[60]显示螺内酯可以获益，但其不良反应限制了其应用，所有接受了螺内酯和ACEI联合治疗的患者，都应密切监测血浆钾浓度。醛固酮拮抗剂不应用于同时服用ACEI和血管紧张素Ⅱ受体拮抗剂的患者[3]。

强心苷如地高辛或洋地黄毒苷治疗心力衰竭有相当长历史。它们有正性肌力作用，增加心脏收缩力，因此增加心排血量。在心力衰竭，强心苷的附加效应是抑制神经内分泌功能，如抑制交感神经系统和间接动脉扩张作用。

虽然β受体阻滞剂通常首选，但在伴随心房颤动的心力衰竭患者，强心苷可以获益是毋庸置疑的。但是在窦性心律患者中作用存在争议。有证据表明，接受利尿药（PROVED试验）[61]或者ACEI（RADIANCE试验）[62]的患者停用地高辛会带来相当大临床恶化的危险，说明联合治疗疗效就应该获益。大规模DIG研究[63]发现利尿药和ACEI加用地高辛可以改善症状，但是对死亡率没有影响，一篇系统性综述[64]也得出同样结论。因此地高辛的作用有限，但是它可用于使用ACEI、利尿药、β受体阻滞剂治疗后还存在症状[4,6,7,21]。对舒张性心力衰竭患者没有明确获益[65]。

各种血管扩张药在心力衰竭治疗中进行了研究。有资料表示对于直接血管扩张药没有什么特殊作用，但是有报道，如果硝酸异山梨酯与肼苯哒嗪合用可以获益。机制是硝酸盐类主要扩张静脉，而肼苯哒嗪舒张动脉的作用，还有其他相关的机制。合用时，可以减轻外周血管的收缩，控制症状，包括有益于运动耐力，但是对于长期控制，效果有限。值得注意的是它可以适当改善长期生存率，但是这种效果小于ACEI的患者。亚组分析显示在黑人中，这种作用最显著。一项后来在黑人中的研究[66]显示，标准治疗加用硝酸异山梨酯与肼苯哒嗪可以改善发病率和死亡率。对左室功能障碍又不能耐受ACEI或者血管紧张素Ⅱ受体拮抗剂的患者，考虑应用硝酸异山梨酯与肼苯哒嗪联合治疗[6~8]；对不能耐受血管紧张素Ⅱ受体拮抗剂或醛固酮拮抗剂的患者，也可加用ACEI[7]。对于应用ACEI、β受体阻滞剂和血管紧张素Ⅱ受体拮抗剂或醛固酮拮抗剂后还有症状的患者也应考虑添加硝酸异山梨酯与肼屈嗪联合治疗[6~8]，尤其是非美后裔。

钙通道阻滞剂，与β受体阻滞剂相似，因为有负性肌力作用，通常对心力衰竭患者也禁忌。曾经把它们作为辅助药物的研究，但是用于接受了标准治疗的心力衰竭患者没有显示出额外的获益。但是PRAISE试

验[67]（应用氨氯地平）和 V-HeFT Ⅲ试验[68]（应用非洛地平）都没有发现对发病率和死亡率的不利效应。因此氨氯地平或者非洛地平可能适用于治疗有心绞痛或者高血压的心力衰竭患者，但是对于严重的心力衰竭患者应用非洛地平经验有限。

磷酸二酯酶抑制剂既有正性肌力作用又有血管扩张作用，这种复合的机制对于心力衰竭非常有吸引力。短期应用可以改善血流动力学变量，静脉应用氨力农或者米力农对于严重或对其他治疗无反应的心力衰竭患者有作用。然而，关于口服磷酸二酯酶抑制剂的长期研究结果令人失望。一篇系统性综述[69]发现口服磷酸二酯酶抑制剂治疗心力衰竭，患者死亡率增加，因此不推荐使用。

抗心律失常药不是心力衰竭常规用药，因为很多药物有负性肌力作用。但是，由于严重心力衰竭患者中发生猝死的原因是室性心律失常[70]，可以应用没有负性肌力作用的抗心律失常药，如胺碘酮。一项荟萃分析[71]包括了 5 个研究，纳入 1452 位有症状代偿性心力衰竭患者，结果显示胺碘酮可以减少高危人群中心律失常或者猝死的发病率，降低死亡率，但是随后对于轻到中度心力衰竭的研究[72]显示生存率没有获益。胺碘酮的不良反应限制了它的应用，而且胺碘酮目前只在有症状的心律失常患者推荐使用。也可以选择植入装置。应用埋藏式复律除颤器显示可以降低死亡率[72]，而双心室起搏方法的再同步治疗对于进展的心力衰竭可以改善症状，减少死亡率[73]。埋藏式复律除颤器和再同步治疗在一些选择患者可以考虑应用[4,6～8]，而且有证据表明这两种方法合用安全[74]。

心力衰竭患者血栓栓塞的危险增加，但是常规**抗栓**治疗效果不明确[75～77]。对有额外适应证的患者应该给予抗凝血药，如合并心房颤动。在心力衰竭时，应用阿司匹林有争议，因为有人认为它会减少 ACEI 带来的益处。然而，能够证实这种合用的获益或不利的证据有限[7,21]（参见 **ACEI 的药物相互作用**项下 **NSAIDs**，第251页），一些指南[4]推荐阿司匹林应用于有适应证的心力衰竭患者，如动脉粥样硬化。

杂类药物的目标是针对一些尚在研究的心力衰竭机制，但是大多数的结果都不乐观，还会发现有毒性和增加死亡率。依前列醇是一种前列腺素，可引起血管舒张，与死亡率增加有关。口服的拟交感神经药包括扎莫特罗（一种部分 β_1-肾上腺素受体激动剂）、异波帕胺（一种口服多巴胺受体激动剂），它们都产生了相似的负面作用。长期间断的输注多巴酚丁胺可以增加死亡率，但是一项小规模研究[78]认为患者也使用胺碘酮，生存率就会上升。莫索尼定（一种中枢降压药）也增加死亡率。内皮素拮抗剂（如波森坦）显示无效[79]。肿瘤坏死因子拮抗剂如依那西普和英夫利昔单抗，得到的结果也令人失望[80]，有报道在一些患者中加重心力衰竭[81]。

其他尝试治疗包括中性肽链内切酶抑制剂，此酶可以灭活心房利钠肽、药物（如坎沙曲）。奥马曲拉（一种内肽酶和血管紧张素转化酶的双重抑制剂）显示出一些获益的作用[82]，但是由于不良反应限制了它的应用。直接肾素抑制剂阿利吉仑正在被研究中。加压素拮抗剂（如考尼伐坦和托伐普坦）也在研究中；它们可以增加离子水的排除，改善液体超负荷的症状，但是目前还没有显示对死亡率的获益[83]。有报道生长激素对血液动力学的正性作用，还需要进一步研究[84]。他汀类药物的研究有混杂的结论[85～87]，但是增加 ω-3 脂肪酸可以获益[88]。

很多病情恶化（**失代偿的心力衰竭**）的慢性心力衰竭患者需要住院治疗[89,90]。可参见的治疗指南有限[7,8,91]，一些方法尚在研究中[92]。急性失代偿性心力衰竭的治疗与心源性休克患者的治疗相似（参见**休克**，第240页）。如果允许应该继续给予标准治疗；可以暂时停用或者减量 β 受体阻滞剂，但在大多数患者不需要[8,46,93]。存在外周水肿或者肺水肿的患者，需要静脉应用利尿药。如果症状严重或者对利尿药反应不够，需要静脉应用血管扩张药，减少心脏充盈压，增加心排血量。常规静脉硝酸盐类也常用；奈西立肽是一种有血管扩张功能的利钠肽，可以作为替代药物，虽然它对死亡率的影响存在争议[94]。如果心排血量低，可以静脉输入正性肌力药，如多巴酚丁胺或者米力农。也可使用左西孟旦，一种钙增敏剂，有血管扩张和正性肌力作用。不能撤出静脉正性肌力药的患者需要长期持续静脉输入，既可作为一种姑息性治疗也作为移植手术的过渡治疗，但是规律地间断静脉输入可以增加死亡率，不被推荐[8]。

一些**难治性心力衰竭**患者适合外科治疗。心脏移植是最理想的外科治疗，但是实际受限，已尝试进行其他替代疗法[95]。左室辅助装置应用于恢复或者心脏移植的过渡时期，但是长期应用尚未确定。血管成形术或者二尖瓣修补对一些患者也起作用，但是支持增强心脏肌肉或者减少心室扩张手术的证据有限[7]，所以没有被普遍推荐。

1. Krum H, Gilbert RE. Demographics and concomitant disorders in heart failure. *Lancet* 2003; **362:** 147–58.
2. Schrier RW, Abraham WT. Hormones and hemodynamics in heart failure. *N Engl J Med* 1999; **341:** 577–85.
3. Terpening CM. Mediators of chronic heart failure: how drugs work. *Ann Pharmacother* 2001; **35:** 1066–74.
4. National Institute for Clinical Excellence. Chronic heart failure: management of chronic heart failure in adults in primary and secondary care (issued July 2003). Available at: http://www.nice.org.uk/nicemedia/pdf/CG5NICEguideline.pdf (accessed 26/08/08)
5. Cowie MR, Zaphiriou A. Management of chronic heart failure. *BMJ* 2002; **325:** 422–5.
6. Scottish Intercollegiate Guidelines Network. Management of chronic heart failure (February 2007). Available at: http://www.sign.ac.uk/pdf/sign95.pdf (accessed 08/07/08)
7. Dickstein K, *et al.* Task Force for Diagnosis and Treatment of Acute and Chronic Heart Failure 2008 of European Society of Cardiology. ESC guidelines for the diagnosis and treatment of acute and chronic heart failure 2008. *Eur Heart J* 2008; **29:** 2388–2442. Correction. *ibid.* 3069. [dose] Also available at: http://www.escardio.org/guidelines-surveys/esc-guidelines/GuidelinesDocuments/guidelines-HF-FT.pdf (accessed 14/10/08)
8. Jessup M, *et al.* 2009 focused update: ACCF/AHA Guidelines for the Diagnosis and Management of Heart Failure in Adults: a report of the American College of Cardiology Foundation/American Heart Association Task Force on Practice Guidelines: developed in collaboration with the International Society for Heart and Lung Transplantation. *Circulation* 2009; **119:** 1977–2016. Also available at: http://circ.ahajournals.org/cgi/reprint/119/14/1977.pdf (accessed 06/10/09)
9. Vasan RS. Diastolic heart failure. *BMJ* 2003; **327:** 1181–2.
10. Aurigemma GP, Gaasch WH. Diastolic heart failure. *N Engl J Med* 2004; **351:** 1097–1105.
11. Sanderson JE. Heart failure with a normal ejection fraction. *Heart* 2007; **93:** 155–8.
12. Jessup M, Brozena S. Heart failure. *N Engl J Med* 2003; **348:** 2007–18.
13. DiBianco R. Update on therapy for heart failure. *Am J Med* 2003; **115:** 480–8.
14. Yan AT, *et al.* Narrative review: pharmacotherapy for chronic heart failure: evidence from recent clinical trials. *Ann Intern Med* 2005; **142:** 132–45.
15. McMurray JJV, Pfeffer MA. Heart failure. *Lancet* 2005; **365:** 1877–89.
16. Gillespie ND. The diagnosis and management of chronic heart failure in the older patient. *Br Med Bull* 2005; **75-76:** 49–62.
17. Wilson JF. Heart failure. *Ann Intern Med* 2007; **147:** ITC12-1–ITC12-16.
18. Friedrich EB, Böhm M. Management of end stage heart failure. *Heart* 2007; **93:** 626–31.
19. Geraci SA, *et al.* Office management of chronic systolic heart failure. *Am J Med* 2009; **122:** 329–32.
20. Krum H, Abraham WT. Heart failure. *Lancet* 2009; **373:** 941–55.
21. Hunt SA, *et al.* ACC/AHA 2005 guideline update for the diagnosis and management of chronic heart failure in the adult: a report of the American College of Cardiology/American Heart Association Task Force on Practice Guidelines (Writing Committee to Update the 2001 Guidelines for the Evaluation and Management of Heart Failure). Summary article: *J Am Coll Cardiol* 2005; **46:** 1116–43. Full version: http://content.onlinejacc.org/cgi/reprint/46/6/e1.pdf (accessed 26/08/08)
22. Yip GW, *et al.* Heart failure with a normal ejection fraction: new developments. *Heart* 2009; **95:** 1549–52.
23. Shah R, *et al.* Effect of statins, angiotensin-converting enzyme inhibitors, and beta blockers on survival in patients ≥65 years of age with heart failure and preserved left ventricular systolic function. *Am J Cardiol* 2008; **101:** 217–22.
24. Piña IL, *et al.* Exercise and heart failure: a statement from the American Heart Association Committee on exercise, rehabilitation, and prevention. *Circulation* 2003; **107:** 1210–25. Also available at: http://www.circ.ahajournals.org/cgi/reprint/107/8/1210.pdf (accessed 08/02/06)
25. Smart N, Marwick TH. Exercise training for patients with heart failure: a systematic review of factors that improve mortality and morbidity. *Am J Med* 2004; **116:** 693–706.
26. Szady AD, Hill JA. Diuretics in heart failure: a critical appraisal of efficacy and tolerability. *Drugs* 2009; **69:** 2451–61.
27. De Bruyne LKM. Mechanisms and management of diuretic resistance in congestive heart failure. *Postgrad Med J* 2003; **79:** 268–71.
28. Faris R, *et al.* Diuretics for heart failure. Available in The Cochrane Database of Systematic Reviews; Issue 1. Chichester: John Wiley; 2006 (accessed 30/05/06).
29. Garg R, Yusuf S. Overview of randomized trials of angiotensin-converting enzyme inhibitors on mortality and morbidity in patients with heart failure. *JAMA* 1995; **273:** 1450–6.
30. Nelson KM, Yeager BF. What is the role of angiotensin-converting enzyme inhibitors in congestive heart failure and after myocardial infarction? *Ann Pharmacother* 1996; **30:** 986–93.
31. The SOLVD Investigators. Effects of enalapril on mortality and the development of heart failure in asymptomatic patients with reduced left ventricular ejection fractions. *N Engl J Med* 1992; **327:** 685–91.
32. Garg S, *et al.* Role of angiotensin receptor blockers in the prevention and treatment of arrhythmias. *Am J Cardiol* 2006; **97:** 921–5.
33. Lee VC, *et al.* Meta-analysis: angiotensin-receptor blockers in chronic heart failure and high-risk acute myocardial infarction. *Ann Intern Med* 2004; **141:** 693–704. Correction. *ibid.*; **142:** 391.
34. Pitt B, *et al.* Randomised trial of losartan versus captopril in patients over 65 with heart failure (Evaluation of Losartan in the Elderly Study, ELITE). *Lancet* 1997; **349:** 747–52.
35. Pitt B, *et al.* Effect of losartan compared with captopril on mortality in patients with symptomatic heart failure: randomised trial—the Losartan Heart Failure Survival Study ELITE II. *Lancet* 2000; **355:** 1582–7.
36. Dickstein K, *et al.* Effects of losartan and captopril on mortality and morbidity in high-risk patients after acute myocardial infarction: the OPTIMAAL randomised trial. *Lancet* 2002; **360:** 752–60.
37. Pfeffer MA, *et al.* Valsartan, captopril, or both in myocardial infarction complicated by heart failure, left ventricular dysfunction, or both. *N Engl J Med* 2003; **349:** 1893–1906. Correction. *ibid.* 2004; **350:** 203.
38. Granger CB, *et al.* Effects of candesartan in patients with chronic heart failure and reduced left-ventricular systolic function intolerant to angiotensin-converting-enzyme inhibitors: the CHARM-Alternative trial. *Lancet* 2003; **362:** 772–6.
39. McMurray JJV, *et al.* Effects of candesartan in patients with chronic heart failure and reduced left-ventricular systolic function taking angiotensin-converting-enzyme inhibitors: the CHARM-Added trial. *Lancet* 2003; **362:** 767–71.
40. Cohn JN, Tognoni G. A randomized trial of the angiotensin-receptor blocker valsartan in chronic heart failure. *N Engl J Med* 2001; **345:** 1667–75.
41. Messerli FH. The sudden demise of dual renin-angiotensin system blockade or the soft science of the surrogate end point. *J Am Coll Cardiol* 2009; **53:** 468–70.
42. Abraham WT. β-Blockers: the new standard of therapy for mild heart failure. *Arch Intern Med* 2000; **160:** 1237–47.
43. Hart SM. Influence of β-blockers on mortality in chronic heart failure. *Ann Pharmacother* 2000; **34:** 1440–51.
44. Pritchett AM, Redfield MM. β-Blockers: new standard therapy for heart failure. *Mayo Clin Proc* 2002; **77:** 839–46.
45. Goldstein S. Benefits of β-blocker therapy for heart failure: weighing the evidence. *Arch Intern Med* 2002; **162:** 641–8.
46. Klapholz M. Beta-blocker use for the stages of heart failure. *Mayo Clin Proc* 2009; **84:** 718–29.
47. Kukin ML. β-Blockers in chronic heart failure: considerations for selecting an agent. *Mayo Clin Proc* 2002; **77:** 1199–1206.
48. Bonet S, *et al.* β-Adrenergic blocking agents in heart failure: benefits of vasodilating and nonvasodilating agents according to patients' characteristics: a meta-analysis of clinical trials. *Arch Intern Med* 2000; **160:** 621–7.
49. Poole-Wilson PA, *et al.* Comparison of carvedilol and metoprolol on clinical outcomes in patients with chronic heart failure in the Carvedilol Or Metoprolol European Trial (COMET): randomised controlled trial. *Lancet* 2003; **362:** 7–13.
50. Dargie HJ. β-Blockers in heart failure. *Lancet* 2003; **362:** 2–3.
51. Flather MD, *et al.* Randomized trial to determine the effect of nebivolol on mortality and cardiovascular hospital admission in elderly patients with heart failure (SENIORS). *Eur Heart J* 2005; **26:** 215–25.
52. McAlister FA, *et al.* Meta-analysis: beta-blocker dose, heart rate reduction, and death in patients with heart failure. *Ann Intern Med* 2009; **150:** 784–94.
53. The Beta-Blocker Evaluation of Survival Trial Investigators. A trial of the beta-blocker bucindolol in patients with advanced chronic heart failure. *N Engl J Med* 2001; **344:** 1659–67.
54. Packer M, *et al.* Effect of carvedilol on survival in severe chronic heart failure. *N Engl J Med* 2001; **344:** 1651–8.
55. Tang WHW, *et al.* Aldosterone receptor antagonists in the medical management of chronic heart failure. *Mayo Clin Proc* 2005; **80:** 1623–30.
56. Marcy TR, Ripley TL. Aldosterone antagonists in the treatment of heart failure. *Am J Health-Syst Pharm* 2006; **63:** 49–58.
57. Ezekowitz JA, McAlister FA. Aldosterone blockade and left ventricular dysfunction: a systematic review of randomized clinical trials. *Eur Heart J* 2009; **30:** 469–77.
58. Pitt B, *et al.* The effect of spironolactone on morbidity and mortality in patients with severe heart failure. *N Engl J Med* 1999; **341:** 709–17.
59. Pitt B, *et al.* The Eplerenone Post-Acute Myocardial Infarction Heart Failure Efficacy and Survival Study Investigators. Eplerenone, a selective aldosterone blocker, in patients with left ventricular dysfunction after myocardial infarction. *N Engl J Med* 2003; **348:** 1309–21. Correction. *ibid.*; 2271.
60. Macdonald JE, *et al.* Effects of spironolactone on endothelial function, vascular angiotensin converting enzyme activity, and other prognostic markers in patients with mild heart failure already taking optimal treatment. *Heart* 2004; **90:** 765–70.
61. Uretsky NF, *et al.* Randomized study assessing the effect of digoxin withdrawal in patients with mild to moderate chronic congestive heart failure: results of the PROVED trial. *J Am Coll Cardiol* 1993; **22:** 955–62.
62. Packer M, *et al.* Withdrawal of digoxin from patients with chronic heart failure treated with angiotensin-converting-enzyme inhibitors. *N Engl J Med* 1993; **329:** 1–7.
63. The Digitalis Investigation Group. The effect of digoxin on mortality and morbidity in patients with heart failure. *N Engl J Med* 1997; **336:** 525–33.
64. Hood WB, *et al.* Digitalis for treatment of congestive heart failure in patients in sinus rhythm. Available in The Cochrane Database of Systematic Reviews; Issue 2. Chichester: John Wiley; 2004 (accessed 08/02/06).
65. Ahmed A, *et al.* Effects of digoxin on morbidity and mortality in diastolic heart failure: the ancillary Digitalis Investigation Group trial. *Circulation* 2006; **114:** 397–403.
66. Taylor AL, *et al.* Combination of isosorbide dinitrate and hydralazine in blacks with heart failure. *N Engl J Med* 2004; **351:** 2049–57. Correction. *ibid.* 2005; **352:** 1276.
67. Packer M, *et al.* Effect of amlodipine on morbidity and mortality in severe chronic heart failure. *N Engl J Med* 1996; **335:** 1107–14.
68. Cohn JN, *et al.* Effect of the calcium antagonist felodipine as supplementary vasodilator therapy in patients with chronic heart failure treated with enalapril. V-HeFT III. *Circulation* 1997; **96:** 856–63.
69. Amsallem E, *et al.* Phosphodiesterase III inhibitors for heart failure. Available in The Cochrane Database of Systematic Reviews; Issue 1. Chichester: John Wiley; 2005 (accessed 08/02/06).
70. Lane RE, *et al.* Prediction and prevention of sudden cardiac death in heart failure. *Heart* 2005; **91:** 674–80.
71. Amiodarone Trials Meta-Analysis Investigators. Effect of pro-

phylactic amiodarone on mortality after acute myocardial infarction and in congestive heart failure: meta-analysis of individual data from 6500 patients in randomised trials. *Lancet* 1997; **350:** 1417–24.

72. Bardy GH, *et al.* Amiodarone or an implantable cardioverter-defibrillator for congestive heart failure. *N Engl J Med* 2005; **352:** 225–37. Correction. *ibid.*; 2146.

73. Freemantle N, *et al.* Cardiac resynchronisation for patients with heart failure due to left ventricular systolic dysfunction — a systematic review and meta-analysis. *Eur J Heart Fail* 2006; **8:** 433–40.

74. Young JB, *et al.* Combined cardiac resynchronization and implantable cardioverter defibrillation in advanced chronic heart failure: the MIRACLE ICD Trial. *JAMA* 2003; **289:** 2685–94.

75. De Lorenzo F, *et al.* Blood coagulation in patients with chronic heart failure: evidence for hypercoagulable state and potential for pharmacological intervention. *Drugs* 2003; **63:** 565–76.

76. Dotsenco O, Kakkar VV. Antithrombotic therapy in patients with chronic heart failure: rationale, clinical evidence and practical implications. *J Thromb Haemost* 2007; **5:** 224–31.

77. Ripley TL, Nutescu E. Anticoagulation in patients with heart failure and normal sinus rhythm. *Am J Health-Syst Pharm* 2009; **66:** 134–41.

78. Nanas JN, *et al.* Long-term intermittent dobutamine infusion, combined with oral amiodarone for end-stage heart failure: a randomized double-blind study. *Chest* 2004; **125:** 1198–1204.

79. Ertl G, Bauersachs J. Endothelin receptor antagonists in heart failure: current status and future directions. *Drugs* 2004; **64:** 1029–40.

80. Henriksen PA, Newby DE. Therapeutic inhibition of tumour necrosis factor α in patients with heart failure: cooling an inflamed heart. *Heart* 2003; **89:** 14–8.

81. Kwon HJ, *et al.* Case reports of heart failure after therapy with a tumor necrosis factor antagonist. *Ann Intern Med* 2003; **138:** 807–11.

82. Packer M, *et al.* Comparison of omapatrilat and enalapril in patients with chronic heart failure: the Omapatrilat Versus Enalapril Randomized Trial of Utility in Reducing Events (OVERTURE). *Circulation* 2002; **106:** 920–6.

83. Schweiger TA, Zdanowicz MM. Vasopressin-receptor antagonists in heart failure. *Am J Health-Syst Pharm* 2008; **65:** 807–17.

84. Le Corvoisier P, *et al.* Cardiac effects of growth hormone treatment in chronic heart failure: A meta-analysis. *J Clin Endocrinol Metab* 2007; **92:** 180–5.

85. van der Harst P, *et al.* Statins in the treatment of chronic heart failure: a systematic review. *PLoS Med* 2006; **3:** e333.

86. Kjekshus J, *et al.* CORONA Group. Rosuvastatin in older patients with systolic heart failure. *N Engl J Med* 2007; **357:** 2248–61.

87. Tavazzi L, *et al.* Gissi-HF Investigators. Effect of rosuvastatin in patients with chronic heart failure (the GISSI-HF trial): a randomised, double-blind, placebo-controlled trial. *Lancet* 2008; **372:** 1231–9.

88. Tavazzi L, *et al.* Gissi-HF Investigators. Effect of n-3 polyunsaturated fatty acids in patients with chronic heart failure (the GISSI-HF trial): a randomised, double-blind, placebo-controlled trial. *Lancet* 2008; **372:** 1223–30.

89. Nohria A, *et al.* Medical management of advanced heart failure. *JAMA* 2002; **287:** 628–40.

90. Kapoor JR, Perazella MA. Diagnostic and therapeutic approach to acute decompensated heart failure. *Am J Med* 2007; **120:** 121–7.

91. DiDomenico RJ, *et al.* Guidelines for acute decompensated heart failure treatment. *Ann Pharmacother* 2004; **38:** 649–60. Correction. *ibid.*; 1092.

92. deGoma EM, *et al.* Emerging therapies for the management of decompensated heart failure: from bench to bedside. *J Am Coll Cardiol* 2006; **48:** 2397–409.

93. Jondeau G, *et al.* B-CONVINCED: Beta-blocker CONtinuation Vs. Interruption in patients with Congestive heart failure hospitalizED for a decompensation episode. *Eur Heart J* 2009; **30:** 2186–92.

94. Yancy CW. Benefit-risk assessment of nesiritide in the treatment of acute decompensated heart failure. *Drug Safety* 2007; **30:** 765–81.

95. Vitali E, *et al.* Surgical therapy in advanced heart failure. *Am J Cardiol* 2003; **91** (suppl): 88F–94F.

高原病

快速上升（没有适应时间的上升）到高原会产生一系列疾病（高原病），从通常的良性急性高山病到威胁生命的肺水肿和脑水肿。影响发展为高原病的因素包括上升速率、到达的高度、睡眠的高度和在高处停留的时间。个体的易感性也是重要因素。高原病的症状在海拔 2500m 以上（8125ft）常见，但有些易患个体低于 2000m（6500ft）就可以受累[1~6]。在高原报道的发病率不尽相同，但是当快速上升超过 4000m（13000ft）时大约 50％的人会出现常见症状，如果快速上升到 4500m（14625ft）时大约 75％的人会出现常见症状；大约 4％的人会出现严重症状（肺水肿或者脑水肿）。

急性高山病的症状包括头痛（在仰卧位时更明显）、恶心、呕吐、厌食、嗜睡、失眠和头晕。可以发生在上升过程中，通常发生在到达高原后 6~48h。通常短期存在，在高原几天内就会消失。个别患者症状会持续较长时间。慢性高山病，以持续出现严重的低氧血症和红细胞增多症为特征，在高原长期居住会发生。下文的讨论限于急性高山病的治疗。一部分急性高山病患者会突然恶化，发展为肺水肿和脑水肿，两者都威胁生命。偶尔，在没有高原病症状之前，即发生肺水肿和脑水肿。**肺水肿**包括体息时快速发作的呼吸困难和干咳、干咳，可能发展为咯血。**脑水肿**症状包括头痛加重、运动失调、精神紊乱、昏昏欲睡、甚至昏迷。肺水肿和脑水肿经常同时发生。

高原病的**发病机制**不是很清楚，目前尚不清楚急性高山病与肺水肿或者脑水肿的机制是在本质上的不同还是程度上的不同。低氧血症，是高原上氧分压降低的结果，通常被认为是发生高原病的主要诱因[1~4,6,7]。当逐渐上升到高原，细胞外液 pH 和重碳酸盐浓度进行性下降。pH 的下降促使化学感受器对低氧血症的敏感增加，血管扩张较明显，从而适应环境。快速上升到高原没有适应这些变化的时间，虽然低氧血症刺激过渡通气，产生了呼吸性碱中毒，后者限制了对低氧血症的换气反应。低氧血症产生神经体液和血流动力学的改变，最终导致高原病的症状[1]。通常，晚上症状更严重，因为夜间通气较少会加重低氧血症。

预防　缓慢上升到高原也许可以避免高原病，这样就可以有适应的动静脉。从 1500~3000m 处花几天时间，避免较强的体力活动，可以使身体适应氧分压的降低，上升到 3000m 或 3000m 以上不出现疾病。在 3000m 以上也可以完成适应，逐渐增加睡眠高度，每天不超过 300~600m，每爬行 1000m 要增加休息 1 天[1,2,6,7]；也建议采用更慢的上升速度。

然而，适应的时间有限或突然到达高原不可避免时（如乘坐飞机），可以考虑应用药物预防。对于那些以前发生过高原症状的人也可以考虑药物预防。

乙酰唑胺是最常用的药物[1~5,7]，显示出[8,9]能有效地减少症状的发作，但是最佳剂量不清楚。它可以产生轻度的代谢性酸中毒，刺激化学感受器增加呼吸频率和潮气量，加快身体适应过程。虽然乙酰唑胺有利尿作用，但是它不能阻止液体潴留或者预防肺水肿和脑水肿。它可以增加组织中的氧供，从而改善睡眠的低氧血症和睡眠质量，减少蛋白尿，改善运动能力，减少肌肉丧失[10]。乙酰唑胺在上升到高原的当天或者上升到 3000m 前 1~2 天服用，在高原持续服用几天[1,7]。但是，有人认为乙酰唑胺用来阻止急性高山病的症状，可能会鼓励快速的上升，可能增加了发生肺水肿和脑水肿的风险[10]。

地塞米松显示在预防急性高山病有效[8]。原理是控制轻度脑水肿引起急性高山病的症状，同时它被证实可以预防脑水肿的发生[11]。但是因为地塞米松的不良反应比乙酰唑胺的不良反应严重，不适合常规的预防治疗；如果乙酰唑胺无效或者禁忌服用时，可以应用地塞米松[1,2,6,7]。如果应用地塞米松，应该在上升前几个小时开始应用[7]；停药时应逐渐减量，可以减少不良反应的发生[8]。

可能在高原会发生肺部症状的患者，应用硝苯地平可以降低肺动脉压力，预防肺水肿[12]，但是由于不良反应的危险，通常不被推荐。

小规模研究显示可以获益的其他药物包括螺内酯[8]、西地那非[13,14]和舒马曲坦[15]。曾经应用银杏，但是随机试验[9]没有发现可以获益。一项吸入沙美特罗的研究[16]认为它可以减少高危人群发生肺水肿的危险，他还认非它可以减少肺水肿的危险，但是不能预防高原病的发生[11]。有报道说匹林[17]可以减少有高原头痛病史的人发生头痛的机会，有报道加巴喷丁可以阻止头痛发生[18]。

治疗　一旦出现高原病症状，治疗方案取决于症状的性质和严重性。

如果症状轻度，可能不伴有肺水肿或者脑水肿，通常需要休息和针对头痛使用轻度镇痛药物；几天内症状就可以缓解，还可以上升到更高处[1,2,4,5,7]。乙酰唑胺可以缓解症状[1~3,19]，虽然证实的研究规模较小。如果出现了轻度肺水肿的症状，如呼吸困难和咳嗽，休息吸氧和夜间吸氧可以缓解症状，允许继续上升；但是高原病的症状通常不规律，经常是从很安全状态转为恶化。通常不推荐在高原应用安眠药物，因为有抑制呼吸的危险，会导致血氧饱和度进一步降低，虽然有时安全。但是在一项小规模研究[20]中应用短效的苯二氮䓬类药物替马西泮，发现可以改善睡眠质量而不改变平均氧饱和度。可以使用唑吡坦或扎来普隆[21]。

当症状为中度到重度，有可能发展为或者已是脑水肿，需要立刻下降高度[1~5,7]。至少下降 400~500m 就可以获益。可以使用各种药物和治疗方法以缓解症状，帮助下降高度，当不可能立即下降时，也应该应用药物。比如地塞米松可以减少急性高山病的症状，可以应用于紧急情况[22,23]。也可以使用手提式高压舱[24]，提供快速和短期的改善。与地塞米松联合使用，效果更持久[25]。

如果出现肺水肿症状，应当给予氧气治疗，缓解低氧血症，减轻肺动脉高压[1~3,7]；硝苯地平引起的肺血管扩张，肺水肿患者可以抑制因低氧引起的肺血管过分收缩反应，从而获益[26]。也可以应用呼气末正压通气[2]。在高原可

以增加氧饱和度和二氧化碳分压。吸入一氧化氮也可以改善氧的作用，但是在高原使用不太可行[27]。

伴有脑水肿的患者应该给予地塞米松和氧疗[3]。

1. Hackett PH, Roach RC. High-altitude illness. *N Engl J Med* 2001; **345:** 107–14.
2. Basnyat B, Murdoch DR. High-altitude illness. *Lancet* 2003; **361:** 1967–74.
3. West JB. The physiologic basis of high-altitude diseases. *Ann Intern Med* 2004; **141:** 789–800.
4. Schoene RB. Illnesses at high altitude. *Chest* 2008; **134:** 402–16.
5. Plant T, Aref-Adib G. Travelling to new heights: practical high altitude medicine. *Br J Hosp Med* 2008; **69:** 348–52.
6. Imray C, *et al.* Acute mountain sickness: pathophysiology, prevention, and treatment. *Prog Cardiovasc Dis* 2010; **52:** 467–84.
7. Barry PW, Pollard AJ. Altitude illness. *BMJ* 2003; **326:** 915–9.
8. Dumont L, *et al.* Efficacy and harm of pharmacological prevention of acute mountain sickness: quantitative systematic review. *BMJ* 2000; **321:** 267–72.
9. Gertsch JH, *et al.* Randomised, controlled trial of ginkgo biloba and acetazolamide for prevention of acute mountain sickness: the prevention of high altitude illness trial (PHAIT). *BMJ* 2004; **328:** 797–9.
10. Dickinson JG. Acetazolamide in acute mountain sickness. *BMJ* 1987; **295:** 1161–2.
11. Maggiorini M, *et al.* Both tadalafil and dexamethasone may reduce the incidence of high-altitude pulmonary edema: a randomized trial. *Ann Intern Med* 2006; **145:** 497–506.
12. Bärtsch P, *et al.* Prevention of high-altitude pulmonary edema by nifedipine. *N Engl J Med* 1991; **325:** 1284–9.
13. Ghofrani HA, *et al.* Sildenafil increased exercise capacity during hypoxia at low altitudes and at Mount Everest base camp: a randomized, double-blind, placebo-controlled crossover trial. *Ann Intern Med* 2004; **141:** 169–77.
14. Richalet J-P, *et al.* Sildenafil inhibits altitude-induced hypoxemia and pulmonary hypertension. *Am J Respir Crit Care Med* 2005; **171:** 275–81.
15. Jafarian S, *et al.* Sumatriptan for prevention of acute mountain sickness: randomized clinical trial. *Ann Neurol* 2007; **62:** 273–7.
16. Sartori C, *et al.* Salmeterol for the prevention of high-altitude pulmonary edema. *N Engl J Med* 2002; **346:** 1631–6.
17. Burtscher M, *et al.* Aspirin for prophylaxis against headache at high altitudes: randomised, double blind, placebo controlled trial. *BMJ* 1998; **316:** 1057–8.
18. Jafarian S, *et al.* Gabapentin for prevention of hypobaric hypoxia-induced headache: randomized double-blind clinical trial. *J Neurol Neurosurg Psychiatry* 2008; **79:** 321–3.
19. Grissom CK, *et al.* Acetazolamide in the treatment of acute mountain sickness: clinical efficacy and effect on gas exchange. *Ann Intern Med* 1992; **116:** 461–5.
20. Dubowitz G. Effect of temazepam on oxygen saturation and sleep quality at high altitude: randomised placebo controlled crossover trial. *BMJ* 1998; **316:** 587–9.
21. Luks AM. Which medications are safe and effective for improving sleep at high altitude? *High Alt Med Biol* 2008; **9:** 195–8.
22. Ferrazzini G, *et al.* Successful treatment of acute mountain sickness with dexamethasone. *BMJ* 1987; **294:** 1380–2.
23. Levine BD, *et al.* Dexamethasone in the treatment of acute mountain sickness. *N Engl J Med* 1989; **321:** 1707–13.
24. Bärtsch P, *et al.* Treatment of acute mountain sickness by simulated descent: a randomised controlled trial. *BMJ* 1993; **306:** 1098–1101.
25. Keller H-R, *et al.* Simulated descent v dexamethasone in treatment of acute mountain sickness: a randomised trial. *BMJ* 1995; **310:** 1232–5.
26. Oelz O, *et al.* Nifedipine for high altitude pulmonary oedema. *Lancet* 1989; **2:** 1241–4. Correction. *ibid.* 1991; **337:** 556.
27. Scherrer U, *et al.* Inhaled nitric oxide for high-altitude pulmonary edema. *N Engl J Med* 1996; **334:** 624–9.

高脂血症

高脂血症是一种因为血浆脂蛋白合成和降解障碍而导致的疾病。虽然通常主要关注血脂水平总体升高，但是现在逐渐认识到血浆的脂质平衡很重要，常用血脂紊乱这个名词。血脂紊乱有基因或者其他的原因，并且经常伴随高脂饮食。虽然高脂血症的患者会有一些症状需要治疗，但是主要关注的是缺血性心脏病的危险增高。

与高脂血症相关的**脂类**是胆固醇，是形成细胞膜的主要成分，也是形成类固醇激素的前体，甘油三酯是重要的能源。它们在血液中以脂蛋白方式转运。

脂蛋白是一个复杂的颗粒[1,2]，由亲水的磷脂外层、游离胆固醇和载脂蛋白（特殊多肽）围绕包裹着以不同比例的甘油三酯和胆固醇（以胆固醇酯形式存在）组成的核形成。脂蛋白以它们的密度为特征，当经过代谢后密度增加，胆固醇酯与甘油三酯的比例也上升。表 1 列出主要脂蛋白和相关的脂类。低密度脂蛋白是**乳糜微粒**，运送饮食中脂肪得到的甘油三酯；**极低密度脂蛋白（VLDL、前-β 脂蛋白）**是运送主要从肝脏合成的内源性甘油三酯到外周组织。在外周组织中甘油三酯被脂蛋白脂酶水解，后者被脂蛋白中的载脂蛋白 C II 激活。乳糜微粒和 VLDL 中通常甘油三酯逐渐消耗，逐渐产生密度增加的脂蛋白颗粒称为残余微粒。乳糜微粒的残余物被肝脏快速从血浆清除，经过代谢，释放游离胆固醇。VLDL 残余物包括**中间密度脂蛋白（IDL、宽 β-脂蛋白）**可以被肝脏清除或者转化为**低密度脂蛋白（LDL、β-脂蛋白）**。**高密度脂蛋白（HDL、α-脂蛋白）**在肝脏和小肠内合成，将胆固醇从外周组织转移到肝

脏，在肝脏利用胆汁将胆固醇以胆汁酸和非酯化的胆固醇的形式分泌。大多数从肠道内重吸收，小部分随粪便排泄。

表1　主要的脂蛋白和相关脂类

脂蛋白	脂类
乳糜微粒	甘油三酯
VLDL	甘油三酯
IDL	胆固醇和甘油三酯
LDL	胆固醇
HDL	胆固醇

因为在不同人群中血脂浓度有很大变异，所以定义高脂血症比较困难。表面上"正常"的血脂浓度可能仍然存在显著的心血管疾病危险，这取决于群体的脂类变量。流行病学资料表明血浆胆固醇浓度与缺血性心脏病的死亡率间存在着持续和递进的关系。佛兰明翰研究[3]发现血浆总胆固醇浓度每升高10mg/dl（0.26mmol/L），心血管疾病死亡的危险升高9％。血浆胆固醇浓度等于或者低于5.2mmol/L（200mg/dl）时，缺血性心脏病的危险降低。危险性增高主要是由于低密度脂蛋白胆固醇的升高。相反，高密度脂蛋白-胆固醇与缺血性心脏病的危险性呈反比关系。高密度脂蛋白-胆固醇血浆浓度降低（低于1mmol/L或者40mg/dl），往往伴随缺血性心脏病的危险增高，高浓度有保护作用[4]。血浆甘油三酯浓度与缺血性心脏病危险也显示一些联系[5]。一些富含甘油三酯的脂蛋白，如乳糜颗粒、残余颗粒和IDL是致动脉粥样硬化的因素，在总胆固醇水平增加或者高密度脂蛋白-胆固醇浓度降低的患者甘油三酯浓度增加也会增加心脏病的危险。单独的高甘油三酯血症（＞2.3mmol/L或200mg/dl）是缺血性心脏病的一个独立危险因素，但是降低甘油三酯的干预治疗是否可以获得临床获益尚不得知。由于对于每个个体的绝对危险因素，也要取决于其他心血管危险因素，包括吸烟和高血压，一般基于总体危险的评价后决定治疗方案（参见**降低心血管危险**，第221页）。

高脂血症可能是由于多种潜在缺陷导致，有不同分类方法[7]。简单分类方法基于主要异常是血清中胆固醇（高胆固醇血症）、甘油三酯（高甘油三酯血症）还是两个（混合或者联合高脂血症）的浓度都异常。另外，Frederickson/WHO方法（见表2）用脂蛋白异常（高脂蛋白血症）的角度来分类，但是在临床上这种方法少用。在这些分类系统中，原发的高脂血症有基因缺陷，继发的高脂血症有其他疾病或者药物引起的。原发和继发的高脂血症是可以共同存在的。

表2　高脂蛋白血症的分类

WHO 分类	脂蛋白上升	受累的血脂	
		胆固醇	甘油三酯
Ⅰ	乳糜颗粒	正常或者升高	升高
Ⅱa	LDL	升高	正常
Ⅱb	LDL和VLDL	升高	升高
Ⅲ	VLDL＋胆固醇异常升高	升高	升高
Ⅳ	VLDL	正常或者升高	升高
Ⅴ	乳糜颗粒和VLDL	升高	升高

原发性高脂血症（见表3）可能是单基因的原因，

是一个基因的缺陷，但是更普遍的原发性高脂血症是由于饮食和其他因素（多基因）的相互作用引起的。通常多基因（多因子）的高脂固醇血症患者的血浆血脂浓度轻度和中度升高，单基因的高脂血症患者的血浆血脂浓度更高。

继发性高脂血症会有多种原因。导致高甘油三酯血症的疾病包括糖尿病、慢性肾功能衰竭和多食等。导致高胆固醇血症的疾病包括甲状腺功能减退症、肾病综合征、胆道阻塞和神经性厌食。可以产生高甘油三酯血症和（或）高胆固醇血症的药物包括噻嗪类利尿药（大剂量时）、β受体阻滞剂、皮质激素和艾滋病病毒感染者的抗病毒治疗。过量酒精摄入也可以升高血浆甘油三酯浓度。

原发性或继发性高脂血症的程度受不同因素的影响，其中最重要的是饮食。富含饱和脂肪和胆固醇，但是纤维含量较少的饮食可以产生高胆固醇血症。肥胖更易发生高脂血症。其他会影响血脂浓度的因素包括妊娠、缺乏运动和吸收。心肌梗死后几周内胆固醇水平会暂时下降，因此需要抽取患者心梗后几小时内的血样来检测患者平时胆固醇水平。

大多数高脂血症患者只是血浆中血脂浓度轻度或者中度的上升，并且通常没有**临床症状**。与之相反，有严重高胆固醇血症会导致肌腱结节或者扁平黄瘤、黄斑瘤和角膜弓，也伴随着缺血性脑卒中危险的增加。严重的高甘油三酯血症会出现由于胰腺炎而导致急性剧烈疼痛，还会出现肝脏和脾脏增大、出疹性黄瘤和脂性视网膜炎。这类富含甘油三酯的脂蛋白主要考虑缺血性心脏病危险的增加。严重高甘油三酯血症患者，如家族型高胆固醇血症，年轻时就可发生；杂合型患者在20岁或者30岁时心脏病发作并不少见，少数纯合型患者会在10岁左右形成缺血性心脏病。

高脂血症的治疗　有临床症状的患者，治疗是要促进毁损面容的黄瘤逆转或者阻止其进展，或者预防严重高甘油三酯血症患者发生急性胰腺炎。然而，对于只是血脂轻度上升者，治疗的主要目的是降低缺血性心脏病的危险[1,8~15]。已逐渐认识到，虽然动脉粥样硬化临床发病在成人，儿童期及青少年期就应该给予治疗[16~19]。

因为血浆胆固醇浓度与缺血性心脏病之间的关系持续存在，对于前者的值在什么水平时候需要开始调脂药物治疗已经过广泛讨论。指南根据，根据患者的总体危险程度决定治疗，其他的危险因素也需要同时治疗（见**降低心血管危险**，第221页）。

- 特别是，英国指南[20]建议所有的高危患者接受药物治疗，包括有明确心血管疾病患者，大多数糖尿病患者，血浆总胆固醇与高密度脂蛋白-胆固醇比例≥6.0的患者和家族性血脂紊乱者。在所有病例中，治疗目标是总胆固醇低于4.0mmol/L，LDL-胆固醇低于2.0mmol/L；或者总胆固醇降低25％，LDL-胆固醇降低30％，如果这样可以导致更低的血浆浓度，就以此为治疗目标。
- 欧洲指南[21]认为，对糖尿病和有明确心血管疾病患者，应该使总胆固醇水平低于4.5mmol/L（如果可能应低于4.0mmol/L），LDL-胆固醇低于2.5mmol/L（如果可能低于2.0mmol/L），对于总胆固醇大于8mmol/L或者LDL-胆固醇大于6mmol/L的患者，无论是否存在其他危险因素，都应该进行治疗。
- 美国指南[2,22]认为如果LDL-胆固醇水平≥190mg/dl就应该考虑治疗。对于存在两种或者两种以上危险因素的患者，如果LDL-胆固醇≥160mg/dl就应该考虑用药治疗；对于存在心血管疾病、糖尿病或者极高危人群，如果LDL-胆固醇≥130mg/dl就要考虑用药治疗。美国指南也制定了LDL-胆固醇的治疗目标，对于三个不同危险因素分组的人群，分别是低于

160mg/dl，低于130mg/dl和低于100mg/dl。但最近的一些研究显示[23]，如果对那些极高危人群在LDL-胆固醇浓度低于100mg/dl时进行治疗是恰当的，治疗目标低于70mg/dl是合理的。有其他人认为这样的治疗目标没有好的临床证据[24]。虽然HDL-胆固醇减低是附加的危险因素，升高-胆固醇是否带来获益还没有确定，因此目前的指南对HDL-胆固醇没有特别的目标。

治疗高脂血症的主要方法是饮食和生活方式的改变，应用调脂药物[2,20~22]。对于家族性高胆固醇血症患者，也可以用外科手术或者其他方法（见下文）。

对于高脂血症患者都应开始**饮食治疗**，肥胖者目标是降低体重、减少总的脂肪摄入。推荐的饮食[20,22]包括减少饱和脂肪酸的摄入，限制反式脂肪酸的摄入，增加鱼或者其他来源的长链n-3不饱和脂肪酸摄入和增加水果和蔬菜的摄入，限制胆固醇和n-6不饱和脂肪酸摄入。推荐增加体育锻炼。注意饮酒适度，尤其是高甘油三酯血症患者，酒精会诱发胰腺炎。然而，比推荐的饮食更加严格的饮食可能有价值[25]，多数患者需要药物治疗，以达到目标血脂浓度。心血管低危患者应当在药物开始治疗前进行饮食治疗试验，对于明确心血管病或者主要危险因素患者，饮食改变和药物治疗应该同时开始。

调脂类药物（降脂药物）主要有他汀类、纤维酸衍生物及相关的化合物、胆酸结合树脂、烟酸及其衍生物、ω-3鱼油和依折麦布[1,10~12,26,27]。

- 他汀类药物（HMG-CoA还原酶抑制剂）刺激肝细胞膜LDL受体增加，使循环中LDL的清除增加，从而降低胆固醇水平。主要作用降低LDL-胆固醇，也会适度减少甘油三酯和增加HDL胆固醇。通常被认为是最有效的降脂药物。
- 贝特类药物抑制胆固醇和胆汁酸的合成，增加胆汁中胆固醇的分泌。主要是减少极低密度脂蛋白聚集，从而降低甘油三酯水平；也可以增加高密度脂蛋白胆固醇，而对低密度脂蛋白胆固醇有不同的影响。主要用于高甘油三酯血症患者。
- 胆酸结合树脂可以在胃肠道中结合胆汁酸，抑制重吸收，从而降低胆固醇水平。导致胆固醇的氧化增加从而替代丢失的胆汁酸，并且增加肝细胞上低密度脂蛋白受体的合成，从而降低LDL胆固醇。
- 烟酸抑制肝脏中VLDL的产生，降低LDL胆固醇和甘油三酯，并且增加HDL胆固醇，但是它的不良反应限制了使用。拉鲁比潘，前列腺素D₂受体1拮抗剂，如果合用可以减少不良反应。
- ω-3鱼油主要减少甘油三酯。
- 依折麦布是胆固醇吸收抑制剂，可以减少肠道对食物及胆汁中胆固醇的吸收[28]。
- 含有可溶性纤维的食品添加剂，如瓜尔胶、或者卵叶车前子、或者植物二氢睾酮、或者固醇等，也可以用于减少胆固醇的吸收。大蒜和其他添加剂也有作用，虽然作用不确定[29]。
- 其他包括胆固醇脂转送蛋白抑制剂，可增加HDL的水平；但是没有显示出临床获益[30]，托塞曲匹已经停止开发，因为发现它可以增加死亡率。绝经后妇女，雌二醇治疗可以减少血脂浓度，但是不良反应有可能大于获益（**对心血管系统的影响**，参见M37第2007页）；大豆蛋白也有相同的作用。

因为药物对血脂不同成分的影响不同，所以应根据每个患者血脂的情况来**选择治疗**。

实际上，大多数患者多因型、多基因的高胆固醇血症，用一线他汀类药物治疗有效。胆酸结合树脂或者烟酸可以作为选择，但是通常耐受性差。依折麦布或者贝特类也可以应用，但是通常推荐用于不能服用他汀类药物的患者[31,32]。有些患者可以考虑联合治疗使患者达到血脂目标，虽然联合治疗获益超过他汀类药物的证据有限[33]。由于合用他汀类药物和贝特类药物会使不良反应危险增加，应该考虑（参见**辛伐他汀**的**不良反应**中**对骨骼肌的影响**，第433页）。依折麦布可以增加他汀类药物降低LDL的效果，而且安全，但是目前尚无改善临床预后的证据[34]。

高甘油三酯血症患者，可以使用他汀类或者贝特类药物，虽然贝特类药物只是严重的孤立的高甘油三酯血症的一线用药[32]。树脂不应单独使用，因为它会增加甘油三酯水平。

不常见的**家族性血脂紊乱**[35]通常有很高的血脂浓度，需要强化治疗。下面是一些特异的治疗策略：

- **家族性高胆固醇血症**　家族性高胆固醇血症患者，通常有极高的血浆胆固醇浓度，单用饮食治疗反应不充分，因此高危人群通常需要药物治疗。有家族性高胆固醇血症的儿童，应该在10岁的时候开始药物治疗；对于早期冠心病高危者应考虑更早、更强化的治

表3　原发性高脂血症

	脂蛋白异常（WHO分类）	患病率	不同种类的血脂浓度（mmol/L）		IHD风险	胰腺炎
			胆固醇	甘油三酯		
普通高胆固醇血症（多基因）	Ⅱa或Ⅱb	非常普遍	6.5～9.0	＜2.3	＋	－
家族性高胆固醇血症	Ⅱa或Ⅱb	中度普遍	7.5～16.0	＜2.3	＋＋＋	－
家族性高甘油三酯血症	Ⅳ或Ⅴ	普遍	6.5～12.0	10～30	？	＋＋
家族性混合性高脂血症	Ⅱa、Ⅱb、Ⅳ或Ⅴ	普遍	6.5～10.0	2.3～12.0	＋＋	－
家族性β脂蛋白异常或者残留高脂蛋白血症	Ⅲ	不普遍	9.0～14.0	9.0～14.0	＋＋	－
脂蛋白酶功能异常	Ⅰ	罕见	＜6.5	10.0～30.0	－	＋＋＋

注：＋为危险上升；－为无危险；？为不确定；IHD为缺血性心脏病。

疗[36]。加强治疗通常可以导致动脉粥样硬化损害退化[37]。一线药物是他汀类药物；推荐使用高强度的治疗，目标是减少 LDL-胆固醇超过 50%[36]，但是即便是中等剂量也可以减少缺血性心脏病的危险[38]。依折麦布被推荐作为备选药物，如果 LDL-胆固醇需要更低，可以在他汀类药物基础上加用依折麦布[36]。在一些患者中，其他的备选药物，如胆酸结合树脂、烟酸、贝特类药物可以单用或者与他汀类药物联用。

在一些家族性高胆固醇血症患者中，血浆胆固醇浓度极高，血浆甘油三酯浓度也升高。在一些病例中，纤维酸衍生物或者烟酸有效，对一些严重病例，可以用烟酸结合树脂合用纤维酸衍生物或者他汀类药物。

家族性高胆固醇血症的纯合子，可能完全缺乏 LDL 受体的功能，凡是增加 LDL 受体功能的药物如他汀类药物、胆酸结合树脂可能效果很小。然而，对有部分 LDL 受体功能的患者，他汀类药物可以用于辅助治疗。

对于纯合子患者，肝脏移植是最确切的治疗。血浆置换（每周或隔周一次）或者高选择性操作，如低密度脂蛋白血浆分离置换法，包括应用肝素沉淀低密度脂蛋白（HELP 系统——肝素钠体外低密度脂蛋白沉淀法）都可与调脂药物联合应用。基因治疗目前正在研究用于治疗家族性高胆固醇血症。

- **家族性高甘油三酯血症**　家族性高甘油三酯血症患者，饮食治疗通常就合适，如果有急性胰腺炎高度危险如乳糜血患者[39]或者有动脉粥样硬化家族史，需要药物治疗。当血浆甘油三酯浓度大于 20mmol/L 时，急性胰腺炎的危险很高。通常推荐使用烟酸或纤维酸衍生物，尤其是吉非贝齐，严重患者可以联合治疗。ω-3 甘油三酯也有价值。严重顽固性高甘油三酯血症，尤其是 V 型高脂蛋白血症，建议女性应用炔诺酮、男性应用氧雄龙。

- **家族性混合性高脂血症**　对于单独饮食治疗无效的患者需要药物治疗。药物选择取决于血脂异常的主要成分。首选他汀类药物，尤其是高胆固醇血症为主患者。高甘油三酯血症为主时使用纤维酸衍生物，甘油三酯和胆固醇的血浆浓度上升相同时可以应用烟酸。胆汁酸结合树脂不能单独应用，因为它可以加重高甘油三酯血症，但是可以在应用降低甘油三酯药物的患者中应用。

对于胆固醇和甘油三酯血浆浓度都极度升高患者需要联合治疗来降低二者浓度，因为只针对主要上升的药物治疗会导致另一种血脂的血浆浓度上升。这些患者的治疗选择主要是经验性的，并不总能在个别患者中预测。

- **家族性异常 β 脂蛋白血症**（残余微粒高脂蛋白血症、残余微粒病）　这种血脂疾病中高脂血症的程度通常严重，虽然也可能对饮食疗有明显反应，但是通常需要药物治疗。纤维酸衍生物、他汀类或烟酸可以使用。

- **脂蛋白脂酶功能异常**（乳糜微粒血症）　对这种疾病，虽然贝特类和烟酸有适度效果，但大多数药物是无效的。可严格限制饮食中脂肪来治疗这种情况；饮食中也可以加添一中链甘油三酯来改善耐受性，但是它们的价值仍有争议[8]。

1. Chong PH, Bachenheimer BS. Current, new and future treatments in dyslipidaemia and atherosclerosis. *Drugs* 2000; **60**: 55–93.
2. The American Association of Clinical Endocrinologists Lipid Guidelines Committee. AACE medical guidelines for clinical practice for the diagnosis and treatment of dyslipidemia and prevention of atherogenesis. *Endocr Pract* 2000; **6**: 162–213. 2002 amended version available at: http://www.aace.com/pub/pdf/guidelines/lipids.pdf (accessed 27/06/06)
3. Anderson KM, *et al.* Cholesterol and mortality: 30 years of follow-up from the Framingham Study. *JAMA* 1987; **257**: 2176–80.
4. Hersberger M, von Eckardstein A. Low high-density lipoprotein cholesterol: physiological background, clinical importance and drug treatment. *Drugs* 2003; **63**: 1907–45.
5. Sarwar N, *et al.* Triglycerides and the risk of coronary heart disease: 10,158 incident cases among 262,525 participants in 29 Western prospective studies. *Circulation* 2007; **115**: 450–8.
6. Sattar N, *et al.* The end of triglycerides in cardiovascular risk assessment? *BMJ* 1998; **317**: 553–4.
7. Beaumont JL, *et al.* Classification of hyperlipidaemias and hyperlipoproteinaemias. *Bull WHO* 1970; **43**: 891–915.
8. Durrington P. Dyslipidaemia. *Lancet* 2003; **362**: 717–31.
9. Thompson GR. Management of dyslipidaemia. *Heart* 2004; **90**: 949–55.
10. Kreisberg RA, Oberman A. Medical management of hyperlipidemia/dyslipidemia. *J Clin Endocrinol Metab* 2003; **88**: 2445–61.
11. Paramsothy P, Knopp R. Management of dyslipidaemias. *Heart* 2006; **92**: 1529–34.
12. Brunzell JD. Hypertriglyceridemia. *N Engl J Med* 2007; **357**: 1009–17.
13. Bhatnagar D, *et al.* Hypercholesterolaemia and its management. *BMJ* 2008; **337**: a993.

14. Brunzell JD, *et al.* Lipoprotein management in patients with cardiometabolic risk: consensus statement from the American Diabetes Association and the American College of Cardiology Foundation. *Diabetes Care* 2008; **31**: 811–22.
15. Genest J, *et al.* 2009 Canadian Cardiovascular Society/Canadian guidelines for the diagnosis and treatment of dyslipidemia and prevention of cardiovascular disease in the adult - 2009 recommendations. *Can J Cardiol* 2009; **25**: 567–79.
16. McCrindle BW, *et al.* Drug therapy of high-risk lipid abnormalities in children and adolescents: a scientific statement from the American Heart Association Atherosclerosis, Hypertension, and Obesity in Youth Committee, Council of Cardiovascular Disease in the Young, with the Council on Cardiovascular Nursing. *Circulation* 2007; **115**: 1948–67. Also available at: http://circ.ahajournals.org/cgi/reprint/115/14/1948.pdf (accessed 21/04/09)
17. Daniels SR, Greer FR. American Academy of Pediatrics Committee on Nutrition. Lipid screening and cardiovascular health in childhood. *Pediatrics* 2008; **122**: 198–208.
18. Kwiterovich PO. Recognition and management of dyslipidemia in children and adolescents. *J Clin Endocrinol Metab* 2008; **93**: 4200–9.
19. Wierzbicki AS, Viljoen A. Hyperlipidaemia in paediatric patients: the role of lipid-lowering therapy in clinical practice. *Drug Safety* 2010; **33**: 115–25.
20. British Cardiac Society, British Hypertension Society, Diabetes UK, HEART UK, Primary Care Cardiovascular Society, The Stroke Association. JBS 2: Joint British Societies' guidelines on prevention of cardiovascular disease in clinical practice. *Heart* 2005; **91** (suppl 5): v1–v52.
21. Graham I, *et al.* Fourth Joint Task Force of the European Society of Cardiology and Other Societies on Cardiovascular Disease Prevention in Clinical Practice (Constituted by representatives of nine societies and by invited experts). European guidelines on cardiovascular disease prevention in clinical practice: executive summary. *Eur Heart J* 2007; **28**: 2375–2414. Also available at: http://www.escardio.org/guidelines-surveys/esc-guidelines/GuidelinesDocuments/guidelines-CVD-prevention-ES-FT.pdf (accessed 26/08/08)
22. Expert Panel on Detection, Evaluation, and Treatment of High Blood Cholesterol in Adults. Executive summary of the third report of the National Cholesterol Education Program (NCEP) expert panel on detection, evaluation, and treatment of high blood cholesterol in adults (Adult Treatment Panel III). *JAMA* 2001; **285**: 2486–97.
23. Grundy SM, *et al.* Implications of recent clinical trials for the National Cholesterol Education Program Adult Treatment Panel III Guidelines. *Circulation* 2004; **110**: 227–39.
24. Hayward RA, *et al.* Narrative review: lack of evidence for recommended low-density lipoprotein treatment targets: a solvable problem. *Ann Intern Med* 2006; **145**: 520–30.
25. Ramsay LE, *et al.* Dietary reduction of serum cholesterol concentration: time to think again. *BMJ* 1991; **303**: 953–7.
26. Knopp RH. Drug treatment of lipid disorders. *N Engl J Med* 1999; **341**: 498–511.
27. Anonymous. Choice of lipid-regulating drugs. *Med Lett Drugs Ther* 2001; **43**: 43–8.
28. Sudhop T, von Bergmann K. Cholesterol absorption inhibitors for the treatment of hypercholesterolaemia. *Drugs* 2002; **62**: 2333–47.
29. Nies LK, *et al.* Complementary and alternative therapies for the management of dyslipidemia. *Ann Pharmacother* 2006; **40**: 1984–92.
30. Duriez P. CETP inhibition. *Lancet* 2007; **370**: 1882–3.
31. NICE. Ezetimibe for the treatment of primary (heterozygous-familial and non-familial) hypercholesterolaemia: Technology Appraisal Guidance 132 (issued November 2007). Available at: http://www.nice.org.uk/nicemedia/pdf/TA132guidance.pdf (accessed 04/07/08)
32. MHRA/CHM. Fibrates: new prescribing advice. *Drug Safety Update* 2007; **1** (4): 2–3. Available at: http://www.mhra.gov.uk/home/idcplg?IdcService=GET_FILE&dDocName=CON2032917&RevisionSelectionMethod=LatestReleased (accessed 04/07/08)
33. Sharma M, *et al.* Systematic review: comparative effectiveness and harms of combination therapy and monotherapy for dyslipidemia. *Ann Intern Med* 2009; **151**: 622–30.
34. Al Badarin FJ, *et al.* Impact of ezetimibe on atherosclerosis: is the jury still out? *Mayo Clin Proc* 2009; **84**: 353–61.
35. Hachem SB, Mooradian AD. Familial dyslipidaemias: an overview of genetics, pathophysiology and management. *Drugs* 2006; **66**: 1949–69.
36. NICE. Identification and management of familial hypercholesterolaemia: NICE Clinical Guideline 71 (issued August 2008). Available at: http://www.nice.org.uk/nicemedia/pdf/CG071NICEGuideline.pdf (accessed 21/04/09)
37. Smilde TJ, *et al.* Effect of aggressive versus conventional lipid lowering on atherosclerosis progression in familial hypercholesterolaemia (ASAP): a prospective, randomised, double-blind trial. *Lancet* 2001; **357**: 577–81.
38. Versmissen J, *et al.* Efficacy of statins in familial hypercholesterolaemia: a long term cohort study. *BMJ* 2008; **337**: a2423.
39. Leaf DA. Chylomicronemia and the chylomicronemia syndrome: a practical approach to management. *Am J Med* 2008; **121**: 10–12.

高血压

高血压，尤其是原发性和特发性高血压，发病普遍。虽然通常没有症状，高血压是心血管疾病发病及致死的主要危险因素，尤其是脑卒中，因此控制高血压是减少心血管危险的主要方面，国家[1~3]和国际[4,5]治疗指南已经公布。但是一些领域有矛盾存在[6,7]，许多高血压患者仍然很难控制[8,9]。

定义　血压通常指动脉血压，是血液作用动脉壁的压力。通常应用有刻度的血压计在肘上通过肱动脉间接测量[10]，用 mmHg（1mmHg＝133.332Pa）表示。有两种测量结果：

- 收缩压或最高血压（在心脏的心室收缩期获得）；
- 舒张压或者最小血压（在心脏的心室舒张期获得）。

高血压意味着比"正常"的血压高；是高于一个被明确的血压水平，当高于这个水平的时候，干预治疗可以减少心血管疾病的危险。很多因素可以影响血压，在普通人群呈钟形分布曲线，这使明确定义一个绝对标准很困难。

血压的分级及治疗次序取决于疾病的严重程度，选择一段时期内几个点测量的血压来决定。动态血压监测在一些情况下有优势[1,2,5,10,11]，在家中，自动测量设备也有一定作用[1,5,10]。然而，家中及动态血压值往往低于医疗单位测量的血压，而且正常及异常血压区分的阈值也不同[1,5,10,11]。指南通常应用传统血压测量方法做出治疗决定，因为这是多数研究的基础。

正常成人血压被定义为收缩压低于 130mmHg、舒张压低于 85mmHg（即低于 130/85mmHg），晚近更多研究认为，从心血管疾病危险的角度，最合适的血压应该比这些要低。美国指南[2]中定义的正常血压低于 120/80mmHg，欧洲[5]和英国[1]指南把它归类于最佳血压。血压介于（130~139）/（85~89）mmHg 之间被认为是正常高限[1,5]或者被归到早期高血压[2]。虽然高血压以前只定义了舒张压，但是现在认识到收缩压在决定危险因素的时候也同样重要，目前的指南对二者同样强调。

收缩期血压大于 140mmHg 和（或）舒张期血压大于 90mmHg，通常认为是高血压。虽然轻、中、重度高血压分类经常被采用，但是这些定义会造成误解，在决定是否治疗上绝对的心血管危险因素是很重要的，还要依靠其他血压以外的因素。因此很多指南[1,4,5]应用分级系统来归类高血压，如下：

- 1 级：140~159/90~99mmHg；
- 2 级：160~179/100~109mmHg；
- 3 级：≥180/≥110mmHg。

在美国指南中[2]，1 期高血压相对应于 1 级，而 2 期高血压包括了 2 级和 3 级。

当收缩压和舒张压是不同类别时，较高值用于归类。

恶性高血压或者急进型高血压是指快速进展的严重高血压伴随着视网膜病变，常有肾脏的损害。但是，目前被认为是高血压危象的一部分（见下文）。

单纯收缩期高血压主要发生在老年人，被定义为[1,5]收缩压≥140mmHg 和舒张压＜90mmHg。

病因　大多数高血压是原因不清的，原发性高血压或特发性高血压的病因可能是多种多样的，如基因和一些外界因素（如饮食、体重）都起一定的作用[12,13]。高血压也会在手术或者妊娠时发生，在糖尿病患者中很普遍。有些高血压是继发于其他情况，如肾脏疾病、库欣综合征、嗜铬细胞瘤或者药物的不良反应（如雌激素），在难治性高血压或者恶性高血压中要考虑这些因素引起的高血压[14]。虽然这些情况下一般需要治疗，但是这种继发高血压不需要完全消除。

高血压的治疗　下列所述的大多数是成人原发性和特发性高血压。高血压危象、儿童高血压以及外科手术、糖尿病、肾脏疾病或者妊娠伴发的高血压会在下文的标题里分别讨论。

高血压可能是因为一些有害的血管事件，尤其是在眼、脑、肾脏或者心脏的有害血管事件，而被发现，但是通常高血压是没有症状，只是在常规检查血压的时候才发现。一旦诊断，需要决定是否需要治疗。已经明确高血压是形成脑卒中、心衰、肾脏损害和缺血性心脏病的危险因素，降低血压可以获益，但是死亡率还是比正常血压人群要高[15]。评价高血压在整体心血管病危险中的位置很重要，包括目前存在的靶器官疾病，如左室肥厚或肾脏疾病，一些伴随情况（如动脉粥样硬化或糖尿病）以及一些危险因素（如吸烟或高血脂、肥胖或吸烟）。高血压的治疗包括药物和非药物干预来降低血压、评价和治疗任何其他的心血管危险因素（参见 **降低心血管风险**，第221页）。任何合并症都应治疗。治疗高血压的指南可能会在细节上有差异，反映了对于不同治疗获益及危险的平衡判断的不同。

非药物治疗　对于所有个体，采用健康的生活方式都可以获益，每个血压升高的患者都应该鼓励改变生活方式来降低心血管危险。这些改变中的一些可能在降低血压[12,16,17]，对于低危人群不需要其他治疗；大多数患者开始药物治疗前都推荐进行非药物治疗的试验[1,2,4,5]，但是这是非必需的治疗，尤其是对高危患者[1,5]。可降低血压的干预包括：

- 减重；
- 减少过量酒精摄入；
- 减少钠盐摄入；
- 适当运动；
- 减少脂肪摄入；

- 增加水果和蔬菜的摄入。

其他干预曾经被尝试，但是获益的证据较少，包括：

- 增加钾、镁、钙的摄入；
- 增加不饱和脂肪的摄入，减少饱和脂肪的摄入；
- 放松治疗减少压力。

改变生活方式在全体人群中，或者在可能发展为高血压个体中应当鼓励，这是高血压的一级预防策略[18]。

药物治疗 药物治疗的决定因素与血压有关，后者决定药物治疗何时开始、目标血压以及最合适的用药方案。这些领域都存在争议。

何时开始抗高血压药物治疗取决的因素包括测量的血压和所有心血管危险。

- 3级高血压患者（血压在180/110mmHg或者更高），应该立即接受药物治疗[1,2,5]。
- 2级高血压患者，如果改变生活方式一段时间后，血压在160/100mmHg或者更高，需要进行药物治疗，治疗根据总体的危险水平[1,2,5]；对于那些高危和极高危的患者建议立即给予治疗[5]。
- 1级高血压患者应用治疗尚未确定，如果改变生活方式还不够，而且存在危险因素就应该给予药物治疗。但是一些指南认为低危者使用抗高血压药是不合适的[1]，或者认为首先应该给予高危患者治疗[4]。
- 糖尿病或肾脏疾病患者用药阈值低（见下文），但是对无并发症和高血压前期患者的治疗是否获益一直有争议[19]。

对于老年患者（>60岁），有证据支持治疗高血压可以获益[20,21]，包括孤立性收缩期高血压[22]。对于>80岁的人群也明确可以获益，对于药物治疗的年龄限制是不适当的。因此指南推荐不根据年龄决定治疗，虽然在老人中推荐应用药物的缓慢滴定法[5]，但这些患者更容易出现药物不良反应。年龄很大的人群中（>80岁）开始治疗的获益尚未明确[21~23]，虽然有研究显示在80岁及以上患者发病死亡率下降[24]；对于已经开始药物治疗的患者，应继续治疗[1,5]。

目标血压也存在争议。有人忧虑过度降低舒张压会增加缺血性心脏病危险[25,26]。尽管荟萃分析[27]表明，低血压增加死亡率，与抗高血压治疗无关，有可能因为不健康的情况导致低血压而引起。HOT研究[28]发现有效地控制舒张压，使其低于90mmHg（大约85mmHg）与主要心血管事件的发生率低，较低的血压（70mmHg左右）不能提供更多的利益。最近的荟萃分析[29]发现没有证据表明血压治疗的阈值至少降到115/75mmHg可以获益。收缩压的治疗目标仍不清楚，虽然一项非糖尿病研究[30]显示严格控制（目标收缩压低于130mmHg）比普通控制（目标收缩压低于140mmHg）效果好。目前推荐目标血压在140/90mmHg[2,5]或低于140/85mmHg[1]。如果患者可以耐受，可以考虑更低的目标，尤其是高危患者[5]。对于缺血性心脏病者，建议用更低的目标，即低于130/80mmHg[31]，同样，低目标也适用于糖尿病和肾病患者（见下文）。

服用药物包括若干种不同药理学作用的药物；不是所有情况的抗高血压机制都完全清楚。历史上，噻嗪类利尿药和β受体阻滞剂是主要的高血压治疗药物，但是钙通道阻滞剂、ACEI、血管紧张素Ⅱ受体拮抗剂和α受体阻滞剂目前已经广泛应用。

初期治疗的选择取决于抗高血压药的疗效、安全性以及对发病率和死亡率的长期影响[32,33]。一些研究，如TOMHS[34]（比较氯噻酮、醋丁洛尔、氨氯地平、依那普利和多沙唑嗪）和一项类似研究[35]（比较氢氯噻嗪、阿替洛尔、地尔硫䓬、卡托普利、哌唑嗪和可乐定）显示对药物的反应根据个体因素有差异，如年龄[36]和种族[37,38]。主要的抗高血压药物在相同比例患者中降低血压的程度相同。血管紧张素Ⅱ受体拮抗剂可以有效地降低血压。然而，通常认为单一药物不太可能足够地控制血压，大多数患者需要不止一种药物达到治疗目标。虽然考虑到了噻嗪类药物和β受体阻滞剂的代谢影响，药物的耐受性也是相似的。α受体阻滞剂（尤其是多沙唑嗪[39]）有增加心衰的危险，已限制使用。短效二氢吡啶钙离子拮抗剂也有一些问题，不推荐用于高血压（参见**硝苯地平**的**不良反应**项下**对死亡率的影响**，第394页），而长效的二氢吡啶类可以明确获益[40]。

因此，所有主要的药物都可以有效地抗高血压，但是对长期死亡率和发病率的影响尚不清楚。不同的药物对一些结果有相同的作用，如左室肥厚[41]和肾功能不全[42]，虽然有一些证据[43]，但是其临床有效性还没有被证实。左室肥厚的逆转可伴随临床事件减

少。利尿药（尤其是噻嗪类）和β受体阻滞剂首先在长期研究显示出对死亡率有影响，所以被推荐为初始治疗用药。然而，其他药物的长期研究显示对发病率和死亡率也有相同的影响。一项荟萃分析[44]认为ACEI、血管紧张素Ⅱ受体拮抗剂、钙通道阻滞剂、β受体阻滞剂和利尿药对总的心血管预后差别很小，治疗获益主要是降低血压，而不是哪种药物的特性。然而各种药物之间有特定因果关系的差异，实际上大规模的试验恐怕质疑某种方案是否获益。大规模试验ALLHAT研究[45]比较了接受利尿药（氯噻酮）、ACEI（赖诺普利）或钙通道阻滞剂（氨氯地平）的患者，全因死亡率没有区别，但是其中另一项研究α阻滞剂（多沙唑嗪）的试验，因为心衰发生率高而提前终止[39]。另一项试验（ASCOT-BPLA）[46]显示氨氯地平联合培哚普利在预防主要心血管事件比阿替洛尔联合噻嗪类有效，因此试验被提前终止。然而，在氨氯地平组血压降低更显著，但是这不足以解释全部的结果。之后的荟萃分析[38,47,48]显示β受体阻滞剂比其他抗高血压药疗效要差，尤其在老年患者[38]。所以β受体阻滞剂作为首选治疗药物被质疑。

通常，治疗从降低血压地选择哪种药物更重要。大多数患者需要联合用药，所以首选哪种药物并不重要。噻嗪类利尿药、ACEI、血管紧张素Ⅱ受体拮抗剂、钙通道阻滞剂都可以使用，选择应结合患者个体特征，包括年龄、种族、禁忌证或者某种药物的适应证、不良反应和相关的效价比[1,2,4,5]。虽然在美国[2]，对于某些患者，没有严格的介绍，国际指南[4]推荐将噻嗪类利尿药作为一线用药；而在英国[3]，利尿药或者钙离子拮抗剂被推荐用于老年患者（>55岁）和黑人患者，对于年轻患者或者非黑人患者推荐使用ACEI或者血管紧张素Ⅱ受体拮抗剂。指南中一些特殊的适应证包括肾病患者应用ACEI或者血管紧张素Ⅱ受体拮抗剂，老年患者应用利尿药或者钙离子拮抗剂，存在心肌梗死的患者用β受体阻滞剂。对于无心肌梗死的患者应用β受体阻滞剂作为初始治疗仍存在争议；ASCOT-BPLA公布后，英国指南[3]建议对于不能服用ACEI或者血管紧张素Ⅱ受体拮抗剂的年轻者以及怀孕妇女应该避免应用β受体阻滞剂，近期，欧洲指南[5]允许在没有代谢影响危险时应用。

决定应用什么药物，治疗用最低的推荐剂量开始。如果无效或者部分有效，剂量可以加量（除了噻嗪类利尿药，通常没有额外获益，而有更多的不良反应）；另外一种一线药物可以替代（序贯治疗）或者加用（联合治疗）。大部分患者用两种药物加以控制血压，多数患者要需要合用两种药物地达到最优水平，但是两种药物的效应也许不是完全叠加。联合治疗允许各个药物应用最低剂量，减少不良反应。四种主要药物，从不同组选择两种药物联合应用的疗效大致是叠加的，而且大于单一用药的疗效[49]。一些患者初始治疗可以考虑用低剂量联合治疗[2,5,50]，基于方式的阶梯治疗方案，曾经报道用于改善血压的控制[51]。

最有效的联合治疗包括药物作用于不同的生理系统。最恰当的联合包括：

- 利尿药与β受体阻滞剂；
- 利尿药与ACEI；
- 利尿药与血管紧张素Ⅱ受体拮抗剂；
- 钙通道阻滞剂与ACEI；
- 钙通道阻滞剂与血管紧张素Ⅱ受体拮抗剂；
- 钙通道阻滞剂（维拉帕米除外）与β受体阻滞剂。

α受体阻滞剂可以与其他药物合用，但是通常作为三线药物，除非有其他原因的特殊指征。经常需要三种药物联合应用，尤其是严重的高血压。应用三种药物联合治疗后还存在着持续上升的舒张压，就要考虑是否有继发性高血压的可能性。还有一些因素，如不服从医嘱、应用非甾体抗炎药或者酗酒也会造成难治性高血压[1,7,8,52]。

其他类抗高血压药物，包括中枢作用药物（如可乐定、甲基多巴）、较小镇静作用的莫索尼定和直接血管扩张作用的药物（如肼屈嗪和米诺地尔）；醛固酮拮抗剂依普利酮；肾素抑制剂阿利吉仑。老的药物如肾上腺素能神经元阻滞剂胍乙啶以及萝芙碱利血平现在很少被推荐使用。内肽酶抑制剂、内皮素拮抗剂的几个药物都在研究中。对抗血管紧张素Ⅱ的高血压疫苗也在研发中。

药物治疗的戒断 标准教学内容中高血压药物治疗应该无限期持续地进行，在一些经过选择的患者有成功地撤出药物的报道[53~55]。如果尝试这样做，必须密切监测血压，生活方式应该无限期地维持下去[3,5]。

儿童高血压 儿童发生高血压少于成人，但是，随着儿童肥胖的患病率升高，儿童高血压的发病率也升高[56]，诊断和治疗的指南也已公布[57]。生活方式改变是主要的治疗，尤其是对那些非严重高血压、没有靶

器官损害的患儿，因为治疗的获益和长期药物治疗的危险没有确定。但是在一些病例中需要药物治疗，通常基于患儿个体特征。

高血压危象 严重高血压患者可能分为有快速或进展的中枢系统、心血管或者肾脏恶化证据的患者（高血压急症）和没有靶器官损害证据的患者（亚急性高血压危象或者高血压重症）[2,58~62]。在以往病例中，目标是根据临床表现在几分钟到几小时内降低25%平均动脉压，或者舒张压降到100~110mmHg；通常需要静脉治疗，有时候口服治疗也许已足够。在这些病例中，过度降低也不恰当，首选口服治疗，降低血压在几小时到几天内达到目标。这两种情况，血压降得过快是有害的，可能导致脑梗死、失明、肾功能恶化和心肌缺血。

如果可以口服治疗并且没有靶器官损害的证据，适用标准的基础抗高血压治疗，同时患者应该被密切观察。常用起效快的短效药物不恰当，需要注意。推荐的药物包括β受体阻滞剂拉贝洛尔，中枢药物可乐定，ACEI卡托普利，α受体阻滞剂哌唑嗪（尤其循环中儿茶酚胺水平增高），钙离子拮抗剂如氨氯地平、非洛地平和伊拉地平都适合[61]。在容量超负荷的时候可以应用利尿药，但是高血压危象通常有容量不足，应用利尿药在这种情况下不合适。硝苯地平和卡托普利曾经舌下给药来获得快速的起效，但是这种用法的临床获益并不明显，通常认为硝苯地平不应使用[2,59,61,63]。

在急诊情况下，需要肠外治疗，选择治疗取决于伴随的临床情况[58,59,61,64,65]。静脉应用硝普钠是最常选择的药，但因为药物毒性的问题，需要密切监视[2,58,60,61]。多数情况下选择的药物有静脉用拉贝洛尔、尼卡地平、非诺多巴，静脉内氯维地平也可以应用。其他的药物用于特殊情况，包括硝酸甘油（伴有冠状动脉缺血性疾病），酚妥拉明（用于嗜铬细胞瘤和其他儿茶酚胺过多的情况），如单胺氧化酶抑制剂与3-对羟苯乙胺相互作用，依那普利（用于急性心衰），艾司洛尔（用于主动脉夹层形成或者围手术期），肼苯哒嗪（用于子痫，参见下文的**妊娠高血压**）。樟磺咪芬[59]和乌拉地尔[61]也可以应用。

儿童高血压急症处理与成人处理相似[57,66,67]。

外科手术期间的高血压 外科手术患者给予抗高血压治疗不但安全，而且有可能适合继续这些治疗，包括手术当天早晨[2,68]。

围手术期高血压可发生在手术后，由于口服途径不合适，常需要频繁地静脉应用抗高血压药物控制血压。通常选择静脉使用硝普钠，其他药物包括硝酸甘油（尤其冠状动脉旁路移植术后）、拉贝洛尔、依那普利、艾司洛尔、非诺多巴、尼卡地平和氯维地平；二氮嗪、肼屈嗪和甲基多巴也曾应用[68~70]。

糖尿病患者的高血压 糖尿病患者中高血压发病率是非糖尿病患者群的2倍，50%的2型糖尿病患者伴有高血压[71,72]。发病率增加的原因，胰岛素抵抗与此有关[73]。除了大血管动脉粥样硬化的主要危险因素外，糖尿病患者高血压还可能是小血管疾病引起，这是糖尿病性肾病和糖尿病性视网膜病的危险因素。UK Prospective Diabetes Study（UKPDS）工作组认为[74]严格地控制血压（目标<150/85mmHg）可以减少2型糖尿病中糖尿病相关死亡和合并症的危险，包括糖尿病性视网膜病变。

药物干预治疗的阈值在糖尿病高血压患者比非糖尿病高血压患者低，治疗目标也降低。建议开始目标140/80mmHg[1]，多数指南中推荐最佳目标低于130/80mmHg[1,2,4,5,14,75]；对伴有肾脏病变的1型糖尿病患者，尤其强调更低目标。

所有的主要抗高血压药物都可以用于糖尿病[76]，多数患者需要至少使用两种药物才能达到目标血压。推荐应用ACEI（血管紧张素Ⅱ受体拮抗药作为替代药物），因为有证据表明对于有肾脏病变患者有保护肾功能的获益。然而，一项系统性综述[77]发现，不考虑这些药物对血压的影响，它们在糖尿病患者特殊的肾脏保护获益的证据并不强。利尿药及β受体阻滞剂对血糖和血脂代谢有潜在不良反应，应避免使用，但是当有适应证时可以使用。在UKPDS，用ACEI（卡托普利）或者β受体阻滞剂（阿替洛尔）治疗对于减少糖尿病并发症危险的作用等效，但是ACEI的耐受性更好[78]。虽然有人考虑钙通道阻滞剂药物的安全性，但长效钙通道阻滞剂也是一种合适选择[79]。

高血压和肾脏疾病 高血压与肾脏关系密切，肾脏在高血压发病中也起一定作用，同时肾脏也是高血压损害的主要靶器官。肾实质和肾血管疾病都会伴发高血压。在肾实质疾病中，高血压通常对于治疗有抵抗，需要包括血管扩张药的联合治疗。抗高血压治疗对这些患者也很重要，这

样可以减缓肾脏疾病患者的肾功能衰退[80]。有证据表明 ACEI 的肾脏保护作用要大于其他抗高血压药[81,82]，虽然效果不确定，仍被推荐为基础治疗（血管紧张素Ⅱ受体拮抗剂作为替代药），通常与利尿药联合使用[1,2,5]。降低血压的作用与蛋白尿程度相关，研究表明，蛋白尿大于 1g/d 的患者可以从降低血压中获益[82]。目前指南[1,2,5]推荐有肾脏疾病患者，目标血压应低于 130/80mmHg；在蛋白尿大于或者等于 1g/d 的患者，血压治疗目标应低于 125/75mmHg[1]。

*肾血管性高血压*定义为由于一侧或者两侧肾动脉狭窄或者压迫导致的动脉高血压，最常见原因是动脉粥样硬化造成的狭窄[83]。肾脏低灌注状态导致肾素释放增加，随后血压增高。但是，肾血管性高血压和肾动脉狭窄的关系还不明确；两种情况可以简单共存，或者高血压可以引起狭窄，而不是其他情况[84,85]。

肾血管性高血压在临床很难区别，比原发性高血压的预后差，对治疗的顺从性差，有较高危险发展为急进性或恶性高血压，会导致受影响的肾脏发生不可逆性缺血性衰竭。

诊断肾血管性高血压的方法包括影像检查（如超声显像和血管造影）和功能测试（如卡托普利肾素试验）（见 **ACEI**，第253页）；有或者没有血管紧张素转化酶抑制剂的肾脏闪烁造影术也会应用。

肾血管性高血压的最佳治疗尚不明确。肾血管性高血压的血压通常用抗高血压药来降压，但在肾动脉狭窄的患者，血管成形术已广泛应用，目的是保护肾脏功能。然而支持血管成形术优于内科治疗的证据较少；药物控制血压在一些研究中可证实获益[85,86]，尤其是双侧肾动脉狭窄患者，但是在最近的研究中没有获得支持[87]，两种方法治疗肾脏的预后相同。患者应用抗高血压药，引起肾脏血流减少从而导致肾脏功能的恶化，但是，血管成形术后突然的恢复也会造成肾脏功能恶化。特别关注的是应用 ACEI 或者血管紧张素Ⅱ受体拮抗剂会减少肾脏血流，因为有肾动脉狭窄，肾脏的灌注要依靠血管紧张素Ⅱ，肾血管性高血压通常被认为是应用 ACEI 的禁忌证，尤其是双侧肾动脉狭窄或狭窄只影响有功能的肾脏。然而，对于难治性高血压[88]需要应用这种药物，但是剂量要低而且应密切监测肾功能。（参见 **ACEI** 的**注意事项**项下，第250页）。

高血压与妊娠 妊娠高血压会威胁母亲和胎儿生命。可能先前存在或者在妊娠时首次出现，包括妊娠晚期短暂高血压到先兆子痫和子痫。有多种定义，但是妊娠 20 周前存在的高血压通常持续时间较长，被认为是慢性高血压。20 周后出现的高血压（妊娠高血压）可能是短暂的高血压（妊娠导致的高血压）、慢性高血压或者先兆子痫。妊娠高血压通常定义为既往血压正常的妇女，至少在两次随机的情况下血压≥140/90mmHg；但如果产后 12 周血压恢复正常，被认为是短暂高血压[70]。先兆子痫是血压升高伴随着蛋白尿、凝血异常、肝脏功能异常，也可能出现水肿。先兆子痫可能会进展到子痫（一个惊厥过程）。

妊娠期间**妊娠高血压**或**既往存在高血压**的推荐治疗存在争议。多数慢性或短暂高血压的妇女为 1 级或 2 级高血压，并且在妊娠的短期内心血管并发症的危险低，治疗这类患者的获益尚不明确。通常一致认为血压≥170/110 mmHg，作为急诊需要治疗[5,89]；但是治疗较低血压的推荐目前尚不明了。当血压≥140/90 mmHg，建议治疗[5,89,90]。但目前证实服药可以改善母亲和孩子预后的证据较少，虽然严重高血压的发生率减少[91]。对既往存在高血压的妊娠妇女，有些指南允许停用抗高血压药，如血压超过了阈值可重新开始治疗[2,90,92]。但是，如果轻度高血压的妇女无论是否接受抗高血压治疗也有发展为先兆子痫的危险，应该密切监视。

对决定应用抗高血压药的*轻中度高血压*妇女，最佳药物治疗的选择尚未确定。既往存在高血压的妇女通常在妊娠期间应持续抗高血压治疗，但 ACEI 和血管紧张素Ⅱ受体拮抗剂在妊娠期可以改用其他替代药物。对于妊娠高血压，甲基多巴或 β 受体阻滞剂通常被选择，虽然只有少量证据表明与其他药物的结果有差异[91]。一项系统性综述[93]发现应用 β 受体阻滞剂没有实质获益的证据，但是另一项综述[91]发现 β 受体阻滞剂降低严重高血压的危险比甲基多巴更有效。甲基多巴的优点是对于婴儿长期预后安全，而 β 受体阻滞剂与胎儿生长迟缓相关，尤其是阿替洛尔[94~96]。硝苯地平[90,97]或者肼苯哒嗪[90]也可以使用。通常不推荐应用利尿药来控制妊娠期的高血压，因为理论上有加重先兆子痫的容量不足的危险，但是在实践中显示出安全；如果需要，可以应用[1,92]。

先兆子痫患者[90,98~102]的*最终治疗*是分娩（虽然先兆子痫也可以发生在产后[101]），但是如果母亲情况允许，通常是延迟生产来让胎儿成熟。给予抗高血压治疗可减少母亲的并发症，对于高危子痫患者，应该给予预防性的抗惊厥药，尤其是硫酸镁（参见 M37 第450页）。指导严重高血压选择降压治疗的证据有限[103]。甲基多巴或者 β 受体阻滞剂（推荐贝拉洛尔）通常作为一线药物；钙通道阻滞剂（如硝苯地平）可作为替代药物。但是在急性先兆子痫或者马上分娩时，可通过非口服途径给予抗高血压药。静脉肼苯哒嗪广泛应用[2,101,104]，但有些证据表明其疗效比其他药物低，且不良反应更多[105]，一些指南推荐避免使用该药[5]。也可以使用口服或者静脉贝拉洛尔、静脉用尼卡地平和口服硝苯地平，有些患者也可以使用硝普钠[2,5,102,104]。其他静脉用抗高血压药包括二氮嗪、可乐定。

先兆子痫的预防 已经有一些研究探讨了先兆子痫的预防措施[106]，小剂量阿司匹林获益证据最多。虽然单个的阿司匹林研究结果不同，但是荟萃分析[107,108]认为阿司匹林可以中度减少发展成先兆子痫和并发症（如婴儿死亡、分娩早产儿）的危险性，高危险人群获益更多。在英国，NICE[104]推荐，有两个或者两个以上的中度危险因素（第一次妊娠、≥40 岁、怀孕间隔大于 10 年、BMI≥35kg/m²、先兆子痫家族史、多产妊娠）或者一个高度危险因素（既往妊娠高血压病史、慢性肾脏疾病、自身免疫性疾病包括抗磷脂综合征、糖尿病、慢性高血压）的妊娠妇女应每日口服阿司匹林 75mg，从妊娠 12 周到出生。

其他用于预防先兆子痫的药物包括一氧化氮供体、孕酮、利尿药和低分子肝素，但由于相关证据缺乏，NICE[104]不推荐使用。补充钙质可以减少妊娠导致的高血压和先兆子痫的危险，虽然作用没有确定[109]。有些证据认为补充抗氧化剂维生素 C 和维生素 E 可以获益，但是未被证实[110,111]。

1. Williams B, *et al.* Guidelines for management of hypertension: report of the fourth working party of the British Hypertension Society, 2004—BHS IV. *J Hum Hypertens* 2004; **18:** 139–185. Also available at: http://www.bhsoc.org/pdfs/BHS_IV_Guidelines.pdf (accessed 27/06/06)
2. Chobanian AV, *et al.* Seventh report of the joint national committee on prevention, detection, evaluation, and treatment of high blood pressure (JNC 7). *Hypertension* 2003; **42:** 1206–52. Also available at: http://www.nhlbi.nih.gov/guidelines/hypertension/jnc7full.pdf (accessed 08/02/06)
3. NICE. Hypertension: management of hypertension in adults in primary care (Clinical guideline 34: issued June 2006: includes update of NICE clinical guideline 18). Available at: http://www.nice.org.uk/nicemedia/pdf/CG034NICEguideline.pdf (accessed 08/01/08)
4. WHO, International Society of Hypertension Writing Group. 2003 World Health Organization (WHO)/International Society of Hypertension (ISH) statement on management of hypertension. *J Hypertens* 2003; **21:** 1983–92. Also available at: http://www.who.int/cardiovascular_diseases/guidelines/hypertension_guidelines.pdf (accessed 16/01/08)
5. Mancia G, *et al.* 2007 Guidelines for the management of arterial hypertension: The Task Force for the Management of Arterial Hypertension of the European Society of Hypertension (ESH) and of the European Society of Cardiology (ESC). *Eur Heart J* 2007; **28:** 1462–536. Also available at: http://www.escardio.org/guidelines-surveys/esc-guidelines/GuidelinesDocuments/guidelines-AH-FT.pdf (accessed 26/08/08)
6. Kaplan NM, Opie LH. Controversies in hypertension. *Lancet* 2006; **367:** 168–76.
7. Messerli FH, *et al.* Essential hypertension. *Lancet* 2007; **370:** 591–603.
8. Moser M, Setaro JF. Resistant or difficult-to-control hypertension. *N Engl J Med* 2006; **355:** 385–92.
9. Chobanian AV. The hypertension paradox—more uncontrolled disease despite improved therapy. *N Engl J Med* 2009; **361:** 878–87. Correction. *ibid.*; 1516.
10. Pickering TG, *et al.* Recommendations for blood pressure measurement in humans and experimental animals: part 1: blood pressure measurement in humans: a statement for professionals from the Subcommittee of Professional and Public Education of the American Heart Association Council on High Blood Pressure Research. *Circulation* 2005; **111:** 697–716. Also available at: http://circ.ahajournals.org/cgi/reprint/111/5/697.pdf (accessed 06/03/08)
11. O'Brien E, *et al.* Use and interpretation of ambulatory blood pressure monitoring: recommendations of the British Hypertension Society. *BMJ* 2000; **320:** 1128–34. Also available at: http://www.bmj.com/cgi/reprint/320/7242/1128.pdf (accessed 10/03/08)
12. Kornitzer M, *et al.* Epidemiology of risk factors for hypertension: implications for prevention and therapy. *Drugs* 1999; **57:** 695–712.
13. Oparil S, *et al.* Pathogenesis of hypertension. *Ann Intern Med* 2003; **139:** 761–76.
14. AACE Hypertension Task Force. American Association of Clinical Endocrinologists medical guidelines for clinical practice for the diagnosis and treatment of hypertension. *Endocr Pract* 2006; **12:** 193–222. Also available at: http://www.aace.com/pub/pdf/guidelines/HypertensionGuidelines.pdf (accessed 06/03/08)
15. Andersson OK, *et al.* Survival in treated hypertension: follow up study after two decades. *BMJ* 1998; **317:** 167–71.
16. Writing Group of the PREMIER Collaborative Research Group. Effects of comprehensive lifestyle modification on blood pressure control: main results of the PREMIER clinical trial. *JAMA* 2003; **289:** 2083–93.
17. Elmer PJ, *et al.* PREMIER Collaborative Research Group. Effects of comprehensive lifestyle modification on diet, weight, physical fitness, and blood pressure control: 18-month results of a randomized trial. *Ann Intern Med* 2006; **144:** 485–95.
18. Whelton PK, *et al.* Primary prevention of hypertension: clinical and public health advisory from The National High Blood Pressure Education Program. *JAMA* 2002; **288:** 1882–8.
19. Julius S, *et al.* Trial of Preventing Hypertension (TROPHY) Study Investigators. Feasibility of treating prehypertension with an angiotensin-receptor blocker. *N Engl J Med* 2006; **354:** 1685–97.
20. Turnbull F, *et al.* Blood Pressure Lowering Treatment Trialists' Collaboration. Effects of different regimens to lower blood pressure on major cardiovascular events in older and younger adults: meta-analysis of randomised trials. Abridged version: *BMJ* 2008; **336:** 1121–3. Full version: http://www.bmj.com/cgi/reprint/336/7653/1121.pdf (accessed 16/07/08)
21. Musini VM, *et al.* Pharmacotherapy for hypertension in the elderly. Available in The Cochrane Database of Systematic Reviews; Issue 4. Chichester: John Wiley; 2009 (accessed 21/05/10).
22. Chobanian AV. Isolated systolic hypertension in the elderly. *N Engl J Med* 2007; **357:** 789–96.
23. Gueyffier F, *et al.* Antihypertensive drugs in very old people: a subgroup meta-analysis of randomised controlled trials. *Lancet* 1999; **353:** 793–6.
24. Beckett NS, *et al.* HYVET Study Group. Treatment of hypertension in patients 80 years of age or older. *N Engl J Med* 2008; **358:** 1887–98.
25. Staessen JA. Potential adverse effects of blood pressure lowering—J-curve revisited. *Lancet* 1996; **348:** 696–7.
26. Messerli FH, *et al.* Dogma disputed: can aggressively lowering blood pressure in hypertensive patients with coronary artery disease be dangerous? *Ann Intern Med* 2006; **144:** 884–93.
27. Boutitie F, *et al.* J-shaped relationship between blood pressure and mortality in hypertensive patients: new insights from a meta-analysis of individual-patient data. *Ann Intern Med* 2002; **136:** 438–48.
28. Hansson L, *et al.* Effects of intensive blood-pressure lowering and low-dose aspirin in patients with hypertension: principal results of the Hypertension Optimal Treatment (HOT) randomised trial. *Lancet* 1998; **351:** 1755–62.
29. Prospective Studies Collaboration. Age-specific relevance of usual blood pressure to vascular mortality: a meta-analysis of individual data for one million adults in 61 prospective studies. *Lancet* 2002; **360:** 1903–13. Correction. *ibid.* 2003; **361:** 1060.
30. Verdecchia P, *et al.* Usual versus tight control of systolic blood pressure in non-diabetic patients with hypertension (Cardio-Sis): an open-label randomised trial. *Lancet* 2009; **374:** 525–33.
31. Rosendorff C, *et al.* Treatment of hypertension in the prevention and management of ischemic heart disease: a scientific statement from the American Heart Association Council for High Blood Pressure Research and the Councils on Clinical Cardiology and Epidemiology and Prevention. *Circulation* 2007; **115:** 2761–88. Correction. *ibid.* **116:** e121. Also available at: http://circ.ahajournals.org/cgi/reprint/115/21/2761.pdf (accessed 06/03/08)
32. Brown MJ. Matching the right drug to the right patient in essential hypertension. *Heart* 2001; **86:** 113–20.
33. August P. Initial treatment of hypertension. *N Engl J Med* 2003; **348:** 610–17.
34. Neaton JD, *et al.* Treatment of mild hypertension study: final results. *JAMA* 1993; **270:** 713–24.
35. Materson BJ, *et al.* Single-drug therapy for hypertension in men: a comparison of six antihypertensive agents with placebo. *N Engl J Med* 1993; **328:** 914–21. Correction. *ibid.* 1994; **330:** 1689.
36. Bennet NE. Hypertension in the elderly. *Lancet* 1994; **344:** 447–9.
37. Brewster LM, *et al.* Systematic review: antihypertensive drug therapy in black patients. *Ann Intern Med* 2004; **141:** 614–27.
38. Khan N, McAlister FA. Re-examining the efficacy of β-blockers for the treatment of hypertension: a meta-analysis. *CMAJ* 2006; **174:** 1737–42.
39. The ALLHAT Officers and Coordinators for the ALLHAT Collaborative Research Group. Major cardiovascular events in hypertensive patients randomized to doxazosin vs chlorthalidone: the Antihypertensive and Lipid-Lowering Treatment to Prevent Heart Attack Trial (ALLHAT). *JAMA* 2000; **283:** 1967–75.
40. Epstein BJ, *et al.* Dihydropyridine calcium channel antagonists in the management of hypertension. *Drugs* 2007; **67:** 1309–27.
41. Klingbeil AU, *et al.* A meta-analysis of the effects of treatment on left ventricular mass in essential hypertension. *Am J Med* 2003; **115:** 41–6.
42. Taddei S, *et al.* Effects of antihypertensive drugs on endothelial dysfunction: clinical implications. *Drugs* 2002; **62:** 265–84.
43. Devereux RB, *et al.* Prognostic significance of left ventricular mass change during treatment of hypertension. *JAMA* 2004; **292:** 2350–6.
44. Blood Pressure Lowering Treatment Trialists' Collaboration. Effects of different blood-pressure-lowering regimens on major cardiovascular events: results of prospectively-designed overviews of randomised trials. *Lancet* 2003; **362:** 1527–35.
45. The ALLHAT Officers and Coordinators for the ALLHAT Collaborative Research Group. Major outcomes in high-risk hypertensive patients randomized to angiotensin-converting enzyme inhibitor or calcium channel blocker vs diuretic: The Antihypertensive and Lipid-Lowering Treatment to Prevent Heart Attack Trial (ALLHAT). *JAMA* 2002; **288:** 2981–97. Correction. *ibid.* 2003; **289:** 178.
46. Dahlöf B, *et al.* Prevention of cardiovascular events with an antihypertensive regimen of amlodipine adding perindopril as required versus atenolol adding bendroflumethiazide as required, in the Anglo-Scandinavian Cardiac Outcomes Trial-Blood Pressure Lowering Arm (ASCOT-BPLA): a multicentre randomised controlled trial. *Lancet* 2005; **366:** 895–906.
47. Lindholm LH, *et al.* Should β blockers remain first choice in the treatment of primary hypertension? A meta-analysis. *Lancet* 2005; **366:** 1545–53.
48. Wiysonge CSU, *et al.* Beta-blockers for hypertension. Available in The Cochrane Database of Systematic Reviews; Issue 1. Chichester: John Wiley; 2007 (accessed 15/01/08).
49. Wald DS, *et al.* Combination therapy versus monotherapy in re-

ducing blood pressure: meta-analysis on 11,000 participants from 42 trials. *Am J Med* 2009; **122:** 290–300.

50. Waeber B, *et al.* Fixed-dose combinations as initial therapy for hypertension: a review of approved agents and a guide to patient selection. *Drugs* 2009; **69:** 1761–76.
51. Feldman RD, *et al.* A simplified approach to the treatment of uncomplicated hypertension: a cluster randomized, controlled trial. *Hypertension* 2009; **53:** 646–53.
52. Calhoun DA, *et al.* Resistant hypertension: diagnosis, evaluation, and treatment: a scientific statement from the American Heart Association Professional Education Committee of the Council for High Blood Pressure Research. *Circulation* 2008; **117:** e510–e26. Also available at: http://circ.ahajournals.org/cgi/reprint/117/25/e510 (accessed 22/05/09) Also published in *Hypertension* 2008; **51:** 1403–19. Also available at: http://hyper.ahajournals.org/cgi/reprint/51/6/1403 (accessed 22/05/09)
53. van den Bosch WJHM, *et al.* Withdrawal of antihypertensive drugs in selected patients. *Lancet* 1994; **343:** 1157.
54. Aylett MJ, *et al.* Withdrawing antihypertensive drugs. *Lancet* 1994; **343:** 1512.
55. Nelson MR, *et al.* Predictors of normotension on withdrawal of antihypertensive drugs in elderly patients: prospective study in second Australian national blood pressure study cohort. *BMJ* 2002; **325:** 815–17.
56. Flynn JT, Daniels SR. Pharmacologic treatment of hypertension in children and adolescents. *J Pediatr* 2006; **149:** 746–54.
57. National High Blood Pressure Education Program Working Group on High Blood Pressure in Children and Adolescents. The fourth report on the diagnosis, evaluation, and treatment of high blood pressure in children and adolescents. *Pediatrics* 2004; **114** (suppl 2): 555–76. Available at: http://pediatrics.aappublications.org/cgi/reprint/114/2/S2/555 (accessed 15/01/08)
58. Vaughan CJ, Delanty N. Hypertensive emergencies. *Lancet* 2000; **356:** 411–17.
59. Varon J, Marik PE. Clinical review: the management of hypertensive crises. *Crit Care* 2003; **7:** 374–84.
60. Vidt DG. Hypertensive crises: emergencies and urgencies. *J Clin Hypertens (Greenwich)* 2004; **6:** 520–5.
61. Rosei EA, *et al.* European Society of Hypertension Scientific Newsletter: treatment of hypertensive urgencies and emergencies. *J Hypertens* 2006; **24:** 2482–3.
62. Varon J. Treatment of acute severe hypertension: current and newer agents. *Drugs* 2008; **68:** 283–97.
63. Grossman E, *et al.* Should a moratorium be placed on sublingual nifedipine capsules for hypertensive emergencies and pseudoemergencies? *JAMA* 1996; **276:** 1328–31.
64. Rhoney D, Peacock WF. Intravenous therapy for hypertensive emergencies: part 1. *Am J Health-Syst Pharm* 2009; **66:** 1343–52. Correction. *ibid.*; 1687. [dose]
65. Rhoney D, Peacock WF. Intravenous therapy for hypertensive emergencies: part 2. *Am J Health-Syst Pharm* 2009; **66:** 1448–57.
66. Constantine E, Linakis J. The assessment and management of hypertensive emergencies and urgencies in children. *Pediatr Emerg Care* 2005; **21:** 391–6.
67. Suresh S, *et al.* Emergency management of pediatric hypertension. *Clin Pediatr (Phila)* 2005; **44:** 739–45.
68. Erstad BL, Barletta JF. Treatment of hypertension in the perioperative patient. *Ann Pharmacother* 2000; **34:** 66–79.
69. Haas CE, LeBlanc JM. Acute postoperative hypertension: a review of therapeutic options. *Am J Health-Syst Pharm* 2004; **61:** 1661–73.
70. Feneck R. Drugs for the perioperative control of hypertension: current issues and future directions. *Drugs* 2007; **67:** 2023–44.
71. Deedwania PC. Hypertension and diabetes: new therapeutic options. *Arch Intern Med* 2000; **160:** 1585–94.
72. Dobesh PP. Managing hypertension in patients with type 2 diabetes mellitus. *Am J Health-Syst Pharm* 2006; **63:** 1140–9.
73. Reaven GM, *et al.* Hypertension and associated metabolic abnormalities—the role of insulin resistance and the sympathoadrenal system. *N Engl J Med* 1996; **334:** 374–81.
74. UK Prospective Diabetes Study Group. Tight blood pressure control and risk of macrovascular and microvascular complications in type 2 diabetes: UKPDS 38. *BMJ* 1998; **317:** 703–13.
75. American Diabetes Association. Hypertension management in adults with diabetes. *Diabetes Care* 2004; **27** (suppl 1): S65–S67. Also available at: http://care.diabetesjournals.org/cgi/reprint/27/suppl_1/s65.pdf (accessed 13/05/04)
76. Kaplan NM. Management of hypertension in patients with type 2 diabetes mellitus: guidelines based on current evidence. *Ann Intern Med* 2001; **135:** 1079–83.
77. Casas JP, *et al.* Effect of inhibitors of the renin-angiotensin system and other antihypertensive drugs on renal outcomes: systematic review and meta-analysis. *Lancet* 2005; **366:** 2026–33.
78. UK Prospective Diabetes Study Group. Efficacy of atenolol and captopril in reducing risk of macrovascular and microvascular complications in type 2 diabetes: UKPDS 39. *BMJ* 1998; **317:** 713–20.
79. Grossman E, Messerli FH. Are calcium antagonists beneficial in diabetic patients with hypertension? *Am J Med* 2004; **116:** 44–9.
80. Salvetti A, *et al.* Renal protection and antihypertensive drugs: current status. *Drugs* 1999; **57:** 665–93.
81. Wright JT, *et al.* Effect of blood pressure lowering and antihypertensive drug class on progression of hypertensive kidney disease: results from the AASK trial. *JAMA* 2002; **288:** 2421–31. Correction. *ibid.* 2006; **295:** 2726.
82. Jafar TH, *et al.* Progression of chronic kidney disease: the role of blood pressure control, proteinuria, and angiotensin-converting enzyme inhibition: a patient-level meta-analysis. *Ann Intern Med* 2003; **139:** 244–52.
83. Rosenfield K, Jaff MR. An 82-year-old woman with worsening hypertension: review of renal artery stenosis. *JAMA* 2008; **300:** 2036–44.
84. Main J. Atherosclerotic renal artery stenosis, ACE inhibitors, and avoiding cardiovascular death. *Heart* 2005; **91:** 548–52.
85. Balk E, *et al.* Comparative effectiveness of management strategies for renal artery stenosis: a systematic review. *Ann Intern Med* 2006; **145:** 901–12.
86. Nordmann AJ, *et al.* Balloon angioplasty or medical therapy for hypertensive patients with atherosclerotic renal artery stenosis? A meta-analysis of randomized controlled trials. *Am J Med* 2003; **114:** 44–50.
87. Wheatley K, *et al.* ASTRAL Investigators. Revascularization versus medical therapy for renal-artery stenosis. *N Engl J Med* 2009; **361:** 1953–62.
88. Navis G, *et al.* ACE inhibitors and the kidney: a risk-benefit assessment. *Drug Safety* 1996; **15:** 200–211.
89. Rey É. Report of the Canadian Hypertension Society Consensus Conference: pharmacologic treatment of hypertensive disorders in pregnancy. *Can Med Assoc J* 1997; **157:** 1245–54. Also available at: http://www.cmaj.ca/cgi/reprint/157/9/1245.pdf (accessed 06/03/08)
90. James PR, Nelson-Piercy C. Management of hypertension before, during, and after pregnancy. *Heart* 2004; **90:** 1499–1504.
91. Abalos E, *et al.* Antihypertensive drug therapy for mild to moderate hypertension during pregnancy. Available in The Cochrane Database of Systematic Reviews; Issue 1. Chichester: John Wiley; 2007 (accessed 15/01/08).
92. Task Force on the Management of Cardiovascular Diseases During Pregnancy of the European Society of Cardiology. Expert consensus document on management of cardiovascular diseases during pregnancy. *Eur Heart J* 2003; **24:** 761–81. Also available at: http://www.escardio.org/guidelines-surveys/esc-guidelines/GuidelinesDocuments/guidelines-CVD-pregnancy-FT.pdf (accessed 26/08/08)
93. Magee LA, Duley L. Oral beta-blockers for mild to moderate hypertension during pregnancy. Available in The Cochrane Database of Systematic Reviews; Issue 3. Chichester: John Wiley; 2003 (accessed 18/05/06).
94. Magee LA, *et al.* Management of hypertension in pregnancy. *BMJ* 1999; **318:** 1332–6.
95. Garovic VD. Hypertension in pregnancy: diagnosis and treatment. *Mayo Clin Proc* 2000; **75:** 1071–6.
96. Magee LA. Treating hypertension in women of child-bearing age and during pregnancy. *Drug Safety* 2001; **24:** 457–74.
97. Powrie RO. A 30-year-old woman with chronic hypertension trying to conceive. *JAMA* 2007; **298:** 1548–58.
98. Walker JJ. Pre-eclampsia. *Lancet* 2000; **356:** 1260–5.
99. Sibai B, *et al.* Pre-eclampsia. *Lancet* 2005; **365:** 785–99.
100. Duley L, *et al.* Management of pre-eclampsia. *BMJ* 2006; **332:** 463–8.
101. Royal College of Obstetricians and Gynaecologists. The management of severe pre-eclampsia/eclampsia (March 2006). Available at: http://www.rcog.org.uk/files/rcog-corp/uploaded-files/GT10aManagementPreeclampsia2006.pdf (accessed 16/08/10)
102. McCoy S, Baldwin K. Pharmacotherapeutic options for the treatment of preeclampsia. *Am J Health-Syst Pharm* 2009; **66:** 337–44.
103. Duley L, *et al.* Drugs for treatment of very high blood pressure during pregnancy. Available in The Cochrane Database of Systematic Reviews; Issue 3. Chichester: John Wiley; 2006 (accessed 16/01/08).
104. NICE. Hypertension in pregnancy: the management of hypertensive disorders during pregnancy (issued August 2010). Available at: http://www.nice.org.uk/nicemedia/live/13098/50475/50475.pdf (accessed 26/08/10)
105. Magee LA, *et al.* Hydralazine for treatment of severe hypertension in pregnancy: meta-analysis. *BMJ* 2003; **327:** 955–60.
106. Briceño-Pérez C, *et al.* Prediction and prevention of preeclampsia. *Hypertens Pregnancy* 2009; **28:** 138–55.
107. Duley L, *et al.* Antiplatelet agents for preventing pre-eclampsia and its complications. Available in The Cochrane Database of Systematic Reviews; Issue 2. Chichester: John Wiley; 2007 (accessed 30/11/07).
108. Askie LM, *et al.* PARIS Collaborative Group. Antiplatelet agents for prevention of pre-eclampsia: a meta-analysis of individual patient data. *Lancet* 2007; **369:** 1791–8.
109. Hofmeyr GJ, *et al.* Calcium supplementation during pregnancy for preventing hypertensive disorders and related problems. Available in The Cochrane Database of Systematic Reviews; Issue 8. Chichester: John Wiley; 2010 (accessed 13/08/10).
110. Rumbold A, *et al.* Antioxidants for preventing pre-eclampsia. Available in The Cochrane Database of Systematic Reviews; Issue 1. Chichester: John Wiley; 2008 (accessed 18/05/09).
111. Roberts JM, *et al.* Vitamins C and E to prevent complications of pregnancy-associated hypertension. *N Engl J Med* 2010; **362:** 1282–91.

低血压

正如讨论高血压方面，诸多因素影响血压，所以很难给低血压定义绝对标准。慢性血压升高和心血管风险之间的联系已确定，正常血压的定义正是以这一危险因素为基础。成人收缩压低于 130mmHg、舒张压低于 85mmHg（低于 130/85mmHg）被广泛地认为是正常血压。然而近期指南[1,2]建议正常血压低于 120/80mmHg 更合理。精确的安全血压应在这些血压值之下多少至今仍未确定。虽然急性低血压会导致晕厥（不省人事）或休克等症状，但慢性低血压导致的后果却未阐明。因此现有很多的国家和国际高血压诊断和治疗指南，却没有公认的低血压定义。

虽然定义低血压有诸多不利因素，但现有的几种急性和慢性低血压症状已被认可。

低血压可能发生在出血性休克或其他形式的休克之后，处理此类急性和潜在低血压通常进行扩容和应用血管升压药物（见**休克**，第240页）；拟交感神经药的收缩血管作用，例如去甲肾上腺素和多巴胺在血压非常低时有显著作用。另一方面低血压会发生在麻醉和外科手术过程中，脊髓或硬（脊）膜外阻滞比其他麻醉方式伴有更大风险因素。低血压起因于静脉扩张和心排血量减少，静脉扩张和心排血量减少是由于交感神经阻滞，通常的处理还是使用拟交感神经药（尤其是麻黄碱或去氧肾上腺素）（参见 M37 第1487页）。

复发性急性低血压也时常发生。包括体位性（直立性）低血压和神经介导性低血压；二者都是晕厥的重要因素[3~5]。直立性低血压可能是由于自主神经调节障碍和血管收缩反射缺失，也与站起或（和）血容量不足有关。药物治疗通常应用氟氢可的松（参见 M37 第1460页）。神经介导性低血压的治疗用药仍未明确[4~12]。

神经介导性低血压（神经心源性晕厥、神经介导反射性晕厥、血管减压性晕厥或血管迷走神经性晕厥）是引起心脏结构正常人反复头晕（昏厥前期）和晕厥的主要原因。神经介导性低血压的特征为反复神经心源性晕厥反射；尽管机制未完全明确，但是心脏灌注减少、刺激心脏感受器、反应性出现高血压和不恰当的自主反射导致血管舒张、心动过缓和低血压。需要通过诊断性试验排除结构性或心律失常的心脏疾病导致的晕厥。倾斜试验是确诊必需的[5]。治疗主要包括非药物措施，例如避免诱因、增加饮食的盐量和液体热卡摄取量和物理手法，例如在晕厥前（期）发生时，可交叉双腿或绷紧肌肉[4,5,10~12]。尽管倾斜训练有效，但是让患者运动有困难[4,5]。有些患者需要心脏起搏，尽管心脏起搏的益处证据有限[4,5,13]。

药物治疗神经介导的低血压存在争议，而且并无太多证据表明药物有效[3~7,9,10,14]。氟氢可的松和 β 受体阻滞剂已被广泛应用，但是 β 受体阻滞剂的对照试验[15,16]没有发现 β 受体阻滞剂优于安慰剂组的证据，且 β 受体阻滞剂的不良反应也可能增加，一般应避免[5,9]。有证据表明血管收缩药（如甲氧胺福林，一种 α 受体激动剂）有效[17,18]，这类药可能对一些患者起作用[4~6,10]。丙吡胺也可应用，但不作为一线药物[9]。选择性 5-羟色胺再吸收抑制剂对有些病例有效[6~8]。抗毒蕈碱类药物也被应用[7,9]，如溴丙胺太林。

一个有争议的问题：亚健康的一般和非特异症状，如精神怠惰和乏力、抑郁和焦虑可能是慢性低血压的标志（如收缩压低于 110mmHg 或舒张压低于 60mmHg）[19]。在英国和美国此类协会还没有完全接受，而一些欧洲国家（例如德国）的大量的制剂可用于治疗，通常包括拟交感神经药。有些证据表明抑郁[20~22]和亚健康[23]都和低血压相关，也可能和认知缺损有关[24]。研究已经建议慢性疲乏综合征和神经介导的[25,26]或体位性[27]低血压有关。然而，任何治疗适应证都未明确。

1. Chobanian AV, *et al.*. The seventh report of the Joint National Committee on prevention, detection, evaluation, and treatment of high blood pressure: the JNC 7 report. *JAMA* 2003; **289:** 2560–72. Correction. *ibid.*; **290:** 197. Also available at: http://www.nhlbi.nih.gov/guidelines/hypertension/jnc7full.pdf (accessed 08/02/06)
2. Mancia G, *et al.* 2007 Guidelines for the management of arterial hypertension: The Task Force for the Management of Arterial Hypertension of the European Society of Hypertension (ESH) and of the European Society of Cardiology (ESC). *Eur Heart J* 2007; **28:** 1462–536. Also available at: http://eurheartj.oxfordjournals.org/cgi/reprint/28/12/1462.pdf (accessed 13/08/08)
3. Brignole M. Diagnosis and treatment of syncope. *Heart* 2007; **93:** 130–6.
4. Benditt DG, Nguyen JT. Syncope: therapeutic approaches. *J Am Coll Cardiol* 2009; **53:** 1741–51.
5. Moya A, *et al.* Guidelines for the diagnosis and management of syncope (version 2009): the Task Force for the Diagnosis and Management of Syncope of the European Society of Cardiology (ESC). *Eur Heart J* 2009; **30:** 2631–71. Also available at: http://www.escardio.org/guidelines-surveys/esc-guidelines/GuidelinesDocuments/guidelines-syncope-FT.pdf (accessed 07/04/10)
6. Benditt DG, *et al.* Pharmacotherapy of neurally mediated syncope. *Circulation* 1999; **100:** 1242–8.
7. Fenton AM, *et al.* Vasovagal syncope. *Ann Intern Med* 2000; **133:** 714–25.
8. Gatzoulis KA, Toutouzas PK. Neurocardiogenic syncope: aetiology and management. *Drugs* 2001; **61:** 1415–23.
9. Chen-Scarabelli C, Scarabelli TM. Neurocardiogenic syncope. *BMJ* 2004; **329:** 336–41.
10. Grubb BP. Neurocardiogenic syncope. *N Engl J Med* 2005; **352:** 1004–10.
11. Chen LY, *et al.* Management of syncope in adults: an update. *Mayo Clin Proc* 2008; **83:** 1280–93.
12. Parry SW, Tan MP. An approach to the evaluation and management of syncope in adults. Summary article: *BMJ* 2010; **340:** c880. Full version: http://www.bmj.com/cgi/content/full/340/feb19_1/c880?view=long&pmid=20172928 (accessed 07/04/10)
13. Connolly SJ, *et al.* Pacemaker therapy for prevention of syncope in patients with recurrent severe vasovagal syncope: Second Vasovagal Pacemaker Study (VPS II): a randomized trial. *JAMA* 2003; **289:** 2224–9.
14. Parry SW, *et al.* The Newcastle protocols 2008: an update on head-up tilt table testing and the management of vasovagal syncope and related disorders. *Heart* 2009; **95:** 416–20.
15. Flevari P, *et al.* Vasovagal syncope: a prospective, randomized, crossover evaluation of the effect of propranolol, nadolol and placebo on syncope recurrence and patients' well-being. *J Am Coll Cardiol* 2002; **40:** 499–504.
16. Sheldon R, *et al.* Prevention of Syncope Trial (POST): a randomized, placebo-controlled study of metoprolol in the prevention of vasovagal syncope. *Circulation* 2006; **113:** 1164–70.
17. Ward CR, *et al.* Midodrine: a role in the management of neuro-

cardiogenic syncope. *Heart* 1998; **79**: 45–9.
18. Zhang Q, *et al.* The efficacy of midodrine hydrochloride in the treatment of children with vasovagal syncope. *J Pediatr* 2006; **149**: 777–80.
19. Mann A. Psychiatric symptoms and low blood pressure. *BMJ* 1992; **304**: 64–5.
20. Barrett-Connor E, Palinkas LA. Low blood pressure and depression in older men: a population based study. *BMJ* 1994; **308**: 446–9.
21. Paterniti S, *et al.* Low blood pressure and risk of depression in the elderly: a prospective community-based study. *Br J Psychiatry* 2000; **176**: 464–7.
22. Jorm AF. Association of hypotension with positive and negative affect and depressive symptoms in the elderly. *Br J Psychiatry* 2001; **178**: 553–5.
23. Rosengren A, *et al.* Low systolic blood pressure and self perceived wellbeing in middle aged men. *BMJ* 1993; **306**: 243–6.
24. Duschek S, *et al.* Reduced cognitive performance and prolonged reaction time accompany moderate hypotension. *Clin Auton Res* 2003; **13**: 427–32.
25. Rowe PC, *et al.* Is neurally mediated hypotension an unrecognised cause of chronic fatigue? *Lancet* 1995; **345**: 623–4.
26. Bou-Holaigah I, *et al.* The relationship between neurally mediated hypotension and the chronic fatigue syndrome. *JAMA* 1995; **274**: 961–7.
27. Streeten DHP, *et al.* The roles of orthostatic hypotension, orthostatic tachycardia, and subnormal erythrocyte volume in the pathogenesis of the chronic fatigue syndrome. *Am J Med Sci* 2000; **320**: 1–8.

缺血性心脏病

缺血性心脏病（包括冠状动脉心脏病和冠状动脉病）涵盖了一系列由于心肌血液供应不足引起的疾病，从稳定性心绞痛到急性心肌梗死。它通常伴随着冠状动脉粥样硬化（第217页）。

在稳定性心绞痛（第215页）中，是动脉粥样硬化斑块对血液流动的慢性限制。休息时心肌血液供应充分，但在运动中或在其他心肌氧气增加的情况发生心肌缺血和疼痛；但是心肌没有永久损害。

在急性冠状动脉综合征中，斑块破裂导致血栓形成和急性动脉堵塞，在休息时发生心肌缺血和疼痛。如果堵塞是暂时的，不会永久损害心脏（不稳定性心绞痛）；延长堵塞可能导致心肌坏死，从非 ST 段抬高到急性 ST 段抬高。急性冠状动脉综合征中无 ST 段抬高（不稳定性心绞痛和非 ST 段抬高性心肌梗死）的治疗与心绞痛相似，并在心绞痛（第215页）中有描述；急性 ST 段抬高性心肌梗死则另描述（见下文）。

川崎病

心血管影响包括冠状动脉异常是川崎病的主要并发症，也称为儿童皮肤黏膜淋巴结综合征。普通免疫球蛋白和阿司匹林常用于起始治疗；抗血小板治疗，通常用阿司匹林维持较长时间，以预防冠状动脉血栓形成。更多关于川崎病的详细治疗参见 M37 第2148页，**正常免疫球蛋白**项下。

心肌梗死

心肌梗死属于急性冠脉综合征（第214页），由于急性缺血导致心肌坏死。在初始阶段，临床症状与不稳定性心绞痛相似，但是心肌不可逆损伤导致坏死和长期的并发症。由于检测心肌坏死准确性得到改善，心肌梗死的定义有了显著变化。目前认为与临床缺血相关的任何程度的坏死都应被定义为心肌梗死[1]，由于预后差，该定义包括既往列为不稳定性心绞痛者。然而，大多数的治疗依据是基于早期的分类，实践中对急性心肌梗死的诊断通常依临床情况，确诊根据特征性的临床症状、ECG 改变（ST 段抬高性或束支阻滞）以及生化标记物的改变。下文将讨论急性 ST 段抬高性心肌梗死（STEMI）的治疗；非 ST 段抬高性心肌梗死（NSTEMI）的治疗在心绞痛（第215页）中有描述。

尽管发病率在下降，但心肌梗死仍是西方国家患者死亡的首要原因。阿司匹林和再灌注技术改变了急性 STEMI 的治疗，但多在 1h 内猝死，未能得到及时治疗。急性 STEMI 的新治疗方法降低了住院患者的死亡率。与早确诊和治疗非常重要，存活率能进一步提高。危险患者和总体人群一级预防也很重要（见**降低心血管危险**，第221页）。心肌梗死幸存患者是再次发生心血管事件的高危人群，常发展为心肌梗死并发症，如心律失常、左心室衰竭、持续性心绞痛和静脉血栓栓塞。因此急性 STEMI 的治疗包括早期急性情况的治疗、长期治疗减少存活者的复发风险和严重性的发生。

心肌缺血一般是因为冠状动脉阻塞引起，后者通常由于该处新发生的粥样斑块破裂血栓形成所致；少数患者发生冠状动脉栓塞或痉挛、动脉炎、特异性血栓形成，或由于嗜铬细胞瘤引起突发严重高血压。冠状动脉阻塞直接后果是心肌缺血，进一步导致心脏收缩功能受损、心律失常，最终心肌梗死。术语"心脏危件"描述的是心源性猝死和心肌梗死。猝死往往是由于心室颤动，在心室颤动复苏的患者中大多数是心肌梗死发展的特点或有冠状动脉疾病。许多心肌梗死的病例无症

状，或是"无痛性"，此类患者只能根据 ECG 特征性改变进行诊断[2]。

早期治疗指南[3~7]推荐[8]，且综述[9~14]强调对急性心肌梗死患者的迅速识别和治疗的重要性。急性 STEMI 患者的始发症状通常是胸痛、呼吸急促和出汗。典型的剧烈胸痛和心绞痛相似，从心前区向颈部、下颌、左臂放射；胸痛持续大于 20min，一般考虑心肌梗死，尽管部分患者缺乏胸痛。其他体征和症状包括恶心和呕吐、心动过缓、低血压和焦虑不安。ECG 特征性变化确定临床诊断，指导初始治疗；生化标志升高，如肌钙蛋白和心肌酶的延迟升高都有助于确诊和判断预后。

快速发展成心室颤动的心肌梗死患者死亡率高，需要迅速提供生命支持措施。心室颤动治疗需电除颤，如果只应用除颤治疗，抢救不会成功，后续治疗需肾上腺素和抗心律失常药（详见**高级心脏生命支持**，第214页）。有除颤经验的救护车随行医护人员团队和有规划地教育公众掌握心肺复苏的基础技术起重要作用。患者一旦怀疑心肌梗死就应该收住院，并尽可能在冠心病监护病房进行治疗。

疑似急性 STEMI 的患者，当务之急是使用阿司匹林（如下文所述）以减轻症状（如疼痛和焦虑），并且确定诊断以便尽可能快地完成再灌注。

控制症状 缓解疼痛应用阿片类镇痛药，通常静脉给予二醋吗啡或吗啡（见**心肌梗死痛**，第9页）；必要时静脉给予止吐药（如甲氧氯普胺）。同样推荐给氧，虽然这受到质疑（**氧气的注意事项**，参见 M37 第1612页）。吸入一氧化氮和氧气的混合气体（Entonox）常常被用于抵达医院前缓解疼痛；也可舌下含服硝酸甘油或其他快速硝酸盐类。苯二氮䓬类对抗焦虑有效。

再灌注 确诊的 STEMI 患者，快速再灌注治疗很重要。心肌坏死程度或恢复取决于冠状动脉血流恢复的速度和程度[15]，因此应尽可能快地完成。常用的两种方法：静脉使用溶栓剂药物再灌注或经皮冠状动脉介入治疗（PCI）。

经静脉给予溶栓剂可溶解血栓或血凝块，修复冠状动脉，限制梗死面积和不可逆的心肌损害[16]。几项大型研究表明溶栓剂能保护左心室功能和改善短期和长期伴有心电图 ST 段抬高或新发左束支传导阻滞患者的病死率（详见**链激酶**的**用途**项下**缺血性心脏病**，第447页）。早期给予溶栓剂的患者受益最大[17]；心肌梗死症状发生 6h 内接受治疗的死亡率最多，症状出现达到 12h，也有获益；超过 12h 的疗效不佳；有些证据表明早期高死亡率是由于部分患者溶栓剂使用延迟、心脏破裂所致。虽然溶栓剂通常在老年患者中保留使用，但是有证据表明 85 岁以上的患者可以从中获益[18]，短期死亡率的可能增加被长期预后的改善所抵消[19]。

链激酶是最广的应用的溶栓剂，虽然纤维蛋白特异性溶栓剂（如 rtPA）越来越受到重视[6,7,20]。所有可用的药物的全部功效相似，一些因素（如费用、给药方法、禁忌证）有助于药物的选择。如果链激酶或阿尼普酶（即抗原性溶栓剂）近期应用，非抗原性溶栓剂阿替普酶或尿激酶也应使用。然而，血栓溶解剂的及时应用比治疗类更重要。推荐从首次联系医疗系统（急救车到来或入院）到溶栓治疗的时间不应超过 30min[3~5,7,20]，如果可能入院前即进行治疗。研究发现，院前溶栓是可行和安全的[21]，同时，也已证实它能够改善短期[22]和长期的死亡率[23]。然而，有一些证据表明院前溶栓后再次梗死率高[24]，因此最佳方案仍不清楚。

经皮冠状动脉介入包括球囊成形术、冠状动脉支架以及类似方式，在老年患者[19]、急性冠状动脉综合征（早期 PCI）和稳定的冠心病患者，它们是闭窄的冠状动脉再次扩张的有效方法[25]。使用溶栓剂未能得到充分灌注（补救 PCI）[26]的患者进行 PCI 也是安全、有效的，比反复溶栓有更好保守治疗更有意义[27]。溶栓成功后早期 PCI 显示可以获益[28,29]，但在 PCI 之前常规使用溶栓剂或联合溶栓和糖蛋白 IIb/IIIa 受体拮抗剂显示没有额外获益，可能有害，特别是给予足量的溶栓剂之后[30,31]。

再灌注策略的选择存在争议，取决于患者因素和可实施性[15,16,25]。PCI 与溶栓相比可更有效地开启闭窄的动脉。研究表明，它可降低早期和晚期 STEMI 的死亡率和再梗死率[32]，获益维达 5 年[33]，包括心源性休克患者[34]。然而，PCI 优于溶栓的优势由于再灌注延迟的增加而减少；尽管一些分析发现[35]，PCI 优于溶栓和时间延迟无关，另一些研究显示[36]PCI 延迟超过 90min 时应推迟给予患者的特点[37]。因此指南[3,6,7]建议所有 STEMI 患者 12h 内进行再灌注，并且选择直接 PCI 治疗应在 90min 内完成，即使意味需要将患者转移到另一家医院。在延迟超

过 90min、患者出现症状少于 2h 而溶栓可行的情况下，溶栓应该是推荐策略，但血管造影和补救 PCI 应尽快进行。伴有心源性休克、心衰或溶栓禁忌证的患者应接受直接 PCI 治疗。症状出现超过 12h 的，再灌注治疗（PCI 或溶栓）只是在有持续性缺血证据情况下选择。

再灌注的作用受限于持续冠状动脉闭塞、再闭塞、罕见但严重的出血并发症（包括溶栓剂引起的颅内出血）以及 PCI 后长期再狭窄。抗血小板药物和抗凝血药可作为**溶栓剂的辅助用药**以提高再灌注和限制再闭塞[38]，并建议在救护车上作为院前溶栓的辅助用药[39]。辅助治疗对预防 PCI 后再闭塞和再狭窄也是必要的；讨论详见**再灌注和血管重建操作**（第237页）。

抗血小板药物 ISIS-2[40]研究显示口服抗血小板药物阿司匹林的价值，在心肌梗死后第一个 24h 开始起效，可以降低死亡率，且与 PCI 后长期再狭窄。抗血小板药物和抗凝血药可作为**溶栓剂的辅助用药**以提高再灌注和脑卒中发生率。已证实阿司匹林和链激酶比单用链激酶或单用阿司匹林更有效。因而在怀疑心肌梗死时应尽快服用阿司匹林，药片咀嚼便于口腔吸收[3,20]。

其他抗血小板治疗正在研究，以进一步改善预后。有证据显示除阿司匹林和其他标准治疗（包括溶栓剂）之外，早期使用氯吡格雷能够改善短期预后[41,42]，目前推荐立即服用阿司匹林和氯吡格雷双重抗血小板治疗[5~7,20]。糖蛋白 IIb/IIIa 拮抗剂也可能在一些患者中增强阿司匹林的效果，尽管在大多数直接 PCI 患者获益。然而，在接受溶栓药物的患者中，早期冠状动脉单用抗凝虽然早期开通率可能得到改善[43,44]，但没有显示出降低死亡率的益处[45]。同样令人失望的结果在合用依替巴肽[46]和非罗替班[47]的研究中出现。

抗凝血药 肝素在溶栓药使用之前在急性心肌梗死中广泛使用，并且抗凝血药在接受 PCI 患者中的作用已经确立[3,7,20]，但是对接受溶栓治疗的患者，抗凝血药加阿司匹林作为辅助治疗的必要性尚未确定。溶栓后预防动脉再闭塞能获益，这是纤维蛋白特异性溶栓剂（如 rtPA）的特殊问题，许多研究支持使用溶栓剂，包括普通肝素。一项对随机研究的综述[48]发现，接受阿司匹林的患者，加用肝素（静脉或者皮下注射）可轻度降低死亡率但伴随出血增加，后续的荟萃分析[49]没有发现静脉应用普通肝素可产生明确益处，虽然大多数研究的结论没有显示出对死亡率的有价值的影响。低分子量肝素也已经使用。它们似乎是比普通肝素更有效[49~51]，但是研究一般比较短效普通肝素（48h）与长效低分子量肝素（4~8天），获益可能反映较长的治疗期。指南[5,7,20]建议接受溶栓剂的患者应给予抗凝治疗，可用普通肝素或低分子量肝素。磺达肝癸，一种直接 Xa 因子抑制剂，也是有效的[52]，可作为选择之一[5~7,20]，然而它不适合接受 PCI 的患者[20]。直接凝血酶抑制剂作为溶栓剂的补充证实令人失望（见**来匹卢定**下**缺血性心脏病**，第370页），尽管在肝素诱导的血小板减少[3]的患者可有一定作用。

长期使用肝素预防全身血栓栓塞可考虑在形成左心室壁血栓栓塞高危的患者或可能由于不动引起并发症的患者中使用。

因此，STEMI 的早期标准治疗由抗血小板药物、抗凝血药、直接药物或机械再灌注治疗组成。**其他早期治疗**包括 β 受体阻滞剂、硝酸盐类、ACEI、镁和代谢支持治疗。

β 受体阻滞剂 溶栓剂常规使用之前，静脉应用 β 受体阻滞剂[3]（如阿替洛尔和美托洛尔），在心肌梗死早期与死亡率降低相关。ISIS-1 研究[53]表明 β 受体阻滞剂通过降低心脏破裂发生率改善早期存活率，但是相关机制认为是通过减小梗死面积和再梗死的数量及抗心律失常的效应。静脉使用 β 受体阻滞剂在再灌注时期的作用尚未明确。但是一项对随机研究的系统性综述[54]指出早期静脉注射 β 受体阻滞剂，最多只有对死亡率较小获益；尽管包括一些溶栓剂的研究，但是大多数研究采用常规再灌注治疗。之后的一项随机研究[55]中，半数患者接受溶栓剂，发现口服美托洛尔之后早期静脉注射，在 28 天对死亡率较低，再梗死和死亡率的发生率减少，但是被心源性休克致死增加所抵消，特别是在头几天内。目前推荐[5~7]心源性休克或其他禁忌证的患者静脉不用 β 受体阻滞剂，并且建议[5]尽早用于高血压患者。

硝酸盐类 静脉硝酸盐类被广泛用于急性心肌梗死，尽管支持它们用于接受再灌注患者治疗的证据有限。一些对再灌注（溶栓或 PCI）之前常规使用硝酸盐类研究的综述[56]发现，在疼痛发作的 24h 内静脉使用硝酸盐类（硝酸甘油或硝普钠），与死亡率下降有关，但除了再灌注外是否还有其他益处尚不清楚。然而，它们似乎是安全的[57]，因此可用于临床上持续缺血性疼痛的患者。尼可地尔，既是一个钾离子通道开放剂也是硝酸盐类，它也尝试在心肌梗死的早期阶段使用，但其结果不同[58,59]。

ACEI ACEI在心肌梗死患者的长期治疗作用确定，但是早期使用仍然存在争议（见第254页）。一项对急性心肌梗死头1～2天内开始使用ACEI的研究的系统性综述[60]发现，获益最大是在患有心衰的高危患者中注意到，接受ACEI的患者30天死亡率和心衰的发生率降低。因此指南[3,7]同意对存在心衰证据的患者早期使用ACEI；也应考虑在所有患者中常规使用[3,6]，但仍未确立。血管紧张素Ⅱ受体拮抗剂可用于ACEI不耐受的情况[7]。

镁剂 镁在维持肌肉包括心肌的离子平衡中有重要的生理作用，在急性心肌梗死中使用镁剂能保护心律失常和再灌注损伤。早期研究提出一些有益的证据，但是更大的研究发现对死亡率没有影响，一项系统性综述[61]认为镁剂不可能降低死亡率；虽然室性心律失常发作不频繁，但是严重的低血压和心动过缓增加。因此目前不推荐常规使用镁剂。

代谢支持 心肌梗死早期，在小部分患者中以提供代谢支持为目的，使用葡萄糖、胰岛素和钾的液体。在广泛使用溶栓剂之前完成的一项随机对照实验的荟萃分析发现，接受葡萄糖-胰岛素-钾的患者死亡率降低[62]，但是大规模针对接受再灌注治疗患者的随机研究[63]总体上没有发现对死亡率的影响，也不推荐常规使用[7]。糖尿病伴发急性心肌梗死的患者给予包括胰岛素-葡萄糖液体的强化血糖控制是有益的（见**胰岛素**下的**心肌梗死**，第151页），并且非糖尿病的高血糖患者用胰岛素治疗，其短期预后也可以改善[64]。

其他早期治疗 包括低温、高压氧、钙调节以及补体抑制剂（如pexelizumab）等已被研究[65]。早期使用干细胞注射[66,67]或集落刺激因子[68,69]促进心肌修复也已有尝试，但最佳的方法仍未确定[70]。

长期治疗 心肌梗死后期幸存患者仍然存在心血管死亡的高危风险。预后不良的主要预测指标是左心室功能不全、残余心肌缺血和室性心律失常。随访应当包括心脏康复和缺血性心脏病危险因素的确定和纠正（见**降低心血管危险**，第221页）。未接受直接PCI的患者[5,7]都应考虑进行血管造影检查，超声心动图可用于评估左心室功能。运动试验、心肌显像技术和药物负荷试验（见**双嘧达莫**下的**心肌显像**，第320页）可能具有一定作用[3]，特别是对血管造影后持续缺血的患者[7]。

药物疗法在心肌梗死患者的长期治疗中很重要，包括症状控制和二级预防[3,7,71,72]，并有一些证据显示加强确定疗法可降低总死亡率[73]。

- *阿司匹林*，在急性期给药，之后继续给药1～2年，能降低死亡率和再梗死率。荟萃分析[74]证实在心肌梗死二级预防中延长抗血小板治疗的益处，且患者应当不确定地接受抗血小板治疗。氯吡格雷与阿司匹林同样有效[75]，可用于阿司匹林不能耐受或存在禁忌的患者；急性STEMI[5,71]后也可考虑服用阿司匹林和氯吡格雷的双重抗血小板疗法2～4周，持续长期服用也是合理的[5,7]。
- *口服抗凝血药*仅推荐用于急性心肌梗死后且如果患者有一些其他适应证，尽管华法林可用于无法接受抗血小板药物的患者[7,71]。有一些证据显示中等强度的华法林抗凝（INR 2.0～2.5）联合阿司匹林治疗比单用阿司匹林更有效[76]，但出血风险增加，联合治疗一般仅推荐用于需要双重抗血小板治疗且不能使用氯吡格雷的患者作为一种选择[71]。
- 用*β受体阻滞剂*（多数研究使用普萘洛尔、美托洛尔或替吗洛尔）进行长期预防治疗能降低死亡率和再梗死率[54]。没有β受体阻滞剂禁忌证的患者（见**注意事项**，第280页），通常在出院前开始使用，并持续至少1年；另外，推荐无限期使用[3,5,7,71]。一项包括201752名心肌梗死患者的调查发现那些低危患者和那些通常被认为存在禁忌证的患者也因使用β受体阻滞剂而受益[77]。有证据显示老年患者使用β受体阻滞剂可以受益，然而，在老年患者中往往使用不足[78,79]。
- *钙通道阻滞剂*在心梗患者的长期治疗中不作为常规使用，即使不存在心衰的患者，如果存在β受体阻滞剂禁忌证，维拉帕米或地尔硫草可能有一些益处。
- *ACEI*可减少左室重塑，而左心室重塑常常是伴随心肌梗死的一个过程，并且是一种可识别的症状性心力衰竭的前兆。伴随左室功能不全的心肌梗死患者，在心肌梗死后早期开始长期口服ACEI并持续至少4～6周才能够获得益处[80,81]。无左室功能不全的心肌梗死患者长期服用ACEI未被确立，因为在这一组中没有发现获益。然而，HOPE研究[82]发现用雷米普利治疗可以显著改善心血管疾病高危因素患者的预后，包括曾患心肌梗死但保留左室功能的患者，因此一些指南[5,71]认为所有心肌梗死后患者长期使用ACEI治疗是合理的，虽然不可强制[7]。
- *血管紧张素Ⅱ受体阻滞剂*是另一选择。一项研究比较缬沙坦和卡托普利[83]，发现两者同样有效，而另一项研究[84]比较氯沙坦和卡托普利，表明ACEI仍然是一线用药。

  *醛固酮受体阻滞剂*如依普利酮可改善左心室功能障碍患者的死亡率[85]，建议用于明确心力衰竭的患者[5～7,71]。
- *他汀类药物*，如辛伐他汀和普伐他汀，在高胆固醇浓度和正常胆固醇浓度的患者中用他汀类药物进行心肌梗死的一级和二级预防都是有效的，且在所有心肌梗死患者中都推荐使用（见**降低心血管危险**，第221页）。
- *ω-3酸乙酯*加入标准治疗可改善预后[86]，如果日常饮食摄入不足可考虑使用[71]。
- 某些患者，如心肌缺血或左室功能差的患者，可能需要长期使用*硝酸盐类*，但是没有证据支持在所有患者可常规使用[7]。

心肌梗死后的问题，比如心力衰竭（左室功能不全）、心绞痛和心律失常分别在第224页、第215页和第218页中进行讨论。

1. Thygesen K, *et al.* Joint ESC/ACCF/AHA/WHF Task Force for the Redefinition of Myocardial Infarction. Universal definition of myocardial infarction. *Circulation* 2007; **116:** 2634–53.
2. Sheifer SE, *et al.* Unrecognized myocardial infarction. *Ann Intern Med* 2001; **135:** 801–11.
3. Antman EM, *et al.* ACC/AHA guidelines for the management of patients with ST-elevation myocardial infarction: a report of the American College of Cardiology/American Heart Association Task Force on Practice Guidelines (Writing Committee to Revise the 1999 Guidelines for the Management of Patients With Acute Myocardial Infarction). Executive summary: *Circulation* 2004; **110:** 588–636. Correction. *ibid.* 2005; **111:** 2013. Full guidelines available at: http://circ.ahajournals.org/cgi/reprint/110/9/e82 (accessed 25/03/09)
4. The American Heart Association. 2005 American Heart Association guidelines for cardiopulmonary resuscitation and emergency cardiovascular care. Part 8: stabilization of the patient with acute coronary syndromes. *Circulation* 2005; **112** (suppl I): IV89–IV110. Also available at: http://circ.ahajournals.org/cgi/reprint/112/24_suppl/IV-89 (accessed 24/02/06)
5. Antman EM, *et al.* 2007 focused update of the ACC/AHA 2004 guidelines for the management of patients with ST-elevation myocardial infarction: a report of the American College of Cardiology/American Heart Association Task Force on Practice Guidelines. *Circulation* 2008; **117:** 296–329. Also available at: http://circ.ahajournals.org/cgi/reprint/CIRCULATIONAHA.107.188209 (accessed 25/03/09)
6. Scottish Intercollegiate Guidelines Network. Acute coronary syndromes: a national clinical guideline (issued February 2007; updated June 2010). Available at: http://www.sign.ac.uk/pdf/sign93.pdf (accessed 31/01/08)
7. Van de Werf F, *et al.* Management of acute myocardial infarction in patients presenting with persistent ST-segment elevation: the Task Force on the Management of ST-Segment Elevation Acute Myocardial Infarction of the European Society of Cardiology. *Eur Heart J* 2008; **29:** 2909–45. Also available at: http://www.escardio.org/guidelines-surveys/esc-guidelines/GuidelinesDocuments/guidelines-AMI-FT.pdf (accessed 24/02/09)
8. The International Liaison Committee on Resuscitation. 2005 International consensus on cardiopulmonary resuscitation and emergency cardiovascular care with treatment recommendations. Part 5: acute coronary syndromes. *Circulation* 2005; **112** (suppl I): III55–III72. Also available at: http://intl-circ.ahajournals.org/cgi/reprint/112/22_suppl/III-55 (accessed 24/02/06) Also published in *Resuscitation* 2005; **67:** 249–69.
9. Gershlick AH. The acute management of myocardial infarction. *Br Med Bull* 2001; **59:** 89–112.
10. Fox KAA. Management of acute coronary syndromes: an update. *Heart* 2004; **90:** 698–706.
11. Boersma E, *et al.* Acute myocardial infarction. *Lancet* 2003; **361:** 847–58.
12. White HD, Chew DP. Acute myocardial infarction. *Lancet* 2008; **372:** 570–84.
13. Verheugt FW. Acute myocardial infarction associated with ST segment elevation and the new European Society of Cardiology guidelines. *Heart* 2009; **95:** 1112–7.
14. Kumar A, Cannon CP. Acute coronary syndromes: diagnosis and management, part II. *Mayo Clin Proc* 2009; **84:** 1021–36.
15. Boden WE, *et al.* Reperfusion strategies in acute ST-segment elevation myocardial infarction: a comprehensive review of contemporary management options. *J Am Coll Cardiol* 2007; **50:** 917–29.
16. Morse MA, *et al.* Optimizing the use of thrombolytics in ST-segment elevation myocardial infarction. *Drugs* 2009; **69:** 1945–66.
17. Fibrinolytic Therapy Trialists' (FTT) Collaborative Group. Indications for fibrinolytic therapy in suspected acute myocardial infarction: collaborative overview of early mortality and major morbidity results from all randomised trials of more than 1000 patients. *Lancet* 1994; **343:** 311–22.
18. Alexander KP, *et al.* Acute coronary care in the elderly, part II: ST-segment-elevation myocardial infarction: a scientific statement for healthcare professionals from the American Heart Association Council on Clinical Cardiology. *Circulation* 2007; **115:** 2570–89. Also available at: http://circ.ahajournals.org/cgi/reprint/115/19/2570.pdf (accessed 25/03/09)
19. Mehta RH, *et al.* Reperfusion strategies for acute myocardial infarction in the elderly: benefits and risks. *J Am Coll Cardiol* 2005; **45:** 471–8.
20. Goodman SG, *et al.* Acute ST-segment elevation myocardial infarction: American College of Chest Physicians Evidence-Based Clinical Practice Guidelines (8th Edition). *Chest* 2008; **133** (6 suppl): 708S–775S.
21. Danchin N, *et al.* Pre-hospital thrombolysis in perspective. *Eur Heart J* 2008; **29:** 2835–42.
22. Morrison LJ, *et al.* Mortality and prehospital thrombolysis for acute myocardial infarction: a meta-analysis. *JAMA* 2000; **283:** 2686–92.
23. Rawles JM. Quantification of the benefit of earlier thrombolytic therapy: five-year results of the Grampian Region Early Anistreplase Trial (GREAT). *J Am Coll Cardiol* 1997; **30:** 1181–6.
24. Horne S, *et al.* The impact of pre-hospital thrombolytic treatment on re-infarction rates: analysis of the Myocardial Infarction National Audit Project (MINAP). *Heart* 2009; **95:** 559–63.
25. Keeley EC, Hillis LD. Primary PCI for myocardial infarction with ST-segment elevation. *N Engl J Med* 2007; **356:** 47–54.
26. Eeckhout E. Rescue percutaneous coronary intervention: does the concept make sense? *Heart* 2007; **93:** 632–8.
27. Wijeysundera HC, *et al.* Rescue angioplasty or repeat fibrinolysis after failed fibrinolytic therapy for ST-segment myocardial infarction: a meta-analysis of randomized trials. *J Am Coll Cardiol* 2007; **49:** 422–30.
28. Di Mario C, *et al.* Immediate angioplasty versus standard therapy with rescue angioplasty after thrombolysis in the Combined Abciximab REteplase Stent Study in Acute Myocardial Infarction (CARESS-in-AMI): an open, prospective, randomised, multicentre trial. *Lancet* 2008; **371:** 559–68.
29. Cantor WJ, *et al.* TRANSFER-AMI Trial Investigators. Routine early angioplasty after fibrinolysis for acute myocardial infarction. *N Engl J Med* 2009; **360:** 2705–18.
30. Keeley EC, *et al.* Comparison of primary and facilitated percutaneous coronary interventions for ST-elevation myocardial infarction: quantitative review of randomised trials. *Lancet* 2006; **367:** 579–88. Correction. *ibid.*; 1656.
31. Borden WB, Faxon DP. Facilitated percutaneous coronary intervention. *J Am Coll Cardiol* 2006; **48:** 1120–8.
32. Keeley EC, *et al.* Primary angioplasty versus intravenous thrombolytic therapy for acute myocardial infarction: a quantitative review of 23 randomised trials. *Lancet* 2003; **361:** 13–20.
33. Zijlstra F, *et al.* Long-term benefit of primary angioplasty as compared with thrombolytic therapy for acute myocardial infarction. *N Engl J Med* 1999; **341:** 1413–19.
34. Hochman JS, *et al.* SHOCK Investigators. Early revascularization and long-term survival in cardiogenic shock complicating acute myocardial infarction. *JAMA* 2006; **295:** 2511–15.
35. Boersma E. The Primary Coronary Angioplasty vs. Thrombolysis Trialists' Collaborative Group. Does time matter? A pooled analysis of randomized clinical trials comparing primary percutaneous coronary intervention and in-hospital fibrinolysis in acute myocardial infarction patients. *Eur Heart J* 2006; **27:** 779–88.
36. Asseburg C, *et al.* Assessing the effectiveness of primary angioplasty compared with thrombolysis and its relationship to time delay: a Bayesian evidence synthesis. *Heart* 2007; **93:** 1244–50.
37. Pinto DS, *et al.* Hospital delays in reperfusion for ST-elevation myocardial infarction: implications when selecting a reperfusion strategy. *Circulation* 2006; **114:** 2019–25.
38. Brouwer MA, *et al.* Adjunctive treatment in patients treated with thrombolytic therapy. *Heart* 2004; **90:** 581–8.
39. Verheugt FWA, *et al.* Prehospital fibrinolysis with dual antiplatelet therapy in ST-elevation acute myocardial infarction: a substudy of the randomized double blind CLARITY-TIMI 28 trial. *J Thromb Thrombolysis* 2007; **23:** 173–9.
40. Second International Study of Infarct Survival Collaborative Group. Randomised trial of intravenous streptokinase, oral aspirin, both, or neither among 17 187 cases of suspected acute myocardial infarction: ISIS-2. *Lancet* 1988; **ii:** 349–60.
41. Sabatine MS, *et al.* CLARITY-TIMI 28 Investigators. Addition of clopidogrel to aspirin and fibrinolytic therapy for myocardial infarction with ST-segment elevation. *N Engl J Med* 2005; **352:** 1179–89.
42. COMMIT (ClOpidogrel and Metoprolol in Myocardial Infarction Trial) collaborative group. Addition of clopidogrel to aspirin in 45 852 patients with acute myocardial infarction: randomised placebo-controlled trial. *Lancet* 2005; **366:** 1607–21.
43. De Luca G, *et al.* Abciximab as adjunctive therapy to reperfusion in acute ST-segment elevation myocardial infarction: a meta-analysis of randomized trials. *JAMA* 2005; **293:** 1759–65.
44. The GUSTO V Investigators. Reperfusion therapy for acute myocardial infarction with fibrinolytic therapy or combination reduced fibrinolytic therapy and platelet glycoprotein IIb/IIIa inhibition: the GUSTO V randomised trial. *Lancet* 2001; **357:** 1905–14. Correction. *ibid.*; **358:** 512.
45. Antman EM, *et al.* Abciximab facilitates the rate and extent of thrombolysis: results of the Thrombolysis in Myocardial Infarction (TIMI) 14 trial. *Circulation* 1999; **99:** 2720–32.
46. Brener SJ, *et al.* Eptifibatide and low-dose tissue plasminogen activator in acute myocardial infarction: the integrilin and low-dose thrombolysis in acute myocardial infarction (INTRO AMI) trial. *J Am Coll Cardiol* 2002; **39:** 377–86.
47. Ohman EM, *et al.* FASTER (TIMI 24) Investigators. Tenecteplase and tirofiban in ST-segment elevation acute myocardial infarction: results of a randomized trial. *Am Heart J* 2005; **150:** 79–88.
48. Collins R, *et al.* Clinical effects of anticoagulant therapy in suspected acute myocardial infarction: systematic overview of randomised trials. *BMJ* 1996; **313:** 652–9.
49. Eikelboom JW, *et al.* Unfractionated and low-molecular-weight heparin as adjuncts to thrombolysis in aspirin-treated patients with ST-elevation acute myocardial infarction: a meta-analysis of the randomized trials. *Circulation* 2005; **112:** 3855–67.
50. De Luca G, Marino P. Adjunctive benefits from low-molecular-weight heparins as compared to unfractionated heparin among patients with ST-segment elevation myocardial infarction treated with thrombolysis: a meta-analysis of the randomized trials. *Am Heart J* 2007; **154:** 1085.e1–e6.
51. Murphy SA, *et al.* Efficacy and safety of the low-molecular weight heparin enoxaparin compared with unfractionated heparin across the acute coronary syndrome spectrum: a meta-analysis. *Eur Heart J* 2007; **28:** 2077–86.
52. Yusuf S, *et al.* The OASIS-6 Trial Group. Effects of fondaparinux on mortality and reinfarction in patients with acute ST-segment elevation myocardial infarction: the OASIS-6 randomized trial. *JAMA* 2006; **295:** 1519–30.
53. First International Study of Infarct Survival Collaborative Group. Mechanisms for the early mortality reduction produced

by beta-blockade started early in acute myocardial infarction: ISIS-1. *Lancet* 1988; **i:** 921–3.
54. Freemantle N, *et al.* β Blockade after myocardial infarction: systematic review and meta regression analysis. *BMJ* 1999; **318:** 1730–7. Correction. *ibid.* 2000; **321:** 482.
55. COMMIT (ClOpidogrel and Metoprolol in Myocardial Infarction Trial) collaborative group. Early intravenous then oral metoprolol in 45 852 patients with acute myocardial infarction: randomised placebo-controlled trial. *Lancet* 2005; **366:** 1622–32.
56. Yusuf S, *et al.* Effect of intravenous nitrates on mortality in acute myocardial infarction: an overview of the randomised trials. *Lancet* 1988; **i:** 1088–92.
57. Gruppo Italiano per lo Studio della Sopravvivenza nell'Infarto Miocardico. GISSI-3: effects of lisinopril and transdermal glyceryl trinitrate singly and together on 6-week mortality and ventricular function after acute myocardial infarction. *Lancet* 1994; **343:** 1115–22.
58. Ishii H, *et al.* Impact of a single intravenous administration of nicorandil before reperfusion in patients with ST-segment-elevation myocardial infarction. *Circulation* 2005; **112:** 1284–8.
59. Kitakaze M, *et al.* Human atrial natriuretic peptide and nicorandil as adjuncts to reperfusion treatment for acute myocardial infarction (J-WIND): two randomised trials. *Lancet* 2007; **370:** 1483–93.
60. ACE Inhibitor Myocardial Infarction Collaborative Group. Indications for ACE inhibitors in the early treatment of acute myocardial infarction: systematic overview of individual data from 100 000 patients in randomized trials. *Circulation* 1998; **97:** 2202–12.
61. Li J, *et al.* Intravenous magnesium for acute myocardial infarction. Available in The Cochrane Database of Systematic Reviews; Issue 2. Chichester: John Wiley; 2007 (accessed 18/02/08).
62. Fath-Ordoubadi F, Beatt KJ. Glucose-insulin-potassium therapy for treatment of acute myocardial infarction: an overview of randomized placebo-controlled trials. *Circulation* 1997; **96:** 1152–6.
63. Díaz R, *et al.* Glucose-insulin-potassium therapy in patients with ST-segment elevation myocardial infarction. *JAMA* 2007; **298:** 2399–2405.
64. Weston C, *et al.* Early impact of insulin treatment on mortality for hyperglycaemic patients without known diabetes who present with an acute coronary syndrome. *Heart* 2007; **93:** 1542–6.
65. Dixon SR. Infarct angioplasty: beyond stents and glycoprotein IIb/IIIa inhibitors. *Heart* 2005; **91** (suppl 3): iii2–iii6.
66. Abdel-Latif A, *et al.* Adult bone marrow-derived cells for cardiac repair: a systematic review and meta-analysis. *Arch Intern Med* 2007; **167:** 989–97.
67. Martin-Rendon E, *et al.* Stem cell treatment for acute myocardial infarction. Available in The Cochrane Database of Systematic Reviews; Issue 4. Chichester: John Wiley; 2008 (accessed 19/03/09).
68. Kastrup J, *et al.* Myocardial regeneration induced by granulocyte-colony-stimulating factor mobilization of stem cells in patients with acute or chronic ischaemic heart disease: a non-invasive alternative for clinical stem cell therapy? *Eur Heart J* 2006; **27:** 2748–54.
69. Zohlnhöfer D, *et al.* Stem cell mobilization by granulocyte colony-stimulating factor for myocardial recovery after acute myocardial infarction: a meta-analysis. *J Am Coll Cardiol* 2008; **51:** 1429–37.
70. Saha M, Ferro A. Cardiac stem cell therapy: present and future. *Br J Clin Pharmacol* 2006; **61:** 727–9.
71. NICE. Secondary prevention in primary and secondary care for patients following a myocardial infarction (issued May 2007). Available at: http://www.nice.org.uk/nicemedia/pdf/CG48NICEGuidance.pdf (accessed 18/02/08)
72. Dalal H, *et al.* Recent developments in secondary prevention and cardiac rehabilitation after acute myocardial infarction. *BMJ* 2004; **328:** 693–7. Correction. *ibid.;* 926.
73. Setoguchi S, *et al.* Improvements in long-term mortality after myocardial infarction and increased use of cardiovascular drugs after discharge: a 10-year trend analysis. *J Am Coll Cardiol* 2008; **51:** 1247–54.
74. Antithrombotic Trialists' Collaboration. Collaborative meta-analysis of randomised trials of antiplatelet therapy for prevention of death, myocardial infarction, and stroke in high risk patients. *BMJ* 2002; **324:** 71–86.
75. CAPRIE Steering Committee. A randomised, blinded, trial of clopidogrel versus aspirin in patients at risk of ischaemic events (CAPRIE). *Lancet* 1996; **348:** 1329–39.
76. Rothberg MB, *et al.* Warfarin plus aspirin after myocardial infarction or the acute coronary syndrome: meta-analysis with estimates of risk and benefit. *Ann Intern Med* 2005; **143:** 241–50.
77. Gottlieb SS, *et al.* Effect of beta-blockade on mortality among high-risk and low-risk patients after myocardial infarction. *N Engl J Med* 1998; **339:** 489–97.
78. Soumerai SB, *et al.* Adverse outcomes of underuse of β-blockers in elderly survivors of acute myocardial infarction. *JAMA* 1997; **277:** 115–21.
79. Krumholz HM, *et al.* National use and effectiveness of β-blockers for the treatment of elderly patients after acute myocardial infarction: National Cooperative Cardiovascular Project. *JAMA* 1998; **280:** 623–9. Correction. *ibid.* 1999; **281:** 37.
80. Latini R, *et al.* ACE inhibitor use in patients with myocardial infarction: summary of evidence from clinical trials. *Circulation* 1995; **92:** 3132–7.
81. Reynolds G, *et al.* What have the ACE-inhibitor trials in post-myocardial patients with left ventricular dysfunction taught us? *Eur J Clin Pharmacol* 1996; **49:** S35–S39.
82. The Heart Outcomes Prevention Evaluation Study Investigators. Effects of an angiotensin-converting-enzyme inhibitor, ramipril, on cardiovascular events in high-risk patients. *N Engl J Med* 2000; **342:** 145–53.
83. Pfeffer MA, *et al.* Valsartan, captopril, or both in myocardial infarction complicated by heart failure, left ventricular dysfunction, or both. *N Engl J Med* 2003; **349:** 1893–1906. Correction. *ibid.* 2004; **350:** 203.
84. Dickstein K, *et al.* Effects of losartan and captopril on mortality and morbidity in high-risk patients after acute myocardial infarction: the OPTIMAAL randomised trial. *Lancet* 2002; **360:** 752–60.
85. Ezekowitz JA, McAlister FA. Aldosterone blockade and left ventricular dysfunction: a systematic review of randomized clinical trials. *Eur Heart J* 2009; **30:** 469–77.
86. Hoy SM, Keating GM. Omega-3 ethylester concentrate: a review of its use in secondary prevention post-myocardial infarction and the treatment of hypertriglyceridaemia. *Drugs* 2009; **69:** 1077–105.

动脉导管未闭

动脉导管是胎儿血循环中的一个血管通道，连接肺动脉和降主动脉。一些婴儿，动脉导管未能闭合，称为是永久性动脉导管未闭。有关治疗，包括存在心力衰竭的患儿使用利尿药治疗，见第66页。

外周动脉血栓栓塞

血栓栓塞可能发生于各种外周动脉，但最常影响下肢动脉而使肢体远端血流减少，可导致严重肢体缺血。突然或急性闭塞（急性肢体缺血）需要急诊治疗恢复血流并保护患肢。当慢性阻塞时，如果肢体的健全性受到了威胁，类似的方法也需要采用。

外周动脉血栓栓塞引起患肢疼痛、苍白和冰冷。麻木和感觉异常可能出现，如果血凝块不移动，会发展为坏疽。闭塞可能归因于栓塞或血栓形成，或两者皆有。它可发生在结构正常的动脉，特别是易栓症的患者（见**血栓栓塞疾病**，第243页）。然而，大多数患者有潜在的外周血管病（第234页），虽然往往无症状，闭塞由潜在动脉粥样硬化斑块部位发展而来。突然发作常由于栓子阻塞所致，心脏是栓子常见的来源；房颤、心肌病、心肌梗死和瓣膜性心脏病都可伴随周围动脉栓塞。血栓闭塞通常缓慢形成，特别是动脉粥样硬化减慢血流，且侧支血管形成可以维持患肢的部分血流灌注。

突发的动脉闭塞需要紧急评估和治疗，尽可能快地恢复循环，避免失去生命力而造成截肢[1~6]。药物和非药物方法都可以使用，这取决于可行性以及如阻塞位置和严重程度等因素。当危险迫在眉睫时，手术血管重建（搭桥手术）应优先选择，但是药物治疗和经皮技术的成就使得其在初期治疗的作用扩大。所有患者为了预防血凝块和血栓播散应开始就使用肝素抗凝[1~3,5,7,8]。但几乎所有重症病例都应用造影进行评估最合适的血运重建方法。合适的方法有动脉内溶栓、经皮血栓清除、外科血栓清除术或搭桥手术。比较溶栓治疗与外科血运重建的研究通常发现预后相同[9]，虽然有证据表明如果闭塞时间少于 14 天应首选溶栓治疗，如果持续时间超过 14 天推荐外科搭桥术[8~10]。溶栓也可在诊断性造影之前用于减少血凝块的负担，或作为经皮清除或其他外科手术方法的辅助[5,6,8,11]。

由于全身溶栓存在出血高危风险，目前推荐动脉内（经导管）溶栓直接进入血凝块[2,6~8,10~13]。尿激酶和阿替普酶是最广泛使用的溶栓剂，显示比链激酶更有效[10,12,14]；瑞替普酶和替奈普酶也已试用[2,7,8,10,12]。溶栓期间和之后应当继续进行抗凝治疗以防止再次血栓形成，虽然有出血增加的危险。糖蛋白Ⅱb/Ⅲa受体拮抗剂（如阿昔单抗）作为辅助抗血小板治疗也可使用，并且显示可改善预后[6,15,16]，尽管结果仍需要在大型对照研究中得到确认。

在已成功治疗急性闭塞的患者应确定长期治疗方法。那些有潜在动脉粥样硬化疾病的患者应给予适当处理（见**外周血管病**，第234页），而那些由于栓子引起闭塞的患者应追查可能的栓子来源，并且考虑长期口服抗凝治疗以防止复发[5]。

1. Callum K, Bradbury A. ABC of arterial and venous disease: acute limb ischaemia. *BMJ* 2000; **320:** 764–7. Correction. *ibid.*; 984.
2. Henke PK, Stanley JC. The treatment of acute embolic lower limb ischemia. *Adv Surg* 2004; **38:** 281–91.
3. Bendermacher BL, *et al.* Medical management of peripheral arterial disease. *J Thromb Haemost* 2005; **3:** 1628–37.
4. Sritharan K, Davies AH. The ischaemic leg. *Br J Hosp Med* 2006; **67:** M56–M58.
5. Norgren L, *et al.* Inter-Society Consensus for the management of peripheral arterial disease (TASC II). *J Vasc Surg* 2007; **45** (suppl S): S5–S67.
6. Zeller T, Tepe G. Treatment of acute limb ischemia with focus on endovascular techniques. *Vasa* 2009; **38:** 123–33.
7. Sobel M, Verhaeghe R. Antithrombotic therapy for peripheral artery occlusive disease: American College of Chest Physicians evidence-based clinical practice guidelines (8th edition). *Chest* 2008; **133** (suppl): 815S–843S.
Also available at: http://chestjournal.chestpubs.org/content/133/6_suppl/815S.full.pdf (accessed 17/12/09)
8. Ouriel K. Endovascular techniques in the treatment of acute limb ischemia: thrombolytic agents, trials, and percutaneous mechanical thrombectomy techniques. *Semin Vasc Surg* 2003; **16:** 270–9.
9. Berridge DC, *et al.* Surgery versus thrombolysis for initial management of acute limb ischaemia. Available in The Cochrane Database of Systematic Reviews; Issue 1. Chichester: John Wiley; 2002 (accessed 04/08/09).
10. Hirsch AT, *et al.* ACC/AHA 2005 Practice Guidelines for the management of patients with peripheral arterial disease (lower extremity, renal, mesenteric, and abdominal aortic): a collaborative report from the American Association for Vascular Surgery/Society for Vascular Surgery, Society for Cardiovascular Angiography and Interventions, Society for Vascular Medicine and Biology, Society of Interventional Radiology, and the ACC/AHA Task Force on Practice Guidelines (Writing Committee to Develop Guidelines for the Management of Patients With Peripheral Arterial Disease). *Circulation* 2006; **113:** e463–e654. Also available at: http://www.americanheart.org/downloadable/heart/1135028673759PAD_Full%20Text.pdf (accessed 27/06/06)
11. Giannini D, Balbarini A. Thrombolytic therapy in peripheral arterial disease. *Curr Drug Targets Cardiovasc Haematol Disord* 2004; **4:** 249–58.
12. Gray BH, *et al.* American Heart Association Writing Group 7. Atherosclerotic Peripheral Vascular Disease Symposium II: lower-extremity revascularization: state of the art. *Circulation* 2008; **118:** 2864–72.
13. Kessel DO, *et al.* Infusion techniques for peripheral arterial thrombolysis. Available in The Cochrane Database of Systematic Reviews; Issue 1. Chichester: John Wiley; 2004 (accessed 14/08/09).
14. Robertson I, *et al.* Fibrinolytic agents for peripheral arterial occlusion. Available in The Cochrane Database of Systematic Reviews; Issue 3. Chichester: John Wiley; 2010 (accessed 09/08/10).
15. Ansel GM, *et al.* Use of glycoprotein IIb/IIIa platelet inhibitors in peripheral vascular interventions. *Rev Cardiovasc Med* 2002; **3** (suppl 1): S35–S40.
16. Tepe G, *et al.* GP IIb/IIIa blockade during peripheral artery interventions. *Cardiovasc Intervent Radiol* 2008; **31:** 8–13.

外周血管病

外周血管病常用于动脉粥样硬化或闭塞性动脉疾病，更广的含义涵盖了动脉和静脉疾病，可由动脉粥样硬化、血管痉挛或血栓栓塞所引起。外周动脉阻塞性疾病是下文讨论的主题；动脉痉挛性疾病的综述，见第244页；静脉疾病见**静脉血栓栓塞**（第244页）。慢性静脉疾病也见**静脉曲张**（参见 M37 第 2286 页），**创伤和溃疡**（参见 M37 第 1511 页）。

闭塞性动脉疾病最常见的原因是动脉粥样硬化。很可能是全身粥样硬化过程的一种表现，而且使缺血性心脏病危险增加。**血栓闭塞性脉管炎**（Buerger 病）[1]也是一种动脉闭塞性疾病，但它是四肢中、小动脉和静脉出现炎症性和增殖性病变的结果。这些病变大部分是血栓自然形成的。比动脉粥样硬化疾病发展迅速；严重溃疡形成、坏疽、被迫截肢都可能发生。患者的特点是严重吸烟者。**间歇性跛行**是下肢闭塞性动脉病的特征，疼痛为主要表现，这种疼痛在运动时出现，休息后缓解。严重的疾病疼痛可能发生在夜间或休息时（严重肢体缺血）。这种疼痛是因外周动脉闭塞或血管收缩引起的缺血（氧供不足）所致。缺血也会造成皮肤的营养改变，严重或晚期阶段，皮肤和组织可出现溃破甚至进展为坏疽。一些患者发展为溃疡之前并没有间歇性跛行症状，特别是在血栓是导致缺血主要原因的情况下。吸烟引起血管痉挛也可能是诱发因素。

治疗 闭塞性动脉病患者有发生其他心血管事件的高危险，如心肌梗死和脑卒中，治疗在降低危险和改善症状方面都很重要[2~15]。降低心血管危险（见第221页）的措施包括总体生活方式的改变、抗血小板治疗、高血压和高脂血症的治疗和戒烟等。血栓闭塞性脉管炎患者，戒烟是终止疾病进展的关键。这些措施通常不能改善间歇性跛行的症状，然而指导运动方案已经显示[16]能改善步行距离并得到推荐[7,13]，而且有证据[17,18]显示降血脂治疗可能起到相同的效果。

许多**药物**在闭塞性动脉疾病中用于控制症状，但是研究常不能满意，并且它们的疗效和（或）在治疗中的总体地位仍然是牢固地确立的[19,20]。镇痛对严重肢体缺血至关重要，特别是不适宜血管重建的患者[12,13]。改善缺血为目的的药物也被广泛使用，虽然很少证实有明确作用。

*血管扩张药*是间歇性跛行最常使用的药物，获益可能源于血细胞的作用或血流动力学改变的机制，而不是血管扩张作用。血管扩张药不优先扩张受累动脉，受累动脉可能在任何情况下都已经完全扩张。供应全身其他非缺血组织的动脉扩张，转移血流离开受累的缺血区域，即所谓的“窃血”现象；这是血管扩张药的危险，作用强的动脉血管扩张药（如肼屈嗪），不适用于周围动脉疾病。*西洛他唑*，有抗血小板和血管扩张作用，能增加步行距离[21,22]，被推荐用于致残跛行患者[7,13,23]。*萘呋胺和己酮可可碱*的应用广泛；可以增加疼痛开始之前步行时间和距离，但是获益的证据有限[19,24,25]。它们可作为西洛他唑之外的二线治疗药物，尽管目前相关推荐不同[7,12]。其他血管扩张药在间歇性跛行的治疗中已经使用，包括丁咯地尔、桂利嗪、环扁桃酯和烟酸肌醇；酮色林能够抑制血管收缩，改变血流动力学指标，此药用于治疗。

前列腺素类，如前列地尔（前列腺素 E_1）和依前列醇（前列环素）作为血管扩张药，用于闭塞性动脉疾病[2,3]。对于静息时疼痛的有益作用已经关注，一些溃疡好转或愈合；在所选的患者中这种治疗形势，避免了截肢。然而，作用仍然不清楚。一项系统性综述[26]推断，前列腺素 E_1 及其类似物，静脉或动脉给药，都是有益的，但是在大多数患者中使用并不实际[7]。口服前列腺素药，如*贝前列环素*也在尝试，但是并没有发现有效且不被推荐[7,9,13,23]。局部地*诺前列酮*也在使用。

其他药物在小型研究中已经显示阳性结果，包括精

氨酸[20]、谷胱甘肽[20]、左卡尼汀[19,27]、甘蔗脂肪醇[20]和舒洛地希[28]。银杏在使用中未能显示出临床获益的证据[13,29]。生长因子[30]（局部使用）和基因疗法[31,32]也已试用。

对正规内科治疗不起作用的严重间歇性跛行患者和严重肢体缺血（静息痛或缺血性溃疡）患者，常需要非**药物治疗**；急性缺血时可采用血管内溶栓（见**外周动脉血栓栓塞**，第234页），但是它在慢性疾病中的作用仍未确定[7,13]。搭桥手术、动脉内膜切除术、经皮操作技术亦如血管造影、斑块切除术、血管内支架成形术可用于血管重建；当缺血不可逆转时，可能需要截肢。血管重建术后应预防血栓栓塞和再狭窄，见第237页。

1. Olin JW. Thromboangiitis obliterans (Buerger's disease). *N Engl J Med* 2000; **343**: 864–9.
2. Hiatt WR. Medical treatment of peripheral arterial disease and claudication. *N Engl J Med* 2001; **344**: 1608–21.
3. Ouriel K. Peripheral arterial disease. *Lancet* 2001; **358**: 1257–64.
4. Regensteiner JG, Hiatt WR. Current medical therapies for patients with peripheral arterial disease: a critical review. *Am J Med* 2002; **112**: 49–57.
5. Burns P, et al. Management of peripheral arterial disease in primary care. *BMJ* 2003; **326**: 584–8.
6. Kim CK, et al. Pharmacological treatment of patients with peripheral arterial disease. *Drugs* 2003; **63**: 637–47.
7. Hirsch AT, et al. ACC/AHA 2005 Practice Guidelines for the management of patients with peripheral arterial disease (lower extremity, renal, mesenteric, and abdominal aortic): a collaborative report from the American Association for Vascular Surgery/Society for Vascular Surgery, Society for Cardiovascular Angiography and Interventions, Society for Vascular Medicine and Biology, Society of Interventional Radiology, and the ACC/AHA Task Force on Practice Guidelines (Writing Committee to Develop Guidelines for the Management of Patients With Peripheral Arterial Disease). *Circulation* 2006; **113**: e463–e654. Available at: http://www.americanheart.org/downloadable/heart/1135028673759PAD_Full%20Text.pdf (accessed 27/06/06)
8. Hankey GJ, et al. Medical treatment of peripheral arterial disease. *JAMA* 2006; **295**: 547–53.
9. Scottish Intercollegiate Guidelines Network. Diagnosis and management of peripheral arterial disease: a national clinical guideline (issued October 2006). Available at: http://www.sign.ac.uk/pdf/sign89.pdf (accessed 17/06/08)
10. Cassar K. Intermittent claudication. *BMJ* 2006; **333**: 1002–5.
11. White C. Intermittent claudication. *N Engl J Med* 2007; **356**: 1241–50.
12. Bendermacher BL, et al. Medical management of peripheral arterial disease. *J Thromb Haemost* 2005; **3**: 1628–37.
13. Norgren L, et al. TASC II Working Group. Inter-Society Consensus for the Management of Peripheral Arterial Disease (TASC II). *J Vasc Surg* 2007; **45** (suppl S): S5–S67. Also available at: http://download.journals.elsevierhealth.com/pdfs/journals/0741-5214/PIIS0741521406022968.pdf (accessed 17/12/09)
14. Arain FA, Cooper LT. Peripheral arterial disease: diagnosis and management. *Mayo Clin Proc* 2008; **83**: 944–49.
15. Hills AJ, et al. Peripheral arterial disease. *Br J Hosp Med* 2009; **70**: 560–5.
16. Watson L, et al. Exercise for intermittent claudication. Available in The Cochrane Database of Systematic Reviews; Issue 4. Chichester: John Wiley; 2008 (accessed 14/08/10).
17. Meade T, et al. Bezafibrate in men with lower extremity arterial disease: randomised controlled trial. *BMJ* 2002; **325**: 1139–43.
18. Aung PP, et al. Lipid-lowering for peripheral arterial disease of the lower limb. Available in The Cochrane Database of Systematic Reviews; Issue 4. Chichester: John Wiley; 2007 (accessed 17/06/08)
19. Moher D, et al. Pharmacological management of intermittent claudication: a meta-analysis of randomised trials. *Drugs* 2000; **59**: 1057–70.
20. Jacoby D, Mohler ER. Drug treatment of intermittent claudication. *Drugs* 2004; **64**: 1657–70.
21. Crouse JR, et al. Clinical manifestation of atherosclerotic peripheral arterial disease and the role of cilostazol in treatment of intermittent claudication. *J Clin Pharmacol* 2002; **42**: 1291–8.
22. Robless P, et al. Cilostazol for peripheral arterial disease. Available in The Cochrane Database of Systematic Reviews; Issue 1. Chichester: John Wiley; 2008 (accessed 17/06/08).
23. Sobel M, Verhaeghe R. Antithrombotic therapy for peripheral artery occlusive disease: American College of Chest Physicians evidence-based clinical practice guidelines (8th edition). *Chest* 2008; **133** (suppl): 815S–843S.
24. Girolami B, et al. Treatment of intermittent claudication with physical training, smoking cessation, pentoxifylline, or nafronyl: a meta-analysis. *Arch Intern Med* 1999; **159**: 337–45.
25. de Backer TLM, et al. Naftidrofuryl for intermittent claudication. Available in The Cochrane Database of Systematic Reviews; Issue 2. Chichester: John Wiley; 2008 (accessed 18/08/09).
26. Reiter M, et al. Prostanoids for intermittent claudication. Available in The Cochrane Database of Systematic Reviews; Issue 4. Chichester: John Wiley; 2003 (accessed 08/02/06).
27. Hiatt WR, et al. Propionyl-L-carnitine improves exercise performance and functional status in patients with claudication. *Am J Med* 2001; **110**: 616–22.
28. Coccheri S, et al. Sulodexide in the treatment of intermittent claudication: results of a randomized, double-blind, multicentre, placebo-controlled study. *Eur Heart J* 2002; **23**: 1057–65.
29. Nicolaï SPA, et al. Ginkgo biloba for intermittent claudication. Available in The Cochrane Database of Systematic Reviews; Issue 2. Chichester: John Wiley; 2009 (accessed 14/08/09).
30. Lederman RJ, et al. Therapeutic angiogenesis with recombinant fibroblast growth factor-2 for intermittent claudication (the TRAFFIC study): a randomised trial. *Lancet* 2002; **359**: 2053–8.
31. Shyu K-G, et al. Intramuscular vascular endothelial growth factor gene therapy in patients with chronic critical leg ischemia. *Am J Med* 2003; **114**: 85–92.
32. Tongers J, et al. Therapeutic angiogenesis for critical limb ischemia: microvascular therapies coming of age. *Circulation* 2008; **118**: 9–16.

嗜铬细胞瘤

嗜铬细胞瘤[1~9]是一种少见的肾上腺髓质儿茶酚胺分泌型肿瘤。嗜铬细胞瘤患者常有高血压、头痛、心悸和出汗过多；高血压可以是一过性或是持续性的。如果肿瘤主要分泌肾上腺素，血压正常甚至降低，伴随快速性心律失常；如果肿瘤主要分泌去甲肾上腺素，血管收缩导致静脉血池收缩和低血容量症。如果儿茶酚胺释放的效应不加以控制，接着会出现危及生命的危象。如果儿茶酚胺大量释放会出现休克样症状，伴随多器官功能衰竭导致的高血压危象，这取决于儿茶酚胺的释放程度。

病史和临床症状是诊断嗜铬细胞瘤重要依据，但确诊需要更多诊断技术[1~3,6,8,9]。虽然可测量血浆或尿液中肾上腺素和去甲肾上腺素的浓度，及其代谢产物3-甲氧基肾上腺素和去甲3-甲氧基肾上腺素的浓度，可提供更精确的诊断和测量措施是目前首选。辅助的检测如可乐定抑制试验（第301页）或高血糖素刺激试验（参见 M37 第1389页）偶被使用[8]。影像技术，如计算机断层成像、磁共振成像、用[123]Ⅰ或[131]Ⅰ-碘苄胍闪烁照相法确定显像（MIBG）或正电子发射体层摄影术，都用于手术前的诊断。

尽管手术切除肿瘤是治疗最终目标，但之前必须利用药物治疗阻断过多儿茶酚胺所致的升压作用和其他影响[1~4,6~9]。这对控制症状非常重要，由于在麻醉诱导或处理肿瘤时可能造成儿茶酚胺大量释放，因此对手术中无症状患者也是必要的。因为缺乏对照研究，治疗的选择并不完全清楚。口服α受体阻滞剂被广泛应用，是主要治疗方法，不但能降低血压而且能使血容量恢复正常。酚苄明通常是首选药物；它具有长效、非竞争性α受体阻滞作用，不能被大量释放的儿茶酚胺所抑制。选择性α₁-肾上腺素受体阻滞剂如哌唑嗪，该药引起心动过速较小，是一些患者的另一选择，特别适宜于主要分泌肾上腺素的肿瘤。术前哌唑嗪可能优于酚苄明，因为它的效果更迅速，可降低术后低血压的风险。然而低血压可能是一个问题，特别是治疗之初，因此α受体阻滞作用应以小剂量开始，逐渐增加剂量直到所有升压作用被抑制。如果α受体阻滞剂不能耐受，可使用钙通道阻滞剂，也可降低α受体阻滞用剂量。对血压正常的患者而言，钙通道阻滞剂比α受体阻滞剂更合适。也可使用血管紧张素受体拮抗剂。β受体阻滞剂可用于心动过速，但是必须谨慎使用，并且直到确定给予充足的α受体阻滞剂之后才可开始使用。选择性β₁受体阻滞剂是优先考虑的，β₂受体介导的血管舒张不受影响。α-甲基酪氨酸可以抑制儿茶酚胺合成，应当谨慎使用，适合用于对α受体阻滞剂耐药的患者或α受体或β受体阻滞剂疗效不佳的患者。在一些医院，术前常规抑制儿茶酚胺合成和减少手术中的释放量[7]。

术中和术后控制血压至关重要。术前应给予静脉液体优化血容量和麻醉用药应该选择避免可能引起升压反应或心动过速的药物[4]，理想情况下应抑制手术刺激引起的肾上腺素反应。当瘤体移动时急性血压上升仍可发生，这些措施仍不能充分阻止儿茶酚胺的释放，有效的血管扩张药如硝普钠[1,3,4,8,9]或硝酸甘油[4,8]经静脉输入可阻止急性血压上升的危险；尽管心动过速是个问题，α受体阻滞剂酚妥拉明可提供应用[3,4,8]。短效的心脏选择性β受体阻滞剂艾司洛尔可用于控制手术期间心动过速[3,4,8]。

不适宜手术的患者，或恶性嗜铬细胞瘤患者[5]，或不能完全移除肿瘤的患者，可应用α受体阻滞剂和β受体阻滞剂治疗，或其他抗高血压药可持续长期使用。α-甲基酪氨酸可用作替代治疗。在恶性嗜铬细胞瘤，给予患者高剂量[131]Ⅰ-碘苄胍足以造成放射性坏死，可产生有限的缓解时间。另外，已报道一些抗肿瘤治疗的获益，尽管其作用还未确立；由环磷酰胺、长春新碱和达卡巴嗪组成的治疗方案目前使用最广泛。

1. Klingler HC, et al. Pheochromocytoma. *Urology* 2001; **57**: 1025–32.
2. Pacak K, et al. Recent advances in genetics, diagnosis, localization, and treatment of pheochromocytoma. *Ann Intern Med* 2001; **134**: 315–29.
3. Lenders JWM, et al. Phaeochromocytoma. *Lancet* 2005; **366**: 665–75.
4. Eisenhofer G, et al. Adverse drug reactions in patients with phaeochromocytoma: incidence, prevention and management. *Drug Safety* 2007; **30**: 1031–62.
5. Scholz T, et al. Clinical review: current treatment of malignant pheochromocytoma. *J Clin Endocrinol Metab* 2007; **92**: 1217–25.
6. Pacak K, et al. Pheochromocytoma: recommendations for clinical practice from the First International Symposium. *Nat Clin Pract Endocrinol Metab* 2007; **3**: 92–102.
7. Pacak K. Preoperative management of the pheochromocytoma patient. *J Clin Endocrinol Metab* 2007; **92**: 4069–79.
8. Adler JT, et al. Pheochromocytoma: current approaches and future directions. *Oncologist* 2008; **13**: 779–93.
9. Armstrong R, et al. Phaeochromocytoma in children. *Arch Dis Child* 2008; **93**: 899–904.

肺动脉高压

肺动脉高压是肺血管阻力增加，导致肺动脉压增高。正常人在海平面休息状态，平均肺动脉压为15mmHg（1mmHg＝133.33Pa）；肺动脉高压通常定义为平均肺动脉压休息时25mmHg；运动时30mmHg也可诊断，虽然这种相关性还不清楚[1]。压力随高度升高而相应升高。

肺动脉高压的分类方法有几种，命名法基于病理生理学已经明确。之前根据有无潜在病因，将肺动脉高压分为原发性或继发性，然而这种分类法对病理生理学或治疗方面无太多意义，指南[1~4]目前不推荐。肺动脉高压是肺动脉疾病（毛细血管前）引起的压力升高的首选术语；它的发生可能是孤立的（特发的和家族型）；之前归类为原发性肺动脉高压），或继发于疾病，如结缔组织病、先天性心脏病、门脉高压症、HIV感染、药物和毒素以及肺静脉或毛细血管疾病。肺动脉高压所有形式的治疗都是相似的，是下文讨论的重点。不是由于肺动脉功能障碍引起的肺动脉高压，通常与已确定的心肺疾病相关，这部分将在下文论述。

肺动脉高压[5~10]是一种渐进性疾病，患者死亡率高和容易猝死。特发性肺动脉高压发生在各年龄段和不同性别患者中，但是妇女到了40岁可以看到典型的肺动脉高压；在儿童中也相对常见[11,12]。一个类似于 New York Heart Association 用于心衰分级（见第224页）的功能分类系统或许可以表明严重程度[1~3]。最初主诉包括活动时呼吸困难、疲劳和胸部不适或疼痛。晚期疾病、肺源性心脏病（由于右心室扩张、肥大或两者都有，引起右心室增大）进而发展为右侧心力衰竭；血栓栓塞影响肺动脉也很常见。

肺动脉高压通常是对症治疗，包括使用可降低肺动脉压力的药物，最好同时增加心脏输出量，然而，据观察，有些治疗方法能改善存活率[13,14]，降低移植的需要。随着专门针对潜在疾病的病理生理学机制为目的的治疗的发展，已经扩大了治疗的目的。虽然大多数研究的患者是特发性肺动脉高压，也有些证据表明其他形式的肺动脉高压患者也有同样的反应，治疗指南大致相同[1,3,4,11,12]。相似的方法也可用于儿童患者[1,3,4,11,12]。

肺动脉高压的一般治疗[1,8,9]包括预防缺氧，因为缺氧是肺血管收缩的原因，还有右心衰竭的相关治疗。有些患者需要氧气治疗，而且需要避免贫血。推荐使用肺炎球菌疫苗和流行性感冒疫苗降低肺部感染的风险。利尿药能改善体液潴留患者的症状而获益，因此适量使用。地高辛也应该应用，尽管它的作用明确较少，除非患者也伴有心房颤动。口服抗凝血药被推荐用于大多数患者以减少肺血栓栓塞和静脉血栓栓塞的风险，但需要谨慎，有增加出血的风险。室上性心律失常与临床恶化相关，可考虑预防性抗心律失常[1]。一般还建议避孕[3,4,16]，虽然成功的治疗是可能的[17]。

特殊治疗基于血管扩张药的应用。血管收缩在肺动脉高压的病理生理学中起重要作用，所以在很多高血压治疗中尝试使用[13,18]血管扩张药。虽然大多数血管扩张药能降低肺动脉压，但同时也降低全身血压[19]，产生不需要的或有时无法耐受的不良反应，这使血管扩张药的使用受限。非特异性血管扩张药对动脉肺动脉高压有明确作用，包括钙通道阻滞剂和前列环素类药。内皮素受体拮抗剂和磷酸二酯酶抑制剂是高选择性的肺血管扩张剂，也可能有其他作用，现在越来越多地作为替代药物或采用联合治疗。

钙通道阻滞剂能改善肺血流动力学，有患者生存获益的证据；一项超过5年的观察研究[20]发现给予大剂量钙通道阻滞剂的患者生存率明显提高。然而只有小部分的患者有反应[21]，而且不良反应受到关注。指南推荐[1,3,4,15]所有患者的急性反应试验应该在长期治疗开始前完成。尽管口服钙通道阻滞剂曾被用于试验，这曾经和严重的不良反应相关，现在推荐使用短效血管扩张药（如依前列醇静脉输入），或腺嘌呤苷注射液或可吸入一氧化氮。有作用的患者可口服钙通道阻滞剂，伴心动过缓的患者通常选择二氢吡啶类（硝苯地平或氨氯地平），伴心动过速患者选地尔硫䓬。维拉帕米有明显负性肌力作用，应避免使用。药物的剂量应该逐渐增加，直至耐受剂量，长期治疗应该只用于持续有作用的患者。

前列环素是有效的内源性血管舒张药，有证据表明肺动脉高压患者体内前列环素量可能不足。依前列醇是前列环素的合成物，最初用于终末期肺动脉高压患者以维持足够长时间行心肺联合移植。然而有些研究建议用依前列醇长期治疗也有作用，可作为移植手术之外的选择。一些使用便携式注射泵长期静脉注射依前列醇治疗，已经有持久临床改善和生存率改善的报道[22,23]。现在指南[1,3,4,15]推荐，对钙通道阻滞剂无

反应而且心功能Ⅲ级或Ⅳ级肺动脉高压患者可以使用依前列醇。由于稳定性问题，使用受限；更稳定的核苷类似物如持续静脉注射伊洛前列环素[24]或静脉曲前列环素[25]也有效，可作为选择[1,4,15]。曲前列环素也可以持续皮下注射[26,27]，然而，注射部位的严重疼痛可能是个问题。它可能对那些不适合静脉注射治疗的患者有用[15]；小型研究[28,29]报道了从依前列醇转换到曲前列环素治疗的安全性。前列腺素类似物也可以通过吸入给药。依前列醇已被广泛应用，但依洛前列环素药效更长，通常优先选择[15,30]；也可使用曲前列环素[31,32]。另一个类似物贝前列环素经口服给药[33~35]，但不是普遍有效。尽管首先考虑血管扩张药，依前列醇和类似物也会影响血管重塑和血小板凝集，这可能会促成有益的效应。

*内皮素受体拮抗剂*是一种血管扩张剂，通过阻断内皮素-1 作用，内皮素-1 是强效内源性血管收缩剂，肺动脉高压时分泌过度，它会刺激血管重构并且有促炎作用。口服内皮素受体拮抗剂如波生坦，选择性内皮素 ET_A 受体拮抗剂安贝生坦和西他塞坦钠目前广泛用于Ⅱ级或Ⅲ级肺动脉高压的一线治疗[1,3,4,15]。它们对血液动力学和症状有正性作用[36]，而且有证据表明波生坦可改善生存率，尽管还未证实[37]。肺动脉高压Ⅲ级患者，预后似乎可以与一线用药（无论是波生坦或前列环素类似物）[38]相比，观察性研究[16,39]建议有些患者治疗可以从前列腺素类似物安全地转换为波生坦。然而不稳定的肺动脉高压Ⅳ级患者通常推荐依前列醇[1,3,4,15]。

*5-磷酸二酯酶抑制剂*是肺动脉扩张剂，也可能有抗增殖的作用[40]。有关西地那非[41,42]和他达拉非[43]的随机研究也显示对肺动脉高压有益，有关伐地那非的公开研究[44]也已报道了积极的作用。因此西地那非[1,3,4]和他达拉非[1]两者都可推荐作为功能Ⅱ或Ⅲ级的一线或二线治疗。与内皮素受体拮抗剂一样，口服给药产生获益。

联合治疗用于单药没反应或病情恶化患者。少有证据支持联合治疗安全性或有效性[1,3,6,15]，需进一步研究确定其作用。然而，对功能Ⅳ级患者，初始治疗应考虑联合治疗[1]。另一治疗显示伊马替尼（一种血小板衍化生长因子拮抗剂）可以获益，但是证据仅限于个案报道[45~47]，需要对照研究。对血管扩张剂治疗无反应的患者，需要外科治疗，最终需要肺移植或心肺移植[1,3,4]。

心肺疾病引起的肺动脉高压比肺动脉高压更常见，临床表现取决于原发疾病。慢性阻塞性肺疾病是呼吸系统最主要病因，也见于呼吸窘迫综合征、类肉瘤病、特发性肺纤维化或长期处于高海拔地区。肺动脉压力也会因为血栓栓塞疾病而升高，患者伴有左心室功能受损（如合并心肌梗死或二尖瓣疾病）也会升高。治疗包括对原发疾病治疗。吸入性一氧化氮用于心脏手术后或呼吸窘迫综合征合并急性肺动脉高压患者[48]。慢性肺疾病患者长期使用吸入性一氧化氮也有报道[49]。肺动脉高压的正规治疗对不能手术的慢性血栓栓塞患者可能起到重要的作用[1,4,50]，但一般不推荐用于其他疾病[51]。

新生儿持续性肺动脉高压，有时称为持续性胎循环，是肺动脉高压特别类型，尤其影响新生儿。可以是原发的（即特发性，患病婴儿的心脏解剖学方面正常而且没有肺部疾病）或继发的，合并心肺疾病，包括先天性心脏病、膈疝、胎粪吸入、呼吸窘迫综合征或败血症。肺动脉高压和血管反应性改变导致血流通过未闭的动脉导管或卵圆孔形成右向左分流，常导致严重低氧血症。

治疗包括高频振荡通气（使肺膨胀最佳），必要时采用体外膜肺氧合。降低肺循环血管阻力治疗也可试用。机械性高通气用于诱导碱中毒以减少肺血管收缩；静脉注射碳酸氢钠也可作为选择[52]。吸入一氧化氮是有效的选择性肺血管扩张药，也被广泛应用[53]。研究[54~58]显示能显著改善氧合（作用）和减少体外膜肺氧合的需要，但是尚未发现对死亡率的影响。早期人们关注吸入一氧化氮可能对神经发育有不利影响，但在长期随访中尚未证实[59~61]，也没有长期获益的证据[61]，虽然一项观察性研究[62]发现给早产儿一氧化氮治疗可降低脑瘫的发病率。高频振荡通气合并吸入一氧化氮可能有额外获益[63]。

一氧化氮并不是对所有患者都有效，需要有其他选择[64,65]。可静脉使用*前列环素*，也可以采用吸入方式[66,67]，这样可减轻全身反应。静脉血管扩张剂也被使用，尽管如上所述，通常由于全身反应而使用受限。*妥拉苏林*可通过静脉或经气管给药。*磷酸二酯酶抑制剂*可能具有重要作用；潘生丁也已应用，并且曾经有应用西地那非获益的报道[68,69]，包括长期使用[70]。也有使用静脉西地那非[71]。其他血管扩张剂也在试用，包括静脉*腺苷*[72,73]、静脉*硫酸镁*[74~76]和吸入*硝普钠*[77]，但这些作用都没有确定。

1. Galiè N, *et al.* Guidelines for the diagnosis and treatment of pulmonary hypertension: The Task Force for the Diagnosis and Treatment of Pulmonary Hypertension of the European Society of Cardiology (ESC) and the European Respiratory Society (ERS), endorsed by the International Society of Heart and Lung Transplantation (ISHLT). *Eur Heart J* 2009; **30:** 2493–2537. Also available at: http://eurheartj.oxfordjournals.org/cgi/reprint/30/20/2493.pdf (accessed 06/11/09)
2. Rubin LJ. Diagnosis and management of pulmonary arterial hypertension: ACCP evidence-based clinical practice guidelines. *Chest* 2004; **126** (suppl): 7S–10S. Also available at: http://www.chestjournal.org/cgi/reprint/126/1_suppl/7S (accessed 02/07/08)
3. National Pulmonary Hypertension Centres of the UK and Ireland. Consensus statement on the management of pulmonary hypertension in clinical practice in the UK and Ireland. *Thorax* 2008; **63** (suppl 2): ii1–ii41.
Also available at: http://www.brit-thoracic.org.uk/Portals/0/Clinical%20Information/Pulmonary%20hypertension/PulmHyper_ThoraxMarch08.pdf (accessed 27/01/09)
4. McLaughlin VV, *et al.* ACCF/AHA 2009 expert consensus document on pulmonary hypertension: a report of the American College of Cardiology Foundation Task Force on Expert Consensus Documents and the American Heart Association. *Circulation* 2009; **119:** 2250–94.
Also available at: http://circ.ahajournals.org/cgi/reprint/119/16/2250.pdf (accessed 06/10/09)
5. Humbert M, *et al.* Treatment of pulmonary arterial hypertension. *N Engl J Med* 2004; **351:** 1425–36.
6. Hoeper MM. Drug treatment of pulmonary arterial hypertension: current and future agents. *Drugs* 2005; **65:** 1337–54.
7. Rubin LJ, Badesch DB. Evaluation and management of the patient with pulmonary arterial hypertension. *Ann Intern Med* 2005; **143:** 282–92.
8. McLaughlin VV, McGoon MD. Pulmonary arterial hypertension. *Circulation* 2006; **114:** 1417–31.
9. McGoon MD, Kane GC. Pulmonary hypertension: diagnosis and management. *Mayo Clin Proc* 2009; **84:** 191–207. Correction. *ibid.*; 386.
10. Chin KM, Rubin LJ. Pulmonary arterial hypertension. *J Am Coll Cardiol* 2008; **51:** 1527–38. Correction. *ibid.*; **52:** 169.
11. Haworth SG. The management of pulmonary hypertension in children. *Arch Dis Child* 2008; **93:** 620–5.
12. Leibovitch L, *et al.* Therapeutic applications of sildenafil citrate in the management of paediatric pulmonary hypertension. *Drugs* 2007; **67:** 57–73.
13. Galiè N, *et al.* A meta-analysis of randomized controlled trials in pulmonary arterial hypertension. *Eur Heart J* 2009; **30**: 394–403.
14. Ryerson CJ, *et al.* Pharmacotherapy in pulmonary arterial hypertension: a systematic review and meta-analysis. *Respir Res* 2010; **11:** 12.
15. Badesch DB, *et al.* Medical therapy for pulmonary arterial hypertension: updated ACCP evidence-based clinical practice guidelines. *Chest* 2007; **131:** 1917–28. Also available at: http://www.chestjournal.org/cgi/reprint/131/6/1917 (accessed 02/07/08)
16. Steiner MK, *et al.* Conversion to bosentan from prostacyclin infusion therapy in pulmonary arterial hypertension: a pilot study. *Chest* 2006; **130:** 1471–80.
17. Huang S, DeSantis ERH. Treatment of pulmonary arterial hypertension in pregnancy. *Am J Health-Syst Pharm* 2007; **64:** 1922–6.
18. Barnes PJ, Liu SF. Regulation of pulmonary vascular tone. *Pharmacol Rev* 1995; **47:** 87–131.
19. Weir EK, *et al.* The acute administration of vasodilators in primary pulmonary hypertension: experience from the National Institutes of Health Registry on Primary Pulmonary Hypertension. *Am Rev Respir Dis* 1989; **140:** 1623–30.
20. Rich S, *et al.* The effect of high doses of calcium-channel blockers on survival in primary pulmonary hypertension. *N Engl J Med* 1992; **327:** 76–81.
21. Sitbon O, *et al.* Long-term response to calcium channel blockers in idiopathic pulmonary arterial hypertension. *Circulation* 2005; **111:** 3105–11.
22. Higenbottam T, *et al.* Long term intravenous prostaglandin (epoprostenol or iloprost) for the treatment of severe pulmonary hypertension. *Heart* 1998; **80:** 151–5.
23. McLaughlin VV, *et al.* Survival in primary pulmonary hypertension: the impact of epoprostenol therapy. *Circulation* 2002; **106:** 1477–82.
24. Higenbottam TW, *et al.* Treatment of pulmonary hypertension with the continuous infusion of a prostacyclin analogue, iloprost. *Heart* 1998; **79:** 175–9.
25. Tapson VF, *et al.* Safety and efficacy of IV treprostinil for pulmonary arterial hypertension: a prospective, multicenter, open-label, 12-week trial. *Chest* 2006; **129:** 683–8.
26. Simonneau G, *et al.* Continuous subcutaneous infusion of treprostinil, a prostacyclin analogue, in patients with pulmonary arterial hypertension: a double-blind, randomized placebo-controlled trial. *Am J Respir Crit Care Med* 2002; **165:** 800–804.
27. Lang I, *et al.* Efficacy of long-term subcutaneous treprostinil sodium therapy in pulmonary hypertension. *Chest* 2006; **129:** 1636–43.
28. Vachiéry J-L, *et al.* Transitioning from IV epoprostenol to subcutaneous treprostinil in pulmonary arterial hypertension. *Chest* 2002; **121:** 1561–5.
29. Rubenfire M, *et al.* Transition from IV epoprostenol to subcutaneous treprostinil in pulmonary arterial hypertension: a controlled trial. *Chest* 2007; **132:** 757–63. Correction. *ibid.*; 1721.
30. Olschewski H, *et al.* Inhaled iloprost for severe pulmonary hypertension. *N Engl J Med* 2002; **347:** 322–9.
31. Channick RN, *et al.* Safety and efficacy of inhaled treprostinil as add-on therapy to bosentan in pulmonary arterial hypertension. *J Am Coll Cardiol* 2006; **48:** 1433–7.
32. Voswinckel R, *et al.* Favorable effects of inhaled treprostinil in severe pulmonary hypertension: results from randomized controlled pilot studies. *J Am Coll Cardiol* 2006; **48:** 1672–81.
33. Nagaya N, *et al.* Effect of orally active prostacyclin analogue on survival of outpatients with primary pulmonary hypertension. *J Am Coll Cardiol* 1999; **34:** 1188–92.
34. Vizza CD, *et al.* Long term treatment of pulmonary arterial hypertension with beraprost, an oral prostacyclin analogue. *Heart* 2001; **86:** 661–5.
35. Barst RJ, *et al.* Beraprost therapy for pulmonary arterial hypertension. *J Am Coll Cardiol* 2003; **41:** 2119–25.
36. Liu C, *et al.* Endothelin receptor antagonists for pulmonary arterial hypertension. Available in The Cochrane Database of Systematic Reviews; Issue 3. Chichester: John Wiley; 2009 (accessed 30/09/09).
37. McLaughlin VV, *et al.* Survival with first-line bosentan in patients with primary pulmonary hypertension. *Eur Respir J* 2005; **25:** 244–9.
38. Sitbon O, *et al.* Survival in patients with class III idiopathic pulmonary arterial hypertension treated with first line oral bosentan compared with an historical cohort of patients started on intravenous epoprostenol. *Thorax* 2005; **60:** 1025–30.
39. Suleman N, Frost AE. Transition from epoprostenol and treprostinil to the oral endothelin receptor antagonist bosentan in patients with pulmonary hypertension. *Chest* 2004; **126:** 808–15.
40. Archer SL, Michelakis ED. Phosphodiesterase type 5 inhibitors for pulmonary arterial hypertension. *N Engl J Med* 2009; **361:** 1864–71.
41. Kanthapillai P, *et al.* Phosphodiesterase five inhibitor for pulmonary hypertension. Available in the Cochrane Database of Systematic Reviews; Issue 4. Chichester: John Wiley; 2004 (accessed 08/02/06).
42. Galiè N, *et al.* Sildenafil use in Pulmonary Arterial Hypertension (SUPER) Study Group. Sildenafil citrate therapy for pulmonary arterial hypertension. *N Engl J Med* 2005; **353:** 2148–57.
43. Galiè N, *et al.* Pulmonary Arterial Hypertension and Response to Tadalafil (PHIRST) Study Group. Tadalafil therapy for pulmonary arterial hypertension. *Circulation* 2009; **119:** 2894–2903.
44. Jing Z-C, *et al.* Vardenafil treatment for patients with pulmonary arterial hypertension: a multicentre, open-label study. *Heart* 2009; **95:** 1531–6.
45. Ghofrani HA, *et al.* Imatinib for the treatment of pulmonary arterial hypertension. *N Engl J Med* 2005; **353:** 1412–13.
46. Patterson KC, *et al.* Imatinib mesylate in the treatment of refractory idiopathic pulmonary arterial hypertension. *Ann Intern Med* 2006; **145:** 152–3.
47. Souza R, *et al.* Long term imatinib treatment in pulmonary arterial hypertension. *Thorax* 2006; **61:** 736.
48. Ichinose F, *et al.* Inhaled nitric oxide: a selective pulmonary vasodilator: current uses and therapeutic potential. *Circulation* 2004; **109:** 3106–11.
49. Vonbank K, *et al.* Controlled prospective randomised trial on the effects on pulmonary haemodynamics of the ambulatory long term use of nitric oxide and oxygen in patients with severe COPD. *Thorax* 2003; **58:** 289–93.
50. McNeil K, Dunning J. Chronic thromboembolic pulmonary hypertension (CTEPH). *Heart* 2007; **93:** 1152–8.
51. Rich S, Rabinovitch M. Diagnosis and treatment of secondary (non-category 1) pulmonary hypertension. *Circulation* 2008; **118:** 2190–9.
52. Kuo S, *et al.* Pulmonary hypertension-hyperventilation versus alkali infusion. *Pediatrics* 2001; **107:** 452.
53. Pierce CM. Persistent pulmonary hypertension of the newborn. *Hosp Med* 2004; **65:** 418–21.
54. The Neonatal Inhaled Nitric Oxide Study Group. Inhaled nitric oxide in full-term and nearly full-term infants with hypoxic respiratory failure. *N Engl J Med* 1997; **336:** 597–604.
55. Roberts JD, *et al.* Inhaled nitric oxide and persistent pulmonary hypertension of the newborn. *N Engl J Med* 1997; **336:** 605–10.
56. Davidson D, *et al.* Inhaled nitric oxide for the early treatment of persistent pulmonary hypertension of the term newborn: a randomized, double-masked, placebo-controlled, dose-response, multicenter study. *Pediatrics* 1998; **101:** 325–34.
57. Wessel DL, *et al.* Improved oxygenation in a randomized trial of inhaled nitric oxide for persistent pulmonary hypertension of the newborn. Abstract: *Pediatrics* 1997; **100:** 888. Full version: http://pediatrics.aappublications.org/cgi/content/full/100/5/e7 (accessed 08/02/06)
58. Clark RH, *et al.* Low-dose nitric oxide therapy for persistent pulmonary hypertension of the newborn. *N Engl J Med* 2000; **342:** 469–74.
59. Rosenberg AA, *et al.* Longitudinal follow-up of a cohort of newborn infants treated with inhaled nitric oxide for persistent pulmonary hypertension. *J Pediatr* 1997; **131:** 70–5.
60. The Neonatal Inhaled Nitric Oxide Study Group. Inhaled nitric oxide in term and near-term infants: neurodevelopmental follow-up of the Neonatal Inhaled Nitric Oxide Study Group (NINOS). *J Pediatr* 2000; **136:** 611–17.
61. Huddy CL, *et al.* The INNOVO multicentre randomised controlled trial: neonatal ventilation with inhaled nitric oxide versus ventilatory support without nitric oxide for severe respiratory failure in preterm infants: follow up at 4-5 years. *Arch Dis Child Fetal Neonatal Ed* 2008; **93:** F430–F435.
62. Tanaka Y, *et al.* Inhaled nitric oxide therapy decreases the risk of cerebral palsy in preterm infants with persistent pulmonary hypertension of the newborn. *Pediatrics* 2007; **119:** 1159–64.
63. Kinsella JP, *et al.* Randomized, multicenter trial of inhaled nitric oxide and high-frequency oscillatory ventilation in severe, persistent pulmonary hypertension of the newborn. *J Pediatr* 1997; **131:** 55–62.
64. Weinberger B, *et al.* Pharmacologic therapy of persistent pulmonary hypertension of the newborn. *Pharmacol Ther* 2001; **89:** 67–79.
65. Lowson SM. Alternatives to nitric oxide. *Br Med Bull* 2004; **70:** 119–31.
66. Bindl L, *et al.* Aerosolised prostacyclin for pulmonary hypertension in neonates. *Arch Dis Child Fetal Neonatal Ed* 1994; **71:** F214–F216.
67. Kelly LK, *et al.* Inhaled prostacyclin for term infants with persistent pulmonary hypertension refractory to inhaled nitric oxide. *J Pediatr* 2002; **141:** 830–2.

68. Fernández González N, *et al.* Sildenafilo oral como tratamiento de un neonato con hipertensión pulmonar persistente. *An Pediatr (Barc)* 2004; **61:** 567–8.

69. Baquero H, *et al.* Oral sildenafil in infants with persistent pulmonary hypertension of the newborn: a pilot randomized blinded study. *Pediatrics* 2006; **117:** 1077–83.

70. Mourani PM, *et al.* Effects of long-term sildenafil treatment for pulmonary hypertension in infants with chronic lung disease. *J Pediatr* 2009; **154:** 379–84.

71. Steinhorn RH, *et al.* Intravenous sildenafil in the treatment of neonates with persistent pulmonary hypertension. *J Pediatr* 2009; **155:** 841–7.

72. Konduri GG, *et al.* Adenosine infusion improves oxygenation in term infants with respiratory failure. *Pediatrics* 1996; **97:** 295–300.

73. Ng C, *et al.* Adenosine infusion for the management of persistent pulmonary hypertension of the newborn. *Pediatr Crit Care Med* 2004; **5:** 10–13.

74. Abu-Osba YK, *et al.* Treatment of severe persistent pulmonary hypertension of the newborn with magnesium sulphate. *Arch Dis Child* 1992; **67:** 31–5.

75. Tolsa J-F, *et al.* Magnesium sulphate as an alternative and safe treatment for severe persistent pulmonary hypertension of the newborn. *Arch Dis Child Fetal Neonatal Ed* 1995; **72:** F184–F187.

76. Wu T-Z, *et al.* Persistent pulmonary hypertension of the newborn treated with magnesium sulfate in premature neonates. *Pediatrics* 1995; **96:** 472–4.

77. Mestan KKL, *et al.* Cardiopulmonary effects of nebulized sodium nitroprusside in term infants with hypoxic respiratory failure. *J Pediatr* 2003; **143:** 640–3.

颅内压升高

头颅内腔包括大脑实质、脉管组织和脑脊液（CSF）。因为颅骨是一个刚性结构，脑室内任何一种成分体积增加而其他部分没有代偿性减少，会导致颅内压升高（颅内高压）。情况有颅内体积增加，压力增加包括头部外伤后或缺血性脑卒中后，或周围肿瘤形成脑水肿；动脉血变动即肿瘤或出血；中枢神经系统感染；或代谢性疾病。硬脑膜静脉窦压力升高，CSF 流出阻力增加，CSF 形成速率增加，也可引起颅内压升高。特发性颅内高压没有明显的病因。颅内压增高能产生中枢神经系统不可逆性损伤，而且有潜在的致命性；脑疝可以发生，脑血流量减少可以导致大脑缺血。颅内压增高的症状包括头痛（通常清晨加重于睡眠中清醒）、呕吐、困倦和视觉障碍；视盘水肿却是能提示颅内压升高，但并不是所有患者都会出现。

药物及物理方法两者均可以降低升高的颅内压，虽然对大多数治疗方式而言，对预后有利的证据有限[1]。治疗的选择在某种程度上取决于基本病因[1~11]，但在颅内压剧增高的情况下，最初的治疗目的是尽可能快地减少颅内容物的容积以防止大脑损伤。在大多数情况下，这涉及一般的措施和药物治疗，但对于患有血肿、缺血性脑卒中或肿瘤的患者，手术通常是治疗的首选，药品和其他方法可以在接受外科手术之前用来控制颅内压。

脑血流量取决于颅内压和脑灌注压，**降低颅内压的措施**同时不影响脑灌注是非常重要的。应监测血压，建议也要监测颅内压，因为颅内压降低太快也是有害的。疼痛和激动会增加颅内压，患者应该得到合适的镇痛；苯二氮䓬类可用于控制不必要的活动，但如果无效，应考虑使用神经肌肉阻滞剂如泮库溴铵或阿曲库铵给予人工通气治疗。抬高头部的头部位置使静脉回流可能会有所帮助，尽管对于脑灌注压力可能会减少而存在争议；然而，头部抬高 15°～30° 似乎是安全的，因此被广泛采用，头部应保持在正中位置[1,5]。过度通气可压缩脑血管而降低颅内压，所以控制过度通气也在使用；然而，它也减少大脑血流，因而一般不建议常规使用[1~3,8]，以避免缺氧[5]。建议限制液体摄入量，但同样，如果出现低血压，脑灌注压可能会减少，因此，应酌情给予静脉输液。控制性降温也使用过，发热应治疗[5]，但控制低温来提供神经保护尚不成熟；一份治疗脑损伤的综述[12]没有发现其他改善预后的证据。

当这些一般措施未能充分降低颅内压，通过腔室导**管去除脑脊液**可有可救，尤其适用于使用脑室压力监测时[1]。另外，可给予药物治疗。

药物治疗急剧增高的颅内压核心是高渗疗法[1,5,13]。甘露醇通常是治疗的首选，虽然高渗性氯化钠使用渐多。甘油或山梨醇是进一步的选择，尿素和高渗性葡萄糖同样可以选择。祥利尿药可作为渗透性利尿药的辅助治疗。

渗透性利尿药可增加血浆渗透压和将水从组织中拉出，除此之外还会促进渗透性利尿作用，但应注意避免低血容量并且不可用于已脱水的患者。颅内出血者使用应谨慎，因为降低颅内压可能加重脑内出血[4]。渗透性利尿药对其他肿瘤相关的急性颅内高压。脑型疾病时不常规推荐用此类药降低颅内压，在其他中枢神经系统感染中使用也存在争议；然而，此类药在颅内压力升高的细菌性脑膜炎患者中有一定作用[9]。

- 甘露醇通过渗透作用和降低血黏度而降低颅内压和增加脑血流量[2,13]。它被广泛用于降低严重脑损伤后的颅内压[2,3,6]，虽然随机研究的证据有限[14]。它也用于手术前控制颅内压，用于缺血性脑卒中或肝衰竭患者以及糖尿病酮症酸中毒患儿。

- 甘油除了能降低颅内压，据报道还能够增加大脑缺血区域的血流；可以口服或静脉注射。有证据[15,16]表明，常规口服甘油可改善儿童细菌性脑膜炎神经方面的预后。然而，有报道严重的不良反应，包括溶血、血红蛋白尿、肾功能衰竭。

- 若干研究显示高渗氯化钠可降低颅内压，在创伤以及非创伤性病因所致的颅内压升高中起到重要的作用[1,2,5,17,18]。该药超过渗透性利尿药的潜在优势在于可治疗低血容量。然而，使用此药改善预后的证据还未公布。

- 高渗葡萄糖溶液（25％～50％）用于降低因谵妄或急性酒精中毒引起的颅内高压和脑水肿。

如果需要控制超过几个小时，有必要重复剂量或持续使用渗透性利尿药。甘露醇持续输注或重复推注给药可以产生蓄积作用，一般作为首选。应密切监测水和电解质平衡及血浆渗透压。

皮质激素在肿瘤引起脑水肿的颅内高压治疗中作用明确而且重要[1,7]。静脉用大剂量皮质激素可控制因肿瘤快速增大引起的颅内压急剧升高。口服小剂量可维持治疗，或用于脑水肿隐匿发病。皮质激素也试用于脑卒中患者，结果不满意。尽管皮质激素广泛用于外伤性颅脑损伤的患者，但是一项大规模随机试验[19]发现增加死亡率的危险，故不再常规推荐使用[20]。

使用静脉给予硫喷妥妥钠或戊巴比妥治疗已比妥引起的昏迷、颅内压有所在争议，但是用于对常规治疗无效的患者可以获益[2,3]。除了对颅内压有影响外，巴比妥类能够防止大脑缺血。异丙酚是一种可能的选择，但较高剂量使用时需要谨慎[1,3,11]。氨丁三醇可以降低颅脑损伤者的颅内压，它可能通过引起代谢性酸中毒导致脑血管收缩起到作用，在部分患者有一定作用[1,13]。使用血管收缩剂如双氢麦角胺也有报道[1]。

特发性颅内高压（脑假瘤）是一种原因不明的罕见病，它的颅内压升高不伴有颅内肿块或脑脊液流出阻塞。虽然以前认为其为良性颅内高压，因为它不威胁生命且具有自限性，但症状可能很严重或可能变成慢性的，且有发生不可逆视力丧失的可能[21,22]。患者通常肥胖，青年和女性易患。药物造成的颅内压升高也可能发生。

轻症的**治疗**通常使用利尿药，包括呋塞米、噻嗪类或乙酰唑胺。镇痛药、三环类抗抑郁药、抗癫痫药托吡酯可用于控制头痛[21]。皮质激素一度用于控制急性症状，但是长期的不良反应限制了它的使用。重复腰椎穿刺释放脑脊液可以减轻症状，通常每隔 2～5 天使用一次至症状消除。对于药物不能控制的患者，手术方法（如腰脊髓腔-腹腔分流术）可能需要。一项非对照报道发现，少量奥曲肽能够获益[23,24]。

中枢神经系统感染后引起的**慢性颅内压升高**也可以用乙酰唑胺治疗，但是目前获益的证据有限（参见 M37 第1788页）。

1. Jantzen J-PAH. Prevention and treatment of intracranial hypertension. *Best Pract Res Clin Anaesthesiol* 2007; **21:** 517–38.

2. Marik PE, *et al.* Management of head trauma. *Chest* 2002; **122:** 699–711.

3. Brain Trauma Foundation. American Association of Neurological Surgeons. Congress of Neurological Surgeons. Guidelines for the management of severe traumatic brain injury (3rd edition). *J Neurotrauma* 2007; **24** (suppl 1): S1–S106. Also available at: https://www.braintrauma.org/pdf/protected/Guidelines_Management_2007w_bookmarks.pdf (accessed 16/08/10)

4. Kirkham FJ. Non-traumatic coma in children. *Arch Dis Child* 2001; **85:** 303–12.

5. Rangel-Castillo L, Robertson CS. Management of intracranial hypertension. *Crit Care Clin* 2006; **22:** 713–32.

6. Helmy A, *et al.* Traumatic brain injury: intensive care management. *Br J Anaesth* 2007; **99:** 32–42.

7. Daly FN, Schiff D. Supportive management of patients with brain tumors. *Expert Rev Neurother* 2007; **7:** 1327–36.

8. Bardutzky J, Schwab S. Antiedema therapy in ischemic stroke. *Stroke* 2007; **38:** 3084–94.

9. El Bashir H, *et al.* Diagnosis and treatment of bacterial meningitis. *Arch Dis Child* 2003; **88:** 615–20.

10. Shastry RM, Bhatia V. Cerebral edema in diabetic ketoacidosis. *Indian Pediatr* 2006; **43:** 701–8.

11. Detry O, *et al.* Brain edema and intracranial hypertension in fulminant hepatic failure: pathophysiology and management. *World J Gastroenterol* 2006; **12:** 7405–12.

12. Sydenham E, *et al.* Hypothermia for traumatic head injury. Available in The Cochrane Database of Systematic Reviews; Issue 2. Chichester: John Wiley; 2009 (accessed 16/08/10).

13. Nau R. Osmotherapy for elevated intracranial pressure: a critical reappraisal. *Clin Pharmacokinet* 2000; **38:** 23–40.

14. Wakai A, *et al.* Mannitol for acute traumatic brain injury. Available in The Cochrane Database of Systematic Reviews; Issue 1. Chichester: John Wiley; 2007 (accessed 06/03/08)

15. Kilpi T, *et al.* Oral glycerol and intravenous dexamethasone in preventing neurologic and audiologic sequelae of childhood bacterial meningitis. *Pediatr Infect Dis J* 1995; **14:** 270–8.

16. Peltola H, *et al.* Adjuvant glycerol and/or dexamethasone to improve the outcomes of childhood bacterial meningitis: a prospective, randomized, double-blind, placebo-controlled trial. *Clin Infect Dis* 2007; **45:** 1277–86.

17. Qureshi AI, Suarez JI. Use of hypertonic saline solutions in treatment of cerebral edema and intracranial hypertension. *Crit Care Med* 2000; **28:** 3301–13.

18. White H, *et al.* The use of hypertonic saline for treating intracranial hypertension after traumatic brain injury. *Anesth Analg* 2006; **102:** 1836–46.

19. CRASH trial collaborators. Final results of MRC CRASH, a randomised placebo-controlled trial of intravenous corticosteroid in adults with head injury—outcomes at 6 months. *Lancet* 2005; **365:** 1957–9.

20. Alderson P, Roberts I. Corticosteroids for acute traumatic brain injury. Available in The Cochrane Database of Systematic Reviews; Issue 1. Chichester: John Wiley; 2005 (accessed 07/02/06).

21. Acheson JF. Idiopathic intracranial hypertension and visual function. *Br Med Bull* 2006; **79-80:** 233–44.

22. Matthews YY. Drugs used in childhood idiopathic or benign intracranial hypertension. *Arch Dis Child Educ Pract Ed* 2008; **93:** 19–25.

23. Antaraki A, *et al.* Octreotide in benign intracranial hypertension. *Lancet* 1993; **342:** 1170.

24. Panagopoulos GN, *et al.* Octreotide: a therapeutic option for idiopathic intracranial hypertension. *Neurol Neurophysiol Neurosci* 2007; 1.

再灌注和血管重建操作

由于血流受损导致的缺血是心血管疾病的主要病因，包括心绞痛（第215页）、心肌梗死（第232页）、外周血管病（第234页）和缺血性脑卒中（第240页）。潜在的病因通常是动脉粥样硬化（第217页）；它引起动脉狭窄从而减少血流，而动脉粥样硬化斑块破裂可能会导致血栓形成和急性动脉闭塞。因此，恢复血液流动是治疗动脉粥样硬化疾病的主要目的之一，涉及药物或非药物方法实现。治疗方法的选择取决于治疗的情况和个体疾病。药物如溶栓剂通常仅使用在急性冠状动脉闭塞，用于破碎血凝块和恢复血流。非药物治疗方法常用于急性闭塞或选择性情况如血管狭窄但血流尚未完全闭塞。用于冠状动脉循环的方法包括经皮冠状动脉介入治疗（PCI）[1~3]，如气囊血管成形术（PTCA）和支架术，外科手术如冠脉搭桥术（CABG）；相同技术用于外周血管病和脑血管病。非药物方法辅助药物治疗用于预防和治疗急性和长期的并发症，这是下文讨论的焦点。

接受手术或 PCI 治疗的患者在治疗过程或之后由于动脉受损，在介入和使用血管内导管或体外操作时仍然有血栓形成的危险。因此用抗凝血药和抗血小板药物进行抗血栓治疗在操作过程中有重要的作用[2~5]，并且也需要长期应用（见下文）。然而，抗血栓治疗不可避免地增加出血的风险，对独立个体而言选择抗血栓治疗方案时考虑到血栓栓塞和出血的相关风险非常重要[6]。

抗凝血药在手术和 PCI 中的应用。

手术

- 外科治疗涉及体外循环，需要静脉输注大剂量普通肝素。通常根据活化凝血时间（ACT）调整剂量，监测血肝素浓度也是另一种选择。推荐 ACT 的目标为 400～480s[7]，手术治疗后抗凝血逆转。接受体外循环或"不停跳"手术的患者（目标 ACT 为 250s[7]）以及搭桥手术患者，低剂量就足以，但是最佳抗凝治疗程度还未确立。

- 尝试使用肝素的替代品水蛭素（比伐卢定[8]和来匹卢定[9]）和直接凝血酶抑制剂阿加曲班[10]，据报道有阳性结果，但是它们通常对肝素诱导的血小板减少症患者保留使用[7]。

- 给予抗纤溶剂可减少术后出血的并发症，但是有证据表明使用抑肽酶可能会有害（见**抑肽酶**的用途和用法下的**出血性疾病**，第182页）。

PCI

- PCI 时，通常使用普通肝素，因为假如需要急诊手术时可以迅速逆转，但是高剂量必须达到目标：ACT 250～350s[2,3]，这使得出血成为不容忽视的问题。低分子肝素有效并且安全，特别是在同时使用糖蛋白 Ⅱb/Ⅲa 受体抑制剂，并且建议达到 ACT 目标 200～250s[2,3]；但是一项分析[11]发现肝素剂量与预后没有明确关系。

- 低分子肝素已经使用，但是关于有效性的证据有限[2,3,12,13]；一项包含多数的荟萃分析[14]发现低分子肝素和普通肝素一样安全和有效，进一步的研究[15,16]得出了相似的结论。随后的荟萃分析推论：PCI 时，与低分子肝素相关的出血较少见，同时功效没有降低[17]。

- 直接凝血酶抑制剂是另一种选择[2,3,13]；比伐卢定显示与肝素一样有效，并且在急性心肌梗死 PCI 治疗时比非肝素更安全[21]；一项地西卢定的研究[22]发现，与肝素相比，早期缺血事件较少，但对远期预后没有获益。

- 磺达肝癸也已试用[23]，但是导管内血栓增加，推荐在进行 PCI 时加用普通肝素[3,13]。

抗血小板药物在降低急性栓塞并发症和长期治疗中有重要作用。

手术

- 接受搭桥手术的患者，因为出血风险增加，直到手术后才开始使用抗血小板药物，而服用此类药物的患者在择期手术之前通常需要停几天药[24]。但是目前对是否需要服用提出质疑。术前持续使用抗血小板治疗的患者术中失血和用血量都高[25~28]，但是这仅发生在服用大剂量的患者（每日阿司匹林用量≥325mg）[28]，也有一些证据认为术前使用阿司匹林可以改善预后[29]。

PCI

- PCI 时，使用抗血小板药物进行抗凝的获益已确定。阿司匹林是标准治疗[2,3,13]，未使用过阿司匹林的患者通常在 PCI 前至少 2 小时给予负荷剂量；噻吩吡啶类药物（如氯吡格雷或噻氯匹定）可用于不能耐用阿司匹林的患者。但是阿司匹林不能完全阻滞血小板的功能，因此联合治疗或者更强效的药物也在研究中。

- 噻吩吡啶类和阿司匹林合用可改善预后，因此目前广泛推荐[2,3,13]，但是剂量和时机仍有争议。预处理似乎是最有效的[30]，但是如果需要急诊手术则要考虑出血风险的增加。手术前即刻给氯吡格雷 300mg 负荷剂量是安全的，但是如果介入前给药少于 6h[2,3]，疗效可能会减少，另一些证据表明，至少需要 15h 其疗效[31]。PCI 前至少 2h 给予较大剂量（600mg）可能更有效[32,33]，已被推荐使用，特别适用于非 ST 段抬高的急性冠脉综合征[13]。但是，稳定性心绞痛的患者，造影前至少 6h 常规使用 600mg 负荷剂量并不比相同剂量造影后即刻给予的策略更有效[34]。普拉格雷比氯吡格雷起效更快、效果更一致，已被用来作为急性冠状动脉综合征患者的替代药品，在缺血性预后方面更优越，但出血危险更高[35]。

- 各类接受 PCI 的患者，包括急性冠状动脉综合征、择期 PCI 和接受冠状动脉内支架的患者，静脉给予糖蛋白 IIb/IIIa 受体拮抗剂如阿昔单抗、依替巴肽、替罗非班可以改善预后[36]。然而，推荐使用剂量有不同[2,3,13,37]的情况下，一些指南认为没必要在低风险患者中应用，除非出现并发症。虽然此类药物通常会在手术过程中使用，但是有一些证据[38~40]表明，急性心肌梗死接受 PCI，早期使用可以获益。

大多数研究将糖蛋白 IIb/IIIa 受体拮抗剂作为肝素和阿司匹林的补充，在它们的作用尚不清楚，尤其是对低危患者。一些观察性研究认为可以改善预后[41]，而其他研究发现不能获益[42]，随机性研究显示结果不同。对阿昔单抗而言，据报道接受择期 PCI[43] 或急性冠脉综合征的患者服药或预处理时可改善预后（尽管仅用于那些肌钙蛋白升高的患者）[44]，但是对急性 ST 段抬高性心肌梗死的研究并没有发现获益[45]。除氯吡格雷院外使用，替罗非班对治疗急性心肌梗死接受 PCI 患者可改善预后，获益也见于对阿司匹林和（或）氯吡格雷反应低下的患者[46]。也有一些证据[47]表明如使用糖蛋白 IIb/IIIa 受体拮抗剂（使用的是依替巴肽）联合氯吡格雷和阿司匹林，则没必要常规使用肝素。

PCI 时的**其他急性并发症**包括血管痉挛、再灌注损伤以及心律失常；目标动脉缺少血流（"无复流"）可能由于血管痉挛或远端栓塞。血管扩张药如硝酸盐类或钙离子通道阻滞剂在手术开始时给药可减少血管痉挛[2]。血管痉挛会引起无复流，维拉帕米、腺苷或硝普钠可以使用[2]，一些非常规预防使用[49]。据报道[49] PCI 后立即行冠状动脉内溶栓可获益，但需要确认。已尝试各种药物以保护心脏[50]，需要防止心肌再灌注损伤[51]，但尚无任何一种药物有确定作用。

长期的治疗　接受手术或经皮血运重建的患者，术后由于内皮愈合仍然存在血栓栓塞的风险，由于全身动脉粥样硬化也存在发生进一步心血管事件的风险。因此抗凝治疗应该持续长期使用，还应评估患者罹患心血管疾病的全部风险，并给予适当的治疗（见**降低心血管风险**，第221页）。

通常只有在手术过程中给予静脉抗凝血药，口服抗凝血药如华法林并不常规使用。除了阿司匹林，在外周动脉搭桥后在移植物闭塞高危风险的患者[52]，抗凝血药起一定作用，虽然一项比较口服抗凝血药和阿司匹林的研究[53]在再堵塞或死亡率方面没有差异，而出血的风险在接受抗凝治疗的患者中更高。接受 PCI 并口服抗凝血药的患者需要仔细评估其他适应证，长期治疗

方案的选择还要取决于出血和血栓栓塞之间风险的平衡[54,55]。

抗血小板药物在手术或经皮血管重建术后降低主要心血管事件方面起着确定性作用[55~57]。也可减少外周经皮介入术[58] 和外周动脉旁路移植术[59] 后再闭塞发生率。建议所有患者使用阿司匹林[13,24,52]，尽管 PCI 后最佳剂量尚不清楚[60]。氯吡格雷可作为不能服用阿司匹林的替代药物，但也可以作为补充治疗。有证据表明，PCI 后给予阿司匹林可以减少主要的冠状动脉栓塞事件[61]，推荐长期联合使用[3,13,24]，尤其是接受冠状动脉支架患者。普拉格雷可以用来代替氯吡格雷治疗急性冠状动脉综合征，但是疗效的增加可能被出血的高发病率所抵消[35]。

冠状动脉支架[1,62] 最初被开发用来治疗和预防由球囊成形术后弹性回缩引起的血管急性闭塞，现在大多数 PCI 常规使用以降低再狭窄的风险（见下文），虽然它们对死亡率的影响尚不清楚[63]。手术后 2~14 天发生血栓性闭塞是使用支架的一个主要并发症，并最初导致加强抗凝/抗血小板治疗[62]。然而，手术过程中随着理想的支架置入和肝素的使用，单独使用口服抗血小板药物似乎足够，除非推荐使用阿司匹林和噻吩吡啶联用。阿司匹林应继续长期使用，但噻吩吡啶的最佳治疗时限尚不清楚。大多数的经验来自于氯吡格雷，推荐方式取决于所用支架的类型。金属裸支架患者，氯吡格雷应服用至少 2~4 周[2]，推荐治疗 12 个月[3,24]。药物涂层支架，闭塞风险持续时间越长，持续氯吡格雷获益要至少 12 个月[3,24,66]。因此推荐支架后至少 12 个月[3,24,66]，并且如果耐受可以持续长期使用[24]。西洛他唑也用过，作为一种噻吩吡啶类的替代[67,68]（尽管一些人已经建议 PCI 后，阿司匹林加上西洛他唑比其他双重疗法支架内血栓栓塞的风险可能更高[69]），作为三重血小板方案之一[69~71]。肝素涂层支架也有一定作用[72]。

再狭窄是经皮介入操作的一种特殊长期并发症[1,73,74]。几个病理过程被认为对此起作用，包括血小板聚集和血栓形成、弹性回缩、血管重构和血管内膜增生。有症状的再狭窄通常需要重复血管重建操作，增加临床事件的风险。通过防止弹性回缩和血管重构可降低支架再狭窄，但是支架内血管内膜增生，尤其是支架内再狭窄的问题[75,76]。这就导致研究药物预防再狭窄，但全身治疗的结果常常都令人失望。已有报道说药物涂层支架获得了更大的成功，现在已广泛使用，将在下文进行讨论；然而，它们并非没有并发症，口服治疗仍被研究。

虽然抗凝血和抗血小板药物的**系统治疗**可降低血栓形成的风险，却很少有证据表明它们降低再狭窄的程度；西洛他唑的研究已经表明它可能有一些作用[77,78]，但尚未确定。脂质调节药物适用于大多数 PCI 患者降低心血管风险，但是对于再狭窄的影响也不清楚[73]。有微弱的证据表明 ω-3 脂肪酸[79] 可降低再狭窄的风险，而据报道他汀类药物[80,81] 和普罗布考[82,83] 联合使用的结果也不同。叶酸治疗（叶酸、维生素 B_6、维生素 B_{12}）已经使用，因为它可减少血浆中同型半胱氨酸浓度、动脉粥样硬化和可能再狭窄的风险，但结果又是有好有坏[84]。

抗增殖药物也在使用，但早期积极的结果未在大型研究中确定[73,85]。西罗莫司已被广泛用于药物洗脱支架，口服使用时也显示获益[86~88]。其他药物也报道有阳性或混合的结果，包括血管紧张素 II 受体拮抗剂[89,90]、钙离子通道阻滞剂[91,92]、皮质激素[93] 以及噻唑烷二酮类[94]，但尚未有一种药在治疗中作用确定。

全身治疗的结果令人失望，可能与在靶位和**局部定位**很难达到足够的浓度有关，包括放疗和药疗，因此正在被研究。冠脉内放疗（近距离放射治疗）虽有效但操作复杂，未能广泛使用，因此首选药物为基础治疗。

药物洗脱支架使用最普遍。它们通常由金属支架涂上一层含有药物基本涂物，随后一段时间内持续释放，允许局部释放高剂量的药物到受损血管的位置。抗增殖药物的洗脱支架（主要是西罗莫司或紫杉醇）最广泛使用，可减少支架内膜增生和临床事件，包括重复血管重建的需要[95~97]，但是它们是否在所有患者中长期获益高于裸支架还不清楚[98~101]。它们对裸金属支架内再狭窄的治疗也有效，有证据表明西罗莫司优于紫杉醇[102]，但临床的重要性似乎值得怀疑[103,104]。西罗莫司类似物如依维莫司，佐他莫司，umirolimus 也在使用，而其他药物如地塞米松和兰瑞肽都试用或者是可得到的。肝素涂层支架，用于减少围手术期血栓形成（见上文）,对预防再狭窄也有长期的作用[72]。其他方法还包括抗体涂层支架和基因方法，以吸收支架和局部基因治疗[53] 也可以克服冠状动脉内支架长期存在的相关问题。

据报道药物洗脱支架的主要并发症之一是晚期支架内血栓形成[107,108]，似乎比金属裸支架更常见[109]，这归因于药物或超敏反应引起迟发的内皮化等机制，与聚合物涂层相关[110,111]。然而，采用不同的晚期血栓形成定义的分析[112] 已经表明支架类型没有显著性差异，与晚期血栓形成增加的临床相关因素尚不明确。药物洗脱支架对死亡率的影响也有争议；一些分析[113,114]报道药物洗脱支架死亡率增加，而另一些研究[109,115]则没有发现有意义的影响。有些证据[116,117]显示药物洗脱支架在高危临床情况时预后更差，然而观察性研究[118,119]建议一些患者使用金属裸支架更安全[66]。FDA 称当用于被认可的适应证时，对血栓形成的比较不应超过药物洗脱支架的获益，但对其他患者而言，预后可能完全不一样。

抗血小板治疗的疗程是支架内血栓形成的一个重要因素[108]，但长期的双重抗血小板治疗可能会在其他手术适应证的药物洗脱支架患者中引发一些问题[120]。有一些证据显示如果继续服用同可用氯吡格雷可以短期内安全停用[121]，但手术最好延期至少 12 个月，12 个月为双重疗法的最短时间；对计划手术而需要 PCI 的患者推荐金属裸支架。

1. Windecker S, Meier B. Intervention in coronary artery disease. *Heart* 2000; **83**: 481–90.
2. The Task Force for Percutaneous Coronary Interventions of the European Society of Cardiology. Guidelines for percutaneous coronary interventions. *Eur Heart J* 2005; **26**: 804–47. Also available at: http://www.escardio.org/guidelines-surveys/esc-guidelines/GuidelinesDocuments/guidelines-PCI-FT.pdf (accessed 27/08/08)
3. Smith SC, *et al.* ACC/AHA/SCAI 2005 guideline update for percutaneous coronary intervention: a report of the American College of Cardiology/American Heart Association Task Force on Practice Guidelines (ACC/AHA/SCAI Writing Committee to Update the 2001 Guidelines for Percutaneous Coronary Intervention). Summary article: *J Am Coll Cardiol* 2006; **47**: 216–35. Full text: http://content.onlinejacc.org/cgi/reprint/47/1/e1.pdf (accessed 16/08/10) Updated versions *Circulation* 2008; **117**: 261–95. Available at: http://circ.ahajournals.org/cgi/reprint/117/2/261.pdf (accessed 17/07/08) *J Am Coll Cardiol* 2009; **54**: 2205–41. Corrections. *ibid.*; 2464 and 2010; **55**: 612. Available at: http://content.onlinejacc.org/cgi/reprint/54/23/2205.pdf (accessed 06/04/10)
4. Stone GW, Aronow HD. Long-term care after percutaneous coronary intervention: focus on the role of antiplatelet therapy. *Mayo Clin Proc* 2006; **81**: 641–52.
5. De Luca G, Marino P. Antithrombotic therapies in primary angioplasty: rationale, results and future directions. *Drugs* 2008; **68**: 2325–44.
6. Kinnaird T, *et al.* Bleeding during percutaneous intervention: tailoring the approach to minimise risk. *Heart* 2009; **95**: 15–9.
7. Vincentelli A, *et al.* Antithrombotic therapy in cardiac surgery. *Can J Anesth* 2006; **53** (suppl 6): S89–S102.
8. Dyke CM, *et al.* A comparison of bivalirudin to heparin with protamine reversal in patients undergoing cardiac surgery with cardiopulmonary bypass: the EVOLUTION-ON study. *J Thorac Cardiovasc Surg* 2006; **131**: 533–9.
9. Riess F-C, *et al.* Recombinant hirudin for cardiopulmonary bypass anticoagulation: a randomized, prospective, and heparin-controlled pilot study. *Thorac Cardiovasc Surg* 2007; **55**: 233–8.
10. Martin ME, *et al.* Argatroban for anticoagulation during cardiac surgery. *Eur J Haematol* 2007; **78**: 161–6.
11. Brener SJ, *et al.* Relationship between activated clotting time and ischemic or hemorrhagic complications: analysis of 4 recent randomized clinical trials of percutaneous coronary intervention. *Circulation* 2004; **110**: 994–8.
12. Wong GC, *et al.* Use of low-molecular-weight heparins in the management of acute coronary artery syndromes and percutaneous coronary intervention. *JAMA* 2003; **289**: 331–42.
13. Harrington RA, *et al.* Antithrombotic therapy for non-ST-elevation acute coronary syndromes: American College of Chest Physicians evidence-based clinical practice guidelines (8th edition). *Chest* 2008; **133** (suppl): 670S–707S.
14. Borentain M, *et al.* Low-molecular-weight heparin vs. unfractionated heparin in percutaneous coronary intervention: a combined analysis. *Catheter Cardiovasc Interv* 2005; **65**: 212–21.
15. Montalescot G, *et al.* The STEEPLE Investigators. Enoxaparin versus unfractionated heparin in elective percutaneous coronary intervention. *N Engl J Med* 2006; **355**: 1006–17.
16. White HD, *et al.* Efficacy and safety of enoxaparin compared with unfractionated heparin in high-risk patients with non-ST-segment elevation acute coronary syndrome undergoing percutaneous coronary intervention in the Superior Yield of the New Strategy of Enoxaparin, Revascularization and Glycoprotein IIb/IIIa Inhibitors (SYNERGY) trial. *Am Heart J* 2006; **152**: 1042–50. Correction. *ibid.* 2007; **153**: 327.
17. Dumaine R, *et al.* Intravenous low-molecular-weight heparins compared with unfractionated heparin in percutaneous coronary intervention: quantitative review of randomized trials. *Arch Intern Med* 2007; **167**: 2423–10.
18. Moen MD, *et al.* Bivalirudin: a review of its use in patients undergoing percutaneous coronary intervention. *Drugs* 2005; **65**: 1869–91.
19. Stone GW, *et al.* Bivalirudin in patients with acute coronary syndromes undergoing percutaneous coronary intervention: a subgroup analysis from the Acute Catheterization and Urgent Intervention Triage strategy (ACUITY) trial. *Lancet* 2007; **369**: 907–19.
20. Kastrati A, *et al.* ISAR-REACT 3 Trial Investigators. Bivalirudin versus unfractionated heparin during percutaneous coronary intervention. *N Engl J Med* 2008; **359**: 688–96. Correction. *ibid.* 1995.
21. Stone GW, *et al.* HORIZONS-AMI Trial Investigators. Bivalirudin during primary PCI in acute myocardial infarction. *N Engl J Med* 2008; **358**: 2218–30.

22. Serruys PW, *et al.* A comparison of hirudin with heparin in the prevention of restenosis after coronary angioplasty. *N Engl J Med* 1995; **333:** 757–63.
23. Mehta SR, *et al.* Randomized, blinded trial comparing fondaparinux with unfractionated heparin in patients undergoing contemporary percutaneous coronary intervention: Arixtra Study in Percutaneous Coronary Intervention: a Randomized Evaluation (ASPIRE) Pilot Trial. *Circulation* 2005; **111:** 1390–7.
24. Becker RC, *et al.* The primary and secondary prevention of coronary artery disease: American College of Chest Physicians evidence-based clinical practice guidelines (8th edition). *Chest* 2008; **133** (suppl): 776S–814S.
25. Purkayastha S, *et al.* Does clopidogrel affect outcome after coronary artery bypass grafting? A meta-analysis. *Heart* 2006; **92:** 531–2.
26. Mehta RH, *et al.* Acute clopidogrel use and outcomes in patients with non-ST-segment elevation acute coronary syndromes undergoing coronary artery bypass surgery. *J Am Coll Cardiol* 2006; **48:** 281–6.
27. Alghamdi AA, *et al.* Does the use of preoperative aspirin increase the risk of bleeding in patients undergoing coronary artery bypass grafting surgery? Systematic review and meta-analysis. *J Card Surg* 2007; **22:** 247–56.
28. Sun JCJ, *et al.* The effect of pre-operative aspirin on bleeding, transfusion, myocardial infarction, and mortality in coronary artery bypass surgery: a systematic review of randomized and observational studies. *Eur Heart J* 2008; **29:** 1057–71.
29. Bybee KA, *et al.* Preoperative aspirin therapy is associated with improved postoperative outcomes in patients undergoing coronary artery bypass grafting. *Circulation* 2005; **112** (suppl 9): I286–I292.
30. Vlaar PJ, *et al.* Impact of pretreatment with clopidogrel on initial patency and outcome in patients treated with primary percutaneous coronary intervention for ST-segment elevation myocardial infarction: a systematic review. *Circulation* 2008; **118:** 1828–36.
31. Steinhubl SR, *et al.* The CREDO Investigators. Optimal timing for the initiation of pre-treatment with 300 mg clopidogrel before percutaneous coronary intervention. *J Am Coll Cardiol* 2006; **47:** 939–43.
32. Longstreth KL, Wertz JR. High-dose clopidogrel loading in percutaneous coronary intervention. *Ann Pharmacother* 2005; **39:** 918–22.
33. Hochholzer W, *et al.* Time dependence of platelet inhibition after a 600-mg loading dose of clopidogrel in a large, unselected cohort of candidates for percutaneous coronary intervention. *Circulation* 2005; **111:** 2560–4.
34. Widimsky P, *et al.* Clopidogrel pre-treatment in stable angina: for all patients >6 h before elective coronary angiography or only for angiographically selected patients a few minutes before PCI? A randomized multicentre trial PRAGUE-8. *Eur Heart J* 2008; **29:** 1495–1503.
35. Wiviott SD, *et al.* TRITON-TIMI 38 Investigators. Prasugrel versus clopidogrel in patients with acute coronary syndromes. *N Engl J Med* 2007; **357:** 2001–15.
36. Kong DF, *et al.* Meta-analysis of survival with platelet glycoprotein IIb/IIIa antagonists for percutaneous coronary interventions. *Am J Cardiol* 2003; **92:** 651–5.
37. NICE. Guidance on the use of glycoprotein IIb/IIIa inhibitors in the treatment of acute coronary syndromes (issued September 2002). Available at: http://www.nice.org.uk/nicemedia/pdf/Guidance_GLYCOPROTNS.pdf (accessed 27/08/08)
38. De Luca G, *et al.* Early glycoprotein IIb-IIIa inhibitors in primary angioplasty (EGYPT) cooperation: an individual patient data meta-analysis. *Heart* 2008; **94:** 1548–58.
39. Van't Hof AW, *et al.* Prehospital initiation of tirofiban in patients with ST-elevation myocardial infarction undergoing primary angioplasty (On-TIME 2): a multicentre, double-blind, randomised controlled trial. *Lancet* 2008; **372:** 537–46.
40. Ortolani P, *et al.* Long-term effectiveness of early administration of glycoprotein IIb/IIIa agents to real-world patients undergoing primary percutaneous interventions: results of a registry study in an ST-elevation myocardial infarction network. *Eur Heart J* 2009; **30:** 33–43.
41. Gumina RJ, *et al.* Survival benefit with concomitant clopidogrel and glycoprotein IIb/IIIa inhibitor therapy at ad hoc percutaneous coronary intervention. *Mayo Clin Proc* 2008; **83:** 995–1001.
42. Witkowski A, *et al.* Influence of different antiplatelet treatment regimens for primary percutaneous coronary intervention on all-cause mortality. *Eur Heart J* 2009; **30:** 1736–43.
43. Kastrati A, *et al.* The Intracoronary Stenting and Antithrombotic Regimen-Rapid Early Action for Coronary Treatment Study (ISAR-REACT) Investigators. A clinical trial of abciximab in elective percutaneous coronary intervention after pretreatment with clopidogrel. *N Engl J Med* 2004; **350:** 232–8.
44. Kastrati A, *et al.* Abciximab in patients with acute coronary syndromes undergoing percutaneous coronary intervention after clopidogrel pretreatment: the ISAR-REACT 2 randomized trial. *JAMA* 2006; **295:** 1531–8.
45. Mehilli J, *et al.* Bavarian Reperfusion Alternatives Evaluation-3 (BRAVE-3) Study Investigators. Abciximab in patients with acute ST-segment-elevation myocardial infarction undergoing primary percutaneous coronary intervention after clopidogrel loading: a randomized double-blind trial. *Circulation* 2009; **119:** 1933–40.
46. Valgimigli M, *et al.* Intensifying platelet inhibition with tirofiban in poor responders to aspirin, clopidogrel, or both agents undergoing elective coronary intervention: results from the double-blind, prospective, randomized Tailoring Treatment with Tirofiban in Patients Showing Resistance to Aspirin and/or Resistance to Clopidogrel (3T/2R) study. *Circulation* 2009; **119:** 3215–22.
47. Denardo SJ, *et al.* Elective percutaneous coronary intervention using broad-spectrum antiplatelet therapy (eptifibatide, clopidogrel, and aspirin) alone, without scheduled unfractionated heparin or other antithrombin therapy. *Am Heart J* 2005; **149:** 138–44.
48. Harding SA. The role of vasodilators in the prevention and treatment of no-reflow following percutaneous coronary intervention. *Heart* 2006; **92:** 1191–3.
49. Sezer M, *et al.* Intracoronary streptokinase after primary percutaneous coronary intervention. *N Engl J Med* 2007; **356:** 1823–34.
50. Bolli R, *et al.* The NHLBI Working Group on the Translation of Therapies for Protecting the Heart from Ischemia. Myocardial protection at a crossroads: the need for translation into clinical therapy. *Circ Res* 2004; **95:** 125–34.
51. Yellon DM, Hausenloy DJ. Myocardial reperfusion injury. *N Engl J Med* 2007; **357:** 1121–35.
52. Sobel M, Berhaeghe R. Antithrombotic therapy for peripheral artery occlusive disease: American College of Chest Physicians evidence-based clinical practice guidelines (8th edition). *Chest* 2008; **133** (suppl): 815S–843S.
53. Dutch Bypass Oral anticoagulants or Aspirin (BOA) Study Group. Efficacy of oral anticoagulants compared with aspirin after infrainguinal bypass surgery (The Dutch Bypass Oral anticoagulants or Aspirin study): a randomised trial. *Lancet* 2000; **355:** 346–51. Correction. *ibid.*; 1104.
54. Sourgounis A, *et al.* Coronary stents and chronic anticoagulation. *Circulation* 2009; **119:** 1682–8.
55. Schömig A, *et al.* Triple antithrombotic management after stent implantation: when and how? *Heart* 2009; **95:** 1280–5.
56. Antiplatelet Trialists' Collaboration. Collaborative overview of randomised trials of antiplatelet therapy—maintenance of vascular graft or arterial patency by antiplatelet therapy. *BMJ* 1994; **308:** 159–68.
57. Antithrombotic Trialists' Collaboration. Collaborative meta-analysis of randomised trials of antiplatelet therapy for prevention of death, myocardial infarction, and stroke in high risk patients. *BMJ* 2002; **324:** 71–86.
58. Dörffler-Melly J, *et al.* Antiplatelet and anticoagulant drugs for prevention of restenosis/reocclusion following peripheral endovascular treatment. Available in The Cochrane Database of Systematic Reviews; Issue 1. Chichester: John Wiley; 2005 (accessed 27/07/07).
59. Brown J, *et al.* Antiplatelet agents for preventing thrombosis after peripheral arterial bypass surgery. Available in The Cochrane Database of Systematic Reviews; Issue 4. Chichester: John Wiley; 2008 (accessed 21/10/09).
60. So D, *et al.* Association of aspirin dosage to clinical outcomes after percutaneous coronary intervention: observations from the Ottawa Heart Institute PCI Registry. *J Invasive Cardiol* 2009; **21:** 121–7.
61. Mehta SR, *et al.* Effects of pretreatment with clopidogrel and aspirin followed by long-term therapy in patients undergoing percutaneous coronary intervention: the PCI-CURE study. *Lancet* 2001; **358:** 527–33.
62. Serruys PW, *et al.* Coronary-artery stents. *N Engl J Med* 2006; **354:** 483–95.
63. Al Suwaidi J, Berger PB. Do stents reduce mortality compared with balloon angioplasty? A critical review of all the evidence. *Am Heart J* 2005; **150:** 7–10.
64. Zimarino M, *et al.* Optimal duration of antiplatelet therapy in recipients of coronary drug-eluting stents. *Drugs* 2005; **65:** 725–32.
65. Eisenstein EL, *et al.* Clopidogrel use and long-term clinical outcomes after drug-eluting stent implantation. *JAMA* 2007; **297:** 159–68.
66. FDA. Update to FDA statement on coronary drug-eluting stents (updated 4th January 2007). Available at: http://www.fda.gov/cdrh/news/010407.html (accessed 26/07/07)
67. Lee S-W, *et al.* Comparison of cilostazol and clopidogrel after successful coronary stenting. *Am J Cardiol* 2005; **95:** 859–62.
68. Han Y, *et al.* Cilostazol improves long-term outcomes after coronary stent implantation. *Am Heart J* 2005; **150:** 568.
69. Biondi-Zoccai GGL, *et al.* Systematic review and meta-analysis of randomized clinical trials appraising the impact of cilostazol after percutaneous coronary intervention. *Am Heart J* 2008; **155:** 1081–9.
70. Han Y, *et al.* Cilostazol in addition to aspirin and clopidogrel improves long-term outcomes after percutaneous coronary intervention in patients with acute coronary syndromes: a randomized, controlled study. *Am Heart J* 2009; **157:** 733–9.
71. Chen K-Y, *et al.* Triple versus dual antiplatelet therapy in patients with acute ST-segment elevation myocardial infarction undergoing primary percutaneous coronary intervention. *Circulation* 2009; **119:** 3207–14.
72. Serruys PW, *et al.* Randomised comparison of implantation of heparin-coated stents with balloon angioplasty in selected patients with coronary artery disease (Benestent II). *Lancet* 1998; **352:** 673–81. Correction. *ibid.*; 1478.
73. Garas SM, *et al.* Overview of therapies for prevention of restenosis after coronary interventions. *Pharmacol Ther* 2001; **92:** 165–78.
74. Rajagopal V, Rockson SG. Coronary restenosis: a review of mechanisms and management. *Am J Med* 2003; **115:** 547–53.
75. Regar E, *et al.* Stent development and local drug delivery. *Br Med Bull* 2001; **59:** 227–48.
76. Fattori R, Piva T. Drug-eluting stents in vascular intervention. *Lancet* 2003; **361:** 247–9.
77. El-Beyrouty C, Spinler SA. Cilostazol for prevention of thrombosis and restenosis after intracoronary stenting. *Ann Pharmacother* 2001; **35:** 1108–13.
78. Douglas JS, *et al.* The Cilostazol for Restenosis Trial (CREST) Investigators. Coronary stent restenosis in patients treated with cilostazol. *Circulation* 2005; **112:** 2826–32.
79. Balk EM, *et al.* Effects of omega-3 fatty acids on coronary restenosis, intima-media thickness, and exercise tolerance: a systematic review. *Atherosclerosis* 2006; **184:** 237–46.
80. Balk EM, *et al.* Effects of statins on vascular structure and function: a systematic review. *Am J Med* 2004; **117:** 775–90.
81. Petronio AS, *et al.* Simvastatin does not inhibit intimal hyperplasia and restenosis but promotes plaque regression in normocholesterolemic patients undergoing coronary stenting: a randomized study with intravascular ultrasound. *Am Heart J* 2005; **149:** 520–6.
82. Daida H, *et al.* Effect of probucol on repeat revascularization rate after percutaneous transluminal coronary angioplasty (from the Probucol Angioplasty Restenosis Trial [PART]). *Am J Cardiol* 2000; **86:** 550–2.
83. Nunes GL, *et al.* Role of probucol in inhibiting intimal hyperplasia after coronary stent implantation: a randomized study. Abstract: *Am Heart J* 2006; **152:** 914. Full version: http://www.ahjonline.com/article/S0002-8703(06)00463-7/pdf (accessed 07/08/07)
84. Bleys J, *et al.* Vitamin-mineral supplementation and the progression of atherosclerosis: a meta-analysis of randomized controlled trials. *Am J Clin Nutr* 2006; **84:** 880–7.
85. Kuchulakanti P, Waksman R. Therapeutic potential of oral antiproliferative agents in the prevention of coronary restenosis. *Drugs* 2004; **64:** 2379–88.
86. Rodriguez AE, *et al.* Oral rapamycin after coronary bare-metal stent implantation to prevent restenosis: the prospective, randomized Oral Rapamycin in Argentina (ORAR II) Study. *J Am Coll Cardiol* 2006; **47:** 1522–9.
87. Rodriguez AE, *et al.* Role of oral rapamycin to prevent restenosis in patients with de novo lesions undergoing coronary stenting: results of the Argentina single centre study (ORAR trial). *Heart* 2005; **91:** 1433–7.
88. Hausleiter J, *et al.* Randomized, double-blind, placebo-controlled trial of oral sirolimus for restenosis prevention in patients with in-stent restenosis: the Oral Sirolimus to Inhibit Recurrent In-stent Stenosis (OSIRIS) trial. *Circulation* 2004; **110:** 790–5.
89. Peters S, *et al.* Valsartan for prevention of restenosis after stenting of type B2/C lesions: the VAL-PREST trial. *J Invasive Cardiol* 2001; **13:** 93–7.
90. Radke PW, *et al.* A double-blind, randomized, placebo-controlled multicenter clinical trial to evaluate the effects of the angiotensin II receptor blocker candesartan cilexetil on intimal hyperplasia after coronary stent implantation. Abstract: *Am Heart J* 2006; **152:** 761. Full version: http://download.journals.elsevierhealth.com/pdfs/journals/0002-8703/PIIS0002870306006296.pdf (accessed 07/08/07)
91. Dens J, *et al.* An updated meta-analysis of calcium-channel blockers in the prevention of restenosis after coronary angioplasty. *Am Heart J* 2003; **145:** 404–8.
92. Bestehorn H-P, *et al.* Evaluation of the effect of oral verapamil on clinical outcome and angiographic restenosis after percutaneous coronary intervention: the randomized, double-blind, placebo-controlled, multicenter Verapamil Slow-Release for Prevention of Cardiovascular Events After Angioplasty (VESPA) Trial. *J Am Coll Cardiol* 2004; **43:** 2160–5.
93. Ferrero V, *et al.* Glucocorticoids in the prevention of restenosis after coronary angioplasty: therapeutic potential. *Drugs* 2007; **67:** 1243–55.
94. Rosmarakis ES, Falagas ME. Effect of thiazolidinedione therapy on restenosis after coronary stent implantation: a meta-analysis of randomized controlled trials. *Am Heart J* 2007; **154:** 144–50.
95. Stettler C, *et al.* Drug eluting and bare metal stents in people with and without diabetes: collaborative network meta-analysis. Abridged version: *BMJ* 2008; **337:** 668–72. Full version: http://www.bmj.com/cgi/reprint/337/aug29_3/a1331.pdf (accessed 16/12/09)
96. Maluenda G, *et al.* A critical appraisal of the safety and efficacy of drug-eluting stents. *Clin Pharmacol Ther* 2009; **85:** 474–80.
97. Kirtane AJ, *et al.* Safety and efficacy of drug-eluting and bare metal stents: comprehensive meta-analysis of randomized trials and observational studies. *Circulation* 2009; **119:** 3198–3206.
98. Austin D, *et al.* Drug-eluting stents: do the risks really outweigh the benefits? *Heart* 2008; **94:** 127–8.
99. Melikian N, Wijns W. Drug-eluting stents: a critique. *Heart* 2008; **94:** 145–52.
100. Byrne RA, *et al.* Drug-eluting stents in percutaneous coronary intervention: a benefit-risk assessment. *Drug Safety* 2009; **32:** 749–70.
101. Rossini R, *et al.* Long-term outcomes in patients undergoing percutaneous coronary intervention with drug-eluting stents. *Expert Rev Pharmacoecon Outcomes Res* 2010; **10:** 49–61.
102. Kastrati A, *et al.* Sirolimus-eluting stents vs paclitaxel-eluting stents in patients with coronary artery disease: meta-analysis of randomized trials. *JAMA* 2005; **294:** 819–25.
103. Cosgrave J, *et al.* Comparable clinical outcomes with paclitaxel- and sirolimus-eluting stents in unrestricted contemporary practice. *J Am Coll Cardiol* 2007; **49:** 2320–8.
104. Galløe AM, *et al.* Comparison of paclitaxel- and sirolimus-eluting stents in everyday clinical practice: the SORT OUT II randomized trial. *JAMA* 2008; **299:** 409–16.
105. Scheller B, *et al.* Treatment of coronary in-stent restenosis with a paclitaxel-coated balloon catheter. *N Engl J Med* 2006; **355:** 2113–24.
106. Unverdorben M, *et al.* Paclitaxel-coated balloon catheter versus paclitaxel-coated stent for the treatment of coronary in-stent restenosis. *Circulation* 2009; **119:** 2986–94.
107. Daemen J, *et al.* Early and late coronary stent thrombosis of sirolimus-eluting and paclitaxel-eluting stents in routine clinical practice: data from a large two-institutional cohort study. *Lancet* 2007; **369:** 667–78.
108. Artang R, Dieter RS. Analysis of 36 reported cases of late thrombosis in drug-eluting stents placed in coronary arteries. *Am J Cardiol* 2007; **99:** 1039–43.
109. Stone GW, *et al.* Safety and efficacy of sirolimus- and paclitaxel-eluting coronary stents. *N Engl J Med* 2007; **356:** 998–1008.
110. Nebeker JR, *et al.* Hypersensitivity cases associated with drug-eluting coronary stents: a review of available cases from the Research on Adverse Drug Events and Reports (RADAR) project. *J Am Coll Cardiol* 2006; **47:** 175–81.
111. Lüscher TF, *et al.* Drug-eluting stent and coronary thrombosis: biological mechanisms and clinical implications. *Circulation* 2007; **115:** 1051–8.
112. Mauri L, *et al.* Stent thrombosis in randomized clinical trials of drug-eluting stents. *N Engl J Med* 2007; **356:** 1020–9.
113. Nordmann AJ, *et al.* Mortality in randomized controlled trials comparing drug-eluting vs. bare metal stents in coronary artery disease: a meta-analysis. *Eur Heart J* 2006; **27:** 2784–2814.
114. Lagerqvist B, *et al.* Long-term outcomes with drug-eluting stents versus bare-metal stents in Sweden. *N Engl J Med* 2007; **356:** 1009–19.
115. Kastrati A, *et al.* Analysis of 14 trials comparing sirolimus-eluting stents with bare-metal stents. *N Engl J Med* 2007; **356:** 1030–9.
116. Beohar N, *et al.* Outcomes and complications associated with off-label and untested use of drug-eluting stents. *JAMA* 2007; **297:** 1992–2000.
117. Win HK, *et al.* Clinical outcomes and stent thrombosis following off-label use of drug-eluting stents. *JAMA* 2007; **297:** 2001–9.
118. Tu JV, *et al.* Effectiveness and safety of drug-eluting stents in Ontario. *N Engl J Med* 2007; **357:** 1393–402.
119. Marroquin OC, *et al.* A comparison of bare-metal and drug-eluting stents for off-label indications. *N Engl J Med* 2008; **358:** 342–52.
120. Cruden NL, *et al.* Coronary stent thrombosis in the periopera-

tive period. *BMJ* 2008; **337**: 1307–8.
121.Eisenberg MJ, *et al.* Safety of short-term discontinuation of antiplatelet therapy in patients with drug-eluting stents. *Circulation* 2009; **119**: 1634–42.

休克

休克是一种复杂的临床综合征，此时，循环系统不能维持细胞灌注和功能。病因学复杂，根本原因是血浆容量绝对或相对减少，造成静脉回心血量不充足，或是心脏泵功能的衰竭。传统方法将休克病因分成以下几组：

- 低血容量性休克起因于液体丢失；由于充盈压不足引起心排血量减少。出血的原因包括严重胃肠出血和创伤损伤；非出血原因包括剧烈呕吐、腹泻和多尿，还有烧伤。低血容量也可以出现在其他类型的休克中；脓毒症或过敏性休克由于毛细血管漏出，脉管系统液体可能丢失，而外周血管扩张导致相对低血容量。
- 心源性休克通常起因于急性心功能不全或心力衰竭，导致心输出量不足和心排血量减少。病因较多，最常见病因与急性心肌梗死有关。其他心脏原因包括心脏瓣膜病、心肌病和严重心律失常；急性心力衰竭发作也可能发生在慢性心力衰竭患者的失代偿期。由于循环障碍引起的休克（例如肺动脉大块栓塞），有时也归类为心源性。其他形式的休克也会存在心脏因素。
- 感染性休克作为感染性疾病的并发症，在败血症项下（参见 M37 第180页）中有更详细的描述和定义。低血压主要由于外周血管扩张，也与液体丢失和心脏直接效应有关。由于低血容量，心排血量可能减少；然而，如果循环血量充足，心排血量通常高。
- 过敏性休克（第259页）是过敏反应的结果，和感染性休克在血流动力学方面相似。

休克早期，代偿性机制通常能维持血压，但是逐渐变得不合适，患者出现典型失代偿性休克，伴有低血压、心动过速和呼吸急促。由于代偿性外周血管收缩，皮肤常湿冷、发绀；器官灌注受损导致精神警觉或变迟钝，进而发展为昏睡或昏迷；肾脏灌注受损，出现少尿或无尿。心源性休克时心排血量受损，出现肺水肿。休克的并发症包括由于血小板沉积和微血管功能不全引起的弥散性血管内凝血、急性呼吸窘迫综合征（以前称"休克肺"）（参见 M37 第1431页）和急性肾功能衰竭。术语多器官功能衰竭综合征（MOFS）和多器官功能不全综合征（MODS），用于表述休克的后果，即数个器官或身体系统血流灌注不足并且不能维持正常的功能。

治疗　各种类型的休克最初治疗目的是通过纠正低血容量和低血压，恢复组织灌注和恢复心排血量[1~6]。应当避免低氧血症，需要补充氧气或机械通气。疼痛需要静脉用阿片类镇痛药，维持充分利尿预防肾功能衰竭。如果出现肺水肿，需要使用利尿药。通过超滤机械去除体内液体也是一种选择，特别是肾功能障碍的患者[6,7]。组织灌注受损通常导致乳酸酸中毒，但是是否需要特殊治疗（见**代谢性酸中毒**，第477页）尚不清楚；严重酸中毒应给予碳酸氢钠[4]，尽管有些人[4]认为不应使用；电解质异常应当适当纠正。

低血容量血症　恢复循环血容量很重要，不但在低容量血症中需要补充丢失的液体，而且在其他类型的休克中需要维持心脏充盈压；在心源性休克中低容量是有益的，但是应当谨慎，防止肺水肿发生。可用置换液包括血制品和晶体或胶体血浆扩容药[8~10]，其选择依赖于临床情况。血制品昂贵且不易取得，而对晶体和胶体的相对优势仍有争议。

在出血情况下，扩充容量维持器官灌注是最应考虑的事[11]，尽管外伤患者给予的最佳时间和液体量尚不明确[9,10,12]。贫血比低容量血症有更好的耐受性，由于出血过多（通常认为等于或多于血容量的40%），也需要补充红细胞[11,13]。通常采取浓缩红细胞和血浆扩容药合用，其他血液成分也需要。血浆替代品作为红细胞制品的另一种选择也在研究中，但是作用还没有确定[9,10]。

非出血的低容量血症，单独使用血浆扩容药。晶体（液体含有溶质，如葡萄糖和氯化钠，可以通过半透膜）在血管内层和血管外层两者都迅速扩张，这是有益处的，因为在低容量血症中两者都塌陷。然而，需要补充大容量，由于液体迅速重新分布，故效果的持续时间短暂。高渗晶体溶液允许使用较小的量。胶体（溶液包含大分子，如白蛋白、右旋糖酐、明胶和醚化淀粉，不能穿过半透膜）非常有效地扩张血管内腔，它们有较长的作用持续时间和较少的容量要求。因为不易引起血液稀释，所以可能有益，但是它的确切作用受到质疑；超敏反应的风险，包括过敏反应，也受到关注。

在使用血制品中比较使用晶体和胶体的研究，质量低且结果难以解释。一项有关重症患者试验的系统性综述[14]得出结论：使用胶体的死亡率轻度增加，由于昂贵和无已证实的益处，故不作为常规使用。一项更深入

的综述[15]特别关注白蛋白的使用，也证实使用胶体的死亡率增加。两项综述都被严厉批评[16~18]，但不同类型液体相对的益处仍在争论。一项大规模试验[19]，比较在需要液体复苏的重症监护患者中使用白蛋白和0.9%氯化钠，发现 28 天的死亡率没有差别。两项综述[20,21]的补充，包括该研究发现比较胶体和晶体没有任何获益的证据，作者继续陈述胶体不应常规使用。然而，在烧伤或低蛋白血症患者中使用白蛋白可能增加死亡率的建议[21]之外，给予患者晶体或胶体在死亡率上没有明显差别。事实上，倾向于给予胶体和晶体的混合物。给予晶体还是胶体是最佳选择仍然不清楚；系统性综述没有发现胶体更好的证据[22]，或者若使用晶体没有发现高渗溶液比等渗液更好的证据[23]。

低血压和低心排血量　虽然充分纠正低容量可以恢复血压，休克时尽管补液低血压可能很严重（往往收缩压低于70mmHg），但常需要正性肌力药和血管升压药用以改善心排血量和恢复受损器官的功能[1,4]。拟交感神经药对心脏和血管有作用，较常使用；选择血管收缩药和正性肌力药也有作用。药物的选择取决于患者病情特点和休克类型[24]，这些是基于理论的考虑。一项关于血管升压药在休克中使用的系统性综述[25]发现推荐的证据不充分，另一项比较多巴胺与去甲肾上腺素作为一线扩血管药的研究[26]发现对预后的影响无显著差异，但是多巴胺不良反应更多。

在心源性休克或低血容量性休克，心排血量常较低，但是外周阻力高，通常选择正性肌力作用药物，如多巴酚丁胺或多巴胺。多巴酚丁胺可引起外周血管扩张，在低血压不显著时有效；多巴胺小剂量时，同样促使外周血管扩张，但是大剂量出现血管收缩。小剂量的多巴胺作为其他正性肌力药的辅助治疗被广泛使用，因为血管扩张可以保护肾功能，但是临床获益还没有确立并且这种用法不再推荐（见**手术和重症监护**，第325页）。磷酸二酯酶抑制剂，如氨力农和米力农在低心排血量的情况下也被考虑使用，它们有正性肌力活性和可引起外周血管扩张，可用于正服用 β 受体阻滞剂的失代偿性慢性心力衰竭患者[2,4,6]。左西孟旦，一种钙增敏剂，具有正性肌力和血管扩张的特性，是另一种选择，也适用于服用 β 受体阻滞剂的患者[6]。在血压合适情况下，血管扩张药（如静脉用硝酸甘油或硝普钠）在低心排血量的休克患者中也是有益的，在肺水肿患者中也一样[1,2,6,7]。通过降低心脏后负荷起作用，但是，因为有促使低血压发生的危险应当谨慎使用。对一些患者，需要主动脉内球囊反搏或心室辅助装置进行机械循环支持[6,7]。

在心输出量较高但外周阻力低的情况下（如脓毒性休克），通常首选血管收缩药，如去甲肾上腺素或多巴胺[1,5]；也可给更有效的血管收缩药如多巴酚丁胺或肾上腺素。肾上腺素也可以单独使用，但是肾动脉收缩限制了它的使用，据报道它可引起乳酸性酸中毒[27]，但一项研究[28]比较去甲肾上腺素和多巴酚丁胺，发现与单用肾上腺素相比，对败血症休克患者的预后影响没有区别。加压素也是一种选择[5,29,30]，特别是用于对拟交感神经药耐受的血管扩张患者，但是不推荐常规使用。它也可以用作拟交感神经药的补充，但是与单用拟交感神经药相比没有显示出明确的获益[31]。

阿片类抗拮剂纳洛酮也可以改善休克时血压[32]，但是它的作用有待确立。

特殊治疗　在有些类型的休克需要。**心肌梗死**引起的心源性休克[2,7,33]，需要特殊治疗以改善心肌灌注（第237页）。

感染性休克适当的抗菌治疗应参见 M37 第180页**败血症**项下。抑制脓毒症相关内源性介质释放的方法在研究中[33,34]；但是临床益处尚未显示[33,34]。有报道[35,36]称，使用小剂量皮质激素能改善预后，在严重脓毒症中，激活蛋白 C 也被使用[5]，然而一项系统性综述[37]没有发现明显支持获益的证据。

肾上腺素在**过敏性休克**中是治疗的基石（见第259页）。

1. Hinds CJ, Watson D. ABC of intensive care: circulatory support. *BMJ* 1999; **318**: 1749–52.
2. Hollenberg SM, *et al.* Cardiogenic shock. *Ann Intern Med* 1999; **131**: 47–59.
3. Astiz ME, Rackow EC. Septic shock. *Lancet* 1998; **351**: 1501–5.
4. Holmes CL, Walley KR. The evaluation and management of shock. *Clin Chest Med* 2003; **24**: 775–89.
5. Dellinger RP, *et al.* International Surviving Sepsis Campaign Guidelines Committee. Surviving Sepsis Campaign: international guidelines for management of severe sepsis and septic shock: 2008. *Crit Care Med* 2008; **36**: 296–327. Correction. *ibid.*; 1394–6.
6. Dickstein K, *et al.* Task Force for Diagnosis and Treatment of Acute and Chronic Heart Failure 2008 of European Society of Cardiology. ESC guidelines for the diagnosis and treatment of acute and chronic heart failure 2008. *Eur Heart J* 2008; **29**: 2388–442. Also available at: http://www.escardio.org/guidelines-surveys/esc-guidelines/GuidelinesDocuments/

guidelines-HF-FT.pdf (accessed 14/10/08)
7. Moore PR, *et al.* Acute heart failure and cardiogenic shock. *Br J Hosp Med* 2008; **69**: 8–12.
8. Nolan J. Fluid replacement. *Br Med Bull* 1999; **55**: 821–43.
9. Nolan J. Fluid resuscitation for the trauma patient. *Resuscitation* 2001; **48**: 57–69.
10. Moore FA, *et al.* The next generation in shock resuscitation. *Lancet* 2004; **363**: 1988–96.
11. Stainsby D, *et al.* British Committee for Standards in Haematology. Guidelines on the management of massive blood loss. *Br J Haematol* 2006; **135**: 634–41. Also available at: http://www.bcshguidelines.com/pdf/bloodloss_2006.pdf (accessed 17/06/08)
12. Kwan I, *et al.* Timing and volume of fluid administration for patients with bleeding. Available in the Cochrane Database of Systematic Reviews; Issue 3. Chichester: John Wiley; 2003 (accessed 08/02/06).
13. British Committee for Standards in Haematology, Blood Transfusion Task Force. Guidelines for the clinical use of red cell transfusions. *Br J Haematol* 2001; **113**: 24–31. Also available at: http://www.bcshguidelines.com/pdf/bjh2701.pdf (accessed 16/10/08)
14. Schierhout G, Roberts I. Fluid resuscitation with colloid or crystalloid solutions in critically ill patients: a systematic review of randomised trials. *BMJ* 1998; **316**: 961–4.
15. Cochrane Injuries Group Albumin Reviewers. Human albumin administration in critically ill patients: systematic review of randomised controlled trials. *BMJ* 1998; **317**: 235–40.
16. Watts J. Fluid resuscitation with colloid or crystalloid solutions. *BMJ* 1998; **317**: 277.
17. Wyncoll DLA, *et al.* Fluid resuscitation with colloid or crystalloid solutions. *BMJ* 1998; **317**: 278–9.
18. Beale RJ, *et al.* Human albumin administration in critically ill patients. *BMJ* 1998; **317**: 884.
19. The SAFE Study Investigators. A comparison of albumin and saline for fluid resuscitation in the intensive care unit. *N Engl J Med* 2004; **350**: 2247–56.
20. Perel P, Roberts I. Colloids versus crystalloids for fluid resuscitation in critically ill patients. Available in The Cochrane Database of Systematic Reviews; Issue 4. Chichester: John Wiley; 2007 (accessed 27/08/08).
21. The Albumin Reviewers. Human albumin solution for resuscitation and volume expansion in critically ill patients. Available in the Cochrane Database of Systematic Reviews; Issue 4. Chichester: John Wiley; 2004 (accessed 08/02/06)
22. Bunn F, *et al.* Colloid solutions for fluid resuscitation. Available in The Cochrane Database of Systematic Reviews; Issue 1. Chichester: John Wiley; 2008 (accessed 20/10/09).
23. Bunn F, *et al.* Hypertonic versus near isotonic crystalloid for fluid resuscitation in critically ill patients. Available in the Cochrane Database of Systematic Reviews; Issue 3. Chichester: John Wiley; 2004 (accessed 08/02/06).
24. Banner NR, *et al.* Intravenous inotropic agents in heart failure. *Br J Hosp Med* 2008; **69**: 24–30.
25. Müllner M, *et al.* Vasopressors for shock. Available in the Cochrane Database of Systematic Reviews; Issue 3. Chichester: John Wiley; 2004 (accessed 08/02/06).
26. De Backer D, *et al.* SOAP II Investigators. Comparison of dopamine and norepinephrine in the treatment of shock. *N Engl J Med* 2010; **362**: 779–89.
27. Day NPJ, *et al.* The effects of dopamine and adrenaline infusions on acid-base balance and systemic haemodynamics in severe infection. *Lancet* 1996; **348**: 219–23. Correction. *ibid.*; 902.
28. Annane D, *et al.* Norepinephrine plus dobutamine versus epinephrine alone for management of septic shock: a randomised trial. *Lancet* 2007; **370**: 676–84.
29. Dünser MW, *et al.* Management of vasodilatory shock: defining the role of arginine vasopressin. *Drugs* 2003; **63**: 237–56.
30. Szumita PM, *et al.* Vasopressin for vasopressor-dependent septic shock. *Am J Health-Syst Pharm* 2005; **62**: 1931–6.
31. Russell JA, *et al.* Vasopressin versus norepinephrine infusion in patients with septic shock. *N Engl J Med* 2008; **358**: 877–87.
32. Boeuf B, *et al.* Naloxone for shock. Available in the Cochrane Database of Systematic Reviews; Issue 3. Chichester: John Wiley; 2003 (accessed 08/02/06).
33. Hasdai D, *et al.* Cardiogenic shock complicating acute coronary syndromes. *Lancet* 2000; **356**: 749–56.
34. Glauser MP. The inflammatory cytokines: new developments in the pathophysiology and treatment of septic shock. *Drugs* 1996; **52** (suppl 2): 9–17.
35. Minneci PC, *et al.* Meta-analysis: the effect of steroids on survival and shock during sepsis depends on the dose. *Ann Intern Med* 2004; **141**: 47–56.
36. Annane D, *et al.* Corticosteroids in the treatment of severe sepsis and septic shock in adults: a systematic review. *JAMA* 2009; **301**: 2362–75.
37. Marti-Carvajal A, *et al.* Human recombinant activated protein C for severe sepsis. Available in The Cochrane Database of Systematic Reviews; Issue 1. Chichester: John Wiley; 2008 (accessed 10/06/10).

脑卒中

脑卒中，有时称为脑血管意外，是脑血管疾病的主要结果，被定义为急性血管起源的神经功能异常，常伴随突发的（在几秒之内）或至少快速的（几小时内）症状或体征的出现，并与大脑病灶区域相对应。脑卒中可以是缺血的或出血的[1~4]；症状持续时间各不相同。症状和体征可在数分钟或数小时（最多 24h）内消失，通常被称为短暂性脑缺血发作（见下文）。然而，即使是短暂的症状也有可能与永久性脑损伤有关，建议[5]短暂性脑缺血发作的诊断应保留到成像研究显示没有梗死发生。

- **缺血性脑卒中**中是最常见的类型，常起因于大脑动脉的阻塞。前者是粥样斑块部位血栓形成所致，更多见的是大脑外部产生的和脑血管的血栓栓塞引起；后者有房颤或急性心肌梗死相关的心源性血栓梗死。动脉

闭塞引起大脑灌注不足，导致缺血和之后的脑卒中。如果症状和体征持续超过24h或导致死亡，通常会认为发生了梗死，此事件被定义为完全缺血中。大约20%的急性缺血性脑卒中患者，经历发病初期几天内的症状恶化，称为进展性脑卒中，或不稳定脑卒中，可能是由于血栓栓塞的进展；出血性的转变，也可能出现梗死区域出血。

- **短暂性缺血性发作**是病灶神经缺陷或单侧视力丧失（暂时性黑矇）的急性发作，主要是由于缺血合并动脉内血栓形成。通常可以完全临床康复，但是有复发的趋势，且患者罹患脑卒中的危险增加。
- **出血性脑卒中**继发于蛛网膜下腔出血或大脑内出血。

蛛网膜下腔出血是出血进入大脑和颅骨间的液体充盈的蛛网膜下隙，通常出现在动脉瘤破裂；其他的原因包括动静脉畸形和高血压微小动脉瘤。大脑内出血是出血进入脑实质，可能因慢性高血压损害的动脉破裂引起。出血造成局部血肿并引起局部压力增加，进而可能导致更多出血和血肿的扩大。出血区域压力增加也可造成局部缺血。

脑卒中的**临床表现**在严重性和症状体征方面可以有明显不同，这取决于梗死或出血的部位和范围。出血性脑卒中典型表现是突然发作的剧烈头痛、呕吐和意识迅速恶化（颅内压升高的全部征象），但是轻到中度的出血单从临床症状上难与梗死区分。所有类型的脑卒中，神经缺陷包括言语、平衡、视觉、触觉和活动的功能损害。康复是不确定的，根据脑卒中后一定时间内康复的程度将患者分为大卒中或小卒中（可逆性缺血性神经缺陷）受害者。

脑卒中类型的准确**诊断**很重要，因为治疗方法不同，介入方法在梗死患者可以获益，而对于出血的患者是危险的。临床表现提示脑卒中类型，但不可靠。因此，通常需要影像检查区分出血性脑卒中或缺血性脑卒中，并应作为首要事项[6~9]。CT是最广泛应用的技术，MRI在必要时推荐；MRI更敏感但使用性受限，因此不适用于所有患者。短暂性脑缺血发作的诊断依赖于患者的病史，因为这些短暂发作很少能被医生目击，并且也没有客观的确诊试验；然而，影像检查在确定病因和指导治疗方面起重要作用[5,8,10,11]。

脑卒中的**治疗**包括急性脑卒中的即刻治疗，并发症（如吞咽困难或痉挛状态）的治疗和预防，康复，二级预防的远期治疗。如果可能，患者应该在脑卒中单元内接受治疗，可以改善预后。短暂性脑缺血发作患者存在发生脑卒中的高风险，应尽快地开始进行长期预防性治疗[12~14]。缺血性脑卒中中危险的患者应考虑一级预防。包括房颤患者［房颤是脑卒中主要危险因素之一（见**心律失常**，第218页）］和有动脉粥样硬化危险因素的患者（见**降低心血管危险**，第221页）；动脉内膜切除术在颈动脉狭窄患者的作用在长期治疗中讨论，见下文。

缺血性脑卒中　综述[15~21]和指南[6~9,22]强调，与心肌梗死类似，脑卒中症状的早期识别、迅速评估和治疗非常重要。治疗的目的是限制或逆转大脑的损害。缺血夺获细胞的氧气和葡萄糖，致使梗死，但这是时间依赖性。当患者部分组织出现不可逆性损伤，有证据显示周边组织"缺血阴影"可以获救。因此血流的恢复或改善是保护这些组织的合理方法；保护细胞免受缺血后受危害的策略是一种可选择的方法。

急性治疗包括一般支持治疗、逆转缺血和保护脑组织的特殊治疗。一般支持治疗包括确保氧供、体液和电解质平衡、避免高碳酸血症和高血糖或低血糖、消除癫痫发作、处理发热；同样应评估营养状况。高血压的控制存在争议，因为降低血压可能减少脑灌注并可致缺血[23]，高血压通常不需要治疗自行缓解。特殊患者需要抗高血压治疗，例如严重高血压患者或正在考虑溶栓治疗的患者。

缺血性脑卒中的特殊治疗有限。像心肌梗死一样，缺血性脑卒中的主要原因是血栓栓塞，因此抗血栓栓塞药（如抗血小板药物、肝素、溶栓药）的使用看起来是合理的。然而，有益的证据并不像心肌梗死那样清楚，而且危险更大；出血的存在必须排除；潜在继发性脑出血的危险必须牢记在心。改善血流或使用神经保护药、限制缺血影响的其他措施也在尝试，但是迄今结果还是令人失望。

抗血小板药　两项大规模研究评估了阿司匹林，即International Stroke Trial（IST）[24]和Chinese Acute Stroke Trial（CAST）[25]。两项研究[25]结果发现每日阿司匹林160mg[25]或300mg[24]在症状初起48h之内开始服用，在缺血性脑卒中最初几个星期内，每1000名患者发生不到9名死亡或非致命性脑卒中。因此，对于还没接受溶栓或抗凝治疗的患者推荐使用阿司匹林，在脑卒中发病24h或48h以内使用[6~9,26]。溶栓治疗的患者，应在24h后开始使用阿

司匹林[8,9,26]。其他抗血小板药物在研究中，仍没有确定作用[6,7]；一项糖蛋白Ⅱb/Ⅲa抗拮剂阿昔单抗的研究[28]，在研究中使用量增加，在早期被叫停[27]，尽管低剂量试验仍在继续[28]。

抗凝血药　在急性缺血性脑卒中中的早期治疗中不作为常规推荐使用[6,8,9]，尽管在经挑选的患者中有作用[7]。抗凝治疗可预防进一步血栓形成和限制脑梗死的大小；然而，任何益处都可能被增加的颅内出血所抵消，一项系统性综述[29]提出并没有证据支持常规使用抗凝血药。IST[24]评估肝素的两种剂量（5000U或12500U皮下注射，每日2次），无论是用什么用法或者是和出血性脑卒中中及出血相关的较大剂量，都没有发现获益。另一项研究[30]比较低分子肝素亭扎肝素和阿司匹林，同样没有发现获益。心脏血栓性脑卒中患者可能会从肝素治疗中受益[31]，即使这些患者存在出血性转变的危险，也就意味着早期抗凝也是冒险的。然而，IST[24]未能在这一组中显示出任何益处，而另一项研究[32]低分子肝素在急性缺血性脑卒中和房颤中的使用也未能发现益处。急性缺血性脑卒中时给予达那肝素的研究，报道3个月预后没有改善[33]。一项安克洛酶的研究[34]发现在脑卒中发病3h内给药，预后改善，但是进一步研究由于缺乏益处而被终止。

脑卒中后静脉血栓栓塞（深静脉血栓形成和肺血栓塞）的危险性增加，尤其是不活动的患者，因此对高危患者[7,8,26]应考虑预防性治疗。小剂量皮下肝素或低分子肝素适用；推荐[9]使用低分子肝素是基于一项研究[35]，此研究表示依诺肝素比普通肝素更好，但是仍需确认。

溶栓药　静脉溶栓增加脑出血的危险，因此通常在缺血性或出血性脑卒中中禁忌。然而，有证据显示缺血性脑卒中患者使用溶栓剂可以获益，虽然出血的危险增加，在选择性患者中是有作用的[36~38]，尤其是在早期用药[39]。一项观察脑卒中发病3h内给予阿替普酶的研究[40]（NINDS——National Institute of Neurological Disorders and Stroke rt-PA Stroke Trial）发现临床预后得以改善，虽然有症状大脑内出血的发生率增加。给予阿替普酶治疗的脑卒中患者，3个月后致残可能极少或没有[40]，这种益处可以维持12个月[41]。然而，在脑卒中的发病率和死亡率没有差别。根据这一研究，现在大多数指南[6~8,26]推荐如果可以在脑卒中发病3h内给药，应将阿替普酶用于选择性患者，在实践中显示使用安全[42,43]。也推荐使用阿替普酶直到脑卒中后4.5h[9,44]。一项观察性研究[45]显示阿替普酶在时间窗内是安全的，最近一项随机试验[46]发现脑卒中后3~4.5h使用阿替普酶可改善预后，但是作者强调3h内治疗是首选。其他溶栓药，如链激酶，一般来说很少产生有利的结果，目前没有一个被推荐使用。动脉内途径也在尝试而且用于选择的患者[6,7,9,26]。静脉和动脉内阿替普酶的联合使用[47]及辅助治疗（如治疗性超声）[48]和抗血栓药的使用一样好，它们正在被研究但是还没有一个确定的作用[6]。

已经尝试的其他方法包括各种改善脑血流的方法。用右旋糖酐或喷他淀粉进行血液稀释结果令人失望，不被推荐[6,7,9]。药物造成的高血压可以造成脑血流量增加，似乎是安全的[49]，仍在研究中尚有待确定[6]。低氧血症和低碳酸血症可造成中枢血管收缩，直接导致缺血性损伤，有报道高压氧治疗获益的小型研究，尽管一项系统性综述[50]提出临床获益不大可能。用皮质激素或高渗性利尿药（如甘油或甘露醇）试图减轻脑水肿的疗法令人失望。用甘油可以获得一些益处，但是需要进一步的研究[51]。

神经保护　缺血导致一系列复杂的生物化学改变，缺血瀑布，最终致使细胞死亡。这一过程并不完全清楚，但是其步骤包括钙内流和神经递质的释放。药物作用在缺血瀑布的不同阶段，有时称为神经保护剂，用于缺血性脑卒中希望限制缺血引起的损害。目前的研究结果令人失望，还没有一个药物被发现有效。然而，研究仍未停止[52]，早期治疗和联合治疗成为特别关注的焦点。

长期治疗　缺血性脑卒中或短暂性脑缺血发作的患者都存在进一步脑卒中危险，其他心血管事件的危险也增加，包括心肌梗死和猝死。因此，长期治疗对二级预防起重要的作用[7~9,12,53~58]。应该对所有患者评估心血管危险因素，尤其是高血压，应适当地处理这些因素（见**降低心血管危险**，第221页）。一些证据证明不论是否存在高血压或高血脂[55]，他汀类药物存在心血管事件高危患者的脑卒中风险[59,60]，阿托伐他汀已经显示出可降低独立脑血管疾病和再次脑卒中的风险[61]；因此推荐长期使用他汀类药物[7~9,12]。无论血压升高或正常，均推荐降压治疗[7,9,56]；ACEI或血管紧张素Ⅱ受体拮抗剂有益的证据[62]，但是证据不充足，随后关于血管紧张素Ⅱ受体拮抗剂替米沙坦的研究[63]没有发现对卒中复发有效。房

颤是脑卒中中一个特殊危险因素，也应给予治疗（见**心律失常**，第218页）。血液高凝固状态增加脑卒中的危险，因而推荐对红细胞增多症、血小板增多症和凝血异常进行筛查。临床上严重颈动脉狭窄患者，颈动脉内膜剥离术对二级预防有明确的益处[7~9,64]，但是在一级预防中它的作用不清，获益尚未大于风险[65,66]。抗血栓疗法也存在特殊作用。

抗血小板药　长期用抗血小板药预防可减少未来严重血管事件的危险，包括已患缺血性脑卒中或短暂性缺血发作的患者[12,26,56,57]再次发生脑卒中的风险，不管年龄大小[68]。大多数证据涉及阿司匹林，尽管最佳剂量尚不清楚，但每日75~325mg的中等量研究[67]最多，每日使用超过50~1500mg剂量范围阿司匹林的试验分析发现剂量和降低脑卒中危险性之间没有关系[69]。接受颈动脉内膜剥离术的患者，服用中等量阿司匹林比服用大剂量的患者脑卒中危险率、心肌梗死和3个月后的死亡率均减少[70]。据报道阿司匹林联合双嘧达莫可产生额外的获益，因此推荐联合使用比单用阿司匹林更有效[8,9,12,26]。双嘧达莫可以单用，但是疗效不如联合使用[71,72]，因此不推荐单用。单用氯吡格雷与阿司匹林和双嘧达莫联用相比较，疗效相似[73]，可作为阿司匹林的一个选择[7,9,12,26]，对不能耐受阿司匹林的患者，应首选氯吡格雷[8,26]，但是不应与阿司匹林合用，因为出血的危险性增加抵消了获益[74]。噻氯匹定也在使用，但是不良反应是一个问题，在黑人患者的研究[75]中发现它不如阿司匹林有效。

抗凝血药　口服抗凝血药对心脏血栓性脑卒中患者有确定作用，但是对非心脏血栓性脑卒中或短暂性缺血发作的患者不比抗血小板药更有优势[76,77]。一些比较华法林和阿司匹林的研究[78,79]由于使用抗凝血药可增加出血的危险，故在早期被停止。因此，不推荐抗凝血药用于非心脏血栓性脑卒中患者的二级预防[7~9,12,56]，尽管它们用于有复发症状的接受抗血小板治疗患者，而且考虑过其他选择[7,8,26,56]。

蛛网膜下腔出血　动脉瘤性蛛网膜下腔出血[80~84]与高致病率和死亡率相关。早期死亡是由于初次出血、反复出血和梗死造成的损害所致。梗死通常是血管痉挛的结果，是促使出血停止的病理机制之一；其他机制包括血块形成和颅内压增高。四分之一的蛛网膜下腔出血患者在初次出血后5~14天发展成延迟性脑缺血，再次血管痉挛是一个促进性因素。

早期内科治疗目的是预防延迟性脑缺血、预防再次出血和稳定患者。之后为防止进一步出血，实施外科或血管内介入术夹住或栓塞动脉瘤或纠正动静脉畸形。通过维持或轻度增加血容量和血压来预防血管痉挛和延迟性脑缺血，推荐每日液体摄入量2~3L[80]。然而，没有可靠证据支持常规扩容治疗[85]，主要的目的应该是维持正常血容量和避免低血压，但是扩容治疗可能是治疗明确血管痉挛的合理方法[84]。

口服尼莫地平有益处[86]，应当在诊断动脉瘤性蛛网膜下腔出血后尽快使用[8,84]。抗血小板药物也已使用，它可改善脑血管痉挛[87]，但有待确定[8]。据报道钙类药物也可[8,41,88]，例如华法林的脑血管痉挛[8]，但是一项荟萃分析[89]未能发现有统计学意义的疗效。已证实的血管痉挛应以血管成形术治疗，或者给予动脉内血管扩张剂[84]。动脉内使用罂粟碱有证据证实可获益[90]，尽管报道存在不良反应[91]；维拉帕米也被使用[92]。使用抗纤维蛋白溶解药（如氨基乙酸或氨甲环酸）预防再次出血获益不确定，一项研究[93]使用脑缺血造成不良预后后的增加抵消了任何益处，抗纤维蛋白溶解药不再推荐使用[80]。然而，有证据显示手术后早期、短期使用可降低再出血风险，且不增加缺血并发症[94,95]，因此推荐作为合理的治疗方法[84]。相互矛盾的是，蛛网膜下腔出血后给予患者高剂量的氨基乙酸与再出血增加有关（见**氨基乙酸的不良反应于对血液的影响**，第180页）；其重要意义尚不明确。头痛可用镇痛药处理，如对乙酰氨基酚、可待因、双氢可待因或曲马多[82,83]。局限性血肿应采用外科抽吸，也可以使用脑室内溶栓剂[96]。

颅内出血　颅内出血的预后取决于血肿的部位和大小（由CT确定）、意识的程度和神经体征的进展、颅内压升高的进展[97~100]。应逆转任何已知的出血原因[8,101]，例如华法林的抗凝作用。血压的最佳治疗尚不明确，收缩压150~200mmHg时，收缩压快速降低到140mmHg是安全的[101]，但是应避免血流灌注不足。通常使用短效抗高血压药，如尼卡地平、拉贝洛尔、艾司洛尔、硝普钠，但硝酸盐类理论上可增加颅内压，如果颅内压已经升高应当避免使用[98]。血肿的外科引流术有待确定[9,98,101]，早期常规手术没有显示可改善预后[102]，但是以往推荐适用于脑积水患者[8]。滴注溶栓药改善血肿的吸收已

有报道[103]，但是获益还没有确定。必须控制升高的颅内压[101]（见第237页）。癫痫治疗应使用抗癫痫药，但是不推荐预防用药[101]。使用活化因子Ⅶ可降低进一步出血的危险，有一定获益[104]，但是没有显示出可以改善存活率或有功能性的预后[105]。二级预防应考虑进行危险因素的长期治疗，特别是高血压。

1. Bath PMW, Lees KR. ABC of arterial and venous disease: acute stroke. *BMJ* 2000; **320:** 920–3.
2. Warlow C, *et al.* Stroke. *Lancet* 2003; **362:** 1211–24. Correction. *ibid.* 2004; **363:** 402.
3. Donnan GA, *et al.* Stroke. *Lancet* 2008; **371:** 1612–23.
4. Dawson J, Walters M. New and emerging treatments for stroke. *Br Med Bull* 2006; **77-78:** 87–102.
5. Easton JD, *et al.* Definition and evaluation of transient ischemic attack: a scientific statement for healthcare professionals from the American Heart Association/American Stroke Association Stroke Council; Council on Cardiovascular Surgery and Anesthesia; Council on Cardiovascular Radiology and Intervention; Council on Cardiovascular Nursing; and the Interdisciplinary Council on Peripheral Vascular Disease. *Stroke* 2009; **40:** 2276–93. Also available at: http://stroke.ahajournals.org/cgi/reprint/40/6/2276.pdf (accessed 27/10/09)
6. Adams HP, *et al.* Guidelines for the early management of adults with ischemic stroke: a guideline from the American Heart Association/American Stroke Association Stroke Council, Clinical Cardiology Council, Cardiovascular Radiology and Intervention Council, and the Atherosclerotic Peripheral Vascular Disease and Quality of Care Outcomes in Research Interdisciplinary Working Groups. *Stroke* 2007; **38:** 1655–1711. Also available at: http://stroke.ahajournals.org/cgi/reprint/38/5/1655.pdf (accessed 11/07/08)
7. European Stroke Organisation (ESO) Executive Committee. Guidelines for management of ischaemic stroke and transient ischaemic attack 2008. *Cerebrovasc Dis* 2008; **25:** 457–507. Also available at: http://www.eso-stroke.org/pdf/ESO08_Guidelines_English.pdf (accessed 11/07/08)
8. The Intercollegiate Stroke Working Party. National clinical guideline for stroke: third edition. London: Royal College of Physicians, 2008. Also available at: http://www.rcplondon.ac.uk/pubs/contents/6ad05aab-8400-494c-8cf4-9772d1d5301b.pdf (accessed 01/10/08)
9. Scottish Intercollegiate Guidelines Network. Management of patients with stroke or TIA: assessment, investigation, immediate management and secondary prevention (issued December 2008). Available at: http://www.sign.ac.uk/pdf/sign108.pdf (accessed 17/04/09)
10. Johnston DCC, Hill MD. The patient with transient cerebral ischemia: a golden opportunity for stroke prevention. *Can Med Assoc J* 2004; **170:** 1134–7.
11. Flemming KD, *et al.* Evaluation and management of transient ischemic attack and minor cerebral infarction. *Mayo Clin Proc* 2004; **79:** 1071–86.
12. Adams RJ, *et al.* Update to the AHA/ASA recommendations for the prevention of stroke in patients with stroke and transient ischemic attack. *Stroke* 2008; **39:** 1647–52. Also available at: http://stroke.ahajournals.org/cgi/reprint/39/5/1647.pdf (accessed 09/07/08)
13. Johnston SC, *et al.* National Stroke Association guidelines for the management of transient ischemic attacks. *Ann Neurol* 2006; **60:** 301–13. Also available at: http://www3.interscience.wiley.com/cgi-bin/fulltext/112750592/PDFSTART (accessed 22/10/08)
14. Rothwell PM, *et al.* Recent advances in management of transient ischaemic attacks and minor ischaemic strokes. *Lancet Neurol* 2006; **5:** 323–31.
15. Brott T, Bogousslavsky J. Treatment of acute ischemic stroke. *N Engl J Med* 2000; **343:** 710–22.
16. Broderick JP, Hacke W. Treatment of acute ischemic stroke. Part I: recanalization strategies. *Circulation* 2002; **106:** 1563–9.
17. Broderick JP, Hacke W. Treatment of acute ischemic stroke. Part II: neuroprotection and medical management. *Circulation* 2002; **106:** 1736–40.
18. Fulgham JR, *et al.* Management of acute ischemic stroke. *Mayo Clin Proc* 2004; **79:** 1459–69.
19. Khaja AM, Grotta JC. Established treatments for acute ischaemic stroke. *Lancet* 2007; **369:** 319–30.
20. van der Worp HB, van Gijn J. Acute ischemic stroke. *N Engl J Med* 2007; **357:** 572–9.
21. Al Mahdy H. Management of acute ischaemic stroke. *Br J Hosp Med* 2009; **70:** 572–7.
22. The American Heart Association. 2005 American Heart Association guidelines for cardiopulmonary resuscitation and emergency cardiovascular care. Part 9: adult stroke. *Circulation* 2005; **112** (suppl 1): IV111–IV120. Also available at: http://circ.ahajournals.org/cgi/reprint/112/24_suppl/IV-111.pdf (accessed 08/02/06)
23. Goldstein LB. Should antihypertensive therapies be given to patients with acute ischaemic stroke? *Drug Safety* 2000; **22:** 13–18.
24. International Stroke Trial Collaborative Group. The International Stroke Trial (IST): a randomised trial of aspirin, subcutaneous heparin, both, or neither among 19 435 patients with acute ischaemic stroke. *Lancet* 1997; **349:** 1569–81.
25. CAST (Chinese Acute Stroke Trial) Collaborative Group. CAST: randomised placebo-controlled trial of early aspirin use in 20 000 patients with acute ischaemic stroke. *Lancet* 1997; **349:** 1641–9.
26. Albers GW, *et al.* Antithrombotic and thrombolytic therapy for ischemic stroke: American College of Chest Physicians evidence-based clinical practice guidelines (8th edition). *Chest* 2008; **133** (suppl): 630S–669S.
27. Adams HP, *et al.* Emergency administration of abciximab for treatment of patients with acute ischemic stroke: results of an international phase III trial: Abciximab in Emergency Treatment of Stroke Trial (AbESTT-II). *Stroke* 2008; **39:** 87–99.
28. Mandava P, *et al.* Glycoprotein IIb/IIIa antagonists in acute ischaemic stroke: current status and future directions. *Drugs* 2008; **68:** 1019–28.
29. Sandercock PA, *et al.* Anticoagulants for acute ischaemic stroke. Available in The Cochrane Database of Systematic Reviews; Issue 4. Chichester: John Wiley; 2008 (accessed 21/04/10).
30. Bath PMW, *et al.* Tinzaparin in acute ischaemic stroke (TAIST): a randomised aspirin-controlled trial. *Lancet* 2001; **358:** 702–10. Correction. *ibid.*; 1276.
31. Sandercock PAG, *et al.* Antithrombotic therapy in acute ischaemic stroke: an overview of the completed randomised trials. *J Neurol Neurosurg Psychiatry* 1993; **56:** 17–25.
32. Berge E, *et al.* Low molecular-weight heparin versus aspirin in patients with acute ischaemic stroke and atrial fibrillation: a double-blind randomised study. *Lancet* 2000; **355:** 1205–10.
33. The Publications Committee for the Trial of ORG 10172 in Acute Stroke Treatment (TOAST) Investigators. Low molecular weight heparinoid, ORG 10172 (danaparoid), and outcome after acute ischemic stroke: a randomized controlled trial. *JAMA* 1998; **279:** 1265–72.
34. Sherman DG, *et al.* Intravenous ancrod for treatment of acute ischemic stroke: the STAT study: a randomized controlled trial. *JAMA* 2000; **283:** 2395–2403.
35. Sherman DG, *et al.* The efficacy and safety of enoxaparin versus unfractionated heparin for the prevention of venous thromboembolism after acute ischaemic stroke (PREVAIL Study): an open-label randomised comparison. *Lancet* 2007; **369:** 1347–55.
36. Tanne D, *et al.* Management of acute ischaemic stroke in the elderly: tolerability of thrombolytics. *Drugs* 2001; **61:** 1439–53.
37. Meschia JF, *et al.* Thrombolytic treatment of acute ischemic stroke. *Mayo Clin Proc* 2002; **77:** 542–51.
38. Wardlaw JM, *et al.* Thrombolysis for acute ischaemic stroke. Available in The Cochrane Database of Systematic Reviews; Issue 4. Chichester: John Wiley; 2009 (accessed 21/04/10).
39. The ATLANTIS, ECASS, and NINDS rt-PA Study Group Investigators. Association of outcome with early stroke treatment: pooled analysis of ATLANTIS, ECASS, and NINDS rt-PA stroke trials. *Lancet* 2004; **363:** 768–74.
40. The National Institute of Neurological Disorders and Stroke rt-PA Stroke Study Group. Tissue plasminogen activator for acute ischemic stroke. *N Engl J Med* 1995; **333:** 1581–7.
41. Kwiatowski TG, *et al.* Effects of tissue plasminogen activator for acute ischemic stroke at one year. *N Engl J Med* 1999; **340:** 1781–7.
42. Hill MD, Buchan AM. Thrombolysis for acute ischemic stroke: results of the Canadian Alteplase for Stroke Effectiveness Study. *Can Med Assoc J* 2005; **172:** 1307–12.
43. Wahlgren N, *et al.* Thrombolysis with alteplase for acute ischaemic stroke in the Safe Implementation of Thrombolysis in Stroke-Monitoring Study (SITS-MOST): an observational study. *Lancet* 2007; **369:** 275–82.
44. Del Zoppo GJ, *et al.* Expansion of the time window for treatment of acute ischemic stroke with intravenous tissue plasminogen activator: a science advisory from the American Heart Association/American Stroke Association. *Stroke* 2009; **40:** 2945–8. Also available at: http://stroke.ahajournals.org/cgi/reprint/40/8/2945.pdf (accessed 27/10/09)
45. Wahlgren N, *et al.* SITS Investigators. Thrombolysis with alteplase 3-4.5 h after acute ischaemic stroke (SITS-ISTR): an observational study. *Lancet* 2008; **372:** 1303–9.
46. Hacke W, *et al.* ECASS Investigators. Thrombolysis with alteplase 3 to 4.5 hours after acute ischemic stroke. *N Engl J Med* 2008; **359:** 1317–29.
47. Flaherty ML, *et al.* Combined IV and intra-arterial thrombolysis for acute ischemic stroke. *Neurology* 2005; **64:** 386–8.
48. Alexandrov AV, *et al.* Ultrasound-enhanced systemic thrombolysis for acute ischemic stroke. *N Engl J Med* 2004; **351:** 2170–8.
49. Marzan AS, *et al.* Feasibility and safety of norepinephrine-induced arterial hypertension in acute ischemic stroke. *Neurology* 2004; **62:** 1193–5.
50. Bennett MH, *et al.* Hyperbaric oxygen therapy for acute ischaemic stroke. Available in the Cochrane Database of Systematic Reviews; Issue 3. Chichester: John Wiley; 2005 (accessed 08/02/06).
51. Righetti E, *et al.* Glycerol for acute stroke. Available in the Cochrane Database of Systematic Reviews; Issue 2. Chichester: John Wiley; 2004 (accessed 08/02/06)
52. Sacco RL, *et al.* Experimental treatments for acute ischaemic stroke. *Lancet* 2007; **369:** 331–41.
53. Straus SE, *et al.* New evidence for stroke prevention: scientific review. *JAMA* 2002; **288:** 1388–95.
54. MacWalter RS, Shirley CP. A benefit-risk assessment of agents used in the secondary prevention of stroke. *Drug Safety* 2002; **25:** 943–63.
55. Flemming KD, Brown RD. Secondary prevention strategies in ischemic stroke: identification and optimal management of modifiable risk factors. *Mayo Clin Proc* 2004; **79:** 1330–40.
56. Sacco RL, *et al.* Guidelines for prevention of stroke in patients with ischemic stroke or transient ischemic attack: a statement for healthcare professionals from the American Heart Association/American Stroke Association Council on Stroke: co-sponsored by the Council on Cardiovascular Radiology and Intervention: the American Academy of Neurology affirms the value of this guideline. *Stroke* 2006; **37:** 577–617. Also available at: http://stroke.ahajournals.org/cgi/reprint/37/2/577.pdf (accessed 22/07/08)
57. Adams HP. Secondary prevention of atherothrombotic events after ischemic stroke. *Mayo Clin Proc* 2009; **84:** 43–51.
58. Toyoda K. Pharmacotherapy for the secondary prevention of stroke. *Drugs* 2009; **69:** 633–47.
59. Henyan NN, *et al.* Impact of statins on risk of stroke: a meta-analysis. *Ann Pharmacother* 2007; **41:** 1937–45.
60. O'Regan C, *et al.* Statin therapy in stroke prevention: a meta-analysis involving 121,000 patients. *Am J Med* 2008; **121:** 24–33.
61. Amarenco P, *et al.* Stroke Prevention by Aggressive Reduction in Cholesterol Levels (SPARCL) Investigators. High-dose atorvastatin after stroke or transient ischemic attack. *N Engl J Med* 2006; **355:** 549–59.
62. Sokol SI, *et al.* Modulation of the renin-angiotensin-aldosterone system for the secondary prevention of stroke. *Neurology* 2004; **63:** 208–13.
63. Yusuf S, *et al.* PRoFESS Study Group. Telmisartan to prevent recurrent stroke and cardiovascular events. *N Engl J Med* 2008; **359:** 1225–37.
64. Biller J, *et al.* Guidelines for carotid endarterectomy: a statement for healthcare professionals from a special writing group of the Stroke Council, American Heart Association. *Stroke* 1998; **29:** 554–62. Also available at: http://circ.ahajournals.org/cgi/reprint/97/5/501.pdf (accessed 08/02/06)
65. Chambers BR, Donnan G. Carotid endarterectomy for asymptomatic carotid stenosis. Available in the Cochrane Database of Systematic Reviews; Issue 4. Chichester: John Wiley; 2005 (accessed 08/02/06)
66. MRC Asymptomatic Carotid Surgery Trial (ACST) Collaborative Group. Prevention of disabling and fatal strokes by successful carotid endarterectomy in patients without recent neurological symptoms: randomised controlled trial. *Lancet* 2004; **363:** 1491–1502. Correction. *ibid.*; **364:** 416.
67. Antithrombotic Trialists' Collaboration. Collaborative meta-analysis of randomised trials of antiplatelet therapy for prevention of death, myocardial infarction, and stroke in high risk patients. *BMJ* 2002; **324:** 71–86. Correction. *ibid.*; 141.
68. Sivenius J, *et al.* Antiplatelet treatment in elderly people with transient ischaemic attacks or ischaemic strokes. *BMJ* 1995; **310:** 25–6.
69. Johnson ES, *et al.* A metaregression analysis of the dose-response effect of aspirin on stroke. *Arch Intern Med* 1999; **159:** 1248–53.
70. Taylor DW, *et al.* Low-dose and high-dose acetylsalicylic acid for patients undergoing carotid endarterectomy: a randomised controlled trial. *Lancet* 1999; **353:** 2179–84.
71. Leonardi-Bee J, *et al.* Dipyridamole for preventing recurrent ischemic stroke and other vascular events: a meta-analysis of individual patient data from randomized controlled trials. *Stroke* 2005; **36:** 162–8.
72. Halkes PH, *et al.* Aspirin plus dipyridamole versus aspirin alone after cerebral ischaemia of arterial origin (ESPRIT): randomised controlled trial. *Lancet* 2006; **367:** 1665–73. Correction. *ibid.* 2007; **369:** 274.
73. Sacco RL, *et al.* PRoFESS Study Group. Aspirin and extended-release dipyridamole versus clopidogrel for recurrent stroke. *N Engl J Med* 2008; **359:** 1238–51.
74. Diener H-C, *et al.* Aspirin and clopidogrel compared with clopidogrel alone after recent ischaemic stroke or transient ischaemic attack in high-risk patients (MATCH): randomised, double-blind, placebo-controlled trial. *Lancet* 2004; **364:** 331–7.
75. Gorelick PB, *et al.* Aspirin and ticlopidine for prevention of recurrent stroke in black patients: a randomized trial. *JAMA* 2003; **289:** 2947–57.
76. Mohr JP, *et al.* A comparison of warfarin and aspirin for the prevention of recurrent ischemic stroke. *N Engl J Med* 2001; **345:** 1444–51.
77. Algra A, *et al.* Oral anticoagulants versus antiplatelet therapy for preventing further vascular events after transient ischaemic attack or minor stroke of presumed arterial origin. Available in The Cochrane Database of Systematic Reviews; Issue 3. Chichester: John Wiley; 2006 (accessed 11/07/08).
78. The Stroke Prevention in Reversible Ischemia Trial (SPIRIT) Study Group. A randomized trial of anticoagulants versus aspirin after cerebral ischemia of presumed arterial origin. *Ann Neurol* 1997; **42:** 857–65.
79. Chimowitz MI, *et al.* Comparison of warfarin and aspirin for symptomatic intracranial arterial stenosis. *N Engl J Med* 2005; **352:** 1305–16.
80. Wijdicks EFM, *et al.* Subarachnoid hemorrhage: neurointensive care and aneurysm repair. *Mayo Clin Proc* 2005; **80:** 550–9.
81. Suarez JI, *et al.* Aneurysmal subarachnoid hemorrhage. *N Engl J Med* 2006; **354:** 387–96.
82. Al-Shahi R, *et al.* Subarachnoid haemorrhage. *BMJ* 2006; **333:** 235–40.
83. van Gijn J, *et al.* Subarachnoid haemorrhage. *Lancet* 2007; **369:** 306–18.
84. Bederson JB, *et al.* Guidelines for the management of aneurysmal subarachnoid hemorrhage: a statement for healthcare professionals from a special writing group of the Stroke Council, American Heart Association. *Stroke* 2009; **40:** 994–1025. Also available at: http://stroke.ahajournals.org/cgi/reprint/40/3/994.pdf (accessed 20/04/09)
85. Rinkel GJE, *et al.* Circulatory volume expansion therapy for aneurysmal subarachnoid haemorrhage. Available in the Cochrane Database of Systematic Reviews; Issue 4. Chichester: John Wiley; 2004 (accessed 08/02/06)
86. Dorhout Mees S, *et al.* Calcium antagonists for aneurysmal subarachnoid haemorrhage. Available in The Cochrane Database of Systematic Reviews; Issue 3. Chichester: John Wiley; 2007 (accessed 11/07/08).
87. Dorhout Mees S, *et al.* Antiplatelet therapy for aneurysmal subarachnoid haemorrhage. Available in The Cochrane Database of Systematic Reviews; Issue 4. Chichester: John Wiley; 2007 (accessed 11/07/08).
88. Trimble JL, Kockler DR. Statin treatment of cerebral vasospasm after aneurysmal subarachnoid hemorrhage. *Ann Pharmacother* 2007; **41:** 2019–23.
89. Vergouwen MD, *et al.* Effect of statin treatment on vasospasm, delayed cerebral ischemia, and functional outcome in patients with aneurysmal subarachnoid hemorrhage: a systematic review and meta-analysis update. *Stroke* 2010; **41:** e47–52.
90. Clouston JE, *et al.* Intraarterial papaverine infusion for cerebral vasospasm after subarachnoid hemorrhage. *Am J Neuroradiol* 1995; **16:** 27–38.
91. Smith WS, *et al.* Neurotoxicity of intra-arterial papaverine preserved with chlorobutanol used for the treatment of cerebral vasospasm after aneurysmal subarachnoid hemorrhage. *Stroke* 2004; **35:** 2518–22.
92. Feng L, *et al.* Intraarterially administered verapamil as adjunct therapy for cerebral vasospasm: safety and 2-year experience. *Am J Neuroradiol* 2002; **23:** 1284–90.
93. Roos YBWEM, *et al.* Antifibrinolytic therapy for aneurysmal subarachnoid haemorrhage. Available in The Cochrane Database of Systematic Reviews; Issue 2. Chichester: John Wiley; 2003 (accessed 08/02/06).
94. Leipzig TJ, *et al.* Reducing the risk of rebleeding before early aneurysm surgery: a possible role for antifibrinolytic therapy. *J Neurosurg* 1997; **86:** 220–5.
95. Hillman J, *et al.* Immediate administration of tranexamic acid and reduced incidence of early rebleeding after aneurysmal subarachnoid hemorrhage: a prospective randomized study. *J Neurosurg* 2002; **97:** 771–8.
96. Rice TL, *et al.* Thrombolytic administration in the management of subarachnoid hemorrhage. *Am J Health-Syst Pharm* 2003; **60:** 1883–93.
97. Qureshi AI, *et al.* Spontaneous intracerebral hemorrhage. *N Engl J Med* 2001; **344:** 1450–60.
98. Manno EM, *et al.* Emerging medical and surgical management strategies in the evaluation and treatment of intracerebral hemorrhage. *Mayo Clin Proc* 2005; **80:** 420–33.

99. Qureshi AI, *et al.* Intracerebral haemorrhage. *Lancet* 2009; 373: 1632–44.
100. Al-Shahi Salman R, *et al.* Spontaneous intracerebral haemorrhage. *BMJ* 2009; 339: b2586.
101. Morgenstern LB, *et al.* Guidelines for the Management of Spontaneous Intracerebral Hemorrhage. A guideline for healthcare professionals from the American Heart Association/American Stroke Association. *Stroke* 2010; 41: 2108–29. Also available at: http://stroke.ahajournals.org/cgi/reprint/STR.0b013e3181ec611bv1.pdf (accessed 25/08/10)
102. Mendelow AD, *et al.* Early surgery versus initial conservative treatment in patients with spontaneous supratentorial intracerebral haematomas in the International Surgical Trial in Intracerebral Haemorrhage (STICH): a randomised trial. *Lancet* 2005; 365: 387–97.
103. Andrews CO, Engelhard HH. Fibrinolytic therapy in intraventricular hemorrhage. *Ann Pharmacother* 2001; 35: 1435–48.
104. Mayer SA, *et al.* Recombinant activated factor VII for acute intracerebral hemorrhage. *N Engl J Med* 2005; 352: 777–85.
105. Mayer SA, *et al.* FAST Trial Investigators. Efficacy and safety of recombinant activated factor VII for acute intracerebral hemorrhage. *N Engl J Med* 2008; 358: 2127–37.

血栓栓塞疾病

血栓栓塞疾病即合并血栓和血管内血栓形成的心血管疾病。**血栓**是稳定的血块，由纤维蛋白、血小板和其他细胞成分组成。**血栓栓塞**是血栓闭塞静脉或是动脉。**栓子**是血凝块的碎片、动脉粥样化的内容物或其他外源性物质被运入血流。栓子闭塞血管被界定为**栓塞**或**血栓栓塞**。

体内血凝块的形成是凝血连锁反应的结果（见**止血和纤维蛋白溶解解**，第174页）。在正常情况下循环系统血液凝集受固有抗凝机制抑制，后者限制血液在血管损伤部位凝集。当这些系统间平衡打破，发生血栓栓塞疾病。包括三个因素，即血管内皮受损、血流速度减慢及凝血机制改变。增加血液凝集的因素还有人工体表面和血液接触，如心脏机械瓣膜、血管内导管或体外循环过程。血栓栓塞可出现在循环的任何部分，包括心脏和毛细血管，但是血块的特征、后果和治疗很大程度取决于是否发生在动脉或是静脉系统。

血栓栓塞疾病的主要治疗药物是抗栓药。它们作用于凝血连锁反应的不同位点，包括抗凝血药和抗血小板药，用于限制血栓形成或血栓栓塞的范围，进一步阻止血栓栓塞事件再发生。溶栓药用于溶解血凝块。

动脉血栓栓塞经常是动脉粥样硬化（第217页）引起血管内皮损伤的结果；粥样斑块会阻塞血管，或更常见的阻塞是新近动脉粥样斑块破裂部位形成血栓的结果。动脉血栓比静脉血栓包含更多血小板而且更固定，但是栓子会破裂阻塞远端血管。动脉的栓子也会是心脏内血栓形成的结果，如心律失常或心脏瓣膜病。血栓循环中血块形成或血栓栓塞会造成动脉灌注组织缺血，也可能导致梗死。因此，如果发生在冠状动脉导致心肌梗死（第232页）或不稳定性心绞痛（第215页），如果发生在大脑动脉导致脑卒中（第240页），如果发生在外周动脉导致严重肢体缺血（第234页）。

静脉血栓栓塞（第244页）通常是血液停滞的结果，同时存在其他因素，如局部创伤或凝血激活。静脉血流速度减慢可发生在多种情况，包括肥胖症、心力衰竭和长期不活动。异常的凝血会发生在恶性肿瘤、妊娠、肾病综合征或雌激素治疗期间；也可能由于遗传或获得性凝血疾病或血栓形成倾向（见下文）。外科手术容易伴随静脉血栓，而创伤启动凝血因子而且减慢血流会发生在手术中和恢复期中。

静脉血栓由纤维蛋白和红细胞组成的"红色尾部"会堵塞静脉，经常脱落形成栓子；通常发生在早期栓子的松散贴附。静脉循环内栓子形成或血栓栓塞会产生水肿或受累静脉引流组织发炎。静脉血栓常见类型是深静脉血栓，好发于不活动或围术期。肺栓塞是深静脉血栓最严重的合并症，经脱落发生血液中移行，血栓循环阻滞。血液高凝状态也会导致深静脉血栓或多发微血管凝血（微血管血栓形成），如血栓性血小板减少性紫癜或暴发性紫癜（见**血栓性微血管病**，第202页）。

血栓形成倾向是凝血系统获得性或遗传性抗凝血机制受损疾病。遗传性凝血酶Ⅲ、蛋白C和蛋白S缺乏都诱发血栓形成。抵抗蛋白C激活鉴定是遗传性出血倾向的主要原因，表现为因子Ⅴ基因的突变（因子Ⅴ莱顿）。凝血酶原（因子Ⅱ）基因的突变合并凝血酶原的浓缩和血栓形成风险的增加。获得性血栓形成倾向继发于恶性肿瘤、感染或胶原血管疾病；许多病例中出现抗磷脂抗体（如狼疮抗凝血物）。同型半胱氨酸血症也是危险因素。

遗传性血栓形成倾向常导致静脉血栓栓塞，通常复发，而且会发生在罕见部位或年轻人。常出现在有更多危险因素时，如妊娠、使用口服避孕药或手术，但是筛选无症状的患者的价值仍未明确。获得性血栓形成倾向导致动脉或静脉血栓栓塞。

血栓形成倾向患者发展血栓栓塞按照常规治疗，用抗凝血药或适量溶栓药。关于治疗持续时间的讨论在继续，一些权威推荐单一事件后终生抗凝治疗，另一些推荐终生抗凝治疗只用于复发血栓形成患者。有血栓形成倾向患者的长期抗凝治疗强度也在讨论。如果抗凝不再继续，在高风险状态期间应给予患者预防血栓治疗。预防血栓治疗可能也可能需要，特别是有抗磷脂抗体再次发生死胎风险的妇女（**系统性红斑狼疮**，参见M37第1444页）。但是抗凝疗法对胎儿的影响也需要考虑（见**静脉血栓栓塞**，第244页）。去除抗血栓形成因素在某些情况下可能有一定作用。

参考文献如下。

1. Rosendaal FR. Venous thrombosis: a multicausal disease. *Lancet* 1999; 353: 1167–73.
2. Seligsohn U, Lubetsky A. Genetic susceptibility to venous thrombosis. *N Engl J Med* 2001; 344: 1222–31.
3. Bauer KA. The thrombophilias: well-defined risk factors with uncertain therapeutic implications. *Ann Intern Med* 2001; 135: 367–73.
4. O'Donnell J, Perry DJ. Pharmacotherapy of hyperhomocysteinaemia in patients with thrombophilia. *Expert Opin Pharmacother* 2002; 3: 1591–8.
5. Schafer AI, *et al.* Thrombotic disorders: diagnosis and treatment. *Hematology (Am Soc Hematol Educ Program)* 2003; 520–39.
6. Kujovich JL. Thrombophilia and pregnancy complications. *Am J Obstet Gynecol* 2004; 191: 412–24.
7. Lee AY. Management of thrombosis in cancer: primary prevention and secondary prophylaxis. *Br J Haematol* 2005; 128: 291–302.
8. Hoffman R, Brenner B. Thrombophilia related issues in women and children. *Semin Thromb Hemost* 2005; 31: 97–103.
9. Johnson CM, *et al.* Hypercoagulable states: a review. *Vasc Endovascular Surg* 2005; 39: 123–33.
10. Robertson L, *et al.* Thrombophilia in pregnancy: a systematic review. *Br J Haematol* 2006; 132: 171–96.
11. Maclean PS, Tait RC. Hereditary and acquired antithrombin deficiency: epidemiology, pathogenesis and treatment options. *Drugs* 2007; 67: 1429–40.
12. Philbrick JT, *et al.* Air travel and venous thromboembolism: a systematic review. *J Gen Intern Med* 2007; 22: 107–14.
13. Dalen JE. Should patients with venous thromboembolism be screened for thrombophilia? *Am J Med* 2008; 121: 458–63.
14. Chandra D, *et al.* Meta-analysis: travel and risk for venous thromboembolism. *Ann Intern Med* 2009; 151: 180–90.
15. Foy P, Moll S. Thrombophilia: 2009 update. *Curr Treat Options Cardiovasc* 2009; 11: 114–28.

瓣膜性心脏病

瓣膜性心脏病影响心脏的正常功能，导致血液循环疾病。在发展中国家，瓣膜病的主要原因是风湿性心脏病。心脏瓣膜病的其他原因在西方国家更常见，包括先天性异常、心血管疾病（如缺血性心脏病和高血压）、退行性疾病。心脏各瓣膜都可能受累，其中主动脉瓣和二尖瓣更显著；有些患者可能不止一个心脏瓣膜受累。

瓣膜性心脏病的症状取决于受累的瓣膜以及瓣膜是狭窄或是反流。所有瓣膜病加重心脏的血流动力学负担，最终导致心力衰竭。其他后果包括发展成肺动脉高压和心律失常。感染性心内膜炎和血栓栓塞疾病，特别是脑卒中或体循环血栓栓塞是重要的并发症。

瓣膜性心脏病治疗的主要目的是减轻症状、预防并发症和降低死亡率[1~3]。外科治疗对出现症状进展的患者通常是必要的，也可经批准用于一些无症状的患者。内科治疗通常用于术前症状控制或不适宜手术的患者。

对**有症状患者**，内科治疗与在其他形式的心衰中使用相同（见第224页）。急性情况时，除了慢性治疗的利尿药、地高辛、ACEI、β受体阻滞剂以外，硝普钠和正性肌力药（如多巴胺或多巴酚丁胺）可能需要。药物的选择取决于受损瓣膜。ACEI和其他血管扩张药通常避免用于主动脉瓣狭窄，这是因为血压降低无法通过增加心输出量来平衡，理论上有发生严重低血压的风险。然而，有报道[4]在严重主动脉瓣狭窄和左心室功能保留的患者使用卡托普利可改善症状，但是左心室功能障碍患者不能耐受，同时硝普钠口服用于急性瓣膜反流发作时[5]。一些指南还建议β受体阻滞剂应避免在主动脉瓣狭窄时使用[2]。需要内科治疗的主动脉瓣反流患者，血管扩张药可能尤其有价值，特别是在病情严重时[6]。也有报道[7]ACEI治疗二尖瓣狭窄有症状获益。心律失常应按标准抗心律失常治疗（见第212页）。

药物预防瓣膜疾病的无症状结果令人失望。尽管认为主动脉瓣狭窄和动脉粥样硬化之间相似，但是一项观察研究[8]发现在无症状患者服用ACEI治疗高血压对狭窄的进展无影响，主动脉瓣钙化狭窄患者服用他汀类药物在之后的研究未能证实最初的获益[9,10]。早期研究[11]显示长期用硝苯地平进行血管扩张治疗严重主动脉瓣狭窄的无症状患者能够改善预后，却在之后用硝苯地平或卡托普利的长期研究中未能得到证实[12]。另一项对无症状的二尖瓣反流患者使用ACEI治疗的研究[13]未能发现获益。

手术是治疗瓣膜性心脏病的主要治疗方法，一般包括生物瓣或机械瓣置换；后者持续时间更长，但是血栓栓塞风险也大。瓣膜修复适合于某些情况，特别是瓣膜反流，而球囊扩张术在一些瓣膜狭窄的患者有一定

用[3]。瓣膜置换术可缓解症状，但是患者仍有发生并发症的风险。

无症状患者和人工瓣膜置换患者治疗的主要目标是预防细菌性心内膜炎及心脏内形成血栓导致系统栓塞而发生的并发症。心脏瓣膜病患者有预防使用抗菌药的指征（**心内膜炎**，参见M37第159页）。抗血栓栓塞治疗对人工瓣膜术后患者[14]有重要作用，但是长期预防血栓栓塞一般仅推荐用于有血栓栓塞风险的其他患者，如合并心房颤动、左心房扩大、左心室功能障碍、高凝状态或既往有血栓栓塞的患者[3,15,16]。

长期口服抗凝药（如华法林）治疗通常视为机械瓣膜[2,3,16]患者所必需的，抗凝最佳水平尚不清楚。血栓栓塞的风险依赖于瓣膜的类型和位置及其他危险因素的存在，必须权衡出血的风险。英国推荐的靶 INRs（国际标准化比值）已知瓣膜类型和位置是不同的，主动脉瓣位置是2.5~3.5，二尖瓣位置是3.0~3.5。如果没有其他特殊信息或要求，一般推荐的主动脉瓣位置是3.0，而二尖瓣位置是3.5[17]。美国推荐INR范围是2.5~3.5，主动脉瓣位置在没有其他危险因素存在的情况下，对大多数类型的瓣膜来说建议范围在更低的2.0~3.0是适合的[3,16]。然而一项大型研究[18]患者分层为不同INR范围，发现中度到重度血栓栓塞或合并出血的INR范围为2.0~4.5；主动脉瓣置换或二尖瓣置换术或两者都接受的患者用同一类型瓣膜。有证据显示增加抗血小板药物（潘生丁或小剂量阿司匹林）可进一步减低死亡或血栓栓塞的风险，但出血的风险相应增加[19]。要考虑辅助抗血小板药物对患者有额外的风险（例如华法林治疗抗凝血的出现出血栓塞）或缺血心尖出血[2,3,16]。对INR合适但仍出现全身栓塞的患者，两者择其一，或联合使用，INR的目标范围应增加[16]。

使用生物瓣患者推荐抗凝血药在置换术后3个月使用[16]，尽管阿司匹林同样有效[20]，仅主动脉瓣受累的患者，常用阿司匹林替代抗凝治疗。有额外危险因素的患者（如无症状患者，见上文）被普遍认为需要长期口服抗凝血药治疗[3,16]。对心脏生物瓣患者，INR在2.0~3.0是合适的。对不需要口服抗凝血药的生物瓣患者，应该考虑小剂量阿司匹林[3,16]，虽然其他指南[2]提出没有证据支持此观点。

长期抗凝治疗患者因手术或由于出血并发症而中断治疗，可使患者暴露在血栓栓塞的风险中。一项对出血患者的研究[21]认为停止口服抗凝血药是安全的。接受手术的患者围手术期停用抗凝血药或换用其他抗凝治疗还未得出结论，虽然已提出推荐[2,3,22]。决定取决于患者个体出血和血栓栓塞的相对风险。出血风险较低的手术，抗凝通常可以继续。出血风险较高的手术，如果血栓栓塞风险较低，抗凝血药可以停止，但是推荐转换成肝素。最佳肝素剂型和剂量尚未确定。一些指南推荐低分子量肝素作为一线治疗方案[22]，其安全性仍被关注[23]，而其他建议则认为应优先考虑普通肝素[2,3]。

感染性心内膜炎患者用抗凝血药有争议，有增加患者出血的风险，但是也基于对于这类患者是必须考虑。不建议常规抗凝治疗，已经口服抗凝血药的患者应转换成肝素治疗，直到已经明确不需手术，并且病情稳定[3,16]。

如果血栓形成堵塞人工瓣膜，通常建议外科干预[2,3,24]。溶栓治疗如链激酶或尿激酶可以使用[16]，但是时常无效而且伴随高风险。因此通常保留于外科手术风险极高的患者[2,3]，虽然有研究发现左侧人工瓣膜血栓溶栓比手术更成功，特别是在重症患者。反复治疗[26]可能会增加成功率。肝素在非阻塞性血栓中起重要作用。瓣膜血栓的患者应将抗凝控制优化[2]，可以考虑更高目标的INRs或考虑加用抗血小板治疗[3,16]。

妊娠期间发生血流动力学改变会使孕妇心脏瓣膜的治疗复杂[27~29]。另外，妊娠是已知血栓栓塞危险因素，因此有心脏瓣膜疾病患者妊娠后风险增加[30]。然而，长期预防性口服抗凝血药（如华法林）出现问题，妊娠期间华法林是禁忌的（见**华法林**的**不良反应**，第466页）。有机械瓣膜的妇女应该持续抗凝治疗，但是治疗的选择还不明确[3,31,32]。一项系统性综述[33]发现持续口服抗凝血药增加胎儿风险，却让华法林的血栓栓塞并发症风险更高。大多数指南建议应与患者讨论如何选择，并针对不同个体来平衡风险，但一些特殊推荐不同[2,3,32]。胚胎病与华法林的主要风险发生在妊娠6~12周，肝素往往在此期间被替换，也可被停止（为避免新生儿抗凝）。在整个孕期（包括头3个月）使用华法林已有令人满意的结果报道[34]。当服用华法林每日5mg或较低剂量时胚胎病的风险似乎降低[3]，换成肝素之前，在此剂量下合适的INR使华法林可继续使用直到第36周[2]。如果用肝素替代华法林，无论是在怀孕头3个月还是整个怀孕期间，适当的剂量是至关重要的，需要严格监测。有人建议调整皮下肝素剂量，初始剂量每12h 17500~20000U皮下注射[32]；静

脉注射肝素也可选择，但不应该使用小剂量皮下肝素，因为它不能提供足够的保护。也可以使用低分子量肝素，虽然存在争议[2,3,23]；如果使用此药，应仔细监测抗Ⅹa因子浓度。血栓栓塞高危女性可用小剂量阿司匹林辅助皮下肝素或华法林[3,32]。

1. Boon NA, Bloomfield P. The medical management of valvar heart disease. *Heart* 2002; 87: 395–400.
2. Vahanian A, *et al.* Guidelines on the management of valvular heart disease: The Task Force on the Management of Valvular Heart Disease of the European Society of Cardiology. *Eur Heart J* 2007; 28: 230–68. Also available at: http://www.escardio.org/guidelines-surveys/esc-guidelines/GuidelinesDocuments/guidelines-VHD-FT.pdf (accessed 27/08/08)
3. Bonow RO, *et al.* 2008 Focused update incorporated into the ACC/AHA 2006 guidelines for the management of patients with valvular heart disease: a report of the American College of Cardiology/American Heart Association Task Force on Practice Guidelines (Writing Committee to Revise the 1998 Guidelines for the Management of Patients With Valvular Heart Disease). *Circulation* 2008; 118: e523–e661. Also available at: http://circ.ahajournals.org/cgi/reprint/118/15/e523.pdf (accessed 11/11/08)
4. Chockalingam A, *et al.* Safety and efficacy of angiotensin-converting enzyme inhibitors in symptomatic severe aortic stenosis: Symptomatic Cardiac Obstruction—Pilot Study of Enalapril in Aortic Stenosis (SCOPE-AS). *Am Heart J* 2004; 147: e19.
5. Khot UN, *et al.* Nitroprusside in critically ill patients with left ventricular dysfunction and aortic stenosis. *N Engl J Med* 2003; 348: 1756–63.
6. Enriquez-Sarano M, Tajik AJ. Aortic regurgitation. *N Engl J Med* 2004; 351: 1539–46.
7. Chockalingam A, *et al.* Safety and efficacy of enalapril in multivalvular heart disease with significant mitral stenosis—SCOPE-MS. *Angiology* 2005; 56: 151–8.
8. Rosenhek R, *et al.* Statins but not angiotensin-converting enzyme inhibitors delay progression of aortic stenosis. *Circulation* 2004; 110: 1291–5.
9. Hermans H, *et al.* Statins for calcific aortic valve stenosis: into oblivion after SALTIRE and SEAS? A extensive review from bench to bedside. *Curr Probl Cardiol* 2010; 35: 284–306.
10. Chan KL, *et al.* Effect of Lipid lowering with rosuvastatin on progression of aortic stenosis: results of the aortic stenosis progression observation: measuring effects of rosuvastatin (ASTRONOMER) trial. *Circulation* 2010; 121: 306–14.
11. Scognamiglio R, *et al.* Nifedipine in asymptomatic patients with severe aortic regurgitation and normal left ventricular function. *N Engl J Med* 1994; 331: 689–94.
12. Evangelista A, *et al.* Long-term vasodilator therapy in patients with severe aortic regurgitation. *N Engl J Med* 2005; 353: 1342–9.
13. Harris KM, *et al.* Effects of angiotensin-converting enzyme inhibition on mitral regurgitation severity, left ventricular size, and functional capacity. *Am Heart J* 2005; 150: 1106.e1–1106.e6.
14. Sun JC, *et al.* Antithrombotic management of patients with prosthetic heart valves: current evidence and future trends. *Lancet* 2009; 374: 565–76.
15. Iung B, *et al.* Working Group on Valvular Heart Disease of the European Society of Cardiology. Recommendations on the management of the asymptomatic patient with valvular heart disease. *Eur Heart J* 2002; 23: 1253–66. Also available at: http://eurheartj.oxfordjournals.org/cgi/reprint/23/16/1253.pdf (accessed 20/02/08)
16. Salem DN, *et al.* Valvular and structural heart disease: American College of Chest Physicians evidence-based clinical practice guidelines (8th edition). *Chest* 2008; 133 (suppl): 593S–629S.
17. British Society for Haematology: British Committee for Standards in Haematology—Haemostasis and Thrombosis Task Force. Guidelines on oral anticoagulation: third edition. *Br J Haematol* 1998; 101: 374–87. Also available at: http://www.bcshguidelines.com/pdf/bjh715.pdf (accessed 20/02/08) Updated 2005 guidelines. *Br J Haematol* 2006; 132: 277–85. Also available at: http://www.bcshguidelines.com/pdf/oralanticoagulation.pdf (accessed 20/02/08)
18. Hering D, *et al.* Thromboembolic and bleeding complications following St. Jude Medical valve replacement: results of the German Experience With Low-Intensity Anticoagulation Study. *Chest* 2005; 127: 53–9.
19. Little SH, Massel DR. Antiplatelet and anticoagulation for patients with prosthetic heart valves. Available in The Cochrane Database of Systematic Reviews; Issue 4. Chichester: John Wiley; 2003 (accessed 20/02/08).
20. Gherli T, *et al.* Comparing warfarin with aspirin after biological aortic valve replacement: a prospective study. *Circulation* 2004; 110: 496–500.
21. Ananthasubramaniam K, *et al.* How safely and for how long can warfarin therapy be withheld in prosthetic heart valve patients hospitalized with a major hemorrhage? *Chest* 2001; 119: 478–84.
22. Douketis JD, *et al.* The perioperative management of antithrombotic therapy: American College of Chest Physicians evidence-based clinical practice guidelines (8th edition). *Chest* 2008; 133 (suppl): 299S–339S.
23. Seshadri N, *et al.* The clinical challenge of bridging anticoagulation with low-molecular-weight heparin in patients with mechanical prosthetic heart valves: an evidence-based comparative review focusing on anticoagulation options in pregnant and nonpregnant patients. *Am Heart J* 2005; 150: 27–34.
24. Roudaut R, *et al.* Thrombosis of prosthetic heart valves: diagnosis and therapeutic considerations. *Heart* 2007; 93: 137–42.
25. Lengyel M, Vándor L. The role of thrombolysis in the management of left-sided prosthetic valve thrombosis: a study of 85 cases diagnosed by transesophageal echocardiography. *J Heart Valve Dis* 2001; 10: 636–49.
26. Özkan M, *et al.* Intravenous thrombolytic treatment of mechanical prosthetic valve thrombosis: a study using serial transesophageal echocardiography. *J Am Coll Cardiol* 2000; 35: 1881–9.
27. Reimold SC, Rutherford JD. Valvular heart disease in pregnan-cy. *N Engl J Med* 2003; 349: 52–9.
28. Stout KK, Otto CM. Pregnancy in women with valvular heart disease. *Heart* 2007; 93: 552–8.
29. Gelson E, *et al.* Valvular heart disease. *BMJ* 2007; 335: 1042–5.
30. Elkayam U, Bitar F. Valvular heart disease and pregnancy. Part I: native valves. *J Am Coll Cardiol* 2005; 46: 223–30.
31. Elkayam U, Bitar F. Valvular heart disease and pregnancy. Part II: prosthetic valves. *J Am Coll Cardiol* 2005; 46: 403–10.
32. Bates SM, *et al.* Venous thromboembolism, thrombophilia, antithrombotic therapy, and pregnancy: American College of Chest Physicians evidence-based clinical practice guidelines (8th edition). *Chest* 2008; 133 (suppl): 844S–886S.
33. Chan WS, *et al.* Anticoagulation of pregnant women with mechanical heart valves: a systematic review of the literature. *Arch Intern Med* 2000; 160: 191–6.
34. Sbarouni E, Oakley CM. Outcome of pregnancy in women with valve prostheses. *Br Heart J* 1994; 71: 196–201.

动脉痉挛性疾病

雷诺综合征是最重要的外周动脉痉挛性疾病，也是最重要的外周血管病（参见 M37 第137页）。动脉痉挛性疾病的发生取决于对温度不适当的反应，导致血管收缩和（或）血管痉挛；雷诺综合征的手足发绀和冻疮通常是由于寒冷所诱导，反之红斑性肢痛病是由高热引起。

雷诺综合征，突然发作的苍白和发绀多在脚趾，是对寒冷或是情绪的应激反应。当发绀转变红亮时，发作消失。原发的雷诺综合征（雷诺病）的原因不明。特征包括强烈的血管收缩或血管痉挛、交感神经分布紊乱、循环儿茶酚胺改变、血小板聚集增强、红细胞变形和纤维蛋白溶解。并非所有病例机制相同。可能不是对初始的寒冷损伤的过度反应而是缺乏正常的适应性反应。继发性雷诺综合征（雷诺现象）经常和动脉阻塞性疾病共存，如血栓性脉管炎和结缔组织病，特别是硬皮病（系统性硬化症）。创伤和确定的药物，特别是 β 受体阻滞药和麦角胺也可能是诱发继发性雷诺综合征的原因。

治疗 雷诺综合征轻症患者的发作较少而且严重程度有限，主要的治疗、护理措施是保温；包括穿着适当衣服和使用器具，如保温手套。应该避免吸烟，因为吸烟导致血管收缩。任何潜在的或共存的疾病或继发性雷诺综合征的诱因都应当治疗。重症患者需要药物治疗[1~5]。药物作用目的是产生血管平滑肌松弛和血管扩张以改善静止血的血流，从而减少组织缺血的范围。一些药物也会调节血小板聚集或血流动力学。大多数的药物用于治疗雷诺综合征，尽管只有少数药物有确定的作用。

- 钙通道阻滞剂是有效的[6]，通常当需要药物治疗时可作为一线治疗。二氢吡啶类通常首选；最广泛使用和研究的是硝苯地平。
- 其他血管扩张药也已使用，但是获益证据有限[7]。莫西塞利是一种具有血管舒张活性的 α-受体阻滞剂，应用广泛，但是其他 α-受体阻滞剂（如酚妥拉明）由于不良反应限制其使用。萘呋胺、己酮可可碱和烟酸衍生物如烟酸肌醇也广泛使用。
- 局部血管扩张药如硝酸甘油也是选择之一，并且有效。
- 严重雷诺综合征合并溃疡和坏疽，前列腺素有一定作用。前列腺素 E1、依前列醇和伊洛前列环素均可经静脉给药。伊洛前列高对某些病例有效。一些前列腺素类药可局部用于溃疡病例，包括地诺前列醇。
- 波生坦，内皮素受体拮抗剂，在硬皮病相关疾病中对溃疡愈合有效。
- 其他药物也已试用，如 ACEI 和血管紧张素Ⅱ受体拮抗剂（卡托普利、依那普利、氯沙坦），5-羟色胺再摄取阻滞剂（氟西汀），酮色林和降钙素基因相关肽。不同结果的小型研究证据有限，未发现明确作用。5-磷酸二酯酶抑制剂如西地那非[8]已经显示一些获益，正如他汀类药物一样[9]，但还需要进一步的研究。

手足发绀以持续皮肤青紫色表现为特征。小动脉异常收缩，甚至在正常环境条件下，寒冷可以促使其发生。冻疮是一种影响四肢末端的炎症状态（冻疮病），症状包括红斑、瘙痒症和溃疡；可以急性的也可以慢性的。冻疮在湿冷情况下常发生。手足发绀和冻疮一般不需要特殊治疗，通常戒烟、防寒以及对症止痒治疗就足够了。然而，如果病情严重，也应考虑治疗雷诺综合征的相关药物。

红斑性肢痛症（有时也称作肢端红痛症）是由于热刺激的血管痉挛性疾病，也可以由药物造成或者继发于其他原因，以四肢、肢端红肿伴有灼热感和受累区域皮肤温度升高。血小板增多症（参见 M37 第 623 页）是最常见病因，事实上，红斑性肢痛症可能是此病的表现特点；血小板增多症，由于血小板聚集可能发生小动脉闭塞。小剂量阿司匹林可以使部分患者明显减轻症状，可能是通过阻止血小板聚集起作用。β 受体阻滞剂也可能有帮助，一些无对照报道其他药物也存在获益[10]。避免暴露于热刺激可预防发作。

1. Block JA, Sequeira W. Raynaud's phenomenon. *Lancet* 2001; 357: 2042–8.
2. Wigley FM. Raynaud's Phenomenon. *N Engl J Med* 2002; 347: 1001–8.
3. Bowling JCR, Dowd PM. Raynaud's disease. *Lancet* 2003; 361: 2078–80.
4. Pope JE. The diagnosis and treatment of Raynaud's phenomenon: a practical approach. *Drugs* 2007; 67: 517–25.
5. Lambova SN, Müller-Ladner U. New lines in therapy of Raynaud's phenomenon. *Rheumatol Int* 2009; 29: 355–63.
6. Thompson AE, Pope JE. Calcium channel blockers for primary Raynaud's phenomenon: a meta-analysis. *Rheumatology (Oxford)* 2005; 44: 145–50.
7. Vinjar B, Stewart M. Oral vasodilators for primary Raynaud's phenomenon. Available in The Cochrane Database of Systematic Reviews; Issue 2. Chichester: John Wiley; 2008 (accessed 11/08/09).
8. Levien TL. Phosphodiesterase inhibitors in Raynaud's phenomenon. *Ann Pharmacother* 2006; 40: 1388–93.
9. Abou-Raya A, *et al.* Statins: potentially useful in therapy of systemic sclerosis-related Raynaud's phenomenon and digital ulcers. *J Rheumatol* 2008; 35: 1801–8.
10. Cohen JS. Erythromelalgia: new theories and new therapies. *J Am Acad Dermatol* 2000; 43: 841–7.

静脉血栓栓塞

静脉血栓栓塞包括深静脉血栓形成（DVT）和肺栓塞[1]；两者常同时存在，应认为是一个临床整体。深静脉血栓形成中，血栓的形成（血凝块）常常起自瓣膜袋，阻碍下肢或主要的骨盆静脉。肺栓塞常因血栓或它的一部分在循环中移行，阻塞肺动脉而发生。大约70%确诊肺栓塞患者有大腿深静脉血栓形成，40%～50%确诊深静脉血栓形成的患者存在无症状肺栓塞。近端深静脉血栓形成比远端深静脉血栓形成发生肺栓塞的危险性更高。各种因素都可促进血栓形成，有一些情况促使患者易患静脉血栓栓塞（见**血栓栓塞疾病**，第243页）。

静脉血栓栓塞常见但容易漏诊，是较高发病率和死亡率的原因，特别在住院患者中。

- **深静脉血栓形成**的症状包括下肢肿胀、触痛、患肢的皮温升高、苍白、浅静脉充血、发热和心动过速。然而，大约一半病例无症状。长期情况下，常发生慢性静脉功能不全和静脉曲张性溃疡（静脉炎后综合征或血栓形成综合征）。

大多数深静脉血栓的临床症状是非特异的，应当在患者长期抗凝治疗之前明确诊断。英国指南[2]建议临床疑诊的判定和 D-二聚体浓度的测定用于有症状的门诊患者排除诊断，之外对于中等或高度临床疑似患者 D-二聚体浓度增高的患者进行血管内诊断性影像学，并且推荐存在静脉血栓栓塞病史或孕妇患者使用。D-二聚体的测定受肝素使用的影响，取血应在给予肝素之前[2]。在需要成像的地方无创技术通常足够，尽管部分患者需要静脉造影术[3,4]。压迫超声是首选方法；阻抗体积描记法也可以使用[3]，但是敏感度较低。

- **肺栓塞**有多种表现形式，依赖于它的范围和持续时间。急性大块栓塞引起严重的血流动力学紊乱造成心排血量急剧减少和循环衰竭。然而，肺栓塞最常见表现是患者出现急性较小的栓子引起胸膜痛、咯血、呼吸困难、心动过速和发热。

对于肺栓塞的诊断而言，它的诊断策略取决于临床概率[5,6]。计算机断层血管显像是概率高患者首选的方法，当灌注/通气扫描可用时，可作为另一选择。概率低患者可查 D-二聚体。超声心动图对严重患者有一定作用。

静脉血栓栓塞的预防 传统的预防静脉血栓栓塞是接受手术的患者的目标，但是目前认为内科和外科患者都有深静脉血栓形成和肺栓塞的风险[7]，理想情况下所有住院患者都应评估危险因素，并接受合理治疗。涵盖患者选择和治疗选择的指南已经发表[8~11]。然而，采用的预防措施已有报道[12]。

患者被分为静脉血栓栓塞低危、中危或高危[10]。对外科患者，手术类型和持续时间是重要因素；手术进程 30min 以下通常归为低危，持续超过 30min 归为中危，而骨科手术被认为高危。其余的高危人群包括有严重创伤或脊髓受损的患者。年龄、活动受限、易血栓状态或有血栓塞史，以及如癌症、心力衰竭、肺疾病等情况，内科和外科患者风险均增加，与存在多种危险因子类似。怀孕也是危险因素，下文将进行更详细的讨论。

预防包括物理方法或是药物方法。物理方法效果较差，但是不会增加出血风险。简单的物理方法如抬高下肢、早期下床活动、分级加压弹力袜可用于低危患者的适当预防。对高危患者也可用物理方法作为药物治疗的补充[8,10,11]，但是单用不够有效；然而更复杂的机械性方法，如间歇性充气加压装置可替代抗凝血药作为高危出血风险患者的治疗。但是加压技术不适用于有明显外周血管病的患者。

药物方法通常基于注射或口服抗凝血药。对中危患者，小剂量皮下肝素是使用最广泛的方法，但是皮下低分子肝素越来越多被替代使用[8,10]，可以优先考虑[9,11]。磺达肝癸钠也是选择之一[10,11]。高危患者可能需要更积极的预防，包括大剂量或静脉低分子肝素或普通肝素；口服维生素K拮抗剂如华法林也可使用。最近新引进的方法包括达比加群和利伐沙班，尽管目前仅推荐用于骨科手术[11]。其他使用药物包括抗血小板药物、右旋糖酐、肝素类似物、水蛭素类似物。安克洛酶和阿加曲班可用于肝素诱发的血小板减少症或血栓形成患者。

使用**普通肝素**预防外科血栓栓塞的方法已确立。通常给予小剂量皮下肝素（"标准肝素预防"）；典型给药方法是手术前2h皮下注射5000U，术后7天每8h或12h给药或直到开始活动。在一项包括70个随机研究、16000名患者的综述[13]中，肝素在普通外科手术中降低亚临床深静脉血栓67%的危险度，骨科手术中降低68%的危险度，泌尿外科手术中降低75%危险度。在非致命性肺栓塞的病例中也能降低40%危险度，致命性病例降低64%危险度，全部病例降低47%的危险度。调整剂量肝素在高危患者中更有效，但是实验监测的需要和出血并发症的危险限制了它的使用。

低分子量肝素比普通肝素有一些优势，包括不必频繁给药、不需要监测。然而低分子量肝素并没有显示能降低出血危险，在接受脊椎或硬膜外麻醉的患者中使用，会增加脊柱血肿的危险，因而限制了使用。研究显示低分子量肝素和普通肝素一样有效，但是，不同患者人群荟萃分析得出有关优越性的结论不同。举例而言，有证据表明在骨科手术中低分子量肝素有优越性[14]，特别是关于近端深静脉血栓[15]的危险，在接受髋部骨折手术的患者中证据尚无定论[16]。在普通外科手术中两种类型的肝素似乎同样有效，虽然一项分析[17]报道低分子量肝素更优越。一项大型研究[18]显示大型腹部手术后，低分子肝素和普通肝素一样有效，但是出血并发症更多[19]。严重创伤患者，低分子量肝素比普通肝素更有效[19]。

手术患者何时开始使用低分子肝素存在争议，因为血栓栓塞的风险开始于手术时，但出血风险在那时也是最高的。对大多数骨科手术，荟萃分析[20]发现没有证据表明术前第一次给药比术后更有效，且大出血风险相似，提示这两种选择都可以接受。第一次给药接近手术时间可能更有效，但是相关大出血风险增加。

药物理想预防持续时间尚不清楚[21]。低分子肝素通常仅在住院期间持续使用，但是延长预防时间可能有一定作用，特别是对骨科手术后的高危患者，或是普通外科手术后[8,10,11]。骨科手术后通过静脉造影检测患深静脉血栓风险率增加，一直到出院后1个月，低分子肝素可降低这种危险[22,23]。然而，这一发现的临床意义受到质疑[24]，一项系统性综述[25]提出延长预防时间的益处被高估。一项针对肿瘤手术患者的荟萃分析[26]也发现给予依诺肝素或达肝素持续4周可获益。

维生素拮抗剂如华法林的使用不如肝素普遍，尽管二者在骨科手术中一样有效且可以华法林口服给药。美国指南[10]允许使用调整剂量的华法林，接受髋部或膝部手术的患者INR需在2~3。

直接凝血因子Ⅹa抑制剂是另一种选择。皮下注射磺达肝素（一种合成的戊多糖）可以作为其他抗凝血药的替代物使用[9~11]。据报道[27]，它对骨科手术比低分子量肝素更有效，尽管出血可能增加，它在腹部手术[28]和内科患者[29]中也有效。延长预防时间可以获益[30]。立伐沙班对髋关节置换术[31]和膝关节置换术[32]有效，阿哌沙班的确定结果也已报道[33,34]。

直接凝血酶抑制剂如地西卢定和比伐卢定已经试用[35]，但还未得到确定的作用。达比加群是一种口服的直接凝血酶抑制剂，具有有效[36]，可用于接受髋关节或膝关节置换术的患者[37]。

抗血小板药物（如阿司匹林）被认为是在静脉循环中与抗凝血药相比是效应较弱的抗血栓剂，在预防静脉血栓栓塞方面的价值有限。一项1990年3月之前可获得的抗血小板药（主要是随机化试验的）综述[38]和新近一项髋关节手术患者阿司匹林安慰机对照试验[39]都表明抗血小板治疗可以降低静脉血栓栓塞的危险，因此应考虑高危患者使用抗血小板治疗。然而，2份报道都受到了批评，虽然一些指南推荐使用阿司匹林[8]，但是其他指南提出由于其他方法一般更有效[10]。长期使用小剂量阿司匹林似乎对静脉血栓栓塞发生率的影响较小[40]。

非手术患者，荟萃分析[41,42]认为抗凝血药预防治疗可降低住院内科患者静脉血栓栓塞危险，对高危患者推荐预防治疗[8~11,43]适宜的方法包括小剂量皮下肝素、低分子肝素或磺达肝癸钠。肿瘤患者尤其危

险[44]；一项研究[45]显示，很小剂量华法林（平均每日2.6mg）对接受转移性乳腺癌化疗的患者是安全而有效的，但是没有其他危险因素的癌症患者不常规推荐抗凝治疗[10]。中心静脉置管者，抗凝预防可降低静脉血栓栓塞的作用尚不清楚[46]。

虽然有证据显示在旅行时，尤其是长时间旅行，静脉血栓栓塞风险增加[47]，但是预防的作用不清楚。一项系统性综述[48]提出低危到高危患者中，弹力长筒袜对预防飞行相关静脉血栓栓塞有效；可以考虑使用弹力长筒袜和小剂量肝素[49]，对高危患者低分子量肝素是必要的[8]。其他指南[10,49]除了不支持使用阿司匹林外，推荐内容相似。

静脉血栓栓塞的治疗　深静脉血栓栓塞的治疗[3,50,51]目标是防止肺栓塞发生、防止血栓蔓延、减少复发危险、减少慢性静脉功能不全和静脉性溃疡引起的长期并发症。非药物治疗包括卧床休息抬高双脚、活动四肢和强力弹性长筒袜[52]。这些措施对限制在小腿静脉的小血栓是充分的，虽然存在争议。对大多数患者而言，抗凝是主要的治疗方法；它可预防进一步血栓形成，允许自体溶栓机制对已存在的血凝块起作用。非药物治疗可以作为药物治疗的补充；阶梯加压弹力袜可以减少接受抗凝血药患者发生静脉炎症状的危险[53,54]，推荐使用2年[55]。溶栓治疗或外科血栓切除术有时也有作用[56,57]。

口服和胃肠外给予抗凝血药都可用于治疗DVT。直接抗凝血药如肝素、低分子量肝素和磺达肝癸有胃肠外给药，但是有立竿见影的效果，通常作为初始治疗。口服抗凝血药主要包括维生素K拮抗剂如华法林。服用几天即可达到效果，通常用于维持治疗，但直接作用的口服抗凝血药，如达比加群[58]和利伐沙班[59]，正在被开发并且可能存在优势。普通肝素和华法林的不足在于一般需要根据实验室监测调整剂量。

普通肝素广泛用于初期治疗。通常静脉给药，先静脉内给予负荷剂量5000U或75~80U/kg，然后以每小时18U/kg静脉连续输注，并根据反应进行调整[9,55]；用药量通常在每小时1000~2000U的范围内。另一种选择替代方法，是以相似的日总剂量分2次皮下给药[9]；在美国，推荐每隔12h皮下给予肝素17500U[55]。根据反应进行调整。也有一些证据显示以250U/kg为基础根据体重调整剂量，每日2次，安全有效且不需要监测[60]，这可作为选择之一[55]。然而，由于低分子量肝素有许多优点，目前作为首选[9,55]。荟萃分析[61,62]显示在治疗深静脉血栓和肺栓塞方面，低分子量肝素和普通肝素同样有效且安全。一项系统性综述[63]发现每日1次的治疗方式和每日2次的治疗方式在安全性和有效性方面也是一样的。它们对门诊患者深静脉血栓的治疗[64~66]也是安全和有效的，并推荐用于无并发症的肺栓塞患者门诊治疗[5]。磺达肝癸也有效[67]，在静脉血栓栓塞的初期治疗中可作为替代物使用。

安克洛酶、阿加曲班、重组水蛭素或来匹卢定，可以作为肝素的替代物用于发生肝素诱导的血小板减少或血栓形成的患者。肝素类似物（如达那肝素）或低分子量肝素也是合适的，尽管可能存在交叉反应性。

口服维生素K拮抗剂（通常是华法林）的治疗应该和肝素一样在相同时间开始使用[10]。通常给予标准负荷量，之后调整剂量维持INR在推荐范围内[55,68]。胃肠外给抗凝血药应当持续使用直至INR稳定并且保持在治疗范围内[55]；通常5~7天。口服抗凝血药最适宜的持续时间不清楚[69]。研究的荟萃分析[70,71]比较了不同治疗时间，发现只要抗凝血药持续使用复发率就会减少；因此，为了预防复发，理论上只要患者有复发的危险就应当持续使用。每位患者都应进行评估[21,72]。血栓栓塞在伴有危险因素或自发性静脉血栓栓塞患者最可能复发，男性复发率比女性高[73]。然而，复发的危险需要与出血的危险相平衡。一项荟萃分析[70]发现，总体复发的绝对危险性随时间而下降，但是出血的危险保持不变，提示终生治疗或许不是常规指征。其他分析[71]发现抗凝中止之后临床获益可以维持，尽管处于下降水平，但是延长治疗时间并没有明显增加出血危险。因此考虑缩短治疗持续时间对存在暂时性危险因素的患者是适当的，而存在危险因素或未知危险因素的患者可能需要较长治疗时间。然而，对每例患者而言治疗应该持续的时间不甚清楚。尽管一项研究[74]认为1个月治疗时间对术后血栓栓塞患者是适当的，而其他研究[75]提出存在暂时性危险因素的患者应治疗3个月。推荐反映治疗时间不确定。英国[68]和美国[55]的指南推荐存在暂时性危险因素患者治疗至少3个月，虽然英国认为小腿静脉血栓栓塞患者治疗至少6周。对特发性静脉血栓栓塞患者，推荐治疗至少6个月[68]或至少3个月[55]，而且考虑终生治疗[55]。对反复血栓栓塞事件或存在持续危险因素的患者也应终生抗凝治疗。

长期口服抗凝血药的局限性包括出血性并发症和复发血栓栓塞，因而引发研究其他治疗方法。一项荟萃分析[76]显示使用低分子量肝素持续3个月和华法林在安全性和有效性方面相似，在华法林治疗期间对于复发静脉血栓栓塞它们作为初期治疗也比华法林有效[78]，这类患者[55]长期抗凝治疗的头3~6个月推荐使用。低强度华法林用于长期预防和不治疗相比可以降低复发的危险[79]。然而，一项比较低强度和高强度用药的研究[80]发现低强度用药作用较弱，而且并不在降低出血的危险性。皮下注射艾卓肝素（一种Ⅹa因子抑制剂）也已试用[81]，当给药时间延长时，相比标准治疗引起出血风险更大[82]。对存在抗凝禁忌证的患者或接受抗凝治疗血栓栓塞仍反复发的患者，适合置入腔静脉滤器预防栓子到达肺部，但是使用滤器作为标准抗凝治疗的补充通常不作推荐[83]。

溶栓治疗（如链激酶）对严重血栓形成的作用通常有限。一项系统性综述[84]显示它对深静脉血栓者的死亡率没有影响，其主要优点是使静脉持续开放和降低静脉炎后综合征发生率。增加出血事件的危险性较小。因为药物输注中止溶栓活性即消失，在使用肝素后口服抗凝血药以防止再复潮。

小的**肺栓塞**的处理可用肝素、低分子肝素或磺达肝癸联合口服抗凝血药，同深静脉血栓形成处理（见上文）[5,55,85~90]。严重肺栓塞起始时，肝素的剂量加倍。应在低分子肝素治疗前给予普通肝素的起始剂量[5]。对急性肺动脉大块血栓栓塞伴随明显血液动力学改变的患者，应给予溶栓以及适当的支持治疗[5,6,55]；当存在溶栓禁忌证或需要快速溶栓时，可采用手术取栓术或经皮导管粉碎术。链激酶、尿激酶和阿替普酶都显示出加速栓子溶解和减少肺血管阻塞的作用。然而，它们对死亡率的影响不确定，且出血的危险性增加[91,92]；一项荟萃分析[93]发现仅在高危患者的研究中获益，因此不推荐用于非大块肺动脉栓塞[5]，尽管在经选择的中危患者可能有一定获益。溶栓剂的选择并不明确，因为在不同研究中溶栓剂使用的剂量不具有可比性，但是通常推荐外周灌注大于或少于2h[55]。

儿童静脉血栓栓塞　静脉血栓栓塞在儿童相对罕见，流行病学上与成人不同[94,95]。虽然公布了治疗指南[96]，但是这通常依赖于对成人研究外延。

妊娠期静脉血栓栓塞　妊娠是静脉血栓栓塞已知的危险因素，尽管绝对危险较低，但是在英国，肺栓塞在妊娠期是孕产妇死亡的最常见原因。妊娠期抗凝对预防或治疗静脉血栓栓塞都是必需的；由于瓣膜性心脏病或人工心脏瓣膜患者处于全身栓塞危险，在妊娠期持续抗凝也是需要的（见上文）。

口服抗凝血药（如华法林）可以穿过胎盘，可能危害胎儿；在妊娠期通常被禁忌使用。肝素似乎不能穿过胎盘，尽管有潜在的母体并发症（如骨质疏松症和血小板减少症），但是在妊娠期可选择的抗凝血药。低分子量肝素在妊娠期[97]和普通肝素一样安全，而且有许多优点，包括骨质疏松症和血小板减少症的危险较小[98]。

妊娠期静脉血栓栓塞的治疗经过回顾[99~104]并且英国[105,106]和美国[98]已经公布指南。**预防性抗凝**不是所有孕妇都需要，但是对静脉血栓栓塞特殊危险的孕妇应考虑预防性抗凝，这包括既往血栓栓塞或凝血功能异常（如遗传性抗凝血酶Ⅲ、C蛋白、S蛋白的缺乏），或者由于血浆中的抗磷脂抗体导致获得性血栓形成倾向。患者必须进行个体化治疗，而且目前的方案不同。对于有血栓栓塞病史但是没有凝血功能异常的妇女，一些学者推荐倘若仅有一次血栓栓塞的偶发事件并且没有其他危险因素，在分娩时和产后6周给予预防性抗凝治疗；其他人提倡皮下肝素的预防应贯穿妊娠期。然而，一项前瞻性研究[107]提出对于这样的患者分娩后停止抗凝是安全的，这种方法得到推荐[98]。虽然推荐使用标准小剂量肝素，但是在妊娠期必须使用大剂量肝素[98~100]。低分子量肝素也被使用[98,100,102,106]。存在遗传性或获得性凝血功能异常但是不存在血栓形成证据的患者，不需要抗凝，但必须谨慎进行评估。

如果在妊娠期发生急性静脉血栓栓塞，就要像非妊娠患者一样采用低分子量肝素或静脉肝素进行治疗（见上文）。出生前患者需要持续抗凝直到妊娠停止，通常静脉注射疗法达6~10天后，每隔12h采用调整剂量的肝素取代；低分子量肝素是另一种选择[98,100]，可优先选择[105]。分娩时必须特殊护理。接受全部肝素治疗剂量的患者在分娩当天应当减少剂量或停药；但是接受较低肝素预防剂量的患者不必如此。低分子量肝素应在预计分娩之前的24h停药[98,105]。如果可能，接受华法林的患者应当在分娩前2~3周，分娩时并且不晚于36孕周改用肝素。分娩后应持续抗凝，通常在6周后停

止；总的治疗持续时间应至少 3 个月[105]。

在妊娠期，尤其是妊娠末 3 个月，因为高促凝血素，尤其是因子 VⅢ 和纤维蛋白原的存在，抗凝实验室监测可靠性不强，这就导致了即使血浆中有足够的肝素浓度，活化部分凝血激酶时间（APTT）的值较低。

1. Blann AD, Lip GYH. Venous thromboembolism. *BMJ* 2006; **332:** 215–19.
2. British Society for Haematology: British Committee for Standards in Haematology—Haemostasis and Thrombosis Task Force. The diagnosis of deep vein thrombosis in symptomatic outpatients and the potential for clinical assessment and D-dimer assays to reduce the need for diagnostic imaging. *Br J Haematol* 2004; **124:** 15–25.
Also available at: http://www.bcshguidelines.com/pdf/D-Dimer.pdf (accessed 10/02/06)
3. Tovey C, Wyatt S. Diagnosis, investigation, and management of deep vein thrombosis. *BMJ* 2003; **326:** 1180–4.
4. Kyrle PA, Eichinger S. Deep vein thrombosis. *Lancet* 2005; **365:** 1163–74.
5. British Thoracic Society Standards of Care Committee Pulmonary Embolism Guideline Development Group. British Thoracic Society guidelines for the management of suspected acute pulmonary embolism. *Thorax* 2003; **58:** 470–83.
Also available at: http://www.brit-thoracic.org.uk/Portals/0/Clinical%20Information/Pulmonary%20Embolism/Guidelines/PulmonaryEmbolismJUN03.pdf (accessed 27/08/08)
6. Torbicki A, *et al.* Guidelines on the diagnosis and management of acute pulmonary embolism: the Task Force for the Diagnosis and Management of Acute Pulmonary Embolism of the European Society of Cardiology (ESC). *Eur Heart J* 2008; **29:** 2276–2315. Also available at: http://www.escardio.org/guidelines-surveys/esc-guidelines/GuidelinesDocuments/guidelines-APE-FT.pdf (accessed 18/11/08)
7. Cayley WE. Preventing deep vein thrombosis in hospital inpatients. *BMJ* 2007; **335:** 147–51.
8. Scottish Intercollegiate Guidelines Network. Prophylaxis of venous thromboembolism: a national clinical guideline (October 2002). Available at: http://www.sign.ac.uk/pdf/sign62.pdf (accessed 27/08/08)
9. Baglin T, *et al.*, for the British Committee for Standards in Haematology. Guidelines on the use and monitoring of heparin. *Br J Haematol* 2006; **133:** 19–34. Also available at: http://www.bcshguidelines.com/pdf/heparin_220506.pdf (accessed 01/06/06)
10. Geerts WH, *et al.* Prevention of venous thromboembolism: American College of Chest Physicians evidence-based clinical practice guidelines (8th edition). *Chest* 2008; **133** (suppl): 381S–453S.
11. NICE. Venous thromboembolism: reducing the risk of venous thromboembolism (deep vein thrombosis and pulmonary embolism) in patients admitted to hospital (clinical guideline 92: issued January 2010). Available at: http://www.nice.org.uk/nicemedia/live/12695/47195/47195.pdf (accessed 04/06/10)
12. Cohen AT, *et al.* Venous thromboembolism risk and prophylaxis in the acute hospital care setting (ENDORSE study): a multinational cross-sectional study. *Lancet* 2008; **371:** 387–94.
13. Collins R, *et al.* Reduction in fatal pulmonary embolism and venous thrombosis by perioperative administration of subcutaneous heparin: overview of results of randomized trials in general, orthopedic, and urologic surgery. *N Engl J Med* 1988; **318:** 1162–73.
14. Koch A, *et al.* Low molecular weight heparin and unfractionated heparin in thrombosis prophylaxis after major surgical intervention: update of previous meta-analyses. *Br J Surg* 1997; **84:** 750–9.
15. Anderson DR, *et al.* Efficacy and cost of low-molecular-weight heparin compared with standard heparin for the prevention of deep vein thrombosis after total hip arthroplasty. *Ann Intern Med* 1993; **119:** 1105–12.
16. Handoll HHG, *et al.* Heparin, low molecular weight heparin and physical methods for preventing deep vein thrombosis and pulmonary embolism following surgery for hip fractures. Available in The Cochrane Database of Systematic Reviews; Issue 4. Chichester: John Wiley; 2002 (accessed 10/02/06).
17. Leizorovicz A, *et al.* Low molecular weight heparin in prevention of perioperative thrombosis. *BMJ* 1992; **305:** 913–20.
18. Kakkar VV, *et al.* Low molecular weight versus standard heparin for prevention of venous thromboembolism after major abdominal surgery. *Lancet* 1993; **341:** 259–65.
19. Geerts WH, *et al.* A comparison of low-dose heparin with low-molecular-weight heparin as prophylaxis against venous thromboembolism after major trauma. *N Engl J Med* 1996; **335:** 701–7.
20. Zufferey P, *et al.* Optimal low-molecular-weight heparin regimen in major orthopaedic surgery: a meta-analysis of randomised trials. *Thromb Haemost* 2003; **90:** 654–61.
21. Blanchard E, Ansell J. Extended anticoagulation therapy for the primary and secondary prevention of venous thromboembolism. *Drugs* 2005; **65:** 303–11.
22. Eikelboom JW, *et al.* Extended-duration prophylaxis against venous thromboembolism after total hip or knee replacement: a meta-analysis of the randomised trials. *Lancet* 2001; **358:** 9–15.
23. Hull RD, *et al.* Extended out-of-hospital low-molecular-weight heparin prophylaxis against deep venous thrombosis in patients after elective hip arthroplasty: a systematic review. *Ann Intern Med* 2001; **135:** 858–69.
24. Anderson DR, *et al.* Enoxaparin as prophylaxis against thromboembolism after total hip replacement. *N Engl J Med* 1997; **336:** 585.
25. O'Donnell M, *et al.* Reduction of out-of-hospital symptomatic venous thromboembolism by extended thromboprophylaxis with low-molecular-weight heparin following elective hip arthroplasty: a systematic review. *Arch Intern Med* 2003; **163:** 1362–6.
26. Rasmussen MS. Preventing thromboembolic complications in cancer patients after surgery: a role for prolonged thromboprophylaxis. *Cancer Treat Rev* 2002; **28:** 141–4.
27. Bounameaux H, Perneger T. Fondaparinux: a new synthetic pentasaccharide for thrombosis prevention. *Lancet* 2002; **359:** 1710–11.
28. Turpie AGG, *et al.* Apollo Investigators. Fondaparinux combined with intermittent pneumatic compression vs. intermittent pneumatic compression alone for prevention of venous thromboembolism after abdominal surgery: a randomized, double-blind comparison. *J Thromb Haemost* 2007; **5:** 1854–61.
29. Cohen AT, *et al.* The ARTEMIS Investigators. Efficacy and safety of fondaparinux for the prevention of venous thromboembolism in older acute medical patients: randomised placebo controlled trial. *BMJ* 2006; **332:** 325–9.
30. Eriksson BI, *et al.* Efficacy of fondaparinux for thromboprophylaxis in hip fracture patients. *J Arthroplasty* 2004; **19** (suppl 2): 78–81.
31. Eriksson BI, *et al.* RECORD1 Study Group. Rivaroxaban versus enoxaparin for thromboprophylaxis after hip arthroplasty. *N Engl J Med* 2008; **358:** 2765–75.
32. Lassen MR, *et al.* RECORD3 Investigators. Rivaroxaban versus enoxaparin for thromboprophylaxis after total knee arthroplasty. *N Engl J Med* 2008; **358:** 2776–86.
33. Lassen MR, *et al.* Apixaban or enoxaparin for thromboprophylaxis after knee replacement. *N Engl J Med* 2009; **361:** 594–604.
34. Lassen MR, *et al.* ADVANCE-2 investigators. Apixaban versus enoxaparin for thromboprophylaxis after knee replacement (ADVANCE-2): a randomised double-blind trial. *Lancet* 2010; **375:** 807–15.
35. Eriksson BI, Dahl OE. Prevention of venous thromboembolism following orthopaedic surgery: clinical potential of direct thrombin inhibitors. *Drugs* 2004; **64:** 577–95. Correction. *ibid.*; 912.
36. Eriksson BI, *et al.* RE-NOVATE Study Group. Dabigatran etexilate versus enoxaparin for prevention of venous thromboembolism after total hip replacement: a randomised, double-blind, non-inferiority trial. *Lancet* 2007; **370:** 949–56.
37. NICE. Dabigatran etexilate for the prevention of venous thromboembolism after hip or knee replacement surgery in adults (issued September 2008). Available at: http://www.nice.org.uk/nicemedia/pdf/TA157Guidance.pdf (accessed 27/11/08)
38. Antiplatelet Trialists' Collaboration. Collaborative overview of randomised trials of antiplatelet therapy—Ⅲ: reduction in venous thrombosis and pulmonary embolism by antiplatelet prophylaxis among surgical and medical patients. *BMJ* 1994; **308:** 235–46.
39. Pulmonary Embolism Prevention (PEP) Trial Collaborative Group. Prevention of pulmonary embolism and deep vein thrombosis with low dose aspirin: Pulmonary Embolism Prevention (PEP) trial. *Lancet* 2000; **355:** 1295–1302.
40. Glynn RJ, *et al.* Effect of low-dose aspirin on the occurrence of venous thromboembolism: a randomized trial. *Ann Intern Med* 2007; **147:** 525–33.
41. Dentali F, *et al.* Meta-analysis: anticoagulant prophylaxis to prevent symptomatic venous thromboembolism in hospitalized medical patients. *Ann Intern Med* 2007; **146:** 278–88.
42. Wein L, *et al.* Pharmacological venous thromboembolism prophylaxis in hospitalized medical patients: a meta-analysis of randomized controlled trials. *Arch Intern Med* 2007; **167:** 1476–86.
43. Francis CW. Prophylaxis for thromboembolism in hospitalized medical patients. *N Engl J Med* 2007; **356:** 1438–44. Correction. *ibid.*; **357:** 203.
44. Prandoni P, *et al.* Cancer and venous thromboembolism. *Lancet Oncol* 2005; **6:** 401–10.
45. Levine M, *et al.* Double-blind randomised trial of very-low-dose warfarin for prevention of thromboembolism in stage IV breast cancer. *Lancet* 1994; **343:** 886–9.
46. Kirkpatrick A, *et al.* Prevention of central venous catheter-associated thrombosis: a meta-analysis. *Am J Med* 2007; **120:** 901–13.
47. Chandra D, *et al.* Meta-analysis: travel and risk for venous thromboembolism. *Ann Intern Med* 2009; **151:** 180–90.
48. Hsieh H-F, Lee F-P. Graduated compression stockings as prophylaxis for flight-related venous thrombosis: systematic literature review. *J Adv Nurs* 2005; **51:** 83–98.
49. British Committee for Standards in Haematology. The British Society for Haematology guidelines on risk of venous thrombosis and long distance travel (including air flights) information for travelers, 2005. Available at: http://www.bcshguidelines.com/pdf/venousthromb_230505.pdf (accessed 10/02/06)
50. Snow V, *et al.* Management of venous thromboembolism: a clinical practice guideline from the American College of Physicians and the American Academy of Family Physicians. *Ann Intern Med* 2007; **146:** 204–10. Also available at: http://www.annals.org/cgi/reprint/146/3/204.pdf (accessed 27/08/08)
51. Segal JB, *et al.* Management of venous thromboembolism: a systematic review for a practice guideline. *Ann Intern Med* 2007; **146:** 211–22.
52. McCollum C. Avoiding the consequences of deep vein thrombosis. *BMJ* 1998; **317:** 696.
53. Brandjes DPM, *et al.* Randomised trial of effect of compression stockings in patients with symptomatic proximal-vein thrombosis. *Lancet* 1997; **349:** 759–62.
54. Prandoni P, *et al.* Below-knee elastic compression stockings to prevent the post-thrombotic syndrome: a randomized, controlled trial. *Ann Intern Med* 2004; **141:** 249–56.
55. Kearon C, *et al.* Antithrombotic therapy for venous thromboembolic disease: American College of Chest Physicians evidence-based clinical practice guidelines (8th edition). *Chest* 2008; **133** (suppl): 454S–545S.
56. Augustinos P, Ouriel K. Invasive approaches to treatment of venous thromboembolism. *Circulation* 2004; **110** (suppl 1): I27–I34.
57. Vedantham S. Interventions for deep vein thrombosis: reemergence of a promising therapy. *Am J Med* 2008; **121** (issue 11 suppl 1): S28–S39.
58. Schulman S, *et al.* RE-COVER Study Group. Dabigatran versus warfarin in the treatment of acute venous thromboembolism. *N Engl J Med* 2009; **361:** 2342–52.
59. Buller HR, *et al.* A dose-ranging study evaluating once-daily oral administration of the factor Xa inhibitor rivaroxaban in the treatment of patients with acute symptomatic deep vein thrombosis: the Einstein-DVT Dose-Ranging Study. *Blood* 2008; **112:** 2242–7.
60. Kearon C, *et al.* Fixed-Dose Heparin (FIDO) Investigators. Comparison of fixed-dose weight-adjusted unfractionated heparin and low-molecular-weight heparin for acute treatment of venous thromboembolism. *JAMA* 2006; **296:** 935–42.
61. van Dongen CJ, *et al.* Fixed dose subcutaneous low molecular weight heparins versus adjusted dose unfractionated heparin for venous thromboembolism. Available in The Cochrane Database of Systematic Reviews; Issue 4. Chichester: John Wiley; 2004 (accessed 10/02/06).
62. Quinlan DJ, *et al.* Low-molecular-weight heparin compared with intravenous unfractionated heparin for treatment of pulmonary embolism: a meta-analysis of randomized, controlled trials. *Ann Intern Med* 2004; **140:** 175–83.
63. van Dongen CJ, *et al.* Once versus twice daily low molecular weight heparin for the initial treatment of venous thromboembolism. Available in The Cochrane Database of Systematic Reviews; Issue 3. Chichester: John Wiley; 2005 (accessed 10/02/06).
64. Segal JB, *et al.* Outpatient therapy with low molecular weight heparin for the treatment of venous thromboembolism: a review of efficacy, safety, and costs. *Am J Med* 2003; **115:** 298–308.
65. Winter M, *et al.* on behalf of the Haemostasis and Thrombosis Task Force of the British Committee for Standards in Haematology. Procedures for the outpatient management of patients with deep venous thrombosis. *Clin Lab Haematol* 2005; **27:** 61–6. Also available at: http://www.bcshguidelines.com/pdf/dvt_220506.pdf (accessed 30/05/06)
66. Groce JB. Initial management of deep venous thrombosis in the outpatient setting. *Am J Health-Syst Pharm* 2008; **65:** 866–74.
67. Büller HR, *et al.* Fondaparinux or enoxaparin for the initial treatment of symptomatic deep venous thrombosis: a randomized trial. *Ann Intern Med* 2004; **140:** 867–73.
68. British Society for Haematology: British Committee for Standards in Haematology—Haemostasis and Thrombosis Task Force. Guidelines on oral anticoagulation: third edition. *Br J Haematol* 1998; **101:** 374–87. Also available at: http://www.bcshguidelines.com/pdf/bjh715.pdf (accessed 10/02/06) Updated 2005 guidelines. *Br J Haematol* 2006; **132:** 277–85. Also available at: http://www.bcshguidelines.com/pdf/oralanticoagulation.pdf (accessed 10/02/06)
69. Siragusa S, *et al.* How should we determine length of anticoagulation after proximal deep vein thrombosis of the lower limbs? *Br J Haematol* 2009; **144:** 832–7.
70. Hutten BA, Prins MH. Duration of treatment with vitamin K antagonists in symptomatic venous thromboembolism. Available in The Cochrane Database of Systematic Reviews; Issue 1. Chichester: John Wiley; 2006 (accessed 10/02/06).
71. Ost D, *et al.* Duration of anticoagulation following venous thromboembolism: a meta-analysis. *JAMA* 2005; **294:** 706–15.
72. López JA, *et al.* Deep venous thrombosis. *Hematology (Am Soc Hematol Educ Program)* 2004; 439–56.
73. Kyrle PA, *et al.* The risk of recurrent venous thromboembolism in men and women. *N Engl J Med* 2004; **350:** 2558–63.
74. Research Committee of the British Thoracic Society. Optimum duration of anticoagulation for deep-vein thrombosis and pulmonary embolism. *Lancet* 1992; **340:** 873–6.
75. Kearon C, *et al.* Comparison of 1 month with 3 months of anticoagulation for a first episode of venous thromboembolism associated with a transient risk factor. *J Thromb Haemost* 2004; **2:** 743–9.
76. Iorio A, *et al.* Low-molecular-weight heparin for the long-term treatment of symptomatic venous thromboembolism: meta-analysis of the randomized comparisons with oral anticoagulants. *J Thromb Haemost* 2003; **1:** 1906–13.
77. Luk C, *et al.* Extended outpatient therapy with low molecular weight heparin for the treatment of recurrent venous thromboembolism despite warfarin therapy. *Am J Med* 2001; **111:** 270–3.
78. Lee AYY, *et al.* Low-molecular-weight heparin versus a coumarin for the prevention of recurrent venous thromboembolism in patients with cancer. *N Engl J Med* 2003; **349:** 146–53.
79. Ridker PM, *et al.* Long-term, low-intensity warfarin therapy for the prevention of recurrent venous thromboembolism. *N Engl J Med* 2003; **348:** 1425–34.
80. Kearon C, *et al.* Comparison of low-intensity warfarin therapy with conventional-intensity warfarin therapy for long-term prevention of recurrent venous thromboembolism. *N Engl J Med* 2003; **349:** 631–9.
81. Buller HR, *et al.* van Gogh Investigators. Idraparinux versus standard therapy for venous thromboembolic disease. *N Engl J Med* 2007; **357:** 1094–1104.
82. Buller HR, *et al.* van Gogh Investigators. Extended prophylaxis of venous thromboembolism with idraparinux. *N Engl J Med* 2007; **357:** 1105–12.
83. Baglin TP, *et al.* British Committee for Standards in Haematology Writing Group. Guidelines on use of vena cava filters. *Br J Haematol* 2006; **134:** 590–5.
Also available at: http://www.bcshguidelines.com/pdf/bjh_6226.pdf (accessed 28/11/08)
84. Watson L, Armon MP. Thrombolysis for acute deep vein thrombosis. Available in The Cochrane Database of Systematic Reviews; Issue 3. Chichester: John Wiley; 2004 (accessed 10/02/06).
85. Goldhaber SZ. Pulmonary embolism. *Lancet* 2004; **363:** 1295–305.
86. Robinson GV. Pulmonary embolism in hospital practice. *BMJ* 2006; **332:** 156–60.
87. Piazza G, Goldhaber SZ. Acute pulmonary embolism. Part II: treatment and prophylaxis. *Circulation* 2006; **114:** e42–e47.
88. Tapson VF. Acute pulmonary embolism. *N Engl J Med* 2008; **358:** 1037–52.
89. Konstantinides SV. Acute pulmonary embolism revisited. *Heart* 2008; **94:** 795–802.
90. Konstantinides S. Acute pulmonary embolism. *N Engl J Med* 2008; **359:** 2804–13.
91. Dalen JE. The uncertain role of thrombolytic therapy in the treatment of pulmonary embolism. *Arch Intern Med* 2002; **162:** 2521–3.
92. Todd JL, Tapson VF. Thrombolytic therapy for acute pulmonary embolism: a critical appraisal. *Chest* 2009; **135:** 1321–9.
93. Wan S, *et al.* Thrombolysis compared with heparin for the initial treatment of pulmonary embolism: a meta-analysis of the randomized controlled trials. *Circulation* 2004; **110:** 744–9.
94. David M, Andrew M. Venous thromboembolic complications in children. *J Pediatr* 1993; **123:** 337–46.
95. Parasuraman S, Goldhaber SZ. Venous thromboembolism in children. *Circulation* 2006; **113:** e12–e16.
96. Monagle P, *et al.* Antithrombotic therapy in neonates and children: American College of Chest Physicians evidence-based

clinical practice guidelines (8th edition). *Chest* 2008; **133** (suppl): 887S–968S.

97. Sanson B-J, *et al*. Safety of low-molecular-weight heparin in pregnancy: a systematic review. *Thromb Haemost* 1999; **81**: 668–72.

98. Bates SM, *et al*. Venous thromboembolism, thrombophilia, antithrombotic therapy, and pregnancy: American College of Chest Physicians evidence-based clinical practice guidelines (8th edition). *Chest* 2008; **133** (suppl): 884S–886S.

99. Toglia MR, Weg JG. Venous thromboembolism during pregnancy. *N Engl J Med* 1996; **335**: 108–14.

100. Greer IA. Thrombosis in pregnancy: maternal and fetal issues. *Lancet* 1999; **353**: 1258–65.

101. Drife J. Thromboembolism. *Br Med Bull* 2003; **67**: 177–90.

102. James AH. Prevention and management of venous thromboembolism in pregnancy. *Am J Med* 2007; **120** (issue 10 suppl 2): S26–S34.

103. Lim W, *et al*. Inherited thrombophilia and pregnancy associated venous thromboembolism. *BMJ* 2007; **334**: 1318–21.

104. Marik PE, Plante LA. Venous thromboembolic disease and pregnancy. *N Engl J Med* 2008; **359**: 2025–33.

105. Royal College of Obstetricians and Gynaecologists. Thromboembolic disease in pregnancy and the puerperium: acute management (February 2007). Available at: http://www.rcog.org.uk/files/rcog-corp/uploaded-files/GT28ThromboembolicDisease2007.pdf (accessed 16/08/10)

106. Royal College of Obstetricians and Gynaecologists. Reducing the risk of thrombosis and embolism during pregnancy and the puerperium (November 2009). Available at: http://www.rcog.org.uk/files/rcog-corp/GT37ReducingRiskThrombo.pdf (accessed 17/08/10)

107. Brill-Edwards P, *et al*. Safety of withholding heparin in pregnant women with a history of venous thromboembolism. *N Engl J Med* 2000; **343**: 1439–44.

Abciximab (*BAN*, *USAN*, *rINN*)　阿昔单抗

Abciximabum; Absiksimab; Absiksimabi; Absiximab; c7E3; c7E3 Fab; 7E3. Immunoglobulin G (human-mouse monoclonal c7E3 clone p7E3V$_H$hC$_\gamma$4 Fab fragment anti-human platelet glycoprotein IIb/IIIa complex), disulphide with human-mouse monoclonal c7E3 clone p7E3V$_\kappa$hC$_\kappa$ light chain.

Абциксимаб

$C_{2101}H_{3229}N_{551}O_{673}S_{15} = 47455.4$.

CAS — 143653-53-6.
ATC — B01AC13.
ATC Vet — QB01AC13.
UNII — X85G7936GV.

不良反应

由阿昔单抗引起的最常见的不良反应是在单次给药的头 36h 出现。其他不良反应包括低血压、恶心呕吐、背痛、胸痛、头痛、血肿、心动过缓、发热、心脏压塞和血小板减少。重复给药可发生超敏反应（详见下文**注意事项**）。

对血液的影响　在临床研究中，阿昔单抗的最常见的不良反应是出血的增多，这在临床应用中已有报道[1]。血小板减少症也已被确认的不良反应。一篇关于阿昔单抗大型临床试验的综述[2]显示，4.2%和1.0%的患者分别出现轻微或严重的血小板减少症，这些患者同时服用了肝素。另有报道，一些患者出现严重的血小板减少症[3,4]。建议在用药前和用药后 2h 监测血小板数量，如出现血小板减少应停药[3]。但是，有的患者可出现血小板假性降低，在停药前应排除这种情况[5,6]。有病例报道其他糖蛋白IIb/IIIa受体抑制剂不会增加血小板减少症的患病率[2]，并且在阿昔单抗引起血小板减少的患者中，已有成功使用依替巴肽[7]和替罗非班[8]治疗的报道。

1. Cote AV, *et al*. Hemorrhagic and vascular complications after percutaneous coronary intervention with adjunctive abciximab. *Mayo Clin Proc* 2001; **76**: 890–6.
2. Dasgupta H, *et al*. Thrombocytopenia complicating treatment with intravenous glycoprotein IIb/IIIa receptor inhibitors: a pooled analysis. *Am Heart J* 2000; **140**: 206–11.
3. Bishara AI, Hagmeyer KO. Acute profound thrombocytopenia following abciximab therapy. *Ann Pharmacother* 2000; **34**: 924–30.
4. Lown JAG, *et al*. Prolonged profound abciximab associated immune thrombocytopenia complicated by transient multispecific platelet antibodies. Abstract: *Heart* 2004; **90**: e55. Full text: http://heart.bmj.com/cgi/reprint/90/9/e55 (accessed 19/03/08)
5. Sane DC, *et al*. Occurrence and clinical significance of pseudothrombocytopenia during abciximab therapy. *J Am Coll Cardiol* 2000; **36**: 75–83.
6. Wool RL, *et al*. Abciximab-associated pseudothrombocytopenia. *Am J Med* 2002; **113**: 697–8.
7. Rao J, Mascarenhas DAN. Successful use of eptifibatide as an adjunct to coronary stenting in a patient with abciximab-associated acute profound thrombocytopenia. *J Invasive Cardiol* 2001; **13**: 471–3.
8. Desai M, Lucore CL. Uneventful use of tirofiban as an adjunct to coronary stenting in a patient with a history of abciximab-associated thrombocytopenia 10 months earlier. *J Invasive Cardiol* 2000; **12**: 109–12.

注意事项

阿昔单抗不用于活动性出血以及有大出血危险的患者。不应使用的情况如下：出血性紊乱（如血小板减少症）、脑血管障碍（如脑内肿瘤、动脉瘤、动静脉畸形等）、有休克病史、有无控制的高血压及近期经历过大型手术或严重外伤。具有以下情况的患者应慎用：严重肾损伤、血管炎、视网膜出血、急性心包炎及主动脉夹层。患者出现不可控制的高血压或急需外科手术治疗时应停用阿昔单抗。有严重肾损伤并须透析的患者或者有严重肝损伤而凝血受影响的患者，不应使用此药。用药前后应监测血小板数量。

用药后 2～4 周可产生抗体，当使用其他单克隆抗体类药或再次给予阿昔单抗时，可能发生超敏反应（详见下文）。没有单次用药即出现超敏反应的记载，但也应考虑到这种情况。

再次给药　约 5.8% 的患者用药后会产生针对阿昔单抗的抗体，当重复给药时可能导致超敏反应或者降低药效。一项对 164 名患者的回顾性研究发现[1]，二次给药后药效未受影响而且未出现变态反应或过敏反应。但是，4% 的患者用药后发生严重的血小板减少症，并且首次给药后 2 周内再次给药时的发病率最高。一项更大型的研究得到类似结果[2]，其中患者在二次给药前至少用药 7 天且没有出现血小板减少，提示首次或重复给药时应监测血小板数量。

1. Madan M, *et al*. Efficacy of abciximab readministration in coronary intervention. *Am J Cardiol* 2000; **85**: 435–40.
2. Tcheng JE, *et al*. Abciximab readministration: results of the ReoPro Readministration Registry. *Circulation* 2001; **104**: 870–5.

药物相互作用

此药与其他影响出血的药合用可能增加出血的危险，包括抗凝血药、其他抗血小板药、溶栓药。

药动学

静脉给药后，由于和血小板受体结合，血浆中游离药物浓度下降迅速。虽然阿昔单抗在循环中能以与血小板结合的状态维持 15 天或更长，但血小板功能约 48h 后即可恢复。

用途和用法

阿昔单抗是嵌合单克隆抗体 7E3 的 Fab 片段。它与血小板表面的糖蛋白IIb/IIIa受体结合，防止纤维蛋白原、血管假性血友病因子以及其他黏附分子与糖蛋白IIb/IIIa受体结合，阻止血小板聚集。阿昔单抗作为肝素、阿司匹林治疗的辅助药，在经皮冠状动脉介入手术中（包括加管成形术、斑块旋切术、支架术）用于预防急性缺血并发症。它也用于有不稳定性心绞痛并准备进行以上手术的患者。它在急性缺血性休克治疗中的用法已得到研究，虽然结果有些失望；它也被用于外周动脉阻塞。

阿昔单抗在超过 1min 的时间里由静脉推注给药（按体重 250μg/kg），紧接着按 0.125μg/（kg·min）（最多不超过 10μg/min）进行静脉输注。对于不稳定性心绞痛患者，为了达到稳定浓度，应在实行干预措施前后分别给药24h和12h。对于其他患者应在实行干预措施前 10～60min 时快速推注给药，在干预措施后输注给药12h。

1. Foster RH, Wiseman LR. Abciximab: an updated review of its use in ischaemic heart disease. *Drugs* 1998; **56**: 629–65.
2. Kleiman NS. A risk-benefit assessment of abciximab in angioplasty. *Drug Safety* 1999; **20**: 43–57.
3. Ibbotson T, *et al*. Abciximab: an updated review of its therapeutic use in patients with ischaemic heart disease undergoing percutaneous coronary revascularisation. *Drugs* 2003; **63**: 1121–63.
4. Kandzari DE, *et al*. Improved clinical outcomes with abciximab therapy in acute myocardial infarction: a systematic overview of randomized clinical trials. *Am Heart J* 2004; **147**: 457–62.
5. Gabriel HM, Oliveira EI. Role of abciximab in the treatment of coronary artery disease. *Expert Opin Biol Ther* 2006; **6**: 935–42.
6. Romagnoli E, *et al*. Rationale for intracoronary administration of abciximab. *J Thromb Thrombolysis* 2007; **23**: 57–63.
7. Mandava P, *et al*. Glycoprotein IIb/IIIa antagonists in acute ischaemic stroke: current status and future directions. *Drugs* 2008; **68**: 1019–28.

用途　有关阿昔单抗**冠状动脉内途径用法**的参考文献见下文的**缺血性心脏病**。

缺血性心脏病　抗血小板药物已确定可以作为缺血性心脏病（稳定性心绞痛、不稳定性心绞痛或心肌梗死）患者药物治疗或介入治疗的辅助药，阿昔单抗已用于在介入过程中提供额外的抗血小板作用，治疗急性冠状动脉综合征。

接受急性或择期经皮冠状动脉介入术（PCI；见**再灌注和血管重建操作**，第237页）的患者，阿昔单抗作

为肝素和阿司匹林的辅助用药，可改善各组患者的短期[1~3]或长期[4,5]结局，包括那些接受冠状动脉支架的患者[6~8]。在接受单次快速静脉注射阿昔单抗（在介入治疗之前静脉输注 12h[1,2]）的患者获益最大，在一项研究中[9]，对血管成形术术前 18～24h 及术后 1h 给予阿昔单抗，最初的获益并未维持到 6 个月。

接受 PCI 的患者如用阿司匹林和氯吡格雷预治疗，阿昔单抗的作用就不那么明确了。接受择期 PCI 的稳定患者，在 30 天[10]或 1 年[11]时并未发现获益。一项对糖尿病患者的研究[12]也发现在 1 年时，对死亡率或心肌梗死风险没有影响。然而，接受 PCI 的患者或非 ST 段抬高性急性冠状动脉综合征的患者（见**心绞痛**，第215页），除了用阿司匹林和氯吡格雷预治疗，使用阿昔单抗可改善 30 天和 1 年的临床结局[13]，虽然对 30 天的影响仅限于肌钙蛋白升高的患者[14]。也有报道[15,16]称，在接受冠状动脉支架的患者，单次快速静脉注射阿昔单抗（无之后的静脉输注）获得阳性结果。

在急性 ST 段抬高性心肌梗死（第232页）中，阿昔单抗可用作直接 PCI 的辅助用药，发现其可降低再梗死发生率和死亡率[17]，包括接受冠状动脉支架的患者[18]，获益可持续很长时间[19]。最佳时间和剂量方案还未建立。在一些研究中，已确认即开始阿昔单抗治疗的效果比在 PCI 操作前立即开始治疗更好[20,21]，但其他研究不是如此[22]。在操作前联用阿昔单抗和溶栓药没有益处[22]。接受溶栓药治疗而不是直接 PCI 的患者，辅助用阿昔单抗有一些获益[23]，但这种获益可能会被出血量增加抵消，即使降低溶栓药的剂量[24,25]。对接受非介入治疗的不稳定性心绞痛患者（第215页），一项使用阿昔单抗的大型研究[26]未发现其比安慰剂更有效，虽然其他糖蛋白IIb/IIIa抑制剂对这类患者有效。

有报道称在冠状动脉内给阿昔单抗的急性冠状动脉综合征患者[27]以及接受阿昔单抗涂层支架的急性心肌梗死[28]患者中有一些令人充满希望的结果。一项包括 2301 名急性冠状动脉综合征的荟萃分析[27]的结论认为，冠状动脉内给阿昔单抗与死亡率降低和不良心血管事件发生减少趋势有关；这在急性 ST 段抬高性心肌梗死以及短期（1 个月）而不是长期随访的患者中最为明显。但一些研究[29]未能发现经冠状动脉内途径的其他益处，更多研究正在进行中[30~32]。

1. The EPIC Investigators. Use of a monoclonal antibody directed against the platelet glycoprotein IIb/IIIa receptor in high-risk coronary angioplasty. *N Engl J Med* 1994; **330**: 956–61.
2. Topol EJ, *et al*. Randomised trial of coronary intervention with antibody against platelet IIb/IIIa integrin for reduction of clinical restenosis: results at six months. *Lancet* 1994; **343**: 881–6.
3. The EPILOG Investigators. Platelet glycoprotein IIb/IIIa receptor blockade and low-dose heparin during percutaneous coronary revascularization. *N Engl J Med* 1997; **336**: 1689–96.
4. Topol EJ, *et al*. Long-term protection from myocardial ischemic events in a randomized trial of brief integrin β3 blockade with percutaneous coronary intervention. *JAMA* 1997; **278**: 479–84.
5. Topol EJ, *et al*. Multi-year follow-up of abciximab therapy in three randomized, placebo-controlled trials of percutaneous coronary revascularization. *Am J Med* 2002; **113**: 1–6.
6. The EPISTENT Investigators. Randomised placebo-controlled and balloon-angioplasty-controlled trial to assess safety of coronary stenting with use of platelet glycoprotein-IIb/IIIa blockade. *Lancet* 1998; **352**: 87–92.
7. Lincoff AM, *et al*. Complementary clinical benefits of coronary-artery stenting and blockade of platelet glycoprotein IIb/IIIa receptors. *N Engl J Med* 1999; **341**: 319–27.
8. Topol EJ, *et al*. Outcomes at 1 year and economic implications of platelet glycoprotein IIb/IIIa blockade in patients undergoing coronary stenting: results from a multicentre randomised trial. *Lancet* 1999; **354**: 2019–24. Correction. *ibid.* 2000; **355**: 1104.
9. The CAPTURE Investigators. Randomised placebo-controlled trial of abciximab before and during coronary intervention in refractory unstable angina: the CAPTURE study. *Lancet* 1997; **349**: 1429–35. Correction. *ibid.* **350**: 744.
10. Kastrati A, *et al*. The Intracoronary Stenting and Antithrombotic Regimen-Rapid Early Action for Coronary Treatment (ISAR-REACT) Study Investigators. A clinical trial of abciximab in elective percutaneous coronary intervention after pretreatment with clopidogrel. *N Engl J Med* 2004; **350**: 232–8.
11. Schömig A, *et al*. The Intracoronary Stenting and Antithrombotic Regimen-Rapid Early Action for Coronary Treatment Study Investigators. One year outcomes with abciximab vs. placebo during percutaneous coronary intervention after pre-treatment with clopidogrel. *Am Heart J* 2005; **26**: 1379–84.
12. Mehilli J, *et al*. The Intracoronary Stenting and Antithrombotic Regimen: Is Abciximab a Superior Way to Eliminate Elevated Thrombotic Risk in Diabetics (ISAR-SWEET) Study Investigators. Randomized clinical trial of abciximab in diabetic patients undergoing elective percutaneous coronary interventions after treatment with a high loading dose of clopidogrel. *Circulation* 2004; **110**: 3627–35.
13. Ndrepepa G, *et al*. One-year clinical outcomes with abciximab vs. placebo in patients with non-ST-segment elevation acute coronary syndromes undergoing percutaneous coronary intervention after pre-treatment with clopidogrel: results of the ISAR-REACT 2 randomized trial. *Eur Heart J* 2008; **29**: 455–61.
14. Kastrati A, *et al*. Abciximab in patients with acute coronary syndromes undergoing percutaneous coronary intervention after clopidogrel pretreatment: the ISAR-REACT 2 randomized trial. *JAMA* 2006; **295**: 1531–8.
15. Bertrand OF, *et al*. The Early Discharge After Transradial Stent-

ing of Coronary Arteries (EASY) Study Investigators. A randomized study comparing same-day home discharge and abciximab bolus only to overnight hospitalization and abciximab bolus and infusion after transradial coronary stent implantation. *Circulation* 2006; **114**: 2636–43.
16. Marmur JD, *et al.* Bolus-only platelet glycoprotein IIb/IIIa inhibition during percutaneous coronary intervention. *J Invasive Cardiol* 2006; **18**: 521–6.
17. De Luca G, *et al.* Abciximab as adjunctive therapy to reperfusion in acute ST-segment myocardial infarction: a meta-analysis of randomized trials. *JAMA* 2005; **293**: 1759–65.
18. Montalescot G, *et al.* Abciximab in primary coronary stenting of ST-elevation myocardial infarction: a European meta-analysis on individual patients' data with long-term follow-up. *Eur Heart J* 2007; **28**: 443–9.
19. The ADMIRAL Investigators. Three-year duration of benefit from abciximab in patients receiving stents for acute myocardial infarction in the randomized double-blind ADMIRAL study. *Eur Heart J* 2005; **26**: 2520–3.
20. Gödicke J, *et al.* Early versus periprocedural administration of abciximab for primary angioplasty: a pooled analysis of 6 studies. Abstract: *Am Heart J* 2005; **150**: 1015. Full version: http://download.journals.elsevierhealth.com/pdfs/journals/0002-8703/PIIS0002870305007544.pdf (accessed 24/10/07)
21. Maioli M, *et al.* Randomized early versus late abciximab in acute myocardial infarction treated with primary coronary intervention (RELAx-AMI Trial). *J Am Coll Cardiol* 2007; **49**: 1517–24.
22. Ellis SG, *et al.* FINESSE Investigators. Facilitated PCI in patients with ST-elevation myocardial infarction. *N Engl J Med* 2008; **358**: 2205–17.
23. Antman EM, *et al.* Abciximab facilitates the rate and extent of thrombolysis: results of the Thrombolysis in Myocardial Infarction (TIMI) 14 trial. *Circulation* 1999; **99**: 2720–32.
24. The GUSTO V Investigators. Reperfusion therapy for acute myocardial infarction with fibrinolytic therapy or combination reduced fibrinolytic therapy and platelet glycoprotein IIb/IIIa inhibition: the GUSTO V randomised trial. *Lancet* 2001; **357**: 1905–14. Correction. *ibid.*; **358**: 512.
25. The Assessment of the Safety and Efficacy of a New Thrombolytic Regimen (ASSENT)-3 Investigators. Efficacy and safety of tenecteplase in combination with enoxaparin, abciximab, or unfractionated heparin in acute myocardial infarction. *Lancet* 2001; **358**: 605–13.
26. The GUSTO IV-ACS Investigators. Effect of glycoprotein IIb/IIIa receptor blocker abciximab on outcome in patients with acute coronary syndromes without early coronary revascularisation: the GUSTO IV-ACS randomised trial. *Lancet* 2001; **357**: 1915–24.
27. Hansen PR, *et al.* Improved clinical outcomes with intracoronary compared to intravenous abciximab in patients with acute coronary syndromes undergoing percutaneous coronary intervention: A systematic review and meta-analysis. *J Invasive Cardiol* 2010; **22**: 278–82.
28. Kim W, *et al.* The clinical results of a platelet glycoprotein IIb/IIIa receptor blocker (abciximab: ReoPro)-coated stent in acute myocardial infarction. *J Am Coll Cardiol* 2006; **47**: 933–8.
29. Bertrand OF, *et al.* EArly Discharge after Transradial Stenting of CoronarY Arteries in Acute Myocardial Infarction (EASY-MI) Study Investigators. Intracoronary compared to intravenous abciximab and high-dose bolus compared to standard dose in patients with ST-segment elevation myocardial infarction undergoing transradial primary percutaneous coronary intervention: a two-by-two factorial placebo-controlled randomized study. *Am J Cardiol* 2010; **105**: 1520–7.
30. Gu YL, *et al.* Intracoronary versus intravenous abciximab in ST-segment elevation myocardial infarction: rationale and design of the CICERO trial in patients undergoing primary percutaneous coronary intervention with thrombus aspiration. *Trials* 2009; **10**: 90.
31. Thiele H, *et al.* Intracoronary compared with intravenous bolus abciximab application during primary percutaneous coronary intervention: design and rationale of the Abciximab Intracoronary versus intravenously Drug Application in ST-Elevation Myocardial Infarction (AIDA STEMI) trial. *Am Heart J* 2010; **159**: 547–54.
32. Sardella G, *et al.* A multicenter randomized study to evaluate intracoronary abciximab with the ClearWay catheter to improve outcomes with Lysis (IC ClearLy): trial study design and rationale. *J Cardiovasc Med (Hagerstown)* 2010; **11**: 529–35.

制剂

专利制剂

Arg.: ReoPro†; **Austral.:** ReoPro; **Austria:** ReoPro; **Belg.:** ReoPro; **Braz.:** ReoPro; **Canad.:** ReoPro; **Chile:** ReoPro; **Denm.:** ReoPro; **Fin.:** ReoPro; **Fr.:** ReoPro; **Ger.:** ReoPro; **Gr.:** ReoPro; **Hong Kong:** ReoPro; **India:** ReoPro; **Irl.:** ReoPro; **Israel:** ReoPro; **Ital.:** ReoPro; **Malaysia:** ReoPro; **Mex.:** ReoPro; **Neth.:** ReoPro; **Norw.:** ReoPro; **NZ:** ReoPro; **Pol.:** ReoPro; **Port.:** ReoPro; **Rus.:** ReoPro (Peonpo); **S.Afr.:** ReoPro; **Singapore:** ReoPro; **Spain:** ReoPro; **Swed.:** ReoPro; **Switz.:** ReoPro; **Thai.:** ReoPro; **UK:** ReoPro; **USA:** ReoPro.

Acadesine (*BAN, USAN, rINN*) 阿卡地新

Acadesina; Acadésine; Acadesinum; AICA Riboside; GP-1-110; GP-1-110-0. 5-Amino-1-(β-D-ribofuranosyl)imidazole-4-carboxamide.

Акадезин

$C_9H_{14}N_4O_5 = 258.2$.
CAS — 2627-69-2.
ATC — C01EB13.
ATC Vet — QC01EB13.
UNII — 53IEF47846.

简介

据报道，阿卡地新是一种有保护心脏作用的嘌呤核苷类似物。在心肌缺血的治疗中（特别是正经历冠状动脉旁路移植术的患者），此药的用法得到研究。阿卡地新可影响缺血细胞代谢，在一磷酸腺苷分解后它加强腺苷的释放（优先于肌苷），从而阻止进一步缺血的发生。

阿卡地新在慢性淋巴细胞白血病方面的使用也在研究中。

1. Leung JM, *et al.* An initial multicenter, randomized controlled trial on the safety and efficacy of acadesine in patients undergoing coronary artery bypass graft surgery. *Anesth Analg* 1994; **78**: 420–34.
2. Alkhulaifi AM, Pugsley WB. Role of acadesine in clinical myocardial protection. *Br Heart J* 1995; **73**: 304–5.
3. Mangano DT. Effects of acadesine on myocardial infarction, stroke, and death following surgery: a meta-analysis of the 5 international randomized trials. *JAMA* 1997; **277**: 325–32.
4. Mangano DT, *et al.* Multicenter Study of Perioperative Ischemia (McSPI) Research Group. Post-reperfusion myocardial infarction: long-term survival improvement using adenosine regulation with acadesine. *J Am Coll Cardiol* 2006; **48**: 206–14.
5. Drew BG, Kingwell BA. Acadesine, an adenosine-regulating agent with the potential for widespread indications. *Expert Opin Pharmacother* 2008; **9**: 2137–44.
6. Van Den Neste E, *et al.* AICA-riboside (acadesine), an activator of AMP-activated protein kinase with potential for application in hematologic malignancies. *Expert Opin Invest Drugs* 2010; **19**: 571–8.

ACE Inhibitors 血管紧张素转化酶抑制剂

ACE-Hemmer; Angiotensin-converting Enzyme Inhibitors; Inhibidores de la ECA.

ИАПФ; Ингибитор АПФ; Ингибитор Ангиотензин-Превращающего Фермента

单独使用各种血管紧张素转化酶抑制剂（ACEI）差异很少。虽然各药不同的特性是否改变药效以及由此带来怎样的临床疗效并不清楚，但我们还是由此区分它们，如有无巯基、是否为前药、经过怎样的消除途径、在血管和其他组织中与血管紧张素转化酶的亲和力大小。但特性的不同肯定会影响 ACEI 的起效和药效的持续时间。

不良反应和处置

很多 ACEI 的不良反应与它们的药理作用有关，因此它们的不良反应类似。对于一些不良反应（如味觉障碍和皮肤反应），曾经以为是在巯基的缘故（比如卡托普利），但目前已有报道在其他 ACEI 也存在这些不良反应；但使用卡托普利时这些不良反应的发生率更高。

最常见的不良反应出自 ACEI 对血管的影响，包括低血压、头晕、疲劳、头痛、恶心以及其他胃肠功能障碍。

开始用 ACEI 治疗时可能发生显著的低血压，特别是对于心力衰竭（简称心衰）和钠、血容量耗尽的患者（比如之前接受过利尿治疗的患者）。有报道在有缺血性心脏病和脑血管病的患者中出现心肌梗死和休克，可能与患者血压的急剧降低有关。其他已发生的心血管反应，包括心动过速、心悸和胸痛。

使用此药后可能发生肾功能的恶化（包括增加血液中尿素和肌酐的浓度），也有报道发生可逆的急性肾衰竭。在患有肾或肾血管功能障碍、或心衰的患者中（其血管舒张从而降低了肾灌注压），肾的不良反应最为常见，而低血容量症会加剧这种不良反应。蛋白尿也曾发生，并在某些患者中演变成肾病综合征。高钾血症和低钠血症可能因醛固酮分泌的减少而逐渐发生。

其他不良反应包括持续性干咳以及血管性水肿；这些不良反应可能与该药影响缓激肽或前列腺素代谢有关。可能发生皮疹（包括游走性红斑和中毒性表皮坏死松解症）；也有发生光过敏、脱发以及其他超敏反应报道。

有报道用该药后发生血液病，包括嗜中性粒细胞减少症、粒细胞缺乏症［特别是在有肾衰竭或胶原血管病（如系统性红斑狼疮、硬皮病）的患者］、血小板减少症和贫血。

其他关于 ACEI 的较少见的不良反应，包括口炎、腹痛、胰腺炎、肝细胞损伤或阻塞性黄疸、肌肉痉挛、

感觉异常、情绪与睡眠障碍、阳痿。

ACEI 对胎儿有毒性（详见下文**注意事项**项下**妊娠**内容）

ACEI 大部分的不良反应在停止治疗后是可逆的。扩充血容量治疗（静脉注射 0.9%氯化钠）对症状性低血压（包括用药过量后造成的）一般有效。

1. Parish RC, Miller LJ. Adverse effects of angiotensin converting enzyme (ACE) inhibitors: an update. *Drug Safety* 1992; **7**: 14–31.
2. Alderman CP. Adverse effects of the angiotensin-converting enzyme inhibitors. *Ann Pharmacother* 1996; **30**: 55–61.
3. Agusti A, *et al.* Adverse effects of ACE inhibitors in patients with chronic heart failure and/or ventricular dysfunction : meta-analysis of randomised clinical trials. *Drug Safety* 2003; **26**: 895–908.
4. Adam A, *et al.* Physiopathologie des effets secondaires aigus des inhibiteurs de l'enzyme de conversion de l'angiotensine. *Bull Acad Natl Med* 2007; **191**: 1433–43.

遗传性血管性水肿 详见下文**超敏反应**项下内容。

咳嗽 在应用 ACEI 的高血压患者中，有 20%会伴有咳嗽的发展；虽然心衰患者咳嗽发病率会较高[2]，但较容易处理[1]。咳嗽是持久性、突发性、无痰的干咳，可刺激喉部，可伴有音质改变（声嘶或粗哑），常在躺下后加重[1,3,4]。妇女和不吸烟者更易发生咳嗽，并可能持续几周甚至几月。

关于此不良反应的报道大都集中在卡托普利和依那普利[3,4]，但也存在于使用了很多其他 ACEI 的患者[5]，提示此不良反应普遍存于这类药中。

造成咳嗽的机制还不明确，似乎与非特异性抑制血管紧张素转化酶有关，因为血管紧张素 II 受体拮抗药咳嗽发生率较低[6]。咳嗽反射敏感性会提高[7]。有人提出呼吸道释放的前列腺素是一种介质，血管紧张素转化酶的底物缓激肽[8]、P 物质[9]也被认为是介质。但是，人们在试图阐明 ACEI 对咳嗽的效应与在气管梗阻性疾病、哮喘中发现的支气管高反应性之间关联时，却发现了相矛盾的证据，支气管高反应性在有些研究[10]确认而在另一些研究[11]中则没有。

如果患者可以忍受咳嗽，则可以继续用药，在一些病例中降低用药量会有益处。有报道咳嗽可自发恢复或缓解[12]。不建议更换另一种 ACEI，因为这样做很少有效[7]。有报道抑制前列腺素合成的药（包括 NSAIDs 的舒林酸[13]和吲哚美辛[14]）可抑制咳嗽，NSAIDs 与 ACEI 有相互作用的可能（详见下文**药物相互作用**项下内容）。钙离道阻滞剂硝苯地平也可抑制咳嗽，抑制程度不如吲哚美辛，但它们作用机制可能相同[14]。有报道吸入布地卡因[15]、色甘酸盐[16,17]、口服巴氯芬[18]、吡美他胺[19]、硫酸亚铁[20]也会有所帮助。但是很多患者，尤其是由 ACEI 引起咳嗽的患者[21]会没有效果，只能停用 ACEI。血管紧张素 II 受体拮抗药对于高血压患者可能是一个合适的替代品[21]。

1. Anonymous. Cough caused by ACE inhibitors. *Drug Ther Bull*. 1994; **32**: 28 and 55–6.
2. Ravid D, *et al.* Angiotensin-converting enzyme inhibitors and cough: a prospective evaluation in hypertension and congestive heart failure. *J Clin Pharmacol* 1994; **34**: 1116–20.
3. Coulter DM, Edwards IR. Cough associated with captopril and enalapril. *BMJ* 1987; **294**: 1521–3.
4. Berkin KE, Ball SG. Cough and angiotensin converting enzyme inhibition. *BMJ* 1988; **296**: 1279–80.
5. Israili ZH, Hall WD. Cough and angioneurotic edema associated with angiotensin-converting enzyme inhibitor therapy. *Ann Intern Med* 1992; **117**: 234–42.
6. Pylypchuk GB. ACE inhibitor- versus angiotensin II blocker-induced cough and angioedema. *Ann Pharmacother* 1998; **32**: 1060–6.
7. Overlack A. ACE inhibitor-induced cough and bronchospasm. *Drug Safety* 1996; **15**: 72–8.
8. Ferner RE, *et al.* Effects of intradermal bradykinin after inhibition of angiotensin converting enzyme. *BMJ* 1987; **294**: 1119–20.
9. Morice AH, *et al.* Angiotensin-converting enzyme and the cough reflex. *Lancet* 1987; **ii**: 1116–18.
10. Bucknall CE, *et al.* Bronchial hyperreactivity in patients who cough after receiving angiotensin converting enzyme inhibitors. *BMJ* 1988; **296**: 86–8.
11. Boulet L-P, *et al.* Pulmonary function and airway responsiveness during long-term therapy with captopril. *JAMA* 1989; **261**: 413–16.
12. Reisin L, Schneeweiss A. Spontaneous disappearance of cough induced by angiotensin-converting enzyme inhibitors (captopril or enalapril). *Am J Cardiol* 1992; **70**: 398–9.
13. Nicholls MG, Gilchrist NL. Sulindac and cough induced by converting enzyme inhibitors. *Lancet* 1987; **i**: 872.
14. Fogari R, *et al.* Effects of nifedipine and indomethacin on cough induced by angiotensin-converting enzyme inhibitors: a double-blind, randomized, cross-over study. *J Cardiovasc Pharmacol* 1992; **19**: 670–3.
15. Brown RC, Turton CWG. Cough and angiotensin converting enzyme inhibition. *BMJ* 1988; **296**: 1741.
16. Keogh A. Sodium cromoglycate prophylaxis for angiotensin-converting enzyme inhibitor cough. *Lancet* 1993; **341**: 560.
17. Hargreaves MR, Benson MK. Inhaled sodium cromoglycate in angiotensin-converting enzyme inhibitor cough. *Lancet* 1995; **345**: 13–16.
18. Dicpinigaitis PV. Use of baclofen to suppress cough induced by angiotensin-converting enzyme inhibitors. *Ann Pharmacother*

1996; **30**: 1242–5.
19. Malini PL, *et al.* Thromboxane antagonism and cough induced by angiotensin-converting-enzyme inhibitor. *Lancet* 1997; **350**: 15–18.
20. Lee S-C, *et al.* Iron supplementation inhibits cough associated with ACE inhibitors. *Hypertension* 2001; **38**: 166–70.
21. Dicpinigaitis PV. Angiotensin-converting enzyme inhibitor-induced cough: ACCP evidence-based clinical practice guidelines. *Chest* 2006; **129** (suppl): 169S–173S.

对血液的影响　使用 ACEI 的患者可出现一些血液病，但很少有此方面的报道。血红蛋白浓度和血细胞比容可能会减少，但常是没有临床意义的。尽管已有报道称会对贫血的恢复产生不利影响[1]，ACEI 仍用于降低血细胞比容（详见下文用途项下 红细胞增多症 内容）。已记载的病例包括中性粒细胞减少症、粒细胞缺乏症（特别是肾或胶原血管障碍的患者）、血小板减少症。也有可能发生再生障碍性贫血[2,3]，并且这可能是致命的[3]。

1. Ripamonti V, *et al.* Angiotensin-converting enzyme inhibitors slow recovery from anemia following cardiac surgery. *Chest* 2006; **130**: 79–84.
2. Kim CR, *et al.* Captopril and aplastic anemia. *Ann Intern Med* 1989; **111**: 187–8.
3. Harrison BD, *et al.* Fatal aplastic anaemia associated with lisinopril. *Lancet* 1995; **346**: 247–8.

对肾脏的影响　ACEI 对肾的影响很复杂[1,2]；它们有护肾的作用，但在一些患者中也会造成肾功能急性恶化。这些显然矛盾的结果与 ACEI 对肾素-血管紧张素-醛固酮系统的作用有关。

肾素-血管紧张素-醛固酮系统在维持正常肾血流和肾功能上有重要作用。肾血流灌注的减少（如由低血容量症、心衰、肾动脉狭窄引起的）会激活此系统并增加血管紧张素 II 的释放。这主要会使肾小球后肾血管收缩，从而即使在肾血流量低的情况下，也能维持肾小球血压以及肾小球滤过作用。

在不受钠摄入量的正常人中，肾素-血管紧张素-醛固酮系统是被抑制的，ACEI 对肾功能影响很小。对于原发性高血压患者，虽然 ACEI 会降低动脉血压，但它一般会增加肾血流量，因为肾血管的舒张效应大于动脉血压降低效应。但是，滤过分数会降低，因为肾小球内压力降低，但肾小球滤过率改变很小。限制钠摄入和患者较年轻时，肾血流增加更明显。

这些效应普遍是有益的。但是，当患者肾血流灌注压降低时，肾素-血管紧张素-醛固酮系统对维持肾小球滤过率十分重要，使用 ACEI 可能会引发问题。有报道单侧肾移植后（此侧肾动脉狭窄）和有双侧肾动脉疾病的患者出现了严重肾功能减退甚至无尿。肾血管狭窄时主要靠优先抑出球小动脉来维持肾滤过能力，此过程主要由肾素-血管紧张素-醛固酮系统介导；当使用 ACEI 后，会致使出球小动脉舒张和动脉血压降低，从而导致滤过压的急剧降低。低血容量症或钠的缺失（如利尿药导致的）也会激活肾素-血管紧张素-醛固酮系统并且使患者易遭受肾损伤。大部分肾功能不全患者正在使用利尿药，补充钠可在继续使用 ACEI 的情况下恢复肾功能。

心衰患者在长期的 ACEI 治疗中也可能出现肾功能降低。这是因为慢性心衰时，血管紧张素 II 介导的全身和肾血管收缩对于维持肾灌注压很重要。减少利尿药剂量或增加饮食中盐摄入量，可在继续使用 ACEI 的情况下减缓肾功能障碍。对于心衰的老年患者，肾功能不全有一个额外的危险因子，即高发病率隐匿性肾血管疾病[3]。

在 ACEI 使用前或使用中出现中度肾功能减退，不必停止治疗。ACEI 对肾功能的影响一般是可逆的，并且滤过压的降低可能有护肾作用。一项综述[4]表明，给予肾损伤患者 ACEI，会给那些用药前失去肾功能的患者带来最大的长期效益。

另外 ACEI 可能造成膜性肾小球或间质性肾炎的病理学效应。前者在使用卡托普利时发生，特别是高剂量时，但较少见。目前更多使用小剂量，故不常见此效应。无论是否继续用药，蛋白尿常在没有感到肾功能减退时就已正常。也有持续性蛋白尿和肾功能减退的报道。很少有关于被证实的间质性肾炎的报道，此病可能由过敏造成。

1. Navis G, *et al.* ACE inhibitors and the kidney: a risk-benefit assessment. *Drug Safety* 1996; **15**: 200–11.
2. Schoolwerth AC, *et al.* Renal considerations in angiotensin converting enzyme inhibitor therapy: a statement for healthcare professionals from the Council on the Kidney in Cardiovascular Disease and the Council for High Blood Pressure Research of the American Heart Association. *Circulation* 2001; **104**: 1985–91.
3. MacDowall P, *et al.* Risk of morbidity from renovascular disease in elderly patients with congestive cardiac failure. *Lancet* 1998; **352**: 13–16.
4. Bakris GL, Weir MR. Angiotensin-converting enzyme inhibitor-associated elevations in serum creatinine: is this a cause for concern? *Arch Intern Med* 2000; **160**: 685–93.

对肝脏的影响　有报道，卡托普利[1,2]、依那普利[2]、福辛普利[3]、赖诺普利[2]、雷米普利[4]有肝毒性，其

中对卡托普利的报道最多。在一项研究[1]中，3 例肝病明显由卡托普利造成（或加重）的研究显示，此药造成的黄疸实际上主要是胆汁淤积性，也可见急性肝细胞损伤。报告给英国 CSM 的由卡托普利引起的 29 例肝功能障碍中，9 例为肝细胞性黄疸（其中 2 例死亡）、8 例为胆汁淤积性黄疸（1 例死亡）、3 例为肝肾综合征（全部死亡）。1989 年 1 月前世界范围内（包括英国）共有 164 例肝不良反应被报告给 WTO。此不良反应发病率估计为 0.09%，但可能被低估了。不良反应的消除可能要很长时间，在提示有肝致敏性的最初期应立即停药。

1. Bellary SV, *et al.* Captopril and the liver. *Lancet* 1989; ii: 514.
2. Hagley MT, *et al.* Hepatotoxicity associated with angiotensin-converting enzyme inhibitors. *Ann Pharmacother* 1993; **27**: 228–31.
3. Chou J-W, *et al.* Successful treatment of fosinopril-induced severe cholestatic jaundice with plasma exchange. *Ann Pharmacother* 2008; **42**: 1887–92.
4. Yeung E, *et al.* Ramipril-associated hepatotoxicity. *Arch Pathol Lab Med* 2003; **127**: 1493–7.

对口腔的影响　使用 ACEI 可能造成口腔溃疡和舌溃疡。有少数使用卡托普利[1]、依那普利[1]、赖诺普利[2]时出现"灼口综合征"（scalded mouth syndrome）的报道，病灶看上去像被热的液体烫伤过。

1. Vlasses PH, *et al.* "Scalded mouth" caused by angiotensin-converting enzyme inhibitors. *BMJ* 1982; **284**: 1672–3.
2. Savino LB, Haushalter NM. Lisinopril-induced "scalded mouth syndrome." *Ann Pharmacother* 1992; **26**: 1381–2.

对神经系统的影响　有报道，使用卡托普利的患者出现脑病和局部神经病学症状[1]、外周神经病[2,3]，包括吉兰-巴雷神经病[3]。卡托普利的一些 CNS 症状可能是由于大脑血流量的改变。一项对严重心衰患者的研究表明，服用 12.5mg 卡托普利，65 岁以下患者大脑血流量增加；但 70 岁以上患者中有 13% 血流量降低[4]。2 名服用 6.25mg 卡托普利后出现意识损害、感觉异常、头晕、视物模糊、失语的患者，被发现患有颈动脉狭窄[5]。有报道 1 名患者在使用依那普利治疗 4 周后出现激动、恐慌、极度抑郁和失眠；再次给药后抑郁症状复发[6]。另有报道，使用卡托普利可能使人患躁狂症[7]，另有报道，同用卡托普利和依那普利治疗时出现幻视[8]。

1. Rapoport S, Zyman P. Captopril and central nervous system effects. *Ann Intern Med* 1983; **98**: 1023.
2. Samanta A, Burden AC. Peripheral neuropathy due to captopril. *BMJ* 1991; **291**: 1172.
3. Chakraborty TK, Ruddell WSJ. Guillain-Barré neuropathy during treatment with captopril. *Postgrad J* 1987; **63**: 221–2.
4. Britton KE, *et al.* Angiotensin-converting-enzyme inhibitors and treatment of heart failure. *Lancet* 1985; ii: 1236.
5. Jensen H, *et al.* Carotid artery stenosis exposed by an adverse effect of captopril. *BMJ* 1986; **293**: 1073–4.
6. Ahmad S. Enalapril-induced acute psychosis. *DICP Ann Pharmacother* 1991; **25**: 558–9.
7. Peet M, Peters S. Drug-induced mania. *Drug Safety* 1995; **12**: 146–53.
8. Haffner CA, *et al.* Hallucinations as an adverse effect of angiotensin converting enzyme inhibition. *Postgrad J* 1993; **69**: 240.

对胰腺的影响　1994 年，英国 CSM[1]记录了 23 例使用 ACEI 时产生胰腺炎的情况（卡托普利 11 例，依那普利 10 例，赖诺普利 1 例，喹那普利 1 例），从那时起，已有了使用普利时产生胰腺炎（某些案例中致命）的报道。虽然很难确定二者的因果关系[2]，但是，一项回顾性队列研究[3]在不考虑大样本量的情况下，无法证实 ACEI 与老年胰腺炎患者之间存在关联。

1. CSM/MCA. Drug-induced pancreatitis. *Current Problems* 1994; **20**: 2–3.
2. Singh S. Angiotensin-converting enzyme (ACE) inhibitor-induced acute pancreatitis: in search of the evidence. *South Med J* 2006; **99**: 1327–8.
3. Cheng RMS, *et al.* Association between ACE inhibitors and acute pancreatitis in the elderly. *Ann Pharmacother* 2003; **37**: 994–8.

对呼吸系统的影响　咳嗽是 ACEI 公认的不良反应，但是表明咳嗽与支气管高反应性或气道阻塞有关的证据是存在争议的（见上文 咳嗽）。Swedish Adverse Drug Reactions Advisory Committee 和 WHO 关于 ACEI 对呼吸系统的不良反应的报道显示，气道阻塞性（如呼吸困难、哮喘和支气管痉挛）发生率很低，常在治疗的前几周内出现[1]。但是，表明 ACEI 和这些症状有因果关系的证据受到质疑[2]。

1 名有轻度鼻溢和打喷嚏病史的 45 岁妇女在使用依那普利时，发生了严重了鼻塞。停药 2 天内症状消失，再次用药时复发[3]。另一名妇女在使用依那普利之后出现阻塞性睡眠呼吸暂停[4]，停用后症状有所改善。

有报道，使用卡托普利[5]和培哚普利[6]时出现

肺炎。

1. Lunde H, *et al.* Dyspnoea, asthma, and bronchospasm in relation to treatment with angiotensin converting enzyme inhibitors. *BMJ* 1994; **308**: 18–21.
2. Inman WHW, *et al.* Angiotensin converting enzyme inhibitors and asthma. *BMJ* 1994; **308**: 593–4.
3. Fennerty A, *et al.* Enalapril-induced nasal blockage. *Lancet* 1986; ii: 1395–6.
4. Cicolin A, *et al.* Angiotensin-converting enzyme inhibitors and obstructive sleep apnea. *Mayo Clin Proc* 2006; **81**: 53–5.
5. Kidney JC, *et al.* Captopril and lymphocytic alveolitis. *BMJ* 1989; **299**: 981.
6. Benard A, *et al.* Perindopril-associated pneumonitis. *Eur Respir J* 1996; **9**: 1314–16.

对骨骼肌的影响　有报道 1 名使用依那普利的患者出现严重肌痛和无力，伴有晨僵[1]。停药后几天内症状消失。

1. Leloët X, *et al.* Pseudopolymyalgia rheumatica during treatment with enalapril. *BMJ* 1989; **298**: 325.

对皮肤的影响　使用 ACEI 治疗时可能出现皮疹；已报道使用卡托普利的患者中 1%～6% 发生皮疹。血管性水肿也是 ACEI 的不良反应（详见下文 超敏反应）之一。有报道使用卡托普利时发生大疱类天疱疮[1]、多汗[2]、卡波西肉瘤[3]、溃疡性扁平苔藓[4]、甲剥离[5,6]、天疱疮[7,8]、加重银屑病[9]、皮肤过敏性血管炎[10]。有报道[11]使用赖诺普利时也发生卡波西肉瘤。依那普利[12]也可造成甲剥离。依那普利[13,14]和雷米普利[15]可造成天疱疮。赖诺普利可造成大疱性类天疱疮[16]。有报道[17]雷米普利可造成天疱疮样扁平苔藓。有报道[18]使用卡托普利或依那普利后，出现类似早期蕈样肉芽肿病和过敏的严重皮肤反应。间质性肉芽肿性药物反应的表现红皮症被报道与卡托普利有关[19]。有报道，使用依那普利的患者出现外阴阴道瘙痒和排尿困难[20]。

1. Mallet L, *et al.* Bullous pemphigoid associated with captopril. *DICP Ann Pharmacother* 1989; **23**: 63.
2. Morse MH. Hyperhidrosis: a possible side effect of captopril treatment. *Ann Pharmacother* 1984; **289**: 1172.
3. Puppin D, *et al.* Kaposi's sarcoma associated with captopril. *Lancet* 1990; **336**: 1251–2.
4. Cox NH, *et al.* Lichen planus associated with captopril: a further disorder demonstrating the 'tin-tack' sign. *Br J Dermatol* 1989; **120**: 319–21.
5. Brueggemeyer CD, Ramirez G. Onycholysis associated with captopril. *Lancet* 1984; i: 1352–3.
6. Borders JV. Captopril and onycholysis. *Ann Intern Med* 1986; **105**: 305–6.
7. Parfrey PS, *et al.* Captopril-induced pemphigus. *BMJ* 1980; **281**: 194.
8. Butt A, Burge SM. Pemphigus vulgaris induced by captopril. *Br J Dermatol* 1995; **132**: 315–16.
9. Hamlet NW, *et al.* Does captopril exacerbate psoriasis? *BMJ* 1987; **295**: 1352.
10. Miralles R, *et al.* Captopril and vasculitis. *Ann Intern Med* 1988; **109**: 514.
11. Bilen N, *et al.* Possible causal role of lisinopril in a case of Kaposi's sarcoma. *Br J Dermatol* 2002; **147**: 1042–4.
12. Gupta S, *et al.* Nail changes with enalapril. *BMJ* 1986; **293**: 140.
13. Kuechle MK, *et al.* Angiotensin-converting enzyme inhibitor-induced pemphigus: three case reports and literature review. *Mayo Clin Proc* 1994; **69**: 1166–71.
14. Frangogiannis NG, *et al.* Pemphigus of the larynx and esophagus. *Ann Intern Med* 1995; **122**: 803–4.
15. Vignes S, *et al.* Ramipril-induced superficial pemphigus. *Br J Dermatol* 1996; **135**: 657–8.
16. Kalińska-Bienias A, *et al.* Can pemphigoid be provoked by lisinopril? *Br J Dermatol* 2006; **155**: 854–5.
17. Ogg GS, *et al.* Ramipril-associated lichen planus pemphigoides. *Br J Dermatol* 1997; **136**: 412–14.
18. Furness PN, *et al.* Severe cutaneous reactions to captopril and enalapril; histological study and comparison with early mycosis fungoides. *J Clin Pathol* 1986; **39**: 902–7.
19. Chen Y-C, *et al.* Interstitial granulomatous drug reaction presenting as erythroderma: remission after discontinuation of enalapril maleate. *Br J Dermatol* 2008; **158**: 143–5.
20. Heckerling PS. Enalapril and vulvovaginal pruritus. *Ann Intern Med* 1990; **112**: 879–80.

男性乳房发育　1 名使用卡托普利治疗高血压的患者[1]出现单侧疼痛性男性乳房发育，并伴有系统性红斑狼疮和肾损伤。1 名使用了青霉胺的妇女发生乳房增大，有人推测是因为药物结构中存在巯基；但也有报道，2 名使用不含巯基的依那普利[2,3]的患者也出现男性乳房发育。

1. Markusse HM, Meyboom RHB. Gynaecomastia associated with captopril. *BMJ* 1988; **296**: 1262–3.
2. Nakamura Y, *et al.* Gynaecomastia induced by angiotensin converting enzyme inhibitor. *BMJ* 1990; **300**: 541.
3. Llop R, *et al.* Gynecomastia associated with enalapril and diazepam. *Ann Pharmacother* 1994; **28**: 671–2.

超敏反应　ACEI 的某些不良反应可能由免疫系统介导，但有关特异性 超敏 反应的证据似乎有限。45 名使用卡托普利的患者中有 7 例出现了此药的特异性 IgG 抗体，但是其临床意义不明[1]。1 名使用卡托普利的患者出现类血清病反应，并发现有免疫复合物沉积在肾小球基底膜，还出现皮疹、关节痛、表皮松解、发热、淋

巴结病[2]。许多患者发生嗜酸性粒细胞增多[3]。抗核抗体的形成和狼疮样反应也曾被报道[4,5]。

对正在进行聚丙烯腈膜（AN69）高通量血液透析治疗的患者，**过敏样反应**的发生与使用 ACEI（依那普利、卡托普利或赖诺普利）治疗相关[6,7]。英国 CSM 建议应避免 ACEI 与此滤膜合用[8]。一些因为严重高胆固醇血症而利用硫酸葡聚糖柱体外去除低密度脂蛋白（LDL 血浆分离置换法）的患者，服用 ACEI 后出现了类似的过敏样反应[9]。这些反应被认为是缓激肽介导的。延长 ACEI 最后一次给药与进行硫酸葡聚糖血浆分离置换的间隔时间可避免此反应[10]；使用缓激肽受体拮抗药醋酸依伦替班（参见 M37 第2257页）也能成功避免此不良反应[11]。服用 ACEI 的患者在输入经库旁白细胞过滤器处理的血液时出现低血压反应，这也被认为是由缓激肽所致[12]。此外有个案报道，服用 ACEI 的患者在被昆虫蜇伤或进行膜翅目毒液（如蜜蜂或黄蜂毒液）脱敏治疗时发生严重过敏样反应，如过敏性休克[13]。

遗传性血管性水肿是 ACEI 一种普遍的不良反应[14~18]，发生率为 0.1%～0.2%[16,17]。美洲黑人[19]或加勒比黑人[20]不良反应的发生率可能较高。没有证据表明这是由免疫机制导致的，有人设想是激肽降解作用受损所致。但是，1 名先前耐受卡托普利的患者服用赖诺普利时也出现血管性水肿[21]。此不良反应常在用药后数小时或最多 1 周内发生[16]，但也可在延长治疗几月或几年后出现[22~25]，有时候间歇性出现，中间伴有长时间无症状间隔[25]。有内脏血管性水肿的报道，它表现为伴有腹痛的腹泻、恶心、呕吐[26,27]、脑血管性水肿[28]和阴茎血管性水肿[29]。如果发生血管性水肿，应停止使用 ACEI，如肿胀影响到舌、声门或喉，可能造成气管阻塞，应给予肾上腺素（详见第258页）。有死亡病例[30]。对于不能耐受 ACEI 的患者建议可用血管紧张素Ⅱ受体拮抗药作为替代，但有报道，使用血管紧张素Ⅱ受体拮抗药也可出现血管性水肿（详见**氯沙坦**项下内容，第373页）。有报道称服用 ACEI 的患者因为休克而使用阿替普酶后出现遗传性血管性水肿，详见**阿替普酶**的**药物相互作用**项下内容，第261页。

1. Coleman JW, et al. Drug-specific antibodies in patients receiving captopril. Br J Clin Pharmacol 1986; 22: 161–5.
2. Hoorntje SJ, et al. Serum-sickness-like syndrome with membranous glomerulopathy in patient on captopril. Lancet 1979; ii: 1297.
3. Kayanakis JG, et al. Eosinophilia during captopril treatment. Lancet 1980; ii: 923.
4. Schwartz D, et al. Enalapril-induced antinuclear antibodies. Lancet 1990; 336: 187.
5. Pelayo M, et al. Drug-induced lupus-like reaction and captopril. Ann Pharmacother 1993; 27: 1541–2.
6. Verresen L, et al. Angiotensin-converting-enzyme inhibitors and anaphylactoid reactions to high-flux membrane dialysis. Lancet 1990; 336: 1360–2.
7. Tielmans C, et al. ACE inhibitors and anaphylactoid reactions to high-flux membrane dialysis. Lancet 1991; 337: 370–1.
8. CSM. Anaphylactoid reactions to high-flux polyacrylonitrile membranes in combination with ACE inhibitors. Current Problems 33 1992.
9. Olbricht CJ, et al. Anaphylactoid reactions, LDL apheresis with dextran sulphate, and ACE inhibitors. Lancet 1992; 340: 908–9.
10. Keller C, et al. LDL-apheresis with dextran sulphate and anaphylactoid reactions to ACE inhibitors. Lancet 1993; 341: 60–1.
11. Davidson DC, et al. Prevention with icatibant of anaphylactoid reactions to ACE inhibitor during LDL apheresis. Lancet 1994; 343: 1575.
12. Quillen K. Hypotensive transfusion reactions in patients taking angiotensin-converting-enzyme inhibitors. N Engl J Med 2000; 343: 1422–3.
13. Stumpf JL, et al. Safety of angiotensin converting enzyme inhibitors in patients with insect venom allergies. Ann Pharmacother 2006; 40: 699–703.
14. Wood SM, et al. Angio-oedema and urticaria associated with angiotensin converting enzyme inhibitors. BMJ 1987; 294: 91–2.
15. Hedner T, et al. Angio-oedema in relation to treatment with angiotensin converting enzyme inhibitors. BMJ 1992; 304: 941–6.
16. Israili ZH, Hall WD. Cough and angioneurotic edema associated with angiotensin-converting enzyme inhibitor therapy: a review of the literature and pathophysiology. Ann Intern Med 1992; 117: 234–42.
17. Vleeming W, et al. ACE inhibitor-induced angioedema. Drug Safety 1998; 18: 171–88.
18. Bas M, et al. Das ACE-Hemmer-induzierte Angioödem. Laryngorhinootologie 2007; 86: 804–8.
19. Brown NJ, et al. Black Americans have an increased rate of angiotensin converting enzyme inhibitor-associated angioedema. Clin Pharmacol Ther 1996; 60: 8–13.
20. Gibbs CR, et al. Angioedema due to ACE inhibitors: increased risk in patients of African origin. Br J Clin Pharmacol 1999; 48: 861–5.
21. McElligott S, et al. Angioedema after substituting lisinopril for captopril. Ann Intern Med 1992; 116: 426–7.
22. Chin HL, Buchan DA. Severe angioedema after long-term use of an angiotensin-converting enzyme inhibitor. Ann Intern Med 1990; 112: 312–13.
23. Edwards TB. Adverse effects of ACE inhibitors. Ann Intern Med 1993; 118: 314.
24. Chu TJ, Chow N. Adverse effects of ACE inhibitors. Ann Intern Med 1993; 118: 314.
25. Adverse Drug Reactions Advisory Committee (ADRAC). Angioedema – still a problem with ACE inhibitors. Aust Adverse Drug React Bull 2005; 24: 7. Also available at: http://www.tga.gov.au/adr/aadrb/aadr0504.htm (accessed 06/11/06)
26. Mullins RJ, et al. Visceral angioedema related to treatment with an ACE inhibitor. Med J Aust 1996; 165: 319–21.
27. Byrne TJ, et al. Isolated visceral angioedema: an underdiagnosed complication of ACE inhibitors? Mayo Clin Proc 2000; 75: 1201–4.
28. Decloedt E, et al. Cerebral angioedema associated with enalapril. Br J Clin Pharmacol 2009; 68: 271–3.
29. McCabe J, et al. Penile angioedema associated with the use of angiotensin-converting enzyme inhibitors and angiotensin II receptor blockers. Am J Health-Syst Pharm 2008; 65: 420–1.
30. Cupido C, Rayner B. Life-threatening angio-oedema and death associated with the ACE inhibitor enalapril. S Afr Med J 2007; 97: 244–5.

过量　有过量使用卡托普利[1,2]、依那普利[3~6]、赖诺普利[7,8]的报道。主要不良反应是低血压，通常是支持性疗法和扩容治疗的反应。对于严重超剂量服药 1h 内出现不良反应的患者，可给予药用炭（活性炭）治疗。如果患者出现持续低血压，可给予拟交感神经药（虽然它们常不是必需的）。如果常规疗法无效[5,6,8]，可使用特殊疗法血管紧张素胺（第269页），但此方法不是普遍有效。有使用纳洛酮成功治疗卡托普利过量的报道[9]。

1. Augenstein WL, et al. Captopril overdose resulting in hypotension. JAMA 1988; 259: 3302–5.
2. Graham SR, et al. Captopril overdose. Med J Aust 1989; 151: 111.
3. Waeber B, et al. Self poisoning with enalapril. BMJ 1984; 288: 287–8.
4. Lau CP. Attempted suicide with enalapril. N Engl J Med 1986; 315: 197.
5. Jackson T, et al. Enalapril overdose treated with angiotensin infusion. Lancet 1993; 341: 703.
6. Newby DE, et al. Enalapril overdose and the corrective effect of intravenous angiotensin II. Br J Clin Pharmacol 1995; 40: 103–4.
7. Dawson AH, et al. Lisinopril overdose. Lancet 1990; 335: 487–8.
8. Trilli LE, Johnson KA. Lisinopril overdose and management with intravenous angiotensin II. Ann Pharmacother 1994; 28: 1165–8.
9. Varon J, Duncan SR. Naloxone reversal of hypotension due to captopril overdose. Ann Emerg Med 1991; 20: 1125–7.

注意事项

ACEI 通常不应用于主动脉狭窄或流出道阻塞的患者（亦见下文）。它也不经常应用于有肾血管疾病或疑似肾血管疾病的患者，但即使用来治疗严重难治性高血压，当给这类患者用药时也十分小心并进行密切监督。老年人、有外周血管疾病或全身动脉粥样硬化的患者使用该药有较高危险，因为他们可能有未被发现的肾血管疾病。使用 ACEI 前应评估所有患者的肾功能，并在治疗中对此进行监测。已有肝脏疾病或使用高剂量的患者，应定期监测血管神经性水肿。对有胶原病（如系统性红斑狼疮和硬皮病）或同时进行免疫抑制治疗（特别是还伴有肾功能损伤）的患者，应定期进行白细胞计数。对有自发性或遗传性血管性水肿病史的患者，应谨慎给予 ACEI。

心衰患者、疑似钠缺或水耗竭的患者（如用过利尿药或经过透析）可能会在使用 ACEI 治疗的初期出现症状性低血压。故在开始治疗时应进行密切的医学监督，用小剂量，患者卧床休息，以尽量减小不良反应。

服用 ACEI 的患者在用高通量聚丙烯腈膜进行血液透析时，或在用硫酸葡聚糖柱进行低密度脂蛋白血浆分离置换时，抑或进行黄蜂或蜜蜂毒液脱敏时（详见上文**不良反应**项下**脱敏反应**），出现过敏样反应。

ACEI 与胎儿毒性有关，妊娠期应禁止使用（见下文）。

主动脉瓣狭窄　包括 ACEI 在内的血管扩张药通常不用于阻塞性心脏病，如由于心输出量无法增加，使全身血管不能扩张引起的主动脉狭窄。可增加严重低血压的风险。然而，一项针对有主动脉瓣狭窄症状患者的研究[1]发现依那普利具有良好的耐受性，且能改善症状。此外，一项针对无主动脉瓣狭窄症状高血压患者的停药研究[2]表明，ACEI 有助于血液流动。另一项针对心衰患者和不建议使用 ACEI 患者（包括 17.3% 的主动脉瓣狭窄患者）[3]发现，给予 ACEI 后生存率提高。还有一些证据表明，ACEI 可能会缓解钙化性主动脉瓣狭窄，但这还有待证实[4]。

1. Chockalingam A, et al. Safety and efficacy of angiotensin-converting enzyme inhibitors in symptomatic severe aortic stenosis: Symptomatic Cardiac Obstruction-Pilot study of Enalapril in Aortic Stenosis (SCOPE-AS). Am Heart J 2004; 147: E19.
2. Jiménez-Candil J, et al. Effects of angiotensin converting enzyme inhibitors in hypertensive patients with aortic valve stenosis: a drug withdrawal study. Heart 2005; 91: 1311–18.
3. Ahmed A, et al. A propensity score analysis of the impact of angiotensin-converting enzyme inhibitors on long-term survival of older adults with heart failure and perceived contraindications. Am Heart J 2005; 149: 737–43.
4. Newby DE, et al. Emerging medical treatments for aortic stenosis: statins, angiotensin converting enzyme inhibitors, or both? Heart 2006; 92: 729–34.

哺乳　英国 MHRA 和 Committee on Human Medicines 认为有一些证据表明 ACEI 会转运到母乳，虽然浓度不太可能具有临床意义，但是因为没有足够的数据能排除其导致深度高血压的可能性（尤其是早产儿），所以这些药物不宜用于哺乳期[1]。大量数据表明在分娩后的最初几周应避免使用卡托普利、依那普利和喹那普利，但在婴儿长大一些后可酌情使用。为了更佳地实行哺乳期既定的安全用药，其他 ACEI 应完全避免使用。由于缺乏既定的安全考察，还应避免使用血管紧张素Ⅱ受体拮抗药。

American Academy of Pediatrics 则持相反观点，他们认为通常情况下哺乳期可以使用卡托普利，见第292页。

1. MHRA/CHM. ACE inhibitors and angiotensin II receptor antagonists: recommendations on use during breastfeeding. Drug Safety Update 2009; 2 (10): 3–4.

腹泻　数篇报道[1~5]显示服用 ACEI 的患者因为腹泻造成血容不足后，可能出现肾衰竭征兆和危及生命的低血压。

1. McMurray J, Matthews DM. Effect of diarrhoea on a patient taking captopril. Lancet 1985; i: 581.
2. Benett PR, Cairns SA. Captopril, diarrhoea, and hypotension. Lancet 1985; i: 1105.
3. McMurray J, Matthews DM. Consequences of fluid loss in patients treated with ACE inhibitors. Postgrad Med J 1987; 63: 385–7.
4. Stirling C, et al. Diarrhoea, vomiting and ACE inhibitors: an important cause of acute renal failure. J Hum Hypertens 2003; 17: 419–23.
5. McGuigan J, et al. Life threatening hyperkalaemia with diarrhoea during ACE inhibition. Emerg Med J 2005; 22: 154–5.

种族性　把 ACEI 作为抗高血压药用在加勒比黑人患者时，没有用在白种人患者身上的有效。同样的报道出现在心衰症中。对一项左室功能紊乱治疗和预防试验的混合分析[1]表明，依那普利可显著降低心衰并伴有左室功能紊乱的白人患者入院的危险性，有类似病情的黑人患者中却没有此疗效。但是单对预防效果的分析[2]显示，在白种人和黑种人中，依那普利降低疾病发展风险的程度类似。

1. Exner DV, et al. Lesser response to angiotensin-converting-enzyme inhibitor therapy in black as compared with white patients with left ventricular dysfunction. N Engl J Med 2001; 344: 1351–7.
2. Dries DL, et al. Efficacy of angiotensin-converting enzyme inhibitors in reducing progression from asymptomatic left ventricular dysfunction to symptomatic heart failure in black and white patients. J Am Coll Cardiol 2002; 40: 311–17. Correction. ibid.; 1019.

肝硬化　有人认为对于肝硬化患者，卡托普利可显著降低动脉压以及严重减弱肾功能，但在这些患者中，肾小球滤过率的维持可能由血管紧张素Ⅱ介导[1]。有报道支持这一理论：在 4 名肝硬化并继发治性腹水的患者中，平均动脉压的降低引起肾小球滤过率降低[2]。平均动脉压降低会伴有体位性低血压和脑发病率的增加。2 名肝硬化的患者在用卡托普利治疗时（6.25～12.5mg，每日 3 次）出现严重意识错乱[3]。另一种 ACEI 西拉普利的注册药品信息建议可用于腹水患者。

1. Ring T. Captopril and resistant ascites: a word of caution. Lancet 1983; ii: 165.
2. Wood LJ, et al. Adverse effects of captopril in treatment of resistant ascites, a state of functional bilateral renal artery stenosis. Lancet 1985; ii: 1008–9.
3. Jørgensen F, et al. Captopril and resistant ascites. Lancet 1983; ii: 165.

Huntington 病　1 名患有 Huntington 病的妇女使用卡托普利治疗时病情急剧恶化，停药后好转[1]。

1. Goldblatt J, Bryer A. Huntington's disease: deterioration in clinical state during treatment with angiotensin converting enzyme inhibitor. BMJ 1987; 294: 1659–60.

外周血管病　有外周血管病的患者可能易发肾动脉狭窄，因此在给予 ACEI 治疗时很容易发生肾衰（详见上文**对肾脏的影响**）。在 374 名外周血管病患者中，轻度肾动脉狭窄占 64 例（17%），严重肾动脉狭窄占 52 例（14%），双侧狭窄占 43 例（12%）[1]。外周血管疾病患者接受 ACEI 治疗的，都应认真监测其肾功能。

1. Salmon P, Brown MA. Renal artery stenosis and peripheral vascular disease: implications for ACE inhibitor therapy. Lancet 1990; 336: 321.

妊娠　动物和人的实验表明使用 ACEI 会有胎儿毒性，故不用于妊娠期妇女。由于子宫的血流量减少和肾素-血管紧张素系统被阻断产生的胎儿低血压，胎儿的肾功能受损，羊水输出受限[1]。妊娠的第二期和第三期使用 ACEI 具有风险，包括羊水过少和无尿、胎儿宫内发育迟缓、早产、肾功能衰竭、骨畸形、肢体挛缩、动脉导管未闭、肺发育不全、呼吸窘迫综合征、新生儿低血压、颅骨骨化缺陷、胎儿或新生儿死亡[1~3]。不良胎

儿和早孕之间的关联一直难以建立。虽然人们认为妊娠的第一期时使用 ACEI 危险较小[4~6]，但一篇对现有的实验、临床数据的综述表明整个妊娠期间不应使用 ACEI[7]。后来的一项对 29507 名婴儿的队列研究发现，209 例曾经在妊娠第一期暴露于 ACEI 的婴儿的主要儿和先天性畸形发病危险性显著提高，表明妊娠第一期也应避免使用此药[8]。FDA[9] 和 MHRA[10] 随后表示，计划怀孕的人群应避免使用 ACEI，妊娠诊断后也应立即停用。只有那些用后预期益处明显大于风险的孕妇才能使用此药。

1. Branch RL, Martin U. Adverse effects of angiotensin-converting enzyme inhibitors and angiotensin-II receptor blockers in pregnancy. *Adverse Drug React Bull* 2007; (Oct.): 943–6.
2. Hanssens M, *et al*. Fetal and neonatal effects of treatment with angiotensin-converting enzyme inhibitors in pregnancy. *Obstet Gynecol* 1991; **78**: 128–35.
3. Piper JM, *et al*. Pregnancy outcome following exposure to angiotensin-converting enzyme inhibitors. *Obstet Gynecol* 1992; **80**: 429–32.
4. CDC. Postmarketing surveillance for angiotensin-converting enzyme inhibitor use during the first trimester of pregnancy—United States, Canada, and Israel, 1987-1995. *JAMA* 1997; **277**: 1193–4.
5. Lip GYH, *et al*. Angiotensin-converting-enzyme inhibitors in early pregnancy. *Lancet* 1997; **350**: 1446–7.
6. Steffensen FH, *et al*. Pregnancy outcome with ACE-inhibitor use in early pregnancy. *Lancet* 1998; **351**: 596.
7. Shotan A, *et al*. Risk of angiotensin-converting enzyme inhibition during pregnancy: experimental and clinical evidence, potential mechanisms, and recommendations for use. *Am J Med* 1994; **96**: 451–6.
8. Cooper WO, *et al*. Major congenital malformations after first-trimester exposure to ACE inhibitors. *N Engl J Med* 2006; **354**: 2443–51.
9. FDA. FDA Public Health Advisory: angiotensin-converting enzyme inhibitor (ACE inhibitor) drugs and pregnancy (issued 7th June 2006). Available at: http://www.fda.gov/Drugs/DrugSafety/PublicHealthAdvisories/ucm053113.htm (accessed 30/07/09)
10. MHRA/CHM. ACE inhibitors and angiotensin II receptor antagonists: not for use in pregnancy. *Drug Safety Update* 2007; **1** (5): 8–9. Available at: http://www.mhra.gov.uk/home/idcplg?IdcService=GET_FILE&dDocName=CON2033217&RevisionSelectionMethod=LatestReleased (accessed 30/07/09)

药物相互作用

ACEI 和利尿药、其他抗高血压药或包括可降低血压的乙醇等试剂合用时，可能出现过度低血压。ACEI 与保钾利尿药、钾补充剂（包括含钾的盐替代品）或其他可导致高钾血症的药（如环孢素或吲哚美辛）合用时，可能会有增加血钾的额外作用，所以应监测血清钾浓度。心衰患者使用 ACEI 前一般应停止使用保钾利尿药和钾补充剂。但是，使用排钾利尿药的患者进行 ACEI 治疗时，可能需要钾补充剂，并应监测血清钾浓度。ACEI 对肾的不良反应可能会被其他药物加强，如 NSAIDs，它可影响肾功能。

1. Shionoiri H. Pharmacokinetic drug interactions with ACE inhibitors. *Clin Pharmacokinet* 1993; **25**: 20–58.
2. Mignat C, Unger T. ACE inhibitors: drug interactions of clinical significance. *Drug Safety* 1995; **12**: 334–7.

别嘌醇 有报道合用卡托普利和别嘌醇的患者出现不良反应，参见 M37 第526页。

抗酸药 虽然不会影响血压和心率，抗酸药与卡托普利合用会降低卡托普利生物利用度[1]。抗酸药也可降低福森普利和其他 ACEI 的生物利用度。

1. Mäntylä R, *et al*. Impairment of captopril bioavailability by concomitant food and antacid intake. *Int J Clin Pharmacol Ther Toxicol* 1984; **22**: 626–9.

抗糖尿病药 3 名 1 型糖尿病患者在将卡托普利加入他们治疗方案时出现低血糖；2 型糖尿病患者也出现同样情况，且必须停用降糖药[1]。后来的研究推测原因是：卡托普利加强了胰岛素敏感度[1]。糖尿病[3] 和非糖尿病[2] 患者使用依那普利后出现了类似的血糖降低。2 个分别针对胰岛素或口服降血糖药对糖尿病患者的对照研究显示，ACEI 可增加病情发展为严重低血糖的危险[4,5]。但是，其他针对使用了卡托普利或依那普利的糖尿病患者的研究没有发现血糖控制上的显著性变化[6,7]；并且显示 ACEI 普遍用于糖尿病患者高血压的治疗（见第228页）。ACEI 在糖尿病合并症（如肾病）的治疗中也有一定作用（详见下文用途项下肾功能障碍）。

1. Ferriere M, *et al*. Captopril and insulin sensitivity. *Ann Intern Med* 1985; **102**: 134–5.
2. Helgeland A, *et al*. Enalapril, atenolol, and hydrochlorothiazide in mild to moderate hypertension: a comparative multicentre study in general practice in Norway. *Lancet* 1986; **i**: 872–5.
3. McMurray J, Fraser DM. Captopril, enalapril, and blood glucose. *Lancet* 1986; **i**: 1035.
4. Herings RMC, *et al*. Hypoglycaemia associated with use of inhibitors of angiotensin converting enzyme. *Lancet* 1995; **345**: 1195–8.

5. Morris AD, *et al*. ACE inhibitor use is associated with hospitalization for severe hypoglycemia in patients with diabetes. *Diabetes Care* 1997; **20**: 1363–7.
6. Passa P, *et al*. Enalapril, captopril, and blood glucose. *Lancet* 1986; **i**: 1447.
7. Winocour P, *et al*. Captopril and blood glucose. *Lancet* 1986; **ii**: 461.

硫唑嘌呤 有报道卡托普利与硫唑嘌呤合用时发生白细胞减少症；单独使用其中一种药不会发生此反应[1]。在一篇类似的报道中，用药方案中包括了 1 名使用硫唑嘌呤和卡托普利的患者发生嗜中性粒细胞减少，停用硫唑嘌呤后再次使用卡托普利不良反应没有复发[2]。

1. Kirchertz EJ, *et al*. Successful low dose captopril rechallenge following drug-induced leucopenia. *Lancet* 1981; **i**: 1363.
2. Edwards CRW, *et al*. Successful reintroduction of captopril following neutropenia. *Lancet* 1981; **i**: 723.

环孢素 合用 ACEI 与环孢素可能导致额外的高钾血症。2 名肾移植后使用环孢素的患者在服用依那普利后，出现急性肾衰竭[1]。停用 ACEI 后肾功能恢复。

1. Murray BM, *et al*. Enalapril-associated acute renal failure in renal transplants: possible role of cyclosporine. *Am J Kidney Dis* 1990; **16**: 66–9.

地高辛 有报道 ACEI 可增加血清中地高辛浓度，见第 313页。

利尿药 ACEI 与利尿药合用可能出现过度低血压。有报道卡托普利与美托拉宗合用时发生肾功能恶化（详见第383页）。ACEI 与螺内酯合用可出现严重高钾血症（详见第442页）。

重组人红细胞生成素 ACEI 与重组人红细胞生成素合用时可能发生额外的高钾血症。ACEI 还可拮抗重组人红细胞生成素的造血作用。

全身麻醉药 使用 ACEI 的患者在全身麻醉时可出现显著的低血压。另外，11 名全身麻醉（硫喷妥钠诱导，氧化亚氮、恩氟烷维持）前给予了卡托普利的患者的校正脑血流量比 9 名经美托洛尔预治疗的患者和 9 名空白对照患者都要低很多[1]。虽然麻醉前用卡托普利预治疗并没有并发症，但麻醉前还是应该考虑停用 ACEI。但也有人建议[2] 既然没有明确的应停药的证据，可以继续小心使用。

1. Jensen K, *et al*. Cerebral blood flow during anaesthesia: influence of pretreatment with metoprolol or captopril. *Br J Anaesth* 1989; **62**: 321–3.
2. Anonymous. Drugs in the peri-operative period: 4 – cardiovascular drugs. *Drug Ther Bull* 1999; **37**: 89–92.

金盐 亚硝酸盐样反应见于 ACEI 开始治疗时[1,2]，往往在静注金制剂治疗第 1 周出现面部潮红、恶心、头晕和低血压。患者应接受金硫丁二钠至少 2 年，反应出现在 ACEI 治疗 15 个月后。

1. Healey LA, Backes MB. Nitritoid reactions and angiotensin-converting-enzyme inhibitors. *N Engl J Med* 1989; **321**: 763.
2. Nixon J, Pande I. Gold, nitritoid reactions and angiotensin-converting enzyme inhibitors. *Rheumatology (Oxford)* 2006; **45**: 118–19.

干扰素 给予干扰素 α-2a 和 ACEI 治疗的 3 名患者出现了严重的粒细胞减少和混合型冷球蛋白血症（mixed cryoglobulinaemia）[1]。人们认为这是两药协同血液毒性造成的。但是进一步的报道显示[2]，2 名患者只发生了轻度粒细胞减少，且在继续治疗中可逆；另 1 名患者粒细胞数保持正常。

1. Casato M, *et al*. Granulocytopenia after combined therapy with interferon and angiotensin-converting enzyme inhibitors: evidence for a synergistic hematologic toxicity. *Am J Med* 1995; **99**: 386–91.
2. Jacquot C, *et al*. Granulocytopenia after combined therapy with interferon and angiotensin-converting enzyme inhibitors: evidence for a synergistic hematologic toxicity. *Am J Med* 1996; **101**: 235–6.

白介素-3 化疗后给予白介素-3 的 3 名患者[1] 使用 ACEI 时出现显著的低血压；停止使用 ACEI 后血压恢复正常。

1. Dercksen MW, *et al*. Hypotension induced by interleukin-3 in patients on angiotensin converting enzyme inhibitors. *Lancet* 1995; **345**: 448.

锂 有报道锂与 ACEI 合用有毒性，参见 M37 第380页。

肌松药 有报道赖诺普利与替扎尼定合用出现严重低血压，参见 M37 第1809页。

NSAIDs 吲哚美辛、阿司匹林（可能还包括其他 NSAIDs）可降低或取消 ACEI 的降压作用。罗非考昔也有类似作用[1]。NSAIDs 导致水钠滞留，可能会减弱各种抗高血压药的作用。有人推测 ACEI 的部分降压作用是前列腺素依赖性的，这也可解释阻止前列腺合成的 NSAIDs 为何与 ACEI 有相互作用。但是，一项评估前列腺素作用的双盲研究[2] 显示，吲哚美辛不影响

卡托普利或依那普利的降压作用，这说明 ACEI 对前列腺素的作用不显著。

低剂量阿司匹林与 ACEI 相互作用的可能性受到关注[3~5]。ACEI 和阿司匹林对心力衰竭和缺血性心脏病的患者均有益，但是支持合用这两种药的相关证据有限。对关于使用 ACEI 的心肌梗死后心衰患者的研究的回顾分析显示，使用了阿司匹林的患者预后较差，一些小型研究认为阿司匹林可拮抗 ACEI 的血液动力学作用，但结果有争议并且其临床相关性不清楚。对有缺血性心脏病或非缺血性心脏病患者的观察研究中，无证据显示同时服用阿司匹林和 ACEI 有害处，一项对长期研究的系统性综述[8] 认为 ACEI 有重要的临床获益，无论是否使用阿司匹林。

因为作用于肾小球不同部位，合并使用 NSAIDs 和 ACEI 可能对肾功能具有有害的效果[9]。当应用于因心衰、肝硬化、大出血等肾灌注量减小的患者，肾功能可能恶化。服用 ACEI 和利尿药的患者使用 NSAIDs 可能会极其危险[10]。肾灌注量尚可的患者可能会从合并使用 NSAIDs 和 ACEI 得到益处。

吲哚美辛和其他一些 NSAIDs 可能会引起高血钾。

1. Brown CH. Effect of rofecoxib on the antihypertensive activity of lisinopril. *Ann Pharmacother* 2000; **34**: 1486.
2. Gerber JG, *et al*. The hypotensive action of captopril and enalapril is not prostacyclin dependent. *Clin Pharmacol Ther* 1993; **54**: 523–32.
3. Stys T, *et al*. Does aspirin attenuate the beneficial effects of angiotensin-converting enzyme inhibition in heart failure? *Arch Intern Med* 2000; **160**: 1409–13.
4. Mahé I, *et al*. Interaction between aspirin and ACE inhibitors in patients with heart failure. *Drug Safety* 2001; **24**: 167–82.
5. Olson KL. Combined aspirin/ACE inhibitor treatment for CHF. *Ann Pharmacother* 2001; **35**: 1653–8.
6. McAlister FA, *et al*. Aspirin use and outcomes in a community-based cohort of 7352 patients discharged after first hospitalization for heart failure. *Circulation* 2006; **113**: 2572–8.
7. Masoudi FA, *et al*. Aspirin use in older patients with heart failure and coronary artery disease: national prescription patterns and relationship with outcomes. *J Am Coll Cardiol* 2005; **46**: 955–62.
8. Teo KK, *et al*. Effects of long-term treatment with angiotensin-converting-enzyme inhibitors in the presence or absence of aspirin: a systematic review. *Lancet* 2002; **360**: 1037–43. Correction. *ibid.* 2003; **361**: 90.
9. Sturrock NDC, Struthers AD. Non-steroidal anti-inflammatory drugs and angiotensin converting enzyme inhibitors: a commonly prescribed combination with variable effects on renal function. *Br J Clin Pharmacol* 1993; **35**: 343–8.
10. Australian Adverse Drug Reactions Advisory Committee (ADRAC). Beware the triple whammy! *Aust Adverse Drug React Bull* 2006; **25**: 18. Also available at: http://www.tga.gov.au/adr/aadrb/aadr0610.pdf (accessed 04/04/08)

丙磺舒 经静脉注射卡托普利的 4 名受试者给予丙磺舒后，导致卡托普利血浆浓度增高。有人认为此作用是因为丙磺舒减少了卡托普利从肾小管的分泌[1]。

1. Singhvi SM, *et al*. Renal handling of captopril: effect of probenecid. *Clin Pharmacol Ther* 1982; **32**: 182–9.

药动学

大多数 ACEI 经口服给药。除卡托普利和赖诺普利外它们一般是前药，吸收后经快速代谢将酯水解后，成为有活性的二酸形式，如依那普利转化为依那普利拉。代谢主要发生在肝。活性药物或活性代谢物主要经肾排泄；贝那普利拉和福辛普利拉还可经胆道排泄。二酸的消除是多相的，并且存在延长了的最终消除相，有人认为这表示药物结合到血管紧张素上有饱和性的结合位点上。这种结合不会导致服用倍剂量后药物蓄积。最终消除半衰期不能预测服用倍剂量后实测的动力学，对蓄积有效的半衰期常被作为有价值的数据引用。

1. Burnier M, Biollaz J. Pharmacokinetic optimisation of angiotensin converting enzyme (ACE) inhibitor therapy. *Clin Pharmacokinet* 1992; **22**: 375–84.
2. Hoyer J, *et al*. Clinical pharmacokinetics of angiotensin converting enzyme (ACE) inhibitors in renal failure. *Clin Pharmacokinet* 1993; **24**: 230–54.
3. Song JC, White CM. Clinical pharmacokinetics and selective pharmacodynamics of new angiotensin converting enzyme inhibitors: an update. *Clin Pharmacokinet* 2002; **41**: 207–24.

用途和用法

ACEI 是作为血管扩张药的抗高血压药，可降低外周阻力。它抑制血管紧张素转化酶（ACE），ACE 在血管紧张素 I 转化为血管紧张素 II 过程起作用。血管紧张素 II 刺激醛固酮的合成与分泌并通过有力的直接缩血管作用升高血压。ACE 与缓激肽原（激肽酶 II）是同一种物质，ACEI 也减少缓激肽的降解。缓激肽直接舒张血管并且通过前列腺素的产生起作用。因此在 ACEI 的药理作用主要靠抑制肾素-血管紧张素-醛固酮系统，但在低肾素浓度的患者中它也能有效降低血压，所以很可能有其他机制在起作用。ACEI 同时降低心衰患者的前负荷和后负荷。它也可减少左心室重构（有时发生于心肌梗死后）。在正常情况下，用药后肾血流量增加而肾小球滤过率不变。ACEI 还可减轻肾小球肾病伴随的蛋白尿。

ACEI可用于高血压和心衰的治疗，提高心肌梗死后存活率以及预防有确定危险因素患者的心血管事件的发生。它也可用于糖尿病肾病的治疗。一般口服给药。

一些高血压患者开始用药后血压可能会骤降，所以第一次给药最好在睡前；可能的话，使用ACEI几天前停止利尿治疗，之后如有必要可恢复。

服用髓袢利尿药的心衰患者，第一次服用ACEI时普遍出现严重低血压，但如暂时停用利尿药会导致反跳性肺水肿。因此，应以低剂量开始治疗，并进行密切的医学监督。

1. Lopéz-Sendón J, *et al.* The Task Force on ACE-inhibitors of the European Society of Cardiology. Expert consensus document on angiotensin converting enzyme inhibitors in cardiovascular disease. *Eur Heart J* 2004; **25:** 1454–70. Also available at: http://www.escardio.org/guidelines-surveys/esc-guidelines/GuidelinesDocuments/guidelines-ACEI-FT.pdf (accessed 25/07/08)
2. Hanif K, *et al.* Reinventing the ACE inhibitors: some old and new implications of ACE inhibition. *Hypertens Res* 2010; **33:** 11–21.

作用 肾素-血管紧张素系统在调节心血管和肾功能方面起主要作用，此系统一经封锁会引起复杂的生理效应[1]。虽然最初人们认为ACEI的主要靶点为内分泌肾素-血管紧张素系统，但在循环系统此机制不能单独合理地解释ACEI所有的作用[2]。内源肾素-血管紧张素系统存在于多种组织中，ACEI也会有局部作用[3]。这可能是ACEI某些长效作用的基础，包括改善内皮功能，提高动脉壁顺应性，提高心衰、血管退化、左室肥大时左室功能，延迟糖尿病肾病的发展。不同的ACEI组织分布不同，与组织中ACE结合程度不同，但是这种差异的临床意义不清楚。一项研究[4]显示组织特异性高的喹那普利提高了内皮功能，但组织特异性较低的依那普利则没有相似的疗效（尽管一次早些时候的研究[5]表明它有效）。

ACEI对激肽系统也有作用，有证据表明ACEI对心血管的作用与激肽局部蓄积有关[6~8]。虽然不是所有研究都证实卡托普利有清除自由基的功能[10]，但有人推测[9]此功能促成了卡托普利的某些药理作用。

1. Schmieder RE, *et al.* Renin-angiotensin system and cardiovascular risk. *Lancet* 2007; **369:** 1208–19.
2. Tabibiazar R, *et al.* Formulating clinical strategies for angiotensin antagonism: a review of preclinical and clinical studies. *Am J Med* 2001; **110:** 471–80.
3. Zarnke KB, Feldman RD. Direct angiotensin converting enzyme inhibitor-mediated venodilation. *Clin Pharmacol Ther* 1996; **59:** 559–68.
4. Anderson TJ, *et al.* Comparative study of ACE-inhibition, angiotensin II antagonism, and calcium channel blockade on flow-mediated vasodilation in patients with coronary disease (BANFF study). *J Am Coll Cardiol* 2000; **35:** 60–6.
5. O'Driscoll G, *et al.* Improvement in endothelial function by angiotensin converting enzyme inhibition in insulin-dependent diabetes mellitus. *J Clin Invest* 1997; **100:** 678–84.
6. Linz W, *et al.* Contribution of kinins to the cardiovascular actions of angiotensin-converting enzyme inhibitors. *Pharmacol Rev* 1995; **47:** 25–49.
7. Bönner G. The role of kinins in the antihypertensive and cardioprotective effects of ACE inhibitors. *Drugs* 1997; **54** (suppl 5): 23–30.
8. Gainer JV, *et al.* Effect of bradykinin-receptor blockade on the response to angiotensin-converting-enzyme inhibitor in normotensive and hypertensive subjects. *N Engl J Med* 1998; **339:** 1285–92.
9. Chopra M, *et al.* Captopril: a free radical scavenger. *Br J Clin Pharmacol* 1989; **27:** 396–9.
10. Lapenna D, *et al.* Captopril has no significant scavenging antioxidant activity in human plasma in vitro or in vivo. *Br J Clin Pharmacol* 1996; **42:** 451–6.

Bartter综合征 有报道卡托普利对Bartter综合征有疗效[1~5]（第479页），Bartter综合征特点是醛固酮过多、低血钾、血管紧张素原酶过多，但血压正常或偏低。卡托普利也可用于诊断与显像[6]。

1. Aurell M, Rudin A. Effects of captopril in Bartter's syndrome. *N Engl J Med* 1981; **304:** 1609.
2. Hené RJ, *et al.* Long-term treatment of Bartter's syndrome with captopril. *BMJ* 1982; **285:** 695.
3. James JM, Davies D. The use of captopril in Bartter's syndrome. *BMJ* 1984; **289:** 162.
4. Savastano A, *et al.* Treatment of Bartter's disease with captopril: a case report. *Curr Ther Res* 1986; **39:** 408–13.
5. Jest P, *et al.* Angiotensin-converting enzyme inhibition as a therapeutic principle in Bartter's syndrome. *Eur J Clin Pharmacol* 1991; **41:** 303–5.
6. Dondi M, *et al.* Bartter's syndrome: renal scintigraphic appearance after captopril administration. *J Nucl Med* 1996; **37:** 1688–90.

糖尿病并发症 预防糖尿病后遗症的主要方法是控制血压（第132页）。有报道ACEI可降低患者（各种糖尿病患者，他们有心血管病史或者至少有一项心血管危险因子）发生常见心血管事件的危险[1]。一项针对不伴有心血管疾病的糖尿病（但可能有未知的危险因子）的研究[2]也显示ACEI可降死亡率。一些关于ACEI减少心血管疾病危险的研究也发现，ACEI可预防非糖尿病患者发生糖尿病[3~7]。但是在一项随机研究[8]中，有中度糖代谢疾病但心血管疾病轻微的受试者未能确认这种效果。

ACEI对其他一些糖尿病并发症的治疗也有益处。它在1型和2型糖尿病患者肾病的治疗中有确定的疗效（详见下文**肾功能障碍**项下）。

有报道[9,10]ACEI可减慢血压正常的1型糖尿病患者视网膜病的恶化。一项初步研究[11]显示ACEI可能会改善糖尿病患者外周神经病变，但同样需要进一步研究。

1. Heart Outcomes Prevention Evaluation (HOPE) Study Investigators. Effects of ramipril on cardiovascular and microvascular outcomes in people with diabetes mellitus: results of the HOPE study and MICRO-HOPE substudy. *Lancet* 2000; **355:** 253–9. Correction. *ibid.*; **356:** 860.
2. Eurich DT, *et al.* Reduced mortality associated with the use of ACE inhibitors in patients with type 2 diabetes. *Diabetes Care* 2004; **27:** 1330–4.
3. Yusuf S, *et al.* Ramipril and the development of diabetes. *JAMA* 2001; **286:** 1882–5.
4. Padwal R, Laupacis A. Antihypertensive therapy and incidence of type 2 diabetes: a systematic review. *Diabetes Care* 2004; **27:** 247–55.
5. Gillespie EL, *et al.* The impact of ACE inhibitors or angiotensin II type 1 receptor blockers on the development of new-onset type 2 diabetes. *Diabetes Care* 2005; **28:** 2261–6.
6. Abuissa H, *et al.* Angiotensin-converting enzyme inhibitors or angiotensin receptor blockers for prevention of type 2 diabetes: a meta-analysis of randomized clinical trials. *J Am Coll Cardiol* 2005; **46:** 821–6.
7. Aguilar D, Solomon SD. ACE inhibitors and angiotensin receptor antagonists and the incidence of new-onset diabetes mellitus: an emerging theme. *Drugs* 2006; **66:** 1169–77.
8. Bosch J, *et al.* DREAM Trial Investigators. Effect of ramipril on the incidence of diabetes. *N Engl J Med* 2006; **355:** 1551–62.
9. Chaturvedi N, *et al.* Effect of lisinopril on progression of retinopathy in normotensive people with type 1 diabetes. *Lancet* 1998; **351:** 28–31.
10. Mauer M, *et al.* Renal and retinal effects of enalapril and losartan in type 1 diabetes. *N Engl J Med* 2009; **361:** 40–51.
11. Malik RA, *et al.* Effect of angiotensin-converting-enzyme (ACE) inhibitor trandolapril on human diabetic neuropathy: randomised double-blind controlled trial. *Lancet* 1998; **352:** 1978–81.

红细胞增多症 继发性红细胞增多（继发红细胞增多症）是指红细胞质量明显增加，可能会导致组织缺氧（如慢性气道阻塞性疾病），或产生过多的红细胞生成素（如在一些肾肿瘤或肾移植术后）。出现高黏滞症状后需要适时采取治疗手段来减少血栓性并发症的风险，目前主要采用的方法是放血去除红细胞和使用药物（如ACEI）抑制红细胞的生成。

移植后红细胞增多症可在一些患者中自发消除，但对其余患者来说，治疗的目的是把血细胞比容降低到45%以下，使血栓栓塞等并发症的风险降至最低。最初采用的是放血治疗，但这会导致严重缺铁。现有使用ACEI[1~4]或血管紧张素Ⅱ受体拮抗药如氯沙坦[5~9]对病情有益的证据，而且指南推荐这些药物作为一线治疗药物[10,11]。也可使用茶碱，但不如ACEI有效[1]，通常用于一线治疗药物无效的患者；也可使用ACEI，但可能需要放血使血细胞比容下降至45%。

指南[11]推荐有**红细胞增多症继发缺氧性肺疾病**的患者应首先考虑提高氧合，包括长期氧疗。高黏滞血症或血细胞比容大于56%的患者应进行放血治疗。ACEI或血管紧张素Ⅱ受体拮抗药可用于不接受放血治疗的患者[11]。有报道称依那普利对海拔红细胞增多症有益处[12]，还可与氯沙坦合用治疗慢性阻塞性肺疾病引起的红细胞增多症[13]。也有报道称可使用茶碱。

1. Ok E, *et al.* Comparison of the effects of enalapril and theophylline on polycythemia after renal transplantation. *Transplantation* 1995; **59:** 1623–45.
2. Beckingham IJ, *et al.* A randomized placebo-controlled study of enalapril in the treatment of erythrocytosis after renal transplantation. *Nephrol Dial Transplant* 1995; **10:** 2316–20.
3. Hernández E, *et al.* Usefulness and safety of treatment with captopril in posttransplant erythrocytosis. *Transplant Proc* 1995; **27:** 2239–41.
4. MacGregor MS, *et al.* Treatment of postrenal transplant erythrocytosis. *Nephron* 1996; **74:** 517–21.
5. Klaassen RJL, *et al.* Losartan, an angiotensin-II receptor antagonist, reduces hematocrits in kidney transplant recipients with posttransplant erythrocytosis. *Transplantation* 1997; **64:** 780–2.
6. Navarro JF, *et al.* Effects of losartan on the treatment of posttransplant erythrocytosis. *Clin Nephrol* 1998; **49:** 370–2.
7. Julian BA, *et al.* Losartan, an angiotensin II type 1 receptor antagonist, lowers hematocrit in posttransplant erythrocytosis. *J Am Soc Nephrol* 1998; **9:** 1104–8.
8. Iñigo P, *et al.* Treatment with losartan in kidney transplant recipients with posttransplant erythrocytosis. *Transplant Proc* 1999; **31:** 2321.
9. Yildiz A, *et al.* Comparison of the effects of enalapril and losartan on posttransplantation erythrocytosis in renal transplant recipients: prospective randomized study. *Transplantation* 2001; **72:** 542–5.
10. EBPG Expert Group on Renal Transplantation. European best practice guidelines for renal transplantation. Section IV: Long-term management of the transplant recipient. IV.9.3. Haematological complications: erythrocytosis. *Nephrol Dial Transplant* 2002; **17** (suppl 4): 49–50. Also available at: http://ndt.oxfordjournals.org/cgi/reprint/17/suppl_4/49-a.pdf (accessed 20/11/06)
11. McMullin MF, *et al.* British Committee for Standards in Haematology. Guidelines for the diagnosis, investigation and management of polycythaemia/erythrocytosis. *Br J Haematol* 2005; **130:** 174–95. Also available at: http://www.bcshguidelines.com/pdf/polycythaemia_05.pdf (accessed 20/11/06)
12. Plata R, *et al.* Angiotensin-converting-enzyme inhibition therapy in altitude polycythaemia: a prospective randomised trial. *Lancet* 2002; **359:** 663–6.
13. Vlahakos DV, *et al.* Losartan reduces hematocrit in patients with chronic obstructive pulmonary disease and secondary erythrocytosis. *Ann Intern Med* 2001; **134:** 426–7.

遗传性疾病 少量研究发现ACEI对患有马方综合征[1,2]或Duchenne肌营养不良症[3,4]的心脏疾病患者有益。

1. Yetman AT, *et al.* Usefulness of enalapril versus propranolol or atenolol for prevention of aortic dilation in patients with the Marfan syndrome. *Am J Cardiol* 2005; **95:** 1125–7.
2. Ahimastos AA, *et al.* Effect of perindopril on large artery stiffness and aortic root diameter in patients with Marfan syndrome: a randomized controlled trial. *JAMA* 2007; **298:** 1539–47.
3. Duboc D, *et al.* Effect of perindopril on the onset and progression of left ventricular dysfunction in Duchenne muscular dystrophy. *J Am Coll Cardiol* 2005; **45:** 855–7.
4. Duboc D, *et al.* Perindopril preventive treatment on mortality in Duchenne muscular dystrophy: 10 years' follow-up. *Am Heart J* 2007; **154:** 596–602.

心力衰竭 除利尿药外，口服ACEI对各阶段的心力衰竭都有额外的临床疗效（第224页）。它能减轻症状，提高存活率，减慢轻度或中度心衰向更严重的阶段发展。因此，目前建议所有左室收缩功能障碍的心衰患者接受ACEI治疗，即使单独给予利尿药后已无症状。

这些显示出ACEI疗效的研究主要针对的是高剂量使用的情况，而不是实际应用剂量。针对赖诺普利的研究[1]显示与低剂量相比，使用较高剂量减少了最终的死亡率和入院率，并且高剂量也可被耐受，故建议应用较高剂量。针对卡托普利的研究没有发现标准剂量的疗效优于低剂量[2]，也没有发现高剂量疗效优于标准剂量[3]。建议[4,5]在随机试验中边增加剂量边观察反应，直至有效，不要根据症状确定剂量，如果较高剂量不可耐受，低剂量仍是有益的[4]。ACEI与血管紧张素Ⅱ受体拮抗药合用可更完全的阻断肾素-血管紧张素系统，这也是有益的[6~8]。使用标准治疗（包括使用β受体阻滞剂）后仍有症状时，可考虑合用此两种药[4,5]。

ACEI对于无症状左室功能障碍可能有一定疗效（没有明确）；SOLVD研究发现其对无症状患者短期死亡率无影响，但显著降低长期死亡率[9]。虽然ACEI可以改善症状[10]，但对心脏衰竭和保存左心室功能（舒张功能障碍）患者的作用机制尚不清楚。ACEI可能对瓣失调的心脏衰竭患者有益（见下**注意事项**项下，上面讨论的是它们在主动脉瓣狭窄方面的应用）。虽然还有待证实，但有一些证据表明ACEI还可以防止抗肿瘤药诱导的心脏毒性进一步发展[11]。

ACEI治疗心衰的机制并不清楚。它可产生有益的血流动力学效应；它可扩张动脉、静脉[12]，降低前后负荷，在不增加心率的情况下提高心排血量。它对神经激素[13]和细胞因子有一定作用。其他可能的疗效包括减少左心室肥大，间接性预防心律失常[14~16]。

卡托普利和依那普利都曾被用于急性心衰的婴儿（分别见第293页和第328页**儿童用法**项下）。

1. Packer M, *et al.* Comparative effects of low and high doses of the angiotensin-converting enzyme inhibitor, lisinopril, on morbidity and mortality in chronic heart failure. *Circulation* 1999; **100:** 2312–18.
2. The NETWORK investigators. Clinical outcome with enalapril in symptomatic chronic heart failure; a dose comparison. *Eur Heart J* 1998; **19:** 481–9.
3. Nanas JN, *et al.* Outcome of patients with congestive heart failure treated with standard versus high doses of enalapril: a multicenter study. *J Am Coll Cardiol* 2000; **36:** 2090–5.
4. Hunt SA, *et al.* ACC/AHA 2005 guideline update for the diagnosis and management of chronic heart failure in the adult: a report of the American College of Cardiology/American Heart Association Task Force on Practice Guidelines (Writing Committee to Update the 2001 Guidelines for the Evaluation and Management of Heart Failure). Summary article: *J Am Coll Cardiol* 2005; **46:** 1116–43. Full version: http://content.onlinejacc.org/cgi/reprint/46/6/e1.pdf (accessed 25/07/08)
5. The Task Force for the Diagnosis and Treatment of Chronic Heart Failure of the European Society of Cardiology. Guidelines for the diagnosis and treatment of chronic heart failure (update 2005). Executive summary: *Eur Heart J* 2005; **26:** 1115–40. Full text: http://www.escardio.org/guidelines-surveys/esc-guidelines/GuidelinesDocuments/guidelines-CHF-FT.pdf (accessed 25/07/08)
6. Struckman DR, Rivey MP. Combined therapy with an angiotensin II receptor blocker and an angiotensin-converting enzyme inhibitor in heart failure. *Ann Pharmacother* 2001; **35:** 242–8.
7. Cohn JN, Tognoni G. A randomized trial of the angiotensin-receptor blocker valsartan in chronic heart failure. *N Engl J Med* 2001; **345:** 1667–75.
8. McMurray JJV, *et al.* Effects of candesartan in patients with chronic heart failure and reduced left-ventricular systolic function taking angiotensin-converting-enzyme inhibitors: the CHARM-Added trial. *Lancet* 2003; **362:** 767–71.
9. Jong P, *et al.* Effect of enalapril on 12-year survival and life expectancy in patients with left ventricular systolic dysfunction: a follow-up study. *Lancet* 2003; **361:** 1843–8.

10. Cleland JGF, *et al.* PEP-CHF Investigators. The perindopril in elderly people with chronic heart failure (PEP-CHF) study. *Eur Heart J* 2006; **27:** 2338–45.
11. Cardinale D, *et al.* Prevention of high-dose chemotherapy-induced cardiotoxicity in high-risk patients by angiotensin-converting enzyme inhibition. *Circulation* 2006; **114:** 2474–81.
12. Capewell S, *et al.* Acute and chronic arterial and venous effects of captopril in congestive cardiac failure. *BMJ* 1989; **299:** 942–5.
13. Deedwania PC. Angiotensin-converting enzyme inhibitors in congestive heart failure. *Arch Intern Med* 1990; **150:** 1798–1805.
14. Wesseling H, *et al.* Cardiac arrhythmias—a new indication for angiotensin-converting enzyme inhibitors? *J Hum Hypertens* 1989; **3** (suppl 1): 89–95.
15. Campbell RWF. ACE inhibitors and arrhythmias. *Heart* 1996; **76** (suppl 3): 79–82.
16. Healey JS, *et al.* Prevention of atrial fibrillation with angiotensin-converting enzyme inhibitors and angiotensin receptor blockers: a meta-analysis. *J Am Coll Cardiol* 2005; **45:** 1832–9.

高血压 ACEI 在高血压（第228页）的治疗中有确定疗效并且不比其他主流抗高血压药差[1]。卡托普利预防项目（CAPPP）试验[2]比较了以卡托普利为基础和常规的以β受体阻滞剂或利尿药为基础的治疗方案，结果显示卡托普利组心血管病死亡率较低，但休克的危险性增高，各组总体死亡率没有差别。大型 ALLHAT 研究[3]比较了 ACEI 和钙通道阻滞药、利尿药，各组总体死亡率没有显著性差异；ACEI 组的休克、死亡发生率略微高于利尿药组。特别建议对有肾病的糖尿病患者使用 ACEI，因为它对肾有益。也特别建议对心衰患者使用 ACEI。ACEI 其他已提出的优点包括对血脂不良反应少、减少左心室肥大的发病[4]、降低血浆纤维蛋白原[5]，但是这些作用的临床意义不确定。

激活肾素-血管紧张素系统的药物可能会促进 ACEI 抗高血压的作用。因此，与利尿药或钙通道阻滞药联合治疗可能会特别有用。

1. Blood Pressure Lowering Treatment Trialists' Collaboration. Effects of different blood-pressure-lowering regimens on major cardiovascular events: results of prospectively-designed overviews of randomised trials. *Lancet* 2003; **362:** 1527–35.
2. Hansson L, *et al.* Effect of angiotensin-converting-enzyme inhibition compared with conventional therapy on cardiovascular morbidity and mortality in hypertension: the Captopril Prevention Project (CAPPP) randomised trial. *Lancet* 1999; **353:** 611–16.
3. The ALLHAT Officers and Coordinators for the ALLHAT Collaborative Research Group. Major outcomes in high-risk hypertensive patients randomized to angiotensin-converting enzyme inhibitor or calcium channel blocker vs diuretic: The Antihypertensive and Lipid-Lowering Treatment to Prevent Heart Attack Trial (ALLHAT). *JAMA* 2002; **288:** 2981–97. Correction. *ibid.* 2003; **289:** 178.
4. Schmieder RE, *et al.* Reversal of left ventricular hypertrophy in essential hypertension: a meta-analysis of randomized double-blind studies. *JAMA* 1996; **275:** 1507–13.
5. Fogari R, *et al.* Effects of different antihypertensive drugs on plasma fibrinogen in hypertensive patients. *Br J Clin Pharmacol* 1995; **39:** 471–6.

肾血管性高血压的诊断 卡托普利可用于诊断肾性高血压，阻断血管紧张素Ⅰ转化为血管紧张素Ⅱ后，肾血管性高血压患者血浆肾素活性增高幅度要大于原发性高血压患者[1]。但是，用于诊断肾血管性高血压的多项研究的荟萃分析[2]表明卡托普利试验的精确性不如成像技术，如计算机 X 线断层摄影术、磁共振血管造影术。卡托普利也被用于加强肾闪烁造影术的敏感性和特异性[3]。卡托普利显像诊断 Bartter 综合征的参考文献见上文。

1. Muller FB, *et al.* The captopril test for identifying renovascular disease in hypertensive patients. *Am J Med* 1986; **80:** 633–44.
2. Vasbinder GBC, *et al.* Diagnostic tests for renal artery stenosis in patients suspected of having renovascular hypertension: a meta-analysis. *Ann Intern Med* 2001; **135:** 401–411.
3. Dowling RJ, *et al.* Imaging and stenting for renal artery stenosis. *Hosp Med* 1999; **60:** 329–34.

缺血性心脏病 ACEI 对缺血性心脏病和其他动脉粥样硬化病有临床疗效。在急性心肌梗死的治疗中它有确定的价值（详见下文），并且可能有预防的作用；SAVE[1]和 SOLVD[2]研究显示给予心衰患者 ACEI 可降低心肌梗死发病率。HOPE 研究[3]表示对有心血管疾病高度发病危险的患者用雷米普利治疗，可显著降低死亡率、心肌梗死和休克的发生率。EUROPA 研究[4]显示培哚普利可减少稳定性缺血性心脏病患者心血管事件发生率。QUO VADIS 研究[5]表明服用喹那普利 1 年后再经历冠状动脉旁路移植术的患者，虽然药物对其运动试验或 Holter 监测中的缺血无效，但它可降低临床缺血事件的发生率。

有关 ACEI 对此类患者疗效的机制不是很清楚，有人推测是直接减少动脉粥样硬化（第217页），但没有研究可证实。TREND 研究[6]显示，服用 6 个月喹那普利可改善缺血性心脏病患者的内皮功能。但 QUIET 研究[7]显示，给予 3 年较低剂量的喹那普利，对动脉粥样硬化的发展或心脏事件发生率没有明显影响。PART-2 研究[8]表明雷米普利对颈动脉粥样硬化没有影响，而 PARIS 研究[9]发现给予喹那普利后血管造影的再狭窄发生率增加。一篇主要基于 EUROPA 研究结果的综述[10]认为培哚普利上调内皮型一氧化氮合成酶的活性，调节血管紧张素Ⅱ和激肽之间的平衡，降低血管内皮细胞凋亡。但它指出不同的 ACEI 产生这些效应的能力不同，如组织中血管紧张素转化酶的亲和力和动脉粥样硬化斑块的渗透率。

给予稳定性心绞痛患者短期服用卡托普利和依那普利可减弱急性抗心肌缺血的作用[11]，同样的情况出现在服用依那普利的变异型心绞痛患者[12]。但是进一步研究[13]显示，稳定性心绞痛患者舌下服用卡托普利后可提高最大运动量试验的成绩。有报道称其还能改善动脉粥样硬化外周动脉疾病患者的症状[14]。一项病例对照研究[15]发现，主动脉疾病者服用 ACEI 后主动脉瘤破裂的风险降低。

1. Pfeffer MA, *et al.* Effect of captopril on mortality and morbidity in patients with left ventricular dysfunction after myocardial infarction: results of the Survival and Ventricular Enlargement Trial. *N Engl J Med* 1992; **327:** 669–77.
2. Yusuf S, *et al.* Effect of enalapril on myocardial infarction and unstable angina in patients with low ejection fractions. *Lancet* 1992; **340:** 1173–8.
3. The Heart Outcomes Prevention Evaluation Study Investigators. Effects of an angiotensin-converting-enzyme inhibitor, ramipril, on cardiovascular events in high-risk patients. *N Engl J Med* 2000; **342:** 145–53.
4. EURopean trial On reduction of cardiac events with Perindopril in stable coronary Artery disease Investigators. Efficacy of perindopril in reduction of cardiovascular events among patients with stable coronary artery disease: randomised, double-blind, placebo-controlled, multicentre trial (the EUROPA study). *Lancet* 2003; **362:** 782–8.
5. Oosterga M, *et al.* Effects of quinapril on clinical outcome after coronary artery bypass grafting (The QUO VADIS Study): QUinapril on Vascular Ace and Determinants of Ischemia. *Am J Cardiol* 2001; **87:** 542–6.
6. Mancini GBJ, *et al.* Angiotensin-converting enzyme inhibition with quinapril improves endothelial vasomotor dysfunction in patients with coronary artery disease: the TREND (Trial on Reversing Endothelial Dysfunction) study. *Circulation* 1996; **94:** 258–65.
7. Cashin-Hemphill L, *et al.* Angiotensin-converting enzyme inhibition as antiatherosclerotic therapy: no answer yet. *Am J Cardiol* 1999; **83:** 43–7.
8. MacMahon S, *et al.* Randomized, placebo-controlled trial of the angiotensin-converting enzyme inhibitor, ramipril, in patients with coronary or other occlusive arterial disease. *J Am Coll Cardiol* 2000; **36:** 438–43.
9. Meurice T, *et al.* Effect of ACE inhibitors on angiographic restenosis after coronary stenting (PARIS): a randomised, double-blind, placebo-controlled trial. *Lancet* 2001; **357:** 1321–4.
10. Ferrari R, Fox K. Insight into the mode of action of ACE inhibition in coronary artery disease: the ultimate 'EUROPA' story. *Drugs* 2009; **69:** 265–77.
11. Longobardi G, *et al.* Failure of protective effect of captopril and enalapril on exercise and dipyridamole-induced myocardial ischemia. *Am J Cardiol* 1995; **76:** 255–8.
12. Guazzi M, *et al.* Ineffectiveness of angiotensin converting enzyme inhibition (enalapril) on overt and silent myocardial ischemia in vasospastic angina and comparison with verapamil. *Clin Pharmacol Ther* 1996; **59:** 476–81.
13. Gemici K, *et al.* The effects of sublingual administration of captopril on parameters of exercise test and neurohormonal activation in patients with stable angina pectoris. *Int J Angiol* 1998; **7:** 238–43.
14. Ahimastos AA, *et al.* Ramipril markedly improves walking ability in patients with peripheral arterial disease: a randomized trial. *Ann Intern Med* 2006; **144:** 660–4.
15. Hackam DG, *et al.* Angiotensin-converting enzyme inhibitors and aortic rupture: a population-based case-control study. *Lancet* 2006; **368:** 659–65.

肾脏疾病 ACEI 对肾有复杂的影响。虽然它会降低肾功能并且对有肾损伤的患者应谨慎使用（详见上文**不良反应和处置**项下内容），但 ACEI 对糖尿病和非糖尿病型肾病都有疗效。因为高血压和由此产生的蛋白尿都会引起肾脏损害，所以无论使用哪类降压药[1]，降低血压都可以保护肾功能。一些研究表明，ACEI 和其他药物如血管紧张素Ⅱ受体拮抗药，能够十分有效地阻断肾素-血管紧张素-醛固酮系统（RAS）[1]，因此它们可作为控制肾病患者血压的首选药物。然而，目前尚不清楚它们除了降压效果外，是否存在一个特定的肾脏保护作用[2]。

大多数用药经验从明显的糖尿病肾病中得到（详见**糖尿病并发症**，第132页）。糖尿病肾病常伴有高血压，并可从微白蛋白尿发展成肾病综合征，直至最终的肾衰竭。对有蛋白尿的糖尿病患者，有报道称用 ACEI 治疗能减缓终末期肾脏疾病发展，并降低死亡率[3]。然而，尽管认为它可以延长早期疾病患者的寿命，但现在这一点并不明确。有研究报道 ACEI 可延缓微量白蛋白尿的发展[4,5]，而且已推荐其在所有微量白蛋白尿的糖尿病患者中使用，同时严格控制血糖[6]。然而，历时 5 年针对没有任何蛋白尿的 1 型糖尿病患者的 RASS 研究发现，直接测量肾脏的结构变化，依那普利和氯沙坦均未改善初级肾损害的预防（虽然视网膜病变的发展放缓了）[7]。ONTARGET 的研究结果进一步对阻断肾素-血管紧张素系统的益处提出质疑。有报道称血管紧张素Ⅱ受体拮抗药也能有效减缓蛋白尿的发展[3,4,8]（虽然还未能证明能够降低死亡率[3]）。而且和单用相比，这些药物和 ACEI 双重治疗被认为能提供益处[9,10]。但 ONTARGET 发现，相比于对 55 岁以上动脉粥样硬化性或糖尿病终末器官损害的患者使用雷米普利、替米沙坦或二者合用[11]，联合治疗尽管比单用减少蛋白尿，但是实际上会增加患者患肾病的风险，而且在这项研究中大多数患者都没有蛋白尿。尽管这项研究还不足以检测主要肾功能指标的差异，但它对联合用药治疗的实用性提出了质疑。

ACEI 对与糖尿病无关的肾疾病也有疗效，虽然它的作用并不确定。蛋白尿是各种原因引起的肾小球肾病的一个重要的指标（参见 M37 第1436页），在无症状直至严重肾病中它都可能发生。许多研究[12~19]显示在各种非糖尿病肾病中，ACEI 可减轻蛋白尿，降低肾功能减退的速度。荟萃分析显示[20,21] ACEI 在降低肾病最后阶段发生率上比其他抗高血压药更有效。虽然其他人认为这是不确定的[2]。更少的证据显示血管紧张素Ⅱ受体拮抗药在非糖尿病肾病中单独使用[8]。而且，有建议推荐使用这些药物和 ACEI 联合治疗，认为这样对肾脏有好处[9]，但 ONTARGET 的结果[11]对此存疑。

全身性硬皮病患者（**硬皮病**，参见 M37 第1734页）被认为很容易发生 ACEI 的不良反应；但是有证据表明此类药对硬皮病联合高血压、肾危象的情况有疗效[22]。

1. Ravera M, *et al.* Importance of blood pressure control in chronic kidney disease. *J Am Soc Nephrol* 2006; **17** (4 suppl 2): S98–S103.
2. Casas JP, *et al.* Effect of inhibitors of the renin-angiotensin system and other antihypertensive drugs on renal outcomes: systematic review and meta-analysis. *Lancet* 2005; **366:** 2026–33.
3. Strippoli GFM, *et al.* Angiotensin converting enzyme inhibitors and angiotensin II receptor antagonists for preventing the progression of diabetic kidney disease. Available in The Cochrane Database of Systematic Reviews; Issue 4. Chichester: John Wiley; 2006 (accessed 25/04/08).
4. Thomas MC, Atkins RC. Blood pressure lowering for the prevention and treatment of diabetic kidney disease. *Drugs* 2006; **66:** 2213–34.
5. The ACE Inhibitors in Diabetic Nephropathy Trialist Group. Should all patients with type 1 diabetes mellitus and microalbuminuria receive angiotensin-converting enzyme inhibitors? A meta-analysis of individual patient data. *Ann Intern Med* 2001; **134:** 370–9.
6. Mogensen CE, *et al.* Prevention of diabetic renal disease with special reference to microalbuminuria. *Lancet* 1995; **346:** 1080–4.
7. Mauer M, *et al.* Renal and retinal effects of enalapril and losartan in type 1 diabetes. *N Engl J Med* 2009; **361:** 40–51.
8. Thurman JM, Schrier RW. Comparative effects of angiotensin-converting enzyme inhibitors and angiotensin receptor blockers on blood pressure and the kidney. *Am J Med* 2003; **114:** 588–98.
9. MacKinnon M, *et al.* Combination therapy with an angiotensin receptor blocker and an ACE inhibitor in proteinuric renal disease: a systematic review of the efficacy and safety data. *Am J Kidney Dis* 2006; **48:** 8–20.
10. Kunz R, *et al.* Meta-analysis: effect of monotherapy and combination therapy with inhibitors of the renin-angiotensin system on proteinuria in renal disease. *Ann Intern Med* 2008; **148:** 30–48.
11. Mann JF, *et al.* ONTARGET investigators. Renal outcomes with telmisartan, ramipril, or both, in people at high vascular risk (the ONTARGET study): a multicentre, randomised, double-blind, controlled trial. *Lancet* 2008; **372:** 547–53.
12. Gansevoort RT, *et al.* Long-term benefits of the antiproteinuric effect of angiotensin-converting enzyme inhibition in nondiabetic renal disease. *Am J Kidney Dis* 1993; **22:** 202–6.
13. Hannedouche T, *et al.* Randomised controlled trial of enalapril and β blockers in non-diabetic chronic renal failure. *BMJ* 1994; **309:** 833–7.
14. Maschio G, *et al.* Effect of the angiotensin-converting-enzyme inhibitor benazepril on the progression of chronic renal insufficiency. *N Engl J Med* 1996; **334:** 939–45.
15. The GISEN Group (Gruppo Italiano di Studi Epidemiologici in Nefrologia). Randomised placebo-controlled trial of effect of ramipril on decline in glomerular filtration rate and risk of terminal renal failure in proteinuric, non-diabetic nephropathy. *Lancet* 1997; **349:** 1857–63.
16. Ruggenenti P, *et al.* Renal function and requirement for dialysis in chronic nephropathy patients on long-term ramipril: REIN follow-up trial. *Lancet* 1998; **352:** 1252–6.
17. Ruggenenti P, *et al.* Renoprotective properties of ACE-inhibition in non-diabetic nephropathies with non-nephrotic proteinuria. *Lancet* 1999; **354:** 359–64.
18. Agodoa LY, *et al.* Effect of ramipril vs amlodipine on renal outcomes in hypertensive nephrosclerosis: a randomized controlled trial. *JAMA* 2001; **285:** 2719–28.
19. Hou FF, *et al.* Efficacy and safety of benazepril for advanced chronic renal insufficiency. *N Engl J Med* 2006; **354:** 131–40.
20. Giatras I, *et al.* Effect of angiotensin-converting enzyme inhibitors on the progression of nondiabetic renal disease: a meta-analysis of randomized trials. *Ann Intern Med* 1997; **127:** 337–45.
21. Jafar TH, *et al.* Angiotensin-converting enzyme inhibitors and progression of nondiabetic renal disease: a meta-analysis of patient-level data. *Ann Intern Med* 2001; **135:** 73–87.
22. Steen VD, *et al.* Outcome of renal crisis in systemic sclerosis: relation to availability of angiotensin converting enzyme (ACE) inhibitors. *Ann Intern Med* 1990; **113:** 352–7.

恶性肿瘤 动物与体外研究表明 ACEI 能阻止癌症的发展，有报道[1]称 1 名经卡托普利治疗的患者卡波西肉瘤有所好转（亦见上文**对皮肤的影响**项下）。一项回顾

性队列研究[2]显示，接受 ACEI 治疗的高血压患者的癌症发病率低于预期。一项覆盖 7983 名患者的前瞻性队列研究[3]显示，阻断肾素-血管紧张素系统可对多态性血浆内血管紧张素转化酶浓度高的个体产生预防癌症的作用。但是，一项对绝经后妇女的对照研究[4]没有发现 ACEI 治疗与降低乳腺癌风险相关联的证据。

1. Vogt B, Frey FJ. Inhibition of angiogenesis in Kaposi's sarcoma by captopril. *Lancet* 1997; **349:** 1148.
2. Lever AF, *et al.* Do inhibitors of angiotensin-I-converting enzyme protect against risk of cancer? *Lancet* 1998; **352:** 179–84.
3. van der Knaap R, *et al.* Renin-angiotensin system inhibitors, angiotensin I-converting enzyme gene insertion/deletion polymorphism, and cancer: the Rotterdam Study. *Cancer* 2008; **112:** 748–57.
4. Meier CR, *et al.* Angiotensin-converting enzyme inhibitors, calcium channel blockers, and breast cancer. *Arch Intern Med* 2000; **160:** 349–53.

马方综合征　马方综合征患者使用 ACEI 的情况见上文**遗传性疾病**项下。

偏头痛　观察发现使用赖诺普利的高血压患者偏头痛发作频率降低，对 47 名没有高血压的偏头痛患者进行的小样本安慰剂对照研究[1]证实了这一点（参见 M37 第 587 页）。低剂量（每日 5mg）就可起效[2]。

1. Schrader H, *et al.* Prophylactic treatment of migraine with angiotensin converting enzyme inhibitor (lisinopril): randomised, placebo controlled, crossover study. *BMJ* 2001; **322:** 19–22.
2. Schuh-Hofer S, *et al.* Efficacy of lisinopril in migraine prophylaxis – an open label study. *Eur J Neurol* 2007; **14:** 701–3.

肌肉萎缩症　Duchenne 肌营养不良症患者使用 ACEI 的情况见上文**遗传性疾病**项下。

心肌梗死　ACEI 对心肌梗死的预防和治疗都有作用（第232页）。它减少左心室重构。心肌梗死后发生的左心室重构被认为是心衰的前期症状。几次研究显示长期口服给予 ACEI 对左室功能障碍有疗效，如卡托普利（SAVE 研究）[1]、雷米普利［AIRE 和 AIRE 扩展（AIREX）研究］[2~4]、群多普利（心肌梗死 3 天后或更久开始给药，TRACE 研究）[5,6]，对于此类患者长期使用 ACEI 是已确定的疗法[7,8]。

心肌梗死早期 ACEI 辅助标准溶栓疗法的疗效不十分确定。GISSL-3[9] 和 ISIS-4[10] 研究中的疗效最好，在发生胸痛后 24h 内分别口服给予赖诺普利和卡托普利，持续 1 月。Chinese Cardiac Study（CCS-1）[11]中，出现症状的 36h 内给予卡托普利，持续 1 月，疗效也非常好。在 GISSI-3 研究中疗效维持了 6 个月[12]。但是，CONSENSUSⅡ研究显示发生胸痛 24h 内静脉给予依那普利和依那普利拉没有提高心肌梗死后 180 天内的生存率，研究因此在初期就停止[13]。对其中一些患者的随后研究表明，早期使用 ACEI 对他们有益，左心室扩张得到改善[14]。人们推测阿司匹林和依那普利的相互作用是疗效大幅下降的一个原因；对 CONSENSUSⅡ研究进一步的分析显示依那普利对已服用阿司匹林的患者的疗效降低[15]，但是系统的综述[16]不能支持以上结果。对 CONSENSUSⅡ、GISSI-3、ISIS-4、CCS-1 研究全面的综述表明用 ACEI 患者 30 天积死亡率和非致命死亡发生率较低[17]。但是，左室功能障碍患者疗效明显好于一般患者，对于让所有患者还是只让左室功能障碍的患者使用 ACEI，还没有一致意见。

1. Pfeffer MA, *et al.* Effect of captopril on mortality and morbidity in patients with left ventricular dysfunction after myocardial infarction: results of the Survival and Ventricular Enlargement Trial. *N Engl J Med* 1992; **327:** 669–77.
2. The Acute Infarction Ramipril Efficacy (AIRE) Study Investigators. Effect of ramipril on mortality and morbidity of survivors of acute myocardial infarction with clinical evidence of heart failure. *Lancet* 1993; **342:** 821–8.
3. Hall AS, *et al.* Follow-up study of patients randomly allocated ramipril or placebo for heart failure after acute myocardial infarction: AIRE extension (AIREX) study. *Lancet* 1997; **349:** 1493–7.
4. Cleland JGF, *et al.* Effect of ramipril on morbidity and mode of death among survivors of acute myocardial infarction with clinical evidence of heart failure: a report from the AIRE study investigators. *Eur Heart J* 1997; **18:** 41–51.
5. Køber L, *et al.* A clinical trial of the angiotensin-converting-enzyme inhibitor trandolapril in patients with left ventricular dysfunction after myocardial infarction. *N Engl J Med* 1995; **333:** 1670–6.
6. Torp-Pedersen C, Køber L. Effect of ACE inhibitor trandolapril on life expectancy of patients with reduced left-ventricular function after acute myocardial infarction. *Lancet* 1999; **354:** 9–12.
7. Borghi C, Ambrosioni E. A risk-benefit assessment of ACE inhibitor therapy post-myocardial infarction. *Drug Safety* 1996; **14:** 277–87.
8. Murdoch DR, McMurray JJV. ACE inhibitors in acute myocardial infarction. *Hosp Med* 1998; **59:** 111–15.
9. Gruppo Italiano per lo Studio della Sopravvivenza nell'Infarto Miocardico. GISSI-3: effects of lisinopril and transdermal glyceryl trinitrate singly and together on 6-week mortality and ventricular function after acute myocardial infarction. *Lancet* 1994; **343:** 1115–22.
10. ISIS-4 (Fourth International Study of Infarct Survival) Collaborative Group. ISIS-4: a randomised factorial trial assessing early oral captopril, oral mononitrate, and intravenous magnesium sulphate in 58 050 patients with suspected acute myocardial infarction. *Lancet* 1995; **345:** 669–85.
11. Chinese Cardiac Study collaborative group. Oral captopril versus placebo among 13 634 patients with suspected acute myocardial infarction: interim report from the Chinese Cardiac Study (CCS-1). *Lancet* 1995; **345:** 686–7.
12. Gruppo Italiano per lo Studio della Sopravvivenza nell'Infarto Miocardico. Six-month effects of early treatment with lisinopril and transdermal glyceryl trinitrate singly and together with-drawn six weeks after acute myocardial infarction: the GISSI-3 trial. *J Am Coll Cardiol* 1996; **27:** 337–44.
13. Swedberg K, *et al.* Effects of the early administration of enalapril on mortality in patients with acute myocardial infarction: results of the Cooperative New Scandinavian Enalapril Survival Study II (CONSENSUS II). *N Engl J Med* 1992; **327:** 678–84.
14. Bonarjee VVS, *et al.* Attenuation of left ventricular dilatation after acute myocardial infarction by early initiation of enalapril therapy. *Am J Cardiol* 1993; **72:** 1004–9.
15. Nguyen KN, *et al.* Interaction between enalapril and aspirin on mortality after acute myocardial infarction: subgroup analysis of the Cooperative New Scandinavian Enalapril Survival Study II (CONSENSUS II). *Am J Cardiol* 1997; **79:** 115–19.
16. Latini R, *et al.* Clinical effects of early angiotensin-converting enzyme inhibitor treatment for acute myocardial infarction are similar in the presence and absence of aspirin: systematic overview of individual data from 96,712 randomized patients. *J Am Coll Cardiol* 2000; **35:** 1801–7.
17. ACE Inhibitor Myocardial Infarction Collaborative Group. Indications for ACE inhibitors in the early treatment of acute myocardial infarction: systematic overview of individual data from 100 000 patients in randomized trials. *Circulation* 1998; **97:** 2202–12.

肺炎　ACEI 有潜在降低中老年人特别是神经和脑血管畸形的中老年人患社区获得性肺炎风险的作用（另见下文脑卒中项下）。一篇系统性综述[1]认为对这种观点有一些证据支持，但它研究的主要对象是亚洲患者。鉴于血管紧张素转化酶代谢的潜在多态性，未来的研究应囊括基因方面的数据。

1. Rafailidis PI, *et al.* Use of ACE inhibitors and risk of community-acquired pneumonia: a review. *Eur J Clin Pharmacol* 2008; **64:** 565–73.

雷诺综合征　ACEI 已被用于雷诺综合征（外周血管痉挛性疾病）的治疗（第244页）。疗效各异。不论是快速给药还是长期给药，卡托普利[1] 都可改善 1 名雷诺综合征患者手指的血液循环；此疗效显然与其对激肽的作用有关而与对血管紧张素Ⅱ形成的抑制无关[1]。但是，对有雷诺现象的 15 名患者进行双盲交叉研究（卡托普利 25mg 或安慰剂，每日 3 次，持续 6 周）显示此药提高血流量[2]，不改善发作的频率和严重程度[2]，另一项针对依那普利的研究没有发现任何主观或客观疗效[3]；而且使用喹那普利 3 年并未缓解系统性硬化症或雷诺综合征[4]。一篇综述[5]总结道，ACEI 对治疗雷诺综合征只有较少帮助。

有报道[6]1 名患者因使用麦角胺引起的外周缺血可很快被卡托普利逆转。

1. Miyazaki S, *et al.* Relief from digital vasospasm by treatment with captopril and its complete inhibition by serine proteinase inhibitors in Raynaud's phenomenon. *BMJ* 1982; **284:** 310–11.
2. Rustin MHA, *et al.* The effect of captopril on cutaneous blood flow in patients with primary Raynaud's phenomenon. *Br J Dermatol* 1987; **117:** 751–8.
3. Challenor VF, *et al.* Subjective and objective assessment of enalapril in primary Raynaud's phenomenon. *Br J Clin Pharmacol* 1991; **31:** 477–80.
4. Gliddon AE, *et al.* Prevention of vascular damage in scleroderma and autoimmune Raynaud's phenomenon: a multicenter, randomized, double-blind, placebo-controlled trial of the angiotensin-converting enzyme inhibitor quinapril. *Arthritis Rheum* 2007; **56:** 3837–46.
5. Wood HM, Ernst ME. Renin-angiotensin system mediators and Raynaud's phenomenon. *Ann Pharmacother* 2006; **40:** 1998–2002.
6. Zimran A, *et al.* Treatment with captopril for peripheral ischaemia induced by ergotamine. *BMJ* 1984; **288:** 364.

脑卒中　抗高血压治疗可降低高血压患者发生脑卒中的（第240页）风险。但是对于已发生脑卒中的患者，常要避免抗高血压治疗，因为它有降低脑血流灌注的风险。一项针对 ACEI 培哚普利（单用或与利尿药合用）降低血压的研究[1]发现，无论治疗开始时患者血压正常或是偏高，此药都可降低脑卒中或短暂缺血发作史患者再发脑卒中的危险性。回顾性研究[2,3]显示正在服用 ACEI 的患者严重脑卒中的程度可能降低。ACEI 抗脑卒中的疗效可能不全靠它抗高血压的作用；HOPE 研究[4]显示雷米普利降低心血管病高风险患者脑卒中的发生率，但只有一小部分患者的血压降低。

有报道[5,6]ACEI 也可降低有脑卒中病史患者肺炎的发病风险，可能是因其对无症状吞咽困难的治疗作用[7]。也可见上文**肺炎**项下。

1. PROGRESS Collaborative Group. Randomised trial of a perindopril-based blood-pressure-lowering regimen among 6105 individuals with previous stroke or transient ischaemic attack. *Lancet* 2001; **358:** 1033–41. Corrections. *ibid.*; 1556 and 2002;

359: 2120.
2. Kumar S, *et al.* Antiplatelets, ACE inhibitors, and statins combination reduces stroke severity and tissue at risk. *Neurology* 2006; **66:** 1153–8.
3. Chitravas N, *et al.* Is prestroke use of angiotensin-converting enzyme inhibitors associated with better outcome? *Neurology* 2007; **68:** 1687–93.
4. Bosch J, *et al.* Use of ramipril in preventing stroke: double blind randomised trial. *BMJ* 2002; **324:** 699–702.
5. Sekizawa K, *et al.* ACE inhibitors and pneumonia. *Lancet* 1998; **352:** 1069.
6. Arai T, *et al.* ACE inhibitors and pneumonia in elderly people. *Lancet* 1998; **352:** 1937–8.
7. Arai T, *et al.* ACE inhibitors and symptomless dysphagia. *Lancet* 1998; **352:** 115–6.

Acebutolol（*BAN*，*USAN*，*rINN*）⊗醋丁洛尔

Acébutolol; Acebutololum; Asebutolol; Asebutololi. (±)-3′-Acetyl-4′-(2-hydroxy-3-isopropylaminopropoxy)butyranilide.

Ацебутолол

$C_{18}H_{28}N_2O_4 = 336.4.$
CAS — 37517-30-9.
ATC — C07AB04.
ATC Vet — QC07AB04.
UNII — 67P356D8GH.

Acebutolol Hydrochloride（*BANM*，*rINNM*）⊗盐酸醋丁洛尔

Acébutolol, chlorhydrate d'; Acebutolol-hidroklorid; Acebutololhydrochlorid; Acebutololhydroklorid; Aceutololi hydrochloridum; Acebutolio hidrochloridas; Acebutololu chlorowodorek; Asebutololihydrokloridi; Hidrocloruro de acebutolol; IL-17803A; M&B-17803A.

Ацебутолола Гидрохлорид

$C_{18}H_{28}N_2O_4,HCl = 372.9.$
CAS — 34381-68-5.
ATC — C07AB04.
ATC Vet — QC07AB04.
UNII — B025Y34C54.

Pharmacopoeias. In *Eur.* (see p.vii), *Jpn*, and *US*.

Ph. Eur. 6. 8（Acebutolol Hydrochloride）　白色或类白色的结晶性粉末。易溶于水和乙醇；极微溶于丙酮和二氯甲烷。1% 水溶液的 pH 值为 5.0~7.0。避光。

USP 33（Acebutolol Hydrochloride）　白色或类白色的结晶性粉末。可溶于水和乙醇；极微溶于丙酮和二氯甲烷；几乎不溶于乙醚。1% 水溶液的 pH 值为 4.5~7.0。贮藏于密闭容器中。

不良反应、处置和注意事项

参见 β 受体阻滞剂，第279页。

哺乳　醋丁洛尔及其活性代谢物二醋洛尔在母乳中的药物浓度高于母亲血浆[1]。有报道对新生儿的药理作用包括造成低血压、心动过缓、呼吸急促[1]，American Academy of Pediatrics 因此认为[2]醋丁洛尔应谨慎用于哺乳期妇女。

1. Boutroy MJ, *et al.* To nurse when receiving acebutolol: is it dangerous for the neonate? *Eur J Clin Pharmacol* 1986; **30:** 737–9.
2. American Academy of Pediatrics. The transfer of drugs and other chemicals into human milk. *Pediatrics* 2001; **108:** 776–89. [Retired May 2010] Correction. *ibid.*; 1029. Also available at: http://aappolicy.aappublications.org/cgi/content/full/pediatrics%3b108/3/776 (accessed 10/01/08)

对肝脏的影响　在美国，1985~1989 年间，6 例使用醋丁洛尔出现肝毒性的病例被报告给 FDA[1]。此综合征包括谷氨酶浓度显著升高、碱性磷酸酶浓度中度升高以及其他全身症状，如发热、恶心、胸痛、头痛。症状开始前的疗程为 10~31 天，5 名患者每日的剂量为 400mg，6 名患者的剂量不清楚。停止给予醋丁洛尔后综合征消失，2 名患者再次给药后复发。

1. Tanner LA, *et al.* Hepatic toxicity after acebutolol therapy. *Ann Intern Med* 1989; **111:** 533–4.

对呼吸功能的影响　支气管痉挛是 β 受体阻滞剂已知的不良反应，关于其他呼吸障碍的不良反应也有报道。1 名服用醋丁洛尔和利尿药的患者发生胸膜炎和肺肉芽肿，人们认为这是醋丁洛尔导致的[1]。有报道，服用过醋丁洛尔的患者出现过敏性肺炎[2]。

1. Wood GM, *et al.* Pleurisy and pulmonary granulomas after treatment with acebutolol. *BMJ* 1982; **285**: 936.
2. Akoun GM, *et al.* Acebutolol-induced hypersensitivity pneumonitis. *BMJ* 1983; **286**: 266–7.

超敏反应　详见上文对呼吸功能的影响和下文狼疮项下。

狼疮　使用醋丁洛尔可出现抗核抗体的增高[1]。对服用醋丁洛尔和可乐定的老年狼疮综合征患者的研究显示，停用醋丁洛尔后狼疮综合征症状减轻，但是高抗核抗体滴度持续了 9 个月以上[2]。另据报道，1 名 57 岁的妇女使用醋丁洛尔后引起亚急性皮肤型红斑狼疮，停用整 4 个月后症状缓解[3]。作者指出曾有 9 例服用醋丁洛尔后出现狼疮的报道，但只有 1 名有皮肤表现。

1. Wilson JD. Antinuclear antibodies and cardiovascular drugs. *Drugs* 1980; **19**: 292–305.
2. Hourdebaigt-Larrusse P, *et al.* Une nouvelle observation de lupus induit par acébutolol. *Ann Cardiol Angeiol (Paris)* 1985; **34**: 421–3.
3. Fenniche S,*et al.* Acebutolol-induced subacute cutaneous lupus erythematosus. *Skin Pharmacol Physiol* 2005; **18**: 230–3.

妊娠　醋丁洛尔和它的活性代谢产物二醋洛尔都可透过胎盘。有报道[1]，29 名分娩前至少服用醋丁洛尔 1 月的孕妇的 31 个后代中，12 例发生心动过缓，6 例发生呼吸急促。

1. Boutroy MJ, *et al.* Infants born to hypertensive mothers treated by acebutolol. *Dev Pharmacol Ther* 1982; **4** (suppl 1): 109–15.

药物相互作用

与 β 受体阻滞剂相互作用的讨论在第281页。

药动学

醋丁洛尔经胃肠吸收良好，但在肝脏首关代谢。虽然据报道它的生物利用度只有约 40%，但它主要代谢产物二醋洛尔是有活性的。口服后醋丁洛尔和二醋洛尔的血浆浓度分别大约在 2h 和 4h 达到峰值。

醋丁洛尔和二醋洛尔广泛分布于人体，它们的脂溶性为低度至中度，使其不易透过脑脊液。它们可透过胎盘且母乳中药物浓度高于母亲血浆。醋丁洛尔与血浆蛋白结合率仅仅 26%，但有 50% 结合在红细胞上。醋丁洛尔和二醋洛尔的血浆半衰期分别为 3～4h 和 8～13h。老年人中两者都可增加，严重肾损伤患者二醋洛尔的半衰期可延长至 32h。醋丁洛尔和二醋洛尔经尿和胆汁排泄，可能有肝肠循环；醋丁洛尔也可直接从肠壁排泄。超过 50% 的口服剂量可以粪便排泄。透析可清除醋丁洛尔和二醋洛尔。

用途和用法

醋丁洛尔是一种心脏选择性的 β 受体阻滞药（第278页）。据报道它有一定的内在拟交感活性和膜稳定性。

醋丁洛尔用于治疗高血压（第228页）、心绞痛（第215页）、心律失常（第218页）。

醋丁洛尔以其盐酸盐形式给药，但一般依照醋丁洛尔分子式计算给药量；如 110.8mg 醋丁洛尔盐酸盐相当于 100mg 醋丁洛尔。一般口服给药，处理心律失常的紧急情况时可静脉缓慢注射给药。

治疗高血压常用初始剂量为口服每次 400mg，每日 1 次，或每次 200mg，每日 2 次，2 周后，如有必要可增至每次 400mg，每日 2 次。每日最高剂量为 1.2g（分次服用）。

治疗心绞痛常用初始剂量为每次 400mg（每日 1 次），或每次 200mg（每日 2 次）。如有必要可增至每次 300mg（每日 3 次）。每日最高剂量为 1.2g（分次服用）。

治疗心律失常常用初始剂量为每次 200mg（每日 2 次），口服疗效如有必要可增加剂量，每日最高剂量为 1.2g（分次服用）。

应减少肾功能损伤者用药量（详见下文）。老年患者可能需要较低的维持剂量，应避免日剂量超过 800mg。

作用　醋丁洛尔一般用作心脏选择性 β 受体阻滞药，但是对它及其主要代谢产物二醋洛尔的选择性强弱存在争议[1-3]。在一篇针对 β 受体阻滞药的综述[4]中，醋丁洛尔比其他药（如阿替洛尔或美托洛尔）的心脏选择性差。据推测[5]这可能是因为心脏选择性只是一个相对的且与剂量相关的现象，在慢性给药中代谢产物蓄积，达到可影响 β1 受体或 β2 受体的浓度。以上推测是不确定的，有证据[6]表示至少单次给药后，实际上二醋洛尔比醋丁洛尔的心脏选择性要高。

1. Whitsett TL, *et al.* Comparison of the beta1 and beta2 adrenoceptor blocking properties of acebutolol and propranolol. *Chest* 1982; **82**: 668–73.
2. Nair S, *et al.* The effect of acebutolol, a beta adrenergic blocking agent, and placebo on pulmonary functions in asthmatics. *Int J*

Clin Pharmacol Ther Toxicol 1981; **19**: 519–26.
3. Leary WP, *et al.* Respiratory effects of acebutolol hydrochloride: a new selective beta-adrenergic blocking agent. *S Afr Med J* 1973; **47**: 1245–8.
4. Feely J, *et al.* Beta-blockers and sympathomimetics. *BMJ* 1983; **286**: 1043–7.
5. Feely J, Maclean D. New drugs: beta blockers and sympathomimetics. *BMJ* 1983; **286**: 1972.
6. Thomas MS, Tattersfield AE. Comparison of beta-adrenoceptor selectivity of acebutolol and its metabolite diacetolol with metoprolol and propranolol in normal man. *Eur J Clin Pharmacol* 1986; **29**: 679–83.

在肾损伤中的用法　应减少肾损伤患者醋丁洛尔的用量。建议对肌酸酐清除率为 25～50ml/min 的患者应减少 50% 剂量，肌酸酐清除率小于 25ml/min 的患者应减少 75%。给药频率每天应大于 1 次。

制剂

BP 2010: Acebutolol Capsules; Acebutolol Tablets;
USP 33: Acebutolol Hydrochloride Capsules.

专利制剂

Belg.: Sectral; **Canad.:** Monitan†; Rhotral; Sectral; **Chile:** Beloc; Grifobutol; **Cz.:** Acecor; Apo-Acebutol; Sectral; **Denm.:** Diasectral; **Fin.:** Diasectral; Espesil; **Fr.:** Sectral; **Ger.:** Prent; **Hong Kong:** Sectral; **Irl.:** Sectral†; **Israel:** Sectral; **Ital.:** Prent; Sectral; **Malaysia:** Sectral†; **Neth.:** Sectral; **NZ:** ACB; **Pol.:** Abutol; Sectral; **Port.:** Prent; **S.Afr.:** Sectral; Butobloc; Sectral; **Singapore:** ACB†; Sectral; **Switz.:** Sectral†; **Turk.:** Prent; **UK:** Sectral; **USA:** Sectral; **Venez.:** Flebutol†.

多组分制剂　**Belg.:** Sectrazide; **Ger.:** Sali-Prent; Tredalat; **Indon.:** Sectrazide†; **Neth.:** Secadrex†; **Spain:** Secadrex†.

Acenocoumarol (*BAN*, *rINN*) 醋硝香豆素

Acénocoumarol; Acenocoumarolum; Acenocoumarin; Acenocumarol; Acenokumarol; Asenokumarol; G-23350; Nicoumalone; Nikumalon.　(RS)-4-Hydroxy-3-[1-(4-nitrophenyl)-3-oxobutyl]-coumarin.
Аценокумарол
$C_{19}H_{15}NO_6 = 353.3$.
CAS — 152-72-7.
ATC — B01AA07.
ATC Vet — QB01AA07.
UNII — 16WP63U32H.

Pharmacopoeias. In *Br.* and *Pol.*

BP 2010（Acenocoumarol）　类白色至米黄色，无臭或几乎无臭粉末。同质多晶。几乎不溶于水和乙醚；微溶于乙醇和氯仿；不溶于碱性溶液。

不良反应、处置和注意事项

参见华法林钠，第466页。

对胎儿的影响　在使用了机械心脏瓣膜，在妊娠中服用醋硝香豆素进行预防性抗凝血治疗的 61 名妇女中[1]，13 例在妊娠第 1 周口服此药发生流产。除了 1 例发生脑积水外，其他新生儿没有出现畸形。

1. Meschengieser SS, *et al.* Anticoagulation in pregnant women with mechanical heart valve prostheses. *Heart* 1999; **82**: 23–6.

药物相互作用

与口服抗凝血药相关的相互作用在华法林项下（第467页）有详细讨论。在下列药物的标题下可以找到涉及醋硝香豆素药物相互作用的相关内容：镇痛药、抗心律失常药、抗菌药、抗抑郁药、抗真菌药、抗痛风药、抗组胺药、抗肿瘤药、抗血小板药、抗病毒药、利尿药、胃肠药、免疫抑制药、血脂调节药、性激素及疫苗。

药动学

醋硝香豆素经胃肠道迅速吸收，主要以代谢产物的形式由尿排出。它广泛与血浆蛋白结合。报道的消除半衰期不一致；英国注册药品信息给出的数据为 8～11h。醋硝香豆素可透过胎盘。母乳中只可检测到少量。给药形式为外消旋混合物，其 R-异构体的效价更高。两种对映异构体药动学特性不同。S-异构体的代谢主要由细胞色素 P450 同工酶 CYP2C9 介导，它有遗传多态性；其他同工酶参与了 R-异构体的代谢。

1. Ufer M. Comparative pharmacokinetics of vitamin K antagonists: warfarin, phenprocoumon and acenocoumarol. *Clin Pharmacokinet* 2005; **44**: 1227–46.
2. Beinema M, *et al.* Pharmacogenetic differences between warfarin, acenocoumarol and phenprocoumon. *Thromb Haemost* 2008; **100**: 1052–7.
3. Teichert M, *et al.* Genotypes associated with reduced activity of VKORC1 and CYP2C9 and their modification of acenocoumarol anticoagulation during the initial treatment period. *Clin Pharmacol Ther* 2009; **85**: 379–86.

用途和用法

醋硝香豆素是一种与华法林（第472页）作用类似的口服香豆素类抗凝血药。它用于血栓栓塞疾病（第243页）的治疗。常用初始剂量为首日 4mg，次日 4～8mg；根据患者反应确定后续维持剂量（1～8mg）。每天醋硝香豆素应在同一时间给予相同剂量。

制剂

BP 2010: Acenocoumarol Tablets.

专利制剂

Arg.: Acenotromb†; Antitrom; Azecar; Cumarol; Fortonol; Saxion; Sintrom; **Austria:** Sintrom; **Belg.:** Sintrom; **Canad.:** Sintrom; **Chile:** Acenox; Coarol; Isquelium; Neo-Sintrom; **Fr.:** Mini-sintrom; Sintrom; **Gr.:** Sintrom; **Hung.:** Syncumar; **India:** Acitrom; **Israel:** Sintrom; **Ital.:** Sintrom; **Mex.:** Sintrom; **Neth.:** Sintrom Mitis†; **Pol.:** Sintrom; Syncumar; **Port.:** Sintrom; **Rus.:** Syncumar (Синкумар); **Spain:** Sintrom; **Switz.:** Sintrom; **UK:** Sinthrome; **Ukr.:** Sincumar (Синкумар).

Acetyldigoxin 醋地高辛

Acetildigoxina; Acetyldigoxinum-beta; Acetyldigoxinum; β-Acetyldigoxin; Acetyldigoxinum Beta; β-Acetylodigoksyna; Asetyylidigoksiini; Desglucolanatoside C. 3β-[(O-3-O-Acetyl-2,6-dideoxy-β-D-ribo-hexopyranosyl-(1→4)-O-2,6-dideoxy-β-D-ribo-hexopyranosyl-(1→4)-2,6-dideoxy-β-D-ribo-hexopyranosyl)oxy]-12β,14-dihydroxy-5β,14-card-20(22)-enolide (α-acetyldigoxin); 3β-[(O-4-O-Acetyl-2,6-dideoxy-β-D-ribo-hexopyranosyl-(1→4)-O-2,6-dideoxy-β-D-ribo-hexopyranosyl-(1→4)-2,6-dideoxy-β-D-ribo-hexopyranosyl)oxy]-12β,14-dihydroxy-5β,14-card-20(22)-enolide (β-acetyldigoxin).
Ацетилдигоксин
$C_{43}H_{66}O_{15} = 823.0$.
CAS — 5511-98-8 (α-acetyldigoxin); 5355-48-6 (β-acetyldigoxin).
ATC — C01AA02.
ATC Vet — QC01AA02.
Pharmacopoeias. In *Eur.* (see p.vii).

Ph. Eur. 6. 8（β-Acetyldigoxin）　白色或类白色的粉末。几乎不溶于水；微溶于乙醇；略溶于二氯甲烷。避光保存。

简介

醋地高辛是一种有正性肌力作用的强心苷类药物。它具有地高辛（第312页）的一般特性，并且在治疗一些心律失常（第218页）和心力衰竭（第224页）中用法与地高辛类似。α-异构体和 β-异构体都可用于常规口服的剂量维持中（每日 200～400μg）。

制剂
专利制剂

Austria: Corotal; Lanatilin; Novodigal; **Ger.:** Digostada; Digotab; Digox; Novodigal; Stillacor†; **Gr.:** Cedigocine.

多组分制剂　**Austria:** Digi-Aldopur†; Gladixol†.

Acipimox (*BAN*, *rINN*) 阿西莫司

Acipimoxum; Asipimoks; Asipimoksi; K-9321. 5-Methylpyrazine-2-carboxylic acid 4-oxide.
Аципимокс
$C_6H_6N_2O_3 = 154.1$.
CAS — 51037-30-0.
ATC — C10AD06.
ATC Vet — QC10AD06.
UNII — K9AY9IR2SD.

不良反应和注意事项

阿西莫司可导致外周血管扩张，引起面部潮红、瘙痒、灼热感。可出现热疹和红斑。有报道发生胃肠道紊乱，包括胃灼热、胸痛、恶心、腹泻，还有头痛、不

适、肌痛、肌炎、关节痛、干眼。荨麻疹、血管性水肿和支气管痉挛很少发生。

消化溃疡疾病患者禁用阿西莫司。对于肾损伤患者应谨慎使用。

不良反应发生率　一项针对 3009 名有 2 型糖尿病的高血压患者的研究显示[1]，服用阿西莫司后 8.8％的患者出现不良反应，导致 5.5％的患者停药。最常见的不良反应涉及皮肤（57.6％）、胃肠道（25.8％）和CNS（9.7％）。3 例出现唇水肿，1 例出现荨麻疹、虚脱、呼吸困难。女性的不良反应发生率几乎是男性的 2 倍，主要是因为女性面部潮红、瘙痒、皮疹发生率较高。不良反应的发生率与年龄无关。使用阿西莫司后空腹血糖浓度平均下降 15.3％，糖基化血红蛋白数下降 8.5％。

1. Lavezzari M, et al. Results of a phase IV study carried out with acipimox in type II diabetic patients with concomitant hyperlipoproteinaemia. J Int Med Res 1989; 17: 373–80.

药动学

阿西莫司可快速完全地经胃肠道吸收，2h 内血浆浓度达峰值。它不与血浆蛋白结合，其血浆半衰期约为 2h。它基本不经过代谢，大部分以原形经尿排出。

用途和用法

阿西莫司是一种烟酸类（参见 M37 第1859页）调脂药。在高脂血症（包括Ⅱa、Ⅱb、Ⅳ型高脂蛋白血症）的治疗中，用于降低胆固醇和甘油三酯（详见下文）。

阿西莫司常规剂量为口服每次 250mg，每日 2～3 次，用餐时服用。每日最高剂量为 1200mg。肾功能减退时应减少用药量（详见下文）。

作用　阿西莫司用于高脂血症（第 226 页）的治疗；它是烟酸的衍生物，对血浆脂蛋白的作用与烟酸类似，但耐受性更好[1]。它的主要作用是抑制脂解，减少游离脂肪酸从而减少肝合成极低密度脂蛋白（VLDL）时可利用的游离脂肪酸。结果是甘油三酯减少，特别是高甘油三酯血症患者[2]；也可减少低密度脂蛋白（LDL）胆固醇和总胆固醇，同时可增加高密度脂蛋白（HDL）胆固醇。混合型高脂蛋白血症患者也有类似反应，尽管甘油三酯和低密度脂蛋白胆固醇降低不明显[3]。

阿西莫司导致的游离脂肪酸降低有其他可利用的生理学作用。胰岛素分泌和敏感性都有改变，阿西莫司已用于 2 型糖尿病；它可改善血脂并降低血糖浓度[4]，对 A 型胰岛素抵抗也有益处[5]。有报道在 HIV 相关脂营养不良和胰岛素抵抗患者中也有益处[6]。肥胖者生长激素分泌增加，阿西莫司已用于生长激素障碍的研究中[7]。心肌摄入葡萄糖也有增加，在 18F-氟脱氧葡萄糖 PET 中，阿西莫司已用于增加心肌显影[8]。

1. Tornvall P, Walldius G. A comparison between nicotinic acid and acipimox in hypertriglyceridaemia—effects on serum lipids, lipoproteins, glucose tolerance and tolerability. J Intern Med 1991; 230: 415–21.
2. Ball MJ, et al. Acipimox in the treatment of patients with hyperlipidaemia: a double blind trial. Eur J Clin Pharmacol 1986; 31: 201–4.
3. Otto C, et al. Effects of acipimox on haemorheology and plasma lipoproteins in patients with mixed hyperlipoproteinaemia. Br J Clin Pharmacol 1998; 46: 473–8.
4. Lavezzari M, et al. Results of a phase IV study carried out with acipimox in type I diabetic patients with concomitant hyperlipoproteinaemia. J Int Med Res 1989; 17: 373–80.
5. Kumar S, et al. Suppression of non-esterified fatty acids to treat type A insulin resistance syndrome. Lancet 1994; 343: 1073–4.
6. Hadigan C, et al. Inhibition of lipolysis improves insulin sensitivity in protease inhibitor-treated HIV-infected men with fat redistribution. Am J Clin Nutr 2003; 77: 490–4.
7. Cordido F, et al. Effect of acute pharmacological reduction of plasma free fatty acids on growth hormone (GH) releasing hormone-induced GH secretion in obese adults with and without hypopituitarism. J Clin Endocrinol Metab 1998; 83: 4350–4.
8. Knuuti MJ, et al. Enhancement of myocardial [fluorine-18]fluorodeoxyglucose uptake by a nicotinic acid derivative. J Nucl Med 1994; 35: 989–98.

在肾损伤中的用途　对于肌酸酐清除率小于 30ml/min 的患者禁用阿西莫司。对于肌酐清除率为 30～60ml/min 的患者，应延长给药间隔。

制剂

专利制剂

Austria: Olbetam; *Belg.*: Olbetam; *Chile*: Olbetam; *Denm.*: Olbetam; *Ger.*: Olbemox†; *Gr.*: Olbetam; *Hong Kong*: Olbetam; *Hung.*: Olbetam; *Israel*: Olbetam; *Ital.*: Olbetam; *Mex.*: Olbetam†; *Neth.*: Nedios; Olbetam; *NZ*: Olbetam; *S.Afr.*: Olbetam; *Singapore*: Olbetam; *Switz.*: Olbetam; *Thai.*: Olbetam; *UK*: Olbetam.

Adenosine (BAN, USAN) 腺苷

Adenocin; Adenosiini; Adenosin; Adenosina; Adénosine; Adenosinum; Adenozin; Adenozinas; Adenozyna; SR-96225; SUNY-4001. 6-Amino-9-β-D-ribofuranosyl-9H-purine.

Аденозин

$C_{10}H_{13}N_5O_4 = 267.2$.

CAS — 58-61-7.
ATC — C01EB10.
ATC Vet — QC01EB10.
UNII — K72T3FS567.

Pharmacopoeias. In Eur. (see p.vii) and US.

Ph. Eur. 6.8（Adenosine）　白色或类白色结晶性粉末。微溶于水；溶于热水；几乎不溶于乙醇和二氯甲烷；溶于稀释的无机酸。

USP 33（Adenosine）　白色、无臭的结晶性粉末。溶于水；几乎不溶于乙醇。贮藏于密闭容器中。避光。

稳定性　以聚丙烯注射器或聚氯乙烯袋为容器，腺苷能在 5％葡萄糖液、乳酸林格液、0.9％氯化钠液以及 5％葡萄糖液与乳酸林格液混合液中稳定地存在[1]。

1. Ketkar VA, et al. Stability of undiluted and diluted adenosine at three temperatures in syringes and bags. Am J Health-Syst Pharm 1998; 55: 466–70.

不良反应、处置和注意事项

因为血浆半衰期很短，腺苷的不良反应常是瞬时的，持续时间不超过 1min。包括恶心、头晕、面部潮红、头痛、胸部绞痛、忧虑、呼吸困难。支气管痉挛也曾被报道。如同其他抗心律失常药，腺苷可能加重心律失常。有报道发生心动过缓和心脏传导阻滞。大剂量静脉注射很少造成血压过低和心动过速。腺苷是一种血管扩张药，较大剂量静脉滴注很少产生显著低血压和反射性心动过速。输液还可能伴有腹部、喉部、颈部和下颌不适。不良影响一般无需处理，但若一直持续，可给予氨茶碱或茶碱。

有Ⅱ度或Ⅲ度房室传导阻滞或病态窦房结综合征的患者（除有起搏器外）禁用腺苷。因为偶尔会发生尖端扭转型室性心动过速，所以有 QT 间期延长的患者应避免或谨慎使用。它也禁用于严重低血压、失代偿性心脏衰竭、哮喘或慢性阻塞性肺疾病患者。对于可能有低血压并发症的患者（如自主神经功能紊乱、心包炎、瓣膜性狭窄心脏病），静脉注射给药时应小心。近期接受过心脏移植的患者心脏对腺苷的敏感度会增强。

在移植前使用 University of Wisconsin solution 溶液［UW 溶液；Belzer UW 溶液（市售 Viaspan）］低温保存肾，可导致心率降低、PR 间期延长和心脏传导阻滞时间延长[1,2]。此溶液包含了羟乙基淀粉、别嘌醇、谷胱甘肽和腺苷。腺苷被认为是致心律失常因子。有些研究中心在移植前用 UW 溶液冲洗肾[2]，这种用法之前没有先例[1]。在移植前时，溶液中的腺苷经代谢转变为对心脏无害的次黄嘌呤和肌苷，但在低温条件下完成此过程需要一定时间[3]。

1. Prien T, et al. Bradyarrhythmia with University of Wisconsin preservation solution. Lancet 1989; i: 1319–20.
2. Vanrenterghem Y, et al. University of Wisconsin preservation solute and bradyarrhythmia. Lancet 1989; ii: 745.
3. Belzer FO. Correct use of University of Wisconsin preservation solution. Lancet 1990; 335: 362.

对心脏的影响　与其他抗心律失常药物类似，腺苷可能加重心律失常，包括缓慢性心律失常和快速性心律失常[1]。使用腺苷治疗阵发性室上性心动过速的患者可能会出现动脉纤维化。一项针对 200 人的前瞻性研究显示[2]，在快速注射腺苷来终止阵发性室上性心动过速后，患者心房纤颤的发病率有 12％。虽然大多数心律失常并不严重，但有报道[3,4]称使用腺苷治疗室上性心律失常时，进而诱上 Wolff-Parkinson-White 综合征。有 2 名有潜在心脏疾病的患者使用腺苷治疗心律失常后发生了致命性的心跳骤停[5]。

1 名心脏缺血的患者，在服用腺苷并进行运动显影时发生心肌梗死[6,7]。

腺苷用于器官保存溶液引起的心律失常，见上文。

1. Mallet ML. Proarrhythmic effects of adenosine: a review of the literature. Emerg Med J 2004; 21: 408–10.
2. Strickberger SA, et al. Adenosine-induced atrial arrhythmia: a prospective analysis. Ann Intern Med 1997; 127: 417–22.
3. Exner DV, et al. Proarrhythmia in patients with the Wolff-Parkinson-White syndrome after standard doses of intravenous adenosine. Ann Intern Med 1995; 122: 351–2.
4. Nagappan R, et al. Potential dangers of the Valsalva maneuver and adenosine in paroxysmal supraventricular tachycardia—beware preexcitation. Crit Care Resusc 2002; 4: 107–11.
5. Haynes BE. Two deaths after prehospital use of adenosine. J Emerg Med 2001; 21: 151–4.
6. Polad JE, Wilson LM. Myocardial infarction during adenosine stress test. Abstract: Heart 2002; 87: 106. Full version: http://heart.bmj.com/cgi/reprint/87/2/e2.pdf (accessed 10/07/07)
7. Reyes E, et al. Acute myocardial infarction during adenosine myocardial perfusion imaging. J Nucl Cardiol 2004; 11: 97–9.

对呼吸系统的影响　吸入腺苷可刺激哮喘急性加重。有报道静脉给予腺苷后，可使哮喘患者[1,2]以及有哮喘病史[3]患者发生支气管痉挛，以及 1 名阻塞性肺疾病患者用药后发生支气管痉挛，随后呼吸衰竭[4]。有报道 1 名哮喘患者发生呼吸停止[5]。

1. DeGroff CG, Silka MJ. Bronchospasm after intravenous administration of adenosine in a patient with asthma. J Pediatr 1994; 125: 822–3.
2. Drake I, et al. Bronchospasm induced by intravenous adenosine. Hum Exp Toxicol 1994; 13: 263–5.
3. Hintringer F, et al. Supraventricular tachycardia. N Engl J Med 1995; 333: 323.
4. Burkhart KK. Respiratory failure following adenosine administration. Am J Emerg Med 1993; 11: 249–50.
5. Patton JW, Sharma GK. Adenosine-induced respiratory arrest in an asthmatic patient. South Med J 2008; 101: 328–9.

偏头痛　1 名 35 岁有偏头痛病史的男子，在 2 次静脉推注腺苷后立刻出现与往常偏头痛发病时相同的症状[1]。

1. Brown SGA, Waterer GW. Migraine precipitated by adenosine. Med J Aust 1995; 162: 389–91.

药物相互作用

双嘧达莫抑制腺苷的摄取，对腺苷的药效可有协同作用；如果两药同时使用，应减少腺苷的用量。茶碱和其他黄嘌呤是腺苷的竞争性拮抗药。腺苷与其他降低房室传导的药合用时会增加房室传导阻滞的危险。

药动学

腺苷经静脉给药后迅速被红细胞和血管内皮细胞摄取，被代谢为肌苷和一磷酸腺苷。腺苷血浆半衰期小于 10s。

用途和用法

腺苷是一种内源性腺嘌呤核苷，是核酸（参见 M37 第2294页）及许多辅酶的组成部分之一。正因如此，它涉及许多生物过程。腺苷是与很多生物过程有关的一种内生性核苷。它刺激腺苷（A1）受体，通过房室结减慢传导，从而起抗心律失常的作用。按通常分类腺苷不属于抗心律失常药（参见第212页）。它也可通过刺激腺苷（A2）受体扩张外周血管与冠状动脉。

腺苷用于处理阵发性室上性心动过速（包括伴有应激综合征的患者）时恢复窦性节律（见上文**对心脏的影响**）。它还可用于宽型、窄型阵发性室上性心动过速的鉴别诊断以及心肌显影。

处理**阵发性室上性心动过速**时，腺苷的常规初始剂量为 3mg，静脉快速注射。如果此剂量 1～2min 内无效，可再给予 6mg；如有必要，此后 1～2min 可再给予12mg。或者，初始剂量 6mg，如有必要，每隔 1～2min 给 12mg，共 2 次；但该高初始剂量对于心脏移植者并不合适，他们对腺苷的敏感性增加。对**室上性心动过速的鉴别诊断**，可使用相似的剂量方案，初始剂量 3mg，然后 6mg，如有必要，1～2min 后给予 12mg。阵发性室上性心动过速儿童的剂量在下文中讨论。

在**心肌显影**中，腺苷经静脉注射，剂量为 140μg/(kg·min)，连续 6min，3min 之后注射放射性元素。

腺苷和它的衍生物，如磷酸腺苷（参见 M37 第2169页）和三磷酸腺苷（参见 M37 第2169页）因为它们在生物过程中的作用已在各种代谢疾病中使用。三磷酸腺苷以钠盐形式用于抗心律失常。

1. Innes JA. Adenosine use in the emergency department. Emerg Med Australas 2008; 20: 209–15.
2. Eltzschig HK. Adenosine: an old drug newly discovered. Anesthesiology 2009; 111: 904–15.

儿童用法　快速静脉注射腺苷可治疗儿童阵发性室上性心动过速。建议剂量各不相同。在美国的注册药品信息

中重量小于 50kg 的儿童，包括新生儿和婴儿，可给予 50～100µg/kg 的初始剂量。如无效，剂量可每隔 1～2min 增加 50～100µg/kg，直到心律失常得到控制或一次单剂量达到 300µg/kg。Paediatric advanced cardiac life support guidelines[1]指出，在美国推荐初始剂量为 100µg/kg（最多 6mg），第二次剂量如果需要的话，为 200µg/kg（最多 12mg），此标准同样适用于婴儿和儿童。在英国，BNFC 2010/11 建议年龄 1～12 岁的儿童最初静脉注射 100µg/kg，新生儿和 1 岁以下婴儿则为 150µg/kg。剂量可每隔 1～2min 增加 50～100µg/kg，最大单次剂量新生儿为 300µg/kg，婴儿和儿童为 500µg/kg。

1. The American Heart Association. 2005 American Heart Association guidelines for cardiopulmonary resuscitation and emergency cardiovascular care. Part 12: pediatric advanced cardiac life support. *Circulation* 2005; **112**: (suppl 1): IV167–IV187. Also available at: http://circ.ahajournals.org/cgi/reprint/112/24_suppl/IV-167 (accessed 10/07/07)

心律失常 腺苷被用来终止阵发性室上性心动过速[1～4]，并且它是常用选择。静脉推注腺苷后显效很快，血浆半衰期极短（小于 10s），可以每隔 1～2min 进行剂量滴定，所以可以控制 5min 以内的发作而不会有药物蓄积的危险。

腺苷已被成功用于对阵发性室上性心动过速女性患者的治疗[5～8]。有报道直接针对胎儿，给患致命室上性心动过速的胎儿进行心脏复律[9,10]。

腺苷可被用于宽型心动过速的鉴别诊断，其中的机制不明[1]。如果病因是室上性的，腺苷将会终止心律失常，或者诱导房室传导阻滞并显示潜在的心房节律。如果病因是室性的，腺苷对心动过速没有作用，然而如果用一种替代疗法如给予患者维拉帕米，可能出现严重低血压以及心搏骤止。

1. Faulds D, *et al*. Adenosine: an evaluation of its use in cardiac diagnostic procedures, and in the treatment of paroxysmal supraventricular tachycardia. *Drugs* 1991; **41**: 596–624.
2. Rankin AC, *et al*. Adenosine and the treatment of supraventricular tachycardia. *Am J Med* 1992; **92**: 655–64.
3. Anonymous. Adenosine for acute cardiac arrhythmias. *Drug Ther Bull* 1993; **31**: 49–50.
4. Holdgate A, Foo A. Adenosine versus intravenous calcium channel antagonists for the treatment of supraventricular tachycardia in adults. Available in The Cochrane Database of Systematic Reviews; Issue 4. Chichester: John Wiley; 2006 (accessed 16/02/10).
5. Mason BA, *et al*. Adenosine in the treatment of maternal paroxysmal supraventricular tachycardia. *Obstet Gynecol* 1992; **80**: 478–80.
6. Afridi I, *et al*. Termination of supraventricular tachycardia with intravenous adenosine in a pregnant woman with Wolff-Parkinson-White syndrome. *Obstet Gynecol* 1992; **80**: 481–3.
7. Hagley MT, Cole PL. Adenosine use in pregnant women with supraventricular tachycardia. *Ann Pharmacother* 1994; **28**: 1241–2.
8. Hagley MT, *et al*. Adenosine use in a pregnant patient with supraventricular tachycardia. *Ann Pharmacother* 1995; **29**: 938.
9. Blanch G, *et al*. Cardioversion of fetal tachyarrhythmia with adenosine. *Lancet* 1994; **344**: 1646.
10. Kohl T, *et al*. Direct fetal administration of adenosine for the termination of incessant supraventricular tachycardia. *Obstet Gynecol* 1995; **85**: 873–4.

缺血性心脏病 腺苷引起冠脉舒张，在给患者做缺血性心脏病评估中不宜使用运动负荷时，腺苷可用作一种药物负荷[1]。在铊心肌显影、负荷超声心动图、磁共振成像的评估中也已使用了腺苷。

有报道[2]称冠脉内腺苷改善冠脉血流量，冠状动脉内[3]和进入静脉[4]的腺苷都能被死亡而显、但没有临床结果证明[5～7]。还有报道称在非紧急经皮冠状动脉介入开始给予冠脉内腺苷可减少心肌坏死[8]。

1. Ali Raza J, *et al*. Pharmacological stress agents for evaluation of ischemic heart disease. *Int J Cardiol* 2001; **81**: 157–67.
2. Vijayalakshmi K, *et al*. Prospective, randomised, controlled trial to study the effect of intracoronary injection of verapamil and adenosine on coronary blood flow during percutaneous coronary intervention in patients with acute coronary syndromes. *Heart* 2006; **92**: 1278–84.
3. Claeys MJ, *et al*. Effect of intracoronary adenosine infusion during coronary intervention on myocardial reperfusion injury in patients with acute myocardial infarction. *Am J Cardiol* 2004; **94**: 9–13.
4. Mahaffey KW, *et al*. Adenosine as an adjunct to thrombolytic therapy for acute myocardial infarction: results of a multicenter, randomized, placebo-controlled trial: the Acute Myocardial Infarction STudy of ADenosine (AMISTAD) trial. *J Am Coll Cardiol* 1999; **34**: 1711–20.
5. Ross AM, *et al*. A randomized, double-blinded, placebo-controlled multicenter trial of adenosine as an adjunct to reperfusion in the treatment of acute myocardial infarction (AMISTAD-II). *J Am Coll Cardiol* 2005; **45**: 1775–80.
6. Quintana M, *et al*. Left ventricular function and cardiovascular events following adjuvant therapy with adenosine in acute myocardial infarction treated with thrombolysis: results of the AT-Tenuation by Adenosine of Cardiac Complications (ATTACC) study. *Eur J Clin Pharmacol* 2003; **59**: 1–9.
7. Petronio AS, *et al*. Left ventricular remodeling after primary coronary angioplasty in patients treated with abciximab or intracoronary adenosine. *Am Heart J* 2005; **150**: 1015. Full version: http://download.journals.elsevierhealth.com/pdfs/journals/

0002-8703/PIIS0002870305007313.pdf (accessed 26/06/07)
8. Lee C-H, *et al*. Pretreatment with intracoronary adenosine reduces the incidence of myonecrosis after non-urgent percutaneous coronary intervention: a prospective randomized study. *Eur Heart J* 2007; **28**: 19–25.

疼痛 神经中枢系统中含有腺苷受体，有证据[1,2]表明静脉或鞘内注射腺苷会起到镇痛的效果。

1. Hayashida M, *et al*. Clinical application of adenosine and ATP for pain control. *J Anesth* 2005; **19**: 225–35.
2. Gan TJ, Habib AS. Adenosine as a non-opioid analgesic in the perioperative setting. *Anesth Analg* 2007; **105**: 487–94.

肺动脉高血压 一些血管扩张药已被用于新生儿持续性肺动脉高压的治疗（第235页），但它们的应用一般会因其对肺循环的非选择性而受到限制。一项针对 18 个持续肺动脉高压的足月儿的随机安慰剂对照研究[1]显示静脉注射腺苷可在不造成低血压或心动过速的情况下提高肺氧合能力；但是此研究规模太小，不能评估它对死亡率的影响和（或）是否需要体外膜肺氧合。另一项对新生儿（对吸入一氧化氮有不适当的反应）观察性研究[2]提示注射腺苷可提高氧合力。

1. Konduri GG, *et al*. Adenosine infusion improves oxygenation in term infants with respiratory failure. *Pediatrics* 1996; **97**: 295–300.
2. Ng C, *et al*. Adenosine infusion for the management of persistent pulmonary hypertension of the newborn. *Pediatr Crit Care Med* 2004; **5**: 10–13.

制剂

USP 33: Adenosine Injection.

专利制剂

Austral.: Adenocor; Adenoscan; **Austria:** Adenoscan†; Adrekar†; **Belg.:** Adenocor; **Braz.:** Adenocard; **Canad.:** Adenocard; Adenoscan; **Chile:** Tricor; **Cz.:** Adenocor; Adenoscan†; **Denm.:** Adenocor; **Fin.:** Adenocor; Adenoscan†; **Fr.:** Adenoscan; Krenosin; **Ger.:** Adenoscan; Adrekar; **Gr.:** Adenocor; **Hong Kong:** Adenocor; **India:** Adenocor; **Irl.:** Adenocor; **Israel:** Adenocor; **Ital.:** Adenoscan; Krenosin; **Jpn:** Adenoscan; **Malaysia:** Adenocor; **Mex.:** Krenosin; Pisdeno; **Neth.:** Adenocor; **Norw.:** Adenocor; **NZ:** Adenocor; **Philipp.:** Cardiovert; **Pol.:** Adenocor; **Port.:** Adenocor; Adenoscan; **Rus.:** Vita-Iodurol (Вита-Иодурол); **S.Afr.:** Adenocor; **Singapore:** Adenocor; **Spain:** Adenocor; Adenoscan; **Switz.:** Krenosine; **Thai.:** Adenocor; **UK:** Adenocor; Adenoscan; **USA:** Adenocard; **Venez.:** Adenocor†.

多组分制剂 **Austria:** Vita-Gerin; **Belg.:** Vitacic†; **Braz.:** Acromax†; Aminotox†; Anekron; Biohepax; Enterofigon; Epativan; Epocler; Gero H3†; Hepacitron†; Hepatobel†; Hepatox; Hormo Hepatico†; Necro B6; **Cz.:** Laevadosin†; **Ger.:** Voltax†; **Gr.:** Collyre Vitaphakol; Suprin; **Hong Kong:** Vitacic; **Hung.:** Vitacic†; **Mon.:** Vitacic; **Philipp.:** Godex†; Mitodex; **Rus.:** Oftan Catachrom (Офтан Катахром); Vitacic (Витасик)†; **Spain:** Vitaphakol†; **Ukr.:** Vita-Iodurol (Вита-Иодурол).

Adrenaline (*BAN*) ⊗肾上腺素

Epinephrine (*BAN, rINN*); Adrenaliini; Adrenalin; Adrenalina; Adrénaline; Adrenalinum; Epinefriini; Epinefrina; Epinefryna; Épinéphrine; Epinephrinum; Epirenamine; Levorenin; Suprarenin. (*R*)-1-(3,4-Dihydroxyphenyl)-2-methylaminoethanol.

Эпинефрин
$C_9H_{13}NO_3 = 183.2$.
CAS — 51-43-4.
ATC — A01AD01; B02BC09; C01CA24; R01AA14; R03AA01; S01EA01.
ATC Vet — QA01AD01; QB02BC09; QC01CA24; QR01AA14; QR03AA01; QS01EA01.
UNII — YKH834O4BH.

注：内源性肾上腺素和本书提到的肾上腺素均为左旋异构体。

AND 和 EPN 是经 BP 2010 批准的在含有肾上腺素单剂量单位眼睛水上使用的简写，因为单个容器太小，不足以容纳所有合适的标签信息。

Pharmacopoeias. In *Chin., Eur.* (see p.vii), *Int., Jpn, US,* and *Viet.*
US also includes the racemic substances Racepinephrine (Racepinefrine (*rINN*)) and Racepinephrine Hydrochloride (Racepinefrine Hydrochloride (*rINNM*)).

Ph. Eur. 6. 8 (Adrenaline) 白色或类白色结晶性粉末。暴露于空气、光中变为有色。极微溶于水、乙醇和二氯甲烷；溶于盐酸。贮藏于氮气中。避光。

USP 33 (Epinephrine) 白色至几乎白色，无臭，微晶性粉末或颗粒。暴露于光和空气后颜色逐渐变深；遇碱成盐后立即溶于水，加入氨水或碱性碳酸盐可析出游形。极微溶于水和乙醇；不溶于氯仿、乙醚、挥发油和挥

非挥发油。溶液遇石蕊试纸呈碱性。贮藏于密闭容器中。避光。

Adrenaline Acid Tartrate (*BANM*) ⊗重酒石酸肾上腺素

Epinephrine Bitartrate (*rINNM*); Adrenaliinitartraatti; Adrenaline Bitartrate; Adrenaline Tartrate; Adrénaline, Tartrate d'; Adrenalini Bitartras; Adrenalini tartras; Adrenalinii Tartras; Adrenalinium Hydrogentartaricum; Adrenalino tartratas; Adrenalin-tartarát; Adrenalintartrat; Bitartrato de adrenalina; Bitartrato de epinefrina; Epinefrin-tartarát; Epinefryny wodorowinian; Epinephrine Acid Tartrate (*BANM*); Épinéphrine, Bitartrate d'; Epinephrine Hydrogen Tartrate; Epinephrini Bitartras; Epinephrini Tartras; Epirenamine Bitartrate.

Эпинефрина Битартрат
$C_9H_{13}NO_3, C_4H_6O_6 = 333.3$.
CAS — 51-42-3.
ATC — A01AD01; B02BC09; C01CA24; R01AA14; R03AA01; S01EA01.
ATC Vet — QA01AD01; QB02BC09; QC01CA24; QR01AA14; QR03AA01; QS01EA01.
UNII — 30Q7KI53AK.

Pharmacopoeias. In *Eur.* (see p.vii), *Int., US,* and *Viet.*

Ph. Eur. 6. 8 (Adrenaline Tartrate; Adrenaline Acid Tartrate BP 2010；Epinephrine Acid Tartrate BP 2010) 白色至灰白色结晶性粉末。易溶于水；微溶于乙醇。贮藏于密闭容器中（最好真空或充满惰性气体）。避光。

USP 33 (Epinephrine Bitartrate) 白色或灰白色或亮灰色，无臭，结晶性粉末。暴露于光和空气颜色缓慢变暗。溶于水（1：3）；微溶于乙醇；几乎不溶于氯仿和乙醚。它的水溶液遇石蕊试纸呈酸性，pH 值约为 3.5。贮藏于密闭容器。避光。

稳定性 有对肾上腺素注射剂稳定性的研究。

1. Taylor JB, *et al*. Effect of sodium metabisulphite and anaerobic processing conditions on the oxidative degradation of adrenaline injection BP [1980]. *Pharm J* 1984; **232**: 646–8.
2. Stepensky D *et al*. Long-term stability study of L-adrenaline injections: kinetics of sulfonation and racemization pathways of drug degradation. *J Pharm Sci* 2004; **93**: 969–80.

Adrenaline Hydrochloride (*BANM*) ⊗盐酸肾上腺素

Epinephrine Hydrochloride (*BANM, rINNM*); Adrenalin Hidroklorür; Épinéphrine, Chlorhydrate d'; Epinephrini Hydrochloridum; Hidrocloruro de epinefrina.

Эпинефрина Гидрохлорид
$C_9H_{13}NO_3, HCl = 219.7$.
CAS — 55-31-2.
ATC — A01AD01; B02BC09; C01CA24; R01AA14; R03AA01; S01EA01.
ATC Vet — QA01AD01; QB02BC09; QC01CA24; QR01AA14; QR03AA01; QS01EA01.
UNII — WBB047OO38.

不良反应

肾上腺素是强有力的拟交感神经药，会产生激动 α 和 β-肾上腺素受体（见第448页）典型的不良反应。即使低剂量也能出现不良反应，如焦虑、呼吸困难、高血糖、烦乱不安、心悸、心动过速（有时伴有心绞痛）、震颤、出汗、多涎、虚弱、头晕、头痛、四肢发冷。肾上腺素不易通过血脑屏障，它的大部分中枢作用可能是机体对其外周作用的反应。用药过量可导致心律失常和血压急剧升高（有时导致脑出血和肺水肿）；敏感性患者使用常规剂量时也可发生这些反应。

肾上腺素是一种强烈的血管收缩药，含有肾上腺素的局部麻醉药溶液如果渗入指或趾中，可出现血疹。注射给药时渗出的肾上腺素同样可引起强烈的血管收缩，导致组织坏死和脱落。对黏膜局部应用肾上腺素也可导致血管收缩，引发缺氧，从而引起代偿性反跳性的黏膜充血。吸入肾上腺素可伴有胸口痛，这是因为咽下了部分药物；吸入后用水洗漱口和咽喉可使此反应最小化。

肾上腺素滴眼液可引起严重刺痛、视力模糊和畏光；它对在角膜和结膜上留下黑色素的敏感性，它可阻滞鼻泪管。重复使用可导致眼水肿、充血和发炎。

对眼的影响 除了可能引起色素沉着和局部疼痛（详见上文）外，使用肾上腺素滴眼液可出现黄斑病变，特别是在无晶状体眼（没有晶状体）中更易发生[1]。有报道显示 15 名患者在用药 4 年内出现了黄斑病变[2]，患者使用的肾上腺素滴眼液包含了盐酸盐、酸性酒石酸盐或者肾上腺素硼酸盐络合物（环硼肾上腺素）。黄斑区域出现水肿，可引起出血、减少；接着出现视物模糊和扭曲。一些患者在中心凹旁发生囊肿。这些不良反应在治疗的几周内或者几个月后出现，常是可逆的。除了 1 例外所有患者都是无晶状体的，回顾性研究显示在无

晶状体患者中这些并发症的发生率为 30%[1,2]。

1. Classé JG. Epinephrine maculopathy. *J Am Optom Assoc* 1980; **51:** 1091–3.
2. Kolker AE, Becker B. Epinephrine maculopathy. *Arch Ophthalmol* 1968; **79:** 552–62.

过量　由于不小心，经注射给予了喷雾法使用的消旋肾上腺素，会导致肾上腺素严重过量。曾给于 1 名 13 个月大婴儿约相当于按体重 327μg/kg 的左旋肾上腺素[1]，出现了显著的苍白、无脉和深度心动过缓。心肺复苏术对其有效，出院后没有证据表明发生了长期后遗症。但是 1 名 2 岁儿童[2]被给予 1.8mg/kg 的左旋肾上腺素后发生了高血压、心动过速、肺水肿，接着出现低血压以及随后的肾衰竭，需要肾移植。皮下给予左旋肾上腺素过量给予 1 名儿童[3]发生心律失常和心肌缺血。另有报道[4]注射了肾上腺素吸入剂后 1 名成人患者出现心肌梗死和急性肾衰竭。

1. Kurachek SC, Rockoff MA. Inadvertent intravenous administration of racemic epinephrine. *JAMA* 1985; **253:** 1441–2.
2. Dybvik T, *et al.* Accidental intravenous administration of 50 mg of racemic adrenaline in a 2-year-old boy. *Eur J Anaesthesiol* 1995; **12:** 181–3.
3. Davis CO, Wax PM. Prehospital epinephrine overdose in a child resulting in ventricular dysrhythmias and myocardial ischemia. *Pediatr Emerg Care* 1999; **15:** 116–18.
4. Woodard ML, Brent LD. Acute renal failure, anterior myocardial infarction, and atrial fibrillation complicating epinephrine abuse. *Pharmacotherapy* 1998; **18:** 656–8.

不良反应的处置

参见拟交感神经药（第449页）。肾上腺素因其在体内会失活，它的药效持续时间短。对于有急性毒性作用的高血压患者或是过量用药的患者，应首先给予治疗。

高压注射　经自动注射器进行肾上腺素高压注射，如果失误会导致急性缺血。注射酚妥拉明可成功地逆转肾上腺素收缩血管作用[1]，也有报道[2]注射伊洛前列素后进行星状神经节阻滞术来逆转缩血管作用。

1. Velissariou I, *et al.* Management of adrenaline (epinephrine) induced digital ischaemia in children after accidental injection from an EpiPen. *Emerg Med J* 2004; **21:** 387–8.
2. Barkhordarian AR, *et al.* Accidental digital injection of adrenaline from an autoinjector device. *Br J Dermatol* 2000; **143:** 1359.

注意事项

参见拟交感神经药（第449页）。肾上腺素常被用于紧急情况，但可能遇到各种禁忌证。

肾上腺素可延迟第二产程，一些制药厂建议此时不要使用此药。

肾上腺素滴眼液禁止用于闭角型青光眼，除非已对患者实施过虹膜切除术。

隐形眼镜　患者使用肾上腺素滴眼剂，可使软性隐形眼镜发生肾上腺素色素染色[1]。黑色素沉着同样可固定在镜片上，而过氧化氢可分解这些沉着物。一种前药，盐酸地匹福林（参见 M37 第2226页），不会造成镜片染色。

1. Ingram DV. Spoiled soft contact lenses. *BMJ* 1986; **292:** 1619.

感染　一项开放研究[1]比较了在给予 23 名严重败血症或疟疾患者心血管支持时，肾上腺素与多巴胺的疗效，结果显示肾上腺素的使用受到乳酸性中毒发展的限制。但是，20 名患者[2]对补液治疗有反应（这种情况下人们认为给予强心或缩血管的疗法是不合适的），并且肾上腺素已被广泛用于感染性休克的治疗。进一步的对照研究[3]发现虽然单用肾上腺素比合用去甲肾上腺素、多巴酚丁胺可导致更高的乳酸浓度，但这种作用是暂时的。虽然如此，对于感染性休克，还是建议[4]在其他治疗方法无效的情况下再使用肾上腺素。

1. Day NPJ, *et al.* The effects of dopamine and adrenaline infusions on acid-base balance and systemic haemodynamics in severe infection. *Lancet* 1996; **348:** 219–23. Correction. *ibid.*; 902.
2. Barry B, Bodenham A. Effects of dopamine and adrenaline infusions in severe infection. *Lancet* 1996; **348:** 1099–1100.
3. Levy B, *et al.* Comparison of norepinephrine and dobutamine to epinephrine for hemodynamics, lactate metabolism, and gastric tonometric variables in septic shock: a prospective, randomized study. *Intensive Care Med* 1997; **23:** 282–7.
4. Hollenberg SM, *et al.* American College of Critical Care Medicine. Practice parameters for hemodynamic support of sepsis in adult patients: 2004 update. *Crit Care Med* 2004; **32:** 1928–48.

药物相互作用

参见拟交感神经药（第449页）；肾上腺素有直接激动 α 受体的作用，但与其他药物相互作用复杂而且可能有危险性。对于正服用 β 受体阻滞药的患者使用肾上腺素时要特别谨慎，因为可能发生严重高血压。如需治疗过敏反应，使用 β 受体阻滞药的患者可能也会对肾上腺素产生不良反应。

局部麻醉药　使用局部麻醉药（简称局麻药）的时候通常会给予肾上腺素，以使血管收缩；应使用肾上腺素最低有效浓度。但是，可卡因可增加发生心律失常的危险，应特别小心。在耳鼻喉科中使用这两种药后出现严重并发症，参见 M37 1774页。

药动学

由于消化道酶的降解和肝的首关代谢，肾上腺素口服时几乎无活性。局部应用后可有全身吸收，如滴眼液。肾上腺素肌注和皮下注射都有吸收，有时认为皮下注射起效稍慢，所以紧急使用时可靠性稍差。局部血管收缩可使其吸收变慢，按摩注射部位可加速吸收。

肾上腺素通过注射进入人体或通过肾上腺髓质释放进入循环，但大部分经肾上腺能神经元的摄取、扩散、肝和其他组织中的酶解作用，使肾上腺素失活极快。循环系统中的肾上腺素半衰期约只有 1min。其中两种使肾上腺素化学失活的酶为儿茶酚氧位甲基转移酶（COMT）和单胺氧化酶（MAO）。一般情况下，肾上腺素由 COMT 甲基化为 3-甲基肾上腺素，再由 MAO 氧化脱氨，最后转变为 4-羟基-3-甲氧基扁桃酸（正式名称为香草基扁桃酸，VMA）；或先由 MAO 氧化脱氨转化为 3,4-二羟扁桃酸，再由 COMT 甲基化，同样转变为 4-羟基-3-甲氧基扁桃酸；这些代谢产物主要以与葡萄糖醛酸苷和硫酸乙酯基结合的形式通过尿排泄。

COMT 的甲基化作用是使肾上腺素和其类似物（特别是去甲肾上腺素）化学失活的重要步骤。所以终止儿茶酚胺类的药理作用不能仅依靠 MAO。但是，作为神经递质，神经元中的儿茶酚胺（主要是去甲肾上腺素）是由 MAO 调节的。

肾上腺素可透过胎盘进入胎儿循环。

用途和用法

肾上腺素是肾上腺髓质产生的内源性物质，有重要的生理学作用。药理学上，它也被当作直接发挥作用的拟交感神经类药（见第449页）。它对肾上腺素 α 和 β 受体都有显著激动的作用，但对 β 受体作用更强，特别在低剂量时。这些特性可解释它的很多药理现象，机体对其药效的代偿反应也能在一定程度上决定肾上腺素的疗效。

肾上腺素主要的药效是与剂量相关的，包括：

• 增加心脏收缩的速度和力量（低剂量时，因为外周阻力降低，它增加收缩压而降低舒张压；高剂量时，因为刺激外周 α 受体增加外周阻力，收缩压和舒张压同时增高）。

• 增加（高剂量时减少）骨骼肌血流量；减少肾、黏膜、皮肤血流量；对脑血流量的直接作用很小。

• 舒张支气管平滑肌。

• 增加血糖浓度，因为对代谢的作用显著而增加耗氧量。

在急性过敏反应的治疗中，肾上腺素有重要地位。对于过敏反应和过敏性休克，肾上腺素可挽救患者生命（详见下文）。它也被用于加强心脏生命支持（详见下文）。肾上腺素可用来治疗急性哮喘，但现在有选择性更强的药，它在慢性哮喘（参见 M37 第1072页）治疗中一般不用。治疗严重哮吼（参见 M37 第1435页）时进行喷雾给药。其他作用包括：控制皮肤、黏膜少量出血，在眼科学中主要用于单纯性开角型青光眼（参见 M37 第1785页）的治疗，辅助局麻药（参见 M37 第1766页）。以前，还加入掺入肾上腺素的乳膏治疗风湿性疾病和肌肉疾病，或制成直肠制剂来治疗痔疮。消旋肾上腺素和盐酸消旋肾上腺素用于舒张支气管。

肾上腺素一般经肌注给药，也可皮下注射。在极度紧急时，可用稀释的肾上腺素溶液（1:10000）进行非常缓慢的静脉注射或者缓慢的静脉输注。如果经静脉不易给药，也可用骨内（一般为胫骨骨髓）或气管内给药。肾上腺素有时被直接注入心脏，但目前推荐处理心脏紧急事件时由静脉注射给药；如中央静脉或外周静脉，而外周静脉给药后应继续进行 20ml 的静脉输注。肾上腺素也可局部给药或吸入给药。一般使用肾上腺素的酸性酒石酸盐溶液或盐酸盐溶液，但一般以肾上腺素的含量进行标识。1.8mg 重酒石酸肾上腺素或 1.2mg 盐酸肾上腺素约相当于 1mg 肾上腺素。

治疗**过敏性休克**的常用剂量为 500μg（0.5ml 的 1:1000 溶液）肌注，如有需要每 5min 重复一次。300μg（0.3ml 的 1:1000 溶液）适合紧急情况下自我给药，如通过自动注射器。儿童用药剂量取决于年龄和体重，一般约为 10μg/kg 肌注。更多儿童静脉注射的剂量问题见下文**过敏反应和过敏性休克**。

高级心脏生命支持时对成人肾上腺素的初始剂量为 1mg 静脉注射（10ml 1:10000 溶液），复苏过程中可每隔 2~3min 注射一次。对于儿童剂量为 10μg/kg 静脉注射。对成人和儿童的第二次和后继给药时使用过更高剂量，但不推荐这样做。成人、儿童骨内给药剂量与静脉给药相同。气管给药时，成人剂量是静脉给药的 2~3 倍，儿童为 100μg/kg。

肾上腺素可松弛支气管平滑肌，有时经皮下或静脉注射来治疗**急性哮喘**发作。但是，在哮喘的治疗中，一般选择 β2 受体激动药替代肾上腺素，如沙丁胺醇，它在减轻支气管痉挛时对心脏的作用较小。如果使用肾上腺素，剂量为：成人 0.3~0.5ml 的 1:1000 水溶液（300~500μg）；儿童 0.01ml/kg（10μg/kg）直至最大剂量 0.5ml（500μg）。肾上腺素 1:100 水溶液有时经喷雾吸入来减轻哮喘的发作，这些溶液决不能和药效较弱的注射用溶液弄错。压缩气溶胶可含 160~275μg 剂量当量的肾上腺素，成年人经吸入气溶胶给药，剂量为 1 或 2 个 U 如有必要 3h 后重复。

局麻药中加入肾上腺素，以便延缓药物扩散，限制吸收，从而延长药效以减少发生毒性的危险。常用浓度为 1:200000（5μg/ml）；如果用药部位涉及耳、鼻、阴茎、阴囊，则不应添加肾上腺素，因为有可能导致缺血性组织坏死。牙科制剂中可使用最高 1:80000（12.5μg/ml）的浓度，肾上腺素总量少于。

肾上腺素收缩小动脉和微血管，应用在局部黏膜和暴露组织会导致组织苍白。最高 1:1000 浓度的肾上腺素水溶液可用于防止毛细血管出血、鼻衄、浅层伤口或擦伤导致的出血，但不阻止体内的出血。常以喷雾或脱脂棉持续给药。

眼科中，在开角型**青光眼**和眼内高压的治疗中，0.5%、1%、2% 的肾上腺素滴眼液来降低眼内压力，但是其他的药物现在也被允许应用。也有用肾上腺素硼酸盐络合物（环硼肾上腺素）。

高级心脏生命支持　在高级心脏生命支持（第214页）中肾上腺素有重要作用，因为它激动 α 受体，收缩外周血管，从而增加心肺复苏和基础生命支持的疗效，因此增加心肺复苏和基础生命支持的疗效，这可以在心肺复苏和心脏除颤开始治疗。心律失常导致心脏停搏，可从心肺复苏和心脏除颤开始治疗。如果不能使用心脏恢复正常节律，下一步可使用肾上腺素。

需给予**成年人** 1mg 肾上腺素，最好是经中央静脉注射给药。如果不可从中央静脉注射，可由外周静脉注射，但在注射后用 20ml 以上的氯化钠注射液冲洗血管，但是由外周静脉注射疗效不如由中央静脉快。在后续的心肺复苏周期中（或发生休克）可每隔 3~5min[2-5] 重复给予 1mg 的静脉注量。更高剂量（5mg 或 100μg/kg）的疗效不确定，不推荐使用[2-5]。在室颤或无脉性的室性心动过速的复苏中，可能会每隔 3~5min 使用一次肾上腺素，持续 10min~1h，这种用法是合理的。如果出现心脏停搏并无收缩，15~20min 后很难再有疗效。

据报道 1mg 的初始剂量是以心内注射剂为基础推算的，所以可以认为在静脉注射中可能需要更高剂量。虽然在剂量有可能时心脏和脑血流量增加，但荟萃分析[6]中没有证据可表明这么做可提高患者的存活率。

给予**儿童**的静脉注射剂量为 10μg/kg。第二次和后续给药用过更高剂量（100μg/kg 或 200μg/kg）；但是与成年人一样，回顾性[7]和前瞻性[8]研究都没有发现高剂量用药可改善预后情况，通常不予以推荐。

与成年人一样，儿童也可以给药给替代静脉注射给药；剂量与静脉注射时一样。静脉、骨内给药途径都不可行时，肾上腺素也可由已插的气管导管给药。成年人中气管给药量应是静脉给药的 2~3 倍；对于儿童建议给予 100μg/kg。肾上腺素溶液应先稀释，经导管给药时应把药给到较深的部位；之后应进行几次快速通气。但有人认为气管给药途径不是十分有效的[2-4]，甚至是无效的[9]。

虽然临床表现存在不同，一些指导方针包括了新生儿（出生后几小时以内）复苏术中使用肾上腺素的情况[2-5]。当新生儿心率在有足够通气和胸内压的情况还持续低于 60 次/min 时，可使用肾上腺素。由静脉（一般是脐带静脉）或骨内注射给药，10~30μg/kg。如果这两种途径不可行，可通过气管插管给药；此时标准剂量可能无效[10]，应增加至 100μg/kg，但支持这种用法的证据很少[2,4,5]。

1. Morley P. Vasopressin or epinephrine: which initial vasopressor for cardiac arrests? *Lancet* 2001; **358:** 85–6.
2. European Resuscitation Council. European Resuscitation Council guidelines for resuscitation 2005. *Resuscitation* 2005; **67** (suppl 1): S1–S190. Also available at: http://www.erc.edu/index.php/guidelines_download_2005/en/ (accessed 09/02/06)
3. Resuscitation Council (UK). Resuscitation Guidelines 2005. Available at: http://www.resus.org.uk/pages/guide.htm (accessed 09/02/06)
4. The International Liaison Committee on Resuscitation (IL-

COR). 2005 International consensus on cardiopulmonary resuscitation and emergency cardiovascular care science with treatment recommendations. *Circulation* 2005; **112** (suppl I): III1–III136. Also available at: http://intl-circ.ahajournals.org/content/vol112/22_suppl/ (accessed 09/02/06) Also published in *Resuscitation* 2005; **67**: 157–341.

4. The American Heart Association. 2005 American Heart Association guidelines for cardiopulmonary resuscitation and emergency cardiovascular care. *Circulation* 2005; **112** (suppl 1): IV1–IV203. Available at: http://intl-circ.ahajournals.org/content/vol112/24_suppl/ (accessed 09/02/06)

6. Vandycke C, Martens P. High dose versus standard dose epinephrine in cardiac arrest — a meta-analysis. *Resuscitation* 2000; **45**: 161–6.

7. Carpenter TC, Stenmark KR. High-dose epinephrine is not superior to standard-dose epinephrine in pediatric in-hospital cardiopulmonary arrest. *Pediatrics* 1997; **99**: 403–8.

8. Perondi MBM, *et al.* A comparison of high-dose and standard-dose epinephrine in children with cardiac arrest. *N Engl J Med* 2004; **350**: 1722–30.

9. McCrirrick A, Monk CR. Comparison of i.v. and intra-tracheal administration of adrenaline. *Br J Anaesth* 1994; **72**: 529–32.

10. Barber CA, Wyckoff MH. Use and efficacy of endotracheal versus intravenous epinephrine during neonatal cardiopulmonary resuscitation in the delivery room. *Pediatrics* 2006; **118**: 1028–34.

过敏反应和过敏性休克 过敏反应是一种严重危及生命、一般性或全身性过敏反应，其特点是呼吸急促和（或）循环系统出现问题，而且通常有皮肤和黏膜的改变[1~8]。它由通常涉及 IgE 介导激活的嗜碱性粒细胞和肥大细胞的过敏性反应引起，或是由直接作用于嗜碱性粒细胞和肥大细胞的非过敏（以前称为"过敏"）反应引起。两种情况下都会导致释放炎症介质[2,4~10]。这两种形式产生的反应可能同样严重，不论病理生理学方面的差异，二者的治疗方法是一样的。

许多触发物质可能会导致过敏反应，但以食品、药物和昆虫毒液最为常见[1~4,6~8,11]。在少数情况下，诱因可能是先天的、无法识别的、需要共触发的因素，如锻炼、过敏的标志和症状可酷似其他综合征，如遗传性血管性水肿。而且，病史对协助诊断作用很大。通常触发诱因后紧随发病[1,6~8,11]，但极少数情况下反应可能会延迟[2,4]。常见的早期过敏反应标志和症状是皮肤和黏膜的变化，如红斑、荨麻疹和血管性水肿（约占反应的 80%），其中还有鼻炎、结膜炎、焦虑、困惑和肠胃功能紊乱（如腹痛、呕吐、腹泻等）[1~3,6,8,9,11]。喘鸣和声音嘶哑表明气道堵塞，这是由咽和喉头水肿引起的。也可发生支气管痉挛，可导致特别严重和难以治疗的哮喘。心肌抑制、血管扩张和毛细血管渗漏可发展为低血压和休克。最终，心血管和呼吸系统的崩溃可能导致死亡，病死率在 0.65%~2%[8]。哮喘患者的死亡风险增加，特别是在病情控制不佳的情况下[1,5,7,8]。其他（尤其是心血管）疾病患者服用指定的药物（如 ACEI），也可能加重病情[1,5,7]。

过敏反应是医学急症，迅速处理至关重要。肾上腺素是治疗过敏反应最重要的药物。它作用于 α 受体，逆转外周血管扩张，减轻水肿。它还作用于 β 受体，扩张呼吸道，以舒张心肌收缩力，抑制白三烯和组胺释放，抑制肥大细胞[1,2,8,12]。需要早期使用[1,2,5,9,11,12]。它能延缓双相反应，降低病死率[4~6,8,9,12]。有人认为如果质疑诊断出的反应严重程度，应谨慎处理，注入肾上腺素，不要等待过久[8,12]。使用中无绝对禁忌，不良反应亦罕见，多与静脉或静脉途径有关[1,2,6,10,11]。虽然肾上腺素很少引起心肌缺血和心律失常，这些症状也是由过敏反应本身引起[1,6,13]。

应对早期过敏反应，肾上腺素肌内注射到大腿前外侧的中部[1~6,8,10~12]。有时也用皮下注射或吸入法，但因为它们的药动学结果欠佳，所以一般不推荐[1,2]。新型给药途径，如吞下含服也在研究中[4,6,8]。肌内注射肾上腺素吸收迅速，约 8min 内完成。预填装肌内注射自动注射器可用于那些高危的过敏性休克患者，让患者能自我给药，完成最初的紧急治疗。但是，当需要进一步的治疗的时候他们还是应该寻求医疗援助。

肌注肾上腺素的剂量常是 500μg（0.5ml 的 1：1000 溶液），可每隔 5~20min 重复注射，直至患者情况好转。也有人使用稍低的剂量 300μg，在某些国家，这是全自动注射器给药可设的最高剂量。

对于儿童，肾上腺素的给药方案各异。10μg/kg 剂量或按年龄的肌注剂量如下[1：1000（1mg/ml）溶液]：

- 年龄 6 个月以下，50μg（0.05ml）；
- 6 个月~6 岁：120μg（0.12ml）；
- 6~12 岁：250μg（0.25ml）。

然而简单给药，尤其是对自动注射器的使用，目前 UK Resuscitation Council[1] 推荐 6 岁及以下儿童（包括 6 个月以下儿童）肌内注射剂量为 150μg（0.15ml），超过 6 岁的为 300μg（0.3ml），超过 12 岁的儿童可依据身材和青春期状态给予 300μg 或 500μg。此剂量对年龄在 6 个月以下的儿童来说可能相对过量，但如果允许使用自动注射器，此剂量是可接受的。

随着过敏反应进一步发展，血容量逐渐枯竭，导致休克。在此阶段由于其他吸收途径受阻，必要时可静脉注射肾上腺素。然而此方法是冒险的，只应在危及患者生命的情况下由富有使用经验的人员处理。针对低血容量性休克和低血压休克的一般使用原则概述见第240页。

在心电监护下，静脉注射 1：10000（100μg/ml）的溶液。在确保极低滴定剂量的精度下，也可进一步稀释到 1：100000（10μg/ml）。UK Resuscitation Council[1] 推荐缓慢静脉注射 50μg（0.5ml 1：10000 稀释液），根据反应重复给药。麻醉状态下患者使用 100~200μg 的高剂量，对他们密切监测，生命支持系统随时待命[3,9,14]。如需重复注射，初始频率可为 1~4μg/min[1,3,9,10]。如无法静脉注射，肾上腺素和液体可通过骨内注射[1,8,11]。

儿童静脉注射治疗应只限于儿科专科医生。*BNFC 2009* 推荐数分钟内缓慢静脉注射 1：10000 稀释液（100 μg/ml），尽管有的孩子可能需要低至 1 μg/kg（0.01 ml/kg）的剂量，但规定单剂量不得超过 50μg。若需多次给药，应考虑静脉滴注。

辅助干预不应影响肾上腺素的使用，它能够帮助治疗[1~6,8,9,11]。在可能的情况下，应去除可能的触发原，如刮走嵌入式昆虫蜇、停药或输血。应尽快高流量吸氧，如有必要应保持呼吸道通畅。应给予静脉输液，迅速恢复血容量。应采用标准化方案（见第214页**高级心脏生命支持**）处理心脏骤停，如若需要，可使用适当剂量的肾上腺素[1,3,8,9,11]。

是否使用抗组胺药处理过敏反应一直存在争议[15]。在治疗急性期，抗组胺药不太可能挽救生命，不能单独使用[1,5,6,8,11,15]。但是有人主张在使用肾上腺素之后肌注或缓慢静脉注射 H1 受体拮抗药如氯苯那敏，并在之后的 24~48h 内重复，以对抗组胺介导的血管舒张和支气管狭窄[1,11]，还可解除血管神经性水肿、瘙痒和荨麻疹[15]。有人提出静脉注射 H2 受体拮抗药如雷尼替丁[2,3,15]。

因为效应会延迟数小时出现，一般不用静脉注射皮质激素的方法紧急治疗过敏反应。然而虽然其是否能阻止双相袭击依然有存疑[9,11]，但是病情严重的患者早期肌注或缓慢静脉注射氢化可的松可避免危后期的后遗症[2,5,9,11]，并有助于防止血管或缩短旷日持久的反应[1,11]。皮质激素对哮喘患者会尤为有效[1,2,5,11]。

喷雾吸入或必要时静脉注射支气管扩张药如沙丁胺醇、异丙托、氨茶碱和硫酸镁可治疗支气管痉挛[1,5,6,8,9]。

有些患者，尤其是服用 β 受体阻滞药的患者使用肾上腺素难以治愈。替代升压药和正性肌力药如胰高血糖素、去甲肾上腺素、间羟胺、沙丁胺醇、特利加压素和加压素已成功用于支气管哮喘。阿托品可用于心动过缓[1~3,5,9,10,14,16,17]。

20% 的情况下会发生双相反应，并且鉴定它要冒很大风险。因此患者出现反应后要观察至少 4~6h[1,2,8,11]。出院后，口服抗组胺药和皮质激素 3 天可抑制荨麻疹和预防病情再次发作[1,11]。尽管测试的特异性和敏感性不够理想，但是测量血浆肥大细胞类胰蛋白酶和组胺浓度有助于明确诊断[1,4~9,11]。该病复发风险很高[1]，鉴定和避免触发因素是预防再次发作最重要的措施。还可进行变应原免疫治疗（参见 M37 第2172页），尤其适用于对蜜蜂或马蜂的毒液有反应的患者[4~6,8]。有发生过敏反应风险的人应考虑停用 β 受体阻滞药[1,6]。

1. Working Group of the Resuscitation Council (UK). Emergency treatment of anaphylactic reactions: guidelines for healthcare providers (revised January 2008). Available at: http://www.resus.org.uk/pages/reaction.pdf (accessed 22/03/10)

2. Soar J, *et al.* European Resuscitation Council. European Resuscitation Council guidelines for resuscitation 2005. Section 7. Cardiac arrest in special circumstances. *Resuscitation* 2005; **67** (suppl 1): S135–S170. Also available at: https://www.erc.edu/index.php/doci/library/en/viewDoc/down%3D8/ (accessed 22/03/10)

3. The American Heart Association. 2005 American Heart Association guidelines for cardiopulmonary resuscitation and emergency cardiovascular care. Part 10.6: anaphylaxis. *Circulation* 2005; **112**: (suppl 1): IV143–IV145. Available at: http://circ.ahajournals.org/cgi/content/full/112/24_suppl/IV-143 (accessed 22/03/10)

4. Simons FER. Anaphylaxis: recent advances in assessment and treatment. *J Allergy Clin Immunol* 2009; **124**: 625–36.

5. El-Shanawany T, *et al.* Clinical immunology review series: an approach to the patient with anaphylaxis. *Clin Exp Immunol* 2008; **153**: 1–9.

6. Simons FER. Anaphylaxis. *J Allergy Clin Immunol* 2010; **125** (suppl 2): S161–S181.

7. Simons FER, *et al.* Risk assessment in anaphylaxis: current and future approaches. *J Allergy Clin Immunol* 2007; **120** (suppl): S2–S24.

8. Muraro A, *et al.* EAACI Task Force on Anaphylaxis in Children. The management of anaphylaxis in childhood: position paper of the European academy of allergology and clinical immunology. *Allergy* 2007; **62**: 857–71.

9. Dewachter P, *et al.* Anaphylaxis and anesthesia: controversies and new insights. *Anesthesiology* 2009; **111**: 1141–50.

10. Kemp SF, *et al.* World Allergy Organization ad hoc Committee on Epinephrine in Anaphylaxis. Epinephrine: the drug of choice for anaphylaxis. A statement of the World Allergy Organization. *Allergy* 2008; **63**: 1061–70.

11. Tse Y, Rylance G. Emergency management of anaphylaxis in children and young people: new guidance from the Resuscitation Council (UK). *Arch Dis Child Educ Pract Ed* 2009; **94**: 97–101.

12. Sicherer SH, Simons FE. Section on Allergy and Immunology, American Academy of Pediatrics. Self-injectable epinephrine for first-aid management of anaphylaxis. *Pediatrics* 2007; **119**: 638–46.

13. Simons FER. Emergency treatment of anaphylaxis. *BMJ* 2008; **336**: 1141–2.

14. Hussain AM, *et al.* Vasopressin for the management of catecholamine-resistant anaphylactic shock. *Singapore Med J* 2008; **49**: e225–e228.

15. Andreae DA, Andreae MH. Should antihistamines be used to treat anaphylaxis? *BMJ* 2009; **339**: 290–1.

16. Schummer C, *et al.* The pivotal role of vasopressin in refractory anaphylactic shock. *Anesth Analg* 2008; **107**: 620–4.

17. Rocq N, *et al.* Successful use of terlipressin in post-cardiac arrest resuscitation after an epinephrine-resistant anaphylactic shock to suxamethonium. *Anesthesiology* 2007; **107**: 166–7.

诊断和测试 长 QT 综合征是一种先天性离子通道病，可引起个体出现潜在的致命性心律失常、心脏结构异常。静息时这些个体的心电图可能是正常或模棱两可的，儿茶酚胺刺激测试可以揭示遗传隐藏的异常。丸剂注射液（Shimizu 制剂）或肾上腺素的升级注射液（Mayo 制剂）将矛盾地大幅延长长 QT 综合征患者的绝对 QT 间期，还会允许特定的遗传亚型识别[1~3]。

1. Shimizu W, *et al.* Diagnostic value of epinephrine test for genotyping LQT1, LQT2, and LQT3 forms of congenital long QT syndrome. *Heart Rhythm* 2004; **1**: 276–83.

2. Vyas H, *et al.* Epinephrine QT stress testing in the evaluation of congenital long-QT syndrome: diagnostic accuracy of the paradoxical QT response. *Circulation* 2006; **113**: 1385–92.

3. Vyas H, Ackerman MJ. Epinephrine QT stress testing in congenital long QT syndrome. *J Electrocardiol* 2006; **39** (4 suppl): S107–S113.

出血 利用肾上腺素阻止局部轻微出血有很长的历史。它收缩小动脉和毛细血管，造成组织颜色发白。在内镜的控制下局部注射肾上腺素对于控制出血性消化溃疡（参见 M37 第1624页），与其他的内镜治疗相比更加有效[1]。肾上腺素喷雾给药可成功地控制口咽出血[2]。

1. Vergara M, *et al.* Epinephrine injection versus epinephrine injection and a second endoscopic method in high risk bleeding ulcers. Available in The Cochrane Database of Systematic Reviews; Issue 2. Chichester: John Wiley; 2007 (accessed 28/05/10).

2. Rowlands RG, *et al.* Novel use of nebulised adrenaline in the treatment of secondary oropharyngeal haemorrhage. *J Laryngol Otol* 2002; **116**: 123–4.

阴茎异常勃起 α 激动药如肾上腺素可治疗阴茎异常勃起（详见 **间羟胺**，第 379 页）。对于前列地尔（参见 M37 第2102页）引起的阴茎异常勃起，可用低剂量肾上腺素稀释溶液向海绵窦内注射给药予以治疗。对于有镰状红细胞病的一组年轻（3.9~18.3 岁）的阴茎异常勃起患者，抽吸血液后用稀释的肾上腺素溶液进行海绵窦内灌洗，有一定疗效[1]。

1. Mantadakis E, *et al.* Outpatient penile aspiration and epinephrine irrigation for young patients with sickle cell anemia and prolonged priapism. *Blood* 2000; **95**: 78–82.

呼吸道疾病 肾上腺素可减轻炎症并舒张支气管，可用它的喷雾剂来逆转炎性疾病中的气道阻塞，如哮吼。虽然有些研究显示它能改善急性病毒性细支气管炎（**呼吸道合胞体病毒感染**，参见 M37 第829页），但是随机化研究没有发现使用肾上腺素与使用沙丁胺醇[3]或安慰剂[4]在对婴儿疗效上的不同。一篇系统性综述[5]表明没有充足的证据支持在住院患者身上使用肾上腺素，虽然也有人认为它对门诊患者有短期疗效。

但是，BNF 59 显示对于皮质激素不能有效控制的严重哮吼，可以给予肾上腺素喷雾剂［1：1000，400μg/kg（最高 5mg）］，30min 后如有必要可重复使用。肾上腺素喷雾剂的疗效预计可持续 2~3h。

1 名食入次氯酸钠后出现气道炎症的 15 个月的儿童，给予肾上腺素喷雾剂后收到很好的疗效[6]。

1. Reijonen T, *et al.* The clinical efficacy of nebulized racemic epinephrine and albuterol in acute bronchiolitis. *Arch Pediatr Adolesc Med* 1995; **149**: 686–92.

2. Menon K, *et al.* A randomized trial comparing the efficacy of epinephrine with salbutamol in the treatment of acute bronchiolitis. *J Pediatr* 1995; **126**: 1004–7.

3. Patel H, *et al.* A randomized, controlled trial of the effectiveness of nebulized therapy with epinephrine compared with albuterol and saline in infants hospitalized for acute viral bronchiolitis. *J Pediatr* 2002; **141**: 818–24.

4. Wainwright C, *et al.* A multicenter, randomized, double-blind, controlled trial of nebulized epinephrine in infants with acute bronchiolitis. *N Engl J Med* 2003; **349**: 27–35.

5. Hartling L, *et al.* Epinephrine for bronchiolitis. Available in The Cochrane Database of Systematic Reviews; Issue 1. Chichester: John Wiley; 2004 (accessed 07/10/05).

6. Ziegler D, Bent G. Caustic-induced upper airway obstruction responsiveness to nebulized adrenaline. *Pediatrics* 2001; **107**: 807–8.

制剂

BP 2010: Adrenaline and Cocaine Intranasal Solution; Adrenaline Eye Drops; Adrenaline Injection; Adrenaline Solution; Bupivacaine and Adrenaline Injection; Dilute Adrenaline Injection 1 in 10,000; Lidocaine and Adrenaline Injection;

USP 33: Cocaine and Tetracaine Hydrochlorides and Epinephrine Topical Solution; Epinephrine Bitartrate for Ophthalmic Solution; Epinephrine Bitartrate Inhalation Aerosol; Epinephrine Bitartrate Ophthalmic Solution; Epinephrine Inhalation Aerosol; Epinephrine Inhalation Solution; Epinephrine Injection; Epinephrine Nasal Solution; Epinephrine Ophthalmic Solution; Epinephryl Borate Ophthalmic Solution; Lidocaine Hydrochloride and Epinephrine Injection; Prilocaine and Epinephrine Injection; Procaine Hydrochloride and Epinephrine Injection; Racepinephrine Inhalation Solution.

专利制剂

Arg.: EpiPen; **Austral.:** EpiPen; **Austria:** Anapen; EpiPen; Suprarenin; **Belg.:** EpiPen; **Braz.:** Drenalin; Nefrin†; **Canad.:** Epi EZ; Epifrin; EpiPen; Twinject; Vaponefrin†; **Chile:** Adreject; **Cz.:** Anapen; EpiPen; Glaucon†; **Denm.:** EpiPen; **Fin.:** EpiPen; **Fr.:** Anahelp; Anapen; **Ger.:** Anapen; Fastjekt; InfectoKrupp; Suprarenin; **Gr.:** Anapen; Epifrin; EpiPen; Hung.: Anapen; EpiPen; Tonogen; **Irl.:** Anapen; **Israel:** EpiPen; **Ital.:** Fastjekt; **Malaysia:** EpiPen; **Mex.:** Pinadrina; **Neth.:** Anapen; EpiPen; **Norw.:** EpiPen; **NZ:** EpiPen; **Philipp.:** Adrenin; **Pol.:** Anapen; EpiPen; Fastjekt; **Port.:** EpiPen; **S.Afr.:** Adrenotone; Ana-Guard†; EpiPen; Eppy†; Simplene†; **Singapore:** EpiPen; **Spain:** Adreject; EpiPen; **Swed.:** EpiPen; **Switz.:** Anapen; EpiPen; **UK:** Anapen; EpiPen; **USA:** AsthmaHaler Mist; AsthmaNefrin; Epinal†; EpiPen; microNefrin†; Nephron†; Primatene Mist; Primatene Mist Suspension; S-2.

多组分制剂
Arg.: Yanal; **Austral.:** Rectinol; **Canad.:** Sil Trax Plus; **Cz.:** Avenoc; **Fr.:** Avenoc; Gely; **Ger.:** Hemorroidal; Noditran†; **India:** Brovon; **Irl.:** Ganda†; **Ital.:** Pilodrent; **Port.:** Adrinex†; **Spain:** Coliniociclina Adren Astr; Epistaxol; **Switz.:** Haemocortin†; **UK:** Brovon; **USA:** Ana-Kit; Emergent-Ez.

Used as an adjunct in: **Arg.:** Caina G; Duracaine; Gobbicaina; Larjancaina; Xylocaina; **Austral.:** Bucanest; Citanest; Deltazine; Marcain; Nurocaint; Septanest; Xylocaine; **Austria:** Neo-Xylestesin; Neo-Xylestesin fortet; Scandonest; Septanest; Ubistesin; Ultracain Dental; Xylanaest; Xylocaine; **Belg.:** Citanest; Marcaine; Ubistesin†; Xylocaine; **Braz.:** Bupiabbott Plus; Bupstesic; Lidocabbott; Lidogeyer†; Marcaina; Neocaina; Novabupi; Xylestesin; Xylocaina; **Canad.:** Astracaine; Citanest; Marcaine; Octocaine; Scandonest; Sensorcaine; Septanest; Ultracaine D-S; Vivacaine; Xylocaine; Zorcaine; **Cz.:** Marcaine; Scandonest; Septanest; S; Supracain; Ubistesin; Ultracain D-S†; Xylestesin-A†; **Denm.:** Carbocain; Marcain; Scandonest; Septanest; Septocaine; Ubistesin; Xylocain; Xyloplyin; **Fin.:** Marcain; Septocaine; Ubistesin; Ultracain D-Suprarenin; Xylocain; **Fr.:** Alphacaine; Articadent; Biodicaine; Bucanest; Deltazine; Marcaine†; Predesic†; Primacaine; Scandicaine; Septanest Adrenaline; Xylocaine; Xylonor; Xylorolland; Ziacaine; **Ger.:** Ubistesin; Ultracain D-S; Ultracain Suprarenin†; Xylocain; Xylocitin; Xylonest; **Gr.:** Artikamine; Ecocain; Lidonet; Lignospan; Marcaine; Optocain; Septanest; Ubistesin-A; Xylestesin-S Special; Xylocaine; **Hong Kong:** Lidocaton; Marcain; Ubistesin; Xylestesin-A; Xylocaine; **Hung.:** Ubistesin; Ultracain D-S; **India:** Gesicain; Xylocaine; **Indon.:** Extracaine†; Pehacain; **Irl.:** Espestesin; Lignospan; Marcain; Scandonest; Xylocaine; **Israel:** Kamacaine; Marcaine; Ubistesin; **Ital.:** Alfacaina; Bucain; Bupiforan; Bupisen; Bupisolver; Bupixamol; Carboplyina; Carbosen; Cartidont; Citocartin; Ecocain; Lident Adrenalina†; Lident Andrenor†; Mepi-Mynol; Mepicain; Mepident†; Mepiforan; Mepisolver; Mepivamol; Optocain; Sarticain; Scandonest; Septanest; Ubistesin†; Xilo-Mynol; Xylonor; Xyloplyina; **Malaysia:** Denkan; Marcain; **Mex.:** Buvacaina; Pisacaina; Unicaine; Xylocaina; **Neth.:** Bupiforan†; Citanest; Lignospan; Marcaine; Scandicaine; Septanest; Ultracain D-S; Xylocaine; **Norw.:** Marcain; Septocaine; Xylocain; **NZ:** Marcain; Ubistesin; Xylestesin-A; Xylocaine; **Philipp.:** Dentocaine; Epicaine; **Pol.:** Marcaine; **Port.:** Alphacaine†; Artinibsa; Artinostrum; Lidonostrum; Lincaina; Meganest; Octocaine; Scandinbsa; Septanest; Ubistesin; Xilonibsa; **Rus.:** Ultracain (Ультракаин); **S.Afr.:** Macaine; Xylotox; **Singapore:** Xylocaine; **Spain:** Anestesia Topi Braun C/A; Articaina C/T; Artinibsa; Meganest; Octocaine; Scandinbsa; Ultracain; Xilonibsa; Xylonor Especial; **Swed.:** Carbocain; Marcain; Ubistesin; Xylocain; Xylocaine D-S; Xylocaine; Xylonest; Xyloplyint; **Thai.:** Drocanil-A; Lidocation†; Lidocanest; Medicaine; Xylocaine; **Turk.:** Jetokain; Jetosel; Ultracain; **UAE:** Ecocain; **UK:** Septanest; Xylocaine; **Ukr.:** Artifrin (Артифрин); Ultracain D-S (Ультракаин Д-С); **USA:** Citanest; Marcaine; Octocaine; Sensorcaine; Septocaine; Xylocaine.

顺势疗法制剂 **Canad.:** Avenoc; Breathe More; **Fr.:** Diabene; L 25; L 28; Santaherba; Tarentula Complexe No 71; Vespa Complexe No 46; **Port.:** Avenoc; **USA:** Estrex.

Ajmaline 阿义马林

Aimaliini; Ajmalin; Ajmalina; Ajmalinum; Rauwolfina; Rauwolfine. (17R,21R)-Ajmalan-17,21-diol.
Аймалин
$C_{20}H_{26}N_2O_2 = 326.4.$
CAS — 4360-12-7.
ATC — C01BA05.
ATC Vet — QC01BA05.
UNII — 1PON08459R.

Pharmacopoeias. In *Jpn.*

不良反应和处置

阿义马林抑制心脏传导，高剂量可导致心脏传导阻滞。极高剂量时有负性肌力作用。高剂量可导致心律失常、昏迷、死亡。心律失常也见于静脉注射的常规剂量

（详见下文）。已报道的神经系统的不良反应包括眼皮跳动、惊厥、呼吸抑制。有时候出现肝毒性和粒细胞缺乏。

对心脏的影响 对 1955 名患者的电生理学研究[1]显示静脉注射阿义马林 1mg/kg，可诱发心律失常；其中 63 例发生室上性心律失常，7 例出现房室折返性心动过速。诊断使用中已有室性心动过速[2,3]和尖端扭转型室性心动过速[4]的报道。

1. Brembilla-Perrot B, Terrier de la Chaise A. Provocation of supraventricular tachycardias by an intravenous class I antiarrhythmic drug. *Int J Cardiol* 1992; **34:** 189–98.
2. Rolf S, *et al.* The ajmaline challenge in Brugada syndrome: diagnostic impact, safety, and recommended protocol. *Eur Heart J* 2003; **24:** 1104–12.
3. Pinar Bermúdez E, *et al.* Spontaneous sustained monomorphic ventricular tachycardia after administration of ajmaline in a patient with Brugada syndrome. *Pacing Clin Electrophysiol* 2000; **23:** 407–9.
4. Haverkamp W, *et al.* Torsade de pointes induced by ajmaline. *Z Kardiol* 2001; **90:** 586–90.

注意事项
参见奎尼丁，第426页。

药物相互作用
抗心律失常 在 4 名健康受试者中，口服合用奎尼丁和阿义马林可显著增加阿义马林的血浆浓度；阿义马林的消除半衰期增加约 1 倍[1]。奎尼定的药动学似乎没有受阿义马林影响。

1. Hori R, *et al.* Quinidine-induced rise in ajmaline plasma concentration. *J Pharm Pharmacol* 1984; **36:** 202–4.

用途和用法
阿义马林是从萝芙木 *serpentina*（夹竹桃科）的根中提取的一种生物碱。它是 Ⅰa 类抗心律失常药（第212页）。用于室上性和室性心律失常（第219页）的治疗与预激综合征的鉴别诊断，剂量常为 50mg，在至少历时 5min 注射给药。也可口服、经静脉输注给药（有使用时间达 1 个月的）或肌内注射给药。

有阿义马林以盐酸化物、单乙醇化物和苯巴比妥盐的形式给药。

Brugada 综合征 Brugada 综合征是一种影响心肌钠离子通道的先天性障碍，可能与心脏猝死有关。Ⅰa 类抗心律失常药如阿义马林阻断钠通道，虽然它们不适合治疗，但可用于诊断 Brugada 综合征。

1. Rolf S, *et al.* The ajmaline challenge in Brugade syndrome: diagnostic impact, safety, and recommended protocol. *Eur Heart J* 2003; **24:** 1104–12.
2. Veltmann C, *et al.* Response to intravenous ajmaline: a retrospective analysis of 677 ajmaline challenges. *Europace* 2009; **11:** 1345–52.

制剂
专利制剂
Austria: Gilurytmal; **Cz.:** Gilurytmal†; **Ger.:** Gilurytmal.

Alacepril (rINN) 阿拉普利

Alacépril; Alaceprilum; DU-1219. N-{1-[(S)-3-Mercapto-2-methylpropionyl]-L-prolyl}-3-phenyl-L-alanine acetate.
Алацеприл
$C_{20}H_{26}N_2O_5S = 406.5.$
CAS — 74258-86-9.
UNII — X39TL7JDPF.

Pharmacopoeias. In *Jpn.*

简介
阿拉普利是一种用于治疗高血压病（第228页）的ACEI（第248页）。口服进入体内后转变为卡托普利和去乙酰化阿拉普利（DU-1227）。一般口服 1 个月，每日 25～75mg，单次或分 2 次服用。

制剂
专利制剂

Aliskiren Fumarate (BANM, USAN, rINNM) 富马酸阿利吉仑

Aliskiren Hemifumarate; Aliskirène, Fumarate de; Aliskireni Fumaras; CGP-60536B; Fumarato de aliskireno; SPP-100 (aliskiren or aliskiren fumarate). Bis(2S,4S,5S,7S)-5-amino-N-(2-carbamoyl-2-methylpropyl)-4-hydroxy-2-isopropyl-7-[4-methoxy-3-(3-methoxypropoxy)benzyl]-8-methylnonanamide fumarate (2:1).
Алискирена Фумарат
$(C_{30}H_{53}N_3O_6)_2,C_4H_4O_4 = 1219.6.$
CAS — 173334-57-1 (aliskiren); 173334-58-2 (aliskiren fumarate).
ATC — C09XA02.
ATC Vet — QC09XA02.
UNII — C8A0P8G029.

(aliskiren)

不良反应
阿利吉仑一般耐受性良好，但可能会产生与剂量相关的胃肠道不良反应，包括腹泻、腹痛、消化不良和胃食管反流。其他的不良反应包括低血压、头痛、头晕、乏力、背痛和咳嗽，也可能出现皮疹、高尿酸血症、痛风、肾结石。血管性水肿有少量报道，还有癫痫发作的报道。还有报道称其与其他肾素 - 血管紧张素系统抑制剂作用，血红蛋白出现与剂量相关的下降。

注意事项
血管性水肿患者禁用阿利吉仑，如病情发展，应立即停药。阿利吉仑应避免在妊娠期间使用，因为药物作用于肾素 - 血管紧张素系统，该系统与胎儿和新生儿的发病率和死亡率相关。严重的心脏衰竭（NYHA 分级 Ⅲ 或 Ⅳ）、肾功能不全、肾动脉狭窄、肾性高血压患者应慎用。钠或血容量不足（如接受高剂量利尿药）的患者开始使用阿利吉仑后可能会出现症状性低血压，应在密切的医疗监督下使用。

药物相互作用
阿利吉仑与其他抗高血压药或能引起低血压的药物作用可能会产生协同效果。因为存在高钾血症和肾功能损害的风险，所以应监测服用阿利吉仑和 ACEI 的糖尿病患者的肾功能和电解质水平。

阿利吉仑是 P - 糖蛋白的底物，不应与强大的 P - 糖蛋白抑制药环孢素合用。少量阿利吉仑经细胞色素 P450 同工酶 CYP3A4 代谢，但很少有二者显著相互作用的报道。血浆中阿利吉仑的浓度可被厄贝沙坦降低，被阿托伐他汀和酮康唑增加，但临床意义尚不清楚。阿利吉仑可造成呋塞米浓度显著下降。

药动学
阿利吉仑胃肠道吸收差，生物利用度约为 2.5%。血浆峰浓度出现在口服后 1～3h。阿利吉仑与高脂肪餐共进时吸收减少。约 50% 的阿利吉仑与血浆蛋白结合。阿利吉仑主要经粪便排泄，也能通过胆汁排泄。约 25% 的吸收剂量以原形药物的形式经胆液排出体外。阿利吉仑是细胞色素 P450 同工酶 CYP3A4 的底物，但代谢量极少。阿利吉仑消除半衰期为 24～40h，7～8 天达到稳态浓度。

1. Vaidyanathan S, *et al.* Clinical pharmacokinetics and pharmacodynamics of aliskiren. *Clin Pharmacokinet* 2008; **47:** 515–31.
2. Buczko W, Hermanowicz JM. Pharmacokinetics and pharmacodynamics of aliskiren, an oral direct renin inhibitor. *Pharmacol Rep* 2008; **60:** 623–31.

用途和用法
阿利吉仑是一种具有口服活性的肾素抑制剂，用于治疗高血压。它可以防止血管紧张肽原转换成血管紧张素Ⅰ，因此抑制了血管紧张素Ⅱ和醛固酮的产生。它以富马酸的形式使用，但剂量以阿利吉仑表示。165.8mg 阿利吉仑富马酸约相当于 150mg 阿利吉仑。通常情况下阿利吉仑的初始口服剂量约为 150mg，每日 1 次，如需要可增至 300mg，每日 1 次。饭前饭后均可服药，但一经确定患者都应保持固有时段服药。阿利吉仑在治疗心脏衰竭、糖尿病肾病和减少中老年人心血管疾病风险方面的应用尚在研究中。

1. Van Tassell BW, Munger MA. Aliskiren for renin inhibition: a new class of antihypertensives. *Ann Pharmacother* 2007; **41**: 456–64.
2. Frampton JE, Curran MP. Aliskiren: a review of its use in the management of hypertension. *Drugs* 2007; **67**: 1767–92.
3. Chrysant SG. Aliskiren-hydrochlorothiazide combination for the treatment of hypertension. *Expert Rev Cardiovasc Ther* 2008; **6**: 305–14.
4. Jensen C, *et al.* Aliskiren: the first renin inhibitor for clinical treatment. *Nat Rev Drug Discov* 2008; **7**: 399–410.
5. Sureshkumar KK, *et al.* Aliskiren: clinical experience and future perspectives of renin inhibition. *Expert Opin Pharmacother* 2008; **9**: 825–37.
6. Kappert K, *et al.* Aliskiren. *Dtsch Med Wochenschr* 2008; **133**: 1308–12.
7. Sanoski CA. Aliskiren: an oral direct renin inhibitor for the treatment of hypertension. *Pharmacotherapy* 2009; **29**: 193–212.
8. Pimenta E, Oparil S. Role of aliskiren in cardio-renal protection and use in hypertensives with multiple risk factors. *Vasc Health Risk Manag* 2009; **5**: 453–63.
9. Moutzouri E, *et al.* Aliskiren, a direct renin inhibitor, in clinical practice: a new treatment in the treatment of hypertension. *Curr Vasc Pharmacol* 2010; **8**: 344–62.

心力衰竭　使用阿利吉仑治疗心力衰竭（第224页）患者的参考文献[1,2]如下。

1. Seed A, *et al.* Neurohumoral effects of the new orally active renin-inhibitor, aliskiren, in chronic heart failure. *Eur J Heart Fail* 2007; **9**: 1120–7.
2. McMurray JJ, *et al.* Aliskiren Observation of Heart Failure Treatment (ALOFT) Investigators. Effects of the oral direct renin inhibitor aliskiren in patients with symptomatic heart failure. *Circ Heart Fail* 2008; **1**: 17–24.

制剂

专利制剂
Belg.: Rasilez; **Chile:** Rasilez; **Cz.:** Enviage; Rasilez; Riprazo; Sprimeo; Tekturna; **Denm.:** Rasilez; **Fr.:** Rasilez; **Ger.:** Rasilez; **Gr.:** Enviage; Rasilez; Riprazo; Sprimeo; **Hong Kong:** Rasilez; **Indon.:** Rasilez; **Irl.:** Enviage; Rasilez; Riprazo; Sprimeo; **Israel:** Rasilez; **Mex.:** Rasilez; **Norw.:** Rasilez; **Philipp.:** Rasilez; **Pol.:** Rasilez; **Port.:** Enviage; Rasilez; Riprazo; Sprimeo; Tekturna; **Rus.:** Rasilez (Расилез); **Singapore:** Rasilez; **Swed.:** Rasilez; **Switz.:** Rasilez; **Thai.:** Rasilez; **UK:** Rasilez; **USA:** Tekturna.

多组分制剂
Cz.: Rasilez HCT; **Fr.:** Rasilez HCT; **Gr.:** Rasilez HCT; **Irl.:** Rasilez HCT; **Port.:** Rasilez HCT; **USA:** Tekturna HCT.

Alprenolol (*BAN*, *rINN*) ⊗阿普洛尔

Alprenolol; Alprenololi; Alprenololum. 1-(2-Allylphenoxy)-3-iso-propylaminopropan-2-ol.

Альпренолол

$C_{15}H_{23}NO_2 = 249.3.$
CAS — 13655-52-2.
ATC — C07AA01.
ATC Vet — QC07AA01.
UNII — 877K5MQ27W.

Alprenolol Benzoate (*BANM*, *rINNM*) ⊗苯甲酸阿普洛尔

Alprénolol, benzoate d'; Alprenololi benzoas; Benzoato de alprenolol.

Альпренолола Бензоат

$C_{22}H_{29}NO_4 = 371.5.$
ATC — C07AA01.
ATC Vet — QC07AA01.
UNII — T3H696761C.

Alprenolol Hydrochloride (*BANM*, *USAN*, *rINNM*) ⊗盐酸阿普洛尔

Alprénolol, chlorhydrate d'; Alprenolol-hidroklorid; Alprenolol-hydrochlorid; Alprenololhydrochlorid; Alprenololi hydrochloridum; Alprenololihydrokloridi; Alprenololio hidrochloridas; H56/28; Hidrocloruro de alprenolol.

Альпренолола Гидрохлорид

$C_{15}H_{23}NO_2,HCl = 285.8.$
CAS — 13707-88-5.
ATC — C07AA01.
ATC Vet — QC07AA01.
UNII — 2502C20IRK.

注：Atenenol 和 Skojilol 被用作盐酸阿普洛尔的商品名。

Pharmacopoeias. In *Eur.* (see p.vii) and *Jpn.*

Ph. Eur. 6. 8（Alprenolol Hydrochloride）　白色或类白色结晶性粉末或无色结晶。极易溶于水；易溶于乙醇和二氯甲烷。避光。

简介

阿普洛尔是一种非心脏选择性的 β 受体阻滞剂（第278页）。据报道它有内在拟交感活性和一定的膜稳定性。

阿普洛尔以苯甲酸酯或盐酸化物的形式口服给药，用于治疗高血压病、心绞痛和心律失常。

Alteplase (*BAN*, *USAN*, *rINN*) 阿替普酶

Alteplaasi; Alteplas; Alteplasa; Altéplase; Alteplasum; Alteplaz; G-11035; G-11044; G-11021 (2-chain form); Recombinant Tissue-type Plasminogen Activator; rt-PA.

Альтеплаза

CAS — 105857-23-6.
ATC — B01AD02; S01XA13.
ATC Vet — QB01AD02; QS01XA13.
UNII — 1RXS4UE564.

性状　阿替普酶是一个有 527 个氨基酸残基的糖基化蛋白。它是通过 DNA 重组技术生产的含有人类组织型纤维蛋白溶酶原激活剂（t-PA）的氨基酸顺序的肽段。

Pharmacopoeias. In *US. Eur.* (see p.vii) includes Alteplase for Injection.

Ph. Eur. 6. 8（Alteplase for Injection；Alteplasum ad Injectable）　无菌，冷冻干燥的阿替普酶制剂。由重组 DNA 技术制得的组织型纤维蛋白溶酶原激活剂。它是一种效价不小于 500000U/mg 的蛋白。白色或微黄粉末或易碎块状物。复原后制品 pH 为 7.1～7.5。贮藏于无色玻璃容器中（真空或充满惰性气体），贮藏温度为2～30℃。避光。阿替普酶含有 527 个氨基酸残基，并连有糖类（碳水化合物）。

USP 33（Alteplase）　高度纯化的糖基化丝氨酸蛋白酶，可结合纤维蛋白并有特异性分解纤溶酶原的活性。在培养的哺乳动物细胞中由重组 DNA 技术制得。它的效价为 522000～667000USP。U/mg（蛋白质）。贮藏于温度–20℃以下的密闭容器中。

配伍禁忌和稳定性　据报道[1]阿替普酶与多巴酚丁胺、多巴胺、硝酸甘油、肝素不相容。后来的研究没有发现阿替普酶和硝酸甘油不相容[2]。另一项研究[3]显示用 5%的葡萄糖将阿替普酶的一种专利制剂（Activase）稀释至 90～160μg/ml 后出现药物沉淀。由精氨酸作为增溶剂，用 5%葡萄糖将阿替普酶稀释至浓度小于 500μg/ml，可能会出现沉淀。在可能出现沉淀前，可用 0.9%氯化钠将其稀释至 200μg/ml。

研究显示 1mg/ml 的阿替普酶溶液在温度不高于–20℃的情况下可保持 6 个月的活性[4,5]。–80℃的情况下可保持 7 年的活性[6]。

1. Lee CY, *et al.* Visual and spectrophotometric determination of compatibility of alteplase and streptokinase with other injectable drugs. *Am J Hosp Pharm* 1990; **47**: 606–8.
2. Lam XM, *et al.* Stability and activity of alteplase with injectable drugs commonly used in cardiac therapy. *Am J Health-Syst Pharm* 1995; **52**: 1904–9.
3. Frazin BS. Maximal dilution of Activase. *Am J Hosp Pharm* 1990; **47**: 517.
4. Calis KA, *et al.* Bioactivity of cryopreserved alteplase solutions. *Am J Health-Syst Pharm* 1999; **56**: 2056–7.
5. Wiernikowski JT, *et al.* Stability and sterility of recombinant tissue plasminogen activator at –30°C. *Lancet* 2000; **355**: 2221–2.
6. Shaw GJ, *et al.* Long-term stability of recombinant tissue plasminogen activator at –80 C. *BMC Res Notes* 2009; **2**: 117. Available at: http://www.biomedcentral.com/content/pdf/1756-0500-2-117.pdf (accessed 04/08/10)

单位

阿替普酶的活性可采用国际单位表示。国际单位的依据是 1999 年确定的针对人类组织纤维蛋白溶酶原激活剂重组体的第三次国际标准。药物剂量一般以质量表示。

不良反应、处置和注意事项

参见链激酶，第444页。与链激酶相比，阿替普酶不易造成过敏反应。可重复使用。

超敏反应　阿替普酶无抗原性，超敏反应罕见。然而服用 ACEI 风险会增加，见下文**药物相互作用**下的 **ACEI**。与溶栓剂的超敏反应，包括使用阿替普酶的遗传性过敏症患者的过敏反应，见**链激酶**，第445页。

凝血酶的产生　阿替普酶可导致凝血酶大量生成，这可能是由于阿替普酶直接激活凝血系统，或者由于凝血块结合的凝血酶引起凝血系统的正反馈。对于因为静脉血栓而使用阿替普酶进行血栓溶解疗法的 1 名患者，有人认为上述过程产生的过量凝血酶可能是导致其心肌梗死的原因[1]。没有证据显示使用链激酶会产生过量凝血酶。

1. Baglin TP, *et al.* Thrombin generation and myocardial infarction during infusion of tissue-plasminogen activator. *Lancet* 1993; **341**: 504–5.

药物相互作用

参见**链激酶**，第446页。

ACEI　很少有使用阿替普酶时发生血管性水肿的报道，但同时服用 ACEI 的患者不良反应的发生率升高[1~3]。一项前瞻性研究[1]发现阿替普酶治疗急性脑卒中的 176 例患者中，9 例发生血管性水肿；发病危险性与 ACEI 的使用紧密相关（9 例中有 7 例发生不良反应）。类似地，312 名服用阿替普酶[3]治疗急性脑卒中的患者中，8 名发展成血管神经性水肿的患者中有 6 名使用 ACEI。

1. Hill MD, *et al.* Hemi-orolingual angioedema and ACE inhibition after alteplase treatment of stroke. *Neurology* 2003; **60**: 1525–7.
2. Hill MD, *et al.* Anaphylactoid reactions and angioedema during alteplase treatment of acute ischemic stroke. *CMAJ* 2000; **162**: 1281–4.
3. Ottomeyer C, *et al.* Raising awareness of orolingual angioedema as a complication of thrombolysis in acute stroke patients. *Cerebrovasc Dis* 2009; **27**: 307–8.

硝酸甘油　虽然溶栓药和硝酸盐类药常用于急性心肌梗死的治疗，一项报道显示此组合会降低溶栓效果。同时给予 36 名急性心肌梗死患者静脉注射阿替普酶和硝酸甘油，产生的组织型纤维蛋白溶酶原激活剂的血清抗原浓度，比只给予阿替普酶的 11 名患者产生的此抗原浓度低[1]。在合用两药的患者中，只有 44%再灌注得到维持，而单用阿替普酶的患者此指标为 91%。后来的研究[2]显示，以上差异可能是因为硝酸甘油增加了肝血流量，从而加强了肝对阿替普酶的代谢。

1. Nicolini FA, *et al.* Concurrent nitroglycerin therapy impairs tissue-type plasminogen activator-induced thrombolysis in patients with acute myocardial infarction. *Am J Cardiol* 1994; **74**: 662–6.
2. Romeo F, *et al.* Concurrent nitroglycerin administration reduces the efficacy of recombinant tissue-type plasminogen activator in patients with acute anterior wall myocardial infarction. *Am Heart J* 1995; **130**: 692–7.

药动学

阿替普酶很快从血浆中消除，主要由肝代谢。它分布半衰期为 4～5min，消除半衰约为 40min。

1. Krause J. Catabolism of tissue-type plasminogen activator (t-PA), its variants, mutants and hybrids. *Fibrinolysis* 1988; **2**: 133–42.

用途和用法

阿替普酶是一种溶栓药。它是以单链为主要形式的内源性酶-组织型纤维蛋白溶酶原激活剂，由重组 DNA 技术生成。作为内源性组织型纤维蛋白溶酶原激活剂，阿替普酶将与纤维蛋白结合的纤溶酶原转化为有活性的纤溶酶，导致纤维蛋白和血块溶解。纤溶的机制在**止血和纤维蛋白溶解**项下有进一步的讨论（第174页）。阿替普酶对循环系统中非结合的纤溶酶原作用相对很小，所以它被限定为纤维蛋白特异性的溶栓药（详见第214页）。

在血栓疾病（特别是心肌梗死，第232页）和静脉血栓栓塞的治疗中（第244页）或是在疏通闭塞导管中（详见下文），阿替普酶的使用方法与链激酶（第446页）类似。阿替普酶也可用于急性缺血性脑卒中的治疗（第240页）。

在**急性心肌梗死**的治疗中，应在出现症状后尽快由静脉给予阿替普酶，总剂量为 100mg；对于体重 65kg 以下患者总剂量应不高于 1.5mg/kg。全部剂量的给药时间（阿替普酶的加速给药或"前载给药"）应不少于 1.5h 或 3h。对于发生心肌梗死 6h 内的患者，给药方案如下：15mg 静脉推注，然后 750μg/kg（最大不超过 50mg）静脉输注历时 30min，接着用 60min 的时间输注剩余药物。发生心肌梗死后已过 6h 的患者的更长的推荐给药方案如下：10mg 静脉推注，然后用 1h 的时间静脉输注 50mg，接着用 2h 的时间输注剩余药物。

在治疗急性大块的**肺栓塞**时，给予 100mg 的总剂量，而体重小于 65kg 的患者总剂量不应高于 1.5mg/kg。最初由静脉推注给药，然后用 2h 的时间静脉输注剩余药物。

急性缺血性休克时，在出现症状的 3h 内给予阿替普酶 900μg/kg（总剂量最多不超过 90mg）。总剂量的 10%在最初的 1min 内静脉推注给药，静脉输注给药剩余药物历时 60min。

为了**恢复中央静脉**的功能，以 1mg/ml 的速度缓慢输注给药。常用剂量为 2mg，如有必要 2h 后再次给药。总剂量不应超过 4mg。对于体重低于 30kg 的儿童，剂量应为导管内腔体积的 110%，但不应超过 2mg，如有必要 2h 后再次给药。

1. Gillis JC, *et al.* Alteplase: a reappraisal of its pharmacological properties and therapeutic use in acute myocardial infarction. *Drugs* 1995; **50**: 102–36.
2. Wagstaff AJ, *et al.* Alteplase: a reappraisal of its pharmacology and therapeutic use in vascular disorders other than acute myocardial infarction. *Drugs* 1995; **50**: 289–316.

3. Semba CP, *et al.* Society of Cardiovascular and Interventional Radiology (SCVIR). Alteplase and tenecteplase: applications in the peripheral circulation. *Tech Vasc Interv Radiol* 2001; **4:** 99–106.
4. Lindley RI, *et al.* Alteplase and ischaemic stroke: have new reviews of old data helped? *Lancet Neurol* 2005; **4:** 249–53.
5. De Keyser J, *et al.* Intravenous alteplase for stroke: beyond the guidelines and in particular clinical situations. *Stroke* 2007; **38:** 2612–8.
6. Quinn TJ, *et al.* Past, present and future of alteplase for acute ischemic stroke. *Expert Rev Neurother* 2008; **8:** 181–92.
7. Micieli G, *et al.* Safety and efficacy of alteplase in the treatment of acute ischemic stroke. *Vasc Health Risk Manag* 2009; **5:** 397–409.

儿童用法　阿替普酶的儿童用法和剂量信息在下文各标题下给出，也可见第446页**链激酶**下的**儿童用法**。

导管和插管　阿替普酶已成功用于清除中心静脉导管的血栓[1,2]。典型剂量为2mg，推注至阻塞导管中。对儿童治疗方法类似；在一项研究[3]中，患者体重最轻的为3kg，依据导管大小不同，给药量0.1～2.0mg（1mg/ml的溶液）不等。类似地，后来一项研究用1mg/ml的溶液给了体重30kg或以上儿童2mg的剂量，给了体重低于30kg的儿童相当于110%导尿管内部容积的剂量（四舍五入到0.1ml，总量不超过2ml）[4]。停留时间为2h，一旦这一期后导管功能无法恢复就重复给药。一项队列研究[5]对体重10kg或以下的儿童采用500μg的剂量，10kg以上的儿童采用1～2mg的剂量，停留时间为2～4h。另一报道中，2名儿童[6]每小时10～50μg/kg的剂量静脉注射阿替普酶，成功治愈留置血管内导管造成的静脉血栓。BNFC 2010/11推荐使用2ml 1mg/ml的阿替普酶溶液，可根据大小用4h的停留时间直接注射到闭塞的导管或中央线。

阿替普酶也灌注到中央血透仪，以保持透析之间的通畅性[7]。类似地，尿激酶已在儿童中与抗肿瘤治疗的长期静脉接入设备合用[8]。

关于使用阿替普酶治疗由安置中央静脉导管引起的心内血栓，详见下文**心内血栓形成**。

1. Paulsen D, *et al.* Use of tissue plasminogen activator for reopening of clotted dialysis catheters. *Nephron* 1993; **64:** 468–9.
2. Haire WD, *et al.* Urokinase versus recombinant tissue plasminogen activator in thrombosed central venous catheters: a double-blinded, randomized trial. *Thromb Haemost* 1994; **72:** 543–7.
3. Jacobs BR, *et al.* Recombinant tissue plasminogen activator in the treatment of central venous catheter occlusion in children. *J Pediatr* 2001; **139:** 593–6.
4. Blaney M, *et al.* CAPS Investigators. Alteplase for the treatment of central venous catheter occlusion in children: results of a prospective, open-label, single-arm study (The Cathflo Activase Pediatric Study). *J Vasc Interv Radiol* 2006; **17:** 1745–51.
5. Choi M, *et al.* The use of alteplase to restore patency of central venous lines in pediatric patients: a cohort study. *J Pediatr* 2001; **139:** 152–6.
6. Doyle E, *et al.* Thrombolysis with low dose tissue plasminogen activator. *Arch Dis Child* 1992; **67:** 1483–4.
7. Gittins NS, *et al.* Comparison of alteplase and heparin in maintaining the patency of paediatric central venous haemodialysis lines: a randomised controlled trial. *Arch Dis Child* 2007; **92:** 499–501.
8. Dillon PW, *et al.* Prophylactic urokinase in the management of long-term venous access devices in children: a Children's Oncology Group study. *J Clin Oncol* 2004; **22:** 2718–23.

心内血栓形成　100mg阿替普酶静脉给药历时2h，可用于治疗人工瓣膜上的血栓[1]。

阿替普酶也被成功用于1名新生儿心内栓塞（出现于使用中央静脉导管时）的治疗[2]。历时10min，给药量为500μg/kg，接着以200μg/(kg·h)的剂量输注3天。另一项研究[3]中，20～30min内推注给予4名早产儿400～500μg/kg的阿替普酶，在另一例中，患者随后进行3h输注给药[100μg/(kg·h)]，他们的治疗取得成功。

虽然感染性心内膜炎患者一般不能使用血栓溶解（见**链激酶**的**注意事项**，第446页），但是阿替普酶已成功用于留置导尿管的感染性心内膜炎儿童。监测凝结物和提供新鲜冰冻血浆用来维持纤维蛋白原浓度[4]。

1. Astengo D, *et al.* Recombinant tissue plasminogen activator for prosthetic mitral-valve thrombosis. *N Engl J Med* 1995; **333:** 259.
2. Van Overmeire B, *et al.* Intracardiac thrombus formation with rapidly progressive heart failure in the neonate: treatment with tissue type plasminogen activator. *Arch Dis Child* 1992; **67:** 443–5.
3. Ferrari F, *et al.* Early intracardiac thrombosis in preterm infants and thrombolysis with recombinant tissue type plasminogen activator. *Arch Dis Child Fetal Neonatal Ed* 2001; **85:** F66–F69.
4. Levitas A, *et al.* Successful treatment of infective endocarditis with recombinant tissue plasminogen activator. *J Pediatr* 2003; **143:** 649–52.

微血管血栓　阿替普酶已被用于小血管微血栓引起血管阻塞这种潜在病理状态的治疗。

突发性脑膜炎球菌症恢复后患者出现的手部循环减弱和紫癜，可经动脉输注阿替普酶治疗[1]。给药方

案为：右手，20～40μg/(kg·h)，持续22h；左手，20～40μg/(kg·h)，持续11h。双手的血液灌注恢复，随后手部全部功能得到恢复。2名婴儿因为感染脑膜炎球菌发生感染性休克和暴发性紫癜，使用阿替普酶后症状得到改善[2]。

6名患者[3]由青斑样血管炎引发溃疡，常规治疗无效。经阿替普酶10mg静脉注射（每天历时4h，共14天）后，大多数溃疡很快消失；1名患者需要在抗凝血的同时重复治疗。有报道[4]称阿替普酶可治疗与**钙化防御**有关的溃疡。

1名患有溶血性尿毒症综合征（详见**血栓性微血管病**项下内容，第202页）的4岁女孩[5]对阿替普酶的治疗敏感。治疗方案为：静脉输注，初始剂量为200μg/(kg·h)，然后50μg/(kg·h)，14天。

有人对阿替普酶的使用进行过综述[6]，发现在**肝静脉闭塞性疾病**（骨髓移植时由肝小静脉弥散性血栓导致的严重并发症）中疗效各异。虽然有报道[7]，对静脉闭塞性疾病的疗效不尽如人意，但也有报道[8]表示在病程早期给予阿替普酶可提高治疗的有效率。

1. Keeley SR, *et al.* Tissue plasminogen activator for gangrene in fulminant meningococcaemia. *Lancet* 1991; **337:** 1359.
2. Zenz W, *et al.* Recombinant tissue plasminogen activator treatment in two infants with fulminant meningococcemia. *Pediatrics* 1995; **96:** 44–8.
3. Klein KL, Pittelkow MR. Tissue plasminogen activator for treatment of livedoid vasculitis. *Mayo Clin Proc* 1992; **67:** 923–33.
4. Sewell LD, *et al.* Low-dose tissue plasminogen activator for calciphylaxis. *Arch Dermatol* 2004; **140:** 1045–8.
5. Kruez W, *et al.* Successful treatment of haemolytic uraemic syndrome with recombinant tissue-type plasminogen activator. *Lancet* 1993; **341:** 1665–6.
6. Terra SG, *et al.* A review of tissue plasminogen activator in the treatment of veno-occlusive liver disease after bone marrow transplantation. *Pharmacotherapy* 1997; **17:** 929–37.
7. Bearman SI, *et al.* Treatment of hepatic venocclusive disease with recombinant human tissue plasminogen activator and heparin in 42 marrow transplant patients. *Blood* 1997; **89:** 1501–6.
8. Schriber J, *et al.* Tissue plasminogen activator (tPA) as therapy for hepatotoxicity following bone marrow transplantation. *Bone Marrow Transplant* 1999; **24:** 1311–14.

眼部疾病　治疗白内障[1]或青光眼[2]（包括儿童白内障[3]）的手术可引发纤维素沉着，眼内给予阿替普酶可用于治疗这种情况。剂量为6～25μg。用药后可出现眼内出血的并发症[2,4]。溶栓也被用于预防儿童先天性白内障手术[5]。

眼内给予阿替普酶也可用于包括惊吓婴儿综合征[8]中的眼底出血[6,7]。有报道称直接将阿替普酶注入视网膜周围地区的血块可成功治愈视网膜黄斑出血[9]。

1. Heiligenhaus A, *et al.* Recombinant tissue plasminogen activator in cases with fibrin formation after cataract surgery: a prospective randomised multicentre study. *Br J Ophthalmol* 1998; **82:** 810–15.
2. Lundy DC, *et al.* Intracameral tissue plasminogen activator after glaucoma surgery: indications, effectiveness, and complications. *Ophthalmology* 1996; **103:** 274–82.
3. Mehta JS, Adams GGW. Recombinant tissue plasminogen activator following paediatric cataract surgery. *Br J Ophthalmol* 2000; **84:** 983–6.
4. Azuara-Blanco A, Wilson RP. Intraocular and extraocular bleeding after intracameral injection of tissue plasminogen activator. *Br J Ophthalmol* 1998; **82:** 1345–6.
5. Siatiri H, *et al.* Intracameral tissue plasminogen activator to prevent severe fibrinous effusion after congenital cataract surgery. *Br J Ophthalmol* 2005; **89:** 1458–61.
6. Schmitz K, *et al.* Therapy of subhyaloidal haemorrhage by intravitreal application of rtPA and SF₆ gas. *Br J Ophthalmol* 2000; **84:** 1324–5.
7. Koh HJ, *et al.* Treatment of subhyaloid haemorrhage with intravitreal tissue plasminogen activator and C₃F₈ gas injection. *Br J Ophthalmol* 2000; **84:** 1329–30.
8. Conway MD, *et al.* Intravitreal tPA and SF₆ promote clearing of premacular subhyaloid hemorrhages in shaken and battered baby syndrome. *Ophthalmic Surg Lasers* 1999; **30:** 435–41.
9. Singh RP, *et al.* Management of subretinal macular haemorrhage by direct administration of tissue plasminogen activator. *Br J Ophthalmol* 2006; **90:** 429–31.

外周动脉血栓栓塞　虽然手术已成为外周动脉血栓栓塞的一线治疗方法（第234页），但是溶栓剂的作用越来越重要，它可单独使用，或作为手术辅助，还能经皮干预[1]。阿替普酶可以静脉注射，但直接动脉溶解血块是治疗的首选方法。通常对肢体缺血不到14天的患者进行此治疗。一个小案例系列[2]发现，成功的溶栓与随后截肢率大大降低有关。阿替普酶可动脉内给药以消除外科和经皮手术中的远端血块。最佳剂量目前尚不清楚[3,4]。直接动脉内灌注血块常用0.2～1mg/h的剂量[5]，动脉内灌注远端血块给予三倍剂量，即每隔10min使用5 mg[4,6]。

对婴儿使用过的给药方案为[7]：静脉给药，第1个小时500μg/(kg·h)，接着250μg/(kg·h)，直至血栓溶解。有用阿替普酶治疗新生儿动脉血栓的报道，疗

法为：100～500μg/(kg·h)，静脉给药[8,9]。BNFC 2010/11建议新生儿和儿童血管内栓塞的治疗方案为：静脉输注，100～500μg/(kg·h)，3～6h；如有必要再次给药。单日剂量不应超过100mg。但是，一项对80名动脉或静脉栓塞婴儿和儿童的回顾性研究[10]表明虽然使用阿替普酶有疗效，但安全范围小，且利弊比率未知。

1. Norgren L, *et al.* Inter-Society Consensus for the Management of Peripheral Arterial Disease (TASC II). *J Vasc Surg* 2007; **45** (suppl S): S5–S67.
2. Disini L, *et al.* Successful intra-arterial alteplase infusion is a predictor of 12-month limb survival in patients with lower limb arterial occlusion. *Clin Radiol* 2008; **63:** 636–41.
3. Ward AS, *et al.* Peripheral thrombolysis with tissue plasminogen activator: results of two treatment regimens. *Arch Surg* 1994; **129:** 861–5.
4. Giannini D, Balbarini A. Thrombolytic therapy in peripheral arterial disease. *Curr Drug Targets Cardiovasc Haematol Disord* 2004; **4:** 249–58.
5. Henke PK, Stanley JC. The treatment of acute embolic lower limb ischemia. *Adv Surg* 2004; **38:** 281–91.
6. Chester JF, *et al.* Peroperative t-PA thrombolysis. *Lancet* 1991; **337:** 861–2.
7. Zenz W, *et al.* Tissue plasminogen activator (alteplase) treatment for femoral artery thrombosis after cardiac catheterisation in infants and children. *Br Heart J* 1993; **70:** 382–5.
8. Weiner GM, *et al.* Successful treatment of neonatal arterial thromboses with recombinant tissue plasminogen activator. *J Pediatr* 1998; **133:** 133–6.
9. Farnoux C, *et al.* Recombinant tissue-type plasminogen activator therapy of thrombosis in 16 neonates. *J Pediatr* 1998; **133:** 137–40.
10. Gupta AA, *et al.* Safety and outcomes of thrombolysis with tissue plasminogen activator for treatment of intravascular thrombosis in children. *J Pediatr* 2001; **139:** 682–8.

脑卒中　有关溶栓药（包括阿替普酶）在脑卒中的使用，见**链激酶**（第447页）。

制剂

USP 33: Alteplase for Injection.

专利制剂

Arg.: Actilyse; **Austral.:** Actilyse; **Austria:** Actilyse; **Belg.:** Actilyse; **Braz.:** Actilyse; **Canad.:** Activase; **Chile:** Actilyse; **Cz.:** Actilyse; **Denm.:** Actilyse; **Fin.:** Actilyse; **Fr.:** Actilyse; **Ger.:** Actilyse; **Gr.:** Actilyse; **Hong Kong:** Actilyse; **Hung.:** Actilyse; **India:** Actilyse; **Indon.:** Actilyse; **Irl.:** Actilyse; **Israel:** Actilyse; **Ital.:** Actilyse; **Jpn:** Activacin; **Malaysia:** Actilyse; **Mex.:** Actilyse; **Neth.:** Actilyse; **Norw.:** Actilyse; **NZ:** Philipp.: Actilyse; **Pol.:** Actilyse; **Port.:** Actilyse; **Rus.:** Actilyse (Актилизе); **S.Afr.:** Actilyse; **Singapore:** Actilyse; **Spain:** Actilyse; **Swed.:** Actilyse; **Switz.:** Actilyse; **Thai.:** Actilyse; **Turk.:** Actilyse; **UK:** Actilyse; **USA:** Activase; **Venez.:** Actilyse.

Altizide (*BAN, rINN*) ⊗阿尔噻嗪

Althiazide (*USAN*); Altizida; Altizidum; P-1779. 3-Allylthiomethyl-6-chloro-3,4-dihydro-2*H*-1,2,4-benzothiadiazine-7-sulphonamide 1,1-dioxide.

Альтизид

$C_{11}H_{14}ClN_3O_4S_3 = 383.9$.

CAS — 5588-16-9.
UNII — GI8CB72B0D.

Pharmacopoeias. In *Eur.* (see p.vii).

Ph. Eur. 6.8（Altizide）　白色或类白色的粉末。几乎不溶于水；易溶于甲醇；几乎不溶于二氯甲烷。具有多形性。

简介

阿尔噻嗪是一种用于水肿和高血压病治疗的噻嗪类利尿药（详见**氢氯噻嗪**，第355页）。常与螺内酯合用。

制剂

多组分制剂　**Belg.:** Aldactazine; **Fr.:** Aldactazine; Practazin†; Spiroctazine; **Gr.:** Aldactazine; **Port.:** Aldactazine; **Spain:** Aldactacine.

Ambrisentan (BAN, rINN) 恩勃生坦

Ambrisentán; Ambrisentanum; BSF-208075; LU-208075. (+)-(2S)-2-[(4,6-Dimethylpyrimidin-2-yl)oxy]-3-methoxy-3,3-diphenylpropanoic acid.

Амбризентан

$C_{22}H_{22}N_2O_4 = 378.4$.
CAS — 177036-94-1.
ATC — C02KX02.
ATC Vet — QC02KX02.
UNII — HW6NV07QEC.

不良反应和注意事项

同波生坦,第288页。

药物相互作用

恩勃生坦是几种酶和转运体的底物,它可与细胞色素 P450 同工酶 CYP3A4 和 CYP2C19、P-糖蛋白、尿苷二磷酸葡萄糖醛酸和有机阴离子运输多肽(OATP)的诱导剂或抑制剂发生相互作用。

药动学

恩勃生坦在胃肠道吸收迅速,口服后出现血浆峰浓度。约 99% 的恩勃生坦与血浆蛋白结合。尽管肝脏代谢和胆汁排泄的相对贡献率未知,但可以肯定恩勃生坦主要由肝脏排泄。恩勃生坦的终末消除半衰期约为 15h。

用途和用法

虽然恩勃生坦具有较高的内皮素 ETA 受体选择性,但它是一种内皮素受体拮抗药(第213页),与波生坦类似(第288页)。它用于治疗Ⅱ级或Ⅲ级肺动脉高压(第235页)。口服初始剂量为 5mg,每日 1 次,如耐受可增至 10mg,每日 1 次。

1. Galié N, et al. Ambrisentan therapy for pulmonary arterial hypertension. J Am Coll Cardiol 2005; 46: 529–35.
2. Vatter H, Seifert V. Ambrisentan, a non-peptide endothelin receptor antagonist. Cardiovasc Drug Rev 2006; 24: 63–76.
3. Barst RJ. A review of pulmonary arterial hypertension: role of ambrisentan. Vasc Health Risk Manag 2007; 3: 11–22.
4. Galié N, et al. Ambrisentan for the treatment of pulmonary arterial hypertension: results of the ambrisentan in pulmonary arterial hypertension, randomized, double-blind, placebo-controlled, multicenter, efficacy (ARIES) study 1 and 2. Circulation 2008; 117: 3010–19.
5. Hrometz SL, Shields KM. Role of ambrisentan in the management of pulmonary hypertension. Ann Pharmacother 2008; 42: 1653–9. Correction. ibid. 2009; 43: 794. [dose]
6. Croxtall JD, Keam SJ. Ambrisentan. Drugs 2008; 68: 2195–2204.
7. Kingman M, et al. Ambrisentan, an endothelin receptor type A-selective endothelin receptor antagonist, for the treatment of pulmonary arterial hypertension. Expert Opin Pharmacother 2009; 10: 1847–58.
8. Oudiz RJ, et al. ARIES Study Group. Long-term ambrisentan therapy for the treatment of pulmonary arterial hypertension. J Am Coll Cardiol 2009; 54: 1971–81.

制剂

专利制剂

Canad.: Volibris; **Cz.:** Volibris; **Fr.:** Volibris; **Gr.:** Volibris; **Hung.:** Volibris; **Irl.:** Volibris; **Pol.:** Volibris; **Port.:** Volibris; **UK:** Volibris; **USA:** Letairis.

Amezinium Metilsulfate (rINN) ⊗ 甲硫酸氨苯哒嗪

Ametsiniummetilsulfaatti; Amezinii Metilsulfas; Amezinium Methylsulphate; Amézinium, Métilsulfate d'; Ameziniummetilsulfat; Metilsulfato de amezinio. 4-Amino-6-methoxy-1-phenylpyridazinium methylsulfate.

Амезиния Метилсульфат

$C_{12}H_{15}N_3O_5S = 313.3$.
CAS — 30578-37-1.
ATC — C01CA25.
UNII — 03NR868ICX.

简介

甲硫酸氨苯哒嗪是一种用于低血压(第231页)时收缩血管的拟交感神经药(第448页)。一般用法为每次 10mg,口服,每日 3 次。也可经静脉缓慢注射给药。

制剂

专利制剂

Belg.: Regulton; **Ger.:** Regulton; Supratonin.

Amiloride Hydrochloride (BANM, USAN, rINNM) ⊗ 盐酸阿米洛利

Amilorid Hidroklorür; Amilorid hydrochlorid dihydrát; Amiloride, chlorhydrate d'; Amilorid-hidroklorid; Amiloridhydroklorid; Amiloridi hydrochloridum; Amiloridi Hydrochloridum Dihydricum; Amilorididihydroklorid; Amilorido hidrocloridas; Amilorydu chlorowodorek; Amipramizide; Cloridrato de Amilorida; Hidrocloruro de amilorida; MK-870. N-Amidino-3,5-diamino-6-chloropyrazine-2-carboxamide hydrochloride dihydrate.

Амилорида Гидрохлорид

$C_6H_8ClN_7O,HCl,2H_2O = 302.1$.
CAS — 2609-46-3 (amiloride); 2016-88-8 (anhydrous amiloride hydrochloride); 17440-83-4 (amiloride hydrochloride dihydrate).
ATC — C03DB01.
ATC Vet — QC03DB01.
UNII — FZJ37245UC.

(amiloride)

注:盐酸阿米洛利的复方制剂可用下列名称表示。

- Co-amilofruse(BAN)——盐酸阿米洛利和呋塞米(1:8;质量分数)。
- Co-amilozide(BAN)——盐酸阿米洛利和氢氯噻嗪(1:10;质量分数)。
- Co-amilozide(PEN)——盐酸阿米洛利和氢氯噻嗪。

Pharmacopoeias. In *Chin., Eur.* (see p.vii), *Int.*, and *US*.

Ph. Eur. 6. 8(Amiloride Hydrochloride) 浅黄至黄绿色粉末。微溶于水和无水乙醇。避光。

USP 33(Amiloride Hydrochloride) 黄至黄绿色,无臭或几乎无臭粉末。微溶于水;不溶于丙酮、氯仿、乙醚和乙酸乙酯;易溶于二甲基亚砜;略溶于甲醇。

不良反应和处置

盐酸阿米洛利可导致高钾血症,特别是老年患者,或是有糖尿病或肾功能减退的患者。和其他利尿药合用时曾出现低钠血症。盐酸阿米洛利可导致恶心、呕吐、腹痛、腹泻或便秘、感觉异常、渴感、头晕、皮疹、瘙痒、虚弱、肌肉痉挛、头痛、轻度精神病性或视觉变化。有报道出现体位性低血压和血液尿素氮浓度增高。其他不良反应包括脱发、咳嗽、呼吸困难、黄疸、脑病、阳痿、心绞痛、心律失常和心悸。

对电解质平衡的影响 有报道使用盐酸阿米洛利或氨苯蝶啶[1],或者复方阿米洛利[2]时出现代谢性酸中毒。

1. Kushner RF, Sitrin MD. Metabolic acidosis: development in two patients receiving a potassium-sparing diuretic and total parenteral nutrition. Arch Intern Med 1986; 146: 343–5.
2. Wan HH, Lye MDW. Moduretic-induced metabolic acidosis and hyperkalaemia. Postgrad Med J 1980; 56: 348–50.

钾 高钾血症是单用盐酸阿米洛利时主要的不良反应,但在使用保钾利尿药时也可发生此不良反应。严重的高钾血症见于使用复方阿米洛利的治疗中,特别是在肾功能减退的患者中[1,2],其中 1 例患者还伴有代谢性酸中毒[3]。

1. Whiting GFM, et al. Severe hyperkalaemia with Moduretic. Med J Aust 1979; 1: 409.
2. Jaffey L, Martin A. Malignant hyperkalaemia after amiloride/hydrochlorothiazide treatment. Lancet 1981; i: 1272.
3. Wan HH, Lye MDW. Moduretic-induced metabolic acidosis and hyperkalaemia. Postgrad Med J 1980; 56: 348–50.

钠 关于合用阿米洛利与耗钾利尿药后出现严重低血钾的报道,详见氢氯噻嗪,第356页。

对皮肤的影响 关于使用复方阿米洛利而发生光敏反应的报道,详见氢氯噻嗪,第357页。

注意事项

使用阿米洛利与螺内酯一样要注意高钾血症的发生(详见第442页)。对于有可能患糖尿病的患者,应该在进行葡萄糖耐量试验至少 3 天前停用此药,否则可能会引发严重高血钾。

药物相互作用

阿米洛利与钾补充剂和其他保钾利尿药合用时,发生高钾血症的危险增加。阿米洛利与下列药合用时也可能发生高钾血症:ACEI、血管紧张素Ⅱ受体拮抗药、NSAIDs、环孢素和曲洛司亚。阿米洛利与 NSAIDs 或环孢素合用可增加发生肾毒性的危险。利尿药可降低锂的排泄并且增加发生锂中毒的危险,但与阿米洛利合用时没有出现这种现象。噻嗪类药物与保钾利尿药合用时可出现严重低钠血症;氯磺丙脲可增加这种危险。阿米洛利可降低甘珀酸盐治疗溃疡的作用。与其他利尿药相同,阿米洛利可增强其他抗高血压药的作用。

地高辛 关于阿米洛利对地高辛消除和正性肌力作用的影响,详见第314页。

奎尼丁 关于与奎尼丁合用时阿米洛利致心律失常的报道详见第426页。

药动学

阿米洛利不能经胃肠道完全吸收;生物利用度约为 50%,并可因进食而降低。它的至血浆蛋白结合率不高,血浆半衰期为 6~9h,消除半衰期可为 20h 以上。它经肾以原形排泄。

1. Weiss P, et al. The metabolism of amiloride hydrochloride in man. Clin Pharmacol Ther 1969; 10: 401–6.

肝损伤 急性肝炎时消除半衰期可为 33h,健康受试者为 21h[1]。药物经尿排泄的比例由健康时的 49% 上升至肝炎时的 80%。

1. Spahn H, et al. Pharmacokinetics of amiloride in renal and hepatic disease. Eur J Clin Pharmacol 1987; 33: 493–8.

肾损伤 阿米洛利[1,2]药动学的研究显示,健康受试者中的半衰期为 20h,在肾炎末期疾病的患者中可达 100h。当肌酐清除率小于 50ml/min 时,阿米洛利促尿钠排泄的作用降低[1]。肾功能恶化时它可加剧钾的滞留。对老年患者的研究显示,随着肾功能的下降,药物半衰期[3]和稳态浓度[4]都增加。

1. Knauf H, et al. Limitation on the use of amiloride in early renal failure. Eur J Clin Pharmacol 1988; 35: 61–6.
2. Spahn H, et al. Pharmacokinetics of amiloride in renal and hepatic disease. Eur J Clin Pharmacol 1987; 33: 493–8.
3. Sabanathan K, et al. A comparative study of the pharmacokinetics and pharmacodynamics of atenolol, hydrochlorothiazide and amiloride in normal young and elderly subjects and elderly hypertensive patients. Eur J Clin Pharmacol 1987; 32: 53–60.
4. Ismail Z, et al. The pharmacokinetics of amiloride-hydrochlorothiazide combination in the young and elderly. Eur J Clin Pharmacol 1989; 37: 167–71.

用途和用法

阿米洛利是一种主要作用在远端肾小管的弱利尿药。它如同螺内酯有保钾的功能,或增加钠的排泄而减少钾的排泄。但与螺内酯不同的是,它不会特异性拮抗醛固酮。阿米洛利不抑制碳酸酐酶。口服给药 2h 后显效,6~10h 利尿作用达高峰,据报道可维持 24h。

阿米洛利可减小其他利尿药促尿钾排泄的作用,并促进尿钠的排泄。它主要用于辅助噻嗪类利尿药(如氢氯噻嗪)和祥利尿药(如呋塞米)的治疗。长期使用这两种药疗治伴有肝硬化(包括腹水,第217页)和心力衰竭(第224页)的水肿时,有发生低血钾的危险,阿米洛利有保钾的作用。它也可和其他利尿药合用,治疗高血压病(第228页)。关于利尿药引起的低血钾及其治疗方法,包括保钾利尿药的作用,在氢氯噻嗪的不良反应项下对电解质平衡的影响有详细讨论(第356页)。阿米洛利有时用于原发性醛固酮增多症中低血钾的治疗(第444页)。

有人研究了使用阿米洛利吸入剂治疗肺病时囊性纤维变性的方法(详见下文)。

治疗水肿时,阿米洛利以盐酸化物的形式经口服给药,剂量依据无水形式表示。1mg 无水阿米洛利相当于约 1.14mg 水合物。初始剂量为每日 5~10mg,如有必要,每日最大剂量为 20mg。已使用利尿药或抗高血压药的患者初始剂量为 2.5mg,每日 1 次。相同的剂量被用来治疗服用噻嗪类利尿药或祥利尿药后因钾元

素流失而造成的水肿。逐渐增加至常规剂量为每日 10mg。如有必要可增加剂量，最大为每日 20mg。

不应使用钾补充剂。

儿童剂量，见下文

儿童用法　虽然在英国阿米洛利还未取得在儿童中使用的许可，*BNFC 2009* 推荐它与噻嗪类或袢利尿药合用治疗新生儿、婴儿和儿童的水肿或充血性心脏衰竭，口服剂量为 $100\sim200\mu g/kg$，每日 2 次（最大总剂量为每日 20mg）。

囊性纤维化　肺部疾病是囊性纤维化（参见 M37 第157页）的主要死因。在实验性治疗中，用阿米洛利吸入剂来治疗肺部疾病[1,2]。14 名患者在治疗的 25 周内，没有证据表明它有肺部或全身毒性[1]。它的作用机制不清楚，可能是因为阿米洛利有钠通道阻滞[1]或抗炎[3]的作用。有人[4]表示应该注意阿米洛利抑制内源性尿激酶后可能带来的影响，另有人[5]认为在研究的浓度下可能不会有影响。但是，一项系统性综述[6]发现没有证据显示阿米洛利有显著的临床疗效。

1. Knowles MR, *et al.* A pilot study of aerosolized amiloride for the treatment of lung disease in cystic fibrosis. *N Engl J Med* 1990; **322:** 1189–94.
2. App EM, *et al.* Acute and long-term amiloride inhalation in cystic fibrosis lung disease: a rational approach to cystic fibrosis therapy. *Am Rev Respir Dis* 1990; **141:** 605–12.
3. Gallo RL. Aerosolized amiloride for the treatment of lung disease in cystic fibrosis. *N Engl J Med* 1990; **323:** 996–7.
4. Henkin J. Aerosolized amiloride for the treatment of lung disease in cystic fibrosis. *N Engl J Med* 1990; **323:** 997.
5. Knowles MR, *et al.* Aerosolized amiloride for the treatment of lung disease in cystic fibrosis. *N Engl J Med* 1990; **323:** 997–8.
6. Burrows E, *et al.* Sodium channel blockers for cystic fibrosis. Available in The Cochrane Database of Systematic Reviews; Issue 3. Chichester: John Wiley; 2006 (accessed 28/04/08).

尿崩症　噻嗪类利尿药常用于肾性尿崩症的治疗（参见 M37 第2099页），也有用 NSAIDs 的。两者都可减少尿量。在 5 名患者中，氢氯噻嗪与阿米洛利合用的疗效至少相当于氢氯噻嗪加吲哚美辛[1]。另外，使用阿米洛利还可避免应用钾补充剂。4 名有肾性尿崩症的儿童使用阿米洛利与氢氯噻嗪治疗 5 年，效果良好并可以耐受[2]。

1. Knoers N, Monnens LAH. Amiloride-hydrochlorothiazide versus indomethacin-hydrochlorothiazide in the treatment of nephrogenic diabetes insipidus. *J Pediatr* 1990; **117:** 499–502.
2. Kirchlechner V, *et al.* Treatment of nephrogenic diabetes insipidus with hydrochlorothiazide and amiloride. *Arch Dis Child* 1999; **80:** 548–52.

肾结石　对于特发性高钙尿或有肾结石（参见 M37 第2101页）的患者，常给予噻嗪类利尿药（如氢氯噻嗪），以减少钙排泄。有草酸钙结石的患者在细胞草酸钙的转运上有遗传性缺陷，这种缺陷可由阿米洛利矫正[1]。

1. Baggio B, *et al.* An inheritable anomaly of red-cell oxalate transport in "primary" calcium nephrolithiasis correctable with diuretics. *N Engl J Med* 1986; **314:** 599–604.

制剂

BP 2010: Amiloride Tablets; Co-amilofruse Tablets; Co-amilozide Oral Solution; Co-amilozide Tablets;

USP 33: Amiloride Hydrochloride and Hydrochlorothiazide Tablets; Amiloride Hydrochloride Tablets.

专利制剂

Austral.: Kaluril; Midamor; **Austria:** Midamor†; **Canad.:** Midamor; **Cz.:** Amiclaran†; **Denm.:** Niruliol†; **Fin.:** Medamor†; **Fr.:** Modamide; **NZ:** Midamor†; **Swed.:** Midamor†; **Switz.:** Midamor†; **UK:** Amilamont; **USA:** Midamor.

多组分制剂　　　**Arg.:** Amiloclort; Diflux; Diur Pot; Diurex A; Errolon A; Furdiurent; Hidrenox A; Lasiride; Moduretic; Nuriban A; Plenacor D; Ren-Ur; Vericordin Compuesto; **Austral.:** Amizide; Moduretic; **Austral.:** Aldoretic†; Amiloral/HCT†; Amiloretik; Amilorid comp; Amilostad HCT; Lanuretic†; Loradur; Moducrin; Moduretic; **Belg.:** Co-amiloretic; Frusamil; Moduretic; **Braz.:** Amiretic; Ancloric; Diupress; Diurezin-A†; Diurisa; Moduretic; **Canad.:** Apo-Amilzide; Gen-Amilazide; Moduret; Novamilor; Nu-Amilzide; **Chile:** Furdiuren; Hidrium; Hidropid; **Cz.:** Amicloton; Amiloid/HCT; Apo-Amilzide; Limonid†; Loradur; Moduretic; Rhefluin; **Denm.:** Amilco; Buram†; Frusamil; Moduretic†; Sparkal; **Fin.:** Amitrid; Diuramin; Diurex; Miloride; Moduretic†; Sparkal; **Fr.:** Logirene; Moducren; Moduretic; **Ger.:** Amilocomp beta; Amiloretik; Amilorid comp; Amilonid/HCT; Amilozid†; Diaphal; Diursan; duraresc†; Esmalorid; Moducrin; Moduretic; Tensoflux; **Gr.:** Frumil†; Ividol; Moduretic; Scandrex; Tiaden; **Hong Kong:** Amithiazide†; co-amilozide; Moducrent; Moduretic; Navispare; Sefaretic; **Hung.:** Amilozid comp; Amilozid-B; **India:** Biduret; Frumil; Hipres-D; **Indon.:** Lorinid; **Irl.:** Buram†; Fru-Co; Frumil; Moducren†; Moduret; **Israel:** Kaluril; **Ital.:** Moduretic; **Malaysia:** Ami-Hydrotride; Amizide†; Apo-Amilzide; Moduretic; **Mex.:** Moduretic; **Neth.:** Moduretic; **Norw.:** Moduretic; Normorix; **NZ:** Amizide; Frumil; **Pol.:** Tialorid; **Port.:** Aldoretic†; Amiloride Composto†; Diurene; Moduretic†; Sparkal; **S.Afr.:** Adco-Retic; Amiloretic; Betaretic; Hexaretic†; Moducren†; Moduretic; Servatrin; **Singapore:** Apo-Amilzide; **Spain:** Ameride; Diuzine; Kalten†; **Swed.:** Moduretic; Normorix; Sparkal; **Switz.:** Agorex†; Amilo-basan†; Amiloride/HCT; Comilorid; Ecodurex; Escoretic; Frumil†; Grodurex†; Kalten; Moducrent; Moduretic; Rhefluin; **Thai.:** Moduretic; Bilduretic; Buramil; Hydozide Plus; Hyperretic; Medictic; Miduretic; Minitic; Miretic; Modulan†; Moducren; Moduretic; Moduretic†; Moure-M†; Moduretic; Sparkal; **Turk.:** Moduretic; **UK:** Amil-Co; Aridil; Burinex K†; Froop Co†; Fru-Co; Frumil; Kalten; Komil; Lasoride†; Moducren†; Moduretic; Navispare; **USA:** Moduretic; **Venez.:** Furdiuren; Moduretic.

Amiodarone (*BAN, USAN, rINN*) 胺碘酮

Amiodaron; Amiodarona; Amiodaroni; Amiodaronum; L-3428; 51087-N; SKF-33134-A. 2-Butylbenzofuran-3-yl 4-(2-diethylaminoethoxy)-3,5-di-iodophenyl ketone.

Амиодарон

$C_{25}H_{29}I_2NO_3 = 645.3.$
CAS — 1951-25-3.
ATC — C01BD01.
ATC Vet — QC01BD01.
UNII — N3RQ532IUT.

Amiodarone Hydrochloride (*BANM, rINNM*) 盐酸胺碘酮

Amiodaron Hidroklorür; Amiodarone, chlorhydrate d'; Amiodaron-hidroklorid; Amiodaron-hydrochlorid; Amiodaronhydroklorid; Amiodaroni hydrochloridum; Amiodaronihidrokloridi; Amiodaronu hydrochlorid; Hidrocloruro de amiodarona.

Амиодарона Гидрохлорид

$C_{25}H_{29}I_2NO_3,HCl = 681.8.$
CAS — 19774-82-4.
ATC — C01BD01.
ATC Vet — QC01BD01.
UNII — 976728SY6Z.

Pharmacopoeias. In *Chin., Eur.* (see p.vii), and *US.*

Ph. Eur. 6. 8（Amiodarone Hydrochloride）　白色或类白色的结晶性细末。极微溶于水；略溶于乙醇；易溶于二氯甲烷；可溶于甲醇。贮藏于 30℃ 以下环境中。避光。

USP 33（Amiodarone Hydrochloride）　白色或类白色、细腻、结晶性粉末。极微溶于水；微溶于酒精；溶于甲醇；易溶于二氯甲烷。5% 水溶液的 pH 值为 $3.2\sim3.8$。贮藏于 $20\sim25$℃ 温度条件下的密闭容器中。允许温度范围为 $15\sim30$℃。避光。

吸收　虽然在不同的研究中吸附值不同，但已知胺碘酮被 PVC 吸收。一项研究[1]使用 600 $\mu g/ml$ 盐酸胺碘酮的 5% 葡萄糖溶液，发现最初 3h 内药物浓度下降 10%，在室温贮藏于柔软 PVC 袋中 5 天后降至初始浓度的 60%。然而，另一项研究[2]使用 $1.8\sim2mg/ml$ 盐酸胺碘酮的 5% 葡萄糖溶液，在 PVC 输液袋浸泡 24h 后浓度仍维持在初始值的 97.3%。在另一项研究中，在 PVC 输液袋浸泡 15min 后浓度下降至 82%，而第二项研究中，浸泡 1h 后浓度下降至 95.1%，但后来又返回到初始值。两项研究中使用玻璃或硬质 PVC 容器时浓度都没有降低，表明增塑剂邻苯二甲酸二（2-乙基）己酯（DEHP）是造成浓度下降的原因。胺碘酮也可滤出 DEHP 和其他增塑剂。建议含 DEHP 的袋子及导管不用于胺碘酮，以减少患者接触。

1. Weir SJ, *et al.* Sorption of amiodarone to polyvinyl chloride infusion bags and administration sets. *Am J Hosp Pharm* 1985; **42:** 2679–83.
2. Peters PG, Hayball PJ. A comparative analysis of the loss of amiodarone from small and large volume PVC and non-PVC infusion systems. *Anaesth Intensive Care* 1990; **18:** 241–5.

配伍禁忌　据报道胺碘酮注射剂与氨茶碱[1]、氟氯西林[2]、肝素[3]、碳酸氢钠[4]不相容。进一步研究[5]显示它与下列药物不相容：氨苄青霉素钠/舒巴坦、头孢他啶钠、地高辛、呋塞米、亚胺培南/西司他丁钠、硫酸镁、哌拉西林/三唑巴坦钠、磷酸钾、磷酸钠。英国注册药品信息申明它与氯化钠溶液不相容。

1. Hasegawa GR, Eder JF. Visual compatibility of amiodarone hydrochloride injection with other injectable drugs. *Am J Hosp Pharm* 1984; **41:** 1379–80.
2. Taylor A, Lewis R. Amiodarone and injectable drug incompatibility. *Pharm J* 1992; **248:** 533.
3. Cairns CJ. Incompatibility of amiodarone. *Pharm J* 1986; **236:** 68.
4. Korth-Bradley JM. Incompatibility of amiodarone hydrochloride and sodium bicarbonate injections. *Am J Health-Syst Pharm* 1995; **52:** 2340.
5. Chalmers JR, *et al.* Visual compatibility of amiodarone hydrochloride injection with various intravenous drugs. *Am J Health-Syst Pharm* 2001; **58:** 504–6.

稳定性　由片剂[1]制备的含盐酸胺碘酮 5mg/ml 的口服混悬剂在 4℃ 时可稳定贮藏 3 个月，25℃ 时为 6 周。

1. Nahata MC. Stability of amiodarone in an oral suspension stored under refrigeration and at room temperature. *Ann Pharmacother* 1997; **31:** 851–2.

不良反应和处置

胺碘酮的不良反应很常见；很多是与剂量相关的并在减少用量时可逆。然而由于其半衰期很长，可能需要一些时间。停药后可能出现不良反应。

心血管方面不良反应包括严重心动过缓、窦性停搏和传导障碍。静脉注射（虽然不完全），特别是快速注射此药后可发生严重低血压。它还可导致室性快速型心律失常，据报道与其他抗心律失常药相比，不易造成尖端扭转型室性心动过速。很少因使用此药而发生心衰或心衰恶化。据报道胺碘酮可减少外周中左旋甲状腺素（T_4）向三碘甲腺氨酸（T_3）转化，并增加反 T_3 生成。胺碘酮可影响甲状腺功能，引发甲状腺功能减退或亢进。

有严重肺毒性的报道，包括肺纤维化和间质性肺炎。这些不良反应在停药后一般是可逆的，但可能是致命的。也有少量肺出血的报道。

胺碘酮对肝有不良反应。肝功能检查可能不正常，也可发生肝硬化或肝炎；有患者死亡的报道。

长期使用胺碘酮后会导致大部分的患者发生良性的黄棕色的角膜微沉淀，有时伴有有色光晕；停药后这些不良反应是可逆的。光敏反应普遍发生；也会出现皮肤蓝灰变色，但比较少见。

其他已报道的不良反应包括良性颅内高血压、溶血性或再生障碍性贫血、外周神经病、感觉异常、肌病、共济失调、震颤、恶心、呕吐、有金属异味、梦魇、头痛、失眠、疲劳、附睾炎。

外周静脉长期有规律注射或输注胺碘酮，可出现血栓性静脉炎。迅速静脉给药后可出现过敏性休克、热潮红、出汗和恶心。

有人推测胺碘酮导致的磷脂沉积是一些不良反应的病因。胺碘酮中的碘可引发甲状腺毒症。

1. Naccarelli GV, *et al.* Adverse effects of amiodarone: pathogenesis, incidence and management. *Med Toxicol Adverse Drug Exp* 1989; **4:** 246–53.
2. Kerin NZ, *et al.* Long-term efficacy and toxicity of high- and low-dose amiodarone regimens. *J Clin Pharmacol* 1989; **29:** 418–23.
3. Perkins MW, *et al.* Intraoperative complications in patients receiving amiodarone: characteristics and risk factors. *DICP Ann Pharmacother* 1989; **23:** 757–63.
4. Vrobel TR, *et al.* A general overview of amiodarone toxicity: its prevention, detection, and management. *Prog Cardiovasc Dis* 1989; **31:** 393–426.
5. Morgan DJR. Adverse reactions profile: amiodarone. *Prescribers' J* 1991; **31:** 104–11.
6. CSM/MCA. Amiodarone (Cordarone X). *Current Problems* 1996; **22:** 3–4.
7. Vorperian VR, *et al.* Adverse effects of low dose amiodarone: a meta-analysis. *J Am Coll Cardiol* 1997; **30:** 791–8.
8. Bongard V, *et al.* Incidence rate of adverse drug reactions during long-term follow-up of patients newly treated with amiodarone. *Am J Ther* 2006; **13:** 315–19.

对电解质平衡的影响　有报道 1 名患者在使用胺碘酮 6 个月后出现低钠血症和抗利尿激素分泌失调综合征[1~4]。降低剂量或停药后低钠血症消失。

1. Odeh M, *et al.* Hyponatremia during therapy with amiodarone. *Arch Intern Med* 1999; **159:** 2599–2600.
2. Ikegami H, *et al.* Syndrome of inappropriate antidiuretic hormone secretion (SIADH) induced by amiodarone: a report on two cases. *J Cardiovasc Pharmacol Ther* 2002; **7:** 25–8.
3. Patel GP, Kasiar JB. Syndrome of inappropriate antidiuretic hormone-induced hyponatremia associated with amiodarone. *Pharmacotherapy* 2002; **22:** 649–51.
4. Aslam MK, *et al.* Syndrome of inappropriate antidiuretic hormone secretion induced by amiodarone therapy. *Pacing Clin Electrophysiol* 2004; **27:** 831–2.

对眼的影响　裂隙灯检查显示，在使用胺碘酮 3 个月～7 年的 105 名患者中，103 例出现了角膜异常[1]。最常见的反应是出现漩涡状角膜，伴有均匀的颗粒状不透明物。胺碘酮剂量增加时，角膜不透明物更加稠密；而剂量减少时不透明物退化。仅有 12 名患者出现视觉上的症状，3 例发生畏光，2 例出现视力晕轮，1 例发生视物模糊，6 例发生眼睛刺激。但是，眼睑刺激被认为与胺碘酮无关。没有患者因为胺碘酮而发生视力下降。16 名患者在停药后 7 个月内角膜异常全部消失。使用胺碘酮的过程中没有视觉上症状的患者不可用进行例行眼科监测。但是，有报道用药后发生视神经病变[2~4]和视神经炎，虽然胺碘酮是否与此有关受到怀疑，但是使用胺碘酮的患者视神经病变的发病率[5]的确降低了很多，能够支持药物可降低特发性前部缺血性视神经病变风险的假设。尽管如此，注册药品信息仍建议每年应进行眼科检查。

有报道，胺碘酮治疗[6]时出现了伴有眼泪、唾液减少的干燥综合征。

1. Ingram DV, *et al.* Ocular changes resulting from therapy with amiodarone. *Br J Ophthalmol* 1982; **66:** 676–9.
2. Feiner LA, *et al.* Optic neuropathy and amiodarone therapy. *Mayo Clin Proc* 1987; **62:** 702–17.

3. Macaluso DC, et al. Features of amiodarone-induced optic neuropathy. Am J Ophthalmol 1999; 127: 610–12.
4. Johnson LN, et al. The clinical spectrum of amiodarone-associated optic neuropathy. J Natl Med Assoc 2004; 96: 1477–91.
5. Mindel JS. Amiodarone and optic neuropathy. Am Heart J 2008; 156: 411–13.
6. Dickinson EJ, Wolman RL. Sicca syndrome associated with amiodarone therapy. BMJ 1986; 293: 510.

对外生殖器的影响 有报道用药后发生附睾肿胀和阴囊痛[1~3]。出现症状的时间从首次用药后 7~71 个月不等，即使不停药，1 名患者 10 周内症状消失。1 名患者[2]精液中去乙胺碘酮的浓度是血浆中的 5 倍。治疗中可出现棕色的精液和汗液[4]。

1. Gasparich JP, et al. Non-infectious epididymitis associated with amiodarone therapy. Lancet 1984; ii: 1211–12.
2. Ward MJ, et al. Association of seminal desethylamiodarone concentration and epididymitis with amiodarone treatment. BMJ 1988; 296: 19–20.
3. Sadek I, et al. Amiodarone-induced epididymitis: report of a new case and literature review of 12 cases. Can J Cardiol 1993; 9: 833–6.
4. Adams PC, et al. Amiodarone in testis and semen. Lancet 1985; i: 341.

对心脏的影响 胺碘酮可能会引发心律失常；胺碘酮延长 QT 间期，有报道称它能引起尖端扭转型室性心动过速。然而，一篇文献[1]表明其诱导心律失常的频率很低。可能是由于胺碘酮另外的性质，如阻断钙离子通道[2]，与其他Ⅲ级抗心律失常药相比，胺碘酮引起尖端扭转型室性心动过速的风险也较低。

1. Hohnloser SH, et al. Amiodarone-associated proarrhythmic effects: a review with special reference to torsade de pointes tachycardia. Ann Intern Med 1994; 121: 529–35.
2. Brendorp B, et al. A benefit-risk assessment of class III antiarrhythmic agents. Drug Safety 2002; 25: 847–65.

对脂类代谢的影响 胺碘酮增加组织中磷脂的浓度，这是一些不良反应的病因[1]。虽然甲状腺功能减退症可导致高脂血症，但胺碘酮可在不依赖于甲状腺的情况下增加血清胆固醇浓度[2,3]。此药对甘油三酯浓度的影响不清楚[3]。

1. Kodavanti UP, Mehendale HM. Cationic amphiphilic drugs and phospholipid storage disorder. Pharmacol Rev 1990; 42: 327–54.
2. Wiersinga WM, et al. An increase in plasma cholesterol independent of thyroid function during long-term amiodarone therapy: a dose-dependent relationship. Ann Intern Med 1991; 114: 128–32.
3. Lakhdar AA, et al. Long-term amiodarone therapy raises serum cholesterol. Eur J Clin Pharmacol 1991; 40: 477–80.

对肝脏的影响 在一些患者中胺碘酮可引起肝酶浓度上升，而没有出现肝功能障碍的临床症状。有肝损伤的报道[1~3]，包括肝炎和肝硬化，其组织学变化与酒精性肝病相似[1]。有报道致命性肝病，通常发生在使用高剂量或长期接受治疗的患者[4~9]，停用胺碘酮后仍会进展。但有报道用药 1 个月后迅速发展为致命性肝衰竭[10]。也有报道严重胆汁淤积，包括 1 例逆转[11]，在停用胺碘酮后[12]。有患者静脉给药 24h 内出现急性肝炎[13~15]，1 名静脉给药后出现急性肝炎的患者在继续口服用药时没有复发，表示此反应可能与静脉注射剂型中的药物载体有关。

1. Simon JB, et al. Amiodarone hepatotoxicity simulating alcoholic liver disease. N Engl J Med 1984; 311: 167–72.
2. Babatin M, et al. Amiodarone hepatotoxicity. Curr Vasc Pharmacol 2008; 6: 228–36.
3. Raja N, et al. Drug-induced steatohepatitis leading to cirrhosis: long-term toxicity of amiodarone use. Semin Liver Dis 2009; 29: 423–8.
4. Lim PK, et al. Neuropathy and fatal hepatitis in a patient receiving amiodarone. BMJ 1984; 288: 1638–9.
5. Tordjman K, et al. Amiodarone and the liver. Ann Intern Med 1985; 102: 411–12.
6. Rinder HM, et al. Amiodarone hepatotoxicity. N Engl J Med 1986; 314: 318–19.
7. Richer M, Robert S. Fatal hepatotoxicity following oral administration of amiodarone. Ann Pharmacother 1995; 29: 582–6.
8. Singhal A, et al. Low dose amiodarone causing pseudo-alcoholic cirrhosis. Age Ageing 2003; 32: 224–5.
9. Oikawa H, et al. Liver cirrhosis induced by long-term administration of a daily low dose of amiodarone: a case report. World J Gastroenterol 2005; 11: 5394–7.
10. Lwakatare JM, et al. Fatal fulminating liver failure possibly related to amiodarone treatment. Br J Hosp Med 1990; 44: 60–1.
11. Morse RM, et al. Amiodarone-induced liver toxicity. Ann Intern Med 1988; 109: 838–40.
12. Chang C-C, et al. Severe intrahepatic cholestasis caused by amiodarone toxicity after withdrawal of the drug: a case report and review of the literature. Arch Pathol Lab Med 1999; 123: 251–6.
13. Pye M, et al. Acute hepatitis after parenteral amiodarone administration. Br Heart J 1988; 59: 690–1.
14. James PR, Hardman SMC. Acute hepatitis complicating parenteral amiodarone does not preclude subsequent oral therapy. Heart 1997; 77: 583–4.
15. Chan AL, et al. Fatal amiodarone-induced hepatotoxicity: a case report and literature review. Int J Clin Pharmacol Ther 2008; 46: 96–101.

对肺的影响 肺毒性是胺碘酮治疗中最严重不良反应之一。文献认为其发生率可达 5%[1]~10%[2]（尽管发生率低于对照研究）[3]，并且也有死亡的报道[1,4,5]。通常慢性发病，患者一般使用胺碘酮数月后开始出现呼吸困难、咳嗽、胸痛。但也有可能急性发病，1 名患者[6]使用胺碘酮数天内就发生了反应。急性反应也会发生在正接受手术或其他治疗的患者身上[3,7]，2 名患者因为胺碘酮造成的肺毒性分别在肺动脉造影后 1h 和 24h 内死亡[8]。胺碘酮还有其他毒性，包括间质与肺泡浸润[9]、肝纤维化[4]、肺炎[10]和胸腔积液[11,12]。也有报道称胺碘酮能诱发哮喘[13]。肺炎患者的死亡率大约有 10%；有急性呼吸窘迫综合征的患者死亡率最高（约 50%）[3]。毒性与年龄、治疗时间和剂量有关[1,9,14]，但它在低剂量时也会发生[15]，并可能涉及不同机制[2,7]。部分患者直接中毒，而其他患者[10]则出现免疫反应。若停用胺碘酮多数患者会逐渐恢复。但是如果需要[1,2,9]，胺碘酮可与皮质激素联合用药。而且在治疗急性肺损伤时特别推荐使用胺碘酮[7]。

1. Papiris SA, et al. Amiodarone: review of pulmonary effects and toxicity. Drug Safety 2010; 33: 539–58.
2. Martin WJ, Rosenow EC. Amiodarone pulmonary toxicity: recognition and pathogenesis. Chest 1988; 93: 1067–75 (part 1) and 1242–8 (part 2).
3. Sunderji R, et al. Pulmonary effects of low dose amiodarone: a review of the risks and recommendations for surveillance. Can J Cardiol 2000; 16: 1435–40.
4. Morera J, et al. Amiodarone and pulmonary fibrosis. Eur J Clin Pharmacol 1983; 24: 591–3.
5. CSM. Recurrent ventricular tachycardia: adverse drug reactions. BMJ 1986; 292: 50.
6. Goldstein I, et al. Very early onset of acute amiodarone pulmonary toxicity presenting with hemoptysis. Chest 1997; 111: 1446–7.
7. Ashrafian H, Davey P. Is amiodarone an underrecognized cause of acute respiratory failure in the ICU? Chest 2001; 120: 275–82.
8. Wood DL, et al. Amiodarone pulmonary toxicity: report of two cases associated with rapidly progressive fatal adult respiratory distress syndrome after pulmonary angiography. Mayo Clin Proc 1985; 60: 601–3.
9. Marchlinski FE, et al. Amiodarone pulmonary toxicity. Ann Intern Med 1982; 97: 839–45.
10. Venet A, et al. Five cases of immune-mediated amiodarone pneumonitis. Lancet 1984; i: 962–3.
11. Mittal SR, Maheshwari M. Amiodarone-induced exudative pleural effusion—a case report and review of literature. Indian Heart J 2006; 58: 352–5.
12. Uong V, et al. Amiodarone-induced loculated pleural effusion: case report and review of the literature. Abridged version: Pharmacotherapy 2010; 30: 218. Full version: http://www.pharmacotherapy.org/Case_Reports/Pharm3002e_Uong-CR.pdf (accessed 16/02/10)
13. Yavuzgil O, et al. New-onset bronchial asthma induced by low-dose amiodarone. Ann Pharmacother 2005; 39: 385–6.
14. Ernawati DK, et al. Amiodarone-induced pulmonary toxicity. Br J Clin Pharmacol 2008; 66: 82–7.
15. Ott MC, et al. Pulmonary toxicity in patients receiving low-dose amiodarone. Chest 2003; 123: 646–51.

对心理状态的影响 有单独报道显示，开始胺碘酮治疗后 4~17 天内患者（年龄在 54~80 岁）发生了谵妄[1~3]。停药后心理状态改善。胺碘酮相关的抑郁症也有报道[4,5]。

1. Trohman RG, et al. Amiodarone-induced delirium. Ann Intern Med 1988; 108: 68–9.
2. Barry JJ, Franklin K. Amiodarone-induced delirium. Am J Psychiatry 1999; 156: 1119.
3. Athwal H, et al. Amiodarone-induced delirium. Am J Geriatr Psychiatry 2003; 11: 696–7.
4. Ambrose A, Salib E. Amiodarone-induced depression. Br J Psychiatry 1999; 174: 366–7.
5. Cheesman N, Taylor D. Psychosis and depression associated with alteration to amiodarone therapy. J Psychopharmacol 2010; 24: 131–3.

对神经系统的影响 胺碘酮会产生神经毒性。10 名使用胺碘酮治疗 2 年以上的患者中，3 例发生外周神经病[1]。初步结论显示神经病与药物的高剂量和高血浆浓度有关。基于回顾性研究的后续分析[2]记录了 707 例使用胺碘酮的患者的累积发病率不到 3%，其中包括震颤、共济失调、周围神经病变和认知障碍。用药持续时间长是主要的风险因子。

1. Fraser AG, McQueen INF. Adverse reactions during treatment with amiodarone hydrochloride. BMJ 1983; 287: 612.
2. Orr CF, Ahlskog JE. Frequency, characteristics, and risk factors for amiodarone neurotoxicity. Arch Neurol 2009; 66: 865–9.

对胰腺的影响 有报道[1]1 名患者开始胺碘酮治疗 4 天后发生胰腺炎。停药后症状消失，再次给药后复发。

1. Bosch X, Bernadich O. Acute pancreatitis during treatment with amiodarone. Lancet 1997; 350: 1300.

对皮肤和毛发的影响 胺碘酮引起的最常见的皮肤不良反应是光过敏。这是一种光毒性反应，而不是光变态反应[1~3]。可产生毒性的光的波长范围可从长波紫外光到可见光[1]。发生反应的患者应穿着防护衣并且避免暴露在阳光下。使用含锌或氧化钛的局部防晒乳可降低发生反应的危险，减少胺碘酮剂量也有一定作用[1]。虽然有报道[4]维生素 B₆ 可防止胺碘酮引起光过敏，但是双盲安慰剂对照研究[5]表明它可增强光过敏。因为药物分布广泛，停药后光过敏可持续几周，也有报道会持续更长时间[6]。有发生基底细胞癌的报道[7]，这可能与胺碘酮引起的光过敏有关。

有报道长期使用胺碘酮过程中，在阳光暴露的皮肤上出现蓝灰[2,3,8]和金棕色[3]的色素沉着。停药后色素沉着会缓慢逆转，但不会完全消失。暴露在光下的以及有色素沉着的皮肤中，胺碘酮以及其去乙基代谢产物的平均浓度是不暴露在光下皮肤中的 10 倍[2]。也有精液、汗液变色的报道（详见上文**对外生殖器的影响**项下内容）。

有报道，胺碘酮的血管舒张活性引发皮肤脉管炎[9,10]、剥脱性皮炎[11]、致命的中毒性表皮坏死松解症[12,13]。用药后可出现脱发[14,15]，后者可能是由胺碘酮的血管舒张活性引起的。胺碘酮注射外渗可引起严重的皮肤坏死[16]。

1. Ferguson J, et al. Prevention of amiodarone-induced photosensitivity. Lancet 1984; ii: 414.
2. Zachary CB, et al. The pathogenesis of amiodarone-induced pigmentation and photosensitivity. Br J Dermatol 1984; 110: 451–6.
3. Ferguson J, et al. A study of cutaneous photosensitivity induced by amiodarone. Br J Dermatol 1985; 113: 537–49.
4. Kaufmann G Pyridoxine against amiodarone-induced photosensitivity. Lancet 1984; i: 51–2.
5. Mulrow JP, et al. Pyridoxine and amiodarone-induced photosensitivity. Ann Intern Med 1985; 103: 68–9.
6. Yones SS, et al. Persistent severe amiodarone-induced photosensitivity. Clin Exp Dermatol 2005; 30: 500–502.
7. Hall MA, et al. Basalioma after amiodarone therapy—not only in Britain. Br J Dermatol 2004; 151: 932–3.
8. Ammoury A, et al. Photodistribution of blue-gray hyperpigmentation after amiodarone treatment: molecular characterization of amiodarone in the skin. Arch Dermatol 2008; 144: 92–6.
9. Starke ID, Barbatis C. Cutaneous vasculitis associated with amiodarone therapy. BMJ 1985; 291: 940.
10. Gutierrez R, et al. Vasculitis associated with amiodarone treatment. Ann Pharmacother 1994; 28: 537.
11. Moots RJ, Banerjee A. Exfoliative dermatitis after amiodarone treatment. BMJ 1988; 296: 1332–3.
12. Bencini PL, et al. Toxic epidermal necrolysis and amiodarone treatment. Arch Dermatol 1985; 121: 838.
13. Yung A, et al. Two unusual cases of toxic epidermal necrolysis. Australas J Dermatol 2002; 43: 35–8.
14. Samanta A, et al. Adverse reactions during treatment with amiodarone hydrochloride. BMJ 1983; 287: 503.
15. Samuel LM, et al. Amiodarone and hair loss. Postgrad Med J 1992; 68: 771.
16. Russell SJ, Saltissi S. Amiodarone induced skin necrosis. Heart 2006; 92: 1395.

对甲状腺功能的影响 胺碘酮对甲状腺功能影响很复杂[1~5]，甲状腺功能减退和亢进均可引起，尽管大多数甲状腺功能正常的患者用药后甲状腺功能仍然正常。胺碘酮可直接作用于甲状腺，也可改变血浆甲状腺激素浓度，这会使甲状腺功能检测结果的判断更复杂。使用胺碘酮可减少外周腺素（T₄）转化为三碘甲腺氨酸（T₃），导致 T₄ 含量增加，T₃ 含量略微减少，而 T₃ 浓度升高；用药的前几个月中，基础血浆 TSH（促甲状腺素）浓度会短暂升高[1~5]。但用药 3 个月后浓度会恢复至正常。

甲状腺功能减退症和甲状腺功能亢进症的患病率与膳食中碘的摄入量有关。在碘摄入最低的地区甲状腺功能减退症更为普遍[2]。甲状腺疾病的总发病率一直徘徊在 1%~32%。虽然还不知道确切的毒性机制，但是胺碘酮具有较高的碘含量（200mg 片剂约含 75mg 碘），可负荷大量碘，可能会对甲状腺产生影响，特别是对潜在的亚临床甲状腺缺损患者。自动免疫机制也可能影响甲状腺，已检测到患者使用胺碘酮期间产生抗甲状腺抗体。高碘负荷是造成甲状腺功能减退的主要原因。但甲状腺功能亢进有两个机制，Ⅰ型胺碘酮诱发性甲状腺功能亢进症是由碘负荷引起的，Ⅱ型胺碘酮诱发性甲状腺功能亢进症可能是由甲状腺的直接毒性作用导致的破坏性甲状腺炎引起的。

建议在使用胺碘酮治疗前和治疗中定期进行甲状腺功能评价。胺碘酮引发的甲状腺功能亢进症不易被鉴别和治疗。应与游离的 T₃ 和 T₄ 一起测量 TSH 浓度。

一般用左甲状腺素治疗胺碘酮引起的甲状腺功能减退症，开始用低剂量，然后逐渐升高，直至达到疗效，接着可继续使用胺碘酮[1~3]。

胺碘酮诱发的甲状腺功能亢进症比较复杂，较难诊断和治疗[1~3,6]。患者可出现典型的症状，如心动过速、震颤、消瘦、焦躁和易怒，但也有可能出现心绞痛，恶化的心律失常可能是唯一的先兆。如果甲状腺功能亢进症的临床症状继续发展，通常会停用胺碘酮，但如果需要，甲状腺功能亢进症治愈后可继续使用[1~3,6,7]。根据患者患的是Ⅰ型还是Ⅱ型甲状腺功能亢进症给药方案不同。治疗Ⅰ型甲状腺功能亢进症通常用硫脲类卡比马唑、甲巯咪唑或丙硫氧嘧啶。若有耐药性则高氯酸钾与硫脲合用以减少甲状腺碘负荷。也可用碳酸锂代替，但它的作用尚未明确[1,2]。通常用皮质激素治疗Ⅱ型甲状腺功能亢进症，它们也可与硫脲药合用，药物类型含混不清。也可使用口服胆囊造影剂如碘番酸，但似乎不太有效[8]。可使用放射性碘，但如果甲状腺吸收的放射性碘含量较少则未必有效，这是因为

碘来源于胺碘酮。对患有胺碘酮诱导的甲状腺功能亢进症的患者也可以使用放射性碘[9]，即再次使用胺碘酮。甲状腺切除术在治疗胺碘酮导致的甲状腺功能亢进症中可起一定作用[1~3,6,10]。

1. Loh K-C. Amiodarone-induced thyroid disorders: a clinical review. *Postgrad Med J* 2000; 76: 133–40.
2. Martino E, *et al.* The effects of amiodarone on the thyroid. *Endocr Rev* 2001; 22: 240–54.
3. Basaria S, Cooper DS. Amiodarone and the thyroid. *Am J Med* 2005; 118: 706–14.
4. Eskes SA, Wiersinga WM. Amiodarone and thyroid. *Best Pract Res Clin Endocrinol Metab* 2009; 23: 735–51.
5. Cohen-Lehman J, *et al.* Effects of amiodarone therapy on thyroid function. *Nat Rev Endocrinol* 2010; 6: 34–41.
6. Bartalena L, *et al.* Diagnosis and management of amiodarone-induced thyrotoxicosis in Europe: results of an international survey among members of the European Thyroid Association. *Clin Endocrinol (Oxf)* 2004; 61: 494–502.
7. Uzan L, *et al.* Continuation of amiodarone therapy despite type II amiodarone-induced thyrotoxicosis. *Drug Safety* 2006; 29: 231–6.
8. Bogazzi F, *et al.* Treatment of type II amiodarone-induced thyrotoxicosis by either iopanoic acid or glucocorticoids: a prospective, randomized study. *J Clin Endocrinol Metab* 2003; 88: 1999–2002.
9. Hermida J-S, *et al.* Radioiodine ablation of the thyroid to allow the reintroduction of amiodarone treatment in patients with a prior history of amiodarone-induced thyrotoxicosis. *Am J Med* 2004; 116: 345–8.
10. Gough IR, Gough J. Surgical management of amiodarone-associated thyrotoxicosis. *Med J Aust* 2002; 176: 128–9.

狼疮　有使用胺碘酮的患者患狼疮的报道[1~3]，停用胺碘酮后病情好转。

1. Susano R, *et al.* Amiodarone induced lupus. *Ann Rheum Dis* 1999; 58: 655–6.
2. Sheikhzadeh A, *et al.* Drug-induced lupus erythematosus by amiodarone. *Arch Intern Med* 2002; 162: 834–6.
3. Kundu AK. Amiodarone-induced systemic lupus erythematosus. *J Assoc Physicians India* 2003; 51: 216–17.

注意事项

有心动过缓、窦房传导阻滞、房室传导阻滞或其他严重传导阻滞的患者不应使用胺碘酮（除非应用了起搏器）。严重低血压和严重呼吸衰竭时也不宜使用胺碘酮。对于心衰患者可谨慎使用。用药前应纠正电解质紊乱。有甲状腺疾病（或病史）或对碘敏感的患者应避免使用胺碘酮。用药者应避免暴露于阳光。

应在期间进行甲状腺功能监测，以便发现胺碘酮引起的甲状腺功能减退症或甲状腺功能亢进症。应监测甲状腺素、三碘甲腺氨酸和促甲状腺素（TSH）的浓度，临床鉴定是很重要的，但单独使用是不可靠的。详见上文**不良反应和处置**项下**对甲状腺功能的影响**。

对于长期治疗的患者应进行肝功能和肾功能检查。每年还要进行眼科检查。虽然肾排泄并不是此药及其代谢产物消除的主要途径，但在肾损伤患者可能会有碘的蓄积。

静脉注射胺碘酮时应尽量缓慢；如需长时间或重复注射，应考虑使用中央静脉导管。部分胺碘酮静脉注射液含有苯甲醇，它是一种能引起新生儿患致命"喘息综合征"的防腐剂（**苯甲醇**项下的**新生儿**，参见 M37 第1556页），婴儿和 3 岁以下儿童禁用。

有些患禁忌证的患者可以在紧急情况下静脉注射胺碘酮。

用法　关于控制胺碘酮静脉输注速度的问题，详见下文**用途和用法**项下内容。

哺乳　胺碘酮可分布至母乳[1,2]，母乳喂养的婴儿会摄入大量的药物。注册药品信息因此禁止在哺乳时使用胺碘酮，American Academy of Pediatrics[3]认为要谨慎使用此药，因为有导致婴儿甲状腺功能减退症的危险。一项研究[2]表明停药几周后，还可在母乳中检测到胺碘酮，因此建议小心使用此药。但是，也有在母亲用药后成功对婴儿进行哺乳的报道[4]。母亲在分娩后停止用药，并对婴儿进行密切的甲状腺功能监测。

1. Pitcher D, *et al.* Amiodarone in pregnancy. *Lancet* 1983; i: 597–8.
2. Plomp TA, *et al.* Use of amiodarone during pregnancy. *Eur J Obstet Gynecol Reprod Biol* 1992; 43: 201–7.
3. American Academy of Pediatrics. The transfer of drugs and other chemicals into human milk. *Pediatrics* 2001; 108: 776–89. [Retired May 2010] Correction. *ibid.*; 1029. Also available at: http://aappolicy.aappublications.org/cgi/content/full/pediatrics%3b108/3/776 (accessed on 10/07/07)
4. Hall CM, McCormick KPB. Amiodarone and breast feeding. *Arch Dis Child Fetal Neonatal Ed* 2003; 88: F255–F258.

卟啉病　有认为对卟啉病患者使用胺碘酮是不安全的，因为在动物实验中使用此药可产生原卟啉。

妊娠　每片 200mg 胺碘酮含有 75mg 碘。这样的碘含量对胎儿的作用不明确，且个体差异大。因为在很大程度了解对胺碘酮的使用，因为碘易于透过胎盘并导致胎儿发生甲状腺疾病。此外，胺碘酮和去乙基胺碘酮都可透过胎盘，分娩时它们在脐带血中的含量分别约为母亲血浆中的

10%和 25%。因此可能会对胎儿产生直接影响。然而，一篇综述[1]报道，64 名妇女妊娠期间使用胺碘酮，胎儿畸形率并未增加，14 名新生儿（占总数 22%）出现甲状腺功能亢进，但只有 2 例检出甲状腺肿，2 例出现短暂甲状腺功能亢进。使用胺碘酮后胎儿的神经发育受限，但在一些病例中受限后仅轻度异常，这与甲状腺状态无关，可能是胺碘酮直接作用的结果。

1. Bartalena L, *et al.* Effects of amiodarone administration during pregnancy on neonatal thyroid function and subsequent neurodevelopment. *J Endocrinol Invest* 2001; 24: 116–30.

药物相互作用

胺碘酮与其他抗心律失常药和其他易引起心动过缓的药（如 β 受体阻滞剂或钙通道阻滞剂）合用时应谨慎。应尽量避免使用延长 QT 间期的药物如氟喹诺酮、吩噻嗪类抗精神病药、三环抗抑郁药、氯氟菲统和特非那定。引起低钾血症或低镁血症的药物与胺碘酮合用也可能会增加患心律失常的风险。胺碘酮由细胞色素 P450 同工酶 CYP3A4 和 CYP2C8 代谢，这些酶的抑制剂，尤其是 CYP3A4 抑制剂（如 HIV-蛋白酶抑制剂、西咪替丁、葡萄柚汁）可能会与胺碘酮发生相互作用。酶诱导剂（如利福平和苯妥英）会降低胺碘酮的浓度。另外，胺碘酮是一些细胞色素 P450 同工酶如 CYP3A4 和 CYP2D6 的抑制剂，可导致由这些酶代谢的其他药（包括环孢素、氯硝西泮、地高辛、氟卡尼、苯妥英、普鲁卡因胺、奎尼丁、辛伐他汀、华法林）的血浆浓度升高。胺碘酮也可抑制 P-糖蛋白，影响是 P-糖蛋白底物的药物。

1. Marcus FI. Drug interactions with amiodarone. *Am Heart J* 1983; 106: 924–30.
2. Lesko LJ. Pharmacokinetic drug interactions with amiodarone. *Clin Pharmacokinet* 1989; 17: 130–40.

半乳糖苷酶　关于 α-半乳糖苷酶和 β-半乳糖苷酶对胺碘酮的影响，参见 M37 第2175页。

抗菌药　1 名使用胺碘酮的妇女在给予利福平时，出现心悸和植入型心律转复除颤器的激活[1]。胺碘酮血清浓度降低，很可能是因为代谢酶由利福平诱导。

1. Zarembski DG, *et al.* Impact of rifampin on serum amiodarone concentrations in a patient with congenital heart disease. *Pharmacotherapy* 1999; 19: 249–51.

抗癫痫药　人们普遍认为，苯妥英和胺碘酮的相互作用可导致前者的血药浓度升高（参见 M37 第475页）。但是，苯妥英是一种肝药酶的诱导剂，有报道[1]使用 1 周和 2 周后分别降低药物血清浓度 32%和 49%。

1. Nolan PE, *et al.* Effect of phenytoin on the clinical pharmacokinetics of amiodarone. *J Clin Pharmacol* 1990; 30: 1112–19.

抗病毒药　有人提出胺碘酮与 HIV-蛋白酶抑制药可能会发生药物相互作用，因为后者会抑制胺碘酮代谢。有报道[1]，1 名使用茚地那韦进行暴露后预防的患者胺碘酮血清浓度升高，且没有出现临床毒性症状。

1. Lohman JJHM, *et al.* Antiretroviral therapy increases serum concentrations of amiodarone. *Ann Pharmacother* 1999; 33: 645–6.

造影剂　胺碘酮能够延长使用碘海醇的患者的 QT 间期，参见 M37 第1418页。

葡萄柚汁　对健康受试者的研究[1]显示葡萄柚汁会减慢胺碘酮的代谢；药物血浆浓度-时间曲线下的面积和最大血浆浓度都升高。

1. Libersa CC, *et al.* Dramatic inhibition of amiodarone metabolism induced by grapefruit juice. *Br J Clin Pharmacol* 2000; 49: 373–8.

H₂ 受体拮抗药　西咪替丁可抑制胺碘酮的肝代谢，12 名给予胺碘酮和西咪替丁的患者中，8 例的胺碘酮血清浓度升高[1]。

1. Hogan C, *et al.* Cimetidine-amiodarone interaction. *J Clin Pharmacol* 1988; 28: 909.

茶碱　胺碘酮加入到药方后引起血清茶碱浓度升高，并由此产生不良反应，参见 M37 第1105页，**抗心律失常药**项下。

药动学

胺碘酮胃肠道吸收不规律；平均生物利用度约为 50%，个体差异大。吸收的速度和程度随进食增加而增大。胺碘酮广泛分布到人体各个组织如肝、肺和脾，并大量积累到脂肪和骨骼肌。据报道约 96%的胺碘酮与血浆蛋白结合。它终末半衰期约为 50 天（在 20~100 天范围内不等）。停药后它的药效仍可维持 1 个月或更多。它的主要代谢产物去乙基胺碘酮有抗心律失常的作用。由肾排泄的胺碘酮或其代谢物非常少，它们主要的排泄途径是粪便；可发生一定的肝肠循环。有报道胺碘酮和去乙基胺碘酮可透过胎盘并分布至母乳。

静脉注射后 1~30min 内达最大药效，可维持 1~3h。

1. Latini R, *et al.* Clinical pharmacokinetics of amiodarone. *Clin Pharmacokinet* 1984; 9: 136–56.
2. Roden DM. Pharmacokinetics of amiodarone: implications for drug therapy. *Am J Cardiol* 1993; 72: 45F–50F.
3. Pollak PT, *et al.* Population pharmacokinetics of long-term oral amiodarone therapy. *Clin Pharmacol Ther* 2000; 67: 642–52.
4. Kotake T, *et al.* Serum amiodarone and desethylamiodarone concentrations following nasogastric versus oral administration. *J Clin Pharm Ther* 2006; 31: 237–43.

用途和用法

胺碘酮是一种主要的 Ⅲ 型抗心律失常药（第212页）。它用于控制包括伴有 Wolff-Parkinson-White 综合征的室性和室上性心律失常，也可用于伴有心肌梗死和心衰的心律失常的预防。

盐酸胺碘酮的用法：口服，初始剂量为每次 200mg，每日 3 次，共 1 周；第二周每次 200mg，每日 2 次；然后每日 200mg 或更少（依据疗效）作为维持剂量。在美国，胺碘酮仅特许对室性心律失常使用更高的剂量，予负荷剂量时，服用 1~3 周，每日最多 1.6g；之后的 1 个月每日每日服 600~800mg；予维持剂量时，每日服 400mg。应该注意可能的不良反应，并给予患者最小有效剂量。

当可以进行心脏功能密切监护和复苏的条件下，可以静脉给予盐酸胺碘酮。通常给予 5%葡萄糖稀释液。溶液中胺碘酮浓度低于 600μg/ml，溶液不稳定，高浓度溶液会刺激静脉。浓度大于 2mg/ml 时应通过中央静脉导管给予。如需重复或继续给药，仍采用中央静脉导管给药。常用剂量为 24h 给药 1~1.2g，间断或连续给药如下：

- 在英国，初始剂量为 250ml 溶于 5%葡萄糖的胺碘酮溶液，浓度为 5mg/kg，给药时间为 20~120min。如需要可重复，用 5%葡萄糖稀释药液至 500ml，24h 内给药总剂量不超过 1.2g。
- 在美国，初始剂量为 100ml 溶于 5%葡萄糖的胺碘酮溶液 150mg，给药时间为 10min。随后 24h 内给予 500ml 溶于 5%葡萄糖的胺碘酮溶液 900mg，给药速率为 1mg/min，持续 6h 后改为 500μg/min，持续 18h。如需要，可继续以 500μg/min 速率给药，药物浓度控制在 1~6mg/ml。
- 紧急情况下，可给 10~20ml 溶于 5%葡萄糖的盐酸胺碘酮 150~300mg，缓慢静脉注射，时间不少于 3min。首次给药后至少 15min 后才能再次给药。

胺碘酮的儿童用法见下文。

1. Goldschlager N, *et al.* Practical guidelines for clinicians who treat patients with amiodarone. *Arch Intern Med* 2000; 160: 1741–8.
2. Anonymous. Using oral amiodarone safely. *Drug Ther Bull* 2003; 41: 9–12. Correction. *ibid.*; 40.
3. Siddoway LA. Amiodarone: guidelines for use and monitoring. *Am Fam Physician* 2003; 68: 2189–96.
4. Vassallo P, Trohman RG. Prescribing amiodarone: an evidence-based review of clinical indications. *JAMA* 2007; 298: 1312–22.

用法　在静脉输注液中加入盐酸胺碘酮会减小输注时液滴的体积[1,2]，胺碘酮浓度越高，液滴体积缩小程度越大。当 500ml 5%葡萄糖溶液中溶有盐酸胺碘酮 1.2g 时，这种现象会使以期望速度滴速时，实际给药量下降 30%[1]。出现这种现象的原因是商业注射剂中加入的 Tween80（聚山梨酯 80）降低了液滴的表面张力[1]。应对这种现象导致的给药速度降低进行修正。静脉给予胺碘酮时，美国注册药品信息（Cordarone；Wyeth-Ayerst）的标准方法使用的不是有液滴计数器的输液器，而是体积输液泵。已开发出不含吐温 80 的胺碘酮的水溶液，可在包括美国在内的一些国家上市（Nexterone；Prism）。

1. Capps PA, Robertson AL. Influence of amiodarone injection on the delivery rate of intravenous fluids. *Pharm J* 1985; 234: 14–15.
2. Chouhan UM, Lynch E. Amiodarone intravenous infusion. *Pharm J* 1985; 235: 466.

儿童用法　婴儿和儿童[1~3]可口服或静脉注射胺碘酮（亦见**注意事项**，警告苯甲醇勿用于某些静脉注射制剂）。治疗心律失常，口服盐酸胺碘酮 10~20mg/kg，每日 1 次（或 500mg/m²，每日 1 次），持续 7~10 天，之后根据情况使用尽量低的维持剂量，即 5~10mg/kg，每日 1 次（或 250mg/m²，每日 1 次）。20min 至 2h 内静脉注射 5mg/kg 胺碘酮，之后使用 10~15mg/kg，每日 1 次的维持剂量。BNFC 2010/11 推荐新生儿 30min 静脉注射 5mg/kg 胺碘酮，隔 12~24h 重复，婴儿和 18 岁以下的儿童 20min 至 2h 内静脉注射 5~10mg/kg 胺碘酮，之后连续注射胺碘酮 300μg/kg，每小时 1 次（最多 1.5mg/kg，每小时 1 次）。在除颤无果后，治疗新生儿和 18 以下儿童室颤或无脉性室性心动

过速应在至少 3min 内静脉注射 5mg/kg（最多 300mg）胺碘酮。

1. Shuler CO, *et al.* Efficacy and safety of amiodarone in infants. *Am Heart J* 1993; **125**: 1430–2.
2. Figa FH, *et al.* Clinical efficacy and safety of intravenous amiodarone in infants and children. *Am J Cardiol* 1994; **74**: 573–7.
3. Saul JP, *et al.* Intravenous amiodarone for incessant tachyarrhythmias in children: a randomized, double-blind, antiarrhythmic drug trial. *Circulation* 2005; **112**: 3470–7.

高级心脏生命支持 对于心脏停搏的患者应进行完全生命支持（详见**高级心脏生命支持**，第214页）。心室纤维或无脉性室性心动过速造成的难以用快速除颤治疗的心脏停搏，可以考虑使用胺碘酮。虽然有人使用过更高剂量，但指导方针[1~3]目前建议静脉注射剂量为300mg，如有必要再给予150mg。如果静脉注射无效可通过骨注射[2]。在英国[1]和欧洲[3]的指导方针中，上述方案后可再进行900mg静脉输注，历时24h滴完。对医院外发生心脏停搏的患者的研究[4]显示，胺碘酮提高了患者到达医院时的存活率。另一项研究[5]表明在上述情况下，胺碘酮比利多卡因更有效。然而，研究胺碘酮在医院中治疗心脏骤停的回顾性试验[6,7]未发现其起到作用。

1. Resuscitation Council (UK). Resuscitation Guidelines 2005. Available at: http://www.resus.org.uk/pages/guide.htm (accessed 10/07/07)
2. The American Heart Association. 2005 American Heart Association guidelines for cardiopulmonary resuscitation and emergency cardiovascular care. *Circulation* 2005; **112**: (suppl 1): IV1–IV203. Available at: http://intl-circ.ahajournals.org/content/vol112/24_suppl/ (accessed 10/07/07)
3. European Resuscitation Council. European Resuscitation Council guidelines for resuscitation 2005. *Resuscitation* 2005; **67** (suppl 1): S1–S190. Also available at: http://www.erc.edu/index.php/guidelines_download_2005/en/ (accessed 10/07/07)
4. Kudenchuk PJ, *et al.* Amiodarone for resuscitation after out-of-hospital cardiac arrest due to ventricular fibrillation. *N Engl J Med* 1999; **341**: 871–8.
5. Dorian P, *et al.* Amiodarone as compared with lidocaine for shock-resistant ventricular fibrillation. *N Engl J Med* 2002; **346**: 884–90. Correction. *ibid.*; **347**: 955.
6. Pollak PT, *et al.* The use of amiodarone for in-hospital cardiac arrest at two tertiary care centres. *Can J Cardiol* 2006; **22**: 199–202.
7. Rea RS, *et al.* Comparing intravenous amiodarone or lidocaine, or both, outcomes for inpatients with pulseless ventricular arrhythmias. *Crit Care Med* 2006; **34**: 1617–23.

心律失常 胺碘酮是一种能有效治疗室上性和室性心律失常（第219页）的药物[1,2]；出现心血管不良反应的风险相对较低，可能对结构性心脏病患者有一定作用。尽管非心脏毒性限制了它的长期使用[2]，但是胺碘酮还可用于防止室上性和室性心律失常复发。一项小型研究[3]发现短期（4周）使用胺碘酮延缓了心脏电复律后动脉纤维化的复发，但这需要大量研究的证明。胺碘酮已在儿童中使用（见上文），可以各种给药途径终止胎儿心律失常[4,5]。

心脏手术后围手术期使用胺碘酮[6~8]可以减少动脉纤维化和其他心律失常。胺碘酮也可治疗**心脏骤停**（见上文**高级心脏生命支持**）。胺碘酮在抗心律失常、治疗心力衰竭方面的功效正在研究中（见下文）。

胺碘酮可防止无症状心律失常患者在心肌梗死后出现突发性心源性猝死，还可防止在有中止性突发心源性猝死病史及有肥厚型心肌病或有其他高风险心脏疾病的患者出现突发性心源性猝死。尽管胺碘酮可以降低死亡率，但作用有限[2,9,10]。心肌梗死后早期大剂量使用胺碘酮会对患者不利[11]。长期防治相比于抗心律失常药，植入式心律转复除颤器使用更普遍，也更有效。胺碘酮可作为植入式心律转复除颤器的附件防止病情频繁发作[12]，也可用于那些不能使用植入式心律复转除颤器的患者。

胺碘酮可引发尖端扭转型室性心动过速，但很罕见[13]。在其他抗心律失常药引发此病的患者中，后来服用胺碘酮后并没有再出现尖端扭转型室性心动过速[14]。

1. Desai AD, *et al.* The role of intravenous amiodarone in the management of cardiac arrhythmias. *Ann Intern Med* 1997; **127**: 294–303. Correction. *ibid.* 1998; **128**: 505.
2. Connolly SJ. Evidence-based analysis of amiodarone efficacy and safety. *Circulation* 1999; **100**: 2025–34.
3. Boos C, *et al.* A short course of oral amiodarone improves sinus rhythm maintenance post-cardioversion for atrial fibrillation. *Heart* 2004; **90**: 1063–4.
4. Flack NJ, *et al.* Amiodarone given by three routes to terminate fetal atrial flutter associated with severe hydrops. *Obstet Gynecol* 1993; **82**: 714–16.
5. Strasburger JF, *et al.* Amiodarone therapy for drug-refractory fetal tachycardia. *Circulation* 2004; **109**: 375–9.
6. Aasbo JD, *et al.* Amiodarone prophylaxis reduces major cardiovascular morbidity and length of stay after cardiac surgery: a meta-analysis. *Ann Intern Med* 2005; **143**: 327–36.
7. Mitchell LB, *et al.* Prophylactic oral amiodarone for the prevention of arrhythmias that begin early after revascularization, valve replacement, or repair: PAPABEAR: a randomized controlled trial. *JAMA* 2005; **294**: 3093–3100.

8. Khanderia U, *et al.* Amiodarone for atrial fibrillation following cardiac surgery: development of clinical practice guidelines at a university hospital. *Clin Cardiol* 2008; **31**: 6–10.
9. Amiodarone Trials Meta-Analysis Investigators. Effect of prophylactic amiodarone on mortality after acute myocardial infarction and in congestive heart failure: meta-analysis of individual data from 6500 patients in randomised trials. *Lancet* 1997; **350**: 1417–24.
10. Hilleman DE, Bauman JL. Role of antiarrhythmic therapy in patients at risk for sudden cardiac death: an evidence-based review. *Pharmacotherapy* 2001; **21**: 556–75.
11. Elizari MV, *et al.* Morbidity and mortality following early administration of amiodarone in acute myocardial infarction. *Eur Heart J* 2000; **21**: 198–205.
12. Connolly SJ, *et al.* Comparison of β-blockers, amiodarone plus β-blockers, or sotalol for prevention of shocks from implantable cardioverter defibrillators: the OPTIC Study: a randomized trial. *JAMA* 2006; **295**: 165–71.
13. Hohnloser SH, *et al.* Amiodarone-associated proarrhythmic effects: a review with special reference to torsade de pointes tachycardia. *Ann Intern Med* 1994; **121**: 529–35.
14. Mattioni TA, *et al.* Amiodarone in patients with previous drug-mediated torsade de pointes: long-term safety and efficacy. *Ann Intern Med* 1989; **111**: 574–80.

心力衰竭 室性心律失常会引发严重心力衰竭（第224页）患者猝死，但一般不建议常规使用抗心律失常药，因为许多抗心律失常药有负性肌力作用。胺碘酮不是负性肌力药，是心力衰竭和症状性心律失常患者的常用药，但其在预防中的作用仍不清楚。GESICA 研究（Grupo de Estudio de la Sobrevida en la Insuficiencia Cardiaca en Argentina）[1]显示胺碘酮可降低无室性心律失常症状的严重慢性心衰患者的死亡率并改善心脏功能。在减少死亡率的效果上，此药实际疗效比由其抗心律失常活性作用带来的预期疗效要好。但是，针对心衰和室性期前收缩患者的 CHF-STAT 研究[2]（充血性心力衰竭抗心律失常治疗的存活率）显示，胺碘酮并没有提高总存活率。对上述实验另外的三次试验的荟萃分析[3]显示胺碘酮可降低高危患者的死亡率或心律失常发生率，从而降低总死亡率。但是，进一步研究[4,5]发现胺碘酮对长期存活率没有影响，然而埋藏式复律除颤器可减少25%的死亡率。一项回顾性分析[6]研究发现急性心肌梗死后心脏衰竭的患者死亡率高于使用了胺碘酮的患者。尽管有些研究[1,7,8]推荐使用胺碘酮，但是胺碘酮引起的不良反应限制了它的应用，目前不推荐用于治疗心衰，除非患者出现有症状的室性心律失常。

1. Doval HC, *et al.* Randomised trial of low-dose amiodarone in severe congestive heart failure. *Lancet* 1994; **344**: 493–8.
2. Singh SN, *et al.* Amiodarone in patients with congestive heart failure and asymptomatic ventricular arrhythmia. *N Engl J Med* 1995; **333**: 77–82.
3. Amiodarone Trials Meta-Analysis Investigators. Effect of prophylactic amiodarone on mortality after acute myocardial infarction and in congestive heart failure: meta-analysis of individual data from 6500 patients in randomised trials. *Lancet* 1997; **350**: 1417–24.
4. Bardy GH, *et al.* Amiodarone or an implantable cardioverter-defibrillator for congestive heart failure. *N Engl J Med* 2005; **352**: 225–37.
5. Packer DL, *et al.* Impact of implantable cardioverter-defibrillator, amiodarone, and placebo on the mode of death in stable patients with heart failure: analysis from the Sudden Cardiac Death in Heart Failure Trial. *Circulation* 2009; **120**: 2170–6.
6. Thomas KL, *et al.* Amiodarone use after acute myocardial infarction complicated by heart failure and/or left ventricular dysfunction may be associated with excess mortality. *Am Heart J* 2008; **155**: 87–93.
7. Takemura K, *et al.* Low-dose amiodarone for patients with advanced heart failure who are intolerant of beta-blockers. *Circ J* 2002; **66**: 441–4.
8. Choo DC, *et al.* Amiodarone rescue therapy for severe decompensated heart failure initially unsuitable for beta-blockers. *J Cardiovasc Pharmacol Ther* 2003; **8**: 187–92.

制剂

BP 2010: Amiodarone Intravenous Infusion; Amiodarone Tablets.

专利制剂

Arg.: Amiocar; Angoten; Asulblan; Atlansil; Cistimela; Coronax; Coronovo; Miodarona; Miotenk; Ritmocardyl; **Austral.:** Aratac; Cardinorm; Cordarone X; Rithmik; **Austria:** Sedacoron; **Belg.:** Cordarone; **Braz.:** Amiobal; Amioron†; Ancoron; Angiodarona†; Angyton†; Atlansil; Cardicoron; Cor Miot; Diodarone; Hiperterona; Miocoron; Miodarid; Miodaron; Miodon; **Canad.:** Cordarone; **Chile:** Atlansil; Cordarone; Ritmocardyl; **Cz.:** Amiohexal; Amiokordin; Cordarone; Ritmopuls†; Rivodaron; Sedacoron; **Denm.:** Cordan; Cordarone; **Fin.:** Cordarone; **Fr.:** Cordarone; Corbionax; Cordarone; **Ger.:** Amiodarex; Amiodura†; Amiogamma; Amiohexal; Cordarex; Cornaron; Tachydaron†; **Gr.:** Angoron; **Hong Kong:** Cordarone; Sedacoron; **Hung.:** Amiokordin†; Cordarone; Sedacoron†; **India:** Aldarone; Cordarone; Eurythmic; **Indon.:** Kendaron; Tiaryt; **Irl.:** Cordarone; **Israel:** Miodacore; Procor; **Ital.:** Amiodar; **Jpn:** Ancaron; **Malaysia:** Cardarone; Cordarone; **Mex.:** Braxan; Cardiorona†; Cordarone; Forken; Keritmon; Sinarona; **Neth.:** Cordarone; **Norw.:** Cordarone; **NZ:** Aratac; Cordarone X; **Philipp.:** Amio; Anoion; Cordarone; Cordez; Miodrone; **Pol.:** Amiokordin (Амиокордин); Cardiodarone (Кардиодарон); Sedacoron (Седакорон); **Rus.:** Amiokordin (Амиокордин); Cardiodarone (Кардиодарон); Rhythmiodarone (Ритмиодарон); Sedacoron (Седакорон); **S.Afr.:** Amiotach; Arycor; Cordarone; Hexarone; **Singapore:** Aratac; Cordarone; **Spain:** Trangorex; **Swed.:** Cordarone; **Switz.:** Amiodar; Cordarone; Escodarone; **Thai.:** Aldarone; Amdaronet†; Amiodarone 200†; Aratac; Cardilor; Cordarone; **Turk.:** Cordarone; **UAE:** Amirone; **UK:** Amyben; Cordarone X; **Ukr.:** Am-

idaron (Амидарон); Amiokordin (Амиокордин); Aritmil (Аритмил); Cardiodaron (Кардиодарон); Cordarone (Кордарон); Miorytmil (Миоритмил); **USA:** Cordarone; Nexterone; Pacerone; **Venez.:** Arycor†; Coradona; Diarona; Eudarona; Novarona; Trangorex

---

Amlodipine (*BAN, rINN*) 氨氯地平

Amlodipiini; Amlodipin; Amlodipino; Amlodipinum. 3-Ethyl 5-methyl 2-(2-aminoethoxymethyl)-4-(2-chlorophenyl)-1,4-dihydro-6-methylpyridine-3,5-dicarboxylate.

Амлодипин

$C_{20}H_{25}CIN_2O_5 = 408.9$.
CAS — 88150-42-9.
ATC — C08CA01.
ATC Vet — QC08CA01.
UNII — 1J444QC288.

Amlodipine Besilate (*BANM, rINNM*) 苯磺酸氨氯地平

Amlodipiinibesilaatti; Amlodipin Besilat; Amlodipinbesilat; Amlodipin-besylát; Amlodipin-bezilát; Amlodipine, bésilate d'; Amlodipine Besylate (*USAN*); Amlodipini besilas; Amlodipino besilatas; Besilato de amlodipino; UK-48340-26.

Амлодипина Безилат

$C_{20}H_{25}CIN_2O_5, C_6H_6O_3S = 567.1$.
CAS — 111470-99-6.
ATC — C08CA01.
ATC Vet — QC08CA01.
UNII — 864V2Q084H.

Pharmacopoeias. In *Eur.* (see p.vii), *Jpn*, and *US*.

Ph. Eur. 6. 8（Amlodipine Besilate） 白色或类白色粉末。微溶于水和异丙醇；略溶于无水乙醇；易溶于甲醇。贮藏于密闭容器中。避光。

USP 33（Amlodipine Besilate） 白色或类白色粉末。微溶于水和异丙醇；略溶于乙醇；易溶于甲醇。贮藏于密闭容器中。避光。

Amlodipine Maleate (*BANM, USAN, rINNM*) 马来酸氨氯地平

Amlodipine, Maléate d'; Amlodipini Maleas; Maleato de amlodipino; UK-48340-11.

Амлодипина Малеат

$C_{20}H_{25}CIN_2O_5, C_4H_4O_4 = 524.9$.
CAS — 88150-47-4.
ATC — C08CA01.
ATC Vet — QC08CA01.
UNII — CQ27G2BZJM.

不良反应、处置和注意事项

参见二氢吡啶类钙通道阻滞剂（详见**硝苯地平**，第394页）。

不良反应发生率 使用氨氯地平治疗高血压的1091名患者中，128例（11.7%）因不良反应停药[1]。最常见不良反应为踝关节水肿、面部潮红、头痛、皮疹和疲劳。

1. Benson E, Webster J. The tolerability of amlodipine in hypertensive patients. *Br J Clin Pharmacol* 1995; **39**: 578P–579P.

心衰 钙通道阻滞剂一般避免用于心衰患者，但没有发现氨氯地平对严重心衰患者的发病率和死亡率有任何不良影响[1]。事实上，此药适合用于治疗此类患者的心绞痛或高血压病。

1. Packer M, *et al.* Effect of amlodipine on morbidity and mortality in severe chronic heart failure. *N Engl J Med* 1996; **335**: 1107–14.

卟啉病 尽管有氨氯地平成功治愈卟啉病患者的报道[1,2]，但是仍有患者急性发作[3]。

1. Gorchein A. Drug treatment of hypertension in acute intermittent porphyria: doxazosin and amlodipine. *Br J Clin Pharmacol* 1997; **43**: 339–40.

2. Cinemre H, *et al.* Safety of amlodipine use in patients with acute intermittent porphyria. *Br J Clin Pharmacol* 2007; **64:** 246–7.
3. Kepple A, Cernek PK. Amlodipine-induced acute intermittent porphyria exacerbation. *Ann Pharmacother* 1997; **31:** 253.

药物相互作用

参见二氢吡啶类钙通道阻滞剂（详见**硝苯地平**，第396页）。

药动学

口服后吸收良好，血药浓度 6～12h 达到高峰。生物利用度不稳定，一般为 60%～65%。据报道氨氯地平血浆蛋白结合率为 98%。它的终末半衰期会延长至 35～50h，连续用药 7～8 天后即达血浆稳态浓度。氨氯地平主要由肝代谢；大部分代谢产物经尿排泄，其中原形药物占给药量不到 10%。氨氯地平不可由透析清除。

1. Meredith PA, Elliott HL. Clinical pharmacokinetics of amlodipine. *Clin Pharmacokinet* 1992; **22:** 22–31.
2. Kang D, *et al.* Population analyses of amlodipine in patients living in the community and patients living in nursing homes. *Clin Pharmacol Ther* 2006; **79:** 114–24.

吸收 对 24 名健康受试者的研究表明，胶囊剂型的氨氯地平的吸收情况与溶液剂型的相同，这表明此药向血液转移慢的特性与剂型无关；吸收不受食物影响[1]。

1. Faulkner JK, *et al.* Absorption of amlodipine unaffected by food: solid dose equivalent to solution dose. *Arzneimittelforschung* 1989; **39:** 799–801.

代谢 在动物和人类受试者中，氨氯地平的代谢产物已得到确认[1]。氨氯地平分布广泛，代谢复杂，与其他二氢吡啶类钙拮抗剂类似，它会被氧化成吡啶类似物。这是代谢的主要步骤。约 5%的药物以原形经尿排出。

1. Beresford AP, *et al.* Biotransformation of amlodipine. *Arzneimittelforschung* 1989; **39:** 201–9.

用途和用法

氨氯地平是一种与硝苯地平（第398页）作用类似的二氢吡啶类钙拮抗剂，用于治疗高血压（第228页）和心绞痛（第215页）。

氨氯地平一般以苯磺酸盐的形式口服给药。但剂量一般以氨氯地平表示；氨氯地平苯磺酸盐 6.9mg 约相当于氨氯地平 5mg。也有使用氨氯地平的樟脑磺酸盐马来酸盐和甲磺酸盐的剂型。

在高血压的治疗中，常规初始剂量为每次 5mg，每日 1 次，如有必要可增加至每次 10mg，每日 1 次。同样的剂量用于稳定性心绞痛和变异型心绞痛的治疗。对于老年患者和肝功能减退的患者，初始剂量可减少。（详见下文）。

也有使用苯磺酸氨氯地平的 (S)-异构体的。氨氯地平明显的抗菌活性正在研究中。

1. Murdoch D, Heel RC. Amlodipine: a review of its pharmacodynamic and pharmacokinetic properties, and therapeutic use in cardiovascular disease. *Drugs* 1991; **41:** 478–505.
2. Haria M, Wagstaff AJ. Amlodipine: a reappraisal of its pharmacological properties and therapeutic use in cardiovascular disease. *Drugs* 1995; **50:** 560–86.
3. Siragy HM. Improving vascular function in hypertension: potential benefits of combination therapy with amlodipine and renin-angiotensin-aldosterone system blockers. *J Hypertens* 2010; **28:** 2–8.

儿童用法 已有一些研究检验氨氯地平在患有高血压的儿童和青少年中的给药方案[1～4]。氨氯地平在年幼儿童中清除率更快[5]，他们比更大的儿童需要相应更多的剂量[3,4]。部分年幼儿童适合每日 2 次给药[4]。氨氯地平在每个实验中耐受性都很好，长期给药时也能做到安全有效[6]。

尽管在美国氨氯地平还未取得在儿童中使用的许可，*BNFC 2010/11* 推荐治疗 1 个月～12 岁儿童高血压时初始口服剂量为 100～200μg/kg，每日 1 次。如需要可增大剂量，1～2 周后至最大剂量 400μg/kg，每日 1 次，或 10mg，每日 1 次。年龄更大的儿童可使用正常成人剂量（见上文）。

1. Pfammatter JP, *et al.* Amlodipine once-daily in systemic hypertension. *Eur J Pediatr* 1998; **157:** 618–21.
2. Flynn JT, *et al.* A randomized, placebo-controlled trial of amlodipine in children with hypertension. *J Pediatr* 2004; **145:** 353–9.
3. Tallian KB, *et al.* Efficacy of amlodipine in pediatric patients with hypertension. *Pediatr Nephrol* 1999; **13:** 304–10.
4. Flynn JT, *et al.* Treatment of hypertensive children with amlodipine. *Am J Hypertens* 2000; **13:** 1061–6.
5. Flynn JT, *et al.* Population pharmacokinetics of amlodipine in hypertensive children and adolescents. *J Clin Pharmacol* 2006; **46:** 905–16.
6. Flynn JT. Efficacy and safety of prolonged amlodipine treatment in hypertensive children. *Pediatr Nephrol* 2005; **20:** 631–5.

在肝损伤中的用法 肝损伤患者对氨氯地平的消除能力降低，需要考虑减少用药量，美国注册药品信息建议初始剂量为每次 2.5mg，每日 1 次。

制剂

USP 33: Amlodipine Besylate Tablets.

专利制剂

Arg.: Abloom; Amloc; Amlodine; Amlotens; Amze; Anexa; Angiofilina; Angipec; Arteriosan; Calpres; Carboplex; Cardiorex; Cardivas; Coroval; Dronalden; Hipertensal; Ilduc; Mitokor; Nexotensil; Nikor; Pelmec; Pultex; Terloc; Tervalon; Zundic; ***Austral.:*** Amlo; Norvasc; Ozlodip; Perivasc; ***Austria:*** Amlodanorm†; Amlodilan; Amlodinova; Amlohyp; Amloreg†; Amlotyrol; Coradipin; Edidipin; Norvasc; ***Belg.:*** Amlogal; Amlor; ***Braz.:*** Amilopil; Amlocor; Amloprax†; Amlovasc†; Anlo; Anlodibal; Anlodil; Cordarex; Cordipina; Lodipen†; Lodipil; Nemodine†; Nicord; Norvasc; Pressat; Roxflan; Tensaliv; Tensidipin; Tensodin; ***Canad.:*** Norvasc; ***Chile:*** Amdipin; Amloc; Norvasc; Presilam; Presovasc; Terloc; ***Cz.:*** Afiten; Agen; Alozur; Amilostad; Amlodigamma; Amlopp; Amloratio; Amlotenz; Amlozek; Apo-Amlo; Cardilopin; Genam; Hipres; Normodipine; Norvasc; Orcal; Recotens; Tensigal; Torella; Zeppeliton†; Zorem; Zufalm; ***Denm.:*** Norvasc; ***Fin.:*** Amlopharm; Amloratio; Beslodipin; Coveram; Norvasc; ***Fr.:*** Amlor; ***Ger.:*** Amlo Tad; Amlo Wolff†; Amlo-corax†; Amlo-Isis; Amlo-Q; Amlobesilat; Amlobeta; Amlocard; Amloclair; Amlodigamma; Amlodoc; AmloLich; Amparo; Norvasc; ***Gr.:*** Abesyl; Aggovask; Aldosion; Alister; Amilopid; Amlibon; Amlodil; Amlodin; Amlopen; Amlopress; Amloretin; Amlosilat; Amlotens; Amodipan; Angioretic; Axyplot; Baruden; Beglaryl; Dafor; Evangio; Flodil; Hypertel; Karpin; Lavi-Press; Lodipin; Naxuril; Nolvac; Nordex; Norfan; Normodin; Norvagen; Norvalet; Norvasc; Precardin; Ramlet; Rovoxid; Vascodin; ***Hong Kong:*** A-phine; Actapin; Amdol; Amedin; Amlong; Amlopin; Amlopres; Amlovas; Derox; Hypress; Lofral; Norvasc; ***Hung.:*** Agen; Alozur; Amlipin; Amlobesyl; Amlodep; Amlodigamma; Amlodipress; Amlodowin; Amlozek; Cardilopin; Normodipine; Norvasc; Tenox; ***India:*** Amdepin; Amlodac; Amlogard; Amlopres; Amlosafe; Amlostat; Amlotrust; Calchek; Lama; Myodura; ***Indon.:*** A-B Vask; Actapin; Amcor; Amdixal; Calsivas; Cardisan; Cardivask; Comdipin; Divask; Gensia; Intervask; Lopiten; Lovask; Normoten; Norvask; Pehavask; Tensivask; Theravask; ***Irl.:*** Amlid; Amlist; Amlode; Amlotan; Istin; Istolde; Myostin; Rustin; ***Israel:*** Amlow; Norvasc; ***Ital.:*** Almidis; Antacal; Krudipin; Makadip; Monopina; Norvasc; Zauris; ***Jpn:*** Amlodin; Norvasc; ***Malaysia:*** Amlong; Amvaz; Camlodin; Covasc; Hovasc; Lofral; Nordipine; Norvasc; Sunvasc; Vamlo; Zynor; ***Mex.:*** Aken; Amlibon; Amlibon Bes; Avistar; Cropinex; Inivical; Nexus; Norpled; Norvas; Oralcam; Pequisy; Poltroon; Presone-1; Sistopres; Spinodin; ***Neth.:*** Amlo†; Amlober; Amlodno; Amlonor†; Amlostad; Amlosyl; Norvasc; ***Norw.:*** Norvasc; ***NZ:*** Calvasc; Norvasc; ***Philipp.:*** Aforbes; Amaday; Ambesyl; Ambloc; Amcal; Amlobes; Amlocor; Amlodac; Amlodine; Amlopine; Amvasc; Asomex; Bezam; Calcivas; Dailyvasc; Lopicard; Medipin; Norbloc; Norvasc; Provasc; Sedipin; Stamlo; Vasalat; Vaselec; ***Pol.:*** Adipine; Agen; Aldan; Amlonor; Amlopin; Amloratio; Amlozek; Apo-Amlo; Cardilopin; Lofral; Normodipine; Norvasc; Suplar; Tenox; Vilpin; ***Port.:*** Adivaz; Amlocor; Cardionox; Corpress†; Dilocea; Drime; Famonor†; Freccia; Ibotec; Mibral; Monodin; Nivelcor†; Norvasc; Orexene; Tencemed; Teufin; Tiflodipina; Vasoplus; Zabart; ***Rus.:*** Agen (Аген); Akridipin (Акридипин); Amlodil (Амлодил)†; Amlorus (Амлорус); Amlotop (Амлотоп); Amlovas (Амловас); Calchek (Калчек); Cardilopin (Кардилопин); Cordi Cor (Корди Кор); Corvadil (Корвадил); Normodipine (Нормодипин); Norvadin (Норвадин); Norvasc (Норваск); Omelar Cardio (Омелар Кардио); Stamlo M (Стамло М); Tenox (Тенокс); ***S.Afr.:*** Almadin; Amlate; Amloc; Amlodac; Amlosyn; Calbloc; Ciplavasc; Klodip; Lomanor; Norvasc; ***Singapore:*** Amlong; Amtas; Norvasc; Stamlo; ***Spain:*** Amlodeq†; Amlor; Astudal; Kerniox†; Norvas; Presdeten; ***Swed.:*** Amlobesyl; Norvasc; ***Switz.:*** Alzar†; Amlo eco; Amlopin; Amlovasc; Norvasc; ***Thai.:*** Ambes; Amlod; Amlopine; Amvas; Deten; Lovas; Norvasc; ***Turk.:*** Amlodis; Amlohex; Amlokard; Amlovas; Biocard†; Dilopin; Monovas; Nipidol; Norlopin; Normopres; Norvadin; Norvasc; Penvasc; Vasocard; Vazkor; ***UK:*** Amlostin; Istin; ***Ukr.:*** Amlodil (Амлодил); Amlong (Амлонг); Amlopril (Амлоприл); Amlosandoz (Амлосандоз); Asomex (Азомекс); Emlodin (Эмлодин); Norvadin (Норвадин)†; Norvasc (Норваск); Stamlo (Стамло); Tenox (Тенокс); ***USA:*** Amvaz†; Norvasc; ***Venez.:*** Amlibon; Amlip; Amloc†; Amlopin; Amlovas; Angiovan; Dilotex; Lodipin; Nilan†; Norvasc; Pinam; Stamlo†; Unidoscor†.

多组分制剂 ***Arg.:*** Adrebloc†; Amlopril; Arteriosan Plus; Coroval B; Diovan A; Diovan Triple; Exforge; Hipertensal Combi; Ilduc Duo; Lipoarteriosan; Pelmec Duo; Pelmec Max; Pelmec Max D; Temax; Terloc Duo; Terloc Max; ***Austral.:*** Caduet; Exforge; ***Austria:*** Caduet; Exforge; ***Belg.:*** Exforge; ***Braz.:*** Atmos; Betalor; Caduet; Diovan Amlo; Lotar; Naprix A; Press Plus; Sinergen; ***Chile:*** Caduet; Exforge; Valaxam; ***Cz.:*** Amesos; Caduet; Copalia; Dafiro; Exforge; Imprida; Imprida HCT; Prestance; Sintonyn; ***Denm.:*** Exforge; ***Fr.:*** Axeler; Caduet; Coveram; Exforge; Sevikar; ***Gr.:*** Copalia; Coveram; Dafiro; Exforge; Orizal; Sevikar; ***Hong Kong:*** Caduet; Exforge; ***Hung.:*** Caduet; Covercard; Exforge; Lisonorm; ***India:*** Alsartan-AM; Amace-BP; Amdepin-AT; Amlopres AT; Amlopres L; Amlopres Z; Amlosafe-AT; Amlosafe-LS; Amlostat-AT; Biopril AM; Calchek L; Dilvas AM; Tenochek; Tenolol-AM; ***Indon.:*** Caduet; Exforge; ***Irl.:*** Acerycal; Exforge; Konverge; Reaptan; Sevikar; ***Israel:*** Exforge; ***Malaysia:*** Caduet; Exforge; ***Mex.:*** Amlidual; Amlipril; Caduet; ***Neth.:*** Copalia; Exforge; ***Norw.:*** Exforge; ***Philipp.:*** Envacar; Exforge; ***Pol.:*** Co-Prestarium; Dironorm; Exforge; ***Port.:*** Caduet; Copalia; Coveram; Dafiro; Exforge; Imprida; Mixanval; Sevikar; Zolnor; ***Rus.:*** Ampliton (Амплитон); Caduet (Кадуэт); Tenochek (Теночек); ***S.Afr.:*** Caduet; Exforge; ***Singapore:*** Caduet; Exforge; ***Swed.:*** Exforge; ***Switz.:*** Caduet; Exforge; ***Thai.:*** Caduet; Exforge; ***Turk.:*** Caduet; Calversum; Exforge; ***UK:*** Exforge; ***Ukr.:*** Caduet (Кадует); Ekvator (Экватор); Hypril-A (Гіприл-А)†; Neocard-Atn (Неокард-Атн); Neocard-Lis (Неокард-Лiз); Normodipin (Нормодипин); Tenochek (Теночек); ***USA:*** Azor; Caduet; Exforge; Exforge HCT; Lotrel; ***Venez.:*** Amlibon B; Caduet; Diovan/Amlibon; Duopres.

Amosulalol Hydrochloride (*rINNM*) ⊗盐酸氨磺洛尔

Amosulalol, Chlorhydrate d'; Amosulaloli Hydrochloridum; Hidrocloruro de amosulalol; YM-09538. (±)-5-(1-Hydroxy-2-{[2-(o-methoxyphenoxy)ethyl]amino}ethyl)-o-toluenesulphonamide hydrochloride.

Амосулалола Гидрохлорид

$C_{18}H_{24}N_2O_5S,HCl = 416.9.$

CAS — 85320-68-9 (amosulalol); 70958-86-0 (amosulalol hydrochloride); 93633-92-2 (amosulalol hydrochloride).

UNII — 4O4S698PEE.

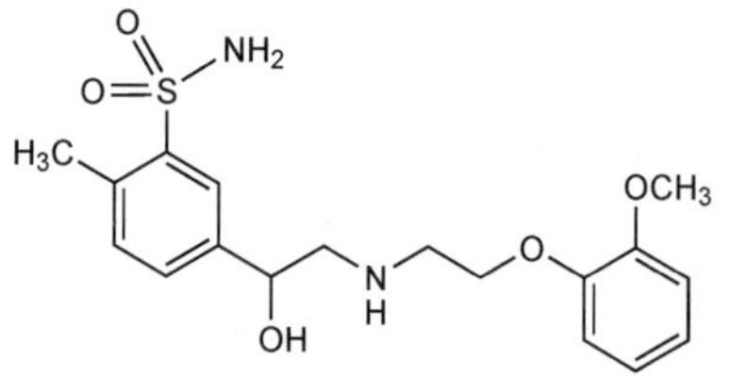

(amosulalol)

注：Lowgan 被用作盐酸氨磺洛尔的商品名。

Pharmacopoeias In *Jpn*.

简介

氨磺洛尔是一种同时有 α 受体阻滞活性的 β 受体阻滞剂（第278页）。它以盐酸盐的形式口服给药，用于治疗高血压病。

Amrinone (*BAN, rINN*) 氨力农

Amrinon; Amrinona; Amrinoni; Amrinonum; Inamrinone (*USAN*); Win-40680. 5-Amino-3,4′-bipyridyl-6(1*H*)-one.

Амринон

$C_{10}H_9N_3O = 187.2.$

CAS — 60719-84-8.

ATC — C01CE01.

ATC Vet — QC01CE01.

UNII — JUT23379TN.

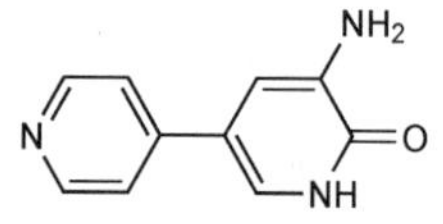

Pharmacopoeias. In *Chin.* and *US.*

USP 33（Inamrinone） 浅黄至棕黄粉末，无臭或有微臭。几乎不溶于水和氯仿；微溶于甲醇。于 25℃ 的温度条件下贮藏，允许温度范围15～30℃。避光。

Amrinone Lactate (*BANM, rINNM*) 乳酸氨力农

Amrinone, Lactate d'; Amrinoni Lactas; Lactato de amrinona.

Амринона Лактат

$C_{10}H_9N_3O,C_3H_6O_3 = 277.3.$

CAS — 75898-90-7.

ATC — C01CE01.

ATC Vet — QC01CE01.

UNII — I229274Y5B.

配伍禁忌 制药厂表示乳酸氨力农注射剂与含葡萄糖的溶液、呋塞米存在物理学上的配伍禁忌。

氨力农与碳酸氢钠混合时会出现沉淀[1]，很可能是因为在碱性溶液中氨力农溶解度降低。

1. Riley CM, Junkin P. Stability of amrinone and digoxin, procainamide hydrochloride, propranolol hydrochloride, sodium bicarbonate, potassium chloride, or verapamil hydrochloride in intravenous admixtures. *Am J Hosp Pharm* 1991; **48:** 1245–52.

不良反应

氨力农可造成胃肠道紊乱并可能因此需要停药。它可导致剂量依赖性血小减少症。它可能有肝毒性，特别是长期口服的患者。有报道发生低血压和心律失常。其他不良反应包括头痛、发热、胸痛、甲变色和眼干。有报道发生超敏反应（包括肌炎和血管炎）。静脉注射部位可出现局部疼痛和灼烧感。口服给药不良反应大，所以目前只经静脉短时给药。对其他有正性肌力作用的磷酸二酯酶抑制药的研究显示，长期口服此类药会增加死亡率。

1. Wynne J, *et al.* Oral amrinone in refractory congestive heart failure. *Am J Cardiol* 1980; **45:** 1245–9.
2. Wilmshurst PT, Webb-Peploe MM. Side effects of amrinone therapy. *Br Heart J* 1983; **49:** 447–51.
3. Wilmshurst PT, *et al.* The effects of amrinone on platelet count, survival and function in patients with congestive cardiac failure. *Br J Clin Pharmacol* 1984; **17:** 317–24.
4. Silverman BD, *et al.* Clinical effects and side effects of amrinone: a study of 24 patients with chronic congestive heart failure. *Arch Intern Med* 1985; **145:** 825–9.
5. Webster MWI, Sharpe DN. Adverse effects associated with the newer inotropic agents. *Med Toxicol* 1986; **1:** 335–42.
6. Mattingly PM, *et al.* Pancytopenia secondary to short-term, high-dose intravenous infusion of amrinone. *DICP Ann Pharmacother* 1990; **24:** 1172–4.
7. Ross MP, *et al.* Amrinone-associated thrombocytopenia: pharmacokinetic analysis. *Clin Pharmacol Ther* 1993; **53:** 661–7.

注意事项

在治疗严重阻塞性主动脉瓣或肺动脉瓣疾病和肥厚型心肌病时，应谨慎使用氨力农。肠外应用时应监测血压和心率。应维持水和电解质平衡。还应监测血小板计数和肝功能。

药动学

虽然氨力农经胃肠道吸收迅速，但已不再口服给药。此药半衰期不稳定，据报道静脉给药后健康受试者半衰期约为4h，心衰患者约为6h。此药血浆蛋白结合率低。氨力农部分经肝代谢，以原形或代谢产物从尿排出；静脉给药后最多40%药物以原形排出。在至少72h的时间里，大约口服剂量的18%经粪便排出。

1. Rocci ML, Wilson H. The pharmacokinetics and pharmacodynamics of newer inotropic agents. *Clin Pharmacokinet* 1987; **13**: 91–109. Correction. *ibid.* 1988; **14**: (contents page).

婴儿 关于新生儿和婴儿氨力农药动学参数，详见下文用途和用法项下儿童用法。

肾损伤 对一个多器官衰竭及无尿儿童[1]以及3个心脏外科手术后无尿的成年人[2]的研究表明，血液透析能够有效地清除氨力农，但是对于不同的患者，清除的程度有所不同。对于重症患者，也可交替使用无肾清除，甚至建议[2]使用血药浓度透析操作。

1. Lawless S, *et al*. Effect of continuous arteriovenous haemofiltration on pharmacokinetics of amrinone. *Clin Pharmacokinet* 1993; **25**: 80–2.
2. Hellinger A, *et al*. Elimination of amrinone during continuous veno-venous haemofiltration after cardiac surgery. *Eur J Clin Pharmacol* 1995; **48**: 57–9.

用途和用法

氨力农是一种3型磷酸二酯酶抑制药，它具有扩张血管以及正性肌力功能。可用于治疗心力衰竭（见第224页）。虽然口服氨力农有效，但是这一途径的副作用在一定程度上却不可接受，因此此药只能短期通过静脉给药给药对其他疗法无反应的心衰。

其作用方式还不是很清楚，但是看起来其抑制磷酸二酯酶而引起环化一磷酸腺苷水平升高，而造成心肌收缩力加强。

氨力农一般以乳酸盐的形式通过静脉给药，其剂量是通过氨力农碱基来衡量的。1.48mg乳酸氨力农相当于1mg的氨力农。最初的负荷剂量是750μg/kg，用2~3min缓慢静脉注射。然后可以进行持续滴注。如有必要，30min后可再次注射负荷剂量。持续注射的剂量是每分钟5~10μg/kg，在24h内，最大的注射剂量（包括负荷剂量）是10mg/kg。目前对于少数的患者可短期内最多使用18mg/kg的剂量。

儿童用法 关于婴儿心脏外科手术中药动学以及药效学的研究[1,2]表明，婴儿要达到2~7μg/ml的药物浓度，需要在开始时分次静脉推注3~4.5mg/kg，其后每分钟10μg/kg的连续注射。由于新生儿的肾功能还不成熟，新生儿比婴儿消除氨力农的速度要慢很多[1,3]，因此建议[1]新生儿使用和婴儿相同的注射剂量，然后继续用每分钟3~5μg/kg的剂量注射。一项主要以婴儿以及稍大的儿童为对象的研究[4]表明，氨力农的清除率以及分布容积在不同患者之间有很大的不同，但与年龄没有联系。

1. Lawless S, *et al*. Amrinone in neonates and infants after cardiac surgery. *Crit Care Med* 1989; **17**: 751–4.
2. Lawless ST, *et al*. The acute pharmacokinetics and pharmacodynamics of amrinone in pediatric patients. *J Clin Pharmacol* 1991; **31**: 800–3.
3. Laitinen P, *et al*. Pharmacokinetics of amrinone in neonates and infants. *J Cardiothorac Vasc Anesth* 2000; **14**: 378–82.
4. Allen-Webb EM, *et al*. Age-related amrinone pharmacokinetics in a pediatric population. *Crit Care Med* 1994; **22**: 1016–24.

制剂

USP 33: Inamrinone Injection.

专利制剂

Cz.: Wincoram†; **India:** Amicor; Cardiotone; **Israel:** Inocor; **Jpn:** Amcoral†; Cartonic†; **Mex.:** Inocor†; **Port.:** Inocor†; **USA:** Inocor.

Ancrod (*BAN, USAN, rINN*) 安克洛酶

Ancrodum.

Анкрод
CAS — 9046-56-4.
ATC — B01AD09.
ATC Vet — QB01AD09.
UNII — EL55307L15.

性状 安克洛酶是从毒蛇毒液中提取出来的一种酶。

不良反应和处置

在使用安洛克酶治疗过程中，会出现出血现象，停药可减轻。如果出血现象严重，可使用冷凝蛋白来促使血浆血液纤维蛋白凝集。当没有办法使用冷凝蛋白时，可使用抗毒蛇素来中和安克洛酶。

在使用安克洛酶时，还可能出现皮疹、抽搐以及高热等症状。

注意事项

参见**肝素**，见第351页。

有严重过敏或者弥散性血管内凝血患者禁止使用此药。由于其纤维蛋白溶解作用使心血管疾病复杂化，因此有心血管疾病的患者应该慎用此药。在进行静脉注射时应该特别注意，应该缓慢推注以防止大量不稳定的纤维蛋白的形成。

在妊娠期间禁用安克洛酶，在动物实验中已经表明，它可能引起胎盘出血甚至致命。

药物相互作用

安克洛酶应避免和纤维蛋白溶解性药物共同使用，例如氨基己酸，也不能和血浆扩容药一起使用，例如右旋糖酐。

用途和用法

安克洛酶是一种抗凝血药。它能够通过分裂纤维蛋白来降低纤维蛋白原的浓度，被分解后的纤维蛋白迅速通过纤维蛋白溶解或吞噬作用从而从血液中移除。它降低了血液黏度，但是对于已经形成的血栓没有任何作用。止血的纤维蛋白浓度一般要12h恢复，而正常情况下一般要10~20天。

安克洛酶用于血栓栓塞性疾病，尤其是深静脉血栓以及术后需要抗凝的患者，原于那些已发生了肝素相关性血小板减少症或血栓的患者（参阅**静脉血栓栓塞**，第244页）。它现在主要用于阴茎异常勃起。安克洛酶也被研究用于缺血性脑卒中，但结果令人失望。

1. Sherman DG, *et al*. Intravenous ancrod for treatment of acute ischemic stroke: the STAT study: a randomized controlled trial. *JAMA* 2000; **283**: 2395–2403.
2. Hennerici MG, *et al*. ESTAT investigators. Intravenous ancrod for acute ischaemic stroke in the European Stroke Treatment with Ancrod Trial: a randomised controlled trial. *Lancet* 2006; **368**: 1871–8.
3. Levy DE, *et al*. Ancrod Stroke Program (ASP) Study Team. Ancrod for acute ischemic stroke: a new dosing regimen derived from analysis of prior ancrod stroke studies. *J Stroke Cerebrovasc Dis* 2009; **18**: 23–7.
4. Levy DE, *et al*. Ancrod in acute ischemic stroke: results of 500 subjects beginning treatment within 6 hours of stroke onset in the Ancrod Stroke Program. *Stroke* 2009; **40**: 3796–3803.

制剂

专利制剂

Austria: Arwin†.

Angiotensinamide (*BAN, rINN*) 血管紧张素胺

Angiotensiiniamidi; Angiotensin Amide *(USAN)*; Angiotensinamid; Angiotensinamida; Angiotensinamidum; NSC-107678. Asn-Arg-Val-Tyr-Val-His-Pro-Phe; [1-Asparagine,5-valine]angiotensin II.

Ангиотензинамид
$C_{49}H_{70}N_{14}O_{11} = 1031.2$.
CAS — 11128-99-7 (angiotensin II); 53-73-6 (angiotensinamide).
ATC — C01CX06.
ATC Vet — QC01CX06.
UNII — 7WAL1X78KV.

简介

血管紧张素胺是一种与天然的血管紧张素II相关的血管升压药。它能够增加皮肤、内脏以及肾血管的外周阻力。血压的升高是与心律的降低作用是相对应的，并且还可能减少心排出量。

血管紧张素胺用于治疗休克相关的低血压。ACEI的过量使用而普通治疗无效时，也可使用。

血管紧张素胺禁止用于接受MAOI治疗的患者，或者其治疗结束未满14天的患者。这种患者使用该药物有导致血压升高的危险。

1. Jackson T, *et al*. Enalapril overdose treated with angiotensin infusion. *Lancet* 1993; **341**: 703.
2. Newby DE, *et al*. Enalapril overdose and the corrective effect of intravenous angiotensin II. *Br J Clin Pharmacol* 1995; **40**: 103–4.
3. Yunge M, Petros A. Angiotensin for septic shock unresponsive to noradrenaline. *Arch Dis Child* 2000; **82**: 388–9.

Anistreplase (*BAN, USN, rINN*) 阿尼普酶

Anisoylated Plasminogen Streptokinase Activator Complex; Anistreplaasi; Anistreplas; Anistreplasa; Anistreplasum; APSAC; BRL-26921. p-Anisoylated (human) lys-plasminogen streptokinase activator complex (1:1).

Анистреплаза
CAS — 81669-57-0.
ATC — B01AD03.
ATC Vet — QB01AD03.

贮藏 厂商建议阿尼普酶应贮藏在2~8℃的温度条件下。

不良反应、处置和注意事项

参见**链激酶**，第444页。像一般链激酶一样，阿尼普酶具有抗原性，并且可能被链激酶抗体中和。

背痛 注射阿尼普酶导致背痛的相关说明见**链激酶**，第444页。

药物相互作用

参见**链激酶**，第446页。

药动学

阿尼普酶从血浆中清除的速度是链激酶的一半，并且纤维蛋白溶解半衰期是90min。其以恒定的速度代谢为纤溶酶原-链激酶混合物。

1. Gemmill JD, *et al*. A comparison of the pharmacokinetic properties of streptokinase and anistreplase in acute myocardial infarction. *Br J Clin Pharmacol* 1991; **31**: 143–7.

用途和用法

阿尼普酶是一种溶栓药。它具有溶解性的纤溶酶原和链激酶复合结构以及对茴香基-anisoyl组合。在静脉注射后，对茴香基组合在脱酰酶作用下稳定释放活性结构，使纤溶酶原转化成纤溶酶，导致纤维蛋白溶解和凝血块溶解。纤维蛋白溶解的机制在**止血和纤维蛋白溶解**部分有进一步的介绍，见第174页。

阿尼普酶与链激酶（第446页）类似地应用于急性心肌梗死（第232页）的治疗。一旦症状发作，立即应用单次静脉注射剂量为30U，历时5min。

制剂

专利制剂

Austria†; Canad.: Eminase†; **Ger.:** Eminase†; **Gr.:** Eminase; **Neth.:** Eminase†.

Apixaban (*USAN, rINN*) 阿哌沙班

Apixabán; Apixabanum; BMS-562247-01. 1-(4-Methoxyphenyl)-7-oxo-6-[4-(2-oxopiperidin-1-yl)phenyl]-4,5,6,7-tetrahydro-1H-pyrazolo[3,4-c]pyridine-3-carboxamide.

Апиксабан
$C_{25}H_{25}N_5O_4$.
CAS — 503612-47-3.
UNII — 3Z9Y7UWC1J.

简介

阿哌沙班是一种口服制剂，直接抑制Xa因子（激活X因子）。阿哌沙班预防静脉血栓栓塞和其他血栓栓塞性疾病的作用正在研究中。

1. Lassen MR, *et al*. Apixaban or enoxaparin for thromboprophylaxis after knee replacement. *N Engl J Med* 2009; **361**: 594–604.
2. Lassen MR, *et al*. Apixaban versus enoxaparin for thromboprophylaxis after knee replacement (ADVANCE-2): a randomised double-blind trial. *Lancet* 2010; **375**: 807–15.

Aprindine Hydrochloride (*BANM，USAN，rI-NNM*) 盐酸阿普林定

AC-1802; Aprindine, Chlorhydrate d'; Aprindini Hydrochloridum; Compound 83846; Compound 99170 (aprindine); Hidrocloruro de aprindina. *N*-(3-Diethylaminopropyl)-*N*-indan-2-ylaniline hydrochloride; *NN*-Diethyl-*N*'-indan-2-yl-*N*'-phenyltrimethylenediamine hydrochloride.

Априндина Гидрохлорид

$C_{22}H_{30}N_2,HCl = 358.9$.
CAS — 37640-71-4 (aprindine); 33237-74-0 (aprindine hydrochloride).
ATC — C01BB04.
ATC Vet — QC01BB04.
UNII — PB5EKT7Q2V.

(aprindine)

注：Aspenon 和 Apritone 被用作盐酸阿普林定的商品名。

不良反应和注意事项

阿普林定的不良反应一般与剂量有关，并且一般会对 CNS 产生影响。包括震颤、眩晕、共济失调、复视、记忆受损、幻觉以及惊厥。胃肠的影响包括恶心、呕吐以及胃胀气。也可能产生粒细胞乏症，可能会有致命的危险。偶尔会并发肝炎和淤胆性黄疸，因此在治疗期间要进行血液以及肝功能测试。

阿普林定对严重心脏病患者以及严重传导紊乱患者是禁用的。一些注册药品信息也建议帕金森病患者以及惊厥患者禁用此药。心动过缓、低血压以及肝或肾功能损伤患者应该慎用此药。

对神经系统的影响 一项针对日本患者的研究[1]发现血清中阿普林定浓度高于 $1\mu g/ml$ 的患者中大约一半会出现神经性不良反应（如头晕和震颤），浓度维持在 $1\mu g/ml$ 以下的患者则很少出现此反应。

1. Tsuchishita Y, *et al.* Relationship between serum aprindine concentration and neurologic side effects in Japanese. *Biol Pharm Bull* 2009; 32: 637–9.

药物相互作用

抗心律失常药 在注射胺碘酮后，2 名患者的阿普林定血浆稳态浓度上升[1]，同时伴有不良反应。

1. Southworth W, *et al.* Possible amiodarone-aprindine interaction. *Am Heart J* 1982; 104: 323.

药动学

阿普林定易从胃肠道吸收。它具有很长的血浆半衰期，一般是 20～27h，一般有将近 85%～95% 是与血浆蛋白结合。它通过尿以及胆汁排泄。

用途和用法

阿普林定是一种 Ib 类的抗心律失常药（第 212 页），用于室性和室上性心律失常（第 219 页）。

阿普林定作为一种盐酸盐，口服用药。在初始剂量和间歇性稳定期应该依据 ECG 来进行诊疗。此药可以用于静脉注射。

制剂

专利制剂
Belg.: Fiboran†; *Gr.:* Fiboran; *Neth.:* Fiboran.

Aranidipine (*rINN*) 阿雷地平

Aranidipino; Aranidipinum; MPC-1304. (±)-Acetonyl methyl 1,4-dihydro-2,6-dimethyl-4-(*o*-nitrophenyl)-3,5-pyridinedicarboxylate.

Аранидипин

$C_{19}H_{20}N_2O_7 = 388.4$.
CAS — 86780-90-7.
UNII — 4Y7UR6X2PO.

简介

阿雷地平是一种钙通道阻滞剂，用于治疗高血压病。

制剂

专利制剂
Jpn: Bec; Sapresta.

Ardeparin Sodium (*USAN，rINN*) 阿地肝素钠

Ardeparina sódica; Ardéparine Sodique; Ardeparinum Natricum; Wy-90493-RD.

Ардепарин Натрий

CAS — 9041-08-1.
UNII — N3927D01PB.

性状 阿地肝素钠是由从猪肠黏膜提取的肝素过氧化物降解得到的。结构链的末端与不带糖残基的原物质的残余物是完全相同的。组成部分的 98% 的分子量为 2000～15000，平均分子量达 5500～6500。其硫化程度达到每个双糖单位的 2.7%。

简介

阿地肝素钠是一种低分子量的肝素（见第 375 页），具有抗凝活性，用于防止术后静脉血栓栓塞。

Argatroban (*BAN，USAN，rINN*) 阿加曲班

Argatrobanum; Argipidine; DK-7419; GN-1600; MCI-9038; MD-805. (2R,4R)-4-Methyl-1-[(S)-N²-[[(RS)-1,2,3,4-tetrahydro-3-methyl-8-quinolyl]sulfonyl]arginyl]pipecolic acid.

Аргатробан

$C_{23}H_{36}N_6O_5S = 508.6$.
CAS — 74863-84-6 (anhydrous argatroban); 141396-28-3 (argatroban monohydrate).
ATC — B01AE03.
ATC Vet — QB01AE03.
UNII — OCY3U280Y3 (anhydrous argatroban); IY90U61Z3S (argatroban monohydrate).

and epimer at C*

配伍禁忌 阿加曲班溶液和胺碘酮溶液混合后立即出现沉淀[1]。阿加曲班溶液和呋塞米、奈西立肽、硝普钠或全肠外营养液混合后视觉上未观察到沉淀，但是 24h 后 pH 发生改变，建议谨慎使用上述混合液[1]。

1. Honisko ME, *et al.* Compatibility of argatroban with selected cardiovascular agents. *Am J Health-Syst Pharm* 2004; 61: 2415–18.

不良反应和注意事项

参见来匹卢定，见第 370 页。

如果同时使用阿加曲班和华法林，会对 INR 值的测量有影响。制药厂提供了一个可将联合治疗中的 INR 值换算成只有华法林时的 INR 值的指导方法。

在重症患者中的用法 重症患者对阿加曲班特别敏感，需用低于常规的剂量。4 名在心脏手术后使用了阿加曲班的危重患者出现过低度抗凝[1]，尽管其用量是按照医嘱或是更低的标准。4 个人肝功能都相对正常。在停止药后药物消除延长。在 1 名没有明显肝功障碍但是有严重的肝淤血以及急性肾功能不全的患者[2]，阿加曲班药效可被延长，这个时候需要适量减少剂量。血液透析对于药物的清除没有任何作用。有病例报道多器官衰竭患者[3]和 1 名年龄更大的多种并发症患者[4]出

现过度抗凝。随后的一项研究中，53 名使用阿加曲班治疗肝素诱导的血小板减少症（HIT）的患者中，47 名（其中 33 名为重症患者）需要使用比常规更低的剂量，16 名（其中 15 名为重症患者）需要使用低于每分钟 500ng/kg 的剂量[5]。一篇阿加曲班治疗 HIT 的综述[6]认为使用阿加曲班在肝功能减弱的患者应降低初始剂量，多数患者剂量维持在每分钟 0.5～1.2μg/kg 就已足够。

1. Reichert MG, *et al.* Excessive argatroban anticoagulation for heparin-induced thrombocytopenia. *Ann Pharmacother* 2003; 37: 652–4.
2. de Denus S, Spinler SA. Decreased argatroban clearance unaffected by hemodialysis in anasarca. *Ann Pharmacother* 2003; 37: 1237–40.
3. Beiderlinden M, *et al.* Argatroban anticoagulation in critically ill patients. *Ann Pharmacother* 2007; 41: 749–54.
4. Kubiak DW, *et al.* Extensive prolongation of aPTT with argatroban in an elderly patient with improving renal function, normal hepatic enzymes, and metastatic lung cancer. *Ann Pharmacother* 2005; 39: 1119–23.
5. Keegan SP, *et al.* Effects of critical illness and organ failure on therapeutic argatroban dosage requirements in patients with suspected or confirmed heparin-induced thrombocytopenia. *Ann Pharmacother* 2009; 43: 19–27.
6. Hursting MJ, Soffer J. Reducing harm associated with anticoagulation: practical considerations of argatroban therapy in heparin-induced thrombocytopenia. *Drug Safety* 2009; 32: 203–18.

过量 1 名重症患者低剂量连续静脉注射阿加曲班预防血栓栓塞，1h 误给了 125mg 的阿加曲班（每分钟 26.1μg/kg）[1]。重复给药时改给新鲜冰冻血浆，未出现出血并发症，但是酶原的凝血时间延长了 48h。虽然给药总剂量与其他案例接近，但是重症患者可能会对阿加曲班特别敏感（见上文）。

1. Yee AJ, Kuter DJ. Successful recovery after an overdose of argatroban. *Ann Pharmacother* 2006; 40: 336–9.

药物相互作用

参见来匹卢定，第 370 页。

华法林 华法林和阿加曲班同时使用时，在计算 INR 值时要特别小心（见上文**不良反应和注意事项**），但是一项对健康者[1]的研究报道却发现两者之间没有药动学方面的相互作用。

1. Brown PM, Hursting MJ. Lack of pharmacokinetic interactions between argatroban and warfarin. *Am J Health-Syst Pharm* 2002; 59: 2078–83.

药动学

54% 阿加曲班可与血浆蛋白结合。新陈代谢主要发生在肝，代谢方式主要为水解和芳香化并使其抗凝活性减弱。抗凝血作用在开始输注后即刻起效，血药浓度在 1～3h 之内保持稳态，直到注射结束或者调整剂量。阿加曲班的半衰期是 39～51min。它主要是通过粪便排出体外，以原形或代谢物的形式从胆汁排泄。大约有 16% 的剂量以原形通过尿排出体外，14% 通过粪便排出。

用途和用法

阿加曲班是人工合成的具有抗凝作用的直接凝血酶抑制剂（见来匹卢定，第 370 页）。它主要用于肝素相关性血小板减少症的患者的治疗以及血栓栓塞的预防（见肝素项下**对血液的影响**，第 350 页），并且是那些有肝素相关性血小板减少症危险的经皮冠状动脉介入治疗患者的辅助用药（见再灌注和血管重建操作，第 237 页）。它还用于其他的血栓栓塞性疾病患者。

在治疗有肝素相关性血小板减少症危险的经皮冠状动脉介入治疗患者过程中，阿加曲班需要采用静脉注射方式，最初的剂量是每分钟 25μg/kg，并且在 3～5min 内一次性静脉注射 350μg/kg。需密切监测激活凝血时间（ACT）。如有必要，可将静脉注射剂量再增加 150μg/kg，并且将注射速度调整到每分钟 15～40μg/kg。

对于肝损伤患者，应将剂量降低（见下文）。

1. Kondo LM, *et al.* Argatroban for prevention and treatment of thromboembolism in heparin-induced thrombocytopenia. *Ann Pharmacother* 2001; 35: 440–51.
2. McKeage K, Plosker GL. Argatroban. *Drugs* 2001; 61: 515–22.
3. Verme-Gibboney CN, Hursting MJ. Argatroban dosing in patients with heparin-induced thrombocytopenia. *Ann Pharmacother* 2003; 37: 970–5.
4. Lewis BE, *et al.* Effects of argatroban therapy, demographic variables, and platelet count on thrombotic risks in heparin-induced thrombocytopenia. *Chest* 2006; 129: 1407–16.
5. Martin ME, *et al.* Argatroban for anticoagulation during cardiac surgery. *Eur J Haematol* 2007; 78: 161–6.
6. Bartholomew JR, *et al.* Argatroban anticoagulation for heparin-induced thrombocytopenia in elderly patients. *Drugs Aging* 2007; 24: 489–99.
7. Beiderlinden M, *et al.* Argatroban in extracorporeal membrane oxygenation. *Artif Organs* 2007; 31: 461–5.

8. Boggio LN, Oza VM. Argatroban use in heparin-induced thrombocytopenia. *Expert Opin Pharmacother* 2008; **9**: 1963–7.

9. Dhillon S. Argatroban: a review of its use in the management of heparin-induced thrombocytopenia. *Am J Cardiovasc Drugs* 2009; **9**: 261–82.

10. Ansara AJ, *et al.* Weight-based argatroban dosing nomogram for treatment of heparin-induced thrombocytopenia. *Ann Pharmacother* 2009; **43**: 9–18.

在肝损伤中的用法 对于肝素相关性血小板减少症的肝损伤患者，应该将阿加曲班最初剂量减少[1]。美国注册药品信息推荐对于中度肝损伤患者应该将剂量降低至每分钟 500ng/kg。由于药物清除降低并且半衰期的延长，停止使用阿加曲班后抗凝作用将延长 4h。对高度肝损伤并且经皮冠状动脉介入治疗的患者应禁用高剂量的阿加曲班。

使用阿加曲班会间接减弱肝功能，肝损伤的患者应降低初始剂量，见上文**不良反应和注意事项**下**在重症患者中的用法**。

1. Levine RL, *et al.* Argatroban therapy in heparin-induced thrombocytopenia with hepatic dysfunction. *Chest* 2006; **129**: 1167–75.

在肾损伤中的用法 肾脏不是阿加曲班重要的排泄渠道。尽管已有包括一些肾功能受损在内的重症患者抗凝过度的报道（见上文**不良反应**下**在重症患者中的用法**），但是一般不调整肾损伤患者的剂量。对使用肝素后出现血小板减少症的患者使用阿加曲班，帮助患者在慢性血液透析后成功抗凝血[1]。透析不是阿加曲班重要的消除渠道，无需调整剂量。综述中出现过阿加曲班治疗患者肾损伤的报道[2]。

1. Tang IY, *et al.* Argatroban and renal replacement therapy in patients with heparin-induced thrombocytopenia. *Ann Pharmacother* 2005; **39**: 231–6.

2. Hursting MJ, Murray PT. Argatroban anticoagulation in renal dysfunction: a literature analysis. *Nephron Clin Pract* 2008; **109**: c80–c94.

制剂

专利制剂
Denm.: Novastan; **Ger.:** Argatra; **Jpn:** Novastan; **Neth.:** Arganova; **Norw.:** Novastan; **Swed.:** Novastan; **USA:** Argatroban.

Arotinolol Hydrochloride (rINNM) ⊗ 盐酸阿罗洛尔

Arotinolol, Chlorhydrate d'; Arotinololi Hydrochloridum; Hidrocloruro de arotinolol; S-596. (±)-5-[2-{[3-(*tert*-Butylamino)-2-hydroxypropyl]thio}-4-thiazolyl]-2-thiophenecarboxamide hydrochloride.

Аротинолола Гидрохлорид
$C_{15}H_{21}N_3O_2S_3,HCl = 408.0$.
CAS — 68377-92-4 (arotinolol); 68377-91-3 (arotinolol hydrochloride).
UNII — 9DOIIHT306.

(arotinolol)

注：Acemail、Alochinon、Arotinoil 和 Ceonomal 被用作盐酸阿罗洛尔的商品名。

Pharmacopoeias. In *Jpn*.

简介

阿罗洛尔是一种非心脏选择性的 β 受体阻滞药（见第278页）。它同时具有 α 受体阻断活性。一般以盐酸盐的形式用于治疗高血压（第228页）、心绞痛（第215页）、心律失常（第218页）以及家族遗传性震颤（第283页）。一般每日口服 20mg，分 2 次服用，最多可每日服用 30mg。震颤患者初始剂量为每日 10mg。

制剂

专利制剂
Jpn: Almarl.

Atenolol (BAN, USAN, rINN) ⊗ 阿替洛尔

Aténolol; Atenololi; Atenololis; Atenololum; ICI-66082. 2-{p-[2-Hydroxy-3-(isopropylamino)propoxy]phenyl}acetamide.

Атенолол
$C_{14}H_{22}N_2O_3 = 266.3$.

CAS — 29122-68-7; 60966-51-0.
ATC — C07AB03.
ATC Vet — QC07AB03.
UNII — 50VV3VW0TI.

注：阿替洛尔还有以下几个名称。

- Co-tenidone（*BAN*）——阿替洛尔和氯噻酮（4：1）（质量分数）。
- Co-tenidone（*PEN*）——阿替洛尔和氯噻酮。

注意与"Atenenol"区分，Atenenol 已用作盐酸阿普洛尔（第261页）的商品名。

Pharmacopoeias. In *Chin.*, *Eur.* (see p.vii), *Int.*, *Jpn*, and *US*.

Ph. Eur. 6. 8（Atenolol） 白色或者类白色的粉末。略溶于水；可溶于无水乙醇；微溶于二氯甲烷。

USP 33（Atenolol） 白色或者纯白，无臭粉末。微溶于水和异丙基乙醇；略溶于乙醚；易溶于甲醇。

不良反应、处置和注意事项

参见 **β 受体阻滞剂**，第279页。

哺乳 阿替洛尔可进入乳汁。一项研究报道表明，哺乳期母亲服用阿替洛尔，新生儿会发生青紫病、心动过缓等症状（参见下文**药动学**）。因此，American Academy of Pediatrics 建议[1]哺乳期女性应该慎用此药。

1. American Academy of Pediatrics. The transfer of drugs and other chemicals into human milk. *Pediatrics* 2001; **108**: 776–89. [Retired May 2010] Correction. *ibid.* 1029. Also available at: http://aappolicy.aappublications.org/cgi/content/full/pediatrics%3b108/3/776 (accessed 01/01/08)

对眼的影响 在没有头痛症状前提下，视力方面的症状一般与用阿替洛尔预防偏头痛有关，这种情况一般也会发生在对那么洛尔有相似反应的患者身上[1]。

1. Kumar KL, Cooney TG. Visual symptoms after atenolol therapy for migraine. *Ann Intern Med* 1990; **112**: 712–13. Correction. *ibid.*; **113**: 257.

对心脏的影响 β 受体阻滞剂一般用于治疗心律失常。然而，在 12 位静脉注射 2.5mg 阿替洛尔的体质较弱患者中，有 6 位患者产生心房纤颤症状[1]。

1. Rassmussen K, *et al.* Atrial fibrillation induced by atenolol. *Eur Heart J* 1982; **3**: 276–81.

对脂类代谢的影响 有报道服用美特洛尔后服用阿替洛尔治疗高甘油三酯血症而引起急性胰腺炎，见第280页。

对肝脏的影响 使用阿替洛尔后，1 名患者出现可逆的胆汁淤积性肝炎[1]，另 1 名患者出现肝功能障碍[2]。

1. Schwartz MS, *et al.* Atenolol-associated cholestasis. *Am J Gastroenterol* 1989; **84**: 1084–6.

2. Yusuf SW, Mishra RM. Hepatic dysfunction associated with atenolol. *Lancet* 1995; **346**: 192.

过量 阿替洛尔缺乏膜稳定性。与其他一些 β 受体拮抗剂相比，阿替洛尔引起的心脏不良反应较少。然而，过量给药阿替洛尔会出现心血管毒性。有报道称阿替洛尔会引起心室停搏[1]和心电图异常的低血压[2]。过量使用阿替洛尔和地尔硫䓬会引发患者出现一些心血管反应[3]，增大了毒性。

1. Stinson J, *et al.* Ventricular asystole and overdose with atenolol. *BMJ* 1992; **305**: 693.

2. Love JN, Elshami J. Cardiovascular depression resulting from atenolol intoxication. *Eur J Emerg Med* 2002; **9**: 111–14.

3. Snook CP, *et al.* Severe atenolol and diltiazem overdose. *J Toxicol Clin Toxicol* 2000; **38**: 661–5.

药物相互作用

与 β 受体阻滞剂相关的药物相互作用见第281页。

药动学

口服后，有 50% 的药被吸收。在 2～4h 内血药浓度达峰。阿替洛尔的脂溶性低，它能够穿过胎盘，也能分布于乳汁中，并且乳汁中浓度远大于母体血液中的浓度。只有很少部分能穿过血脑屏障，与血浆蛋白结合的就更加少。其血浆半衰期为 6～7h，阿替洛尔在肝脏很少或无代谢，主要是通过尿排出体外。可通过血液透析来清除。

哺乳 阿替洛尔进入乳汁中，其浓度要等于[1]或者大于[2]母体血液中的浓度。一项对出生 5 天婴儿的测试表明，摄取含有阿替洛尔的乳汁可导致有青紫病和心动过

缓。当停止哺乳后婴儿的症状减轻[3]。

1. Thorley KJ, McAinsh J. Levels of the beta-blockers atenolol and propranolol in the breast milk of women treated for hypertension in pregnancy. *Biopharm Drug Dispos* 1983; **4**: 299–301.

2. White WB, *et al.* Atenolol in human plasma and breast milk. *Obstet Gynecol* 1984; **63**: 42S–44S.

3. Schimmel MS, *et al.* Toxic effects of atenolol consumed during breast feeding. *J Pediatr* 1989; **114**: 476–8.

妊娠 妊娠期肌酐清除率上升，一项研究中，17 名孕妇患者与产后 3 个月比，妊娠后第二期和第三期阿替洛尔消除半衰期变短，肾脏清除率变快[1]。另一项研究[2]从 6 名分娩前使用阿替洛尔至少 6 天的妇女中取样本，测量阿替洛尔在孕产妇及脐带血中的浓度大致相等。1 名分娩前一天停用阿替洛尔的妇女，其血样本及脐带血样本中均未检测到阿替洛尔。作者评价阿替洛尔在母亲和胎儿中的浓度相等，处于稳态，而且不会在胎儿中蓄积。在母亲使用阿替洛尔的 35 周胎儿中检测到阿替洛尔[3]。新生儿的阿替洛尔清除率比成人慢 4 倍，这可能是由于胎儿的肾功能尚不成熟。14 名新生儿出现短暂性心动过缓。

1. Hebert MF, *et al.* Pharmacokinetics and pharmacodynamics of atenolol during pregnancy and postpartum. *J Clin Pharmacol* 2005; **45**: 25–33.

2. Melander A, *et al.* Transplacental passage of atenolol in man. *Eur J Clin Pharmacol* 1978; **14**: 93–4.

3. Rubin PC, *et al.* Atenolol elimination in the neonate. *Br J Clin Pharmacol* 1983; **16**: 659–62.

用途和用法

阿替洛尔是一种非心脏选择性的 β 受体阻滞剂（见第278页），它具有内源性拟交感活性和膜稳定性。

阿替洛尔用于治疗高血压（第228页）、心绞痛（第215页）、心律失常（第218页）、心肌梗死（第232页）。它也可用于预防偏头痛（参见 M37 第587页）。

在治疗**高血压**病时，阿替洛尔采用口服形式，每日 50～100mg，如果单次给药，每次剂量最多 50mg，1～2 周内起效。

口服治疗**心绞痛**的剂量一般是 50～100mg，单次或者分次服用。虽然有时会采用 200mg 剂量，但是高剂量并没有更好的效果。

对于**心律失常**的急救，阿替洛尔采用静脉注射的方式。每次剂量是 2.5mg，注射速度是 1mg/min。如果有必要，可每 5min 注射 1 次，总计最高剂量不得超过 10mg。也可以采用静脉输注 150μg/kg，历时 20min。如有需要，可在 12h 后重复静脉注射或输注。当达到稳定状态时，可继续每日口服 50mg。

阿替洛尔一般用于严重**心肌梗死**的初期治疗。治疗应在胸痛开始12h之内开始；在注射没有不良反应的情况下，应将 5～10mg 阿替洛尔用静脉注射的方式以 1mg/min 的速度缓慢注射，然后 15min 后口服 50mg；或者静脉注射 5mg，10min 后可重复前面的注射，再过 10min 口服 50mg；再过 12h 后，后续采用维持剂量，每日口服 100mg。

在预防**偏头痛**时，每日口服 50～100mg。

对于肾功能不全患者应该酌情将剂量减少（见下文）。

S(−)-异构体阿替洛尔和艾沙洛尔（第333页）的用法与阿替洛尔类似。

在肾损伤中的用法 对于肾损伤患者，应该按照患者的清除率（CC）适当减少剂量，其剂量按照下列值：

- CC 为 15～35ml/(min · 1.73m²)：每日 50mg 口服或者每 2 天 10mg 静脉注射。
- CC 小于 15ml/(min · 1.73m²)：每日 25mg 或者每 2 天 50mg 口服，或者每 4 天 10mg 静脉注射。
- 血液透析患者：在每次血液透析后口服 25～50mg。

制剂

BP 2010: Atenolol Injection; Atenolol Oral Solution; Atenolol Tablets; Cotenidone Tablets;
USP 33: Atenolol and Chlorthalidone Tablets; Atenolol Injection; Atenolol Oral Solution; Atenolol Tablets.

专利制剂
Arg.: Atel†; Atelan; Atenoblock; Atenopharma; Atenovit; Cardioblock; Corpaz; Fabotenol; Felobits; Ilaten; Myocord; Plenacor; Prenormine; Telvodin; Tensilol†; Tozolden; Vericordin; **Austral.:** Anselol; Atehexal; Noten; Tenormin; Tensig; **Austria:** Arcablock†; Atehexal; Atenolan; Betasyn†; Tenormin; **Belg.:** Atenotop; Docateno; Tenormin; **Braz.:** Ablok; Angipress; Atecard†; Atenegran; Atenex; Atenobal; Atenolab; Atenosyn; Atenopress†; Atenorm; Atensiol; Atenuol; Atepress; Biotenol†; Ditenol†; Neotenol†; Plenacor; Sifnolol†; **Canad.:** Apo-Atenol; Novo-Atenol; Nu-Atenol; Tenormin; **Chile:** Atomex; Betacar; Grifotenol; Labtenol; Tenormin; **Cz.:** Apo-Atenol; Atenoblock†; Atehexal; Atenobene; Catenol†; Corotenol†; Tenormin; Uniloc; **Fin.:** Atenblock; Atenil†; Tenoblock; Tenoprin; **Fr.:** Betatop; Tenormine; **Ger.:** Ate Lich; Atel†; Atebeta; Atehexal; Atendol†; Atenogamma; Cuxanorm†; duratenol†; Evitocor†; Jenatenol†; Juvental; Tenormin; **Gr.:** Adenamin; Azectol; Blikonol; Blocotenol; Eptonal; Estanolin; Fealin; Galol; Hemon; Londofis; Mesonex; Mezarid; Neocardon; Osel; Presentil;

Silder; Synarome; Tenormin; Tradiver; Umoder; ***Hong Kong:*** Adoll†; Antipressan†; Apo-Atenol; Artenol; Atenemeal; CP-Atenol; Hajime; Hypernol; Lo-Ten; Martenol; Normaten; Nortelol; Noten; Oraday†; Telol; Tenormin; Tensig; Ternolol; Totamol; Tredol; Vascoten; Velorin; ***Hung.:*** Atenobene; Atenomel; Blokium†; Huma-Atenol†; Prinorm; ***India:*** Atecard; Aten; Beta; Beten; Cadpres; Hipres; Lonol; Teno; Tenolol; Tenormin; Tensimin; ***Indon.:*** Betablok; Farnormin; Hiblok; Internolol; Tenblok; Tenormin; Tensinorm†; Zumablok; ***Irl.:*** Amolin; Atecor; Ateni; Atenogen; Atenomel; Nortenolol; Tenormin; Trantalol; ***Israel:*** Normalol; Normiten; ***Ital.:*** Atenol; Atermin; Seles Beta; Tenomax; Tenormin; ***Malaysia:*** Apo-Atenol; Beten; Loten†; Normaten; Noten; Oraday†; Ranlol; Tenormin; Ternolol†; Urosin; Vascoten; ***Mex.:*** Atenol†; Atoken; Biofilen; Blotex; Lesaten; Min-T; Nosbal; Tenormin; Trebanol; ***Neth.:*** Tenormin†; ***Norw.:*** Tenormin; Uniloc; ***NZ:*** Lo-Ten; ***Philipp.:*** Aloten; Aten; Atestad; Cardioten; Durabeta; Tenor-Bloc; Tenormin; Tenorvas; Tenostat†; Tensimin; Therabloc; Velorin; Zenolen; ***Pol.:*** Normocard†; ***Port.:*** Ancoren†; Atenolac†; Blokium†; Bril; Corzil; Tenormin; Tessifol†; ***Rus.:*** Atenolan (Атенолан); Betacard (Бетакард); Catenol (Катенол)†; Estekor (Эстекор); Hypoten (Хайпотен)†; Tenolol (Тенолол); Tenormin (Тенормин); ***S.Afr.:*** Atenoblok†; B-Block; Hexa-Blok; Ten-Bloka; Tenopress; Tenormin; Venapulse†; ***Singapore:*** Apo-Atenol; Hypernol; Normaten; Noten; Prenolol; Tenolol; Tenormin; Vascoten; ***Spain:*** Blokium; Neatenol; Tanser; Tenormin; ***Swed.:*** Tenormin; Uniloc†; ***Switz.:*** Atenil; ateno-basan†; Cardaxen; Selobloc; Tenormin; ***Thai.:*** Atcard; Atenol; Coratol†; Daynol; Enolol; Eutensin; Nolol; Nortelol; Oraday; Preloc; Prenolol; Tenocor; Tenol; Tenolol; Tenormin; Tenrol; Tetalin; Tolol; Vascoten; Velorin; ***Turk.:*** Nortan; Tensidif†; Tensinor; ***UAE:*** Tensotin; ***UK:*** Antipressan; Atenix; Tenormin; ***Ukr.:*** Atenobene (Атенобене); ***USA:*** Tenormin; ***Venez.:*** Artenolol†; Atenoval†; Beloc; Blokium; Ritmilan; Tenormin.

多组分制剂 ***Arg.:*** Plenacor D; Prenoretic; Vericordin Compuesto; ***Austria:*** Arcablock comp†; Atenolan comp; Atenolol comp; Beta-Adalat; Nif-Ten; Polinorm; Tenoretic; ***Belg.:*** Tenif; Tenoretic; ***Braz.:*** Ablok Plus; Angipress CD; Atenoclor†; Atenoric; Atenuol CRT; Betacard Plus; Betalor; Nifelat; Tenoretic; ***Canad.:*** Apo-Atenidone; Novo-Atenolthalidone; Tenoretic; ***Cz.:*** Atedon†; Atenolol Compositum†; Tenoretic; ***Denm.:*** Tenidon; Tenoretic; ***Fin.:*** Nif-Ten; ***Fr.:*** Beta-Adalate; Tenordate; Tenoretic; ***Ger.:*** Ate Lich comp; Atehexal comp; Atel; AteNif beta; Ateno comp; Atenogamma comp; Atenolol comp; Bresben; Diu-Atenolol; duratenol comp†; Nif-Ten; Nifatenol; Sigabloc†; Teneretic; TRI-Normin; ***Gr.:*** Apress; Chlotenor; Merendal; Obosan; Ogerol; Tenoretic; Typofen; Vagosinol; ***Hong Kong:*** Nif-Ten; Target†; Tenoret; Tenoretic; ***Hung.:*** Atenolol Comp†; Blokium Diu; ***India:*** Amdepin-AT; Amlopres AT; Amlosafe-AT; Amlostat-AT; Atecard-D; Beta-Nicardia; Cardif Beta†; Cardules Plus; Depten; Hipres-D; Lerez-AT†; Nifetolol; Presolar; Tenochek; Tenoclor; Tenofed; Tenolol-AM; Tenolol-D; Tenoric; ***Indon.:*** Nif-Ten; Tenoret†; Tenoretic†; ***Irl.:*** Atecor CT; Atenetic; Beta-Adalat; Nif-Ten; Tenoret; Tenoretic; ***Ital.:*** Atenigron; Atinorm†; Carmian; Clortanol; Diube; Eupres; Igroseles; Mixer†; Nif-Ten; Nor-Pa†; Normopress; Target; Tenolone†; Tenoretic; ***Malaysia:*** Apo-Atenidone; Pretenol C; Target; Tenoret; Tenoretic; ***Mex.:*** Plenacor; Tenoretic; ***Neth.:*** Tenoretic†; ***Philipp.:*** Nif-Ten†; Tenoretic; ***Port.:*** Blokium Diu†; Tenoretic; ***Rus.:*** Atehexal Compositum (Атегексал Композитум); Tenochek (Теночек); Tenonorm (Тенонорм); Tenoretic (Теноретик); Tenoric (Тенорик); Tenorox (Тенорокс); ***S.Afr.:*** Adco-Loten; Tenchlor; Tenoret; Tenoretic; ***Singapore:*** Beta Nicardia; Nif-Ten; Nifetex; Target; Tenoret; Tenoretic; ***Spain:*** Blokium Diu; Kalten; Neatenol Diu; Neatenol Diuvas; Normopresil; Tenoretic; ***Switz.:*** Atedurex; ateno-basan comp†; Beta-Adalat; Cardaxen plus; Cotenolol-Neo; Cotesifar†; Kalten; Nif-Atenil†; Nif-Ten; Tenoretic; ***Thai.:*** Catenol; ***Turk.:*** Atexal; Tenoretic; ***UK:*** AtenixCo; Beta-Adalat; Kalten; Tenchlor; Tenif; Tenoret; Tenoretic; Totaretic; ***Ukr.:*** Neocard-Atn (Неокард-Атн); Tenochek (Теночек); Tonorma (Тонорма); ***USA:*** Tenoretic; ***Venez.:*** Blokiuret; Tenoretic.

Atorvastatin Calcium (*BANM, USAN, rINNM*) 阿托伐他汀钙

Atorvastatina cálcica; Atorvastatine calcique; Atorvastatinum calcicum; Calcii Atorvastatinum; CI-981. Calcium (βR,δR)-2-(p-fluorophenyl)-β,δ-dihydroxy-5-isopropyl-3-phenyl-4-(phenylcarbamoyl)pyrrole-1-heptanoic acid (1:2) trihydrate.

Кальций Аторвастатин

$C_{66}H_{68}CaF_2N_4O_{10},3H_2O$ = 1209.4.

CAS — 134523-00-5 (atorvastatin); 134523-03-8 (atorvastatin calcium).

ATC — C10AA05.

ATC Vet — QC10AA05.

UNII — 48A5M73Z4Q (atorvastatin calcium hydrate); C0GEJ5QCSO (anhydrous atorvastatin calcium).

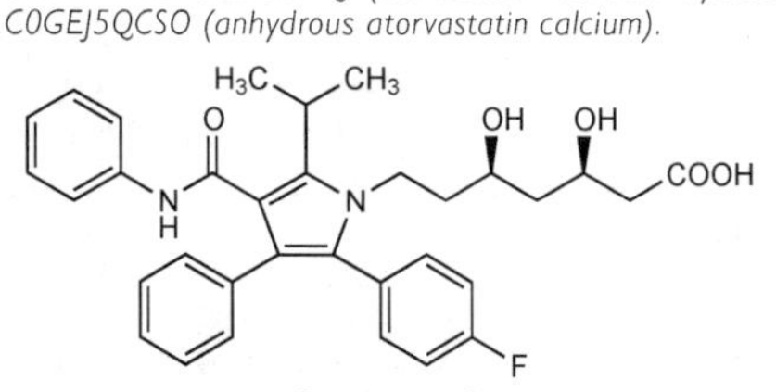

(atorvastatin)

Pharmacopoeias. In *US.*

USP 33 (Atorvastatin Calcium) 白色或乳白色晶体粉末。极微溶于水、pH 值为 7.4 的磷酸缓冲盐和乙腈；不溶于 pH 值为 4 及以下的水溶液；微溶于乙醇；易溶于甲醇。

不良反应和注意事项

参见**辛伐他汀**，第432页。

1. Black DM, *et al.* An overview of the clinical safety profile of atorvastatin (Lipitor), a new HMG-CoA reductase inhibitor. *Arch Intern Med* 1998; **158:** 577–84.
2. Bernini F, *et al.* Safety of HMG-CoA reductase inhibitors: focus on atorvastatin. *Cardiovasc Drugs Ther* 2001; **15:** 211–18.
3. Waters DD. Safety of high-dose atorvastatin therapy. *Am J Cardiol* 2005; **96** (suppl 5A): 69F–75F.
4. Arca M. Atorvastatin: a safety and tolerability profile. *Drugs* 2007; **67** (suppl 1): 63–9.

对皮肤的影响 阿托伐他汀钙会引起中毒性表皮坏死松解症[1]。作者先前不知道这种不良反应与抑制脂质调节作用有关。

1. Pfeiffer CM, *et al.* Toxic epidermal necrolysis from atorvastatin. *JAMA* 1998; **279:** 1613–14.

药物相互作用

参见**辛伐他汀**，第434页。

药动学

阿托伐他汀钙能迅速被胃肠道吸收。由于胃肠黏膜或者肝新陈代谢的影响，其药效低至 12%。阿托伐他汀钙在细胞色素 P450 同工酶 CYP3A4 作用下，新陈代谢为活性代谢物。其中有 98%可与血浆蛋白结合。虽然 HMG-CoA 还原酶的抑制活性由于代谢物的影响达到 20～30h，但是阿托伐他汀钙在血浆中的半衰期一般是 14h。阿托伐他汀钙主要通过胆汁以代谢产物的形式排出体外。

1. Lennernäs H. Clinical pharmacokinetics of atorvastatin. *Clin Pharmacokinet* 2003; **42:** 1141–60.

用途和用法

阿托伐他汀钙是一种 3-羟基-3-甲基戊二酰辅酶 A（HGM-CoA）还原酶抑制剂，是一种作用于血浆脂质的调节药物，类似于其他的辛伐他汀药物（第436页）。它用于降低 LDL 胆固醇、载脂蛋白 B 以及甘油三酯，并且用于治疗高脂血症（第226页）。包括高胆固醇与高脂血综合征（Ⅱa 型或Ⅱb 高脂蛋白血症）、高甘油三酯血症（Ⅳ型）和异常 β 脂蛋白血症（Ⅲ型）。阿托伐他汀钙也可作为附属治疗用于纯合遗传具有 LDL 受体功能的患者。阿托伐他汀钙也具有多重危险因素，包括患有糖尿病的心血管疾病（见**降低心血管危险**，第221页）患者的主要预防用药。

阿托伐他汀是以钙盐的形式口服的，其剂量是以其主要成分来计算（也可用阿托伐他汀镁）。10.82mg 的阿托伐他汀钙三水化合物相当于 10mg 的盐基。最初剂量是每日 1 次，每次10～20mg。对于需要大幅度降低 LDL 胆固醇的患者，最初剂量可以是每日 40mg。在至少 4 周后，可将最大剂量调整为每日 80mg。

使用与阿托伐他汀相互作用的药物时，建议患者减少剂量如下：

- 使用*环孢素*，最大剂量为 10mg，每日 1 次；
- 使用*克拉霉素*，初始剂量为 10mg，每日 1 次，最大剂量为 20 mg，每日 1 次；
- 使用*伊曲康唑*，初始剂量为 10mg，每日 1 次，最大剂量为 40 mg，每日 1 次；
- 使用*利托那韦增效的洛匹那韦*或*利托那韦增效的沙奎那韦*，剂量大于 20mg，每日 1 次时需谨慎使用。

阿托伐他汀的儿童及青少年用法见下。

1. Lea AP, McTavish D. Atorvastatin: a review of its pharmacology and therapeutic potential in the management of hyperlipidaemias. *Drugs* 1997; **53:** 828–47.
2. Malinowski JM. Atorvastatin: a hydroxymethylglutaryl-coenzyme A reductase inhibitor. *Am J Health-Syst Pharm* 1998; **55:** 2253–67.
3. Malhotra HS, Goa KL. Atorvastatin: an updated review of its pharmacological properties and use in dyslipidaemia. *Drugs* 2001; **61:** 1835–81.
4. Croom KF, Plosker GL. Atorvastatin: a review of its use in the primary prevention of cardiovascular events in patients with type 2 diabetes mellitus. *Drugs* 2005; **65:** 137–52.
5. Doggrell SA. Is atorvastatin superior to other statins? Analysis of the clinical trials with atorvastatin having cardiovascular endpoints. *Rev Recent Clin Trials* 2006; **1:** 143–53.
6. Poli A. Atorvastatin: pharmacological characteristics and lipid-lowering effects. *Drugs* 2007; **67** (suppl 1): 3–15.
7. Bybee KA, *et al.* Cumulative clinical trial data on atorvastatin for reducing cardiovascular events: the clinical impact of atorvastatin. *Curr Med Res Opin* 2008; **24:** 1217–29.
8. Acharjee S, Welty FK. Atorvastatin and cardiovascular risk in the elderly—patient considerations. *Clin Interv Aging* 2008; **3:** 299–314.

儿童用法 10～17 岁高胆固醇血症或合并（混合）高脂血症的患儿阿托伐他汀许可的口服初始剂量为 10mg，每日 1 次，如需要可在至少 4 周后调至最大剂量 20mg，每日 1 次。一项历时 6 个月的研究[1]发现按此方案给药，阿托伐他汀对患家族性或严重高胆固醇血症的儿童安全有效。阿托伐他汀还用于与肾脏[2]或心脏[3]移植相关的高脂血症儿童。

1. McCrindle BW, *et al.* Efficacy and safety of atorvastatin in children and adolescents with familial hypercholesterolemia or severe hyperlipidemia: a multicenter, randomized, placebo-controlled trial. *J Pediatr* 2003; **143:** 74–80.
2. Argent E, *et al.* Atorvastatin treatment for hyperlipidemia in pediatric renal transplant recipients. *Pediatr Transplant* 2003; **7:** 38–42.
3. Chin C, *et al.* Efficacy and safety of atorvastatin after pediatric heart transplantation. *J Heart Lung Transplant* 2002; **21:** 1213–17.

制剂

专利制剂

Arg.: Ampliar; Atarva; Ateroclar; Atorvastan; Faboxim; Finlipol; Liparex; Lipibec; Lipifen; Lipitor; Lipocambi; Lipofin; Liponorm; Lipostop; Lipovastatinklonal; Normalip; Plan; Sincol; Tialipol; Torivas; Trimstat; Vastina; Zarator; ***Austral.:*** Lipitor; ***Austria:*** Sortis; ***Belg.:*** Lipitor; ***Braz.:*** Citalor; Lipitor; ***Canad.:*** Lipitor; ***Chile:*** Atenfar; Atorlip; Dislipor; Hipolixan; Lipitor; Lipotropic; Lipox; Lowden; Zarator; Zurinel; ***Cz.:*** Atogal; Atoris; Atorpharm; Bisatum; Larus; Pharmtina; Sortis; Spatizalex; Torvacard; Torvazin; Triglyx; Tulip; Vaston; Voredanin; Xippatin; ***Denm.:*** Zarator; ***Fin.:*** Lipitor; ***Fr.:*** Tahor; ***Ger.:*** Sortis; ***Gr.:*** Altoram; Antorcin; Arvastatil; Ator-Chol; Atorgon; Atorlip; Atorlonga; Atorstat; Atorval; Atorvalet; Atorvanox; Atorvin; Atrost; Atrosterol; Atrovita; Biger; Card-OK; Danelip; Delipost; Doss; Fluxol; Holisten; Lipigan; Lipitor; Lipium-Raldex; Lipizem; Lipodial; Lipostatin; Lipovast; Lorvaten; Rotova; Torvaplus; Torvastin; Vastazor; Xanator; Zarator; ***Hong Kong:*** Lipitor; ***Hung.:*** Atoris; Atorva; Atorvox; Copator; Decholest; Dislipat; Hypolip; Liprimar†; Sortis; Torvacard; Torvalipin; ***India:*** Atorlip; Atorva; Attor; Liporest; Xtor; ***Indon.:*** Atorsan; Lipitor; Stator; ***Irl.:*** Lipitor; ***Israel:*** Lipitor; Torid†; ***Ital.:*** Lipitor†; Torvast; Totalip; Xarator†; ***Jpn:*** Lipitor; ***Malaysia:*** Lipitor; Storvas; ***Mex.:*** Lipitor; ***Neth.:*** Cardyl†; Lipitor; Prevencor; Zarator†; ***Norw.:*** Lipitor; ***NZ:*** Lipitor; ***Philipp.:*** Atopitar; Lipitor; ***Pol.:*** Atoris; Atorvasterol; Atorvox; Atractin; Atrox; Corator; Sortis; Torvacard; Torvalipin; Tulip; ***Port.:*** Atorvan; Avarte; Colip; Kalcor; Kasitrin; Minilip; Sortis; Telvarte; Texzor; Vartrual; Vastor; Zarator; ***Rus.:*** Atomax (Атомакс); Atoris (Аторис); Liprimar (Липримар); Liptonorm (Липтонорм); Torvacard (Торвакард); Tulip (Тулип); ***S.Afr.:*** Aspavor; Lipitor; ***Singapore:*** Lipitor; ***Spain:*** Cardyl; Prevencor; Zarator; ***Swed.:*** Lipitor; ***Switz.:*** Sortis; ***Thai.:*** Lipitor; ***Turk.:*** Alvastin; Ateroz; Ator; Avitorel; Cardyn; Cholvast; Colastin-L; Divator; Kolestor; Lipidra; Lipitaksin; Lipitor; Saphire; Tarden; Torvaxal; ***UK:*** Lipitor; ***Ukr.:*** Atocor (Атокор); Atoris (Аторис); Liprimar (Липримар); Livostor (Ливостор); Storvas (Сторвас); Torvacard (Торвакард); Tulip (Тулип); ***USA:*** CTR; Lipitor; ***Venez.:*** Atovarol; Glustar; Lipitor; Tarimyl.

多组分制剂 ***Arg.:*** Ampliar Duo; Ateroclar Combi; Ateroclar Duo; Colmibe; Hipertensal Combi; Liparex Duo; Liparex Plus; Lipibec Duo; Lipoarteriosan; Liponorm Duo; Plan Duo; Temax; Torimibe; Torivas AT; ***Austral.:*** Caduet; ***Austria:*** Caduet; ***Braz.:*** Caduet; ***Chile:*** Caduet; ***Cz.:*** Caduet; ***Fr.:*** Caduet; ***Hong Kong:*** Caduet; ***Hung.:*** Caduet; ***India:*** Zetitor; ***Indon.:*** Caduet; ***Malaysia:*** Caduet; ***Mex.:*** Caduet; ***Philipp.:*** Envacar; ***Port.:*** Caduet; ***Rus.:*** Caduet (Кадуэт); ***S.Afr.:*** Caduet; ***Singapore:*** Caduet; ***Switz.:*** Caduet; ***Thai.:*** Caduet; ***Turk.:*** Caduet; ***Ukr.:*** Caduet (Кадует); ***USA:*** Caduet; ***Venez.:*** Caduet.

Atropine (*BAN*) 阿托品

Atropiini; Atropin; Atropina; Atropinas; Atropinum; (±)-Hiosciamina; DL-Hiosciamina; (±)-Hyoscyamine. (1R,3r,5S,8r)-Tropan-3-yl (RS)-tropate.

Атропин

$C_{17}H_{23}NO_3$ = 289.4.

CAS — 51-55-8.

ATC — A03BA01; S01FA01.

ATC Vet — QA03BA01; QS01FA01.

UNII — 7C0697DR9I.

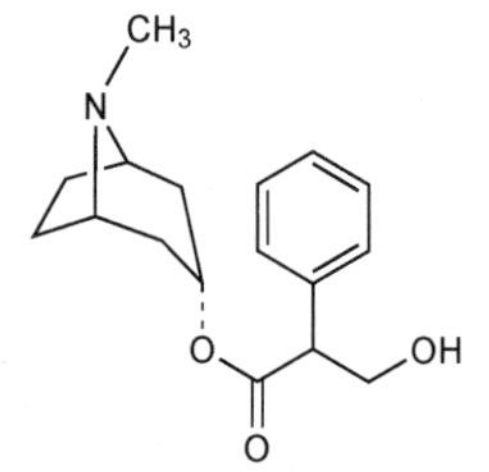

性状 阿托品是一种从茄科植物提取或者合成的生物碱。

Pharmacopoeias. In *Eur.* (see p.vii) and *US.*

Ph. Eur. 6.8 (Atropine) 白色或类白色晶体粉末或者无色晶体。微溶于水；可溶于乙醇和二氯甲烷。避光。

USP 33 (Atropine) 白色晶体，通常呈针状或白色晶体粉末。溶于水（1∶460），溶于 80℃水（1∶90），溶于乙醇（1∶2），溶于氯仿（1∶1），溶于乙醚（1∶25）；可溶于甘油。酚酞试剂测试其饱和溶液为碱性。贮藏于密闭容器中。避光。

Atropine Methobromide (*BANM*) 溴甲品脱

Atropina, metilbromuro de; Atropine Methylbromide; Methylatropine Bromide; Méthylatropine, bromure de; Methylatropini bromidum; Methylatropinii Bromidum; Methylatropinium Bromatum; Methylatropinium-bromid; Metilatropin-bromid; Metilatropino bromidas; Metylatropinbromid; Metyyliatropiinibromidi; Mydriasine. (1R,3r,5S)-8-Methyl-3-[(±)-tropoyloxy]tropanium bromide.

Атропина Метобромид

$C_{18}H_{26}BrNO_3$ = 384.3.

CAS — 2870-71-5.

ATC — A03BA01.

ATC Vet — QA03BA01.

UNII — 63IFT0IX9N.

Pharmacopoeias. In *Eur.* (see p.vii).

Ph. Eur. 6. 8 (Methylatropine Bromide; Atropine Methobromide BP 2010) 无色晶体或者白色或类白色晶体粉末。可溶于水；微溶于乙醇。避光。

Atropine Methonitrate (*BANM, rINN*) 甲硝阿托品

Atrop. Methonit.; Atropiinimetonitraatti; Atropine, Méthonitrate d'; Atropini Methonitras; Atropinmetonitrat; Methylatropine Nitrate (*USAN*); Méthylatropine, nitrate de; Methylatropini nitras; Methylatropinii Nitras; Methylatropinium nitrát; Metilatropin-nitrát; Metilatropino nitratas; Metilnitrato de atropina; Metonitrato de atropina; Metylatropinnitrat; Metyyliatropiininitraatti. (1*R*,3*r*, 5*S*)-8-Methyl-3-[(±)-tropoyloxy]tropanium nitrate.

Атропина Метонитрат

$C_{18}H_{26}N_2O_6 = 366.4.$
CAS — 52-88-0.
ATC — A03BB02.
ATC Vet — QA03BB02.
UNII — Q48D9J47K2.

Pharmacopoeias. In *Eur.* (see p.vii).

Ph. Eur. 6. 8 (Methylatropine Nitrate; Atropine Methonitrate BP 2010) 白色或类白色晶体粉末或者无色晶体。可溶于水；溶于乙醇。避光。

稳定性 甲硝阿托品的水溶液不稳定，pH 值小于 6 的酸性溶液中稳定性增强。

Atropine Sulfate 硫酸阿托品

Atrop. Sulph.; Atropiinisulfaatti; Atropin Sülfat; Atropina, sulfato de; Atropine, sulfate d'; Atropine Sulphate (*BANM*); Atropini sulfas; Atropini Sulfas Monohydricus; Atropino sulfatas; Atropinsulfat; Atropin-sulfát monohydrát; Atropin-szulfát; Atropiny siarczan.

Атропина Сульфат

$(C_{17}H_{23}NO_3)_2,H_2SO_4,H_2O = 694.8.$
CAS — 55-48-1 (*anhydrous atropine sulfate*); 5908-99-6 (*atropine sulfate monohydrate*).
ATC — A03BA01; S01FA01.
ATC Vet — QA03BA01; QS01FA01.
UNII — 03J5ZE7KA5.

注：硫酸阿托品的复方制剂可用下述名称表示。

* Co-phenotrope (*BAN*)——硫酸阿托品和盐酸地芬诺酯（1：100，质量分数）。

ATR 是 BP2010 许可的用于表示含有硫酸阿托品的单剂量滴眼液的代码，包装滴眼液的容器过小，因此无法标注所有应标注的标签信息。

Pharmacopoeias. In *Chin., Eur.* (see p.vii), *Int., Jpn, US,* and *Viet.*

Ph. Eur. 6. 8 （Atropine Sulphate） 白色或类白色晶体粉末或者无色晶体。极易溶于水；可溶于乙醇。2% 水溶液的 pH 值为 4.5~6.2。避光。

USP 33 （Atropine Sulfate） 无色无臭晶体，或者白色晶体粉末，在干燥空气中可风化。溶于水（1：0.5），溶于沸水（1：2.5），溶于乙醇（1：5），溶于甘油（1：2.5）。贮藏于密闭容器中。

配伍禁忌 硫酸阿托品和羟甲苯酸盐不能同时使用，会使阿托品完全失效 2~3 周[1]。

1. Deeks T. Oral atropine sulphate mixtures. *Pharm J* 1983; **230**: 481.

不良反应

阿托品与其他的抗毒蕈碱药物的不良反应，均与它们对毒蕈碱的反应以及高剂量时烟碱样受体有关（见下文抗毒蕈碱功能）。这些反应都与剂量有关，当治疗停止就会消失。它的**外周**影响是对抗毒蕈碱受体在自主神经系统的抑制。在规定剂量之内，不良反应包括口干、吞咽以及说话困难、口渴、支气管分泌物减少、瞳孔扩张、瞳孔调节功能障碍并且畏光、皮肤发红干燥、在心动过速后出现短暂性心动过缓伴有心搏和心律失常以及排尿困难，并且降低胃肠道的蠕动性。在正常剂量时也可能发生过量时的一些**中枢**的反应（见下文）。

过量时，外周反应会加剧，并且还会出现一些其他的反应，如体温过高、高血压、呼吸加速、恶心甚至呕吐。脸上或者上身可能出现皮疹。过量可能刺激中枢神经，出现心神不定、意识错乱、激动、运动失调、动作不协调、偏执、精神不正常及出现幻觉、精神错乱甚至癫痫。然而，在极度兴奋状态下，在中枢神经系统受到抑制、昏迷、循环系统以及呼吸停止，最后致死。

阿托品的敏感度变化相当大，有时候甚至 1g 就能治愈患者，而 100mg 或者更低剂量能让成年人致死，10mg 能让儿童致死。

季铵抗毒蕈碱，像溴甲托品、甲硝阿托品以及溴丙胺太林都具有神经节阻断的功能，大剂量可能导致直立性低血压或者虚脱。更大的剂量可能产生非去极化神经肌肉阻断。

抗毒蕈碱滴眼液的局部缓慢滴入会产生系统中毒，尤其在儿童以及老年人患者中容易发生。眼部长期使用阿托品药物会产生局部刺激、充血、水肿、结膜炎。可能导致眼内压力增大，尤其是对有闭角型青光眼的患者。

阿托品的**超敏反应**并不常见，可能引起青光眼或者皮疹。

对体温的影响 阿托品可抑制出汗而导致体温升高。这可被阿托品扩张皮肤血管的作用而减弱。在 1 名 14 岁发热患者静脉注射阿托品后，发生了体温下降的症状[1]。

对于严重中暑患者接受抗毒蕈碱或者抗精神病药注射后的药物相互反应见**苯扎托品**的**药物相互作用**项下（参见 M37 第768页）。

1. Lacouture PG, *et al.* Acute hypothermia associated with atropine. *Am J Dis Child* 1983; **137**: 291–2.

对眼的影响 除了阿托品的预期眼部影响（见上文），曾经有接受阿托品的患者发生闭角型青光眼的报道[1]。

1. Berdy GJ, *et al.* Angle closure glaucoma precipitated by aerosolized atropine. *Arch Intern Med* 1991; **151**: 1658–60.

对胃肠道的影响 阿托品能改变胃肠环境，1 名 77 岁的帕金森病患者在口服硫酸阿托品控制过多的唾液分泌后发生麻痹性肠梗阻[1]。抗毒蕈碱作用还可能造成食管癌，可能是因为食管括约肌舒张而增加了胃食管反流的风险[2]。

1. Beatson N. Atropine and paralytic ileus. *Postgrad Med J* 1982; **58**: 451–3.
2. Lagergren J, *et al.* Association between medications that relax the lower esophageal sphincter and risk for esophageal adenocarcinoma. *Ann Intern Med* 2000; **133**: 165–75.

对心脏的影响 对于 79 名患者在手术前接受硫酸阿托品静脉注射，总剂量是每 70kg 体重注射 1mg，其中有 20% 的患者发生心律失常现象，并且以年轻患者为主[1]。在成年患者当中，心房与心室分离是最大的困扰；在儿童患者当中，心律失常是最大的困扰。在一项研究中表明[2]，术前用药包括肌内注射阿托品以及格隆溴胺与严格控制不接受抗毒蕈碱药的患者相比较，可能导致更严重的在麻醉以及插管期间的心动过速。接受格隆溴胺的患者在手术期间会更加容易发生心动过速的情况。在使用阿托品以及格隆溴胺的患者当中没发现心搏徐缓以及心脏期外收缩的不同。2 名老年青光眼患者在术后使用阿托品或者使用阿托品眼药的发生了心房颤动的现象[3]。

1. Dauchot P, Gravenstein JS. Effects of atropine on the electrocardiogram in different age groups. *Clin Pharmacol Ther* 1971; **12**: 274–80.
2. Shipton EA, Roelofse JA. Effects on cardiac rhythm of premedication with atropine or glycopyrrolate. *S Afr Med J* 1984; **66**: 287–8.
3. Merli GJ, *et al.* Cardiac dysrhythmias associated with ophthalmic atropine. *Arch Intern Med* 1986; **146**: 45–7.

对心理功能的影响 一项关于帕金森病以及健康控制题目的研究[1]表明，虽然对于长期接受抗毒蕈碱药的患者可以收获其益处，但是停药后此作用可逆的。一篇流行病学的报道[2]也表明，接受抗毒蕈碱药的年长患者其认知行为会降低。

也可参见**苯海索**（参见 M37 第789页）和**奥昔布宁**（参见 M37 第2110页）。

1. Van Herwaarden G, *et al.* Short-term memory in Parkinson's disease after withdrawal of long-term anticholinergic therapy. *Clin Neuropharmacol* 1993; **16**: 438–43.
2. Lechevallier-Michel N, *et al.* Drugs with anticholinergic properties and cognitive performance in the elderly: results from the PAQUID Study. *Br J Clin Pharmacol* 2005; **59**: 143–51.

超敏反应 1 名 38 岁的妇女在接受阿托品静脉注射后发生过敏性休克的现象[1]。

1. Aguilera L, *et al.* Anaphylactic reaction after atropine. *Anaesthesia* 1988; **43**: 955–7.

过量 一项对阿托品中毒或者过量的报道指出，一名呼吸科专家[1]在治疗过程中 24h 之内使用了硫酸阿托品 10 次，还有 1 名儿童在使用的药剂中含有过量的苯乙哌啶和阿托品[2]。

1. Larkin GL. Occupational atropine poisoning via aerosol. *Lancet* 1991; **337**: 917.
2. McCarron MM, *et al.* Diphenoxylate-atropine (Lomotil) overdose in children: an update (report of eight cases and review of the literature). *Pediatrics* 1991; **87**: 694–700.

不良反应的处置

当患者口服过量阿托品，在 1h 之内，应该洗胃或者使用活性炭来减少吸收。然后进行相关的治疗。

毒扁豆碱曾被用于抗毒蕈碱药过量的治疗（参见

M37 第1794页），但是这种方法具有相当的风险，一般不适合使用。可以使用地西泮来控制明显的激动或者惊厥，由于吩噻嗪可能会增强抗毒蕈碱药的效果，所以一般不使用。当发生心律失常的情况时，可使用抗心律失常药物。组织缺氧或者酸中毒情况应该及时处理，即使没有出现酸中毒的情况一般也要使用重碳酸盐。

注意事项

儿童以及老年人应该慎用阿托品，他们更加容易对其产生不良反应。前列腺肥大是其禁忌，前列腺增生可能会导致泌尿系统问题，麻痹性肠梗塞以及幽门狭窄也不宜用。对于患有溃疡性结肠炎的患者，使用此药会导致肠梗阻或者巨结肠，并且其对下端食管括约肌的影响将会加重返流。对腹泻患者应该特别注意，对重症肌无力患者，不应使用此药，除非为了减轻抗胆碱酯酶药的不良反应。

患有闭角型青光眼或者虹膜与角膜与角膜狭窄的患者不应使用此药，因为它会导致眼内压升高，并且会产生严重的沉淀。有报道显示在接受阿托品的患者中有人出现了闭角型青光眼。注册药品信息建议对于不满 3 个月大的婴儿不宜使用阿托品滴眼液，因为它可能会导致睫状肌麻痹或者弱视。阿托品滴眼液的吸收可能会导致全身反应。如果使用的是膏剂，其过量反应将不是很明显。对于眼部疾病患者接受阿托品后视物模糊，此时不应驾驶汽车或者操作机器设备。抗毒蕈碱药也可导致视物模糊、目眩以及其他可能致人的某方面能力下降（如驾驶）。

由于可能导致体温过高，在环境温度较高的情况下，尤其是儿童患者不宜使用阿托品。对于高热患者在使用阿托品时应特别注意。

阿托品以及抗毒蕈碱药在心动过速，如甲状腺毒症、心脏病以及心脏手术后应该慎用，这些情况下可能会进一步加快心动速度。

对于患有严重心肌梗死的患者，由于可能会使局部出血或者梗死更加严重，所以应该慎用此药。

阿托品可能会导致患者尤其是老年患者意识错乱。全身使用阿托品导致的支气管分泌物减少可能与气管黏液液栓的形成有关。

在治疗帕金森病时，剂量的增加以及其他剂型治疗的转换应该是循序渐进的，并且抗毒蕈碱药不应立刻停止使用。小的不适可通过降低剂量而改善直至适应。

患有唐氏综合征的患者更容易对阿托品产生不良反应，而白化病患者产生不良反应的概率会降低。

哺乳 在母体接受阿托品治疗的哺乳婴儿中并没有发现不良反应，因此 American Academy of Pediatics[1]认为哺乳期间可使用此药。

1. American Academy of Pediatrics. The transfer of drugs and other chemicals into human milk. *Pediatrics* 2001; **108**: 776–89. [Retired May 2010] Correction. *ibid.*; 1029. Also available at: http://aappolicy.aappublications.org/cgi/content/full/pediatrics%3b108/3/776 (accessed 01/06/04)

药物相互作用

阿托品以及其他抗毒蕈碱药的作用会被同时使用的含有抗毒蕈碱成分的其他药物增强，如金刚烷胺、一些抗组胺类药物、吩噻嗪类抗精神病药以及三环类抗抑郁药。MAOIs 抑制药物代谢酶可能会对抗毒蕈碱药的作用增强。抗毒蕈碱导致的胃动力减弱可能会影响其他药物的吸收。抗毒蕈碱药也会对西沙必利、多潘立酮以及甲氧氯普胺等药物产生反作用。抗毒蕈碱药以及拟副交感神经类药物会互相拮抗。

药动学

阿托品易通过胃肠道吸收，它也会被一些黏膜、眼以及未受损皮肤吸收。它迅速在血液中扩散后分布到全身各个部分。它能够通过血脑屏障。它在肝中不能被完全代谢并且以药物原形及代谢产物的形式通过尿排出体外。其半衰期为 4h。阿托品可通过胎盘，乳汁中含有痕量时托品。

阿托品季铵盐像甲硝阿托品在口服时吸收速度比较慢。它们在体液内高度离子化，并且不宜溶于脂类，它们不会透过血脑屏障。

妊娠 阿托品药动学研究表明在妊娠后期[1~3]，阿托品会迅速穿过胎盘。在静脉注射 5min 后在脐带血中阿托品的含量达到最大，25min 其对胎儿心律的作用将会达到最大。

1. Barrier G, *et al.* La pharmacocinétique de l'atropine chez la femme enceinte et le foetus en fin de grossesse. *Anesth Analg Reanim* 1976; **33**: 795–800.
2. Onnen I, *et al.* Placental transfer of atropine at the end of pregnancy. *Eur J Clin Pharmacol* 1979; **15**: 443–6.
3. Kanto J, *et al.* Placental transfer and pharmacokinetics of atropine after a single maternal intravenous and intramuscular administration. *Acta Anaesthesiol Scand* 1981; **25**: 85–8.

用途和用法

阿托品是一种叔铵类抗毒蕈碱生物碱，具有中枢和外周双重作用（见下文）。它一般会以硫酸盐的形式出现。它会首先刺激 CNS 然后再抑制，并且对胃部肌肉具有抗痉挛的作用，可减少分泌物，尤其是唾液以及支气管分泌物。它会减少汗液的分泌，但是对胆汁以及胰腺分泌物的影响却甚微。阿托品抑制交感神经系统导致心率加快。正常剂量口服阿托品会降低胃肠动力，但是对胃肠分泌物的影响很小。季铵衍生物，如硝酸甲酯化物，对于 CNS 影响不大，但是却有很强的交感神经阻滞功能。

由于其对心率的影响，阿托品可用于治疗心搏过缓以及各种原因引起的心搏停止，包括在急性心肺复苏过程中。它还有其他的一些用途，包括：麻醉的术前用药，中和抗胆碱酯酶药的毒蕈碱作用，如新斯的明以及其他的拟副交感神经类药物。在胃肠疾病中作为解痉药，在胆和肾绞痛中作为缓解症状的镇痛辅助药，用于治疗或者预防支气管痉挛，用于治疗毒蘑菇中毒，用于有机磷杀虫剂中毒的治疗。在眼科学中，阿托品被用于瞳孔放大剂以及睫状肌麻痹剂。

见下面标题下的具体用量以及用法，还有在特定情况下的衍生物。

抗毒蕈碱功能　抗毒蕈碱药如阿托品，可在副交感神经效应器部位（包括神经节后胆碱能受体）的 M 受体部位竞争性抑制乙酰胆碱的作用。它也是缺少胆碱能神经分布的平滑肌的胆碱作用的抑制剂。它们一般被用作副交感神经阻滞剂、阿托品、类阿托品、抗胆碱能药，虽然后者也包括具有抗胆碱作用的药物。

药理学上可识别的**毒蕈碱受体**至少有五种（M_1、M_2、M_3、M_4 和 M_5），被分为五种分子亚型（m_1、m_2、m_3、m_4 和 m_5）。传统的抗毒蕈碱药为非特异性的，新的化合物哌仑西平、替仑西平对神经节部位的 M_1 受体具有选择性抑制作用，产生支配胃肠道的节后神经的抑制作用。

抗毒蕈碱药可被归类为**叔铵**或者**季铵**化合物。阿托品以及其他天然生物碱的物质（如东莨菪碱、莨菪碱）都是叔铵，也就是说它们都具有叔氮原子，半合成衍生物或者合成的抗毒蕈碱药还有叔铵（如后马托品、安坦）或者季铵（如甲溴后马托品、薯蓣）合成物。

在临床剂量下，叔铵抗毒蕈碱药对乙酰胆碱的烟碱受体作用不大。然而，季铵类抗毒蕈碱药具有更强的抗烟碱作用，当高剂量时，其作用主要来自于神经节阻滞功效，过高剂量，可能会产生神经肌肉阻滞剂的作用。在叔铵抗毒蕈碱药以及季铵抗毒蕈碱药之间还存在药动学方面的不同。季铵抗毒蕈碱药比叔铵抗毒蕈碱化合物更难溶于脂类物质，它们都很少被胃肠吸收并且不会通过血脑屏障或者结膜。

在治疗剂量下抗毒蕈碱药能产生一系列的作用。随着剂量增加时，抗毒蕈碱药产生的**外周**作用包括：

- 减少唾液、支气管以及汗液等体液的分泌；
- 使瞳孔扩大并且造成睫状肌麻痹；
- 加快心率；
- 引起排尿形成障碍以及胃肠道平滑肌张力下降；
- 抑制胃酸分泌。

其**中枢**作用在于：除了东莨菪碱在剂量范围内服用可以导致 CNS 抑制外，叔铵可以促进脊髓的功能，刺激脑中枢神经使迷走神经兴奋，使呼吸加快。在毒性剂量时，所有的叔铵，包括东莨菪碱，都能刺激 CNS，产生焦躁、定向力障碍、产生幻觉以及精神错乱。当剂量再增加时，会引起中枢抑制或者呼吸停顿导致死亡。在作用方面，人工通气的叔铵比天然产生的叔铵的影响要小；季铵的主要影响可以忽略不计。

麻醉　抗毒蕈碱药包括阿托品、东莨菪碱、格隆溴铵，用于手术前麻醉时控制唾液分泌以及呼吸道多余黏液的分泌（参见 M37 第 1700 页），目前一般使用较小刺激作用的麻醉剂，这一用法就不是很重要。阿托品以及格隆溴铵还用于在手术过程中给药，用于如丁二酰胆碱、氟烷、异丙酚等，或者刺激迷走神经引起的心搏过缓或者低血压。正常剂量阿托品比同剂量阿托品引起的心搏加快的反应要小一些。当东莨菪碱于术前用药时，会导致记忆缺失、镇静，但是不像阿托品一样会导致心搏加速，它一般会导致心搏迟缓。阿托品或者格隆溴铵，还可以用于抗胆碱酯酶药（如新斯的明）之后或者与其同时使用，用于预防它们的毒蕈碱样不良反应（**新斯的明**的用法，参见 M37 第 602 页）。

作为**术前用药**，硫酸阿托品一般使用 $300\sim600\mu g$ 用于皮下或者肌内注射，通常在麻醉前 $30\sim60min$ 给药。或者在麻醉前立即静脉注射 $300\sim600\mu g$ 的硫酸阿托品。儿童所用的皮下或者肌内注射硫酸阿托品的适当

剂量如下。

- 体重超过 3kg 的儿童：$100\mu g$；
- 体重在 $7\sim9kg$ 的儿童：$200\mu g$；
- 体重在 $12\sim16kg$ 的儿童：$300\mu g$；
- 体重超过 20kg 的儿童：用成人剂量。

在手术过程中**心搏迟缓**的患者，BNF 59 推荐应该使用 $300\sim600\mu g$ 进行静脉注射，在紧急情况下可使用更大的剂量。儿童一般使用 $10\sim20\mu g/kg$。

为了对抗**抗胆碱酯酶药**的毒蕈碱样作用，当其被用于对抗竞争性肌松药的作用时，成人静脉注射硫酸阿托品的剂量为 $0.6\sim1.2mg$，与胆碱酯酶药一起或者在其之后使用。BNF 59 认为 0.6mg 依酚氯铵已经足够。胎儿、婴儿和儿童用 $20\mu g/kg$（最大剂量 600mg）新斯的明，BNFC 2009 认为 $7\mu g/kg$（最大剂量 $600\mu g$）依酚氯铵已经足够。

胆绞痛和肾绞痛　阿托品用于治疗胆绞痛和肾绞痛的辅助药（第 6 页）。

心律失常　阿托品可抑制迷走神经进而加快心律，因此被用于各种心律失常或者过缓性心律失常的情况。它被频繁用于突发性过缓性心律失常，尽管用于慢性心律失常的初期治疗（第 218 页），但是心脏起搏常作为长期治疗的方案。紧急使用的适应证包括预防和治疗与麻醉相关的心律失常（见上文），其他药物引起的心律失常以及心搏停止或者心脏电机械分离引起的心跳骤停（见**高级心脏生命支持**，第 214 页）。硫酸阿托品被用于急性心肌梗死引起的心搏迟缓；然而，由于阿托品可能会加重局部缺血或者心肌梗死，因此在使用时要谨慎。

对于心搏停止或者心脏电机械分离的成年人的**加强生命支持**，欧洲[1]以及英国[2]药典要求要求阿托品的剂量为 3mg，单次静脉注射。美国药典[3]要求重复注射 1mg 直到最高剂量 3mg。

在**心动过缓**患者中，阿托品的剂量[1-3]为静脉注射 $500\mu g$，每 $3\sim5min$ 重复注射，直到最高剂量 3mg。

当不能使用静脉注射时，可以使用气管内导管来注射阿托品，尽管这样做可靠性差一些。给予儿童 $2\sim2.5$ 倍静脉注射剂量，用 0.9% 生理盐水或蒸馏水稀释至 $5\sim10ml$。5 次人工通气后，给予儿童 $30\mu g/kg$，用 0.9% 生理盐水稀释至 5ml。

1. European Resuscitation Council. European Resuscitation Council guidelines for resuscitation 2005. *Resuscitation* 2005; **67** (suppl 1): S1–S190. Also available at: http://www.erc.edu/index.php/guidelines_download_2005/en/ (accessed 06/04/10)
2. Resuscitation Council (UK). Resuscitation Guidelines 2005. Available at: http://www.resus.org.uk/pages/guide.htm (accessed 07/03/06)
3. The American Heart Association. 2005 American Heart Association guidelines for cardiopulmonary resuscitation and emergency cardiovascular care. *Circulation* 2005; **112** (suppl 1): IV1–IV203. Also available at: http://intl-circ.ahajournals.org/content/vol112/24_suppl/ (accessed 09/02/06)

眼部疾病　阿托品可以使瞳孔放大以及睫状肌麻痹（参见 M37 第 1786 页）。局部用药需 40min 以上的时间来产生瞳孔放大的功效，可以持续 1 周甚至更长的时间；睫状肌麻痹要在 $1\sim3h$ 后生效，其恢复需要 $6\sim12$ 天。阿托品用于防止粘连形成，减轻眼部炎症如葡萄膜炎（参见 M37 第 1446 页）引起的睫状肌痉挛疼痛。阿托品可通过使视力较弱眼产生睫状肌麻痹来预防或扭转弱视（懒惰眼），如斜视（参见 M37 第 1786 页），被认为与常规遮盖法一样有效[1]。阿托品还用于眼部检查，如检测屈光度。然而由于起效快，持续时间短，通常特别是对于成人使用更多的是其他抗毒蕈碱药如环喷托酯、后马托品或托品酰胺。

尽管一些国家有 0.5% 溶液或 1% 软膏，且更适用，但是硫酸阿托品滴眼液的含量很高，避免全身吸收很重要，如婴儿和幼童。滴眼后通过挤压泪囊可减少全身吸收。

治疗**炎症性眼病**如葡萄膜炎需每日滴 $1\sim4$ 次硫酸阿托品。虽然硫酸阿托品持续时间长，可低频率使用，但是仍需每日滴视力较弱眼 1 次预防或扭转**弱视**[2-4]。硫酸阿托品用于**检测屈光度**及其他眼部检查时，检查前 3 天内眼部滴硫酸阿托品，每日 2 次。

尽管另一项类似研究中相同治疗用于散光未取得疗效[6]，但是一项研究显示[5] 400 名每日滴 1% 硫酸阿托品的 $6\sim12$ 岁儿童近视得到缓解。

硼酸阿托品还被应用于眼科准备工作。

1. Li T, Shotton K. Conventional occlusion versus pharmacologic penalization for amblyopia. Available in The Cochrane Database of Systematic Reviews; Issue 4. Chichester: John Wiley; 2009 (accessed 22/04/10).
2. Stolovitch C, et al. Atropine cycloplegia: how many instillations does one need? *J Pediatr Ophthalmol Strabismus* 1992; **29:** 175–6.
3. Repka MX, et al. Pediatric Eye Disease Investigator Group. A randomized trial of atropine regimens for treatment of moderate amblyopia in children. *Ophthalmology* 2004; **111:** 2076–85.
4. Repka MX, et al. Pediatric Eye Disease Investigator Group.

Treatment of severe amblyopia with weekend atropine: results from 2 randomized clinical trials. *J AAPOS* 2009; **13:** 258–63.
5. Chua WH, et al. Atropine for the treatment of childhood myopia. *Ophthalmology* 2006; **113:** 2285–91.
6. Chia A, et al. Effect of topical atropine on astigmatism. *Br J Ophthalmol* 2009; **93:** 799–802.

胃肠不适　由于抗毒蕈碱药对于胃肠蠕动的显著抑制作用以及其抑制分泌的作用，被用作治疗胃肠不适的解痉药（参见 M37 第 1615 页）。阿托品（以硫酸盐或第四代衍生物如甲溴化物或硝酸甲酯化物形式）被用来降低平滑肌收缩性以及减少其蠕动。在正常剂量情况下不会对胃肠分泌物有太大的影响。它还在胃良性溃疡以及十二指肠溃疡的治疗中作为辅助药使用，并且阿托品的解痉作用也使它用于肠的放射性检查。硫酸阿托品也用于过敏性肠道症候群的治疗。阿托品的盐酸化物也用于胃肠不适的治疗。

中毒　阿托品可用于治疗含有抗胆碱酯酶成分的药物，例如有机磷杀虫剂[1,2]、化学武器神经毒气[3]以及拟交感神经类药过量或者中毒的治疗。它也可用于在治疗拟副交感神经类药过量中对抗拟胆碱能药的作用，还可用于治疗含有毒蕈碱的蘑菇中毒。阿托品可阻断毒蕈碱受体的活性，改变心搏过缓的情况，减少气管与支气管分泌物，减少支气管狭窄，减少的分泌物以及肠的蠕动。

- 治疗有机磷杀虫剂、化学武器神经**毒气**中毒时，硫酸阿托品的剂量一般为成年人肌内注射 2mg 或者每 $10\sim30min$ 静脉注射 1 次，直到毒蕈碱样作用消失或者阿托品中毒的症状开始出现。在严重的情况下注射需要每 5min 进行一次。然后继续静脉用药[4,5]。对于儿童[6]来说其剂量一般不少于 $50\mu g/kg$，BNFC 2009 建议的静脉注射剂量为每 $5\sim10min$ 注射 $20\mu g/kg$（最多 2mg）的剂量。
- 中度至重度中毒治疗过程中，阿托品化过程通常需要 2 天，继续用药直到症状明显。在严重中毒的患者中，这种治疗可能会延续[7,8]。由于需要使用大量的阿托品。所以需要使用未添加防腐剂的制剂来防止与过量的防腐剂有关的潜在毒性，像苯甲醇或者乙醚。
- 由于阿托品对烟碱样效应不起任何作用，所以要使用像氯解磷定（参见 M37 第 1401 页）等胆碱酯酶复活剂作为辅助药。

对于**其他**具有毒蕈碱功能的**成分**的中毒或过量情况，阿托品的用法与有机磷杀虫剂的用法相类似，只是其用药时间要相对短一些。皮下注射、肌内注射或者静脉注射 $1\sim2mg$，然后每 $2\sim4h$ 重复 1 次，此种剂量对于拟胆碱能药过量就足够了。

1. Singh S, et al. Is atropine alone sufficient in acute severe organophosphorus poisoning: experience of a North West Indian hospital. *Int J Clin Pharmacol Ther* 1995; **33:** 628–30.
2. Eddleston M, et al. Management of severe organophosphorus pesticide poisoning. *Crit Care* 2002; **6:** 259.
3. Anonymous. Treatment of nerve gas poisoning. *Med Lett Drugs Ther* 1995; **37:** 43–4.
4. Ram JS, et al. Continuous infusion of high doses of atropine in the management of organophosphorus compound poisoning. *J Assoc Physicians India* 1991; **39:** 190–3.
5. Sungur M, Güven M. Intensive care management of organophosphate insecticide poisoning. *Crit Care* 2001; **5:** 211–15.
6. Rotenberg JS, Newmark J. Nerve agent attacks on children: diagnosis and management. *Pediatrics* 2003; **112:** 648–58.
7. Golsousidis H, Kokkas V. Use of 19 590 mg of atropine during 24 days of treatment, after a case of unusually severe parathion poisoning. *Hum Toxicol* 1985; **4:** 339–40.
8. Afzaal S, et al. High dose atropine in organophosphorus poisoning. *Postgrad Med J* 1990; **66:** 70–1.

反射性缺氧发作　反射性缺氧发作是由有害刺激引起的阵发性反应，迷走神经刺激引起显著的心动过缓或心脏骤停，继而引发相对脑缺血[1,2]。根据迷走神经的敏感程度或有害刺激的程度，反射性缺氧可能每分发作或一天发作几次。其发作特征容易误诊为癫痫，需分辨它和癫痫发作（参见 M37 第 446 页），反射性缺氧发作也叫作白的、苍白的或 2 型屏气发作。易感个体反射性缺氧发作会引起真的癫痫发作，但这种情况很少见[3]。

反射性缺氧发作主要影响婴儿和幼童，通常在童年早期或者断奶时消失。发作一般不严重，不会给儿童造成心或脑损伤。一般无需治疗，但是阿托品用于反射性缺氧频繁、持久发作的儿童，它可预防迷走神经过于敏感。因为阿托品需要频繁给药，会随之带来过量用药的风险，因此可用东莨菪碱透皮治疗[4]，也可使用心脏起搏器[5,6]。

1. Appleton RE. Reflex anoxic seizures. *BMJ* 1993; **307:** 214–5.
2. Stephenson JB. Anoxic seizures: self-terminating syncopes. *Epileptic Disord* 2001; **3:** 3–6.
3. Horrocks IA, et al. Anoxic-epileptic seizures: observational study of epileptic seizures induced by syncopes. *Arch Dis Child* 2005; **90:** 1283–7.
4. Palm L, Blennow G. Transdermal anticholinergic treatment of reflex anoxic seizures. *Acta Paediatr Scand* 1985; **74:** 803–4.
5. McLeod KA, et al. Cardiac pacing for severe childhood neurally

mediated syncope with reflex anoxic seizures. *Heart* 1999; **82**: 721–5.

6. Wilson D, *et al*. Cardiac pacing in the management of severe pallid breath-holding attacks. *J Paediatr Child Health* 2005; **41**: 228–30.

呼吸道不适　虽然阿托品是一种有效的支气管舒张药，在治疗可逆性气道阻塞过程中，它已经被其他的抗毒蕈碱药代替，如异丙托铵（参见 M37 第1087页）。有时阿托品与抗组胺药等缓解充血的药物一起用于普通伤寒以减轻其症状。

1. Sur S, *et al*. A random double-blind trial of the combination of nebulized atropine methylnitrate and albuterol in nocturnal asthma. *Ann Allergy* 1990; **65**: 384–8.

2. Vichyanond P, *et al*. Efficacy of atropine methylnitrate alone and in combination with albuterol in children with asthma. *Chest* 1990; **98**: 637–42.

制剂

BP 2010: Atropine Eye Drops; Atropine Eye Ointment; Atropine Injection; Atropine Tablets; Morphine and Atropine Injection;

USP 33: Atropine Sulfate Injection; Atropine Sulfate Ophthalmic Ointment; Atropine Sulfate Ophthalmic Solution; Atropine Sulfate Tablets; Diphenoxylate Hydrochloride and Atropine Sulfate Oral Solution; Diphenoxylate Hydrochloride and Atropine Sulfate Tablets.

专利制剂

Arg.: Endotropina; Klonatropina; **Austral.:** Atropt; **Belg.:** Stellatropine; **Braz.:** Atropion; Sulfatina†; **Ger.:** Atropinol†; Dysurgal; **India:** Bell Pino-Atrin†; **Indon.:** Isotic Cycloma; **Israel:** Atrospan; **Mex.:** Atro Ofteno; Atropisa; Tropyn; **NZ:** Atropt; **Philipp.:** Anespin; Atropol; **Port.:** Atropocil; **Switz.:** Bellafit N; **Turk.:** Atrosol; **USA:** AtroPen; Ocu-Tropine; Sal-Tropine; **Venez.:** Atropicel†.

多组分制剂　**Arg.:** Yanal; **Austral.:** Donnagel; Donnalix; Donnatab; Neo-Diophen†; **Austria:** Causat††; Ichtho-Bellol†; Lactolavolt†; Myocardont†; **Braz.:** Espasmocron; Neogrein; Ormigrein; Tonaton; Vagostesyl; **Chile:** Buton; Dipatropin; Dolospam; **Cz.:** Spasmoveralgin Neo†; **Ger.:** Ichtho-Bellol†; **Hong Kong:** Alubar; Alutal; Virulex Forte; **Hung.:** Meristin†; **India:** Atrisolon; Brovon; Pino-Cort†; **Indon.:** Aludonna; **Israel:** Patropin†; Spasmalgin†; **Ital.:** Cardiostenol; Deltamidrina; Genatrop†; **Mex.:** Paliatil; Redotex; Redotex NF; **Pol.:** Tolargin; **S.Afr.:** Donnatal†; Famucaps†; Millerspas; Virobis†; **Spain:** Abdominol; Midriati; Sulmetin Papaver; Tabletas Quimpe; **Swed.:** Dilaudid-Atropin†; Palladon Comp; **Switz.:** Nardyl†; Spasmosol; **Thai.:** Alkamine; Alumag; Alupep; Droximag-P; Sinlumag; Stomac†; **UK:** Actonorm; Brovon; Nerve Agent Antidote L4A1; Valonorm; **USA:** Accuhist LA†; Alkabel; Antispasmodic Elixir; Atrosept; Bellahist-D; Bellatal; Dolsed†; Donnatal; DuoDote; Emergent-Ez; Hyosophen; MHP-A; Servira; Stahist; Susano; Trac Tabs 2X†; UAA; Uridon Modified†; Urised†; Uriseptic; Uritact; **Venez.:** Butropina; Carbargal con Atropina; Eumidral; Fenopol†.

Used as an adjunct in: **Austral.:** Lofenoxal; Lomotil; **Braz.:** Colestase; Lomotil; **Canad.:** Lomotil; **Cz.:** Reasec; **Fr.:** Diarsed†; **Gr.:** Reasec; **Hong Kong:** Dhamotil; Diamotil; Diarest; Diatrol; Dimotil; Lomotil; Syncomil; **Hung.:** Reasec; **India:** Lomofen; Lomotil; **Irl.:** Lomotil; **Malaysia:** Beamotil; Dhamotil; Diphenoxylate A; **NZ:** Diastop; Reasec; **Port.:** Lomotil†; **S.Afr.:** Lomotil; **Singapore:** Beamotil; Dhamotil; Lomotil†; **Thai.:** Lomotil; **Turk.:** Lomotil; **UAE:** Intard; **UK:** Dymotil; Lomotil; **USA:** Enlon-Plus; Logen; Lomotil; Lonox; Motofen; Neostigmine Min-I-Mix; **Venez.:** Lomotil†.

顺势疗法制剂　**Austral.:** Trauma Relief; **Austria:** Meditonsin; Tonsiotren; **Canad.:** Ervopax; **Cz.:** Spascupreel S; **Fr.:** Apomorphinum Complexe No 97; Argentum Complexe no 98; Bilinum Complexe No 113; Billerol; Granules Boripharm no 5†; Nervopax; Oenanthe Crocata Complexe No 78; **Ger.:** Cefaspasmon N; Hevert-Migrane N; Hevert-Migrane†; Hevertotox; Meditonsin; Respirogutt†; Rufebran allergo; Rufebran gastro; Sensiotin; Spascupreel; Tonsiotren H; **Rus.:** Tonsilotren (Тонзилотрен); **Ukr.:** Tonsilotren (Тонзилотрен).

Azamethonium Bromide (BAN, rINN)　阿扎溴铵

Azamethonii Bromidum; Azaméthonium, Bromure d'; Bromuro de azametonio; Pentamethazene Bromide; Pentaminum. 2,2′-Methyliminobis(diethyldimethylammonium) dibromide.

Азаметония Бромид

$C_{13}H_{33}Br_2N_3 = 391.2.$
CAS — 60-30-0 (azamethonium); 306-53-6 (azamethonium bromide).
UNII — 4K6NEI0MSR.

简介

阿扎溴铵是一种神经节阻滞药，用于治疗高血压病。

制剂

专利制剂

Rus.: Pentamin (Пентамин).

Azapetine Phosphate (BANM)　磷酸阿扎培汀

Atsapetiinifosfaatti; Azapethine Phosphate; Azapetina, fosfato de; Azapetinfosfat; Azepine Phosphate; Ro-2-3248. 6-Allyl-6,7-dihydro-5H-dibenz[c,e]azepine dihydrogen phosphate.

Азапетина Фосфат

$C_{17}H_{17}N,H_3PO_4 = 333.3.$
CAS — 146-36-1 (azapetine); 130-83-6 (azapetine phosphate).
ATC — C04AX30.
ATC Vet — QC04AX30.
UNII — 0N2U15U85W.

(azapetine)

简介

阿扎培汀是一种血管扩张药，已经以磷酸盐形式用于外周血管病。

制剂

专利制剂

Mex.: Peridil.

Azelnidipine (rINN)　阿折地平

Azelnidipino; Azelnidipinum; CS-905. 3-[1-(Diphenylmethyl)-3-azetidinyl] 5-isopropyl (±)-2-amino-1,4-dihydro-6-methyl-4-(m-nitrophenyl)-3,5-pyridinedicarboxylate.

Азелнидипин

$C_{33}H_{34}N_4O_6 = 582.6.$
CAS — 123524-52-7.
UNII — PV23P19YUG.

简介

阿折地平是一种长期有效的二氢吡啶类钙阻滞剂，用于治疗高血压病。

一篇阿折地平的简短文献[1]说，按推荐剂量口服每日 8mg（如需要可增至每日 16mg）可有效治疗高血压，且耐受性好。

1. Wellington K, Scott LJ. Azelnidipine. *Drugs* 2003; **63**: 2613–21.

制剂

专利制剂

Jpn: Calblock.

Azilsartan Medoxomil (USAN, rINN)　阿奇沙坦酯

Azilsartan Médoxomil; Azilsartán Medoxomilo; Azilsartanum Medoxomilum; TAK-491. (5-Methyl-2-oxo-1,3-dioxol-4-yl)methyl 2-ethoxy-1-{[2′-(5-oxo-4,5-dihydro-1,2,4-oxadiazol-3-yl)-1,1′-biphenyl-4-yl]methyl}-1H-benzimidazol-7-carboxylate.

Азильсартан Медоксомил

$C_{30}H_{24}N_4O_8 = 568.5.$
CAS — 147403-03-0 (azilsartan); 863031-21-4 (azilsartan medoxomil); 863031-24-7 (azilsartan medoxomil).
UNII — LL0G25K7I2.

(azilsartan)

简介

阿奇沙坦酯是一种血管紧张素 II 受体拮抗药，其治疗高血压的效果正在研究中。

Azimilide Hydrochloride (BANM, rINNM)　盐酸阿齐利特

Azimilide, Chlorhydrate d'; Azimilide Dihydrochloride (USAN); Azimilidi Hydrochloridum; Hidrocloruro de azimilida; NE-10064. 1-{[5-(p-Chlorophenyl)furfurylidene]amino}-3-[4-(4-methyl-1-piperazinyl)butyl]hydantoin dihydrochloride.

Азимилида Гидрохлорид

$C_{23}H_{28}ClN_5O_3,2HCl = 530.9.$
CAS — 149908-53-2 (azimilide); 149888-94-8 (azimilide hydrochloride).
UNII — 6E6VJP68KR.

(azimilide)

简介

盐酸阿齐利特是一种 III 类抗心律失常药（第212页），目前用于室上性心律失常治疗的研究。

1. Clemett D, Markham A. Azimilide. *Drugs* 2000; **59**: 271–7.

2. Pritchett ELC, *et al*. Effects of azimilide on heart rate and ECG conduction intervals during sinus rhythm in patients with a history of atrial fibrillation. *J Clin Pharmacol* 2002; **42**: 388–94.

3. Connolly SJ, *et al*. Symptoms at the time of arrhythmia recurrence in patients receiving azimilide for control of atrial fibrillation or flutter: results from randomized trials. *Am Heart J* 2003; **146**: 489–93.

4. Singer I, *et al*. Azimilide decreases recurrent ventricular tachyarrhythmias in patients with implantable cardioverter defibrillators. *J Am Coll Cardiol* 2004; **43**: 39–43.

5. Camm AJ, *et al*. Mortality in patients after a recent myocardial infarction: a randomized, placebo-controlled trial of azimilide using heart rate variability for risk stratification. *Circulation* 2004; **109**: 990–6.

6. Dorian P, *et al*. Placebo-controlled, randomized clinical trial of azimilide for prevention of ventricular tachyarrhythmias in patients with an implantable cardioverter defibrillator. *Circulation* 2004; **110**: 3646–54.

7. Pritchett ELC, *et al*. Antiarrhythmic efficacy of azimilide in patients with atrial fibrillation: maintenance of sinus rhythm after conversion to sinus rhythm. *Am Heart J* 2006; **151**: 1043–9.

8. Kerr CR, *et al*. Efficacy of azimilide for the maintenance of sinus rhythm in patients with paroxysmal atrial fibrillation in the presence and absence of structural heart disease. *Am J Cardiol* 2006; **98**: 215–18.

9. Pratt CM, *et al*. Cumulative experience of azimilide-associated torsades de pointes ventricular tachycardia in the 19 clinical studies comprising the azimilide database. *J Am Coll Cardiol* 2006; **48**: 471–7.

10. Lombardi F, *et al*. Azimilide vs. placebo and sotalol for persistent atrial fibrillation: the A-COMET-II (Azimilide-CardiOversion MaintEnance Trial-II) trial. *Eur Heart J* 2006; **27**: 2224–31.

11. Page RL, *et al*. Azimilide for the treatment of atrial fibrillation, atrial flutter, and paroxysmal supraventricular tachycardia: results of a randomized trial and insights on the concordance of symptoms and recurrent arrhythmias. *J Cardiovasc Electrophysiol* 2008; **19**: 172–7.

Azosemide (USAN, rINN)　⊗阿佐赛米

Azosemida; Azosémide; Azosemidum; BM-02001; Ple-1053. 2-Chloro-5-(1H-tetrazol-5-yl)-4-(2-thenylamino)benzenesulphonamide.

Азосемид

$C_{12}H_{11}ClN_6O_2S_2 = 370.8.$
CAS — 27589-33-9.
UNII — MR40VT1L8Z.

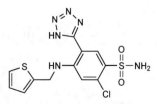

注：Azoselic，Daitalic 和 Diart 也被用作阿佐赛米的商品名。

简介

阿佐赛米是一种利尿药，与在水肿治疗过程中用到的呋塞米（第341页）功效相类似。

Bamethan Sulfate (USAN, rINNM) 硫酸巴美生

Bametanu siarczan; Baméthan, Sulfate de; Bamethan Sulphate (BANM); Bamethani Sulfas; Sulfato de bametán. 2-Butylamino-1-(4-hydroxyphenyl)ethanol sulfate.

Баметана Сульфат

$(C_{12}H_{19}NO_2)_2,H_2SO_4 = 516.6.$
CAS — 3703-79-5 (bamethan); 5716-20-1 (bamethan sulfate).
ATC — C04AA31.
ATC Vet — QC04AA31.
UNII — W2L3E1W827.

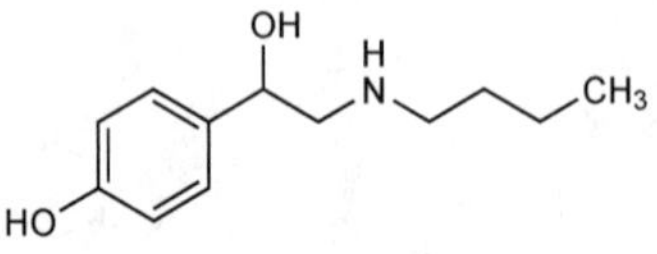

(bamethan)

Pharmacopoeias. In *Jpn* and *Pol*.

简介

硫酸巴美生是一种血管扩张药，用于外周血管疾病的治疗。

烟酸巴美生以及丁二酸巴美生也可同样使用。

制剂

专利制剂

Arg.: Dilartan; **Braz.:** Vasculat.

多组分制剂　　**Arg.:** Flaval; Grafic Forte; Vefluxan†; **Fr.:** Escinogel†; **Ger.:** Emasex-N†.

Barnidipine Hydrochloride (rINNM) 盐酸巴尼地平

Barnidipine, Chlorhydrate de; Barnidipini Hydrochloridum; Hidrocloruro de barnidipino; LY-198561; Mepirodipine Hydrochloride; YM-730; YM-09730-5. (+)-(3'S,4S)-1-Benzyl-3-pyrrolidinyl methyl 1,4-dihydro-2,6-dimethyl-4-(m-nitrophenyl)-3,5-pyridinedicarboxylate hydrochloride.

Барнидипина Гидрохлорид

$C_{27}H_{29}N_3O_6,HCl = 528.0.$
CAS — 104713-75-9 (barnidipine); 104757-53-1 (barnidipine hydrochloride).
ATC — C08CA12.
ATC Vet — QC08CA12.
UNII — 7LZ6R3AEM1.

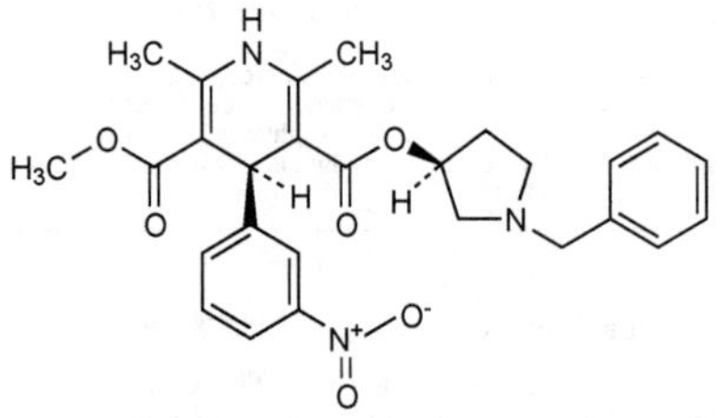

(barnidipine)

简介

巴尼地平是一种二氢吡啶类钙通道阻滞剂，其功能与硝苯地平类似（第394页）。口服盐酸盐用于治疗高血压病（第228页）。初始剂量为每日1次，每次5～10mg，根据患者的反应，剂量可增加至每日1次，每次10～20mg。

1. Malhotra HS, Plosker GL. Barnidipine. *Drugs* 2001; **61**: 989–96.
2. Liau CS. Barnidipine: a new calcium channel blocker for hypertension treatment. *Expert Rev Cardiovasc Ther* 2005; **3**: 207–13.

制剂

专利制剂

Arg.: Dilacor†; **Belg.:** Vasexten; **Cz.:** Vasexten; **Gr.:** Vasexten; **Ital.:** Libradin; **Osipine; Vasexten; **Jpn:** Hypoca; **Neth.:** Cyress; Libradin; Vasexten; **Philipp.:** Hypoca†; **Port.:** Cyress; Libradin; Vasexten; **Spain:** Barnix; Libradin; **Thai.:** Hypoca; **Turk.:** Libradin.

Bemetizide (BAN, rINN) ⊗ 贝美噻嗪

Bemetizida; Bémétizide; Bemetizidum; Diu-60. 6-Chloro-3,4-dihydro-3-(α-methylbenzyl)-2H-1,2,4-benzothiadiazine-7-sulphonamide 1,1-dioxide.

Беметизид

$C_{15}H_{16}ClN_3O_4S_2 = 401.9.$
CAS — 1824-52-8.
UNII — EZN4D2O31B.

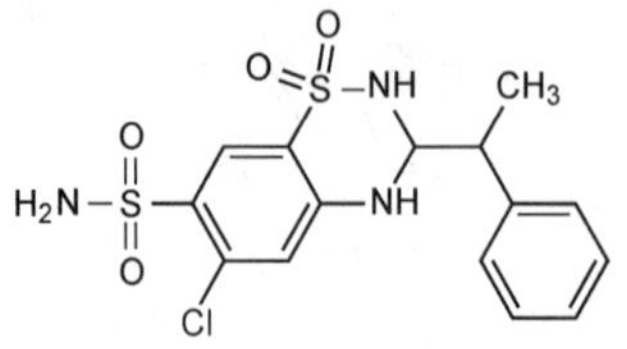

简介

贝美噻嗪是一种噻嗪类利尿药（见氢氯噻嗪，第355页），通常与氨苯蝶啶一起用于治疗水肿以及高血压病。

制剂

多组分制剂　　**Ger.:** dehydro sanol tri; Diucomb.

Bemiparin Sodium (BAN, rINN) 贝米肝素钠

Bemiparina sódica; Bémiparine Sodique; Bemiparinum Natricum.

Бемипарин Натрий

CAS — 9041-08-1.
ATC — B01AB12.
ATC Vet — QB01AB12.

性状　贝米肝素钠是从猪的肠黏膜获取的肝素经碱性分解得到的。其主要成分包括一个 2-O-sulfo-4-enepyranosuronic acid 结构在非还原末端，一个 2-N,6-O-disulfo-D-glucosamine 结构在链的还原末端。平均的分子量为 3600（3000～4200）。硫酸化的程度一般是每个二糖单位为 2。

单位

参见低分子量肝素，第376页。

不良反应、处置和注意事项

参见低分子量肝素，第376页。

静脉注射硫酸精蛋白可能会减少由贝米肝素钠引起的严重出血，1.4mg 的硫酸精蛋白可以抵消 100U 的贝米肝素钠的作用。

药物相互作用

参见低分子量肝素，第376页。

药动学

贝米肝素钠在皮下注射后被迅速吸收，其生物利用度达到 96％。2～4h 后达血浆活性高峰，具体时间由剂量决定。其清除半衰期是 5～6h。

用途和用法

贝米肝素钠是一种低分子量肝素（第376页），具有抗凝血的功效，它用于预防以及治疗静脉血栓栓塞（第244页）以及预防在体外循环期间的凝血。

为了在存在一定风险的手术中预防**静脉血栓栓塞**，贝米肝素钠的用量一般是每日1次，每次2500U，皮下注射，第一次注射要在手术前 2h 或者手术后 6h；对于整形手术，发生静脉血栓栓塞风险很大，其初始剂量应该增加至3500U，以后每日注射1次，持续7～10天，直到患者不再需要卧床休息。对于治疗静脉栓塞，贝米肝素钠的剂量应该是每日1次，每次115U/kg，皮下注射。

在某些国家，贝米肝素钠用于非手术患者预防中度或高度危险的静脉血栓栓塞，根据危险程度每日给予2500U或3500U的剂量。在某些国家，贝米肝素钠还用于有短暂危险因素患者静脉血栓栓塞的二次预防。可从持续3个月每日给予3500U贝米肝素钠和口服抗凝血药这两种方案中选一种预防。

对于**血液透析**期间预防体外循环凝块的形成，贝米肝素钠应从靠近动脉一侧的透析器注入，对体重不满60kg的患者，每次剂量是2500U；对体重超过60kg的患者，每次剂量是3500U。

1. Chapman TM, Goa KL. Bemiparin: a review of its use in the prevention of venous thromboembolism and treatment of deep vein thrombosis. *Drugs* 2003; **63**: 2357–77.
2. Martinez-González J, *et al.* Bemiparin: second-generation, low-molecular-weight heparin for treatment and prophylaxis of venous thromboembolism. *Expert Rev Cardiovasc Ther* 2008; **6**: 793–802.
3. Rullan M, *et al.* Treatment of chronic diabetic foot ulcers with bemiparin: a randomized, triple-blind, placebo-controlled, clinical trial. *Diabet Med* 2008; **25**: 1090–5.

制剂

专利制剂

Arg.: Badyket; **Austria:** Ivor; Ivorat; **Cz.:** Zibor; **Gr.:** Ivor; Ivormax; **Hung.:** Zibor; **Irl.:** Zibor; **Ital.:** Ivor; **Port.:** Ivor; **Spain:** Hepadren; Hibor; **Turk.:** Hibor; **UK:** Zibor; **Ukr.:** Zibor (Цибор).

Benazepril Hydrochloride (BANM, USAN, rINNM) 盐酸贝那普利

Benatseprilihydrokloridi; Bénazépril, chlorhydrate de; Benazepril Hidroklorür; Benazeprilhydroklorid; Benazeprili hydrochloridum; Benazeprili Hydrochloridum; CGS-14824A (benazepril or benazepril hydrochloride); Hidrocloruro de benazepril. {(3S)-3-[(1S)-1-Ethoxycarbonyl-3-phenylpropylamino]-2,3,4,5-tetrahydro-2-oxo-1H-1-benzazepin-1-yl}acetic acid hydrochloride; 1-Carboxymethyl-3-[1-ethoxycarbonyl-3-phenyl-(1S)-propylamino]-2,3,4,5-tetrahydro-1H-1(3S)-benzazepin-2-one hydrochloride.

Беназеприла Гидрохлорид

$C_{24}H_{28}N_2O_5,HCl = 461.0.$
CAS — 86541-75-5 (benazepril); 86541-74-4 (benazepril hydrochloride).
ATC — C09AA07.
ATC Vet — QC09AA07.
UNII — N1SN99T69T.

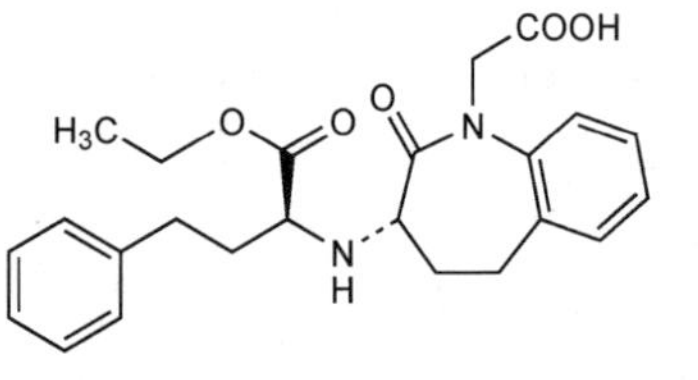

(benazepril)

Pharmacopoeias. In *Eur.* (see p.vii) and *US*.
Ph. Eur. 6. 8（Benazepril Hydrochloride）　白色或类白色的晶体粉末。具有多形性。微溶于水；易溶于无水乙醇；几乎不溶于环己烷；极微溶于乙酸乙酯。避光。
USP 33（Benazepril Hydrochloride）白色或者灰白色晶体粉末。溶于水、乙醇以及甲醇。于 30℃温度条件以下贮藏，最适宜温度是 15～30℃。

不良反应、处置和注意事项

参见 ACEI，第248页。

药物相互作用

参见 ACEI，第251页。

药动学

贝那普利作为前体药物，二酸贝那普利拉是其活性代谢产物。一般至少有 37％贝那普利的口服剂量可被吸收。贝那普利几乎完全是由肝代谢成贝那普利拉。口服贝那普利后，最快 1～2h，最慢 2～4h，血药浓度即可达到最大值。95％的贝那普利和贝那普利拉都会与血浆蛋白结合。贝那普利拉主要通过尿排出体外，有 11％～12％通过粪排出体外。在多次服用贝那普利后，贝那普利拉的有效半衰期为 10～11h。对于肾损伤患者，虽然可能有部分会通过胆汁排出，但贝那普利拉的清除减慢。少量的贝那普利和贝那普利拉将会进入乳汁。

1. Kaiser G, *et al.* Pharmacokinetics of the angiotensin converting enzyme inhibitor benazepril HCl (CGS 14 824A) in healthy volunteers after single and repeated administration. *Biopharm Drug Dispos* 1989; **10**: 365–76.
2. Kaiser G, *et al.* Pharmacokinetics of a new angiotensin-converting enzyme inhibitor, benazepril hydrochloride, in special populations. *Am Heart J* 1989; **117**: 746–51.
3. Kaiser G, *et al.* Pharmacokinetics and pharmacodynamics of the ace inhibitor benazepril hydrochloride in the elderly. *Eur J Clin Pharmacol* 1990; **38**: 379–85.
4. Macdonald N-J, *et al.* A comparison in young and elderly subjects of the pharmacokinetics and pharmacodynamics of single and multiple doses of benazepril. *Br J Clin Pharmacol* 1993; **36**: 201–4.

用途和用法

贝那普利是一种 ACEI（第248页）。它用于治疗高血压病（第228页）以及心力衰竭（第224页）。

贝那普利的活性主要来自于贝那普利拉，在口服后，贝那普利将会转化成贝那普利拉。但是在单次口服 1h 之内其血流动力效果即可出现，在 2～4 小时后效果最明显，但是 1～2 周内不会达到全效。每日 1 次服用时，其血流动力效果将会持续 24h。贝那普利作为盐酸盐，用以治疗高血压。

在治疗高血压的过程中，盐酸贝那普利的初始剂量是每日 1 次，每次 10mg。对于肾损伤者，其首次剂量一般应该是每日 1 次，每次 5mg，对于肾损伤（见下文）或正服用利尿药的患者，其首次剂量为每日 1 次，每次 5mg。如果情况允许，在服用贝那普利前 2～3 天应该停止服用利尿药。

维持期间，通常每日剂量是 20～40mg，如果一次服用剂量不允许，可以分 2 次服用。也曾经有过每日 80mg 的剂量。

在治疗心衰过程中，盐酸贝那普利的首次剂量是每日 1 次，每次 2.5mg，根据服用后的反应可调整剂量，最到达到每日 20mg。

儿童用法　儿童服用贝那普利的经验有限。美国药品注册信息建议，对于 6 周岁及以上儿童，治疗高血压时的首次剂量为 200μg/kg，每日 1 次，口服。在维持期间，剂量可调整到 600μg/kg，每日 1 次（最高每日 40mg）。对于肌酸酐清除低于 30ml/min 的儿童，没有充分的理由就不推荐使用贝那普利。

在肾损伤中的用法　对于肌酸酐清除低于 30ml/min 的患者，治疗高血压过程中，贝那普利首次剂量应该是每日 1 次，每次 5mg。维持期间，其剂量不得超过每日 40mg。

制剂

USP 33: Benazepril Hydrochloride Tablets.

专利制剂

Arg.: Boncordin; **Belg.:** Cibacen; **Braz.:** Lotensin; **Canad.:** Lotensin; **Denm.:** Cibacen; **Fr.:** Briem; Cibacene; **Ger.:** Cibacen; **Gr.:** Cibacen; **Hung.:** Cibacen; **India:** Benace; **Indon.:** Cibacen; **Irl.:** Cibacen; **Israel:** Cibacen†; **Ital.:** Cibacen; Tensanil; Zinadril; **Mex.:** Lotensin; **Neth.:** Cibacen; **Philipp.:** Cibacen; **Pol.:** Lisonid; Lotensin (Лотензин); **Rus.:** Lotensin (Лотензин); **S.Afr.:** Cibace; **Spain:** Labopal; **Switz.:** Cibacen; **Turk.:** Cibacen; **USA:** Lotensin; **Venez.:** Lotensin†.

多组分制剂　**Arg.:** Adrebloc†; Amlopril; Arteriosan Plus; Coroval B; Ilduc Duo; Pelmec Duo; Terloc Duo; **Braz.:** Lotensin H; Press Plus; **Fr.:** Briazide; Cibadrex; **Ger.:** Benazeplus; Benazepril comp; Benazepril HCT†; Cibadrex; **Gr.:** Cibadrex; **Hung.:** Lotensin HCT; **India:** Amace-BP; **Ital.:** Cibadrex; Tensadiur; Zinadiur; **Mex.:** Amlipril; **Neth.:** Cibadrex; **Pol.:** Lotensin HCT; **S.Afr.:** Cibadrex; **Spain:** Cibadrex; Labodrex; **Switz.:** Cibadrex; **Turk.:** Cibadrex; **USA:** Lotensin HCT; Lotrel; **Venez.:** Amlibon B.

Bencyclane Fumarate (rINNM) 延胡索酸苄环烷

Bencyclane, Fumarate de; Bencyclane Hydrogen Fumarate; Bencyclani Fumaras; Bensiklan Hidrojen Fumarat; Fumarato de benciclano. 3-(1-Benzylcycloheptyloxy)-NN-dimethylpropylamine hydrogen fumarate.

Бенциклана Фумарат

$C_{19}H_{31}NO,C_4H_4O_4 = 405.5.$
CAS — 2179-37-5 (bencyclane); 14286-84-1 (bencyclane fumarate).
ATC — C04AX11.
ATC Vet — QC04AX11.
UNII — OZN2MG334O.

(bencyclane)

简介

延胡索酸苄环烷是一种治疗外周血管病（第234页）以及脑血管疾病（第223页）的血管扩张药，其剂量一般是口服每日 3 次，每次 100～200mg。它也可用于静脉注射。

也可使用 Bencyclane acefyllinate。

制剂

专利制剂

Austria: Ludilat†; **Braz.:** Fludilat; **Ger.:** Fludilat†; **Gr.:** Diacyclan; Fludilat; **Hung.:** Halidor; **Indon.:** Fludilat; **Pol.:** Halidor; **Port.:** Fludilat†; **Rus.:** Halidor (Галидор); **Thai.:** Fludilat†; **Turk.:** Angiodel; **Ukr.:** Halidor (Галідор); **Venez.:** Dantifar†; Fludilat.

Bendroflumethiazide (BAN, rINN) ⊗ 苄氟噻嗪

Bencidroflumetiazida; Bencilhidroflumetiazida; Bendrofluaz.; Bendrofluazida; Bendrofluazide; Bendroflumethiazid; Bendroflumethiazide; Bendroflumethiazidum; Bendroflumetiatsidi; Bendroflumetiazid; Bendroflumetiazida; Bendroflumetiazidas; Benzydroflumethiazide; FT-81. 3-Benzyl-3,4-dihydro-6-trifluoromethyl-2H-1,2,4-benzothiadiazine-7-sulphonamide 1,1-dioxide.

Бендрофлуметиазид

$C_{15}H_{14}F_3N_3O_4S_2 = 421.4.$
CAS — 73-48-3.
ATC — C03AA01.
ATC Vet — QC03AA01.
UNII — 5Q52X6ICJI.

Pharmacopoeias. In *Chin.*, *Eur.* (see p.vii), and *US*.
Ph. Eur. 6. 8（Bendroflumethiazide）　白色或者类白色的结晶状粉末。几乎不溶于水；可溶于乙醇；易溶于丙酮。
USP 33（Bendroflumethiazide）　白色或者乳白色，细碎晶体粉末。无臭或者有微臭。几乎不溶于水；溶于乙醇（1：23），溶于乙醚（1：200）；易溶于丙酮。贮藏于密闭容器中。

不良反应、处置和注意事项

参见氢氯噻嗪，第356页。

哺乳　苄氟噻嗪可抑制乳汁分泌（见下文用法）。然而，American Academy of Pediatrics 认为[1]，可在哺乳期间使用。

1. American Academy of Pediatrics. The transfer of drugs and other chemicals into human milk. *Pediatrics* 2001; **108:** 776–89. [Retired May 2010] Correction. *ibid.*; 1029. Also available at: http://aappolicy.aappublications.org/cgi/content/full/pediatrics%3b108/3/776 (accessed 06/07/04)

卟啉病　对于患有卟啉病的患者，使用苄氟噻嗪是不安全的，因为在动物或体外试验中已经出现卟啉。

过量　1 名健康的 14 岁女孩，在口服苄氟噻嗪150～200mg 后[1]，产生强直阵挛惊厥的情况。惊厥与任何的可测量的血浆中电解质干扰无关。

1. Hine KR, *et al.* Bendrofluazide convulsions. *Lancet* 1982; **i:** 564.

药物相互作用

参见氢氯噻嗪，第357页。

药动学

相关报道表明，苄氟噻嗪在胃肠管道中被完全吸收，其在血浆中的半衰期是 3～4h。它与血浆蛋白紧密结合。有迹象表明，苄氟噻嗪可被部分代谢，有 30% 以药物原形通过尿排出体外。

1. Beermann B, *et al.* Pharmacokinetics of bendroflumethiazide. *Clin Pharmacol Ther* 1977; **22:** 385–8.
2. Beermann B, *et al.* Pharmacokinetics of bendroflumethiazide in hypertensive patients. *Eur J Clin Pharmacol* 1978; **13:** 119–24.

用途和用法

苄氟噻嗪是一种噻嗪类利尿药，其效果以及用途与氢氯噻嗪类似（见第358页）。它用于治疗高血压病（见第228页），单独使用或者与其他降压药（如 ACEI、β 受体阻滞剂）一起使用。也可用于治疗水肿，包括与心力衰竭（见第224页）相关或者与肾或者肝病相关的水肿。有迹象表明它能抑制乳汁分泌。

口服苄氟噻嗪后 2h，其利尿作用即可出现，3～6h 后效果最为明显，效果可能持续 12～18h，甚至更长。

在治疗高血压过程中，苄氟噻嗪的剂量是每日 2.5mg，单独使用或者与其他降压药合用。虽然有时推荐初始剂量达到每日 20mg，但是一般 2.5mg 已经足够。

在治疗水肿过程中，其首次剂量是每日口服 5～

10mg 或者隔天口服 5～10mg；在一些情况下，可能首次剂量需要达到 20mg。维持期间剂量，英国标准为每周 3 次，每次剂量 5～30mg，美国标准为每日或者隔日 2.5～5mg。

儿童用法见下文。

抑制水肿　有时会使用每日 2 次，每次 5mg 的剂量，持续使用 5 天。

在治疗**特发性高钙尿**过程中（**肾结石**，参见 M37 第2101页），*BNF 59* 认为，随着液体的不断吸收，每日剂量 2.5mg 已经足够。

儿童用法　在英国，苄氟噻嗪可治疗儿童水肿或高血压，根据年龄按以下初始口服剂量给药，根据反应调整剂量：

- 1 个月～2 岁：50～100μg/kg，每日 1 次；
- 2～12 岁：50～400μg/kg，每日 1 次（最多 10mg），随后 50～100μg/kg，每日 1 次，根据反应调整剂量；
- 12～18 岁：高血压，每日 2.5mg；水肿，每日或隔日 5～10mg。

制剂

BP 2010: Bendroflumethiazide Tablets;
USP 33: Bendroflumethiazide Tablets; Nadolol and Bendroflumethiazide Tablets.

专利制剂

Austral.: Aprinox†; **Denm.:** Centyl; **Gr.:** Aprinox; Pluryl; **Irl.:** Centyl; **Norw.:** Centyl; **NZ:** Neo-NaClex; **Swed.:** Salures; **UK:** Aprinox; Neo-NaClex†; **USA:** Naturetin†.

多组分制剂　**Arg.:** Pertenso; Sumal; **Austria:** Sali-Aldopur; **Braz.:** Diserim; Centyl med Kaliumklorid; **Fr.:** Precyclan; Tensionorme; **Ger.:** Dociretic; Pertenso N; Sotazidin N†; Spirostada comp†; Tensoflux; **Gr.:** Corzide; **Irl.:** Centyl K; Low Centyl K; Prestim; **Mex.:** Corgaretic; **Neth.:** Inderetic; **Norw.:** Centyl med Kaliumklorid; **S.Afr.:** Corgaretic†; **Spain:** Neatenol Diu; Neatenol Diuvas; Spirometon†; **Swed.:** Centyl K; Salures-K†; **UK:** Centyl K†; Neo-NaClex-K; Prestim; **USA:** Corzide; Rauzidet.

Benfluorex Hydrochloride (BANM, pINNM) ⊗ 盐酸苯氟雷司

Benfluoreksihydrokloridi; Benfluorekso hidrochloridas; Benfluorex, chlorhydrate de; Benfluorex-hidroklorid; Benfluorex-hydrochlorid; Benfluorexhydroklorid; Benfluorexi hydrochloridum; Hidrocloruro de benfluorex; JP-992; SE-780. 2-[α-Methyl-3-(trifluoromethyl)phenethylamino]ethyl benzoate hydrochloride.

Бенфлуорекса Гидрохлорид

$C_{19}H_{20}F_3NO_2,HCl = 387.8.$
CAS — 23602-78-0 (benfluorex); 35976-51-3 (± benfluorex); 23642-66-2 (benfluorex hydrochloride).
ATC — A10BX06.
ATC Vet — QA10BX06.
UNII — X7O165XZ00.

(benfluorex)

Pharmacopoeias. In *Eur.* (see p.vii).

Ph. Eur. 6. 8（Benfluorex Hydrochloride）　白色或者类白色粉末。具有多形性。微溶于水；略溶于或溶于乙醇；溶于二氯甲烷；易溶于甲醇。

简介

盐酸苯氟雷司是调节血脂类药物，用于治疗高脂血症（第226页）。它也是治疗 2 型糖尿病的辅助用药（第129页）。苯氟雷司的结构与芬氟拉明（参见 M37 第2077页）相近，相似地用作食欲抑制剂，和芬氟拉明一样，苯氟雷司会引起心血管不良反应（见下文）。盐酸苯氟雷司剂量为每日 3 次，饭后口服，每次 150mg。

不良反应　芬氟拉明和右芬氟拉明在使用后出现包括肺动脉高压和心脏瓣膜病等心血管不良反应后从全球市场撤出（有关讨论参见 M37 第2077页）。有它们的类似物苯氟雷司出现类似不良反应的报道[1～4]。2009 年 EMEA 建议在欧洲市场撤出苯氟雷司[5]。

1. Noize P, *et al.* Valvular heart disease in a patient taking benfluorex. *Fundam Clin Pharmacol* 2006; **20:** 577–8.
2. Boutet K, *et al.* Fenfluramine-like cardiovascular side-effects of benfluorex. *Eur Respir J* 2009; **33:** 684–8.
3. Frachon I, *et al.* Benfluorex and unexplained valvular heart disease: a case-control study. *PLoS One* 2010; **5:** e10128. Available at: http://www.plosone.org/article/info%3Adoi%2F10.1371%2Fjournal.pone.0010128 (accessed 10/06/10)
4. Anonymous. Benfluorex: increasing reports of valve disorders. *Prescrire Int* 2010; **19:** 17.
5. EMEA. European Medicines Agency recommends withdrawal of benfluorex from the market in European Union (issued 18th

December 2009) Available at: http://www.ema.europa.eu/ pdfs/human/referral/benfluorex/Benfluorex_81503309en.pdf (accessed 10/06/10)

制剂

专利制剂

Fr.: Mediator†; **Gr.:** Lipophoral; **Hong Kong:** Mediaxal; **Malaysia:** Axal; Mediaxal; **Port.:** Mediator; **Singapore:** Mediaxal; **Venez.:** Lipascor.

Benidipine Hydrochloride (rINNM) 盐酸贝尼地平

Bénidipine, Chlorhydrate de; Benidipini Hydrochloridum; Hidrocloruro de benidipino; KW-3049; Nakadipine Hydrochloride. (±)-(R*)-3-[(R*)-1-Benzyl-3-piperidyl]methyl 1,4-dihydro-2,6-dimethyl-4-(m-nitrophenyl)-3,5-pyridinedicarboxylate hydrochloride.

Бенидипина Гидрохлорид
$C_{28}H_{31}N_3O_6,HCl = 542.0.$
CAS — 105979-17-7 (benidipine); 91599-74-5 (benidipine hydrochloride).
ATC — C08CA15.
ATC Vet — QC08CA15.
UNII — 0A6746FWDL.

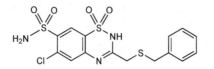

(benidipine)

Pharmacopoeias. In Jpn.

简介

贝尼地平是一种二氢吡啶类钙通道阻滞剂，其主要功效与硝苯地平类似（第394页）。在治疗高血压（第228页）以及心绞痛（第215页）过程中，口服盐酸贝尼地平。在治疗高血压时，使用的剂量一般是每日1次，每次2～4mg；如果有必要，可增加至每日1次，每次8mg。在治疗心绞痛时，通常剂量是每日2次，每次4mg。

1. Yao K, et al. Pharmacological, pharmacokinetic, and clinical properties of benidipine hydrochloride, a novel, long-acting calcium channel blocker. J Pharmacol Sci 2006; 100: 243–61.
2. Suzuki H, et al. Clinical efficacy of benidipine for vasospastic angina pectoris. Arzneimittelforschung 2007; 57: 20–5.
3. Wang HY, et al. Efficacy and safety of benidipine therapy of essential hypertension in elderly Chinese patients. Arzneimittelforschung 2008; 58: 505–9.
4. Ohta M, et al. Effects of benidipine, a long-acting T-type calcium channel blocker, on home blood pressure and renal function in patients with essential hypertension: a retrospective, 'real-world' comparison with amlodipine. Clin Drug Invest 2009; 29: 739–46.
5. Peng T, et al. A comparative study of the renoprotective effects of benidipine and valsartan in primary hypertensive patients with proteinuria. Arzneimittelforschung 2009; 59: 647–50.
6. Miyagawa K, et al. Renoprotective effect of calcium channel blockers in combination with an angiotensin receptor blocker in elderly patients with hypertension. A randomized crossover trial between benidipine and amlodipine. Clin Exp Hypertens 2010; 32: 1–7.
7. Oikawa Y, et al. Effects of treatment with once-daily nifedipine CR and twice-daily benidipine on prevention of symptomatic attacks in patients with coronary spastic angina pectoris—Adalat Trial vs Coniel in Tokyo against Coronary Spastic Angina (AT-TACK CSA). J Cardiol 2010; 55: 238–47.

制剂

专利制剂

India: Caritec; **Jpn:** Coniel; **Philipp.:** Coniel; **Turk.:** Coniel.

Benzthiazide (BAN, rINN) ⊗苄噻嗪

Benzthiazidum; Benztiazida; P-1393. 3-Benzylthiomethyl-6-chloro-2H-1,2,4-benzothiadiazine-7-sulphonamide 1,1-dioxide.

Бензтиазид
$C_{15}H_{14}ClN_3O_4S_3 = 431.9.$
CAS — 91-33-8.
UNII — 1TD8J48L61.

简介

苄噻嗪是一种噻嗪类利尿药，其功效与氢氯噻嗪类似（第355页）。它一般用于水肿，包括与心力衰竭（第224页）相关的水肿。苄噻嗪也可用于高血压（第228页）。它可以单独使用，但是一般都和氢苯蝶啶同时使用。治疗水肿时通常首次剂量是每日口服75mg，每日1次，也可能会用更大的剂量。在维持治疗期间，剂量会减少，并且间歇用药可能就足够了。

制剂

多组分制剂   **India:** Ditide†; **Switz.:** Dyrenium compositum; **UK:** Dytide†.

Bepridil Hydrochloride (BANM, USAN, rINNM) 盐酸苄普地尔

Bepridiilihydrokloridi; Bépridil, Chlorhydrate de; Bepridilhydroklorid; Bepridili Hydrochloridum; CERM-1978; Hidrocloruro de bepridil; Org-5730. N-Benzyl-N-(3-isobutoxy-2-pyrrolidin-1-ylpropyl)aniline hydrochloride monohydrate.

Бепридила Гидрохлорид
$C_{24}H_{34}N_2O,HCl,H_2O = 421.0.$
CAS — 64706-54-3 (bepridil); 49571-04-2 (bepridil); 64616-81-5 (anhydrous bepridil hydrochloride); 74764-40-2 (bepridil hydrochloride monohydrate).
ATC — C08EA02.
ATC Vet — QC08EA02.
UNII — 4W2P15D93M.

(bepridil)

简介

苄普地尔是一种钙通道阻滞剂（第213页）。与硝苯地平有类似的功能（第394页），但是会降低心率，并且一般不会导致心动过速。它也具有抗心律失常的功能。它与其他的钙通道阻滞剂（如地尔硫䓬、硝苯地平、维拉帕米）没有化学相关性。

在治疗心绞痛（第215页）过程中，应用苄普地尔盐酸盐。室性心律失常，包括尖端扭转型室性心律失常以及粒细胞缺乏症，都与苄普地尔有关；因此，对于使用其他抗心绞痛药物无效的患者，一般适应应此药。通常首次的剂量是口服每日1次，每次200mg，若2～4周后QT间期未延长，可增大剂量，如需要可使用每日300mg的最大剂量。老年患者和肝肾损伤患者可使用每日100mg的初始剂量，特殊情况下最大剂量可增至每日200mg。

1. Hollingshead LM, et al. Bepridil: a review of its pharmacological properties and therapeutic use in stable angina pectoris. Drugs 1992; 44: 835–57.
2. Awni WM, et al. Pharmacokinetics of bepridil and two of its metabolites in patients with end-stage renal disease. J Clin Pharmacol 1995; 35: 379–83.

卟啉病   对于患有卟啉病的患者来说，使用苄普地尔是有一定风险的，因为在体外试验中出现了原卟啉。

制剂

专利制剂

Fr.: Unicordium.

Beraprost Sodium (USAN, rINNM) 贝前列素钠

Beraprost sódico; Béraprost Sodique; ML-1129; ML-1229 (beraprost); Natrii Beraprostum; TRK-100. Sodium (±)-(1R,2R,3aS,8bS)-2,3,3a,8b-tetrahydro-2-hydroxy-1-[(E)-(3S,4RS)-3-hydroxy-4-methyl-1-octen-6-ynyl]-1H-cyclopenta[b]benzofuran-5-butyrate.

Натрий Берапрост
$C_{24}H_{29}NaO_5 = 420.5.$
CAS — 88430-50-6 (beraprost); 88475-69-8 (beraprost sodium).
ATC — B01AC19.
ATC Vet — QB01AC19.
UNII — 15K99VDU5F.

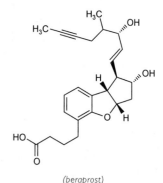

(beraprost)

简介

贝前列素是一种依前列醇的合成类似物（前列环素），能引起血管扩张，防止血小板聚集。贝前列素以钠盐的形式口服，能治疗肺动脉高压（第235页）和外周血管病（第234页）。治疗肺动脉高压，贝前列素钠给药初始剂量为60μg，每日3次，如需要可逐渐增至180μg，每日3～4次。治疗外周血管疾病，剂量为120μg，每日3次。

贝前列素的不良反应包括头痛，潮红，恶心，腹泻以及肝酶、胆红素、甘油三酯的升高。

心血管疾病   参见使用贝前列素治疗肺动脉高压或间歇性跛行[1~8]，后者的研究结果之间有冲突。已有使用西地那非治疗肺动脉高压患者的尝试[9,10]。

1. Nagaya N, et al. Effect of orally active prostacyclin analogue on survival of outpatients with primary pulmonary hypertension. J Am Coll Cardiol 1999; 34: 1188–92.
2. Lievre M, et al. Oral beraprost sodium, a prostaglandin I₂ analogue, for intermittent claudication: a double-blind, randomized, multicenter controlled trial. Circulation 2000; 102: 426–31.
3. Melian EB, Goa KL. Beraprost: a review of its pharmacology and therapeutic efficacy in the treatment of peripheral arterial disease and pulmonary arterial hypertension. Drugs 2002; 62: 107–33.
4. Galiè N, et al. Effects of beraprost sodium, an oral prostacyclin analogue, in patients with pulmonary arterial hypertension: a randomized, double-blind, placebo-controlled trial. J Am Coll Cardiol 2002; 39: 1496–1502.
5. Mohler ER, et al. Treatment of intermittent claudication with beraprost sodium, an orally active prostaglandin I₂ analogue: a double-blinded, randomized, controlled trial. J Am Coll Cardiol 2003; 41: 1679–86.
6. Barst RJ, et al. Beraprost therapy for pulmonary arterial hypertension. J Am Coll Cardiol 2003; 41: 2119–25.
7. Hashiguchi M, et al. Studies on the effectiveness and safety of cilostazol, beraprost sodium, prostaglandin E1 for the treatment of intermittent claudication. Yakugaku Zasshi 2004; 124: 321–32.
8. Oyamada J, et al. Long-term administration of beraprost sodium for pulmonary arterial hypertension associated with congenital heart disease. Intern Med 2009; 48: 1531–4.
9. Ikeda D, et al. Addition of oral sildenafil to beraprost is a safe and effective therapeutic option for patients with pulmonary hypertension. J Cardiovasc Pharmacol 2005; 45: 286–9.
10. Kim SY, et al. Sildenafil and beraprost combination therapy in patients with pulmonary hypertension undergoing valvular heart surgery. J Heart Valve Dis 2010; 19: 333–40.

制剂

专利制剂

Indon.: Dorner; **Jpn:** Belnart; Beplarid; Beradorlin; Berastolin; Berasus; Beruler; Bestomer; Careload; Domalin; Dorner; Procylin; Prodoner; Promer; Prosner; Prostalin; Senaprost; **Philipp.:** Dorner; **Thai.:** Dorner.

Beta Blockers ⊗ β受体阻滞剂

β-Bloqueantes.
Бета-блокаторы

β受体阻滞剂是一种在大范围组织内β肾上腺素受体的有效的竞争性抗儿茶酚胺的药物。虽然他们在功效上都相差不多，但是它们与β₁受体、β₂受体亲和力，其固有的拟交感神经活性，膜稳定性，α肾上腺素受体的阻断功能等方面不同，药学特征包括在脂类中的溶解度都是不同的（见表4，列出其中一些特征），这些特征将会影响在特定条件下药物的选择。

表4　β受体阻滞剂的特征

β受体阻滞剂	β1 选择性	ISA①	MSA②	扩血管 活性
醋丁洛尔	+	+	+	0
阿普洛尔	0	+	0	0
阿替洛尔	+	0	0	0
倍他洛尔	+	0	0	0
比索洛尔	+	0	0	0
卡替洛尔	0	+	0	0
卡维地洛	0	0	0	+
塞利洛尔	+	+	−	+
艾司洛尔	+	0	0	0
拉贝洛尔	0	0	0	+
左布诺洛尔	0	0	0	0
美替洛尔	0	0	0	0
美托洛尔	+	0	0	0
纳多洛尔	0	0	0	0
奈必洛尔	+	0	0	+
氧烯洛尔	0	+	+	0
喷布洛尔	0	0	0	0
波吲洛尔	0	++	0	0
普萘洛尔	0	0	++	0
索他洛尔	0	0	0	0
噻吗洛尔	0	0	0	0

① ISA＝本身拟交感神经活性。
② MSA＝膜稳定性。
注：0＝没有或者低；＋＝中度；＋＋＝高；－＝
没有相关信息。

不良反应

患者一般都能耐受β受体阻滞剂，绝大多数不良反应是温和及短暂的。静脉注射比口服带来的不良反应更严重。而眼部会引起全身不良反应。最常见的也是最严重的不良反应是与其β肾上腺素受体的活性相关的。在所有不良反应中，最严重的为心力衰竭、心脏传导阻滞以及支气管痉挛。一些普通不良反应包括疲劳、畏寒。长时间使用β受体阻滞剂治疗无症状疾病（如高血压）时，其不良反应将成为患者能否接受的一个重要决定因素。

心血管影响包括心动过缓以及低血压。对于心脏不适的患者可引起或加重心力衰竭、心脏传导阻滞。突然停药会加重心绞痛，并可能导致猝死（具体停药细节见**注意事项**）。

由于支气管平滑肌β2受体阻滞作用，可能导致患者尤其是有气道阻塞病史的患者出现支气管痉挛、气短以及呼吸困难等现象。具有β1受体选择性的药物与对β2受体具有内在拟交感活性的药物引起支气管痉挛可能性较小（见**注意事项**）。还可能出现局限性肺炎、肺纤维化以及胸膜炎。

CNS影响包括头痛、抑郁、头晕、幻觉、意识错乱、失忆以及睡眠障碍，包括梦魇。在β受体阻滞剂过量的情况下，会出现昏迷以及惊厥等现象。溶于脂类的β受体阻滞剂，更加容易进入脑部，将会使CNS不良反应更加明显，但是目前这一现象还没有被证实。

疲劳是β受体阻滞剂最常见的不良反应。感觉异常、关节痛、包括肌肉痉挛在内的肌病也有报道。末梢循环减少能引起四肢发凉，还会加剧周围血管疾病，如雷诺综合征。

胃肠不良反应包括恶心、呕吐、腹泻、便秘以及胃痉挛。

β受体阻滞剂可干扰糖类、脂类代谢，能产生低血糖、高血糖以及改变血液中甘油三酯和胆固醇浓度（见下文细节介绍）。

使用β受体阻滞剂还可能引起皮疹、瘙痒、牛皮癣、多汗以及秃头症。

还有报道称眼部症状包括泪液分泌减少、视物模糊、结膜炎或者眼酸痛。下文有关于眼部使用引起的不良反应的描述。

血液系统反应包括非血小板减少性紫癜、血小板减少症以及罕见的粒细胞缺乏症。也可能发生暂时性嗜酸性红细胞增多。

很多β受体阻滞剂无症状地增加抗核抗体；SLE也有报道。其他的与β受体阻滞剂相关的不良反应包括口干、肝酶升高、性无能、硬化性腹膜炎以及腹膜后纤维化。

对骨骼和关节的影响　在接受β受体阻滞剂的患者中，有很多的患者发生骨骼和关节的不良反应。FDA[1]收到5个与美托洛尔相关的病例报告，同时还有6个使用普萘洛尔相似症状以及1个使用阿替洛尔具有相似症状的报告。同时还有1个出现与多肌痛类似的综合征[2]。

然而，虽然另一项研究[5]不能确定，但是多项流行病学研究认为β受体阻滞剂会增加骨密度[3]，降低骨折的风险[3,4]。

1. Sills JM, Bosco L. Arthralgia associated with β-adrenergic blockade. *JAMA* 1986; **255:** 198–9.
2. Snyder S. Metoprolol-induced polymyalgia-like syndrome. *Ann Intern Med* 1991; **114:** 96–7.
3. Pasco JA, *et al.* β-Adrenergic blockers reduce the risk of fracture partly by increasing bone mineral density: Geelong Osteoporosis Study. *J Bone Miner Res* 2004; **19:** 19–24.
4. Schlienger RG, *et al.* Use of β-blockers and risk of fractures. *JAMA* 2004; **292:** 1326–32.
5. Reid IR, *et al.* β-Blocker use, BMD, and fractures in the study of osteoporotic fractures. *J Bone Miner Res* 2005; **20:** 613–18.

对乳房的影响　一名54岁的妇女使用阿替洛尔治疗高血压数周后产生乳房疼痛和肿胀[1]，停药后症状消失。

1. Kelleher JA. Atenolol-induced breast pain in a woman with hypertension. *Ann Pharmacother* 2006; **40:** 990–2.

对糖代谢的影响　交感神经系统参与调控糖类代谢，β受体阻滞剂能够影响糖类以及胰岛素的相互作用，未得过糖尿病及1型和2型糖尿病患者都出现过低血糖和高血糖。

β受体阻滞剂引起非糖尿病患者出现低血糖，这可能是由于它通过增加胰岛素的敏感性进而增加了对外周葡萄糖的吸收[1]。患病风险最高的是空腹或营养不良患者、血液透析患者、孕产妇母亲使用过β受体阻滞剂的新生儿和肝病患者[1]。剧烈运动者[2]和儿童也有风险。儿茶酚胺作用于β2受体控制糖代谢，因此心脏选择性β受体阻滞剂相比于非心脏选择性β受体阻滞剂不太可能引起低血糖[1]。然而，有报道[3]称一名非糖尿病患者术前使用心脏选择性β受体阻滞剂美托洛尔保护心血管，结果却出现了低血糖。

传统上人们认为β受体阻滞剂治疗糖尿病是不安全的，这是因为有报道称它们会导致或加重低血糖，这种效果首次见于20世纪60年代使用普萘洛尔的1型糖尿病成年患者。然而，一项针对2型糖尿病的长期研究[4]表明使用卡托普利或选择性β受体阻滞剂阿替洛尔对疾病的影响是没有影响的，β受体阻滞剂也有改善的病情。一项病例对照研究[5]和一篇综述[6]针对的都是使用β受体阻滞剂的糖尿病患者，它们均认为β受体阻滞剂并未增加低血糖的发生，β受体阻滞剂适用于治疗糖尿病。但是β受体阻滞剂会掩盖肾上腺素介导的低血糖症状，如心动过速和震颤。而且非心脏选择性β受体阻滞剂会使糖尿病治疗后低血糖得到好转[6]。心脏选择性β受体阻滞剂则不太可能掩盖低血糖的征兆。所以治疗糖尿病时更青睐使用心脏选择性β受体阻滞剂[7]。

心脏选择性和非心脏选择性β受体阻滞剂均会增大非糖尿病性高血压患者空腹时血液中葡萄糖的浓度[8,9]。流行病学研究显示β受体阻滞剂增加糖尿病的风险[10~12]，其机制可能是抑制胰腺释放胰岛素[1,13]。尽管有人认为高血压患者使用的β受体阻滞剂是其患糖尿病的诱因[10,14]，但是针对体重变化的研究得出了相反的结果[6]。使用β受体阻滞剂的糖尿病患者也会发生高血糖[14]。然而一般情况下利大于弊。

尽管β受体阻滞剂在糖代谢方面的不良反应已确立，但有证据表明新的扩血管β受体阻滞剂如卡维地洛[15,16]和奈必洛尔[17,18]能在抵抗胰岛素或调控葡萄糖上起积极作用，而且使用卡维地洛体重增加的幅度会减小[19]。一项针对心衰患者的研究也发现相比于卡维地洛，使用美托洛尔更易患上新发性糖尿病[20]。

1. Pandit MK, *et al.* Drug-induced disorders of glucose tolerance. *Ann Intern Med* 1993; **118:** 529–39.
2. Holm G, *et al.* Severe hypoglycaemia during physical exercise and treatment with beta-blockers. *BMJ* 1981; **282:** 1360.
3. Brown DR, Brown MJ. Hypoglycemia associated with preoperative metoprolol administration. *Anesth Analg* 2004; **99:** 1427–8.
4. UK Prospective Diabetes Study Group. Efficacy of atenolol and captopril in reducing risk of macrovascular and microvascular complications in type 2 diabetes: UKPDS 39. *BMJ* 1998; **317:** 713–20.

5. Thamer M, *et al.* Association between antihypertensive drug use and hypoglycemia: a case-control study of diabetic users of insulin or sulfonylureas. *Clin Ther* 1999; **21:** 1387–1400.
6. Sawicki PT, Siebenhofer A. Betablocker treatment in diabetes mellitus. *J Intern Med* 2001; **250:** 11–17.
7. The Task Force on Beta-Blockers of the European Society of Cardiology. Expert consensus document on β-adrenergic receptor blockers. *Eur Heart J* 2004; **25:** 1341–62.
8. Veterans Administration Cooperative Study Group on Antihypertensive Agents. Propranolol or hydrochlorothiazide alone for the initial treatment of hypertension IV: effect on plasma glucose and glucose tolerance. *Hypertension* 1985; **7:** 1008–16.
9. Pollare T, *et al.* Sensitivity to insulin during treatment with atenolol and metoprolol: a randomised, double blind study of effects on carbohydrate and lipoprotein metabolism in hypertensive patients. *BMJ* 1989; **298:** 1152–7.
10. Samuelsson O, *et al.* Diabetes mellitus in treated hypertension: incidence, predictive factors and the impact of non-selective beta-blockers and thiazide diuretics during 15 years treatment of middle-aged hypertensive men in the Primary Prevention Trial in Göteborg, Sweden. *J Hum Hypertens* 1994; **8:** 257–63.
11. Gress TW, *et al.* Hypertension and antihypertensive therapy as risk factors for type 2 diabetes mellitus. *N Engl J Med* 2000; **342:** 905–12.
12. Taylor EN, *et al.* Antihypertensive medications and the risk of incident type 2 diabetes. *Diabetes Care* 2006; **29:** 1065–70.
13. Luna B, Feinglos MN. Drug-induced hyperglycemia. *JAMA* 2001; **286:** 1945–8.
14. O'Byrne S, Feely J. Effects of drugs on glucose tolerance in non-insulin-dependent diabetics (part 1). *Drugs* 1990; **40:** 6–18.
15. Bakris GL, *et al.* Metabolic effects of carvedilol vs metoprolol in patients with type 2 diabetes mellitus and hypertension: a randomized controlled trial. *JAMA* 2004; **292:** 2227–36. Correction. *ibid.* 2583.
16. Giugliano D, *et al.* Metabolic and cardiovascular effects of carvedilol and atenolol in non-insulin-dependent diabetes mellitus and hypertension: a randomized, controlled trial. *Ann Intern Med* 1997; **126:** 955–9.
17. Celik T, *et al.* Comparative effects of nebivolol and metoprolol on oxidative stress, insulin resistance, plasma adiponectin and soluble P-selectin levels in hypertensive patients. *J Hypertens* 2006; **24:** 591–6.
18. Poirier L, *et al.* Effects of nebivolol and atenolol on insulin sensitivity and haemodynamics in hypertensive patients. *J Hypertens* 2001; **19:** 1429–35.
19. Messerli FH, *et al.* Body weight changes with beta-blocker use: results from GEMINI. *Am J Med* 2007; **120:** 610–15.
20. Torp-Pedersen C, *et al.* Effects of metoprolol and carvedilol on pre-existing and new onset diabetes in patients with chronic heart failure: data from the Carvedilol Or Metoprolol European Trial (COMET). *Heart* 2007; **93:** 968–73.

对循环的影响　低血压是β受体阻滞剂公认的一种不良反应，并且还有更加严重的影响。1名老年慢性支气管炎和心绞痛患者40min内使用了400mg醋丁洛尔，发生了致命的休克[1]（关于低压可能增加围手术期使用β受体阻滞剂患者死亡率的讨论，见**用法》降低心血管风险**）。低血压可导致肾局部缺血患者血浆中肌酐的增加，曾经有2名女性患者[2]在一次口服100mg阿替洛尔或口服2次、每次50mg后均发生明显的低血压、低钠血症、低钾血症。对于一个具有循环以及心脏紊乱病史的70岁的老年患者[3]，其肾主动脉血栓的形成与阿替洛尔引起的低血压是有关系的，该患者曾接受100mg的阿替洛尔治疗中度高血压。

虽然已有尝试使用β受体阻滞剂治疗神经介导的低血压（见**用法》低血压**），但是导致了相反的结果。1名27岁男子使用阿替洛尔治疗经常性血管迷走性晕厥后出现了10次严重心动过缓[4]，停药后症状消失。文章作者认为阿替洛尔加重了血管迷走性晕厥，推荐密切监测此种情况下使用β受体阻滞剂的患者。

1. Tirlapur VG, *et al.* Shock syndrome after acebutolol. *Br J Clin Pract* 1986; **40:** 33–4.
2. Kholeif M, Isles C. Profound hypotension after atenolol in severe hypertension. *BMJ* 1989; **298:** 161–2.
3. Shaw AB, Gopalka SK. Renal artery thrombosis caused by antihypertensive treatment. *BMJ* 1982; **285:** 1617.
4. Wang C-C, *et al.* Worsening of vasovagal syncope after betablocker therapy. *Chest* 1994; **106:** 963–5.

对于胃肠道的影响　硬化性腹膜炎是普拉洛尔引起的眼-黏膜-皮肤综合征一部分。然而，硬化性腹膜炎以及腹膜后纤维化也与许多其他β受体阻滞剂相关，包括阿替洛尔[1,2]、美托洛尔[3,4]、氧烯洛尔[5]、普萘洛尔[6,7]、苏特罗[8]以及噻吗洛尔[9,10]，对于100个腹膜后纤维化的评论[11]表明β受体阻滞剂不是导致这一现象的原因。

1名患者在开始使用普萘洛尔后第二天出现腹痛以及血性腹泻[12]，这一现象是由于药物引起的内脏血管痉挛，这样可能加重已经存在的肠系膜局部缺血。

1. Nielsen BV, Pedersen KG. Sclerosing peritonitis associated with atenolol. *BMJ* 1985; **290:** 518.
2. Johnson JN, McFarland J. Retroperitoneal fibrosis associated with atenolol. *BMJ* 1980; **280:** 864.
3. Thompson J, Julian DG. Retroperitoneal fibrosis associated with metoprolol. *BMJ* 1982; **284:** 83–4.
4. Clark CV, Terris R. Sclerosing peritonitis associated with metoprolol. *Lancet* 1983; **i:** 937.
5. McCluskey DR, *et al.* Oxprenolol and retroperitoneal fibrosis. *BMJ* 1980; **281:** 1459–60.
6. Pierce JR, *et al.* Propranolol and retroperitoneal fibrosis. *Ann*

Intern Med 1981; **95:** 244.

7. Kalra S, *et al.* Sclerosing encapsulating peritonitis associated with propranolol usage: a case report and review of the literature. *J Dig Dis* 2009; **10:** 82–5.
8. Laakso M, *et al.* Retroperitoneal fibrosis associated with sotalol. *BMJ* 1982; **285:** 1085–6.
9. Baxter-Smith DC, *et al.* Sclerosing peritonitis in patient on timolol. *Lancet* 1978; **ii:** 149.
10. Rimmer E, *et al.* Retroperitoneal fibrosis associated with timolol. *Lancet* 1983; **i:** 300.
11. Pryor JP, *et al.* Do beta-adrenoceptor blocking drugs cause retroperitoneal fibrosis? *BMJ* 1983; **287:** 639–41.
12. Köksal AŞ, *et al.* Propranolol-exacerbated mesenteric ischemia in a patient with hyperthyroidism. *Ann Pharmacother* 2005; **39:** 559–62.

对脂类代谢的影响　控制脂类代谢的系统中包括肾上腺素系统，β受体阻滞剂可能因此会影响血浆脂类浓度。通常来说，β受体阻滞剂疗法会导致极低密度脂蛋白以及甘油三酯浓度的增加，高密度脂蛋白浓度的降低，低密度脂蛋白浓度不发生改变[1]。这些现象在 β1 心脏选择性药物，以及具有内在拟交感活性的 β 受体阻滞剂和具有 α 肾上腺素受体阻断功能的 β 受体阻滞剂中表现不明显。例如吲哚洛尔[2,3]（具有内在拟交感活性）、盐酸阿罗洛酊诺[4]和卡维地洛[5]（具有 α 肾上腺素受体阻断功能）被报道没有此类的不良影响。有报道认为在使用阿替洛尔后再使用美托洛尔产生了严重高甘油三酯血症引起的严重胰腺炎，但是它们对血浆脂类浓度没有任何影响。然而也有报道认为[6]其对于脂类浓度的影响是相当小的，对于这个课题的研究发现[7]，很少甚至没有任何证据来证明这些不良反应可以抵消 β 受体阻滞剂对心血管疾病的治疗效果。

1. Krone W, Nägele H. Effects of antihypertensives on plasma lipids and lipoprotein metabolism. *Am Heart J* 1988; **116:** 1729–34.
2. Hunter Hypertension Research Group. Effects of pindolol, or a pindolol/clopamide combination preparation, on plasma lipid levels in essential hypertension. *Med J Aust* 1989; **150:** 646–52.
3. Terént A, *et al.* Long-term effect of pindolol on lipids and lipoproteins in men with newly diagnosed hypertension. *Eur J Clin Pharmacol* 1989; **36:** 347–50.
4. Sasaki J, *et al.* Effects of arotinolol on serum lipid and apolipoprotein levels in patients with mild essential hypertension. *Clin Ther* 1989; **11:** 580–3.
5. Sharp RP, *et al.* Impact of carvedilol on the serum lipid profile. *Ann Pharmacother* 2008; **42:** 564–71.
6. Durrington PN, Cairns SA. Acute pancreatitis: a complication of beta-blockade. *BMJ* 1982; **284:** 1016.
7. Weir MR, Moser M. Diuretics and β-blockers: is there a risk for dyslipidemia? *Am Heart J* 2000; **139:** 174–84.

对精神状态的影响　β 受体阻滞剂能穿透血脑屏障，很多报道称它们会引起精神方面的不良反应。理论上亲脂性药物（如普萘洛尔、噻吗洛尔和美托洛尔）更可能出现这种情况，但是也有阿替洛尔引起精神错乱[1]和谵妄[2]的报道。

尽管 β 受体阻滞剂会引起抑郁[3]，但其风险并没有有时提到的那么高。一篇随机试验的综述[4]研究了超过 35000 名心肌梗死、心衰和高血压患者，发现其中使用 β 受体阻滞剂的患者患抑郁症的风险并没有显著增高。

1. Viadero JJ, *et al.* Acute psychotic behavior associated with atenolol. *Am J Psychiatry* 1983; **140:** 1382.
2. Arber N, *et al.* Delirium induced by atenolol. *BMJ* 1988; **297:** 1048.
3. Parker WA. Propranolol-induced depression and psychosis. *Clin Pharm* 1985; **4:** 214–18.
4. Ko DT, *et al.* β-Blocker therapy and symptoms of depression, fatigue, and sexual dysfunction. *JAMA* 2002; **288:** 351–7.

眼部使用后的反应　β 受体阻滞剂的眼部使用后，可能会引起眼疼痛（包括超敏反应）、眼睑炎、角膜炎、角膜敏感度降低、视力障碍、复视、恐光症以及上睑下垂。β 受体阻滞剂引起的眼部超敏反应会导致过敏性结膜炎和接触性皮炎。β 受体阻滞剂之间的交叉敏感性已有报道[14]。使用美替洛尔滴眼液后会产生葡萄膜炎[1]。在局部使用左布诺洛尔后曾发生虹膜脱色现象[2]。老年患者使用局部 β 受体阻滞剂，其角膜敏感度降低以及角膜炎引起的角膜麻木的风险将会加大[3]。

在使用 β 受体阻滞剂滴眼液后，将会产生全身吸收。多余的药物将会进入到鼻泪管，通过鼻黏膜被吸收。也可以通过眼或者颜面静脉吸收。在这些吸收后，β 受体阻滞剂不用通过肝脏的新陈代谢而直接进入到体循环。

与 β 受体阻滞剂眼局部应用相关的全身反应主要是肺、心脏以及中枢神经系统[4,5]。

心脏选择性和非心脏选择性局部使用的 β 受体阻滞剂都会引起肺部的反应，而且这些反应会发生在没有呼吸道阻塞病史的患者身上[6]。肺部反应包括美替洛尔滴眼液产生的严重肺部水肿[7]。在使用左布诺洛尔引起的喘鸣，在使用 2 次后将会引起更严重的需要住院治疗的呼吸窘迫[8]。在使用一次倍他洛尔滴眼液后不久会产生心肌梗死现象[9]，该患者同时也在使用

阿替洛尔以及吲达帕胺治疗高血压。使用噻吗洛尔滴眼液也会引起全身反应，包括抑郁以及心动过缓。在立即停止用药后[10]，还可以产生血压升高以及神经性休克，在停药几天内都会有晕厥、跌倒[11]、严重的恶心以及呕吐的现象，这种现象将会在激发试验中重新出现[12]。还有许多使用 β 受体阻滞剂滴眼液后产生秃头的病例[13]。

1. Akingbehin T, Villada JR. Metipranolol-associated granulomatous anterior uveitis. *Br J Ophthalmol* 1991; **75:** 519–23.
2. Doyle E, Liu C. A case of acquired iris depigmentation as a possible complication of levobunolol eye drops. *Br J Ophthalmol* 1999; **83:** 1405–6.
3. Weissman SS, Asbell PA. Effects of topical timolol (0.5%) and betaxolol (0.5%) on corneal sensitivity. *Br J Ophthalmol* 1990; **74:** 409–12.
4. Everitt DE, Avorn J. Systemic effects of medications used to treat glaucoma. *Ann Intern Med* 1990; **112:** 120–5.
5. Vander Zanden JA, *et al.* Systemic adverse effects of ophthalmic β-blockers. *Ann Pharmacother* 2001; **35:** 1633–7.
6. Kirwan JF, *et al.* Do selective topical β antagonists for glaucoma have respiratory side effects? *Br J Ophthalmol* 2004; **88:** 196–8.
7. Johns MD, Ponte CD. Acute pulmonary edema associated with ocular metipranolol use. *Ann Pharmacother* 1995; **29:** 370–3.
8. Stubbs GM. Betagan drops. *Med J Aust* 1994; **161:** 576.
9. Chamberlain TJ. Myocardial infarction after ophthalmic betaxolol. *N Engl J Med* 1989; **321:** 1342.
10. Rao MR, *et al.* Systemic hazards of ocular timolol. *Br J Hosp Med* 1993; **50:** 553.
11. Müller ME, *et al.* Syncope and falls due to timolol eye drops. *BMJ* 2006; **332:** 960–1.
12. Wolfhagen FHJ, *et al.* Severe nausea and vomiting with timolol eye drops. *Lancet* 1998; **352:** 373.
13. Fraunfelder FT, *et al.* Alopecia possibly secondary to topical ophthalmic β-blockers. *JAMA* 1990; **263:** 1493–4.
14. Jappe U, *et al.* Allergic contact dermatitis due to β-blockers in eye drops: a retrospective analysis of multicentre surveillance data 1993–2004. *Acta Derm Venereol* 2006; **86:** 509–14.

超敏反应　关于 β 受体阻滞剂可加重超敏反应的提议，见下文**注意事项**。

见下文上文**眼部使用后的反应**。

过量　许多 β 受体阻滞剂过量使用一般都不会产生什么后果[1]，但是一些患者会产生致命的心血管反应。包括心动过缓、心脏传导阻滞、低血压、心力衰竭以及心源性休克。虽然不经常发生，但是也会偶尔产生抽搐、昏迷、呼吸困难、抑郁以及支气管狭窄。关于 β 受体阻滞剂过量后严重中毒反应的报道一般都明显膜稳定性有关，例如会引起奎尼丁样反应（见第 425 页）的普萘洛尔和盐酸氧烯洛尔[1]。本身具有内在拟交感神经经活性的 β 受体阻滞剂的过量使用表现为心动过速以及高血压。具有 Ⅱ 类和 Ⅲ 类抗心律失常活性的索他洛尔的过量使用会表现出室性心动过速。

1. DeWitt CR, Waksman JC. Pharmacology, pathophysiology and management of calcium channel blocker and β-blocker toxicity. *Toxicol Rev* 2004; **23:** 223–38.

不良反应的处置

β 受体阻滞剂一般都能良好耐受，不良反应主要与减量有关。在过量情况下，如果服用 1h 之内，应该使用活性炭或者洗胃的方法来处理。静脉注射可能会引起低血压。如果低血压一直持续，应该静脉注射胰高血糖素，有时也可用胰高血糖素同时使用。常用的拟交感神经药物是异丙肾上腺素，因为它主要作用于 β 受体，但是也可以用其他的拟交感神经药物。有时需用大剂量用药（见下文**过量**）。注射阿托品来控制心动过缓，有时还需要胰高血糖素以及心脏起搏器与其配合使用。β2 受体激动剂或者黄嘌呤可用于支气管痉挛，而低血糖可使用葡萄糖或者胰高血糖素。对于严重过量的情况使用血液透析是有利的，但是通常情况下都没有这个必要。

过量　阿托品、胰高血糖素和拟交感神经药是治疗 β 受体阻滞剂严重过量（见上文）的中流砥柱。一些患者使用很高剂量的拟交感神经药。1 名使用醋丁洛尔、拉贝洛尔和曲美帕明的妇女[1]需用异丙肾上腺素 1660μg/min 和多巴胺 200μg/(kg·min) 维持她的血压。然而，标准用药方案不是对所有患者都有效，可以尝试备选方案。

磷酸二酯酶抑制剂依诺昔酮成功用于标准用药方案无效的患者，有报道称使用过量普萘洛尔后出现电机械分离的患者对氯化钙有良好的反应[2,3]。有建议称[5,6]尽管没有临床证据支持，高剂量胰岛素与葡萄糖（治疗高胰岛素血症/血糖量正常）会有好的疗效。还有一篇报道[7]称碳酸氢钠成功治愈了使用过量包括普萘洛尔在内的多种药物产生心脏骤停的患者，有人认为这是由于增加的钠负荷抵消了普萘洛尔阻断钠通道的作用。

---

1. Lewis M, *et al.* Survival following massive overdose of adrenergic blocking agents (acebutolol and labetalol). *Eur Heart J* 1983; **4:** 328–32.
2. Hoeper MM, Boeker KHW. Overdose of metoprolol treated with enoximone. *N Engl J Med* 1996; **335:** 1538.
3. Sandroni C, *et al.* Enoximone in cardiac arrest caused by propranolol: two case reports. *Acta Anaesthesiol Scand* 2006; **50:** 759–61.
4. Brimacombe JR, *et al.* Propranolol overdose—a dramatic response to calcium chloride. *Med J Aust* 1991; **155:** 267–8.
5. Shepherd G. Treatment of poisoning caused by β-adrenergic and calcium-channel blockers. *Am J Health-Syst Pharm* 2006; **63:** 1828–35.
6. Mégarbane B, *et al.* The role of insulin and glucose (hyperinsulinaemia/euglycaemia) therapy in acute calcium channel antagonist and β-blocker poisoning. *Toxicol Rev* 2004; **23:** 215–22.
7. Shanker UR, *et al.* Sodium bicarbonate to treat massive β blocker overdose. *Emerg Med J* 2003; **20:** 393.

注意事项

以下患者不应使用 β 受体阻滞剂，包括支气管痉挛、哮喘以及有气道阻塞病史的患者。即使是心脏选择性 β 受体阻滞剂也要遵循这个禁忌证。然而，当没有其他可以代替的治疗方法情况下，也可以在非常谨慎的情况下使用心脏选择性 β 受体阻滞剂（见下文**气道阻塞**）。其他禁忌证包括代谢性酸中毒、心源性休克、低血压、严重外周动脉疾病、静脉窦支气管痉挛以及 Ⅱ 度和 Ⅲ 度房室传导阻滞，对于 Ⅰ 度房室传导阻滞应该特别注意。虽然 β 受体阻滞剂被用于心力衰竭，但是对于难治性心力衰竭患者不应使用此药，并且这种治疗应该谨慎使用。初始剂量应较低，且谨慎加大剂量。在没有 α 受体阻滞剂同时使用的情况下，嗜铬细胞瘤患者不应该使用 β 受体阻滞剂。

β 受体阻滞剂可能会掩盖甲状腺功能亢进症以及低血糖的症状。它们不会掩盖重症肌无力。可能会加重银屑病。β 受体阻滞剂特别是非心脏选择性 β 受体阻滞剂会使 Prinzmetal 心绞痛患者产生胸痛，应禁用非心脏选择性 β 受体阻滞剂。对过敏过敏的敏感性和过敏性反应的严重程度。对抗原具有过敏反应史的患者，在使用 β 受体阻滞剂时，可能会对抗原更加敏感（见下文**超敏反应**）。

突然停用 β 受体阻滞剂会导致心绞痛、心肌梗死、室性心律失常或者致死。对于长期使用 β 受体阻滞剂的患者，应该在一个月的逐渐减少用药，最后停止用药。对于手术患者，β 受体阻滞剂会降低心律失常的风险，但会增加低血压的风险。停用或继续使用取决于患者的个体情况，见下文**降低心血管风险**。如果停用 β 受体阻滞剂，应在手术前 24～48h 实施；如果继续使用，阿托品可抑制迷走神经张力的增加，最大程度上避免麻醉药如乙醚、环丙烷和三氯乙烯引起的心肌抑制。在麻醉时要特别注意是否服用了 β 受体阻滞剂。

对于即将分娩的孕妇使用 β 受体阻滞剂可导致新生儿的心动过缓以及其他的不良影响，如低血糖和低血压。许多 β 受体阻滞剂都能进入乳汁中。

当 β 受体阻滞剂用作滴眼液时也应该有足够的重视，因为会发生全身吸收。

可卡因的毒性　尽管 β 受体阻滞剂治疗急性或慢性心肌缺血有效果，但它会产生无法应对的 α 肾上腺素能刺激和潜在加剧冠状动脉血管收缩的问题，这使得 β 受体阻滞剂治疗可卡因诱导的缺血很危险，且已有死亡病例报道[1,2]。一些指南[3,4]主张弃用，然而另一些[5]主张如果患者出现高血压、心动过速和血管扩张[5]，可谨慎使用同时加以拉贝洛尔或卡维地洛[2]。长期使用 β 受体阻滞剂治疗可卡因引起的心肌缺血没有安全性保障，可能造成持续的可卡因摄入[2]。

1. Fareed FN, *et al.* Death temporally related to the use of a beta adrenergic receptor antagonist in cocaine associated myocardial infarction. *J Med Toxicol* 2007; **3:** 169–72.
2. Page RL. Should β-blockers be used in the treatment of cocaine-associated acute coronary syndrome? *Ann Pharmacother* 2007; **41:** 2008–13.
3. Antman EM, *et al.* ACC/AHA guidelines for the management of patients with ST-elevation myocardial infarction: a report of the American College of Cardiology/American Heart Association Task Force on Practice Guidelines (Writing Committee to Revise the 1999 Guidelines for the Management of Patients With Acute Myocardial Infarction). Executive summary: *Circulation* 2004; **110:** 588–636. Correction. *ibid.* 2005; **111:** 2013. Full guidelines available at: http://circ.ahajournals.org/cgi/reprint/110/9/e82 (accessed 26/01/10)
4. The American Heart Association. 2005 American Heart Association guidelines for cardiopulmonary resuscitation and emergency cardiovascular care. *Circulation* 2005; **112:** (suppl 1): IV1–IV203. Available at: http://intl-circ.ahajournals.org/content/vol112/24_suppl/ (accessed 26/01/10)
5. Anderson JL, *et al.* ACC/AHA 2007 guidelines for the management of patients with unstable angina/non-ST-elevation myocardial infarction: a report of the American College of Cardiology/American Heart Association Task Force on Practice Guidelines (Writing Committee to Revise the 2002 Guidelines for the Management of Patients With Unstable Angina/Non-ST-

Elevation Myocardial Infarction). Full text: *Circulation* 2007; **116**: e148–e304. Also available at: http://www.ahajournals.org/cgi/reprint/CIRCULATIONAHA.107.181940 (accessed 26/01/10) Executive summary: *Circulation* 2007; **116**: 803–77. Also available at: http://circ.ahajournals.org/cgi/reprint/116/7/803 (accessed 26/01/10)

隐形眼镜　β受体阻滞剂可能会减少泪液的分泌，导致佩戴隐形眼镜者眼部发炎，并且导致角膜脱水[1]。

1. McGuire T. Drugs interfering with contact lenses. *Aust J Hosp Pharm* 1987; **17**: 55–6.

超敏反应　蜇伤和其他抗原产生的过敏性反应可能是由β受体阻滞剂引起的[1~3]，产生严重反应的风险可能增加。另外，肾上腺素治疗超敏反应的效果会被β受体阻滞剂减弱（见拟交感神经药项下的**药物相互作用**，第449页）。β受体阻滞剂用于有过敏史的患者时应特别小心[3]。

1. Hannaway PJ, Hopper GDK. Severe anaphylaxis and drug-induced beta-blockade. *N Engl J Med* 1983; **308**: 1536.
2. Pedersen DL. Hymenoptera stings and beta-blockers. *Lancet* 1989; **ii**: 619.
3. Lang DM. Anaphylactoid and anaphylactic reactions: hazards of β-blockers. *Drug Safety* 1995; **12**: 299–304.

气道阻塞　β受体阻滞剂可能会突然引发支气管痉挛，是本身患有气道阻塞的患者的禁忌证[1,2]。然而，系统性综述认为，对于患有轻微或者中度哮喘[3]或者慢性肺部阻塞疾病的患者，短期使用心脏选择性β受体阻滞剂不会产生不良呼吸反应[4]。评论者认为，患有心血管疾病的患者可以使用β受体阻滞剂，不应该受到禁止，但是在使用过程中要严格监控。一项回顾性研究[5]显示使用β受体阻滞剂增加了哮喘患者的住院量和急诊量，但是却未增加非哮喘慢性阻塞性肺疾病患者的相关反应。这表明需要根据患者各自的情况权衡β受体阻滞剂的作用和风险。另一项研究[6]发现急性或慢性阻塞性肺疾病患者使用β受体阻滞剂后死亡率降低。

1. CSM/MCA. Reminder: beta-blockers contraindicated in asthma. *Current Problems* 1996; **22**: 2.
2. The Task Force on Beta-Blockers of the European Society of Cardiology. Expert consensus document on β-adrenergic receptor blockers. *Eur Heart J* 2004; **25**: 1341–62.
3. Salpeter S, *et al*. Cardioselective beta-blockers for reversible airway disease. Available in The Cochrane Database of Systematic Reviews; Issue 4. Chichester: John Wiley; 2002 (accessed 10/01/08).
4. Salpeter S, *et al*. Cardioselective beta-blockers for chronic obstructive pulmonary disease. Available in The Cochrane Database of Systematic Reviews; Issue 4. Chichester: John Wiley; 2005 (accessed 10/01/08).
5. Brooks TWA, *et al*. Rates of hospitalizations and emergency department visits in patients with asthma and chronic obstructive pulmonary disease taking β-blockers. *Pharmacotherapy* 2007; **27**: 684–90.
6. Dransfield MT, *et al*. Use of beta blockers and the risk of death in hospitalised patients with acute exacerbations of COPD. *Thorax* 2008; **63**: 301–5.

妊娠　许多β受体阻滞剂可透过胎盘，分娩前短期使用会导致新生儿肾上腺素能活性抑制，出现心动过缓、低血糖和低血压。而且，在妊娠早期或长期使用β受体阻滞剂特别是阿替洛尔治疗产妇高血压，会使胎儿生长发育迟缓[1~3]。现在推荐使用β受体阻滞剂治疗产妇高血压、先兆子痫、心律失常和缺血性心脏病[4,5]，对子宫收缩无影响的心脏选择性β受体阻滞剂更受青睐[5]。

1. Butters L, *et al*. Atenolol in essential hypertension during pregnancy. *BMJ* 1990; **301**: 587–9.
2. Lydakis C, *et al*. Atenolol and fetal growth in pregnancies complicated by hypertension. *Am J Hypertens* 1999; **12**: 541–7.
3. Magee LA, Duley L. Oral beta-blockers for mild to moderate hypertension during pregnancy. Available in The Cochrane Database of Systematic Reviews; Issue 3. Chichester: John Wiley; 2003 (accessed 10/01/08).
4. Task Force on the Management of Cardiovascular Diseases During Pregnancy of the European Society of Cardiology. Expert consensus document on management of cardiovascular diseases during pregnancy. *Eur Heart J* 2003; **24**: 761–81.
5. Task Force on Beta-Blockers of the European Society of Cardiology. Expert consensus document on β-adrenergic receptor blockers. *Eur Heart J* 2004; **25**: 1341–62.

撤药　突然停止使用β受体阻滞剂可能会引发高血压复发或者加重，患者的血压将会比治疗前更高。心绞痛加重，引发心肌梗死，有时还会导致意外死亡[1,2]。

1. Houston MC, Hodge R. Beta-adrenergic blocker withdrawal syndromes in hypertension and other cardiovascular diseases. *Am Heart J* 1988; **116**: 515–23.
2. Psaty BM, *et al*. The relative risk of incident coronary heart disease associated with recently stopping the use of β-blockers. *JAMA* 1990; **263**: 1653–7.

药物相互作用

β受体阻滞剂具有药效学以及药动学相互作用方面的报道。**药效学相互作用**可能发生在其他药物对于β受体阻滞剂，即对β1受体以及β2受体的各种作用的加强或者减弱，包括它们的抗高血压作用、抑制心血管作用、对糖类代谢的影响以及对支气管β2受体的影响。在面对相似的相互作用时，每种单个的β受体阻滞剂的特征都必须牢记。对于更详细的β受体阻滞剂特征，见下文用途和用法。

可提高β受体阻滞剂抗高血压效果的药物，如ACEI、钙通道阻滞剂以及可乐定等对于控制高血压有一定帮助（见下文抗高血压药）。NSAIDs可抑制其抗高血压效果，可引起低血压的药物，如阿地白介素以及大多数麻醉剂能够提高β受体阻滞剂抗高血压效果。

β受体阻滞剂与其他的心血管抑制药物（如抗心律失常药以及钙通道阻滞剂）同时使用可以加重心搏过缓以及心脏传导阻滞；应避免静脉联合使用维拉帕米与β受体阻滞剂。索他洛尔易于与其他影响心脏传导性的药物产生相互作用（见第440页）。与地高辛同时使用可加重心搏迟缓的效果。

β受体阻滞剂与拟交感神经药的相互作用复杂，取决于这两类药物的选择（见拟交感神经药，第449页）。应用β受体阻滞剂的患者，在使用肾上腺素后，血压会升高，支气管舒张作用被抑制；长期使用β受体阻滞剂的患者可能会对肾上腺素治疗的敏感性升高。

对于糖尿病患者，β受体阻滞剂通过对其对胰腺β受体的作用，可降低对胰岛素的灵敏度以及口服降血糖因子的灵敏度（见上文对糖代谢的影响）。

改变β受体阻滞剂吸收以及代谢的药物与β受体阻滞剂之间可以发生**药动学**相互作用。虽然这些相互作用可能会改变β受体阻滞剂的血药浓度，但是通常在临床上的表现不是很明显，因为其治疗效果以及毒性与其血药浓度之间没有什么关系，也与稳定状态下血药浓度的个体差异无关。

降低其吸收的药物有铝盐（也见下文抗酸药）以及胆汁酸合成树脂（如考来烯胺）。

β受体阻滞剂的代谢可能会因为一些药物（如巴比妥酸盐以及利福平）而加快，也会因为一些药物，如西咪替丁、红霉素、氟伏沙明以及肼苯哒嗪而减慢。改变肝血流的药物也能影响一些β受体阻滞剂的代谢，如西咪替丁以及肼苯哒嗪减慢肝血流动，这些会降低肝的药物清除速度。对肝脏代谢有影响的药物可明显影响那些大量在肝脏中代谢的β受体阻滞剂，如拉贝洛尔、普萘洛尔、噻吗洛尔，而那些不被代谢以原形排出体外的β受体阻滞剂不受影响，如阿替洛尔、纳多洛尔。

由于眼部使用β受体阻滞剂也能发生全身吸收，所以眼部使用β受体阻滞剂时应该注意药物相互作用的发生。

1. McDevitt DG Interactions that matter: 12. β-adrenoceptor antagonists. *Prescribers' J* 1988; **28**: 25–30.
2. Blaufarb I, *et al*. β-Blockers: drug interactions of clinical significance. *Drug Safety* 1995; **13**: 359–70.
3. Brodde OE, Kroemer HK. Drug-drug interactions of beta-adrenoceptor blockers. *Arzneimittelforschung* 2003; **53**: 814–22.

抗酸药　当美托洛尔与抗酸药以及含有铝或者镁盐药物一同使用时，会使其生物利用度增加，但是阿替洛尔的生物利用度将会降低。当普萘洛尔与氢氧化铝一同使用时，其生物利用度的报道均不同[1]。

1. Gugler R, Allgayer H. Effects of antacids on the clinical pharmacokinetics of drugs: an update. *Clin Pharmacokinet* 1990; **18**: 210–19.

抗心律失常药　β受体阻滞剂与抗心律失常药或者其他影响心脏传导的药物一起使用会加重心搏迟缓以及心脏传导阻滞。

当使用胺碘酮的患者开始使用β受体阻滞剂后不久会出现心动过缓、心脏骤停以及心室颤动等症状[1]。胺碘酮增加心律失常患者美托洛尔的血浆浓度，这可能是通过其代谢产物去乙酸胺碘酮抑制细胞色素P450的同工酶CYP2D6完成的[2]。然而，一项CAMIAT和EMIAT的研究分析[3]发现心肌梗死患者使用胺碘酮和β受体阻滞剂联合用药比其中一种或都不用的疗效更好，这表明任何的相互作用不一定总是不好的。氟卡尼与普萘洛尔一同使用会对心脏产生负性肌力作用并且会提高两种药物的血药浓度[4]。对12位健康男性的药动学研究表明普罗帕酮与普萘洛尔一同使用会导致血浆普萘洛尔浓度增加，但是β受体阻滞剂的活性的增加只有中等程度[5]。普罗帕酮与美托洛尔一同使用会导致血浆美托洛尔浓度增加[6]。美托洛尔的代谢会被一同使用的奎尼丁降低[7]。奎尼丁以及β受体阻滞剂都会对心脏产生负性肌力作用，当β受体阻滞剂与奎尼丁一起使用时会产生心动过缓[8]以及低血压[9]。

与阿替洛尔一同使用的丙吡胺的清除速度会降低，具体见第322页。

索他洛尔的药物相互作用，见第440页。

1. Lesko LJ. Pharmacokinetic drug interactions with amiodarone. *Clin Pharmacokinet* 1989; **17**: 130–40.
2. Fukumoto K, *et al*. Effect of amiodarone on the serum concentration/dose ratio of metoprolol in patients with cardiac arrhyth-

mia. *Drug Metab Pharmacokinet* 2006; **21**: 501–5.
3. Boutitie F, *et al*. Amiodarone interaction with β-blockers: analysis of the merged EMIAT (European Myocardial Infarct Amiodarone Trial) and CAMIAT (Canadian Amiodarone Myocardial Infarction Trial) databases. *Circulation* 1999; **99**: 2268–75.
4. Holtzman JL, *et al*. The pharmacodynamic and pharmacokinetic interaction of flecainide acetate with propranolol: effects on cardiac function and drug clearance. *Eur J Clin Pharmacol* 1987; **33**: 97–9.
5. Kowey PR, *et al*. Interaction between propranolol and propafenone in healthy volunteers. *J Clin Pharmacol* 1989; **29**: 512–17.
6. Wagner F, *et al*. Drug interaction between propafenone and metoprolol. *Br J Clin Pharmacol* 1987; **24**: 213–20.
7. Leemann T, *et al*. Single-dose quinidine treatment inhibits metoprolol oxidation in extensive metabolizers. *Eur J Clin Pharmacol* 1986; **29**: 739–41.
8. Dinai Y, *et al*. Bradycardia induced by interaction between quinidine and ophthalmic timolol. *Ann Intern Med* 1985; **103**: 890–1.
9. Loon NR, *et al*. Orthostatic hypotension due to quinidine and propranolol. *Am J Med* 1986; **81**: 1101–4.

抗菌药　在研究中有6位健康者在口服1g氯苯青霉林后阿替洛尔血药浓度降低[1]。普萘洛尔[2]、美托洛尔[3]、塞利洛尔[4]以及比索洛尔[5]的血药浓度会被利福平降低。泰利霉素注册药品信息报道该药能够增加美托洛尔的血药浓度。

1. Schäfer-Korting M, *et al*. Atenolol interaction with aspirin, allopurinol, and ampicillin. *Clin Pharmacol Ther* 1983; **33**: 283–8.
2. Shaheen O, *et al*. Influence of debrisoquin phenotype on the inducibility of propranolol metabolism. *Clin Pharmacol Ther* 1989; **45**: 439–43.
3. Bennett PN, *et al*. Effect of rifampicin on metoprolol and antipyrine kinetics. *Br J Clin Pharmacol* 1982; **13**: 387–91.
4. Lilja JJ, *et al*. Rifampicin reduces plasma concentrations of celiprolol. *Eur J Clin Pharmacol* 2004; **59**: 819–24.
5. Kirch W, *et al*. Interaction of bisoprolol with cimetidine and rifampicin. *Eur J Clin Pharmacol* 1986; **31**: 59–62.

抗凝血药　关于β受体阻滞剂对抗凝血药的药动学作用，见第470页。

抗抑郁药　接受美托洛尔或者普萘洛尔的患者，在开始氟西汀治疗后不久会产生心动过缓[1]以及心脏传导阻滞[2]的症状。可能的机制包括对房室结传导的损伤以及氟西汀对氧化代谢的抑制。对于有心力衰竭的患者，氟西汀会增加卡维地洛的血药浓度，但是没有明显临床反应[3]。

在接受氟西汀和帕罗西汀的患者中，已经出现二者抑制氧化代谢的现象。使用氟西汀的患者普萘洛尔的血浆浓度升高，使用帕罗西汀的患者美托洛尔[4,5]的血浆浓度升高。后者会导致完全房室传导阻滞[5]。

吲哚洛尔在增加抗抑郁药治疗中的作用，见吲哚洛尔的精神疾病项下（第415页）。

1. Walley T, *et al*. Interaction of metoprolol and fluoxetine. *Lancet* 1993; **341**: 967–8.
2. Drake WM, Gordon GD. Heart block in a patient on propranolol and fluoxetine. *Lancet* 1994; **343**: 425–6.
3. Graff DW, *et al*. Effect of fluoxetine on carvedilol pharmacokinetics, CYP2D6 activity, and autonomic balance in heart failure patients. *J Clin Pharmacol* 2001; **41**: 97–106.
4. Goryachkina K, *et al*. Inhibition of metoprolol metabolism and potentiation of its effects by paroxetine in routinely treated patients with acute myocardial infarction (AMI). *Eur J Clin Pharmacol* 2008; **64**: 275–82.
5. Onalan O, *et al*. Complete atrioventricular block associated with concomitant use of metoprolol and paroxetine. *Mayo Clin Proc* 2008; **83**: 595–9.

抗高血压药　当β受体阻滞剂与其他抗高血压药一起使用时，将会提高抗高血压的效果。然而，应该避免一些组合（见钙通道阻滞剂）。对于首次使用α受体阻滞剂（如哌唑嗪）产生的直立性低血压，β受体阻滞剂可能会加重其表现，并且会加重停止使用可乐定后表现高血压（见注意事项，第300页）。

抗疟药　抗疟药（如奎宁泛群、甲氟喹以及奎宁）能够导致心脏传导阻滞，因此在它们与β受体阻滞剂一起使用时要特别注意。使用普萘洛尔的患者，在使用一次甲氟喹后，出现了心脏骤停现象[1]。

1. Anonymous. Mefloquine for malaria. *Med Lett Drugs Ther* 1990; **32**: 13–14.

抗偏头痛药　普萘洛尔对于利扎曲坦的影响，参见M37第595页。

与其他治疗偏头痛药物的相互作用，参见M37第591页酒石酸麦角胺项下内容。

抗肿瘤药　吉非替尼的注册药品信息宣有报道称吉非替尼能增加美托洛尔暴露约30%。

抗焦虑药及抗精神病药　巴比妥酸盐可能会降低某些β受体阻滞剂的血药浓度[1~3]。对于健康人群的试验表明，同时使用氯丙嗪时，会使普萘洛尔血药浓度以及生物利用度升高，而美托洛尔的降低[4]。

β受体阻滞剂对某些苯二氮䓬类药物药动学的影响，参见M37第961页。

1. Sotaniemi EA, *et al.* Plasma clearance of propranolol and sotalol and hepatic drug-metabolizing enzyme activity. *Clin Pharmacol Ther* 1979; **26:** 153–61.
2. Haglund K, *et al.* Influence of pentobarbital on metoprolol plasma levels. *Clin Pharmacol Ther* 1979; **26:** 326–9.
3. Seideman P, *et al.* Decreased plasma concentrations and clinical effects of alprenolol during combined treatment with pentobarbitone in hypertension. *Br J Clin Pharmacol* 1987; **23:** 267–71.
4. Vestal RE, *et al.* Inhibition of propranolol metabolism by chlorpromazine. *Clin Pharmacol Ther* 1979; **25:** 19–24.

钙通道阻滞药　钙通道阻滞剂与β受体阻滞剂同时使用会产生低血压、心动过缓、传导阻滞以及心力衰竭[1]。

如果可能，β受体阻滞剂应该避免与速率依赖性钙通道阻滞剂，如维拉帕米[2]（第463页）以及地尔硫革一起使用。虽然有报道它们与二氢吡啶类（如硝苯地平）一起使用是安全的，但是曾经发生过心力衰竭以及严重低血压的现象（见硝苯地平项下，第397页）。药动学相互作用包括地尔硫草以及维拉帕米同时使用时导致的普萘洛尔[3]以及美托洛尔[1]血药浓度的增加，以及尼卡地平与普萘洛尔一起使用引起的普萘洛尔血药浓度增加[4]。

1. Lam YWF, Shepherd AMM. Drug interactions in hypertensive patients: pharmacokinetic, pharmacodynamic and genetic considerations. *Clin Pharmacokinet* 1990; **18:** 295–317.
2. Reid JL. First-line and combination treatment for hypertension. *Am J Med* 1989; **86** (suppl 4A): 2–5.
3. Tateishi T, *et al.* Effect of diltiazem on the pharmacokinetics of propranolol, metoprolol and atenolol. *Eur J Clin Pharmacol* 1989; **36:** 67–70.
4. Schoors DF, *et al.* Influence of nicardipine on the pharmacokinetics and pharmacodynamics of propranolol in healthy volunteers. *Br J Clin Pharmacol* 1990; **29:** 497–501.

强心苷　关于β受体阻滞剂与地高辛之间的相互作用，见第314页。

环孢素　卡维地洛对环孢素血药浓度的影响，参见M37第1743页。

麦角衍生物　对于健康群体来讲，麦角溴烟酯能提高普萘洛尔的心血管抑制作用[1]。

使用麦角生物碱以及β受体阻滞剂的患者，可以提高血管收缩药活性的报道，参见M37第591页。

1. Boismare F, *et al.* Potentiation by an alpha-adrenolytic agent, nicergoline, of the cardiac effects of propranolol. *Methods Find Exp Clin Pharmacol* 1983; **5:** 83–8.

食物　对于健康人群的研究表明，葡萄汁能降低塞利洛尔[1]以及他林洛尔[2]的血药浓度，但是对于醋丁洛尔的作用并甚微[3]。对于胃肠吸收影响被认为是其机制[1,2]。橘子汁对塞利洛尔[4]也有类似效果，对阿替洛尔[5]作用较小。

1. Lilja JJ, *et al.* Itraconazole increases but grapefruit juice greatly decreases plasma concentrations of celiprolol. *Clin Pharmacol Ther* 2003; **73:** 192–8.
2. Schwarz UI, *et al.* Grapefruit juice ingestion significantly reduces talinolol bioavailability. *Clin Pharmacol Ther* 2005; **77:** 291–301.
3. Lilja JJ, *et al.* Effects of grapefruit juice on the pharmacokinetics of acebutolol. *Br J Clin Pharmacol* 2005; **60:** 659–63.
4. Lilja JJ, *et al.* Orange juice substantially reduces the bioavailability of the beta-adrenergic-blocking agent celiprolol. *Clin Pharmacol Ther* 2004; **75:** 184–90.
5. Lilja JJ, *et al.* Effects of orange juice on the pharmacokinetics of atenolol. *Eur J Clin Pharmacol* 2005; **61** 337–40.

全身麻醉药　虽然可以继续使用β受体阻滞剂，但是对这一点麻醉师必须知道（见以上注意事项）。β受体阻滞剂产生的低血压将会由于麻醉剂的使用而被加强，并且应该避免麻醉剂（如乙醚、环丙烷以及三氯乙烯）产生的心肌抑制。

组胺　外源给予包括普萘洛尔在内的β受体阻滞剂对组胺的影响参见M37第2252页。

组胺 H₂ 受体拮抗剂　西咪替丁[1]会增大普萘洛尔以及美托洛尔的血药浓度，药动学研究表明，西咪替丁的这种功效是通过减慢肝脏血液流动速度以及改变β受体阻滞剂的代谢来完成的。西咪替丁增加拉贝洛尔的生物利用度[2]，并且会增强噻吗洛尔滴眼液的全身作用[2]。

1. Smith SR, Kendall MJ. Ranitidine versus cimetidine: a comparison of their potential to cause clinically important drug interactions. *Clin Pharmacokinet* 1988; **15:** 44–56.
2. Ishii Y, *et al.* Drug interaction between cimetidine and timolol ophthalmic solution: effect on heart rate and intraocular pressure in healthy Japanese volunteers. *J Clin Pharmacol* 2000; **40:** 193–9.

局部麻醉药　β受体阻滞剂能降低布比卡因（参见M37第1769页）和利多卡因（参见M37第1777页）的清除。关于普萘洛尔对可卡因的作用，参见M37第1774页。

神经肌肉阻滞药　关于β受体阻滞剂对神经肌肉阻滞药的激活作用，参见M37第1813页阿曲库胺。

NSAIDs　β受体阻滞剂抗高血压效果可能会被NSAIDs削减，主要是由于它们可抑制肾合成具有血管舒张作用的前列腺素。这种相互作用几乎发生在每种β受体阻滞

剂上，但是却不会发生在每种 NSAIDs 上。例如，舒林酸对于血压的影响要比吲哚美辛小[1]。

一项针对12名健康人的随机试验[2]发现塞来昔布通过细胞色素P450同工酶CYP2D6显著抑制美托洛尔的代谢。

1. Lam YWF, Shepherd AMM. Drug interactions in hypertensive patients: pharmacokinetic, pharmacodynamic and genetic considerations. *Clin Pharmacokinet* 1990; **18:** 295–317.
2. Werner U, *et al.* Celecoxib inhibits metabolism of cytochrome P450 2D6 substrate metoprolol in humans. *Clin Pharmacol Ther* 2003; **74:** 130–7.

阿片镇痛药　对于同时使用右丙氧芬的患者，其普萘洛尔以及美托洛尔的生物利用度将会增大[1]。右丙氧芬是细胞色素P450同工酶CYP2D6的抑制剂，有报道[2]称右丙氧芬能增加美托洛尔的血清浓度，作为CYP2D6的底物，1名同时使用右丙氧芬和美托洛尔的患者出现心动过缓。静脉注射吗啡能增加艾司洛尔的血药浓度[3]。

1. Lundborg P, *et al.* The effect of propoxyphene pretreatment on the disposition of metoprolol and propranolol. *Clin Pharmacol Ther* 1981; **29:** 263–4.
2. Marraffa JM, *et al.* Profound metoprolol-induced bradycardia precipitated by acetaminophen-propoxyphene. *Clin Pharmacol Ther* 2006; **79:** 282–6.
3. Lowenthal DT, *et al.* Clinical pharmacology, pharmacodynamics and interactions with esmolol. *Am J Cardiol* 1985; **56:** 14F–17F.

口服避孕药　在一些女性口服避孕药时，美托洛尔的血药浓度将会增大[1]。

1. Kendall MJ, *et al.* Metoprolol pharmacokinetics and the oral contraceptive pill. *Br J Clin Pharmacol* 1982; **14:** 120–2.

拟副交感神经类药　关于β受体阻滞剂对抗胆碱酯酶药的作用，参见M37第602页。

甲状腺药物　关于甲状腺状况以及它对普萘洛尔血药浓度的影响，以及普萘洛尔对甲状腺激素代谢的影响，参见M37第2093页。

黄嘌呤　关于β受体阻滞剂降低茶碱清除速率的详细内容，参见M37第1106页。

药动学

β受体阻滞剂的药动学特征有很大的不同。其脂溶性决定了它们的药动学特征的不同。

脂溶性高的β受体阻滞剂（亲脂β受体阻滞剂）包括可普洛尔以及普萘洛尔。亲水性β受体阻滞剂如阿替洛尔以及纳多洛尔脂溶性低，与脂溶性β受体阻滞剂相比一般：

- 不易从胃肠道吸收；
- 不易广泛代谢；
- 血浆蛋白结合率低；
- 血浆半衰期相对长；
- 不易穿透血脑屏障。

β受体阻滞剂可透过胎盘，绝大多数分布至母乳。

β受体阻滞剂的血药浓度与其疗效之间没有明显的联系，尤其是当β受体阻滞剂进行新陈代谢时。

用途和用法

β受体阻滞剂是一种在β肾上腺素受体部位具有与儿茶酚胺相互竞争的药物。肾上腺素受体的不同类型见**拟交感神经药**的**用途和用法**下描述（见第449页）。β受体阻滞有下列作用：

- β₁ 受体阻滞主要作用于心脏，降低心率和心肌收缩力，通过传导系统降低冲动传导率（Ⅱ型抗心律失常效应，见第212页）。它还抑制肾上腺素引起的肾素释放和脂肪分解。
- β₂ 受体阻滞增加支气管张力，抑制儿茶酚胺诱导的糖代谢。对心脏也有作用。β₂ 受体阻滞是降低与β受体阻滞剂相关的眼内压的主要机制。
- β₃ 受体阻滞剂的作用尚不清楚。

β受体阻滞剂与各β受体亚型亲和性不同，作用于其他受体和辅助属性time功能也不一样（见表4，第279页）。β受体阻滞剂的心血管效应与β₁受体阻滞剂相关。所有临床上应用的β受体阻滞剂都是β₁受体阻滞剂。普萘洛尔和其他非选择性β受体阻滞剂对β₂受体有拮抗作用，这要归咎于它们众多的不良反应。β受体阻滞剂对β₁受体的亲和力大于对β₂受体，如安替洛尔和美托洛尔引起更少的非心血管效应，被称为β受体阻滞剂或第二代β受体阻滞剂。然而选择性是相对的，随着剂量增大，β₂受体的活性在临床上变得重要起来。从属属性中含有舒张血管的β受体阻滞剂被称为第三代β受体阻滞剂，如卡维地洛、塞利洛尔和奈必洛尔。

β受体阻滞剂如如醋丁洛尔、塞利洛尔、氧烯洛尔和吲哚洛尔也有内在拟交感活性。在缺少儿茶酚胺的情况下，它们激活β受体，所以是部分激活剂。β受体阻滞

剂的内在拟交感活性使它更少产生休息性心动过缓。

血药浓度较高时，普萘洛尔以及其他一些β受体阻滞剂拥有膜稳定性作用。在治疗剂量时，这种功能不是很明显，在过量时会很重要。非心脏选择性β受体阻滞剂索他洛尔也具有Ⅲ类抗心律失常活性。

有数种机制使β受体阻滞剂引起血管舒张：卡维地洛和拉贝洛尔阻滞β₁受体；塞利洛尔激动β₂受体；奈必洛尔直接作用于内皮细胞，参与释放一氧化氮。

β受体阻滞剂被用于治疗高血压（第228页）、心绞痛（第215页）、心律失常（第218页）以及心肌梗死（第232页），同时在治疗心力衰竭起了重要作用（见下文）。它们还被用于控制在酒精戒断过程中交感神经过渡活跃（参见M37第1551页），用于焦虑症（见下文），用于甲状腺功能亢进症（参见M37第2086页）以及震颤（见下文）。β受体阻滞剂用于预防偏头痛以及各种与门静脉高压相关的出血症状（见M37第2285页）。它们还与α受体阻滞剂一起用于嗜铬细胞瘤的治疗（见下文）。一些β受体阻滞剂还被用于滴眼液用于治疗青光眼以及眼内压力过高（见下文）。

β受体阻滞剂的选择　对于不同β受体阻滞剂的选择取决于治疗情况以及患者的特征，例如肝、肾功能以及所患有疾病（如糖尿病）。患者对不同β受体阻滞剂的接受程度也是不同的。β受体阻滞剂的特征，例如β₁受体的选择性以及内在拟交感性也会影响β受体阻滞剂的选择，还有一些药理学特征，如血管扩张活性。尽管这些区别在临床上的重要性存在争议，但是只有特定的β受体阻滞剂在某些条件下（如心衰）才能明确起效，这也将影响药物选择。

1. Anonymous. Which beta-blocker? *Med Lett Drugs Ther* 2001; **43:** 9–11.
2. Brown MJ. A rational basis for selection among drugs of the same class. *Heart* 2003; **89:** 687–94.

焦虑症　β受体阻滞剂被用于各种焦虑性障碍[1]，包括泛焦虑障碍（参见M37第925页）、惊恐障碍（参见M37第925页）以及行为性焦虑（**恐怖性障碍**，参见M37第926页）。然而，其效果不是很明显，并且它们的主要作用在于减轻症状，如寒战或者心悸，这些可以通过β受体阻滞剂得到缓解。相较较低剂量（普萘洛尔40mg，氧烯洛尔40～80mg，那多洛尔40mg）的β受体阻滞剂可在1～2h后发挥作用。一些患者需要高剂量以及更长的时间。

1. Tyrer P. Current status of β-blocking drugs in the treatment of anxiety disorders. *Drugs* 1988; **36:** 773–83.

烧伤　β受体阻滞剂已用于大部分烧伤（参见M37第1505页）。它可以减少影响病情的高能代谢和重要的分解代谢。一项针对严重烧伤儿童的研究[1]发现口服普萘洛尔减少了能量支出和肌蛋白的分解代谢，表明β受体阻滞剂可起到合成代谢作用。

1. Herndon DN, *et al.* Reversal of catabolism by beta-blockade after severe burns. *N Engl J Med* 2001; **345:** 1223–9.

心肌病　见下文**心力衰竭**。

降低心血管危险　β受体阻滞剂能给缺血性心脏病[1]患者带来好处。β受体阻滞剂在长期治疗中发挥重要作用，它降低心绞痛患者（第215页）和特别是得过心肌梗死的患者（第232页）患低血压的风险。β受体阻滞剂还用于减少术中患者的缺血和心脏疾病，但是它们此处的作用不是很清楚。

围手术期使用β受体阻滞剂存在争议（见上文**注意事项**）。β受体阻滞剂降低了缺血和心律失常的风险，但是增加了低血压的风险。通常在手术前停用β受体阻滞剂以确保手术期间对血压更好的控制。然而，尽管不是所有的研究都得出相同的结论，但有一些证据表明尽管会带来心血管疾病的风险，围手术期继续或开始使用β受体阻滞剂会对患者有益。一篇系统研究β受体阻滞剂的综述[2]认为β受体阻滞剂能减少高心血管疾病风险患者经历非心脏方面手术时的心肌缺血、非致命性心肌梗死和心源性引起的死亡率。一项回顾性研究[3]也认为虽然对低危患者没有好处（可能带来好处），但是围手术期使用β受体阻滞剂能减少医院内高危患者的死亡率。然而，另一篇系统综述和荟萃分析[4]总结道，虽然使用β受体阻滞剂的证据鼓舞人心，但是下定性结论还为时尚早。更多最近的研究[5,6]在围手术期使用美托洛尔未发现益处。虽然荟萃分析受POISE研究结果的影响很大，但是一项更大规模的研究（POISE研究）[7]和后续的荟萃研究[8,9]发现使用β受体阻滞剂的患者不但给心脏带来的益处很少，而且卒中和死亡的风险还加大了。POISE研究中一项与手术当天开始实施，大剂量、长期使用美托普利的给药方案饱受批评[10–14]，低血压和心动过缓的结果导致了更高的死亡率。另一项荟萃分析[9]总结道，POISE研究的结果表明在以风险最低为基本条件的情况下，围手术期使用β受体阻滞剂增加的卒中风险是最高的。

相互矛盾的结论可能与β受体阻滞剂研究中给药方案的宽泛有关，患者是否已使用β受体阻滞剂、综述和分析中不同的选择标准都是造成矛盾的原因。认识到这些限制后，针对非心脏类手术的共识性的美国指南推荐[15]在围手术期β受体阻滞剂应在表现可耐受的患者身上继续使用。心血管疾病高危患者（术前进行确认测试）接受血管手术时可能应开始使用β受体阻滞剂。低危患者使用β受体阻滞剂应谨慎，使用带来好处的证据很少。在避免出现低血压和心动过缓的预案都准备好前，所有开始使用β受体阻滞剂的患者需要细心的滴注给药。尚不清楚哪种β受体阻滞剂更适合使用，但是一项回顾性研究[16]发现患者使用阿替洛尔围手术期前后发生危险的风险比使用美托洛尔的更低。有人推荐使用作用时间短[17]、具有心脏选择性[18]的β受体阻滞剂。

β受体阻滞剂会对接受心脏手术的患者有好处。观察性研究发现预先[19]或术前[20]使用β受体阻滞剂能减少缺血性并发症，围手术期[21]或手术后[22]使用β受体阻滞剂能降低动脉纤维化的风险，尽管一项研究发现[23]β受体阻滞剂对动脉纤维化的作用只对已经在术前就使用β受体阻滞剂的患者有效。

尽管β受体阻滞剂能有效降低血压，但是它们并不能与其他一些抗高血压药同样程度地降低心血管疾病发生的风险。β受体阻滞剂不是治疗高血压（第228页）的首选药[24,25]。

1. Ellison KE, Gandhi G. Optimising the use of β-adrenoceptor antagonists in coronary artery disease. *Drugs* 2005; **65:** 787–97.
2. Auerbach AD, Goldman L. β-Blockers and reduction of cardiac events in noncardiac surgery: scientific review. *JAMA* 2002; **287:** 1435–44.
3. Lindenauer PK, *et al.* Perioperative beta-blocker therapy and mortality after major noncardiac surgery. *N Engl J Med* 2005; **353:** 349–61.
4. Devereaux PJ, *et al.* How strong is the evidence for the use of perioperative β blockers in non-cardiac surgery? Systematic review and meta-analysis of randomised controlled trials. *BMJ* 2005; **331:** 313–16.
5. The DIPOM Trial Group. Effect of perioperative β blockade in patients with diabetes undergoing major non-cardiac surgery: randomised placebo controlled, blinded multicentre trial. Abridged version: *BMJ* 2006; **332:** 1482–5. Full version: http://www.bmj.com/cgi/reprint/332/7556/1482 (accessed 10/01/08)
6. Yang H, *et al.* The effects of perioperative β-blockade: results of the Metoprolol after Vascular Surgery (MaVS) study, a randomized controlled trial. *Am Heart J* 2006; **152:** 983–90.
7. Devereaux PJ, *et al.* Effects of extended-release metoprolol succinate in patients undergoing non-cardiac surgery (POISE trial): a randomised controlled trial. *Lancet* 2008; **371:** 1839–47.
8. Bangalore S, *et al.* Perioperative beta blockers in patients having non-cardiac surgery: a meta-analysis. *Lancet* 2008; **372:** 1962–76.
9. Talati R, *et al.* Outcomes of perioperative beta-blockade in patients undergoing noncardiac surgery: a meta-analysis. *Ann Pharmacother* 2009; **43:** 1181–8.
10. Keane M. Beta-blocker therapy in non-cardiac surgery. *Lancet* 2008; **372:** 1145.
11. Caramelli B, *et al.* Beta-blocker therapy in non-cardiac surgery. *Lancet* 2008; **372:** 1145.
12. Trevelyan J. Beta-blocker therapy in non-cardiac surgery. *Lancet* 2008; **372:** 1145–6.
13. Riedel B, *et al.* Beta-blocker therapy in non-cardiac surgery. *Lancet* 2008; **372:** 1146–7.
14. Poldermans D, Devereaux PJ. The experts debate: perioperative beta-blockade for noncardiac surgery—proven safe or not? *Cleve Clin J Med* 2009; **76** (suppl 4): S84–S92.
15. Fleisher LA, *et al.* 2009 ACCF/AHA focused update on perioperative beta blockade incorporated into the ACC/AHA 2007 guidelines on perioperative cardiovascular evaluation and care for noncardiac surgery: a report of the American College of Cardiology Foundation/American Heart Association Task Force on Practice Guidelines. *Circulation* 2009; **120:** e169–e276. Also available at: http://circ.ahajournals.org/cgi/reprint/120/21/e169.pdf (accessed 25/01/10)
16. Redelmeier DA, *et al.* β blockers for elective surgery in elderly patients: population based, retrospective cohort study. *BMJ* 2005; **331:** 932–4.
17. Domanski D, Schwarz ER. Is the perioperative use of beta-blockers still recommended? A critical review of recent controversies. *J Cardiovasc Pharmacol Ther* 2009; **14:** 258–68.
18. Poldermans D, *et al.* Perioperative strokes and beta-blockade. *Anesthesiology* 2009; **111:** 940–5.
19. Sharma SK, *et al.* Cardioprotective effect of prior β-blocker therapy in reducing creatine kinase-MB elevation after coronary intervention: benefit is extended to improvement in intermediate-term survival. *Circulation* 2000; **102:** 166–72.
20. Ferguson TB, *et al.* Preoperative β-blocker use and mortality and morbidity following CABG surgery in North America. *JAMA* 2002; **287:** 2221–7. Correction. *ibid.*; 3212.
21. Crystal E, *et al.* Interventions for preventing post-operative atrial fibrillation in patients undergoing heart surgery. Available in The Cochrane Database of Systematic Reviews; Issue 4. Chichester: John Wiley; 2004 (accessed 10/01/08).
22. Coleman CI, *et al.* Impact of prophylactic postoperative β-blockade on post-cardiothoracic surgery length of stay and atrial fibrillation. *Ann Pharmacother* 2004; **38:** 2012–16.
23. Crystal E, *et al.* Metoprolol prophylaxis against postoperative atrial fibrillation increases length of hospital stay in patients not on pre-operative beta blockers: the beta blocker length of stay (BLOS) trial. *Heart* 2004; **90:** 941–2.
24. Lindholm LH, *et al.* Should β blockers remain first choice in the treatment of primary hypertension? A meta-analysis. *Lancet* 2005; **366:** 1545–53.
25. Wiysonge CS, *et al.* Beta-blockers for hypertension. Available in The Cochrane Database of Systematic Reviews; Issue 1. Chichester: John Wiley; 2007 (accessed 12/06/08).

锥体系外障碍 β受体阻滞剂（低剂量）可用于治疗抗精神病药引起的静坐不能，但证明其有效的证据是有限的（**氯丙嗪**项下，参见 M37 第943页）。

青光眼和眼内高压 对于开角型青光眼以及其他慢性青光眼，一般首选β受体阻滞剂滴眼（参见 M37 第1785页）。它们可以抑制睫状体上皮的β受体并且会降低房水分泌。对于睫状肌的研究表明倍他洛尔、卡替洛尔、左布诺洛尔、美替洛尔以及噻吗洛尔都是有效的，尤其是降低眼内压[1~5]，虽然有分析说噻吗洛尔在降低眼内压方面比倍他洛尔更加有效[6]。可能产生的全身反应应该牢记（见上文**眼部使用后的反应**），尤其对于老年患者[7]。

β受体阻滞剂还被用于预防术后眼内高压[8,9]。

1. LeBlanc RP, *et al.* Timolol: long-term Canadian Multicentre Study. *Can J Ophthalmol* 1985; **20:** 128–30.
2. Stewart RH, *et al.* Betaxolol vs timolol: a six-month double-blind comparison. *Arch Ophthalmol* 1986; **104:** 46–8.
3. Geyer O, *et al.* Levobunolol compared with timolol: a four-year study. *Br J Ophthalmol* 1988; **72:** 892–6.
4. Krieglstein GK, *et al.* Levobunolol and metipranolol: comparative ocular hypotensive efficacy, safety, and comfort. *Br J Ophthalmol* 1987; **71:** 250–3.
5. Scoville B, *et al.* A double-masked comparison of carteolol and timolol in ocular hypertension. *Am J Ophthalmol* 1988; **105:** 150–4.
6. van der Valk R, *et al.* Intraocular pressure-lowering effects of all commonly used glaucoma drugs: a meta-analysis of randomized clinical trials. *Ophthalmology* 2005; **112:** 1177–85.
7. O'Donoghue E. β Blockers and the elderly with glaucoma: are we adding insult to injury? *Br J Ophthalmol* 1995; **79:** 794–6.
8. West DR, *et al.* Comparative efficacy of the β-blockers for the prevention of increased intraocular pressure after cataract extraction. *Am J Ophthalmol* 1988; **106:** 168–73.
9. Odberg T. Primary argon laser trabeculoplasty after pretreatment with timolol. *Acta Ophthalmol (Copenh)* 1990; **68:** 317–19.

心力衰竭 β受体阻滞剂具有负性肌力作用，曾对心衰患者（第224页）禁忌使用。然而，它们可能对于心力衰竭是有利的，因为交感神经系统的长期激活与病情的发展相关联。评论[1~4]、回顾分析[5,6]以及长期的研究[7,8]表明β受体阻滞剂比索洛尔、卡维地洛以及美托洛尔能降低慢性心力衰竭的死亡率，另外一项研究[9]表明奈比洛尔对于老年患者是有利的。进一步的综合分析[10]发现，使用β受体阻滞剂治疗的患者中退出的人数比使用安慰剂的要少，表明其效果超过了它的不良反应。一项亚组分析[11]也证实美托洛尔在糖尿病患者中被普遍接受并且有效，除了其对于糖尿病的调控的影响（见**不良反应**项下**对糖代谢的影响**）。β受体阻滞剂也能提升慢性心衰患者的功能[12]。现在推荐使用β受体阻滞剂，因为作为标准治疗方案的一部分，β受体阻滞剂与 ACEI 和利尿药合用于所有临床上由于左心室收缩功能不全引起的稳定心衰患者，他们没有用药禁忌。虽然经验上推荐使用β受体阻滞剂来减缓心率，改善心肌缺血[13]，但是β受体阻滞剂对左心室收缩功能健全患者的好处尚不清楚。

治疗心衰也许不是某些β受体阻滞剂的经典作用，一般只有作用明确的β受体阻滞剂才会被使用。不是所有β受体阻滞剂治疗心衰的作用都被研究过，但是有证据表明有些β受体阻滞剂是无效的，一项布新洛尔的研究[14]就因为其没有改善死亡率在很早就将其停用了。对于那些显示能够改善死亡率的β受体阻滞剂，尚不清楚它们是否都是等效的[15]。一项荟萃分析[16]认为扩血管的β受体阻滞剂如卡维地洛相比于不能产生扩血管作用的药物降低整体死亡率的作用更为明显。尽管研究中使用相同剂量受到质疑[18]且尚不清楚最佳剂量是多少，一项大规模研究[17]比较卡维地洛和美托洛尔后也发现卡维地洛确实更能降低死亡率。许多患者不能耐受临床研究中的目标药物，但是一项美托洛尔的研究分析[19]发现使用低剂量或高剂量药物改善死亡率的效果是相同的。一项荟萃分析[20]发现相比于剂量，β受体阻滞剂的救治效果与减慢心率的程度更为相关。

β受体阻滞剂对一些由心肌病（第221页）引起的心力衰竭也是有效的。许多的β受体阻滞剂可治疗自发性心肌病，并且改善心力衰竭患者的死亡率，包括扩张性心肌病。对于肥厚型心肌病，β受体阻滞剂可减轻心率过快的症状，减轻心绞痛，防止晕厥。

1. Foody JM, *et al.* β-Blocker therapy in heart failure: scientific review. *JAMA* 2002; **287:** 883–9.
2. Pritchett AM, Redfield MM. β-Blockers: new standard therapy for heart failure. *Mayo Clin Proc* 2002; **77:** 839–46.
3. Goldstein S. Benefits of β-blocker therapy for heart failure: weighing the evidence. *Arch Intern Med* 2002; **162:** 641–8.
4. Klapholz M. Beta-blocker use for the stages of heart failure. *Mayo Clin Proc* 2009; **84:** 718–29.
5. Lechat P, *et al.* Clinical effects of β-adrenergic blockade in chronic heart failure: a meta-analysis of double-blind, placebo-controlled, randomized trials. *Circulation* 1998; **98:** 1184–91.
6. Brophy JM, *et al.* β-Blockers in congestive heart failure: a Bayesian meta-analysis. *Ann Intern Med* 2001; **134:** 550–60.
7. CIBIS-II Investigators and Committees. The Cardiac Insufficiency Bisoprolol Study II (CIBIS-II): a randomised trial. *Lancet* 1999; **353:** 9–13.
8. MERIT-HF Study Group. Effect of metoprolol CR/XL in chronic heart failure: Metoprolol CR/XL Randomised Intervention Trial in Congestive Heart Failure (MERIT-HF). *Lancet* 1999; **353:** 2001–7.
9. Flather MD, *et al.* Randomized trial to determine the effect of nebivolol on mortality and cardiovascular hospital admission in elderly patients with heart failure (SENIORS). *Eur Heart J* 2005; **26:** 215–25.
10. Ko DT, *et al.* Adverse effects of β-blocker therapy for patients with heart failure: a quantitative overview of randomized trials. *Arch Intern Med* 2004; **164:** 1389–94.
11. Deedwania PC, *et al.* Efficacy, safety and tolerability of metoprolol CR/XL in patients with diabetes and chronic heart failure: experiences from MERIT-HF. *Am Heart J* 2005; **149:** 159–67.
12. Abdulla J, *et al.* Effect of beta-blocker therapy on functional status in patients with heart failure: a meta-analysis. *Eur J Heart Fail* 2006; **8:** 522–31.
13. Task Force on Beta-Blockers of the European Society of Cardiology. Expert consensus document on β-adrenergic receptor blockers. *Eur Heart J* 2004; **25:** 1341–62.
14. The Beta-Blocker Evaluation of Survival Trial Investigators. A trial of the beta-blocker bucindolol in patients with advanced chronic heart failure. *N Engl J Med* 2001; **344:** 1659–67.
15. McBride BF, White CM. Critical differences among beta-adrenoreceptor antagonists in myocardial failure: debating the MERIT of COMET. *J Clin Pharmacol* 2005; **45:** 6–24.
16. Bonet S, *et al.* β-Adrenergic blocking agents in heart failure: benefits of vasodilating and nonvasodilating agents according to patients' characteristics: a meta-analysis of clinical trials. *Arch Intern Med* 2000; **160:** 621–7.
17. Poole-Wilson PA, *et al.* Comparison of carvedilol and metoprolol on clinical outcomes in patients with chronic heart failure in the Carvedilol Or Metoprolol European Trial (COMET): randomised controlled trial. *Lancet* 2003; **362:** 7–13.
18. Dargie HJ. β-Blockers in heart failure. *Lancet* 2003; **362:** 2–3.
19. Wikstrand J, *et al.* Dose of metoprolol CR/XL and clinical outcomes in patients with heart failure: analysis of the experience in metoprolol CR/XL randomized intervention trial in chronic heart failure (MERIT-HF). *J Am Coll Cardiol* 2002; **40:** 491–8.
20. McAlister FA, *et al.* Meta-analysis: beta-blocker dose, heart rate reduction, and death in patients with heart failure. *Ann Intern Med* 2009; **150:** 784–94.

低血压 β受体阻滞剂有降压作用，通常用于降低高血压患者的血压，偶尔用于手术时控制性降压。然而矛盾的是，对需要药物治疗的神经性低血压（第231页），可用β受体阻滞剂来治疗，虽然这种方法有一定局限性，并且会产生一定的不良反应。β受体阻滞剂可与部分激动剂一同用于体位性低血压（参见 M37 第1460页），但还是存在风险。

偏头痛和紧张性头痛 β受体阻滞剂（通常是普萘洛尔或者美托洛尔）被许多需要预防偏头痛（参见 M37 第587页）的患者选用[1]。在这种情况下，它们的活性没有被完全应用。其他的β受体阻滞剂也是有效的，如阿替洛尔、那多洛尔以及噻吗洛尔，具有内在拟交感神经活性的β受体阻滞剂可能没有这种效果。

有时β受体阻滞剂对慢性紧张性头痛有效（参见 M37 第588页）。

普萘洛尔被尝试用于儿童腹型偏头痛（**苯噻啶**，参见 M37 第594页）。

1. Limmroth V, Michel MC. The prevention of migraine: a critical review with special emphasis on β-adrenoceptor blockers. *Br J Clin Pharmacol* 2001; **52:** 237–43.

外周血管疾病 β受体阻滞剂会导致肢端寒冷，并且会引发雷诺综合征。然而，它对于治疗红斑性肢痛病是有效的（见**动脉痉挛性疾病**，第243页）。

嗜铬细胞瘤 β受体阻滞剂与α受体阻滞剂一起用于嗜铬细胞瘤（第235页）的初始治疗。β受体阻滞剂能降低β肾上腺素受体亢奋的反应。这种治疗必须用α受体阻滞剂开始，并且保证α受体阻断作用已经形成，β受体阻滞剂的谨慎使用来控制心动过速。β_1 选择性阻滞剂优先选用，这样 β_2 受体阻滞引起的外周血管收缩将不会发生。在大多数的病例中，最低剂量的β受体阻滞剂已经足够，虽然有时分泌肾上腺素的肿块需要更大的剂量。

破伤风 儿茶酚胺的过量释放会引起自主神经过度活跃，可能为破伤风并发症，通常使用镇静药来控制（参见 M37 第1811页）。β受体阻滞剂也可使用，但是可能会产生严重的高血压，因此不提倡使用。拉贝洛尔同时具有α受体阻滞剂以及β受体阻滞剂的双重功效，因此静脉注射拉贝洛尔可成功地控制破伤风对心血管的作用[1]，虽然它并没有显示出比普萘洛尔更加有利的优点。有时也会使用速效β受体阻滞剂艾司洛尔[2]。

1. Domenighetti GM, *et al.* Hyperadrenergic syndrome in severe tetanus: extreme rise in catecholamines responsive to labetalol. *BMJ* 1984; **288:** 1483–4.
2. King WW, Cave DR. Use of esmolol to control autonomic instability of tetanus. *Am J Med* 1991; **91:** 425–8.

法洛四联症 使用β受体阻滞剂治疗法洛四联症，见**普萘洛尔的用途**下，第423页。

震颤 震颤是一种部分身体有节奏的摆动，由肌肉的不自觉收缩引起。可在行动中发生，保持某一姿势时

发生，也可在休息时发生，其频率与幅度是不相同的。休息时的震颤通常与帕金森病有关（参见 M37 第763页），而运动性震颤，包括保持某一姿势时发生的震颤以及运动引起的震颤，可在大量的不适情况下发生。治疗这些不适情况可使震颤消失。如支气管舒张药、三环类抗抑郁药、锂、咖啡因能引起震颤，诱因药物的停止使用能够减轻震颤。然而，震颤常常没有已知的潜在原因。这种震颤被称为**基础震颤**或良性基础震颤，通常是姿势性震颤，并且倾向于手、头、声音，有时是腿或躯干。情绪或者焦虑可使其加重。有些震颤不分年龄并且会终生存在，随着年龄的增加会有所加重。很多时候这种情况多都具有家庭遗传性（家庭遗传性震颤）。

　　轻微家族遗传性震颤可能不需要药物治疗。在严重的情况下，单独的 β 受体阻滞剂或者苯二氮䓬可能会有效地控制其加重。单剂量的普萘洛尔在使用 1～2h 后会达到最大效果，并且药效会持续几个小时。少量的乙醇对慢性家族遗传性震颤也起到一定的作用，虽然这种用法并不被鼓励。

　　对于更加严重的情况，可能需要进行长期的用药治疗（也可能试用于其他形式的震颤）[1～5]。β 受体阻滞剂（通常是非心脏选择性 β 受体阻滞剂，如普萘洛尔）通常是首选的药物，有 70% 的患者会有反应，虽然使震颤降低的平均率只有 50%～60%。其作用主要是由于梭外肌以及肌梭中的 β₂ 受体的阻滞，虽然也可能产生 CNS 效应。长期使用可能会产生不良反应。虽然可能产生重要的不良反应，但是有时会尝试使用扑米酮[6]。患者长期使用这些药物后会对这些药物耐受。然而，3 个小型的研究发现少数患者长期使用后对其反应是降低的[7～9]。也有尝试使用局部注射肉毒杆菌 A 毒素的方法来治疗家族遗传性震颤[1]。其他有效的药物包括加巴喷丁、托吡酯[1～4,10]。其他很多药物虽然经过尝试，但支持使用它们的证据很少[10]。在一些严重的情况下，可能需要考虑手术治疗（丘脑切开术或深部脑刺激）。

1. Habib-ur-Rehman. Diagnosis and management of tremor. *Arch Intern Med* 2000; **160**: 2438–44.
2. Louis ED. Essential tremor. *N Engl J Med* 2001; **345**: 887–91.
3. Lyons K, *et al.* Benefits and risks of pharmacological treatments for essential tremor. *Drug Safety* 2003; **26**: 461–81.
4. Pahwa R, Lyons KE. Essential tremor: differential diagnosis and current therapy. *Am J Med* 2003; **115**: 134–42.
5. Benito-León J, Louis ED. Clinical update: diagnosis and treatment of essential tremor. *Lancet* 2007; **369**: 1152–4.
6. Koller WC, Royse VL. Efficacy of primidone in essential tremor. *Neurology* 1986; **36**: 121–4.
7. Koller WC, Vetere-Overfield B. Acute and chronic effects of propranolol and primidone in essential tremor. *Neurology* 1989; **39**: 1587–8.
8. Calzetti S, *et al.* Clinical and computer-based assessment of long-term therapeutic efficacy of propranolol in essential tremor. *Acta Neurol Scand* 1990; **81**: 392–6.
9. Sasso E, *et al.* Primidone in the long-term treatment of essential tremor: a prospective study with computerized quantitative analysis. *Clin Neuropharmacol* 1990; **13**: 67–76.
10. Zesiewicz TA, *et al.* Practice parameter: therapies for essential tremor: report of the Quality Standards Subcommittee of the American Academy of Neurology. *Neurology* 2005; **64**: 2008–20. Also available at: http://www.neurology.org/cgi/reprint/64/12/2008.pdf (accessed 10/01/08)

Betaxolol Hydrochloride (BANM, USAN, rINNM) ⊗

盐酸倍他洛尔

ALO-1401-02; Betaksolol Hidroklorür; Betaksololihydrokloridi; Betaxolol hidrochloridas; Bétaxolol, chlorhydrate de; Betaxolol-hidroklorid; Betaxolol-hydrochlorid; Betaxololhydrochlorid; Betaxololi hydrochloridum; Hidrocloruro de betaxolol; SL-75212-10. 1-{4-[2-(Cyclopropylmethoxy)ethyl]phenoxy}-3-isopropylaminopropan-2-ol hydrochloride.

Бетаксолола Гидрохлорид

$C_{18}H_{29}NO_3,HCl = 343.9$.

CAS — 63659-18-7 (betaxolol); 63659-19-8 (betaxolol hydrochloride).
ATC — C07AB05; S01ED02.
ATC Vet — QC07AB05; QS01ED02.
UNII — 6X97D2XTO0.

(betaxolol)

Pharmacopoeias. In *Eur.* (see p.vii) and *US.*
Ph. Eur. 6. 8 （Betaxolol Hydrochloride）　白色或者类白色的晶体粉末。极易溶于水；易溶于乙醇；溶于二氯甲

烷。避光。

USP 33 （Betaxolol Hydrochloride）　白色晶体粉末。易溶于水、乙醇、氯仿以及甲醇。2% 水溶液的 pH 值为 4.5～6.5。贮藏于密闭容器中。

不良反应、处置和注意事项

见 β 受体阻滞剂，见第279页。

药物相互作用

与 β 受体阻滞剂相关的药物相互作用，见第281页。

药动学

　　倍他洛尔在胃肠道中被完全吸收，并且只有少量进行首关代谢，其口服的生物利用度达到约 90%。其在脂类中的溶解度很高。倍他洛尔有 50% 与血浆蛋白结合。它可以穿过胎盘分布到乳汁中，乳汁中的浓度比母体血液中的浓度还要高。血浆半衰期一般是 14～22h。主要的清除方式是肝代谢以及从尿中排出，只有 15% 以原形从尿中排出。

　　妊娠和哺乳　在婴儿出生前后，对 28 名高血压孕妇，每天接受 10～40mg 剂量的倍他洛尔进行药动学研究。其药动学特征与非孕患者是相似的[1]。脐带中的浓度和母体血液中的浓度基本相同，并且脐带血中的浓度与距离最后一次使用倍他洛尔的时间之间具有负关联。因此，如果母亲在新生儿出生前 16～18h 停止用药，新生儿的倍他洛尔浓度会大大降低。新生儿血液中倍他洛尔的半衰期是 14.8～38.5h。对于不足 36 周的早产儿，其血液中倍他洛尔的半衰期比足月产婴儿的要长 32%。倍他洛尔在乳汁或者初乳中的浓度在 3 个母亲中得到证实。所有的例子表明乳汁与血液中浓度比大于 2。

1. Morselli PL, *et al.* Placental transfer and perinatal pharmacokinetics of betaxolol. *Eur J Clin Pharmacol* 1990; **38**: 477–83.

用途和用法

　　倍他洛尔是一种心脏选择性 β 受体阻滞剂（第278页）。它本身缺少肾上腺素活性并且具有很小的膜稳定活性。

　　倍他洛尔在治疗高血压病（第228页）、心绞痛（第215页）、青光眼（参见 M37 第1785页）中用其盐酸盐。

　　在治疗**高血压病**中，盐酸倍他洛尔的首次剂量是口服每日 1 次，每次 10mg，在 1～2 周后，根据反应情况，如果有必要，可适当将剂量加倍。通常每日 20mg 以上的剂量不会带来更多的益处，每日 40mg 的剂量会使患者耐受。**心绞痛**的用药剂量和这个类似。

　　对于老年患者，建议首次用药剂量是每日 5mg。对于严重肾损伤患者，应该将剂量减少。

　　对于眼内高压或者开角型**青光眼**，每日 2 次，使用 0.25%～0.5% 倍他洛尔的滴眼液来降低升高的眼内压。

1. Buckley MM-T, *et al.* Ocular betaxolol: a review of its pharmacological properties, and therapeutic efficacy in glaucoma and ocular hypertension. *Drugs* 1990; **40**: 75–90.

　　在肾损伤中的用法　在肾损伤患者中，倍他洛尔的清除会降低，因此需求剂量相对较低。美国注册药品信息建议对于严重肾损伤患者或者透析患者，首次剂量应该是每日 5mg 倍他洛尔盐酸盐，剂量可以每 2 周上调 5mg，直到到达最大值每日 20mg。

　　语言障碍　1 名从小结巴的 50 岁的男性患者，在每日接受倍他洛尔 20mg 治疗高血压病后，其结巴情况有很大的改善[1]。

1. Burris JF, *et al.* Betaxolol and stuttering. *Lancet* 1990; **335**: 223.

制剂

BP 2010: Betaxolol Eye Drops, Solution; Betaxolol Eye Drops, Suspension;
USP 33: Betaxolol Ophthalmic Solution; Betaxolol Tablets.

专利制剂

Arg.: Betasel; Tonobexol; **Austral.:** Betoptic; Betoquin; **Austria:** Betoptic; Kerlone†; **Belg.:** Betoptic; Kerlone; **Braz.:** Betoptic; Presmin; **Canad.:** Betoptic; **Chile:** Bemaz; Beof; Betoptic; BTX Ofteno; **Cz.:** Betalmic; Betamed; Betaxa; Betoptic; Lokren; **Denm.:** Betoptic; **Fin.:** Betoptic; Kerlon; **Fr.:** Betoptic; Kerlone; **Ger.:** Betoptima; Kerlone; **Gr.:** Armament; Betoptic; Eifel; Kerlone; Pertaxol; **Hong Kong:** Betoptic; **Hung.:** Betoptic; Lokren; **India:** Optipres; **Indon.:** Betoptima; Optibet; **Irl.:** Betoptic; **Israel:** Betoptic; Kerlone†; **Ital.:** Betoptic; Kerlone; **Malaysia:** Betoptic; **Mex.:** Betoptic; BTX-HA Ofteno; **Neth.:** Betoptic; Kerlon; **Norw.:** Betoptic; **NZ:** Betoptic; **Philipp.:** Betoptic; Kerlone; Oxol; **Pol.:** Betoptic; Betoptic; Lokren; Optibetol; **Port.:** Bertocil; Betaglaut; Betoptic; Davixolol; **Rus.:** Betoptic (Бетоптик); **S.Afr.:** Betoptic; **Singapore:** Betac; Betoptic; Kerlone; **Spain:** Betoptic; **Swed.:** Betoptic; **Switz.:** Betoptic; **Thai.:** Betoptic; Turk.: Betoptic; Eifel; **UK:** Betoptic; **Ukr.:** Betoptic (Бетоптик S); Lokren (Локрен); **USA:** Betoptic; Kerlone; **Venez.:** Betoptic; Betoptic.

Bevantolol Hydrochloride (BANM, USAM, rINNM) ⊗

盐酸贝凡洛尔

Bévantolol, Chlorhydrate de; Bevantololhydrochlorid; Bevantololi Hydrochloridum; Bevantololihydroklorid; CI-775; Hidrocloruro de bevantolol; NC-1400. 1-(3,4-Dimethoxyphenethylamino)-3-m-tolyloxypropan-2-ol hydrochloride.

Бевантолола Гидрохлорид

$C_{20}H_{27}NO_4,HCl = 381.9$.

CAS — 59170-23-9 (bevantolol); 42864-78-8 (bevantolol hydrochloride).
ATC — C07AB06.
ATC Vet — QC07AB06.
UNII — 4VB9HU07BC.

(bevantolol)

简介

　　贝凡洛尔是一种心脏选择性 β 受体阻滞剂（第278页）。它自身缺少内在拟交感活性，但是具有轻微的膜稳定性活性，同时具有血管扩张活性。在治疗高血压病以及心绞痛过程中，口服其盐酸盐。

1. Frishman WH, *et al.* Bevantolol: a preliminary review of its pharmacodynamic and pharmacokinetic properties, and therapeutic efficacy in hypertension and angina pectoris. *Drugs* 1988; **35**: 1–21.

制剂

专利制剂

Jpn: Calvan.

Bezafibrate (BAN, USAN, rINN) 苯扎贝特

Betsafibraatti; Bezafibrát; Bezafibrat; Bezafibratas; Bézafibrate; Bezafibrato; Bezafibratum; BM-15075; LO-44. 2-[4-(2-p-Chlorobenzamidoethyl)phenoxy]-2-methylpropionic acid.

Безафибрат

$C_{19}H_{20}ClNO_4 = 361.8$.

CAS — 41859-67-0.
ATC — C10AB02.
ATC Vet — QC10AB02.
UNII — Y4449Q51XH.

Pharmacopoeias. In *Eur.* (see p.vii) and *Jpn.*
Ph. Eur. 6. 8 （Bezafibrate）　白色或者类白色晶体粉末。具有多晶型。几乎不溶于水；略溶于乙醇和丙酮；易溶于二甲基甲酰胺；可在碱性氢氧化物的稀的水溶液中分解。

不良反应和注意事项

　　苯扎贝特最常见的不良反应为肠胃疾病包括缺乏食欲、恶心、胃部不适。其他不常发生的不良反应发生较少，包括头痛、头昏、眩晕、疲劳、皮疹、皮肤瘙痒、光敏感、秃头症、阳痿、贫血、白细胞减少及血小板减少。也曾发生过血浆氨基酸浓度增大的情况。在使用苯扎贝特治疗过程中，肌酸磷酸激酶浓度升高与肌炎并发症，肌病以及不常见的横纹肌溶解症相关，由肾病并发症或者肾损伤引起的低白蛋白血症的患者可能会有更高的风险。对于具有肌病风险因素的患者不应使用苯扎贝特。苯扎贝特可使结石恶化，已经有胆结石方面的相关报道。虽然没有明确的证据来证明苯扎贝特的使用与这种情况的联系（见下文**胆结石**）。

　　严重肝损伤、严重肾病、胆结石、胆囊炎或低白蛋白血症状态如肾病综合征的患者不宜使用苯扎贝特。对于肾损伤患者应该谨慎使用，患者的肌酐清除率若低于 15ml/min 则禁用苯扎贝特，透析除外（见下文**用途和用法**项下内容）。

1. Davidson MH, *et al.* Safety considerations with fibrate therapy. *Am J Cardiol* 2007; **99** (Issue 6 suppl 1): 3C–18C.
2. Florentin M, *et al.* Fibrate-associated adverse effects beyond muscle and liver toxicity. *Curr Pharm Des* 2008; **14**: 574–87.

对葡萄糖代谢的影响 一般使用贝特类药物时糖尿病患者的胰岛素敏感性和糖代谢有所改善[1~3]，或没有变化[4~6]。贝特类药物适用于治疗 2 型糖尿病合并高甘油三酯血症[7]。也有证据表明贝特类药物可以减少或延缓肥胖[8]或葡萄糖耐量受损[9]患者糖尿病的发生。然而，有报道[10]称当吉非贝齐加至高剂量胰岛素治疗时，尽管通过贝特类药物治疗胰岛素剂量最终降低，葡萄糖水平控制得很好，但是低血糖会以 2 型糖尿病的形式复发。由于有严重低血压的风险，吉非贝齐禁用于接受瑞格列奈治疗的患者（第158页）。相反地，一项 20 名糖尿病患者接受吉非贝齐治疗的研究[11]报道 9 名患者需要简单的降糖治疗（口服降糖药或胰岛素），1 名患者不需要。

1. Ogawa S, et al. Bezafibrate reduces blood glucose in type 2 diabetes mellitus. Metabolism 2000; 49: 331–4.
2. Jones IR, et al. Lowering of plasma glucose concentrations with bezafibrate in patients with moderately controlled NIDDM. Diabetes Care 1990; 13: 855–63.
3. Notarbartolo A, et al. Effects of gemfibrozil in hyperlipidemic patients with or without diabetes. Curr Ther Res 1993; 53: 381–93.
4. Leaf DA, et al. The hypolipidemic effects of gemfibrozil in type V hyperlipidemia. JAMA 1989; 262: 3154–60.
5. Pagani A, et al. Effect of short-term gemfibrozil administration on glucose metabolism and insulin secretion in non-insulin-dependent diabetics. Curr Ther Res 1989; 45: 14–20.
6. Hernández-Mijares A, et al. Ciprofibrate effects on carbohydrate and lipid metabolism in type 2 diabetes mellitus subjects. Nutr Metab Cardiovasc Dis 2000; 10: 1–6.
7. Buse JB, et al. Primary prevention of cardiovascular diseases in people with diabetes mellitus: a scientific statement from the American Heart Association and the American Diabetes Association. Circulation 2007; 115: 114–26. Also available at: http://circ.ahajournals.org/cgi/reprint/115/1/114.pdf (accessed 28/08/09) Also published in Diabetes Care 2007; 30: 162–72. Also available at: http://care.diabetesjournals.org/content/30/1/162.full.pdf (accessed 28/08/09)
8. Tenenbaum A, et al. Effect of bezafibrate on incidence of type 2 diabetes mellitus in obese patients. Eur Heart J 2005; 26: 2032–8.
9. Tenenbaum A, et al. Peroxisome proliferator-activated receptor ligand bezafibrate for prevention of type 2 diabetes mellitus in patients with coronary artery disease. Circulation 2004; 109: 2197–2202.
10. Klein J, et al. Recurrent hypoglycaemic episodes in a patient with type 2 diabetes under fibrate therapy. J Diabetes Complications 2002; 16: 246–8.
11. Konttinen A, et al. The effect of gemfibrozil on serum lipids in diabetic patients. Ann Clin Res 1979; 11: 240–5.

对肾脏的影响 在使用苯扎贝特过程中，通常会出现肌酐浓度的较小幅度增长。也有报道称其与其他贝特类药物[1,2]合用时也有关，如和吉非贝齐。这种增长不会造成肾功能产生相关的改变，在停药后可逆，血清肌酐值会在几周后恢复至正常值[2]。还有报道称使用苯扎贝特[3]和氯贝丁酯[4,5]后产生了急性肾衰。还有报道称使用苯扎贝特治疗慢性肾衰患者出现了肾功能加速下降[6]。患者接受包括吉非贝齐在内的贝特类药物治疗会出现横纹肌溶解症，进而出现肾衰（见下文**对骨骼肌的影响**）。

1. Broeders N, et al. Fibrate-induced increase in blood urea and creatinine: is gemfibrozil the only innocuous agent? Nephrol Dial Transplant 2000; 15: 1993–9.
2. Sica DA. Fibrate therapy and renal function. Curr Atheroscler Rep 2009; 11: 338–42.
3. Lipkin GW, Tomson CRV. Severe reversible renal failure with bezafibrate. Lancet 1993; 341: 371.
4. Dosa S, et al. Acute-on-chronic renal failure precipitated by clofibrate. Lancet 1976; i: 250.
5. Cumming A. Acute renal failure and interstitial nephritis after clofibrate treatment. BMJ 1980; 281: 1529–30.
6. Williams AJ, et al. The short term effects of bezafibrate on the hypertriglyceridaemia of moderate to severe uraemia. Br J Clin Pharmacol 1984; 18: 361–7.

对神经系统的影响 贝特类药物对于外周神经系统有不良影响。有报道称贝特会引起外周神经病变，这已经被神经研究者证实[1]。也有报道氯贝丁酯和非诺贝特[3]治疗时会产生外周神经病变[2]。同时，截至 1993 年，加拿大 Adverse Drug Reactions Advisory Committee 接到报道称，使用吉非罗齐导致 6 名患者产生感觉异常[4]。

1. Ellis CJ, et al. Peripheral neuropathy with bezafibrate. BMJ 1994; 309: 929.
2. Gabriel R, Pearce JMS. Clofibrate-induced myopathy and neuropathy. Lancet 1976; ii: 906.
3. Corcia P, et al. Severe toxic neuropathy due to fibrates. J Neurol Neurosurg Psychiatry 1999; 66: 410.
4. Anonymous. Paraesthesia and neuropathy with hypolipidaemic agents. Aust Adverse Drug React Bull 1993; 12: 6.

对胰腺的影响 使用苯扎贝特的患者曾出现急性胰腺炎，当再次使用时，仍然会导致胰腺炎发生[1]。同时使用非诺贝特以及 HMG 辅酶 A 还原酶抑制剂的患者也会出现急性胰腺炎[2]，其中 HMG 辅酶 A 还原酶抑制剂被认为是引起这一现象的原因。也有报道称在FIELD 研究[3]中与非诺贝特合用引起胰腺炎增加，尽管病例数较少。

1. Gang N, et al. Relapsing acute pancreatitis induced by re-exposure to the cholesterol lowering agent bezafibrate. Am J Gastroenterol 1999; 94: 3626–8.
2. McDonald KB, et al. Pancreatitis associated with simvastatin plus fenofibrate. Ann Pharmacother 2002; 36: 275–9.
3. The FIELD study investigators. Effects of long-term fenofibrate therapy on cardiovascular events in 9795 people with type 2 diabetes mellitus (the FIELD study): randomised controlled trial. Lancet 2005; 366: 1849–61. Corrections. ibid. 2006; 368: 1415 and 1420.

对性功能的影响 一些贝特类药物引起性功能障碍。在使用吉非贝齐治疗过程中，有 3 名患者[1~3]出现阳痿或者无性欲。有 2 名患者[1,2]没有出现这种不良反应。英国 CSM 接到另外 6 例报告[2]。在西班牙有 3 名患者使用吉非贝齐后出现阳痿现象，1 名患者表现和氯贝丁酯的反应类似[4]。一些系统的评论，包括这些以及其他报道，都支持贝特类药物能引起勃起障碍[5]。

1 名 56 岁的男子使用非诺贝特后出现男子女性型乳房[6]，再刺激后反复。没有其他贝特类药物对性功能产生影响的报道。

1. Pizarro S, et al. Gemfibrozil-induced impotence. Lancet 1990; 336: 1135.
2. Bain SC, et al. Gemfibrozil-induced impotence. Lancet 1990; 336: 1389.
3. Bharani A. Sexual dysfunction after gemfibrozil. BMJ 1992; 305: 693.
4. Figueras A, et al. Gemfibrozil-induced impotence. Ann Pharmacother 1993; 27: 982.
5. Rizvi V, et al. Do lipid-lowering drugs cause erectile dysfunction? A systematic review. Fam Pract 2002; 19: 95–8.
6. Gardette V, et al. Gynecomastia associated with fenofibrate. Ann Pharmacother 2007; 41: 508–11.

对骨骼肌的影响 使用脂类调节药物（如贝特类药物）会引起肌肉疾病，包括肌炎以及肌病。横纹肌溶解，可产生肌酸磷酸激酶升高以及导致肾功能受损的肌红蛋白尿症的表现，虽然很少，但是也有相关报道。具有肾损伤的患者，或者具有甲状腺功能不全的患者，可能会加重肌肉毒性的风险。英国 CSM[1]建议使用贝特类药物的患者应该向他们的医生咨询是否会产生肌肉疼痛、敏感、无力；发生肌肉中毒现象或者当肌酸酐磷酸激酶升高时应该停药。

其他的药物尤其是他汀类，也与肌病相关，并且当贝特类药物与他汀类一起使用时肌肉中毒会加剧（见**辛伐他汀**的**药物相互作用**项下**调脂药**，第436页）。某些患者需要联合用药，应密切监测[2]。

1. CSM/MCA. Rhabdomyolysis associated with lipid-lowering drugs. Current Problems 1995; 21: 3. Available at:
2. Shek A, Ferrill MJ. Statin-fibrate combination therapy. Ann Pharmacother 2001; 35: 908–917.

胆结石 贝特类，包括非诺贝特[1~3]和吉非贝齐[4]，都会增加胆汁分泌，并且有研究[5,6]表明贝特类药物能增加胆结石风险。虽然在 Helsinki 心脏病研究中[7]，2051 个使用非诺贝特的患者与 2030 个使用安慰剂的患者相比较，没有发现更多的胆结石病例。然而，进一步的研究[8]表明，在使用吉非贝齐的患者中，在 8.5 年的观察期间，其胆囊摘除的现象更多。

1. Brown WV. Treatment of hypercholesterolaemia with fenofibrate: a review. Curr Med Res Opin 1989; 11: 321–30.
2. Blane GF. Comparative toxicity and safety profile of fenofibrate and other fibric acid derivatives. Am J Med 1987; 83 (suppl 5B): 26–36.
3. Palmer RH. Effects of fibric acid derivatives on biliary lipid composition. Am J Med 1987; 83 (suppl 5B): 37–43.
4. Leiss O, et al. Effect of gemfibrozil on biliary lipid metabolism in normolipemic subjects. Metabolism 1985; 34: 74–82.
5. Mamdani MM, et al. Is there an association between lipid-lowering drugs and cholecystectomy? Am J Med 2000; 108: 418–21.
6. Caroli-Bosc F-X, et al. Role of fibrates and HMG-CoA reductase inhibitors in gallstone formation: epidemiological study in an unselected population. Dig Dis Sci 2001; 46: 540–4.
7. Frick MH, et al. Helsinki Heart Study: primary-prevention trial with gemfibrozil in middle-aged men with dyslipidemia: safety of treatment, changes in risk factors, and incidence of coronary heart disease. N Engl J Med 1987; 317: 1237–45.
8. Huttunen JK, et al. The Helsinki Heart Study: an 8.5-year safety and mortality follow-up. J Intern Med 1994; 235: 31–9.

头痛 在使用苯扎贝特的患者中，有发生严重复发性头痛的报道[1]。头痛发生在使用苯扎贝特后 24h 之内，并且在每次给药后 1h 复发。在使用吉非贝齐的患者中，有 2 名患者在使用 30～90min 后出现头痛的症状[2,3]。在这 2 名患者中，头痛还伴随出现口干，同时 1 名患者还出现视力模糊的现象。停止使用吉非罗齐后，头痛现象消失；而 1 周后再次使用后复发。

1. Hodgetts TJ, Tunnicliffe C. Bezafibrate-induced headache. Lancet 1989; i: 163.
2. Arellano F, et al. Gemfibrozil-induced headache. Lancet 1988; i: 705.
3. Alvarez-Sabin J, et al. Gemfibrozil-induced headache. Lancet 1988; ii: 1246.

高同型半胱氨酸血症 高同型半胱氨酸血症与心血管疾病风险增高有关。小型研究发现尽管临床重要性还未显现，但是苯扎贝特[1,2]和非诺贝特[1,3]都增加了血浆中同型半胱氨酸的浓度[4]。叶酸和维生素 B_{12} 与非诺贝特合用[4,5]可降低同型半胱氨酸的浓度，但是这种治疗方案还未确立。

1. Dierkes J, et al. Serum homocysteine increases after therapy with fenofibrate or bezafibrate. Lancet 1999; 354: 219–20.
2. Jonkers IJAM, et al. Implication of fibrate therapy for homocysteine. Lancet 1999; 354: 1208.
3. de Lorgeril M, et al. Lipid-lowering drugs and homocysteine. Lancet 1999; 353: 209–10.
4. Dierkes J, et al. Fenofibrate-induced hyperhomocysteinaemia: clinical implications and management. Drug Safety 2003; 26: 81–91.
5. Melenovsky V, et al. Effect of folic acid on fenofibrate-induced elevation of homocysteine and cysteine. Am Heart J 2003; 146: 110. Full version available at: http://download.journals.elsevierhealth.com/pdfs/journals/0002-8703/PIIS0002870303001224.pdf (accessed 30/05/08)

光敏性 关于贝特类药物以及酮洛芬之间的交叉光敏感性[1]，见酮洛芬的**不良反应**项下（第70页）。

1. Serrano G, et al. Photosensitivity induced by fibric acid derivatives and its relation to photocontact dermatitis to ketoprofen. J Am Acad Dermatol 1992; 27: 204–8.

药物相互作用

苯扎贝特和其他贝特类药物与蛋白高度结合，它们会从蛋白结合位点置换出其他药物。药物相互作用会通过细胞色素 P450 同工酶特别是 CYP3A4 的活性改变发生。

贝特类药物可能提高口服抗凝血药的作用，当使用贝特类药物时，口服抗凝血药的剂量应该降低；然后如果有必要，逐渐进行调整。推荐差异：苯扎贝特注册药品信息建议将抗凝血药的剂量降低 50%。相互作用的机制还没有最终确定。贝特类药物能从蛋白质结合位点取代华法林，但是可能还有其他的机制。

其他的药物可能会被贝特类药物从血浆蛋白中取代，包括甲苯磺丁脲以及其他的磺脲类抗糖尿病药、苯妥英、呋塞米。与抗糖尿病药的相互作用比较复杂，因为苯扎贝特可以改变糖尿病患者的葡萄糖耐量（见上文**对葡萄糖代谢的影响**）。在使用苯扎贝特期间，抗糖尿病药的剂量应该适当调整。

如果贝特类药物与他汀类一起使用，会增加患肌病的风险（见**辛伐他汀**的**药物相互作用**项下**调脂药**，第436页）。

环孢素与贝特类药物一起使用时，尽管各报道互相矛盾（参见 M37 第1743页），然而有报道称苯扎贝特与之合用产生环孢素浓度升高以及相关的中毒性肾损伤。应监测肾功能。

有报道称患者使用非诺贝特和雷洛昔芬后出现胆汁淤积（参见 M37 第2059页）。

1. Lozada A, Dujovne CA. Drug interactions with fibric acids. Pharmacol Ther 1994; 63: 163–76.

抗糖尿病药 有报道称[1~6]贝特类药物与噻唑烷二酮类药物合用时患者血浆高密度脂蛋白胆固醇浓度出现了不确定的可逆的下降。虽然可以确定这不太可能是药动学的相互作用引起的，但是其机制不明。

1. Normén L, et al. Combination therapy with fenofibrate and rosiglitazone paradoxically lowers serum HDL cholesterol. Diabetes Care 2004; 27: 2241–2.
2. Health Canada. Rosiglitazone (Avandia): decreased high-density lipoprotein cholesterol levels. Can Adverse React News 2005; 15 (3): 2. Also available at: http://www.hc-sc.gc.ca/dhp-mps/alt_formats/hpfb-dgpsa/pdf/medeff/carn-bcei_v15n3-eng.pdf (accessed 04/08/10)
3. Senba H, et al. Severe decrease in serum HDL-cholesterol during combination therapy of bezafibrate and pioglitazone. J Atheroscler Thromb 2006; 13: 263–4.
4. Shetty C, et al. Paradoxical HDL-C reduction during rosiglitazone and fibrate treatment. Diabet Med 2007; 24: 94–7.
5. Keidar S, et al. High incidence of reduced plasma HDL cholesterol in diabetic patients treated with rosiglitazone and fibrate. Pharmacoepidemiol Drug Safety 2007; 16: 1192–4.
6. Venero CV, et al. Reduced high-density lipoprotein cholesterol in patients receiving rosiglitazone and fenofibrate. Am J Med 2008; 121: e3–e4. Available at: http://download.journals.elsevierhealth.com/pdfs/journals/0002-9343/PIIS0002934308006645.pdf (accessed 23/07/09)

脂类调节药物 考来替泊可降低吉非贝齐的生物利用度，但是如果在使用考来替泊之前或者之后 2h 使用吉非贝齐就不会有影响[1]。

关于贝特类与他汀类之间的相互作用，见第436页。

1. Forland SC, et al. Apparent reduced absorption of gemfibrozil when given with colestipol. J Clin Pharmacol 1990; 30: 29–32.

NSAIDs 由于环丙贝特与布洛芬之间的相互作用，导致 1 名患者出现横纹肌溶解引起的严重肾衰竭[1]。布洛芬能从蛋白结合位点取代环丙贝特。放射学显影剂的使用也能够产生这种现象。

1. Ramachandran S, *et al.* Acute renal failure due to rhabdomyolysis in presence of concurrent ciprofibrate and ibuprofen treatment. *BMJ* 1997; **314:** 1593.

药动学

苯扎贝特可通过胃肠道吸收。血浆蛋白结合率达到95%。血浆中的半衰期是 1～2h。大部分是从尿中排出，其中有一半以原形排出，其中有 20% 为葡萄糖苷酸。有一小部分（约 3%）出现在粪便中。使用利尿药可能会使其排出增加。这种药物不可透析除去。

1. Abshagen U, *et al.* Disposition pharmacokinetics of bezafibrate in man. *Eur J Clin Pharmacol* 1979; **16:** 31–8.
2. Abshagen U, *et al.* Steady-state kinetics of bezafibrate and clofibrate in healthy female volunteers. *Eur J Clin Pharmacol* 1980; **17:** 305–8.

老年患者   在对 19 名老年患者与年轻健康者[1]研究中，对比苯扎贝特的药动学数据，其血药峰浓度在老年患者中是年轻健康者的 1.6 倍（中间值是 12.1mg/L：7.7mg/L）并且半衰期增加了 3.8 倍（中间值是 6.6h：1.7h）。这些不同不能全部归于老年患者肾功能下降。尽管这样老年患者的剂量调整也应该只基于肾功能。

1. Neugebauer G, *et al.* Steady-state kinetics of bezafibrate retard in hyperlipidemic geriatric patients. *Klin Wochenschr* 1988; **66:** 250–6.

肾损伤   苯扎贝特在肾损伤患者中的半衰期会延长（见下文的**用途和用法**）。

用途和用法

苯扎贝特，一种贝特酸结构衍生物，是一种脂类调节药物。它在治疗高脂血症（第226页）过程中降低胆固醇以及甘油三酯，包括Ⅱa类、Ⅱb类、Ⅲ类、Ⅳ类以及V类高脂蛋白血症。苯扎贝特以及其他贝特类药物可通过降低极低密度脂蛋白浓度来降低甘油三酯。它们降低极低密度脂蛋白-胆固醇到较小范围，虽然这种作用存在差异，可能也会升高高密度脂蛋白-胆固醇。虽然与他汀类药物相比可以导致心血管疾病减少的证据不足，但是某些贝特类药物是可以用于降低心血管疾病风险（见下文）。

苯扎贝特使用剂量一般是每日 3 次，每次 200mg，饭中或者饭后口服，对于敏感患者，在剂量逐渐增加5～7 天后，胃肠中的分布将会减少。到了维持时期，每日 2 次，每次 200mg 剂量已经足够，尤其是对于治疗高甘油三酯。一种控释制剂也可以使用，剂量是每日 1 次，每次 400mg。

对于肾损伤的患者，苯扎贝特的剂量应该降低（见下文）。儿童用量也可见下文。

1. Goa KL, *et al.* Bezafibrate: an update of its pharmacology and use in the management of dyslipidaemia. *Drugs* 1996; **52:** 725–53.
2. Goldenberg I, *et al.* Update on the use of fibrates: focus on bezafibrate. *Vasc Health Risk Manag* 2008; **4:** 131–41.

作用   苯扎贝特是贝特酸结构衍生物（贝特类）中的典型药物，用于治疗高脂血症（第226页）。最基本的作用之一就是促进富含甘油三酯的脂蛋白分解，尤其是极低密度脂蛋白血症，机制是通过提高甘油三酯脂肪酶[1]。它们也可以干扰 VLDL 的合成，一般是通过抑制肝乙酰辅酶 A 羧化酶。贝特类药物对于低密度脂蛋白胆固醇的作用主要是基于患者整体的脂蛋白情况，但是如果浓度高，可能会降低，如果低，可能会升高。使用苯扎贝特[2,3]和环丙贝特[4,5]，高密度脂蛋白胆固醇浓度会升高，有很少数据显示出现了降低的情况。

贝特类药物对胆固醇代谢有三种作用[1]：它们抑制胆固醇的合成，抑制胆汁酸的合成，提高胆固醇在胆汁中的分泌。后面的两种作用使胆汁中胆固醇饱和度升高，这样有可能会导致一些患者形成胆结石（见上文**不良反应**下**胆结石**）。

贝特类药物通过激动过氧化物酶体增殖激活受体（PPARs）来调节它们的作用[6,7]。贝特类药物是在脂肪酸代谢中扮演重要角色的 PPARs-α 的激动剂。有一些贝特类药物如苯扎贝特也可激动包括 PPARs-γ（在维持葡萄糖平衡中发挥作用）在内的其他受体[7]。

1. Grundy SM, Vega GL. Fibric acids: effects on lipids and lipoprotein metabolism. *Am J Med* 1987; **83** (suppl 5B): 9–20.
2. Capps NE. Lipid profiles on fibric-acid derivatives. *Lancet* 1994; **344:** 684–5.
3. McLeod AJ, *et al.* Abnormal lipid profiles on fibrate derivatives. *Lancet* 1996; **347:** 261.
4. Chandler HA, Batchelor AJ. Ciprofibrate and lipid profile. *Lancet* 1994; **344:** 128–9.
5. McLeod AJ. Ciprofibrate and lipid profile. *Lancet* 1994; **344:** 955.
6. Fruchart J-C, Duriez P. Mode of action of fibrates in the regulation of triglyceride and HDL-cholesterol metabolism. *Drugs Today* 2006; **42:** 39–64.
7. Robinson JG. Should we use PPAR agonists to reduce cardiovascular risk? *PPAR Res* 2008; **2008:** 891425.

儿童用法   苯扎贝特在英国未获得用于儿童的许可。*BNFC 2010/11* 认为现有的支持苯扎贝特用于儿童的证据有限，只有当他汀类药物和胆汁酸结合药物不适用的时候才能使用苯扎贝特。治疗包括高胆固醇血症在内的高脂血症，*BNFC 2010/11* 推荐 10 岁以上儿童口服苯扎贝特每日 200mg，根据反应调整剂量，最大剂量为每次 200mg，每日 3 次。

在肾损伤中的用法   苯扎贝特主要靠尿排泄，肾损伤患者十分有必要调整苯扎贝特的剂量。贝特类药物也会对肾造成损伤（见上文**不良反应**下的**对肾脏的影响**）。缓释制剂禁用于肌酐清除率（CC）低于 60ml/min 的患者。传统控释制剂的剂量需要根据患者的 CC 减至如下水平：

- CC 40～60ml/min：每日 400mg；
- CC 15～40ml/min：每日 200mg，或隔天使用；
- 非透析的 CC 低于 15ml/min 的患者：禁用；
- 透析患者：每 3 天 200mg，密切监测。

一项对于肾损伤[1]患者的研究表明，苯扎贝特的半衰期在 3 名 CC 大于 40ml/min 的患者中，延长到 4.6h；在 8 名 CC 在 20～40ml/min 的患者中，延长 7.8h；在 1 名 CC 低于 13ml/min 的患者中，延长到 20.1h。

1. Anderson P, Norbeck H-E. Clinical pharmacokinetics of bezafibrate in patients with impaired renal function. *Eur J Clin Pharmacol* 1981; **21:** 209–14.

胆道疾病   苯扎贝特能阻止胆道受损[1]（可能是通过激活 PPAR-α 调节磷脂的分泌）。苯扎贝特[2,3]和熊去氧胆酸合用治疗原发性胆汁性肝硬变（参见 M37 第2354页），非诺贝特也有类似使用[4]。苯扎贝特还尝试用于治疗原发性硬化性胆管炎[5]。

1. Nakamuta M, *et al.* Therapeutic effect of bezafibrate against biliary damage: a study of phospholipid secretion via the PPARα-MDR3 pathway. *Int J Clin Pharmacol Ther* 2010; **48:** 22–8.
2. Iwasaki S, *et al.* Study Group of Intractable Liver Diseases for Research on a Specific Disease, Health Science Research Grant, Ministry of Health, Labour and Welfare of Japan. The efficacy of ursodeoxycholic acid and bezafibrate combination therapy for primary biliary cirrhosis: a prospective, multicenter study. *Hepatol Res* 2008; **38:** 557–64.
3. Hazzan R, Tur-Kaspa R. Bezafibrate treatment of primary biliary cirrhosis following incomplete response to ursodeoxycholic acid. *J Clin Gastroenterol* 2010; **44:** 371–3.
4. Liberopoulos EN, *et al.* Fenofibrate in primary biliary cirrhosis: a pilot study. *Open Cardiovasc Med J* 2010; **4:** 120–6.
5. Mizuno K, *et al.* Bezafibrate for the treatment of primary sclerosing cholangitis. *J Gastroenterol* 2010; **45:** 758–62.

降低心血管危险   脂类降低疗法能降低心血管危险（第221页）。虽然效果没有他汀类药好，几个研究都表明贝特类药物可以降低动脉硬化以及心血管疾病事件的发生率[1]。

在苯扎贝特冠状动脉硬化介入试验（BECAIT）[2,3]中，与安慰剂相比较，使用苯扎贝特 5 年，患有心肌梗死的年轻男性患者（低于 45 周岁），可减少冠状动脉风险并且降低了冠状动脉硬化病灶的发展。然而，对于患有心血管疾病的老年患者[4]，苯扎贝特冠状动脉突发情况没有任何作用，虽然能够降低严重的间歇性跛行综合征的发生，在低于 65 周岁的患者中，极少数的患者出现冠状动脉突发情况。在糖尿病冠状动脉硬化介入治疗试验中（DAIS）[5]，非诺贝特能降低 2 型糖尿病冠状动脉硬化的血管造影进程，并且接受非诺贝特的患者的临床事件发生。然而，另外一项对 2 型糖尿病的研究——FIELD 研究[6]表明，非诺贝特不能降低主要冠状动脉事件，虽然非致命性心肌梗死以及复发性心血管疾病减少，一项 2 型糖尿病荟萃分析[7]总结道，贝特类药物能减少心血管事件的发生，但是对死亡率的作用并不显著。

降低心血管事件的最好的证据是吉非贝齐。Helsinki Heart Study[8]对 4081 名高脂血症的中年男性患者研究后，认定吉非贝齐对缺血性心脏病起到基本的抑制作用。吉非贝齐组合与安慰剂组合相比较，对非致命和致命的心肌梗死以及心血管死亡可降低 34%，降低幅度最大的是 3～5 年。继续使用 3.5 年[9]，长期使用吉非贝齐可使冠状动脉事件突发延期 5 年。Veterans Affairs High-density Lipoprotein Cholesterol Intervention Trial（VA-HIT）[10]在对 2531 名（平均年龄 64 岁）原发脂异常为低 HDL-胆固醇水平的老年患者研究后认定吉非贝齐对于缺血性心脏病起到预防作用。吉非贝齐与安慰剂相比较，对于非致命和致命性心肌梗死以及心血管死亡率可降低 22%，在 2 年后形成规则分布，吉非贝齐作用达到最大。同时，也可降低卒中的风险[11]。

1. Després J-P, *et al.* Role of fibric acid derivatives in the management of risk factors for coronary heart disease. *Drugs* 2004; **64:** 2177–98.
2. Ericsson C-G, *et al.* Angiographic assessment of effects of bezafibrate on progression of coronary artery disease in young male

postinfarction patients. *Lancet* 1996; **347:** 849–53.
3. Ericsson C-G, *et al.* Effect of bezafibrate treatment over five years on coronary plaques causing 20% to 50% diameter narrowing (The Bezafibrate Coronary Atherosclerosis Intervention Trial (BECAIT)). *Am J Cardiol* 1997; **80:** 1125–9.
4. Meade T, *et al.* Bezafibrate in men with lower extremity arterial disease: randomised controlled trial. *BMJ* 2002; **325:** 1139–43.
5. Diabetes Atherosclerosis Intervention Study Investigators. Effect of fenofibrate on progression of coronary-artery disease in type 2 diabetes: the Diabetes Atherosclerosis Intervention Study, a randomised study. *Lancet* 2001; **357:** 905–910. Correction. *ibid.*; **1890.**
6. The FIELD study investigators. Effects of long-term fenofibrate therapy on cardiovascular events in 9795 people with type 2 diabetes mellitus (the FIELD study): randomised controlled trial. *Lancet* 2005; **366:** 1849–61. Corrections. *ibid.* 2006; **368:** 1415 and 1420.
7. Allemann S, *et al.* Fibrates in the prevention of cardiovascular disease in patients with type 2 diabetes mellitus: meta-analysis of randomised controlled trials. *Curr Med Res Opin* 2006; **22:** 617–23.
8. Frick MH, *et al.* Helsinki Heart Study: primary-prevention trial with gemfibrozil in middle-aged men with dyslipidemia: safety of treatment, changes in risk factors, and incidence of coronary heart disease. *N Engl J Med* 1987; **317:** 1237–45.
9. Heinonen OP, *et al.* The Helsinki Heart Study: coronary heart disease incidence during an extended follow-up. *J Intern Med* 1994; **235:** 41–9.
10. Bloomfield Rubins H, *et al.* Gemfibrozil for the secondary prevention of coronary heart disease in men with low levels of high-density lipoprotein cholesterol. *N Engl J Med* 1999; **341:** 410–18.
11. Bloomfield Rubins H, *et al.* Reduction in stroke with gemfibrozil in men with coronary heart disease and low HDL cholesterol: The Veterans Affairs HDL Intervention Trial (VA-HIT). *Circulation* 2001; **103:** 2828–33.

痴呆   对于降低与脂类调节药物相关的痴呆的发生，包括贝特类药物，见**上文**和**辛伐他汀的用途**项下，第436页。

糖尿病并发症   贝特类药物能降低糖尿病患者出现血管疾病的风险（见上文）。贝特类药物潜在的在治疗微血管糖尿病并发症（第132页）的作用引起了人们广泛的兴趣。非诺贝特干预试验和降低糖尿病事件研究（FIELD）旨在评价非诺贝特对 2 型糖尿病患者出现心血管事件的影响，其中包括作为第三期结果的微血管并发症。患者使用非诺贝特或安慰剂 5 年后有证据表明非诺贝特后，微量蛋白尿的进展减缓了，甚至病情出现好转[1]。糖尿病动脉粥样硬化的干预研究（DAIS）也表明使用非诺贝特的患者微量蛋白尿的进展减缓了[2]。此外，FIELD 研究中非诺贝特组需要首次激光治疗视网膜病变的患者减少了[3]。非诺贝特还能减小未记载有大血管病变（动脉粥样硬化）的患者进行首次小切除手术的风险，但是不论有无大血管疾病的患者进行的切除手术是大手术还是小手术，非诺贝特都起不了作用[4]。这些 FIELD 研究中对微血管并发症的影响看似与血浆中脂质的浓度无关。一项回顾性队列研究的结果表明使用苯扎贝特的患者与使用其他贝特类药物的患者相比能够更好地预防和延缓糖尿病[5]。

1. The FIELD Study Investigators. Effects of long-term fenofibrate therapy on cardiovascular events in 9795 people with type 2 diabetes mellitus (the FIELD study): randomised controlled trial. *Lancet* 2005; **366:** 1849–61. Corrections. *ibid.* 2006; **368:** 1415 and 1420.
2. Ansquer J-C, *et al.* Fenofibrate reduces progression to microalbuminuria over 3 years in a placebo-controlled study in type 2 diabetes: results from the Diabetes Atherosclerosis Intervention Study (DAIS). *Am J Kidney Dis* 2005; **45:** 485–93.
3. Keech AC, *et al.* The FIELD Study Investigators. Effect of fenofibrate on the need for laser treatment for diabetic retinopathy (FIELD study): a randomised controlled trial. *Lancet* 2007; **370:** 1687–97.
4. Rajamani K, *et al.* The FIELD Study Investigators. Effect of fenofibrate on amputation events in people with type 2 diabetes mellitus (FIELD study): a prespecified analysis of a randomised controlled trial. *Lancet* 2009; **373:** 1780–8.
5. Flory JH, *et al.* Antidiabetic action of bezafibrate in a large observational database. *Diabetes Care* 2009; **32:** 547–51.

制剂

BP 2010: Bezafibrate Tablets; Prolonged-release Bezafibrate Tablets.

专利制剂

Arg.: Bezacur; Bezalip; Elpi Lip; Nebufur; **Austria:** Bezacur; Bezalip; Bezaretard†; Bezastad; **Belg.:** Cedur; Eulitop; **Braz.:** Cedur; Eulitop; **Canad.:** Bezalip; **Chile:** Nimus; Oralipin; **Cz.:** Regadrin B†; **Fin.:** Bezalip; **Fr.:** Befizal; **Ger.:** Befibrat; Beza-Puren†; Beza-Tablinen; Bezabeta; Bezacur†; Bezadoc; Bezagamma; Bezamerck†; Cedur; Lipox; Regadrin B†; **Gr.:** Bezachol; Bezalip; Fibrate; Getup; Verbital; **Hong Kong:** Bezalip; **Hung.:** Bezalip; **India:** Bezalip; **Israel:** Bezalip†; Norlip; **Ital.:** Bezalip; Hadiel†; **Jpn:** Bezalip; **Malaysia:** Bezalip; **Mex.:** Befitec; Bexalcor; Bezafisal; Bezalip; Bezalipt; Bifaren; Bionolip; Colser; Fazebit; Lesbest; Lipocin; Neptalip; Nivetril; Redalip; Safital; Saprame; Solibay†; Zaf; **Neth.:** Bezalip; **NZ:** Bezalip; Fibalip; **Philipp.:** Bezastad; **Pol.:** Bezamidin; **Port.:** Bezalip; **Singapore:** Bezalip; Zafibral; **Spain:** Difaterol; Eulitop; **Swed.:** Bezalip; **Switz.:** Cedur; **Thai.:** Bezalip; Bezamil; Evicta; Lipolip; Polyzalip; **UAE:** Lipitrol; **UK:** Bezagen; Bezalip; Bezalip Mono; Fibrazate; Zimbacol; **Venez.:** Bezalip; Detrex†

Bisoprolol Fumarate (*BANM*, *USAN*, *rINNA*) ⊗
富马酸比索洛尔

Bisoprolol Fumarat; Bisoprolol, Fumarate de; Bisoprolol Hemifumarate; Bisoprolol, hémifumarate de; Bisoprololfumarat; Bisoprololi Fumaras; Bisoprololi hemifumaras; Bisoprololifumaraatti; CL-297939; EMD-33512 (bisoprolol or bisoprolol fumarate); Fumarato de bisoprolol. 1-[4-(2-Isopropoxyethoxymethyl)phenoxy]-3-isopropylaminopropan-2-ol fumarate.

Бизопролола Фумарат

$(C_{18}H_{31}NO_4)_2, C_4H_4O_4 = 767.0.$

CAS — 66722-44-9 (*bisoprolol*); 66722-45-0 (*bisoprolol fumarate*); 104344-23-2 (*bisoprolol fumarate*).
ATC — C07AB07.
ATC Vet — QC07AB07.
UNII — UR59KN573L.

(bisoprolol)

Pharmacopoeias. In *Eur.* (see p.vii), *Jpn*, and *US.*

Ph. Eur. 6. 8（Bisoprolol Fumarate）　白色或类白色、略带吸湿性粉末。具有多形性。极易溶于水；易溶于甲醇。贮藏于密闭容器中。避光。

USP 33（Bisoprolol Fumarate）白色结晶性粉末。极易溶于水以及甲醇；易溶于乙醇、氯仿以及乙醚；微溶于丙酮以及乙酸乙酯。贮藏于密闭容器中。避光。

不良反应、处置和注意事项

参见β受体阻滞剂，第279页。

药物相互作用

参见β受体阻滞剂相关的药物相互作用，第281页。

药动学

比索洛尔几乎可在胃肠道完全吸收，并且首关消除极少，口服生物利用度为90%。最高的血药浓度在口服2～4h后达到。有30%的比索洛尔与血浆蛋白结合。在血浆中的半衰期是10～12h。比索洛尔在脂类中微溶。在肝脏代谢，从尿中排出，其中有50%药物不发生改变，50%代谢。

用途和用法

比索洛尔是一种心脏选择性β受体阻滞剂（第278页）。它不具备内在拟交感活性以及膜稳定性。

比索洛尔在治疗高血压（第228页）以及心绞痛（第215页）过程中用噻嗪利索噻嗪盐。对于慢性心力衰竭（第224页）患者，还可以作为标准治疗的辅助用药。

在治疗**高血压**或者**心绞痛**过程中，通常的剂量是5～10mg口服，每日1次，最大剂量是每日20mg。对肝或肾损伤者应该适当减少剂量（见下文）。

对**心力衰竭**患者，富马酸比索洛尔的首次剂量是每日1次，每次口服1.25mg。如果患者适应，在1周后，可将剂量加倍；在1～4周后，逐渐将剂量增加至最大可承受剂量，但是不能超过每日10mg。

1. Johns TE, Lopez LM. Bisoprolol: is this just another beta-blocker for hypertension or angina? *Ann Pharmacother* 1995; **29**: 403–14.
2. CIBIS-II Investigators and Committees. The Cardiac Insufficiency Bisoprolol Study II (CIBIS-II): a randomised trial. *Lancet* 1999; **353**: 9–13.
3. McGavin JK, Keating GM. Bisoprolol: a review of its use in chronic heart failure. *Drugs* 2002; **62**: 2677–96.
4. Rosenberg J, Gustafsson F. Bisoprolol for congestive heart failure. *Expert Opin Pharmacother* 2008; **9**: 293–300.

在肝损伤和肾损伤中的用法

美国注册药品信息推荐富马酸比索洛尔治疗高血压时的初始剂量为每日2.5mg，有严重肝损伤和肾损伤（肌酐清除率低于40ml/min）的患者剂量应谨慎增加。英国注册药品信息推荐有严重肝损伤或肌酐清除率低于20ml/min的心绞痛和高血压患者的最大剂量为每日10mg。比索洛尔不可透析去除。

制剂

USP 33: Bisoprolol Fumarate and Hydrochlorothiazide Tablets; Bisoprolol Fumarate Tablets.

专利制剂

Arg.: Concor; Corbis; Lostaprolol. **Austral.:** Bicor; Bispro. **Austria:** Biscocor; Biostad; Cardiocor†; Concor; Darbalan†; Nanalan†; Rivacor; **Belg.:** Bisoprotop; Docbispro; Emconcor; Isoten; **Braz.:** Concor. **Canad.:** Monocor; **Chile:** Concor; **Cz.:** Bisoblock†; Biocard; Bisogamma; Bisprotion; Bivaxol; Byol; Concor; Concor Cor; Kordobist; Rivocor; **Denm.:** Bisocor;

Cardicor; Emconcor; **Fin.:** Bisomerck; Bisopra†; Emconcor; Orloc; **Fr.:** Cardensiel; Cardiocor; Detensiel; Soprol†; **Ger.:** Biso Lich; Biso-Hennig; Biso-Puren; BisoAPS†; Bisobeta; Bisogamma; Bisohexal; Bismerckt; Concor; Fondrit†; Jutabis; **Gr.:** Abitrol; Blocatens; Pactens; Speridol; **Hong Kong:** Concor. **Hung.:** Bisoblock; Biscard; Bisogamma; Bisogent†; Concor; Concor Cor; Coviogal; **India:** Concor. **Indon.:** B-Beta; Beta-One; Biocor; Hapsen; Lodoz; Maintate; **Irl.:** Bellimcor; Biscor; Bisop; Biscprine; Cardicor; Emcolol; Emcor; Emvasc†; Soprol; **Israel:** Bisolol; Cardiloc; Concor; **Ital.:** Cardicor; Concor; Congescor; Pluscor; Sequacor; **Jpn:** Maintate; **Malaysia:** Concor; **Mex.:** Concor. **Neth.:** Bisoblock†; Bisoblock; Cardicor; Bisohexal; Bisopromerck; Bisoratio; Concor; Corectin; Coronal; **Norw.:** Emcoretic; **Philipp.:** Concore; **Pol.:** Antipres; Bisocard; Bisohexal; Bisopromerck; Bisoratio; Concor; Corectin; Coronal; **Port.:** Concor; Libracor; **Rus.:** Aritel (Арител); Bidop (Бидоп); Biprol (Бипрол); Bisocard (Бисокард); Bisogamma (Бисогамма); Concor (Конкор); Corbis (Корбис); Cordinorm (Кординорм); Coronal (Коронал); Lodoz (Лодоз); **S.Afr.:** Concor; Bilocor; Bilocor; Bisohexal; Concor; **Singapore:** Concor; **Spain:** Emconcor; Euradal; Godal†; **Swed.:** Bisomerck; Emconcor; **Switz.:** Bilol; Concor; **Thai.:** Concor; **Turk.:** Concor; Soprano; **UK:** Bipranix†; Cardicor; Emcor; Monocor†; Soloct; Vivacor; **Ukr.:** Biprolol (Бипролол); Bisocard (Бисокард); Bisostad (Бисостад); Concor (Конкор); Coronal (Коронал); **USA:** Zebeta; **Venez.:** Concor.

多组分制剂 **Arg.:** Corbis D; Ziac; **Austria:** Biscombin; Bisoprolol Comp; Bisoprolol-HCT; Biostad plus; Concor plus; Darbalan Plus†; Nanalan Plus†; Rivacor Plus; **Belg.:** Co-Bisoprolol; Emcoretic; Lodoz; Maxsoten; Merck-Co-Bisoprolol†; **Braz.:** Biconcor; **Chile:** Ziac; **Cz.:** Concor Plus†; Lodoz; Tebis Plus H; **Fr.:** Lodoz; Wytens; **Ger.:** Biso comp; Biso-Puren comp; Bisobeta comp; Bisohexal plus; BisoLich comp; Bisoplus; Bisoprolol Comp; Orloc Comp; Bisohexal plus; BisoLich comp; Bisoplus; Bisoprolol Comp; Concor Plus; Bisoprolol HCT; Bisoprolol HCTad; Bisoprolol Plus; Concor Plus; Fondril HCT†; **Hong Kong:** Lodoz; **Hung.:** Concor Plus; Coviogal Plusz; Lodoz†; **India:** Lodoz; **Ital.:** Lodoz; **Malaysia:** Lodoz; **Mex.:** Biconcor; **Neth.:** Emcoretic; **Norw.:** Emcoretic; **Philipp.:** Lodoz; **Port.:** Concor Plus; **S.Afr.:** Ziak; **Singapore:** Lodoz; **Spain:** Emcoretic; **Switz.:** Concor Plus; Lodoz; **Thai.:** Lodoz; **Turk.:** Lodoz; **USA:** Ziac; **Venez.:** Biconcor; Ziac.

Bivalirudin (*BAN*, *USAN*, *rINN*) 比伐卢定

BG-8967; Bivalirudina; Bivalirudine; Bivalirudinum; Hirulog.

Бивалирудин

$C_{98}H_{138}N_{24}O_{33} = 2180.3.$

CAS — 128270-60-0.
ATC — B01AE06.
ATC Vet — QB01AE06.
UNII — TN9BEX005G.

D–Phe–Pro–Arg–Pro–Gly–Gly–Gly–Gly–
Asn–Gly–Asp–Phe–Glu–Glu–Ile–Pro–
Glu–Glu–Tyr–Leu

配伍禁忌　比伐卢定的制造商声明，比伐卢定不能与以下药物共同使用：阿替普酶、盐酸胺碘酮、两性霉素B、盐酸氯丙嗪、地西泮、乙二磺酸氯吡嗪、瑞替普酶、链激酶以及盐酸万古霉素。

不良反应和注意事项

参见来匹卢定，第370页。

药物相互作用

参见来匹卢定，第370页。

药动学

比伐卢定部分在肾中代谢，部分经尿排出。静脉注射后，肾功能正常患者的血浆半衰期是25min，而在肾损伤患者，半衰期延长。比伐卢定不与血浆蛋白结合，并且可通过血液透析排出。

1. Robson R, *et al.* Bivalirudin pharmacokinetics and pharmacodynamics: effect of renal function, dose, and gender. *Clin Pharmacol Ther* 2002; **71**: 433–9.

用途和用法

比伐卢定（一种水蛭素类似物，第354页）是一种直接凝血酶抑制药，作用与来匹卢定类似，第370页。比伐卢定作为一种抗凝血药用于经皮冠状动脉介入患者和华法林诱导血小板减少症患者。研究表明，它也可以用于急性冠状动脉综合征早期干预治疗患者（见来匹卢定的用途和用法项下的缺血性心脏病，第370页）。

比伐卢定在某些情况下呈三氟醋酸盐水合物形式，但给药剂量仍按其本身化学特性来确定。

对于**准备或开始接受经皮动脉介入治疗的患者**，首次剂量是静脉注射750μg/kg，随后按每小时1.75mg/kg静脉滴注。首次注射后的活化凝血时间是5min，如果抗凝作用不明显，在美国，可按300μg/kg继续静滴4h或按200μg/kg持续静滴20h；在英国，若抗凝作用不明显，可按250μg/kg持续静滴4～12h。

对于治疗**急性冠状动脉综合征**患者，比伐卢定的首剂量是100μg/kg静脉注射，随后按每小时250μg/kg静脉滴注。同样的，若首次给药后的活化凝血时间是5min，如果抗凝作用不明显，可按300μg/kg继续静滴注。对于临床治疗患者，抗凝作用持续72h。对于PCI或冠状动脉非心肺旁路手术患者，需继续按500μg/kg静脉注射，在介入治疗或手术过程中，静脉

速度需提高到每小时1.75mg/kg。PCI过后4～12h，需维持静滴每小时250μg/kg。对于冠状动脉心肺旁路手术患者，应在术前1h停药，且持续给予华法林。

肾功能障碍患者，应降低用药剂量（见下文）。

1. Carswell CI, Plosker GL. Bivalirudin: a review of its potential place in the management of acute coronary syndromes. *Drugs* 2002; **62**: 841–70.
2. Sciulli TM, Mauro VF. Pharmacology and clinical use of bivalirudin. *Ann Pharmacother* 2002; **36**: 1028–41.
3. Moen MD, *et al.* Bivalirudin: a review of its use in patients undergoing percutaneous coronary intervention. *Drugs* 2005; **65**: 1869–91.
4. Stone GW, *et al.* ACUITY Investigators. Bivalirudin for patients with acute coronary syndromes. *N Engl J Med* 2006; **355**: 2203–16.
5. Ahrens I, *et al.* Direct thrombin inhibition with bivalirudin as an antithrombotic strategy in general and interventional cardiology. *Expert Opin Drug Metab Toxicol* 2007; **3**: 609–20.
6. Hartmann F. Safety and efficacy of bivalirudin in acute coronary syndromes. *Curr Pharm Des* 2008; **14**: 1191–6.
7. Deeks ED, Curran MP. Bivalirudin: in patients with acute coronary syndromes planned for urgent or early intervention. *Drugs* 2008; **68**: 2345–56.
8. Czosnowski QA, *et al.* Bivalirudin for patients with heparin-induced thrombocytopenia undergoing cardiovascular surgery. *Ann Pharmacother* 2008; **42**: 1304–9.
9. White HD. Pharmacological and clinical profile of bivalirudin in the treatment of patients with acute coronary syndrome. *Expert Opin Drug Metab Toxicol* 2009; **5**: 529–38.
10. Curran MP. Bivalirudin: in patients with ST-segment elevation myocardial infarction. *Drugs* 2010; **70**: 909–18.

在肾损伤中的用法

需监测肾功能障碍患者的活化凝血时间，进而制订用药方案。根据肾小球滤过率（GFR），英国注册药品信息推荐的给药方案如下：

- GFR 30～59ml/min：一般剂量（参见上文用途和用法）。对于经皮冠状动脉介入（PCI）患者，治疗过程的静脉速度应减少为每小时1.4mg/kg。
- GFR 小于30ml/min 或依赖透析：禁用。

根据肌酐清除率（CC），美国注册药品信息推荐PCI患者用药方案如下：

- CC 30～59ml/min：一般推注或输注剂量；
- CC 小于30ml/min：一般推注剂量，但输注速率为每小时1mg/kg；
- 透析患者：一般推注剂量，但输注速率为每小时250μg/kg。

制剂

专利制剂

Arg.: Angiomax; **Austral.:** Angiomax; **Austria:** Angiox; **Belg.:** Angiox; **Canad.:** Angiomax; **Chile:** Angiomax; **Cz.:** Angiox; **Denm.:** Angiox; **Fin.:** Angiox; **Fr.:** Angiox; **Ger.:** Angiox; **Gr.:** Angiox; **Hung.:** Angiox; **Irl.:** Angiox; **Israel:** Angiox; **Ital.:** Angiox; **Neth.:** Angiox; **Norw.:** Angiox; **NZ:** Angiomax; **Port.:** Angiox; **Spain:** Angiox; **Swed.:** Angiox; **Switz.:** Angiox; **UK:** Angiox; **Ukr.:** Angiox (Ангиокс); **USA:** Angiomax.

Bopindolol Malonate (*rINNM*) ⊗波吲洛尔丙二酸酯

Bopindolol Hydrogen Malonate; Bopindolol, Malonate de; Bopindololi Malonas; LT-31-200; Malonato de bopindolol. (±)-1-(tert-Butylamino)-3-[(2-methylindol-4-yl)oxy]propan-2-ol benzoate malonate.

Бопиндолола Малонат

$C_{23}H_{28}N_2O_3, C_3H_4O_4 = 484.5.$

CAS — 62658-63-3 (*bopindolol*); 82857-38-3 (*bopindolol malonate*).
ATC — C07AA17.
ATC Vet — QC07AA17.
UNII — S3UWR70991.

(bopindolol)

简介

波吲洛尔是一种非心脏选择性β受体阻滞剂（第278页）。据报道有一定的内在拟交感活性。

波吲洛尔口服丙二酸盐，其剂量是通过碱基来计算的。1.27mg波吲洛尔丙二酸酯相当于1mg碱基。它用于治疗高血压（第228页）以及心绞痛（第215页），剂量为每日0.5～2mg口服。

1. Harron DWG, *et al.* Bopindolol: a review of its pharmacodynamic and pharmacokinetic properties and therapeutic efficacy. *Drugs* 1991; **41**: 130–49.
2. Nagatomo T, *et al.* Bopindolol: pharmacological basis and clinical implications. *Cardiovasc Drug Rev* 2001; **19**: 9–24.

制剂

专利制剂

Cz.: Sandonorm; **Gr.:** Sandonorm; **Hung.:** Sandonorm; **Switz.:** Sandonorm.

多组分制剂 **Switz.:** Sandoretic.

Bosentan (*BAN, USAN, rINN*) 波生坦

Bosentaani; Bosentán; Bosentano; Bosentanum; Ro-47-0203/029. *p-tert*-Butyl-N-[6-(2-hydroxyethoxy)-5-(*o*-methoxyphenoxy)-2-(2-pyrimidinyl)-4-pyrimidinyl]benzenesulfonamide.

Бозентан

$C_{27}H_{29}N_5O_6S = 551.6$.

CAS — 147536-97-8 (anhydrous bosentan); 157212-55-0 (bosentan monohydrate).
ATC — C02KX01.
ATC Vet — QC02KX01.
UNII — Q326023R30 (bosentan); XUL93R30K2 (anhydrous bosentan).

不良反应

关于波生坦的不良反应包括头痛、鼻咽炎、面色潮红、水肿、低血压、头晕、心悸、胃肠疾病、瘙痒、皮疹、疲劳、肌肉痉挛以及贫血。偶尔会出现过敏休克以及血管神经性水肿。可能出现与剂量相关的转氨酶升高，有时会出现肝硬化或者肝损伤。

波生坦可使动物致畸。有研究表明内皮素拮抗药可以削弱睾丸的功能，并减少精子的产生。

对肝脏的影响 售后调研表明[1]，4623 名患者中有 352 名患者（7.6%）出现肺动脉高压，且转氨酶浓度是正常人的 3 倍。这 352 名患者中有 165 名患者（47%）短期撤药后可继续使用波生坦。儿童中发生肝脏不良反应的概率较小；售后调研数据显示[2]，12 岁以下儿童发生转氨酶升高的比例是 2.7%，而 12 岁及以上的儿童，转氨酶升高的比例为 7.8%。

1. Humbert M, *et al.* Results of European post-marketing surveillance of bosentan in pulmonary hypertension. *Eur Respir J* 2007; **30**: 338–44.
2. Beghetti M, *et al.* Safety experience with bosentan in 146 children 2–11 years old with pulmonary arterial hypertension: results from the European Postmarketing Surveillance program. *Pediatr Res* 2008; **64**: 200–204.

对皮肤的影响 当剂量增加到每日 2 次，每次 125mg 时，使用该生坦可引发血管炎[1]。该患者也长期使用美托拉宗以及醋磺香豆素，最近又开始使用螺内酯。在停止使用波生坦数月后，皮肤受损情况有所好转。其他的治疗都在继续，因此推断皮肤受损是由波生坦单独造成或者是由未知的药物相互作用造成的。1 名用波生坦治疗系统性硬化症的患者，在用药 10 天后出现[2]瘙痒和红斑症状。停用波生坦后，用药激素治疗后再次暴发瘙痒和红斑症状，再次给药后复发。

1. Gasser S, *et al.* Severe necrotising leucocytoclastic vasculitis in a patient taking bosentan. *BMJ* 2004; **329**: 430.
2. Nagai Y, *et al.* Drug eruption due to bosentan in a patient with systemic sclerosis. *Mod Rheumatol* 2006; **16**: 188–90.

注意事项

对于中度或者严重肝损伤患者（Child-Pugh 分级 B 或 C），禁止使用波生坦。在使用波生坦之前，应该先测量肝转氨酶浓度，在使用过程中，每 1 个月，以及每次更换剂量 2 周时，要进行肝转氨酶浓度检测。

- 患者转氨酶浓度是正常 3 倍以上时，不能使用波沙坦。
- 用药过程中，转氨酶浓度升高到正常 3～5 倍时，必须停用波生坦，或减少剂量，每 2 周检测一次转氨酶，直至回到治疗前水平才可以继续使用对波生坦治疗。分别在复投后 3 天、2 周、1 个月后检测转氨酶浓度。
- 如果转氨酶大于正常的 5 倍时，需停药。当转氨

酶浓度低于治疗前浓度时，可以考虑复药。

- 如果转氨酶浓度大于正常的 8 倍，或有肝中毒症状，或胆红素浓度是正常的 2 倍以上时，需马上撤药。

在治疗期间，应该每 3 个月检查 1 次血红蛋白浓度，初期应该更加频繁。

对于患有低血压的患者，不应使用波生坦。虽然没有证据表明在停止使用波生坦后会出现反跳现象，但是建议治疗应该逐渐停止。

波生坦和相关内皮素受体拮抗药能引起大鼠畸形，对于孕妇以及没有使用避孕措施的有生育能力的妇女不应使用此药；仅用激素避孕药是不够的，还需要采取其他的措施（见下文**药物相互作用**）。

药物相互作用

波生坦的代谢是由细胞色素 P450 同工酶 CYP2C9 以及 CYP3A4 完成的，并且同时也是这种同工酶的诱导物。它也可能会诱导 CYP2C19。这样就可能与其他通过这些同工酶代谢或者抑制的药物发生相互作用。避免将波生坦与 CYP2C9 抑制剂、CYP3A4 抑制剂合用。由于波生坦的血药浓度明显升高（见下文），所以禁止与环孢素合用。与利托那韦合用会增加波生坦的血药浓度，因此建议这两种药物合用时应减少波生坦的用药剂量（见下文用**途和用法**）。如果波生坦与格列本脲合用会使肝中毒加重，同时还会使格列本脲降血糖效果减弱，因此避免将两种药合用。波生坦可减少对西他那非的暴露。波生坦会降低一些激素类避孕药的血药浓度，因此建议采取其他的避孕方式（参见 M37 第2003页，内皮素受体抑制药）。

抗凝血药 关于波生坦降低华法林的抗凝血效果的报道，见第470页**内皮素受体拮抗药**。

环孢素 在波生坦以及环孢素之间存在复杂的相互作用。一项药动学研究发现[1]，在健康人体中同时使用两种药物，为了达到预期环孢素浓度，环孢素的剂量应该增加，因此推断环孢素的血药浓度被波生坦降低了将近一半。同时，波生坦的血药浓度被环孢素升高了将近 1 倍。波生坦注册药品信息在其研究中发现波生坦与环孢素合用时，波生坦的血药浓度升高了 3～4 倍。因此禁止这两种药物一起使用。

1. Binet I, *et al.* Renal hemodynamics and pharmacokinetics of bosentan with and without cyclosporine A. *Kidney Int* 2000; **57**: 224–31.

药动学

波生坦通过胃肠道吸收并且生物利用度达到 50%。在口服 3～5h 后，血药浓度达到最大。超过 98% 与血浆蛋白结合，主要是与白蛋白结合。波生坦在肝中被细胞色素 P450 同工酶 CYP2C9 以及 CYP3A4 代谢，是这些酶包括 CYP3A4 酶的诱导剂，在剂量加倍后，这些药物的血药浓度降低 50%～60%。波生坦有三种代谢产物，其中一种具有活性。波生坦几乎全部以代谢物的形式从胆汁中排出；不到 3% 从尿中排出。消除半衰期是 5h。

1. Weber C, *et al.* Multiple-dose pharmacokinetics, safety, and tolerability of bosentan, an endothelin receptor antagonist, in healthy male volunteers. *J Clin Pharmacol* 1999; **39**: 703–14.
2. van Giersbergen PLM, *et al.* Influence of mild liver impairment on the pharmacokinetics and metabolism of bosentan, a dual endothelin receptor antagonist. *J Clin Pharmacol* 2003; **43**: 15–22.

用途和用法

波生坦是一种内皮素受体拮抗药（见第213页），用于治疗肺动脉高血压和系统性硬化症（见下文**硬皮病**），同时也用于心力衰竭以及高血压。

在治疗**肺动脉高血压**时，12 岁以上患者的首剂量为 62.5mg，每日 2 次，口服。4 周后可增加为 125mg，每日 2 次，口服。对于体重过轻的患者（低于 40kg），首剂量和维持剂量均为 62.5mg，每日 2 次。波生坦在儿童中的用法，见下文。

用波生坦治疗**系统性硬化症**伴有进行性手足溃疡，用量与治疗肺动脉高血压相同。对于 18 岁以下患者，目前没有安全和有效的数据。

波生坦与利托那韦（包括利托那韦增效的 HIV-蛋白酶抑制剂）合用时，波生坦血药浓度升高，美国注册药品信息对于合用这两种药的建议如下：

- 对于已经使用利托那韦至少 10 天的患者，波生坦的初始剂量为 62.5mg，每日 1 次，口服，用药天数依据患者耐受性；
- 对于已经使用波生坦的患者，在使用利托那韦前需停服波生坦 36h 以上。再次服用波生坦的剂量为 62.6mg，每日 1 次，口服，用药天数依据患者耐受性。

1. Dingemanse J, van Giersbergen PLM. Clinical pharmacology of bosentan, a dual endothelin receptor antagonist. *Clin Pharmacokinet* 2004; **43**: 1089–1115.
2. Oldfield V, Lyseng-Williamson KA. Bosentan: a review of its use in pulmonary arterial hypertension and systemic sclerosis. *Am J Cardiovasc Drugs* 2006; **6**: 189–208.

儿童用法 一项针对 19 名患有肺动脉高血压的 3～15 岁儿童的研究发现[1]，波生坦可以改善血液动力学，患者对其表现出良好的耐受性。其他研究表明[2]，服用波生坦可以减少或停止依前列醇的使用。长期研究表明[3,4]，波生坦可以改善儿童继发性肺动脉高血压和肺动脉高血继发性心肺疾病。

英国注册药品信息指出，2 岁及以上儿童口服剂量大于 2mg/kg，每日 2 次时，不会显著提高波生坦疗效。2 岁以下的儿童临床经验有限。建议使用下列剂量；*BNFC 2010/11* 对 3～18 岁儿童用法建议如下：

- 体重 10～20kg：首剂量 31.25mg，每日 1 次，4 周后可提高到 31.25mg，每日 2 次。
- 体重 20～40kg：首剂量 31.25mg，每日 1 次，4 周后可提高到 62.5mg，每日 2 次。
- 体重＞40kg，年龄 12～18 岁：与成人用法相同（见上文）。

1. Barst RJ, *et al.* Pharmacokinetics, safety, and efficacy of bosentan in pediatric patients with pulmonary arterial hypertension. *Clin Pharmacol Ther* 2003; **73**: 372–82.
2. Ivy DD, *et al.* Weaning and discontinuation of epoprostenol in children with idiopathic pulmonary arterial hypertension receiving concomitant bosentan. *Am J Cardiol* 2004; **93**: 943–6.
3. Maiya S, *et al.* Response to bosentan in children with pulmonary hypertension. *Heart* 2006; **92**: 664–70.
4. Rosenzweig EB, *et al.* Effects of long-term bosentan in children with pulmonary arterial hypertension. *J Am Coll Cardiol* 2005; **46**: 697–704.

肺动脉高压 肺动脉高压（第235页）是一种越来越严重并且不能治愈的疾病，可导致肺动脉压逐渐升高。治疗通常包括使用血管扩张药，像钙通道阻滞剂或者静脉药物前列醇或西地那非，且一些限制这些药物的使用。患有肺动脉高压的患者内皮素浓度升高，因此广泛使用内皮素拮抗药[1]，如波生坦。口服波生坦的研究[2,3]表明，功能Ⅲ型肺动脉高血压患者的运动耐量明显提高。一项开放式研究[4]表明，服用 1 年或更长时间，效果更明显。虽然有些证据[5,6]表明波生坦提高生存率，然而在随机试验中未发现波生坦对死亡率有影响。有报道单独使用波生坦对肺动脉高压Ⅱ型患者有疗效。波生坦已与一些药物合用，但尚不知晓药物相互作用[7]。波生坦和依前列醇合用[8]与单独使用依前列醇相比，药效没有显著提高。波生坦也可和西地那非合用[9~11]。

一些证据表明波生坦对肺动脉高压伴随先天性心脏病[12,13]、Eisenmenger 综合征[13~15]、肺动脉高压伴随 HIV 感染[16,17] 以及 COPD[18] 有效。另外，有报道[19~21]称波生坦对慢性血栓性肺动脉高压也有效。

1. Raja SG, Dreyfus GD. Current status of bosentan for treatment of pulmonary hypertension. *Ann Card Anaesth* 2008; **11**: 6–14.
2. Channick RN, *et al.* Effects of the dual endothelin-receptor antagonist bosentan in patients with pulmonary hypertension: a randomised placebo-controlled study. *Lancet* 2001; **358**: 1119–23.
3. Rubin LJ, *et al.* Bosentan therapy for pulmonary arterial hypertension. *N Engl J Med* 2002; **346**: 896–903. Correction. *ibid.*; 1258.
4. Sitbon O, *et al.* Effects of the dual endothelin receptor antagonist bosentan in patients with pulmonary arterial hypertension: a 1-year follow-up study. *Chest* 2003; **124**: 247–54.
5. McLaughlin VV, *et al.* Survival with first-line bosentan in patients with primary pulmonary hypertension. *Eur Respir J* 2005; **25**: 244–9.
6. Sitbon O, *et al.* Survival in patients with class III idiopathic pulmonary arterial hypertension treated with first line oral bosentan compared with an historical cohort of patients started on intravenous epoprostenol. *Thorax* 2005; **60**: 1025–30.
7. Galiè N, *et al.* Treatment of patients with mildly symptomatic pulmonary arterial hypertension with bosentan (EARLY study): a double-blind, randomised controlled trial. *Lancet* 2008; **371**: 2093–2100.
8. Humbert M, *et al.* Combination of bosentan with epoprostenol in pulmonary arterial hypertension: BREATHE-2. *Eur Respir J* 2004; **24**: 353–9.
9. Porhownik NR, *et al.* Addition of sildenafil in patients with pulmonary arterial hypertension with inadequate response to bosentan monotherapy. *Can Respir J* 2008; **15**: 427–30.
10. Gruenig E, *et al.* Acute hemodynamic effects of single-dose sildenafil when added to established bosentan therapy in patients with pulmonary arterial hypertension: results of the COMPASS-1 study. *J Clin Pharmacol* 2009; **49**: 1343–52.
11. Launay D, *et al.* Long-term outcome of systemic sclerosis-associated pulmonary arterial hypertension treated with bosentan as first-line monotherapy followed or not by the addition of prostanoids or sildenafil. *Rheumatology (Oxford)* 2010; **49**: 490–500.
12. Apostolopoulou SC, *et al.* Long-term oral bosentan treatment in patients with pulmonary arterial hypertension related to congenital heart disease: a 2-year study. *Heart* 2007; **93**: 350–4.
13. Diller G-P, *et al.* Long-term safety, tolerability and efficacy of bosentan in adults with pulmonary arterial hypertension associated with congenital heart disease. *Heart* 2007; **93**: 974–6.
14. Galiè N, *et al.* for the Bosentan Randomized Trial of Endothelin

Antagonist Therapy-5 (BREATHE-5) Investigators. Bosentan therapy in patients with Eisenmenger syndrome: a multicenter, double-blind, randomized, placebo-controlled study. *Circulation* 2006; **114**: 48–54.
15. D'Alto M, *et al.* Long term effects of bosentan treatment in adult patients with pulmonary arterial hypertension related to congenital heart disease (Eisenmenger physiology): safety, tolerability, clinical, and haemodynamic effect. *Heart* 2007; **93**: 621–5.
16. Barbaro G, *et al.* Highly active antiretroviral therapy compared with HAART and bosentan in combination in patients with HIV-associated pulmonary hypertension. *Heart* 2006; **92**: 1164–6.
17. Degano B, *et al.* Long-term effects of bosentan in patients with HIV-associated pulmonary arterial hypertension. *Eur Respir J* 2009; **33**: 92–8.
18. Valerio G, *et al.* Effect of bosentan upon pulmonary hypertension in chronic obstructive pulmonary disease. *Ther Adv Respir Dis* 2009; **3**: 15–21.
19. Hughes R, *et al.* Bosentan in inoperable chronic thromboembolic pulmonary hypertension. *Thorax* 2005; **60**: 707.
20. Hoeper MM, *et al.* Bosentan therapy for inoperable chronic thromboembolic pulmonary hypertension. *Chest* 2005; **128**: 2363–7.
21. Bonderman D, *et al.* Bosentan therapy for inoperable chronic thromboembolic pulmonary hypertension. *Chest* 2005; **128**: 2599–2603.

硬皮病　波生坦对于肺动脉高压继发性硬皮病（参见 M37 第1734页）和其他相关组织疾病有显著疗效。许多病例表明[1~3]波生坦可以治疗有顽固手足溃疡的硬皮病患者，对照实验[4]发现波生坦可以减少新生手足溃疡的发生，但对于已经存在的溃疡没有改善作用。需要进一步长期实验来证明这点[5,6]。

1. Humbert M, Cabane J. Successful treatment of systemic sclerosis digital ulcers and pulmonary arterial hypertension with endothelin receptor antagonist bosentan. *Rheumatology (Oxford)* 2003; **42**: 191–3.
2. Snyder MJ, *et al.* Resolution of severe digital ulceration during a course of bosentan therapy. *Ann Intern Med* 2005; **142**: 802–3.
3. Tillon J, *et al.* Successful treatment of systemic sclerosis-related digital ulcers and sarcoidosis with endothelin receptor antagonist (bosentan) therapy. *Br J Dermatol* 2006; **154**: 1000–1002.
4. Korn JH, *et al.* Digital ulcers in systemic sclerosis: prevention by treatment with bosentan, an oral endothelin receptor antagonist. *Arthritis Rheum* 2004; **50**: 3985–93.
5. Garcia de la Peña-Lefebvre P, *et al.* Long-term experience of bosentan for treating ulcers and healed ulcers in systemic sclerosis patients. *Rheumatology (Oxford)* 2008; **47**: 464–6.
6. Tsifetaki N, *et al.* Bosentan for digital ulcers in patients with systemic sclerosis: a prospective 3-year followup study. *J Rheumatol* 2009; **36**: 1550–1.

制剂

专利制剂

Arg.: Usenta; **Austral.:** Tracleer; **Austria:** Tracleer; **Belg.:** Tracleer; **Braz.:** Tracleer; **Canad.:** Tracleer; **Cz.:** Tracleer; **Denm.:** Tracleer; **Fin.:** Tracleer; **Fr.:** Tracleer; **Ger.:** Tracleer; **Gr.:** Tracleer; **Hong Kong:** Tracleer; **Hung.:** Tracleer; **Irl.:** Tracleer; **Israel:** Tracleer; **Ital.:** Tracleer; **Malaysia:** Tracleer; **Neth.:** Tracleer; **Norw.:** Tracleer; **NZ:** Tracleer; **Port.:** Tracleer; **Rus.:** Tracleer (Траклир); **Singapore:** Tracleer; **Spain:** Tracleer; **Swed.:** Tracleer; **Switz.:** Tracleer; **Thai.:** Tracleer; **Turk.:** Tracleer; **UK:** Tracleer; **USA:** Tracleer.

Bretylium Tosilate (*BAN*, *rINN*) 溴苄铵托西酸盐

ASL-603; Bretyli Tosilas; Bretylii Tosilas; Brétylium, Tosilate de; Bretylium Tosylate (*USAN*); Bretyltosilat; Bretyylitosilaatti; Tosilato de bretilio. (2-Bromobenzyl)ethyldimethylammonium toluene-4-sulphonate.

Бретилия Тозилат

$C_{11}H_{17}BrN$,$C_7H_7O_3S = 414.4$.

CAS — 59-41-6 (bretylium); 61-75-6 (bretylium tosilate).
ATC — C01BD02.
ATC Vet — QC01BD02.
UNII — 78ZP3YR353.

Pharmacopoeias. In *Br.* and *US.*

BP 2010（Bretylium Tosilate）白色晶体粉末，熔点约为98℃。它呈现出多晶型。易溶于水、乙醇以及甲醇。5%水溶液的 pH 值为 5.0~6.5。在低于 25℃ 的温度条件下贮藏于密闭容器中。避光。

USP 33（Bretylium Tosilate）白色具有吸水性晶体粉末。易溶于水、乙醇以及甲醇；不溶于乙醚、乙酸乙酯以及乙烷。在 25℃ 的温度条件下贮藏于密闭容器中，允许温度范围为 15~30℃。

不良反应和注意事项

溴苄铵托西酸盐最常见的不良反应是严重低血压。

溴苄铵由于促进去甲肾上腺素释放引起短暂的血压升高或者心动过速，以及更加严重的心律失常。当快速静脉输注时，会产生恶心以及呕吐的现象。肌内注射溴苄铵可导致局部组织坏死以及肌肉萎缩，这种不良反应可通过限制剂量以及注射的位置来避免。对于肾损伤患者应该慎用溴苄铵，对于严重主动脉瓣狭窄或者肺动脉高血压患者，其心脏输出可能不会由于溴苄铵产生的外周阻力下降而增加，这种患者应该慎用此药。

药物相互作用

溴苄铵能使由洋地黄引起的心律失常加重，可加强拟交感神经药的作用。

药动学

溴苄铵不能通过胃肠道完全吸收。肌内注射能更好地吸收。大部分不会代谢，以原形从尿中排出。对于肾功能正常的患者，半衰期是 4~17h。对于肾损伤的患者，半衰期会延长。溴苄铵可通过透析除去。

用途和用法

溴苄铵是一种与Ⅱ类、Ⅲ类抗心律失常药相结合的季铵盐（第212页）。它首先可以导致去甲肾上腺素的释放，而后通过阻碍肾上腺素神经末端去甲肾上腺素释放来阻碍肾上腺素的传递。它会抑制心室颤动以及其他的室性心律失常，但是其具体的反应形式是未知的。对于室性心律失常，可以用其托西酸盐作为标准治疗药物。

正在研究它对于复杂区域疼痛综合征的治疗。

1. Bacaner M, Dembo DH. Arrhythmia and acute coronary syndrome suppression and cardiac resuscitation management with bretylium. *Am J Ther* 2009; **16**: 534–42.

制剂

BP 2010: Bretylium Injection;
USP 33: Bretylium Tosilate in Dextrose Injection; Bretylium Tosilate Injection.

Bucindolol Hydrochloride (*BANM*, *USAN*, *rINNM*) ⊗ 盐酸布新洛尔

Bucindolol, Chlorhydrate de; Bucindololi Hydrochloridum; Hidrocloruro de bucindolol; MJ-13105-1. 2-[2-Hydroxy-3-(2-indol-3-yl-1,1-dimethylethylamino)propoxy]benzonitrile hydrochloride.

Буциндолола Гидрохлорид

$C_{22}H_{25}N_3O_2$,$HCl = 399.9$.

CAS — 71119-11-4 (bucindolol); 70369-47-0 (bucindolol hydrochloride).
UNII — SH683G4QII.

注：Gencaro 被用作盐酸布新洛尔的商品名。

简介

布新洛尔是一种非心脏选择性 β 受体阻滞剂（第278页）。它具有较弱的 α1 受体阻滞活性，和直接的血管舒张活性，其内在拟交感活性是未知的。盐酸布新洛尔用于治疗高血压、心力衰竭以及其他的心血管疾病的研究已经中止，但是其进展处于暂停状态。有建议称，它可能对有遗传上可看作相同亚型的患者有益。

1. The Beta-Blocker Evaluation of Survival Trial Investigators. A trial of the beta-blocker bucindolol in patients with advanced chronic heart failure. *N Engl J Med* 2001; **344**: 1659–67.
2. Anderson JL, *et al.* Beta-Blocker Evaluation of Survival Trial (BEST) Investigators. Failure of benefit and early hazard of bucindolol for class IV heart failure. *J Card Fail* 2003; **9**: 266–77.
3. Ali I, *et al.* Importance of a history of hypertension for the prognosis after acute myocardial infarction—for the Bucindolol Evaluation in Acute myocardial infarction Trial (BEAT) study group. *Clin Cardiol* 2004; **27**: 265–9.
4. Bristow MR, *et al.* An α_{2C}-adrenergic receptor polymorphism alters the norepinephrine-lowering effects and therapeutic response of the beta-blocker bucindolol in chronic heart failure. *Circ Heart Fail* 2010; **3**: 21–8.

Buflomedil Hydrochloride (*BANM*, *rINNM*) 盐酸丁咯地尔

Buflomedilihydrokloridi; Buflomédil, chlorhydrate de; Buflomedil-hidroklorid; Buflomedil-hydrochlorid; Buflomedilhydroklorid; Buflomedili hydrochloridum; Buflomedilio hidrochloridas; Hidrocloruro de buflomedil; LL-1656. 2',4',6'-Trimethoxy-4-(pyrrolidin-1-yl)butyrophenone hydrochloride.

Буфломедила Гидрохлорида

$C_{17}H_{25}NO_4$,$HCl = 343.8$.
CAS — 55837-25-7 (buflomedil); 35543-24-9 (buflomedil hydrochloride).
ATC — C04AX20.
ATC Vet — QC04AX20.
UNII — 3J944AFS8S.

(buflomedil)

Pharmacopoeias. In *Eur.* (see p.vii).

Ph. Eur. 6.8（Buflomedil Hydrochloride）白色或者类白色微晶体粉末。易溶于水；溶于乙醇；极微溶于丙酮。5%水溶液的 pH 值为 5.0~6.5。

不良反应和注意事项

有报道丁咯地尔可引起胃肠疾病、头痛、眩晕、昏厥、皮疹、瘙痒以及皮肤感觉异常。过量服用可导致抽搐、严重的低血压、心动过速心律失常和心脏骤停。对于肾损伤患者，应慎重用药并减少用药剂量，且应在治疗过程中监测肾功能。

1. Bachand RT, Dubourg AY. A review of long-term safety data with buflomedil. *J Int Med Res* 1990; **18**: 245–52.
2. Agence française de sécurité sanitaire des produits de santé. Pharmacovigilance et la sécurité d'emploi du buflomédil (issued 13/11/06). Available at: http://www.afssaps.fr/content/download/11724/141186/version/2/file/lp061101.pdf (accessed 21/10/09)

药动学

盐酸丁咯地尔通过胃肠道吸收，口服 1.5~4h 后血药浓度达到最大。丁咯地尔可发生首关消除，其生物利用度达到 50%~80%。

丁咯地尔在体内广泛分布。与血浆蛋白的结合率与剂量有关，结合率在 60%~80% 之间变化。丁咯地尔在肝中代谢，并且主要从尿中以原形或代谢物的形式排出。其消除半衰期是 2~3h。对于肾或肝损伤患者，其消除可能会受到影响。

用途和用法

盐酸丁咯地尔在治疗脑血管疾病（第223页）以及外周血管病（第234页）中被用作血管扩张药。一般每日口服剂量是 300~600mg，肌内注射剂量是每日 100mg，缓慢静脉注射剂量是每日 200mg，静脉推注剂量是每日 400mg。对肝或肾损伤患者，使用剂量应该减少（见下文）。

1. Clissold SP, *et al.* Buflomedil: a review of its pharmacodynamic and pharmacokinetic properties, and therapeutic efficacy in peripheral and cerebral vascular diseases. *Drugs* 1987; **33**: 430–60.
2. de Backer TLM, *et al.* Buflomedil for intermittent claudication. Available in The Cochrane Database of Systematic Reviews; Issue 1. Chichester: John Wiley; 2008 (accessed 08/05/08).

在肝损伤或肾损伤中的用法　对肝损伤或肾损伤的患者，应减少用药剂量。肌酐清除率小于 30ml/min 的患者，禁用此药。肌酐清除率在 30~80mg/min 的患者，剂量为 150mg，每日 2 次。

制剂

专利制剂

Arg.: Arteriol; Buflomed; Lofton; **Austria:** Buflohexal; Buflomed; Buftyl†; Loftyl; **Belg.:** Buflomedmed†; Buflotop†; Docbuflomet; Kelomedil†; Loftyl; **Braz.:** Bufedil; **Chile:** Vaselastic†; **Fr.:** Fonzylane; Loftyl†; **Ger.:** Bufedil; Buflo-POS; Buflo-Puren; Buflot; Buflohexal†; Complamin; Defluina; **Gr.:** Bladiron; Botamiral; Buflodil; Chlorofarm-S; Cordimedil; Dialon-T; Dicasin; Farmidil; Flubir; Gaveril; Gondofil; Irrodan; Loftyl; Melirgan; Odeoxil; Ostramont; Palimodon; Penpurin; Spediol; Sulodil; Thiocodin; Vanogel; Vardolin; Zelian; **Hong Kong:** Fonzylane; Irrodan; Loftyl; **Indon.:** Loftyl; **Ital.:** Buflan; Buflocit; Flomed; Irrodan; Loftyl; Pixrane†; **Mex.:** Loftyl†; **Neth.:** Loftyl; **Pol.:** Buflomar; Buvasodil; **Port.:** Loftyl; **S.Afr.:** Loftyl; **Spain:** Lofton; Sinoxist; **Switz.:** Loftyl; **Thai.:** Irrodan†; **Venez.:** Loftyl.

多组分制剂　**Arg.:** Mimixin.

Bumetanide (BAN, USAN, rINN) ⊗布美他尼

Bumetanid; Bumetanida; Bumetanidas; Bumétanide; Bumetanidi; Bumetanidum; Ro-10-6338. 3-Butylamino-4-phenoxy-5-sulphamoylbenzoic acid.

Буметанид

$C_{17}H_{20}N_2O_5S = 364.4$.

CAS — 28395-03-1.

ATC — C03CA02.

ATC Vet — QC03CA02.

UNII — 0Y2S3XUQ5H.

Pharmacopoeias. In *Chin.*, *Eur.* (see p.vii), *Jpn*, and *US*.

Ph. Eur. 6.8（Bumetanide） 白色或类白色晶体粉末，呈现多晶型。不溶于水；溶于乙醇以及丙酮；略溶于二氯甲烷。在碱性氢氧化物水溶液中分解。避光。

USP 33（Bumetanide） 白色粉末。微溶于水；溶于碱性氢氧化物溶液。于 25℃ 温度条件下，贮藏于密闭容器中。允许温度范围在 15～30℃。避光。

不良反应

参见呋塞米，第341页。布美他尼会导致肌肉疼痛，尤其是在高剂量时。

对耳的影响 有报道布美他尼比呋塞米的耳毒性要小[1]，但是，两种药物都能导致耳聋，尤其是肾损伤患者大剂量使用时。

1. Ward A, Heel RC. Bumetanide: a review of its pharmacodynamic and pharmacokinetic properties and therapeutic use. *Drugs* 1984; **28:** 426–64.

对肺的影响 1 名 79 岁的患有肺泡炎的男性患者，在用布美他尼治疗充血性心衰[1]时，出现咯血和呼吸困难的症状。用利尿药呋塞米代替布美他尼治疗后，症状得到缓解。

1. van Tellingen C. Suspension of disbelief - or the bumetanide paradox. *Neth Heart J* 2007; **15:** 31–2.

对肌肉的影响 布美他尼，尤其是慢性肾损伤患者使用时，可导致严重的骨骼肌肉疼痛。对 4 名肾损伤患者的研究表明，布美他尼会产生与痉挛不同的肌肉僵硬，并且肌肉有压痛和在运动过程中有疼痛的趋势[1]。小腿肌肉是第一个受影响的部位，有 2 名患者的肩部以及臀部肌肉也受到了影响，并且有 1 名患者的颈部肌肉僵硬。对于个别患者，不良反应的情况与剂量有关。

1. Barclay JE, Lee HA. Clinical and pharmacokinetic studies on bumetanide in chronic renal failure. *Postgrad Med J* 1975; **51** (suppl 6): 43–6.

对皮肤的影响 在使用布美他尼后 6 周，1 名患者出现大疱性类天疱疮[1]。在停止用药后，没有使用皮质激素而治愈。

1. Boulinguez S, *et al.* Bullous pemphigoid induced by bumetanide. *Br J Dermatol* 1998; **138:** 548–9.

注意事项

布美他尼的注意事项以及禁用，主要是与它对液体以及电解质的影响有关，并且与噻嗪类利尿药类似（见氢氯噻嗪，第357页）。

药物相互作用

参见呋塞米，第342页。

药动学

布美他尼几乎可迅速通过胃肠道全部吸收，其生物利用度达到 80%～95%。其血浆消除半衰期是 1～2h。有 95% 与血浆蛋白结合。其中有 80% 从尿中排出，大约有 50% 以原形排出，10%～20% 从粪便中排出。

在健康受试者中，布美他尼的药动学参考文献如下。

1. Halladay SC, *et al.* Diuretic effect and metabolism of bumetanide in man. *Clin Pharmacol Ther* 1977; **22:** 179–87.
2. Pentikäinen PJ, *et al.* Fate of [¹⁴C]-bumetanide in man. *Br J Clin*

Pharmacol 1977; **4:** 39–44.
3. Holazo AA, *et al.* Pharmacokinetics of bumetanide following intravenous, intramuscular, and oral administrations to normal subjects. *J Pharm Sci* 1984; **73:** 1108–13.
4. Ward A, Heel RC. Bumetanide: a review of its pharmacodynamic and pharmacokinetic properties and therapeutic use. *Drugs* 1984; **28:** 426–64.
5. McCrindle JL, *et al.* Effect of food on the absorption of frusemide and bumetanide in man. *Br J Clin Pharmacol* 1996; **42:** 743–6.

肝损伤 对患有慢性肝损伤的 8 名患者的研究[1]表明，1mg 布美他尼的利尿作用被降低，但是其排出的速度没有受到影响。

1. Marcantonio LA, *et al.* The pharmacokinetics and pharmacodynamics of the diuretic bumetanide in hepatic and renal disease. *Br J Clin Pharmacol* 1983; **15:** 245–52.

肾损伤 对慢性肾损伤患者，布美他尼的肾排出量被降低，并且利尿作用也被降低[1–3]。口服与静脉注射的累积药效与肾损伤患者的相当，将静脉注射改为口服应该没有问题[2]。

1. Marcantonio LA, *et al.* The pharmacokinetics and pharmacodynamics of the diuretic bumetanide in hepatic and renal disease. *Br J Clin Pharmacol* 1983; **15:** 245–52.
2. Lau HSH, *et al.* Kinetics, dynamics, and bioavailability of bumetanide in healthy subjects and patients with chronic renal failure. *Clin Pharmacol Ther* 1986; **39:** 635–45.
3. Howlett MR, *et al.* Metabolism of the diuretic bumetanide in healthy subjects and patients with renal impairment. *Eur J Clin Pharmacol* 1990; **38:** 583–6.

用途和用法

虽然在化学性质上没有关联，但是布美他尼是一种袢利尿药，其作用以及用途与呋塞米相似（第343页）。布美他尼用于治疗与心力衰竭（第224页）以及肾、肝功能失调相关的水肿。使用高剂量来治疗肾衰竭或者功能不全引起的尿少。布美他尼也用于治疗高血压（第228页）。

口服该药 30min～1h 后产生利尿作用，并且在 1～2h 后达到最大，持续 4h；如果剂量大，可能会延长到 6h，静脉注射的效果在几分钟后就会表现出来并且会持续 2h。通常 1mg 布美他尼产生的利尿效果与 40mg 呋塞米类似，在高剂量的情况下不能直接替换。

在治疗水肿过程中，一般使用的剂量是最起或者傍晚口服 1mg，如果有必要，第二次用药应在首次用药6～8h 后。对于老年患者，一般每日 500μg 的剂量即可。

对难以治愈的水肿，可能需要使用大剂量。提议首次用药剂量为每日 5mg，每 12～24h 增加 5mg，每日最好不要超过 10mg。对于使用高剂量的情况最好选择每日 2 次用药。在维持期间可以每日 5mg 或更高剂量。对于紧急情况或者不能口服的情况，可以使用肌内注射或者缓慢静脉注射 0.5～1mg，根据反应进行剂量的调整。对于肺部水肿，可以静脉注射 1～2mg，如果有必要，在 20min 后重复一次。也可在 30～60min 后使用 500ml 适当注射液体溶解 2～5mg 输注。

儿童剂量，见下文。

在治疗高血压过程中，布美他尼的剂量是每日口服 0.5～1mg，也曾用过更高的剂量。

当使用高剂量布美他尼时，应该进行必要的试验来控制，参见呋塞米项下内容（高剂量治疗，第343页）。

儿童用法 英国未授权 12 岁以下儿童的用药方法，但 *BNFC 2009* 建议布美他尼可以治疗 1 个月以上婴儿的水肿。用法为 15～50μg/kg（最多 2mg），每日 2 次，口服，每日最大剂量为 5mg。或静脉滴注 25～50μg/kg，静脉输注 30～60min。

制剂

BP 2010: Bumetanide and Prolonged-release Potassium Tablets; Bumetanide Injection; Bumetanide Oral Solution; Bumetanide Tablets;
USP 33: Bumetanide Injection; Bumetanide Tablets.

专利制剂

Arg.: Butinat†; **Austral.:** Burinex; **Austria:** Burinex; **Belg.:** Burinex; **Braz.:** Burinax; **Canad.:** Burinex; **Denm.:** Burinex; **Fr.:** Burinex; **Ger.:** Burinex; **Gr.:** Burinex; **Hong Kong:** Burinex; **Irl.:** Burinex; **Malaysia:** Burinex; **Mex.:** Bumedyt†; Drenural; Miccil; **Neth.:** Burinex; **Norw.:** Burinex; **NZ:** Burinex; **Philipp.:** Burinex; **S.Afr.:** Burinex; **Singapore:** Burinex; **Spain:** Fordiuran; **Swed.:** Burinex; **Switz.:** Burinex; **Turk.:** Bumid; **UK:** Burinex; **USA:** Bumex†; **Venez.:** Biulan†; Bumelex; Takomen†.

多组分制剂

Denm.: Buram†; Burinex med kaliumklorid; **Gr.:** Burinex K; **Irl.:** Buram†; **Norw.:** Burinex K; **S.Afr.:** Burinex K; **Singapore:** Burinex K; **UK:** Burinex A†; Burinex K†.

Bunazosin Hydrochloride (rINNM) 盐酸布那唑嗪

Bunazosine, Chlorhydrate de; Bunazosini Hydrochloridum; E-643; Hidrocloruro de bunazosina. 1-(4-Amino-6,7-dimethoxy-2-quinazolinyl)-4-butyrylhexahydro-1H-1,4-diazepine monohydrochloride.

Буназозина Гидрохлорид

$C_{19}H_{27}N_5O_3$,HCl = 409.9.

CAS — 80755-51-7 (bunazosin); 52712-76-2 (bunazosin hydrochloride).

UNII — 18V54TZ7U6.

(bunazosin)

Pharmacopoeias. In *Jpn*.

简介

布那唑嗪是一种 α1 受体阻滞剂（第211页），与哌唑嗪功效类似（第418页）。在以盐酸盐形式治疗高血压过程中，通常盐酸布那唑嗪的每日维持剂量为 3～6mg，饭后服用，总剂量不能超过 12mg。

制剂

专利制剂

Ger.: Andante; **Indon.:** Detantol†; **Jpn:** Detantol; **Thai.:** Detantol†.

Bupranolol Hydrochloride (rINNM) ⊗盐酸布拉洛尔

B-1312; Bupranolol, Chlorhydrate de; Bupranololi Hydrochloridum; Hidrocloruro de bupranolol; KL-255. 1-tert-Butylamino-3-(6-chloro-m-tolyloxy)propan-2-ol hydrochloride.

Бупранолола Гидрохлорид

$C_{14}H_{22}ClNO_2$,HCl = 308.2.

CAS — 14556-46-8 (bupranolol); 15148-80-8 (bupranolol hydrochloride).

ATC — C07AA19.

ATC Vet — QC07AA19.

UNII — DTC2G3GDPL.

(bupranolol)

Pharmacopoeias. In *Jpn*.

简介

布拉洛尔是一种 β 受体阻滞剂（第278页）。作为一种盐酸化物，用于治疗心血管疾病时，常规剂量为每日口服给药 100～400mg。

布拉洛尔滴眼液可用于治疗青光眼。

制剂

专利制剂

Ger.: Betadrenol.

多组分制剂 **Austria:** Betamed.

Butizide (rINN) ⊗布噻嗪

Buthiazide (USAN); Butitsidi; Butizid; Butizida; Butizidum; Isobutylhydrochlorothiazide; Thiabutazide. 6-Chloro-3,4-dihydro-3-isobutyl-2H-1,2,4-benzothiadiazine-7-sulphonamide 1,1-dioxide.

Бутизид

$C_{11}H_{16}ClN_3O_4S_2 = 353.8$.

CAS — 2043-38-1.

UNII — W00SSD35VW.

简介

布噻嗪是一种噻嗪类利尿药，性质与氢氯噻嗪相似（第355页）。用于治疗水肿及其相关的心力衰竭（第224页），也可用于治疗高血压（第228页）。

布噻嗪常与螺内酯一同口服；用于治疗水肿或高血压时，维持剂量为每日口服给药5～10mg，须与其他抗高血压药合用。

制剂

多组分制剂 ***Austria:*** Aldactone Saltucin; Buti-Spirobene†; ***Ger.:*** Tri-Torrat†; ***Indon.:*** Aldazide; ***Ital.:*** Kadiur; Saludopint; ***Mex.:*** Aldazida; ***Philipp.:*** Aldazide; ***S.Afr.:*** Aldazide; ***Switz.:*** Aldozone.

Cadralazine (*BAN, rINN*) 卡屈嗪

Cadralazina; Cadralazinum; CGP-18684/E; ISF-2469; Kadralatsiini; Kadralazin. Ethyl 3-{6-[ethyl(2-hydroxypropyl)amino]pyridazin-3-yl}carbazate.

Кадралазин

$C_{12}H_{21}N_5O_3 = 283.3$.
CAS — 64241-34-5.
ATC — C02DB04.
ATC Vet — QC02DB04.
UNII — 8T9613U713.

注：Cadral 被用作卡屈嗪的商品名。

简介

卡屈嗪是一种血管舒张药，作用及使用与肼屈嗪（第354页）类似。可用于治疗高血压。

1. McTavish D, *et al.* Cadralazine: a review of its pharmacodynamic and pharmacokinetic properties, and therapeutic potential in the treatment of hypertension. *Drugs* 1990; **40:** 543–60.

制剂

专利制剂
Ital.: Cadratent†.

Cafedrine Hydrochloride (*BANM, pINNM*) 盐酸咖啡君

Cafédrine, Chlorhydrate de; Cafedrini Hydrochloridum; H-8351; Hidrocloruro de cafedrina; Kafedrin Hydrochloride. 7-[2-(β-Hydroxy-α-methylphenethylamino)ethyl]theophylline hydrochloride.

Кафедрина Гидрохлорид

$C_{18}H_{23}N_5O_3,HCl = 393.9$.
CAS — 58166-83-9 (cafedrine); 3039-97-2 (cafedrine hydrochloride).
ATC — C01CA21.
ATC Vet — QC01CA21.
UNII — L0N3M64B9R.

(*cafedrine*)

简介

盐酸咖啡君是一种茶碱衍生物（参见 M37 第1102页），主要以盐酸茶碱那林的制剂形式用于低血压的治疗。

制剂

多组分制剂 ***Austria:*** Akrinor; ***Fr.:*** Praxinor; ***Ger.:*** Akrinor; ***S.Afr.:*** Akrinor.

Calcitonin Cene-related Peptide 降钙素基因相关肽

CGRP; Péptido relacionado con el gen de la calcitonina. Генетически Родственный Кальцитонину Пептид; Пептид, Кодируемый Геном Кальцитонина

简介

降钙素基因相关肽是一种来自降钙素基因的内源性肽。它具有血管舒张活性，被尝试性用于治疗外周血管疾病（雷诺综合征）、心力衰竭和继发于神经外科疾病蛛网膜下腔出血的局部缺血。内源性物质可能与头痛和偏头痛等病理状态有关，目前正在研究针对这些症状的拮抗药。

1. Johnston FG, *et al.* Effect of calcitonin-gene-related peptide on postoperative neurological deficits after subarachnoid haemorrhage. *Lancet* 1990; **335:** 869–72.
2. Shawkett S, *et al.* Prolonged effect of CGRP in Raynaud's patients: a double-blind randomised comparison with prostacyclin. *Br J Clin Pharmacol* 1991; **32:** 209–13.
3. Shekhar YC, *et al.* Effects of prolonged infusion of human alpha calcitonin gene-related peptide on haemodynamics, renal blood flow and hormone levels in congestive heart failure. *Am J Cardiol* 1991; **67:** 732–6.
4. European CGRP in Subarachnoid Haemorrhage Study Group. Effect of calcitonin-gene-related peptide in patients with delayed postoperative cerebral ischaemia after aneurysmal subarachnoid haemorrhage. *Lancet* 1992; **339:** 831–4.
5. Bunker CB, *et al.* Calcitonin gene-related peptide in treatment of severe postmenopausal vascular insufficiency in Raynaud's phenomenon. *Lancet* 1993; **342:** 80–2.
6. Feuerstein G, *et al.* Clinical perspectives of calcitonin gene-related peptide pharmacology. *Can J Physiol Pharmacol* 1995; **73:** 1070–4.
7. Gherardini G, *et al.* Venous ulcers: improved healing by iontophoretic administration of calcitonin gene-related peptide and vasoactive intestinal peptide. *Plast Reconstr Surg* 1998; **101:** 90–3.
8. Márquez-Rodas I, *et al.* Pathophysiology and therapeutic possibilities of calcitonin gene-related peptide in hypertension. *J Physiol Biochem* 2006; **62:** 45–56.
9. Recober A, Russo AF. Calcitonin gene-related peptide: an update on the biology. *Curr Opin Neurol* 2009; **22:** 241–6.

Candesartan Cilexetil (*BANM, USAN, rINNM*) 坎地沙坦西酯

Candésartan, Cilexétil de; Candesartán cilexetilo; Candesartani Cilexetilum; CV-11974 (candesartan); H-212/91; Kandesartan Sileksetil; TCV-116. Cyclohexyl carbonate ester of (±)-1-hydroxyethyl 2-ethoxy-1-[p-(o-1H-tetrazol-5-ylphenyl)benzyl]-7-benzimidazolecarboxylate.

Кандесартана Силексетил

$C_{33}H_{34}N_6O_6 = 610.7$.
CAS — 139481-59-7 (candesartan); 145040-37-5 (candesartan cilexetil).
ATC — C09CA06.
ATC Vet — QC09CA06.
UNII — R85M2X0D68.

(*candesartan*)

不良反应和注意事项

参见氯沙坦，第373页。

药物相互作用

参见氯沙坦，第373页。

药动学

坎地沙坦西酯是一种酯类药物前体，在胃肠道吸收时水解形成活性形式坎地沙坦。口服坎地沙坦西酯溶液和片剂后，坎地沙坦的绝对生物利用度分别为40%和14%。坎地沙坦的血浆药物峰浓度出现在口服片剂后的3～4h。超过99%的坎地沙坦与血浆蛋白结合。以原形药和一小部分无活性的代谢产物通过尿液和胆汁排泄。消除半衰期约为9h。血液透析不能去除坎地沙坦。

1. Gleiter CH, Mörike KE. Clinical pharmacokinetics of candesartan. *Clin Pharmacokinet* 2002; **41:** 7–17.

用途和用法

坎地沙坦西酯是一种血管紧缩素Ⅱ类受体拮抗药，具有和氯沙坦类似的功效（第373页）。当 ACEI 不能耐受，或是作为 ACEI 的辅助药，用于治疗高血压（第228页）和左室收缩功能减弱的患者的心力衰竭（见氯沙坦，第374页）。

坎地沙坦西酯通常以前药形式口服。服药后约 2h 出现抗高血压疗效，第一次治疗后大概在 4 周内达到最大疗效。

用于治疗高血压时，第一次给药剂量在英国规定为8mg坎地沙坦西酯，每日 1 次；在美国规定，16mg 坎地沙坦西酯每日 1 次。给药剂量应根据患者的反应而随时进行调整，通常的维持剂量是 8mg，每日 1 次，但是最高剂量可达到 1 次 32mg，或者分 2 次用药。对于血浆容量减少的患者，可考虑更低的初始剂量，英国建议 1 次 4mg。有肝损伤或肾损伤的患者也需要用更低的初始给药剂量（见下文）。

用于治疗心力衰竭时，坎地沙坦西酯的初始用药剂量为 4mg，每日 1 次，如果患者发生耐受，剂量应该在至少 2 周后加倍，直至 32mg。增加剂量过程中，应监测血压。

1. See S, Stirling AL. Candesartan cilexetil: an angiotensin II-receptor blocker. *Am J Health-Syst Pharm* 2000; **57:** 739–46.
2. Easthope SE, Jarvis B. Candesartan cilexetil: an update of its use in essential hypertension. *Drugs* 2002; **62:** 1253–87.
3. Fenton C, Scott LJ. Candesartan cilexetil: a review of its use in the management of chronic heart failure. *Drugs* 2005; **65:** 537–58.
4. McKelvie RS. Candesartan for the management of heart failure: more than an alternative. *Expert Opin Pharmacother* 2006; **7:** 1945–56.
5. Meredith PA. Candesartan cilexetil—a review of effects on cardiovascular complications in hypertension and chronic heart failure. *Curr Med Res Opin* 2007; **23:** 1693–1705.
6. Mendis B, Page SR. Candesartan: widening indications for this angiotensin II receptor blocker? *Expert Opin Pharmacother* 2009; **10:** 1995–2007.

在肝损伤或肾损伤中的用法　坎地沙坦在肝损伤或肾损伤患者体内的清除会减弱（包括血液透析患者[1]），因此对这些患者需要更低的给药剂量。坎地沙坦可能对肾功能产生一定的影响，对心力衰竭的患者需要定期的进行检查。

- 在英国，对严重的肝损伤者，坎地沙坦被列为禁用药，对伴有轻度至中等肝损伤的高血压患者，建议初始剂量为 2mg，每日 1 次。在美国，对中等严重的肝损伤患者，建议考虑更低的用药剂量。
- 对患有肾损伤的患者，坎地沙坦用于治疗其高血压，包括血液透析时，英国建议的初始剂量为 4mg 每日 1次。在美国，对伴有轻微肾损伤的患者，不需要考虑调整初始用药剂量，但如果患者伴有血容量减少，可以考虑减少给药剂量。
- 对伴有心力衰竭的患者，如果肾功能恶化，则需要减少剂量甚至停止用药。

1. Ottosson P, *et al.* Candesartan cilexetil in haemodialysis patients. *Clin Drug Invest* 2003; **23:** 545–50.

糖尿病并发症　可以用血管紧张素Ⅱ受体拮抗药坎地沙坦治疗糖尿病并发症，如视网膜病变，见氯沙坦，第374页。

偏头痛　使用血管紧张素Ⅱ受体拮抗药如坎地沙坦预防偏头痛。见氯沙坦，第375页。

制剂

专用制剂

Arg.: Atacand; Dacten; Tiadyl; ***Austral.:*** Atacand; ***Austria:*** Atacand; Blopress; ***Belg.:*** Atacand; ***Braz.:*** Atacand; Blopress; ***Canad.:*** Atacand; ***Chile:*** Atacand; Bilaten; Blopress; Blox; Candex; ***Cz.:*** Atacand; Blopress†; Xaleec; ***Denm.:*** Atacand; ***Fin.:*** Atacand; Blopress; ***Fr.:*** Atacand; Kenzen; ***Ger.:*** Atacand; Blopress; ***Gr.:*** Atacand; ***Hong Kong:*** Blopress; ***Hung.:*** Atacand; ***India:*** Candesar; ***Indon.:*** Blopress; ***Irl.:*** Atacand; Blopress; Catasart; ***Israel:*** Atacand; ***Ital.:*** Blopress; Ratacand; ***Jpn:*** Blopress; ***Malaysia:*** Atacand; Blopress; ***Mex.:*** Atacand; Blopress; ***Neth.:*** Amias; Atacand; Blopress; Ratacand; ***Norw.:*** Atacand; ***NZ:*** Blopress; Candelong; ***Pol.:*** Atacand; ***Port.:*** Atacand; Blopress; ***Rus.:*** Atacand (Атаканд); ***S.Afr.:*** Atacand; Blopress; ***Singapore:*** Atacand; ***Spain:*** Atacand; Blopress; Parapres; ***Swed.:*** Atacand; ***Switz.:*** Atacand; Blopress; ***Thai.:*** Blopress; ***Turk.:*** Atacand; Ayra; Candexil; Tensart; ***UK:*** Amias; ***Ukr.:*** Atacand (Атаканд); Candesar (Кандесар); ***USA:*** Atacand; Candepressin; ***Venez.:*** Atacand; Blopress.

多组分制剂　***Arg.:*** Atacand-D; Dacten D; Tiadyl Plus; ***Austral.:*** Atacand Plus; ***Austria:*** Atacand Plus; Blopress Plus; ***Belg.:*** Atacand Plus; ***Braz.:*** Atacand HCT; ***Canad.:*** Atacand Plus; ***Chile:*** Atacand Plus; Bilaten-D; Blopress D; Blox-D; ***Cz.:*** Atacand Plus; ***Denm.:*** Atacand Plus; Atazid; ***Fin.:*** Atacand Plus; ***Fr.:*** Cokenzen; Hytacand; ***Ger.:*** Atacand Plus; Blopress Plus; ***Gr.:*** Atacand Plus; ***Hong Kong:*** Blopress Plus; ***Hung.:*** Atacand Plus; ***Indon.:*** Blopress Plus; ***Irl.:*** Atacand Plus; Blopress Plus; ***Israel:*** Atacand Plus; ***Ital.:*** Blopresid; Ratacand Plus; ***Malaysia:*** Atacand Plus; ***Mex.:*** Atacand Plus; Blopress Plus; ***Neth.:*** Atacand Plus; ***Norw.:*** Atacand Plus; ***Philipp.:*** Blopress Plus; ***Port.:*** Blopress 16 mg + 12,5 mg; Blopress Comp; Hytacand; ***S.Afr.:*** Atacand Plus; Blopresid; Blopress Plus; ***Singapore:*** Atacand Plus; ***Spain:*** Atacand Plus; Parapres Plus; ***Swed.:*** Atacand Plus; ***Switz.:*** Atacand Plus; Blopress Plus; ***Thai.:*** Blopress Plus; ***Turk.:*** Atacand Plus; Ayra Plus; Candexil Plus; Tensart Plus; ***Ukr.:*** Candesar H (Кандесар H); ***USA:*** Atacand HCT; Candepressin Plus; ***Venez.:*** Atacand Plus; Blopress Plus.

Cangrelor Tetrasodium (*BANM*, *USAN*, *rINNM*)
卡格雷尔四钠

AR-C69931XX (cangrelor); AR-C69931MX (cangrelor tetrasodium); Cangrelor tetrasódico; Cangrélor tétrasodique; Cangrelorum tetranatricum. *N*-[2-(Methylthio)ethyl]-2-[(3,3,3-trifluoropropyl)thio]-5′-adenylic acid monoanhydride with tetrasodium (dichloromethylene)diphosphonate.

Кангрелор Тетранатрий

$C_{17}H_{21}Cl_2F_3N_5Na_4O_{12}P_3S_2$.
CAS — 163706-06-7 (cangrelor); 163706-36-3 (cangrelor tetrasodium).
UNII — 2144G00Y7W.

(cangrelor)

简介

卡格雷尔是一种三磷腺苷类似物,与替卡格雷(见第452页)相似。它的半衰期很短,需静脉给药。研究表明它可以作为一种治疗急性冠状综合征的抗栓栓入剂,但与其他抗栓药相比,未表现出优势。

1. Harrington RA, *et al.* Platelet inhibition with cangrelor in patients undergoing PCI. *N Engl J Med* 2009; **361:** 2318–29.
2. Bhatt DL, *et al.* CHAMPION PLATFORM Investigators. Intravenous platelet blockade with cangrelor during PCI. *N Engl J Med* 2009; **361:** 2330–41.

Canrenone (*USAN*, *pINN*) ⊗坎利酮

Aldadiene; Canrenona; Canrénone; Canrenonum; RP-11614; SC-9376. 17-Hydroxy-3-oxo-17α-pregna-4,6-diene-21-carboxylic acid γ-lactone.

Канренон

$C_{22}H_{28}O_3 = 340.5$.
CAS — 976-71-6.
ATC — C03DA03.
ATC Vet — QC03DA03.
UNII — 78O2O X9J0U.

简介

坎利酮是一种保钾利尿药,具有与利尿药螺内酯(第441页)相似的特性,口服用于治疗由心力衰竭(第224页)、肾病或肝病以及高血压(第228页)等引起的难治性的水肿。本药是螺内酯和坎利酸钾的代谢产物(第416页)。通常剂量为每日50～200mg。在某些患者中可能需要最高每日300mg的给药剂量。

制剂
专用制剂
Belg.: Contarent†; **Ital.:** Luvion.

Captopril (*BAN*, *USAN*, *rINN*) 卡托普利

Captoprilum; Kaptoprili; Kaptopril; Kaptoprilis; SQ-14225. 1-[(2S)-3-Mercapto-2-methylpropionyl]-L-proline.

Каптоприл

$C_9H_{15}NO_3S = 217.3$.
CAS — 62571-86-2.
ATC — C09AA01.
ATC Vet — QC09AA01.
UNII — 9G64RSX1XD.

注:卡托普利的复方制剂可用下面的名称表示。

* Co-zidocapt (*BAN*)——卡托普利和氢氯噻嗪(2:1)(质量分数)。

Pharmacopoeias. In *Chin.*, *Eur.* (see p.vii), *Int.*, *Jpn*, and *US*.

Ph. Eur. 6.8 (Captopril)　白色或类白色的结晶性粉末。易溶于水、二氯甲烷和甲醇。可溶于氢氧化物的碱性稀溶液。2%水溶液的 pH 值为 2.0～2.6。贮藏于密闭容器中。

USP 33 (Captopril)　白色或米色的结晶性粉末,可能会有类似硫化物的臭。易溶于水、乙醇、氯仿和甲醇。贮藏于密闭容器中。

稳定性　虽然卡托普利本身在50℃中保持相对稳定[1],并且有报道称新制成的粉末(通过研磨其片剂和乳糖而成)在室温中至少能保存12周[2],但是它的水溶液则易于被氧化降解[1],主要生成卡托普利的二硫化物,使其溶液的 pH 达到4以上[3]。生产商报道说用研磨过的卡托普利溶于蒸馏水而制成的液体形式,浓度为1mg/ml,在室温保存5天后,仍包含有原药的96.6%成分,但是他们建议因为其中未加任何防腐剂,最好在制成后2天内使用[4]。还有报道说稳定性的变化取决于它的剂型。在一项研究[5]中显示,用研碎的卡托普利片剂和自来水制成的浓度为1mg/ml的溶液,在5℃时估计能保存27天。但是,在另一项研究[6]表明,卡托普利没有如此的稳定性,用消过毒的水冲洗卡托普利,它至少能保持3天稳定,但如果换成自来水,它的稳定性就大大降低。有报道说向卡托普利溶液中加入维生素 C 钠盐后,可增加其稳定性[7],并且用卡托普利粉末比用卡托普利片剂的稳定性要高[8]。用研碎的卡托普利片剂和纯果汁制成的1mg/ml的制剂,在5℃时也能保持30天稳定,并且比用水[9]制成的剂型更加美味可口。

1. Lund W, Cowe HJ. Stability of dry powder formulations. *Pharm J* 1986; **237:** 179–80.
2. Taketomo CK, *et al.* Stability of captopril in powder papers under three storage conditions. *Am J Hosp Pharm* 1990; **47:** 1799–1801.
3. Timmins P, *et al.* Factors affecting captopril stability in aqueous solution. *Int J Pharmaceutics* 1982; **11:** 329–36.
4. Andrews CD, Essex A. Captopril suspension. *Pharm J* 1986; **237:** 734–5.
5. Pereira CM, Tam YK. Stability of captopril in tap water. *Am J Hosp Pharm* 1992; **49:** 612–15.
6. Anaizi NH, Swenson C. Instability of aqueous captopril solutions. *Am J Hosp Pharm* 1993; **50:** 486–8.
7. Nahata MC, *et al.* Stability of captopril in three liquid dosage forms. *Am J Hosp Pharm* 1994; **51:** 95–6.
8. Chan DS. Degradation of captopril in solutions compounded from tablets and standard powder. *Am J Hosp Pharm* 1994; **51:** 1205–7.
9. Lye MYF, *et al.* Effects of ingredients on stability of captopril in extemporaneously prepared oral liquids. *Am J Health-Syst Pharm* 1997; **54:** 2483–7.

不良反应、处置和注意事项
参见 **ACEI**,第248页。
有报道称卡托普利可引起尿中丙酮检查呈假阳性。

不良反应发生率　上市后的跟踪调查[1]表明,在30515名接受卡托普利治疗的高血压患者中,有4.9%的患者停止了治疗,并且认为原因是服用了卡托普利所导致的不良反应。平均初始剂量为每日46mg,但最后的估算值为每日58mg。最常报道的不良反应出为头痛(占1.8%);其他包括头晕(占1.6%)、皮疹(1.1%)、恶心(1.0%)、味觉失调(0.9%)和咳嗽(0.8%)。这项研究的患者包括肾损伤的患者。但是,更早的一个调查[2]表明,在6737名只使用卡托普利或者合用卡托普利的患者中,在同时伴有肾损伤的患者中皮疹和味觉异常的发生率(分别为6.2%和3.2%,每日服用150mg或者更少的卡托普利)要比那些血清肌苷正常的患者(4.3%和2.2%)要高。这两种症状的发病率比那些服用更高剂量卡托普利的患者要高一些。低血压的发病率大约为5%,并且不受肾损伤和剂量的影响。在这个研究中,由于不良反应而停止用药的累积概率大约为5.8%,这和更大规模的调查结果很相似。在另外一个上市后的跟踪调查[3]中,这次调查包括60000名患者,因不良反应导致的停止用药达到8.9%。

更多不良反应报道,见 ACEI 项下内容,第248页。

1. Schoenberger JA, *et al.* Efficacy, safety, and quality-of-life assessment of captopril antihypertensive therapy in clinical practice. *Arch Intern Med* 1990; **150:** 301–6.

2. Jenkins AC, *et al.* Captopril in hypertension: seven years later. *J Cardiovasc Pharmacol* 1985; **7** (suppl 1): S96–S101.
3. Chalmers D, *et al.* Postmarketing surveillance of captopril for hypertension. *Br J Clin Pharmacol* 1992; **34:** 215–23.

哺乳　卡托普利可以分布于母乳,注册药品信息建议服药期间不要哺乳。然而,一项对 12 名妇女进行的研究[1]发现,母乳中的药物浓度为母亲血液中血浆浓度的1%,因此表明,被婴儿吸收的药物量是非常低的。在这项研究中,没有发现婴儿的不良反应,并且,American Academy of Pediatrics 认为[2],应用卡托普利与母乳喂养并不矛盾。
英国监管机构建议在母乳喂养的开始几周内,应避免使用 ACEI,见 ACEI 的注意事项项下,第250页。

1. Devlin RG, Fleiss PM. Captopril in human blood and breast milk. *J Clin Pharmacol* 1981; **21:** 110–113.
2. American Academy of Pediatrics. The transfer of drugs and other chemicals into human milk. *Pediatrics* 2001; **108:** 776–89. [Retired May 2010] Correction. *ibid.*; 1029. Also available at: http://aappolicy.aappublications.org/cgi/content/full/pediatrics%3b108/3/776 (accessed 05/07/04)

卟啉病　由于卡托普利在体外试验中可促进原卟啉生成,因此,对于卟啉病患者来说,应用卡托普利是不安全的。

药物相互作用
参见 **ACEI**,第251页。

药动学
单次给药后卡托普利有 60%～75%通过胃肠道吸收,约 1h 之内即可达到血浆药物浓度的峰值。有报道表明,食物的存在可以使吸收减少,但是,也许不具有临床上的相关性(详见下文)。约有30%的卡托普利与血浆蛋白相结合。它可以通过胎盘屏障,母乳中的含量为母亲血浆中血药浓度的1%。它大部分通过尿液排泄,有40%～50%为原药形式,其余为二硫化物和其他代谢产物。已报道的消除半衰期为2～3h,但是在肾功能减退的患者体内,消除半衰期会延长。卡托普利可以通过血液透析而去除。

1. Duchin KL, *et al.* Pharmacokinetics of captopril in healthy subjects and in patients with cardiovascular diseases. *Clin Pharmacokinet* 1988; **14:** 241–59.

吸收　在单次剂量同服食物[1–4]的长期研究[5]中,显示卡托普利的生物利用度与血浆浓度峰值可降低25%～55%。然而,这一结果可能没有临床意义,因为有数项研究[3,4,6]表明食物对卡托普利的抗高血压活性并没有影响。

1. Williams GM, Sugerman AA. The effect of a meal, at various times relative to drug administration, on the bioavailability of captopril. *J Clin Pharmacol* 1982; **22:** 18A.
2. Singhvi SM, *et al.* Effect of food on the bioavailability of captopril in healthy subjects. *J Clin Pharmacol* 1982; **22:** 135–40.
3. Mäntylä R, *et al.* Impairment of captopril bioavailability by concomitant food and antacid intake. *Int J Clin Pharmacol Ther Toxicol* 1984; **22:** 626–9.
4. Müller HM, *et al.* The influence of food intake on pharmacodynamics and plasma concentration of captopril. *J Hypertens* 1985; **3** (suppl 2): S135–S136.
5. Öhman KP, *et al.* Pharmacokinetics of captopril and its effects on blood pressure during acute and chronic administration and in relation to food intake. *J Cardiovasc Pharmacol* 1985; **7** (suppl 1): S20–S24.
6. Izumi Y, *et al.* Influence of food on the clinical effect of angiotensin I converting enzyme inhibitor (SQ 14225). *Tohoku J Exp Med* 1983; **139:** 279–86.

肾损伤　对 9 名接受透析治疗的慢性肾衰患者的研究发现,单次给予卡托普利后,他们体内药物的血浆浓度峰值与二硫化物代谢峰值较肾功能正常者要高出 2.5 倍和 4 倍[1]。尿毒症患者的血浆峰值浓度出现较晚,卡托普利的表观半衰期为 46h,相比之下肾功能正常者这一数值为 2.95h。

1. Drummer OH, *et al.* The pharmacokinetics of captopril and captopril disulfide conjugates in uraemic patients on maintenance dialysis: comparison with patients with normal renal function. *Eur J Clin Pharmacol* 1987; **32:** 267–71.

用途和用法
卡托普利为含巯基 ACEI(第251页),用于治疗高血压(第228页)、心力衰竭(第224页)、心肌梗死(第232页)以及糖尿病肾病(参见**肾脏疾病**,第253页)。

卡托普利口服后 1～2h 药效达高峰,持续 6～12h,其时间长短与剂量相关,长期服用最大疗效约数周后出现。

高血压的治疗:初始剂量口服一次 12.5mg,每日 2 次,2～4 周内视反应逐渐加量。因个别患者开始接受 ACEI 疗法时有血压骤降现象,初服宜在睡前。同用利尿药者及老人推荐初始剂量减至 6.25mg,每日 2 次,若可能应在用本药前 2～3 天停用利尿药。通常维持剂

量为 25～50mg，每日 2 次，一般不超过 50mg，每日 3 次，如此剂量下仍不能满意地控制血压，可加用辅助药物或考虑用其他代用药。在美国，对于低剂量卡托普利仍难控制的高血压患者推荐用高剂量疗法 150mg，每日 3 次，合用利尿药。

治疗心力衰竭：对于使用袢利尿药患者，引入 ACEI 常出现严重的首剂低血压效应，短暂停药可导致反跳性肺水肿。因此，口服初始剂量 6.25～12.5mg 应在密切医学监督下进行。常用维持剂量为 25mg，每日 2～3 次，正常日剂量不得超过 50mg，每日 3 次。同样，在美国也有推荐 150mg，每日 3 次的高剂量。

心肌梗死后治疗：卡托普利预防性用于临床稳定的有症状或无症状的左心室功能紊乱患者，可提高存活率、延缓症状性心衰的发生、减少梗死复发。卡托普利作为患者发病 24h 内的紧急治疗药物，用于稳定血流动力学的患者。首剂量为 6.25mg，2h 后为 12.5mg，12h 后为 25mg。如果患者耐受性好，接下来可按如下方法给药：50mg，每日 2 次，连续服用 4 周。随后可按慢性治疗服用维持剂量，见下文。

若未在发作 24h 内给药，可用卡托普利在发作后 3～16 天内进行慢性治疗。首剂量为 6.25mg。随后 12.5mg，每日 3 次，连续 2 天，然后 25mg，每日 3 次。维持剂量为 75～150mg，每日 2～3 次。

治疗 1 型糖尿病的**糖尿病肾病**（微白蛋白尿多于每日 30mg），可给 75～100mg 卡托普利，口服分次服用。如有进一步降压需要，可与其他降压药合用。

儿童剂量见下文。

肾功能不良患者可减量（见下文）。

用法　卡托普利通常口服给药，舌下[1]与静脉[2,3]给药方式亦有尝试，但尚未确立两种途径。

1. Angeli P, et al. Comparison of sublingual captopril and nifedipine in immediate treatment of hypertensive emergencies: a randomized, single-blind clinical trial. Arch Intern Med 1991; 151: 678–82.

2. Savi L, et al. A new therapy for hypertensive emergencies: intravenous captopril. Curr Ther Res 1990; 47: 1073–81.

3. Langes K, et al. Efficacy and safety of intravenous captopril in congestive heart failure. Curr Ther Res 1993; 53: 171–76.

儿童用法　卡托普利用于儿童的经验尚有限。口服剂量与成人相同（见上文**用途和用法**）。英国注册药品信息建议用于儿童和青少年的初始剂量为 300μg/kg，新生儿、幼儿（包括早产儿）及有肾功能缺陷儿童初剂量减半。用量可据反应调整，最大剂量，每日 6mg/kg，每日 2～3 次。

也有报道卡托普利初始日剂量 250μg/kg，增至 2.5～3.5mg/kg，每日 3 次，对严重心力衰竭幼儿显效，效果次于先天性缺陷者（主要指左右心分流患者）[1,2]。

对高血压、心力衰竭及肾炎蛋白尿，BNFC 2010/11 推荐以下卡托普利用量：

- 新生儿：试验剂量，10～50μg/kg（若新生儿小于 37 周胎龄则为 10μg/kg），并严格监测血压 1～2h；如果耐受可给 10～50μg/kg，每日 2～3 次，如有必要每日增至最大 2mg/kg，分剂量服用（若新生儿小于 37 周胎龄最高给每日 300μg/kg）。
- 1 个月～12 岁儿童：试验剂量，100μg/kg（最高 6.25mg），并严格监测血压 1～2h，若耐受，给 100～300μg/kg，每日 2～3 次，必要时最大增至每日 6mg/kg，分剂量服用（1 个月～1 岁儿童最高每日 4mg/kg，分剂量服用）。
- 12～18 岁儿童：试验剂量，100μg/kg 或 6.25mg，并严格监测血压 1～2h；若耐受，给 12.5～25mg，每日 2～3 次，必要时每日最大增至 150mg，分次服用。

BNFC 2010/11 建议用卡托普利治疗 12 岁及以上儿童肾性糖尿病时，可与成人剂量相同。

1. Scammell AM, et al. Captopril in treatment of infant heart failure: a preliminary report. Int J Cardiol 1987; 16: 295–301.

2. Shaw NJ, et al. Captopril in heart failure secondary to a left to right shunt. Arch Dis Child 1988; 63: 360–3.

在肾损伤中的用法　肾损伤的成人，应减少卡托普利剂量或增大用药间隔，取决于肌酐清除率（CC）/1.73m²。建议以下剂量：

- CC 21～40ml/min：初始日剂量 25mg，最大日剂量 100mg。
- CC 10～20ml/min：初始日剂量 12.5mg，最大日剂量 75mg。
- CC 少于 10ml/min：初始日剂量 6.25mg，最大日剂量 37.5mg。

需同用利尿药时，应选袢利尿药而不用噻嗪类。

制剂

BP 2010: Captopril Oral Solution; Captopril Tablets;
USP 33: Captopril and Hydrochlorothiazide Tablets; Captopril Oral Solution; Captopril Oral Suspension; Captopril Tablets.

专利制剂

Arg.: Antasten†; Capoten; Captohexal; Topace†; **Austral.**: Acenorm; Capoten; Captohexal; Topace†; **Austria**: Capace; Capostad†; Captomed†; Captor†; Debax; Lopirin†; **Belg.**: Capoten; Capnitop; Captoprem†; Doccaptopri; **Braz.**: Cabioten†; Capobal; Capoten; Capotrat; Capotril†; Capox; Capril; Captil†; Captobell†; Captocord†; Captolab; Captolin†; Captomed; Captopn†; Captopron; Captosen†; Captosil†; Captotec†; Captozen†; Captrizin; Cardilom†; Carditril†; Catopro; Ductopril; Hipoten; Normapril†; Pressomax; Prilpressin; Repril; Tompril†; Venopril†; **Canad.**: Apo-Capto; Capoten; Novo-Captopril; Nu-Capto; **Chile**: Capoten; Properil; **Cz.**: Alkadil†; Apo-Captopl; Capto; Capoten†; Tensiomin; **Denm.**: Capoten; Captodan†; Captol; Catonett†; Katopil†; Tensiomin; **Fin.**: Capoten†; Captomin; Captostad; Lopril; **Fr.**: Captolane; Lopril; **Ger.**: ACE-Hemmer; Adocor; Capto; Capto-dura Ht†; Captobeta; Captodoc; Captoflux; Captogamma; Captohexal; Captomerck†; Captopress†; Cardiagen†; cor tensobon; Coronorm†; Epicordin†; Jucapt; Lopirin; Mundil†; Sigacap Cor†; Tensiomin; Tensiomin-Cor†; Tensobon; Tensostad; **Gr.**: Capoten; Cregar; Hypotensor; Neo-Ipertas; Normolose; Odupnil; Pertacilon; Sancap; **Hong Kong**: Apo-Capto†; Capoten; Captopril†; **Hung.**: Aceomel; Capoten†; Captogamma; Huma-Captoril†; Tensiomin; **India**: Aceten; Capace; **Indon.**: Acepress; Capoten; Captensin; Casipril†; Dexacap; Farmoten; Fortent; Locapt†; Lotensin; Metopril; Otoryl; Praten†; Scantensin; Tenofax†; Tensicap; Tensobon; Vapril; **Irl.**: Aceomel; Capoten; Captopril†; Captor; Gerotent†; Tensopril†; **Israel**: Aceril; Captil†; Inhibace†; **Ital.**: Acepress; Aceprilex†; Capoten; Maxipril†; Tenpril†; **Malaysia**: Apo-Capto†; Apuzin; Capoten†; **Mex.**: Altiver; Atrisol; Biodezil; Bioxil; Brucap; Bugazon; Capotena; Captoser; Captral; Cardipril; Catona; Cryopril; Eca Presan; Ecapril; Ecaten; Enlace; Hipertex; Kenapril†; Kenolan; Lenpril; Midrat; Miocapt†; Novapress; Ospil; Precaptil; Prinarten; Proldin; Ranpres; Reductel; Redupnec; Romir; Tenca-I; Tensil; Toprifar; Tropisen; Tropisol†; Tropix-HCt; Varaxil; **Neth.**: Capoten; **NZ**: Capoten; Captohexal†; **Philipp.**: Ace-Bloc; Bloc-Med; Capomed; Capotec; Capoten; Captor; Captril; Cardiovaz; Conamid; Hartylox; Normil; Prelat; Primace; Retensin; Spec-Ace; Tensonil; Unihype; Vasostad; **Port.**: Calpix†; Capoten; Capritin; Carencil; Convertal†; Hipertil; Hipotensil; Mereprine†; Pressil; Prilovase†; Quiridor†; Uniduril; Xenam†; **Rus.**: Acceten (Ацетен); Angiopril (Ангиоприл); Apo-Capto (Апо-капто)†; Capoten (Капотен); Rilcapton (Рилкаптон); **S.Afr.**: Acetent; Adco-Captomax; Capace; Capoten†; Captohexal; Cardiace†; Zinopril; **Singapore**: Apo-Capto; Capoten; Catoplin; Pertacilon†; Rilcapton; Tensopril; **Spain**: Alopresin†; Capoten†; Capotosina; Cesplon; Dilabar; Garanil; Tensopril; **Swed.**: Capotent†; capto-basant†; Captosol; Lopirin; Phaal†; Capoten; Capril; Epsitron; Gemzil; Tensiomin†; **Turk.**: Kapril; Kaptoril; **UAE**: Captophar†; **UK**: Acepril; Capoten; Ecopace; Kaplon; Tensopril; **USA**: Capoten; **Venez.**: Capoten; Captopril; Tabulan.

多组分制剂　**Austral.**: Capozide; Captocomp†; Captohexal Comp; Captopril Compositum†; Captopril-HCT; Co-Captopril; Veracapt; **Braz.**: Capox H; Captotec + HCT†; Hidropnil; Lopnil-D; Zidecapril Comp†; **Denm.**: Capozid; **Fr.**: Captea; Ecazide; **Ger.**: ACE-Hemmer comp; Adocomp; Capozide; Capto Comp; Captobeta Comp; Captodoc Comp; Captogamma HCT; Captohexal Comp; Captopril Comp; Captopril HCT; Captopril Plus; Cardiagen HCT; Jutacor comp; Tensobon comp; **Gr.**: Anastol; Captopress; Captospes+H; Dosturel; Ekzevit; Empirol; Fetylan; Ketazide; Kifarol; Loren-Press; Normolose-H; Pentatec; Piesital; Return; Sancazid; Sedapressin; Superace; Uresan; Zidepril; **Indon.**: Capozide†; **Irl.**: Capozide; Captor-HCT; Half Capozide; **Ital.**: Acediur; Acezide; **Mex.**: Capozide; Captor ASA; Co-Captral; **Neth.**: Capozide†; **NZ**: Capozide; **Port.**: Lopiretic; **Rus.**: Capozide (Капозид); **S.Afr.**: Capozide†; Captoretic; Zapto Co; **Spain**: Alopresin Diu†; Cesplon Plus; Decrescot; Dilabar Diu; Ecazide; **Switz.**: Capozide; Captosol comp; Tensobon comp; **UK**: Acezide; Capozide; Capto-Co; **Ukr.**: Catopres (Катопрес)†; Normopress (Нормопрес); **USA**: Capozide; **Venez.**: Capozide; Cartazid†.

Carazolol (BAN, rINN) ⊗ 卡拉洛尔

BM-51052; Carazololum. 1-(Carbazol-4-yloxy)-3-isopropylaminopropan-2-ol.

Каразолол

$C_{18}H_{22}N_2O_2 = 298.4$.
CAS — 57775-29-8.
ATC Vet — QC07AA90.
UNII — 29PW75S82A.

简介

卡拉洛尔为 β 受体阻滞药（参见第278页），可作为兽用药。

Carperitide (USAN, rINN) ⊗ 卡培立肽

Carperitida; Carpéritide; Carperitidum; SUN-4936.

Карперитид

CAS — 89213-87-6.
UNII — GZ8FA500J0.

简介

卡培立肽为重组的心房利钠肽（见第391页），用于急性心力衰竭的治疗。

---

1. Suwa M, et al. Multicenter prospective investigation on efficacy and safety of carperitide for acute heart failure in the 'real world' of therapy. Circ J 2005; 69: 283–90.

2. Hata N, et al. Effects of carperitide on the long-term prognosis of patients with acute decompensated chronic heart failure: the PROTECT multicenter randomized controlled study. Circ J 2008; 72: 1787–93.

3. Nomura F, et al. Multicenter prospective investigation on efficacy and safety of carperitide as a first-line drug for acute heart failure syndrome with preserved blood pressure. COMPASS: Carperitide Effects Observed Through Monitoring Dyspnea in Acute Decompensated Heart Failure Study. Circ J 2008; 72: 1777–86.

制剂

专利制剂

Jpn: Hanp.

Carteolol Hydrochloride (BANM, USAN, rINNM) ⊗
盐酸卡替洛尔

Abbott-43326; Cartéolol, chlorhydrate de; Carteololi hydrochloridum; Hidrocloruro de carteolol; Karteolol Hidroklorür; Karteolol-hidroklorid; Karteolol-hydrochlorid; Karteolollhydroklorid; Karteololihydrokloridi; Karteololio hidrochloridas; OPC-1085. 5-(3-tert-Butylamino-2-hydroxypropoxy)-3,4-dihydroquinolin-2(1H)-one hydrochloride.

Картеолола Гидрохлорид

$C_{16}H_{24}N_2O_3,HCl = 328.8$.
CAS — 51781-06-7 (carteolol); 51781-21-6 (carteolol hydrochloride).
ATC — C07AA15; S01ED05.
ATC Vet — QC07AA15; QS01ED05.
UNII — 4797W6I0T4.

(carteolol)

Pharmacopoeias. In Chin., Eur. (see p.vii), Jpn, and US.

Ph. Eur. 6.8 (Carteolol Hydrochloride)　白色或类白色结晶或结晶性粉末。可溶于水；微溶于乙醇；几乎不溶于二氯甲烷；略溶于甲醇。1% 水溶液的 pH 值为 5.0～6.0。贮藏于密闭容器中。

USP 33 (Carteolol Hydrochloride)　1% 水溶液的 pH 值为 5.0～6.0。

不良反应、处置和注意事项

参见 β 受体阻滞剂，第279页。

药物相互作用

与 β 受体阻滞剂相关的相互作用参见第281页。

药动学

卡替洛尔口服后在胃肠道吸收良好，1～4h 内达血浆浓度峰值。生物利用度约为 84%。其溶解度低，20%～30% 与蛋白结合。据报道血浆半衰期为 3～6h。主要经肾清除，50%～70% 以原形从尿中排泄；因此肾病患者有蓄积效应。主要代谢产物为 8-羟基卡替洛尔和卡替洛尔葡萄糖醛酸结合物，8-羟基卡替洛尔活性高，据报道半衰期为 8～12h。

用途和用法

卡替洛尔为非心脏选择性 β 受体阻滞剂（参见第278页）。据报道有内在拟交感活性，但缺乏显著的膜稳定性。

盐酸卡替洛尔用于青光眼（参见 M37 第1785页）、高血压（第228页）、心绞痛（第215页）、心律失常（第218页）等的治疗。

应用含盐酸卡替洛尔的 1% 或 2% 滴眼液，每日 2 次可降低开角型青光眼引起的眼内压升高及眼内高压。

治疗**高血压、心绞痛、心律失常**时，盐酸卡替洛尔常规剂量为每日口服 2.5～30mg，根据反应调整剂量。

肾损伤患者，盐酸卡替洛尔口服剂量可酌减（参见下文）。

1. Chrisp P, Sorkin EM. Ocular carteolol: a review of its pharmacological properties, and therapeutic use in glaucoma and ocular hypertension. Drugs Aging 1992; 2: 58–77. Correction. ibid. 1994; 4: 62.

2. Henness S, et al. Ocular carteolol: a review of its use in the management of glaucoma and ocular hypertension. Drugs Aging 2007; 24: 509–28.

在肾损伤中的用法 对肾损伤患者，盐酸卡替洛尔口服剂量可酌减。建议根据高血压患者的肌酐清除率制订给药方案：

- CC 30～80ml/min：每日 10mg；
- CC 小于 30ml/min：不建议使用该药。

制剂

BP 2010: Carteolol Eye Drops;
USP 33: Carteolol Hydrochloride Ophthalmic Solution; Carteolol Hydrochloride Tablets.

专利制剂

Arg.: Cartens; Elebloc; Glacout†; Glauteolol; Poenglaucol; Singlauc; Tenoftal†; **Austria:** Arteoptic†; Endak†; **Belg.:** Arteoptic; Cartel; **Cz.:** Arteoptic; Cartel; **Fr.:** Carteabak; Carteol; Mikelan; **Ger.:** Arteoptic; Endak; **Gr.:** Cardelol; Carteodose; Fortinol; Glautelol; Napolit; Stobol; Vinitus; Zymoptic; **Hong Kong:** Arteoptic; Hung.: Arteoptic; **Irl.:** Teoptic; **Ital.:** Jpn: Mikelan; **Neth.:** Arteoptic; Carteabak; Teoptic; **Philipp.:** Mikelan; **Pol.:** Arteoptic; Cartel; **Port.:** Arteoptic; Carteabak; Physioglau; **S.Afr.:** Mikelan†; Teoptic†; **Spain:** Arteolol; Arteoptic; Elebloc; Mikelan; Sawak†; Teoptic†; **Switz.:** Arteoptic; **Thai.:** Arteoptic; **Turk.:** Carteol; UK: Teoptic; **USA:** Cartrol†.

多组分制剂 **Belg.:** Carteopil; **Fr.:** Carpilo†; **Switz.:** Arteopilo.

Carvedilol (BAN, USAN, rINN) ⊗卡维地洛

BM-14190; Carvédilol; Carvedilolum; Karvedilol; Karvediloli; Karvedilolis. 1-Carbazol-4-yloxy-3-[2-(2-methoxyphenoxy)ethyl-amino]propan-2-ol.

Карведилол

$C_{24}H_{26}N_2O_4 = 406.5.$
CAS — 72956-09-3.
ATC — C07AG02.
ATC Vet — QC07AG02.
UNII — 0K47UL67F2.

Pharmacopoeias. In Eur. (see p.vii) and US.

Ph. Eur. 6.8 (Carvedilol) 白色或类白色结晶性粉末。呈多晶型。几乎不溶于水；微溶于乙醇；几乎不溶于稀酸。

USP 33 (Carvedilol) 白色或类白色结晶性粉末。不溶于水和稀酸；微溶于乙醇。于 25℃ 温度条件下贮藏于密闭容器中，允许温度范围为 15～30℃。

不良反应、处置和注意事项

参见 β 受体阻滞剂，第279页。

偶见报道引起肝功能异常，停药可逆。

卡维地洛可在肝脏中完全代谢，因此不推荐肝功能损伤患者使用。心力衰竭合并弥散性血管疾病和（或）肾损伤患者有引发急性肾衰竭和肝功能异常的报道。

可于饭后服用延缓吸收以降低发生低血压的风险。

对肝脏的影响 连续使用卡维地洛 6 个月后可发生瘙痒症和血清转氨酶浓度过高[1]。肝功能可于停药后 3 周内恢复至正常。然而，患者 1 年后使用美托洛尔会引起瘙痒症复发。

1. Hagmeyer KO, Stein J. Hepatotoxicity associated with carvedilol. Ann Pharmacother 2001; **35:** 1364–6.

药物相互作用

与 β 受体阻滞剂相关的相互作用在第281页讨论。

药动学

卡维地洛胃肠道吸收良好，但有明显的首过效应。绝对生物利用度约为 25%。口服服药后 1～2h 达到血浆浓度峰值。脂溶性高，98% 以上与血浆蛋白结合。主要在肝脏中被细胞色素P450 同工酶 CYP2D6 和CYP2C9 代谢，代谢产物经胆汁排泄。清除半衰期为 6～10h。在哺乳动物乳汁中有蓄积。

1. McTavish D, et al. Carvedilol: a review of its pharmacodynamic and pharmacokinetic properties, and therapeutic efficacy. Drugs 1993; **45:** 232–58.
2. Morgan T. Clinical pharmacokinetics and pharmacodynamics of carvedilol. Clin Pharmacokinet 1994; **26:** 335–46.
3. Tenero D, et al. Steady-state pharmacokinetics of carvedilol and its enantiomers in patients with congestive heart failure. J Clin Pharmacol 2000; **40:** 844–53.
4. Tenero DM, et al. Pharmacokinetic properties of a new controlled-release formulation of carvedilol. Am J Cardiol 2006; **98:** 5L–16L.
5. Packer M, et al. 369 Study Group. Pharmacokinetic profile of controlled-release carvedilol in patients with left ventricular dysfunction associated with chronic heart failure or after myocardial

infarction. Am J Cardiol 2006; **98:** 39L–45L.
6. Takekuma Y, et al. Evaluation of effects of polymorphism for metabolic enzymes on pharmacokinetics of carvedilol by population pharmacokinetic analysis. Biol Pharm Bull 2007; **30:** 537–42.
7. Tanwar YS, et al. Development and evaluation of carvedilol transdermal patches. Acta Pharm 2007; **57:** 151–9.
8. Albers S, et al. Population pharmacokinetics and dose simulation of carvedilol in paediatric patients with congestive heart failure. Br J Clin Pharmacol 2008; **65:** 511–22.
9. Horiuchi I, et al. Pharmacokinetics of R- and S-carvedilol in routinely treated Japanese patients with heart failure. Biol Pharm Bull 2008; **31:** 976–80.

用途和用法

卡维地洛为非心脏选择性 β 受体阻滞剂（参见第279页）。有舒血管活性，可能是由于其 α1 受体阻滞作用，更高剂量时钙通道阻滞作用是其机制；同时有抗氧化性质。据报道卡维地洛无内在拟交感活性，只有弱的膜稳定性。

卡维地洛用于高血压（第228页）、心绞痛（第215页）的治疗，并用作症状性心力衰竭（第224页）标准疗法中的辅助药物。也用于降低心肌梗死后左心室功能紊乱患者的死亡率。

治疗**高血压**：卡维地洛口服初始剂量为 12.5mg，每日 1 次，2 日后加至 25mg。也可每日 2 次口服，初始剂量为 6.25mg，2 日后加至 12.5mg。如必要，至少 2 周后剂量可进一步加大至每日 50mg，1 次或分次服用。老年患者日用药量 12.5mg 即可。

治疗**心绞痛**：初始剂量为 12.5mg，每日 2 次口服，2 日后加至 25mg，仍为每日 2 次。

治疗**心力衰竭**：初始剂量为 3.125mg，每日 2 次口服，饭后服用以减少低血压的风险。如耐受，2 周后可加倍至 6.25mg 每日 2 次，以后可逐渐加量至最大耐受剂量，对严重心力衰竭患者或体重少于 85kg者，不应超过每日 25mg，对于体重不超过85kg 伴有轻至中度心力衰竭者这一剂量不超过每日 50mg，加药间隔不应少于 2 周。儿童剂量，见下文。

治疗**心肌梗死后左心室功能紊乱**患者、初始剂量为 6.25mg，每日 2 次口服，如果耐受，3～10 日后可加至 12.5mg 每日 2 次，后可加至目标剂量 25mg 每日 2 次。症状性患者初剂量酌减。

在一些国家有卡维地洛水合磷酸化合物的缓释制剂。

1. Dunn CJ, et al. Carvedilol: a reappraisal of its pharmacological properties and therapeutic use in cardiovascular disorders. Drugs 1997; **54:** 161–85.
2. Frishman WH. Carvedilol. N Engl J Med 1998; **339:** 1759–65.
3. Naccarelli GV, Lukas MA. Carvedilol's antiarrhythmic properties: therapeutic implications in patients with left ventricular dysfunction. Clin Cardiol 2005; **28:** 165–73.
4. Carreira RS, et al. Carvedilol: just another beta-blocker or a powerful cardioprotector? Cardiovasc Hematol Disord Drug Targets 2006; **6:** 257–66.
5. Doughty RN, White HD. Carvedilol: use in chronic heart failure. Expert Rev Cardiovasc Ther 2007; **5:** 21–31.
6. Kveiborg B, et al. Carvedilol in the treatment of chronic heart failure: lessons from the Carvedilol Or Metoprolol European Trial. Vasc Health Risk Manag 2007; **3:** 31–7.
7. Frishman WH, et al. Controlled-release carvedilol in the management of systemic hypertension and myocardial dysfunction. Vasc Health Risk Manag 2008; **4:** 1387–1400.
8. Stafylas PC, Sarafidis PA. Carvedilol in hypertension treatment. Vasc Health Risk Manag 2008; **4:** 23–30.
9. Bakris GL, Weber MA. Appropriate dose transition to a controlled-release formulation of carvedilol in patients with hypertension. Rev Cardiovasc Med 2008; **9:** 96–105.
10. Carter NJ, Keating GM. Controlled-release carvedilol. Am J Cardiovasc Drugs 2008; **8:** 271–82.
11. Machado V, et al. Carvedilol as a protector against the cardiotoxicity induced by anthracyclines (doxorubicin). Rev Port Cardiol 2008; **27:** 1277–96.
12. Fonarow GC. Role of carvedilol controlled-release in cardiovascular disease. Expert Rev Cardiovasc Ther 2009; **7:** 483–98.
13. Chakraborty S, et al. Clinical updates on carvedilol: a first choice beta-blocker in the treatment of cardiovascular diseases. Expert Opin Drug Metab Toxicol 2010; **6:** 237–50.

儿童剂量 卡维地洛已用于儿童心衰的治疗，但尚缺乏经验[1]。已有许多药物益处被报道，包括改善症状和射血分数，延缓需要心脏移植的时间，而且患者对卡维地洛表现出很好的耐受性。然而，一项随机研究[2]发现，在 161 名患有心衰的儿童和青少年中，卡维地洛没有显著优于安慰剂：临床改善率在卡维地洛组和安慰剂组分别为 56% 和 56%。随后的研究[3]对 27 名患有先天性心脏病的心衰患者进行研究，其中四分之三为儿童，发现与前一项研究相比，低剂量和谨慎提高剂量（每月提高 50～100μg/kg）可以降低不良反应，并保持疗效。

使用标准疗法治疗**扩张性心肌病**儿童患者时，加入口服卡维地洛 400μg/kg，可以改善症状和左心室射血辐射[4,5]，但需要坚持治疗 6 个月后才能看到显著疗效[5]。

不同的儿科研究使用的卡维地洛剂量不同，口服初

始剂量为 10～180μg/kg，平均口服维持剂量为每日 200～700μg/kg（最大 50mg），通常分 2 次给药。一项药动学研究[6]对 20 岁以下的 41 名儿童和青少年进行研究，发现随着年龄的增长，卡维地洛的清除率下降，每日口服总剂量：小于 2 岁，3mg/kg；2～11 岁，2mg/kg；大于 12 岁，1mg/kg；这些剂量足以维持治疗心力衰竭。作者认为前一项研究的剂量可能过低。

在英国，BNFC 2009 建议治疗 2～18 岁儿童心衰的初始剂量为 50μg/kg（最多 3.125mg），每日 2 次，根据耐受情况可提高至高至 2 倍剂量，直至维持剂量 350μg/kg（最多 25mg），每日 2 次。

1. Greenway SC, Benson LN. The use of carvedilol in pediatric heart failure. Cardiovasc Hematol Disord Drug Targets 2006; **6:** 35–42.
2. Shaddy RE, et al. Carvedilol for children and adolescents with heart failure: a randomized controlled trial. JAMA 2007; **298:** 1171–9.
3. Nishiyama M, et al. Efficacy and safety of carvedilol for heart failure in children and patients with congenital heart disease. Heart Vessels 2009; **24:** 187–92.
4. Askari H, et al. Carvedilol therapy in pediatric patients with dilated cardiomyopathy. Turk J Pediatry 2009; **51:** 22–7.
5. Bajcetic M, et al. Effects of carvedilol on left ventricular function and oxidative stress in infants and children with idiopathic dilated cardiomyopathy: a 12-month, two-center, open-label study. Clin Ther 2008; **30:** 702–14.
6. Albers S, et al. Population pharmacokinetics and dose simulation of carvedilol in paediatric patients with congestive heart failure. Br J Clin Pharmacol 2008; **65:** 511–22.

老年人用法 卡维地洛注册药品信息推荐对于所有高血压患者的初始日剂量为 12.5mg。一项对 16 名老年高血压患者（平均年龄 70 岁）的研究分别给予受试者单次 12.5mg 和 25mg，体位性低血压发生率高[1]，作者因此提示对老年患者有必要控制初始剂量低于 12.5mg。

相反的，一项回顾性研究[2]发现，治疗心衰（见上文**用途和用法**）的标准初始剂量对于老年患者来说，耐受性良好；根据体重调整剂量后，70 岁以下患者与 70 岁以上患者的平均剂量相似。不良反应在 70 岁以上患者中增加，但不良反应均可在不停止使用卡维地洛的情况下得到控制。

1. Krum H, et al. Postural hypotension in elderly patients given carvedilol. BMJ 1994; **309:** 775–6.
2. Lawless CE, et al. Titration of carvedilol in elderly heart failure patients. Am J Geriatr Cardiol 2005; **14:** 230–5.

制剂

USP 33: Carvedilol Tablets.

专利制剂

Arg.: Antibloc; Bidecar; Carvedil; Carvel†; Corafen; Coritensil; Corubin; Dicarpen; Dilatrend; Duobloc; Filten; Hipoten; Isobloc; Kollosteril; Nexocardil; Pluscor; Rodipal; Rudoxil; Veraten; Vicardol; **Austral.:** Dilasig; Dilatrend; Kredex; Vedilol; **Austria:** Dilatrend; Hybridil†; **Belg.:** Dimitone; Kredex; **Braz.:** Cardilol; Carvedilat; Coreg; Divelol; Ictus; Karvil; **Canad.:** Coreg; **Chile:** Betaplex; Blocar; Dilatrend; Dualten; Lodipres; Novocart; Off-Ten; **Cz.:** Apo-Carve; Atram; Carvedigamma; Carvesan; Carvetrend; Coryol; Dilatrend; Talliton; **Denm.:** Carvetone†; Dimitone; **Fin.:** Cardiol; Vivastad†; **Fr.:** Kredex; **Ger.:** CarLich; Carve; Carve-Q; Carvecard; Carvedigamma; Dilatrend; Dimetil; Querto; **Gr.:** Carvedilen; Carvepen; Dilatrend; **Hong Kong:** Dilatrend; **Hung.:** Carvedigamma; Carvetrend; Carvol; Coryol; Dilatrend; Talliton; **India:** Carloc; Carvil; Cevas; **Indon.:** Blorec; Carbloxal; Dilbloc; V-Bloc; **Irl.:** Biocard; Eucardic; Israel: Carvedexxon; Dimitone; **Ital.:** Caravel; Carvipress; Colver; Curcix; Dilatrend; Dilocar; Omeria; Trakor; **Malaysia:** Caslot; Cavel; Dilatrend; **Mex.:** Dilatrend; Dimitone; **Neth.:** Eucardic; **Norw.:** Kredex†; **NZ:** Dilatrend; **Philipp.:** Betacard; Cardipres; Dilatrend; Karvil; Vasolexin; **Pol.:** Atram; Avedol; Carvedigamma; Carvetrend; Carvilex; Coryol; Dilatrend; Hypoten; Symtrend; Vivacor; **Port.:** Carbetesil; Coronat; Dilbloc; Dilnertone; Vedivril; **Rus.:** Acridilole (Акридилол); Atram (Атрам); Cardivas (Кардивас); Carvedigamma (Карведигамма); Carvetrend (Карветренд); Carvidil (Карвидил); Coryol (Кориол); Dilatrend (Дилатренд); Talliton (Таллитон) **S.Afr.:** Carloc; Carvetrend; Dilatrend; Vediblok; Singapore: Dilatrend; **Spain:** Coropres; Palacimol; **Swed.:** Kredex; **Switz.:** Dilatrend; **Thai.:** Caraten; Dilatrend; **Turk.:** Arlec; Dilatrend; **Ukr.:** Cardiostad (Кардиостад); Carvedigamma (Карведигамма); Carvetrend (Карветренд); Corvazan (Корвазан); Coryol (Кориол); Talliton (Таллитон) **USA:** Coreg; **Venez.:** Carbatil; Cardensil; Coventrol; Dilatrend.

多组分制剂 **Arg.:** Carvedil D; Filten D; Gliocarvedil; Isobloc D; **Austria:** Co-Dilatrend; Dilaplus†.

Celiprolol Hydrochloride (BANM, USAN, rINNM) ⊗ 盐酸塞利洛尔

Céliprolol, chlorhydrate de; Celiprolol-hydrochlorid; Celiprolol-hydroklorid; Celiprololi hydrochloridum; Celiprololio hidrochloridas; Celiprololu chlorowodorek; Hidrocloruro de celiprolol; Seliprololihydrokloridi. 3-{3-Acetyl-4-[3-(tert-butylamino)-2-hydroxypropoxy]phenyl}-1,1-diethylurea hydrochloride.

Целипролола Гидрохлорид

$C_{20}H_{33}N_3O_4,HCl = 416.0.$
CAS — 56980-93-9 (celiprolol); 57470-78-7 (celiprolol

hydrochloride).
ATC — C07AB08.
ATC Vet — QC07AB08.
UNII — G1M3398594.

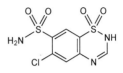

(celiprolol)

Pharmacopoeias. In *Eur.* (see p.vii).

Ph. Eur. 6. 8 （Celiprolol Hydrochloride）　白色或略显黄色结晶性粉末。呈多晶型。易溶于水和甲醇；可溶于乙醇；极微溶于二氯甲烷。避光。

不良反应、处置和注意事项
参见 β 受体阻滞剂，第279页。
其对 $β_2$ 受体具有内在拟交感活性，并有与其相关的震颤和心悸的报道。

药物相互作用
与 β 受体阻滞剂有关的相互作用在第281页讨论。

药动学
塞利洛尔在胃肠道内以非线性形式吸收，吸收率随剂量的增大而升高。血浆消除半衰期为 5～6h。塞利洛尔可通过胎盘。脂溶性低，约 25％ 与血浆蛋白结合。塞利洛尔极少代谢，主要以原形经尿和粪便排泄。

用途和用法
塞利洛尔为心选择性 β 受体阻滞剂（参见第278页）。报道有内在拟交感神经活性和直接舒血管活性。盐酸塞利洛尔用于高血压（第228页）和心绞痛（第215页）的治疗。盐酸塞利洛尔常用量为每日 1 次，200～400mg，饭前口服。肾功能损伤患者可能需要减少剂量（见下文）。

1. Milne RJ, Buckley MM-T. Celiprolol: an updated review of its pharmacodynamic and pharmacokinetic properties, and therapeutic efficacy in cardiovascular disease. *Drugs* 1991; 41: 941–69.
2. Anonymous. Celiprolol: theory and practice. *Lancet* 1991; 338: 1426–7.
3. Anonymous. Celiprolol—a better beta blocker? *Drug Ther Bull* 1992; 30: 35–6.
4. Kendall MJ, Rajman I. A risk-benefit assessment of celiprolol in the treatment of cardiovascular disease. *Drug Safety* 1994; 10: 220–32.
5. Riddell J. Drugs in focus 18: celiprolol. *Prescribers' J* 1996; 36: 165–8.

在肾损伤中的用法　塞利洛尔忌用于肌酐清除率低于 15ml/min 的患者。肌酐清除率在 15～40ml/min 患者可每日给予100～200mg。

制剂
BP 2010: Celiprolol Tablets.
专利制剂
Austria: Selectol; ***Belg.:*** Selectol; ***Chile:*** Selectol; ***Cz.:*** Celectol†; Tenoloc; ***Fin.:*** Celectol; ***Fr.:*** Celectol; ***Ger.:*** Celipt; Celipro; Celiprogamma; Selectol; ***Gr.:*** Aplonit; Selectol; Versatil; ***Hong Kong:*** Selectol; ***Irl.:*** Selectol; ***Ital.:*** Cordiax; ***Jpn:*** Selectol; ***Neth.:*** Dilanorm; ***NZ:*** Celol; ***Pol.:*** Celipres; ***Spain:*** Cardem; ***Switz.:*** Selectol; ***UK:*** Celectol.
多组分制剂　***Austria:*** Selecturon.

Certoparin Sodium (BAN, rINN) 舍托肝素钠

Certoparin; Certoparina sódica; Certoparine Sodique; Certoparinum Natricum.

Цертопарин Натрий

性状　舍托肝素钠由猪肠黏膜肝素的亚硝酸异戊酯降解得到。主要含有非还原端的 2-*O*-sulfo-α-Lidopyranosuronic acid 结构和还原端的 6-*O*-磺基-2,5-脱水-D-甘糖酯结构。70％成分的分子量小于 10000，平均约为 6000。每个二糖的硫酸盐程度为 2～2.5。

单位
参见低分子量肝素，第376页。

不良反应、处置和注意事项
参见低分子量肝素，第376页。
舍托肝素引起的严重出血可通过缓慢静脉滴注鱼精蛋白来减缓。1mg 盐酸鱼精蛋白可抑制 80～120U 的舍托肝素钠效应。

药物相互作用
参见低分子量肝素，第376页。

药动学
皮下注射后舍托肝素钠吸收快速且完全。2～4h 内血浆活性达到峰值。抗 Xa 因子活性半衰期约为 4h。

用途和用法
舍托肝素钠为低分子量肝素（第376页），有抗凝活性，用于术后静脉血栓栓塞（第244页）的预防。于操作前 1～2h 皮下注射 3000U，之后的 7～10 天，每日给 3000U 或至患者可下床行动。

1. Kolb G, et al. Reduction of venous thromboembolism following prolonged prophylaxis with the low molecular weight heparin certoparin after endoprothetic joint replacement or osteosynthesis of the lower limb in elderly patients. *Thromb Haemost* 2003; 90: 1100–5.
2. Riess H, et al. Fixed-dose, body weight-independent subcutaneous low molecular weight heparin certoparin compared with adjusted-dose intravenous unfractionated heparin in patients with proximal deep venous thrombosis. *Thromb Haemost* 2003; 90: 252–9.
3. Diener HC, et al. Prophylaxis of thrombotic and embolic events in acute ischemic stroke with the low-molecular-weight heparin certoparin: results of the PROTECT Trial. *Stroke* 2006; 37: 139–44.
4. Tebbe U, et al. AFFECT: a prospective, open-label, multicenter trial to evaluate the feasibility and safety of a short-term treatment with subcutaneous certoparin in patients with persistent non-valvular atrial fibrillation. *Clin Res Cardiol* 2008; 97: 389–96.
5. Riess H, et al. A randomized, double-blind study of certoparin versus UFH to prevent venous thromboembolic events in acutely ill, non-surgical patients: CERTIFY study. *J Thromb Haemost* 2010; 8: 1209–15.

制剂
专利制剂
Austria: Sandoparin; Troparin†; ***Cz.:*** Troparin†; ***Ger.:*** Mono-Embolex; ***Hung.:*** Sandoparin†; ***Switz.:*** Sandoparine.
多组分制剂　***Austria:*** Troparin compositum†.

Cetiedil Citrate (USAN, rINNM) 枸橼酸西替地尔

Cétiédil, Citrate de; Cetiedili Citras; Citrato de cetiedil. 2-(Perhydroazepin-1-yl)ethyl α-cyclohexyl-α-(3-thienyl)acetate dihydrogen citrate monohydrate.

Цетиедила Цитрат

$C_{20}H_{31}NO_2S,C_6H_8O_7,H_2O = 559.7$.
CAS — 14176-10-4 (cetiedil); 16286-69-4 (anhydrous cetiedil citrate).
ATC — C04AX26.
ATC Vet — QC04AX26.
UNII — IE65P4OE02.

(cetiedil)

简介
枸橼酸西替地尔为具抗毒蕈碱活性的血管舒张药，用于外周血管病的治疗。

Chlorothiazide (BAN, rINN) ⊗氯噻嗪

Chlorothiazid; Chlorothiazidum; Chlorotiazidas; Chlorotiazyd; Clorotiazida; Klooritiatsidi; Klorotiazid; Klortiazid. 6-Chloro-2*H*-1,2,4-benzothiadiazine-7-sulphonamide 1,1-dioxide.

Хлоротиазид

$C_7H_6ClN_3O_4S_2 = 295.7$.
CAS — 58-94-6.
ATC — C03AA04.

ATC Vet — QC03AA04.
UNII — 77W477J15H.

Pharmacopoeias. In *Eur.* (see p.vii) and *US.*

Ph. Eur. 6. 8（Chlorothiazide）　白色或类白色结晶性粉末。极微溶于水；微溶于乙醇；略溶于丙酮。可溶于碱性氢氧化物的稀溶液。

USP 33（Chlorothiazide）　白色或纯白色无臭结晶性粉末。极微溶于水；几乎不溶于氯仿、苯和双醚；易溶于二甲基酰胺和二甲基亚砜；微溶于甲醇和吡啶。贮藏于 25℃的温度条件下，允许温度范围为 15～30℃。

稳定性　碱性溶液中放置或加热时发生水解而变质。

Chlorothiazide Sodium (BANM, USAN, rINNM) ⊗氯噻嗪钠

Chlorothiazide Sodique; Clorotiazida sódica; Natrii Chlorothiazidum; Sodium Chlorothiazide.

Натрий Хлоротиазид
$C_7H_5ClN_3NaO_4S_2 = 317.7$.
CAS — 7085-44-1.
ATC — C03AA04.
ATC Vet — QC03AA04.
UNII — SN86FG7N2K.

Pharmacopoeias. *US* includes Chlorothiazide Sodium for Injection.

配伍禁忌　氯噻嗪注射用制剂呈碱性，与酸性药物不相容；美国注册药品信息注明氯噻嗪可用葡萄糖或氯化钠溶液稀释。

不良反应、处置和注意事项
参见氢氯噻嗪，第356页。氯噻嗪钠注射液呈碱性，静脉滴注给药时应注意确保不发生外渗。

哺乳　氯噻嗪有少量分布到乳汁中。11 名妇女单次口服 500mg 的氯噻嗪[1]后，于第1h、第2h、第3h 分别取血样与乳液样品，所有样本中药物浓度均低于 1μg/ml，据此可计算因哺乳所导致的婴儿日受药量不超过 1mg。American Academy of Pediatrics 称未见婴儿不良反应，因此通常认为氯噻嗪可与用于哺乳期妇女[2]。

1. Werthmann MW, Krees SV. Excretion of chlorothiazide in human breast milk. *J Pediatr* 1972; 81: 781–3.
2. American Academy of Pediatrics. The transfer of drugs and other chemicals into human milk. *Pediatrics* 2001; 108: 776–89. [Retired May 2010] Correction. *ibid.*; 1029. Also available at: http://aappolicy.aappublications.org/cgi/content/full/pediatrics%3b108/3/776 (accessed 06/07/04)

药物相互作用
参见氢氯噻嗪，第357页。

药动学
氯噻嗪在胃肠道吸收不完全且个体差异较大。估计的血浆半衰期为 45～120min，然而其临床疗效可持续长达 12h。以原形经尿排出。氯噻嗪可穿过胎盘屏障，据报道有少量分布到乳汁中。

用途和用法
氯噻嗪为噻嗪类利尿药，作用与用法与氢氯噻嗪类似（见第358页）。用于治疗水肿［包括心力衰竭合并的水肿（见第224页）］和高血压（见第228页）。
口服氯噻嗪后利尿效应约 2h 内出现，4h 达高峰，作用持续6～12h。
氯噻嗪治疗水肿时常用剂量为 0.5～1g，口服每日 1 次或 2 次；疗法中隔日使用或每周用 3～5 天即可。正常情况下日剂量不得超过 2g。
治疗高血压时氯噻嗪的常用初始剂量为口服每日 0.5～1g，1 次或分几次服用。American Hospital Formulary Service 建议可以降低首剂量至每日 125～250mg，随后可提高每日至 500mg。美国注册药品信息建议患者几乎不需要每日 2g 剂量，分次给药。
儿童用法，见下文。
亦可以钠盐形式静脉给药，与口服剂量相近。537mg 氯噻嗪钠作用约相当于 500mg 氯噻嗪。不适于皮下或肌内注射，并应防止外渗。静脉滴注后利尿作用

持续 2h。

儿童用法　氯噻嗪可用于治疗儿童心衰或高血压。一般口服剂量如下：

- 新生儿和 1～6 个月婴儿：10～20mg/kg，每日 2 次；
- 6 个月～12 岁：10mg/kg，每日 2 次，最多每日 1g；
- 12～18 岁：0.25～1g，每日 1 次，或 125～500mg，每日 2 次。

对于尿崩症儿童，BNFC 2009 建议口服 10～20mg/kg，每日 2 次，最多每日 1g。

氯噻嗪有促血糖增高的作用，已用于治疗儿童慢性低血糖（参见 M37 第 1389 页**高血糖素**项下用途）。它常与二氮嗪合用，可减少二氮嗪引起的水钠潴留。BNFC 2009 建议口服时剂量为 3～5mg/kg，每日 2 次。

制剂

USP 33: Chlorothiazide Oral Suspension; Chlorothiazide Sodium for Injection; Chlorothiazide Tablets; Methyldopa and Chlorothiazide Tablets; Reserpine and Chlorothiazide Tablets.

专利制剂

USA: Diurigen; Diuril.

多组分制剂　**Gr.:** Neourizine; **USA:** Aldoclor; Diupres.

Chlortalidone (BAN, rINN) ⊗氯噻酮

Chlortalidon; Chlortalidon; Chlortalidonas; Chlortalidonum; Chlortalidone (USAN); Clortalidona; Clortalidona; G-33182; Klooritalidoni; Klórtalidon; Klortalidon; NSC-69200. 2-Chloro-5-(1-hydroxy-3-oxoisoindolin-1-yl)benzenesulphonamide.

Хлорталидон

$C_{14}H_{11}ClN_2O_4S = 338.8$.
CAS — 77-36-1.
ATC — C03BA04.
ATC Vet — QC03BA04.
UNII — Q0MQD1073Q.

注：氯噻酮的复方制剂可用以下的名称表示。

- Co-tenidone (BAN)——氯噻酮和阿替洛尔（1：4）（质量分数）

Pharmacopoeias. In *Chin.*, *Eur.* (see p.vii), *Int.*, and *US*.

Ph. Eur. 6.8 (Chlortalidone)　白色或淡黄白色粉末。几乎不溶于水和二氯甲烷；微溶于乙醇；可溶于甲醇和丙酮；溶于碱性氢氧化物的稀溶液中。

USP 33 (Chlortalidone)　白色或淡黄白色粉末。几乎不溶于水、氯仿和乙醚；微溶于乙醇；可溶于甲醇。

不良反应、处置和注意事项

参见氢氯噻嗪，第 356 页。

哺乳　氯噻酮分布于乳汁，一项研究[1]中给 9 名女性 50mg 日剂量的药物，发现乳汁中药物浓度仅为血液中的 5% 左右，然而，新生儿对氯噻酮的清除速率较缓慢，建议加以注意。American Academy of Pediatrics 认为[2]，通常情况下氯噻酮与哺乳相容。

1. Mulley BA, *et al.* Placental transfer of chlorthalidone and its elimination in maternal milk. *Eur J Clin Pharmacol* 1978; **13:** 129–31.
2. American Academy of Pediatrics. The transfer of drugs and other chemicals into human milk. *Pediatrics* 2001; **108:** 776–89. [Retired May 2010] Correction. *ibid*; 1029. Also available at: http://aappolicy.aappublications.org/cgi/content/full/pediatrics%3b108/3/776 (accessed 06/07/04)

药物互相作用

参见氢氯噻嗪，第 357 页。

抗凝血药　参见第 470 页华法林与氯噻酮相互作用内容。

药动学

氯噻酮在胃肠道吸收不规则，生物利用度与剂量相关。其与红细胞高度结合，血液与血浆的消除半衰期延长至 40～60h；经识别与之结合的受体为碳酸酐酶。氯噻酮与血浆蛋白的结合要弱得多。主要以原形经尿排出。可穿过胎盘屏障，可分布于乳汁中。

---

1. Riess W, *et al.* Pharmacokinetic studies with chlortalidone (Hygroton®) in man. *Eur J Clin Pharmacol* 1977; **12:** 375–82.
2. Fleuren HLJ, *et al.* Absolute bioavailability of chlortalidone in man: a cross-over study after intravenous and oral administration. *Eur J Clin Pharmacol* 1979; **15:** 35–50.
3. Fleuren HLJ, *et al.* Dose-dependent urinary excretion of chlorthalidone. *Clin Pharmacol Ther* 1979; **25:** 806–12.
4. Mulley BA, *et al.* Pharmacokinetics of chlorthalidone: dependence of biological half life on blood carbonic anhydrase levels. *Eur J Clin Pharmacol* 1980; **17:** 203–7.

用途和用法

氯噻酮为利尿药，作用与用法与噻嗪类相似（见第 358 页**氢氯噻嗪**），虽然它不含噻嗪环结构。口服用于治疗高血压（第 228 页）、水肿，包括合并心力衰竭的水肿（第 224 页）。其他适应证有尿崩症等（参见 M37 第 2099 页）。

利尿作用口服约 2h 后出现，持续 48～72h。

治疗高血压，常用剂量为每日 25mg，单独使用或与其他降压药合用，若必要可将日剂量加至 50mg。

治疗水肿，初始剂量每日 25～50mg，一些情况下可给日剂量 100～200mg。如可能应使用较低剂量维持治疗，25～50mg 每日或隔日即足够。

儿童剂量，见下文。

用于尿崩症，初始剂量用 100mg，每日 2 次，减至维持剂量每日 50mg。

在美国一种有更高生物利用度的剂型有售；建议用量为治疗高血压每日 15～50mg，治疗水肿每日 30～120mg。

1. Taler SJ. Should chlorthalidone be the diuretic of choice for antihypertensive therapy? *Curr Hypertens Rep* 2008; **10:** 293–7.
2. Ernst ME, *et al.* All thiazide-like diuretics are not chlorthalidone: putting the ACCOMPLISH study into perspective. *J Clin Hypertens (Greenwich)* 2009; **11:** 5–10.
3. Sica DA. Chlorthalidone—a renaissance in use? *Expert Opin Pharmacother* 2009; **10:** 2037–9.
4. Massie BM. Prevention of heart failure with chlorthalidone in ALLHAT: placing the results into perspective. *J Clin Hypertens (Greenwich)* 2009; **11:** 462–5.
5. Neff KM, Nawarskas JJ. Hydrochlorothiazide versus chlorthalidone in the management of hypertension. *Cardiol Rev* 2010; **18:** 51–6.
6. Ernst ME, *et al.* Meta-analysis of dose-response characteristics of hydrochlorothiazide and chlorthalidone: effects on systolic blood pressure and potassium. *Am J Hypertens* 2010; **23:** 440–6.

儿童用法　氯噻酮可用于治疗 5 岁以上儿童的高血压、肾病综合征引起的水肿、稳定型心衰以及腹水。BNFC 2009 建议口服剂量如下：

- 5～12 岁：一般剂量为 0.5～1mg/kg，隔天服用；最大剂量 1.7mg/kg，隔天服用。
- 12 岁以上：一般剂量每日 25～50mg。最好用低剂量治疗高血压。对于心衰，若有需要剂量可以提高到每日 100～200mg，用最小有效剂量作为维持剂量。

制剂

BP 2010: Chlortalidone Tablets; Co-tenidone Tablets.
USP 33: Atenolol and Chlorthalidone Tablets; Chlorthalidone Tablets; Clonidine Hydrochloride and Chlorthalidone Tablets.

专利制剂

Arg.: Euretico; Hygroton; **Austral.:** Hygroton; **Austria:** Hydrosan; Hygroton†; **Belg.:** Hygroton; **Braz.:** Clordilon†; Clortalil; Clortil; Clorton†; Drenidra†; Higroton; Neolidona; Taluron†; **Cz.:** Urandil†; **Ger.:** Hygroton; **Gr.:** Hygroton; **Hung.:** Hygroton; **India:** Hythalton; Thalizide; **Indon.:** Hygroton; **Israel:** Aquadon; Igroton; Meri.; Anilid; Bioralin; Diuprol†; Hidrona; Hidropharm; Higroton; Lortal; Sinhidron; Tensoral; **Neth.:** Hygroton; **NZ:** Hygroton; **Pol.:** Hygroton; Urandil†; **Port.:** Hygroton; Rus.: Oxodoline (Оксодолин); **S.Afr.:** Hygroton; **Spain:** Higrotona; **Switz.:** Hygroton; **Turk.:** Hygroton†; **UK:** Hygroton†; **USA:** Hygroton; Thalitone; **Venez.:** Higroton†.

多组分制剂　**Arg.:** Bemplas; Prenoretic; **Austria:** Arcablock comp†; Atenolan comp; Atenolol comp; Darebon†; Polinorm; Selecturon; Tenoretic; Trasitensin†; Trepress†; **Braz.:** Logroton; Tenoretic; **Braz.:** Ablok Plus; Angipress CD; Atenoclor†; Atenonic; Atenuol CRT; Betacard Plus; Diupress; Higroton Reserpina; Tenoretic; **Canad.:** Apo-Atenidone; Novo-Atenolthalidone; Tenoretic; **Cz.:** Amiclaton; Atedon†; Atenolol Compositum†; Neocrystepin†; Tenoretic; Tenchlor; Tenoretic; Trimecryton†; **Denm.:** Tenidon; Tenoretic; **Fr.:** Logroton; Tenoretic; Trasitensine; **Ger.:** Ate Lich comp; Atehexal comp; Atel; Ateno comp; Atenogamma comp; Atenolol comp; Diu-Atenolol; duratenol comp†; Impresso†; Prelis comp; Sigabloc†; Teneretic; Trepress†; TRI-Normin; **Gr.:** Apress; Bestocalm; Chlotenor; Hygroton-Reserpine; Merendal; Obosan; Ogerol; Santapertas; Tenoretic; Trasitensin; Typofen; Vagosinol; **Hong Kong:** Target†; Tenoret; Tenoretic; **Hung.:** Atenolol Compt; Blokium Diu; Atecard-D; Catapres Diu; Tenoclor; Tenoric; **Indon.:** Tenoret†; Tenoretic†; **Irl.:** Atecor CT; Atenetic; Tenoret; **Ital.:** Atenigron; Carmian; Clortanol; Diube; Eupres; Igroseles; Igroton-Lopresor; Igroton-Reserpina; Target; Tenolone†; Tenoretic; Trandiur; Trasitensin; **Malaysia:** Apo-Atenidone; Logroton; Pretenol C; Target; Tenoret; Tenoretic; **Mex.:** Higroton-Res; Tenoretic; **Neth.:** Tenoretic; **Philipp.:** Tenoretic; **Port.:** Blokium Diu†; Tenoretic; **Rus.:** Atehexal Compositum (Атехексал Композитум); Tenonorm (Тенонорм); Tenoretic (Теноретик); Tenoric (Тенорик); Tenorox (Тенорокс); **S.Afr.:** Adco-Loten; Hygroton-Reserpine†; Tenchlor; Tenoretic; Tenoretic; Singapore: Tenoret; Tenoretic; **Spain:** Aldoleo; Blokium Diu; Higrotensin; Higrotona-Reserpina†; Normopresil; Normopres†; Tenoretic; Trasitensin; **Switz.:** Atedurex; ateno-basan comp†; Caradexan plus; Cotenolol-Neo; Cotesifart†; Hygroton-Reserpine; Logroton; Sandoretic; Slow-Trasitensine; Tenoretic; **Turk.:** Atexal; ateno-basan comp†; Caradexan plus; Cotenolol-Neo; Cotesifar†; Hygroton-Reserpine; Logroton; Sandoretic; Slow-Trasitensine; Tenoretic; **Turk.:** Atexal; Tenoretic; **UK:** AtenixCo; Kalspare; Tenoret; Tenoretic; Totaretic; **Ukr.:** Tonorma (Тонорма); **USA:** Clorpres; Combipres†; Demi-Regroton; Regroton; Tenoretic; **Venez.:** Blokiuret; Tenoretic.

Cibenzoline (BAN, rINN)　西苯唑啉

Cibenzolina; Cibenzolinum; Cifenline (USAN); Ro-22-7796; Ro-22-7796/001 (cibenzoline succinate); UP-339-01. (±)-2-(2,2-Diphenylcyclopropyl)-2-imidazoline.

Цибензолин

$C_{18}H_{18}N_2 = 262.3$.
CAS — 53267-01-9 (cibenzoline); 100678-32-8 (cibenzoline succinate).
ATC — C01BG07.
ATC Vet — QC01BG07.
UNII — Z7489237QT.

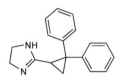

不良反应和处置

西苯唑啉可引起包括眩晕、震颤、恶心、呕吐和腹泻在内的神经和胃肠道不良反应。其他不良反应包括疲劳、视觉障碍和低血糖。西苯唑啉也可以延长 QT 间期，与其他抗心律失常药相似，它可引发心律失常。它还有一个负面作用即能降低血压。

西苯唑啉禁用于心脏传导阻滞和严重心力衰竭患者。老年人与肾损伤患者慎用，剂量应降低。

对神经肌肉系统的影响　有报道肾损伤患者使用过量的西苯唑啉后[1～3]发生肌无力综合征，伴随急性呼吸衰竭[2,3]。

1. Kasuga A, *et al.* Myasthenia-like syndrome induced by overdosage of cibenzoline. *Intern Med* 1996; **35:** 512–14.
2. Similowski T, *et al.* Neuromuscular blockade with acute respiratory failure in a patient receiving cibenzoline. *Thorax* 1997; **52:** 582–4.
3. Inada K, *et al.* A case of severe respiratory depression due to cibenzoline overdosage induced by a transient renal dysfunction. *Int J Cardiol* 2002; **82:** 177–8.

低血糖　西苯唑啉用于 1 名 67 岁老年患者后发生严重的低血糖[1]。血浆西苯唑啉浓度为 1800ng/ml，而公认的治疗浓度范围为 200～600ng/ml，故这一浓度可视为中毒浓度。一项病例对照研究[2]发现西苯唑啉可引起低血糖。

1. Hilleman DE, *et al.* Cibenzoline-induced hypoglycemia. *Drug Intell Clin Pharm* 1987; **21:** 38–40.
2. Takada M, *et al.* The relationship between risk of hypoglycemia and use of cibenzoline and disopyramide. *Eur J Clin Pharmacol* 2000; **56:** 335–42.

药物相互作用

西苯唑啉不可与能延长 QT 间期的药物合用，可增加心律失常的风险。

H₂ 受体拮抗药　健康受试者使用西咪替丁时，可增加西苯唑啉的血药浓度并延长半衰期，然而这一结果的临床意义尚未知晓[1]。与雷尼替丁无相互作用。

1. Massarella JW. The effects of cimetidine and ranitidine on the pharmacokinetics of cifenline. *Br J Clin Pharmacol* 1991; **31:** 481–3.

药动学

口服后西苯唑啉在胃肠道吸收良好，生物利用度约为 90%。50%～60% 与血浆蛋白结合，约 60% 以原形经尿排出，报道的清除半衰期约为 7h。

用途和用法

西苯唑啉为Ⅰ类抗心律失常药（第 212 页），可作为Ⅰa 或Ⅰc 类药物，兼有一些Ⅲ类和Ⅳ类抗心律失常药的性质。用于室性和室上性心律失常的治疗（见第 219 页）。西苯唑啉以琥珀酸盐的形式口服或以琥珀酸盐与碱基混合物的形式静脉滴注，两种给药途径下西苯唑啉最终均以碱的形式起效。145mg 西苯唑啉琥珀酸盐作用约相当于 100mg 西苯唑啉，常用日口服剂量的琥珀酸西苯唑啉作用相当于 260～390mg 西苯唑啉。常用初始静脉注射剂量为 1mg/kg 的西苯唑啉的等效剂量，注射时间至少 2～5min 以上，对老年人（见下文）及肾损伤患者者应降低剂量（见下文）。

1. Harron DW, *et al.* Cibenzoline: a review of its pharmacological properties and therapeutic potential in arrhythmias. *Drugs* 1992; **43:** 734–59.

老年人用法　在健康受试者中，西苯唑啉的经肾清除率与非肾清除率随着年龄增长而降低[1]。在 20～30 岁年龄组，平均消除半衰期为 7h，而在 70～80 岁年龄组这一数值为 10.5h。随年龄增长带来的肌酐清除率的下降被

认为与肾清除速率的降低有关。这些结果提示，与年轻患者相比，老年患者可能需要较低的维持治疗的西苯唑啉血浆浓度。注册药品信息推荐的老年患者用量为每日130mg，分 2 次服用。

1. Brazzell RK, *et al.* Age and cibenzoline disposition. *Clin Pharmacol Ther* 1984; **36**: 613–19.

在肾损伤中的用法　一项对肾功能正常与肾损伤患者的研究[1]提示，尽管肾损伤患者需要将维持治疗剂量降至正常剂量的 2/3 左右，但初始负荷剂量可以与肾功能正常者相当。

注册药品信息给出的基于肌酐清除率（CC）的口服推荐剂量如下：

- CC 20～40ml/min：每日 3mg/kg 西苯唑啉的等效剂量；
- CC 10～20ml/min：每日 2.5mg/kg 西苯唑啉的等效剂量。

1. Aronoff G, *et al.* Bioavailability and kinetics of cibenzoline in patients with normal and impaired renal function. *J Clin Pharmacol* 1991; **31**: 38–44.

制剂

专利制剂

Belg.: Cipralan; **Fr.:** Cipralan; Exacor; **Jpn:** Cibenol.

Cicletanine (*BAN, USAN, rINN*) ⊗西氯他宁

(±)-BN-1270; Cicletanina; Ciclétanine; Cicletaninum; (±)-Cycletanide; Win-90000.　(±)-3-(p-Chlorophenyl)-1,3-dihydro-6-methylfuro[3,4-c]pyridin-7-ol.

Циклетанин

$C_{14}H_{12}ClNO_2 = 261.7$.
CAS — 89943-82-8;.
ATC — C03BX03.
ATC Vet — QC03BX03.
UNII — CHG7QC509W.

Cicletanine Hydrochloride (*BANM, rINNM*) ⊗盐酸西氯他宁

Ciclétanine, Chlorhydrate de; Cicletanini Hydrochloridum; Hidrocloruro de cicletanina.

Циклетанина Гидрохлорид
$C_{14}H_{12}ClNO_2,HCl = 298.2$.
CAS — 89943-82-8;.
ATC — C03BX03.
ATC Vet — QC03BX03.
UNII — T0SY6373OQ.

简介

盐酸西氯他宁为利尿药，具有与噻嗪类利尿药相似的性质（参见第355页氢氯噻嗪）。常以 50～100mg 的日口服剂量用于高血压的治疗（第228页）。

制剂

专利制剂

Cz.: Tenstaten†; **Fr.:** Tenstaten; **Ger.:** Justar†.

Cilazapril (*BAN, USAN, rINN*) 西拉普利

Cilazapril monohydrát; Cilazaprilis; Cilazaprilum; Cilazaprilum Monohydricum; Ro-31-2848 (anhydrous cilazapril); Ro-31-2848/006 (cilazapril monohydrate); Silatsapriili; Silazapril. (1S,9S)-9-[(S)-1-Ethoxycarbonyl-3-phenylpropylamino]-10-oxoperhydropyridazino[1,2-a][1,2]diazepine-1-carboxylic acid monohydrate.

Цилазаприл
$C_{22}H_{31}N_3O_5,H_2O = 435.5$.
CAS — 88768-40-5 (anhydrous cilazapril); 92077-78-6 (cilazapril monohydrate).
ATC — C09AA08.
ATC Vet — QC09AA08.

UNII — 8Q9454114Q (anhydrous cilazapril); 19KW7PI29F (cilazapril monohydrate).

Pharmacopoeias. In *Eur.* (see p.vii) and *Jpn.*

Ph. Eur. 6. 8（Cilazapril）　白色或类白色结晶性粉末。微溶于水；易溶于二氯甲烷与甲醇。避光。

不良反应、处置和注意事项

参见 **ACEI**，第248页。
注册药品信息中称西拉普利禁用于腹水患者。

药物相互作用

参见 **ACEI**，第251页。

药动学

西拉普利作为其活性代谢物西拉普利拉二酸的前药起效。口服给药吸收后，很快在肝代谢为西拉普利拉，生物利用度约为 60%。口服西拉普利后，西拉普利拉的血浆浓度峰值于 2h 内出现。西拉普利拉以原形经肾排出。每日 1 次用药后，西拉普利拉的有效半衰期据报道为 9h。肾损伤患者西拉普利拉的消除减缓。西拉普利和西拉普利拉均可经血液透析法清除至限制浓度。

1. Kelly JG, O'Malley K. Clinical pharmacokinetics of the newer ACE inhibitors: a review. *Clin Pharmacokinet* 1990; **19**: 177–96.
2. Kloke HJ, *et al.* Pharmacokinetics and haemodynamic effects of the angiotensin converting enzyme inhibitor cilazapril in hypertensive patients with normal and impaired renal function. *Br J Clin Pharmacol* 1996; **42**: 615–20.

用途和用法

西拉普利为 ACEI（第 248 页），用于高血压（第228页）和心力衰竭（第224页）的治疗。

西拉普利的活性归于其口服后转化成为的西拉普利拉。单次口服后血流动力学效应 1h 内产生，3～7h 后达最大效应。每日 1 次剂量下，血流动力学变化约持续24h。西拉普利以一水合物形式口服给药，但以无水物起效。1.04mg 西拉普利一水合物作用相当于 1mg 无水西拉普利。

治疗高血压的初始剂量为每日 1 次 1mg，因部分患者开始使用 ACEI 时可能有血压骤降，初次服用宜在睡前。常用维持日剂量为 2.5～5mg。老年人、轻至中度肾损伤或肝硬化及使用利尿药患者常用500μg的初始剂量。如可能，应在使用西拉普利 2～3 天前停用利尿药，过后如有必要可续用。

治疗心力衰竭时，使用髓袢利尿剂的患者引入ACEI时常见严重的首剂低血压效应，但暂时停药可导致反弹性肺水肿，因此疗法必须在严密医疗监护下，从低剂量起始再引入。西拉普利初始剂量为 500μg，每日 1 次，若耐受，则增长至常用维持剂量 1～2.5mg，每日 1 次。通常最大日剂量为 5mg。

对肾损伤患者有必要减量（见下文）。

1. Deget F, Brogden RN. Cilazapril: a review of its pharmacodynamic and pharmacokinetic properties, and therapeutic potential in cardiovascular disease. *Drugs* 1991; **41**: 799–820.

在肾损伤中的用法　对肌酐清除率为 10～40ml/min 的患者，西拉普利的初始剂量为 500μg，每日 1 次，维持剂量不得超过 2.5mg，每日 1 次。肌酐清除率低于 10ml/min 的患者，应禁用西拉普利。接受血液透析治疗的患者，西拉普利应于非透析日给药，根据反应调整剂量。

制剂

专利制剂

Austria: Inhibace; **Belg.:** Inhibace; **Braz.:** Vascase; **Canad.:** Inhibace; **Chile:** Inhibace; **Cz.:** Cazaprol; Inhibace; **Fr.:** Justor; **Ger.:** Dynorm; **Gr.:** Vascase; **Hong Kong:** Inhibace; **Hung.:** Vascase; **Irl.:** Vascase; **Israel:** Cilaril; Vascase; **Ital.:** Inhibace; Initiss; **Jpn:** Inhibace; **Neth.:** Vascase; **NZ:** Inhibace; **Philipp.:** Vascase; **Pol.:** Inhibace; **Port.:** Inhibace; Vascase; **Rus.:** Inhibace (Инхибейс); **S.Afr.:** Inhibace; **Singapore:** Inhibace†; **Spain:** Inhibace; Inocar; **Swed.:** Inhibace; **Switz.:** Inhibace; **Thai.:** Inhibace; **Turk.:** Inhibace; **UK:** Vascase; **Venez.:** Inhibace.

多组分制剂　**Austria:** Inhibace Plus; **Belg.:** Co-Inhibace; **Braz.:** Vascase Plus; **Canad.:** Inhibace Plus; **Chile:** Inhibace Plus; **Cz.:** Cazacombi; Inhibace Plus; **Fr.:** Dynorm Plus; **Hung.:** Vascase Plus; **Israel:** Cilaril Plus; Vascase Plus; **Ital.:** Inhibace Plus; Initiss Plus; **NZ:** Inhibace Plus; **Philipp.:** Vascase Plus; **Pol.:** Inhibace Plus; **Rus.:** Ampliton (Амплитон) Sonopril (Сонопрел); **S.Afr.:** Inhibace Plus; **Spain:** Inhibace Plus; Inocar Plus; **Swed.:** Inhibace comp; **Switz.:** Inhibace Plus; **Turk.:** Inhibace Plus.

Cilnidipine (*rINN*) 西尼地平

Cilnidipino; Cilnidipinum; FRC-8653. (±)-(E)-Cinnamyl 2-methoxyethyl 1,4-dihydro-2,6-dimethyl-4-(m-nitrophenyl)-3,5-pyridinedicarboxylate.

Цилнидипин
$C_{27}H_{28}N_2O_7 = 492.5$.
CAS — 132203-70-4.
ATC — C08CA14.
ATC Vet — QC08CA14.

简介

西尼地平为二氢吡啶类钙通道阻滞剂（第213页），口服用于治疗高血压（第228页）。常用剂量为每日口服 1 次，5～10mg，如有必要可增加到每日 1 次，20mg。

1. Takei K, *et al.* Comparison of the anti-hypertensive effects of the L/N-type calcium channel antagonist cilnidipine, and the L-type calcium channel antagonist amlodipine in hypertensive patients with cerebrovascular disease. *Intern Med* 2009; **48**: 1357–61.
2. Takahara A. Cilnidipine: a new generation Ca channel blocker with inhibitory action on sympathetic neurotransmitter release. *Cardiovasc Ther* 2009; **27**: 124–39.

制剂

专利制剂

Jpn: Atelec; Cinalong; **Port.:** Tenvasc.

Cilostazol (*BAN, USAN, pINN*) 西洛他唑

Cilostazolum; OPC-21; OPC-13013. 6-[4-(1-Cyclohexyl-1H-tetrazol-5-yl)butoxy]-3,4-dihydrocarbostyril.

Цилостазол
$C_{20}H_{27}N_5O_2 = 369.5$.
CAS — 73963-72-1.
ATC — B01AC23; C04AX33.
UNII — N7Z035406B.

Pharmacopoeias. In *Jpn* and *US*.

USP 33（Cilostazol）　白色或类白色晶体。几乎不溶于水；微溶于乙醇和甲醇；易溶于氯仿。贮藏于密闭容器中。

不良反应和处置

西洛他唑的不良反应有头痛、头晕、心悸、腹泻、水肿、恶心和呕吐、心律失常、胸痛、鼻炎、瘀斑、皮疹也有报道。西洛他唑的动物实验报道其有心血管毒性，它能延长用于治疗心力衰竭的其他磷酸二酯酶抑制剂（如氨力农，第268页）的口服活性，使这些药物带来的死亡率升高。因此西洛他唑忌用于任何程度的心力衰竭患者。也忌用于已知易出血、有室性心律失常史、QT 间期延长、严重肾损伤和中度至重度肝损伤患者。正在使用细胞色素 P450 同工酶 CYP3A4 或 CYP2C19 抑制剂（见下文药物相互作用）的患者应避免使用西洛他唑，或减量使用。

药物相互作用

西洛他唑主要经细胞色素 P450 同工酶，主要为 CYP3A4，其次为 CYP2C19 代谢为活性和非活性代谢产

物。因此与其他经肝药酶代谢或可抑制肝药酶的药物同时使用时，会导致彼此此血药浓度的变动，并可能出现不良反应。因此如果患者正在使用需这些酶类代谢的药物，应谨慎使用西洛他唑；使用酶抑制剂的患者应避免使用西洛他唑，或者考虑减少剂量（见下文的**用途和用法**）。

药动学

西洛他唑口服后即被吸收，同时摄取高脂饮食可增加吸收。西洛他唑广泛在肝脏经细胞色素 P450 同工酶，主要为 CYP3A4，其次为 CYP2C19 代谢为活性和非活性代谢产物；这些产物主要经尿（74％）排泄，其余（20％）随粪便排出。活性代谢物近似半衰期为11～13h。西洛他唑蛋白结合率为 95％～98％。

1. Woo SK, et al. Pharmacokinetic and pharmacodynamic modeling of the antiplatelet and cardiovascular effects of cilostazol in healthy humans. *Clin Pharmacol Ther* 2002; **71**: 246–52.

用途和用法

西洛他唑为磷酸二酯酶 3 型抑制剂，有抗血小板凝集活性和舒血管活性。它用于治疗外周血管病（第234页）。也可作为缺血性心脏病（见下文）和其他动脉粥样硬化疾病的动脉支架的辅助药物。

减轻间歇性跛行症状的常用剂量为口服100mg，每日 2 次。于进餐 30min 之前或 2h 之后服用；正在使用酶抑制剂的患者应降低剂量至 50mg，每日 2 次。疗效可于 2～4 周内显现，但也可能长达 12 周以后才显效。

1. Goto S. Cilostazol: potential mechanism of action for antithrombotic effects accompanied by a low rate of bleeding. *Atheroscler Suppl* 2005; **6**: 3–11.
2. Matsumoto M. Cilostazol in secondary prevention of stroke: impact of the Cilostazol Stroke Prevention Study. *Atheroscler Suppl* 2005; **6**: 33–40.
3. Weintraub WS. The vascular effects of cilostazol. *Can J Cardiol* 2006; **22** (suppl B): 56B–60B.
4. Dalainas I. Cilostazol in the management of vascular disease. *Int Angiol* 2007; **26**: 1–7.

缺血性心脏病 经皮冠状动脉介入治疗和支架置入术广泛用于治疗缺血性心脏病，血栓形成的并发症和血管再狭窄限制它们的应用。抗血小板药物（主要是阿司匹林加噻吩吡啶嘧啶类药物）可以减少血栓形成（见**再灌注和血管重建操作**，第237页），但该类药物对再狭窄作用不大。西洛他唑有抗血小板和抗增殖作用[1]，有一些证据表明它与裸金属支架合用时可以减少再狭窄的发生[1~3]。在标准抗血小板治疗（"三联疗法"）中使用西洛他唑是安全的[4,5]，且可以提高疗效[6]，但还需进一步的研究来证明这点，包括在预防周围血管支架再狭窄过程中所起的作用（见下文）。

1. El-Beyrouty C, Spinler SA. Cilostazol for prevention of thrombosis and restenosis after intracoronary stenting. *Ann Pharmacother* 2001; **35**: 1108–13.
2. Biondi-Zoccai GGL, et al. Systematic review and meta-analysis of randomized clinical trials appraising the impact of cilostazol after percutaneous coronary intervention. *Am Heart J* 2008; **155**: 1081–9.
3. Tamhane U, et al. Efficacy of cilostazol in reducing restenosis in patients undergoing contemporary stent based PCI: a meta-analysis of randomised controlled trials. *EuroIntervention* 2009; **5**: 384–93.
4. Singh I, et al. Triple antiplatelet therapy vs. dual antiplatelet therapy in patients undergoing percutaneous coronary intervention: an evidence-based approach to answering a clinical query. *Br J Clin Pharmacol* 2009; **68**: 4–13.
5. Jennings DL, Kalus JS. Addition of cilostazol to aspirin and a thienopyridine for prevention of restenosis after coronary artery stenting: a meta-analysis. *J Clin Pharmacol* 2010; **50**: 415–21.
6. Chen KY, et al. Korea Acute Myocardial Infarction Registry Investigators. Triple versus dual antiplatelet therapy in patients with acute ST-segment elevation myocardial infarction undergoing primary percutaneous coronary intervention. *Circulation* 2009; **119**: 3207–14.

外周血管病 间歇性跛行是下肢闭塞性动脉病（一种外周血管病，第234页）的主要特征，表现为运动中的腿部疼痛，休息后消失。多种药物曾用于控制症状，但没有一种证明是有效的。

几项随机、双盲实验[1~4]显示，西洛他唑可增加间歇性跛行患者的行走距离，一项研究[5]显示它的效果优于己酮可可碱。因此西洛他唑可起到控制间歇性跛行患者症状的作用[6]。然而尚未有其长期效用的评价[4]，事实上，间歇性跛行患者发生其他心血管病变的风险较高，仍需要有能降低心血管危险（第221页）的适宜疗法出现。研究发现[7]西洛他唑可对外周血管疾病的血管内治疗中的血管支架再狭窄。

1. Money SR, et al. Effect of cilostazol on walking distances in patients with intermittent claudication caused by peripheral vascular disease. *J Vasc Surg* 1998; **27**: 267–75.
2. Beebe HG, et al. A new pharmacological treatment for intermittent claudication: results of a randomized, multicenter trial. *Arch*

Intern Med 1999; **159**: 2041–50.
3. Strandness DE, et al. Effect of cilostazol in patients with intermittent claudication: a randomized, double-blind, placebo-controlled study. *Vasc Endovascular Surg* 2002; **36**: 83–91.
4. Robless P, et al. Cilostazol for peripheral arterial disease. Available in The Cochrane Database of Systematic Reviews; Issue 1. Chichester: John Wiley; 2008 (accessed 19/03/08).
5. Dawson DL, et al. A comparison of cilostazol and pentoxifylline for treating intermittent claudication. *Am J Med* 2000; **109**: 523–30.
6. Crouse JR, et al. Clinical manifestation of atherosclerotic peripheral arterial disease and the role of cilostazol in treatment of intermittent claudication. *J Clin Pharmacol* 2002; **42**: 1291–8.
7. Dindyal S, Kyriakides C. A review of cilostazol, a phosphodiesterase inhibitor, and its role in preventing both coronary and peripheral arterial restenosis following endovascular therapy. *Recent Pat Cardiovasc Drug Discov* 2009; **4**: 6–14.

制剂

USP 33: Cilostazol Tablets.

专利制剂

Arg.: Cibrogan; Cilostal; Cilovas; Licuagen; Pletaal; Policor; Trastocir; Trombonot; Zolplat; **Austral.:** Pletal; **Braz.:** Cebralat; Vasogard; **Chile:** Artesol; Ilostal; Kostal†; **Fr.:** Pletal; **Ger.:** Pletal; **Hong Kong:** India: Cilodac; Pletoz; Stiloz; Zilast; **Indon.:** Aggravan; Agrezol; Alista; Antiplat; Citaz; Ilos; Naletal; Pletaal; Qital; Stazol; **Irl.:** Pletal; **Jpn:** Pletal; **Malaysia:** Pletaal; **Mex.:** Caudaline; **Philipp.:** Ciletin; Clazol; Pletaal; Trombocil; **Thai.:** Pletaal; **Turk.:** Pletal; **UK:** Pletal; **USA:** Pletal.

多组分制剂 **Arg.:** Trastocir Duo.

Ciprofibrate (BAN, USAN, rINN) 环丙贝特

Ciprofibrát; Ciprofibrat; Ciprofibratas; Ciprofibrato; Ciprofibratum; Siprofibraatti; Win-35833. 2-[4-(2,2-Dichlorocyclopropyl)phenoxy]-2-methylpropionic acid.

Ципрофибрат

$C_{13}H_{14}Cl_2O_3 = 289.2.$
CAS — 52214-84-3.
ATC — C10AB08.
ATC Vet — QC10AB08.
UNII — F8252JG09S.

Pharmacopoeias. In *Eur.* (see p.vii).
Ph. Eur. 6. 8 （Ciprofibrate） 白色或微黄色结晶性粉末。几乎不溶于水；易溶于无水乙醇；溶于甲苯。贮藏于密闭容器中。避光。

不良反应和注意事项

参见苯扎贝特，第284页。

药物相互作用

参见苯扎贝特，第285页。

药动学

环丙贝特在胃肠道内易于吸收，1～4h 内达到血浆峰浓度。环丙贝特与血浆蛋白高度结合。以原药和葡糖苷酸结合物的形式经尿排泄。长期用药患者，药物消除半衰期为 38～86h。

用途和用法

环丙贝特属纤维酸衍生物，为脂调节药物，与苯扎贝特（第286页）有相似的血脂调节活性。
环丙贝特可降低总胆固醇和甘油三酯水平，用于高脂血症（第226页），包括Ⅱa 型、Ⅱb 型、Ⅲ型和Ⅳ型。常用量为每日 100mg，口服。肾损伤患者减少剂量（见下文）。

在肾损伤中的用法 环丙贝特禁用于严重肾损伤患者。对中度肾损伤患者，注册药品信息建议将剂量降至100mg，隔日服用。
严重肾损伤患者环丙贝特的肾清除率降低，消除半衰期大约加倍[1]。轻度肾损伤减缓环丙贝特经尿排泄速率，但不影响排泄程度。环丙贝特的清除率不受血液透析的影响。

1. Ferry N, et al. The influence of renal insufficiency and haemodialysis on the kinetics of ciprofibrate. *Br J Clin Pharmacol* 1989; **28**: 675–81.

制剂

专利制剂

Arg.: Estaprol; **Belg.:** Hyperlipen; **Braz.:** Lipless; Oroxadin; **Chile:** Estaprol; **Cz.:** Lipanor; **Fr.:** Lipanor; **Gr.:** Savilen; **Hung.:** Lipanor; **Indon.:** Modalim; **Israel:** Lipanor; **Malaysia:** Modalim; **Mex.:** Oroxadin; **Neth.:** Hyperlipent; Modalim; **Philipp.:** Modalim; **Pol.:** Lipanor; **Port.:** Fibranin; Lipanor; **Rus.:** Lipanor (Липанор); **Singapore:** Modalim; **Switz.:** Hyperlipen; **UK:** Modalim; **Venez.:** Hiperlipen.

Clevidipine (USAN, rINN) 氯维地平

Clévidipine; Clevidipino; Clevidipinum; H-324/38. (Butanoyloxy)methyl methyl (4RS)-4-(2,3-dichlorophenyl)-2,6-dimethyl-1,4-dihydropyridine-3,5-dicarboxylate; (±)-Hydroxymethyl methyl 4-(2,3-dichlorophenyl)-1,4-dihydro-2,6-dimethyl-3,5-pyridinedicarboxylate butyrate.

Клевидипин
$C_{21}H_{23}Cl_2NO_6 = 456.3.$
CAS — 166432-28-6; 167221-71-8.
ATC — C08CA16.
UNII — 19O2GP3B7Q.

and enantiomer

不良反应、处置和注意事项

氯维地平是一种二氢吡啶类钙通道阻滞剂（见第394页**硝苯地平**）。注射后会形成乳剂大豆油和卵磷脂，因此不能用于对大豆和蛋黄过敏或脂质代谢失调者。

药物相互作用

氯维地平与其他二氢吡啶类钙通道阻滞剂（见第396页**硝苯地平**）的药物相互作用相似，但对细胞色素 P450 同工酶没有影响。

药动学

氯维地平静脉给药后快速分布于血管外组织，被血浆脂酶代谢为无活性羧酸代谢物。首关代谢的半衰期约为1min，占消除比例的 85％～90％。二相反应的半衰期约为 15min。代谢物通过葡聚糖反应或氧化反应进一步生成吡啶衍生物，主要通过尿和粪便排出体外，最终半衰期为 9h。氯维地平的血浆蛋白结合率为 99.5％。

用途和用法

氯维地平是一种二氢吡啶类钙通道阻滞剂（见第213页），在美国，通常为丁酸盐。用于高血压（第228页）口服替代治疗，静脉滴注给药。首剂量为 1～2mg/h，必要时可根据患者情况增加到两倍剂量，开始每隔90s 给药。随后增加为 5～10min，直至血压稳定。大多数患者用药剂量为 4～6mg/h，通常最大剂量为 16mg/h。高血压危象时剂量可增加至 32mg/h。
氯维地平注射剂的脂质含量很高（约为 200mg/ml），24h 内最多给药 1000ml。

1. Noviawaty I, et al. Drug evaluation of clevidipine for acute hypertension. *Expert Opin Pharmacother* 2008; **9**: 2519–29.
2. Aronson S, et al. The ECLIPSE trials: comparative studies of clevidipine to nitroglycerin, sodium nitroprusside, and nicardipine for acute hypertension treatment in cardiac surgery patients. *Anesth Analg* 2008; **107**: 1110–21.
3. Nguyen HM, et al. Clevidipine for the treatment of severe hypertension in adults. *Clin Ther* 2010; **32**: 11–23.
4. Ndefo UA, et al. Clevidipine: a new intravenous option for the management of acute hypertension. *Am J Health-Syst Pharm* 2010; **67**: 351–60.

制剂
专利制剂
USA: Cleviprex.

Clinofibrate (rINN) 克利贝特

Clinofibrato; Clinofibratum; S-8527. 2,2'-[Cyclohexylidenebis(4-phenyleneoxy)]bis[2-methylbutyric acid].

Клинофибрат
$C_{28}H_{36}O_6 = 468.6.$
CAS — 30299-08-2.
UNII — 0374EZJ8CU.

Pharmacopoeias. In *Jpn*.

简介

克利贝特属纤维酸衍生物（参见**苯扎贝特**，第284页），为脂类调节药，用于高脂血症的治疗（第226页）。常用口服剂量为200mg，每日3次。

制剂

专利制剂

Jpn: Lipoclin.

Clofibrate (*BAN*, *USAN*, *rINN*) 氯贝丁酯

AY-61123; Clofibrato; Clofibratum; Ethyl p-Chlorophenoxy-yisobutyrate; Ethyl Clofibrate; ICI-28257; Klofibraatti; Klofibrát; Klofibrat; Klofibratas; NSC-79389. Ethyl 2-(4-chlorophenoxy)-2-methylpropionate.

Клофибрат
$C_{12}H_{15}ClO_3 = 242.7$.
CAS — 637-07-0 (clofibrate); 882-09-7 (clofibric acid).
ATC — C10AB01.
ATC Vet — QC10AB01.
UNII — HPN91K7FU3.

注：Binograc被用作氯贝丁酯的商品名。

Pharmacopoeias. In *Chin.*, *Eur.* (see p.vii), *Jpn*, and *US*.
Ph. Eur. 6.8 (Clofibrate) 澄明，几乎无色液体。极微溶于水；可与乙醇混溶。
USP 33 (Clofibrate) 无色至淡黄色液体，有特殊臭。不溶于水；可溶于乙醇、丙酮、氯仿或苯。贮藏于密闭容器中。避光。

Aluminium Clofibrate (*BAN*, *rINN*) 氯贝酸铝

Alufibrate; Aluminii Clofibras; Aluminium, Clofibrate d'; Aluminiumklofibraatti; Aluminiumklofibrat; Aluminum Clofibrate; Clofibrato de aluminio. Bis[2-(4-chlorophenoxy)-2-methylpropionato]hydroxyaluminium.

Алюминия Клофибрат
$C_{20}H_{21}AlCl_2O_7 = 471.3$.
CAS — 24818-79-9; 14613-01-5.
ATC — C10AB03.
ATC Vet — QC10AB03.
UNII — 56203T2K2X.

Calcium Clofibrate (*rINN*) 氯贝酸钙

Calcii Clofibras; Clofibrate de Calcium; Clofibrato de calcio.

Кальция Клофибрат
$C_{20}H_{20}CaCl_2O_6 = 467.4$.
CAS — 39087-48-4.
UNII — TT85QFR500.

Magnesium Clofibrate (*rINN*) 氯贝酸镁

Clofibrato de magnesio; Clomag; Magnesii Clofibras; Magnésium Clofibrate de; UR-112.

Магния Клофибрат
$C_{20}H_{20}Cl_2MgO_6 = 451.6$.
CAS — 14613-30-0.
UNII — Y11SP157PJ.

简介

氯贝丁酯属纤维酸衍生物，一种与苯扎贝特具有相似的血脂调节活性的药物（第284页）。它可通过降低甘油三酯和总胆固醇酯来治疗高胆固醇血症，特别是高甘油三酯血症。由于在长期治疗中会发生不良反应，因此不能用于预防缺血性心脏病（见下文**不良反**

应）。常用口服剂量是0.75～1.5g，每日分2～3次服用，日剂量也可以达到2g。

氯贝丁酯的铝、钙、镁盐也可用于高脂血症的治疗。

不良反应 大规模长期研究显示[1,2]，长期使用氯贝丁酯且耐受性良好的患者，患有胆结石、胆囊炎、血管性栓塞和心律失常的发生率会提高。其中一项实验表明[2]服用氯贝丁酯的患者死亡率会增高，包括致死性疾病和非致死性疾病，这引起人们对其长期安全性的关注，目前已限制氯贝丁酯的使用；致死原因包括一系列恶性与非恶性功能障碍。

1. The Coronary Drug Project Research Group. Clofibrate and niacin in coronary heart disease. *JAMA* 1975; **231**: 360–80.
2. Oliver MF, *et al.* A co-operative trial in the primary prevention of ischaemic heart disease using clofibrate. *Br Heart J* 1978; **40**: 1069–1118.

新生儿黄疸 已发现氯贝丁酯对足月儿黄疸的治疗和早产儿[1]黄疸的预防均有效[1,2]。在一项对93名黄疸足月儿的研究中[1]，50mg/kg氯贝丁酯每日1次口服与安慰剂组相比能降低黄疸的程度和缩短持续时间。作为预防措施[1]，氯贝丁酯口服给药24h内血浆氯贝酸浓度达140µg/ml情况下能降低早产儿黄疸程度。达到这一浓度的剂量估计为100～150mg/kg。

1. Gabilan JC, *et al.* Clofibrate treatment of neonatal jaundice. *Pediatrics* 1990; **86**: 647–8.
2. Mohammadzadeh A, *et al.* Effect of clofibrate in jaundiced term newborns. *Indian J Pediatr* 2005; **72**: 123–6.

制剂

BP 2010: Clofibrate Capsules.
USP 33: Clofibrate Capsules.

专利制剂

Arg.: Elpit†; **Austria:** Arterioflexin†; **Gr.:** Atromid-S; **Hong Kong:** Lipilim†; **Port.:** Atromid-S†.

多组分制剂 **Braz.:** Lipofacton.

Clonidine (*BAN*, *USAN*, *rINN*) 可乐定

Clonidina; Clonidinum; Kloniidini; Klonidin; ST-155-BS. 2-(2,6-Dichloroanilino)-2-imidazoline; 2,6-Dichloro-N-(imidazolidin-2-ylidene)aniline.

Клонидин
$C_9H_9Cl_2N_3 = 230.1$.
CAS — 4205-90-7.
ATC — C02AC01; N02CX02; S01EA04.
ATC Vet — QC02AC01; QN02CX02; QS01EA04.
UNII — MN3L5RMN02.

Pharmacopoeias. In *US*.
USP 33 (Clonidine) 白色或类白色结晶性粉末。易溶于乙醇和甲醇。贮藏于密闭容器中。

Clonidine Hydrochloride (*BANM*, *USAN*, *rINNM*) 盐酸可乐定

Clonidine, chlorhydrate de; Clonidini hydrochloridum; Hidrocloruro de clonidina; Klonidiinihydrokloridi; Klonidin-hidroklorid; Klonidin-hydrochlorid; Klonidinhydroklorid; Klonidino hidrochloridas; Klonidyny chlorowodorek; ST-155.

Клонидина Гидрохлорид
$C_9H_9Cl_2N_3,HCl = 266.6$.
CAS — 4205-91-8.
ATC — C02AC01; N02CX02; S01EA04.
ATC Vet — QC02AC01; QN02CX02; QS01EA04.
UNII — W76I6XXF06.

Pharmacopoeias. In *Chin.*, *Eur.* (see p.vii), *Jpn*, and *US*.
Ph. Eur. 6.8 (Clonidine Hydrochloride) 白色或类白色结晶性粉末。可溶于水和无水乙醇。5%水溶液的pH值为4.0～5.0。
USP 33 (Clonidine Hydrochloride) 5%水溶液的pH为3.5～5.5。于25℃温度条件下贮藏于密闭容器中，允许的温度偏差为15～30℃。

不良反应和处置

在使用盐酸可乐定的初始阶段普遍会出现困倦、口干、头晕和头痛的不良反应。常见的还有便秘，其他不良反应包括抑郁、焦虑、疲劳、恶心、厌食、腮腺疼痛、睡眠障碍、多梦、性无能和性欲减退、尿潴留和尿失禁、体位性低血压及眼部干、痒、有灼热感等也有报

道。可能发生液体潴留，通常为一过性，但可能与连续治疗中的血压降低有关。可乐定可引发皮疹和瘙痒症，经透皮给药给药时尤其明显。其次常见的有心动过缓，包括房室传导阻滞导致的窦性心动过缓，其他心电异常、心力衰竭、幻觉、绞痛、雷诺综合征、男性乳房发育，也有暂时性肾功能测试异常的报道。大剂量使用时伴随有血压升高和暂时性高血糖，虽然在长期治疗中并不存在这些问题。

过量用药症状包括暂时性高血压、深度低血压、心动过缓、镇静、缩瞳作用、呼吸抑制、惊厥和昏迷。

处置方式包括常用支持疗法。针对高血压可给予α受体阻滞剂，针对心动过缓和伴随的低血压可能需要阿托品，极少情况下需要心脏起搏。

突然停用可乐定可能导致反跳性高血压，参见下文**注意事项**。

对胃肠道的影响 便秘是可乐定相对常见的不良反应，美国注册药品信息报道的发生率为10%。个别病例报道有肠梗阻和假性肠梗阻[1~3]，停用可乐定后肠功能恢复正常。其他一些患者有急性阑尾炎样腹痛，停用可乐定后症状消失[4]，重新服用时再度出现。

1. Davidov M, *et al.* The antihypertensive effects of an imidazoline compound. *Clin Pharmacol Ther* 1967; **8**: 810–16.
2. Bear R, Steer K. Pseudo-obstruction due to clonidine. *BMJ* 1976; **1**: 197.
3. Bauer GE, Hellestrand KJ. Pseudo-obstruction due to clonidine. *BMJ* 1976; **1**: 769.
4. Mjörndal T, Mellbring G. Abdominal pain associated with clonidine. *BMJ* 1986; **292**: 174.

对心脏的影响 在少数患者中可乐定与房室传导阻滞有关[1,2]，尽管其中有些人本身可能有潜在传导障碍，有洋地黄用药史也可能助长这一情况的发生。其他心电异常也会发生。已有3例使用可乐定和盐酸哌甲酯儿童的猝死报道[3,4]，尽管有人质疑这些报道的重要性[5]。

1. Kibler LE, Gazes PC. Effect of clonidine on atrioventricular conduction. *JAMA* 1977; **238**: 1930–2.
2. Abiuso P, Abelow G. Atrioventricular dissociation in a patient receiving clonidine. *JAMA* 1978; **240**: 108–9.
3. Maloney MJ, Schwam, JS. Clonidine and sudden death. *Pediatrics* 1995; **96**: 1176–7.
4. Fenichel RR. Combining methylphenidate and clonidine: the role of post-marketing surveillance. *J Child Adolesc Psychopharmacol* 1995; **5**: 155–6.
5. Blackman JA, *et al.* Clonidine and electrocardiograms. *Pediatrics* 1996; **98**: 1223–4.

对心理功能的影响 偶见有使用可乐定患者精神状态受影响的报道[1~4]。

1. Lavin P, Alexander CP. Dementia associated with clonidine therapy. *BMJ* 1975; **1**: 628.
2. Enoch MD, Hammad GEM. Acute hallucinosis due to clonidine. *Curr Med Res Opin* 1977; **4**: 670–1.
3. Brown MJ, *et al.* Clonidine hallucinations. *Ann Intern Med* 1980; **93**: 456–7.
4. Delaney J, *et al.* Clonidine-induced delirium. *Int J Cardiol* 2006; **113**: 276–8.

对皮肤的影响 50%的使用可乐定透皮贴剂的患者报道有皮肤反应发生[1]。治疗早期常见局部红斑和轻度刺激，但也可发生过敏性接触性皮炎[2~4]。长疗程治疗中皮肤反应可更为常见，然而对15名使用可乐定透皮贴剂的患者的研究中，8～14周只见有轻度的皮肤反应，4～5名继续接受治疗的患者到20周以后才出现严重的皮肤反应[5]。尽管有人称皮肤反应并非可乐定本身而是由贴剂中组分造成的[6]，对可乐定的斑贴试验结果却呈阳性[2,4]，对可乐定贴剂有皮肤反应的患者口服可乐定后仍有反应者罕有报道[7,8]。

1. Carmichael AJ. Skin sensitivity and transdermal drug delivery: a review of the problem. *Drug Safety* 1994; **10**: 151–9.
2. Groth H, *et al.* Allergic skin reactions to transdermal clonidine. *Lancet* 1983; **ii**: 850–1.
3. McMahon FG, Weber MA. Allergic skin reactions to transdermal clonidine. *Lancet* 1983; **ii**: 851.
4. Boekhorst JC. Allergic contact dermatitis with transdermal clonidine. *Lancet* 1983; **ii**: 1031–2.
5. Dick JBC, *et al.* Skin reactions to long-term transdermal clonidine. *Lancet* 1987; **i**: 516.
6. Anonymous. Transdermal clonidine sensitiser identified? *Pharm J* 1984; **233**: 16.
7. Bigby M. Transdermal clonidine dermatitis. *JAMA* 1987; **258**: 1819.
8. Burris JF. Transdermal clonidine dermatitis. *JAMA* 1987; **258**: 1819–20.

类天疱疮 有1例接受可乐定长期疗法时发生肛门生殖器瘢痕性类天疱疮的报道[1]。

1. van Joost T, *et al.* Drug-induced anogenital cicatricial pemphigoid. *Br J Dermatol* 1980; **102**: 715–18.

超敏反应 见上文**对皮肤的影响**。

过量 英国National Poisons Information service对1976～1977年的133名儿童和37名成人可乐定中毒的分析[1]揭示，过量用药不会导致死亡，但临床反应往

往很严重。其他治疗措施一般已足够，但严重持续性心动过缓常需用阿托品。不建议使用强利尿药，因为其可加剧低血压并且没有迹象表明可乐定的清除加快了。近期有 1 例 23 个月小儿死亡的报道[2]。

推荐摄入以下剂量可乐定的儿童进行直接医学评价[3]：摄入可乐定 100μg 或以上的 4 岁和 4 岁以下儿童，摄入可乐定 200μg 或以上的 5 岁到 8 岁儿童，更大儿童摄入可乐定 400μg 或以上者，4h 足够检测全部起始症状。但是，一些人认为临床评估使儿童无意间服用了超出自己合理体重的药物剂量[4]。

虽然纳洛酮被建议为可乐定中毒的解毒药，6 名摄入 300μg 可乐定的高血压患者静脉输注纳洛酮后并未见血压下低效应有所逆转[5]。在对 47 名可乐定中毒儿童的回顾分析中，给予纳洛酮的 19 名儿童中只有 3 名有明显改善[6]；结论是纳洛酮仅为可乐定中毒的针对性不强解毒药[6]。

也有食入可乐定贴剂[7]和硬膜外泵储器填充（epidural pump reservoir）中皮下注射可乐定[8]后出现严重药物过量症状的报道。

1. Stein B, Volans GN. Dixarit overdose: the problem of attractive tablets. BMJ 1978; 2: 667–8.
2. Klein-Schwartz W. Trends and toxic effects from pediatric clonidine exposures. Arch Pediatr Adolesc Med 2002; 156: 392–6.
3. Spiller HA, et al. Toxic clonidine ingestion in children. J Pediatr 2005; 146: 263–6.
4. Langhan M, Chan GM. Clonidine exposures, not toxicity. J Pediatr 2006; 148: 565.
5. Rogers JF, Cubeddu LX. Naloxone does not antagonise the antihypertensive effect of clonidine in essential hypertension. Clin Pharmacol Ther 1983; 34: 68–9.
6. Wiley JF, et al. Clonidine poisoning in young children. J Pediatr 1990; 116: 654–8.
7. Raber JH, et al. Clonidine patch ingestion in an adult. Ann Pharmacother 1993; 27: 719–22. Correction. ibid.; 1143.
8. Frye CB, Vance MA. Hypertensive crisis and myocardial infarction following massive clonidine overdose. Ann Pharmacother 2000; 34: 611–15.

注意事项

脑血管疾病（包括心肌梗死的缺血性心脏病）、肾损伤者、雷诺现象等闭塞性外周血管疾病患者或有抑郁症史者应慎用可乐定。

可乐定用后引起困倦，应避免从事驾驶或操控机器等注意力不集中可能引起危险的活动。

可乐定硬膜外使用后也会引发全身效应，应密切监视患者，尤其在用药最初几天。

静脉注射应缓慢，以避免可能出现的升压效应，正在接受胍乙啶和利血平等其他降血压药物的患者尤其应注意这一点。

骤然停药有时可导致很严重的反跳性高血压，因此可乐定的停药应逐渐缓慢。可乐定从交感神经释放过多症状，诸如精神激动、发汗、心动过速、头痛和恶心等。β 受体阻滞剂可加重反跳性高血压症状，如果可乐定与 β 受体阻滞剂类药物合用，应在后者停用数日后再停止使用。患者应被警告漏服药物或不经医嘱擅自停药存在危险，并应随身携带备用药物。

应用可乐定的患者在麻醉时可能发生低血压，尽管如此并不应将其停用，事实上如果必要，还应该在手术中经静脉给予可乐定，以防止反跳性高血压发生的风险。

滥用 尽管可乐定有中枢效应和引起躯体依赖性的可能，WHO 仍将其滥用可能性划为很低[1]。然而，可乐定可增强吗啡的精神作用，有滥用的报道[2]。

1. WHO. WHO expert committee on drug dependence: twenty-fifth report. WHO Tech Rep Ser 775 1989. Available at: http://libdoc.who.int/trs/WHO_TRS_775.pdf (accessed 19/08/08)
2. Sullivan JT, et al. Does clonidine alter the abuse potential of morphine? Clin Pharmacol Ther 1995; 57: 163.

糖尿病 可乐定对糖类代谢的作用差异较大。一些研究提示它并不影响糖尿病性[1]或非糖尿病性[2]高血压患者的糖代谢；尽管有 1 例报道称，1 名糖尿病患者体内空腹血糖含量升高与可乐定有关[3]，而且可乐定用于治疗糖尿病儿童局部抽搐症时，可注意到胰岛素的需要量增大[4]。相反，可乐定用于儿童生长激素缺乏诱发试验时伴有严重的低血糖症（见**生长激素**）。然而，一项对 10 名糖尿病高血压患者的研究发现尽管可乐定损害机体对剧烈葡萄糖负荷的反应性，在 10 周内它并不显著影响对糖尿病的控制[5]。当可乐定用于伴有自主神经病的糖尿病患者时可能出现问题：这种情况下严重体位性低血压[6]和反常性高血压[7]均有报道。

可乐定对糖尿病性腹泻患者用法的讨论见下文。

1. Nilsson-Ehle P, et al. Lipoproteins and metabolic control in hypertensive type II diabetics treated with clonidine. Acta Med Scand 1988; 224: 131–4.
2. Molitch ME, et al. Effects of antihypertensive medications on

carbohydrate metabolism. Curr Ther Res 1986; 39: 398–407.
3. Okada S, et al. Effect of clonidine on insulin secretion: a case report. J Int Med Res 1986; 14: 299–302.
4. Mimouni-Bloch A, Mimouni M. Clonidine-induced hyperglycemia in a young diabetic girl. Ann Pharmacother 1993; 27: 980.
5. Guthrie GP, et al. Clonidine in patients with diabetes and mild hypertension. Clin Pharmacol Ther 1983; 34: 713–17.
6. Moffat B. Postural hypotension induced by clonidine in insulin dependent diabetes. BMJ 1985; 290: 822.
7. Young E, et al. Paradoxical hypertension from clonidine. Ann Intern Med 1984; 101: 282–3.

ECT 1 位 66 岁接受可乐定治疗的老年患者，接受 7 次最大 ECT 刺激尝试，其中 4 次没有引起癫痫发作[1]，提示可乐定能提高癫痫发作阈值。

1. Elliott RL. Case report of a potential interaction between clonidine and electroconvulsive therapy. Am J Psychiatry 1983; 140: 1237–8.

卟啉病 盐酸可乐定与卟啉病急性发作有关，认为不能安全用于卟啉病患者。

药物相互作用

可乐定引起低血压的效应可以被利尿药、其他抗高血压药和能导致低血压的药物加剧。然而，可乐定停用后，β 受体阻滞剂可加剧反跳性高血压（见上文**注意事项**）。三环抗抑郁药可对抗抗血压的效应。可乐定的镇静作用可被 CNS 抑制剂加剧。

抗抑郁药 尽管三环类抗抑郁药常引起体位性低血压，它们却能对抗可乐定的抗血压效应。每日给予地普拉明 75mg 时，4/5 的使用可乐定和利尿药的患者血压失去控制[1]。血压升高普遍发生在给药后的第二周，但有 1 名患者在治疗开始后 24h 内血压有明显上升。认为机制是因可乐定与三环类抗抑郁药的中枢相互作用，尽管也不排除外周效应[2]。在给予阿米替林的情况下，使用另一 α2 肾上腺素能受体激动剂胍法辛时的患者也出现了血压的失控[3]。使用米帕明时症状再度出现。然而，在另一项研究中，可乐定给予 11 名使用阿米替林和米帕明中的患者，其中 10 例均做到血压的良好控制，尽管有 4 例在加用甲基多巴和胍乙啶后发生了血压的急剧升高[4]。马普替林[5]与米安色林[6]并不表现与可乐定有相互作用。

关于高血压危象的报道[7,8]称四环类抗抑郁药米氮平可与可乐定合用。可乐定通过中枢 α2 受体发挥作用，米氮平是中枢 α2 受体的拮抗药，因此可以拮抗高剂量可乐定的作用。

1. Briant RH, et al. Interaction between clonidine and desipramine in man. BMJ 1973; 1: 522–3.
2. van Spanning HW, van Zwieten PA. The interference of tricyclic antidepressants with the central hypotensive effect of clonidine. Eur J Pharmacol 1973; 24: 263–8.
3. Buckley M, Feely J. Antagonism of antihypertensive effect of guanfacine by tricyclic antidepressants. Lancet 1991; 337: 1173–4.
4. Raftos J, et al. Clonidine in the treatment of severe hypertension. Med J Aust 1973; 1: 786–93.
5. Gundert-Remy U, et al. Lack of interaction between the tetracyclic antidepressant maprotiline and the centrally acting antihypertensive drug clonidine. Eur J Clin Pharmacol 1983; 25: 595–9.
6. Elliott HL, et al. Absence of an effect of mianserin on the actions of clonidine or methyldopa in hypertensive patients. Eur J Clin Pharmacol 1983; 24: 15–19.
7. Abo-Zena RA, et al. Hypertensive urgency induced by an interaction of mirtazapine and clonidine. Pharmacotherapy 2000; 20: 476–8.
8. Troncoso AL, Gill T. Hypertensive urgency with clonidine and mirtazepine. Psychosomatics 2004; 45: 449–50.

抗精神病药 2 名激动的高血压患者在可乐定与氯丙嗪或氟哌啶醇合用后发生了急性严重低血压。这 2 名患者都患有二尖瓣闭锁不全[1]。

1. Fruncillo RJ, et al. Severe hypotension associated with concurrent clonidine and antipsychotic medication. Am J Psychiatry 1985; 142: 274.

多巴胺能抗帕金森症药 可乐定能降低左旋多巴治疗作用的报道参见 M37 第778页**抗高血压药**。

组胺 可乐定对组胺的作用，参见 M37 第2252页。

免疫抑制药 可乐定提高全血环孢素浓度的报道参见 M37 第1744页。

药动学

可乐定在胃肠道吸收良好，口服 3～5h 后达血浆浓度峰值，20％～40％与蛋白结合。剂量的 50％左右在肝代谢。以原形和代谢物形式经尿排泄，口服 24h 后 40％～60％的药物以原形经尿排出，约 20％经粪便排出，原形于肝肠循环。消除半衰期报道为 6～24h 不等，肾损伤者可延长至 41h。可乐定可穿过胎盘屏障，在乳汁中有分布。

经皮肤吸收，据报道在胸部和上臂的吸收好于大腿处。应用透皮贴剂后 2～3 天内达到治疗血浆浓度，约

相当于口服后的波谷浓度。全身分布停止后治疗血浆浓度维持约 8h，继而在数日内逐渐下降。

1. Lowenthal DT, et al. Clinical pharmacokinetics of clonidine. Clin Pharmacokinet 1988; 14: 287–310.
2. Potts AL, et al. Clonidine disposition in children; a population analysis. Paediatr Anaesth 2007; 17: 924–33.

妊娠 一项对 5 名使用可乐定治疗子痫的孕妇的研究[1]报道，脐带与血浆药物浓度比为 0.87，提示可乐定可透过胎盘。在另一项研究中也发现类似的透过率[2]，该研究对 17 名妊娠中期和后期的妇女给予可乐定。在妊娠期间可乐定的口服清除率增高，但肾清除率保持不变，因此需要提高应用药剂量或缩短给药时间间隔。

1. Boutroy MJ, et al. Clonidine placental transfer and neonatal adaption. Early Hum Dev 1988; 17: 275–86.
2. Buchanan ML, et al. Clonidine pharmacokinetics in pregnancy. Drug Metab Dispos 2009; 37: 702–5.

用途和用法

可乐定为咪唑啉类抗高血压药，降低中枢交感张力作用，引起收缩压和舒张压的下降和心率的减缓，确切机制尚不清楚；可乐定激动 α2 肾上腺素受体和中枢咪唑啉类受体，尚不清楚那种受体作用。亦有外周作用，此外周作用可能是导致快速静脉给药时血压的瞬间升高的原因，并参与了长期使用时引起低血压的效应。连续应用能降低外周阻力。心血管反射不受影响故罕见体位性低血压。

可乐定用于高血压的治疗（第228页），包括高血压危象，然而现在逐渐倾向于使用其他不良反应较少的药物。可与噻嗪类利尿药合用，但应尽可能避免与 β 受体阻滞剂同用。可乐定用于偏头痛的预防治疗或血管性头痛的再发（见下文）和绝经期潮热。与阿片类合用于癌症镇痛，也试用于其他多种类型疼痛（下文）。可乐定的其他用途包括阿片脱瘾的对症治疗（见下文**药物依赖**项下内容）、嗜铬细胞瘤的诊断（见下文）、青光眼治疗中作为滴眼剂使用（参见 M37 第1785页）。也试用于 Tourette 综合征和其他多种疾病。

可乐定以盐酸盐形式应用。口服使用时，效应在 30～60min 内出现。2～4h 后达峰值，持续达 8h。有耐药报道。因有反跳性高血压风险，可乐定应逐渐停药。

用于**高血压**，常用盐酸可乐定，初始剂量为 50～100μg，每日口服 3 次（或 100μg，每日口服 2 次，美国用法）。根据反应每第二日或第三日增加用量。常用维持治疗量为每日 300～1200μg，有时也需要 1800μg 或更高的日剂量。控释制剂也有应用。可乐定也可经透皮递送药系统给药，每周应用 1 次，能以每日 100～300μg 的恒定速度释放。

10～15min 缓慢静脉注射用于高血压危象，给药量常为 150～300μg。通常在 10min 内显效，但如果注射速度过快在降压前可出现一过性高血压。用药后 30～60min 达最大降压效应，持续 3～7h；24h 内经静脉给药量可达 750μg。尽管口服给药产生的降压效应不够快，不足以用于危急情况，严重高血压的控制仍推荐初始每小时口服 100～200μg 剂量，随后给予每小时 50～200μg，直至血压得到控制。或给予最高剂量 500～700μg。

儿童剂量，见下文。

偏头痛的预防治疗或血管性头痛再发和**绝经期潮热**治疗中，可用 50μg 可乐定，每日 2 次；若 2 周后症状无缓解，可增加至 75μg，每日 2 次。

严重**癌症疼痛**治疗中，盐酸可乐定可与阿片样物质合用，连续硬膜外输注，初始剂量为 30μg/h，视反应调整用量。

儿童用法 虽然没有规定儿童使用可乐定的用法，但 BNFC 2010/11 建议可乐定可用于治疗 2 岁及以上儿童的严重高血压，根据体重确定给药剂量。初始日口服剂量为 1～3μg/kg，分 3 次给药，可根据需要情况最多提高到每日 25μg/kg（勿超过每日 1.2mg），分次给药。10～15min 内可缓慢静脉滴注 2～6μg/kg（最多 300μg）。

可乐定治疗新生儿戒断综合征（**药物依赖**和阿片拮抗药）和 Tourette 综合征的剂量用法，见下文。

焦虑症 可乐定试用于多种焦虑症，但有效证据不多。一份对其用于急性焦虑症的（参见 M37 第925页）评论[1]称因其对少数病例偶有反应的可能，可考虑作为对标准疗法无应答患者的最后一线抗焦虑药。也有称为少数创伤后应激性障碍患者（参见 M37 第926页）使用可乐定后受益的孤立报道[2]。

可乐定作为佐剂在重病监护病房中的应用参见 M37 第929页。

1. Puzantian T, Hart LL. Clonidine in panic disorder. Ann Pharmacother 1993; 27: 1351–3.
2. Harmon RJ, Riggs PD. Clonidine for posttraumatic stress disorder in preschool children. J Am Acad Child Adolesc Psychiatry 1996; 35: 1247–9.

心律失常 心房颤动（第218页）现在通过降低升高的心室反应性或心脏复律治疗。心室率的控制常通过地高辛、β受体阻滞剂或钙通道阻滞剂实现，但可乐定通过降低交感张力降低心率，也有应用[1~3]。

1. Roth A, et al. Clonidine for patients with rapid atrial fibrillation. Ann Intern Med 1992; 116: 388–90.
2. Scardi S, et al. Oral clonidine for heart rate control in chronic atrial fibrillation. Lancet 1993; 341: 1211–12.
3. Simpson CS, et al. Clinical assessment of clonidine in the treatment of new-onset rapid atrial fibrillation: a prospective, randomized clinical trial. Am Heart J 2001; 142: e3.

腹泻 一些研究显示可乐定有止泻性质。可乐定可激动肠上皮细胞 α_2 肾上腺素受体从而促进流体和电解质的吸收，并减少阴离子分泌。它也能改变肠动能性或直肠括约肌紧张性。

可乐定用于腹泻的经验多出自糖尿病腹泻（见第152页糖尿病并发症）。3名1型糖尿病患者[1]每12h口服可乐定 $100\sim600\mu g$，糖尿病腹泻症状减轻，同类患者使用可乐定皮肤制剂后也收到良好效果[2,3]。糖尿病胃轻瘫并伴有腹泻患者也有使用可乐定后的有益报道[3,4]。然而，可乐定口服（可能非经皮给药时）可加重糖尿病腹泻患者的体位性低血压，这也限制了它的应用[5]。可乐定也一直在试图治疗小肠移植[6]或空肠[7]吻合后高输出患者、腹泻型肠易激综合征[8]，或阿片戒断的胃肠道反应[9]。

1. Fedorak RN, et al. Treatment of diabetic diarrhea with clonidine. Ann Intern Med 1985; 102: 197–9.
2. Sacerdote A. Topical clonidine for diabetic diarrhea. Ann Intern Med 1986; 105: 139.
3. Sacerdote AS. Topical clonidine and diabetic gastroparesis. Ann Intern Med 1990; 112: 796.
4. Migliore A, et al. Diabetic diarrhea and clonidine. Ann Intern Med 1988; 109: 170–1.
5. Ogbonnaya KI, Arem R. Diabetic diarrhea: pathophysiology, diagnosis, and management. Arch Intern Med 1990; 150: 262–7.
6. Rovera G, et al. The use of clonidine for the treatment of high intestinal output following small bowel transplantation. Transplant Proc 1997; 29: 1853–4.
7. Buchman AL, et al. Clonidine reduces diarrhea and sodium loss in patients with proximal jejunostomy: a controlled study. J Parenter Enteral Nutr 2006; 30: 487–91.
8. Camilleri M, et al. A randomized, controlled exploratory study of clonidine in diarrhea-predominant irritable bowel syndrome. Clin Gastroenterol Hepatol 2003; 1: 111–21.
9. Ma H, et al. The effect of clonidine on gastrointestinal side effects associated with ultra-rapid opioid detoxification. Anesth Analg 2003; 96: 1409–12.

锥体外系障碍 小型研究中有少量证据表明可乐定可能减少抗精神病药诱导的静坐不能和迟发性运动障碍（参见 M37 第943页）症状；然而，镇静作用和低血压等不良反应也限制了其应用。

1. Ahmed I, Takeshita J. Clonidine: a critical review of its role in the treatment of psychiatric disorders. CNS Drugs 1996; 6: 53–70.

生长迟缓 可乐定被报道为生长激素释放促进剂，推测为其中枢 α 肾上腺素能激动作用所致，已试用于生长迟缓（参见 M37 第1717页）的诊断和治疗。可口服作为生长激素缺乏的激发试验[1,2]，尤用于儿童[3]，尽管有人认为循环生长调节素类（胰岛素样生长因子，IGFs）比激发试验更加有效。二者结合进行诊断[3]可能有相关的指导方针[4]。对儿童进行检测时尤应注意，因为有数例严重低血糖的报道[6]。可乐定亦用于生长发育迟缓的治疗，包括生长激素缺乏和未证实缺乏的身材矮小儿童，然而因果存在矛盾，总体并不满意[7~9]。

1. Gil-Ad I, et al. Oral clonidine as a growth hormone stimulation test. Lancet 1979; ii: 278–80.
2. Hoffman WH, et al. Relationship of plasma clonidine to growth hormone concentrations in children and adolescents. J Clin Pharmacol 1989; 29: 538–42.
3. Hindmarsh PC, Swift PGF. An assessment of growth hormone provocation tests. Arch Dis Child 1995; 72: 362–8.
4. Cianfarani S, et al. Height velocity and IGF-I assessment in the diagnosis of childhood onset GH insufficiency: do we still need a second GH stimulation test? Clin Endocrinol (Oxf) 2002; 57: 161–7.
5. Evans C, Gregory JW. The investigation of short stature: a survey of practice in Wales and suggested practical guidelines. J Clin Pathol 2004; 57: 126–30.
6. Huang G, et al. Hypoglycemia associated with clonidine testing for growth hormone deficiency. J Pediatr 2001; 139: 323–4.
7. Pintor C, et al. Clonidine treatment for short stature. Lancet 1987; i: 1226–30.
8. Pescovitz OH, Tan E. Lack of benefit of clonidine treatment for short stature in a double-blind, placebo-controlled trial. Lancet 1988; ii: 874–7.
9. Allen DB. Effects of nightly clonidine administration on growth velocity in short children without growth hormone deficiency: a double-blind, placebo-controlled study. J Pediatr 1993; 122: 32–6.

过动症 注意力缺陷多动症（ADAD，参见 M37 第2069页）的药物治疗中常先引入中枢兴奋剂；可乐定主要试用作兴奋剂疗法的辅助剂。可乐定在这一病症单发，或与其他包括抽搐性运动障碍（见下文 Tourette 综合征）

等病症并发中的应用结果经荟萃分析[1]，结论为可乐定可能为有用的二线药物，但效果不如兴奋药，还伴有不少的不良反应。曾有可乐定与兴奋药同时突然致死的报道[2]，但这些事件中各药所起的作用尚未明确。一项对同时患有注意 ADHD 和 Tourette 综合征的儿童的研究[3]发现可乐定与哌甲酯合用效果强于二者单独使用，且只有1名儿童有心血管不良反应的迹象。有关于单独使用可乐定或可乐定与哌甲酯合用时的有效性[4]和安全性[5]的报道。

可乐定也用于行为紊乱（参见 M37 第927页）的儿童。

1. Connor DF, et al. A meta-analysis of clonidine for symptoms of attention-deficit hyperactivity disorder. J Am Acad Child Adolesc Psychiatry 1999; 38: 1551–9.
2. Fenichel RR. Combining methylphenidate and clonidine: the role of post-marketing surveillance. J Child Adolesc Psychopharmacol 1995; 5: 155–6.
3. The Tourette's Syndrome Study Group. Treatment of ADHD in children with tics: a randomized controlled trial. Neurology 2002; 58: 527–36.
4. Palumbo DR, et al. Clonidine for attention-deficit/hyperactivity disorder: I. Efficacy and tolerability outcomes. J Am Acad Child Adolesc Psychiatry 2008; 47: 180–8.
5. Daviss WB, et al. Clonidine for attention-deficit/hyperactivity disorder: II. ECG changes and adverse events analysis. J Am Acad Child Adolesc Psychiatry 2008; 47: 189–98.

绝经期功能紊乱 尽管激素补充疗法为绝经期功能紊乱的主要治疗方式（参见 M37 第2010页），对不能接受激素补充疗法的患者[1,2]，可乐定对血管舒缩症状有一定的对抗作用；然而，一些研究中未观察到热潮红的消退。在血压正常妇女身上所报道的不良反应，包括体位性低血压，意味着它最好与同时患有高血压的女性患者预备。

可乐定也试用于[3]接受他莫昔芬治疗的妇女的热潮红症状。

1. Young RL, et al. Management of menopause when estrogen cannot be used. Drugs 1990; 40: 220–30.
2. Lucero MA, McCloskey WW. Alternatives to estrogen for the treatment of hot flashes. Ann Pharmacother 1997; 31: 915–17.
3. Pandya KJ, et al. Oral clonidine in postmenopausal patients with breast cancer experiencing tamoxifen-induced hot flashes: a University of Rochester Cancer Center Community Clinical Oncology Program study. Ann Intern Med 2000; 132: 788–93.

偏头痛 普萘洛尔可能是已确定的预防偏头痛（参见 M37 第587页）的最好药物。许多其他药物也被应用，包括可乐定在内，然而对一些临床试验的总结[1]表明可乐定是差劲的首选药，即便作为最后的选择也不大可能奏效。它用于食用含酪氨酸食物后引起偏头痛发作的患者。

1. Anonymous. Clonidine in migraine prophylaxis—now obsolete. Drug Ther Bull 1990; 28: 79–80.

体位性低血压 可乐定在少数体位性低血压患者身上产生了有益作用，这一点有些反常（参见 M37 第1460页）。这些低血压包括由自主神经病变引起的位性低血压[1]，或可能因为患有青光眼的高血压妇女使用溴莫尼定和倍他洛尔滴眼液所引起的低血压[2]。可乐定对体位性低血压和卧位性高血压均有改善。

1. Acott PD, et al. Effectiveness of clonidine in congenital orthostatic hypotension. J Pediatr 1990; 116: 666–7.
2. Brahmbhatt R, et al. Normalization of blood pressure in a patient with severe orthostatic hypotension and supine hypertension using clonidine. Hypertension 2001; 37: e24.

疼痛 经硬膜外或鞘内途径给予阿片类和局部麻醉药可产生有效的镇痛效应，但普遍存在不良反应。许多其他药物，包括可乐定，也单独或作为辅剂经这些途径进行了尝试。认为可乐定通过对脊髓 α_2 肾上腺素受体的直接作用产生镇痛效果。已用于多种疼痛，包括术后痛（第5页）、分娩疼痛（第8页）和与癌症有关的疼痛（第6页），特别是神经性疼痛（第9页）。它可单独使用，但更多与麻药和（可）阿片类合用；可经多种途径给药，如硬膜外、鞘内、静脉内、肌内注射及口服和经皮给药。一项早期的对可乐定术后硬膜外应用的荟萃分析[1]因存在许多变量无法得出结论。随后的系统性综述认为，可乐定可以改善中效局部麻醉药对于特定末梢神经和神经阻滞的活性[2,3]，鞘内麻醉药中加入可乐定可以减少手术中的痛苦，但是可乐定会增加低血压的危险[4]。在外周或神经阻滞术后加入可乐定可能会延长术后镇痛持续时间至2h；尚不清楚可乐定的剂量反应的程度[3]。目前尚不清楚可乐定在局部麻醉中的作用与合适剂量[2~4]。更多疼痛及疼痛控制内容，见第4页。也可见下文的术前用药。

1. Armand S, et al. Meta-analysis of the efficacy of extradural clonidine to relieve postoperative pain: an impossible task. Br J Anaesth 1998; 81: 126–34.
2. McCartney CJL, et al. Should we add clonidine to local anesthetic for peripheral nerve blockade? A qualitative systematic review of the literature. Reg Anesth Pain Med 2007; 32: 330–8.
3. Pöpping DM, et al. Clonidine as an adjuvant to local anesthetics

for peripheral nerve and plexus blocks: a meta-analysis of randomized trials. Anesthesiology 2009; 111: 406–15.
4. Elia N, et al. Clonidine as an adjuvant to intrathecal local anesthetics for surgery: systematic review of randomized trials. Reg Anesth Pain Med 2008; 33: 159–67.

嗜铬细胞瘤 可乐定作用于中枢，抑制儿茶酚胺释放，可用于嗜铬细胞瘤（第235页）的诊断[1]。可乐定抑制试验得到的经验和对已公布的研究结果的综述表明，对特定的伴有适度血浆和（或）尿儿茶酚胺浓度升高的患者，可乐定有应用价值[2]。

1. Bravo EL, et al. Clonidine-suppression test: a useful aid in the diagnosis of pheochromocytoma. N Engl J Med 1981; 305: 623–6.
2. Lenz T, et al. Clonidine suppression test revisited. Blood Pressure 1998; 7: 153–9.

术前用药 可乐定于术前给药以起到镇静、抗焦虑和镇痛作用（见上文疼痛），并提高血流动力学稳定性，减少麻醉所需要量。通常采用口服药物，有时也会采取鼻腔和静脉给药。它常作为儿童术前用药[1]，有报道称可以减少术后呕吐[2]（在成年女性患者中也有相关报道[3]）。一项荟萃分析得出的结论是，在诱导产生镇静、减少躁动和产生早期术后镇痛方面，可乐定优于苯二氮䓬药物，但在减少术后恶心和呕吐方面，苯二氮䓬类略胜一筹[4]。可乐定还可以减弱围手术期应激反应，已显示出可以减少围手术期的氧气消耗，后者是交感神经激活的标志物[5]。可乐定同时可以减轻围手术期心肌缺血的危险[6]。

1. Bergendahl H, et al. Clonidine in paediatric anaesthesia: review of the literature and comparison with benzodiazepines for premedication. Acta Anaesthesiol Scand 2006; 50: 135–43.
2. Mikawa K, et al. Oral clonidine premedication reduces vomiting in children after strabismus surgery. Can J Anaesth 1995; 42: 977–81.
3. Oddby-Muhrbeck E, et al. Effects of clonidine on postoperative nausea and vomiting in breast cancer surgery. Anesthesiology 2002; 96: 1109–14.
4. Dahmani S, et al. Premedication with clonidine is superior to benzodiazepines: a meta analysis of published studies. Acta Anaesthesiol Scand 2010; 54: 397–402.
5. Taittonen MT, et al. Effect of clonidine and dexmedetomidine premedication on perioperative oxygen consumption and haemodynamic state. Br J Anaesth 1997; 78: 400–406.
6. Nishina K, et al. Efficacy of clonidine for prevention of perioperative myocardial ischemia: a critical appraisal and meta-analysis of the literature. Anesthesiology 2002; 96: 323–9.

下肢不宁综合征 有众多药物用于下肢不宁综合征的治疗（睡眠相关运动障碍，参见 M37 第930页）。一些病例研究[1,2]和小型控制性试验[3]中应用可乐定有症状改善的报道，但不良反应可能限制其应用。

1. Handwerker JV, Palmer RF. Clonidine in the treatment of "restless leg" syndrome. N Engl J Med 1985; 313: 1228–9.
2. Zoe A, et al. High-dose clonidine in a case of restless legs syndrome. Ann Pharmacother 1994; 28: 878–81.
3. Wagner ML, et al. Randomized, double-blind, placebo-controlled study of clonidine in restless legs syndrome. Sleep 1996; 19: 52–8.

寒战 包括可乐定在内的众多药物用于手术后寒战的治疗（参见 M37 第1700页）。可乐定的中枢与外周作用可解释其抗寒战活性，但有观点认为其通过调节中枢寒战阈温度达到此作用。几项研究[1~3]提示可乐定对手术后寒战有效。应用的典型剂量为静脉给药 $75\sim150\mu g$。可乐定给予手术中患者[4~7]，包括神经外科术中体温过低患者[8]，报道也能减少术后寒战的发生。然而，一项研究[9,10]发现奈福泮预防手术后寒战效果优于可乐定。

1. Joris J, et al. Clonidine and ketanserin both are effective treatment for postanesthetic shivering. Anesthesiology 1993; 79: 532–9.
2. Capogna G, Celleno D. IV clonidine for post-extradural shivering in parturients: a preliminary study. Br J Anaesth 1993; 71: 294–5.
3. Schwarzkopf KRG, et al. A comparison between meperidine, clonidine and urapidil in the treatment of postanesthetic shivering. Anesth Analg 2001; 92: 257–60.
4. Steinfath M, et al. Clonidine administered intraoperatively prevents postoperative shivering. Br J Clin Pharmacol 1995; 39: 580P–581P.
5. Vanderstappen I, et al. The effect of prophylactic clonidine on postoperative shivering: a large prospective double-blind study. Anaesthesia 1996; 51: 351–5.
6. Sia S. I.v. clonidine prevents post-extradural shivering. Br J Anaesth 1998; 81: 145–6.
7. Piper SN, et al. A comparison of urapidil, clonidine, meperidine and placebo in preventing postanesthetic shivering. Anesth Analg 2000; 90: 954–7.
8. Stapelfeldt C, et al. Intraoperative clonidine administration to neurosurgical patients. Anesth Analg 2005; 100: 226–32.
9. Piper SN, et al. A comparison of nefopam and clonidine for the prevention of postanesthetic shivering: a comparative, double-blind and placebo-controlled dose-ranging study. Anaesthesia 2004; 59: 559–64.
10. Bilotta F, et al. Nefopam or clonidine in the pharmacologic prevention of shivering in patients undergoing conscious sedation for interventional neuroradiology. Anaesthesia 2005; 60: 124–8.

痉挛状态 可乐定单独使用或作为巴氯芬辅药使用，试用于包括巴氯芬无效[1~5]的各种形式的痉挛（参见M37第1798页）。

1. Nance PW, et al. Clonidine in spinal cord injury. Can Med Assoc J 1985; 133: 41–2.
2. Donovan WH, et al. Clonidine effect on spasticity: a clinical trial. Arch Phys Med Rehabil 1988; 69: 193–4.
3. Sandford PR, et al. Clonidine in the treatment of brainstem spasticity: case report. Am J Phys Med Rehabil 1992; 71: 301–3.
4. Middleton JW, et al. Intrathecal clonidine and baclofen in the management of spasticity and neuropathic pain following spinal cord injury: a case study. Arch Phys Med Rehabil 1996; 77: 824–6.
5. Lubsch L, et al. Oral baclofen and clonidine for treatment of spasticity in children. J Child Neurol 2006; 21: 1090–2.

药物依赖 乙醇 尽管戒酒的药物疗法（参见M37第1551页）通常使用苯二氮䓬类，可乐定对轻度至中度戒断也表现了有益作用[1]，然而它对惊厥和谵妄无效，不应作为单独疗法使用。进行阿片脱瘾时可考虑其与苯二氮䓬类药物合用。

1. Mayo-Smith MF, et al. Pharmacological management of alcohol withdrawal: a meta-analysis and evidence-based practice guideline. JAMA 1997; 278: 144–51.

麻醉性镇痛药 据报道可乐定在阿片类突然停用时的戒断症状控制中有用（第96页）。然而，一个对包括可乐定在内的 α2 激动剂的系统性综述[1]认定，对于逐渐停药的过程，使用 α2 受体激动剂类与在10天左右的时间里减少美沙酮用量的疗法，这二者的效果均不好，使用可乐定的患者经受的不良反应更多，也能更快终止治疗。可乐定通常口服给药，每日3～4次，最大日剂量为1mg。

可乐定也与纳曲酮合用以缩短戒断综合征持续时间，使戒断期缩至6天[2]。配合后续生活方式的调整，40名对美沙酮依赖患者中有38名在4～5天内达到彻底戒除[3]。第一天患者平均需要2.3mg可乐定以减轻戒断症状，但不能清除。更有报道称经2～3天可达到阿片脱瘾的效果[4]。

可乐定亦用于美沙酮维持的阿片样成瘾母亲产下的新生儿戒断综合征（第97页）的治疗[5,6]。对7名这样的新生儿口服给予可乐定，初始剂量0.5～1μg/kg，1～2天后增加到3～5μg/kg，分次服用，其中6名显示有益。治疗期总长6～17天。此法对同时接受氟哌啶醇、地苯帕明和茶碱的母亲所产婴儿无效[6]。另一项对80名患有新生儿戒断症的婴儿的研究[7]显示，给予可乐定1μg/kg，每日6次，与稀释阿片的安慰组相比，实验组可以缩短治疗时间。然而，一项系统性综述[8]发现，可乐定对新生儿戒断综合征的治疗有效性的证据尚不充足。

1. Gowing L, et al. Alpha2-adrenergic agonists for the management of opioid withdrawal. Available in The Cochrane Database of Systematic Reviews; Issue 2. Chichester: John Wiley; 2009 (accessed 24/09/09).
2. Charney DS, et al. Clonidine and naltrexone: a safe, effective, and rapid treatment of abrupt withdrawal from methadone therapy. Arch Gen Psychiatry 1982; 39: 1327–32.
3. Charney DS, et al. The combined use of clonidine and naltrexone as a rapid, safe, and effective treatment of abrupt withdrawal from methadone. Am J Psychiatry 1986; 143: 831–7.
4. Brewer C, et al. Opioid withdrawal and naltrexone induction in 48-72 hours with minimal drop-out, using a modification of the naltrexone-clonidine technique. Br J Psychiatry 1988; 153: 340–3.
5. Hoder EL, et al. Clonidine in neonatal narcotic-abstinence syndrome. N Engl J Med 1981; 305: 1284.
6. Hoder EL, et al. Clonidine treatment of neonatal narcotic abstinence syndrome. Psychiatry Res 1984; 13: 243–51.
7. Agthe AG, et al. Clonidine as an adjunct therapy to opioids for neonatal abstinence syndrome: a randomized, controlled trial. Pediatrics 2009; 123: e849–e856.
8. Osborn DA, et al. Sedatives for opiate withdrawal in newborn infants. Available in The Cochrane Database of Systematic Reviews; Issue 3. Chichester: John Wiley; 2005 (accessed 03/03/06).

吸烟 烟瘾依赖可依靠行为学和心理咨询解决。此外，烟碱替代疗法（参见M37第2292页戒烟）可帮助减轻戒断症状。一些其他药物，包括可乐定也有试用。一项分析[1]发现每日口服或经皮给予200～400μg可乐定有效，然而不良反应限制其应用，对戒烟后严重精神激动和焦虑患者，可乐定应作为二线治疗药在严密医疗监护下使用。

一些个体研究发现可乐定对女性更为有效，尽管系统性综述[1]的作者推荐谨慎解读这些结果，因有研究亦发现在独立情况下女性较男性更难以戒烟；而经可乐定治疗后，男性与女性的戒除率相近。

1. Gourlay SG, et al. Clonidine for smoking cessation. Available in The Cochrane Database of Systematic Reviews; Issue 3. Chichester: John Wiley; 2004 (accessed 26/09/05).

Tourette 综合征 可乐定是被用于治疗 Tourette 综合征（参见M37第927页抽搐）的众多药物之一。

单氨代谢紊乱（包括多巴胺、去甲肾上腺素和5-羟色胺）与 Tourette 综合征有关联。可乐定被认为能降低中枢去甲肾上腺素能活性，并可能同时影响其他神经化学系统，可能是这些性质支撑着其在这一紊乱中的有益作用。可乐定用于 Tourette 综合征的研究产生了具有差异的结果[1~5]，而这可能反映了对严重性变化很大、基础病表现差异很大和症状起伏剧烈的疾病进行研究设计的差异。一项对使用可乐定的年幼患者的追踪研究提示[6]，对注意力缺陷多动症伴随 Tourette 综合征，表观改善发生之前有更长的发声抽动持续期。较大一些的儿童比小龄儿童总体反映更好，后者使用可乐定后倾向于诱导更多的困倦。然而，还没有确立对（不良）反应的预测方法。不过，可乐定作为轻度至中度患者的一线药物越来越受青睐，尽管有1例局部抽搐症加重和显著热敏感性的报道[7]，与常用的匹莫齐特和氟哌啶醇等抗精神病药相比，其严重不良反应还是相对较少的。也有报道称可乐定对一些使用氟哌啶醇治疗无效的 Tourette 综合征儿童取得了成功的控制[1]。这项研究中，使用药物剂量范围很大，53名5岁～18岁儿童中，通常[6]每日剂量1.5～9.5μg/kg（况均每日约5μg/kg）。经皮吸收的可乐定在以下情况表现出很好的作用：体重小于40kg，每周1mg；体重在40～60kg，每周1.5mg；体重大于60kg，每周2mg[8]。

可乐定也与中枢神经兴奋药合用，治疗患有 Tourette 综合征和注意力缺陷型多动症的儿童，尽管有人担心这一搭配存在毒性（见上文多动症）。

1. Cohen DJ, et al. Clonidine in Tourette's syndrome. Lancet 1979; ii: 551–3.
2. Shapiro AK, et al. Treatment of Gilles de la Tourette's syndrome with clonidine and neuroleptics. Arch Gen Psychiatry 1983; 40: 1235–40.
3. Leckman JF, et al. Short- and long-term treatment of Tourette's syndrome with clonidine: a clinical perspective. Neurology 1985; 35: 343–51.
4. Goetz CG, et al. Clonidine and Gilles de la Tourette's syndrome: double-blind study using objective rating methods. Ann Neurol 1987; 21: 307–10.
5. Leckman JF, et al. Clonidine treatment of Gilles de la Tourette's syndrome. Arch Gen Psychiatry 1991; 48: 324–8.
6. Lichter DG; Jackson LA. Predictors of clonidine response in Tourette syndrome: implications and inferences. J Child Neurol 1996; 11: 93–7.
7. Kessler AR. Clonidine treatment increases tics in patients with Tourette syndrome: case report. J Child Neurol 2001; 16: 380–1.
8. Du Y-S, et al. Randomized double-blind multicentre placebo-controlled clinical trial of the clonidine adhesive patch for the treatment of tic disorders. Aust N Z J Psychiatry 2008; 42: 807–13.

制剂

BP 2010: Clonidine Injection; Clonidine Tablets;
USP 33: Clonidine Hydrochloride and Chlorthalidone Tablets; Clonidine Hydrochloride Tablets; Clonidine Transdermal System.

专利制剂

Arg.: Clonidural; **Austral.:** Catapres; **Austria:** Catapresan; Isoglaucon; **Belg.:** Catapressan; Dixarit; **Braz.:** Atensina; Clonesina†; Neo Clodil†; **Canad.:** Catapres; Dixarit; **Chile:** Catapresan; **Cz.:** Aruclonin; Catapresan†; **Denm.:** Catapresan; **Fin.:** Catapresan; **Ger.:** Aruclonin†; Catapresan; Clonid-Ophtal; Clonistada; Dispaclonidin; Haemiton; Isoglaucon; Mirfat†; Paracefan; **Hong Kong:** Dixarit†; **Hung.:** Aruclonin†; **India:** Arkamin; Catapres; **Indon.:** Catapres; **Irl.:** Catapres; Dixarit; **Israel:** Clonnirit; Normopressan; **Ital.:** Adesipress-TTS†; Catapresan; Isoglaucon; **Jpn:** Catapres; **Mex.:** Catapresan; Epiclodina; **Neth.:** Catapresan; Dixarit; **Norw.:** Catapresan; **NZ:** Catapres; Dixarit; **Philipp.:** Catapin; Catapres; Melzin; **Pol.:** Iporel; **Port.:** Catapresan; Clonotapin; **Rus.:** Haemiton (Гемитон); **S.Afr.:** Dixarit; Menograine; **Singapore:** Dixarit†; **Spain:** Catapresan; **Swed.:** Catapresan; **Switz.:** Catapresan; **Thai.:** Catapres†; Hypodine; **UK:** Catapres; Dixarit; **USA:** Catapres; Duraclon; Jenloga; **Venez.:** Catapresan; Clonipres†; Lowpres; Naclodin; Velaril.

多组分制剂 Arg.: Bemplas; Pertenso; **India:** Arkamin-H; Catapres Diu; **Rus.:** Proxofeline (Проксофелин); **USA:** Clorpres; Combipres†.

Clopamide (BAN, USAN, rINN) ⊗氯帕胺

Clopamida; Clopamidum; DT-327; Klopamid; Klopamidi. 4-Chloro-N-(2,6-dimethylpiperidino)-3-sulphamoylbenzamide; cis-3-(Aminosulphonyl)-4-chloro-N-(2,6-dimethyl-1-piperidinyl)benzamide.

Клопамид
$C_{14}H_{20}ClN_3O_3S = 345.8$.
CAS — 636-54-4.
ATC — C03BA04.
ATC Vet — QC03BA03.
UNII — 17S83WON0I.

Pharmacopoeias. In Eur. (see p.vii).

Ph. Eur. 6. 8（Clopamide） 白色或类白色、有吸湿性的晶状粉末。呈现出多态性。微溶于水和乙醇；难溶于甲醇。贮藏于密闭容器中。避光。

简介
氯帕胺为利尿药，虽然它不含噻嗪环结构，但却有与噻嗪类利尿药（见第355页氢氯噻嗪）相似的性质。用于水肿，包括合并心力衰竭的水肿（第224页）和高血压。

利尿作用产生在口服后1～2h内，3～6h达到最大浓度，持续达24h。

治疗水肿时的常用剂量为每日或隔日口服10～20mg。治疗高血压剂量每日5～10mg，单独使用或与其他抗高血压药同时使用。

制剂

专利制剂

Denm.: Adurix†; **Hung.:** Brinaldix; **India:** Brinaldix.

多组分制剂 Austria: Brinerdin; **Belg.:** Viskaldix; **Braz.:** Viskaldix; **Chile:** Viskaldix; **Cz.:** Crystepin; **Ger.:** Briserin N; Viskaldix; **Gr.:** Viskaldix; **Hung.:** Viskaldix; **Irl.:** Viskaldix; **Ital.:** Brinerdina; **Malaysia:** Viskaldix; **Neth.:** Viskaldix; **Philipp.:** Viskaldix; **Pol.:** Normatens; **Port.:** Brinerdine†; **Rus.:** Crystepin (Кристепин); Normatens (Норматенс); Viskaldix (Вискалдикс); **S.Afr.:** Brinerdin; **Spain:** Brinerdina†; **Switz.:** Brinerdine; Viskaldix; **Thai.:** Bedin; Brinerdin; Briscotin; **UK:** Viskaldix; **Ukr.:** Normatens (Норматенс); **Venez.:** Viskaldix†.

Clopidogrel Bisulfate (USAN, rINNM) 硫酸氢氯吡格雷

Bisulfato de clopidogrel; Clopidogrel, Bisulfate de; Clopidogrel Bisulphate (BANM); Clopidogrel Hydrogen Sulphate; Clopidogreli Bisulfas; PCR-4099 (clopidogrel); SR-25990C. Methyl (S)-2-chlorophenyl(4,5,6,7-tetrahydrothieno[3,2-c]pyridin-5-yl)acetate bisulphate; Methyl (+)-(S)-α-(o-chlorophenyl)-6,7-dihydrothieno[3,2-c]pyridine-5(4H)-acetate sulphate.

Клопидогрела Бисульфат
$C_{16}H_{16}ClNO_2S,H_2SO_4 = 419.9$.
CAS — 113665-84-2 (clopidogrel); 94188-84-8 (clopidogrel); 120202-66-6 (clopidogrel bisulfate).
ATC — B01AC04.
ATC Vet — QB01AC04.
UNII — 08I79HTP27.

(clopidogrel)

Pharmacopoeias. In US.

USP 33（Clopidogrel Bisulfate） 白色或灰白色粉末。易溶于水和甲醇；几乎不溶于乙醚。

不良反应和注意事项

参见噻氯匹定，第452页。

尽管有致死报道（见第452页对血液的影响），氯吡格雷的不良反应，尤其是血恶液质的发生率较低。不需要测定血常规，但若出现血恶性疾病时，需立即测定血常规。其他不良反应包括血清病、间质性肺炎、多形性红斑和 Stevens-Johnson 综合征、扁平苔藓和肌痛鲜有报道。

进行选择性外科手术前5～7天应考虑停用氯吡格雷（见下文撤药）。

对血液的影响 氯吡格雷疗法伴随的血恶液质反应的报道，见第452页噻氯匹定的不良反应项下内容。

对味觉的影响 有2名患者使用氯吡格雷6～8周后发生了味觉的丧失，但停药后完全恢复[1]。其中1名在进行激发实验时再度出现味觉丧失，且治疗停止后未恢复。

1. Golka K, et al. Reversible ageusia as an effect of clopidogrel treatment. Lancet 2000; 355: 465–6.

超敏反应 氯吡格雷能导致包括血管性水肿在内的超敏反应[1]。已有包括发热、皮疹和多种附加症状的超敏综合征的报道[2~5]。已有报道证明氯吡格雷可作为一种成功的脱敏剂来进行治疗[6,7]。

1. Fischer TC, et al. Clopidogrel-associated angioedema. Am J Med 2003; 114: 77–8.
2. Sarrot-Reynauld F, et al. Severe hypersensitivity associated with clopidogrel. Ann Intern Med 2001; 135: 305–6.

3. Phillips EJ, *et al.* Serum sickness-like reaction associated with clopidogrel. *Br J Clin Pharmacol* 2003; **56:** 583.
4. Wolf I, *et al.* Clopidogrel-induced systemic inflammatory response syndrome. *Mayo Clin Proc* 2003; **78:** 618–20.
5. Doogue MP, *et al.* Clopidogrel hypersensitivity syndrome with rash, fever, and neutropenia. *Mayo Clin Proc* 2005; **80:** 1368–70.
6. von Tiehl KF, *et al.* Clopidogrel desensitization after drug-eluting stent placement. *J Am Coll Cardiol* 2007; **50:** 2039–43.
7. Oppedijk B, *et al.* Rapid oral desensitisation procedure in clopidogrel hypersensitivity. *Neth Heart J* 2008; **16:** 21–3.

耐药 血小板聚集实验结果表明氯吡格雷可以引起相当大的效应，但相关临床数据表明它的效应有限（氯吡格雷耐药）[1,2]。一些证据说明氯吡格雷耐药的患者有心血管事件的危险[3]，但这还未被证实。一项研究[4]根据血小板监测报告制订给药剂量，证明经皮冠状动脉介入后的结果。引起氯吡格雷耐药的因素可能是药物相互作用；糖尿病[5]或急性冠状动脉综合征，结果造成对氯吡格雷的反应减弱[6]；血小板敏感的基因多态性或氯吡格雷的代谢[1,2]。细胞色素 P450 同工酶 CYP2C19 的基因多态性参与活性代谢物的形成，说明该酶可以影响氯吡格雷的药动学和药效学[7,8]，另外有研究表明[9～12]，酶多态性功能下降的患者遇到临床实践的风险更大。然而，关于酶多态性与氯吡格雷的因果关系还未被证明，同时存在一些替代理论[13,14]。基因多态性的筛查和血小板聚集的检测已表明可以鉴定个体药物耐药和指导用药[15～17]，虽然还未确认其临床有效性。

1. Nguyen TA, *et al.* Resistance to clopidogrel: a review of the evidence. *J Am Coll Cardiol* 2005; **45:** 1157–64.
2. Angiolillo DJ, *et al.* Variability in individual responsiveness to clopidogrel: clinical implications, management, and future perspectives. *J Am Coll Cardiol* 2007; **49:** 1505–16.
3. Geisler T, *et al.* Low response to clopidogrel is associated with cardiovascular outcome after coronary stent implantation. *Eur Heart J* 2006; **27:** 2420–5.
4. Bonello L, *et al.* Adjusted clopidogrel loading doses according to vasodilator-stimulated phosphoprotein phosphorylation index decrease rate of major adverse cardiovascular events in patients with clopidogrel resistance: a multicenter randomized prospective study. *J Am Coll Cardiol* 2008; **51:** 1404–11.
5. Geisler T, *et al.* Platelet response to clopidogrel is attenuated in diabetic patients undergoing coronary stent implantation. *Diabetes Care* 2007; **30:** 372–4.
6. Geisler T, *et al.* Residual platelet activity is increased in clopidogrel- and ASA-treated patients with coronary stenting for acute coronary syndromes compared with stable coronary artery disease. *Heart* 2008; **94:** 743–7.
7. Brandt JT, *et al.* Common polymorphisms of CYP2C19 and CYP2C9 affect the pharmacokinetic and pharmacodynamic response to clopidogrel but not prasugrel. *J Thromb Haemost* 2007; **5:** 2429–36.
8. Kim KA, *et al.* The effect of CYP2C19 polymorphism on the pharmacokinetics and pharmacodynamics of clopidogrel: a possible mechanism for clopidogrel resistance. *Clin Pharmacol Ther* 2008; **84:** 236–42.
9. Mega JL, *et al.* Cytochrome P-450 polymorphisms and response to clopidogrel. *N Engl J Med* 2009; **360:** 354–62.
10. Simon T, *et al.* French Registry of Acute ST-Elevation and Non-ST-Elevation Myocardial Infarction (FAST-MI) Investigators. Genetic determinants of response to clopidogrel and cardiovascular events. *N Engl J Med* 2009; **360:** 363–75.
11. Collet J-P, *et al.* Cytochrome P450 2C19 polymorphism in young patients treated with clopidogrel after myocardial infarction: a cohort study. *Lancet* 2009; **373:** 309–17.
12. Shuldiner AR, *et al.* Association of cytochrome P450 2C19 genotype with the antiplatelet effect and clinical efficacy of clopidogrel therapy. *JAMA* 2009; **302:** 849–57.
13. Ford NF. Clopidogrel resistance: pharmacokinetic or pharmacogenetic? *J Clin Pharmacol* 2009; **49:** 506–12.
14. Momary KM, *et al.* Genetic causes of clopidogrel nonresponsiveness: which ones really count? *Pharmacotherapy* 2010; **30:** 265–74.
15. Bonello L, *et al.* Emergence of the concept of platelet reactivity monitoring of response to thienopyridines. *Heart* 2009; **95:** 1214–19.
16. Kuliczkowski W, *et al.* Interindividual variability in the response to oral antiplatelet drugs: a position paper of the Working Group on antiplatelet drugs resistance appointed by the Section of Cardiovascular Interventions of the Polish Cardiac Society, endorsed by the Working Group on Thrombosis of the European Society of Cardiology. *Eur Heart J* 2009; **30:** 426–35.
17. Gladding P, *et al.* Pharmacogenetic testing for clopidogrel using the rapid INFINITI analyzer: a dose-escalation study. *JACC Cardiovasc Interv* 2009; **2:** 1095–1101.

撤药 植入药物洗脱支架的患者给予两种抗血小板治疗时，有证据指出即使延长疗程[2]，氯吡格雷撤药后发生晚期移植片固定模血栓的可能性也会增大[1]。目前还没有建立两种抗血小板治疗的最小给药间隔，但已表明[2]需持续确保患者保持较低的出血风险。虽然建议在手术前停止使用氯吡格雷，但最好可以对每名患者的情况进行评估，以便只对有出血倾向的患者停药，而不是在会发生急性动脉事件的患者中停药[3]。这种考虑也可适用于内镜检查术[4]。

1. Ho PM, *et al.* Incidence of death and acute myocardial infarction associated with stopping clopidogrel after acute coronary syndrome. *JAMA* 2008; **299:** 532–9.
2. Bhatt SH, Hauser TH. Very late stent thrombosis after dual antiplatelet therapy discontinuation in a patient with a history of acute stent thrombosis. *Ann Pharmacother* 2008; **42:** 708–12.
3. Chassot P-G, *et al.* Perioperative antiplatelet therapy: the case for continuing therapy in patients at risk of myocardial infarction. *Br J Anaesth* 2007; **99:** 316–28.
4. Veitch AM, *et al.* Guidelines for the management of anticoagulant and antiplatelet therapy in patients undergoing endoscopic procedures. *Gut* 2008; **57:** 1322–9.

药物相互作用

正在使用可增大出血风险的药物，如抗凝血药、其他抗血小板聚集药及 NSAIDs 的患者应慎用氯吡格雷。一些抑制细胞色素 P450 同工酶的药物可影响氯吡格雷的代谢，可能会降低氯吡格雷抗血小板作用。氯吡格雷可抑制细胞色素 P450 同工酶 CYP2C9 的活性，理论上可与经此同工酶代谢的药物发生相互作用，它也可抑制 CYP2B6 的活性（见下文**安非他酮**）。

抗凝血药 氯吡格雷与口服抗凝血药合用时会增加出血的风险[1]，尤其是患者服用阿司匹林[2]，这种情况下需评估每个患者治疗的风险与收益。

1. Johnson SG, *et al.* Outcomes associated with combined antiplatelet and anticoagulant therapy. *Chest* 2008; **133:** 948–54.
2. Hermosillo AJ, Spinler SA. Aspirin, clopidogrel, and warfarin: is the combination appropriate and effective or inappropriate and too dangerous? *Ann Pharmacother* 2008; **42:** 790–805.

抗真菌药 一项对健康人的研究[1]发现酮康唑可降低血浆氯吡格雷浓度，同时降低其血小板抑制活性。

1. Farid NA, *et al.* Cytochrome P450 3A inhibition by ketoconazole affects prasugrel and clopidogrel pharmacokinetics and pharmacodynamics differently. *Clin Pharmacol Ther* 2007; **81:** 735–41.

安非他酮 一项对健康受试者的研究[1]发现氯吡格雷降低安非他酮向其活性代谢物的转化，提示氯吡格雷能抑制细胞色素 P450 同工酶 CYP2B6 的活性。

1. Turpeinen M, *et al.* Effect of clopidogrel and ticlopidine on cytochrome P450 2B6 activity as measured by bupropion hydroxylation. *Clin Pharmacol Ther* 2005; **77:** 553–9.

环孢素 有报道同时使用环孢素与他汀类药物的患者可发生肌病和横纹肌溶解症（参见 M37 第1744页**他汀类**）。

质子泵抑制药 质子泵抑制药（PPIs）可以减少服用阿司匹林治疗心血管指征的胃肠道出血的风险[1]。然而，氯吡格雷经细胞色素 P450 同工酶 CYP2C19 代谢为一种活性产物，而 PPIs 在某种程度上可竞争性抑制 CYP2C19，如果氯吡格雷与阿司匹林或与 PPIs 合用时，会降低氯吡格雷抗血小板作用。一项关于实施动脉穿刺的患者服用阿司匹林和氯吡格雷的实验表明，若再服用奥美拉唑会降低氯吡格雷抗血小板作用[2]，另一项小规模药动学研究发现[3]，健康人同时服用氯吡格雷和兰索拉唑时，氯吡格雷抗血小板作用减弱。流行病学研究发现[4～6]，患有心血管疾病的患者同时服用氯吡格雷和 PPIs 时会增加其心血管事件发生的可能性，其中一项研究表明[5]，服用泮托拉唑的患者不会发生这种情况，但目前不清楚泮托拉唑与其他 PPIs 间的差异是否显著，另一些研究报道相较于其他 PPIs 来说，泮托拉唑与氯吡格雷同服时会增加心血管事件的发生[7]。由于泮托拉唑与细胞色素作用力较弱[5]，可能存在其他机制来解释这个现象[7,8]。一项包括 23 项研究的荟萃分析[9]认为心血管结局与整体死亡率的数据冲突和矛盾，同时研究质量不高，因此临床医生应考虑在停用 PPIs 后氯吡格雷对胃肠道的损伤。

英国 MHRA[10]，EMEA[11]和 FDA[12]都不推荐氯吡格雷与奥美拉唑或艾美拉唑合用，不久将会推广到所有 PPIs 上。

1. Bhatt DL, *et al.* ACCF/ACG/AHA 2008 expert consensus document on reducing the gastrointestinal risks of antiplatelet therapy and NSAID use: a report of the American College of Cardiology Foundation Task Force on Clinical Expert Consensus Documents. *Circulation* 2008; **118:** 1894–1909.
2. Gilard M, *et al.* Influence of omeprazole on the antiplatelet action of clopidogrel associated with aspirin: the randomized, double-blind OCLA (Omeprazole CLopidogrel Aspirin) study. *J Am Coll Cardiol* 2008; **51:** 256–60.
3. Small DS, *et al.* Effects of the proton pump inhibitor lansoprazole on the pharmacokinetics and pharmacodynamics of prasugrel and clopidogrel. *J Clin Pharmacol* 2008; **48:** 475–84.
4. Pezalla E, *et al.* Initial assessment of clinical impact of a drug interaction between clopidogrel and proton pump inhibitors. *J Am Coll Cardiol* 2008; **52:** 1038–9.
5. Juurlink DN, *et al.* A population-based study of the drug interaction between proton pump inhibitors and clopidogrel. *CMAJ* 2009; **180:** 713–18.
6. Ho PM, *et al.* Risk of adverse outcomes associated with concomitant use of clopidogrel and proton pump inhibitors following acute coronary syndrome. *JAMA* 2009; **301:** 937–44.
7. MHRA/CHM. Clopidogrel and proton pump inhibitors: interaction. *Drug Safety Update* 2009; **2** (12): 2–3. Available at: http://www.mhra.gov.uk/home/idcplg?IdcService=GET_FILE&dDocName=CON051771&RevisionSelectionMethod=LatestReleased (accessed 16/08/10)
8. EMEA. Public statement on possible interaction between clopidogrel and proton pump inhibitors (issued 29th May 2009). Available at: http://www.emea.europa.eu/humandocs/PDFs/EPAR/Plavix/32895609en.pdf (accessed 16/08/10)
9. Kwok CS, Loke YK. Meta-analysis: the effects of proton pump inhibitors on cardiovascular events and mortality in patients receiving clopidogrel. *Aliment Pharmacol Ther* 2010; **31:** 810–23.
10. MHRA/CHM. Clopidogrel and proton pump inhibitors: interaction—updated advice. *Drug Safety Update* 2010; **3** (9): 4–5. Available at: http://www.mhra.gov.uk/home/idcplg?IdcService=GET_FILE&dDocName=CON076503&RevisionSelectionMethod=LatestReleased (accessed 09/06/10)
11. EMEA. Interaction between clopidogrel and proton-pump inhibitors: CHMP updates warning for clopidogrel-containing medicines (issued 17th March 2010). Available at: http://www.ema.europa.eu/humandocs/PDFs/EPAR/Plavix/17494810en.pdf (accessed 09/06/10)
12. FDA. Follow-Up to the January 26, 2009, Early Communication about an Ongoing Safety Review of Clopidogrel Bisulfate (marketed as Plavix) and Omeprazole (marketed as Prilosec and Prilosec OTC) (issued 17th November 2009). Available at: http://www.fda.gov/Drugs/DrugSafety/PostmarketDrugSafetyInformationforPatientsandProviders/DrugSafetyInformationforHeathcareProfessionals/ucm190784.htm (accessed 09/06/10)

他汀类 已有报道称氯吡格雷与环孢素或他汀类（阿托伐他汀[1,2]、洛伐他汀[3]、辛伐他汀[3]）合用时，会发生横纹肌溶解。横纹肌溶解被认为是氯吡格雷与他汀类合用时的一种不良反应（详见第435页**辛伐他汀的药物相互作用**项下的**免疫抑制药**），但是这些患者之前接受联合用药时未发生横纹肌溶解，在给药氯吡格雷 1～3 周后发生。一种可能的三步机制是他汀类与氯吡格雷竞争性结合细胞色素 P450 同工酶 CYP3A4 的结合位点，进而加剧氯吡格雷影响的酶抑制作用。

尽管有他汀类药物可降低氯吡格雷抗血小板活性的提示，但此类相互作用的证据存在冲突[4]，包括 1000 名患者的短期临床随访[5]表明合用时未发生不良反应。

1. Anon. Clopidogrel (Plavix): suspected drug interaction with atorvastatin (Lipitor) and cyclosporine resulting in rhabdomyolysis. *Can Adverse React News* 2005; **15** (Apr): 3. Also available at: http://www.hc-sc.gc.ca/dhp-mps/alt_formats/hpfb-dgpsa/pdf/medeff/carn-bcei_v15n2_e.pdf (accessed 01/09/05)
2. Burton JR, *et al.* Clopidogrel-precipitated rhabdomyolysis in a stable heart transplant patient. *Ann Pharmacother* 2007; **41:** 133–7.
3. Uber PA, *et al.* Clopidogrel and rhabdomyolysis after heart transplantation. *J Heart Lung Transplant* 2003; **22:** 107–8.
4. Tafreshi MJ, *et al.* Combination of clopidogrel and statins: a hypothetical interaction or therapeutic dilemma? *Pharmacotherapy* 2006; **26:** 388–94.
5. Geisler T, *et al.* Statins do not adversely affect post-interventional residual platelet aggregation and outcomes in patients undergoing coronary stenting treated by dual antiplatelet therapy. *Eur Heart J* 2008; **29:** 1635–43.

药动学

氯吡格雷口服后吸收快速但不完全，吸收率至少 50%。氯吡格雷为前药，广泛在肝代谢，主要代谢为无活性的羧酸衍生物；经细胞色素 P450 同工酶（CYP3A4、CYP2B6、CYP1A2、CYP1A1 和 CYP2C19）代谢。活性代谢产物为疏基衍生物；已在体外证实，但稳定性太差，无法从血浆中分离。氯吡格雷和羧酸衍生物都与蛋白高度结合。氯吡格雷及其代谢产物经尿和粪便清除，口服剂量的 50%左右在尿中出现，约 46%在粪便中发现。

用途和用法

氯吡格雷为噻吩并吡啶类抗血小板药，用于血栓栓塞疾病。它是噻氯匹定（第452页）类似物，通过抑制二磷酸腺苷介导的血小板聚集反应发挥作用。可作为阿司匹林的代用品，预防性用于有心肌梗死（第232页）、外周动脉疾病（第234页）以及脑卒中（第240页）等血栓栓塞疾病风险的动脉粥样硬化患者。也与阿司匹林合用治疗急性冠状动脉综合征，包括急性心肌梗死和不稳定性心绞痛及冠状支架（见下文的**再灌注和血管重建操作**）。

氯吡格雷以硫酸盐、苯磺酸盐、盐酸盐形式经口给药，但其剂量以碱基的形式计算，75mg 碱基相当于：

- 111.86mg 氯吡格雷苯磺酸盐；
- 97.86mg 氯吡格雷硫酸盐；
- 83.50mg 氯吡格雷盐酸盐。

预防**血栓栓塞疾病**，氯吡格雷的常用剂量为 75mg，每日 1 次。

氯吡格雷与阿司匹林合用作为辅助用药治疗临床患者的**急性 ST 段抬高性心肌梗死**。给药剂量 75mg，每日 1 次。75 岁以上患者负荷剂量可为 300mg。治疗应持续至少 4 周。

氯吡格雷与阿司匹林合用作为辅助用药（临床治疗或介入治疗，包括冠状动脉支架）来治疗**不稳定性心绞痛和无 Q 波心肌梗死**。单一负荷剂量为 300mg，随后 75mg，每日 1 次。

1. Sharis PJ, *et al.* The antiplatelet effects of ticlopidine and clopidogrel. *Ann Intern Med* 1998; **129:** 394–405.
2. Jarvis B, Simpson K. Clopidogrel: a review of its use in the prevention of atherothrombosis. *Drugs* 2000; **60:** 347–77.
3. Solet DJ, *et al.* The role of adenosine 5′-diphosphate receptor

blockade in patients with cardiovascular disease. *Am J Med* 2001; **111**: 45–53.
4. Zambahari R, *et al.* Clinical use of clopidogrel in acute coronary syndrome. *Int J Clin Pract* 2007; **61**: 473–81.
5. Eshaghian S, *et al.* Role of clopidogrel in managing atherothrombotic cardiovascular disease. *Ann Intern Med* 2007; **146**: 434–41.
6. Plosker GL, Lyseng-Williamson KA. Clopidogrel: a review of its use in the prevention of thrombosis. *Drugs* 2007; **67**: 613–46.

儿童用法 虽然美国和英国都未授权氯吡格雷为儿科用药，但它已被用于少数患者。

一项研究[1]发现15名（6周～16岁）儿童使用氯吡格雷，其中14名患有先天性心脏病，是安全且有效的；几乎所有儿童都服用阿司匹林或其他抗凝血药，只有1名儿童出现严重出血。通常剂量为1～3mg/kg，每日1次，但当错误给予1名儿童每日6mg/kg时，该名儿童也可以耐受。但是，其他针对此类的类似研究[2]发现每日剂量0.5～1mg/kg时会增加出血并发症的发生，因此需减少剂量至200～300μg/kg。更小的儿童给药剂量应降低。一项对0～24个月儿童的随机研究[3]发现每日200μg/kg所引起的抗血小板作用与给予成人75mg的作用相似。

一项对17名1.5～17岁的患有动脉缺血性休克的儿童单独使用氯吡格雷或与阿司匹林合用的研究[4]发现，患者可以很好地耐受每日0.5～2.4mg/kg的剂量（目标剂量为1mg/kg），但2名患者在合用阿司匹林时出现硬膜下血肿。

1. Finkelstein Y, *et al.* Clopidogrel use in children. *J Pediatr* 2005; **147**: 657–61.
2. Mertens L, *et al.* Safety and efficacy of clopidogrel in children with heart disease. *J Pediatr* 2008; **153**: 61–4.
3. Li JS, *et al.* Dosing of clopidogrel for platelet inhibition in infants and young children: primary results of the Platelet Inhibition in Children On cLOpidogrel (PICOLO) trial. *Circulation* 2008; **117**: 553–9.
4. Soman T, *et al.* The risks and safety of clopidogrel in pediatric arterial ischemic stroke. *Stroke* 2006; **37**: 1120–2.

动脉粥样硬化 阿司匹林用于动脉粥样硬化以减少心血管事件的用法已经确立。氯吡格雷可作为其代用品使用。CAPRIE试验[1]在19185名有缺血性疾病风险的患者中对阿司匹林与氯吡格雷进行了比较，发现氯吡格雷比阿司匹林能更大程度地减少缺血性脑卒中、心肌梗死的发生或血管性疾病引起的死亡，尽管绝对差异不大。

对急性冠状动脉综合征，氯吡格雷配合阿司匹林使用可有助益。对于不稳定性心绞痛或无ST段抬高的急性心肌梗死患者，CURE实验[2]发现使用氯吡格雷和阿司匹林的患者其血管源性死亡与心肌梗死或卒中的发生率单独使用阿司匹林者低。氯吡格雷在出现症状后24h内使用，负荷剂量300mg，以后每日给药75mg，持续3～12个月。

对ST段抬高的急性心肌梗死患者的研究得到了相似的结果。氯吡格雷和阿司匹林与血栓溶解疗法配合使用，可改善受损动脉的开放，30天后降低缺血性并发症发生率[3]。进一步研究[4]发现，氯吡格雷和阿司匹林加入标准疗法（包括在半数以上患者中使用溶栓药）也能降低早期致死率。

氯吡格雷与阿司匹林在缺血性脑卒中的应用也有研究，然而出血风险的增加盖过了其有益作用。在MATCH研究中[5]，氯吡格雷和阿司匹林合用与氯吡格雷单用相比，没有减少血管性病变的发生，反而提高了大出血或危及生命的出血的风险。然而，单用氯吡格雷的效果与阿司匹林合用双嘧达莫的效果相似[6]。

在CHARISMA研究中，稳定性动脉粥样硬化患者或有危险因素者同用阿司匹林和氯吡格雷对于心血管事件的发生没有显著效果，但却会增加微量出血到严重出血的风险[7,8]。

1. CAPRIE Steering Committee. A randomised, blinded, trial of clopidogrel versus aspirin in patients at risk of ischaemic events (CAPRIE). *Lancet* 1996; **348**: 1329–39.
2. The Clopidogrel in Unstable Angina to Prevent Recurrent Events Trial Investigators. Effects of clopidogrel in addition to aspirin in patients with acute coronary syndromes without ST-segment elevation. *N Engl J Med* 2001; **345**: 494–502. Correction. *ibid.*; 1716.
3. Sabatine MS, *et al.* for the CLARITY-TIMI 28 Investigators. Addition of clopidogrel to aspirin and fibrinolytic therapy for myocardial infarction with ST-segment elevation. *N Engl J Med* 2005; **352**: 1179–89.
4. COMMIT (ClOpidogrel and Metoprolol in Myocardial Infarction Trial) collaborative group. Addition of clopidogrel to aspirin in 45 852 patients with acute myocardial infarction: randomised placebo-controlled trial. *Lancet* 2005; **366**: 1607–21.
5. Diener H-C, *et al.* Aspirin and clopidogrel compared with clopidogrel alone after recent ischaemic stroke or transient ischaemic attack in high-risk patients (MATCH): randomised, double-blind, placebo-controlled trial. *Lancet* 2004; **364**: 331–7.
6. Sacco RL, *et al.* ProFESS Study Group. Aspirin and extended-release dipyridamole versus clopidogrel for recurrent stroke. *N Engl J Med* 2008; **359**: 1238–51.
7. Bhatt DL, *et al.* CHARISMA Investigators. Clopidogrel and aspirin versus aspirin alone for the prevention of atherothrombotic

events. *N Engl J Med* 2006; **354**: 1706–17.
8. Berger PB, *et al.* CHARISMA Investigators. Bleeding complications with dual antiplatelet therapy among patients with stable vascular disease or risk factors for vascular disease: results from the Clopidogrel for High Atherothrombotic Risk and Ischemic Stabilization, Management, and Avoidance (CHARISMA) trial. *Circulation* 2010; **121**: 2575–83.

再灌注和血管重建操作 经皮冠状动脉介入术（PCI）在急性和稳定性冠状动脉疾病的治疗中起着公认的作用（见第237页）。辅助抗血栓治疗可减少血栓发生（发生中或发生后）的风险；氯吡格雷与阿司匹林合用能提高效果，该合用方法现已被广泛推荐[2,3]，尤其是在使用动脉支架时。虽然阿司匹林与噻氯匹定合用于患者开始接受支架时，氯吡格雷与噻氯匹定类似[4,5]，但氯吡格雷的血液毒性较小，现已广泛应用。一项随机研究[6]（CLASSICS）发现长期服用阿司匹林的患者，给药氯吡格雷每日75mg，持续28天，期间给予或不给予300mg负荷剂量，效果与噻氯匹定相似，且显示出较好的耐受性。

如果需进行应急手术，氯吡格雷预治疗显示出更好的作用，但会增加出血发生的风险。在手术前短时间内给予300mg负荷剂量显示出安全性，如果介入治疗6h之内作用会较弱。一些证据表明至少需在15h之前给药[7]。PCI前2h内给药600mg可能有效[8,9]，这种方法建议给予经皮PCI的无ST段抬高的急性冠状动脉综合征[2]。

联合治疗的间隔时间需根据临床状况。对于接受裸金属支架的患者，给药每日75mg，与阿司匹林合用2～4周，随后可长期使用阿司匹林。药物洗脱支架的患者，存在更长的闭塞风险，建议联合治疗至少进行3～6个月，有证据称[10~12]，12个月或更长时间的治疗已表明进一步延长给药时间可提供额外的好处。详见上文撤药。延长联合治疗时间也对经历PCI的不稳定性心绞痛患者有益处，不论这些患者是否接受支架[1]。

1. Mehta SR, *et al.* Effects of pretreatment with clopidogrel and aspirin followed by long-term therapy in patients undergoing percutaneous coronary intervention: the PCI-CURE study. *Lancet* 2001; **358**: 527–33.
2. Harrington RA, *et al.* Antithrombotic therapy for non-ST-elevation acute coronary syndromes: American College of Chest Physicians evidence-based clinical practice guidelines (8th edition). *Chest* 2008; **133** (suppl): 670S–707S.
3. Becker RC, *et al.* The primary and secondary prevention of coronary artery disease: American College of Chest Physicians evidence-based clinical practice guidelines (8th edition). *Chest* 2008; **133** (suppl): 776S–814S.
4. Mishkel GJ, *et al.* Clopidogrel as adjunctive antiplatelet therapy during coronary stenting. *J Am Coll Cardiol* 1999; **34**: 1884–90.
5. Berger PB. Clopidogrel versus ticlopidine after intracoronary stent placement. *J Am Coll Cardiol* 1999; **34**: 1891–4.
6. Bertrand ME, *et al.* Double-blind study of the safety of clopidogrel with and without a loading dose in combination with aspirin compared with ticlopidine in combination with aspirin after coronary stenting: the Clopidogrel Aspirin Stent International Cooperative Study (CLASSICS). *Circulation* 2000; **102**: 624–9.
7. Steinhubl SR, *et al.* The CREDO Investigators. Optimal timing for the initiation of pre-treatment with 300 mg clopidogrel before percutaneous coronary intervention. *J Am Coll Cardiol* 2006; **47**: 939–43.
8. Longstreth KL, Wertz JR. High-dose clopidogrel loading in percutaneous coronary intervention. *Ann Pharmacother* 2005; **39**: 918–22.
9. Hochholzer W, *et al.* Time dependence of platelet inhibition after a 600-mg loading dose of clopidogrel in a large, unselected cohort of candidates for percutaneous coronary intervention. *Circulation* 2005; **111**: 2560–4.
10. Zimarino M, *et al.* Optimal duration of antiplatelet therapy in recipients of coronary drug-eluting stents. *Drugs* 2005; **65**: 725–32.
11. Steinhubl SR, *et al.* Early and sustained dual oral antiplatelet therapy following percutaneous coronary intervention: a randomized controlled trial. *JAMA* 2002; **288**: 2411–20. Correction. *ibid.* 2002; **289**: 987.
12. Eisenstein EL, *et al.* Clopidogrel use and long-term clinical outcomes after drug-eluting stent implantation. *JAMA* 2007; **297**: 159–68.

制剂

USP 33: Clopidogrel Tablets.

专利制剂

Arg.: Antiplaq; Ariclopin; Clodian; Clodrel†; Iscover; Nabratin; Nefazan; Plavix; Pleyar; Troken; **Austral.:** Iscover; Plavix; **Austria:** Plavix; **Belg.:** Plavix; **Braz.:** Iscover; Plavix; **Canad.:** Plavix; **Chile:** Artevil; Clentel; Eurogrel; Iskimil; Plavix; Ravalgen; Sildecross; **Cz.:** Agrelex; Carder; Clopithan; Cloreden; Defrozyp; Egitromb; Grepid; Hemafluid; Iscover; Lofradyk; Nofardom; Perclod; Picturlop; Plavix; Plavocorin; Trogran; Trombex; Tuxedon; Vatoud; Zopya; Zylagren; Zyllt; **Denm.:** Iscover; Plavix; **Fin.:** Plavix; **Fr.:** Plavix; **Ger.:** Iscover; Plavix; **Gr.:** Iscover; Plavix; **Hong Kong:** Plavix; **Hung.:** Atrombin; Egitromb; Kardogrel; Kerberan; Nofardom; Plagrel; Plavix; Trombex; **India:** Clioflow; Clopact; Clopivas; Clopod; Noklot; Plavix; **Indon.:** Clogin; Clopisan; CPG; Pladogrel; Plavix; Vaclo; **Irl.:** Clodel; Grepid; Iscover; Plavix; Zylagren; Zyllt; **Israel:** Plavix; **Ital.:** Plavix; **Malaysia:** Ceruvin; Iscover; Plavix; Zylagren; Zyllt; **Neth.:** Iscover; Plavix; **Norw.:** Plavix; **NZ:** Plavix; **Philipp.:** Antiplar; Clopido; Clopimet; Clopivaz; Clotiz; Clovax; Klopide; Noklot; Norplat; Plamgrel; Plavix; Plogrel; **Pol.:** Areplex; Clopidix; Plavix; Zyllt; **Port.:** Atlabido; Hemopass; Ketapi; Plavix; Rasec; Sades; Ticofarma; Vasagrin; Vastec; **Rus.:** Egitromb (Эгитромб); Listab (Листаб); Lopirel (Лопирел); Plagril (Плагрил); Plavix (Плавикс); Tro-

ken (Трокен); Zillt (Зилт); **S.Afr.:** Clopivas; Mistro; Plavix; **Singapore:** Plavix; Plagerine; Iscover; Plavix; **Spain:** Iscover; Plavix; **Swed.:** Plavix; **Switz.:** Plavix; **Thai.:** Plavix; Clopra; Diloxol; Karum; Klopis; Opirel; Pingel; Planor; Plavix; **UK:** Grepid; Plavix; **Ukr.:** Areplex (Ареплекс); Aterocard (Атерокард); Plagril (Плагрил); Plavix (Плавикс); Trombonet (Тромбонет); Zilt (Зилт); **USA:** Plavix; Plavix. **Venez.:** Plavix; Plavix.

多组分制剂 **Arg.:** Nefazan Compuesto; **India:** Cloflow Plus†; Clopact A; Clopivas AP; Clopod-A.

Cloricromen (*rINN*) 氯克罗孟

Cloricromène; Cloricromeno; Cloricromenum. Ethyl ({8-chloro-3-[2-(diethylamino)ethyl]-4-methyl-2-oxo-2*H*-1-benzopyran-7-yl}oxy)acetate.

Клорикромен

$C_{20}H_{26}ClNO_5 = 395.9$.
CAS — 68206-94-0.
ATC — B01AC02.
ATC Vet — QB01AC02.
UNII — B9454PE93C.

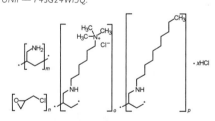

简介

氯克罗孟为抗血小板药，具血管舒张活性，用于血栓栓塞疾病（参见第243页）。以盐酸化物形式用于存在血栓形成风险的动脉血管病。可口服给药，100mg，每日2～3次，或每日30mg经静脉给药。

制剂

专利制剂

Ital.: Proendotel.

Colesevelam Hydrochloride (*BANM, USAN, rINNM*) 盐酸考来维仑

Colésévélam, Chlorhydrate de; Colesevelami Hydrochloridum; GT31-104HB; Hidrocloruro de colesevelam. Allylamine polymer with epichlorohydrin (1-chloro-2,3-epoxypropane), [6-(allylamino)hexyl]trimethylammonium chloride and *N*-allyldecylamine, hydrochloride.

Колезевелама Гидрохлорид

$(C_3H_7N)_m(C_3H_5ClO)_n(C_{12}H_{27}ClN_2)_o(C_{13}H_{27}N)_p.xHCl$.
CAS — 182815-44-7.
ATC — C10AC04.
ATC Vet — QC10AC04.
UNII — P4SG24WI5Q.

不良反应和注意事项

参见考来烯胺，第305页。

药物相互作用

考来维仑与考来烯胺相似（第305页），有干扰其他药物吸收的潜在能力。治疗范围窄的药物应在考来维仑给药前1h或给药后4h给药，除非该药与考来维仑没有相互作用。

1. Donovan JM, *et al.* Drug interactions with colesevelam hydrochloride, a novel, potent lipid-lowering agent. *Cardiovasc Drugs Ther* 2000; **14**: 681–90.

用途和用法

盐酸考来维仑为不能吸收的水凝胶。它与考来烯胺（第305页）反应相似，在肠道中与胆汁酸结合。单独使用或与他汀类合用，用于高胆固醇血症（见第226页高脂血症），特别是Ⅱa型高脂蛋白血症的治疗。它也可以作为一种改善2型糖尿病血糖控制的辅助用药（见第129页）。常用口服剂量为每日3.75g，单次或分2次，饭时服用。单独治疗高胆固醇血症时，可增加剂量至每日4.375g。当与他汀类合用时，每日剂量2.5～3.75g。

儿童用法，见下文。

1. Davidson MH, et al. Colesevelam hydrochloride (Cholestagel): a new, potent bile acid sequestrant associated with a low incidence of gastrointestinal side effects. *Arch Intern Med* 1999; **159:** 1893–1900.
2. Aldridge MA, Ito MK. Colesevelam hydrochloride: a novel bile acid-binding resin. *Ann Pharmacother* 2001; **35:** 898–907.
3. Steinmetz KL. Colesevelam hydrochloride. *Am J Health-Syst Pharm* 2002; **59:** 932–9.
4. Bays H, Jones PH. Colesevelam hydrochloride: reducing atherosclerotic coronary heart disease risk factors. *Vasc Health Risk Manag* 2007; **3:** 733–42.
5. Florentin M, et al. Colesevelam hydrochloride in clinical practice: a new approach in the treatment of hypercholesterolaemia. *Curr Med Res Opin* 2008; **24:** 995–1009.
6. Corsini A, et al. Colesevelam hydrochloride: usefulness of a specifically engineered bile acid sequestrant for lowering LDL-cholesterol. *Eur J Cardiovasc Prev Rehabil* 2009; **16:** 1–9.
7. Sonnett TE, et al. Colesevelam hydrochloride for the treatment of type 2 diabetes mellitus. *Clin Ther* 2009; **31:** 245–59.
8. Goldfine AB, Fonseca VA. The use of colesevelam HCl in patients with type 2 diabetes mellitus: combining glucose- and lipid-lowering effects. *Postgrad Med* 2009; **121** (suppl 1): 13–18.
9. Handelsman Y. The role of colesevelam HCl in type 2 diabetes mellitus therapy. *Postgrad Med* 2009; **121** (suppl 1): 19–24.

儿童用法　美国注册药品信息允许盐酸考来维伦治疗10岁以上杂合子遗传性高胆固醇血症的男孩和月经初潮前的女孩。既可单独给药，也可以与他汀类合用，口服剂量为每日 3.75g，单次服用或分 2 次服用。

制剂

专利制剂

Cz.: Cholestagel; **Denm.:** Cholestagel; **Gr.:** Cholestagel; **Irl.:** Cholestagel; **Neth.:** Cholestagel; **Port.:** Cholestagel; **Swed.:** Cholestagel; **UK:** Cholestagel; **USA:** Welchol.

Colestilan (*rINN*)　考来替兰

Colestilan Chloride (*USAN*); Colestilanum; Colestimide; MCI-196. 2-Methylimidazole polymer with 1-chloro-2,3-epoxypropane.

Колестилан

$(C_4H_6N_2.C_3H_5ClO)_n$.

CAS — 95522-45-5.

简介

考来替兰属胆汁酸结合树脂，为脂类调节药，用于高脂血症（第226页）中降低胆固醇含量，与考来烯胺（第305页）有相似活性。口服给药，常用剂量为 1.5g，每日 2 次。目前正在研究其对糖尿病患者的作用和其作为血液透析中磷酸盐结合剂的作用。

1. Kurihara S, et al. Effect of MCI-196 (colestilan) as a phosphate binder on hyperphosphataemia in haemodialysis patients: a double-blind, placebo-controlled, short-term trial. *Nephrol Dial Transplant* 2005; **20:** 424–30.
2. Yamakawa T, et al. Effect of colestimide therapy for glycemic control in type 2 diabetes mellitus with hypercholesterolemia. *Endocr J* 2007; **54:** 53–8.
3. Taniai M, et al. Treatment of nonalcoholic steatohepatitis with colestimide. *Hepatol Res* 2009; **39:** 685–93.
4. Kondo K, Kadowaki T. Colestilan monotherapy significantly improves glycaemic control and LDL cholesterol levels in patients with type 2 diabetes: a randomized double-blind placebo-controlled study. *Diabetes Obes Metab* 2010; **12:** 246–51.

制剂

专利制剂

Jpn: Cholebine.

Colestipol Hydrochloride (*BANM, USAN, rINNM*)　盐酸考来替泊

Colestipol, chlorhydrate de; Colestipoli hydrochloridum; Hidrocloruro de colestipol; Kolestipol Hidroklorür; U-26597A.

Колестипола Гидрохлорид

CAS — 26658-42-4 (colestipol); 50925-79-6 (colestipol); 37296-80-3 (colestipol hydrochloride).

ATC — C10AC02.

ATC Vet — QC10AC02.

UNII — X7D10K905G.

(colestipol)

Pharmacopoeias. In *Br.* and *US.*

BP 2010 (Colestipol Hydrochloride)　二亚乙基三胺与环氧氯丙烷（1-氯-2,3-环氧丙烷）共聚物。按胆盐的结合能力计算，每克结合 1.1mEq 以上，1.7mEq 以下的胆酸钠。吸湿后为黄色至橙色小球。有吸湿性，但不溶于水和稀酸或碱的水性洗涤剂。几乎不溶于乙醇和二氯甲烷。10%（质量分数）悬浮液的上清液 pH 值为 6.0～7.5。贮藏于密闭容器中。

USP 33 (Colestipol Hydrochloride)　基本的阴离子交换树脂。为二亚乙基三胺与环氧氯丙烷（1-氯-2,3-环氧丙烷）共聚物。按胆酸盐的结合能力计算，每克结合胆酸钠 1.1mEq 以上，1.6mEq 以下。吸湿后为黄色至橙色小球。有吸湿性但不溶于水和稀酸或碱的水性洗涤剂。10%（质量分数）悬浮液的上清液 pH 为 6.0～7.5。贮藏于密闭容器中。

不良反应和注意事项

见考来烯胺，第305页。

对甲状腺功能的影响　对接受考来替泊和烟酸的患者的常规监测发现，血浆总甲状腺激素浓度和甲状腺激素结合球蛋白浓度有所降低，不过认为是良性[1]。这种作用已用于治疗甲状腺功能亢进症患者（见 **考来烯胺** 的 **用途** 项下，第305页）

1. Cashin-Hemphill L, et al. Alterations in serum thyroid hormonal indices with colestipol-niacin therapy. *Ann Intern Med* 1987; **107:** 324–9.

药物相互作用

参见考来烯胺，第305页。

用途和用法

盐酸考来替泊为胆汁酸结合树脂。在胃肠道不吸收而在肠道与胆汁酸结合，性质与考来烯胺相似（第305页）。为脂类调节药，用于高脂血症（第226页）中降低胆固醇含量，特别是Ⅱa 型高脂血症。

盐酸考来替泊以颗粒剂或混悬于水溶液或分散在调味基质中口服给药。初始剂量为 5g，每日 1 次或 2 次；如必要，可每隔 1～2 月逐渐加大剂量，直到每日 30g，1 次或分 2 次服用。

也有盐酸考来替泊片剂；日剂量为 2～16g。

制剂

BP 2010: Colestipol Granules;
USP 33: Colestipol Hydrochloride for Oral Suspension; Colestipol Hydrochloride Tablets.

专利制剂

Austral.: Colestid; **Belg.:** Colestid; **Canad.:** Colestid; **Cz.:** Colestid†; **Denm.:** Lestid; **Fin.:** Lestid†; **Ger.:** Cholestabyl†; Colestid†; **Gr.:** Lestid; **Irl.:** Colestid†; **Israel:** Colestid; **Mex.:** Colestid; **Norw.:** Lestid; **NZ:** Colestid; **Port.:** Colestid; **Spain:** Colestid; **Swed.:** Lestid; **Switz.:** Colestid; **UK:** Colestid; **USA:** Colestid.

Colestyramine (*BAN, rINN*)　考来烯胺

Cholestyramine; Cholestyramine Resin; Colestiramina; Colestyraminum; Divistyramine; Kolestiramin; Kolestiraminas; Kolestyramiini; Kolestyramin; Kolestyramina; MK-135.

Колестирамин

CAS — 11041-12-6.

ATC — C10AC01.

ATC Vet — QC10AC01.

UNII — 4B33BGI082.

Pharmacopoeias. In *Eur.* (see p.vii) and *US.*

Ph. Eur. 6. 8 (Colestyramine)　强碱阴离子交换树脂的氯化物，由苯乙烯-二乙烯基苯共聚物与季铵基团组成。以干物质计，每克交换计胆酸约 1.8～2.2g。白色或类白色吸湿性细末。不溶于水、乙醇和二氯甲烷。水中 1%的混悬液静置 10min 后，pH 值为 4.0～6.0。贮藏于密闭容器中。

UPS 33 (Colestyramine)　为强碱阴离子交换树脂，包含与苯乙烯-二乙烯基苯共聚物连接的季铵基团。以干物质计，每克交换计胆酸约 1.8～2.2g。以氯化物形式使用。白色或浅黄色吸湿性细粉，无臭或轻微胺臭。干燥后失重不超过 12%。不溶于水、乙醇、氯仿和乙醚。水中 1%浆液的 pH 值为 4.0～6.0。贮藏于密闭容器中。

不良反应

考来烯胺最常见不良反应为便秘；可发生排便困难和加重痔疮症状。其他胃肠不良反应，包括腹部不适与疼痛、胃灼热、肠胀气、恶心、呕吐与腹泻。

高剂量考来烯胺可通过干扰胃肠道脂肪的吸收导致脂肪泻，因此可发生维生素 A、维生素 D、维生素 E、维生素 K 等脂溶性维生素的吸收减少。故考来烯胺长期使用可造成伴随维生素 K 缺乏的凝血酶原减少，加大出血倾向。因钙和维生素 D 吸收受阻，有诱发骨质疏松的可能性。考来烯胺可增加血浆甘油三酯浓度，见下文用途和用法。

考来烯胺为阴离子交换树脂氯化物，长期应用可能引起高氯性酸中毒，儿童中尤易发生。

偶有发生皮疹和舌、皮肤以及肛周瘙痒。

1. Jacobson TA, et al. Safety considerations with gastrointestinally active lipid-lowering drugs. *Am J Cardiol* 2007; **99** (Issue 6 suppl 1): 47C–55C.

不良反应发生率　Lipid Research Clinics Coronary Primary Prevention Trial[1] 中，对 3806 名男性平均给予 7.4 年的考来烯胺或安慰剂，结果显示两组中都有胃肠道不良反应，但考来烯胺组更常见。在第一年中考来烯胺组 68%发生至少一次的胃肠道不良反应，而安慰剂组仅有 43%发生；截至第 7 年，两组中这一数据分别降低至 29%和 26%。便秘和胃灼热在考来烯胺组中尤为常见，腹痛、嗳气或胃气胀、放屁、恶心。这些不良反应多不严重，可经标准临床手段处理。

两组中恶性肿瘤的发生率相近[2]，尽管在某些位点的发生率存在差别。特别地，在考来烯胺组中出现了 21 例胃肠道恶性肿瘤，其中 8 例致命，相比之下在安慰剂组中发生 11 例胃肠道恶性肿瘤，1 例致命。考来烯胺组口腔前庭或咽部罕见肿瘤更常见；该研究中[1]，考来烯胺组有 6 例发生，而对照组无 1 例发生；又进行 6 年的随访后[2]进行重新评估原诊断，分别有 8 例和 2 例的随访[2]。但是否与剂量相关还不清楚，吸烟可能是混杂因素[2]。两组结肠癌发生率相似，但随访发现考来烯胺组非恶性结肠肿瘤发生率更高[2]。

1. Lipid Research Clinics Program. The Lipid Research Clinics Coronary Primary Prevention Trial results. *JAMA* 1984; **251:** 351–64.
2. The Lipid Research Clinics Investigators. The Lipid Research Clinics Coronary Primary Prevention Trial: results of 6 years of post-trial follow-up. *Arch Intern Med* 1992; **152:** 1399–1410.

注意事项

考来烯胺粉末不应当混悬于水或调味基质中使用，以最大程度降低食管阻塞风险。

考来烯胺不应用于完全胆道梗阻的患者，因使用后可能无效。

因有发生维生素缺乏的风险，长期使用考来烯胺治疗时应考虑补充维生素 A、维生素 D、维生素 E 和维生素 K。经口给药应以混悬液形式。肠外给药法可能是必需的，尤其在维生素 K 引起的低凝血酶原缺乏已被确认时。也有报道在有家族性高胆固醇血症的儿童中血清叶酸浓度降低，此类情况下应考虑补充叶酸。

药物相互作用

考来烯胺与其他药物同时给药时，可延缓或减少其他药物的吸收，尤其是酸性药物。它可减少肝肠循环。药物吸收的延迟或减少在噻嗪类利尿药、普萘洛尔、地高辛及其糖甘、洛哌丁胺、保泰松、巴比妥类、雌激素类、孕激素、甲状腺激素类、华法林、地拉罗司及一些抗菌药中有报道。因此推荐使用其他药物应在使用考来烯胺 1h 之前，或 4～6h 之后。

用途和用法

考来烯胺为胆汁酸结合树脂和脂类调节药。用于高脂血症中（第226页），尤其是Ⅱa 高脂蛋白血症中降低胆固醇，也用于患有胆固醇血症的中年人群，作为缺血性心脏病的基础预防药（见第221页，**降低心血管危险**）。考来烯胺也用于减轻回肠切除、克罗恩病、迷走神经切断术、糖尿病性迷走神经紊乱、放射病、缓解局部胆道阻塞或原发性胆汁性肝硬变患者皮肤组织胆汁过度沉积所伴随的瘙痒症。

考来烯胺不被胃肠道吸收但与肠中胆汁酸吸附并结合，形成不溶性复合物，经粪便排泄。因此正常的肝肠循环被阻断，导致胆固醇更多氧化为胆汁酸排出体外，胆汁酸的丢失对肝细胞膜上的脂蛋白（LDL）-胆固醇受体的合成增加。总体效应为血浆胆固醇总量的降低，主要降低了低密度脂蛋白（LDL）-胆固醇，可伴有血浆甘油三酯和高密度脂蛋白（HDL）-胆固醇浓度的中度升高。考来烯胺的用途基于其对肠内胆汁酸的消除，因此对完全胆道

阻塞患者不易显效。

考来烯胺可在 3～4 周内逐渐引入，以减少胃肠道反应；*BNF 59* 建议初始剂量为 4g，每周可增加 4g。

对于高脂血症和腹泻常用剂量为口服每日 12～24g，单次服用或最多分 4 次服用。剂量可以根据患者反应调整，每日最大可达 36g。在一些形式的高脂血症中较低剂量也足够。

治疗瘙痒症，4～8g 的日剂量也足够。

考来烯胺的儿童用法，见下文。

考来烯胺以水混悬液或分散于调味基质中使用。

1. Insull W. Clinical utility of bile acid sequestrants in the treatment of dyslipidemia: a scientific review. *South Med J* 2006; **99**: 257–73.

儿童用法 考来烯胺已用于儿童，研究[1,2]发现它能有效治疗家族性高胆固醇血症，且长期服用没有身体成长方面的不良反应[2]，但存在依从性方面的问题[1]。

对于高胆固醇血症，*BNFC 2010/11* 给出的用药剂量为6～12 岁儿童，口服液剂量 4g，每日 1 次。根据反应可提高至 4g，每日 3 次。12～18 岁儿童可给予成人剂量（见下文）。另外，许可剂量可根据体重计算，可以按成人体重（70kg）的百分比计算儿童剂量，也可按每日 240mg/kg，分 2 次给药。

对于皮肤瘙痒和腹泻，*BNFC 2010/11* 建议应依据年龄制定口服剂量：

• 1 个月～1 岁：初始剂量 1g，每日 1 次，可根据反应提高至每日 9g，分 2～4 次服用。

• 1～6 岁：初始剂量 2g，每日 1 次，根据反应可提高至最高每日 18g，分 2～4 次服用。

• 6～12 岁：初始剂量 4g，每日 1 次，根据反应可提高至最多每日 24g，分 2～4 次服用。

• 12～18 岁：初始剂量 4～8g，每日 1 次，根据反应可提高至每日 36g，分 2～4 次服用。

1. West RJ, Lloyd JK. Long-term follow-up of children with familial hypercholesterolaemia treated with cholestyramine. *Lancet* 1980; **ii**: 873–5.
2. Tonstad S, *et al.* Efficacy and safety of cholestyramine therapy in peripubertal and prepubertal children with familial hypercholesterolemia. *J Pediatr* 1996; **129**: 42–9.

抗菌药性结肠炎 考来烯胺可以跟艰难梭菌毒素结合，有一些报道称，在艰难梭菌毒素伴随的腹泻患者经抗菌药治疗后，可用考来烯胺作为万古霉素或甲硝唑的辅助药物或替代品（参见 M37 第163页）。然而有利证据有限，总体来说不推荐这一用途。

胆道疾病 考来烯胺用于缓解胆汁酸吸收障碍伴随的腹泻（参见 M37 第1617页），治疗瘙痒症和原发性胆汁性肝硬变患者的高胆固醇血症（参见 M37 第2354页）。考来烯胺已被用于孕期胆汁淤积的皮肤瘙痒[1]，但这种用法可能与严重的胎儿颅内出血有关[2]。已有报道称考来烯胺治疗先天性非梗阻性非溶血性高胆红素血症[3,4]和硬化性胆囊炎有很好的效果[5]。

1. Jenkins JK, Boothby LA. Treatment of itching associated with intrahepatic cholestasis of pregnancy. *Ann Pharmacother* 2002; **36**: 1462–5.
2. Sadler LC, *et al.* Severe fetal intracranial haemorrhage during treatment with cholestyramine for intrahepatic cholestasis of pregnancy. *Br J Obstet Gynaecol* 1995; **102**: 169–70.
3. Arrowsmith WA, *et al.* Comparison of treatments for congenital nonobstructive nonhaemolytic hyperbilirubinaemia. *Arch Dis Child* 1975; **50**: 197–201.
4. Odièvre M, *et al.* Case of congenital nonobstructive, nonhaemolytic jaundice: successful long-term phototherapy at home. *Arch Dis Child* 1978; **53**: 81–2.
5. Polter DE, *et al.* Beneficial effect of cholestyramine in sclerosing cholangitis. *Gastroenterology* 1980; **79**: 326–33.

糖尿病 胆汁酸在调节碳水化合物代谢方面有作用，一项小型研究显示胆汁酸结合树脂（如考来烯胺）可以降血糖[1]。它们在 2 型糖尿病（见第129页）中的作用目前正在研究中，考来维仑（见第304页）可以作为一种控制血糖的标准治疗的辅助用药。

1. Staels B, Kuipers F. Bile acid sequestrants and the treatment of type 2 diabetes mellitus. *Drugs* 2007; **67**: 1383–92.

腹泻 考来烯胺除了可以治疗胆道疾病（见上文）相关的腹泻（参见 M37 第1517页）外，目前还在研究考来烯胺治疗其他原因引起的腹泻和大便失禁[1-4]。详见上文**抗菌药性结肠炎**。

1. Baert D, *et al.* Chronic diarrhoea in non collagenous microscopic colitis: therapeutic effect of cholestyramine. *Acta Clin Belg* 2004; **59**: 258–62.
2. Balagani R, *et al.* Cholestyramine improves tropical-related diarrhea. *Am J Ther* 2006; **13**: 281–2.
3. Flieger D, *et al.* Phase II clinical trial for prevention of delayed diarrhea with cholestyramine/levofloxacin in the second-line treatment with irinotecan biweekly in patients with metastatic colorectal carcinoma. *Oncology* 2007; **72**: 10–16.
4. Remes-Troche JM, *et al.* Cholestyramine—a useful adjunct for the treatment of patients with fecal incontinence. *Int J Colorectal Dis* 2008; **23**: 189–94.

甲状腺功能亢进症 胆汁酸结合树脂可以结合甲状腺激素，可干扰甲状腺激素的肝肠循环。在给予胆汁酸结合树脂治疗甲状腺功能亢进症（见**考来替泊**下的**对甲状腺功能的影响**，第305页）的患者中，发生血清甲状腺素浓度减少，考来烯胺[1-3]和考来替泊[4]都尝试作为甲状腺功能亢进症的辅助用药（参见 M37 第2086页）。考来烯胺也可用于甲状腺素过量[5,6]。

1. Mercado M, *et al.* Treatment of hyperthyroidism with a combination of methimazole and cholestyramine. *J Clin Endocrinol Metab* 1996; **81**: 3191–3.
2. Tsai W-C, *et al.* The effect of combination therapy with propylthiouracil and cholestyramine in the treatment of Graves' hyperthyroidism. *Clin Endocrinol (Oxf)* 2005; **62**: 521–4.
3. Kaykhaei MA, *et al.* Low doses of cholestyramine in the treatment of hyperthyroidism. *Endocrine* 2008; **34**: 52–5.
4. Hagag P, *et al.* Role of colestipol in the treatment of hyperthyroidism. *J Endocrinol Invest* 1998; **21**: 725–31.
5. Shakir KMM, *et al.* The use of bile acid sequestrants to lower serum thyroid hormones in iatrogenic hyperthyroidism. *Ann Intern Med* 1993; **118**: 112–13.
6. de Luis DA, *et al.* Light symptoms following a high-dose intentional L-thyroxine ingestion treated with cholestyramine. *Horm Res* 2002; **57**: 61–3.

制剂

BP 2010: Colestyramine Oral Powder;
USP 33: Cholestyramine for Oral Suspension.

专利制剂

Arg.: Questran; **Austral.:** Questran; **Austria:** Quantalan; **Belg.:** Questran; **Braz.:** Questran; **Canad.:** Novo-Cholamine; **Cz.:** Questran; Vasosan†; **Denm.:** Questran; **Fin.:** Questran; **Fr.:** Questran; **Ger.:** Colesthexal†; Colestyr; Lipocol; Quantalan; Vasosan; **Gr.:** Questran; **Hong Kong:** Questran†; **Indon.:** Questran; **Irl.:** Questran; **Ital.:** Questran; **Malaysia:** Questran†; **Mex.:** Questran; **Neth.:** Questran; **Norw.:** Questran; **NZ:** Questran; **Pol.:** Vasosan; **Port.:** Questran; **S.Afr.:** Questran; Questran†; Resincolestiramina; **Spain:** Efensol; Lismol†; Resincolestiramina; **Swed.:** Questran; **Switz.:** Ipocol; Quantalan; **Thai.:** Questran; Resincolestiramina; **Turk.:** Kolestran; **UK:** Questran; **USA:** Locholest; Prevalite; Questran.

Colextran Hydrochloride (*rINNM*) 盐酸考来糖酐

Colextran, Chlorhydrate de; Colextrani Hydrochloridum; DEAE-dextran Hydrochloride; Detaxtran Hydrochloride; Diethylaminoethyl-dextran Hydrochloride; Hidrocloruro de colextrán. Dextran 2-(diethylamino)ethyl ether hydrochloride.

Колекстрана Гидрохлорид

CAS — 9015-73-0 (colextran); 9064-91-9 (colextran hydrochloride).
ATC — C10AC03.
ATC Vet — QC10AC03.

简介

考来糖酐属阴离子交换树脂，在肠道中与胆汁酸结合，为脂类调节药，用于高脂血症的治疗（第226页）。它的常用剂量为每日 2～3g，分次口服。

制剂

专利制剂

Ital.: Pulsar; Rationale; **Spain:** Dexide.

Cyclandelate (*BAN*, *rINN*) 环扁桃酯

BS-572; Ciclandelato; Cyclandélate; Cyclandelatum; Cyklandelat; Syklandelaatti. 3,3,5-Trimethylcyclohexyl mandelate.

Цикланделат

$C_{17}H_{24}O_3 = 276.4$.
CAS — 456-59-7.
ATC — C04AX01.
ATC Vet — QC04AX01.
UNII — 41390IOAY2.

Pharmacopoeias. In *Chin.* and *US.*

USP 33（Cyclandelate） 白色结晶性粉末。熔点约 58℃。几乎不溶于水；极易溶于乙醇、乙腈和乙醚。于 40℃的温度条件下贮藏于密闭容器中，允许温度范围 15～30℃。避光。

简介

环扁桃酯属血管舒张药，用于脑血管疾病（第223页）和外周血管病（第234页）。口服给药，初始剂量可达每日 2g，分次服用；常用维持剂量为每日 0.8～1.2g。

制剂

专利制剂

Belg.: Cyclospasmol†; **Fin.:** Cyclospasmol†; **Fr.:** Vascunormyl†; **Ger.:** Natil†; **Gr.:** Cyclophilin; Cyclospasmol; **India:** Martispasmol; **Ital.:** Ciclospasmol†; **Neth.:** Cyclospasmol; **Port.:** Cyclospasmol†; **Swed.:** Cyclomandol†.

Cyclopenthiazide (*BAN*, *USAN*, *rINN*) ⊗环戊噻嗪

Ciclopentiazida; Cyclopenthiaz; Cyclopenthiazidum; Cyklopentiazid; NSC-107679; Su-8341; Syklopentiatsidi. 6-Chloro-3-cyclopentylmethyl-3,4-dihydro-2H-1,2,4-benzothiadiazine-7-sulphonamide 1,1-dioxide.

Циклопентиазид

$C_{13}H_{18}CIN_3O_4S_2 = 379.9$.
CAS — 742-20-1.
ATC — C03AA07.
ATC Vet — QC03AA07.
UNII — VX4S2N85F5.

注：环戊噻嗪的复方制剂可用以下名称表示。

• Co-prenozide（*BAN*）——环戊噻嗪和盐酸氧烯洛尔（1：640）（质量分数）。

Pharmacopoeias. In *Br.*

BP 2010（Cyclopenthiazide） 白色、无臭或几乎无臭粉末。几乎不溶于水；溶于乙醇和丙酮；几乎不溶于氯仿；极微溶于醚。

简介

环戊噻嗪为噻嗪类利尿药，与氢氯噻嗪（第355页）有相似的性质。用于治疗高血压（第228页）和水肿［包括心力衰竭伴随的水肿（第224页）］。

利尿作用口服 1～3h 内出现，4～8h 达最强，持续约 12h。

用于高血压的治疗常用每日剂量为 250～500μg，单独使用或与其他抗高血压药物合用。治疗水肿常用初始剂量为每日口服 250～500μg；心力衰竭患者日剂量可用 1mg，但进一步提高剂量极少有益。维持治疗时剂量应降至最低有效剂量。

卟啉病 环戊噻嗪用于卟啉病患者被认为是不安全的，尽管生原卟啉的实验证据存在矛盾。

制剂

BP 2010: Cyclopenthiazide Tablets.
专利制剂

UK: Navidrex.

多组分制剂 **Hong Kong:** Navispare; **S.Afr.:** Lenurex-K†; **UK:** Navispare; Trasidrex.

Dabigatran (*USAN*, *rINN*) 达比加群

BIBR-953; BIBR-953ZW; Dabigatrán; Dabigatranum. N-({2-[(p-Amidinoanilino)methyl]-1-methyl-5-benzimidazolyl}carbonyl)-N-2-pyridyl-β-alanine.

Дабигатран

$C_{25}H_{25}N_7O_3 = 471.5$.
CAS — 211914-51-1.
ATC — B01AE07.
ATC Vet — QB01AE07.
UNII — I0VM4M70GC.

Dabigatran Etexilate (USAN, rINN) 达比加群酯

BIBR-1048; BIBR-1048/BS/RS1; Dabigatran Etexilate; Dabigatrán etexilato; Dabigatranum Etexilatum. Ethyl 3-({2-({[4-({[(hexyloxy)carbonyl]amino}iminomethyl)phenyl]amino}methyl)-1-methyl-1H-benzimidazol-5-yl]carbonyl}(pyridin-2-yl)amino)propanoate.

Дабигатран Этексилат

$C_{34}H_{41}N_7O_5 = 627.7$.
CAS — 211915-06-9.
ATC — B01AE07.
ATC Vet — QB01AE07.
UNII — 2E18WX195X.

Dabigatran Etexilate Mesilate (rINNM) 达比加群酯磺酸盐

BIBR-1048MS; Dabigatran Étexilate, Mésilate de; Dabigatran Etexilate Mesylate (USAN); Dabigatrani Etexilati Mesilas; Mesilato de dabigatrán etexilato.

Дабигатрана Этексилата Мезилат

$C_{35}H_{45}N_7O_8S = 723.8$.
CAS — 593282-20-3.
ATC — B01AE07.
ATC Vet — QB01AE07.
UNII — SC7NUW5IIT.

不良反应和处置

达比加群主要的不良反应是出血。有报道称它可以提高肝药酶活性，但较少见。目前没有达比加群的解毒剂。如果发生出血并发症，需立即停止达比加群，并可以考虑手术止血或输入新鲜冰冻血液止血。

注意事项

达比加群不能用于临床严重出血患者或有出血倾向的患者。应注意在肝肾损伤患者中的使用（后者应减少剂量，见下文用途和用法项下肾损伤），禁用于肌酐清除率小于30ml/min的患者。

药物相互作用

达比加群不能与影响凝血的药物合用，如抗凝血药、血栓溶解药以及抗血小板药物。由于达比加群可引起出血，所以与NSAIDs合用应注意。达比加群是外排转运P蛋白白的底物，影响外排转运P蛋白的药物合用时会产生药物相互作用，禁止与奎尼丁合用，服用胺碘酮或维拉帕米的患者应减少达比加群的用量（见下用途和用法）。

药动学

口服给药时，达比加群酯通过酯酶催化反应可快速完全水解为其活性代谢物达比加群。给药达比加群酯时，达比加群的口服生物利用度约为6.5%。达比加群的血浆峰浓度出现在口服给药后0.5~2h。食物可延迟达峰时间，但不会影响生物利用度。在有限范围内代谢为活性葡萄糖醛基结合物，大约85%达比加群经尿液排出。最终血浆半衰期为12~17h。达比加群可经透析去除。

1. Stangier J. Clinical pharmacokinetics and pharmacodynamics of the oral direct thrombin inhibitor dabigatran etexilate. Clin Pharmacokinet 2008; 47: 285–95.

用途和用法

达比加群是一种凝血酶直接抑制药，用于一些骨科手术患者的静脉血栓栓塞（第244页），也可用于其他血栓栓塞症。

达比加群磺酸盐口服给药的前药是达比加群酯。通常初始剂量相当于110mg达比加群，在术后1~4h内给药，随后每日220mg。服用胺碘酮和维拉帕米的患者应减少达比加群的剂量至每日150mg。老年患者和肾损伤患者也要减少用量（见下文）。膝关节置换术后持续给药10天，髋关节置换术后持续给药28~35天。

1. Eriksson BI, et al. Oral dabigatran etexilate vs. subcutaneous enoxaparin for the prevention of venous thromboembolism after total knee replacement: the RE-MODEL randomized trial. J Thromb Haemost 2007; 5: 2178–85.
2. Eriksson BI, et al. RE-NOVATE Study Group. Dabigatran etexilate versus enoxaparin for prevention of venous thromboembolism after total hip replacement: a randomised, double-blind, non-inferiority trial. Lancet 2007; 370: 949–56.
3. Ezekowitz MD, et al. Dabigatran with or without concomitant aspirin compared with warfarin alone in patients with nonvalvular atrial fibrillation (PETRO Study). Am J Cardiol 2007; 100: 1419–26.
4. Sanford M, Plosker GL. Dabigatran etexilate. Drugs 2008; 68: 1699–1709.
5. Ginsberg JS, et al. RE-MOBILIZE Writing Committee. Oral thrombin inhibitor dabigatran etexilate vs North American enoxaparin regimen for prevention of venous thromboembolism after knee arthroplasty surgery. J Arthroplasty 2009; 24: 1–9.
6. Wolowacz SE, et al. Efficacy and safety of dabigatran etexilate for the prevention of venous thromboembolism following total hip or knee arthroplasty: a meta-analysis. Thromb Haemost 2009; 101: 77–85.
7. Connolly SJ, et al. RE-LY Steering Committee and Investigators. Dabigatran versus warfarin in patients with atrial fibrillation. N Engl J Med 2009; 361: 1139–51.
8. Schulman S, et al. RE-COVER Study Group. Dabigatran versus warfarin in the treatment of acute venous thromboembolism. N Engl J Med 2009; 361: 2342–52.
9. Siddiqui FM, Qureshi AI. Dabigatran etexilate, a new oral direct thrombin inhibitor, for stroke prevention in patients with atrial fibrillation. Expert Opin Pharmacother 2010; 11: 1403–11.
10. Dahl OE, Huisman MV. Dabigatran etexilate: advances in anticoagulation therapy. Expert Rev Cardiovasc Ther 2010; 8: 771–4.
11. Maegdefessel L, et al. New options with dabigatran etexilate in anticoagulant therapy. Vasc Health Risk Manag 2010; 6: 339–49.

老年人用法 关于年龄大于75岁的患者使用达比加群的临床经验有限，在老年受试者[1]中出现药物血浆浓度升高，建议在老年患者中应减少用药剂量。英国注册药品信息建议术后1~4h内，达比加群酯（以磺酸盐的形式）初始剂量为75mg，随后每日150mg，膝关节置换术后应持续给药10天，髋关节置换术后持续给药28~35天。

1. Stangier J, et al. Pharmacokinetics and pharmacodynamics of the direct oral thrombin inhibitor dabigatran in healthy elderly subjects. Clin Pharmacokinet 2008; 47: 47–59.

在肾损伤中的用法 达比加群主要经肾消除，但关于肾损伤的临床经验有限。达比加群禁用于肌酐清除率小于30ml/min的患者。肌酐清除率在30~50ml/min的患者，术后1~4h内的初始剂量相当于75mg达比加群酯，随后每日150mg，膝关节置换术后持续给药10天，髋关节置换术后持续给药28~35天。服用维拉帕米的肾损伤患者每日最大剂量为75mg。

1. Stangier J, et al. Influence of renal impairment on the pharmacokinetics and pharmacodynamics of oral dabigatran etexilate: an open-label, parallel-group, single-centre study. Clin Pharmacokinet 2010; 49: 259–68.

制剂

专利制剂

Arg.: Pradaxa; **Austral.:** Pradaxa; **Canad.:** Pradax; **Chile:** Pradaxa; **Cz.:** Pradaxa; **Denm.:** Pradaxa; **Gr.:** Pradaxa; **Hung.:** Pradaxa; **Irl.:** Pradaxa; **Malaysia:** Pradaxa; **NZ:** Pradaxa; **Pol.:** Pradaxa; **Port.:** Pradaxa; **Rus.:** Pradaxa (Прадакса); **UK:** Pradaxa.

Dalteparin Sodium (BAN, USAN, rINN) 达肝素钠

Dalteparininatrium; Dalteparin sodná sůl; Dalteparin Sodyum; Dalteparina sódica; Daltéparine sodique; Dalteparinnatrium; Dalteparin-nátrium; Dalteparino natrio druska; Dalteparinum natricum; Dalteparyna sodowa; Kabi-2165; Tedelparin Sodium.

Дальтепарин Натрий

CAS — 9041-08-1.
ATC — B01AB04.
ATC Vet — QB01AB04.
UNII — I2M44VTJ7B.

Pharmacopoeias. In Eur. (see p.vii).

Ph. Eur. 6.8 （Dalteparin Sodium） 为猪肠黏膜肝素经亚硝酸解聚得到的低分子量肝素的钠盐。大多数成分含有非还原端 2-O-sulfo-α-L-idopyranosuronic acid 结构，还原端 6-O-磺基-2,5-脱水-D-甘露醇结构。平均相对分子量为5600~6400，特征性分子量值为6000。相对分子量低于3000的链低于13%（质量分数），相对分子量高于8000的链所占为15.0%~25.0%（质量分数）。每个二糖基团的硫酸盐化程度为2.0~2.5。以干物质计，每毫克的抗因子Ⅹa活性效价为110~210U，抗因子Ⅹa与抗因子Ⅱa活性效价之比为1.9~3.2。

单位

参见**低分子量肝素**，第376页。

不良反应、处置和注意事项

参见**低分子量肝素**，第376页。

达肝素引起的严重出血可由静脉缓慢注射硫酸鱼精蛋白缓解；1mg硫酸鱼精蛋白可起到100U达肝素的作用。

药物相互作用

参见**低分子量肝素**，第376页。

药动学

皮下给药后达肝素几乎完全吸收，生物利用度约87%。约4h后血浆活性达到峰值。消除半衰期静脉注射给药时为2h，皮下给药时为3~5h。达肝素经肾排泄，在肾损伤患者消除半衰期可延长。

用途和用法

达肝素钠属低分子量肝素（第376页），有抗凝血作用。用于静脉血栓栓塞的预防和治疗（第244页），并用于体外循环中防止凝血。也用于不稳定性心绞痛（第215页）。

达肝素经皮下或静脉注射给药。剂量以其抗因子Ⅹa活性等效单位来表示。

预防手术操作中的**静脉血栓栓塞**，达肝素常于手术前起用。

- 对于有中度血栓形成风险的患者，手术前1~2h静脉或皮下给予2500U的达肝素钠，之后每日1次给予2500U，持续5~7天或直到患者可完全下床走动。
- 对诸如正接受矫形手术的高危患者，术前1~2h和术后8~12h分别给予2500U，之后每日使用5000U。或者，术前1日晚上给予5000U，之后的每晚给予5000U。髋关节置换术后这一剂量可持续使用达5周。
- 对髋关节置换术患者建议略去术前给药，在术后4~8h首次给药2500U，以后每日5000U。
- 内科患者用于预防时，可每日1次给予5000U，使用14天或更长。

用于治疗已确诊的深部静脉血栓形成或肺动脉栓塞或二者兼有的患者，达肝素钠皮下每日给药200U/kg，给药1次，或对孕妇和出血并发症的高危患者，分2次使用。最大推荐日剂量为18000U（对于孕妇，应通过早期测定调节给药剂量）。

症状性静脉血栓栓塞患者和癌症患者可皮下注射200U/kg，每日1次，30天。随后5个月，150U/kg，每日1次。建议每日最大剂量为18000U/kg。对于化疗引起的血小板减少症患者；当血小板数小于100000个/mm³ 时，每日剂量应减少为2500U，若血小板计数小于50000个/mm³，应立即停药。

慢性肾损伤的成年患者**血液透析**或**超滤**过程中，用于防止体外循环凝血，可静脉注射达肝素钠30~40U/kg，之后每小时静脉输注10~15U/kg。对持续时间短于4h的血液透析或超滤，可1次注射5000U。对出血并发症高危患者或急性肾功能衰竭患者，达肝素钠剂量应酌减，静脉注射5~10U/kg，之后每小时输注4~5U/kg。

治疗**不稳定性心绞痛**，每12h皮下给达肝素钠120U/kg；最大剂量为每12h 10000U。治疗持续5~8天，同时给予小剂量阿司匹林。对等候进行血管再形成术且抗凝治疗需要8天以上疗程的患者，可每12h给予5000U（70kg以上男性或80kg以上女性使用7500U），可连用达45天直到手术完成。

儿童用法，见下文。

1. Dunn CJ, Sorkin EM. Dalteparin sodium: a review of its pharmacology and clinical use in the prevention and treatment of thromboembolic disorders. Drugs 1996; 52: 276–305.
2. Howard PA. Dalteparin: a low-molecular-weight heparin. Ann Pharmacother 1997; 31: 192–203.
3. Dunn CJ, Jarvis B. Dalteparin: an update of its pharmacological properties and clinical efficacy in the prophylaxis and treatment of thromboembolic disease. Drugs 2000; 60: 203–37.
4. Kalani M, et al. Effect of dalteparin on healing of chronic foot ulcers in diabetic patients with peripheral arterial occlusive disease: a response, randomized, double-blind, placebo-controlled study. Diabetes Care 2003; 26: 2575–80.
5. Pineo GF, Hull RD. Dalteparin: pharmacological properties and clinical efficacy in the prophylaxis and treatment of thromboembolic diseases. Eur J Med Res 2004; 9: 215–24.
6. Bick RL. Cancer-associated thrombosis: focus on extended therapy with dalteparin. J Support Oncol 2006; 4: 115–20.
7. Linkins LA. Management of venous thromboembolism in patients with cancer: role of dalteparin. Vasc Health Risk Manag 2008; 4: 279–87.

儿童用法 英国未规定达肝素钠在儿童中使用，但BNFC 2010/11建议应按下列要求对新生儿和12岁以下儿童进行皮下给药：

- 对于预防静脉血栓栓塞 100U/kg，每日 1 次；
- 对于治疗静脉血栓栓塞 100U/kg，每日 2 次。
  12 岁及以上儿童按成人剂量给药（见上文）。

制剂
专利制剂
Arg.: Ligofragmin; *Austral.:* Fragmin; *Austria:* Fragmin; *Belg.:* Fragmin; *Braz.:* Fragmin; *Canad.:* Fragmin; *Chile:* Fragmin; *Cz.:* Fragmin; *Denm.:* Fragmin; *Fin.:* Fragmin; *Fr.:* Fragmine; *Ger.:* Fragmin; *Gr.:* Fragmin; *Hong Kong:* Fragmin; *Hung.:* Fragmin; *Israel:* Fragmin; *Ital.:* Fragmin; *Mex.:* Fragmin; *Neth.:* Fragmin; *Norw.:* Fragmin; *NZ:* Fragmin; *Philipp.:* Eurodal; Fragmin†; *Pol.:* Fragmin; *Port.:* Fragmin; *Rus.:* Fragmin (Фрагмин); *S.Afr.:* Fragmin; *Singapore:* Fragmin; *Spain:* Fragmin; *Swed.:* Fragmin; *Switz.:* Fragmin; *Turk.:* Fragmin; *UK:* Fragmin; *Ukr.:* Fragmin (Фрагмин); *USA:* Fragmin; *Venez.:* Fragmin.

Danaparoid Sodium (BAN, USAN, rINN) 达那肝素钠

Danaparoid sodná sůl; Danaparoid sodowy; Danaparoide sódico; Danaparoïde sodique; Danaparoidum natricum; Lomoparan; Org-10172.

Данапароид Натрий
CAS — 83513-48-8.
ATC — B01AB09.
ATC Vet — QB01AB09.

Pharmacopoeias. In *Eur.* (see p.vii).

Ph. Eur. 6. 8 （Danaparoid Sodium）包含存在于猪组织中的硫酸化氨基葡聚糖混合物的钠盐的制剂。由猪肠黏膜制备，主成分为硫类肝素（硫酸乙酰肝素）（第448页）和硫酸皮肤素（第309页）。以干物质计计，每毫克抗因子 Xa 效价为 11.0～17.0。白色或类白色吸湿性粉末。易溶于水。1% 水溶液的 pH 值为 5.5～7.0。贮藏于密闭容器中。

不良反应和处置
达那肝素钠使用后可能发生出血，虽然与肝素相比出血风险可能有所降低。对肝酶可能有短暂诱导效应。其他不良反应包括超敏反应、血小板减少和注射部位疼痛。

硫酸鱼精蛋白只能部分中和达那肝素钠的抗凝效应，不能依赖其作为超剂量导致的严重出血的救治药。

注意事项
参见**肝素**，第351页。

对于使用肝素后发生血小板减少症的患者，如果体外试验显示有交叉反应，那么不能使用达那肝素钠。

药动学
达那肝素钠皮下给药后吸收良好，4～5h 后抗因子 Xa 活性达峰值。抗因子 Xa 活性和抗因子 IIa（抗纤凝蛋白酶）活性半衰期分别为 25h 和 7h。达那肝素钠经尿排泄。

用途和用法
达那肝素钠属低分子量肝素，为抗凝血药，与肝素相似（第352页），可增强抗凝血酶III的作用。与低分子量肝素（第376页）类似，抗因子 Xa 活性和抗因子 IIa 活性之比高于肝素，被认为是比低分子量肝素选择性更强的 Xa 因子抑制剂。因此达那肝素钠被认为有更低的出血并发症发生率，尽管这一点尚未证实。

达那肝素钠用于预防接受手术的患者发生静脉血栓栓塞（第244页）。证实在无交叉反应情况下，可作为肝素诱导的血小板减少患者的抗凝血药，用于预防和治疗。达那肝素钠在急性缺血性脑卒中的应用也有研究。

达那肝素钠剂量以其抗因子 Xa 活性等效单位来表示。**静脉血栓栓塞**预防时，皮下注射 750U，每日 2 次，使用 7～10 天，首次剂量应在手术前 1～4h 给予。

肝素诱导的血小板减少症患者需要抗凝治疗时，静脉注射达那肝素钠。初始剂量为 2500U（体重低于 55kg 者 1250U，高于 90kg 者 3750U）之后 2h 内每小时注 400U，再后的 2h 内每小时输注 300U，以后 5 天内每小时 200U。对肾损伤者或体重高于 90kg 者推荐监测血浆抗因子 Xa 活性。

儿童用法，见下文。

1. Skoutakis VA. Danaparoid in the prevention of thromboembolic complications. *Ann Pharmacother* 1997; **31:** 876–87.
2. Wilde MI, Markham A. Danaparoid: a review of its pharmacology and clinical use in the management of heparin-induced thrombocytopenia. *Drugs* 1997; **54:** 903–24.
3. Ibbotson T, Perry CM. Danaparoid: a review of its use in thromboembolic and coagulation disorders. *Drugs* 2002; **62:** 2283–2314.
4. Magnani HN, Gallus A. Heparin-induced thrombocytopenia (HIT): a report of 1,478 clinical outcomes of patients treated with danaparoid (Orgaran) from 1982 to mid-2004. *Thromb Haemost* 2006; **95:** 967–81.

5. Schindelwolf M, et al. Danaparoid in der Schwangerschaft bei Heparinunverträglichkeit–Einsatz in 59 Fällen. *Hamostaseologie* 2007; **27:** 89–97.
6. Magnani HN. An analysis of clinical outcomes of 91 pregnancies in 83 women treated with danaparoid (Organ). *Thromb Res* 2010; **125:** 297–302.
7. Magnani HN. A review of 122 published outcomes of danaparoid anticoagulation for intermittent haemodialysis. *Thromb Res* 2010; **125:** e171–e176.

儿童用法 英国未授权儿童使用达那肝素，*BNFC 2010/11* 建议达那肝素可以治疗新生儿静脉血栓栓塞和 16 岁以下儿童的华法林引发的血栓栓塞，初始静脉注射剂量为 30U/kg（体重低于 55kg 的患者，最大剂量为 1250U，体重大于 55kg 患者，最大剂量为 2500U），随后每小时静脉滴注 1.2～2U/kg，根据凝血情况确定滴注速度。

制剂
专利制剂
Austral.: Orgaran; *Austria:* Orgaran; *Belg.:* Orgaran; *Canad.:* Orgaran; *Fr.:* Orgaran; *Ger.:* Orgaran; *Gr.:* Orgaran; *Irl.:* Orgaran; *Neth.:* Orgaran; *NZ:* Orgaran; *Port.:* Orgaran; *Swed.:* Orgaran; *Switz.:* Orgaran; *UK:* Orgaran.

Debrisoquine Sulfate (rINNM) 硫酸异喹胍

Debrisoquin Sulfate (USAN); Débrisoquine, Sulfate de; Debrisoquine Sulphate (BANM); Debrisoquini Sulfas; Isocaramidine Sulfate; Ro-5-3307/1; Sulfato de debrisoquina. 1,2,3,4-Tetrahydroisoquinoline-2-carboxamidine sulfate.

Дебризохина Сульфат
(C₁₀H₁₃N₃)₂,H₂SO₄ = 448.5.
CAS — 1131-64-2 (debrisoquine); 581-88-4 (debrisoquine sulfate).
ATC — C02CC04.
ATC Vet — QC02CC04.
UNII — Q94064N9NW.

(debrisoquine)

Pharmacopoeias. In *Br.*

BP 2010 （Debrisoquine Sulfate） 白色，无臭或几乎无臭的结晶性粉末。少量溶于水；微溶于乙醇；几乎不溶于氯仿和乙醚。3% 水溶液的 pH 为 5.3～6.8。避光。

不良反应、处置和注意事项
参见**单硫酸胍乙啶**，第349页。

硫酸异喹胍罕有发生腹泻情况。不应突然停止治疗，因为这可能引起反跳性高血压。

异喹胍的代谢受遗传多态性影响，在代谢者对药物不发生或很轻微的反应，在非代谢者可反应明显。

药物相互作用
参见**单硫酸胍乙啶**，第349页。

药动学
异喹胍胃肠道吸收迅速，主要代谢产物为 4-羟基异喹胍，代谢受遗传多态性影响。一项对 15 名高血压患者和 4 名健康受试者的研究[1]提示，异喹胍经前代谢成为 4-羟基异喹胍，但表现为可饱和的。因此异喹胍剂量的增加可能产生血压不成比例降低。估计异喹胍和 4-羟基异喹胍的消除半衰期分别为 11.5～26h 和 5.8～14.5h。

1. Silas JH, et al. The disposition of debrisoquine in hypertensive patients. *Br J Clin Pharmacol* 1978; **5:** 27–34.

遗传多态性 异喹胍与司巴丁和一些其他药物，均为细胞色素 P450 同工酶 CYP2D6 的底物，这一多态性酶由 22 号染色体所编码。这一基因为纯合子或有突变体等位基因的患者体内此酶表达很少或不表达，对这些药物代谢很弱。在高加索人种中这种弱代谢表现型的人数约占 5%，而对其他基因种群的研究提示这一比率为 2%～10%，尽管在有些种族（如日本人）中，代谢力低于其他存在有明显证实。异喹胍代谢力低下者不能充分地将药物 4-羟基化为无活性代谢物，因此易于发生过度低血压。广泛的系列药物由相同的酶代谢。患者使

用许多其他药物时，其多态性产生的临床后果的严重程度取决于母体药物与代谢物的相对活性、利用度和其他代谢途径的相对重要性。可给予经此酶代谢的一种药物，一定时间后测定收集的尿中母药与代谢物来确定患者的表现型，但 DNA 的检测可能是更为方便和安全的选择。

1. Relling MV. Polymorphic drug metabolism. *Clin Pharm* 1989; **8:** 852–63.
2. Zanger UM, et al. Cytochrome P450 2D6: overview and update on pharmacology, genetics, biochemistry. *Naunyn Schmiedebergs Arch Pharmacol* 2004; **369:** 23–37.
3. Llerena A, et al. Pharmacogenetics of debrisoquine and its use as a marker for CYP2D6 hydroxylation capacity. *Pharmacogenomics* 2009; **10:** 17–28.

用途和用法
异喹胍为抗高血压药，作用和用法与胍乙啶相似（第349页），但造成的去甲肾上腺素储备耗竭较少。口服异喹胍后 4～10h 起效，作用持续 9～24h。它用于高血压的治疗（第228页），但广泛被其他药物所取代。

异喹胍用于鉴别代谢表现型，见上文**遗传多态性**。

Defibrotide (BAN, rINN) 去纤苷

Defibrotida; Défibrotide; Defibrotidum.

Дефибротид
CAS — 83712-60-1.
ATC — B01AX01.
ATC Vet — QB01AX01.
UNII — 438HCF2X0M.

简介
去纤苷由牛肺中多聚脱氧核糖核苷酸组成；分子量为 45000～55000。从猪组织中获取的分子量较低的制剂也被应用。去纤苷有抗凝血和抗纤维蛋白溶解性质，尽管其机制尚不清楚；表现为其可提高前列腺素 E₂ 和前列环素的水平，以改变血小板活性，并在提高组织型纤维蛋白溶酶原水平的同时减少组织纤维蛋白溶酶原激活剂抑制物的水平。用于血栓性疾病的治疗。口服与胃肠外途径都有应用，最高日剂量 800mg。

去纤苷在肝静脉阻塞病和血栓性血小板减少性紫癜中的应用正在研究中。

1. Palmer KJ, Goa KL. Defibrotide: a review of its pharmacodynamic and pharmacokinetic properties, and therapeutic use in vascular disorders. *Drugs* 1993; **45:** 259–94.
2. Richardson PG, et al. Treatment of severe veno-occlusive disease with defibrotide: compassionate use results in response without significant toxicity in a high-risk population. *Blood* 1998; **92:** 737–44.
3. Pogliani EM, et al. Defibrotide in recurrent thrombotic thrombocytopenic purpura. *Clin Appl Thromb Hemost* 2000; **6:** 69–70.
4. Chopra R, et al. Defibrotide for the treatment of hepatic veno-occlusive disease: results of the European compassionate-use study. *Br J Haematol* 2000; **111:** 1122–9.
5. Corti P, et al. Defibrotide as a promising treatment for thrombotic thrombocytopenic purpura in patients undergoing bone marrow transplantation. *Bone Marrow Transplant* 2002; **29:** 542–3.
6. Richardson PG, et al. Multi-institutional use of defibrotide in 88 patients after stem cell transplantation with severe veno-occlusive disease and multisystem organ failure: response without significant toxicity in a high-risk population and factors predictive of outcome. *Blood* 2002; **100:** 4337–43.
7. Kornblum N, et al. Defibrotide, a polydisperse mixture of single-stranded phosphodiester oligonucleotides with lifesaving activity in severe hepatic veno-occlusive disease: clinical outcomes and potential mechanisms of action. *Oligonucleotides* 2006; **16:** 105–14.
8. Ho VT, et al. Hepatic veno-occlusive disease after hematopoietic stem cell transplantation: update on defibrotide and other current investigational therapies. *Bone Marrow Transplant* 2008; **41:** 229–37.
9. Qureshi A, et al. Defibrotide in the prevention and treatment of veno-occlusive disease in autologous and allogeneic stem cell transplantation in children. *Pediatr Blood Cancer* 2008; **50:** 831–2.
10. Morabito F, et al. Insights into defibrotide: an updated review. *Expert Opin Biol Ther* 2009; **9:** 763–72.

不良反应 有报道称1名使用去纤苷治疗静脉瓣膜功能不全的患者发生过敏反应[1]。皮肤点刺试验阳性证实其为 I 型超敏反应。

1. Artesani MC. Anaphylactic shock to defibrotide. *Allergy* 2006; **61:** 1022.

制剂
专利制剂
Gr.: Noravid; *Ital.:* Noravid; Prociclide.

Delapril Hydrochloride (*USAN，rINNM*) 盐酸地拉普利

Alindapril Hydrochloride; CV-3317; Délapril, Chlorhydrate de; Delaprili Hydrochloridum; Hidrocloruro de delapril; Indalapril Hydrochloride; REV-6000A. Ethyl (*S*)-2-{[(*S*)-1-(carboxymethyl-2-indanylcarbamoyl)ethyl]amino}-4-phenylbutyrate hydrochloride.

Делаприла Гидрохлорид
$C_{26}H_{32}N_2O_5$,HCl = 489.0.
CAS — 83435-66-9 (delapril); 83435-67-0 (delapril hydrochloride).
ATC — C09AA12.
ATC Vet — QC09AA12.
UNII — 2SMM3M5ZMH.

(delapril)

简介

地拉普利为 ACEI（第248页），在体内转化为两种代谢产物，其活性来源于此。治疗高血压（第228页）以盐酸化物形式口服使用，常用维持剂量为每日 30～60mg，分 2 次服用。

1. McCormack PL, Keating GM. Delapril/manidipine. *Drugs* 2006; 66: 961–9.

制剂

专利制剂
Austria: Delacard†; **Gr.:** Delacard; **Ital.:** Delaket; **Jpn:** Adecut; **Malaysia:** Cupressin†; **Philipp.:** Cupressin; **Singapore:** Cupressin; **Spain:** Beniod; Trinordiol; **Turk.:** Delaket.

多组分制剂 **Austria:** Delapride; Vivace; **Braz.:** Hipertil; **Ger.:** Vivace; **Gr.:** Dinapres; Vivace; **Ital.:** Delapride; Dinapres; **Turk.:** Delapride.

Denopamine (*rINN*) 地诺帕明

Denopamina; Dénopamine; Denopaminum; TA-064. (–)-(*R*)-α-{[(3,4-Dimethoxyphenethyl)amino]methyl}-*p*-hydroxybenzyl alcohol.

Денопамин
$C_{18}H_{23}NO_4$ = 317.4.
CAS — 71771-90-9.
UNII — V5F60UPD8P.

简介

地诺帕明为拟交感神经类药（第448页），有 β1 受体选择性激动活性。作为部分激动剂起作用（见第473页扎莫特罗），治疗心力衰竭时，口服每日 15～30mg，分 3 次给药。

制剂

专利制剂
Jpn: Kalgut.

Dermatan Sulfate 硫酸皮肤素

Chondroitin Sulfate B; Dermatán, sulfato de; Dermatan Sulphate; LMW-DS (depolymerised dermatan sulfate); MF-701; OP-370 (depolymerised dermatan sulfate).

Дерматан Сульфат; Дерматансульфат
CAS — 24967-94-0 (dermatan sulfate).
ATC — B01AX04.
ATC Vet — QB01AX04.

Dermatan Sulfate Sodium 硫酸皮肤素钠

Chondroitin Sulfate B Sodium; Dermatan Sulphate Sodium.

Дерматана Сульфат Натрия
CAS — 54328-33-5.
ATC — B01AX04.
ATC Vet — QB01AX04.

简介

硫酸皮肤素为天然氨基葡聚糖，作为抗凝血药用于静脉血栓栓塞（第244页）的治疗。以钠盐形式给药，日剂量为 100～300mg，肌内注射。对血栓栓塞高危患者（如接受矫形手术者），剂量可增加至 300mg，每日 2 次。

硫酸皮肤素为舒洛地希（第448页）的成分，其钠盐为达肝素钠（第307页）的成分。

硫酸皮肤素治疗静脉血栓栓塞、肝素诱导的血小板减少症以及血液透析中抗凝的应用正在研究中。低分子量（解聚）硫酸皮肤素也有研究。

1. Dawes J, *et al*. The pharmacokinetics of dermatan sulphate MF701 in healthy human volunteers. *Br J Clin Pharmacol* 1991; 32: 361–6.
2. Gianese F, *et al*. The pharmacokinetics and pharmacodynamics of dermatan sulphate MF701 during haemodialysis for chronic renal failure. *Br J Clin Pharmacol* 1993; 35: 335–9.
3. Miglioli M, *et al*. Bioavailability of Desmin, a low molecular weight dermatan sulfate, after subcutaneous administration to healthy volunteers. *Int J Clin Lab Res* 1997; 27: 195–8.
4. Nenci GG. Dermatan sulphate as an antithrombotic drug. *Pathophysiol Haemost Thromb* 2002; 32: 303–7.
5. Yamada S, Sugahara K. Potential therapeutic application of chondroitin sulfate/dermatan sulfate. *Curr Drug Discov Technol* 2008; 5: 289–301.

制剂

专利制剂
Ital.: Aclotan†; Mistral; **Port.:** Venorix.

Deserpidine (*BAN，rINN*) 地舍平

Canescine; Deserpidiini; Deserpidin; Deserpidina; Déserpidine; Deserpidinum; 11-Desmethoxyreserpine; Raunormine; Recanescine. Methyl 11-demethoxy-*O*-(3,4,5-trimethoxybenzoyl)reserpate.

Дезерпидин
$C_{32}H_{38}N_2O_8$ = 578.7.
CAS — 131-01-1.
ATC — C02AA05.
ATC Vet — QC02AA05.
UNII — 9016E3VB47.

简介

地舍平为从白毛萝芙木根部提取出的酯生物碱。性质与利血平（第429页）相似。用于高血压和精神病的治疗。

Desirudin (*BAN，USAN，rINN*) 地西卢定

CGP-39393; Desirudiini; Desirudina; Désirudine; Desirudinum; Desulphatohirudin. 63-Desulfohirudin (*Hirudo medicinalis* isoform HV1).

Дезирудин
$C_{287}H_{440}N_{80}O_{110}S_6$ = 6963.4.
CAS — 120993-53-5.
ATC — B01AE01.
ATC Vet — QB01AE01.
UNII — U0JZ726775.

VVYTDCTESG	QNLCLCEGSN	VCGQGNKCIL
GSDGEKNQCV	TGEGTPKPQS	HNDGDFEEIP
EEYLQ		

不良反应和注意事项

参见来匹卢定，第370页。
动物实验观察到致畸现象。

药物相互作用

参见来匹卢定，第370页。

药动学

地西卢定皮下注射给药后 1～3h 达最大血浆浓度。经肾代谢与排泄，40%～50%以原形经尿排出。地西卢定皮下或静脉注射后清除半衰期为 2～3h。

1. Lefèvre G, *et al*. Effect of renal impairment on the pharmacokinetics and pharmacodynamics of desirudin. *Clin Pharmacol Ther* 1997; 62: 50–9.

用途和用法

地西卢定为重组水蛭素（第354页），是直接凝血酶抑制剂，与来匹卢定（第370页）作用相似。作为抗凝血药，用于接受矫形手术患者的静脉血栓栓塞（第244页）的预防。在心肌梗死和不稳定性心绞痛等动脉血栓疾病和作为血管成形术中的辅助药物（见来匹卢定的用途和用法项下缺血性心脏病，第370页）的应用正在研究中。

预防静脉血栓栓塞，地西卢定皮下给药 15mg 每日 2 次，首次剂量在手术前 5～15min 给予，但若使用局部麻醉药，应在其之后给予地西卢定。治疗一直持续到患者能完全下床走动为止，常为 9 天，最多 12 天。

对有肝或肾损伤或出血风险增大的患者，应该用活化的部分凝血活酶时间（APTT）监测对地西卢定的反应。肾损伤患者可能需要减少剂量（见下文）。

1. Matheson AJ, Goa KL. Desirudin: a review of its use in the management of thrombotic disorders. *Drugs* 2000; 60: 679–700.

在肾损伤中的用法 地西卢定用于肾损伤患者应减少剂量，且应每日检测肌酐清除率（CC）和活化部分凝血活酶时间（APTT）。美国注册药品信息建议按如下剂量服用：
- 肌酐清除率 31～60ml/(min·1.73m²)，首剂量为 5mg，每 12h 服用一次，随后根据 APTT 调整药剂量；
- 肌酐清除率小于 31ml/(min·1.73m²)，首剂量为 1.7mg，每 12h 服用一次，随后根据 APTT 调整药剂量。

然而，一项关于中度肾损伤患者（肌酐清除率31～60ml/min）的药物学研究[1]数据建议，标准剂量为皮下注射 15mg，每日 2 次，且不需检测 APTT。

1. Nafziger AN, Bertino JS. Desirudin dosing and monitoring in moderate renal impairment. *J Clin Pharmacol* 2010; 50: 614–22.

制剂

专利制剂
Austral.: Revasc†; **Cz.:** Revasc; **Fr.:** Revasc; **Ger.:** Revasc†; **Gr.:** Revasc; **Hung.:** Revasc†; **Irl.:** Revasc; **Neth.:** Revasc; **NZ:** Revasc; **Port.:** Revasc; **Spain:** Revasc; **Switz.:** Revasc†; **USA:** Iprivask.

Deslanoside (*BAN，rINN*) 去乙酰毛花苷

Deacetyl-lanatoside C; Desacetyl-lanatoside C; Deslanosid; Deslanosídeo; Deslanosidi; Deslanósido; Deslanosidum; Deslanozidas; Dezlanozid. 3-[(O-β-D-Glucopyranosyl-(1→4)-O-2,6-dideoxy-β-D-*ribo*-hexopyranosyl-(1→4)-O-2,6-dideoxy-β-D-*ribo*-hexopyranosyl-(1→4)-O-2,6-dideoxy-β-D-*ribo*-hexopyranosyl)oxy]-12,14-dihydroxy-3β,5β,12β-card-20(22)-enolide.

Дезланозид
$C_{47}H_{74}O_{19}$ = 943.1.
CAS — 17598-65-1.
ATC — C01AA07.
ATC Vet — QC01AA07.
UNII — YGY317RK75.

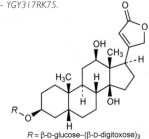

R = β-D-glucose-(β-D-digitoxose)₃

Pharmacopoeias. In *Chin.*, *Eur.* (see p.vii), *Jpn*, and *US*.

Ph. Eur. 6. 8 (Deslanoside) 白色或类白色，结晶性吸湿性粉末。几乎不溶于水；极微溶于乙醇。在相对湿度较低的空气中失水。10℃以下贮藏于密闭玻璃容器中。避光。

USP 33 (Deslanoside) 25℃以下贮藏于密闭容器中，允许温度为15～30℃。避光。

简介

去乙酰毛花苷，正性肌力的强心苷类药物，为毛花苷 C 衍生物。与地高辛（第312页）作用相似，用于治疗一些心律失常和心力衰竭中。

制剂

USP 33: Deslanoside Injection.

专利制剂

Braz.: Cedilanide.

多组分制剂 *Ger.:* FegaCoren N†.

Desmoteplase (*USAN*, *rINN*) 地莫普酶

Bat Plasminogen Activator; bat-PA; Desmoteplasa; Desmotéplase; Desmoteplasum; ds-PA; rDSPA alpha 1; SH-576. Plasminogen activator (*Desmodus rotundus* isoform α1 protein moiety reduced).

Дезмотеплас

CAS — 145137-38-8.
UNII — T36L245S3T.

简介

地莫普酶是最初从吸血蝙蝠（*Desmodus rotundus*）唾液中提取出来的，为激活的纤溶酶原的重组形式。它将纤维蛋白溶酶原转化为活化的纤溶酶，造成血凝块的溶解和解块。在**止血和纤维蛋白溶解**中进一步对纤维蛋白溶解机制进行讨论，见第174页。地莫普酶是特异性的纤维蛋白溶栓药（见第214页），它的半衰期较长。目前在研究地莫普酶对脑卒中（第240页）的治疗，尤其是治疗中发病3h后的患者。

1. Hacke W, *et al*. The Desmoteplase in Acute Ischemic Stroke Trial (DIAS): a phase II MRI-based 9-hour window acute stroke thrombolysis trial with intravenous desmoteplase. *Stroke* 2005; **36**: 66–73.
2. Furlan AJ, *et al*. Dose Escalation of Desmoteplase for Acute Ischemic Stroke (DEDAS): evidence of safety and efficacy 3 to 9 hours after stroke onset. *Stroke* 2006; **37**: 1227–31.
3. Hacke W, *et al*. Intravenous desmoteplase in patients with acute ischaemic stroke selected by MRI perfusion-diffusion weighted imaging or perfusion CT (DIAS-2): a prospective, randomised, double-blind, placebo-controlled study. *Lancet Neurol* 2009; **8**: 141–50.
4. Tebbe U, *et al*. Desmoteplase in acute massive pulmonary thromboembolism. *Thromb Haemost* 2009; **101**: 557–62.
5. Paciaroni M, *et al*. Desmoteplase. *Expert Opin Biol Ther* 2009; **9**: 773–8.

Detajmium Bitartrate (*rINN*) 酒石酸地他义铵

Bitartrato de detajmio; Detajmii Bitartras; Détajmium, Bitartrate de. 4-[3-(Diethylamino)-2-hydroxypropyl]ajmalinium hydrogen tartrate monohydrate.

Детаймия Битартрат

$C_{31}H_{47}N_3O_9,H_2O = 623.7$.
CAS — 53862-81-0.

简介

地他义铵是Ⅰ类抗心律失常药（第212页）。以重酒石酸盐形式口服给药，治疗室上性和室性心律失常（第219页）。

制剂

专利制剂

Cz.: Tachmalcor; *Ger.:* Tachmalcor.

Diazoxide (*BAN*, *USAN*, *rINN*) 二氮嗪

Diatsoksidi; Diazoksidas; Diazoksit; Diazoxid; Diazóxido; Diazoxidum; NSC-64198; Sch-6783; SRG-95213. 7-Chloro-3-methyl-2H-1,2,4-benzothiadiazine 1,1-dioxide.

Диазоксид

$C_8H_7ClN_2O_2S = 230.7$.
CAS — 364-98-7.
ATC — C02DA01; V03AH01.
ATC Vet — QC02DA01; QV03AH01.
UNII — O5CB12L4FN.

Pharmacopoeias. In *Eur.* (see p.vii), *Int.*, and *US*.

Ph. Eur. 6. 8 (Diazoxide) 白色或类白色细粉或结晶性粉末。几乎不溶于水；微溶于乙醇；易溶于二甲基甲酰胺；极易溶解于氢氧化物的稀碱溶液。

USP 33 (Diazoxide) 白色或乳白色晶体或结晶性粉末。几乎不溶或略溶于水和大多数有机溶剂；易溶于二甲基甲酰胺；极易溶于强碱性溶液。25℃温度条件下贮藏，允许温度为15～30℃。

不良反应

除低血压和高血糖（包括酮症酸中毒和高渗性非酮症昏迷）外，频发的不良反应有水钠潴留所致水肿，后者可能导致心力衰竭的发生。其他不良反应包括味觉障碍、恶心、食欲缺乏和其他胃肠道紊乱、轻度高尿酸血症、锥体外系症状、嗜酸粒细胞增多和血小板减少、呼吸困难、多毛症、头痛、眩晕、耳鸣以及视物模糊。超敏反应也会发生，主要表现有皮疹、白细胞减少和发热。

静脉注射疗法中，尤其在快速推注后，可出现与血压骤降相关的冠状动脉缺血导致的一系列不良反应，包括心绞痛、心律失常、显著的心电图变化、心动过速、心悸、心动过缓、大脑缺血导致的思维错乱、惊厥、意识丧失以及神经病学症状、肾损伤、血管舒张。

二氮嗪在注射静脉部位可引起灼热感，碱性溶液外渗引起疼痛。

对血液的影响 1 名 26 岁的高血压男性在 3 个不同时期口服使用二氮嗪后均发生了可逆性溶血性贫血[1]。

1. Best RA, Clink HM. Haemolysis associated with diazoxide, used for the control of hypertension. *Postgrad Med J* 1975; **51**: 402–4.

对毛发的影响 *Hirsutism* 和 *hypertrichosis* 为两种不同类型的毛发过生长，但两术语常可互换。Hirsutism 与雄性激素相关，而 hypertrichosis 认为与激素刺激无关。Hypertrichosis 被认为是原发性低血糖的儿童应用二氮嗪长期治疗的频发不良反应[1]。有这样的儿童有声音低沉和明显的多毛症[2]。1 名接受二氮嗪连续疗法出现了所谓的多毛症状的女性，其血清雄激素水平升高，而并无男性化迹象[3]。

有 4 例妊娠期曾长期接受二氮嗪治疗的母亲所产婴儿发生脱毛症的报道[4]，婴儿 5 个月～1 岁时最后一次观察时，这种情况在一定程度上仍然存在。

1. Burton JL, *et al*. Hypertrichosis due to diazoxide. *Br J Dermatol* 1975; **93**: 707–11.
2. West RJ. Side effects of diazoxide. *BMJ* 1978; **2**: 506.
3. Hallengren B, Hökfelt B. Increase of serum androgens during diazoxide treatment. *Lancet* 1984; **ii**: 1044–5.
4. Milner RDG, Chouksey SK. Effects of fetal exposure to diazoxide in man. *Arch Dis Child* 1972; **47**: 537–43.

锥体外系反应 在对 100 名接受二氮嗪治疗的高血压患者的研究[1]中，锥体外系反应发生率为 15％。

1. Pohl JEF. Development and management of extrapyramidal symptoms in hypertensive patients treated with diazoxide. *Am Heart J* 1975; **89**: 401–2.

胰腺炎 10 例严重高血压和肾衰竭患者以二氮嗪治疗作为避免肾切除的最后尝试，1 名患者发生了急性胰腺炎，还有 1 名发生糖尿病酮酸中毒[1]，二者症状在二氮嗪撤去后均恢复。

1. De Broe M, *et al*. Oral diazoxide for malignant hypertension. *Lancet* 1972; **i**: 1397.

声音改变 见上文**对毛发的影响**。

不良反应的处置

处置大多为对症的。严重高血糖可给予胰岛素校正，不太严重的高血糖可口服降血糖药解决。低血压可由静脉补液治疗，严重低血压可能需要拟交感神经类药。抗帕金森病药如丙环定可用于控制锥体外系反应，利尿药用于钠水潴留。二氮嗪可经透析从体内清除，但由于有与蛋白结合的部分，恢复较慢。

注意事项

二氮嗪应慎用于有心脏（血管）循环不良和有主动脉狭窄、动静脉瘘痿、心力衰竭或其他心排血量增加有害于心脏的心脏病患者。长期疗法中应监测血糖浓度和血压，定期检验血液，留意白细胞减少和血小板减少迹象。用于儿童时，应定期评估骨和心理成熟、生长情况。肾损伤者使用需要谨慎。

如在分娩中使用，二氮嗪可导致子宫收缩停止，延迟

生产过程，除非同时给予催产素。

妊娠 分娩前连续 47 天，接受每日 150mg 剂量二氮嗪的母亲产下的 1 名婴儿，其出生血浆胰岛素浓度偏低，认为是二氮嗪透过胎盘后造成的[1]。参见上文**不良反应**项下**对毛发的影响**，母亲妊娠期使用二氮嗪后新生儿秃发的相关内容。

妊娠期同时使用二氮嗪和氯美噻唑治疗妊娠毒血症的女性，产下婴儿中发生镇静、张力过低、呼吸暂停的报道，参见 M37 第949页**氯美噻唑乙二磺酸盐**的**注意事项**下的**妊娠**。二氮嗪依然是用于妊娠高血压（见**高血压**，第228页）紧急状况的药物之一，一项研究发现微量推注二氮嗪 15mg 可以成功降压，且耐受性良好[2]。

1. Smith MJ, *et al*. Neonatal hyperglycaemia after prolonged maternal treatment with diazoxide. *BMJ* 1982; **284**: 1234.
2. Hennessy A, *et al*. A randomised comparison of hydralazine and mini-bolus diazoxide for hypertensive emergencies in pregnancy: the PIVOT trial. *Aust N Z J Obstet Gynaecol* 2007; **47**: 279–85.

药物相互作用

二氮嗪引起高血糖、高尿酸血症和血压过低的作用可被利尿药加强。二氮嗪与其他降压药或血管扩张药合用，可导致发生低血压的风险升高。

氯丙嗪 有报道称氯丙嗪可加强二氮嗪对 2 岁儿童的高血糖作用[1]。

1. Aynsley-Green A, Illig R. Enhancement by chlorpromazine of hyperglycaemic action of diazoxide. *Lancet* 1975; **ii**: 658–9.

苯妥英 二氮嗪对血清苯妥英浓度的影响，见**抗高血压药**，参见 M37 第477页。

药动学

二氮嗪在胃肠道内容易吸收，90％以上与血浆蛋白结合，然而在尿毒症患者中结合率有所降低。血浆半衰期估计为 20～45h，但也有 60h 的报道。据报道半衰期在肾损伤患者中延长，在儿童中较短。血浆半衰期大大超过了血管活性的持续时间。二氮嗪部分在肝代谢，在尿中以原形和代谢物形式排泄，在粪便中只有少量发现。可透过胎盘和血脑屏障。

儿童 在 4 例有低血糖的儿童中[1]二氮嗪的血浆半衰期为 9.5～24h，明显较成人短。

1. Pruitt AW, *et al*. Disposition of diazoxide in children. *Clin Pharmacol Ther* 1973; **14**: 73–82.

用途和用法

二氮嗪能增加血浆中葡萄糖的浓度，其抑制胰岛 β 细胞胰岛素的分泌，并可增加肝糖原的输出。静脉给药后，通过其对小动脉的血管扩张作用对外周阻力的降低带来血压降低作用。二氮嗪结构上与噻嗪类利尿药联系紧密，但却有抗利尿作用，能造成水和电解质的潴留，可与利尿药同用以减少液体潴留。

二氮嗪口服用于治疗顽固性低血糖（见**高血糖素**，参见 M37 第1389页），静脉给药用于高血糖危象（第228页），尤其当硝普钠等一线药物无效或不适用时。二氮嗪因其严重的不良反应不适于高血压的长期治疗。

用于**低血糖**，初始剂量为每日 3～5mg/kg，分 2 次或 3 次口服，继而根据反应调整剂量。常用维持剂量为3～8mg/kg，与胰岛素合用给予成人 10～15mg/kg 可以治疗成人难治性低血糖（**神经内分泌肿瘤**，参见 M37 第641页）正常情况下用药后 1h 出现血糖升高效果，持续至 8h。

用于**高血压危象**，可给予 1～3mg/kg 剂量的 30s 内快速静脉推注，最高剂量为 150mg；如需要，在 5～15min 后重复给药。

儿童剂量，见下文。

肾损伤患者可能需要减量使用。

儿童用法 二氮嗪可治疗新生儿、婴儿、儿童的顽固性低血糖、高血压危象和顽固性高血糖。

对于**低血糖**的治疗，二氮嗪可根据年龄口服或静脉注射给药，给药剂量如下：

- 新生儿：初始剂量 5mg/kg，每日 2 次，根据反应调整剂量，通常维持剂量为 1.5～3mg/kg，每日 2～3 次，一些情况下可提高至 7mg/kg，每日 3 次。

- 1 个月及以上儿童：初始剂量 1.7mg/kg，每日 3 次，根据反应调整剂量，通常维持剂量为 1.5～3mg/kg，每日 2～3 次，一些情况下可提高至 5mg/kg，每日 3 次。

二氮嗪可治疗新生儿和儿童的顽固性**高血糖**，口服初始剂量为 1.7mg/kg，每日 3 次，根据反应调整剂量，最高日剂量为 15mg/kg。它也可以治疗 1 个月及以上儿童的**高血压危象**，初始单次静脉注射剂量为 1～1.3mg/kg（最多 150mg），重复 5～15min，直至血压得到控制。24h 内最多给药 4 次。

制剂

BP 2010: Diazoxide Injection; Diazoxide Tablets;
USP 33: Diazoxide Capsules; Diazoxide Injection; Diazoxide Oral Suspension.

专利制剂

Arg.: Proglycem; **Braz.:** Tensuril; **Canad.:** Proglycem; **Fr.:** Proglycem; **Ger.:** Proglycem; **Gr.:** Eudemine; Hyperstat†; **Ital.:** Proglicem; **Mex.:** Sefulkent†; **Neth.:** Proglycem; **Singapore:** Proglycem; **Switz.:** Proglycem; **UK:** Eudemine; **USA:** Hyperstat†; Proglycem.

Dicoumarol (rINN) 双香豆素

Bishydroxycoumarin; Dicoumarin; Dicoumarolum; Dicumarol (USAN); Dikumarol; Dikumaroli; Melitoxin. 3,3'-Methylenebis(4-hydroxycoumarin).

Дикумарол
$C_{19}H_{12}O_6 = 336.3.$
$CAS - 66-76-2.$
$ATC - B01AA01.$
$ATC Vet - QB01AA01.$
$UNII - 7QID3E7BG7.$

Pharmacopoeias. In *Int.*

简介

双香豆素一种与华法林（见第465页）活性相似的口服香豆素类抗凝血药。它可用于治疗血栓栓塞症，但由于不可预知的反应和胃肠道反应的高发生率，华法林已在很大程度上取代了双香豆素。

Digitalis Leaf 洋地黄叶

Digit. Fol.; Digit. Leaf; Digital, hoja de; Digitale Pourprée; Digitale Pourprée, Feuille de; Digitaliksenlehti; Digitalis; Digitalis Folium; Digitalis purpureae folium; Digitalisblad; Feuille de Digitale; Fingerhutblatt; Folha de Dedaleira; Foxglove Leaf; Hoja de Digital; List náprstníku červeného; Piros gyűszűviráglevél; Rusmenių lapai.
$ATC - C01AA03.$
$ATC Vet - QC01AA03.$
$ATC Herb - HC01AA5002 (Digitalis purpurea: leaf).$
$UNII - F1T8QT9U8B.$

注：名称"digitalis"常用于描述整类强心苷药物。

Pharmacopoeias. In *Eur.* (see p.vii) and *US.*
Ph. Eur. 6. 8 (Digitalis Leaf)　紫花洋地黄的干燥叶。以100～105℃干燥的药物计算，以地高辛形式表示的强心苷含量不低于0.3％。避光防潮。
USP 33 (Digitalis)　紫花洋地黄（玄参科）的干燥叶。如所示测定，其效能为100mg相当于不低于1USP U.贮藏于防潮容器中。

简介

洋地黄叶含有一系列有正性收缩活性的强心苷类，包括洋地黄毒苷、羟基洋地黄毒苷和吉他洛辛。有地高辛（第312页）下所描述的普遍性质，用于心力衰竭的治疗。然而，需要使用强心苷类药物时，与洋地黄相比更倾向于使用单一糖苷，应用最普遍的是地高辛或洋地黄毒苷。洋地黄叶作为草药使用。

顺势疗法　洋地黄叶已作为一种顺势疗法药物，它有以下名称：Digitalis；Digitalis purpurea；Dig. pur.。

制剂

USP 33: Digitalis Capsules; Digitalis Tablets.

多组分制剂　**Austria:** Augentropfen Stulln; **Ger.:** Augentropfen Stulln Mono; Unguentum lymphaticum; **Switz.:** Augentonicum; Collypan; **Venez.:** Linfoderm.
顺势疗法制剂　**Austria:** Cora; Crataegus Med Complex†; Pumpan; **Canad.:** Headache & Migraine L77†; Headache & Migraine Relief; **Fr.:** Boripharm No 23; Boripharm No 31; Formule de l'Abbe Chaupitre no 20; Formule de l'Abbe Chaupitre no 82; Phapax; Viruseb; **Rus.:** Conva-cyl Ho-Len-Complex; Derivatio H; Habstal-Cor N; Lowe-Komplex Nr 13†; Phonix Silybum spag; Phonix Solidago spag; Phonix Urtica-Arsenicum spag; **Rus.:** Pumpan (Пумпан).

Digitalis Lanata Leaf 毛花洋地黄叶

Austrian Digitalis; Austrian Foxglove; Digitalis lanata, hoja de; Digitalis Lanatae Folium; Woolly Foxglove Leaf.
$CAS - 17575-20-1 (lanatoside A).$
$ATC Herb - HC01AA5001 (Digitalis lanata: leaf).$

简介

毛花洋地黄由绵状毛地黄干燥叶子构成，毛花洋地黄（玄参科），含有1％～1.4％的有心脏作用的混合糖苷，包括地高辛、洋地黄毒苷、乙酰地高辛、乙酰洋地黄毒苷和毛花苷A、去乙酰毛花苷。

毛花洋地黄作为制造地高辛和其他糖苷的原料。

有摄入含有毛花洋地黄的食品添加物中毒报道[1]。

1. Slifman NR, *et al.* Contamination of botanical dietary supplements by *Digitalis lanata*. *N Engl J Med* 1998; **339:** 806–11.

Digitoxin (BAN, rINN) 洋地黄毒苷

Digitaline Cristallisée; Digitoksiini; Digitoksinas; Digitoksyna; Digitoxina; Digitoxine; Digitoxinum; Digitoxoside; Dijitoksin. 3β-[(O-2,6-Dideoxy-β-D-*ribo*-hexopyranosyl-(1→4)-O-2,6-dideoxy-β-D-*ribo*-hexopyranosyl-(1→4)-2,6-dideoxy-β-D-*ribo*-hexopyranosyl)oxy]-14β-hydroxy-5β-card-20(22)-enolide.

Дигитоксин
$C_{41}H_{64}O_{13} = 764.9.$
$CAS - 71-63-6.$
$ATC - C01AA04.$
$ATC Vet - QC01AA04.$
$UNII - E90NZP2L9U.$

Pharmacopoeias. In *Chin., Eur.* (see p.vii), *Int., Jpn,* and *US.*
Ph. Eur. 6. 8（Digitoxin）　白色或类白色粉末。几乎不溶于水；微溶于乙醇和甲醇；易溶于氯仿和甲醇的等体积混合物。避光。
USP 33（Digitoxin）　紫花洋地黄、毛花洋地黄（玄参科）或其他适合洋地黄中获得的强心苷。白色或淡黄色的无臭微晶粉末。几乎不溶于水；溶于乙醇（1：150）；溶于氯仿（1：40）；极微溶于乙醚。贮藏于密闭容器中。

吸收

给予200mg洋地黄毒苷和50ml的5％葡萄糖或0.9％氯化钠配成的溶液后，洋地黄毒苷的浓度有25％的下降[1]。与静脉内滤器，包括纤维素酯膜在内的结合可以解释这一点。以聚合物包衣对滤器的预处理减少了一半的吸收[2]。

简单水溶液中，洋地黄毒苷大量吸附到玻璃和塑料上，但在30％的乙醇溶液或血浆及尿中无此现象[3]。

1. Butler LD, *et al.* Effect of inline filtration on the potency of low-dose drugs. *Am J Hosp Pharm* 1980; **37:** 935–41.
2. Kanke M, *et al.* Binding of selected drugs to a "treated" inline filter. *Am J Hosp Pharm* 1983; **40:** 1323–8.
3. Molin L, *et al.* Solubility, partition, and adsorption of digitalis glycosides. *Acta Pharm Suec* 1983; **20:** 129–44.

不良反应、处置和注意事项

见下文地高辛内容。由于其半衰期更长，撤药后毒性可能（较地高辛）延续更长时间。

1. Lely AH, van Enter CHJ. Large-scale digitoxin intoxication. *BMJ* 1970; **3:** 737–40.
2. Gilfrich H-J, *et al.* Treatment of massive digitoxin overdose by charcoal haemoperfusion and cholestyramine. *Lancet* 1978; **i:** 505.
3. Pond S, *et al.* Treatment of digitoxin overdose with oral activated charcoal. *Lancet* 1981; **ii:** 1177–8.
4. Kurowski V, *et al.* Treatment of a patient with severe digitoxin intoxication by Fab fragments of anti-digitalis antibodies. *Intensive Care Med* 1992; **18:** 439–42.
5. Schmitt K, *et al.* Massive digitoxin intoxication treated with digoxin-specific antibodies in a child. *Pediatr Cardiol* 1994; **15:** 48–9.
6. Lehmann G, *et al.* Digitoxin intoxication in a 79-year-old patient: a description of a case and review of the literature. *Int J Cardiol* 2000; **75:** 109–13.
7. Hippius M, *et al.* Adverse drug reaction monitoring—digitoxin overdosage in the elderly. *Int J Clin Pharmacol Ther* 2001; **39:** 336–43.

药物相互作用

见下文地高辛相关内容。洋地黄毒苷大量在肝代谢，故可被诱导微粒体的药物，包括利福平（见下文）和苯巴比妥等抗癫痫药影响。

抗菌药　报道有1例使用洋地黄毒苷的患者开始使用利福平和异烟肼治疗时发生了急性心力衰竭，血浆洋地黄毒苷的浓度从预处理的27ng/ml的稳态值降至10ng/ml。洋地黄毒苷浓度的下降被归因于利福平对其代谢作用的诱导[1]。

洋地黄毒苷的毒性在2例合用阿奇霉素的患者上有表现[2]。

1. Boman G, *et al.* Acute cardiac failure during treatment with digitoxin—an interaction with rifampicin. *Br J Clin Pharmacol* 1980; **10:** 89–90.
2. Thalhammer F, *et al.* Azithromycin-related toxic effects of digitoxin. *Br J Clin Pharmacol* 1998; **45:** 91–2.

抗肿瘤药　在5名同时给予氨鲁米特的患者身上观察到，洋地黄毒苷的清除平均增长了109％。相互作用是由于氨鲁米特的肝酶诱导作用[1]。

1. Lønning PE, *et al.* Effect of aminoglutethimide on antipyrine, theophylline, and digitoxin disposition in breast cancer. *Clin Pharmacol Ther* 1984; **36:** 796–802.

钙通道阻滞剂　10名患者在疗程中每日加用240mg的维拉帕米后，在2～3周内有8名洋地黄毒苷的稳态血药浓度平均上升了35％。洋地黄毒苷的机体总清除率和肾外清除率分别降低了27％和29％，而肾排泄没有改变。在地尔硫革的10名患者中，有5名血浆洋地黄毒苷浓度平均增加了21％，但不被硝苯地平所升高[1]。

1. Kuhlman J. Effects of verapamil, diltiazem, and nifedipine on plasma levels and renal excretion of digitoxin. *Clin Pharmacol Ther* 1985; **38:** 667–73.

利尿药　据报道对8名使用口服维持剂量洋地黄毒苷的患者给予螺内酯至少10天，能缩短洋地黄毒苷的半衰期以及其在尿的原形消除[1]。然而，有报道在3名接受洋地黄毒苷疗法的健康受试者中给予螺内酯后洋地黄毒苷的半衰期有所增长[2]。此相互作用被认为临床重要性甚小。

1. Wirth KE, *et al.* Metabolism of digitoxin in man and its modification by spironolactone. *Eur J Clin Pharmacol* 1976; **9:** 345–54.
2. Carruthers SG, Dujovne CA. Cholestyramine and spironolactone and their combination in digitoxin elimination. *Clin Pharmacol Ther* 1980; **27:** 184–7.

药动学

洋地黄毒苷在胃肠道吸收快速而且完全。治疗范围的血浆浓度可以为10～35ng/ml，但个体差异较大。洋地黄毒苷与血浆蛋白质结合率超过90％。它从体内清除缓慢，在肝代谢。大多数的代谢产物无活性；主要的活性代谢产物是地高辛。洋地黄毒苷在肝肠循环中，主要以代谢产物经尿排泄。它也通过粪便被排泄，这条路径在肾损伤患者变成重要途径。洋地黄毒苷半衰期可达7天或更长。半衰期在肾损伤情况通常不变。

洋地黄毒苷的药动学可能受年龄和并发症影响（见下文**用途和用法**项下内容）。

用途和用法

洋地黄毒苷为强心苷，有正性肌力活性。它有与地高辛（见下文）相似的功能，用于一些心律失常（第218页）和心力衰竭（第224页）的治疗。

洋地黄毒苷是毛花洋地黄苷类中最有效的一种，活性累积效应最明显。它的功能显现较其他的强心苷类慢，因此需要快速的洋地黄作用时，它不如地高辛适宜；在口服大约2h后效应明显，大约在12h才完全发挥效应。它的效应持续大约3星期之久。

正如地高辛下所述，用药量应根据患者个体需要仔细调整。洋地黄毒苷治疗性稳态血浆浓度为10～35ng/ml，更高的浓度可能带有毒性。对成人，快速洋地黄化效果的方法为口服给药1～1.5mg，超过24h分次给药；缓慢洋地黄化可给予口服200μg，每日2次，连续4天。维持剂量为每日100～200μg，若隔日给药则为100μg。当呕吐或有其他情况妨碍口服给药时，也可以相同剂量缓慢静脉注射；日维持剂量为70～100μg。也可肌内注射，但可能会有刺激性。

儿童用法　儿童被发现对洋地黄毒苷有较成人更大的分布容量和更短的半衰期，尽管个体差异相当大。儿童的总体清除率较成人的增高是由于其更高的代谢清除率。20μg/kg的毛地黄化剂量耐受良好[1]。

1. Larsen A, Storstein L. Digitoxin kinetics and renal excretion in children. *Clin Pharmacol Ther* 1983; **33:** 717–26.

老年人用法　在单一剂量静脉注射洋地黄毒苷的研究中，老年受试者和年轻人的半衰期、表观分布容积和清除率并未发现不一致。由于半衰期长，在顺应性差的患

者中使用每周 1 次的剂量或许可行[1]。

1. Donovan MA, *et al.* The effect of age on digitoxin pharmacokinetics. *Br J Clin Pharmacol* 1981; **11**: 401–2.

在肾损伤中的用法　洋地黄毒苷的药动学在 5 名肾病综合征患者中有显著改变，洋地黄毒苷的表观分布容积增大，蛋白结合率降低。此类患者应较其他患者维持较低的血清洋地黄毒苷浓度，但是缩短的血清半衰期和肾对洋地黄毒苷及其具有心脏活性代谢物排泄的增加将需要更大的剂量[1]。

1. Storstein L. Studies on digitalis VII: influence of nephrotic syndrome on protein binding, pharmacokinetics, and renal excretion of digitoxin and cardioactive metabolites. *Clin Pharmacol Ther* 1976; **20**: 158–66.

恶性肿瘤　洋地黄毒苷及其相关化合物在抗肿瘤方面显示出一些益处。

1. Haux J. Digitoxin is a potential anticancer agent for several types of cancer. *Med Hypotheses* 1999; **53**: 543–8.
2. Haux J, *et al.* Digitoxin medication and cancer: case control and internal dose-response studies. *BMC Cancer* 2001; **1**: 11.
3. Johansson S, *et al.* Cytotoxicity of digitoxin and related cardiac glycosides in human tumor cells. *Anticancer Drugs* 2001; **12**: 475–83.
4. López-Lázaro M, *et al.* Digitoxin inhibits the growth of cancer cell lines at concentrations commonly found in cardiac patients. *J Nat Prod* 2005; **68**: 1642–5.
5. López-Lázaro M. Digitoxin as an anticancer agent with selectivity for cancer cells: possible mechanisms involved. *Expert Opin Ther Targets* 2007; **11**: 1043–53.

制剂

BP 2010: Digitoxin Tablets;
USP 33: Digitoxin Injection; Digitoxin Tablets.

专利制剂

Austria: Digimerck; **Belg.:** Digitaline†; **Braz.:** Digitaline; **Ger.:** Coramedan†; Digimed; Digimerck; **Gr.:** Digitaline; **Hung.:** Digimerck; **Swed.:** Digitrin†; **USA:** Crystodigin.

Digoxin (*BAN*, *rINN*) 地高辛

Digoksiini; Digoksin; Digoksinas; Digoksyna; Digoxina; Digoxine; Digoxinum; Digoxosidum. 3β-[(O-2,6-Dideoxy-β-D-ribo-hexopyranosyl-(1→4)-O-2,6-dideoxy-β-D-ribo-hexopyranosyl-(1→4)-2,6-dideoxy-β-D-ribo-hexopyranosyl)oxy]-12β,14β-dihydroxy-5β-card-20(22)-enolide.

Дигоксин

$C_{41}H_{64}O_{14}$ = 780.9.
CAS — 20830-75-5.
ATC — C01AA05.
ATC Vet — QC01AA05.
UNII — 73K4184T59.

Pharmacopoeias. In *Chin.*, *Eur.* (see p.vii), *Int.*, *Jpn*, and *US*.

Ph. Eur. 6. 8 (Digoxin)　白色或类白色粉末或无色晶体。几乎不溶于水；微溶于乙醇；易溶于甲醇和二氯甲烷的等体积混合物。避光。

USP 33 (Digoxin)　从毛花洋地黄（玄参科）中提取的强心苷。无色至白色，无臭晶体或白色无臭结晶性粉末。几乎不溶于水和乙醚；微溶于稀乙醇和氯仿；易溶于吡啶。贮藏于密闭容器中。

不良反应

地高辛和其他强心苷普遍存在不良反应，因为治疗剂量和毒性剂量相距很接近；尽管存在较大的个人差异，但地高辛血药浓度超过 2ng/ml 就被认为是提示患者处于特别风险下。已经有许多致死事故，尤因心脏毒性而致死。

恶心、呕吐和食欲缺乏等均在地高辛中毒或过量的早期症状之列；可能发生腹泻和腹痛。某些神经系统症状也是早期毒性的一部分，包括头痛、面神经痛、疲劳、虚弱、头晕、困倦、定向力障碍、精神错乱、梦魇，较少见的有谵妄、急性精神病和幻觉。有发生惊厥的报道。可能发生包括视物模糊在内的视觉障碍；对黄

色物体或绿色、红色、褐色、蓝色或白色物体的色觉可能受影响。罕有超敏反应发生，但有血小板减少症的报道。地高辛可能有一定雌激素活性，偶有治疗剂量引起男子乳腺发育的情况。

地高辛快速静脉注射可引起血管收缩和短暂性高血压。肌内或皮下注射能引起局部刺激。

最严重的不良反应为心脏的反应。毒性剂量可能引起心力衰竭或者加重此症状。常发生室上性或室性心律失常和传导障碍，在儿童中尤其常见，可能是过量的早期指征。大体上心律失常的发生和严重程度与基础心脏病的程度有关。继发于任何类型的心律失常几乎都有可能，但是应特别注意室上性心动过速，尤其是有房室交界性传导阻滞和房性心动过速。室性心律失常包括期前收缩、窦房结阻滞，也可能发生窦性心动过缓和房室传导阻滞。

低钾血症易诱发地高辛的毒性；如果发生低钾血症，例如长期使用利尿药情况下，可以预测地高辛不良反应将发生。在急性地高辛过量使用中会发生高钾血症。

地高辛比毛地黄或洋地黄毒苷的半衰期短，故毒性作用会更快地消退。

地高辛毒性的主要参考文献如下。

1. Pentel PR, Salerno DM. Cardiac drug toxicity: digitalis glycosides and calcium-channel and β-blocking agents. *Med J Aust* 1990; **152**: 88–94.
2. Wells TG, *et al.* Age-related differences in digoxin toxicity and its treatment. *Drug Safety* 1992; **7**: 135–51.
3. Johnston GD. Adverse reaction profile: digoxin. *Prescribers' J* 1993; **33**: 29–35.
4. Kernan WN, *et al.* Incidence of hospitalization for digitalis toxicity among elderly Americans. *Am J Med* 1994; **96**: 426–31.
5. Li-Saw-Hee FL, Lip GYH. How safe is digoxin? *Adverse Drug React Bull* 1998; (Feb): 715–18.
6. Gittelman MA, *et al.* Acute pediatric digoxin ingestion. *Pediatr Emerg Care* 1999; **15**: 359–62.
7. López-Gómez D, *et al.* Intoxicación grave por digoxina: utilización exitosa del tratamiento clásico. *Rev Esp Cardiol* 2000; **53**: 471–2.
8. Ma G, *et al.* Electrocardiographic manifestations: digitalis toxicity. *J Emerg Med* 2001; **20**: 145–52.
9. Demiryürek AT, Demiryürek S. Cardiotoxicity of digitalis glycosides: roles of autonomic pathways, autacoids and ion channels. *Auton Autacoid Pharmacol* 2005; **25**: 35–52.
10. Bauman JL, *et al.* Mechanisms, manifestations, and management of digoxin toxicity in the modern era. *Am J Cardiovasc Drugs* 2006; **6**: 77–86.
11. Haynes K, *et al.* Declining public health burden of digoxin toxicity from 1991 to 2004. *Clin Pharmacol Ther* 2008; **84**: 90–4.

对血液的影响　少量使用地高辛的患者有发生血小板减少症的报道[1]。一项国际研究发现[2]，一些心血管用药，包括毛地黄苷（地高辛和醋地高辛）的应用与粒细胞缺乏症相关，尽管发生率不高。

1. George JN, *et al.* Drug-induced thrombocytopenia: a systematic review of published case reports. *Ann Intern Med* 1998; **129**: 886–90.
2. Kelly JP, *et al.* Risks of agranulocytosis and aplastic anemia in relation to the use of cardiovascular drugs: the international agranulocytosis and aplastic anemia study. *Clin Pharmacol Ther* 1991; **49**: 330–41.

对老年人的作用　老年患者可能对地高辛毒性特别易感，即使是在治疗量的血浆浓度下[1]也可发生毒性，在血浆地高辛达毒性浓度的老年患者中，报道的不良反应包括舞蹈症[2]、大量水样腹泻[3]和伴有发声困难的吞咽不能[4]。

1. Miura T, *et al.* Effect of aging on the incidence of digoxin toxicity. *Ann Pharmacother* 2000; **34**: 427–32.
2. Mulder LJMM, *et al.* Generalised chorea due to digoxin toxicity. *BMJ* 1988; **296**: 1262.
3. Andrews PA, Wilkinson PR. Diarrhoea as a side effect of digoxin. *BMJ* 1990; **301**: 1398.
4. Cordeiro MF, Arnold KG Digoxin toxicity presenting as dysphagia and dysphonia. *BMJ* 1991; **302**: 1025.

超敏反应　强心苷的超敏反应很罕见，但是有皮肤反应的报道。1 名 86 岁男性静脉注射地高辛后发生了全身性的瘙痒症和红斑疹[1]。皮疹在地高辛片剂的激发试验中再次发生。

1. Martin SJ, Shah D. Cutaneous hypersensitivity reaction to digoxin. *JAMA* 1994; **271**: 1905.

不良反应的处置

急性中毒后，如果摄入地高辛在 1h 以内可考虑用洗胃法。可重复给予活性炭以减少强心苷的吸收和肠肝循环，而考来烯胺和考来替泊也曾被尝试。以血液透析和腹膜透析法去除强心苷的尝试通常是无效的，血液灌流法的价值尚有争论。呋塞米的强效利尿作用在此情况下通常无效，而可能是危险的；使用此类强利尿药可能产生严重的电解质失衡后果。

急性地高辛中毒后的心脏毒性，应该在心电图监控之下治疗并且应监测血清电解质。抗心律失常药的治疗是必需的，应根据特定的心律失常类型决定（见第

218页）。阿托品静脉注射以矫正心动过缓并用于心脏传导阻滞患者中。如果阿托品无效，则有必要进行起搏。在肾功能正常且没有低钾血症的情况下，可给予低钾血症患者氯化钾。血钾正常患者可给予钾盐，但是需要谨慎，因为高钾血症可快速地发生。其他的电解质失衡也应该被矫正。

在大幅度过量时可发生进行性高钾血症，如不逆转将危及生命。这时给予胰岛素和葡萄糖，如果高钾血症无改善，可尝试用透析。危及生命的大幅度过量已经被地高辛特异性抗体片段成功治疗（参见 M37 第1386页）。

对于慢性中毒的处理只需要暂时停用地高辛或其他的强心苷即可，后续剂量依照患者的需要而调整。血清电解质应该被测量，且应进行心电图检测。应给予四氯噻嗪以矫正低钾血症。

1. Allen NM, Dunham GD. Treatment of digitalis intoxication with emphasis on the clinical use of digoxin immune Fab. *DICP Ann Pharmacother* 1990; **24**: 991–8.
2. Dick M, *et al.* Digitalis intoxication recognition and management. *J Clin Pharmacol* 1991; **31**: 444–7.
3. Critchley JAJH, Critchley LAH. Digoxin toxicity in chronic renal failure: treatment by multiple dose activated charcoal intestinal dialysis. *Hum Exp Toxicol* 1997; **16**: 733–5.
4. Kirrane BM, *et al.* Inconsistent approach to the treatment of chronic digoxin toxicity in the United States. *Hum Exp Toxicol* 2009; **28**: 285–92.
5. Bilbault P, *et al.* Emergency step-by-step specific immunotherapy in severe digoxin poisoning: an observational cohort study. *Eur J Emerg Med* 2009; **16**: 145–9.

注意事项

地高辛通常忌用于肥厚性梗阻型心肌病患者，除非有严重的心力衰竭，因为它能加重流出道梗阻。同样忌用于 Wolff-Parkinson-White 综合征或其他有明显旁道，尤其是伴有心房颤动的患者，因可预计出现室性心动过速和纤维性颤动。虽然地高辛可用于治疗室上性心律失常，但它不是一种对任何形式室性心律失常均适合的药物。

地高辛毒性很普遍，可能起因于升高的血浆浓度或对地高辛敏感性的增强，而几乎任何的心脏或循环恶化都可能增加机体的地高辛敏感性；对所有心血管疾病的患者，它的使用都应该谨慎。应留意地高辛中毒的前兆，心率通常应该维持在每分钟 60 次以上。毒性可能起因于过快给予负荷剂量和维持剂量的蓄积毒性以及急性中毒。即使静脉注射给药，反应也可能在数小时后出现，因此持续的心动过速不能作为使用超过推荐静脉注射剂量的理由。

地高辛用于部分心脏传导阻滞的患者应谨慎，因可能诱发完全的心脏传导阻滞；它也应该慎用于窦房结病变患者。对急性心肌炎（如风湿性心肌炎）患者、急性心肌梗死和高度心力衰竭患者及严重肺部疾病者也需要谨慎；因为在这些情况下，心肌敏感性增强。地高辛也能提高直接受心脏复律患者发生心室性失常的可能性；如可能，应在进行手术 1～2 天前停药。如果必须进行心脏复律而又需用地高辛已经给药，则必须使用低能量脉冲。

电解质失衡可能影响对地高辛的敏感性，甲状腺功能障碍也是如此。地高辛的效应可被低钾血症、低镁血症、高钙血症、缺氧和甲状腺功能减退症增强，可能需要减少剂量直到这些情况得以矫正。在甲状腺功能亢进症患者中可能发生对地高辛效应的抗拮。对在之前的 2～3 周之内接受过地高辛或其他强心苷的患者，给予地高辛应该谨慎，并酌情降低剂量。

对肾功能缺陷患者、老年人和早产儿，地高辛剂量通常应该减少，并对血浆地高辛浓度加以监测（见下文用途和用法）。

哺乳　研究[1,2]显示地高辛在乳汁中有分布，但认为分布量很小，不足以对小儿产生效应。在母亲正在接受地高辛的母乳喂养的婴儿身上没有发现不良反应，因此 American Academy of Pediatrics 认为[3]其通常与哺乳是相容的。

1. Levy M, *et al.* Excretion of drugs in human milk. *N Engl J Med* 1997; **297**: 789.
2. Chan V, *et al.* Transfer of digoxin across the placenta and into breast milk. *Br J Obstet Gynaecol* 1978; **85**: 605–9.
3. American Academy of Pediatrics. The transfer of drugs and other chemicals into human milk. *Pediatrics* 2001; **108**: 776–89. [Retired May 2010] Correction. *ibid.*; 1029. Also available at: http://aappolicy.aappublications.org/cgi/content/full/pediatrics%3b108/3/776 (accessed 06/07/04)

胃肠道疾病　有吸收障碍综合征或接受过小肠切除术的患者，由于药物析出不充分而减少对地高辛片剂的吸收，在后一种情况下推荐使用地高辛的液体剂型[1]。然而，地高辛醑剂在小肠切除术患者[2]只有 40%～60% 吸收，相比之下胃肠功能正常者吸收可达约 80%。在另 1 名经历了相似的切除术的患者[3]，服用任何形式的口服制剂均未达到治疗水平血

浆地高辛浓度。

1. Kumer KP, *et al.* Perspectives on digoxin absorption from small bowel resections. *Drug Intell Clin Pharm* 1983; **17:** 121–3.
2. Vetticaden SJ, *et al.* Digoxin absorption in a patient with short-bowel syndrome. *Clin Pharm* 1986; **5:** 62–4.
3. Ehrenpreis ED, *et al.* Malabsorption of digoxin tablets, gel caps, and elixir in a patient with an end jejunostomy. *Ann Pharmacother* 1994; **28:** 1239–40.

心脏手术 接受心脏外科手术的患者表现出了对地高辛毒性更高的敏感性，如此一来发生心律失常的危险也增大了[1]。在冠状动脉旁路移植术后心律失常的预防上，没有发现地高辛[2]优于安慰剂组的效果，事实上在 2 例患者中还诱发了室上性心律失常。尽管血清地高辛定量控制在了 0～2.8ng/ml，术后仍然发生了心律失常，并有地高辛中毒[1]；因此，心律失常的发生既可能是外科手术，也可能是对地高辛敏感性的增加所致。

1. Rose MR, *et al.* Arrhythmias following cardiac surgery: relation to serum digoxin levels. *Am Heart J* 1975; **89:** 288–94.
2. Weiner B, *et al.* Digoxin prophylaxis following coronary artery bypass surgery. *Clin Pharm* 1986; **5:** 55–8.

地高辛含量测定的干扰 在新生儿和肝或肾脏功能障碍患者体内存在内源性地高辛类似物质，这些物质可能对地高辛化验值结果升高或假阳性结果负责[1]，某些患者可能有与含量测定系统反应的抗体，因此产生假性增高的化验结果[2]。

一些药品也可能干扰血浆地高辛的含量测定；这些药物包括泼尼松龙[1]和人参[3]。1 名老年男性在食用西伯利亚参（*Eleutherococcus senticosus*）后血清地高辛浓度升高（但是没有地高辛中毒的迹象）。然而，即使停止使用地高辛，血药浓度仍保持在较高的值，只有在停止食用西伯利亚参后才回复到治疗浓度。西伯利亚参包含（刺）五加苷，这种物质在化学上与地高辛等强心苷有联系，含量测定中测量的可能是地高辛和这些化合物，或它们的衍生物。虽然有提示称，这种反应可能是由于其置换了与之无关的心脏毒性全草杠柳海螵蛸（*Periploca sepium*）[4]，在体内和体外试验中[5]，人参和西伯利亚参都显示能干扰地高辛含量测定。螺内酯可能干扰地高辛含量测定，但是也可能改变地高辛浓度的浓度（见下文**药物相互作用**项下**利尿药**）。

1. Yosselson-Superstine S. Drug interferences with plasma assays in therapeutic drug monitoring. *Clin Pharmacokinet* 1984; **9:** 67–89.
2. Liendo C, *et al.* A new interference in some digoxin assays: anti-murine heterophilic antibodies. *Clin Pharmacol Ther* 1996; **60:** 593–8.
3. McRae S. Elevated serum digoxin levels in a patient taking digoxin and Siberian ginseng. *Can Med Assoc J* 1996; **155:** 293–5.
4. Awang DVC. Siberian ginseng toxicity may be case of mistaken identity. *Can Med Assoc J* 1996; **155:** 1237.
5. Dasgupta A, *et al.* Effect of Asian and Siberian ginseng on serum digoxin measurement by five digoxin immunoassays: significant variation in digoxin-like immunoreactivity among commercial ginsengs. *Am J Clin Pathol* 2003; **119:** 298–303.

妊娠 有相当多的证据表明地高辛可自由越过胎盘屏障，在新生儿和母亲中血清地高辛的浓度范围相似。没有注意到地高辛对胎儿或婴儿有重要的不良反应，虽然在孕妇中有因毛地黄毒性而导致的对胎儿不利效应，包括死胎的报道。患心脏病的母体接受毛地黄治疗有时可能导致新生儿体重过低，对这一点有些关注，但是基础心脏病可能起了很重要的作用[1]。孕妇和新生儿血清中内源性洋地黄样免疫性物质的存在可使地高辛化验的结果变得难以解读。在一项研究中[2]，发现脐带血中存在内源性洋地黄样免疫高聚物，提示其可能是在分娩过程中合成的，如果是这种情况，那么地高辛的胎盘转移可能被过度评价了。

1. Rotmensch HH, *et al.* Management of cardiac arrhythmias during pregnancy: current concepts. *Drugs* 1987; **33:** 623–33.
2. Lupoglazoff JM, *et al.* Endogenous digoxin-like immunoreactivity during pregnancy and at birth. *Br J Clin Pharmacol* 1993; **35:** 251–4.

药物相互作用

地高辛和能改变它吸收，干扰它的排泄或对心肌膜有累加效应的药物之间可能存在相互作用。引起电解质紊乱的药品能增加强心苷毒性的危险。噻嗪类利尿药和髓袢利尿药引起低钾血症以及低镁血症，可能导致心律失常。其他能引起低钾血症的因素包括使用皮质激素、β_2 受体激动剂（如沙丁胺醇）、两性霉素 B、聚磺苯乙烯、甘珀酸和透析。血钙过高也可能增加毒性，接受强心苷的患者最好避免使用静脉注射的钙盐。血清地高辛浓度可被奎尼丁、胺碘酮、决奈达隆和普罗帕酮大大增加，因此使用这些药物时可能需要减少地高辛的剂量。其他对心肌肌层有累加作用的抗心律失常药物可能增加不良反应的发生；β 受体阻滞剂能增强地高辛带来的心动过缓。钙通道阻滞剂可能增加地高辛浓度。

地高辛是 P 糖蛋白的一种底物，因此它会与作用于 P 糖蛋白的药物发生相互作用（见下文**药动学**项下**代谢和排泄**。

1. Rodin SM, Johnson BF. Pharmacokinetic interactions with digoxin. *Clin Pharmacokinet* 1988; **15:** 227–44.
2. Magnani B, Malini PL. Cardiac glycosides: drug interactions of clinical significance. *Drug Safety* 1995; **12:** 97–109.

ACEI 虽然有报道称严重的慢性心力衰竭患者使用卡托普利后血清地高辛的浓度增加了[1]，但其他的研究没能证实这一点[2,3]。对其他各种 ACEI 的研究也没能表现出它们对血清地高辛有显著影响。然而，ACEI 可能引起肾功能的衰退，而这可能因地高辛排泄受损而带来血清地高辛浓度增加[4]。

1. Cleland JGF, *et al.* Interaction of digoxin and captopril. *Br J Clin Pharmacol* 1984; **17:** 214P.
2. Magelli C, *et al.* Lack of effect of captopril on serum digoxin in congestive heart failure. *Eur J Clin Pharmacol* 1989; **36:** 99–100.
3. Rossi GP, *et al.* Effect of acute captopril administration on digoxin pharmacokinetics in normal subjects. *Curr Ther Res* 1989; **46:** 439–44.
4. Mignat C, Unger T. ACE inhibitors: drug interactions of clinical significance. *Drug Safety* 1995; **12:** 334–47.

α 受体阻滞剂 有报道称哌唑嗪[1]能提高接受维持剂量地高辛患者的血清地高辛平均浓度。

1. Çopur S, *et al.* Effects of oral prazosin on total plasma digoxin levels. *Fundam Clin Pharmacol* 1988; **2:** 13–17.

血管紧张素Ⅱ受体拮抗药 一项对健康受试者的研究[1]表明，替米沙坦能增加血清地高辛峰浓度，但是谷浓度未受影响，因而提示不大可能有临床重要性。地高辛与氯沙坦[2]或依普沙坦[3]同用于健康受试者未见相互作用。

1. Stangier J, *et al.* The effect of telmisartan on the steady-state pharmacokinetics of digoxin in healthy male volunteers. *J Clin Pharmacol* 2000; **40:** 1373–9.
2. de Smet M, *et al.* Effect of multiple doses of losartan on the pharmacokinetics of single doses of digoxin in healthy volunteers. *Br J Clin Pharmacol* 1995; **40:** 571–5.
3. Martin DE, *et al.* Lack of effect of eprosartan on the single dose pharmacokinetics of orally administered digoxin in healthy male volunteers. *Br J Clin Pharmacol* 1997; **43:** 661–4.

抗心律失常药 *胺碘酮* 地高辛与胺碘酮之间相互作用引起血浆地高辛浓度增加，几种情况下都有此类报道[1～5]，浓度可能翻倍[5]。儿童接受胺碘酮疗法期间地高辛的血清浓度增加 68%～800% 的事例有见报道[2]。相互作用不单是因为尿中排泄的减少[3,4]，好像有剂量关联性。使用胺碘酮时推荐[1,6]将地高辛的初始剂量减半。

1. Moysey JO, *et al.* Amiodarone increases plasma digoxin concentrations. *BMJ* 1981; **282:** 272.
2. Koren G, *et al.* Digoxin toxicity associated with amiodarone therapy in children. *J Pediatr* 1984; **104:** 467–70.
3. Douste-Blazy P, *et al.* Influence of amiodarone on plasma and urine digoxin concentrations. *Lancet* 1984; **i:** 905.
4. Mingardi G. Amiodarone and plasma digoxin levels. *Lancet* 1984; **i:** 1238.
5. Johnston A, *et al.* The digoxin-amiodarone interaction. *Br J Clin Pharmacol* 1987; **24:** 253P.
6. Naccarelli GV, *et al.* Adverse effects of amiodarone: pathogenesis, incidence and management. *Med Toxicol Adverse Drug Exp* 1989; **4:** 246–53.

丙吡胺 对健康受试者[1,2]，丙吡胺对地高辛的药动学未表现有临床意义的影响。但有报道称其能影响地高辛的心血管作用[1]。

1. Elliott HL, *et al.* Pharmacodynamic and pharmacokinetic evaluation of the interaction between digoxin and disopyramide. *Br J Clin Pharmacol* 1982; **14:** 141P.
2. Risler T, *et al.* On the interaction between digoxin and disopyramide. *Clin Pharmacol Ther* 1983; **34:** 176–80.

氟卡尼 对 15 名接受地高辛的健康受试者给予每日 2 次氟卡尼 200mg，使给药前地高辛浓度平均增加了 24%，给药后 6h 的浓度平均增加了 13%[1]。认为在大部分情形这些血浆地高辛浓度的增加不会导致临床问题，但是对有较高血浆地高辛浓度或房室结功能障碍患者应该加以注意。

1. Weeks CE, *et al.* The effect of flecainide acetate, a new antiarrhythmic, on plasma digoxin levels. *J Clin Pharmacol* 1986; **26:** 27–31.

普罗帕酮 同时给予普罗帕酮时，有浓度增加的报道[1～4]。相互作用的程度个体差异性较大；有血清地高辛浓度的增加达 254% 的报道。如果地高辛和普罗帕酮一起给药，地高辛的剂量应该减少，同时应监测血清地高辛浓度。

1. Nolan PE, *et al.* Effects of coadministration of propafenone on the pharmacokinetics of digoxin in healthy volunteer subjects. *J Clin Pharmacol* 1989; **29:** 46–52.
2. Calvo MV, *et al.* Interaction between digoxin and propafenone. *Ther Drug Monit* 1989; **11:** 10–15.
3. Zalzstein E, *et al.* Interaction between digoxin and propafenone in children. *J Pediatr* 1990; **116:** 310–12.
4. Bigot M-C, *et al.* Serum digoxin levels related to plasma propafenone levels during concomitant treatment. *J Clin Pharmacol* 1991; **31:** 521–6.

奎尼丁 奎尼丁在几乎所有的合用两药的患者都引起血清地高辛浓度的升高[1～3]。地高辛的血清浓度可能被增加达 500%，但通常约翻倍[1]。可能发生地高辛中毒的体征和症状，虽然一些工作人员[4]已经提议这些可能解释为两药的累加效应，而非血清地高辛的浓度升高的结果。相互作用的确切机制尚不很清楚，但是已经发现地高辛的肾性和非肾清除率明显降低[5]。地高辛的分布容积也可减少[2]，反映了其与组织结合受限，全身活性增大[1]。对将要接受奎尼丁的洋地黄治疗患者，通常推荐将地高辛剂量减半[2]。而且应该监测血清地高辛的浓度，尤其在最初 1～2 周，在此之后应该能够达到新的稳定地高辛浓度[2]。

1. Bigger JT, Leahey EB. Quinidine and digoxin: an important interaction. *Drugs* 1982; **24:** 229–39.
2. Pedersen KE. Digoxin interactions: the influence of quinidine and verapamil on the pharmacokinetics and receptor binding of digitalis glycosides. *Acta Med Scand* 1985; **697** (suppl): 1–40.
3. Mordel A, *et al.* Quinidine enhances digitalis toxicity at therapeutic serum digoxin levels. *Clin Pharmacol Ther* 1993; **53:** 457–62.
4. Walker AM, *et al.* Drug toxicity in patients receiving digoxin and quinidine. *Am Heart J* 1983; **105:** 1025–8.
5. Hedman A, *et al.* Interactions in the renal and biliary elimination of digoxin: stereoselective difference between quinine and quinidine. *Clin Pharmacol Ther* 1990; **47:** 20–6.

维拉帕米 维拉帕米与地高辛相互作用的讨论，见下文**钙通道阻滞剂**项下内容。

抗菌药 约 10% 的接受地高辛的患者可将 40% 或更多的药物代谢为无活性的代谢产物[1]。肠菌群对这一过程的作用很大，患者应用红霉素或四环素等抗菌药能减少这一代谢过程，导致血清浓度的升高[2]。地高辛毒性报道见于洋地黄治疗的患者使用红霉素[3,4]、阿奇霉素[5]、克拉霉素[6～8]和罗红霉素[9]时。一项以加拿大人口为基础的病例对照研究，它研究了地高辛与大环内酯类药物相关治疗的中毒危险，研究发现地高辛与克拉霉素合用时，危险最大（大约 15 倍），与红霉素和阿奇霉素合用的危险最小（危险增加 4 倍）[10]。现认为[5～11]大环内酯类抗菌药亦能抑制 P 糖蛋白介导的肾小管分泌作用。口服新霉素可能通过减少吸收而降低其血清浓度。

利福平（异福酰胺片）可能通过诱导地高辛的代谢而减少血清洋地黄毒苷浓度（见第311页），虽然一项在健康受试者的研究[12]提示这一减少可能更多归因于对肠内 P 糖蛋白的诱导。地高辛主要以原形经尿排出，但在 2 例依赖透析的患者，利福平的使用增加了地高辛需要量[13]。当利福平停药后地高辛需求量下降了约 50%。

1. Doherty JE. A digoxin-antibiotic drug interaction. *N Engl J Med* 1981; **305:** 827–8.
2. Lindenbaum J, *et al.* Inactivation of digoxin by the gut flora: reversal by antibiotic therapy. *N Engl J Med* 1981; **305:** 789–94.
3. Maxwell DL, *et al.* Digoxin toxicity due to interaction of digoxin with erythromycin. *BMJ* 1989; **298:** 572.
4. Morton MR, Cooper JW. Erythromycin-induced digoxin toxicity. *DICP Ann Pharmacother* 1989; **23:** 668–70.
5. Ten Eick AP, *et al.* Possible drug interaction between digoxin and azithromycin in a young child. *Clin Drug Invest* 2000; **20:** 61–64.
6. Midoneck SR, Etingin OR. Clarithromycin-related toxic effects of digoxin. *N Engl J Med* 1995; **333:** 1505.
7. Nawarskas JJ, *et al.* Digoxin toxicity secondary to clarithromycin therapy. *Ann Pharmacother* 1997; **31:** 864–6.
8. Laberge P, Martineau P. Clarithromycin-induced digoxin intoxication. *Ann Pharmacother* 1997; **31:** 999–1002.
9. Corallo CE, Rogers IR. Roxithromycin-induced digoxin toxicity. *Med J Aust* 1996; **165:** 433–4.
10. Gomes T, *et al.* Macrolide-induced digoxin toxicity: a population-based study. *Clin Pharmacol Ther* 2009; **86:** 383–6.
11. Wakasugi H, *et al.* Effect of clarithromycin on renal excretion of digoxin: interaction with P-glycoprotein. *Clin Pharmacol Ther* 1998; **64:** 123–8.
12. Greiner B, *et al.* The role of intestinal P-glycoprotein in the interaction of digoxin and rifampin. *J Clin Invest* 1999; **104:** 147–53.
13. Gault H, *et al.* Digoxin-rifampin interaction. *Clin Pharmacol Ther* 1984; **35:** 750–4.

抗抑郁药 在一项对健康受试者的研究中[1]，地高辛与一种圣约翰草的提取物为期 10 天的联合应用造成了血浆地高辛浓度的明显下降。有提示其相互作用可能是由于对 P-糖蛋白转运载体的诱导。一项对健康男性受试者的研究[2]中，奈法唑酮增加了稳态血浆地高辛的浓度大约 30%，但是并没有不良反应或临床效应发生。然而，由于地高辛的有效药物浓度范围较窄，建议同时使用奈法唑酮的患者应监测血药浓度。对曲唑酮也有同样的建议。

1 名使用地高辛的患者在开始服用帕罗西汀不久就出地高辛中毒现象，表现为血清地高辛浓度升高[3]。然而帕罗西汀与地高辛的作用遭到了质疑[4,5]。

1. Johne A, *et al.* Pharmacokinetic interaction of digoxin with an herbal extract from St John's wort (Hypericum perforatum). *Clin Pharmacol Ther* 1999; **66:** 338–45.

2. Dockens RC, *et al.* Assessment of pharmacokinetic and pharmacodynamic drug interactions between nefazodone and digoxin in healthy male volunteers. *J Clin Pharmacol* 1996; **36:** 160–7.
3. Yasui-Furukori N, Kaneko S. Digitalis intoxication induced by paroxetine co-administration. *Lancet* 2006; **367:** 788.
4. Bateman DN, *et al.* Digitalis intoxication induced by paroxetine co-administration. *Lancet* 2006; **368:** 1962–3.
5. Hallberg P, Melhus H. Digitalis intoxication induced by paroxetine co-administration. *Lancet* 2006; **368:** 1963.

抗糖尿病药　亚治疗浓度的血浆地高辛见于 1 例接受阿卡波糖和地高辛的糖尿病女性[1]。当停止阿卡波糖时地高辛的血浆浓度增加到了治疗浓度。在健康受试者中的一项研究[2]表明相互作用基于阿卡波糖对地高辛吸收的抑制作用。

1. Serrano JS, *et al.* A possible interaction of potential clinical interest between digoxin and acarbose. *Clin Pharmacol Ther* 1996; **60:** 589–92.
2. Miura T, *et al.* Impairment of absorption of digoxin by acarbose. *J Clin Pharmacol* 1998; **38:** 654–7.

抗癫痫药　6 名使用地高辛和醋酸地高辛的健康受试者同时服用苯妥英，7 天后引起了血清地高辛稳态浓度的显著降低[1]，地高辛总清除率平均增加了 27%，清除半衰期平均减少了 30%[2]。这一个相互作用可能对洋地黄毒苷更为明显，因为洋地黄毒苷更多依赖于肝的消除。

一项对 12 名受试者的开放研究[2]的简短报道指出，当同时使用托吡酯后地高辛生物利用度有一个轻度但有意义的下降，虽然地高辛的半衰期和肾清除率似乎没有被影响。

1. Rameis H. On the interaction between phenytoin and digoxin. *Eur J Clin Pharmacol* 1985; **29:** 49–53.
2. Liao S, Palmer M. Digoxin and topiramate drug interaction study in male volunteers. *Pharm Res* 1993; **10** (suppl): S405.

抗真菌药　2 名接受地高辛的男性被给予伊曲康唑时，出现了地高辛中毒的症状和体征，血清地高辛的浓度升高[1,2]。进一步的病例报道[3]提示相互作用是由于给予地高辛后的肾清除率的降低。

当两性霉素 B 与地高辛同时给药时，可产生低钾血症引起的不良反应。

1. Rex J. Itraconazole–digoxin interaction. *Ann Intern Med* 1992; **116:** 525.
2. Alderman CP, Jermann HPA. Digoxin-itraconazole interaction. *Med J Aust* 1993; **159:** 838–9.
3. Alderman CP, Allcroft PD. Digoxin-itraconazole interaction: possible mechanisms. *Ann Pharmacother* 1997; **31:** 438–40.

抗疟药　在 6 名给予硫酸奎宁的受试者中，地高辛静脉注射后的总体清除率降低了 26%，主要通过降低非肾途径的清除[1]。地高辛经尿排泄的增加与其非肾清除的减少相一致，可能归因于地高辛代谢或胆汁分泌的变化。奎宁将地高辛的平均消除半期从 34.2h 增加到 51.8h，但是并不一致地改变分布容积。

因为类风湿关节炎，在 2 名接受地高辛长期治疗的女性加用羟氯喹，观察到血浆地高辛浓度的增加，但未见中毒症状[2]。

1. Wandell M, *et al.* Effect of quinine on digoxin kinetics. *Clin Pharmacol Ther* 1980; **28:** 425–30.
2. Leden I. Digoxin–hydroxychloroquine interaction? *Acta Med Scand* 1982; **211:** 411–12.

抗肿瘤药　一项对接受抗肿瘤药治疗的患者的研究[1]发现，地高辛片剂的吸收减少了 46.5%，而地高辛液体胶囊的吸收无明显改变。另外一项对相似患者的研究[2]发现给予醋酸地高辛后，地高辛的稳态浓度降低了，但洋地黄毒苷浓度可以保持不变。一般认为相互作用是因为胃肠黏膜的损坏减少了毛地黄苷的吸收，故对这些患者偏向选择液体胶囊剂或洋地黄毒苷。

据那更度的注册药品信息称其可增加地高辛的血浆暴露，推荐监测地高辛浓度。

1. Bjornsson TD, *et al.* Effects of high-dose cancer chemotherapy on the absorption of digoxin in two different formulations. *Clin Pharmacol Ther* 1986; **39:** 25–8.
2. Kuhlmann J. Inhibition of digoxin absorption but not of digitoxin during cytostatic drug therapy. *Arzneimittelforschung* 1982; **32:** 698–704.

抗甲状腺药　10 名健康受试者口服单一剂量卡比马唑后有 9 人的血清地高辛峰浓度降低了，然而第 10 名受试者，相应的浓度反有所升高[1]。与抗甲状腺药物合用同样需要谨慎，因为甲状腺功能的变化便可独立地影响机体对地高辛的敏感度（见上文**注意事项**）。

1. Rao BR, *et al.* Influence of carbimazole on serum levels and haemodynamic effects of digoxin. *Clin Drug Invest* 1997; **13:** 350–4.

抗病毒药　1 对对地高辛稳定且耐受拉米夫定和抗 HIV 感染药印地那韦与司他夫定的女性，在治疗中加入利托那韦 3 天后发生了地高辛中毒症状[1]，相互作用可能归因于利托那韦对 P 糖蛋白转运系统的抑制作用。一项药动学研究[2]显示，利托那韦对地高辛

的肾清除有显著抑制作用，似乎支持这一说法。

1. Phillips EJ, *et al.* Digoxin toxicity and ritonavir: a drug interaction mediated through p-glycoprotein? *AIDS* 2003; **17:** 1577–8.
2. Ding R, *et al.* Substantial pharmacokinetic interaction between digoxin and ritonavir in healthy volunteers. *Clin Pharmacol Ther* 2004; **76:** 73–84.

苯二氮䓬类　在同时使用了地西泮[1]和阿普唑仑[2,3]的患者中同样有血清地高辛浓度升高的报道。这些苯二氮䓬类降低了地高辛的清除率。

1. Castillo-Ferrando JR, *et al.* Digoxin levels and diazepam. *Lancet* 1980; **ii:** 368.
2. Tollefson G, *et al.* Alprazolam-related digoxin toxicity. *Am J Psychiatry* 1984; **141:** 1612–14.
3. Guven H, *et al.* Age-related digoxin-alprazolam interaction. *Clin Pharmacol Ther* 1993; **54:** 42–4.

β₂ 受体激动剂　对健康受试者，沙丁胺醇的单次静脉注射[1,2]或口服[3]剂量被报道可分别减少稳态的血清地高辛浓度 16% 和 22%。虽然沙丁胺醇对骨骼中的地高辛浓度没有明显的影响，通常认为与骨骼肌结合率的升高可解释这个相互作用。沙丁胺醇等 β₂ 受体激动剂也能引起低钾血症，后者可能增加对地高辛引发的心律失常的易感性。

1. Edner M, Jogestrand T. Effect of salbutamol on digoxin concentration in serum and skeletal muscle. *Eur J Clin Pharmacol* 1989; **36:** 235–8.
2. Edner M, Jogestrand T. Effect of salbutamol on digoxin pharmacokinetics. *Eur J Clin Pharmacol* 1992; **42:** 197–201.
3. Edner M, Jogestrand T. Oral salbutamol decreases serum digoxin concentration. *Eur J Clin Pharmacol* 1990; **38:** 195–7.

β 受体阻滞剂　β 受体阻滞剂可增加地高辛的心脏传导阻滞和心律失常的风险。此外，据报道卡维地洛[1-3]能增加地高辛的血浆浓度，虽然效应小且在临床上不重要。然而，一项对 8 名儿童（年龄从 2 周~7.8 岁）的研究[4]发现地高辛的清除率几乎被卡维地洛减半，有 2 名儿童发生了地高辛中毒。有报道称他林洛尔可增加地高辛的生物利用度[5]。

1. Grunden JW, *et al.* Augmented digoxin concentrations with carvedilol dosing in mild-moderate heart failure. *Am J Ther* 1994; **1:** 157–161.
2. Wermeling DP, *et al.* Effects of long-term oral carvedilol on the steady-state pharmacokinetics of oral digoxin in patients with mild to moderate hypertension. *Pharmacotherapy* 1994; **14:** 600–6.
3. De Mey C, *et al.* Carvedilol increases the systemic bioavailability of oral digoxin. *Br J Clin Pharmacol* 1990; **29:** 486–90.
4. Ratnapalan S, *et al.* Digoxin-carvedilol interactions in children. *J Pediatr* 2003; **142:** 572–4.
5. Westphal K, *et al.* Oral bioavailability of digoxin is enhanced by talinolol: evidence for involvement of intestinal P-glycoprotein. *Clin Pharmacol Ther* 2000; **68:** 6–12.

钙通道阻滞剂　对地高辛和钙通道阻滞剂相互作用的研究似乎表明维拉帕米能使血浆地高辛浓度升高 70%[1-3]。硝苯地平的效应尚不明确。尽管有报道[1]称它能使血浆地高辛的浓度升高 45%，其他的研究[4,5]报道表明没有增加或增加极少，相互作用对大部分患者来说没有临床意义。与地高辛或甲地高辛和地尔硫䓬相互作用的研究也产生了不一致的结果。有报道称血浆地高辛浓度升高 20% 和 59%[6,7]，且甲地高辛的浓度升高 51%[7]，其他的研究[8,9]没有显示地尔硫䓬诱导地高辛药动学或血浆浓度变化。据报道苄普地尔[10]、戈洛帕米[1]、尼索地平[11]和尼群地平[12]均能提高血浆地高辛浓度。苄普地尔使血药浓度升高 34%，建议应将使用此药的患者置于严密监测下。据报道异洛地平[13,14]和伊拉地平[3]均能增加血清地高辛浓度，但是稳态地高辛浓度不受影响，此相互作用似乎没有临床意义。

钙通道阻滞剂与地高辛相互作用的机制尚未完全理解，但可能与地高辛的肾性和非肾清除有关。钙通道阻滞剂与地高辛的药效学作用可能也是附加因素。

1. Belz GG, *et al.* Interaction between digoxin and calcium antagonists and antiarrhythmic drugs. *Clin Pharmacol Ther* 1983; **33:** 410–17.
2. Pedersen KE. Influence of verapamil on the inotropism and pharmacokinetics of digoxin. *Eur J Clin Pharmacol* 1983; **25:** 199–206.
3. Rodin SM, *et al.* Comparative effects of verapamil and isradipine on steady-state digoxin kinetics. *Clin Pharmacol Ther* 1988; **43:** 668–72.
4. Schwartz JB, Migliore PJ. Effect of nifedipine on serum digoxin concentration and renal digoxin clearance. *Clin Pharmacol Ther* 1984; **36:** 19–24.
5. Kleinbloesem CH, *et al.* Interactions between digoxin and nifedipine at steady state in patients with atrial fibrillation. *Ther Drug Monit* 1985; **7:** 372–6.
6. Rameis H, *et al.* The diltiazem-digoxin interaction. *Clin Pharmacol Ther* 1984; **36:** 183–9.
7. Oyama S, *et al.* Digoxin-diltiazem interaction. *Am J Cardiol* 1984; **53:** 1480–1.
8. Beltrami TR, *et al.* Lack of effects of diltiazem on digoxin pharmacokinetics. *J Clin Pharmacol* 1985; **25:** 390–2.
9. Elkayam U, *et al.* Effect of diltiazem on renal clearance and serum concentration of digoxin in patients with cardiac disease. *Am J Cardiol* 1985; **55:** 1393–5.
10. Belz GG, *et al.* Digoxin and bepridil: pharmacokinetic and pharmacodynamic interactions. *Clin Pharmacol Ther* 1986; **39:**

65–71.
11. Kirch W, *et al.* Influence of nisoldipine on haemodynamic effects and plasma levels of digoxin. *Br J Clin Pharmacol* 1986; **22:** 155–9.
12. Kirch W, *et al.* Nitrendipine increases digoxin plasma levels dose dependently. *J Clin Pharmacol* 1986; **26:** 553.
13. Rehnqvist N, *et al.* Pharmacokinetics of felodipine and effect on digoxin plasma levels in patients with heart failure. *Drugs* 1987; **34** (suppl 3): 33–42.
14. Dunselman PHJM, *et al.* Digoxin-felodipine interaction in patients with congestive heart failure. *Eur J Clin Pharmacol* 1988; **35:** 461–5.

利尿药　对 6 名健康受试者注射单次剂量的阿米洛利后，增加了地高辛的肾清除率并降低了其肾外清除率[1]。阿米洛利同样抑制地高辛诱导的正性肌力作用，但这一点对心脏病患者的临床意义未知。一项进一步的研究[2]没有证实这个效应。

据报道螺内酯及其代谢产物可干扰放射免疫分析法和荧光偏振免疫测定法进行的血清地高辛检测，造成测量结果假性升高[3,4]。对地高辛含量测定的干扰既非一贯的，也不可预期，假性降低的结果也有报道[5]。地高辛与螺内酯或坎利酸盐合用时其血清浓度的测定结果应该小心解读，尤其是螺内酯，因有其能中度降低地高辛清除率 26% 的报道，可能造成实际血清地高辛的升高[6]。

氨苯蝶啶联合噻嗪类或袢利尿药的利尿疗法能增加血清地高辛的平均浓度；这一相互作用被视为无临床意义，肾损伤患者例外[7]。

1. Waldorff S, *et al.* Amiloride-induced changes in digoxin dynamics and kinetics: abolition of digoxin-induced inotropism with amiloride. *Clin Pharmacol Ther* 1981; **30:** 172–6.
2. Richter JP, *et al.* The acute effects of amiloride and potassium canrenoate on digoxin-induced positive inotropism in healthy volunteers. *Eur J Clin Pharmacol* 1993; **45:** 195–6.
3. Paladino JA, *et al.* Influence of spironolactone on serum digoxin concentration. *JAMA* 1984; **251:** 470–1.
4. Foukaridis GN. Influence of spironolactone and its metabolite canrenone on serum digoxin assays. *Ther Drug Monit* 1990; **12:** 82–4.
5. Steimer W, *et al.* Intoxication due to negative canrenone interference in digoxin drug monitoring. *Lancet* 1999; **354:** 1176–7.
6. Waldorff S, *et al.* Spironolactone-induced changes in digoxin kinetics. *Clin Pharmacol Ther* 1978; **24:** 162–7.
7. Impivaara O, Iisalo E. Serum digoxin concentrations in a representative digoxin-consuming adult population. *Eur J Clin Pharmacol* 1985; **27:** 627–32.

胃肠药　一些胃肠药能通过与地高辛结合或改变胃肠蠕动而影响其吸收。这一问题常与地高辛制剂的生物利用度相关，对当前使用的制剂表现得并不重要。一些抗酸药[1,2]，特别是液体剂型和高岭土-果胶等吸附剂[1]能减少地高辛的胃肠吸收，因此给药时应至少间隔 2h 以上。活性炭和考来烯胺、考来替泊等离子交换树脂，也能减少地高辛的吸收。硫糖铝[3]也能减少地高辛的吸收。

奥美拉唑和其他可能的胃酸抑制药能减缓胃肠道代谢，提高地高辛以原形的吸收[4]，造成地高辛血药浓度小幅度升高，但临床意义不显著[5]。关于地高辛毒性的报道称 1 名女患者在服用奥美拉唑 1 个月后，地高辛浓度从 1.1ng/ml 提高至 3.9ng/ml[6]。

增加胃肠蠕动性的药物能减少地高辛的吸收，尤其当地高辛以缓慢地溶解形式被吸收时。当同时给予地高辛和甲氧氯普胺后[7]，地高辛的吸收减少；与优尼必利[8]和替加色罗[9]合用也报道有相似的效果。相反，抗胆碱能药物减少胃肠道运动性，溴丙胺太林能增加地高辛的吸收。

柳氮磺吡啶被发现能损害地高辛的吸收，降低血清地高辛的浓度[10]，但是机制尚不清楚。

1. Rodin SM, Johnson BF. Pharmacokinetic interactions with digoxin. *Clin Pharmacokinet* 1988; **15:** 227–44.
2. Gugler R, Allgayer H. Effects of antacids on the clinical pharmacokinetics of drugs: an update. *Clin Pharmacokinet* 1990; **18:** 210–19.
3. Rey AM, Gums JG. Altered absorption of digoxin, sustained-release quinidine, and warfarin with sucralfate administration. *DICP Ann Pharmacother* 1991; **25:** 745–6.
4. Cohen AF, *et al.* Influence of gastric acidity on the bioavailability of digoxin. *Ann Intern Med* 1991; **115:** 540–5.
5. Oosterhuis B, *et al.* Minor effect of multiple dose omeprazole on the pharmacokinetics of digoxin after a single oral dose. *Br J Clin Pharmacol* 1991; **32:** 569–72.
6. Kiley CA, *et al.* Omeprazole-associated digoxin toxicity. *South Med J* 2007; **100:** 400–2.
7. Johnson BF, *et al.* Effect of metoclopramide on digoxin absorption from tablets and capsules. *Clin Pharmacol Ther* 1984; **36:** 724–30.
8. Kubler PA, *et al.* Possible interaction between cisapride and digoxin. *Ann Pharmacother* 2001; **35:** 127–8.
9. Zhou H, *et al.* The effects of tegaserod (HTF 919) on the pharmacokinetics and pharmacodynamics of digoxin in healthy subjects. *J Clin Pharmacol* 2001; **41:** 1131–9.
10. Juhl RP, *et al.* Effect of sulfasalazine on digoxin bioavailability. *Clin Pharmacol Ther* 1976; **20:** 387–94.

人参　多种参类可能干扰血浆地高辛浓度的测定（见上文注意事项项下内容）。

免疫抑制药　有使用地高辛的患者加用环孢素后，血清

地高辛浓度升高伴随中毒症状的报道[1,2]。

1. Dorian P, *et al*. Digoxin-cyclosporine interaction: severe digitalis toxicity after cyclosporine treatment. *Clin Invest Med* 1988; ii: 108–12.
2. Robieux I, *et al*. The effects of cardiac transplantation and cyclosporine therapy on digoxin pharmacokinetics. *J Clin Pharmacol* 1992; 32: 338–43.

血脂调节药　一些他汀类药物用后有引起血浆地高辛浓度小量升高的报道，尽管其临床重要性还不清楚。80mg 剂量的阿托伐他汀显示可升高约 20% 血浆地高辛浓度，但是 10mg 剂量下无此效果[1]。这可能归因于阿托伐他汀适当地对肠上皮 P 糖蛋白介导的地高辛外排的抑制作用。

1. Boyd RA, *et al*. Atorvastatin coadministration may increase digoxin concentrations by inhibition of intestinal P-glycoprotein-mediated secretion. *J Clin Pharmacol* 2000; 40: 91–98.

神经肌肉阻滞药　泮库溴铵或氯化琥珀胆碱可能与毛地黄糖苷相互作用，造成心律失常的可能性增加；与泮库溴铵的相互作用更为明显[1]。

1. Bartolone RS, Rao TLK. Dysrhythmias following muscle relaxant administration in patients receiving digitalis. *Anesthesiology* 1983; 58: 567–9.

NSAIDs　血清地高辛浓度的增加在阿司匹林、布洛芬、吲哚美辛、芬布芬和双氯芬酸都有报道[1]。1 例接受地高辛的动脉导管未闭的早产儿[2] 口服平均总剂量 320µg/kg 的吲哚美辛后血清地高辛达到了潜在毒性浓度。推荐在给予吲哚美辛的情况下，将地高辛的初始浓度减半（地高辛对吲哚美辛可能产生的影响，见**吲哚美辛的药学**项下半衰期，第 65 页）。血清地高辛浓度并没有增加的现象在使用阿司匹林或吲哚美辛、酮洛芬、噻洛芬酸[1]、依托考昔[3] 和罗非考昔[4] 时均有报道，但这些研究部分是在健康的受试者中进行的，建议当洋地黄化患者启用或停用任何 NSAIDs 时均应密切监测地高辛的治疗。

1. Verbeeck RK. Pharmacokinetic drug interactions with nonsteroidal anti-inflammatory drugs. *Clin Pharmacokinet* 1990; 19: 44–66.
2. Koren G, *et al*. Effects of indomethacin on digoxin pharmacokinetics in preterm infants. *Pediatr Pharmacol* 1984; 4: 25–30.
3. Schwartz JI, *et al*. Evaluation of the pharmacokinetics of digoxin in healthy subjects receiving etoricoxib. *Br J Clin Pharmacol* 2008; 66: 811–17.
4. Schwartz JI, *et al*. Effect of rofecoxib on the pharmacokinetics of digoxin in healthy volunteers. *J Clin Pharmacol* 2001; 41: 107–112.

血管加压素受体拮抗药　血管加压素受体拮抗药考尼伐坦和托伐普坦可以降低地高辛的清除率，而升高地高辛的浓度。

药学

地高辛在胃肠道的吸收因所用剂型而异。遵从 BP 或 USP 规格的地高辛剂制的吸收度，片剂大约为 70%，酏剂为 80%，液体软胶囊剂超过 90%。通常接受的有效血浆浓度范围为 0.5~2.0ng/ml，但是有相当大的个体差异。地高辛分布容积较大，广泛地分布于组织，包括心、脑、红细胞和骨骼肌。心肌肌层中的地高辛浓度较大程度地超过血浆中的浓度。20%~30% 与血浆蛋白结合。地高辛在脑脊液和乳汁中被检出，它也能穿过胎盘屏障。消除半衰期为 1.5~2 天。

地高辛主要经肾小球过滤和肾小管分泌以原形经尿排泄，也有重吸收。少数患者中报道有广泛代谢（见下文**代谢和排泄**项下内容）。地高辛的排泄与肾小球滤过率成正比。静脉注射后剂量的 50%~70% 以原形排泄。地高辛不可以通过透析从体内消除，通过换血疗法和心肺转流术只有小剂量可被消除。

地高辛临床药学的参考文献如下。

1. Iisalo E. Clinical pharmacokinetics of digoxin. *Clin Pharmacokinet* 1977; 2: 1–16.
2. Aronson JK. Clinical pharmacokinetics of digoxin 1980. *Clin Pharmacokinet* 1980; 5: 137–49.
3. Mooradian AD. Digitalis: an update of clinical pharmacokinetics, therapeutic monitoring techniques and treatment recommendations. *Clin Pharmacokinet* 1988; 15: 165–79.

吸收　一项对 6 名健康受试者的研究发现进食能减缓地高辛的吸收速率，但不影响其吸收程度[1]。

1. Johnson BF, *et al*. Effect of a standard breakfast on digoxin absorption in normal subjects. *Clin Pharmacol Ther* 1978; 23: 315–19.

生物利用度　地高辛固体剂型在含量、崩解时限和溶出度上的巨大差异导致了不同专利制剂在血浆浓度上的巨大差异。其他影响其生物利用度的因素包括制剂配方、成品规格（胶囊、溶液或片剂）、颗粒大小和生物学因素。1972 年在英国曾发生严重问题[1]，1975 年以色列随着地高辛（Lanoxin）制造工艺的变革带来了生物利用度的翻倍[2]。

1. Anonymous. Therapeutic non-equivalence. *BMJ* 1972; 3: 599–600.
2. Danon A, *et al*. An outbreak of digoxin intoxication. *Clin Pharmacol Ther* 1977; 21: 643–6.

分布与蛋白结合情况　据报道地高辛 5%~60% 结合于血浆蛋白[1]，部分取决于测量方法，但一般在 20% 左右。接受血液透析的患者其血浆结合率有所降低，报道平均降低 8%~10%[1,2]，注射肝素能起到相似的效果[2]。

地高辛广泛分布于组织，据报道血浆地高辛浓度因与骨骼肌等组织结合程度的变化而变化，在静息期增高[3]，运动时降低[4,5]。

1. Storstein L. Studies on digitalis V: the influence of impaired renal function, hemodialysis, and drug interaction on serum protein binding of digitoxin and digoxin. *Clin Pharmacol Ther* 1976; 20: 6–14.
2. Storstein L, Janssen H. Studies on digitalis VI: the effect of heparin on serum protein binding of digitoxin and digoxin. *Clin Pharmacol Ther* 1976; 20: 15–23.
3. Pedersen KE, *et al*. Effects of physical activity and immobilization on plasma digoxin concentration and renal digoxin clearance. *Clin Pharmacol Ther* 1983; 34: 303–8.
4. Joreteg T, Jogestrand T. Physical exercise and digoxin binding to skeletal muscle: relation to exercise intensity. *Eur J Clin Pharmacol* 1983; 25: 585–8.
5. Joreteg T, Jogestrand T. Physical exercise and binding of digoxin to skeletal muscle—effect of muscle activation frequency. *Eur J Clin Pharmacol* 1984; 27: 567–70.

老年人　地高辛在老年人中药学的变化，参见下文**用途和用法**项下内容。

婴儿与新生儿　地高辛广泛用于新生儿与婴儿心脏疾病的治疗，并在这一年龄组中药动学已有评述[1,2]。足月新生儿或婴儿中，地高辛液体剂型口服剂量的 80%~90% 被吸收，峰浓度出现在 30~120min。吸收速率在早产儿和低体重出生儿中可能相对缓慢，血浆峰浓度在 90~180min 出现，吸收可因严重心力衰竭和吸收不良综合征而显著减少。地高辛静脉给药后有快速分布相，半衰期为 20~40min，继而出现血浆按指数型下降。在足月新生儿中，地高辛表观分布容积为 6~10L/kg，低体重出生儿分布容积为 4.3~5.7L/kg，稍大婴儿这一容积可能为 10~22L/kg，为报道的成人值的 1.5~2 倍。这一在足月新生儿和婴儿中的大分布容积被认为归因于高度的组织结合率，更大的细胞外液体积（比例）和较低的血浆蛋白结合率。

在健康和患病新生儿中的血浆半衰期都非常长，足月新生儿可为 20~70h 不等，早产儿为 40~180h。地高辛在婴儿中的清除速率明显快于新生儿，并且与肾成熟程度相关，在出生后第 2~3 个月清除速率有显著增长。地高辛在心肌和红细胞中的大分布容积、更高的清除率和浓度可以验证婴儿能较成人更好耐受地高辛以及婴儿因此需要更高剂量这一传统假定。然而，研究发现在婴儿中，与在成人中一样，当地高辛浓度高于 3ng/ml 时毒性症状表现明显，治疗浓度范围可在 1.5~2ng/ml。

1. Morselli PL, *et al*. Clinical pharmacokinetics in newborns and infants: age-related differences and therapeutic implications. *Clin Pharmacokinet* 1980; 5: 485–527.
2. Besunder JB, *et al*. Principles of drug biodisposition in the neonate: a critical evaluation of the pharmacokinetic-pharmacodynamic interface. *Clin Pharmacokinet* 1988; 14: 189–216 (part I) and 261–86 (part II).

代谢和排泄　虽然报道地高辛主要以原形经尿排出，有证据表明它可能也发生广泛的代谢。尿中检测到的代谢产物包括异羟基洋地黄毒苷元（地高辛）、二氢异羟洋地黄毒苷元（dihydrodigoxin）、异羟洋地黄毒苷元的单双洋地黄毒素或双洋地黄毒素酮化物以及二氢二醇。异羟洋地黄毒苷元的单双洋地黄毒素或双洋地黄毒素酮化物被认为有心脏作用，而异羟基洋地黄毒苷活性可能远弱于地高辛[1]。

约 10% 的患者无心脏活性代谢为异羟洋地黄毒苷元，剂量的 40% 或更多以异羟洋地黄毒苷元经尿排出[2~4]，胃肠道菌群表现对此代谢有作用，抗菌药物可减少这一过程。口服高生物利用度的地高辛制剂主要在胃和小肠上部吸收，到肠下部由于细菌降解为二氢异羟洋地黄毒苷元，已少有地高辛[4]。

认为地高辛的排泄经过流出泵和 P 糖蛋白介导[5]，后者将其作用底物转运至细胞外。这可能是迄今为止了解的仅有的一些药物相互作用的基础[6]，尽管这一学说遭到过质疑[7]。

1. Iisalo E. Clinical pharmacokinetics of digoxin. *Clin Pharmacokinet* 1977; 2: 1–16.
2. Doherty JE. A digoxin-antibiotic drug interaction. *N Engl J Med* 1981; 305: 827–8.
3. Rund DG, *et al*. Decreased digoxin cardioactive-reduced metabolites after administration of an encapsulated liquid concentrate. *Clin Pharmacol Ther* 1983; 34: 738–43.
4. Lofts F, *et al*. Digoxin metabolism to reduced products: clinical significance. *Br J Clin Pharmacol* 1986; 21: 600P.
5. Tanigawara Y. Role of P-glycoprotein in drug disposition. *Ther Drug Monit* 2000; 22: 137–40.
6. Fromm MF. P-glycoprotein: a defense mechanism limiting oral bioavailability and CNS accumulation of drugs. *Int J Clin Pharmacol Ther* 2000; 38: 69–74.
7. Chiou WL, *et al*. A comprehensive account on the role of efflux transporters in the gastrointestinal absorption of 13 commonly used substrate drugs in humans. *Int J Clin Pharmacol Ther* 2001; 39: 93–101.

肾损伤　地高辛在肾功能缺陷患者中的药物学变化参见下文**用途和用法**项下内容。

用途和用法

地高辛是强心苷类药物，用于室上性心律失常，特别是心房颤动（第 218 页）和心力衰竭（第 224 页）的治疗。

地高辛的主要功能为增强心肌收缩力（正性肌力作用）和降低心脏传导性，尤其是房室结（AV）的传导性。地高辛也有直接的血管平滑肌作用和自主神经系统，特别是增加迷走神经张力的间接效应。由于其对循环的作用，在自主神经活性上也有反射性变化。总体来说，这些功能造成正性肌力效应，负性频率效应，而且降低房室节的传导性。

心律失常　在房性心律失常中，地高辛引起房室结传导速率减慢并延长有效不应期，以减少心室率。除此之外还有心肌不应期的缩短和一定程度上因迷走神经活性所导致的窦房结抑制。

因此地高辛用于减慢心房颤动所致的心室率过高，治疗通常是长期性的，尽管可能优先使用其他的药物。在 Wolff-Parkinson-White 综合征和心房颤动患者中，地高辛可以引发快速心室率，可能为心室纤颤，应该被避免。在心房扑动中，通常以地高辛控制心室率更为困难，优先考虑疗法为直流心脏电复律，药物治疗不是最佳方法但是地高辛的处理可回复窦性节律，或它可能将扑动转化为纤颤，继而撤去地高辛，诱导回复窦性节律。它可缓解阵发性室上性心动过速发作症状，亦用于防止进一步的发作。

心力衰竭　地高辛和其他强心苷直接抑制心肌细胞内主动运输钠离子所需的钠-钾 ATP 酶活性，导致细胞内钠离子浓度逐渐升高、细胞内钾离子浓度逐渐降低。细胞内升高的钠离子浓度通过激活钠钙交换使细胞内钙离子浓度升高，从而使机械收缩活性加强，产生正性肌力作用。

地高辛用于心力衰竭时心肌收缩力增强，使心排血量增加，收缩末容积变小，心脏容积减小，舒张末压力和容积减小。肾血流量增加引起利尿，使水肿减轻、血浆量降低。肺静脉压降低使呼吸困难和端坐呼吸减轻。地高辛可改善心力衰竭患者的症状，主要用于辅助治疗。

剂量　地高辛口服时，约 2h 内起效，6h 达到最大效应。对需洋地黄化的患者起初应给予负荷量，但在轻度心力衰竭患者中没有必要。

剂量应根据患者个体差异仔细调整。须考虑的因素包括患者的年龄、去脂肪体重、肾功能、甲状腺功能、电解质平衡、组织氧合作用程度、是否有心脏或肺部疾病等。牢记上述因素，稳态血浆地高辛浓度（至少在用药 6h 后取样）在 0.5~2ng/ml 是普遍认为可以接受的，虽然下限浓度对于心衰患者更适用。治疗药物检测的参考详见下文。

如果需要快速洋地黄化，给予负荷量时应考虑分布容积大的因素。在最初 24h 内应口服给予 750~1500µg 负荷量，可以作为单次剂量一次给予，当不是很紧急或毒性风险较大时可间隔 6h 分次给予。一些患者，如轻度心力衰竭患者，不需要给予负荷量，洋地黄化可一天 1 次或 2 次 250µg 缓慢达到；在肾功能正常的患者中约 7 天可达到稳态血药浓度。地高辛的维持量通常为每日 125~250µg，但也可在每日 62.5~500µg 波动。老年患者和肾功能不良患者可以给予浓度下限（详见下文**老年人用法**项下内容）。稳态血浆浓度主要根据患者的肾功能状况，在 1~3 周出现。通常口服维持剂量为每日 125~250µg，但可在 62.5~500µg 波动。

在紧急情况下，假如患者在前 2 周内没有使用强心苷，首次给予地高辛可静脉给予。静脉内给药剂量为 500~1000µg，一般约 10min 可产生可靠的心脏作用，约 2h 达到最大效应。静脉输注给药，一次给药 2h 或更长，分次输药给每次 10~20min。维持治疗一般口服给药。地高辛也可肌内给药，但一般不推荐这种途径，因为肌内注射痛，也有组织损伤的报道。因可出现疼痛的局部刺激作用，地高辛应避免皮下给药。

儿童剂量，详见下文。

肾损伤患者的剂量应减少（详见下文）。

地高辛及其他强心苷的作用和用途综述如下。

1. Opie LH. Digitalis and sympathomimetic stimulants. *Lancet* 1980; **i:** 912–18.
2. Taggart AJ, McDevitt DG. Digitalis: its place in modern therapy. *Drugs* 1980; **20:** 398–404.
3. Chamberlain DA. Digitalis: where are we now? *Br Heart J* 1985; **54:** 227–33.
4. Doherty JE. Clinical use of digitalis glycosides: an update. *Cardiology* 1985; **72:** 225–54.
5. Smith TW. Digitalis: mechanisms of action and clinical use. *N Engl J Med* 1988; **318:** 358–65.
6. Hampton JR. Digoxin. *Br J Hosp Med* 1997; **58:** 321–3.
7. Riaz K, Forker AD. Digoxin use in congestive heart failure: current status. *Drugs* 1998; **55:** 747–58.
8. Campbell TJ, MacDonald PS. Digoxin in heart failure and cardiac arrhythmias. *Med J Aust* 2003; **179:** 98–102.
9. Gheorghiade M, *et al.* Digoxin for the treatment of chronic and acute heart failure syndromes. *Acute Card Care* 2009; **11:** 83–7.
10. Master J, Schweitzer P. Is there a role for digoxin in atrial fibrillation without heart failure? *Cardiol J* 2009; **16:** 483–6.

儿童用法　地高辛可以治疗新生儿、婴儿和儿童的室上性心动过速,如房颤。它也可用于利尿药和 ACEI 不能治疗的心衰。

与成人相比,新生儿肾功能尚未发育成熟,需要较低的剂量,且与体重呈正比。而婴儿和年纪小的儿童需要相对高的剂量。10 岁以下儿童的日维持剂量应分开计算,10 岁以上儿童可给予成人剂量(见上文)。

根据年龄和体重确定口服剂量,如下:

- 新生儿体重小于 1.5kg:初始剂量 25μg/kg,24h 内分 3 次服用,随后每日 4~6μg/kg;
- 新生儿体重 1.5~2.5kg:初始剂量 30μg/kg,24h 内分 3 次服用,随后每日 4~6μg/kg;
- 新生儿体重大于 2.5kg:初始剂量 45μg/kg,24h 内分 3 次服用,随后每日 10μg/kg;
- 1 个月~2 岁的儿童:初始剂量 45μg/kg,24h 内分 3 次服用,随后每日 10μg/kg;
- 2~5 岁的儿童:初始剂量 35μg/kg,24h 内分 3 次服用,随后每日 10μg/kg;
- 5~10 岁的儿童:初始剂量 25μg/kg(最多 750μg),24h 内分 3 次服用,随后每日 6μg/kg(最多 250μg)。

BNFC 2009 的建议剂量与上述剂量基本相同,可以适当减少某些年龄组的剂量,也可以通过静脉滴注给药。

当不需要快速地高辛化时,*BNFC 2009* 建议 10 岁以上儿童可以口服给药,每日 250~500μg(最高剂量需分次给药),持续 5~7 天,随后按常规维持剂量给药(与成人相同)。

老年人用法　随着年龄增长,地高辛的分布容积变大,消除半衰期延长[1]。因此用药 2 周才达到稳态血药浓度,对老年人使用地高辛存在一定的恐惧。对毒性的恐惧使一些医生使用固定的"老人的"剂量,即每日 62.5μg。但这一剂量产生的浓度低于治疗浓度[2]。在老年人中低剂量地高辛的常规用法是不合适的,使用剂量应适应个体需要。

1. McMurray J, McDevitt DG. Treatment of heart failure in the elderly. *Br Med Bull* 1990; **46:** 202–29.
2. Nolan L, *et al.* The need for reassessment of digoxin prescribing for the elderly. *Br J Clin Pharmacol* 1989; **27:** 367–70.

在肾损伤中的用法　已有关于强心苷在伴有肾损伤的患者中的药动学的综述[1]。肾损伤时,地高辛的吸收率降低,但这可能没有临床意义。血浆蛋白结合也降低,但由于地高辛结合率低且表观分布容积大,这也不太可能有意义。表观分布容积减少 1/3~1/2,因此地高辛负荷量应相应减少;建议口服负荷量为 10μg/kg(亦见下文的**治疗药物监测**)。地高辛非肾清除率不受影响或仅轻微降低,但肾清除率降低,其程度与肌酐清除率密切相关。地高辛消除半衰期延长,因此稳态时间间隔和毒性消退的时间延长。由于地高辛肾清除率降低,维持量应与肾功能一致,需要减少。应监测血清地高辛浓度,虽然洋地黄样免疫物质的存在使结果很难解释。此外,伴有肾损伤的患者出现高钾血症使地高辛效应的敏感性降低[2]。

由于地高辛的分布容积大,腹膜透析及血液透析等操作从体内除去的量很小,不需要额外补充剂量。

1. Aronson JK. Clinical pharmacokinetics of cardiac glycosides in patients with renal dysfunction. *Clin Pharmacokinet* 1983; **8:** 155–78.
2. Matzke GR, Frye RF. Drug administration in patients with renal insufficiency: minimising renal and extrarenal toxicity. *Drug Safety* 1997; **16:** 205–31.

治疗药物监测　地高辛的治疗窗窄,一般认为有效血浆地高辛浓度应在 0.5~2.0ng/ml[1,3],但一些研究[4~6]已说明浓度为 0.5~0.9ng/ml 就足以治疗心力衰竭;浓度在这一范围的上限会伴随有更严重的后果[5,6]。将 ng/ml 转化为 nmol/L 的因子是 1.28。

在不复杂的病例中,地高辛的用量可通过考虑患者的体重、肾功能及临床状态进行计算。认为对于常规剂量治疗有满意的临床反应、没有毒性体征或症状的患者没有必要进行治疗药物监测[1,2]。如果怀疑顺应性差、反应差、没有明确原因的反应恶化、肾功能波动、不清楚先前是否使用过强心苷、在药物相互作用期间及证实临床毒性时,血浆地高辛浓度的测定是有益的[1,3,7]。在做临床决定时,不应该单独考虑一次血浆浓度,还应考虑其他患者的数据。这在诊断地高辛毒性时格外重要,因为毒性的体征和症状难以与潜在疾病相区别,而且可能在通常的治疗范围内出现。

许多因素影响地高辛的反应和地高辛测定结果的解释。这些因素包括肾损伤、年龄限制、甲状腺疾病、患者顺应性、药物相互作用、电解质紊乱[1~3,7]。不同地高辛制剂的生物利用度不同也导致问题产生。肾损伤和低血钾是两种影响地高辛剂量最重要的因素,任何时候分析血浆地高辛浓度都要监测肾功能和血浆钾离子浓度。已提出一个与心衰患者肾功能以及身高和(或)理想体重相关的剂量表[8]:对大多数中度或重度肾损伤患者(肌酐清除率低于 60ml/min),隔日口服 125μg 足够了。对伴有肾损伤或肝损伤的患者、孕妇及新生儿,洋地黄样免疫物质的存在使地高辛测定的解释更加混乱。考虑到地高辛的分布,地高辛测定的血样应至少在用药后 6h 采取[1,3,7]。另外,对同一样品的检测值可能会由于实验室之间的不同和临床管理的不同而发生较大变化[9]。

在儿童中诊断地高辛中毒时,还不清楚为什么血浆地高辛浓度不起作用。对于 12 个月以上的儿童可能适用成年人的指导方针,对于更小的儿童血浆地高辛浓度升高时出现毒性的风险增加的趋势是成立的,但出现毒性的阈值可能更高,尤其是小于 3 个月的儿童[1]。

1. Aronson JK. Indications for the measurement of plasma digoxin concentrations. *Drugs* 1983; **26:** 230–42.
2. Lee TH, Smith TW. Serum digoxin concentration and diagnosis of digitalis toxicity: current concepts. *Clin Pharmacokinet* 1983; **8:** 279–85.
3. Aronson JK, Hardman M. Digoxin. *BMJ* 1992; **305:** 1149–52.
4. Adams KF, *et al.* Clinical benefits of low serum digoxin concentrations in heart failure. *J Am Coll Cardiol* 2002; **39:** 946–53.
5. Rathore SS, *et al.* Association of serum digoxin concentration and outcomes in patients with heart failure. *JAMA* 2003; **289:** 871–8.
6. Adams KF, *et al.* Relationship of serum digoxin concentration to mortality and morbidity in women in the Digitalis Investigation Group trial: a retrospective analysis. *J Am Coll Cardiol* 2005; **46:** 497–504.
7. Brodie MJ, Feely J. Practical clinical pharmacology: therapeutic drug monitoring and clinical trials. *BMJ* 1988; **296:** 1110–14.
8. Bauman JL, *et al.* A method of determining the dose of digoxin for heart failure in the modern era. *Arch Intern Med* 2006; **166:** 2539–45.
9. Rogers NM, *et al.* Frequently discordant results from therapeutic drug monitoring for digoxin: clinical confusion for the prescriber. *Intern Med J* 2010; **40:** 52–6.

制剂:

BP 2010: Digoxin Injection; Digoxin Tablets; Paediatric Digoxin Injection; Paediatric Digoxin Oral Solution;
USP 33: Digoxin Elixir; Digoxin Injection; Digoxin Tablets.

专利制剂

Arg.: Cardiogoxin; Digocard-G; Lanicor; Lanoxin; **Austral.:** Lanoxin; Sigmaxin; **Austria:** Lanicort; **Belg.:** Lanoxin; **Braz.:** Cardcor; Cardionil; Cimecard; Digitax; Digixinat; Digobal; Digoxt; Digoxant; Digoxen; Digoxi; Lanoxin; Valoxin; **Canad.:** Lanoxin; **Fr.:** Hemigoxine Nativelle; **Ger.:** Digacin; Digoregent; Dilanacint; Lanicor; Lenoxin; **Gr.:** Lanoxin; **Hong Kong:** Lanoxin; **India:** Lanoxin; **Indon.:** Fargoxin; Lanoxin; **Irl.:** Lanoxin; **Israel:** Lanoxin; **Ital.:** Eudigox; Lanoxin; **Jpn:** Digosin; **Malaysia:** Lanoxin; **Mex.:** Bioxalyt; Lanoxin; Mapluxin; Valvulan; **Neth.:** Lanoxin; **Norw.:** Lanoxin; **NZ:** Lanoxin; **Philipp.:** Cardioxin; Lanoxin; **Port.:** Lanoxin; **S.Afr.:** Lanoxin; Purgoxin; **Singapore:** Lanoxin; **Spain:** Lanacordin; **Swed.:** Lanacrist†; Lanoxin; **Thai.:** Cardial; Grexin; Lanoxin; Toloxin; **UK:** Lanoxin; **USA:** Digitekt; Lanoxicapst; Lanoxin; **Venez.:** Lanicor.

Dihydralazine Sulfate (rINNM)　硫酸双肼屈嗪

Dihidralazino sulfatas, hidratuotas; Dihydralazin-szulfát-hidrát; Dihydralatsiinisulfaatti, hydratoitu; Dihydralazine, Sulfate de; Dihydralazine (sulfate de) hydraté; Dihydralazine Sulphate *(BANM)*; Dihydralazini Sulfas; Dihydralazini sulfas hydricus; Dihydralazinsulfát; Dihydralazinsulfat, hydratiserat; Dihydralazinum Sulfuricum; Dihydralazyny siarczan; Dihydrallazine Sulphate; Sulfato de dihidralazina. Phthalazine-1,4-diyldihydrazine sulfate hemipentahydrate.

Дигидралазина Сульфат
$C_8H_{10}N_6,H_2SO_4,2\frac{1}{2}H_2O = 333.3$.
CAS — 484-23-1 (dihydralazine); 7327-87-9 (dihydralazine sulfate).
ATC — C02DB01.
ATC Vet — QC02DB01.
UNII — 1C2B1W91NK.

(dihydralazine)

Pharmacopoeias. In *Chin.* and *Eur.* (see p.vii).

Ph. Eur. 6.8 (Dihydralazine Sulphate, Hydrated)　白色或微黄色结晶性粉末。微溶于水;几乎不溶于无水乙醇;溶于稀无机酸。

简介

双肼屈嗪是一种作用及用途与肼屈嗪(第354页)类似的血管舒张药。其硫酸盐可口服。硫酸双肼屈嗪 14.45mg 相当于约 12.5mg 无水硫酸双肼屈嗪。在高血压(第228页)中通常首次口服剂量相当于 12.5mg 无水硫酸双肼屈嗪,每日 2 次;推荐的最大剂量为 50mg,每日 2 次;更大的剂量已被用于心力衰竭的治疗。

其他双肼屈嗪盐类也被用作口服制剂,包括盐酸化物和酒石酸盐。甲磺酸盐用于注射液。

卟啉病　认为双肼屈嗪用于伴有卟啉病的患者不安全,因为在动物或体外试验中已显示出其生卟啉的作用。

制剂
专利制剂

Austria: Nepresol; **Belg.:** Nepresol†; **Cz.:** Nepresol†; **Fr.:** Nepresol; **Ger.:** Depressan; Nepresol; **Gr.:** Nepresol; **Hung.:** Depressan; **India:** Nepresol; **Switz.:** Nepresol†; **Thai.:** Nepresol.

多组分制剂　**Braz.:** Adelfan-Esidrex†; **Ger.:** Obsilazin N†; Tri-Torrat†; Triniton; **Hong Kong:** Adelphane-Esidrex†; **India:** Adelphane; Adelphane-Esidrex; Beptazine-H†; Beptazine†; **Indon.:** Dellasidrex†; **Rus.:** Adelphane-Esidrex (Адельфан-эзидрекс); Triresid K (Трирезид К)†; **Spain:** Adelfan-Esidrex†; **Switz.:** Adelphan-Esidrex†; **Turk.:** Adelphan-Esidrex†; Adelphan†; **Ukr.:** Adelphane-Esidrex (Адельфан-Эзидрекс).

Di-isopropylammonium Dichloroacetate 双氯醋酸二异丙胺

Diisopropilamina, dicloroacetato de; Di-isopropylamine Dichloroacetate; Di-isopropylamine Dichloroethanoate; DIPA-DCA.
$C_8H_{17}Cl_2NO_2 = 230.1$.
CAS — 660-27-5.

简介

本品是一种用于外周和脑血管病症的血管扩张药。含有它的制剂有时被称为"泮加酸"(参见 M37 第2302页)。

制剂
专利制剂
Ger.: Disotat†; **Mex.:** Ditrei.

多组分制剂　**Spain:** Vitaber A E.

Dilazep Hydrochloride (rINNM)　盐酸地拉革

Asta C-4898; Dilazep, Chlorhydrate de; Dilazepi Hydrochloridum; Hidrocloruro de dilazep. Perhydro-1,4-diazepin-1,4-diylbis(trimethylene 3,4,5-trimethoxybenzoate) dihydrochloride.

Дилазепа Гидрохлорид
$C_{31}H_{44}N_2O_{10},2HCl = 677.6$.
CAS — 35898-87-4 (dilazep); 20153-98-4 (dilazep hydrochloride).
ATC — C01DX10.
ATC Vet — QC01DX10.

(dilazep)

Pharmacopoeias. *Jpn* includes the monohydrate.

简介

盐酸地拉草是一种口服血管扩张药，用于缺血性心脏病，剂量为 50mg，每日 3 次。治疗蛋白尿的剂量为 100mg，每日 3 次。

制剂

专利制剂

India: Cormelian; *Jpn:* Comelian; Comerian.

Diltiazem Hydrochloride (*BANM*, *USAN*, *rI-NNM*) 盐酸地尔硫草

CRD-401; Diltiatseemihydrokloridi; Diltiazem, chlorhydrate de; Diltiazem Hidroklorür; Diltiazem hydrochlorid; Diltiazem-hidroklorid; Diltiazemhydroklorid; Diltiazemi hydrochloridum; Diltiazemo hidrochloridas; Diltiazemu chlorowodorek; Hidrocloruro de diltiazem; Latiazem Hydrochloride; MK-793 (diltiazem malate). (+)-*cis*-3-Acetoxy-5-(2-dimethylaminoethyl)-2,3-dihydro-2-(4-methoxyphenyl)-1,5-benzothiazepin-4(5*H*)-one hydrochloride; (2*S*,3*S*)-5-(2-Dimethylaminoethyl)-2,3,4,5-tetrahydro-2-(4-methoxyphenyl)-4-oxo-1,5-benzothiazepin-3-yl acetate hydrochloride.

Дилтиазема Гидрохлорид

$C_{22}H_{26}N_2O_4S,HCl = 451.0.$

CAS — 42399-41-7 (diltiazem); 33286-22-5 (diltiazem hydrochloride); 144604-00-2 (diltiazem malate).

ATC — C08DB01.

ATC Vet — QC08DB01.

UNII — OLH94387TE.

(diltiazem)

Pharmacopoeias. In *Chin.*, *Eur.* (see p.vii), *Jpn*, and *US*.

Ph. Eur. 6. 8 (Diltiazem Hydrochloride) 白色或类白色结晶性粉末。易溶于水、二氯甲烷和甲醇；微溶于无水乙醇。1% 水溶液的 pH 值为 4.3～5.3。贮藏于密闭容器中。避光。

USP 33 (Diltiazem Hydrochloride) 白色、无味结晶性粉末或小子结晶体。易溶于水、氯仿、甲酸和甲醇；略溶于无水乙醇；不溶于乙醚。贮藏于密闭容器中。避光。

不良反应

用地尔硫草治疗一般易耐受。可出现头痛、踝关节水肿、低血压、眩晕、面红、疲乏、恶心及其他胃肠道紊乱（包括厌食、呕吐、便秘或腹泻、味觉障碍和体重增加）。已有报道出现牙龈增生。可能由于超敏反应引起的皮疹一般轻微、短暂，但在一些病例中可发展为游走性红斑或剥脱性皮炎，也可发生光敏反应。肝酶含量短暂升高，偶尔也有肝炎报道。

地尔硫草可抑制心脏传导，偶尔导致 AV 传导阻滞，并导致心搏暂停或窦性停搏。

地尔硫草过量与心动过缓、伴有或不伴有 AV 传导缺陷及低血压有关。

地尔硫草在动物研究中显示有致畸作用。

对死亡率的影响 讨论钙通道阻滞药与心血管病的死亡率升高的可能性，详见硝苯地平的**不良反应**，第394页。

血管性水肿 在 2 例给予地尔硫草的患者[1]中出现了眼眶周围的血管性水肿，伴有瘙痒或炭化及红斑。

1. Sadick NS, *et al.* Angioedema from calcium channel blockers. *J Am Acad Dermatol* 1989; **21:** 132–3.

对血液的影响 已报道血小板减少与地尔硫草有关[1,2]。

1. Lahav M, Arav R. Diltiazem and thrombocytopenia. *Ann Intern Med* 1989; **110:** 327.
2. Michalets EL, Jackson DV. Diltiazem-associated thrombocytopenia. *Pharmacotherapy* 1997; **17:** 1345–8.

对骨骼和关节的影响 1 名患有关节痛的患者服用地尔硫草的报道见硝苯地平项下**对神经肌肉系统的影响**，第

395页。

对糖代谢的影响 已报道[1]伴有 1 型糖尿病的患者在地尔硫草治疗期间，血糖浓度升高、胰岛素需要量增加，在大剂量时更显著。在另一项研究[2]中，11 名肥胖的黑人妇女为非糖尿病患者，但有 2 型糖尿病家族史，给予 240mg 地尔硫草，未发现对血浆葡萄糖浓度及 C-肽浓度的影响，也没有葡萄糖耐受不良的体征。

1. Pershadsingh HA, *et al.* Association of diltiazem therapy with increased insulin resistance in a patient with type I diabetes mellitus. *JAMA* 1987; **257:** 930–1.
2. Jones BJ, *et al.* Effects of diltiazem hydrochloride on glucose tolerance in persons at risk for diabetes mellitus. *Clin Pharm* 1988; **7:** 235–8.

对耳的影响 已单独报道[1]耳鸣与几种钙通道阻滞药有关，包括硝苯地平、尼卡地平、尼群地平、地尔硫草、维拉帕米和桂利嗪。

1. Narváez M, *et al.* Tinnitus with calcium-channel blockers. *Lancet* 1994; **343:** 1229–30.

对胃肠道的影响 使用钙通道阻滞药可出现胃肠道紊乱，包括恶心、呕吐和便秘。据报道[1]，1 名 74 岁患有中性粒细胞减少症男性患者，接受白血病化疗时出现心房纤颤；当用地尔硫草进行治疗后，出现假性肠梗阻。排除中性粒细胞减少症的小肠结肠炎，停用地尔硫草后症状消失；可以认为地尔硫草是可能的原因。

维拉帕米也有类似的病例报道[2]。

1. Young RP, Wu H. Intestinal pseudo-obstruction caused by diltiazem in a neutropenic patient. *Ann Pharmacother* 2005; **39:** 1749–51.
2. Schultz HS, Vernon B. Intestinal pseudo-obstruction related to using verapamil. *West J Med* 1989; **151:** 556–8.

对心脏的影响 AV 传导阻滞 AV 传导阻滞在使用地尔硫草的患者中罕见，但当其发生时有潜在严重性。依据处方监测 10119 例患者 1 年[1]，地尔硫草治疗中报道 22 例 AV 传导阻滞。至少 8 例出现Ⅲ度 AV 传导阻滞，12 例接受心脏起搏器，3 例在心脏阻滞发病后 72h 内死亡。这些患者中很多人也使用 β 受体阻滞剂，这与其他报道[2,3]中一致（详见下文**药物相互作用**项下 β **受体阻滞剂**）。

也有证据表明其发生率与血清地尔硫草浓度有关。在另一项研究[4]中，患者在心肌梗死后接受地尔硫草治疗，血清地尔硫草浓度高于 150ng/ml 的患者比血清地尔硫草浓度低于这一浓度的患者更易发生 AV 传导阻滞。

1. Waller PC, Inman WHW. Diltiazem and heart block. *Lancet* 1989; **i:** 617.
2. Hossack KF. Conduction abnormalities due to diltiazem. *N Engl J Med* 1982; **307:** 953–4.
3. Ishikawa T, *et al.* Atrioventricular dissociation and sinus arrest induced by oral diltiazem. *N Engl J Med* 1983; **309:** 1124–5.
4. Nattel S, *et al.* Determinants and significance of diltiazem plasma concentrations after acute myocardial infarction. *Am J Cardiol* 1990; **66:** 1422–8.

心肌梗死 至少一项多中心研究（梗死后地尔硫草治疗多中心试验）的结果建议，虽然在左室功能正常（表明无肺淤血）的患者中，心肌梗死后使用地尔硫草治疗有利，但有证据表明在左室功能不全（表明肺淤血）患者的非致死性再梗死风险增加有关[1]。长期跟踪调查[2]表明在左室功能不全的患者中，地尔硫草也使梗死后发生迟发性心力衰竭的风险增加。

1. The Multicenter Diltiazem Postinfarction Trial Research Group. The effect of diltiazem on mortality and reinfarction after myocardial infarction. *N Engl J Med* 1988; **319:** 385–92.
2. Goldstein RE, *et al.* Diltiazem increases late-onset congestive heart failure in postinfarction patients with early reduction in ejection fraction. *Circulation* 1991; **83:** 52–60.

撤药 威胁生命的冠状动脉痉挛在患者中是致死的，4 名患者由于不稳定性心绞痛接受冠状动脉重建术后发生冠状动脉痉挛[1]。在术前 8～18h 停止钙通道阻滞药（地尔硫草或硝苯地平）治疗，认为这种突然停药造成了反跳性血管痉挛。冠状动脉痉挛用硝酸甘油和硝苯地平处理。

1 名稳定性心绞痛患者停用地尔硫草 4 天后再出现心绞痛[2]。佩带式心电监控表明心肌局部缺血加重，从而再次引入地尔硫草治疗。另有 2 例患者也有相似的停药反应。

1. Engelman RM, *et al.* Rebound vasospasm after coronary revascularization in association with calcium antagonist withdrawal. *Ann Thorac Surg* 1984; **37:** 469–72.
2. Subramanian VB, *et al.* Calcium antagonist withdrawal syndrome: objective demonstration with frequency-modulated ambulatory ST-segment monitoring. *BMJ* 1983; **286:** 520–1.

对肾脏的影响 地尔硫草可能对各种肾功能障碍有益（详见下文用途项下内容），但有几篇急性肾功能衰竭与使用地尔硫草有关的报道[1,2]。急性间质性肾炎是其发生机制[2,3]。

1. ter Wee PM, *et al.* Acute renal failure due to diltiazem. *Lancet* 1984; **ii:** 1337–8.
2. Abadin JA, *et al.* Probable diltiazem-induced acute interstitial nephritis. *Ann Pharmacother* 1998; **32:** 656–8.
3. Achenbach V, *et al.* Acute renal failure due to diltiazem. *Lancet* 1985; **i:** 176.

对肺的影响 1 名 68 岁老年女性在使用地尔硫草治疗高血压时发生[1]嗜酸性胸腔积液。停药后症状消失。

1. Raptis L, *et al.* Diltiazem-induced eosinophilic pleural effusion. *Pharmacotherapy* 2007; **27:** 600–2.

对心理功能的影响 截至 1989 年 9 月，WHO 国际药物监测合作计划已收集了 8 例报告称精神抑郁（2 例严重）与地尔硫草治疗有关[1]。出现症状的时间为开始使用地尔硫草治疗后几小时到几个月。一些证据表明可能与剂量有关，因为 8 例中有 5 例每日使用 180mg 或更多。

地尔硫草与精神病有关的报道罕见。1 位患者[2]接受地尔硫草 2 天后出现幻觉（听觉和视觉）和妄想症，之后用硝苯地平治疗未见异常反应。一篇报道称精神反应与地尔硫草和锂的相互作用有关，见下文。

1. Biriell C, *et al.* Depression associated with diltiazem. *BMJ* 1989; **299:** 796.
2. Bushe CJ. Organic psychosis caused by diltiazem. *J R Soc Med* 1988; **81:** 296–7.

对口腔的影响 一项涉及 115 名患者的研究表明至少给予硝苯地平、地尔硫草、维拉帕米 3 个月后出现牙龈增生，这可能是钙通道阻滞药的一个重要不良反应[1]。

1. Steele RM, *et al.* Calcium antagonist-induced gingival hyperplasia. *Ann Intern Med* 1994; **120:** 663–4.

对皮肤的影响 多种皮肤病症与地尔硫草治疗有关，包括急性脓疱性皮疹[1–3]、皮肤脉管炎[4,5]、游走性红斑[6,7]、瘙痒性斑疹[3,8]、严重中毒性红斑[9]及亚急性系统性红斑狼疮样疹[10]和光敏反应[11]。皮肤不良反应分析表明痤疮、皮疹、荨麻疹是最普遍的[12]。也有几例报道剥脱性皮炎、游走性红斑、Stevens-Johnson 综合征及中毒性表皮坏死松解症[3,12]。

一篇与地尔硫草有关的眼眶周围的皮疹的报道，见上文血管性水肿。

已报道地尔硫草和氨氯地平之间[13]存在交叉过敏，表现为瘙痒性斑丘疹的症候。

1. Lambert DG, *et al.* Acute generalized exanthematous pustular dermatitis induced by diltiazem. *Br J Dermatol* 1988; **118:** 308–9.
2. Vicente-Calleja JM, *et al.* Acute generalized exanthematous pustulosis due to diltiazem: confirmation by patch testing. *Br J Dermatol* 1997; **137:** 837–9.
3. Knowles S, *et al.* The spectrum of cutaneous reactions associated with diltiazem: three cases and a review of the literature. *J Am Acad Dermatol* 1998; **38:** 201–6.
4. Carmichael AJ, Paul CJ. Vasculitic leg ulcers associated with diltiazem. *BMJ* 1988; **297:** 562.
5. Sheehan-Dare RA, Goodfield MJ. Severe cutaneous vasculitis induced by diltiazem. *Br J Dermatol* 1988; **119:** 134.
6. Berbis P, *et al.* Diltiazem associated erythema multiforme. *Dermatologica* 1989; **179:** 90.
7. Sanders CJG, Neumann HAM. Erythema multiforme, Stevens-Johnson syndrome, and diltiazem. *Lancet* 1993; **341:** 967.
8. Wirebaugh SR, Geraets DR. Reports of erythematous macular skin eruptions associated with diltiazem therapy. *DICP Ann Pharmacother* 1990; **24:** 1046–9.
9. Wakeel RA, *et al.* Severe toxic erythema caused by diltiazem. *BMJ* 1988; **296:** 1071.
10. Crowson AN, Magro CM. Diltiazem and subacute cutaneous lupus erythematosus-like lesions. *N Engl J Med* 1995; **333:** 1429.
11. Saladi RN, *et al.* Diltiazem induces severe photodistributed hyperpigmentation: case series, histoimmunopathology, management, and review of the literature. *Arch Dermatol* 2006; **142:** 206–10.
12. Stern R, Khalsa JH. Cutaneous adverse reactions associated with calcium channel blockers. *Arch Intern Med* 1989; **149:** 829–32.
13. Baker BA, Cacchione JG. Dermatologic cross-sensitivity between diltiazem and amlodipine. *Ann Pharmacother* 1994; **28:** 118–19.

锥体外系障碍 有报道称钙通道阻滞剂（包括地尔硫草）会引起锥体外系障碍，见硝苯地平（第396页）。

过量 详见下文**不良反应的处置**项下内容。

不良反应的处置

参见硝苯地平，见第396页，也可见下文。地尔硫草及其代谢产物不易透析清除。

过量 地尔硫草过量的后果及处置与硝苯地平类似（第396页），但死亡和危及生命的并发症在地尔硫草中更常见[1]。直到 1994 年，在文献中已报道 6 例地尔硫草过量致死的病例[2]。地尔硫草浓度的测定可协助诊断，已建议对地尔硫草过量进行治疗[2]，但其他人[3]已对其价值提出了争议。

下文是地尔硫草过量的个案报道：

- 1 位患者服用 10.8 g 地尔硫草后出现低血压及完全性心脏传导阻滞。多巴胺、异丙肾上腺素及氯化钙用于维持血压。31h 后 ECG 显示恢复窦性节律。服用地

尔硫草后 43h 血浆地尔硫草浓度为 1.67μg/ml，再过 55.5h 后为 12.1ng/ml，清除半衰期为 7.9h[4]。

• 在另一个病例中，患者用乙醇服用 5.88g 地尔硫草，出现严重房室结性心动过缓（junctional brady-cardia）、低血压及对静脉内注射葡萄糖酸钙无反应的心功能降低。在使用后 7h 血浆地尔硫草浓度达到最大值 6.09μg/ml。活性炭处理后约一半剂量经呕吐排出。患者接受心脏起搏和注射多巴胺治疗；24h 内恢复窦性节律，继发的心房纤颤用地高辛成功控制[5]。

• 1 位患者服用 14.94g 地尔硫草后活性炭、血液灌注对提高地尔硫草清除率有限[6]。患者出现严重低血压、完全性心脏传导阻滞及急性肾功能衰竭。支持疗法包括心脏起搏和给予各种血管升压类药物，包括静脉注射胰高血糖素和输注多巴胺、肾上腺素、去甲肾上腺素。

1. Buckley NA, *et al.* Overdose with calcium channel blockers. *BMJ* 1994; **308:** 1639.
2. Roper TA. Overdose of diltiazem. *BMJ* 1994; **308:** 1571.
3. Lip GYH, Ferner RE. Overdose of diltiazem. *BMJ* 1994; **309:** 193.
4. Malcolm N, *et al.* Massive diltiazem overdosage: clinical and pharmacokinetic observations. *Drug Intell Clin Pharm* 1986; **20:** 888.
5. Ferner RE, *et al.* Pharmacokinetics and toxic effects of diltiazem in massive overdose. *Hum Toxicol* 1989; **8:** 497–9.
6. Williamson KM, Dunham GD. Plasma concentrations of diltiazem and desacetyldiltiazem in an overdose situation. *Ann Pharmacother* 1996; **30:** 608–11.

注意事项

地尔硫草禁用于伴有病态窦房结综合征、已存在 II 度或 III 度 AV 传导阻滞或明显心动过缓的患者，慎用于伴有较轻房传导阻滞或心动过缓的患者。地尔硫草与心力衰竭的发生有关，用于伴有左室功能损伤的患者应格外小心。突然停用地尔硫草与心绞痛加重有关。

对老年人患者和伴有肝功能或肾功能损伤的患者，地尔硫草治疗开始时应减量。

滥用 据称，地尔硫草已被健身者和橄榄球运动员滥用。这种滥用可能是因为地尔硫草可增加锻炼后的最大耗氧量。1 名承认服用大剂量地尔硫草的健身者患有严重的腹部痛性痉挛[1]。

1. Richards H, *et al.* Use of diltiazem in sport. *BMJ* 1993; **307:** 940.

哺乳 地尔硫草可分布到母乳中；1 名每日 4 次口服 60mg 地尔硫草的妇女，其乳汁中的地尔硫草浓度与血清中的浓度相似[1]。因此，注册药品信息普遍建议哺乳期间应避免使用。但在另一份报道[2]中，1 位使用地尔硫草的母亲用母乳喂养一对双胞胎至少 6 个月，婴儿并没有不良反应。因为没有不良反应的报道，American Academy of Pediatrics 认为[3]地尔硫草通常能与哺乳相容。

1. Okada M, *et al.* Excretion of diltiazem in human milk. *N Engl J Med* 1985; **312:** 992–3.
2. Lubbe WF. Use of diltiazem during pregnancy. *N Z Med J* 1987; **100:** 121.
3. American Academy of Pediatrics. The transfer of drugs and other chemicals into human milk. *Pediatrics* 2001; **108:** 776–89. [Retired May 2010] Correction. *ibid.;* 1029. Also available at: http://aappolicy.aappublications.org/cgi/content/full/pediatrics%3b108/3/776 (accessed 06/07/04)

卟啉病 认为地尔硫草用于伴有卟啉病的患者不安全，因为在动物或体外试验中已显示其能够增加卟啉生成的作用。

肾损伤 1 位伴有终末期肾功能衰竭、需要血液透析的患者，在他最后一次血液透析后约 60h 出现了低血压、心动过缓、代谢性酸中毒、高钾血症及急性充血性心力衰竭[1]。该患者正服用地尔硫草，每日 3 次，每次 60mg。由于地尔硫草及其代谢产物正常时部分经尿液排泄且难以透析除去，导致地尔硫草及代谢产物积累而出现地尔硫草毒性症状。

1. Patel R, *et al.* Toxic effects of diltiazem in a patient with chronic renal failure. *J Clin Pharmacol* 1994; **34:** 273–4.

药物相互作用

当地尔硫草与胺碘酮、β 受体阻滞剂、地高辛及甲氟喹等药物同时给予时，会使心脏传导的抑制作用增强、心动过缓的风险增加、房室传导阻滞增强。当与其他抗高血压药或可引起低血压的药物，如阿地白介素、抗精神病药同时使用时会使抗高血压作用增强。地尔硫草在肝脏中经细胞色素 P450 同工酶 CYP3A4 广泛代谢，可抑制同一代谢途径其他药物的代谢。预期其与酶诱导剂（如卡马西平、苯巴比妥、苯妥英及利福平）和酶抑制剂（如西咪替丁、HIV-蛋白酶抑制药）也有相互作用。

抗抑郁药 有地尔硫草使米帕明及地昔帕明生物利用度升高的报道，见**阿米替林**的药物相互作用项下**钙通道阻滞药**，参见 M37 第358页。

抗癫痫药 地尔硫草促进卡马西平及苯妥英毒性的报道分别参见 M37 第455页和第477页，钙通道阻滞剂。

苯二氮䓬类 地尔硫草对血浆咪达唑仑或三唑仑浓度的影响，参见 M37 第961页，**地西泮**的药物相互作用项下**钙通道阻滞剂**。

β 受体阻滞剂 在许多患者中当地尔硫草与 β 受体阻滞剂同时使用时，已报道会出现心动过缓[1,2]。地尔硫草使单次剂量的普萘洛尔或美托洛尔的清除率降低，但不影响阿替洛尔，β 受体阻滞剂浓度升高产生心动过缓的效应[3]。这不太可能是所有的原因，因为尽管阿替洛尔在研究中不受影响，但当地尔硫草添加到伴有心肌局部缺血的患者时，阿替洛尔也与心动过缓有关[3]。

1. Hassell AB, Creamer JE. Profound bradycardia after the addition of diltiazem to a β blocker. *BMJ* 1989; **298:** 675.
2. Nagle RE, *et al.* Diltiazem and heart block. *Lancet* 1989; **i:** 907.
3. Tateishi T, *et al.* Effect of diltiazem on the pharmacokinetics of propranolol, metoprolol and atenolol. *Eur J Clin Pharmacol* 1989; **36:** 67–70.

钙通道阻滞剂 地尔硫草与硝苯地平在血浆浓度上的相互作用，见第397页。

环孢素 地尔硫草与环孢素之间可能存在有利相互作用的报道，详见下文**用途和用法**项下**移植**。

皮质激素 已报道地尔硫草降低甲泼尼松龙的清除率（**钙通道阻滞剂**，参见 M37 第1429页）。

地高辛 地高辛与钙通道阻滞药（包括地尔硫草）的相互作用的讨论，见第314页。

全身麻醉药 2 位接受地尔硫草治疗的患者在用恩氟烷麻醉时，出现心肌传导损伤[1]；其中 1 位患者出现严重的窦性心动过缓，发展为心搏骤停。认为是地尔硫草和恩氟烷累加的心脏抑制作用造成的。这篇综述的作者[2]得出结论，地尔硫草和维拉帕米不能用于氟烷或恩氟醚麻醉的患者，特别是患有心衰或传导阻滞的患者。

1. Hantler CB, *et al.* Impaired myocardial conduction in patients receiving diltiazem therapy during enflurane anesthesia. *Anesthesiology* 1987; **67:** 94–6.
2. Durand P-G, *et al.* Calcium-channel blockers and anaesthesia. *Can J Anaesth* 1991; **38:** 75–89.

H₂ 受体拮抗药 在 6 例单次口服 60mg 地尔硫草的受试者中，西咪替丁导致血浆地尔硫草和去乙酰基地尔硫草浓度升高。雷尼替丁也有类似作用，但作用不明显[1]。

1. Winship LC, *et al.* The effect of ranitidine and cimetidine on single-dose diltiazem pharmacokinetics. *Pharmacotherapy* 1985; **5:** 16–19.

锂 包括齿轮样强直、僵直、共济失调和 1 例精神病反应在内的锥体外系反应[1,2]都与地尔硫草和锂的协同作用有关。

1. Binder EF, *et al.* Diltiazem-induced psychosis and a possible diltiazem-lithium interaction. *Arch Intern Med* 1991; **151:** 373–4.
2. Valdiserri EV. A possible interaction between lithium and diltiazem: case report. *J Clin Psychiatry* 1985; **46:** 540–1.

肌肉松弛药 有报道称 1 名服用地尔硫草的患者在同时服用丹曲林时发生高钾血症，参见 M37 第1806页**丹曲林**项下的**钙通道阻滞剂**。

茶碱 地尔硫草对血浆茶碱浓度的影响，参见 M37 第1106页**钙通道阻滞剂**。

托伐普坦 关于地尔硫草对托伐普坦浓度的影响，参见 M37 第2348页。

药动学

地尔硫草口服后从胃肠道几乎完全吸收，但有广泛的肝脏代谢首关效应。生物利用度约 40%。在口服后 3~8h 达到血浆峰浓度，根据剂型而定。80% 地尔硫草与血浆蛋白结合。能分布到乳汁中。在肝脏中代谢广泛，主要经细胞色素 P450 同工酶 CYP3A4 代谢；代谢产物之一去乙酰基地尔硫草已报道具有母体化合物活性的 25%~50%。地尔硫草半衰期有报道为 3~8h，同样根据剂型而定。2%~4% 以原形经尿液排泄，其余以代谢产物经胆汁及尿液排泄。地尔硫草及其代谢产物难以经透析除去。

1. Kelly JG, O'Malley K. Clinical pharmacokinetics of calcium antagonists: an update. *Clin Pharmacokinet* 1992; **22:** 416–33.

生物利用度 在健康受试者中给予单次和多次[1-3]地尔硫草后的药动学研究表明多次给药后生物利用度升高，

可能因为进入体循环前（presystemic）清除减少[3]。

1. Höglund P, Nilsson L-G. Pharmacokinetics of diltiazem and its metabolites after repeated multiple-dose treatments in healthy volunteers. *Ther Drug Monit* 1989; **11:** 543–50.
2. Höglund P, Nilsson L-G. Pharmacokinetics of diltiazem and its metabolites after repeated single dosing in healthy volunteers. *Ther Drug Monit* 1989; **11:** 551–7.
3. Höglund P, Nilsson L-G. Pharmacokinetics of diltiazem and its metabolites after single and multiple dosing in healthy volunteers. *Ther Drug Monit* 1989; **11:** 558–66.

肾损伤 在严重肾损伤的患者中地尔硫草及其主要代谢产物去乙酰基地尔硫草的药动学，与在肾功能正常的患者中的药动学类似[1]。然而，肾损伤的患者有必要减少剂量（见下文**用途和用法**）。也可见上文**注意事项**。

1. Pozet N, *et al.* Pharmacokinetics of diltiazem in severe renal failure. *Eur J Clin Pharmacol* 1983; **24:** 635–8.

用途和用法

地尔硫草是一种苯并噻氮䓬类钙通道阻滞剂（见第213页）和一种 IV 型抗心律失常药（第212页）。它是一种对外周和冠状动脉血管扩张药，伴有有限的负性肌力作用，但其扩血管作用不如二氢吡啶类钙通道阻滞剂硝苯地平（第394页）的作用明显。与硝苯地平不同，地尔硫草抑制心脏传导，尤其是窦房结和房室结。

口服盐酸地尔硫草用于心绞痛（第215页）和高血压（第228页）的治疗，而且有多种剂型可提供每日一次、两次的给药方案。在一些国家，静脉给药用于多种心律失常的治疗（心房纤颤或心房扑动及阵发性室上性心动过速），见第219页。它可作为局部用药治疗肛裂（见下文）。

许多给药剂型的剂量依使用制剂而定。对老年人或伴有肾损伤或肝损害的患者应减量使用（见下文）。

对**心绞痛**，初始剂量为口服 60mg，每日 3 次（在美国每次 30mg，每日 4 次），如果需要可增至每日 360mg；有时用药量可达每日 480mg。适合于每日 1 次或 2 次的给药方案可为每日 120~480mg；但可到达每日 540mg。

对**高血压**，盐酸地尔硫草可给予缓释胶囊或片剂。依给药剂型而定，初始剂量为每日 90~120mg，每日 2 次。如果需要可增加到每日 360mg。每日 1 次也可给予相似剂量，但可达到每日 540mg。

对**心律失常**，已建议初始剂量为 250μg/kg，静脉快速推注历时 2min；如果效果不佳，可 15min 后再给 350μg/kg。后续剂量应视患者情况而定。对于心房纤颤或扑动的患者，在快速推注后静脉输注盐酸地尔硫草可使心率持续降低。初始输注速率为 5~10mg/h，如果需要，可增加 5mg/h 达 15mg/h。静脉输注可持续 24h。

1. Buckley MM-T, *et al.* Diltiazem: a reappraisal of its pharmacological properties and therapeutic use. *Drugs* 1990; **39:** 757–806.
2. Weir MR. Diltiazem: ten years of clinical experience in the treatment of hypertension. *J Clin Pharmacol* 1995; **35:** 220–32.
3. Ezeugo U, Glasser SP. Clinical benefits versus shortcomings of diltiazem once-daily in the chronotherapy of cardiovascular diseases. *Expert Opin Pharmacother* 2009; **10:** 485–91.

作用 地尔硫草的血流动力学和电生理学效应与维拉帕米和硝苯地平的相比，更接近维拉帕米[1]。在临床用量下抑制窦房结和房室结的功能。对窦房结功能的影响比维拉帕米更显著。地尔硫草使心率-收缩压的乘积减小，降低需氧量，这是缓解心绞痛的作用机制。与维拉帕米相似，但与硝苯地平不同，地尔硫草不显著增加冠脉血流量。其负性肌力作用可能与后负荷减轻相抵消。

1. Soward AL, *et al.* The haemodynamic effects of nifedipine, verapamil and diltiazem in patients with coronary artery disease: a review. *Drugs* 1986; **32:** 66–101.

在肝损伤或肾损伤中的用法 对肝损伤或肾损伤的患者及老年人，盐酸地尔硫草的用量应减少。在英国，一般建议初始剂量为每日 120mg，依剂型决定是一次性口服还是分两次口服。如果心率降至 50 次/min 以下，不应增加剂量。

肛门直肠病 局部给予硝酸盐已普遍用于治疗慢性肛裂（参见 M37 第1801页），因为它们可以松弛肛门括约肌。包括地尔硫草在内的钙通道阻滞剂也成功用于慢性肛裂。已比较了地尔硫草口服给药和局部给药的作用[1]。局部给药基本无不良反应，该种给药方式可能效果更好，但尚无统计学数据支持。一篇系统性综述[2]将局部给予地尔硫草 2% 与局部给予硝酸甘油进行比较，发现这两种药物的治疗效果和复发率相似，但地尔硫草不良反应较少，因此建议地尔硫草列为一线药物。地尔硫草也可用于对硝酸盐耐受的患者，大约半数患者使用地尔硫草后痊愈[3]。6 周局部给予 2% 地尔硫草使部分患者[4]（一小部分为硝酸盐耐受患者）持续受益，而在 2 年随访时间内，大部分患者需继续接受治疗。

在 2 位痉挛性肛部痛的患者中报道[5,6]地尔硫草的有利反应，可能是由于地尔硫草使平滑肌松弛。肛门内

括约肌静压总计平均降低 20.6%，但 13 例一次性口服 60mg 地尔硫䓬的受试者中仅有 1 例[6]。

1. Jonas M, et al. A randomized trial of oral vs topical diltiazem for chronic anal fissures. Dis Colon Rectum 2001; 44: 1074–8.
2. Sajid MS, et al. The efficacy of diltiazem and glyceryltrinitrate for the medical management of chronic anal fissure: a meta-analysis. Int J Colorectal Dis 2008; 23: 1–6.
3. Jonas M, et al. Diltiazem heals glyceryl trinitrate-resistant chronic anal fissures: a prospective study. Dis Colon Rectum 2002; 45: 1091–5.
4. Nash GF, et al. The long-term results of diltiazem treatment for anal fissure. Int J Clin Pract 2006; 60: 1411–13.
5. Boquet J, et al. Diltiazem for proctalgia fugax. Lancet 1986; i: 1493.
6. Jonard P, Essamri B. Diltiazem and internal anal sphincter. Lancet 1987; i: 754.

心肌病　虽然钙通道阻滞药对心力衰竭患者应慎用，但已报道[1]扩张型心肌病（第221页）患者使用地尔硫䓬后症状得到改善。

1. Figulla HR, et al. Diltiazem improves cardiac function and exercise capacity in patients with idiopathic dilated cardiomyopathy: results of the Diltiazem in Dilated Cardiomyopathy Trial. Circulation 1996; 94: 346–52.

结缔组织和肌肉病症　在许多炎症条件下，尤其是青少年型皮肌炎（多肌炎和皮肤炎，参见 M37 第1442页），可出现皮下钙质沉积（钙质沉着病）。钙质沉着病的治疗较难，但在患有皮肤炎的儿童[1,2]及成人[3,4]中已有许多地尔硫䓬成功使用的报道，在患有肢端硬化综合征（CREST 综合征）（钙质沉着病、雷诺现象、食管动力失病、指端硬化、毛细血管扩张）、硬皮病[6]、脂膜炎狼疮[7]的成人中也一样。但另一项研究[8]发现在全身性硬化病患者中作用有限。

1. Oliveri MB, et al. Regression of calcinosis during diltiazem treatment in juvenile dermatomyositis. J Rheumatol 1996; 23: 2152–5.
2. Ichiki Y, et al. An extremely severe case of cutaneous calcinosis with juvenile dermatomyositis, and successful treatment with diltiazem. Br J Dermatol 2001; 144: 894–7.
3. Vinen CS, et al. Regression of calcinosis associated with adult dermatomyositis following diltiazem therapy. Rheumatology (Oxford) 2000; 39: 333–4.
4. Abdallah-Lotf M, et al. Regression of cutis calcinosis with diltiazem in adult dermatomyositis. Eur J Dermatol 2005; 15: 102–4.
5. Palmieri GMA, et al. Treatment of calcinosis with diltiazem. Arthritis Rheum 1995; 38: 1646–54.
6. Dolan AL, et al. Diltiazem induces remission of calcinosis in scleroderma. Br J Rheumatol 1995; 34: 576–8.
7. Morgan KW, et al. Calcifying lupus panniculitis in a patient with subacute cutaneous lupus erythematosus: response to diltiazem and chloroquine. J Rheumatol 2001; 28: 2129–32.
8. Vayssairat M, et al. Clinical significance of subcutaneous calcinosis in patients with systemic sclerosis: does diltiazem induce its regression? Ann Rheum Dis 1998; 57: 252–4.

肾脏疾病　在各种肾脏疾病中钙通道阻滞剂可能有效（见硝苯地平，第399页）。已报道地尔硫䓬可减少糖尿病患者的尿蛋白排泄，而且不会使已存在的肾功能不全恶化[1,2]。一项在 15 名伴有 2 型糖尿病、蛋白尿及肾损伤的高血压患者中的小范围研究[3]发现，当患者限制钠摄入量为每日 50mmol 时，地尔硫䓬只减少尿白蛋白的排泄。

地尔硫䓬也可减轻某些药物的肾毒性。已有报道在使用奈替米星的健康受试者[4]中给予地尔硫䓬可使肾毒性减轻，但对可能由甲氨蝶呤引起肾小管损伤所导致的急性肾功能衰竭，地尔硫䓬不起作用[5]。地尔硫䓬可减轻环孢素诱导的肾毒性（见下文移植）。

1. Bakris GL. Effects of diltiazem or lisinopril on massive proteinuria associated with diabetes mellitus. Ann Intern Med 1990; 112: 707–8.
2. Demarie BK, Bakris GL. Effects of different calcium antagonists on proteinuria associated with diabetes mellitus. Ann Intern Med 1990; 113: 987–8.
3. Bakris GL, Smith A. Effects of sodium intake on albumin excretion in patients with diabetic nephropathy treated with long-acting calcium antagonists. Ann Intern Med 1996; 125: 201–4.
4. Lortholary O, et al. Calcium antagonists and aminoglycoside nephrotoxicity. Am J Med 1990; 88: 445.
5. Deray G, et al. The effects of diltiazem on methotrexate-induced nephrotoxicity. Eur J Clin Pharmacol 1989; 37: 337–40.

偏头痛　钙通道阻滞剂（包括地尔硫䓬）在治疗偏头痛中的使用参考，见硝苯地平项下内容（第399页）。

心肌梗死　对于地尔硫䓬治疗急性或长期心肌梗死的参考文献，见第463页维拉帕米项下用法。

外周血管性疾病　与其他钙通道阻滞剂相似，地尔硫䓬偶尔用于治疗包括青少年在内的雷诺综合征，BNFC 2010/11 建议 12 岁以上患者口服剂量为 30～60mg，每日 2～3 次。治疗 CREST 综合征（症状包括次级雷诺综合征），见上文结缔组织和肌肉病症。

肺动脉高压　包括地尔硫䓬在内的钙通道阻滞剂可治疗肺动脉高压，见第400页硝苯地平。

移植　在接受环孢素治疗的移植患者中，每日口服60～180mg 地尔硫䓬可使血中环孢素浓度升高[1～3]。因此

环孢素的剂量可减少 1/3，节省大量治疗费用[2～4]。但并不是所有患者都出现这一作用[5]，而且不同剂型的作用强弱不同[6]，大多数研究都使用老剂型，但有报道称环孢素微孔作用较好[4]。如果地尔硫䓬用于这一目的，建议密切监测血中环孢素浓度。该作用是由于地尔硫䓬非竞争地抑制环孢素代谢[7]，还有证据表明在接受综合治疗的患者中可提高移植肾脏的功能，可能是地尔硫䓬能降低环孢素诱导的肾毒性[1,2]。然而，一项对于服用环孢素和地尔硫䓬患者的为期 4 年的随访研究发现地尔硫䓬对于慢性移植肾病的发展没有作用[8]。在一项回顾性研究中发现，使用地尔硫䓬（保留环孢素的作用）的患者生存率提高[9]，但不清楚这是地尔硫䓬的直接作用还是使用过程中其他相关因素。

地尔硫䓬与他克莫司合用时也有节约效果[10]。

1. Wagner K, Neumayer H-H. Prevention of delayed graft function in cadaver kidney transplants by diltiazem. Lancet 1985; ii: 1355–6.
2. Neumayer H-H, Wagner K. Diltiazem and economic use of cyclosporin. Lancet 1986; ii: 523.
3. Bourge RC, et al. Diltiazem-cyclosporine interaction in cardiac transplant recipients: impact on cyclosporine dose and medication costs. Am J Med 1991; 90: 402–4.
4. Kumana CR, et al. Diltiazem co-treatment in renal transplant patients receiving microemulsion cyclosporin. Br J Clin Pharmacol 2003; 56: 670–8.
5. Jones TE, Morris RG. Diltiazem does not always increase blood cyclosporin concentration. Br J Clin Pharmacol 1996; 42: 642–4.
6. Jones TE, et al. Formulation of diltiazem affects cyclosporin-sparing activity. Eur J Clin Pharmacol 1997; 52: 55–8.
7. Brockmöller J, et al. Pharmacokinetic interaction between cyclosporin and diltiazem. Eur J Clin Pharmacol 1990; 38: 237–42.
8. Ingsathit A, et al. Co-administration of diltiazem and cyclosporine for kidney transplant recipients: a four year follow-up study. J Med Assoc Thai 2006; 89 (suppl 2): S235–S241.
9. McDonald SP, Russ GR. Associations between use of cyclosporine-sparing agents and outcome in kidney transplant recipients. Kidney Int 2002; 61: 2259–65.
10. Kothari J, et al. Diltiazem use in tacrolimus-treated renal transplant recipients. J Clin Pharm Ther 2004; 29: 425–30.

制剂

USP 33: Diltiazem Hydrochloride Extended-release Capsules; Diltiazem Hydrochloride Oral Solution; Diltiazem Hydrochloride Oral Suspension; Diltiazem Hydrochloride Tablets.

专利制剂

Arg.: Acalix; Angular; Corodrox; Dilahim; Diltenk; Dilzen-G; Hart; Incoril; Kaltiazem; Tilazem; **Austral.:** Cardizem; Coras; Dilthiazad; Dilzem; Vasocardol; **Austria:** Diltahexal†; Diltiastad; Dilzem; **Belg.:** Progor; Tildiem; **Braz.:** Angiolong; Balcor; Calzem†; Cardizem; Cordil; Diltiacor; Diltipress; Diltizem; Diltor; Incoril; **Canad.:** Apo-Diltiaz; Cardizem; Novo-Diltazem; Nu-Diltiaz; Tiazac; **Chile:** Acasmul; Grifodilzem; Incoril; Tilazem; Tildiem; **Cz.:** Aldizem†; Altiazem†; Blocalcin; Diacordin; Dilzem†; Etizem†; Tiakem†; **Denm.:** Cardil; Cardizem; Dilcor; Myonil; Tilker; **Fin.:** Cardizem; Dilmin; Dilpral; Dilzem; **Fr.:** Bi-Tildiem; Diacor; Dilrene; Mono-Tildiem; Tildiem; **Ger.:** Dil-Sanorania; Dilsal; Dilta†; Diltabeta; Diltahexal; Diltaretard; Dilti; Diltiagamma; Diltizol; Dilzanton; Dilzem; **Gr.:** Alfener; Cardil; Corotrend; Corsenile; Diltelan; Diltem; Dilzanol; Dipen; Elvesil; Ergocalvin; Isofredil; Mavitalon; Mycarzem; Natasadol; Rubiten; Sandion; Ternel; Tildiem; Uni-Zem; Zem; Zilden; **Hong Kong:** Altiazem; Apo-Diltiaz; Cardium†; Coras; Dazil; Herbesser; Wontizem†; **Hung.:** Blocalcin; Dilrene; Diltan†; Dilzem; **India:** Dilcardia; Dilcontin; Dilgard; Dilzem; DTM; Iski; Kaizem; Monodizem; Cordizem; Dilmen; Dilsot; Farmabes; Herbesser; Lanodil; **Irl.:** Adizem; Diacardyne; Diltam; Dilzem; DTZ; Entrydil; Tildiem; **Israel:** Adizem; Dilatam; Levodext; **Ital.:** Altiazem; Angizem; Diacardin†; Diladel; Dilem; Diliter; Dilzene; Etyzem; Longazem; Tildiem; **Jpn:** Herbesser; Malaysia: Cardil; Cascor; Dilzem; Dilemt; Herbesser; Mono-Tildiem; **Mex.:** Angiotrofin; Anremed; Presokent†; Presoquim†; Sertidel; Tilazem; **Neth.:** Diloct; Surazem†; Tiadilt; Tildiem; **Norw.:** Cardizem; Dilcard†; Diltahexal†; Dilzem; **Philipp.:** Angiozem; Cordazem†; Dilatam; Dilcardia; Diltelan†; Diltimet†; Dilzem; Dyalac; Filazem; Mono-Tildiem†; Tildiem; Vasmulax; Zandil; Zemtrial†; **Pol.:** Blocalcin; Diacordin†; Dilocard; Dilzem; Oxycardil; **Port.:** Alandiem†; Balcor†; Cal-Antagon†; Carzem†; Diacardyne†; Dilfar; Dilongot; Diltianging; Diltiem; Duplidet; Etizem; Herbesser; Laceroil†; Tiadilt†; Tildiem; **Rus.:** Altiazem (Алтиазем); Blocalcin (Блокальцин); Cardil (Кардил); Diazem (Диазем); Dilcardia (Дилкардия)†; **S.Afr.:** Adco-Zildem; Dilatam†; Tilazem†; Zildem; **Singapore:** Beatizem; Cardil; Cardium; Herbesser; Mono-Tildiem; **Spain:** Angiodrox; Cardiser; Carreldon; Clobendian; Corolater; Cronodine; Dilacian; Diltiwas; Dinisor; Doclis; Lacerol; Masdil; Tilker; Trumsal; Uni Masdil; **Swed.:** Cardizem; Coramil; Viazem†; **Switz.:** Coridil; Dilzem; Escozem†; Tildiem; **Thai.:** Altiazem†; Angizem; Cardil; Carzem; Cascor; Denazox; Dilcardia; Dilem; Diltec; Dilzem†; Ditizem; Herbesser; Progor; **Turk.:** Altizem; Dilticard; Diltizem; Kardil; Progor; Tildiem; **UK:** Adizem; Angiozem†; Angitil; Calcicard; Dilcardia; Dilzem; Disogram; Optil; Slozem; Tildiem; Viazem; Zemtard; **Ukr.:** Cardil (Кардил); **USA:** Cardizem; Cartia; Dilacor; Dilt-CD; Dilt-XR; Diltzac; Taztia; Tiazac; **Venez.:** Acalix; Corazem; Cordisil; Daltazen; Presoquin; Tilazem.

多组分制剂　**USA:** Teczem.

Dimetofrine Hydrochloride (rINNM) ⊗盐酸二甲福林

Dimétofrine, Chlorhydrate de; Dimetofrini Hydrochloridum; Dimetophrine Hydrochloride; Hidrocloruro de dimetofrina. 4-Hydroxy-3,5-dimethoxy-α-[(methylamino)methyl]benzyl alcohol hydrochloride.

Диметофрина Гидрохлорид

$C_{11}H_{17}NO_4,HCl = 263.7$.
CAS — 22950-29-4 (dimetofrine); 22775-12-8 (dimetofrine hydrochloride).
ATC — C01CA12.
ATC Vet — QC01CA12.

(dimetofrine)

简介

　　盐酸二甲福林是一种拟交感神经药（第448页），其血管加压作用用于治疗低血压。在用于感冒及流行性感冒症状的制剂中也使用盐酸二甲福林。

制剂

专利制剂

Ital.: Pressamina†.

多组分制剂　**Ital.:** Raffreddoremed.

Dipyridamole (BAN, USAN, rINN) 双嘧达莫

Dipiridamol; Dipiridamolis; Dipirydamol; Dipyridamol; Dipyridamoli; Dipyridamolum; NSC-515776; RA-8. 2,2′,2″,2‴-[(4,8-Dipiperidinopyrimido[5,4-d]pyrimidine-2,6-diyl)dinitrilo]tetraethanol.

Дипиридамол

$C_{24}H_{40}N_8O_4 = 504.6$.
CAS — 58-32-2.
ATC — B01AC07.
ATC Vet — QB01AC07.
UNII — 64ALC7F90C.

Pharmacopoeias. In Chin., Eur. (see p.vii), Jpn, and US.

Ph. Eur. 6. 8（Dipyridamole）亮黄色结晶性粉末。几乎不溶于水；溶于无水乙醇；易溶于丙酮；溶于无机酸的稀溶液。避光。

USP 33（Dipyridamole）鲜黄色，结晶性粉末或针状。微溶于水；极易溶于氯仿、乙醇、甲醇；极微溶于丙酮、乙酸乙酯。贮藏于密闭容器中。避光。

不良反应、处置和注意事项

　　使用双嘧达莫可出现胃肠道紊乱，包括恶心、呕吐及腹泻、头痛、头晕、眩晕、低血压、面红、皮疹及其他过敏反应。双嘧达莫也可导致胸痛或使心绞痛症状加重。已报道在[201]铊成像的患者使用双嘧达莫后出现心律失常。氨茶碱可纠正某些不良反应。

　　在伴有低血压、不稳定性心绞痛、主动脉瓣狭窄、近期发生心肌梗死、心力衰竭或凝血功能障碍的患者中双嘧达莫应小心使用。伴有这些症状或伴有心律失常、传导障碍、哮喘或有支气管痉挛病史的患者不应静脉内给药（见下文心肌显像）。应在静脉注射测压力前 24h 停止口服双嘧达莫。

对胆管的影响　从 2 名使用双嘧达莫分别达 15 年和 10 年的患者体内取出了含有未结合双嘧达莫的胆石[1]。1 名患者 18 个月前内镜除去含有未结合双嘧达莫的胆石后，继续使用双嘧达莫导致类似胆石再次出现[2]。

1. Moesch C, et al. Biliary drug lithiasis: dipyridamole gallstones. Lancet 1992; 340: 1352–3.
2. Sautereau D, et al. Recurrence of biliary drug lithiasis due to dipyridamole. Endoscopy 1997; 29: 421–3.

对心脏的影响　伴有不稳定性心绞痛和冠状动脉多血管疾病的 4 名患者在口服双嘧达莫治疗期间出现了短暂的心肌缺血[1]（更多的报道详见下文心肌显像）。

1. Keltz TN, et al. Dipyridamole-induced myocardial ischemia. JAMA 1987; 257: 1515–16.

对肌肉的影响　1 名患者使用双嘧达莫后出现急性类风

湿多肌痛的症状[1]。

1. Chassagne P, et al. Pseudopolymyalgia rheumatica with dipyridamole. BMJ 1990; 301: 875.

对味觉的影响 1 名患者使用双嘧达莫后出现口腔异味并伴有其他胃肠道症状[1]。2 个相似的病例已向英国 CSM 报告。

1. Willoughby JMT. Drug-induced abnormalities of taste sensation. Adverse Drug React Bull 1983; 100: 368–71.

心肌显像 在心肌应激成像中双嘧达莫可与[201]铊联合使用。已经概括了 3900 位患者的可靠资料[1]。记录了静脉内给药（平均剂量为 560μg/kg）后 24h 内出现的不良反应。10 例出现严重的不良反应，1820 例出现轻微的不良反应。在 4 位患者中出现心肌梗死，其中 3 例在[201]铊心肌扫描之前已有不稳定性心绞痛。6 位患者出现急性支气管痉挛，其中 4 例在使用双嘧达莫之前有哮喘或哮鸣症状。轻微的不良反应包括胸痛占 19.7%、ST-T 段下降占 7.5%、室性期外收缩占 5.2%、头痛占 12.2%、头晕占 11.8%、恶心占 4.6%、低血压占 4.6%。在 454 位患者中的 97% 能用氨茶碱有效地缓解不良反应的症状。

已有报道[2,3]超敏反应，包括过敏反应和血管性水肿。

英国注册药品信息禁忌对伴有低血压、不稳定性心绞痛、左心室流出梗阻、近期发生心肌梗死、失代偿型心力衰竭、心律失常、传导障碍、哮喘或有支气管痉挛病史的患者静脉内给予双嘧达莫。但是，一篇关于药理学应激试验的综述[4]认为只要适当地选择患者和充分地监测，危及生命的不良反应的发生率可以忽略。它也认为在心肌梗死后的早期可以安全地进行双嘧达莫[201]铊成像。

1. Ranhosky A, et al. The safety of intravenous dipyridamole thallium myocardial perfusion imaging. Circulation 1990; 81: 1205–9.
2. Weinmann P, et al. Anaphylaxis-like reaction induced by dipyridamole during myocardial scintigraphy. Am J Med 1994; 97: 488.
3. Angelides S, et al. Acute reaction to dipyridamole during myocardial scintigraphy. N Engl J Med 1999; 340: 394.
4. Beller GA. Pharmacologic stress imaging. JAMA 1991; 265: 633–8.

药物相互作用

双嘧达莫由于其抗血小板作用可增强口服抗凝血药的作用，与其他抗血小板药合用时会使作用加强。它抑制腺苷的重吸收，从而增强其作用；如果两药同时给予，腺苷会减量。双嘧达莫可抑制氟达拉滨的重吸收而降低其效能。

抗酸药等使胃 pH 升高的药可减少双嘧达莫的吸收。

抗凝血药 双嘧达莫可诱导使用口服抗凝血药的患者出血，不改变凝血酶原时间（见**华法林**的**药物相互作用**项下抗血小板药，第470页）。

黄嘌呤 黄嘌呤作为腺苷拮抗药使其能拮抗双嘧达莫的部分作用。氨茶碱可用于逆转双嘧达莫的某些不良反应。已报道[1]静脉内给予咖啡因可使双嘧达莫引起的血流动力学反应减弱，已建议接受双嘧达莫进行心肌成像检查前至少 24h 应避免使用咖啡因。

1. Smits P, et al. Dose-dependent inhibition of the hemodynamic response to dipyridamole by caffeine. Clin Pharmacol Ther 1991; 50: 529–37.

药动学

双嘧达莫从胃肠道吸收不完全，口服后约 75min 达到血浆峰浓度。双嘧达莫与血浆蛋白结合率达 90% 以上。已报道其终末半衰期为 10～12h。双嘧达莫在肝脏代谢，主要与葡萄糖醛酸结合经胆汁排泄。肠肝循环使排泄减缓。少量经肾液排泄。双嘧达莫可分布到乳汁中。

1. Mahony C, et al. Dipyridamole kinetics. Clin Pharmacol Ther 1982; 31: 330–8.
2. Mahony C, et al. Plasma dipyridamole concentrations after two different dosage regimens in patients. J Clin Pharmacol 1983; 23: 123–6.

用途和用法

双嘧达莫是腺苷重吸收抑制剂和磷酸二酯酶抑制剂，具有抗血小板和扩张血管活性，用于血栓栓塞疾病（第243页）。口服双嘧达莫用于预防人造瓣膜植入术后的血栓栓塞（第243页）和卒中的治疗（见下文）；也用于心肌梗死的治疗（第232页）。静脉内给予双嘧达莫可使冠状动脉明显扩张，用于缺血性心脏病患者的应激试验（见下文**心肌显像**）。

为预防人造瓣膜植入术后的**血栓栓塞**，双嘧达莫与

口服抗凝药一起使用。通常，成人每日用 300～600mg，分次餐前口服。儿童剂量，见下文。

用于卒中或短暂性缺血发作的二级预防，双嘧达莫使用缓释制剂，单独使用或与阿司匹林合用，用量 200mg，每日 2 次。

1. FitzGerald GA. Dipyridamole. N Engl J Med 1987; 316: 1247–57.
2. Gibbs CR, Lip GYH. Do we still need dipyridamole? Br J Clin Pharmacol 1998; 45: 323–8.
3. Kim H-H, Liao DF. Translational therapeutics of dipyridamole. Arterioscler Thromb Vasc Biol 2008; 28: s39–s42.

儿童用法 英国未授权双嘧达莫用于预防儿童血栓栓塞，但 BNFC 2010/11 建议可以按以下口服剂量预防心脏手术后的血栓形成：

- 1 个月～12 岁：2.5mg/kg，每日 2 次；
- 12～18 岁：与成人用法相同（见上文）。

BNFC 同时建议了双嘧达莫治疗川崎病（参见 M37 第2148页）的剂量，1 个月～12 岁的儿童可以口服双嘧达莫 1mg/kg，每日 3 次。

与成人相似，静脉注射双嘧达莫可以用于儿童压力测试（见下文的**心肌显像**）。

心肌显像 由冠状动脉疾病导致的异常灌注在安静时不出现，但在应激时出现，因此应激试验用于心肌功能的评估。应激通常由运动引起，但当运动不适合时药理学方法就可以使用[1]，如使用双嘧达莫。

双嘧达莫与[201]铊闪烁描记法用于成人和儿童，通常静脉内给药 567μg/kg，超过 4min。[201]铊在双嘧达莫输注完成 3～5min 内给予。在给药 5min 后获得初始影像，2.5～4h 后获得延迟影像。双嘧达莫（300～400mg）也可给予口服混悬剂；约 45min 后给予[201]铊，正好双嘧达莫达到血清峰浓度。

双嘧达莫也用于超声心动图显像[1,2]。静脉内给予双嘧达莫用于获得最大敏感性的剂量（750～840μg/kg），通常闪烁描记法的使用剂量高[1]。

1. Beller GA. Pharmacologic stress imaging. JAMA 1991; 265: 633–8.
2. Buchalter MB, et al. Dipyridamole echocardiography: the bedside stress test for coronary artery disease. Postgrad Med J 1990; 66: 531–5.

卒中 在曾经有缺血性脑卒中（第240页）或短暂性缺血发作患者，使用阿司匹林抗血小板长期治疗的价值已经得到认可，它可以降低卒中和其他血管事件发生的风险[1]。使用双嘧达莫存在较大争议。早期研究中，双嘧达莫单独使用或与阿司匹林合用，效果并未优于阿司匹林单独使用。欧洲卒中预防研究-2（ESPS-2）[2]中，阿司匹林和双嘧达莫单独使用或合用与安慰剂进行对照，发现两种药都可降低卒中风险而且效果有累加作用。该研究使用的是小剂量阿司匹林和缓释型双嘧达莫，这也许能解释早期研究的偏差[3]。后续偏差分析[3–6]证实双嘧达莫单独使用或与阿司匹林合用均可降低卒中再发生的风险，但这主要基于 ESPS-2，可能存在局限[3]。然而，一项进一步的大型研究[7]对单用阿司匹林和双嘧达莫与阿司匹林合用进行比较，发现使用两种药物时血管事件的发生率（包括卒中）较低。因此，目前多数指导手册[8,9]把阿司匹林与双嘧达莫合用作为一种治疗长期缺血性脑卒中的首选方案。

1. Antiplatelet Trialists' Collaboration. Collaborative overview of randomised trials of antiplatelet therapy—I: prevention of death, myocardial infarction, and stroke by prolonged antiplatelet therapy in various categories of patients. BMJ 1994; 308: 81–106. Correction. ibid.; 1540.
2. Diener HC, et al. European Stroke Prevention Study 2: dipyridamole and acetylsalicylic acid in the secondary prevention of stroke. J Neurol Sci 1996; 143: 1–13.
3. Wilterdink JL, Easton JD. Dipyridamole plus aspirin in cerebrovascular disease. Arch Neurol 1999; 56: 1087–92.
4. Antithrombotic Trialists' Collaboration. Collaborative meta-analysis of randomised trials of antiplatelet therapy for prevention of death, myocardial infarction, and stroke in high risk patients. BMJ 2002; 324: 71–86. Correction. ibid.; 141.
5. Leonardi-Bee J, et al. Dipyridamole for preventing recurrent ischemic stroke and other vascular events: a meta-analysis of individual patient data from randomized controlled trials. Stroke 2005; 36: 162–8.
6. De Schryver ELLM, et al. Dipyridamole for preventing stroke and other vascular events in patients with vascular disease. Available in The Cochrane Database of Systematic Reviews; Issue 3. Chichester: John Wiley; 2007 (accessed 19/03/08).
7. Halkes PH, et al. ESPRIT Study Group. Aspirin plus dipyridamole versus aspirin alone after cerebral ischaemia of arterial origin (ESPRIT): randomised controlled trial. Lancet 2006; 367: 1665–73. Correction. ibid. 2007; 369: 274.
8. European Stroke Organisation (ESO) Executive Committee. ESO Writing Committee. Guidelines for management of ischaemic stroke and transient ischaemic attack 2008. Cerebrovasc Dis 2008; 25: 457–507. Also available at: http://www.eso-stroke.org/ESO08_Guidelines_English.pdf (accessed 11/07/08)
9. Albers GW, et al. Antithrombotic and thrombolytic therapy for ischemic stroke: American College of Chest Physicians evidence-based clinical practice guidelines (8th edition). Chest 2008; 133 (suppl): 630S–669S.

制剂

BP 2010: Dipyridamole Tablets;
USP 33: Dipyridamole Injection; Dipyridamole Oral Suspension; Dipyridamole Tablets.

专利制剂

Arg.: Maxicardil; Persantin; Sedangot†; **Austral.:** Persantin; **Austria:** Persantin; **Belg.:** Coronair; Docdipyri; Persantine; **Braz.:** Persantin; **Canad.:** Persantine; **Chile:** Persantin; **Cz.:** Curantyl N†; Persantin†; **Denm.:** Persantin; **Fin.:** Atrombin†; Dipyrin; Persantin; **Fr.:** Cleridium; Persantine; **Ger.:** Curantyl N†; **Gr.:** Adezan; Ethrine; Persantin; **Hong Kong:** Persantin; Procardin†; **India:** Persantin; **Indon.:** Persantin; **Irl.:** Persantin; Israel: Cardoxin; **Ital.:** Corosan; Novodil; Persantin; **Jpn:** Persantin; **Malaysia:** Persantin†; **Mex.:** Digal; Dipres; Dirinol; Lodimol; Persantin; Pracem; Trepol; Vadinar; **Neth.:** Persantin; **Norw.:** Persantin; **NZ:** Persantin; Pytazen; **Philipp.:** Persantin; **Port.:** Persantin; Persantyl (Курантил); Persantin (Персантин); **S.Afr.:** Persantin; Plato; **Singapore:** Persantin; Procardin; **Spain:** Persantin; **Swed.:** Persantin; **Thai.:** Agremol; Persantin; Posanin†; **Turk.:** Drisentin; Kardisentin; Tromboliz; Trombosentin; **UK:** Persantin; **Ukr.:** Curantil (Курантил); **USA:** Persantine; **Venez.:** Megalis†; Meranol†; Persantin; Precart.

多组分制剂 **Arg.:** Agrenox; Licuamon; **Austral.:** Asasantin; **Austria:** Asasantin; Thrombohexal†; **Belg.:** Aggrenox; **Canad.:** Aggrenox; **Cz.:** Aggrenox; **Denm.:** Asasantin; **Fin.:** Asasantin; **Fr.:** Asasantin; **Ger.:** Aggrenox; **Gr.:** Aggrenox; Fluxin; **Hong Kong:** Aggrenox; **Hung.:** Asasantin; **India:** Dynaspin; **Indon.:** Aggrenox; **Irl.:** Asasantin; **Ital.:** Aggrenox; **Neth.:** Asasantin; **Norw.:** Asasantin; **Philipp.:** Aggrenox; **Port.:** Aggrenox; **Rus.:** Aggrenox (Агренокс); **S.Afr.:** Asasantin; **Swed.:** Asasantin; **Switz.:** Asasantine; **Thai.:** Aggrenox; **UK:** Asasantin; **USA:** Agrenox.

Disopyramide (BAN, USAN, rINN) 丙吡胺

Disopiramida; Disopyramid; Disopyramidi; Disopyramidum; Dizopiramid; Dizopiramidas; SC-7031. 4-Di-isopropylamino-2-phenyl-2-(2-pyridyl)butyramide.

Дизопирамид

$C_{21}H_{29}N_3O = 339.5.$
CAS — 3737-09-5.
ATC — C01BA03.
ATC Vet — QC01BA03.
UNII — GFO928U8MQ.

Pharmacopoeias. In *Eur.* (see p.vii) and *Jpn.*

Ph. Eur. 6.8（Disopyramide） 白色或类白色的粉末。微溶于水；溶于乙醇；易溶于二氯甲烷。避光。

Disopyramide Phosphate (BANM, USAN, rINNM) 磷酸丙吡胺

Disopyramide, phosphate de; Disopyramidfosfat; Disopyramidfosfát; Disopyramidi phosphas; Disopyramidifosfaatti; Dizopiramid Fosfata; Dizopiramid-foszfát; Dizopiramido fosfatas; Dyzopiramidu fosforan; Fosfato de disopiramida; SC-13957.

Дизопирамида Фосфат

$C_{21}H_{29}N_3O,H_3PO_4 = 437.5.$
CAS — 22059-60-5.
UNII — N6BOM1935W.

Pharmacopoeias. In *Chin.*, *Eur.* (see p.vii), and *US*.

Ph. Eur. 6.8（Disopyramide Phosphate） 白色或类白色的粉末。溶于水；略溶于乙醇；几乎不溶于二氯甲烷。5% 水溶液的 pH 值为 4.0～5.0。避光。

USP 33（Disopyramide Phosphate） 白色或类白色，无臭粉末。易溶于水；微溶于乙醇；几乎不溶于氯仿、乙醚。5% 水溶液的 pH 值为 4.0～5.0。贮藏于密闭容器中。避光。

不良反应和处置

丙吡胺的不良反应大多数与其抗毒蕈碱性质和剂量有关。不良反应包括口腔干燥、视物模糊、排尿不尽、阳痿、便秘；最严重的反应为尿潴留。胃肠反应较少见，包括恶心、胃气胀、腹痛。其他报道的不良反应有皮疹、低血糖、昏厥、疲乏、肌无力、头痛、尿频、失眠、抑郁也与丙吡胺有关。罕有精神病、阻塞性黄疸、肝酶活性升高、血小板减少、粒细胞缺乏的报道。丙吡胺可延长 QT 间期，诱发或加重心律失常，尤其是室性心律失常和房颤，同时心脏传导阻滞和传导干扰也会发生。它具有负性收缩力作用，可能导致心力衰竭或低血压。

快速静脉注射丙吡胺可导致大量出汗和严重的心血管抑制。

过量时心血管效应及抗毒蕈碱效应显著，可能出现窒息、意识丧失、自主呼吸丧失、心搏骤停。过量的处置是对症治疗和支持治疗。如果患者在摄入 1h 内可考虑使用活性炭。

一篇关于 Ⅰa 类抗心律失常药丙吡胺、普鲁卡因胺、奎尼丁的不良反应及其临床处置的综述[1]如下。

1. Kim SY, Benowitz NL. Poisoning due to class IA antiarrhythmic drugs quinidine, procainamide and disopyramide. *Drug Safety* 1990; **5:** 393–420.

不良反应发生率　40 名患者中，每日 400～1600mg 丙吡胺长期治疗，28 名（70%）有一种或更多不良反应[1]。15 名（38%）出现口腔干燥，12 名（30%）出现便秘，11 名（28%）出现视物模糊，9 名（23%）出现排尿不尽，9 名（23%）出现恶心，2 名（5%）出现阳痿，1 名（3%）出现性交困难。另外，9 名已有心力衰竭的患者有 3 名由于丙吡胺使症状恶化。7 名停药的患者和 7 名剂量减少的患者出现十分严重的不良反应。

1. Bauman JL, *et al.* Long-term therapy with disopyramide phosphate: side effects and effectiveness. *Am Heart J* 1986; **111:** 654–60.

对血液的影响　1 名 61 岁的男性患者两次出现与使用磷酸丙吡胺有关的粒细胞减少症[1]。

1. Conrad ME, *et al.* Agranulocytosis associated with disopyramide therapy. *JAMA* 1978; **240:** 1857–8.

对眼的影响　丙吡胺的抗毒蕈碱活性可导致不良反应如瞳孔散大[1]、严重的视物模糊[1]、急性青光眼[2,3]。应避免丙吡胺用于伴有青光眼的患者，对有青光眼家族史的患者应慎用丙吡胺。

1. Frucht J, *et al.* Ocular side effects of disopyramide. *Br J Ophthalmol* 1984; **68:** 890–1.
2. Trope GE, Hind VMD. Closed-angle glaucoma in patient on disopyramide. *Lancet* 1978; **i:** 329.
3. Ahmad S. Disopyramide: pulmonary complications and glaucoma. *Mayo Clin Proc* 1985; **65:** 1030–1.

对心脏的影响　丙吡胺的负性肌力作用强，已有报道[1]使用后出现可逆性心力衰竭。在已有心力衰竭的患者中，多达 50% 的患者有心力衰竭史，而在其他患者中发生率低于 5%。

由于丙吡胺可延长 QT 间期，它可诱导室性快速型心律失常。已报道 1 例致死的尖端扭转型室性心动过速的病例[2]。

1. Podrid PJ, *et al.* Congestive heart failure caused by oral disopyramide. *N Engl J Med* 1980; **302:** 614–17.
2. Schattner A, *et al.* Fatal torsade de pointes following jaundice in a patient treated with disopyramide. *Postgrad Med J* 1989; **65:** 333–4.

对肝脏的影响　阻塞性黄疸及肝酶水平升高与丙吡胺有关[1~3]。停药后实验室和临床异常消失，但几个月内肝酶仍然偏高。

已报道发生严重的肝细胞损伤和弥散性血管内凝血[4]。

1. Craxi A, *et al.* Disopyramide and cholestasis. *Ann Intern Med* 1980; **93:** 150–1.
2. Edmonds ME, Hayler AM. *Eur J Clin Pharmacol* 1980; **18:** 285–6.
3. Bakris GL, *et al.* Disopyramide-associated liver dysfunction. *Mayo Clin Proc* 1983; **58:** 265–7.
4. Doody PT. Disopyramide hepatotoxicity and disseminated intravascular coagulation. *South Med J* 1982; **75:** 496–8.

对心理状态的影响　已报道[1,2]开始丙吡胺治疗后不久，患者出现由激动和忧伤引起的偏执和幻听及幻视。停药后完全恢复。

1. Falk RH, *et al.* Mental distress in patient on disopyramide. *Lancet* 1977; **i:** 858–9.
2. Padfield PL, *et al.* Disopyramide and acute psychosis. *Lancet* 1977; **i:** 1152.

对神经系统的影响　1 位 72 岁的患者出现与丙吡胺有关的周围神经病，影响到脚，严重到妨碍走路[1]。停用丙吡胺症状逐渐改善并在 4 个月后消失。另 1 名患者[2]在开始服用丙吡胺的 4 年内出现了外周神经性疾病，停药数月后症状有所缓解。

1 名患有心房纤颤的 75 岁女性，10min 内静脉内给予丙吡胺 150mg 后出现强直阵挛发作，接着出现呼吸停止[3]。在恢复中患者出现口腔干燥和视物模糊，认为癫痫发作是由丙吡胺的抗毒蕈碱性导致的，但也可能是直接刺激作用。

1. Dawkins KD, Gibson J. Peripheral neuropathy with disopyramide. *Lancet* 1978; **i:** 329.
2. Briani C, *et al.* Disopyramide-induced neuropathy. *Neurology* 2002; **58:** 663.
3. Johnson NM, *et al.* Epileptiform convulsion with intravenous disopyramide. *Lancet* 1978; **ii:** 848.

对性功能的影响　有报道[1~3]称服用丙吡胺会造成阳痿，可能由于其抗胆碱作用造成，但其他抗胆碱现象并不明显。1 名患者[1]血浆丙吡胺浓度从 14μg/ml 降至

3μg/ml 时，阳痿症状消失。另 1 名患者[3]在开始服用丙吡胺不久就发生阳痿，但该名患者的血浆药物浓度仅为 1.5μg/ml，然而在未改变治疗条件下症状得到缓解。

1. McHaffie DJ, *et al.* Impotence in patient on disopyramide. *Lancet* 1977; **i:** 859.
2. Ahmad S. Disopyramide and impotence. *South Med J* 1980; **73:** 958.
3. Hasegawa J, Mashiba H. Transient sexual dysfunction observed during antiarrhythmic therapy by long-acting disopyramide in a male Wolff-Parkinson-White patient. *Cardiovasc Drugs Ther* 1994; **8:** 277.

对泌尿道的影响　在一份 9 例伴随丙吡胺出现尿潴留病例的报道和一篇文献综述[1]中提到使用丙吡胺后产生的尿潴留极有可能发生在已有肾功能不全、65 岁以上的男性患者中；在伴有前列腺增生的患者卒中风险增加。

1. Danziger LH, Horn JR. Disopyramide-induced urinary retention. *Arch Intern Med* 1983; **143:** 1683–6.

超敏反应　1 名 58 岁男性在单次口服 300mg 丙吡胺后出现室性心律失常恶化和类过敏反应[1]。2h 后主诉舌肿和呼吸困难，静脉内给予 25mg 苯海拉明后出现发绀，但呼吸状态改善。

1. Porterfield JG, *et al.* Respiratory difficulty after use of disopyramide. *N Engl J Med* 1980; **303:** 584.

低血糖　丙吡胺给药出现低血糖现象报道给制造商后，在 2 名健康受试者中进行了对照实验[1]。丙吡胺使血糖浓度轻微降低，不伴有低血糖症状。认为血糖降低的作用在肝损伤或肾损伤的患者中可能有临床意义。一篇综述[2]发现肾损伤、高龄、营养不良是低血糖的主要危险因素。1 名 2 型糖尿病[3]患者出现减少胰岛素需要量的低血糖的现象。丙吡胺与克拉霉素的相互作用可能也是造成低血糖的原因之一（见下文**药物相互作用**项下的抗菌药）。然而，服用丙吡胺发生低血糖的总发生率不高[2]，一项对 91 名低血糖患者的病例对照研究[4]没有确认低血糖与丙吡胺有关联。

关于丙吡胺与克拉霉素相互作用的几个报道见下文**药物相互作用**项下的抗菌药。

1. Strathman I, *et al.* Hypoglycemia in patients receiving disopyramide phosphate. *Drug Intell Clin Pharm* 1983; **17:** 635–8.
2. Cacoub P, *et al.* Disopyramide-induced hypoglycemia: case report and review of the literature. *Fundam Clin Pharmacol* 1989; **3:** 527–35.
3. Reynolds RM, Walker JD. Hypoglycaemia induced by disopyramide in a patient with type 2 diabetes mellitus. *Diabet Med* 2001; **18:** 1009–10.
4. Takada M, *et al.* The relationship between risk of hypoglycemia and use of cibenzoline and disopyramide. *Eur J Clin Pharmacol* 2000; **56:** 335–42.

过量　1 名 2 岁男孩服用 600mg 丙吡胺后出现低血压、心律失常、惊厥，并在服药 28h 后死亡[1]。在一份总结 5 例使用致死剂量丙吡胺病例的报道[2]中，最普遍的临床表现是早期意识丧失，接着呼吸停止。其中 4 名患者起初对复苏有反应，但接着迅速恶化，出现心律失常和自主呼吸丧失；4 例尸体剖验显示继发于左心室衰竭的肺充血。

1. Hutchison A, Kilham H. Fatal overdosage of disopyramide in a child. *Med J Aust* 1978; **2:** 335–6.
2. Hayler AM, *et al.* Fatal overdosage with disopyramide. *Lancet* 1978; **i:** 968–9.

注意事项

丙吡胺禁用于伴有完全性心脏传导阻滞（除非患者有起搏器）或心源性休克的患者。对其他传导障碍或未代偿的心力衰竭的患者应极其小心。如果丙吡胺用于治疗房性心动过速，应用地高辛预处理（见**奎尼丁**的注意事项，第426页）。在初次使用丙吡胺之前应纠正低血钾。心肌炎患者应给予起始剂量的下限，并需严格监测低血钾和心衰的发生。对已发生低血糖的患者应留意，包括伴有心力衰竭、肝损伤或肾损伤的患者以及使用影响葡萄糖代谢药物的患者。

静脉注射丙吡胺应缓慢注射，以避免低血压并且推荐在心脏监测和除颤设备监护下注射。

对肝损伤或肾损伤的患者及伴有心力衰竭的患者应降低剂量。

由于抗毒蕈碱特性，丙吡胺应避免用于伴有青光眼或有尿潴留倾向以及良性前列腺增生的患者，也应避免用于伴有重症肌无力的患者，因为存在出现肌无力危象的风险。对有青光眼家族史的患者应慎用丙吡胺。

对老年人和肝损伤或肾损伤的患者的剂量调整详见下文**用途和用法**项下内容。

哺乳　丙吡胺可分布到乳汁中，乳汁血浆比为 0.4，0.5 或 0.9[1~3]。可在母乳喂养的婴儿血浆中检测到丙吡胺，但没有不良反应。因此 American Academy of Pediatrics 认为[4]丙吡胺可用于哺乳妇女。但应监测婴

儿的不良反应，尤其是抗毒蕈碱作用。

1. MacKintosh D, Buchanan N. Excretion of disopyramide in human breast milk. *Br J Clin Pharmacol* 1985; **19:** 856–7.
2. Hoppu K, *et al.* Disopyramide and breast feeding. *Br J Clin Pharmacol* 1986; **21:** 553.
3. Barnett DB, *et al.* Disopyramide and its N-monodesalkyl metabolite in breast milk. *Br J Clin Pharmacol* 1982; **14:** 310–12.
4. American Academy of Pediatrics. The transfer of drugs and other chemicals into human milk. *Pediatrics* 2001; **108:** 776–89. [Retired May 2010] Correction. *ibid.*; 1029. Also available at: http://aappolicy.aappublications.org/cgi/content/full/pediatrics%3b108/3/776 (accessed 10/07/07)

妊娠　由于丙吡胺可能会引起子宫收缩，因此通常不建议在妊娠患者中使用丙吡胺。1 名妊娠患者从 26 周开始至分娩，每日给予 200mg 丙吡胺 8h，未见不良反应发生[1]。另一名妊娠 32 周的患者，每日隔 6h（每日 4 次）给予 100～300mg 丙吡胺，每次给药 1～2h 后都会发生子宫收缩[2]。还有 1 名患者[3]在妊娠 36 周时给予丙吡胺，第一次口服给药 150mg，40min 后发生剧烈的宫缩，第二次给药后进入产程伴大出血，立即进行紧急剖宫产。一项双盲安慰剂对照试验[4]中，20 名女性患者服用丙吡胺后发生宫缩，随后住院生产。10 名女性患者，在宫缩开始时每 6h 给予 150mg 丙吡胺，共48h，所有患者均有宫缩，其中 8 名被药物诱导生产。

1. Shaxted EJ, Milton PJ. Disopyramide in pregnancy: a case report. *Curr Med Res Opin* 1979; **6:** 70–2.
2. Leonard RF, *et al.* Initiation of uterine contractions by disopyramide during pregnancy. *N Engl J Med* 1978; **299:** 84–5.
3. Abbi M, *et al.* Preterm labor and accidental hemorrhage after disopyramide therapy in pregnancy: a case report. *J Reprod Med* 1999; **44:** 653–5.
4. Tadmor OP, *et al.* The effect of disopyramide on uterine contractions during pregnancy. *Am J Obstet Gynecol* 1990; **162:** 482–6.

药物相互作用

丙吡胺与负性肌力作用药物和影响传导药物合用时应格外小心，包括 β 受体阻滞剂和 I 类抗心律失常药。丙吡胺可以延长 QT 间期，因此不能与其他致心律失常药合用。丙吡胺经细胞色素 P450 同工酶 CYP3A4 代谢，可与该酶的抑制剂或诱导剂及经 CYP3A4 代谢的药物发生相互作用。丙吡胺与其他抗毒蕈碱药合用可增强抗毒蕈碱作用。

抗心绞痛药　丙吡胺降低舌下含服硝酸异山梨酯作用的内容，见第365页。

抗心律失常药　丙吡胺的心脏抑制作用与 I 类抗心律失常药有累加效应[1]。丙吡胺可延长 QT 间期，与扭转型室性心动过速有关，尤其是同时给予具有相似作用的药物时；这种作用在几位同时给予胺碘酮和丙吡胺的患者中出现[2]。血清丙吡胺浓度也可被奎尼丁升高[3]；血清奎尼丁浓度相应降低，但无重要临床意义。

1. Ellrodt G, Singh BN. Adverse effects of disopyramide (Norpace): toxic interactions with other antiarrhythmic agents. *Heart Lung* 1980; **9:** 469–74.
2. Tartini R, *et al.* Dangerous interaction between amiodarone and quinidine. *Lancet* 1982; **i:** 1327–9.
3. Baker BJ, *et al.* Concurrent use of quinidine and disopyramide: evaluation of serum concentrations and electrocardiographic effects. *Am Heart J* 1983; **105:** 12–13.

抗菌药　酶诱导剂（如利福平）可加快丙吡胺的代谢[1,2]；丙吡胺清除增加可导致血浆浓度低于治疗范围。

相反，当酶抑制剂添加到丙吡胺治疗中时可使血清丙吡胺浓度升高[3]。在使用阿奇霉素[4]、克拉霉素[5~7]、红霉素[3]的患者中已记录到室性心律失常。在使用克拉霉素的患者中已出现丙吡胺浓度升高引起的低血糖[8,9]。

1. Aitio M-L, *et al.* The effect of enzyme induction on the metabolism of disopyramide in man. *Br J Clin Pharmacol* 1981; **11:** 279–85.
2. Staum JM. Enzyme induction: rifampin-disopyramide interaction. *DICP Ann Pharmacother* 1990; **24:** 701–3.
3. Ragosta M, *et al.* Potentially fatal interaction between erythromycin and disopyramide. *Am J Med* 1989; **86:** 465–6.
4. Granowitz EV, *et al.* Potentially fatal interaction between azithromycin and disopyramide. *Pacing Clin Electrophysiol* 2000; **23:** 1433–5.
5. Paar D, *et al.* Life-threatening interaction between clarithromycin and disopyramide. *Lancet* 1997; **349:** 326–7.
6. Hayashi Y, *et al.* Torsades de pointes ventricular tachycardia induced by clarithromycin and disopyramide in the presence of hypokalemia. *Pacing Clin Electrophysiol* 1999; **22:** 672–4.
7. Choudhury L, *et al.* Torsades de pointes due to drug interaction between disopyramide and clarithromycin. *Heart Dis* 1999; **1:** 206–7.
8. Iida H, *et al.* Hypoglycemia induced by interaction between clarithromycin and disopyramide. *Jpn Heart J* 1999; **40:** 91–96.
9. Morlet-Barla N, *et al.* Hypoglycémie grave et récidivante secondaire à l'interaction disopyramide-clarithromicine. *Presse Med* 2000; **29:** 1351.

抗糖尿病药　丙吡胺可以诱发低血糖，因此在与能降低糖的药物合用时应谨慎。1 名患有 2 型糖尿病的女性患者，用低剂量格列美脲治疗时，同时服用了丙吡胺，发

生了严重的低血糖，停止[1]使用丙吡胺后低血糖症状得到缓解。随后的体外研究表明，这两种药都能阻断 K_{ATP} 钾通道，阻断率为 50%～60%，两药合用时完全阻断该通道，因此导致胰岛b细胞的去极化以及刺激细胞释放胰岛素。

1. Negishi M, *et al.* Mechanism of disopyramide-induced hypoglycaemia in a patient with Type 2 diabetes. *Diabet Med* 2009; **26**: 76–8.

抗癫痫药　酶诱导剂如苯妥英和苯巴比妥可以提高丙吡胺的清除率，一项小型研究[1]发现苯妥英可以降低血清丙吡胺的浓度。

1. Aitio M-L, *et al.* The effect of enzyme induction on the metabolism of disopyramide in man. *Br J Clin Pharmacol* 1981; **11**: 279–85.

β受体阻滞剂　β受体阻滞剂具有负性肌力作用，当与丙吡胺同时给予时使负性肌力作用更明显。丙吡胺与β受体阻滞剂也存在药物代谢相互作用，因为已报道[1]阿替洛尔治疗期间丙吡胺的清除率降低约 16%。

1. Bonde J, *et al.* Atenolol inhibits the elimination of disopyramide. *Eur J Clin Pharmacol* 1985; **28**: 41–3.

药动学

丙吡胺容易从胃肠道吸收而且几乎完全吸收，口服给药后 0.5～3h 达到血浆峰浓度。

丙吡胺部分在肝脏中经细胞色素 P450 同工酶 CYP3A4 代谢。主要代谢产物为单-N-去烃化丙吡胺，仍有部分抗心律失常和抗毒蕈碱活性。主要经肾脏排泄，约 50% 为原形药物，20% 为 N-dealkylated 代谢产物，10% 为其他代谢产物。约 10% 经粪便排泄。丙吡胺的清除率不受尿 pH 值影响。

丙吡胺的蛋白结合率随血药浓度而变化，限制了监测血药浓度指导治疗的发展。治疗浓度时血浆浓度（2～4μg/ml）的 50%～60% 是以蛋白结合形式。丙吡胺消除的血浆半衰期为 4～10h。在肝、肾损伤和心衰患者中，半衰期延长。

丙吡胺能透过胎盘屏障，也可分布到乳汁中。

1. Siddoway LA, Woosley RL. Clinical pharmacokinetics of disopyramide. *Clin Pharmacokinet* 1986; **11**: 214–22.

用途和用法

丙吡胺是一种 Ia 类抗心律失常药（第212页），具有心脏抑制作用，与奎尼丁（第427页）类似。也有抗毒蕈碱作用和负性肌力作用。

丙吡胺用于室上性和室性心律失常（第219页）的治疗。

丙吡胺口服可用其碱或磷酸盐。静脉内给予磷酸盐；剂量以其碱表示。1.3g 磷酸盐丙吡胺相当于 1g 丙吡胺。口服剂量通常为每日 300mg 到最大剂量 800mg，分次服用，根据患者对药物的反应调整分次剂量。也可使用缓释剂，给药间期为 12h。

丙吡胺也可缓慢静脉注射，剂量为 2mg/kg，最大剂量为 150mg，注射速度不宜超过 30mg/min；注射后立即口服 200mg，每 8h 一次，给药 24h。如果再次发生心律失常，可重复静脉注射，但在第一小时静脉注射总剂量不应超过 4mg/kg（最大剂量 300mg），24h 内静脉注射和口服总剂量不应超过 800mg。

或者，初始静脉注射之后接着静脉输注，每小时 400μg/kg（或 20～30mg/h），每日最大剂量为 800mg。对静脉注射丙吡胺或口服剂量大的患者，应由监视 ECG。

对肝损伤或肾损伤的患者（见下文）及某些老年人患者（见下文）应减少剂量和（或）延长给药间期。对伴有心力衰竭的患者也应调整剂量，与半衰期延长相一致。儿童用法，见下文。

作用　在 6 例伴有心房扑动的患者中进行的一项研究，认为丙吡胺消旋体中有抗心律失常活性的是 S（+）-对映体[1]。

1. Lima JJ, *et al.* Antiarrhythmic activity and unbound concentrations of disopyramide enantiomers in patients. *Ther Drug Monit* 1990; **12**: 23–8.

儿童用法　还未确定儿童的最适给药方案，但美国注册药品信息可用下面的口服剂量：

- 1 岁以下：每日 10～30mg/kg；
- 1～4 岁：每日 10～20mg/kg；
- 4～12 岁：10～15mg/kg；
- 12～18 岁：6～15mg/kg。

老年人用法　与年轻受试者相比，不吸烟的老年人的丙吡胺清除率降低，但在每日吸烟超过 20 支的老年人患者中降低不明显[1]。推荐对不吸烟的老年人丙吡胺的剂量减少约 30%。

1. Bonde J, *et al.* The influence of age and smoking on the elimination of disopyramide. *Br J Clin Pharmacol* 1985; **20**: 453–8.

在肝损伤中的用法　对肝损伤的患者，其血浆丙吡胺半衰期延长，应考虑减少剂量。美国注册药品信息建议每日口服剂量为 400mg，分次服用。伴有肝硬化的患者，其血浆 $α_1$-酸性糖蛋白浓度显著降低[1,2]，丙吡胺的结合容量降低[1]，也应考虑减少剂量。同时，丙吡胺的游离部分增加，以致用测定血浆丙吡胺的总浓度指导用药不安全，而且应考虑治疗范围应比肝功能正常的患者低 50%[2]。

1. Bonde J, *et al.* Kinetics of disopyramide in decreased hepatic function. *Eur J Clin Pharmacol* 1986; **31**: 73–7.
2. Echizen H, *et al.* Protein binding of disopyramide in liver cirrhosis and in nephrotic syndrome. *Clin Pharmacol Ther* 1986; **40**: 274–80.

在肾损伤中的用法　丙吡胺主要经尿液排泄，已报道[1]肾损伤患者的药物清除率降低，并伴随清除半衰期上高，因此应适当减少剂量。美国注册药品信息建议应根据肌酐清除率制订下列口服药剂量：

- CC 大于 40ml/min：每日 400mg，分次服用；
- CC 30～40ml/min：每 8h 100mg；
- CC 15～30ml/min：每 12h 100mg；
- CC 小于 15ml/min：每 24h 100mg。

避免在 CC 小于 40ml/min 的患者中使用缓释制剂。在治疗浓度时丙吡胺经血液透析清除不明显[2]；透析或不透析的半衰期相似（16.8h 对 16.1h）。已观察到[3]血液透析时伴随血浆中游离脂肪酸升高，丙吡胺的游离部分增加，在这种情况下应监测血浆游离丙吡胺的浓度。

1. Francois B, *et al.* Pharmacokinetics of disopyramide in patients with chronic renal failure. *Eur J Drug Metab Pharmacokinet* 1983; **8**: 85–92.
2. Sevka MJ, *et al.* Disopyramide hemodialysis and kinetics in patients requiring long-term hemodialysis. *Clin Pharmacol Ther* 1981; **29**: 322–6.
3. Horiuchi T, *et al.* Inhibitory effect of free fatty acids on plasma protein binding of disopyramide in haemodialysis patients. *Eur J Clin Pharmacol* 1989; **36**: 175–80.

肥厚型心肌病　肥厚型心肌病（见第221页）的患者可能因为左心室流出道狭窄而发生运动不耐受。β受体阻滞剂通常用于缓解与运动和情绪相关的症状，对于处于休息状态的患者效果不显著。由于丙吡胺的负性肌力作用，它适用于处于休息状态的患者。一项回顾性研究[1]发现丙吡胺可以缓解症状，而不会造成心律失常。有报道称它与电起搏合用有协同作用[2]。

心肌病的预防，见上文。

1. Sherrid MV, *et al.* Multicenter study of the efficacy and safety of disopyramide in obstructive hypertrophic cardiomyopathy. *J Am Coll Cardiol* 2005; **45**: 1251–8.
2. Haruki S, *et al.* Possible acute and chronic synergistic effect of dual chamber pacing and disopyramide in obstructive hypertrophic cardiomyopathy: a case report. *Eur J Heart Fail* 2010; **12**: 94–7.

低血压　丙吡胺广泛用于治疗神经性低血压（第231页），但仅有限的证据支持这一应用法。虽然只有有限的证据支持这一应用[1,2]，但一项对照研究[3]发现其防止侧倾引起的晕厥时不比安慰剂有效。不良反应也限制了丙吡胺的使用，一般不再作为一线药使用。

1. Milstein S, *et al.* Usefulness of disopyramide for prevention of upright tilt-induced hypotension-bradycardia. *Am J Cardiol* 1990; **65**: 1339–44.
2. Bhaumick SK, *et al.* Oral disopyramide in the treatment of recurrent neurocardiogenic syncope. *Int J Clin Pract* 1997; **51**: 342.
3. Morillo CA, *et al.* A placebo-controlled trial of intravenous and oral disopyramide for prevention of neurally mediated syncope induced by head-up tilt. *J Am Coll Cardiol* 1993; **22**: 1843–8.

制剂

BP 2010: Disopyramide Capsules; Disopyramide Phosphate Capsules;
USP 33: Disopyramide Phosphate Capsules; Disopyramide Phosphate Extended-release Capsules.

专利制剂

Austral.: Rythmodan; **Austria**: Rythmodan†; **Belg.**: Rythmodan; **Braz.**: Dicorantil; **Canad.**: Rythmodan; **Cz.**: Rythmodan; **Fin.**: Disomet; **Fr.**: Isorythm; Rythmodan; **Ger.**: Rythmodul†; **Gr.**: Dicorynan; Ritmodan; Rythmodan†; **Hung.**: Palpitin-PP; **India**: Norpace; **Irl.**: Rythmodan; **Israel**: Rythmical; **Ital.**: Ritmodan; **Jpn**: Rythmodan; **Mex.**: Biolytan; Dimodan; **Neth.**: Ritmoforine; Rythmodan; **Norw.**: Durbis; **NZ**: Rythmodan; **Port.**: Ritmodan†; **S.Afr.**: Norpace†; **Spain**: Dicorynan; **Swed.**: Durbis; **Switz.**: Norpace†; **Turk.**: Norpace; **UK**: Rythmodan; **USA**: Norpace.

Disufenton Sodium (*USAN, rINN*)　地磺通钠

ARL-16556; CPI-22; CXY-059; Disufentón de sodio; Disufenton Sodique; Disufentonum Natricum; NXY-059. Disodium 4-(*tert*-butyliminomethyl)benzene-1,3-disulfonate *N*-oxide.

Дисуфентон Натрия

$C_{11}H_{13}NNa_2O_7S_2 = 381.3$.
CAS — 168021-79-2.

UNII — 7M1J3HN9VO.

简介

地磺通钠可捕获自由基，正在研究其作为急性缺血性脑卒中时的神经保护剂的作用。目前结果还不尽如人意。

1. Lees KR, *et al.* The Stroke-Acute Ischemic NXY Treatment (Saint I) Trial Investigators. NXY-059 for acute ischemic stroke. *N Engl J Med* 2006; **354**: 588–600.
2. Shuaib A, *et al.* SAINT II Trial Investigators. NXY-059 for the treatment of acute ischemic stroke. *N Engl J Med* 2007; **357**: 562–71.
3. Lyden PD, *et al.* Safety and tolerability of NXY-059 for acute intracerebral hemorrhage: the CHANT trial. *Stroke* 2007; **38**: 2262–9.
4. Diener HC, *et al.* SAINT I and II Investigators. NXY-059 for the treatment of acute stroke: pooled analysis of the SAINT I and II Trials. *Stroke* 2008; **39**: 1751–8.

Ditazole (*rINN*)　地他唑

Diethamphenazole; Ditazol; Ditazolum; S-222. 2,2′-[(4,5-Diphenyloxazol-2-yl)imino]diethanol.

Дитазол

$C_{19}H_{20}N_2O_3 = 324.4$.
CAS — 18471-20-0.
ATC — B01AC01.
ATC Vet — QB01AC01.
UNII — H2BQI5Z8FT.

简介

地他唑是一种血小板聚集抑制药，用于治疗血栓栓塞疾病（第243页），口服 400mg，每日 2 次或 3 次。

制剂

专利制剂

Port.: Fendazol†; **Spain**: Ageroplas.

Dobutamine Hydrochloride (*BANM, USAN, rINNM*)　盐酸多巴酚丁胺

46236; Compound 81929 (dobutamine); Dobutamiinihydrokloridi; Dobutamine, chlorhydrate de; Dobutamin-hidroklorid; Dobutamin-hydrochlorid; Dobutaminhydroklorid; Dobutamini hydrochloridum; Dobutamino hidrochloridas; Hidrocloruro de dobutamina; LY-174008 (dobutamine tartrate). (±)-4-{2-{[3-(p-Hydroxyphenyl)-1-methylpropyl]amino}ethyl}pyrocatechol hydrochloride.

Добутамина Гидрохлорид

$C_{18}H_{23}NO_3,HCl = 337.8$.
CAS — 34368-04-2 (dobutamine); 49745-95-1 (dobutamine hydrochloride); 101626-66-8 (dobutamine tartrate).
ATC — C01CA07.
ATC Vet — QC01CA07.
UNII — 0WR771DJXV.

(dobutamine)

Pharmacopoeias. In *Chin.*, *Eur.* (see p.vii), *Jpn*, and *US*.

Ph. Eur. 6. 8（Dobutamine Hydrochloride）　白色或类白色结晶性粉末。略溶于水、乙醇；溶于甲醇；避光。

USP 33（Dobutamine Hydrochloride）　白色或类白色结晶性粉末。略溶于水、甲醇；溶于乙醇、吡啶。贮藏于温度为 15～30℃的密闭容器中。

配伍禁忌　多巴酚丁胺与碱性溶液（如 5%的碳酸氢钠溶液）及碱性药物（如氨茶碱、呋塞米[1]）、硫喷妥钠不相容[1]；与布美他尼、葡萄糖酸钙、胰岛素、地西泮及苯妥英有物理配伍禁忌。也有报道与阿替普酶[2]、肝素[3]及华法林钠盐[4]不相容。

1. Chiu MF, Schwartz ML. Visual compatibility of injectable drugs used in the intensive care unit. *Am J Health-Syst Pharm* 1997; **54:** 64–5.
2. Lee CY, *et al.* Visual and spectrophotometric determination of compatibility of alteplase and streptokinase with other injectable drugs. *Am J Hosp Pharm* 1990; **47:** 606–8.
3. Yamashita SK, *et al.* Compatibility of selected critical care drugs during simulated Y-site administration. *Am J Health-Syst Pharm* 1996; **53:** 1048–51.
4. Bahal SM, *et al.* Visual compatibility of warfarin sodium injection with selected medications and solutions. *Am J Health-Syst Pharm* 1997; **54:** 2599–2600.

不良反应和处置

参见拟交感神经药（第448页）。多巴酚丁胺主要有 β_1 受体激动药特性，其主要不良反应包括与剂量相关的心率加快、血压升高、异位性搏动、心绞痛或胸痛、心悸；如果发生这些不良反应，应减少剂量或暂时停药。出现室性心动过速罕见；已有在多巴酚丁胺应激试验中出现心脏破裂的罕见报道。

对体温的影响　1名患有心力衰竭的 71 岁女性分别 2 次在输注多巴酚丁胺后 8～12h 出现发热[1]。

1. Robison-Strane SR, Bubik JS. Dobutamine-induced fever. *Ann Pharmacother* 1992; **26:** 1523–4.

对心血管系统的影响　多巴酚丁胺负荷超声心动检测的严重心血管并发症参见下文的**用途和用法**项下**诊断和测试**。

使用多巴酚丁胺的患者出现死亡事故参见下文的**用途和用法**项下**心力衰竭**。

对神经肌肉的影响　已有报道称注射多巴酚丁胺治疗肾损伤患者的心衰时，患者发生肌痉挛[1,2]。

1. Wierre L, *et al.* Dobutamine-induced myoclonia in severe renal failure. *Nephrol Dial Transplant* 2004; **19:** 1336–7.
2. Boord A, Benson B. Myoclonus associated with continuous dobutamine infusion in a patient with end-stage renal disease. *Am J Health-Syst Pharm* 2007; **64:** 2241–3.

对皮肤的影响　曾报道[1]1名患者输注多巴酚丁胺时出现讨厌的头皮瘙痒。认为这可能是多巴酚丁胺的直接作用，因为反应是局部的。

1. McCauley CS, Blumenthal MS. Dobutamine and pruritus of the scalp. *Ann Intern Med* 1986; **105:** 966.

超敏反应　曾报道在输注多巴酚丁胺的患者中出现超敏反应，可能是由于组分中含有亚硫酸钠。使用多巴酚丁胺的患者输注部位周围[1]发红、肿胀、瘙痒、局部温度升高；1周后再次输注多巴酚丁胺时又出现这些反应。也有报道嗜酸性反应，包括超敏性心肌炎[2~4]和哮喘[5]。

1. Cernek PK. Dermal cellulitis—a hypersensitivity reaction from dobutamine hydrochloride. *Ann Pharmacother* 1994; **28:** 964.
2. Spear GS. Eosinophilic explant carditis with eosinophilia: ?hypersensitivity to dobutamine infusion. *J Heart Lung Transplant* 1995; **14:** 755–60.
3. Takkenberg JJM, *et al.* Eosinophilic myocarditis in patients awaiting heart transplantation. *Crit Care Med* 2004; **32:** 714–21.
4. Butany J, *et al.* Hypersensitivity myocarditis complicating hypertrophic cardiomyopathy heart. *Can J Cardiol* 2004; **20:** 911–14.
5. Aranda JM, *et al.* Dobutamine-related asthma in a patient awaiting cardiac transplantation: the eosinophilic dilemma. *J Heart Lung Transplant* 2004; **23:** 207–9.

过量　1名患者在静脉输注多巴酚丁胺时超过每分钟 $130\mu g/kg$，达 30min，这是推荐最大剂量的 3 倍[1]。出现了典型的不良反应，如呕吐、心悸、胸痛、呼吸困难及触觉异常，同时伴有以前与多巴酚丁胺无关的反应即尿失禁。

1. Paulman PM, *et al.* Dobutamine overdose. *JAMA* 1990; **264:** 2386–7.

注意事项

参见拟交感神经药（第449页）。多巴酚丁胺主要有正性肌力作用，应避免用于或格外谨慎地用于伴有明显心脏射血障碍的患者，如特发性肥厚性主动脉瓣下狭窄。用于伴有急性心肌梗死的患者或有严重低血压并发心源性休克的患者时也要格外谨慎。在使用多巴酚丁胺之前应先纠正低血容量。

诊断性试验的干扰　有报道[1]在一次酶试验中含有多巴酚丁胺的血样受污染而使肌酐值降低。但肌酐的比色法测定不受影响。

1. Daly TM, *et al.* "Bouncing" creatinine levels. *N Engl J Med* 1996; **334:** 1749–50.

药物相互作用

参见拟交感神经药，第449页。与多巴酚丁胺的大多数药物相互作用是由于其作用于心脏的 β_1 受体的直接激动效应，但与 β 受体阻滞剂的作用是使其 α 受体和 β_2 受体激动效应表现出来。

药动学

多巴酚丁胺与肾上腺素（第258页）类似，口服时无活性，在体内通过类似的途径灭活。半衰期约 2min。多巴酚丁胺的结合物及其主要代谢产物 3-O-甲基多巴酚丁胺主要经尿排泄，少量经粪便排泄。

多巴酚丁胺的主要清除机制是分布到其他组织中，不是代谢或清除。其半衰期约 2min，静脉滴注多巴酚丁胺后 10～12min 血浆多巴酚丁胺浓度达到稳态。多巴酚丁胺主要用于心力衰竭的短期治疗，而且在这种条件下的任何药动学改变在剂量滴定中都没有临床意义[1]。

多巴酚丁胺及其他心血管药物在儿童中的药动学已有综述[2]。

1. Shammas FV, Dickstein K. Clinical pharmacokinetics in heart failure: an updated review. *Clin Pharmacokinet* 1988; **15:** 94–113.
2. Steinberg C, Notterman DA. Pharmacokinetics of cardiovascular drugs in children: inotropes and vasopressors. *Clin Pharmacokinet* 1994; **27:** 345–67.

用途和用法

多巴酚丁胺是一种拟交感神经药（第449页），对 β_1 肾上腺受体有直接作用，使该受体产生正性肌力效应作用于心脏。多巴酚丁胺的结合物及其主要对 α 受体和 β_2 受体激动的特性。虽然在结构上与多巴胺（第324页）有联系，但多巴酚丁胺没有明确的多巴胺能特性；然而，与多巴胺类似，伴随其作用于心脏的正性肌力作用的心脏加速作用比异丙肾上腺素的弱。

多巴酚丁胺用于急性心力衰竭时增强心肌收缩力，如心源性休克（第240页）及心肌梗死（第232页）时出现的急性心力衰竭；也用于感染性休克，其正性肌力作用有利的其他情况有心脏手术期间及呼气末正压通气。

多巴酚丁胺作为盐酸化物使用但剂量以碱基表示，$1.12\mu g$ 盐酸化物相当于约 $1\mu g$ 碱基。静脉滴注时使用稀溶液（$0.25\sim 5mg/ml$）用 5%的葡萄糖溶液或 0.9%的氯化钠溶液稀释），其他液体可能也合适，应谨慎考虑制造商的使用说明。

在治疗急性心力衰竭时，滴注多巴酚丁胺的一般速度为每分钟 $2.5\sim 10\mu g/kg$，根据患者的心率、血压、心排血量和尿排出量调整速度。偶尔也需要每分钟 $0.5\sim 40\mu g/kg$。建议用多巴酚丁胺进行治疗应逐渐停药。

多巴酚丁胺也可代替运动用于**心脏负荷试验**。含有 1mg/ml 的溶液通过输注泵给予，每分钟 $5\mu g/kg$，历时 8min。接着剂量按每分钟 $5\mu g/kg$，逐渐增加至常用的最大剂量每分钟 $20\mu g/kg$，在下次增加剂量之前每一剂量输注 8min；有时剂量达到 $40\mu g/kg$。应连续监测心电图，如果出现心律失常、明显的 ST 段压低或出现不良反应，应停止输注。

作用　虽然通常认为多巴酚丁胺是 β_1 受体激动剂，但动物试验表明其激动 α_1 受体和 β_2 受体的能力与激动 β_1 受体的能力一样强。已经提出正性肌力作用是由于 α 激动药与心肌 α_1 受体结合，该特性主要存在于（－）-对映体，β_1 受体激动存在于（＋）-对映体；在外周，α-介导的血管收缩可被（＋）-对映体激动 β_2 受体的特性拮抗，导致剩余的收缩作用相应地对血压的作用很小，这就是临床上使用的消旋混合物所观察到的[1]。

多巴酚丁胺有生热作用[2]，在健康个体中增加氧输送和利用。但在重病患者中用于这一目的时患者状况没有改善，而且在一些病例中是有害的[3]。

1. Ruffolo RR. The mechanism of action of dobutamine. *Ann Intern Med* 1984; **100:** 313–14.
2. Bhatt SB, *et al.* Effect of dobutamine on oxygen supply and uptake in healthy volunteers. *Br J Anaesth* 1992; **69:** 298–303.
3. Hayes MA, *et al.* Elevation of systemic oxygen delivery in the treatment of critically ill patients. *N Engl J Med* 1994; **330:** 1717–22.

儿童用法　在儿童中多巴酚丁胺和多巴胺都用于增强收缩性。在接受了心脏手术的儿童中进行的一项研究[1]表明多巴酚丁胺比多巴胺更好，因为后者可使脑血管收缩（见**多巴胺**的**注意事项**，第325页）。早产儿的低全身

血流量与脑出血和神经发育不全有关，已研究了多巴酚丁胺和多巴胺对这些结果的影响。两种药物增加心排血量的作用相似[1]，但多巴酚丁胺对低血压的影响更大[2,3]，多巴酚丁胺在更大程度上增加上腔静脉血流[3]。上腔静脉血流是比血压更有意义的全身血流指标，但实际上这种不同没有太大的临床意义。3 岁时，较低的上腔静脉血流与神经发育延迟有关。给予多巴酚丁胺和多巴胺治疗的婴儿，在死亡率和伤残率方面没有显著差异[4]。

英国未授权多巴酚丁胺在儿童中的用法，*BNFC 2009* 建议以可对新生儿、婴儿和儿童持续静脉注射（提高心肌收缩力）多巴酚丁胺，初始剂量为每分钟 $5\mu g/kg$，根据反应调整剂量，最大剂量为每分钟 $20\mu g/kg$。

1. Booker PD, *et al.* Comparison of the haemodynamic effects of dopamine and dobutamine in young children undergoing cardiac surgery. *Br J Anaesth* 1995; **74:** 419–23.
2. Osborn D, *et al.* Randomized trial of dobutamine versus dopamine in preterm infants with low systemic blood flow. *J Pediatr* 2002; **140:** 183–91.
3. Subhedar NV, Shaw NJ. Dopamine versus dobutamine for hypotensive preterm infants. Available in The Cochrane Database of Systematic Reviews; Issue 3. Chichester: John Wiley; 2003 (accessed 07/10/05).
4. Osborn DA, *et al.* Low superior vena cava flow and effect of inotropes on neurodevelopment to 3 years in preterm infants. *Pediatrics* 2007; **120:** 372–80.

诊断和测试　动功（dynamic exercise）是确定的心功能评定方法。在不能运动的患者中，输注多巴酚丁胺是产生药理学应激的最好选择方法[1,2]。作为辅助物，多巴酚丁胺常与阿托品合用广泛用于超声心动图描记，而且比单用或双嘧达莫蔤剂产生更好的敏感性[1,3]，多巴酚丁胺也可用于其他显像技术（如 MRI[4]）。但有多巴酚丁胺引起严重心血管并发症实例[5]，已有文献对其进行了综述[6,7]。

1. Cheitlin MD, *et al.* ACC/AHA/ASE 2003 guideline update for the clinical application of echocardiography: a report of the American College of Cardiology/American Heart Association Task Force on Practice Guidelines (ACC/AHA/ASE Committee to Update the 1997 Guidelines for the Clinical Application of Echocardiography). Summary article: *Circulation* 2003; **108:** 1146–62. Full text: http://www.americanheart.org/downloadable/heart/1060182581039Echocleanfulltext.pdf (accessed 07/10/05)
2. Marwick TH. Stress echocardiography. *Heart* 2003; **89:** 113–18.
3. Martin TW, *et al.* Comparison of adenosine, dipyridamole, and dobutamine in stress echocardiography. *Ann Intern Med* 1992; **116:** 190–6.
4. Paetsch I, *et al.* Comparison of dobutamine stress magnetic resonance, adenosine stress magnetic resonance, and adenosine stress magnetic resonance perfusion. *Circulation* 2004; **110:** 835–42.
5. Lattanzi F, *et al.* Dobutamine stress echocardiography: safety in diagnosing coronary artery disease. *Drug Safety* 2000; **22:** 251–62.
6. Karabinos I, *et al.* Prevalence and potential mechanisms of sustained ventricular arrhythmias during dobutamine stress echocardiography: a literature review. *J Am Soc Echocardiogr* 2008; **21:** 1376–81.
7. Geleijnse ML, *et al.* Incidence, pathophysiology, and treatment of complications during dobutamine-atropine stress echocardiography. *Circulation* 2010; **121:** 1756–67.

心力衰竭　多巴酚丁胺可用于治疗急性心力衰竭，包括失代偿的慢性心律失常（见心源性休克，第240页）。在严重慢性心力衰竭的患者中也起作用（第224页），可作为移植的桥接或姑息性治疗。在不严重的病例中，已试用间断多巴酚丁胺。一项使用多巴酚丁胺冲击疗法（每日 30min，每周 4 天，达 3 周）研究[1]报道症状改善，与运动达到的效果相似，但另一项研究[2]使用间歇用法（每 2～3 周 24h，达 6 个月）没有显示任何益处。也有报道在接受多巴酚丁胺注射达每隔 48h 的患者中出现猝死，另一项研究[3]因为这个原因而中断。因此一般不推荐长期使用间断性多巴酚丁胺治疗[4]。

1. Adamopoulos S, *et al.* Effects of pulsed β-stimulant therapy on β-adrenoceptors and chronotropic responsiveness in chronic heart failure. *Lancet* 1995; **345:** 344–9.
2. Elis A, *et al.* Intermittent dobutamine treatment in patients with chronic refractory congestive heart failure: a randomized, double-blind, placebo-controlled study. *Clin Pharmacol Ther* 1998; **63:** 682–5.
3. Dies F, *et al.* Intermittent dobutamine in ambulatory outpatients with chronic cardiac disease. *Circulation* 1986; 74: (suppl II): 38.
4. Hunt SA, *et al.* ACC/AHA 2005 guideline update for the diagnosis and management of chronic heart failure in the adult: a report of the American College of Cardiology/American Heart Association Task Force on Practice Guidelines (Writing Committee to Update the 2001 Guidelines for the Evaluation and Management of Heart Failure). Summary article: *J Am Coll Cardiol* 2005; **46:** 1116–43. Full version: http://content.onlinejacc.org/cgi/reprint/46/6/e1.pdf (accessed 19/08/08)

制剂

BP 2010: Dobutamine Intravenous Infusion;
USP 33: Dobutamine for Injection; Dobutamine in Dextrose Injection; Dobutamine Injection.

专利制剂

Arg.: Dobucard; Duvig; **Austral.:** Dobutrex; **Austria:** Inotop; **Belg.:** Dobutrex†; Dobutrexmerck†; Dobutrexmylan†; **Braz.:** Biodobutin†; Dobtan;

324 Docarpamine/Dopamine Hydrochloride 多卡巴胺/盐酸多巴胺

Dobutabbott; Dobutal†; Dobuton; Dobutrex†; Neobutamina; **Canad.:** Dobutrex†; **Cz.:** Dobuject; **Denm.:** Dobutrex; **Fin.:** Dobuject; Dobutrex†; **Fr.:** Dobutrex; **Gr.:** Dobutan; Inotrex; **Hung.:** Dobutrex; **India:** Dobutrex; Dobucard; **Indon.:** Cardiject; Dobuject; Doburan; Dobutam; Inotrop; **Irl.:** Posiject; **Israel:** Butamine; Dobuject; Dobutam†; **Ital.:** Dobutrex†; Miozac; **Jpn:** Dobupum†; **Malaysia:** Dobuject; **Mex.:** Cryobutol; Dobutrex; Oxikent; **Norw.:** Dobutrex†; **Philipp.:** Dobuject; Dobutrim; Inocard; **Pol.:** Dobuject; **Port.:** Dasomin; Dobucor; Dobutina; Inotrex; **S.Afr.:** Cardiject; Dobutrex; Posiject; **Spain:** Dobucor; **Swed.:** Dobutrex; **Switz.:** Dobutrex; **Thai.:** Cardiject; Dobuject; **Turk.:** Dobutrex; **USA:** Dobutrex†; **Venez.:** Doburan; Dobutrex†; Dobuxin.

Docarpamine (rINN) 多卡巴胺

Docarpamina; Docarpaminum; TA-870; TA-8704. (−)-(S)-2-Acetamido-N-(3,4-dihydroxyphenethyl)-4-(methylthio)butyramide bis(ethyl carbonate) ester.

Докарпамин
$C_{21}H_{30}N_2O_8S = 470.5$.
CAS — 74639-40-0.
UNII — RPQ57D8S72.

简介
多卡巴胺是一种口服的多巴胺活性药物前体（第324页），已用于治疗急性心力衰竭，通常剂量为750mg，每日3次。

制剂
专利制剂
Jpn: Tanadopa.

Dofetilide (BAN, USAN, rINN) 多非利特

Dofetilid; Dofetilida; Défétilide; Dofetilidi; Dofetilidum; UK-68798. β-[(p-Methanesulfonamidophenethyl)methylamino]methanesulfono-p-phenetidide.

Дофетилид
$C_{19}H_{27}N_3O_5S_2 = 441.6$.
CAS — 115256-11-6.
ATC — C01BD04.
ATC Vet — QC01BD04.
UNII — R4Z9X1N2ND.

不良反应和注意事项
多非利特的常见不良反应有头痛、胸痛、头晕。多非利特可以延长QT间期，引起严重的室性心律失常（包括尖端扭转型室性心动过速）；在先天性或获得性长QT综合征，低血钾会增加心律失常的危险，因此在使用多非利特前应纠正血钾浓度。多非利特的剂量需根据QT间期和肌酐清除率来确定，因此要在治疗前测定这两个参数。QT间期＞440ms的患者（或心室传导异常的患者，QT间期＞500ms），或肌酐清除率＜20ml/min的患者，禁用多非利特。检测ECG后才可以开始治疗，且至少需持续3天，在治疗过程中至少每3个月检测一次ECG和肾功能。

药物相互作用
多非利特不应与其他延长QT间期的药物合用。至少在给予多非利特前3天停用Ⅰ类或Ⅲ类抗心律失常药。排钾利尿药可导致低血钾或低血镁症，增加扭转型室性心动过速的可能性；多非利特的美国注册药品信息声明禁忌氢氯噻嗪，因为氢氯噻嗪可导致血浆多非利特浓度显著升高。多非利特经细胞色素P450同工酶CYP3A4代谢至低浓度，应慎用抑制该同工酶的药物或食物，如大环内酯类抗菌药、HIV-蛋白酶抑制剂、地尔硫䓬和葡萄柚汁；西咪替丁、甲氧苄啶、酮康唑、丙氯拉嗪及甲地孕酮等，因为这些药物抑制肾脏排泄多非利特；维拉帕米也是禁忌的，因为它可使多非利特浓度大大升高。

1. Yamreudeewong W, et al. Potentially significant drug interactions of class III antiarrhythmic drugs. Drug Safety 2003; **26:** 421–38.

药动学
多非利特的口服利用度超过90%。服药后2～3h达到血浆峰浓度，2～3天达到稳态浓度。终末半衰期约10h。蛋白结合率60%～70%。多非利特的代谢有限。约剂量的80%经尿排泄，其中80%是原形药物，20%为5种低活性或无活性的代谢产物。经细胞色素P450同工酶CYP3A4代谢至低浓度。肾脏清除包括肾小球滤过作用和阳离子运输系统介导的有效肾小管分泌。当肌酐清除率降低时多非利特的清除减少。

1. Allen MJ, et al. The pharmacokinetics and pharmacodynamics of oral dofetilide after twice daily and three times daily dosing. Br J Clin Pharmacol 2000; **50:** 247–53.

用途和用法
多非利特是一种Ⅲ类抗心律失常药（第212页），它选择性阻断参与复极化的钾通道，因此延长动作电位。多非利特用于治疗严重的心房纤颤和心房扑动（第218页）。矫正QT间期为440ms或＜500ms的患者，口服初始剂量为每日2次，如果首次给药后QT间期延长，则需降低维持剂量。如果QT间期超过500ms，应停止治疗。在肾损伤患者中，剂量应减小（见下文）。

1. McClellan KJ, Markham A. Dofetilide: a review of its use in atrial fibrillation and atrial flutter. Drugs 1999; **58:** 1043–59.
2. Kalus JS, Mauro VF. Dofetilide: a class III-specific antiarrhythmic agent. Ann Pharmacother 2000; **34:** 44–56.
3. Mounsey JP, DiMarco JP. Dofetilide. Circulation 2000; **102:** 2665–70.
4. Roukoz H, Saliba W. Dofetilide: a new class III antiarrhythmic agent. Expert Rev Cardiovasc Ther 2007; **5:** 9–19.

在肾损伤中的用法 对肾损伤的患者基于肌酐清除率（CC）应减少多非利特的使用剂量。初始剂量为：

• CC为40～60ml/min时：250μg，每日2次；
• CC为20～39ml/min时：125μg，每日2次；
• CC低于20ml/min时：未推荐。

制剂
专利制剂
USA: Tikosyn.

Dopamine Hydrochloride (BANM, USAN, pINNM) 盐酸多巴胺

ASL-279; Dopamiinihydrokloridi; Dopamin Hidroklorür; Dopamine, chlorhydrate de; Dopamin-hidroklorid; Dopamin-hydrochlorid; Dopaminhydroklorid; Dopamini hydrochloridum; Dopamino hidrochloridas; Dopaminy chlorowodorek; Hidrocloruro de dopamina; 3-Hydroxytyramine Hydrochloride. 4-(2-Aminoethyl)pyrocatechol hydrochloride.

Допамина Гидрохлорид
$C_8H_{11}NO_2,HCl = 189.6$.
CAS — 51-61-6 (dopamine); 62-31-7 (dopamine hydrochloride).
ATC — C01CA04.
ATC Vet — QC01CA04.
UNII — 7L3E358N9L.

(dopamine)

Pharmacopoeias. In Chin., Eur. (see p.vii), Int., Jpn, and US.

Ph. Eur. 6. 8 (Dopamine Hydrochloride) 白色或类白色结晶性粉末。易溶于水；溶于乙醇；略溶于丙酮、二氯甲烷。贮藏于密闭容器中。避光贮藏。

USP 33 (Dopamine Hydrochloride) 白色或米色结晶性粉末，有轻微的盐酸臭。易溶于水、碱性氢氧化合物的水溶液；不溶于氯仿、乙醚；溶于甲醇。4%水溶液的pH为3.0～5.5。贮藏于密闭容器中。

配伍禁忌 多巴胺在碱性溶液中失活，如5%的碳酸氢钠溶液，并与碱性药物[1]不相容，如呋塞米[1]和硫喷妥钠；也报道与胰岛素[2]和阿替普酶[3]不相容。注册药品信息声明与氢苄西林和两性霉素B不相容，而且应避免含有硫酸庆大霉素、头孢噻吩钠和苯唑西林钠的混合物。

1. Chiu MF, Schwartz ML. Visual compatibility of injectable drugs used in the intensive care unit. Am J Health-Syst Pharm 1997; **54:** 64–5.
2. Yamashita SK, et al. Compatibility of selected critical care drugs

during simulated Y-site administration. Am J Health-Syst Pharm 1996; **53:** 1048–51.
3. Lee CY, et al. Visual and spectrophotometric determination of compatibility of alteplase and streptokinase with other injectable drugs. Am J Hosp Pharm 1990; **47:** 606–8.

不良反应和处置
参见拟交感神经药，第448页；多巴胺有与其激动α受体和β受体特性有关的不良反应。
多巴胺的作用持续时间短，大部分不良反应由中断或减慢输注速率引起，酚妥拉明浸润注射可缓解输注多巴胺时外溢引起的疼痛并预防坏死。

对中枢神经系统的影响 运动失调是多巴胺前体药左旋多巴（参见M37第774页）所熟知的不良反应，但多巴胺通常不发生，因为多巴胺不能进入中枢神经系统。但是，有一例报道[1]1名患者在输注多巴胺后出现舞蹈手足徐动症；认为一定是她的血脑屏障已被破坏导致出现该症状。

1. Walker VA, Massoumi M. Choreoathetosis with dopamine. Ann Intern Med 2005; **142:** 478–9.

对内分泌系统的影响 多巴胺对垂体前部[1]有复杂作用，输注多巴胺与许多内分泌作用有关，包括抑制催乳素、生长激素和甲状腺激素的分泌。在手术后或病重患者中，即使给予小剂量多巴胺可影响应激时的内分泌反应。已报道[2]给予多巴胺每分钟2.5μg/kg为维持肾血流量的重病患者出现血清催乳素浓度降低，在给予多巴胺每分钟5μg/kg用于维持内脏血流量的患者中进行的一项研究[3]发现血清催乳素和促甲状腺激素浓度都降低。认为这些变化对免疫功能产生不利影响，增加这些患者的发病率。

1. Van den Berghe G, de Zegher F. Anterior pituitary function during critical illness and dopamine treatment. Crit Care Med 1996; **24:** 1580–90.
2. Bailey AR, Burchett KR. Effect of low-dose dopamine on serum concentrations of prolactin in critically ill patients. Br J Anaesth 1997; **78:** 97–9.
3. Schilling T, et al. Endocrine effects of dopexamine vs. dopamine in high-risk surgical patients. Intensive Care Med 2001; **27:** 1908–15.

对心脏的影响 多巴胺作用于心脏的致心律失常作用的叙述，见第449页。

局部缺血和坏疽 多巴胺转化为去甲肾上腺素，一种强大的血管收缩药，已报道[1–3]输注多巴胺的患者四肢末端缺血和坏疽，也出现外溢后局部坏死[4]。儿茶酚胺类外溢常用α受体阻滞剂（如酚妥拉明）处理，但也有在多巴胺诱导的指部缺血的患者中局部使用硝酸甘油软膏提高毛细血管血流量的报道。这种软膏可用于受影响部位[5]或皮肤最暖和的部位[6]，如胸壁或腹壁。

1. Alexander CS, et al. Pedal gangrene associated with the use of dopamine. N Engl J Med 1975; **293:** 591.
2. Julka NK, Nora JR. Gangrene aggravation after use of dopamine. JAMA 1976; **235:** 2812–13.
3. Maggi JC, et al. Gangrene in a neonate following dopamine therapy. J Pediatr 1982; **100:** 323–5.
4. Boltax RS, et al. Gangrene resulting from infiltrated dopamine solution. N Engl J Med 1977; **296:** 823.
5. Gibbs NM, Oh TE. Nitroglycerin ointment for dopamine-induced peripheral digital ischaemia. Lancet 1983; **ii:** 290.
6. Coakley J. Nitroglycerin ointment for dopamine-induced peripheral ischaemia. Lancet 1983; **ii:** 633.

注意事项
参见拟交感神经药，第449页。

儿童 在心脏手术后的儿童[1]和伴有低血压的早产儿[2]中使用多巴胺，已有使肺动脉压升高的报道。因此已建议有发生肺动脉高压风险的儿童应慎用多巴胺。

1. Booker PD, et al. Comparison of the haemodynamic effects of dopamine and dobutamine in young children undergoing cardiac surgery. Br J Anaesth 1995; **74:** 419–23.
2. Liet J-M, et al. Dopamine effects on pulmonary artery pressure in hypotensive preterm infants with patent ductus arteriosus. J Pediatr 2002; **140:** 373–5.

药物相互作用
参见拟交感神经药，第449页。多巴胺有直接和间接作用，可与单胺氧化酶抑制剂（MAOIs）相互作用；使用单胺氧化酶抑制剂的患者应减少多巴胺用量，已建议初始剂量为常用剂量的1/10。

抗癫痫药 在1976年向FDA报道将苯妥英加入到输注多巴胺的患者时出现低血压后，一项关于这种潜在相互作用的研究[1]发现给狗静脉输注多巴胺和苯妥英后未改变苯妥英的中枢作用，也未导致低血压和心血管虚脱。单独给予大剂量苯妥英有重现低血压的效应，这可被多巴胺降低，认为这支持了苯妥英诱导低血压。

1. Smith RD, Lomas TE. Modification of cardiovascular responses to intravenous phenytoin by dopamine in dogs: evidence against an adverse interaction. Toxicol Appl Pharmacol 1978; **45:** 665–73.

多巴胺能药　1 名使用司来吉兰治疗帕金森综合征的患者，刚开始输注多巴胺时出现了严重的高血压[1]。虽然认为司来吉兰是一种选择性的单胺氧化酶 B 抑制剂，但较高剂量时也可影响单胺氧化酶 A，减少患者体内的多巴胺代谢。对之前 2 周使用了司来吉兰的患者，给予多巴胺时应谨慎。

1. Rose LM, et al. A hypertensive reaction induced by concurrent use of selegiline and dopamine. Ann Pharmacother 2000; **34:** 1020–4.

组胺　多巴胺对外源性组胺的作用，参见 M37 第 2252 页。

药动学

多巴胺的血管收缩特性排除了使用时皮下或静脉注射的途径。与肾上腺素（第258页）相似，口服给药时失活，在体内经相似的途径快速失活，半衰期约 2min。多巴胺是去甲肾上腺素的代谢前体，而且一部分以去甲肾上腺素排泄。然而，大部分直接代谢转化为多巴胺相关的代谢产物。

1. Steinberg C, Notterman DA. Pharmacokinetics of cardiovascular drugs in children: inotropes and vasopressors. Clin Pharmacokinet 1994; **27:** 345–67.
2. Juste RN, et al. Dopamine clearance in critically ill patients. Intensive Care Med 1998; **24:** 1217–20.
3. MacGregor DA, et al. Pharmacokinetics of dopamine in healthy male subjects. Anesthesiology 1998; **92:** 338–46.
4. Johnston AJ, et al. Pharmacokinetics and pharmacodynamics of dopamine and norepinephrine in critically ill head-injured patients. Intensive Care Med 2004; **30:** 45–50.

用途和用法

多巴胺是一种儿茶酚胺类拟交感神经药（第448页），有直接和间接作用。在体内经左旋多巴脱羧后形成，其自身是一种神经递质（尤其在脑内），也是去甲肾上腺素的前体。对去甲肾上腺素和去甲肾上腺素不同，多巴胺似乎通过特殊的多巴胺能机制可扩张肾及肠系膜血管，增加尿排出量。在低输注速率（每分钟约 2μg/kg）时这种作用明显；轻度较快输注时（每分钟为 2~10μg/kg），多巴胺也可激动心肌 β1 肾上腺素受体；输注速率为每分钟 10~20μg/kg 时 α 肾上腺素受体激动作用占优势，如血管收缩。多巴胺作用于心肌的正性肌力作用较少伴心脏加速作用，心律失常发生率较异丙肾上腺素低。

多巴胺也作用于垂体前部抑制催乳素释放。

多巴胺用于心源性休克（第 240 页）和心肌梗死（第232页）时出现的急性心力衰竭；也用于肾功能衰竭（见下文**手术和重症监护**项下内容）、心脏手术和感染性休克。

多巴胺作为盐酸化物通过静脉输注稀溶液（通常为 1.6mg/ml 或 3.2mg/ml，但当可以扩容时可使用更稀的溶液）给药，可用 5% 的葡萄糖溶液、0.9% 的氯化钠溶液或合适的稀释剂稀释；许多液体是合适的，应查阅注册药品信息的数据表格或文献。初始速率为每分钟 1~5μg/kg，根据患者的血压、心排血量和尿量逐渐增加到每分钟 5~10μg/kg。在重病患者中需要达到 20~50μg/kg，更大的剂量已经被使用。不伴有低血压的尿量减少是需要减量的指示。为了避免组织坏死，多巴胺最好经肢体上部的大静脉给予，手臂更好。推荐在多巴胺逐渐停用的过程中应谨慎，以免很低剂量时血管扩张占主导引起的过度低血压。当突然停止使用多巴胺时，应注意避免不适当的过低剂量相关的低血压，此时血管扩张作用占主导地位。

儿童用药剂量，见下文。

儿童用法　英国未允许 12 岁以下儿童的用法，BNFC 2009 建议多巴胺盐酸盐可以给新生儿静脉滴注增强心肌收缩力，初始剂量为每分钟 3μg/kg，1 个月以上婴儿初始剂量为每分钟 5μg/kg。根据反应调整剂量，最大剂量为每分钟 20μg/kg。

对于应用多巴胺治疗早产儿全身血流量低症状，见**多巴酚丁胺**（第 323 页）项下内容。

手术和重症监护　在心源性休克和心脏手术中多巴胺有明确的正性肌力作用；由于小剂量时对肾功能的有利作用，多巴胺也用作肾脏保护剂。在健康动物和健康受试者中的研究显示小剂量多巴胺可使肾血流量增加、尿钠增多、利尿及肾小球滤过率可能增加。因此小剂量多巴胺（有时称为"肾剂量"多巴胺）已广泛用于有肾衰竭风险的患者，如大手术后或重症监护中，也用于治疗急性肾衰竭。但在预防高风险患者的急性肾功能衰竭或提高已有明确急性肾功能衰竭患者的肾功能方面，临床研究并无有说服力的证据小剂量多巴胺是有效的。在伴有早期肾功能不全的重症患者中进行的一项安慰剂对照、随机设计的研究[1]及包括各种设计的研究的荟萃分析[2,3] 没有发现接受多巴胺治疗有任何临床益处。现在一般认为[2,4,5]小剂量多巴胺作为肾脏保护剂在重症监护中的常

规治疗中没有作用。

多培沙明，作为外周多巴胺受体激动药作用，与多巴胺相似，也被类似使用，但有益处的证据有限，一般不推荐使用（见**多培沙明**项下**病危护理**，第325页）。

1. Australian and New Zealand Intensive Care Society (ANZICS) Clinical Trials Group. Low-dose dopamine in patients with early renal dysfunction: a placebo-controlled randomised trial. Lancet 2000; **356:** 2139–43.
2. Kellum JA, Decker JM. Use of dopamine in acute renal failure: a meta-analysis. Crit Care Med 2001; **29:** 1526–31.
3. Friedrich JO, et al. Meta-analysis: low-dose dopamine increases urine output but does not prevent renal dysfunction or death. Ann Intern Med 2005; **142:** 510–24.
4. Galley HF. Renal-dose dopamine: will the message now get through? Lancet 2000; **356:** 2112–13. Correction. ibid. 2001; **357:** 890.
5. Holmes CL, Walley KR. Bad medicine: low-dose dopamine in the ICU. Chest 2003; **123:** 1266–75.

制剂

BP 2010: Dopamine Intravenous Infusion;
USP 33: Dopamine Hydrochloride and Dextrose Injection; Dopamine Hydrochloride Injection.

专利制剂

Arg.: Dopatropin; Inotropin; Megadose; **Belg.:** Dynatra; **Braz.:** Constriction; Dopabane; Dopacris; Dopaflex; Revimine; Revivan; Vasomine†; **Canad.:** Intropin†; **Cz.:** Tensamin; **Denm.:** Abbodop; Dopmin; Giludop†; **Fin.:** Abbodop; Dopmin; **Gr.:** Giludop; India: Dopinga; **Indon.:** Cetadop; Dopac; Indop; Proinfark; Udopa; **Israel:** Docard; **Ital.:** Revivan; **Jpn:** Catabon; Inovan; Pre Dopa; PReDopa; **Malaysia:** Dopmin; **Mex.:** Drynalkent†; Inotropisa; Miocina; Zetarina; **Neth.:** Dynatra; **Norw.:** Abbodop; **Philipp.:** Cardiofast; Docard; Dopamax; Myocard; **Port.:** Cordodopa; Medopa; **Rus.:** Dopmin (Допмин); **S.Afr.:** Dynot†; Intropin†; **Singapore:** Dopmin†; **Swed.:** Abbodop; Giludop; **Thai.:** Dopamex; Dopaminex; Dopmin; Dopmin†; Inopin; **Turk.:** Dopmin; Giludop; Predopam; **Venez.:** Dopina; Rascordin†.

Dopexamine Hydrochloride (BANM, USAN, rINNM) ⊗盐酸多培沙明

Dopeksamiinihydrokloridi; Dopeksamin Hidroklorür; Dopéxamine, Chlorhydrate de; Dopexamine, dichlorhydrate de; Dopexamine dihydrochloride; Dopexaminhydrochlorid; Dopexamini dihydrochloridum; Dopexamini Hydrochloridum; FPL-60278 (dopexamine); FPL-60278AR; Hidrocloruro de dopexamina. 4-{2-[6-(Phenethylamino)hexylamino]ethyl}pyrocatechol dihydrochloride.

Допексамина Гидрохлорид
$C_{22}H_{32}N_2O_2,2HCl = 429.4$.
CAS — 86197-47-9 (dopexamine); 86484-91-5 (dopexamine dihydrochloride).
ATC — C01CA14.
ATC Vet — QC01CA14.
UNII — 0VN909S60Y.

(dopexamine)

Pharmacopoeias. In Eur. (see p.vii).

Ph. Eur. 6.8 (Dopexamine Dihydrochloride)　白色或几乎白色结晶性粉末。可溶于水；略溶于乙醇和甲醇；几乎不溶于丙酮。1% 水溶液的 pH 值为 3.7~5.7。避光。

配伍禁忌　多培沙明在碱性溶液中失活，如 5% 的碳酸氢钠溶液。

不良反应和注意事项

参见拟交感神经药，第 448 页。多培沙明主要为 β 受体激动和多巴胺能活性；其主要的常见不良反应是心动过速，也可能发生一过性低血压。多培沙明可导致血小板计数轻微降低，不应用于血小板减少的患者。

药物相互作用

参见拟交感神经药，第 449 页。多培沙明的药物相互作用主要是由于其 β 受体激动和多巴胺能活性，也可通过抑制去甲肾上腺素的神经元再摄取增强去甲肾上腺素和其他拟交感神经药的作用。

药动学

多培沙明在血液中的半衰期较短，为 6~7min。转化为代谢产物经胆汁和尿液排泄。

用途和用法

多培沙明是一种拟交感神经药（第449页），有直接和间接作用。多培沙明激动 β2 肾上腺素受体和外周的多巴胺受体，也抑制去甲肾上腺素的神经元再摄取。这些作用使心排血量增加，外周血管舒张和肾血流量、肠系膜血流量增加。

盐酸多培沙明用于提供短期的血流动力学支持，如心脏手术后或慢性心力衰竭恶化时。多培沙明通过静脉输注 400μg/ml 或 800μg/ml 的溶液给予，可用 5% 的葡萄糖溶液、0.9% 的氯化钠溶液或其他合适的稀释剂稀释，通过中央或外周大静脉给药；更浓的溶液可经中央静脉给药但浓度不应超过 4mg/ml。初始剂量一般为每分钟 0.5μg/kg，接着增加至每分钟 1μg/kg；可进一步增加，以每分钟 0.5~1μg/kg 为增量，间隔不短于 15min，如果需要总剂量可增加至每分钟 6μg/kg。应监测心率、血压、尿量和心排血量。停药时应逐渐减少剂量。

1. Fitton A, Benfield P. Dopexamine hydrochloride. Drugs 1990; **39:** 308–30.
2. Anonymous. Dopexamine after cardiac surgery. Drug Ther Bull 1995; **33:** 30–2.

病危护理　已报道多培沙明可增加内脏血流量，它已用于防止重症患者出现肾和胃肠道功能紊乱[1]。虽然可能使消化道缺血损伤减轻[2]，但在重症患者中进行的一项研究[3] 中使用多培沙明后未发现任何症状改善。在高危外科患者中用多培沙明增加氧输送的研究[4,5]以手术后死亡率或器官功能为判断标准，也未发现任何益处。一项系统观察[6]发现推荐在任何一组患者中使用多培沙明的证据不充分。随后的荟萃分析[7]发现，总体而言围手术期静脉滴注多培沙明可以减少进行重大手术患者的住院时间，但对于手术后存活率没有益处。然而，低剂量滴注（每分钟 1μg/ml）多培沙明可能提高存活率。

同样，也不推荐小剂量多巴胺用于肾脏保护的使用方法（见**手术和重症监护**，第 325 页）。

1. Lisbon A. Dopexamine, dobutamine, and dopamine increase splanchnic blood flow: what is the evidence? Chest 2003; **123** (suppl): 460S–463S.
2. Baguneid MS, et al. A randomized study to evaluate the effect of a perioperative infusion of dopexamine on colonic mucosal ischemia after aortic surgery. J Vasc Surg 2001; **33:** 758–63.
3. Ralph CJ, et al. A randomised controlled trial investigating the effects of dopexamine on gastrointestinal function and organ dysfunction in the critically ill. Intensive Care Med 2002; **28:** 884–90. Correction. ibid; 1001. [dose]
4. Takala J, et al. Effect of dopexamine on outcome after major abdominal surgery: a prospective, randomized, controlled multicenter study. Crit Care Med 2000; **28:** 3417–23.
5. Stone MD, et al. Effect of adding dopexamine to intraoperative volume expansion in patients undergoing major elective abdominal surgery. Br J Anaesth 2003; **91:** 619–24.
6. Renton MC, Snowden CP. Dopexamine and its role in the protection of hepatosplanchnic and renal perfusion in high-risk surgical and critically ill patients. Br J Anaesth 2005; **94:** 459–67.
7. Pearse RM, et al. Effect of dopexamine infusion on mortality following major surgery: individual patient data meta-regression analysis of published clinical trials. Crit Care Med 2008; **36:** 1323–9.

制剂
专利制剂
Cz.: Dopacard†; **Denm.:** Dopacard†; **Fin.:** Dopacard†; **Fr.:** Dopacard; **Ger.:** Dopacard; **Irl.:** Dopacard; **Swed.:** Dopacard†; **Switz.:** Dopacard†; **UK:** Dopacard.

Doxazosin Mesilate (BANM, rINNM) 甲磺酸多沙唑嗪

Doksazosyny mezylan; Doxazosin Mesylate (USAN); Doxazosin Methanesulphonate; Doxazosine, mésilate de; Doxazosini mesilas; Doxazosin-mesylát; Mesilato de doxazosina; UK-33274-27. 1-(4-Amino-6,7-dimethoxyquinazolin-2-yl)-4-(1,4-benzodioxan-2-ylcarbonyl)piperazine methanesulphonate.

Доксазозина Мезилат
$C_{23}H_{25}N_5O_5,CH_3SO_3H = 547.6$.
CAS — 74191-85-8 (doxazosin); 77883-43-3 (doxazosin mesilate).
ATC — C02CA04.
ATC Vet — QC02CA04.
UNII — 86P6PQK0MU.

(doxazosin)

Pharmacopoeias. In Eur. (see p.vii) and US.

Ph. Eur. 6.8 (Doxazosin Mesilate)　白色或几乎白色结晶性粉末。有多种晶型，而且某些具有吸湿性。微溶于水、甲醇；溶于 15 体积水和 35 体积四氢呋喃的混合物；几乎不溶于丙酮。贮藏于密闭容器中。

USP 33 (Doxazosin Mesylate)　白色至棕褐色粉末。极

微溶于水和甲醇；极易溶于甲酸。30℃以下贮藏。

不良反应、处置和注意事项

参见哌唑嗪，第418页。

对心理功能的影响 一份关于急性精神病与多沙唑嗪给药有关的报道，见**哌唑嗪的不良反应项**下内容，第418页。

低血压 使用多沙唑嗪1mg后，18名高血压患者中有6名出现首次剂量直立性低血压；3名其他患者使用首次剂量后出现实质性但无症状的卧位收缩压降低[1]。这种影响可能见于所有患者，无论是否使用了β受体阻滞剂或利尿药或两者都使用了。另1名也使用甲基多巴的患者由于出现持续性直立性低血压而从研究中退出。

1. Oliver RM, *et al.* The pharmacokinetics of doxazosin in patients with hypertension and renal impairment. *Br J Clin Pharmacol* 1990; **29:** 417–22.

尿失禁 尿失禁与多沙唑嗪有关的参考，见**哌唑嗪的不良反应项**下内容，第418页。

药物相互作用

见**盐酸哌唑嗪**，第419页。

药动学

口服给药后多沙唑嗪易吸收，给药后2～3h达到血浆峰浓度。口服生物利用度约65%。在肝脏中广泛代谢，代谢产物和少量原形药物经粪便排泄。从血浆中消除具有双相性，终末半衰期约22h。在肾损伤者中的药动学不受影响。98%的多沙唑嗪与血浆蛋白结合，不能经透析清除。动物研究表明多沙唑嗪能在乳汁中累积。

1. Elliott HL, *et al.* Pharmacokinetic overview of doxazosin. *Am J Cardiol* 1987; **59:** 78G–81G.

用途和用法

多沙唑嗪是一种 α_1 肾上腺素受体阻滞剂（第213页），它的用途与用法（第419页）相似，但作用持续时间较长。用于治疗高血压和良性前列腺增生，可缓解尿路梗阻症状。

多沙唑嗪作为甲磺酸盐口服给药，但剂量通常以碱基表示。1.2mg甲磺酸多沙唑嗪相当于1mg多沙唑嗪。据报道，口服后2～6h血压降低达到最大，作用持续24h，可以每日用药1次。

为避免在某些患者首次使用后出现虚脱的风险，初始剂量为1mg，睡时给药更好。1或2周后可根据反应增加为2倍剂量。**高血压**的常用维持剂量是4mg，每日1次，每日剂量不应超过16mg。对**良性前列腺增生**的常用维持剂量为每日2～4mg，每日剂量不应超过8mg。

多沙唑嗪也可使用控释制剂。

1. Fulton B, *et al.* Doxazosin: an update of its clinical pharmacology and therapeutic applications in hypertension and benign prostatic hyperplasia. *Drugs* 1995; **49:** 295–320.

良性前列腺增生 多沙唑嗪在良性前列腺增生患者中的使用，参见 M37 第2098页。

1. Doggrell SA. After ALLHAT: doxazosin for the treatment of benign prostatic hyperplasia. *Expert Opin Pharmacother* 2004; **5:** 1957–64.
2. MacDonald R, *et al.* Doxazosin for treating lower urinary tract symptoms compatible with benign prostatic obstruction: a systematic review of efficacy and adverse effects. *BJU Int* 2004; **94:** 1263–70.
3. Goldsmith DR, Plosker GL. Doxazosin gastrointestinal therapeutic system: a review of its use in benign prostatic hyperplasia. *Drugs* 2005; **65:** 2037–47.
4. Wilt TJ, MacDonald R. Doxazosin in the treatment of benign prostatic hypertrophy: an update. *Clin Interv Aging* 2006; **1:** 389–401.
5. Bhardwaj J, *et al.* Finasteride and doxazosin alone or in combination for the treatment of benign prostatic hyperplasia. *Expert Opin Pharmacother* 2007; **8:** 1337–44.

高血压 已推荐 α 阻滞剂是高血压（第228页）治疗的一线药之一。但在抗高血压和降低脂质治疗以防止心脏病发作的试验（Antihypertensive and Lipid-Lowering Treatment to Prevent Heart Attack Trial, ALLHAT）[1]中，多沙唑嗪的研究终止较早，因为与使用氯噻酮的患者相比，使用多沙唑嗪的患者心力衰竭的发生率增加，α 受体阻滞剂不建议作为一线用药，除非另有原因。有文献[2,3]综述了多沙唑嗪在高血压中的作用。已报道它对血脂蛋白和动脉粥样硬化斑块的形成有改善作用，这可能与药物特异性作用于 HDL-胆固醇的合成有关[4]，对有代谢综合征的高血压患者有益[2,4]。然而，目前没有支持后者的证据。

1. The ALLHAT Officers and Coordinators for the ALLHAT Collaborative Research Group. Major cardiovascular events in hypertensive patients randomized to doxazosin vs chlorthalidone: the Antihypertensive and Lipid-Lowering Treatment to Prevent Heart Attack Trial (ALLHAT). *JAMA* 2000; **283:** 1967–75. Correction. *ibid.* 2002; **288:** 2976.
2. Dell'Omo G, *et al.* Doxazosin in metabolically complicated hypertension. *Expert Rev Cardiovasc Ther* 2005; **5:** 1027–35.
3. Wykretowicz A, *et al.* Doxazosin in the current treatment of hypertension. *Expert Opin Pharmacother* 2008; **9:** 625–33.
4. Remaley AT. Old drug, new tricks: the unexpected effect of doxazosin on high-density lipoprotein. *Circ Res* 2007; **101:** 116–18.

疼痛 多沙唑嗪用于治疗疼痛，见**甲磺酸酚妥拉明的用法**项下，第413页。

肾结石 使用多沙唑嗪可排出远端输尿管结石[1~3]。关于使用 α 受体阻滞剂辅助排出肾结石，**盐酸坦洛新辛的用法**项下，参见 M37 第2118页。

1. Liatsikos EN, *et al.* Doxazosin for the management of distal-ureteral stones. *J Endourol* 2007; **21:** 538–41.
2. Aydogdu O, *et al.* Effectiveness of doxazosin in treatment of distal ureteral stones in children. *J Urol (Baltimore)* 2009; **182:** 2880–4.
3. Zehri AA, *et al.* Preliminary study of efficacy of doxazosin as a medical expulsive therapy of distal ureteric stones in a randomised clinical trial. *Urology* 2010; **75:** 1285–8.

制剂

USP 33: Doxazosin Tablets.

专利制剂

Arg.: Cardura; Doxasin; Doxolbran; Lafedoxin; Prostazosina; Vazosin; **Austria:** Adoxa†; Ascalan; Doxapress; Hibadren; Prostadilat; Supressin; **Braz.:** Carduran; Doxsol†; Euprostatin†; Prodil†; Unoprost; Zoflux; **Canad.:** Cardura; **Chile:** Alfadoxin; Angicon; Cardura; Dorbantil; **Cz.:** Cardura; Dosanot; Dozone; Kamiren; Windoxa; Zoxon; **Denm.:** Biozosint; Carduran; Carduran; Doxacar†; **Fr.:** Zoxan; **Ger.:** Alfamedin; Cardular; Diblocin; Doxa-Puren; Doxanar; Doxagamma; Doxamax†; Doxanar; DoxaUro†; Doxazoflo; Doxazomerck†; Jutalar; Uriduct; **Gr.:** Cardura; Maguran; Protectura; **Hong Kong:** Cardura; Doxasynt†; Pencor; Prostazocin; **Hung.:** Cardura; Doxagal; Doxicard; Dozone; **India:** Doxacard; **Indon.:** Cardura; Carsem; Doxacar; Doxane; Doxatan; Doxel; Kamiren; Raporsin; **Israel:** Cadex; Cardoral; Doxaloc; **Ital.:** Benur; Cardura; Dedralen; Noradox; Normothen; Quorum; **Malaysia:** Cardura; Dophilin; Magurol; Pencor; **Mex.:** Cardura; **Neth.:** Cardura; Progadoil†; Zoxan†; **Norw.:** Carduran; **NZ:** Cardoxan; Dosant†; **Philipp.:** Alfadil; **Pol.:** Apo-Doxan; Cardura; Doxagen; Doxanorm; Doxar; Doxaratio; Doxonex; Kamiren; Prostatic; Vaxosin†; Zoxon; **Port.:** Cardura; **Rus.:** Artezine (Артезин); Cardura (Кардура); Doxaprostan (Доксапростан); Kamiren (Камирен); Magurol (Магурол); Tonocardin (Тонокардин); Zoxon (Зоксон); **S.Afr.:** Cardura; **Singapore:** Cardura; Pencor; **Spain:** Carduran; Doxatensa; Doximax Neo; Progandol; **Swed.:** Alfadil; **Switz.:** Cardura; **Thai.:** Cardura; Carxasin; Cazosin; Dezcard; Dovizin; Dozozin; Duracard; Genzosin; Pencor; Xadosin; **Turk.:** Cardura; Doksura; Dostineva; Doxacor; Doxamerck; Kardozin; Tendura; **UK:** Cardura; Doxadura; Slocinx; **Ukr.:** Cardura (Кардура); Kamiren (Камирен); Zoxon (Зоксон); **USA:** Cardura; **Venez.:** Cardura.

Dronedarone (*rINN*) 决奈达隆

Dronedarona; Dronédarone; Dronedaronum; SR-33589. N-(2-Butyl-3-{p-[3-(dibutylamino)propoxy]benzoyl}-5-benzofuranyl)methanesulfonamide.

Дронедарон

$C_{31}H_{44}N_2O_5S = 556.8.$
CAS — 141626-36-0.
ATC — C01BD07.
UNII — JQZ1L091Y2.

Dronedarone Hydrochloride (*USAN, rINNM*) 盐酸决奈达隆

Dronédarone, Chlorhydrate de; Dronedaroni Hydrochloridum; Hidrocloruro de dronedarona; SR-33598B.

Дронедарона Гидрохлорид

$C_{31}H_{44}N_2O_5S,HCl = 593.2.$
CAS — 141625-93-6.
ATC — C01BD07.
UNII — FA36DV299Q.

不良反应

决奈达隆的不良反应为胃肠道反应，包括腹泻、恶心、呕吐、腹痛和消化不良。也常见皮疹和乏力发生。也会发生心动过缓和 QT 间期延长。决奈达隆可以引起血清肌酐浓度可逆性升高，这种现象与肾功能下降无关。

注意事项

决奈达隆禁用于心衰患者（NYHA IV 型、失代偿型 NYHA II 、III型），服用该药后出现心衰症状应停药。决奈达隆禁用于以下情况：心动过缓（心率＜50次/min）、II度或III度 AV 阻滞或窦房结综合征（除非患者有心脏起搏器）、QT 间期或 PR 间期延长。避免与能延长 QT 间期、能诱导尖端扭转型室心动过速和抑制细胞色素 P450 同工酶 CYP3A4 的药物合用（更多详情见下文**药物相互作用**）。决奈达隆禁用于严重肝或肾功能损伤患者（肌酐清除率＜30ml/min）。决奈达隆已

在动物实验中表现出致畸性，禁用于妊娠期妇女。

心衰 在一项随机、安慰剂对照试验[1]中，患有心衰症状和左心功能不全的住院患者给予决奈达隆，该试验因决奈达隆组患者心衰恶化导致死亡病例过多出现而中止。

1. Køber L, *et al.* Dronedarone Study Group. Increased mortality after dronedarone therapy for severe heart failure. *N Engl J Med* 2008; **358:** 2678–87.

药物相互作用

决奈达隆慎与能引起心动过缓的药物合用，如 β 受体阻滞剂或钙通道拮抗剂。应避免与心律失常药，尤其是能延长 QT 间期的药物或诱导尖端扭转型室心动过速的药物合用，如吩噻嗪类抗精神病药、三环抗抑郁药、苄普地尔、某些大环内酯类、Ⅰ类和Ⅲ类抗心律失常药、特非那定。决奈达隆与能引起低血钾和低血镁的药物合用会增加心律失常的危险。

决奈达隆由细胞色素 P450 同工酶 CYP3A4 代谢；该酶的抑制剂（如酮康唑、环孢素、HIV-蛋白酶抑制剂、西咪替丁、克拉霉素、奈法唑酮、葡萄柚汁）和诱导剂（如利福平、苯巴比妥、卡马西平、苯妥英钠、圣约翰草）均会影响决奈达隆的血药浓度，因此应避免与这些药物合用。另外，决奈达隆是 CYP3A4 和 CYP2D6 的中度抑制剂，可以提高通过这两种酶代谢的药物的血药浓度。通过这两种酶代谢的药物包括他汀类、β 受体阻滞剂和钙通道拮抗剂。决奈达隆也是 P 糖蛋白的强效抑制剂，可以增加 P 糖蛋白底物的血药浓度，如地高辛。

药动学

口服给药后，决奈达隆首关效应较强，绝对生物利用度为 4%，饭后服用绝对生物利用度可增加至 15%。在 3～6h 达到峰浓度，服用 4～8 天后达到稳态浓度。决奈达隆主要经肝代谢，被细胞色素 P450 同工酶 CYP3A4 代谢为无活性代谢物 N -二丁酯形式及其他无活性代谢物。消除半衰期为 25～30h，N -二丁酯代谢物的消除半衰期为 20～25h。口服剂量的 6%经尿液排泄，84%经粪便排泄（代谢产物和原形药）。

用途和用法

决奈达隆是一种抗心律失常药，结构与胺碘酮相似，比胺碘酮的脂溶性小，半衰期短，且没有碘基团。它具有 Vaughan-Williams 分类的四类药物的所有特征，但目前尚不清楚其临床效果由哪种电属性造成。决奈达隆用于治疗心房颤动或心房扑动，它可以减少心血管住院患者的阵发性或持续性心房颤动或扑动的风险。决奈达隆以盐酸盐形式给药，但通过碱性形式表现效应。每日口服 400mg，每日 2 次，餐时给药。

1. Dale KM, White CM. Dronedarone: an amiodarone analog for the treatment of atrial fibrillation and atrial flutter. *Ann Pharmacother* 2007; **41:** 599–605.
2. Singh BN, *et al.* EURIDIS and ADONIS Investigators. Dronedarone for maintenance of sinus rhythm in atrial fibrillation or flutter. *N Engl J Med* 2007; **357:** 987–99.
3. Davy J-M, *et al.* ERATO Study Investigators. Dronedarone for the control of ventricular rate in permanent atrial fibrillation: the Efficacy and safety of dRonedArone for The cOntrol of ventricular rate during atrial fibrillation (ERATO) study. *Am Heart J* 2008; **156:** 527.e1–527.e9. Available at: http://download.journals.elsevierhealth.com/pdfs/journals/0002-8703/PIIS0002870308004778.pdf (accessed 19/08/09)
4. Hohnloser SH, *et al.* ATHENA Investigators. Effect of dronedarone on cardiovascular events in atrial fibrillation. *N Engl J Med* 2009; **360:** 668–78. Correction. *ibid.* 2487.
5. Patel C, *et al.* Dronedarone. *Circulation* 2009; **120:** 636–44.
6. Hoy SM, Keam SJ. Dronedarone. *Drugs* 2009; **69:** 1647–63.
7. Schafer JA, *et al.* Dronedarone: current evidence and future questions. *Cardiovasc Ther* 2010; **28:** 38–47.
8. Christiansen CB, *et al.* Efficacy and safety of dronedarone: a review of randomized trials. *Expert Opin Drug Safety* 2010; **9:** 189–99.

制剂

专利制剂

Fr.: Multaq; **UK:** Multaq; **USA:** Multaq.

Edaravone (*rINN*) 依达拉奉

Edaravona; Édaravone; Edaravonum; MCI-186; Norphenazone. 3-Methyl-1-phenyl-2-pyrazolin-5-one.

Эдаравон

$C_{10}H_{10}N_2O = 174.2.$
CAS — 89-25-8.
UNII — S798V6YJRP.

简介

依达拉奉是一种自由基清除剂，用于治疗急性缺血性脑卒中（第 240 页）。静脉输注给药，剂量为 30mg，每日 2 次，输注历时 30min，在发作后 24h 内开始并持续 14 天。

目前正在研究依达拉奉对于病理性氧化损伤的作用，包括脑出血和肌萎缩性侧索硬化症。

1. Edaravone Acute Infarction Study Group. Effect of a novel free radical scavenger, edaravone (MCI-186), on acute brain infarction: randomized, placebo-controlled, double-blind study at multicenters. *Cerebrovasc Dis* 2003; **15**: 222–9.
2. Tsujita K, *et al.* Effects of edaravone on reperfusion injury in patients with acute myocardial infarction. *Am J Cardiol* 2004; **94**: 481–4.
3. Tsujita K, *et al.* Long-term efficacy of edaravone in patients with acute myocardial infarction. *Circ J* 2006; **70**: 832–7.
4. Hishida A. Clinical analysis of 207 patients who developed renal disorders during or after treatment with edaravone reported during post-marketing surveillance. *Clin Exp Nephrol* 2007; **11**: 292–6.
5. Watanabe T, *et al.* The novel antioxidant edaravone: from bench to bedside. *Cardiovasc Ther* 2008; **26**: 101–14.
6. Shinohara Y, *et al.* Edaravone (radical scavenger) versus sodium ozagrel (antiplatelet agent) in acute noncardioembolic ischemic stroke (EDO trial). *Cerebrovasc Dis* 2009; **27**: 485–92.
7. Unno Y, *et al.* Does functional outcome in acute ischaemic stroke patients correlate with the amount of free-radical scavenger treatment? A retrospective study of edaravone therapy. *Clin Drug Investig* 2010; **30**: 143–55.

不良反应和注意事项　依达拉奉与急性肾和肝功能的恶化有关，有弥散性血管内凝血的致死病例。因此必须监测服药前、服药中、服药后的肝肾功能和血细胞计数。如果指标异常，应立即停止用药。

制剂

专利制剂
Jpn: Radicut.

Efonidipine Hydrochloride (*rINNM*) 盐酸依福地平

Éfonidipine, Chlorhydrate d'; Efonidipini Hydrochloridum; Hidrocloruro de efonidipino; NZ-105; Serefodipine Hydrochloride. Cyclic 2,2-dimethyltrimethylene ester of 2-(*N*-benzylanilino)ethyl (±)-1,4-dihydro-2,6-dimethyl-4-(*m*-nitrophenyl)-5-phosphononicontinate hydrochloride .

Эфонидипина Гидрохлорид
$C_{34}H_{38}N_3O_7P$,HCl = 668.1.
CAS — 111011-63-3 (efonidipine); 111011-53-1 (efonidipine hydrochloride); 111011-76-8 (efonidipine hydrochloride ethanolate).
UNII — 3BR983K69O.

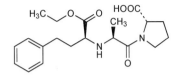

(efonidipine)

简介

盐酸依福地平是一种二氢吡啶类钙通道阻滞剂，具有与硝苯地平（第 394 页）相似的一般特性。依福地平乙醇化物治疗高血压的通常口服剂量相当于盐酸依福地平 10～20mg，每日 2 次；治疗心绞痛的用量为 40mg，每日 1 次。

1. Tanaka H, Shigenobu K. Efonidipine hydrochloride: a dual blocker of L- and T-type Ca²⁺ channels. *Cardiovasc Drug Rev* 2002; **20**: 81–92.

制剂

专利制剂
Jpn: Landel.

Enalapril (*BAN, rINN*) 依那普利

Enalaprili; Énalapril; Enalaprilum. *N*-{*N*-[(*S*)-1-Ethoxycarbonyl-3-phenylpropyl]-L-alanyl}-L-proline.

Эналаприл
$C_{20}H_{28}N_2O_5$ = 376.4.
CAS — 75847-73-3.
ATC — C09AA02.

ATC Vet — QC09AA02.
UNII — 69PN84IOIA.

Enalapril Maleate (*BANM, USAN, rINNM*) 马来酸依那普利

Enalapriilimaleaatti; Enalapril Maleat; Énalapril, maléate d'; Enalapril maleinát; Enalaprili maleas; Enalaprilio maleatas; Enalaprilmaleat; Enalapril-maleát; Maleato de enalapril; MK-421. *N*-{*N*-[(*S*)-1-Ethoxycarbonyl-3-phenylpropyl]-L-alanyl}-L-proline hydrogen maleate.

Эналаприла Малеат
$C_{20}H_{28}N_2O_5$,$C_4H_4O_4$ = 492.5.
CAS — 76095-16-4.
ATC — C09AA02.
ATC Vet — QC09AA02.
UNII — 9O25354EPJ.

Pharmacopoeias. In *Chin., Eur.* (see p.vii), *Jpn*, and *US*.
Ph. Eur. 6. 8 （Enalapril Maleate）　白色或几乎白色结晶性粉末。略溶于水；几乎不溶于二氯甲烷；易溶于甲醇；溶于碱性氢氧化物的稀溶液。1％水溶液的 pH 值为 2.4～2.9。避光。
USP 33 （Enalapril Maleate）　米色结晶性粉末。略溶于水；溶于乙醇；易溶于二甲基甲酰胺、甲醇；微溶于中性有机溶剂；几乎不溶于非极性有机溶剂。

稳定性　在临时混合的口腔脂质中含有 1mg/ml 与一些载体结合的马来酸依那普利，已报道[1,2]其中的依那普利至少可稳定存在 56 天。

1. Nahata MC, *et al.* Stability of enalapril maleate in three extemporaneously prepared oral liquids. *Am J Health-Syst Pharm* 1998; **55**: 1155–7.
2. Allen LV, Erickson MA. Stability of alprazolam, chloroquine phosphate, cisapride, enalapril maleate, and hydralazine hydrochloride in extemporaneously compounded oral liquids. *Am J Health-Syst Pharm* 1998; **55**: 1915–20.

Enalaprilat (*BAN, USAN, rINN*) 依那普利拉

Énalaprilate; Énalaprilate dihydraté; Enalaprilatum; Enalaprilatum dihydricum; Enalaprilic acid; MK-422. *N*-{*N*-[(*S*)-1-Carboxy-3-phenylpropyl]-L-alanyl}-L-proline dihydrate.

Эналаприлат
$C_{18}H_{24}N_2O_5$,$2H_2O$ = 384.4.
CAS — 76420-72-9 (anhydrous enalaprilat); 84680-54-6 (enalaprilat dihydrate).
UNII — GV007ES0R3 (enalaprilat dihydrate); Q508Q118JM (anhydrous enalaprilat).

Pharmacopoeias. In *Eur.* (see p.vii) and *US*.
Ph. Eur. 6. 8 （Enalaprilat Dihydrate）　白色和几乎白色的吸湿性晶状粉末。呈现假多型性。极微溶或微溶于水；难溶于甲醇；几乎不溶于乙腈。贮藏于密闭容器中。
USP 33 （Enalaprilat）　白色或几乎白色，吸湿性的结晶性粉末。易溶于水（1：200）；溶于二甲基甲酰胺（1：40），溶于甲醇（1：68）；极微溶于乙醇、丙酮和己烷；几乎不溶于乙腈和氯仿；微溶于异丙醇。

配伍禁忌　在 0.9％的氯化钠溶液中，依那普利拉在视觉上与苯妥英不相容[1]，产生结晶性沉淀物；在 5％的葡萄糖溶液中，与两性霉素 B 混合时也有一些视觉上不相容的证据。

1. Thompson DF, *et al.* Visual compatibility of enalaprilat with selected intravenous medications during simulated Y-site injection. *Am J Hosp Pharm* 1990; **47**: 2530–1.

不良反应、处置和注意事项

参见 **ACEI**，第248页。

不良反应发生率　对通过处方事件监测的 12543 位患者进行依那普利售后监察[1]。出现 374 例皮肤事件，包括 29 例面部水肿或血管性水肿（导致 10 位患者退出治疗）、15 例光敏感性和 32 例荨麻疹（导致 5 位患者退出治疗）。153 位和 183 位患者分别出现晕厥和眩晕，有时伴有低血压。218 位患者出现低血压，其中 71 例出现在第一个月。121 位患者停止治疗，36 位患者减少用量。其他不良反应包括 310 例头痛、126 例感觉异

常、25 例味觉障碍、67 例结膜炎、194 例心动过速、360 例咳嗽、82 例肾功能衰竭、96 例肌肉痛性痉挛、236 例腹泻和 326 例恶心与呕吐。1098 例死亡中，认为仅有由于肾功能衰竭引起的 10 例可能与依那普利治疗有关。味觉障碍和皮肤反应（如卡托普利）报道不常见，但很难精确比较；不良反应的范围相似[2]。

耳聋可能是较早注意的依那普利不良反应[2]；在监测的 12543 位患者中有 19 位报道耳聋，但仅是在用药期间，停药后没有耳聋记录。

一些不良反应的进一步参考，见 **ACEI**，第 248 页。

1. Inman WHW, *et al.* Postmarketing surveillance of enalapril I: results of prescription-event monitoring. *BMJ* 1988; **297**: 826–9.
2. Inman WHW, Rawson NSB. Deafness with enalapril and prescription event monitoring. *Lancet* 1987; **i**: 872.

哺乳　5 名妇女给予依那普利单次剂量 20mg 后[1]，在乳汁中检测到了依那普利拉，浓度为 1～2.3ng/ml（平均峰浓度为 1.72ng/ml）；也检测到了依那普利（平均峰浓度为 1.74ng/ml）。此时，血清浓度为依那普利拉 39～112ng/ml，依那普利 92～151ng/ml。另一项研究[2]中，3 名妇女的乳汁中未检测到依那普利，但 1 名妇女[3]中检测到依那普利拉和依那普利，但浓度较低。虽然依那普利及其代谢产物在乳汁中少量存在，但经计算新生儿每日得到的平均总剂量仅依那普利约 2μg[1]。American Academy of Pediatrics[4] 没有列出婴儿的任何临床反应与哺乳母亲使用依那普利有关，因此认为使用依那普利和哺乳一般是相容的。英国监管机构反对在哺乳的最初几周使用 ACEI，见 **ACEI** 的**注意事项**，第 250 页。

1. Redman CWG, *et al.* The excretion of enalapril and enalaprilat in human breast milk. *Eur J Clin Pharmacol* 1990; **38**: 99.
2. Huttunen K, *et al.* Enalapril treatment of a nursing mother with slightly impaired renal function. *Clin Nephrol* 1989; **31**: 278.
3. Rush JE, *et al.* Comment. *Clin Nephrol* 1991; **35**: 234.
4. American Academy of Pediatrics. The transfer of drugs and other chemicals into human milk. *Pediatrics* 2001; **108**: 776–89. [Retired May 2010] Correction. *ibid.*; 1029. Also available at: http://aappolicy.aappublications.org/cgi/content/full/pediatrics%3b108/3/776 (accessed 05/07/04)

卟啉病　依那普利与卟啉病急性发作有关，并认为在卟啉病患者中使用不安全。

药物相互作用

参见 **ACEI**，第 251 页。

药动学

依那普利是二酸依那普利拉的前体药物，二酸依那普利拉是其活性形式，口服吸收差。约 60％的依那普利口服剂量可从胃肠道吸收，1h 内达到血浆峰浓度。依那普利在肝脏中广泛水解为依那普利拉；在口服依那普利后 3～4h 达到依那普利拉的血浆峰浓度。50％～60％的依那普利拉与血浆蛋白结合。口服后，依那普利以依那普利拉和原形药物经尿液和粪便排泄，经泌尿途径更显著；超过 90％的静脉内给予的依那普利拉经尿液排泄。依那普利拉的消除是多相的，但据报道在肾功能正常的患者中给予倍数量依那普利后的累积有效半衰期约 11h。依那普利拉可被血液透析和腹膜透析清除。

1. MacFadyen RJ, *et al.* Enalapril clinical pharmacokinetics and pharmacokinetic-pharmacodynamic relationships: an overview. *Clin Pharmacokinet* 1993; **25**: 274–82.
2. Wells T, *et al.* The pharmacokinetics of enalapril in children and infants with hypertension. *J Clin Pharmacol* 2001; **41**: 1064–74.
3. Rouini M, *et al.* Relationship of serum ACE inhibition to oral dose of enalapril in normotensive volunteers. *J Clin Pharm Ther* 2002; **27**: 112–6.
4. Zapater P, *et al.* Gender differences in angiotensin-converting enzyme (ACE) activity and inhibition by enalaprilat in healthy volunteers. *J Cardiovasc Pharmacol* 2004; **43**: 737–44.
5. Arafat T, *et al.* Pharmacokinetics and pharmacodynamics profiles of enalapril maleate in healthy volunteers following determination of enalapril and enalaprilat by two specific enzyme immunoassays. *J Clin Pharm Ther* 2005; **30**: 319–28.

肾损伤　依那普利在伴有持续蛋白尿和肾小球滤过率（GFR）为 44.1～58.4ml/min 的糖尿病患者中的药动学，与在 8 例年龄相一致的对照组中的药动学的比较显示在糖尿病组中依那普利拉的血浆峰浓度更高，达到峰浓度的时间更长，肾清除率更低，浓度-时间曲线下面积较对照组更大[1]。依那普利拉的肾清除率在糖尿病组中为 56～66ml/min，相比，在对照组中为 105～133ml/min；清除率与肾小球滤过率有关。另一项[2]有关 59 名慢性肾功能衰竭患者的研究，调查了其中 9 名每日服用 1 次依那普利 2.5～20mg 患者中依那普利和依那普利拉的药动学。在这些患者中 GFR 为 6～60ml/（min·1.73m²），依那普利拉的清除率为 16～68ml/min。所有患者在 24h 内血清中依那普利拉浓度明显升高。

1. Baba T, *et al.* Enalapril pharmacokinetics in diabetic patients. *Lancet* 1989; **i**: 226–7.
2. Elung-Jensen T, *et al.* High serum enalaprilat in chronic renal failure. *J Renin Angiotensin Aldosterone Syst* 2001; **2**: 240–5.

用途和用法

依那普利是一种 ACEI（第 248 页），用于治疗高血压（第 228 页）和心力衰竭（第 224 页）。也可预防性用于无症状左心室功能紊乱的患者，延缓症状性心力衰竭的发生，而且已经在左心室功能紊乱的患者中使用，用于降低冠状动脉局部缺血事件的发生率，包括心肌梗死（第 232 页）。

依那普利在口服给药后转化为依那普利拉而具有活性。一次给药后 1h 内可出现血流动力学效应，4～6h 后达到最大效应，但在慢性给药中，在几周内不会达到全效。血流动力学作用持续 24h，允许一天给药一次。依那普利作为马来酸盐口服给药。

依那普利拉口服吸收不良，但可静脉注射给药；注射后 15min 出现血流动力学效应，1～4h 达到最大效应。依那普利拉为二水合物给药，但剂量以无水物表示。1.38mg 依那普利拉二水合物相当于 1.25mg 无水依那普利拉。

在高血压治疗中，初始剂量为每日 5mg 马来酸依那普利，可口服给药。由于用 ACEI 开始治疗时一些患者出现血压急剧降低，初次剂量最好在睡前给予。初始剂量每日 2.5mg 应给予使用利尿药的患者；如果可以，利尿药应在使用依那普利前 2～3 天停药，如果必须使用利尿药可稍后重新给予利尿药。常用维持剂量为 10～20mg，每日 1 次，但在严重高血压中剂量可增加至每日 40mg。如果单次剂量的控制效果不足，可分 2 次给药。

当口服治疗高血压不实用时，剂量为 1.25mg 的依那普利拉可通过静脉内缓慢注射或至少输注 5min 给予，如果需要每 6h 重复给药；对使用利尿药的患者，初始剂量应减半。

在心力衰竭治疗中，对使用髓袢利尿药的患者注射血管紧张素转化酶抑制剂引起的严重首剂低血压效应是常见的，故有时停用髓袢利尿药可导致交感跳时肺水肿。因此，治疗应在密切医学监护下小剂量开始。在伴有心力衰竭或无症状左心室功能紊乱的患者中马来酸依那普利应口服给药，初始剂量为每日 2.5mg。常用维持剂量为每日 20mg，作为单次剂量或分 2 次给药，但已使用了每日 40mg，分 2 次给药。

肾损伤患者的测量减少，见下文。

儿童用药剂量，见下文。

儿童用法

依那普利已被用于调查儿童高血压或心力衰竭[1～4]的剂量和疗效研究，其对于高血压的应用已被英国和美国允许。

在英国，建议依那普利马来酸盐用于高血压的口服剂量应根据体重，如下：

- 20～50kg：初始剂量为 2.5mg，每日 1 次，需要时增加至最大 20mg，每日 1 次；
- ≥50kg：初始剂量为 5mg，每日 1 次，需要时增加至最大 40mg，每日 1 次。

在美国，建议初始剂量为 $80\mu g/kg$（最大 5mg），每日 1 次。

BNFC 2010/11 建议用于婴儿和儿童高血压、心力衰竭或肾炎蛋白尿时按照如下剂量：

- 新生儿：初始剂量为 $10\mu g/kg$，每日 1 次。首次用药后 1～2h 内应严密监测血压。必要时增加至最大每日 $500\mu g/kg$，分 1～3 次给药。
- 1 月～12 岁：初始剂量为 $100\mu g/kg$，每日 1 次。首次用药后 1～2h 内应严密监测血压。必要时增加至最大每日 $1mg/kg$，分 1～2 次给药。
- 12～18 岁：初始剂量为 2.5mg，每日 1 次。首次用药后 1～2h 内应严密监测血压。通常维持剂量增加至每日 10～20mg，分 1～2 次给药。体重超过 50kg 的患者每日给药 40mg，分 1～2 次给药。

BNFC 2010/11 也建议 12 岁及以上患有糖尿病神经病变的儿童使用同样剂量。

1. Wells T, *et al.* A double-blind, placebo-controlled, dose-response study of the effectiveness and safety of enalapril in children with hypertension. *J Clin Pharmacol* 2002; **42**: 870–80.
2. Frenneaux M, *et al.* Enalapril for severe heart failure in infancy. *Arch Dis Child* 1989; **64**: 219–23.
3. Lloyd TR, *et al.* Orally administered enalapril for infants with congestive heart failure: a dose-finding study. *J Pediatr* 1989; **114**: 650–4.
4. Leversha AM, *et al.* Efficacy and dosage of enalapril in congenital and acquired heart disease. *Arch Dis Child* 1994; **70**: 35–9.

在肾损伤中的用法

依那普利马来酸盐的初始口服剂量为每日 2.5mg，随后根据反应调整，也被建议用于肌酐清除率为 30ml/min 或更低的患者；此剂量也可考虑用于年龄更大的患者。依那普利可透析，透析期间可口服给药 2.5mg。口服治疗无效时，肌酐清除率低于 30ml/min 和血液透析的患者使用依那普利拉的初始静脉给药剂量为 625μg，给药时间至少 5min（建议最多 1h）。若剂量不足，1h 后可重复给药；如有需要或耐受，可在 6h 时间间隔另给药 1.25mg。

制剂

BP 2010: Enalapril Tablets;
USP 33: Enalapril Maleate and Hydrochlorothiazide Tablets; Enalapril Maleate Tablets; Enalaprilat Injection.

专利制剂

Arg.: Baypril; Defluin; Dentromin; Drepatil; Ecaprilat; Eitan; Enalafel; Enalapoten; Enaldun; Enatral; Enatrnil†; Eritril; Fabotensil; Gadopril; Glioten; Hipertan; Kinfil; Lotrial; Maxen; Nalapril; Presi Regul; Priltenk; Renitec; Sulocten; Tencas; Vapresan; Vasopril; **Austral.:** Alphapril; Amprace; Auspril; Enahexal; Enalabil; Renitec; **Austria:** Alapril; Enac; Enalanorm†; Enapril; Enarant; Mepril; Renistad; Renitec; **Belg.:** Renitec; **Braz.:** Angiopril†; Atens; Blootec†; Enalabal; Enalamed; Enalaplex†; Enalatec; Enalil; Enalprint†; Enaprotect†; Enatal†; Enaton†; Eupressin; Glioten; Hipertint†; Maleapril†; Multipressim; Neolapril†; Pressel; Pressotec; Prodopressin; Pryltec; Renalapril; Renipress†; Renitec; Renopress†; Sanvapress; Sifpryl†; Vasopril; **Canad.:** Vasotec; **Chile:** Bajaten; Enalten; Esalfon; Glioten†; Gnfopril; Hiperson; Hipoartel; Lotrial; **Cz.:** Acetensil†; Berlipril; E-Cor†; Ednyt; Enalatin; Enap; Enapirex†; Enapril; Invoril†; Renitec; **Denm.:** Alacort; Corodil; Enacodan; Renitec†; **Fin.:** Enalatin; Enaloc†; Linatil; Renitec; **Fr.:** Renitec; **Ger.:** Benalapril; Corvo; Ena; Ena-Puren; Enabeta; Enadigal; enadura†; Enahexal; Enalagamma; EnaLich; Enalind†; Jutaxan; Pres†; Xanef; **Gr.:** Agioten; Analept; Antiprex; Arnaril; Enxetilan; Gnostocardin; Kaparlon-S; Kontic; Leovinezal; Megapress; Octorax; Ofnifenil; Protal; Rablas; Renitec; Stadelant; Supotron; Ulticadex; Virfen; Vitobel; **Hong Kong:** Anapril†; CP-Enala; Danssart; Enaldun†; Lapril†; Renitec; **Hung.:** Acepril; Berlipril; Ednyt; Enalatidin; Enap; Enapril; Invoril†; Renapril†; Renitec; **India:** BQL; Dilvas; Ena; EnAce; Envas; Nuril; **Indon.:** Meipril; Renacardon; Tenace; Tenaten; **Irl.:** Enap; Enazil; Innovace; **Israel:** Convertin; Enaladex; **Ital.:** Converten; Enapren; Lanex; Naprilene; Prilenor; Silveril; **Malaysia:** Acetec; Enapril; Invoril; **Mex.:** Adytenn; Albec†; Apo-Pyl; Bimetdad; Bionafil; Blocatril; EK-3; Enaladil; Enoval; Euronal; Feliberal; Glioten; Imotoran; Lipraken; Nalabest; Norpril; Palane; Pulsol; Ralser; Renitec; Vexotil; **Neth.:** Renitec; **Norw.:** Renitec; **NZ:** Enahexal†; Renitec; **Philipp.:** Acebitor; Enace; Hipertal; Hypace; Naprilate; Renitec; Stadenace; Vasopress; **Pol.:** Benalapril; Ednyt; Enap; Enarenal; Enazil†; Epril†; Mapryl; Port.†; Balpril; Cetampril; Chipil; Denapril; Diasistol; Enapress; Hipobart†; Hiptent†; Malent†; Prilan; Renipril†; Renitec; Tensazol; **Rus.:** Bagopril (Багоприл); Berlipril (Берлиприл); Ednyt (Эднит); Enafarm (Энафарм); Enam (Энам); Enan (Энан); Enap (Энап); Enarenal (Энаренал); Enazil (Эназил); Envas (Энвас); Invoril (Инворил); Kalpiren (Кальпирен)†; Myopril (Миоприл)†; Renipril (Рениприл); Renitec (Ренитек); Vasopren (Вазопрен); **S.Afr.:** Alapren; Ciplatec; Enap; Pharmapress; Renitec; **Singapore:** Anapril; Corprilor; Enap; Enapril; Glioten; Invoril; Korandil; Renitec; **Spain:** Acetensil; Baripril; Bitensil; Clipto; Controlvas; Corprilor†; Crinoren; Dabonal; Ditensor; Herten; Hipoartel; Iecatec; Insup; Nacor†; Naprilene; Neotensin; Pressmatron; Reca; Renitec; **Swed.:** Linatil; Renitec; **Switz.:** Acepril; Elpradil; ena-basan†; Enasifar†; Enatec; Epril; Reniten; Vasocor†; **Thai.:** Anapril; Enace; Enam†; Enapril; Enaril; Envas; Iecatec†; Invoril; Istopril; Korandil; Lapril; Myopril; Nalopril; Naritec; Renitec; Unaril; **Turk.:** Enapril; Konveril; Vasolapril; **UAE:** Narapril; **UK:** Innovace; **Ukr.:** Berlipril (Берлиприл); Enahexal (Энагексал); Enalozid Mono (Эналозид Моно); Enam (Энам); Enap (Энап); **USA:** **Venez.:** Cosil; Dinid; Enalaprint; Enam†; Enaprivalt; Enecal; Fibrosan; Hiperpril; Laprit†; Redox; Redopril; Reminal; Renitec; Tesorent†.

多组分制剂

Arg.: Co-Renitec; Defluin Plus; Fabotensil D; Gadopril D; Gliocarvedil; Gliotenzide; Kinfil D; Lotrial D; Maxen D; Nikiont†; Presi Regul D; Sulocten D; Tencas D; Vapresan Diur; **Austral.:** Renitec Plus; ZanExtra; **Austria:** Co-Enac; Co-Enalapnil; Co-Enarant; Co-Mepril; Co-Renistad; Co-Renitec; Enac Plus; Enalapril Comp; Enalapril-HCT; Renitec Plus; Synerpril†; **Belg.:** Co-Enalapril; Co-Pressoless; Co-Pressotec; Co-Renitec; Enalil; Co-Enaprotect†; Co-Pressoless; Co-Pressotec; Co-Renitec; Duopril; Enatec F†; Enprotec†; H; Gliotenzide; Malena HCT; Prytec-H; Sinergen; Vasopril Plus; **Canad.:** Vaseretic; **Chile:** Bajaten D; Enalten D; Enalten DN; Esalfon-D; Grifopril-D; Hiperson-D; Hipoartel H†; Lotrial D†; Normaten; Normaten Plus; **Cz.:** Enap-H; Enap-HL; Lercaprel; Zanicombo; **Denm.:** Co-Renitec†; Corodil Comp; Enacecor; Enacozid†; Synerpril; **Fin.:** Enalapril Comp; Enaloc Comp; Linatil Comp; Renitec Comp; Renitec Plus; Zanipress; **Fr.:** Co-Renitec; Lercapress; Zanextra; **Ger.:** Benalapril Plus; Carmen ACE; Corvo HCT; Enabeta comp; Enadigal HCT; Enadura Plus†; Enalapril comp; Enala-Q comp; Enalagamma HCT; Enalapril Comp; Enalapril HCT; Enalapril plus; Enalapril-saar Plus; Enalapril comp; Enaplus; Eneas; Pres plus†; Renacor; Zaneril; Zanipress; **Gr.:** Bumeftyl; Co-Renitec; Coredopril; Eneas; Enit; Hemodilax; Iperton; Lercaprel; Modinexil; Nolarmin; Penopril; Protal complex; Savosan; Siberian; Zaneril; **Hong Kong:** Co-Renitec; CP-Enala Co; **Hung.:** Acepril PlusZ; Co-Renitec; Ednyt HCT; Ednyt Plus; Enalapril Hexal Plus; Enalapril-HCT; Enap-HL; Renapril Plus†; Renitec Plus; **India:** Dilvas AM; EnAce-D; Invozide; **Indon.:** Tenazide; **Irl.:** Innozide; Lercanil; **Israel:** Naprizide; **Ital.:** Acesistem; Condiuren; Elektra; Gliotenzide; Neoprex; Sinertec; Vasoretic; **Mex.:** Co-Feliberal; Co-Renitec; Gliotenzide; **Neth.:** Co-Renitec; Enacostad†; Renitec Plus; **Norw.:** Enalapril Comp; Renitec Comp; **NZ:** Co-Renitec; **Philipp.:** Co-Renitec; **Pol.:** Enap H; Enap HL; **Port.:** Diasistol Plus; Enatia; Eneas; Enit; Lercaprel; Lesten; Neodurt; Nopramin; Renidur; Renipril Plus; Zanipress; Zanitek; **Rus.:** Co-Renitec (Ко-Ренитек); Enap H (Энап Н); Enap-HL (Энап-НЛ); Enzix (Энзикс); Prilenap (Приленап); Renipril HT (Рениприл ГТ); **S.Afr.:** Co-Renitec; Enap-Co; Pharmapress Co; Zaneril; **Singapore:** Co-Renitec; Enap-HL; Gliotenzide; **Spain:** Acediur; Acetensil Plus; Baripril Diu; Bitensil Diu; Co-Renitec; Crinoretic; Dabonal Plus; Ditenside; Eneas; Enit; Herten Plus; Hipoartel Plus; Neotensin Diu; Pressitan Plus; Renitecmax; Vipres; Zorail†; **Swed.:** Enalapril Comp; Linatil Comp; Renitec Comp; Synerpril; **Switz.:** Co-Renitec; Co-Enatec; Co-Epril; Co-Reniten; Co-Vasocort; Elpradil HCT; Epril Plus; Reniten Plus; **Turk.:** Eneas; Enit; Konveril Plus; **UK:** Innozide; **Ukr.:** Enalapril (Эналаприл); Enahexal Compositum (Энагексал Композитум); Enalapril-H (Эналаприл-Н); Enalozid (Эналозид); Enap H (Энап Н); Enzix (Энзикс†); **USA:** Lexxel†; Teczem; Vaseretic; **Venez.:** Co-Renitec; Duopires; Priretic†; Reminalet.

Endralazine Mesilate (BANM, rINNM) 甲磺酸恩屈嗪

BQ-22-708; Compound 22-708; Endralazine, Mésilate d'; Endralazine Mesylate (USAN); Endralazini Mesilas; Mesilato de endralazina. 6-Benzoyl-5,6,7,8-tetrahydropyrido[4,3-c]pyridazin-3-ylhydrazone monomethanesulfonate.

Эндралазина Мезилат

$C_{14}H_{15}N_5O,CH_4O_3S = 365.4$.

CAS — 39715-02-1 (endralazine); 65322-72-7 (endralazine mesilate).

ATC — C02DB03.

ATC Vet — QC02DB03.

UNII — 333M598615.

(endralazine)

简介

恩屈嗪是一种血管扩张药，具有与肼屈嗪相似的特性（第 354 页）。作为甲磺酸盐用于高血压治疗。

制剂

专利制剂
Cz.: Miretilant†.

Enoxaparin Sodium (BAN, USAN, rINN) 依诺肝素钠

Enoksapariininatrium; Enoksaparin Sodyum; Enoksaparino natrio druska; Enoksaparyna sodowa; Enoxaparin sodná sůl; Enoxaparina sódica; Énoxaparine sodique; Enoxaparinnatrium; Enoxaparin-nátrium; Enoxaparinum natricum; PK-10169; RP-54563.

Эноксапарин Натрий

CAS — 9041-08-1; 679809-58-6.

ATC — B01AB05.

ATC Vet — QB01AB05.

UNII — 8NZ41MIKIO.

Pharmacopoeias. In *Eur.* (see p.vii) and *US.*

Ph. Eur. 6. 8 (Enoxaparin Sodium) 低分子量肝素的钠盐是从猪肠黏膜获得的肝素苯甲基酯衍生物经碱性解聚得到的。成分的大多数在其主链的非还原端有一个 4-enopyranose uronate 结构；15%～25% 的成分在其主链的还原端有一个 1,6-脱水结构。平均分子量在 3800～5000，特征值约 4500。硫酸盐化程度为每个二糖单位约有 2 个硫酸根。

以干物质计，效能为每毫克抗因子 Ⅹa 活性不低于 90U，不高于 125U，抗因子 Ⅹa 活性与抗因子 Ⅱa 活性比值在 3.3～5.3。

10% 水溶液的 pH 值为 6.2～7.7。

USP 33 (Enoxaparin Sodium) 解聚肝素的钠盐是从猪肠黏膜获得的肝素苯甲基酯衍生物经碱性解聚得到的。依诺肝素钠是由一系列不完全清楚的低聚糖组成的，大多数成分在其主链的非还原端有一个 4-enopyranose 糖醛酸。约 20% 的成分在其主链的还原端有一个 1,6-脱水结构，依诺肝素钠的平均分子量是 4500，其范围在 3800～5000。

以干物质计，效能为每毫克抗因子 Ⅹa 活性不低于 90U，不高于 125U；每毫克抗因子 Ⅱa 活性不低于 20U，不高于 35U。抗因子 Ⅹa 活性与抗因子 Ⅱa 活性比值为 3.3～3.5。

10% 水溶液的 pH 值为 6.2～7.7，40℃ 以下贮藏于密闭容器中。

单位

参见低分子肝素，第 376 页。

不良反应、处置和注意事项

参见低分子肝素，第 376 页。低体重患者（女性低于 45kg，男性低于 57kg）使用预防剂量的依诺肝素有较高的出血风险，需要小心监护。

使用依诺肝素导致的严重出血，可通过缓慢静脉注射硫酸鱼精蛋白减少出血；据称，1mg 硫酸鱼精蛋白可抑制 1mg（100U）依诺肝素钠的效应。

药物相互作用

参见低分子肝素，第 376 页。

药动学

依诺肝素经静脉注射后可快速吸收，生物利用度约 100%。1～5h 内达到血浆峰活性。清除半衰期为 4～5h，但使用一次 40mg 剂量后抗因子 Ⅹa 活性可持续达 24h。在肾损伤患者中清除延长。依诺肝素在肝脏中代谢，以原形药物和代谢产物经尿液排泄。

1. Hulot JS, *et al.* Effect of renal function on the pharmacokinetics of enoxaparin and consequences on dose adjustment. *Ther Drug Monit* 2004; **26**: 305–10.
2. Kruse MW, Lee JJ. Retrospective evaluation of a pharmacokinetic program for adjusting enoxaparin in renal impairment. *Am Heart J* 2004; **148**: 582–9.
3. Lebaudy C, *et al.* Changes in enoxaparin pharmacokinetics during pregnancy and implications for antithrombotic therapeutic strategy. *Clin Pharmacol Ther* 2008; **84**: 370–7.

用途和用法

依诺肝素钠是一种具有抗凝血性的低分子肝素（第 376 页）。用于治疗和预防静脉血栓栓塞（第 244 页）以及在体外循环期间防止血液凝固。也用于治疗不稳定性心绞痛（第 215 页）和 ST 段抬高性心肌梗死（第 232 页）。

在预防手术操作中的**静脉血栓栓塞**时，依诺肝素钠皮下注射给药；治疗持续 7～10 天或直到患者能走动为止。

- 低度或中度风险的患者可给予 20mg（2000U），每日 1 次，初次给药在手术前约 2h。
- 在高风险患者中，如进行矫形外科，剂量应增加至 40mg（4000U），每日 1 次，初次给药在手术前约 12h；或者，皮下给药 30mg（3000U），每日 2 次，术后 12～24h 开始给药。在髋关节置换术后，依诺肝素钠应持续给予 3 周，剂量为 40mg（4000U），每日 1 次。
- 在无法活动的内科患者中为预防血栓栓塞，剂量为 40mg（4000U），每日 1 次，最少 6 天；应治疗直到患者完全能走动，最长可达 14 天。

在治疗深部**静脉血栓**形成时，依诺肝素钠可皮下给药，剂量为 1mg/kg（100U/kg），12h 给药 1 次，或 1.5mg/kg（150U/kg），每日 1 次，至少 5 天直到口服抗凝作用建立为止（对于孕妇患者，应按照怀孕早期体重计算剂量）。

在血液透析期间为防止体外循环血液凝固，在透析开始时，可在循环的动脉**输血**导管中置入 1mg/kg（100U/kg）依诺肝素钠。如果需要，可再给予 0.5～1mg/kg（50～100U/kg）。在出血高风险的患者中应减量。

在治疗**不稳定性心绞痛**时，依诺肝素钠皮下注射给药，剂量为 1mg/kg（100U/kg），12h 给药 1 次。治疗通常持续 2～8 天。

在治疗 ST 段抬高性**急性心肌梗死**时，依诺肝素钠初始剂量为 30mg（3000U）静脉注射，同时皮下给药 1mg/kg（100U/kg）。进一步治疗剂量为 1mg/kg（100U/kg），皮下给药，每 12h 1 次，持续 8 天或至出院。前 2 次皮下给药剂量每次不得超过 100mg（10000U）。对于接受经皮冠状动脉介入治疗的患者，如果最后一次皮下给药后已超过 8h，应再额外皮下给药 300μg/kg（30U/kg）。75 岁及以上急性心肌梗死的患者只能皮下给药，建议剂量 750μg/kg（75U/kg），每 12h 给药 1 次，前 2 次给药剂量每次最多 75mg（7500U）。

严重肾损伤的患者依诺肝素钠的用量应减少（见下文）。

1. Noble S, *et al.* Enoxaparin: a reappraisal of its pharmacology and clinical applications in the prevention and treatment of thromboembolic disease. *Drugs* 1995; **49**: 388–410.
2. Noble S, Spencer CM. Enoxaparin: a review of its clinical potential in the management of coronary artery disease. *Drugs* 1998; **56**: 259–72.
3. Harvey DM, Offord RH. Management of venous and cardiovascular thrombosis: enoxaparin. *Hosp Med* 2000; **61**: 628–36.
4. Ibbotson T, Goa KL. Enoxaparin: an update of its clinical use in the management of acute coronary syndromes. *Drugs* 2002; **62**: 1407–11.
5. Fareed J, *et al.* Pharmacodynamic and pharmacokinetic properties of enoxaparin: implications for clinical practice. *Clin Pharmacokinet* 2003; **42**: 1043–57.
6. Siddiqui MAA, Wagstaff AJ. Enoxaparin: a review of its use as thromboprophylaxis in acutely ill, nonsurgical patients. *Drugs* 2005; **65**: 1025–36.
7. Carter NJ, *et al.* Enoxaparin: a review of its use in ST-segment elevation myocardial infarction. *Drugs* 2008; **68**: 691–710.
8. Schwarz AK, Zeymer U. Enoxaparin in patients with primary percutaneous coronary intervention for acute ST segment elevation myocardial infarction. *Future Cardiol* 2009; **5**: 43–9.

婴儿和儿童用法　越来越多的婴儿和儿童使用抗凝血药治疗血栓栓塞。在这一年龄组中进行了少数对照研究，治疗的推荐一般根据成人指导方针修改得到。在儿童中，低分子肝素有一些优点。依诺肝素已在儿童（包括新生儿）中用于预防血栓栓塞[1]，在儿童（包括新生儿[1~3]和早产儿[1,3~5]）中也有报道，较小的儿童（尤其是新生儿[6]）比较大的儿童需要的剂量大。美国指南建议，用于血栓栓塞**治疗**[7]的用药方法：

- 2 个月以下：1.5mg/kg（150U/kg），12h 给药 1 次。
- 2 个月以上：1mg/kg（100U/kg），12h 给药 1 次。

预防剂量[7]为：

- 2 个月以下：750μg/kg（75U/kg），12h 给药 1 次。
- 2 个月以上：500μg/kg（50U/kg），12h 给药 1 次。

英国 BNFC 2010/11 建议相似剂量用药，特别修改了新生儿的治疗量，建议给药剂量为 1.5～2mg/kg，每日 2 次。

1. Dix D, *et al.* The use of low molecular weight heparin in pediatric patients: a prospective cohort study. *J Pediatr* 2000; **136**: 439–45.
2. Massicotte P, *et al.* Low-molecular-weight heparin in pediatric patients with thrombotic disease: a dose finding study. *J Pediatr*

1996; **128**: 313–18.
3. Streif W, *et al.* Use of low molecular mass heparin (enoxaparin) in newborn infants: a prospective cohort study of 62 patients. *Arch Dis Child Fetal Neonatal Ed* 2003; **88**: F365–F370.
4. Dunaway KK, *et al.* Use of enoxaparin in a preterm infant. *Ann Pharmacother* 2000; **34**: 1410–13.
5. Michaels LA, *et al.* Low molecular weight heparin in the treatment of venous and arterial thromboses in the premature infant. *Pediatrics* 2004; **114**: 703–7.
6. Malowany JI, *et al.* Enoxaparin for neonatal thrombosis: a call for a higher dose for neonates. *Thromb Res* 2008; **122**: 826–30.
7. Monagle P, *et al.* Antithrombotic therapy in neonates and children: American College of Chest Physicians evidence-based clinical practice guidelines (8th edition). *Chest* 2008; **133** (suppl): 887S–968S.

在肾损伤时的用法　当依诺肝素钠用于轻微或中度肾损伤的患者时，需要小心监护[1]。严重肾损伤时（肌酐清除率低于 30ml/min），剂量应减少。英国，注册药品信息一般推荐皮下给药预防剂量为 20mg（2000U），每日 1 次，但美国注册药品信息只允许皮下给药 30mg（3000U），每日 1 次。对于治疗 75 岁及以上患者的静脉血栓栓塞、不稳定性心绞痛或心肌梗死时建议皮下给药 1mg/kg（100U/kg），每日 1 次；75 岁以下心肌梗死患者伴随第一次皮下给药额外静脉给药 30mg（3000U）。然而，对于患有急性冠状动脉综合征的患者，每日适合给药剂量存在争议，有文献给出建议剂量供选择[2,3]。

1. Brophy DF, Sica DA. Use of enoxaparin in patients with chronic kidney disease: safety considerations. *Drug Safety* 2007; **30**: 991–4.
2. Hulot J-S, *et al.* Dosing strategy in patients with renal failure receiving enoxaparin for the treatment of non-ST-segment elevation acute coronary syndrome. *Clin Pharmacol Ther* 2005; **77**: 542–52.
3. Green B, *et al.* Dosing strategy for enoxaparin in patients with renal impairment presenting with acute coronary syndromes. *Br J Clin Pharmacol* 2005; **59**: 281–90.

制剂

USP 33: Enoxaparin Sodium Injection.

专利制剂
Arg.: Clexane; Dilutol; Fibrinox; Omatex; **Austral.:** Clexane; **Austria:** Lovenox; **Belg.:** Clexane; **Braz.:** Clexane; Cutenox†; Dripanina; **Canad.:** Lovenox; **Chile:** Clexane; Nu-Rox; **Cz.:** Clexane; **Denm.:** Klexane; **Fr.:** Lovenox; **Ger.:** Clexane; **Gr.:** Clexane; **Hong Kong:** Clexane; **Hung.:** Clexane; **India:** Clexane; **Indon.:** Lovenox; **Irl.:** Clexane; **Israel:** Clexane; **Ital.:** Clexane; **Malaysia:** Clexane; **Mex.:** Clexane; **Neth.:** Clexane; **Norw.:** Klexane; **NZ:** Clexane; **Philipp.:** Clexane; **Pol.:** Clexane; **Port.:** Klexane; Lovenox; **Rus.:** Clexane (Клексан); Hemapaxan (Гемапаксан); **S.Afr.:** Clexane; **Singapore:** Clexane; **Spain:** Clexane; Decipart†; **Swed.:** Klexane; **Switz.:** Clexane; **Thai.:** Clexane; **Turk.:** Clexane; **UK:** Clexane; **Ukr.:** Clexane (Клексан); **USA:** Lovenox; **Venez.:** Clexane; Enoprin.

多组分制剂 **Cz.:** Clexane anti Xa-IU.

Enoximone (BAN, USAN, rINN) 依诺昔酮

Enoksimoni; Enoximon; Enoximona; Énoximone; Enoximonum; Fenoximone; MDL-17043; MDL-19438; RMI-17043; YMDL-17043. 4-Methyl-5-[4-(methylthio)benzoyl]-4-imidazolin-2-one.

Эноксимон

$C_{12}H_{12}N_2O_2S = 248.3$.
CAS — 77671-31-9.
ATC — C01CE03.
ATC Vet — QC01CE03.
UNII — C7Z4ITI7L7.

配伍禁忌　当依诺昔酮注射液在玻璃容器或注射器中混合时出现了晶体物质；注册药品信息推荐只有塑料容器或注射器能用作稀释。制造商也推荐只有 0.9% 的氯化钠溶液或蒸馏水才能用作稀释剂。葡萄糖溶液不能用作稀释剂，因为可出现晶体物质。

不良反应

已报道长期使用依诺昔酮口服治疗可增加死亡率，现在，依诺昔酮仅静脉内给药用于短期治疗。

依诺昔酮可导致室性和室上性快速性心律失常、异位搏动和低血压。

依诺昔酮影响胃肠道的不良反应，包括腹泻、恶心和呕吐。其他不良反应包括头痛、失眠、寒战、少尿、发热、尿潴留和肢痛。也有报道血小板减少和肝酶值异常。

对神经系统的影响　已报道[1]1 位患者静脉输注依诺昔酮每分钟 6μg/kg，出现了强直性-阵挛性惊厥。当停用依诺昔酮后惊厥消失。

1. Appadurai I, *et al.* Convulsions induced by enoximone administered as a continuous intravenous infusion. *BMJ* 1990; **300**: 613–14.

高渗性　1 例婴儿静脉输注依诺昔酮每分钟 20μg/kg 时出现了高渗性。可能原因是依诺昔酮注射液每分钟产生 2.4mg/kg 的丙二醇[1]。

1. Huggon I, *et al.* Hyperosmolality related to propylene glycol in an infant treated with enoximone infusion. *BMJ* 1990; **301**: 19–20.

注意事项

依诺昔酮应慎用于伴有肥大型心肌病或严重阻塞性主动脉瓣膜病或肺动脉瓣膜病的患者。

治疗期间应监测血压、心率、心电图、体液和电解质状态及肾功能。也应监测血小板计数和肝酶值。

注射液的 pH 值高（约 12），使用前必须稀释（见上文**配伍禁忌**）。给药时应避免外溢。

肝损伤或肾损伤时需减少剂量（见下文**用途和用法**项下内容）。

药动学

虽然依诺昔酮从胃肠道吸收，但已不再口服给药。血浆清除半衰期变化很大；在健康受试者中为 1～4h，在心力衰竭的患者中为 3～8h，但已报道了更长的时间。依诺昔酮约 85% 与血浆蛋白结合。在肝脏内代谢，主要以代谢产物经尿液排泄。经静脉给药后，约 70% 的剂量以代谢产物经尿液排泄，不足 1% 以原形药物排泄。

1. Rocci ML, Wilson H. The pharmacokinetics and pharmacodynamics of newer inotropic agents. *Clin Pharmacokinet* 1987; **13**: 91–109. Correction. *ibid.* 1988; **14**: (contents page).
2. Booker PD, *et al.* Enoximone pharmacokinetics in infants. *Br J Anaesth* 2000; **85**: 205–10.

用途和用法

依诺昔酮是一种Ⅲ型磷酸二酯酶抑制剂，与氨力农（第 268 页）相似，具有正性肌力作用和血管舒张作用。静脉内给药用于心力衰竭的短期治疗。在一些长期研究中，依诺昔酮口服给药，可能增加死亡率高。

静脉注射依诺昔酮的常用初始剂量为 0.5～1.0mg/kg，注射速度不超过 12.5mg/min。接着每 30min 可再给予 500μg/kg 直到获得满意的反应，或已经使用了总剂量为 3mg/kg。或者，初始剂量为持续静脉输注，每分钟 90μg/kg，持续 10～30min，直到达到所需的反应。

维持治疗时，初始剂量（达总剂量 3mg/kg）按要求每 3～6h 可重复给予，或持续或间断输注，每分钟 5～20μg/kg。

24h 总剂量不应超过 24mg/kg。

在肝损伤或肾损伤的患者中，应减少剂量（见下文）。

1. Vernon MW, *et al.* Enoximone: a review of its pharmacological properties and therapeutic potential. *Drugs* 1991; **42**: 997–1017.

在肝损伤或肾损伤时的用法　静脉内给药后依诺昔酮的清除半衰期在肝损伤患者中为 2.16h，在肾损伤患者中为 1.33h。在肝功能正常的患者中，平均清除半衰期为 1.26h。建议肾损伤患者在持续输注期间应监护并测量血浆浓度，伴有肝脏疾病的患者应调整剂量[1]。与之相似，在一项儿科患者中进行的研究[2]中，静脉内给药后，在肾损伤或肝损伤的患者中依诺昔酮的清除率降低，建议在这种患者中输注速率应降低。

1. Desager JP, *et al.* Plasma enoximone concentrations in cardiac patients. *Curr Ther Res* 1990; **47**: 743–52.
2. Booker PD, *et al.* Enoximone pharmacokinetics in infants. *Br J Anaesth* 2000; **85**: 205–10.

β受体阻滞剂过量　1 名年妇女摄入 10g 美托洛尔后，经静脉推注 0.5mg/kg 依诺昔酮后接着进行输注每分钟 15μg/kg，成功地增加了心排血量和心输出量[1]。认为在这种患者中依诺昔酮是有效的，因为其作用不累及 β 肾上腺素能系统。用于治疗普萘洛尔过量患者已有报道[2]。

1. Hoeper MM, Boeker KHW. Overdose of metoprolol treated with enoximone. *N Engl J Med* 1996; **335**: 1538.
2. Sandroni C, *et al.* Enoximone in cardiac arrest caused by propranolol: two case reports. *Acta Anaesthesiol Scand* 2006; **50**: 759–61.

心力衰竭　依诺昔酮是几种用于心力衰竭（第 224 页）的药物之一，但因为报道长期口服Ⅲ型磷酸二酯酶抑制剂[1]增加死亡率，依诺昔酮仅静脉给药用于心力衰竭的短期治疗且其他疗效无效。在中度或严重的患者中口服依诺昔酮与安慰剂比较[2]，依诺昔酮在 16 周的研究期间内在延长运动时间上不比安慰剂好。虽然不良反应总发生率在两组中相似，但 5 名患者使用依诺昔酮后死亡，安慰剂组中无人死亡。在近期研究中[3]，当用过 β 受体阻滞剂的进行性心力衰竭患者口服低剂量依诺昔酮时（一般 25mg 或 50mg，每日 3 次）安全性好，但症状没有改善。相似口服剂量用于严重心力衰竭患者加强心肌收缩力，但少有成功[4]。

1. Amsallem E, *et al.* Phosphodiesterase III inhibitors for heart failure. Available in The Cochrane Database of Systematic Reviews; Issue 1. Chichester: John Wiley; 2005 (accessed 29/04/10).
2. Uretsky BF, *et al.* Multicenter trial of oral enoximone in patients with moderate to moderately severe congestive heart failure: lack of benefit compared with placebo. *Circulation* 1990; **82:** 774–80.
3. Metra M, *et al.* ESSENTIAL Investigators. Effects of low-dose oral enoximone administration on mortality, morbidity, and exercise capacity in patients with advanced heart failure: the randomized, double-blind, placebo-controlled, parallel group ESSENTIAL trials. *Eur Heart J* 2009; **30:** 3015–26.
4. Feldman AM, *et al.* EMOTE Study Group. Low-dose oral enoximone enhances the ability to wean patients from ultra-advanced heart failure from intravenous inotropic support: results of the oral enoximone in intravenous inotrope-dependent subjects trial. *Am Heart J* 2007; **154:** 861–9.

制剂

专利制剂

Belg.: Perfan; **Fr.:** Perfane; **Ger.:** Perfan; **Irl.:** Perfan; **Ital.:** Perfan; **Neth.:** Perfan; **UK:** Perfan.

Epitizide (BAN, rINN) ⊗ 依匹噻嗪

Epithiazide (*USAN*); Epitizida; Épitizide; Epitizidum; Epitizida; NSC-108164; P-2105. 6-Chloro-3,4-dihydro-3-(2,2,2-trifluoroethylthiomethyl)-2*H*-1,2,4-benzothiadiazine-7-sulphonamide 1,1-dioxide.

Эпитизид

$C_{10}H_{11}ClF_3N_3O_4S_3 = 425.9$.

CAS — 1764-85-8.

UNII — 5B266B85JI.

简介

依匹噻嗪是一种噻嗪类利尿药（见氢氯噻嗪，第 355 页），常与氨苯蝶啶一起用于治疗高血压和水肿。

制剂

多组分制剂 **Belg.:** Dyta-Urese; **Neth.:** Dyta-Urese.

Eplerenone (BAN, USAN, rINN) ⊗ 依普利酮

CGP-30083; Eplerenona; Éplérénone; Eplerenonum; Epoxymexrenone; SC-66110. 9,11α-Epoxy-17-hydroxy-3-oxo-17α-pregn-4-ene-7α,21-dicarboxylic acid γ-lactone methyl ester.

Эплеренон

$C_{24}H_{30}O_6 = 414.5$.

CAS — 107724-20-9.

ATC — C03DA04.

ATC Vet — QC03DA04.

UNII — 6995V82D0B.

不良反应

参见螺内酯，第 442 页。也可出现高胆固醇血症、高甘油三酯血症、肝酶增加。

注意事项

参见螺内酯，第 442 页。

药物相互作用

参见螺内酯，第 442 页。

依普利酮主要经细胞色素 P450 同工酶 CYP3A4 代谢，当使用该酶的有效抑制剂时，血浆依普利酮浓度明显升高。这些抑制剂包括克拉霉素、泰利霉素、伊曲康唑、酮康唑、奈法唑酮、奈非那韦及利托那韦，而且禁忌与依普利酮合用。该酶的轻微或中度抑制剂，如红霉素、氟康唑、沙奎那韦及维拉帕米则作用不明显，但必须减少依普利酮用量（见下文用途）。葡萄柚汁仅导致依普利酮暴露量轻微增加。相反，该酶系统的诱导剂，如

卡马西平、圣约翰草、苯巴比妥、苯妥英及利福平可使依普利酮的血浆浓度降低。

药动学

依普利酮在口服后 1.5h 可达到血浆峰浓度；在 25～100mg 范围内血浆浓度增加与剂量成正比，在 100mg 以上则增加速度慢于剂量增加。主要与 α1-酸性糖蛋白结合，约 50%。依普利酮主要经细胞色素 P450 同工酶 CYP3A4 代谢；不足剂量的 5% 以原形药物排泄。约 32% 经粪便排泄，其余经尿液排泄。清除半衰期为 4～6h。依普利酮不能经透析清除。

1. Ravis WR, *et al.* Pharmacokinetics of eplerenone after single and multiple dosing in subjects with and without renal impairment. *J Clin Pharmacol* 2005; **45:** 810–21.

用途和用法

依普利酮是一种醛固酮拮抗剂，性质与螺内酯（第 443 页）相似，但对醛固酮受体选择性较高。依普利酮口服给药用于治疗高血压（第 228 页）和心力衰竭（第 224 页）。

在治疗高血压时，依普利酮可单独使用或与其他抗高血压药合用。依普利酮初始剂量为每日 50mg，如果需要可增加至最大剂量 50mg，每日 2 次。依普利酮不应与潜在的 CYP3A4 抑制剂合用（见上文药物相互作用），但使用轻微或中度抑制剂的患者可使用；初始剂量应减少为每日 25mg。

在治疗心肌梗死后的心力衰竭时，依普利酮初始剂量为每日 25mg，如果耐受可在 4 周内增加至每日 50mg。如果出现高钾血症，依普利酮应停用或减量至每日 25mg，或隔日给药。依普利酮可用于使用 CYP3A4 轻微或中度抑制剂的患者，剂量不应超过每日 25mg。

1. Zillich AJ, Carter BL. Eplerenone—a novel selective aldosterone blocker. *Ann Pharmacother* 2002; **36:** 1567–76.
2. Pitt B, *et al.*, for the Eplerenone Post-Acute Myocardial Infarction Heart Failure Efficacy and Survival Study Investigators. Eplerenone, a selective aldosterone blocker, in patients with left ventricular dysfunction after myocardial infarction. *N Engl J Med* 2003; **348:** 1309–21. Correction. *ibid.*; 2271.
3. Keating GM, Plosker GL. Eplerenone: a review of its use in left ventricular systolic dysfunction and heart failure after acute myocardial infarction. *Drugs* 2004; **64:** 2689–707.
4. Pitt B, *et al.* Eplerenone reduces mortality 30 days after randomization following acute myocardial infarction in patients with left ventricular systolic dysfunction and heart failure. *J Am Coll Cardiol* 2005; **46:** 425–31.
5. Anonymous. Eplerenone after myocardial infarction? *Drug Ther Bull* 2008; **46:** 1–3.
6. McManus F, *et al.* Eplerenone, a mineralocorticoid-receptor antagonist. *Nat Clin Pract Endocrinol Metab* 2008; **4:** 44–52.
7. Muldowney JA, *et al.* The clinical pharmacology of eplerenone. *Expert Opin Drug Metab Toxicol* 2009; **5:** 425–32.

制剂

专利制剂

Austral.: Inspra; **Austria:** Inspra; **Chile:** Inspra†; **Cz.:** Inspra; **Denm.:** Inspra; **Fin.:** Inspra; **Ger.:** Inspra; **Hong Kong:** Inspra; **Hung.:** Inspra; **Irl.:** Inspra; **Israel:** Inspra; **Mex.:** Inspra; **Neth.:** Inspra; **Norw.:** Inspra; **Pol.:** Inspra; **Port.:** Inovic; **S.Afr.:** Inspra; **Spain:** Elecor; **Swed.:** Inspra; **Switz.:** Inspra; **UK:** Inspra; **Ukr.:** Inspra (Инспра); **USA:** Inspra.

Epoprostenol (USAN, rINN) 依前列醇

Époprosténol; Epoprostenoli; Epoprostenolum; PGI₂; PGX; Prostacyclin; Prostacyclinum; Prostacyklin; Prostaglandin I₂; Prostaglandin X; Prostaskyliini; U-53217. (5Z,13E)-(8R,9S,11R,12R,15S)-6,9-Epoxy-11,15-dihydroxyprosta-5,13-dienoic acid; (Z)-5-{(3aR,4R,5R,6aS)-5-Hydroxy-4-[(E)-(3S)-3-hydroxyoct-1-enyl]perhydrocyclopenta[b]furan-2-ylidene}valeric acid.

Эпопростенол

$C_{20}H_{32}O_5 = 352.5$.

CAS — 35121-78-9.

ATC — B01AC09.

ATC Vet — QB01AC09.

UNII — DCR9Z582X0.

注：在本书中，依前列醇指外源性物质，环前列腺素为内源性物质。

Epoprostenol Sodium (BAN, USAN, rINNM) 依前列醇钠

Epoprostenol sódico; Époprosténol Sodique; Natrii Epoprostenolum; U-53217A.

Натрий Эпопростенол

$C_{20}H_{31}NaO_5 = 374.4$.

CAS — 61849-14-7.

ATC — B01AC09.

ATC Vet — QB01AC09.

UNII — 4K04IQ1OF4.

在溶液中的稳定性

依前列醇在生理 pH 值下不稳定，注射用溶液常用 pH10.5 的碱性甘氨酸缓冲液配制。据报道[1]其在 37℃ pH7.4 的水溶液中半衰期不到 3min，但也有报道在血浆白蛋白或全血中稳定性增加[1,2]。

1. El Tahir KEH, *et al.* Stability of prostacyclin in human plasma. *Clin Sci* 1980; **59:** 28P–29P.
2. Mikhailidis DP, *et al.* Infusion of prostacyclin (epoprostenol). *Lancet* 1982; **ii:** 767.

不良反应和注意事项

依前列醇不良反应的发生率呈剂量依赖性。静脉滴注时一般不良反应包括低血压、心率加快、脸红、头痛。若血压过低应减少依前列醇剂量或停止滴注，可能发生心动过缓、面色苍白、出汗、恶心、腹部不适。有报道在静脉滴注处会出现红疹，其他报道的不良反应包括恶心、呕吐、腹泻、颌部疼痛、非特异性肌肉骨骼痛、焦虑、紧张不安、震颤、似流感综合征、高血糖、嗜睡、胸痛。

依前列醇有强效抗血小板凝集作用，故有出血危险的患者应小心使用。据报道在给予依前列醇的患者血透析回路中很少有凝血现象，但其不用于常规抗凝，患有充血性心力衰竭的患者禁止用依前列醇治疗肺动脉高压，因为会导致严重的左心室收缩功能障碍，肺水肿患者同样禁用。应避免突然停止给药，因有引起肺动脉高压反弹的危险，滴注给药依前列醇的患者需用心血管监测，使用过程中需避免外渗。

不良反应发生率 一项研究对 24 名健康受试对象静脉滴注依前列醇，给药速度每分钟 10ng/kg，共 100min[1]，观察其不良反应发生率，受试者对依前列醇有不同的敏感性，但不良反应发生顺序基本类似。当滴注速率为每分钟 2～2.5ng/kg 时经常发生射血前期变化、面部潮红。当滴注速率达每分钟 4～5ng/kg 时会出现心率加快及其他心血管指标的变化；头痛经常视为剂量限制因素，当达到这一剂量时出现头痛，当剂量增加时头痛加剧，还有其他相似反应，静脉附近的红疹及迷走反射只在滴注至少 1h 后发生，迷走反射只发生几秒钟。

虽然早期研究表示高剂量依前列醇具有良好耐受性，但是可能只有市售其他可用产品作用强度的一半。尽管麻醉患者可耐受更高速率，但是每分钟 4ng/kg 应是长期输液的最大滴注速率。考虑到随时可能发生迷走反射，应仔细观察滴注方法并采取仪器监测心率。这里报道的大多数不良反在减少剂量处理后可减轻。

1. Pickles H, O'Grady J. Side effects occurring during administration of epoprostenol (prostacyclin, PGI₂), in man. *Br J Clin Pharmacol* 1982; **14:** 177–85.

对血液的影响 有报道持续滴注依前列醇血小板反跳性激活[1,2]。

1. Yardumian DA, Machin SJ. Altered platelet function in patients on continuous infusion of epoprostenol. *Lancet* 1984; **i:** 1357.
2. Sinzinger H, *et al.* Rebound platelet activation during continuous epoprostenol infusion. *Lancet* 1984; **ii:** 759.

对心血管系统的影响 有报道依前列醇与其类似物依洛前列素会在有冠状动脉疾病的患者中诱发心肌缺血[1]。

1. Bugiardini R, *et al.* Myocardial ischemia induced by prostacyclin and iloprost. *Clin Pharmacol Ther* 1985; **38:** 101–8.

对精神状态的影响 在接受依前列醇治疗的患者中 4 名出现抑郁症状[1]。

1. Ansell D, *et al.* Depression and prostacyclin infusion. *Lancet* 1986; **ii:** 509.

超敏反应 1 名患有未分化型结缔组织病的女性患者用依前列醇治疗肺动脉高压，发生严重的红皮病[1]。在开始治疗 2 个月后，出现弥漫性红斑、瘙痒症、鳞片样皮肤，并伴有恶寒、恶心、呕吐、腹泻等症状。停止给药并给皮质激素缓解。

1. Ahearn GS, *et al.* Severe erythroderma as a complication of continuous epoprostenol therapy. *Chest* 2002; **122:** 378–80.

药物相互作用

由于依前列醇是强效血管舒张和血小板聚集抑制剂，所以在接受其他血管舒张药或抗凝血药时需谨慎，

依前列醇可能会轻微提高地高辛的血药浓度，同时可能通过增加肝脏清除率而减弱阿替普酶的溶栓效果，透析液中的醋酸盐会加剧依前列醇的降压效果。

抗凝血药 针对 31 名患有肺动脉高压患者接受持续静脉滴注依前列醇或口服华法林的回顾性调查[1]中，观察出血的发生率，9 例患者出现了 11 次出血事件（包括 9 次肺泡出血）。其中 8 名患者的国际标准化率（INR）维持在治疗范围内，因此提出此反应不是华法林过量导致。接受高剂量依前列醇（平均剂量每分钟 89ng/kg）患者中出血的风险增加。

1. Ogawa A, et al. Risk of alveolar hemorrhage in patients with primary pulmonary hypertension—anticoagulation and epoprostenol therapy. Circ J 2005; **69:** 216–20.

药动学

内源性环前列腺素是花生四烯酸的代谢物并且半衰期很短。静脉滴注依前列醇迅速水解为更稳定但活性较小的 6-酮-前列腺素 $F_{1\alpha}$（6-氧代-前列腺素 $F_{1\alpha}$）。第二个代谢物 6,15-二酮-13,14-二氢前列腺素 $F_{1\alpha}$ 是由酶促降解形成的，不像其他很多前列腺素，依前列醇在肺循环也有活性。

用途和用法

依前列醇是一种前列腺素（参见 M37 第 2315 页），可引起血管舒张并防止血小板凝集，内源性物质称为环前列腺素。依前列醇主要用于体外过程及肺动脉高血压。

依前列醇以钠盐形式给药，剂量以碱基表示：1.06mg 依前列醇钠相当于 1ng 依前列醇。依前列醇在生理 pH 值的溶液中不稳定且活性持续时间很短。由于它在体内快速水解，因此，必须通过持续静脉滴注给药。当配制用于滴注的药物稀释溶液时需严格注意，只有制造商提供的稀释溶剂可用于配置药物溶液。

依前列醇可抑制血小板凝集，当在某些过程（如体外循环）时血液接触到非生物表面，尤其在于肾透析患者中，依前列醇可用于防止血小板聚集。当使用肝素会引起或加剧出血危险时，或在其他方面有禁忌，可使用依前列醇。依前列醇可通过持续静脉滴注给药或在体外循环中加入。肾透析患者的一般剂量为每分钟 4ng/kg，在透析前滴注给药，然后在透析时以每分钟 4ng/kg 剂量加入到血液中。

用于肺动脉高压的长期治疗，包括与硬皮病有关的，依前列醇通过中心导管持续静脉滴注给药，尽管到中心通路建立外周静脉导管也可以使用，首先提出剂量范围，依前列醇滴注开始速率为每分钟 2ng/kg，然后以每分钟 2ng/kg（至少每隔 15min）的速率增加剂量，直至达到最大血流动力学效应或出现剂量限制性反应。接着依前列醇以每分钟 4ng/kg 给药（低于最大耐受滴注速率）；如果最大耐受滴注速率低于每分钟 5ng/kg，那么初始速率应为最大速率的一半，维持剂量根据患者反应随时调整。如果症状复发或发生不良反应，应至少间隔 15min 增加或减少每分钟 1~2ng/kg，直至新的维持剂量建立。

依前列醇的新生儿和儿童用法见下文。

作用 有关前列腺素的发现、性能、临床应用已被综述[1]。环前列腺素是脉管组织中主要的花生四烯酸代谢产物，主要由血管壁上皮细胞产生，它通过舒张血管床发挥强大的降压作用，包括肺循环和脑循环，同时还具有内源性血小板凝集抑制剂的功能。抗凝是由于腺苷酸环化酶激活，从而使血小板中环腺苷酸（cAMP）水平增加，因此抑制花生四烯酸瀑布式代谢过程中的多个环节，环前列素发挥全面控制血小板聚集的作用。

内源性环前列腺素和血栓素 A_2 比起传统的前列腺素 E_2 和前列腺素 $F_{2\alpha}$ 更具有生理和病理学重要性[2]。它们在许多系统有相反的药理作用（如血小板功能、血管平滑肌、支气管肺功能、胃肠道完整性）。因此，受到前列腺素和血栓素 A_2 的相互作用时，当不平衡时，可导致功能紊乱（如血小板和血管失调），血栓素 A_2 具有支气管收缩功能和肺激性，并且在实验模型中引起呼吸功能的显著变化；环前列腺素可能对肺部脉管系统和支气管平滑肌有相反作用。在体外实验中血栓素 A_2 可引起血管的肾血管收缩，而环前列素在给予依前列醇（外源性环前列腺素）可引起肾血管舒张并刺激肾素的释放。血栓素 A_2 诱发溃疡作用，与之相反，依前列醇及其类似物与环前列腺素类似，具有抗胃肠道溃疡作用，但应与它们的抗胃酸分泌功能区分开。"细胞保护"一词常被用于描述外源性环前列腺素对胃肠道损伤的保护。在胃黏膜、心肌、肝脏损伤实验中，依前列醇也有细胞保护作用。然而血栓素 A_2 具有细胞溶解作用。

1. Vane JR, Botting RM. Pharmacodynamic profile of prostacyclin. Am J Cardiol 1995; **75:** 3A–10A.
2. Whittle BJR, Moncada S. Pharmacological interactions between prostacyclin and thromboxanes. Br Med Bull 1983; **39:** 232–8.

急性呼吸窘迫综合征 有文献报道[1~3]吸入依前列醇治疗急性呼吸窘迫综合征（参见 M37 第 1431 页）。

1. Walmrath D, et al. Aerosolised prostacyclin in adult respiratory distress syndrome. Lancet 1993; **342:** 961–2.
2. Walmrath D, et al. Direct comparison of inhaled nitric oxide and aerosolized prostacyclin in acute respiratory distress syndrome. Am J Respir Crit Care Med 1996; **153:** 991–6.
3. van Heerden PV, et al. Dose-response to inhaled aerosolized prostacyclin for hypoxemia due to ARDS. Chest 2000; **117:** 819–27.

儿童用法 尽管依前列醇没有得到许可用于儿童治疗，但也有用于儿童治疗肺动脉高压的成功案例[1,2]以及新生儿顽固肺动脉高压的成功案例[3]。通常采用持续静脉滴注给药，但在新生儿也有吸入[4]和气管途径[5]给药。

年龄 1 个月～18 岁患有先天性肺动脉高压的儿童，BNFC 2010/11 建议初始以每分钟 2ng/kg 速率持续静脉滴注给药，必要时增加至每分钟 40ng/kg，儿童接受长期治疗时会对依前列醇产生耐受，可应用更大剂量[1,2]。

对于患有先天肺动脉高压的新生儿，BNFC 2010/11 建议初始以每分钟 2ng/kg 速率持续静脉滴注给药，根据反应调整剂量至最大剂量每分钟 20ng/kg（很少升高至每分钟 40ng/kg）。

1. Barst RJ, et al. Vasodilator therapy for primary pulmonary hypertension in children. Circulation 1999; **99:** 1197–1208.
2. Lammers AE, et al. Epoprostenol treatment in children with severe pulmonary hypertension. Heart 2007; **93:** 739–43.
3. Eronen M, et al. Prostacyclin treatment for persistent pulmonary hypertension of the newborn. Pediatr Cardiol 1997; **18:** 3–7.
4. Kelly LK, et al. Inhaled prostacyclin for term infants with persistent pulmonary hypertension refractory to inhaled nitric oxide. J Pediatr 2002; **141:** 830–2.
5. De Jaegere APMC, van den Anker JN. Endotracheal instillation of prostacyclin in preterm infants with persistent pulmonary hypertension. Eur Respir J 1998; **12:** 932–4.

心力衰竭 有研究用依前列醇治疗心力衰竭，但是由于长期使用依前列醇会增加死亡率[1,2]，进一步研发被放弃。

1. Phillips BB, Gandhi AJ. Epoprostenol in the treatment of congestive heart failure. Am J Health-Syst Pharm 1997; **54:** 2613–15.
2. Califf RM, et al. A randomized controlled trial of epoprostenol therapy for severe congestive heart failure: the Flolan International Randomized Survival Trial (FIRST). Am Heart J 1997; **134:** 44–54.

外周血管病 多种前列腺素类药物（包括依前列醇）由于其舒血管作用被用于治疗外周血管病（参见第 234 页）。尽管它们的作用仍有不明，它们可能对严重雷诺综合征的溃疡和坏疽有用（见**动脉痉挛性疾病**，第 244 页）。

1. Szczeklik A, et al. Successful therapy of advanced arteriosclerosis obliterans with prostacyclin. Lancet 1979; **i:** 1111–14.
2. Belch JJF, et al. Intermittent epoprostenol (prostacyclin) infusion in patients with Raynaud's syndrome: a double-blind controlled trial. Lancet 1983; **i:** 313–15.
3. Belch JJF, et al. Epoprostenol (prostacyclin) and severe arterial disease: a double-blind trial. Lancet 1983; **i:** 315–17.
4. De San Lazaro C, et al. Prostacyclin in severe peripheral vascular disease. Arch Dis Child 1985; **60:** 370–4.
5. Leaker B, et al. Treatment of acute renal failure, symmetrical peripheral gangrene, and septicaemia with plasma exchange and epoprostenol. Lancet 1987; **i:** 156.
6. Negus D, et al. Intra-arterial prostacyclin compared to Praxilene in the management of severe limb ischaemia: a double-blind trial. J Cardiovasc Surg 1987; **28:** 196–9.
7. Kingma K, et al. Double-blind, placebo-controlled study of intravenous prostacyclin on hemodynamics in severe Raynaud's phenomenon: the acute vasodilatory effect is not sustained. J Cardiovasc Pharmacol 1995; **26:** 388–93.
8. Denton CP, Black CM. Raynaud's phenomenon and scleroderma. In: Snaith ML, ed. ABC of rheumatology. 3rd ed. London: BMJ Publishing Group, 2004: 87–91.

肺动脉高压 依前列醇起初用于末期肺动脉高压（第 235 页）来维持患者生命以便进行血管移植。有报道证明静脉给药可产生好的短期治疗效果[1]。然而据报道，对移植患者，也可以选择长期治疗。有报道证明长期治疗可产生持续临床症状改善和提高存活率[2~5]，例如某些通过便携式滴注泵长期静脉给药治疗的原发性肺动脉高压患者[5~8]以及一些与其他疾病相关的肺动脉高压患者[5~8]。也有与西地那非联合用药的报道[9]。

依前列醇通过吸入途径给药，可以克服一些非口服途径给药的不良反应，已经在一些肺动脉高压成年患者[1,10~12]及顽固性肺动脉高压新生儿中取得了成功[13,14]。

1. Paramothayan NS, et al. Prostacyclin for pulmonary hypertension in adults. Available in The Cochrane Database of Systematic Reviews; Issue 2. Chichester: John Wiley; 2005 (accessed 08/03/10).
2. Higenbottam T, et al. Long term intravenous prostaglandin (epoprostenol or iloprost) for treatment of severe pulmonary hypertension. Heart 1998; **80:** 151–5.
3. Herner SJ, Mauro LS. Epoprostenol in primary pulmonary hypertension. Ann Pharmacother 1999; **33:** 340–7.
4. McLaughlin VV, et al. Survival in primary pulmonary hyperten-

sion: the impact of epoprostenol therapy. Circulation 2002; **106:** 1477–82.
5. Kuhn KP, et al. Outcome in 91 consecutive patients with pulmonary arterial hypertension receiving epoprostenol. Am J Respir Crit Care Med 2003; **167:** 580–6.
6. McLaughlin VV, et al. Compassionate use of continuous prostacyclin in the management of secondary pulmonary hypertension: a case series. Ann Intern Med 1999; **130:** 740–3.
7. Badesch DB, et al. Continuous intravenous epoprostenol for pulmonary hypertension due to the scleroderma spectrum of disease: a randomized, controlled trial. Ann Intern Med 2000; **132:** 425–34.
8. Fisher KA, et al. Sarcoidosis-associated pulmonary hypertension: outcome with long-term epoprostenol treatment. Chest 2006; **130:** 1481–8.
9. Simonneau G, et al. PACES Study Group. Addition of sildenafil to long-term intravenous epoprostenol therapy in patients with pulmonary arterial hypertension: a randomized trial. Ann Intern Med 2008; **149:** 521–30. Corrections. ibid. 2009; **150:** 63 and **151:** 435.
10. Olschewski H, et al. Aerosolized prostacyclin and iloprost in severe pulmonary hypertension. Ann Intern Med 1996; **124:** 820–4.
11. Mikhail G, et al. An evaluation of nebulized prostacyclin in patients with primary and secondary pulmonary hypertension. Eur Heart J 1997; **18:** 1499–1504.
12. Buckley MS, Feldman JP. Inhaled epoprostenol for the treatment of pulmonary arterial hypertension in critically ill adults. Pharmacotherapy 2010; **30:** 728–40.
13. Bindl L, et al. Aerosolised prostacyclin for pulmonary hypertension in neonates. Arch Dis Child Fetal Neonatal Ed 1994; **71:** F214–F216.
14. Kelly LK, et al. Inhaled prostacyclin for term infants with persistent pulmonary hypertension refractory to inhaled nitric oxide. J Pediatr 2002; **141:** 830–2.

卒中 依前列醇治疗急性卒中患者没有明确结果，一项随机研究结果的系统性综述表明由于所研究的病例太少而不能对依前列醇使用后的存活率下结论[1]。

1. Bath PMW. Prostacyclin and analogues for acute ischaemic stroke. Available in The Cochrane Database of Systematic Reviews; Issue 3. Chichester: John Wiley; 2004 (accessed 04/07/05).

血栓性微血管病 血小板聚集是血栓性血小板减少性紫癜及相关疾病和尿毒症性综合征的重要发病机制（见第 202 页）。在上述两种状况下都发现环前列腺素缺乏，但依前列醇[1,2]或伊洛前列素[3,4]治疗产生不同的结果。

1. Bobbio-Pallavicini E, et al. Intravenous prostacyclin (as epoprostenol) infusion in thrombotic thrombocytopenic purpura: four case reports and review of the literature. Haematologica 1994; **79:** 429–37.
2. Series C, et al. Interet de la prostacycline dans le traitement du syndrome hémolytique et urémique: à propos d'un cas. Rev Med Interne 1996; **17:** 76–8.
3. Sagripanti A, et al. Iloprost in the treatment of thrombotic microangiopathy: report of thirteen cases. Biomed Pharmacother 1996; **50:** 350–6.
4. Salvi F, et al. Unsuccessful treatment of resistant thrombotic thrombocytopenic purpura with prostacyclin. Haematologica 2000; **85:** 1329–30.

制剂

专利制剂

Austral.: Flolan; ***Austria:*** Epoallent†; Flolan†; Glaxoprost†; ***Belg.:*** Flolan; ***Canad.:*** Flolan; ***Cz.:*** Flolan; ***Denm.:*** Flolan; ***Fr.:*** Flolan; ***Gr.:*** Flolan; ***Irl.:*** Flolan; ***Israel:*** Flolan; ***Ital.:*** Flolan; ***Neth.:*** Flolan; ***Norw.:*** Flolan; ***Singapore:*** Flolan; ***Spain:*** Flolan; ***Switz.:*** Flolan; ***UK:*** Flolan; ***USA:*** Flolan.

Eprosartan Mesilate (BANM, rINNM) 甲磺酸依普罗沙坦

Éprosartan, Mésilate d'; Eprosartan Mesylate (USAN); Eprosartani Mesilas; Mesilato de eprosartán; SKF-108566-J. (E)-2-Butyl-1-(p-carboxybenzyl)-α-2-thenylimidazole-5-acrylic acid methanesulfonate.

Эпрозартана Мезилат
$C_{23}H_{24}N_2O_4S,CH_4O_3S = 520.6$.
CAS — 133040-01-4 (eprosartan); 144143-96-4 (eprosartan mesilate).
ATC — C09CA02.
ATC Vet — QC09CA02.
UNII — 8N2L1NX8S3.

(eprosartan)

不良反应和注意事项

参见氯沙坦，第 373 页。

药物相互作用

参见氯沙坦，第 373 页。

药动学

依普罗沙坦从胃肠道吸收，绝对口服生物利用度约 13%。快速口服后 1~2h 可达到血浆峰浓度；伴随食物给药可延缓吸收，但在临床上无意义。依普罗沙坦约 98% 与血浆蛋白结合。主要以原形药物经胆汁和尿液排泄；以尿液约 7% 的药物经尿液排泄，其中约 2% 是酰基葡萄糖醛酸酯。终末清除半衰期为 5~9h。

1. Martin DE, *et al.* Pharmacokinetics and protein binding of eprosartan in healthy volunteers and in patients with varying degrees of renal impairment. *J Clin Pharmacol* 1998; **38:** 129–37.
2. Tenero DM, *et al.* Effect of age and gender on the pharmacokinetics of eprosartan. *Br J Clin Pharmacol* 1998; **46:** 267–70.

用途和用法

依普罗沙坦是一种血管紧张素 II 受体拮抗剂，作用与氯沙坦（第 373 页）相似。用于治疗高血压（第 228 页）。

依普罗沙坦作为甲磺酸盐口服给药，但剂量以碱基表示；1.2mg 甲磺酸依普罗沙坦相当于约 1mg 依普罗沙坦。给药后 1~2h 出现抗高血压效应，在初始治疗后 2~3 周达到最大效应。

在治疗高血压时，依普罗沙坦的初始剂量为 600mg，每日 1 次。较低初始剂量 300mg，每日 1 次用于 75 岁以上的老年人患者以及有肾损伤或肝损伤的患者（见下文）。应根据反应调整剂量；常用维持剂量为每日 400~800mg，单次给药或分 2 次给药。

1. McClellan KJ, Balfour JA. Eprosartan. *Drugs* 1998; **55:** 713–18.
2. Robins GW, Scott LJ. Eprosartan: a review of its use in the management of hypertension. *Drugs* 2005; **65:** 2355–77.
3. Ram CV, Rudmann MA. Unique dual mechanism of action of eprosartan: effects on systolic blood pressure, pulse pressure, risk of stroke and cognitive decline. *Expert Rev Cardiovasc Ther* 2007; **5:** 1003–11.
4. Blankestijn PJ, Rupp H. Clinical profile of eprosartan: a different angiotensin II receptor blocker. *Cardiovasc Hematol Agents Med Chem* 2008; **6:** 253–7.
5. Plosker GL. Eprosartan: a review of its use in hypertension. *Drugs* 2009; **69:** 2477–99.

在肝损伤或肾损伤中的用法 在英国，推荐较低初始剂量每日 300mg，用于肾损伤（肌酐清除率低于 60ml/min）或轻微或中度肝损伤的患者；这似乎是由于缺乏在这些患者中的临床经验。然而在美国，认为肝损伤或肾损伤时不需要减少剂量，但推荐对中度或重度肾损伤的患者最大剂量为每日 600mg。

制剂

专利制剂

Austral.: Teveten; **Austria:** Teveten; **Belg.:** Teveten; **Canad.:** Teveten; **Cz.:** Teveten; **Denm.:** Teveten; **Fin.:** Teveten; **Fr.:** Teveten; **Ger.:** Emestar Mono; Teveten; **Gr.:** Epratenz; Teveten; **Hong Kong:** Hung.: Teveten; **Indon.:** Teveten; **Irl.:** Teveten; **Ital.:** Tevetenz; **Mex.:** Tevetenz; **Neth.:** Teveten; **Norw.:** Teveten; **Philipp.:** Teveten; **Pol.:** Teveten; **Port.:** Larutan; Teveten; **Rus.:** Naviten (Навитен); Teveten (Тевитен); **S.Afr.:** Teveten; Spain: Futuran; Navixen; Regulaten; Teveten; **Swed.:** Teveten; **Switz.:** Eprotan; Teveten; **Thai.:** Teveten; **Turk.:** Teveten; **UK:** Teveten; **Ukr.:** Teveten (Теветен); **USA:** Teveten.

多组分制剂 **Austral.:** Teveten Plus; **Austria:** Teveten Plus; **Belg.:** Teveten Plus; **Canad.:** Teveten Plus; **Cz.:** Teveten Plus H; **Denm.:** Teveten Comp; **Fin.:** Coepratenz Comp; Teveten Comp; **Fr.:** Coteveten; **Ger.:** Emestar plus; Teveten Plus; **Gr.:** Epratenz Plus; Teveten Plus; **Hong Kong:** **Irl.:** Coepratenz Plus; Teveten Plus; **Ital.:** Tiartan; **Mex.:** Tevetenz Dox; **Neth.:** Teveten Plus; **Norw.:** Teveten Plus; **Port.:** Medinor; Tensival; Teveten Plus; **Rus.:** Teveten Plus (Теветен Плюс); **S.Afr.:** Teveten Plus; Futuran Plus; Navixen Plus; Regulaten Plus; Teveten Comp; **Swed.:** Teveten Comp; **Switz.:** Eprotan Plus; Teveten Plus; **Turk.:** Teveten Plus; **USA:** Teveten HCT.

Eptifibatide (*BAN, rINN*) 依替巴肽

C68-22; Eptifibatid; Eptifibatida; Eptifibatidi; Eptifibatidum; Integrelin; Intrifiban; SB-1; Sch-60936. N^6-Amidino-N^2-(3-mercaptopropionyl)-L-lysylglycyl-L-α-aspartyl-L-tryptophyl-L-prolyl-L-cysteinamide, cyclic (1→6)-disulfide; S^1,S^6-Cyclo[N^6-carbamimidoyl-N^2-(3-sulfanylpropanoyl)-L-lysylglycyl-L-α-aspartyl-L-tryptophyl-L-prolyl-L-cysteinamide].

Эптифибатид

$C_{35}H_{49}N_{11}O_9S_2 = 832.0$.
CAS — 148031-34-9; 157630-07-4.
ATC — B01AC16.
ATC Vet — QB01AC16.
UNII — NA8320J834.

不良反应

出血是依替巴肽最严重的常见不良反应。也有报道

低血压。还没有检测到依替巴肽抗体。

对血液的影响 血小板减少是糖蛋白 II/IIIa 受体阻滞剂阿昔单抗（见第 247 页）已确定的不良反应，但对依替巴肽相对少见。但也有几篇报道[1~6]血小板减少与依替巴肽有关。

1. Paradiso-Hardy FL, *et al.* Severe thrombocytopenia possibly related to readministration of eptifibatide. *Catheter Cardiovasc Interv* 2001; **54:** 63–7.
2. Hongo RH, Brent BN. Association of eptifibatide and acute profound thrombocytopenia. *Am J Cardiol* 2001; **88:** 428–31.
3. Yoder M, Edwards RF. Reversible thrombocytopenia associated with eptifibatide. *Ann Pharmacother* 2002; **36:** 628–30.
4. Coons JC, *et al.* Eptifibatide-associated acute, profound thrombocytopenia. *Ann Pharmacother* 2005; **39:** 368–72.
5. Refaat M, *et al.* Eptifibatide-induced thrombocytopenia. *J Thromb Thrombolysis* 2008; **25:** 204–6.
6. Russell KN. Acute profound thrombocytopenia associated with readministration of eptifibatide: case report and review of the literature. *Pharmacotherapy* 2009; **29:** 867–74.

注意事项

参见阿昔单抗，第 247 页。

药动学

停止持续输注后，依替巴肽的抗血小板作用持续约 4h。血浆清除半衰期约 2.5h。依替巴肽约 25% 与血浆蛋白结合。肾脏清除约占机体总清除率的 50%，以依替巴肽及其代谢产物经尿液排泄。

用途和用法

依替巴肽是一种抗血小板药，可逆地抑制纤维蛋白原、血管假性血友病因子及其他粘连分子与血小板糖蛋白 II/IIIa-受体结合。常与阿司匹林及肝素联合用于治疗不稳定性心绞痛，也用于进行冠状动脉血管成形术和支架术的患者。

在治疗不稳定性心绞痛中，依替巴肽初始剂量为 180μg/kg，静脉注射给药，接着静脉输注，每分钟 2μg/kg，达 72h。如果在依替巴肽治疗期间实行经皮冠状动脉介入术，应在手术后 18~24h 持续输注，达到最大的治疗持续时间 96h。

在进行血管成形术时，虽然没有不稳定性心绞痛，在手术前立即静脉注射依替巴肽，初始剂量为 180μg/kg，接着静脉输注，每分钟 2μg/kg，并在第一次注射后 10min 再次静脉注射 180μg/kg。输注应持续到出院或达到 18~24h，推荐最短为 12h。

在肾损伤患者中，依替巴肽的剂量应减少（见下文）。

1. Gilchrist IC. Platelet glycoprotein IIb/IIIa inhibitors in percutaneous coronary intervention: focus on the pharmacokinetic-pharmacodynamic relationships of eptifibatide. *Clin Pharmacokinet* 2003; **42:** 703–20.
2. Curran MP, Keating GM. Eptifibatide: a review of its use in patients with acute coronary syndromes and/or undergoing percutaneous coronary intervention. *Drugs* 2005; **65:** 2009–35.
3. Tricoci P, *et al.* Present and evolving role of eptifibatide in the treatment of acute coronary syndromes. *Expert Rev Cardiovasc Ther* 2007; **5:** 401–12.
4. Zeymer U. The role of eptifibatide in patients undergoing percutaneous coronary intervention. *Expert Opin Pharmacother* 2007; **8:** 1147–54.
5. Zeymer U, Wienbergen H. A review of clinical trials with eptifibatide in cardiology. *Cardiovasc Drug Rev* 2007; **25:** 301–15.

在肾损伤中的用法 肾损伤时依替巴肽清除率降低，在肌酐清除率（CC）低于 50ml/min 的患者中，血浆依替巴肽浓度约加倍[1]。严重肾损伤时不应使用依替巴肽；在英国，依替巴肽禁忌用于肌酐清除率低于 30ml/min 的患者，在美国禁忌用于依赖透析的患者。对于中度肾损伤（肌酐清除率低于 50ml/min）的患者，推荐快速静脉推注与肾功能正常者相同，但输注剂量应减少至每分钟 1μg/kg。

1. Gretler DD, *et al.* Pharmacokinetic and pharmacodynamic properties of eptifibatide in subjects with normal or impaired renal function. *Clin Ther* 2004; **26:** 390–398.

缺血性心脏病 急性冠状动脉综合征患者可内科治疗，也可经皮冠状动脉介入治疗（如血管成形术或支架术）。在伴有不稳定性心绞痛（第 215 页）的患者中，依替巴肽已用于内科和介入治疗的辅助治疗。在超过 10000 名缺血性胸痛患者中进行的跟踪研究[1]，比较依替巴肽和安慰剂，使用依替巴肽的患者中，治疗后 30 天内死亡率和非致命性心肌梗死发生率都降低了；大多数患者也使用阿司匹林和肝素，但两组中经皮介入术的患者数量相似。使用的最佳时机尚未确定。早期 ACS 研究发现急性冠状动脉综合征无 ST 段抬高者在血管造影术前用依替巴肽与术后相比无优势[2]。

进行选择性经皮介入术的患者用依替巴肽作为标准治疗的辅助手段也有利（见再灌注和血管重建操作，第 237 页）。在超过进行选择性或紧急冠状动脉再形成术的 4000 名患者中进行的一项 IMPACT-II 研究[3]

中，与安慰剂对比，使用依替巴肽的患者的死亡率、心肌梗死率及再次未计划的冠状动脉介入术发生率降低。在接受经皮冠状动脉再形成术和支架植入术的患者进行的一项研究（ESPRIT）[4]中，获得了相似的结果，而且在后续的 6 个月中维持了益处[5]。尽管大部分患者在给予依替巴肽时与普通肝素一起使用，不过与低分子量肝素一同使用也显示出安全性[6]。

依替巴肽作为血栓溶解的辅助治疗，也在急性心肌梗死中进行了试验（第 232 页）。在一项研究（INTROAMI）[7]中，比较依替巴肽与溶栓药合用和单独使用溶栓药，使用依替巴肽的患者早期通畅率提高了，但 30 天时两组结果没有明显差异。一项观察研究[8]表明，对于接受介入治疗的患者，依替巴肽比阿昔单抗的作用小，但其他研究[9,10]报道依替巴肽和阿昔单抗效果相似。在经皮介入治疗前除了给溶栓药外给依替巴肽也有较好效果[11]。

据报道，已有对不能口服抗血小板药的患者通过冠状动脉[12,13]给依替巴肽或长期静脉[14]给依替巴肽的成功病例。对于冠状动脉支架手术后需冠状动脉旁移植的患者（此类患者在手术前需停用氯吡格雷数天以防止出血过多），可用依替巴肽做衔接治疗防止静脉内血栓形成[15]。

1. The PURSUIT Trial Investigators. Inhibition of platelet glycoprotein IIb/IIIa with eptifibatide in patients with acute coronary syndromes. *N Engl J Med* 1998; **339:** 436–43.
2. Giugliano RP, *et al.* Early versus delayed, provisional eptifibatide in acute coronary syndromes. *N Engl J Med* 2009; **360:** 2176–90.
3. The IMPACT-II Investigators. Randomised placebo-controlled trial of effect of eptifibatide on complications of percutaneous coronary intervention: IMPACT-II. *Lancet* 1997; **349:** 1422–8.
4. The ESPRIT Investigators. Novel dosing regimen of eptifibatide in planned coronary stent implantation (ESPRIT): a randomised, placebo-controlled trial. *Lancet* 2000; **356:** 2037–44. Correction. *ibid.* 2001; **357:** 1370.
5. O'Shea JC, *et al.* Platelet glycoprotein IIb/IIIa integrin blockade with eptifibatide in coronary stent intervention: the ESPRIT Trial: a randomized controlled trial. *JAMA* 2001; **285:** 2468–73.
6. Bhatt DL, *et al.* Safety of concomitant therapy with eptifibatide and enoxaparin in patients undergoing percutaneous coronary intervention: results of the Coronary Revascularization Using Integrilin and Single bolus Enoxaparin Study. *J Am Coll Cardiol* 2003; **41:** 20–5.
7. Brener SJ, *et al.* Eptifibatide and low-dose tissue plasminogen activator in acute myocardial infarction: the integrilin and low-dose thrombolysis in acute myocardial infarction (INTRO AMI) trial. *J Am Coll Cardiol* 2002; **39:** 377–86.
8. Deliargyris EN, *et al.* Superior in-hospital and 30-day outcomes with abciximab versus eptifibatide: a contemporary analysis of 495 consecutive percutaneous coronary interventions. *J Invasive Cardiol* 2004; **16:** 611–16.
9. Suleiman M, *et al.* Comparison of two platelet glycoprotein IIb/IIIa inhibitors, eptifibatide and abciximab: outcomes, complications and thrombocytopenia during percutaneous coronary intervention. *J Invasive Cardiol* 2003; **15:** 319–23.
10. Raveendran G, *et al.* Eptifibatide vs abciximab as adjunctive therapy during primary percutaneous coronary intervention for acute myocardial infarction. *Mayo Clin Proc* 2007; **82:** 196–202.
11. ADVANCE MI Investigators. Facilitated percutaneous coronary intervention for acute ST-segment elevation myocardial infarction: results from the prematurely terminated ADdressing the Value of facilitated ANgioplasty after Combination therapy or Eptifibatide monotherapy in acute Myocardial Infarction (ADVANCE MI) trial. *Am Heart J* 2005; **150:** 116–22. Correction. *ibid.*; 391.
12. Deibele AJ, *et al.* Intracoronary bolus administration of eptifibatide during percutaneous coronary stenting for non ST elevation myocardial infarction and unstable angina. *J Thromb Thrombolysis* 2006; **22:** 47–50.
13. Deibele AJ, *et al.* Intracoronary eptifibatide bolus administration during percutaneous coronary revascularization for acute coronary syndromes with evaluation of platelet glycoprotein IIb/IIIa receptor occupancy and platelet function: the Intracoronary Eptifibatide (ICE) Trial. *Circulation* 2010; **121:** 784–91.
14. Jaffe R, *et al.* Prolonged intravenous eptifibatide infusion for prevention of coronary stent thrombosis. *Int J Cardiol* 2007; **114:** 401–11.
15. Pickett AM, *et al.* Prolonged infusion of eptifibatide as bridge therapy between bare-metal stent insertion and cardiovascular surgery: case report and review of the literature. *Pharmacotherapy* 2010; **30:** 127e–133e.

制剂

专利制剂

Austral.: Integrilin; **Austria:** Integrilin; **Belg.:** Integrilin; **Canad.:** Integrilin; **Cz.:** Integrilin; **Denm.:** Integrilin; **Fin.:** Integrilin; **Fr.:** Integrilin; **Ger.:** Integrilin; **Gr.:** Integrilin; **Hong Kong:** Integrilin; **Hung.:** Integrilin; **Indon.:** Integrilin; **Israel:** Integrilin; **Malaysia:** Integrilin; **Neth.:** Integrilin; **Norw.:** Integrilin; **NZ:** Integrilin; **Philipp.:** Integrilin†; **Pol.:** Integrilin; **Port.:** Integrilin; **Rus.:** Integrilin (Интегрилин); **S.Afr.:** Integrilin; **Singapore:** Integrilin; **Spain:** Integrilin; **Swed.:** Integrilin; **Switz.:** Integrilin; **Thai.:** Integrilin; **UK:** Integrilin; **Ukr.:** Integrilin (Интегрилин); **USA:** Integrilin.

Esatenolol (*rINN*) ⊗艾沙替洛尔

(−)-Atenolol; S-Atenolol; Ésaténolol; Esatenololum. 2-{p-[(2S)-2-Hydroxy-3-(isopropylamino)propoxy]phenyl}acetamide.

Эзатенолол

$C_{14}H_{22}N_2O_3 = 266.3$.
CAS — 93379-54-5.

ATC — C07AB11.
ATC Vet — QC07AB11.
UNII — DPF757BOSR.

简介

艾沙替洛尔是阿替洛尔的 S(−) 异构体。对于心血管疾病的治疗与阿替洛尔用法类似（见第 271 页）。通常口服剂量为每日 25～100mg。

1. McCoy RA, et al. Pharmacodynamics of racemic and S(-)-atenolol in humans. J Clin Pharmacol 1994; 34: 816–22.
2. Clementi WA, et al. Single dose pharmacokinetics of (S)-atenolol administered orally as a single enantiomer formulation and as a racemic mixture (Tenormin). Chirality 1994; 6: 169–74.

制剂

专利制剂
Ukr.: Asoten (Азотен).

Esmolol Hydrochloride (BANM, USAN, rINNM) ⊗
盐酸艾司洛尔

ASL-8052; Esmolol, Chlorhydrate d'; Esmolol Hidroklorür; Esmololi Hydrochloridum; Hidrocloruro de esmolol. Methyl 3-[4-(2-hydroxy-3-isopropylaminopropoxy)phenyl]propionate hydrochloride.

Эсмолола Гидрохлорид
$C_{16}H_{25}NO_4,HCl = 331.8$.
CAS — 81147-92-4 (esmolol); 84057-94-3 (esmolol); 103598-03-4 (esmolol); 81161-17-3 (esmolol hydrochloride).
ATC — C07AB09.
ATC Vet — QC07AB09.
UNII — V05260LC8D.

(esmolol)

配伍禁忌　注册药品信息建议由于盐酸艾司洛尔与碳酸氢钠不相容，二者不宜混合。有报道[1]称盐酸艾司洛尔与华法林钠溶液混合后立刻出现浑浊现象。

1. Bahal SM, et al. Visual compatibility of warfarin sodium injection with selected medications and solutions. Am J Health-Syst Pharm 1997; 54: 2599–2600.

不良反应、处置和注意事项

详见 β 受体阻滞剂，第 279 页。
　　注射盐酸艾司洛尔最常见的不良反应是血压下降。减少剂量或者停止给药后 30min 内症状减轻。也常发生注射区域的局部肌肉紧张、发炎、硬化和血栓性静脉炎，危险性溢出物坏疽。通常在 20mg/ml 浓度可发生这些局部性的不良反应。因此常用推荐剂量不超过 10mg/ml，特别是外周给药，并且避免小静脉输液。

对中枢神经系统的影响　老年患者服用盐酸艾司洛尔后出现全身强直性阵挛[1]。

1. Das G, Ferris JC. Generalized convulsions in a patient receiving ultra short-acting beta-blocker infusion. Drug Intell Clin Pharm 1988; 22: 484–5.

药物相互作用

与 β 受体阻滞剂的相互作用见第 281 页。

药动学

　　静脉内的艾司洛尔后在红细胞内很快被酯酶水解。静脉每分钟 50～300μg/kg，30min 内即可达稳态血药浓度。予适当的负荷剂量，达到稳态血药浓度可以减少到 5min。研究表示，血药浓度下降呈双向性，具有大约 2min 的分布半衰期和大约 9min 的清除半衰期。艾司洛尔脂溶性低，血浆蛋白结合率只有 55%。艾司洛尔主要以去酯化代谢物的形式从尿排泄。

1. Adamson PC, et al. The pharmacokinetics of esmolol in pediatric subjects with supraventricular arrhythmias. Pediatr Cardiol 2006; 27: 420–7.

用途和用法

　　艾司洛尔是选择性短效 β 受体阻滞剂（第 278 页）。其缺少内在的拟交感神经作用和膜稳定性。
　　盐酸艾司洛尔主要用于治疗室上性心律失常（第 219页）。也可用来控制手术期间的高血压（第228页）和心动过速。
　　盐酸艾司洛尔常从静脉给药，并且给药浓度不超过 10mg/ml。
　　一次负荷静脉给药 500μg/kg 后 1min，每分钟再静脉给药 50μg/kg，以快速控制**室上性心律失常**患者的心率。如果治疗效果良好，维持剂量须增加到每分钟 50μg/kg。如果在给药后 5min 内病情不稳定，须再次负荷静脉给药 500μg/kg，并且在 1min 后以每分钟 100μg/kg 的速度静脉给药维持 4min。如有需要，以上方法可能须反复进行 1～2 次或更多，直到病情稳定，每次以每分钟 50μg/kg 的速度增加维持剂量直至每次最大值每分钟 200μg/kg。每次增加一点维持剂量，病情都会得到一些缓解。一旦病情稳定，如果可能，维持剂量最好经静脉给药持续到 48h。
　　当治疗药物换成另一种抗心律失常药时，在开始给予替代药物后盐酸艾司洛尔的给药速度应 0.5h 内以 50% 的速度递减，并且在第二次给予替代药物时盐酸艾司洛尔应停药 1h。
　　为了控制手术期间的**高血压**和（或）**心动过速**，应按以下程序静脉给予盐酸艾司洛尔：

- 在麻醉期间，一次负荷剂量给药 80mg 后 15～30s 内给予维持剂量每分钟 150μg/kg，如有必要可以增加到每分钟 300μg/kg；
- 在清醒期间，静脉给药每分钟 500μg/kg，维持 4min 后维持剂量每分钟 300μg/kg；
- 手术后，给药程序与剂量同上述室上性心律失常治疗；如有需要，维持剂量可增加到每分钟 300μg/kg。

　　艾司洛尔的儿童用法，见下文。

1. Wiest D. Esmolol: a review of its therapeutic efficacy and pharmacokinetic characteristics. Clin Pharmacokinet 1995; 28: 190–202.

儿童用法　尽管艾司洛尔还没有被批准用于儿童，但 BNFC 2009 提出，艾司洛尔可用于 1 个月以上患有**心律失常**或**高血压危象**的儿童，一次负荷静脉给药 500μg/kg，注射时间需 >1min，接着静脉滴注每分钟 50μg/kg，持续 4min（如果血压过低或心率过慢给药速率可减慢）。如果作用不够，可重复给负荷剂量，并以每分钟 50μg/kg 的速度增加维持剂量直至有合适的反应或达到静注最大值每分钟 200μg/kg。
　　艾司洛尔在法洛四联症中的用法，见下文。

1. Trippel DL, et al. Cardiovascular and antiarrhythmic effects of esmolol in children. J Pediatr 1991; 119: 142–7.
2. Wiest DB, et al. Esmolol for the management of pediatric hypertension after cardiac operations. J Thorac Cardiovasc Surg 1998; 115: 890–7.
3. Tabbutt S, et al. The safety, efficacy, and pharmacokinetics of esmolol for blood pressure control immediately after repair of coarctation of the aorta in infants and children: a multicenter, double-blind, randomized trial. J Thorac Cardiovasc Surg 2008; 136: 321–8.

法洛四联症　β 受体阻滞剂已用于法洛四联症（见下文普萘洛尔的用法，第 424 页）。BNFC 2009 建议新生儿可给静脉给药，初始剂量 600μg/kg，静脉注射，1～2min 给完。如需要可以每分钟 300～900μg/kg 的速率静脉滴注给药。

制剂

专利制剂
Arg.: Dublon; **Austral.:** Brevibloc; **Austria:** Brevibloc; **Belg.:** Brevibloc; **Braz.:** Brevibloc; **Canad.:** Brevibloc; **Cz.:** Brevibloc; Esmocard; **Denm.:** Brevibloc; **Fin.:** Brevibloc; **Fr.:** Brevibloc; **Ger.:** Brevibloc; **Hung.:** Brevibloc; **India:** Miniblock; **Irl.:** Brevibloc; Esmocard; **Ital.:** Brevibloc; **Neth.:** Brevibloc; **Norw.:** Brevibloc; **NZ:** Brevibloc; **Port.:** Brevibloc; Esmocard; **S.Afr.:** Brevibloc; **Singapore:** Brevibloc; **Spain:** Brevibloc; **Swed.:** Brevibloc; **Switz.:** Brevibloc; **Turk.:** Brevibloc; **UK:** Brevibloc; **USA:** Brevibloc.

Etacrynic Acid (BAN, rINN) ⊗依他尼酸

Acide étacrynique; Ácido etacrínico; Acidum etacrynicum; Etacrynsäure; Etakrino rūgštis; Etakrinsav; Etakrynsyra; Etakryynihappo; Ethacrynic Acid (USAN); Kwas etakrynowy; Kyselina etakrynová; MK-595; NSC-85791. [2,3-Dichloro-4-(2-ethylacryloyl)phenoxy]acetic acid; [2,3-Dichloro-4-(2-methylene-1-oxobutyl)phenoxy]acetic acid.

Этакриновая Кислота
$C_{13}H_{12}Cl_2O_4 = 303.1$.
CAS — 58-54-8.
ATC — C03CC01.
ATC Vet — QC03CC01.
UNII — M5DP350VZV.

Pharmacopoeias. In Chin., Eur. (see p.vii), Jpn, Pol., and US.
Ph. Eur. 6. 8 (Ethacrynic Acid)　白色或几乎白色结晶粉末。微溶于水；极易溶于乙醇；可溶于氨水、强碱和碳酸盐的稀溶液中。
USP 33 (Ethacrynic Acid)　白色或几乎白色结晶粉末；无臭或有微臭。微溶于水溶于乙醇（1：1.6）；溶于氯仿（1：6），溶于乙醚（1：3.5）。贮藏温度 25℃ 或15～30℃。

Sodium Etacrynate (BANM, rINNM) ⊗ 依他尼酸钠

Etacrinato sódico; Étacrynate de Sodium; Etacrynate Sodium; Ethacrynate Sodium (USAN); Natrii Etacrynas; Sodium Ethacrynate.

Натрий Этакринат
$C_{13}H_{11}Cl_2NaO_4 = 325.1$.
CAS — 6500-81-8.
ATC — C03CC01.
ATC Vet — QC03CC01.
UNII — K4IMYV7MPM.

Pharmacopoeias. In Chin.
Pol. and US include sodium etacrynate for injection.

稳定性　依他尼酸钠水溶液相当于 0.1% 的依他尼酸，pH 值为 6.3～7.7。在室温条件下，pH 值等于 7 时，依他尼酸钠溶液短期内相对稳定，随着 pH 值增大和温度升高，溶液稳定性下降。pH 值低于 5 时，不能溶于水。注射液避光贮藏。

不良反应

参见呋塞米，第 341 页。最常见的不良反应与依他尼酸一样，都为胃肠道功能紊乱，大量的水样腹泻是停止治疗的指征。有与依他尼酸有关的胃肠道出血。耳鸣耳聋，尤其在服用高剂量药物时更为常见。此外，还有电解质紊乱、疲劳、神经性过敏和焦虑不安，偶有血尿。
　　静脉注射区域有局部性刺激和疼痛。

对糖代谢的影响　尽管依他尼酸与呋塞米或噻嗪类利尿药相比，对糖类代谢的影响要小很多，但仍有这方面不良反应的报道。每日服用依他尼酸 200mg 6 周，与每日服用 200mg 氢氯噻嗪 6 周，对葡萄糖的耐受作用[1]减少相似。在糖尿病患者身上这种影响更为明显。有报道，在服用大剂量的依他尼酸后患者出现高渗性高血糖症昏迷[2]和血糖减少惊厥[3]。

1. Russell RP, et al. Metabolic and hypotensive effects of ethacrynic acid: comparative study with hydrochlorothiazide. JAMA 1968; 205: 11–16.
2. Cowley AJ, Elkeles RS. Diabetes and therapy with potent diuretics. Lancet 1978; i: 154.
3. Maher JF, Schreiner GE. Studies on ethacrynic acid in patients with refractory edema. Ann Intern Med 1965; 62: 15–29.

对耳的影响　静脉给予依他尼酸的 184 名患者中有 2 名发生了药物诱导性耳聋[1,2]。有 1 名患者在口服了呋塞米和依他尼酸后，静脉输注依他尼酸时发生了耳聋伴随眼球震颤[3]，但症状在 1h 后就消失了。

1. Boston Collaborative Drug Surveillance Program. Drug-induced deafness: a cooperative study. JAMA 1973; 224: 515–16.
2. Porter J, Jick H. Drug-induced anaphylaxis, convulsions, deafness, and extrapyramidal symptoms. Lancet 1977; i: 587–8.
3. Gomolin IH, Garshick E. Ethacrynic acid-induced deafness accompanied by nystagmus. N Engl J Med 1980; 303: 702.

注意事项

依他尼酸的注意事项和禁忌证与噻嗪类利尿药相似（见氢氯噻嗪，第 357 页），主要是对水和电解质平衡的影响。依他尼酸，尤其是依他尼酸粉末，对皮肤、眼和黏膜均有刺激作用。

药物相互作用

参见呋塞米，第 342 页。依他尼酸与胃刺激性药物或抗凝血药合用会增加胃肠道出血的风险。

抗凝血药　参见华法林与依他尼酸的药物相互作用，第 470页。

药动学

　　胃肠道能快速地吸收依他尼酸。血浆半衰期为30～60min。依他尼酸以原形和代谢物的形式从胆汁和尿液排泄。与血浆蛋白结合率高。

用途和用法

　　尽管化学结构不同，但是作为袢利尿药的依他尼酸

在用途与用法上与呋塞米（第 343 页）相似。依他尼酸用于治疗心力衰竭（第 224 页）和肝肾疾病引起的水肿。

在口服药物半小时后即出现多尿现象，2h 后作用最强，作用持续6～8h。在静脉注射依他尼酸钠后，几分钟内即可出现多尿现象，作用维持大约 2h。

治疗水肿，常用的初始剂量为 50mg，口服，每晨 1 次。如果需要，以 25～50mg 剂量增加直到最小有效剂量。重症患者可以逐渐增加剂量直到最大剂量 400mg，但是常用有效剂量为每日 50～200mg。如果剂量大于每日 50mg，则需要分次给药。在进餐时服药。维持剂量须每日服用或间歇的服用。

急性肺水肿急救时或不能口服给药时，依他尼酸以盐的形式——依他尼酸钠可由静脉内给药，但在体内是以酸的形式发挥作用。10.7mg 的依他尼酸钠相当于 10mg 的依他尼酸。常用剂量为 50mg，或者 0.5～1mg/kg，以含 1mg/ml 依他尼酸钠的 5%葡萄糖溶液（假设 pH>5）或者 0.9%氯化钠溶液通过静脉输液或者直接注射。随后必须改变注射位置以避免注射区域发生血栓性静脉炎。在危急时刻可由静脉一次给予 100mg。禁止皮下或肌内注射。

儿童用药剂量，见下文。

若应用高剂量的依他尼酸，则应进行严格的实验室控制（见**呋塞米**，第 343 页；高剂量治疗）。

儿童用法 依地尼酸可给予 2 岁以上儿童用于治疗水肿，初始口服剂量为每日 25mg，必要时谨慎以每日 25mg 的剂量递增。

制剂

BP 2010: Sodium Etacrynate Injection;
USP 33: Ethacrynate Sodium for Injection; Ethacrynic Acid Tablets.

专利制剂

Austral.: Edecrin; ***Austria:*** Edecrin†; ***Canad.:*** Edecrin; ***Cz.:*** Uregyt†; ***Ger.:*** Hydromedin†; ***Hung.:*** Uregyt; ***Ital.:*** Reomax; ***Rus.:*** Uregyt (Урегит); ***Swed.:*** Edecrina†; ***Ukr.:*** Uregyt (Урегит); ***USA:*** Edecrin.

Ethacizine 乙沙西嗪

Aethacizin; Etacizin; Ethacizin; Ethacyzin; EZ-55; NIK-244. Ethyl 10-[3-(diethylamino)propionyl]phenothiazine-2-carbamate.

Этацизин

$C_{22}H_{27}N_3O_3S$ = 413.5.

CAS — 33414-33-4 (ethacizine); 57530-40-2 (ethacizine hydrochloride).

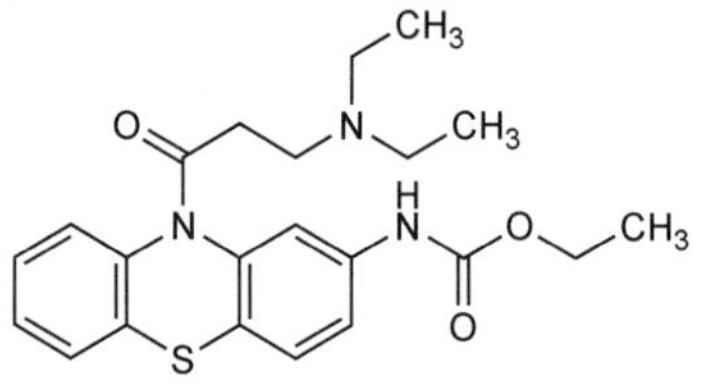

简介

乙沙西嗪是一种莫雷西嗪类似物（第 389 页），属于Ⅰc类抗心律失常药，可用于室性及室上性心律失常。初始口服剂量 50mg，每日 3 次。如需要可增加至最大剂量 100mg，每日 3 次，也可以采取静脉给药。

Ethyl Biscoumacetate (*BAN*, *rINN*) 双香豆乙酯

Aethylis Biscoumacetas; Biscumacetato de etilo; Ethyldicoumarol; Éthyle, Biscoumacétate d'; Ethylis Biscoumacetas; Neodicumarinum. Ethyl bis(4-hydroxycoumarin-3-yl)acetate.

Этил Бискумацетат

$C_{22}H_{16}O_8$ = 408.4.

CAS — 548-00-5.

ATC — B01AA08.

ATC Vet — QB01AA08.

UNII — 08KL644731.

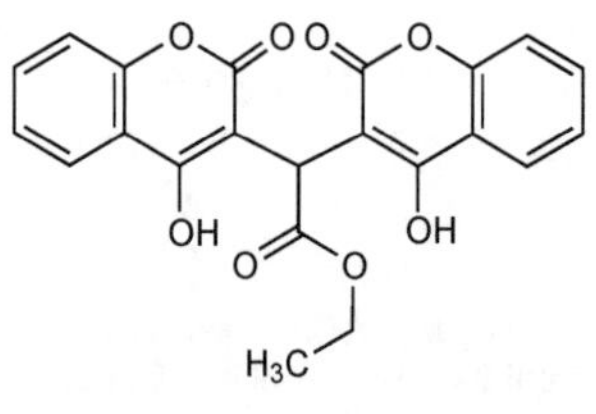

简介

双香豆乙酯是一类作用类似于华法林（第 465 页）的口服香豆素类抗凝血药。主要用来治疗血栓性疾病。

制剂

专利制剂

Cz.: Pelentan†; Pelentanettae†.

Etilefrine Hydrochloride (*BANM*, *rINNM*) ⊗ 盐酸依替福林

Ethyladrianol Hydrochloride; Ethylnorphenylephrine Hydrochloride; Etilefriinihydrokloridi; Étiléfrine, chlorhydrate d'; Etilefrin-hidroklorid; Etilefrin-hydrochlorid; Etilefrinhydroklorid; Etilefrini hydrochloridum; Etilefrino hidrochloridas; Hidrocloruro de etilefrina; M-I-36. 2-Ethylamino-1-(3-hydroxyphenyl)ethanol hydrochloride.

Этилэфрина Гидрохлорид

$C_{10}H_{15}NO_2,HCl$ = 217.7.

CAS — 709-55-7 (etilefrine); 943-17-9 (etilefrine hydrochloride).

ATC — C01CA01.

ATC Vet — QC01CA01.

UNII — ZBI6Q5FH3S.

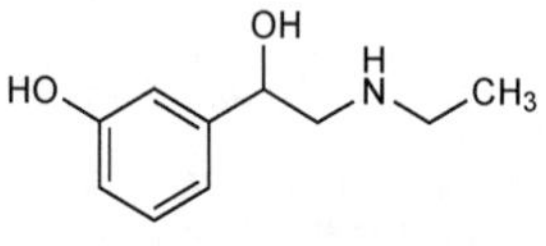

(etilefrine)

Pharmacopoeias. In *Eur.* (see p.vii) and *Jpn.*

Ph. Eur. 6. 8 (Etilefrine Hydrochloride) 白色、几乎白色结晶粉末或无色结晶体。易溶于水；可溶于乙醇；极难溶于二氯甲烷。贮藏于密闭容器中。避光。

简介

依替福林是一种直接作用的拟交感神经药（第448页），有 β_1 受体激动剂、部分 α 受体激动剂、β_2 受体激动剂作用。主要用于治疗低血压（第 231 页）。常以盐酸依替福林的形式口服，剂量为 5～10mg，每日 3 次。改良后的剂型，剂量为 25mg，口服 1～2 次。盐酸依替福林也可肠外给药。

依替福林磺化二乙烯苯-乙烯苯共聚物可用于治疗鼻炎。

阴茎异常勃起 阴茎异常勃起症是镰刀红细胞病的常见并发症（第 173 页），治疗主要通过药物作用于 α 激动受体（见**间羟胺的用途**项下，第379页）。案例显示，海绵窦内注射依替福林可治疗急性异常勃起症[1,2]，口服可预防此类疾病[1～3]。

1. Virag R, *et al.* Preventive treatment of priapism in sickle cell disease with oral and self-administered intracavernous injection of etilefrine. *Urology* 1996; **47:** 777–81.
2. Gbadoé AD, *et al.* Management of sickle cell priapism with etilefrine. *Arch Dis Child* 2001; **85:** 52–3.
3. Okpala I, *et al.* Etilefrine for the prevention of priapism in adult sickle cell disease. *Br J Haematol* 2002; **118:** 918–21.

制剂

专利制剂

Arg.: Corcanfol†; Effortil; Etil Adrianol†; ***Austria:*** Circupon†; Effortil; ***Belg.:*** Effortil; ***Braz.:*** Efortil; Etilefril; ***Chile:*** Effortil†; ***Fin.:*** Effortil; ***Fr.:*** Effortil; ***Ger.:*** Bioflutin; Cardanat†; Effortil; Eti-Puren†; Etil; Pholdyston; Thomasin; ***Gr.:*** Effortil; Efortil; ***Ital.:*** Effortil; ***Jpn:*** Effortil; ***Mex.:*** Effortil; ***Norw.:*** Effortil†; ***Pol.:*** Effortil; ***Port.:*** Effortil; ***S.Afr.:*** Effortil; ***Spain:*** Efortil; ***Swed.:*** Effortil; ***Switz.:*** Effortil; ***Thai.:*** Buracard; Circula; Circuman; Effortil†; Effrine; Hyprosia; ***Venez.:*** Effontil.

多组分制剂 ***Austria:*** Agilan; Amphodyn; Effortil comp; Hypodyn; Influbene; ***Ger.:*** Agit plus†; Amphodyn†; Dihydergot plus; Effortil plus; Ergolefrin†; Ergomimet plus†; ***Switz.:*** Dihydergot plus; Effortil plus.

Etofibrate (*rINN*) 依托贝特

Étofibrate; Etofibrato; Etofibratum. 2-Nicotinoyloxyethyl 2-(4-chlorophenoxy)-2-methylpropionate.

Этофибрат

$C_{18}H_{18}ClNO_5$ = 363.8.

CAS — 31637-97-5.

ATC — C10AB09.

ATC Vet — QC10AB09.

UNII — 23TF67G79M.

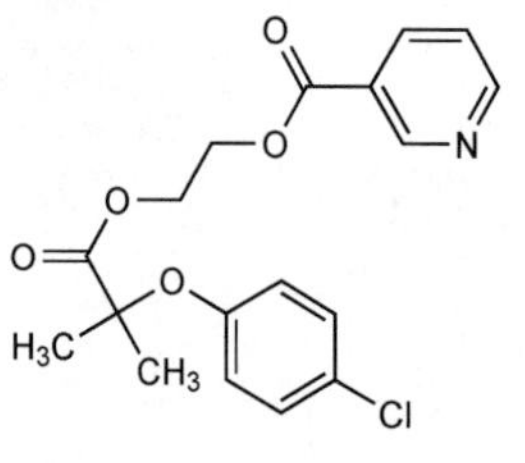

简介

依托贝特，氯贝丁酯（第 299 页）和烟酸（参见 M37 第1859页）的衍生物，是用于治疗高脂血症（第226页）的调脂药物。常用口服剂量是每日 500mg。

制剂

专利制剂

Austria: Lipo-Merz†; ***Braz.:*** Tricerol; ***Ger.:*** Lipo-Merz; ***Hong Kong:*** Lipo-Merz; ***Port.:*** Lipo-Merz; ***Switz.:*** Lipo-Merz†.

Etofylline Clofibrate (*rINN*) 益多酯

Clofibrato de etofilina; Étofylline, Clofibrate d'; Etofyllini Clofibras; ML-1024; Theofibrate *(USAN)*. 2-(Theophyllin-7-yl)ethyl 2-(4-chlorophenoxy)-2-methylpropionate.

Этофиллина Клофибрат

$C_{19}H_{21}ClN_4O_5$ = 420.8.

CAS — 54504-70-0.

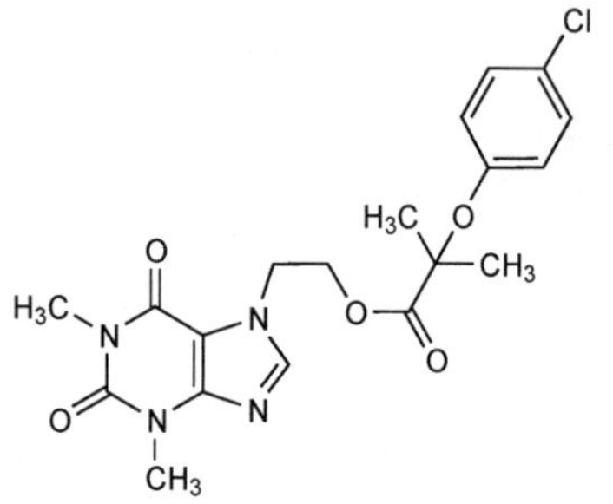

简介

益多酯为纤维酸衍生物（见**苯扎贝特**，第 284 页），是用于治疗高脂血症（第 226 页）的调脂性药物。常用口服剂量为 250mg，每日 2～3 次。

制剂

专利制剂

Austria: Duolip†; ***Cz.:*** Duolip†; ***Ger.:*** Duolip; ***Hong Kong:*** Duolip†.

Etozolin (*USAN*, *rINN*) ⊗ 依托唑啉

Etozolina; Étozoline; Etozolinum; Gö-687; W-2900A. Ethyl (3-methyl-4-oxo-5-piperidinothiazolidin-2-ylidene)acetate.

Этозолин

$C_{13}H_{20}N_2O_3S$ = 284.4.

CAS — 73-09-6.

ATC — C03CX01.

ATC Vet — QC03CX01.

UNII — UEO8UW9V1Z.

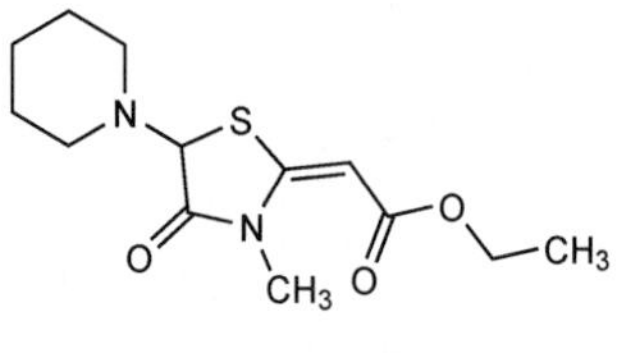

简介

依托唑啉是一种类似于呋塞米（第 341 页）的袢利尿药，但作用更为持久。主要用于治疗水肿和高血压（第 228 页）。依托唑啉可快速代谢成具有利尿作用的哌噻乙酸。

Ezetimibe (*BAN*, *USAN*, *rINN*) 依折麦布

Ezetimiba; Ézétimibe; Ezetimibum; Sch-58235. (3*R*,4*S*)-1-(*p*-Fluorophenyl)-3-[(3*S*)-3-(*p*-fluorophenyl)-3-hydroxypropyl]-4-(*p*-hydroxyphenyl)-2-azetidinone.

Эзетимиб

$C_{24}H_{21}F_2NO_3$ = 409.4.

CAS — 163222-33-1.

ATC — C10AX09.

ATC Vet — QC10AX09.

UNII — EOR26LQQ24.

不良反应和注意事项

依折麦布安全性较好。最常见的不良反应有头痛、腹痛和腹泻，其他不良反应有胃肠道功能紊乱、超敏反应（包括疹和血管性水肿），也有报道疲劳、胸痛、关节痛。罕有肝药酶增高、肝炎、胰腺炎、血小板减少症、胆石病和胆囊炎。单独使用依折麦布或与抑制素（见下文对骨骼肌的影响）合用可引起肌痛。曾有肌病或肌酸磷酸肌酶显著增加的患者应停用依折麦布。

轻度或重度肝脏损伤患者避免使用依折麦布。

1. Jacobson TA, *et al.* Safety considerations with gastrointestinally active lipid-lowering drugs. *Am J Cardiol* 2007; **99** (Issue 6 suppl 1): 47C–55C.
2. Kashani A, *et al.* Review of side-effect profile of combination ezetimibe and statin therapy in randomized clinical trials. *Am J Cardiol* 2008; **101**: 1606–13.

致癌性　他汀类药物被认为不具有致癌性（讨论见**辛伐他汀**的用途和用法项下**恶性肿瘤**，第 438 页），然而与安慰剂组相比，接受辛伐他汀和依折麦布联合治疗的患者发生了肿瘤及致命性肿瘤[1]。为了更好地研究这种联合给药，两个尚未完成的大型研究[2]数据被合并起来，作者的结论是没有证据表明联合用药可引起癌症，该结论引起争议[3–5]。FDA[6]和MHRA[7]均未得出依折麦布致癌的结论。

1. Rossebø AB, *et al.* SEAS Investigators. Intensive lipid lowering with simvastatin and ezetimibe in aortic stenosis. *N Engl J Med* 2008; **359**: 1343–56.
2. Peto R, *et al.* Analyses of cancer data from three ezetimibe trials. *N Engl J Med* 2008; **359**: 1357–66.
3. Drazen JM, *et al.* Ezetimibe and cancer—an uncertain association. *N Engl J Med* 2008; **359**: 1398–9.
4. Nissen SE. Analyses of cancer data from three ezetimibe trials. *N Engl J Med* 2009; **360**: 86–7.
5. Fleming TR. Identifying and addressing safety signals in clinical trials. *N Engl J Med* 2008; **359**: 1400–2.
6. FDA. Early communication about an ongoing safety review of ezetimibe/simvastatin (marketed as Vytorin), simvastatin (marketed as Zocor) and ezetimibe (marketed as Zetia) (issued 21st August 2008). Available at: http://www.fda.gov/Drugs/DrugSafety/PostmarketDrugSafetyInformationforPatientsandProviders/ucm162899.htm (accessed 12/06/09)
7. MHRA/CHM. Ezetimibe and results of SEAS study: possible increased risk of cancer. *Drug Safety Update* 2008; **2** (4): 7. Available at: http://www.mhra.gov.uk/home/idcplg?IdcService=GET_FILE&dDocName=CON030924&RevisionSelectionMethod=LatestReleased (accessed 12/06/09)

对肝脏的影响　依折麦布可导致肝酶升高，也有关于急性肝炎的报道[1,2]。有时在他汀类药物长期治疗时与依折麦布联合用药后会加重对肝脏的影响[3,4]。自身免疫性肝炎[3,4]和胆汁淤积性肝炎[4]均有报道。有些患者在停用依折麦布后症状缓解，肝酶正常[1–3]，1 名患者成功地重新使用他汀类药物[3]，但有 2 名接受依折麦布和阿托伐他汀的患者尽管停止用药后，其中 1 名患者需用皮质激素治疗[4]，另 1 名在 4 个月后出现持续性肝脏改变[4]。

1. Liu Q, *et al.* Drug-induced liver injury associated with ezetimibe therapy. *Dig Dis Sci* 2007; **52**: 602–5.
2. Castellote J, *et al.* Serious drug-induced liver disease secondary to ezetimibe. *World J Gastroenterol* 2008; **14**: 5098–9.
3. van Heyningen C. Drug-induced acute autoimmune hepatitis during combination therapy with atorvastatin and ezetimibe. *Ann Clin Biochem* 2005; **42**: 402–4.
4. Stolk MF, *et al.* Severe hepatic side effects of ezetimibe. *Clin Gastroenterol Hepatol* 2006; **4**: 908–11.

对胰腺的影响　有报道指出接受依折麦布治疗的患者出现胰腺炎[1]。在一个病例中[2]，接受依折麦布治疗开始 2 周后出现由免疫反应引起的急性胰腺炎，停药后缓解。

1. Adverse Drug Reactions Advisory Committee (ADRAC). Drug induced pancreatitis. *Aust Adverse Drug React Bull* 2006; **25**: 22. Also available at: http://www.tga.gov.au/adr/aadrb/aadr0612.pdf (accessed 30/05/08)
2. Ahmad I, *et al.* Ezetimibe-induced acute pancreatitis. *South Med J* 2007; **100**: 409–10.

对骨骼肌的影响　肌肉疾病（如肌痛和肌病）常发生于脂质调节剂如他汀类和贝特类，在依折麦布中也有报道，单独使用[1,2]和联合他汀类都会发生[1,3]。截至 2005 年 8 月，Australian Adverse Drug Reactions Advi-

sory committee[4]已经收到 44 例在服用依折麦布后肌肉功能紊乱的报道，包括肌痛、肌肉痛性痉挛、肌无力和疼痛，其中有 5 例是服用了抑制素。

1. Simard C, Poirier P. Ezetimibe-associated myopathy in monotherapy and in combination with a 3-hydroxy-3-methylglutaryl coenzyme A reductase inhibitor. *Can J Cardiol* 2006; **22**: 141–4.
2. Havranek JM, *et al.* Monotherapy with ezetimibe causing myopathy. *Am J Med* 2006; **119**: 285–6.
3. Fux R, *et al.* Ezetimibe and statin-associated myopathy. *Ann Intern Med* 2004; **140**: 671–2.
4. Adverse Drug Reactions Advisory Committee (ADRAC). Ezetimibe and muscle disorders. *Aust Adverse Drug React Bull* 2005; **24**: 15. Also available at: http://www.tga.health.gov.au/adr/aadrb/aadr0508.pdf (accessed 30/05/08)

药物相互作用

考来烯胺能降低依折麦布的吸收，因此禁止同一天给予这两种药。环孢素能增加依折麦布的血浆浓度（见下文），在肾损伤患者中这种影响更明显，因此患者在服用这两种药物时应谨慎监护。据报道使用依折麦布时口服抗凝血药使 INR 升高。

环孢素　药动学研究表示[1]，服用环孢素的肾移植手术患者体内依折麦布的血药浓度偏高。据报道[2]，服用环孢素的心脏移植患者体内依折麦布浓度超过治疗浓度。依折麦布可使环孢素的血药浓度略有升高[3]，但临床相关证据尚不明确。

1. Bergman AJ, *et al.* Interaction of single-dose ezetimibe and steady-state cyclosporine in renal transplant patients. *J Clin Pharmacol* 2006; **46**: 328–36.
2. Koshman SL, *et al.* Supratherapeutic response to ezetimibe administered with cyclosporine. *Ann Pharmacother* 2005; **39**: 1561–5.
3. Bergman AJ, *et al.* Effects of ezetimibe on cyclosporine pharmacokinetics in healthy subjects. *J Clin Pharmacol* 2006; **46**: 321–7.

药动学

口服后，依折麦布迅速吸收，在小肠和肝脏发生广泛的结合反应，形成活性代谢物葡萄糖醛酸结合物，在循环系统中依折麦布主要以葡萄糖醛酸结合物的形式存在。依折麦布和葡萄糖醛酸结合物与血浆蛋白的结合率均大于 90%。依折麦布主要通过胆汁从粪便排泄并且存在肝肠循环。口服药物后，78% 原形主要从粪便排泄，约 11% 以葡萄糖醛酸结合物的形式经肾从尿排泄。依折麦布原形及葡萄糖醛酸结合物的清除半衰期大约为 22h。依折麦布可分布于大鼠乳汁中。

1. Kosoglou T, *et al.* Ezetimibe: a review of its metabolism, pharmacokinetics and drug interactions. *Clin Pharmacokinet* 2005; **44**: 467–94.

用途和用法

依折麦布是肠胆固醇吸收抑制剂，抑制胆固醇和植物固醇的吸收。在治疗高脂血症时常用来降低总胆固醇、低密度脂蛋白（LDL）胆固醇和载脂蛋白 B（见下文），可单用或与其他血脂调节药物合用。常单用于减少家族性同型谷固醇血症患者的谷固醇和菜油固醇。常用口服剂量为每日 10mg。

1. Sudhop T, von Bergmann K. Cholesterol absorption inhibitors for the treatment of hypercholesterolaemia. *Drugs* 2002; **62**: 2333–47.
2. Mauro VF, Tuckerman CE. Ezetimibe for management of hypercholesterolemia. *Ann Pharmacother* 2003; **37**: 839–48.
3. Bays HE, *et al.* Ezetimibe: cholesterol lowering and beyond. *Expert Rev Cardiovasc Ther* 2008; **6**: 447–70.
4. Anonymouse. Ezetimibe—an update. *Drug Ther Bull* 2009; **47**: 91–5.

儿童用法　据经验，依折麦布在儿童使用受限制，但英国注册药品信息允许坦纳氏 II 期及以上的青年男孩或月经初潮至少 1 年后且至少 10 岁以上的女孩使用依折麦布，使用情况和剂量与成人相同（见上文）。

高脂血症　依折麦布抑制饮食中胆固醇的吸收，尽管肝脏胆固醇合成代偿性增加[1]，但血浆低密度脂蛋白含量下降[2]。依折麦布通常单独用于治疗高脂血症[3]（第 226 页），但当与可减少胆固醇合成的脂质调节药物合用时，可起到协同作用。已服用他汀类药物的患者服用依折麦布会使低密度脂蛋白进一步降低[4]，可增加血脂达标率或减少他汀类用量。然而临床相关性尚不明确。一项针对家族性高脂血症中的研究[5]表明，依折麦布与辛伐他汀联合使用与单独使用辛伐他汀对于颈总动脉粥样硬化的发展（测定颈动脉内膜-中膜厚度）无区别，尽管低密度脂蛋白含量减少，依折麦布与贝特类药物合用对低密度脂蛋白影响与他汀类合用后的效果相似[6]。

依折麦布抑制胆固醇吸收，也可以抑制植物固醇的吸收（如菜籽甾醇和谷甾醇），可用于对谷甾醇代谢疾病（一种遗传性疾病，植物固醇吸收增加，引起早发性动脉粥样硬化）患者有效[7]。

1. Sudhop T, *et al.* Inhibition of intestinal cholesterol absorption by ezetimibe in humans. *Circulation* 2002; **106**: 1943–8.
2. Knopp RH, *et al.* Effects of ezetimibe, a new cholesterol absorption inhibitor, on serum lipids in patients with primary hypercholesterolemia. *Eur Heart J* 2003; **24**: 729–41.
3. Pandor A, *et al.* Ezetimibe monotherapy for cholesterol lowering in 2,722 people: systematic review and meta-analysis of randomized controlled trials. *J Intern Med* 2009; **265**: 568–80.
4. Pearson TA, *et al.* A community-based, randomized trial of ezetimibe added to statin therapy to attain NCEP ATP III goals for LDL cholesterol in hypercholesterolemic patients: the ezetimibe add-on to statin for effectiveness (EASE) trial. *Mayo Clin Proc* 2005; **80**: 587–95.
5. Kastelein JJP, *et al.* The ENHANCE Investigators. Simvastatin with or without ezetimibe in familial hypercholesterolemia. *N Engl J Med* 2008; **358**: 1431–43.
6. McKenney JM, *et al.* Safety and efficacy of long-term co-administration of fenofibrate and ezetimibe in patients with mixed hyperlipidemia. *J Am Coll Cardiol* 2006; **47**: 1584–7.
7. Salen G, *et al.* Ezetimibe effectively reduces plasma plant sterols in patients with sitosterolemia. *Circulation* 2004; **109**: 966–71.

制剂

专利制剂

Arg.: Acotral; Alin; Alipas; Cerclerol; Cetrakam; Coracil; Enediex; Ezetrol; Ixacor; Lipimibe; Nalecol; Sinterol; Trilip; Vadel; Zetia; **Austral.:** Ezetrol; **Austria:** Ezetrol; **Belg.:** Ezetrol; **Braz.:** Ezetrol; Zetia; **Canad.:** Ezetrol; **Chile:** Ezetrol; Zient; **Cz.:** Ezetrol; Zient; **Denm.:** Ezetrol; **Fin.:** Ezetrol; **Fr.:** Ezetrol; **Ger.:** Ezetrol; **Gr.:** Ezetrol; **Hong Kong:** Ezetrol; **Hung.:** Ezetrol; **India:** Ezetibt; Ezzicad; Imbibet; **Indon.:** Ezetrol; **Irl.:** Ezetrol; **Israel:** Ezetrol; **Ital.:** Ezetrol; Zetia; **Malaysia:** Ezetrol; **Mex.:** Ezetrol; Zient; **Neth.:** Ezetrol; **Norw.:** Ezetrol; **NZ:** Ezetrol; **Philipp.:** Ezetrol; **Pol.:** Ezetrol; **Port.:** Adacai; Ezetrol; **Rus.:** Ezetrol (Эзетрол); **S.Afr.:** Ezetrol; **Singapore:** Ezetrol; **Spain:** Ezetrol; **Swed.:** Ezetrol; **Switz.:** Ezetrol; **Thai.:** Ezetrol; **Turk.:** Ezetrol; **UK:** Ezetrol; **USA:** Zetia; **Venez.:** Ezetrol; Zient.

多组分制剂　**Arg.:** Alipas Duo; Ampliar Duo; Ateroclar Combi; Ateroclar Duo; Coleflux Duo; Colmibe; Cravenil Duo; Labistatin Duo; Liparex Duo; Liparex Plus; Lipibec Duo; Liponorm Duo; Minuslip Duo; Plan Duo; Redusterol Duo; Sinterol Compuesto; Torimibe; Vasotenal EZ; Vytorin; Zimetek; **Austral.:** Vytorin; **Austria:** Vytorin†; **Belg.:** Inegy; **Braz.:** Vytorin; Zetsim; **Chile:** Adacai; Vytorin; Zintrepid; **Cz.:** Inegy; **Denm.:** Inegy; **Fin.:** Inegy; **Fr.:** Inegy; **Ger.:** Inegy; **Gr.:** Inegy; Vytorin; **Hong Kong:** Vytorin; **Hung.:** Inegy; **India:** Zetitor; **Indon.:** Vytorin; **Irl.:** Ital.: Inegy; Vytorin; **Malaysia:** Vytorin; **Mex.:** Vytorin; Zintrepid; **Neth.:** Vytorin†; **Norw.:** Inegy; **NZ:** Vytorin; **Philipp.:** Vytorin; **Port.:** Inegy; Vytorin; **Rus.:** Inegy (Инеджи); **Singapore:** Vytorin; **Switz.:** Inegy; **Thai.:** Vytorin; **Turk.:** Inegy; **UK:** Inegy; **USA:** Vytorin; **Venez.:** Adacai; Vytorin; Zintrepid.

Fasudil Hydrochloride (*rINNM*)　盐酸法舒地尔

AT-877; Fasudil, Chlorhydrate de; Fasudili Hydrochloridum; HA-1077; Hidrocloruro de fasudil. Hexahydro-1-(5-isoquinolylsulfonyl)-1H-1,4-diazepine hydrochloride.

Фазудила Гидрохлорид

$C_{14}H_{17}N_3O_2S$,HCl = 327.8.

CAS — 103745-39-7 (fasudil); 105628-07-7 (fasudil hydrochloride).

ATC — C04AX32.

ATC Vet — QC04AX32.

(fasudil)

简介

法舒地尔是一种选择性 Rho 激酶阻滞剂，是一种能刺激血管平滑肌收缩的蛋白激酶。利用其扩张血管功能以盐酸法舒地尔的形式治疗脑血管疾病（包括蛛网膜下腔出血手术后血管痉挛）。治疗心绞痛、急性脑血栓形成和肺动脉高压仍在研究阶段。

1. Shibuya M, *et al.* Effect of AT877 on cerebral vasospasm after aneurysmal subarachnoid hemorrhage: results of a prospective placebo-controlled double-blind trial. *J Neurosurg* 1992; **76**: 571–7.
2. Masumoto A, *et al.* Suppression of coronary artery spasm by the Rho-kinase inhibitor fasudil in patients with vasospastic angina. *Circulation* 2002; **105**: 1545–7.
3. Shimokawa H, *et al.* Anti-anginal effect of fasudil, a Rho-kinase inhibitor, in patients with stable effort angina: a multicenter study. *J Cardiovasc Pharmacol* 2002; **40**: 751–61.
4. Vicari RM, *et al.* Efficacy and safety of fasudil in patients with stable angina: a double-blind, placebo-controlled, phase 2 trial. *J Am Coll Cardiol* 2005; **46**: 1803–11.
5. Suzuki Y, *et al.* A postmarketing surveillance study of fasudil treatment after aneurysmal subarachnoid hemorrhage. *Surg Neurol* 2007; **68**: 126–31.

制剂

专利制剂

Jpn: Eril.

Felodipine (BAN, USAN, rINN) 非洛地平

Felodipiini; Felodipin; Felodipinas; Félodipine; Felodipino; Felodipinum; H-154/82. Ethyl methyl 4-(2,3-dichlorophenyl)-1,4-dihydro-2,6-dimethylpyridine-3,5-dicarboxylate.

Фелодипин

$C_{18}H_{19}Cl_2NO_4 = 384.3.$
CAS — 72509-76-3; 86189-69-7.
ATC — C08CA02.
ATC Vet — QC08CA02.
UNII — OL961R6O2C.

Pharmacopoeias. In Chin., Eur. (see p.vii), and US.
Ph. Eur. 6.8 (Felodipine) 白色或淡黄色结晶粉末。几乎不溶于水；易溶于无水乙醇、丙醇、二氯甲烷、甲醇。避光。

USP 33 (Felodipine) 淡黄色到黄色结晶粉末。不溶于水；易溶于丙酮和甲醇；极微溶于庚烷。贮藏于密闭容器中。避光。

不良反应、处置和注意事项

参见二氢吡啶类钙通道阻滞剂（见硝苯地平，第 394 页）。

药物相互作用

参见二氢吡啶类钙通道阻滞剂（见硝苯地平，第 396 页）。

药动学

非洛地平口服能迅速而完全地被胃肠道吸收，但存在首关效应，生物利用度大约为 15%（10%～25%）。主要在肠和肝脏中发生代谢并以代谢物的形式排出，70%经肾从尿排泄，其余的从粪便排泄。口服速释制剂的清除半衰期为 11～16h，但调释制剂的半衰期则较长。非洛地平的血浆蛋白（白蛋白为主）结合率大约为 99%。

1. Dunselman PHJM, Edgar B. Felodipine clinical pharmacokinetics. Clin Pharmacokinet 1991; 21: 418–30.

用途和用法

非洛地平是二氢吡啶类钙通道阻滞剂，作用类似于硝苯地平（第 398 页）。主要用于治疗高血压（第 228 页）和心绞痛（第 215 页）。

非洛地平普通以调释制剂的形式每晨口服。高血压患者，常用初始剂量为每日 5mg，口服，可根据需要适当调整。常用维持剂量为每日 2.5～10mg，没有必要每日剂量大于 20mg。心绞痛患者，常用初始剂量为每日 5mg，如需要，可增加到每日 10mg。

肝损伤（见下文）和老年患者降低剂量。

1. Todd PA, Faulds D. Felodipine: a review of the pharmacology and therapeutic use of the extended release formulation in cardiovascular disorders. Drugs 1992; 44: 251–77.
2. Walton T, Symes LR. Felodipine and isradipine: new calcium-channel-blocking agents for the treatment of hypertension. Clin Pharm 1993; 12: 261–75.

在肝损伤中的用法 肝硬化的 9 位患者超过 20min 的时间内静脉输注 750μg 非洛地平和单次剂量口服 10mg 非洛地平，平均生物利用度为 17.1%，与报道的健康受试者的数据并无太大差异，但最大血浆浓度却是正常人的 2 倍，可能是全身清除率和分布容积下降的结果[1]。事实上生物利用度没有增加，这说明大量系统前代谢发生在肠而非肝脏。尽管研究显示不良反应的增加与非洛地平浓度的增加没有关联，但肝硬化患者治疗初始剂量最好低于正常肝功能患者。美国注册药品信息建议肝损伤患者初始剂量每日 2.5mg。

1. Regårdh CG, et al. Pharmacokinetics of felodipine in patients with liver disease. Eur J Clin Pharmacol 1989; 36: 473–9.

制剂

BP 2010: Prolonged-release Felodipine Tablets;
USP 33: Felodipine Extended-Release Tablets.

专利制剂
Arg.: Munobal; Plendil; **Austral.:** Felodur; Plendil; **Austria:** Felodistad; Munobal; Plendil; **Belg.:** Plendil; Renedil; **Braz.:** Splendil; **Canad.:** Plendil; Renedil; **Chile:** Splendil; **Cz.:** Auronal; Felocor; Plendil; Presid;

Denm.: Felodin; Plendil; Plendur; **Fin.:** Felofloc†; Hydac; Plendil; **Fr.:** Flodil; **Ger.:** Felo-Puren; Felobeta; Felocor; Felogamma; Modip; Munobal; **Gr.:** Plendil; **Hong Kong:** Felogard; Plendil; **Hung.:** Plendil; Presid; **India:** Felogard; **Indon.:** Nirmadil; Plendil; **Irl.:** Plendil; **Israel:** Penedil; **Ital.:** Feloday; Plendil; Prevex; **Jpn:** Splendil; **Malaysia:** Plendil; **Mex.:** Dylofen; Eutens; Fedin; Hofodilan; Munobal; Naplam; Nafpin; Plendil; **Neth.:** Renedil†; **Norw.:** Plendil; **NZ:** Felo; Plendil; **Philipp.:** Dilahex; Dilofen; Felip; Felop; Felpin; Lodistad; Plendil; Versant; **Pol.:** Felohexal†; **Port.:** Mencort; Plendil; Preslow; **Rus.:** Felodip (Фелодип); Plendil (Плендил); **S.Afr.:** Plendil; **Singapore:** Plendil; **Spain:** Fensel†; Perfudal; Plendil; **Swed.:** Plendil; **Switz.:** Felodil; Plendil; **Thai.:** Felpin; Felohexal†; Feloten; Plendil; **Turk.:** Plendil; **UK:** Cardioplen; Felotens; Keloc; Neofel; Plendil; Vascalpha; **Ukr.:** Felohexal (Фелогексал); **USA:** Plendil†; **Venez.:** Munobal†; Plendil.

多组分制剂 **Arg.:** Nikion†; Tricor; **Austral.:** Triasyn; **Austria:** Triapin†; Unimax†; **Belg.:** Logimat; Tazko; **Canad.:** Altace Plus Felodipine; **Cz.:** Logimax†; Triasyn; Unimax†; **Denm.:** Logimax **Fin.:** Logimax; Tazko†; Unimax†; **Fr.:** Logimax; **Ger.:** Delmuno; Mobloc; Unimax; **Gr.:** Logimax; Triacor; Unitens; **Hong Kong:** Logimax; **Hung.:** Logimax; **Irl.:** Triapin; **Israel:** Logimax; Triacor; **Neth.:** Logimax†; Triapin; Unimax†; **Philipp.:** Logimax; Tinapin; **Port.:** Triapin; Unimax; **Rus.:** Logimax (Логимакс); **S.Afr.:** Tri-Plen; **Spain:** Logimax; Triapin; **Swed.:** Logimax; Unimax; **UK:** Triapin; **USA:** Lexxel†.

Fendiline Hydrochloride (pINNM) 盐酸芬地林

Fendiline, Chlorhydrate de; Fendilini Hydrochloridum; Hidrocloruro de fendilina. N-(2-Benzhydrylethyl)-α-methylbenzylamine hydrochloride.

Фендилина Гидрохлорид

$C_{23}H_{25}N,HCl = 351.9.$
CAS — 13042-18-7 (fendiline); 13636-18-5 (fendiline hydrochloride).
ATC — C08EA01.
ATC Vet — QC08EA01.
UNII — HEM3Z10IIK.

(fendiline)

简介

盐酸芬地林是一种钙通道阻滞剂，主要用作血管舒张药治疗缺血性心脏病。

制剂

专利制剂
Ger.: Sensit†; **Gr.:** Sensit.

Fenofibrate (BAN, rINN) 非诺贝特

Fenofibraatti; Fenofibrát; Fenofibrat; Fenofibratas; Fénofibrate; Fenofibrato; Fenofibratum; LF-178; Procetofen; Procetofene. Isopropyl 2-[4-(4-chlorobenzoyl)phenoxy]-2-methylpropionate.

Фенофибрат

$C_{20}H_{21}ClO_4 = 360.8.$
CAS — 49562-28-9 (fenofibrate); 42017-89-0 (fenofibric acid).
ATC — C10AB05.
ATC Vet — QC10AB05.
UNII — U202363UOS.

Pharmacopoeias. In Chin., Eur. (see p.vii), and US.
Ph. Eur. 6.8 (Fenofibrate) 白色或几乎白色结晶粉末。熔点为 79～82℃。几乎不溶于水；微溶于乙醇；易溶于二氯甲烷。避光。

USP 33 (Fenofibrate) 白色或几乎白色，结晶粉末。熔点为 79～82℃。几乎不溶于水；易溶于乙醇；易溶于二氯甲烷。避光。

Choline Fenofibrate (USAN, rINN) 胆碱非诺贝特

ABT-335; Cholini Fenofibratum; Fénofibrate de Choline; Fenofibrato de colina. 2-Hydroxy-N,N,N-trimethylethanaminium 2-[4-(4-chlorobenzoyl)phenoxy]-2-methylpropanoate.

Холин Фенофибрат

$C_5H_{14}NO,C_{17}H_{14}ClO_4 = 421.9.$
CAS — 856676-23-8.
ATC — C10AB05.
UNII — 4BMH7IZT98.

不良反应和注意事项

同苯扎贝特，见第 284 页。

药物相互作用

同苯扎贝特，见第 285 页。

英国注册药品信息建议口服抗凝血药的患者在开始服用非诺贝特治疗时，抗凝血药的用量须减少约 1/3，如需要，可逐渐调整抗凝血药剂量。

药物学

非诺贝特餐时服用能迅速被吸收；空腹时服用吸收可能会减少，尽管吸收与剂型有关（见下文生物利用度）。当以被胃肠道吸收的胆碱盐形式给药时，生物利用度不会受食物影响。

非诺贝特能快速地水解成活性代谢物非诺贝酸，非诺贝酸与血浆白蛋白的结合率约为 99%。血浆消除半衰期约为 20h。非诺贝酸主要以葡萄糖醛酸结合物的形式经肾从尿排泄，也以非诺贝酸和非诺贝酸葡萄糖醛酸的形式排泄。血液透析不能去除非诺贝特。

1. Chapman MJ. Pharmacology of fenofibrate. Am J Med 1987; 83 (suppl 5B): 21–5.

生物利用度 非诺贝特难溶于水，口服时生物利用度低[1]。食物可提高生物利用度，尤其是当脂肪含量高时，因此非诺贝特通常在进餐时服用。改变剂型，尤其是粒径的大小，也被用于提高溶解度[1]、生物利用度、减少食物的影响。微粉制剂在一定程度上提高了生物利用度，并且使用较低剂量，300mg 非微粉化非诺贝特相当于 200mg 的标准微粉制剂。微包被可进一步提高生物利用度[2]，但食物的存在[3]仍然会影响吸收。纳米粒子[4]、稳定的微粉[3]或半固体制剂[5]，生物利用度似乎是一致的，可以像胆碱非诺贝特一样在餐时或非餐时服用。

1. Vogt M, et al. Dissolution enhancement of fenofibrate by micronization, cogrinding and spray-drying: comparison with commercial preparations. Eur J Pharm Biopharm 2008; 68: 283–8.
2. Guichard JP, et al. A new formulation of fenofibrate: suprabioavailable tablets. Curr Med Res Opin 2000; 16: 134–8.
3. Guivarc'h PH, et al. A new fenofibrate formulation: results of six single-dose, clinical studies of bioavailability under fed and fasting conditions. Clin Ther 2004; 26: 1456–69.
4. Sauron R, et al. Absence of a food effect with a 145 mg nanoparticle fenofibrate tablet formulation. Int J Clin Pharmacol Ther 2006; 44: 64–70.
5. Sonet B, et al. Randomised crossover studies of the bioequivalence of two fenofibrate formulations after administration of a single oral dose in healthy volunteers. Arzneimittelforschung 2002; 52: 548–52.

用途和用法

非诺贝特为纤维酸衍生物，作用与苯扎贝特类似（第 286 页），是调脂药物。

非诺贝特在治疗高脂血症（第 226 页）（包括 Ⅱa 型、Ⅱb 型、Ⅲ 型、Ⅳ 型、Ⅴ 型高脂蛋白血症）时降低低密度脂蛋白（LDL）-胆固醇、总胆固醇、甘油三酯和载脂蛋白 B，并增加高密度脂蛋白（HDL）-胆固醇。

非诺贝特以碱或胆碱盐形式口服给药。通常在进食时给药以提高生物利用度，但是并非所有制剂都有必要（见上文生物利用度）。不同制剂具有不同的生物利用度和给药剂量。

非诺贝特标准微粉配方 67mg 胶囊每日可服用数次，或服用 200～267mg 胶囊，每日 1 次。通常初始剂量为 67mg，每日 3 次，或每日 1 次，每次 200mg；根据反应剂量可减少至每日 2 次，每次 67mg，或增加至每日 4 次，每次 67mg，或每日 1 次，每次 267mg。

提高生物利用度的制剂可每日 1 次，每次 40～160mg。

非微粉配方也可以初始剂量每日 200～300mg 分次给药，根据反应调整至每日 200～400mg；67mg 的微粉非诺贝特在疗效上相当于约 100mg 的非微粉非诺贝特。胆碱非诺贝特也是口服给药；剂量以非诺贝特酸计，每日 1 次，每次 45～135mg。

肾损伤时，非诺贝特和胆碱非诺贝特的剂量应减少（见下文）。非诺贝特的儿童用药剂量，见下文。

非诺贝特酸用法也与非诺贝特相似。

1. Keating GM, Croom KF. Fenofibrate: a review of its use in primary dyslipidaemia, the metabolic syndrome and type 2 diabetes mellitus. *Drugs* 2007; **67**: 121–53.

儿童用法　非诺贝特用于儿童应控制剂量，只能在专家建议下用药。BNFC 2010/11 考虑到支持用于儿童的证据有限，只能在他汀类药物和胆汁酸结合药物不合适时使用非诺贝特。剂量依赖于配方：

- 对于标准的微粉化非诺贝特，BNFC 2010/11 建议儿童服用 67mg 的胶囊剂型。对于 4～15 岁儿童，每 20kg 体重口服 1 粒 67mg 胶囊；15～18 岁可给予成人剂量（见上文）。
- 非微粉非诺贝特在某些国家允许 10 岁以上儿童使用，最大口服剂量为每日 5mg/kg。

在肾损伤中的用法　对轻度［肌酐清除率（CC）30～50ml/min］或重度（CC<10ml/min 或血液透析）肾损伤患者，单剂量研究[1]发现，非诺贝特酸的血浆消除半衰期延长，为 54～362h；但是血浆半衰期与血清肌酐或 CC 没有相关性。非诺贝特代谢物不能被血液透析去除，接受常规血液透析的患者重复给药会导致严重的非诺贝特蓄积[1]。

因此不建议非诺贝特用于重度肾损伤患者，尽管英国注册药品信息允许 CC 在 20～60ml/min 的患者使用标准化微粉非诺贝特，每日 134mg，CC 在 20ml/min 以下的患者每日 67mg。

美国注册药品信息建议提高生物利用度制剂用于肾损伤患者的初始剂量为 40～50mg（相当于约 67mg 标准微粉非诺贝特），但严重肾损伤患者禁用。胆碱非诺贝特用于轻、中度肾损伤患者，初始剂量为每日 1 次，每次 45mg；如有必要，在评价了对肾功能的影响后，可增加剂量。应避免用于重度肾损伤患者。

1. Desager JP, *et al.* Effect of hemodialysis on plasma kinetics of fenofibrate in chronic renal failure. *Nephron* 1982; **31**: 51–4.

胆道疾病　非诺贝特与熊去氧胆酸用于治疗原发性胆汁性肝硬化，见**苯扎贝特**，第 286 页。

制剂
USP 33: Fenofibrate Capsules.
专利制剂
Arg.: Craveril; Fenobrate; Minuslip; Procetoken; Qualecont; Sclerofin; **Austral.:** Lipidil; **Austria:** Fenolip; Lipcor; Lipsin; **Belg.:** Docfenofi; Fenofitop; Fenogal; Fenosup; Lipanthyl; Lipanthylnano; **Braz.:** Lipanon; Lipidil; **Canad.:** Apo-Feno; Feno-Micro; Fenomax; Lipidil; **Chile:** Apo-Feno; Febira; Fenofix; Grofibratt; Hypolipt; Lipanthyl; Lipirex; Lipohexal; Suprelip; **Fin.:** Apteort; CIL; Fenosup; Lipanthyl; **Fr.:** Fegenor; Lipanthyl; Lipirext; Secalip; **Ger.:** CIL; durafenatt; Fenobeta; Fenofanton; Lipanthylt; Lipidil; Normalip pro; **Gr.:** Chlorosteran; Climage; Fragratyt; Gestefol; Letomode; Lichol; Lipanthyl; Liperial; Lipidil; Neo-Disterin; Planitrix; Sitronella; Xafenor; Zerlubron; **Hong Kong:** Apo-Feno; Fegenor; Lexemin; Lipanthyl; Qualipantyl; Trolipt; **Hung.:** Feno-Microt; Fenobrat; Fenoswiss; Lipanthyl; Lipidil; **India:** Fenolip; Lipicard; **Indon.:** Evothyl; Felosma; Hyperchol; Lifen; Lipanthyl; Profibrat; Trichol; Trolip; Yosenob; Zumafib; **Irl.:** Lipanthyl; Fulcro; Fulcrosupra; Lipanthylt; Liperial; Lipofene; Lipsin; Nolipax; Sclerift; Tilene; Volutinet; **Jpn:** Tricor; **Malaysia:** Apo-Feno-Micro; Lexemin; Lipanthyl; **Mex.:** Controlip; Lipidil; **Philipp.:** Fenoflex; Fenogal; Fibrafen; Fibril; Lipanthyl; Lipiduce; Lipilfen; Lipway; Lipidra; Nubrex; Trolip; **Port.:** Apteor; Catalip; Lipanthyl; Lipofen; Supralip; **Rus.:** Lipanthyl (Липантил); Tricor (Трайкор); **S.Afr.:** Lipanthyl; Lipsin; **Singapore:** Fenogal Lidose; Lexemin; Lipanthyl; Trolip; **Spain:** Liparison; Secalip; **Swed.:** Lipanthyl; **Switz.:** Lipanthyl; **Thai.:** Adfen; Febrate; Fenomed; Fenosup; Fenox; Fibril; Fibrolan; Lexemin; Lipanthyl; Lipothin; Supralip; **Turk.:** Fenogal; Lipanthyl; Lipofen; Secalip; **UK:** Fenogal; Lipantil; Supralip; **Ukr.:** Lipanthyl (Липантил); Lipicard (Ліпікара)†; Lipofen (Ліпофен)†; **USA:** Antara; Fibricor; Lipofen; Lofibra; Tricor; Triglide; Trilipix.

多组分制剂　**Arg.:** Craveril Duo; Minuslip Duo; **Mex.:** Felocor.

Fenoldopam Mesilate (BANM, rINNM) 甲磺酸非诺多潘

Fénoldopam, Mésilate de; Fenoldopam Mesylate (USAN); Fenoldopami Mesilas; Mesilato de fenoldopam; SKF-82526-j. 6-Chloro-2,3,4,5-tetrahydro-1-(p-hydroxyphenyl)-1H-3-benzazepine-7,8-diol methanesulfonate.

Фенолдопам Мезилат
$C_{16}H_{16}ClNO_3,CH_4O_3S = 401.9$.
CAS — 67227-56-9 (fenoldopam); 67227-57-0 (fenoldopam mesilate).
ATC — C01CA19.
ATC Vet — QC01CA19.
UNII — HA3R0MY016.

(fenoldopam)

Pharmacopoeias. In US.

USP 33（Fenoldopam Mesilate）　白色至米色粉末。溶于水。贮藏于密闭容器中，温度为 25℃，允许偏差范围是 15～30℃。干燥贮藏。

配伍禁忌　据报道有物理配伍禁忌[1]，即非诺多潘 80μg/ml（作为甲磺酸盐）与 0.9% 生理盐水注射液配伍，甲磺酸非诺多潘与下列药品也存在物理配伍禁忌：氨茶碱、氨苄青霉素钠、两性霉素 B、布美他尼、头孢西丁钠、地塞米松磷酸钠、地西泮、磷苯妥英钠、呋塞米、酮咯酸氨丁三醇、甲乙炔巴比妥钠、甲泼尼龙、琥珀酸钠、戊巴比妥钠、苯妥英钠、乙二磺酸钠、丙氯拉嗪、碳酸氢钠和硫喷妥钠。

1. Trissel LA, *et al.* Compatibility of fenoldopam mesylate with other drugs during simulated Y-site administration. *Am J Health-Syst Pharm* 2003; **60**: 80–5.

稳定性　甲磺酸非诺多潘，在 5% 葡萄糖溶液或 0.9% 生理盐水中的浓度为 4～300μg/ml，贮藏温度在 4～23℃，可以稳定存在 72h[1]。

1. Trissel LA, *et al.* Stability of fenoldopam mesylate in two infusion solutions. *Am J Health-Syst Pharm* 2002; **59**: 846–8.

不良反应和注意事项

非诺多潘主要由于扩血管作用导致以下不良反应：低血压、面红、头晕、头痛、反射性心动过速，也有恶心、呕吐和 ECG 异常。易发生低血压，因此治疗时须密切注意血清电解质浓度、血压、心率的变化。引起眼内压升高，因此青光眼患者须密切注意眼内压的变化。低血压患者用药时也须监测，此药可能引起急性脑梗死或出血。

对心脏的影响　尽管非诺多潘能引起反射性心动过速，但临床研究发现，有 2 例患者在输入非诺多潘时因发生急性心动过缓而被迫停药[1]。

1. Taylor AA, *et al.* Sustained hemodynamic effects of the selective dopamine-1 agonist, fenoldopam, during 48-hour infusions in hypertensive patients: a dose-tolerability study. *J Clin Pharmacol* 1999; **39**: 471–9.

药物相互作用

有降血压作用的药物可能会加重非诺多潘引起的血压降低。β受体阻滞剂可能会阻滞非诺多潘诱导的反射性心动过速，因此不建议同时使用这两种药物。

药动学

开始持续静脉滴注后 20min 内即可达到稳态血药浓度。非诺多潘被代谢成代谢产物，只有大约 4% 以原形排泄。代谢反应主要为结合反应（主要包括葡萄糖醛酸化、甲基化和硫酸化作用）。原形和代谢物主要经肾从尿排泄，部分从粪便排泄。清除半衰期大约为 5min。

用途和用法

非诺多潘是一种多巴胺受体激动剂，它选择性作用于多巴胺 D₁ 受体而引起血管舒张。用来短期治疗严重的高血压（如下文）和心力衰竭。

非诺多潘以甲磺酸盐的形式从静脉给药，1.31μg 甲磺酸非诺多潘相当于 1μg 非诺多潘。

持续静脉滴注含非诺多潘 40μg/ml 的甲磺酸非诺多潘溶液 48h 来治疗高血压危象。根据反应调整剂量，至少 15min 的间隔，常用增量为每分钟 50～100ng/kg。常用的剂量范围是每分钟 100～1600ng/kg。

非诺多潘的儿童用法，见下文。

儿童用法　非诺多潘在儿童手术时使用以降低血压，在一项 76 名年龄 3 周～12 岁的安慰剂对照研究[1]中发现，非诺多潘滴注速率在每分钟 200ng/kg 时无作用，剂量达到每分钟 800ng/kg 时降压作用最强并且耐受良好，剂量增加超过此剂量时会引起心动过速，但不会进一步降低血压。

非诺多潘还被证明可以保护肾功能，还可使进行体外循环的新生儿排尿量增加[2,3]（如每分钟 100ng/kg 滴注超过 72h[3]），也可增加危重症儿童的排尿量[4]，但在成人中（见下文**肾毒性**）益处不明显。

1. Hammer GB, *et al.* Pharmacokinetics and pharmacodynamics of fenoldopam mesylate for blood pressure control in pediatric patients. *BMC Anesthesiol* 2008; **8**: 6.
2. Costello JM, *et al.* Initial experience with fenoldopam after cardiac surgery in neonates with an insufficient response to conventional diuretics. *Pediatr Crit Care Med* 2006; **7**: 28–33.
3. Ricci Z, *et al.* Fenoldopam in newborn patients undergoing cardiopulmonary bypass: controlled clinical trial. *Interact Cardiovasc Thorac Surg* 2008; **7**: 1049–53.
4. Moffett BS, *et al.* Renal effects of fenoldopam in critically ill pediatric patients: a retrospective review. *Pediatr Crit Care Med* 2008; **9**: 403–6.

高血压　非诺多潘以显效快和清除半衰期短的特点适合

于高血压危象，可替代硝普钠（见**高血压**，第228页）的患者，并且疗效已经得到认可[1～3]。比较研究发现，非诺多潘治疗急性重度高血压患者时疗效与硝普钠相同，除此之外，尿排泄量、肌酸酐清除率和钠外排与硝普钠相比均增加。因此非诺多潘也许对肾损伤患者有独特的疗效，但疗效还有待确定。

1. Brogden RN, Markham A. Fenoldopam: a review of its pharmacodynamic and pharmacokinetic properties and intravenous clinical potential in the management of hypertensive urgencies and emergencies. *Drugs* 1997; **54**: 634–50.
2. Post JB, Frishman WH. Fenoldopam: a new dopamine agonist for the treatment of hypertensive urgencies and emergencies. *J Clin Pharmacol* 1998; **38**: 2–13.
3. Murphy MB, *et al.* Fenoldopam: a selective peripheral dopamine-receptor agonist for the treatment of severe hypertension. *N Engl J Med* 2001; **345**: 1548–57.

肾毒性　非诺多潘能增加肾血流量，因此被尝试与造影剂合用来减少肾毒性（**泛影酸的不良反应项下对肾脏的影响**，M37 第 1410 页）。对少量有肾毒性危险的患者的研究发现，非诺多潘疗效确切[1,2]，但是大量的随机化研究[3,4]发现，与单独使用 0.45% 氯化钠水溶液相比非诺多潘水合物并无更多益处。然而，一项荟萃分析[5]发现，正在接受心血管手术的患者有发生急性肾衰的危险，非诺多潘可减小肾修复治疗的需要并且减少死亡率。儿童及新生儿用法一见上文。

对肝移植（参见 M37 第 1732 页）患者的研究发现[6]，非诺多潘与环孢素合用可能有保护肾功能的作用，作用机制可能是抵抗了肾毒性。

1. Chu VL, Cheng JWM. Fenoldopam in the prevention of contrast media-induced acute renal failure. *Ann Pharmacother* 2001; **35**: 1278–82. Correction. *ibid.*; 1677.
2. Lepor NE. A review of contemporary prevention strategies for radiocontrast nephropathy: a focus on fenoldopam and N-acetylcysteine. *Rev Cardiovasc Med* 2003; **4** (suppl 1): S15–S20.
3. Allaqaband S, *et al.* Prospective randomized study of N-acetylcysteine, fenoldopam, and saline for prevention of radiocontrast-induced nephropathy. *Catheter Cardiovasc Interv* 2002; **57**: 279–83.
4. Stone GW, *et al.* Fenoldopam mesylate for the prevention of contrast-induced nephropathy: a randomized controlled trial. *JAMA* 2003; **290**: 2284–91.
5. Landoni G, *et al.* Fenoldopam reduces the need for renal replacement therapy and in-hospital death in cardiovascular surgery: a meta-analysis. *J Cardiothorac Vasc Anesth* 2008; **22**: 27–33.
6. Biancofiore G, *et al.* Use of fenoldopam to control renal dysfunction early after liver transplantation. *Liver Transpl* 2004; **10**: 986–92.

制剂
USP 33: Fenoldopam Mesilate Injection.
专利制剂
Ital.: Corlopam; **Neth.:** Corlopam†; **USA:** Corlopam.

Fenquizone (USAN, rINN) ⊗ 芬喹唑

Fenquizona; Fenquizonum; MG-13054. 7-Chloro-1,2,3,4-tetrahydro-4-oxo-2-phenylquinazoline-6-sulphonamide.

Фенхизон
$C_{14}H_{12}ClN_3O_3S = 337.8$.
CAS — 20287-37-0.
ATC — C03BA13.
ATC Vet — QC03BA13.
UNII — LJIU13R8IK.

Fenquizone Potassium (rINNM) ⊗ 芬喹唑钾

Fenquizona potásica; Fenquizone Potassique; Kalii Fenquizonum.
Калия Фенхизон
$C_{14}H_{12}ClN_3O_3S,K = 376.9$.
CAS — 52246-40-9.
ATC — C03BA13.
ATC Vet — QC03BA13.
UNII — 1041UTO57H.

简介

芬喹唑钾是用来治疗水肿和高血压（第 228 页）的口服利尿药。

1. Beermann B, Grind M. Clinical pharmacokinetics of some newer diuretics. *Clin Pharmacokinet* 1987; **13**: 254–66.
2. Costa FV, *et al.* Hemodynamic and humoral effects of chronic antihypertensive treatment with fenquizone: importance of aldosterone response. *J Clin Pharmacol* 1990; **30**: 254–61.

制剂

专利制剂

Ital.: Idrolonet.

Fibrinolysin⊗纤溶酶

Fibrinolysin (Human) (BAN, rINN); Fibrinase; Fibrinolisina (humana); Fibrinolysine (humaine); Fibrinolysinum (humanum); Plasmiini; Plasmin; Plasminum.

Фибринолизин (Человека)

CAS — 9001-90-5 (fibrinolysin); 9004-09-5 (human fibrinolysin).

ATC — B01AD05.

ATC Vet — QB01AD05.

注：在本药典中纤溶酶用作外源性和内源性纤维白溶酶。

简介

　　纤溶酶是从激活的人纤溶酶原中分离得到的蛋白水解酶。纤溶酶也可从牛（牛纤溶酶）和其他动物身上获得。纤溶酶能将纤维蛋白转化成可溶性产物，对其他蛋白也有水解作用。纤维蛋白溶酶（内源性纤溶酶）的止血作用在第 174 页讨论。

　　纤溶酶（常用牛纤溶酶）与脱氧核糖核酸酶合用作清创术中伤口的处理。以前注射纤溶酶来治疗血栓病。用于眼外科的微质体纤溶酶正在研究阶段。

制剂

多组分制剂 *Arg.:* Clorfibrase; *Austria:* Fibrolan; *Braz.:* Cauterex; Dermofibrin C†; Fibrabene; Fibrase; Fibrinase c/Cloranfenicol; Gino Cauterex; Gino Fibrase; *Chile:* Elase; *Cz.:* Fibrolan†; *Fr.:* Elase; *Hung.:* Fibrolan; *Indon.:* Plasmin; *Malaysia:* Elase; *Mex.:* Fibrase; Fibrase SA; *Philipp.:* Plasmin; *Pol.:* Fibrolan; *Switz.:* Fibrolan.

Flecainide Acetate (BANM , USAN , rINNM)
氟卡尼醋酸盐

Acetato de flecainide; Flécainide, acétate de; Flecainidi acetas; Flekainidacetat; Flekainid-acetát; Flekainidiasetaatti; Flekainido acetatas; R-818. N-(2-Piperidylmethyl)-2,5-bis(2,2,2-trifluoroethoxy)benzamide acetate.

Флекаинида Ацетат

$C_{17}H_{20}F_6N_2O_3,C_2H_4O_2 = 474.4$.

CAS — 54143-55-4 (flecainide); 54143-56-5 (flecainide acetate).

ATC — C01BC04.

ATC Vet — QC01BC04.

UNII — M8U465Q1WQ.

(flecainide)

Pharmacopoeias. In *Eur.* (see p.vii) and *US*.

Ph. Eur. 6.8（Flecainide Acetate）　白色或几乎白色结晶粉末，有引湿性。溶于水和无水乙醇；易溶于稀醋酸；几乎不溶于稀盐酸。2.5%水溶液的 pH 值为 6.7～7.1。避光。

USP 33（Flecainide Acetate）　白色至米色结晶粉末；$pK_a = 9.3$。溶于水；易溶于乙醇。

稳定性　在冰箱中贮藏的临时配制的氟卡尼糖浆易析出结晶并具有毒性作用[1]。因此建议冰箱的液态口服制剂每次服用均应重新配制。然而，其他报道的临时配制的药物[2,3]在室温或冰箱内稳定贮存。

1. Stuart AG, *et al*. Is there a genetic factor in flecainide toxicity? *BMJ* 1989; **298**: 117–18.
2. Wiest DB, *et al*. Stability of flecainide acetate in an extemporaneously compounded oral suspension. *Am J Hosp Pharm* 1992; **49**: 1467–70.
3. Allen LV, Erickson MA. Stability of baclofen, captopril, diltiazem hydrochloride, dipyridamole, and flecainide acetate in extemporaneously compounded oral liquids. *Am J Health-Syst Pharm* 1996; **53**: 2179–84.

不良反应

　　氟卡尼常见的不良反应是对 CNS 的影响，包括眩晕、视觉障碍、头晕，也可恶心、呕吐、头痛、震颤、外周神经病变和共济失调和感觉异常等不良反应。这些不良反应大多是暂时性的，剂量减少症状即可减轻。

他偶见的 CNS 的不良反应有幻觉、健忘、意识错乱、抑郁、运动障碍和惊厥。皮肤反应有罕见的荨麻疹，也有光过敏的案例。罕见的肾脏病素乱。在长期治疗阶段有角膜沉积、肺纤维化和肺炎。心血管的不良反应比 CNS 少，但严重得多，有致命性。室性快速型心律失常，尤其是有室性快速型心律失常史的患者服用高剂量的氟卡尼时更易发生。胸痛和心肌梗死也常发生。氟卡尼能增加有心肌梗死史患者的无症状性室性心律失常的死亡率（详见下文用途和用法项下心律失常）。

不良反应发生率　1 个短期和 3 个长期非心源性不良反应[1]研究发现，最常见的不良反应为眩晕和视觉障碍，大约有 30% 的发病率；头痛和恶心大约有 10% 发病率；其余的是呼吸困难、胸痛、无力、疲劳和震颤等不良反应。短期研究中 10% 的患者和长期研究中 6% 的患者由于非心源性不良反应而中断治疗。一篇关于 60 个使用氟卡尼研究的综述调查显示有 12% 的患者发生了非心源性的不良反应（主要为胃肠道和 CNS 的不良反应）[2]。英国 CSM 1991 年 6 月曾收到过长期使用氟卡尼引起 CNS（感觉神经病 4 例、共济失调 2 例）、角膜的不良反应（角膜沉积 2 例）和肺的不良反应（肺纤维化和肺炎 3 例）的投诉[3]。

1. Gentzkow GD, Sullivan JY. Extracardiac adverse effects of flecainide. *Am J Cardiol* 1984; **53**: 101B–105B.
2. Hohnloser SH, Zabel M. Short- and long-term efficacy and safety of flecainide acetate for supraventricular arrhythmias. *Am J Cardiol* 1992; **70**: 3A–10A.
3. CSM. Multi-system adverse reactions following long-term flecainide therapy. *Current Problems 31* 1991.

对血液的影响　1 名 66 岁男性老年患者在接受氟卡尼治疗后的 3 个月发生了严重的粒细胞减少症[1]。血液检查发现氟卡尼通过特异性抗体识别正常的中性粒细胞并结合而发生的免疫反应导致外周血和骨髓的成熟粒细胞的破坏增加。

1. Samlowski WE, *et al*. Flecainide-induced immune neutropenia: documentation of a hapten-mediated mechanism of cell destruction. *Arch Intern Med* 1987; **147**: 383–4.

对眼的影响　除了视觉障碍，氟卡尼还能引起角膜沉积[1]。一项针对 38 名患者的研究[2]发现 14.5%患者有少量角膜沉积物、但视觉功能测试正常。

1. Ulrik H, *et al*. Corneal deposits associated with flecainide. *BMJ* 1991; **302**: 506–7.
2. Ikäheimo K, *et al*. Adverse ocular effects of flecainide. *Acta Ophthalmol Scand* 2001; **79**: 175–6.

对心脏的影响　与许多抗心律失常药相似，氟卡尼能引起心律失常[1]。有报道称可引起严重的室性心律失常[2]，包括 1 新生儿给予氧氟沙星治疗室上性心动过速导致致命的心室颤[3]。还有关于治疗尖端扭转型室性心动过速的报道[4]，尽管 I a 类抗心律失常药比 I c 类更常用。有报道氟卡尼治疗无症状心律失常会增加心源性死亡发生，见下文用途和用法项下心律失常。

1. Herre JM, *et al*. Inefficacy and proarrhythmic effects of flecainide and encainide for sustained ventricular tachycardia and ventricular fibrillation. *Ann Intern Med* 1990; **113**: 671–6.
2. Falk RH. Flecainide-induced ventricular tachycardia and fibrillation in patients treated for atrial fibrillation. *Ann Intern Med* 1989; **111**: 107–11.
3. Ackland F, *et al*. Flecainide induced ventricular fibrillation in a neonate. *Heart* 2003; **89**: 1261.
4. Nogales Asensio JM, *et al*. Torsade-de-pointes in a patient with flecainide treatment: an unusual case of proarrhythmicity. *Int J Cardiol* 2007; **114**: e65–e67.

对肝脏的影响　氟卡尼能引起肝酶升高、黄疸，停药后症状逆转。

　　孕妇在接受氟卡尼治疗胎儿室性心动过速后会引起新生儿结合胆红素增高[1]。

1. Vanderhal AL, *et al*. Conjugated hyperbilirubinemia in a newborn infant after maternal (transplacental) treatment with flecainide acetate for fetal tachycardia and fetal hydrops. *J Pediatr* 1995; **126**: 988–90.

对肺的影响　氟卡尼能引起间质性肺炎[1~4]，见上文不良反应发生率。

1. Akoun GM, *et al*. Flecainide-associated pneumonitis. *Lancet* 1991; **337**: 49.
2. Hanston P, *et al*. Flecainide-associated interstitial pneumonitis. *Lancet* 1991; **337**: 371–2.
3. Robain A, *et al*. Flecainide-associated pneumonitis with acute respiratory failure in a patient with the LEOPARD syndrome. *Acta Cardiol* 2000; **55**: 45–7.
4. Pesenti S, *et al*. Diffuse infiltrative lung disease associated with flecainide: report of two cases. *Respiration* 2002; **69**: 182–5.

对精神状态的影响　患者血浆氟卡尼浓度过高（2500ng/ml）会引起发音困难和幻视[1]。接受氟卡尼治疗期间血浆胆红素浓度的连续的升高和降低表明此药具有耐药性。也有报道，接受氟卡尼治疗神经性疼痛的患者可引起偏执性精神病[2]。

1. Ramhamadany E, *et al*. Dysarthria and visual hallucinations due to flecainide toxicity. *Postgrad Med J* 1986; **62**: 61–2.
2. Bennett MI. Paranoid psychosis due to flecainide toxicity in malignant neuropathic pain. *Pain* 1997; **70**: 93–4.

对神经系统的影响　患者长期服用氟卡尼会发生周围神经病[1,2]，停药后症状消失。截止到 1992 年，英国 CSM 收到 4 例氟卡尼不良反应的报道，3 例是原有神经病变的恶化[1]，并不是所有病例都可逆。

1. Palace J, *et al*. Flecainide induced peripheral neuropathy. *BMJ* 1992; **305**: 810.
2. Malesker MA, *et al*. Flecainide-induced neuropathy. *Ann Pharmacother* 2005; **39**: 1580.

红斑狼疮　有报道称，有 1 名患者在接受氟卡尼治疗时发生眼运动性疼痛[1]。停药后疼痛即消失，但再次用药时复发并伴随红斑狼疮的症状：外侧直肌痉挛、面疹和抗核因子阳性。

1. Skander M, Isaacs PET. Flecainide, ocular myopathy, and antinuclear factor. *BMJ* 1985; **291**: 450.

不良反应的处置

　　口服过量氟卡尼在 1h 内可以考虑活性炭治疗。因为氟卡尼半衰期长和大剂量时代谢呈非线性消除，因此对症和支持治疗可能需要持续较长时间。血透析或血液灌注不大可能增加药物的消除。

过量　氟卡尼有严重的心血管毒性，会抑制心脏节律和收缩性，肝肾灌注不足会使氟卡尼消除减慢，使毒性反应延长，洗胃措施无明显效果；可采用利尿药，但可能效果不明显[1]。血液透析和血液灌注无效[2]。患者可能需要严格、长期的支持治疗[3]，也有报道用体外膜肺氧合[4]、体外循环[5,6]或主动肺内球囊泵[7]方法来维持器官灌注，使氟卡尼消除，一些病例完全恢复[3,4,6,7]，也有静脉注射高渗碳酸氢钠成功的报道[8~10]，包括用于儿童[10]，因其可拮抗由氟卡尼产生的钠离子通道阻滞作用，产生较多缓解。硫酸镁也可用于过量氟卡尼产生的心电图异常[11]。

1. Winkelmann BR, Leinberger H. Life-threatening flecainide toxicity: a pharmacodynamic approach. *Ann Intern Med* 1987; **106**: 807–14.
2. Braun J, *et al*. Failure of haemoperfusion to reduce flecainide intoxication: a case study. *Med Toxicol* 1987; **2**: 463–7.
3. Hanley NA, *et al*. Survival in a case of life-threatening flecainide overdose. *Intensive Care Med* 1998; **24**: 740–2.
4. Auzinger GM, Scheinkestel CD. Successful extracorporeal life support in a case of severe flecainide intoxication. *Crit Care Med* 1998; **29**: 887–90.
5. Yasui RK, *et al*. Flecainide overdose: is cardiopulmonary support the treatment? *Ann Emerg Med* 1997; **29**: 680–2.
6. Corkeron MA, *et al*. Extracorporeal circulatory support in near-fatal flecainide overdose. *Anaesth Intensive Care* 1999; **27**: 405–8.
7. Timperley J, *et al*. Flecainide overdose—support using an intra-aortic balloon pump. *BMC Emerg Med* 2005; **5**: 10.
8. Goldman MJ, *et al*. Sodium bicarbonate to correct widened QRS in a case of flecainide overdose. *J Emerg Med* 1997; **15**: 183–6.
9. Lovecchio F, *et al*. Hypertonic sodium bicarbonate in an acute flecainide overdose. *Am J Emerg Med* 1998; **16**: 534–7.
10. D'Alessandro LC, *et al*. Life-threatening flecainide intoxication in a young child secondary to medication error. *Ann Pharmacother* 2009; **43**: 1522–7.
11. Williamson DG, *et al*. Management of persistent wide QRS in flecainide overdose with magnesium sulphate. *Emerg Med J* 2010; **27**: 487–8.

注意事项

　　对传导缺陷患者使用氟卡尼治疗时患者必须住院治疗或有特别监测，同时必须备有复苏起搏器。严重或致命性心律失常患者谨慎使用，有心肌梗死病史患者严禁使用氟卡尼控制无症状性心律失常（详见用途和用法项下心律失常内容）。氟卡尼具有负性肌力作用，能诱导或加重充血性心功能缺陷患者的心力衰竭，因此在使用时应极其谨慎，尤其是对于心力衰竭患者。氟卡尼能增加心内膜起搏阈值，因此安装了起搏器的患者使用时须谨慎。使用氟卡尼治疗前须纠正电解质紊乱。肾损伤患者应减少剂量，显著性肝损伤患者使用时应极其谨慎。

哺乳　氟卡尼可以分布到母乳中，但是还没有关于婴儿不良反应的报道。11 个健康孕妇每 12h 口服 100mg 氟卡尼，分娩后 1 天再次开始服用并持续 5.5 天[1]，乳汁中最大的平均清除半衰期为 14.7h，非常接近正常血浆清除半衰期，在研究的第 2 天到第 5 天，药物从乳汁与血浆的平均分布比分别为 3.7、3.2、3.5 和 2.6，但是母乳喂养的婴儿摄入的乳汁中具有毒性作用的氟卡尼的量很低。另外一个患有室性心律失常的妇女在怀孕前每天服用氟卡尼 100mg2 次[2]，产后第 5 天的分布比为 1.57，第 7 天的分布比为 2.18。American Academy of Pediatrics 认为氟卡尼适用于母乳喂养[3]。

1. McQuinn RL, *et al*. Flecainide excretion in human breast milk. *Clin Pharmacol Ther* 1990; **48**: 262–7.
2. Wagner X, *et al*. Coadministration of flecainide acetate and sotalol during pregnancy: lack of teratogenic effects, passage across the placenta, and excretion in human breast milk. *Am Heart J* 1990; **119**: 700–2.
3. American Academy of Pediatrics. The transfer of drugs and other chemicals into human milk. *Pediatrics* 2001; **108**: 776–89. [Retired May 2010] Correction. *ibid.*; 1029. Also available at: http://aappolicy.aappublications.org/cgi/content/full/pediatrics%3b108/3/776 (accessed 10/07/07)

妊娠 氟卡尼能穿透胎盘（见下文**药动学**）因此可用来经胎盘治疗胎儿心律失常（见下文**用途和用法**）。然而，有报道称经母体使用氟卡尼治疗致命性室上性心律失常的婴儿有高胆红素血症的不良反应（见上文对**肝脏的影响**）。

药物相互作用

氟卡尼与其他抗心律失常药或致心律失药合用会增加心律失常的风险。与β受体阻滞剂合用会加重负性肌力作用。氟卡尼在肝脏代谢，影响代谢酶（如细胞色素 P450 同工酶 CYP2D6）的药物可能会影响氟卡尼的药理作用。

抗心律失常药 当胺碘酮与氟卡尼合用时能增加氟卡尼的血浆浓度[1]，建议两药合用时氟卡尼的剂量减半，但由于胺碘酮的作用个体差异大，因此治疗期间须监测氟卡尼的血浆浓度。对于新陈代谢旺盛的患者，奎尼丁能降低氟卡尼的清除，因为奎尼丁能抑制代谢氟卡尼的酶[2]。2 例报道合用氟卡尼与维拉帕米治疗时发生了心源性休克和心搏骤停[3]。

1. Shea P, *et al.* Flecainide and amiodarone interaction. *J Am Coll Cardiol* 1986; **7:** 1127–30.
2. Birgersdotter UM, *et al.* Stereoselective genetically-determined interaction between chronic flecainide and quinidine in patients with arrhythmias. *Br J Clin Pharmacol* 1992; **33:** 275–80.
3. Buss J, *et al.* Asystole and cardiogenic shock due to combined treatment with verapamil and flecainide. *Lancet* 1992; **340:** 546.

抗疟药 有报道称，奎宁抑制健康受试者的氟卡尼代谢但不改变肾清除，因此导致氟卡尼总清除率下降，清除半衰期延长[1]。

1. Munafo A, *et al.* Altered flecainide disposition in healthy volunteers taking quinine. *Eur J Clin Pharmacol* 1990; **38:** 269–73.

β受体阻滞剂 健康受试者合用氟卡尼与普萘洛尔时，两药的血浆浓度均增加。两药对心功能的一种副作用是负性肌力作用，在心室功能损伤患者在两药联合使用时须谨慎[1]。1 例室性心动过速患者在接受氟卡尼治疗过程中，加入索他洛尔，导致严重心动过缓、AV 传导阻滞以及随后的心搏骤停及死亡[2]。

1. Holtzman JL, *et al.* The pharmacodynamic and pharmacokinetic interaction of flecainide acetate with propranolol: effects on cardiac function and drug clearance. *Eur J Clin Pharmacol* 1987; **33:** 97–9.
2. Warren R, *et al.* Serious interactions of sotalol with amiodarone and flecainide. *Med J Aust* 1990; **152:** 277.

地高辛 氟卡尼与地高辛合用会增加地高辛的浓度，见**地高辛**的药物相互作用项下**抗心律失常药**，第 313 页。

食品 1 例每日服用 40mg/kg 氟卡尼控制室上性心动过速的婴儿摄入牛奶能降低氟卡尼的吸收。用葡萄糖代替牛奶后，血浆氟卡尼的浓度从原来的 990ng/ml 升高到 1824ng/ml。牛奶喂养的婴儿在停止或减量饮用牛奶时，氟卡尼剂量也须相应地减少[1]。

1. Russell GAB, Martin RP. Flecainide toxicity. *Arch Dis Child* 1989; **64:** 860–2.

H₂ 受体拮抗药 据报道，由于西咪替丁可降低氟卡尼的代谢而增加健康受试者的氟卡尼生物利用度，而清除半衰期和肾清除没有变化[1]。

1. Tjandra-Maga TB, *et al.* Altered pharmacokinetics of oral flecainide by cimetidine. *Br J Clin Pharmacol* 1986; **22:** 108–10.

药动学

口服后，氟卡尼几乎全部被吸收并且无首关清除效应。尽管食物或抗酸药不影响吸收，但牛奶能抑制婴儿的吸收（见上文）。氟卡尼的代谢产物主要有 2 种：间位-邻-脱烷基机和间位-邻-脱烷基内酰胺衍生物，这两种代谢物可能具有部分活性，但不具有临床意义。氟卡尼的代谢与细胞色素 P450 同工酶 CYP2D6 有关且具有遗传多态现象（见下文**代谢**）。氟卡尼主要经肾从尿排泄，其中大约 30％ 为原形，其他为代谢产物。大约 5％ 从粪便排泄。肾损伤、心力衰竭和碱性尿均能降低氟卡尼的排泄。血液透析仅能清除大约口服剂量的 1％氟卡尼原形。

普遍认为血浆治疗浓度是 0.2～1μg/ml。清除半衰期大约为 20h，血浆蛋白结合率大约为 40％。

氟卡尼透过胎盘并能分布到乳汁中。

代谢 氧化代谢是氟卡尼消除的重要途径[1]。代谢主要由具有遗传多态性的细胞色素 P450 同工酶 CYP2D6 介导。新陈代谢功能弱的人群（5％～10％的人）平均清除半衰期大约为 11.8h，而强代谢者为 6.8h，以尿中排泄的原形在这两种人群中的比例分别为 51％、31％。这种药物动学的差异并没有多大的临床意义。然而对于肾损伤而新陈代谢又弱的患者，需要谨慎地进行剂量调整。

1. Mikus G, *et al.* The influence of the sparteine-debrisoquin phenotype on the disposition of flecainide. *Clin Pharmacol Ther* 1989; **45:** 562–7.

妊娠 1 例妊娠末期的孕妇服用氟卡尼治疗胎儿室上性心动过速的药动学研究发现[1]，氟卡尼能轻易地通过胎盘但在胎儿血液中没有积留，而羊水中却有很高的浓度。

对肝脏具有同样的影响，见上文。

1. Bourget P, *et al.* Flecainide distribution, transplacental passage and accumulation in the amniotic fluid during the third trimester of pregnancy. *Ann Pharmacother* 1994; **28:** 1031–4.

用途和用法

氟卡尼是一个典型的 Ic 类抗心律失常药（第 212 页），用来治疗严重的症状明显的室性心律失常，如持续性室性心动过速、室性早搏或者对其他治疗无效的非持续性室性心动过速，严重的症状明显的室上性心律失常（房室结折返心动过速、心律失常伴随 Wolff-Parkinson-White 综合征、没有左心室功能紊乱的阵发性房颤）。

氟卡尼可以口服或用醋酸盐静脉给药。患者须入院治疗。治疗 3～5 天后需调整剂量，并且一旦症状控制应减量。建议血浆治疗浓度是 0.2～1μg/ml。

治疗室性心律失常常用氟卡尼口服初始剂量是 100mg，每日 2 次，最大总剂量为每日 400mg，但大多患者剂量不会超过每日 300mg。治疗室上性心律失常常用的口服初始剂量为 50mg，每日 2 次，最大总剂量为每日 300mg。

对于 10～30min 的时间静脉给予 2mg/kg 的氟卡尼能快速控制心律失常，最大剂量为 150mg，应同时监控 ECG 的变化。如果需长期胃肠外给药治疗，初始治疗如同上述一样，静脉给予 2mg/kg 的氟卡尼，给药时间不得少于 30min，接下来的 1h 持续静脉滴注 1.5mg/kg，此后每小时静脉滴注 100～250μg/kg。第一个 24h 最大累积剂量不超过 600mg。静脉滴注不应超过 24h 并尽快用口服治疗取代。

肾损伤患者，应减少氟卡尼剂量（见下文）。

氟卡尼的儿童用法，见下文。

氟卡尼曾被尝试用于治疗难治的神经性疼痛。

用法 氟卡尼常口服或静脉给药。另有报道[1]，健康受试者直肠能快速稳定地吸收氟卡尼溶液，达到血浆峰浓度的平均时间为 0.67h，平均生物利用度为 98％，而口服溶液剂达到血浆峰时间为 1h，平均生物利用度为 78％，口服片剂时，这两个数值分别为 4h 和 81％。2 例重症患者直肠给予氟卡尼时，一个吸收良好而另一个吸收差[2]，因此推荐直肠给药用于胃肠道外给药，达最大剂量仍无疗效，或口服和鼻饲给药不能实施的患者。

1. Lie-A-Huen L, *et al.* Absorption kinetics of oral and rectal flecainide in healthy subjects. *Eur J Clin Pharmacol* 1990; **38:** 595–8.
2. Quattrocchi FP, Karim A. Flecainide acetate administration by enema. *DICP Ann Pharmacother* 1990; **24:** 1233–4.

儿童用法 氟卡尼已成功地用于治疗儿童心律失常[1,2]，包括新生儿[2,3]，氟卡尼和索他洛尔合用的有效结果也已有报道[4]。美国注册药品信息建议 6 个月以下的婴儿使用氟卡尼醋酸盐初始口服剂量为 50mg/m²，每日分次服用，6 个月以上者每日 100mg/m²，但剂量不应超过 200mg。

BNFC 2010/11 建议氟卡尼醋酸盐的剂量如下：

- 新生儿：**口服**剂量 2mg/kg，每日 2～3 次，根据反应调整，或在 10～30min 内**静脉给药** 1～2mg/kg，必要时以每小时 100～250μg/kg 的速率持续输注，直到心律失常得到控制；
- 1 个月～12 岁儿童：**口服**剂量 2mg/kg，每日 2～3 次，根据反应调整至最大剂量 8mg/kg 或 300mg；或在 10～30min 内**静脉给药** 2mg/kg，必要时以每小时 100～250μg/kg 的速率持续输注，直到心律失常得到控制（24 小时内最大累积 600mg）；
- 12～18 岁：同成年人（见上文用**途和用法**），大多数儿童最大口服剂量不应超过每日 300mg。

1. Perry JC, Garson A. Flecainide acetate for treatment of tachyarrhythmias in children: review of world literature on efficacy, safety, and dosing. *Am Heart J* 1992; **124:** 1614–21.
2. O'Sullivan JJ, *et al.* Digoxin or flecainide for prophylaxis of supraventricular tachycardia in infants? *J Am Coll Cardiol* 1995; **26:** 991–4.
3. Ferlini M, *et al.* Flecainide as first-line treatment for supraventricular tachycardia in newborns. *J Cardiovasc Med (Hagerstown)* 2009; **10:** 372–5.
4. Price JF, *et al.* Flecainide and sotalol: a new combination therapy for refractory supraventricular tachycardia in children <1 year of age. *J Am Coll Cardiol* 2002; **39:** 517–20.

在肾损伤中的用法 氟卡尼的半衰期在肾损伤患者[1~3]个体可显著延长。对于肌酐清除率超过 35ml/（min·1.73m²）的患者，注册药品信息指出氟卡尼醋酸盐的初始口服剂量不应超过

每日 100mg。血液浓度应被监测，静脉给药时剂量应减半。

代谢功能弱的肾损伤患者应该更谨慎地进行剂量调整（见上文**代谢**）。

1. Braun J, *et al.* Pharmacokinetics of flecainide in patients with mild and moderate renal failure compared with patients with normal renal function. *Eur J Clin Pharmacol* (CAST); **31:** 711–14.
2. Forland SC, *et al.* Oral flecainide pharmacokinetics in patients with impaired renal function. *J Clin Pharmacol* 1988; **28:** 259–67.
3. Williams AJ, *et al.* Pharmacokinetics of flecainide acetate in patients with severe renal impairment. *Clin Pharmacol Ther* 1988; **43:** 449–55.

心律失常 氟卡尼在治疗心室和室上性心律失常有确定的作用（第218页）。它已被用于儿童（见上文），也成功地在孕妇身上（胎盘疗法）用于治疗胎儿心律失常[1,2]，尽管被报道有新生儿毒性[3,4]。

心律失常抑制试验（CAST）发现，在心肌梗死后无症状心律失常的患者不建议使用，会使死亡率增加，氟卡尼和相关 Ic 类抗心律失常药物恩卡[5~7] 和莫雷西嗪[8] 正尝试使用，以减少室性期前收缩患者的梗死后死亡率。

氟卡尼已经用作 Brugada 综合征的诊断[9]。这种综合征以室性心动过速引起晕厥或心搏停止为特点，而心脏并没有器质性病变，认为是由于心肌细胞内向钠电流不足。氟卡尼由于具有阻断钠通道的特点，扩大了这种不足并使得 ST 段抬高而有助于诊断，然而，它可能会导致严重室性心律失常[10]，不能用于治疗。

1. Simpson JM, Sharland GK. Fetal tachycardias: management and outcome of 127 consecutive cases. *Heart* 1998; **79:** 576–81.
2. Krapp M, *et al.* Flecainide in the intrauterine treatment of fetal supraventricular tachycardia. *Ultrasound Obstet Gynecol* 2002; **19:** 158–64.
3. Rasheed A, *et al.* Neonatal ECG changes caused by supratherapeutic flecainide following treatment for fetal supraventricular tachycardia. *Heart* 2003; **89:** 470.
4. Hall CM, Ward Platt MP. Neonatal flecainide toxicity following supraventricular tachycardia treatment. *Ann Pharmacother* 2003; **37:** 1343–4.
5. Task Force of the Working Group on Arrhythmias of the European Society of Cardiology. CAST and beyond: implications of the cardiac arrhythmias suppression trial. *Circulation* 1990; **81:** 1123–7. [Simultaneous publication occurred in *Eur Heart J* 1990; **11:** 194–9].
6. The Cardiac Arrhythmia Suppression Trial (CAST) Investigators. Preliminary report: effect of encainide and flecainide on mortality in a randomized trial of arrhythmia suppression after myocardial infarction. *N Engl J Med* 1989; **321:** 406–12.
7. Echt DS, *et al.* Mortality and morbidity in patients receiving encainide, flecainide, or placebo: The Cardiac Arrhythmia Suppression Trial. *N Engl J Med* 1991; **324:** 781–8.
8. The Cardiac Arrhythmia Suppression Trial II Investigators. Effect of the antiarrhythmic agent moricizine on survival after myocardial infarction. *N Engl J Med* 1992; **327:** 227–33.
9. Singleton CB, McGuire MA. The Brugada syndrome: a recently recognised genetic disease causing sudden cardiac death. *Med J Aust* 2000; **173:** 415–8.
10. Gasparini M, *et al.* Flecainide test in Brugada syndrome: a reproducible but risky tool. *Pacing Clin Electrophysiol* 2003; **26:** 338–41.

疼痛 Ic 类抗心律失常药物（如氟卡尼）已被用于神经性疼痛（第 9 页）的镇痛佐剂，尽管氟卡尼有效的证据还很有限。有报道[1,2]神经浸润引起严重疼痛的患者有良好疗效，另一个对梗死形成后患者的研究发现氟卡尼与死亡率增加相关，这一发现导致氟卡尼治疗神经性疼痛的对照试验[3]（CAST，见上文**心律失常**）不得不放弃，后续研究[4,5]发现氟卡尼只对少数癌症疼痛患者有效，尽管疗效在有效患者中可能很显著[5]。一项小型研究[6]表明，氟卡尼对带状疱疹后神经痛有效。

1. Dunlop R, *et al.* Analgesic effects of oral flecainide. *Lancet* 1988; **i:** 420–1.
2. Sinnott C, *et al.* Flecainide in cancer nerve pain. *Lancet* 1991; **337:** 1347.
3. Dunlop RJ, *et al.* Flecainide in cancer nerve pain. *Lancet* 1991; **337:** 1347.
4. Chong SF, *et al.* Pilot study evaluating local anesthetics administered systemically for treatment of pain in patients with advanced cancer. *J Pain Symptom Manage* 1997; **13:** 112–17.
5. von Gunten CF, *et al.* Flecainide for the treatment of chronic neuropathic pain: a Phase II trial. *Palliat Med* 2007; **21:** 667–72.
6. Ichimata M, *et al.* Analgesic effects of flecainide on postherpetic neuralgia. *Int J Clin Pharmacol Res* 2001; **21:** 15–19.

制剂

BP 2010: Flecainide Injection; Flecainide Tablets;
USP 33: Flecainide Acetate Tablets.

专利制剂

Arg.: Diondel; Tambocor†; ***Austral.:*** Flecatab; Tambocor; ***Austria:*** Aristocor; ***Belg.:*** Apocard; Docflecai; Tambocor; ***Canad.:*** Tambocor; ***Chile:*** Tambocor; ***Cz.:*** Tambocor; ***Denm.:*** Tambocor; ***Fin.:*** Tambocor; ***Fr.:*** Flecaine; ***Ger.:*** flecadura†; Tambocor; ***Gr.:*** Tambocor; ***Hong Kong:*** Tambocor; ***Irl.:*** Tambocor; ***Israel:*** Tambocor; ***Ital.:*** Almarytm; ***Malaysia:*** Tambocor; ***Mex.:*** Tambocor; ***Neth.:*** Tambocor; ***Norw.:*** Tambocor; ***NZ:*** Tambocor; ***Philipp.:*** Tambocor; ***Port.:*** Apocard; ***S.Afr.:*** Tambocor; ***Singapore:*** Apocard; ***Spain:*** Apocard; ***Swed.:*** Tambocor; ***Switz.:*** Tambocor; ***Thai.:*** Tambocor; ***UK:*** Tambocor; ***USA:*** Tambocor.

Fluindione (rINN) 氟茚二酮

Fluindiona; Fluindionum; Fluorindione; LM-123. 2-(4-Fluorophenyl)indan-1,3-dione.

Флуиндион

$C_{15}H_9FO_2 = 240.2.$
CAS — 957-56-2.
UNII — EQ35YMS20Q.

简介

氟茚二酮是一种与华法林（第 465 页）功能相似的茚满二酮抗凝血药，主要治疗血栓栓塞疾病（第 243 页），但是由于茚满二酮类具有比华法林大的毒性（见苯茚二酮，第 412 页）而用途受到限制。

常用初始剂量为每日 20mg，根据血液凝固试验而调整剂量。

制剂

专利制剂

Fr.: Previscan.

Fluvastatin Sodium (BANM, USAN, rINNM) 氟伐他汀钠

Fluvastatina sódica; Fluvastatine sodique; Fluvastatinum natricum; Natrii Fluvastatinum; XU-62-320. Sodium (±)-(3R*,5S*,6E)-7-[3-(p-Fluorophenyl)-1-isopropylindol-2-yl]-3,5-dihydroxy-6-heptenoate.

Натрий Флувастатин

$C_{24}H_{25}FNNaO_4 = 433.4.$
CAS — 93957-54-1 (fluvastatin); 93957-55-2 (fluvastatin sodium).
ATC — C10AA04.
ATC Vet — QC10AA04.
UNII — PYF7O1FV7F.

(fluvastatin)

Pharmacopoeias. In *Eur.* (see p.vii) and *US*.

Ph. Eur. 6. 8 (Fluvastatin Sodium) 白色至近白色、淡黄色或略带红色的结晶性粉末。具有吸湿性。可溶于水；易溶于甲醇；难溶于乙腈。5% 水溶液的 pH 值为 8～10。贮藏于密闭容器中。避光。

UPS 33 (Fluvastatin Sodium) 白色至淡黄色、褐黄色或略带红色的浅黄色粉末，具有吸湿性。溶于水、乙醇、甲醇。1% 水溶液的 pH 值为 8.0～10.0。贮藏于密闭容器中，温度为 15～30℃。避光和干燥贮藏。

不良反应和注意事项

参见辛伐他汀，第 432 页。

药物相互作用

他汀类药物与其他药物的相互作用在辛伐他汀章节中讨论（第 434 页）。氟伐他汀主要由细胞色素 P450 同工酶 CYP2C9 代谢并且与辛伐他汀没有相互作用，但在这两种药物合用时应谨慎。然而，与 CYP2C9 抑制剂氟康唑合用可能会出现相互作用；与 CYP2C9 诱导剂利福平合用，可能降低氟伐他汀大约 50% 的生物利用度。

药动学

氟伐他汀能快速地、完全地从胃肠道吸收并有首关效应，肝是其主要作用部位。氟伐他汀主要由细胞色素 P450 同工酶 CYP2C9 代谢，仅少量由 CYP3A4 代谢。据报道，血浆蛋白结合率大于 98%。大约 90% 主要以代谢物形式从粪便排泄，6% 经肾从尿液排泄。

1. Scripture CD, Pieper JA. Clinical pharmacokinetics of fluvastatin. *Clin Pharmacokinet* 2001; **40:** 263–81.
2. Neuvonen PJ, *et al.* Pharmacokinetic comparison of the potential over-the-counter statins simvastatin, lovastatin, fluvastatin and pravastatin. *Clin Pharmacokinet* 2008; **47:** 463–74.

用途和用法

氟伐他汀，为 3-羟-3-甲基戊二酰辅酶（HMG-CoA）还原酶抑制剂，与辛伐他汀（第 436 页）具有类似调节血浆脂质的作用。用于治疗高脂血症（第 226 页）［包括高胆固醇血症和混合性高脂血症（IIa 或 IIb 高脂蛋白血症）］时降低总胆固醇、低密度脂蛋白（LDL）-胆固醇、载脂蛋白 B 和甘油三酯并增加高密度脂蛋白（HDL）胆固醇。也常用作缺血性心脏病患者包括经皮冠状动脉介入术患者二级预防时给药以降低心血管风险（第 221 页）。

氟伐他汀主要以钠盐的形式口服，剂量计算依据其碱，21.06mg 氟伐他汀钠相当于 20mg 氟伐他汀。氟伐他汀常用初始剂量为 20～40mg，每晚 1 次。如有必要，剂量可每 4 周或更长时间增加一次直至每日 80mg，分 2 次口服或控释制剂每日 1 次口服。需大幅度降低低密度脂蛋白（LDL）-胆固醇的患者开始口服剂量可为每日 80mg，同样的剂量也可用于经皮冠状动脉介入术患者。

氟伐他汀的儿童用法，见下文。

1. Langtry HD, Markham A. Fluvastatin: a review of its use in lipid disorders. *Drugs* 1999; **57:** 583–606.
2. Corsini A, *et al.* Fluvastatin: clinical and safety profile. *Drugs* 2004; **64:** 1305–23.
3. Winkler K, *et al.* Risk reduction and tolerability of fluvastatin in patients with the metabolic syndrome: a pooled analysis of thirty clinical trials. *Clin Ther* 2007; **29:** 1987–2000.
4. McDonald KJ, Jardine AG. The use of fluvastatin in cardiovascular risk management. *Expert Opin Pharmacother* 2008; **9:** 1407–14.

儿童用法　氟伐他汀可被用于治疗 9 岁及以上（在美国为 10 岁以上）患有杂合性高胆固醇血症[1]的儿童。适当的口服剂量范围从 20mg 每日 1 次到每日 80mg 分 2 次服用或使用改良的缓释制剂，每日 1 次，根据严重程度和反应调整。美国注册药品信息建议剂量调整反应在 6 周的时间间隔内完成。

1. van der Graaf A, *et al.* Efficacy and safety of fluvastatin in children and adolescents with heterozygous familial hypercholesterolaemia. *Acta Paediatr* 2006; **95:** 1461–6.

制剂

USP 33: Fluvastatin Capsules.

专利制剂

Arg.: Lescol; **Austral.:** Lescol; **Austria:** Lescol; **Belg.:** Lescol; **Braz.:** Lescol; **Canad.:** Lescol; **Cz.:** Fluvakarav; Fuvatalip; Vuyator; **Denm.:** Caneff; Lescol; **Fin.:** Caneff; Lescol; **Fr.:** Fractal; **Ger.:** Cranoc; LO-COL; **Gr.:** Hovalin; Lescol; **Hong Kong:** Lescol; **Hung.:** Lescol; Lochol†; Stipatin; **Indon.:** Lescol; **Irl.:** Fluvat; Lescol; Lochol; Luvinsta; Statease; **Israel:** Lescol; **Ital.:** Lescol; Lipaxan; Primesin; **Jpn:** Lochol; **Malaysia:** Lescol; **Mex.:** Lescol; Vastaflux; **Neth.:** Caneff; Lescol; Vaditon; **Norw.:** Lescol; **NZ:** Lescol†; **Philipp.:** Lescol; **Pol.:** Lescol; **Port.:** Canef; Cardiol; Fluvaphar; Lescol; **Rus.:** Lescol (Лескол); **S.Afr.:** Lescol; **Singapore:** Lescol; **Spain:** Digaril; Lescol; Liposit; Lymetel; Vaditon; **Swed.:** Caneff; Lescol; **Switz.:** Lescol; Primesin†; **Thai.:** Lescol; **Turk.:** Lescol; **UK:** Dorisin; Lescol; Luvinsta; **Ukr.:** Lescol (Лескол); **USA:** Lescol; **Venez.:** Lescol†.

Fondaparinux Sodium (BAN, USAN, rINN) 磺达肝素钠

Fondaparin Sodium; Fondaparinuks Sodyum; Fondaparinuuksinatrium; Fondaparinux sódico; Fondaparinux Sodique; Fondaparinuxnatrium; Fondaparinuxum Natricum; Fondaparinuxum Natrium; Org-31540; SR-90107A.

Фондапаринукс Натрия

CAS — 114870-03-0.
ATC — B01AX05.
ATC Vet — QB01AX05.
UNII — X0Q6N9USOZ.

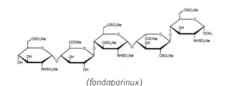

(fondaparinux)

不良反应

参见肝素，第 350 页。

不良反应的处置

如果发生出血，应停用磺达肝素钠，并采取相应的治疗措施。与肝素钠不同，磺达肝素钠没有特异性解毒

药（见下文）。

过量　健康受试者给予磺达肝素钠后 2h 发现具有活性的依他凝血素 α（重组因子 VIIa），调节凝血时间和产生凝血酶的作用持续达 6h，表明磺达肝素钠可用于治疗出血性并发症或者需要进行急性手术者。

1. Bijsterveld NR, *et al.* Ability of recombinant factor VIIa to reverse the anticoagulant effect of the pentasaccharide fondaparinux in healthy volunteers. *Circulation* 2002; **106:** 2550–54.

注意事项

参见肝素，第 351 页。

使用肝素钠有血小板减少症的患者和使用磺达肝素钠时体外血小板凝聚试验（也就是交叉反应性）阳性患者禁止使用磺达肝素钠。严重肾损伤患者禁止使用磺达肝素钠，而体重轻于 50kg 的患者使用时须予特殊照顾。

药物相互作用

参见肝素，第 351 页。

药动学

皮下注射磺达肝素钠后能快速完全地吸收，生物利用度为 100%。与血浆，主要与抗凝血酶 III 广泛地结合。64%～77% 的原形经肾从尿液排泄。清除半衰期为 17～21h，肾损伤患者、年老患者和体重轻于 50kg 的患者半衰期延长。

1. Donat F, *et al.* The pharmacokinetics of fondaparinux sodium in healthy volunteers. *Clin Pharmacokinet* 2002; **41** (suppl 2): 1–9.
2. Paolucci F, *et al.* Fondaparinux sodium mechanism of action: identification of specific binding to purified and human plasma-derived proteins. *Clin Pharmacokinet* 2002; **41** (suppl 2): 11–18.
3. Turpie AG, *et al.* Pharmacokinetic and clinical data supporting the use of fondaparinux 1.5 mg once daily in the prevention of venous thromboembolism in renally impaired patients. *Blood Coagul Fibrinolysis* 2009; **20:** 114–21.

妊娠　尽管体外研究显示磺达肝素钠不能穿透胎盘[1]，但是一个针对使用磺达肝素钠的妊娠妇女的小型研究发现脐带血中抗 Xa 因子活性提高[2]，这表明少量的磺达肝素钠透过胎盘。

1. Lagrange F, *et al.* Fondaparinux sodium does not cross the placental barrier: study using the in-vitro human dually perfused cotyledon model. *Clin Pharmacokinet* 2002; **41** (suppl 2): 47–9.
2. Dempfle C-EH. Minor transplacental passage of fondaparinux in vivo. *N Engl J Med* 2004; **350:** 1914–15.

用途和用法

磺达肝素钠是一个人工合成的戊多糖，是活化 X 的选择性抑制剂（活化因子 X）。与抗凝血药一样以钠盐的形式治疗静脉血栓栓塞（第 244 页）、不稳定性心绞痛（第 215 页）和急性心肌梗死（第 232 页）。也被用于治疗肝素诱导的血小板减少症（见肝素的不良反应项下对血液的影响，第 350 页）。

腹部静脉血栓栓塞和整形外科预防性用药，磺达肝素钠皮下注射每日 2.5mg，手术开始后至少 6～8h 给药并且持续至少 5～9 天，髋骨骨折时须持续到第 32 天。高危患者预防性给药，每日 1 次给予同样剂量并持续 6～14 天。

在静脉血栓栓塞治疗初期，体重轻于 50kg 患者一次皮下注射磺达肝素钠每日 5mg，体重在 50～100kg 的患者注射 7.5mg，体重超过 100kg 的患者注射 10mg。治疗常持续 5～9 天，直到口服抗凝血药起作用。

磺达肝素钠也被用于治疗不稳定性心绞痛和急性 ST 段抬高性心肌梗死，但只有用于紧急经皮冠状动脉介入治疗的患者。给药剂量为皮下注射 2.5mg，每日 1 次，最多 8 天，急性 ST 段抬高性心肌梗死的患者首次静脉给药。若采用经皮冠状动脉介入治疗则使用肝素。临床需要时应重新开始给药。

肾损伤患者可能需要减量用药（见下文）。

1. Keam SJ, Goa KL. Fondaparinux sodium. *Drugs* 2002; **62:** 1673–85.
2. Tran AH, Lee G Fondaparinux for prevention of venous thromboembolism in major orthopedic surgery. *Ann Pharmacother* 2003; **37:** 1632–43.
3. The Matisse Investigators. Subcutaneous fondaparinux versus intravenous unfractionated heparin in the initial treatment of pulmonary embolism. *N Engl J Med* 2003; **349:** 1695–1702.
4. Reynolds NA, *et al.* Fondaparinux sodium: a review of its use in the prevention of venous thromboembolism following major orthopaedic surgery. *Drugs* 2004; **64:** 1575–96.
5. Büller HR, *et al.* Fondaparinux or enoxaparin for the initial treatment of symptomatic deep venous thrombosis: a randomized trial. *Ann Intern Med* 2004; **140:** 867–73.
6. The OASIS-6 Trial Group. Effects of fondaparinux on mortality and reinfarction in patients with acute ST-segment elevation myocardial infarction: the OASIS-6 randomized trial. *JAMA* 2006; **295:** 1519–30.
7. Cohen AT, *et al.* ARTEMIS Investigators. Efficacy and safety of fondaparinux for the prevention of venous thromboembolism in older acute medical patients: randomised placebo controlled trial. Abridged version: *BMJ* 2006; **332:** 325–9. Full version: http://www.bmj.com/cgi/reprint/332/7537/325 (accessed 14/05/08)

8. Yusuf S, *et al.* Fifth Organization to Assess Strategies in Acute Ischemic Syndromes Investigators. Comparison of fondaparinux and enoxaparin in acute coronary syndromes. *N Engl J Med* 2006; **354:** 1464–76.

9. Efird LE, Kockler DR. Fondaparinux for thromboembolic treatment and prophylaxis of heparin-induced thrombocytopenia. *Ann Pharmacother* 2006; **40:** 1383–7.

10. Mehta SR, *et al.* OASIS 5 and 6 Investigators. Antithrombotic therapy with fondaparinux in relation to interventional management strategy in patients with ST- and non-ST-segment elevation acute coronary syndromes: an individual patient-level combined analysis of the Fifth and Sixth Organization to Assess Strategies in Ischemic Syndromes (OASIS 5 and 6) randomized trials. *Circulation* 2008; **118:** 2038–46.

11. Karthikeyan G, *et al.* Fondaparinux in the treatment of acute coronary syndromes: evidence from OASIS 5 and 6. *Expert Rev Cardiovasc Ther* 2009; **7:** 241–9.

在肾损伤中的用法 磺达肝素钠通过肾脏消除，肾损伤患者应慎用。美国注册药信息表明，肌酐清除率（CC）低于 30ml/min 的患者严禁使用磺达肝素钠，CC 为 30～50ml/min 的患者，建议谨慎使用。

在英国，建议以适应证为基础，如下：

- 治疗急冠状动脉综合征：CC 低于 20ml/min 的患者严禁使用；
- 治疗静脉血栓栓塞：CC 低于 30ml/min 的患者严禁使用；
- 预防静脉血栓栓塞：CC 低于 20ml/min 的患者严禁使用，CC 为 20～50ml/min 的患者降低剂量为每日 1.5mg。

制剂

专利制剂

Arg.: Arixtra; **Austral.:** Arixtra; **Austria:** Arixtra; **Belg.:** Arixtra; **Braz.:** Arixtra; **Canad.:** Arixtra; **Chile:** Arixtra; **Cz.:** Arixtra; **Denm.:** Arixtra; **Fin.:** Arixtra; **Fr.:** Arixtra; **Ger.:** Arixtra; **Gr.:** Arixtra; **Hong Kong:** Arixtra†; **Hung.:** Arixtra; **Indon.:** Arixtra; **Irl.:** Arixtra; **Israel:** Arixtra; **Ital.:** Arixtra; **Malaysia:** Arixtra; **Mex.:** Arixtra; **Neth.:** Quixidar; **Norw.:** Arixtra (Арикстра); **S.Afr.:** Arixtra; **Singapore:** Arixtra; **Spain:** Arixtra; **Swed.:** Arixtra; **Switz.:** Arixtra; **Thai.:** Arixtra; **Turk.:** Arixtra; **UK:** Arixtra; **Ukr.:** Arixtra (Арикстра); **USA:** Arixtra.

Fosinopril Sodium (*BANM, USAN, rINNM*) 福辛普利钠

Fosinoprilinatrium; Fosinopril sódico; Fosinopril sodique; Fosinopril Sodyum; Fosinoprilnatrium; Fosinoprilum natricum; Natrii Fosinoprilum; SQ-28555. (4S)-4-Cyclohexyl-1-{{(RS)-2-methyl-1-(propionyloxy)propoxy]-(4-phenylbutyl)phosphinylacetyl]-L-proline sodium.

Натрий Фозиноприл

$C_{30}H_{45}NNaO_7P = 585.6$.

CAS — 97825-24-6 (fosinopril); 98048-97-6 (fosinopril); 88889-14-9 (fosinopril sodium).

ATC — C09AA09.

ATC Vet — QC09AA09.

UNII — NW2RTH6T2N.

(fosinopril)

Pharmacopoeias. In *Eur.* (see p.vii) and *US*.

Ph. Eur. 6. 8（Fosinopril Sodium） 白色至类白色结晶性粉末。表现为多态性。易溶于水；难溶于无水乙醇；不溶于己烷。

USP 33（Fosinopril Sodium） 20～25℃条件下贮藏于密闭容器中，允许温度范围为 15～30℃。

不良反应、处置和注意事项

参见 **ACEI**，第 248 页。

药物相互作用

参见 **ACEI**，第 251 页。

药动学

福辛普利是其活性代谢物福辛普利二酸的前体物。

口服吸收率约为 36%。福辛普利在胃肠黏膜和肝脏被快速完全地水解成福辛普利拉。口服福辛普利后 3h 福辛普利拉即达血浆峰浓度。福辛普利拉血浆蛋白结合率大约 95%。经肾从尿排泄和经胆汁从粪便排泄，也可从乳汁排泄。高血压患者大剂量服用福辛普利后福辛普利拉累积有效末衰期约为 11.5h，心力衰竭患者约为 14h。

1. Singhvi SM, *et al.* Disposition of fosinopril sodium in healthy subjects. *Br J Clin Pharmacol* 1988; **25:** 9–15.

2. Kostis JB, *et al.* Fosinopril: pharmacokinetics and pharmacodynamics in congestive heart failure. *Clin Pharmacol Ther* 1995; **58:** 660–5.

肾损伤 肾损伤患者的福辛普利拉（福辛普利的代谢物）的全身总清除率比较缓慢。然而，对不同程度肾损伤，包括需要透析的患者在内的药动学研究显示[1~5]，肾清除率减少，但至少部分可以被增加的肝清除率补偿。

1. Hui KK, *et al.* Pharmacokinetics of fosinopril in patients with various degrees of renal function. *Clin Pharmacol Ther* 1991; **49:** 457–67.

2. Gehr TWB, *et al.* Fosinopril pharmacokinetics and pharmacodynamics in chronic ambulatory peritoneal dialysis patients. *Eur J Clin Pharmacol* 1991; **41:** 165–9.

3. Sica DA, *et al.* Comparison of the steady-state pharmacokinetics of fosinopril, lisinopril and enalapril in patients with chronic renal insufficiency. *Clin Pharmacokinet* 1991; **20:** 420–7.

4. Gehr TWB, *et al.* The pharmacokinetics and pharmacodynamics of fosinopril in haemodialysis patients. *Eur J Clin Pharmacol* 1993; **45:** 431–6.

5. Greenbaum R, *et al.* Comparison of the pharmacokinetics of fosinoprilat with enalaprilat and lisinopril in patients with congestive heart failure and chronic renal insufficiency. *Br J Clin Pharmacol* 2000; **49:** 23–31.

用途和用法

福辛普利是一种 ACEI（第 248 页）。用于高血压（第 228 页）和心力衰竭（第 224 页）的治疗。

福辛普利主要是通过口服后代谢成福辛普利拉而发挥作用。单次口服后 1h 内即可发生血流动力学效应，2～6h 后即可发生最大效应，尽管长期给药期间全效应不会维持几周。每日 1 次的剂量，血流动力学效应持续大约 24h。福辛普利以钠盐的形式口服。

治疗**高血压**时，福辛普利钠的初始剂量为每日 10mg。应用 ACEI 开始治疗时，一些患者可能会出现血压骤降，因此首次剂量最好在睡前服用。常用的维持剂量为每日 10～40mg，每日 1 次。已经接受利尿药的患者，可能的话在使用福辛普利治疗前几天停止使用利尿药。如需要，可以稍后重新使用利尿药。

治疗**心力衰竭**时，使用祥利尿药的患者加服 ACEI 可引起的严重的首剂低血压，但是暂时停药会导致肺水肿反弹。因此应在严密的监测从低剂量开始治疗。福辛普利钠初始剂量每日 10mg，每日 1 次，如果耐受良好，可以增加到最大剂量每日 40mg，每日 1 次。极易出现低血压的高危患者初始剂量可以为 5mg。

儿童用药剂量，见下文。

1. Murdoch D, McTavish D. Fosinopril: a review of its pharmacodynamic and pharmacokinetic properties, and therapeutic potential in essential hypertension. *Drugs* 1992; **43:** 123–40.

2. Wagstaff AJ, *et al.* Fosinopril: a reappraisal of its pharmacology and therapeutic efficacy in essential hypertension. *Drugs* 1996; **51:** 777–91.

3. Davis R, *et al.* Fosinopril: a review of its pharmacology and clinical efficacy in the management of heart failure. *Drugs* 1997; **54:** 103–16.

儿童用法 美国注册药品信息建议，福辛普利治疗体重大于 50kg 儿童高血压患者，口服 5～10mg，每日 1 次。

制剂

USP 33: Fosinopril Sodium and Hydrochlorothiazide Tablets; Fosinopril Sodium Tablets.

专利制剂

Austral.: Fosipril; Monace; Monopril; **Austria:** Fositens; **Belg.:** Fosinil; **Braz.:** Monopril; **Canad.:** Monopril; **Chile:** Monopril; **Cz.:** Apo-Fosinop; Fenosimed; Fenosimon; Monace; Monopril; **Denm.:** Monopril†; **Fr.:** Fozitec; **Ger.:** Dynacil; Fosinorm; **Gr.:** Monopril; Sinopril; **Hong Kong:** Monopril†; **Hung.:** Monopril; Noviform; **India:** Fovas; **Indon.:** Acenor-M; **Israel:** Vasopril†; **Ital.:** Eliten; Fosipres; Tensogard; **Malaysia:** Monopril†; **Mex.:** Monopril; **Neth.:** NewAce; **Philipp.:** BPNorm; **Pol.:** Monopril; Fositen; **Rus.:** Foscard (Фоскард); Monopril (Моноприл); **S.Afr.:** Monopril; **Singapore:** Monopril†; **Spain:** Fositens; Hiperlex; Tenso Stop; Tensocardil; **Swed.:** Monopril; **Switz.:** Fositen; **Thai.:** Monopril; **Turk.:** Forsace; Monopril; **UAE:** Fosipril; **UK:** Staril†; **Ukr.:** Foscard (Фозикард); **USA:** Monopril; Monopril.

多组分制剂 **Austral.:** Fosetic; Hyforil; Monoplus; **Austria:** Aceplust; Fosicomb; **Belg.:** Fosidet; **Braz.:** Monoplus; **Chile:** Monopril Plus; **Cz.:** Foprin Plus H; **Fr.:** Foziretic; Fosinorm comp; Monopril comp; **Ger.:** Fozide; Monoplus; **Hung.:** Duopril; Fosicard Plus; Noviform Plusz; **Israel:** Vasopril Plus†; **Ital.:** Elidiur†; Fosicombi; Tensozide; **Neth.:** Diurace; **Port.:** Fositen Plus; **Rus.:** Fosicard H (Фозикард Н); Fozide (Фозид); **S.Afr.:** Monopril comp†; **Spain:** Fositens Plus; Hiperlex Plus; Tenso Stop Plus; **Swed.:** Monopril compt; **Switz.:** Fosicomp; **Thai.:** Monoplust; **Turk.:** Forsace Plus; Monopril Plus; **USA:** Monopril-HCT; **Venez.:** Monopril Plus.

Furosemide (*BAN, USAN, rINN*) ⊗呋塞米

Frusemide; Furosemid; Furosemida; Furosémide; Furosemidi; Furosemidum; Furozemid; Furozemidas; LB-502. 4-Chloro-N-furfuryl-5-sulphamoylanthranilic acid.

Фуросемид

$C_{12}H_{11}ClN_2O_5S = 330.7$.

CAS — 54-31-9.

ATC — C03CA01.

ATC Vet — QC03CA01.

UNII — 7LXU5N7ZO5.

注：呋塞米复方制剂可能有以下表示方法。

- Co-amilofruse（*BAN*）——8 份呋塞米和盐酸阿米洛利 1 份（质量分数）。

Pharmacopoeias. In *Chin., Eur.* (see p.vii), *Int., Jpn, US,* and *Viet.*

Ph. Eur. 6. 8（Furosemide） 白色或几乎白色结晶粉末。几乎不溶于水和二氯甲烷；略溶于乙醇；溶于丙酮。溶于强碱溶液中。避光。

USP 33（Furosemide） 白色至微白色结晶粉末，无臭。几乎不溶于水；略溶于乙醇；易溶于丙酮、二甲基酰胺和强碱溶液；溶于甲醇；极微溶于氯仿；微溶于乙醚。25℃贮藏，贮藏温度允许范围是 15～30℃。避光。用氢氧化钠作辅料制成 pH 值为 8.0～9.3 的注射液。

配伍禁忌 呋塞米注射液呈碱性，因此禁止与葡萄糖注射液或其他酸性溶液混合或稀释。

报道称，呋塞米注射液与盐酸地尔硫䓬、盐酸多巴酚丁胺、盐酸多巴胺、盐酸拉贝洛尔、盐酸咪达唑、乳酸米力农、盐酸尼卡地平和维库溴铵混合可出现肉眼可见沉淀[1]。肠道外营养物溶液[2]、苯磺酸阿曲库胺[3]、左氧氟沙星[4]、苯肾上腺素[5]和加压素[5]与呋塞米也不能相容。

1. Chiu MF, Schwartz ML. Visual compatibility of injectable drugs used in the intensive care unit. *Am J Health-Syst Pharm* 1997; **54:** 64–5.

2. Trissel LA, *et al.* Compatibility of parenteral nutrient solutions with selected drugs during simulated Y-site administration. *Am J Health-Syst Pharm* 1997; **54:** 1295–1300.

3. Trissel LA, *et al.* Compatibility of cisatracurium besylate with selected drugs during simulated Y-site administration. *Am J Health-Syst Pharm* 1997; **54:** 1735–41.

4. Saltsman CL, *et al.* Compatibility of levofloxacin with 34 medications during simulated Y-site administration. *Am J Health-Syst Pharm* 1999; **56:** 1458–9.

5. Faria CE, *et al.* Visual compatibility of furosemide with phenylephrine and vasopressin. *Am J Health-Syst Pharm* 2006; **63:** 906–8.

稳定性 研究[1]显示呋塞米注射液（10mg/ml）在 25%人血白蛋白中，在室温、避光条件下能稳定存在 48h；冷冻贮藏可稳定地存在 14 天。未发现有细菌或真菌繁殖生长。

1. Elwell RJ, *et al.* Stability of furosemide in human albumin solution. *Ann Pharmacother* 2002; **36:** 423–6.

不良反应

大多数不良反应与高剂量使用呋塞米有关，但严重不良反应少见。最常见的不良反应是水和电解质紊乱包括低钠、低钾和碱中毒，尤其是大剂量使用或长时间使用后常见。电解质紊乱的标志包括头痛、低血压、肌肉痛性痉挛、口干、口渴、虚弱、昏睡、困倦、坐立不安、少尿、心律失常和胃肠道紊乱。可能发生低血容量和失水，尤其是老年患者易发生。由于作用时间短，髓祥利尿药（如呋塞米）发生低血钾的风险比噻嗪类利尿药要小。与噻嗪类利尿药不同的是呋塞米能增加尿钙的排泄，有早产儿发生肾钙质沉着的报道。

呋塞米可能使一些患者发生高尿酸血症和痛风不良反应。可能引起高血糖和糖尿，但是比噻嗪类引起的范围要小得多。

比噻嗪类利尿药更易发生胰腺炎和阻塞性黄疸。其他罕见的不良反应包括视物模糊、黄视症、眩晕、头痛和直立性低血压。其他不良反应较少发生。皮疹和光敏反应可能较严重；超敏反应包括间质性肾炎和血管炎；也有发热的报道。也可能发生骨髓抑制反应，有病例报道发生过粒细胞缺乏、血小板减少症和白细胞减少症。也可能发生耳鸣和耳聋，尤其在快速高剂量使用呋塞米时。患者服用其他耳毒性药物时更易发生永久性耳聋。

不良反应发生率 一项调查显示[1]，553 个接受呋塞米治疗的住院患者中有 220 个患者（40%）发生了 480 例

不良反应。其中，130 个患者（23.5%）发生电解质紊乱，50 个患者（9%）发生细胞外容积不足。肝病患者更易发生的不良反应，20 个肝硬化患者发生了肝昏迷。另一项类似的调查显示[2]，585 个住院患者中有 123 个患者（21%）发生了 177 例不良反应。这些不良反应包括血容量不足 85 例（14.5%）、低血钾 21 例（3.6%）和低血钠 6 例（1%）。有 2 个患者的低血钾危及到生命。54 个患者（9.2%）发生了高尿酸血症，其中有 40 个患者也发生了血容量不足，2 个患者发生了痛风。

1. Naranjo CA, et al. Frusemide-induced adverse reactions during hospitalization. Am J Hosp Pharm 1978; 35: 794–8.
2. Lowe J, et al. Adverse reactions to frusemide in hospital inpatients. BMJ 1979; 2: 360–2.

致癌性　见氢氯噻嗪，第 356 页。

痴呆症　注册药品信息表明，与单独使用利培酮或呋塞米相比，患有痴呆症的老年患者在两种药物合用时死亡率更高。利培酮与其他利尿药合用（主要是低剂量噻嗪类药物）与这些结果无关。利培酮，参见 M37 第 995 页。

对骨骼的影响　袢利尿药引起的高钙尿能改变骨代谢，但其临床意义还是未知的。研究结果是矛盾的：一些研究表明，祥利尿药不会对骨密度有不良[1]或有骨折的风险[2]，而另一些报道使用祥利尿药在男性和女性都会造成更大程度的骨质疏松[2,3]和骨折风险[4,5]。然而，在最好的情况下，有适当的效应强度，这些结果又可能被混杂因素来解释。

对儿童骨骼的影响（可能与继发性甲状旁腺功能亢进症有关），见下文**对婴儿和新生儿的影响**。

1. Lim LS, et al. Diuretic use and bone mineral density in older USA men: the osteoporotic fractures in men (MrOS) study. Age Ageing 2005; 34: 504–7.
2. Lim LS, et al. Loop diuretic use and rates of hip bone loss and risk of falls and fractures in older women. J Am Geriatr Soc 2009; 57: 855–62.
3. Lim LS, et al. Osteoporotic Fractures in Men (MrOS) Study Group. Loop diuretic use and increased rate of hip bone loss in older men: the Osteoporotic Fractures in Men Study. Arch Intern Med 2008; 168: 735–40.
4. Rejnmark L, et al. Fracture risk in patients treated with loop diuretics. J Intern Med 2006; 259: 117–24.
5. Carbone LD, et al. Loop diuretic use and fracture in postmenopausal women: findings from the Women's Health Initiative. Arch Intern Med 2009; 169: 132–40.

对耳的影响　呋塞米治疗期间发生的耳毒性和耳聋常与快速静脉注射[1]或肾损伤患者减慢排出[2]有关。美国 FDA 收到的 29 例呋塞米引起的耳毒性报告中[3]，大多数患者有肾病或采用静脉给药途径，有 8 名患者同时接受了其他耳毒性药物的治疗。然而 11 个患者口服药物后也发生了耳聋，并且有 4 例没有肾病或服用其他耳毒性药物也发生了听觉缺失。听觉缺失是暂时性的，持续时间从 1.5～24h 不等，但是有 3 例发生了永久性耳聋，其中 1 例为口服呋塞米治疗。耳聋与高剂量药没有多大关系，有 6 名患者用药总剂量不超过 200mg。详见下文注意事项内容。

1. Heidland A, Wigand ME. Einfluss hoher Furosemiddosen auf die Gehörfunktion bei Urämie. Klin Wochenschr 1970; 48: 1052–6.
2. Schwartz GH, et al. Ototoxicity induced by furosemide. N Engl J Med 1970; 282: 1413–14.
3. Gallagher KL, Jones JK. Furosemide-induced ototoxicity. Ann Intern Med 1979; 91: 744–5.

对电解质平衡的影响　钙　呋塞米能增加肾的钙排泄。甲状腺功能减退患者使用呋塞米治疗时，有发生低血钙的危险[1]，同样有报道称甲状腺切除后潜伏的甲状腺功能减退患者也会发生此不良反应[2]。

血清钙浓度降低还能诱导甲状旁腺功能亢进症。一项对 36 个心力衰竭患者的研究显示，呋塞米具有升高甲状旁腺素和碱性磷酸酶浓度的作用，说明呋塞米加速了骨的再造，此作用与甲状旁腺功能亢进症初期骨再造作用类似[3]。

关于使用祥利尿药治疗高尿酸可能影响骨代谢见上文**对骨骼的影响**。关于呋塞米治疗引起新生儿高钙尿、佝偻病、肾结石和甲状旁腺功能亢进症的不良反应，见下文**对婴儿和新生儿的影响**。

1. Gabow PA, et al. Furosemide-induced reduction in ionized calcium in hypoparathyroid patients. Ann Intern Med 1977; 86: 579–81.
2. Bashey A, MacNee W. Tetany induced by frusemide in latent hypoparathyroidism. BMJ 1987; 295: 960–1.
3. Elmgreen J, et al. Elevated serum parathyroid hormone concentration during treatment with high ceiling diuretics. Eur J Clin Pharmacol 1980; 18: 363–4.

镁、钾和钠　利尿药对电解质平衡的影响的讨论，见氢氯噻嗪的不良反应，第 356 页。

对婴儿和新生儿的影响　呋塞米常用来治疗早产儿和新生儿的心力衰竭、肺动脉高压。长期使用时由于尿钙排泄量增多而导致这个年龄组的患者会发生不良反应。甲状旁腺素的浓度增加[1,2]和骨吸收的迹象[1,3]表明钙丢失

增加会导致继发性甲状旁腺功能亢进症。也有骨矿物质的减少[1,3]、佝偻病[4]、骨折[3]和肾钙化[1,5~7]的报道。一个随着利尿药可逆转肾钙化的观察结果[5]得到了其他学者的证据[6]。有证据显示[8]，呋塞米引起极低体重婴儿的肾钙化可能与长期肾损伤有关。也有年龄稍微大一些的婴儿使用呋塞米后发生肾钙化案例的报道[9]。

据报道[10]，使用呋塞米治疗心力衰竭的婴儿发生钙缺乏可能会导致发育停滞。呼吸窘迫综合征早产儿使用呋塞米会增加动脉导管未闭的发病率[11]，且已经得到很大的关注。认为其机制与肾前列腺素 E_2 兴奋有关。然而，动脉导管未闭发病率的增加并未提高使用呋塞米治疗婴儿的死亡率，一个随后的研究也未能发现，与对照组相比，使用呋塞米治疗的婴儿动脉导管未闭发病率没有增加[12]。令人困惑的是，呋塞米曾被用来治疗导管延迟闭合（见下文**用途和用法**项下**动脉导管未闭**）。给服用吲哚美辛的婴儿使用呋塞米可能无效[13]，但是它能阻止吲哚美辛引起的尿量下降[14,15]。

1. Venkataraman PS, et al. Secondary hyperparathyroidism and bone disease in infants receiving long-term furosemide therapy. Am J Dis Child 1983; 187: 1157–61.
2. Vileisis RA. Furosemide effect on mineral status of parenterally nourished premature neonates with chronic lung disease. Pediatrics 1990; 85: 316–22.
3. Morgan MEI, Evans SE. Osteopenia in very low birthweight infants. Lancet 1986; ii: 1399–1400.
4. Chudley AE, et al. Nutritional rickets in 2 very low birthweight infants with chronic lung disease. Arch Dis Child 1980; 55: 687–90.
5. Hufnagle KG, et al. Renal calcifications: a complication of long-term furosemide therapy in preterm infants. Pediatrics 1982; 70: 360–3.
6. Noe HN, et al. Urolithiasis in pre-term neonates associated with furosemide therapy. J Urol (Baltimore) 1984; 132: 93–4.
7. Pearse DM, et al. Sonographic diagnosis of furosemide-induced nephrocalcinosis in newborn infants. J Ultrasound Med 1984; 3: 553–6.
8. Downing GJ, et al. Kidney function in very low birth weight infants with furosemide-related renal calcifications at ages 1 to 2 years. J Pediatr 1992; 120: 599–604.
9. Alon US, et al. Nephrocalcinosis and nephrolithiasis in infants with congestive heart failure treated with furosemide. J Pediatr 1994; 125: 149–51.
10. Salmon AP, et al. Sodium balance in infants with severe congestive heart failure. Lancet 1989; ii: 875.
11. Green TP, et al. Furosemide promotes patent ductus arteriosus in premature infants with respiratory-distress syndrome. N Engl J Med 1983; 308: 743–8.
12. Yeh TF, et al. Early furosemide therapy in premature infants (≤ 2000 gm) with respiratory distress syndrome: a randomized controlled trial. J Pediatr 1984; 105: 603–9.
13. Friedman Z, et al. Urinary excretion of prostaglandin E following the administration of furosemide and indomethacin to sick low-birth-weight infants. J Pediatr 1978; 93: 512–15.
14. Yeh TF, et al. Furosemide prevents the renal side effects of indomethacin therapy in premature infants with patent ductus arteriosus. J Pediatr 1982; 101: 433–7.
15. Nahata MC, et al. Furosemide can prevent decline in urine output in infants receiving indomethacin for patent ductus closure: a multidose study. Infusion 1988; 12: 11–12 and 15.

对脂代谢的影响　利尿药对血脂浓度影响的大多数研究都是使用噻嗪类利尿药（见氢氯噻嗪，第 357 页）。少量关于呋塞米的研究表明，与噻嗪类似，短期使用对血脂浓度有不良的影响[1]。

1. Ames RP. The effects of antihypertensive drugs on serum lipids and lipoproteins I: diuretics. Drugs 1986; 32: 260–78.

注意事项

与噻嗪类利尿药相似，呋塞米的注意事项和禁忌证主要是看它对水和电解质平衡的影响（见氢氯噻嗪，第 357 页）。尽管可以使用大剂量呋塞米治疗由慢性或急性肾损伤引起的少尿，但是无尿、由肾毒性或肝毒性药物引起的肾衰竭、肝昏迷伴随着肾衰竭患者禁止使用呋塞米。肝硬化昏迷前期禁止使用呋塞米。前列腺肥大或排尿受损的患者须谨慎使用，因为呋塞米能引起急性尿潴留。

为了降低耳毒性风险，注册药品信息建议呋塞米静脉注射速度不应超过 4mg/min，尽管 BNF 59 建议可以以更快的速度给予一次剂量直至 80mg。

妊娠和哺乳期间谨慎使用呋塞米，因为呋塞米能穿透胎盘且能分布到乳汁中。呋塞米能够减少孕妇外周血容量而调节胎盘扩散，也能抑制泌乳。

肝损伤　慢性心力衰竭和中度肝充血患者，高剂量的呋塞米能使肝炎的标志酶增加[1]。这类患者应用呋塞米治疗时，需要谨慎选择给药剂量和给药途径，避免因全身血压下降引起的严重缺血性肝损伤。

与噻嗪类相同，严重肝损伤患者禁止使用呋塞米。

1. Lang I, et al. Furosemide and increases in liver enzymes. Ann Intern Med 1988; 109: 845.

超敏反应　呋塞米是一种含硫的利尿药，可能会发生超敏反应，但发生率比较低，也可能与其他含硫药物发生交叉反应。然而，有 2 位患者过去使用含硫利尿药治疗

时出现严重的副作用，再一次接受呋塞米治疗时却成功地治愈[1]。这 2 位患者治疗初始剂量为 $50\mu g$，10 日内每日逐渐增加 20mg 剂量，出院后维持剂量为 40mg，每日 2 次。另一个具有使用磺胺类引起胰腺炎病史的患者[2]使用呋塞米时出现胰腺炎，使用布美他尼和托拉塞米时，以及再次试用呋塞米时胰腺炎复发。她进行了一个快速脱敏治疗，可成功地稳定口服呋塞米。其他人还介绍了快速脱敏治疗方案[3]。

1. Earl G, et al. Furosemide challenge in patients with heart failure and adverse reactions to sulfa-containing diuretics. Ann Intern Med 2003; 138: 358–9.
2. Juang P, et al. Probable loop diuretic-induced pancreatitis in a sulfonamide-allergic patient. Ann Pharmacother 2006; 40: 128–34.
3. Alim N, Patel JY. Rapid oral desensitization to furosemide. Ann Allergy Asthma Immunol 2009; 103: 538.

甲状旁腺功能减退症　使用呋塞米治疗甲状旁腺功能减退症患者低钙性手足抽搐的评论，见上文**对电解质平衡的影响**。

婴儿和新生儿　婴儿使用呋塞米治疗，尤其是长期治疗时须谨慎小心。肾系统不成熟会导致血药浓度异常升高和半衰期延长，因此，须小心地监护水和电解质平衡。长期使用后，尿钙浓度的增加更易发生在新生儿。有报道称[1]，婴儿使用呋塞米治疗后动脉导管未闭的发生率增加[1]，也不影响闭合。

第二，许多研究[2~4]表明呋塞米是一种潜在的胆红素在白蛋白结合位点上的置换剂，因此黄疸婴儿使用时须谨慎。摩尔级别的氯噻嗪、呋塞米和依他尼酸与磺胺异噁唑置换白蛋白中的胆红素能力相当[3]。对于大多数黄疸婴儿，1mg/kg 的呋塞米可能不会引起明显的游离胆红素[3,4]，但是剂量超过 1.5mg/kg 或者重复给药可能会增加游离胆红素[4]。15～20mg/kg 的氯噻嗪不是呋塞米合适的代替品[3]，因为它可能导致黄疸婴儿更高浓度的胆红素。

另外，一个体外研究的证据[5]表明，与成年人相比，新生儿的胆红素可能更大程度地取代结合位点上的呋塞米。新生儿的呋塞米清除率比成年人慢，血浆半衰期是成人的 8 倍，因此在多次给药治疗时这些都需要考虑到[4]。

1. Green TP, et al. Furosemide promotes patent ductus arteriosus in premature infants with the respiratory-distress syndrome. N Engl J Med 1983; 308: 743–8.
2. Shankaran S, Poland RL. The displacement of bilirubin from albumin by furosemide. J Pediatr 1977; 90: 642–6.
3. Wennberg RP, et al. Displacement of bilirubin from human albumin by three diuretics. J Pediatr 1977; 90: 647–50.
4. Aranda JV, et al. Pharmacokinetic disposition and protein binding of furosemide in newborn infants. J Pediatr 1978; 93: 507–11.
5. Viani A, Pacifici GM. Bilirubin displaces furosemide from serum protein: the effect is greater in newborn infants than adult subjects. Dev Pharmacol Ther 1990; 14: 90–5.

卟啉病　呋塞米还与卟啉病的急性发作有关，因此卟啉病患者禁用。

药物相互作用

与氢氯噻嗪（第 357 页）相似，呋塞米的药物相互作用主要是对水、电解质和碳水化合物平衡的影响。

呋塞米能增加头孢菌素类抗菌药（如头孢噻吩）的肾毒性，能增加氨基糖苷类抗菌药和其他耳毒性药物的耳毒性。

阿利克仑　注册药品信息表明，阿利克仑能极大地降低呋塞米的浓度。

抗癫痫药　当与抗癫痫药包括苯妥英合用治疗时，呋塞米的利尿效果会明显地下降[1,2]。与抗癫痫药混合治疗时，患者口服 20mg 或 40mg 呋塞米的利尿效果相对于健康对照组分别为 68% 和 51%[1]。

苯巴比妥对呋塞米的影响，参见 M37 第 472 页。

呋塞米或氢氯噻嗪与卡马西平合用会引起低血钠症状[3]。

1. Ahmad S. Renal insensitivity to frusemide caused by chronic anticonvulsant therapy. BMJ 1974; 3: 657–9.
2. Fine A, et al. Malabsorption of frusemide caused by phenytoin. BMJ 1977; 2: 1061–2.
3. Yassa R. Carbamazepine, diuretics, and hyponatremia: a possible interaction. J Clin Psychiatry 1987; 48: 281–3.

利尿药　呋塞米与美托拉宗合用时，患者可能发生严重的电解质紊乱。

催眠药　6 名患者口服水合氯醛 24h 后，静脉注射呋塞米出现了面红、心动过速、血压升高和大量出汗的症状[1]。1 名患者后来同时使用这两种药物而不是单独使用呋塞米时再次发生这种症状。一个对 43 名接受水合氯醛和呋塞米治疗的患者进行的回顾性研究[2]显示 1 名患者发生了类似的反应；另外 2 名可能受到影响的患

者中有 1 名患者后来服用两种药物时没有发生不良反应。1 名 8 岁儿童也发生过类似的反应[3]。

1. Malach M, Berman N. Furosemide and chloral hydrate: adverse drug interaction. *JAMA* 1975; **232**: 638–9.
2. Pevonka MP, *et al.* Interaction of chloral hydrate and furosemide: a controlled retrospective study. *Drug Intell Clin Pharm* 1977; **11**: 332–5.
3. Dean RP, *et al.* Interaction of chloral hydrate and intravenous furosemide in a child. *Clin Pharm* 1991; **10**: 385–7.

锂　接受祥利尿药治疗的患者血浆锂浓度可能增加，参见 M37 第 381 页。

NSAIDs　NSAIDs 可能降低呋塞米和其他利尿药的利尿作用[1]。NSAIDs 与利尿药同用可能增加发生肾毒性的风险，尽管有报道表示呋塞米可预防吲哚美辛对婴儿肾的影响（见上文对婴儿和新生儿的影响）。

1. Webster J. Interactions of NSAIDs with diuretics and β-blockers: mechanisms and clinical implications. *Drugs* 1985; **30**: 32–41.

丙磺舒　丙磺舒能降低呋塞米的肾清除率[1-4]，并且能降低呋塞米的利尿作用[2,3]。

1. Honari J, *et al.* Effects of probenecid on furosemide kinetics and natriuresis in man. *Clin Pharmacol Ther* 1977; **22**: 395–401.
2. Odlind B, Beermann B. Renal tubular secretion and effects of furosemide. *Clin Pharmacol Ther* 1980; **27**: 784–90.
3. Smith DE, *et al.* Preliminary evaluation of furosemide-probenecid interaction in humans. *J Pharm Sci* 1980; **69**: 571–5.
4. Vree TB, *et al.* Probenecid inhibits the renal clearance of furosemide and its acyl glucuronide. *Br J Clin Pharmacol* 1995; **39**: 692–5.

烟草　已经有关于吸烟对呋塞米药动学的影响的评论[1,2]。烟碱能抑制和降低呋塞米利尿作用。然而，这种作用在习惯性吸烟者中减弱。

1. Miller LG. Recent developments in the study of the effects of cigarette smoking on clinical pharmacokinetics and clinical pharmacodynamics. *Clin Pharmacokinet* 1989; **17**: 90–108.
2. Miller LG. Cigarettes and drug therapy: pharmacokinetic and pharmacodynamic considerations. *Clin Pharm* 1990; **9**: 125–35.

黄嘌呤　呋塞米对茶碱的影响，参见 M37 第 1106 页，利尿药。

药动学

胃肠道能相当快速地吸收呋塞米；生物利用度为 60%~70%，但吸收是可变和不稳定的。呋塞米的半衰期大约 2h，新生儿和肾、肝损伤患者有所延长。血浆白蛋白结合率达到 99%，主要以原形通过尿排泄。也有一些通过胆汁排泄，肾损伤患者非肾排泄大幅增大。呋塞米穿透胎盘屏障并能分泌到乳汁中。血液透析不能增加呋塞米清除率。

有大量的关于呋塞米药动学的评述[1-6]。使用荧光 HPLC 的分析方法能获得更高灵敏度和更稳定的结果。口服吸收是不稳定的，个体内和个体间变化差异大。吸收受口服剂型、潜在的疾病和食物的影响。心衰竭患者对呋塞米的吸收比健康受试者更不稳定。受口服剂型的影响，生物利用度有相当大的变化范围：20%~100%。影响吸收的因素也影响生物利用度，但是溶解度差的剂型对生物利用度的影响不明显，体外溶散度的数据不能反映体内生物利用度。有大约 10% 肾病患者的生物利用度趋于减少，肝病患者轻度增加。心脏病患者的吸收不稳定。

呋塞米高度结合于血浆蛋白，几乎全部与白蛋白结合。心脏病患者、肾损伤患者和肝硬化患者游离的呋塞米比例增加。肝病患者的表观分布容积增加的比例比白蛋白结合实测减少的比例要大。肾病综合征患者有明显的蛋白尿并且有中等程度的血浆白蛋白减少，血浆蛋白结合率减少，尤其是血浓度较高的患者，尿中出现大量药物蛋白复合物，可以解释这些患者耐受呋塞米治疗的原因。

呋塞米有一种葡萄糖醛酸代谢物，但产量不定。到目前为止，代谢发生的位置也不清楚。另一种代谢物——4-氯-5-氨磺酰基邻氨基苯甲酸（CSA），目前仍在讨论之中。争论的焦点是这种代谢物是否是在提取过程中人为制造产生的[3]，但也有一些证据反驳这种说法[4]。

据报道，健康受试者呋塞米的半衰期普遍在 30~120min 之内。肾病末期患者平均半衰期是 9.7h。肝功能不良患者的半衰期可能会稍微延长，心力衰竭患者的半衰期为 50~327min。严重的多器官功能衰竭患者半衰期为 20~24h。

年龄、潜在的疾病过程和药物相互作用能影响呋塞米的清除率。可能由于肾功能衰退，清除率随着年龄的增加而减少。肾病或心脏病的肾损伤降低肾清除率，但是非肾清除率的增加能补偿肾清除率的下降。肝损伤对清除率的影响小。丙磺舒和吲哚美辛能降低肾和非肾清除率。

呋塞米利尿药的利尿效果依赖于它到达作用部位——肾小管的量，这一点没有变化。1/2~2/3 的静脉注射剂量或 1/4~1/3 的口服剂量直接以原形排泄，此差异主

要是由于口服生物利用度低。与血浆浓度相比，呋塞米的作用效果与到达肾小管之间关系更为密切。肾损伤患者由于肾血流减少和肾小管分泌减少而导致尿排泄减少。

1. Cutler RE, Blair AD. Clinical pharmacokinetics of frusemide. *Clin Pharmacokinet* 1979; **4**: 279–96.
2. Benet LZ. Pharmacokinetics/pharmacodynamics of furosemide in man: a review. *J Pharmacokinet Biopharm* 1979; **7**: 1–27.
3. Hammarlund-Udenaes M, Benet LZ. Furosemide pharmacokinetics and pharmacodynamics in health and disease—an update. *J Pharmacokinet Biopharm* 1989; **17**: 1–46.
4. Ponto LLB, Schoenwald RD. Furosemide (frusemide): a pharmacokinetic/pharmacodynamic review (part I). *Clin Pharmacokinet* 1990; **18**: 381–408.
5. Ponto LLB, Schoenwald RD. Furosemide (frusemide): a pharmacokinetic/pharmacodynamic review (part II). *Clin Pharmacokinet* 1990; **18**: 460–71.
6. Vrhovac B, *et al.* Pharmacokinetic changes in patients with oedema. *Clin Pharmacokinet* 1995; **28**: 405–18.

婴儿和新生儿　足月和早产新生儿的呋塞米半衰期比成人有明显的延长[1,2]。报道称，半衰期为 4.5~46h 不等，并且早产儿的半衰期延长比足月新生儿长。这种影响主要原因是肾功能不成熟，如果短时期内多次给药，药量可能发生累积[1]。

1. Besunder JB, *et al.* Principles of drug biodisposition in the neonate: a critical evaluation of the pharmacokinetic-pharmacodynamic interface (part II). *Clin Pharmacokinet* 1988; **14**: 261–86.
2. Aranda JV, *et al.* Pharmacokinetic disposition and protein binding of furosemide in newborn infants. *J Pediatr* 1978; **93**: 507–11.

用途和用法

呋塞米是一种速效、强效利尿药。与其他的祥或强效利尿药类似，主要用来治疗心力衰竭所引起的水肿，包括肺水肿（见下文）和肾、肝功能紊乱（见上文注意事项），并且对噻嗪类利尿药不敏感的患者也有治疗作用。也用来治疗由于肾衰或肾功能不全引起的少尿。呋塞米可单独使用或与其他抗高血压药合用治疗高血压（第 228 页）。

呋塞米能抑制髓祥升支粗段和远端肾小管对电解质的重吸收。对近端肾小管也有影响。影响钠、钾、钙和氯离子的排泄增加，水的排泄增加。对碳酸酐酶没有显著的临床作用。关于呋塞米作用原理的更多参考文献，见下文作用。

用法和剂量　呋塞米口服后 30min~1h 内发挥作用，1~2h 达峰值，并且持续 4~6h；静脉注射后 5min 呋塞米发挥作用并持续大约 2h。常早晨口服。也可以钠盐的形式肌内注射或静脉注射，剂量根据呋塞米的剂型而变化。10.7mg 呋塞米钠相当于 10mg 呋塞米。尽管 BNF 59 建议高达 80mg 的单次剂量可以快速给药，但是注册药品信息建议不管是直接静脉注射或静脉输注，剂量不得超过 4mg/min。

与噻嗪类利尿药不同，由于其平缓的量效曲线，增加剂量时疗效增加很少，呋塞米量效曲线陡峭，这赋予其广泛的应用范围。

治疗**水肿**，常用初始剂量为每天 40mg，口服，每日 1 次，根据疗效调整剂量。每日 20mg 或隔日 40mg 对轻度患者有效。一些患者可能需要每日 80mg 或更多，每日 1 次或 2 次给药或间歇性给药。重度患者可能需要渐增呋塞米直到每日 600mg。急救或不能口服治疗时，可缓慢静脉注射呋塞米 20~50mg；异常病例可肌内注射但是不适合于急症病例。如有必要，可以给予更多剂量，以 20mg 幅度增加，每日禁止给药频率多于 2h。如果剂量大于 50mg，静脉输注速度须减缓。肺水肿患者，如果初始缓慢静脉注射 40mg 剂量后 1h 没有获得满意疗效，可以静脉缓慢再次给予 80mg。

治疗**高血压**，呋塞米常用口服剂量为每日 40~80mg，单用或与其他抗高血压药合用。

高剂量治疗　对于治疗肾小球滤过率少于 20ml/min，但大于 5ml/min 的急性或慢性肾衰所引起的少尿，呋塞米 250mg 用合适的溶剂稀释到 250ml，并用超过 1h 的时间滴注。如果下 1h 内尿排出量不足，接下来用 500mg 呋塞米加入到合适的溶剂中，总容积根据患者体内缺水状态定夺，并输注时间超过 2h。如果第二次输注后 1h 内仍没有达到满意的疗效，那么第三次剂量 1g 用超过 4h 的时间输注；输注速度禁止超过 4mg/min。少尿患者有显著的液体过剩，可以直接使用带有微米螺旋调节器的输注泵以恒速输注而不用稀释；给药速度仍然禁止超过 4mg/min。对 1g 的剂量仍然没有反应的患者可能需要进行透析。少尿患者如果在比较满意的疗效，那么此种方法的有效剂量方法（最大 1g）每 24h 须重复一次。随后的治疗须根据患者的反应调整剂量。可以选择地使用口服治疗，口服 500mg 相当于注射 250mg。

慢性肾损伤治疗时，口服初始剂量为 250mg；如需要以每小时 4~6h 250mg 的剂量增加直到最大剂量 1.5g；异常病例可在 24h 内增加到最大剂量 2g。随后的治疗须根据患者的反应调整剂量。

呋塞米以这些高剂量形式治疗时，应谨慎监控。水和电解质须谨慎控制，尤其是休克患者，在开始使用呋塞米治疗前须纠正正血压和循环血容量。由肾毒性药物或肝毒性药物所引起的肾衰竭患者和肾衰竭伴随肝昏迷患者禁止使用高剂量呋塞米治疗。

儿童用药剂量，见下文。

作用　呋塞米作用机制至今尚未完全清楚[1]。主要是通过抑制髓祥升支对氯离子的主动重吸收而发挥作用。钠、氯、钾、氢、钙、镁、铵、碳酸氢根和磷酸盐的尿排泄均增加。氯的排泄明显多于钠的排泄，并且钠离子与钾离子交换增加，这导致钾离子排泄更多。髓质低渗透压抑制钾对水的重吸收。呋塞米也可能作用于近端肾小管。

除了利尿作用，呋塞米还能增加外周小静脉容量，并且能减少前臂血流量。它也能降低肾血管阻力从而增加肾血流量，增加的程度与初始阻力成比例。

呋塞米能增加血浆肾素活性、血浆去甲肾上腺素浓度和血浆精氨酸加压素浓度。血浆肾素紧张素醛固酮系统的改变可能会对急性耐受发挥主要作用。呋塞米增加肾前列腺素的浓度，但尚不清楚这是否由于呋塞米增加前列腺素的合成或抑制前列腺素的降解，或两者都有可能。前列腺素调节利尿或促尿钠排泄作用。主要是改变了肾血流动力学，从而增加了电解质和水的排泄。

呋塞米的利尿作用与其尿浓度有关，与其血浆浓度无关。呋塞米通过近端肾小管的一种非特异性的有机酸泵排泄到肾小管中[1]。

在一些病例中，可能会吸收足够的钠来抵抗利尿药的作用，因此限制钠的吸收能恢复机体对利尿药的敏感性[2]。

1. Ponto LLB, Schaenwald RD. Furosemide (frusemide): a pharmacokinetic/pharmacodynamic review (part I). *Clin Pharmacokinet* 1990; **18**: 381–408.
2. Brater DC. Resistance to loop diuretics: why it happens and what to do about it. *Drugs* 1985; **30**: 427–43.

用法　连续静脉输注祥利尿药可能比间歇大剂量静脉注射疗效更明显，并且可提供更稳定的尿流量以及对氯平衡更小的影响[1,2]。8 名严重慢性肾损伤患者连续静脉输注布美他尼比大剂量注射疗效更明显[3]。20 名慢性心力衰竭患者接受大剂量的呋塞米治疗，呋塞米连续静脉输注的疗效比同样剂量的大剂量注射更为明显[4]。连续的静脉输注所伴随的低血浆浓度也能降低毒性风险。

1. Yelton SL, *et al.* The role of continuous infusion loop diuretics. *Ann Pharmacother* 1995; **29**: 1010–14.
2. Gulbis BE, Spencer AP. Efficacy and safety of a furosemide continuous infusion following cardiac surgery. *Ann Pharmacother* 2006; **40**: 1797–1803.
3. Rudy DW, *et al.* Loop diuretics for chronic renal insufficiency: a continuous infusion is more efficacious than bolus therapy. *Ann Intern Med* 1991; **115**: 360–6.
4. Dormans TPJ, *et al.* Diuretic efficacy of high dose furosemide in severe heart failure: bolus injection versus continuous infusion. *J Am Coll Cardiol* 1996; **28**: 376–82.

儿童用法　呋塞米已经被用于治疗新生儿、婴儿和儿童的水肿和少尿。对于**水肿**，美国注册药品信息允许每天早晨 1~3mg/kg 的口服剂量，至最高每日 40mg，或每日静脉注射或滴注 0.5~1.5mg/kg 至最高每日 20mg。另外，BHFC 2009 建议根据年龄用以下方案：

口服
- 婴儿：每 12~24h 0.5~2mg/kg（胎龄小于 31 周时每 24h）；
- 1 个月~12 岁：0.5~2mg/kg，每日 2~3 次（胎龄小于 31 周时每 24h）；治疗难治性水肿应采用更高剂量。最大剂量为每日 12mg/kg 或 80mg；
- 12 岁及以上：通常每日 20~40mg；难治性水肿可给药 80~120mg。

缓慢静脉注射
- 婴儿：12~24h 0.5~1mg/kg（胎龄小于 31 周每 24h）；
- 1 个月~12 岁：必要时每 8h 0.5~1mg/kg（最高 4mg/kg）；
- 12 岁及以上：必要时每 8h 20~40mg。治疗难治性水肿可采用更高剂量。

持续静脉滴注
- 1 个月~18 岁：每小时 0.1~2mg/kg。心脏手术后，初始剂量应为较低的每小时 100μg/kg，直到尿液排出量超过每小时 1ml/kg 后加倍，每 2h 1 次。

治疗**少尿**，BNFC 2009 建议采用以下剂量：

口服
- 12~18 岁：初始剂量为每日 250mg，必要时调整至每 4~6h 250mg 增量。允许一次给药剂量最高为 2g，但很少采用。

静脉注射
- 1 个月~12 岁：2~5mg/kg，最多每日 4 次（最高剂量为每日 1g）；
- 12~18 岁：1h 内初始剂量为 250mg，速度不超过

1. Malach M, Berman N. Furosemide and chloral hydrate: adverse drug interaction. *JAMA* 1975; **232**: 638–9.
2. Pevonka MP, *et al.* Interaction of chloral hydrate and furosemide: a controlled retrospective study. *Drug Intell Clin Pharm* 1977; **11**: 332–5.
3. Dean RP, *et al.* Interaction of chloral hydrate and intravenous furosemide in a child. *Clin Pharm* 1991; **10**: 385–7.

4mg/min。如果理想尿液排出量未能测得，2h 内应另外给药 500mg，然后 4h 内给药 1g。若无反应，可能需要透析。有效剂量（最高 1g）可重复给药，每 24h 1 次。

腹水　限制钠的摄入和利尿是治疗肝硬化腹水（第 217 页）的主要方法。利尿药的第一选择是螺内酯，但是也可根据需要加入呋塞米联合治疗。

支气管肺发育不良　支气管肺发育不良是婴儿慢性肺部的主要发病因素。治疗常涉及使用皮质激素（参见 M37 第 1433 页）。其他的支持性治疗包括利尿药，如呋塞米。

隔日口服呋塞米 4mg/kg 的疗法使肺功能状态产生良好的效果，此剂量无利尿作用并且不良反应少[1]。婴儿输入浓集红细胞后，胃肠外给予呋塞米 1mg/kg 能改善携氧能力[2]。有成功用 1mg/kg 剂量的呋塞米喷雾治疗成功案例的报道[3,4]，并且肺功能状态改善的同时并没有发生更多的副作用。而在另一个对病情更严重的年长婴儿研究中，却发现单剂量吸入 1mg/kg 呋塞米并不能改善肺功能[5]。关于慢性肺病的早产婴儿静脉注射或口服[6]，或喷雾状吸收[7]利尿药的系统性评论表示，尽管能改善肺功能，但是没有足够的证据能支持其作为常规药物使用。

1. Rush MG, *et al.* Double-blind, placebo-controlled trial of alternate-day furosemide therapy in infants with chronic bronchopulmonary dysplasia. *J Pediatr* 1990; **117**: 112–18.
2. Stefano JL, Bhutani VK. Role of furosemide therapy after booster-packed erythrocyte transfusions in infants with bronchopulmonary dysplasia. *J Pediatr* 1990; **117**: 965–8.
3. Rastogi A, *et al.* Nebulized furosemide in infants with bronchopulmonary dysplasia. *J Pediatr* 1994; **125**: 976–9.
4. Prabhu VG, *et al.* Pulmonary function changes after nebulised and intravenous frusemide in ventilated premature infants. *Arch Dis Child* 1997; **77**: F32–F35.
5. Kugelman A, *et al.* Pulmonary effect of inhaled furosemide in ventilated infants with severe bronchopulmonary dysplasia. *Pediatrics* 1997; **99**: 71–5.
6. Brion LP, Primhak RA. Intravenous or enteral loop diuretics for preterm infants with (or developing) chronic lung disease. Available in The Cochrane Database of Systematic Reviews; Issue 4. Chichester: John Wiley; 2000 (accessed 24/06/05).
7. Brion LP. Aerosolized diuretics for preterm infants with (or developing) chronic lung disease. Available in The Cochrane Database of Systematic Reviews; Issue 3. Chichester: John Wiley; 2006 (accessed 07/05/08).

溶血性尿毒综合征　肾衰竭有可能是溶血性尿毒综合征的继发病（见血栓性微血管病，第 202 页）。使用适当的溶液纠正部分血容量不足和使用呋塞米利尿，纠正少尿也许能引发肾衰竭的发生。

54 个患有溶血性尿毒综合征的儿童在确诊后立即接受每 3～4h 静脉注射一次呋塞米 2.5～4mg/kg，最后只有 24% 的患者需要透析治疗[1]。相反，一个对 39 个保守治疗的患者的回顾性分析显示，82% 的患者需要透析治疗。因此这个结果表明高剂量的呋塞米可以增加这些患者尿酸的清除率来形成少尿和无尿。

1. Rousseau E, *et al.* Decreased necessity for dialysis with loop diuretic therapy in hemolytic uremic syndrome. *Clin Nephrol* 1990; **34**: 22–5.

心力衰竭　利尿药是治疗心力衰竭（第 224 页）的主要方法，但是发现药物如 ACEI 能改善死亡率，因此现在建议 ACEI 与利尿药合用作为治疗心力衰竭的一线药物。利尿药能高效地控制患者外周或肺水肿症状，并且能快速缓解呼吸困难。如果仅仅是轻度液体潴留，那么噻嗪类利尿药（如苄氟噻嗪或氢氯噻嗪）就足以治疗。然而，在大多数病例中，尤其是中度或重度液体潴留，就需要用祥利尿药（如呋塞米）。一些患者，尤其是利尿耐受的患者，可能需要联合应用作用于不同的部位的利尿药以便发挥协同效果，即祥利尿药和噻嗪类或保钾利尿药合用。

有持续静脉滴注[1]或高剂量（每日最多 8g）快速静脉注射[2,3]或口服[3]呋塞米成功治愈的案例。有报道称[4]，一名患者在家依靠静脉注射呋塞米成功维持治疗。有呋塞米与噻嗪类[5]或美托拉宗[6,7]联合使用的案例。使用这两种方法会发生多尿的危险，因此有必要严密监控电解质和肾功能[8]。呋塞米与肼屈嗪[9]或卡托普利[10]联合治疗，能增强呋塞米向肾小管的转运[11]。有报道称[12]，老年患者对低剂量的呋塞米和最佳剂量的 ACEI 反应不佳，增加呋塞米的剂量（平均达到每日 297mg，口服）产生良好作用。然而，当呋塞米与抗高血压药、尤其是 ACEI 合用时须谨慎小心，因为这些药物合用可能引起突发性低血压、肾毒性。低剂量的多巴胺静脉滴注也建议用来替代高剂量的呋塞米静脉给药，并且能产生较少的毒性。一个对患有严重难治性心力衰竭的患者的研究[13]发现，最佳治疗方案：ACEI、口服利尿药、硝酸盐和地高辛，并添加静脉注射小剂量的多巴胺［4µg/(kg·min)］，剂量的呋塞米（每日 80mg）的疗效与静脉注射高剂量（每日 10mg/kg）相同，但是低血钾和肾损伤不

良反应少。有报道称[14]，静脉注射高渗盐溶液可增强呋塞米的效应。

建议心衰患者选用托拉塞米作为利尿药，见第 456 页。

1. Lawson DH, *et al.* Continuous infusion of frusemide in refractory oedema. *BMJ* 1978; **2**: 476.
2. O'Rourke MF, *et al.* High-dose frusemide in cardiac failure. *Arch Intern Med* 1984; **144**: 2429.
3. Gerlag PGG, van Meijel JJM. High-dose furosemide in the treatment of refractory congestive heart failure. *Arch Intern Med* 1988; **148**: 286–91.
4. Hattersley AT, *et al.* Home intravenous diuretic therapy for patient with refractory heart failure. *Lancet* 1989; **i**: 446.
5. Channer KS, *et al.* Thiazides with loop diuretics for severe congestive heart failure. *Lancet* 1990; **335**: 922–3.
6. Aravot DJ, *et al.* Oral metolazone plus frusemide for home therapy in patients with refractory heart failure. *Lancet* 1989; **i**: 727.
7. Friedland JS, Ledingham JGG. Oral metolazone plus frusemide for home therapy in patients with refractory heart failure. *Lancet* 1989; **i**: 727–8.
8. Oster JR, *et al.* Combined therapy with thiazide-type and loop diuretic agents for resistant-sodium retention. *Ann Intern Med* 1983; **99**: 405–6.
9. Nomura A, *et al.* Effect of furosemide in congestive heart failure. *Clin Pharmacol Ther* 1981; **30**: 177–82.
10. Dzau VJ, Hollenberg NK. Renal response to captopril in severe heart failure: role of furosemide in natriuresis and reversal of hyponatremia. *Ann Intern Med* 1984; **100**: 777–82.
11. Hamilton RW, Buckalew VM. Sodium, water, and congestive heart failure. *Ann Intern Med* 1984; **100**: 902–4.
12. Waterer G, Donaldson M. High-dose frusemide for cardiac failure. *Lancet* 1995; **346**: 254.
13. Cotter G, *et al.* Increased toxicity of high-dose furosemide versus low-dose dopamine in the treatment of refractory congestive heart failure. *Clin Pharmacol Ther* 1997; **62**: 187–93.
14. Paterna S, *et al.* Effects of high-dose furosemide and small-volume hypertonic saline solution infusion in comparison with a high dose of furosemide as a bolus, in refractory congestive heart failure. *Eur J Heart Fail* 2000; **2**: 305–13.

高钙血症　高钙血症（第 477 页）常由一些潜在性疾病和长期治疗措施所引起。然而，如果存在明显的症状，需要通过治疗降低血浆钙浓度。这主要涉及补液治疗，祥利尿药（如呋塞米）在补液后使用来促进尿钙的排泄[1–3]。二磷酸盐等抑制骨吸收的药物现在一般认为是第一线，具体的治疗是必要的，虽然祥利尿药仍对液体超负荷或心力衰竭有预防作用。用呋塞米治疗高钙血症的许可剂量为每日 240～250mg，静脉给药。

1. LeGrand SB, *et al.* Narrative review. Furosemide for hypercalcemia: an unproven yet common practice. *Ann Intern Med* 2008; **149**: 259–63.
2. Robey RB, *et al.* Does furosemide have a role in the management of hypercalcemia? *Ann Intern Med* 2009; **150**: 146–7.
3. LeGrand SB. Does furosemide have a role in the management of hypercalcemia? *Ann Intern Med* 2009; **150**: 147.

气道阻塞性疾病　对于哮喘患者，口腔吸入呋塞米已被发现可预防运动[1]和外部刺激[2,3]诱发的支气管收缩，尽管一项为期 4 周的研究[4]中发现不能改善支气管高反应性，在一项针对儿童急性哮喘[5]的小型研究中，与沙丁胺醇合用也没有额外的优势。呋塞米的保护作用机制被认为是包括抑制整个上皮的电解质运输、抑制炎症介质或对肥大细胞功能的影响[6]。其临床应用的潜力仍不清楚[6]，呋塞米尚未被列入治疗哮喘（参见 M37 第 1072 页）的可接受计划中。

有小型研究报道称，慢性阻塞性肺病患者吸入呋塞米能改善呼吸困难[7,8]和运动能力[8]。

吸入呋塞米已被用于缓解晚期癌症患者的呼吸困难[9]。

1. Munyard P, *et al.* Inhaled frusemide and exercise-induced bronchoconstriction in children with asthma. *Thorax* 1995; **50**: 677–9.
2. Bianco S, *et al.* Protective effect of inhaled furosemide on allergen-induced early and late asthmatic reactions. *N Engl J Med* 1989; **321**: 1069–73.
3. Seidenberg J, *et al.* Inhaled frusemide against cold air induced bronchoconstriction in asthmatic children. *Arch Dis Child* 1992; **67**: 214–17.
4. Yates DH, *et al.* Effect of acute and chronic inhaled furosemide on bronchial hyperresponsiveness in mild asthma. *Am J Respir Crit Care Med* 1995; **152**: 2173–5.
5. González-Sánchez R, *et al.* Furosemide plus albuterol compared with albuterol alone in children with acute asthma. *Allergy Asthma Proc* 2002; **23**: 181–4.
6. Floreani AA, Rennard SI. Experimental treatments for asthma. *Curr Opin Pulm Med* 1997; **3**: 30–41.
7. Ong K-C, *et al.* Effects of inhaled furosemide on exertional dyspnea in chronic obstructive pulmonary disease. *Am J Respir Crit Care Med* 2004; **169**: 1028–33.
8. Jensen D, *et al.* Mechanisms of dyspnoea relief and improved exercise endurance after furosemide inhalation in COPD. *Thorax* 2008; **63**: 606–13.
9. Kallet RH. The role of inhaled opioids and furosemide for the treatment of dyspnea. *Respir Care* 2007; **52**: 900–10.

动脉导管未闭　常规初始治疗血流动力学改变明显的动脉导管未闭方法，是减少液体的吸收、纠正贫血、改善呼吸和利尿。如果这些方法不能控制症状，常用吲哚美辛促进导管的闭合（见第 66 页）。

呋塞米是常用的利尿药。它高效，并且被广泛使

用，但是由于它可能延缓导管闭合而被密切关注（甚至在治疗婴儿呼吸窘迫综合征时增加动脉导管未闭的风险——见以上文不良反应项下对婴儿和新生儿的影响）。一个对患者导管未闭治疗的系统性综述称，虽然它不认为是诱因，并且利尿药也许能减少吲哚美辛的对肾的不良反应；然而，这方面的证据有限，并且没有足够的证据来支持婴儿在使用吲哚美辛治疗时同时使用呋塞米[1]。

1. Brion LP, Campbell DE. Furosemide for prevention of morbidity in indomethacin-treated infants with patent ductus arteriosus. Available in The Cochrane Database of Systematic Reviews; Issue 3. Chichester: John Wiley, 2001 (accessed 12/07/05).

颅内压升高　渗透性利尿药（如甘露醇）是治疗颅内压升高的一线药物（第 237 页）但是祥利尿药（如呋塞米）也可作为辅助药物。

耳鸣　呋塞米是众多尝试用来治疗耳鸣（参见 M37 第 1779 页）药物中的一种，尽管有报道称对一些患者有治疗作用，但由于其所引起的不良反应问题而较少使用。

制剂

BP 2010: Co-amilofruse Tablets; Furosemide Injection; Furosemide Tablets; *USP 33*: Furosemide Injection; Furosemide Oral Solution; Furosemide Tablets.

专利制剂

Arg.: Errolon; Faboforox; Frecuentat†; Furagrand; Furital; Furix; Fursemida; Furtenk; Kolkin; Lasix; Nuriban; Retep; **Austral.:** Frusehexal; Frusid; Lasix; Uremide; Urex; **Austria:** Fural†; Furohexal; Furon; Furostad; Lasix; **Belg.:** Docfurose; Furotop; Lasix; **Braz.:** Diuremida; Diuret†; Diuretl; Diurix; Fluxil; Furesin; Furosan; Furosecord†; Furosem; Furosent†; Furosetron; Furosix; Furozix; Fursemida; Lasix; Neosemid; Normotensor†; Rovelan; Urasix; **Canad.:** Lasix; Novo-Semide; **Chile:** Asax; **Cz.:** Dryptal†; Furanthril†; Furon; Furorese; Lasix; **Denm.:** Diural; Furesel†; Furix; Lasix; **Fin.:** Furesis; Furomin; Lasix; Vesix; **Fr.:** Lasilix; **Ger.:** Diurapid; durafurid†; Furanthril; Furo; Furo-Puren; Furobeta; Furogamma; Furorese†; Furorese; Furosal; Fusid; Jufurix; Lasix; **Gr.:** Fudesix; Furanthril; Hydroflux; Lasix; Riomid; Semid; **Hong Kong:** CP-Furo; Lasix; Naqua†; Urex; **Hung.:** Furon; Huma-Semidet†; **India:** Frusemix; Frusenex; Frusix; Lasix; Petsox†; **Indon.:** Cetasix†; Classic; Diurefo†; Edemin; Farsix; Furosix; Impugan; Lasix; Naclex; Silax; Uresix; **Irl.:** Fruside; Lasix; **Israel:** Fusid; Miphar; Lasix; **Malaysia:** Frusid; Furmide†; Lasix; Rasitol; Suopinchon; **Mex.:** Biomisen; Butosali; Diurmessel; Edenol; Furosan; Furotert; Henexal; Klimyn; Lasix; Luzamida; Osemin; Selectofur†; Zafimida; **Neth.:** Lasiletten; Lasix; **Norw.:** Diural; Furix; Lasix; **NZ:** Diurin; Frusid; Lasix; **Philipp.:** Diuril†; Diuspec; Edemann; Flexamide; Fremid; Fretic; Frusema; Furide; Furoscan; Fusimex†; Lasix; Pharmix; Rofunil; **Port.:** Aquedux†; Lasix; Naqua; **Rus.:** Lasix (Лазикс); **S.Afr.:** Aquarid†; Beurises; Lasix; Puresis; Uretic; **Singapore:** Dirine; Furemide; Lasix; **Spain:** Seguril; **Swed.:** Furix Impugan; Lasix; **Switz.:** furo-basan†; Furodrix; Fursol; Impugan†; Lasix; Oedemex; **Thai.:** Aldict; Dirine; Femide; Frusil; Fudirine; Furetic; Furide; Furine; Furomed; Furomide; Furozide; Fuseride; H-Mide; Hawkmide†; Impugan†; Lasix; Miphar; Salurix; Resmode; Urasin†; **Turk.:** Desal; Furomid; Lasix; Lizik; Urever; Urex; **UAE:** Salurin; **UK:** Froop; Frusid; Frusol; Lasix; Rusyde; **Ukr.:** Lasix (Лазикс); **USA:** Lasix; **Venez.:** Biosemida; Edemid; Fromil†; Inclens; Lasix; Lifurox; Nacuat; Resimidat†; Salca; Terysol.

多组分制剂　**Arg.:** Aldactone-D; Diflux; Errolon A; Furdiuren†; Lasilacton; Lasiride; Nuriban A; **Austria:** Furo-Aldopur†; Furo-Spirobene; Furo-lacton†; Hydrotrix†; Lasilacton; Lasitace; Spirono comp; **Belg.:** Frusamil; **Braz.:** Diurana; Diurisa; Furosemide Composto; Hidrion; Lasilactona; **Chile:** Furdiuren; Hidrium; Hidropid; **Cz.:** Spiro Compositum†; **Denm.:** Frusamil; **Fin.:** Furesis comp; **Fr.:** Aldalix; Logirene; **Ger.:** Diaphal; duraspiron-comp†; Furo-Aldopur; Furorese Comp; Hydrotrix†; Osyrol Lasix Spiro comp; Spiro-D; **Gr.:** Frumil; **India:** Diucontin-K; Frumil; Lasilactone; Spiromide; **Irl.:** Diumide-K Continus†; Fru-Co; Frumil; **Ital.:** Fluss 40; Lasitone; Spirofur; **Mex.:** Lasilacton; **NZ:** Frumil; **Philipp.:** Diumide-K; **Spain:** Salidur; **Switz.:** Frumil†; Furocombint†; Furospir; Lasilactone; **UK:** Aridil; Froop Co†; Fru-Co; Frumil; Frusene; Komil; Lasikal; Lasilactone; Lasoride†; **Venez.:** Furdiuren.

Gallopamil Hydrochloride (*BANM*, *rINNM*) 盐酸戈洛帕米

D-600 (gallopamil); Gallopamil, Chlorhydrate de; Gallopamilhydroklorid; Gallopamilli Hydrochloridum; Gallopamillihydrokloridi; Hidrocloruro de galopamilo; Methoxyverapamil Hydrochloride. 5-[*N*-(3,4-Dimethoxyphenethyl)-*N*-methylamino]-2-(3,4,5-trimethoxyphenyl)-2-isopropylvaleronitrile hydrochloride.

Галлопамила Гидрохлорид

$C_{28}H_{40}N_2O_5,HCl = 521.1$.
CAS — 16662-47-8 (gallopamil); 16662-46-7 (gallopamil hydrochloride).
ATC — C08DA02.
ATC Vet — QC08DA02.
UNII — VT4VR32A0T.

(gallopamil)

简介

戈洛帕米是一种具有抗心律失常活性的钙通道阻滞剂（见第 213 页），化学性质与维拉帕米相关。主要用来治疗心绞痛（第 215 页）、心律失常（第 218 页）和高血压（第 228 页）。盐酸戈洛帕米常用剂量为每 6～12h 口服 25～50mg 直到最大总剂量为每日 200mg。缓释制剂也可使用，在每日总剂量相近的情况下可给药 1～2 次。

1. Brogden RN, Benfield P. Gallopamil: a review of its pharmaco-dynamic and pharmacokinetic properties, and therapeutic potential in ischaemic heart disease. *Drugs* 1994; **47**: 93–115.

制剂

专利制剂

Austria: Procorum; **Ger.:** Gallobeta; Procorum; **Hung.:** Procorum†; **Ital.:** Algocor; Procorum; **Mex.:** Procorum†; **Philipp.:** Procorum; **Thai.:** Procorum†.

Gemfibrozil (*BAN, USAN, rINN*) 吉非贝齐

CI-719; Gemfibrotsiili; Gemfibrozilo; Gemfibrozilum; Gemfibrozyl. 2,2-Dimethyl-5-(2,5-xylyloxy)valeric acid.
Гемфиброзил
$C_{15}H_{22}O_3 = 250.3$.
CAS — 25812-30-0.
ATC — C10AB04.
ATC Vet — QC10AB04.
UNII — Q8X02027X3.

Pharmacopoeias. In *Chin.*, *Eur.* (see p.vii), and *US*.

Ph. Eur. 6. 8 (Gemfibrozil) 白色或近白色，蜡状，晶状粉末。熔点为 58～61℃。几乎不溶于水；易溶于无水乙醇和甲醇；极易溶解于二氯甲烷。避光。

USP 33 (Gemfibrozil) 白色蜡状晶状固体。熔点为 58～61℃。几乎不溶于水；溶于乙醇、甲醇和氯仿。贮藏于密闭容器中。

不良反应和注意事项

参见苯扎贝特，第 284 页。

不良反应发生率 在 Helsinki Heart Study[1]，2051 个服用吉非贝齐的患者中有 11.3% 的患者在第一年治疗中由多种中度症状转变为严重的上消化道症状，2030 服用安慰剂的患者中有 7% 发生了上述转变。在血红蛋白浓度、尿胆白或尿糖浓度方面，吉非贝齐和安慰剂组间没有区别。

在发生癌症总数、胆结石或白内障外科手术的数量上吉非贝齐组和安慰剂组没有明显的区别。吉非贝齐组高死亡率主要是由于意外事故或暴力和颅内出血。

随访研究[2]称服用吉非贝齐的患者更易出现胃肠道症状。尽管吉非贝齐组和安慰剂组之间没有明显的区别，接受吉非贝齐治疗的患者在整个 8.5 年的观察期内普遍接受了胆囊切除术。两组患者发生癌症的概率相等，但是吉非贝齐组死于癌症概率增加，并且主要发生在随访后的 1.5 年内。这种差别于 18 年后不再明显[3]。

1. Frick MH, *et al.* Helsinki Heart Study: primary-prevention trial with gemfibrozil in middle-aged men with dyslipidemia: safety of treatment, changes in risk factors, and incidence of coronary heart disease. *N Engl J Med* 1987; **317**: 1237–45.
2. Huttunen JK, *et al.* The Helsinki Heart Study: an 8.5-year safety and mortality follow-up. *J Intern Med* 1994; **235**: 31–9.
3. Tenkanen L, *et al.* Gemfibrozil in the treatment of dyslipidemia: an 18-year mortality follow-up of the Helsinki Heart Study. *Arch Intern Med* 2006; **166**: 743–8.

对皮肤的影响 1 位银屑病患者使用吉非贝齐治疗 2 周，患者的银屑病加重，并且再次使用吉非贝齐时复发[1]。

1. Fisher DA, *et al.* Exacerbation of psoriasis by the hypolipidemic agent, gemfibrozil. *Arch Dermatol* 1988; **124**: 854–5.

药物相互作用

参见苯扎贝特，第 285 页。

吉非贝齐是几种细胞色素 P450 同工酶的抑制剂，包括 CYP2C8、CYP2C9、CYP2C19 和 CYP1A2，可能增加由这些同工酶代谢的药物的血药浓度，还可抑制一些 UDP-葡糖醛酸基转移酶。已有报道与吉非贝齐合用时，贝沙罗汀（参见 M37 第 654 页）、吡格列酮（参见

M37 第 434 页）和罗格列酮（参见 M37 第 437 页）的血药浓度增加，正在接受瑞格列奈的患者禁用吉非贝齐，有造成严重低血糖的风险（见第 158 页）。

药动学

胃肠道能很容易地吸收吉非贝齐；生物利用度接近于 100%，且在进食前服药 30min 后最高。服药后 1～2h 内即可达血浆峰浓度；半衰期大约 1.5h。血浆蛋白结合率大约为 98%。大约 70% 的剂量主要以吉非贝齐葡萄糖醛酸结合物和其他的代谢物形式从尿排泄，少量从粪便排泄。

用途和用法

吉非贝齐，纤维酸衍生物，一种与苯扎贝特（第 286 页）作用类似的调脂药。

吉非贝齐用来降低高脂血症（第 226 页）中总胆固醇和甘油三酯，包括 IIa 型、IIb 型、III 型、IV 型和 V 型高脂蛋白血症。也被建议用作对改善饮食和其他治疗措施无效的中年高脂血症患者缺血性心脏病（见**降低心血管危险**，第 221 页）的一级预防。在美国，高密度（HDL）胆固醇浓度低的和对限制饮食及其他措施没有效果的 IIb 型患者禁止使用吉非贝齐。常用剂量为每日 1.2g，分 2 次服用，早餐晚餐前 30min 口服。或者是 900mg 每日 1 次，晚餐前 30min 服用。

1. Spencer CM, Barradell LB. Gemfibrozil: a reappraisal of its pharmacological properties and place in the management of dyslipidaemia. *Drugs* 1996; **51**: 982–1018.

在肾损伤中的用法 有严重肾损伤的患者/禁止使用吉非贝齐。但英国注册药品信息允许轻中度损伤的患者使用 [肾小球滤过率为 30～80ml/(min·1.73m²)]。初始剂量应减少至每日 900mg，且需在增加剂量前检查肾功能。

对 17 名稳定性慢性肾衰竭患者进行的吉非贝齐药动学的研究发现[1]，多次剂量和单次剂量平均血浆半衰期分别为 1.8h 和 1.9h，与肾功能正常患者相当。吉非贝齐的清除率不依赖于肾功能状态，但是没有进行吉非贝齐药动学评价。

6 名尿毒症中 5 名患者服用吉非贝齐每日 1200mg，治疗 6 个月后，和 6 名肾病患者服用吉非贝齐每日 800mg，治疗 4 个月后，脂质和脂蛋白浓度均有了令人满意的变化[2]。没有发现明显的不良反应或器官毒性的征兆。二级预防研究[3]的结果也表明，剂量为每日 1.2g 对于轻至中度肾损伤的患者是安全有效的。

1. Evans JR, *et al.* The effect of renal function on the pharmacokinetics of gemfibrozil. *J Clin Pharmacol* 1987; **27**: 994–1000.
2. Manninen V, *et al.* Gemfibrozil treatment of dyslipidaemias in renal failure with uraemia or in the nephrotic syndrome. *Res Clin Forums* 1982; **4**: 113–18.
3. Tonelli M, *et al.* for the Veterans' Affairs High-Density Lipoprotein Intervention Trial (VA-HIT) Investigators. Gemfibrozil for secondary prevention of cardiovascular events in mild to moderate chronic renal insufficiency. *Kidney Int* 2004; **66**: 1123–30.

制剂

BP 2010: Gemfibrozil Capsules; Gemfibrozil Tablets;
USP 33: Gemfibrozil Capsules; Gemfibrozil Tablets.

专利制剂

Arg.: Gedun; Hipolixan; Lopid; **Austral.:** Ausgem; Gemhexal; Jezil; Lipazil; Lopid; **Austria:** Gevilon; **Braz.:** Lopid; Lozid; **Canad.:** Lopid; **Chile:** Grifogemzilo; Lipotril; Lopid; **Cz.:** Gevilon†; Innogem†; Ipolipid†; **Denm.:** Gevilon†; Lopid; **Fin.:** Gevilon†; Lopid; **Fr.:** Lipur; **Ger.:** Gemfi; Gevilon; Lipox Gemfi†; **Gr.:** Adrotan; Amedran; Antilipid; Cholhepan; Clipostat; Dosamont; Drisofal; Eklipid; Entianthe; Fibrolip; Gebrozil; Gedizil; Gemfibrol; Gemlipid; Gineton; Hobatolex; Leptokin; Lisolip; Lopid; Noxobran; Parnoxil; Prelisin; Renolip; Solulip; Terostrant; Tiazem; **Hong Kong:** Gemzil†; Gen-Fibro; Ipolipid; Lipison; Lipistorol; Lipofor; Lopid; Lowin†; Marbrozil; Qualipid; Ronox; Saffid†; Synbrozil†; **Hung.:** Innogem; Minilip; **India:** Lopid; Normolip; **Indon.:** Detrichol; Fetinor; Fibralip†; Hypofil; Inobest; Lapibroz; Lifibron; Lipira; Lipitrop; Lokoles; Lopid; Lowlip†; Mersikol; Nufalemzil; Progemzal†; Renabrazin; Scantipid; Zenibroz; Zilop; **Irl.:** Lopid; **Ital.:** Fibrocit; Gemlipid; Genlip; Genozit†; Lipogent; Lipozid†; Lopid; **Malaysia:** Brozil; Ipolipid; Lipistorol†; Lipofor; Mariston†; **Mex.:** Apo-Fide; Lopid; Raypid; **Neth.:** Lopid; **Philipp.:** Lipigem; Lipizol; Lopid; Reducel; **Port.:** Lipoite; **Rus.:** Ipolipid (Иpolipid); **S.Afr.:** Lopid†; **Singapore:** Brozil; Hidil; Ipolipid; Lipison†; Lipofor; Lopid†; Recozil; **Spain:** Decrelipt; Lopid; Pilder; Trialmin; **Swed.:** Lopid; **Switz.:** Gevilon; **Thai.:** Bisil; Delipid; Dropid; Fibropid; Gembropac; Gemfibril; GFB; Gozid; Hidil; Lespid; Lipidyst; Lipison; Lipozil; Lopid; Macholes; Manobrazil; Mariston; Milpid; Norpid; Pharzit; Poli-Fibrozil; Polyxit; Ronox; Tibat; Tolip; U-Pid; **Turk.:** Lopid; **UK:** Lopid; **USA:** Lopid; **Venez.:** Lipontal; Lopid.

Glyceryl Trinitrate 硝酸甘油

Glicerin-trinitrát; Glicerolio trinitratas; Gliseril Trinitrat; Glonoin; Glycerol Trinitras; Glyceroli trinitras; Glycerol-trinitrát; Glycéryle, trinitrate de; Glyceryltrinitrat; Glyseryylitrinitraatti; GTN; Nitrato de glicerilo; Nitroglicerina; Nitrogliserin; Nitroglycerol; NTG; Trinitato de glicerilo; Trinitrin; Trinitroglicerina; Trinitroglycerin. Propane-1,2,3-triol trinitrate.
Глицерилтринитрат
$C_3H_5(NO_3)_3 = 227.1$.

CAS — 55-63-0.
ATC — C01DA02; C05AE01.
ATC Vet — QC01DA02; QC05AE01.
UNII — G59M7S0WS3.

Pharmacopoeias. *Chin.*, *Eur.* (see p.vii), *US*, and *Viet.* include glyceryl trinitrate as diluted solutions.

Ph. Eur. 6. 8 (Glyceryl Trinitrate Solution) 硝酸甘油乙醇溶液中包含 1%～10%（质量分数）的硝酸甘油。澄清，无色或微黄色溶液。与无水乙醇和丙酮混溶。

纯硝酸甘油几乎不溶于水；易溶于无水乙醇；与丙酮混溶。

避光。2～15℃ 保存硝酸甘油稀溶液（1%）。15～20℃ 保存浓的硝酸甘油溶液。

USP 33 (Diluted Nitroglycerin) 硝酸甘油与乳糖、葡萄糖、乙醇、丙二醇、或其他匹配的惰性赋形剂的混合物中含硝酸甘油的量不超过 10%。硝酸甘油乙醇或丙二醇溶液澄清，无色或淡黄色。硝酸甘油乳糖是白色无臭的粉末。贮藏于密闭容器中，贮藏温度 25℃，允许偏差范围 15～30℃，不得超过 40℃。避光。

未稀释的硝酸甘油是白色至淡黄色，黏稠，可燃，易爆炸的溶液。微溶于水；溶于乙醇、丙酮、二硫化碳、氯仿、二氯甲烷、乙醚、乙酸乙酯、冰醋酸、甲醇、苯、甲苯、硝基苯和苯酚。

管理 摇晃或过热会引起未稀释的硝酸甘油爆炸，即使非常少量的硝酸甘油也须隔离贮藏。

配伍禁忌 研究发现硝酸甘油与苯妥英[1]、阿替普酶[2]和左氧氟沙星[3]不相容。

1. Klamerus KJ, *et al.* Stability of nitroglycerin in intravenous admixtures. *Am J Hosp Pharm* 1984; **41**: 303–5.
2. Lee CY, *et al.* Visual and spectrophotometric determination of compatibility of alteplase and streptokinase with other injectable drugs. *Am J Hosp Pharm* 1990; **47**: 606–8.
3. Saltsman CL, *et al.* Compatibility of levofloxacin with 34 medications during simulated Y-site administration. *Am J Health-Syst Pharm* 1999; **56**: 1458–9.

稳定性 **静脉注射液** 近几年来已经认识到一些整形外科用的静脉注射给药装置能吸附或吸收硝酸甘油而造成剂量的损耗[1,2]，尽管聚烯烃[3,4]或聚乙烯[5-7]吸附程度不高。不仅所用的容器和塑料管，而且一些管线内过滤器也能吸附硝酸甘油[8,9]。

1. Grouthamel WG, *et al.* Loss of nitroglycerin from plastic intravenous bags. *N Engl J Med* 1978; **299**: 262.
2. Roberts MS, *et al.* The availability of nitroglycerin from parenteral solutions. *J Pharm Pharmacol* 1980; **32**: 237–44.
3. Wagenknecht DM, *et al.* Stability of nitroglycerin solutions in polyolefin and glass containers. *Am J Hosp Pharm* 1984; **41**: 1807–11.
4. Trissel LA, *et al.* Drug compatibility with new polyolefin infusion solution containers. *Am J Health-Syst Pharm* 2006; **63**: 2379–82.
5. Schaber DE, *et al.* Nitroglycerin adsorption to a combination polyvinyl chloride, polyethylene intravenous administration set. *Drug Intell Clin Pharm* 1985; **19**: 572–5.
6. Tracy TS, *et al.* Nitroglycerin delivery through a polyethylene-lined intravenous administration set. *Am J Hosp Pharm* 1989; **46**: 2031–5.
7. Martens HJ, *et al.* Sorption of various drugs in polyvinyl chloride, glass, and polyethylene-lined infusion containers. *Am J Hosp Pharm* 1990; **47**: 369–73.
8. Baaske DM, *et al.* Nitroglycerin compatibility with intravenous fluid filters, containers, and administration sets. *Am J Hosp Pharm* 1980; **37**: 201–5.
9. Kanke M, *et al.* Binding of selected drugs to a "treated" inline filter. *Am J Hosp Pharm* 1983; **40**: 1323–8.

片剂 大多研究表明硝酸甘油片剂不稳定，与包装接触时有相当大的损耗可能，如粘标签、棉花、人造纤维、塑料瓶和塑料胶囊。Council of the Royal Pharmaceutical Society of Great Britain 和美国 FDA 都已颁布了包装和配药指南。硝酸甘油只能在玻璃容器中调配，用内垫箔片的胶囊和不含原棉的填料密封包装。除此之外，Council of the Royal Pharmaceutical Society of Great Britain 还建议每个包装不超过 100 片并且包装容器上须标明使用适应证，必须在打开包装后 8 周内用完。

不良反应

硝酸甘油能引起面红、眩晕、心动过速和搏动性头痛。大剂量能引起呕吐、坐立不安、视物模糊、低血压（可恶化成重度低血压）、晕厥、罕见发绀和正铁血红蛋白血症，还可能发生呼吸减弱和心动过缓。有局部性使用硝酸甘油制剂引起接触性皮炎的报道，也发生局部性刺激和红疹不良反应。应用于口腔黏膜的制剂常引起局部灼热感。

生产过程中会发生慢性中毒症状，通常可耐受，但

硝酸甘油耐受会导致接触者在突然脱离慢性暴露的环境时，发生严重的戒断症状。耐受性可很快消失，但是再次接触硝酸甘油时会发生中毒症状。临床使用也会发生耐受，这与能够产生长时间稳定血药浓度的硝酸甘油制剂有关。

对心脏的影响　心动过速、低血压和心动过缓被认为是硝酸甘油不良反应。罕见心搏骤停[1]和完全性心脏传导阻滞[2]不良反应的报道。

1. Ong EA, et al. Nitroglycerin-induced asystole. Arch Intern Med 1985; 145: 954.
2. Lancaster L, Fenster PE. Complete heart block after sublingual nitroglycerin. Chest 1983; 84: 111–12.

对味觉的影响　1名61岁男子在心肌梗死后药物治疗中，加用硝酸甘油后2周出现苦和咸的味觉丧失[1]。6周后味觉完全丧失，在停止使用硝酸甘油片剂后1周内味觉恢复到正常；再次使用硝酸甘油后味觉又消失。

1. Ewing RC, et al. Ageusia associated with transdermal nitroglycerin. Clin Pharm 1989; 8: 146–7.

超敏反应　报道称，使用硝酸甘油软膏和片剂的患者均发生过接触性皮炎[1]。硝酸甘油和赋形剂成分都可能与皮炎反应有关。

1. Carmichael AJ. Skin sensitivity and transdermal drug delivery: a review of the problem. Drug Safety 1994; 10: 151–9.

静脉内用法　一些硝酸甘油静脉制剂中含有一定比例的乙醇。已经发生几例高剂量硝酸甘油静脉滴注时发生酒精中毒的事件[1~3]。一篇报道称[3]，1名患者以2mg/min的速度静脉滴注硝酸甘油后，血浆中硝酸甘油达到2.67mg/ml。聚氯乙烯管已经被用作输液管，由于硝酸甘油可吸附到管道上，使得需要的硝酸甘油的剂量增大，从而使输入的酒精量增大。

丙二醇也被用作一些硝酸甘油组分的溶剂。输注含有丙二醇的溶液会引起渗透压过高：参见 M37 第1973页，丙二醇。

1. Shook TL, et al. Ethanol intoxication complicating intravenous nitroglycerin therapy. Ann Intern Med 1984; 101: 498–9.
2. Daly TJ, et al. "Cocktail"-coronary care. N Engl J Med 1984; 310: 1123.
3. Korn SH, Comer JB. Intravenous nitroglycerin and ethanol intoxication. Ann Intern Med 1985; 102: 274.

不良反应的处置　使患者处于头低卧位来治疗晕厥和低血压不良反应，而严重低血压可能需要使用升压药。重度中毒的患者可能需要吸氧和辅助呼吸，静脉输注血容量扩充药或合适的电解质溶液来维持循环。如果发生正铁血红蛋白血症，则需要静脉给予亚甲蓝。服用片剂重度中毒的患者，可能需要洗胃。如果摄入大剂量不超过1h，可以考虑使用活性炭。

注意事项
重度低血压、低血容量症、显著性贫血、梗死性心衰（包括缩窄性心包炎）、头部创伤或脑出血引起的颅内压升高患者禁止使用硝酸甘油。硝酸甘油能升高闭角型青光眼患者的眼内压，因此，这类患者最好避免使用硝酸甘油，尽管没有这种禁忌证的证据。

重度肾或肝损伤、甲状腺功能减退症、营养不良或体温过低患者使用硝酸甘油应谨慎小心。心脏复律或电热疗法前须去除含金属的透皮贴剂。颊给药很少会导致蛀牙，但是建议患者改变应用部位，保持良好的口腔卫生。对唾液干燥者的应用需含硝酸甘油片前湿润口腔。但对这类患者而言，舌下喷雾应是更合适的给药方式。

对硝酸盐的耐受性　尽管有机硝酸盐是有效的抗心绞痛药，但它们的使用受到耐受性的发展以及抗心绞痛和抗心肌缺血效果[1,2]损失或衰减的限制。这种情况可能在所有硝酸盐使用时发生，尤其是在频繁或连续给药时[1~3]。

耐受性的作用机制尚未完全清楚。要发挥血管舒张作用，有机磷酸酯类扩血管作用可能取决于其转化为一氧化氮，而这个反应需要含巯基的物质参与，如半胱氨酸或其他巯氢基。重复给药耗尽组织所储存的巯基，成为发生耐受的一种机制[1,2]。另一种逐渐被认可的机制是神经激素系统的激活，这种神经激素系统能释放具有中和有机硝酸盐类作用的血管收缩激素[1,2]。也有提出硝酸盐类治疗时自由基产生增加[1]，可能抑制硝酸盐的生物活性[3]，诱导血浆容量扩张抵消了硝酸盐类对心室前负荷的作用[1,2]。

一种用来避免发生耐受的方法是间歇性给予硝酸盐[1,2]。最佳间隔尚不明确，但也有提出间隔10~12h[1,2]。采用硝酸甘油系统的透皮吸收制剂的患者，可在夜间移除贴剂。但是由于在此期间可能发生反跳性心肌缺血[1]，可能需要短期硝酸盐制剂[1]。口服制剂和软膏，每天的最后一次剂量可以省略。目前还不

确定是否每个患者都需要采用间歇性给药，因为许多连续给药的患者并没有发生耐受反应。有一种透皮贴剂在第一个24h的快释放率比第二个24h的，也不能阻止耐受的发生[4]。

多种药物已被报道能减少硝酸盐耐受性的发生，包括具有抗氧化性能的巯基供体和药物，但都没有确切的作用[1,3]。

1. Parker JD, Parker JO. Nitrate therapy for stable angina pectoris. N Engl J Med 1998; 338: 520–31.
2. Rutherford JD. Nitrate tolerance in angina therapy: how to avoid it. Drugs 1995; 49: 196–9.
3. Münzel T, et al. Explaining the phenomenon of nitrate tolerance. Circ Res 2005; 97: 618–28.
4. Wiegand A, et al. Pharmacodynamic and pharmacokinetic evaluation of a new transdermal delivery system with a time-dependent release of glyceryl trinitrate. J Clin Pharmacol 1992; 32: 77–84.

透皮贴剂　1名患者在除颤时贴在左侧胸部的硝酸甘油透皮贴剂发生爆炸[1]，患者并没有发生肉眼可见的损伤。但随后的研究表明这是由于除颤器电极和硝酸甘油贴剂的金属铝包装发生放电，而不是硝酸甘油本身爆炸。

虽然建议在透热疗法前移除透皮贴剂，不过即使透皮贴剂暴露于功率800W/m²的透热疗法时，透皮贴剂温度升高幅度仅2.2℃[2]。故认为即使透皮贴剂暴露于作为物理治疗的微波透热疗法，也不可能对患者造成直接的皮肤损伤[2]。

1. Babka JC. Does nitroglycerin explode? N Engl J Med 1983; 309: 379.
2. Moseley H, et al. The influence of microwave radiation on transdermal delivery systems. Br J Dermatol 1990; 122: 361–3.

药物相互作用
乙醇、血管扩张药和其他具有降低血压作用的药物会加重硝酸甘油引起的血压过低反应。引起口干燥的药物（如三环类抗抑郁药和其他抗毒蕈碱药）会延缓舌下含片的溶散度（也见上文注意事项项下内容），从而可能降低舌下和口腔含片的疗效。

抗凝血药　硝酸甘油对肝素的影响，见第352页。

麦角生物碱　硝酸甘油对氢化麦角胺的影响，参见 M37 第591页，麦角胺的药物相互作用项下内容。

磷酸二酯酶-5抑制剂　硝酸盐类与磷酸二酯酶-5抑制剂（如西地那非）禁止合用。由于二者合用时磷酸二酯酶-5抑制剂增强了硝酸盐类的血管舒张作用而发生显著性低血压[1]。有两者合用而引起死亡的案例的报道[2]。

1. Webb DJ, et al. Sildenafil citrate potentiates the hypotensive effects of nitric oxide donor drugs in male patients with stable angina. J Am Coll Cardiol 2000; 36: 25–31.
2. Cheitlin MD, et al. Use of sildenafil (Viagra) in patients with cardiovascular disease. J Am Coll Cardiol 1999; 33: 273–82. Correction. ibid.; 34: 1850.

溶栓药　硝酸甘油与阿替普酶合用的影响，见第261页。

药动学
口腔黏膜能快速地吸收硝酸甘油。胃肠道和皮肤也能很好地吸收硝酸甘油。由于存在系统前清除，其他给药途径的生物利用度低于100%；由于存在广泛的肝脏首关代谢反应，口服给药后生物利用度严重降低。

舌下含片、舌下喷雾剂或口含片用药后1~3min即可发挥显著疗效；软膏剂或透皮贴剂使用后30~60min内起效。静脉给药后1~2min即可起效。

舌下含片或喷雾剂作用持续时间为30~60min，控释含片的作用时间可持续3~5h。透皮贴剂被设计成定量释放药物，且持续24h以上，2%的硝酸甘油软膏的作用时间接近8h。静脉给药疗效持续时间为3~5min。

硝酸甘油表观分布容积大，全身分布广泛。血管平滑肌细胞摄取硝酸甘油后将硝酸根转化为无机亚硝酸盐，接着转化为一氧化氮。这个反应需要半胱氨酸或其他巯基存在。硝酸甘油也可在血浆中发生水解反应，且在肝脏中被谷胱甘肽硝酸盐还原酶快速地代谢成二硝酸盐和单硝酸酯。二硝酸盐的扩血管作用比硝酸甘油弱，单硝酸酯可能也具有血管舒张作用。

1. Bogaert MG. Clinical pharmacokinetics of glyceryl trinitrate following the use of systemic and topical preparations. Clin Pharmacokinet 1987; 12: 1–11.
2. Thadani U, Whitsett T. Relationship of pharmacokinetic and pharmacodynamic properties of the organic nitrates. Clin Pharmacokinet 1988; 15: 32–43.
3. Ridout G, et al. Pharmacokinetic considerations in the use of newer transdermal formulations. Clin Pharmacokinet 1988; 15: 114–31.
4. Hashimoto S, Kobayashi A. Clinical pharmacokinetics and pharmacodynamics of glyceryl trinitrate and its metabolites. Clin Pharmacokinet 2003; 42: 205–21.

用途和用法
硝酸甘油是一种用来治疗心绞痛（第215页）、心

力衰竭（第224页）和心肌梗死（见下文）的硝基类血管扩张药。其他适应证包括手术期间诱导低血压和控制高血压。

认为硝酸甘油通过释放一氧化氮而发挥血管扩张作用，而一氧化氮能激活血管平滑肌细胞上的鸟苷酸环化酶，使鸟嘌呤核苷酸增加。鸟嘌呤核苷酸可能通过降低胞浆内游离钙离子浓度而诱导血管舒张。对静脉血管平滑肌的作用强于小动脉。静脉扩张增加了外周静脉容量从而降低了静脉回流，降低了左室舒张末期容量和左室舒张末压（降低了前负荷）。小动脉扩张降低了收缩期外周血管阻力和左室收缩末压（降低了后负荷）。这种作用的结果是心肌耗氧量减少。对前负荷的影响与β受体阻滞剂或钙通道阻滞剂无关。硝酸甘油也有舒张冠状动脉的作用，这就促进局部的冠脉血流向缺血区域，从而改善缺血心肌的氧供应。

硝酸甘油可以通过舌下含服、口腔含片、口服、经皮或静脉给药等途径给药。根据临床需求选择剂型和剂量。

治疗急性心绞痛时，硝酸甘油以舌下含片、舌下喷雾剂或口腔含片的形式给药，这些给药方式均能快速地发挥疗效，并且能快速地缓解疼痛。这些剂型也可在活动或应激时使用，以避免心绞痛发作。舌下含片（常用剂量为300~600μg）是将含片置于舌下。患者可根据需要重复给药，但如果含服3次后，而在15min内疼痛不能缓解，建议患者迅速就医。如果使用喷雾剂，每次使用400μg，1次或2次直接喷在舌上或舌下闭口，可根据需要喷雾3次。间隔硝酸甘油片置于上唇和牙齿之间（见使用注意事项项下内容）。通常一次2mg即足够，但在某些情况下可能需要3mg；5mg剂量可用于严重心绞痛。

长疗程治疗稳定性心绞痛时，硝酸甘油常以控释片剂或胶囊、经皮吸收制剂、或口腔含片给药，这些剂型均能提供持久的疗效。根据剂量调节剂量。例如，在美国控释口服胶囊通常以2.5~6.5mg为初始剂量，每日3~4次，视需要增加到26mg，每日4次。透皮吸收型有软膏剂和贴膜剂。软膏剂（1.27~5.08cm的软膏含硝酸甘油2%）每日用2~4次或根据需要3~4h一次，涂于胸、手臂、腿或背的去毛区皮肤。透皮贴剂更方便地使用于胸、上臂或肩。贴剂常设计成以一定的恒定速率释放硝酸甘油；其有不同的尺寸，释放速度为100~800μg/h（相当于24h内释放2.5~20mg，皮肤贴剂常暂时移除以防产生耐受性）。推荐每日最大剂量为20mg。硝酸甘油软膏剂和贴剂须用于洁净的皮肤上，并且在同一部位重复使用时须休药几天。口含片常用剂量为2~5mg，每日3次。由于口颊部位，舌接触含片或喝热饮料可加速含片的释放速率。常建议在睡觉时移除含片以防发生误吸的危险。同样建议患者重复使用含片时变换搁置含片的位置，并且需注意口腔卫生以减少发生龋齿的风险。片剂不应咀嚼；如果整片吞咽，每次服用不超过1片。

连续使用硝酸盐治疗的大多数患者会发生耐受反应，间歇使用硝酸盐可以避免耐受反应的发生（更多细节见上文注意事项项下的对硝酸盐的耐受性）。

硝酸甘油可静脉输注治疗不稳定性心绞痛。生产商指南规定5%葡萄糖或0.9%氯化钠溶液作为硝酸甘油注射液的稀释剂。在静脉输注硝酸甘油时，须监控患者的血流动力学从而逐渐调整剂量以得到期望的治疗效果。输注使用的塑料能吸附硝酸甘油（见上文稳定性），因此需要适当增加剂量。治疗不稳定性心绞痛的常用初始剂量为5~10μg/min。对大多数患者，10~200μg/min的剂量即可有反应。也可舌下和口腔途径给药。减轻不稳定性心绞痛患者疼痛需要含片的最大剂量为5mg。

治疗急性心力衰竭，硝酸甘油静脉内给药的初始剂量为5~25μg/min。含片剂量为5mg，可根据需要重复给药直到症状得到控制。治疗慢性心力衰竭，含片每日为5~10mg，分3次给药。

硝酸甘油也可静脉输注治疗急性心肌梗死和手术期间诱导低血压或控制高血压。常用初始剂量为5~25μg/min，根据反应调整剂量。常用剂量范围为10~200μg/min，但是一些外科手术患者需要剂量高达400μg/min。

硝酸甘油透皮贴剂也用于静脉插管术后静脉炎和外渗的预防性治疗。将5mg的贴剂贴于静脉插管位置的远端；每天或每3~5天变换贴剂的使用位置。贴剂的使用应持续到可以使用静脉输液治疗。

也可用0.4%的硝酸甘油软膏减轻由慢性肛裂引起的疼痛（见下文）。使用量相当于约1.5mg硝酸甘油用于肛门内，每12h1次，连续使用8周。

儿童用法　在英国，尽管这种对儿童的用药方法未经许可，BNFC 2009建议硝酸甘油以200~500ng/kg的初始剂量静脉滴注，可对婴幼儿和儿童产生血管舒张作用，根据反应调整至每分钟1~3μg/kg的常规剂量。

不能超过每分钟 10μg/kg 或 200μg/kg。

在治疗儿童肛裂时，*BNFC 2009* 建议使用 0.05%或 0.1%油剂。

肛裂 硝酸盐类（如硝酸甘油）具有松弛肛门括约肌的能力，因此常用来治疗慢性肛裂（参见 M37 第1801页）。实验组[1~3]和对照组[4,5]研究均显示，局部应用浓度为 0.2%～0.8%硝酸甘油软膏可缓解疼痛和加速肛裂的愈合，尽管仅对疼痛的疗效较为显著[6]。研究发现[5]，0.6%的浓度与 0.2%的浓度相比，没有额外的治疗效果。一项跟踪调查表明[5,7]6～30 个月后部分患者症状没有加重或复发（复发率为 1/4～1/3），复发后局部治疗仍有效。然而，一个小型的对儿童使用安慰剂的对照研究却没有发现局部使用硝酸甘油对这类患者有效[8]。

有证据显示应用硝酸甘油贴剂与局部应用 0.2%的软膏疗效相同[9]。

对实验组使用 1%的异山梨醇软膏也能得到满意的治疗效果[10]。

1. Gorfine SR. Topical nitroglycerin therapy for anal fissures and ulcers. *N Engl J Med* 1995; **333:** 1156–7.
2. Lund JN *et al.* Use of glyceryl trinitrate ointment in the treatment of anal fissure. *Br J Surg* 1996; **83:** 776–7.
3. Watson SJ, *et al.* Topical glyceryl trinitrate in the treatment of chronic anal fissure. *Br J Surg* 1996; **83:** 771–5.
4. Lund JN, Scholefield JH. A randomised, prospective, double-blind, placebo-controlled trial of glyceryl trinitrate ointment in treatment of anal fissure. *Lancet* 1997; **349:** 11–14. Correction. *ibid.*; 656.
5. Carapeti EA, *et al.* Randomised controlled trial shows that glyceryl trinitrate heals anal fissures, higher doses are not more effective, and there is a high recurrence rate. *Gut* 1999; **44:** 727–30.
6. Fenton C, *et al.* 0.4% Nitroglycerin ointment: in the treatment of chronic anal fissure pain. *Drugs* 2006; **66:** 343–9.
7. Lund JN, Scholefield JH. Follow-up of patients with chronic anal fissure treated with topical glyceryl trinitrate. *Lancet* 1998; **352:** 1681.
8. Kenny SE, *et al.* Double blind randomised controlled trial of topical glyceryl trinitrate in anal fissure. *Arch Dis Child* 2001; **85:** 404–7.
9. Zuberi BF, *et al.* A randomized trial of glyceryl trinitrate ointment and nitroglycerin patch in healing of anal fissures. *Int J Colorectal Dis* 2000; **15:** 243–5.
10. Schouten WR, *et al.* Pathophysiological aspects and clinical outcome of intra-anal application of isosorbide dinitrate in patients with chronic anal fissure. *Gut* 1996; **39:** 465–9.

勃起功能障碍 勃起功能障碍通常采用口服药物或海绵体内血管扩张药治疗（参见 M37 第 2099 页）。几项研究探讨了局部的替代品，主要对阴茎应用硝酸甘油软膏或透皮贴剂[1~5]。硝酸盐被认为通过使阴茎勃起的平滑肌松弛和血管舒张发挥作用。尽管反应率各不相同，这种疗法能在一些方面产生勃起。

36 名不同原因勃起功能障碍的男性中，21 名患者局部应用乳膏，包括硝酸异山梨酯、双氢麦角碱和氨茶碱后，均能产生令人满意的勃起效果[6]。9 名精神性勃起功能障碍患者中有 8 位产生了满意的疗效。但是，另一个研究[7]因乳膏连续对 10 名患者治疗无效不得不放弃。对 14 位总共应用 77 次乳膏的患者进行的研究表明乳膏的治疗效果与安慰剂没有差异[8]。曾尝试局部应用乳剂，包括硝酸异山梨酯、麦角碱和睾酮治疗阴茎勃起功能障碍；对性欲低下和睾酮水平低或稍低的 42 名男性患者研究中，有 28 名患者疗效尚可[9]。

已有建议应使用避孕套来避免药物转移到伴侣体内[4]，尽管避孕套的完整性与软膏的作用效果似乎尚未进行研究。

正在使用磷酸二酯酶-5 抑制剂的患者应避免局部使用硝酸盐（见上文**药物相互作用**）。

1. Heaton JPW, *et al.* Topical glyceryl trinitrate causes measurable penile arterial dilation in impotent men. *J Urol (Baltimore)* 1990; **143:** 729–31.
2. Meyhoff HH, *et al.* Non-invasive management of impotence with transcutaneous nitroglycerin. *Br J Urol* 1992; **69:** 88–90.
3. Nunez BD, Anderson DC. Nitroglycerin ointment in the treatment of impotence. *J Urol (Baltimore)* 1993; **150:** 1241–3.
4. Anderson DC, Seifert CF. Topical nitrate treatment of impotence. *Ann Pharmacother* 1993; **27:** 1203–5.
5. Gramkow J, *et al.* Transcutaneous nitroglycerine in the treatment of erectile dysfunction: a placebo controlled clinical trial. *Int J Impot Res* 1999; **11:** 35–9.
6. Gomaa A, *et al.* Topical treatment of erectile dysfunction: randomised double blind placebo controlled trial of cream containing aminophylline, isosorbide dinitrate, and co-dergocrine mesylate. *BMJ* 1996; **312:** 1512–15.
7. Naude JH, Le Roux PJ. Topical treatment of erectile dysfunction did not show results. *BMJ* 1998; **316:** 1318.
8. Le Roux PJ, Naude JH. Topical vasoactive cream in the treatment of erectile failure: a prospective, randomized placebo-controlled trial. *BJU Int* 1999; **83:** 810–11.
9. Gomaa A, *et al.* The effect of topically applied vasoactive agents and testosterone versus testosterone in the treatment of erectile dysfunction in aged men with low sexual interest. *Int J Impot Res* 2001; **13:** 93–9.

胆结石 对一小组 15 名内镜切除胆结石（参见 M37 第 2354 页）患者研究发现，舌下喷雾 1.2～3.6mg 硝酸甘油有助于病情恢复。1.2mg 硝酸甘油能松弛 Oddi 括约肌（胆道口括约肌）至其正常压力的 30%[1]。硝酸甘油松弛平滑肌的特性已经用于减轻 3 名胆结石患者的胆绞痛（第 6 页）[2]；其中 1 位患者使用常规治疗方法，如口服罂粟碱只达到中度的治疗效果。

1. Staritz M, *et al.* Nitroglycerine dilatation of sphincter of Oddi for endoscopic removal of bileduct stones. *Lancet* 1984; **i:** 956.
2. Hassel B. Treatment of biliary colic with nitroglycerin. *Lancet* 1993; **342:** 1305.

偏头痛 尽管使用硝酸甘油可能促进或恶化偏头痛（参见 M37 第 587 页），但是在偏头痛先兆发作初期吸入硝酸甘油能降低由偏头痛引起的持久地神经性损伤的风险。先前的标准化预防性治疗并不成功[1]。

1. Mitchell GK. Nitroglycerine by inhaler as treatment for migraine causing cerebral ischaemia. *Med J Aust* 1999; **171:** 336.

心肌梗死 静脉硝酸盐被广泛应用于急性心肌梗死（第 232页），尽管支持它们应用于再灌注损伤患者的证据有限。概述（溶栓或经皮冠状动脉介入治疗）再灌注前进行的研究发现，疼痛发作 24h 内使用静脉注射硝酸盐（硝酸甘油或硝普钠）可降低死亡率[1]，但对再灌注之外的作用还不太清楚。然而，使用静脉注射硝酸甘油按照经验来看似乎是安全的，因此，应对临床持续的缺血性疼痛给药。GISSI-3 研究表明[2]，第一个 24h 静脉输注硝酸甘油，以 5μg/min 开始，并且在开始后第一个 0.5h 每 5min 浓度增加 5～20μg/min 直到收缩压至少下降 10%，假如收缩压保持 90mmHg 以上；24h 后用透皮贴剂替代治疗，每日 10mg。

心肌梗死后心肌缺血或左心室功能差的患者可长期使用硝酸盐，但没有证据支持他们的日常使用。GISSI-3 研究表示，在梗死形成后，经过 6 周[2]和 6 个月[3]的评估未发现经皮使用硝酸甘油具有明显的疗效，并且 ISIS-4 研究发现[4]，口服单硝酸异山梨酯对 35 天死亡率没有改善作用。

1. Yusuf S, *et al.* Effect of intravenous nitrates on mortality in acute myocardial infarction: an overview of the randomised trials. *Lancet* 1988; **i:** 1088–92.
2. Gruppo Italiano per lo Studio della Sopravvivenza nell'Infarto Miocardico. GISSI-3: effects of lisinopril and transdermal glyceryl trinitrate singly and together on 6-week mortality and ventricular function after acute myocardial infarction. *Lancet* 1994; **343:** 1115–22.
3. Gruppo Italiano per lo Studio della Sopravvivenza nell'Infarto Miocardico. Six-month effects of early treatment with lisinopril and transdermal glyceryl trinitrate singly and together withdrawn six weeks after myocardial infarction: the GISSI-3 trial. *J Am Coll Cardiol* 1996; **27:** 337–44.
4. ISIS-4 (Fourth International Study of Infarct Survival) Collaborative Group. ISIS-4: a randomised factorial trial assessing early oral captopril, oral mononitrate, and intravenous magnesium sulphate in 58 050 patients with suspected acute myocardial infarction. *Lancet* 1995; **345:** 669–85.

妇产科 硝酸甘油松弛平滑肌的特性常被利用来治疗产科或妇科疾病。尽管大多数报道为无对照实验或仅有少量患者。静脉注射硝酸甘油 50～100μg，如有必要重复注射直到总剂量达到 200μg，对产后需要手工摘除残留胎盘的女性能产生明显子宫松弛作用[1,2]。舌下喷雾给药能成功地促进双胞胎的臀位取胎术的进行[3]。

可以在植入 IUD 前舌下喷雾给予硝酸甘油。超过 100 名患者试验表明，单次或分 2 次舌下给予 400μg 硝酸甘油常能满足手术需要[4]。

有早产先兆（参见 M37 第 1903 页）的妇女腹部使用硝酸甘油贴剂后获得良好的效果[5,6]，并且另一研究表明这与注射利托君效果相同[7]。但还有研究[8]发现透皮硝酸甘油贴剂与 β 受体阻滞剂相比效果较差。另一个对硝酸甘油和硫酸镁的对比研究[9]显示，两者均静脉内给药时，硝酸甘油失败率高并且可显著降低母体血压。一项系统性综述[10]指出，有足够的证据支持硝酸甘油的常规使用。

曾将硝酸甘油透皮制剂试用于控制重度以及中重度痛经[11,12]（第 8 页）。

静脉内给予硝酸甘油可治疗先兆子痫（见**高血压**项下内容，第 228 页），有报道称，静脉使用硝酸甘油可以降低血压，但不影响子宫血流量[13]，但一篇关于一氧化氮供体（任何来源途径）的系统性综述认为有关疗效结论的证据不足[14]。

阴道内给予单硝酸异山梨酯能促进子宫颈的成熟[15]，尽管有证据[16]表明不是十分有效，可作为标准治疗（如前列腺素等）的替代疗法（**终止妊娠**，参见 M37 第 1904 页）。稽留流产后，硝酸异山梨酯一直采用类似用法[17]。

1. DeSimone CA, *et al.* Intravenous nitro-glycerin aids manual extraction of a retained placenta. *Anesthesiology* 1990; **73:** 787.
2. Lowenwirt IP, *et al.* Safety of intravenous glyceryl trinitrate in management of retained placenta. *Aust N Z J Obstet Gynaecol* 1997; **37:** 20–4.
3. Greenspoon JS, Kovacic A. Breech extraction facilitated by glyceryl trinitrate sublingual spray. *Lancet* 1991; **338:** 124–5.
4. Yadava RP. Sublingual glyceryl trinitrate spray facilitates IUD insertion. *Br J Sex Med* 1990; **17:** 217.
5. Lees C, *et al.* Arrest of preterm labour and prolongation of gestation with glyceryl trinitrate, a nitric oxide donor. *Lancet* 1994; **343:** 1325–6.
6. Smith GN, *et al.* Randomised, double-blind, placebo controlled pilot study assessing nitroglycerin as a tocolytic. *Br J Obstet Gynaecol* 1999; **106:** 736–9.
7. Lees CC, *et al.* Glyceryl trinitrate and ritodrine in tocolysis: an international multicenter randomized study. *Obstet Gynecol* 1999; **94:** 403–8.
8. Bisits A, *et al.* The Randomized Nitric Oxide Tocolysis Trial (RNOTT) for the treatment of preterm labor. *Am J Obstet Gynecol* 2004; **191:** 683–90.
9. El-Sayed YY, *et al.* Randomized comparison of intravenous nitroglycerin and magnesium sulfate for treatment of preterm labor. *Obstet Gynecol* 1999; **93:** 79–83.
10. Duckitt K, Thornton S. Nitric oxide donors for the treatment of preterm labour. Available in The Cochrane Database of Systematic Reviews; Issue 3. Chichester: John Wiley; 2002 (accessed 28/11/07).
11. Pittrof R, *et al.* Crossover study of glyceryl trinitrate patches for controlling pain in women with severe dysmenorrhoea. *BMJ* 1996; **312:** 884.
12. The Transdermal Nitroglycerine/Dysmenorrhoea Study Group. Transdermal nitroglycerine in the management of pain associated with primary dysmenorrhoea: a multinational pilot study. *J Int Med Res* 1997; **25:** 41–4.
13. Grunewald C, *et al.* Effects of nitroglycerin on the uterine and umbilical circulation in severe preeclampsia. *Obstet Gynecol* 1995; **86:** 600–4.
14. Meher S, Duley L. Nitric oxide for preventing pre-eclampsia and its complications. Available in The Cochrane Database of Systematic Reviews; Issue 2. Chichester: John Wiley; 2007 (accessed 30/03/10).
15. Thomson AJ, *et al.* Randomised trial of nitric oxide donor versus prostaglandin for cervical ripening before first-trimester termination of pregnancy. *Lancet* 1998; **352:** 1093–6.
16. Chen FC-K, *et al.* Isosorbide mononitrate vaginal gel versus misoprostol vaginal gel versus Dilapan-S® for cervical ripening before first trimester curettage. *Eur J Obstet Gynecol Reprod Biol* 2008; **138:** 176–9.
17. Arteaga-Troncoso G, *et al.* Intracervical application of the nitric oxide donor isosorbide dinitrate for induction of cervical ripening: a randomised controlled trial to determine clinical efficacy and safety prior to first trimester surgical evacuation of retained products of conception. *BJOG* 2005; **112:** 1615–19.

食管动力疾病 弛缓不能是因为消化道下端括约肌不能松弛和食物向胃转运障碍所引起阻塞。舌下给予硝酸盐类（如硝酸异山梨酯）能产生明显的松弛和减轻症状的作用。在机械性扩张括约肌或手术治疗不可行时（**食管动力疾病**，参见 M37 第 1624 页），可舌下给予硝酸盐类。

在消化道疾病（如静脉曲张性出血）时也可使用硝酸盐类治疗（见下文）。

疼痛 硝酸盐曾试用于治疗局部疼痛。已有报道硝酸甘油作贴剂[1]、喷雾[2]和硝酸异山梨酯喷雾[3]用于治疗糖尿病神经病变患者的疼痛有良好效果。硝酸甘油也已被用于局部的肌肉骨骼疾病[4]（也见下文**软组织风湿病**）和手术后疼痛[5,6]以及静脉注射作为辅助局部麻醉[7]。

硝酸甘油也用于减轻肛裂患者的疼痛（见上文）。在胆绞痛中的使用，见上文**胆结石**。

1. Rayman G, *et al.* Glyceryl trinitrate patches as an alternative to isosorbide dinitrate spray in the treatment of chronic painful diabetic neuropathy. *Diabetes Care* 2003; **26:** 2697–8.
2. Agrawal RP, *et al.* Glyceryl trinitrate spray in the management of painful diabetic neuropathy: a randomized double blind placebo controlled cross-over study. *Diabetes Res Clin Pract* 2007; **77:** 161–7.
3. Yuen KCJ, *et al.* Treatment of chronic painful diabetic neuropathy with isosorbide dinitrate spray: a double-blind placebo-controlled cross-over study. *Diabetes Care* 2002; **25:** 1699–1703.
4. Paoloni JA, *et al.* Topical nitric oxide application in the treatment of chronic extensor tendinosis at the elbow: a randomized, double-blinded, placebo-controlled clinical trial. *Am J Sports Med* 2003; **31:** 915–20.
5. McCabe JE, *et al.* A randomized controlled trial of topical glyceryl trinitrate before transrectal ultrasonography-guided biopsy of the prostate. *BJU Int* 2007; **100:** 536–8.
6. Karanlik H, *et al.* The effect of glyceryl trinitrate ointment on posthemorrhoidectomy pain and wound healing: results of a randomized, double-blind, placebo-controlled study. *Dis Colon Rectum* 2009; **52:** 280–5.
7. Sen S, *et al.* The analgesic effect of nitroglycerin added to lidocaine on intravenous regional anesthesia. *Anesth Analg* 2006; **102:** 916–20.

外周血管疾病 曾尝试利用硝酸盐扩张血管和松弛平滑肌的作用促进血液流动而治疗动脉痉挛性疾病（第 244 页）和动脉粥样硬化的外周血管病（第234页）。有报道局部使用硝酸甘油对动脉粥样硬化的远端肢体缺血[1]和雷诺综合征[2~4]有一定疗效，但应用并不广泛。

1. Fletcher S, *et al.* Locally applied transdermal nitrate patches for the treatment of ischaemic rest pain. *Int J Clin Pract* 1997; **51:** 324–5.
2. Franks AG. Topical glyceryl trinitrate as adjunctive treatment in Raynaud's disease. *Lancet* 1982; **i:** 76–7.
3. Coppock JS, *et al.* Objective relief of vasospasm by glyceryl trinitrate in secondary Raynaud's phenomenon. *Postgrad Med J* 1986; **62:** 15–18.
4. Teh LS, *et al.* Sustained-release transdermal glyceryl trinitrate patches as a treatment for primary and secondary Raynaud's phenomenon. *Br J Rheumatol* 1995; **34:** 636–41.

肺动脉高压 硝酸甘油能降低大多数肺动脉高压（第 235 页）患者的肺血管总阻力[1,2]，包括吸入给药[3]。但是长期治疗时，常优先考虑其他的血管扩张

药，如钙通道阻滞剂、依前列醇或波生坦。

1. Pearl RG, *et al.* Acute hemodynamic effects of nitroglycerin in pulmonary hypertension. *Ann Intern Med* 1983; **99:** 9–13.
2. Weir EK, *et al.* The acute administration of vasodilators in primary pulmonary hypertension. *Am Rev Respir Dis* 1989; **140:** 1623–30.
3. Goyal P, *et al.* Efficacy of nitroglycerin inhalation in reducing pulmonary arterial hypertension in children with congenital heart disease. *Br J Anaesth* 2006; **97:** 208–14.

奎宁眼毒性 建议静脉给予硝酸盐治疗奎宁眼毒性（参见 M37 第 584 页），作用机制可能是通过增加了视网膜血管床血流而发挥作用[1]。

1. Moore D, *et al.* Research into quinine ocular toxicity. *Br J Ophthalmol* 1992; **76:** 703.

软组织风湿病 *动物*研究的证据表明，一氧化氮在肌腱愈合中起着重要的作用，针对网球肘（外上髁炎）、跟腱炎（肌腱炎）和冈上跟腱炎患者的随机研究硝酸甘油贴剂（24h 释放 1.25mg）用于患病部位，每日 1 次[1]，可促进自觉症状和客观症状的恢复。持续 3 年的跟踪研究[2]表明这种治疗的益处不只是镇痛效果；然而，在同一组研究发现另一种不同的硝酸甘油贴剂对另一组患者无效[3]。硝酸甘油贴剂也被尝试用于肩袖病，一项系统性综述[4]表明可减缓急性症状，尽管长期疗效的证据不足。硝酸甘油也被尝试用于肌肉骨骼疼痛（见上文**疼痛**）。对软骨风湿病的整体治疗，见第 13 页。

1. Murrell GAC. Using nitric oxide to treat tendinopathy. *Br J Sports Med* 2007; **41:** 227–31.
2. Paoloni JA, Murrell GAC. Three-year followup study of topical glyceryl trinitrate treatment of chronic noninsertional Achilles tendinopathy. *Foot Ankle Int* 2007; **28:** 1064–8.
3. Paoloni JA, *et al.* Randomised, double-blind, placebo-controlled clinical trial of a new topical glyceryl trinitrate patch for chronic lateral epicondylosis. *Br J Sports Med* 2009; **43:** 299–302.
4. Cumpston M, *et al.* Topical glyceryl trinitrate for rotator cuff disease. Available in The Cochrane Database of Systematic Reviews; Issue 3. Chichester: John Wiley; 2009 (accessed 30/03/10).

静脉曲张出血 静脉曲张大出血常规疗法为急诊内镜下局部注射硬化剂或绷带结扎（参见 M37 第 2285 页）。内镜检查不可行和硬化剂疗法失败时，则使用药物治疗；并且一些研究表明初期药物治疗可能比硬化剂疗法更有效。血管收缩药，如血管紧张素胺（加压素）和加压素类似物特利加压素常与硝酸甘油合用，硝酸甘油能抵消加压素对心脏的不良反应；也可使用生长抑素。

门脉高压患者第一次出血预防性用药仍存在争议，因为大约 70%的血管曲张患者将不再出血。肝门压力下降到 12mmHg 以下是降低静脉曲张破裂出血发生率的必需条件，单独使用 β 受体阻滞剂不能达到这种效果。目前正在寻找更有效的药物，单硝酸异山梨酯（作为 β 受体阻滞剂的辅助用药）对第一次出血预防性用药[1,2]和阻止再次出血[3]的疗效正在考察阶段。早期急救处理（内镜检查前）常静脉内给予特利加压素，硝酸甘油经皮给药可控制出血，并且能降低胃肠道出血和有肝硬化病史或有肝硬化临床征兆患者的死亡率[4]。但是，口服单硝酸异山梨酯和生长抑素对急性静脉曲张破裂出血的疗效比单独使用生长抑素要差，并且诱发更多的不良反应[5]。

1. Angelico M, *et al.* Isosorbide-5-mononitrate versus propranolol in the prevention of first bleeding in cirrhosis. *Gastroenterology* 1993; **104:** 1460–5.
2. Merkel C, *et al.* Randomised trial of nadolol alone or with isosorbide mononitrate for primary prophylaxis of variceal bleeding in cirrhosis. *Lancet* 1996; **348:** 1677–81.
3. Villanueva C, *et al.* Nadolol plus isosorbide mononitrate compared with sclerotherapy for the prevention of variceal rebleeding. *N Engl J Med* 1996; **334:** 1624–9.
4. Levacher S, *et al.* Early administration of terlipressin plus glyceryl trinitrate to control active upper gastrointestinal bleeding in cirrhotic patients. *Lancet* 1995; **346:** 865–8.
5. Junquera F, *et al.* Somatostatin plus isosorbide 5-mononitrate versus somatostatin in the control of acute gastro-oesophageal variceal bleeding: a double blind, randomised, placebo controlled clinical trial. *Gut* 2000; **46:** 127–32.

静脉穿刺 硝酸甘油贴剂贴于静脉注射点邻近的皮肤可预防静脉炎和外渗[1]。

对 50 名静脉穿刺患者研究发现，局部应用硝酸甘油软膏 1～2mg 对治疗有效[2]，但是应用于儿童和新生儿时却产生不一致的结果[3,4]。

1. Tjon JA, Ansani NT. Transdermal nitroglycerin for the prevention of intravenous infusion failure due to phlebitis and extravasation. *Ann Pharmacother* 2000; **34:** 1189–92.
2. Hecker JF, *et al.* Nitroglycerine ointment as an aid to venepuncture. *Lancet* 1983; **i:** 332–3.
3. Vaksmann G, *et al.* Nitroglycerine ointment as aid to venous cannulation in children. *J Pediatr* 1987; **111:** 89–91.
4. Maynard EC, Oh W. Topical nitroglycerin ointment as an aid to insertion of peripheral venous catheters in neonates. *J Pediatr* 1989; **114:** 474–6.

制剂

BP 2010: Glyceryl Trinitrate Sublingual Spray; Glyceryl Trinitrate Tablets; Glyceryl Trinitrate Transdermal Patches;
USP 33: Nitroglycerin Injection; Nitroglycerin Ointment; Nitroglycerin Tablets.

专利制剂

Arg.: Dauxona; Enetege; Niglinar; Nitradisc†; Nitro-Dur; Nitroderm TTS; Nitrodom; Nitrogray†; ***Austral.:*** Anginine; Lycinate; Minitran; Nitro-Dur; Nitrolingual; Rectogesic; Transiderm-Nitro; ***Austria:*** Cordiplast†; Deponit; Minitran†; Nitro Mack; Nitro Pohl; Nitro-Dur; Nitro†; Nitroderm; Nitrolingual; Perlinganit; ***Belg.:*** Deponit; Diafusor; Minitran; Nitro-Dyl†; Nitroderm; Nitrolingual; Nysconitrine; Rectogesic; Trinipatch; Willlong; ***Braz.:*** Nitradisc; Nitroderm TTS; Nitronal†; Tridil; ***Canad.:*** Gen-Nitro; Minitran; Nitro-Dur; Nitroject; Nitrol; Nitrolingual; Nitrostat; Rho-Nitro; Transderm-Nitro; Trinipatch; ***Chile:*** Angiolingual; Nitrocor†; Nitroderm; ***Cz.:*** Deponit†; Maycor Nitrospray†; Minitran†; Nit-Ret; Nitrangin†; Nitrilex†; Nitro Mack†; Nitro Pohl; Nitrolingual†; Nitromint; Perlinganit; Rectogesic; ***Denm.:*** Buccard†; Discotrine; Glytrin; Nitrolingual; Nitromex; Rectogesic; ***Fin.:*** Deponit; Glytrin†; Minitran; Nitro; Nitromex; Perlinganit; Rectogesic; Transiderm-Nitro; ***Fr.:*** Cordipatch; Diafusor; Discotrine; Epinitril; Natispray; Nitriderm TTS; Nitronal; Rectogesic; Trinipatch; ***Ger.:*** Aquo-Trinitrosan; Corangin Nitrospray; Deponit; Gepan†; MinitranS; Nitrangin; Nitro Carino; Nitro Solvay†; Nitroderm TTS; Nitrokor†; Nitrolingual; Perlinganit; Rectogesic; Trinitrosan; ***Gr.:*** Apirol; Cardiplast; Carina; Epinitril; Glyconitron; Nilmadin; Nitro Mack; Nitrocerin; Nitrodyl; Nitrolingual; Nitrong; Nitroretard; Nitrosylon; Pancoran; Rectogesic; Sodemethin; Solinitrina; Supranitrin; Trinipatch; Trinitrine Simple Laleuf; ***Hong Kong:*** Angised; Deponit; Nitro Mack†; Nitro Pohl†; Nitro-Dur; Nitrocine; Nitroderm TTS; Nitrolingual; ***Hung.:*** Nitro Pohl; Nitro-Dur; Nitroderm TTS; Nitrolingual; Nitromint; Perlinganit†; Rectogesic; Sustac; ***India:*** Angised; Millisrol†; Myonit; Myovin; Nitrocontin; Nitroderm TTS; Nitrogesic; Nitrolingual†; ***Indon.:*** Nitrocine†; Nitrokaf; ***Irl.:*** Deponit; Dermatrans; Epinitril; Glytrin; Nitro-Dur; Nitrocine; Nitrolingual; Nitromin; Nitronal†; Rectogesic; Suscard; Sustac; Transiderm-Nitro; ***Israel:*** Deponit; Nitrocine; Nitroderm TTS; Nitrolingual; Nitronal†; Trinipatch†; ***Ital.:*** Adesitrin; Deponit; Dermatrans; Epinitril; Keritrina; Minitran; Natispray; Nitraket; Nitro-Dur; Nitrocor; Nitroderm TTS; Nitrosylon; Perganit; Rectogesic; Top-Nitro; Triniplas; Trinitrina; Venitrin; ***Jpn:*** Millisrol; ***Malaysia:*** Deponit; Nitrocine; Nitroderm; ***Mex.:*** Angiopohl; Anglix; Cardinit; Minitran; Nitradisc; Nitro-Dur; Nitroder; Nitroderm TTS; ***Neth.:*** Deponit; Glytrin; Lenitral†; Minitran; Nitro Pohl; Nitro-Dur; Nitrolingual; Rectogesic; Transiderm TTS; Transiderm-Nitro; Trinipatch; ***Norw.:*** Minitran; Nitro-Dur; Nitrolingual; Nitromex; Nitroven; Rectogesic; Transiderm-Nitro; ***NZ:*** Glytrin; Lycinate; Minitran; Nitroderm; Nitrolingual; Nitronal; Rectogesic; ***Philipp.:*** Deponit; Minitran; Nitrolingual; Nitronal; Nitrostat; Nyserin; Perlinganit; Transderm-Nitro; ***Pol.:*** Nitracor; Nitrocard; Nitroderm; Nitromint; Perlinganit; Rectogesic; Sustonit; Trimonit; ***Port.:*** Dermatrans; Diafusor; Discotrine; Epinitril; Glytrin; Nitradisc; Nitro-Dur; Nitroderm TTS; Nitromint; Plastranit; Rectogesic; Trinipatch†; ***Rus.:*** Deponit (Депонит); Nirmin (Нирмин)†; Nitro (Нитро); Nitrocor (Нитрокор); Nitrogranulong (Нитрогранулонг); Nitroject (Нитроджект); Nitromint (Нитроминт); Nitrong (Нитронг); Nitrospray (Нитроспрей); Perlinganit (Перлинганит); Sustac (Сустак); Sustonit (Сустонит); ***S.Afr.:*** Angised; Nitrocine; Nitrolingual; Tridil†; ***Singapore:*** Angised; Deponit; Glytrin; Nitrocine; Nitrolingual; Rectogesic; ***Spain:*** Cordiplast; Dermatrans; Diafusor; Epinitril; Minitran; Nitradisc; Nitro-Dur; Nitroderm; Nitroplast; Rectogesic; Solinitrina; Trinipatch; Trinispray; Vernies; ***Swed.:*** Glytrin; Minitran; Nitrolingual; Nitromex; Rectogesic; Suscard; Transiderm-Nitro; ***Switz.:*** Deponit; Minitran; Nitro Mack†; Nitro-Dur; Nitroderm TTS; Nitrolingual; Nitronal; Perlinganit; Trinitrine; ***Thai.:*** Amitacon†; Glytrin; Nitrocine; Nitroderm; Nitroject; Nitromint; ***Turk.:*** Deponit; Nitroderm TTS; Nitrolingual; Nitronal; Perlinganit; ***UAE:*** Cardispray†; ***UK:*** Coro-Nitro; Deponit; Glytrin; Minitran; Nitro-Dur; Nitrocine; Nitrolingual; Nitromin; Nitronal; Percutol; Rectogesic; Suscard; Sustac†; Transiderm-Nitro; Trintek†; ***Ukr.:*** Nitro (Нитро); Nitromint (Нитроминт); Nitrong (Нитронг); Sustac (Сустак); ***USA:*** Minitran; Nitrek; Nitro-Bid; Nitro-Derm; Nitro-Dur; Nitro-Time; Nitrodisc; Nitrogard; Nitrolingual; NitroMist; NitroQuick†; Nitrostat; NitroTab†; Transderm-Nitro; Transdermal-NTG; ***Venez.:*** Minitran†; Nitro Mack; Nitrocor; Nitroderm; Tridil†.

多组分制剂 ***Arg.:*** Trinitron; ***Austria:*** Myocardon†; Spasmocor†; ***Ger.:*** Nitrangin compositum†; ***Gr.:*** Trinitrine Cafein Dubois; ***Pol.:*** Pentaerythritol Compositum; ***Spain:*** Cafinitrina; ***USA:*** Emergent-Ez.

顺势疗法制剂 ***Austral.:*** Headache Relief†; ***Austria:*** Cactus compositum; Tonginal†; ***Canad.:*** Headache & Migraine Relief; Homeo-Form MI; HPB Complex; Menopause L122; Travel Sickness; Travel Sickness Cocculus L73†; ***Cz.:*** Glonoinum; Ypsiloheel; ***Fr.:*** Agnus Castus Complexe No 2; Cocculus Complexe No 73; Crataegus Complexe No 15; Lachesis Complexe No 122; Menocynesine; Sclero-Drainol; ***Ger.:*** Antihypertonicum-Weliplex†; Arche-cerin†; Arteria-cyl Ho-Len-Complex; Cefangipect; Glonoin Complex N†; Hevert-Migrane N; Hevert-Migrane†; Hevertigon†; Iberis HM†; Lowe-Komplex Nr 3†; Multojod-Gastreu N R12†; Naranocor H†; Neuro-Do; Normo-Loges†; Oto-cyl Ho-Len-Complex; Pectapas SL; Rauwolsan H†; Rauwolsan HM†; Rytmopasc; Schworocard; Strophanthus comp; Toncard-Do†; Vertigo-Hevert; Ypsiloheel N; ***Neth.:*** Gletar; ***Rus.:*** Tonginal (Тонгинал); ***Switz.:*** Strophanthus†.

Guanabenz Acetate (*USAN*, *rINNM*) 醋酸胍那苄

Acetato de guanabenzo; Guanabenz, Acétate de; Guanabenzi Acetas; NSC-68982 (guanabenz); Wy-8678 (guanabenz). (2,6-Dichlorobenzylideneamino)guanidine acetate.

Гуанабенза Ацетат

$C_8H_8Cl_2N_4,C_2H_4O_2$ = 291.1.

CAS — 5051-62-7 (guanabenz); 23256-50-0 (guanabenz acetate).

UNII — 443019GK1A.

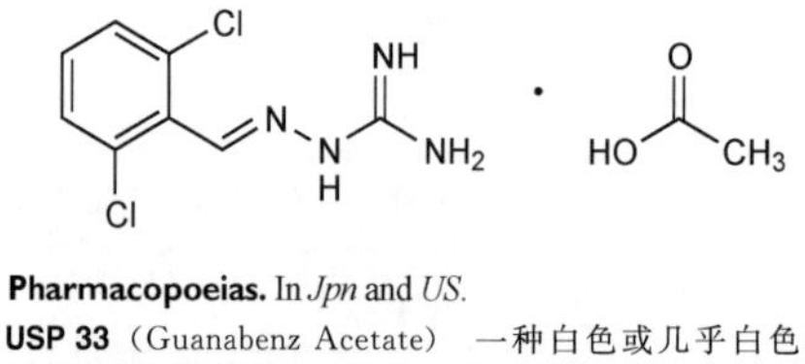

Pharmacopoeias. In *Jpn* and *US.*

USP 33（Guanabenz Acetate） 一种白色或几乎白色的粉末，有轻微的臭味。微溶于水和 0.1mol/L 盐酸；溶于乙醇和丙二醇。0.7%水溶液的 pH 值为 5.5～7.0。贮藏于密闭的容器中，避光。

不良反应和注意事项

参见**盐酸可乐定**，第 299 页。

过量 已有关于胍那苄过量的报道[1]。主要症状有嗜睡、乏力、心动过缓和低血压。1 位 45 岁的妇女用乙醇服下 200～240mg 的胍那苄后，通过洗胃和静脉补液而恢复健康；1 个 3 岁的儿童服用 12mg 的胍那苄后用阿托品和多巴胺治疗而恢复健康。纳洛酮对以上 2 位患者几乎无效。

1. Hall AH, *et al.* Guanabenz overdose. *Ann Intern Med* 1985; **102:** 787–8.

药物相互作用

参见**盐酸可乐定**，第 300 页。

药动学

单次口服后大约 70%被吸收并大部分经首关效应代谢。一次给药后 2～5h 后达到血浆峰浓度，其中大约 90%与血浆蛋白结合。胍那苄绝大部分以代谢物的形式经尿排泄，只有不到 1%以原形排出；有 10%～30%经粪便排出。据报道，平均清除半衰期为 4～14h。

用途和用法

胍那苄是一种 α_2 肾上腺素能受体激动剂，具有和可乐定（第 300 页）类似的作用和用法。用于治疗高血压（第 228 页），可以单独使用或者和其他抗高血压药物尤其是噻嗪类利尿药一起使用。

胍那苄以醋酸盐的形式口服，但是使用时的剂量通常用所含的胍那苄表示，5mg 醋酸胍那苄相当于 4mg 胍那苄。

用于治疗高血压时，通常的服用剂量是开始每天 2 次，每次 4mg，根据疗效，每日剂量可以每隔 1～2 周增加 4～8mg。每日最高剂量可达 32mg，每日 2 次。

制剂

USP 33: Guanabenz Acetate Tablets.

专利制剂

Braz.: Lisapres; ***USA:*** Wytensin.

Guanadrel Sulfate (*USAN*, *rINNM*) 硫酸胍那决尔

CL-1388R; Guanadrel, Sulfate de; Guanadrel Sulphate; Guanadreli Sulfas; Sulfato de guanadrel; U-28288D. 1-(Cyclohexanespiro-2′-[1′,3′]dioxolan-4′-ylmethyl)guanidine sulfate; 1-(1,4-Dioxaspiro[4.5]dec-2-ylmethyl)guanidine sulfate.

Гуанадрела Сульфат

$(C_{10}H_{19}N_3O_2)_2,H_2SO_4$ = 524.6.

CAS — 40580-59-4 (guanadrel); 22195-34-2 (guanadrel sulfate).

UNII — MT147RM091.

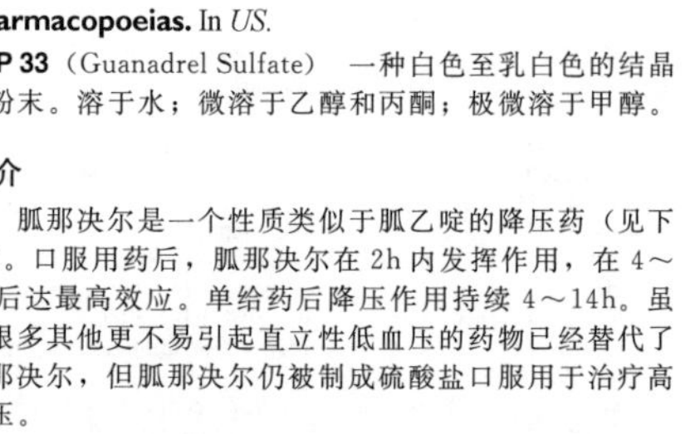

Pharmacopoeias. In *US.*

USP 33（Guanadrel Sulfate） 一种白色至乳白色的结晶性粉末。溶于水；微溶于乙醇和丙酮；极微溶于甲醇。

简介

胍那决尔是一个性质类似于胍乙啶的降压药（见下文）。口服用药后，胍那决尔在 2h 内发挥作用，在 4～6h 后达最高效应。单给药后降压作用持续 4～14h。虽然很多其他更不易引起直立性低血压的药物已经替代了胍那决尔，但胍那决尔仍被制成硫酸盐口服用于治疗高血压。

制剂

USP 33: Guanadrel Sulfate Tablets.

Guanethidine Monosulfate (*USAN*, *rINNM*) 单硫酸胍乙啶

Guanéthidine, monosulfate de; Guanethidine Monosulphate (*BANM*); Guanethidini Monosufas; Guanethidini monosulfas; Guanethidin-monosulfát; Guanetidiinimonosulfaatti; Guanetidin-monosulfat; Guanetidin-monoszulfát; Guanetidino monosulfatas; Monosulfato de guanetidina; NSC-29863 (guanethidine hemisulfate); Su-5864 (guanethidine hemisulfate). 1-[2-(Perhydroazocin-1-yl)ethyl]guanidine monosulfate.

Гуанетидина Моносульфат

$C_{10}H_{22}N_4,H_2SO_4 = 296.4.$

CAS — 55-65-2 (guanethidine); 60-02-6 (guanethidine hemisulfate); 645-43-2 (guanethidine monosulfate).
ATC — C02CC02; S01EX01.
ATC Vet — QC02CC02; QS01EX01.
UNII — 5UBY8Y002G.

(guanethidine)

Pharmacopoeias. In *Eur.* (see p.vii), *Jpn,* and *US. Chin.* includes the hemisulfate.

Ph. Eur. 6.8 (Guanethidine Monosulphate) 一种无色结晶性粉末。完全溶于水；几乎不溶于乙醇。其 2% 水溶液的 pH 值为 4.7～5.5。避光。

USP 33 (Guanethidine Monosulfate) 一种白色至米色的结晶性粉末。易溶于水；难溶于乙醇；尤其难溶于氯仿。其 2% 水溶液的 pH 范围为 4.7～5.7。

不良反应

最普遍的不良反应包括严重的体位性低血压、劳累性低血压和腹泻，这些症状在治疗初期和调整剂量时更严重。还易发生头晕、昏厥、肌肉无力和疲乏，尤其是从坐姿或睡姿站起时更易发生。直立性低血压的症状足够严重时甚至可以导致心绞痛、肾损伤和暂时的脑缺血。其他的经常发生的不良反应包括心搏缓慢、不能射精、疲乏、头痛、水盐潴留和水肿，同时可能伴有呼吸困难和偶发突发心力衰竭。

恶心、呕吐、口干、鼻塞、腮腺敏感、视物模糊、沮丧、肌痛、肌颤、感觉异常、脱发、皮炎、排尿紊乱、阴茎持续勃起、哮喘加剧或恶化、消化性溃疡恶化都有报道过。胍乙啶有可能导致贫血、白细胞减少和血小板减少。

胍乙啶用于滴眼液时，通常的不良反应为眼结膜充血和瞳孔缩小，并可能有灼烧和睑下垂症发生。高剂量长时间使用易导致浅层点状角膜炎。

不良反应的处置

停止使用胍乙啶或者减少剂量可以减少很多不良反应。磷和抗毒蕈碱药可以控制腹泻。如果发生过量情况洗胃的益处还不确定，但过量服用 1h 内可以使用活性炭。对于血压过低可以将患者仰卧并使脚部抬高。如果低血压情况严重，可能需要进行静脉内的血液补充并慎重进行血管收缩。必须对患者进行密切的监护，并维持数日。

注意事项

嗜铬细胞瘤患者和非高血压引起的心力衰竭患者禁止服用胍乙啶，因为胍乙啶能引起这类患者高血压危象。

对患有肾损伤、脑血管紊乱、缺血性心脏病和有过胃溃疡和哮喘发病史的患者，应注意使用。运动和发热可加强胍乙啶的降压效果，对发热患者有可能减少用量。

对正在进行外科手术的患者更有可能发生心血管衰竭和心搏停止，但是否在所有可选的手术前都在停止用药，权威人士们有着不同的意见。美国注册药品信息之前推荐提前 2～3 停止用药。对于正在进行紧急救护或者治疗还没有终止的患者，在进行麻醉前应给于大剂量的阿托品。

对于正在使用含有胍乙啶的滴眼液的患者，应该定期的检查以防止眼球结膜的损伤。

药物相互作用

使用胍乙啶的患者对肾上腺素、苯丙胺和其他拟交感神经药的敏感性增加，可能导致严重的升高血压的效果。其降压效果也可被三环类抗抑郁药、MAOIs、酚噻嗪类药物（虽然酚噻嗪类药物也加剧体位性低血压，尤其在临床上）和相关的抗精神病药所拮抗。注册药品信息推荐 MAOIs 至少应在使用胍乙啶前 14 天停止使用，而美国注册药品信息则推荐至少 1 周就足够了。有报道口服避孕药避免使用胍乙啶。胍乙啶和地高辛或洋地黄类药物合用时可能加剧心搏缓慢。

酚噻嗪类利尿药、其他类抗高血压药和左旋多巴均可加强胍乙啶的降压效果。乙醇可能会引起使用胍乙啶的患者的直立性低血压。

药动学

胍乙啶以不同的方式、不完全的从胃肠道吸收，只有不到 50% 的剂量能够进入人体循环。通过去甲肾上腺素重吸收的机制而迅速被肾上腺素神经元细胞吸收。据报道，8ng/ml 的血浆浓度是肾上腺素阻断所必需的，但依据不同个体的吸收和代谢情况，这个剂量是不同的。胍乙啶部分在肝代谢，以代谢物和原形的形式经尿排泄。最后的半衰期大约为 5 天。胍乙啶不能显著通过血脑屏障。

用途和用法

胍乙啶是一种抗高血压药，通过阻断节后肾上腺素神经元的传递而起作用。有人认为它主要通过阻断神经末梢去甲肾上腺素的释放而发挥作用。胍乙啶通过排空末梢外周交感神经内的去甲肾上腺素，但并不阻断肾上腺髓质释放儿茶酚胺。

口服时，它的最大药效在持续用药 1～3 周后才会出现，并且药效会持续到停止给药后 1～3 周。初期，它可引起心排血量的减少，但它的主要抗高血压作用是通过扩张外周血管；它会减少通常由于站立和反射性交感神经兴奋而引起的血管收缩。它可减少大多数患者的体位性低血压，但对于患者卧位时，降压效果却不明显。胍乙啶可用于治疗高血压，它可减少房水的生成。

胍乙啶可用于治疗高血压（第 228 页）。含有胍乙啶的滴眼液可用于治疗开角型青光眼（参见 M37 1785 页）和伴有甲状腺功能亢进症的眼睑萎缩。胍乙啶还已经被用于神经痛综合征（详见下文）。

胍乙啶用于当其他抗高血压药物证实不合适使用时的高血压，但是在大部分情况下，胍乙啶已经被其他更不易导致直立性低血压的药物所取代。有些患者对胍乙啶耐受，这可能是由于同时使用利尿药治疗。

治疗高血压时，通常开始的剂量为口服每日 10mg 单硫酸胍乙啶。根据疗效，大概最多每隔 5～7 日剂量增加 10～12.5mg。通常的维持剂量为每日 25～50mg。

用于婴儿时，剂量为每日 200μg/kg，并每隔 7～10 日增加 200μg/kg，直到出现满意的疗效。

盐酸胍乙啶可肌内注射用于紧急的高血压治疗，包括严重的惊厥前高血压，但有其他更合适的药物可以选用。据报道，肌注 10～20mg 的剂量可在 20min 内使血压下降。

含盐酸胍乙啶的滴眼液可用于开角型青光眼的治疗（通常合用肾上腺素），也可用于治疗伴有甲状腺功能亢进症的眼睑收缩。

疼痛综合征　由于胍乙啶具有交感神经阻断功能，所以可用于急慢性有明确位置的疼痛。胍乙啶通过静脉注射可阻断局部交感神经而治疗神经痛（见复合区域性疼痛综合征，第 7 页），它可减轻疼痛并可维持血液流速。但是，研究和资料[1, 2]表明，胍乙啶对交感神经反射失调的患者无效。

1. Jadad AR, *et al.* Intravenous regional sympathetic blockade for pain relief in reflex sympathetic dystrophy: a systematic review and a randomized, double-blind crossover study. *J Pain Symptom Manage* 1995; **10:** 13–20.
2. Livingstone JA, Atkins RM. Intravenous regional guanethidine blockade in the treatment of post-traumatic complex regional pain syndrome type I (algodystrophy) of the hand. *J Bone Joint Surg Br* 2002; **84:** 380–6.

制剂

BP 2010: Guanethidine Tablets;
USP 33: Guanethidine Monosulfate Tablets.

专用制剂

Austral.: Ismelin†; **Gr.:** Ismelin; **UK:** Ismelin; **USA:** Ismelin†.

多组分制剂　　**Arg.:** Normatensil†; **Ger.:** Thilodigon; **Gr.:** Thilodigon; **Irl.:** Gandat†; **USA:** Esimil.

Guanfacine Hydrochloride (*BANM, USAN, rINNM*)
盐酸胍法辛

BS-100-141; Guanfacine, Chlorhydrate de; Guanfacini Hydrochloridum; Hidrocloruro de guanfacina; LON-798. *N*-Amidino-2-(2,6-dichlorophenyl)acetamide hydrochloride.

Гуанфацина Гидрохлорид

$C_9H_9Cl_2N_3O,HCl = 282.6.$

CAS — 29110-47-2 (guanfacine); 29110-48-3 (guanfacine hydrochloride).
ATC — C02AC02.
ATC Vet — QC02AC02.
UNII — PML56A1600.

(guanfacine)

Pharmacopoeias. In *US.*

USP 33 (Guanfacine Hydrochloride)　贮藏于密闭容器中，避光。

不良反应和注意事项

参见盐酸可乐定，第 299 页。高血压可能会反弹，但是由于半衰期较长，反弹会被延迟。

1. Jerie P. Clinical experience with guanfacine in long-term treatment of hypertension, part II: adverse reactions to guanfacine. *Br J Clin Pharmacol* 1980; **10** (suppl 1): 157S–164S.
2. Board AW, *et al.* A postmarketing evaluation of guanfacine hydrochloride in mild to moderate hypertension. *Clin Ther* 1988; **10:** 761–75.
3. Horrigan JP, Barnhill LJ. Guanfacine and secondary mania in children. *J Affect Disord* 1999; **54:** 309–14.
4. McGrath JC, Klein-Schwartz W. Epidemiology and toxicity of pediatric guanfacine exposures. *Ann Pharmacother* 2002; **36:** 1698–1703.
5. Boreman CD, Arnold LE. Hallucinations associated with initiation of guanfacine. *J Am Acad Child Adolesc Psychiatry* 2003; **42:** 1387.
6. Minns AB, *et al.* Guanfacine overdose resulting in initial hypertension and subsequent delayed, persistent orthostatic hypotension. *Clin Toxicol* 2010; **48:** 146–8.

撤药　盐酸胍法辛用量的快速减少可导致高血压的反弹，一名正在接受血液透析的 47 岁患者[1]，由于高血压的反弹导致了全身性癫痫发作并昏迷。与苯巴比妥合用时可能会加速盐酸胍法辛的代谢，并减弱停药时带来的负面效应。

1. Kiechel JR, *et al.* Pharmacokinetic aspects of guanfacine withdrawal syndrome in a hypertensive patient with chronic renal failure. *Eur J Clin Pharmacol* 1983; **25:** 463–6.

药物相互作用

参见盐酸可乐定，第 300 页。胍法辛的代谢可能会被细胞色素 P450 同工酶 CYP3A4 的强抑制剂和诱导剂改变。

药动学

盐酸胍法辛口服后快速吸收，摄入即刻释放剂型后 1～4h 后出现血浆峰浓度。据报道，口服盐酸胍法辛的生物利用度能达到大约 80%，大约有 70% 与血浆蛋白结合。它经尿以代谢物和原形的形式排泄，据报道原形大概占到大约 50%。正常的清除半衰期为 10～30h 不等，并且年长的比年幼的患者要长。

肾损伤　一个以普通患者和患有肾功能衰竭患者为研究对象的研究[1]表明，两组间的盐酸胍法辛清除率和血清浓度没有显著差异，表明对肾损伤患者来说，非肾清除途径起到了很大的作用。

1. Kirch W, *et al.* Elimination of guanfacine in patients with normal and impaired renal function. *Br J Clin Pharmacol* 1980; **10** (suppl 1): 33S–35S.

用途和用法

盐酸胍法辛是一种 $α_2$ 肾上腺素能受体激动剂，具有和可乐定（第 300 页）类似的功效和用法。虽然通常有更好的药物可供选择，盐酸胍法辛还是被用于高血压的治疗（第 228 页）。盐酸胍法辛可单独用药，也可与其他抗高血压药尤其是噻嗪类利尿药合用。也有人尝试用它来治疗阿片样物质的撤药和儿童与青少年的多动症（见下文儿童用法）。

胍法辛通常以盐酸盐的形式口服，但仍然以其中含有的盐酸胍法辛的量来表示给药剂量。1mg 的胍法辛大约相当于 1.15mg 的盐酸胍法辛。用于治疗高血压时，初始剂量为每日 1mg，如有需要 3～4 周期后可增加到 2mg。

1. Cornish LA. Guanfacine hydrochloride: a centrally acting antihypertensive agent. *Clin Pharm* 1988; **7:** 187–97.

儿童用法　胍法辛可用于治疗 6 岁及以上患有多动症的儿童（见下文）。用药时以缓释片口服，初始剂量为 1mg，每日 1 次，需要时可增加剂量，间隔时间不得少于 1 周，最大剂量每日 4mg，每次最多增加 1mg。

多动症　药物治疗过动症（**ADHD**，参见 M37 第 2069 页）通常以中枢兴奋药开始。$α_{2A}$-兴奋药（如可乐定和胍法辛）也被采用，胍法辛已被证明是安全有效的儿童治疗用药（推荐剂量见上文）。

1. Posey DJ, McDougle CJ. Guanfacine and guanfacine extended release: treatment for ADHD and related disorders. *CNS Drug Rev* 2007; **13:** 465–74.
2. Biederman J, *et al.* SPD503 Study Group. A randomized, double-blind, placebo-controlled study of guanfacine extended release in children and adolescents with attention-deficit/hyperactivity disorder. *Pediatrics* 2008; **121:** e73–e84.
3. Strange BC. Once-daily treatment of ADHD with guanfacine: patient implications. *Neuropsychiatr Dis Treat* 2008; **4:** 499–506.
4. Biederman J, *et al.* Long-term, open-label extension study of guanfacine extended release in children and adolescents with ADHD. *CNS Spectr* 2008; **13:** 1047–55.

5. Sallee FR, *et al.* Long-term safety and efficacy of guanfacine extended release in children and adolescents with attention-deficit/hyperactivity disorder. *J Child Adolesc Psychopharmacol* 2009; **19:** 215–26.
6. Sallee FR, *et al.* SPD503 STUDY GROUP. Guanfacine extended release in children and adolescents with attention-deficit/hyperactivity disorder: a placebo-controlled trial. *J Am Acad Child Adolesc Psychiatry* 2009; **48:** 155–65.
7. Faraone SV, Glatt SJ. Effects of extended-release guanfacine on ADHD symptoms and sedation-related adverse events in children with ADHD. *J Atten Disord* 2010; **13:** 532–8.
8. Connor DF, Rubin J. Guanfacine extended release in the treatment of attention deficit hyperactivity disorder in children and adolescents. *Drugs Today* 2010; **46:** 299–314.

Tourette 综合征　胍法辛可用来代替可乐定用于治疗轻至中等程度的 Tourette 综合征（**抽搐**，参见 M37 第 927 页）。由于与常用的催眠药比较，胍法辛的不良反应相对更少，所以其作为一线用药大大增加。

制剂

USP 33: Guanfacine Tablets.

专用制剂

Belg.: Estulic†; **Cz.:** Estulic†; **Fr.:** Estulic†; **Hung.:** Estulic†; **Jpn:** Estulic†; **Neth.:** Estulic†; **Rus.:** Estulic (Эстулик); **Ukr.:** Estulic (Эстулик); **USA:** Intuniv; Tenex.

Heparin (*BAN*) 肝素

Hepariini; Heparina; Heparinum; Heparyna.

Гепарин

CAS — 9005-49-6.

ATC — B01AB01; C05BA03; S01XA14.

ATC Vet — QB01AB01; QC05BA03; QS01XA14.

UNII — T2410KM04A.

性状　肝素是一种来源于哺乳动物的具有不规则序列的阴离子多聚糖。它理论上由艾杜糖醛酸根和葡萄糖戊基交互而成。可称之为硫酸葡萄胺聚糖。肝素具有延迟新鲜血液凝固的特性。肝素可由牛的肺脏或牛、羊或猪的肠黏膜制取。

在文献里，肝素常被称为标准肝素或未分解的肝素，用以和低分子量的肝素区分开来。

Heparin Calcium (*BANM*) 肝素钙

Calcium Heparin; Hepariinikalsium; Heparin Kalsiyum; Heparin Sodyum; Heparin vápenatá sůl; Heparina cálcica; Héparine calcique; Heparinkalcium; Heparino kalcio druska; Heparinum calcicum; Heparyna wapniowa.

Гепарин Кальция

CAS — 37270-89-6.

ATC — B01AB01; C05BA03; S01XA14.

ATC Vet — QB01AB01; QC05BA03; QS01XA14.

Pharmacopoeias. In *Eur.* (see p.vii), *Int.*, and *US.*

Ph. Eur. 6. 8（Heparin Calcium）　用于肠道外的肝素钙每毫克中至少有 150IU，用于非肠道外的肝素钙每毫克中至少有 120IU，以上数据均以干物质对照计算而得到。是一种白色或几乎为白色的，易吸湿粉末。易溶于水。1％水溶液的 pH 值为 5.5～8.0。贮藏于密闭容器中。

USP 33（Heparin Calcium）　按照干物质计算，每毫克肝素的钙盐中至少含有 140USPU。肝素的 USPU 不等同于 IU。原料通常来源与人类饲养的哺乳动物的肠黏膜或其他合适的组织，并且原料来源应在标签上注明。1％水溶液的 pH 值为 5.0～7.5。40℃ 以下密闭贮藏，最佳贮藏温度为 15～30℃。

配伍禁忌　见下文肝素钠。

Heparin Sodium (*BANM, rINN*) 肝素钠

Hepariininatrium; Heparin sodná sůl; Heparina sódica; Héparine sodique; Heparinnatrium; Heparino natrio druska; Heparinum natricum; Heparyna sodowa; Sodium Heparin; Soluble Heparin.

Гепарин Натрий

CAS — 9041-08-1.

ATC — B01AB01; C05BA03; S01XA14.

ATC Vet — QB01AB01; QC05BA03; QS01XA14.

UNII — ZZ45AB24CA.

Pharmacopoeias. In *Chin., Eur.* (see p.vii), *Int., Jpn*, and *US.*

Ph. Eur. 6. 8（Heparin Sodium）　用于肠道外的肝素钠每毫克中至少有 150IU，用于非肠道外的肝素钠每毫克中至少有 120IU，以上数据均以干物质对照计算而得到。是一种白色或几乎为白色的，易吸湿粉末。易溶于水。1％水溶液的 pH 值为 5.5～8.0。贮藏于密闭容器中。

USP 33（Heparin Sodium）　按照干物质计算，每毫克肝素的钠盐中至少含有 140USP U。肝素的 USP U 不等同于 IU。原料通常来源与人类饲养的哺乳动物的肠

黏膜或其他合适的组织，并且原料来源应在标签上注明。本品是白色或灰白色非结晶性无臭或几乎无臭的吸湿性粉末。溶于水（1：20）。1％水溶液的 pH 值为 5.0～7.5。40℃ 以下密闭贮藏，最佳为贮藏温度为 15～30℃。

配伍禁忌　据报道，肝素钙或钠肝素和以下药物存在配伍禁忌：阿替普酶、硫酸阿米卡星、盐酸胺碘酮、氨比西林钠、抑肽酶、青霉素钾或青霉素钠、头孢噻吩钠、环丙沙星乳酸盐、阿糖胞苷、达卡巴嗪、盐酸柔红霉素、地西泮、盐酸多巴酚丁胺、盐酸多柔比星、氟哌利多、乳糖醛酸红霉素、盐酸庆大霉素、盐酸氟哌丁苯、透明质酸酶、琥珀酸氢化可的松钠、硫酸卡那霉素钠、甲氧西林钠、硫酸奈替米星、一些阿片样物质镇痛药、盐酸土霉素、一些酚噻嗪类物质、硫酸多黏菌素 B、硫酸链霉素、盐酸四环素、妥布霉素钠、盐酸万古霉素、长春碱钠。另据报道，肝素钠和下列物质也存在相互作用：苯磺酸顺-阿曲库铵[1]、盐酸拉贝洛尔[2]、左氧氟沙星[3]、盐酸尼卡地平[4]、瑞替普酶[5]、酒石酸长春瑞滨[6]。虽然从表面上看，头孢美唑钠[7]和肝素没有相互作用，但有报道说头孢美唑钠可导致肝素钠失活。

葡萄糖对肝素有不确定的影响[8,9]，但通常认为含有葡萄糖的溶液适合作为肝素的稀释液；另据报道，肝素和高浓度的乳液也存在配伍禁忌。

1. Trissel LA, *et al.* Compatibility of cisatracurium besylate with selected drugs during simulated Y-site administration. *Am J Health-Syst Pharm* 1997; **54:** 1735–41.
2. Yamashita SK, *et al.* Compatibility of selected critical care drugs during simulated Y-site administration. *Am J Health-Syst Pharm* 1996; **53:** 1048–51.
3. Saltsman CL, *et al.* Compatibility of levofloxacin with 34 medications during simulated Y-site administration. *Am J Health-Syst Pharm* 1999; **56:** 1458–9.
4. Chiu MF, Schwartz ML. Visual compatibility of injectable drugs used in the intensive care unit. *Am J Health-Syst Pharm* 1997; **54:** 64–5.
5. CSM/MCA. Reteplase (Rapilysin): incompatibility with heparin. *Current Problems* 2000; **26:** 5.
6. Balthasar JP. Concentration-dependent incompatibility of vinorelbine tartrate and heparin sodium. *Am J Health-Syst Pharm* 1999; **56:** 1891.
7. Hutching SR, *et al.* Compatibility of cefmetazole sodium with commonly used drugs during Y-site delivery. *Am J Health-Syst Pharm* 1996; **53:** 2185–8.
8. Anderson W, Harthill JE. The anticoagulant activity of heparins in dextrose solutions. *J Pharm Pharmacol* 1982; **34:** 90–6.
9. Wright A, Hecker J. Long term stability of heparin in dextrose-saline intravenous fluids. *Int J Pharm Pract* 1995; **3:** 253–5.

单位

第五国际标准建立于 1998 年。USP33 指出虽然用 USP U 和 IU 表示的剂量本质上相同，但 USP U 和 IU 是不能等同的。

不良反应

肝素作用的结果可增加出血的危险。通过直接作用或免疫作用产生生血小板融合抗体，引起血小板减少症。血小板聚集和血栓形成可能使病情恶化。有报告，牛肝素注射液比猪肝素注射液更易引起血小板减少症。

超敏反应也有可能发生，如局部刺激性作用和皮肤坏死。长期使用肝素还会引起脱发、骨质疏松和自发性骨折。

对肾上腺的影响　肝素可抑制肾上腺分泌醛固酮，因此可造成高钾血症[1]。虽然所有使用肝素治疗的患者中，多数都能通过肾素-血管紧张素系统来调节体内醛固酮的含量，但有些患者因长时间使用肝素治疗或患者有糖尿病或肾损伤，机体不能及时进行调节，有些患者同时使用保钾药（如 ACEI），则会出现高血钾的症状。英国的 CSM 建议[2]所有有发病危险的患者都应监控血钾浓度，尤其是使用肝素治疗超过 7 天的患者。当治疗不再需要肝素而停药后，高钾血症通常是暂时性的或是可以缓解的。对于需要进行肝素持续治疗的患者，氟氢可的松可以有效地治疗高钾血症[3]。

肝素及其导致的血小板减少症可能与肾上腺功能不全继发肾上腺出血有关[4]。

1. Oster JR, *et al.* Heparin-induced aldosterone suppression and hyperkalemia. *Am J Med* 1995; **98:** 575–86.
2. CSM/MCA. Suppression of aldosterone secretion by heparin. *Current Problems* 1999; **25:** 6.
3. Sherman DS, *et al.* Fludrocortisone for the treatment of heparin-induced hyperkalemia. *Ann Pharmacother* 2000; **34:** 606–10.
4. Dahlberg PJ, *et al.* Adrenal insufficiency secondary to adrenal hemorrhage: two case reports and a review of cases confirmed by computed tomography. *Arch Intern Med* 1990; **150:** 905–9.

对血液的影响　出血是肝素一种公认的危险[1]。持续静脉内滴注肝素比间断的静脉注射肝素引起大出血的可能性要少[2]；肝素的给药剂量与患者的年龄都可增加其危险[2]。

肝素与血小板减少症的发生有关。发病率的报道变

化较大，虽然有人提出发病率为 10％[5]，但比较合理的估计应该是 6％[3,4]。肝素导致的血小板减少症有两种类型。第一种类型是急性的，也是轻度的，在治疗的第 1～4 天内，血小板数会有所下降，这种情况通常不需要停止治疗，症状就会自行减轻。肝素的直接作用是血小板聚集的主要原因。第二种类型，以免疫学为基础，更加严重。它通常发生在治疗的 5～11 天以后，而在曾使用过肝素的患者身上它的发病则更为迅速[6]；其发病时间从停用肝素后 6～40 天均有报道[7~10]。通常伴有富血小板血栓（'白色血栓综合征'）形成或者更为少见的出血。从 1964～1989 年，英国 CSM 报道的 34 例肝素诱发的血小板减少症中，有 11 名患者出现了出血或者栓塞并发症，其中有 7 人死亡[3]。和其他种类的肝素相比，在使用牛肝素时更易发生此种类型的血小板减少症[11]，而使用低分子肝素时则较少发生[12]（尽管罕见交叉反应，见下文**用法**）。该机制可能是形成肝素和血小板 4 因子形成的复合物的抗体（血小板 4 因子位于血小板和内皮上），导致血小板活化和凝血酶生成[6,10,13]。使用狼疮抗凝血药的患者可能更加敏感[14]。这种反应与药物的剂量和给药途径无关；也有人报道过在使用肝素冲洗[15]或肝素化的导管[16]后出现血小板减少症。

建议接受肝素治疗的患者要监控其血小板数。应通过检查所有的患者来获得血小板基础曲线。并且应至少每隔 2～3 天重复检测那些接受治疗剂量的高分子量肝素的患者[12]；建议在预防使用肝素的第 4～14 日进行[12,17]。使用低分子量肝素时，这种危险性可能会降低，但对大多数患者还是建议要进行血小板数的监测；从第 4 天到第 14 天的每 2～4 就应进行一次血小板计数[17]。患者在使用过肝素后的 100 天内对肝素都会比较敏感，因此再次进行肝素治疗时，24h 内就应进行血小板计数[12,17]。

对肝素导致的血小板减少症的治疗方法的回顾性研究发现[6,10,12,13,17]：

- 有血小板减少症的患者应该立即停用肝素。然而值得注意的是，对已有血栓形成的患者，他们血小板数的减少相对来说是比较缓慢的，因此可能不被看作是血小板减少症[13]。

- 在肝素停用的过程中，如果体外血小板聚集试验显示与肝素没有交叉反应，则可以尝试使用肝素类似物，如达那肝素钠[6,10,13,17]。或者使用直接凝血酶抑制剂来匹卢定[6,10,12,13,17]或阿加曲班[6,10,12,13]。对儿童也同样适用[18]。

- 目前低分子肝素也被应用于临床；与高分子量肝素相比，使用低分子量肝素治疗时血小板减少症的发病率更低[19]，但其交叉反应率却很高，故通常不建议将低分子量肝素作为常规使用[10,17,20]。

- 口服抗凝血药也有应用，但有报道，口服抗凝血药可增加使用华法林的患者肢端坏疽的危险性[21]，而且只有在血小板计数恢复正常后才能使用[10,12,17]。也可以使用硫酸皮肤素[22]。

- 阿司匹林和双嘧达莫或者正常的免疫球蛋白都可用于治疗血小板减少症[23]。在一些血栓阻塞的病例中，则使用了纤溶酶（如尿激酶）[24,25]。

在肝素导致的血小板减少症和皮肤坏死之间可能存在某种关系（见下文）。

也有报道，在使用低分子肝素后，可自发形成脊髓血肿[26]。

1. Walker AM, Jick H. Predictors of bleeding during heparin therapy. *JAMA* 1980; **244:** 1209–12.
2. Schulman S, *et al.* Hemorrhagic complications of anticoagulant and thrombolytic treatment: American College of Chest Physicians evidence-based clinical practice guidelines (8th edition). *Chest* 2008; **133** (suppl): 257S–298S.
3. CSM. Heparin-induced thrombocytopenia. *Current Problems* 28 1991
4. Derlon A, *et al.* Thrombopénies induites par l'héparine: symptomatologie, détection, fréquence. *Therapie* 1988; **43:** 199–203.
5. Aster RH. Heparin-induced thrombocytopenia and thrombosis. *N Engl J Med* 1995; **332:** 1374–6.
6. Baldwin ZK, *et al.* Contemporary standards for the diagnosis and treatment of heparin-induced thrombocytopenia (HIT). *Surgery* 2008; **143:** 305–12.
7. Warkentin TE, Kelton JG. Delayed-onset heparin-induced thrombocytopenia and thrombosis. *Ann Intern Med* 2001; **135:** 502–6.
8. Rice L, *et al.* Delayed-onset heparin-induced thrombocytopenia. *Ann Intern Med* 2002; **136:** 210–15.
9. Warkentin TE, Bernstein RA. Delayed-onset heparin-induced thrombocytopenia and cerebral thrombosis after a single administration of unfractionated heparin. *N Engl J Med* 2003; **348:** 1067–9.
10. Shantsila E, *et al.* Heparin-induced thrombocytopenia: a contemporary clinical approach to diagnosis and management. *Chest* 2009; **135:** 1651–64.
11. Bell WR, Royall RM. Heparin-associated thrombocytopenia: a comparison of three heparin preparations. *N Engl J Med* 1980; **303:** 902–7.
12. Warkentin T, *et al.* Treatment and prevention of heparin-induced thrombocytopenia: American College of Chest Physicians evidence-based clinical practice guidelines (8th edition). *Chest*

2008; **133** (suppl): 340S–380S.

13. Hassell K. Heparin-induced thrombocytopenia: diagnosis and management. *Thromb Res* 2008; **123** (suppl 1): S16–S21.

14. Auger WR, *et al.* Lupus anticoagulant, heparin use, and thrombocytopenia in patients with chronic thromboembolic pulmonary hypertension: a preliminary report. *Am J Med* 1995; **99**: 392–6.

15. Heeger PS, Backstrom JT. Heparin flushes and thrombocytopenia. *Ann Intern Med* 1986; **105**: 143.

16. Laster JL, *et al.* Thrombocytopenia associated with heparin-coated catheters in patients with heparin-associated antiplatelet antibodies. *Arch Intern Med* 1989; **149**: 2285–7.

17. Keeling D, *et al.* on behalf of the Haemostasis and Thrombosis Task Force of the British Committee for Standards in Haematology. The management of heparin induced thrombocytopenia. *Br J Haematol* 2006; **133**: 259–69. Also available at: http://www.bcshguidelines.com/pdf/bjh_020606.pdf (accessed 07/06/06)

18. Risch L, *et al.* Heparin-induced thrombocytopenia in paediatrics: clinical characteristics, therapy and outcomes. *Intensive Care Med* 2004; **30**: 1615–24.

19. Warkentin TE, *et al.* Heparin-induced thrombocytopenia in patients treated with low-molecular-weight heparin or unfractionated heparin. *N Engl J Med* 1995; **332**: 1330–5.

20. Warkentin TE. Heparin-induced thrombocytopenia: pathogenesis, frequency, avoidance and management. *Drug Safety* 1997; **17**: 325–41.

21. Warkentin TE, *et al.* The pathogenesis of venous limb gangrene associated with heparin-induced thrombocytopenia. *Ann Intern Med* 1997; **127**: 804–12.

22. Taliani MR, *et al.* Dermatan sulphate in patients with heparin-induced thrombocytopenia. *Br J Haematol* 1999; **104**: 87–9.

23. Frame JN, *et al.* Correction of severe heparin-associated thrombocytopenia with intravenous immunoglobulin. *Ann Intern Med* 1989; **111**: 946–7.

24. Krueger SK, *et al.* Thrombolysis in heparin-induced thrombocytopenia with thrombosis. *Ann Intern Med* 1985; **103**: 159.

25. Clifton GD, Smith MD. Thrombolytic therapy in heparin-associated thrombocytopenia with thrombosis. *Clin Pharm* 1986; **5**: 597–601.

26. Heppner PA, *et al.* Spontaneous spinal hematomas and low-molecular-weight heparin: report of four cases and review of the literature. *J Neurosurg Spine* 2004; **1**: 232–6.

对骨骼的影响　骨质疏松症是肝素长期疗法的少见并发症。长期使用肝素的极少数适应证之一是预防和治疗妊娠期间血栓栓塞，因此多数对肝素化骨质疏松症的研究和报道都是针对孕妇的[1]。大约有 2％长期接受肝素治疗的患者会发生有症状的骨质疏松[1,2]。1/3 的患者会出现亚临床的骨密度降低[2,3]，但是这些患者中有哪些会发生自发性骨折则是不可预测的。妊娠通常会造成可逆的骨质脱钙，因此，易感个体在妊娠期间使用肝素治疗可能会加重骨质疏松症状[1,4]。骨质的变化可能是可逆的[1]。虽然有证据显示骨质脱钙有剂量依赖性和时间依赖性关系，但还不是很确定[1,4]。使用低分子量肝素则可降低肝素诱发的骨质疏松症的危险[2,3,5]。一些证据表明，虽然肝素抑制骨形成、增加骨吸收，但低分子量肝素只作用于前者[3]。

1. Nelson-Piercy C. Heparin-induced osteoporosis. *Scand J Rheumatol* 1998; **27** (suppl 107): 68–71.

2. Bates SM, *et al.* Venous thromboembolism, thrombophilia, antithrombotic therapy, and pregnancy: American College of Chest Physicians evidence-based clinical practice guidelines (8th edition). *Chest* 2008; **133** (suppl): 844S–886S. Also available at: http://www.chestjournal.org/content/133/6_suppl/844S.full.pdf (accessed 27/08/09)

3. Rajpopal R, *et al.* The effects of heparin and low molecular weight heparins on bone. *Thromb Res* 2008; **122**: 293–8.

4. Farquharson RG. Heparin, osteoporosis and pregnancy. *Br J Hosp Med* 1997; **58**: 205–7.

5. Lefkou E, *et al.* Review: low-molecular-weight heparin-induced osteoporosis and osteoporotic fractures: a myth or an existing entity? *Lupus* 2010; **19**: 3–12.

对电解质平衡的影响　详见上文**对肾上腺的影响**项下内容。

对脂质代谢的影响　肝素可使脂蛋白脂肪酶释放到血浆中。甘油三酯水解成游离脂肪酸和甘油，可降低餐后血脂。有报道在使用肝素后游离脂肪酸的浓度会增加，但这种作用的意义可能被高估[1]。当停用肝素后可能会出现高脂血症的反弹。如果脂蛋白脂肪酶长期作用，则其体内的储存可能会耗尽；有报道 1 名孕妇因长期使用肝素进行预防性治疗，导致体内脂蛋白脂肪酶缺乏，从而引发了严重的高甘油三酯血症[2]。

1. Riemersma RA, *et al.* Heparin-induced lipolysis, an exaggerated risk. *Lancet* 1981; **ii**: 471.

2. Watts GF, *et al.* Lipoprotein lipase deficiency due to long-term heparinization presenting as severe hypertriglyceridaemia in pregnancy. *Postgrad Med J* 1991; **67**: 1062–4.

对肝脏的影响　有报道称，间断地给予患者治疗[1~3]或预防[3]剂量的肝素，能够可逆性地升高转氨酶。一项对 54 名患者进行的前瞻性研究发现[4]，有 8 人的转氨酶增高可能是由于使用了肝素，这种反应似乎在治疗剂量时更易发生。也有报道称 2 名接受低分子量肝素（依诺肝素）治疗的患者也出现了转氨酶升高[5,6]。

1. Sonnenblick M, *et al.* Hyper-transaminasemia with heparin therapy. *BMJ* 1975; **3**: 77.

2. Dukes GE, *et al.* Transaminase elevations in patients receiving

bovine or porcine heparin. *Ann Intern Med* 1984; **100**: 646–50.

3. Monreal M, *et al.* Adverse effects of three different forms of heparin therapy: thrombocytopenia, increased transaminases, and hyperkalaemia. *Eur J Clin Pharmacol* 1989; **37**: 415–18.

4. Guevara A, *et al.* Heparin-induced transaminase elevations: a prospective study. *Int J Clin Pharmacol Ther Toxicol* 1993; **31**: 137–41.

5. Hui C-K, *et al.* Low molecular weight heparin-induced liver toxicity. *J Clin Pharmacol* 2001; **41**: 691–4.

6. Baker EL, *et al.* Probable enoxaparin-induced hepatotoxicity. *Am J Health-Syst Pharm* 2009; **66**: 638–41.

对性功能的影响　阴茎异常持续勃起症与肝素有关[1,2]。其预后很差，比起其他病因引起的阴茎异常勃起症，其机制尚不清楚。也有报道使用低分子量肝素（达那肝素）引起阴茎勃起症异常的报道[3]。

1. Baños JE, *et al.* Drug-induced priapism: its aetiology, incidence and treatment. *Med Toxicol* 1989; **4**: 46–58.

2. Bschleipfer TH, *et al.* Heparin-induced priapism. *Int J Impot Res* 2001; **13**: 357–9.

3. Lin PH, *et al.* Low molecular weight heparin induced priapism. *J Urol (Baltimore)* 2004; **172**: 263.

对皮肤的影响　皮肤坏死是肝素极少见的并发症[1,2]。可能是皮下注射的局部反应或由于肝素诱发的血小板减少症（详见上文**对血液的影响**项下内容）而造成。其机制可能与免疫反应有关。

湿疹常发生于皮下注射肝素后几天，多与 IV 型超敏反应有关[3]。可以用低分子量肝素进行替代治疗，但也可能会发生交叉反应[4]。交叉反应也被报道与达那肝素钠[5]有关。

血液透析期间静脉注射肝素会引起定期反复发作的湿疹[6]。

1. Ulrick PJ, Manoharan A. Heparin-induced skin reaction. *Med J Aust* 1984; **140**: 287–9.

2. Fowlie J, *et al.* Heparin-associated skin necrosis. *Postgrad Med J* 1990; **66**: 573–5.

3. Bircher AJ, *et al.* Eczematous infiltrated plaques to subcutaneous heparin: a type IV allergic reaction. *Br J Dermatol* 1990; **123**: 507–14.

4. O'Donnell BF, Tan CY. Delayed hypersensitivity reactions to heparin. *Br J Dermatol* 1993; **129**: 634–6.

5. Blickstein D, *et al.* Eczematous plaques related to unfractionated and low-molecular-weight heparin in pregnancy: cross-reaction with danaparoid sodium. *Blood Coagul Fibrinolysis* 2003; **14**: 765–8.

6. Mohammed KN. Symmetric fixed eruption to heparin. *Dermatology* 1995; **190**: 91.

超敏反应　2008 年初，一报道[1]称使用某些肝素制剂后发生严重超敏反应，包括死亡的发生率增加。被认为与存在于肝素制剂中的过敏硫酸软骨素污染有关[1~3]。

1. FDA. Update to healthcare facilities and healthcare professionals about heparin and heparin-containing medical products. Available at: http://www.fda.gov/MedicalDevices/Safety/AlertsandNotices/ucm135355.htm (accessed 03/08/10)

2. Kishimoto TK, *et al.* Contaminated heparin associated with adverse clinical events and activation of the contact system. *N Engl J Med* 2008; **358**: 2457–67.

3. Blossom DB, *et al.* Outbreak of adverse reactions associated with contaminated heparin. *N Engl J Med* 2008; **359**: 2674–84.

不良反应的处置

由于用药过量引起的轻微出血，停药即可缓解。严重的出血应缓慢静脉注射硫酸鱼精蛋白（参见 M37 第 1402 页）。其确切剂量决定于需要被中和的肝素的量，最理想的方法是采用滴定法测定患者的凝血能力。如果肝素在体内滞留的时间超过 15min，那么鱼精蛋白的用量就要减少；例如如果在使用肝素后 30min 给药，硫酸鱼精蛋白的剂量就应该减少一半。对于任何一种剂量，鱼精蛋白的用量都不应超过 50mg；如果需要更大的剂量，就应该仔细监测患者的情况。Ph. Eur. 6.8 指出，每 1mg 硫酸鱼精蛋白可中和肝素的量不少于 100IU，同时又补充说，这一性质是参考了一些特殊批次的肝素钠而得出的。英国注册药品信息声明，每毫克他们所生产的硫酸鱼精蛋白可中和通常可中和至少 80IU 肝素（肺）或至少 100IU 的肝素（黏液）的抗凝血作用。美国注册药品信息则声称，每毫克他们所生产的硫酸鱼精蛋白可中和不少于 100USP U 的肝素。

血小板减少症

治疗肝素诱发的血小板减少症和血栓栓塞并发症，见上文**对血液的影响**项下内容。

注意事项

对于有出血的患者，不应该使用肝素。一般情况下，对于有严重出血危险的患者即使在严格的监控下也不应使用；高危患者包括有出血疾病、血小板减少症、消化性溃疡、脑血管功能障碍、细菌性心内膜炎、严重高血压、食管静脉曲张或最近经历过外科手术有出血危险的患者。警惕其对肝、肾的损害，而严重的肝、肾损伤是肝素肌内注射的禁忌证。由于肝素能引起血小板减少症和血栓栓塞并发症，因此所有的患者均应监测血小板数（见上文**不良反应**项下**对血液的影响**）。如果发生了血小板减少症，应停止给予肝素。

1. Gaylord MS, *et al.* Release of benzalkonium chloride from a heparin-bonded umbilical catheter with resultant factitious hypernatremia and hyperkalemia. *Pediatrics* 1991; **87**: 631–5.

过敏史的患者建议使用测试剂量。

老年人使用肝素应减量。老年妇女在使用肝素后更易发生出血。

导尿管和插管　有些导尿管在制造过程式中会使用到苯扎氯铵，在使用这些导管作为肝素化的脐带导管时，苯扎氯铵就会释放出来，使得钠和钾的血清含量暂时升高[1]。这能否对早产的未满月的婴儿产生毒性作用还是未知的。

高钾血症　建议对易患高钾血症的患者进行监测，如那些患有糖尿病或肾损伤的患者，参见上文**不良反应**项下**对肾上腺的影响**。

妊娠　肝素不能通过胎盘，因此认为对胎儿没有不良反应[1,2]。然而一个对文献的回顾性文章指出[1]，在对 135 例妊娠的调查中，有 2 例自发性流产和 17 例死胎与肝素有关；29 个早产儿中有 10 个死亡。另一个回顾性文章[2]报道有 21.7％接受肝素治疗的患者却是相反的结果，当把妊娠及其他伴随病理情况排除后，却下降到 10.4％。当正常的早产儿也被排除后，这一结果下降到 3.6％。使用肝素治疗的患者中死亡率为 2.5％，早产率为 6.8％，这一结果与正常人群是相同的。由此推断，在妊娠期间使用肝素比使用华法林对胎儿要安全。有报道肝素也有相似的效果；一个系统的回顾性文献指出[3]，在对 486 名使用低分子量肝素的患者的研究中发现，有 9.3％的患者与上述报道结果相反，但当排除了其他伴随病理情况后，这一结果在女性中降至 3.1％。

有些肝素制剂含有防腐剂苯甲醇，如果孕妇使用，应谨慎，见下文。

对妊娠期间使用肝素和低分子量肝素更详细的报道详见下文**用途和用法**项下内容。

1. Hall JG, *et al.* Maternal and fetal sequelae of anticoagulation during pregnancy. *Am J Med* 1980; **68**: 122–40.

2. Ginsberg JS, Hirsh J. Optimum use of anticoagulants in pregnancy. *Drugs* 1988; **36**: 505–12.

3. Sanson B-J, *et al.* Safety of low-molecular-weight heparin in pregnancy: a systematic review. *Thromb Haemost* 1999; **81**: 668–72.

防腐剂　已证实肝素制剂中的防腐剂可引起一些毒性作用。人们怀疑肝素化的冲洗液中的苯甲醇可对未满月的早产儿产生毒性作用（参见 M37 第 1556 页）。因此，任何含有苯甲醇的肝素制剂对于易于过敏的患者，如早产儿、新生儿、孕妇，都应谨慎使用。一个报道美国中的三氯叔丁醇可引起血压的骤然下降（三氯叔丁醇项下**对心血管系统的影响**，参见 M37 第 1563 页）。

脊髓麻醉　接受肝素或低分子量肝素治疗的患者进行脊髓或硬膜外麻醉或镇痛后会产生脊髓和硬膜外血肿，这些血肿有时甚至会导致患者瘫痪。有硬膜外留置导管或同时使用其他影响凝血机制的药物的患者发生血肿的危险更高[1]。对接受大剂量抗凝血治疗的患者，建议避免使用中枢神经阻滞剂[2]。然而抗凝血药物预防中枢神经阻滞的用法还不是很清楚[2,3]，有报道美国把大剂量低分子量肝素为预防使用，因此血肿发生率要更高[3]。为了减少脊髓血肿的危险，建议对肝素或低分子量肝素于麻醉后全部给予预防剂量。如果可能，在给予肝素后 4~6h 再给予预防剂量的抗凝血药，应该会延缓血肿的发生[2]。建议在中枢神经阻滞或撤除导管的前后 8~10h，不要使用低分子量肝素[2,3]。

在使用低分子量肝素后（详见上文**对血液的影响**项下内容），也可发生自发性脊髓血肿（与精神创伤、手术或者腰椎穿刺无关）。

1. Wysowski DK, *et al.* Spinal and epidural hematoma and low-molecular-weight heparin. *N Engl J Med* 1998; **338**: 1774.

2. Armstrong RF, *et al.* Epidural and spinal anaesthesia and the use of anticoagulants. *Hosp Med* 1999; **60**: 491–6.

3. Dolenska S. Neuroaxial blocks and LMWH thromboprophylaxis. *Hosp Med* 1998; **59**: 940–3.

药物相互作用

肝素与口服抗凝血药或有些药物如抗血小板药阿司匹林和双嘧达莫合用时应谨慎。NSAIDs 会增加出血的危险性。其他影响凝血过程的药物也会增加出血的危险性，这类药物包括右旋糖酐、溶栓酶（如链激酶）、大剂量的青霉素、一些头孢菌素、造影剂、天冬酰胺酶和依前列醇钠。肝素与屈凝血素-α（活化的）合用，见第 204 页。肝素可通过影响凝血因子来抑制口服抗凝血药的作用。

ACEI　肝素和 ACEI 引起的高钾血症，详见上文**对肾上腺的影响**项下内容。

乙醇　大量饮酒者患肝素诱发的出血的危险性比适度或不饮酒者要高[1]。

1. Walker AM, Jick H. Predictors of bleeding during heparin therapy. *JAMA* 1980; **244:** 1209–12.

抑肽酶　肝素与抑肽酶合用的注意事项，可参见第182页抑肽酶下的**对凝血实验的影响**。

硝酸甘油　有报道当肝素与硝酸甘油同时通过静脉给药时，硝酸甘油可降低肝素的活性[1]。硝酸甘油的这一作用在小剂量时即可发生[2]。还不能确定这一作用是[3,4][1]由硝酸甘油中的丙二醇造成。肝素后立即给予硝酸甘油是否会产生药物的相互作用还未见报道[4]。

1. Habbab MA, Haft JI. Heparin resistance induced by intravenous nitroglycerin. *Arch Intern Med* 1987; **147:** 857–60.
2. Brack MJ, *et al.* The effect of low dose nitroglycerine on plasma heparin concentrations and activated partial thromboplastin times. *Blood Coag Fibrinol* 1993; **4:** 183–6.
3. Col J, *et al.* Propylene glycol-induced heparin resistance during nitroglycerin infusion. *Am Heart J* 1985; **110:** 171–3.
4. Bode V, *et al.* Absence of drug interaction between heparin and nitroglycerin. *Arch Intern Med* 1990; **150:** 2117–19.

帕利呋明　使用肝素的患者同时给帕菲明，参见 M37 第2299页。

烟草　与不吸烟者相比，吸烟者肝素的半衰期缩短而消除加快[1]。

1. Cipolle RJ, *et al.* Heparin kinetics: variables related to disposition and dosage. *Clin Pharmacol Ther* 1981; **29:** 387–93.

药动学

肝素不能通过胃肠道吸收。可通过静脉或皮下注射广泛地与血浆蛋白结合。肝素也不能通过胎盘，不能分布到乳汁中。其半衰期与剂量、给药途径以及计算方法有关，且受个体差异的影响较大；其范围为1～6h，平均为1.5h。对有肾损伤的患者可以轻微地延长，肺栓塞患者的这一时间会缩短，而肝功能紊乱的患者这一时间，既不增加也不缩短。肝素通过网状内皮组织吸收，作为代谢产物从尿排出，即使是大剂量的肝素，也会有50％仍以原形排出。

1. Estes JW. Clinical pharmacokinetics of heparin. *Clin Pharmacokinet* 1980; **5:** 204–20.
2. Kandrotas RJ. Heparin pharmacokinetics and pharmacodynamics. *Clin Pharmacokinet* 1992; **22:** 359–74.

用途和用法

肝素是治疗和预防血栓栓塞疾病（第243页）的首选抗凝血药。通常称为标准肝素或高分子量肝素，以区别于低分子量肝素（第375页）。

肝素通过加强抗凝血酶Ⅲ的活性来发挥体内和体外抗凝作用。抗凝血酶Ⅲ存在于血浆中，能够抑制被激活的凝血因子的活性，包括凝血酶（因子Ⅱa）和被激活的因子Ⅹ（因子Ⅹa）。肝素可增加其抑制率，但是有剂量依赖性。正常治疗剂量的肝素对凝血酶和因子Ⅹa都有抑制作用。凝血酶的抑制，阻止了纤维蛋白原转化成纤维蛋白；因子Ⅹa的抑制，阻止了凝血酶原转化成凝血酶。为了预防血栓栓塞而皮下注射低剂量的肝素可以选择性地抑制因子Ⅹa。有报道超大剂量的肝素可以降低抗凝血酶Ⅲ的活性。肝素对血小板的功能也有影响，它可以抑制纤维蛋白形成后的凝块，同时还具有抗脂血症（antilipidaemic）功能。有关凝血过程的说明见止血和纤维蛋白溶解，第174页。

肝素可用于治疗和预防静脉性血栓栓塞（深静脉血栓形成和肺栓塞，第244页），尤其适用于外科患者和那些有特殊危险的孕妇。也可用于治疗动脉性血栓栓塞，包括不稳定性心绞痛（第215页）、心肌梗死（第232页）、急性外周动脉闭塞（第234页）和脑卒中（第240页）。也常用作口服抗凝血药的预给药物，且当口服抗凝药发挥其全部作用后就停用。

发生弥散性血管内凝血时可尝试使用肝素。在血液透析和其他体外循环过程（如心肺旁路术），可用肝素预防凝血的发生。其他用途包括输血时的抗凝或保持血液样本和导管冲洗时的通畅。

肝素及其盐是许多典型炎症治疗药物的组成成分。

用法和剂量　肝素可以采用静脉给药，最好是连续注射或者皮下注射。如果以钠盐或钙盐的形式给药，它们的作用差别很小。肝素的口服制剂正在研制中。

治疗血栓栓塞时应如下方**肝素治疗**的**控制**所述，监控肝素的治疗剂量（有时称为"最大剂量"）及一些情况下的预防剂量。通常使用预防剂量（称为"低剂量"）作为肝素皮下注射的剂量，并且不用进行常规的监测。对于过敏史的患者推荐使用测试剂量。虽然 IU 与 USP U 严格上来说是不等效的，但表示剂量时二者本质上是相同的。

治疗静脉血栓栓塞，在持续静脉注射肝素1000～2000/h 每 12h 皮下注射 15000U 前，应给肝素给予5000U 的负荷剂量（在严重的肺栓塞时需要 10000U）。有一些产品说明建议也可以每 4～6h 间断地静脉注射 5000～10000U。

预防术后静脉血栓栓塞，术前 2h 及术后 7 天内每 8～12h 皮下注射肝素 5000U，或直到患者能下地走动后停药。对有深静脉血栓形成或肺栓塞史的孕妇可使用同样的剂量预防血栓栓塞；在妊娠末 3 个月要加大剂量，每 12h 10000U。

治疗**不稳定性心绞痛**或**急性外周动脉栓塞**，可以连续静脉注射与治疗静脉血栓栓塞相同剂量的肝素。对于预防心肌梗死溶栓治疗后冠状动脉再栓塞，可酌情给药 4000U 后（链激酶给药 5000U），再持续注射 12U/（kg·h）（最大剂量为 1000U/h）或者每 12h 皮下注射 12500U，持续 48h～10 天或更长时间。

儿童与身材瘦小的成年人用法，见下文。

肝素疗法的控制　必须对使用肝素最大剂量进行的治疗进行监控，以确保该剂量对抗凝血酶Ⅲ起到其应有的作用。对肝素活性最常用的测试是部分活化凝血活酶时间（APTT）。即使不同的实验室使用的 APTT 试剂不同，使用肝素最大剂量患者的 APTT 应维持在正常值的 1.5～2.5 倍。每天都必须进行正常的监控。但皮下注射肝素进行疾病预防时，则不需要定期的监控；因为这些患者的 APTT 没有显著地延长。对患有恶性肿瘤或正在进行整形手术的患者，需要调整剂量以保证其 APTT 最小限度的延长，这样可以为机体提供足够的保护来对抗血栓栓塞。正在使用的其他测试还包括活化凝血时间（ACT）。如何测定肝素在血中的含量还有待确定。

肝素抗凝血作用的综合文献如下。

1. Hirsh J. Heparin. *N Engl J Med* 1991; **324:** 1565–74.
2. Freedman MD. Pharmacodynamics, clinical indications, and adverse effects of heparin. *J Clin Pharmacol* 1992; **32:** 584–96.
3. Hyers TM. Heparin therapy: regimens and treatment considerations. *Drugs* 1992; **44:** 738–49.
4. Hirsh J, Fuster V. Guide to anticoagulant therapy part 1: heparin. *Circulation* 1994; **89:** 1449–68.
5. Baglin T, *et al.* for the British Committee for Standards in Haematology. Guidelines on the use and monitoring of heparin. *Br J Haematol* 2006; **133:** 19–34. Also available at: http://www.bcshguidelines.com/pdf/heparin_220506.pdf (accessed 01/06/06)
6. Hirsh J, *et al.* Parenteral anticoagulants: American College of Chest Physicians evidence-based clinical practice guidelines (8th edition). *Chest* 2008; **133** (suppl): 141S–159S. Also available at: http://www.chestjournal.org/content/133/6_suppl/141S.full.pdf (accessed 27/08/09)
7. Vardi M, *et al.* Subcutaneous unfractionated heparin for the initial treatment of venous thromboembolism. Available in The Cochrane Database of Systematic Reviews; Issue 4. Chichester: John Wiley; 2009 (accessed 03/06/10).

作用　肝素是公认的抗凝血药和抗血栓药，主要通过与抗凝血酶Ⅲ结合后使其活性增强而发挥作用。内源性肝素存在于柱状细胞内，但它还有其他作用，其生理作用还不是很清楚，它与许多蛋白结合，内部结构也与肝素的硫酸盐（硫类肝素）及普通肝素在的细胞表面脂多糖相似[1~3]。动脉粥样硬化症时，内源性肝素的活性可对机体起到保护作用[4]。有报道肝素或低分子量肝素还具有一些非抗凝作用[5]，包括抗炎活性，有可能用于如哮喘[6~8]或炎性肠病，但对结肠炎并未显示出任何疗效用[9]。在治疗吸入性损伤时，肝素可与乙酰半胱氨酸交替气雾内容。出血是使用肝素的非抗凝血作用时的主要限制。

1. Lane DA, Adams L. Non-anticoagulant uses of heparin. *N Engl J Med* 1993; **329:** 129–30.
2. Page CP. Proteoglycans: the "Teflon" of the airways? *Thorax* 1997; **52:** 924–5.
3. Ludwig RJ. Therapeutic use of heparin beyond anticoagulation. *Curr Drug Discov Technol* 2009; **6:** 281–9.
4. Engelberg H. Actions of heparin in the atherosclerotic process. *Pharmacol Rev* 1996; **48:** 327–52.
5. Young E. The anti-inflammatory effects of heparin and related compounds. *Thromb Res* 2008; **122:** 743–52.
6. Martineau P, Vaughan LM. Heparin inhalation for asthma. *Ann Pharmacother* 1995; **29:** 71–2.
7. Ahmed T, *et al.* Prevention of exercise-induced bronchoconstriction by inhaled low-molecular-weight heparin. *Am J Respir Crit Care Med* 1999; **160:** 576–81.
8. Stelmach I, *et al.* The effect of inhaled heparin on airway responsiveness to histamine and leukotriene D4. *Allergy Asthma Proc* 2003; **24:** 59–65.
9. Chande N, *et al.* Unfractionated or low-molecular weight heparin for induction of remission in ulcerative colitis. Available in The Cochrane Database of Systematic Reviews; Issue 2. Chichester: John Wiley; 2008 (accessed 15/05/08).

用法　静脉全效量肝素治疗时，APTT 是最常使用的监测方法。而肝素给药剂量的计算方法也已得到发展[1,2]，将 APTT 控制到有效治疗范围（通常是正常值的 1.5～2.5 倍）的时间会缩短，从而降低血栓复发和出血的危险。也有尝试使用自动化设备进行监控和调节的[3]。虽然对肥胖患者的给药剂量建议按照标准体重来计算，但按实际体重更适当[4,5]，同时应规定服用片剂时的最大剂量和注射的速度。

但是以这种算法得出的治疗剂量范围并不适用于所有的 APTT 试剂，因为不同的试剂的灵敏度不同[6]。因此，最适宜的治疗剂量范围根据不同实验室所使用的 APTT 试剂而变化。应根据由血浆肝素浓度校正的 APTT 治疗值来调整给药剂量[6,7]。

皮下注射肝素治疗深静脉血栓形成时的剂量也应根据患者体重来计算[8]。

1. Cruickshank MK, *et al.* A standard heparin nomogram for the management of heparin therapy. *Arch Intern Med* 1991; **151:** 333–7.
2. Raschke RA, *et al.* The weight-based heparin dosing nomogram compared with a "standard care" nomogram: a randomized controlled trial. *Ann Intern Med* 1993; **119:** 874–81.
3. Newby LK, *et al.* An automated strategy for bedside aPTT determination and unfractionated heparin infusion adjustment in acute coronary syndromes: insights from PARAGON A. *J Thromb Thrombolysis* 2002; **14:** 33–42.
4. Yee WP, Norton LL. Optimal weight base for a weight-based heparin dosing protocol. *Am J Health-Syst Pharm* 1998; **55:** 159–62.
5. Yee WP, Norton LL. Clarification of weight-based heparin protocol. *Am J Health-Syst Pharm* 2002; **59:** 1788.
6. Brill-Edwards P, *et al.* Establishing a therapeutic range for heparin therapy. *Ann Intern Med* 1993; **119:** 104–9.
7. Volles DF, *et al.* Establishing an institution-specific therapeutic range for heparin therapy. *Am J Health-Syst Pharm* 1998; **55:** 2002–6.
8. Prandoni P, *et al.* Use of an algorithm for administering subcutaneous heparin in the treatment of deep venous thrombosis. *Ann Intern Med* 1998; **129:** 299–302.

儿童用法　肝素可用于治疗儿童静脉血栓。负荷剂量为静脉给药 50U/kg，继续静脉滴注肝素 15～25U/（kg·h）或皮下注射 250U/kg，每日 2 次。BNFC 2010/11 建议可根据 APTT 调节给药方案：

- 新生儿和不满 1 岁的婴儿：初始剂量为静脉注射 75U/kg（胎龄 35 周龄以下给予 50U/kg），接着静脉给药 25U/（kg·h）；
- 1～18 岁儿童：初始剂量为静脉注射 75U/kg，再持续静脉注射 20U/kg。

尽管英国未对儿童性静脉血栓的预防作出明确规定，但 BNFC 2010/11 建议对 1 个月～18 岁儿童皮下注射 100U/kg（最大剂量为 5000U），每日 2 次，同时根据 APTT 调整。

肝素的活性及药动学呈年龄依赖性，相较于大龄儿童和成年，新生儿需要更大和更快的滴注速度才能获得相应的临床抗凝效果和相似的凝血酶原时间延长。一篇关于这个课题的综述认为[1]目前肝素用于新生儿和儿童的治疗方案均未达到最优化。

1. Newall F, *et al.* Unfractionated heparin therapy in infants and children. Abstract: *Pediatrics* 2009; **123:** 896. Full version: http://pediatrics.aappublications.org/cgi/reprint/123/3/e510.pdf (accessed 13/10/09)

导尿管和插管　将 10U 或 100U 的肝素钠溶于 1mg 0.9％生理盐水制成的溶液常用于静脉导管、插管及其他为了间断治疗而留置的普通静脉装置的冲洗（肝素锁）。然而，一项荟萃分析[1]结果显示应用肝素生理盐水和单独使用生理盐水相比，在保证外周导管的开放和减少血栓栓塞方面并没有明显优势，因此建议在不超过48h 的留置导管中使用 0.9％生理盐水。减少肝素冲洗液的使用可避免发生血栓栓塞以及与其他静脉给药的药物发生配伍禁忌的可能性。

曾经尝试使用肝素化的导尿管或将肝素添加入通过静脉留置注射装置的全肠外营养液中（详见上文**注意事项**项下**导尿管和导管**内容）。持续注射含肝素的液体可保证外周静脉导管的通畅[2]。为了保证新生儿脐动脉导管的开放，美国用药指南[2]建议 0.25～1U/ml 连续滴注。

中央静脉导管也受到血栓的影响，动脉血栓和全身感染使其使用变得复杂。一项荟萃分析[3]显示普通肝素、低分子量肝素或低剂量的华法林可抑制携带中央静脉导管的患者血栓形成，但不同研究结果并不明显。随着插管技术、放置方式及术后护理技术[4]的提高，早期研究中显示的优势已经被减弱，尽管这些结果仍有争议[3]。更具体的系统性综述指出，持续静脉注射肝素可减少携带中央静脉导管的新生儿导管闭塞的发生率[5]；肝素化导管可降低携带中央静脉导管的儿童导管闭合的风险[6]。非常低剂量的华法林（每日 1mg）用于预防携带中央静脉插管的患者血栓形成，但不同研究具有不同结果[4,7~11]。目前，对预防携带中央静脉导管的癌症患者的血栓形成，指南[12]不建议使用低剂量华法林或低分子量肝素，因为恶性肿瘤本身就有血栓的风险，详见第 353 页。

1. Randolph AG, *et al.* Benefit of heparin in peripheral venous and arterial catheters: systematic review and meta-analysis of randomised controlled trials. *BMJ* 1998; **316:** 969–75.
2. Monagle P, *et al.* Antithrombotic therapy in neonates and chil-

dren: American College of Chest Physicians evidence-based clinical practice guidelines (8th edition). *Chest* 2008; **133** (suppl): 887S–968S. Also available at: http://www.chestjournal.org/content/133/6_suppl/887S.full.pdf (accessed 27/08/09)

3. Kirkpatrick A, *et al.* Prevention of central venous catheter-associated thrombosis: a meta-analysis. *Am J Med* 2007; **120:** 901–10.
4. Young AM, *et al.* WARP Collaborative Group, UK. Warfarin thromboprophylaxis in cancer patients with central venous catheters (WARP): an open-label randomised trial. *Lancet* 2009; **373:** 567–74.
5. Shah PS, Shah VS. Continuous heparin infusion to prevent thrombosis and catheter occlusion in neonates with peripherally placed percutaneous central venous catheters. Available in The Cochrane Database of Systematic Reviews; Issue 2. Chichester: John Wiley; 2008 (accessed 15/05/08).
6. Shah PS, Shah N. Heparin-bonded catheters for prolonging the patency of central venous catheters in children. Available in The Cochrane Database of Systematic Reviews; Issue 4. Chichester: John Wiley; 2007 (accessed 15/05/08).
7. Bern MM, *et al.* Very low doses of warfarin can prevent thrombosis in central venous catheters: a randomized prospective trial. *Ann Intern Med* 1990; **112:** 423–8.
8. Couban S, *et al.* Randomized placebo-controlled study of low-dose warfarin for the prevention of central venous catheter-associated thrombosis in patients with cancer. *J Clin Oncol* 2005; **23:** 4063–9.
9. Boraks P, *et al.* Prevention of central venous catheter associated thrombosis using minidose warfarin in patients with haematological malignancies. *Br J Haematol* 1998; **101:** 483–6.
10. Magagnoli M, *et al.* Prophylaxis of central venous catheter-related thrombosis with minidose warfarin in patients treated with high-dose chemotherapy and peripheral-blood stem-cell transplantation: retrospective analysis of 228 cancer patients. *Am J Hematol* 2006; **81:** 1–4.
11. Chan A, *et al.* Systemic anticoagulant prophylaxis for central catheter-associated venous thrombosis in cancer patients. *Ann Pharmacother* 2007; **41:** 635–41.
12. Geerts WH, *et al.* American College of Chest Physicians. Prevention of venous thromboembolism: American College of Chest Physicians Evidence-Based Clinical Practice Guidelines (8th edition). *Chest* 2008; **133** (suppl): 381S–453S. Also available at: http://www.chestjournal.org/content/133/6_suppl/381S.full.pdf (accessed 27/08/09)

弥散性血管内凝血 肝素成功地应用于由各种原因引起的弥散性血管内凝血（第 176 页）。然而其这一应用是有争议的，对一些特殊的情况，如当与形成微血栓相比，出血的危险相对地处于次要地位时，这一应用有所保留。建议静脉给药剂量为 500U/h，如有需要根据临床反应进行调整[1]。考虑到出血的危险，静脉给药的最大剂量通常为 1000U/h。

1. Baglin T, *et al.* for the British Committee for Standards in Haematology. Guidelines on the use and monitoring of heparin. *Br J Haematol* 2006; **133:** 19–34. Also available at: http://www.bcshguidelines.com/pdf/heparin_220506.pdf (accessed 01/06/06)

体外循环 含有肝素的抗凝血药在心肺旁路、血液透析和血液滤过等过程中是必需的。进行心肺旁路操作时，用于灌注心肺旁路机的晶体溶液及所有储备血液中均应加入肝素，并且在进行心脏及主要血管插管前静脉输入患者体内的。同时持续监测活化凝血时间（ACT）。在旁路中断后，可以用鱼精蛋白来代替抗凝血药，但是由于对心肺循环的毒性作用，还是要谨慎。

在血液透析开始的一段时间里，要首先给患者注射负荷剂量的肝素，其后要持续地向体外循环的输出通路注射肝素直到透析结束前的 1h。根据体重的变化、体外循环的量、生物性透析膜和泵的速度，肝素的剂量也会发生很大的变化。

特发性血小板减少性紫癜 少数患有特发性血小板减少性紫癜（参见 M37 第 1437 页）的患者对标准的激素疗法有抵抗，而皮下注射低分子量肝素则能提高他们的血小板数量[1]。然而肝素本身甚至在非常低的剂量时就可能造成血小板减少症（见上文**不良反应**项下**对血液的影响**内容）。

1. Shen ZX, *et al.* Thrombocytopoietic effect of heparin given in chronic immune thrombocytopenic purpura. *Lancet* 1995; **346:** 220–1.

恶性肿瘤 癌症是血栓栓塞的危险因素之一，恶性肿瘤患者常常使用抗凝血药。有迹象证明给予肝素治疗的患者有所好转。普通肝素和低分子量肝素都被用于恶性肿瘤患者的研究，却无抗凝的迹象。系统性综述[1,2]指出肝素在临床应用中可显著提高生存率，但却增加了出血的危险。目前的指导方针不建议无其他危险因素的癌症患者使用抗凝血药[3]。

1. Akl EA, *et al.* Parenteral anticoagulation for prolonging survival in patients with cancer who have no other indication for anticoagulation. Available in The Cochrane Database of Systematic Reviews; Issue 3. Chichester: John Wiley; 2007 (accessed 23/05/08).
2. Lazo-Langner A, *et al.* The effect of low-molecular-weight heparin on cancer survival. A systematic review and meta-analysis of randomized trials. *J Thromb Haemost* 2007; **5:** 729–37.
3. Geerts WH, *et al.* American College of Chest Physicians. Prevention of venous thromboembolism: American College of Chest Physicians Evidence-Based Clinical Practice Guidelines (8th edition). *Chest* 2008; **133** (suppl): 381S–453S. Also available at: http://chestjournal.chestpubs.org/content/133/6_suppl/381S.full.pdf (accessed 03/08/10)

妊娠 虽然肝素对胎儿及母亲有一定的风险，但肝素或低分子量肝素还是妊娠期间可选择的抗凝血药（见上文**注意事项**下的**妊娠**）。

妊娠期间血栓症的治疗指南已出版[1~3]。妊娠妇女可能会需要抗凝血药来治疗和预防静脉血栓（第 244 页），或用于预防心脏瓣膜修复术后的全身血栓栓塞（第 243 页）。有血栓栓塞病史或高凝状态，如先天性抗凝血酶Ⅲ、C 蛋白、S 蛋白或获得性抗磷脂抗体缺乏的患者风险更大。有获得性抗磷脂抗体的女性流产的可能性也可能会增加（**系统性红斑狼疮**，参见 M37 第1444页），对这类患者建议治疗时与低分子量阿司匹林一同使用[3]。有报道肝素与其他药物一同使用可进一步降低风险[4~6]，因此建议可与阿司匹林合用肝素或低分子量肝素[2]。然而，一项系统性综述[7]得出结论，没有足够证据支持其用于预防除了遗传性因素引起的血栓外没有明确诱因的流产。另一项系统性综述[6]指出与普通肝素相比，低分子量肝素与阿司匹林合用增加患有抗磷脂综合征妇女的活产率的功效仍未证实，急需大量对照研究。

1. Royal College of Obstetricians and Gynaecologists. Thromboembolic disease in pregnancy and the puerperium: acute management (February 2007). Available at: http://www.rcog.org.uk/files/rcog-corp/uploaded-files/GT28ThromboembolicDisease2007.pdf (accessed 03/08/10)
2. Bates SM, *et al.* Venous thromboembolism, thrombophilia, antithrombotic therapy, and pregnancy: American College of Chest Physicians evidence-based clinical practice guidelines (8th edition). *Chest* 2008; **133** (suppl): 844S–886S. Also available at: http://www.chestjournal.org/content/133/6_suppl/844S.full.pdf (accessed 27/08/09)
3. Royal College of Obstetricians and Gynaecologists. Reducing the risk of thrombosis and embolism during pregnancy and the puerperium (November 2009). Available at: http://www.rcog.org.uk/files/rcog-corp/GT37ReducingRiskThrombo.pdf (accessed 03/08/10)
4. Rai R, *et al.* Randomised controlled trial of aspirin and aspirin plus heparin in pregnant women with recurrent miscarriage associated with phospholipid antibodies (or antiphospholipid antibodies). *BMJ* 1997; **314:** 253–7.
5. Empson M, *et al.* Recurrent pregnancy loss with antiphospholipid antibody: a systematic review of therapeutic trials. *Obstet Gynecol* 2002; **99:** 135–44.
6. Ziakas PD, *et al.* Heparin treatment in antiphospholipid syndrome with recurrent pregnancy loss: a systematic review and meta-analysis. *Obstet Gynecol* 2010; **115:** 1256–62.
7. Kaandorp S, *et al.* Aspirin or anticoagulants for treating recurrent miscarriage in women without antiphospholipid syndrome. Available in The Cochrane Database of Systematic Reviews; Issue 1. Chichester: John Wiley; 2009 (accessed 15/04/09).

再灌注和血管重建操作 肝素广泛应用于接受血管成形术或旁路手术的患者，以防止受损动脉形成围手术期血栓。它常常与阿司匹林或其他抗血小板药物合用（见**再灌注和血管重建操作**，第 237 页）。使用高剂量肝素，出血成为常见问题，尤其是在接受体外循环心脏搭桥手术的患者。虽然肝素可能有抗增殖作用，但全身肝素化治疗（普通肝素或低分子量肝素）似乎对再狭窄无效[1]。一项有关依诺肝素局部应用的研究指出肝素可减轻心脏瓣膜手术后再狭窄[2]。与球囊血管形成术[3]相比，肝素涂层冠脉支架的应用可改善预后，但不能证明它是否优于裸金属支架[4]及是否对再狭窄有益处[5,6]。肝素涂层支架也被成功的用于预防脑血管病[7]。

1. Grassman ED, *et al.* A randomized trial of the low-molecular-weight heparin certoparin to prevent restenosis following coronary angioplasty. *J Invasive Cardiol* 2001; **13:** 723–8.
2. Kiesz RS, *et al.* Local delivery of enoxaparin to decrease restenosis after stenting: results of initial multicenter trial: Polish-American Local Lovenox NIR Assessment study (The POLONIA study). *Circulation* 2001; **103:** 26–31.
3. Serruys PW, *et al.* Randomised comparison of implantation of heparin-coated stents with balloon angioplasty in selected patients with coronary artery disease (Benestent II). *Lancet* 1998; **352:** 673–81. Correction. *ibid.*; 1478.
4. Mehran R, *et al.* An Internet-based registry examining the efficacy of heparin coating in patients undergoing coronary stent implantation. *Am Heart J* 2005; **150:** 1171–6.
5. Wöhrle J, *et al.* Comparison of the heparin coated vs the uncoated Jostent® —no influence on restenosis or clinical outcome. *Eur Heart J* 2001; **22:** 1808–16.
6. Semiz E, *et al.* Comparison of initial efficacy and long-term follow-up of heparin-coated Jostent with conventional NIR stent. *Jpn Heart J* 2003; **44:** 889–98.
7. Parkinson RJ, *et al.* Use of heparin-coated stents in neurovascular interventional procedures: preliminary experience with 10 patients. *Neurosurgery* 2006; **59:** 812–21.

制剂

BP 2010: Heparin Injection;
USP 33: Anticoagulant Heparin Solution; Heparin Calcium Injection; Heparin Lock Flush Solution; Heparin Sodium Injection.

专利制剂

Arg.: Calciparine; Cervep; Croneparina; Hepatriet; Parinix†; Riveparin; Serianon; Sobrius; Sodiparin; ***Austral.:*** Calciparine†; ***Austria:*** Lipohep†; Liquemin†; Thrombophob; Thrombophob-S; Venoruton Heparin; Viatromb; ***Belg.:*** Calparine†; ***Braz.:*** Actparin; Alimax; Disotron; Heptar; Liquemine; Parinorth†; Trombofob; ***Canad.:*** Hepalean; Hepalean-Lok; ***Cz.:*** Hepa-Gel†; Hepa-Salbe†; Lioton; Lipohep†; Trombex†; Viatromb; ***Fin.:*** Hepaflex; ***Fr.:*** Calciparine; ***Ger.:*** Calciparin; Essaven 60 000; Exhirud Heparin; Hepa-Gel; Hepa-Salbe; Hepathromb; Hepathrombin; Liquemin N†; Perivar Venensalbe†; Sportino; Thrombareduct; Thrombophob; Venalitan; Venoruton Emulgel; Vetren; ***Gr.:*** Calciparine; Croneparina; Hep Lok†; Hepsal; Monoparin; Multiparin; Pump-Hep†; ***Hong Kong:*** Lioton; Multiparin; ***Hung.:*** Heparibene; Lioton; ***India:*** Beparine; Thrombophob; ***Indon.:*** Hico; Inviclot; Thrombophob; ***Irl.:*** Calciparine†; Hepsal†; Minihep†; Monoparin†; Multiparin†; ***Israel:*** Calciparin†; ***Ital.:*** Ateroclar; Calciparina; Clarisco; Croneparina†; Disebrin; Ecabil†; Ecafast; Ecasolv; Emoklar; Epacalcica†; Eparical†; Eparinlider; Eparinovis; Eparven; Epsoclar; Epsodilave; Flusolv; Isoclar; Lioton†; Mica†; Normoparin; Pharepa; Reoflus; Sosefluss; Trombolisin; Zepac; ***Mex.:*** Hep-Tec; Proparin; ***Norw.:*** Hepaflex; ***NZ:*** Multiparin; ***Philipp.:*** Hemastat; Heprin; Lioton; Lipactin; ***Pol.:*** Coaparin; Heparizen; Lioton; Lipohep; ***Port.:*** Calciparina†; ***Rus.:*** Lavenum (Лавенум); Lioton (Лиотон); Trombless (Тромблесс); ***S.Afr.:*** Calciparine; Thrombophob; ***Spain:*** Menaven; ***Switz.:*** Calciparine; Demovarin; Gelparine; HepaGel; Hepasol Lipogel; HepaSpray†; Lioton; Liquemine; Lyman Mono; Sportium uno; ***Turk.:*** Calciparine; Liparin-S; Liquemine; Nevparin; ***UK:*** Calciparine†; Canusal†; Hepsal†; Monoparin†; Multiparin†; ***Ukr.:*** Heparil (Гепарил)†; Lioton (Лиотон); ***USA:*** Hep-Lock; Hepflush; ***Venez.:*** Hirox; Liquemine†; Riveparin.

多组分制剂 ***Arg.:*** Contractubex; Venostasin; ***Austria:*** Ambenat; Contractubex; Derivon; Dolo-Menthoneurin; Dolobene; Etrat; Heparin Comp†; Ichthalgan forte; Lipactin; Pasta Cool; Pertrombon†; Sensicutan; Thrombophob; Venobene; Venostasin compositum†; Vetren; ***Belg.:*** Lipactin; ***Braz.:*** Contractubex; Dolobene; Trombofob; Venalot H; Venostasin†; ***Canad.:*** Lipactin; ***Cz.:*** Contractubex; Dolo-Rubriment†; Dolobene; Heparin-Gel†; Sensicutan; ***Fin.:*** Lipactin; Trombosol; ***Fr.:*** Cirkan a la Prednacinolone; Esberiven; ***Ger.:*** Contractubex; Dolo-Menthoneurin†; Dolobene; Heparin Comp†; Lipactin; Sensicutan; Trauma-Puren†; Venengel†; ***Gr.:*** Contractubex; ***Hong Kong:*** Contractubex; Dolobene†; ***Hung.:*** Contractubex; Dolobene; Pasta Cool; ***India:*** Beparine; Contractubex; Proctosedyl; Thrombophob; ***Indon.:*** Thrombophob; ***Ital.:*** Edeven; Flebs; Idracemi Eparina; Luxazone Eparina; Proctosoll; Reparil†; Venoplant; Viamal Trauma; Vit Eparin; Xantervit Eparina; ***Mex.:*** Contractubex; ***Philipp.:*** Contractubex; ***Pol.:*** Alcepalan†; Biherpan; Cepan; Contractubex; Dolobene†; Savarix; Tointex; ***Port.:*** DM Gel; ***Rus.:*** Contractubex (Контрактубекс); Dolobene (Долобене); Heparin Ointment (Гепариновая Мазь); Hepatrombin (Гепатромбин); Hepatrombin H (Гепатромбин Г); Nigepan (Нигепан); Proctosedyl (Проктоседил); Venitan Forte (Венитан Форте); Venolife (Венолайф); ***S.Afr.:*** Essaven†; ***Spain:*** Essavenon; Venacol; ***Switz.:*** Assan; Assan thermo; Butaparin; Contractubex; Dolo-Arthrosenex; Dolobene; Flectoparin; Gorgonium; Hepabuzone†; Heparinol; Hepathrombine†; Keli-med; Keppur; Lipactin; Lyman; Ralur†; Sportium; Sportusal; Venoplant comp†; Venoplant-N†; Venucreme; Venugel; ***Turk.:*** Contractubex; ***Ukr.:*** Contractubex (Контрактубекс); Dolobene (Долобене); Hepathrombin (Гепатромбин); Hepathrombin H (Гепатромбин Г); Proctosedyl (Проктоседил); Venitan Forte (Венитан); Venohepanol (Веногепанол); Venosan (Веносан).

顺势疗法制剂 ***Ger.:*** NeyGeront (Revitorgan-Lingual Nr 64)†; NeyGeront N (Revitorgan-Dilutionen N Nr 64)†; NeyGeront Vitalkapsein A; NeyGeront-Vitalkapseln†.

Heparinoids 肝素类似物

Heparinoides.

Гепариноиды

简介

肝素类似物包括肝素衍生物和一些使用上更为宽泛的具有相似结构的天然的或人工合成的高硫酸多聚糖。这样的化合物有多种名称，包括 sulfated glucosaminoglycans、glycosaminoglycan polysulfate 或 sulfated mucopolysaccharides。

以下抗凝血药可归为肝素类似物：

- 达那肝素钠，第 308 页；
- 硫酸皮肤素，第 309 页；
- 戊聚硫钠，第 410 页；
- 阿朴酸钠，第 439 页；
- 硫类肝素钠，第 448 页；
- 舒洛地希，第 448 页。

从抗凝作用到缓解炎症（适用于典型症状），肝素类似物制剂使用起来都是非常方便的；有些还具有脂类调节的作用。

本专著中列出的专利制剂是指那些还不是很明确或不易定为肝素类似物的制剂，它们的应用范围包括肌与骨关节功能紊乱、痔、脂类代谢紊乱和血栓栓塞。

制剂

专利制剂

Arg.: Fleboderma; Hirudoid; ***Austral.:*** Hirudoid; Lasonil; ***Austria:*** Hemeran; Hirudoid; Lasonil†; ***Belg.:*** Hemeran; Hirudoid; Lasonil†; ***Braz.:*** Hirudoid; Topcoid; ***Chile:*** Hirudoid; ***Cz.:*** Heparoid; Hirudoid; ***Denm.:*** Hirudoid; ***Fin.:*** Hirudoid; ***Ger.:*** Etrat Sportsalbe MPS†; Hirudoid; Sanaven MPS†; ***Gr.:*** Arteparon; Hemeran; Hirudoid; Lasonil N; ***Hong Kong:*** Hepacare†; Hirudoid; ***Hung.:*** Hirudoid; ***India:*** Hirudoid; ***Indon.:*** Hirudoid†; ***Ital.:*** Angioflux; Ateroid; Ateroxide†; Condral; Glicamin†; Hirudoid; Matrix; ***Neth.:*** Hirudoid; Lasonil†; ***Norw.:*** Hirudoid; ***NZ:*** Hirudoid; Lasonil; ***Philipp.:*** Hirudoid; ***Pol.:*** Hirudoid; ***Port.:*** Hemeran; Hirudoid; Lasonil; ***Rus.:*** Heparoid (Гепароид); ***Singapore:*** Hirudoid; ***Spain:*** Dinoven; Hirudoid; ***Swed.:*** Hirudoid; ***Switz.:*** Hemeran; Hirudoid; ***Thai.:*** Hirudoid; Varidoid; ***Turk.:*** Hirudoid; Lasonil; ***UK:*** Bruiseze; Hirudoid; Lasonil†; ***Ukr.:*** Heparoid (Гепароид Зентива); ***Venez.:*** Hirudoid.

多组分制剂 ***Arg.:*** Mantus; ***Austral.:*** Movelat†; ***Austria:*** Lemuval†; Mobilat; Mobilisin; Mobilisin plus; Moviflex; ***Belg.:*** Mobilat; Mobilisin; ***Braz.:*** Etrat†; Mobilat; Mobilisin Composto; ***Chile:*** Mobilat†; Repariven; ***Cz.:*** Ibu-Hepa; Ketazon Compositum†; Mobilat; ***Fin.:*** Mobilat; Moviflex†; ***Ger.:*** Mobilat Aktiv†; ***Gr.:*** Bayolin; Lasonil; Movilisin; ***Hung.:*** Bayolin†; Mobilat N; Mobilisin†; ***Ital.:*** Flebs; Mobilat†; Mobilisin; Momendol; ***Mex.:*** Mobilat; ***Neth.:*** Mobilat; ***NZ:*** Movelat†; ***Philipp.:*** Hiruscar; Mobilat; ***Pol.:*** Helason; Ibalgin Sport; Lumbolin; Mobilat; ***Port.:*** Anacal; Mobilat; Mobilisin; Rimanal; ***Singapore:*** Mobilat†; ***Spain:*** Movilat; Movilisin; ***Switz.:*** Dolo-Veniten†; Mobilat N; Mobilisin; Prelloran†; ***Thai.:*** Mobilat; ***UK:*** Anacal; Movelat; ***Venez.:*** Bargonil; Permucal.

Hexobendine (*BAN, USAN, rINN*) 海索苯定

Hexobendina; Hexobendinum.
Гексобендин
$C_{30}H_{44}N_2O_{10}$ = 592.7.
CAS — 54-03-5.
ATC — C01DX06.
ATC Vet — QC01DX06.
UNII — B6X4SYR93B.

Hexobendine Hydrochloride (*BANM, rINNM*) 盐酸海索苯定

Hexobendine, Chlorhydrate d'; Hexobendini Hydrochloridum; Hidrocloruro de hexobendina; ST-7090. NN'-Ethylenebis(3-methylaminopropyl) 3,4,5-trimethoxybenzoate) dihydrochloride.
Гексобендина Гидрохлорид
$C_{30}H_{44}N_2O_{10},2HCl$ = 665.6.
CAS — 50-62-4.
ATC — C01DX06.
ATC Vet — QC01DX06.

简介

盐酸海索苯定是一种血管扩张药，用于治疗缺血性心脏病。也有其他多组分制剂用于脑血管疾病。

制剂

专利制剂
Austria: Ustimont†.

多组分制剂 *Austria:* Instenon†; *Hong Kong:* Instenon; *Rus.:* Instenon (Инстенон); *Thai.:* Instenon†; *Ukr.:* Instenon (Инстенон).

Hirudin 水蛭素

Hirudina; Hirudine.
Гирудин

简介

水蛭素是一种65-氨基酸蛋白质，是一种凝血酶的直接抑制剂（详见第370页）。它是从水蛭（第370页）身上萃取而来，多为局部制剂用于治疗外周血管疾病。重组水蛭素如地西卢定（第309页）和来匹卢定（第370页）以及水蛭素类似物如比伐卢定（第287页），都可作为抗凝血药使用。

制剂

专利制剂
Austria: Exhirud†; *Fr.:* Hirucreme; *Ger.:* Exhirud†.

多组分制剂 *Ger.:* Haemo-Exhirud†.

Hydralazine Hydrochloride (*BANM, rINNM*) 盐酸肼屈嗪

Apressinum; Hidralazin-hidroklorid; Hidralazino hidrochloridas; Hidrocloruro de hidralazina; Hydralatsiinihydrokloridi; Hydralazin hydrochlorid; Hydralazin Hydrochloridum; Hydralazine, chlorhydrate d'; Hydralazinhydroklorid; Hydralazini hydrochloridum; Hydrallazine Hydrochloride; Idralazina. 1-Hydrazinophthalazine hydrochloride.
Гидралазина Гидрохлорид
$C_8H_8N_4,HCl$ = 196.6.
CAS — 86-54-4 (hydralazine); 304-20-1 (hydralazine hydrochloride).
ATC — C02DB02.
ATC Vet — QC02DB02.
UNII — FD171B778Y.

(hydralazine)

Pharmacopoeias. In *Chin., Eur.* (see p.vii), *Int., Jpn,* and *US.*

Ph. Eur. 6. 8 (Hydralazine Hydrochloride) 白色或几乎白色、结晶性粉末。溶于水；微溶于乙醇；极微溶于二氯甲烷。2%水溶液的pH值为3.5~4.2。避光。

USP 33 (Hydralazine Hydrochloride) 白色或米色、无臭、结晶性粉末。可溶于水（1∶25），溶于乙醇（1∶

500）；在乙醚中溶解度较小。2%水溶液的pH值为3.5~4.2。贮藏于密闭容器中，温度保持在25℃，转移过程中温度保持在15~30℃。

稳定性 肼屈嗪的注射液在注射器中的贮藏时间超过12h后即可变色[1]。肼屈嗪可与金属发生反应，因此在配制其注射剂时应使用非金属容器，并且在注射器上的针被拔出后应尽快使用。

一项对盐酸肼屈嗪的清除速率的研究表明，在浓度为1mg/ml的甜味水溶性液体中，葡萄糖、果糖、乳糖和麦芽糖可降低药物的稳定性[2]。在含甘露醇或山梨醇的液体中，3周后只有不到10%的药物被清除。英国注册标准的信息指出，葡萄糖和肼屈嗪的迅速分解有关，因此肼屈嗪注射液不能与葡萄糖溶液合用。

1. Enderlin G Discoloration of hydralazine injection. *Am J Hosp Pharm* 1984; **41**: 634.
2. Das Gupta V, *et al.* Stability of hydralazine hydrochloride in aqueous vehicles. *J Clin Hosp Pharm* 1986; **11**: 215–23.

不良反应

肼屈嗪的不良反应很常见，尤其是心动过速、心悸、心绞痛、严重的头痛和胃肠道功能紊乱（如厌食、恶心、呕吐和腹泻）。这些不良反应以及面色潮红、头晕、鼻充血不常发生，可能仅在治疗开始，特别是当药物剂量迅速增加时会出现。一般持续治疗后这些不良反应就会消退。较少见的不良反应包括体位性低血压、体液潴留性水肿及体重增加、病毒性结膜炎、流泪、震颤和肌肉痉挛。

肼屈嗪可降低体内的维生素B_6含量，导致外周神经麻痹和神经末梢刺痛。偶尔也会发生肝毒性、恶血质、溶血性贫血、排尿困难、特发性局灶肾小球肾炎、便秘、麻痹性肠梗阻、抑郁和焦虑。

高血压反应包括发热、寒战、瘙痒和药疹，也可能发生嗜酸性粒细胞增多。

长时间大剂量使用肼屈嗪后，体内会出现抗核抗体，还会出现类似于系统性红斑狼疮的症状。这种情况在慢乙酰化者、有肾损伤的患者、女性、每天摄入肼屈嗪超过100mg的患者会更严重。当停用药物后，症状通常会消失，但有些患者可能需要皮质激素治疗。

严重的用药过量则可能会导致低血压、心动过速、心肌局部缺血、心律失常、休克和昏迷。

致癌性 虽然早期的报道显示肼屈嗪可能会致癌，但通过对1978名肺癌或直肠癌患者以及6807名对照者的调查显示，没有证据证明肼屈嗪会增加肿瘤的发生率[1]。

1. Kaufman DW, *et al.* Hydralazine use in relation to cancers of the lung, colon, and rectum. *Eur J Clin Pharmacol* 1989; **36**: 259–64.

对血液的影响 有报道3名[1]孕妇在分娩前接受了数月的肼屈嗪治疗，导致新生儿发生了血小板减少症。血小板减少症和出血是暂时的，几周内会完全恢复。母亲未发现不良反应。

1. Widerlöv E, *et al.* Hydralazine-induced neonatal thrombocytopenia. *N Engl J Med* 1980; **303**: 1235.

对心血管系统的影响 1名肾动脉狭窄的患者，3次口服或肌内注射肼屈嗪后诱发严重的高血压[1]。

1. Webb DB, White JP. Hypertension after taking hydrallazine. *BMJ* 1980; **280**: 1582.

对肾脏的影响 有报道[1~4]接受肼屈嗪治疗的患者发生急进性肾小球肾炎以及肝坏死及新月体形成。有报道此种情况与抗核抗体的形成[3]以及慢乙酰化[2]有关，与参与肼屈嗪诱导的红斑狼疮发展的因素有关[5]。然而在药物相关性狼疮中，对肾的影响却不常见[5]；在一个对15个类似病例的报道中，男性和女性，快乙酰化和慢乙酰化者都可受到相同的影响[3]；另外系统性红斑狼疮的诊断标准在这些患者身上却不完全适用，因此建议将这种情况与红斑狼疮肾区别开来。一项报道[6]指出，肾小球性肾炎表现出ANCA阳性的肼屈嗪诱导的血管炎，与肼屈嗪诱导的红斑狼疮相比，有此类典型症状时患者更为严重，更需要积极治疗。立即停用肼屈嗪通常会导致肾功能的一些好转，但完全康复的却很少见；严重病例可能需要免疫抑制疗法[3]。

1. Björck S, *et al.* Rapidly progressive glomerulonephritis after hydralazine. *Lancet* 1983; **ii**: 42.
2. Kincaid-Smith P, Whitworth JA. Hydralazine-associated glomerulonephritis. *Lancet* 1983; **ii**: 68.
3. Björck S, *et al.* Hydralazine-induced glomerulonephritis. *Lancet* 1985; **i**: 392.
4. Dobre M, *et al.* Hydralazine-induced ANCA-positive pauci-immune glomerulonephritis: a case report and literature review. *Ren Fail* 2009; **31**: 745–8.
5. Hughes GRV. Recent developments in drug-associated systemic lupus erythematosus. *Adverse Drug React Bull* 1987; (Apr.): 460–3.
6. Yokogawa N, Vivino FB. Hydralazine-induced autoimmune disease: comparison to idiopathic lupus and ANCA-positive vasculitis. *Mod Rheumatol* 2009; **19**: 338–47.

对皮肤的影响 已有报道使用肼屈嗪可引起瘙痒和皮疹。

1名59岁的妇女在使用肼屈嗪6个月，每日3次，每次25mg后出现了Sweet综合征的症状（狼疮斑、结节和皮肤水泡）[1]。这些症状停药后会消失，但再接触后会再次出现。这种情况在停药经泼尼龙治疗后就会好转。

1. Gilmour E, *et al.* Drug-induced Sweet's syndrome (acute febrile neutrophilic dermatosis) associated with hydralazine. *Br J Dermatol* 1995; **133**: 490–1.

红斑狼疮 已有大量确凿的证据表明红斑狼疮是肼屈嗪的不良反应之一。其发作从治疗开始后的1个月~5年不等，最常见的症状是关节痛或关节炎，通常95%的患者都不会生态畸形，有50%的患者会有发热和肌痛，有30%的患者会出现胸膜炎、胸膜渗出或肺浸润[1~4]。有报道先天性系统性红斑狼疮很少影响肾，而且在接受肼屈嗪治疗的患者有时会表现出的特发性局灶性肾小球肾炎是否应考虑由红斑狼疮引起还有许多不确定性（详见上文对肾脏的影响项下内容）。但是有报道20%的患者可能性会影响到肾[1]。患有红斑狼疮同时使用肼屈嗪的患者，其他并发症和症状还包括皮肤脉管炎[5~7]、口腔-生殖道和皮肤溃疡[8]、双侧视网膜病变[9]、血压性低血糖（虽然其原因还不明确）[10]、致命性的心脏填塞[11]以及继发于声带麻痹的嘶哑和喘鸣，并最终会导致呼吸抑制[12]。有报道与先天即有的疾病症状相比，皮疹则表现的不是很显著[1]。有极少的患者死亡[13,14]及有狼疮样综合征的新生儿的母亲在妊娠期间服用了肼屈嗪。

估计肼屈嗪相关性红斑狼疮的发病率为1.2%~5%或更高[16~19]。只有当接触肼屈嗪的患者体内出现抗核抗体时症状才会出现，但抗核抗体试验的阳性率却比狼疮要高很多，可达60%，因此仅有抗核抗体的出现是没有诊断价值的[18]。其发病与药物的剂量[17,19]、乙酰化状态[16,18,19]以及患者的性别[19]有很大关系，在慢乙酰化者、女性和每日接受100mg或更多药物的患者身上，症状更常见。

虽然有报道HLA-DR4抗原阳性的患者更易患肼屈嗪相关性狼疮[20]，但却没有其他的证据来证实[21]，而且随后的研究表明其与未表达的或无效的相邻补体C4基因关系更大[22]。肼屈嗪可降低补体C4的活性[23]，且对于由于无效等位基因造成的体内C4水平降低的患者，肼屈嗪可加剧补体缺失（与先天性系统性红斑狼疮有关）[22]。

1. Hughes GRV. Recent developments in drug-associated systemic lupus erythematosus. *Adverse Drug React Bull* 1987; (Apr.): 460–3.
2. Cohen MG, Prowse MV. Drug-induced rheumatic syndromes: diagnosis, clinical features and management. *Med Toxicol Adverse Drug Exp* 1989; **4**: 199–218.
3. Price EJ, Venables PJW. Drug-induced lupus. *Drug Safety* 1995; **12**: 283–90.
4. Finks SW, *et al.* Hydralazine-induced lupus: maintaining vigilance with increased use in patients with heart failure. *South Med J* 2006; **99**: 18–22.
5. Bernstein RM, *et al.* Hydrallazine-induced cutaneous vasculitis. *BMJ* 1980; **280**: 156–7.
6. Peacock A, Weatherall D. Hydrallazine induced necrotising vasculitis. *BMJ* 1981; **282**: 1121–2.
7. Finlay AY, *et al.* Hydrallazine induced necrotising vasculitis. *BMJ* 1981; **282**: 1703–4.
8. Neville E, *et al.* Orogenital ulcers, SLE and hydrallazine. *Postgrad Med J* 1981; **57**: 378–9.
9. Doherty M, *et al.* Hydralazine induced lupus syndrome with eye disease. *BMJ* 1985; **290**: 675.
10. Blackshear PJ, *et al.* Reactive hypoglycaemia and insulin autoantibodies in drug-induced lupus erythematosus. *Ann Intern Med* 1983; **99**: 182–4.
11. Anandadas JA, Simpson P. Cardiac tamponade, associated with hydralazine therapy, in a patient with rapid acetylator status. *Br J Clin Pract* 1986; **40**: 305–6.
12. Chong WK, *et al.* Acute laryngeal stridor with respiratory arrest in drug induced systemic lupus erythematosus. *BMJ* 1988; **297**: 660–1.
13. Sturman SG, *et al.* Fatal hydralazine-induced systemic lupus erythematosus. *Lancet* 1988; **ii**: 1304.
14. Birnbaum B, *et al.* Fulminating hydralazine-induced lupus pneumonitis. *Arthritis Rheum* 2005; **55**: 501–6.
15. Yemini M, *et al.* Lupus-like syndrome in a mother and newborn following administration of hydralazine: a case report. *Eur J Obstet Gynecol Reprod Biol* 1989; **30**: 193–7.
16. Bing RF, *et al.* Hydrallazine in hypertension: is there a safe dose? *BMJ* 1980; **281**: 353–4.
17. Freestone S, *et al.* Incidence of hydrallazine-associated autoimmune disease. *Br J Clin Pharmacol* 1982; **13**: 291P–292P.
18. Mansilla-Tinoco R, *et al.* Hydralazine, antinuclear antibodies, and the lupus syndrome. *BMJ* 1982; **284**: 936–9.
19. Cameron HA, Ramsay LE. The lupus syndrome induced by hydralazine: a common complication with low dose treatment. *BMJ* 1984; **289**: 410–12.
20. Batchelor JR, *et al.* Hydralazine-induced systemic lupus erythematosus: influence of HLA-DR and sex on susceptibility. *Lancet* 1980; **i**: 1107–9.
21. Brand C, *et al.* Hydralazine-induced lupus: no association with HLA-DR4. *Lancet* 1984; **i**: 462.
22. Speirs C, *et al.* Complement system protein C4 and susceptibility to hydralazine-induced systemic lupus erythematosus. *Lancet* 1989; **i**: 922–4.
23. Sim E, *et al.* Drugs that induce systemic lupus erythematosus inhibit complement component C4. *Lancet* 1984; **ii**: 422–4.

不良反应的处置

突然停用肼屈嗪或减少剂量都会引起许多不良反应。有报道维生素B_6可减轻外周神经的病变。

用药过量后，洗胃的效果还不确定，如果患者在1h内还有药物吸收则应给予活性炭。如有需要就应进行对症和支持治疗，包括针对休克进行的血容量扩容和对心动过速的β受体阻滞剂。患者采取仰卧位同时将脚抬高则可能会导致低血压。如果可能应避免使用升压药物。如果必须使用升压药，应选择那些不会引起心动过速或使心律失常恶化的药物；不应使用肾上腺素。

注意事项

肼屈嗪的禁忌证有严重的心动过速、主动脉瘤、高心输出量的心力衰竭、肺动脉性心脏病或由于机械性阻塞而导致的心功能不全，如主动脉瓣或二尖瓣狭窄或缩窄性心包炎。其禁忌证还有先天性系统性红斑狼疮及其相关的疾病。

肼屈嗪可引起血管舒张，这会导致心肌受到刺激。由于它可引发心绞痛，因此对有心肌缺血的患者使用时应谨慎，对心肌梗死的患者应在其病情稳定后才能使用。对怀疑有缺血性心脏病或尚未确诊的患者，为了防止发生心肌刺激，应在给予肼屈嗪的前几天先给予β受体阻滞剂。有心衰的患者可能会发生体位性低血压和心动过速，因此在治疗初期最好能在医院里进行监测。心衰患者如需停止肼屈嗪的治疗，一般应逐渐停药。对脑血管疾病的患者使用肼屈嗪时也应谨慎。

对有肝或肾损伤的患者，应减少肼屈嗪的剂量或延长给药时间。在长期治疗过程中，每6个月应进行一次全血细胞计数和抗核抗体检测。也建议使用尿分析（以检测血尿和蛋白尿）。

肼屈嗪对某些种类的动物是致畸物，因此英国注册药品信息建议在妊娠的头2个月应避免使用。患者可能会有反应迟缓，尤其在治疗刚开始时，如果对驾驶或操作机器则应避免。

哺乳　肼屈嗪可少量分布入乳汁中（详见下文**药动学**项下内容），但对新生儿却没有不良影响，因此 American Academy of Pediatrics 认为[1]，哺乳期的女性可使用肼屈嗪。

1. American Academy of Pediatrics. The transfer of drugs and other chemicals into human milk. *Pediatrics* 2001; **108**: 776–89. [Retired May 2010] Correction. *ibid.*; 1029. Also available at: http://aappolicy.aappublications.org/cgi/content/full/pediatrics%3b108/3/776 (accessed 26/09/05)

卟啉病　肼屈嗪与卟啉病的急性发作有关，患有卟啉病的患者使用肼屈嗪时有一定的危险性。

妊娠　有报道孕妇在妊娠期间使用肼屈嗪可引起新生儿发生血小板减少症和狼疮样综合征症状，详见上文**不良反应**项下**对血液的影响**。

药物相互作用

其他具有降压活性的药物可加强肼屈嗪的降压作用。肼屈嗪与二氮嗪合用时可引发严重的低血压。但是与抗高血压药物之间的相互作用可能却是有益的：噻嗪类的利尿药可抵消由肼屈嗪引起的液体潴留作用，β受体阻滞剂可减弱其心率加快的作用。

吲哚美辛　一项对9个健康受试者的研究[1]发现，每日使用100mg的吲哚美辛并不会减轻肼屈嗪的低血压效应。然而另一项研究[2]表明，在对心率、肾、血流量或血浆儿茶酚胺含量都没有影响的基础上，每日使用200mg的吲哚美辛则可减轻肼屈嗪的低血压效应。

1. Jackson SHD, Pickles H. Indomethacin does not attenuate the effects of hydralazine in normal subjects. *Eur J Clin Pharmacol* 1983; **25**: 303–5.
2. Cinquegrani MP, Liang C. Indomethacin attenuates the hypotensive action of hydralazine. *Clin Pharmacol Ther* 1986; **39**: 564–70.

药动学

口服肼屈嗪可经胃肠道迅速吸收，但由于乙酰化作用，在胃肠道黏膜和肝，大部分药物却会发生首关清除效应。代谢的速度是由基因决定的，并且根据不同个体的乙酰化状态不同而不同。有报道肼屈嗪的生物利用度慢乙酰化者大约为35%，快乙酰化者则更小；因此给药后血药浓度较高。有报道最高血药浓度出现在给药后的1h。

肼屈嗪主要以与丙酮酸偶合（hydrazone conjugate）的形式存在于血浆中。血浆蛋白结合率约为90%。药物分布广泛，特别注意的是，可以分布到动脉壁中。

肼屈嗪主要通过羟基化和与葡萄糖醛酸的结合在肝中代谢。多数资料说明在机体清除的过程中，N-乙酰化作用不是最重要的部分，因此乙酰化的状态不会影响排泄。肼屈嗪的代谢产物主要通过尿排泄。

有报道肼屈嗪的平均半衰期为45min～8h，一些资料给出的平均值为2～4h。有肾损伤的患者的半衰期会延长，如果患者的肌酐清除率低于20ml/min，则可延

长至16h。

肼屈嗪可通过胎盘并分布至乳汁中。

由于肼屈嗪本身在血浆及碱性溶液中的不稳定性，以及在分析过程中其代谢产物的不稳定性，使得对肼屈嗪的药动学分析更为困难。这就意味着许多检测技术对肼屈嗪并无选择性，造成对原形药物含量估计过高[1]。采用选择性低的方法进行研究测得，口服肼屈嗪的生物利用度慢乙酰化者为38%～69%，快乙酰化者为22%～32%；相反，采用选择性高的方法得到的值在慢乙酰化和快乙酰化者分别为31%～35%和10%～16%。同样，选择性低的方法得到的肼屈嗪的血浆清除率较低，半衰期更长；选择性高的方法得到的平均清除半衰期为2.2～3.6h，而选择性高的方法则为0.67～0.96。改进的药动学数据显示，首关效应决定于乙酰化的表型，机体清除率在很小程度上依赖于乙酰化作用。丙酮酸腙没有重要的血管舒张活性，它的形成有助于肝外表型依赖性清除。

虽然有些工作者得出肼屈嗪的降压作用与浓度有关[2]，但其他人却并未做出同样的结果[3]。而且，其降压作用的作用时间已经很大程度地超过了其清除的速度[4,5]。可能的解释是肼屈嗪在其动脉壁作用靶点上的积聚[6]或有其活性代谢产物的存在[7~9]。

肼屈嗪与食物同时服用可显著提高其生物利用度[10]，但也有报道会发生食物相关性的血药浓度的降低，伴随血管舒张效应减退[11]。人们把这差异归结为后者的研究中使用的分析方法特异性高，以及在两个研究中，给予食物的时间和给予肼屈嗪的方法不同[12,13]。

1. Ludden TM, *et al.* Clinical pharmacokinetics of hydralazine. *Clin Pharmacokinet* 1982; **7**: 185–205.
2. Zacest R, Koch-Weser J. Relation of hydralazine plasma concentration to dosage and hypotensive action. *Clin Pharmacol Ther* 1972; **13**: 420–5.
3. Talseth T, *et al.* Hydralazine slow-release: observations on serum profile and clinical efficacy in man. *Curr Ther Res* 1977; **21**: 157–68.
4. O'Malley K, *et al.* Duration of hydralazine action in hypertension. *Clin Pharmacol Ther* 1975; **18**: 581–6.
5. Shepherd AMM, *et al.* Hydralazine kinetics after single and repeated oral doses. *Clin Pharmacol Ther* 1980; **28**: 804–11.
6. Moore-Jones D, Perry HM. Radioautographic localization of hydralazine-1-C₁₄ in arterial walls. *Proc Soc Exp Biol Med* 1966; **122**: 576–9.
7. Barron K, *et al.* Comparative evaluation of the in vitro effects of hydralazine and hydralazine acetonide on arterial smooth muscle. *Br J Pharmacol* 1977; **61**: 345–9.
8. Haegele KD, *et al.* Identification of hydrallazine and hydralazine hydrazone metabolites in human body fluids and quantitative in vitro comparisons of their smooth muscle relaxant activity. *Br J Clin Pharmacol* 1978; **5**: 489–94.
9. Reece PA, *et al.* Interference in assays for hydralazine in humans by a major plasma metabolite, hydralazine pyruvic acid hydrazone. *J Pharm Sci* 1978; **67**: 1150–3.
10. Melander A, *et al.* Enhancement of hydralazine bioavailability by food. *Clin Pharmacol Ther* 1977; **22**: 104–7.
11. Shepherd AMM, *et al.* Effect of food on blood hydralazine levels and response in hypertension. *Clin Pharmacol Ther* 1984; **36**: 14–18.
12. Melander A, *et al.* Concomitant food intake does enhance the bioavailability and effect of hydralazine. *Clin Pharmacol Ther* 1985; **38**: 475.
13. Shepherd AMM, *et al.* Concomitant food intake does enhance the bioavailability and effect of hydralazine. *Clin Pharmacol Ther* 1985; **38**: 475–6.

妊娠和哺乳　在一项针对6名妇女使用肼屈嗪治疗显著高血压的研究中，肼屈嗪的浓度在孕产妇血液和脐带血中是相似的[1]。肼屈嗪出现在1名母亲的乳汁中，但是所测浓度不大可能产生临床症状。

1. Liedholm H, *et al.* Transplacental passage and breast milk concentrations of hydralazine. *Eur J Clin Pharmacol* 1982; **21**: 417–19.

用途和用法

肼屈嗪主要作用于小动脉，发挥直接舒血管的作用。它能降低血压和减少外周阻力，但可导致液体潴留。作为减少外周阻力的反射性反应，肼屈嗪还可引起心动过速和心排血量的增加。肼屈嗪可增加肾和脑的血流量，而且它对舒张压的影响大于对收缩压的影响。

口服盐酸肼屈嗪治疗高血压时（第228页），通常与β受体阻滞剂和噻嗪类利尿药合用。除了抗高血压的作用外，此两种药物合用可缓解由肼屈嗪引起的反射性心动过速和液体潴留。在高血压危象时可通过静脉给药。在治疗心衰时肼屈嗪可与硝酸异山梨酯合用（见上文**注意事项**）。肼屈嗪此种用法的更多说明参见下文的论述。

有肝或肾损伤的患者，应减少肼屈嗪的剂量或延长其给药时间。

治疗高血压，通常盐酸肼屈嗪的最初口服剂量为每日40～50mg，分次服用，其后应根据机体的反应而增加剂量。在英国，建议如果没有检查过乙酰化状态，肼屈嗪每日的剂量不宜超过100mg；虽然建议使用的肼屈嗪的最大剂量为每日200mg，但每日剂量超过100mg则会增加发生红斑狼疮的危险，尤其是对女性和慢乙酰

化者。

治疗高血压危象，盐酸肼屈嗪缓慢静脉注射5～10mg，如果需要，20～30min后重复给药。或者连续静脉滴注，初始剂量为200～300μg/min；通常维持剂量为50～150μg/min。盐酸肼屈嗪也可用于肌内注射。

治疗有**心力衰竭**的黑人患者，可给予肼屈嗪与硝酸异山梨酯的口服复方制剂；剂量为：肼屈嗪37.5mg，硝酸异山梨酯20mg，每日3次，必要时增加一倍。

儿童用法　虽然英国未对儿童用药作出明确规定，但 *BNFC 2010/11* 建议，盐酸肼屈嗪可用于治疗新生儿及儿童高血压，剂量如下：

- 口服：每8～12h，250～500μg/kg，如需增大剂量，最多增加至每8h（新生儿），2～3mg/kg，或者7.5mg/kg（最大值为200mg），每日1次（>1个月的儿童）。12岁以上儿童给予成人剂量（见上文）；
- 缓慢静脉注射：100～500μg/kg，如有必需，可4～6h重复给药（最大剂量为3mg/kg或每日60mg）。12岁以上儿童静脉给药5～10mg，如有必需4～6h重复给药一次；
- 持续静脉滴注：每小时给药12.5～50μg/kg（最大剂量为每日3mg/kg）。12岁以上儿童每小时静脉给药3～9mg（最大剂量为每日3mg/kg）。

心力衰竭　有些心力衰竭（第224页）的患者经标准疗法治疗但症状仍未消失或有标准疗法的禁忌证或对标准疗法不能耐受，这类患者的治疗可用肼屈嗪与硝酸异山梨酯合用[1]。虽然一项对许多心力衰竭的血管扩张疗法研究的荟萃分析[2]未能说明单独给予肼屈嗪后可使机体状况好转或使死亡率降低，但 Veterans Administration Cooperative Study 结果[3]显示，肼屈嗪与硝酸盐合用可使死亡率降低。此结果在另一项研究（V-HeFTII）[4]中也得到证实，不过肼屈嗪与硝酸异山梨酯合用不如与依那普利合用的效果好。亚群分析显示，其对黑人患者作用更强，随后对黑人患者的研究[5]发现，在标准疗法中加入硝酸异山梨酯和肼屈嗪，可同时降低发病率和死亡率。

肼屈嗪也曾试用于儿童心力衰竭[6,7]，但是经验有限。

1. Thadani U, Jacob RG. Isosorbide dinitrate/hydralazine: its role in the treatment of heart failure. *Drugs Today* 2008; **44**: 925–37.
2. Mulrow CD, *et al.* Relative efficacy of vasodilator therapy in chronic congestive heart failure: implications of randomized trials. *JAMA* 1988; **259**: 3422–6.
3. Cohn JN, *et al.* Effect of vasodilator therapy on mortality in chronic congestive heart failure: results of a Veterans Administration cooperative study. *N Engl J Med* 1986; **314**: 1547–52.
4. Cohn JN, *et al.* A comparison of enalapril with hydralazine-isosorbide dinitrate in the treatment of chronic congestive heart failure. *N Engl J Med* 1991; **325**: 303–10.
5. Taylor AL, *et al.* Combination of isosorbide dinitrate and hydralazine in blacks with heart failure. *N Engl J Med* 2004; **351**: 2049–57. Correction. *ibid.* 2005; **352**: 1276.
6. Artman M, *et al.* Hemodynamic effects of hydralazine in infants with idiopathic dilated cardiomyopathy and congestive heart failure. *Am Heart J* 1987; **113**: 144–50.
7. Rao PS, Andaya WG. Chronic afterload reduction in infants and children with primary myocardial disease. *J Pediatr* 1986; **108**: 530–4.

制剂

BP 2010: Hydralazine Injection; Hydralazine Tablets;
USP 33: Hydralazine Hydrochloride Injection; Hydralazine Hydrochloride Oral Solution; Hydralazine Hydrochloride Tablets; Reserpine, Hydralazine Hydrochloride, and Hydrochlorothiazide Tablets.

专利制剂

Arg.: Hidral; Hydrapres; **Austral.:** Alphapress; Apresoline; **Braz.:** Apresolina; Nepresol; **Canad.:** Apresoline; Novo-Hylazin; Nu-Hydral; **Hong Kong:** Alphapress; **Irl.:** Apresoline; **Mex.:** Apresolina; Bionobal; **Norw.:** Apresolin; **NZ:** Apresoline; **Philipp.:** Apresoline; Aprezin; **S.Afr.:** Apresoline†; Hyperphen; **Spain:** Hydrapres; **Swed.:** Apresolin; **Thai.:** Apresoline; Cesoline; **UK:** Apresoline; **USA:** Apresoline; **Venez.:** Apresolina†.

多组分制剂　**Austria:** Polinorm; Trepress†; Trilloc; **Ger.:** Impressot; Pertenso N; Trelcot; Trepress†; TRI-Normin; **India:** Corbetazine; **Indon.:** Ser-Ap-Es; **Spain:** Neatenol Diuvas; Tensiocomplet†; **Thai.:** Hydrares; Mano-Ap-Es; Reser; Ser-Ap-Es; **USA:** Apresazide†; BiDil; Hydra-zide; Hydrap-ES†; Marpres; Ser-Ap-Es†; Tri-Hydroserpine†.

Hydrochlorothiazide (BAN, rINN) ⊗氢氯噻嗪

Hidroclorotiazidas; Hidroclorotiazida; Hidroklorotiazid; Hydrochlorothiazid; Hydrochlorothiazidum; Hydrochlorotiazyd; Hydroklooritiatsidi; Hydroklortiazid. 6-Chloro-3,4-dihydro-2H-1,2,4-benzothiadiazine-7-sulphonamide 1,1-dioxide.

Гидрохлоротиазид

$C_7H_8ClN_3O_4S_2 = 297.7$.

CAS — 58-93-5.

ATC — C03AA03.

ATC Vet — QC03AA03.

UNII — 0J48LPH2TH.

注：氢氯噻嗪的复合制剂可由以下名称表示。

- Co-amilozide（*BAN*）——10 份氢氯噻嗪和 1 份盐酸阿米洛利（质量分数）；
- Co-amilozide（*PEN*）——盐酸阿米洛利和氢氯噻嗪；
- Co-spironozide（*PEN*）——螺内酯和氢氯噻嗪；
- Co-triamterzide（*BAN*）——2 份氨苯蝶啶和 1 份氢氯噻嗪（质量分数）；
- Co-triamterzide（*PEN*）——氨苯蝶啶和氢氯噻嗪；
- Co-zidocapt（*BAN*）——1 份氢氯噻嗪和 2 份卡托普利（质量分数）。

Pharmacopoeias. In *Chin., Eur.* (see p.vii), *Int., Jpn, US,* and *Viet.*

Ph. Eur. 6. 8（Hydrochlorothiazide）　白色或几乎白色，结晶性粉末。极微溶于水；少量溶于乙醇；易溶于丙酮；可溶于碱性氢氧化物的稀溶液中。

USP 33（Hydrochlorothiazide）　白色或纯白色的结晶性粉末，无臭。微溶于水；不溶于氯仿、乙醚和稀无机酸；易溶于二甲基甲酰胺、*n*-氨基丁烷和氢氧化钠溶液；略溶于甲醇。

不良反应

氢氯噻嗪和其他噻嗪类利尿药，尤其是大剂量时，可能会造成明显的代谢失调。对糖尿病者和其他易感患者可能会引起高血糖和糖尿。在某些患者，它们则会引起高尿酸血症和突发痛风。噻嗪类利尿药可能与电解质失衡有关，包括低氯性碱中毒、高尿酸血症和低钾血症。低钾血症可增强洋地黄对心肌的作用，因此必须暂时停用洋地黄及其苷类。低钾血症对肝硬化患者尤其危险。有严重心衰并发严重水肿的患者如果使用大剂量的洋地黄，而在饮食中又严格控制了盐的摄入量，则会发生低钾血症。有些在肾中排泄的钙的量也会减少。还会发生低镁血症。值得注意的是血脂会发生相反的变化，但其临床意义还不清楚。

电解质失衡的先兆症状包括口干、口渴、身体虚弱、无精打采、嗜睡、坐立不安、肌肉痛和抽搐、惊厥、少尿、低血压和胃肠功能紊乱。

其他的作用反应包括厌食、胃痛、恶心、呕吐、便秘、腹泻、涎腺炎、头痛、头晕、光过敏、体位性低血压、感觉异常、阳痿和黄视症。超敏反应包括皮疹、发热、肺水肿、肺炎、过敏和中毒性表皮坏死松解症。也有报道会发生胆汁淤积性黄疸、胰腺炎和恶液质，包括血小板减少症以及血小板的粒细胞减少症、白细胞减少症以及再生障碍性贫血和溶血性贫血。

片剂的噻嗪类利尿药都由胶溶衣包裹，中心部分为氯化钾，服用后可引发小肠溃疡（详见钾，第 492 页）。

致癌性　几项研究指出长期采用利尿治疗可能与癌症的发生有关。一个对 9 个病例的荟萃分析[1]和 3 个群体研究发现接受利尿药的患者发生肾细胞癌的危险会增加，而且一个进一步的回顾性研究[2]发现接受结肠癌的危险也增加了。对大多数患者这种危险可能不重要，但对年轻患者选择进行长期治疗时，建议慎重考虑[1,2]。

1. Grossman E, *et al.* Does diuretic therapy increase the risk of renal cell carcinoma? *Am J Cardiol* 1999; **83:** 1090–3.
2. Tenenbaum A, *et al.* Is diuretic therapy associated with an increased risk of colon cancer? *Am J Med* 2001; **110:** 143–5.

对血液的影响　曾有报道过使用氢氯噻嗪和甲基多巴的患者发生血管内溶血的病例[1~3]。从这 3 个病例中的任何一个血清学数据上来看，可以确定氢氯噻嗪就是引起溶血的原因，而甲基多巴是一个辅助因素。其中 1 位患者在溶血期间死亡[3]，但尸检却未能发现死因。

1. Vila JM, *et al.* Thiazide-induced immune hemolytic anemia. *JAMA* 1976; **236:** 1723–4.
2. Garratty G, *et al.* Acute immune intravascular hemolysis due to hydrochlorothiazide. *Am J Clin Pathol* 1981; **76:** 73–8.
3. Beck ML, *et al.* Fatal intravascular immune hemolysis induced by hydrochlorothiazide. *Am J Clin Pathol* 1984; **81:** 791–4.

对电解质平衡的影响　**镁和钾**　临床上利尿药是否会导致低钾血症还存在争议[1~3]。由于利尿药导致的低钾血症在某些患者会引起心律失常和猝死，这就解释了为什么在一些高血压实验中由缺血性心脏病导致的死亡率的实际低值比预期的要低。的确，一些病例对照研究[4,5]指出，使用噻嗪或其他排钾利尿药可增加心脏骤停的危险；增加钾的摄入量对此没有作用，而噻嗪类利尿药导致的低钾血症与心脏骤停的危险[4]。但是低钾血症纠正后心律失常的发生并未减少[6]，也没有证据证明利尿药导致的低钾血症与心律失常有关[7]。曾有几篇评论[8,9]认为，没有证据表明

低钾血症与严重的心律失常间存在因果关系，而且一项随机研究支持此观点[10]。

通常认为使用利尿药的患者没有必要定期补钾，但如果血钾低于 3.0mmol/L 则需补钾。有些如患有严重的心脏病、使用洋地黄或大剂量利尿药以及有严重肝病的患者，低钾血症会对心脏产生影响[11]，则可能需要进行钾替代或保钾治疗。

长期以来认为利尿药和钾制剂之间常规合用纠正低钾血症并不充分，而且口服钾是否可增加体内钾储量还值得怀疑[12~14]。在治疗过程中加入保钾利尿药（如阿米洛利或氨苯蝶啶）[15]可防止低钾血症的发生，但如果不加限制的使用则有可能发生高钾血症的危险。没有必要将噻嗪类利尿药或髓袢利尿药与保钾利尿药作为常规合用药[16]。患有严重心衰的患者发生低钾血症，如果不是由于利尿治疗引起，则使用保钾利尿药也不会纠正其症状[17]。当噻嗪类利尿药与可能会引起高钾血症的药物，如 β 受体阻滞剂、ACEI 或血管紧张素Ⅱ受体拮抗剂合用时，利尿药导致的低钾血症可能会得到改善，这时不必将低钾血症完全纠正[18~20]。有报道噻嗪类利尿药与 β 受体阻滞剂以固定剂量合用时也会发生低钾血症[18~20]。

对还有镁缺乏的患者，单独补镁对纠正低钾血症是不够的[21]，虽然可能不具有临床意义[22]。

镁缺乏也是心律失常的一个危险因素[9,23]。

1. Materson BJ. Diuretic-associated hypokalemia. *Arch Intern Med* 1985; **145:** 1966–7.
2. Kaplan NM, *et al.* Potassium supplementation in hypertensive patients with diuretic-induced hypokalemia. *N Engl J Med* 1985; **312:** 746–9.
3. Kassirer JP, Harrington JT. Fending off the potassium pushers. *N Engl J Med* 1985; **312:** 785–7.
4. Siscovick DS, *et al.* Diuretic therapy for hypertension and the risk of primary cardiac arrest. *N Engl J Med* 1994; **330:** 1852–7.
5. Hoes AW, *et al.* Diuretics, β-blockers, and the risk for sudden cardiac death in hypertensive patients. *Ann Intern Med* 1995; **123:** 481–7.
6. Papademetriou V, *et al.* Diuretic-induced hypokalemia in uncomplicated systemic hypertension: effect of plasma potassium correction on cardiac arrhythmias. *Am J Cardiol* 1983; **52:** 1017–22.
7. Papademetriou V, *et al.* Thiazide therapy is not a cause of arrhythmia in patients with systemic hypertension. *Arch Intern Med* 1988; **148:** 1272–6.
8. Harrington JT, *et al.* Our national obsession with potassium. *Am J Med* 1982; **73:** 155–9.
9. Freis ED. Critique of the clinical importance of diuretic-induced hypokalemia and elevated cholesterol level. *Arch Intern Med* 1989; **149:** 2640–8.
10. Siegel D, *et al.* Diuretics, serum and intracellular electrolyte levels, and ventricular arrhythmias in hypertensive men. *JAMA* 1992; **267:** 1083–9.
11. Anonymous. Potassium-sparing diuretics—when are they really needed? *Drug Ther Bull* 1985; **23:** 17–20.
12. Jackson PR, *et al.* Relative potency of spironolactone, triamterene and potassium chloride in thiazide-induced hypokalaemia. *Br J Clin Pharmacol* 1982; **14:** 257–63.
13. Shenfield GM. Fixed combination drug therapy. *Drugs* 1982; **23:** 462–80.
14. Papademetriou V, *et al.* Effectiveness of potassium chloride or triamterene in thiazide hypokalemia. *Arch Intern Med* 1985; **145:** 1986–90.
15. Kohvakka A. Maintenance of potassium balance during long-term diuretic therapy in chronic heart failure patients with thiazide-induced hypokalemia: comparison of potassium supplementation with potassium chloride and potassium-sparing agents, amiloride and triamterene. *Int J Clin Pharmacol Ther Toxicol* 1988; **26:** 273–7.
16. Anonymous. Routine use of potassium-sparing diuretics. *Drug Ther Bull* 1991; **29:** 85–7.
17. Davidson C, *et al.* The effects of potassium supplements, spironolactone or amiloride on the potassium status of patients with heart failure. *Postgrad Med J* 1978; **54:** 405–9.
18. Skehan JD, *et al.* Hypokalaemia induced by a combination of a beta-blocker and a thiazide. *BMJ* 1982; **284:** 83.
19. Odugbesan O, *et al.* Hazards of combined beta-blocker/diuretic tablets. *Lancet* 1985; **i:** 1221–2.
20. Jacobs L. Hypokalaemia with beta-blocker/thiazide combinations. *J R Coll Gen Pract* 1986; **36:** 39.
21. Dyckner T. Relation of cardiovascular disease to potassium and magnesium deficiencies. *Am J Cardiol* 1990; **65:** 44–6.
22. Papademetriou V. Magnesium depletion and thiazide hypokalemia. *Arch Intern Med* 1986; **146:** 1026.
23. Ryan MP. Diuretics and potassium/magnesium depletion: directions for treatment. *Am J Med* 1987; **82** (suppl 3A): 38–47.

钠　利尿药是导致低钠血症的常见原因[1~6]。澳大利亚 Adverse Drug Reactions Advisory Committee（ADRAC）[6]在 2005 年 5 月~2008 年 10 月期间收到 307 份有关低钠血症的报告，其中 126 份中利尿药被认为是唯一可疑因素。心衰患者可能会发生稀释性低钠血症，但这种情况下，血中的钠总量很低[7]。其他机制包括肾自由水清除率降低、血镁降低和细胞内钾耗竭[3~8]。大量报道指出，在氢氯噻嗪与保钾利尿药合用时，尤其对于年老患者，低钠血症是一个值得注意的问题[9~11]。当某种定量制剂中噻嗪类利尿药的剂量相对较高时，情况可能还会恶化[12]。低钠血症症状可能是非特异性的，包括恶心、身体虚弱、精神错乱和厌食[1,2]，低钾血症是引起这些症状的重要因素[2,8]。低钾血症的后遗症包括肌阵挛性

发作[13]和具有临床特征的蛛网膜下腔出血[14,15]。有些患者，尤其是老年人，可能会对噻嗪类利尿药的排钾作用比较敏感，这可能由于抗利尿激素分泌不足引起[7]。长期接受利尿治疗的患者应监测血浆电解质浓度[3,13]。对发生低钠血症可能性较高的患者，可在使用单剂量噻嗪类利尿药后测量其血清钠浓度和体重[8]。

1. Roberts CJC, *et al.* Hyponatraemia: adverse effect of diuretic treatment. *BMJ* 1977; **1:** 210.
2. Kennedy PGE, *et al.* Severe hyponatraemia in hospital inpatients. *BMJ* 1978; **2:** 1251–3.
3. Walters EG, *et al.* Hyponatraemia associated with diuretics. *Br J Clin Pract* 1987; **41:** 841–4.
4. Spital A. Diuretic-induced hyponatremia. *Am J Nephrol* 1999; **19:** 447–52.
5. Mann SJ. The silent epidemic of thiazide-induced hyponatremia. *J Clin Hypertens (Greenwich)* 2008; **10:** 477–84.
6. Adverse Drug Reactions Advisory Committee (ADRAC). Drug-induced hyponatraemia. *Aust Adverse Drug React Bull* 2008; **27:** 19–20. Also available at: http://www.tga.health.gov.au/adr/aadrb/aadr0810.htm (accessed 18/02/10)
7. Sonnenblick M, *et al.* Thiazide-induced hyponatremia and vasopressin release. *Ann Intern Med* 1989; **110:** 751.
8. Friedman E, *et al.* Thiazide-induced hyponatremia: reproducibility by single dose rechallenge and an analysis of pathogenesis. *Ann Intern Med* 1989; **110:** 24–30.
9. Strykers PH, *et al.* Hyponatremia induced by a combination of amiloride and hydrochlorothiazide. *JAMA* 1984; **252:** 389.
10. Roberts CJC, *et al.* Hyponatraemia induced by a combination of hydrochlorothiazide and triamterene. *BMJ* 1984; **288:** 1962.
11. Millson D, *et al.* Hyponatraemia and Moduretic (amiloride plus hydrochlorothiazide). *BMJ* 1984; **289:** 1308–9.
12. Bayer AJ. Plasma electrolytes in elderly patients taking fixed combination diuretics. *Postgrad Med J* 1986; **62:** 159–62.
13. Johnston C, *et al.* Hyponatraemia and Moduretic-grand mal seizures: a review. *J R Soc Med* 1989; **82:** 479–83.
14. Benfield GFA, *et al.* Dilutional hyponatraemia masquerading as subarachnoid haemorrhage in patient on hydrochlorothiazide/amiloride/timolol combined drug. *Lancet* 1986; **ii:** 341.
15. Bain PG, *et al.* Thiazide-induced dilutional hyponatraemia masquerading as subarachnoid haemorrhage. *Lancet* 1986; **ii:** 634.

对胆囊的影响　有迹象表明，随着使用噻嗪类利尿药时间的延长，患者发生胆囊炎的危险随之增加[1]；有些工作者认为，此种危险主要限于已有结石的患者[2,3]。一项对 10 个健康受试者的研究[4]发现噻嗪与胆汁之过饱和无关，但它却可导致胆汁脂质浓度发生一定程度变化。这些变化也不能完全解释为什么使用噻嗪类利尿药的患者胆囊疾病的发病率会增加。然而，也有相反的证据；有研究[5,6]发现，排除不超重女性后，噻嗪类利尿药与胆囊炎的发病之间并无关联[6]。

1. González-Pérez A, García Rodriguez LA. Gallbladder disease in the general population: association with cardiovascular morbidity and therapy. *Pharmacoepidemiol Drug Safety* 2007; **16:** 524–31.
2. Rosenberg L, *et al.* Thiazides and acute cholecystitis. *N Engl J Med* 1980; **33:** 546–8.
3. van der Linden W, *et al.* Acute cholecystitis and thiazides. *BMJ* 1984; **289:** 654–5.
4. Angelin B. Effect of thiazide treatment on biliary lipid composition in healthy volunteers. *Eur J Clin Pharmacol* 1989; **37:** 95–6.
5. Porter JB, *et al.* Acute cholecystitis and thiazides. *N Engl J Med* 1981; **304:** 954–5.
6. Kakar F, *et al.* Thiazide use and the risk of cholecystectomy in women. *Am J Epidemiol* 1984.

对葡萄糖代谢的影响　噻嗪类利尿药对葡萄糖代谢的不良影响，如胰岛素抵抗、糖耐量降低、诱发明显的糖尿病、使病情恶化，这些都已得到证实，但可能和剂量有关，而且在低剂量时并不明显（如氢氯噻嗪 6.25mg 或 12.5mg）[1]。一项对 16 名非糖尿病的高血压患者的研究[2]发现，每日 1.25mg 苄氟噻嗪对胰岛素的敏感性没有影响，而每日 5mg 时则会导致肝发生胰岛素抵抗。同样，大剂量时，对轻至中度高血压的医学研究中[3]使用苄氟噻嗪 5mg，每日 2 次，每年有 9.38‰的男性患者和 6.01‰的女性患者中新发生糖尿病不耐受了，使用安慰剂的患者该数值则分别降至 2.51‰~0.82‰。随后一项对非糖尿病高血压患者的前瞻性研究[4]发现，那些使用噻嗪类利尿药（未指定剂量）的患者发生糖尿病的危险并不比那些不接受抗高血压治疗的患者高。然而一项对 50~60 岁的男性进行的前瞻性队列研究[5]发现，接受抗高血压治疗（主要是噻嗪类利尿药、β 受体阻滞剂或二者都有使用）的患者血糖水平会升高，即使有了胰岛素抵抗的基线作为心肌梗死的解释，这也仍是其一个独立危险因素。另有一针对 3 个队列的男性和女性的前瞻性研究[6]发现，单独使用噻嗪类利尿药的患者发生糖尿病的危险较高。

有报道[7]表明，噻嗪类利尿药对糖代谢的影响与钾代谢有关，同时指出控制低钾血症可预防糖尿病的进展，但还有待证实。

1. Neutel JM. Metabolic manifestations of low-dose diuretics. *Am J Med* 1996; **101** (suppl 3A): 71S–82S.
2. Harper R, *et al.* Effects of low dose versus conventional dose thiazide diuretic on insulin action in essential hypertension. *BMJ* 1994; **309:** 226–30.
3. Greenburg G. Adverse reactions to bendrofluazide and propranolol for the treatment of mild hypertension: report of Medical Research Council Working Party on Mild to Moderate Hypertension. *Lancet* 1981; **ii:** 539–43.
4. Gress TW, *et al.* Hypertension and antihypertensive therapy as

risk factors for type 2 diabetes mellitus. *N Engl J Med* 2000; **342**: 905–12.
5. Dunder K, *et al.* Increase in blood glucose concentration during antihypertensive treatment as a predictor of myocardial infarction: population based cohort study. *BMJ* 2003; **326**: 681–4.
6. Taylor EN, *et al.* Antihypertensive medications and the risk of incident type 2 diabetes. *Diabetes Care* 2006; **29**: 1065–70.
7. Zillich AJ, *et al.* Thiazide diuretics, potassium, and the development of diabetes: a quantitative review. *Hypertension* 2006; **48**: 219–24.

对肾脏的影响 噻嗪类利尿药可因为用药过量引起钠耗竭和低血容量而造成急性肾衰竭,偶尔可由超敏而引起[1]。也有报道可引起急性间质性肾炎[2,3]。偶尔可造成非透明质酸结石的形成[4]。

1. Curtis JR. Diseases of the urinary system: drug-induced renal disorders: I. *BMJ* 1977; **2**: 242–4.
2. Linton AL, *et al.* Acute interstitial nephritis due to drugs: review of the literature with a report of nine cases. *Ann Intern Med* 1980; **93**: 735–41.
3. Anonymous. Case records of the Massachusetts General Hospital: case 42-1983. *N Engl J Med* 1983; **309**: 970–8.
4. Curtis JR. Diseases of the urinary system: drug-induced renal disorders: II. *BMJ* 1977; **2**: 375–7.

对脂质代谢的影响 有报道噻嗪类利尿药可在短期内对血浆脂类产生不良影响,可增加除高密度脂蛋白外的低密度、极低密度脂蛋白以及甘油三酯的浓度[1]。这些影响视现为在高血压治疗过程中使用的剂量相对较低,因此这些血浆脂类的变化都很轻微。有证据表明,这些脂类的改变不会持续很长时间[3]。在对轻度高血压治疗的研究(TOMHS)中发现[4],患者在使用氯噻酮后的12个月,其血浆总胆固醇有增加,但这一现象在24个月后就会消失。虽然治疗缺血性心脏病患者的高血压有助于患者康复,但任何高脂血症带来的影响可能都会将其抵消。有些研究如ALLHAT[5]发现,有高血压以及至少一个其他缺血性心脏病危险因素的患者易发生心血管事件,而噻嗪类利尿药(在此病例中为氯噻酮)在减少心血管事件的发生上与其他抗高血压药物同样有效。

1. Ames R. Effects of diuretic drugs on the lipid profile. *Drugs* 1988; **36** (suppl 2): 33–40.
2. Carlsen JE, *et al.* Relation between dose of bendrofluazide, antihypertensive effect, and adverse biochemical effects. *BMJ* 1990; **300**: 975–8.
3. Freis ED. Critique of the clinical importance of diuretic-induced hypokalemia and elevated cholesterol level. *Arch Intern Med* 1989; **149**: 2640–8.
4. Grimm RH, *et al.* Long-term effects on plasma lipids of diet and drugs to treat hypertension. *JAMA* 1996; **275**: 1549–56.
5. The ALLHAT Officers and Coordinators for the ALLHAT Collaborative Research Group. Major outcomes in high-risk hypertensive patients randomized to angiotensin-converting enzyme inhibitor or calcium channel blocker vs diuretic: The Antihypertensive and Lipid-Lowering Treatment to Prevent Heart Attack Trial (ALLHAT). *JAMA* 2002; **288**: 2981–97. Correction. *ibid.* 2003; **289**: 178.

对神经系统的影响 1名40岁的女性在使用氢氯噻嗪的1周后出现嗜睡及思维混乱[1]。她的血钾浓度已降低,但仍在正常范围内,因此认为她的症状主要是药物本身的不良反应。

1. Daugherty KK, Subramanian J. Cognitive and neurologic impairment with hydrochlorothiazide. *Am J Health-Syst Pharm* 2005; **62**: 2630–3.

对呼吸功能的影响 急性间质性肺炎和急性肺水肿都是极少见的,但却是潜在的噻嗪类利尿药危险的并发症,其产生原因可归结于超敏反应。有报道少数病例在使用单剂量的氢氯噻嗪或氯噻嗪之后会频繁发生[1~7]。有些明显的症状可能会被误认为心肌梗死。

1. Steinberg AD. Pulmonary edema following ingestion of hydrochlorothiazide. *JAMA* 1968; **204**: 167–9.
2. Beaudry C, Laplante L. Severe allergic pneumonitis from hydrochlorothiazide. *Ann Intern Med* 1973; **78**: 251–3.
3. Parfrey NA, Herlong HF. Pulmonary oedema after hydrochlorothiazide. *BMJ* 1984; **288**: 1880.
4. Watrigant Y, *et al.* Pneumopathie à l'hydrochlorothiazide d'évolution subaiguë: etude cytologique du lavage broncho-alvéolaire. *Rev Mal Respir* 1986; **4**: 227–9.
5. Klein MD. Noncardiogenic pulmonary edema following hydrochlorothiazide ingestion. *Ann Emerg Med* 1987; **16**: 901–3.
6. Bowden FJ. Non-cardiogenic pulmonary oedema after ingestion of chlorothiazide. *BMJ* 1990; **298**: 605.
7. Bernal C, Patarca R. Hydrochlorothiazide-induced pulmonary edema and associated immunologic changes. *Ann Pharmacother* 1999; **33**: 172–4.

对性功能的影响 有报道接受噻嗪类利尿药及其他抗高血压药治疗的高血压患者的性功能会受到影响,但还不清楚有多少是由疾病本身引起有多少是由药物引起的。在对轻度高血压的研究(TOMHS)中[1],一项双盲随机对照试验,将患者随机分配到五个抗高血压治疗组中的一组,勃起障碍的发生率在利尿药组(采用氯噻酮)较高而其他组则相对较低。在24个月时,氯噻酮组发生率明显高于安慰剂组(分别为17.1%和8.1%),但48个月时差别就不明显了(分别为18.3%和16.7%)。

1. Grimm RH, *et al.* Long-term effects on sexual function of five antihypertensive drugs and nutritional hygienic treatment in hypertensive men and women: Treatment of Mild Hypertension Study (TOMHS). *Hypertension* 1997; **29**: 8–14.

对皮肤的影响 有报道使用噻嗪类利尿药的患者会出现各种皮疹和皮肤反应。光过敏反应是最常见的皮肤反应[1],Australian Drug Reactions Advisory Committee接收的关于光敏反应的报道中最涉及的剂型是co-amilozide,尽管这可能反映其高使用率。其最可能的机制是光毒性[1,2],主要是UVA放射,虽然有些病例也涉及UVB[2]。停药后通常不会发生慢性光敏反应[2],虽然光敏反应会在某些患者身上会持续较长时间[2,3]。光敏反应还可能引起皮疹,如溃疡性扁苔藓[4]和亚急性皮肤系统性红斑狼疮[5~7]。
曾报道过的其他皮肤反应包括脉管炎[8,9]、游走性红斑[9]和假性卟啉病[10]。

1. Stone K. Photosensitivity reactions to drugs. *Aust J Pharm* 1985; **66**: 415–18.
2. Addo HA, *et al.* Thiazide-induced photosensitivity: a study of 33 subjects. *Br J Dermatol* 1987; **116**: 749–60.
3. Robinson HN, *et al.* Thiazide diuretic therapy and chronic photosensitivity. *Arch Dermatol* 1985; **121**: 522–4.
4. Graham-Brown R. Lichen planus and lichen-planus-like reactions. *Br J Hosp Med* 1986; **36**: 281–4.
5. Jones SK, *et al.* Thiazide diuretic-induced subacute cutaneous lupus-like syndrome. *Br J Dermatol* 1985; **113** (suppl 29): 25.
6. Reed BR, *et al.* Subacute cutaneous lupus erythematosus associated with hydrochlorothiazide therapy. *Ann Intern Med* 1985; **103**: 49–51.
7. Darken M, McBurney EI. Subacute cutaneous lupus erythematosus-like drug eruption due to combination diuretic hydrochlorothiazide and triamterene. *J Am Acad Dermatol* 1988; **18**: 38–42.
8. Björnberg A, Gisslén H. Thiazides: a cause of necrotising vasculitis? *Lancet* 1965; **ii**: 1136.
9. Hardwick N, Saxe N. Patterns of dermatology referrals in a general hospital. *Br J Dermatol* 1986; **115**: 167–76.
10. Motley RS. Pseudoporphyria due to Dyazide in a patient with vitiligo. *BMJ* 1990; **300**: 1468.

痛风 噻嗪类利尿药与某些患者的高尿酸血症和痛风有关。在一次单盲法的试验中[1],使用苄氟噻嗪的男性患者痛风的发病率比安慰剂组高(分别为每年12.23‰和1.03‰);另有危险看起来与剂量有关;一项对65岁或年龄更大的接受抗高血压治疗的患者的回顾性研究[2]发现,那些每日使用等量的氢氯噻嗪25mg或更多的患者,需要进行抗痛风治疗的概率显著升高,而那些使用氢氯噻嗪的剂量较低的患者则未出现此种情况。

1. Greenburg G. Adverse reactions to bendrofluazide and propranolol for the treatment of mild hypertension: report of Medical Research Council Working Party on Mild to Moderate Hypertension. *Lancet* 1981; **ii**: 539–43.
2. Gurwitz JH, *et al.* Thiazide diuretics and the initiation of anti-gout therapy. *J Clin Epidemiol* 1997; **50**: 953–9.

撤药 有报道突然停用噻嗪类利尿药后可发生水肿,详见下文**注意事项**项下内容。

不良反应的处置

同时使用钾或保钾利尿药可预防或治疗由噻嗪类利尿药引起的低钾血症(见上文**不良反应**项**对电解质平衡的影响**)。也可通过适度限制钠摄入来缓解低钾血症。除了有特殊情况的患者外,如肝衰竭或肾疾病,低钾通常均为轻度且不需要特殊的治疗。除非威胁生命时,但这种情况是极少见的,否则最好通过控制水的摄入而不是钠疗法来治疗稀释性低钠血症;当真正发生低钠血症时,应选择适当的替代疗法来进行治疗(第479页)。
当严重药物过量时,治疗应针对症状,并且有目的地进行体液和电解质替换。如果患者在1h内仍在吸收,应考虑使用活性炭。

注意事项

所有利尿药都会引起体液和电解质平衡的变化(见上文**不良反应**项下内容)。对已有体液和电解质失衡或体液和电解质平衡的改变会对其产生危险的患者,如老年人,应慎用。肝损伤患者可能会发生肝性脑病,应避免使用。肝硬化患者也易发生低钾血症。有严重水肿的心衰患者,特别是那些使用大剂量噻嗪类利尿药而又复用的患者可能会发生低钠血症。所有患者都应仔细监测体液和电解质失衡的各种征兆,特别是在发生呕吐或肠外液体疗法期间。艾迪生病患者禁用噻嗪类利尿药。
因为利尿药可进一步损伤其肾功能,所以有肾损伤的患者也慎用利尿药,对肌酐清除率低于30ml/min的患者,多数噻嗪类利尿药是无效的。有严重肾损伤或无尿的患者不应使用噻嗪类利尿药。
敏感患者,噻嗪类利尿药可能会引起突发痛风。也可能会引起高血糖、原有糖尿病恶化或潜在糖尿病的突发。因为可能需要调整剂量,所以进行抗糖尿病治疗的患者应该慎用。噻嗪类利尿药可减少尿钙的排泄,有时会导致轻度的高钙血症,对有高钙血症的患者禁用。对敏感患者,噻嗪类利尿药可能会诱发系统

性红斑狼疮或使其恶化。噻嗪类利尿药可增加患胆结石的危险,见上文**对胆囊的影响**项下内容。
噻嗪类利尿药可透过胎盘,并且有报道母亲使用噻嗪类利尿药后发生新生儿黄疸、血小板减少症和电解质失衡。母亲血容量减少也会对胎盘灌注产生不良影响。哺乳期禁止大剂量使用。

哺乳 已证实氢氯噻嗪可进入乳汁。每天使用氢氯噻嗪50mg的女性,其在乳汁中的峰浓度[1]出现在服药后的5~10h,约为最高血浆浓度的25%。在婴儿的血浆中检测不到药物,而其血浆电解质、血糖和血尿素氮均正常。American Academy of Pediatrics认为[2],母乳喂养期间可以使用氢氯噻嗪。

1. Miller ME, *et al.* Hydrochlorothiazide disposition in a mother and her breast-fed infant. *J Pediatr* 1982; **101**: 789–91.
2. American Academy of Pediatrics. The transfer of drugs and other chemicals into human milk. *Pediatrics* 2001; **108**: 776–89. [Retired May 2010] Correction. *ibid.*; 1029. Also available at: http://aappolicy.aappublications.org/cgi/content/full/pediatrics%3b108/3/776 (accessed 06/07/04)

甲状旁腺功能亢进症 高血压是原发性甲状旁腺功能亢进症的并发症,但为了防止高钙血症的恶化,应停止使用噻嗪类利尿药。然而在间断使用噻嗪类利尿药18个月的13名患者身上,并未发现血钙浓度的变化。故认为噻嗪类利尿药不必禁用于此类患者[1]。但在进行甲状旁腺功能测试前应停用。

1. Farquhar CW, *et al.* Failure of thiazide diuretics to increase plasma calcium in mild primary hyperparathyroidism. *Postgrad Med J* 1990; **66**: 714–16.

卟啉病 氢氯噻嗪与急性卟啉病的发生有关,且对已有卟啉病的患者是不安全的。

撤药 血压控制较好的轻度高血压患者,其抗高血压药可以减量或停用。8名血压已得到控制的高血压患者,在突然停用噻嗪类利尿药的2周内出现了严重的水肿[1]。如果没有水肿复发,噻嗪类利尿药可重新使用并逐渐减量。

1. Brandspigel K. Diuretic-withdrawal edema. *N Engl J Med* 1986; **314**: 515.

药物相互作用

许多氢氯噻嗪和其他噻嗪类利尿药的相互作用都可归因于它们对体液和电解质平衡的影响。利尿药导致的低钾血症可增加洋地黄苷的毒性,也可能会增加延长QT间期的药物,如阿司咪唑、特非那定、卤泛群、匹莫齐特和索他洛尔,引起心律失常的危险。噻嗪类利尿药可能通过降低血钾增强竞争性神经肌肉阻滞剂(如阿曲库铵)的阻滞。类固醇、促肾上腺皮质激素、β2受体激动剂(如沙丁胺醇)、甘珀酸、两性霉素B和瑞波西汀,可增强利尿药的钾耗竭效应。
利尿药可增强其他抗高血压药的作用,特别是首次使用α受体阻滞剂或ACEI时可发生低血压。乙醇、巴比妥酸盐或阿片类中会加重有关的体位性低血压。能导致体液潴留的药物,如皮质激素、NSAIDs或甘珀酸,可拮抗利尿药的抗高血压作用;而利尿药可加重NSAIDs的肾毒性。有报道噻嗪类利尿药可减弱血管升压胺(pressor amines)(如去甲肾上腺素)的反应性,但是这种作用的临床意义还不明确。
噻嗪类利尿药与锂合用时可导致血锂浓度升高发生毒性作用,故通常不应将二者合用。已有报道的其他与噻嗪类利尿药合用可导致毒性作用的药物,包括别嘌醇和四环素。噻嗪类利尿药可能会改变糖尿病患者的降血糖需要。

抗菌药 有报道co-amilozide[1]和氢氯噻嗪[2]与甲氧苄啶合用时可发生严重的低钠血症。

1. Eastell R, Edmonds CJ. Hyponatraemia associated with trimethoprim and a diuretic. *BMJ* 1984; **289**: 1658–9.
2. Hart TL, *et al.* Hyponatremia secondary to thiazide-trimethoprim interaction. *Can J Hosp Pharm* 1989; **42**: 243–6.

抗癫痫药 有报道氢氯噻嗪和呋塞米和卡马西平会导致症状明显的低钠血症[1]。

1. Yassa R, *et al.* Carbamazepine, diuretics, and hyponatremia: a possible interaction. *J Clin Psychiatry* 1987; **48**: 281–3.

胆汁酸黏附树脂 有报道,考来替泊和考来烯胺可减少氯噻嗪和氢氯噻嗪的胃肠吸收[1~3]。一项对健康受试者的研究[2]发现,在减少氢氯噻嗪的吸收方面,考来替泊可减少43%,与此相比考来烯胺的作用是最强的为85%。氢氯噻嗪给药4h后再给予考来烯胺[3],预计吸收至少会减少30%~35%。

1. Kauffman RE, Azarnoff DL. Effect of colestipol on gastrointestinal absorption of chlorothiazide in man. *Clin Pharmacol Ther* 1973; **14**: 886–90.
2. Hunninghake DB, *et al.* The effect of cholestyramine and colestipol on the absorption of hydrochlorothiazide. *Int J Clin Pharmacol Ther Toxicol* 1982; **20**: 151–4.
3. Hunninghake DB, Hibbard DM. Influence of time intervals for cholestyramine dosing on the absorption of hydrochlorothiazide. *Clin Pharmacol Ther* 1986; **39**: 329–34.

钙盐 使用氯噻嗪及适度的大剂量碳酸钙的患者会发生乳-碱综合征，表现为高钙血症、代谢性碱中毒和肾衰竭[1]。由于噻嗪类利尿药可降低机体排泄剩余钙的能力，因此使用噻嗪类利尿药的患者发生此综合征的危险增加。可提高体内钙水平的药物（如维生素 D），与噻嗪类利尿药合用时，可能会发生高钙血症。

1. Gora ML, *et al.* Milk-alkali syndrome associated with use of chlorothiazide and calcium carbonate. *Clin Pharm* 1989; **8:** 227–9.

多巴胺 有报道氢氯噻嗪和氨苯蝶啶可增加金刚烷胺的毒性，参见 M37 第 965 页。

NSAIDs NSAIDs 可引起体液潴留，并且可拮抗噻嗪类利尿药的利尿作用[1]。

1. Webster J. Interactions of NSAIDs with diuretics and β-blockers: mechanisms and clinical implications. *Drugs* 1985; **30:** 32–41.

性激素 关于氢氯噻嗪和屈螺酮可能存在相互作用还存在争议，参见 M37 第 2028 页，**利尿药**。

药动学

氢氯噻嗪可通过胃肠道迅速吸收。有报道其生物利用度为 65%～70%。其血浆半衰期为 5～15h，氢氯噻嗪最易与红细胞结合。主要以原形通过尿排泄。氢氯噻嗪可通过胎盘屏障，并可分泌到乳汁中。

1. Beermann B, *et al.* Absorption, metabolism, and excretion of hydrochlorothiazide. *Clin Pharmacol Ther* 1976; **19:** 531–7.
2. Beermann B, Groschinsky-Grind M. Pharmacokinetics of hydrochlorothiazide in man. *Eur J Clin Pharmacol* 1977; **12:** 297–303.
3. Beermann B, Groschinsky-Grind M. Pharmacokinetics of hydrochlorothiazide in patients with congestive heart failure. *Br J Clin Pharmacol* 1979; **7:** 579–83.

用途和用法

氢氯噻嗪和其他噻嗪类利尿药广泛用于高血压的治疗（第 228 页），它们或单独使用或与其他抗高血压药（如 ACEI 和 β 受体阻滞剂）一起使用。也可用于由心力衰竭（第 224 页）、肝肾疾病而导致的水肿。其他适应证还包括经前期综合征（参见 M37 第 2031 页）、预防皮质激素和雌激素引起的水潴留、尿崩症的治疗（详见下文）和预防高尿钙患者肾结石形成。

噻嗪类利尿药是中效利尿药，其利尿作用的发挥主要是通过抑制肾小管重吸收电解质而增加钠离子和氯离子的排泄，从而增强水的排出。它们通常作用于远曲小管的近端。其他电解质特别是钾和镁的排泄也会增加，而钙的排泄减少。也可降低碳酸酐酶的活性，因此碳酸氢盐的排泄也增加，但与其对氯化物排泄的影响相比，这一作用就比较小，并且对尿 pH 的改变不明显。本类药物也可能会减少肾小球的滤过率。

其降压作用可能是部分由于减少了外周阻力；它们也可增加其他抗高血压药物的作用。与此矛盾的是，对有尿崩症的患者，噻嗪类利尿药则有抗利尿的作用。

用法和剂量 为了防止利尿药的作用影响睡眠，噻嗪类利尿药通常在早上给药。口服氢氯噻嗪后 2h 起效，4h 达高峰，持续 6～12h。

应根据最低有效量来调整噻嗪类利尿药的剂量。通常对高血压的治疗剂量比对水肿的治疗剂量要低，而其最大疗效可能需要几周后才能体现。

有轻度肾损伤的患者可以使用，但如果肌酐清除率低于 30ml/min，噻嗪类利尿药通常无效。

氢氯噻嗪通常口服。

治疗**高血压**时，给药初始剂量 12.5mg 即可，如果有需要可增加到 25～50mg，可以单独使用或与其他抗高血压药物合用。虽然有建议可使用到 100mg，但这种情况极少。

治疗**水肿**时，常用剂量为每日 25～100mg，然后逐步减量到每日 25～50mg 或间断给药；个别病例建议初始剂量使用范围每日 200mg，但这种患者最好采用作用更强的袢利尿药（见**呋塞米**，第 343 页）。

治疗肾源性**尿崩症**时，初始剂量可采用每日 100mg。

儿童用药剂量，见下文。

有关使用噻嗪类利尿药患者补钾的内容，见上文**不良反应**项下**对电解质平衡的影响**。

1. Ellison DH, Loffing J. Thiazide effects and adverse effects: insights from molecular genetics. *Hypertension* 2009; **54:** 196–202.
2. Moser M, Feig PU. Fifty years of thiazide diuretic therapy for hypertension. *Arch Intern Med* 2009; **169:** 1851–6.
3. Ernst ME, Moser M. Use of diuretics in patients with hypertension. *N Engl J Med* 2009; **361:** 2153–64.
4. Neff KM, Nawarskas JJ. Hydrochlorothiazide versus chlorthalidone in the management of hypertension. *Cardiol Rev* 2010; **18:** 51–6.

儿童用法 氢氯噻嗪已用于治疗婴儿和儿童高血压或水肿，口服剂量为 1～2mg/kg，单次或分 2 次给药。6 个月以下婴儿需用到每日 3mg/kg，分 2 次给药。2 岁以下，总日剂量不应超过 37.5mg；2～12 岁，总日剂量不超过 100mg。

支气管肺发育不良 支气管肺发育不良是引起婴幼儿支气管肺疾病的主要原因（参见 M37 第 1433 页）。治疗常用皮质激素类，其他的支持治疗包括利尿药，如呋塞米（第 343 页）；氢氯噻嗪和螺内酯的疗效不确定。12 例患者应用氢氯噻嗪和螺内酯治疗 1 周后肺功能和氧合作用并没有提高[1]。但是一项针对 34 例早产儿的研究显示，应用氢氯噻嗪和螺内酯 8 周后，可以提高呼吸系统的总体顺应性，降低肺损伤，提高存活率[2]。在后一项研究中，在有临床适应证时可能给患者服用呋塞米。

1. Engelhardt B, *et al.* Effect of spironolactone-hydrochlorothiazide on lung function in infants with chronic bronchopulmonary dysplasia. *J Pediatr* 1989; **114:** 619–24.
2. Albersheim SG, *et al.* Randomized, double-blind, controlled trial of long-term diuretic therapy for bronchopulmonary dysplasia. *J Pediatr* 1989; **115:** 615–20.

尿崩症 噻嗪类利尿药可用于肾源性尿崩症（参见 M37 第 2099 页），有时可与保钾利尿药合用。例如与氢氯噻嗪和吲哚美辛合用治疗尿崩症相比，氢氯噻嗪与阿米洛利合用能更有效地控制 5 名男孩的肾源性尿崩症[1]。有 4 名患者能很好地耐受治疗。第 5 名患者在 6 个月后发生腹痛和食欲减退，只得停用阿米洛利。氢氯噻嗪与吲哚美辛合用时还需补钾，氢氯噻嗪与阿米洛利合用时则不需要。氢氯噻嗪和阿米洛利合用治疗一组 4 名患有肾源性尿崩症，且已治疗 5 年的儿童患者也同样有效且耐受性很好[2]。

1. Knoers N, Monnens LAH. Amiloride-hydrochlorothiazide versus indomethacin-hydrochlorothiazide in the treatment of nephrogenic diabetes insipidus. *J Pediatr* 1990; **117:** 499–502.
2. Kirchlechner V, *et al.* Treatment of nephrogenic diabetes insipidus with hydrochlorothiazide and amiloride. *Arch Dis Child* 1999; **80:** 548–52.

甲状旁腺功能减退症 发生甲状旁腺功能减退症（参见 M37 第 1052 页）时，治疗通常采用口服复合维生素 D 来纠正低钙血症。噻嗪类利尿药可能对某些患者有效。有报道，噻嗪类利尿药氯噻酮与苄氟噻嗪合用[2]，并限制饮食中的钠盐[1]后发生甲状旁腺功能减退症的患者有较好的疗效。但是氯噻酮并非对所有患者均有效[3]，有证据显示有甲状旁腺功能减退症的患者，由噻嗪类利尿药导致的尿钙排泄量减少会得到缓解[4]，因此认为这种作用可能是由于活性甲状旁腺激素的出现。有甲状旁腺功能减退的患者并发肾上腺功能不全[3]或代谢性碱中毒[5]时，使用利尿药应谨慎。

1. Porter RH, *et al.* Treatment of hypoparathyroid patients with chlorthalidone. *N Engl J Med* 1978; **298:** 577–81.
2. Newman GH, *et al.* Effect of bendrofluazide on calcium reabsorption in hypoparathyroidism. *Eur J Clin Pharmacol* 1984; **27:** 41–6.
3. Gertner JM, Genel M. Chlorthalidone for hypoparathyroidism. *N Engl J Med* 1978; **298:** 1478.
4. Middler S, *et al.* Thiazide diuretics and calcium metabolism. *Metabolism* 1973; **22:** 139–45.
5. Barzel US. Chlorthalidone for hypoparathyroidism. *N Engl J Med* 1978; **289:** 1478.

梅尼埃病 发生梅尼埃病（参见 M37 第 537 页）的患者，其内耳淋巴液增多，利尿药（如氢氯噻嗪）可通过减少淋巴液来缓解症状。

骨质疏松症 虽然一些流行病学的研究指出噻嗪类利尿药对骨可产生有益的作用（可减少骨质流失率[1]并能降低发生髋关节骨折的危险[2～5]），但通过一项对 9704 名 65 岁以上女性的全面分析显示[6]，其仅对骨质有轻微作用，对摔倒伤害无效，且对骨折无全面保护作用。进一步的前瞻性研究[7]发现其可减少前臂骨折的发生，但只降低绝经后女性髋关节骨折的发生率。一项随机对照研究[8,9]证实，氢氯噻嗪可减少骨质流失，但作用很弱。因此，噻嗪类利尿药在预防和治疗骨质疏松方面并没有确实地疗效（参见 M37 第 1050 页）。但其在缓解糖皮质激素使用患者的高钙血症方面可能有效[10]，应严密监测血钾浓度。

1. Wasnich R, *et al.* Effect of thiazide on rates of bone mineral loss: a longitudinal study. *BMJ* 1990; **301:** 1303–5. Correction. *ibid.* 1991; **302:** 218.
2. Ray WA, *et al.* Long-term use of thiazide diuretics and risk of hip fracture. *Lancet* 1989; **i:** 687–90.
3. LaCroix AZ, *et al.* Thiazide diuretic agents and the incidence of hip fracture. *N Engl J Med* 1990; **322:** 286–90.
4. Felson DT, *et al.* Thiazide diuretics and the risk of hip fracture: results from the Framingham Study. *JAMA* 1991; **265:** 370–3.
5. Schoofs MWCJ, *et al.* Thiazide diuretics and the risk for hip fracture. *Ann Intern Med* 2003; **139:** 476–82.
6. Cauley JA, *et al.* Effects of thiazide diuretic therapy on bone mass, fractures, and falls. *Ann Intern Med* 1993; **118:** 666–73.
7. Feskanich D, *et al.* A prospective study of thiazide use and fractures in women. *Osteoporosis Int* 1997; **7:** 79–84.
8. Reid IR, *et al.* Hydrochlorothiazide reduces loss of cortical bone in normal postmenopausal women: a randomized controlled trial. *Am J Med* 2000; **109:** 362–70.
9. LaCroix AZ, *et al.* Low-dose hydrochlorothiazide and preservation of bone mineral density in older adults: a randomized, double-blind, placebo-controlled trial. *Ann Intern Med* 2000; **133:** 516–26.
10. Lukert BP, Raisz LG. Glucocorticoid-induced osteoporosis: pathogenesis and management. *Ann Intern Med* 1990; **112:** 352–64.

肾结石 噻嗪类利尿药可防止高钙血症患者发生含钙肾结石（参见 M37 第 2101 页）[1,2]。

1. Pearle MS, *et al.* Meta-analysis of randomized trials for medical prevention of calcium oxalate nephrolithiasis. *J Endourol* 1999; **13:** 679–85.
2. Tiselius H-G, *et al.* European Association of Urology. Guidelines on urolithiasis (issued March 2008). Available at: http://www.uroweb.org/fileadmin/tx_eauguidelines/2008/Full/17%20Urolithiasis.pdf (accessed 24/07/08)

制剂

BP 2010: Co-amilozide Oral Solution; Co-amilozide Tablets; Co-triamterzide Tablets; Hydrochlorothiazide Tablets;
USP 33: Amiloride Hydrochloride and Hydrochlorothiazide Tablets; Bisoprolol Fumarate and Hydrochlorothiazide Tablets; Captopril and Hydrochlorothiazide Tablets; Enalapril Maleate and Hydrochlorothiazide Tablets; Fosinopril Sodium and Hydrochlorothiazide Tablets; Hydrochlorothiazide Tablets; Irbesartan and Hydrochlorothiazide Tablets; Lisinopril and Hydrochlorothiazide Tablets; Losartan Potassium and Hydrochlorothiazide Tablets; Methyldopa and Hydrochlorothiazide Tablets; Metoprolol Tartrate and Hydrochlorothiazide Tablets; Propranolol Hydrochloride and Hydrochlorothiazide Extended-release Capsules; Propranolol Hydrochloride and Hydrochlorothiazide Tablets; Reserpine and Hydrochlorothiazide Tablets; Reserpine, Hydralazine Hydrochloride, and Hydrochlorothiazide Tablets; Spironolactone and Hydrochlorothiazide Tablets; Timolol Maleate and Hydrochlorothiazide Tablets; Triamterene and Hydrochlorothiazide Capsules; Triamterene and Hydrochlorothiazide Tablets; Valsartan and Hydrochlorothiazide Tablets.

专利制剂

Arg.: Diural; Diurex; Tandiur; ***Austral.:*** Dithiazide; ***Austria:*** Esidrex†; ***Braz.:*** Clorana; Clorizin; Diurepina; Diuretic†; Diuretil; Diurezin†; Drenol; Hidroclorana†; Hidroclorozil; Hidrofall†; Hidrolan; Hidromed; Mictrin†; Neo Hidroclor; ***Canad.:*** Apo-Hydro; Novo-Hydrazide; Nu-Hydro; Urozide; ***Chile:*** Hidroronol; ***Cz.:*** Losathia; ***Fin.:*** Hydrex; ***Fr.:*** Esidrex; ***Ger.:*** Disalunil; diu-melusin†; Esidrix; HCT; HCT-Beta; HCT-gamma; HCT-ISIS; HCTad; ***Gr.:*** Diuren; Esidrex; ***Hong Kong:*** Apo-Hydro; Hydrozide; ***Hung.:*** Hypothiazid; ***India:*** Aquazide; BPzide; Esidrex; Hydrazide; Selopres; ***Indon.:*** HCT; Lodoz; ***Israel:*** Disothiazide; ***Ital.:*** Esidrex; ***Malaysia:*** Apo-Hydro; Hydrozide; ***Mex.:*** Rofucal; ***Norw.:*** Esidrex; ***Philipp.:*** Cotrazid; Diuzid; Diuzide; Hytaz; Lorzan; Urilzid; ***Pol.:*** Disalunil†; ***Port.:*** Dichlotride†; ***Rus.:*** Hypothiazid (Гипотиазид); Lodoz (Лодоз); ***S.Afr.:*** Hexazide; Ridaq; ***Singapore:*** Apo-Hydro; Di-Ertride†; Hydrochlorzide; Hydrozide; ***Spain:*** Acuretic; Esidrex; Hidrosaluretil; ***Swed.:*** Esidrex; ***Switz.:*** Esidrex; ***Thai.:*** Dichlotride; Diric; Diuret-P; Dragotab; Hychlozide; Hydrozide; Urazide; ***Ukr.:*** Hydrosaluretil (Гидросалуретил)†; Hypothiazid (Гипотиазид); ***USA:*** Esidrix†; HydroDiuril; Microzide; Mictrin; Oretic†; ***Venez.:*** Di-Eudrin.

多组分制剂 ***Arg.:*** Accuretic; Adana Plus; Aldazida; Amiloclor†; Atacand-D; Avapro HCT; Cartan D; Carvedil D; Co-Renitec; CoAprovel; Corbis D; Cozaarex D; Dacten D; Defluin Plus; Diovan D; Diovan Triple; Diur Pot; Diurex A; Fabotensil D; Fensartan D; Filten D; Gadopril D; Gliosartan Plus; Gliotenzide; Hidrenox A; Isobloc D; Kinfil D; Klosartan D; Loctenk D; Loplac-D; Losacor D; Lotrial D; Maxen D; Micardis Plus; Moduretic; Niten D; Normatensil†; Olmetec D; Paxon-D; Pelmec Max D; Plenacor D; Presi Regul D; Presinor D; Racorval D; Ren-Ur; Sarval D; Simultan D; Sulocten D; Tacardia D; Temisartan Diur; Tencas D; Tensopril D; Tiadyl Plus; Tritace-HCT; Vapresan Diur; Vasexten-D; Vericordin Compuesto; Zestoretic; Ziac; ***Austral.:*** Accuretic; Amizide; Atacand Plus; Avapro HCT; Co-Diovan; Fosetic; Hydrene; Hyforil; Karvezide; Micardis Plus; Moduretic; Monoplus; Olmetec Plus; Renitec Plus; Teveten Plus; ***Austria:*** Accuzide; Acecomb; Acelisino comp; Aceplus†; Aldoretic†; Amiloral/HCT†; Amiloretik; Amilorid comp; Amilostad HCT; Atacand Plus; Beloc comp; Bisocombin; Bisoprolol Comp; Bisoprolol-HCT; Bisostad plus; Blopress Plus; Capozide; Captohexal Comp; Captopril Compositum†; Captopril-HCT; Co-Acetan; Co-Angiosan; Co-Captopril; Co-Dilatrend; Co-Diovan; Co-Enac; Co-Enalapril; Co-Enaran†; Co-Hypomed†; Co-Lisinostad; Co-Mepril; Co-Renistad; Co-Renitec; Concor Plus; Confit; Cosaar Plus; Darbalan Plus†; Deverol mit Thiazid†; Dilaplus†; Dytide H; Enac Plus; Enalapril Comp; Enalapril-HCT; Fempress Plus†; Fortzaar; Fosicomb; Hypren plus; Inhibace Plus; Lanapril plus; Lanuretic†; Lisihexal comb; Lisinocomp; Lisinopril comp; Loradur; Mencord Plus; Metoprolol compositum; MicardisPlus; Moducrin; Moduretic; Nanalan Plus†; Olmetec Plus; Ramicomp; Ramipharm comb†; Renitec Plus; Rivacor Plus; Salodiur†; Seloken retard Plus; Supracid†; Synerpril†; Teveten Plus; Triamteren comp; Triastad HCT; Triloc; Trioral/HCT†; Tritazide; Zestoretic†; ***Belg.:*** Accuretic; Atacand Plus; Belsar Plus; Co-Amiloride; Co-Bisoprolol; Co-Diovane; Co-Enalapril; Co-Inhibace; Co-Lisinopril; Co-Quinapril; Co-Ramipril; Co-Renitec; CoAprovel; Cozaar Plus; Docspirochlor; Dytenzide; Emcoretic; Foside†; Kinzalkomb; Lodoz; Loortan Plus; Maxsoten; Merck-Co-Bisoprolol†; Merck-Co-Lisinopril†; Micardis Plus; Moduretic; Novazyd†; Olmetec Plus; Sectrazide; Selozide†; Teveten Plus; Tritazide; Zestoretic; Zok-Zid; ***Braz.:*** Adelfan-Esidrex†; Aldazida; Amiretic; Ancloric; Aprozide; Aradois H; Atacand HCT; Atens H; Benicar HCT; Biconcor; Capox H; Captotec + HCT†; Co-Enalil; Co-Enaprotec†; Co-Pressoless; Co-Pressotec; Co-Renitec; Corus H; Cotareg†; Diovan HCT; Diurezin-A†; Duopril; Ecator H†; Enatec F†; Eupressin-H; Gliotenzide; Hidropril; Hydromet; Hyzaar; Iguassina; Lisinoretic†; Lisoclor; Lisonotec†; Lonipril-H; Lopril-D; Lorsar + HCT†; Lotensin H; Malena HCT; Micardis HCT; Moduretic; Monoplus; Naprix D; Neopress; Olmetec HCT; Polol-H; Prinzide; Pritor HCT; Pryltec-H; Selopress; Tenadren; Torlos H; Triatec D; Vascase Plus; Vasopril Plus; Zestoretic; ***Canad.:*** Accuretic; Aldactazide; Altace HCT; Apo-Amilzide; Apo-Methazide; Apo-Spirozide; Apo-Triazide; Atacand Plus; Avalide; Diovan HCT; Gen-Amilazide; Hyzaar; Inhibace Plus; Micardis Plus; Moduret; Novamilor; Novo-Spirozine; Novo-Triamzide; Nu-Amilzide; Nu-Triazide; Olmetec Plus; PMS-Dopazide; Prinzide; Riva-Zide; Teveten Plus; Vaseretic; Viskazide; Zestoretic; ***Chile:*** Accuretic; Acerdil-D; Aratan D; Atacand Plus; Bajaten D; Bilaten-D; Blopress D; Blox-D; Candex-D; Cardioplus D; CoAprovel; Cordiax D; Corodin D; Dosara-D; Drinamil; Enalten D; Enalten DN; Esalfon-D; Grifopril-D; Hidroronol T; Hiperson-D; Hipoartel H†; Hyzaar; Inhibace Plus; Lopren-D; Losapres-D; Lotrial D†; Micardis Plus; Monopril Plus; Normaten; Normaten Plus; Sanipresin-D; Simperten-D; Tareg-D; Tonotensil D; Uren; Valacor D; Valaplex-D; Vartalan D; Ziac; ***Cz.:*** Accuzide; Amilorid/HCT; Amprilan H; Apo-Amilzide; Artager; Atacand Plus; Blessin Plus H; Captohexal Comp†; Cazacombi; Co-Diovan; CoAprovel; Concor Plus†; Enap-H; Enap-HL; Foprin Plus H; Giovax plus H; Hartil-H; Hyzaar; Imprida HCT; Inhibace Plus; Karvezide; Kinzalkomb; Kylotan Plus H; Limorid†; Lipribela plus H; Lodoz; Loradur; Lorista H; Losagen Combi; Losaratio Plus H; Lozap H; Medoram plus H; MicardisPlus; Miril plus H; Moduretic; Nebilet Plus H; Nopretens Plus H; Olmetec Plus H; Prelow; PritorPlus; Ramil H; Ramixa Plus H†; Rasilez HCT; Rhefluin; Sangona Combi; Sarten Plus H; Stadapress; Tebis Plus H; Teval Plus H; Teveten Plus H; Tritazide; Valsacombi; Zelvartancombo; ***Denm.:*** Amilco; Atacand Plus; Atazid; Benetor Comp; Capozid; Co-Renitec†; CoAprovel; Corodil Comp; Cozaar Comp; Diovan Comp; Enacecor; Enacozid†; Fortzaar; Kinzalkomb†; Lisinoplus; MicardisPlus; Moduretic†; Olmetec Plus; PritorPlus; Ranid; Sparkal; Synerpril; Teveten Comp; Triatec Comp; Vivazid†; Zestoretic; Zok-Zid; ***Fin.:*** Accupro Comp; Acercomp†; Amitrid; Atacand Plus; Bifril Comp; Biso-

prolol Comp; Cardace Comp; Cardiostad Comp†; Coepratenz Comp; Cozaar Comp; Diovan Comp; Diuramin; Diurex; Emconcor Comp; Enalapril Comp; Enaloc Comp†; Kinzalkomb; Linatil Comp; Lisaril Comp†; Lisinopril Comp†; Lisipril Comp; Losatrix Comp; MicardisPlus; Miloride; Moduretic†; Olmetec Plus; Orloc Comp; Renitec Comp; Renitec Plus; Selocomp ZOC; Sparkal; Teveten Comp; Vivatec Comp†; Zofenil Comp; ***Fr.:*** Acuilix; Alteisduo; Briazide; Captea; Cibadrex; Co-Renitec; CoAprovel; Cokenzen; Conebilox; Coolmetec; Cotareg; Coteveten; Cotriatec; Ecazide; Fortzaar; Foziretic; Hytacand; Hyzaar; Koretic; Lodoz; MicardisPlus; Moducren; Moduretic; Nisisco; Prestole; Prinzide; PritorPlus; Rasilez HCT; Temeritduo; Wytens; Zestoretic; Zofenilduo; ***Ger.:*** Accuzide; ACE-Hemmer comp; Acercomp; Adocomp; Amilocomp beta; Amiloretik; Amilorid comp; Amilorid/HCT; Amilozid†; Atacand Plus; Beloc-Zok comp; Benalapril Plus; Benazeplus; Benazepril comp; Benazepril HCT†; Beta-Turfa; Biso comp; Biso-Puren comp; Bisobeta comp; Bisohexal plus; BisoLich comp; Bisomerck Plus†; Bisoplus; Bisoprolol Comp; Bisoprolol HCT; Bisoprolol HCTad; Bisoprolol Plus; Blopress Plus; Capozide; Capto Comp; Capto Plus; Captobeta Comp; Captodoc Comp; Captogamma HCT; Captohexal Comp; Captopril Comp; Captopril HCT; Captopril Plus; Cardiagen HCT; Cibadrex; Co-Diovan; CoAprovel; Concor Plus; Cordinate plus; Coric Plus; Corindocomb†; Corvo HCT; Delix Plus; Diu Venostasin; Diuretikum Verla; Diursan; Dociteren; duradiuret†; durarese†; Dynacil comp; Dynorm Plus; Dytide H; Emestar plus; Enabeta comp; Enadigal HCT; Enadura Plus†; Enahexal comp; Enala-Q comp; Enalagamma HCT; Enalapril Comp; Enalapril HCT; Enalapril plus; Enalapril-saar Plus; EnaLich comp; Enaplus; Fempress Plus; Fondril HCT†; Fortzaar; Fosinorm comp; Isoptin plus; Jutacor comp; Karvezide; Kinzalkomb; Lisi-Puren comp; Lisibeta comp; Lisidigal HCT; Lisigamma HCT; Lisihexal comp; LisiLich comp; Lisinopril comp; Lisinopril HCT; Lisiplus; Lisodura plus†; Lorzaar plus; Meprolol Comp†; Meto comp†; Meto-Isis comp†; Meto-Succinat HCT; meto-thiazid†; Metobeta comp; Metodura comp†; Metohexal comp; Metoprolol comp; Metoprolol HCT; Metostad Comp; MicardisPlus; Moducrin; Moduretik; Nephral; Olmetec Plus; Pres plus†; Propra comp; Provas comp; QuinaLich comp; Quinaplus; Quinapril comp; Rami-Q comp; Ramicard Plus; Ramiclair Plus; Ramigamma HCT; RamiLich comp; Ramiplus; Ramipril comp; Ramipril HCT; Ramipril HCTad; Ramipril Plus; Renacor; Sali-Puren†; Spironothiazid; Tensobon comp; Teveten Plus; Thiazid-comp†; Treloc†; Tri-Thiazid; Tri-Thiazid Reserpin†; Triampur Compositum; Triamteren comp; Triamteren HCT; Triamteren tri-comp; Triarese; triazid†; Triniton; Turfa; Veratide; Vesdil plus; Votum Plus; ***Gr.:*** Accuretic; Aditasin; Anastol; Atacand Plus; Bumeftyl; Captopress; Captospes+H; Cibadrex; Co-Dalzad; Co-Diovan; Co-Renitec; CoAprovel; Coredopril; Dosturel; Dyberzide; Ekzevit; Empirol; Epratenz Plus; Faxiven; Fetylan; Fozide; Hemodilax; Hydromet; Hyzaar; Iperton; Ividol; Karvezide; Ketazide; Kifarol; Logika; Loren-Press; Losachlor; Losazide; Maxartan; Micardis Plus; Modinexil; Moduretic; Monoplus; Nolarmin; Normatens Plus; Normolose-H; Olartan Plus; Olmetec Plus; Penopril; Pentatec; Piesital; Press-Down-Plus; Prinzide; Pritor Plus; Protal complex; Quimea; Rabemylon; Rasilez HCT; Return; Sancazid; Sartafin Plus; Savosan; Scandrex; Sedapressin; Siberian; Stibenyl HCT; Superace; Teveten Plus; Tiaden; Triatec Plus; Uresan; Vascase Plus; Z-Bec Plus; Zestoretic; Zidepril; Zofepril Plus; Zopranol Plus; Zotefox; ***Hong Kong:*** Adelphane-Esidrex†; Amithiazide†; Apo-Amilzide; Apo-Triazide; Betaloc Comp†; Blopress Plus; Co-Diovan; Co-Renitec; CoAprovel; CP-Enala Co; CP-Metolol Co†; Dyazide; Hyzaar; Hyzaar Plus; Lodoz; Micardis Plus; Moducren†; Moduretic; Olmetec Plus; Sefaretic; Teveten Plus; Zestoretic; ***Hung.:*** Accuzide; Acepril PlusZ; Amilorid Comp; Amilozid-B; Amprilan HD; Amprilan HL; Atacand Plus; Co-Arbartan; Co-Enalapril; Co-Renitec; CoAprovel; Concor Plus; Coviogal Plusz; Diovan HCT; Duopril; Ednyt HCT; Ednyt Plus; Enalapril Hexal Plus; Enalapril-HCT; Enap-HL; Fosicard Plus; Hartil HCT; Hyzaar; Inhibace Plus; Lavestra H; Lisopress HCT; Lodoz†; Lost-HCT; Lostanorm Plus; Lotensin HCT; Meramyl HCT; MicardisPlus; Noviform Plusz; Portiron HCT; Prelow Plus; PritorPlus; Quinanorm Kombi; Quinapril-HCT; Ramace Plusz; Ramiwin HCT†; Renapril Plus†; Renitec Plus; Tervalon HCT; Tritace-HCT; Varexan HCT†; ***India:*** Adelphane-Esidrex; Alsartan-H; Arkamin-H; Beptazine-H†; Biduret; Ciplar-H; Cipril-H; Covance-D; EnAce-D; Hipres-D; Invozide; Lisoril-5HT; Lodoz; Losacar-H; Metolar-H; Ramcor H; Ramipres H; Telma-H; Telpres-H; Xarb-H; Zaart-H; ***Indon.:*** Blopress Plus; Capozide†; Co-Diovan; CoAprovel; Dellasidrex†; Irtan Plus; Lorinid; Micardis Plus; Sectrazide†; Ser-Ap-Es; Tenazide; Zestoretic; ***Irl.:*** Accuretic; Atacand Plus; Benetor Plus; Blopress Plus; Capozide; Captor-HCT; Carace Plus†; Co-Betaloc†; Co-Diovan; CoAprovel; Coepratenz Plus; Cozaar Comp; Dyazide; Half Capozide; Innozide; Karvezide; Kinzalkomb; Lispril-hydrochlorothiazide; MicardisPlus; Moducren†; Moduret; Myzaar Comp; Nebilet Plus; Omesar Plus; PritorPlus; Rasilez HCT; Teveten Plus; Zesger Plus; Zestoretic; Zofenil Plus; ***Israel:*** Atacand Plus; Cilaril Plus; Co-Diovan; Kaluril; Lotan Plus; Naprizide; Ocsaar Plus; Ramipril Plus; Tritace Comp; Vascace Plus; Vasopril Plus†; ***Ital.:*** Accuretic; Acediur; Aceplus; Acequide; Acesistem; Aldactazide; Bifrizide; Blopresid; Cibadrex; CoAprovel; Combisartan; Condiuren; Corixil; Cotareg; Elektra; Elidiur†; Enulid; Femipres Plus; Forzaar; Fosicombi; Gentipress; Hizaar; Idroquark; Inibace Plus; Initiss Plus; Karvezide; Lodoz; Losazid; Medozide; Micardis Plus; Moduretic; Nalapres; Neo-Lotan Plus; Neoprex; Olmegan; Olprezide; Plaunazide; Prinzide; PritorPlus; Quinazide; Ratacand Plus; Selozide†; Sinertec; Spiridazide; Tensadiur; Tensozide; Tiartan; Triatec HCT; Unipríldiur; Vasoretic; Zantipride; Zestoretic; Zinadiur; Zoprazide; ***Malaysia:*** Ami-Hydrotride; Amizide†; Apo-Amilzide; Apo-Triazide†; Atacand Plus; Co-Diovan; CoAprovel; Fortzaar; Hyzaar; Lodoz; Micardis Plus; Moduretic; Olmetec Plus; ***Mex.:*** Almetec-Co; Atacand Plus; Avalide; Biconcor; Blopress Plus; Capozide; Co-Captral; Co-Diovan; Co-Feliberal; Co-Renitec; CoAprovel; Dyazide†; Gliotenzide; Hyzaar; Micardis Plus; Moduretic; Predxal Plus; Prinzide; Saravanta D; Selopres; Tevetenz Dox; Tritazide; Zestoretic; ***Neth.:*** Acuzide; Atacand Plus; Blopresid; Capozide†; Cibadrex; Co-Diovan; Co-Renitec; CoAprovel; Cotareg; Cozaar Plus; Delitab-HCT; Diurace; Dytenzide; Emcoretic; Enacostad†; Fortzaar; Hyzaar; Karvezide; Kinzalkomb; Lisidigal HCT; Losazid; Micardis Plus; Moduretic; Novazyd†; Olmetec HCTZ; Prilitab-HCT; Prilitaril-HCT; PritorPlus; Ramitab-HCT; Rataril-HCT†; Renitec Plus; Secadrex†; Selokomb; Teveten Plus; Tritazide†; Zestoretic; Zofil HCTZ; ***Norw.:*** Atacand Plus; CoAprovel; Cozaar Comp; Diovan Comp; Enalapril Comp; Lodoz; MicardisPlus; Moduretic; Normorix; Olmetec Comp; Renitec Comp; Teveten Comp; Vivatec Comp; Zestoretic; ***NZ:*** Accuretic; Amizide; Capozide; Co-Renitec; Hyzaar; Inhibace Plus; Karvezide; Triamizide; ***Philipp.:*** Accuzide; Angizaar-H; AnzaPlus; Betazide; Blopress Plus; Co-Diovan; Co-Normoten; Co-Renitec; CoAprovel; Combizar; Duosar; Hyzaar; Kenzar Plus; Losacar-H; Micardis Plus; Norplus; Olmetec Plus; PritorPlus; Teveten Plus; Uniretic; Vascace Plus; Vascoride; Zestoretic; Ziac; ***Pol.:*** Accuzide; Co-Diovan; Enap H; Enap HL; Hyzaar; Inhibace Plus; Lorista H; Lotensin HCT; Lozap HCT; Micardis Plus; Pritor Plus; Ramicor Comb†; Tialorid; Tritace Comb; ***Port.:*** Acuretic; Aldoretic†; Amiloride Composto†; Arazid; Blopress 16 mg + 12,5 mg; Blopress Comp; Co-Angiosan; Co-Diovan; Co-Novasan; Co-Tareg; CoAprovel; Concor Plus; Cotiasar; Cozaar Plus; Diasistol Plus; Diurene; Dyazide; Ecamais; Enatia; Fortzaar; Fositen Plus; Hicloran; Hicortal; Higo; Hipara; Hiperozida; Hizialos; Hytacand; Hyzaar; Inibace Plus; Karvezide; Kinzalkomb; Laprilen†; Lesten; Lisoplus†; Lociaze; Lopiretic; Lorista; Lortaan Plus; Losarbio; Losarerin; Medinor; Micardis Plus; Moducren†; Moduretic; Neodur†; Norpramin; Odix; Olmetec Plus; Olsar Plus; Ondolen; Prinzide; PritorPlus; Ramicor D; Rasilez HCT; Renidur; Renipril Plus; Rominguer; Siaara; Tecnilor; Tensival; Teveten Plus; Tiazinol†; Triam Tiazida R; Triatec Composto; Vascase Plus; Vilbitan; Zestoretic; Zofenil Plus; Zopranol Plus; ***Rus.:*** Accuzide (Аккузид); Adelphane-Esidrex (Адельфан-Эзидрекс); Amprilan ND (Амприлан НД); Amprilan NL (Амприлан НЛ); Apo-Triazide (Апо-триазид); Atacand Plus (Атаканд Плюс); Capozide (Капозид); Co-Diovan (Ко-Диован); Co-Renitec (Ко-Ренитек); Co-Aprovel (Коапровель); Enap-H (Энап Н); Enap-HL (Энап-НЛ); Fosicard H (Фозикард Н); Fozide (Фозид); Hartil-D (Хартил-Д); Hyzaar (Гизаар); Iruzid (Ирузид); Lisinoton H (Лизинотон Н); Lisoretic (Лизоретик); Listril Plus (Листрил Плюс); Liten H (Литэн Н); Lorista H (Лориста Н); Lorista HD (Лориста НД); Lozap Plus (Лозап Плюс); MicardisPlus (МикардисПлюс); Moex Plus (Моэкс Плюс); Prilenap (Приленап); Ramazid H (Рамазид н); Renipril HT (Рениприл ГТ); Sinorezid (Синорезид); Teveten Plus (Тевeтен Плюс); Triam-Co (Триам-ко)†; Triampur Compositum (Триампур Композитум); Triamtel (Триамтел); Triresid K (Трирезид К)†; Valz H (Валз Н); Vasotenz H (Вазотенз Н); ***S.Afr.:*** Accumax Co; Accuretic; Adco-Quinaretic; Adco-Retic; Adco-Zetomax Co; Amiloretic; Atacand Plus; Betaretic; Capozide†; Captoretic; Cibadrex; Co-Diovan; Co-Irbewin; Co-Micardis; Co-Renitec; Co-Tareg; CoAprovel; Cozaar Comp; Diace Co; Dyazide; Enap-Co; Fortzaar; Hexal-Lisinopril Co; Hexaretic†; Inhibace Plus; Lisoretic; Lisozide; Moducren†; Moduretic; Monozide†; Pharmapress Co; Quinace Co; Renezide; Servatrin; Sotazide†; Teveten Plus; Urirex-K; Zapto Co; Zestoretic; Zestozide; Ziak; ***Singapore:*** Apo-Amilzide; Apo-Triazide; Atacand Plus; Co-Diovan; Co-Renitec; CoAprovel; Enap-HL; Gliotenzide; Hyzaar; Lodoz; Micardis Plus; Olmetec Plus; ***Spain:*** Acediur; Acetensil Plus; Adelfan-Esidrex†; Alopresin Diu†; Ameride; Atacand Plus; Baripril Diu; Bicetil; Bitensil Diu; Blopress Plus; Cesplon Plus; Cibadrex; Co-Diovan; Co-Renitec; Co-Vals; CoAprovel; Cozaar Plus; Crinoretic; Dabonal Plus; Decresco†; Dilabar Diu; Ditenside; Diuzine; Doneka Plus; Ecadiu; Ecazide; Emcoretic; Fortzaar; Fositens Plus; Futuran Plus; Herten Plus; Hiperlex Plus; Hipoartel Plus; Inhibace Plus; Inocar Plus; Iricil Plus; Ixia Plus; Kalpress Plus; Kalten; Karvezide; Labodrex; Lidaltrin Diu; Micardis Plus; Miten Plus; Navixen Plus; Neotensin Diu; Olmetec Plus; Openvas Plus; Parapres Plus; Pressitan Plus; Prinivil Plus; Pritor Plus; Regulaten Plus; Renitecmax; Rulun†; Secadrex†; Secubar Diu; Selopresin†; Tensikey Complex; Tensiocomplet†; Tenso Stop Plus; Tevetens Plus; Zestoretic; Zofenil Diu; Zopranol Diu; ***Swed.:*** Accupro Comp; Amiloferm; Atacand Plus; CoAprovel; Cozaar Comp; Diovan Comp; Enalapril Comp; Inhibace comp; Kinzalkomb†; Linatil Comp; Micardis Plus; Moduretic; Monopril comp†; Normorix; Renitec Comp; Sparkal; Synerpril; Teveten Comp; Triatec Comp; Zestoretic; ***Switz.:*** Accuretic; Adelphan-Esidrex†; Agorex†; Amilo-basan†; Amiloride/HCT; Atacand Plus; Bilol comp.; Blopress Plus; Capozide; Captosol comp; Cibadrex; Co-Acepril; Co-Diovan; Co-Enalapril†; Co-Enatec; Co-Epril; Co-Lisinopril†; Co-Ramipril; Co-Reniten; Co-Vasocor†; CoAprovel; Comilorid; Concor Plus; Corpriretic†; Cosaar Plus; Dyazide†; Ecodurex; Elpradil HCT; Epril Plus; Eprotan Plus; Escoretic; Fosicomp; Grodurex†; Inhibace Plus; Kalten; Kinzalplus; Lisitril comp; Lisopril plus; Lodoz; MicardisPlus; Moducren†; Moduretic; Olmetec Plus; Prinzide; Provas comp†; Provas maxx†; Quiril comp.; Reniten Plus; Rhefluin; t/h-basan†; Tensobon comp; Teveten Plus; Tobicor Plus†; Triatec Comp; Votum Plus; Zestoretic; Zofenil Plus; ***Thai.:*** Amilozide; Bilduretic; Blopress Plus; Buretic; Co-Diovan; CoAprovel; Dazid†; Dinazide; Dyazide; Dyterene†; Fortzaar; Hydrares; Hydrozide Plus; Hyperretic; Hyzaar; Lodoz; Mano-Ap-Es; Medictic; Micardis Plus; Miduret; Minitic; Miretic; Modulan†; Modupac; Moduretic; Monoplus†; Moure-M†; Mourinate; Poli-Uretic; Renase†; Reser; Sefaretic; Ser-Ap-Es; ***Turk.:*** Accuzide; Adelphan-Esidrex†; Aldactazide; Atacand Plus; Ayra Plus; Blokace Plus; Candexil Plus; Cardopan Plus; Cibadrex; Co-Diovan; Co-Hilos; Co-Irda; Delix Plus; Eklips Fort; Eklips Plus; Forsace Plus; Hipersar Plus; Hyzaar; Inhibace Plus; Karvezide; Konveril Plus; Lodoz; Losapres Plus; Losartil Plus; Loxibin Plus; Meprolol; Micardis Plus; Moduretic; Monopril Plus; Olmetec Plus; Pritor Plus; Revil Plus; Rilace Plus; Sarilen Plus; Sarvastan; Sinoretik; Tensart Plus; Teveten Plus; Triamteril; Uniretic; Zestoretic; ***UK:*** Accuretic; Acezide; Amil-Co; Capozide; Capto-Co; Carace Plus; Caralpha; Co-Betaloc†; Co-Diovan; CoAprovel; Cozaar Comp; Dyazide; Innozide; Kalten; Lisicostad; MicardisPlus; Moducren†; Moduret; Moduretic; Olmetec Plus; Triamco; Zestoretic; ***Ukr.:*** Accuzide (Аккузид); Adelphane-Esidrex (Адельфан-Эзидрекс); Candesar H (Кандесар Н); Cardosal Plus (Кардосал Плюс); Catopres (Каптопрес)†; Co-Diovan (Ко-Диован); Enafril (Энафрил); Enahexal Compositum (Энагексал Композитум); Enalapril-H (Эналаприл-Н); Enalozid (Эналозид); Enap H (Энап Н); Hartil-H (Хартил-Н); Liprazid (Липразид); Lisoretic (Лизоретик); Lopril H (Лоприл Н); Lozap Plus (Лозап Плюс); Normopress (Нормопрес); Ramihexal Compositum (Рамигексал Композитум); Triampur Compositum (Триампур Композитум); Zocardis Plus (Зокардис Плюс); ***USA:*** Accuretic; Aldactazide; Aldoril†; Apresazide†; Atacand HCT; Avalide; Benicar HCT; Candepressin Plus; Capozide; Diovan HCT; Dyazide; Esimil; Exforge HCT; Hydra-zide; Hydrap-ES†; Hydro-Serp†; Hydropres; Hydroserpine†; Hyzaar; Inderide†; Lopressor HCT; Lotensin HCT; Marpres; Maxzide; Micardis HCT; Moduretic; Monopril-HCT; Prinzide; Quinaretic; Ser-Ap-Es†; Tekturna HCT; Teveten HCT; Timolide†; Tri-Hydroserpine†; Uniretic; Vaseretic; Zestoretic; Ziac; ***Venez.:*** Accuretic; Aldactazida; Altace Plus; Atacand Plus; Biconcor; Blopress Plus; Capozide; Cartazid†; Co-Renitec; CoAprovel; Cormatic; Diovan HCT; Hyzaar Plus; Lisiletic; Micardis Plus; Moduretic; Monopril Plus; Nefrotal H; Priretic†; Pritor Plus; Quinaretic; Reminalet; Vasaten HCT; Ziac.

Hydroflumethiazide (*BAN*, *rINN*) ⊗ 氢氟噻嗪

Hidroflumetiazida; Hydrofluméthiazide; Hydroflumethiazidum; Hydroflumetiatsidi; Hydroflumetiazid; Trifluoromethylhydrothiazide. 3,4-Dihydro-6-trifluoromethyl-2*H*-1,2,4-benzothiadiazine-7-sulphonamide 1,1-dioxide.

Гидрофлуметиазид

$C_8H_8F_3N_3O_4S_2 = 331.3.$

CAS — 135-09-1.

ATC — C03AA02.

ATC Vet — QC03AA02.

UNII — 501CFL162R.

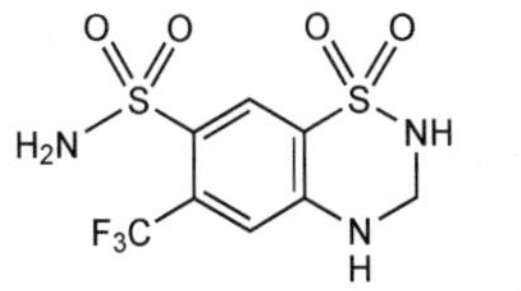

注：氢氟噻嗪的复合制剂可能会以以下名称表示：

- Co-flumactone（*BAN*）——同等剂量的氢氟噻嗪和螺内酯（质量分数）。

Pharmacopoeias. In *Br.* and *US.*

BP 2010（Hydroflumethiazide）　白色或几乎白色，无臭或几乎无臭，发光晶体或结晶性粉末。几乎不溶于水；溶于乙醇；几乎不溶于氯仿和乙醚。

USP 33（Hydroflumethiazide）　白色至米黄色，无臭，颗粒状的结晶性粉末。极微溶于水和氯仿；溶于乙醇（1∶39），溶于乙醚（1∶2500）；极易溶于丙酮。1%水混悬液的 pH 值为 4.5～7.5。贮藏于密闭容器中。

不良反应、处置和注意事项

见氢氟噻嗪，第 356 页。

药物相互作用

见氢氟噻嗪，第 357 页。

药动学

氢氟噻嗪不能完全从胃肠道吸收，但其吸收速度却非常快。有报道其消除相生物半衰期大约为 17h，其代谢产物的半衰期更长，这与红细胞有很大的关系。氢氟噻嗪通过尿排泄，其代谢产物也可在尿中检测到。

1. Brørs O, *et al.* Pharmacokinetics of a single dose of hydroflumethiazide in health and in cardiac failure. *Eur J Clin Pharmacol* 1978; **14:** 29–37.

用途和用法

氢氟噻嗪是与氢氯噻嗪口服有着相似的作用和用途的噻嗪类利尿药（第 358 页）。可用于治疗由心力衰竭（第 224 页）和高血压（第 228 页）导致的水肿。

有报道口服给药后 2h 起效，可持续 24h。

治疗**水肿**时，通常口服的初始剂量为 50～100mg，每日 1 次或 2 次，以后隔日减量至 25～50mg 或间断给药。有些患者可能需要每日 200mg。治疗**高血压**时，通常的剂量为每日 25～50mg，单独使用或与其他抗高血压药合用。初始剂量为 12.5mg。

儿童用药剂量，见下文。

儿童用法　氢氟噻嗪用于治疗儿童高血压和水肿，初始剂量为每日 1mg/kg，维持剂量可降低。

制剂

BP 2010: Hydroflumethiazide Tablets;
USP 33: Hydroflumethiazide Tablets.

专利制剂

USA: Saluron.

多组分制剂　***Irl.:*** Aldactide; ***S.Afr.:*** Protensin-M†; ***UK:*** Aldactide; ***USA:*** Salutensin†.

Hydroquinidine Hydrochloride 盐酸二氢奎尼丁

Dihydrochinidin Hydrochloride; Dihydroquinidine Hydrochloride; Hidrocloruro de dihidroquinidina; Hidroquinidina, hidrocloruro de; Hydrocinchonine Hydrochloride. (8*R*,9*S*)-10,11-Dihydro-6′-methoxycinchonan-9-ol hydrochloride.

Гидрохинидина Гидрохлорид

$C_{20}H_{26}N_2O_2,HCl = 362.9.$

CAS — 1435-55-8 (hydroquinidine); 1476-98-8 (hydroquinidine hydrochloride).

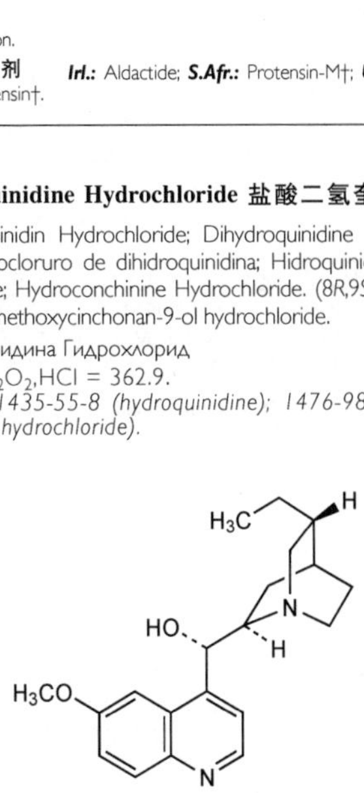

(hydroquinidine)

Pharmacopoeias. In *Fr.*

简介

二氢奎尼丁是与奎尼丁（第 425 页）有着相似作用和用途的Ⅰa 类抗心律失常药。它以氢氯化物的形式给药，通常维持剂量为每日 600mg，分次口服。

藻酸二氢奎尼丁和 quinalbital（异戊巴比妥的二氢奎尼丁盐）也可用于心律失常的治疗。

1. Hermida J-S, *et al.* Hydroquinidine therapy in Brugada syndrome. *J Am Coll Cardiol* 2004; **43:** 1853–60.

制剂

专利制剂

Fr.: Serecor; **Gr.:** Ydroquinidine; **Spain:** Lentoquine.

Ibopamine (BAN, USAN, rINN) ⊗异波帕胺

Ibopamina; Ibopaminum; SB-7505; SKF-100168. 4-(2-Methylami-noethyl)-o-phenylene di-isobutyrate.

Ибопамин

$C_{17}H_{25}NO_4 = 307.4$.
CAS — 66195-31-1.
ATC — C01CA16; S01FB03.
ATC Vet — QC01CA16; QS01FB03.
UNII — 8ZCA2I2LII.

Ibopamine Hydrochloride (BANM, rINN) 盐酸异波帕胺

Hidrocloruro de ibopamina; Ibopamiinihydrokloridi; Ibopamine, Chlorhydrate d'; Ibopaminhydroklorid; Ibopamini Hydrochloridum.

Ибопамина Гидрохлорид

$C_{17}H_{25}NO_4,HCl = 343.8$.
ATC — C01CA16; S01FB03.
ATC Vet — QC01CA16; QS01FB03.

不良反应和注意事项

参见拟交感神经药，第 448 页。与扎莫特罗类似（第473页），异波帕胺禁用于严重心衰患者，有报道其可增加患者死亡的危险。

对心血管系统的影响
一项针对严重（NYHA，Ⅲ级或Ⅳ级）心衰患者使用异波帕胺情况的多中心研究提早终止了，因发现该药物可增加患者发生死亡的危险[1]。亚组分析发现使用抗心律失常药物是接受异波帕胺治疗患者发生不良反应的独立危险因素。多巴酚丁胺和扎莫特罗，氟司喹南和磷酸二酯酶抑制剂（氨力农、依诺昔酮、米力农和维司力农），这些药物都可通过刺激儿茶酚胺受体或兴奋受体后信号通路来发挥正性肌力作用[2]，有报道在心衰时使用这些药物，患者的死亡率增高。一项对异波帕胺的研究发现，这一现象与抗心律失常药有关，其可能与胺碘酮——这项研究中最常用的抗心律失常药——相互作用，或可能仅仅是某些患者的一个生物标志，这些患者有发生异波帕胺导致的快速心律失常的危险。

1. Hampton JR, et al. Randomised study of effect of ibopamine on survival in patients with advanced severe heart failure. Lancet 1997; 349: 971–7.
2. Niebauer J, Coats AJS. Treating chronic heart failure: time to take stock. Lancet 1997; 349: 966–7.

药物相互作用

参见拟交感神经药，第449页。建议使用胺碘酮的患者不应使用异波帕胺，因一项针对同时使用这两种药物的患者的 PRIME Ⅱ研究发现（见上文），尚未确定二者是否有真正的相互作用，但患者的死亡率增高。

用途和用法

异波帕胺是一种前体药，在体内可迅速转变成其活性代谢产物——麻黄宁，一种外周多巴胺激动剂和拟交感神经药（第449页）。低浓度时其多巴胺能效应占优势，可导致血管舒张和弱的正性肌力作用；高浓度时对α和β肾上腺素受体都有激动作用。

用于治疗轻度心力衰竭（第224页）。通常以盐酸盐的形式给药，但常根据主要成分表示剂量；111.9mg和盐酸异波帕胺与100mg的主要成分等效。用法为每日100～200mg，分2次或3次口服。

也可制成含 2%盐酸异波帕胺的滴眼液，作为局部的散瞳药（参见 M37 第 1786 页）使用。

制剂

专利制剂

Belg.: Scandine; **Ital.:** Scandine; Trazyl; **Neth.:** Inopamil.

Ibutilide Fumarate (BANM, USAN, rINNM) 富马酸伊布利特

Fumarato de ibutilida; Ibutilide, Fumarate d'; Ibutilidi Fumaras; U-70226E. (±)-4'-[4-(Ethylheptylamino)-1-hydroxybutyl]methane-sulfonanilide fumarate (2:1).

Ибутилида Фумарат

$(C_{20}H_{36}N_2O_3S)_2,C_4H_4O_4 = 885.2$.
CAS — 122647-31-8 (ibutilide); 122647-32-9 (ibutilide fumarate).
ATC — C01BD05.
ATC Vet — QC01BD05.
UNII — 9L5X4M5L6I.

(ibutilide)

不良反应

伊布利特导致的心血管方面不良反应，包括心脏传导阻滞、低血压、高血压和心动过缓。伊布利特可延长QT 间期，同时与其他抗心律失常药一样，也会导致心律失常，包括尖端扭转型室性心动过速。其他不良反应包括恶心和呕吐。

对心脏的影响
伊布利特可延长 QT 间期，可导致尖端扭转型室性心动过速，特别是对女性[1]。一项小型研究[2]表明硫酸镁（第 488 页）可预防这种作用的产生，因此适合预防性应用。理论上说，镁可以减弱伊布利特抗心律失常的作用以及致心律失常的作用[3]。一项回顾性研究[3]发现镁和伊布利特联合用药比单独服用伊布利特的复律率高，后来的研究[4]也证实了此效果。1 名老年女性患者，由于被认为是药物引起并加剧的病态窦房结综合征引起心脏停搏持续 7s 以上，因此应用伊布利特进行复律治疗[5]。

1. Gowda RM, et al. Female preponderance in ibutilide-induced torsade de pointes. Int J Cardiol 2004; 95: 219–22.
2. Caron MF, et al. Effects of intravenous magnesium sulfate on the QT interval in patients receiving ibutilide. Pharmacotherapy 2003; 23: 296–300.
3. Kalus JS, et al. Impact of prophylactic i.v. magnesium on the efficacy of ibutilide for conversion of atrial fibrillation or flutter. Am J Health-Syst Pharm 2003; 60: 2308–12.
4. Tercius AJ, et al. Intravenous magnesium sulfate enhances the ability of intravenous ibutilide to successfully convert atrial fibrillation or flutter. Pacing Clin Electrophysiol 2007; 30: 1331–5.
5. Neumayr G, et al. Ibutilide and sinus arrest. Herz 2007; 32: 342.

对肾脏的影响
1 名 52 岁心房扑动的男性患者，在使用伊布利特 2 次后，短期内即发生了急性肾衰，活组织检查为急性肾小管坏死[1]。经过 4 个疗程的血液透析治疗，肾功能恢复正常。

1. Franz M, et al. Acute renal failure after ibutilide. Lancet 1999; 353: 467.

注意事项

伊布利特在给药时和给药后至少 4h 监测 ECG，如果 QT 间期明显延长应停用伊布利特。治疗开始前应先纠正电解质异常。

药物相互作用

伊布利特不应与其他抗心律失常药或可延长 QT 间期的药物合用。

镁　镁和伊布利特对复律有协同作用，见上文**对心脏的影响**。

药动学

伊布利特静脉给药后可在体内广泛分布。血浆蛋白结合率较低（约为 40%），大部分在肝脏代谢并形成多种代谢产物，少部分以原药形式存在（约 7%）。伊布利特主要以代谢产物的形式经尿排泄，约有 19%经粪排泄。有报道其清除半衰期为 2～12h。

用途和用法

伊布利特是经典的Ⅲ类抗心律失常药（第 213 页），用于治疗房颤或房扑（第 219 页）。

伊布利特以富马酸盐的形式通过静脉给药。为终止心房颤动或心房扑动，体重≥60kg 的患者，静脉给予 1mg 富马酸伊布利特时；体重＜60kg 的患者，其给药剂量为 10μg/kg，给药时间不得少于 10min。心律失常纠正后应及时停药。如果有需要可在第一次给药结束后 10min 重复给药。

1. Foster RH, et al. Ibutilide: a review of its pharmacological properties and clinical potential in the acute management of atrial flutter and fibrillation. Drugs 1997; 54: 312–30.
2. Granberry MC. Ibutilide: a new class III antiarrhythmic agent. Am J Health-Syst Pharm 1998; 55: 255–60.

---

3. Howard PA. Ibutilide: an antiarrhythmic agent for the treatment of atrial fibrillation or flutter. Ann Pharmacother 1999; 33: 38–47.
4. Doggrell SA, Hancox JC. Ibutilide—recent molecular insights and accumulating evidence for use in atrial flutter and fibrillation. Expert Opin Invest Drugs 2005; 14: 655–69.
5. Kafkas NV, et al. Conversion efficacy of intravenous ibutilide compared with intravenous amiodarone in patients with recent-onset atrial fibrillation and atrial flutter. Int J Cardiol 2007; 118: 321–5.
6. Hoyer AW, Balaji S. The safety and efficacy of ibutilide in children and in patients with congenital heart disease. Pacing Clin Electrophysiol 2007; 30: 1003–8.
7. Giudici MC, et al. Ibutilide therapy for atrial fibrillation: 5-year experience in a community hospital. J Cardiovasc Nurs 2008; 23: 484–8.
8. Fragakis N, et al. Acute beta-adrenoceptor blockade improves efficacy of ibutilide in conversion of atrial fibrillation with a rapid ventricular rate. Europace 2009; 11: 70–4.

制剂

专利制剂

Austria: Corvert; **Cz.:** Corvert†; **Fin.:** Corvert; **Fr.:** Corvert; **Gr.:** Corvert; **Ital.:** Corvert; **Neth.:** Corvert; **Norw.:** Corvert; **Swed.:** Corvert; **Switz.:** Corvert; **USA:** Corvert.

Idraparinux Sodium (USAN, rINN) 艾卓肝素钠

Idraparinux sódico; Idraparinux Sodique; Idraparinuxum Natricum; Org-34006; SANORG-34006; SR-34006. Methyl O-2,3,4-tri-O-methyl-6-O-sulfo-α-D-glucopyranosyl-(1→4)-O-2,3-di-O-methyl-β-D-glucopyranosyl-(1→4)-O-2,3,6-tri-O-sulfo-α-D-glucopyranosyl-(1→4)-O-2,3-di-O-methyl-α-L-idopyranurono-syl-(1→4)-2,3,6-tri-O-sulfo-α-D-glucopyranoside nonasodium.

Идрапаринукс Натрия

$C_{38}H_{55}Na_9O_{49}S_7 = 1727.2$.
CAS — 162610-17-5 (idraparinux); 149920-56-9 (idraparinux sodium).
UNII — H84IXP29FN.

简介

艾卓肝素是一种Ⅹa因子抑制剂，目前处于血栓栓塞研究阶段。

1. Buller HR, et al. Idraparinux versus standard therapy for venous thromboembolic disease. N Engl J Med 2007; 357: 1094–1104.
2. Buller HR, et al. Extended prophylaxis of venous thromboembolism with idraparinux. N Engl J Med 2007; 357: 1105–12.
3. Bousser MG, et al. Comparison of idraparinux with vitamin K antagonists for prevention of thromboembolism in patients with atrial fibrillation: a randomised, open-label, non-inferiority trial. Lancet 2008; 371: 315–21.
4. Prandoni P, et al. Idraparinux: review of its clinical efficacy and safety for prevention and treatment of thromboembolic disorders. Expert Opin Invest Drugs 2007; 8: 773–7.
5. Harenberg J. Development of idraparinux and idrabiotaparinux for anticoagulant therapy. Thromb Haemost 2009; 102: 811–15.
6. van Doormaal FF, et al. Idraparinux versus standard therapy in the treatment of deep venous thrombosis in cancer patients: a subgroup analysis of the Van Gogh DVT trial. Thromb Haemost 2010; 104: 86–91.

Ifenprodil Tartrate (rINNM) 酒石酸艾芬地尔

Ifenprodil, Tartrate d'; Ifenprodili Tartras; RC-61-91; Tartrato de ifenprodil. (±)-2-(4-Benzylpiperidino)-1-(4-hydroxyphenyl)propan-1-ol tartrate.

Ифенпродила Тартрат

$(C_{21}H_{27}NO_2)_2,C_4H_6O_6 = 801.0$.
CAS — 23210-56-2 (ifenprodil); 23210-58-4 (ifenprodil tartrate).
ATC — C04AX28.
ATC Vet — QC04AX28.

(ifenprodil)

Pharmacopoeias. In Jpn.

简介

酒石酸艾芬地尔是一类血管舒张药，可阻断 α 肾上腺素受体，用于外周血管病（第 234 页）。常用给药剂量为口服每日 40～60mg，或深静脉注射、缓慢和静脉注射或静脉滴注每日 15mg。

制剂

专利制剂

Fr.: Vadilex; **Gr.:** Vadilex.

Iloprost (BAN, USAN, rINN) 伊洛前列素

Ciloprost; E-1030; Iloprosti; Iloprostum; SH-401; ZK-36374; ZK-00036374. (E)-(3aS,4R,5R,6aS)-Hexahydro-5-hydroxy-4-[(E)-(3S,4RS)-3-hydroxy-4-methyl-1-octen-6-ynyl]-Δ²(1H)δ-pentalenevaleric acid.

Илопрост

$C_{22}H_{32}O_4 = 360.5$.

CAS — 73873-87-7; 78919-13-8.

ATC — B01AC11.

ATC Vet — QB01AC11.

UNII — JED5K35YGL.

Iloprost Trometamol (BANM, rINNM) 伊洛前列素氨丁三醇

Ciloprost Tromethamine; Iloprost Trométamol; Iloprost Tromethamine; Iloprostum Tromethamolum.

Илопрост Трометамол

$C_{22}H_{32}O_4,C_4H_{11}NO_3 = 481.6$.

ATC — B01AC11.

ATC Vet — QB01AC11.

不良反应和注意事项

参见**依前列醇**，第 330 页。吸入伊洛前列素可引起咳嗽。

对心血管系统的影响　给予伊洛前列素治疗的 6 名患者，其中 2 名出现低血压[1]。停止使用后迅速恢复，但其中 1 名患者需要静脉注射阿托品纠正窦性心动过缓。

据报道，33 名冠心病患者静脉注射伊洛前列素[2]，其中 4 名患者出现心肌缺血。同一作者指出[3]，在随后的研究中，28 名稳定性心绞痛患者中有 4 名出现类似情况。一项研究表明[4]，给予伊洛前列素治疗的患者，由于血小板活化和聚集性提高，使血栓栓塞的风险增加。

1. Upward JW, et al. Hypotension in response to iloprost, a prostacyclin analogue. Br J Clin Pharmacol 1986; 21: 241–3.
2. Bugiardini R, et al. Myocardial ischemia induced by prostacyclin and iloprost. Clin Pharmacol Ther 1988; 43: 101–8.
3. Bugiardini R, et al. Effects of iloprost, a stable prostacyclin analog, on exercise capacity and platelet aggregation in stable angina pectoris. Am J Cardiol 1986; 58: 453–9.
4. Kovacs IB, et al. Infusion of a stable prostacyclin analogue, iloprost, to patients with peripheral vascular disease: lack of antiplatelet effect but risk of thromboembolism. Am J Med 1991; 90: 41–6.

妊娠　成功使用伊洛前列素用于孕妇的文献，见下文用途和用法项下的**肺动脉高压**。

药物相互作用

伊洛前列素可增强血管舒张药和降压药的作用。伊洛前列素与其他血小板聚集抑制剂合用可增加由此血风险。

药动学

静脉注射伊洛前列素由于氧化而从血浆中迅速清除。几乎 80% 的代谢物从尿中排泄，20% 从胆汁中排泄。

用途和用法

伊洛前列素是前列腺素依前列醇（前列环素）的同类物，为血管舒张剂和血小板聚集抑制剂，用于外周血管疾病和肺动脉高压的治疗时，常以三醇盐的形式给药

后，给药剂量换算方法为：1.3ng 的伊洛前列素氨丁三醇等于 1ng 的伊洛前列素。

外周血管疾病常用伊洛前列素剂量：每日以 0.5～2ng/(kg·min) 的速度输入 6h，连续使用 4 周。肺动脉高压的常用剂量：每日以 1～8ng/(kg·min) 的速度输入 6h，或者每日以 2.5～5ng 的剂量雾化吸入 6～9 次，肝肾功能不全的患者应减少剂量（见下文）。

口服伊洛前列素正在研究中。

1. Grant SM, Goa KL. Iloprost: a review of its pharmacodynamic and pharmacokinetic properties, and therapeutic potential in peripheral vascular disease, myocardial ischaemia and extracorporeal circulation procedures. Drugs 1992; 43: 889–924.

儿童用法　尽管伊洛前列素的儿童用法在英国没有明确规定，但 BNFC 2010/11 建议，12 岁以上患有**雷诺综合征**的儿童，应静脉注射给药；8 岁及以上患有**肺动脉高压**的儿童，应雾化吸入给药，给予成人剂量。但雷诺综合征患者的持续治疗应控制在 3～5 天内。

1. Zulian F, et al. Safety and efficacy of iloprost for the treatment of ischaemic digits in paediatric connective tissue diseases. Rheumatology (Oxford) 2004; 43: 229–33.
2. Ivy DD, et al. Short- and long-term effects of inhaled iloprost therapy in children with pulmonary arterial hypertension. J Am Coll Cardiol 2008; 51: 161–9.
3. Tissot C, Beghetti M. Review of inhaled iloprost for the control of pulmonary artery hypertension in children. Vasc Health Risk Manag 2009; 5: 325–31.

在肝损伤或肾损伤中的用法　对于肝硬化和肾功能不全需要透析的患者，静脉给药剂量应减半。对于肝损伤的患者，吸入性给药的初始剂量为 2.5μg，至少 3h 给 1 次，一天最多 6 次。同时根据反应，谨慎增加剂量或次数。

外周血管病　前列腺素，包括伊洛前列素[1~10]，现已被用于治疗外周血管病（第 234 页），但其作用机制仍不清楚。它们对由溃疡和坏疽并发的严重雷诺综合征有治疗效果（见**动脉性痉挛疾病**，第 244 页）。系统性综述[10]表明，静脉注射伊洛前列素可使硬皮病引起的雷诺现象改善时间延长。有关对某研究的荟萃分析[6]指出，由闭塞性外周动脉疾病导致的动脉粥样硬化可通过静脉注射伊洛前列素治疗，并有益处，但是否具有疗效仍不清楚，确定结果是困难的。

1. Waller PC, et al. Placebo controlled trial of iloprost in patients with stable intermittent claudication. Br J Clin Pharmacol 1986; 21: 562P–563P.
2. Rademaker M, et al. Comparison of intravenous infusions of iloprost and oral nifedipine in treatment of Raynaud's phenomenon in patients with systemic sclerosis: a double blind randomised study. BMJ 1989; 298: 561–4.
3. Fiessinger JN, Schäfer M. Trial of iloprost versus aspirin treatment for critical limb ischaemia of thromboangiitis obliterans. Lancet 1990; 335: 555–7.
4. Zahavi J, et al. Ischaemic necrotic toes associated with antiphospholipid syndrome and treated with iloprost. Lancet 1993; 342: 862.
5. Tait IS, et al. Management of intra-arterial injection injury with iloprost. Lancet 1994; 343: 419.
6. Loosemore TM, et al. A meta-analysis of randomized placebo control trials in Fontaine stages III and IV peripheral occlusive arterial disease. Int Angiol 1994; 13: 133–42.
7. Wigley FM, et al. Oral iloprost treatment in patients with Raynaud's phenomenon secondary to systemic sclerosis: a multicenter, placebo-controlled, double-blind study. Arthritis Rheum 1998; 41: 670–7.
8. Black CM, et al. Oral iloprost in Raynaud's phenomenon secondary to systemic sclerosis: a multicentre, placebo-controlled, dose-comparison study. Br J Rheumatol 1998; 37: 952–60.
9. Scorza R, et al. Effects of long-term cyclic iloprost therapy in systemic sclerosis with Raynaud's phenomenon: a randomized, controlled study. Clin Exp Rheumatol 2001; 19: 503–8.
10. Pope J, et al. Iloprost and cisaprost for Raynaud's phenomenon in progressive systemic sclerosis. Available in The Cochrane Database of Systematic Reviews; Issue 2. Chichester: John Wiley; 1998 (accessed 16/06/05).

肺动脉高压　依前列醇是公认的用于肺动脉高压（第 235 页）的药物之一，而伊洛前列素是一种稳定的依前列醇的同类物，其使用仍需研究。吸入伊洛前列素可能有一定作用[1,2]，对具有严重肺动脉高压患者的 3 周研究发现[3]，可改善步行测试距离，降低心力衰竭的严重程度，并且能稳定血流动力学数据，而 1 年以上的长期治疗被报道具有持续疗效[4,5]，且已用于儿童[6]。在少数情况下，伊洛前列素也被成功用于患有肺动脉高压的孕妇[7]。也有一些报道指出，吸入伊洛前列素和静脉注射依前列醇[8]或口服西地那非[9]或口服波生坦[10]的联合治疗，持续静脉滴注[11]对几周以上的治疗是有益的，7 天短期静脉滴注[12]已成功用于血栓动脉内膜切除术后的肺动脉高压。

1. Baker SE, Hockman RH. Inhaled iloprost in pulmonary arterial hypertension. Ann Pharmacother 2009; 43: 1265–73.
2. Krug S, et al. Inhaled iloprost for the control of pulmonary hypertension. Vasc Health Risk Manag 2009; 5: 465–74.
3. Olschewski H, et al. Inhaled iloprost for severe pulmonary hypertension. N Engl J Med 2002; 347: 322–9.

4. Hoeper MM, et al. Long-term treatment of primary pulmonary hypertension with aerosolized iloprost, a prostacyclin analogue. N Engl J Med 2000; 342: 1866–70.
5. Olschewski H, et al. Long-term therapy with inhaled iloprost in patients with pulmonary hypertension. Respir Med 2010; 104: 731–40.
6. Tissot C, Beghetti M. Review of inhaled iloprost for the control of pulmonary artery hypertension in children. Vasc Health Risk Manag 2009; 5: 325–31.
7. Elliot CA, et al. The use of iloprost in early pregnancy in patients with pulmonary arterial hypertension. Eur Respir J 2005; 26: 168–73.
8. Petkov V, et al. Aerosolised iloprost improves pulmonary haemodynamics in patients with primary pulmonary hypertension receiving continuous epoprostenol treatment. Thorax 2001; 56: 734–6.
9. Ghofrani HA, et al. Combination therapy with oral sildenafil and inhaled iloprost for severe pulmonary hypertension. Ann Intern Med 2002; 136: 515–22.
10. McLaughlin VV, et al. Randomized study of adding inhaled iloprost to existing bosentan in pulmonary arterial hypertension. Am J Respir Crit Care Med 2006; 174: 1257–63.
11. Higenbottam TW, et al. Treatment of pulmonary hypertension with the continuous infusion of a prostacyclin analogue, iloprost. Heart 1998; 79: 175–9.
12. Hsu H-H, et al. Short-term intravenous iloprost for treatment of reperfusion lung oedema after pulmonary thromboendarterectomy. Thorax 2007; 62: 459–61.

血栓性微血管病　有报道指出伊洛前列素可用于血栓性微血管病，如血栓性血小板减少性紫癜（见**依前列醇**，第 331 页）。

制剂

专利制剂

Arg.: Ilomedine†; Ventavis; **Austral.:** Ventavis; **Austria:** Ilomedin; Ventavis; **Chile:** Ventavis; **Cz.:** Ilomedin; Ventavis; **Denm.:** Ilomedin; Ventavis; **Fin.:** Ilomedin; Ventavis; **Fr.:** Ilomedine; Ventavis; **Ger.:** Ilomedin; Ventavis; **Gr.:** Ilomedin; Ventavis; **Hong Kong:** Ilomedin; Ventavis; **Hung.:** Ilomedin; Ventavis; **Indon.:** Ilomedin; Ventavis; **Irl.:** Ventavis; **Israel:** Ilomedin; Ventavis; **Ital.:** Endoprost; Ventavis; **Malaysia:** Ilomedin†; Ventavis; **Mex.:** Ventavis; **Neth.:** Ilomedine; Ventavis; **Norw.:** Ilomedin; Ventavis; **NZ:** Ventavis; **Pol.:** Ilomedin; Ventavis; **Port.:** Ilomedin; Ventavis; **Rus.:** Ilomedin (Иломедин); **Singapore:** Ventavis; **Spain:** Ilocit†; Ilomedin†; **Swed.:** Ilomedin; Ventavis; **Switz.:** Ilomedin; Ventavis; **Thai.:** Ilomedin; Ventavis; **Turk.:** Ilomedin; Ventavis; **UK:** Ventavis; **USA:** Ventavis.

Imidapril Hydrochloride (BANM, rINNM) 盐酸咪达普利

EG-006; Hidrocloruro de imidapril; Imidaprililihydrokloridi; Imidapril, Chlorhydrate d'; Imidaprilhydroklorid; Imidapril Hydrochloridum; TA-6366. (S)-3-{N-[(S)-1-Ethoxycarbonyl-3-phenylpropyl]-L-alanyl}-1-methyl-2-oxoimidazoline-4-carboxylic acid hydrochloride.

Имидаприла Гидрохлорид

$C_{20}H_{27}N_3O_6,HCl = 441.9$.

CAS — 89371-37-9 (imidapril); 89396-94-1 (imidapril hydrochloride).

ATC — C09AA16.

ATC Vet — QC09AA16.

UNII — 7NSF9GG1NU.

(imidapril)

注：名称 Vitor 已用作咪达普利的商品名。

不良反应、处置和注意事项

参见 **ACEI**，第 248 页。

药物相互作用

参见 **ACEI**，第 251 页。

药动学

咪达普利是咪达普利拉二酸的前体药，是其活性代谢产物。口服吸收迅速但不完全，吸收率约 70%，食物可使其降低。咪达普利经肝代谢转变为咪达普利拉。口服咪达普利制剂后咪达普利拉的生物利用度约为 42%，7h 血药浓度达峰。咪达普利与咪达普利拉都可与血浆蛋白在一定程度上结合。口服药物约 40% 经尿排泄，其他经粪排泄。咪达普利拉的最终半衰期大于 24h。血液透析可清除咪达普利和咪达普利拉。

1. Hoogkamer JFW, et al. Pharmacokinetics of imidapril and its active metabolite imidaprilat following single dose and during steady state in patients with impaired liver function. Eur J Clin Pharmacol 1997; 51: 489–91.
2. Hoogkamer JFW, et al. Pharmacokinetics of imidapril and its active metabolite imidaprilat following single dose and during steady state in patients with chronic renal failure. Eur J Clin

Pharmacol 1998; **54**: 59–61.
3. Harder S, *et al*. Single dose and steady state pharmacokinetics and pharmacodynamics of the ACE-inhibitor imidapril in hypertensive patients. *Br J Clin Pharmacol* 1998; **45**: 377–80.
4. Tsuruoka S, *et al*. Clearance of imidapril, an angiotensin-converting enzyme inhibitor, during hemodialysis in hypertensive renal failure patients: comparison with quinapril and enalapril. *J Clin Pharmacol* 2007; **47**: 259–63.

用途和用法

咪达普利是 ACEI（第 248 页）。用于高血压（第 228页）的治疗。咪达普利的活性主要是由于口服咪达普利制剂后转化为咪达普利拉。血流动力学的最大效应发生在给药后的 6～8h，而其最大效应在持续给药后的几周都可能不会发生。咪达普利通常以盐酸盐的形式口服。

治疗高血压时，盐酸咪达普利的常用初始剂量为 5mg，每日 1 次，饭前服用。有些患者使用 ACEI 开始治疗时会出现血压的突然下降，因此适宜在睡眠时间进行首次给药。年老者、有肝肾损伤或使用利尿药的患者，初始剂量应为每日 2.5mg；如果可能，应在咪达普利给药的 2～3 天停用利尿药，如有必要随后可恢复用药。维持剂量通常为每日 10mg，如有需要可采用每日 20mg。老年患者的最高剂量为每日 10mg。

咪达普利用于治疗癌症患者的恶病质正在研究。

1. Robinson DM, *et al*. Imidapril: a review of its use in essential hypertension, type 1 diabetic nephropathy and chronic heart failure. *Drugs* 2007; **67**: 1359–78.

制剂

专利制剂

Arg.: Tanatril; *Austria*: Tanatril; *Cz.*: Tanatril; *Fin.*: Tanatril†; *Fr.*: Tanatril; *Ger.*: Tanatril; *Hong Kong*: Tanatril; *India*: Tanapress; *Jpn*: Tanatril; *Malaysia*: Tanatril; *Philipp.*: Norten; Vascor; *Pol.*: Tanatril; *Port.*: Cardipril; *Singapore*: Tanatril; *Spain*: Hipertene; *Thai.*: Tanatril; *UK*: Tanatril.

多组分制剂   *Philipp.*: Norplus; Vascoride.

Indapamide (*BAN, USAN, rINN*) ⊗ 吲达帕胺

Indapamid; Indapamida; Indapamidi; Indapamidum; SE-1520. 4-Chloro-N-(2-methylindolin-1-yl)-3-sulphamoylbenzamide.

Индапамид

$C_{16}H_{16}ClN_3O_3S = 365.8$.
CAS — 26807-65-8 (anhydrous indapamide).
ATC — C03BA11.
ATC Vet — QC03BA11.
UNII — F089I0511L.

Pharmacopoeias. In *Chin.*, *Eur.* (see p.vii), and *US*.

Ph. Eur. 6.8（Indapamide） 白色或几乎白色。几乎不溶于水；溶于乙醇。避光。

USP 33（Indapamide） 白色至米色结晶性粉末。几乎不溶于水；溶于乙醇、冰醋酸、乙腈、乙酸乙酯和甲醇；极微溶于氯仿和乙醚。

不良反应、处置和注意事项

见**氢氯噻嗪**，第 356 页。

对血液的影响 1 名 58 岁的女性患者[1]在接受吲达帕胺调释制剂治疗 18 个月后发生了舌黏膜出血，并发现有轻度的血小板减少症且出现瘀点。停药后，出血现象立即停止；10 天内血小板计数恢复至正常，并且皮肤损伤迅速消失。

1. Hasanova EA, Agasiyeva NE. Bleeding associated with indapamide SR therapy. *Ann Pharmacother* 2005; **39**: 199–200.

对糖和脂类代谢的影响 少数研究报道在使用吲达帕胺治疗期间[1,3]，虽然个别患者血糖增高[4,5]，但整体来说血糖浓度并未发生变化。血清总胆固醇增高[2]和不变[3]也都有报道。一项对控释制剂的研究[6]并未发现任何生化上的不良变化。

1. Velussi M, *et al*. Treatment of mild-to-moderate hypertension with indapamide in type II diabetics: midterm (six months) evaluation. *Curr Ther Res* 1988; **44**: 1076–86.
2. Prisant LM, *et al*. Biochemical, endocrine, and mineral effects of indapamide in black women. *J Clin Pharmacol* 1990; **30**: 121–6.
3. Leonetti G, *et al*. Long-term effects of indapamide: final results of a two-year Italian multicenter study in systemic hypertension. *Am J Cardiol* 1990; **65**: 674–714.

4. Slotkoff L. Clinical efficacy and safety of indapamide in the treatment of edema. *Am Heart J* 1983; **106**: 233–7.
5. Beling S, *et al*. Long term experience with indapamide. *Am Heart J* 1983; **106**: 258–62.
6. Weidmann P. Metabolic profile of indapamide sustained-release in patients with hypertension: data from three randomised double-blind studies. *Drug Safety* 2001; **24**: 1155–65.

对电解质平衡的影响 截止到 2002 年，澳大利亚 Adverse Drug Reaction Advisory Committee（ADRAC）[1]已收到 164 例因吲达帕胺导致的低钠血症的报道，其中有 68 例还报道有低钾血症。大多数患者为老年女性。一项对这些病例的回顾性研究[2]发现，与使用氯噻嗪相比，使用吲达帕胺的患者更易发生低钠血症，虽然有人指出[3]自发性报道不能决定真实情况。ADRAC 建议应谨慎使用吲达帕胺。吲达帕胺的临床疗效可能并不优于低剂量的噻嗪类利尿药。

1. Australian Adverse Drug Reactions Advisory Committee (ADRAC). Indapamide and hyponatraemia. *Aust Adverse Drug React Bull* 2002; **21**: 11. Also available at: http://www.tga.health.gov.au/adr/aadrb/aadr0208.htm (accessed 06/07/04)
2. Chapman MD, *et al*. Hyponatraemia and hypokalaemia due to indapamide. *Med J Aust* 2002; **176**: 219–21.
3. Howes LG. Hyponatraemia and hypokalaemia caused by indapamide. *Med J Aust* 2002; **177**: 53–4.

对肾脏的影响 1 名 74 岁的老年患者发生的急性间质性肾炎与采用吲达帕胺治疗有关[1]。

1. Newstead CG, *et al*. Interstitial nephritis associated with indapamide. *BMJ* 1990; **300**: 1344.

对皮肤的影响 Netherlands Centre for Monitoring of Adverse Reactions to Drugs[1]收到了 16 个因异波帕胺而导致的皮疹的报道。报道中所有患者均使用吲达帕胺每日 2.5mg 来治疗高血压。有 5 个病例其皮疹还伴有发热。在有这些病例其皮疹在停药后 15 天内均已消退，有 11 名患者后来还使用了噻嗪类利尿药、呋塞米或氯帕肼，均无复发。在向 WHO Collaborating Centre for International Drug Monitoring 报道的 188 个因异波帕胺而导致的皮疹的病例中，有 4 例为游走性红斑，2 例为表皮溶解坏死。有单独的作者报道了一个中毒性表皮坏死松解症的病例[2]。

1. Stricker BHC, Biriell C. Skin reactions and fever with indapamide. *BMJ* 1987; **295**: 1313–14.
2. Black RJ, *et al*. Toxic epidermal necrolysis associated with indapamide. *BMJ* 1990; **301**: 1280–1.

药物相互作用

见**氢氯噻嗪**，第 357 页。

药动学

异波帕胺可通过胃肠道迅速而完全地吸收。消除过程为双相，全血半衰期约为 14h。异波帕胺可与红细胞紧密结合。其代谢广泛。有报道 60%～70% 的剂量经尿排泄，只有 5%～7% 以原形排泄，有 16%～23% 经粪排泄。血液透析不能清除异波帕胺，但有肾损伤的患者也不会发生药物蓄积。

1. Beermann B, Grind M. Clinical pharmacokinetics of some newer diuretics. *Clin Pharmacokinet* 1987; **13**: 254–66.
2. Schiavi P, *et al*. Pharmacokinetics of sustained and immediate release formulations of indapamide after single and repeated oral administration in healthy volunteers. *Fundam Clin Pharmacol* 2000; **14**: 139–46.

用途和用法

异波帕胺是一种利尿药，虽然其结构中不含噻嗪环，但却与噻嗪类利尿药有相似的作用和用途（详见**氢氯噻嗪**，第 358 页）。用于高血压的治疗（第 228 页），也可用于水肿，包括由心力衰竭（第 224 页）引起的水肿。

有些国家将异波帕胺称为半氢氧化物。治疗高血压时，口服常用剂量为 1.25～2.5mg，每日 1 次，可单独使用或与其他抗高血压药合用；控释制剂的给药剂量为每日 1.5mg。剂量较高时，其利尿作用明显增加，而其他抗高血压作用则不明显，美国注册药品信息建议 4 后剂量可增至 5mg。治疗水肿时，常用剂量为每日 2.5mg，每日 1 次；如有需要，1 周后可增至 5mg。

1. Chaffman M, *et al*. Indapamide: a review of its pharmacodynamic properties and therapeutic efficacy in hypertension. *Drugs* 1984; **28**: 189–235.
2. Robinson DM, Wellington K. Indapamide sustained release: a review of its use in the treatment of hypertension. *Drugs* 2006; **66**: 257–71.

制剂

BP 2010: Indapamide Tablets;
USP 33: Indapamide Tablets.

专利制剂

Arg.: Bajaten; Duremid†; Natrilix; Noranat; *Austral.*: Dapa-Tabs; Indahexal; Insig; Napamide; Natrilix; *Austria*: Fludex; *Belg.*: Docindapa; Fludex; *Braz.*: Indapen; Natrilix; *Canad.*: Lozide; *Chile*: Indapress; Natrilix; *Cz.*: Indap;

Izepox; Rawel; Tertensif; *Denm.*: Fludex†; Indacar; Natrilix; *Fin.*: Natrilix; Tensif; *Fr.*: Fludex; *Ger.*: Inda-Puren; Natrilix; *Gr.*: Dixamid; Fludex; Magniton-R; Transipen; *Hong Kong*: Agelan†; CP-Indap; Dapa-Tabs; Diflerix†; Frumeron†; Indalix; Millibar†; Natrilix; Rinalix; *Hung.*: Apadex; Narva; Pretanix; Rawel; *India*: Indicontin†; Inditor; Lorvas; Natrilix; *Indon.*: Natrilix; *Irl.*: Agelan; Inamide†; Napamide; Natrilix; *Israel*: Pamid; *Ital.*: Damide; Indaflex; Indamol; Indolint†; Ipamix; Millibar; Natrilix; Pressural; Veroxil; *Malaysia*: Dapa; Diflerix†; Napamide; Natrilix; Rinalix; *Mex.*: Natrilix; *Neth.*: Fludex; *NZ*: Napamide; Natrilix; Rinalix; *Pol.*: Apo-Indap; Diuresin; Indapen; Indapres; Indapsan; Indix Ipres; Rawel; Tertensif; *Port.*: Arifon†; Eulex; Fludex; Fluidema; Indir; Norpress; Pamir; Rawel; Tandix; Vasodipin; *Rus.*: Akripamide (Акрипамид); Arifon (Арифон); Arindap (Ариндап); Indap (Индап); Indipam (Индипам); Indiur (Индиур); Ionik (Ионик); Lorvas (Лорвас); Rawel (Равел); Retapres (Ретапрес); *S.Afr.*: Adco-Dapamax; Catexan†; Daptril†; Hydro-Less; Indalix†; Lixamide†; Natrilix; *Singapore*: Dapa-Tabs; Napamide; Natrilix; Rinalix; Span: Extur; Tertensif; *Switz.*: Fludapamide; Fludex; *Thai.*: Frumeron; Inpamide; Intril; Napamide; Natrilix; *Turk.*: Flubest; Fludex; Fludin; Flupamid; Flutans; Indamid; Indapen; Indurin; *UAE*: Indanorm; *UK*: Ethibide; Indipam; Natrilix; Nindaxa†; *Ukr.*: Arifon (Арифон); Indap (Индап); Indapen (Индапен); Indiure (Индиур); Indopress (Индопрес); Ipamid (Ипамид); Ravel (Равел); *USA*: Lozol†; *Venez.*: Natrilix.

多组分制剂 *Arg.*: Bipreterax; Preterax; *Austral.*: Coversyl Plus; Perindo Combi; *Austria*: Delapride; Predonium†; Preterax; *Belg.*: Bi Preterax; Coversyl Plus; Preterax; *Braz.*: Coversyl Plus; *Canad.*: Coversyl Plus; Preterax†; *Cz.*: Coverex Combi; Noliprel; Prataerax; Perinpa; Prenewel; Prestarium Plus; Prestarium Neo Combi; *Denm.*: Coversyl Comp Novum; *Fin.*: Coversyl Comp; Predonium†; *Fr.*: Bipreterax; Preterax; *Ger.*: Bipreterax; Coversum Combi; Preterax; *Gr.*: Dinapres; Pediur; Preterax; *Hong Kong*: Predonium; *Hung.*: Armix Komb; Armix Prekomb; Co-Prenessa; Coverex Komb; Coverex Prekomb; Noliprel†; Noriplex†; Pretanix Komb; *India*: Coversyl Plus; Perigard-D; Perigard-DF; Tenolol-D; *Indon.*: Bioprexum Plus; *Irl.*: Bipreterax; Coversyl Plus; Preterax; Prindavam; Teraxans; *Ital.*: Atinorm†; Delapride; Dinapres; Nor-Pa†; Normopress; Prelectal; Preterax; *Malaysia*: Coversyl Plus; *Mex.*: Coversyl Plus; Predonium; Preterax; Preterian; *NZ*: Coversyl Plus; Predonium; *Philipp.*: Bi-Preterax; Coversyl Plus; Preterax; *Pol.*: Co-Prenessa; Noliprel; Prestarium Plus; Tertensif Kombi; *Port.*: Bi Predonium; Bi Preterax; Imprex; Predonium; Preterax; Prilpa; Tecazo; *Rus.*: Enzix (Энзикс); Noliprel (Нолипрел); Noliprel A (Нолипрел A); Sonoprel (Сонопрел); *S.Afr.*: Bipreterax†; Coversyl Plus; Prexum Plus; Vectoryl Plus; *Singapore*: Coversyl Plus; Preterax; Prexum Plus; *Switz.*: Coversum Combi; Preterax; *Thai.*: Coversyl Plus; *Turk.*: Coversyl Plus; Delapride; Perivel Plus; Preterax; Serperil Plus; *UK*: Coversyl Plus; *Ukr.*: Enzix (Энзикс)†; Noliprel (Нолипрел); Prestarium Combi (Престариум Комби); *Venez.*: Bipreterax; Preterax.

Indenolol Hydrochloride (*BANM, rINNM*) ⊗盐酸茚诺洛尔

Hidrocloruro de indenolol; Indénolol, Chlorhydrate d'; Indenololi Hydrochloridum; Sch-28316Z (indenolol); YB-2. 1- H-Inden-4(or 7)-yloxy-3-isopropylaminopropan-2-ol hydrochloride.

Инденолола Гидрохлорид

$C_{15}H_{21}NO_2,HCl = 283.8$.
CAS — 60607-68-3 (indenolol); 68906-88-7 (indenolol hydrochloride).
UNII — 2VLW0IV0ZQ.

and their enantiomers

(indenolol)

Pharmacopoeias. In *Jpn*.

简介

茚诺洛尔是非心脏选择性的 β 受体阻滞剂（第 278 页）。有报道它具有强大的膜稳定性和内在拟交感神经活性。

茚诺洛尔以盐酸盐的形式口服给药来治疗多种心血管疾病。

制剂

专利制剂

Ital.: Securprest†.

Indobufen (*rINN*) 吲哚布芬

Indobufen; Indobufène; Indobufenum; K-3920. (±)-2-[4-(1-Oxo-isoindolin-2-yl)phenyl]butyric acid.

Индобуфен

$C_{18}H_{17}NO_3 = 295.3$.
CAS — 63610-08-2.
ATC — B01AC10.
ATC Vet — QB01AC10.
UNII — 6T9949G4LZ.

简介

吲哚布芬是一种血小板聚集抑制剂，用于多种血栓性疾病（第243页），其口服剂量为每日200～400mg，每日2次。超过65岁的患者，应减量至每日100～200mg。有肾损伤的患者剂量也应减量（见下文）。非肠道给药时常用其钠盐形式。

1. Wiseman LR, et al. Indobufen: a review of its pharmacodynamic and pharmacokinetic properties, and therapeutic efficacy in cerebral, peripheral and coronary vascular disease. Drugs 1992; 44: 445–64.
2. Bhana N, McClellan KJ. Indobufen: an updated review of its use in the management of atherothrombosis. Drugs Aging 2001; 18: 369–88.

在肾损伤中的用法　有肾损伤的患者，吲哚布芬的剂量应减至100～200mg，每日2次。肌酐清除率少于30ml/min的患者禁止使用吲哚布芬。

制剂

专利制剂

Austria: Ibustrin; **Cz.:** Ibustrin; **Ital.:** Ibustrin; **Mex.:** Ibustrin; **Pol.:** Ibustrin; **Port.:** Ibustrin; **Venez.:** Ibustrin.

Indoramin Hydrochloride (*BANM*, *USAN*, *rINNM*) 盐酸吲哚拉明

Hidrocloruro de indoramina; Indoramine, Chlorhydrate d'; Indoramini Hydrochloridum; Wy-21901 (indoramin). N-[1-(2-Indol-3-ylethyl)-4-piperidyl]benzamide hydrochloride.

Индорамина Гидрохлорид

$C_{22}H_{25}N_3O,HCl = 383.9$.

CAS — 26844-12-2 (indoramin); 33124-53-7 (indoramin hydrochloride); 38821-52-2 (indoramin hydrochloride).
ATC — C02CA02.
ATC Vet — QC02CA02.
UNII — DQ0Z3K8W92.

(indoramin)

Pharmacopoeias. In *Br.*

BP 2010 (Indoramin Hydrochloride)　白色或几乎白色的粉末。呈多形性。微溶于水；略溶于乙醇；极微溶于乙醚；可溶于甲醇。2%水悬液的pH值为4.0～5.5。避光。

不良反应、处置和注意事项

使用吲哚拉明的患者最常见的不良反应是镇静和眩晕；口干、鼻塞、头痛、疲倦、抑郁和体重增加（几乎可以肯定是由于液体潴留造成）及射精障碍也可能发生。治疗剂量时通常不会发生心动过速，但可能会发生体位性低血压并可能会导致晕厥。有报道会发生锥体外障碍。

过量用药可能会发生昏迷、惊厥和低血压；有报道对动物可出现体温过低。急性中毒时，应进行对症及支持治疗；如果患者在1h内仍有症状，应考虑使用活性炭。

心衰患者禁用吲哚拉明；建议在使用吲哚拉明前应先控制早期心衰。应仔细观察有肝肾损伤、抑郁史、癫痫或帕金森病的患者。老年患者应减量。

由于吲哚拉明可引起嗜睡，驾驶员或操作机器的患者应谨慎使用。

白内障手术　就白内障手术期间的虹膜松弛综合征的患者服用α受体阻滞剂提出警告参见M37第2117页，**盐酸坦索罗辛**的注意事项一项下白内障手术。

对心理功能的影响　一项研究发现，在高血压患者的治疗过程中，合用吲哚拉明、噻嗪类利尿药和β受体阻滞剂可导致睡眠障碍和多梦[1]。

1. Marshall AJ, et al. Evaluation of indoramin added to oxprenolol and bendrofluazide as a third agent in severe hypertension. Br J Clin Pharmacol 1980; 10: 217–21.

过量　1例有长期酗酒史的43岁女性，在服用100片，每片25mg吲哚拉明后死亡[1]。其主要临床特征有极度低迷、呼吸抑制、低血压和惊厥。虽然很好地控制了低血压，但CNS效应却可拮抗治疗的作用，且已证实可致命。其他临床特征包括反射消失、代谢性酸中毒、心动过速以及随后发生的缓慢（性）心律失常。另一项报道[2]指出，吲哚拉明导致的自体中毒与尖端扭转型

室性心动过速有关。

1. Hunter R. Death due to overdose of indoramin. BMJ 1982; 285: 1011.
2. Nisse P, et al. Torsade de pointes: a severe and unknown adverse effect in indoramin self-poisoning. Int J Cardiol 2009; 133: e73–e75.

药物相互作用

利尿药及其他抗高血压药可增加吲哚拉明的降血压作用。有报道摄取乙醇可增加吲哚拉明吸收的速度和范围（见下文），还可增强其镇静作用，使用MAOIs的患者禁用吲哚拉明。

乙醇　一项对9名健康受试者的研究[1]发现，口服50mg吲哚拉明后，500mg/kg的乙醇含量能显著提高其血药浓度。这一作用在早期最明显，与吸收相相对。由于乙醇的影响，其最高血药浓度可由15.0ng/ml增至23.7ng/ml；药时曲线下面积可增加25%。乙醇不会影响吲哚拉明静脉给药的药动学。这一结果说明，乙醇可能通过增强吲哚拉明的吸收或减少其首关清除使吲哚拉明的生物利用度提高。二者合用后的镇静作用强于单独应用其中任何一种药物的镇静效果。

1. Abrams SML, et al. Pharmacokinetic interaction between indoramin and ethanol. Hum Toxicol 1989; 8: 237–41.

药动学

吲哚拉明可通过胃肠道迅速吸收，但首关清除多。有报道90%可与血浆蛋白结合。半衰期为5h，另有报道老年人的半衰期会延长。其代谢广泛，主要以代谢产物的形式经尿和粪排泄。有证据表明，吲哚拉明的某些代谢产物具有一些α肾上腺素受体阻滞活性。

老年人　5名口服单剂量吲哚拉明的老年健康受试者血浆半衰期为6.6～32.8h，平均14.7h[1]。这种半衰期的延长可能由老年人的清除减慢造成。

1. Norbury HM, et al. Pharmacokinetics of oral indoramin in elderly and middle-aged female volunteers. Eur J Clin Pharmacol 1984; 27: 247–9.

用途和用法

吲哚拉明是选择性竞争性α肾上腺素受体阻滞剂（第211页），与哌唑嗪有相似的活性（第418页）；也有报道其具有膜稳定性，是 H_1 受体和5-羟色胺受体的竞争性拮抗剂。用于高血压（第228页）的治疗和解除良性前列腺增生（参见M37第2098页）所至的泌尿系梗阻。也可用于预防偏头痛。

吲哚拉明以盐酸盐的形式口服，但剂量通常以碱基表示。11.0mg盐酸吲哚拉明相当于10mg吲哚拉明。

治疗高血压时，第一次给药剂量为25mg，每日2次，每隔2周加量25～50mg，最高剂量为200mg，每日2～3次。

治疗良性前列腺增生时，第一次给药剂量为20mg，每日2次，如有需要，每2周加量20mg，最高剂量为每日100mg，分次给药。

老年人应减量。

1. Holmes B, Sorkin EM. Indoramin: a review of its pharmacodynamic and pharmacokinetic properties, and therapeutic efficacy in hypertension and related vascular, cardiovascular and airway diseases. Drugs 1986; 31: 467–99.

偏头痛　普萘洛尔是最为人们广泛接受的预防偏头痛的药物（参见M37第587页）。许多其他药物也有使用包括吲哚拉明。在一项双盲研究[1]中报道了在减少偏头痛发生的频率方面，服用15mg吲哚拉明，每日2次，与服用双氢麦角胺甲磺同样有效。

1. Pradalier A, et al. Etude comparative indoramine versus dihydroergotamine dans le traitement préventif de la migraine. Therapie 1988; 43: 293–7.

制剂

BP 2010: Indoramin Tablets.

专利制剂

Fr.: Vidora; **Ger.:** Wydora; **Gr.:** Wydora; **Irl.:** Doralese†; **S.Afr.:** Baratol†; **UK:** Baratol; Doralese.

Inositol Nicotinate (*BAN*, *rINN*) 烟酸肌醇

Inositol Niacinate (*USAN*); Inositol, Nicotinate d'; Inositoli Nicotinas; Inositolinikotinaatti; Inositolnikotinat; Nicotinato de inositol; NSC-49506; Win-9154. meso-Inositol hexanicotinate; myo-Inositol hexanicotinate.

Инозитола Никотинат

$C_{42}H_{30}N_6O_{12} = 810.7$.
CAS — 6556-11-2.
ATC — C04AC03.
ATC Vet — QC04AC03.
UNII — A99MK953KZ.

Pharmacopoeias. In *Br.*

BP 2010 (Inositol Nicotinate)　白色或几乎白色，无臭或几乎无臭的粉末。不溶于水、乙醇、丙酮和乙醚；微溶于氯仿；可溶于无机酸。

简介

烟酸肌醇是一种血管舒张药，可缓慢地水解为烟酸（参见M37第1859页）。口服用于治疗外周血管病（第244页）。常用剂量为每日3g，分次给药。如有需要可增至4g。

烟酸肌醇可用于高脂血症。

制剂

BP 2010: Inositol Nicotinate Tablets.

专利制剂

Arg.: Evicy†; **Canad.:** Nianate; **Ger.:** Nicolip†; **Gr.:** Hexaniton; **Irl.:** Hexogen†; Hexopal; **Neth.:** Palohex†; **UK:** Hexopal.

多组分制剂　**Ger.:** Zellaforte N Plus†; **S.Afr.:** Geratar†.

Irbesartan (*BAN*, *USAN*, *rINN*) 厄贝沙坦

BMS-186295; Irbesartaani; Irbésartan; Irbesartán; Irbesartanum; SR-47436.　2-Butyl-3-[p-(o-1H-tetrazol-5-ylphenyl)benzyl]-1,3-diazaspiro[4.4]non-1-en-4-one.

Ирбесартан

$C_{25}H_{28}N_6O = 428.5$.
CAS — 138402-11-6.
ATC — C09CA04.
ATC Vet — QC09CA04.
UNII — J0E2756Z7N.

Pharmacopoeias. In *Eur.* (see p.vii) and *US.*

Ph. Eur. 6.8 (Irbesartan)　为白色或几乎白色结晶性粉末。显示为多晶型。几乎不溶于水；难溶于甲醇；微溶于二氯甲烷。

USP 33 (Irbesartan)　白色至米色，结晶性粉末。几乎不溶于水；微溶于乙醇和二氯甲烷。30℃下密封贮藏。

不良反应和注意事项

见氯沙坦钾，第373页。

药物相互作用

见氯沙坦钾，第373页。

药动学

厄贝沙坦可通过胃肠道迅速吸收，口服生物利用度为60%～80%。口服厄贝沙坦1.5～2h后可达最高血药浓度。与血浆蛋白结合率为96%。部分经肝代谢，大部分经细胞色素P450同工酶CYP2C9代谢为无活性的代谢产物。药物以原形及代谢产物的形式经胆汁和尿排泄；口服或静脉给药的20%经尿排泄，其中有少于2%的药物原形。最终清除半衰期为11～15h。

1. Sica DA, et al. The pharmacokinetics of irbesartan in renal failure and maintenance hemodialysis. Clin Pharmacol Ther 1997; 62: 610–18.

2. Marino MR, *et al.* Pharmacokinetics and pharmacodynamics of irbesartan in healthy subjects. *J Clin Pharmacol* 1998; **38:** 246–55.

3. Marino MR, *et al.* Pharmacokinetics and pharmacodynamics of irbesartan in patients with hepatic cirrhosis. *J Clin Pharmacol* 1998; **38:** 347–56.

4. Vachharajani NN, *et al.* Oral bioavailability and disposition characteristics of irbesartan, an angiotensin II antagonist, in healthy volunteers. *J Clin Pharmacol* 1998; **38:** 702–7.

5. Vachharajani NN, *et al.* The effects of age and gender on the pharmacokinetics of irbesartan. *Br J Clin Pharmacol* 1998; **46:** 611–13.

6. Sakarcan A, *et al.* The pharmacokinetics of irbesartan in hypertensive children and adolescents. *J Clin Pharmacol* 2001; **41:** 742–9.

用途和用法

厄贝沙坦是血管紧张素 II 受体拮抗剂，与氯沙坦有相似的活性（第 373 页）。用于高血压（第 228 页）的治疗，包括高血压糖尿病患者并发肾疾病的治疗（见**氯沙坦**的**用法**项下**肾脏疾病**，第 374 页）。氯沙坦对心衰的作用正在研究中。

氯沙坦主要通过口服给药。口服 3～6h 后其血压作用达高峰，可持续至少 24h。治疗开始后 4～6 周其降血压作用达最大。

治疗**高血压**时，给药剂量为 150mg，每日 1 次，如有需要可增至 300mg，每日 1 次。超过 75 岁的老年患者、血容量过低的患者以及进行血液透析的患者，其首次给药剂量应减至 75mg，每日 1 次。

治疗有高血压的 2 型糖尿病患者并发的**肾脏疾病**时，氯沙坦的首次给药剂量应为 150mg，每日 1 次，维持治疗时增至 300mg，每日 1 次。

1. Ravera M, *et al.* Prevention and treatment of diabetic nephropathy: the program for irbesartan mortality and morbidity evaluation. *J Am Soc Nephrol* 2005; **16** (suppl 1): S48–S52.

2. Palmer AJ, *et al.* Irbesartan treatment of patients with type 2 diabetes, hypertension and renal disease: a UK health economics analysis. *Int J Clin Pract* 2007; **61:** 1626–33.

3. Flack JM. Maximising antihypertensive effects of angiotensin II receptor blockers with thiazide diuretic combination therapy: focus on irbesartan/hydrochlorothiazide. *Int J Clin Pract* 2007; **61:** 2093–1102.

4. Croom KF, Plosker GL. Irbesartan: a review of its use in hypertension and diabetic nephropathy. *Drugs* 2008; **68:** 1543–69.

5. Negro R. Endothelial effects of antihypertensive treatment: focus on irbesartan. *Vasc Health Risk Manag* 2008; **4:** 89–101.

6. Bramlage P, *et al.* The value of irbesartan in the management of hypertension. *Expert Opin Pharmacother* 2009; **10:** 1817–31.

7. Bramlage P, Schindler C. Differences in pharmacology and their translation into differences in clinical efficacy—a comparison of the renin angiotensin blocking agents irbesartan and losartan. *Expert Opin Pharmacother* 2010; **11:** 521–35.

儿童用法 一些小型研究表明厄贝沙坦用于儿童高血压似乎有很好的耐受性，而且可降低血压[1]。美国注册药品信息指出 6～16 岁高血压患儿，最高给药剂量为 4.5mg/kg，每日 1 次。若无效不建议对此类患儿用药。

有报道[2,3]指出，厄贝沙坦用于治疗慢性肾病患儿时，可降低血压和减少蛋白尿。体重为 10～20kg 的患儿，初次给药剂量为 37.5mg，每日 1 次。体重为 21～40kg 的患儿，初次给药剂量为 75mg，每日 1 次。体重超过 40kg 的患儿，给药剂量为 150mg，每日 1 次。如果血压反应不足，剂量可以增加 1 倍。

1. Sakarcan A, *et al.* The pharmacokinetics of irbesartan in hypertensive children and adolescents. *J Clin Pharmacol* 2001; **41:** 742–9.

2. Franscini LMD, *et al.* Effectiveness and safety of the angiotensin II antagonist irbesartan in children with chronic kidney diseases. *Am J Hypertens* 2002; **15:** 1057–63.

3. Gartenmann AC, *et al.* Better renoprotective effect of angiotensin II antagonist compared to dihydropyridine calcium channel blocker in childhood. *Kidney Int* 2003; **64:** 1450–4.

制剂

USP 33: Irbesartan and Hydrochlorothiazide Tablets; Irbesartan Tablets.

专利制剂

Arg.: Adana; Aprovel; Avapro; **Austral.:** Avapro; Karvea; **Belg.:** Aprovel; **Braz.:** Aprovel; Avapro; **Canad.:** Avapro; **Chile:** Aprovel; Ifirmasta; Karvea; **Denm.:** Aprovel; **Fin.:** Aprovel; **Fr.:** Aprovel; Karvea; **Ger.:** Aprovel; Karvea; **Hong Kong:** Aprovel; **Hung.:** Aprovel; **India:** Irovel; Xarb; **Indon.:** Aprovel; Elzar; Fritens; Iretensa; Irtan; Irvask; Irvell; **Irl.:** Aprovel; Irbesan; Karvea; **Ital.:** Aprovel; Karvea; **Malaysia:** Aprovel; Avapro; **Neth.:** Aprovel; Karvea; **Norw.:** Aprovel; Karvea; **NZ:** Aprovel; Avapro; **Philipp.:** Aprovel; Izart; **Pol.:** Aprovel; Abavil; Aprovel; Karvea; Trabiran; **Rus.:** Aprovel (Апровель); **S.Afr.:** Aprovel; Irbewin; **Singapore:** Aprovel; **Spain:** Aprovel; Karvea; **Swed.:** Aprovel; **Switz.:** Aprovel (Апровель); Irebetan (Ирбетан); **USA:** Avapro; **Venez.:** Aprovel.

多组分制剂 **Arg.:** Adana Plus; Avapro HCT; CoAprovel; **Austral.:** Avapro HCT; Karvezide; **Belg.:** CoAprovel; **Braz.:** Aprozide; **Canad.:** Avalide; **Chile:** CoAprovel; **Denm.:** CoAprovel; **Fr.:** CoAprovel; **Ger.:** CoAprovel; Karvezide; **Hong Kong:** Irtan Plus; **Hung.:** CoAprovel; **India:** Xarb-H; **Indon.:** CoAprovel; **Irl.:** CoAprovel; Karvezide; **Ital.:** CoAprovel; Karvezide; **Malaysia:** CoAprovel; **Mex.:** Avalide; CoAprovel; **Neth.:** CoAprovel;

Karvezide; **Norw.: CoAprovel; **NZ:** Karvezide; **Philipp.:** CoAprovel; **Port.:** CoAprovel; Karvezide; **Rus.:** CoAprovel (Коапровель); **S.Afr.:** Co-Irbewin; CoAprovel; **Singapore:** CoAprovel; **Spain:** CoAprovel; Karvezide; **Swed.:** CoAprovel; **Switz.:** CoAprovel; **Thai.:** CoAprovel; **Turk.:** Co-Irda; Karvezide; **UK:** CoAprovel; **USA:** Avalide; **Venez.:** CoAprovel.

Isoprenaline (BAN, rINN) ⊗ 异丙肾上腺素

Isoprenaliini; Isoprenalin; Isoprenalina; Isoprénaline; Isoprenalinum; Isopropilarterenol; Isopropilnoradrenalina; Isopropilnorepinefina; Isopropylarterenol; Isopropylnoradrenaline; Isoproterenol. l-(3,4-Dihydroxyphenyl)-2-isopropylaminoethanol.

Изопреналин

$C_{11}H_{17}NO_3 = 211.3$.

CAS — 7683-59-2.

ATC — C01CA02; R03AB02; R03CB01.

ATC Vet — QC01CA02; QR03AB02; QR03CB01.

UNII — L628TT009W.

Isoprenaline Hydrochloride (BANM, rINNM) ⊗ 盐酸异丙肾上腺素

Hidrocloruro de isoprenalina; Isoprenaliinihydrokloridi; Isoprénaline, chlorhydrate d'; Isoprenalin-hydrochlorid; Isoprenalinhydroklorid; Isoprenalini hydrochloridum; Isopropylarterenol Hydrochloride; Isopropylnoradrenaline Hydrochloride; Isoproterenol Hydrochloride; Izoprenalin Hidroklorür; Izoprenalin-hidroklorid; Izoprenalino hidrochloridas.

Изопреналина Гидрохлорид

$C_{11}H_{17}NO_3,HCl = 247.7$.

CAS — 51-30-9.

ATC — C01CA02; R03AB02; R03CB01.

ATC Vet — QC01CA02; QR03AB02; QR03CB01.

UNII — DIA2A74855.

Pharmacopoeias. In *Chin., Eur.* (see p.vii), *Int., Jpn*, and *US*.

Ph. Eur. 6. 8 (Isoprenaline Hydrochloride) 白色或几乎白色的结晶性粉末。易溶于水；微溶于乙醇；几乎不溶于二氯甲烷。5% 水溶液的 pH 值为 4.3～5.5。贮藏于密闭容器中。避光。

USP 33 (Isoproterenol Hydrochloride) 白色或几乎白色，无臭，结晶性粉末。暴露于空气和光照下会逐渐变黑。可溶于水（1：3），可溶于乙醇（1：50）；较少溶于无水乙醇；不溶于氯仿和乙醚。1% 水溶液的 pH 值约为 5。其碱性溶液暴露于空气中时几乎马上变为粉色到粉褐色。贮藏于密闭容器中。避光。

Isoprenaline Sulfate (rINNM) ⊗ 硫酸异丙肾上腺素

Isoprenaliinisulfaatti; Isoprenalin sulfát dihydrát; Isoprénaline, sulfate d'; Isoprenaline Sulphate (BANM); Isoprenalini sulfas; Isoprenalini Sulfas Dihydricus; Isoprenalinsulfat; Isopropylarterenol Sulphate; Isopropylnoradrenaline Sulphate; Isoproterenol Sulfate; Izoprenalino sulfatas; Izoprenalin-szulfát; Izoprenaliny siarczan; Sulfato de isoprenalina.

Изопреналина Сульфат

$(C_{11}H_{17}NO_3)_2,H_2SO_4,2H_2O = 556.6$.

CAS — 299-95-6 (anhydrous isoprenaline sulfate); 6700-39-6 (isoprenaline sulfate dihydrate).

ATC — C01CA02; R03AB02; R03CB01.

ATC Vet — QC01CA02; QR03AB02; QR03CB01.

UNII — 925FX3X776.

Pharmacopoeias. In *Eur.* (see p.vii), *Int.*, and *US*.

Ph. Eur. 6. 8 (Isoprenaline Sulphate) 白色或几乎白色的结晶性粉末。易溶于水；极微溶于乙醇。5% 水溶液的 pH 值为 4.3～5.5。贮藏于密闭容器中。避光。

USP 33 (Isoproterenol Sulfate) 白色或几乎白色，无臭，结晶性粉末。暴露于光线和空气中会逐渐变黑。可溶于水（1：4）；极微溶于乙醇、氯仿、乙醚和苯。1% 水溶液的 pH 值约为 5。其碱性溶液持续暴露于空气中几乎马上变为粉色到粉褐色。贮藏于密闭容器中。避光。

不良反应、处置和注意事项

见拟交感神经药，第 448 页。异丙肾上腺素几乎只有 β 受体激动剂的性质，但也可兴奋 CNS；其主要不良反应包括心动过速、心律失常、心悸、低血压、震颤、头痛、多汗和面部潮红。长期使用异丙肾上腺素可导致唾腺萎缩。

有报道由于药物自身的酸性，长期使用舌下片剂可

导致牙齿的严重损伤。舌下含服或吸入可使唾液着色或使唾液变红。

死亡率增加 有时可发现使用 β 受体激动剂的哮喘患者的死亡率和发病率增加，而死亡率和发病率增加与早期异丙肾上腺素吸入器的流行有关，参见 M37 第 1084 页，非诺特罗。

药物相互作用

见拟交感神经药，第 449 页。由于有发生心律失常的危险，异丙肾上腺素不应于其他强效 β 激动剂（如肾上腺素）合用。

茶碱 有报道使用异丙肾上腺素可增加茶碱的清除率参见 M37 第 1107 页，拟交感神经药。

药物学

由于在消化道会发生与硫酸盐结合，异丙肾上腺素口服给药后的活性要比肠外给药后显著降低。基于其可通过口腔黏膜吸收，故可以通过舌下给药，但此种途径却非常不稳定。在体内异丙肾上腺素可抵抗单胺氧化酶的代谢，但却可在肝、肺和其他组织通过儿茶酚氧位甲基转移酶代谢，随后其代谢产物在通过尿排泄之前被硫酸化。而硫酸化的异丙肾上腺素则是非活化的甲基化代谢产物，活性较弱。

静脉注射异丙肾上腺素，其血浆半衰期为 1min 到几分钟，这由其注射速度的快慢决定；其几乎全部以药物原形经尿排泄，其代谢产物可在 24h 内排泄。有发现口服给药后发作更慢，血浆半衰期延长。有报道吸入异丙肾上腺素后其持续时间可延长至 2h；即使吸入较大的剂量也可以被很好地耐受。

1. Blackwell EW, *et al.* The fate of isoprenaline administered by pressurized aerosols. *Br J Pharmacol* 1970; **39:** 194P–195P.

2. Conolly ME, *et al.* Metabolism of isoprenaline in dog and man. *Br J Pharmacol* 1972; **46:** 458–72.

3. Blackwell EW, *et al.* Metabolism of isoprenaline after aerosol and direct intrabronchial administration in man and dog. *Br J Pharmacol* 1974; **50:** 587–91.

4. Reyes G, *et al.* The pharmacokinetics of isoproterenol in critically ill pediatric patients. *J Clin Pharmacol* 1993; **33:** 29–34.

用途和用法

异丙肾上腺素是一种拟交感神经药（第 449 页），几乎只作用于 β 上腺素受体。对心脏有强大的刺激作用，可增加心排血量、兴奋性和心率，可舒张外周血管，降低舒张压，并且可维持或轻微升高收缩压。此外，异丙肾上腺素还有扩张支气管的作用。还可刺激 CNS。

异丙肾上腺素可用于对阿托品或多巴酚丁胺无反应的心动过缓的临时控制，用于心脏阻滞和 Stokes-Adams 发作，除非安装了心脏起搏器；但常优先选择其他药物。也作为休克（第 240 页）、充血性心力衰竭（第 224 页）和尖端扭转型室性心动过速（见**心律失常**，第 218页）的辅助治疗药物。高剂量异丙肾上腺素可用于 β 受体阻滞剂过量。异丙肾上腺素也用于先天性心脏缺损和冠状疾病的诊断。

治疗**心脏疾病**时，异丙肾上腺素通常以盐酸盐形式静脉给药，同时控制 ECG；根据患者反应和状况调整剂量。紧急情况下，通常剂量为 0.5～5μg/min 缓慢静脉输注，虽然可能需要更高剂量。或者，起始缓慢静脉注射 20～60μg；如有必要再注射 10～200μg。非常紧急时，可心内注射 20μg（由熟悉这技术的人员操作）。情况不是那么紧急时，可肌内或皮下注射常规的起始剂量 200μg，然后根据反应调整剂量。可口服或舌下含服盐酸异丙肾上腺素片剂。

异丙肾上腺素可作为支气管扩张药治疗**可逆性呼吸道阻塞**，但在首选拟交感神经药与选择性 β₂ 受体激动剂（如丁胺醇）合用（**哮喘**，参见 M37 第 1072 页）。通常以其硫酸或盐酸盐的形式吸入给药，也可通过片剂舌下含服或静脉注射给药。低剂量注射又用于麻醉时控制支气管痉挛。

制剂

BP 2010: Isoprenaline Injection;

USP 33: Acetylcysteine and Isoproterenol Hydrochloride Inhalation Solution; Isoproterenol Hydrochloride and Phenylephrine Bitartrate Inhalation Aerosol; Isoproterenol Hydrochloride Inhalation Aerosol; Isoproterenol Hydrochloride Injection; Isoproterenol Hydrochloride Tablets; Isoproterenol Inhalation Solution; Isoproterenol Sulfate Inhalation Aerosol; Isoproterenol Sulfate Inhalation Solution.

专利制剂

Arg.: Proteranol†; **Austral.:** Isuprel; **Austria:** Ingelan†; **Belg.:** Isuprel; **Cz.:** Isuprel†; **Fr.:** Isuprel; **Gr.:** Isuprel; Neo-Elixir; Saventrine†; **Hung.:** Isuprel†; **India:** Autohaler; Isolin; **Israel:** Aludrina; **NZ:** Isuprel; **S.Afr.:** Imuprel†; **Singapore:** Isuprel†; **Spain:** Aleudrina; **Thai.:** Isuprel; Medihaler-Iso†.

多组分制剂 **Austria:** Ingelan†; **Mex.:** Isobutil†; **Port.:** Prelust; **Spain:** Aldo Asma; Frenal Compositum; **USA:** Norisodrine with Calcium Iodide.

Isosorbide (*BAN*, *USAN*, *rINN*) ⊗异山梨醇

AT-I0I; Isosorbida; Isosorbidum; NSC-40725. I,4:3,6-Dianhydro-D-glucitol.

Изосорбид

$C_6H_{10}O_4 = 146.1$.
CAS — 652-67-5.
UNII — WXR179L51S.

Pharmacopoeias. In *Jpn*.
US includes Isosorbide Concentrate.

USP 33 (Isosorbide Concentrate) 其水溶液含异山梨醇 70.0%～80.0% (质量分数)。无色或微黄色液体。溶于水和乙醇。贮藏于密闭容器中。避光。

简介

异山梨醇是一种渗透性利尿药,与甘露醇有相似的性质(第 377 页)。有报道与其他口服渗透性利尿药相比异山梨醇较少引起恶心和呕吐。

异山梨醇用于急性青光眼或手术前短期降低眼内压(参见 M37 第 1785 页)。常用口服剂量为 1～3g/kg,每日 2～4 次。通常 30min 内起效,持续 5～6h。

制剂

USP 33: Isosorbide Concentrate; Isosorbide Oral Solution;

专利制剂
USA: Ismotic†.

Isosorbide Dinitrate (*BAN*, *USAN*, *rINN*) 硝酸异山梨酯

Dinitrato de isosorbida; ISDN; Isosorbid dinitrát; Isosorbiddinitrat; Isosorbide, dinitrate d'; Isosorbidi dinitras; Isosorbididinitraatti; Izosorbid Dinitrat; Izosorbido dinitratas; Izosorbidu diazotan; Izosorbid-dinitrát; Sorbide Nitrate. I,4:3,6-Dianhydro-D-glucitol 2,5-dinitrate.

Изосорбида Динитрат

$C_6H_8N_2O_8 = 236.1$.
CAS — 87-33-2.
ATC — C01DA08; C05AE02.
ATC Vet — QC01DA08; QC05AE02.
UNII — IA7306519N.

Pharmacopoeias. In *Chin*. and *Jpn*.
Eur. (see p.vii), *Int*., and *US* include diluted isosorbide dinitrate.

Ph. Eur. 6. 8 (Isosorbide Dinitrate, Diluted) 硝酸异山梨酯和一水合乳糖或甘露醇的干燥混合物。这一干稀释产物的溶解性取决于稀释液及其浓度。避光。

未溶解硝酸异山梨酯是一细微的白色结晶性粉末。极微溶于水;略溶于乙醇;易溶于丙酮。

USP 33 (Diluted Isosorbide Dinitrate) 硝酸异山梨酯(通常约 25%)和乳糖、甘露醇或其他惰性赋形剂的干燥混合物。还应当包含 1% 的固形剂(如磷酸钙)。象牙白,无臭粉末。贮藏于密闭容器中。

未溶解硝酸异山梨酯为白色蔷薇状共晶组织(crystalline rosettes)。极微溶于水;略溶于乙醇;易溶于丙酮;易溶于氯仿。

管理 非稀释性硝酸异山梨酯如果经震荡或过热可能会发生爆炸。

稳定性 使用 PVC 塑料材质进行静脉滴注时硝酸异山梨酯从溶液中的损失为 30%,但使用聚烯烃或玻璃输液器时损失则很小[1]。另一项研究报道,使用 PVC 容器将硝酸异山梨酯储存于 21℃ 超过 24h,其浓度可降低

23%;大部分损失发生于最初的 6h。相似的情况下硝酸异山梨酯储存于玻璃瓶或聚乙烯、尼龙和聚丙烯制成的袋子中也有潜在的发生损失的可能[2]。

1. Kowaluk EA, *et al*. Drug loss in polyolefin infusion systems. *Am J Hosp Pharm* 1983; **40:** 118–19.
2. Martens HJ, *et al*. Sorption of various drugs in polyvinyl chloride, glass, and polyethylene-lined infusion containers. *Am J Hosp Pharm* 1990; **47:** 369–73.

不良反应、处置和注意事项

见硝酸甘油,第 345 页。

对血液的影响 2 名 G6PD 缺乏的患者发生了溶血,他们在治疗时都使用硝酸异山梨酯[1]。

1. Aderka D, *et al*. Isosorbide dinitrate-induced hemolysis in G6PD-deficient subjects. *Acta Haematol (Basel)* 1983; **69:** 63–4.

头痛 硝酸盐疗法最常见的不良反应就是头痛,通常在几天后可缓解。有报道[1]硝酸异山梨酯疗法与严重的持续的偏头痛并发同侧眼交感神经麻痹有关。

1. Mueller RA, Meienberg O. Hemicrania with oculosympathetic paresis from isosorbide dinitrate. *N Engl J Med* 1983; **308:** 458–9.

超敏反应 两种情况可诱发喉部水肿,第一种情况为女性使用硝酸异山梨酯喷雾后[1];第二种情况为舌下含服硝苯地平可导致由硝酸盐引发的喉部肿胀的发生率显著提高,其原因为硝酸盐。

1. Silfvast T, *et al*. Laryngeal oedema after isosorbide dinitrate spray and sublingual nifedipine. *BMJ* 1995; **311:** 232.

对硝酸盐的耐受性 持续使用有机硝酸盐可使机体对其血流动力学效应产生耐受;有关硝酸盐耐受的概况,详见**硝酸甘油的注意事项**,第 346 页。
一项对 12 名有慢性稳定性心绞痛患者的研究[1]显示,硝酸异山梨酯 30mg,每日 2～3 次,使用 1 周后,与安慰剂相比在 5h 时段内的跑台行走时间延长。与此相反,硝酸异山梨酯 30mg,每日 4 次,使用 1 周后,跑台行走时间延长,但 3h 和 5h 后却未出现延长。这些结果支持了下面的假设,如果少睡一次药物,使机体处于一个无硝酸盐或低硝酸盐的状态,则可维持硝酸异山梨酯的临床疗效。
对 24 名长期舌下含服硝酸异山梨酯治疗心绞痛的患者的疗效进行评估[2]。舌下含服可使动脉收缩压、左心室舒张末压和冠脉舒张程度较未接受慢性疗法的患者小。

1. Parker JO, *et al*. Effect of intervals between doses on the development of tolerance to isosorbide dinitrate. *N Engl J Med* 1987; **316:** 1440–4.
2. Naito H, *et al*. Effects of sublingual nitrate in patients receiving sustained therapy of isosorbide dinitrate for coronary artery disease. *Am J Cardiol* 1989; **64:** 565–68.

水肿 有报道 3 名接受硝酸异山梨酯的心衰患者发生了踝部水肿[1]。

1. Rodger JC. Peripheral oedema in patients treated with isosorbide dinitrate. *BMJ* 1981; **283:** 1365–6.

药物相互作用

见硝酸甘油,第 346 页。

丙吡胺 使用丙吡胺可使舌下含服硝酸异山梨酯的效力降低[1]。其相互作用主要是由于其抗毒蕈碱活性导致的唾液分泌减少,抑制了硝酸异山梨酯舌下含片的分解。

1. Barletta MA, Eisen H. Isosorbide dinitrate-disopyramide phosphate interaction. *Drug Intell Clin Pharm* 1985; **19:** 764.

药动学

与硝酸甘油类似,硝酸异山梨酯可通过口腔黏膜迅速吸收。也可通过口服给药迅速吸收,但由于硝酸异山梨酯在肝有广泛的首过代谢以及系统前清除效应,使其生物利用度降低。硝酸异山梨酯也可制成软膏经皮肤吸收。
其抗心绞痛作用在舌下含服后,2～5min 起效,持续 1～2h。口服常规剂量片剂后,1h 内起效,持续 4～6h。
硝酸异山梨酯分布广泛,表观分布容积大。其可通过血管平滑肌细胞吸收,然后又被分解为无机硝酸盐然后又被分解为一氧化氮。在肝内被迅速代谢,主要活性代谢产物为 2-硝酸异山梨酯和 5-硝酸异山梨酯(见下文**单硝酸异山梨酯**)。
舌下含服后,硝酸异山梨酯的血浆半衰期为 45～60min。有报道静脉和口服给药后其血浆半衰期分别为 20min 和 4h。长期使用,由于代谢产物 5-硝酸异山梨酯的堆积使得硝酸异山梨酯的提取可被减少,导致半衰期延长。两种主要代谢产物的半衰期均长于原化合物

1. Abshagen U, *et al*. Pharmacokinetics and metabolism of isosorbide-dinitrate after intravenous and oral administration. *Eur J Clin Pharmacol* 1985; **27:** 637–44.
2. Straehl P, Galeazzi RL. Isosorbide dinitrate bioavailability, kinetics, and metabolism. *Clin Pharmacol Ther* 1985; **38:** 140–9.
3. Thadani U, Whitsett T. Relationship of pharmacokinetic and pharmacodynamic properties of the organic nitrates. *Clin Pharmacokinet* 1988; **15:** 32–43.
4. Schneider W, *et al*. Concentrations of isosorbide dinitrate, isosorbide-2-mononitrate and isosorbide-5-mononitrate in human vascular and muscle tissue under steady-state conditions. *Eur J Clin Pharmacol* 1990; **38:** 145–7.
5. Vogt D, *et al*. Pharmacokinetics and haemodynamic effects of ISDN following different dosage forms and routes of administration. *Eur J Clin Pharmacol* 1994; **46:** 319–24.
6. Bergami A, *et al*. Pharmacokinetics of isosorbide dinitrate in healthy volunteers after 24-hour intravenous infusion. *J Clin Pharmacol* 1997; **37:** 828–33.

用途和用法

硝酸异山梨酯是一种血管舒张药,与硝酸甘油性质相似(第 346 页)。用于心绞痛(第 215 页)和心力衰竭的治疗(见下文)。其对心肌梗死的作用也在研究中(第 232 页)。
硝酸异山梨酯可通过舌下、口服、经皮或静脉给药。
治疗心绞痛时,虽然硝酸甘油由于其起效快而常作为首选,但硝酸异山梨酯可通过舌下含片或喷雾来减轻急性发作时的痛苦。硝酸异山梨酯可在活动和紧张前使用以预防心绞痛发作。急性心绞痛的常用剂量为 2.5～10mg,舌下含服。作为替代,可直接舌下喷雾 1～3 次,每次 1.25mg。
硝酸异山梨酯也可用于心绞痛的长期治疗,用法为每日 20～120mg,根据患者的需要分次口服。为了防止不良反应的发生应逐渐增量,最高可达每日 240mg,分次使用。也可用同等剂量的控释制剂。也可使用透皮制剂如局部喷雾或软膏。
治疗不稳定性心绞痛时,可静脉滴注硝酸异山梨酯。应根据患者的反应来调整剂量;2～12mg/h 都比较合适,但有些患者可能需要增至 20mg/h。输液器中的一些塑料制品会吸附硝酸异山梨酯(见上文**稳定性**),因此要对这部分损耗进行一定的补充。
经皮冠状动脉成形术中,可经冠状动脉内给予硝酸异山梨酯,以延长气囊膨胀时间,同时预防或解除冠脉痉挛。只有经证实可冠脉内使用的硝酸异山梨酯注射液可经此途径给药,普通的静脉内使用制剂可能含有添加剂,如果注射进已有病变的冠脉血管则可产生有害作用。制成药丸的常用剂量为 1mg,于气囊充气前使用。建议使用的最大剂量为 5mg,30min 内用完。
硝酸异山梨酯也可用于**心力衰竭**的治疗。每 2h 舌下给药 5～10mg,或每日 60～160mg,分次口服。口服剂量根据需要增至每日 240mg。也可静脉内给药,剂量则应依照上述心绞痛的静脉内给药标准。与肼屈嗪口服合并用药,也见于自我报告的黑人患者中。每日 3 次,每次给 20mg 硝酸异山梨酯和 37.5mg 盐酸肼屈嗪。必要时,剂量可以加倍。

心力衰竭 尽管直接作用的血管扩张剂并没有在慢性心衰控制中起主导作用(第 224 页)。有一些证据表明肼屈嗪和硝酸异山梨酯也许有帮助[1],尽管对死亡率影响比 ACEI 小[2]。亚群分析表明治疗效果在黑人患者上更明显,并且随后在黑人患者的研究[3]发现应用硝酸异山梨酯和肼屈嗪在治疗剂量上会增加发病率和死亡率。

1. Cohn JN, *et al*. Effect of vasodilator therapy on mortality in chronic congestive heart failure: results of a Veterans Administration Cooperative Study. *N Engl J Med* 1986; **314:** 1547–52.
2. Cohn JN, *et al*. A comparison of enalapril with hydralazine-isosorbide dinitrate in the treatment of chronic congestive heart failure. *N Engl J Med* 1991; **325:** 303–10.
3. Taylor AL, *et al*. African-American Heart Failure Trial Investigators. Combination of isosorbide dinitrate and hydralazine in blacks with heart failure. *N Engl J Med* 2004; **351:** 2049–57. Correction. *ibid*. 2005; **352:** 1276.

非血管疾病 也有尝试将硝酸盐(如硝酸异山梨酯)用于其他情况,包括肛裂、勃起功能障碍、产科及妇科疾病、食管动力疾病(如麻痹和痉挛)和疼痛。这些用法的详情在**硝酸甘油**中描述(第 346 页)。

制剂

BP 2010: Isosorbide Dinitrate Injection; Isosorbide Dinitrate Sublingual Tablets; Isosorbide Dinitrate Tablets;
USP 33: Isosorbide Dinitrate Chewable Tablets; Isosorbide Dinitrate Extended-release Capsules; Isosorbide Dinitrate Extended-release Tablets; Isosorbide Dinitrate Sublingual Tablets; Isosorbide Dinitrate Tablets.

专利制剂
Arg.: Cortespasmo†; Isoket; Isordil; **Austral.:** Isordil; Sorbidin; **Austria:** Cedocard; Hexanitrat†; Iso Mack; Isoket; Vasorbate†; **Belg.:** Cedocard; **Braz.:** Angil; Dilatrat†; Isordil†; Isordil; **Canad.:** Apo-ISDN; Cedocard; Novo-Sorbide; **Cz.:** Apo-ISDN†; Cardiket; Dinisan†; Iso Mack; Isopelet; Maycor†; **Denm.:** Cardopax; **Fin.:** Dinit; Nitrosid; **Fr.:** Isocard; Langoran; Risordan; **Ger.:** Diconitrin; duranitrat†; Iso Mack†; Iso-Puren; Isoket; Jenacard; Nitrosorbon; TD Spray Iso Mack†; **Gr.:** Isotrate; Orbipront; Pensordil; Risordan; **Hong Kong:** Apo-ISDN; Isoket; Isorem; Sorbidin; **Hung.:** Iso

Mackt; Isoket†; **India:** Anzidin; Isordil; Sorbitrate; **Indon.:** Cedocard; Farsorbid; Hapisor†; Isoket; Isorbid; Isordil; Sorbidin†; Vascardin; **Irl.:** Isoket; **Israel:** Cordil; Isocardide†; Isoket; Isolong; Isotard†; **Ital.:** Carvasin; Diniket; Nitrosorbide; **Jpn:** Antup; Isobide; Nitorol; **Malaysia:** Apo-ISDN†; Isordil†; Nitorol†; **Mex.:** Biderit†; Biordyn; Debisor; Insucar; Isoket; Isorbid; Zanisor; **Neth.:** Cedocard; Isordil; **Norw.:** Sorbangil; **NZ:** Coronex†; **Philipp.:** Bideren; Flasorbid; Isobar; Isoket; Isordil; Nitrosorbon; Novisor; **Pol.:** Aerosonit; Cardonit†; Isoket; Sorbonit; **Port.:** Flindix; Isoket; **Rus.:** Isoket (Изокет); Isolong (Изолонг); Kardiket (Кардикет); **S.Afr.:** Angi-Spray†; Dinospray; Isoket; Isordil; **Singapore:** Apo-ISDN†; Isoket; Isordil†; **Spain:** Iso; Isoket†; **Swed.:** Sorbangil; **Switz.:** Acordin†; Esconitro†; Iso Mack; Isosifart†; Sorbidilat; **Thai.:** Angitrit; Corodil; Hartsorb; Isobide; Isobinate; Isoket; Isordil†; Isorem; Isotrate; Sorbidin; Sornil; **Turk.:** Cardioket; Isordil; Nitrofrix; **UK:** Angitak; Cedocard†; Isoket; **Ukr.:** Isodinitrat (Изодинитрат); **USA:** Dilatrate; Isochron; Isordil; **Venez.:** Isoket; Isomack; Isordil.

多组分制剂 **Austria:** Viskenit†; **USA:** BiDil.

Isosorbide Mononitrate (BAN, USAN, rINN)
单硝酸异山梨酯

AHR-4698; BM-22145; IS-5-MN; Isosorbid mononitrát; Isosorbide, mononitrate d'; Isosorbide-5-mononitrate; Isosorbidi mononitras; Izosorbid Mononitrat; Izosorbido mononitratas; Izoszorbid-mononitrát; Mononitrato de isosorbida. 1,4:3,6-Dianhydro-D-glucitol 5-nitrate.

Изозорбида Мононитрат

$C_6H_9NO_6 = 191.1$.
CAS — 16051-77-7.
ATC — C01DA14.
ATC Vet — QC01DA14.
UNII — LX1OH63030.

Pharmacopoeias. *Eur.* (see p.vii) and *US* include diluted isosorbide mononitrate.

Ph. Eur. 6.8 (Isosorbide Mononitrate，Diluted) 单硝酸异山梨酯和水合乳糖或甘露醇的干燥混合物。稀释性单硝酸异山梨酯的可溶性决定于稀释液及其浓度。避光。

非稀释性单硝酸异山梨酯是白色结晶性粉末。易溶于水、乙醇、丙酮和二氯甲烷。

USP 33 (Diluted Isosorbide Mononitrate) 单硝酸异山梨酯和乳糖或其他合适的赋形剂（以保证安全）的干燥混合物。于 20～30℃ 密闭贮藏。

不良反应、处置和注意事项
见硝酸甘油，第 345 页。
肌痛极少见于报道。

药物相互作用
见硝酸甘油，第 346 页。

药动学
单硝酸异山梨酯易通过胃肠道吸收。口服常规片剂后，30min～1h 可达血药峰浓度；20min 内起效，持续 8～10h。与硝酸异山梨酯不同，单硝酸异山梨酯在肝不会发生首关清除效应，因此其生物利用度接近于 100%。单硝酸异山梨酯表观分布容积较大。可被血管平滑肌吸收，其硝酸基可被分解为无机亚硝酸盐，随后再被分解为一氧化氮。单硝酸异山梨酯经代谢成为无活性的代谢产物，包括异山梨酯和葡萄糖醛酸异山梨酯。只有 2% 的单硝酸异山梨酯以药物原形经尿排泄。有报道其半衰期为 4～5h。

1. Taylor T, *et al.* Isosorbide 5-mononitrate pharmacokinetics in humans. *Biopharm Drug Dispos* 1981; **2:** 255–63.
2. Thadani U, Whitsett T. Relationship of pharmacokinetic and pharmacodynamic properties of the organic nitrates. *Clin Pharmacokinet* 1988; **15:** 32–43.
3. McClennen W, *et al.* The plasma concentrations of isosorbide 5-mononitrate (5-ISMN) administered in an extended-release form to patients with acute myocardial infarction. *Br J Clin Pharmacol* 1995; **39:** 704–8.
4. Hutt V, *et al.* Evaluation of the pharmacokinetics and absolute bioavailability of three isosorbide-5-mononitrate preparations in healthy volunteers. *Arzneimittelforschung* 1995; **45:** 142–5.
5. Baxter T, Eadie CJ. Twenty-four hour plasma profile of sustained-release isosorbide mononitrate in healthy volunteers and in patients with chronic stable angina: two open label trials. *Br J Clin Pharmacol* 1997; **43:** 333–5.

用途和用法
单硝酸异山梨酯是血管扩张药硝酸异山梨酯的活性代谢产物，用于心绞痛（第 215 页）和心力衰竭（第 224 页）的长期治疗。在心肌梗死方面的作用也正在研究中（详见下文）。

口服常用剂量为 20mg，每日 2～3 次，给药剂量 20～120mg 均可。已研制出用于心绞痛的口服控释制剂。

心肌梗死 心肌梗死（第 232 页）的长期治疗涉及许多药物，有些患者，如心肌局部缺血或左心室功能低下，可能需要长期使用硝酸盐，尽管近期的研究对其作为常规用药产生质疑。GISSI-3 研究[1]发现，梗死灶形成 6 周后，硝酸甘油经皮给药已无显著疗效；ISIS-4 研究[2]发现，表现上看口服单硝酸异山梨酯对 35 天的死亡率没有影响。

1. Gruppo Italiano per lo Studio della Sopravvivenza nell'Infarto Miocardico. GISSI-3: effects of lisinopril and transdermal glyceryl trinitrate singly and together on 6-week mortality and ventricular function after acute myocardial infarction. *Lancet* 1994; **343:** 1115–22.
2. ISIS-4 (Fourth International Study of Infarct Survival) Collaborative Group. ISIS-4: a randomised factorial trial assessing early oral captopril, oral mononitrate, and intravenous magnesium sulphate in 58 050 patients with suspected acute myocardial infarction. *Lancet* 1995; **345:** 669–85.

骨质疏松症 单硝酸异山梨酯可用于骨质疏松症的治疗（更多常规治疗参见 M37 第 1050 页）。对 60 名绝经后但没有骨折史女性的研究发现每日口服 20mg 单硝酸异山梨酯可产生与每周服用 70mg 阿仑唑奈相同的增加骨矿物质作用。

1. Nabhan AF, Rabie NH. Isosorbide mononitrate versus alendronate for postmenopausal osteoporosis. *Int J Gynæcol Obstet* 2008; **103:** 213–16.

终止妊娠 妊娠终止前使用单硝酸异山梨酯可促使子宫颈成熟，详见硝酸甘油项下妇产科，第 347 页。

静脉曲张性出血 使用单硝酸异山梨酯治疗静脉曲张导致的出血，详见硝酸甘油项下内容，第 348 页。

制剂
BP 2010: Isosorbide Mononitrate Tablets; Prolonged-release Isosorbide Mononitrate Tablets;
USP 33: Isosorbide Mononitrate Extended-Release Tablets; Isosorbide Mononitrate Tablets.

专利制剂
Arg.: Cilatron; Isolan†; Medocor; Monoket; Monotrin; **Austral.:** Arsorb†; Duride; Imdur; Imtrate; Isomonit; Monodur; **Austria:** Elantan; Epicordin†; Isomonat; Mono Mack; Monoket; Myocardon mono; Olicardin; **Braz.:** Cincordil; Coronar; Monocordil; Revange†; **Canad.:** Apo-ISMN; Imdur; Chile: Ismo; Mono Mack†; Monopack; **Cz.:** Conpin; Effox†; Imdur†; Ismin†; Mono Mack; Monosan; Monosor; Monotab; Olicard; Sorbimon; **Denm.:** Fem-Mono; Imdur; Isodur; **Fin.:** Imdur; Isangina; Ismexin; Ismox; Isosor; Ormox; **Fr.:** Monicor; **Ger.:** Coleb; Conpin; Corangin; duramonitat†; Elantan; IS 5 Mono; Ismanton; Ismo; Monci; Moni-Sanorania; Monit-Puren; Mono Acist†; mono corax; Mono Mack; Mono Wolff†; Monoclair; Monolong; Mononitrat; Monopur; Nitrolingual protect; Olicard; Orasorbil†; Sigacora†; Turimonit; **Gr.:** Angioval; Dilaveril; G-Dil; Imdur; Isomon; Monoginal; Monoket; Monorythm; Mononsordil; Nitramin; Nitrilan; Procardol; **Hong Kong:** Apo-ISMN; Duride; Elantan; Imdex; Imdur; Monocinque; **Hung.:** Cardisorb†; Isospan; Mono Mack; Olicard; Rangin; Sorbimon†; **India:** 5-Mono; IHD; Ismo; Isomin; Monicor; Monocontin; Monosorbitrate; Monotrate; **Indon.:** Cardismo; Imdur; Isomonit; Monecto; Pentacard; **Irl.:** Cardox; Elantan; Imdur; Isomel; Isomonit; Sormon; **Israel:** Monocord; Monolong; Mononit; **Ital.:** Duronitrin; Ismo; Kiton†; Leicester; Monocinque; Monoket; Nitrex†; Vasdilat; **Malaysia:** Duride; Elantan; Imdex; Imdur; Ismo; **Mex.:** Elantan; Imdur; Kenbrid; Mono Mack†; Monocorat; **Neth.:** Mono-Cedocard; Promocard; **Norw.:** Imdur; Monoket; **NZ:** Corangin; Duride; Imtrate; Ismo; **Philipp.:** Angistad; Elantan; Imdur; Isomonit; Monosorb; Vasotrate; **Pol.:** Effox; Isomonit†; Izomir†; Mono Mack Tad; Monocard; Mononit; Monosan; Olicard; **Port.:** Amplexol†; Imdur; **Rus.:** Effox (Эфокс); Monisol (Монизол); Mono Mack (Моно Мак); Monocinque (Моночинкве); Monolong (Монолонг); Monosan (Моносан); Olicard (Оликард); Pektrol (Пектрол); **S.Afr.:** Angitrate†; Elantan; Imdur; Ismo; Monicor; **Singapore:** Elantan; Imdex; Imdur; Ismo; Vasotrate; **Spain:** Cardionil; Cardiovas†; Coronur; Dolak; Isosorbit†; Pertil; Uniket; **Swed.:** Fem-Mono†; Imdur; Ismo; Isodur†; Monoket; **Switz.:** Corangine; **Thai.:** Elantan; Imdex; Imdur; Ismo; Isopen; Monolin; Monotrate; Solotrate; **Turk.:** Isorat; Monodur; Monoket; Monolong; **UK:** Angeze; Chemydur; Cibral; Dynamin; Elantan; Imdur; Isib; Ismo; Isodur; Isotard; Modisal; Monigen; Monomax; Monomil; Monosorb; Trangina; Xismox; Zemon; **Ukr.:** Mononitrosid (Мононітросид)†; Monosan (Моносан); Olicard (Оликард); **USA:** Imdur; Ismo; Monoket; **Venez.:** Elantan; Ismo; Mono Mack.

多组分制剂 **Braz.:** Vasclin; **India:** Aspitrate; Mono-A; Solosprin.

Isradipine (BAN, USAN, rINN) 伊拉地平

Isradipiini; Ísradipin; Isradipin; Isradipinas; Isradipino; Isradipinum; Izradypina; PN-200-110. Isopropyl methyl 4-(2,1,3-benzoxadiazol-4-yl)-1,4-dihydro-2,6-dimethylpyridine-3,5-dicarboxylate.

Израдипин

$C_{19}H_{21}N_3O_5 = 371.4$.
CAS — 75695-93-1.
ATC — C08CA03.
ATC Vet — QC08CA03.
UNII — Y01UKIS598.

Pharmacopoeias. In *Eur.* (see p.vii) and *US*.

Ph. Eur. 6.8 (Isradipine) 黄色结晶性粉末。几乎不溶于水；易溶于丙酮；可溶于甲醇。避光。

USP 33 (Isradipine) 黄色细微的结晶性粉末。避光。

稳定性 伊拉地平口服制剂是将伊拉地平胶囊的粉末制成 1mg/ml 糖浆悬液[1]，可于 4℃ 中稳定贮藏 35 天。

1. MacDonald JL, *et al.* Stability of isradipine in an extemporaneously compounded oral liquid. *Am J Hosp Pharm* 1994; **51:** 2409–11.

不良反应、处置和注意事项
参见二氢吡啶钙离子通道阻滞剂（参见**硝苯地平**，第 394 页）。

一项对 74 名每日 2 次，每次 2.5～10mg，使用伊拉地平进行抗高血压治疗的患者，及 72 名使用氢氯噻嗪治疗的患者的多中心研究[1]发现，伊拉地平组有 44 例发生不良反应，而氢氯噻嗪组有 29 例。与面部潮红、心悸和水肿更常见于使用伊拉地平的患者，而头疼、头晕和呼吸困难的发生率在两组则相同。在另一项研究[2]中发现，使用伊拉地平患者的不良反应发生率（占 103 名患者的 18.4%）要低于使用氨氯地平的患者（占 102 名患者的 33.3%）。较特殊的是，踝水肿的发生率和严重性均较低，使用伊拉地平时持续时间可较使用氨氯地平时长。一项比较伊拉地平与依那普利抗高血压治疗的多中心研究[3]发现，71 名使用伊拉地平的患者中有 51% 发生不良反应，而 64 名使用依那普利的患者中有 45% 发生不良反应。伊拉地平最常见的副作用是头晕（14%）、水肿（10%）、倦怠（9%）、头痛（9%）和瘙痒（7%）。

1. Carlsen JE, Køber L. Blood pressure lowering effect and adverse events during treatment of arterial hypertension with isradipine and hydrochlorothiazide. *Drug Invest* 1990; **2:** 10–16.
2. Hermans L, *et al.* At equipotent doses, isradipine is better tolerated than amlodipine in patients with mild-to-moderate hypertension: a double-blind, randomized, parallel-group study. *Br J Clin Pharmacol* 1994; **38:** 335–40.
3. Johnson BF, *et al.* A multicenter comparison of adverse reaction profiles of isradipine and enalapril at equipotent doses in patients with essential hypertension. *J Clin Pharmacol* 1995; **35:** 484–92.

药物相互作用
参见二氢吡啶类钙离子通道阻滞剂（见**硝苯地平**，第 396 页）。

咪替丁增加伊拉地平的生物利用度，所以在患者同时服用时，伊拉地平应减量 50%。

药动学
口服后伊拉地平几乎可经胃肠道完全吸收，但首关清除效应明显；有报道其生物利用度为 15%～24%。口服后 2h 达血药浓度峰值 95% 的药物可与血浆蛋白结合。伊拉地平至少部分通过细胞色素 P450 同工酶 CYP3A4 在肝内被广泛代谢。有报道口服剂量的 70% 以代谢产物的形式经肾排泄，其余经粪排泄。终末清除半衰期约为 8h，也有报道长于此。

对 9 名高血压患者，通过特殊的高效液相色谱分析法对其进行单剂量药动学和稳态研究发现，伊拉地平给药后可迅速吸收，在给药 1.2h（稳态）和 1.5h（单剂量）后达血药浓度峰值[1]。稳态平均半衰期为 3.8h，这表明伊拉地平的有效作用时间可能较短，因此伊拉地平的给药频率每日至少 2 次。其药动学的个体差异很大。一项对健康受试者的早期研究[2]认为，伊拉地平的有效半衰期为 8.8h，但研究中使用了放射性同位素标记的伊拉地平，且分析方法对原形药物可能没有特异性。

1. Shenfield GM, *et al.* The pharmacokinetics of isradipine in hypertensive subjects. *Eur J Clin Pharmacol* 1990; **38:** 209–11.
2. Tse FLS, Jaffe JM. Pharmacokinetics of PN 200-110 (isradipine), a new calcium antagonist, after oral administration in man. *Eur J Clin Pharmacol* 1987; **32:** 361–5.

肝损伤 口服放射性同位素标记的伊拉地平 5mg 后，机体利用度不会发生变化，7 名有非肝硬化肝损伤的患者其机体利用度为 15.6%，8 名健康受试者其机体利用度为 16.5%[1]。然而 8 名肝硬化患者的利用度却显著

增加，平均为 36.9％；这与清除率的减少有关（1.6L/min，对照组为 9.9）。静脉给药后测定其消除半衰期，肝硬化患者为 11.9h，比对照组高 5.1h。

建议肝损伤患者减少使用药剂量，见下文用途和用法项下在肝肾损伤中的用法。

1. Cotting J, et al. Pharmacokinetics of isradipine in patients with chronic liver disease. Eur J Clin Pharmacol 1990; 38: 599–603.

用途和用法

伊拉地平是一种二氢吡啶类钙离子通道阻滞剂，与硝苯地平（第 398 页）有相似的作用。用于高血压的治疗（第 228 页）。

首次给药的口服常用剂量为 2.5mg，每日 2 次，如果需要，3～4 周后增至 5mg，每日 2 次。有些患者可能需要 10mg，每日 2 次。老年患者的首次给药剂量为 1.25mg，每日 2 次。有时维持剂量为 2.5mg 或 5mg，每日 1 次即可。有肝肾损伤的患者应减量（见下文）。

患者同时服用西咪替丁时伊拉地平也应减量（见上文药物相互作用）。

有些国家也允许使用含 1 日剂量的调释制剂。

1. Fitton A, Benfield P. Isradipine: a review of its pharmacodynamic and pharmacokinetic properties, and therapeutic use in cardiovascular disease. Drugs 1990; 40: 31–74.
2. Walton T, Symes LR. Felodipine and isradipine: new calcium-channel blocking agents for the treatment of hypertension. Clin Pharm 1993; 12: 261–75.
3. Brogden RN, Sorkin EM. Isradipine: an update of its pharmacodynamic and pharmacokinetic properties and therapeutic efficacy in the treatment of mild to moderate hypertension. Drugs 1995; 49: 618–49.

在肝肾损伤中的用法　有肝肾损伤的患者，英国注册药品信息建议伊拉地平的首次给药剂量为 1.25mg，每日 2 次。如有需要可加大剂量，但有些患者 2.5mg 或 5mg，每日 1 次的维持剂量即可。

可卡因依赖　尽管临床前数据显示伊拉地平可以对抗可卡因的潜在滥用，但对 12 名患者进行的双盲交叉研究表明伊拉地平提升而非减弱了可卡因的主观效应[1]。

1. Roache JD, et al. Effects of repeated-dose isradipine on the abuse liability of cocaine. Exp Clin Psychopharmacol 2005; 13: 319–26.

制剂

BP 2010: Isradipine Tablets;
USP 33: Isradipine Capsules.
专利制剂
Austria: Lomir; **Belg.**: Lomir; **Braz.**: Lomir; **Cz.**: Lomir; **Denm.**: Lomir; **Fin.**: Lomir; **Fr.**: Icaz; **Ger.**: Vascal; **Gr.**: Lomir; **Hong Kong**: Dynacirc; **Hung.**: Lomir; **Ital.**: Clivoten; Esradin; Lomir; **Malaysia**: Dynacirc; **Mex.**: Dynacirc; **Neth.**: Lomir; **Norw.**: Lomir; **NZ**: Dynacirc; **Philipp.**: Icaz; **Pol.**: Lomir; **Port.**: Dilatol; Lomir; **Rus.**: Lomir (Ломир); **S.Afr.**: Dynacirc; **Singapore**: Dynacirc; **Spain**: Lomir; **Swed.**: Lomir; **Switz.**: Lomir; **Thai.**: Dynacirc; **Turk.**: Dynacirc; **UK**: Prescal; **USA**: Dynacirc; **Venez.**: Dynacirc†.

Ivabradine (BAN, rINN) 伊伐布雷定

Ivabradina; Ivabradinum; S-16257; S-16257-2 (ivabradine hydrochloride). 3-[3-({[(7S)-3,4-Dimethoxybicyclo[4.2.0]octa-1,3,5-trien-7-yl]methyl}methylamino)propyl]-1,3,4,5-tetrahydro-7,8-dimethoxy-2H-3-benzazepin-2-one.

Ивабрадин

$C_{27}H_{36}N_2O_5 = 468.6$.
CAS — 155974-00-8 (ivabradine); 148849-67-6 (ivabradine hydrochloride).
ATC — C01EB17.
ATC Vet — QC01EB17.
UNII — 3H48L0LPZQ.

不良反应

伊伐布雷定最常见的不良反应为眩晕（光幻视）。其他不良反应包括视物模糊、严重的心动过缓以及其他心律失常、恶心、便秘、腹泻、头痛、头晕、呼吸困难和肌肉痉挛。也有报道发生高尿酸血症、嗜酸性粒细胞增多和血液肌酐浓度升高。

1. Savelieva I, Camm AJ. If inhibition with ivabradine: electrophysiological effects and safety. Drug Safety 2008; 31: 95–107.

注意事项

静息心律低于 60 次/min 或有心源性休克、严重传导阻滞、急性心肌梗死或不稳定性心绞痛的患者禁用伊伐布雷定。在开始使用伊伐布雷定前应先控制心衰，其对严重心衰的作用还未有研究。有先天性 QT 间期延长的患者也禁用。有房颤或其他心律失常干扰窦房结功能的患者不建议使用伊伐布雷尔，且应定期监测失常的心律。如果静息心律低于 50 次/min，应减量；如果情况一直持续，应停止使用。

严重的低血压和严重的肝损伤是伊伐布雷尔的禁忌证，有严重的肾损伤时应谨慎使用（肌酐清除率小于 15ml/min）。

如果发生视觉功能意外恶化，应考虑停止治疗。有色素性视网膜炎的患者应小心观察。

动物实验发现，伊伐布雷尔有胚胎毒性和致畸性，并可分泌入乳汁。

药物相互作用

伊伐布雷尔通常不能与延长 QT 间期的药物合用。伊伐布雷尔可被细胞色素 P450 同工酶 CYP3A4 代谢，故不能与此酶的潜在抑制剂合用，包括吡咯类抗真菌药（如酮康唑和伊曲康唑）、大环内酯类抗菌药（如克拉霉素）、HIV-蛋白酶抑制剂（如奈非那韦、利托那韦和奈法唑酮）。也不建议中效 CYP3A4 抑制剂地尔硫䓬和维拉帕米，因为与伊伐布雷尔过多接触后可造成额外的心律减慢。伊伐布雷尔与其他中效抑制剂（如氟康唑）合用时也应谨慎，首次给药应减量，2.5mg，每日 2 次，同时监测心律。限制葡萄柚汁的摄入。使用 CYP3A4 诱导剂（如利福平和苯妥英）时，伊伐布雷尔的量应增加。圣约翰草可使伊伐布雷尔浓度降低一半，故应限制其使用。

药动学

伊伐布雷尔口服后几乎可完全吸收，但由于首关清除效应，其生物利用度为 40％。空腹给药后 1h 可达血药浓度高峰，但食物可推迟达峰时间并使吸收范围增加 20％～30％。70％的药物可与血浆蛋白结合。

伊伐布雷尔在肝和肠道被广泛代谢，经细胞色素 P450 同工酶 CYP3A4 代谢为其主要活性代谢产物 N-去甲基伊伐布雷定（S-18982）。这是由 CYP3A4 介导的进一步的代谢。伊伐布雷尔的最终半衰期为 2h。其代谢物经尿粪排泄的程度相似。4％的药物原形出现在尿中。动物实验发现，伊伐布雷尔可分布于乳汁。

用途和用法

伊伐布雷尔是选择性窦房结 If 电流抑制剂，用于不能耐受 β 受体阻滞剂或 β 受体阻滞剂不能充分控制的稳定性心绞痛患者的治疗（第215页）。以盐酸盐的形式给药，但剂量通常根据其碱来表示，5.4mg 盐酸伊伐布雷尔与5mg 伊伐布雷尔等效。与食物一同口服，通常首次给药剂量为 5mg，每日 2 次，如有需要 3～4 周后增至 7.5mg，每日 2 次。如果心律减少持续低于 50 次/min 或有心动过缓的症状，如果需要，减至 2.5mg，每日 2 次。如果慢心律或心动过缓的症状持续存在，则应停止治疗。

老年人（75 岁或以上），在增大剂量前应考虑首次给药减量，为 2.5mg，每日 2 次。

1. DiFrancesco D, Camm JA. Heart rate lowering by specific and selective If current inhibition with ivabradine: a new therapeutic perspective in cardiovascular disease. Drugs 2004; 64: 1757–65.
2. Sulfi S, Timmis AD. Ivabradine—the first selective sinus node If channel inhibitor in the treatment of stable angina. Int J Clin Pract 2006; 60: 222–8.
3. Menown IBA. Ivabradine: a new strategy for management of stable angina. Br J Hosp Med 2007; 68: 321–5.
4. Böhm M, Reil J-C. Perspectives of If inhibition by ivabradine in cardiology. Drugs 2007; 67 (suppl 2): 43–9.
5. Fox K, et al. BEAUTIFUL Investigators. Ivabradine for patients with stable coronary artery disease and left-ventricular systolic dysfunction (BEAUTIFUL): a randomised, double-blind, placebo-controlled trial. Lancet 2008; 372: 807–16.
6. Tardif JC, et al. ASSOCIATE Study Investigators. Efficacy of the If current inhibitor ivabradine in patients with chronic stable angina receiving beta-blocker therapy: a 4-month, randomized, placebo-controlled trial. Eur Heart J 2009; 30: 540–8.
7. Rakovec P. Treatment of inappropriate sinus tachycardia with ivabradine. Wien Klin Wochenschr 2009; 121: 715–8.
8. Köster R, et al. REDUCTION Study Group. Treatment of stable angina pectoris by ivabradine in every day practice: the REDUCTION study. Am Heart J 2009; 158: e51–e57.
9. Borer JS, Tardif JC. Efficacy of ivabradine, a selective I(f) inhibitor, in patients with chronic stable angina pectoris and diabetes mellitus. Am J Cardiol 2010; 105: 29–35.
10. Swedberg K, et al. Rationale and design of a randomized, double-blind, placebo-controlled outcome trial of ivabradine in chronic heart failure: the Systolic Heart Failure Treatment with the I(f) Inhibitor Ivabradine Trial (SHIFT). Eur J Heart Fail 2010; 12: 75–81.

制剂

专利制剂
Arg.: Procoralan; **Austral.**: Coralan; **Austria**: Procoralan; **Belg.**: Procoralan; **Cz.**: Procoralan; **Denm.**: Procoralan; **Fr.**: Corlentor†; Procoralan; **Ger.**: Procoralan; **Gr.**: Procoralan; **Hong Kong**: Coralan; **Hung.**: Procoralan; **Indon.**: Coralan; **Irl.**: Corlentor; Procoralan; **Ital.**: Corlentor; Procoralan; **Malaysia**: Coralan; **Neth.**: Procoralan; **Philipp.**: Coralan; **Pol.**: Procoralan; **Port.**: Corlentor; Procoralan; **Rus.**: Coraxan (Кораксан); **S.Afr.**: Corlentor; Procoralan; **Spain**: Corlentor; Procoralan; **Swed.**: Procoralan; **Switz.**: Procoralan; **Thai.**: Coralan; **Turk.**: Coralan; **UK**: Procoralan; **Ukr.**: Coraxan (Кораксан).

Ketanserin (BAN, USAN, rINN) 酮色林

Ketanseriini; Ketanserina; Kétansérine; Ketanserinum; R-41468. 3-{2-[4-(4-Fluorobenzoyl)piperidino]ethyl}quinazoline-2,4(1H,3H)-dione.

Кетансерин
$C_{22}H_{22}FN_3O_3 = 395.4$.
CAS — 74050-98-9.
ATC — C02KD01.
ATC Vet — QC02KD01; QD03AX90.
UNII — 97F9DE4CT4.

Ketanserin Tartrate (BANM, rINNM) 酒石酸酮色林

Kétansérine, Tartrate de; Ketanserini Tartras; R-49945; Tartrato de ketanserina.

Кетансерина Тартрат
$C_{22}H_{22}FN_3O_3,C_4H_6O_6 = 545.5$.
CAS — 83846-83-7.
ATC — C02KD01.
ATC Vet — QC02KD01.

不良反应和注意事项

有报道酮色林可导致镇静、疲劳、头昏、头晕、头痛、口干和胃肠道功能失调。极少报道水肿。有诱因的患者如 QT 延长，持续长时间使用酮色林可引起心律失常（包括尖端扭转型室性心动过速）；使用抗心律失常药的患者应谨慎使用酮色林，有Ⅱ度或Ⅲ度房室传导阻滞的患者禁用。使用酮色林时如同时使用利尿剂，应警惕患者发生低钾血症。

由于酮色林可导致嗜睡，驾驶或操作机械的患者慎用。

有报道老年人比年轻人能更好地耐受酮色林。

药物相互作用

利尿药和其他抗高血压药可增强酮色林的降血压作用。使用抗心律失常药或可导致低钾血症的药物的患者应谨慎使用酮色林，因其可增加心律失常发生的危险。

β 受体阻滞剂　2 名患者口服酮色林 40mg 后 1h 发生严重低血压[1]。2 名患者均同时使用 β 受体阻滞剂，这导致了反应恶化。

1. Waller PC, et al. Profound hypotension after the first dose of ketanserin. Postgrad Med J 1987; 63: 305–7.

药动学

酮色林可通过胃肠道迅速吸收，但由于首关清除效应，其生物利用度仅约 50％。口服 30～120min 后达血药浓度高峰。95％的药物可与血浆蛋白结合。最终半衰期为 13～18h，但有些研究报道复合剂量给药后的半衰期为 19～29h。复合剂量给药后其代谢产物酮色林醇（ketanserinol）的终末半衰期为 31～35h，长期使用时，酮色林醇还原为酮色林可导致半衰期延长。

口服后代谢产物的 68％均经尿排泄，24％经粪排泄。酮色林可透过胎盘（见下文）。动物实验显示，酮色林也可与代谢产物一起进入乳汁。

1. Persson B, et al. Clinical pharmacokinetics of ketanserin. Clin Pharmacokinet 1991; 20: 263–79.

妊娠　一项对 22 位母亲（23 个新生儿）的研究[1]显示酮色林可透过胎盘，以脐带血浆及其代谢产物酮色林醇均有高含量。新生儿血药浓度高于成人，清除率慢于成人。没有新生儿不良反应的报道。

1. Hanff LM, et al. Ketanserin in pre-eclamptic patients: transplacental transmission and disposition in neonates. BJOG 2004; 111: 863–6.

用途和用法

酮色林是 5-羟色胺拮抗剂，与外周 5-HT$_{2A}$ 受体有较高的亲和力，因此可抑制 5-羟色胺导致的血管收缩、支气管狭窄和血小板聚集。还具有 5-HT$_{2c}$ 拮抗剂、α 拮抗剂和 H$_1$ 受体拮抗剂的性质，但其临床意义还有争议。酮色林对 5-HT$_1$、5-HT$_3$ 或 5-HT$_4$ 受体无明显作用。

酮色林用于高血压（第 228 页）的治疗。

酮色林以酒石酸盐的形式给药，但剂量通常以其碱表示。27.6mg 酒石酸酮色林与 20mg 酮色林等效。

口服酮色林的降血压作用是逐渐起效的，为了达到其降血压的最大疗效可能需要 2～3 个月的治疗。静脉给药后通常 1～2min 后血压即可下降，持续 30～60min。

治疗高血压时，常用首次剂量为口服 20mg，每日 2 次。4 周后每次 40mg，每日 2 次。也可通过静脉内给药或肌内注射。有肝损伤的患者应减量或延长给药间隔（见下文）。

1. Brogden RN, Sorkin EM. Ketanserin: a review of its pharmacodynamic and pharmacokinetic properties, and therapeutic potential in hypertension and peripheral vascular disease. *Drugs* 1990; **40:** 903–49.

在肝损伤中的用法　一项对肝硬化患者的研究[1]发现，酮色林的半衰期和分布容积减小，但药时曲线下面积明显增加；代谢速度降低。这一结果表明，肝硬化患者使用酮色林时，应减量或延长给药间隔。

注册药品信息称，有严重肝损伤的患者，最高剂量为口服 20mg，每日 2 次。

1. Lebrec D, *et al.* Pharmacokinetics of ketanserin in patients with cirrhosis. *Clin Pharmacokinet* 1990; **19:** 160–6.

在肾损伤中的用法　一项对 12 名慢性肾损伤患者（其中有 6 名患者需要进行血液透析）的研究发现，有肾损伤的患者无需调整酮色林的剂量，其用法为 20mg，每日 2 次[1]。

1. Barendregt JNM, *et al.* Ketanserin pharmacokinetics in patients with renal failure. *Br J Clin Pharmacol* 1990; **29:** 715–23.

外周血管病　许多药物都试着用于外周血管病的治疗（第 234 页），但结果却恰恰相反，酮色林就是其中之一。一项对多中心预防酮色林引起的动脉粥样硬化并发症的亚群分析，对 3899 名有间歇性跛行的患者进行研究[1]发现，对预防某些患者的截肢，酮色林可能有效。有报道雷诺综合征的患者其结果不良（见**动脉痉挛性疾病**，第 243 页）。系统性综述[2]发现，酮色林可轻度改善有系统硬化患者的雷诺综合征，但不良反应却增加；作者得出结论，酮色林不利于此类患者临床治疗。

酮色林也可用于由外周血量减少而导致的其他情况；详见下文**创伤和溃疡**。

1. Prevention of Atherosclerotic Complications with Ketanserin Trial Group. Prevention of atherosclerotic complications: controlled trial of ketanserin. *BMJ* 1989; **298:** 424–30. Correction. *ibid.;* 644.
2. Pope JE, *et al.* Ketanserin for Raynaud's phenomenon in progressive systemic sclerosis. Available in The Cochrane Database of Systematic Reviews; Issue 2. Chichester: John Wiley; 1998 (accessed 26/09/05).

寒战　许多药物，包括酮色林，都试着用于术后寒战的治疗（参见 M37 第 1700 页）。静脉给予 10mg 酮色林可使普通麻醉后的肌颤停止[1,2]。

1. Joris J, *et al.* Clonidine and ketanserin both are effective treatment for postanesthetic shivering. *Anesthesiology* 1993; **79:** 532–9.
2. Crisinel D, *et al.* Efficacité de la kétansérine sur le frisson postanesthésique. *Ann Fr Anesth Reanim* 1997; **16:** 120–5.

创伤和溃疡　有些对照研究[1~6]发现，局部应用 2% 酮色林可提高褥疮、静脉性和缺血性溃疡的治愈率（溃疡，参见 M37 第 1511 页）。但是，局部应用于外科创伤时则未发现其改善作用，故认为酮色林只在血供降低的部位有效[7]。

1. Tytgat H, van Asch H. Topical ketanserin in the treatment of decubitus ulcers: a double-blind study with 2% ketanserin ointment against placebo. *Adv Therapy* 1988; **5:** 143–52.
2. Roelens P. Double-blind placebo-controlled study with topical 2% ketanserin ointment in the treatment of venous ulcers. *Dermatologica* 1989; **178:** 98–102.
3. Janssen PAJ, *et al.* Use of topical ketanserin in the treatment of skin ulcers: a double-blind study. *J Am Acad Dermatol* 1989; **21:** 85–90.
4. Martinez-de Jesus FR, *et al.* Randomized single-blind trial of topical ketanserin for healing acceleration of diabetic foot ulcers. *Arch Med Res* 1997; **28:** 95–9.
5. Salazar JJ, *et al.* Use of topical ketanserin for the treatment of ulcers in leprosy patients. *Indian J Lepr* 2001; **73:** 103–10.
6. Quatresooz P, *et al.* Healing effect of ketanserin on chronic leg ulcers in patients with diabetes. *J Eur Acad Dermatol Venereol* 2006; **20:** 277–81.
7. Lawrence CM, *et al.* The effect of ketanserin on healing of fresh surgical wounds. *Br J Dermatol* 1995; **132:** 580–6.

制剂

专利制剂

Belg.: Sufrexal†; **Gr.:** Aseranox; **Ital.:** Serepress†; **Mex.:** Sufrexal; **Neth.:** Ketensin; **Port.:** Sufrexal†; **Thai.:** Sufrexal†.

多组分制剂　**Mex.:** Sufrexal P.

Labetalol Hydrochloride (*BANM*, *USAN*, *rINNM*) ⊗ 盐酸拉贝洛尔

AH-5158A; Hidrocloruro de labetalol; Ibidomide Hydrochloride; Labétalol, chlorhydrate de; Labetalol hydrochlorid; Labetalol-hidroklorid; Labetalolhydroklorid; Labetaloli hydrochloridum; Labetalolihydrokloridi; Labetalolio hidrochloridas; Sch-15719W. 5-[1-Hydroxy-2-(1-methyl-3-phenylpropylamino)ethyl]salicylamide hydrochloride.

Лабеталола Гидрохлорид

C$_{19}$H$_{24}$N$_2$O$_3$,HCl = 364.9.

CAS — 36894-69-6 (labetalol); 32780-64-6 (labetalol hydrochloride).

ATC — C07AG01.

ATC Vet — QC07AG01.

UNII — 1GEV3BAW9J.

(labetalol)

Pharmacopoeias. In *Eur.* (see p.vii), *Jpn*, and *US*.

Ph. Eur. 6. 8 (Labetalol Hydrochloride)　白色或几乎白色的粉末。微溶于水和乙醇；几乎不溶于二氯甲烷。1% 水溶液的 pH 值为 4.0～5.0。

USP 33 (Labetalol Hydrochloride)　白色至米色的粉末。溶于水和乙醇；不溶于氯仿和乙醚。1% 水溶液的 pH 值为 4.0～5.0。于 25℃ 密闭贮藏，允许温度范围为 15～30℃。避光。

配伍禁忌　盐酸拉贝洛尔可与标准静脉内使用的溶液如 5% 葡萄糖和 0.9% 的生理盐水配合使用。但有报道当盐酸拉贝洛尔加入到 5% 碳酸氢钠注射液中时会产生沉淀[1]。沉淀可用水重新配成溶液[2]。

有报道盐酸拉贝洛尔不能与头孢曲松[3]、呋塞米[4]、肝素[5]、胰岛素[5]、质子泵抑制剂泮托拉唑[6]和戊硫代巴比妥[4]合用。在所有病例中，混入 5mg/ml 盐酸拉贝洛尔时（溶于 5% 葡萄糖中）都会立即出现沉淀。也有报道盐酸拉贝洛尔（800μg/ml）与华法林钠[7]混合时会立即变浑浊。

1. Yuen P-HC, *et al.* Compatibility and stability of labetalol hydrochloride in commonly used intravenous solutions. *Am J Hosp Pharm* 1983; **40:** 1007–9.
2. Alam AS. Identification of labetalol precipitate. *Am J Hosp Pharm* 1984; **41:** 74.
3. Leader WG, Jones JM. Incompatibility between ceftriaxone sodium and labetalol hydrochloride. *Am J Health-Syst Pharm* 1996; **53:** 2639.
4. Chiu MF, Schwartz ML. Visual compatibility of injectable drugs used in the intensive care unit. *Am J Health-Syst Pharm* 1997; **54:** 461–5.
5. Yamashita SK, *et al.* Compatibility of selected critical care drugs during simulated Y-site administration. *Am J Health-Syst Pharm* 1996; **53:** 1048–51.
6. Péré H, *et al.* Compatibilité du pantoprazole injectable lors d'administration en Y. *Pharmactuel* 2004; **37:** 193–6.
7. Bahal SM, *et al.* Visual compatibility of warfarin sodium injection with selected medications and solutions. *Am J Health-Syst Pharm* 1997; **54:** 2599–2600.

不良反应

β 受体阻滞剂有关的不良反应已于第 279 页叙述。由于其占主要地位的不良反应，拉贝洛尔也具有 α 受体阻滞剂的活性。大剂量或治疗初期会出现体位性低血压。其他与 α 受体阻滞有关的作用，还包括头晕、头皮刺痛和鼻塞。男性性功能损害的程度比单独使用 β 阻滞剂更深。也有报道发生肌无力、震颤、尿潴留、肝炎和黄疸。

对肝脏的影响　截至 1990 年，FDA 已经收到 11 份与拉贝洛尔治疗有关的肝细胞损伤的报道[1]。有 3 名患者死亡。肝功能异常的患者应监测其肝功能并应停用拉贝洛尔。由于肝毒性，拉贝洛尔的 R,R-异构体——地来洛尔已退出市场[2]。

1. Clark JA, *et al.* Labetalol hepatotoxicity. *Ann Intern Med* 1990; **113:** 210–13.
2. Harvengt C. Labetalol hepatotoxicity. *Ann Intern Med* 1991; **114:** 341.

超敏反应　与拉贝洛尔有关的超敏反应可能表现为发热[1~3]。也有报道可发生中毒反应[4]。

1. D'Arcy PF. Drug reactions and interactions: drug fever with labetalol. *Int Pharm J* 1987; **1:** 43–4.
2. Stricker BH, *et al.* Fever induced by labetalol. *JAMA* 1986; **256:** 619–20.
3. Kamel J, *et al.* Drug fever due to labetalol. *Intern Med J* 2008; **38:** 871–2.
4. Ferree CE. Apparent anaphylaxis from labetalol. *Ann Intern Med* 1986; **104:** 729–30.

过量

中度低血压患者摄入 16g 拉贝洛尔后短期内会发生急性少尿性肾衰竭。随后肾功能可自行恢复[1]。也有报道[2]有患者在摄入 6g 后即发生肾衰竭。经胰高血糖素、异丙基肾上腺素和血液透析治疗后，患者痉愈。另一名患者[3]在口服 800mg 拉贝洛尔用于高血压危象治疗后发生循环衰竭和意识障碍，经胰高血糖素和拟交感神经药治疗后恢复血压，并需输胰高血糖素和拟交感神经药治疗后恢复血压，并需输胰高血糖素以提高心脏输出率及维持精神稳定。与之相比，有报道[4]，1 名 8 个月婴儿因心脏手术后过量静注拉贝洛尔 17.2mg/kg 只产生轻微和短暂嗜睡和低血压症状。

1. Smit AJ, *et al.* Acute renal failure after overdose of labetalol. *BMJ* 1986; **293:** 1142–3.
2. Korzets A, *et al.* Acute renal failure associated with a labetalol overdose. *Postgrad Med J* 1990; **66:** 66–7.
3. Kollef MH. Labetalol overdose successfully treated with amrinone and alpha-adrenergic receptor agonists. *Chest* 1994; **105:** 626–7.
4. Thorsteinsson A, *et al.* Severe labetalol overdose in an 8-month-old infant. *Paediatr Anaesth* 2008; **18:** 435–8.

注意事项

参见 β 受体阻滞剂，第 280 页。

由于拉贝洛尔可导致体位性低血压，因此建议应在患者卧位时注射，并且在接下来的 3h 内保持卧位。

有肝损伤征兆的患者应停用拉贝洛尔。

哺乳　虽然认为[1]母体的剂量可被胎儿摄取的比例很低，但拉贝洛尔还是可分泌入乳汁。一项对 25 名患者的研究[2]发现，如果母亲使用拉贝洛尔的量为每日 330～800mg，其乳汁中拉贝洛尔的平均浓度远低于其血浆中的浓度，有 1 名患者使用的剂量为每日 1200mg，其乳汁中的药物浓度则高于其血浆中的药物浓度。另一项研究[3]发现，3 位母亲中有 2 位乳汁中的药物浓度超过了其血浆的药物浓度，有 1 名婴儿的血浆拉贝洛尔的浓度与其母亲相似。但是使用拉贝洛尔的母亲在进行母乳喂养时，未报道出现不良反应，American Academy of Pediatrics 认为[4]进行母乳喂养的女性可使用拉贝洛尔。

1. Atkinson H, Begg EJ. Concentrations of beta-blocking drugs in human milk. *J Pediatr* 1990; **116:** 156.
2. Michael CA. Use of labetalol in the treatment of severe hypertension during pregnancy. *Br J Clin Pharmacol* 1979; **8** (suppl 2): 211S–215S.
3. Lunell NO, *et al.* Transfer of labetalol into amniotic fluid and breast milk in lactating women. *Eur J Clin Pharmacol* 1985; **28:** 597–9.
4. American Academy of Pediatrics. The transfer of drugs and other chemicals into human milk. *Pediatrics* 2001; **108:** 776–89. [Retired May 2010] Correction. *ibid.;* 1029. Also available at: http://aappolicy.aappublications.org/cgi/content/full/pediatrics%3b108/3/776 (accessed 10/01/08)

药物相互作用

与 β 受体阻滞剂的相互作用，见第 281 页。

药动学

拉贝洛尔易于从胃肠道吸收，但有显著的首关代谢。生物利用度在不同的患者之间变化很大，食物可能使其增加。口服后 1～2h 达到血浆峰浓度。拉贝洛尔脂溶性差，动物实验中只有很少部分能通过血脑屏障。约 50% 与血浆蛋白结合。拉贝洛尔可以通过胎盘扩散至乳汁（见上文）。主要在肝代谢，代谢产物以及少量拉贝洛尔的原形通过尿液排泄；主要的代谢产物未发现显著的 α 受体或 β 受体阻滞效应。胆汁中也有排泄。稳态状态下清除半衰期为 6～8h。静脉灌注半衰期约为 5.5h。拉贝洛尔不能通过透析清除。

老年人　从 4 个单剂量给药研究和 3 个多剂量给药研究的数据分析[1]表明，老年人长期口服拉贝洛尔治疗高血压时，年龄并不是影响口服清除的显著因素。

1. Rocci ML, *et al.* Effects of age on the elimination of labetalol. *Clin Pharmacokinet* 1989; **17:** 452–7.

妊娠　拉贝洛尔在脐带血[1]和胎儿血浆[2]中的浓度比在母体血浆中的浓度要低。胎儿与母体药物浓度的比为 0.2～0.8[2]，以母体最后一次给药后到婴儿出生时的脐带血为基础。在另一项研究[3]中，发现出生于母体最后一次给药 12～24h 后的婴儿，药物在脐带血中的浓度比母体血浆中的浓度要高。

1 名孕 37 周出生的新生儿，拉贝洛尔的半衰期为 24h，其母亲在分娩前应用拉贝洛尔每日 600mg，共 11 周[4]。

1. Lunell NO, *et al.* Transfer of labetalol into amniotic fluid and breast milk in lactating women. *Eur J Clin Pharmacol* 1985; **28**: 597–9.
2. Michael CA. Use of labetalol in the treatment of severe hypertension during pregnancy. *Br J Clin Pharmacol* 1979; **8** (suppl 2): 211S–215S.
3. Boulton DW, *et al.* Transplacental distribution of labetalol stereoisomers at delivery. *Br J Clin Pharmacol* 1999; **47**: 573–4.
4. Haraldsson A, Geven W. Half-life of maternal labetalol in a premature infant. *Pharm Weekbl (Sci)* 1989; **11**: 229–31.

用途和用法

拉贝洛尔是非心脏选择性 β 受体阻滞剂（第 278 页）。有内在拟交感活性和膜稳定活性。还有选择性 α 受体阻滞作用，可以降低外周血管阻力。α 受体阻滞与 β 受体阻滞作用的比，口服后约为 1：3，静脉给药后为 1：7。

拉贝洛尔的盐酸盐用于高血压的治疗（第 228 页）。也作为手术过程中低血压的诱导药。拉贝洛尔能够比其他的 β 阻滞药更快地降低血压；口服后 1～3h 达到完全的降压效应。

在高血压的治疗中，拉贝洛尔初始口服剂量为 100mg，每日 2 次，饭时口服；根据反应和站立时的血压逐渐增加剂量，至 200～400mg，每日 2 次；曾用过每日总量 2.4g，分 2 到 4 次给药。老年患者低剂量就足够；初始剂量为 50～100mg，每日 2 次，日常维持在 100～200mg，每日 2 次。

在高血压急症的治疗中，可静脉缓慢注射盐酸拉贝洛尔。英国推荐剂量为 50mg，注射时间至少为 1min；如需要，可隔 5min 后重复给药，至总量 200mg。美国推荐剂量为 20mg，注射时间至少为 2min；然后每 10min 给予 40～80mg，最大剂量为 300mg。应监测血压，静脉给药过程中及给药 3h 后应保持卧位，以避免直立性低血压。静脉快速注射后通常 5min 达到最大效应，可持续 6h，有时可长达 18h。

盐酸拉贝洛尔也可静脉滴注，通常剂量为 2mg/min。静脉滴注的推荐浓度需适当稀释为 1mg/ml 或 2mg/3ml。妊娠期高血压，拉贝洛尔的初始滴注速率为 20mg/h，每隔 30min 加倍，直到效果满意或达到 160mg/h。心肌梗死后高血压，拉贝洛尔的初始滴注速率为 15mg/h，逐渐增加剂量，直到效果满意或达到 120mg/h。

在低血压麻醉时，初始剂量为 10～20mg，静脉给药，如果 5min 后没有达到合适的血压，可增加至 5～10mg。卤芬群麻醉时，可能需要更高的剂量。

拉贝洛尔的儿童用法见下文。

作用 拉贝洛尔有 2 个光学中心；是 4 个立体异构体的外消旋混合物。R,R-异构体有 β 受体阻滞活性和一定的 α 受体阻断活性；也有 β-肾上腺调节外周血管舒张的活性。S, R-异构体主要有 α 受体阻滞活性。S,S-异构体有一些 α 受体阻滞活性。S,R-异构体既没有 α 受体阻滞活性也没有 α 受体阻滞活性[1]。R,R-异构体——地来洛尔，由于肝毒性已退出市场。

1. Gold EH, *et al.* Synthesis and comparison of some cardiovascular properties of the stereoisomers of labetalol. *J Med Chem* 1982; **25**: 1363–70.

儿童用法 拉贝洛尔曾用于儿童高血压治疗[1]，但是使用是受限制的。BNFC 2009 建议按如下剂量使用：

对于**高血压危象**，可按如下剂量静脉注射盐酸拉贝洛尔：

- 新生儿：每小时 500µg/kg，间隔至少 15min，最多每小时 4mg/kg；
- 1 个月～12 岁：每小时 0.5～1mg/kg，间隔至少 15min，最多 3mg/kg；
- 12～18 岁：每小时 30～120mg，间隔至少 15min。

对于**高血压患者**，按如下剂量给药：

- 1 个月～12 岁：1～2mg/kg，每日口服 3～4 次；或单次静脉注射 250～500mg/kg，最大剂量 20mg；
- 12～18 岁：与成人剂量相同（见上文），建议起始口服剂量最低，50～100mg，每日 2 次。

1. Bunchman TE, *et al.* Intravenously administered labetalol for treatment of hypertension in children. *J Pediatr* 1992; **120**: 140–4.

制剂

BP 2010: Labetalol Injection; Labetalol Tablets.
USP 33: Labetalol Hydrochloride Injection; Labetalol Hydrochloride Oral Suspension; Labetalol Hydrochloride Tablets.

专利制剂

Arg.: Biascor; **Austral.:** Presolol; Trandate; **Austria:** Trandate; **Belg.:** Trandate; **Canad.:** Trandate; **Chile:** Trandate; **Cz.:** Coreton†; Trandate; **Denm.:** Trandate; **Fin.:** Albetol; **Fr.:** Lircapil; Salmagne; **Hong Kong:** Presolol; Trandate†; **Irl.:** Trandate; **Israel:** Trandate; **Ital.:** Ipolab; Trandate; **Malaysia:** Trandate†; **Neth.:** Trandate; **Norw.:** Trandate; **NZ:** Hybloc; Trandate; **Port.:** Trandate; **S.Afr.:** Trandate; **Singapore:** Trandate; **Spain:** Trandate; **Swed.:** Trandate; **Switz.:** Trandate; **UK:** Trandate; **USA:** Normodyne; Trandate; **Venez.:** Trandate†.

多组分制剂 **Ital.:** Trandiur.

Lanatoside C (BAN, rINN) 毛花苷 C

Celanide; Celanidum; Lanatosid C; Lanatosidi C; Lanatósido C; Lanatosidum C; Lanatozyd c. 3-[(O-β-D-Glucopyranosyl-(1→4)-O-3-acetyl-2,6-dideoxy-β-D-*ribo*-hexopyranosyl-(1→4)-O-2,6-dideoxy-β-D-*ribo*-hexopyranosyl-(1→4)-O-2,6-dideoxy-β-D-*ribo*-hexopyranosyl)oxy]-12,14-dihydroxy-3β,5β,12β-card-20(22)-enolide.

Ланатозид С

$C_{49}H_{76}O_{20} = 985.1$.
CAS — 17575-22-3.
ATC — C01AA06.
ATC Vet — QC01AA06.

Lacidipine (BAN, USAN, rINN) 拉西地平

GR-43659X; GX-1048; Lacidipin; Lacidipino; Lacidipinum; Lasidipiini; Lasidipin. Diethyl 4-{2-[(*tert*-butoxycarbonyl)vinyl]phenyl}-1,4-dihydro-2,6-dimethylpyridine-3,5-dicarboxylate.

Лацидипин

$C_{26}H_{33}NO_6 = 455.5$.
CAS — 103890-78-4.
ATC — C08CA09.
ATC Vet — QC08CA09.
UNII — 260080034N.

Pharmacopoeias. In *Br.*

BP 2010 (Lacidipine) 白色至淡黄色结晶性粉末。不溶于水；微溶于无水乙醇；易溶于丙酮和二氯甲烷。

不良反应、处置和注意事项

同二氢吡啶类钙通道阻滞剂（详见硝苯地平，第 394 页）。

药物相互作用

同二氢吡啶类钙通道阻滞剂（详见硝苯地平，第 396 页）。

药动学

拉西地平经口给药后迅速被胃肠道吸收，但吸收不完全，首关代谢明显；生物利用度为 2%～9%，用更敏感的分析方法测得的生物利用度为 18.5%（范围 4%～52%）。血药浓度峰值出现在 30～150min。95% 以上的拉西地平与血浆蛋白结合。拉西地平主要通过肝代谢清除，经胆道排泄。口服给药约 70% 通过粪便排出，其余经尿液排泄。拉西地平的平均稳态清除半衰期为 13～19h。

用途和用法

拉西地平属二氢吡啶类钙通道阻滞剂，作用与硝苯地平相似（第 398 页）。用于高血压的治疗（第 228 页）。

口服起始剂量每日 2mg，3～4 周后可根据情况增加剂量至每日 4mg；个别患者可增加至每日 6mg。患者若有严重肝病则需减量。

拉西地平因其具显著抗菌作用而被关注。

1. Lee CR, Bryson HM. Lacidipine: a review of its pharmacodynamic and pharmacokinetic properties and therapeutic potential in the treatment of hypertension. *Drugs* 1994; **48**: 274–96.
2. Zanchetti A, ed. Cardiovascular advantages of a third generation calcium antagonist: symposium on lacidipine. *Drugs* 1999; **57** (suppl 1): 1–89.
3. McCormack PL, Wagstaff AJ. Lacidipine: a review of its use in the management of hypertension. *Drugs* 2003; **63**: 2327–56.

制剂

BP 2010: Lacidipine Tablets.

专利制剂

Arg.: Midotens†; **Belg.:** Motens; **Braz.:** Lacipil; Midotens; **Cz.:** Lacipil; **Denm.:** Midotens; **Fr.:** Caldine; **Ger.:** Motens; **Gr.:** Balnox; Lacipil; Lacitens; Motens; **Hong Kong:** Lacipil†; **Hung.:** Lacipil; **India:** Sinopil; **Indon.:** Lacipil†; **Ital.:** Aponil; Lacipil; Lacirex; Ladip; Viapres; **Malaysia:** Lacipil; **Mex.:** Lacipil; Midotens; **Neth.:** Motens; **Philipp.:** Lacipil; **Pol.:** Lacipil; **Port.:** Lacipil; Motens; **Rus.:** Lacipil (Лаципил); Sakure (Сакур); **Singapore:** Lacipil; **Spain:** Lacimen; Lacipil; **Switz.:** Motens; **Thai.:** Motens†; **Turk.:** Lacipil; **UK:** Motens; **Venez.:** Lacipil; Tens†.

Pharmacopoeias. In *Jpn* and *Pol.*

简介

毛花苷 C 是强心苷类药物，具有正性肌力作用。它从洋地黄叶中提取出来（第 311 页）。毛花苷 C 与地高辛具有相似的属性（第 312 页），并且已经用于治疗某些心律失常和心力衰竭。

毛花苷 A、毛花苷 B 和毛花苷 C 的合剂也已应用。

制剂

专利制剂
Arg.: Develanid†; **Mex.:** Cedilanid.

Landiolol Hydrochloride (rINNM) ⊗盐酸兰地洛尔

Hidrocloruro de landiolol; Landiolol, Chlorhydrate de; Landiololi Hydrochloridum; ONO-1101. (−)-[(S)-2,2-Dimethyl-1,3-dioxolan-4-yl]methyl p-((S)-2-hydroxy-3-{[2-(4-morpholinecarboxamido)ethyl]amino}propoxy)hydrocinnamate hydrochloride.

Ландиолола Гидрохлорид

$C_{25}H_{39}N_3O_8,HCl = 546.1$.
CAS — 133242-30-5 (landiolol); 144481-98-1 (landiolol hydrochloride).

(landiolol)

简介

兰地洛尔是一种短效的心脏选择性 β 受体阻滞剂，静脉给予其盐酸盐用于治疗手术过程中及手术后的心律失常。

1. Kitamura A, *et al.* Efficacy of an ultrashort-acting beta-adrenoceptor blocker (ONO-1101) in attenuating cardiovascular responses to endotracheal intubation. *Eur J Clin Pharmacol* 1997; **51**: 467–71.
2. Atarashi H, *et al.* Pharmacokinetics of landiolol hydrochloride, a new ultra-short-acting beta-blocker, in patients with cardiac arrhythmias. *Clin Pharmacol Ther* 2000; **68**: 143–50.
3. Mizuno J, *et al.* Age and sex-related differences in dose-dependent hemodynamic response to landiolol hydrochloride during general anesthesia. *Eur J Clin Pharmacol* 2007; **63**: 243–52.
4. Inoue S, *et al.* The efficacy of landiolol for suppressing the hyperdynamic response following laryngoscopy and tracheal intubation: a systematic review. *Anaesth Intensive Care* 2009; **37**: 893–902.

制剂

专利制剂
Jpn: Onoact.

Lappaconitine Hydrobromide 溴酸刺乌头碱

(1α,14α,16β)-20-Ethyl-1,14,16-trimethoxyaconitane-4,8,9-triol 4-[2-(acetylamino)benzoate] hydrobromide.

Лаппаконитина Гидробромид

$C_{32}H_{44}N_2O_8,HBr = 665.6$.
CAS — 32854-75-4 (lappaconitine); 97792-45-5 (lappaconitine hydrobromide).

简介

溴酸刺乌头碱是抗心律失常药。口服剂量为每次 25mg，每日 3 次。

制剂

专利制剂
Rus.: Allapinin (Аллапинин).

Leech 水蛭

Blodigel; Blutegel; Hirudo; Iilimato; Juotikas; Pijavka; Pijawka; Pióca; Sangsue; Sanguessugas; Sanguijuela; Sanguisuga; Sülük. Пиявка

性状 医用水蛭是一种药用的淡水环节动物。

注：中药水蛭为水蛭科动物蚂蟥（*Whitmania pigra*）、水蛭（*Hirude nipponica*）或柳叶蚂蟥（*Whitmania acranulata*）的干燥全体。

简介

水蛭用于清除充血区域的血液，在整形外科手术中也有应用价值。水蛭的口腔分泌物中含有抗凝血作用的水蛭素（第 354 页）。水蛭不能重复使用。

有报道称伤口可以被水蛭携带的水生产气单胞菌感染。移走水蛭后，接触部位可持续出血达 10h。

水蛭常用于整形外科手术，已经有相关报道[1]。

水生产气单胞菌寄生在水蛭的消化道，其引起伤口的感染属于整形手术中用水蛭去除淤血的并发症。其他的感染还包括温和气单胞菌和黏质沙雷菌。感染可能使小的伤口发生引流、蜂窝织炎、化脓、组织缺失和败血症[2]。建议[1]：处理部位先用肝素的盐溶液冲洗，并在处理过程中用喹诺酮和氨基糖苷类抗菌药预防感染。开放性创伤的患者在伤口闭合前应继续口服抗菌药。

除了抗凝血作用，水蛭的口腔分泌物还包括抗炎的成分，还有报道称水蛭可以减轻骨关节炎的症状[3,4]。

1. Whitaker IS, *et al*. Hirudo medicinalis and the plastic surgeon. *Br J Plast Surg* 2004; **57**: 348–53.
2. Ouderkirk JP, *et al*. Aeromonas meningitis complicating medicinal leech therapy. Abstract: *Clin Infect Dis* 2004; **38**: 603. Full version: http://www.journals.uchicago.edu/doi/full/10.1086/381438 (accessed 19/08/08)
3. Michalsen A, *et al*. Effect of leeches therapy (Hirudo medicinalis) in painful osteoarthritis of the knee: a pilot study. *Ann Rheum Dis* 2001; **60**: 986.
4. Michalsen A, *et al*. Effectiveness of leech therapy in osteoarthritis of the knee: a randomized, controlled trial. *Ann Intern Med* 2003; **139**: 724–30.

制剂

专利制剂

Rus.: Piyavit (Пиявит).

多组分制剂 **Hung.:** Antikeloid; Forte Hirudo; Medhirud; Plerudin.

顺势疗法制剂 **Ger.:** Narbent†.

Lepirudin (BAN, rINN) 来匹卢定

HBW-023; Lepirudiini; Lepirudina; Lépirudine; Lepirudinum. I-L-Leucine-2-L-threonine-63-desulfohirudin (Hirudo medicinalis isoform HV1).

Лепирудин

$C_{287}H_{440}N_{80}O_{111}S_6 = 6979.4$.

CAS — 138068-37-8.

ATC — B01AE02.

ATC Vet — QB01AE02.

UNII — Y43GF64R34.

不良反应和处置

最常见的不良反应是由于对凝血酶的直接抑制而导致的出血。也可引起超敏反应。已经发现了数种过敏反应，包括死亡，多发生于再次接触。与其他的水蛭素或水蛭素的类似物可能存在交叉反应性。

避免肌内注射，因为可能引起局部的血肿。

因有直接的抗凝血酶作用，下列患者应慎用或不用：肝或肾受损的患者；出血或有出血倾向的患者；如痔核出血、近期的外伤出血、脑血管异常、细菌性心内膜炎、严重的高血压；或者新近接受大手术的患者，大血管穿刺或组织活检的患者。

超敏反应 EMEA 于 2002 年 10 月报道[1]出 7 例来匹卢定严重过敏患者，其中 6 例为再次接触该药，5 例患者死亡。制造商安全数据报告[2]显示 9 例患者的严重过敏与来匹卢定有关，4 例死亡患者在 1～12 月前均使用过来匹卢定。尽管严重过敏反应报道很低（初次用为 0.015%），再次使用为 0.16%[2]，在再次使用来匹卢定前要考虑替代治疗，并且只能在可治疗过敏反应的地方进行[1,2]。

1. EMEA. EMEA public statement on Refludan (lepirudin)—fatal anaphylactic reactions (issued October 2002). Available at: http://www.ema.europa.eu/docs/en_GB/document_library/Public_statement/2010/08/WC500095474.pdf (accessed 10/08/10)
2. Greinacher A, *et al*. Anaphylactic and anaphylactoid reactions associated with lepirudin in patients with heparin-induced thrombocytopenia. *Circulation* 2003; **108**: 2062–5.

药物相互作用

直接凝血酶抑制剂与溶栓药、口服抗凝血药或者影

响血小板的药物合用，可增加出血的风险。

药动学

来匹卢定由肾脏代谢和分泌。静脉注射约 45% 可以从尿液中检测到，约 35% 由原形排出。来匹卢定的清除半衰期约为 1.3h。严重肾功能不全的患者半衰期可能延长至 2 天。

哺乳 在给予重组水蛭素 50mg，每日 2 次的妇女，给药后 3h，血浆水蛭素的浓度为 0.5～1μg/ml，但是乳汁中未检测到水蛭素。

1. Lindhoff-Last E, *et al*. Hirudin treatment in a breastfeeding woman. *Lancet* 2000; **355**: 467–8.

用途和用法

来匹卢定是重组的水蛭素（第 354 页），是凝血酶的直接抑制剂。应用肝素可使某些患者发生血小板减少症而出现血血栓塞疾病（第 243 页），可以应用来匹卢定作为抗凝药。来匹卢定在动脉血栓栓子异常中也有应用，如心肌梗死和不稳定性心绞痛。

在肝素导致的血小板减少症的患者，许可起始剂量给予 400μg/kg，缓慢静注。然后每小时给予 150μg/kg，持续缓注，根据患者反应，一般可持续 2～10 天。监测部分凝血酶原时间（APTT），使 APTT 率维持在 1.5～2.5。体重达 110kg 的患者不宜按体重增加剂量，每小时的输入量也不宜超过 210μg/kg。

肾功能不全的患者应减量，避免用于透析的患者（详见下文）。有人认为允许剂量过大，肾功能不全或健全患者应给予较低剂量，关于这些剂量的讨论，详见下文肝素导致的血小板减少症。

在肾损伤患者中的用法 肾损伤的患者应减量使用来匹卢定。详见下文肝素导致的血小板减少症。

肝素导致的血小板减少症 来匹卢定对于因肝素所致血小板减少而引起的静脉血栓栓塞有效[1]（见肝素的不良反应项下对血液的影响，第 312 页）。

对于正常肾功能及肾损伤患者来说，出血是治疗及使用比推荐剂量低时的主要问题[1~4]。

英国和美国的建议剂量如下：

- 肾功能正常患者：最初缓慢静脉注射 400μg/kg，然后每小时 150μg/kg 持续灌注。
- 肾损伤患者：初始剂量减到 200μg/kg，持续灌注速率根据肌酐清除率（CC）来确定：
- CC45～60ml/min：每小时 75μg/kg；
- CC30～40ml/min：每小时 45μg/kg；
- CC15～29ml/min：每小时 22.5μg/kg；
- CC 低于 15ml/min，避免持续给药，透析和急性肾功衰竭患者可根据反应隔天静脉快速注射 100μg/kg。

但 68 位患者数据证明稍低剂量较适宜[3]。初始静注可省略，注射速率如下：

- 肾功能正常患者：每小时 80μg/kg；
- CC30～60ml/min：每小时 40μg/kg；
- CC 低于 30ml/min：每小时 10～20μg/kg。

American College of Chest Physicians[4]（ACCP）也建议可忽略初次注射，初始口服 200μg/kg 可给予有生命或肢体威胁血栓患者，建议注射速卒根据血清肌酐浓度决定：

- 血清肌酐浓度小于 90μmol/L：每小时 100μg/kg；
- 血清肌酐浓度 90～140μmol/L：每小时 50μg/kg；
- 血清肌酐浓度 140～400μmol/L：每小时 10μg/kg；
- 血清肌酐浓度大于 400μmol/L：每小时 5μg/kg。

ACCP 建议 APTT 每隔 4h 监测一次，目标速率为 1.5～2.0。

1. Lubenow N, *et al*. HIT Investigators Group. Lepirudin in patients with heparin-induced thrombocytopenia—results of the third prospective study (HAT-3) and a combined analysis of HAT-1, HAT-2, and HAT-3. *J Thromb Haemost* 2005; **3**: 2428–36.
2. Tardy B, *et al*. GEHT-HIT Study Group. Predictive factors for thrombosis and major bleeding in an observational study in 181 patients with heparin-induced thrombocytopenia treated with lepirudin. *Blood* 2006; **108**: 1492–6.
3. Tschudi M, *et al*. Dosing lepirudin in patients with heparin-induced thrombocytopenia and normal or impaired renal function: a single-center experience with 68 patients. *Blood* 2009; **113**: 2402–9.
4. Warkentin TE, *et al*. Treatment and prevention of heparin-induced thrombocytopenia: American College of Chest Physicians Evidence-Based Clinical Practice Guidelines (8th edition). *Chest* 2008; **133** (suppl): 340S–380S.

缺血性心脏病 在急性 ST 段抬高性心肌梗死（第 232 页）和非 ST 段抬高性心肌梗死以及不稳定性心绞痛（见心绞痛，第 215 页）的治疗中，正在研究用重组水蛭素替代肝素，它也被用于医疗辅助及介入疗法。总体来说表现优于肝素[1]，但在各种情况下的精确作用仍需被肯定。

初期在治疗急性 ST 段抬高性心肌梗死患者时用肝

素和重组水蛭素地西卢定[2,3]（第 309 页）或来匹卢定[4]作为对比，但引起血小板减少症概率[5,6]比预计高而被迫停止了研究。后来研究低剂量地西卢定[7,8]或来匹卢定[9]，但与肝素对比没有显著优势。比伐卢定是一种合成的水蛭素类似物，对其研究[10]也未发现优势。比伐卢定组复发性心肌梗死概率较小，但出血概率增加。水蛭素在与溶栓剂一起治疗时作用未证实。尽管它对于肝素诱导的血小板减少症有效。它也可以用于 PCI（经皮冠脉介入治疗）。

对急性冠脉综合征患者的研究（非 ST 段抬高及不稳定性心绞痛患者）表明，水蛭素在预防心血管性死亡、心肌梗死和难治性心绞痛[11,12]方面优于肝素。一项关于地西卢定与水蛭素在不稳定性心绞痛治疗的对比[13]显示地西卢定血管造影结果较好。但另一项研究[7]表明对于经常性缺血性心脏病及死亡率效果较小。比伐卢定在治疗急性冠脉综合征与肝素相似，但大量出血减少[14,15]。

水蛭素也用于经皮冠脉介入（见再灌注与血管重建操作，第 237 页）患者。地西卢定用于接受皮腔内血管形成术患者[16,17]证明安全但未发现优于肝素。来匹卢定作为肝素替代物被用于肝素导致的血小板减少症[18~20]。比伐卢定治疗稳定冠脉综合征[21,22]急性冠脉综合征[21~23]和经皮冠脉介入治疗患者有效，但可能有短暂的糖蛋白Ⅱb/Ⅲa 抑制作用，有证据[24]表明在急性心肌梗死的 PCI 治疗中，该抑制作用与出血少有关。这种用法在英国被认可。

患者接受动脉旁路搭桥可用水蛭素作为未分组肝素替代物，比伐卢定[25]和来匹卢定[26]都被认为有积极效果，但术后出血增加，所以建议[26]水蛭素用于肝素禁忌患者（如肝素诱导的血小板减少症）。

1. Direct Thrombin Inhibitor Trialists' Collaborative Group. Direct thrombin inhibitors in acute coronary syndromes: principal results of a meta-analysis based on individual patients' data. *Lancet* 2002; **359**: 294–302.
2. The Global Use of Strategies to Open Occluded Coronary Arteries (GUSTO) IIa Investigators. Randomized trial of intravenous heparin versus recombinant hirudin for acute coronary syndromes. *Circulation* 1994; **90**: 1631–7.
3. Antman EM, *et al*. Hirudin in acute myocardial infarction: safety report from the Thrombolysis and Thrombin Inhibition in Myocardial Infarction (TIMI) 9A trial. *Circulation* 1994; **90**: 1624–30.
4. Neuhaus K-L, *et al*. Safety observations from the pilot phase of the randomized r-Hirudin for Improvement of Thrombolysis (HIT-III) study: a study of the Arbeitsgemeinschaft Leitender Kardiologischer Krankenhausärzte (ALKK). *Circulation* 1994; **90**: 1638–42.
5. Zeymer U, Neuhaus K-L. Hirudin and excess bleeding: implications for future use. *Drug Safety* 1995; **12**: 234–9.
6. Conrad KA. Clinical pharmacology and drug safety: lessons from hirudin. *Clin Pharmacol Ther* 1995; **58**: 123–6.
7. The Global Use of Strategies to Open Occluded Coronary Arteries (GUSTO) IIb Investigators. A comparison of recombinant hirudin with heparin for the treatment of acute coronary syndromes. *N Engl J Med* 1996; **335**: 775–82.
8. Antman EM. Hirudin in acute myocardial infarction: thrombolysis and thrombin inhibition in myocardial infarction (TIMI) 9B trial. *Circulation* 1996; **94**: 911–21.
9. Neuhaus K-L, *et al*. Recombinant hirudin (lepirudin) for the improvement of thrombolysis with streptokinase in patients with acute myocardial infarction: results of the HIT-4 trial. *J Am Coll Cardiol* 1999; **34**: 966–73.
10. The Hirulog and Early Reperfusion or Occlusion (HERO)-2 Trial Investigators. Thrombin-specific anticoagulation with bivalirudin versus heparin in patients receiving fibrinolytic therapy for acute myocardial infarction: the HERO-2 randomised trial. *Lancet* 2001; **358**: 1855–63.
11. Organization to Assess Strategies for Ischemic Syndromes (OASIS) Investigators. Comparison of the effects of two doses of recombinant hirudin compared with heparin in patients with acute myocardial ischemia without ST elevation: a pilot study. *Circulation* 1997; **96**: 769–77.
12. Organisation to Assess Strategies for Ischemic Syndromes (OASIS-2) Investigators. Effects of recombinant hirudin (lepirudin) compared with heparin on death, myocardial infarction, refractory angina, and revascularisation procedures in patients with acute myocardial ischaemia without ST elevation: a randomised trial. *Lancet* 1999; **353**: 429–38.
13. Topol EJ, *et al*. Recombinant hirudin for unstable angina pectoris: a multicenter, randomized angiographic trial. *Circulation* 1994; **89**: 1557–66.
14. Kong DF, *et al*. Clinical outcomes of bivalirudin for ischemic heart disease. *Circulation* 1999; **100**: 2049–53.
15. Stone GW, *et al*. The ACUITY Investigators. Bivalirudin for patients with acute coronary syndromes. *N Engl J Med* 2006; **355**: 2203–16.
16. van den Bos AA, *et al*. Safety and efficacy of recombinant hirudin (CGP 39 393) versus heparin in patients with stable angina undergoing coronary angioplasty. *Circulation* 1993; **88**: 2058–66.
17. Serruys PW, *et al*. A comparison of hirudin with heparin in the prevention of restenosis after coronary angioplasty. *N Engl J Med* 1995; **333**: 757–63.
18. Manfredi JA, *et al*. Lepirudin as a safe alternative for effective anticoagulation in patients with known heparin-induced thrombocytopenia undergoing percutaneous coronary intervention: case reports. *Catheter Cardiovasc Interv* 2001; **52**: 468–72.
19. Pinto DS, *et al*. Combination platelet glycoprotein IIb/IIIa receptor and lepirudin administration during percutaneous coronary intervention in patients with heparin-induced thrombocytopenia. *Catheter Cardiovasc Interv* 2003; **58**: 65–8.

20. Cochran K, *et al.* Use of lepirudin during percutaneous vascular interventions in patients with heparin-induced thrombocytopenia. *J Invasive Cardiol* 2003; **15**: 617–21.
21. Lincoff AM, *et al.* Bivalirudin and provisional glycoprotein IIb/IIIa blockade compared with heparin and planned glycoprotein IIb/IIIa blockade during percutaneous coronary intervention: REPLACE-2 randomized trial. *JAMA* 2003; **289**: 853–63. Correction. *ibid.*; 1638.
22. Lincoff AM, *et al.* Long-term efficacy of bivalirudin and provisional glycoprotein IIb/IIIa blockade vs heparin and planned glycoprotein IIb/IIIa blockade during percutaneous coronary revascularization: REPLACE-2 randomized trial. *JAMA* 2004; **292**: 696–703. Correction. *ibid.* 2006; **296**: 46.
23. Stone GW, *et al.* Bivalirudin in patients with acute coronary syndromes undergoing percutaneous coronary intervention: a subgroup analysis from the Acute Catheterization and Urgent Intervention Triage strategy (ACUITY) trial. *Lancet* 2007; **369**: 907–19.
24. Stone GW, *et al.* HORIZONS-AMI Trial Investigators. Bivalirudin during primary PCI in acute myocardial infarction. *N Engl J Med* 2008; **358**: 2218–30.
25. Dyke CM, *et al.* A comparison of bivalirudin to heparin with protamine reversal in patients undergoing cardiac surgery with cardiopulmonary bypass: the EVOLUTION-ON study. *J Thorac Cardiovasc Surg* 2006; **131**: 533–9.
26. Riess F-C, *et al.* Recombinant hirudin for cardiopulmonary bypass anticoagulation: a randomized, prospective, and heparin-controlled pilot study. *Thorac Cardiovasc Surg* 2007; **55**: 233–8.

制剂

专利制剂

Austral.: Refludan; **Austria:** Refludan; **Belg.:** Refludan; **Canad.:** Refludan; **Cz.:** Refludan; **Fr.:** Refludan; **Ger.:** Refludan; **Gr.:** Refludan; **Hung.:** Refludan; **Irl.:** Refludan; **Ital.:** Refludan; **Neth.:** Refludan; **Norw.:** Refludan; **NZ:** Refludan; **Port.:** Refludan; **S.Afr.:** Refludan; **Spain:** Refludan; **Swed.:** Refludan†; **Switz.:** Refludan; **UK:** Refludan; **USA:** Refludan.

Lercanidipine Hydrochloride (*BANM, USAN, rINNM*) 盐酸乐卡地平

Hidrocloruro de lercanidipino; Lercanidipine, Chlorhydrate de; Lercanidipini Hydrochloridum; Lerkanidipin Hidroklorür; Masnidipine Hydrochloride; R-75; Rec-15-2375. (±)-2-[(3,3-Diphenylpropyl)methylamino]-1,1-dimethylethyl methyl 1,4-dihydro-2,6-dimethyl-4-(*m*-nitrophenyl)-3,5-pyridinedicarboxylate hydrochloride.

Лерканидипина Гидрохлорид

$C_{36}H_{41}N_3O_6,HCl = 648.2$.
CAS — 100427-26-7 (lercanidipine); 132866-11-6 (lercanidipine hydrochloride).
ATC — C08CA13.
ATC Vet — QC08CA13.
UNII — OA8TFX68PE.

(lercanidipine)

不良反应、处置和注意事项

参见二氢吡啶类钙通道阻滞剂（详见硝苯地平，第 394 页）。乐卡地平不应用于有严重肝损伤患者（肌酐清除率小于 30ml/min）。

药物相互作用

参见二氢吡啶类钙通道阻滞剂（详见硝苯地平，第 396 页）。

药动学

乐卡地平口服后经消化道完全吸收，但首关代谢明显。生物利用度低，食物能使其利用度增加。口服给药后 1.5～3h 达到血浆峰浓度。乐卡地平分布快速且广泛。98% 以上与血浆蛋白结合。乐卡地平代谢广泛，主要通过细胞色素 P450 的同工酶 CYP3A4 代谢，主要产生无活性的代谢产物；口服给药约 50% 通过尿液排泄。清除半衰期为 2～5h，但更精确的分析方法提出半衰期为 8～10h。

用途和用法

乐卡地平是二氢吡啶类钙通道阻滞剂，作用与硝苯地平类似（第 398 页）。用于高血压的治疗（第228页）。

盐酸乐卡地平初始口服剂量 10mg，每日 1 次，饭

前服用，如需加量，至少 2 周后，可以每日 20mg。

1. McClellan KJ, Jarvis B. Lercanidipine: a review of its use in hypertension. *Drugs* 2000; **60**: 1123–40.
2. Bang LM, *et al.* Lercanidipine : a review of its efficacy in the management of hypertension. *Drugs* 2003; **63**: 2449–72.
3. Beckey C, *et al.* Lercanidipine in the treatment of hypertension. *Ann Pharmacother* 2007; **41**: 465–74.

制剂

专利制剂

Arg.: Lercadip; **Austral.:** Zanidip; **Austria:** Zanidip; **Belg.:** Zanidip; **Braz.:** Zanidip; **Chile:** Zanidip†; **Cz.:** Lerpin; **Denm.:** Zanidip; **Fin.:** Lercan; Zanidip; **Ger.:** Carmen; Corifeo; **Gr.:** Lercadip; **Hong Kong:** Zanidip; **Hung.:** Lercaton; Zanidip; **India:** Lerez; **Indon.:** Zanidip; **Irl.:** Lecalpin; Zanidip; **Israel:** Vasodip; **Ital.:** Cardiovasc; Lercadip; Zanidip; **Malaysia:** Zanidip; **Mex.:** Evipress; Zanidip; **Neth.:** Lerdip; **Norw.:** Zanidip; **NZ:** Zanidip; **Philipp.:** Zanidip; **Port.:** Calcan; Zanicor; Zanidip; **Rus.:** Lercamen (Леркамен); **S.Afr.:** Zanidip; **Singapore:** Zanidip†; **Spain:** Lercadip; Lerzam; Zanidip; **Swed.:** Zanidip; **Switz.:** Zanidip; **Thai.:** Zanidip; **Turk.:** Lercadip; **UK:** Zanidip; **Ukr.:** Lercamen (Леркамен); **Venez.:** Lercadip; Zanidip.

多组分制剂 **Austral.:** Zan-Extra; **Cz.:** Lercaprel; Zanicombo; **Fin.:** Lercapress; **Fr.:** Lercapress; Zanextra; **Ger.:** Carmen ACE; Zanerill; Zanipress; **Gr.:** Lercaprel; Zanerill; **India:** Lerez-AT†; **Irl.:** Lercanit; **Port.:** Zanipress; Zanitek; **S.Afr.:** Zanerill.

Levosimendan (*USAN, rINN*) 左西孟旦

Lévosimendan; Levosimendán; Levosimendanum; (–)-OR-1259. Mesoxalonitrile (–)-{p-[(R)-1,4,5,6-tetrahydro-4-methyl-6-oxo-3-pyridazinyl]phenyl}hydrazone.

Левосимендан

$C_{14}H_{12}N_6O = 280.3$.
CAS — 141505-33-1.
ATC — C01CX08.
ATC Vet — QC01CX08.

不良反应和注意事项

左西孟旦常见不良反应为高血压、头痛和室性心动过速；期外收缩、房颤、低血钾、失眠、头晕、胃肠道紊乱以及贫血都是报道常见不良反应。

也不应用于严重高血压及严重心动过速或机械性梗阻导致心室充盈或流出受影响的患者。在冠脉缺血或 QTc 间期延长患者使用时要小心给予并严格监控心电图。在有潜在生命危险的心律失常及心动过速、伴有快速心室反应的房颤患者上应用也要注意。有尖端扭转型室性心动过速者不可应用。治疗时要监测血清钾浓度。因为血流动力学影响，所以应在注射后几天内持续监测。左西孟旦在肝肾损伤患者应用时需注意，损伤严重者应避免使用。

药动学

注射代谢快速，半衰期为 1h。活性代谢产物 OR-1855 和 OR-1896 由于乙酰化和去乙酰化，半衰期延长为 75～80h，引起作用时间延长。代谢物及一小部分原药经尿和粪排出。一周内大约排出单剂量的 95% 以上。左西孟旦血浆蛋白结合率为 98%，大部分为白蛋白，但活性代谢产物血浆蛋白结合率仅为 40%。

用途和用法

左西孟旦是心脏收缩和血管扩张药，具有钙离子敏感性，用于急性心衰（第 224 页）治疗，尽管治疗中作用还不明确，静脉注射负荷剂量 6～12μg/kg，10min 后持续给药，每分钟 50～200ng/kg，根据病情调整剂量。注射持续时间建议为 24h。

左西孟旦也被尝试用于心源性及感染性休克以及钙通道阻断中毒。

1. Figgitt DP, *et al.* Levosimendan. *Drugs* 2001; **61**: 613–27.
2. Follath F, *et al.* Efficacy and safety of intravenous levosimendan compared with dobutamine in severe low-output heart failure (the LIDO study): a randomised double-blind trial. *Lancet* 2002; **360**: 196–202.
3. McBride BF, White CM. Levosimendan: implications for clinicians. *J Clin Pharmacol* 2003; **43**: 1071–81.
4. Innes CA, Wagstaff AJ. Levosimendan: a review of its use in the management of acute decompensated heart failure. *Drugs* 2003; **63**: 2651–71.
5. Earl GL, Fitzpatrick JT. Levosimendan: a novel inotropic agent for treatment of acute, decompensated heart failure. *Ann Pharmacother* 2005; **39**: 1888–96.
6. De Luca L, *et al.* Evidence-based use of levosimendan in different clinical settings. *Eur Heart J* 2006; **27**: 1908–20.
7. Antila S, *et al.* Clinical pharmacology of levosimendan. *Clin Pharmacokinet* 2007; **46**: 535–52.
8. Mebazaa A, *et al.* Levosimendan vs dobutamine: outcomes for acute heart failure patients on β-blockers in SURVIVE. *Eur J Heart Fail* 2009; **11**: 304–11.
9. Follath F. Newer treatments for decompensated heart failure: focus on levosimendan. *Drug Des Devel Ther* 2009; **3**: 73–8.
10. Antoniades C, *et al.* Relationship between the pharmacokinetics of levosimendan and its effects on cardiovascular system. *Curr Drug Metab* 2009; **10**: 95–103.
11. Delaney A, *et al.* Levosimendan for the treatment of acute severe heart failure: a meta-analysis of randomised controlled trials. *Int J Cardiol* 2010; **138**: 281–9.
12. Landoni G, *et al.* Levosimendan reduces mortality in critically ill patients: a meta-analysis of randomized controlled studies. *Minerva Anestesiol* 2010; **76**: 276–86.

制剂

专利制剂

Arg.: Simdax; **Austria:** Simdax; **Chile:** Daxim; **Cz.:** Simdax; **Fin.:** Simdax; **Ger.:** Simdax; **Hong Kong:** Simdax†; **Hung.:** Simdax; **Israel:** Simdax; **Ital.:** Simdax; **Mex.:** Simdax; **Norw.:** Simdax; **NZ:** Simdax; **Port.:** Simdax; **Rus.:** Simdax (Симдакс); **Singapore:** Simdax; **Spain:** Simdax; **Swed.:** Simdax; **Turk.:** Simdax; **Ukr.:** Simdax (Симдакс); **Venez.:** Daxim.

Lidoflazine (*BAN, USAN, rINN*) 利多氟嗪

Lidoflazina; Lidoflazinum; McN-JR-7904; Ordiflazine; R-7904. 4-[3-(4,4'-Difluorobenzhydryl)propyl]piperazin-1-ylaceto-2',6'-xylidide.

Лидофлазин

$C_{30}H_{35}F_2N_3O = 491.6$.
CAS — 3416-26-0.
ATC — C08EX01.
ATC Vet — QC08EX01.
UNII — J4ZHN3HBTE.

简介

利多氟嗪是钙通道阻滞剂（第 213 页），可以减慢 AV 传导。已经应用于心绞痛的治疗。

制剂

专利制剂

India: Clinium†; **S.Afr.:** Clinium†.

Limaprost (*rINN*) 利马前列素

Limaprostum; ONO-1206; OP-1206. (E)-7-{(1R,2R,3R)-3-Hydroxy-2-[(E)-(3S,5S)-3-hydroxy-5-methyl-1-nonenyl]-5-oxocyclopentyl}-2-heptenoic acid.

Лимапрост

$C_{22}H_{36}O_5 = 380.5$.
CAS — 74397-12-9 (limaprost); 88852-12-4 (limaprost alfadex).
UNII — L02U804092.

Pharmacopoeias. *Jpn* includes limaprost alfadex.

简介

利马前列素是前列地尔（前列腺素 E1）的合成类似物，应用于外周血管病（第 234 页）。口服应用利马前列素 α 环糊精，一个剂量相当于利马前列素 15～30μg，每日 3 次。

1. Shono T, Ikeda K. Rapid effect of oral limaprost in Raynaud's disease in childhood. *Lancet* 1989; **i**: 908.
2. Murai C, *et al.* Oral limaprost for Raynaud's phenomenon. *Lancet* 1989; **ii**: 1218.
3. Aoki Y, *et al.* Possible participation of a prostaglandin E1 analogue in the aggravation of diabetic nephropathy. *Diabetes Res Clin Pract* 1992; **16**: 233–8.
4. Sato Y, *et al.* Effect of oral administration of prostaglandin E1 on erectile dysfunction. *Br J Urol* 1997; **80**: 772–5.
5. Swainston Harrison T, Plosker GL. Limaprost. *Drugs* 2007; **67**: 109–18.

药物相互作用 一名女性患者在服用利马前列素治疗周围血管综合征，她在服用帕罗西丁后出现了 2 次大量鼻出血[1]，第 2 次是在帕罗西丁减量后。在利马前列素

每日剂量下降到 15～10μg 后并未再出现鼻出血情况。利米前列素每日剂量降至 15μg 后不会复发鼻出血，但有证据表明出现结膜出血。

1. Sugiyama N, et al. Massive epistaxis and subconjunctival hemorrhage due to combination of paroxetine and limaprost alfadex: a case report. Prim Care Companion J Clin Psychiatry 2007; 9: 240–1.

制剂

专利制剂

Jpn: Opalmon.

Linsidomine Hydrochloride (rINNM) 盐酸林西多明

Hidrocloruro de linsidomina; Linsidomine, Chlorhydrate de; Linsidomini Hydrochloridum. 3-Morpholinosydnonimine hydrochloride.

Линсидомина Гидрохлорид

$C_6H_{10}N_4O_2,HCl = 206.6.$

CAS — 33876-97-0 (linsidomine); 16142-27-1 (linsidomine hydrochloride).

ATC — C01DX18.

ATC Vet — QC01DX18.

(linsidomine)

简介

林西多明是硝基类血管扩张药，是吗多明的代谢产物（第388页）。可静脉或冠脉内给药扩张冠脉。

1. Delonca J, et al. Comparative efficacy of the intravenous administration of linsidomine, a direct nitric oxide donor, and isosorbide dinitrate in severe unstable angina: a French multicentre study. Eur Heart J 1997; 18: 1300–6.

制剂

专利制剂

Fr.: Corvasal.

Lisinopril (BAN, USAN, rINN) 赖诺普利

L-154826; Lisinoprilli; Lisinoprilum; Lizinopril; Lizinoprilis; MK-521. N-{N-[(S)-1-Carboxy-3-phenylpropyl]-L-lysyl}-L-proline dihydrate.

Лизиноприл

$C_{21}H_{31}N_3O_5,2H_2O = 441.5.$

CAS — 76547-98-3 (anhydrous lisinopril); 83915-83-7 (lisinopril dihydrate).

ATC — C09AA03.

ATC Vet — QC09AA03.

UNII — E7199S1YWR (lisinopril); 7Q3P4BS2FD (anhydrous lisinopril).

Pharmacopoeias. In *Eur.* (see p.vii), *Jpn,* and *US.*

Ph. Eur. 6. 8 （Lisinopril Dihydrate） 白色或几乎白色结晶性粉末。溶于水；几乎不溶于无水乙醇和丙酮；略溶于甲醇。

USP 33 （Lisinopril） 白色结晶性粉末。溶于水（1：10），溶于甲醇（1：70）；几乎不溶于乙醇、丙酮、乙腈、氯仿和乙醚。

混悬液 美国注册药品信息提供以下方法配制 1mg/ml 的赖诺普利悬浮液 200ml。向聚乙二醇对苯二甲酸酯容器瓶中加入 10ml 纯净水及 10 片 20mg/片的赖诺普利（*Prinivil*，Merk or *Zestril*，AstraZeneca）振摇至少 1min，加入 30ml *Bicitra*（*Alza*，*USA*）和 160ml *Ora-Sweet SF*（*Paddock*，*USA*）于瓶中，轻轻摇晃几秒。悬浮液需储存于 25℃以下，可储存 4 周。悬浮剂及其

他赖诺普利液体制剂性质已被报道[1,2]。

1. Thompson KC, et al. Characterization of an extemporaneous liquid formulation of lisinopril. Am J Health-Syst Pharm 2003; 60: 69–74.
2. Nahata MC, Morosco RS. Stability of lisinopril in two liquid dosage forms. Ann Pharmacother 2004; 38: 396–9.

不良反应、处置和注意事项

参见 **ACEI**，第 248 页。

卟啉病 赖诺普利与急性卟啉病发作有关，对卟啉病患者是不安全的。

药物相互作用

参见 **ACEI**，第 251 页。

药动学

赖诺普利口服给药可缓慢并完全吸收。平均约 25% 被吸收，但有个体差异，从 6%～60% 不等。本身具有活性，在体内无需代谢。给药后约 7h 达到血浆峰浓度。赖诺普利与血浆蛋白结合不显著。以原形从尿液排泄。对肾脏功能正常的患者，赖诺普利多次给药后有效半衰期为 12h。赖诺普利可以通过血液透析清除。

1. Till AE, et al. The pharmacokinetics of lisinopril in hospitalized patients with congestive heart failure. Br J Clin Pharmacol 1989; 27: 199–204.
2. Neubeck M, et al. Pharmacokinetics and pharmacodynamics of lisinopril in advanced renal failure: consequence of dose adjustment. Eur J Clin Pharmacol 1994; 46: 537–43.

用途和用法

赖诺普利是 ACEI（第 248 页）。应用于高血压（第 228 页）和心力衰竭（第 224 页）、心肌梗死（第 232 页）后的预防给药以及糖尿病肾病（见**肾脏疾病**，第 253 页）。

单纯口服给药后 1～2h 可观察到赖诺普利的血流动力学效应，最大效应发生在给药后 6h，而慢性给药数周后仍不能达到完全效应。一次给药后血流动力学作用可以持续 24h。赖诺普利以二水合物形式口服给药，但剂量以干燥物计算。2.72mg 二水赖诺普利相当于 2.5mg 无水赖诺普利。对于肾功能不全的患者应减量（详见下文）。

在**高血压**的治疗中，初始剂量每日 10mg。由于某些患者开始应用 ACEI 时，可能出现血压的骤降，首次给药最好在睡前。尤其对于肾血管性高血压、低血容量、心力衰竭或者严重高血压的患者，初始剂量应减量至每日 2.5～5mg。应用利尿药的患者，应在给予赖诺普利前停用利尿药 2～3 天，如有需要可恢复使用；如不能停用，则初始剂量应给予每日 5mg。常用的维持剂量为每日 20mg，根据需要可能增至每日 80mg。

在**心力衰竭**的治疗中，在 ACEI 的介绍中，同时应用祥利尿药的患者常会出现初始剂量高血压，但暂时的停药可能引起反射性的肺水肿。因此，应从小剂量开始使用，并有严密的医疗监护。初始剂量给予赖诺普利每日 2.5mg（美国为 5mg）。如需加量，每次不超过 10mg，间隔至少 2 周，最大维持剂量为每日 35mg（美国为 40mg）。

在**心肌梗死**后的治疗中，症状出现后 24h 内给予赖诺普利，注册用量为初始剂量每日 5mg，连用 2 日，然后增至每日 10mg。收缩压低的患者，推荐初始剂量给予每日 2.5mg。

在**糖尿病肾病**的治疗中，在伴有高血压且有微量蛋白尿的 2 型糖尿病患者，应每日给药 10mg，若有需要可增加至 20mg，每日 1 次，使静息舒张压 90mmHg 以下。

儿童用法见下文。

1. Lancaster SG, Todd PA. Lisinopril: a preliminary review of its pharmacodynamic and pharmacokinetic properties, and therapeutic use in hypertension and congestive heart failure. Drugs 1988; 35: 646–69.
2. Goa KL, et al. Lisinopril: a review of its pharmacology and clinical efficacy in the early management of acute myocardial infarction. Drugs 1996; 52: 564–88.
3. Goa KL, et al. Lisinopril: a review of its pharmacology and use in the management of the complications of diabetes mellitus. Drugs 1997; 53: 1081–1105.
4. Simpson K, Jarvis B. Lisinopril: a review of its use in congestive heart failure. Drugs 2000; 59: 1149–67.

儿童用法 对于 6 岁及以上[1]的儿童来说，赖诺普利被认为是一种有效及较易耐受的抗高血压药，也成功运用于更小的儿童[2]。美国注册药品信息建议，对于**高血压**治疗，初始口服剂量为 70μg/kg（最高至 5mg），每日 1 次，对于 6 岁及以上儿童适用（见下文**在肾损伤中的用法**）。BNFC 2010/11 对于 6～12 岁儿童也推荐相似剂量并认为可以增加间隔至 1～2 周，最高剂量 600μg/kg 或 40mg。对于 12～18 岁儿童，BNFC 2010/11 认为初始剂量 2.5mg，每日 1 次，如需

可增加至最大 80mg，每日 1 次。

治疗 12～18 岁儿童**心衰**中，BNFC 2010/11 建议起始剂量 2.5mg，每日 1 次，如需增加，一次不可加超过 10mg，间隔至少 2 周，最多每日 35mg。

1. Soffer B, et al. A double-blind, placebo-controlled, dose-response study of the effectiveness and safety of lisinopril for children with hypertension. Am J Hypertens 2003; 16: 795–800.
2. Raes A, et al. Lisinopril in paediatric medicine: a retrospective chart review of long-term treatment in children. J Renin Angiotensin Aldosterone Syst 2007; 8: 3–12.

在肾损伤中的用法 对于肾损伤成人患者，应根据肌酐清除率（CC）对赖诺普利的初始剂量进行减量：

- CC 31～81ml/min：每日 5～10mg。
- CC 10～30ml/min：每日 2.5～5mg。
- CC 低于 10ml/min 或接受透析：每日 2.5mg。

根据病情调整剂量，最大剂量为 40mg，每日 1 次。美国注册药品信息认为赖诺普利不应给予肾小滤流过率小于 30ml/（min·1.73m²）的儿童，但并未给出肾损伤儿童的用量。

制剂

BP 2010: Lisinopril Tablets.

USP 33: Lisinopril and Hydrochlorothiazide Tablets; Lisinopril Tablets.

专利制剂

Arg.: Doxapril; Lisinal; Sedotensil; Tensopril; Tersif; Zestril; *Austral.:* Fibsol; Lisihexal; Lisinobell; Lisodur; Prinivil; Zestril; *Austria:* Acemin; Acetan; Lisihexal; Lisinostad; Prinivil†; *Belg.:* Novatec†; Zestril; *Braz.:* Lisopril; Listril; Lonipril; Prilcor; Prinivil; Prinopril; Vasojet; Zestril; Zinopril; Zinopril; Zestril; *Canad.:* Zestril; *Chile:* Acerdil; Lipreren; Presokin†; Tonotensil; Zestril†; *Cz.:* Dapril; Diroton; Irumed†; Liprilbela; Lisigamma; Lisipril; Listril†; Prinivil; *Denm.:* Acepril†; Lanatin†; Lisinopril; Vivatec†; Zestril; *Fin.:* Cardiostad; Lisipril; Vivatec†; Zestril†; *Fr.:* Prinivil; *Ger.:* Acerbon; Conic; Lisi; Lisi Lich; Lisi-Puren; Lisibeta; Lisidigal; Lisido; Lisigamma; Lisihexal; Lisodura†; *Gr.:* Adicanil; Axelvin; Gnostoval; Hyperliz; Icoran; Landolaxin; Leruze; Lisinospes; Lisodinol; Mealis; Nafordyl; Perenal; Press-12; Pressamea; Pressunil; Prinivil; Terolinal; Thriusedon; Tivirlon; Vercol; Veroxil; Z-Bec; Zestril; *Hong Kong:* Acepril†; Cipril; Prinivil; Zestril; *Hung.:* Cipronet; Linopril; Lisdenet†; Lisopress; Press-12; *India:* Biopril; Cipril; Linonil; Linvas; Lipril; Lisonil; Normopril; *Indon.:* Inhitril; Interpril; Linoxal; Noperten; Nopril; Odace; Tensinop; Tensiphar; Zestril; *Irl.:* Bellisin; ByZestra; Carace†; Lestace; Lisopress; Lispril; Zesger; Zestan; Zestril; *Israel:* Tensopril; *Ital.:* Alapril; Prinivil; Zestril; *Jpn:* Longes; *Malaysia:* Acepril; Dapril; Ranopril; Zestril; *Mex.:* Alfaken; Dostenil; Fersivag; Linospril; Noril; Priniser; Prinivil; Zestril; *Neth.:* Novatec†; Zestril; *Norw.:* Vivatec; Zestril; *NZ:* Prinivil; Zestril; *Philipp.:* Listril; Sinolip†; Zestril; *Pol.:* Diroton; Lisdene; Lisihexal; Lisinoratio; Lisiprol; Prinivil; Ranopril; *Port.:* Benzin; Ecapril; Farpresset†; Lapril; Lisinopril; Lisopress†; Prinivil; *Rus.:* Dapril (Даприл); Diroton (Диротон); Irumed (Ирумед); Lisigamma (Лизигамма); Lisinoton (Лизинотон); Lisoril (Лизорил); Listril (Листрил); Liten (Литэн); Sinopril (Синоприл); *S.Afr.:* Adco-Zetomax; Prilosin†; Prinivil†; Renotens†; Sinopren; Zemax; Zeprosil†; Zestril; *Singapore:* Dapril; Lisdene; Lispril; Zestril; *Spain:* Belprel; Doneka; Iricil; Likenil; Prinivil; Tensikey; Zestril; *Swed.:* Vivatec†; Zestril; *Switz.:* Corpnlint†; Listril; Lispril; Prinil; Tobicor†; Zestril; Zhai.: *Turk.:* Acerilin; Rilace; Sinopryl; Zestril; *UAE:* Lisotec; *UK:* Carace†; Zestril; *Ukr.:* Diroton (Диротон); Lipril (Липрил); Lisigamma (Лизигамма); Lisihexal (ЛизиГЕКСАЛ); Lopril (Лоприл); Vitopril (Витоприл); *USA:* Prinivil; Zestril; *Venez.:* Cotensil; Lisilet; Prinivil; Rantex; Tonoten.

多组分制剂 *Arg.:* Tensopril D; Zestoretic; *Austria:* Acecomb; Acelisino comp; Co-Acetan; Co-Hypomed†; Co-Lisinostad; Lisihexal comb; Lisinocomp; Lisinopril comp; Zestoretic†; *Belg.:* Co-Lisinopril; Merck-Co-Lisinopril†; Novazyd†; Zestoretic; *Braz.:* Lisinoretic†; Lisoclor; Lisonotec†; Lonipril-H; Prinzide; Zestoretic; *Canad.:* Prinzide; Zestoretic; *Chile:* Acerdil-D; Tonotensil D; *Cz.:* Amesos; Lipribela plus H; *Denm.:* Lisinoplus; Vivazid†; Zestoretic; *Fin.:* Acercomp†; Cardiostad Comp†; Lisaril Comp†; Lisinopril Comp†; Lisipril Comp; Vivatec Comp†; *Fr.:* Prinzide; Zestoretic; *Ger.:* Acercomp; Coric Plus; Lisi-Puren comp; Lisidigal HCT; Lisigamma HCT; Lisihexal comp; LisiLich comp; Lisinopril comp; Lisinopril HCT; Lisiplus; Lisodura plus†; *Gr.:* Prinzide; Z-Bec Plus; Zestoretic; *Hong Kong:* Zestoretic; *Hung.:* Lisonorm; Lisopress HCT; *India:* Amlopres L; Amlosafe-LS; Biopril AM; Calchek L; Cipril-H; Lisoril-5HT; *Indon.:* Zestoretic; *Irl.:* Carace Plus†; Lispril-hydrochlorothiazide; Zesger Plus; Zestoretic; *Mex.:* Nalapres; Prinzide; Zestoretic; *Neth.:* Lisidigal HCT; Novazyd†; Zestoretic; *Norw.:* Vivatec Comp; Zestoretic; *Philipp.:* Zestoretic; *Pol.:* Dironorm; *Port.:* Ecamais; Lisoplus†; Prinzide; Tiazinol†; Zestoretic; *Rus.:* Iruzid (Ирузид); Lisinoton H (Лизинотон H); Lisoretic (Лизоретик); Listril Plus (Листрил Плюс); Liten H (Литэн H); Sinorezid (Синорезид); *S.Afr.:* Adco-Zetomax Co; Deca Co; Hexal-Lisinopril Co; Lisoretic; Lisozide; Zestozide; *Spain:* Doneka Plus; Iricil Plus; Prinivil Plus; Secubar Diu; Tensikey Complex; Zestoretic; *Swed.:* Zestoretic; *Switz.:* Co-Lisinopril; Corpriretic†; Listril comp; Lisopril plus; Prinzide; Tobicor Plus†; Zestoretic; *Turk.:* Rilace Plus; Sinoretik; Zestoretic; *UK:* Carace Plus; Carplha; Sinoretik; Zestoretic; *Ukr.:* Ekvator (Экватор); Hypril-A (Гиприл-A)†; Liprazid (Липразид); Lisoretic (Лизоретик); Lopril H (Лоприл H); Neocard-Lis (Неокард-Лиз); *USA:* Prinzide; Zestoretic; *Venez.:* Lisiletic.

Losartan Potassium (BANM, USAN, rINNM) 氯沙坦钾

DuP-753; E-3340; Kalii Losartanum; Losartaanikalium; Losartán potásico; Losartan potassique; Losartan Potasyum; Losartankalium; Losartanum kalicum; MK-0954. 2-Butyl-4-chloro-1-[p-(o-1H-tetrazol-5-ylphenyl)benzyl]imidazole-5-methanol potassium.

Калия Лозартан

$C_{22}H_{22}ClKN_6O = 461.0.$

CAS — 114798-26-4 (losartan); 124750-99-8 (losartan potassium).

ATC — C09CA01.

ATC Vet — QC09CA01.

UNII — 3ST302B24A.

(losartan)

Pharmacopoeias. In *Eur.* (see p.vii) and *US.*

Ph. Eur. 6. 8 (Losarfan Potassium) 白色或几乎白色的吸湿结晶粉末。呈多型性。溶于水和甲醇；微溶于乙腈。贮藏于密闭容器中。

USP 33 (Losartan Potassium) 白色至米色粉末。易溶于水；微溶于乙氰；溶于异丙基乙醇。

不良反应

氯沙坦的不良反应通常较轻且短暂，包括头晕、头痛和与剂量有关的直立性低血压。低血容量的患者容易发生低血压（如接受高剂量利尿药的患者）。可能出现肾脏灌注受损，较少出现皮疹、荨麻疹、瘙痒症、血管性水肿，可能发生转氨酶增高。高钾血症、肌痛和关节痛也有报道。与ACEI相比，氯沙坦引起干咳的概率较小。还有与血管紧张素Ⅱ受体拮抗剂有关的不良反应，如呼吸道的异常、背痛、胃肠功能紊乱、疲劳和中性粒细胞减少症。也曾报道过横纹肌溶解症。

1. Mazzolai L, Burnier M. Comparative safety and tolerability of angiotensin II receptor antagonists. *Drug Safety* 1999; **21:** 23–33.

血管性水肿　血管性水肿是公认的ACEI的不良反应，并且认为与缓激肽的累积有关。尽管血管紧张素Ⅱ受体拮抗剂不影响缓激肽的水平，但发生血管性水肿的病例仍有报道[1~7]，也有报道[8]发现缓激肽水平升高。应用ACEI而发生过血管性水肿的患者，在应用血管紧张素Ⅱ受体拮抗剂的时候受引起重视[4,9]。

1. Acker CG, Greenberg A. Angioedema induced by the angiotensin II blocker losartan. *N Engl J Med* 1995; **333:** 1572.
2. van Rijnsoever EW, *et al.* Angioneurotic edema attributed to the use of losartan. *Arch Intern Med* 1998; **158:** 2063–5.
3. Adverse Drug Reactions Advisory Committee. Angiotensin II receptor antagonists. *Aust Adverse Drug React Bull* 1999; **18:** 2. Available at: http://www.tga.gov.au/adr/aadrb/aadr9902.pdf (accessed 13/03/08)
4. Howes LG, Tran D. Can angiotensin receptor antagonists be used safely in patients with previous ACE inhibitor-induced angioedema? *Drug Safety* 2002; **25:** 73–6.
5. Irons BK, Kumar A. Valsartan-induced angioedema. *Ann Pharmacother* 2003; **37:** 1024–7.
6. Nykamp D, Winter EE. Olmesartan medoxomil-induced angioedema. *Ann Pharmacother* 2007; **41:** 518–20.
7. McCabe J, *et al.* Penile angioedema associated with the use of angiotensin-converting-enzyme inhibitors and angiotensin II receptor blockers. *Am J Health-Syst Pharm* 2008; **65:** 420–1.
8. Campbell DJ, *et al.* Losartan increases bradykinin levels in hypertensive humans. *Circulation* 2005; **111:** 315–20.
9. Warner KK, *et al.* Angiotensin II receptor blockers in patients with ACE inhibitor-induced angioedema. *Ann Pharmacother* 2000; **34:** 526–8.

致癌性　一项结合致癌相关发现的随机对照研究的荟萃分析[1]表明，血管紧张素受体阻滞剂可增加癌症发病率，4年发生率均高于1.2%。临床显著性尚未证实，FDA正在对这些药物的安全性进行复查[2]。

1. Sipahi I, *et al.* Angiotensin-receptor blockade and risk of cancer: meta-analysis of randomised controlled trials. *Lancet Oncol* 2010; **11:** 627–36.
2. FDA. Drug Safety Communication: ongoing safety review of the angiotensin receptor blockers and cancer (17/05/2010). Available at: http://www.fda.gov/Drugs/DrugSafety/PostmarketDrugSafetyInformationforPatientsandProviders/ucm218845.htm (accessed 24/08/10)

对血液的影响　1名肾脏移植的患者，在使用氯沙坦6周后，发生了贫血[1]。肾损伤接受透析的患者，则出现了血红素浓度的下降[2]。

1名患者在使用氯沙坦后不久出现了免疫性血小板减少症[3]。

1. Horn S, *et al.* Losartan and renal transplantation. *Lancet* 1998; **351:** 111.
2. Schwarzbeck A, *et al.* Anaemia in dialysis patients as a side-effect of sartanes. *Lancet* 1998; **352:** 286.
3. Ada S, *et al.* Immune thrombocytopenia after losartan therapy. *Ann Intern Med* 2002; **137:** 704.

对肝脏的影响　少数患者应用氯沙坦后出现转氨酶的升高。1名患者由于ACEI引起的干咳，而用氯沙坦取代了依那普利，1个月后出现了严重的急性肝毒性[1]。停用氯沙坦后患者恢复，但激发试验又出现症状且转氨酶

升高。1名患者应用氯沙坦每日150mg，6周，出现了急性可逆性肝毒性[2]。厄贝沙坦引起阻塞性黄疸的病例也有报道[3]，停用厄贝沙坦后，黄疸逐渐消退。

1. Bosch X. Losartan-induced hepatotoxicity. *JAMA* 1997; **278:** 1572.
2. Andrade RJ, *et al.* Hepatic injury associated with losartan. *Ann Pharmacother* 1998; **32:** 1371.
3. Hariraj R, *et al.* Prolonged cholestasis associated with irbesartan. *BMJ* 2000; **321:** 547.

对皮肤的影响　2例应用氯沙坦控制高血压的患者，出现非典型的皮肤淋巴结浸润[1]，停药数周后损伤消失。

应用氯沙坦后有患者出现Henoch-Schönlein紫癜[2,3]，其中1例在激发试验中复发[2]。使用坎地沙坦后也出现过紫癜疹和血管炎[4]，并发展为急性肾炎。

一名服用厄贝沙坦2年[5]的患者出现多环疹伴有全身性症状，停药2天后症状有所改善。一项报道[6]称许多银屑病患者使用血管紧张素Ⅱ受体拮抗剂后，病情有所发展或加重；包括坎地沙坦、厄贝沙坦、氯沙坦和缬沙坦。大多数患者停药后能够复原。

1. Viraben R, *et al.* Losartan-associated atypical cutaneous lymphoid hyperplasia. *Lancet* 1997; **350:** 1366.
2. Bosch X. Henoch-Schönlein purpura induced by losartan therapy. *Arch Intern Med* 1998; **158:** 191–2.
3. Brouard M, *et al.* Schönlein-Henoch purpura associated with losartan treatment and presence of antineutrophil cytoplasmic antibodies of x specificity. *Br J Dermatol* 2001; **145:** 362–3.
4. Morton A, *et al.* Rash and acute nephritic syndrome due to candesartan. *BMJ* 2004; **328:** 25.
5. Constable S, *et al.* Systemic illness with skin eruption, fever and positive lymphocyte transformation test in a patient on irbesartan. *Br J Dermatol* 2006; **155:** 491–3.
6. Marquart-Elbaz C, *et al.* Sartans, angiotensin II receptor antagonists, can induce psoriasis. *Br J Dermatol* 2002; **147:** 617–18.

对味觉的影响　在应用氯沙坦控制高血压的患者中，出现了味觉的异常，某些患者发展到味觉完全消失[1,2]。停用氯沙坦后，味觉全部恢复正常。健康志愿者试验中，使用坎地沙坦[3,4]和缬沙坦[4]可出现味觉损伤。

1. Schlienger RG, *et al.* Reversible ageusia associated with losartan. *Lancet* 1996; **347:** 471–2.
2. Heeringa M, van Puijenbroek EP. Reversible dysgeusia attributed to losartan. *Ann Intern Med* 1998; **129:** 72.
3. Tsuruoka S, *et al.* Subclinical alteration of taste sensitivity induced by candesartan in healthy subjects. *Br J Clin Pharmacol* 2004; **57:** 807–12.
4. Tsuruoka S, *et al.* Angiotensin II receptor blocker-induces blunted taste sensitivity: comparison of candesartan and valsartan. *Br J Clin Pharmacol* 2005; **60:** 204–7.

超敏反应　见上文血管性水肿和对皮肤的影响。

偏头痛　1例患者应用氯沙坦后出现严重的偏头痛[1]。该患者没有偏头痛病史，在激发试验中又出现症状。但是，也有报道称血管紧张素Ⅱ受体拮抗剂能够减少偏头痛的发生率（见下文用途和用法）。

1. Ahmad S. Losartan and severe migraine. *JAMA* 1995; **274:** 1266–7.

胰腺炎　2例患者应用氯沙坦后出现急性胰腺炎[1,2]。但是，1例患者继发胰腺炎与氯沙坦无关[3]。应用依那普利的患者也出现急性胰腺炎[2]。厄贝沙坦也引起急性胰腺炎[4]；该患者同时应用氢氯噻嗪，但与引起胰腺炎的通常剂量相比，剂量较小。服用替米沙坦过量的急性胰腺炎患者建议服用生化替代品[5]。

1. Bosch X. Losartan-induced acute pancreatitis. *Ann Intern Med* 1997; **127:** 1043–4.
2. Birck R, *et al.* Pancreatitis after losartan. *Lancet* 1998; **351:** 1178.
3. Bosch X. Correction: losartan, pancreatitis, and microlithiasis. *Ann Intern Med* 1998; **129:** 755.
4. Fisher AA, Bassett ML. Acute pancreatitis associated with angiotensin II receptor antagonists. *Ann Pharmacother* 2002; **36:** 1883–6.
5. Baffoni L, *et al.* Acute pancreatitis induced by telmisartan overdose. *Ann Pharmacother* 2004; **38:** 1088.

血管炎　在血管紧张素Ⅱ受体拮抗药引起的Henoch-Schönlein紫癜及其他血管病，见上文对皮肤的影响。

注意事项

氯沙坦禁用于妊娠患者（见下文）和严重肝损伤患者，轻中度肝损伤患者应考虑降低剂量（见下文用途和用法）。慎用于肾动脉狭窄患者；低容量的患者（如应用大剂量利尿药的患者）可能出现低血压，故使用前应纠正低血容量，或者降低初始剂量的剂量。可能发生高钾血症，因此要监测血钾浓度，特别是年龄大和肾损伤的患者，应避免同时使用保钾利尿药。

糖尿病　有报道称1型糖尿病患者应用氯沙坦后引起低血糖感知能力降低，继而发现[1]在健康人群中氯沙坦可以减轻低血糖的症状和其引起的激素的变化。尽管临床上还没有证实，笔者建议氯沙坦应慎用于低血糖感知能力降低的糖尿病患者。然而，氯沙坦和其他的血管紧张素Ⅱ受体拮抗剂可能对某些糖尿病并发症有作用（详

见用法项下肾脏疾病）。

1. Deininger E, *et al.* Losartan attenuates symptomatic and hormonal responses to hypoglycemia in humans. *Clin Pharmacol Ther* 2001; **70:** 362–9.

妊娠　氯沙坦及其他血管紧张素Ⅱ受体拮抗剂禁用于3个月及以上妊娠患者，因为动物实验中发现氯沙坦有胎儿毒性，在人身上也发现该情况[1]。是因为它阻滞肾素-血管紧张素系统，与ACEI相似（见第250页）。1名患者在妊娠20~31周[2]时应用氯沙坦，出现羊水过少而导致胎儿死亡；许多相似病例相继报道，包括氯沙坦[3,4]，坎地沙坦[5]和缬沙坦[4,6,7]，准备妊娠者应避免使用血管紧张素Ⅱ受体拮抗剂或发现妊娠后即刻停药。只能在治疗利益大于风险[8]的妊娠患者中使用。

1. Branch RL, Martin U. Adverse effects of angiotensin-converting enzyme inhibitors and angiotensin-II receptor blockers in pregnancy. *Adverse Drug React Bull* 2007; (Oct): 943–6.
2. Saji H, *et al.* Losartan and fetal toxic effects. *Lancet* 2001; **357:** 363.
3. Lambot M-A, *et al.* Angiotensin-II-receptor inhibitors in pregnancy. *Lancet* 2001; **357:** 1619–20.
4. Martinovic J, *et al.* Fetal toxic effects and angiotensin-II-receptor antagonists. *Lancet* 2001; **358:** 241–2.
5. Hinsberger A, *et al.* Angiotensin-II-receptor inhibitors in pregnancy. *Lancet* 2001; **357:** 1620.
6. Briggs GG, Nageotte MP. Fatal fetal outcome with the combined use of valsartan and atenolol. *Ann Pharmacother* 2001; **35:** 859–61.
7. Bos-Thompson M-A, *et al.* Fetal toxic effects of angiotensin II receptor antagonists: case report and follow-up after birth. *Ann Pharmacother* 2005; **39:** 157–61. Correction. *ibid.*; 389.
8. MHRA/CHM. ACE inhibitors and angiotensin II receptor antagonists: not for use in pregnancy. *Drug Safety Update* 2007; **1** (5): 8–9. Available at: http://www.mhra.gov.uk/home/idcplg?IdcService=GET_FILE&dDocName=CON2033217&RevisionSelectionMethod=LatestReleased (accessed 30/07/09)

药物相互作用

一些药物或能够降低血压的成分可以增强氯沙坦的抗高血压作用。血钾升高，特别是在补钾、应用保钾利尿药或其他能够引起高钾血症的药物的情况下；氯沙坦和保钾利尿药应避免同时使用。使用氯沙坦的患者要谨慎使用非甾体抗炎药，因为有增加肾损伤的风险，特别是补液不充足患者。使用非甾体抗炎药会使氯沙坦降压作用下降。氯沙坦和其他的血管紧张素Ⅱ受体拮抗剂通过细胞色素P450同工酶代谢，可以与影响这些酶的药物发生相互作用。

锂　血管紧张素Ⅱ受体拮抗剂与锂可能有相互作用，它们所引起的毒性，参见M37第381页。

药动学

氯沙坦口服易被胃肠道吸收，但由有显著的首关代谢，因而生物利用度约为33%。代谢为有活性的羧酸代谢物E-3174（EXP-3174），其药理活性大于氯沙坦；也有一些无活性的代谢产物。主要通过细胞色素P450的同工酶CYP2C9和CYP3A4代谢。氯沙坦和E-3174在口服给药后1h和3~4h分别到达血浆峰浓度。98%以上的氯沙坦和E-3174与血浆蛋白结合。氯沙坦的原形和代谢产物通过尿液和胆汁排泄。口服给药约4%以原形，6%以有活性的代谢产物随尿液排泄。氯沙坦和E-3174的半衰期分别为1.5~2.5h和3~9h。

1. Sica DA, *et al.* Clinical pharmacokinetics of losartan. *Clin Pharmacokinet* 2005; **44:** 797–814.

用途和用法

氯沙坦是血管紧张素Ⅱ受体拮抗剂，可以选择性地抑制AT₁受体，从而减少血管紧张素Ⅱ的作用，有抗高血压的活性。它适用于高血压的治疗（第228页）和心衰治疗（第224页），尤其适用于应用ACEI引起干咳的患者，还可以降低左室肥厚患者中的风险及糖尿病肾病的治疗（见下文肾脏疾病）。还被试用于心肌梗死（第232页）的治疗。

氯沙坦以钾盐口服。初始剂量给予3~6周后达到最大降压效应。

治疗高血压，氯沙坦钾通常每日给予50mg。必要时增大剂量至100mg，单次或分2次给药。低血容量的患者初始剂量给予25mg，每日1次。肝损伤的患者也用类似的方法给药。

60岁及以上患者应用氯沙坦钾治疗心衰，初始剂量为12.5mg，每日1次，一周间隔后可双倍剂量，达维持剂量50mg，每日1次。

对于糖尿病肾病，氯沙坦初始给予50mg，每日1次，根据血压可增至100mg，每日1次。

儿童用法，见下文。

1. Carr AA, Prisant LM. Losartan: first of a new class of angiotensin antagonists for the management of hypertension. *J Clin Pharmacol* 1996; **36:** 3–12.
2. Goa KL, Wagstaff AJ. Losartan potassium: a review of its pharmacology, clinical efficacy and tolerability in the management of hypertension. *Drugs* 1996; **51:** 820–45.

3. Schaefer KL, Porter JA. Angiotensin II receptor antagonists: the prototype losartan. *Ann Pharmacother* 1996; **30:** 625–36.
4. Burrell LM. A risk-benefit assessment of losartan potassium in the treatment of hypertension. *Drug Safety* 1997; **16:** 56–65.
5. McConnaughey MM, *et al.* Practical considerations of the pharmacology of angiotensin receptor blockers. *J Clin Pharmacol* 1999; **39:** 547–59.
6. Burnier M, Brunner HR. Angiotensin II receptor antagonists. *Lancet* 2000; **355:** 637–45.
7. Dina R, Jafari M. Angiotensin II-receptor antagonists: an overview. *Am J Health-Syst Pharm* 2000; **57:** 1231–41.
8. Rodgers JE, Patterson JH. Angiotensin II-receptor blockers: clinical relevance and therapeutic role. *Am J Health-Syst Pharm* 2001; **58:** 671–81. Correction. *ibid.*; 1658.
9. Moen MD, Wagstaff AJ. Losartan: a review of its use in stroke risk reduction in patients with hypertension and left ventricular hypertrophy. *Drugs* 2005; **65:** 2657–74.

用法 尽管成人治疗心衰的氯沙坦用量一般为每日50mg（见上文），但稍高剂量会产生更好效果。一项对不耐受血管紧张素抑制剂的中重度心衰患者的大型多中心研究[1]，氯沙坦服用量每日 50mg（1913 名患者）和每日 150mg（1921 名患者）。平均随访 4.7 年，服用高剂量患者因心衰造成的死亡率及住院率较低。肾损伤、低血压及高血钾在高剂量组发生率多于低剂量组，但这些副作用并未引起停药率增加。6 名高剂量组患者出现血管性水肿，其中 4 名停药，没有一名服用低剂量者出现此症状。建议在此类人群中增加血管紧张素Ⅱ受体拮抗剂需评价是否可获得最佳效益。

1. Konstam MA, *et al.* HEAAL Investigators. Effects of high-dose versus low-dose losartan on clinical outcomes in patients with heart failure (HEAAL study): a randomised, double-blind trial. *Lancet* 2009; **374:** 1840–8. Correction. *ibid.*; 1888.

儿童用法 氯沙坦用于儿童高血压治疗不多。一项对于有一半为肾病患者的 6～16 岁儿童研究[1]发现氯沙坦有效地降低了血压并有较好耐受性。另一项对于有慢性肾病的高血压儿童的研究[2]也证明氯沙坦有效。

体重 20～50kg 的 6 岁以上儿童推荐口服初始剂量为每日 700μg/kg（最高为 25mg），如需可增至最高每日 50mg。50kg 以上初始口服剂量可给予每日 1.4mg/kg（最高 50mg），如需可增至最高每日 100mg。

还没有用于儿童肾小球滤过率低于 30ml/(min · 1.73m²) 的报道。在英国，氯沙坦不推荐用于肝损伤儿童。

氯沙坦曾用于有**蛋白尿的肾病**儿童，出现抗蛋白尿和肾保护作用[2～4]。

一项对于 18 名**马方综合征**患儿的回顾队列分析研究[5]认为血管紧张素Ⅱ受体拮抗剂（17 名使用氯沙坦，1 名使用厄贝沙坦）可减慢主动脉根部扩张进程，但结果还需得到确认。

1. Shahinfar S, *et al.* A double-blind, dose-response study of losartan in hypertensive children. *Am J Hypertens* 2005; **18:** 183–90.
2. Ellis D, *et al.* Antihypertensive and renoprotective efficacy and safety of losartan: a long-term study in children with renal disorders. *Am J Hypertens* 2004; **17:** 928–35.
3. Ellis D, *et al.* Long-term antiproteinuric and renoprotective efficacy and safety of losartan in children with proteinuria. *J Pediatr* 2003; **143:** 89–97.
4. Lubrano R, *et al.* Renal and cardiovascular effects of angiotensin-converting enzyme inhibitor plus angiotensin II receptor antagonist therapy in children with proteinuria. Abstract: *Pediatrics* 2006; **118:** e833. Full text: http://pediatrics.aappublications.org/cgi/reprint/118/3/e833 (accessed 13/03/08)
5. Brooke BS, *et al.* Angiotensin II blockade and aortic-root dilation in Marfan's syndrome. *N Engl J Med* 2008; **358:** 2787–95.

在肝损伤中的用法 轻中度肝损伤患者初始剂量应降低（见上文），重度肝损伤患者禁用。

心律失常 对血管紧张素Ⅱ受体拮抗剂治疗心衰及高血压的长期研究表明其有可能降低新发性房颤发生率[1,2]。有一些证据[3,4]表明它们可以在心脏电复律后，提高胺碘酮预防房颤复发的能力。然而只有缬沙坦用于伴有房颤史患者后没有复发心律失常[5]。血管紧张素Ⅱ受体拮抗剂对于心律失常的治疗（第 218 页）仍需被证实。

1. Healey JS, *et al.* Prevention of atrial fibrillation with angiotensin-converting enzyme inhibitors and angiotensin receptor blockers: a meta-analysis. *J Am Coll Cardiol* 2005; **45:** 1832–9.
2. Schmieder RE, *et al.* Reduced incidence of new-onset atrial fibrillation with angiotensin II receptor blockade: the VALUE trial. *J Hypertens* 2008; **26:** 403–11.
3. Madrid AH, *et al.* Use of irbesartan to maintain sinus rhythm in patients with long-lasting persistent atrial fibrillation: a prospective and randomized study. *Circulation* 2002; **106:** 331–6.
4. Fogari R, *et al.* Losartan and prevention of atrial fibrillation recurrence in hypertensive patients. *J Cardiovasc Pharmacol* 2006; **47:** 46–50.
5. Disertori M, *et al.* GISSI-AF Investigators. Valsartan for prevention of recurrent atrial fibrillation. *N Engl J Med* 2009; **360:** 1606–17. Correction. *ibid.*; 2379.

降低心血管危险 抗高血压药对治疗心血管危险有被证实的疗效（见**降低心血管危险**，第 221 页），它被认为对于肾素-血管紧张素系统有特定的效果。血管紧张素Ⅱ受体拮抗剂已经显示可降低心血管疾病发生率，但是否优于其他抗高血压药仍未知。氯沙坦干预端点实验[1]表明氯沙坦降低心血管疾病比 β 受体阻滞剂（阿替洛尔）强，二者对血压影响相似。在缬沙坦降压长期使用评价中[2]，缬沙坦和钙通道阻滞剂（氨氯地平）在降低心血管疾病发生无明显区别，钙通道阻滞剂更大幅度降低血压。然而，对于高血压脑卒中患者[3]，依普沙坦降低了心血管和脑血管疾病发生，效果比另一钙通道阻滞剂（尼群地平）好。二者的血压降幅相似。一项研究[4]对比了替米沙坦和 ACEI 雷米普利，发现均能在相似程度上降低心血管危险，同时给予二种药并无明显效果。对于不能耐受 ACEI 的患者来说，使用替米沙坦可降低心血管病死亡率、心肌梗死及卒中发生率。但并未对心衰[5]住院患者有效。

有研究认为血管紧张素Ⅱ受体拮抗剂对降低卒中[3,6]发生有特殊作用。然而应用坎地沙坦治疗急性卒中[7]患者的高血压，对于脑血管并无作用，但降低了心血管死亡率。一项研究[8]发现对于缺血型脑卒中，替米沙坦对卒中复发及主要心血管疾病无明显效果。

基于缬沙坦长期使用评价结果，有担忧血管紧张素Ⅱ受体拮抗剂可能增加心肌梗死风险，但系统性综述[9]无法证实其作用。

1. Dahlöf B, *et al.* Cardiovascular morbidity and mortality in the Losartan Intervention For Endpoint reduction in hypertension study (LIFE): a randomised trial against atenolol. *Lancet* 2002; **359:** 995–1003.
2. Julius S, *et al.* Outcomes in hypertensive patients at high cardiovascular risk treated with regimens based on valsartan or amlodipine: the VALUE randomised trial. *Lancet* 2004; **363:** 2022–31.
3. Schrader J, *et al.* Morbidity and mortality after stroke, eprosartan compared with nitrendipine for secondary prevention: principal results of a prospective randomized controlled study (MOSES). *Stroke* 2005; **36:** 1218–24.
4. Yusuf S, *et al.* ONTARGET Investigators. Telmisartan, ramipril, or both in patients at high risk for vascular events. *N Engl J Med* 2008; **358:** 1547–59.
5. Yusuf S, *et al.* Telmisartan Randomised AssessmeNt Study in ACE iNtolerant subjects with cardiovascular Disease (TRANSCEND) Investigators. Effects of the angiotensin-receptor blocker telmisartan on cardiovascular events in high-risk patients intolerant to angiotensin-converting enzyme inhibitors: a randomised controlled trial. *Lancet* 2008; **372:** 1174–83. Correction. *ibid.*; 1384.
6. Moen MD, Wagstaff AJ. Losartan: a review of its use in stroke risk reduction in patients with hypertension and left ventricular hypertrophy. *Drugs* 2005; **65:** 2657–74.
7. Schrader J, *et al.* The ACCESS Study: evaluation of Acute Candesartan Cilexetil Therapy in Stroke Survivors. *Stroke* 2003; **34:** 1699–1703.
8. Yusuf S, *et al.* PRoFESS Study Group. Telmisartan to prevent recurrent stroke and cardiovascular events. *N Engl J Med* 2008; **359:** 1225–37.
9. McDonald MA, *et al.* Angiotensin receptor blockers and risk of myocardial infarction: systematic review. *BMJ* 2005; **331:** 873–6.

糖尿病并发症 尽管血管紧张素Ⅱ受体拮抗剂与糖尿病低血糖意识降低有关（见上文**注意事项**项下**糖尿病**），它们可以作为 ACEI 的替代品治疗糖尿病肾病（见下文肾病）。ACEI 可降低 1 型糖尿病的视网膜病变（见 **ACEI 的用途**项下**糖尿病并发症**，第 252 页），血管紧张素Ⅱ受体拮抗剂也被报道有相似作用。应用坎地沙坦治疗 1.2 型糖尿病，对视网膜病变[1,2]有轻微效果，1 型视网膜病变发生率降低[1]。

也有一些证据[3～7]表明血管紧张素Ⅱ受体拮抗剂可在非糖尿病患者身上阻止糖尿病的发展。

1. Chaturvedi N, *et al.* Effect of candesartan on prevention (DIRECT-Prevent 1) and progression (DIRECT-Protect 1) of retinopathy in type 1 diabetes: randomised, placebo-controlled trials. *Lancet* 2008; **372:** 1394–1402.
2. Sjølie AK, *et al.* Effect of candesartan on progression and regression of retinopathy in type 2 diabetes (DIRECT-Protect 2): a randomised placebo-controlled trial. *Lancet* 2008; **372:** 1384–93.
3. Padwal R, Laupacis A. Antihypertensive therapy and incidence of type 2 diabetes: a systematic review. *Diabetes Care* 2004; **27:** 247–55.
4. Gillespie EL, *et al.* The impact of ACE inhibitors or angiotensin II type 1 receptor blockers on the development of new-onset type 2 diabetes. *Diabetes Care* 2005; **28:** 2261–6.
5. Abuissa H, *et al.* Angiotensin-converting enzyme inhibitors or angiotensin receptor blockers for prevention of type 2 diabetes: a meta-analysis of randomized clinical trials. *J Am Coll Cardiol* 2005; **46:** 821–6.
6. Yusuf S, *et al.* Effects of candesartan on the development of a new diagnosis of diabetes mellitus in patients with heart failure. *Circulation* 2005; **112:** 48–53. Correction. *ibid.*; e292.
7. Aguilar D, Solomon SD. ACE inhibitors and angiotensin receptor antagonists and the incidence of new-onset diabetes mellitus: an emerging theme. *Drugs* 2006; **66:** 1169–77.

红细胞增多症 氯沙坦用于治疗继发性红细胞增多见 **ACEI**，第 252 页。

心力衰竭 利尿药、ACEI 和 β 受体阻滞剂是治疗心力衰竭（第 224 页）的常规用药。血管紧张素Ⅱ受体拮抗剂的耐受性较好，可以作为 ACEI 的替代药。在一项大规模多中心临床试验（ELITE）中[1]，对比了氯沙坦和卡托普利，两者对肾功能的作用相似，但氯沙坦的不良反应较少，而且接受氯沙坦治疗的患者死亡率减低。但在规模更大的 ELITE Ⅱ的研究中[2]，并没有证实氯沙坦有利于存活，而且在心肌梗死后发生心力衰竭的患者，氯沙坦[3]和缬沙坦[4]的作用也不优于 ACEI。因此 ACEI 仍作为治疗的一线药物，血管紧张素Ⅱ受体拮抗剂作为替代药，特别是对 ACEI 不能耐受的患者[5,6]。血管紧张素Ⅱ受体拮抗剂和 ACEI 的合用也有一些益处[6]。在 ValHeFT 研究中，缬沙坦加入常规治疗中（大多数患者同时使用 ACEI），降低了并发死亡率或心力衰竭的住院率，但对死亡率的作用没有证实。在 CHARM-Added 试验中[8]，坎地沙坦与 ACEI 合用也可以降低心血管事件的发生。但是，在 VALIANT 研究中[4]，没有观察到缬沙坦与卡托普利合用的优势。曾有说法称血管紧张素Ⅱ受体拮抗剂、ACEI 和 β 阻滞剂三联疗法是有害的，但并没有得到证实。在 Val-HeFT 中[7]，接受三联疗法治疗的患者死亡率似乎有所增加，但在 CHARM-Added[8]和 VALIANT[4]中，β 阻滞剂的应用对结果没有影响。ACEI 和血管紧张素Ⅱ受体拮抗剂合用，可以用于常规治疗中仍有症状的患者，包括应用 β 阻滞剂治疗的患者[9,10]。

有报道增加血管紧张素Ⅱ受体拮抗剂剂量可减少心衰发生（见上文**用法**）。

1. Pitt B, *et al.* Randomised trial of losartan versus captopril in patients over 65 with heart failure (Evaluation of Losartan in the Elderly Study, ELITE). *Lancet* 1997; **349:** 747–52.
2. Pitt B, *et al.* Effect of losartan compared with captopril on mortality in patients with symptomatic heart failure: randomised trial—the Losartan Heart Failure Survival Study ELITE II. *Lancet* 2000; **355:** 1582–7.
3. Dickstein K, *et al.* Effects of losartan and captopril on mortality and morbidity in high-risk patients after acute myocardial infarction: the OPTIMAAL randomised trial. *Lancet* 2002; **360:** 752–60.
4. Pfeffer MA, *et al.* Valsartan, captopril, or both in myocardial infarction complicated by heart failure, left ventricular dysfunction, or both. *N Engl J Med* 2003; **349:** 1893–1906. Correction. *ibid.* 2004; **350:** 203.
5. Granger CB, *et al.* Effects of candesartan in patients with chronic heart failure and reduced left-ventricular systolic function intolerant to angiotensin-converting-enzyme inhibitors: the CHARM-Alternative trial. *Lancet* 2003; **362:** 772–6.
6. Jong P, *et al.* Angiotensin receptor blockers in heart failure: meta-analysis of randomized controlled trials. *J Am Coll Cardiol* 2002; **39:** 463–70.
7. Cohn JN, Tognoni G. A randomized trial of the angiotensin-receptor blocker valsartan in chronic heart failure. *N Engl J Med* 2001; **345:** 1667–75.
8. McMurray JJV, *et al.* Effects of candesartan in patients with chronic heart failure and reduced left-ventricular systolic function taking angiotensin-converting-enzyme inhibitors: the CHARM-Added trial. *Lancet* 2003; **362:** 767–71.
9. Hunt SA, *et al.* ACC/AHA 2005 guideline update for the diagnosis and management of chronic heart failure in the adult: a report of the American College of Cardiology/American Heart Association Task Force on Practice Guidelines (Writing Committee to Update the 2001 Guidelines for the Evaluation and Management of Heart Failure). Summary article: *J Am Coll Cardiol* 2005; **46:** 1116–43. Full version: http://content.onlinejacc.org/cgi/reprint/46/6/e1.pdf (accessed 24/07/08)
10. Dickstein K, *et al.* Task Force for Diagnosis and Treatment of Acute and Chronic Heart Failure 2008 of the European Society of Cardiology. ESC Guidelines for the diagnosis and treatment of acute and chronic heart failure 2008. *Eur Heart J* 2008; **29:** 2388–2442. Also available at: http://www.escardio.org/guidelines-surveys/esc-guidelines/GuidelinesDocuments/guidelines-HF-FT.pdf (accessed 14/10/08)

肾脏疾病 ACEI 对 1 型和 2 型糖尿病肾病的治疗有作用，无论是否有高血压，也可能减缓糖尿病肾病中的微蛋白尿的进程（详见第 253 页）。许多研究探讨了在 2 型糖尿病不同程度肾病中，血管紧张素Ⅱ受体拮抗剂的作用（详见**糖尿病并发症**，第 132 页）。依贝沙坦[1,2]、氯沙坦[3,4]和缬沙坦[5]都有减慢肾病进展的作用，但与对血压的影响无关。血管紧张素Ⅱ受体拮抗剂与 ACEI 延缓肾病进展的程度相似[6～8]，美国糖尿病协会建议作为首选药物[9]。然而，这些药对于早期疾病的治疗效果被质疑；一项历时 5 年的研究，对于最初血压正常且无蛋白尿的 1 型糖尿病患者[10]，这项研究直接测量肾结构改变，发现这些药均未减慢肾病进程[10]。

血管紧张素Ⅱ受体拮抗剂也减少了非糖尿病患者尿白蛋白排泄，包括高血压[11]及免疫球蛋白肾病[12]。

一项研究[13]发现，合用坎地沙坦和赖诺普利比单用任何一种更能降低血压和微白蛋白尿。然而，另一项研究[14]对于有血管风险却无发展性肾病，替米沙坦与 ACEI 雷米普利作用相似，但二者合用有害。

1. Lewis EJ, *et al.* Renoprotective effect of the angiotensin-receptor antagonist irbesartan in patients with nephropathy due to type 2 diabetes. *N Engl J Med* 2001; **345:** 851–60.
2. Parving H-H, *et al.* The effect of irbesartan on the development of diabetic nephropathy in patients with type 2 diabetes. *N Engl J Med* 2001; **345:** 870–8.
3. Brenner BM, *et al.* Effects of losartan on renal and cardiovascular outcomes in patients with type 2 diabetes and nephropathy. *N Engl J Med* 2001; **345:** 861–9.
4. Zandbergen AAM, *et al.* Effect of losartan on microalbuminuria in normotensive patients with type 2 diabetes mellitus: a randomized clinical trial. *Ann Intern Med* 2003; **139:** 90–6.
5. Viberti G, Wheeldon NM. MicroAlbuminuria Reduction With VALsartan (MARVAL) Study Investigators. Microalbuminuria reduction with valsartan in patients with type 2 diabetes mellitus: a blood pressure-independent effect. *Circulation* 2002; **106:** 672–8.

6. Barnett AH, *et al.* Angiotensin-receptor blockade versus converting-enzyme inhibition in type 2 diabetes and nephropathy. *N Engl J Med* 2004; **351:** 1952–61. Correction. *ibid.* 2005; **352:** 1731.
7. Strippoli GFM, *et al.* Angiotensin converting enzyme inhibitors and angiotensin II receptor antagonists for preventing the progression of diabetic kidney disease. Available in The Cochrane Database of Systematic Reviews; Issue 4. Chichester: John Wiley; 2006 (accessed 15/06/09).
8. Kunz R, *et al.* Meta-analysis: effect of monotherapy and combination therapy with inhibitors of the renin-angiotensin system on proteinuria in renal disease. *Ann Intern Med* 2008; **148:** 30–48.
9. American Diabetes Association. Nephropathy in diabetes. *Diabetes Care* 2004; **27** (suppl 1): S79–S83. Also available at: http://care.diabetesjournals.org/content/27/suppl_1/s79.full.pdf (accessed 15/06/09)
10. Mauer M, *et al.* Renal and retinal effects of enalapril and losartan in type 1 diabetes. *N Engl J Med* 2009; **361:** 40–51.
11. Vogt L, *et al.* Angiotensin II Receptor Antagonist Telmisartan Micardis in Isolated Systolic Hypertension (ARAMIS) Study Group. The angiotensin II receptor antagonist telmisartan reduces urinary albumin excretion in patients with isolated systolic hypertension: results of a randomized, double-blind, placebo-controlled trial. *J Hypertens* 2005; **23:** 2055–61.
12. Li PK-T, *et al.* Hong Kong study using valsartan in IgA nephropathy (HKVIN): a double-blind, randomized, placebo-controlled study. *Am J Kidney Dis* 2006; **47:** 751–60.
13. Mogensen CE, *et al.* Randomised controlled trial of dual blockade of renin-angiotensin system in patients with hypertension, microalbuminuria, and non-insulin dependent diabetes: the candesartan and lisinopril microalbuminuria (CALM) study. *BMJ* 2000; **321:** 1440–4.
14. Mann JFE, *et al.* Renal outcomes with telmisartan, ramipril, or both, in people at high vascular risk (the ONTARGET study): a multicentre, randomised, double-blind, controlled trial. *Lancet* 2008; **372:** 547–53.

马方综合征 见上文**儿童用法**。

偏头痛 血管紧张素Ⅱ受体拮抗剂可能降低偏头痛的发生。一项对于 60 名偏头痛患者的随机试验[1]表明，坎地沙坦可能有预防的作用，据报道[2]奥美沙坦也有效。但是，氯沙坦引起偏头痛的病例也有报道（见上文**不良反应**）。

1. Tronvik E, *et al.* Prophylactic treatment of migraine with an angiotensin II receptor blocker: a randomized controlled trial. *JAMA* 2003; **289:** 65–9.
2. Charles JA, *et al.* Prevention of migraine with olmesartan in patients with hypertension/prehypertension. *Headache* 2006; **46:** 503–7.

卒中 见上文**降低心血管风险**。

促尿酸排除作用 氯沙坦可以增加尿酸的排泄，能够降低健康人[1]和高血压病人[2,3]的血浆尿酸浓度。但是作用不强，临床效果不明显。其他血管紧张素Ⅱ受体拮抗剂没有这种作用[2,3]。

1. Nakashima M, *et al.* Pilot study of the uricosuric effect of DuP-753, a new angiotensin II receptor antagonist, in healthy subjects. *Eur J Clin Pharmacol* 1992; **42:** 333–5.
2. Puig JG, *et al.* Effect of eprosartan and losartan on uric acid metabolism in patients with essential hypertension. *J Hypertens* 1999; **17:** 1033–9.
3. Würzner G, *et al.* Comparative effects of losartan and irbesartan on serum uric acid in hypertensive patients with hyperuricaemia and gout. *J Hypertens* 2001; **19:** 1855–60.

制剂

USP 33: Losartan Potassium and Hydrochlorothiazide Tablets; Losartan Potassium Tablets.

专利制剂

Arg.: Biablan; Cartan; Cliarvas†; Corticosan; Cozaarex; Enromic; Fabosic; Fensartan; Klosartan; Loctenk; Loplac; Losacor; Losargal†; Losarlan; Niten; Paxon; Presinor; Tacardia; Tacicul; Temisartan; Troezel; Vasexten; ***Austral.:*** Cozaar; ***Austria:*** Cosaar; ***Belg.:*** Cozaar; Loortan; ***Braz.:*** Aradois; Corus; Cozaar; Lanzacor; Lorsacor†; Losartec; Losatal†; Redupress†; Torlos; Valtrian; Zaarpress; ***Canad.:*** Cozaar; ***Chile:*** Aratan; Corodin; Cozaar; Lopren; Losapres; Losarbon; Sanipresin; Simperten; ***Cz.:*** Arionecs; Cozaar; Giovax; Lakea; Lorista; Losacor; Losagen; Losartic; Losathia; Lozap; Nopretens; Sangona; ***Denm.:*** Cozaar; ***Fin.:*** Cozaar; Losatrix; ***Fr.:*** Cozaar; ***Ger.:*** Lorzaar; ***Gr.:*** Cozaar; Cozapert; Hypozar; Loben; Lorfast; Losadrac; Losametan; Lozatan; Lyosan; Mozartan; Ozarium; Press-Down; Proelsartan; Rabolan; Rapifast; ***Hong Kong:*** Cozaar; ***Hung.:*** Arbartan; Artager; Cozaar; Lavestra; Portiron; Prelow; Rasoltan; Stadazar; Tervalon; ***India:*** Alsartan; Covance; Lara; Losacar; Losanorm; Losium; Lozitan; Zaart; ***Indon.:*** Acetensa; Angioten; Cozaar; Insaar; Kaftensar; Sartaxal; Tensaar†; ***Irl.:*** Cosartal; Cozaar; Cozatan; Lotanos; Lozitar; Myzaar; Solvatan; ***Israel:*** Losardex; Lotan; Ocsaar; ***Ital.:*** Lortaan; Losaprex; Neo-Lotan; ***Jpn:*** Nu-Lotan; ***Malaysia:*** Cozaar; ***Mex.:*** Bimidal; Conciluk; Cozaar; Lodestar; Lopred; Lospotar; Saravanta; Viopexa; ***Neth.:*** Cozaar; Jalvase†; Loridan; Losanox; Lozitan; ***Norw.:*** Cozaar; ***NZ:*** Cozaar; ***Philipp.:*** Angisartan; Angizaar; Anzar; Bepsar; Cotenace; Cozaar; Ecozar; Eseflah; Getzar; Hartzar; Hyperthree; Hyzart; Jensar; Kenzar; Lifezar; Lorzan; Losacar; Losargard; Lozaris; Myotan; Neosartan; Normoten; Qxar; Wilopres; Xartan; ***Pol.:*** Apo-Lozart; Cozaar; Lakea; Lorista; Losacor; Losartic; Lozap; Rasoltan; Sarve; Xartan; ***Port.:*** Aratis; Bluesar; Cozaar; Decara; Lortaan; Losab; Losarmed; Monocer; Rogbaz; Sartal; Satarmed; Tarnasol†; Tiasar; Varsil; ***Rus.:*** Bloctran (Блоктран); Cozaar (Козаар); Lorista (Лориста); Lozap (Лозап); Presartan (Презартан); Renicard (Реникард); Vasotenz (Вазотенз); Zysacar (Зисакар); ***S.Afr.:*** Cozaar; Lepitrin; Los-Arb; Zartan; ***Singapore:*** Cozaar; ***Spain:*** Cozaar; ***Swed.:*** Cozaar; ***Switz.:*** Cosaar; ***Thai.:*** Cozaar; Loranta; Tanzaril; ***Turk.:*** Aston; Cozaar; Eklips; Hilos; Losartil; Loxibin; Sarilen; Sarvas; ***UK:*** Cozaar; ***Ukr.:*** Lozap (Лозап); Presartan (Пресартан); ***USA:*** Cozaar; ***Venez.:*** Biortan; Cormac; Cozaar; Hyzaar; Nefrotal; Presartan; Sortal; Tenserpil†.

多组分制剂 ***Arg.:*** Cartan D; Cozaarex D; Fensartan D; Klosartan D; Loctenk D; Loplac-D; Losacor D; Niten D; Paxon-D; Pelmec Max; Pelmec Max D; Presinor D; Tacardia D; Temisartan Diur; Terloc Max; Vasexten-D; ***Austria:*** Cosaar Plus; Fortzaar; ***Belg.:*** Cozaar Plus; Loortan Plus; ***Braz.:*** Aradois H; Corus H; Hyzaar; Lorsar + HCT†; Lotar; Neopress; Torlos H; ***Canad.:*** Hyzaar; ***Chile:*** Aratan D; Corodin D; Hyzaar; Lopren-D; Losapres-D; Sanipresin-D; Simperten-D; ***Cz.:*** Artager; Giovax plus H; Hyzaar; Lorista H; Losagen Combi; Losaratio Plus H; Lozap H; Nopretens Plus H; Prelow; Sangona Combi; ***Denm.:*** Cozaar Comp; Fortzaar; ***Fin.:*** Cozaar Comp; Losatrix Comp; ***Fr.:*** Fortzaar; Hyzaar; ***Ger.:*** Fortzaar; Lorzaar plus; ***Gr.:*** Faxiven; Hyzaar; Logika; Losachlor; Losazide; Maxartan; Normatens Plus; Press-Down-Plus; Sartafin Plus; Zotefox; ***Hong Kong:*** Hyzaar; Hyzaar Plus; ***Hung.:*** Co-Arbartan; Hyzaar; Lavestra H; Lost-HCT; Lostanorm Plus; Portiron HCT; Prelow Plus; Tervalon HCT; ***India:*** Alsartan-AM; Alsartan-H; Amlopres Z; Covance-D; Losacar-H; Zaart-H; ***Irl.:*** Cozaar Comp; Myzaar Comp; ***Israel:*** Lotan Plus; Ocsaar Plus; ***Ital.:*** Forzaar; Hizaar; Losazid; Neo-Lotan Plus; ***Malaysia:*** Fortzaar; Hyzaar; ***Mex.:*** Hyzaar; Saravanta D; ***Neth.:*** Cozaar Plus; Fortzaar; Hyzaar; Losazid; ***Norw.:*** Cozaar Comp; ***NZ:*** Hyzaar; ***Philipp.:*** Angizaar-H; AnzaPlus; Co-Normoten; Combizar; Duosar; Hyzaar; Kenzar Plus; Losacar-H; ***Pol.:*** Hyzaar; Lorista H; Lozap HCT; ***Port.:*** Arazid; Cotiasar; Cozaar Plus; Fortzaar; Hicloran; Hicortal; Hipara; Hiperozida; Hizialos; Hyzaar; Lociaze; Lorista; Lortaan Plus; Losarbio; Losarerin; Odix; Rominguer; Siaara; Tecnilor; Vilbitan; ***Rus.:*** Hyzaar (Гизаар); Lorista H (Лориста H); Lorista HD (Лориста НД); Lozap Plus (Лозап Плюс); Vasotenz H (Вазотенз H); ***S.Afr.:*** Cozaar Comp; Fortzaar; ***Singapore:*** Hyzaar; ***Spain:*** Cozaar Plus; Fortzaar; ***Swed.:*** Cozaar Comp; ***Switz.:*** Cosaar Plus; ***Thai.:*** Fortzaar; Hyzaar; ***Turk.:*** Co-Hilos; Eklips Fort; Eklips Plus; Hyzaar; Losapres Plus; Losartil Plus; Loxibin Plus; Sarilen Plus; Sarvastan; ***UK:*** Cozaar Comp; ***Ukr.:*** Lozap Plus (Лозап Плюс); ***USA:*** Hyzaar; ***Venez.:*** Cormatic; Hyzaar Plus; Nefrotal H.

Lovastatin (*BAN*, *USAN*, *rINN*) 洛伐他汀

L-154803; Lovastatiini; Lovastatina; Lovastatinas; Lovastatine; Lovastatinum; Lovasztatin; MB-530B; 6α-Methylcompactin; Mevinolin; MK-803; Monacolin K; MSD-803. (3*R*,5*R*)-7-{(1*S*,2*S*,6*R*,8*S*,8a*R*)-1,2,6,7,8,8a-Hexahydro-2,6-dimethyl-8-[(*S*)-2-methylbutyryloxy]-1-naphthyl}-3-hydroxyheptan-5-olide.

Ловастатин

$C_{24}H_{36}O_5$ = 404.5.

CAS — 75330-75-5.

ATC — C10AA02.

ATC Vet — QC10AA02.

UNII — 9LHU78OQFD.

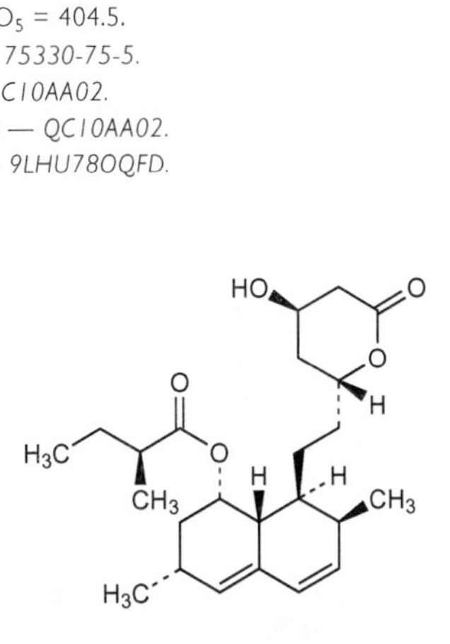

Pharmacopoeias. In *Eur.* (see p.vii) and *US.*

Ph. Eur. 6. 8 (Lovastatin) 白色或几乎白色结晶性粉末。不溶于水；略溶于无水乙醇；溶于丙酮。贮藏于 2～8℃氮气中。

USP 33 (Lovastatin) 白色至米色结晶性粉末。不溶于水；略溶于乙醇；不溶于石油醚；易溶于氯仿；溶于丙酮、乙氰和甲醇。贮藏于含氮气的密闭容器中，温度不超过 8℃。

不良反应和注意事项

参见**辛伐他汀**，第 432 页。

不良反应的发生率 在 745 例接受洛伐他汀治疗约 5 年的患者中，21 例由于不良反应而导致停药[1]。其中有 10 例出现无症状的转氨酶升高，3 例有胃肠道症状，2 例有皮疹，2 例肌病，1 例肌痛，1 例关节痛，1 例失眠症，还有 1 例体重增加。

1. Lovastatin Study Groups. Lovastatin 5-year safety and efficacy study: Lovastatin Study Groups I through IV. *Arch Intern Med* 1993; **153:** 1079–87.

药物相互作用

参见**辛伐他汀**，第 434 页。

对于服用与之有相互作用药物的患者，洛伐他汀应减量，详见下文**用途和用法**。

药动学

洛伐他汀由胃肠道吸收，在肝水解为有活性的 β-羟基酸。洛伐他汀被细胞色素 P450 的同工酶 CYP3A4 代谢。还分离到另外 3 种代谢产物。洛伐他汀在其发挥作用的关键部位——肝，有显著的首关代谢，只有 5%以下的口服剂量到达体循环。给药 2～4h 达到血浆峰浓度，每日给药可在 2～3 天达到稳态。95%以上的洛伐他汀及其代谢产物 β-羟基酸与血浆蛋白结合。主要通过胆汁排泄，85%从粪便排出，10%从尿液排泄。活性代谢产物的半衰期为 1～2h。

1. Desager J-P, Horsmans Y. Clinical pharmacokinetics of 3-hydroxy-3-methylglutaryl-coenzyme A reductase inhibitors. *Clin Pharmacokinet* 1996; **31:** 348–71.
2. Lennernäs H, Fager G. Pharmacodynamics and pharmacokinetics of the HMG-CoA reductase inhibitors: similarities and differences. *Clin Pharmacokinet* 1997; **32:** 403–25.
3. Neuvonen PJ, *et al.* Pharmacokinetic comparison of the potential over-the-counter statins simvastatin, lovastatin, fluvastatin and pravastatin. *Clin Pharmacokinet* 2008; **47:** 463–74.

用途和用法

洛伐他汀是羟甲基戊二酸单酰辅酶 A（HMG-CoA）还原酶抑制剂（一种抑制素），是调节血脂的药物，与辛伐他汀类似（第 436 页）。

洛伐他汀用于降低高脂血症的胆固醇（第 226 页），特别是Ⅱa 和Ⅱb 型高脂蛋白血症。在用于缺血性心脏病的一级或二级预防中可降低心血管风险（见第 221 页）。

洛伐他汀初始口服剂量为每日 10～20mg，晚饭后服用，根据需要增加剂量，服用 4 周或更长时间，达到每日 80mg，分 1 次或 2 次给药。有肌病风险的患者应减量，还包括严重肾损伤的患者（详见下文）和服用其他与洛伐他汀有相互作用的药物的患者；应用环孢素和达那唑的患者推荐起始剂量给予每日 10mg，应用环孢素、达那唑、纤维酸衍生物或烟酸衍生物的患者，每日剂量不应超过 20mg。或服用胺碘酮及维拉帕米者，最高剂量 40mg。

洛伐他汀的儿童用法，见下文。

1. Curran MP, Goa KL. Lovastatin extended release: a review of its use in the management of hypercholesterolaemia. *Drugs* 2003; **63:** 685–99.

儿童用法 洛伐他汀降低儿童及青少年杂合子家族性高胆固醇血症[1~3]患者的血浆胆固醇浓度。男孩给药 48 周表现安全[2]，女孩 24 周[3]。美国批准 10～17 岁儿童应用，口服初始剂量 10～20mg，每日 1 次；增加剂量需间隔 4 周或以上，如需要，可加至最高 40mg，每日 1 次。

1. Lambert M, *et al.* Canadian Lovastatin in Children Study Group. Treatment of familial hypercholesterolemia in children and adolescents: effect of lovastatin. *Pediatrics* 1996; **97:** 619–28.
2. Stein EA, *et al.* Efficacy and safety of lovastatin in adolescent males with heterozygous familial hypercholesterolemia: a randomized controlled trial. *JAMA* 1999; **281:** 137–44.
3. Clauss SB, *et al.* Efficacy and safety of lovastatin therapy in adolescent girls with heterozygous familial hypercholesterolemia. *Pediatrics* 2005; **116:** 682–8.

在肾损伤中的用法 肾损伤的患者发生肌病的风险大，美国注册药品信息认为，肌酐清除率低于 30ml/min 时，洛伐他汀的用量大于每日 20mg 时应慎用。

肾上腺白质营养不良 一项早期研究[1]表明洛伐他汀可能对肾上腺白质营养不良有作用（**罗伦佐油**，参见 M37 第 2270 页）。这种罕见的代谢异常疾病血浆中长链脂肪酸水平升高，洛伐他汀可以使其降低。

1. Pai GS, *et al.* Lovastatin therapy for X-linked adrenoleukodystrophy: clinical and biochemical observations on 12 patients. *Mol Genet Metab* 2000; **69:** 312–22.

制剂

USP 33: Lovastatin Tablets.

专利制剂

Arg.: Hipovastin; Mevlor; Sivlor†; ***Austria:*** Mevacor; ***Braz.:*** Lipoclin; Lovast†; Lovaton†; Lovax†; Mevacor; Mevalip; Minor†; Neolipid†; Reducol; ***Canad.:*** Mevacor; ***Chile:*** Hiposterol; Lispor; Lovacol; Mevacor†; Sanelor; ***Cz.:*** Holetar†; Lovacard†; Medostatin; Mevacor†; Rancor†; ***Denm.:*** Lovacodan; Mevacor†; ***Fin.:*** Lovacol; Mevacor†; ***Ger.:*** Lova†; Lovabeta; Lovadura†; Lovagamma; Lovahexal; Mevinacor; ***Gr.:*** Aurostatin; Cecural; Ilopar; Liferzit; Lipidless; Lostin; Lovadrug; Lovapen; Lovasten; Lovatex; Lovatop; Lowlipid; Medovascin; Mevacor; Mevastin; Mevinol; Misodomin; Nabicortin; Terveson; Velkalov; Viking; ***Hong Kong:*** Ellanco†; Lofacol†; Lomar†; Medostatin; Mevacor†; ***Hung.:*** Mevacor†; Stoplip†; ***India:*** Lovacard; Pro HDL; Rovacor; ***Indon.:*** Cholvastin; Justin; Lipovas; Lofacol; Lotivas; Lotyn; Lovatrol; ***Ital.:*** Lovinacor; Rextat; Tavacor; ***Malaysia:*** Lestric; Lostatin†; Lovarem; Lovastin; Medostatin; ***Mex.:*** Casbame; Dilucid; Liperol; Mevacor; ***Norw.:*** Mevacor; ***Pol.:*** Anlostin; Apo-Lova; Liprox; Lovasterol; Lovastin; ***Port.:*** Flozul; Lipdaune; Lipus; Mevinacor; Mevlor; Tecnolip; ***Rus.:*** Cardiostatin (Кардиостатин); Holetar (Холетар); Lovasterol (Ловастерол); Medostatin (Медостатин); Mevacor (Мевакор); Rovacor (Ровакор); ***S.Afr.:*** Lovachol; ***Singapore:*** Elstatin; Lostatin; Lovastin; Medostatin; Rovacor; ***Spain:*** Aterkey; Colesvir; Liposcler; Mevacor; Mevasterol; Nergadan; Taucor; ***USA:*** Altoprev; Mevacor; ***Venez.:*** Dislipin†; Levistan; Lostatin†; Lovanil; Lovas†; Mevacor.

多组分制剂 ***Canad.:*** Advicor; ***USA:*** Advicor.

Low-molecular-weight Heparins 低分子量肝素

Depolymerised Heparins; Heparina massae molecularis minoris; Heparinas de baja masa molecular; Heparinas de bajo peso molecular; Heparinas fraccionadas; Hepariner, lågmolekylära; Héparines de basse masse moléculaire; Hepariny nízkomolekulární; LMW Heparins; Low-molecular-mass Heparins; Mažos molekulinės masės heparinai; Pienimolekyyliset hepariinit.

Низкомолекулярные Гепарины

Pharmacopoeias. In *Eur.* (see p.vii).

Ph. Eur. 6. 8 (Heparins, Low-molecular Mass; Low-molecular Weight Heparins BP 2010) 硫酸化的葡糖胺聚糖盐分子量大，平均不超过 8000。他们由天然肝素分馏或解聚而来，因末端糖链还原与否表现出不同的化学结构。

干燥的底物，每毫克抗 Ⅹa 因子活性的效价不低于 70U，抗 Ⅹa 因子活性与抗 Ⅱa 因子活性的比率不低于 1.5。

白色或几乎白色易潮解粉末。易溶于水。1% 水溶液的 pH 值为 5.5～8.0。贮藏于密闭容器中。

单位

2003 年通过了低分子量肝素的第二个国际标准，用于标准化抗 Ⅹa 因子活性。用每毫克抗 Ⅹa 因子活性的单位多少和抗 Ⅹa 因子活性与抗 Ⅱa 因子活性的比率来表示效价。这个比率在不同的低分子量肝素是不同的，无论是低分子量肝素还是完整的肝素都可以互换单位。

不良反应

参见肝素（第 350 页）。

1. Gouin-Thibault I, *et al.* Safety profile of different low-molecular weight heparins used at therapeutic dose. *Drug Safety* 2005; **28:** 333–49.

对肾上腺的影响 报道称应用低分子量肝素的患者出现与醛固酮减少有关的高钾血症[1~3]。英国 CSM 建议[4]应该监测有发生高钾血症危险的患者的血钾浓度，特别是应用低分子量肝素超过 7 天的患者（见**肝素**，第 350 页）。

1. Levesque H, *et al.* Low molecular weight heparins and hypoaldosteronism. *BMJ* 1990; **300:** 1437–8.
2. Canova CR, *et al.* Effect of low-molecular-weight heparin on serum potassium. *Lancet* 1997; **349:** 1447–8.
3. Wiggam MI, Beringer TRO. Effect of low-molecular-weight heparin on serum concentrations of potassium. *Lancet* 1997; **350:** 292–3.
4. CSM/MCA. Suppression of aldosterone secretion by heparin. *Current Problems* 1999; **25:** 6.

对血液的影响 与肝素相比，低分子量肝素抗 Xa 的活性与抗血栓的活性比率要高，因此在发挥抗血栓作用的同时较少引起出血。一些大规模研究[1,2]已经发现低分子量肝素比普通肝素引起的出血要少。但是，荟萃分析和综述[3,4]发现，在静脉血栓的治疗中，与肝素相比，低分子量肝素并没有明显地减少出血，但可以肯定的是，低分子量肝素也并不增加出血的风险。在肾损伤的患者，出血的风险增加[5~7]，（见下文**注意事项**）以肌酐清除率低于 30ml/min 作为风险增加的标准还不确定[8]。低分子量肝素的使用可能使药动学有所改变。

低分子量肝素引起血小板减少症的病例也有报道[9~11]，在一项研究中这个发生率要比肝素的低[12]。

也有报道[13,14]血小板增多症。

1. Levine MN, *et al.* Prevention of deep vein thrombosis after elective hip surgery: a randomized trial comparing low molecular weight heparin with standard unfractionated heparin. *Ann Intern Med* 1991; **114:** 545–51.
2. Hull RD, *et al.* Subcutaneous low-molecular-weight heparin compared with continuous intravenous heparin in the treatment of proximal-vein thrombosis. *N Engl J Med* 1992; **326:** 975–82. Correction. *ibid.* **327:** 140.
3. Gould MK, *et al.* Low-molecular-weight heparins compared with unfractionated heparin for treatment of acute deep venous thrombosis: a meta-analysis of randomized, controlled trials. *Ann Intern Med* 1999; **130:** 800–9.
4. Schulman S, *et al.* Hemorrhagic complications of anticoagulant and thrombolytic treatment: American College of Chest Physicians evidence-based clinical practice guidelines (8th edition). *Chest* 2008; **133** (suppl): 257S–298S.
5. Cestac P, *et al.* Utilisation and safety of low molecular weight heparins: prospective observational study in medical inpatients. *Drug Safety* 2003; **26:** 197–207.
6. Lim W, *et al.* Meta-analysis: low-molecular-weight heparin and bleeding in patients with severe renal insufficiency. *Ann Intern Med* 2006; **144:** 673–84.
7. Crowther M, Lim W. Low molecular weight heparin and bleeding in patients with chronic renal failure. *Curr Opin Pulm Med* 2007; **13:** 409–13.
8. Nagge J, *et al.* Is impaired renal function a contraindication to the use of low-molecular-weight heparin? *Arch Intern Med* 2002; **162:** 2605–9.
9. Eichinger S, *et al.* Thrombocytopenia associated with low-molecular-weight heparin. *Lancet* 1991; **337:** 1425–6.
10. Lecompte T, *et al.* Thrombocytopenia associated with low-molecular-weight heparin. *Lancet* 1991; **338:** 1217.
11. Tardy B, *et al.* Thrombocytopenia associated with low-molecular-weight heparin. *Lancet* 1991; **338:** 1217.
12. Warkentin TE, *et al.* Heparin-induced thrombocytopenia in patients treated with low-molecular-weight heparin or unfractionated heparin. *N Engl J Med* 1995; **332:** 1330–5.
13. Rizzieri DA, *et al.* Thrombocytosis associated with low-molecular-weight heparin. *Ann Intern Med* 1996; **125:** 157.
14. Liautard C, *et al.* Low-molecular-weight heparins and thrombocytosis. *Ann Pharmacother* 2002; **36:** 1351–4.

对皮肤的影响 低分子量肝素对皮肤的影响曾报道过[1]，但罕见。涉及大多数的低分子量肝素。报道的有荨麻疹和速发型超敏反应（见下文）。迟发型超敏反应

应多发生于女性。通常是在绝经后、妊娠或产后期，发病机制是激素水平的波动。约一半的患者有普通肝素过敏史[1]。与其他低分子量肝素及肝素的交叉反应也很常见[2]。

在皮下注射局部出现皮肤坏死，但远隔部位也有出现。有报道[3]患者使用依诺肝素后出现弥漫性皮肤坏死致死。

1. Wütschert R, *et al.* Adverse skin reactions to low molecular weight heparins: frequency, management and prevention. *Drug Safety* 1999; **20:** 515–25.
2. Grims RH, *et al.* Delayed-type hypersensitivity to low molecular weight heparins and heparinoids: cross-reactivity does not depend on molecular weight. *Br J Dermatol* 2007; **157:** 514–17.
3. Nadir Y, *et al.* A fatal case of enoxaparin induced skin necrosis and thrombophilia. *Eur J Haematol* 2006; **77:** 166–8.

超敏反应 低分子量肝素引起的超敏反应罕见。1 例患者皮下注射依诺肝素每日 20mg，3 天后出现广泛的瘙痒性荨麻疹和唇舌肿胀[1]。同时给予抗组胺药和泼尼松仍不能控制症状，继续应用 3 日后停用依诺肝素。停用后荨麻疹和血管性水肿很快消退。

也有报道迟发型超敏反应（详见上文）。

1. Odeh M, Oliven A. Urticaria and angioedema induced by low-molecular-weight heparin. *Lancet* 1992; **340:** 972–3.

不良反应的处置

快速过量给予低分子量肝素可引起严重的出血，静脉缓慢注射硫酸鱼精蛋白可能缓解（参见 M37 第 1402 页）。不同的专题论文给出了硫酸鱼精蛋白的推荐剂量，可以完全抵消低分子量肝素的抗血栓作用，但是只能部分抵消抗 Ⅹa 因子的作用。一次给予硫酸鱼精蛋白的剂量不超过 50mg。

注意事项

参见肝素，第 351 页。

应用肝素后引起血小板减少症的患者以及用特殊的低分子量肝素进行体外血小板凝集试验阳性的患者，不应使用低分子量肝素（即交叉反应）。

有出血危险的患者应监测血浆抗 Ⅹa 因子活性，如中老年患者或肾损伤的患者或体重超重及有活动性出血的患者。

注册药品信息提示低分子量肝素通常不用于接受过心脏瓣膜修复的患者，因为即使很大的剂量也不能起到预防血栓栓塞的作用（但见**瓣膜性心脏病**，第 243 页，参考其使用）。

脊髓麻醉 脊髓或硬膜外麻醉或镇痛的患者，应用低分子量肝素后出现了脊髓和硬膜外的血肿，甚至导致瘫痪（见第 351 页）。

药物相互作用

参见肝素，第 351 页。

药动学

尽管不同种类低分子量肝素的药动学参数不同（见个别专论），但通常皮下注射后生物利用度高，且半衰期比肝素长。

1. Kandrotas RJ. Heparin pharmacokinetics and pharmacodynamics. *Clin Pharmacokinet* 1992; **22:** 359–74.
2. Samama MM, Gerotziafas GT. Comparative pharmacokinetics of LMWHs. *Semin Thromb Hemost* 2000; **26** (suppl 1): 31–8.

用途和用法

低分子量肝素是普通肝素经过化学或酶的降解而来。市场上的低分子量肝素生产方法不同，分子量有差异，硫酸化程度也不同。本书包括：

- 阿地肝素，第 270 页；
- 贝米肝素，第 276 页；
- 舍托肝素，第 295 页；
- 达肝素，第 307 页；
- 依诺肝素，第 328 页；
- 那屈肝素，第 390 页；
- 帕肝素，第 409 页；
- 瑞肝素，第 430 页；
- 亭扎肝素，第 454 页。

与肝素相似（第 352 页），这些药物加强了抗凝血酶Ⅲ 的作用，但与肝素相比，抗-Ⅹa 因子与抗-Ⅱa 因子（抗血栓）的比率要高。低分子量肝素对血小板聚集的影响比肝素要小。对血液凝集试验，如活化部分凝血酶时间（APTT）没有明显的作用。治疗过程中要监测血浆抗-Ⅹa 因子的活性，但监测频率比肝素要小，因为低分子量肝素的影响较易测得。

低分子量肝素用于静脉血栓的治疗（深静脉血栓和肺栓塞，第 244 页）。作为预防用药，特别是手术期间

和预防血栓栓塞。皮下注射，每日 1 次或 2 次。也可以静脉给药，用于预防血液透析和其他体外循环过程中的凝血，皮下给药也用于不稳定性心绞痛的治疗（第 215 页），急性心肌梗死可静注及皮下给药（第 232 页）。

以低分子量肝素的重量或抗-Ⅹa 因子的活性的形式来表示剂量。因为低分子量肝素对 Ⅹa 因子和血栓的相对抑制作用不同，即使以抗-Ⅹa 因子的活性来衡量，剂量也不是相等的。同一低分子量肝素的不同制剂，根据使用的参考剂量也会有不同的剂量。

1. Green D, *et al.* Low molecular weight heparin: a critical analysis of clinical trials. *Pharmacol Rev* 1994; **46:** 89–109.
2. Nurmohamed MT, *et al.* Low molecular weight heparin(oid)s: clinical investigations and practical recommendations. *Drugs* 1997; **53:** 736–51.
3. Weitz JI. Low-molecular-weight heparins. *N Engl J Med* 1997; **337:** 688–98. Correction. *ibid.*: 1567.
4. Deitelzweig SB, *et al.* Venous thromboembolism prevention with LMWHs in medical and orthopedic surgery patients. *Ann Pharmacother* 2003; **37:** 402–11.
5. Hirsh J, *et al.* Parenteral anticoagulants: American College of Chest Physicians evidence-based clinical practice guidelines (8th edition). *Chest* 2008; **133** (suppl): 141S–159S.
6. Canales JF, Ferguson JJ. Low-molecular-weight heparins: mechanisms, trials, and role in contemporary interventional medicine. *Am J Cardiovasc Drugs* 2008; **8:** 15–25.
7. Jeske WP, *et al.* Differentiating low-molecular-weight heparins based on chemical, biological, and pharmacologic properties: implications for the development of generic versions of low-molecular-weight heparins. *Semin Thromb Hemost* 2008; **34:** 74–85.

糖尿病足溃疡 治疗糖尿病足溃疡患者，证实皮下注射一些低分子量肝素有明显效果（见**糖尿病并发症**，第 132 页）。

1. Kalani M, *et al.* Effect of dalteparin on healing of chronic foot ulcers in diabetic patients with peripheral arterial occlusive disease: a prospective, randomized, double-blind, placebo-controlled study. *Diabetes Care* 2003; **26:** 2575–80.
2. Kalani M, *et al.* Beneficial effects of dalteparin on haemostatic function and local tissue oxygenation in patients with diabetes, severe vascular disease and foot ulcers. *Thromb Res* 2007; **120:** 653–61.
3. Rullan M, *et al.* Treatment of chronic diabetic foot ulcers with bemiparin: a randomized, triple-blind, placebo-controlled, clinical trial. *Diabet Med* 2008; **25:** 1090–5.

Lubeluzole (*BAN, USAN, rINN*) 芦贝鲁唑

Lubeluzol; Lubéluzole; Lubeluzolum; R-87926. (S)-1-{4-[1,3-Benzothiazol-2-yl(methyl)amino]piperidino}-3-(3,4-difluorophenoxy)propan-2-ol.

Лубелузол

$C_{22}H_{25}F_2N_3O_2S = 433.5.$

CAS — 144665-07-6.

UNII — V2SIB71583.

简介

芦贝鲁唑是一种神经蛋白，曾用于治疗缺血性脑卒中，但效果不佳。

1. Gandolfo C, *et al.* Lubeluzole for acute ischaemic stroke. Available in The Cochrane Database of Systematic Reviews; Issue 1. Chichester: John Wiley; 2002 (accessed 24/06/05).

Manidipine Hydrochloride (*rINNM*) 盐酸马尼地平

CV-4093; Franidipine Hydrochloride; Hidrocloruro de manidipino; Manidipine, Chlorhydrate de; Manidipini Hydrochloridum. 2-[4-(Diphenylmethyl)-1-piperazinyl]ethyl methyl (±)-1,4-dihydro-2,6-dimethyl-4-(m-nitrophenyl)-3,5-pyridinedicarboxylate dihydrochloride.

Манидипина Гидрохлорид

$C_{35}H_{38}N_4O_6,2HCl = 683.6.$

CAS — 120092-68-4 (manidipine); 89226-75-5 (manidipine hydrochloride); 126229-12-7 (manidipine hydrochloride).

ATC — C08CA11.

ATC Vet — QC08CA11.

UNII — ZL507UZ6QL.

(manidipine)

Pharmacopoeias. In *Jpn.*

简介

马尼地平是二氢吡啶类钙离子通道阻滞剂（见硝苯地平，第 394 页）。其盐酸盐口服给药用于治疗高血压（第 228 页），10～20mg，每日 1 次。

1. McKeage K, Scott LJ. Manidipine: a review of its use in the management of hypertension. *Drugs* 2004; **64:** 1923–40.
2. Roca-Cusachs A, Triposkiadis F. Antihypertensive effect of manidipine. *Drugs* 2005; **65** (suppl 2): 11–19.

制剂

专利制剂
Austria: Iperten†; **Braz.:** Manivasc; **Fr.:** Iperten; **Ger.:** Manyper; **Gr.:** Manyper; **Hung.:** Iperten; **Ital.:** Iperten; **Jpn:** Calslot; **Philipp.:** Caldine; **Spain:** Artedil; **Thai.:** Madiplon.

多组分制剂 **Austria:** Vivace; **Braz.:** Hipertil; **Ger.:** Vivace; **Gr.:** Vivace.

Mannitol ⊗ 甘露醇

Cordycepic Acid; E421; Fraxinina; Manita; Manitol; Manitolis; Manna Sugar; Mannit; Mannite; Mannitoli; Mannitolum. D-Mannitol.

Маннит; Маннитол

$C_6H_{14}O_6 = 182.2.$
CAS — 69-65-8.
ATC — A06AD16; B05BC01; B05CX04; R05CB16.
ATC Vet — QA06AD16; QB05BC01; QB05CX04.
UNII — 3OWL53L36A.

性状 甘露醇是甘露糖的己六醇（$C_6H_{12}O_6 = 180.2$），与山梨糖醇（参见 M37 第 1866 页）是同分异构体。

Pharmacopoeias. In *Chin., Eur.* (see p.vii), *Int., Jpn, US,* and *Viet.*

Ph. Eur. 6. 8 (Mannitol) 白色或几乎白色结晶性粉末或光滑的易流动小颗粒。具有多形性。易溶于水；略溶于乙醇。

USP 33 (Mannitol) 白色无臭的结晶性粉末或光滑的易流动小颗粒，有甜味。溶于水（1：5.5）；略溶于乙醇；不溶于乙醚；略溶于吡啶；溶于碱性溶液。

配伍禁忌 甘露醇不能加入全血中输液或通过与输血相同的途径给予。甘露醇对红细胞的不良反应，详见下文**不良反应**项下**对血液的影响**。

过饱和溶液 加热可获得过饱和的水溶液。使用之前要加热，以溶解贮藏时形成的晶体；注射用 20％～25％ 的溶液是过饱和的，有时难以溶解。5.07％ 水溶液与血浆是等渗的。

不良反应

甘露醇最常见的不良反应是水和电解质平衡的异常，可包括循环超负荷，大剂量时的酸中毒。细胞外液增加可以导致肺水肿，心脏容量减少的患者风险增加。液体由细胞内向细胞外转移可以引起组织脱水；脑脱水，特别是肾衰竭的患者，可以出现 CNS 症状。

口服甘露醇可引起腹泻。静脉输注可出现恶心、呕吐、口渴、头痛、眩晕、寒战、发热、心动过速、胸痛、低钠血症、脱水、视物模糊、荨麻疹以及低血压或高血压。大剂量可以导致急性肾衰竭。超敏反应也有发生。

液体的外渗可引起水肿和皮肤坏死，可能发生血栓性静脉炎。

吸入甘露醇可引起支气管狭窄；咳嗽、局部刺激和疼痛、头晕、头痛均常见。

对血液的影响 当血液与 10％ 左右的甘露醇溶液混合时，会发生凝集反应及红细胞不可逆性变形[1]。静脉灌注应注意，要慢速给药。对于镰刀型红细胞病的患者更应注意[2,3]。尽管在体外观察到凝集反应及红细胞变形，但是由于稀释的作用，使体内的反应发生减少[4]。

1. Roberts BE, Smith PH. Hazards of mannitol infusions. *Lancet* 1966; **ii:** 421–2.
2. Konotey-Ahulu FID. Hazards of mannitol infusions. *Lancet* 1966; **ii:** 591.
3. Roberts BE, Smith PH. Hazards of mannitol infusions. *Lancet* 1966; **ii:** 591.
4. Samson JH. Hazards of mannitol infusions. *Lancet* 1966; **ii:** 1191.

对胃肠道的影响 结肠镜术前给予甘露醇的患者，结肠内的氢气浓度出现突然增加[1,2]、结肠充气及死亡，在使用甘露醇做准备的结肠镜电烙术患者中出现过[3]。但是，在结肠镜术中应用空气或二氧化碳吸入与吸出后，发生充气的危险很小[2,3]。

在用甘露醇治疗便秘的过程中，出现过结肠穿孔致死的病例[4]。

1. La Brooy SJ, *et al.* Potentially explosive colonic concentrations of hydrogen after bowel preparation with mannitol. *Lancet* 1981; **i:** 634–6.
2. Avgerinos A, *et al.* Bowel preparation and the risk of explosion during colonoscopic polypectomy. *Gut* 1984; **25:** 361–4.
3. Trotman I, Walt R. Mannitol and explosions. *Lancet* 1981; **i:** 848.
4. Moses FM. Colonic perforation due to oral mannitol. *JAMA* 1988; **260:** 640.

对肾脏的影响 1 例静脉给予 20％ 甘露醇的患者发生了局灶性渗透性肾病[1]。肾功能正常的患者，给予大剂量甘露醇后，发生了急性少尿型肾衰竭[2~4]，1 名糖尿病肾病患者静脉应用甘露醇 420g 4 天后，发展为急性肾衰竭[5]。

1. Goodwin WE, Latta H. Focal osmotic nephrosis due to the therapeutic use of mannitol: a case of perirenal hematoma after renal biopsy. *J Urol (Baltimore)* 1970; **103:** 11–14.
2. Whelan TV, *et al.* Acute renal failure associated with mannitol intoxication. *Arch Intern Med* 1984; **144:** 2053–5.
3. Goldwasser P, Fotino S. Acute renal failure following massive mannitol infusion: appropriate response of tubuloglomerular feedback? *Arch Intern Med* 1984; **144:** 2214–16.
4. Rabetoy GM, *et al.* Where the kidney is concerned, how much mannitol is too much? *Ann Pharmacother* 1993; **27:** 25–8.
5. Matsumura M. Mannitol-induced toxicity in a diabetic patient receiving losartan. *Am J Med* 2001; **110:** 331.

过量 8 例肾衰竭患者大剂量应用甘露醇或者连续应用大于 1～3 天后，出现严重的甘露醇毒性[1]。这些患者出现了超出尿毒症引起 CNS 症状的比例，严重的低钠血症，渗透压差增大，体液过多。6 例患者采用血液透析，认为优于腹膜透析，1 例腹膜透析。

1. Borges HF, *et al.* Mannitol intoxication in patients with renal failure. *Arch Intern Med* 1982; **142:** 63–6.

注意事项

甘露醇禁用于有肺充血或肺水肿，颅内出血（开颅术除外），心力衰竭（心力储备减少的患者，细胞外液的增多可能导致突然的心力衰竭），肾衰竭的患者，除非实验剂量能引起排泉反应（如果尿液不够，细胞外液的增多可能导致急性水中毒）。

甘露醇不能与全血同时给予。

所有给予甘露醇的患者应注意观察水及电解质的平衡，监测肾功能。

药动学

只有很少量的甘露醇从胃肠道吸收。静脉注射后，在肝脏大量代谢前快速被肾脏分泌。不能通过血脑屏障或渗透入眼。半衰期约为 100min。

用途和用法

甘露醇是渗透性药物。尽管其同分异构体是山梨醇，但它的能量值很低，因为在被代谢前大部分甘露醇已被清除。

甘露醇应用广泛，脱水作用强，可以增加急性肾衰竭患者的尿量，降低颅内压（第 237 页）治疗脑水肿。也用于青光眼的短期用药（参见 M37 第 1785 页），特别是眼科手术前降低眼内压以及通过强力利尿排出毒性物质。

其他用途包括在经尿道前列腺切除术中用于膀胱冲洗术，以减少溶血以及胃肠道准备中口服作为容积性泻药。甘露醇以释稀剂、冷冻干燥用膨胀剂使用，也可以药物制剂外用，还可以制成诊断剂使用。在支气管扩张和囊性纤维化的应用也在研究中，也被用于诊断哮喘气道高反应性。

胃肠道外给药，甘露醇可以增加血浆渗透压，使组织脱水从而起到渗透性利尿的作用。给予甘露醇后 15min 内 CSF 及眼内压下降，停用后持续 3～8h；利尿作用发生在 1～3h 后。

作为渗透性利尿药，甘露醇应静脉输注。需监测体液平衡、电解质、肾脏灌注和生命体征，以预防水及电解质紊乱发生，如循环超负荷和组织脱水。液体中甘露醇超过 15％ 时，贮存过程中可能发生结晶，特别是低温条件下，故使用前应加热以溶解晶体，给药途径中应有过滤装置。

甘露醇可用于肾衰竭的少尿期或纠正血容量后肾灌注不足，实验剂量 200mg/kg，快速静脉注射 15％～25％ 的溶液，3～5min 后产生利尿作用，至少 30～50ml/h，持续 2～3h；如果第一个实验剂量不够，可以进行第二个实验。成人通常 24h 内给予甘露醇 50～100g，静脉给予 5％～25％ 的溶液。注射给药的速度根据尿量调整，至少保持 30～50ml/h。

儿童用法，见下文。

总的剂量、浓度和给药速度取决于液体的需要量、尿量和用药的病情条件。甘露醇还用于心血管及其他手术过程或创伤中预防肾衰竭。

降低颅内压或眼内压，应静脉注射 15％～25％ 的甘露醇，剂量为 0.25～2g/kg，持续 30～60min。颅内压和眼内压可能会反跳性地升高，但比尿素的频率少。

在经尿道前列腺切除术中，2.5％～5％ 的甘露醇用于冲洗膀胱。

吸入甘露醇诊断哮喘剂量见下文**呼吸道疾病**。

儿童用法 甘露醇用于治疗儿童由肾衰引起的少尿、脑和外周水肿、腹水及眼内压升高。首次给药要进行剂量试验，同成人（见上文**用途和用法**）。

肾衰少尿期，儿童可给 0.25～2g/kg 或 60g/m²，静注 15％～20％ 溶液，持续 2～6h。

对于颅内及眼内压升高，给予 1～2g/kg 或 30～60g/m²，15％～25％ 溶液，注射持续 30～60min。对于瘦小患者，500mg/kg 可能就足够了。BNFC 2009 建议对于 1 个月至 12 岁儿童替代剂量 0.25～1.5g/kg，注射 30～60min，如果需要，4～8h 可重复 1～2 次。

治疗外周水肿及腹水，BNFC 2009 建议 1 个月至 18 岁儿童可注射 1～2g/kg，持续 6h。

肉毒鱼类中毒 食用被西加毒素污染的鱼后能够引起肉毒鱼类中毒，西加毒素存在于加勒比和印太地区，亚洲有所增加，发生于从这些地区回来的旅游者或吃了进口鱼的人。症状严重，包括热和冷觉交替。出现一些神经肌肉症状，如瘙痒症、关节病和疲劳，可能持续数年[1]。通常是对症治疗，因为没有特异的解毒药。有报道称在急性期静脉灌注甘露醇 1g/kg，历时 30～45min，胃肠道不适缓慢消退，神经肌肉症状显著改善[2~4]，中毒后 1 周，甘露醇仍有作用[5]。然而，一向双盲试验[6]发现在 24h 后甘露醇在减轻症状方面并不优于普通的盐水。阿米替林也有减轻神经肌肉症状（感觉异常和触觉异常）和瘙痒症的作用[7~9]。加巴喷丁也有作用[10]。

1. Lehane L. Ciguatera update. *Med J Aust* 2000; **172:** 176–9.
2. Palafox NA, *et al.* Successful treatment of ciguatera fish poisoning with intravenous mannitol. *JAMA* 1988; **259:** 2740–2.
3. Pearn JH, *et al.* Ciguatera and mannitol: experience with a new treatment regimen. *Med J Aust* 1989; **151:** 77–80.
4. Williamson J. Ciguatera and mannitol: a successful treatment. *Med J Aust* 1990; **153:** 306–7.
5. Fenner PJ, *et al.* A Queensland family with ciguatera after eating coral trout. *Med J Aust* 1997; **166:** 473–5.
6. Schnorf H, *et al.* Ciguatera fish poisoning: a double-blind randomized trial of mannitol therapy. *Neurology* 2002; **58:** 873–80.
7. Bowman PB. Amitriptyline and ciguatera. *Med J Aust* 1984; **140:** 802.
8. Davis RT, Villar LA. Symptomatic improvement with amitriptyline in ciguatera fish poisoning. *N Engl J Med* 1986; **315:** 65.
9. Calvert GM, *et al.* Treatment of ciguatera fish poisoning with amitriptyline and nifedipine. *J Toxicol Clin Toxicol* 1987; **25:** 423–8.
10. Perez CM, *et al.* Treatment of ciguatera poisoning with gabapentin. *N Engl J Med* 2001; **344:** 692–3.

胃肠道异常 肠制剂 10％ 甘露醇 1000ml 或 10％～20％ 甘露醇 500ml，口服，用于肠道的准备和诊断过程[1,2]。应注意肠内积气（见上文对**胃肠道的影响**）。

1. Palmer KR, Khan AN. Oral mannitol: a simple and effective bowel preparation for barium enema. *BMJ* 1979; **2:** 1038.
2. Newstead GL, Morgan BP. Bowel preparation with mannitol. *Med J Aust* 1979; **2:** 582–3.

诊断与试验 甘露醇与乳果糖[1,2]和纤维二糖[3,4]合用，用于检出小肠渗透性的异常，特别是在腹腔疾病中。不同糖的吸收试验，参见 M37 第 1658 页，**乳果糖**。

1. Pearson ADJ, *et al.* The gluten challenge—biopsy v permeability. *Arch Dis Child* 1983; **58:** 653.
2. Cooper BT. Intestinal permeability in coeliac disease. *Lancet* 1983; **i:** 658–9.

3. Juby LD, *et al.* Cellobiose/mannitol sugar test—a sensitive tubeless test for coeliac disease: results on 1010 unselected patients. *Gut* 1989; **30:** 476–80.
4. Hodges S, *et al.* Cellobiose: mannitol differential permeability in small bowel disease. *Arch Dis Child* 1989; **64:** 853–5.

呼吸道疾病　吸入性甘露醇干粉可以促进黏液清除；一项小型研究表明其也对支气管扩张[1,2]及囊性纤维化[3~5]有作用。吸入甘露醇也用于哮喘[6~9]气管激发试验，这种用法在很多国家被批准。在英国，患者用药建议剂量底线为一秒用力呼气容积不小于预测值的70%，吸入剂量可以增加 5mg，10mg，20mg，40mg，80mg，160mg。160mg 和 160mg，每次均需监测一秒用力呼气容积，直到阳性反应出现（一秒用力呼气容积从基线下降 15% 或剂量间增加量下降 10%）或总共给药 635mg。

1. Wills P, Greenstone M. Inhaled hyperosmolar agents for bronchiectasis. Available in The Cochrane Database of Systematic Reviews; Issue 2. Chichester: John Wiley & Sons; 2006 (accessed 07/05/08).
2. Daviskas E, *et al.* Effect of increasing doses of mannitol on mucus clearance in patients with bronchiectasis. *Eur Respir J* 2008; **31:** 765–72.
3. Jaques A, *et al.* Inhaled mannitol improves lung function in cystic fibrosis. *Chest* 2008; **133:** 1388–96.
4. Daviskas E, *et al.* Inhaled mannitol improves the hydration and surface properties of sputum in patients with cystic fibrosis. *Chest* 2010; **137:** 861–8.
5. Minasian C, *et al.* Comparison of inhaled mannitol, daily rhDNase and a combination of both in children with cystic fibrosis: a randomised trial. *Thorax* 2010; **65:** 51–6.
6. Brannan JD, *et al.* The safety and efficacy of inhaled dry powder mannitol as a bronchial provocation test for airway hyperresponsiveness: a phase 3 comparison study with hypertonic (4.5%) saline. *Respir Res* 2005; **6:** 144. Available at: http://respiratory-research.com/content/pdf/1465-9921-6-144.pdf (accessed 25/02/10)
7. Anderson SD, *et al.* A305 Study Group. Comparison of mannitol and methacholine to predict exercise-induced bronchoconstriction and a clinical diagnosis of asthma. *Respir Res* 2009; **10:** 4.
8. Porsbjerg C, *et al.* Current and future use of the mannitol bronchial challenge in everyday clinical practice. *Clin Respir J* 2009; **3:** 189–97.
9. Brannan JD, *et al.* Inhaled mannitol as a test for bronchial hyperresponsiveness. *Expert Rev Respir Med* 2009; **3:** 457–68.

制剂

BP 2010: Mannitol Intravenous Infusion;
USP 33: Chlorothiazide Sodium for Injection; Cisplatin for Injection; Mannitol in Sodium Chloride Injection; Mannitol Injection.

专利制剂

Austral.: Mede-Prep†; Osmitrol; **Canad.:** Osmitrol; Resectisol; **Cz.:** Ardeaosmosol MA; Mannisol†; Osmofundin 15% N†; **Denm.:** Osmohale; **Ger.:** Deltamannit; Mannit-Losung; Osmofundin 15% N; Osmosteril; Thomaemannit†; **Gr.:** Aridol; **Hong Kong:** Osmohale; **Hung.:** Mannisol; **Indon.:** Infusan M; **Irl.:** Osmohale; **Ital.:** Isotol; Mannistol†; **Mex.:** Osmorol; **Neth.:** Osmohale; Osmosteril; **NZ:** Mede-Prep†; **Port.:** Aridol; Osmofundina; **Spain:** Osmofundina Concentrada; **Swed.:** Aridol; **Switz.:** Mannite; **Turk.:** Resectisol; Rezosel; **UK:** Osmohale; **USA:** Osmitrol; Resectisol†.

多组分制剂　**Austria:** Osmofundin 10%†; Resectal†; **Chile:** Gelsolets; Solucion Irrigacion Vesical; **Denm.:** Pharmalgen Albumin; **Fin.:** Somanol + Ethanol†; **Gr.:** Flacar; Freka-Drainjet Purisole; **Hong Kong:** Osmofundin; **Ital.:** Levoplus; Naturalass; Plurilac; **Mex.:** Jarabe de Manzanas; **Pol.:** Purisole SM†; **Port.:** Purisole; Xarope de Macas Reinetas; **Rus.:** Rheogluman (Реоглюман); **Spain:** Salcemetic†; Salmagne; **Thai.:** Dimedon.

Mecamylamine Hydrochloride (BANM, rINNM) 盐酸美加明

Hidrocloruro de mecamilamina; Mecamine Hydrochloride; Mécamylamine, Chlorhydrate de; Mecamylamini Hydrochloridum. N-Methyl-2,3,3-trimethylbicyclo[2.2.1]hept-2-ylamine hydrochloride.

Мекамиламина Гидрохлорид

$C_{11}H_{21}N,HCl = 203.8$.
CAS — 60-40-2 (mecamylamine); 826-39-1 (mecamylamine hydrochloride).
ATC — C02BB01.
ATC Vet — QC02BB01.
UNII — 4956DJR58O.

(mecamylamine)

Pharmacopoeias. In *US*.

USP 33 (Mecamylamine Hydrochloride)　贮藏于密闭容器中。

不良反应和注意事项

美加明的不良反应主要是因为神经节阻滞。胃肠运动下降会引起便秘或麻痹性肠阻（肠梗阻前有时可出

现水样便）。口干、舌炎及其他胃肠不适（如厌食症、恶心呕吐）也有可能发生。也可能出现体位性低血压及头晕。其他不良反应有视物模糊、尿潴留、勃起功能障碍、虚弱及疲劳。肺水肿和纤维化也有报道。美加明可透过血脑屏障，也可引起震颤、惊厥、舞蹈样运动、失眠、镇静、构音障碍和精神异常。禁用于冠状动脉功能不全者及新发心肌梗死者，也应避免使用于青光眼、幽门狭窄及明显肾损伤者。

药动学

盐酸美加明几乎完全从胃肠道吸收。可以通过胎盘和血脑屏障。24h 后约 50% 以原形从尿液中排泄，但在碱性尿液中清除速度减慢。

用途和用法

盐酸美加明是神经节阻滞剂，可引起交感、副交感神经节神经冲动传导减弱。从而导致周围血管扩张及血压下降。口服治疗高血压（第 228 页），但应优先考虑其他不良反应较少的抗高血压药。

1. Young JM, *et al.* Mecamylamine: new therapeutic uses and toxicity/risk profile. *Clin Ther* 2001; **23:** 532–65.

戒烟　美加明是烟碱的拮抗剂，对戒烟可能有一定的作用。两项研究[1,2]表明小剂量口服美加明（2.5~5mg，每日 2 次）可以增强烟碱的皮肤贴片效应。但一个后来的对照研究[3]发现含有美加明和烟碱的贴片剂并无明显优于透皮烟碱自身。戒烟在烟碱项下介绍，参见 M37 第 2292 页。

1. Rose JE, *et al.* Mecamylamine combined with nicotine skin patch facilitates smoking cessation beyond nicotine patch treatment alone. *Clin Pharmacol Ther* 1994; **56:** 86–99.
2. Rose JE, *et al.* Nicotine-mecamylamine treatment for smoking cessation: the role of pre-cessation therapy. *Exp Clin Psychopharmacol* 1998; **6:** 331–43.
3. Glover ED, *et al.* A randomized, controlled trial to assess the efficacy and safety of a transdermal delivery system of nicotine/mecamylamine in cigarette smokers. *Addiction* 2007; **102:** 795–802.

Tourette 综合征　美加明曾被试用于[1~3]治疗 Tourette 综合征（抽搐，参见 M37 第 927 页），但效果不确切。

1. Sanberg PR, *et al.* Treatment of Tourette's syndrome with mecamylamine. *Lancet* 1998; **352:** 705–6.
2. Silver AA, *et al.* Mecamylamine in Tourette's syndrome: a two-year retrospective case study. *J Child Adolesc Psychopharmacol* 2000; **10:** 59–68.
3. Silver AA, *et al.* Multicenter, double-blind, placebo-controlled study of mecamylamine monotherapy for Tourette's disorder. *J Am Acad Child Adolesc Psychiatry* 2001; **40:** 1103–10.

制剂

USP 33: Mecamylamine Hydrochloride Tablets.

专利制剂

USA: Inversine†.

Mefruside (BAN, USAN, rINN) ⊗美夫西特

Bay-1500; FBA-1500; Mefrusid; Mefrusida; Méfruside; Mefrusidi; Mefrusidum. 4-Chloro-N¹-methyl-N¹-(tetrahydro-2-methylfurfuryl)benzene-1,3-disulphonamide.

Мефрузид

$C_{13}H_{19}ClN_2O_5S_2 = 382.9$.
CAS — 7195-27-9.
ATC — C03BA05.
ATC Vet — QC03BA05.

注：Escaron 和 Mebread 是美夫西特的商品名。

Pharmacopoeias. In *Jpn*.

简介

美夫西特有利尿作用，与噻嗪类利尿药相似（见**氢氯噻嗪**，第 355 页），但没有噻嗪环的结构。用于治疗高血压（第 228 页）。

口服 2~4h 开始有利尿作用，6~12h 达到最大效应。

美夫西特与其他抗高血压药同时使用时，初始口服剂量为每日 10~50mg，可单次或分 2 次给药。

制剂

多组分制剂　**Ger.:** Bendigon N†; duranifin Sali†; Sali-Adalat; Sali-Prent.

Melagatran (rINN) 美拉加群

H-319/68; Mélagatran; Melagatrán; Melagatranum. N-[(R)-({(2S)-2-[(p-Amidinobenzyl)carbamoyl]-1-azetidinyl}carbonyl)cyclohexylmethyl]glycine.

Мелагатран

$C_{22}H_{31}N_5O_4 = 429.5$.
CAS — 159776-70-2.
ATC — B01AE04.
ATC Vet — QB01AE04.
UNII — 2A9QP32MD4.

Ximelagatran (USAN, rINN) 希美加群

H-376/95; Ximélagatran; Ximelagatrán; Ximelagatranum. Ethyl N-{(R)-cyclohexyl[((2S)-2-[[4-(hydroxycarbamimidoyl)benzyl]carbamoyl]-1-azetidinyl)carbonyl]methyl}glycinate.

Ксимелагатран

$C_{24}H_{35}N_5O_5 = 473.6$.
CAS — 192939-46-1.
ATC — B01AE05.
ATC Vet — QB01AE05.
UNII — 49HFB70472.

简介

美拉加群是直接的凝血酶抑制剂，与来匹卢定类似，第 370 页，在接受髋或膝置换术的患者中作为抗凝药以预防术后静脉血栓栓塞。美拉加群是希美加群的活性代谢产物，皮下注射给药；希美加群口服给药。因为肝脏毒性在世界范围内停用。

1. Wallentin L, *et al.* Oral ximelagatran for secondary prophylaxis after myocardial infarction: the ESTEEM randomised controlled trial. *Lancet* 2003; **362:** 789–97.
2. Executive Steering Committee on behalf of the SPORTIF III Investigators. Stroke prevention with the oral direct thrombin inhibitor ximelagatran compared with warfarin in patients with non-valvular atrial fibrillation (SPORTIF III): randomised controlled trial. *Lancet* 2003; **362:** 1691–8.
3. Evans HC, *et al.* Ximelagatran/Melagatran: a review of its use in the prevention of venous thromboembolism in orthopaedic surgery. *Drugs* 2004; **64:** 649–78.
4. SPORTIF Executive Steering Committee for the SPORTIF V Investigators. Ximelagatran vs warfarin for stroke prevention in patients with nonvalvular atrial fibrillation: a randomized trial. *JAMA* 2005; **293:** 690–8.

制剂

专利制剂

Arg.: Exanta†; **Austria:** Exanta†; **Denm.:** Exanta†; **Fin.:** Exanta†; **Fr.:** Exanta†; **Ger.:** Exanta†; **Neth.:** Exanta†; **Norw.:** Exanta†; **Swed.:** Exarta†.

Meldonium (rINN) 米屈肼

Meldonio; MET-88; 3-(2,2,2-Trimethylhydrazinium)propionate. 3-(2,2,2-Trimethyldiazaniumyl)propanoate.

Мельдоний

$C_6H_{14}N_2O_2 = 146.2$.
CAS — 76144-81-5 (meldonium); 86426-17-7 (meldonium dihydrate).
UNII — 73H7UDN6EC.

简介

米屈肼是肉碱合成抑制剂，报道有保护心脏及抗失血性效应。它被用于多种疾病治疗。治疗缺血性心脏病及缺血性脑血管疾病一般口服剂量为每日 500mg~1g。一疗程每日 4 次给药 500mg，持续 7~10 天用于治疗酒精戒断综合征。米屈肼静脉注射与口服剂量相似。

1. Dambrova M, *et al.* Mildronate: cardioprotective action through carnitine-lowering effect. *Trends Cardiovasc Med* 2002; **12:** 275–9.
2. Sjakste N, *et al.* Mildronate: an antiischemic drug for neurological indications. *CNS Drug Rev* 2005; **11:** 151–68.

制剂

专利制剂

Rus.: Cardionate (Кардионат); Midolat (Мидолат); Mildronate (Милдронат); Mildroxyn (Милдроксин); **Ukr.:** Methyldronat (Метилдронат).

Mephentermine Sulfate (rINNM) ⊗硫酸美芬丁胺

Méphentermine, Sulfate de; Mephentermine Sulphate (BANM); Mephentermini Sulfas; Mephetedrine Sulphate; Sulfato de mefentermina. N,α,α-Trimethylphenethylamine sulphate dihydrate.

Мефентермина Сульфат

$(C_{11}H_{17}N)_2,H_2SO_4,2H_2O = 460.6.$
CAS — 100-92-5 (mephentermine); 1212-72-2 (anhydrous mephentermine sulfate); 6190-60-9 (mephentermine sulfate dihydrate).
ATC — C01CA11.
ATC Vet — QC01CA11.
UNII — 580655Z8RR.

(mephentermine)

不良反应、处置和注意事项

参见拟交感神经药，第448页。不良反应可能与α-或β-肾上腺素兴奋有关。美芬丁胺可能会兴奋 CNS，特别是在过量的情况下；也有关于焦虑、困倦、散漫、幻觉和惊厥的报道。

药物相互作用

参见拟交感神经药，第449页。

药动学

美芬丁胺肌内注射后 5～15min 吸收，作用持续约 4h；静脉注射后迅速起作用，持续约 30min。通过脱甲基化快速代谢，然后羟基化。以原形和代谢产物在尿液中分泌，在酸性尿液中分泌快。

用途和用法

美芬丁胺是拟交感神经药（第449页），对肾上腺素受体有间接作用。有 α-和 β-肾上腺素活性，对 CNS 有轻微的兴奋作用。对心脏有变性肌力作用。

美芬丁胺曾用于保持低血压状态为的血压，如在脊髓麻醉中。以硫酸盐的形式表示剂量，但剂量以碱的形式计算；21mg 硫酸盐相当于 15mg 的碱。通常剂量为缓慢静脉注射或肌内注射 15～45mg。

1. Kansal A, et al. Randomised trial of intravenous infusion of ephedrine or mephentermine for management of hypotension during spinal anaesthesia for Caesarean section. *Anaesthesia* 2005; **60:** 28–34.
2. Mohta M, et al. Comparison of potency of ephedrine and mephentermine for prevention of post-spinal hypotension in caesarean section. *Anaesth Intensive Care* 2008; **36:** 360–4.
3. Mohta M, et al. Potency of mephentermine for prevention of post-spinal hypotension. *Anaesth Intensive Care* 2009; **37:** 568–70.

制剂

专利制剂
India: Mephentine.
多组分制剂 *USA:* Emergent-Ez.

Mepindolol Sulfate (rINNM) ⊗硫酸甲吲洛尔

LF-17895 (mepindolol); Mépindolol, Sulfate de; Mepindolol Sulphate (BANM); Mepindololi Sulfas; SHE-222; Sulfato de mepindolol. 1-Isopropylamino-3-(2-methylindol-4-yloxy)propan-2-ol sulfate.

Мепиндолола Сульфат
$(C_{15}H_{22}N_2O_2)_2,H_2SO_4 = 622.8.$
CAS — 23694-81-7 (mepindolol); 56396-94-2 (mepindolol sulfate).
ATC — C07AA14.
ATC Vet — QC07AA14.

(mepindolol)

简介

甲吲洛尔，是吲哚洛尔的甲基类似物，是非心脏选择性的 β 受体阻滞剂（第278页）。有内在拟交感活性。甲吲洛尔以硫酸盐的形式口服，用于各种心血管疾病。

制剂

专利制剂
Ger.: Corindolan†.
多组分制剂 *Ger.:* Corindocomb†.

Mersalyl Acid ⊗汞撒利酸

Acidum Mersalylicum; Mersal. Acid; Mersálico, ácido; Mersalylum Acidum. A mixture of {3-[2-(carboxymethoxy)benzamido]-2-methoxypropyl}hydroxymercury and its anhydrides.
$C_{13}H_{17}HgNO_6 = 483.9.$
CAS — 486-67-9.
ATC — C03BC01.
ATC Vet — QC03BC01.
UNII — 7RDI07K19U.

Mersalyl Sodium ⊗汞撒利钠

Mersalyl (pINN); Mersalilo; Mersalylum; Mersalyyli. The sodium salt of mersalyl acid.

Мерсалил
$C_{13}H_{16}HgNNaO_6 = 505.8.$
CAS — 492-18-2.
ATC — C03BC01.
ATC Vet — QC03BC01.
UNII — 5X11O031V8 (mersalyl sodium).

简介

汞撒利酸，其盐是强力利尿药，作用于肾小管，同时增加钠和氯的分泌，还有水。在噻嗪类和其他类利尿药发现之前，有机汞利尿应用广泛，但是现在几乎完全被这些口服的有活性药物所取代，因为这些药物更有效且毒性小。最常见的不良反应包括口腔炎、胃疾病、眩晕、发热反应、皮疹和皮肤刺激。血小板减少、中性粒细胞减少症和粒细胞缺乏症在汞撒利酸治疗后也出现过。静脉注射可引起严重的低血压和心律失常，曾出现过猝死。

汞撒利酸的钠盐通常与茶碱一起静脉给药，这样可以减轻局部症状，增加吸收。超敏反应试验后，深部肌内注射给药。其他有机汞利尿药包括氯汞非、美拉鲁利、硫汞林钠、汞茶碱、汞乙氧茶碱普鲁卡因。这些药物主要是肌内注射，刺激性小的可以皮下注射给药。

Metaraminol Tartrate (BANM, rINNM) ⊗间羟胺

Bitartrato de metaraminol; Hydroxynorephedrine Bitartrate; Metadrine Bitartrate; Metaraminol Acid Tartrate; Metaraminol Bitartrate; Métaraminol, Tartrate de; Metaraminoli Tartras; Tartrato de metaraminol. (–)-2-Amino-1-(3-hydroxyphenyl)propan-1-ol hydrogen tartrate.

Метараминола Тартрат
$C_9H_{13}NO_2,C_4H_6O_6 = 317.3.$
CAS — 54-49-9 (metaraminol); 33402-03-8 (metaraminol tartrate).
ATC — C01CA09.
ATC Vet — QC01CA09.
UNII — ZC4202M9P3.

(metaraminol)

Pharmacopoeias. In Br., Chin., and US.

BP 2010 (Metaraminol Tartrate)　无臭或接近无臭的白色结晶性粉末。易溶于水；能溶于乙醇；不溶于氯仿和乙醚。5%水溶液的 pH 值为 3.2～3.5。

USP 33 (Metaraminol Bitartrate)　5%水溶液的 pH 值为 3.2～3.5。贮藏于室温 25℃，可为 15～30℃。

不良反应、处置和注意事项

参见拟交感神经药，第448页。间羟胺的不良反应主要与它的 α 受体激动有关。间羟胺比肾上腺素或去甲肾上腺素的作用时间长，因此，长时间的血管加压作用可能引起血压的长时间升高。静脉注射时药物外渗可引起组织坏死。

药物相互作用

参见拟交感神经药，第449页。间羟胺的相互作用与它的直接和间接作用都有关。

药动学

间羟胺肌内注射后 10min 发挥作用，约持续 1h。静脉注射后 1～2min 发挥作用，约持续 20min。

用途和用法

间羟胺是拟交感神经药物（第449页），对肾上腺素受体有直接和间接作用。有 α-和 β-肾上腺素活性，前者起主导作用。间羟胺有变性肌力作用，作为外周血管收缩剂；因此可以增加心排血量，增加外周阻力，使血压上升。冠状动脉血流增加，心率减慢。

间羟胺作为升压药用于低血压状态，如脊髓麻醉后。以碱的形式表示剂量；9.5mg 重酒石酸间羟胺相当于 5mg 间羟胺。15～100mg 间羟胺溶于 500ml 5% 葡萄糖中或 0.9%氯化钠中静脉输注，用于维持血压，根据血压情况调整输注的速度。更高浓度的间羟胺也应用过。由于最大效应不能马上表现，在增加剂量前应至少观察 10min，还要考虑到累积效应。急症时初始剂量给予 0.5～5mg，直接静脉注射，然后改为静脉滴注。

间羟胺也可肌内和皮下注射来预防低血压，以间羟胺计算剂量为 2～10mg。皮下注射增加了组织坏死和腐肉形成的危险。

阴茎异常勃起　阴茎异常勃起[1,2]或勃起延迟可因静脉血流减少（低流量勃起异常）或动脉血流增多（高流量勃起异常）引起。低容量勃起异常属急症，因为灌注同时受损，导致缺血的发生。可能与引起平滑肌舒张的药物的应用有关，如 α 受体阻滞剂；管腔内的阻塞，如镰刀红细胞病，也可能是原因。通常用 corporal aspiration 治疗，必要时可灌注小剂量低浓度的 α 受体阻滞剂，如间羟胺。

在海绵窦内应用间羟胺已经能成功治疗药物引起的阴茎异常勃起[3]，以及慢性粒细胞白血病[4]、血液透析[5]、脊髓阻滞[6]或芬太尼全身麻醉[6]引起的阴茎异常勃起。也用于逆转海绵窦内给予的用于治疗勃起功能障碍的前列地尔或罂粟碱，此时有致命性高血压的危险（前列地尔，参见 M37 第 2103 页）。

其他应用的 α 受体激动药包括苯肾上腺素[7]、海绵窦内的肾上腺素，同样是小剂量低浓度。苯丙胺醇[7]或伪麻黄碱[8]，口服给药，也被应用。镰刀红细胞病引起的阴茎异常勃起，可海绵窦内灌注稀释的肾上腺素（见第 259 页）或海绵窦内依替福林；口服依替福林可用来预防。药物治疗无效的低流量性阴茎异常勃起可以采用手术治疗。一些其他药物如巴氯芬、加巴喷丁、特布他林已试用或建议使用，与之相反，低剂量 5 型磷酸二酯酶抑制剂如西地那非和他达那非[2]也可以。

在病情稳定的高流量的阴茎异常勃起，引起灌注异常的血栓栓塞应予治疗。

1. Maan Z, et al. Priapism—a review of the medical management. *Expert Opin Pharmacother* 2003; **4:** 2271–7.
2. Yuan J, et al. Insights of priapism mechanism and rationale treatment for recurrent priapism. *Asian J Androl* 2008; **10:** 88–101.
3. Brindley GS. New treatment for priapism. *Lancet* 1984; **ii:** 220–1.
4. Stanners A, Colin-Jones D. Metaraminol for priapism. *Lancet* 1984; **ii:** 978.
5. Branger B, et al. Metaraminol for haemodialysis-associated priapism. *Lancet* 1985; **i:** 641.
6. Tsai SK, Hong CY. Intracavernosal metaraminol for treatment of intraoperative penile erection. *Postgrad Med J* 1990; **66:** 831–3.
7. Harmon WJ, Nehra A. Priapism: diagnosis and management. *Mayo Clin Proc* 1997; **72:** 350–5.
8. Millard RJ, et al. Risks of self-injection therapy for impotence. *Med J Aust* 1996; **165:** 117–18.

制剂

BP 2010: Metaraminol Injection;
USP 33: Metaraminol Bitartrate Injection.
专利制剂
Arg.: Fadamine; *Austral.:* Aramine†; *Braz.:* Aramin; *Gr.:* Aramine†; *NZ:* Aramine†; *USA:* Aramine†.

Methoxamine Hydrochloride (*BANM*, *rINNM*) 盐酸甲氧明

Hidrocloruro de metoxamina; Methoxamedrine Hydrochloride; Méthoxamine, Chlorhydrate de; Methoxamini Hydrochloridum. 2-Amino-1-(2,5-dimethoxyphenyl)propan-1-ol hydrochloride.

Метоксамина Гидрохлорид

$C_{11}H_{17}NO_3,HCl = 247.7$.
CAS — 390-28-3 (methoxamine); 61-16-5 (methoxamine hydrochloride).
ATC — C01CA10.
ATC Vet — QC01CA10.
UNII — 8MB4MJ9R7L.

(methoxamine)

Pharmacopoeias. In *Br.* and *Chin.*

BP 2010 (Methoxamine Hydrochloride) 无色结晶或白色盘样结晶或白色结晶性粉末, 无臭或几乎无臭。易溶于水; 溶于乙醇; 微溶于氯仿和乙醚。2% 水溶液的 pH 值为 4.0～6.0。

简介

甲氧明是拟交感神经药 (第 448 页), 主要是直接作用于肾上腺素受体。有完全的 α 肾上腺素活性; β 肾上腺素活性还不确定, 大剂量时还可能起到阻断作用。盐酸甲氧明用作低血压状态时的升压剂, 特别是在麻醉状态, 也用于阵发性室上性心动过速的治疗。一般治疗剂量, 肌内注射为 10～15mg, 或 3～10mg 缓慢静脉注射用于急症治疗。在鼻出血治疗中作为血管收缩药。

制剂

BP 2010: Methoxamine Injection.

专利制剂
Jpn: Mexan†.

Methyclothiazide (*BAN*, *USAN*, *rINN*) ⊗甲氯噻嗪

Méthyclothiazide; Methyclothiazidum; Meticlotiazida; Metyklotiatsidi; Metyklotiazid; NSC-110431. 6-Chloro-3-chloromethyl-3,4-dihydro-2-methyl-2*H*-1,2,4-benzothiadiazine-7-sulphonamide 1,1-dioxide.

Метиклотиазид

$C_9H_{11}Cl_2N_3O_4S_2 = 360.2$.
CAS — 135-07-9.
ATC — C03AA08.
ATC Vet — QC03AA08.
UNII — L3H46UAC61.

Pharmacopoeias. In *US.*

USP 33 (Methyclothiazide) 白色或几乎白色结晶性粉末, 无臭或有轻微的臭气。微溶或不溶于水和氯仿; 可溶于乙醇 (1:92.5), 溶于乙醚 (1:2700); 易溶于丙酮和吡啶; 略溶于甲醇; 微溶于苯。

简介

甲氯噻嗪是噻嗪类利尿药, 与氢氯噻嗪作用相似 (见第 355 页)。口服用于治疗水肿 [包括与心力衰竭有关的水肿 (第 224 页)] 和高血压 (第 228 页)。

2h 左右开始发挥利尿作用, 6h 达到高峰, 可持续 24h 或更久。

治疗水肿时通常初始剂量为每日 2.5～5mg, 可增至最大剂量每日 10mg。治疗高血压时通常剂量为每日 2.5～5mg, 单用或与其他抗高血压药物合用。每日 10mg 的剂量也应用过, 但降压效果并没有增加。

制剂

USP 33: Methyclothiazide Tablets.

专利制剂
USA: Enduron.

多组分制剂   **Fr:** Isobar; **USA:** Diutensen-R†.

Methyldopa (*BAN*, *USAN*, *rINN*) 甲基多巴

Alpha-methyldopa; Méthyldopa; Methyldopum; Methyldopum Hydratum; Metildopa; Metyldopa; Metyylidopa; MK-351. (−)-3-(3,4-Dihydroxyphenyl)-2-methyl-L-alanine sesquihydrate; (−)-2-Amino-2-(3,4-dihydroxybenzyl)propionic acid sesquihydrate.

Метилдопа

$C_{10}H_{13}NO_4, 1\frac{1}{2}H_2O = 238.2$:
CAS — 555-30-6 (anhydrous methyldopa); 41372-08-1 (methyldopa sesquihydrate).
ATC — C02AB01 (laevorotatory); C02AB02 (racemic).
ATC Vet — QC02AB01 (laevorotatory); QC02AB02 (racemic).
UNII — 56LH93261Y.

Pharmacopoeias. In *Chin., Eur.* (see p.vii), *Int., Jpn,* and *US.*

Ph. Eur. 6. 8 (Methyldopa) 无色至几乎无色的结晶, 或淡色至淡黄色的结晶性粉末。微溶于水; 微溶于乙醇; 易溶于稀矿物酸。避光。

USP 33 (Methyldopa) 白色至淡黄白色精细粉末, 无臭。可能有碎片。略溶于水; 微溶于乙醇; 不溶于乙醚; 易溶于 3mol/L 的盐酸。避光。

Methyldopate Hydrochloride (*BANM*, *USAN*) 盐酸甲基多巴乙酯

Cloridrato de Metildopato; Metildopato, hidrocloruro de. The hydrochloride of the ethyl ester of anhydrous methyldopa; Ethyl (−)-2-amino-2-(3,4-dihydroxybenzyl)propionate hydrochloride.

$C_{12}H_{17}NO_4,HCl = 275.7$.
CAS — 2544-09-4 (methyldopate); 2508-79-4 (methyldopate hydrochloride).
UNII — 7PX435DN5A.

(methyldopate)

Pharmacopoeias. In *Br.* and *US.*

BP 2010 (Methyldopate Hydrochloride) 白色或几乎白色, 无臭或接近无臭的结晶性粉末。易溶于水、乙醇和甲醇; 微溶于氯仿; 几乎不溶于乙醚。1% 水溶液的 pH 值为 3.0～5.0。避光。

USP 33 (Methyldopate Hydrochloride) 白色或几乎白色, 无臭或接近无臭的结晶性粉末。易溶于水、乙醇和甲醇; 微溶于氯仿; 几乎不溶于乙醚。1% 水溶液的 pH 值为 3.0～5.0。室温 25℃贮藏, 温度范围为15～30℃。

配伍禁忌 1mg/ml 的盐酸甲基多巴乙酯与 200µg/ml 的两性霉素 B 在葡萄糖中混合 3h 后, 出现云雾状的沉淀; 与200µg/ml 美索比妥钠在氯化钠中混合会出现结晶, 在葡萄糖中混合会出现云雾状的沉淀。与 1mg/kg 盐酸四环素在葡萄糖中混合, 与 4mg/ml 的磺胺嘧啶钠在葡萄糖或氯化钠中混合, 会有结晶状沉淀[1]。

1. Riley BB. Incompatibilities in intravenous solutions. *J Hosp Pharm* 1970; **28:** 228–40.

不良反应

甲基多巴的不良反应与它的药理学作用有关。发生不良反应的概率高达 60%, 但大多是短暂和可逆的。困倦多见, 特别是首次用药和增加剂量时。头晕目眩可能与直立性低血压有关; 恶心、头痛、虚弱和疲劳、性欲减退和阳痿也经常发生。

甲基多巴对精神和神经方面的影响, 包括注意力不集中和记忆力减退、轻度的精神异常、抑郁、睡眠不佳和梦魇、感觉异常、Bell 麻痹、不随意的舞蹈徐动症和帕金森病。

除了直立性低血压, 甲基多巴还常引起液体潴留和水肿, 多与利尿药有关, 但少数与心力衰竭有关。可能加

重心绞痛。心动过缓、晕厥和颈动脉窦过敏也有发生。静脉给予甲基多巴可引起血压的异常升高。

甲基多巴可引起胃肠道的不良反应, 如恶心呕吐、腹泻、便秘, 偶有胰腺炎和大肠炎。黑舌或痛舌, 唾液腺的炎症也发生, 口干非常常见。

长期治疗的患者中 10%～20% 出现 Coombs 试验阳性, 但是只有很少数发展为溶血性贫血。发生血小板减少症和白细胞减少症以及显著的粒细胞减少时, 应迅速停药。其他的超敏反应还有心肌炎、发热、嗜酸粒细胞增多和肝功能异常。可能发展为肝炎, 特别是在治疗的前 2 个或 3 个月, 停药后通常能够恢复, 但也发生过致死性的肝坏死。可能出现抗核抗体, 也可出现狼疮样的症状。

其他的不良反应还有皮疹、苔藓样和肉芽肿样的皮疹、中毒性表皮坏死松解症、流感样症状 (发热、肌痛和轻度的关节痛)、夜尿症、尿毒症、鼻出血和腹膜后纤维化。可能出现高泌乳素血症, 出现乳房增大或男子乳腺发育、乳漏和闭经。

甲基多巴可能引起尿液暴露于空气中后变黑, 是由于药物或其代谢产物的分解造成的。

1. Furhoff A-K. Adverse reactions with methyldopa—a decade's reports. *Acta Med Scand* 1978; **203:** 425–8.
2. Lawson DH, *et al.* Adverse reactions to methyldopa with particular reference to hypotension. *Am Heart J* 1978; **96:** 572–9.

对血液的影响 Swedish Adverse Drug Reaction Committee 的一项研究, 分析了 1966～1975 这 10 年内药物导致的恶液质, 发现用甲基多巴引起的溶血性贫血共 69 例, 其中 3 例导致死亡。这代表了绝大多数对于药物导致溶血性贫血的研究[1]。但是, 在应用甲基多巴的患者中发生溶血性贫血的概率很低; 从 Boston Collaborative Drug Surveillance Program 的数据表明, 只有 2/1067 应用甲基多巴的患者发生溶血性贫血[2], 概率约为 0.2%。Coombs 试验阳性的患者很多, 有文献的报道[3～5], 为 10%～20%。自身抗体的出现概率高, 可能与甲基多巴[4]抑制了 T 细胞抑制因子有关, 溶血出现的概率较低可能与药物相关的网状内皮系统的损伤有关, 正常情况下这个系统清除循环中对抗体敏感的细胞[5]。尽管甲基多巴用量已经降低, 但由它引起的溶血性贫血仍时有发生[6]。

在一名孕期曾服用甲基多巴的母亲的婴儿身上检查到自身抗体——见下文**注意事项**项下**妊娠**。

1. Böttiger LE, *et al.* Drug-induced blood dyscrasias. *Acta Med Scand* 1979; **205:** 457–61.
2. Lawson DH, *et al.* Adverse reactions to methyldopa with particular reference to hypotension. *Am Heart J* 1978; **96:** 572–9.
3. Carstairs K, *et al.* Methyldopa and haemolytic anaemia. *Lancet* 1966; **i:** 201.
4. Kirtland HH, *et al.* Methyldopa inhibition of suppressor-lymphocyte function: a proposed cause of autoimmune hemolytic anemia. *N Engl J Med* 1980; **302:** 825–32.
5. Kelton JG. Impaired reticuloendothelial function in patients treated with methyldopa. *N Engl J Med* 1985; **313:** 596–600.
6. Thomas A, *et al.* Methyldopa-induced autoimmune haemolytic anaemia revisited. *N Z Med J* 2009; **122:** 53–6.

对胃肠道的影响 大肠炎 已经报道了 6 例与甲基多巴有关的大肠炎[1]。与自身免疫机制有关。

1. Graham CF, *et al.* Acute colitis with methyldopa. *N Engl J Med* 1981; **304:** 1044–5.

腹泻 应用甲基多巴 2～7 年后, 出现严重的慢性腹泻[1,2]; 停药后症状消失。

1. Quart BD, Guglielmo BJ. Prolonged diarrhea secondary to methyldopa therapy. *Drug Intell Clin Pharm* 1983; **17:** 462.
2. Gloth FM, Busby MJ. Methyldopa-induced diarrhea: a case of iatrogenic diarrhea leading to request for nursing home placement. *Am J Med* 1989; **87:** 480–1.

胰腺炎 2 例应用甲基多巴的患者, 出现血和尿淀粉酶活性的增加, 伴有发热, 提示胰腺炎的发生[1], 其中 1 名患者有严重胰腺炎的症状。在激发试验中 2 名患者又出现症状[1]。有 1 名近期应用甲基多巴 (与利尿剂有关) 而发生急性胰腺炎的患者的深入报道, 也证实激发试验中症状再次出现[2]。与急性胰腺炎相比, 慢性胰腺炎的发生通常与用药无关[3]。但是, 有报道称, 1 名慢性胰腺炎的患者, 外分泌和内分泌不足和钙化超过 30 个月, 与应用 2 个疗程的甲基多巴有关[4]。这名患者同时应用噻嗪类药物, 应用后出现了糖尿病酮酸中毒的症状。

1. van der Heide H, *et al.* Pancreatitis caused by methyldopa. *BMJ* 1981; **282:** 1930–1.
2. Anderson JR, *et al.* Drug-associated recurrent pancreatitis. *Dig Surg* 1985; **2:** 24–6.
3. Banerjee AK, *et al.* Drug-induced acute pancreatitis. *Med Toxicol Adverse Drug Exp* 1989; **4:** 186–98.
4. Ramsay LE, *et al.* Methyldopa-induced chronic pancreatitis. *Practitioner* 1982; **226:** 1166–9.

对心脏的影响 许多应用甲基多巴猝死的患者, 与心肌炎

有关（常同时有肝炎和肺炎）[1,2]。这种影响与超敏作用有关。超敏性心肌炎在 ECG 上有明显改变，心肌酶轻度升高，心脏扩大，持续的窦性心动过速，伴有外周血嗜酸粒细胞增多，大多数患者及时停药后数天可恢复[3]。

1. Mullick FG, McAllister HA. Myocarditis associated with methyldopa therapy. *JAMA* 1977; **237**: 1699–1701. Correction. *ibid*.; **238**: 399.
2. Seeverens H, *et al.* Myocarditis and methyldopa. *Acta Med Scand* 1982; **211**: 233–5.
3. Anonymous. Myocarditis related to drug hypersensitivity. *Lancet* 1985; **ii**: 1165–6.

对肝脏的影响　在一项 6 例应用甲基多巴而出现肝炎的患者的报道中，还包含 77 例回顾病例[1]，大多数患者出现的症状有不适、疲劳、食欲减退、体重下降、恶心、呕吐和与病毒性肝炎相似的组织病理学变化。83 名患者中，有 23 名出现发热；而皮疹和嗜酸粒细胞增多少见。使用甲基多巴 1～4 周后出现症状。开始治疗后早至 1 周晚至 3 年出现临床可见的黄疸，但只有 6 或 7 名患者 3 个月后出现黄疸。肝损害与剂量无关，有免疫介导的超敏反应性特征。组织学的改变包括慢性活动性肝炎，大量致死性坏死和肝硬化。

对 36 名应用甲基多巴而发生肝损害的患者的进一步分析发现，肝损害易于发生两种状态——急性和慢性[2]。急性损伤发生在开始治疗的几个月内，被认为是对甲基多巴代谢产物的过敏反应。慢性损伤于治疗开始后至少 1 年发生，以肝脏中脂肪的堆积为特点。停药后的恢复与用药持续时间及肝损害程度有关。也有基因遗传因素，因为在一个家族中有 4 个人发生了甲基多巴导致的急性肝炎。在敏感体质患者体内，对甲基多巴特异性的代谢可能引起肝细胞表面抗原的表达，引起循环抗体反应[3]。

亦见下文**发热**。

1. Rodman JS, *et al.* Methyldopa hepatitis: a report of six cases and review of the literature. *Am J Med* 1976; **60**: 941–8.
2. Sotaniemi EA, *et al.* Hepatic injury and drug metabolism in patients with alpha-methyldopa-induced liver damage. *Eur J Clin Pharmacol* 1977; **12**: 429–35.
3. Neuberger J, *et al.* Antibody mediated hepatocyte injury in methyldopa induced hepatotoxicity. *Gut* 1985; **26**: 1233–9.

对心理功能的影响　无对照的研究提示甲基多巴对精神敏度的影响包括注意力不能集中、计算能力下降和健忘[1–3]。这些在某种程度上已被心理测验证实。有 10 名与利尿药合用的患者出现了语言功能而不是视觉记忆受损[4]。对 16 名应用甲基多巴的患者的交叉研究也发现了认知功能的损害[5]。

1. Adler S. Methyldopa-induced decrease in mental activity. *JAMA* 1974; **231**: 1428–9.
2. Ghosh SK. Methyldopa and forgetfulness. *Lancet* 1976; **i**: 202–3.
3. Fernandez PG. Alpha methyldopa and forgetfulness. *Ann Intern Med* 1976; **85**: 128.
4. Solomon S, *et al.* Impairment of memory function by antihypertensive medication. *Arch Gen Psychiatry* 1983; **40**: 1109–12.
5. Johnson B, *et al.* Effects of methyldopa on psychometric performance. *J Clin Pharmacol* 1990; **30**: 1102–5.

抑郁　抑郁性损伤与甲基多巴的应用有关，但具体的关系还不清楚[1]。一项回顾[2]报道发生率为 3.6%，在有病史的患者更为常见。

1. Patten SB, Love EJ. Drug-induced depression. *Drug Safety* 1994; **10**: 203–19.
2. Paykel ES, *et al.* Psychiatric side effects of antihypertensive drugs other than reserpine. *J Clin Psychopharmacol* 1982; **2**: 14–39.

对神经系统的影响　1 位 59 岁的男性脑血管疾病患者，在把甲基多巴的剂量由每日 1g 提高到每日 1.5g 时，出现了不随意的舞蹈样动作，即 Huntington 舞蹈病。停药后症状消失[1]。另一报道称甲基多巴与两侧舞蹈病样运动的发生有关，该患者没有脑血管疾病，但有慢性肾衰竭[2]。

1. Yamadori A, Albert ML. Involuntary movement disorder caused by methyldopa. *N Engl J Med* 1972; **286**: 610.
2. Neil EM, Waters AK. Generalized choreiform movements as a complication of methyldopa therapy in chronic renal failure. *Postgrad Med J* 1981; **57**: 732–3.

对性功能的影响　甲基多巴与许多性功能障碍病例有关。在男性表现为勃起障碍、性欲减退、射精障碍和男性乳腺发育，而在女性表现为性欲减低、痛性乳房增大、性高潮推迟或无性高潮[1]。各报道的发生率不同，有证据[2]表明性功能障碍的报道不全：只有 2/30 应用甲基多巴的男性自主说明勃起障碍，而实际上有 16/30 的患者被询问出有症状。

1. Stevenson JG, Umstead GS. Sexual dysfunction due to antihypertensive agents. *Drug Intell Clin Pharm* 1984; **18**: 113–21.
2. Alexander WD, Evans JI. Side effects of methyldopa. *BMJ* 1975; **2**: 501.

发热　在一项报道中有 78 例由甲基多巴引起的发热[1]，77 名患者在用药后 5～35 天内出现发热，其余则在用药后 1 天发生。僵直、头痛和肌肉痛是常伴随的

症状，但没有嗜酸粒细胞增多和皮疹。大多数患者症状不严重，但 4 名患者出现了败血症性休克。61% 的患者有肝损伤的生化证据，但黄疸不多见。大多数患者停药 48h 后症状缓解。

1. Stanley P, Mijch A. Methyldopa: an often overlooked cause of fever and transient hepatocellular dysfunction. *Med J Aust* 1986; **144**: 603–5.

红斑狼疮　在 269 名应用甲基多巴（不考虑其他药物）的高血压患者中，抗核抗体的出现率为 13%，而在 448 名未应用甲基多巴的高血压患者中为 3.8%[1]。但甲基多巴引起狼疮的报道很少见[2]。

1. Wilson JD, *et al.* Antinuclear antibodies in patients receiving non-practolol beta-blockers. *BMJ* 1978; **1**: 14–16.
2. Dupont A, Six R. Lupus-like syndrome induced by methyldopa. *BMJ* 1982; **285**: 693–4.

过量　1 名 19 岁的男性患者给予 2.5g 甲基多巴后出现昏迷、体温过低、低血压、心动过缓和口干[1]。10h 后他的血浆甲基多巴浓度为 19.2µg/ml，而治疗剂量的甲基多巴其血浆浓度为 2µm/ml。该患者于静脉输液后症状恢复。

1. Shnaps Y, *et al.* Methyldopa poisoning. *J Toxicol Clin Toxicol* 1982; **19**: 501–3.

腹膜后纤维化　1 名 60 岁的患者应用甲基多巴每日 750mg 和苄氟噻嗪每日 2.5mg，用药约 5 年[1]，出现了腹膜后纤维化和直接 Coombs 试验阳性。

1. Iversen BM, *et al.* Retroperitoneal fibrosis during treatment with methyldopa. *Lancet* 1975; **ii**: 302–4.

不良反应的处置

停用或减量甲基多巴会使很多不良反应得到逆转。如果过量给药，洗胃疗效在开始治疗，若在 1h 内，可采用活性炭治疗。主要靠对症治疗，必要时静脉输液以促进尿液的分泌，慎用血管升压类药物。阿托品可用于对抗心动过缓。严重的低血压可以使患者脚抬高平卧。

甲基多巴可以被透析清除。

注意事项

甲基多巴应慎用于年龄较大的患者以及肝损伤或肾损伤，或有溶血性贫血、肝疾病或抑郁病史的患者。有帕金森病的患者也应注意。活动性肝病或抑郁症的患者不宜应用甲基多巴，嗜铬细胞瘤的患者也不推荐使用。

在用药的前 6～12 周或出现不明原因的发热时，应定期检查血细胞计数和监测肝功能。应用甲基多巴的患者直接 Coombs 试验可能出现阳性；如果需要输血，直接 Coombs 阳性可帮助交叉配血。

甲基多巴可能产生镇静作用；如果发生，患者不应驾驶或操作机器。

哺乳　甲基多巴可少量扩散到乳汁中[1]。在一项对 3 位母乳喂养的母亲的研究中[2]，给予 500mg 后，乳汁中游离甲基多巴的浓度是血浆中的 19%～30%。只在一个婴儿的血浆中可探测甲基多巴而收集的乳汁中则没有检测到不良反应。估计母体剂量的 0.02% 可通过哺乳进入婴儿体内。在另一项研究中[3]，母体应用甲基多巴，观察 3 个月，母乳喂养的婴儿没有出现不良反应，尽管在婴儿的尿液中检测出药物。American Academy of Pediatrics 认为[4]甲基多巴可用于哺乳期。

1. Jones HMR, Cummings AJ. A study of the transfer of α-methyldopa to the human foetus and newborn infant. *Br J Clin Pharmacol* 1978; **6**: 432–4.
2. White WB, *et al.* Alpha-methyldopa disposition in mothers with hypertension and in their breast-fed infants. *Clin Pharmacol Ther* 1985; **37**: 387–90.
3. Hauser GJ, *et al.* Effect of α-methyldopa excreted in human milk on the breast-fed infant. *Helv Paediatr Acta* 1985; **40**: 83–6.
4. American Academy of Pediatrics. The transfer of drugs and other chemicals into human milk. *Pediatrics* 2001; **108**: 776–89. [Retired May 2010] Correction. *ibid.*, 1029.
Also available at: http://aappolicy.aappublications.org/cgi/content/full/pediatrics%3b108/3/776 (accessed 26/09/05)

卟啉病　甲基多巴与急性卟啉病发作有关，因此对卟啉病患者是不安全的。

妊娠　甲基多巴通常用于控制妊娠期高血压（第 228 页）。几乎对胎儿发育没有不良作用。但是它可以通过胎盘[1]。也有报道称 7 名婴儿，母体妊娠过程中应用甲基多巴，出现震颤[3]。注意对 3 名婴儿 CSF 中去甲肾上腺素浓度降低，所以在其他 4 名婴儿中应用阿托品：其中 2 名震颤消失，另外 2 名显著改善。一名婴儿因感染巨细胞病毒化脓性腮腺炎[4]，其母亲在妊娠期间一直服用甲基多巴。另一名在妊娠期间服用甲基多巴的母亲其胎儿体内出现自身抗体[5]，推测可能为抗体透过胎盘进入胎儿体内而非胎儿自身产生。

1. Jones HMR, Cummings AJ. A study of the transfer of α-methyldopa to the human foetus and newborn infant. *Br J Clin Pharmacol* 1978; **6**: 432–4.
2. Whitelaw A. Maternal methyldopa treatment and neonatal blood pressure. *BMJ* 1981; **283**: 471.
3. Bódis J, *et al.* Methyldopa in pregnancy hypertension and the newborn. *Lancet* 1982; **ii**: 498–9.
4. Todoroki Y, *et al.* Neonatal suppurative parotitis possibly associated with congenital cytomegalovirus infection and maternal methyldopa administration. *Pediatr Int* 2006; **48**: 185–6.
5. Özdemir ÖMA, *et al.* A newborn with positive antiglobulin test whose mother took methyldopa in pregnancy. *Turk J Pediatr* 2008; **50**: 592–4.

药物相互作用

利尿药、其他抗高血压药和有降压作用的药物可增强甲基多巴的低血压效应。但是，也有报道称三唑仑抗抑郁药、抗精神病药和 β 受体阻滞剂却可以拮抗甲基多巴的低血压效应。拟交感神经药也可以对抗低血压效应。

甲基多巴和单胺氧化酶抑制剂（MAOIs）可能有相互作用，同时应用时应谨慎。与儿茶酚-邻-甲基转移酶抑制剂合用，如恩他卡朋，也应注意，因为它们可能减慢甲基多巴的代谢。

应用甲基多巴的患者应降低全身麻醉药的剂量。

α 受体阻滞剂　1 名双侧腰交感神经切除术后的患者，合用甲基多巴和酚苄明后出现了尿失禁[1]。

1. Fernandez PG, *et al.* Urinary incontinence due to interaction of phenoxybenzamine and α-methyldopa. *Can Med Assoc J* 1981; **124**: 174–5.

抗精神病药　抗精神病药可增强甲基多巴的低血压效应，但也有报道引起异常的高血压的病例。1 名系统性红斑狼疮的女性患者，应用三氟拉嗪每日 15mg、泼尼松每日 120mg，给予甲基多巴 2g 和氨茶蝶啶来控制高血压[1]。用药后血压上升至 200/140mmHg。停用三氟拉嗪后血压回落至 160/100mmHg。

另一项报道，2 名高血压患者分别应用甲基多巴 3 年和 18 个月，在给予氟哌啶醇治疗焦虑症后数天，都出现了痴呆的症状[2]。停用氟哌啶醇后症状很快恢复。

1. Westervelt FB, Atuk NO. Methyldopa-induced hypertension. *JAMA* 1974; **227**: 557.
2. Thornton WE. Dementia induced by methyldopa with haloperidol. *N Engl J Med* 1976; **294**: 1222.

头孢菌素类　1 名应用甲基多巴的患者在给予头孢唑啉后出现了脓包样的瘙痒疹[1]。头孢拉定与甲基多巴也有类似的报道。

1. Stough D, *et al.* Pustular eruptions following administration of cefazolin: a possible interaction with methyldopa. *J Am Acad Dermatol* 1987; **16**: 1051–2.

地高辛　曾报道 1 名应用地高辛和氯噻酮的患者，给予甲基多巴可增加与颈动脉窦过敏有关的晕厥[1]。另有报道[2]称，2 名合用甲基多巴和地高辛的患者出现了窦性心动过缓。

1. Bauernfeind R, *et al.* Carotid sinus hypersensitivity with alpha methyldopa. *Ann Intern Med* 1978; **88**: 214–15.
2. Davis JC, *et al.* Sinus node dysfunction caused by methyldopa and digoxin. *JAMA* 1981; **245**: 1241–3.

铁　在健康的受试者中发现，硫酸亚铁和葡萄糖酸亚铁可以分别减少甲基多巴的吸收达 73% 和 61%，5 名应用甲基多巴高血压患者也同时给予硫酸亚铁 325mg，每日 3 次，共 2 周[1]。所有的患者都出现了收缩压的增高，4 名患者出现舒张压的增高，2 周后一些患者血压升幅超过了 15/10mmHg。停用硫酸亚铁后血压恢复。

1. Campbell N, *et al.* Alteration of methyldopa absorption, metabolism, and blood pressure control caused by ferrous sulfate and ferrous gluconate. *Clin Pharmacol Ther* 1988; **43**: 381–6.

左旋多巴　甲基多巴和左旋多巴的相互作用，参见 M37 第 778 页，**左旋多巴的药物相互作用**项下**抗高血压药**。

锂　给予甲基多巴后出现锂的毒性，参见 M37 第 381 页。

拟交感神经药　1 名 31 岁的男性患者，应用甲基多巴和氧烯洛尔可以很好地控制血压，但在服用一种用于治疗感冒的含苯丙醇胺的制剂后，出现了严重的高血压发作[1]。

1. McLaren EH. Severe hypertension produced by interaction of phenylpropanolamine with methyldopa and oxprenolol. *BMJ* 1976; **2**: 283–4.

药动学

甲基多巴口服吸收不完全，通过氨基酸主动转运系统吸收。平均生物利用度约为 50%。代谢广泛，主要以原形和邻-硫酸盐结合物由尿液分泌。通过血脑屏障后在 CNS 脱羧，成为有活性的 α甲基去甲肾上腺素。

清除具有双相性，在第一相中半衰期为 1.7h；在第二相中更长。肾损伤时清除减慢，半衰期增长。很少与血浆蛋白结合。甲基多巴可通过胎盘，少量可扩散至乳汁。

用途和用法

甲基多巴是抗高血压药，主要作用于中枢。在 CNS 脱羧为 α-甲基去甲肾上腺素，可以激动 α2 肾上腺素受体，使交感紧张下降，血压下降。也可作为假神经递质，对血浆肾素活性有一定的抑制作用。甲基多巴可降低组织中多巴胺、去甲肾上腺素、肾上腺素和血清素的浓度。

甲基多巴用于高血压的治疗（第 228 页），尽管通常优先使用其他不良反应较少的药物。但妊娠期高血压可以选用甲基多巴。与噻嗪类利尿药合用可以减少甲基多巴引起的水肿和耐受性。

甲基多巴通常以 1.5 倍水合物的形式口服给药，但剂量以无水甲基多巴计算。甲基多巴 1.5 倍水合物 1.13g 约相当于 1g 无水甲基多巴。在高血压危象时，可静脉给予盐酸甲基多巴乙酯。

口服单次给予甲基多巴后 4～6h，达到最大效应，但持续给药 2～3 天后才出现最大降压效应。一些作用在停药后 48h 才出现。静脉给药后 4～6h 出现降压效应，可持续 10～16h。可降低直立和卧位时的血压。

在高血压，甲基多巴的初始口服剂量为 250mg，每日 2～3 次，共 2 天；然后调整剂量，根据反应给药频率不超过隔天给药，最大剂量为每日 3g。维持剂量为 0.5～2g。年龄较大的患者起始剂量给予 125mg，每日 2 次；如果需要可逐渐增加剂量，但不超过每日 2g。

1. Mah GT, et al. Methyldopa for primary hypertension. Available in The Cochrane Database of Systematic Reviews; Issue 4. Chichester: John Wiley; 2009 (accessed 09/03/10).

儿童用法

12 岁以下儿童可应用甲基多巴治疗高血压，初始口服剂量每日 10mg/kg，分 2～4 次。可调节为最大剂量每日 65mg/kg 或 3g，二者中选较小剂量。剂量调整需间隔至少 2 天。

制剂

BP 2010: Methyldopa Tablets; Methyldopate Injection;
USP 33: Methyldopa and Chlorothiazide Tablets; Methyldopa and Hydrochlorothiazide Tablets; Methyldopa Oral Suspension; Methyldopa Tablets; Methyldopate Hydrochloride Injection;

专利制剂

Arg.: Aldomet; Dopagrand; Dopatral; **Austral.:** Aldomet; Hydopa; **Austria:** Aldometil; **Belg.:** Aldomet; **Braz.:** Aldomet; Aldotensin; Alfusina; Angimet; Cardiodopa†; Dimipress; Dopametil; Ductomet; Etildopanan; Kindomet; Metil-DT; Metilbio†; Metilcord†; Metilpress; Metilprod; Pressodopa†; Tensival; Tildomet; **Canad.:** Novo-Medopa; Nu-Medopa; **Chile:** Aloset†; **Cz.:** Dopegyt; **Denm.:** Aldomet; **Ger.:** Dopegyt; Presinol; **Gr.:** Aldomet; Dopatens; **Hong Kong:** Aldomet†; Dopamet; Dopatab; Dopegyt; Hydopa; **Hung.:** Dopegyt; **India:** Alphadopa; Dopagyt; **Indon.:** Dopamet; Medopa†; **Irl.:** Aldomet; Meldopa†; **Israel:** Aldomin; **Ital.:** Aldomet; Medopren†; **Malaysia:** Aldomet; **Mex.:** Aldomet; Amender; Hipermesed; Medopal; Prodop†; Selm; Toparal; **Neth.:** Aldomet; Norw.: **NZ:** Prodopa; **Philipp.:** Aldomet; Dopamet; **Pol.:** Dopegyt; **Port.:** Aldomet; **Rus.:** Dopegyt (Допегит); **S.Afr.:** Aldomet†; Hy-Po-Tone; Normopress†; **Singapore:** Dopegyt†; **Spain:** Aldomet; **Swed.:** Aldomet; **Switz.:** Aldomet; **Thai.:** Aldomet; Aldomine; Dopamed; Dopasian; Dopegyt; Isomet; Medopa; Mefpa; Metpata; Siamdopa; **Turk.:** Alfamet; **UK:** Aldomet; **Ukr.:** Dopegyt (Допегит); **Venez.:** Aldomet; Alfadopan†; Almepant†.

多组分制剂

Arg.: Normatensil†; **Austria:** Aldoretic†; **Braz.:** Hydromet; **Canad.:** Apo-Methazide; PMS-Dopazide; **Gr.:** Hydromet; Rabemylon; **Ital.:** Medozide; Saludopin†; **Port.:** Aldoretic†; **USA:** Aldoclor; Aldoril†.

Meticrane (rINN) ⊗ 美替克仑

Méticrane; Meticrano; Meticranum; SD-17102. 6-Methylthiochroman-7-sulphonamide 1,1-dioxide.

Метикран

$C_{10}H_{13}NO_4S_2 = 275.3.$
$CAS - 1084-65-7.$
$ATC - C03BA09.$
$ATC\ Vet - QC03BA09.$
$UNII - 17EKN1924Q.$

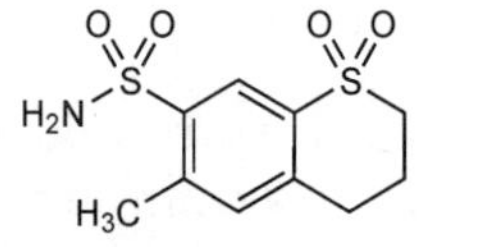

注：Arresten 已用作美替克仑的商品名。

Pharmacopoeias. In *Jpn.*

简介

美替克仑是噻嗪类利尿药（见氢氯噻嗪，第 355 页）用于高血压的治疗。

Metildigoxin (BAN, rINN) 甲地高辛

Medigoxin; β-Methyl Digoxin; β-Methyldigoxin; Metildigoksiini; Metildigoxina; Métildigoxine; Metildigoxinum; Metyylidigoksiini. 3β-[(O-2,6-Dideoxy-4-O-methyl-D-*ribo*-hexopyranosyl-(1→4)-O-2,6-dideoxy-D-*ribo*-hexopyranosyl-(1→4)-2,6-dideoxy-D-*ribo*-hexopyranosyl)oxy]-12β,14-dihydroxy-5β,14β-card-20(22)-enolide.

Метилдигоксин

$C_{42}H_{66}O_{14} = 795.0.$
$CAS - 30685-43-9.$
$ATC - C01AA08.$
$ATC\ Vet - QC01AA08.$

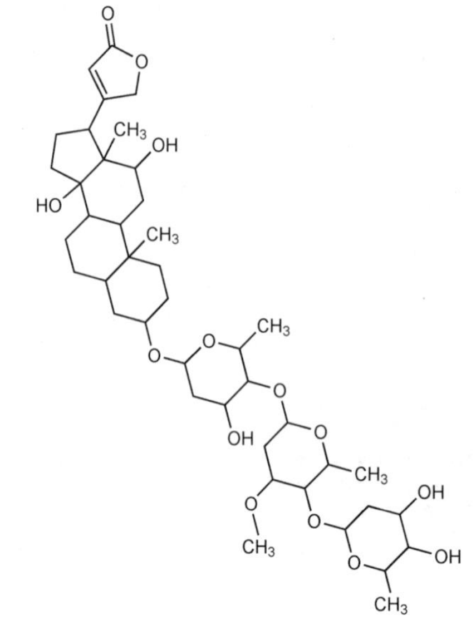

Pharmacopoeias. In *Chin.* In *Jpn.* as $C_{42}H_{66}O_{14}, \frac{1}{2}C_3H_6O.$

不良反应、处置和注意事项

参见地高辛，第 312 页。

药物相互作用

参见地高辛，第 313 页。

钙通道阻滞药 甲地高辛和地尔硫䓬的相互作用，见地高辛的药物相互作用下钙通道阻滞药，第 314 页。

药动学

甲地高辛快速完全从胃肠道吸收，达到稳态后半衰期为 36～47.5h。脱甲基化成为地高辛。口服或静脉给药后超过 7 天的时间内，约 60% 原形药和代谢产物从尿液排泄。

肝损伤 与 12 名健康受试者相比，在 12 名肝硬化患者中，甲地高辛在肝脏的脱甲基减少，导致甲地高辛的清除减少，分布缩小，血浆浓度显著升高[1]。

1. Rameis H, et al. Changes in metildigoxin pharmacokinetics in cirrhosis of the liver: a comparison with β-acetyldigoxin. *Int J Clin Pharmacol Ther Toxicol* 1984; **22:** 145–51.

肾损伤 甲地高辛在肾损伤者中的药动学，见下文用途和用法项下。

用途和用法

甲地高辛是强心苷类，有正性肌力作用。与地高辛作用类似（第 315 页），可用于某些心律失常（第 218 页）和心力衰竭（第 224 页）的治疗。

甲地高辛比地高辛发挥作用更快。口服甲地高辛后 5～20min 即可见效，对心肌的最大效应出现在 15～30min。作用持续时间与地高辛相似或稍久；治疗量的血浆浓度也相近。在病情稳定的患者，300μg 甲地高辛与 500μg 地高辛的效应相同。

甲地高辛可口服或静脉给药。初始剂量口服每日 100～600μg。根据快速或慢速洋地黄化的要求，甲地高辛初始剂量为每日 100～600μg，口服；通常 2～4 天出现洋地黄化，较大剂量时刻分次给药。相同的剂量也可静脉给药。维持剂量为每日 50～400μg，口服，单次或分次给药。

肾损伤的患者应减量（见下文）。

在肾损伤中的应用 一项对于 15 名慢性肾损伤的患者的研究发现，肌酐清除率和甲地高辛半衰期之间有相当好的非线性关系，其中 8 名接受血液透析，4 名有心衰和正常的肾功能。对透析患者，平均清除半衰期为 5.62 天（清除率为 0ml/min），其他肾损伤患者为 3.41 天（清除率为 15～50ml/min），肾功能正常的患者为 1.49 天（清除率为 62～96ml/min）。推荐接受透析的患者，应减量至通常初始剂量的 30%～50%[1]。还有研究建议[2]当肾损伤肌酐清除率低于 50ml/（min·1.48m²）时，应减低剂量。

1. Trovato GM, et al. Relationship between β-methyl-digoxin pharmacokinetic and degree of renal impairment. *Curr Ther Res* 1983; **33:** 158–64.
2. Tsutsumi K, et al. Pharmacokinetics of beta-methyldigoxin in subjects with normal and impaired renal function. *J Clin Pharmacol* 1993; **33:** 154–60.

制剂

专利制剂

Austria: Lanitop; **Belg.:** Lanitop; **Braz.:** Lanitop†; **Ger.:** Lanitop; **Gr.:** Lanitop; **Hong Kong:** Lanitop†; **Ital.:** Lanitop; **Jpn:** Lanirapid; **Pol.:** Bemecor; Medigox; **Port.:** Lanitop; **Spain:** Lanirapid; **Venez.:** Lanitop.

Metipamide ⊗ 美替帕胺

Metipamid; Metipamidum; VÚFB-14429. 3-(Aminosulfonyl)-4-chlorobenzoic acid 2-methyl-2-phenylhydrazide.
$C_{14}H_{14}ClN_3O_3S = 339.8.$
$CAS - 85683-41-6.$

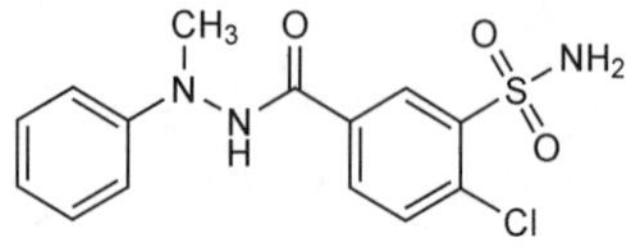

简介

美替帕胺是利尿药，结构类似吲达帕胺（第 362 页），用于治疗高血压。

制剂

专利制剂

Proprietary Preparations (details are given in Volume B)
Cz.: Hypotylin.

Metirosine (BAN, rINN) 甲酪氨酸

L-588357-0; Metirosiini; Metirosin; Metirosina; Métirosine; Metirosinum; Metyrosine (USAN); MK-781. (−)-α-Methyl-L-tyrosine; 4-Hydroxy-α-methylphenylalanine.

Метирозин

$C_{10}H_{13}NO_3 = 195.2.$
$CAS - 672-87-7\ (metirosine);\ 620-30-4\ (racemetirosine).$
$ATC - C02KB01.$
$ATC\ Vet - QC02KB01.$
$UNII - DOQ0J0TPF7.$

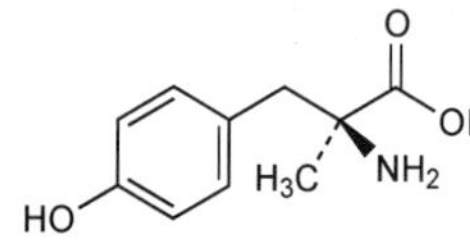

注：虽然（−）-异构体形式的甲酪氨酸是活性形式，但在下文中使用的药物名称为：α-甲基酪氨酸。制药厂表示，在药物合成的时候会产生一定量的外消旋体[消旋甲酪氨酸，（±）-α-甲基-DL-酪氨酸]，但原料中含有的主要是（−）-异构体，而少量（−）-异构体早期用于研究的代号为 MK-718 的原料，表示的是外消旋体或是（−）-异构体含量比目前有效的商业化产品少的制剂。专利制剂（甲酪氨酸胶囊）的效价依照甲酪氨酸的含量表示。

Pharmacopoeias. In *US.*

不良反应

几乎所有应用 α-甲基酪氨酸的患者都出现了镇静作用。其他的不良反应还有锥体外系症状（如牙关紧闭和帕金森症状）、焦虑、抑郁、精神异常（如幻觉、定向力障碍和意识错乱）；还有腹泻，可能会很严重。有结晶尿、暂时性的排尿困难和血尿见于少数患者。还有一些症状，包括轻度的乳房肿胀、乳溢、鼻充血、唾液减少、胃肠道异常、头痛、阳痿或勃起障碍，超敏反应也被报道过。嗜酸粒细胞增多、血浆天冬氨酸氨基转移酶升高及外周水肿罕有报道。

神经阻滞剂恶性综合征 1 名 Humtington 舞蹈症患者应用多巴胺耗尽药物丁苯那嗪和 α-甲基酪氨酸后，出现了神经阻滞剂恶性综合征[1]。

1. Burke RE, et al. Neuroleptic malignant syndrome caused by dopamine-depleting drugs in a patient with Huntington disease. *Neurology* 1981; **31:** 1022–6.

注意事项

为了减少发生结晶尿的危险，应用 α-甲基酪氨酸的患者应有足够的液体摄入以保证每日尿量在 2L 以上，而且定时检查尿液是否有晶体。

α-甲基酪氨酸有镇静作用，用药时应提醒患者驾驶汽车或操作机器的危险。停药时可出现精神兴奋和失眠的症状。

当 α-甲基酪氨酸用于嗜铬细胞瘤患者术前给药时，手术过程中应监测血压和 ECG，因为不能排除高血压危象和心律失常的可能。可能需要与 α 受体阻滞剂（如酚妥拉明）合用；有时需要 β 受体阻滞剂或者利多卡因来控制心律失常。术中和术后要保证血容量，尤其是用了 α 受体阻滞剂后，以避免低血压。

药物相互作用

乙醇和其他 CNS 抑制剂可增强 α-甲基酪氨酸的镇静效应。应用酚噻嗪类或氟哌啶醇可能使锥体外系症状恶化。

药动学

α-甲基酪氨酸从胃肠道吸收良好，主要以原形从肾脏分泌。血浆半衰期为 3.4～7.2h。不到 1% 的药物以代谢产物 α-甲基多巴、α-甲基多巴胺、α-甲基去甲肾上腺素及 α-甲基胺的形式被分泌。

用途和用法

α-甲基酪氨酸是酪氨酸羟化酶的抑制剂，从而抑制了儿茶酚胺的合成。用来控制嗜铬细胞瘤患者交感过度兴奋的症状（第235页），减少高血压发作的频率和严重程度以及大多数患者的相关症状。可用于术前给药，也可用于手术禁忌的患者或恶性嗜铬细胞瘤患者的治疗。

在嗜铬细胞瘤的治疗中，α-甲基酪氨酸的剂量为250mg，口服，每日 4 次，每日增加 250mg 或 500mg，至最大剂量每日 4g，分次给药。最佳剂量，即能够很好地控制临床症状和儿茶酚胺的分泌，通常为每日 2～3g；用于术前给药时，至少在术前 5～7 天开始应用。可能需要合用 α 受体阻滞剂。

α-甲基酪氨酸对控制基础高血压无效。

α-甲基酪氨酸在精神分裂症中也被试用过。

制剂

USP 33: Metyrosine Capsules.

专利制剂

USA: Demser.

Metolazone (*BAN, USAN, rINN*) ⊗ 美托拉宗

Metolatsoni; Metolazon; Metolazona; Métolazone; Metolazonum; SR-720-22. 7-Chloro-1,2,3,4-tetrahydro-2-methyl-4-oxo-3-o-tolylquinazoline-6-sulphonamide.

Метолазон

$C_{16}H_{16}ClN_3O_3S = 365.8.$

CAS — 17560-51-9.

ATC — C03BA08.

ATC Vet — QC03BA08.

UNII — TZ7V40X7VX.

Pharmacopoeias. In *Eur.* (see p.vii) and *US.*

Ph. Eur. 6. 8（Metolazone） 白色或浅黄色结晶粉末，呈多态性。极微溶于水和二氯甲烷；难溶于甲醇；微溶于乙酸乙酯。避光。

USP 33（Metolazone） 贮藏于密闭容器中。避光。

不良反应和处置

参见氢氯噻嗪，第356页。有报道称美托拉宗还能引起心悸、胸痛和寒战。

对血液的影响 1 名 58 岁的女性患者开始应用美托拉宗 10 天内出现了严重的中性白细胞减少[1]。停药后中性白细胞减少持续了 10 天。没有出现过其他的血液学异常。

1. Donovan KL. Neutropenia and metolazone. *BMJ* 1989; **299:** 981.

对神经系统的影响 2 名患者在应用美托拉宗 5mg（单次给药）或每日 2.5mg，共 3 天后[1]，出现了急性肌肉痛性痉挛，伴有意识障碍和癫痫样运动。

1. Fitzgerald MX, Brennan NJ. Muscle cramps, collapse, and seizures in two patients taking metolazone. *BMJ* 1976; **1:** 1381–2.

注意事项

参见氢氯噻嗪，第 357 页。

药物相互作用

参见氢氯噻嗪，第 357 页。美托拉宗和呋塞米合用时可发生严重的电解质紊乱。

ACEI 1 名 65 的女性患者应用美托拉宗 5mg（每日），同时应用卡托普利、呋塞米、螺内酯和地高辛治疗心衰[1]，出现了肾功能的恶化。怀疑卡托普利和美托拉宗之间有相互作用，停用两药后肾功能恢复正常。当自身调节作用被卡托普利抑制时，尿钠过多和血压下降可被已存在的肾灌注压下降所掩盖。

1. Hogg KJ, Hillis WS. Captopril/metolazone induced renal failure. *Lancet* 1986; **i:** 501–2.

抗糖尿病药 1 名 2 型糖尿病患者用格列本脲控制血糖，使用美托拉宗每日 5mg 40h 后出现了低血糖[1]。体外血浆蛋白结合研究没有发现任何格列本脲被从结合部位替代的证据。

1. George S, *et al.* Possible protein binding displacement interaction between glibenclamide and metolazone. *Eur J Clin Pharmacol* 1990; **38:** 93–5.

环孢素 1 名肾移植的患者，由于美托拉宗与环孢素的毒性相互作用，出现了血浆肌酐浓度的升高[1]。停用美托拉宗后血肌酐浓度恢复到治疗前的水平。

1. Christensen P, Leski M. Nephrotoxic drug interaction between metolazone and cyclosporin. *BMJ* 1987; **294:** 578.

药动学

美托拉宗在胃肠道吸收缓慢且不完全。健康受试者口服给药后平均约 65% 被吸收，心脏疾病的患者约为 40%。在一些国家，生物利用度提高。循环中约 95% 的药物是结合的：其中 50%～70% 与红细胞结合，15%～33% 与血浆蛋白结合。在全血中半衰期为 8～10h，血浆中为 4～5h，但利尿作用可持续 24h 或更久。美托拉宗总量的 70%～80% 从尿液分泌，其中 80%～95% 为原形。其余的从胆汁排泄，也有肝肠循环。美托拉宗可以通过胎盘扩散到乳汁中。

1. Tilstone WJ, *et al.* Pharmacokinetics of metolazone in normal subjects and in patients with cardiac or renal failure. *Clin Pharmacol Ther* 1974; **16:** 322–9.

用途和用法

美托拉宗是利尿药，作用和用途与噻嗪类利尿药相似（见氢氯噻嗪，第358页），但它没有噻嗪环结构。口服用于治疗与心力衰竭（第224页）和高血压（第228页）有关的水肿。

与一般的噻嗪类不同，美托拉宗在肾小球滤过率小于 20ml/min 的患者中也有作用。1h 起效，约 2h 达到高峰，可持续 12～24h，与药物剂量有关。

在水肿的治疗中，剂量通常为每日 5～10mg，口服；有些病例会 20mg 或更多。24h 内给药剂量不超过 80mg。耐药的患者，可合用呋塞米或其他的祥利尿药，但应严密监测电解质平衡。

儿童用法见下文。

在高血压的治疗中，剂量通常为每日 2.5～5mg，单用或与其他抗高血压药合用。初始剂量为 1.25mg。根据反应在 3～4 周后调整剂量。维持剂量给予 5mg，每日给药。在治疗高血压时，使用生物利用度高的制剂，可给予每日 0.5～1mg。

儿童用法 一项针对 14 名 1.5～14 岁有呋塞米拮抗水肿儿童的研究发现，增加美托拉宗每日口服 400～800µg，分 2 次给药，可安全利尿。两种药有协同作用[1]。

尽管美托拉宗在英国未被允许用于儿童。*BNFC 2009* 建议可以分年龄段按以下剂量口服治疗水肿：

- 1 个月～12 岁：100～200µg/kg，每日 1～2 次；
- 12～18 岁：5～10mg，每日早晨 1 次，对抗性水肿增加至 5～10mg，每日 2 次。

1. Arnold WC. Efficacy of metolazone and furosemide in children with furosemide-resistant edema. *Pediatrics* 1984; **74:** 872–5.

制剂

USP 33: Metolazone Oral Suspension; Metolazone Tablets.

专利制剂

Canad.: Zaroxolyn; *Chile:* Pavedal; *Gr.:* Metenix; Zaroxolyn†; *Hong Kong:* Zaroxolyn; *India:* Metoz; *Israel:* Zaroxolyn; *Ital.:* Zaroxolyn; *Port.:* Diulo; *Singapore:* Metenix; *UK:* Metenix; *USA:* Mykrox; Zaroxolyn.

Metoprolol (*BAN, USAN, rINN*) ⊗ 美托洛尔

Métoprolol; Metoprololi; Metoprololum. (±)-1-Isopropylamino-3-[4-(2-methoxyethyl)phenoxy]propan-2-ol.

Метопролол

$C_{15}H_{25}NO_3 = 267.4.$

CAS — 54163-88-1; 37350-58-6.

ATC — C07AB02.

ATC Vet — QC07AB02.

UNII — GEB06NHM23.

Metoprolol Fumarate (*BANM, USAN, rINNM*) ⊗ 富马酸美托洛尔

CGP-2175C; Fumarato de metoprolol; Métoprolol, Fumarate de; Metoprololi Fumaras.

Метопролола Фумарат

$(C_{15}H_{25}NO_3)_2, C_4H_4O_4 = 650.8.$

CAS — 119637-66-0.

ATC — C07AB02.

ATC Vet — QC07AB02.

UNII — IO1C09Z674.

Pharmacopoeias. In *US.*

USP 33（Metoprolol Fumarate） 10% 水溶液的 pH 值为 5.5～6.5。贮藏于密闭容器中。避光。

Metoprolol Succinate (*BANM, USAN, rINNM*) ⊗ 琥珀酸美托洛尔

Métoprolol, succinate de; Metoprolol Süksinat; Metoprololi succinas; Metoprololio sukcinatas; Metoprololisuksinaatti; Metoprololsuccinat; Metoprolol-sukcinát; Metoprolol-szukcinát; Succinato de metoprolol.

Метопролола Суксинат

$(C_{15}H_{25}NO_3)_2, C_4H_6O_4 = 652.8.$

CAS — 98418-47-4.

ATC — C07AB02.

ATC Vet — QC07AB02.

UNII — TH25PD4CCB.

Pharmacopoeias. In *Eur.* (see p.vii) and *US.*

Ph. Eur. 6. 8（Metoprolol Succinate） 白色结晶性粉末。易溶于水；可溶于甲醇，微溶于乙醇，极微溶于乙酸乙酯。2% 水溶液的 pH 值为 7.0～7.6。避光。

USP 33（Metoprolol Succinate） 白色至米色粉末。易溶于水；溶于甲醇；略溶于乙醇；微溶于异丙醇。6.5% 水溶液的 pH 值为 7.0～7.6。贮藏于密闭容器中，室温。

Metoprolol Tartrate (*BANM, USAN, rINNM*) ⊗ 酒石酸美托洛尔

CGP-2175E; H-93/26; Métoprolol tartarát; Metoprolol Tartarat; Métoprolol, tartrate de; Metoprololi tartras; Metoprololio tartratas; Metoprololitartraatti; Metoprolol-tartarát; Metoprololtartrat; Tartrato de metoprolol.

Метопролола Тартрат

$(C_{15}H_{25}NO_3)_2, C_4H_6O_6 = 684.8.$

CAS — 56392-17-7.

ATC — C07AB02.

ATC Vet — QC07AB02.

UNII — W5557Y3A5L.

Pharmacopoeias. In *Chin., Eur.* (see p.vii), *Jpn,* and *US.*

Ph. Eur. 6. 8（Metoprolol Tartrate） 白色结晶性粉末或无色结晶。呈多晶型。极易溶于水；易溶于乙醇。2% 水溶液的 pH 值为 6.0～7.0。避光。

USP 33（Metoprolol Tartrate） 白色结晶性粉末。极易溶于水；易溶于乙醇、氯仿和二氯甲烷；微溶于丙酮；不溶于乙醚。10% 水溶液的 pH 值为 6.0～7.0。贮藏于密闭容器中，室温 25℃，可波动于 15～30℃ 之间。避光。

稳定性 酒石酸美托洛尔 400µg/ml，溶于 5% 葡萄糖或 0.9% 氯化钠中，存放于聚氯乙烯（PVC）袋，24℃ 下，可稳定 36h。

1. Belliveau PP, *et al.* Stability of metoprolol tartrate in 5% dextrose injection or 0.9% sodium chloride injection. *Am J Hosp Pharm* 1993; **50:** 950–2.

不良反应、处置和注意事项

参见 β 受体阻滞剂，第 279 页。

哺乳 美托洛尔可扩散至乳汁中，研究[1~3]表明乳汁中的浓度比血浆中的高。但是，被婴儿摄入的量很少，

一项研究[3]发现，婴儿血浆中美托洛尔的浓度很低或测不到。母体应用美托洛尔的婴儿，没有发生不良反应，American Academy of Pediatrics 认为美托洛尔可以用于哺乳期妇女[4]。

1. Sandström B, Regårdh C-G. Metoprolol excretion into breast milk. *Br J Clin Pharmacol* 1980; **9:** 518–19.
2. Liedholm H, *et al.* Accumulation of atenolol and metoprolol in human breast milk. *Eur J Clin Pharmacol* 1981; **20:** 229–31.
3. Kulas J, *et al.* Atenolol and metoprolol: a comparison of their excretion into human breast milk. *Acta Obstet Gynecol Scand Suppl* 1984; **118:** 65–9.
4. American Academy of Pediatrics. The transfer of drugs and other chemicals into human milk. *Pediatrics* 2001; **108:** 776–89. [Retired May 2010] Correction. *ibid.*; 1029. Also available at: http://aappolicy.aappublications.org/cgi/content/full/pediatrics%3b108/3/776 (accessed 10/01/08)

对听力的影响 1 名应用美托洛尔的患者出现听力丧失，与剂量有关[1]；停用药物数月后，听力逐渐恢复。

1. Fäldt R, *et al.* β Blockers and loss of hearing. *BMJ* 1984; **289:** 1490–2.

对脂类代谢的影响 β受体阻滞剂可能增加血浆甘油三酯的浓度。1 名合用阿替洛尔和美托洛尔的患者，出现了急性胰腺炎，是由于严重的高甘油三酯血症引起的，详见第280页。

对肝脏的影响 1 名 56 岁的女性患者发生了与美托洛尔有关的急性肝炎[1]。肝毒性的原因不能用美托洛尔氧化不充分解释而药物氧化的表型说明她能够将异喹胍充分代谢，因此也能够将美托洛尔充分代谢者。关于美托洛尔多形性氧化和不良反应发生率的关系，详见下文**药动学**项下内容**代谢**。

1. Larrey D, *et al.* Metoprolol-induced hepatitis: rechallenge and drug oxidation phenotyping. *Ann Intern Med* 1988; **108:** 67–8.

手术 在 12 名服用美托洛尔，接受冠状动脉搭桥手术患者身上出现，口服生物利用度、吸收速率、药时曲线下面积及血药浓度峰值显著下降，且没有恢复术前水平，直至术后第 3 天才恢复[1]。作者警告可能引发 β 受体阻滞剂戒断综合征（第 282 页）并建议需要 β 受体阻滞剂的手术患者应使用静脉给药途径。

1. Valtola A, *et al.* Does coronary artery bypass surgery affect metoprolol bioavailability. *Eur J Clin Pharmacol* 2007; **63:** 471–8.

药物相互作用

参见 β 受体阻滞剂的药物相互作用，见第 281 页。

抗病毒药 美国注册药品信息警告利托那韦会增加美托洛尔浓度，若合用，美托洛尔需减量。

药动学

美托洛尔易从胃肠道吸收且完全，但有首关代谢，生物利用度约为 50%。血浆峰浓度变化大，发生在口服给药后 1.5～2h。有一定的脂溶性。

美托洛尔分布广泛；可以通过血脑屏障和胎盘，并扩散到乳汁中。约 12% 与血浆蛋白结合。大部分在肝脏代谢，主要由细胞色素 P450 的同工酶 CYP2D6 催化，发生氧化脱氨反应，邻位脱烷基然后氧化，接着是脂肪的羟基化。代谢产物与少量原形药物从尿液分泌。CYP2D6 的代谢率由基因多形性决定；美托洛尔的半衰期在快速羟基化时为 3～4h，在慢速羟基化时约为 7h。

老年人 几项研究[1～3]表明，与年龄有关的生理学变化对美托洛尔的药动学几乎没有影响。

1. Quarterman CP, *et al.* The effect of age on the pharmacokinetics of metoprolol and its metabolites. *Br J Clin Pharmacol* 1981; **11:** 287–94.
2. Regårdh CG, *et al.* Pharmacokinetics of metoprolol and its metabolite α-OH-metoprolol in healthy, non-smoking, elderly individuals. *Eur J Clin Pharmacol* 1983; **24:** 221–6.
3. Larsson M, *et al.* Pharmacokinetics of metoprolol in healthy, elderly, non-smoking individuals after a single dose and two weeks of treatment. *Eur J Clin Pharmacol* 1984; **27:** 217–22.

代谢 美托洛尔由细胞色素 P450 的同工酶 CYP2D6 代谢，因此表现出异喹胍类型遗传多形性[1～3]，对美托洛尔和异喹胍的代谢都不强。美托洛尔的低速、中速、快速及超速代谢产物已被鉴定并确认血浆美托洛尔浓度与代谢情况有关[4～6]。但是，代谢多样性与临床的关系还不清楚。快代谢型患者体内仅测得低于治疗浓度的美托洛尔[7]和高 5 倍的不良反应风险[8]，而低代谢者则可显著降低心率和血压[9]。但其他研究发现不良反应与代谢速率无关[10,11]，高血压[5]患者及健康者[4]对照试验发现血药浓度或代谢水平与不良反应发生或治疗效果关系很小或甚至没有关系。

不同种族的不同表现型使这个问题更加复杂。尽管有报道称欧洲白人出现低代谢者的概率约为 9%，一项对 138 名尼日利亚人[12]的研究并没有发现多形性代谢的证据，并且作者将数据谨慎地推广到其他种族之间。

1. Lennard MS, *et al.* Defective metabolism of metoprolol in poor hydroxylators of debrisoquine. *Br J Clin Pharmacol* 1982; **14:** 301–3.
2. Lennard MS, *et al.* Oxidation phenotype—a major determinant of metoprolol metabolism and response. *N Engl J Med* 1982; **307:** 1558–60.
3. McGourty JC, *et al.* Metoprolol metabolism and debrisoquine oxidation polymorphism—population and family studies. *Br J Clin Pharmacol* 1985; **20:** 555–66.
4. Kirchheiner J, *et al.* Impact of the ultrarapid metabolizer genotype of cytochrome P450 2D6 on metoprolol pharmacokinetics and pharmacodynamics. *Clin Pharmacol Ther* 2004; **76:** 302–12.
5. Zineh I, *et al.* Pharmacokinetics and CYP2D6 genotypes do not predict metoprolol adverse events or efficacy in hypertension. *Clin Pharmacol Ther* 2004; **76:** 536–44.
6. Ismail R, Teh LK. The relevance of CYP2D6 genetic polymorphism on chronic metoprolol therapy in cardiovascular patients. *J Clin Pharm Ther* 2006; **31:** 99–109.
7. Goryachkina K, *et al.* CYP2D6 is a major determinant of metoprolol disposition and effects in hospitalized Russian patients treated for acute myocardial infarction. *Eur J Clin Pharmacol* 2008; **64:** 1163–73.
8. Wuttke H, *et al.* Increased frequency of cytochrome P450 2D6 poor metabolizers among patients with metoprolol-associated adverse effects. *Clin Pharmacol Ther* 2002; **72:** 429–37.
9. Rau T, *et al.* Impact of the CYP2D6 genotype on the clinical effects of metoprolol: a prospective longitudinal study. *Clin Pharmacol Ther* 2009; **85:** 269–72.
10. Clark DWJ, *et al.* Adverse effects from metoprolol are not generally associated with oxidation status. *Br J Clin Pharmacol* 1984; **18:** 965–6.
11. Fux R, *et al.* Impact of CYP2D6 genotype on adverse effects during treatment with metoprolol: a prospective clinical study. *Clin Pharmacol Ther* 2005; **78:** 378–87.
12. Iyun AO, *et al.* Metoprolol and debrisoquin metabolism in Nigerians: lack of evidence for polymorphic oxidation. *Clin Pharmacol Ther* 1986; **40:** 387–94.

妊娠 5 名孕妇在妊娠最后 3 个月时，与产后相比，美托洛尔的清除增加了 4 倍；这可能与妊娠状态下肝脏代谢增强有关[1]。

在母体应用美托洛尔 50～100mg，每日 2 次的新生儿中，研究美托洛尔的体内处置情况[2]。在 17 名新生儿中，有 15 名在出生后 2～5h 血浆美托洛尔的浓度增加，15h 后下降，而 5 名新生儿脐带血中没有测到美托洛尔。无新生儿出现 β 受体阻滞症状。

1. Högstedt S, *et al.* Increased oral clearance of metoprolol in pregnancy. *Eur J Clin Pharmacol* 1983; **24:** 217–20.
2. Lundborg P, *et al.* Disposition of metoprolol in the newborn. *Br J Clin Pharmacol* 1981; **12:** 598–600.

肾损伤 在健康受试者和肾损伤受试者中[1]，发现单次给予美托洛尔调释片剂后，产生了相似的血浆美托洛尔浓度，而且浓度-时间曲线下的面积也相似。肾损伤受试者代谢产物 α-羟基美托洛尔的平均血浆浓度比健康受试者的要高 2～3 倍，但与 β 受体阻滞作用没有明显的关系。

1. Lloyd P, *et al.* The effect of impaired renal function on the pharmacokinetics of metoprolol after single administration of a 14/190 metoprolol OROS system. *Am Heart J* 1990; **120:** 478–82.

手术 手术后美托洛尔口服生物利用度可能显著下降——见**不良反应、处置和注意事项**下，第 383 页。

用途与用法

美托洛尔是心脏选择性β受体阻滞剂（第 278 页）。缺乏内在拟交感活性，有较弱的或没有膜稳定活性。

用于治疗高血压（第 228 页）、心绞痛（第 215 页）、心律失常（第 218 页）、心肌梗死（第 232 页）和心力衰竭（第 224 页）。也用于甲状腺功能亢进症（参见 M37 第 2086 页）的治疗和偏头痛（参见 M37 第 587 页）的预防。

美托洛尔以酒石酸盐的形式口服或静注给药。在一些控释片剂中用富马酸和琥珀酸盐，但通常是以酒石酸盐的形式来计算剂量。富马酸美托洛尔或琥珀酸美托洛尔 95mg 相当于酒石酸美托洛尔 100mg。

如果与食物一起服用会增加美托洛尔生物利用度，推荐餐时或餐后服用。

肝损害的患者应减量。

在**高血压**治疗中，通常初始剂量给予美托洛尔每日 100mg，口服，可单次或分 2 次给药。根据反应可加量，维持剂量通常为每日 100～200mg，最多至每天 400mg。

治疗**心绞痛**的剂量通常为每日 50～100mg，分 2 或 3 次口服。

在**心律失常**的治疗中通常给予每日 50mg，分 2 或 3 次口服，如有需要可增至每日 300mg，分次给予。

在心律失常急症的治疗中，可静脉给予酒石酸美托洛尔，初始剂量最多可给予 5mg，给药速度为 1～2mg/min；如需要，可重复给药，需间隔 5min，总量为 10～15mg。

在麻醉诱导或麻醉过程中静脉缓慢给予 2～4mg，可以预防心律失常；如有需要，可继续给予 2mg，总量最多为 10mg。

在急性**心肌梗死**的早期治疗中，美托罗尔也作为一种辅助治疗药物。胸痛出现 12h 内给药；静脉给予酒石酸美托洛尔 5mg，每隔 2min，在耐受的个体总量可达 15mg。15min 后，如果患者静脉给药已达全量，应改为口服给药；每隔 6h 给予 50mg，共 2 天。不能耐受静脉全量的患者，应在条件允许时减量口服给予。接下来的维持剂量为每日 100mg，分 2 次口服。心肌梗死早期未静脉给予美托洛尔的患者，在条件稳定时可口服美托洛尔 100mg，每日 2 或 4 次。

症状稳定的**心衰**患者，琥珀酸美托洛尔可以作为调释制剂。以口服酒石酸美托洛尔计算初始剂量为12.5～25mg，每日 1 次；如耐受，可增加剂量，间隔 2 周，最大剂量为 200mg，每日 1 次。

作为**甲状腺功能亢进症**的辅助治疗，可给予美托洛尔每天 50mg，分 4 次口服。预防**偏头痛**时，给予每天 100～200mg/日，分次给药。

1. Plosker GL, Clissold SP. Controlled release metoprolol formulations: a review of their pharmacodynamic and pharmacokinetic properties, and therapeutic use in hypertension and ischaemic heart disease. *Drugs* 1992; **43:** 382–414.
2. Prakash A, Markham A. Metoprolol: a review of its use in chronic heart failure. *Drugs* 2000; **60:** 647–78.
3. Tangeman HJ, Patterson JH. Extended-release metoprolol succinate in chronic heart failure. *Ann Pharmacother* 2003; **37:** 701–10.
4. Papadopoulos DP, Papademetriou V. Metoprolol succinate combination in the treatment of hypertension. *Angiology* 2009; **60:** 608–13.

儿童用法 美托洛尔用于儿童患者经验有限。一项对 6～16 岁高血压儿童的调查[1]发现等同于酒石酸美托洛尔 2mg/kg 每日剂量的琥珀酸美托洛尔调释片剂耐受性很好，尽管效果还不明确。美国注册药品信息仍然允许 6～16 岁儿童口服琥珀酸美托洛尔，初始剂量等同于酒石酸美托洛尔每日 1mg/kg（最多 50mg）。根据反应调整，最多至每日 2mg/kg（不要超过 200mg）。

BNFC 2009 建议 1 个月至 12 岁高血压患儿按酒石酸美托洛尔应用标准规定，起始口服剂量 1mg/kg，每日 2 次，如需要，可加至最多每日 8mg/kg，分 2～4 次。12 岁以上儿童可给予成人剂量（见上文）。

1. Batisky DL, *et al.* Efficacy and safety of extended release metoprolol succinate in hypertensive children 6 to 16 years of age: a clinical trial experience. *J Pediatr* 2007; **150:** 134–9.

制剂

BP 2010: Metoprolol Injection; Metoprolol Tartrate Tablets; Prolonged-release Metoprolol Tartrate Tablets;
USP 33: Metoprolol Succinate Extended-Release Tablets; Metoprolol Tartrate and Hydrochlorothiazide Tablets; Metoprolol Tartrate Injection; Metoprolol Tartrate Oral Solution; Metoprolol Tartrate Oral Suspension; Metoprolol Tartrate Tablets.

专利制剂

Arg.: Belozok; Lopresor; ***Austral.:*** Betaloc; Lopresor; Metohexal; Metrol; Minax; Toprol; ***Austria:*** Beloc; Lanoc; Metohexal; MetoMed†; Metostadol†; Seloken; ***Belg.:*** Lopresor; Selo-Zok; Seloken; Slow-Lopresor; ***Braz.:*** Lopressor; Selo-Zok; Seloken; ***Canad.:*** Betaloc; Lopresor; Novo-Metoprol; Nu-Metop; ***Cz.:*** Belenzok; Betaloc; Corvitol†; Egilok; Emzok; Lidazoc; Metohexal†; Vasocardin; ***Denm.:*** Mepronet; Metocar; Selo-Zok; Seloken; ***Fin.:*** Metblock†; Metohexal; Metoprolin; Metozoc†; Seloken; Seloken ZOC; Selopral; Spesicor; ***Fr.:*** Lopressor; Seloken; Selozok; ***Ger.:*** Beloc; Beloc-Zok; Jeprolol; Jutabloc; Lopresor; Meprolol; Meto; Meto-Succinat; Meto-Tablinen; Metobeta; Metodoc; Metodura†; Metohexal; Metok†; Metomerck†; Metoprogamma; Prelis; Sigaprolol†; ***Gr.:*** Inophylin; Lofarbil; Lopresor; Styralonax; Venolone; ***Hong Kong:*** Betaloc; CP-Metolol†; Denex†; Minax; Novo-Metoprol†; Sefloc†; ***Hung.:*** Betaloc; Egilok; Huma-Metoprol†; Ritmetol†; ***India:*** Betaloc; Metolar; Revelol; Selopres; ***Indon.:*** Cardiosel†; Lopresor; Loprolol; Seloken; ***Irl.:*** Betaloc; Lopresor†; Metocor; Metop; ***Israel:*** Lopresor; Neobloc; ***Ital.:*** Lopresor; Seloken; ***Jpn:*** Seloken; ***Malaysia:*** Beatrolol†; Betaloc; Denex; ***Mex.:*** Bioprol; Eurolol; Futaline; Kenaprol; Lopresor; Metopresol; Proken M; Prolaken; Promiced; Prontol; Ritmolol; Selectadril; Seloken; Sermetrol; Synadrenol†; Tiazidol; ***Neth.:*** Lopresor†; Selokeen; ***Norw.:*** Metozoc†; Selo-Zok; Seloken; ***NZ:*** Betaloc; Lopresor; Slow-Lopresor; ***Philipp.:*** Angiobloc; Angionorm; Betaloc; Betaryx; Betazok; Cardiosel; Cardiostat; Cardiotab; Carditec; Gerbloc; Metobloc; Metocare; Metoprim; Metospec; Metostad; Montebloc; Neobloc; Prolohex†; Valvexin; Zionel; ***Pol.:*** Betaloc; Beto; Metocard; Metohexal; ***Port.:*** Lopresor; ***Rus.:*** Betaloc (Беталок ЗОК); Corvitol (Корвадил); Egilok (Эгилок); Emzok (Эмзок); Metocard (Метокард); Serdol (Сердол); Vasocardin (Вазокардин); ***S.Afr.:*** Lopresor; ***Singapore:*** Betaloc; Denex; ***Spain:*** Beloken; Lopresor; ***Swed.:*** Seloken; Seloken ZOC; ***Switz.:*** Beloc; Beloc COR†; Beloc-Zok; Lopresor; Meto Zerok; Metopress; ***Thai.:*** Betaloc; Cardeloc; Cardoxone; Denex†; Meloc; Melol; Metoblock; Metolol; Minax; Sefloc; ***Turk.:*** Beloc; Lopresor; Problok; Saneloc; ***UK:*** Betaloc; Lopresor; ***Ukr.:*** Anepro (Анепро)†; Betaloc Zok (Беталок); Corvitol (Корвитол); Egilok (Эгилок); ***USA:*** Lopressor; Toprol; ***Venez.:*** Lopresor.

多组分制剂 ***Austria:*** Beloc comp; Metoprolol compositum; Seloken retard Plus; Triloc; ***Belg.:*** Logimat; Logroton; Selozide†; Zok-Zid; ***Braz.:*** Selopress; ***Cz.:*** Logimax†; ***Denm.:*** Logimax; Zok-Zid; ***Fin.:*** Logimax; Selocomp ZOC; ***Fr.:*** Logimax; Logroton; ***Ger.:*** Belnif; Beloc-Zok comp; Meprolol Comp†; Meto comp†; Meto-Isis comp†; Meto-Succinat HCT; meto-thiazid†; Metobeta comp; Metodura comp†; Metohexal comp; Metoprolol comp; Metoprolol HCT; Metostad Comp; Mobloc; Prelis comp; Treloc†; ***Gr.:*** Logimax; ***Hong Kong:*** Betaloc Comp†; CP-Metolol Co†; Logimax; ***Hung.:*** Logimax; ***India:*** Metolar-H; ***Irl.:*** Co-Betaloc†; ***Israel:*** Logimax; ***Ital.:*** Igroton-Lopresor; Selozide†; ***Malaysia:*** Logroton; ***Mex.:*** Logimax; Selopres; ***Neth.:*** Logimax†; Selokomb; ***Philipp.:*** Betazide; Logimax; ***Rus.:*** Logimax (Логимакс); ***Spain:*** Higrotensin; Logimax; Selopresin†; ***Swed.:*** Logimax; ***Switz.:*** Logimax; Logroton; ***Turk.:*** Meprolol; ***UK:*** Co-Betaloc†; ***USA:*** Lopressor HCT.

Mexiletine Hydrochloride (*BANM*, *USAN*, *rINNM*) 盐酸美西律

Hidrocloruro de mexiletina; Kö-1173; Meksiletiinihydrokloridi; Meksiletin Hidroklorür; Meksiletino hidrochloridas; Mexilétine, chlorhydrate de; Mexiletin-hidroklorid; Mexiletin-hydrochlorid;

Mexiletinhydroklorid; Mexiletini hydrochloridum. 1-Methyl-2-(2,6-xylyloxy)ethylamine hydrochloride.

Мексилетина Гидрохлорид

$C_{11}H_{17}NO,HCl = 215.7$.

CAS — 31828-71-4 (mexiletine); 5370-01-4 (mexiletine hydrochloride).
ATC — C01BB02.
ATC Vet — QC01BB02.
UNII — 606D60IS38.

(mexiletine)

Pharmacopoeias. In *Chin.*, *Eur.* (see p.vii), *Jpn*, and *US*.

Ph. Eur. 6.8 (Mexiletine Hydrochloride)　白色或几乎白色结晶性粉末。表现出多形性。易溶于水和甲醇；略溶于二氯甲烷。10%水溶液的 pH 值为 4.0～5.5。

USP 33 (Mexiletine Hydrochloride)　白色粉末。易溶于水和无水乙醇；不溶于乙醚；微溶于丙酮。10%水溶液的 pH 值为 3.5～5.5。贮藏于密闭容器中。

不良反应和处置

美西律的治疗窗很窄；许多不良反应都与剂量有关，可能导致减量，也可能导致停用和对症及支持治疗。毒性通常见于口服或胃肠外给药时的血浆浓度升高。

最常见的不良反应包括胃肠道和 CNS 症状。胃肠道症状有恶心、呕吐、便秘和腹泻；食管溃疡也有报道。对神经系统的影响有震颤、意识混乱、轻微头晕、目眩、视物模糊和其他的视觉异常、睡眠紊乱和语言障碍。最常见的心血管反应有低血压、窦性心动过缓、心脏传导阻滞、房室分离和房颤。与其他抗心律失常药相似，美西律也会加重心律失常。其他被报道的不良反应还有皮疹、肝功能异常、血小板减少症、抗核因子滴定阳性和惊厥。偶有 Stevens-Johnson 综合征。

不良反应发生率　在 100 名室性心律失常的患者中，49 名由于不能忍受的不良反应而不得不停用美西律[1]。这些反应中最常见的是胃肠道反应（27%），包括恶心（10%）、呕吐（6%）、胃灼热（6%）和食管痉挛（3%）。10% 的患者有不能耐受的 CNS 症状，最常见的有震颤（4%）、共济失调（2%）、运动障碍（1%）和耳鸣（1%）。当美西律与其他抗心律失常药合用时，不能耐受的反应发生率为 56%。

单用美西律引起的不良反应是暂时的且与剂量依赖性，发生率为 18%。最常见的是影响胃肠道。未报道过不可逆的不良反应，也没有致心律失常的作用。

1. Kerin NZ, *et al*. Mexiletine: long-term efficacy and side effects in patients with chronic drug-resistant potentially lethal ventricular arrhythmias. *Arch Intern Med* 1990; **150**: 381–4.

对肺的影响　1 名应用美西律的老年患者出现了肺纤维化，另外，3 个病例也引起了制造商的注意[1]。超敏综合征 DRESS（伴嗜酸粒细胞增多和系统症状药疹）表现为嗜酸粒细胞肺炎有报道，一名服用美西律的患者出现[2]。

1. Bero CJ, Rihn TL. Possible association of pulmonary fibrosis with mexiletine. *DICP Ann Pharmacother* 1991; **25**: 1329–31.
2. Lee S-P, *et al*. A case of mexiletine-induced hypersensitivity syndrome presenting as eosinophilic pneumonia. *J Korean Med Sci* 2010; **25**: 148–51.

注意事项

美西律禁用于心源性休克和Ⅱ度或Ⅲ度房室传导阻滞患者，除非患者有起搏器。窦房结功能不全、传导异常、心动过缓、低血压、心衰或肝损伤患者应慎用美西律。治疗过程中应监测 ECG 和血压。

美西律口服吸收在有胃排空缓慢情况时减慢，如急性心肌梗死。

哺乳　扩散到乳汁的美西律比母体血浆浓度要高，1 位女性[1]在产后 3 个月内应用美西律 200mg，每日 3 次（见下文），继续给婴儿哺乳。在产后的第二天乳汁和血浆中的美西律浓度分别为 0.6μg/ml 和 0.3μg/ml，6 周后为 0.8μg/ml 和 0.7μg/ml。这表示在乳汁和血浆浓度的比分别为 2.0 和 1.1。但是，在上述两个阶段，在婴儿体内都检测不到美西律，也没有不良反应出现。另一项研究[2]中，1 位女性在产后 5 个月内应用同剂量的美西律，同样哺乳婴儿。在产后第二天和第五天取了 12 对乳汁和血液的样品。乳汁与血浆的比为

0.78～1.89，平均为 1.45。婴儿在 24h 内吸收的美西律不会超过 1.25mg，这个剂量不会引起不良反应。也出现过无哺乳的病例[3]，1 位女性应用美西律每日 750mg，阿替洛尔每日 50mg，在开始的 17 天内不能哺乳。在对母亲进行指导并对处方进行补充，建立了一条可接受的生长曲线。哺乳进行到婴儿 3 个月龄，在第 10 个月没有观察到不良反应。American Academy of Pediatrics[4]认为美西律可用于哺乳期。

1. Timmis AD, *et al*. Mexiletine for control of ventricular dysrhythmias in pregnancy. *Lancet* 1980; **ii**: 647–8.
2. Lewis AM, *et al*. Mexiletine in human blood and breast milk. *Postgrad Med J* 1981; **57**: 546–7.
3. Lownes HE, Ives TJ. Mexiletine use in pregnancy and lactation. *Am J Obstet Gynecol* 1987; **157**: 446–7.
4. American Academy of Pediatrics. The transfer of drugs and other chemicals into human milk. *Pediatrics* 2001; **108**: 776–89. [Retired May 2010] Correction. *ibid*.; 1029. Also available at: http://aappolicy.aappublications.org/cgi/content/full/pediatrics%3b108/3/776 (accessed 10/07/07)

妊娠　美西律可穿过胎盘，但在几个报道中美西律应用于孕妇，在婴儿身上并无明显长期影响。1 位女性在妊娠的最后 3 个月合用美西律和普萘洛尔控制室性心动过速，产下了 1 名正常的婴儿[1]。出生后 6h，婴儿的心律为 90 次/min，可能用普萘洛尔有关，但 2h 后恢复正常。出生时，母体和婴儿血浆中美西律的浓度相同。一名在怀孕期间服用美西律和阿替洛尔的孕妇产下了一名正常婴儿[2]；17 天无法正常喂乳但 10 个月内无不良反应出现。另一名怀孕期间服用美西律的患者[3]，婴儿 1 分钟阿氏评分低，并出现低血糖，但是否与美西律有关仍不清楚。脐带与母体血药浓度传染率分别为 400ng/ml 和 600ng/ml。

1. Timmis AD, *et al*. Mexiletine for control of ventricular dysrhythmias in pregnancy. *Lancet* 1980; **ii**: 647–8.
2. Lownes HE, Ives TJ. Mexiletine use in pregnancy and lactation. *Am J Obstet Gynecol* 1987; **157**: 446–7.
3. Gregg AR, Tomich PG. Mexilitene [sic] use in pregnancy. *J Perinatol* 1988; **8**: 33–5.

药物相互作用

美西律在肝脏有显著的首关代谢，特别是细胞色素 P450 同工酶 CYP1A2 和 CYP2D6，CYP3A4 也有可能，可能与被相同酶代谢的药物发生相互作用。肝药酶诱导剂（如苯妥因和利福平）可降低美西律的血浆浓度，肝药酶抑制剂可增加美西律的浓度。

减慢胃排空的药物（如麻醉性镇痛药和阿托品），可以减慢美西律的吸收。甲氧氯普胺可增加吸收率，而吸收总量不受影响。酸化或碱化尿液的药物可分别增强或降低美西律的清除速率。美西律与其他的抗心律失常药或抗高血压药合用，可以增加心律失常的危险。

美西律增加茶碱的浓度（**抗心律失常**，参见 M37 第 1105 页），使利多卡因的毒性加重（参见 M37 第 1777 页）。

药动学

美西律易于从胃肠道吸收且较完全，生物利用度约为 90%，但吸收会在有胃排空减慢情况时延迟，如急性心肌梗死。

美西律在肝脏代谢为多种代谢产物；代谢酶包括细胞色素 P450 的同工酶 CYP1A2、CYP2D6 和 CYP3A4，与 CYP2D6 有关的基因多态性已经被证实。从尿液分泌，主要是代谢产物，约 10% 以原形分泌。在酸性尿液中美西律的清除加快。

美西律在体内分布广泛，50%～70% 与血浆蛋白结合。可通过胎盘扩散到乳汁中。在健康受试者体内清除半衰期为 10h，但在心脏疾病、肝损伤或严重肾损伤的患者，半衰期可能延长。血浆有效治疗浓度为 0.5～2μg/ml，但是治疗浓度和中毒浓度之间的范围很窄，在这个范围内可能出现严重的毒性作用。

1. Labbé L, Turgeon J. Clinical pharmacokinetics of mexiletine. *Clin Pharmacokinet* 1999; **37**: 361–84.

用途和用法

美西律是经典的Ib 类抗心律失常药（第 212 页），与利多卡因的作用相似（参见 M37 第 1777 页），具有结构相关性。与利多卡因不同，美西律的首关代谢很少，适于口服。

美西律用于室性心律失常的治疗（第 218 页）。以盐酸盐形式口服或静脉注射给药。

盐酸美西律口服给药初始量为 400mg，然后给予 200～300mg，每日 3 次，开始于负荷剂量给予 2～8h 后。维持剂量通常为每日 600～900mg，分次给药，可能需要给予每日 1200mg。口服维持药物，与食物有关的液体一同吞咽，以避免食管溃疡的形成。控释制剂已经开始应用。高负荷剂量用于克服心肌梗死患者的吸收延迟，特别是服用过阿片类镇痛药的患者。

美西律的盐酸盐可以静脉缓慢注射。

美西律也被试用于治疗难治性神经痛（见下文）。

儿童用法　美西律可能对室性心律失常患儿有效，一项对 42 名儿童和年轻成人（年龄从 5 个月至 34 岁）的研究[1]，每 8h 口服 1.4～5mg/kg 美西律，对 30 名患者有效（71%）。长期对照实验为 18 例有效。治疗对有先天性心脏病儿童比对有心肌病或无心脏病儿童更有效。另一项研究[2]发现年轻儿童比成人所需剂量更大，一个 2 周岁女孩和一个 20 个月男孩，分别给予每日 25mg/kg 和 15mg/kg，才能够达到血浆治疗浓度和控制心动过速。

1. Moak JP, *et al*. Mexiletine: an effective antiarrhythmic drug for treatment of ventricular arrhythmias in congenital heart disease. *J Am Coll Cardiol* 1987; **10**: 824–9.
2. Holt DW, *et al*. Paediatric use of mexiletine and disopyramide. *BMJ* 1979; **2**: 1476–7.

老年人用法　7 名老年受试者和 8 名年轻受试者，口服美西律 100mg，发现老年受试者的吸收速率慢，但吸收的总量不受影响[1]。两组美西律的清除没有明显差别，调节老年患者的剂量是没有药动学基础的。一个观测实验[2]发现服用美西律患者清除率随年龄增长小幅降低，但也不足以考虑剂量调整。

1. Grech-Bélanger O, *et al*. Pharmacokinetics of mexiletine in the elderly. *J Clin Pharmacol* 1989; **29**: 311–15.
2. Ueno K, *et al*. Pharmacokinetics of mexiletine in middle-aged and elderly patients. *Clin Pharm* 1993; **12**: 768–70.

在肾损伤中的用法　美西律的药动学不受肾损伤影响[1]，但一项研究[2]发现肌酐清除率低于 10ml/min，血浆稳态浓度增加，半衰期延长。需根据患者血浆浓度调整药量。透析[1]及持续膜透析[3]不影响美西律清除。

1. Wang T, *et al*. Pharmacokinetics and nondialyzability of mexiletine in renal failure. *Clin Pharmacol Ther* 1985; **37**: 649–53.
2. El Allaf D, *et al*. Pharmacokinetics of mexiletine in renal insufficiency. *Br J Clin Pharmacol* 1982; **14**: 431–5.
3. Guay DRP, *et al*. Mexiletine clearance during peritoneal dialysis. *Br J Clin Pharmacol* 1985; **19**: 857–8.

肌强直症　美西律治疗营养不良 1 型肌强直研究发现[1]，口服 150mg 或 200mg，每日 3 次，对减轻肌强直有好处，在服用安慰剂对照组中可较好耐受。

1. Logigian EL, *et al*. Mexiletine is an effective antimyotonia treatment in myotonic dystrophy type 1. *Neurology* 2010; **74**: 1441–8.

疼痛　神经性疼痛（见第 9 页）通常对阿片类激动剂和许多药物不敏感，如美西律。美西律被试用于痛性糖尿病肾病[1]，但效果有冲突。其中报道治疗组和对照组没有差别的两项研究发现，其对一部分患者（有刺痛或灼痛、热感和蚁走感）是有效的[2,3]。美西律用于治疗脑卒中后中枢性疼痛[4]（丘脑疼痛综合征），与癌症有关神经痛[5-7]，一项系统性综述[8]认为美西律对多种神经痛安慰有效。

美西律还对其他一些疼痛有效，包括 Dercum 疾病（痛性肥胖症）[9]和红斑性肢痛病[10-12]，也被试用于慢性难治性日常头痛[13]。但对截断术后痛[14]却无效。

1. Jarvis B, Coukell AJ. Mexiletine: a review of its therapeutic use in painful diabetic neuropathy. *Drugs* 1998; **56**: 691–707.
2. Stracke H, *et al*. Mexiletine in the treatment of diabetic neuropathy. *Diabetes Care* 1992; **15**: 1550–5.
3. Wright JM, *et al*. Mexiletine in the symptomatic treatment of diabetic peripheral neuropathy. *Ann Pharmacother* 1997; **31**: 29–34.
4. Awerbuch GI, Sandyk R. Mexiletine for thalamic pain syndrome. *Int J Neurosci* 1990; **55**: 129–33.
5. Colclough G, *et al*. Mexiletine for chronic pain. *Lancet* 1993; **342**: 1484–5.
6. Sloan P, *et al*. Mexiletine as an adjuvant analgesic for the management of neuropathic cancer pain. *Anesth Analg* 1999; **89**: 760–1.
7. Fassoulaki A, *et al*. The analgesic effect of gabapentin and mexiletine after breast surgery for cancer. *Anesth Analg* 2002; **95**: 985–91.
8. Challapalli V, *et al*. Systemic administration of local anesthetic agents to relieve neuropathic pain. Available in The Cochrane Database of Systematic Reviews; Issue 4. Chichester: John Wiley; 2005 (accessed 24/01/07).
9. Petersen P, *et al*. Treating the pain of Dercum's disease. *BMJ* 1984; **288**: 1880.
10. Kuhnert SM, *et al*. Lidocaine and mexiletine therapy for erythromelalgia. *Arch Dermatol* 1999; **135**: 1447–9.
11. Nathan A, *et al*. Primary erythromelalgia in a child responding to intravenous lidocaine and oral mexiletine treatment. Abstract: *Pediatrics* 2005; **115**: 1066. Full version: http://pediatrics.aappublications.org/cgi/content/full/115/4/e504 (accessed 10/07/07)
12. Iqbal J, *et al*. Experience with oral mexiletine in primary erythromelalgia in children. *Ann Saudi Med* 2009; **29**: 316–8.
13. Marmura MJ, *et al*. Mexiletine for refractory chronic daily headache: a report of nine cases. *Headache* 2008; **48**: 1506–10.
14. Wu CL, *et al*. Morphine versus mexiletine for treatment of postamputation pain: a randomized, placebo-controlled, crossover trial. *Anesthesiology* 2008; **109**: 289–96.

制剂

BP 2010: Mexiletine Capsules; Mexiletine Injection;
USP 33: Mexiletine Hydrochloride Capsules.

专利制剂
Arg.: Mexitilen; *Austral.:* Mexitil; *Austria:* Mexitil†; *Belg.:* Mexitil; *Braz.:* Mexitil; *Cz.:* Katen†; *Fin.:* Mexitil†; *Fr.:* Mexitil†; *Ger.:* Mexitil; *Gr.:* Antianil; Mexitil; Myovek; *Hung.:* Ritalmex; *India:* Mexitil; *Irl.:* Mexitilen†; *Israel:* Mexilen†; *Ital.:* Mexitil; *Jpn:* Mexitil; *Malaysia:* Meletin; *NZ:* Mexitil†; *Pol.:* Mexicord; *Rus.:* Ritalmex (Риталмекс); *S.Afr.:* Mexitil†; *Spain:* Mexitil†; *Turk.:* Mexitil; *UK:* Mexitil; *Ukr.:* Mexaritm (Мексаритм)†; *USA:* Mexitil; *Venez.:* Tumetil.

Midodrine Hydrochloride (BANM, USAN, rINNM) ⊗
盐酸米多君

Hidrocloruro de midodrina; Midodrine, Chlorhydrate de; Midodrini Hydrochloridum; ST-1085 (midodrine or midodrine hydrochloride). 2-Amino-N-(β-hydroxy-2,5-dimethoxyphenethyl)acetamide hydrochloride; (RS)-N¹-(β-Hydroxy-2,5-dimethoxyphenethyl)glycinamide hydrochloride.

Мидодрина Гидрохлорид
$C_{12}H_{18}N_2O_4$,HCl = 290.7.
CAS — 42794-76-3 (midodrine); 3092-17-9 (midodrine hydrochloride).
ATC — C01CA17.
ATC Vet — QC01CA17.
UNII — 59JV96YTXV.

(midodrine)

不良反应、处置和注意事项
参见拟交感神经药，第448页。米多君主要有 α 受体激动的作用，最严重的不良反应是仰卧位高血压。感觉异常、排尿困难、毛发反应（鸡皮疙瘩）、瘙痒症和皮疹也出现过。

药物相互作用
参见拟交感神经药，第449页。

药动学
米多君经胃肠道吸收良好，在体循环中被酶水解为有活性的代谢产物，去甘氨酸米多君（deglymidodrine）（ST-1059）。口服约0.5h米多君本身达到血浆峰浓度，半衰期为25min。活性代谢产物口服后1h达到血浆峰浓度，半衰期约为3h。米多君在肝中进一步被代谢。米多君主要以代谢产物从尿液分泌，少量以原形排泌。

用途和用法
米多君是直接的拟交感神经药（第449页），有选择性 α 受体激动的活性；其代谢产物去甘氨酸米多君是主要的活性部分。米多君作为外周血管收缩剂，但没有直接的兴奋心脏作用。

米多君被用于低血压状态（第231页）和部分体位性低血压（参见 M37 第1460页）的治疗。α 受体激动药如米多君也作为尿失禁的辅助治疗（参见 M37 第2100页）。

在低血压状态，盐酸米多君初始剂量通常给予2.5mg，每日2次或3次口服，根据反应逐步调整剂量；可能需要最多10mg，每日3次。睡前4h当天最后一次给药，可以减轻仰卧位高血压的风险。

治疗尿失禁的剂量为2.5～5mg，每日2次或3次口服。

盐酸米多君也可以小剂量静脉注射。口服或注射也经用于逆行射精的治疗。

1. McClellan KJ, et al. Midodrine: a review of its therapeutic use in the management of orthostatic hypotension. *Drugs Aging* 1998; **12:** 76–86.
2. Prakash S, et al. Midodrine appears to be safe and effective for dialysis-induced hypotension: a systematic review. *Nephrol Dial Transplant* 2004; **19:** 2553–8.
3. Karwa R, Woodis CB. Midodrine and octreotide in treatment of cirrhosis-related hemodynamic complications. *Ann Pharmacother* 2009; **43:** 692–9.
4. Safarinejad MR. Midodrine for the treatment of organic anejaculation but not spinal cord injury: a prospective randomized placebo-controlled double-blind clinical study. *Int J Impot Res* 2009; **21:** 213–20.
5. Soler JM, et al. Oral midodrine for prostaglandin E1 induced priapism in spinal cord injured patients. *J Urol (Baltimore)* 2009; **182:** 1096–1100.

制剂
专利制剂
Austria: Gutron; *Canad.:* Amatine; *Chile:* Gutron; *Cz.:* Gutron; *Fr.:* Gutron; *Ger.:* Gutron; *Gr.:* Gutron; *Hong Kong:* Gutron; *Hung.:* Gutron; *Irl.:* Midon; *Israel:* Gutron; *Ital.:* Gutron; *Jpn:* Xerotil; *Jpn:* Metligine; *Neth.:* Gutron; *NZ:* Gutron; *Pol.:* Gutron; *Port.:* Gutron; *Rus.:* Gutron (Гутрон); *Singapore:* Gutron; *Spain:* Gutron; *Switz.:* Gutron; *Thai.:* Gutron†; *USA:* ProAmatine.

Milrinone (BAN, USAN, rINN) 米力农

Milrinona; Milrinonum; Win-47203-2; YM-018. 1,6-Dihydro-2-methyl-6-oxo[3,4′-bipyridine]-5-carbonitrile.

Мильринон
$C_{12}H_9N_3O = 211.2.$
CAS — 78415-72-2.
ATC — C01CE02.
ATC Vet — QC01CE02.
UNII — JU9YAX04C7.

Pharmacopoeias. In *US.*

USP 33（Milrinone） 白色至棕褐色，吸湿性结晶性固体。几乎不溶于水、氯仿和甲醇；易溶于二甲基亚砜。贮藏于密闭容器中。

Milrinone Lactate (BANM, rINNM) 乳酸米力农

Lactato de milrinona; Milrinone, Lactate de; Milrinoni Lactas.

Мильринона Лактат
$C_{12}H_9N_3O,C_3H_6O_3 = 301.3.$
ATC — C01CE02.
ATC Vet — QC01CE02.
UNII — 9K8XR81MO8.

配伍禁忌 英国注册药品信息声明米力农乳酸盐注射液与呋塞米和布美他尼不相容，注射液不宜用碳酸钠稀释。也有报道与亚胺培南-西司他丁钠不相容[1]。

1. Veltri MA, Conner KG. Physical compatibility of milrinone lactate injection with intravenous drugs commonly used in the pediatric intensive care unit. *Am J Health-Syst Pharm* 2002; **59:** 452–4.

不良反应和注意事项
延长口服米力农的用药时间可使死亡率增加，米力农目前仅短期静脉用药。

曾有室上性和室性心律失常（包括尖端扭转型心律失常）、低血压、绞痛样胸痛和头痛的报道。也会出现低血钾、震颤、血小板减少症、支气管痉挛、过敏反应及注射部位反应。儿童给予米力农可降低心律失常的发生，但同时也增加了患血小板减少症的风险（见下文儿童用法）。

患有严重大动脉阻塞、肺瓣膜疾病和肺源性心肌病的患者应慎用米力农。由于米力农能够促进房室结的传导，它能够增加心房扑动或心室纤维颤动患者的心室率。

米力农治疗过程中应注意血压、心率、心电图、液体、电解液平衡和肾功能的监控。

肾损伤患者应减少用量。

药动学
尽管米力农能迅速、几乎完全地被胃肠道吸收，但是它只能静脉给药。大约70%能与血浆蛋白结合。主要通过尿清除，大约83%的剂量以原形药的形式排泄。其清除半衰期为2.3h。

1. Rocci ML, Wilson N. The pharmacokinetics and pharmacodynamics of newer inotropic agents. *Clin Pharmacokinet* 1987; **13:** 91–109. Correction. *ibid.* 1988; **14:** (contents page).

用途和用法
米力农是一种 III 型磷酸二酯酶抑制剂，有类似于氨力农（第268页）的正性肌力和血管扩张作用。但是有报道其正性肌力作用要强于氨力农。如乳酸米力农可静脉给药，短期应用于对其他治疗方式无效的严重心衰竭和心脏外科手术后的急性心衰竭。一些长期研究中有报道，米力农可口服给药，但可增加死亡率。

乳酸米力农的剂量可以基数表示：1.43mg 乳酸米力农相当于大约1mg 米力农。初始负荷剂量相当于50μg/kg 米力农维持约10min 的连续输液。输液应保持

以每分钟0.375～0.75μg/kg 滴入，但全天总剂量不应超过1.13mg/kg。肾损伤患者应减量（见下文）。

吸入米力农被用于治疗肺部高压。

儿童用法 米力农被用于儿童心脏手术后感染性休克和心衰。药动学研究显示[1,2]给予和成人相似剂量的儿童血浆中米力农稳态血药浓度低于成人，儿童清除率快于成人。对于新生儿和1个月至18岁心衰、心脏术后心输出下降或休克患儿，*BNFC 2009* 建议初始剂量50～75μg/kg，静注30～60min，随后持续静注剂量每小时30～45μg/kg（每分钟500～750ng/kg），注射可持续2～3天，但一般在心脏手术后给予12h。

米力农也可用于有效预防心脏手术中的心输出量低[3]。曾被试用于预防早产婴儿低全身血流量，但仍需进一步讨论确定其作用[4]。

关于儿童不良反应的研究[5]显示，心律失常较成年人少见，但是血小板减少症则比成年人更普遍。

1. Lindsay CA, et al. Pharmacokinetics and pharmacodynamics of milrinone lactate in pediatric patients with septic shock. *J Pediatr* 1998; **132:** 329–34.
2. Ramamoorthy C, et al. Pharmacokinetics and side effects of milrinone in infants and children after open heart surgery. *Anesth Analg* 1998; **86:** 283–9.
3. Hoffman TM, et al. Efficacy and safety of milrinone in preventing low cardiac output syndrome in infants and children after corrective surgery for congenital heart disease. *Circulation* 2003; **107:** 996–1002.
4. Paradisis M, et al. Pilot study of milrinone for low systemic blood flow in very preterm infants. *J Pediatr* 2006; **148:** 306–13.
5. Watson S, et al. Use of milrinone in the pediatric critical care unit. *Pediatrics* 1999; **104** (suppl): 681–2.

在肾损伤中的用法 肾损伤患者应减少米力农的剂量。下面推荐的维持输液速度是基于肌酐清除（CC）：

- CC 50ml/(min·1.73m²)：每分钟430ng/kg；
- CC 40ml/(min·1.73m²)：每分钟380ng/kg；
- CC 30ml/(min·1.73m²)：每分钟330ng/kg；
- CC 20ml/(min·1.73m²)：每分钟280ng/kg；
- CC 10ml/(min·1.73m²)：每分钟230ng/kg；
- CC 5ml/(min·1.73m²)：每分钟200ng/kg。

心力衰竭 米力农是几种能用于治疗心力衰竭（第224页）的药物之一，但是有报道长期口服 III 型磷酸二酯酶抑制剂[1]可增加死亡率，所以米力农通常只短期静脉给药，应用于对其他治疗无效的心力衰竭。PROMISE（Prospective Randomized Milrinone Survival Evaluation）研究[2]显示，口服米力农可以增加严重的慢性心力衰竭患者的发病率和死亡率。然而研究证明，等待心脏移植的患者可以长期连续静脉用药长达8周，且似乎有很好的耐药力[3]。也尝试过一周隔几天间歇使用[4]。

对急性心力衰竭恶化的患者，预期研究[5]发现常规的短期静脉使用米力农没有疗效。

1. Amsallem E, et al. Phosphodiesterase III inhibitors for heart failure. Available in The Cochrane Database of Systematic Reviews; Issue 1. Chichester: John Wiley; 2005 (accessed 29/04/10).
2. Packer M, et al. Effect of oral milrinone on mortality in severe chronic heart failure. *N Engl J Med* 1991; **325:** 1468–75.
3. Mehra MR, et al. Safety and clinical utility of long-term intravenous milrinone in advanced heart failure. *Am J Cardiol* 1997; **80:** 61–4.
4. Cesario D, et al. Beneficial effects of intermittent home administration of the inotrope/vasodilator milrinone in patients with end-stage congestive heart failure: a preliminary study. *Am Heart J* 1998; **135:** 121–9.
5. Cuffe MS, et al. Short-term intravenous milrinone for acute exacerbation of chronic heart failure: a randomized controlled trial. *JAMA* 2002; **287:** 1541–7.

制剂
专利制剂
Arg.: Corotrope; *Austral.:* Primacor; *Austria:* Corotrop; *Belg.:* Corotrope; *Braz.:* Primacor; *Chile:* Corotrop; *Cz.:* Corotrop; *Fr.:* Corotrope; *Ger.:* Corotrop; *Gr.:* Corotrop; *Hong Kong:* Primacor; *Hung.:* Corotrope; *India:* Milicor; *Israel:* Primacor; *Jpn:* Milrila; *Malaysia:* Primacor; *Mex.:* Primacor; *Neth.:* Corotrope; *NZ:* Primacor; *Pol.:* Corotrope; *Port.:* Corotrop; *Singapore:* Primacor; *Spain:* Corotrope; *Swed.:* Corotrop; *Switz.:* Corotrop; *Thai.:* Primacor; *UK:* Primacor; *USA:* Primacor; *Venez.:* Corotrope.

Minoxidil (BAN, USAN, rINN) 米诺地尔

Minoksidiili; Minoksidilis; Minoxidilum; U-10858. 2,6-Diamino-4-piperidinopyrimidine 1-oxide.

Миноксидил
$C_9H_{15}N_5O = 209.2.$
CAS — 38304-91-5.
ATC — C02DC01; D11AX01.
ATC Vet — QC02DC01.
UNII — 5965120SH1.

Pharmacopoeias. In *Chin.*, *Eur.* (see p.vii), and *US.*

Ph. Eur. 6. 8（Minoxidil）　白色或几乎白色结晶性粉末。微溶于水；可溶于甲醇和丙二醇。避光。

USP 33（Minoxidil）　白色或几乎白色结晶性粉末。微溶于水；可溶于乙醇和丙二醇；几乎不溶于丙酮、氯仿、乙醚、石油醚；微溶于甲醇。

不良反应和处置

由米诺地尔引起的不良反应，一般包括反射性心动过速、体液潴留并伴随体重增加、心率加快、有时候发生心衰竭加重和心电图改变。80%的患者开始使用米诺地尔治疗后3～6周内会出现多毛症，停药后可逐渐恢复。有大约3%的患者报道出现心包积液，有时还会出现粘连填塞。也可能发生心包炎。米诺地尔可以加重或引起心绞痛。其他较少出现的不良反应包括：头痛、恶心、男子女性乳房症、乳房压痛、乳房增大、过敏性皮疹、Stevens-Johnson综合征和血小板减少症。

β受体阻滞剂可治疗反射性心搏过速，还可使用甲基多巴和利尿药（通常是袢利尿药）来缓解体液潴留。如果低血压较严重，静脉滴注0.9%氯化钠可保持血压正常。如果需要使用收缩血管的药物，应尽量避免像甲上腺素这类单用会过速的药物。如果有重要器官出现供血不足的迹象，可以使用去氧肾上腺素、血管紧张素、加压素或者多巴胺。

米诺地尔局部应用可引起接触性皮炎、瘙痒症、局部灼热和面红；足量使用可引起全身不良反应。还会出现头发颜色或质地的改变。

对眼的影响　米诺地尔治疗肾移植后患者的高血压可引起双眼视神经炎和视网膜炎[1]。患者也服用了波尼松龙和硫唑嘌呤。

1. Gombos GM. Bilateral optic neuritis following minoxidil administration. *Ann Ophthalmol* 1983; **15**: 259–61.

对毛发的影响　口服米诺地尔常会引起与女性不相称的多毛症。也有头发颜色改变的报道[1]。此外，曾有1例脱发加重，后来又再生出不同颜色头发的报道[2]。1位女性在停止服用米诺地尔后出现脱发，这迫使她不得不戴假发[3]。

有报道，56名女患者使用5%米诺地尔溶液局部治疗雄激素性秃发，其中5人出现严重多毛症[4]。有报道开始治疗2～3个月后患者出现面部、手臂、腿部多毛症。停止用药后5个月，症状消失。

1. Traub YM. Treatment of severe hypertension with minoxidil. *Isr J Med Sci* 1975; **11**: 991–8.
2. Ingles RM, Kahn T. Unusual hair changes with minoxidil therapy. *Int J Dermatol* 1983; **22**: 120–2.
3. Kidwai BJ, George M. Hair loss with minoxidil withdrawal. *Lancet* 1992; **340**: 609–10.
4. Peluso AM, et al. Diffuse hypertrichosis during treatment with 5% topical minoxidil. *Br J Dermatol* 1997; **136**: 118–20.

对骨骼肌的影响　4名男患者局部使用米诺地尔治疗后出现多肌痛综合征、疲劳、厌食、体重减轻、肩膀、骨盆腰部严重疼痛症状[1]。停止用药后，2～4周内上述症状缓解。2名患者重新用药后症状复发。

1. Colamarino R, et al. Polymyalgia and minoxidil. *Ann Intern Med* 1990; **113**: 256–7.

对皮肤的影响　全身应用米诺地尔和皮肤反应并不常见，但是曾有使用米诺地尔导致致死性中毒性表皮坏死松解症[1]，还有1例典型的Stevens-Johnson综合征报道[2,3]。停止服用后或皮质激素治疗可出现此综合征，继续应用可再度复发[2]。另为1位患者由于光化性角化症导致的损伤构成的大面积红斑状渗出性皮疹，也认为是由米诺地尔引起的。再次暴露可使大疱性损害复发[4]。局部治疗后出现的最常见的不良反应有瘙痒、皮肤剥落、面红和皮炎，而过敏性接触皮炎的报道比较罕见[5,6]。

卡波西肉瘤和其他损害，详见下文**肿瘤**和上文**对毛发的影响**。

1. Karaoui LR, Chahine-Chakhtoura C. Fatal toxic epidermal necrolysis associated with minoxidil. *Pharmacotherapy* 2009; **29**: 640–7.
2. DiSantis DJ, Flanagan J. Minoxidil-induced Stevens-Johnson syndrome. *Arch Intern Med* 1981; **141**: 1515.
3. Callen EC, et al. Stevens-Johnson syndrome associated with oral minoxidil: a case report. *J Nephrol* 2007; **20**: 91–3.
4. Ackerman BH, et al. Pruritic rash with actinic keratosis and impending exfoliation in a patient with hypertension managed with

minoxidil. *Drug Intell Clin Pharm* 1988; **22**: 702–3.
5. Clissold SP, Heel RC. Topical minoxidil: a preliminary review of its pharmacodynamic properties and therapeutic efficacy in alopecia areata and alopecia androgenetica. *Drugs* 1987; **33**: 107–22.
6. Rodríguez-Martín M, et al. Pustular allergic contact dermatitis from topical minoxidil 5%. *J Eur Acad Dermatol Venereol* 2007; **21**: 701–2.

肿瘤　1名HIV阳性患者局部使用米诺地尔治疗3个月后出现2处长带有卡波西特征的出血性损害，它们分别在额头以及与HIV相关的卡波西肉瘤不常出现的区域[1]。1名健康患者使用米诺地尔地局部治疗2个月后出现头皮损害[2]。这名患者出现和婴儿相似的损害。米诺地尔可诱发血管生成或可能刺激内皮细胞、纤维原细胞和肌肉细胞的增生扩散。易于新血管生成或HIV阳性患者使用米诺地尔于皮肤上时应加以注意。米诺地尔的皮肤局部治疗的其他影响，见上文。

1. Pavlovitch JH, et al. Angiogenesis and minoxidil. *Lancet* 1990; **336**: 889.

注意事项

米诺地尔不宜用于嗜铬细胞瘤。适用于新发心肌梗死、肺高压、心绞痛、慢性心衰竭和严重肾损伤患者时应特别注意。

为防止增加吸收，局部应用米诺地尔应该严格限制应用于头皮，不宜应用于红肿的头皮、患有银屑病的区域、严重晒伤或皮肤严重脱落的地方。米诺地尔局部应用药治疗高血压时应注意随时监控。

AIDS　建议HIV阳性患者使用米诺地尔局部治疗时须谨慎。详见上文**不良反应**项下**肿瘤**。

哺乳　对哺乳期妇女研究[1]显示，米诺地尔能迅速分布于乳汁中，达到与母亲血浆浓度相似的量。2个月后没有发现婴儿有不良反应出现，American Academy of Pediatrics认为[2]米诺地尔一般适用于哺乳期。

1. Valdivieso A, et al. Minoxidil in breast milk. *Ann Intern Med* 1985; **102**: 135.
2. American Academy of Pediatrics. The transfer of drugs and other chemicals into human milk. *Pediatrics* 2001; **108**: 776–89. [Retired May 2010] Correction. *ibid.*; 1029. Also available at: http://aappolicy.aappublications.org/cgi/content/full/pediatrics%3b108/3/776 (accessed 26/09/05)

卟啉病　认为米诺地尔对卟啉病患者不安全，因为在动物或体外试验中出现原卟啉。

妊娠　有报道在妊娠期间口服米诺地尔与普萘洛尔和呋塞米[1]或美托洛尔和咪唑嗪的患者妊娠期正常并产下正常婴儿，只有一例婴儿有多毛症[2]。然而，另一名妊娠期服用普萘洛尔和卡托普利的患者[3]生下的婴儿有多种先天性异常及多毛症。一名妊娠期服用米诺地尔、甲基多巴、肼屈嗪、呋塞米和苯巴比妥的患者[2]生下婴儿有致命性先天心脏异常。妊娠期局部每日使用2%米诺地尔，2周磺胺甲基异噁唑和1周红霉素治疗后，因为尾部退化，需终止第二期妊娠[4]。另一名妊娠期每日使用2%米诺地尔患者的婴儿也出现多种异常，但只服用过一次对乙酰氨基酚[5]。

1. Valdivieso A, et al. Minoxidil in breast milk. *Ann Intern Med* 1985; **102**: 135.
2. Rosa FW, et al. Fetal minoxidil exposure. *Pediatrics* 1987; **80**: 120.
3. Kaler SG, et al. Hypertrichosis and congenital anomalies associated with maternal use of minoxidil. *Pediatrics* 1987; **79**: 434–6.
4. Rojansky N, et al. Extreme caudal agenesis. Possible drug-related etiology? *J Reprod Med* 2002; **47**: 241–5.
5. Smorlesi C, et al. Topically applied minoxidil may cause fetal malformation: a case report. *Birth Defects Res A Clin Mol Teratol* 2003; **67**: 997–1001.

药物相互作用

应用降血压药物可以增强米诺地尔的抗高血药作用。米诺地尔与交感神经阻滞剂，如胍乙啶联合应用可引起严重直立性低血压。

局部米诺地尔不宜与其他能增加吸收的局部药物一起使用，如皮质激素、类维生素A或者稻的软膏基质（occlusive ointment bases）。

维A酸　维A酸能增加角质层渗透性，可增强米诺地尔的经皮吸收[1]。

1. Ferry JJ, et al. Influence of tretinoin on the percutaneous absorption of minoxidil from an aqueous topical solution. *Clin Pharmacol Ther* 1990; **47**: 439–46.

药物学

米诺地尔口服大约有90%被胃肠道吸收。其血流动力学作用可持续达75h，但血浆半衰期仅为4.2h，推测是由于在作用点的累积。米诺地尔不与血液蛋白结合。它能分布于乳汁中。可广泛地被肝代谢。它需要硫酸盐来激活，但是主要代谢物是葡萄糖苷酸结合物。米诺地尔主要以代谢物的形式通过尿排泄。虽然药

理学作用不可逆，但米诺地尔及其代谢物可透析。

0.3%～4.5%米诺地尔局部应用剂量可经过头皮吸收。

1. Pacifici GM, et al. Minoxidil sulphate in human liver and platelets: a study of interindividual variability. *Eur J Clin Pharmacol* 1993; **45**: 337–41.

用途和用法

米诺地尔是一种抗高血压药，其主要是通过直接引起外周动脉血管舒张来发挥药效。它对心血管系统有类似于肼屈嗪（第355页）的作用。米诺地尔口服应用于常规治疗无效的严重高血压（第228页）。当局部应用于头皮部位，米诺地尔在一定程度上可刺激头发生长，能用来治疗秃头症。

治疗高血压时，米诺地尔与β受体阻滞剂或甲基多巴联合使用，可以减轻心率加速的作用；与利尿药，一般是髓袢利尿药联合使用可以控制水肿。尽管连续用药3～7天内它才会发挥全效，但是单次口服后，最大降血压效果一般出现在用药后2～3h。米诺地尔初始剂量是每日5mg（或者老年人每日2.5mg），然后逐渐以不短于3天的间隔加量，根据情况增加到每日40mg或50mg；特殊情况可增加到每日100mg。如果需要更快速的控制血压，可以每6h增加5mg并实施监控。每日可以给予单倍剂量或分为2次剂量。

儿童用法见下文。

肾损伤患者酌情减量（见下文）。

治疗Androgenetica秃头症（男性型秃发）可使用2%或5%米诺地尔溶液1ml于头皮，每日2次。不建议女患者使用5%的剂量。

儿童用法　米诺地尔用于治疗12岁及以下对标准疗法无反应的严重高血压患者。初始每日口服200μg/kg，单倍剂量或分2次剂量，可依反应增加100～200μg/kg，间隔不少于3天，最多每日1mg/kg或50mg。

在肾损伤中的用法　对不同程度肾损伤者的米诺地尔药动学研究发现，肾功能恶化可降低非肾清除效率[1]。米诺地尔药物堆积可能发生于患者剂量加倍的治疗过程中。建议肾损伤患者开始应用米诺地尔时采用小剂量或较长的给药间隔。

1. Halstenson CE, et al. Disposition of minoxidil in patients with various degrees of renal function. *J Clin Pharmacol* 1989; **29**: 798–802.

斑秃　局部应用米诺地尔于斑秃患者可刺激头发生长（参见M37第1505页）[1]，但其作用机制尚不清楚[1]。增加非毫毛头发的颜色可能是由于使现有的毫毛增厚和着色，而不是使其重新生长[2]。通过大约96周的测量显示[3]，患有Androgenetic斑秃（男性型秃发）男性使用对增加头发重量比增加头发数量更有效，其中5%的溶液疗效优于2%溶液。治疗停止后24月，两项评估值均返回基础值。另一项研究[4]也显示了5%米诺地尔比2%米诺地尔更有效，且疗效更快。然而，也发现了5%米诺地尔[5]比口服非那雄胺疗效低。即使间隔使用，也要注意米诺地尔的作用[6,7]。它可能在减慢男性型秃发发生过程中比逆转更有效[2]，如果1年内无显著疗效，建议使用者放弃治疗[8]。

米诺地尔也常用于女性斑秃患者，并发现[9]和男性使用一样，5%溶液[10]要比2%更有效。对于患有雄激素过多症的女性患者来说，没有生化证据显使用2%米诺地尔比口服去乙酰环丙氯地孕酮更有效[11]，但曾经有证据证明乙酰环丙氯地孕酮更好。

局部使用米诺地尔治疗男性和女性斑秃已经被大量的预试验研究[12]证实安全。

尽管有研究指出局部应用0.5%米诺地尔地蒽酚乳剂比其他任一单独治疗要有效[13]，但米诺地尔似乎对斑秃没有疗效[14]。

1. Messenger AG, Rundegren J. Minoxidil: mechanisms of action on hair growth. *Br J Dermatol* 2004; **150**: 186–94.
2. Katz HI. Topical minoxidil: review of efficacy and safety. *Cutis* 1989; **43**: 94–8.
3. Price VH, et al. Changes in hair weight and hair count in men with androgenetic alopecia, after application of 5% and 2% topical minoxidil, placebo, or no treatment. *J Am Acad Dermatol* 1999; **41**: 717–21.
4. Olsen EA, et al. A randomized clinical trial of 5% topical minoxidil versus 2% topical minoxidil and placebo in the treatment of androgenetic alopecia in men. *J Am Acad Dermatol* 2002; **47**: 377–85.
5. Arca E, et al. An open, randomized, comparative study of oral finasteride and 5% topical minoxidil in male androgenetic alopecia. *Dermatology* 2004; **209**: 117–25.
6. de Groot AC, et al. Minoxidil: hope for the bald? *Lancet* 1987; **i**: 1019–21.
7. Anonymous. Topical minoxidil does little for baldness. *Drug Ther Bull* 1989; **27**: 74–5.
8. Shrank AB. Treating young men with hair loss. *BMJ* 1989; **298**: 847–8.
9. Camacho-Martínez FM. Hair loss in women. *Semin Cutan Med Surg* 2009; **28**: 19–32.

10. Lucky AW, et al. A randomized, placebo-controlled trial of 5% and 2% topical minoxidil solutions in the treatment of female pattern hair loss. J Am Acad Dermatol 2004; 50: 541–53.
11. Vexiau P, et al. Effects of minoxidil 2% vs. cyproterone acetate treatment on female androgenetic alopecia: a controlled, 12-month randomized trial. Br J Dermatol 2002; 146: 992–9.
12. Shapiro J. Safety of topical minoxidil solution: a one-year, prospective, observational study. J Cutan Med Surg 2003; 7: 322–9.
13. Anonymous. Topical minoxidil for baldness: a reappraisal. Med Lett Drugs Ther 1994; 36: 9–10.
14. Fiedler VC, et al. Treatment-resistant alopecia areata. Arch Dermatol 1990; 126: 756–9.

化疗导致的秃头症 1 名患有急性淋巴细胞白血病的男孩经过大强度化疗后其头发不能很好地重新生长，所以每日使用 2% 米诺地尔溶液治疗[1]。由于使用了米诺地尔，他在 9 个月内头发生长几乎恢复正常。

一项小样本研究[2]显示，包括正在使用青霉素的联合化疗的女性，在治疗过程中应用米诺地尔，可以使长达 4 个月的秃头症减少到平均 50 天。

其他减轻化疗引起的秃头症作用可参见 M37 第 609 页，抗肿瘤药的不良反应的处置。

1. Vickers MA, Barton CJ. Minoxidil induced hair growth after leukaemia treatment? Arch Dis Child 1995; 73: 184.
2. Duvic M, et al. A randomized trial of minoxidil in chemotherapy-induced alopecia. J Am Acad Dermatol 1996; 35: 74–8.

制剂

BP 2010: Minoxidil Scalp Application.
USP 33: Minoxidil Tablets; Minoxidil Topical Solution.

专利制剂

Arg.: Anagen; Ivix; Locemix; Macbirs Minoxidil; Minoxile; Toneon†; Tricolocion; Tricoplus; Ylox; **Austral.:** Hair Retreva; Loniten; Regaine; **Austria:** Loniten; Regaine; **Belg.:** Alopexy; Neoxidil; Regaine; **Braz.:** Loniten; Neoxidil†; Regaine; **Canad.:** Apo-Gain; Hair Regrowth; Loniten; Minox; Rogaine; **Chile:** Alopek; Regaine; Tricoxane; **Cz.:** Minoxitrim†; Neocapil; Regaine; **Denm.:** Regaine; **Fin.:** Recrea; Rogaine; **Fr.:** Alopexy; Alostil; Lonoten; Regaine†; Unipexil; Regaine; **Ger.:** Lonolox; Regaine; **Gr.:** Axelan; Botafex; Dermolantyl; Ebersedin; Hairway; Hamarityl; Lonoten; Lonoten; Lotronin; Minodril; Monoxidil; Neo-Pruritism; Nherea; Oxofenil; Regaine; Stemeral; Vius; **Hong Kong:** Hairgrow; Hargro; Headway; Loniten†; Minoxi†; Regaine; Regro; Renew; **Hung.:** Neocapil; Regaine; **India:** Mintop; **Indon.:** Aloxid; Eminox; Regaine†; Regrou; **Irl.:** Loniten; Regaine; **Israel:** Alopexy; HairTreat; Hairgaine; Minoxi; Neoxidil†; Regaine; **Ital.:** Aloxidil; Loniten; Minovital; Minoximen; Regaine; Tricoxidil†; **Malaysia:** Apo-Gain; Epokelan†; Headway†; Regaine; **Mex.:** Folcres; Regaine; **Neth.:** Alopexy; Lonoten; Regaine; **Norw.:** Recrea; Regaine†; Rogaine; **NZ:** Headway; Rogaine; **Philipp.:** Regroe; Relive; **Pol.:** Loxon; Piloxidil; Regaine; **Port.:** Biocrinal; Crinalsofex; Folcare; Hairtene; Loniten; Mantai; Minoxan; Minox; Neoxidil; Regaine; Tricovivax; Zeldilon; **Rus.:** Regaine (Регейн); **S.Afr.:** Loniten; Regaine; **Singapore:** Growell; Minoxitrim; Neocapil; Regaine; Regro; **Spain:** Alopexy; Carexidil; Dinaxcinco; Dinaxil Capilar; Lacovin; Loniten; Regaine; Regaxidil; **Swed.:** Recrea; Revexan†; Rogaine; **Switz.:** Alopexy; Loniten; Neocapil; Regaine; **Thai.:** Loniten; Manoxidil; Minodil; Minor; Modil; Noxidil; Nuhair; Regaine; Regrowth; Reten; SM; **UK:** Loniten; Regaine; **Ukr.:** Pilfud (Пилфуд); Regaine (Регейн); **USA:** Rogaine; **Venez.:** Guayaten; Regaine†; Topixidil; Zitoxil.

Mivazerol (rINN) 米伐折醇

Mivazérol; Mivazerolum; UCB-22073. α-Imidazol-4-yl-2,3-cresotamide.

Мивазерол

$C_{11}H_{11}N_3O_2 = 217.2$.
CAS — 125472-02-8.
UNII — W5P1SSA8KD.

简介

米伐折醇是一种 α-肾上腺素能受体激动剂，已经被研究证明能够预防心脏局部缺血患者未进行心脏手术期间，由心肌局部缺血引起的并发症。

1. Oliver MF, et al. Effect of mivazerol on perioperative cardiac complications during non-cardiac surgery in patients with coronary heart disease: the European Mivazerol Trial (EMIT). Anesthesiology 1999; 91: 951–61.

Moexipril Hydrochloride (BANM, USAN, rINNM) 盐酸莫西普利

CI-925; Hidrocloruro de moexipril; Moeksipril Hidroklorür; Moexipril, Chlorhydrate de; Moexiprili Hydrochloridum; RS-10085-197; SPM-925. (3S-{2[R*(R*)],3R*})-2-(2-{[1-(Ethoxycarbonyl)-3-phenylpropyl]amino}-1-oxopropyl)-1,2,3,4-tetrahydro-6,7-dimethoxy-3-isoquinoline-carboxylic acid hydrochloride.

Моэксиприла Гидрохлорид

$C_{27}H_{34}N_2O_7,HCl = 535.0$.

CAS — 103775-10-6 (moexipril); 82586-52-5 (moexipril hydrochloride).
ATC — C09AA13.
ATC Vet — QC09AA13.
UNII — Q1UMG3UH45.

(moexipril)

不良反应、处置和注意事项

参见 ACEI，第 248 页。

药物相互作用

参见 ACEI，第 251 页。

药动学

莫西普利是其药物前体二酸莫西普利的活性代谢物。口服莫西普利可以迅速但并不能完全被吸收，在胃肠黏膜和肝中转变成莫西普利拉。食物可以降低它的吸收。口服给药后莫西普利的生物利用度为 13%，1.5h 左右达到莫西普利拉血浆浓度峰值。莫西普利及莫西普利拉可以适度的与血浆蛋白结合。莫西普利主要以莫西普利拉、原形药或其他代谢物的形式由尿排泄，一些莫西普利拉还可随粪便排出。莫西普利拉的清除半衰期为 12h。

用途和用法

莫西普利是一种 ACEI（第 248 页），用于高血压的治疗（第 228 页）。

莫西普利的主要活性来自于口服后转化成的莫西普利拉。口服用药 1h 后可观察到血流动力学作用，尽管长期定量给药，其全效在 2～4 周内逐渐显示出来，但是 3～6h 后它可发挥最大药效。

莫西普利以盐酸盐的形式对口服给药。治疗高血压时，盐酸莫西普利通常初始剂量为每日 1 次，每次 7.5mg。由于一些患者开始使用 ACEI 时会出现血压急剧下降，因此首次用药应在睡前适当时间服用。对于服用利尿药的患者则建议其在医生的严密监督下用药，初始服用剂量为每日 1 次，每次 3.75mg。如果可能，在开始莫西普利之前请停用利尿药 2～3 天；如需要，可再后再继续使用。同样建议肝、肾损伤及老年患者初始剂量为每日 1 次，每次 3.75mg。

一般剂量维持在每日 7.5～30mg，如果单次服用效果不佳，可分为 2 次服用。

1. Brogden RN, Wiseman LR. Moexipril: a review of its use in the management of essential hypertension. Drugs 1998; 55: 845–60.
2. Chrysant SG, Chrysant GS. Pharmacological and clinical profile of moexipril: a concise review. J Clin Pharmacol 2004; 44: 827–36.

在肾损伤中的用法 肾损伤患者（肌酐清除率≤40ml/min）盐酸莫西普利的初始剂量为 3.75mg；在美国，要求这样的患者每日最大剂量不应超过 15mg。

制剂

专利制剂

Austria: Fempress†; **Cz.:** Moex; **Fr.:** Moex; **Ger.:** Fempress; **Gr.:** Tensotec; **Hong Kong:** Moex; **Israel:** Perdix; **Ital.:** Femipres; **Malaysia:** Tensotec†; **Mex.:** Renoprotec; **Philipp.:** Univasc; **Pol.:** Cardiotensin†; **Port.:** Tensotec; **Rus.:** Moex (Моэкс); **S.Afr.:** Perdix†; **Turk.:** Univasc; **UK:** Perdix; **USA:** Univasc.

多组分制剂 **Austria:** Fempress Plus†; **Ger.:** Fempress Plus; **Ital.:** Enulid; Femipres Plus; **Philipp.:** Uniretic; **Rus.:** Moex Plus (Моэкс Плюс); **Turk.:** Uniretic; **USA:** Uniretic.

Molsidomine (BAN, USAN, rINN) 吗多明

CAS-276; Molsidomiini; Molsidomin; Molsidomina; Molsidominum; Morsydomine; SIN-10. N-Ethoxycarbonyl-3-morpholinosydnonimine.

Молсидомин

$C_9H_{14}N_4O_4 = 242.2$.
CAS — 25717-80-0.
ATC — C01DX12.
ATC Vet — QC01DX12.
UNII — D46583G77X.

Pharmacopoeias. In Eur. (see p.vii).
Ph. Eur. 6.8 (Molsidomine) 白色或几乎白色的结晶性粉末。难溶于水；溶于无水甲醇和二氯甲烷。1% 水溶液的 pH 值为 5.5～7.5。避光。

简介

吗多明是一种治疗心绞痛的血管扩张药（第 214 页）。它也被用于治疗心力衰竭（第 224 页）和心肌梗死（见下文）。

吗多明口服给药剂量一般为一次 1～4mg，每日 2～4 次。也可应用控释制剂。静脉使用单次剂量 2～4mg；如果需要，可间隔至少 2h 使用 2mg；全天给予总剂量为 40mg。输液速度应为每小时 3mg。

吗多明可转化为活性代谢物林西多明（第 372 页）。

致癌性 吗多明能降解成吗啡（即使避光贮藏），它被认为具有潜在致癌性。这个发现延迟了吗多明药物的上市[1]；更早的暂时延迟与动物致癌性的证据有关，但还不能肯定对人体的影响。

1. Anonymous. Corvaton Tropfen. Dtsch Apotheker Ztg 1989; 129 (49): VI.

心肌梗死 尽管静脉的硝酸盐（甘油三酯或硝普钠）可应用于急性心肌梗死的治疗（第 232 页），但是吗多明及其活性代谢物林西多明（一种氮氧化物原料）对死亡率没有影响[1]。

1. European Study of Prevention of Infarct with Molsidomine (ESPRIM) Group. The ESPRIM trial: short-term treatment of acute myocardial infarction with molsidomine. Lancet 1994; 344: 91–7.

药动学 已经有吗多明的药动学的报道[1]。吗多明可以在肝内代谢成林西多明和其他吗啡衍生物。有报道肝硬化患者由于降低血浆清除率，从而延长了吗多明和林西多明的清除半衰期[2]。

1. Rosenkranz B, et al. Clinical pharmacokinetics of molsidomine. Clin Pharmacokinet 1996; 30: 372–84.
2. Spreux-Varoquaux O, et al. Pharmacokinetics of molsidomine and its active metabolite, linsidomine, in patients with liver cirrhosis. Br J Clin Pharmacol 1991; 32: 399–401.

制剂

专利制剂

Arg.: Molsicort; Molsidaine; **Austria:** Molsidolat; Molsihexal; **Belg.:** Coruno; Corvatard†; Corvaton; **Cz.:** Corvaton; Molsihexal; Molsiket; **Fr.:** Corvasal; **Ger.:** Corvaton; duracoront; Molsi-Puren; Molsi†; Molsibeta; Molsigamma; Molsihexal; molsiket; **Hung.:** Corvaton; **Port.:** Corvaton†; **Rus.:** Dilasidom (Диласидом); Sydnopharm (Сиднофарм); **Spain:** Corpea; Molsidain; **Switz.:** Corvaton; Turk.: Molsicor; **Ukr.:** Sydnopharm (Сиднофарм).

多组分制剂 **Ukr.:** Advocard (Адвокард).

Monteplase (rINN) 孟替普酶

E-6010; Monteplasa; Montéplase; Monteplasum.

Монтеплаза

$C_{2569}H_{3896}N_{746}O_{783}S_{39} = 59009.5$.
CAS — 156616-23-8.

简介

孟替普酶是一种治疗急性心肌梗死（第 232 页）和静脉血栓栓塞（第 244 页）的溶血栓药，它与阿替普酶（第 261 页）相似。治疗急性心肌梗死时它的剂量一般为 27500U/kg，症状发生后及时静脉注射治疗。治疗肺部栓塞，一般剂量为 13750～27500U/kg。

1. Kawai C, et al. A prospective, randomized, double-blind multicenter trial of a single bolus injection of the novel modified t-PA E6010 in the treatment of acute myocardial infarction: comparison with native t-PA. J Am Coll Cardiol 1997; 29: 1447–53.
2. Inoue T, et al. A new thrombolytic agent, monteplase, is independent of the plasminogen activator inhibitor in patients with acute myocardial infarction: initial results of the COmbining Monteplase with Angioplasty (COMA) trial. Am Heart J 2002; 144: E5.
3. Inoue T, et al. Long-term benefits of monteplase before coronary angioplasty in acute myocardial infarction. Am J Cardiol 2005; 95: 506–8.
4. Inoue T, et al. Therapeutic potential of monteplase in acute myocardial infarction. Am J Cardiovasc Drugs 2005; 5: 225–31.
5. Yamamoto T, et al. Thrombolysis with a novel modified tissue-type plasminogen activator, monteplase, combined with catheter-based treatment for major pulmonary embolism. Circ J 2009; 73: 106–10.

制剂

专利制剂

Jpn: Cleactor.

Moracizine (BAN, rINN) 莫雷西嗪

EN-313; Moracizina; Moracizinum; Moricizine (*USAN*). Ethyl [10-(3-morpholinopropionyl)phenothiazin-2-yl]carbamate.

Морацизин

$C_{22}H_{25}N_3O_4S = 427.5$.
CAS — 31883-05-3.
ATC — C01BG01.
ATC Vet — QC01BG01.
UNII — 2GT1D0TMX1.

Moracizine Hydrochloride (BANM, rINNM) 盐酸莫雷西嗪

Hidrocloruro de moracizina; Moracizine, Chlorhydrate de; Moracizinhydroklorid; Moracizini Hydrochloridum; Morasitsiinihydrokloridi.

Морацизина Гидрохлорид

$C_{22}H_{25}N_3O_4S,HCl = 464.0$.
CAS — 29560-58-5.
ATC — C01BG01.
ATC Vet — QC01BG01.
UNII — 71OK3Z1ESP.

Pharmacopoeias. In *Chin.* and *US.*

USP 33 （Moricizine Hydrochloride）　白色或几乎白色的结晶性粉末。可溶于水和乙醇。贮藏于密闭容器中。

不良反应和注意事项

参见氟卡尼，第 338 页。

像其他抗心律失常药一样，莫雷西嗪可引起或加重心律失常症状。它可增加室性期前收缩的频率从而诱发或加重室性心动过速。

当莫雷西嗪应用于控制栓塞后期的无症状的室性心律失常病人可使死亡率增加（详见下文用途和用法项下心律失常）。

对体温的影响　2 名患者的磷酸激酶和肝转氨酶浓度升高与莫雷西嗪有关[1]。2 名患者停用莫雷西嗪 48h 内发热减轻，再次使用后 24h 再次发热。结果显示它与其他酚噻嗪衍生物有关的精神抑制药的不良症状相似。

1. Miura DS, *et al.* Ethmozine toxicity: fever of unknown origin. *J Clin Pharmacol* 1986; **26:** 153–5.

药物相互作用

莫雷西嗪与其他抗心律失常药或致心律失常的药物联合使用，可增加心律失常的发生率。莫雷西嗪在肝内经过代谢后，它的活性可能会被其他改变其代谢酶活性的药物影响；这种酶诱导剂也可能影响其他在肝内代谢的药物活性。它本身也是这些酶的诱导剂，可能会影响其他药物活性。

药动学

莫雷西嗪几乎能够很容易的被胃肠道完全吸收。经过重要的肝内首关效应后，口服后它的生物利用度大约为38%。莫雷西嗪可以被广泛地代谢，它众多的代谢物中有一些有活性。它可诱导自身代谢；加倍服用后血浆清除半衰期为 2h 左右。尽管加倍服用后血浆浓度减少，临床反应不受影响。大约 95% 与血浆蛋白结合。莫雷西嗪能在乳汁中分布。56%左右药物随粪便排泄，大约 39% 的药物随尿液排出。

1. Benedek IH, *et al.* Enzyme induction by moricizine: time course and extent in healthy subjects. *J Clin Pharmacol* 1994; **34:** 167–75.

用途和用法

莫雷西嗪是一种具有I类抗心律失常作用（第 212 页）的酚噻嗪化合物，但是它的亚级 a、b、c 并不稳定。在治疗严重的心律失常症状时，常口服它的盐酸盐。

1. Clyne CA, *et al.* Moricizine. *N Engl J Med* 1992; **327:** 255–60.

心律失常　和其他I类抗心律失常药相似（见氟尼卡项

下心律失常，第 339 页），雷莫西嗪与心肌梗死[1]前预防性应用导致致死率上升有关。然而，有限证据表明它也许可以治疗室上性心律失常[2,3]。

1. The Cardiac Arrhythmia Suppression Trial II Investigators. Effect of the antiarrhythmic agent moricizine on survival after my-ocardial infarction. *N Engl J Med* 1992; **327:** 227–33.
2. Mehta AV, *et al.* Experience with moricizine HCl in children with supraventricular tachycardia. *Int J Cardiol* 1996; **57:** 31–5.
3. Geller JC, *et al.* Efficacy and safety of moricizine in the maintenance of sinus rhythm in patients with recurrent atrial fibrillation. *Am J Cardiol* 2001; **87:** 172–7.

制剂

USP 33: Moricizine Hydrochloride Tablets.

专利制剂

USA: Ethmozine†.

Moxisylyte Hydrochloride (BANM, rINNM) 盐酸莫西赛利

Hidrocloruro de moxisilita; Moksisylyyttihydrokloridi; Moxisilita Clorhidrato; Moxisylyte, Chlorhydrate de; Moxisylythydroklorid; Moxisylyti Hydrochloridum; Moxisylytum Hydrochloridum; Thymoxamine Hydrochloride. 4-(2-Dimethylaminoethoxy)-5-iso-propyl-2-methylphenyl acetate hydrochloride.

Моксизилита Гидрохлорид

$C_{16}H_{25}NO_3,HCl = 315.8$.
CAS — 54-32-0 (moxisylyte); 964-52-3 (moxisylyte hydrochloride).
ATC — C04AX10; G04BE06.
ATC Vet — QC04AX10; QG04BE06.
UNII — WK2KZM9V6X.

(moxisylyte)

注：MOX，原来的 THY 是经 BP 2010 认可的一种代称，因为单个药瓶太小，无法能显示所有的标签信息。

Pharmacopoeias. In *Br.*

BP 2010 （Moxisylyte Hydrochloride）　白色，无臭或几乎无臭的结晶性粉末。易溶于水和氯仿；能溶于乙醇；几乎不溶于乙醚和石油醚。5% 溶液的 pH 值为 4.5～5.5。避光。

不良反应

盐酸莫西赛利可引发恶心、腹泻、头痛、眩晕、皮肤发红、口干和鼻塞。也曾有肝中毒的报道。过量使用可引起低血压。眼部用药后偶尔会出现暂时的睑下垂。海绵窦内注射后极少发生勃起时间延长或阴茎勃起异常，也可能发生全身影响。

对肝脏的影响　莫西赛利的肝不良反应首先出现在法国，较大剂量应用于良性前列腺增生（与治疗外周动脉疾病所用的每日 320mg 相比达到了每日 480mg）。此后英国 CSM 也曾收到过低剂量致病的报道[1]。从 1993 年 11 月起，已收到 13 例肝反应报告，占全部怀疑为莫西赛利不良反应的 17%。这些反应包括 3 例肝功能异常、4 例黄疸、4 例胆汁淤积性黄疸、2 例肝炎和 1 例黄疸型肝炎。大部分病例发生在用药后的 5 周内，立即停药后恢复。在 9 例病例中莫西赛利用药量已知为每日 80～320mg，其中 7 名患者每日服用量≤160mg。

1. CSM/MCA. Hepatic reactions with thymoxamine (Opilon). *Current Problems* 1993; **19:** 11–12.

注意事项

盐酸莫西赛利不宜用于活动性肝病患者，建议监控肝功能，特别是延长治疗或需要大剂量使用。糖尿病患者慎用，因为从理论上看本品可以减少胰岛素的需要量。莫西赛利海绵窦内注射不适合有阴茎勃起异常先兆的患者。

药物的相互作用

莫西赛利可增强抗高血压药的作用，莫西赛利的降低血压作用可以被三环类抗抑郁药增强。

用途和用法

莫西赛利是一种 α 受体阻滞剂，有血管扩张的作

用。口服可治疗外周血管病（第 234 页），在勃起功能障碍中还可通过海绵窦内注射进行自我调控（参见 M37 第 2099 页）。

莫西赛利常以盐酸盐的形式给药，但用量常以碱基表示。盐酸莫西赛利 45.2mg 约相当于 40mg 莫西赛利。在治疗外周血管疾病时一般剂量为相当于 40mg 莫西赛利，每日 4 次，口服；如有需要，可增加到 80mg，每日 4 次。如果 2 周之内无效，应立即停药。莫西赛利可局部用于眼部治疗由去甲肾上腺素和其他拟交感神经药引发的瞳孔放大。尽管会引起肝中毒，但还是可口服用于良性前列腺增生；其用量一般大于治疗外周血管疾病的用量。

1. Marquer C, Bressolle F. Moxisylyte: a review of its pharmacodynamic and pharmacokinetic properties, and its therapeutic use in impotence. *Fundam Clin Pharmacol* 1998; **12:** 377–87.

制剂

BP 2010: Moxisylyte Tablets.

专利制剂

Fr.: Carlytene; **Irl.:** Opilon†; **Port.:** Arlitene†; **UK:** Opilon.

Moxonidine (BAN, USAN, rINN) 莫索尼定

BDF-5895; BDF-5896; BE-5895; LY-326869; Moksonidi; Moksonidiini; Moksonidin; Moksonidinas; Moxonid; Moxonidin; Moxonidina; Moxonidinum; Moxonidum. 4-Chloro-5-(2-imidazolin-2-ylamino)-6-methoxy-2-methylpyrimidine.

Моксонидин

$C_9H_{12}ClN_5O = 241.7$.
CAS — 75438-57-2.
ATC — C02AC05.
ATC Vet — QC02AC05.
UNII — CC6X0L40GW.

Pharmacopoeias. In *Eur.* (see p.vii).

Ph. Eur. 6. 8 （Moxonidine）　白色或几乎白色的粉末。极微溶于水和乙醇；微溶于二氯甲烷；微溶于甲醇。

不良反应和处置

莫索尼定的不良反应与可乐定（第 299 页）相似，但只能引起较小的镇静作用。口干的发生率较低。

注意事项

患有传导障碍、心搏迟缓、严重心律失常、严重心衰竭、严重缺血性心脏病、严重肝肾损伤患者或血管性水肿患者不宜使用莫索尼定。注册药品信息建议患有间歇性跛行或雷诺病、帕金森病、癫痫症、青光眼和抑郁症患者应避免使用。莫索尼定可在乳汁中分布，哺乳期内禁用。

虽然尚未有停药后血压反弹的报道，但不宜突然停药，应在大约 2 周内逐渐停药。详见可乐定（第 300 页），如果患者正在服用 β 受体阻滞剂，应该在莫索尼定停药之前几天停服 β 受体阻滞剂。

药物的相互作用

其他抗高血压药物以及能引起血压降低的药物，可增强莫索尼定的降血压作用。莫索尼定可增强镇静催眠作用，包括苯二氮䓬类。

药动学

口服莫索尼定能很好地被吸收，其生物利用度大约为88%。口服 0.5～3h 后可达到血浆浓度峰值。它能几乎完全以原形药或代谢物的形式从尿中排泄，原形药占口服剂量的 50%～70%。平均血浆清除半衰期为 2～3h，肾损伤患者半衰期延长。7% 的莫索尼定能与血浆蛋白结合。能在乳汁中分布。

用途和用法

莫索尼定抗高血压的中心结构与可乐定有关（第 299 页）。它通过刺激中枢咪唑受体来减少交感神经应而发挥作用，并且还有 $α_2$-肾上腺素受体激动作用的收缩作用。它用于治疗高血压（第 228 页），还用于心衰竭的研究（见下文）。

治疗高血压，一般口服莫索尼定，初始剂量为每天 200μg，每日 1 次。如需要，3 周后可增加剂量，单次

服用每日 400µg 或分为 2 次，持续 3 周后，可达到 600µg，每日分 2 次服用。肾损伤患者酌情减量（见下文）。

1. Chrisp P, Faulds D. Moxonidine: a review of its pharmacology, and therapeutic use in essential hypertension. *Drugs* 1992; **44**: 993–1012.
2. Schachter M, *et al.* Safety and tolerability of moxonidine in the treatment of hypertension. *Drug Safety* 1998; **19**: 191–203.
3. Bousquet P, Feldman J. Drugs acting on imidazoline receptors: a review of their pharmacology, their use in blood pressure control and their potential interest in cardioprotection. *Drugs* 1999; **58**: 799–812.
4. Schachter M. Moxonidine. *Prescribers' J* 1999; **39**: 113–17.
5. Fenton C, *et al.* Moxonidine: a review of its use in essential hypertension. *Drugs* 2006; **66**: 477–96.

在肾损伤中的应用　英国注册药品信息显示中度肾损伤患者（GFR 30～60ml/min）单次服用剂量不应超过 200µg，日用剂量不宜超过 400µg，严重肾损伤患者（GFR<30ml/min）禁用。

心力衰竭　心力衰竭一般以利尿药、ACEI、β 受体阻滞剂（见第 224 页）治疗，β 受体阻滞剂被认为可通过抑制交感神经系统而在心力衰竭中发挥作用。中枢作用性抗高血压药（如莫索尼定）也能抑制交感神经活性，因此可能有治疗心衰的作用。对心衰患者的研究[1]发现莫索尼定能降低去甲肾上腺素的血浆浓度，增加左心室排出量，但是也导致了不良反应的增加。由于服用莫索尼定的治疗组死亡率增加，而不得不提前终止进一步的研究[2]。

1. Swedberg K, *et al.* Effects of sustained-release moxonidine, an imidazoline agonist, on plasma norepinephrine in patients with chronic heart failure. *Circulation* 2002; **105**: 1797–1803.
2. Cohn JN. Adverse mortality effect of central sympathetic inhibition with sustained-release moxonidine in patients with heart failure (MOXCON). *Eur J Heart Fail* 2003; **5**: 659–67.

制剂

专利制剂

Austral.: Physiotens; *Austria*: Monoxt; Moxint; Moxonibene; Normohex; Normoxint; *Belg.*: Gilutenst; Moxon; *Braz.*: Cynt; *Chile*: Norcynt; *Cz.*: Cynt; Moxogamma; Moxostad; Physiotenst; *Denm.*: Physiotens; *Fin.*: Physiotens; *Fr.*: Cynt; Moxobeta; Moxocard; moxodurat; Moxogamma; Physiotens; *Ger.*: Cynt; Gilutensin; Physiotens; *Hong Kong*: Physiotens; *Hung.*: Cynt; Moxogamma; Moxostad; Physiotens; *Indon.*: Physiotens; *Ital.*: Fisiotens; *Malaysia*: Physiotens; *Mex.*: Norcynt; Moxovasc; Normatenst; Ratiomoxt; *Norw.*: Physiotens; *Philipp.*: Physiotens; *Pol.*: Moxogammat; Physiotens; *Port.*: Moxon; *Rus.*: Cynt (Цинт)†; Physiotens (Физиотенз)†; *S.Afr.*: Cynt; Moxotens; Physiotens; *Singapore*: Physiotens; *Spain*: Moxon; *Swed.*: Physiotens; *Switz.*: Physiotens; *Turk.*: Cynt; Physiotens; *UK*: Physiotens; *Ukr.*: Moxogamma (Моксогамма); Moxonid (Моксонид); Physiotens (Физиотенз).

Nadolol (*BAN, USAN, rINN*) ⊗ 纳多洛尔

Nadololi; Nadololis; Nadololum; SQ-11725. (2R,3S)-5-(3-tert-Butylamino-2-hydroxypropoxy)-1,2,3,4-tetrahydronaphthalene-2,3-diol.

Надолол

$C_{17}H_{27}NO_4 = 309.4$.
CAS — 42200-33-9.
ATC — C07AA12.
ATC Vet — QC07AA12.
UNII — FEN504330V.

Pharmacopoeias. In *Eur.* (see p.vii), *Jpn*, and *US*.

Ph. Eur. 6. 8（Nadolol）　白色或几乎白色结晶性粉末。微溶于水；易溶于乙醇；几乎不溶于丙酮。

USP 33（Nadolol）　白色或几乎白色，几乎无臭，结晶性粉末。溶于 pH 值为 2 的水溶液中；微溶于 pH 值为 7～10 的水溶液；易溶于乙醇和甲醇；不溶于丙酮、石油醚、三氯乙烷、苯；微溶于氯仿、二氯甲烷和异丙醇。

不良反应、处置和注意事项

详见 **β 受体阻滞剂**，第 279 页。

哺乳　纳多洛尔可在乳汁中分布，其在乳汁中的浓度高于母体血浆浓度。在一项研究中[1]，12 名血压正常的女患者连续 5 天口服 80mg 的纳多洛尔，5 天后其乳汁中最终平均浓度为 357ng/ml，同期血清纳多洛尔浓度 77ng/ml。以 5kg 的婴儿计算，相当于吸收 2%～7%的成人剂量。未见哺乳期妇女服用纳多洛尔而对婴儿造成

不良反应的报道，因此 American Academy of Pediatrics 认为[2]可以在哺乳期服用纳多洛尔。

1. Devlin RG, *et al.* Nadolol in human serum and breast milk. *Br J Clin Pharmacol* 1981; **12**: 393–6.
2. American Academy of Pediatrics. The transfer of drugs and other chemicals into human milk. *Pediatrics* 2001; **108**: 776–89. [Retired May 2010] Correction. *ibid.*; 1029. Also available at: http://aappolicy.aappublications.org/cgi/content/full/pediatrics%3b108/3/776 (accessed 01/10/08)

超敏反应　服用药物治疗头痛的患者发生过敏性肺炎[1]。停药后症状改善。

1. Levy MB, *et al.* Nadolol and hypersensitivity pneumonitis. *Ann Intern Med* 1986; **105**: 806–7.

药物相互作用

与 β 受体阻滞剂的相互作用，详见第 281 页。

药动学

纳多洛尔胃肠道吸收不完全，服药后 3～4h 达到血浆浓度峰值。它是低脂溶性的。纳多洛尔能广泛分布于乳汁中，乳汁中的浓度高于血清。大约 30%的药物能与血浆蛋白结合。它不代谢，主要从尿排泄。有报道，它的血浆半衰期范围是 12～24h。

据报道，纳多洛尔可被透析。

4 名中度高血压患者口服或静脉给纳多洛尔 2mg，其血浆清除半衰期平均为 10～12h（静脉给药后范围是 5.9～12.2h，口服给药后范围是 9.6～14.2h）。以尿泄物和血浆浓度值计算显示口服后大约 33%可以被吸收。以胆汁和尿排泄，静脉给药后有大约 73%由尿排泄，23%由粪便排泄。纳多洛尔不会代谢成其他物质[1]。据报道，在同样的制剂口服给药研究中纳多洛尔单次给药 80mg 和同样剂量每日多次给药其最终半衰期范围是 14～17h[2]。

1. Dreyfuss J, *et al.* Metabolic studies in patients with nadolol: oral and intravenous administration. *J Clin Pharmacol* 1977; **17**: 300–7.
2. Dreyfus J, *et al.* Pharmacokinetics of nadolol, a beta-receptor antagonist: administration of therapeutic single- and multiple-dosage regimens to hypertensive patients. *J Clin Pharmacol* 1979; **19**: 712–20.

儿童　对 6 个年龄为 3 个月～14 岁的儿童进行了静脉和口服给药的药动学研究[1]。2 个年龄最大的儿童分别为 10 岁和 14 岁，其清除半衰期分别是 7.3h 和 15.7h。这与成年人的报道相似，但对于 22 个月及更小的儿童来说，发现他们的半衰期更短，为 3.2～4.3h。半衰期较短可能是因为对较小的儿童来说其纳多洛尔的分布总表面积减少。口服或静脉给药的清除率相似。

1. Mehta AV, *et al.* Pharmacokinetics of nadolol in children with supraventricular tachycardia. *J Clin Pharmacol* 1992; **32**: 1023–7.

用途和用法

纳多洛尔是非心脏选择性 β 受体阻滞剂（第 278 页）。据报道它缺少拟交感和膜稳定活性。纳多洛尔口服用于治疗高血压（第 228 页）、心绞痛（第 215 页）和心律失常（第 218 页）。它也用于治疗甲状腺功能亢进症（参见 M37 第 2086 页）、预防偏头痛（参见 M37 第 587 页）。

在治疗高血压过程中，纳多洛尔一般口服的初始剂量为 40～80mg，每日 1 次。根据情况每周可增加到 240mg 或每日更多。

治疗心绞痛一般初始剂量为 40mg，每日 1 次，根据情况每周通常增加到每日 160mg，一些患者可能需要每日增加到 240mg。治疗心律失常时一般剂量为 40～60mg，每日 1 次。

预防偏头痛一般剂量为 40～160mg。

作为甲状腺功能亢进症的辅助治疗，一般给予 80～160mg，每日 1 次；有报道大部分患者需要增加剂量。

肾损伤患者需要减少剂量（见下文）。

在肾损伤中的用法　纳多洛尔主要从肾排出，肾损伤患者应减量，一般采取增加给药间隔时间的方法。对于有高血压和心绞痛患者，美国注册药品信息建议按肌酐清除率（CC）及以下间隔给药：

• CC 在 31～50ml/（min・1.73m²）：每 24～36h 给药。
• CC 在 10～30ml/（min・1.73m²）：每 24～48h 给药。
• CC 少于 10ml/（min・1.73m²）：每 40～60h 给药。

静脉曲张出血　用纳多洛尔与单硝酸异山梨酯合用治疗静脉曲张出血（参见 M37 第 2285 页）的参考文献[1~7]。

1. Merkel C, *et al.* Gruppo Triveneto per l'Ipertensione Portale. A placebo-controlled clinical trial of nadolol in the prophylaxis of growth of small esophageal varices in cirrhosis. *Gastroenterology* 2004; **127**: 476–84.
2. Mann NS. Nadolol versus band ligation for prevention of variceal bleeding. *Gastrointest Endosc* 2004; **60**: 1036–7.
3. de la Peña J, *et al.* Variceal ligation plus nadolol compared with ligation for prophylaxis of variceal rebleeding: a multicenter trial. *Hepatology* 2005; **41**: 572–8.

---

4. Romero G, *et al.* Comparative study between nadolol and 5-isosorbide mononitrate vs. endoscopic band ligation plus sclerotherapy in the prevention of variceal rebleeding in cirrhotic patients: a randomized controlled trial. *Aliment Pharmacol Ther* 2006; **24**: 601–11.
5. Wang HM, *et al.* Comparison of endoscopic variceal ligation and nadolol plus isosorbide-5-mononitrate in the prevention of first variceal bleeding in cirrhotic patients. *J Chin Med Assoc* 2006; **69**: 453–60.
6. Villanueva C, *et al.* Clinical trial: a randomized controlled study on prevention of variceal rebleeding comparing nadolol + ligation vs. hepatic venous pressure gradient-guided pharmacological therapy. *Aliment Pharmacol Ther* 2009; **29**: 397–408.
7. García-Pagán JC, *et al.* Spanish Variceal Bleeding Study Group. Nadolol plus isosorbide mononitrate alone or associated with band ligation in the prevention of recurrent bleeding: a multicentre randomised controlled trial. *Gut* 2009; **58**: 1144–50.

制剂

USP 33: Nadolol and Bendroflumethiazide Tablets; Nadolol Tablets.

专利制剂

Arg.: Corgard; *Belg.*: Corgard; *Braz.*: Corgard; *Canad.*: Apo-Nadol; Corgard; *Chile*: Corgard; *Fr.*: Corgard; *Ger.*: Solgol†; *Gr.*: Corgard; *Hong Kong*: Apo-Nadol†; *Ital.*: Corgard; *Mex.*: Corgard; *NZ*: Corgard; *Port.*: Anabet†; *S.Afr.*: Corgard; *Spain*: Corgard†; Solgol; *Switz.*: Corgard†; *UK*: Corgard; *USA*: Corgard; *Venez.*: Corgard.

多组分制剂　*Ger.*: Sotaziden N†; *Gr.*: Corzide; *Mex.*: Congaretic; *S.Afr.*: Corgaretic†; *USA*: Corzide.

Nadroparin Calcium (*BAN, rINN*) 那屈肝素钙

CY-216; CY-216D; Nadropariinikalsium; Nadroparin Kalsiyum; Nadroparin vápenatá sůl; Nadroparina cálcica; Nadroparine calcique; Nadroparinkalcium; Nadroparin-kalcium; Nadroparino kalcio druska; Nadroparinum calcicum.

Надропарин Кальций

ATC — B01AB06.
ATC Vet — QB01AB06.

Pharmacopoeias. In *Eur.* (see p.vii).

Ph. Eur. 6. 8（Nadroparin Calcium）　它是由猪肠黏膜的肝磷脂硝酸解聚合作用制备而成。大部分成分在非还原的末尾有一个 2-O-硫代-α-L 吡喃酸结构和在它们的链还原结尾处有一个 6-O-硫代-2,5-脱水-D-甘露醇结构。分子的质量平均值范围为 3600～5000，其特征质量为 4300。链的质量百分率低于 2000 的不多于 15%。硫酸化程度大约是 2/二糖单位。按干燥品计算，每毫克的价效不少于 95U 且不多于 130U，抗 Xa 活性因子与抗 IIa（凝血酶）活性因子比率为 2.5～4.0。

简介

那屈肝素钙是一种具有抗凝血药特性的低分子量肝素（第 375 页）。它用于治疗和预防静脉血栓栓塞（第 244 页）及预防体外血液凝结。也用于治疗不稳定性心绞痛（第 215 页）。

尽管在文献中因为参与制剂不同而计算的结果不同，但剂量通常以抗 Xa 因子活性（抗 Xa U）表示。在外科预防静脉血栓中，有中度血栓的患者给予 2850U 的那屈肝素钙，每日皮下注射，持续至少 7 天或者直到患者能走动；治疗前 2～4h 给予最初剂量。患有重度血栓患者剂量根据体重调整。一般剂量是手术前 12h、术后 12h 和以后的 3 天疗程给予 38U/kg，然后增加 50%到每日 57U/kg。持续治疗总时间不少于 10 天。

治疗血栓时，每 12h 皮下注射那屈肝素钙 85U/kg，连续 10 天。也可选择 171U/kg，每日 1 次。

在透析持续少于 4h 中预防体外血液凝结，在透析前将那屈肝素钙进入动脉循环主路。一般体重小于 50kg 的患者给药量为 2850U，体重在 50～69kg 的患者给药量为 3800U，大于 70kg 的患者给予 5700U。有严重出血危险患者应减量。

不稳定性心绞痛患者，初始剂量为静脉给药 86U/kg，每 12h 皮下给予那屈肝素钙 86U/kg，连续 6 天。也可应用低剂量的阿司匹林。

肾损伤患者可延长其清除率，中度或重度肾损伤患者应减量。

1. Barradell LB, Buckley MM. Nadroparin calcium: a review of its pharmacology and clinical applications in the prevention and treatment of thromboembolic disorders. *Drugs* 1992; **44**: 858–88.
2. Davis R, Faulds D. Nadroparin calcium: a review of its pharmacology and clinical use in the prevention and treatment of thromboembolic disorders. *Drugs Aging* 1997; **10**: 299–322.
3. Egger B, *et al.* Efficacy and safety of weight-adapted nadroparin calcium vs. heparin sodium in prevention of clinically evident thromboembolic complications in 1,190 general surgical patients. *Dig Surg* 2000; **17**: 602–9.
4. Makatsaria AD, *et al.* Use of the low-molecular-weight heparin nadroparin during pregnancy: a review. *Curr Med Res Opin* 2003; **19**: 4–15.
5. Simonneau G, *et al.* FX140 Study Investigators. A randomized study comparing the efficacy and safety of nadroparin 2850 IU (0.3 mL) vs. enoxaparin 4000 IU (40 mg) in the prevention of

venous thromboembolism after colorectal surgery for cancer. *J Thromb Haemost* 2006; **4:** 1693–1700.
6. van Ommen CH, *et al.* Nadroparin therapy in pediatric patients with venous thromboembolic disease. *J Pediatr Hematol Oncol* 2008; **30:** 230–4.
7. Agnelli G, *et al.* PROTECHT Investigators. Nadroparin for the prevention of thromboembolic events in ambulatory patients with metastatic or locally advanced solid cancer receiving chemotherapy: a randomised, placebo-controlled, double-blind study. *Lancet Oncol* 2009; **10:** 943–9.

制剂

专利制剂

Arg.: Fraxiparine; **Belg.:** Fraxiparine, Fraxodi; **Braz.:** Fraxiparina; **Canad.:** Fraxiparine; **Chile:** Fraxiparin; **Cz.:** Fraxiparine; **Fr.:** Fraxiparine, Fraxodi; **Ger.:** Fraxiparin, Fraxodi; **Gr.:** Fraxiparine; **Hong Kong:** Fraxiparine; **Hung.:** Fraxiparine; **Israel:** Fraxiparine; **Ital.:** Fraxiparina, Fraxodi; Seledie; Seleparina; **Malaysia:** Fraxiparine; **Mex.:** Fraxiparine; **Neth.:** Fraxiparine; **Israel:** Fraxiparine; **Norw.:** Fraxiparine†; **Philipp.:** Fraxiparine; **Pol.:** Fraxiparine, Fraxodi; **Port.:** Fraxiparina; **Rus.:** Fraxiparine (Фраксипарин); **S.Afr.:** Fraxiparine; **Singapore:** Fraxiparine; **Spain:** Fraxiparina; **Switz.:** Fraxiforte, Fraxiparine; **Thai.:** Fraxiparine; **Turk.:** Fraxiparine, Fraxodi; **Ukr.:** Fraxiparine (Фраксипарин); **Venez.:** Fraxiparina.

Naftidrofuryl Oxalate (*BANM*, *rINNM*) 萘呋胺

EU-1806; LS-121; Nafronyl Oxalate (*USAN*); Naftidrofuril-hidrogén-oxalát; Naftidrofurilio-vandenilio oksalatas; Naftidrofuryl Hydrogen Oxalate; Naftidrofuryl, hydrogénooxalate de; Naftidrofuryl, Oxalate de; Naftidrofuryli hydrogenooxalas; Naftidrofuryli Oxalas; Naftidrofuryl-oxalát; Naftidrofuryllätoeoxalat; Naftidrofuryylivetyoksaalaatti; Oxalato de naftidrofurilo. 2-Diethylaminoethyl 3-(1-naphthyl)-2-tetrahydrofurfurylpropionate hydrogen oxalate.

Нафтидрофурила Оксалат

$C_{24}H_{33}NO_3,C_2H_2O_4 = 473.6.$
CAS — 31329-57-4 (naftidrofuryl); 3200-06-4 (naftidrofuryl oxalate).
ATC — C04AX21.
ATC Vet — QC04AX21.
UNII — 5ADB8D9388.

Pharmacopoeias. In *Eur.* (see p.vii).

Ph. Eur. 6. 8 (Naftidrofuryl Hydrogen Oxalate; Naftidrofuryl Oxalate BP 2010)　白色或几乎白色粉末。易溶于水；易溶于或溶于乙醇；微溶于丙酮。

不良反应

萘呋胺口服可能引起恶心和腹痛。偶尔有出现皮疹的报道。很少出现肝炎或肝损伤。过量服用可能出现惊厥和心脏传导阻滞。有报道，静脉给药后出现心律失常、低血压、惊厥的情况，因此从市场召回（见下文）。

1995 年前期，英国 CSM 公布了萘呋胺不良反应的详细情况[1]。47 份报告收载了萘呋胺经非肠道给药后出现的 79 种反应，最严重的是 9 例心律失常，3 例惊厥，2 例低血压。值得注意的是德国有 2 例静脉推注给药后心搏停止致死病例。需要强调的是禁止以静脉推注的方式给药，但是可以以缓速静脉滴注。此外，收到 16 例（包括 1 个死亡病例）报道口服后发生肝炎或肝衰竭，尽管较罕见。

1995 年后期，英国和欧洲审查管理后，CSM 宣布将停止静脉给药[2]。认为萘呋胺对心脏和神经的毒性超过其静脉治疗外周神经疾病的疗效。仍可口服给药。

1. CSM/MCA. Adverse reactions with naftidrofuryl (Praxilene). *Current Problems* 1995; **21:** 1.
2. CSM/MCA. Withdrawal of naftidrofuryl infusion (Praxilene Forte). *Current Problems* 1995; **21:** 7.

对肾脏的影响　2 例急性肾衰竭患者[1]肾小管中出现草酸钙结晶与静脉给药带来大量草酸盐有关。

1. Moesch C, *et al.* Renal intratubular crystallisation of calcium oxalate and naftidrofuryl oxalate. *Lancet* 1991; **338:** 1219–20.

用途和用法

萘呋胺是一种外周血管扩张药治疗外周血管病（第 234 页）和脑血管疾病（第 223 页）。它还可以增加细胞含氧量，从而保护细胞抵抗局部缺血。

萘呋胺口服给药剂量一般为治疗外周动脉疾病 100～200mg，每日 3 次；治疗脑血管疾病 100mg，每日 3 次。

萘呋胺可以非肠胃给药。然而，静脉治疗常伴有严重的不良反应（见上文），已经停用了静脉制剂。

1. De Backer TLM, *et al.* Naftidrofuryl for intermittent claudication. Available in The Cochrane Database of Systematic Reviews; Issue 2. Chichester: John Wiley; 2008 (accessed 08/05/08).

制剂

BP 2010: Naftidrofuryl Capsules.

专利制剂

Arg.: Iridus†; **Austria:** Dusodril; Naftodril†; **Belg.:** Praxilene; **Braz.:** Iridux; **Cz.:** Enelbin; **Fr.:** Di-Actane; Gevatran; Naftilux; Praxilene; **Ger.:** Dusodril; Nafti; Naftilong; **Gr.:** Praxilene; **Hong Kong:** Praxilene; **Hung.:** Naftilong; **Indon.:** Frilix; Nafoxal; Praxilene; Vascuprax; **Irl.:** Praxilene; **Ital.:** Praxilene; **Mex.:** Iridus; **Philipp.:** Praxilene; **Port.:** Praxilene; **Singapore:** Praxilene; **Spain:** Praxilene; **Switz.:** Praxilene; Sodipryl retard; **Thai.:** Praxilene; **UK:** Praxilene; **Venez.:** Fuxaten†; Iridus.

Natriuretic Peptides ⊗利钠肽

Péptidos natriuréticos.

Натрийуретические Пептиды

简介

利钠肽是内源性物质，具有利尿、促进尿排泄、扩张血管的作用。已经知道了 3 种心利钠肽（ANP）类型，也称称为是心钠素（ANF）、心房肽激素、心耳素或心钠素，主要是由心房产生，尽管另外一种形式乌拉立肽（urodilatin）是由肾产生。脑利钠肽（BNP，B 型利钠肽）最初认为来源于脑组织，但是现在认为主要是由心室产生。C-型利钠肽（CNP）是由内皮产生，局部应用可作为血管扩张药，但是几乎没有促尿钠排泄作用。

利钠肽在血液流变学和电解液平衡上有很重要的生理学作用，调节血压，能密切地影响其他复杂系统，如肾素-血管紧张素-醛固酮系统。心利钠肽和脑利钠肽的血浆浓度在疾病状态下能发生改变，它已作为心脏功能的指示剂。利钠肽已经用于治疗研究，包括阿那立肽，一种合成的心利钠肽和乌拉立肽；两者用于研究急性肾损伤，乌拉立肽曾被用于研究心衰。心利钠肽（卡培立肽，第 293 页）和脑利钠肽（奈西立肽，第 392 页）的重组形式用于治疗急性心力衰竭。

现在普遍可利用的利钠肽半衰期都很短，需要肠外给药。已经研究出其他方法来控制它们的作用，包括心利钠肽抑制剂（中性内肽酶抑制剂、中性金属内肽酶抑制剂），如坎沙曲拉和依卡曲尔 [ecadotril（sinorphan）] 可延长内源性心利钠肽的半衰期。像奥马曲拉这样的复合物（第 405 页）研究发现也可抑制中性内肽酶和血管紧张素再生酶。

1. Tan ACITL, *et al.* Atrial natriuretic peptide: an overview of clinical pharmacology and pharmacokinetics. *Clin Pharmacokinet* 1993; **24:** 28–45.
2. Richards AM. The renin-angiotensin-aldosterone system and the cardiac natriuretic peptide. *Heart* 1996; **76** (suppl 3): 36–44.
3. Forssmann WG, *et al.* The renal urodilatin system: clinical implications. *Cardiovasc Res* 2001; **51:** 450–62.
4. Weber M, Hamm C. Role of B-type natriuretic peptide (BNP) and NT-proBNP in clinical routine. *Heart* 2006; **92:** 843–9.
5. Mitrovic V, *et al.* Haemodynamic and clinical effects of ularitide in decompensated heart failure. *Eur Heart J* 2006; **27:** 2823–32.
6. Lüss H, *et al.* Renal effects of ularitide in patients with decompensated heart failure. *Am Heart J* 2008; **155:** 1012.e1–8.
7. Rubattu S, *et al.* Natriuretic peptides: an update on bioactivity, potential therapeutic uses, and implication in cardiovascular diseases. *Am J Hypertens* 2008; **21:** 733–41.
8. Jankowski M. B-type natriuretic peptide for diagnosis and therapy. *Recent Pat Cardiovasc Drug Discov* 2008; **3:** 77–83.
9. Das BB, Solinger R. Role of natriuretic peptide family in cardiovascular medicine. *Cardiovasc Hematol Agents Med Chem* 2009; **7:** 29–42.
10. Shimada M, *et al.* Role of natriuretic peptides in cardiovascular surgery. *Expert Rev Cardiovasc Ther* 2009; **7:** 515–19.
11. Nigwekar SU, *et al.* Atrial natriuretic peptide for preventing and treating acute kidney injury. Available in The Cochrane Database of Systematic Reviews; Issue 4. Chichester: John Wiley; 2009 (accessed 26/10/09).
12. Krupička J, *et al.* Natriuretic peptides — physiology, pathophysiology and clinical use in heart failure. *Physiol Res* 2009; **58:** 171–7.

Nebivolol (*BAN*, *USAN*, *rINN*) ⊗奈必洛尔

Narbivolol; Nébivolol; Nebivololi; Nebivololum; R-65824. (1RS,1′RS)-1,1′-[(2RS,2′SR)-Bis(6-fluorochroman-2-yl)]-2,2′-iminodiethanol.

Небиволол

$C_{22}H_{25}F_2NO_4 = 405.4.$
CAS — 99200-09-6; 118457-14-0.

Nebivolol Hydrochloride (*BANM*, *USAN*, *rINNM*) ⊗
盐酸奈必洛尔

Hidrocloruro de nebivolol; Nébivolol, Chlorhydrate de; Nebivololi Hydrochloridum; R-67555; R-067555.

Небиволола Гидрохлорид

$C_{22}H_{25}F_2NO_4,HCl = 441.9.$
CAS — 169293-50-9; 152520-56-4.
ATC — C07AB12.
ATC Vet — QC07AB12.
UNII — JGS34J7L9I.

不良反应、处置和注意事项

详见 β 受体阻滞剂，第 279 页。

药物相互作用

与 β 受体阻滞剂的相互作用，详见第 281 页。

药动学

奈必洛尔口服后能迅速被吸收。它能在肝脏中通过脂环和芳香羟基化作用，N-脱烷作用和葡萄糖醛苷作用广泛地被代谢；据报道羟基代谢物具有活性。

芳香羟基化率通过细胞色素 P450 同工酶 CYP2D6 易受到遗传多样性的影响，生物利用度以及半衰期差异明显。在快速代谢中，奈必洛尔的清除半衰期大约是 10h，羟基代谢物大约是 24h。原形药和活性代谢物的血浆浓度峰值是慢速代谢的 1.3～1.4 倍。奈必洛尔及其羟基代谢物的半衰期将被延长。

奈必洛尔大约有 98％与血浆蛋白结合。它有很高脂溶性。它以尿和粪便的方式排泄，几乎全部是代谢物。奈必洛尔能进入动物的乳汁中。

代谢　奈必洛尔生物利用度变化幅度宽，检测 37 名患者的血药浓度峰值与消除半衰期，表明其被 CYP2D6 代谢，且有低代谢和高代谢差异。代谢速率并不显著影响不良反应发生的性质及频率，也不影响临床治疗高血压[1]的效果。

1. Lefebvre J, *et al.* The influence of CYP2D6 phenotype on the clinical response of nebivolol in patients with essential hypertension. *Br J Clin Pharmacol* 2007; **63:** 575–82.

用途和用法

奈必洛尔是一种心脏选择性 β 受体阻滞剂（第 278 页）。据报道它有扩张血管的活性，因为它直接作用于内皮，包括一氧化氮释放，但是缺少内在拟交感活性和膜稳定性。

奈必洛尔用于治疗高血压（第 228 页），也作为 70 岁以上患有稳定慢性心力衰竭患者的常规辅助治疗（第 224 页）。口服给予它的盐酸盐，剂量根据碱基确定。

5.45mg 盐酸奈必洛尔相当于 5mg 奈必洛尔。美国注册药品信息允许剂量增加，如果需要，间隔 2 周，最大剂量为每日 40mg。老人与肝损伤、肾损伤患者应减量（见下文）。

心力衰竭患者用奈必洛尔的初始剂量为 1.25mg，每日 1 次。如果可以，剂量可每 1～2 周加倍，直到达到最大剂量 10mg，每日 1 次。

1. Moen MD, Wagstaff AJ. Nebivolol: a review of its use in the management of hypertension and chronic heart failure. *Drugs* 2006; **66:** 1389–1409.
2. Veverka A, *et al.* Nebivolol: a third-generation β-adrenergic blocker. *Ann Pharmacother* 2006; **40:** 1353–60.
3. Agabiti Rosei E, Rizzoni D. Metabolic profile of nebivolol, a β-adrenoceptor antagonist with unique characteristics. *Drugs* 2007; **67:** 1097–1107.
4. Veverka A, Salinas JL. Nebivolol in the treatment of chronic heart failure. *Vasc Health Risk Manag* 2007; **3:** 647–54.
5. Prisant LM. Nebivolol: pharmacologic profile of an ultraselective, vasodilatory β₁-blocker. *J Clin Pharmacol* 2008; **48:** 225–39.
6. Cheng JW. Nebivolol: a third-generation beta-blocker for hypertension. *Clin Ther* 2009; **31:** 447–62.
7. Münzel T, Gori T. Nebivolol: the somewhat-different beta-adrenergic receptor blocker. *J Am Coll Cardiol* 2009; **54:** 1491–9.

老年人用法　一些英国注册药品信息认为 65 岁以上患者治疗高血压，奈必洛尔初始每日 2.5mg，每日 1 次，如有需要，可增至 5mg，每日 1 次。

在肝损伤中的用法 英国注册药品信息，认为肝损伤者禁用奈必洛尔。美国注册药品信息也禁止严重肝损伤患者（肝硬化患者高于 2 级）使用奈必洛尔，但中度肝损伤高血压患者可初始口服 2.5mg，每日 1 次，根据需要谨慎增加。

在肾损伤中的用法 英国注册药品信息建议，治疗高血压时，肾损伤患者初始剂量应减少到 2.5mg，每日 1 次。如有需要，可增加维持剂量到 5mg，每日 1 次。美国注册药品信息建议相似，严重肾损伤（肌酐清除率小于 30ml/min）初始剂量 2.5mg，每日 1 次，如有需要，谨慎增加。

制剂

专利制剂

Arg.: Nabila; Nebilet; Syncrocor; **Austria:** Nomexor; **Belg.:** Nobiten; **Chile:** Nebilet; **Cz.:** Ezocem; Nebilan; Nebilet; Nebinorm; Nebiscal; Nebispes; Nebitrix; **Denm.:** Hypoloc; Fin.: Hypoloc; Nebilet; Nebilet; Temerit; **Ger.:** Bivol; Lobibeta; Lobivon; **Gr.:** Bivol; **Hung.:** Esteban; Ezocem; Nebacog; Nebaletor; Nebilet; Nebispes; Nebivol; Nevotens; **India:** Nodon; **Irl.:** Nebilet; Nebimel; Nebol; Nebtev; Nelet; **Ital.:** Lobivon; Nebilox; **Neth.:** Ebivol; Hypoloc; Lobivon; Nebilet; Nebiloc; **Philipp.:** Nebicar; **Pol.:** Ebivol; Nebicard; Nebilet; Nebinad; Nedal; **Port.:** Blokat; Hypoloc; Nebilet; Nebimarin; **Rus.:** Nebilet (Небилет); Nebivator (Небиватор); **S.Afr.:** Nebilet; **Singapore:** Nebilet; **Spain:** Lobivon; Nebilet†; Nebilox†; Silostar; **Switz.:** Nebilet; **Thai.:** Nebilet; **Turk.:** Vasoxen; **UK:** Nebilet; **Ukr.:** Nebilet (Небилет); Nebival (Небівал); **USA:** Bystolic; **Venez.:** Nebilet.

多组分制剂 **Cz.:** Nebilet Plus H; **Fr.:** Conebilox; Temeritduo; **Irl.:** Nebilet Plus.

Nesiritide Citrate (USAN, rINNM) ⊗枸橼酸奈西立肽

Citrato de nesiritida; Nésiritide, Citrate de; Nesiritidi Citras.

Незиритида Цитрат

$C_{143}H_{244}N_{50}O_{42}S_4 \cdot xC_6H_8O_7$.

CAS — 124584-08-3 (nesiritide); 189032-40-4 (nesiritide citrate).
ATC — C01DX19.
ATC Vet — QC01DX19.
UNII — EL5U85UKD2.

配伍禁忌 制药商声明枸橼酸奈西立肽注射液与肝素、胰岛素、依他尼酸钠、布美他尼、依那普利拉、肼屈嗪、呋塞米和亚硫酸氢钠防腐剂在机体和（或）化学上存在配伍禁忌。奈西立肽与肝素合用，不宜通过肝素涂层的中心导尿管给药。

不良反应和注意事项

奈西立肽最普遍的不良反应与血管舒张有关，包括低血压、头痛、晕眩。也有恶心、呕吐、腹痛、背痛、心绞痛、失眠和焦虑症状的报道。也可发生心律失常，但可能与潜在条件有关。有对肾功能的不良反应报道。

如果输液中出现低血压症状，应立即停止输液或减少用量并立即进行一般治疗；低血压可能会持续几个小时。

奈西立肽不宜作为心脏休克和低血压患者的主要治疗药物。不推荐低心脏供血或血管扩张不正常的患者使用，如严重瓣膜狭窄、抑制性或阻滞性心肌症、紧缩性心包炎或心包填塞。

对肾脏的影响 奈西立肽对肾脏有血流动力学和神经激素影响，有报道会损伤肾功能。荟萃分析[1]发现对于急性心衰患者，奈西立肽显著提高肾功能，有证据[2]表明这也许与治疗过程有关。然而随机试验[3]对于早已存在肾损伤的心衰患者，发现奈西立肽对肾功能影响是中立的。一篇数据综述[4]认为奈西立肽用于肾功不全患者要极为小心，建议不使用初始快速注射剂量也许可以减少肾灌注不足[5]。

1. Sackner-Bernstein JD, et al. Risk of worsening renal function with nesiritide in patients with acutely decompensated heart failure. Circulation 2005; 111: 1487–91. Correction. ibid.: 2274.
2. Chow SL, et al. Effect of nesiritide infusion duration on renal function in acutely decompensated heart failure patients. Ann Pharmacother 2007; 41: 556–61.
3. Witteles RM, et al. Impact of nesiritide on renal function in patients with acute decompensated heart failure and pre-existing renal dysfunction: a randomized, double-blind, placebo-controlled clinical trial. J Am Coll Cardiol 2007; 50: 1835–40.
4. Dontas ID, et al. Impact of nesiritide on renal function and mortality in patients suffering from heart failure. Cardiovasc Drugs Ther 2009; 23: 221–33.
5. Witteles RM. Nesiritide, heart failure, and renal dysfunction: irrational exuberance or throwing the baby out with the bathwater. Cardiovasc Drugs Ther 2009; 23: 183–6.

对死亡率的影响 尽管奈西立肽提高代谢失偿性心力衰竭患者的血流动力学，但它对死亡率的影响是有争议的[1]。回顾性研究[2]比较了奈西立肽与强心扩管治疗或硝酸甘油应用于急性代谢失偿性心力衰竭的死亡率相似，但它们的死亡率要明显低于与强心扩管治疗。然而，在后续的调查研究[3]中，比较没有 inotrope 的奈西立肽控制治疗发现在患者给药 30

天后有出现更高死亡率的趋势，尽管这些并没有显著的统计学意义；但是在进行了死亡数校正后出现显著性差异[4]。随后另一项荟萃分析[5]发现服用奈西立肽 30 天有增加死亡率趋势，但结果同样无显著统计学意义。奈西立肽服用组与对照组 180 天死亡率无明显区别。

1. Yancy CW. Benefit-risk assessment of nesiritide in the treatment of acute decompensated heart failure. Drug Safety 2007; 30: 765–81.
2. Abraham WT, et al. In-hospital mortality in patients with acute decompensated heart failure requiring intravenous vasoactive medications: an analysis from the Acute Decompensated Heart Failure National Registry (ADHERE). J Am Coll Cardiol 2005; 46: 57–64.
3. Sackner-Bernstein JD, et al. Short-term risk of death after treatment with nesiritide for decompensated heart failure: a pooled analysis of randomized controlled trials. JAMA 2005; 293: 1900–5.
4. Aaronson KD, Sackner-Bernstein J. Risk of death associated with nesiritide in patients with acutely decompensated heart failure. JAMA 2006; 296: 1465–6.
5. Arora RR, et al. Short and long-term mortality with nesiritide. Am Heart J 2006; 152: 1084–90.

药物相互作用

与其他降血压药物联用将增加患者发生低血压风险。

药动学

奈西立肽通过三种机制从循环中清除：被细胞吸收；被内切酶水解；经肾排泄。它有 2 个清除阶段，最终清除半衰期为 18h。

用途和用法

奈西立肽是一种重组脑利钠肽（见第 391 页），用于治疗急性代谢失调心力衰竭（见下文）。它以枸橼酸盐的形式静脉给药，但是剂量以碱基表示。初始剂量静脉注射 $2\mu g/kg$，大约 1min，然后维持输液量每分钟 $10ng/kg$。

心力衰竭 奈西立肽治疗急性代谢失偿心力衰竭（第 224 页）[1~4]；它作为可短期应用的具有选择性血管扩张作用的静脉常规治疗药物，强心扩管或利尿药，但它没有心律失常或心律失常等不常作用。然而，它对死亡率的影响有争议（见上文**不良反应和注意事项**），它在治疗中的作用也不清楚。有证据表明它用于常规治疗[5~7]安全，并且延长等待心脏移植患者的治疗时间[8]。奈西立肽也用于治疗门诊慢性心衰[9,10]患者，间歇给予。也有人反对这种用法[11]。

1. Vichiendilokkul A, et al. Nesiritide: a novel approach for acute heart failure. Ann Pharmacother 2003; 37: 247–58.
2. Keating GM, Goa KL. Nesiritide: a review of its use in acute decompensated heart failure. Drugs 2003; 63: 47–70.
3. Yancy CW. Benefit-risk assessment of nesiritide in the treatment of acute decompensated heart failure. Drug Safety 2007; 30: 765–81.
4. Tong AT, Rozner MA. The role of nesiritide in heart failure. Expert Opin Drug Metab Toxicol 2005; 1: 823–34.
5. O'Dell KM, et al. Nesiritide for secondary pulmonary hypertension in patients with end-stage heart failure. Am J Health-Syst Pharm 2005; 62: 606–9.
6. Smull DL, Jorde UP. Concomitant use of nesiritide and milrinone in decompensated congestive heart failure. Am J Health-Syst Pharm 2005; 62: 291–5.
7. Sakr A, et al. Nesiritide in the initial management of acute decompensated congestive heart failure. Conn Med 2008; 72: 517–23.
8. Witteles R, et al. B-type natriuretic peptide is effective therapy before care. Arch Intern Med 2004; 141: 895.
9. Sheikh-Taha M. Intermittent nesiritide therapy in outpatients with chronic heart failure. Am J Health-Syst Pharm 2005; 62: 196–8.
10. Schwarz ER, et al. Intermittent outpatient nesiritide infusion reduces hospital admissions in patients with advanced heart failure. J Cardiovasc Pharmacol Ther 2007; 12: 232–6.
11. Bauer JB, Randazzo MA. Nesiritide for outpatient treatment of heart failure. Am J Health-Syst Pharm 2005; 62: 2639–42.

制剂

专利制剂

Arg.: Natrecor; **Canad.:** Natrecor; **Indon.:** Natrecor†; **Israel:** Noratak; **Singapore:** Natrecor; **Switz.:** Noratak; **USA:** Natrecor; **Venez.:** Natrecor.

Nicardipine Hydrochloride (BANM, USAN, rINNM) 盐酸尼卡地平

Hidrocloruro de nicardipino; Nicardipine, Chlorhydrate de; Nicardipini Hydrochloridum; Nikardipiinihydrokloridi; Nikardipin Hidroklorür; Nikardipinhydroklorid; RS-69216; RS-69216-XX-07-0; YC-93. 2-[Benzyl(methyl)amino]ethyl methyl 1,4-dihydro-2,6-dimethyl-4-(3-nitrophenyl)pyridine-3,5-dicarboxylate hydrochloride.

Никардипина Гидрохлорид

$C_{26}H_{29}N_3O_6, HCl = 516.0$.

CAS — 55985-32-5 (nicardipine); 54527-84-3 (nicardipine hydrochloride).
ATC — C08CA04.
ATC Vet — QC08CA04.
UNII — K5BC5011K3.

(nicardipine)

Pharmacopoeias. In Chin. and Jpn.

配伍禁忌 注册药品信息推荐 $100\mu g/ml$ 盐酸尼卡地平溶液用于静脉输液。可适当用葡萄糖或氯化钠稀释。碳酸钠和林格乳酸盐与盐酸尼卡地平存在配伍禁忌。曾经报道盐酸尼卡地平（每 5%葡萄糖中 1mg/ml）[1]与呋塞咪、肝素和戊硫代巴比妥存在配伍禁忌。

1. Chiu MF, Schwartz ML. Visual compatibility of injectable drugs used in the intensive care unit. Am J Health-Syst Pharm 1997; 54: 64–5.

不良反应、处置和注意事项

参考二氢吡啶类钙通道阻滞剂（详见**硝苯地平**第 394 页）。

药物相互作用

参考二氢吡啶类钙通道阻滞剂（详见**硝苯地平**，第 396 页）。

药动学

尼卡地平能够迅速完全地被胃肠道吸收，但会受到肝首关效应的影响。以 30mg 给药后，测得的生物利用率为 35%。

尼卡地平药动学与肝的首关效应成非线性关系，随着剂量的增加可能使血药浓度不成比例的增加。尼卡地平血浆浓度也有相当大的个体差异。大约超过 95%的尼卡地平与血浆蛋白结合。尼卡地平可广泛地在肝内代谢，从尿和粪便排泄，主要是无活性的代谢物。最终血浆半衰期大约是 8.6h，因此每日服药 3 次，2~3 天后可达到稳态血浆浓度。

1. Graham DJM, et al. Pharmacokinetics of nicardipine following oral and intravenous administration in man. Postgrad Med J 1984; 60 (suppl 4): 7–10.
2. Graham DJM, et al. The metabolism and pharmacokinetics of nicardipine hydrochloride in man. Br J Clin Pharmacol 1985; 20: 23S–28S.
3. Razak TA, et al. The effect of hepatic cirrhosis on the pharmacokinetics and blood pressure response to nicardipine. Clin Pharmacol Ther 1990; 47: 463–9.
4. Porchet HC, Dayer P. Serum concentrations and effects of (±)-nicardipine compared with nifedipine in a population of healthy subjects. Clin Pharmacol Ther 1990; 48: 155–60.

用途和用法

尼卡地平是一种二氢吡啶类钙通道阻滞剂，具有和硝苯地平类似的作用和用途（第 398 页）。它用于治疗高血压（第 228 页）和心绞痛（第 215 页）。

盐酸尼卡地平一般口服给药，但用于短期治疗高血压，可静脉给药。

盐酸尼卡地平口服治疗**高血压和心绞痛**的剂量相似。初始剂量为 20mg，一日 3 次，也可可间隔至少 3 天逐渐增加用药量，直到获得需要的疗效。一般的维持剂量是 30mg，每日 3 次，也可以把 60~120mg 的每日剂量分次服用，也可分 2 次服用盐酸尼卡地平的控释制剂。

$100\mu g/ml$ 的盐酸尼卡地平溶液可以缓慢静脉滴注，用于短期治疗高血压。推荐初始滴注速率为 5mg/h。如需要可增加，最大达到 15mg/h，随后逐渐减少到 3mg/h。更多有关相容与不相容的信息，见上文**配伍禁忌**。

儿童静注用法见下文。

减少盐酸尼卡地平的药量和延长用药间隔时间对肝肾损伤患者很需要（见下文）。

1. Curran MP, et al. Intravenous nicardipine: its use in the short-term treatment of hypertension and various other indications. Drugs 2006; 66: 1755–82.

儿童用法 静脉滴注尼卡地平可用于婴儿和儿童治疗高血压。在对 2 天~17 岁大的儿童研究中[1~4]，初始剂量的范围从每分钟 $0.2~5\mu g/kg$，维持剂量为每分钟 $0.15~6\mu g/kg$。罕有不良反应；一项研究[4]报道 31 个

治疗方案中出现 5 例不良反应，包括心动过速、面红、心悸、低血压。也有静脉应用尼卡地平成功的治疗 8 例早产儿（妊娠 28～36 周）的报道[5]。输液给药量为每分钟 0.5～2μg/kg，连续 3～36 天。没有观察到低血压、水肿或心动过速反应。

BNFC 2009 建议新生儿至 18 岁患者，可给予盐酸尼卡地平，持续静注用于治疗高血压危象。初始剂量每分钟 500ng/kg，根据反应调整，一般维持每分钟 1～4μg/kg，最大剂量 250μg/min。

1. Treluyer JM, et al. Intravenous nicardipine in hypertensive children. *Eur J Pediatr* 1993; 152: 712–4.
2. Sartori SC, et al. Intravenous nicardipine for treatment of systemic hypertension in children. *Pediatrics* 1999; 104 (suppl): 676–7.
3. Tobias JD. Nicardipine to control mean arterial pressure after cardiothoracic surgery in infants and children. *Am J Ther* 2001; 8: 3–6.
4. Flynn JT, et al. Intravenous nicardipine for treatment of severe hypertension in children. *J Pediatr* 2001; 139: 38–43.
5. Gouyon JB, et al. Intravenous nicardipine in hypertensive preterm infants. *Arch Dis Child* 1997; 76: F126–F127.

在肝、肾损伤中的用法　肝、肾损伤患者需要减少盐酸尼卡地平用量并延长给药间隔。美国注册药品信息推荐肝损伤患者初始剂量为口服 20mg，每日 2 次。

脑血管疾病　尼莫地平（见第 401 页）是二氢吡啶钙通道抑制剂，通常用于脑血管疾病。尼卡地平也是有效的脑血管扩张剂[1]，用于蛛网膜下腔出血及急性缺血性卒中（见第四，第 240 页）患者血管痉挛，也用于脑血管供血不足及血管性痴呆。

一些关于蛛网膜下脑出血[1]试验结果较好，尽管一篇系统性综述（评估口服和静注用法）认为尼卡地平在功能结果上无显著差异[2]。应用尼卡地平长效释放植入物（植入基底池），认为有效[3,4]。另一项对于蛛网膜下腔出血后难治性血管痉挛的预实验表明静脉注射[5]或动脉灌注[6]用法应再深入研究更多细节。

口服或静注尼卡地平被用于研究缺血性脑卒中，但并未充分肯定有效[1]。

不同临床情况的脑血管供血不足及血管性痴呆对比研究十分困难，但有调查认为尼卡地平对认知功能有帮助[1]。

1. Amenta F, et al. Nicardipine: a hypotensive dihydropyridine-type calcium antagonist with a peculiar cerebrovascular profile. *Clin Exp Hypertens* 2008; 30: 808–26.
2. Dorhout Mees S, et al. Calcium antagonists for aneurysmal subarachnoid haemorrhage. Available in The Cochrane Database of Systematic Reviews; Issue 3. Chichester: John Wiley; 2007 (accessed 25/07/08).
3. Barth M, et al. Effect of nicardipine prolonged-release implants on cerebral vasospasm and clinical outcome after severe aneurysmal subarachnoid hemorrhage: a prospective, randomized, double-blind phase IIa study. *Stroke* 2007; 38: 330–6.
4. Krischek B, et al. Nicardipine prolonged-release implants for preventing cerebral vasospasm after subarachnoid hemorrhage: effect and outcome in the first 100 patients. *Neurol Med Chir (Tokyo)* 2007; 47: 389–94.
5. Goodson K, et al. Intraventricular nicardipine for refractory cerebral vasospasm after subarachnoid hemorrhage. *Neurocrit Care* 2008; 8: 247–52.
6. Tejada JG, et al. Safety and feasibility of intra-arterial nicardipine for the treatment of subarachnoid hemorrhage-associated vasospasm: initial clinical experience with high-dose infusions. *AJNR Am J Neuroradiol* 2007; 28: 844–8.

制剂

专利制剂

Austria: Kardent; **Belg.:** Rydene; **Fr.:** Loxen; **Ger.:** Antagonil; **Indon.:** Perdipine; **Ital.:** Cardene†; **Ital.:** Bionicard; Cardioten; Cardip; Lisanirc; Neucor†; Nicant†; Nicapress; Nicardal; Nicarpin; Nicaven; Nimicort; Nivent; Perdipina; Vasodin; **Jpn:** Perdipine; **Malaysia:** Cardepine; **Neth.:** Cardene; **Philipp.:** Cardepine; **Port.:** Nerdipina; **Singapore:** Cardibloc; **Spain:** Dagan; Flusemide; Lecibral; Lincil; Lucenfal; Nerdipina; Vasonase; **Thai.:** Cardepine; Nerdipinet; **Turk.:** Loxen; **UK:** Cardene; **USA:** Cardene.

Niceritrol (BAN, rINN) 戊四烟酯

Nicéritrol; Niceritrolum; Nikeritroli; PETN. Pentaerythritol tetranicotinate; 2,2-Bis(hydroxymethyl)propane-1,3-diol tetranicotinate.

Ницеритрол

$C_{29}H_{24}N_4O_8 = 556.5.$

CAS — 5868-05-3.

ATC — C10AD01.

ATC Vet — QC10AD01.

UNII — F54EHJ34MV.

注：戊四烟酯和戊四硝酯有着相同的 PETN 意思。

Pharmacopoeias. In *Jpn*.

简介

戊四烟酯是一种季戊四醇酯和烟碱酯，具有和烟酸的相似的一般特性（参见 M37 第 1859 页），能够缓慢水解。戊四烟酯是一种高脂血症的油脂调节药物，也是一种治疗外周血管疾病的血管扩张药。

1. Owada A, et al. Antiproteinuric effect of niceritrol, a nicotinic acid derivative, in chronic renal disease with hyperlipidemia: a randomized trial. *Am J Med* 2003; 114: 347–53.

Nicorandil (BAN, USAN, rINN) 尼可地尔

Nicorandilum; SG-75. N-[2-(Nitroxy)ethyl]-3-pyridinecarboxamide.

Никорандил

$C_8H_9N_3O_4 = 211.2.$

CAS — 65141-46-0.

ATC — C01DX16.

ATC Vet — QC01DX16.

UNII — 260456HAM0.

Pharmacopoeias. In *Jpn*.

不良反应和注意事项

报道的尼可地尔的不良反应有一般在治疗开始时发作的短暂性头痛、皮肤血管舒张、面红、恶心、呕吐、头晕和虚弱。少见肌肉疼痛、皮疹和口腔皮肤溃烂和水肿、肝功能异常的报道。大剂量可导致血压降低和（或）心率增加。

尼可地尔不适合治疗患有心源性休克、左心室衰竭低灌注压和低血压患者。血容量过低、低收缩压、急性肺水肿或急性心肌衰竭并带有左心室衰竭和低灌注压患者，慎用，尽量避免使用尼可地尔。

不良反应发生率　处方事故监测对 13620 名患者进行了尼可地尔的售后监察[1]，显示 175 人发生不良反应。最常发生的是头痛，有 58 名患者，主要发生在治疗的第一个月。36 名患者发生不确定的不良反应。其他反应包括晕眩（19 例）、恶心（17 例）、心悸（8 例）、面红和呕吐（各 6 例）、疲乏（4 例）。较少见的不良反应包括水肿、光敏感（各 3 例）。

1. Dunn N, et al. Safety profile of nicorandil—prescription-event monitoring (PEM) study. *Pharmacoepidemiol Drug Safety* 1999; 8: 197–205.

溃疡　报道患者服用尼可地尔治疗黏膜表面溃疡，出现疼痛、大面积的舌部口疮溃烂和口腔溃疡[1-3]。溃疡一般不宜痊愈，但是当停服尼可地尔时可痊愈。秋水仙碱或者镇静药治疗能够改善一些患者发生的与尼可地尔有关的溃疡。但是当停止秋水仙碱或镇静药后可能复发[3]。然而，大量研究病例[4]中有一对尼可地尔和口腔溃疡发生的因果联系，还有待进一步研究。也曾有患者服用尼可地尔出现肛门溃疡的报道[5-7]。患者停用尼可地尔后溃疡可痊愈。

一名服用尼可地尔患者除出现口部和肛门溃疡外，也出现胃肠道上下多处溃疡[8]，停用尼可地尔后溃疡均愈合。也有 12 例出现造口溃疡，停药后缓解[9]。

外阴[10-13]和阴道[12,14]也被报道，也许与皮肤[10]及腹股沟[13]溃疡有关。另一患者[15]发展为肛周及腿溃疡，停药后很快恢复。

1. Cribier B, et al. Chronic buccal ulceration induced by nicorandil. *Br J Dermatol* 1998; 138: 372–3.
2. Desruelles F, et al. Giant oral aphthous ulcers induced by nicorandil. *Br J Dermatol* 1998; 138: 712–13.
3. Agbo-Godeau S, et al. Association of major aphthous ulcers and nicorandil. *Lancet* 1998; 352: 1598–9.
4. Dunn N, et al. Safety profile of nicorandil—prescription-event monitoring (PEM) study. *Pharmacoepidemiol Drug Safety* 1999; 8: 197–205.
5. Watson A, et al. Nicorandil associated anal ulceration. *Lancet* 2002; 360: 546–7.
6. Vella M, Molloy RG. Nicorandil-associated anal ulceration. *Lancet* 2002; 360: 1979.
7. Passeron T, et al. Chronic anal ulceration due to nicorandil. *Br J Dermatol* 2004; 150: 394–6.
8. Egred M, et al. Nicorandil may be associated with gastrointestinal ulceration. *BMJ* 2006; 332: 889.
9. Ogden S, et al. Nicorandil-induced peristomal ulcers: is nicorandil also associated with gastrointestinal fistula formation? *Br J Dermatol* 2007; 156: 608–9.
10. Claeys A, et al. Cutaneous, perivulvar and perianal ulcerations induced by nicorandil. *Br J Dermatol* 2006; 155: 494–6.
11. Fraser V, et al. Vulval ulceration induced by the potassium-channel activator Nicorandil: a case series of five patients. *BJOG* 2009; 116: 1400–2.
12. Chan SK, et al. Vulvovaginal ulceration during prolonged treatment with nicorandil. *BJOG* 2009; 116: 1403–5.
13. El-Dars LD, et al. Nicorandil associated vulval and inguinal ulceration. *J Obstet Gynaecol* 2009; 29: 621–3.
14. van de Nieuwenhof HP, et al. Never forget medication as a cause: vaginal ulceration caused by nicorandil. *Am J Obstet Gynecol* 2009; 201: e5–e6.
15. McKenna DJ, et al. Nicorandil-induced leg ulceration. *Br J Dermatol* 2007; 156: 394–6.

药物的相互作用

尼可地尔不宜与磷酸二酯酶-5 抑制剂联用，如昔多芬，它可显著地增强尼可地尔的降低血压作用。

药动学

尼可地尔可以很好地被胃肠道吸收，口服 30～60min 后其可达到最大血浆浓度。主要以脱硝基代谢，大约 20% 以代谢物的形式从尿排泄。其清除半衰期大约为 1h。尼可地尔只与血浆蛋白少量结合。

用途和用法

尼可地尔是烟酰胺（参见 M37 第 1859 页）的硝酸盐衍生物，主要是扩张血管作用。它是钾通道开放药（第 214 页），使动脉和大冠状动脉的血管扩张。它的硝酸盐化合物通过鸟苷酸环化酶产生静脉血管扩张的作用。因此它能降低前、后负荷，并能改善冠状血流。

尼可地尔一般用来预防和长期治疗**心绞痛**，并能减少高危患者的冠状动脉事件发生（第 215 页）。一般初始剂量口服 10mg，每日 2 次（或易发生头痛的患者 5mg，每日 2 次），可随需要增加到最大剂量 30mg，每日 2 次；一般治疗剂量为 10～20mg，每日 2 次。

尼可地尔可静注治疗**不稳定性心绞痛**及**急性心衰**（见第 224 页）。对于不稳定性心绞痛，含有 100～300μg/ml 溶液静注给予 2mg/h，根据反应调整，最大到 6mg/h。急性心衰，用含有 400～2500μg/ml 溶液，一般为 200μg/kg 静注 5min，随后持续静注每小时 200μg/kg。剂量根据反应调整，调整范围在每小时 50～200μg/kg 变动。

1. Markham A, et al. Nicorandil: an updated review of its use in ischaemic heart disease with emphasis on its cardioprotective effects. *Drugs* 2000; 60: 955–74.
2. Gomma AH, et al. Potassium channel openers in myocardial ischaemia: therapeutic potential of nicorandil. *Drugs* 2001; 12: 1705–10.
3. Anonymous. Nicorandil for angina – an update. *Drug Ther Bull* 2003; 41: 86–8.
4. Simpson D, Wellington K. Nicorandil: a review of its use in the management of stable angina pectoris, including high-risk patients. *Drugs* 2004; 64: 1941–55.

缺血性心脏病　大量医疗研究中心的随机双盲安慰剂控制研究[1]显示，尼可地尔除了抗心绞痛作用，可能还有保护心脏的特性。能够减少稳定性心绞痛患者冠脉事件和因突发性胸痛而住院的发生率，死亡率也减少了[2]。尼可地尔可以模拟局部缺血前期的预适应机制，凭借这个短暂的局部缺血可使心肌抵抗进一步缺血发作[3]，但是尚不清楚它的作用机制。有证据[4-9]表明经皮冠状动脉介入提高了尼可地尔效果，尽管大型研究[10]表明，对于心肌梗死患者并不是确定有效，认为[6]抗氧化作用是机制的一部分。

1. The IONA Study Group. Effect of nicorandil on coronary events in patients with stable angina: the Impact Of Nicorandil in Angina (IONA) randomised trial. *Lancet* 2002; 359: 1269–75. Correction. *ibid.* 360: 806.
2. Horinaka S, et al. JCAD Study Investigators. Effects of nicorandil on cardiovascular events in patients with coronary artery disease in the Japanese Coronary Artery Disease (JCAD) study. *Circ* 2010; 74: 503–9.
3. Lesnefsky EJ. The IONA study: preparing the myocardium for ischaemia? *Lancet* 2002; 359: 1262–3.
4. Matsuo H, et al. Evidence of pharmacologic preconditioning during PTCA by intravenous pretreatment with ATP-sensitive K+ channel opener nicorandil. *Eur Heart J* 2003; 24: 1296–1303.

5. Ikeda N, *et al.* Nicorandil versus isosorbide dinitrate as adjunctive treatment to direct balloon angioplasty in acute myocardial infarction. *Heart* 2004; **90:** 181–5.
6. Ono H, *et al.* Nicorandil improves cardiac function and clinical outcome in patients with acute myocardial infarction undergoing primary percutaneous coronary intervention: role of inhibitory effect on reactive oxygen species formation. *Am Heart J* 2004; **148:** E15.
7. Ishii H, *et al.* Impact of a single intravenous administration of nicorandil before reperfusion in patients with ST-segment-elevation myocardial infarction. *Circulation* 2005; **112:** 1284–8.
8. Ishii H, *et al.* Effects of intravenous nicorandil before reperfusion for acute myocardial infarction in patients with stress hyperglycemia. *Diabetes Care* 2006; **29:** 202–6.
9. Iwakura K, *et al.* Nicorandil treatment in patients with acute myocardial infarction: a meta-analysis. *Circ J* 2009; **73:** 925–31.
10. Kitakaze M, *et al.* J-WIND investigators. Human atrial natriuretic peptide and nicorandil as adjuncts to reperfusion treatment for acute myocardial infarction (J-WIND): two randomised trials. *Lancet* 2007; **370:** 1483–93.

制剂

专利制剂
Austral.: Ikorel; **Austria:** Dancor; **Denm.:** Angicor; **Fr.:** Adancor; Ikorel; **Gr.:** Ikotril; **India:** Corflo; Zynicor; **Irl.:** Ikorel; **Jpn:** Sigmart; **Neth.:** Dancor; Ikorel; **NZ:** Ikorel; **Philipp.:** Aprior; Nikoran; **Port.:** Dancor; Nikoril; **Spain:** Dancor†; **Switz.:** Dancor; **Turk.:** Ikorel; **UK:** Ikorel.

Nicotinyl Alcohol (*BAN, USAN*) 烟醇

3-Hydroxymethylpyridine; Nicomethanol; Nicotinic Alcohol; Nicotinílico, alcohol; NSC-526046; NU-2121; 3-Pyridinemethanol; β-Pyridylcarbinol; Ro-1-5155. 3-Pyridylmethanol.

Никотиниловый Спирт
$C_6H_7NO = 109.1$.
CAS — 100-55-0.
ATC — C04AC02; C10AD05.
ATC Vet — QC04AC02; QC10AD05.
UNII — 9TF312056Y.

Nicotinyl Alcohol Tartrate (*BANM*) 酒石酸烟醇

Alcohol nicotinílico, tartrato de; Nicotinyl Tartrate. 3-Pyridylmethanol hydrogen (2R,3R)-tartrate.
$C_6H_7NO,C_4H_6O_6 = 259.2$.
CAS — 6164-87-0.
ATC — C04AC02; C10AD05.
ATC Vet — QC04AC02; QC10AD05.
UNII — 5G605ZIE90.

Pharmacopoeias. In *Br.*

BP 2010 (Nicotinyl Alcohol Tartrate) 白色或几乎白色，无臭或几乎无臭，结晶性粉末。易溶于水；微溶于乙醇；几乎不溶于氯仿和乙醚。5%水溶液的 pH 值为 2.8~3.7。

简介

烟醇是一种血管扩张药和脂类调节药物，具有烟酸的一般特性（参见 M37 第 1859 页），能部分水解。

烟醇可以口服，其酒石酸盐可以治疗外周血管病，也被用于梅尼埃病和高血脂。氟化氢衍生物，氟化氢烟醇，被作为氟源用于口腔保健品上。

制剂

BP 2010: Nicotinyl Alcohol Tablets.
专利制剂
Indon.: Cetacol†; **Pol.:** Nicotol†.
多组分制剂 **Braz.:** Lipofacton.

Nifedipine (*BAN, USAN, rINN*) 硝苯地平

Bay-a-1040; Nifedipiini; Nifedipin; Nifedipina; Nifedipinas; Nifédipine; Nifedipinum. Dimethyl 1,4-dihydro-2,6-dimethyl-4-(2-nitrophenyl)pyridine-3,5-dicarboxylate.

Нифедипин
$C_{17}H_{18}N_2O_6 = 346.3$.
CAS — 21829-25-4.
ATC — C08CA05.
ATC Vet — QC08CA05.
UNII — I9ZF7L6G2L.

Pharmacopoeias. In *Chin., Eur.* (see p.vii), *Int., Jpn,* and *US.*

Ph. Eur. 6.8 (Nifedipine) 黄色结晶性粉末。几乎不溶于水；微溶于无水乙醇；易溶于丙酮。当置于日光或某特定波长下，它能转变为亚硝苯嘧啶衍生物，而置于紫外灯下可导致形成亚硝苯嘧啶。溶液应该避光或在大于 420nm 的波长下制备，即用即制。避光。

USP 33 (Nifedipine) 黄色粉末。几乎不溶于水；溶于丙酮（1：10）。当置于阳光或特定的波长下，它能转变为亚硝苯嘧啶衍生物，而置于紫外灯下可导致形成亚硝苯嘧啶。贮藏于密闭容器中。避光。

稳定性 黄色食物着色剂，如姜黄素可以用来[1]降低硝苯地平溶液的光解作用。有报道[2]临时制备的硝苯地平薄荷溶液可以稳定贮藏在茶色玻璃瓶中至少 35 天。

1. Thoma K, Klimek R. Photostabilization of drugs in dosage forms without protection from packaging materials. *Int J Pharmaceutics* 1991; **67:** 169–75.
2. Dentinger PJ, *et al.* Stability of nifedipine in an extemporaneously compounded oral solution. *Am J Health-Syst Pharm* 2003; **60:** 1019–22.

不良反应

硝苯地平的最常见不良反应与它的扩张血管作用有关，持续治疗通常可以减少它的发生。它包括头晕、面红、头痛、低血压、外周水肿、心动过速和心悸。还可发生恶心、便秘和其他胃肠紊乱、尿频、嗜睡、眼痛、视觉障碍、晕厥、眩晕、偏头痛和抑郁。开始治疗后局部缺血性胸痛会出现反常的增长，少数患者过度的血压降低可导致脑部或心肌局部缺血或暂时性失明。

也有皮疹（包括多种形式的红斑）、发热和肝功能异常、包括超敏导致的胆汁淤积的报道。牙龈增生、瘙痒、肌痛、震颤、男子女性型乳房、阳痿也有报道。

一日 1 次服用带膜的药片不易吸收，可引起胃肠道功能障碍；罕有胃结石的报道。过量服用可能导致心搏迟缓和低血压；也可发生高血糖、代谢性酸中毒和昏迷。

硝苯地平也曾报道出现动物畸形。

对死亡率的影响 自从 20 世纪 90 年代中期就有报道暗示钙通道阻滞剂（特别是短期作用的硝苯地平和大剂量）增加心血管疾病的死亡率和总体死亡率。关于癌症、出血、抑郁和自杀的可能性将分别讨论（详见**致癌性、对血液的影响和对心理功能的影响**，分别见下文）。

相应地，美国 National Heart, Lung, and Blood Institute 提出警告，使用短效的硝苯地平应谨慎（如果有的话），特别是大剂量应用于治疗高血压、心绞痛和心肌梗死[1]，在一些国家短效的硝苯地平制剂已经停止应用。短效钙通道阻滞剂引起交感神经反射性兴奋，但一些长效的制剂和钙通道阻滞剂也可受到影响。

WHO/ISH 的评论指出大部分不良反应的证据来自观测研究或者小量的随机研究（许多使用更老的短效钙通道阻滞剂）从而得出的推论，同样也没有充分的证据来确认它们是有效或有害，仍推荐用来治疗心绞痛、高血压和心肌梗死[2]。此后，几个大型调查发现有力证据，将长效钙通道阻滞剂用于高血压[3~6]和心绞痛[5]，包括发病和卒中后致死率（尽管钙通道阻滞剂无法治疗心肌梗死）都有提升。钙通道阻滞剂短效制剂（如硝苯地平）不再推荐用于这种情况。同样情况下，服用硝苯地平急性降压也应避免。

最近，一项回顾观察性研究发现服用二氢吡啶钙通道阻滞剂与主动脉瘤术后 30 天死亡率有关[7]。

1. McCarthy M. US NIH issues warning on nifedipine. *Lancet* 1995; **346:** 689–90.
2. Ad Hoc Subcommittee of the Liaison Committee of the World Health Organisation and the International Society of Hypertension. Effects of calcium antagonists on the risks of coronary heart disease, cancer and bleeding. *J Hypertens* 1997; **15:** 105–15.
3. Grossman E, Messerli FH. Are calcium antagonists beneficial in diabetic patients with hypertension? *Am J Med* 2004; **116:** 44–9.
4. Basile J. The role of existing and newer calcium channel blockers in the treatment of hypertension. *J Clin Hypertens (Greenwich)* 2004; **6:** 621–9.
5. Croom KF, Wellington K. Modified-release nifedipine: a review of the use of modified-release formulations in the treatment of hypertension and angina pectoris. *Drugs* 2006; **66:** 497–528.
6. Epstein BJ, *et al.* Dihydropyridine calcium channel antagonists in the management of hypertension. *Drugs* 2007; **67:** 1309–27.
7. Kertai MD, *et al.* Dihydropiridine calcium-channel blockers and perioperative mortality in aortic aneurysm surgery. *Br J Anaesth* 2008; **101:** 458–65.

致癌性 从 1988~1992 开展了一项观察性的研究，认为钙通道阻滞剂与增加患癌症的风险有关[1]。但后续的研究却不支持这一观点[2~7]。WHO/ISH 的评论推测钙通道阻滞剂增加患癌症风险没有明显的证据[8]，

并对钙通道阻滞剂可增加患癌症的风险的生物学基础提出质疑[9]。大量长期的随机性抬高血压和降血脂的治疗预防心脏病发作试验（ALLHAT）[10]没有发现患者服用钙通道阻滞剂（氨氯地平）与利尿药（氯噻酮）可增加癌症患病率。

1. Pahor M, *et al.* Calcium-channel blockade and incidence of cancer in aged populations. *Lancet* 1996; **348:** 493–7.
2. Jick H, *et al.* Calcium-channel blockers and risk of cancer. *Lancet* 1997; **349:** 525–8.
3. Rosenberg L, *et al.* Calcium channel blockers and the risk of cancer. *JAMA* 1998; **279:** 1000–4.
4. Braun S, *et al.* Calcium channel blocking agents and risk of cancer in patients with coronary heart disease. *J Am Coll Cardiol* 1998; **31:** 804–8.
5. Sajadieh A, *et al.* Verapamil and risk of cancer in patients with coronary artery disease. *Am J Cardiol* 1999; **83:** 1419–22.
6. Meier CR, *et al.* Angiotensin-converting enzyme inhibitors, calcium channel blockers, and breast cancer. *Arch Intern Med* 2000; **160:** 349–53.
7. Cohen HJ, *et al.* Calcium channel blockers and cancer. *Am J Med* 2000; **108:** 210–15.
8. Ad Hoc Subcommittee of the Liaison Committee of the World Health Organisation and the International Society of Hypertension. Effects of calcium antagonists on the risks of coronary heart disease, cancer and bleeding. *J Hypertens* 1997; **15:** 105–15.
9. Mason RP. Calcium channel blockers, apoptosis and cancer: is there a biologic relationship? *J Am Coll Cardiol* 1999; **34:** 1857–66.
10. The ALLHAT Officers and Coordinators for the ALLHAT Collaborative Research Group. Major outcomes in high-risk hypertensive patients randomized to angiotensin-converting enzyme inhibitor or calcium channel blocker vs diuretic: The Antihypertensive and Lipid-Lowering Treatment to Prevent Heart Attack Trial (ALLHAT). *JAMA* 2002; **288:** 2981–97. Correction. *ibid.;* **289:** 178.

对血液的影响 有报道硝苯地平治疗可明显减少试管里的血小板聚集[1]，结果提示口服（非静脉）硝苯地平可使健康受体的血小板功能受到抑制[2,3]。另一观点认为[4]钙通道阻滞剂可能会有使外科病人产生**出血性并发症**的潜在能力（特别是那些正在进行冠脉旁路移植术的患者）。进行心血管移植患者主要发生的外科出血与硝苯地平有关[5]，但用于其他情况不会增加出血的风险[6]。随后一项系统性综述[7]发现二氢吡啶类最显著增加内源性纤溶活性，尽管健康人中没有此作用。作者认为也许与抗凝血药和纤溶性药物相互作用有关。

也有报道认为会引起胃肠道出血。在对 1636 名老年高血压患者预期大型研究[8]和随后的控制病例研究[9]报道，钙通道阻滞剂与 β 受体阻滞剂比较，可增加胃肠道出血。然而，也有显示[10]可能是由于与 β 受体阻滞剂的保护作用有关而不是钙通道阻滞剂的不良反应。其他研究[11]也显示胃肠道出血本质上并不是由钙通道阻滞剂引起的。

钙通道阻滞剂也与大量血质不调或恶液质有关；也有病例关于服用硝苯地平导致再生障碍性贫血[12]，服用氨氯地平[13]和地尔硫䓬[14,15]导致血小板减少症。

1. Ośmiałwska Z, *et al.* Effect of nifedipine monotherapy on platelet aggregation in patients with untreated essential hypertension. *Eur J Clin Pharmacol* 1990; **39:** 403–4.
2. Winther K, *et al.* Dose-dependent effects of verapamil and nifedipine on in vivo platelet function in normal volunteers. *Eur J Clin Pharmacol* 1990; **39:** 291–3.
3. Walley TJ, *et al.* The effects of intravenous and oral nifedipine on ex vivo platelet function. *Eur J Clin Pharmacol* 1989; **37:** 449–52.
4. Becker RC, Alpert JS. The impact of medical therapy on hemorrhagic complications following coronary artery bypass grafting. *Arch Intern Med* 1990; **150:** 2016–21.
5. Wagenknecht LE, *et al.* Surgical bleeding: unexpected effect of a calcium antagonist. *BMJ* 1995; **310:** 776–7.
6. Öhman J and others. Surgical bleeding and calcium antagonists. *BMJ* 1995; **311:** 388–9. [Several letters.]
7. Vergouwen MDI, *et al.* Dihydropyridine calcium antagonists increase fibrinolytic activity: a systematic review. *J Cereb Blood Flow Metab* 2007; **27:** 1293–1308.
8. Pahor M, *et al.* Risk of gastrointestinal haemorrhage with calcium antagonists in hypertensive persons over 67 years old. *Lancet* 1996; **347:** 1061–5.
9. Kaplan RC, *et al.* Use of calcium channel blockers and risk of hospitalized gastrointestinal tract bleeding. *Arch Intern Med* 2000; **160:** 1849–55.
10. Suissa S, *et al.* Antihypertensive drugs and the risk of gastrointestinal bleeding. *Am J Med* 1998; **105:** 230–5.
11. Kelly JP, *et al.* Major upper gastrointestinal bleeding and the use of calcium channel blockers. *Lancet* 1999; **353:** 559.
12. Laporte J-R, *et al.* Fatal aplastic anaemia associated with nifedipine. *Lancet* 1998; **352:** 619–20.
13. Usalan C, *et al.* Severe thrombocytopenia associated with amlodipine treatment. *Ann Pharmacother* 1999; **33:** 1126–7.
14. Lahav M, Arav R. Diltiazem and thrombocytopenia. *Ann Intern Med* 1989; **110:** 327.
15. Michalets EL, Jackson DV. Diltiazem-associated thrombocytopenia. *Pharmacotherapy* 1997; **17:** 1345–8.

对骨和关节的影响 对于关节痛与钙通道阻滞剂的关系，见下文**对神经肌肉的影响**。

对脑的影响 有报道少数患者服用硝苯地平后出现局部脑缺血[1,2]。

1. Nobile-Orazio E, Sterzi R. Cerebral ischaemia after nifedipine treatment. *BMJ* 1981; **283:** 948.
2. Schwartz M, *et al.* Oral nifedipine in the treatment of hypertensive urgency: cerebrovascular accident following a single dose. *Arch Intern Med* 1990; **150:** 686–7.

对糖代谢的影响 有关于服用硝苯地平后糖尿病加重[1]、葡萄糖耐受量降低[2]和发生糖尿病[1,3]的报道。也有报道称硝苯地平可增加葡萄糖的血浆浓度[3,4]。然而其他报道和研究并没有发现糖尿病患者或非糖尿病患者服用硝苯地平后葡萄糖耐受量改变[5~10]。

也可见下文**注意事项**项下**糖尿病**。

1. Bhatnagar SK, *et al.* Diabetogenic effects of nifedipine. *BMJ* 1984; **289:** 19.
2. Giugliano D, *et al.* Impairment of insulin secretion in man by nifedipine. *Eur J Clin Pharmacol* 1980; **18:** 395–8.
3. Zezulka AV, *et al.* Diabetogenic effects of nifedipine. *BMJ* 1984; **289:** 437–8.
4. Charles S, *et al.* Hyperglycaemic effect of nifedipine. *BMJ* 1981; **283:** 19–20.
5. Harrower ADB, Donnelly T. Hyperglycaemic effect of nifedipine. *BMJ* 1981; **283:** 796.
6. Greenwood RH. Hyperglycaemic effect of nifedipine. *BMJ* 1982; **284:** 50.
7. Abadie E, Passa P. Diabetogenic effects of nifedipine. *BMJ* 1984; **289:** 438.
8. Dante A. Nifedipine and fasting glycemia. *Ann Intern Med* 1986; **104:** 125–6.
9. Whitcroft I, *et al.* Calcium antagonists do not impair long-term glucose control in hypertensive non-insulin dependent diabetics (NIDDS). *Br J Clin Pharmacol* 1986; **22:** 208P.
10. Tentorio A, *et al.* Insulin secretion and glucose tolerance in non-insulin dependent diabetic patients after chronic nifedipine treatment. *Eur J Clin Pharmacol* 1989; **36:** 311–13.

对耳的影响 有个别报道[1]耳鸣与几种钙通道阻滞剂有关，包括硝苯地平、尼卡地平、尼群地平、地尔硫䓬、维拉帕米、桂利嗪。

1. Narváez M, *et al.* Tinnitus with calcium-channel blockers. *Lancet* 1994; **343:** 1229–30.

对眼的影响 个别报道提示硝苯地平可导致发生短暂性视网膜局部缺血、失明[1]和眼窝水肿[2]。在 Postmarketing 调查中，发现患者服用硝苯地平后出现眼部疼痛或刺痛（可评价的 178/757）较服用卡托普利（45/289）普遍，尽管原因并不确定[3]。也显示硝苯地平是白内障发病的危险因素[4,5]，但是用于分析的数据较小[6]，可是[7]也有可能发生高血压，而不是硝苯地平的治疗作用[6]。

1. Pitlik S, *et al.* Transient retinal ischaemia induced by nifedipine. *BMJ* 1983; **287:** 1845–6.
2. Silverstone PH. Periorbital oedema caused by nifedipine. *BMJ* 1984; **288:** 1654.
3. Coulter DM. Eye pain with nifedipine and disturbance of taste with captopril: a mutually controlled study showing a method of postmarketing surveillance. *BMJ* 1988; **296:** 1086–8.
4. van Heyningen R, Harding JJ. Do aspirin-like analgesics protect against cataract? *Lancet* 1986; **i:** 1111–13.
5. Harding JJ, van Heyningen R. Drugs, including alcohol, that act as risk factors for cataract, and possible protection against cataract by aspirin-like analgesics and cyclopenthiazide. *Br J Ophthalmol* 1988; **72:** 809–14.
6. van Heyningen R, Harding JJ. Aspirin-like analgesics and cataract. *Lancet* 1986; **ii:** 283.
7. Kewitz H, *et al.* Aspirin and cataract. *Lancet* 1986; **ii:** 689.

对心脏的影响 一些患者使用硝苯地平可引起不同的心脏疾病。有患有心脏阻滞而服用维拉帕米的老年患者出现完全性心脏阻滞的报道出现[1]，4 名患者进行冠状动脉旁路移植术中服用硝苯地平突然出现循环衰竭的报道[2]。1 名患者经全力抢救后死亡[2]。然而，可能多数报道已经关注到心脏局部缺血的发生或恶化，等效于包括服用短效的硝苯地平后出现症状明显的心肌梗死[3~6]。血压快速下降的情况主要发生于舌下含服硝苯地平治疗高血压的紧急情况[5,6]或者有局部缺血性心脏病病史的患者[3,4]。硝苯地平短效制剂，特别是舌下含服，治疗高血压危象不再建议这种用法（见**高血压**，第 228 页）。

1. Chopra DA, Maxwell RT. Complete heart block with low dose nifedipine. *BMJ* 1984; **288:** 760.
2. Goiti JJ. Calcium channel blocking agents and the heart. *BMJ* 1985; **291:** 1505.
3. Sia STB, *et al.* Aggravation of myocardial ischaemia by nifedipine. *Med J Aust* 1985; **142:** 48–50.
4. Boden WE, *et al.* Nifedipine-induced hypotension and myocardial ischemia in refractory angina pectoris. *JAMA* 1985; **253:** 1131–5.
5. O'Mailia JJ, *et al.* Nifedipine-associated myocardial ischemia or infarction in the treatment of hypertensive urgencies. *Ann Intern Med* 1987; **107:** 185–6.
6. Leavitt AD, Zweifler AJ. Nifedipine, hypotension, and myocardial injury. *Ann Intern Med* 1988; **108:** 305–6.

停药 1 名患者停药后出现冠脉局部缺血恶化和动静脉搭桥血栓形成[1]。15 名稳定性心绞痛患者治疗 6 周后突然停药，导致 2 名患者发生严重的不稳定性心绞痛和其他患者发生急性心肌梗死[2]。

假设停药影响是由于增加了动脉血管 α_2-肾上腺素对循环的敏感性。

1. Mysliwiec M, *et al.* Calcium antagonist withdrawal syndrome. *BMJ* 1983; **286:** 1898.
2. Mehta J, Lopez LM. Calcium-blocker withdrawal phenomenon: increase in affinity of alpha$_2$ adrenoceptors for agonist as a potential mechanism. *Am J Cardiol* 1986; **58:** 242–6.

对肾脏的影响 钙通道阻滞剂可能对一些肾功能失调有效（见下文**用途和用法**）。然而，有报道[1]4 名有潜在肾功能不足患者服用硝苯地平[1]后，发生肾功能可逆性损伤，并伴有无自觉症状的全身动脉血压下降。另外有报道[2]，硝苯地平可使 14 名 2 型糖尿病患者尿蛋白排泄增加和肾损伤加重。

服用药物治疗心绞痛[3]后患者出现多尿，9 名进行前列腺手术的患者使用硝苯地平出现遗尿症[4]。

1. Diamond JR, *et al.* Nifedipine-induced renal dysfunction: alterations in renal hemodynamics. *Am J Med* 1984; **77:** 905–9.
2. Demarie BK, Bakris GL. Effects of different calcium antagonists on proteinuria associated with diabetes mellitus. *Ann Intern Med* 1990; **113:** 987–8.
3. Antonelli D, *et al.* Excessive nifedipine diuretic effect. *BMJ* 1984; **288:** 760.
4. Williams G, Donaldson RM. Nifedipine and nocturia. *Lancet* 1986; **i:** 738.

对肝脏的影响 有报道患者服用硝苯地平后出现[1~4]大量的肝炎病例明显是由于超敏反应，常伴随发热、出汗、寒战、关节强直和关节炎的症状。

1. Rotmensch HH, *et al.* Lymphocyte sensitisation in nifedipine-induced hepatitis. *BMJ* 1980; **281:** 976–7.
2. Davidson AR. Lymphocyte sensitisation in nifedipine-induced hepatitis. *BMJ* 1980; **281:** 1354.
3. Abramson M, Littlejohn GO. Hepatic reactions to nifedipine. *Med J Aust* 1985; **142:** 47–8.
4. Shaw DR, *et al.* Nifedipine hepatitis. *Aust N Z J Med* 1987; **17:** 447–8.

对月经周期的影响 有报道 2 名女性患者使用硝苯地平治疗后出现月经过多[1]，另 2 名患者出现月经不调并伴有严重出血[2]。

1. Rodger JC, Torrance TC. Can nifedipine provoke menorrhagia? *Lancet* 1983; **ii:** 460.
2. Singh G, *et al.* Can nifedipine provoke menorrhagia? *Lancet* 1983; **ii:** 1022.

对心理功能的影响 有报道[1]失眠、兴奋、踱步、激动和抑郁都与硝苯地平治疗有关。停药后 2 天内症状消失。有进一步报道[2]4 个病例开始服用硝苯地平后 1 周内出现抑郁的表现，停药 1 周后症状消失。

尽管两项流行病学研究认为钙通道阻滞剂可能会导致自杀[3]，但后来的研究[4]并没有发现证据显示抑郁与钙通道阻滞剂之间有联系，且自杀的数量很低。进一步研究[5~7]也没有发现与其他抗高血压药相比钙通道阻滞剂可增加自杀。

1. Ahmad S. Nifedipine-induced acute psychosis. *J Am Geriatr Soc* 1984; **32:** 408.
2. Hullett FJ, *et al.* Depression associated with nifedipine-induced calcium channel blockade. *Am J Psychiatry* 1988; **145:** 1277–9.
3. Lindberg G, *et al.* Use of calcium channel blockers and risk of suicide: ecological findings confirmed in population based cohort study. *BMJ* 1998; **316:** 741–5.
4. Dunn NR, *et al.* Cohort study on calcium channel blockers, other cardiovascular agents, and the prevalence of depression. *Br J Clin Pharmacol* 1999; **48:** 230–3.
5. Gasse C, *et al.* Risk of suicide among users of calcium channel blockers: population based, nested case-control study. *BMJ* 2000; **320:** 1251.
6. Sørensen HT, *et al.* Risk of suicide in users of beta-adrenoceptor blockers, calcium channel blockers and angiotensin converting enzyme inhibitors. *Br J Clin Pharmacol* 2001; **52:** 313–8.
7. Callréus T, *et al.* Cardiovascular drugs and the risk of suicide: a nested case-control study. *Eur J Clin Pharmacol* 2007; **63:** 591–6.

对口腔的影响 *牙龈增生* 有报道牙龈增生与大部分钙通道阻滞剂使用有关，特别是二氢吡啶类[1,2]。Australian Adverse Drug Reactions Advisory Committe 数据库 1999 年显示有 114 例牙龈增生，硝苯地平占 25 例，氨氯地平占 22 例，非洛地平 14 例。发病从治疗开始后几天到 4 年不等，停药后反应通常会消失。

1. Adverse Drug Reactions Advisory Committee (ADRAC). Drug-induced gingival overgrowth. *Aust Adverse Drug React Bull* 1999; **18:** 6–7. Also available at: http://www.tga.gov.au/adr/aadrb/aadr9906.pdf (accessed 25/07/08)
2. Ioulios P, *et al.* The spectrum of cutaneous reactions associated with calcium antagonists: a review of the literature and the possible etiopathogenic mechanisms. *Dermatol Online J* 2003; **9:** 6. Available at: http://dermatology.cdlib.org/95/reviews/calcium/ioulios.html (accessed 23/01/09)

腮腺炎 1 名舌下用药的患者出现急性腮腺炎发作[1]。

1. Bosch X, *et al.* Nifedipine-induced parotitis. *Lancet* 1986; **ii:** 467.

对神经肌肉的影响 有报道一些患者服用硝苯地平后出现严重肌肉痉挛[1,2]；1 名患者[2]的痉挛与普遍的感觉异常有关。1 名接受静脉滴注硝苯地平的肾移植患者发生了严重横纹肌溶解症[3]。一旦输液停止患者很快恢复。

也有与氨氯地平有关的肌病、肌痛和关节痛报道[4]。1 名患者服用地尔硫䓬出现关节痛[5]。

1. Keidar S, *et al.* Muscle cramps during treatment with nifedipine. *BMJ* 1982; **285:** 1241–2.
2. Macdonald JB. Muscle cramps during treatment with nifedipine. *BMJ* 1982; **285:** 1744.
3. Horn S, *et al.* Severe rhabdomyolysis in a kidney-transplant recipient receiving intravenous nifedipine. *Lancet* 1995; **346:** 848–9.
4. Phillips BB, Muller BA. Severe neuromuscular complications possibly associated with amlodipine. *Ann Pharmacother* 1998; **32:** 1165–7.
5. Smith KM. Arthralgia associated with calcium-channel blockers. *Am J Health-Syst Pharm* 2000; **57:** 55–7.

对食管的影响 钙通道阻滞剂降低食管括约肌压力，应用于食管功能紊乱（见下文），但一项回归阵列分析[1]发现钙通道阻滞剂也许可以加重或恶化胃食管反流。

1. Hughes J, *et al.* Do calcium antagonists contribute to gastro-oesophageal reflux disease and concomitant noncardiac chest pain? *Br J Clin Pharmacol* 2007; **64:** 83–9.

对外周循环的影响 1 名患者使用硝苯地平治疗后 8 周出现红斑性肢痛病样出疹。症状包括严重灼烧感和小腿红肿胀痛、敏感度温升高。硝苯地平停用 2 天后症状消失[1]。另 1 名使用硝苯地平的患者也出现相似的反应[2~4]。也有关于服用尼卡地平后出现红斑性肢痛的报道[5]。这种类型的红斑性肢痛病可称为二级红斑性肢痛病[6]。

1. Fisher JR, *et al.* Nifedipine and erythromelalgia. *Ann Intern Med* 1983; **98:** 671–2.
2. Grunwald Z. Painful edema, erythematous rash, and burning sensation due to nifedipine. *Drug Intell Clin Pharm* 1982; **16:** 492.
3. Brodmerkel GJ. Nifedipine and erythromelalgia. *Ann Intern Med* 1983; **99:** 415.
4. Sunahara JF, *et al.* Possible erythromelalgia-like syndrome associated with nifedipine in a patient with Raynaud's phenomenon. *Ann Pharmacother* 1996; **30:** 484–6.
5. Levesque H, *et al.* Erythromelalgia induced by nicardipine (inverse Raynaud's phenomenon?) *BMJ* 1989; **298:** 1252–3.
6. Drenth JPH, Michiels JJ. Three types of erythromelalgia. *BMJ* 1990; **301:** 454–5.

对呼吸系统的影响 有报道服用硝苯地平[1~4]和尼卡地平[5]后出现可逆性急性肺水肿（有胸腔积液）。也有报道硝苯地平可加剧继发于呼吸道阻塞性疾病的肺源性心脏病患者的组织氧化作用的受损程度[6]。

加重喉部水肿的报道见下文**超敏反应**。

1. Chaouat A, *et al.* Pulmonary oedema and pleural effusion in two patients with primary pulmonary hypertension treated with calcium channel blockers. *Heart* 1996; **75:** 383.
2. Gillmer DJ, Kark P. Pulmonary oedema precipitated by nifedipine. *BMJ* 1980; **280:** 1420–1.
3. Aderka D, Pinkhas J. Pulmonary oedema precipitated by nifedipine. *BMJ* 1984; **289:** 1272.
4. Abbas OM, *et al.* Acute pulmonary edema during tocolytic therapy with nifedipine. *Am J Obstet Gynecol* 2006; **195:** e3–e4.
5. Vaast P, *et al.* Acute pulmonary oedema during nicardipine therapy for premature labour: report of five cases. *Eur J Obstet Gynecol Reprod Biol* 2004; **113:** 98–9.
6. Kalra L, Bone MF. Nifedipine and impaired oxygenation in patients with chronic bronchitis and cor pulmonale. *Lancet* 1989; **i:** 1135–6.

对皮肤和指甲的影响 硝苯地平最普遍的皮肤反应有皮疹、瘙痒、风疹、秃头、剥脱性皮炎[1]；也有一些多形性红斑和 Stevens-Johnson 综合征报道[1]。1 名患者使用硝苯地平代替氨氯地平后出现多形性红斑[2]，服用氨氯地平和地尔硫䓬后也有报道出现明显的斑疹瘙痒[3]。有报道服用氨氯地平后出现无特征的瘙痒[4]。其他报道的硝苯地平皮肤反应包括严重的光敏反应[5]、斑疹瘙痒[6]和毛细管扩张[7]（包括分布式毛细管扩张[8]和类天疱疮小瘤[9]）。氨氯地平引起的光分布性毛细管扩张也有报道[10,11]，1 个病例[10]为 3 年后复发。氨氯地平与扁平苔藓[12]和色谱沉着[13]有关。1 名 75 岁男性患者开始氨氯地平治疗后 18 个月后发生指甲和甲周染色[14]。停药后 2 年症状改善。

红斑性肢痛病的参考文献见上文**对外周循环的影响**项下内容。

1. Stern R, Khalsa JH. Cutaneous adverse reactions associated with calcium channel blockers. *Arch Intern Med* 1989; **149:** 829–32.
2. Bewley AP, *et al.* Erythema multiforme following substitution of amlodipine for nifedipine. *BMJ* 1993; **307:** 241.
3. Baker BA, Cacchione JG. Dermatologic cross-sensitivity between diltiazem and amlodipine. *Ann Pharmacother* 1994; **28:** 118–19.
4. Orme S, *et al.* Generalised pruritus associated with amlodipine. *BMJ* 1997; **315:** 463.
5. Thomas SE, Wood ML. Photosensitivity reactions associated with nifedipine. *BMJ* 1986; **292:** 992.
6. Oren R, *et al.* Nifedipine-induced nonthrombocytopenic purpura. *DICP Ann Pharmacother* 1989; **23:** 88.
7. Tsele E, Chu AC. Nifedipine and telangiectasias. *Lancet* 1992; **339:** 365–6.
8. Collins P, Ferguson J. Photodistributed nifedipine-induced facial telangiectasia. *Br J Dermatol* 1993; **129:** 630–3.
9. Ameen M, *et al.* Pemphigoid nodularis associated with nifedipine. *Br J Dermatol* 2000; **142:** 575–7.
10. Basarab T, *et al.* Calcium antagonist-induced photo-exposed telangiectasia. *Br J Dermatol* 1997; **136:** 974–5.
11. Grabczynska SA, Cowley N. Amlodipine induced-photosensitivity presenting as telangiectasia. *Br J Dermatol* 2000; **142:** 1255–6.

12. Swale VJ, McGregor JM. Amlodipine-associated lichen planus. *Br J Dermatol* 2001; **144:** 920–1.
13. Erbagci Z. Amlodipine associated hyperpigmentation. *Saudi Med J* 2004; **25:** 103–5.
14. Sladden MJ, *et al.* Longitudinal melanonychia and pseudo-Hutchinson sign associated with amlodipine. *Br J Dermatol* 2005; **153:** 219–20.

对味觉的影响 尽管有报道[1]2名患者服用硝苯地平后味觉和嗅觉失真，但对于服用硝苯地平后的922名患者和343名服用卡托普利的患者研究，并未显示味觉失常与硝苯地平有关[2]。有报道[3]一名患者服用氨氯地平几年后突然失去味觉，停药后恢复，再次服药后又发生。

1. Levenson JL, Kennedy K. Dysomia, dysgeusia, and nifedipine. *Ann Intern Med* 1985; **102:** 135–6.
2. Coulter DM. Eye pain with nifedipine and disturbance of taste with captopril: a mutually controlled study showing a method of postmarketing surveillance. *BMJ* 1988; **296:** 1086–8.
3. Sadasivam B, Jhaj R. Dysgeusia with amlodipine—a case report. *Br J Clin Pharmacol* 2007; **63:** 253.

锥体外系障碍 锥体外系障碍见于各种化学类型的钙通道阻滞剂，尽管报道多见于苯烷基胺和维拉帕米，较少见于二氢吡啶类或地尔硫䓬。

帕金森症 见于服用氨氯地平[1,2]，地尔硫䓬[3]和维拉帕米[4,5]的患者。帕金森症也是氟桂利嗪和桂利嗪被认知的不良反应，它们均有钙通道阻滞性质（氟桂利嗪，参见M37第552页）。

其他与钙通道阻滞剂有关的行为异常有地尔硫䓬[6,7]导致的**静坐不能**，维拉帕米[8]导致的**肌张力障碍**，维拉帕米[9]和硝苯地平[10]导致的**肌阵挛性肌张力障碍**，维拉帕米[11,12]导致的**肌阵挛**。

1. Sempere AP, *et al.* Parkinsonism induced by amlodipine. *Mov Disord* 1995; **10:** 115–16.
2. Teive HA, *et al.* Parkinsonian syndrome induced by amlodipine: case report. *Mov Disord* 2002; **17:** 833–5.
3. Dick RS, Barold SS. Diltiazem-induced parkinsonism. *Am J Med* 1989; **87:** 95–6.
4. Garcia-Albea E, *et al.* Parkinsonism unmasked by verapamil. *Clin Neuropharmacol* 1993; **16:** 263–5.
5. Padrell MD, *et al.* Verapamil-induced parkinsonism. *Am J Med* 1995; **99:** 436.
6. Jacobs MB. Diltiazem and akathisia. *Ann Intern Med* 1983; **99:** 794–5.
7. Brink DD. Diltiazem and hyperactivity. *Ann Intern Med* 1984; **100:** 459–60.
8. Pina MA, *et al.* Verapamil and acute dystonia. *J Clin Pharm Ther* 1989; **28:** 79–80.
9. Hicks CB, Abraham K. Verapamil and myoclonic dystonia. *Ann Intern Med* 1985; **103:** 154.
10. de Medina A, *et al.* Nifedipine and myoclonic dystonia. *Ann Intern Med* 1986; **104:** 125.
11. Maiteh M, Daoud AS. Myoclonic seizure following intravenous verapamil injection: case report and review of the literature. *Ann Trop Paediatr* 2001; **21:** 271–2.
12. Vadlamudi L, Wijdicks EFM. Multifocal myoclonus due to verapamil overdose. *Neurology* 2002; **58:** 984.

男子女性型乳房 3名男性患者开始使用硝苯地平治疗4、6、26周后出现单侧的男子女性型乳房[1]。2名透析患者服用氨氯地平后也报道[2]出现男子女性型乳房，停药后症状消失。

1. Clyne CAC. Unilateral gynaecomastia and nifedipine. *BMJ* 1986; **292:** 380.
2. Komine N, *et al.* Amlodipine-induced gynecomastia in two patients on long-term hemodialysis therapy. *Clin Exp Nephrol* 2003; **7:** 85–6.

出血 见上文**对血液的影响**。

超敏反应 硝苯地平与多种形式的超敏反应有关，包括皮疹和肝的反应（见上文）。1名女性患者使用异山梨醇二硝酸盐喷雾后，舌下给予硝苯地平加重了喉部肿大[1]。

1. Silfvast T, *et al.* Laryngeal oedema after isosorbide dinitrate spray and sublingual nifedipine. *BMJ* 1995; **311:** 232.

水肿 脚部和踝部水肿是硝苯地平和其他二氢吡啶类钙通道阻滞剂普遍的不良反应。在开始治疗后的2周或更长时间可发生，主要是由于毛细血管前小动脉扩张而不是体液潴留[1]。对10名糖尿病受试者使用硝苯地平治疗研究表明，他们中有2人发生了踝部水肿，认为硝苯地平能消除当脚低于心脏水平时产生的血管收缩反应，此收缩反应被认为能够预防过量的液体过滤进入组织[2]。

这种水肿可通过简单的治疗措施缓解，例如抬高足部，或减少用药剂量。但如果症状持续，则应停用钙通道阻滞剂[1]。

有报道患者服用氨氯地平后出现全身性[3]和面部及上肢水肿[4]，停药后症状消失。

1. Maclean D, MacConnachie AM. Selective side-effects: peripheral oedema with dihydropyridine calcium antagonists. *Prescribers' J* 1991; **31:** 4–6.
2. Williams J, *et al.* Dependent oedema and attenuation of postural vasoconstriction associated with nifedipine therapy for hypertension in diabetic patients. *Eur J Clin Pharmacol* 1989; **37:** 333–5.
3. Şener D, *et al.* Anasarca edema with amlodipine treatment. *Ann Pharmacother* 2005; **39:** 761–3.
4. Ganeshalingham A, Wong W. Amlodipine-induced bilateral upper extremity edema. *Ann Pharmacother* 2007; **41:** 1536–8.

不良反应的处置

成年人或儿童在服用具有潜在毒性的过量的钙通道阻滞剂1h内的，可口服给予活性炭，如果使用缓释制剂，也可晚些给予活性炭，成年人也可考虑选择灌胃。应采用维持疗法。但是患者处于仰卧位置、脚升高和增大血浆给药可降低血压。应尽量避免心脏超负荷。中毒征显著者应静注钙。一般最大6.8mmol钙，5min缓慢静注，如需，每10～20min重复一次，最多4次。或者最多到6.8mmol/h钙静注。6.8mmol钙由10ml 10%氯化钙或30ml 10%葡萄糖酸钙提供。如果没有纠正低血压，也可额外给予拟交感神经药，如异丙肾上腺素、多巴胺或去甲肾上腺素。阿托品、异丙肾上腺素或心脏起搏可治疗心搏过缓。注射胰岛素和葡萄糖可提高心肌收缩和全身灌注量。胰高血糖素用于纠正心肌抑制及低血压。

因为硝苯地平可以和蛋白高度结合，所以透析没有疗效。血浆置换法可能很有效。

过量 尽管所有钙通道阻滞剂过量使用时处置方法相似[1~4]，但非二氢吡啶类（如维拉帕米、地尔硫䓬）毒性更强。主要为支持治疗（见上文**不良反应的处置**），或采用标准疗法，包括氨吡啶[5]作为特殊拮抗剂，氨力农[1]作为正性肌力。加压素[6]和特利加压素[7]已经成功用于顽固性低血压治疗，血浆交换[8]也曾成功应用。一些证据[9,10]表明，高剂量胰岛素（如低血糖需葡萄糖）也有效。特别是对酸中毒患者，且已被证明安全[11]。

大部分用药过量的报道是关于维拉帕米的（见第462页），以下是一些硝苯地平的个体报告。

• 1名患者服用600mg硝苯地平中度控释制剂与过量的对乙酰氨基酚同时使用，首先出现低血压、心动过速和面红，接着是低钾血。但没有心传导阻滞的证据[12]。患者静脉给予葡萄糖酸钙，随后给予活性炭和乳灌肠。服用10h后硝苯地平完全被吸收。口服氯化钾治疗低血压和乙酰半胱氨酸可治疗对乙酰氨基酚中毒。

• 14个月大的儿童服用大约800mg硝苯地平后，出现3度AV传导阻滞，发展为心肌收缩[13]。在心肺复苏期间给予总量700mg的氯化钙和阿托品、升压素、碳酸钠。给予洗胃和活性炭治疗可清空胃。心动过速和低血压并有肺水肿和高血糖迹象的患者，静脉给予电解液和多巴胺输液以及保持空气流通，并同时采取控制性一阵痉挛癫痫发作的并发症。最后患者的中度说话延迟症状明显消除。

1. Salhanick SD, Shannon MW. Management of calcium channel antagonist overdose. *Drug Safety* 2003; **26:** 65–79.
2. DeWitt CR, Waksman JC. Pharmacology, pathophysiology and management of calcium channel blocker and beta-blocker toxicity. *Toxicol Rev* 2004; **23:** 223–38.
3. Olson KR, *et al.* Calcium channel blocker ingestion: an evidence-based consensus guideline for out-of-hospital management. *Clin Toxicol* 2005; **43:** 797–822.
4. Shepherd G. Treatment of poisoning caused by beta-adrenergic and calcium-channel blockers. *Am J Health-Syst Pharm* 2006; **63:** 1828–35.
5. Stevens JJWM, Ghosh S. Overdose of calcium channel blockers. *BMJ* 1994; **309:** 193.
6. Kanagarajan K, *et al.* The use of vasopressin in the setting of recalcitrant hypotension due to calcium channel blocker overdose. *Clin Toxicol* 2007; **45:** 56–9.
7. Leone M, *et al.* Terlipressin: a new therapeutic for calcium-channel blockers overdose. *J Crit Care* 2005; **20:** 114–15.
8. Ezidiegwu C, *et al.* A case report on the role of plasma exchange in the management of a massive amlodipine besylate intoxication. *Ther Apher Dial* 2008; **12:** 180–4.
9. Mégarbane B, *et al.* The role of insulin and glucose (hyperinsulinaemia/euglycaemia) therapy in acute calcium channel antagonist and beta-blocker poisoning. *Toxicol Rev* 2004; **23:** 215–22.
10. Shepherd G, Klein-Schwartz W. High-dose insulin therapy for calcium-channel blocker overdose. *Ann Pharmacother* 2005; **39:** 923–30.
11. Greene SL, *et al.* Relative safety of hyperinsulinaemia/euglycaemia therapy in the management of calcium channel blocker overdose: a prospective observational study. *Intensive Care Med* 2007; **33:** 2019–24.
12. Ferner RE, *et al.* Pharmacokinetics and toxic effects of nifedipine in massive overdose. *Hum Exp Toxicol* 1990; **9:** 309–11.
13. Wells TG. Nifedipine poisoning in a child. *Pediatrics* 1990; **86:** 91–4.

注意事项

低血压患者应谨慎使用硝苯地平，心力储备差的患者和心功能衰竭恶化患者应注意。硝苯地平不宜应用于心源性休克患者和2～4周前发生心肌梗死的患者，或是患有急性不稳定性心绞痛的患者。硝苯地平不宜用于慢性稳定性心绞痛的治疗，也不应用于成人急性降压，但对于儿童急性降压（第398页）。严重的大动脉狭窄患者，硝苯地平更能增加出现心力衰竭的风险。突然停药可引起严重绞痛。肝损伤患者需要减少剂量。

用药后缺血疼痛的患者应停止硝苯地平。

有报道硝苯地平可使动物产生畸形并抑制分娩，但是能用于妊娠期高血压患者（见下文**用途和用法**项下**高血压**）。

哺乳 硝苯地平可分布在乳汁中[1,2]，但是量小，不会产生危险。没有任何报道关于母亲服用硝苯地平导致婴儿出现临床反应。因此美国American Academy of Pediatrics认为[3]一般适合哺乳期服用。

1. Ehrenkranz RA, *et al.* Nifedipine transfer into human milk. *J Pediatr* 1989; **114:** 478–80.
2. Penny WJ, Lewis MJ. Nifedipine is excreted in human milk. *Eur J Clin Pharmacol* 1989; **36:** 427–8.
3. American Academy of Pediatrics. The transfer of drugs and other chemicals into human milk. *Pediatrics* 2001; **108:** 776–89. [Retired May 2010] Correction. *ibid.*; 1029. Also available at: http://aappolicy.aappublications.org/cgi/content/full/pediatrics%3b108/3/776 (accessed 06/07/04)

心脏手术 二氢吡啶类钙通道阻滞剂有可能增加主动脉瘤手术患者围手术期致死率。见上文**不良反应**项下**对死亡率的影响**。

糖尿病 硝苯地平对胰岛素和葡萄糖反应（见上文**不良反应**项下**对糖代谢的影响**）需要抗糖尿病治疗的调整。也有些研究认为硝苯地平可使蛋白尿症和某种程度的肾功能不全的糖尿病患者的肾功能最大[1,2]，但另外的研究（见下文**用途和用法**项下**肾脏疾病**）认为硝苯地平治疗可能预防或延迟尿蛋白的发展。

一些研究认为糖尿病患者[3,4]或葡萄糖代谢损伤的患者[5]更容易受到钙通道阻滞剂的心血管不良反应的影响。一些研究中使用的钙通道阻滞剂是二氢吡啶类如尼索地平、氨氯地平和伊拉地平（长效或中效钙离子通道阻滞剂）。然而，研究中[3,4]比较了钙通道阻滞剂和ACEI，认为ACEI可能除了对抗高血压外还能对糖尿病患者有保护作用。因此，ACEI对这些患者更有效，而钙通道阻滞剂则有危害[6]。

1. Mimran A, *et al.* Contrasting effects of captopril and nifedipine in normotensive patients with incipient diabetic nephropathy. *J Hypertens* 1988; **6:** 919–23.
2. Demarie BK, Bakris GL. Effects of different calcium antagonists on proteinuria associated with diabetes mellitus. *Ann Intern Med* 1990; **113:** 987–8.
3. Estacio RO, *et al.* The effect of nisoldipine as compared with enalapril on cardiovascular outcomes in patients with non-insulin-dependent diabetes and hypertension. *N Engl J Med* 1998; **338:** 645–52. Correction. *ibid.*; **339:** 1339.
4. Tatti P, *et al.* Outcome results of the fosinopril versus amlodipine cardiovascular events randomized trial (FACET) in patients with hypertension and NIDDM. *Diabetes Care* 1998; **21:** 597–603.
5. Byington RP, *et al.* Isradipine, raised glycosylated haemoglobin, and risk of cardiovascular events. *Lancet* 1997; **350:** 1075–6.
6. Poulter NR. Calcium channel blockers and cardiovascular risk in diabetes. *Lancet* 1998; **351:** 1809–10.

对实验室检测的干扰 硝苯地平可能错误地提高尿香草扁桃酸的分光光度法的测定值，而对高效液相测定无影响。

卟啉病 硝苯地平与急性卟啉病有关，认为它对卟啉病患者不安全。

停药 突然停止服用硝苯地平可导致心绞痛恶化。

有1例危及生命的冠状动脉痉挛报道发生在血管的再形成之前停止服用硝苯地平，见**地尔硫䓬中对心脏的影响**（第317页）。

药物相互作用

尽管联合用药可以很好的耐受，但是硝苯地平可以增强其他抗高血压药物的抗高血压作用如β受体阻滞药。其他可引起血压下降的药物联用（如阿地流津和抗精神病药）也可见增强抗高血压的作用。硝苯地平可纠正胰岛素和葡萄糖的反应（见上文**对糖代谢的影响**）因此糖尿病患者服用硝苯地平来调整抗糖尿病治疗。硝苯地平可以在肝中广泛被细胞色素P450同工酶CYP3A4代谢，与其他影响可发生药物相互作用，与酶诱导药（如卡马西平、苯妥英、利福平）联用，与酶抑制药（如甲氰咪胍、红霉素、HIV-蛋白酶抑制药）联用。

乙醇 对10名健康受试者研究显示口服硝苯地平20mg药物浓度-时间曲线下面积在口服摄入乙醇后，可增加54%，最大脉率加快，符合动物和体外研究显示的硝苯地平代谢可被乙醇抑制的结论[1]。

1. Qureshi S, *et al.* Nifedipine-alcohol interaction. *JAMA* 1990; **264:** 1660–1.

抗心律失常药 硝苯地平和奎尼丁可能在肝中有共同的代谢途径，如果同用可能会产生影响。在一项研究中[1]，奎尼丁可抑制硝苯地平代谢，导致硝苯地平的血浆浓度增加；奎尼丁浓度未改变。然而，曾有对血浆奎尼丁浓度影响不一致的报道，见第426页。

1. Bowles SK, *et al.* Evaluation of the pharmacokinetic and pharmacodynamic interaction between quinidine and nifedipine. *J Clin Pharmacol* 1993; **33:** 727–31.

抗菌药 大环内酯类药物是细胞色素P450同工酶CYP3A4的抑制剂，并可抑制钙通道阻滞剂。克拉霉素治疗后2天[1]，1名接受抗高血压治疗（包括硝苯地平）的77岁男性患者发生血管扩张卒中和心脏传导阻

滞。继续克拉霉素治疗，当他的状况好转，再次使用半量的硝苯地平时其血压稳定下降。

1. Gerónimo-Pardo M, *et al.* Clarithromycin–nifedipine interaction as possible cause of vasodilatory shock. *Ann Pharmacother* 2005; **39**: 538–42.

抗糖尿病药 见上文**注意事项**项下**糖尿病**和**不良反应**项下**对糖代谢的影响**。

抗癫痫药 二氢吡啶类钙通道阻滞剂可被酶诱导的抗癫痫药减弱，如卡马西平、苯巴比妥和苯妥英[1~4]。相反的，有报道丙戊酸钠可增加尼莫地平血浆浓度[3]。

有二氢吡啶类和苯妥英的相互作用导致血浆苯妥英浓度增高的报道，参见 M37 第 477 页。

1. Capewell S, *et al.* Reduced felodipine bioavailability in patients taking anticonvulsants. *Lancet* 1988; **ii**: 480–2.
2. Schellens JHM, *et al.* Influence of enzyme induction and inhibition on the oxidation of nifedipine, sparteine, mephenytoin and antipyrine in humans as assessed by a "cocktail" study design. *J Pharmacol Exp Ther* 1989; **249**: 638–45.
3. Tartara A, *et al.* Differential effects of valproic acid and enzyme-inducing anticonvulsants on nimodipine pharmacokinetics in epileptic patients. *Br J Clin Pharmacol* 1991; **32**: 335–40.
4. Yasui-Furukori N, Tateishi T. Carbamazepine decreases antihypertensive effect of nilvadipine. *J Clin Pharmacol* 2002; **42**: 100–103.

抗真菌药 吡咯类抗真菌药可抑制细胞色素 P450 酶系统，从而可能影响钙通道阻滞剂的代谢。2 名妇女在开始伊曲康唑治疗后，服用非洛地平大约 1 年，出现外周水肿[1]。其中 1 名患者在服用伊曲康唑之前和期间测定非洛地平血浆浓度，两药联用后其浓度增加。同样的药物相互作用发生在 1 名在伊曲康唑治疗前开始已经服用硝苯地平的患者[2]。也有报道氟康唑可增强硝苯地平的作用[3]。

1. Neuvonen PJ, Suhonen R. Itraconazole interacts with felodipine. *J Am Acad Dermatol* 1995; **33**: 134–5.
2. Tailor SAN, *et al.* Peripheral edema due to nifedipine-itraconazole interaction: a case report. *Arch Dermatol* 1996; **132**: 350–2.
3. Kremens B, *et al.* Loss of blood pressure control on withdrawal of fluconazole during nifedipine therapy. *Br J Clin Pharmacol* 1999; **47**: 707–8.

抗组胺药 1 名对硝苯地平稳定的患者服用特非那定 60mg 治疗季节性过敏发生严重绞痛[1]。停药后 1~2h 疼痛缓解[1]。

1. Falkenberg HM. Possible interaction report. *Can Pharm J* 1988; **121**: 294.

抗肿瘤药 有报道儿童联用伊曲康唑和硝苯地平可增加长春新碱的毒性参见 M37 第 759 页，**长春新碱的药物相互作用**项下**抗真菌药**。1 名 76 岁男性患者在服用硝苯地平和伊马替尼后，出现胆石，认为与伊马替尼干扰细胞色素 P450 同工酶 CYP3A4 代谢硝苯地平有关。

1. Breccia M, *et al.* Can nifedipine and estrogen interaction with imatinib be responsible for gallbladder stone development? *Eur J Haematol* 2005; **75**: 89–90.

抗病毒药 众所周知 HIV-蛋白酶抑制剂都能抑制细胞色素 P450 同工酶 CYP3A4，因此可能影响钙通道阻滞剂的代谢。1 名对非洛地平反应稳定的女性患者发生双腿水肿[1]，当她感到针刺疼痛后给予奈非那韦。停用非洛地平后水肿症状缓解，因为抑制了非洛地平代谢。1 名用硝苯地平的男性[2]与有直立性低血压及 HAART 开始用奈非那韦后出现心脏传导抑制。奈非那韦停用后症状改善，复用后又出现，HAART 改用茚地那韦和奈非那韦后也出现。健康受试者研究[3]发现茚地那韦与奈非那韦合用增加对氨氯地平和地尔硫草暴露量。

1. Izzedine H, *et al.* Nelfinavir and felodipine: a cytochrome P450 3A4-mediated drug interaction. *Clin Pharmacol Ther* 2004; **75**: 362–3.
2. Rossi DR, *et al.* Symptomatic orthostasis with extended-release nifedipine and protease inhibitors. *Pharmacotherapy* 2002; **22**: 1312–16.
3. Glesby MJ, *et al.* Pharmacokinetic interactions between indinavir plus ritonavir and calcium channel blockers. *Clin Pharmacol Ther* 2005; **78**: 143–53.

β 受体阻滞剂 尽管硝苯地平常和 β 受体阻滞剂联用没有不良影响，但也有一些心绞痛患者服用硝苯地平和 β 受体阻滞剂后报道出现心力衰竭[1,2]。有报道 15 名服用硝苯地平和阿替洛尔的心绞痛患者 1 人发生严重低血压[3]，患者停用 β 受体阻滞剂后发生严重的不稳定性心绞痛。

患者发生严重低血压是由于硝苯地平和普萘洛尔联用，认为这也是导致严重心肌梗死的原因[4]。

1. Anastassiades CJ. Nifedipine and beta-blocker drugs. *BMJ* 1980; **281**: 1251–2.
2. Robson RH, Vishwanath MC. Nifedipine and beta-blockade as a cause of cardiac failure. *BMJ* 1982; **284**: 104.
3. Opie LH, White DA. Adverse interaction between nifedipine and β-blockade. *BMJ* 1980; **281**: 1462.
4. Staffurth JS, Emery P. Adverse interaction between nifedipine and beta-blockade. *BMJ* 1981; **282**: 225.

钙通道阻滞剂 在对 6 名健康受试者的一项研究中，先用地尔硫草治疗，硝苯地平血浆浓度增加；每日先用地尔硫草 30mg 治疗，硝苯地平的清除半衰期可延长 2.54~3.4h，每日先用地尔硫草 90mg 可延长 3.47h。这种影响可能是由于硝苯地平的肝代谢减弱[1]。硝苯地平和地尔硫草被相同的肝药酶代谢，因而硝苯地平可导致地尔硫草浓度增加[2]。一名 62 岁男性患者发生麻痹性肠梗阻被认为是地尔硫草增加了硝苯地平的浓度所致[3]。

1. Tateishi T, *et al.* Dose dependent effect of diltiazem on the pharmacokinetics of nifedipine. *J Clin Pharmacol* 1989; **29**: 994–7.
2. Tateishi T, *et al.* The effect of nifedipine on the pharmacokinetics and dynamics of diltiazem: the preliminary study in normal volunteers. *J Clin Pharmacol* 1993; **33**: 738–40.
3. Harada T, *et al.* Paralytic ileus induced by the combined use of nifedipine and diltiazem in the treatment of vasospastic angina. *Cardiology* 2002; **97**: 113–14.

地高辛 硝苯地平和其他二氢吡啶类钙通道阻滞剂对地高辛的影响，见第 314 页。

葡萄柚汁 葡萄柚汁抑制细胞色素 P450 同工酶 CYP3A4，在肠壁，已经显示它能显著增加钙通道阻滞剂口服后的生物利用度[1~3]；钙通道阻滞剂静脉给药似乎不受影响[4]。药物的相互作用不如氨氯地平类有较高生物利用度的钙通道阻滞剂更显著[5]，但是大部分钙通道阻滞剂都不宜同时与葡萄柚汁口服[6]。有选择性影响的报道[7]。

1. Bailey DG, *et al.* Interaction of citrus juices with felodipine and nifedipine. *Lancet* 1991; **337**: 268–9.
2. Bailey DG, *et al.* Effect of grapefruit juice and naringin on nisoldipine pharmacokinetics. *Clin Pharmacol Ther* 1993; **54**: 589–94.
3. Lundahl J, *et al.* Relationship between time of intake of grapefruit juice and its effect on pharmacokinetics and pharmacodynamics of felodipine in healthy subjects. *Eur J Clin Pharmacol* 1995; **49**: 61–7.
4. Rashid TJ, *et al.* Factors affecting the absolute bioavailability of nifedipine. *Br J Clin Pharmacol* 1995; **40**: 51–8.
5. Vincent J, *et al.* Lack of effect of grapefruit juice on the pharmacokinetics and pharmacodynamics of amlodipine. *Br J Clin Pharmacol* 2000; **50**: 455–63.
6. CSM/MCA. Drug interactions with grapefruit juice. *Current Problems* 1997; **23**: 2. Also available at:
7. Uno T, *et al.* Effect of grapefruit juice on the disposition of manidipine enantiomers in healthy subjects. *Br J Clin Pharmacol* 2006; **61**: 533–7.

H₂ 受体拮抗剂 药动学研究已经显示硝苯地平与西咪替丁同用可增加硝苯地平的生物利用度[1~4]。有报道药时曲线下面积增加 77%~92%[2,3]。7 名高血压患者使用硝苯地平和西咪替丁后也出现了降压作用增强[1]。认为药物相互影响的作用机制是由于西咪替丁对细胞色素 P450 系统的抑制作用，因此抑制了硝苯地平的代谢。

发现雷尼替丁对硝苯地平几乎没有影响，尽管在使用雷尼替丁期间，它能增加硝苯地平的生物利用度[5]。法莫替丁与硝苯地平没有相互作用[6]。

1. Kirch W, *et al.* Einfluß von Cimetidin und Ranitidin auf Pharmakokinetik und antihypertensiven Effekt von Nifedipin. *Dtsch Med Wochenschr* 1983; **108**: 1757–61.
2. Renwick AG, *et al.* Factors affecting the pharmacokinetics of nifedipine. *Eur J Clin Pharmacol* 1987; **32**: 351–5.
3. Smith SR, *et al.* Ranitidine and cimetidine: drug interactions with single dose and steady-state nifedipine administration. *Br J Clin Pharmacol* 1987; **23**: 311–15.
4. Schwartz JB, *et al.* Effect of cimetidine or ranitidine administration on nifedipine pharmacokinetics and pharmacodynamics. *Clin Pharmacol Ther* 1988; **43**: 673–80.
5. Kirch W, *et al.* Ranitidine increases bioavailability of nifedipine. *Clin Pharmacol Ther* 1985; **37**: 204.
6. Kirch W, *et al.* Negative effects of famotidine on cardiac performance assessed by noninvasive hemodynamic measurements. *Gastroenterology* 1989; **96**: 1388–92.

免疫抑制药 有报道 2 名患者每日服用硝苯地平 40mg，并同时服用环孢素治疗银屑病后出现面红、皮肤感觉异常和皮疹[1]。有 2 名银屑病患者研究，硝苯地平和环孢素同时使用可导致硝苯地平代谢过程减弱，推测是因为环孢素通过竞争细胞色素 P450 代谢酶减弱了硝苯地平的代谢。

参考钙通道阻滞剂对环孢素血浆浓度的影响，参见 M37 第 1744 页。硝苯地平可抵抗环孢素诱导的肾损害的保护作用，见下文**用途和用法**项下的**移植**。

硝苯地平对他克莫司的影响，参见 M37 第 1761 页。

1. McFadden JP, *et al.* Cyclosporin decreases nifedipine metabolism. *BMJ* 1989; **299**: 1224.

镁盐 有报道 2 名单次口服硝苯地平 10mg 外加镁盐输液治疗先兆子痫的女性患者出现深度低血压，这 2 名患者均接受甲基多巴胺治疗[1]。

有报道 2 名女性患者使用硝苯地平与镁盐静脉用药后出现神经肌肉阻滞，1 名女性患者接受硝苯地平抗分娩时，约在注射镁盐之刻出现神经肌肉阻滞的症状，给予注射 25min 内缓解[2]。另 1 名患者接受镁盐输液治疗先兆子痫，在第二次给予硝苯地平 30min 后出现症状，注射葡萄糖酸钙后改善[3]。然而，一个图表调查[4]中，

服用硝苯地平的患者给予硫酸镁治疗先兆子痫，发现与服用其他此类药或不服用抗高血压药的患者相比，并未发生与镁盐有关的严重不良反应。

1. Waisman GD, *et al.* Magnesium plus nifedipine: potentiation of hypotensive effect in pre-eclampsia? *Am J Obstet Gynecol* 1988; **159**: 308–9.
2. Snyder SW, Cardwell MS. Neuromuscular blockade with magnesium sulfate and nifedipine. *Am J Obstet Gynecol* 1989; **161**: 35–6.
3. Ben-Ami M, *et al.* The combination of magnesium sulphate and nifedipine: a cause of neuromuscular blockade. *Br J Obstet Gynaecol* 1994; **101**: 262–3.
4. Magee LA, *et al.* Therapy with both magnesium sulfate and nifedipine does not increase the risk of serious magnesium-related maternal side effects in women with preeclampsia. *Am J Obstet Gynecol* 2005; **193**: 153–63.

褪黑激素 褪黑激素可引起血压降低，若与抗高血压药同用可能会出现相加效应。然而一项对服用硝苯地平治疗高血压患者的研究[1]，褪黑激素治疗可导致血压和心率的增加。

1. Lusardi P, *et al.* Cardiovascular effects of melatonin in hypertensive patients well controlled by nifedipine: a 24-hour study. *Br J Clin Pharmacol* 2000; **49**: 423–7.

烟草 对吸烟的影响研究和用硝苯地平、普萘洛尔、阿替洛尔治疗心绞痛，显示吸烟对心脏有直接的不良作用，并影响这三种抗心绞痛药物，且对硝苯地平的影响最大[1]。

1. Deanfield J, *et al.* Cigarette smoking and the treatment of angina with propranolol, atenolol, and nifedipine. *N Engl J Med* 1984; **310**: 951–4.

黄嘌呤类 硝苯地平对茶碱的影响参见 M37 第 1106 页，**钙通道阻滞剂**。

药动学

硝苯地平能快速、几乎完全地被胃肠道吸收，但是要经过肝的首关作用。口服液体胶囊后生物利用度在 45%~56%，但是长效制剂较低。

血液浓度峰值据报道出现在口服液体胶囊后 30min。硝苯地平有 92%~98%与血浆蛋白结合。能在乳汁中产生。能广泛地在肝代谢，80%~95%以没有活性的代谢物形式从尿中排泄，粪中残留的是无活性代谢产物。其半衰期为静脉给药后或口服液体胶囊用药后大约 2h。肝损伤患者需考虑硝苯地平清除率下降（见下文），肾损伤患者对其药动学影响较小。

1. Sorkin EM, *et al.* Nifedipine: a review of its pharmacodynamic and pharmacokinetic properties, and therapeutic efficacy, in ischaemic heart disease, hypertension and related cardiovascular disorders. *Drugs* 1985; **30**: 182–274.
2. Kelly JG, O'Malley K. Clinical pharmacokinetics of calcium antagonists: an update. *Clin Pharmacokinet* 1992; **22**: 416–33.

吸收 尽管研究显示硝苯地平的吸收可能会受到食物的影响，但所用的制剂不同导致结果不一。有报道[1]当饭后给予硝苯地平与饭前比较，硝苯地平血浆浓度减少并且达到血浆浓度的时间延迟[1,2]。相应地，饭后生物利用度[3]和最大硝苯地平血清浓度[3,4]比禁食时显著增加，其他药受食物影响较小[2,4,5]。

1. Hirasawa K, *et al.* Effect of food ingestion on nifedipine absorption and haemodynamic response. *Eur J Clin Pharmacol* 1985; **28**: 105–7.
2. Schug BS, *et al.* The effect of food on the pharmacokinetics of nifedipine in two slow release formulations: pronounced lag-time after a high fat breakfast. *Br J Clin Pharmacol* 2002; **53**: 582–8.
3. Ueno K, *et al.* Effect of food on nifedipine sustained-release preparation. *DICP Ann Pharmacother* 1989; **23**: 662–5.
4. Wonnemann M, *et al.* Significant food interactions observed with a nifedipine modified-release formulation marketed in the European Union. *Int J Clin Pharmacol Ther* 2006; **44**: 38–48.
5. Ueno K, *et al.* Effect of a light breakfast on the bioavailability of sustained-release nifedipine. *DICP Ann Pharmacother* 1991; **25**: 1146–7.

肝损伤 发现 7 名肝硬化患者的硝苯地平药动学发生相当大的改变[1]。血浆清除率大幅降低，消除半衰期比健康受试者延长。此外，口服硝苯地平的分布在肝硬化患者体内明显升高，且在 3 名外科门腔静脉分流手术的患者体内能完全分布。肝硬化患者可能对硝苯地平的心脏舒张压和对心率的作用更敏感，这可能是由于较高浓度的游离药物。据推测肝硬化患者需要低剂量硝苯地平，应密切监测患者的反应。

1. Kleinbloesem CH, *et al.* Nifedipine: kinetics and hemodynamic effects in patients with liver cirrhosis after intravenous and oral administration. *Clin Pharmacol Ther* 1986; **40**: 21–8.

个体差异 对 53 名荷兰受试者的研究发现，单次口服后出现血浆吸收浓度呈现双峰式分布；17% 的受试者的较高的血浆浓度表现为慢代谢型，而大部分人表现为快代谢型[1]。尽管进一步对欧洲人口研究[2,3]并不确定这些结果，对 12 名墨西哥受试者的研究支持多形式代谢物类型，5 名快速代谢者和 7 名慢速代谢者，比欧洲研究中有更高的慢速代谢者比例[4]。也有报道南非[5,6]、墨西哥[7]和尼日利亚[8]受试者比白种人在浓度时间曲

线中有明显的增加。这种区别并不是因为饮食结构不同[5,6]，也是这种人中硝苯地平的初始剂量可能要稍低。对其他人口的研究发现[9]黑种人的清除率低于白人，男人的清除率低于女人，而喝酒和吸烟也能降低硝苯地平的清除率。

1. Kleinbloesem CH, et al. Variability in nifedipine pharmacokinetics and dynamics: a new oxidation polymorphism in man. *Biochem Pharmacol* 1984; **33**: 3721–4.
2. Renwick AG, et al. The pharmacokinetics of oral nifedipine—a population study. *Br J Clin Pharmacol* 1988; **25**: 701–8.
3. Lobo J, et al. The intra- and inter-subject variability of nifedipine pharmacokinetics in young volunteers. *Eur J Clin Pharmacol* 1986; **30**: 57–60.
4. Hoyo-Vadillo C, et al. Pharmacokinetics of nifedipine slow release tablet in Mexican subjects: further evidence for an oxidation polymorphism. *J Clin Pharmacol* 1989; **29**: 816–20.
5. Ahsan CH, et al. Ethnic differences in the pharmacokinetics of oral nifedipine. *Br J Clin Pharmacol* 1991; **31**: 399–403.
6. Ahsan CH, et al. The influences of dose and ethnic origins on the pharmacokinetics of nifedipine. *Clin Pharmacol Ther* 1993; **54**: 329–38.
7. Castañeda-Hernández G, et al. Interethnic variability in nifedipine disposition: reduced systemic plasma clearance in Mexican subjects. *Br J Clin Pharmacol* 1996; **41**: 433–4.
8. Sowunmi A, et al. Ethnic differences in nifedipine kinetics: comparisons between Nigerians, Caucasians and South Asians. *Br J Clin Pharmacol* 1995; **40**: 489–93.
9. Krecic-Shepard ME, et al. Race and sex influence clearance of nifedipine: results of a population study. *Clin Pharmacol Ther* 2000; **68**: 130–42.

用途和用法

硝苯地平是一种二氢吡啶类钙通道阻滞剂（第213页）。它是外周和冠状血管扩张药，但是不像速率限制性的钙通道阻滞剂维拉帕米或地尔硫䓬，治疗剂量几乎对心脏传导和肌力没有影响。使用硝苯地平起初是血管舒张，减少外周阻力、血压和后负荷，增加冠状血流和反射性增加心率。这导致心肌供氧和心排血量增加。硝苯地平没有抗心律失常的活性。尼卡地平和较新的二氢吡啶类，如氨氯地平、非洛地平、伊拉地平和拉西地平与硝苯地平相比对血管平滑肌更有选择性。硝苯地平对脑血管特别有效。大部分二氢吡啶类钙通道阻滞剂（硝苯地平和拉西地平除外）是手性化合物，作为外消旋混合物应用。

硝苯地平用于治疗高血压；治疗心绞痛，特别是当血管痉挛存在时，像Prinzmetal心绞痛，尽管不适合缓解急性发作；可治疗雷诺综合征。硝苯地平也用于治疗非血栓性疾病。详细用法见下文。

硝苯地平一般口服。有几种适用的剂型。液体胶囊能十分迅速地发挥作用，但是维持时间较短，一日3次。这种短效作用制剂不推荐用于治疗成人高血压和心绞痛。也有缓慢起效的片剂和胶囊剂，可维持较长时间，每日2次；尽管这些药物名称显示缓释或持续释放，但是他们应该与一些国家所允许的每日1次真正的长效释放加以区别。

硝苯地平的剂量取决于所用的剂型；老年人或肝损伤患者可能要减少剂量。

治疗**高血压**时，硝苯地平长效制剂10～40mg，每日2次或20～90mg，每日1次，取决于所用制剂。

对于**心绞痛**，口服尼非地平长效制剂10～40mg，每日2次，或30～90mg，每日1次。可选择的液体胶囊，5～20mg，每日3次，但是这种用法已不被推荐，长效制剂应作为首选。

硝苯地平通过冠脉导管注射治疗在冠脉造影术和气囊血管成形术过程中出现的冠脉痉挛。血压和心率应该密切监控。在治疗**雷诺综合征**时，可给予硝苯地平液体胶囊剂，5～20mg，每日3次。

1. Croom KF, Wellington K. Modified-release nifedipine: a review of the use of modified-release formulations in the treatment of hypertension and angina pectoris. *Drugs* 2006; **66**: 497–528.
2. Meredith PA, Elliott HL. Benefits of nifedipine GITS in stable coronary artery disease: further analysis of the "ACTION" database. *Adv Therapy* 2010; **27**: 297–306.

儿童用法

硝苯地平被广泛应用于儿童疾病治疗。*BNFC 2010/11* 建议以下口服剂量：

高血压、川崎病或早衰引发的心绞痛：
- 1个月～12岁：200～300μg/kg，通常每日3次，最大到每日3mg/kg或90mg；
- 12～18岁：5～20mg，每日3次，最大至每日90mg；

给药频率取决于制剂应用。

高血压危象、川崎病或早衰引发急性心绞痛
- 1个月～18岁：250～500μg/kg每剂（这种用法在成人不被推荐，*BNFC 2010/11*认为吞服液体灌注胶囊后，会马上释放因此快速反应，液体制剂应在胶囊单剂量利用不合适时使用）。

雷诺综合征：
- 2～18岁：2.5～10mg，每日2～4次，治疗初始用低剂量晚间给药，逐渐增加，避免体位性低血压。

新生儿高胰岛素低血糖：
- 见下文。

不推荐成年人使用硝苯地平胶囊治疗急性高血压，因为有严重血压急剧降低的风险的初始剂量可能要稍低。尽管对儿童不良反应的报道[1~3]，但是相对于成人，他们可能更不容易受影响，也比较适合使用硝苯地平胶囊[4]。一项对12名6～15岁的患有急性高血压儿童的研究报道[5]，硝苯地平舌下给药平均240μg/kg（范围180～320μg/kg）是安全有效的。对182名儿童的回顾研究[6]发现，短效硝苯地平，平均剂量220μg/kg（43～670μg/kg）安全有效。另一项对117名儿童的回顾研究[1]发现硝苯地平安全降压，只有大于250μg/kg才造成血压急降。对166名儿童的回顾性研究[2]发现平均300μg/kg（范围40～300μg/kg）的硝苯地平一般安全，尽管患有CNS损伤的儿童容易发生神经系统的不良反应。

也可使用其他途径包括直肠[7]和鼻内[8]给药，但并不确定。

1. Blaszak RT, et al. The use of short-acting nifedipine in pediatric patients with hypertension. *J Pediatr* 2001; **139**: 34–7.
2. Egger DW, et al. Evaluation of the safety of short-acting nifedipine in children with hypertension. *Pediatr Nephrol* 2002; **17**: 35–40.
3. Flynn JT. Nifedipine in the treatment of hypertension in children. *J Pediatr* 2002; **140**: 787–8.
4. Sahney S. A review of calcium channel antagonists in the treatment of pediatric hypertension. *Paediatr Drugs* 2006; **8**: 357–73.
5. Evans JHC, et al. Sublingual nifedipine in acute severe hypertension. *Arch Dis Child* 1988; **63**: 975–7.
6. Yiu V, et al. The safety and use of short-acting nifedipine in hospitalized hypertensive children. *Pediatr Nephrol* 2004; **19**: 644–50.
7. Uchiyama M, Ogawa I. Rectal nifedipine in acute severe hypertension in young children. *Arch Dis Child* 1989; **64**: 632–3.
8. Lopez-Herce J, et al. Treatment of hypertensive crisis with intranasal nifedipine. *Crit Care Med* 1988; **9**: 914.

暂时性黑朦 暂时性黑朦是一种单眼视觉消失，通常是由于暂时血管痉挛发作有和与抗血小板药物或抗凝血药同用（见脑卒中，第240页）。血管痉挛可能是一种原因，可解释所报道的[1]钙通道阻滞剂硝苯地平和维拉帕米应用于一些对常规治疗无反应的患者。

1. Winterkorn JMS, et al. Brief report: treatment of vasospastic amaurosis fugax with calcium-channel blockers. *N Engl J Med* 1993; **329**: 396–8.

肛裂 硝酸盐局部应用一般用于慢性肛裂（参见M37第1801页）治疗，因为其可以使肛门括约肌松弛。钙道通阻滞剂包括硝苯地平，也曾被成功运用。口服[1]和局部应用[2]都已尝试，一般研究而言。口服硝苯地平[3]并不如术中应用有效且依从性差。局部0.2%硝苯地平被发现[4]比硝酸甘油更有效且不良反应少，且长期看来[5]安全有效，但复发常见。激进疗法0.5%硝苯地平软膏在复发率[6]方面提高了效果，比手术应用[7]更受欢迎，建议为一线治疗药物。

1. Cook TA, et al. Oral nifedipine reduces resting anal pressure and heals chronic anal fissure. *Br J Surg* 1999; **86**: 1269–73.
2. Perrotti P, et al. Topical nifedipine with lidocaine ointment vs. active control for treatment of chronic anal fissure: results of a prospective, randomized, double-blind study. *Dis Colon Rectum* 2002; **45**: 1468–75.
3. Ho KS, Ho YH. Randomized clinical trial comparing oral nifedipine with lateral anal sphincterotomy and tailored sphincterotomy in the treatment of chronic anal fissure. *Br J Surg* 2005; **92**: 403–8.
4. Ezri T, Susmallian S. Topical nifedipine vs. topical glyceryl trinitrate for treatment of chronic anal fissure. *Dis Colon Rectum* 2003; **46**: 805–8.
5. Lysy J, et al. Long-term results of "chemical sphincterotomy" for chronic anal fissure: a prospective study. *Dis Colon Rectum* 2006; **49**: 858–64.
6. Katsinelos P, et al. Aggressive treatment of acute anal fissure with 0.5% nifedipine ointment prevents its evolution to chronicity. *World J Gastroenterol* 2006; **12**: 6203–6.
7. Katsinelos P, et al. Topical 0.5% nifedipine vs. lateral internal sphincterotomy for the treatment of chronic anal fissure: long-term follow-up. *Int J Colorectal Dis* 2006; **21**: 179–83.

心绞痛 二氢吡啶类（如硝苯地平）和限速钙通道阻滞剂（如地尔硫䓬和维拉帕米）都可用于治疗心绞痛（第215页），根据患者个体差异和不良反应选择。硝苯地平短效制剂与死亡率增加有关，不推荐用于成人（见上文大剂量给药[1]），虽然可用于其他适应证。

动脉硬化症 药物干预致动脉粥样硬化的病理过程（动脉粥样的发展）已显示可作为一种减少与动脉粥样症有关疾病的方法（第217页）。认为钙在动脉粥样变的几个发展阶段中是必需的，动物研究显示钙通道阻滞剂可减慢动脉粥样损坏的发展和进程。然而，对人类研究却并不可信[1]。在安慰剂对照研究中[2]，没有发现氨氯地平对冠状动脉粥样症的发展或大多数心血管疾病有效，尽管允许治疗不稳定性绞痛和血管的再形成。另一个研究[4]也报道了相似的结果，尼索地平[3]与拉西地平和β受体阻断剂相比，服用拉西地平可减慢粥样硬化的进程，也有降低心血管事件的作用。

钙通道阻滞剂也被试用于经皮冠状动脉给药后预防再狭窄。分析[5]发现在常规治疗添加钙通道阻滞剂可减少

心脏瓣膜手术后的再狭窄和发生临床疾病的风险。

1. Borcherding SM, et al. Calcium-channel antagonists for prevention of atherosclerosis. *Ann Pharmacother* 1993; **27**: 61–7.
2. Pitt B, et al. Effect of amlodipine on the progression of atherosclerosis and the occurrence of clinical events. *Circulation* 2000; **102**: 1503–10.
3. Dens JA, et al. Long term effects of nisoldipine on the progression of coronary atherosclerosis and the occurrence of clinical events: the NICOLE study. *Heart* 2003; **89**: 887–92.
4. Zanchetti A, et al. Calcium antagonist lacidipine slows down progression of asymptomatic carotid atherosclerosis: principal results of the European Lacidipine Study on Atherosclerosis (ELSA), a randomized, double-blind, long-term trial. *Circulation* 2002; **106**: 2422–7.
5. Dens J, et al. An updated meta-analysis of calcium-channel blockers in the prevention of restenosis after coronary angioplasty. *Am Heart J* 2003; **145**: 404–8.

心肌病 钙通道阻滞剂对某些类型的心肌病有作用（第221页）。钙通道阻滞剂维拉帕米是治疗肥大型心肌病的一种选择（第464页）。硝苯地平并不能减轻左心室流出道阻塞，与预测的这种药可改善心舒张功能异常相矛盾[1]。钙通道阻滞剂可每日每日3次的常规治疗药，尽管有报道[2]称地尔硫䓬可改善症状。

1. Richardson PJ. Calcium antagonists in cardiomyopathy. *Br J Clin Pract* 1988; **42** (suppl 60): 33–7.
2. Figulla HR, et al. Diltiazem improves cardiac function and exercise capacity in patients with idiopathic dilated cardiomyopathy: results of the Diltiazem in Dilated Cardiomyopathy Trial. *Circulation* 1996; **94**: 346–52.

咳嗽 有报道硝苯地平可减轻由卡托普利引起的严重咳嗽[1]，可能是通过抑制前列腺素类物质合成的机制。详细内容参考ACEI引起的咳嗽，见第248页。

1. Fogari R, et al. Effects of nifedipine and indomethacin on cough induced by angiotensin-converting enzyme inhibitors: a double-blind, randomized, cross-over study. *J Cardiovasc Pharmacol* 1992; **19**: 670–3.

呃逆（参见M37第947页）是由于不随意的间歇性膈膜收缩引起。难处理的呃逆患者可每日每日8h服用硝苯地平20mg[1]。对7名患者进行研究[2]显示，4名患者每日服用硝苯地平20～80mg后停止呃逆，其他患者也有改善。也有报道[3]2名患者给予尼莫地平可解决难处理的呃逆：1名患者口服给药，另1名患者静脉给药。在打嗝的姑息疗法中，*BNF 59* 推荐可尝试10mg的硝苯地平，每日3次。

1. Mukhopadhyay P, et al. Nifedipine for intractable hiccups. *N Engl J Med* 1986; **314**: 1256.
2. Lipps DC, et al. Nifedipine for intractable hiccups. *Neurology* 1990; **40**: 531–2.
3. Hernández JL, et al. Nimodipine treatment for intractable hiccups. *Am J Med* 1999; **106**: 600.

高原病 硝苯地平能降低肺动脉血压，是几种用于治疗高原病的药物之一（第226页），有报道它可成功地治疗[1,2]和预防[2,3]肺水肿。研究在海拔4559米处[1]10mg硝苯地平舌下给药，然后给予6名患有高海拔肺水肿的患者20mg控释制剂。如果可以稳定，15min后舌下重复给药，随后仍保持在同一海拔，受试者给予硝苯地平控释制剂每6h 20mg。硝苯地平开始用药后1h内，高海拔肺水肿症状减轻，X线显示治疗期间水肿减退尽管仍旧处于高海拔36h并参加登山运动。硝苯地平能降低升高了的肺动脉压。成功地在6550米处治疗了登山者肺水肿，每8h给予20mg，持续36h，这样的剂量也能预防2名开始登山时服用硝苯地平的登山者症状的发生[2]。10名接受硝苯地平者中的9名，可以在每8h服用硝苯地平20mg的情况下，快速升到4559米，而不会发生肺水肿而11名服用安慰剂者中只有4名有此效果[3]。然而，尽管登山者携带硝苯地平可以防止疾病的发生，但还是尽可能选择缓慢升高以适应环境[4]。

1. Oelz O, et al. Nifedipine for high altitude pulmonary oedema. *Lancet* 1989; **ii**: 1241–4. Correction. *ibid.* 1991; **337**: 556.
2. Jamieson A, Kerr GW. Treatment of high-altitude pulmonary oedema. *Lancet* 1992; **340**: 1468.
3. Bärtsch P, et al. Prevention of high-altitude pulmonary oedema by nifedipine. *N Engl J Med* 1991; **325**: 1284–9.
4. A'Court CHD, et al. Doctor on a mountaineering expedition. *BMJ* 1995; **310**: 1248–52.

高胰岛素性低血糖症 硝苯地平可通过抑制胰岛素释放而影响血糖水平[1]（见上文不良反应项下对糖代谢的影响）。有报道[1~4]使用硝苯地平成功治高高胰岛素性低血糖症婴儿的血糖（高血糖素[1]的用途，参见M37第1389页），对这类患者能起到辅助治疗的作用[5,6]。*BNFC 2010/11* 建议新生儿抵抗性高胰岛素低血糖可口服硝苯地平 100～200μg/kg，每日4次，如果病情需要最大到600μg/kg，每日4次。

1. Lindley KJ, et al. Ionic control of beta cell function in nesidioblastosis: a possible therapeutic role for calcium channel blockade. *Arch Dis Child* 1996; **74**: 183–6.
2. Eichmann D, et al. Treatment of hyperinsulinaemic hypoglycaemia with nifedipine. *Eur J Pediatr* 1999; **158**: 204–6.
3. Bas F, et al. Successful therapy with calcium channel blocker (nifedipine) in persistent neonatal hyperinsulinemic hypoglycemia of infancy. *J Pediatr Endocrinol Metab* 1999; **12**: 873–8.
4. Shanbag P, et al. Persistent hyperinsulinemic hypoglycemia of

infancy—successful therapy with nifedipine. *Indian J Pediatr* 2002; **69:** 271–2.
5. Aynsley-Green A, *et al.* Practical management of hyperinsulinism in infancy. *Arch Dis Child Fetal Neonatal Ed* 2000; **82:** F98–F107.
6. Müller D, *et al.* Should nifedipine be used to counter low blood sugar levels in children with persistent hyperinsulinaemic hypoglycaemia? *Arch Dis Child* 2004; **89:** 83–5.

高血压 长效钙通道阻滞剂为治疗单纯性高血压的一线药物（第 228 页），荟萃分析[1]和大型研究[2]发现其他抗高血压一线药物一样安全有效，并特别推荐用于老年患者。二氢吡啶类钙通道阻滞剂对于复合治疗[3,4]的患者有效，特别是对于服用 β 受体阻滞剂或 ACEI 的患者。然而短效钙通道阻滞剂不受推荐，因为其可增加致死率（见上文**不良反应**）。

钙通道阻滞剂可治疗**高血压危象**，特别是口服治疗高血压危象。硝苯地平可舌下含服或咬碎胶囊吞服内容物，但这样可能引发血压过低，不推荐成人使用。*BNFC 2010/11* 认为儿童可以使用。高血压危象可肠胃外给药，如静脉尼卡地平治疗。有研究认为在治疗术后高血压[5]时尼卡地平静脉给药和硝普钠一样有效。

治疗**妊娠期高血压**，通常首选甲基多巴胺或 β 受体阻滞剂，但是钙通道阻滞剂也可应用。有报道硝苯地平可引起动物畸形，也可阻碍分娩，但是也曾试用于有限的数位先兆子痫患者。尽管有报道[6]服用硝苯地平作为二线治疗的患者剖宫产、早产和小于胎龄儿的发生率高，但是对硝苯地平的作用评估很难，因为在这些情况危急的孕妇中用药效果往往不好[7]。母体舌下给药后 2～3h，胎儿体内硝苯地平的浓度为母体的 75%[8]。然而 9 名具有正常血流动力学的妊娠晚期女患者单次口服 20mg 硝苯地平，可降低血压但未对胎儿的血流量产生危害[7]。这与其他报道一致[9]，尽管有报道[10]舌下硝苯地平治疗会发生严重的高血压和胎儿宫内窒息。随机控制研究[11]比较了硝苯地平 10～30mg 舌下给药，然后每 6h 口服胶囊 10mg，如需要，可每 4h 增加到 20mg，和静脉肼屈嗪 12.5mg，如需要，每 6h 继续口服 20～30mg，如需要，可添加甲基多巴。所有组静脉给予硫酸镁。24 名患者中的 23 人服用硝苯地平后能有效地控制血压，而 25 名服用肼屈嗪的中只有 17 人的血压控制；9 名服用硝苯地平患者足月分娩，而服用的肼屈嗪的患者只有 2 人，平均婴儿出生月份硝苯地平组稍大；因此这些婴儿与肼屈嗪组婴儿比较，体重更重且少发生新生儿并发症。

1. Opie LH, Schall R. Evidence-based evaluation of calcium channel blockers for hypertension: equality of mortality and cardiovascular risk relative to conventional therapy. *J Am Coll Cardiol* 2002; **39:** 315–22. Correction. *ibid.*; 1409–10.
2. The ALLHAT Officers and Coordinators for the ALLHAT Collaborative Research Group. Major outcomes in high-risk hypertensive patients randomized to angiotensin-converting enzyme inhibitor or calcium channel blocker vs diuretic: The Antihypertensive and Lipid-Lowering Treatment to Prevent Heart Attack Trial (ALLHAT). *JAMA* 2002; **288:** 2981–97. Correction. *ibid.*; **289:** 178.
3. Epstein BJ, *et al.* Dihydropyridine calcium channel antagonists in the management of hypertension. *Drugs* 2007; **67:** 1309–27.
4. Haller H. Effective management of hypertension with dihydropyridine calcium channel blocker-based combination therapy in patients at high cardiovascular risk. *Int J Clin Pract* 2008; **62:** 781–90.
5. Halpern NA, *et al.* Postoperative hypertension: a multicenter, prospective, randomized comparison between intravenous nicardipine and sodium nitroprusside. *Crit Care Med* 1992; **20:** 1637–43.
6. Constantine G, *et al.* Nifedipine as a second line antihypertensive drug in pregnancy. *Br J Obstet Gynaecol* 1987; **94:** 1136–42.
7. Hanretty KP, *et al.* Effect of nifedipine on Doppler flow velocity waveforms in severe pre-eclampsia. *BMJ* 1989; **299:** 1205–6.
8. Pirhonen JP, *et al.* Single dose of nifedipine in normotensive pregnancy: nifedipine concentrations, hemodynamic responses, and uterine and fetal flow velocity waveforms. *Obstet Gynecol* 1990; **76:** 807–11.
9. Pirhonen JP, *et al.* Uterine and fetal flow velocity wave forms in hypertensive pregnancy: the effect of a single dose of nifedipine. *Obstet Gynecol* 1990; **76:** 37–41.
10. Impey L. Severe hypotension and fetal distress following sublingual administration of nifedipine to a patient with severe pregnancy induced hypertension at 33 weeks. *Br J Obstet Gynaecol* 1993; **100:** 959–61.
11. Fenakel K, *et al.* Nifedipine in the treatment of severe preeclampsia. *Obstet Gynecol* 1991; **77:** 331–7.

肾脏疾病 尽管硝苯地平对肾功能有不良的影响（见上文**不良反应**），但是有证据显示钙通道阻滞剂对各种形式的肾脏疾病都有效。蛋白尿是多种原因引起的肾小球疾病的重要标志（参见 M37 第 1436 页），已经研究了钙通道阻滞剂对各种患者的蛋白尿和肾功能紊乱的影响。结果是复杂的，并不清楚是否钙通道阻滞剂对肾功能的保护作用只是由于它们的抗高血压作用或者它们是否还有其他作用。二氢吡啶类钙通道阻滞剂单一疗法并未对非糖尿病蛋白尿患者有保护肾的作用，尽管对血压控制较好[1]。ACEI 和血管紧张素Ⅱ受体拮抗剂某些方面较好（分别见第 253 页和第 374 页）。然而研究[2~5]认为糖尿病蛋白尿和非糖尿病蛋白尿患者，钙通道阻滞剂在一线药不足以降血压时可安全使用。钙通道阻滞剂也可延迟肾功能不全发展。非二氢吡啶钙通道阻滞剂减慢肾功能下降及产生蛋白尿方面比二氢吡啶类抑制剂持久，对于缓解尿糖和非糖尿病蛋白尿患者来说，在血压下降方面相似[2,6~9]。

硝苯地平也可治疗肾结石（见下文），有报道在肾移植患者中硝苯地平可对抗环孢素诱发的肾损害（见下文**移植**）。

1. Ziakka S, *et al.* Calcium channels blockers and progression of kidney disease. *Ren Fail* 2007; **29:** 1003–12.
2. Toto RD. Management of hypertensive chronic kidney disease: role of calcium channel blockers. *J Clin Hypertens (Greenwich)* 2005; **7** (4 suppl 1): 15–20.
3. Segura J, *et al.* Calcium channel blockers and renal protection: insights from the latest clinical trials. *J Am Soc Nephrol* 2005; **16** (suppl 1): S64–S66.
4. Rahn KH. The role of calcium antagonists in patients with chronic renal failure. *Pediatr Nephrol* 2005; **20:** 1208–13.
5. Nosadini R, Tonolo G. Cardiovascular and renal protection in type 2 diabetes mellitus: the role of calcium channel blockers. *J Am Soc Nephrol* 2002; **13** (suppl 3): S216–S223.
6. Nathan S, *et al.* Calcium antagonists: effects on cardio-renal risk in hypertensive patients. *Hypertension* 2005; **46:** 637–42.
7. Bakris GL, *et al.* Differential effects of calcium antagonist subclasses on markers of nephropathy progression. *Kidney Int* 2004; **65:** 1991–2002.
8. Derwa A, *et al.* Calcium channel blockers in the prevention of end stage renal disease: a review. *Acta Clin Belg* 2004; **59:** 44–56.
9. Toto RD. Reducing cardiovascular events in high-risk patients: the challenge of managing hypertension in patients with diabetic renal disease. *J Clin Hypertens (Greenwich)* 2007; **9** (11 suppl 4): 16–25.

偏头痛和丛集性头痛 有钙通道阻滞剂活性的药物可治疗有血管原因的头痛，如偏头痛（参见 M37 第 587 页）和丛集性头痛（参见 M37 第 587 页）。在预防偏头痛中，研究了具有钙通道阻滞活性的药物，证明氟桂利嗪（参见 M37 第 552 页）最有效，维拉帕米也很有效。也试验了其他钙通道阻滞剂，如地尔硫䓬、硝苯地平、尼莫地平，但是结果相矛盾。不论是静脉给药中断疾病的发作[1,2]，还是口服药物进行预防[2]，维拉帕米都能成功地应用于偏瘫性偏头痛患者。

有报道[3~7]钙通道阻滞剂在复发期间预防复发性偏头痛很有效。维拉帕米是应用最广泛的。在双盲研究中发现它和锂[8]有相似的功效，且不良反应更少。口服高剂量维拉帕米（某些患者最多到每日 1.2g）[7]的作用方式仍不清楚。也有报道[9]在雷击头痛患者身上成功运用尼莫地平。

1. Ng TMH, *et al.* The effect of intravenous verapamil on cerebral hemodynamics in a migraine patient with hemiplegia. *Ann Pharmacother* 2000; **34:** 39–43.
2. Yu W, Horowitz SH. Treatment of sporadic hemiplegic migraine with calcium-channel blocker verapamil. *Neurology* 2003; **60:** 120–1.
3. Jónsdóttir M, *et al.* Efficacy, side effects and tolerance compared during headache treatment with three different calcium blockers. *Headache* 1987; **27:** 364–9.
4. Gabai IJ, Spierings ELH. Prophylactic treatment of cluster headache with verapamil. *Headache* 1989; **29:** 167–8.
5. Leone M, *et al.*. Verapamil in the prophylaxis of episodic cluster headache: a double-blind study versus placebo. *Neurology* 2000; **54:** 1382–5.
6. Matharu MS, *et al.* Management of trigeminal autonomic cephalgias and hemicrania continua. *Drugs* 2003; **63:** 1637–77.
7. Tfelt-Hansen P, Tfelt-Hansen J. Verapamil for cluster headache: clinical pharmacology and possible mode of action. *Headache* 2009; **49:** 117–25.
8. Bussone G, *et al.* Double blind comparison of lithium and verapamil in cluster headache prophylaxis. *Headache* 1990; **30:** 411–17.
9. Lu S-R, *et al.* Nimodipine for treatment of primary thunderclap headache. *Neurology* 2004; **62:** 1414–16.

食管动力疾病 许多研究结果显示硝苯地平一般舌下给药 10～20mg 对患有食管弛缓不能的患者有效，可降低食管括约肌压力并改善一些症状[1~5]。在机械扩张括约肌或外科手术不可行时，硝苯地平可发挥重要的作用（**食管动力疾病**，参见 M37 第 1624 页）。

亦见上文**不良反应下的对食管的影响**。

1. Bortolotti M, Labò G. Clinical and manometric effects of nifedipine in patients with esophageal achalasia. *Gastroenterology* 1981; **80:** 39–44.
2. Gelfond M, *et al.* Isosorbide dinitrate and nifedipine treatment of achalasia: a clinical, manometric and radionuclide evaluation. *Gastroenterology* 1982; **83:** 963–9.
3. Traube M, *et al.* Effects of nifedipine in achalasia and in patients with high-amplitude peristaltic esophageal contractions. *JAMA* 1984; **252:** 1733–6.
4. Román FJ, *et al.* Effects of nifedipine in achalasia and patients with high-amplitude peristaltic esophageal contractions. *JAMA* 1985; **253:** 2046.
5. Coccia G, *et al.* Prospective clinical and manometric study comparing pneumatic dilatation and sublingual nifedipine in the treatment of oesophageal achalasia. *Gut* 1991; **32:** 604–6.

外周血管病 动脉痉挛性疾病（第 244 页）是由于对温度刺激反应异常造成，血管收缩和（或）血管痉挛时出现。通常是寒冷，这些紊乱中最重要的是雷诺综合征。钙通道阻滞剂对雷诺综合征有效，是治疗的首选药。但是并不完全清楚它们与哪种药理作用有关。应用和研究最广泛的是硝苯地平。首先在先天疾病[1]和雷诺现象中发现其有效的证据，其次是系统硬化[2~5]、系统性红斑狼疮[2,3]、风湿性关节炎[3]和癌症化疗[6]，并与母乳喂养[7~9]有关。在一些研究中已表明[10~13]硝苯地平可改善末梢血流但并不是所有的研究[4]。雷诺综合征患者通常使用缓释制剂。已经应用了调释制剂[14]，可减少不良反应的发生率。

已经报道硝苯地平的剂量每日 20～60mg，对治疗另一种血管痉挛状况—冻疮有效，不反对已发生的冻疮有效还可预防复发[15]。

1. Thompson AE, Pope JE. Calcium channel blockers for primary Raynaud's phenomenon: a meta-analysis. *Rheumatology (Oxford)* 2005; **44:** 145–50.
2. Smith CD, McKendry RJR. Controlled trial of nifedipine in the treatment of Raynaud's phenomenon. *Lancet* 1982; **ii:** 1299–1301.
3. Kahan A, *et al.* Nifedipine for Raynaud's phenomenon. *Lancet* 1983; **i:** 131.
4. Rademaker M, *et al.* Comparison of intravenous infusions of iloprost and oral nifedipine in treatment of Raynaud's phenomenon in patients with systemic sclerosis: a double blind randomised study. *BMJ* 1989; **298:** 561–4.
5. Thompson AE, *et al.* Calcium-channel blockers for Raynaud's phenomenon in systemic sclerosis. *Arthritis Rheum* 2001; **44:** 1841–7.
6. Hantel A, *et al.* Nifedipine and oncologic Raynaud phenomenon. *Ann Intern Med* 1988; **108:** 767.
7. Garrison CP. Nipple vasospasms, Raynaud's syndrome, and nifedipine. *J Hum Lact* 2002; **18:** 382–5.
8. Anderson JE, *et al.* Raynaud's phenomenon of the nipple: a treatable cause of painful breastfeeding. *Pediatrics* 2004; **113:** e360–4.
9. Page SM, McKenna DS. Vasospasm of the nipple presenting as painful lactation. *Obstet Gynecol* 2006; **108:** 806–8.
10. Gasser P. Reaction of capillary blood cell velocity in nailfold capillaries to nifedipine and ketanserin in patients with vasospastic disease. *J Int Med Res* 1991; **19:** 24–31.
11. Thomas RHM, *et al.* Nifedipine in the treatment of Raynaud's phenomenon in patients with systemic sclerosis. *Br J Dermatol* 1987; **117:** 237–41.
12. Nilsson H, *et al.* Treatment of digital vasospastic disease with the calcium-entry blocker nifedipine. *Acta Med Scand* 1984; **215:** 135–9.
13. Finch MB, *et al.* The peripheral vascular effects of nifedipine in Raynaud's disease. *Br J Clin Pharmacol* 1986; **21:** 100P–101P.
14. Raynaud's Treatment Study Investigators. Comparison of sustained-release nifedipine and temperature biofeedback for treatment of primary Raynaud phenomenon: results from a randomized clinical trial with 1-year follow-up. *Arch Intern Med* 2000; **160:** 1101–8.
15. Rustin MHA, *et al.* The treatment of chilblains with nifedipine: the results of a pilot study, a double-blind placebo-controlled randomized study and a long-term open trial. *Br J Dermatol* 1989; **120:** 267–75.

嗜铬细胞瘤 主要通过 α-肾上腺素阻滞剂治疗嗜铬细胞瘤（第 235 页），可小心地控制性增加 β 受体阻滞剂来治疗心动过速。有一些报道[1~4]硝苯地平可用于治疗成人和儿童的嗜铬细胞瘤的心血管症状。

1. Serfas D, *et al.* Phaeochromocytoma and hypertrophic cardiomyopathy: apparent suppression of symptoms and noradrenaline secretion by calcium-channel blockade. *Lancet* 1983; **ii:** 711–13.
2. Lenders JWM, *et al.* Treatment of a phaeochromocytoma of the urinary bladder with nifedipine. *BMJ* 1985; **290:** 1624–5.
3. Favre L, Vallotton MB. Nifedipine in pheochromocytoma. *Ann Intern Med* 1986; **104:** 125.
4. Deal JE, *et al.* Phaeochromocytoma—investigation and management of 10 cases. *Arch Dis Child* 1990; **65:** 269–74.

早产 钙通道阻滞剂（研究最多的为硝苯地平）越来越被推荐[1~3]应用于推迟早产（参见 M37 第 1903 页）。尽管在此之前，$β_2$ 受体激动剂及镁最为常用。荟萃分析和系统性综述[4~6]发现钙通道阻滞剂和 $β_2$ 受体激动剂在宫缩方面同样有效，较少母亲有不良反应。随后的研究[7,8]也作出了相似的结论，尽管阿托西班也一样安全[8]。钙通道阻滞剂在维持疗法中作用仍不清楚[9,10]。系统回顾[11]了 31 项硝苯地平应用于早产患者的研究，认为总体效果不好。其他研究[12]表明了对其安全性的担忧，基于呼吸困难及肺水肿而言。建议这些药物不与 β 受体激动剂同时静注，高剂量应避免在心血管受损及多胎妊娠女性患者中使用。在使用短效抑制剂时，应监测血压和新生儿心率，且不要嚼服药物。

1. Tsatsaris V, Carbonne B. Tocolyse par les inhibiteurs calciques. *J Gynecol Obstet Biol Reprod (Paris)* 2001; **30:** 246–51.
2. Papatsonis DNM, *et al.* Update on the controversies of tocolytic therapy for the prevention of preterm birth. *Acta Obstet Gynecol Scand* 2004; **83:** 414.
3. Simhan HN, Caritis SN. Prevention of preterm delivery. *N Engl J Med* 2007; **357:** 477–87.
4. Ray JG. Meta-analysis of nifedipine versus beta-sympathomimetic agents for tocolysis during preterm labour. *J Soc Obstet Gynaecol Can* 1998; **20:** 259–69.
5. Tsatsaris V, *et al.* Tocolysis with nifedipine or beta-adrenergic agonists: a meta-analysis. *Obstet Gynecol* 2001; **97:** 840–7.
6. King JF, *et al.* Calcium channel blockers for inhibiting preterm labour. Available in The Cochrane Database of Systematic Reviews; Issue 1. Chichester: John Wiley; 2003 (accessed 03/03/09).
7. Van De Water M, *et al.* Tocolytic effectiveness of nifedipine versus ritodrine and follow-up of newborns: a randomised controlled trial. *Acta Obstet Gynecol Scand* 2008; **87:** 340–5.
8. de Heus R, *et al.* Adverse drug reactions to tocolytic treatment for preterm labour: prospective cohort study. *BMJ* 2009; **338:** b744.

9. Gaunekar NN, Crowther CA. Maintenance therapy with calcium channel blockers for preventing preterm birth after threatened preterm labour. Available in The Cochrane Database of Systematic Reviews; Issue 3. Chichester: John Wiley; 2004 (accessed 03/03/09).
10. Kim A, Shim JY. Emerging tocolytics for maintenance therapy of preterm labour: oxytocin antagonists and calcium channel blockers. *BJOG* 2006; **113** (suppl 3): 113–15.
11. Lamont RF, *et al.* Steering Group of the International Preterm Labour Council. The quality of nifedipine studies used to assess tocolytic efficacy: a systematic review. *J Perinat Med* 2005; **33:** 287–95.
12. Oei SG. Calcium channel blockers for tocolysis: a review of their role and safety following reports of serious adverse events. *Eur J Obstet Gynecol Reprod Biol* 2006; **126:** 137–45.

肺动脉高压 血管扩张药主要用于肺动脉高压（第 235 页），假设肺血管收缩是发生肺动脉高压的重要原因。钙通道阻滞剂是应用最广泛的药物。然而，实际只有一小部分患者（<10%）[1,2]对钙通道阻滞剂有反应，不推荐用于肺动脉高压。可使用急性反应试验来确定治疗有效的患者，即给予短效血管扩张剂，例如吸入 No 或静注依前列醇[2]（钙通道阻滞剂自身不再推荐作为急性试验，因为有严重不良反应，包括致死也曾发生过[3]）。对有反应[1,2,4]的患者使用钙通道阻滞剂要谨慎。在一个 5 年试验[5]中，服用高剂量硝苯地平（每日 120～240mg）或地尔硫䓬（每日 540～900mg），提高了存活率，这些药仍是那些经验使用的药。药物选择与基础心率有关，硝苯地平给予心搏徐缓者，地尔硫䓬给于心动过速者。也曾试过氨氯地平；维拉帕米为强心肌收缩力抑制剂应避免应用[4]。患者在用药时应紧密监测，并在 1～3 个月后做出评估。若反应不足可尝试辅助及替换治疗[1,4]。

1. National Pulmonary Hypertension Centres of the UK and Ireland. Consensus statement on the management of pulmonary hypertension in clinical practice in the UK and Ireland. *Thorax* 2008; **63** (suppl 2): ii1–ii41.
Also available at: http://www.brit-thoracic.org.uk/Portals/0/Clinical%20Information/Pulmonary%20hypertension/PulmHyper_ThoraxMarch08.pdf (accessed 04/03/09)
2. Sitbon O, *et al.* Long-term response to calcium channel blockers in idiopathic pulmonary arterial hypertension. *Circulation* 2005; **111:** 3105–11.
3. Badesch DB, *et al.* American College of Chest Physicians. Medical therapy for pulmonary arterial hypertension: ACCP evidence-based clinical practice guidelines. *Chest* 2004; **126** (1 suppl): 35S–62S.
4. Badesch DB, *et al.* Medical therapy for pulmonary arterial hypertension: updated ACCP evidence-based clinical practice guidelines. *Chest* 2007; **131:** 1917–28. Also available at: http://www.chestjournal.org/cgi/reprint/131/6/1917 (accessed 04/03/09)
5. Rich S, *et al.* The effect of high doses of calcium-channel blockers on survival in primary pulmonary hypertension. *N Engl J Med* 1992; **327:** 76–81.

肾结石 单纯性下尿路结石可使用药物疏通肾结石的自然通道（参见 M37 第 2101 页）。钙通道阻滞剂（减少尿痉挛）与皮质激素（减少水肿）的联合应用可能有用。一项小型研究[1～3]使用硝苯地平的控释制剂，每日口服 30mg，持续 28 天，同时每日口服地夫可特 30mg，持续 10 天。如果结石在 28 天内没有排出，患者可进行体外震动碎石或输尿管镜检查术。发现硝苯地平和地夫可特治疗能改善排石率和排石时间，减少对镇痛药的需求。

可使用 10 天疗程的硝苯地平和地夫可特作为输尿管镜检查术的辅助治疗[4]，发现能使碎石易于排出，减少对镇痛药的需求，并使 45 天后排净石的患者数量增加。碎石后使用硝苯地平与酮洛芬合用的 14 天疗程，可减少 1～2 个月的排石率且较少患者需进一步治疗[5]。

1. Porpiglia F, *et al.* Effectiveness of nifedipine and deflazacort in the management of distal ureter stones. *Urology* 2000; **56:** 579–83.
2. Porpiglia F, *et al.* Nifedipine versus tamsulosin for the management of lower ureteral stones. *J Urol (Baltimore)* 2004; **172:** 568–71.
3. Dellabella M, *et al.* Randomized trial of the efficacy of tamsulosin, nifedipine and phloroglucinol in medical expulsive therapy for distal ureteral calculi. *J Urol (Baltimore)* 2005; **174:** 167–72.
4. Porpiglia F, *et al.* Role of adjunctive medical therapy with nifedipine and deflazacort after extracorporeal shock wave lithotripsy of ureteral stones. *Urology* 2002; **59:** 835–8.
5. Micali S, *et al.* Efficacy of expulsive therapy using nifedipine or tamsulosin, both associated with ketoprofene, after shock wave lithotripsy of ureteral stones. *Urol Res* 2007; **35:** 133–7.

迟缓性运动障碍 钙通道阻滞剂已经用于治疗迟缓性运动障碍（**锥体外系障碍**，参见 M37 第 943 页）。然而，系统性综述[1]认为它们的作用尚不清楚，不宜使用。

1. Soares-Weiser K, Rathbone J. Calcium channel blockers for neuroleptic-induced tardive dyskinesia. Available in The Cochrane Database of Systematic Reviews; Issue 1. Chichester: John Wiley; 2004 (accessed 28/03/06).

移植 环孢素的主要不良反应是可逆的、与剂量相关的肾损害。有一些证据显示硝苯地平可能对对抗这种损害有作用。针对 106 例环孢素治疗的肾移植患者的回顾分析[1]发现与患者接受其他药物治疗高血压相比，患者接受硝苯地平治疗高血压能改善移植肾功能，但是缩短了移植肾的持续时间，所以需要用大剂量的环孢素。后来的研究也有相似的报道，接受硝苯地平的患者可改善移植肾功能[2]，移植成活率也有改善[3,4]。也有报道使用尼群地平[5]、非洛地平[6]、伊索拉定[7]、拉西地平[8]、尼群地平[9]和其他非二氢吡啶类如地尔硫䓬和维拉帕米（分别见第 319 页和第 465 页）有肾保护作用。尽管研究[10]没有论证尼卡地平对移植功能的任何改善。然而，一项系统性综述[11]认为尽管钙通道阻滞剂用于围手术期在肾移植患者中减少肾小管坏死，但因缺乏高质量数据仍需谨慎对待。

关于服用环孢素导致硝苯地平代谢降低的不良反应，见上文**药物相互作用**项下**免疫抑制剂**。

1. Feehally J, *et al.* Does nifedipine ameliorate cyclosporin A nephrotoxicity? *BMJ* 1987; **295:** 310.
2. Shin GT, *et al.* Effect of nifedipine on renal allograft function and survival beyond one year. *Clin Nephrol* 1997; **47:** 33–6.
3. Weinrauch LA, *et al.* Role of calcium channel blockers in diabetic renal transplant patients: preliminary observations on protection from sepsis. *Clin Nephrol* 1995; **44:** 185–92.
4. Mehrens T, *et al.* The beneficial effects of calcium channel blockers on long-term kidney transplant survival are independent of blood-pressure reduction. *Clin Transplant* 2000; **14:** 257–61.
5. Venkat Raman G, *et al.* Renal effects of amlodipine in normotensive renal transplant recipients. *Nephrol Dial Transplant* 1999; **14:** 384–8.
6. Madsen JK, *et al.* The effect of felodipine on renal function and blood pressure in cyclosporin-treated renal transplant recipients during the first three months after transplantation. *Nephrol Dial Transplant* 1998; **13:** 2327–34.
7. van Riemsdijk IC, *et al.* Addition of isradipine (Lomir) results in a better renal function after kidney transplantation: a double-blind, randomized, placebo-controlled, multi-center study. *Transplantation* 2000; **70:** 122–6.
8. Kuypers DR, *et al.* Lacidipine Study Group. Calcium channel blockade and preservation of renal graft function in cyclosporine-treated recipients: a prospective randomized placebo-controlled 2-year study. *Transplantation* 2004; **78:** 1204–11.
9. Rahn K-H, *et al.* Effect of nitrendipine on renal function in renal-transplant patients treated with cyclosporin: a randomised trial. *Lancet* 1999; **354:** 1415–20.
10. Kessler M, *et al.* Influence of nicardipine on renal function and plasma cyclosporin in renal transplant patients. *Eur J Clin Pharmacol* 1989; **36:** 637–8.
11. Shilliday IR, Sherif M. Calcium channel blockers for preventing acute tubular necrosis in kidney transplant recipients. Available in The Cochrane Database of Systematic Reviews; Issue 4. Chichester: John Wiley; 2007 (accessed 05/03/09).

荨麻疹 口服抗组胺药主要用于治疗荨麻疹（参见 M37 第 1511 页）。此外钙通道阻滞剂，对于单独口服抗组胺药无效的患者，建议增加钙通道阻滞剂（如硝苯地平）。但是结果是复杂的[1,2]。

1. Lawlor F, *et al.* Calcium antagonist in the treatment of symptomatic dermographism: low-dose and high-dose studies with nifedipine. *Dermatologica* 1988; **177:** 287–91.
2. Bressler RB, *et al.* Therapy of chronic idiopathic urticaria with nifedipine: demonstration of beneficial effect in a double-blinded, placebo-controlled, crossover trial. *J Allergy Clin Immunol* 1989; **83:** 756–63.

制剂

BP 2010: Nifedipine Capsules;
USP 33: Nifedipine Capsules; Nifedipine Extended-release Tablets.

专利制剂

Arg.: Adalat; Nifecor†; Nifed Sol; Nifedel; Nifelat†; Prudencial†; ***Austral.:*** Adalat; Addos; Adefin; Nifecard†; Nifehexal; Nyefax; Nypine†; ***Austria:*** Adalat; Buconif; Fedip; Majolat†; Nifal†; Nifebene; Nifehexal; Nifestad†; Ospocard; ***Belg.:*** Adalat; Hypan; ***Braz.:*** Adalat; Adalex†; Cardalin; Dilaflux; Dilavax; Dipinal; Loncord†; Neo Fedipina; Nifadil; Nifedax†; Nifedicard; Nifedin†; Nifehexal†; Nioxil; Normopres; Oxcord; Prodopina; ***Canad.:*** Adalat; Apo-Nifed; Nu-Nifed; ***Chile:*** Adalat; Cardicon; Coronovo; Nipress; Sulotil; ***Cz.:*** Adalat†; Aprical†; Cordafen†; Cordipin; Corinfar†; Nifecard; Nifehexal†; Sponif†; Supracordin†; ***Denm.:*** Adalat; Hexadilat; Nifecodan†; ***Fin.:*** Adalat; Nifangin; Nifdemin†; ***Fr.:*** Adalate; Chronadalate; ***Ger.:*** Adalat; Aprical; Cisday; Cordicant†; Corinfar; duranifin†; Jedipin†; Jutadilat; Nife; Nifeclair; Nifecor; Nifehexal; Nifelat; Nifical; Pidilat; ***Gr.:*** Adalat; Antiblut; Citidipine; Coracten; Flecor-N; Glopir; Macorel; Nefelid; Nifedicor; Nifedipat; Nucul; Nydral; Orix; Reanimat; Viscard; ***Hong Kong:*** Adalat; Coracten; Cordipin; Nadipinia; Nifecard; Nifelat; Vidalat†; Waridipin†; ***Hung.:*** Adalat; Cordaflex; Cordipin†; Corinfar; Nifecard†; ***India:*** Calcigard; Calnif; Cardules; Depicor; Depin; Edip†; Myogard; Nicardia; Nifedine; Nifelat; ***Indon.:*** Adalat; Calcianta; Carvas; Cordalat; Coronipin; Farmalat; Fedipin†; Ficor; Nifedin; Vasdalat; Xepalat; ***Irl.:*** Adalat; Cardilate; Nifed; Vasofed†; ***Israel:*** Megalat†; Osmo-Adalat; Pressolat; ***Ital.:*** Adalat; Citilat; Coral; Euxat; Fenidina; Nifedicor; Nifedicron†; Nifesal; Nipin; ***Jpn:*** Adalat; ***Malaysia:*** Adalat; Adifen; Calcigard; Fenamon; Nifecip; ***Mex.:*** Adalat; Anhiten-A; Apo-Fedipisal†; Atenses; Cordilat; Corogal†; Corotrend†; Fusepina; Gelprim; Linam; Nifar; Nifedigel; Nifedipres; Nifezzard; Nifser; Noviken; Pidef; ***Neth.:*** Adalat; ***Norw.:*** Adalat; ***NZ:*** Adalat; Adefin; Nyefax; ***Philipp.:*** Adalat; Calcheck; Calcibloc; Calcigard†; Cardicap†; Darat; Hartigard; Heblopin; Hyperten; Nelapine; Nifestad; Normadil†; Odipin; Tensibloc†; ***Pol.:*** Adalat; Cordafen; Cordipin; ***Port.:*** Adalat; Angipina; Meborilan; Medipina†; Nifedate†; Zenusin†; ***Rus.:*** Adalat (Адалат); Calcigard (Кальцигард); Cordafen (Кордафен); Cordaflex (Кордафлекс); Cordipin (Кордипин); Corinfar (Коринфар); Depin-E (Депин-Е); Fenamon (Фенамон)†; Nicardia (Никардия); Nifecard (Нифекард); Osmo-Adalat (Осмо-Адалат); ***S.Afr.:*** Adalat; Adco-Vascard; Cardifen; Cardilat†; Cipalat; Fedaloc; Nifedalat; ***Singapore:*** Adalat; Apo-Nifed; Calcigard; Cordipin; Depin-E; Fenamon; Nifecard; Nipin; Servidipine; Stada Uno; Vasdalat; ***Spain:*** Adalat; Dilcor†; Pertensal; ***Swed.:*** Adalat; ***Switz.:*** Adalat; Cardipin; Corotrend; Ecodipine; nife-basan†; Nifedicor; ***Thai.:*** Adalat; Adipine; Calcigard; Coracten; Depin-E; Fenamon; Nelapine; Nicardia; Nifecard†; Nifedi-Denk; Nifelat; Nifiran†; Nyefax; Stada Uno; ***Turk.:*** Adalat; Kardilat; Nidicard; Nidilat; ***UAE:*** Cardiopine; ***UK:*** Adalat; Adipine; Angiopine†; Calchan; Cardilate MR†; Coracten; Fortipine; Hypolar Retard; Nifedipress; Nifopress†; Slofedipine; Tensipine; Valni; ***Ukr.:*** Adalat (Адалат); Cordipin (Кордипин); Corinfar (Коринфар); Farmadipin (Фармадипин); Nifecard (Нифекафд); Osmo-Adalat (Осмо-Адалат); ***USA:*** Adalat; Afeditab; Nifediac; Nifedical; Procardia; ***Venez.:*** Adalat; Conducil; Fedilex†; Nifal; Tensomax; Tensopin.

多组分制剂 ***Austria:*** Beta-Adalat; Nif-Ten; Pontuc†; ***Belg.:*** Tenif; ***Braz.:*** Nifelat; Orosprevent; ***Fin.:*** Nif-Ten; ***Fr.:*** Beta-Adalate; Tenordate; ***Ger.:*** AteNif beta; Belnif; Bresben; duranifin Sali†; Nif-Ten; Nifatenol; Sali-Adalat; Tredalat; ***Hong Kong:*** Nif-Ten; ***India:*** Beta-Nicardia; Cardules Plus; Depten; Nifetolol; Presolar; Tenofed; ***Indon.:*** Nif-Ten; ***Irl.:*** Beta-Adalat; Nif-Ten; ***Ital.:*** Antrolin; Mixer†; Nif-Ten; ***Mex.:*** Plenacor; ***Philipp.:*** Nif-Ten†; ***Singapore:*** Beta Nicardia; Nif-Ten; Nifetex; ***Switz.:*** Beta-Adalat; Nif-Atenil†; Nif-Ten; ***UK:*** Beta-Adalat; Tenif; ***Ukr.:*** Tonorma (Тонорма).

Nifekalant Hydrochloride (*rINNM*) 盐酸尼非卡兰

Hidrocloruro de nifekalant; MS-551; Nifékalant, Chlorhydrate de; Nifekalanti Hydrochloridum. 6-[(2-{(2-Hydroxyethyl)[3-(*p*-nitrophenyl)propyl]amino}ethyl)amino]-1,3-dimethyluracil hydrochloride.

Нифекаланта Гидрохлорид

$C_{19}H_{27}N_5O_5,HCl = 441.9.$

CAS — 130636-43-0 (nifekalant); 130656-51-8 (nifekalant hydrochloride).

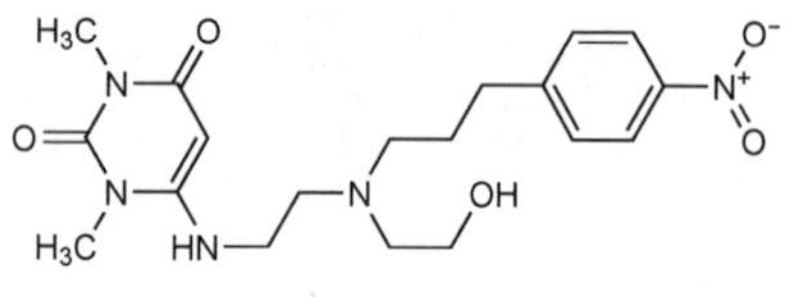

(nifekalant)

简介

尼非卡兰是一种Ⅲ类抗心律失常药（第 212 页），盐酸盐静脉给药用于治疗危及生命的室性心律失常（第 218 页）。

1. Katoh T, *et al.* Emergency treatment with nifekalant, a novel class III anti-arrhythmic agent, for life-threatening refractory ventricular tachyarrhythmias: post-marketing special investigation. *Circ J* 2005; **69:** 1237–43.
2. Yusu S, *et al.* Effects of intravenous nifekalant as a lifesaving drug for severe ventricular tachyarrhythmias complicating acute coronary syndrome. *Circ J* 2009; **73:** 2021–8.
3. Shiga T, *et al.* Refractory VT/VF, Prospective Evaluation to Differentiate Lidocaine Efficacy from Nifekalant (RELIEF) Study Investigators. Nifekalant versus lidocaine for in-hospital shock-resistant ventricular fibrillation or tachycardia. *Resuscitation* 2010; **81:** 47–52.

对心脏的影响 连续 10 个月静脉给予尼非卡兰发现[1]女性患者右心房有一圆块。被切除后显示为含有大量尼非卡兰针形结晶的纤维血栓。

1. Okamura H, *et al.* Crystals in the heart. *Heart* 2004; **90:** 1106.

制剂

专利制剂

Jpn: Shinbit.

Nilvadipine (*USAN*, *rINN*) 尼伐地平

CL-287389; FK-235; Nilvadipidiini; Nilvadipidin; Nilvadipidinum; Nilvadipin; Nilvadipino; Nilvadipinum; Nivadipine; SKF-102362. 5-Isopropyl 3-methyl 2-cyano-1,4-dihydro-6-methyl-4-(*m*-nitrophenyl)-3,5-pyridinedicarboxylate.

Нильвадипин

$C_{19}H_{19}N_3O_6 = 385.4.$

CAS — 75530-68-6.
ATC — C08CA10.
ATC Vet — QC08CA10.
UNII — 0214FUT37J.

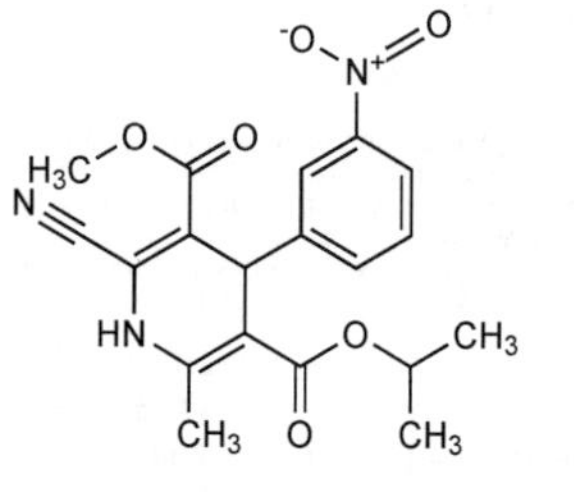

Pharmacopoeias. In *Jpn.*

简介

尼伐地平是一种二氢吡啶类钙通道阻滞剂，具有与硝苯地平相似的特性（第 394 页）。用于治疗高血压（第 228 页）。尼伐地平一般以控释制剂口服给药，每日可达到 16mg。

1. Brogden RN, McTavish D. Nilvadipine: a review of its pharmacodynamic and pharmacokinetic properties, therapeutic use in hypertension and potential in cerebrovascular disease and angina. *Drugs Aging* 1995; **6:** 150–71. Correction. *ibid.*; **7:** 116.

制剂

专利制剂

Austria: Tensan; *Cz.:* Escort†; *Fin.:* Escor; *Ger.:* Escor; Nivadil; *Gr.:* Peroma; *Irl.:* Nivadil; *Jpn:* Nivadil; *Port.:* Nivadil; *Turk.:* Nilvadis.

Nimodipine (*BAN, USAN, rINN*) 尼莫地平

Bay-e-9736; Nimodipiini; Nimodipin; Nimodipinas; Nimodipino; Nimodipinum; Nimodypina. Isopropyl 2-methoxyethyl 1,4-dihydro-2,6-dimethyl-4-(3-nitrophenyl)pyridine-3,5-dicarboxylate.

Нимодипин

$C_{21}H_{26}N_2O_7 = 418.4.$
CAS — 66085-59-4.
ATC — C08CA06.
ATC Vet — QC08CA06.
UNII — 57WA9QZ5WH.

Pharmacopoeias. In *Chin., Eur.* (see p.vii), and *US*.

Ph. Eur. 6. 8（Nimodipine）　淡黄色或黄色结晶性粉末，有多种存在形式。几乎不溶于水；微溶于无水乙醇；易溶于乙醛。置于紫外灯下可形成萘基吡啶衍生物。溶液宜避光贮藏或置于波长大于 420nm 处，即用即配。避光。

USP 33（Nimodipine）　淡黄色或黄色结晶性粉末。受光影响。有多种存在形式。几乎不溶于水；微溶于乙醇；易溶于乙醛。密闭容器 25℃贮藏，允许温度范围在 15～30℃。避光。

配伍禁忌　注册药品信息声明尼莫地平溶液与一些塑料不相容，包括 PVC。唯一适合使用的塑料是聚乙烯和聚丙烯。尼莫地平溶液不能注入袋中或瓶中，也不能与其他药混合。

不良反应、处置和注意事项

参见二氢吡啶类钙通道阻滞剂（见**硝苯地平**，第 394 页）。

患有脑水肿或严重的颅内压升高患者慎用尼莫地平。

对心脏的影响　患有急性局部缺血卒中患者在使用尼莫地平治疗时发生了明显的心搏徐缓，怀疑和所使用的药物有关[1]。严重心肌抑郁症发生在一例动脉瘤蛛网膜下腔出血后给予静注尼莫地平[2]的患者。作者认为在蛛网膜下腔出血心肌恢复后才能减量或停用尼莫地平。

1. Fagan SC, Nacci N. Nimodipine and bradycardia in acute stroke—drug or disease? *DICP Ann Pharmacother* 1991; **25:** 247–9.
2. Subramani K, Ghrew M. Severe myocardial depression following intravenous nimodipine for aneurysmal subarachnoid haemorrhage. *Intensive Care Med* 2004; **30:** 1498–9.

药物相互作用

参见二氢吡啶类钙通道阻滞剂（见**硝苯地平**，第 396 页）。

药动学

尼莫地平口服后能迅速被胃肠道吸收，但是在肝中经历明显的首关效应。口服生物利用度据报道是大约 13%。约在服后 1h 内出现血药峰值。大于 95% 的尼莫地平与血浆蛋白结合。可透过血脑屏障，但是在 CSF 的浓度低于血浆。尼莫地平能在肝中被细胞色素 P450 家同工酶 CYP3A4 代谢。它经由胆汁以粪便的形式排泄，在尿中，几乎完全是代谢物。据报道终末清除半衰期大约是 9h，但是最初血浆浓度降低得很快，相当于 1～2h 的半衰期。

用途和用法

尼莫地平是一种二氢吡啶类钙通道阻滞剂，具有硝苯地平的一般特性（第 398 页），但是它对脑血管有特别的作用。应用于脑血管疾病（见下文），特别是应用于预防和治疗蛛网膜下腔动脉瘤大出血后的一过性局部缺血。

每 4h 口服给予尼莫地平 60mg，为减少动脉瘤大出

血后神经损伤的发生和严重性。治疗应在大出血后 4 天内开始，持续 21 天。肝损伤患者可减少剂量（见下文）。

如果脑局部缺血发生或者已经发生，可静脉滴注尼莫地平治疗脑损伤。应通过旁路持续静脉输液到中央静脉中。尼莫地平初始剂量为 1mg/h，持续 2h，增加（如血压没有发生严重降低）到 2mg/h。如果需要，体重低于 70kg 和血压不稳定的患者初始剂量可减少到 500μg/h，或建议给肝损伤患者减少同样的剂量，并密切监测血压。应尽快开始治疗，至少持续 5h，不超过 14 天；如果患者已经口服尼莫地平，总的尼莫地平治疗期间不应超过 21 天。

在肝损伤中的用法　肝硬化患者尼莫地平的清除率降低，应对这些患者血压进行密切监控。美国注册药品信息推荐肝硬化患者口服尼莫地平每 4h 30mg。一些制药商也建议静脉初始剂量减少到每小时 500μg 或更少。

脑血管疾病　尼莫地平口服和静脉给药可预防和治疗由蛛网膜下动脉瘤大出血后出现的动脉血管痉挛引起的脑局部缺血（见**脑卒中**，第 240 页），尽管静脉应用后有效的证据还很有限[1]。尼莫地平也用于外伤蛛网膜动脉血管痉挛[2]和动脉灌注[3]。此外，尼莫地平可扩张脑血管和改善脑血流[4]，但结果较为复杂[5,6]，英国注册药品信息禁止这种用法。也能通过有限的细胞转运的钙流入预防或恢复局部缺血引起脑损伤。这些效果使得尼莫地平应用于其他脑局部缺血情况的研究。局部缺血卒中[7]后口服尼莫地平的研究[8,9]提出相矛盾的结果。控制研究的荟萃分析[10]显示如果卒中后 12h 内给予尼莫地平有效，但进一步的研究[11]并不能肯定这些结果。对 155 名心搏骤停患者进行控制研究[12]，尼莫地平静脉输液 24h。尼莫地平对总存活率没有影响，尽管它能提高心搏骤停后的生命支持被延迟 10min 以上患者的存活率，对缺血缺氧脑损伤存活率有好影响。尼莫地平也用于治疗痴呆（参见 M37 第 342 页）。2 个研究中心对总共 755 名患有血管痴呆或原发性退行性变的患者研究[13]，给予他们尼莫地平长达 6 个月，能改善认知和功能障碍。系统性综述[14]预测尼莫地平可能对多种形式的痴呆患者有效。

1. Dorhout Mees S, *et al.* Calcium antagonists for aneurysmal subarachnoid haemorrhage. Available in The Cochrane Database of Systematic Reviews; Issue 3. Chichester: John Wiley; 2007 (accessed 12/03/08).
2. Hänggi D, *et al.* Feasibility and safety of intrathecal nimodipine on posthaemorrhagic cerebral vasospasm refractory to medical and endovascular therapy. *Clin Neurol Neurosurg* 2008; **110:** 784–90.
3. Wolf S, *et al.* Continuous selective intraarterial infusion of nimodipine for therapy of refractory cerebral vasospasm. *Neurocrit Care* 2010; **12:** 346–51.
4. Harders A, *et al.* Traumatic subarachnoid hemorrhage and its treatment with nimodipine. *J Neurosurg* 1996; **85:** 82–9.
5. Langham J, *et al.* Calcium channel blockers for acute traumatic brain injury. Available in The Cochrane Database of Systematic Reviews; Issue 4. Chichester: John Wiley; 2003 (accessed 12/03/08).
6. Vergouwen MDI, *et al.* Effect of nimodipine on outcome in patients with traumatic subarachnoid haemorrhage: a systematic review. *Lancet Neurol* 2006; **5:** 1029–32.
7. Tomassoni D, *et al.* Nimodipine and its use in cerebrovascular disease: evidence from recent preclinical and controlled clinical studies. *Clin Exp Hypertens* 2008; **30:** 744–66.
8. Gelmers HJ, *et al.* A controlled trial of nimodipine in acute ischemic stroke. *N Engl J Med* 1988; **318:** 203–7.
9. Trust Study Group. Randomised, double-blind, placebo-controlled trial of nimodipine in acute stroke. *Lancet* 1990; **336:** 1205–9.
10. Mohr JP, *et al.* Meta-analysis of oral nimodipine trials in acute ischemic stroke. *Cerebrovasc Dis* 1994; **4:** 197–203.
11. Horn J, *et al.* Very Early Nimodipine Use in Stroke (VENUS): a randomized, double-blind, placebo-controlled trial. *Stroke* 2001; **32:** 461–5.
12. Roine RO, *et al.* Nimodipine after resuscitation from out-of-hospital ventricular fibrillation: a placebo-controlled, double-blind, randomized trial. *JAMA* 1990; **264:** 3171–7.
13. Parnetti L, *et al.* Nimodipine Study Group. Mental deterioration in old age: results of two multicenter, clinical trials with nimodipine. *Clin Ther* 1993; **15:** 394–406.
14. Birks J, López-Arrieta J. Nimodipine for primary degenerative, mixed and vascular dementia. In The Cochrane Database of Systematic Reviews; Issue 3. Chichester: John Wiley; 2002 (accessed 12/07/05).

偏头痛和丛集性头痛　钙通道阻滞剂（包括尼莫地平）治疗偏头痛和丛集性头痛的参考文献，见**硝苯地平**项下，第 399 页。

制剂

BP 2010: Nimodipine Intravenous Infusion; Nimodipine Tablets.

专利制剂

Arg.: AC Vascular; Acival; Ampina†; Aniduv; Cebrofort; Cletonol†; Eugerial; Explaner; Finaciclen; Macobal; Nimo-Somazina; Nimodilat; Nimotop; Nivas; Tenocard; *Austral.:* Nimotop; *Austria:* Nimopax; Nimotop; *Belg.:* Braz.: Eugerial; Neuron; Nimobal; Nimopax; Nimotop; Nimovast†; Noodipina; Nortont; Oxigen; Vasodipina; *Canad.:* Nimotop; *Chile:* Grifonimod; Nimotop; Regental; *Cz.:* Brainal†; Dilceren; Nimotop; *Denm.:* Nimotop; *Fin.:* Nimotop; *Fr.:* Nimotop; *Ger.:* Nimotop; *Gr.:* Arfine; Aurodipine; Befimat;

Curban; Figozant; Genovox; Myodipine; Naborel; Nelbinex; Nimodil; Nimotop; Nimovac-V; Nortolan; Rosital; Stigmacarpin; Thrionipen; Vastripine; Ziremex; *Hong Kong:* Nimotop; *Hung.:* Nimotop; *India:* Vasotop; *Indon.:* Ceremax; Nimotop; *Irl.:* Nimotop; *Israel:* Nimotop; *Ital.:* Nimotop; Periplum; *Malaysia:* Nimotop; *Mex.:* Eugerial; Imolans; Kenzolol; Nimotop; Vacer; *Neth.:* Nimotop; *Norw.:* Nimotop; *NZ:* Nimotop; *Philipp.:* Nimotop; *Pol.:* Nimotop; *Port.:* Brainox; Genogris; Modiblog; Modina; Nimotop; Niton; Sobrepina; Trinalion; *Rus.:* Brainal (Бреинал)†; Nemotan (Неморан)†; Nimopine (Нимопин); Nimotop (Нимотоп); *S.Afr.:* Nimotop; *Singapore:* Nimotop; *Spain:* Admon; Brainal; Calnit; Kenesil; Modus; Nimotop; Remontal; *Swed.:* Nimotop; *Switz.:* Nimotop; *Thai.:* Nimotop; *Turk.:* Nimotop; *UK:* Nimotop; *Ukr.:* Nimodiphexal (Нимодипгексал); Nimotop (Нимотоп); *USA:* Nimotop†; *Venez.:* Klerent†; Nemodine; Nimotop; Tropocer.

多组分制剂　*Arg.:* Idesole Plus; Nemocebral Plus; Nimodilat Plus; Nimoreagin; Nivas Plus.

Nisoldipine (*BAN, USAN, rINN*) 尼索地平

Bay-k-5552; Nisoldipiini; Nisoldipin; Nisoldipino; Nisoldipinum. Isobutyl methyl 1,4-dihydro-2,6-dimethyl-4-(2-nitrophenyl)pyridine-3,5-dicarboxylate.

Низольдипин

$C_{20}H_{24}N_2O_6 = 388.4.$
CAS — 63675-72-9.
ATC — C08CA07.
ATC Vet — QC08CA07.
UNII — 418HAB65SZ.

不良反应、处置和注意事项

参见二氢吡啶类钙通道阻滞剂（见**硝苯地平**，第 394 页）。

药物相互作用

参见二氢吡啶类钙通道阻滞剂（见**硝苯地平**，第 396 页）。

药动学

口服剂量的尼索地平能通过胃肠道很好地吸收，但在肠壁和肝有快速而广泛的首关效应，据报道生物利用度仅有 4%～8%。口服剂量的 60%～80% 通过尿液排泄，剩余的以代谢产物经粪便排泄。清除半衰期为 7～12h。99% 以上的尼索地平与血浆蛋白结合。

一项研究[1]中，11 例患者口服 10mg 尼索地平，每日 1～2 次，结果表明尼索地平的药动学代谢最符合开放的二室模型。口服单剂量尼索地平 1h 后血浆浓度达到峰值，不同患者间个体差异很大。单剂量给药的平均血浆清除半衰期为 11.4h 而重复剂量给药为 14h，这比以前报道的时间要长，也许反映了测定方法敏感度的增加。

另一口服给药的研究表明，在 10 个健康受试者中尼索地平能增加肝血流，从而影响了它的全身利用率[2]。肝血流之间的差异可能是尼索地平药物代谢的个体间差异的原因。

1. Ottosson A-M, *et al.* Analysis and pharmacokinetics of nisoldipine in hypertensive patients. *Curr Ther Res* 1989; **45:** 347–58.
2. van Harten J, *et al.* Variability in the pharmacokinetics of nisoldipine as caused by differences in liver blood flow response. *J Clin Pharmacol* 1989; **29:** 714–21.

用途和用法

尼索地平是一类二氢吡啶类钙离子通道阻滞剂，其作用和用途与硝苯地平相似（第 398 页）。它用于治疗高血压（第 228 页）和心绞痛（第 215 页）。尼索地平口服给药，即释和控释制剂均可以，剂量依制剂而变。即释制剂通常起始剂量 5～10mg，如需增加间隔不少于 1 周，最多 20mg，每日 2 次。控释制片剂给药量相似，每日 1 次。或在美国，高血压患者控释制剂片剂初始每日 17mg，每日 1 次，依据反应调整，间隔至少 1 周，增加量 8.5mg。通常维持剂量为 17mg 至 34mg，每日 1 次，应空腹服用，至少饭前 1h 或饭后 2h。

老年患者或肝损伤患者初始剂量应较低，并监控血药浓度，见下文。

1. Mitchell J, *et al.* Nisoldipine: a new dihydropyridine calcium-channel blocker. *J Clin Pharmacol* 1993; **33:** 46–52.
2. Plosker GL, Faulds D. Nisoldipine coat-core: a review of its pharmacology and therapeutic efficacy in hypertension. *Drugs* 1996; **52:** 232–53.
3. Langtry HD, Spencer CM. Nisoldipine coat-core; a review of its pharmacodynamic and pharmacokinetic properties and clinical efficacy in the management of ischaemic heart disease. *Drugs* 1997; **53:** 867–84.
4. White WB. Pharmacologic agents in the management of hypertension—nisoldipine coat-core. *J Clin Hypertens (Greenwich)* 2007; **9:** 259–66.

在肝损伤中的用法 注册药品信息对于尼索地平建议，即释制剂给予老年及肝损伤患者时应降低初始剂量至 5～10mg，每日 1 次。在美国，控释制剂减至 8.5mg，每日 1 次。谨慎使用。

制剂

专利制剂
Arg.: Nisodipent†; **Austria:** Syscor; **Belg.:** Sular; Syscor; **Braz.:** Syscor; **Chile:** Nivast; **Cz.:** Syscor†; **Fin.:** Syscor; **Ger.:** Baymycard; **Gr.:** Syscor; **Hung.:** Baymycard; **Ital.:** Syscor; **NZ:** Syscor; **Spain:** Cornel†; Sular; Syscor; **Turk.:** Syscor; **UK:** Syscor†; **USA:** Sular.

Nitrendipine (*BAN, USAN, rINN*) 尼群地平

Bay-e-5009; Nitrendipiini; Nitrendipin; Nitrendipinas; Nitrendipino; Nitrendipinum. Ethyl methyl 1,4-dihydro-2,6-dimethyl-4-(3-nitrophenyl)pyridine-3,5-dicarboxylate.

Нитрендипин

$C_{18}H_{20}N_2O_6 = 360.4.$
CAS — 39562-70-4.
ATC — C08CA08.
ATC Vet — QC08CA08.
UNII — 9B627AW319.

Pharmacopoeias. In *Chin., Eur.* (see p.vii), and *Jpn.*

Ph. Eur. 6. 8 (Nitrendipine) 黄色结晶性粉末，具有多形性。几乎不溶于水；略溶于无水乙醇和甲醇；易溶于乙酸乙酯。暴露于紫外线可导致硝基苯基吡啶类衍生物结构的生成。使用前配置溶液应迅速，且在黑暗或光线波长大于 420nm 条件下。避光。

不良反应、处置和注意事项
参见二氢吡啶类钙通道阻滞剂（见**硝苯地平**，第394页）。

药物相互作用
参见二氢吡啶类钙通道阻滞剂（见**硝苯地平**，第396页）。

药动学
据报道尼群地平通过口服能很好地吸收，但具有明显的首关效应；绝对口服生物利用度在 10%～30%，在一定程度上与剂型有关，1～3h 后达血浆峰浓度。大约 98%的尼群地平与血浆蛋白结合。其主要通过肝代谢，以代谢产物排泄，非活性代谢产物与 0.1%原药主要通过尿液和粪便排泄。尽管早期研究表明终末清除半衰期为 2～4h，但后期研究使用灵敏度更高的测定方法结果在 10～22h。肝损伤患者半衰期延长。

1. Soons PA, Breimer DD. Stereoselective pharmacokinetics of oral and intravenous nitrendipine in healthy male subjects. *Br J Clin Pharmacol* 1991; **32:** 11–16.

用途和用法
尼群地平是一类二氢吡啶类钙离子通道阻滞剂，其作用与硝苯地平相似（第398页）。它用于治疗高血压（见第228页）。

常用剂量为口服每日 20mg，可单剂量服用或分 2 次给药。如果有必要，用于控制抵抗性高血压，剂量可增加到 20mg，每日 2 次。对于老年人起始剂量应每日 10mg。对于肝损伤患者剂量也应该减少（见下文）。

---

1. Santiago TM, Lopez LM. Nitrendipine: a new dihydropyridine calcium-channel antagonist for the treatment of hypertension. *DICP Ann Pharmacother* 1990; **24:** 167–75.

在肝损伤中的用法 对于肝损伤患者起始口服剂量应减少到 5～10mg，每日 1 次。

制剂

专利制剂
Arg.: Nirapel; Nitrendil; Tocrat†; **Austria:** Baypress; Cenipres; **Belg.:** Baypress; **Braz.:** Caltren; Nitrencord; **Chile:** Cardiazem; Grifonitren; Tensofar†; **Cz.:** Baypress; Lusopress; Nitrepress; Nitresan; Unipres; **Denm.:** Baypress; **Fr.:** Baypress; Nidrel; **Ger.:** Bayotensin; Jutapress; Nitre-Puren; Nitret†; Nitregamma; Nitren Lich; Nitrendil; Nitrendimerckt; Nitrensal; Nitrepress; **Gr.:** Arianit; Aroselin; Baypress; Crivion; G-Press; Issopres; Lanocardique; Leonitren; Lisba; Lostradyl; Midonat; Nelconil; Nifecard; Nivitron; Pallohyman; Potional; Pressodipin; Spidox; Tepanil; Thriffin; Ufocard; Zulexen; **Hong Kong:** Baypress; **Hung.:** Baypress; Unipres; **Ital.:** Baypress; Deitent; **Jpn:** Baylotensin; Baypress†; **Neth.:** Baypress; **Port.:** Baypress†; Farnitran; Hiperdipina; Hipertenol†; **Spain:** Baypresol; Gericin; Niprina; Sub Tensin†; Tensogradal; Vastensium; **Switz.:** Baypress; **Thai.:** Baypress; Ditrenil; Miniten; **Turk.:** Baypress; **Venez.:** Baypress; Nitrendil; Retencal†.

多组分制剂
Ger.: Eneas; **Gr.:** Eneas; Enit; **India:** Cardif Beta†; **Port.:** Eneas; Enit; **Spain:** Eneas; Enit; Vipres; Zorait†; **Turk.:** Eneas; Enit.

Nitric Oxide (*USAN*) 一氧化氮

Azote, monoxyde d'; Azoto oksidas; Azotu(II) tlenek; Kväveoxid; Mononitrogen Monoxide; Monóxido de nitrógeno; Nitrogen Monoxide; Nitrogenii oxidum; Nitrogén-monoxid; OHM-11771; Oxid dusnatý; Óxido nítrico; Typpioksidi.

Оксид Азота
NO = 30.01.
CAS — 10102-43-9.
ATC — R07AX01.
ATC Vet — QR07AX01.
UNII — 31C4KY9ESH.

Pharmacopoeias. In *Eur.* (see p.vii).

Ph. Eur. 6. 8 (Nitric Oxide) 无色气体，暴露于空气中会变棕色。温度为 20℃、压力为 101kPa 条件下，可溶于水中［(1：21)］。在适当容器中，贮藏压力不得超过 2.5kPa（15℃）。

不良反应
吸入一氧化氮，尤其大剂量时有可能引发正铁血红蛋白血症。虽然它是一种选择性的肺部血管扩张药，但有可能引起低血压。突然停药可能引起氧合进一步恶化，并导致肺动脉高压的反复。当一氧化氮和氧气结合后，产生的二氧化氮会引发急性肺损伤；吸入高浓度的一氧化氮会直接刺激肺。

吸入一氧化氮的潜在并发症是正铁血红蛋白血症，但这也与剂量有很大关系；低剂量治疗（20ppm）时，危险性是不会增加的[1]。由于其抑制血小板聚集，另一可能的有益作用是出血的危险性增加[2～5]。已报道在一些儿童突然停止一氧化氮治疗后发生肺动脉高压的反复[6]和氧合功能的衰退[7,8]。严重的全身性低血压也曾经报道过[9]，发生在对具有严重左心室功能紊乱的新生儿开始治疗后。肺水肿也与一氧化氮的使用有关，发生于 2 名 CREST 综合征（一种全身硬化症）患者[10]。酗酒者发生运动神经元疾病部分归因于[11]为治疗肺动脉高压而使用的一氧化氮。

1. Kinsella JP, Abman SH. Methaemoglobin during nitric oxide therapy with high-frequency ventilation. *Lancet* 1993; **342:** 615.
2. Högman M, *et al.* Bleeding time prolongation and NO inhalation. *Lancet* 1993; **341:** 1664–5.
3. Joannidis M, *et al.* Inhaled nitric oxide. *Lancet* 1996; **348:** 1448–9.
4. Cheung P-Y, *et al.* Inhaled nitric oxide and inhibition of platelet aggregation in critically ill neonates. *Lancet* 1998; **351:** 1181–2.
5. George TN, *et al.* The effect of inhaled nitric oxide therapy on bleeding time and platelet aggregation in neonates. *J Pediatr* 1998; **132:** 731–4.
6. Miller OI, *et al.* Rebound pulmonary hypertension on withdrawal from inhaled nitric oxide. *Lancet* 1995; **346:** 51–2.
7. Aly H, *et al.* Weaning strategy with inhaled nitric oxide treatment in persistent pulmonary hypertension of the newborn. *Arch Dis Child Fetal Neonatal Ed* 1997; **76:** F118–F122.
8. Davidson D, *et al.* Safety of withdrawing inhaled nitric oxide therapy in persistent pulmonary hypertension of the newborn. *Pediatrics* 1999; **104:** 231–6.
9. Henrichsen T, *et al.* Inhaled nitric oxide can cause severe systemic hypotension. *J Pediatr* 1996; **129:** 183.
10. Preston IR, *et al.* Pulmonary edema caused by inhaled nitric oxide therapy in two patients with pulmonary hypertension associated with the CREST syndrome. *Chest* 2002; **121:** 656–9.
11. Tsai GE, Gastfriend DR. Nitric oxide-induced motor neuron disease in a patient with alcoholism. *N Engl J Med* 1995; **332:** 1036.

注意事项
患者吸入一氧化氮应检测正铁血红蛋白和氧化作用。吸入一氧化氮和二氧化氮的量也应检测。治疗不能突然中断因为肺动脉高压的反复和氧合功能的衰退有可能发生。

早已存在左心室功能障碍的患者使用时应小心因为可能会有心衰症状发生，如肺动脉水肿。

工作人员暴露于一氧化氮和二氧化氮的量应控制。

1. CSM/MCA. Inhaled nitric oxide. *Current Problems* 1996; **22:** 8.
2. Cuthbertson BH, *et al.* Use of inhaled nitric oxide in British intensive therapy units. *Br J Anaesth* 1997; **78:** 696–700.
3. Phillips ML, *et al.* Assessment of medical personnel exposure to nitrogen oxides during inhaled nitric oxide treatment of neonatal and pediatric patients. *Pediatrics* 1999; **104:** 1095–1100.

药动学
一氧化氮吸入给药后全身吸收，并通过与血红蛋白反应形成高铁血红蛋白和硝酸盐而迅速失活，其半衰期只有几秒钟。一氧化氮以硝酸盐的形式主要从尿液排泄。

用途和用法
一氧化氮是一种内源性的化学信使，其主要作用是刺激平滑肌的鸟苷酸环化酶以引起血管舒张。它也与血小板聚集、神经传递、免疫系统、抗菌能力、抗肿瘤和抗病毒效能等有关。

目前认为内源性一氧化氮与内皮细胞衍生舒张因子（EDRF）为同一物质。其通过一氧化氮酶由 L-精氨酸合成，它的三个亚型已被鉴定。主要分布在上皮细胞（如血管内皮、血小板、心肌细胞）和神经细胞（在一些中枢和周围神经经原）。少量的一氧化氮有规律的由这些系统产生的。相反的，一种可诱导的亚型仅仅在有外部刺激（如感染或发炎）时才表达，产生大量的一氧化氮。这种诱导型一氧化氮合酶可在大量细胞中表达，包括巨噬细胞和血管平滑肌、心肌、胃肠道和肝细胞。

吸入一氧化氮是一种高选择性的肺血管舒张药。它用于治疗伴有肺动脉高压的低氧性呼吸衰竭的足月或近足月新生儿。对不同病因的肺动脉高压患者，它也可作为急性血管反应性的诊断工具，并且在不同年龄组研究将其用于许多其他支气管肺的疾病。

在治疗新生儿低氧性的呼吸衰竭中，吸入给药一氧化氮的常用浓度为 20ppm。可根据正铁血红蛋白症的水平上下调整一氧化氮浓度剂量大于 20ppm 通常不建议使用。停止治疗前浓度应逐渐减少。

1. Hart CM. Nitric oxide in adult lung disease. *Chest* 1999; **115:** 1407–17.
2. Vallance P, Chan N. Endothelial function and nitric oxide: clinical relevance. *Heart* 2001; **85:** 342–50.
3. Ichinose F, *et al.* Inhaled nitric oxide: a selective pulmonary vasodilator: current uses and therapeutic potential. *Circulation* 2004; **109:** 3106–11.
4. Griffiths MJD, Evans TW. Inhaled nitric oxide therapy in adults. *N Engl J Med* 2005; **353:** 2683–95.
5. Creagh-Brown BC, *et al.* Bench-to-bedside review: inhaled nitric oxide therapy in adults. *Crit Care* 2009; **13:** 221. Available at: http://ccforum.com/content/pdf/cc7734.pdf (accessed 10/03/10)

呼吸系统疾病 吸入一氧化氮是一种有效的高选择性肺血管舒张药，用于治疗新生儿的持续性肺动脉高压（见下文）和其他导致新生儿低氧性呼吸衰竭的疾病。

正在研究一氧化氮用于治疗急性呼吸窘迫综合征（见下文）、严重急性呼吸器官综合征[1]、呼吸衰竭[2]、急性严重哮喘[3]、原发性肺动脉高压[4,5]（包括妊娠[6,7]）和与肺动脉高压相关的一系列疾病如慢性阻塞性肺疾病[8]、心力衰竭[9]、心脏手术后[10～13]、心或肺移植[14～16]和高度功能紊乱[17]。

1. Chen L, *et al.* Inhalation of nitric oxide in the treatment of severe acute respiratory syndrome: a rescue trial in Beijing. *Clin Infect Dis* 2004; **39:** 1531–5.
2. Dobyns EL, *et al.* Multicenter randomized controlled trial of the effects of inhaled nitric oxide therapy on gas exchange in children with acute hypoxemic respiratory failure. *J Pediatr* 1999; **134:** 406–12.
3. Nakagawa TA, *et al.* Life-threatening status asthmaticus treated with inhaled nitric oxide. *J Pediatr* 2000; **137:** 119–22.
4. Kinsella JP, *et al.* Selective and sustained pulmonary vasodilation with inhalational nitric oxide therapy in a child with idiopathic pulmonary hypertension. *J Pediatr* 1993; **122:** 803–6.
5. Goldman AP, *et al.* Is it time to consider domiciliary nitric oxide? *Lancet* 1995; **345:** 199–200.
6. Lam GK, *et al.* Inhaled nitric oxide for primary pulmonary hypertension in pregnancy. *Obstet Gynecol* 2001; **98:** 895–8.
7. Decoene C, *et al.* Use of inhaled nitric oxide for emergency Cesarean section in a woman with unexpected primary pulmonary hypertension. *Can J Anaesth* 2001; **48:** 584–7.
8. Vonbank K, *et al.* Controlled prospective randomised trial on the effects on pulmonary haemodynamics of the ambulatory long term use of nitric oxide and oxygen in patients with severe COPD. *Thorax* 2003; **58:** 289–93.
9. Matsumoto A, *et al.* Inhaled nitric oxide and exercise capacity in congestive heart failure. *Lancet* 1997; **349:** 999–1000. Correction. *ibid.*; **350:** 818.
10. Haydar A, *et al.* Inhaled nitric oxide for postoperative pulmonary hypertension in patients with congenital heart defects. *Lancet* 1992; **340:** 1545.
11. Miller OI, *et al.* Inhaled nitric oxide and prevention of pulmonary hypertension after congenital heart surgery: a randomised double-blind study. *Lancet* 2000; **356:** 1464–9.
12. Journois D, *et al.* Effects of inhaled nitric oxide administration on early postoperative mortality in patients operated for correction of atrioventricular canal defects. *Chest* 2005; **128:**

3537–44.

13. Bizzarro M, Gross I. Inhaled nitric oxide for the postoperative management of pulmonary hypertension in infants and children with congenital heart disease. Available in The Cochrane Database of Systematic Reviews; Issue 4. Chichester: John Wiley; 2005 (accessed 27/10/09).
14. Rea RS, et al. Role of inhaled nitric oxide in adult heart or lung transplant recipients. Ann Pharmacother 2005; 39: 913–17.
15. Botha P, et al. Inhaled nitric oxide for modulation of ischemia-reperfusion injury in lung transplantation. J Heart Lung Transplant 2007; 26: 1199–1205.
16. Yerebakan C, et al. Effects of inhaled nitric oxide following lung transplantation. J Card Surg 2009; 24: 269–74.
17. Scherrer U, et al. Inhaled nitric oxide for high-altitude pulmonary edema. N Engl J Med 1996; 334: 624–9.

急性呼吸窘迫综合征　虽然有报道吸入一氧化氮能改善急性呼吸窘迫综合征（参见 M37 第1431页）患者的氧合作用，但荟萃分析[1,2]未能确定任何有显著意义的获益，还有证据[2]认为一氧化氮会增加肾衰竭危险。

1. Afshari A, et al. Inhaled nitric oxide for acute respiratory distress syndrome (ARDS) and acute lung injury in children and adults. Available in The Cochrane Database of Systematic Reviews; Issue 7. Chichester: John Wiley; 2010 (accessed 02/08/10).
2. Adhikari NKJ, et al. Effect of nitric oxide on oxygenation and mortality in acute lung injury: systematic review and meta-analysis. Abridged version: BMJ 2007; 334: 779–82. Full version: http://www.bmj.com/cgi/reprint/334/7597/779 (accessed 31/07/08)

新生儿呼吸系统疾病　吸入一氧化氮用于治疗足月和近足月新生儿的低氧性呼吸衰竭[1–3]。它还在被研究用于早产新生儿[4,5]。

虽然有不同限定，大多数研究是关于新生儿持续肺动脉高压（第235页）。一篇关于患有低氧性呼吸衰竭的足月和近足月新生儿的系统性综述[6]表明，吸入一氧化氮能改善氧合作用伴随着体外薄膜氧合作用需求量的减少，但未发现对死亡率的影响。随机试验[7]也发现在疾病过程中一氧化氮的早期使用并没有降低死亡率，虽然疾病过程被延缓。然而对患有先天性膈疝的新生儿（CDH）无疗效[8,9]，虽然这些病例的最佳疗法尚有争议，但对于这些病例一氧化氮不推荐使用[6]；一项研究[10]提出吸入一氧化氮可能对伴有肺动脉高压的 CDH 患者有益处。另一研究[11]提出其对氧合作用的改善并不是持续的，并且肺发育不全和发育异常的新生儿对一氧化氮的敏感性弱。

在大多数研究中，20～80ppm 的剂量是有效的。然而由于一氧化氮的毒性是与剂量相关的，也对低剂量（1～2ppm）进行了研究。一项研究[12]发现高低剂量间没有显著的区别，另一研究[13]发现低剂量不能改善氧合作用，并降低了对随后高剂量的反应。

吸入一氧化氮也已报道能改善低氧性呼吸衰竭早产儿的氧合作用，但其使用仍未建立[14,15]。一项对患有呼吸窘迫综合征的早产儿研究[16]发现使用一氧化氮能减少慢性肺病的发病率和死亡率，另一公开研究[17]发现对于已患有慢性肺病的早产儿一氧化氮治疗也能改善氧合作用。然而，一项系统性综述[18]发现在重症婴儿中急救使用一氧化氮治疗没有效果，后期使用以预防慢性肺疾病也是无效的。有证据显示对轻症婴儿早期常规使用一氧化氮可改善结局，但对那些可能获益的婴儿还需要更多研究来确定。

值得担心的是吸入一氧化氮对神经发育的不良后果可能要超过其正常规治疗作用，尤其是早产儿，但随后的研究报道了不同的结果。对足月儿和近足月儿[19–21]以及早产儿[22]的研究发现，使用一氧化氮对神经发育无影响，但有报道不良的神经发育结果[23]和改善的结果[24,25]，一项对早产儿 4～5 年随访研究的综述[26]认为，吸入一氧化氮没有神经发育保护作用；但由于各研究设计不同，很难对各研究进行比较，所以对神经发育的影响仍需进一步确定。

1. American Academy of Pediatrics Committee on Fetus and Newborn. Use of inhaled nitric oxide. Pediatrics 2000; 106: 344–5.
2. Kinsella JP. Inhaled nitric oxide in the term newborn. Early Hum Dev 2008; 84: 709–16.
3. Soll RF. Inhaled nitric oxide in the neonate. J Perinatol 2009; 29 (suppl 2): S63–S67.
4. Miller SS, Rhine WD. Inhaled nitric oxide in the treatment of preterm infants. Early Hum Dev 2008; 84: 703–7.
5. Arul N, Konduri GG. Inhaled nitric oxide for preterm neonates. Clin Perinatol 2009; 36: 43–61.
6. Finer NN, Barrington KJ. Nitric oxide for respiratory failure in infants born at or near term. Available in The Cochrane Database of Systematic Reviews; Issue 4. Chichester: John Wiley; 2006 (accessed 04/06/08).
7. Konduri GG, et al. A randomized trial of early versus standard inhaled nitric oxide therapy in term and near-term newborn infants with hypoxic respiratory failure. Pediatrics 2004; 113: 559–64.
8. Clark RH, et al. Low-dose nitric oxide therapy for persistent pulmonary hypertension of the newborn. N Engl J Med 2000; 342: 469–74.
9. The Neonatal Inhaled Nitric Oxide Study Group. Inhaled nitric oxide and hypoxic respiratory failure in infants with congenital diaphragmatic hernia. Pediatrics 1997; 99: 838–45.
10. Kinsella JP, et al. Noninvasive delivery of inhaled nitric oxide therapy for late pulmonary hypertension in newborn infants

with congenital diaphragmatic hernia. J Pediatr 2003; 142: 397–401.
11. Goldman AP, et al. Four patterns of response to inhaled nitric oxide for persistent pulmonary hypertension of the newborn. Pediatrics 1996; 98: 706–13.
12. Finer NN, et al. Randomized, prospective study of low-dose versus high-dose inhaled nitric oxide in the neonate with hypoxic respiratory failure. Pediatrics 2001; 108: 949–55.
13. Cornfield DN, et al. Randomized, controlled trial of low-dose inhaled nitric oxide in the treatment of term and near-term infants with respiratory failure and pulmonary hypertension. Pediatrics 1999; 104: 1089–94.
14. Subhedar N, Dewhurst C. Is nitric oxide effective in preterm infants? Arch Dis Child Fetal Neonatal Ed 2007; 92: F337–F341.
15. Kinsella JP, Abman SH. Inhaled nitric oxide in the premature newborn. J Pediatr 2007; 151: 10–15.
16. Schreiber MD, et al. Inhaled nitric oxide in premature infants with the respiratory distress syndrome. N Engl J Med 2003; 349: 2099–2107.
17. Clark PL, et al. Safety and efficacy of nitric oxide in chronic lung disease. Arch Dis Child Fetal Neonatal Ed 2002; 86: F41–F45.
18. Barrington KJ, Finer NN. Inhaled nitric oxide for respiratory failure in preterm infants. Available in The Cochrane Database of Systematic Reviews; Issue 3. Chichester: John Wiley; 2007 (accessed 04/06/08).
19. Rosenberg AA, et al. Longitudinal follow-up of a cohort of newborn infants treated with inhaled nitric oxide for persistent pulmonary hypertension. J Pediatr 1997; 131: 70–5.
20. The Neonatal Inhaled Nitric Oxide Study Group. Inhaled nitric oxide in term and near-term infants: neurodevelopmental follow-up of the Neonatal Inhaled Nitric Oxide Study Group (NINOS). J Pediatr 2000; 136: 611–17.
21. Konduri GG, et al. Neonatal Inhaled Nitric Oxide Study Group. Early inhaled nitric oxide therapy for term and near-term newborn infants with hypoxic respiratory failure: neurodevelopmental follow-up. J Pediatr 2007; 150: 235–40.
22. Hintz SR, et al. NICHD Neonatal Research Network. Neurodevelopmental outcomes of premature infants with severe respiratory failure enrolled in a randomized controlled trial of inhaled nitric oxide. J Pediatr 2007; 151: 16–22.
23. Cheung P-Y, et al. The outcome of very low birth weight neonates (<1500g) rescued by inhaled nitric oxide: neurodevelopment in early childhood. J Pediatr 1998; 133: 735–9.
24. Mestan KKL, et al. Neurodevelopmental outcomes of premature infants treated with inhaled nitric oxide. N Engl J Med 2005; 353: 23–32.
25. Tanaka Y, et al. Inhaled nitric oxide therapy decreases the risk of cerebral palsy in preterm infants with persistent pulmonary hypertension of the newborn. Pediatrics 2007; 119: 1159–64.
26. Marks JD, Schreiber MD. Inhaled nitric oxide and neuroprotection in preterm infants. Clin Perinatol 2008; 35: 793–807.

镰刀细胞病　由于血管闭塞引发的镰状细胞危象是镰刀细胞病的急性并发症（第173页），需要住院治疗，可使用大体积的静脉补充液体以纠正脱水，镇痛可用包括类罂粟碱在内的镇痛药。一氧化氮代谢产物和 L-精氨酸的浓度在血管闭合危象中发现很低，一项对儿科患者的研究[1]表明吸入一氧化氮可能有效。

1. Weiner DL, et al. Preliminary assessment of inhaled nitric oxide for acute vaso-occlusive crisis in pediatric patients with sickle cell disease. JAMA 2003; 289: 1136–42.

制剂

专利制剂

Canad.: INOmax; **Cz.:** INOmax; **Denm.:** INOmax; **Fr.:** INOmax; **Ger.:** INOmax; **Gr.:** INOmax; **Irl.:** INOmax; **Neth.:** INOmax; **Pol.:** INOmax; **Port.:** INOmax; **Spain:** INOmax; **Swed.:** INOmax; **Switz.:** INOmax; **USA:** INOmax.

多组分制剂　**Canad.:** Liqui-Med.

Noradrenaline (BAN) ⊗去甲肾上腺素

Norepinephrine (BAN, rINN); Levarterenol; Noradrenaliini; Noradrenalin; Noradrenalina; Noradrenalinum; Norepinefriini; Norepinefrin; Norepinefrina; Norépinéphrine; Norepinephrinum; Norepirenamine. (R)-2-Amino-1-(3,4-dihydroxyphenyl)-ethanol.

Норэпинефрин

$C_8H_{11}NO_3 = 169.2$.
CAS — 51-41-2.
ATC — C01CA03.
ATC Vet — QC01CA03.
UNII — X4W3ENH1CV.

Pharmacopoeias. Jpn includes the racemic form.

Noradrenaline Acid Tartrate (BANM) ⊗重酒石酸去甲肾上腺素

Norepinephrine Bitartrate (USAN, rINNM); Arterenol Acid Tartrate; l-Arterenol Bitartrate; Bitartrato de noradrenalina; Bitartrato de norepinefrina; Levarterenol Acid Tartrate; Levarterenol Bitartrate; Levarterenoli Bitartras; Noradrenaliinitartraatti; Noradrenaline Bitartrate; Noradrenaline Tartrate; Noradrénaline, tartrate de; Noradrenalini tartras; Noradrenalino tartratas; Noradrenalin-tartarát; Noradrenalintartrat; Norepinefrin tartarát monohydrát; Norepinefryny wodorowiniann; Norepinephrine Acid Tartrate (BANM); l-Norepinephrine Bitartrate; Norépinéphrine, Bitartrate de; Norepinephrini Bitartras; Norepinephrini Tartras Monohydricus; Tartrato ácido de norepinefrina.

Норэпинефрина Битартрат

$C_8H_{11}NO_3,C_4H_6O_6,H_2O = 337.3$.
CAS — 51-40-1 (anhydrous noradrenaline acid tartrate); 69815-49-2 (noradrenaline acid tartrate monohydrate).
ATC — C01CA03.
ATC Vet — QC01CA03.
UNII — IFY5PE3ZRW.

Pharmacopoeias. In Chin., Eur. (see p.vii), and US.

Ph. Eur. 6. 8（Noradrenaline Tartrate; Noradrenaline Acid Tartrate BP 2010；Norepinephrine Acid Tartrate BP 2010）白色或几乎白色结晶性粉末。易溶于水；微溶于乙醇。贮藏在密闭容器中，或最好在真空或惰性气体条件下贮藏于封闭管中。避光。

USP 33（Norepinephrine Bitartrate）白色或微灰色，无臭，结晶性粉末。暴露于空气和光线下会逐渐变黑。可溶于水（1:2.5），溶于乙醇（1:300）；几乎不溶于氯仿和乙醚。其水溶液的 pH 值约为 3.5。贮藏于 25℃ 密闭容器中，允许温度范围为 15～30℃。避光。

配伍禁忌　重酒石酸去甲肾上腺素的溶液为强酸性的，认为与碱性药物有配伍禁忌。英国注册药品信息声称其溶液据报道与碱洗涤剂、氧化剂、巴比妥类、氯苯那敏、氯噻嗪、呋喃妥因、新生霉素、苯妥英、碳酸氢钠、碘化钠和链霉素有配伍禁忌。也有报道与胰岛素有配伍禁忌[1]。

1. Yamashita SK, et al. Compatibility of selected critical care drugs during simulated Y-site administration. Am J Health-Syst Pharm 1996; 53: 1048–51.

Noradrenaline Hydrochloride (BANM) ⊗盐酸去甲肾上腺素

Norepinephrine Hydrochloride (BANM, rINNM); Hidrocloruro de noradrenalina; Hidrocloruro de norepinefrina; Noradrenaliinihydrokloridi; Noradrénaline, chlorhydrate de; Noradrenalin-hidroklorid; Noradrenalinhydroklorid; Noradrenalini hydrochloridum; Noradrenalino hidrochloridas; Norepinefrin hydrochlorid; Norépinéphrine, Chlorhydrate de; Norepinephrini Hydrochloridum.

Норэпинефрина Гидрохлорид

$C_8H_{11}NO_3,HCl = 205.6$.
CAS — 329-56-6.
ATC — C01CA03.
ATC Vet — QC01CA03.

Pharmacopoeias. In Eur. (see p.vii).

Ph. Eur. 6. 8（Noradrenaline Hydrochloride; Norepinephrine Hydrochloride BP 2010）白色或褐白色结晶性粉末。暴露于空气或光线下会变色。极易溶于水；微溶于乙醇。2%水溶液的 pH 值为 3.5～4.5。贮藏在密闭容器中，或最好在真空或惰性气体条件下贮藏于封闭管中。避光。

不良反应

参见拟交感神经药，第448页。去甲肾上腺素是一种非常强的周围血管收缩药，它的不良反应包括高血压（有可能伴随反射性心搏迟缓）、头痛、局部组织缺血，其有可能很严重引起肢端坏疽。药液外渗可能导致严重的静脉炎和局部坏死。

牙科中的应用　据报道使用利多卡因和去甲肾上腺素（1:25000）用于牙齿麻醉后出现严重的头痛[1,2]，包括致死性的脑出血[1,3]。建议[1–3]去甲肾上腺素 1:25000 的制剂不宜使用而 1:80000 的制剂较好。然而，美国的 Dental Practitioners' Formulary[4]（2002 发布）认为在局部麻醉药中去甲肾上腺素不宜用作血管收缩药，因为它并未表现出比肾上腺素有优势且有其他的危险。

1. Boakes AJ, et al. Adverse reactions to local anaesthetic/vasoconstrictor preparations: a study of the cardiovascular responses to Xylestesin and Hostacain-with-Noradrenaline. Br Dent J 1972; 133: 137–40.

2. van der Bijl P, Victor AM. Adverse reactions associated with norepinephrine in dental local anesthesia. *Anesth Prog* 1992; **39:** 87–9.

3. Okada Y, *et al.* Fatal subarachnoid haemorrhage associated with dental local anaesthesia. *Aust Dent J* 1989; **34:** 323–5.

4. *Dental Practitioners' Formulary.* 2002–2004. London: British Dental Association, British Medical Association, and the Royal Pharmaceutical Society of Great Britain; 2002. D6.

不良反应的处置

参见拟交感神经药，第449页。如果发生液体外渗，应尽快用酚妥拉明（见第413页）浸润。12h 内有可能缓解疼痛、防止组织坏死。

注意事项

参见拟交感神经药，第449页。去甲肾上腺素是主要的 α 受体激动剂，并且必须防止高血压的出现，必须检测血压和滴注速率。去甲肾上腺素导致的心律失常多发生于组织缺氧和高碳酸血症患者。

去甲肾上腺素有很强的组织刺激作用，极稀溶液才能使用。如有可能它应心脏灌注或大静脉滴注，并小心防止液体外渗。

妊娠期间肾上腺素有可能减少胎盘循环，有人认为妊娠期最好避免使用肾上腺素和与其相似的血管收缩拟交感神经药，并且在妊娠后期去甲肾上腺素会引起子宫收缩而导致胎儿窒息。

药物相互作用

参见拟交感神经药，第449页。如果正在服用三环类抗抑郁药的患者使用去甲肾上腺素有可能引发严重的高血压，因为三环类药物阻滞去甲肾上腺素吸收进入神经末梢。

药动学

与肾上腺素相同（第258页），去甲肾上腺素口服无效，并且在体内以相同的过程迅速失活。静脉给药后大部分被代谢，只有少量以原药形式从尿液排泄。

用途和用法

去甲肾上腺素是一种直接起作用的儿茶酚胺类拟交感神经药（第449页）对 α-肾上腺素受体有显著的激动；它也激动 β₁ 受体，但对 β₂ 受体没有作用。它是节后肾上腺素神经元的主要神经递质，储存于神经末梢的囊泡中。肾上腺髓质中也有去甲肾上腺素并与肾上腺素同时释放。

去甲肾上腺素的主要作用与其 α 受体激动作用有关。它引起周围血管收缩导致收缩压和舒张压的升高，伴随着心率的减慢。肾、肝、皮肤和骨骼肌的血流量减少。去甲肾上腺素可引起妊娠子宫收缩；高剂量引起肝释放葡萄糖，并且与肾上腺素相似有其他激素方面的效应。去甲肾上腺素的 β 受体激动剂作用对心脏有正性肌力作用，但几乎无支气管扩张作用。其对 CNS 几乎无刺激作用。

去甲肾上腺素用于快速恢复休克（第240页）等急性低血压症的血压。它也用于心博停止。去甲肾上腺素用于局部麻醉以减少吸收、集中局部麻醉药的作用（用途和用法，参见 M37 第1766页），但目前肾上腺素是首选（见上文不良反应项下牙科中的应用）。局部使用其溶液用于控制胃肠道上部出血及相似的症状。

对于急性低血压状态，去甲肾上腺素常用其酒石酸盐偶尔也用其盐酸盐，但剂量用其碱计；2μg 的酒石酸去甲肾上腺素或 1.2μg 盐酸去甲肾上腺素相当于 1μg 去甲肾上腺素。静脉注射的溶液浓度为每毫升 4μg，溶剂为 5% 的葡萄糖，或 5% 葡萄糖和 0.9% 氯化钠。为避免组织坏死，静注反应该在中央静脉管或四肢上部的大静脉，最好是肘部的。有资料提出在静注液中加入 5～10mg/L 的酚妥拉明可在不影响血管加压作用的前提下预防组织坏死。静注液的初始速度为 2～3ml/min（8～12μg/min）并随血压的变化而调整。血压应每隔 2min 检测一次，输液速率应不断检测。输液不可突然停止，而应逐渐减少以防止血压的急剧降低。平均维持剂量为 0.5～1ml/min（2～4μg/min），但其变化范围很广且有可能需要更高的剂量。根据临床需要静注液的浓度另外，含有相当 40μg/ml 的溶液可以使用注射泵或滴注计数器通过中央静脉导管保持初始速度为 0.16～0.33ml/min。

儿童用法 用于治疗急性低血压时，*BNFC 2009* 建议可以用每分钟 20～100ng/kg 的剂量用于新生儿、婴儿和儿童，使用时根据患者的反应以最大每分钟 1μg/kg 的调整剂量来调整。

制剂

BP 2010: Noradrenaline Injection;
USP 33: Norepinephrine Bitartrate Injection; Propoxycaine and Procaine Hydrochlorides and Norepinephrine Bitartrate Injection.

专利制剂

Arg.: Fioritina; **Austral.:** Levophed; **Belg.:** Levophed; Norepine†; **Braz.:** Levophed; Norephed†; **Canad.:** Levophed; **Chile:** Adine; **Ger.:** Arterenol; **Gr.:** Levophed; Noradren; **India:** Adrenor; **Indon.:** Levophed; N-Epi; Raivas; Vascon; **Irl.:** Levophed†; **Israel:** Levophed; **Malaysia:** Levophed†; **Mex.:** Pridam; **NZ:** Levophed; **Philipp.:** Inotrop; Levofin; Levophed; Norphed; **Pol.:** Levonor; **Singapore:** Levophed†; **Spain:** Norages; **Thai.:** Levophed; Norpin; **USA:** Levophed.

Used as an adjunct in: **Austria:** Neo-Xylestesin forte†; Scandonest; **Braz.:** Xylestesin; Xylocaina; **Fr.:** Biodicaine; Pressicaine N; Scandonest; **Gr.:** Ziacaine; **Gr.:** Lidocosil; Narcodon; Neo-Lidocaton; Scandonest; Xylestesin; Xylestesin-S Special; Xylonor Noradrenaline; **Ital.:** Lident Andrenor†; Xylonor; **Port.:** Scandonest; Xilonibas; **S.Afr.:** Xylotox; **Spain:** Xylonor Especial; **Switz.:** Scandonest; **Thai.:** Neo-Lidocaton†.

Norfenefrine Hydrochloride (*rINNM*) ⊗ 盐酸去甲苯福林

Hidrocloruro de norfenefrina; Norfenefrin Hidroklorür; Norfénéfrine, Chlorhydrate de; Norfenefrini Hydrochloridum; Norphenylephrine Hydrochloride; *m*-Norsynephrine Hydrochloride; WV-569. 2-Amino-1-(3-hydroxyphenyl)ethanol hydrochloride.

Норфенефрина Гидрохлорид

$C_8H_{11}NO_2,HCl = 189.6.$
CAS — 536-21-0 (norfenefrine); 15308-34-6 (norfenefrine hydrochloride).
ATC — C01CA05.
ATC Vet — QC01CA05.
UNII — 1FCN9TAU6R.

(norfenefrine)

注：间位-去甲新福林是去甲苯福林的同分异名体。谨防与去甲对羟福林混淆，其是间位异构体。

简介

去甲苯福林是拟交感神经药（第448页），主要有 α-肾上腺素受体激动的活性。它以盐酸盐形式用于治疗低血压（第231页），因其有血管收缩作用，口服盐酸去甲苯福林的常用剂量为 15mg，每日 3 次。盐酸去甲苯福林也可以注射给药。

制剂

专利制剂

Austria: Novadral; **Mex.:** AS Cor; **Switz.:** Novadral; **Turk.:** Novadral.

多组分制剂

Switz.: Ortho-Maren retard†.

Octodrine (*USAN, rINN*) ⊗ 奥托君

Octodrina; Octodrinum; SKF-51. 1,5-Dimethylhexylamine.

Октодрин

$C_8H_{19}N = 129.2.$
CAS — 543-82-8.
UNII — 3GQ9E911BI.

简介

奥托君是拟交感神经药（第448页），主要有 α-肾上腺素的活性。口服奥托君的樟脑磺酸盐与去甲苯福林（第404页）的复合制剂用于治疗低血压。磷酸奥托君也用于治疗呼吸道阻塞疾病制剂的一种成分。

制剂

多组分制剂

Austria: Ambredin†.

Olmesartan Medoxomil (*BAN, USAN, rINN*) 奥美沙坦酯

CS-866; Olmésartan Médoxomil; Olmesartán medoxomilo; Olmesartanum Medoxomilum; RNH-6270 (olmesartan). (5-Methyl-2-oxo-1,3-dioxol-4-yl) methyl ester of 4-(1-Hydroxy-1-methylethyl)-2-propyl-1-{[2'-(1H-tetrazol-5-yl)[1,1'-biphenyl]-4-yl]methyl}-1H-imidazole-5-carboxylic acid.

Ольмезартан Медоксомил

$C_{29}H_{30}N_6O_6 = 558.6.$
CAS — 144689-24-7 (olmesartan); 144689-63-4 (olmesartan medoxomil).
ATC — C09CA08.
ATC Vet — QC09CA08.
UNII — 6M97XTV3HD.

(olmesartan)

注：奥美沙坦的名字既用于其原形，也用于奥美沙坦酯。

不良反应和注意事项

参见氯沙坦，见第373页。

药物相互作用

参见氯沙坦，见第373页。

药动学

奥美沙坦酯是一种酯类前药，吸收过程中，在胃肠道水解为其活性形式奥美沙坦。绝对生物利用度约为 26%。单次口服制剂在 1～2h 后到达血浆浓度峰值。99% 的奥美沙坦与血浆蛋白结合。其以奥美沙坦的形式从尿和胆汁排泄，其中吸收剂量的 35%～50% 从尿排泄其余从胆汁排泄。终末清除半衰期在 10～15h。

1. Yoshihara K, *et al.* Population pharmacokinetics of olmesartan following oral administration of its prodrug, olmesartan medoxomil: in healthy volunteers and hypertensive patients. *Clin Pharmacokinet* 2005; **44:** 1329–42.

用途和用法

奥美沙坦是血管紧张素Ⅱ受体拮抗剂，其作用与氯沙坦之类相似（第373页）。用于治疗高血压（第228页）。

口服制剂奥美沙坦是以奥美沙坦酯类前药的形式口服给药。单次口服的降压作用可持续 24h。开始治疗后在 2 周内可出现明显降压作用，最大疗效 8 周内出现。

治疗高血压，奥美沙坦酯的常有剂量为 20mg，每日 1 次，然而美国推荐起始剂量为 10mg，每日 1 次。需要时，剂量可增加到 40mg，每日 1 次。美国推荐老年人和肾损伤的患者每日最大量为 20mg（见下文）。

儿童使用剂量，详见下文。

肝肾损伤患者剂量详见下文。

1. Mire DE, *et al.* A review of the structural and functional features of olmesartan medoxomil, an angiotensin receptor blocker. *J Cardiovasc Pharmacol* 2005; **46:** 585–93.
2. Takai S, Miyazaki M. Effect of olmesartan medoxomil on atherosclerosis: clinical implications of the emerging evidence. *Am J Cardiovasc Drugs* 2006; **6:** 363–6.
3. Smith DH. Dose-response characteristics of olmesartan medoxomil and other angiotensin receptor antagonists. *Am J Cardiovasc Drugs* 2007; **7:** 347–56.
4. Zannad F, Fay R. Blood pressure-lowering efficacy of olmesartan relative to other angiotensin II receptor antagonists: an overview of randomized controlled studies. *Fundam Clin Pharmacol* 2007; **21:** 181–90.
5. Scott LJ, McCormack PL. Olmesartan medoxomil: a review of its use in the management of hypertension. *Drugs* 2008; **68:** 1239–72.
6. Punzi HA. Efficacy and safety of olmesartan medoxomil alone and in combination with hydrochlorothiazide. *Expert Rev Cardiovasc Ther* 2009; **7:** 229–39.
7. Redon J, Fabia MJ. Efficacy in angiotensin receptor blockade: a comparative review of data with olmesartan. *J Renin Angiotensin Aldosterone Syst* 2009; **10:** 147–56.
8. Destro M, *et al.* Olmesartan medoxomil: recent clinical and experimental acquisitions. *Expert Opin Drug Metab Toxicol* 2009; **5:** 1149–57.
9. Hirohata A, *et al.* Impact of olmesartan on progression of coronary atherosclerosis a serial volumetric intravascular ultrasound analysis from the OLIVUS (impact of OLmesarten on progression of coronary atherosclerosis: evaluation by intravascular ultrasound) trial. *J Am Coll Cardiol* 2010; **55:** 976–82.
10. Barrios V, Escobar C. Beating the clock: reducing cardiovascular risk by rapid blood pressure reduction with olmesartan. *Expert Opin Pharmacother* 2010; **11:** 1549–58.

儿童用法 在美国，6～16 岁的儿童可以使用该药治疗高血压，推荐的初始剂量是 35kg 体重以下的儿童，口服每日 10mg，对于体重大于 35kg 增加到 20mg；2 周后，如有需要初始剂量可以增加。对于那些不能吞服片剂的儿童，相关说明书上有液体制剂的配制说明。

在肝损伤或肾损伤中的用法 奥美沙坦从尿和胆汁中排泄，肝损伤或肾损伤的患者血浆浓度会增加。

- 对肾损伤者，英国注册药品信息不建议用于严重肾损伤患者（CC＜20ml/min），轻度或中度肾损伤患者（CC 20～60ml/min），最大剂量为每日 20mg。

- 类似地，对肝损伤患者，英国注册药品信息不建议用于严重肝损伤患者。中度肝损伤患者应从起始剂量每日 10mg，最大剂量为每日 20mg。

偏头痛 有关血管紧张素Ⅱ受体拮抗剂（包括奥美沙坦）用于偏头痛预防的参考文献，见第375页。

制剂

专利制剂
Arg.: Olmec; Olmetec; Tensonit; **Austral.:** Olmetec; **Austria:** Mencord; Olmetec; **Belg.:** Belsar; Olmetec; **Braz.:** Benicar; Olmetec; **Canad.:** Olmetec; **Chile:** Cardioplus; **Cz.:** Alteis; Sarten; **Denm.:** Benetor; Olmetec; **Fin.:** Benetor; Olmetec; **Fr.:** Alteis; Olmetec; **Ger.:** Votum; **Gr.:** Olartan; Olmetec; **Hong Kong:** Olmetec; **Indon.:** Olmetec; **Irl.:** Benetor; **Israel:** Olmetec; **Ital.:** Olmetec; Olpress; Plaunac; **Jpn:** Olmetec; **Malaysia:** Olmetec; **Mex.:** Almetec; **Neth.:** Olmetec†; **Norw.:** Olmetec; **Philipp.:** Olmezar; Olmetec; Olmezar; **Port.:** Olmetec; Olsar; **Singapore:** Olmetec; **Spain:** Ixia; Olmetec; Openvas; **Switz.:** Votum; **Thai.:** Olmetec; **Turk.:** Hipersar; Olmetec; **UK:** Olmetec; **Ukr.:** Cardosal (Кардосал); **USA:** Benicar; **Venez.:** Benicar.

多组分制剂 **Arg.:** Olmetec D; **Austral.:** Olmetec Plus; **Austria:** Mencord Plus; Olmetec Plus; **Belg.:** Belsar Plus; Olmetec Plus; **Braz.:** Benicar HCT; Olmetec HCT; **Canad.:** Olmetec Plus; **Chile:** Cardioplus D; **Cz.:** Olmetec Plus H; Sarten Plus H; Sintonyn; **Denm.:** Benetor Comp; Olmetec Plus; **Fin.:** Olmetec Plus; **Fr.:** Alteisduo; Axeler; Coolmetec; Sevikar; **Ger.:** Olmetec Plus; Votum Plus; **Gr.:** Olartan Plus; Olmetec Plus; **Hong Kong:** Olmetec Plus; **Irl.:** Benetor; Olmetec Plus; **Israel:** Co-Olmetec; **Ital.:** Olmegan; Olprezide; Plaunazide; **Malaysia:** Olmetec-Co; Olmetec HCTZ; **Mex.:** Almetec-Co; Olmetec Comp; **Philipp.:** Zolnor; **Port.:** Olmetec Plus; Olsar Plus; Sevikar; Zolnor; **Singapore:** Olmetec Plus; **Spain:** Ixia Plus; Olmetec Plus; Openvas Plus; Votum Plus; **Switz.:** Votum Plus; **Turk.:** Hipersar Plus; Olmetec Plus; **UK:** Olmetec Plus; **Ukr.:** Cardosal Plus (Кардосал Плюс); **USA:** Azor; Benicar HCT.

Olprinone Hydrochloride (rINNM) 盐酸奥普力农

E-1020; Hidrocloruro de olprinona; Loprinone Hydrochloride; Olprinone, Chlorhydrate d'; Olprinoni Hydrochloridum. 1,2-Dihydro-5-imidazo[1,2-a]pyridin-6-yl-6-methyl-2-oxonicotinonitrile hydrochloride.

Ольпринона Гидрохлорид
$C_{14}H_{10}N_4O$,HCl = 286.7.
CAS — 106730-54-5 (olprinone); 119615-63-3 (olprinone hydrochloride).

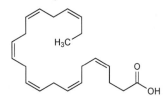

(olprinone)

简介

奥普力农是一种磷酸二酯酶抑制剂具有正性收缩和血管舒张活性,用于急性心力衰竭(第224页)。其以盐酸盐的形式静脉给药,起始剂量为 10μg/kg 持续 5min,后根据临床反应可以每分钟 0.1～0.4μg/kg 的速度持续输注。

制剂

专利制剂
Jpn: Coretec.

Omapatrilat (BAN, USAN, rINN) 奥马曲拉

BMS-186716; BMS-186716-01; Omapatrilate; Omapatrilato; Omapatrilatum. (4S,7S,10aS)-Octahydro-4-[[(S)-α-mercaptohydrocinnamido]-5-oxo-7H-pyrido[2,1-b][1,3]thiazepine-7-carboxylic acid.

Омапатрилат
$C_{19}H_{24}N_2O_4S_2$ = 408.5.
CAS — 167305-00-2.
UNII — 36NLI90E7T.

注:名称 Vanlev 已用作奥马曲拉的商品名。

简介

奥马曲拉是血管肽酶抑制剂。它抑制血管紧张素转化素酶和中性肽链内切酶,其对高血压和心脏衰竭的治疗正在研究中。然而由于它可能引起严重血管性水肿其用途可能受限。

1. Tabrizchi R. Dual ACE and neutral endopeptidase inhibitors: novel therapy for patients with cardiovascular disorders. *Drugs* 2003; **63:** 2185–2202.
2. Kostis JB, *et al.* Omapatrilat and enalapril in patients with hypertension: the Omapatrilat Cardiovascular Treatment vs. Enalapril (OCTAVE) trial. *Am J Hypertens* 2004; **17:** 103–11.
3. Solomon SD, *et al.* OVERTURE Investigators. Effect of angiotensin-converting enzyme or vasopeptidase inhibition on ventricular size and function in patients with heart failure: the Oma-

patrilat Versus Enalapril Randomized Trial of Utility in Reducing Events (OVERTURE) echocardiographic study. *Am Heart J* 2005; **150:** 257–62.

Omega-3 Fatty Acids ω-3 脂肪酸

Ácidos grasos omega 3.
Омега-3 Жирные Кислоты
ATC — C10AX06.
ATC Vet — QC10AX06.
UNII — 71M78END5S.

Docosahexaenoic Acid 二十二碳六烯酸

Doconexent (rINN); Cervonic Acid; DHA; Doconexento; Doconexentum. (all-Z)-Docosahexa-4,7,10,13,16,19-enoic acid.

Доконексент
$C_{22}H_{32}O_2$ = 328.5.
CAS — 6217-54-5; 25167-62-8.
UNII — ZAD9OKH9JC.

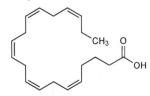

注:DHA 也用作二羟丙酮(参见 M37 第1520页)的别名。

Docosahexaenoic Acid Ethyl Ester 二十二碳六烯酸乙酯

Doconexent Ethyl (rINNM); Cervonic Acid Ethyl Ester; Doconexent d'Éthyle; Doconexento de etilo; Ethyl Docosahexaenoate; Ethylum Doconexentum.

Этил Доконексент
$C_{24}H_{36}O_2$ = 356.5.
CAS — 81926-94-5 (all-Z); 84494-72-4.
UNII — 7PO7G8PA8M.

Eicosapentaenoic Acid 二十碳五烯酸

Icosapent (rINN); Acidum Eicosapentaenoicum; Eikosapentaeenihappo; Eikosapentaensyra; EPA; Icosapento; Icosapentum; Timnodonic Acid. (all-Z)-Eicosapenta-5,8,11,14,17-enoic acid.

Икозапент
$C_{20}H_{30}O_2$ = 302.5.
CAS — 10417-94-4 (all-z); 1553-41-9.
UNII — AAN7QOV9EA.

注:EPA 也用作苯丁酰脲的别名。

Eicosapentaenoic Acid Ethyl Ester 二十碳五烯酸乙酯

Icosapent Ethyl (rINNM); AMR-101; Ethyl Eicosapentaenoate; Ethyl Icosapentate; Ethyl-eicosapentaenoic acid; Ethyl-EPA; Ethylum eicosapentaenatum; Icosapent d'Éthyle; Icosapento de etilo; LAX-101; Timnodonic Acid Ethyl Ester.

Этил Икозапент
$C_{22}H_{34}O_2$ = 330.5.
CAS — 73310-10-8 (all-Z); 86227-47-6 (all-Z); 84494-70-2.
UNII — 6GC8A4PAYH.

注:名称 Miraxion 已用作二十碳五烯酸乙酯的商品名。

Pharmacopoeias. In *Jpn.*

Linolenic Acid 亚麻酸

ALA; Alpha-linolenic Acid; Kwas linolenowy; α-Linolenic Acid. (all-Z)-9,12,15-Octadecatrienoic acid.

Линоленовая Кислота
$C_{18}H_{30}O_2$ = 278.4.
CAS — 463-40-1.
UNII — 0RBV727H71.

注:不要与 γ-亚麻酸(加玛仑酸,参见 M37 第2239页)混淆。

Omega-3 acid Ethyl Esters (USAN) ω-3 酸乙酯

Ethylestery omega-3-kyselin; K-85; Omega-3 Acidorum Esteri Ethylici; Omega-3 Acidorum Esteri Ethylici; Omega-3 rūgščių etilo esteriai; Omega-3-sav-etilészterek.

Омега-3-кислоты Этиловых Эфиров

Pharmacopoeias. In *Eur.* (see p.vii).

Ph. Eur. 6.8 (Omega-3-Acid Ethyl Ester 60) ω-3 酸的乙酯混合物。它们来自于肥胖鱼种类如鳀、鱼参科、鲱鱼、胡瓜鱼科、鲑科、鲭科体内油脂基转移作用。这些酸包括 α-亚麻酸、十八碳四烯酸、二十碳四烯酸、二十碳五烯酸、二十一碳五烯酸、二十二碳五烯酸和二十二碳六烯酸(cervonic acid)。ω-3 酸乙酯、二十碳五烯酸乙酯和二十二碳六烯酸乙酯的总量应在标签上说明。为使 ω-3 酸乙酯的含量为 55%,二十碳五烯酸乙酯和二十二碳六烯酸的总量不少于 50%,且二十碳五烯酸的含量不少于 40%;为使 ω-3 酸乙酯的含量为 60%,二十碳五烯酸乙酯和二十二碳六烯酸的总量不少于 50%,且二十碳六烯酸含量不少于 40%;为使 ω-3 酸乙酯的含量为 65%,二十碳五烯酸乙酯和二十二碳六烯酸的总量不少于 50%,且二十碳五烯酸的含量不少于 25%、二十二碳六烯酸含量不少于 20%。可添加抗氧化剂。

浅黄色液体,微有似鱼臭。几乎不溶于水;极易溶于丙酮、无水乙醇、庚烷、甲醇。在惰性气体的环境下贮藏于密闭容器中。避光。

Ph. Eur. 6.8 (Omega-3-Acid Ethyl Ester 90) ω-3 酸的乙酯混合物。它们来自于肥胖鱼种类如鳀、鱼参科、鲱鱼、胡瓜鱼科、鲑科、鲭科体内油脂基转移作用。这些酸包括 α-亚麻酸、二十碳四烯酸、二十碳五烯酸、二十一碳五烯酸、二十二碳五烯酸和二十二碳六烯酸。ω-3 酸乙酯的含量为 90%,其中二十碳五烯酸乙酯和二十二碳六烯酸的总量不少于 80%;二十碳五烯酸乙酯含量不少于 40%、二十二碳六烯酸含量不少于 34%。添加维生素 E 作为抗氧化剂。

浅黄色液体,微有似鱼臭。几乎不溶于水;极易溶于丙酮、无水乙醇、庚烷、甲醇。在惰性气体的环境下,贮藏于密闭容器中。避光。

Omega-3 Marine Triglycerides 海产 ω-3 甘油三酯

Deniz Kaynakı Omega-3 Trigliseridler; Poisson (huile de) riche en acides oméga-3 (fish oil, rich in omega-3-acids); Saumon d'élevage, huile de (salmon oil, farmed); Triglicéridos marinos omega 3.

Омега-3 Триглицериды Морского Происхождения
UNII — D87YGH4Z0Q.

注:海产 ω-3 甘油三酯(BAN)为来自海鱼脂肪酸中甘油三酯的混合物,约含 18% 的二十碳五烯酸,12% 的二十二碳六烯酸。海产 ω-3 甘油三酯 BP 中,甘油三酯含量不同。

Pharmacopoeias. *Eur.* (see p.vii) includes Omega-3-Acid Triglycerides, Fish Oil, Rich in Omega-3-Acids, and Salmon Oil, Farmed. US includes Fish Oil containing Omega-3 Acids and Omega-3 Acid Triglycerides.

Ph. Eur. 6.8 (Omega-3-Acid Triglycerides; Omega-3 Acidorum Triglycerida) 一种 ω-3 酸的单、双、三酯的混合物,其中以三酯为主。它们的制备是通过浓缩纯化过的 ω-3 酸和甘油的酯化作用或 ω-3 酸乙酯和甘油的酯基转移作用。ω-3 酸来自于肥胖鱼种类如鳀、鱼参科、鲱鱼、胡瓜鱼科、鲑科、鲭科等鱼体内。这些酸包括 α-亚麻酸、十八碳四烯酸、二十碳四烯酸、二十碳五烯酸、二十一碳五烯酸、二十二碳五烯酸和二十二碳六烯酸。ω-3 甘油三酯的总含量不少于 60%;其中二十碳五烯酸三酯和二十二碳六烯酸三酯的总含量不少于 45%。添加抗氧化剂。

黄色液体,微有似鱼臭。几乎不溶于水;微溶于无水乙醇,极易溶于丙酮和庚烷。在惰性气体的环境下贮藏于密闭容器中。避光。

Ph. Eur. 6.8 (Fish Oil, Rich in Omega-3-Acids; Piscis Oleum Omega-3-Acids Abundans) 从鳀、鱼参科、鲱鱼、胡瓜鱼科、鲭科、玉筋鱼科等类的鱼中提取的经过纯化、防冻、防臭处理的油脂。含有 α 亚麻酸、十八碳四烯酸、二十碳四烯酸、二十碳五烯酸、二十一碳五烯酸、二十二碳五烯酸、二十二碳六烯酸。以甘油三酯含量计,最低含量为二十碳五烯酸 13%,二十二碳六烯酸 9%,总ω-3 酸 28%。添加抗氧化剂。

一种淡黄色液体。不溶于水;微溶于无水乙醇;易溶于丙酮。贮藏在含有惰性气体的密闭容器中。避光。

Ph. Eur. 6.8 (Salmon Oil, Farmed; Salmonis Domestici Oleum) 纯化后的脂肪油来自于农场新鲜的鲑鱼(Sal-

mo salar)。β(2)-acyl 的位置分布为：含有 60%～70% 二十二碳六烯酸，25%～35% 二十碳五烯酸，40%～55% 十八碳-4,8,12,15-四烯酸。二十碳五烯酸三酯和二十二碳六烯酸三酯的总含量为 10%～28%。加入抗氧化剂。淡粉红色液体。几乎不溶于水；微溶于无水乙醇；极易溶于丙酮和庚烷。在惰性气体的环境下贮藏于密闭容器中。避光。

USP 33（Fish Oil containing Omega-3 Acid）　从鳀科、鲱鱼科、胡瓜鱼科、鲭科、玉筋鱼科等类的鱼中提取的经过纯化、防冻、除臭处理的油脂。含有 α-亚麻酸、十八碳四烯酸、二十碳四烯酸、二十碳五烯酸（EPA）、二十一碳五烯酸、二十二碳五烯酸、二十二碳六烯酸（DHA）。以甘油三酯合计，最低含量是 EPA 13%，DHA 9%，总 ω-3 酸 28%。添加抗氧化剂。一种淡黄色液体。不溶于水；微溶于无水乙醇；易溶于丙酮和庚烷。贮藏在密闭容器中，温度为 20～25℃，允许温度范围为 15～30℃。应在真空或惰性气体的环境下贮藏。避光。

USP 33（Omega-3 Acid Triglycerides）　一种 ω-3 酸的单、双、三酯的混合物，其中以三酯为主。它们的制备是通过浓缩纯化过的 ω-3 酸和甘油的酯化作用或 ω-3 酸乙酯和甘油的酯基转移作用。ω-3 酸来自于肥胖鱼种类如鳗、鱼参科、鲱鱼、胡瓜鱼科、鲑科、鲭科等的体内油。这些酸包括 α-亚麻酸、十八碳四烯酸、二十碳四烯酸、二十一碳五烯酸、二十二碳五烯酸和二十二碳六烯酸。ω-3 甘油三酯的总含量不少于 58%（以甘油三酯含量计）。添加抗氧化剂。贮藏在密闭容器中，温度为 25℃，允许温度范围为 15～30℃。避光。应在真空或惰性气体的环境下贮藏。

不良反应和注意事项

ω-3 脂肪酸及其类似制剂的主要不良反应是胃肠道功能紊乱，尤其在高剂量是会有恶心、打嗝、呕吐、腹胀、腹泻、便秘不良反应。罕见报道有痤疮和湿疹。据报道患有高甘油三酯血症的患者肝转氨酶有轻度的增加。

制剂在浓缩和纯化过程中变化很大。一些制剂含有一定量的维生素 A 和维生素 D，长期服用会引起毒性。长期服用理论上可能会引起维生素 E 缺乏，虽然很多制剂含有维生素 E 作为抗氧化剂。值得担心的是一些制剂含有高热量和高胆固醇成分。

ω-3 脂肪酸有抗凝血活性，有出血性疾病的患者和服用抗凝血药或其他影响凝血药物的患者应慎用。肝损伤的患者应检测肝功能，尤其在服用高剂量时。对阿司匹林敏感的哮喘患者也应小心，因为 ω-3 脂肪酸可能影响前列腺素的合成（对治疗哮喘的鱼油的研究见下文的**炎症性疾病和自身免疫疾病**）。

1. Bays HE. Safety considerations with omega-3 fatty acid therapy. *Am J Cardiol* 2007; **99** (suppl): 35C–43C.

对血液的影响　ω-3 脂肪酸有抗凝血活性，有可能加重出血。一项研究[1]表明具有家族性高胆固醇血症的青少年，服用鱼油治疗时 11 人中有 8 人出现鼻衄，3 人出血时间延长。也有服用有抗凝血作用鱼油的患者出现 INR 增加和血肿的病例报道（见**华法林**的**药物相互作用**项下**血params调节药**，第 471 页），但对照研究未能证实有这种作用。

1. Clarke JTR, *et al.* Increased incidence of epistaxis in adolescents with familial hypercholesterolemia treated with fish oil. *J Pediatr* 1990; **116**: 139–41.

对葡萄糖代谢的影响　虽然有报道说糖尿病患者服用 ω-3 脂肪酸和鱼油制剂不利于血糖控制，但对 1 型和 2 型糖尿病研究的荟萃分析[1]以及对 2 型糖尿病对照研究的系统评价[2]都认为鱼油能有效降低甘油三酯，而对血糖控制无有害影响。

1. Friedberg CE, *et al.* Fish oil and glycemic control in diabetes: a meta-analysis. *Diabetes Care* 1998; **21**: 494–500.
2. Hartweg J, *et al.* Omega-3 polyunsaturated fatty acids (PUFA) for type 2 diabetes mellitus. Available in The Cochrane Database of Systematic Reviews; Issue 1. Chichester: John Wiley; 2008 (accessed 30/05/08).

用途和用法

ω-3 脂肪酸为长链多不饱和脂肪酸，含 18～22 个碳原子，双键的数量可变，第一个双键位置在 n-3。ω-3 脂肪酸为必需脂肪酸，必须从饮食中获取。ω-3 脂肪酸作为类花生酸的前体和细胞膜的成分发挥重要作用；在人体，ω-3 脂肪酸可与花生四烯酸——ω-6 脂肪酸的前体竞争。ω-3 脂肪酸对人体的作用包括降脂作用（特别是降低血浆甘油三酯）、抗炎作用和抗血小板作用。主要的膳食 ω-3 脂肪酸为二十碳五烯酸和二十二碳六烯酸，主要来自海鱼；ω-3 脂肪酸在鱼油中含量丰富（根据碳原子数目和双键数目来定义）包括 α-亚麻酸、十八碳四烯酸（C18：4）、二十碳四烯酸（C20：4）、二

二十一碳五烯酸（C21：5）、二十二碳五烯酸（22：5）。α-亚麻酸在某些植物中也有发现，在体内有很少一部分可转化为二十碳五烯酸和二十二碳六烯酸。

鱼油和纯化的 ω-3 脂肪酸制剂用于治疗严重高甘油三酯血症的患者（见**高脂血症**，第 226 页）且可作为心肌梗死后患者的二级预防（见下文**心血管疾病**）。它们也在市场上销售作为食品添加剂，已经用于静脉营养剂。

不同制剂在纯度和 ω-3 脂肪酸含量上有很大不同，通常以三酯或乙酯的含量来计算；脂肪酸以甘油三酯或乙酯计算。对于治疗高甘油三酯血症口服鱼油的常规每天 5g 含 17% 二十碳五烯酸和 11.5% 二十二碳六烯酸，每日 2 次含 46% 二十碳五烯酸和 38% 二十二碳六烯酸制剂为每日 2～4g。对于心肌梗死的二级预防，可以给予含 46% 二十碳五烯酸和 38% 二十二碳六烯酸的制剂，每日 1g。在治疗高甘油血症时二十碳五烯酸乙酯也可以单独使用，并且可改善伴随的血管硬化症状。

作用　人们对 ω-3 脂肪酸兴趣的增加源于观察到食物中富含海产鱼油的人群具有低的心血管病发病率。另外，据报道爱斯基摩人比使用典型西方食品人群，哮喘、银屑病和自身免疫性疾病的发病率减少，虽然他们出血性疾病和癫痫的发病率可能高一些。ω-3 脂肪酸摄入增加被认为与此有关，所以鱼油和 ω-3 脂肪酸已作为食品添加剂，可能对很多情况有益。

ω-3 脂肪酸对健康的有益作用与它们对类花生酸平衡、脂质代谢和细胞膜的作用有关。ω-3 脂肪酸和 ω-6 脂肪酸系列的必需脂肪酸可作为细胞膜的成分和类花生酸类（前列腺素类、白三烯类、血栓烷类）的前体发挥重要作用。来自 ω-3 脂肪酸的类花生酸类一般有抗炎、抗血栓形成、抗心律失常和血管扩张作用，而来自 ω-6 脂肪酸的类花生酸类主要有促炎症反应和趋血栓阻塞作用。由于 ω-3 脂肪酸和 ω-6 脂肪酸可竞争相同的酶通路，增加 ω-3 脂肪酸摄入可促进抗炎和抗血栓形成的类花生酸类的形成，以产生有益作用。炎症因子（如白细胞介素和肿瘤坏死因子 α）的生成也有一定作用。

更多有关 ω-3 脂肪酸对心血管疾病、炎症和自身免疫疾病、恶性肿瘤以及神经和精神疾病的作用，见下文。

1. Connor WE. Importance of n-3 fatty acids in health and disease. *Am J Clin Nutr* 2000; **71** (suppl): 171S–175S.
2. Covington MB. Omega-3 fatty acids. *Am Fam Physician* 2004; **70**: 133–40.

心血管疾病　ω-3 脂肪酸的一些作用对有心血管疾病危险的人有一定益处[1~6]。ω-3 脂肪酸有降脂作用，可抑制极低密度脂蛋白（VLDL）在肝脏的合成，最终降低甘油三酯浓度[7]。ω-3 脂肪酸可降低心率[8]，也有抗心律失常作用[9]，可能是因其可直接作用于心肌细胞，虽然这一观点尚存在争议[9]。ω-3 脂肪酸可降低高血压病患者的血压[10]，增加红细胞的载氧能力，降低血液黏稠度。ω-3 脂肪酸还可稳定动脉粥样硬化的斑块[11]，减少动脉粥样硬化的进展[12]和经皮冠状动脉介入术后的再狭窄[13]。

尽管有这些有益作用，但通过膳食摄入 ω-3 脂肪酸或增补 ω-3 脂肪酸以降低心血管风险（第 221 页）仍有争议。流行病学研究显示，增加膳食中鱼的摄入与致命性冠状动脉事件危险降低有关联[14]，与缺血性脑卒中也有关联[15,16]，有证据显示 ω-3 脂肪酸增补剂也可获益，特别是用于二级预防[1~4,17]。在 GISSI-Prevenzione 研究中（该研究为大人群研究，对意大利心肌梗死后患者进行了为期 3.5 年的研究）[18]，长期使用 ω-3 脂肪酸增补剂可降低致命性心血管事件风险，JELIS 的研究者则报道了在日本高胆固醇血症患者中用 ω-3 脂肪酸增补剂可减少初级和次级心血管事件[19]。但一项系统性综述[20]发现，不管是从膳食中摄入 ω-3 脂肪酸或是增补 ω-3 脂肪酸，ω-3 脂肪酸在有或没有心血管危险因素的人群中均无明显益处。

1. Carroll DN, Roth MT. Evidence for the cardioprotective effects of omega-3 fatty acids. *Ann Pharmacother* 2002; **36**: 1950–6.
2. Kris-Etherton PM, *et al.* Fish consumption, fish oil, and cardiovascular disease. *Circulation* 2002; **106**: 2747–57. Correction. *ibid.* 2003; **107**: 512.
3. Din JN, *et al.* Omega 3 fatty acids and cardiovascular disease—fishing for a natural treatment. *BMJ* 2004; **328**: 30–5.
4. Holub BJ. Clinical nutrition 4: omega-3 fatty acids in cardiovascular care. *CMAJ* 2002; **166**: 608–15.
5. Breslow JL. n-3 Fatty acids and cardiovascular disease. *Am J Clin Nutr* 2006; **83** (suppl 6): 1477S–1482S.
6. Lee JH. Omega-3 fatty acids for cardioprotection. *Mayo Clin Proc* 2008; **83**: 324–32.
7. McKenney JM, Sica D. Prescription omega-3 fatty acids for the treatment of hypertriglyceridemia. *Am J Health-Syst Pharm* 2007; **64**: 595–605.
8. Mozaffarian D, *et al.* Effect of fish oil on heart rate in humans: a meta-analysis of randomized controlled trials. *Circulation* 2005; **112**: 1945–52.
9. León H, *et al.* Effect of fish oil on arrhythmias and mortality: systematic review. Abridged version: *BMJ* 2009; **338**: 149 52.

Full version: http://www.bmj.com/cgi/reprint/337/dec23_2/a2931 (accessed 14/08/09)

10. Geleijnse JM, *et al.* Blood pressure response to fish oil supplementation: metaregression analysis of randomized trials. *J Hypertens* 2002; **20**: 1493–9.
11. Thies F, *et al.* Association of n-3 polyunsaturated fatty acids with stability of atherosclerotic plaques: a randomised controlled trial. *Lancet* 2003; **361**: 477–85.
12. von Schacky C, *et al.* The effect of dietary ω-3 fatty acids on coronary atherosclerosis: a randomized, double-blind, placebo-controlled trial. *Ann Intern Med* 1999; **130**: 554–62.
13. Balk EM, *et al.* Effects of omega-3 fatty acids on coronary restenosis, intima-media thickness, and exercise tolerance: a systematic review. *Atherosclerosis* 2006; **184**: 237–46.
14. He K, *et al.* Accumulated evidence on fish consumption and coronary heart disease mortality: a meta-analysis of cohort studies. *Circulation* 2004; **109**: 2705–11.
15. He K, *et al.* Fish consumption and risk of stroke in men. *JAMA* 2002; **288**: 3130–6.
16. Iso H, *et al.* Intake of fish and omega-3 fatty acids and risk of stroke in women. *JAMA* 2001; **285**: 304–12.
17. Wang C, *et al.* n-3 Fatty acids from fish or fish-oil supplements, but not α-linolenic acid, benefit cardiovascular disease outcomes in primary- and secondary-prevention studies: a systematic review. *Am J Clin Nutr* 2006; **84**: 5–17.
18. GISSI-Prevenzione Investigators. Dietary supplementation with n-3 polyunsaturated fatty acids and vitamin E after myocardial infarction: results of the GISSI-Prevenzione trial. *Lancet* 1999; **354**: 447–55. Correction. *ibid.* 2001; **357**: 642.
19. Yokoyama M, *et al.* The Japan EPA Lipid Intervention Study (JELIS) investigators. Effects of eicosapentaenoic acid on major coronary events in hypercholesterolaemic patients (JELIS): a randomised open-label, blinded endpoint analysis. *Lancet* 2007; **369**: 1090–8. Correction. *ibid.*; **370**: 220.
20. Hooper L, *et al.* Omega 3 fatty acids for prevention and treatment of cardiovascular disease. Available in The Cochrane Database of Systematic Reviews; Issue 4. Chichester: John Wiley; 2004 (accessed 30/05/08).

炎症性疾病和自身免疫疾病　ω-3 脂肪酸对一些免疫或炎症介质[1,2]有作用，已试用于一些炎症性疾病和自身免疫疾病。有报道对类风湿关节炎（第 12 页）有益[3]，Arthritis Research Campaign 的以证据为基础的报道[4]认为，虽然没有足够证据证明 ω-3 脂肪酸可用于骨关节炎，但其对类风湿关节炎相关症状的改善是安全有效的。也有报道 ω-3 脂肪酸在肾小球肾病（参见 M37 第 1436 页）中获益[5~7]，但在肾移植（参见 M37 第 1731 页）中的结果尚无定论，有系统性综述[8,9]认为对排斥反应或移植存活率没有明显效果。一些研究显示，口服[10,11]或静脉给予[12,13] ω-3 脂肪酸对银屑病（参见 M37 第 1510 页）也有一定效果，但其他研究发现不管是口服[14]还是局部使用[15]均无效。ω-3 脂肪酸在炎性肠病（参见 M37 第 1620 页）中的作用不确定[16]，可能与使用的制剂不同有关。但系统性综述发现 ω-3 脂肪酸对克罗恩病[17]和溃疡性结肠炎[18]无效。鱼油也曾试用于肺部疾病，虽然系统性综述未发现 ω-3 脂肪酸对哮喘有效果[19,20]；然而，报道对囊性纤维化的效果有限[21]，也有一项研究[22]报道鱼油增补剂可减少抗菌药的使用。

1. Simopoulos AP. Omega-3 fatty acids in inflammation and autoimmune diseases. *J Am Coll Nutr* 2002; **21**: 495–505.
2. Calder PC. n-3 Polyunsaturated fatty acids, inflammation, and inflammatory diseases. *Am J Clin Nutr* 2006; **83** (suppl): 1505S–1519S.
3. Cleland LG, *et al.* The role of fish oils in the treatment of rheumatoid arthritis. *Drugs* 2003; **63**: 845–53.
4. Arthritis Research Campaign. Complementary and alternative medicines for the treatment of rheumatoid arthritis, osteoarthritis and fibromyalgia (issued February 2009). Available at: http://www.arthritisresearchuk.org/pdf/Complementary%20and%20alternative%20medicines_11012010154331.pdf (accessed 04/08/10)
5. Donadio JV, *et al.* A controlled trial of fish oil in IgA nephropathy. *N Engl J Med* 1994; **331**: 1194–9.
6. Donadio JV, *et al.* The long-term outcome of patients with IgA nephropathy treated with fish oil in a controlled trial. *J Am Soc Nephrol* 1999; **10**: 1772–7.
7. Donadio JV, *et al.* A randomized trial of high-dose compared with low-dose omega-3 fatty acids in severe IgA nephropathy. *J Am Soc Nephrol* 2001; **12**: 791–9.
8. Tatsioni A, *et al.* Effects of fish oil supplementation on kidney transplantation: a systematic review and meta-analysis of randomized, controlled trials. *J Am Soc Nephrol* 2005; **16**: 2462–70.
9. Lim AKH, *et al.* Fish oil for kidney transplant recipients. Available in The Cochrane Database of Systematic Reviews; Issue 2. Chichester: John Wiley; 2007 (accessed 30/05/08).
10. Gupta AK, *et al.* Double-blind, placebo-controlled study to evaluate the efficacy of fish oil and low-dose UVB in the treatment of psoriasis. *Br J Dermatol* 1989; **120**: 801–7.
11. Lassus A, *et al.* Effects of dietary supplementation with polyunsaturated ethyl ester lipids (Angiosan) in patients with psoriasis and psoriatic arthritis. *J Int Med Res* 1990; **18**: 68–73.
12. Grimminger F, *et al.* A double-blind, randomized, placebo-controlled trial of n-3 fatty acid based lipid infusion in acute, extended guttate psoriasis: rapid improvement of clinical manifestations and changes in neutrophil leukotriene profile. *Clin Investig* 1993; **71**: 634–43.
13. Mayser P, *et al.* n-3 Fatty acids in psoriasis. *Br J Nutr* 2002; **87** (suppl 1): S77–S82.
14. Søyland E, *et al.* Effect of dietary supplementation with very-long-chain n-3 fatty acids in patients with psoriasis. *N Engl J Med* 1993; **328**: 1812–16.
15. Henneicke-von Zepelin H-H, *et al.* Highly purified omega-3-polyunsaturated fatty acids for topical treatment of psoriasis: results of a double-blind, placebo-controlled multicentre study. *Br J Dermatol* 1993; **129**: 713–17.
16. MacLean CH, *et al.* Systematic review of the effects of n-3 fatty acids in inflammatory bowel disease. *Am J Clin Nutr* 2005; **82**: 611–19.

17. Turner D, *et al.* Omega 3 fatty acids (fish oil) for maintenance of remission in Crohn's disease. Available in The Cochrane Database of Systematic Reviews; Issue 1. Chichester: John Wiley; 2009 (accessed 16/06/09).
18. Turner D, *et al.* Omega 3 fatty acids (fish oil) for maintenance of remission in ulcerative colitis. Available in The Cochrane Database of Systematic Reviews; Issue 3. Chichester: John Wiley; 2007 (accessed 30/05/08).
19. Thien FCK, *et al.* Dietary marine fatty acids (fish oil) for asthma in adults and children. Available in The Cochrane Database of Systematic Reviews; Issue 2. Chichester: John Wiley; 2002 (accessed 30/05/08).
20. Reisman J, *et al.* Treating asthma with omega-3 fatty acids: where is the evidence? A systematic review. *BMC Complement Altern Med* 2006; **6:** 26.
21. Oliver C, *et al.* Omega-3 fatty acids (from fish oils) for cystic fibrosis. Available in The Cochrane Database of Systematic Reviews; Issue 4. Chichester: John Wiley; 2007 (accessed 30/05/08).
22. De Vizia B, *et al.* Effect of an 8-month treatment with ω-3 fatty acids (eicosapentaenoic and docosahexaenoic) in patients with cystic fibrosis. *J Parenter Enteral Nutr* 2003; **27:** 52–7.

恶性肿瘤 有证据显示在大量摄入鱼的人群中肿瘤的发生率相对低，动物研究也显示 ω-3 脂肪酸可减缓某些肿瘤的进展[1]。但对 ω-3 脂肪酸摄入和人群肿瘤发生率的研究得出相矛盾的结果，系统性综述[2,3]也发现没有获益的证据。有研究发现 ω-3 脂肪酸可能对肿瘤恶病质患者有益，但随机研究[4]发现增补二十碳五烯酸不如醋酸甲地孕酮有效，一项系统性综述[5]认为二十碳五烯酸比安慰剂更有效的证据不足。

1. Hardman WE. (n-3) Fatty acids and cancer therapy. *J Nutr* 2004; **134** (suppl): 3427S–3430S.
2. MacLean CH, *et al.* Effects of omega-3 fatty acids on cancer risk: a systematic review. *JAMA* 2006; **295:** 403–15. Correction. *ibid.*; 1900.
3. Hooper L, *et al.* Risks and benefits of omega 3 fats for mortality, cardiovascular disease, and cancer: systematic review. *BMJ* 2006; **332:** 752–60.
4. Jatoi A, *et al.* An eicosapentaenoic acid supplement versus megestrol acetate versus both for patients with cancer-associated wasting: a North Central Cancer Treatment Group and National Cancer Institute of Canada collaborative effort. *J Clin Oncol* 2004; **22:** 2469–76.
5. Dewey A, *et al.* Eicosapentaenoic acid (EPA, an omega-3 fatty acid from fish oils) for the treatment of cancer cachexia. Available in The Cochrane Database of Systematic Reviews; Issue 1. Chichester: John Wiley; 2007 (accessed 30/05/08).

神经和精神疾病 神经细胞膜富含 ω-3 脂肪酸，在脑发育和脑功能中发挥重要作用。在孕期和婴儿期增补 ω-3 脂肪酸已有研究。母亲增补 ω-3 脂肪酸可改善新生儿结局的证据很少[1]，但在早产儿的牛奶配方中增补 ω-3 脂肪酸和 ω-6 脂肪酸对早产儿的生长和神经发育有益[2～5]。有饮食限制的苯丙酮尿症患儿，增补 ω-3 脂肪酸可改善运动技巧[6]。ω-3 脂肪酸也曾试用于治疗神经核精神疾病[7,8]。脂肪酸摄入不足与情绪障碍似乎有关联[9]，也有证据支持使用 ω-3 脂肪酸作为抑郁的辅助治疗，对双相障碍的抑郁性症状可能也有一定效果，但仍需要进一步研究来证实[10～13]。ω-3 脂肪酸对精神分裂症也有效果，但结果尚不明确，ω-3 脂肪酸在其中的作用机制仍不清楚[14]。有报道 ω-3 脂肪酸对多动症和自闭症有效，但仍需进一步研究来证实[15,16]。ω-3 脂肪酸也曾用于痴呆，但推荐将其用于痴呆的预防证据不足[17,18]。

二十碳五烯酸乙酯曾试用于 Huntington 舞蹈病。一项早期的研究表明其可改善运动功能[19]，但后来的一项研究并不支持该结果[20]，该研究发现功能、认知的测定结果或临床总体印象与安慰剂没有差异。

1. Jensen CL. Effects of n-3 fatty acids during pregnancy and lactation. *Am J Clin Nutr* 2006; **83** (suppl): 1452S–1457S.
2. Fewtrell MS, *et al.* Randomized, double-blind trial of long-chain polyunsaturated fatty acid supplementation with fish oil and borage oil in preterm infants. *J Pediatr* 2004; **144:** 471–9.
3. Clandinin MT, *et al.* Growth and development of preterm infants fed infant formulas containing docosahexaenoic acid and arachidonic acid. *J Pediatr* 2005; **146:** 461–8.
4. Henriksen C, *et al.* Improved cognitive development among preterm infants attributable to early supplementation of human milk with docosahexaenoic acid and arachidonic acid. *Pediatrics* 2008; **121:** 1137–45.
5. Makrides M, *et al.* Neurodevelopmental outcomes of preterm infants fed high-dose docosahexaenoic acid: a randomized controlled trial. *JAMA* 2009; **301:** 175–82.
6. Beblo S, *et al.* Effect of fish oil supplementation on fatty acid status, coordination, and fine motor skills in children with phenylketonuria. *J Pediatr* 2007; **150:** 479–84.
7. Freeman MP, *et al.* Omega-3 fatty acids: evidence basis for treatment and future research in psychiatry. *J Clin Psychiatry* 2006; **67:** 1954–67.
8. Owen C, *et al.* The role of fatty acids in the development and treatment of mood disorders. *Curr Opin Psychiatry* 2008; **21:** 19–24.
9. Parker G, *et al.* Omega-3 fatty acids and mood disorders. *Am J Psychiatry* 2006; **163:** 969–78.
10. Peet M, Stokes C. Omega-3 fatty acids in the treatment of psychiatric disorders. *Drugs* 2005; **65:** 1051–9.
11. Lin P-Y, Su K-P. A meta-analytic review of double-blind, placebo-controlled trials of antidepressant efficacy of omega-3 fatty acids. *J Clin Psychiatry* 2007; **68:** 1056–61.
12. Montgomery P, Richardson AJ. Omega-3 fatty acids for bipolar disorder. Available in The Cochrane Database of Systematic Reviews; Issue 2. Chichester: John Wiley; 2008 (accessed 13/08/08).
13. Appleton KM, *et al.* Updated systematic review and meta-analysis of the effects of n-3 long-chain polyunsaturated fatty acids on depressed mood. *Am J Clin Nutr* 2010; **91:** 757–70.
14. Irving CB, *et al.* Polyunsaturated fatty acid supplementation for schizophrenia. Available in The Cochrane Database of Systematic Reviews; Issue 3. Chichester: John Wiley; 2006 (accessed 30/05/08).
15. Richardson AJ. Omega-3 fatty acids in ADHD and related neurodevelopmental disorders. *Int Rev Psychiatry* 2006; **18:** 155–72.
16. Bent S, *et al.* Omega-3 fatty acids for autistic spectrum disorder: a systematic review. *J Autism Dev Disord* 2009; **39:** 1145–54.
17. Lim WS, *et al.* Omega 3 fatty acid for the prevention of dementia. Available in The Cochrane Database of Systematic Reviews; Issue 1. Chichester: John Wiley; 2006 (accessed 30/05/08).
18. Cederholm T, Palmblad J. Are omega-3 fatty acids options for prevention and treatment of cognitive decline and dementia? *Curr Opin Clin Nutr Metab Care* 2010; **13:** 150–5.
19. Puri BK, *et al.* Ethyl-EPA in Huntington disease: a double-blind, randomized, placebo-controlled trial. *Neurology* 2005; **65:** 286–92.
20. Huntington Study Group TREND-HD Investigators. Randomized controlled trial of ethyl-eicosapentaenoic acid in Huntington disease: the TREND-HD study. *Arch Neurol* 2008; **65:** 1582–9.

制剂

USP 33: Fish Oil containing Omega-3 Acids Capsules.

专利制剂

Arg.: Regulip; ***Austral.:*** Fishaphos†; Maxepa; ***Austria:*** Eicosapen†; Omacor; Omegaven; ***Belg.:*** Omacor; ***Braz.:*** Votag; ***Canad.:*** Flex; Focus 425; ***Chile:*** DHA Kids; Epasan Omega 3; Eykosacol; Omega-3; Omegaven; Prenamin; ***Cz.:*** Omacor; Omegaven; ***Denm.:*** Omegaven; ***Fr.:*** Epabiol†; Maxepa; Molval†; OM3; Omacor; Omega 3+†; Omega 3†; Omegaven; Psoriacalm; Triglistab; Ysomega; ***Ger.:*** Ameu; Eicosan; Eicosapen; Lipiscor; Omacor; Omegaven; Zodin; ***Gr.:*** Farlipid; Maxepa; Omacor; Zodin; ***Hong Kong:*** Lipomega; Smartfish†; ***Hung.:*** Eskimo-3; Omacor; Omegaven; ***India:*** Maxepa; ***Indon.:*** Champs DHA; Prolacta with DHA for Baby; Prolacta with DHA for Mother; ***Irl.:*** Maxepa; Omacor; ***Israel:*** Alsepa; Alsepa Focus; Alsepa Super; Omacor; Omegaven; Tri-Omega Extra EPA; ***Ital.:*** Almic; Esapent; Eskim; Fish Factor; Maxepa; Omegaven; Seacor; Triolip; Triomar; ***Jpn:*** Epadel; Solmiran; ***Malaysia:*** Caprovid; Champs DHA; Hovid Omega-3†; Mepa†; Quest Gamma EPA Plus; VitaEPA†; ***Mex.:*** Biomega; Colega-3; Fresomega; Omegavite; ***Neth.:*** Omacor; Omegaven; Zodin†; ***Norw.:*** Omacor; ***NZ:*** Omegaven; ***Philipp.:*** Fisol†; Omacor; Zymechol; ***Pol.:*** Bio-Cardine; Galomega†; Omacor; Omega-3; Omegaven; Trienyl†; ***Port.:*** Omacor; Omegaven; Zodin; ***Rus.:*** Omacor (Омакор); Omegaven (Омегавен); ***Singapore:*** Champs DHA; ***Spain:*** Omacor; ***Swed.:*** Omegaven; ***Switz.:*** Biorganic Omega-3; Eicosapen; Epacaps; Omegaven; ***Thai.:*** Omacor; ***Turk.:*** Efa; Marincap; Omega III; Omegaven; Somon; ***UK:*** DocOmega; Maxepa; Omacor; Omegaven; Pure Omega; ***Ukr.:*** Omacor (Омакор); ***USA:*** Cardi-Omega 3; Cholestin; Lovasa; Lovaza; Maxepa; Promega; Sea-Omega; SuperEPA; ***Venez.:*** Epax; Fizoil; Marina; Maxepa; Ometrix.

多组分制剂 ***Arg.:*** Omeganorm; Percutalfa; ***Austral.:*** AB Neurocard; Arthri Plus†; Arthriforte†; Bonlutin; Lifechange Circulation Aid†; Macro Maxepa†; Maxepa & EPO†; Naudicelle Marine†; PM Bright Kids; PM Eye Tonic; PM IQShield; PM Kids Intelligent; Pre Natal†; Vita-Preg†; Zellulean with Escin†; ***Austria:*** Lipidem; SMOFlipid; ***Braz.:*** Borag; Gamax†; Glavit; Lisacol†; Seikivita†; Votag O6; ***Canad.:*** Balance; Bionagre plus E; Efalex†; Herbalifeline; ***Chile:*** A-Colest TG; Acnoxyl Jabon†; Celltech; ***Cz.:*** Lipoplus; SMOFKabiven; SMOFlipid; ***Denm.:*** SMOFlipid; ***Fin.:*** Lipoplus†; SMOFlipid; ***Fr.:*** A-Flam†; Androlistica; Arthrolib†; Bi-Osteo; Bio-Marine Plus†; Bionagrol Plus†; Cardiom3†; Dioptec; Effadiane relipidantes; Elteans; Gynefam; Lipidem; Medilar†; Nutrilarm; Nutrof Omega†; OM3flex; OM3junior; OM3memory; Omegacoeur; Phytophanere; Reti-Nat; Synerbiol†; ***Ger.:*** SMOFlipid; ***Gr.:*** Atroil; Dynapen-3; Emfrastop; Epadoc; Lipemia; Lipoplus; Loitrol; Mega-Tria; Pazeril; Prolipid; Salmon Oil†; SMOFlipid; ***Hong Kong:*** Biomega-3; Cardiozen; Doctor's Choice Omega 3; Eye Q; Mumomega; Omegaven; PM Eye Tonic; ***Hung.:*** Epasel; Epavir; Memolife; SMOFlipid; ***India:*** Cadvion; Megasoft-E; Winofit; ***Indon.:*** Afomix; Anabion Plus DHA; Asedas†; Baliin Q10; Bio-Curlam; Biolysin Smart; Biostrum; Brainvit; Calcidol; Calcimega; Caloma Plus; Calostrum; Cerebrofort AA+DHA; Cerebrofort Gold; Co-Q-10; Curbexon; Curfos; Curmunos; Curvit CL; Dhavit; Flexasur; Folamil Genio; Grafola DHA; Gravimin DHA; Igastrum Plus; Imustrum; Inlacta DHA; Intrum Plus; Kolivit; Kuminta; Lysmin Plus; Maxitrin; Natavit; Nufagrabion-GM; Nulacta; Nulacta Plus; Obipluz; Osmetin 3; Prenatal DHA; Prenatin-DF; Procalma; Prokids; Promavit; Seltifort Gold; Solvita Baby; Truvit; Vidoran Smart Plus; Vitaplex; Vitazym; Vitro-Mega; ***Irl.:*** Lipidem; MorDHA†; MorEPA†; SMOFKabiven; SMOFlipid; ***Israel:*** Alsepa 9 Months; Tri-Omega Super; Triomar; ***Ital.:*** Agedin Plus†; Chiton; Derman-Oil; Dermana Crema; Dermana Pasta; DHA; Ditrevit; Ditrevit K; Eicovis; Elageno OS; Esterol; Euretin; Eutears; Fitogenase; Fotrec DHA; Gammaplus; Ictom 3†; Lipidem; Lipoacid Combi; Memoactive†; Phototrop; SMOFlipid; Trofinerv; Trofinerv Antiox; Venoton; ***Malaysia:*** Adult Citrex Multivitamin + Ginseng + Omega 3; Bio-Enhanced Fish Oil Plus; Celadrin; DHA Plus; Flexasur; Junior Citrex; NeuroPlus; Pharmaton†; Provas; Tocovid Emulsion Plus; Tocovid Suprabio with DHA; VitaEPA Plus†; ***Mex.:*** Oleomed C†; Pharmaton Matruelle; ***Neth.:*** Lipoplus; SMOFlipid; ***Norw.:*** SMOFlipid; ***NZ:*** Efalex; Efamarine; Efamax†; Efanatal; ***Philipp.:*** Completia†; Dreamvite; Megavit; Memory Plus; Neurosmart; Nutri-Aid; OB Smart SG; Omnimune; Pharmaton; Premium Memori Plus; Trianon Omegabloc; ***Pol.:*** SMOFKabiven; SMOFlipid; ***Port.:*** Ever-Fit Dermo; Lipoacid Combi†; Lipoplus; SMOFKabiven; SMOFlipid; ***Rus.:*** Lipoplus (Липоплюс); SMOFlipid (СМОФлипид); ***Singapore:*** CardioCare; Celatrac†; Dhaxtra; Gissicor; Natal Care; Optibiol; Seven Seas JointCare; Seven Seas JointCare High Strength; Seven Seas JointCare Max; VitaEPA; VitaEPA Plus; ***Spain:*** Lipoplus; SMOFlipid; ***Swed.:*** Lipoplus; SMOFlipid; ***Switz.:*** SMOFlipid; Vitafissan N; ***UK:*** Chol-Aid; Efalex; Efamarine; GlucOsamax; Lipidem; Pregnacare Plus; ProBrain; SMOFlipid; ***Ukr.:*** Bodimarin (Бодимарин); Vitrum Cardio Omega-3 (Витрум Кардио Омега-3); ***USA:*** Animi-3; Citracal Prenatal + DHA; Duet DHA; Marine Lipid Concentrate; OB Complete; Optinate Omega-3; PNV-DHA; PreNexa; Tandem DHA; ***Venez.:*** Eidoca; Maternavit; Piscis 3.

Orbofiban Acetate (*USAN*, *rINNM*) 醋酸奥波非班

Acetato de orbofibrán; CS-511; Orbofiban, Acétate d'; Orbofibani Acetas; SC-57099-B. *N*-{[(3*S*)-1-(*p*-Amidinophenyl)-2-oxo-3-pyrrolidinyl]carbamoyl}-β-alanine ethyl ester monoacetate quadrantihydrate.

Орбофибана Ацетат

$C_{17}H_{23}N_5O_4,C_2H_4O_2,\frac{1}{4}H_2O = 426.0.$

CAS — 163250-90-6 (orbofiban); 165800-05-5 (orbofiban acetate).

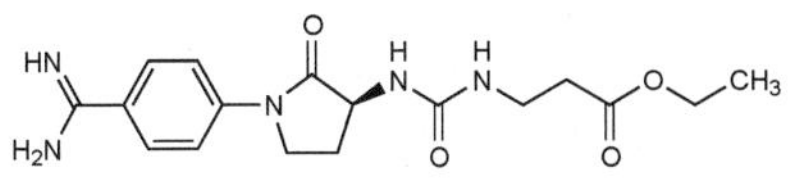

(orbofiban)

简介

奥波非班是一种糖蛋白Ⅱb/Ⅲa受体拮抗剂。它用于不稳定性心绞痛和心肌梗死的口服抗血小板药，但与死亡率的增加有关。

1. Cannon CP, *et al.* Oral glycoprotein IIb/IIIa inhibition with orbofiban in patients with unstable coronary syndromes (OPUS-TIMI 16) trial. *Circulation* 2000; **102:** 149–56.

Ouabain 毒毛花苷 G

Acocantherin; G-Strophanthin; Ouabaiini; Ouabain oktahydrát; Ouabaína; Ouabainas; Ouabaïne; Ouabainum; Ouabainum Octahydricum; Strophanthin-G; Strophanthinum; Strophanthoside-G; Uabaina; Ubaína. 3β-(α-L-Rhamnopyranosyloxy)-1β,5,11α,-14,19-pentahydroxy-5β,14β-card-20(22)-enolide octahydrate.

$C_{29}H_{44}O_{12},8H_2O = 728.8.$

CAS — 630-60-4 (anhydrous ouabain); 11018-89-6 (ouabain octahydrate).

ATC — C01AC01.

ATC Vet — QC01AC01.

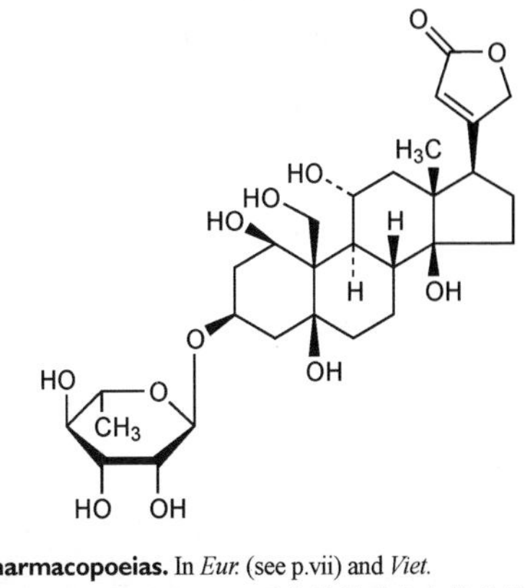

Pharmacopoeias. In *Eur.* (see p.vii) and *Viet.*

Ph. Eur. 6.8（Ouabain） 无色结晶或白色结晶性粉末。略溶于水和无水乙醇；几乎不溶于乙酸乙酯。避光。

简介

毒毛花苷 G 是一种强心苷，具有正性肌力作用，来源于 *Strophanthus gratus* 的种子或箭毒木属 *schimpert* 或 *A. ouabaio* 的木材。它的一般特性与地高辛相似（第312页），也可用于治疗心力衰竭（第224页）。毒毛花苷 G 口服剂量每日最多 24mg，也可静脉给药。

制剂

专利制剂

Ger.: Strodival.

顺势疗法制剂 ***Switz.:*** Strophanthus†.

Oxedrine (*BAN*) 对羟福林

Oksedriini; Oxedrin; Oxedrina; Oxedrinum; Sinefrina; Sympaethaminum; Synephrine; *p*-Synephrine. (*RS*)-1-(4-Hydroxyphenyl)-2-(methylamino)ethanol.

Окседрин

$C_9H_{13}NO_2 = 167.2.$

CAS — 94-07-5.

ATC — C01CA08; S01GA06.

ATC Vet — QC01CA08; QS01FB90; QS01GA06.

UNII — PEG5DP7434.

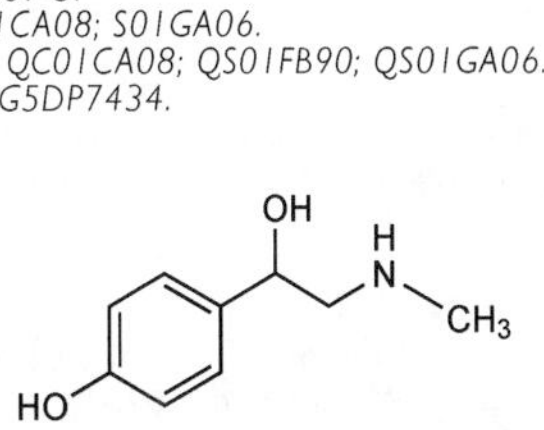

注：昔奈福林和 *p*-昔奈福林曾被用作羟基去甲麻黄素的同物异名物。应注意不要与间位-昔奈福林混淆，它是去氧肾上腺素（参见 M37 第1496页）。

Oxedrine Hydrochloride (*BANM*) 盐酸对羟福林

Sinefrina, hidrocloruro de; Synephrine Hydrochloride.
Окседрина Гидрохлорид
$C_9H_{13}NO_2$,HCl = 203.7.
ATC — C01CA08; S01GA06.
ATC Vet — QC01CA08; QS01GA06.
UNII — EN5D1IH09S.

Oxedrine Tartrate (*BANM*) 酒石酸对羟福林

Aetaphen. Tartrat.; Aethaphenum Tartaricum; Oksedriinitar-traatti; Oxedrini Tartras; Oxedrintartrat; Oxyphenylmethylaminoethanol Tartrate; Sinefrina Tartrato; Sinefrina, tartrato de; Synephrine Tartrate.
Окседрина Тартрат
$(C_9H_{13}NO_2)_2,C_4H_6O_6$ = 484.5.
CAS — 16589-24-5 (oxedrine tartrate); 67-04-9 (±oxedrine tartrate).
ATC — C01CA08; S01GA06.
ATC Vet — QC01CA08; QS01GA06.
UNII — 919915995J.

简介

对羟福林是一种拟交感神经药（第448页），其酒石酸盐用于治疗低血压状态，口服100~150mg，每日3次；它也可皮下、肌内或静脉注射给药。

对羟福林也用于滴眼液治疗眼部充血，通常在复方制剂中其酒石酸盐的浓度为0.5%。盐酸盐也有使用。

制剂

专利制剂
Austria: Sympatol; **Hong Kong:** Ocuton†; **Hung.:** Sympathomim; **Ital.:** Sympatol; **Switz.:** Sympalept.

多组分制剂 **Austria:** Dacrin†; Pasuma-Dragees†; **Fr.:** Dacryne†; Dacryoboraline†; Polyfra†; Posinet†; Sedacollyre†; Uvicol†.

Oxilofrine Hydrochloride (*rINNM*) ⊗ 盐酸奥洛福林

Hidrocloruro de oxilofrina; p-Hydroxyephedrine Hydrochloride; Methylsynephrine Hydrochloride; Oxilofrine, Chlorhydrate d'; Oxilofrini Hydrochloridum; Oxyephedrine Hydrochloride. erythro-p-Hydroxy-α-[1-(methylamino)ethyl]benzyl alcohol hydrochloride.
Оксилофрина Гидрохлорид
$C_{10}H_{15}NO_2$,HCl = 217.7.
CAS — 942-51-8.

(oxilofrine)

简介

奥洛福林是一种拟交感神经药（第448页），属于麻黄碱类（参见M37第1486页）。其盐酸盐用于治疗低血压状态，通常口服剂量为16mg，每日3次，而更高剂量也用过。它也用于镇咳制剂。

制剂

专利制剂
Austria: Carnigen; **Ger.:** Carnigen.

多组分制剂 **Canad.:** Cophylac.

Oxprenolol Hydrochloride (*BANM, USAN, rINNM*) ⊗盐酸氧烯洛尔

Ba-39089; Hidrocloruro de oxiprenolol; Hidrocloruro de oxprenolol; Oksprenolol Hidroklorür; Oksprenololihydrokloridi; Oksprenololio hidrochloridas; Oksprenololu chlorowodorek; Oxprénolol, chlorhydrate d'; Oxprenololhidroklorid; Oxprenololhydroklorid; Oxprenololi hydrochloridum; Oxyprenolol Hydrochloride. 1-(o-Allyloxyphenoxy)-3-isopropylaminopropan-2-ol hydrochloride.
Окспренолола Гидрохлорид
$C_{15}H_{23}NO_3$,HCl = 301.8.
CAS — 6452-71-7 (oxprenolol); 6452-73-9 (oxprenolol hydrochloride).
ATC — C07AA02.
ATC Vet — QC07AA02.
UNII — F4XSI7SNIU.

(oxprenolol)

注：复方制剂中的盐酸氧烯洛尔也可能以以下名字表示。

• Co-prenozide（*BAN*）——盐酸氧烯洛尔和环戊噻嗪（640：1）（质量分数）。

Pharmacopoeias. In *Eur.* (see p.vii), *Jpn*, and *US. Chin.* includes the base.

Ph. Eur. 6. 8（Oxprenolol Hydrochloride）　白色或几乎白色结晶性粉末。极易溶于水；易溶于乙醇。10%水溶液的pH值为4.5~6.0。避光。

USP 33（Oxprenolol Hydrochloride）　白色结晶性粉末。易溶于水、乙醇和氯仿；略溶于丙酮；几乎不溶于乙醚。10%水溶液的pH值为4.0~6.0。

不良反应、处置和注意事项

见**β受体阻滞剂**，第279页。

哺乳　氧烯洛尔可分布到母乳，少量被婴儿摄取（见下文**药动学**）。母亲服用氧烯洛尔的母乳喂养的婴儿尚未报道有不良反应，因而American Academy of Pediatrics认为[1]其通常是与母乳喂养适宜的。

1. American Academy of Pediatrics. The transfer of drugs and other chemicals into human milk. *Pediatrics* 2001; **108:** 776–89. [Retired May 2010] Correction. *ibid*; 1029. Also available at: http://aappolicy.aappublications.org/cgi/content/full/pediatrics%3b108/3/776 (accessed 10/01/08)

超敏反应　氧烯洛尔诱导的药物热已报道[1]，发现1病例并通过应激实验证实。

1. Hasegawa K, *et al.* Drug fever due to oxprenolol. *BMJ* 1980; **281:** 27–8.

过量　据报道横纹肌融解症和肌红蛋白尿[1]是氧烯洛尔的严重并发症。

1. Schofield PM, *et al.* Recovery after severe oxprenolol overdose complicated by rhabdomyolysis. *Hum Toxicol* 1985; **4:** 57–60.

药物相互作用

与β受体阻滞剂的药物相互作用参见第281页。

药动学

氧烯洛尔能通过胃肠道很好吸收，但由于首关效应的影响导致生物利用度变化明显（20%~70%）。据报道单次服用后血浆浓度峰值出现在1~2h。80%氧烯洛尔与血浆蛋白结合。它穿过胎盘出现在母乳中。它有适量的脂溶解性，可通过血脑屏障。氧烯洛尔在肝代谢，几乎全部从尿中排泄。报道其清除半衰期为1~2h。

妊娠和哺乳　氧烯洛尔的胎盘转移及其进母乳的通道已在32位服用含氧烯洛尔和双肼屈嗪制剂的孕妇进行研究[1]。分娩时母亲的平均血浆浓度为0.386nmol/ml，而脐动脉和静脉浓度分别为0.071nmol/ml和0.081nmol/ml。新生儿出生24h内氧烯洛尔血浆浓度范围为0~0.186nmol/ml。分娩后3~6天母乳中氧烯洛尔血浆浓度范围是0~1.342nmol/ml，且乳汁和血浆浓度比例为0.45：1。依据实测到的最高乳汁浓度，经计算母乳婴儿获得的最大药量，每日剂量至少比高血压患者的平均日用量（每日240mg）少60倍。另一对服用氧烯洛尔的12名妇女的研究[2]认为依据剂量的不同平均乳汁和血浆浓度比为（0.21：1）~（0.43：1）。

1. Sioufi A, *et al.* Oxprenolol placental transfer, plasma concentrations in newborns and passage into breast milk. *Br J Clin Pharmacol* 1984; **18:** 453–6.
2. Fidler J, *et al.* Excretion of oxprenolol and timolol in breast milk. *Br J Obstet Gynaecol* 1983; **90:** 961–5.

用途和用法

氧烯洛尔是一种非心脏选择性的β受体阻滞剂（第278页）。据报道其具有内在拟交感感和膜稳定活性。

氧烯洛尔的盐酸盐口服用于治疗高血压（第228页）、心绞痛（第215页）、心律失常（第218页）。它也用于焦虑症（参见M37第925页）。

在治疗**高血压**中，盐酸氧烯洛尔的常用剂量为每日80~160mg，分2~3次服用。剂量可每隔1周或2周增加直到有满意的效果。常用最大剂量为每日320mg，但也用有每日480mg。

治疗**心绞痛**的常有剂量为每日80~160mg，分2~

3次服用，常有最大剂量为每日320mg。

治疗**心律失常**的每日剂量为40mg，最多不超过240mg，分2~3次服用。

为缓解应激情况下的**焦虑**，口服盐酸氧烯洛尔的常用日用量为40~80mg，可1次服用或分2次服用。

调释制剂可每日一次。

制剂

BP 2010: Oxprenolol Tablets;
USP 33: Oxprenolol Hydrochloride Extended-release Tablets; Oxprenolol Hydrochloride Tablets.

专利制剂
Austral.: Corbeton; **Austria:** Trasicor†; **Canad.:** Trasicor†; **Fr.:** Trasicor; **Ger.:** Trasicor; **Gr.:** Drisoftaline; Trasicor; Zetonium; **Hong Kong:** Corbeton; **Hung.:** Trasicor†; **Neth.:** Trasicor†; **NZ:** Slow-Trasicor†; **Spain:** Trasicor; **Switz.:** Slow-Trasicor; Trasicor; **Turk.:** Trasicor†; **UK:** Slow-Trasicor; Trasicor.

多组分制剂 **Austria:** Trasitensin†; Trepress†; **Fr.:** Trasitensine; **Ger.:** Impresso†; Trepress†; **Gr.:** Trasitensin; **Ital.:** Trasitensin; **Spain:** Trasitensin; **Switz.:** Slow-Trasitensine; **UK:** Trasidrex.

Oxyfedrine Hydrochloride (*BANM, rINNM*) 盐酸奥昔非君

D-563; Hidrocloruro de oxifedrina; Oxifedrini Chloridum; Oxyfédrine, Chlorhydrate d'; Oxyfedrini Hydrochloridum. L-3-(β-Hydroxy-α-methylphenethylamino)-3'-methoxypropiophenone hydrochloride.
Оксифедрина Гидрохлорид
$C_{19}H_{23}NO_3$,HCl = 349.9.
CAS — 15687-41-9 (oxyfedrine); 16777-42-7 (oxyfedrine hydrochloride).
ATC — C01DX03.
ATC Vet — QC01DX03.
UNII — 63CF9XK7DA.

(oxyfedrine)

简介

盐酸奥昔非君具有血管舒张活性，它用于治疗心绞痛和心肌梗死。奥昔非君代谢为苯丙醇胺（参见M37第1497页）。

制剂

专利制剂
Austria: Ildamen†; **Cz.:** Myofedrin†; **India:** Ildamen; **Philipp.:** Ildamen; **Port.:** Ildamen.

Pamabrom (*USAN*) 帕马溴

Pamabromo. 2-Amino-2-methylpropan-1-ol 8-bromotheophyllinate.
$C_4H_{11}NO,C_7H_7BrN_4O_2$ = 348.2.
CAS — 606-04-2.
UNII — UA8U0KJM72.

Pharmacopoeias. In *US*.

简介

帕马溴是一种与镇痛药和抗组胺药一起使用的弱利尿药，用于缓解经前综合征。

制剂

专利制剂
Canad.: Diurex; **USA:** Maximum Strength Aqua-Ban.

多组分制剂 **Arg.:** Everfem; **Canad.:** Extra Strength Multi-Symptom PMS Relief; Midol PMS Extra Strength†; Multi-Symptom PMS Relief; Painaid PMF; Pamprin; Relievol PMS; Tylenol Menstrual; **Chile:** Dolo-Esan Periodo Menstrual; Kitadol Periodo Menstrual; Minfaden; Panagesic Periodo Menstrual; Predual; Tapsin Periodo Menstrual; **Malaysia:** Panadol Menstrual; Femsedin Kutz; **Rus.:** Femizol (Фемизол); **Singapore:** Panadol Menstrual; **USA:** Fem-1†; Lurline PMS; Midol Pre-Menstrual Syndrome; Midol Teen Formula; Painaid PMF Premenstrual Formula; Pamprin; Premsyn PMS; Womens Tylenol Multi-Symptom Menstrual Relief.

Pamiteplase (rINN) 帕米普酶

Pamiteplasa; Pamitéplase; Pamiteplasum; YM-866. 275-L-Glutamic acid-(1–91)-(174–527)-plasminogen activator (human tissue-type protein moiety).

Памитеплаза

CAS — 151912-42-4.

简介

帕米普酶是一种溶栓药，与用于急性心肌梗死的阿替普酶（第261页）有关。其研究用于缺血性脑卒中。

制剂

专利制剂

Jpn: Solinase.

Pantethine 泛硫乙胺

Panteteina; Pantetina. (R)-NN'-[Dithiobis(ethyleneiminocarbonylethylene)]bis(2,4-dihydroxy-3,3-dimethylbutyramide).

Пантетин

$C_{22}H_{42}N_4O_8S_2 = 554.7.$
CAS — 16816-67-4.
ATC — A11HA32.
ATC Vet — QA11HA32.
UNII — 7K81IL792L.

注：名称 Dermorizin、Palfadin、Panholeata、Panpyotin、Parutox 和 Youtetin 已用作泛硫乙胺的商品名。

Pharmacopoeias. In *Jpn.*

简介

泛硫乙胺是由泛酸（参见 M37 第1861页）衍变而来的，是辅酶 A 的一种成分。它在治疗高脂血症（第226页）中用作调脂药。口服常用剂量为每日 $0.6\sim1.2g$，分次服用。

制剂

专利制剂

Ital.: Pantetina; **Jpn:** Pantosin.

多组分制剂　**Ital.:** Carpantin†.

Parnaparin Sodium (BAN, rINN) 帕肝素钠

OP-21-23; Parnapariininatrium; Parnaparin sodná sůl; Parnaparin Sodyum; Parnaparina sódica; Parnaparine sodique; Parnaparin-natrium; Parnaparin-nátrium; Parnaparino natrio druska; Parnaparinum natricum.

Парнапарин Натрий

CAS — 9041-08-1.
ATC — B01AB07.
ATC Vet — QB01AB07.

Pharmacopoeias. In *Eur.* (see p.vii) and *Jpn.*

Ph. Eur. 6. 8 (Parnaparin Sodium)　对来源于猪和牛肠黏膜的肝素的过氧化水解和二价铜盐解聚得到。其大部分成分的非还原末端有 2-O-磺基-α-L-idopyranosuronic acid 结构而在链的还原末端有 2-N,6-O-二磺基-D-葡糖胺结构。平均分子量为 $4000\sim6000$，特征值为 5000。分子量低于 3000 的链不多于 30％。硫酸盐化度为每个双糖单元 $2.0\sim2.6$。干物质参考抗Ⅹa因子活性为每毫克不少于 75U；不多于 110U；抗Ⅹa因子活性与抗Ⅱa因子（抗凝血酶）活性的比例为 $1.5\sim3.0$。

简介

帕肝素钠是一种低分子量肝素（第375页），具有抗凝血活性用于术后静脉血栓栓塞的预防（第244页）；它也可用于其他血栓疾病。对于一般的手术，术前 2h 一次性皮下注射 3200U，随后每日 3200U 持续 7 天或直到病人可走动为止。对于高危或整形外科患者，术前 12h 一次性给药 4250U，术后 12h 给药 4250U，而后每天 1 次，持续 10 天。

对于血栓栓塞治疗也可皮下注射每次 6400U，持续 $7\sim10$ 天。

1. Frampton JE, Faulds D. Parnaparin: a review of its pharmacology, and clinical application in the prevention and treatment of thromboembolic and other vascular disorders. *Drugs* 1994; 47: 652–76.
2. McKeage K, Keating GM. Parnaparin: a review of its use in the management of venous thromboembolism, chronic venous disease and other vascular disorders. *Drugs* 2008; 68: 105–22.

炎性肠病　口服帕肝素，剂型为结肠缓释型，已研究用于治疗轻度至中度溃疡性结肠炎（参见 M37 第1620页）。

1. Pastorelli L, et al. Oral, colonic-release low-molecular-weight heparin: an initial open study of Parnaparin-MMX for the treatment of mild-to-moderate left-sided ulcerative colitis. *Aliment Pharmacol Ther* 2008; 28: 581–8.
2. Celasco G, et al. Clinical trial: oral colon-release parnaparin sodium tablets (CB-01-05 MMX) for active left-sided ulcerative colitis. *Aliment Pharmacol Ther* 2010; 31: 375–86.

制剂

专利制剂

Cz.: Fluxum; **Gr.:** Thromboparin; Tromboparin; **Hung.:** Fluxum; **Ital.:** Fluxum; **Mex.:** Fluxum; **Pol.:** Fluxum†; **Port.:** Fluxum; Tromboparin; **Turk.:** Fluxum; **Venez.:** Tromboparin.

Penbutolol Sulfate (USAN, rINNM) ⊗硫酸喷布洛尔

Hoe-39-893d; Hoe-893d; Levopenbutolol Sulfate; Penbutolol Hemisulfate; Penbutolol sulfát; Penbutolol, sulfate de; Penbutolol Sulphate (BANM); Penbutololi sulfas; Penbutololio sulfatas; Penbutololisulfaatti; Penbutololsulfat; Penbutolol-szulfát; Sulfato de penbutolol. (S)-1-tert-Butylamino-3-(2-cyclopentylphenoxy)propan-2-ol hemisulfate.

Пенбутолола Сульфат

$(C_{18}H_{29}NO_2)_2,H_2SO_4 = 680.9.$
CAS — 38363-40-5 (penbutolol); 38363-32-5 (penbutolol sulfate).
ATC — C07AA23.
ATC Vet — QC07AA23.
UNII — US71433228.

(penbutolol)

Pharmacopoeias. In *Eur.* (see p.vii), *Jpn*, and *US.*

Ph. Eur. 6. 8 (Penbutolol Sulphate)　白色或几乎白色结晶性粉末。微溶于水；几乎不溶于环己烷；溶于甲醇。避光。

USP 33 (Penbutolol Sulfate)　白色至米色结晶性粉末。溶于水和甲醇。贮藏于密闭容器中。避光。

不良反应、处置和注意事项

参见 β 受体阻滞剂，第279页。

药物相互作用

其与 β 受体阻滞剂相关的药物相互作用参见第281页。

药动学

喷布洛尔易于在胃肠道吸收，血浆浓度峰值出现在服药后 $1\sim3h$。约有 $80％\sim98％$喷布洛尔与血浆蛋白结合。它具有高的脂溶性。通过羟基化和糖脂化作用其在肝大部分代谢，代谢产物和仅有的少量喷布洛尔原形在尿中排泄。据报道血浆清除半衰期约为 20h。

肾损伤　代谢过程中糖脂化作用比羟基化作用显著，对于肾损伤患者它的活性没有改变[1]。

1. Bernard N, et al. Pharmacokinetics of penbutolol and its metabolites in renal insufficiency. *Eur J Clin Pharmacol* 1985; 29: 215–19.

用途和用法

喷布洛尔是一种非心脏选择性 β 受体阻滞剂（第278页）。据报道其拥有一些内在的拟交感神经活性，但缺乏膜稳定特性。

喷布洛尔以硫酸盐形式用于治疗高血压（第228页）。它也可用于心脏疾病，如心绞痛（第215页）。

治疗高血压时口服硫酸喷布洛尔的起始剂量为每日 20mg；如果需要剂量可增加到每日 $40\sim80mg$。据报道其抗高血压的最大效能对于每日 1 次服用 20mg 的患者出现 2 周内，但对于每日服用 10mg 的患者可能需要 4 周。

硫酸喷布洛尔也以相似的剂量治疗心脏疾病（如心绞痛）。

制剂

USP 33: Penbutolol Sulfate Tablets.

专利制剂

Ger.: Betapressin; **USA:** Levatol.

多组分制剂　**Ger.:** Betarelix; Betasemid.

Pentaerithrityl Tetranitrate (BAN, rINN) 戊四硝酯

Erynite; Nitropentaerythrol; Nitropenthrite; Pentaérithrityle, Tétranitrate de; Pentaerithrityli Tetranitras; Pentaeritritilio tetranitratas; Pentaeritritol Tetranitrat; Pentaeritrit-tetranitrát; Pentaerityltetranitrat; Pentaerythritol Tetranitrate; Pentaerythrityl, tétranitrate de; Pentaerythrityl-tetranitrát; Pentaerytrityli tetranitraatti; Pentaerytrytylu tetraazotan; Pentaeritritol; PETN; Tetranitrato de pentaeritritilo; Tetranitrato de pentaeritritol. 2,2-Bis(hydroxymethyl)propane-1,3-diol tetranitrate.

Пентаэритритила Тетранитрат

$C_5H_8N_4O_{12} = 316.1.$
CAS — 78-11-5.
ATC — C01DA05.
ATC Vet — QC01DA05.
UNII — 1OL39TRG1Z.

注：PETN 也被用来指代盐酸戊四醇酯和戊四硝酯。

Pharmacopoeias. *Chin.* and *Eur.* (see p.vii) include as diluted pentaerithrityl tetranitrate.

Ph. Eur. 6. 8 (Pentaerithrityl Tetranitrate, Diluted)　戊四硝酯和乳糖一水合物或甘露醇的混合物。它的溶解度依赖于稀释剂和浓度。避光和热。

没有稀释的戊四硝酯是白色或微黄色的粉末。几乎不溶于水；微溶于乙醇；溶于丙酮。

管理　没有稀释的戊四硝酯可能由于碰撞或过热而爆炸。

简介

戊四硝酯是血管扩张药，其一般性质与硝酸甘油相似（第345页），但它的作用持续时间更长。

它用于心绞痛（第215页）的常有剂量最高为每日 50mg，饭前分 2 次或 3 次服用。某些国家也有一种口服调释制剂，剂量为 80mg，每日 2 次。

戊三硝酯是戊四硝酯的活性代谢物，它也以戊硝醇的名字在临床上使用。

制剂

专利制剂

Cz.: Pentalong; **Ger.:** Dilcoran†; Nirason N; Pentalong; **Hung.:** Nitropenton; **India:** Peritrate; **Ital.:** Peritrate; **Pol.:** Galpent; **Rus.:** Erynit (Эринит); **Switz.:** Nitrodex†; **Thai.:** Peritrate; **Turk.:** Danitrin.

多组分制剂　**Austria:** Spasmocort†; **Chile:** Cardiosedantol; **Ger.:** VisanoCor N†; **Pol.:** Pentaerythritol Compositum.

Pentifylline (BAN, rINN) 喷替茶碱

1-Hexyltheobromine; Pentifilina; Pentifylliini; Pentifyllin; Pentifyllinum; SK-7. 1-Hexyl-3,7-dimethylxanthine.

Пентифиллин

$C_{13}H_{20}N_4O_2 = 264.3.$
CAS — 1028-33-7.
ATC — C04AD01.
ATC Vet — QC04AD01.
UNII — MBM1C4K26S.

简介

喷替茶碱是一种黄嘌呤衍生物，在治疗周围或脑血管疾病时作为血管扩张药。

制剂

多组分制剂　**S.Afr.:** Cosaldon†.

Pentosan Polysulfate Sodium (BAN, USAN, rINN)

戊聚硫钠

Natrii pentosani polusulfas; Natrii Pentosani Polysulfas; Natriumpentosaanipolys Ulfaatti; Natriumpentosanpolysulfat; Pentosan Polysulphate Sodium; Pentosane polysulfate sodique; Pentosano polisulfato de sodio; PZ-68; Sodium Pentosan Polysulphate; Sodium Xylanpolysulphate; SP-54.

Натрия Пентозана Полисульфат

CAS — 37319-17-8; 116001-96-8.
ATC — C05BA04.
ATC Vet — QC05BA04.
UNII — 914032762Y.

性状 戊聚硫钠是 β1→4 木糖高聚合物分子的混合物，硫酸化通常在 2 位和 3 位，偶尔（约每 4 个残基 1 个）在 2 位连接 4-O-甲基-α-D-醛糖酸-2,3-O-硫酸。平均分子量为 4000～6000，总的分子量范围为 1000～40000。

不良反应和注意事项

参见肝素，见第350页。可能发生胃肠道紊乱。

用途和用法

戊聚硫钠是一种磺酸脂黏多糖，具有抗凝血和溶解纤维蛋白特性，也有降血脂和抗炎活性。虽然它的抗凝作用比肝素小，但也用于治疗血栓疾病。戊聚硫钠也用于治疗间质性膀胱炎（见下文），已尝试用于许多其他症状，包括变异性痉挛性假性硬化（见下文）。戊聚硫钠可口服、注射和局部给药。

治疗间质性膀胱炎，戊聚硫钠口服 100mg，每日 3 次。

膀胱炎 戊聚硫钠口服用于治疗膀胱炎症，包括间质性膀胱炎（参见 M37 第2098页）；人们认为它的作用由于增加膀胱壁黏蛋白的保护作用[1]。几项研究表明其在治疗间质性膀胱炎的效果不同，分析安慰剂对照组实验得出戊聚硫钠在治疗尿痛、尿急和尿频中更有效，但区别很小[2]。疗效通常在 3～6 个月内显现，并且只发生在少数患者身上[3]。据报道[4]在一组具有严重或顽固性间质膀胱炎的患者，戊聚硫钠具有最小的长期效能。口服与静脉滴注的联合用药也可用在某些患者身上[5]。

也有报道[6-8]戊聚硫钠对控制放射线诱导的出血性膀胱炎也很有用（参见 M37 第2098页）。

1. Anderson VR, Perry CM. Pentosan polysulfate: a review of its use in the relief of bladder pain or discomfort in interstitial cystitis. *Drugs* 2006; **66:** 821–35.
2. Hwang P, *et al.* Efficacy of pentosan polysulfate in the treatment of interstitial cystitis: a meta-analysis. *Urology* 1997; **50:** 39–43.
3. Anonymous. Pentosan for interstitial cystitis. *Med Lett Drugs Ther* 1997; **39:** 56.
4. Jepsen JV, *et al.* Long-term experience with pentosanpolysulfate in interstitial cystitis. *Urology* 1998; **51:** 381–7.
5. Davis EL, *et al.* Safety and efficacy of the use of intravesical and oral pentosan polysulfate sodium for interstitial cystitis: a randomized double-blind clinical trial. *J Urol (Baltimore)* 2008; **179:** 177–85.
6. Parsons CL. Successful management of radiation cystitis with sodium pentosanpolysulfate. *J Urol (Baltimore)* 1986; **136:** 813–14.
7. Hampson SJ, Woodhouse CRJ. Sodium pentosanpolysulphate in the management of haemorrhagic cystitis: experience with 14 patients. *Eur Urol* 1994; **25:** 40–2.
8. Sandhu SS, *et al.* The management of haemorrhagic cystitis with sodium pentosan polysulphate. *BJU Int* 2004; **94:** 845–7.

前列腺炎 戊聚硫钠是许多治疗前列腺炎药物的一种（参见 M37 第2100页）。有报道[1]说使用慢性前列腺或慢性骨盆综合征男性的非对照研究表明他们的症状有所改善。一项随机研究[2]发现，每日使用 300mg 戊聚硫钠分 3 次给药，在治疗 16 周后拥有较多成员的治疗组比给安慰剂组症状有中度或显著的改进。

1. Nickel JC, *et al.* Pentosan polysulfate therapy for chronic nonbacterial prostatitis (chronic pelvic pain syndrome category IIIA): a prospective multicenter clinical trial. *Urology* 2000; **56:** 413–17.
2. Nickel JC, *et al.* Pentosan polysulfate sodium therapy for men with chronic pelvic pain syndrome: a multicenter, randomized, placebo controlled study. *J Urol (Baltimore)* 2005; **173:** 1252–5.

变异性痉挛性假性硬化 变异性痉挛性假性硬化（variant Creutzfeldt-Jakob disease, vCJD）是可传染的海绵状脑病，人们认为是由神经系统感染蛋白传染性因子引起的。虽然发表的研究数据很少，但戊聚硫钠在一些 vCJD 患者身上试过。2003 年，英国 Department of Health 听取[1] CJD Therapy Advisory Group and the CSM 的建议，这两个组织认为没有足够的资料使其成为处方药，有待进一步研究。

1. UK DoH. Use of pentosan polysulphate in the treatment of, or prevention of vCJD. Available at: http://webarchive.nationalarchives.gov.uk/+/www.dh.gov.uk/en/Publichealth/Communicablediseases/CJD/CJDgeneralinformation/DH_4031039 (accessed 03/08/10)

制剂

专利制剂

Arg.: Elmiron; **Austria:** Polyanion; **Canad.:** Elmiron; **Fr.:** Hemoclar; **Ger.:** Fibrezym; **Hong Kong:** Elmiron; SP 54†; **Hung.:** SP 54; **Ital.:** Fibrase; **Malaysia:** SP 54; **Port.:** Fibrocide; **S.Afr.:** Tavan-SP 54; **Spain:** Thrombocid; **USA:** Elmiron.

多组分制剂 **Austria:** Thrombocid; **Cz.:** Thrombocid; **Ger.:** Thrombocid; **Hong Kong:** Anso; Thrombocid; **Port.:** Thrombocid; **Spain:** Anso; **Switz.:** Thrombocid†.

Pentoxifylline (BAN, USAN, rINN) 己酮可可碱

BL-191; Okspentifilin; Oxpentifilina; Oxpentifylline; Pentoksifilin; Pentoksifilinas; Pentoksifylliini; Pentoxifilina; Pentoxifillin; Pentoxifyllin; Pentoxifyllinum. 3,7-Dimethyl-1-(5-oxohexyl)xanthine.

Пентоксифиллин

$C_{13}H_{18}N_4O_3 = 278.3$.
CAS — 6493-05-6.
ATC — C04AD03.
ATC Vet — QC04AD03.
UNII — SD6QCT3TSU.

Pharmacopoeias. In *Chin., Eur.* (see p.vii), and *US.*

Ph. Eur. 6. 8 （Pentoxifylline） 白色或几乎白色结晶性粉末。溶于水；略溶于乙醇；易溶于二氯甲烷。避光。

USP 33 （Pentoxifylline） 白色至几乎白色结晶性粉末。溶于水；略溶于乙醇；易溶于二氯甲烷和甲醇，微溶于乙醚。

不良反应

己酮可可碱能引起恶心、胃肠道紊乱、头晕和头痛。面红、心绞痛、心悸、心律失常和超敏反应也可能发生。出血现象很少发生，通常发生于有出血危险的情况下。

过量服用己酮可可碱可能伴随出现发热、晕厥、面红、低血压、困倦、躁动和癫痫。

出血 一组服用醋硝香豆素和三个主要的出血事件，使用己酮可可碱每日 400mg，分 3 次服用，治疗间歇性跛行的患者其中出现 2 例知致死性脑出血[1]。在服用单剂量己酮可可碱治疗视神经疾病后，胃肠道出血发生于 1 名具有十二指肠溃疡史的 67 岁患者[2]。

1. APIC Study Group. Acenocoumarol and pentoxifylline in intermittent claudication: a controlled clinical study. *Angiology* 1989; **40:** 237–48.
2. Oren R, *et al.* Pentoxifylline-induced gastrointestinal bleeding. *DICP Ann Pharmacother* 1991; **25:** 315–16.

过量 1 名 22 岁妇女服用己酮可可碱 4～6g 出现自杀倾向，且有严重心动过缓和Ⅰ度、Ⅱ度房室性传导阻滞，其他反应包括恶心、呕吐、腹部痛性痉挛、低钾血症、兴奋和失眠[1]。她经过强力支持对症治疗后康复。

1. Sznajder IJ, *et al.* First and second degree atrioventricular block in oxpentifylline overdose. *BMJ* 1984; **288:** 26.

注意事项

己酮可可碱应该避免用于脑出血、视网膜广泛性出血、严重的心律失常和急性心肌梗死患者。患有冠心病和低血压的患者慎用。对于肝或肾损伤的患者己酮可可碱的剂量也应该减少（见下文**用途和用法**项下内容）。

卟啉病 人们认为己酮可可碱对卟啉病患者是不安全的，因为在体外试验中它可能生成卟啉。

药物相互作用

己酮可可碱可能会增加抗高血压作用。高剂量的羟嗪和己酮可可碱可以提高糖尿病患者胰岛素和口服降血糖药的作用。据报道己酮可可碱不可以与酮咯酸一起给药，因为这会增加出血和（或）延长凝血时间的危险。与美洛昔康一起服用也会增加出血的危险。己酮可可碱可能会引起氨茶碱血清浓度的增加。

西咪替丁 在正常人群中的药动学研究表明，当西咪替丁与己酮可可碱一起联用时均增加血浆中己酮可可碱的平均稳定浓度。临床中两者相关的研究不明确，但是类

似头痛、呕吐等报道要显著高于单独应用己酮可可碱的病例。

1. Mauro VF, *et al.* Alteration of pentoxifylline pharmacokinetics by cimetidine. *J Clin Pharmacol* 1988; **28:** 649–54.

药动学

己酮可可碱易从胃肠道吸收，但有首关效应。它的一些代谢产物是有活性的。据报道己酮可可碱的表观血浆半衰期为 0.4～0.8h；代谢物的表观血浆半衰期为 1.0～1.6h。24h 内剂量的大部分主要以代谢物的形式从尿中排泄，仅有少于 4% 的从粪便排泄。老年患者和肝病患者己酮可可碱的清除减少。己酮可可碱及其代谢产物可由母乳分泌。

1. Beermann B, *et al.* Kinetics of intravenous and oral pentoxifylline in healthy subjects. *Clin Pharmacol Ther* 1985; **37:** 25–8.
2. Witter FR, Smith RV. The excretion of pentoxifylline and its metabolites into human breast milk. *Am J Obstet Gynecol* 1985; **151:** 1094–7.
3. Smith RV, *et al.* Pharmacokinetics of orally administered pentoxifylline in humans. *J Pharm Sci* 1986; **75:** 47–52.
4. Rames A, *et al.* Pharmacokinetics of intravenous and oral pentoxifylline in healthy volunteers and in cirrhotic patients. *Clin Pharmacol Ther* 1990; **47:** 354–9.
5. Paap CM, *et al.* Multiple-dose pharmacokinetics of pentoxifylline and its metabolites during renal insufficiency. *Ann Pharmacother* 1996; **30:** 724–9.

用途和用法

己酮可可碱是用于治疗外周血管病（第234页）的黄嘌呤衍生物。虽然经常被划分为血管扩张药，但它的主要作用可能是通过对红细胞变形能力、血小板黏附和聚集的作用以减小血液黏度。报道它可增加局部组织的血流量、改善周围血管病患者的组织含氧量、增加大脑皮质和脑脊液中的氧张力，它已用于治疗脑血管疾病。己酮可可碱可抑制细胞因子和肿瘤坏死因子（TNFα）的产生，已在治疗很多疾病中研究这个特性（见下文）。

治疗外周血管疾病，口服控释剂型的常用剂量为每次 400mg，每日 3 次；对于维持剂量或出现不良反应时可减少为每次 400mg，每日 2 次。用餐时服用以减少胃肠道紊乱。对于严重肝或肾损伤，剂量也应减少（见下文）。用药后 2～8 周作用才明显。己酮可可碱也可胃肠外给药。

1. Ward A, Clissold SP. Pentoxifylline: a review of its pharmacodynamic and pharmacokinetic properties, and its therapeutic efficacy. *Drugs* 1987; **34:** 50–97.
2. Samlaska CP, Winfield EA. Pentoxifylline. *J Am Acad Dermatol* 1994; **30:** 603–21.

在肝、肾损伤中的用法 肝硬化患者己酮可可碱及其代谢产物的清除半衰期明显延长[1]，肾损伤患者己酮可可碱的一些代谢产物半衰期也延长[2]。英国注册药品信息认为具严重肝功能损伤的患者己酮可可碱的剂量可能需要减少，而严重肾损伤患者（肌酐清除率少于 30ml/min）服用己酮可可碱每次 400mg，每天 1～2 次，有可能出现蓄积现象。

1. Rames A, *et al.* Pharmacokinetics of intravenous and oral pentoxifylline in healthy volunteers and in cirrhotic patients. *Clin Pharmacol Ther* 1990; **47:** 354–9.
2. Paap CM, *et al.* Multiple-dose pharmacokinetics of pentoxifylline and its metabolites during renal insufficiency. *Ann Pharmacother* 1996; **30:** 724–9.

抑制 α 肿瘤坏死因子 己酮可可碱抑制肿瘤坏死因子（TNFα）的产生，而肿瘤坏死因子与很多疾病的发病机制有关，研究工作正在或已经在许多类似疾病上研究。已对下述患者进行研究：酒精性肝炎[1-3]、心肌病[4]、大脑疟疾[5,6]、糖尿病肾病[7,8]和视网膜病变[9]、子宫内膜异位症[10]、利什曼病[11,12]、麻风病[13,14]、膜性肾病[15]、放射性损伤[16-19]、严重败血症或败血症性休克[20]、复发性口疮性口炎[21-23]和各种血管炎综合征（包括 Behcet 综合征[24]）。己酮可可碱也尝试用于改善移植后存活率[25,26]。对结节病的有希望的结果已报道，参见 M37 第1443页。虽然这些研究中的一些有希望的结果已报道，但己酮可可碱在对这些疾病的整体治疗中的地位有待确定。

1. Akriviadis E, *et al.* Pentoxifylline improves short-term survival in severe acute alcoholic hepatitis: a double-blind, placebo-controlled trial. *Gastroenterology* 2000; **119:** 1637–48.
2. De BK, *et al.* Pentoxifylline versus prednisolone for severe alcoholic hepatitis: a randomized controlled trial. *World J Gastroenterol* 2009; **15:** 1613–19.
3. Whitfield K, *et al.* Pentoxifylline for alcoholic hepatitis. Available in The Cochrane Database of Systematic Reviews; Issue 4. Chichester: John Wiley; 2009 (accessed 14/06/10).
4. Skudicky D, *et al.* Beneficial effects of pentoxifylline in patients with idiopathic dilated cardiomyopathy treated with angiotensin-converting enzyme inhibitors and carvedilol: results of a randomized study. *Circulation* 2001; **103:** 1083–8.
5. Di Perri, *et al.* Pentoxifylline as a supportive agent in the treatment of cerebral malaria in children. *J Infect Dis* 1995; **171:** 1317–22.
6. Looareesuwan S, *et al.* Pentoxifylline as an ancillary treatment for severe falciparum malaria in Thailand. *Am J Trop Med Hyg* 1998; **58:** 348–53.
7. Navarro JF, *et al.* Urinary protein excretion and serum tumor

necrosis factor in diabetic patients with advanced renal failure: effects of pentoxifylline administration. *Am J Kidney Dis* 1999; **33:** 458–63.
8. McCormick BB, *et al.* The effect of pentoxifylline on proteinuria in diabetic kidney disease: a meta-analysis. *Am J Kidney Dis* 2008; **52:** 454–63.
9. Lopes de Jesus CC, *et al.* Pentoxifylline for diabetic retinopathy. Available in The Cochrane Database of Systematic Reviews; Issue 2. Chichester: John Wiley; 2008 (accessed 21/10/09).
10. Lv D, *et al.* Pentoxifylline versus medical therapies for subfertile women with endometriosis. Available in The Cochrane Database of Systematic Reviews; Issue 3. Chichester: John Wiley; 2009 (accessed 10/09/09).
11. Lessa HA, *et al.* Successful treatment of refractory mucosal leishmaniasis with pentoxifylline plus antimony. *Am J Trop Med Hyg* 2001; **65:** 87–9.
12. Machado PRL, *et al.* Oral pentoxifylline combined with pentavalent antimony: a randomized trial for mucosal leishmaniasis. *Clin Infect Dis* 2007; **44:** 788–93.
13. Nery JAC, *et al.* The use of pentoxifylline in the treatment of type 2 reactional episodes in leprosy. *Indian J Lepr* 2000; **72:** 457–67.
14. Dawlah ZM, *et al.* A phase 2 open trial of pentoxifylline for the treatment of leprosy reactions. *Int J Lepr Other Mycobact Dis* 2002; **70:** 38–43.
15. Ducloux D, *et al.* Use of pentoxifylline in membranous nephropathy. *Lancet* 2001; **357:** 1672–3.
16. Okunieff P, *et al.* Pentoxifylline in the treatment of radiation-induced fibrosis. *J Clin Oncol* 2004; **22:** 2207–13.
17. Chiao TB, Lee AJ. Role of pentoxifylline and vitamin E in attenuation of radiation-induced fibrosis. *Ann Pharmacother* 2005; **39:** 516–22.
18. Delanian S, *et al.* Kinetics of response to long-term treatment combining pentoxifylline and tocopherol in patients with superficial radiation-induced fibrosis. *J Clin Oncol* 2005; **23:** 8570–9.
19. Misirlioglu CH, *et al.* Pentoxifylline and alpha-tocopherol in prevention of radiation-induced lung toxicity in patients with lung cancer. *Med Oncol* 2007; **24:** 308–11.
20. Staubach K-H, *et al.* Effect of pentoxifylline in severe sepsis: results of a randomized, double-blind, placebo-controlled study. *Arch Surg* 1998; **133:** 94–100.
21. Pizarro A, *et al.* Treatment of recurrent aphthous stomatitis with pentoxifylline. *Br J Dermatol* 1995; **133:** 659–60.
22. Chandrasekhar J, *et al.* Oxypentifylline in the management of recurrent aphthous oral ulcers: an open clinical trial. *Oral Surg Oral Med Oral Pathol Oral Radiol Endod* 1999; **87:** 564–7.
23. Thornhill MH, *et al.* A randomized, double-blind, placebo-controlled trial of pentoxifylline for the treatment of recurrent aphthous stomatitis. *Arch Dermatol* 2007; **143:** 463–70.
24. Hisamatsu T, *et al.* Combination therapy including pentoxifylline for entero-Behçet's disease. *Bull Tokyo Dent Coll* 2001; **42:** 169–76.
25. Noel C, *et al.* Immunomodulatory effect of pentoxifylline during human allograft rejection: involvement of tumor necrosis factor α and adhesion molecules. *Transplantation* 2000; **69:** 1102–7.
26. Shu K-H, *et al.* Effect of pentoxifylline on graft function of renal transplant recipients complicated with chronic allograft nephropathy. *Clin Nephrol* 2007; **67:** 157–63.

小腿静脉溃疡 己酮可可碱在用于治疗小腿静脉溃疡（参见 M37 第1511页）的一篇系统性综述[1]认为它是加压包扎的一种有效的辅助治疗，单独使用可能也有效。

1. Jull AB, *et al.* Pentoxifylline for treating venous leg ulcers. Available in The Cochrane Database of Systematic Reviews; Issue 3. Chichester: John Wiley; 2007 (accessed 08/05/08).

制剂

USP 33: Pentoxifylline Extended-Release Tablets.

专利制剂

Arg.: Dospan Pento; Pentolab; Previscan; Tamixol; Trental; ***Austral.:*** Trental; ***Austria:*** Haemodyn; Pentohexal; Pentomer; Pentoxi; Pentoximed; Trental; Vasonit; ***Belg.:*** Torental; ***Braz.:*** Arteron; Chemopent†; Pentox; Pentral; Peripan; Prodoxifilina; Trental; Trentofil; Vascer; ***Canad.:*** Trental; ***Chile:*** Trental; ***Cz.:*** Agapurin; Pentilin†; Pentohexal†; Pentomer; Rentylin†; Trental; Vasonit; ***Denm.:*** Trental; ***Fin.:*** Artal; Pentoxin; Trental; ***Fr.:*** Hatial†; Pentoflux; Torental; ***Ger.:*** Agapurin; Claudicat; durapental†; Pento-Puren; Pento†; Pentohexal; Pentox; Ralofekt; Rentylin; Trental; ***Gr.:*** Razylfin; Tarontal; ***Hong Kong:*** Pentong†; Trenlin; Trental; ***Hung.:*** Angiopurin†; Chinotal; Pentoxyl-EP; Trental; ***India:*** Kinetal; Trental; ***Indon.:*** Erytral†; Lentrin; Pentoxifillene†; Platof; Reotal; Tarontal; Tioxad; Trenat; Trenfyl; Trental; Trentox; Trenxy; ***Irl.:*** Trental; ***Israel:*** Oxopurin; Trental; ***Ital.:*** Trental; ***Malaysia:*** Trenlin; Trental; ***Mex.:*** Artelife; Eurotofi; Fixoten; Kentadin; Pensiral; Peridane; Profiben; Sinsufyva; Sufisal; Tecxifil; Trental; Vantoxyl; Vasofyl; Vaxolem; Xinsol; Xipen; ***Neth.:*** Trental; ***Norw.:*** Trental; ***NZ:*** Trental; ***Philipp.:*** C-Vex; Pentox; Pentoxal; Toxipen; Trental; ***Pol.:*** Agapurin; Apo-Pentox; Dartelin†; Pentilin; Pentohexal; Polfilin; Trental; ***Port.:*** Claudicat; Trental; ***Rus.:*** Flexital (Флекситал); Mellinorm (Меллинорм)†; Pentilin (Пентилин); Trenpental (Тренпентал); Trental (Трентал 400); Vasonit (Вазонит); ***S.Afr.:*** Trental; ***Singapore:*** Agapurin†; Trenlin; Trental; ***Spain:*** Elorgan; Hemovas; Nelorpin; Retimax; ***Switz.:*** Dinostral†; Pentoxi; Trental; ***Thai.:*** Agapurin†; Cerator; Ceretal; Elastab; Flexital; Penlol†; Pentiline; Sipental; Trental; Trepal; ***Turk.:*** Hemopene; Pentox; Trental; Trentilin; Vasoplan; ***UK:*** Neotren; Pentofin; Trental; ***Ukr.:*** Latren (Латрен); Trental (Трентал); ***USA:*** Trental; ***Venez.:*** Agapurin; Trental.

多组分制剂 ***Arg.:*** Ikatral Periferico.

Perhexiline Maleate (*BANM*, *USAN*, *rINNM*) 马来酸哌克昔林

Maleato de perhexilina; Perhexiline, Maléate de; Perhexilini Maleas; WSM-3978G. 2-(2,2-Dicyclohexylethyl)piperidine hydrogen maleate.

Пергексилина Малеат

$C_{19}H_{35}N,C_4H_4O_4 = 393.6$.

CAS — 6621-47-2 (perhexiline); 6724-53-4 (perhexiline maleate).

ATC — C08EX02.

ATC Vet — QC08EX02.

UNII — K7V8Y90G0H.

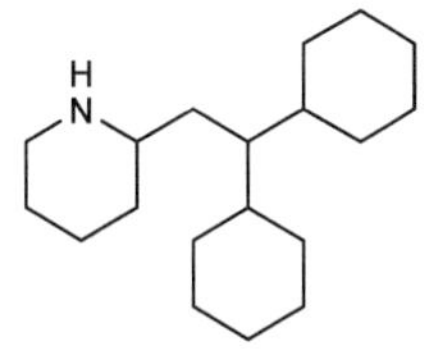

(perhexiline)

简介

马来酸哌克昔林可用于对其他抗心绞痛药不敏感的严重心绞痛（第215页）患者的长期治疗。它的作用方式是复杂的。

口服马来酸哌克昔林的初始剂量为每日 100mg，随后根据需要每隔 2～4 周增加或减少量；虽然每日 400mg 对于一些患者是必需的，但通常推荐每日量不超过 300mg。建议血浆中哌克昔林维持浓度为 150～160ng/ml。

哌克昔林偶尔出现严重的不良反应包括外周神经病变影响四肢，并伴有视盘水肿、偶尔出现严重的肝毒性、显著体重降低的代谢异常、高甘油三酯血症和严重的低血糖。不用于肝或肾损伤病人。对糖尿病患者使用应小心。哌克昔林的肝代谢是由细胞色素 P450 同工酶 CYP2D6 介导的。建议哌克昔林与能抑制或由这种酶代谢的药物同用时要小心，已报道哌克昔林与 SSRIs 如氟西汀或帕罗西汀同用时有毒性。

1. Killalea SM, Krum H. Systematic review of the efficacy and safety of perhexiline in the treatment of ischemic heart disease. *Am J Cardiovasc Drugs* 2001; **1:** 193–204.
2. Ashrafian H, *et al.* Perhexiline. *Cardiovasc Drug Rev* 2007; **25:** 76–97.
3. Phan TT, *et al.* Multi-centre experience on the use of perhexiline in chronic heart failure and refractory angina: old drug, new hope. *Eur J Heart Fail* 2009; **11:** 881–6.

卟啉病 人们认为哌克昔林对卟啉病患者是不安全的，因为它在动物或体外试验中表现出可产生卟啉。

制剂

专利制剂

Austral.: Pexsig; ***NZ:*** Pexsig.

Perindopril (*BAN*, *USAN*, *rINN*) 培哚普利

McN-A-2833; Perindopriili; Périndopril; Perindoprilum; S-9490. (2S,3aS,7aS)-1-{*N*-[(*S*)-1-Ethoxycarbonylbutyl]-L-alanyl}perhydroindole-2-carboxylic acid.

Периндоприл

$C_{19}H_{32}N_2O_5 = 368.5$.

CAS — 82834-16-0.

ATC — C09AA04.

ATC Vet — QC09AA04.

UNII — Y5GMK36KGY.

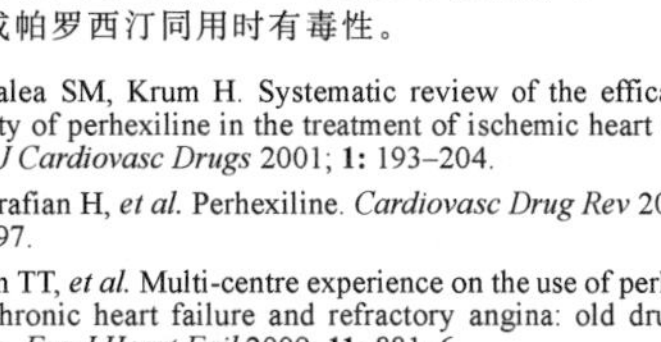

Perindopril Arginine (*BANM*, *rINNM*) 精氨酸培哚普利

Perindopril arginina; Périndopril Arginine; Perindoprilum Argininum.

Периндоприл Аргинин

CAS — 612548-45-5.

ATC — C09AA04.

ATC Vet — QC09AA04.

Perindopril Erbumine (*BANM*, *USAN*, *rINNM*) 特丁胺培哚普利

tert-Butilamino perindoprilis; Butylamini Perindoprilum; *Tert*-Butylamini Perindoprilum; Butylamin-perindopril; Erbumina de perindopril; McN-A-2833-109; Perindopriili-*tert*-butyyliamiini; Perindopril *tert*-Butylamine; Périndopril, Erbumine de; Perindopril Terbutalamin; Périndopril tert-butylamine; Perindopril-*tert*-butylamin; Perindopril-erbumin; Perindoprili Erbuminum; Perindoprilum Erbuminum; Peryndopryl z tert-butyloaminą; S-9490-3; tert-Butylamini perindoprilum.

Периндоприла Эрбумин

$C_{19}H_{32}N_2O_5,C_4H_{11}N = 441.6$.

CAS — 107133-36-8.

ATC — C09AA04.

ATC Vet — QC09AA04.

UNII — 1964X4640J.

Pharmacopoeias. In *Eur.* (see p.vii).

Ph. Eur. 6.8（Perindopril *tert*-Butylamine; Perindopril Erbumine BP 2010） 白色或几乎白色，轻度吸湿性结晶粉末。多形性。易溶于水和乙醇；略溶于二氯甲烷。贮藏于密闭容器中。

不良反应、处置和注意事项

参见 **ACEI**，见第248页。

对 47351 名服用培哚普利治疗高血压患者的一项售后监察研究[1]，无意外不良反应报道，严重反应罕见；1587 名女性（6.3%）和 782 名男性（3.5%）由于不良反应而中断治疗。

虽然对患有稳定性慢性心力衰竭患者使用培哚普利的一项研究[2]表明没有出现显著的首剂量低血压，但另一病例[3]在心肌梗死后心力衰竭患者服用单剂量培哚普利后出现缺血性脑卒中并伴有低血压，是在开始培哚普利治疗后采用与其他 ACEI（第250页）相同的预防措施。

1. Speirs C, *et al.* Perindopril postmarketing surveillance: a 12 month study in 47 351 hypertensive patients. *Br J Clin Pharmacol* 1998; **46:** 63–70.
2. MacFadyen RJ, *et al.* Differences in first dose response to angiotensin converting enzyme inhibition in congestive heart failure: a placebo controlled study. *Br Heart J* 1991; **66:** 206–11.
3. Bagger JP. Adverse event with first-dose perindopril in congestive heart failure. *Lancet* 1997; **349:** 1671–2.

药物相互作用

参见 **ACEI**，见第251页。

药动学

培哚普利是它的活性形式双酸培哚普利特的药物前体。口服的培哚普利能迅速吸收，生物利用度为65%～75%。它主要在肝脏广泛的代谢为培哚普利特和非活性代谢产物（包括葡萄糖醛酸苷）。据报道食物的存在会减少培哚普利转化为培哚普利特。口服单剂量培哚普利后，培哚普利特的血浆浓度在3～4h 达到高峰。10%～20%培哚普利特与血浆蛋白结合。培哚普利主要以原药、培哚普利特或其他代谢产物的形式从尿液中排泄。培哚普利特的清除是两相性的，分布半衰期约为 5h，清除半衰期为 25～30h 或更长，后者半衰期可能表示其与血管紧张素转化酶的紧密结合。肾损伤的患者培哚普利特的排泄减少。培哚普利和培哚普利特都能通过透析作用除去。

1. Lecocq B, *et al.* Influence of food on the pharmacokinetics of perindopril and the time course of angiotensin-converting enzyme inhibition in serum. *Clin Pharmacol Ther* 1990; **47:** 397–402.
2. Verpooten GA, *et al.* Single dose pharmacokinetics of perindopril and its metabolites in hypertensive patients with various degrees of renal insufficiency. *Br J Clin Pharmacol* 1991; **32:** 187–92.
3. Sennesael J, *et al.* The pharmacokinetics of perindopril and its effects on serum angiotensin converting enzyme activity in hypertensive patients with chronic renal failure. *Br J Clin Pharmacol* 1992; **33:** 93–9.
4. Thiollet M, *et al.* The pharmacokinetics of perindopril in patients with liver cirrhosis. *Br J Clin Pharmacol* 1992; **33:** 326–8.
5. Guérin A, *et al.* The effect of haemodialysis on the pharmacokinetics of perindoprilat after long-term perindopril. *Eur J Clin Pharmacol* 1993; **44:** 183–7.

用途和用法

培哚普利是一种 ACEI（第248页）。用于治疗高血压（第228页）和心力衰竭（第224页）。也用于减少具有稳定性缺血性心脏病患者的心血管疾病危险（见**降低心血管危险**，第221页）。培哚普利在体内转化成它的活性代谢产物培哚普利特。据报道服用单剂量后 1h 后出现 ACE 抑制作用，4～8h 作用最大，并可持续 24h。培哚普利以特丁胺盐的形式口服，应饭前服用；5mg 精氨酸培哚普利相当于 4mg 特丁胺培哚普利。

治疗**高血压**，特丁胺培哚普利的初始剂量为每日 4mg，或精氨酸培哚普利的初始剂量为每日 5mg。由于一些患者在开始使用 ACEI 后血压会急剧下降，所以首次给药最好在睡前。但是，培哚普利的注册药品信息推荐用法是在早上饭前服用。低血压尤其会出现在肾血管性高血压、血容量不足、心力衰竭或严重高血压患者，

这些患者可给予更低的初始剂量每日 2mg 或 2.5mg，每日 1 次。服用利尿药的患者在开始使用培哚普利前 2～3 天停用利尿药，如有需要，可以重新使用；如不能停用利尿药，初始剂量可以为每日 2mg。初始剂量每日 2mg 也可用于老年患者。1 个月后，培哚普利的剂量可相应增加，最大剂量为特丁胺盐每日 8mg 或精氨酸盐每日 10mg。在美国，对于非复杂性高血压患者，特丁胺培哚普利每日最大剂量 16mg 是允许的。

治疗心力衰竭，使用 ACEI 严重的首剂量低血压对于服用髓袢利尿药的患者是常见的，但临时停用会引起肺水肿的反复。因此开始治疗时应在医学监护下采用低剂量。早晨特丁胺培哚普利的初始剂量为 2mg，或者是 2.5mg 的精氨酸培哚普利早上一次用药。通常的维持剂量为每日 4mg 或者 5mg。

治疗缺血性心脏病，培哚普利的初始剂量为每日 4mg（特丁胺盐）或 5mg（精氨酸盐）持续 2 周，而后若能承受可逐渐递加到每日 8mg 或 10mg。老年患者应在第一周每日 2mg 或 2.5mg。

肾功能损伤的患者剂量应减少（见下文）。

1. Todd PA, Fitton A. Perindopril: a review of its pharmacological properties and therapeutic use in cardiovascular disorders. *Drugs* 1991; 42: 90–114.
2. Doyle AE, ed. Angiotensin-converting enzyme (ACE) inhibition: benefits beyond blood pressure control. *Am J Med* 1992; 92 (suppl 4B): 1S–107S.
3. Hurst M, Jarvis B. Perindopril: an updated review of its use in hypertension. *Drugs* 2001; 61 867–96.
4. Simpson D, *et al.* Perindopril in congestive heart failure. *Drugs* 2002; 62: 1367–77.
5. Curran MP, *et al.* Perindopril: a review of its use in patients with or at risk of developing coronary artery disease. *Drugs* 2006; 66: 235–55.
6. Telejko E. Perindopril arginine: benefits of a new salt of the ACE inhibitor perindopril. *Curr Med Res Opin* 2007; 23: 953–60.
7. Snyman JR, Wessels F. Perindopril: do randomised, controlled trials support an ACE inhibitor class effect? A meta-analysis of clinical trials. *Cardiovasc J Afr* 2009; 20: 127–34.

在肾损伤患者中的用法　肾功能损伤的患者剂量应减少。英国注册药品信息建议以下剂量：

- 肌酐清除率（CC）在 30～60ml/min：每日 2mg。
- CC 在 15～30ml/min：隔日 2mg。
- CC 低于 15ml/min：透析当日 2mg。

制剂

专利制剂

Arg.: Coverene; *Austral.:* Coversyl; Indopril; Perindo; *Austria:* Coversum; *Belg.:* Coversyl; *Braz.:* Coversyl; *Canad.:* Coversyl; *Chile:* Coversyl; *Cz.:* Apo-Perindo; Cordesyl; Covedaspent; Covemarint; Covemedalt; Covepett; Coverdosynt; Coverdynet; Coverex; Coversidint; Coversyspest; Covethanart; Domanion; Gleperil; Perinalon; Pinbarix; Prenessa; Prestarium Neo; Prexanil; Pricoront; Vidotin; *Denm.:* Coversyl Novum; *Fin.:* Acertil; Coversyl; *Fr.:* Coversyl; *Ger.:* Coversum OP; Coversyl; *Hong Kong:* Acertil; Provinace; *Hung.:* Armix Coverex; Levenor; Perindant; Prenessa; Ranbapril; Vidotin; *India:* Coversyl; Perigard; *Indon.:* Bioprexum; Prexum; *Irl.:* Coversyl; Pendrex; Percamil; Prindace; Prindex; Rinoprex; Tevaryl; *Ital.:* Coversyl; Procaptan; *Jpn:* Coversyl; *Malaysia:* Covapril; Coversyl; Covinace; Perigard; Peninace; Provinace; *Mex.:* Coversyl; *Neth.:* Coverext; Coversyl; *NZ:* Coversyl; *Philipp.:* Coversyl; Hypergo; Perigard; *Pol.:* Apo-Perindo; Coverext; Irpax; Prenessa; Prestarium; Stopress; Vidotin; *Port.:* Coversyl; Ostiont; Prexum†; Tensoliber; *Rus.:* Gypernik (Гиперник); Perinpress (Перинпресс); Prenessa (Пренесса); Prestarium (Престариум); *S.Afr.:* Coversyl; Prexum; Vectoryl; *Singapore:* Coversyl; Switz.:* Coversyl; *Switz.:* Coversum; *Thai.:* Coversyl; *Turk.:* Coversyl; *UK:* Coversyl; *Ukr.:* Prestarium (Престариум); *USA:* Aceon; *Venez.:* Coversyl.

多组分制剂　*Arg.:* Bipreterax; Preterax; *Austral.:* Coversyl Plus; Perindo Combi; *Austria:* Predonium†; Preterax; *Belg.:* Bi Preterax; Coversyl Plus; Preterax; *Braz.:* Coversyl Plus; Preterax†; *Cz.:* Coverex Combi; Noliprel; Paraterax; Perinpa; Prenewel; Prestance; Prestarium Combi; Prestarium Neo Combi; *Denm.:* Coversyl Comp Novum; *Fin.:* Coversyl Comp; *Fr.:* Bipreterax; Coveram; Preterax; *Ger.:* Bipreterax; Coversum Combi; Preterax; *Gr.:* Coveram; Pediur; Preterax; *Hong Kong:* Predonium; *Hung.:* Armix Kombi; Armix Prekomb; Co-Prenessa; Covercard; Coverex Komb; Coverex Prekomb; Noliprel†; Noriplext; Preterax A; *India:* Coversyl Plus; Perigard-D; Perigard-DF; *Indon.:* Bioprexum Plus; *Irl.:* Acerycal; Bipreterax; Coversyl Plus; Preterax; Prindavam; Reaptan; Teraxans; *Ital.:* Prelectal; Preterax; *Malaysia:* Coversyl Plus; *Mex.:* Preterax; *Neth.:* Coversyl Plus; Predonium; Preterax; Preterian; *NZ:* Coversyl Plus; Predonium; *Philipp.:* Bi-Preterax; Coversyl Plus; Preterax; *Pol.:* Co-Prenessa; Co-Prestarium; Noliprel; Prestarium Plus; Tertensif Kombi; *Port.:* Bi Predonium; Bi Preterax; Coveram; Imprex; Mixanval; Predonium; Preterax; Prilpa; Tecazo; *Rus.:* Noliprel (Нолипрел); Noliprel A (Нолипрел А); *S.Afr.:* Bipreterax†; Coversyl Plus; Prexum Plus; Vectoryl Plus; *Singapore:* Coversyl Plus; Preterax; *Spain:* Bipreterax; Preterax; *Switz.:* Coversum Combi; Preterax; *Thai.:* Coversyl Plus; *Turk.:* Calversum; Coversyl Plus; Perivel Plus; Preterax; Serpenil Plus; *UK:* Coversyl Plus; *Ukr.:* Noliprel (Нолипрел); Prestarium Combi (Престариум Комби); *Venez.:* Bipreterax; Preterax.

Phenindione (*BAN, rINN*)　苯茚二酮

Fenindion; Fenindiona; Fenindione; Fenindioni; Phénindione; Phenindionum; Phenylindanedione; Phenylinium. 2-Phenylindan-1,3-dione.

Фениндион

$C_{15}H_{10}O_2 = 222.2.$
CAS — 83-12-5.
ATC — B01AA02.

ATC Vet — QB01AA02.
UNII — 5M7Y6274ZE.

Pharmacopoeias. In *Br.* and *Fr.*

BP 2010（Phenindione）　质软，无臭或几乎无臭，白色或奶油色的晶体。极微溶于水；微溶于乙醇和乙醚；易溶于氯仿。溶液为黄色至红色。

不良反应和处置

参见**华法林**，第466页。然而苯茚二酮和其他茚满二酮类通常比华法林毒性大，涉及很多器官的超敏反应，有时还会致死。一些不良反应包括皮疹、剥脱性皮炎、发热、腹泻、呕吐、咽喉痛、肝和肾损伤、心肌炎、粒细胞缺乏症、白细胞减少症、嗜酸粒细胞增多症和类白血病反应。

苯茚二酮可使尿变为粉色或橙黄色，这与血尿无关。关于味觉紊乱也有报道。

对胃肠道的影响　有许多与苯茚二酮有关的麻痹性肠梗阻病例，有 1 例曾致死[1,2]。

1. Menon IS. Phenindione and paralytic ileus. *Lancet* 1966; i: 1421–2.
2. Nash AG. Phenindione and paralytic ileus. *Lancet* 1966; ii: 51–2.

注意事项

参见**华法林**，第466页。

孕妇不推荐使用苯茚二酮。

哺乳　据报道单剂量 50mg 或 70mg 后，苯茚二酮分布到母乳浓度达 1～5μg/ml[1]。1 位妇女每日早晨服用苯茚二酮 50mg、晚上交替服用 50mg 和 25mg，母乳喂养她那个 5 周时进行疝切开手术的儿子[2]。术后她的儿子出现巨大的阴囊血肿、伤口处有渗出，并发现凝血酶增多和部分凝血致活酶时间增长。因此 American Academy of Pediatrics 认为哺乳期妇女给药苯茚二酮应谨慎[3]。

1. Goguel M, *et al.* Thérapeutique anticoagulante et allaitement: etude du passage de la phényl-2-dioxo, 1,3 indane dans le lait maternel. *Rev Fr Gynecol Obstet* 1970; 65: 409–12.
2. Eckstein HB, Jack B. Breast-feeding and anticoagulant therapy. *Lancet* 1970; i: 672–3.
3. American Academy of Pediatrics. The transfer of drugs and other chemicals into human milk. *Pediatrics* 2001; 108: 776–89. [Retired May 2010] Correction. *ibid.*; 1029. Also available at: http://aappolicy.aappublications.org/cgi/content/full/pediatrics%3b108/3/776 (accessed 06/07/04)

药物相互作用

与口服抗凝血药有关的药物相互作用在华法林（第467页）下详细阐述。包括苯茚二酮药物相互作用的特殊文献可在下述药物下找到：镇痛药、抗菌药、抗真菌药、抗血小板药、抗焦虑药、胃肠道药和调脂药和性激素药。

药动学

苯茚二酮从胃肠道吸收，可通过胎盘分布到乳汁。从尿液排泄的苯茚二酮代谢产物可能引起褪色。

用途和用法

苯茚二酮是一种口服茚满二酮类抗凝血药，作用与其中的华法林相似（第472页）。其用于治疗血栓栓塞疾病（第243页），但由于其严重不良反应的高发生率，目前已很少使用。

苯茚二酮常用的初始剂量为第一天 200mg，第二天 100mg，依据凝固实验维持量为每日 50～150mg。

制剂

BP 2010: Phenindione Tablets.

专利制剂

Austral.: Dindevan; *Gr.:* Soluthrombine; *India:* Dindevan; *Rus.:* Phenylin (Фенилин).

Phenoxybenzamine Hydrochloride (*BANM, rINNM*)　盐酸酚苄明

Fenoksybenzaminy chlorowodorek; Hidrocloruro de fenoxibenzamina; Phénoxybenzamine, Chlorhydrate de; Phenoxybenzamini Hydrochloridum; SKF-688A. Benzyl(2-chloroethyl)(1-methyl-2-phenoxyethyl)amine hydrochloride.

Феноксибензамина Гидрохлорид
$C_{18}H_{22}ClNO,HCl = 340.3.$
CAS — 59-96-1 (phenoxybenzamine); 63-92-3 (phenoxybenzamine hydrochloride).
ATC — C04AX02.
ATC Vet — QC04AX02.
UNII — X11EG24OHL.

(phenoxybenzamine)

Pharmacopoeias. In *Br., Chin.,* and *US.*

BP 2010（Phenoxybenzamine Hydrochloride）　白色或几乎白色，无臭或几乎无臭晶体性粉末。略溶于水；易溶于乙醇和氯仿。

不良反应和处置

酚苄明的不良反应主要来其 α-肾上腺素受体阻滞作用。包括直立性低血压、头晕、反射性心动过速、鼻充血和瞳孔缩小。可能出现射精困难。这些反应可以通过使用低的初始剂量而减少，持续使用也可能消失，但低血压的效应可能由于运动、热、大量饮食或摄入乙醇等原因而加重。其他不良反应包括口干、出汗减少、困倦、疲劳和意识错乱。胃肠道的反应通常较小。静脉给予酚苄明，开始注射几分钟后可能出现反应性的严重低血压。有报道快速静脉注入酚苄明后出现惊厥。

过量也可能出现严重低血压，处理方法包括体位方法和循环支持。它的拟交感作用不大，禁用与肾上腺素合用是因为它刺激 β 受体引起低血压加重和心动过速。去甲肾上腺素在克服 α 受体阻滞剂作用则不可。

酚苄明在体外试验中表现出致突变性，在啮齿类动物实验中表现出致癌性。在运用酚苄明治疗膀胱功能障碍时有患癌病例的报道，美国注册药品信息建议避免长期应用。

注意事项

酚苄明对心力衰竭、缺血性心脏病、脑血管疾病或肾损伤疾病患者应谨慎，如血压降低有危险应避免使用。酚苄明可能会加重呼吸道感染的症状。

静脉给药，盐酸酚苄明应稀释后输注给药。给药前确保足够的循环血容量，防止血压急剧降低。小心避免外渗。应避免皮肤的污染，因为可能出现接触性致敏作用。

卟啉病　对于卟啉病患者人们认为酚苄明是不安全的，因为它在体外试验中表现生卟啉性。

药物相互作用

由于酚苄明只阻断 α 受体，对 β 受体无作用，所以使用肾上腺素类药物刺激 β 受体，可能增强酚苄明的心脏加速和低血压作用。

药动学

酚苄明从胃肠道吸收不完全且差异大。口服给药后几小时作用逐渐增加，服用单剂量作用可持续 3～4h。一次静脉给药后 1h 可获得最大效应。作用持续时间为 3～4 天，并认为这是依赖于酚苄明的活性中间体不可逆共价结合到已经有的 α 受体之后新的 α 受体的合成速率。静脉给药后血浆半衰期为 24h。酚苄明在肝代谢，在尿和胆汁中排泄，但少量的仍会在体内停留数天。作用持续时间依赖于酚苄明的活性中间体与 α 受体不可逆的共价结合后，新的 α 受体合成的速率。

用途和用法

酚苄明是一种强有力的 α 肾上腺素受体阻滞剂（第213页），作用持续时间长；它在平滑肌与 α 受体以共价键结合产生不可逆的阻滞（非竞争性）。单次大剂量酚苄明可引起 α 受体阻滞 3 天或更长。

酚苄明主要用于治疗嗜铬细胞瘤（第235页）。它也用于严重休克（第240页）和治疗尿潴留（参见 M37 第2100页）。

酚苄明常用其盐酸盐。用它的稀释溶液口服或静脉给药。

治疗**嗜铬细胞瘤**，对于术前或不能手术的患者，它用于控制儿茶酚胺释放过量引起的高血压。也可给予 β 受体阻滞剂控制心动过速，但需在 α 受体阻滞剂完全抑制嗜铬细胞瘤的加压作用后盐酸酚苄明的常用

初始剂量为口服 10mg, 每日 1～2 次, 根据患者反应逐渐加量直到每日 1～2mg/kg, 分为 2 次。它也可以在手术期静脉给药, 每日剂量为 1mg/kg, 溶于 200ml 0.9%氯化钠溶液, 注射至少 2h。相似剂量溶于 200～500ml 0.9%氯化钠溶液静脉给药, 用于治疗严重高血压。

治疗神经原性膀胱障碍尿潴留, 口服剂量为每次 10mg, 每日 2 次。

制剂

BP 2010: Phenoxybenzamine Capsules;
USP 33: Phenoxybenzamine Hydrochloride Capsules.

专利制剂

Austral.: Dibenyline†; **Austria:** Dibenzyran; **Ger.:** Dibenzyran; **Gr.:** Dibenyline; Dibenzyran; **Hong Kong:** Dibeline; Dibenyline; **India:** Fenoxene; **Israel:** Dibenyline; **Neth.:** Dibenyline†; **NZ:** Dibenyline; **S.Afr.:** Dibenyline†; **UK:** Dibenyline; **USA:** Dibenzyline.

Phenprocoumon (BAN, USAN, rINN) 苯丙香豆素

Fenprocomón; Fenprocumon; Fenprokumon; Fenprokumoni; Phenprocoumone; Phenprocoumonum; Phenylpropylhydroxy-coumarin. 4-Hydroxy-3-(1-phenylpropyl)coumarin.

Фенпрокумон
$C_{18}H_{16}O_3 = 280.3$.
CAS — 435-97-2.
ATC — B01AA04.
ATC Vet — QB01AA04.
UNII — Q08SIO485D.

不良反应、处置和注意事项

参见华法林, 见第 466 页。

对肝脏的影响 1 位妇女先前在服用苯丙香豆素期间发生 2 次进展性黄疸, 若干年后再次给药苯丙香豆素引发黄疸和实质性肝损伤[1]。其他和苯丙香豆素有关的肝损伤也有报道[2～4]。

1. den Boer W, Loeliger EA. Phenprocoumon-induced jaundice. *Lancet* 1976; **i:** 912.
2. Slagboom G, Loeliger EA. Coumarin-associated hepatitis: report of two cases. *Arch Intern Med* 1980; **140:** 1028–9.
3. Cordes A, et al. Phenprocoumon-induziertes Leberversagen. *Dtsch Med Wochenschr* 2003; **128:** 1884–6.
4. Bulang T, et al. Akutes Leberversagen durch Phenprocoumon–drei Fallberichte. *Z Gastroenterol* 2004; **42:** 1055–8.

药物相互作用

与口服抗凝血药有关的药物相互作用, 在华法林项下详细讨论 (第 467 页)。包括苯丙香豆素药物相互作用的特殊文献可在下述药物中找到: 镇痛药、抗心律失常药、抗肿瘤药、胃肠道药、调脂药和性激素药。

药动学

苯丙香豆素易从胃肠道吸收, 广泛与血浆蛋白结合。部分由细胞色素 P450 同工酶 CYP2C9 代谢, 它表现出遗传多态现象。半衰期为 5～6 天。羟基代谢物和母体化合物一起从尿液和粪便排泄; 其 S-异构体更有效。立体异构体有不同的药动学。

1. Husted S, Andreasen F. Individual variation in the response to phenprocoumon. *Eur J Clin Pharmacol* 1977; **11:** 351–8.
2. Toon S, et al. Metabolic fate of phenprocoumon in humans. *J Pharm Sci* 1985; **74:** 1037–40.
3. Ufer M. Comparative pharmacokinetics of vitamin K antagonists: warfarin, phenprocoumon and acenocoumarol. *Clin Pharmacokinet* 2005; **44:** 1227–46.
4. Werner D, et al. Pharmacogenetic characteristics of patients with complicated phenprocoumon dosing. *Eur J Clin Pharmacol* 2009; **65:** 783–8.

用途和用法

苯丙香豆素是口服香豆素类抗凝血药, 作用与华法林相似 (第 472 页)。用于治疗血栓栓塞疾病 (第 243 页)。第一天的初始剂量达 9mg, 第二天为 6mg。维持剂量依反应不同, 常为每日 1.5～6mg。

制剂

专利制剂

Austria: Marcoumar; **Belg.:** Marcoumar; **Braz.:** Marcoumar; **Denm.:** Marcoumar; **Ger.:** Falithrom; Marcumar; marcuphen; Phenpro; Phenprogamma; **Neth.:** Marcoumar; **Switz.:** Marcoumar.

Phentolamine Mesilate (BANM, rINNM) 甲磺酸酚妥拉明

Fentolamiinimesilaatti; Fentolamin mesylát; Fentolaminmesilat; Fentolamin-mezilát; Fentolamino mesilatas; Mesilato de fentolamina; Phentolamine, mésilate de; Phentolamine Mesylate; Phentolamine Methanesulphonate; Phentolamini mesilas. 3-[N-(2-Imidazolin-2-ylmethyl)-p-toluidino]phenol methanesulphonate.

Фентоламина Мезилат
$C_{17}H_{19}N_3O, CH_4SO_3 = 377.5$.
CAS — 50-60-2 (phentolamine); 73-05-2 (phentolamine hydrochloride); 65-28-1 (phentolamine mesilate).
ATC — C04AB01; V03AB36.
ATC Vet — QC04AB01; QG04BE05.
UNII — Y7543E5K9T.

(phentolamine)

Pharmacopoeias.

In *Chin., Eur.* (see p.vii), and *US.*

Ph. Eur. 6.8 (Phentolamine Mesylate) 白色或近白色、轻度吸湿性结晶粉末。易溶于水和乙醇; 几乎不溶于二氯甲烷。贮藏于密闭容器中。避光。

USP 33 (Phentolamine Mesylate) 白色或米色, 无味结晶性粉末。可溶于水 (1:1), 溶于乙醇 (1:4), 溶于氯仿 (1:700)。水溶液的 pH 值为 5, 并逐渐变质。25℃密闭贮藏, 允许的温度偏差为 15～30℃。避光。

不良反应和处置

酚妥拉明的不良反应主要由于其 α-肾上腺素受体阻滞活性, 包括直立性低血压和心动过速。偶尔也有报道出现心肌梗死和脑血管痉挛或闭塞, 通常伴有显著性低血压; 面红、出汗和焦虑感也可能伴低血压出现。心绞痛和心律失常很少报道。恶心、呕吐和腹泻也可能出现。其他不良反应包括虚弱、头晕、面红和鼻充血。有报道过量服用也出现低血糖。

虽然酚妥拉明持续时间短, 过量服用可能出现严重低血压。处置应包括体位法和循环支持。可小心给予去甲肾上腺素以克服 α-肾上腺素受体阻滞。禁用肾上腺素, 因为它刺激 β 受体引起低血压和心动过速加重。

但在阴茎海绵体注射, 酚妥拉明引起局部疼痛; 反复使用可能引起硬化和纤维化。可能会出现阴茎异常勃起。

注意事项

酚妥拉明通常不用于心绞痛患者或有缺血性心脏病证据的患者。慎用于消化性溃疡病, 因为症状可能会加重。

药物相互作用

由于酚妥拉明仅阻滞 α 受体, 不影响 β 肾上腺素受体, 使用类似肾上腺素药物可能导致严重低血压和心动过速。

药动学

静脉给药, 据报道酚妥拉明的半衰期为 19min。它广泛地被代谢, 约 13%以原形形式从尿液中排泄。

用途和用法

酚妥拉明 α 肾上腺素受体阻滞剂 (第 211 页) 对血管平滑肌有直接作用。它引起血管舒张、心排血量增加、有正性肌力作用, 但据报道对原发性高血压的血压作用很小。α 受体阻滞作用是可逆的 (竞争性的)、非选择性的, 作用的持续时间相对短。

酚妥拉明用于高血压危象的治疗, 尤其是嗜铬细胞瘤 (第 235 页) 手术过程中儿茶酚胺释放过多。也用于嗜铬细胞瘤的鉴别诊断, 但基本被检测血、尿儿茶酚胺水平的方法取代。

酚妥拉明也用于预防或治疗伴随去甲肾上腺素静脉注或外渗时形成的皮肤缺血坏死, 逆转伴随含有血管收缩剂的局麻药局部应用所引起的软组织麻醉 (见下文)。也用于治疗勃起功能障碍 (参见 M37 第 2099 页)。

注射用酚妥拉明是其甲磺酸盐的形式。

在进行嗜铬细胞瘤手术发生高血压危象时, 静脉给

药酚妥拉明 2～5mg, 若有需要, 可重复给药; 应检测血压。儿童静脉注射的剂量为 1mg。肌内给药途径用于术前和诊断过程。

为预防静脉输注去甲肾上腺素时真皮坏死, 每升去甲肾上腺素溶液中加入 10mg 酚妥拉明。为治疗去甲肾上腺素外渗, 5～10mg 酚妥拉明溶于 10ml 0.9%氯化钠在外渗部位注射。

逆转口内软组织麻醉, 甲磺酸酚妥拉明所用位置和技术与局部麻醉药相似。剂量取决于局部麻醉药的量, 范围在 200～800μg。

酚妥拉明通常和罂粟碱一起注射于阴茎海绵体, 用于治疗勃起功能障碍。已使用的其他方法包括口服给药和海绵窦内使用作用于血管肠肽。酚妥拉明也被尝试口服。

儿童剂量见下文。

儿童用法 在儿童嗜铬细胞瘤手术中高血压的处理中, 可静脉注射 (或术前肌注) 剂量为 1mg 的甲磺酸酚妥拉明。或者, 也推荐用 50～100mg/kg 或 3mg/m² 的剂量。如需要可重复给药。

用于逆转口内软组织麻醉, 甲磺酸酚妥拉明应给予 6 岁以上且体重在 15～30kg 的儿童, 剂量为 200μg。剂量取决于局部麻醉药的量, 所用位置和技术应与局部麻醉药相似。

多汗症 多汗症 (参见 M37 第 1507 页) 通常使用铝盐或抗毒蕈碱药治疗, 但重症可能需要皮内注射肉毒杆菌毒素 A 或经胸腔内镜的交感神经切除术治疗。酚妥拉明已尝试作为一种替代。据报道[1]2 名全身性多汗症患者静脉给酚妥拉明 100mg, 历时 6h, 症状有所改善。一患者症状改善持续 2～3 个月, 此后反复多次输注酚妥拉明。

1. McCleane G. The use of intravenous phentolamine in the treatment of hyperhidrosis. *Br J Dermatol* 2002; **146:** 533–4.

疼痛 交感神经阻滞 (参见 M37 第 1768 页) 在一些疼痛综合征中有使用, 常与局麻药注射一起。酚妥拉明常作为替代, 有报道称其对慢性胰腺炎[1]、胰腺癌和其他内脏癌[2,3]以及慢性胃癌[4]引起的疼痛有效。

有 2 例皮肤平滑肌瘤患者口服给予多沙唑嗪后获得疼痛完全缓解的报道[5]。

1. McCleane GJ. Phentolamine abolishes the pain of chronic pancreatitis. *Br J Hosp Med* 1996; **55:** 521.
2. McCleane GJ. Intravenous phentolamine mesylate alleviates the pain of pancreatic carcinoma. *Pain* 1997; **73:** 263–4.
3. Yasukawa M, et al. Intravenous phentolamine infusion alleviates the pain of abdominal visceral cancer, including pancreatic carcinoma. *J Anesth* 2007; **21:** 420–3.
4. Phillips WJ, et al. Relief of acute pain in chronic idiopathic gastroparesis with intravenous phentolamine. *Ann Pharmacother* 2006; **40:** 2032–6.
5. Batchelor RJ, et al. Successful treatment of pain in two patients with cutaneous leiomyomata with the oral alpha-1 adrenoceptor antagonist, doxazosin. *Br J Dermatol* 2004; **150:** 775–6.

逆转局部麻醉 在牙科操作中, 局部麻醉药常与血管收缩拟交感神经药 (如肾上腺素或去甲肾上腺素) 一同使用以提高麻醉的深度和持续时间 (浸润麻醉, 参见 M37 第 1767 页), 但口腔麻醉延长是患者希望后的一个问题。酚妥拉明口腔内注射可逆转血管收缩剂的作用, 加快局部麻醉药的全身吸收[1], 可缩短恢复正常知觉的时间[2]。该操作对年龄在 4～11 岁的儿童也有效[3]。

1. Moore PA, et al. Pharmacokinetics of lidocaine with epinephrine following local anesthesia reversal with phentolamine mesylate. *Anesth Prog* 2008; **55:** 40–8.
2. Laviola M, et al. Randomized study of phentolamine mesylate for reversal of local anesthesia. *J Dent Res* 2008; **87:** 635–9.
3. Tavares M, et al. Soft Tissue Anesthesia Reversal Group. Reversal of soft-tissue local anesthesia with phentolamine mesylate in pediatric patients. *J Am Dent Assoc* 2008; **139:** 1095–1104. Correction. *ibid.*; 1312.

制剂

BP 2010: Phentolamine Injection;
USP 33: Phentolamine Mesylate for Injection.

专利制剂

Arg.: Regitina; **Austral.:** Regitine; **Belg.:** Regitine; **Braz.:** Herivyl; Regitina†; Vigamed; **Canad.:** Rogitine; **Denm.:** Regitin†; **Gr.:** Regitine; Rogitine†; **Hong Kong:** Regitine; **Hung.:** Regitine†; **Israel:** Regitine; **Neth.:** Regitine; **NZ:** Rogitine; **Singapore:** Rogitine; **Switz.:** Regitine; **UK:** Rogitine; **USA:** OraVerse; **Venez.:** Regitina†.

多组分制剂 **Austria:** Androskat; **Denm.:** Invicorp; **Neth.:** Androskat; **USA:** Tri-Mix.

Pholedrine Sulfate (rINNM) ⊗硫酸福来君

Isodrine Sulphate; Pholédrine, Sulfate de; Pholedrine Sulphate (BANM); Pholedrini Sulfas; Sulfato de foledrina; Sympropaminum (pholedrine). 4-(2-Methylaminopropyl)phenol sulfate.

Фоледрина Сульфат

$(C_{10}H_{15}NO)_2,H_2SO_4 = 428.5$.
CAS — 370-14-9 (pholedrine); 6114-26-7 (pholedrine sulfate).

(pholedrine)

简介

福来君是用于治疗低血压的一种拟交感神经药（第448页）。它通常以硫酸盐的形式口服给药，常与其他药联合用药，已被收录于治疗血管疾病的制剂。福来君滴鼻液已作为羟苯丙胺（参见 M37 第2256页）的一种替代剂，用于治疗 Horner 综合征。

制剂

多组分制剂 *Ger.:* Zellaforte N Plus†; *Switz.:* Ortho-Maren retard†.

Picotamide (BAN) 吡考他胺

G-137; Picotamida; Picotamide, monohydrate de; Picotamid-monohidrát; Picotamidum monohydricum; Pikotamid monohydrát; Pikotamidimonohydraatti; Pikotamidmonohydrat; Pikotamido monohidratas. 4-Methoxy-N,N'-bis(3-pyridinylmethyl)-1,3-benzenedicarboxamide monohydrate.
$C_{21}H_{20}N_4O_3,H_2O = 394.4$.
CAS — 32828-81-2 (anhydrous picotamide); 80530-63-8 (picotamide monohydrate).
ATC — B01AC03.
ATC Vet — QB01AC03.
UNII — 654G2VCl4Q.

Pharmacopoeias. In *Eur.* (see p.vii).
Ph. Eur. 6. 8（Picotamide Monohydrate） 白色或几乎白色，多晶型，结晶性粉末。微溶于水；溶于无水乙醇和二氯甲烷；可溶于无机酸。

简介

吡考他胺是一种凝血噁烷合酶抑制剂和促凝血受体对抗物，具有抗血小板活性。口服给药治疗血栓栓塞疾病（第243页），初始剂量为每日900~1200mg，分次服用，减少到维持剂量每日300~600mg，每日1次。

1. Celestini A, Violi F. A review of picotamide in the reduction of cardiovascular events in diabetic patients. *Vasc Health Risk Manag* 2007; **3**: 93–8.

ACEI 诱导的咳嗽 咳嗽是公认的 ACEI 的不良反应（见第248页）。吡考他胺使 9 例患者中 8 例咳嗽消失，他们则服用贝那普利治疗高血压[1]，表明凝血素素可能与 ACEI 导致的病因有关。

1. Malini PL, *et al.* Thromboxane antagonism and cough induced by angiotensin-converting-enzyme inhibitor. *Lancet* 1997; **350**: 15–18.

制剂

专利制剂
Ital.: Plactidil.

Pilsicainide Hydrochloride (rINNM) 盐酸匹西卡胺

DU-6552; Hidrocloruro de pilsicainida; Pilsicainide, Chlorhydrate de; Pilsicainidi Hydrochloridum; Pilsicainide Hydrochloride; SUN-1165. Tetrahydro-1H-pyrrolizine-7a(5H)-aceto-2',6'-xylidide hydrochloride.
Пильсикаинида Гидрохлорид
$C_{17}H_{24}N_2O,HCl = 308.8$.
CAS — 88069-67-4 (pilsicainide); 88069-49-2 (pilsicainide hydrochloride).

(pilsicainide)

简介

盐酸匹西卡胺是Ⅰc类抗心律失常药（第212页）。在治疗快速性心律失常时，典型给药剂量是口服150mg，每日 3 次，或 0.75~1mg/kg 静注。

1. Takabatake T, *et al.* Pharmacokinetics of SUN 1165, a new antiarrhythmic agent, in renal dysfunction. *Eur J Clin Pharmacol* 1991; **40**: 411–14.
2. Okishige K, *et al.* Pilsicainide for conversion and maintenance of sinus rhythm in chronic atrial fibrillation: a placebo-controlled, multicenter study. *Am Heart J* 2000; **140**: 437–44.
3. Kumagai K, *et al.* Single oral administration of pilsicainide versus infusion of disopyramide for termination of paroxysmal atrial fibrillation: a multicenter trial. *Pacing Clin Electrophysiol* 2000; **23**: 1880–2.
4. Ogawa R, *et al.* Population pharmacokinetic and pharmacodynamic analysis of a class IC antiarrhythmic, pilsicainide, in patients with cardiac arrhythmias. *J Clin Pharmacol* 2006; **46**: 59–68.
5. Kumagai K, *et al.* Pilsicainide for atrial fibrillation. *Drugs* 2006; **66**: 2067–73.
6. Plosker GL. Pilsicainide. *Drugs* 2010; **70**: 455–67.

制剂

专利制剂
Jpn: Alisrythm; Pilsinic; Rizmsat; Rizumcote; Sunrythm; Tatsupilljin.

Pimobendan (BAN, USAN, rINN) 匹莫苯

Pimobendaani; Pimobendán; Pimobendanas; Pimobendane; Pimobendanum; UDCG-115. 4,5-Dihydro-6-[2-(p-methoxyphenyl)-5-benzimidazolyl]-5-methyl-3(2H)-pyridazinone.
Пимобендан
$C_{19}H_{18}N_4O_2 = 334.4$.
CAS — 74150-27-9; 118428-36-7.
ATC Vet — QC01CE90.
UNII — 34AP3BBP9T.

Pharmacopoeias. In *Eur.* (see p.vii).
Ph. Eur. 6. 8（Pimobendan） 白色或微黄色，吸湿性粉末。几乎不溶于水；微溶于丙酮和甲醇；易溶于二甲基酰胺。贮藏于密闭容器中。

简介

匹莫苯是具有钙增敏作用的 3 型磷酸二酯酶抑制剂。它具有正性肌力和血管舒张活性，是心力衰竭（第224页）标准治疗的辅助药物。口服剂量为每次1.25~2.5mg，每日 2 次，饭后服用。根据年龄和反应调整剂量。

对其他收缩性磷酸二酯酶抑制剂的研究表明，它们口服疗程的延长能导致死亡率的增加。

1. Przechera M, *et al.* Pharmacokinetic profile and tolerability of pimobendan in patients with terminal renal insufficiency. *Eur J Clin Pharmacol* 1991; **40**: 107–11.
2. The Pimobendan in Congestive Heart Failure (PICO) Investigators. Effect of pimobendan on exercise capacity in patients with heart failure: main results from the Pimobendan in Congestive Heart Failure (PICO) trial. *Heart* 1996; **76**: 223–31.
3. Yoshikawa T, *et al.* Effectiveness of carvedilol alone versus carvedilol + pimobendan for severe congestive heart failure. *Am J Cardiol* 2000; **85**: 1495–7.
4. The EPOCH Study Group. Effects of pimobendan on adverse cardiac events and physical activities in patients with mild to moderate chronic heart failure: the effects of pimobendan on chronic heart failure study (EPOCH study). *Circ J* 2002; **66**: 149–57.

制剂

专利制剂
Jpn: Acardi.

Pinacidil (USAN, rINN) 吡那地尔

P-1134; Pinacidilum; Pinasidiili. (±)-2-Cyano-1-(4-pyridyl)-3-(1,2,2-trimethylpropyl)guanidine.
Пинацидил
$C_{13}H_{19}N_5 = 245.3$.
CAS — 60560-33-0 (anhydrous pinacidil); 85371-64-8 (pinacidil monohydrate).
ATC — C02DG01.
ATC Vet — QC02DG01.
UNII — 7B0ZZH8P2W.

简介

吡那地尔是钾通道开放药（第214页）它直接引起周围小动脉血管舒张。它用于治疗高血压。它可以降低血压和外周阻力、产生液体潴留。外周阻力减少的直接反应为心动过速和心排血量增加。

1. Friedel HA, Brogden RN. Pinacidil: a review of its pharmacodynamic and pharmacokinetic properties, and therapeutic potential in the treatment of hypertension. *Drugs* 1990; **39**: 929–67.

Pindolol (BAN, USAN, rINN) ⊗吲哚洛尔

LB-46; Pindololi; Pindololis; Pindololum; Prindolol; Prinodolol. 1-(Indol-4-yloxy)-3-isopropylaminopropan-2-ol.
Пиндолол
$C_{14}H_{20}N_2O_2 = 248.3$.
CAS — 13523-86-9.
ATC — C07AA03.
ATC Vet — QC07AA03.
UNII — BJ4HF6IU1D.

Pharmacopoeias. In *Chin., Eur.* (see p.vii), *Jpn*, and *US*.
Ph. Eur. 6. 8（Pindolol） 白色或几乎白色结晶性粉末。几乎不溶于水；微溶于甲醇；溶于稀释的无机酸。避光。
USP 33（Pindolol） 白色至米色结晶性粉末，略有臭。几乎不溶于水；极微溶于氯仿；微溶于甲醇。避光。

不良反应、处置和注意事项

参见 β 受体阻滞剂，见第279页。

对脂类代谢的影响 β 受体阻滞剂能影响血浆类脂浓度，虽然该作用没有 β 受体阻滞剂的内在拟交感活性显著。有关吲哚洛尔作用的参考文献见第280页。

震颤 5 名患者使用吲哚洛尔治疗期间出现四肢高频微颤，认为是由于局部肌肉收缩作用[1]。

1. Hod H, *et al.* Pindolol-induced tremor. *Postgrad Med J* 1980; **56**: 346–7.

药物相互作用

与 β 受体阻滞剂的药物相互作用参见第281页。

药动学

吲哚洛尔几乎完全从胃肠道吸收，单剂量口服后 1~2h 达血浆浓度峰值。生物利用度约为 87%。据报道 40%~60%吲哚洛尔与血浆蛋白结合。它具有中度的脂溶性。吲哚洛尔可穿过胎盘，可分布到母乳。只有部分在肝脏代谢，以原形或代谢物的形式从尿中排泄。有报道健康成年人的血浆消除半衰期为 3~4h。老年高血压患者和肾或肝损伤的患者半衰期有可能延长。

用途和用法

吲哚洛尔是一种非心脏选择性 β 受体阻滞剂（第278页）。据报道有内在的拟交感神经活性，但几乎无膜稳定性。吲哚洛尔用于治疗高血压（第228页）、心绞痛（第215页）、心律失常（第218页）和其他心血管疾病。也用于治疗青光眼（参见 M37 第1785页）。吲哚洛尔在精神疾病中的作用见下文。

治疗**高血压**，吲哚洛尔初始剂量为每次口服 5mg，每日 2~3 次，或每次 15mg，每日 1 次，根据反应逐增加剂量。常用维持剂量为每次 15~30mg，每日 1 次，直到最高剂量每日 45mg，根据需要一次或分次服用。虽然每日 60mg 也曾用过，但剂量大于每日 45mg 几乎不会有更大的益处。

治疗**心绞痛**的常用口服剂量为每次 2.5~5mg，最多每日 3 次；然而剂量达每日 40mg 也用过。

含 1%吲哚洛尔的滴眼液用于治疗青光眼。

吲哚洛尔静注可治疗心律不齐。

精神疾病　吲哚洛尔除有 β 受体阻滞作用外，也可部分拮抗 5-羟色胺受体，在治疗抑郁症患者时（参见 M37 第352页），已用于加强 SSRIs 的作用[1,2]。研究结果是矛盾的[3]，但荟萃分析[4]发现尽管对长期给予没有效应，但给予吲哚洛尔和 SSRI 的患者反应时间缩短。小型研究也报道强迫性障碍[5]（参见 M37 第925页）和惊恐障碍（参见 M37 第925页）[6]患者使用吲哚洛尔加强 SSRIs 作用后出现阳性结果，但对社交恐怖症无效[7]。另一项研究[8]发现吲哚洛尔加强抗精神病治疗可减轻精神分裂症（参见 M37 第928页）患者的攻击行为。

1. Portella MJ, et al. Pindolol augmentation enhances response outcomes in first depressive episodes. Eur Neuropsychopharmacol 2009; 19: 516–19.
2. Whale R, et al. Pindolol augmentation of serotonin reuptake inhibitors for the treatment of depressive disorder: a systematic review. J Psychopharmacol 2010; 24: 513–20.
3. Segrave R, Nathan PJ. Pindolol augmentation of selective serotonin reuptake inhibitors: accounting for the variability of results of placebo-controlled double-blind studies in patients with major depression. Hum Psychopharmacol 2005; 20: 163–74.
4. Ballesteros J, Callado LF. Effectiveness of pindolol plus serotonin-uptake inhibitors in depression: a meta-analysis of early and late outcomes from randomised controlled trials. J Affect Disord 2004; 79: 137–47.
5. Dannon PN, et al. Pindolol augmentation in treatment-resistant obsessive compulsive disorder: a double-blind placebo-controlled trial. Eur Neuropsychopharmacol 2000; 10: 165–9.
6. Hirschmann S, et al. Pindolol augmentation in patients with treatment-resistant panic disorder: a double-blind, placebo-controlled trial. J Clin Psychopharmacol 2000; 20: 556–9.
7. Stein MB, et al. Pindolol potentiation of paroxetine for generalized social phobia: a double-blind, placebo-controlled, crossover study. Am J Psychiatry 2001; 158: 1725–7.
8. Caspi N, et al. Pindolol augmentation in aggressive schizophrenic patients: a double-blind crossover randomized study. Int Clin Psychopharmacol 2001; 16: 111–5.

制剂
BP 2010: Pindolol Tablets;
USP 33: Pindolol Tablets.
专利制剂
Austral.: Barbloc; Visken; **Austria:** Visken; **Belg.:** Visken; **Braz.:** Visken; **Canad.:** Apo-Pindol; Novo-Pindol; Nu-Pindol; Visken; **Cz.:** Apo-Pindol†; Visken†; **Denm.:** Hexapindol; Visken; **Fin.:** Pindocor†; Pinloc; Visken; **Fr.:** Visken; **Ger.:** durapindol†; Glauco-Stulln; Visken; **Gr.:** Dranolis; Treparsan; Visken; **Hong Kong:** Barbloc; Visken; **Hung.:** Visken; **India:** Visken; **Irl.:** Visken; **Israel:** Pinden; **Ital.:** Visken; **Mex.:** Visken; **Neth.:** Visken; **NZ:** Pindol; **Philipp.:** Pyndale; Visken; **Pol.:** Visken; **Rus.:** Visken (Вискен); **Swed.:** Visken; **Switz.:** Viskene; **Turk.:** Visken; **UK:** Visken; **USA:** Visken†.
多组分制剂　**Austria:** Viskenit†; **Belg.:** Viskaldix; **Braz.:** Viskaldix; **Canad.:** Viskazide; **Chile:** Viskaldix; **Fr.:** Viskaldix; **Ger.:** Viskaldix; **Gr.:** Viskaldix; **Hung.:** Viskaldix; **Irl.:** Viskaldix; **Malaysia:** Viskaldix; **Neth.:** Viskaldix; **Philipp.:** Viskaldix; **Rus.:** Viskaldix (Вискалдикс); **Switz.:** Viskaldix; **UK:** Viskaldix; **Venez.:** Viskaldix†.

Piretanide (BAN, USAN, rINN) ⊗吡咯他尼

Hoe-118; Piretanid; Piretanida; Piretanidas; Pirétanide; Piretanidi; Piretanidum; S73-4118. 4-Phenoxy-3-(pyrrolidin-1-yl)-5-sulphamoylbenzoic acid.

Пиретанид
$C_{17}H_{18}N_2O_5S = 362.4$.
CAS — 55837-27-9.
ATC — C03CA03.
ATC Vet — QC03CA03.
UNII — DQ6KK6GV93.

Pharmacopoeias. In Eur. (see p.vii).
Ph. Eur. 6.8 (Piretanide)　微黄白色或浅黄色粉末。多晶型。极微溶于水；略溶于无水乙醇。避光。

不良反应
　参见**呋塞米**，见第341页。有报道服用大剂量吡咯他尼出现肌肉痛性痉挛。

注意事项
　吡咯他尼的注意事项和禁忌，与其对电解质和液体平衡的影响有关，与噻嗪类利尿药相似（见**氢氯噻嗪**，第357页）。排尿损伤或前列腺增生患者服用吡咯他尼可能出现尿潴留。

药物相互作用
　参见**呋塞米**，见第342页。

药动学
　报道口服剂量的吡咯他尼几乎可以完全吸收。大部分与血浆蛋白结合，口服单剂量后半衰期为 1h。

1. Beermann B, Grind M. Clinical pharmacokinetics of some newer diuretics. Clin Pharmacokinet 1987; 13: 254–66.

用途和用法
　吡咯他尼是一种袢利尿药，作用和用途与呋塞米相似（第343页）。用于治疗水肿和水肿伴随的心力衰竭（第224页），口服剂量每日 3～6mg。治疗高血压（第228页），口服常用剂量为每日 6～12mg。注射剂使用它的钠盐。

1. Clissold SP, Brogden RN. Piretanide: a preliminary review of its pharmacodynamic and pharmacokinetic properties, and therapeutic efficacy. Drugs 1985; 29: 489–530.

制剂
专利制剂
Austria: Arelix†; **Braz.:** Arelix; **Fr.:** Eurelix; **Ger.:** Arelix; **Gr.:** Timonor; **Irl.:** Arelix; **Ital.:** Tauliz; **Mex.:** Diural; **S.Afr.:** Arelix; **Spain:** Perbilen; **Switz.:** Arelix.
多组分制剂　**Austria:** Trialix†; **Ger.:** Arelix ACE; Aretensin†; Betarelix; **Irl.:** Trialix; **Ital.:** Prilace; **Switz.:** Trialix.

Pirmenol Hydrochloride (USAN, rINNM) 盐酸吡美诺

CI-845; CL-845; Hidrocloruro de pirmenol; Pirménol, Chlorhydrate de; Pirmenoli Hydrochloridum. (±)-cis-2,6-Dimethyl-α-phenyl-α-2-pyridyl-1-piperidinebutanol hydrochloride.

Пирменола Гидрохлорид
$C_{22}H_{30}N_2O,HCl = 374.9$.
CAS — 68252-19-7 (pirmenol); 61477-94-9 (pirmenol hydrochloride).
UNII — JA79OMG4QT.

(pirmenol)

注：名称 Pimenol 已用作盐酸吡美诺的商品名。

简介
　盐酸吡美诺是具有 Ia 类活性的抗心律失常药（第212页）。

1. Hampton EM, et al. Initial and long-term outpatient experience with pirmenol for control of ventricular arrhythmias. Eur J Clin Pharmacol 1986; 31: 15–22.
2. Stringer KA, et al. Enhanced pirmenol elimination by rifampin. J Clin Pharmacol 1988; 28: 1094–7.
3. Janiczek N, et al. Pharmacokinetics of pirmenol enantiomers and pharmacodynamics of pirmenol racemate in patients with premature ventricular contractions. J Clin Pharmacol 1997; 37: 502–13.

Pitavastatin (rINN) 匹伐他汀

Itavastatin; Nisvastatin; NK-104; Pitavastatina; Pitavastatine; Pitavastatinum. (3R,5S,6E)-7-[2-Cyclopropyl-4-(p-fluorophenyl)-3-quinolyl]-3,5-dihydroxy-6-heptenoic acid.

Питавастатин
$C_{25}H_{24}FNO_4 = 421.5$.
CAS — 147511-69-1.
ATC — C10AA08.
ATC Vet — QC10AA08.
UNII — M5681Q5F9P.

Pitavastatin Calcium (rINNM) 匹伐他汀钙

Calcii Pitavastatinum; Itavastatin Calcium; Nisvastatin Calcium; NKS-104; Pitavastatina calcica; Pitavastatine Calcique.

Кальций Питавастатин
$(C_{25}H_{24}FNO_4)_2Ca = 883.0$.
CAS — 147526-32-7.
UNII — IYD54XEG3W.

不良反应和注意事项
　参见**辛伐他汀**，第432页。

药物相互作用
　他汀类和其他药物的相互作用见辛伐他汀（第434页）中描述。匹伐他汀只略由细胞色素 P450 同工酶 CYP2C9 代谢，与 CYP3A4 抑制剂的相互作用与辛伐他汀不同。但环孢素可显著增加匹伐他汀暴露，应避免联用。理论上，应禁忌与利托那韦增效的洛匹那韦联用。利福平和红霉素也可增加匹伐他汀的暴露；如果必须联用，应降低匹伐他汀剂量（见下文的**用途和用法**）。

药动学
　口服 1h 后，匹伐他汀达血浆峰浓度，绝对生物利用度约为 51%。超过 99% 的匹伐他汀与血浆蛋白结合。匹伐他汀只略由细胞色素 P450 同工酶 CYP2C9 代谢，主要的代谢途径是葡萄糖醛化成内酯代谢物。剂量的大部分由粪便排出，只有 15% 通过尿液排出。匹伐他汀的平均血浆清除半衰期为 12h。

用途和用法
　匹伐他汀是羟甲基戊二酸单酰辅酶 A（HMG-CoA）还原酶抑制剂（或抑制素），是与辛伐他汀（第432页）有相似特性的调脂药。以钙盐形式用于治疗高脂血症，口服剂量相当于 1～4mg 匹伐他汀，每日 1 次。如给红霉素或利福平，由于二者会增加匹伐他汀暴露，匹伐他汀的最大剂量分别不能超过 1mg 或 2mg。
　肾损伤者应减量（见下文）。

1. Hayashi T, et al. Pitavastatin: efficacy and safety in intensive lipid lowering. Expert Opin Pharmacother 2007; 8: 2315–27.
2. Koshiyama H, et al. Effects of pitavastatin on lipid profiles and high-sensitivity CRP in Japanese subjects with hypercholesterolemia: Kansai Investigation of Statin for Hyperlipidemic Intervention in Metabolism and Endocrinology (KISHIMEN) Investigators. J Atheroscler Thromb 2008; 15: 345–50.
3. Teramoto T, et al. Effects of pitavastatin (LIVALO Tablet) on high density lipoprotein cholesterol (HDL-C) in hypercholesterolemia. J Atheroscler Thromb 2009; 16: 654–61.
4. Wensel TM, et al. Pitavastatin: a new HMG-CoA reductase inhibitor. Ann Pharmacother 2010; 44: 507–14.
5. Sansanayudh N, et al. Comparative efficacy and safety of low-dose pitavastatin versus atorvastatin in patients with hypercholesterolemia. Ann Pharmacother 2010; 44: 415–23.
6. Teramoto T, et al. New evidence on pitavastatin: efficacy and safety in clinical studies. Expert Opin Pharmacother 2010; 11: 817–28.

在肾损伤中的用法　轻度肾损伤患者（CC 为 30～60ml/min）和透析患者，匹伐他汀的初始剂量为 1mg，每日 1 次；最大剂量 2mg，每日 1 次。匹伐他汀不能用于重度肾损伤患者（CC 小于 30ml/min），除非患者透析。

制剂
专利制剂
Jpn: Livalo; **Thai.:** Livalo; **USA:** Livalo.

Plant Stanols and Sterols 植物甾烷醇类和甾醇类

Phytosterols.

Станолы и Стерины из Растений

Phytosterols 植物甾醇类

Fitosterolis; Fitoszterin; Fytosterol; Fytosteroli; Phytosterin; Phytostérol; Phytosterolum.

Фитостерин; Фитостерол

Pharmacopoeias. In Eur. (see p.vii).
Ph. Eur. 6.8 (Phytosterol)　从小金梅草属、松属和云杉属植物中获得的甾醇类天然混合物。以干燥物计，含不超过 70% 的 β-谷甾醇。白色或类白色粉末。几乎不溶于水；溶于四氢呋喃；略溶于乙酸乙酯。贮藏于密闭容器中。避光。

Sitostanol 二氢谷甾醇

Dihydro-β-sitosterol; Fucostanol; β-Sitostanol; Stigmastanol. (3β,5α)-Stigmastan-3-ol.

Ситостанол
$C_{29}H_{52}O = 416.7$.
CAS — 83-45-4.
UNII — C2NJ9WO607.

Sitosterol 谷甾醇

β-Sitosterin; β-Sitosterina; β-Sitosterol. (3β)-Stigmast-5-en-3-ol.

Ситостерин; Ситостерол
$C_{29}H_{50}O = 414.7$.
CAS — 83-46-5.
UNII — S347WMO6M4.

简介

甾烷醇类和甾醇类在植物中天然存在，在化学上与胆固醇有关。术语植物甾醇类用于描述不饱和植物甾醇及其饱和（氢化）对应物植物甾烷醇类。谷甾醇、油菜甾醇、豆甾醇是最常见的植物甾醇类；它们各自的甾烷醇类天然含量较低，但可由甾醇类氢化产生。

饮食中的植物甾醇类有降低胆固醇作用；它们可减少肠道内胆固醇的吸收，可能还有其他机制。谷甾醇已用作调脂药；甾醇酯和甾烷醇酯（与不饱和脂肪酸通过酯化合成）已掺入到人造黄油和其他食品中，用于饮食控制高胆固醇血症。谷甾醇、二氢谷甾醇和其他植物甾醇类也用作营养增补剂中。

谷甾醇也用于良性前列腺增生（参见 M37 第2098页），虽然作用机制还不清楚。通常初始口服剂量为20mg，每日3次。有报道称出血并发症与含植物甾醇类的增补剂有关。

1. Wilt T, *et al*. Beta-sitosterols for benign prostatic hyperplasia. Available in The Cochrane Database of Systematic Reviews; Issue 3. Chichester: John Wiley; 1999 (accessed 24/06/05).
2. Law M. Plant sterol and stanol margarines and health. *BMJ* 2000; 320: 861–4.
3. Lichtenstein AH, Deckelbaum RJ. Stanol/sterol ester-containing foods and blood cholesterol levels: a statement for healthcare professionals from the Nutrition Committee of the Council on Nutrition, Physical Activity, and Metabolism of the American Heart Association. *Circulation* 2001; 103: 1177–9. Also available at: http://circ.ahajournals.org/cgi/reprint/103/8/1177.pdf (accessed 01/06/08)
4. Katan MB, *et al*. Efficacy and safety of plant stanols and sterols in the management of blood cholesterol levels. *Mayo Clin Proc* 2003; 78: 965–78.
5. Health Canada. Sterol and sterolin-containing products: hematologic adverse reactions. *Can Adverse React News* 2004; 14 (2): 1–2. Also available at: http://www.hc-sc.gc.ca/dhp-mps/alt_formats/hpfb-dgpsa/pdf/medeff/carn-bcei_v14n2-eng.pdf (accessed 19/08/08)
6. Miettinen TA, Gylling H. Plant stanol and sterol esters in prevention of cardiovascular diseases: a review. *Int J Clin Pharmacol Ther* 2006; 44: 247–50.
7. Devaraj S, Jialal I. The role of dietary supplementation with plant sterols and stanols in the prevention of cardiovascular disease. *Nutr Rev* 2006; 64: 348–54.
8. Moruisi KG, *et al*. Phytosterols/stanols lower cholesterol concentrations in familial hypercholesterolemic subjects: a systematic review with meta-analysis. *J Am Coll Nutr* 2006; 25: 41–8.
9. Naruszewicz M, Kozlowska-Wojciechowska M. Plant sterols beyond low-density lipoprotein-cholesterol. *Br J Nutr* 2007; 98: 454–5.
10. Weingärtner O, *et al*. Pflanzliche Sterole als Nahrungsmitteladditiva zur Prävention kardiovaskulärer Erkrankungen. *Dtsch Med Wochenschr* 2008; 133: 1201–4.
11. Weingärtner O, *et al*. Controversial role of plant sterol esters in the management of hypercholesterolaemia. *Eur Heart J* 2009; 30: 404–9.
12. Talati R, *et al*. The comparative efficacy of plant sterols and stanols on serum lipids: a systematic review and meta-analysis. *J Am Diet Assoc* 2010; 110: 719–26.

制剂

专利制剂
Arg.: Fitoadapt; Prostacur; *Austria*: Harzol; *Chile*: A-Colest; *Ger.*: Azuprostat; Harzol; Sitosterin; Triastonal; *Indon.*: Cholbalance; *Pol.*: Prostalizyna; Prosterol; *Thai.*: Mebo; *UAE*: Mebo.

多组分制剂   *Arg.*: Sojasterol†; *Fr.*: Bakol; *Hong Kong*: Basikol; Physiogel; *Hung.*: Shilajit; *Ital.*: Berart; *Malaysia*: O'Yes; *Rus.*: Herbion Urtica (Гербион Уртика); *Singapore*: Bios Life; *UK*: Kolestop; Lestrin; *Ukr.*: Vitrum Cardio (Вітрум Кардіо)†; *USA*: Better Cholesterol; Cholesterol Support; MacuTrition; Prostate Support; Super Beta Prostate.

Plasminogen (*BAN*) 纤溶酶原

Plasminógeno.

Плазминоген
CAS — 9001-91-6.

简介

纤溶酶原是来源于血浆的一种特殊物质，当其转变为活性纤溶酶时，具有溶解纤维蛋白原、纤维蛋白和其他一些蛋白质的特性。它用于止血，参见第174页。纤溶酶原已研究作为一种溶栓药，也和其他血液产品用于伤口愈合。

制剂

多组分制剂   *Austria*: Tissucol; Tissucol Duo Quick; *Belg.*: Tissucol Duo; Tissucol Kit; *Canad.*: Tisseel; *Cz.*: Tissucol; *Denm.*: Tisseel Duo Quick; *Fin.*: Tisseel Duo Quick; *Fr.*: Tissucol; *Ger.*: Tissucol Duo S; Tissucol-Kit; *Hong Kong*: Tissucol; *Hung.*: Tissucol-Kit; *Israel*: Tisseel; *Mex.*: Tissucol†; *Spain*: Tissucol Duo; *Swed.*: Tisseel Duo Quick; *Switz.*: Tissucol; Tissucol Duo S; *UK*: Tisseel.

Policosanol 甘蔗脂肪醇

Поликосанол
CAS — 142583-61-7.
ATC — C10AX08.
ATC Vet — QC10AX08.

Octacosanol 二十八醇

Cluytyl Alcohol; Montanyl Alcohol; Octacosyl Alcohol. 1-Octacosanol.

Октакосанол
$C_{28}H_{58}O = 410.8$.
CAS — 557-61-9.
UNII — 81122I5OVK.

简介

甘蔗脂肪醇是从植物蜡（如甘蔗蜡）中分离出的高碳一元脂肪醇（脂肪族醇类）混合物；蜂蜡和麦胚芽油中（参见 M37 第2361页）也有发现。它的主要成分是二十八醇。甘蔗脂肪醇有降低胆固醇的作用，已用于治疗高胆固醇血症，虽然其是否有作用还存在争议。甘蔗脂肪醇和二十八醇都可用作营养补剂。

1. Gouni-Berthold I, Berthold HK. Policosanol: clinical pharmacology and therapeutic significance of a new lipid-lowering agent. *Am Heart J* 2002; 143: 356–65.
2. Pepping J. Policosanol. *Am J Health-Syst Pharm* 2003; 60: 1112–5.
3. Berthold HK, *et al*. Effect of policosanol on lipid levels among patients with hypercholesterolemia or combined hyperlipidemia: a randomized controlled trial. *JAMA* 2006; 295: 2262–9.

制剂

专利制剂
Arg.: Lipex; *Austral.*: Policor; *Chile*: PPG; *Indon.*: Polikos†; *Mex.*: Mercol†; *S.Afr.*: Phytocor†; *Venez.*: Duplat.

多组分制剂   *Ital.*: Adj; Artedin; Colesterase; Esterol Plus; Novostati; Plusvit; *Singapore*: Bios Life; *UK*: Chol-Aid; Octacosanol; *USA*: Otic Edge.

Polythiazide (*BAN*, *USAN*, *rINN*) ⊗多噻嗪

NSC-108161; P-2525; Politiazida; Polythiazidum; Polytiatsidi; Polytiazid. 6-Chloro-3,4-dihydro-2-methyl-3-(2,2,2-trifluoroethylthiomethyl)-2*H*-1,2,4-benzothiadiazine-7-sulphonamide 1,1-dioxide.

Политиазид
$C_{11}H_{13}ClF_3N_3O_4S_3 = 439.9$.
CAS — 346-18-9.
ATC — C03AA05.
ATC Vet — QC03AA05.
UNII — 36780APV5N.

Pharmacopoeias. In *Br.*

BP 2010 (Polythiazide)   白色或几乎白色，有蒜臭的结晶粉末。几乎不溶于水和氯仿；略溶于乙醇。

不良反应、处置和注意事项

参见氢氯噻嗪，见第356页。

药物相互作用

参见氢氯噻嗪，见第357页。

药动学

多噻嗪能相当容易在胃肠道吸收。估计的血浆清除半衰期约为26h。超过80％的多噻嗪与血浆蛋白结合。以原形和代谢物的形式主要从尿液中排泄。

1. Hobbs DC, Twomey TM. Kinetics of polythiazide. *Clin Pharmacol Ther* 1978; 23: 241–6.

用途和用法

多噻嗪是噻嗪类利尿药，作用和用途与氢氯噻嗪（第358页）相似。口服用于治疗高血压（第228页）和水肿，包括伴有心力衰竭的水肿（第224页）。

口服用药后 2h 开始出现利尿作用，可持续24～48h。

治疗高血压，常用剂量为每日 2～4mg，可单独使用或与其他抗高血压药同用。治疗水肿，常用剂量为每日 1～4mg。

制剂

BP 2010: Polythiazide Tablets.
多组分制剂   *Gr.*: Renese R; *USA*: Minizide†; Renese R†.

Potassium Canrenoate (*BANM*, *rINN*) ⊗坎利酸钾

Aldadiene Potassium; Canrénoate de Potassium; Canrenoate Potassium (*USAN*); Canrenoato de potasio; Kalii Canrenoas; Kaliumkanrenoaatti; Kaliumkanrenoat; MF-465a; SC-14266. Potassium 17-hydroxy-3-oxo-17α-pregna-4,6-diene-21-carboxylate.

Калия Канреноат
$C_{22}H_{29}KO_4 = 396.6$.
CAS — 4138-96-9 (canrenoic acid); 2181-04-6 (potassium canrenoate).
ATC — C03DA02.
ATC Vet — QC03DA02.
UNII — M671F9NLEA.

(canrenoic acid)

Pharmacopoeias. In *Jpn*.

不良反应和注意事项

参见螺内酯，见第442页。注射部位可能会出现刺激或疼痛。

对内分泌功能的影响   患有肝硬化和腹水的患者使用坎利酸钾比使用等量螺内酯，出现男性乳房发育的发病率要低[1]；而且在醛固酮增多症[2]的患者在用坎利酸钾代替螺内酯后，螺内酯诱导的男性乳房发育症会消失。这表示除坎利酮（坎利酸盐和螺内酯的常见代谢物，被认为与其活性有关）外的代谢产物或可能是螺内酯本身与其抗雄性性状有关[3,4]。

1. Bellati G, Idéo G. Gynaecomastia after spironolactone and potassium canrenoate. *Lancet* 1986; i: 626.
2. Dupont A. Disappearance of spironolactone-induced gynaecomastia during treatment with potassium canrenoate. *Lancet* 1985; ii: 731.
3. Gardiner P. Spironolactone and potassium canrenoate metabolism. *Lancet* 1985; ii: 1432.
4. Overdiek JWPM, Merkus FWHM. Spironolactone metabolism and gynaecomastia. *Lancet* 1986; i: 1103.

药物相互作用

参见螺内酯，见第442页。

用途和用法

坎利酸钾是保钾利尿药，作用和用途与螺内酯相似（第443页），但作用仅是其 0.7 倍。坎利酮（第292页）是这两种药的常见代谢物，但它对药理学活性的作用并不清楚。坎利酸钾可治疗伴有心力衰竭（第224页）或需要注射醛固酮拮抗剂的肝病的顽固性水肿。剂量为每日 200～400mg，除特殊病例外可逐渐增加到每日800mg；可通过慢速静脉注射每200mg 历时 2～3min，或溶于 5％葡萄糖或 0.9％氯化钠中静脉输注。

儿童剂量见下文。

儿童用法　尽管在英国坎利酸钾未被批准用于儿童，但*BNFC2009* 建议它可应用于新生儿、婴儿、儿童治疗心脏病变、水肿和腹水引起的尿潴留而利尿。静注剂量［以注射（至少 3min）或输注方式］为 1～2mg/kg（最大量 200mg），每日 2 次。

制剂

专利制剂

Austria: Aldactone; **Belg.:** Canrenol; Soldactone; **Cz.:** Aldactone; Canrenol†; **Fr.:** Soludactone; **Ger.:** Aldactone; Kalium-Can†; **Hung.:** Aldactone†; **Ital.:** Dikantal†; Diurek; Kanrenol; Luvion; Venactone†; **Neth.:** Soldactone†; **Pol.:** Aldactone; **Switz.:** Soldactone.

多组分制剂　**Ital.:** Kadiur.

Prajmalium Bitartrate (BAN, rINN)　重酒石酸丙缓脉灵

Bitartrato de prajmalio; GT-1012; NPAB; Prajmalii Bitartras; Prajmaline Bitartrate; Prajmalium, Bitartrate de. N-Propylajmalinium hydrogen tartrate.

Праймалия Битартрат

$C_{23}H_{33}N_2O_2,C_4H_5O_6 = 518.6$.

CAS — 35080-11-6 (prajmalium); 2589-47-1 (prajmalium bitartrate).

ATC — C01BA08.

ATC Vet — QC01BA08.

UNII — H671L9190Z.

不良反应和注意事项

参见阿义马林，见第260页。

对肝脏的影响　1 患者开始治疗 20 天后出现重酒石酸丙缓脉灵的过敏反应，为伴有瘙痒、寒战和嗜酸性红细胞[1]的阻塞性黄疸。

1. Rotmensch HH, *et al.* Cholestatic jaundice: an immune response to prajmalium bitartrate. *Postgrad Med J* 1980; 56: 738–41.

对精神状态的影响　1 位 67 岁的老年患者 2 次出现时间和空间的意识混乱和定向力障碍，他每日服用重酒石酸丙缓脉灵 100mg 控制心动过速，当停用丙缓脉灵后混乱症状迅速消失。

1. Lessing JB, Copperman IJ. Severe cerebral confusion produced by prajmalium bitartrate. *BMJ* 1977; 2: 675.

用途和用法

丙缓脉灵是 I 类抗心律失常药（第212页），是阿义马林的 N-丙基衍生物（第260页）。口服其酒石酸氢盐的形式治疗室上性和室性心律失常（第219页），初始剂量为每日 60～80mg。维持剂量为每日20～40mg，分次服用。

制剂

专利制剂

Austria: Neo-Gilurytmal; **Cz.:** Neo-Gilurytmal; **Ger.:** Neo-Gilurytmal†; **Hung.:** Neo-Gilurytmal; **Indon.:** Neo-Gilurytmal.

多组分制剂　*Spain:* Cresophene.

Prasugrel Hydrochloride (USAN, rINNM)　盐酸普拉格雷

LY-640315; Prasugrel, Chlorhydrate de; Prasugrel, hidrocloruro de; Prasugreli Hydrochloridum. 5-[(1RS)-2-Cyclopropyl-1-(2-fluorophenyl)-2-oxoethyl]-4,5,6,7-tetrahydrothieno[3,2-c]pyridin-2-yl acetate hydrochloride.

Празугрела Гидрохлорид

$C_{20}H_{20}FNO_3S,HCl = 409.9$.

CAS — 389574-19-0.

ATC — B01AC22.

ATC Vet — QB01AC22.

UNII — G89JQ59I13.

(prasugrel)

不良反应和注意事项

参见噻氯匹定，第452页。使用普拉格雷，恶血质的发生率降低，不需要检查血常规。在择期手术前 7 天，停用普拉格雷应斟酌。

药物相互作用

接受其他会增加出血危险的药物治疗（包括抗凝血药、其他抗血小板药、NSAIDs）的患者，使用普拉格雷应谨慎。与细胞色素 P450 相关的有意义的药物相互作用未见报道；但普拉格雷是 CYP2B6 弱抑制剂，可能对由该同工酶代谢的窄治疗窗药物有影响，如环磷酰胺和依法韦仑。

药动学

普拉格雷是一种前药。口服后迅速吸收，在被一些细胞色素 P450 同工酶代谢为活性代谢物之前在肠道中水解。活性代谢物的血浆峰浓度出现在 30min 左右。活性代谢物与人血清白蛋白的结合率约为 98％。该活性代谢物进一步代谢为 2 个无活性化合物，并从尿液和粪便中排出；约剂量的 68％从尿液中排出，27％从粪便中排出。活性代谢物的清除半衰期约为 7.4h。

1. Wrishko RE, *et al.* Population pharmacokinetic analyses to evaluate the influence of intrinsic and extrinsic factors on exposure of prasugrel active metabolite in TRITON-TIMI 38. *J Clin Pharmacol* 2009; 49: 984–98.
2. Mega JL, *et al.* Cytochrome P450 genetic polymorphisms and the response to prasugrel: relationship to pharmacokinetic, pharmacodynamic, and clinical outcomes. *Circulation* 2009; 119: 2553–60.

用途和用法

盐酸普拉格雷是一种噻吩并吡啶类抗血小板药物，与氯吡格雷（第302页）有相似的特性。常与阿司匹林联用以预防急性冠脉综合征［包括接受经皮冠状动脉介入的不稳定性心绞痛（第215页）和心肌梗死（第232页）］患者的动脉粥样硬化血栓形成事件（见再灌注和血管重建，第237页）。

普拉格雷常以盐酸盐口服给药，但剂量以碱基表示；5.5mg 盐酸普拉格雷相当于 5mg 碱基。治疗应从负荷剂量 60mg 开始，然后 10mg，每日 1 次，持续治疗至少 12 个月。体重低于 60kg 的患者和 75 岁及以上患者维持剂量为 5mg，但不推荐 75 岁及以上患者使用本品，因其可增加出血风险。

1. Wiviott SD, *et al.* Randomized comparison of prasugrel (CS-747, LY640315), a novel thienopyridine P2Y$_{12}$ antagonist, with clopidogrel in percutaneous coronary intervention: results of the Joint Utilization of Medications to Block Platelets Optimally (JUMBO)-TIMI 26 trial. *Circulation* 2005; 111: 3366–73.
2. Jakubowski JA, *et al.* A multiple dose study of prasugrel (CS-747), a novel thienopyridine P2Y$_{12}$ inhibitor, compared with clopidogrel in healthy humans. *Br J Clin Pharmacol* 2006; 63: 421–30.
3. Brandt JT, *et al.* A comparison of prasugrel and clopidogrel loading doses on platelet function: magnitude of platelet inhibition is related to active metabolite formation. *Am Heart J* 2007; 153: 66.
4. Wiviott SD, *et al.* TRITON-TIMI 38 Investigators. Prasugrel versus clopidogrel in patients with acute coronary syndromes. *N Engl J Med* 2007; 357: 2001–15.
5. Wiviott SD, *et al.* PRINCIPLE-TIMI 44 Investigators. Prasugrel compared with high loading- and maintenance-dose clopidogrel in patients with planned percutaneous coronary interven-

tion: the Prasugrel in Comparison to Clopidogrel for Inhibition of Platelet Activation and Aggregation-Thrombolysis in Myocardial Infarction 44 trial. *Circulation* 2007; 116: 2923–32.
6. Antman EM, *et al.* Early and late benefits of prasugrel in patients with acute coronary syndromes undergoing percutaneous coronary intervention: a TRITON-TIMI 38 (TRial to Assess Improvement in Therapeutic Outcomes by Optimizing Platelet InhibitioN with Prasugrel-Thrombolysis In Myocardial Infarction) analysis. *J Am Coll Cardiol* 2008; 51: 2028–33.
7. Montalescot G, *et al.* TRITON-TIMI 38 Investigators. Prasugrel compared with clopidogrel in patients undergoing percutaneous coronary intervention for ST-elevation myocardial infarction (TRITON-TIMI 38): double-blind, randomised controlled trial. *Lancet* 2009; 373: 723–31.
8. Reinhart KM, *et al.* Prasugrel: a critical comparison with clopidogrel. *Pharmacotherapy* 2009; 29: 1441–51.
9. Duggan ST, Keating GM. Prasugrel: a review of its use in patients with acute coronary syndromes undergoing percutaneous coronary intervention. *Drugs* 2009; 69: 1707–26.
10. Scott DM, *et al.* P2Y12 inhibitors in cardiovascular disease: focus on prasugrel. *Ann Pharmacother* 2009; 43: 64–76.
11. Mousa SA, *et al.* Antiplatelet therapy prasugrel: a novel platelet ADP P2Y12 receptor antagonist. *Clin Appl Thromb Hemost* 2010; 16: 170–6.

制剂

专利制剂

Austral.: Efient; **Cz.:** Efient; **Fr.:** Efient; **Irl.:** Efient; **Port.:** Efient; **UK:** Efient; **USA:** Efient.

Pravastatin Sodium (BANM, USAN, rINNM)　普伐他汀钠

CS-514; Eptastatin Sodium; 3β-Hydroxycompactin Sodium; Natrii Pravastatinum; Pravastatiininatrium; Pravastatin sodná sůl; Pravastatina sódica; Pravastatine sodique; Pravastatinnatrium; Pravastatin natrio druska; Pravastatinum natricum; Pravasztatin-nátrium; SQ-31000. Sodium (3R,5R)-7-{(1S,2S,6S,8S,8aR)-1,2,-6,7,8,8a-hexahydro-6-hydroxy-2-methyl-8-[(S)-2-methylbutyryloxy]-1-naphthyl}-3,5-dihydroxyheptanoate.

Натрий Правастатин

$C_{23}H_{35}O_7Na = 446.5$.

CAS — 81093-37-0 (pravastatin); 81131-70-6 (pravastatin sodium).

ATC — C10AA03.

ATC Vet — QC10AA03.

UNII — 3M8608UQ61.

(pravastatin)

Pharmacopoeias. In *Eur.* (see p.vii), *Jpn*, and *US*.

Ph. Eur. 6. 8（Pravastatin Sodium）　白色至淡黄色，有吸湿性，粉末或结晶性粉末。易溶于水和甲醇；溶于无水乙醇。5％水溶液的 pH 值为 7.2～9.0。贮藏于密闭容器中。

USP 33（Pravastain Sodium）　白色至黄白色的吸湿粉末或结晶性粉末。易溶于水或甲醇；溶于乙醇；几乎不溶于氯仿、乙醚、乙酸乙酯；微溶于乙腈。贮藏于密闭容器中。

不良反应和注意事项

参见辛伐他汀，见第432页。

药物相互作用

他汀类药物与其他药物的相互作用见辛伐他汀（第434页）。普伐他汀不依赖细胞色素 P450 同工酶系统代谢，与该酶的抑制剂之间的相互作用与辛伐他汀不同，但是合用时仍需谨慎。有报道服用环孢素的患者血浆普伐他汀浓度增加，应使用低剂量（详见下文的**用途和用法**）。

药动学

普伐他汀快速但不完全地从胃肠道吸收，在其作用的基本位点——肝脏经历广泛的首关效应。普伐他汀的完全生物利用度为 17％。约 50％循环药物与血浆蛋白结合。普伐他汀的血浆清除半衰期为 1.5～2h。口服剂

量中 70% 的未吸收药通过胆汁从粪便排泄，约 20% 从尿液中排泄。

1. Quion JAV, Jones PH. Clinical pharmacokinetics of pravastatin. *Clin Pharmacokinet* 1994; **27**: 94–103.
2. Hatanaka T. Clinical pharmacokinetics of pravastatin: mechanisms of pharmacokinetic events. *Clin Pharmacokinet* 2000; **39**: 397–412.
3. Neuvonen PJ, *et al.* Pharmacokinetic comparison of the potential over-the-counter statins simvastatin, lovastatin, fluvastatin and pravastatin. *Clin Pharmacokinet* 2008; **47**: 463–74.

用途和用法

普伐他汀，3-羟基-3-甲基戊二酸单酰辅酶 A（HMG-CoA）还原酶抑制剂（一种抑制素），是一种调脂药，对血脂的作用与辛伐他汀相似（第432页）。

普伐他汀用于减少 LDL-胆固醇、载脂蛋白 B 和甘油三酯，增加 HDL-胆固醇，治疗高脂血症（第226页），包括高胆固醇血症伴有的高脂血症（Ⅱa 或Ⅱb 型高脂蛋白血症）、高甘油三酯血症（Ⅳ型）、血 β 脂蛋白异常（Ⅲ型）和移植后高脂血症。它也用于降低心血管危险（第221页），包括高胆固醇患者的初级预防和临床上明显的缺血性心脏病患者的二级预防（包括预防卒中）。

口服普伐他汀的钠盐形式；普伐他汀钠常用剂量为每日睡前一次 10～40mg。根据临床反应每隔不短于 4 周的间隔，对剂量进行调整。对高胆固醇患者，英国注册药品信息称最大剂量为 40mg，每日 1 次；但美国注册药品信息允许最大剂量为 80mg，每日 1 次。肝或肾损伤患者建议初始剂量低起始剂量。

服用环孢素的患者，英国注册药品信息推荐初始剂量为 20mg，每日 1 次；但美国允许初始剂量为 10mg；增加剂量需谨慎。

普伐他汀在儿童和青少年中的使用见下文。

1. McTavish D, Sorkin EM. Pravastatin: a review of its pharmacological properties and therapeutic potential in hypercholesterolaemia. *Drugs* 1991; **42**: 65–89.
2. Haria M, McTavish D. Pravastatin: a reappraisal of its pharmacological properties and clinical effectiveness in the management of coronary heart disease. *Drugs* 1997; **53**: 299–336.
3. Bang LM, Goa KL. Pravastatin: a review of its use in elderly patients. *Drugs Aging* 2003; **20**: 1061–82.
4. del Sol AI, Nanayakkara PW. Pravastatin: an evidence-based statin? *Expert Opin Drug Metab Toxicol* 2008; **4**: 821–5.

儿童用法　患有杂合家族性高胆固醇血症的8～13 岁儿童，服用普伐他汀钠的剂量为 10～20mg，每日 1 次；14～18 岁，剂量为 10～40mg，每日 1 次。短期的研究表明普伐他汀可有效降低胆固醇，并且对患有杂合家族性高胆固醇血症的儿童是安全的[1]，尽管血浆药物浓度可能升高，但在心脏手术后使用免疫抑制药的儿童也是安全的[2]。一项随机对照研究[3]和前瞻性研究[4]发现普伐他汀对杂合家族性高胆固醇血症患者是有效和耐受的，并且有证据显示动脉粥样硬化的指标——颈动脉内膜肥大也减轻。

1. Hedman M, *et al.* Pharmacokinetics and pharmacodynamics of pravastatin in children with familial hypercholesterolemia. *Clin Pharmacol Ther* 2003; **74**: 178–85.
2. Hedman M, *et al.* Pharmacokinetics and pharmacodynamics of pravastatin in pediatric and adolescent cardiac transplant recipients on a regimen of triple immunosuppression. *Clin Pharmacol Ther* 2004; **75**: 101–109.
3. Wiegman A, *et al.* Efficacy and safety of statin therapy in children with familial hypercholesterolemia: a randomized controlled trial. *JAMA* 2004; **292**: 331–7.
4. Hedman M, *et al.* Efficacy and safety of pravastatin in children and adolescents with heterozygous familial hypercholesterolemia: a prospective clinical follow-up study. *J Clin Endocrinol Metab* 2005; **90**: 1942–52.

在肝或肾损伤中的用法　具有中度或严重肾损伤或显著肝损伤患者，服用普伐他汀钠的初始剂量为每日 10mg，剂量增加应谨慎。

制剂

BP 2010: Pravastatin Tablets;
USP 33: Pravastatin Sodium Tablets.

专利制剂
Arg.: Pravacol; **Austral.:** Cholstat; Lipostat; Liprachol; Pravachol; Vastoran; **Austria:** Panchol; Pravachol†; Selipran†; **Belg.:** Merckprareduct†; Prareduct; Pravasine; **Braz.:** Mevalotin; Pravacol; **Canad.:** Pravachol; **Chile:** Pravacol; **Cz.:** Lipostat†; Vitastat; **Denm.:** Pravachol; **Fin.:** Pravachol; Pravafint; Pravatragya†; **Fr.:** Elisor; Vasten; **Ger.:** Mevalotin; Prava Basics; Prava-Q; Pravabeta; Pravagamma; PravaLich; Pravalip; Pravasin; **Gr.:** Antisterin; Astochol; Cholipravin; Cosivatin; Defantum; Liplow; Lipripav; Maxudin; Ositron; Panlipol; Pravachol; Pravadium; Pravafact; Pravahelp; Pravalen; Pravalip; Pravalong; Pravanox; Pravaxis; Pravedol; Pravin; Pravostin; Privast; Sosmin; Vastil; Zoter; Zyon; **Hong Kong:** Pravachol; **Hung.:** Nikron; Prastin†; Pravastar†; **India:** Pravator; **Indon.:** Cholespar; Koleskol; Mevachol; Novales; Pravachol; **Irl.:** Bellprav; ByStat; Cholstat†; Lipaprav; Lipostat; Pravalot†; Pravamel; Pravat; Pravitin; **Israel:** Lipidal†; Pravalip; **Ital.:** Aplactin; Prasterol; Pravaselect; Sanaprav; Selectin; Selup; Vastarel; Vasticor; **Jpn:** Mevalotin; **Malaysia:** Pratin; Pravachol; **Mex.:** Astin; Brakhor; Celuterol; Colpradin; Emival; Kenstatin; Kenvastin; Lexet; Loretsin; Mavitina; Novina; Prader-an; Prascolened; Pravasier; Pravacol; Striacol; Tissulest; Tratinal; Tridanil-H; Valprastin; Vaprasil; Varlex; Vastoran; Xipral; **Neth.:** Lipitift; Lipratif; Prolitif†; Pravandrea; Selektine; Statifili; Tifistat†; Vastatifix; **Norw.:** NZ: Lipostat†; Pravachol; **Philipp.:** Lipostat†; Pravz; Standine†; **Pol.:** Apo-Prava†; Pravator; **Port.:** Lipra; Pravacol; Pritanol; Sanaprav; **S.Afr.:** Colite; Pranalip; Prava; **Singapore:** Pravachol; **Spain:** Bristacol; Lipemol; Liplat;

Prareduct; Pravalipem†; Pritadol; **Swed.:** Pravachol; **Switz.:** Mevalotin; Pravalotin; Pravasta eco; Pravastax; Pravatine; Seliprax; **Thai.:** Mevalotin; Pravachol; Praxal; **UK:** Lipostat; **USA:** Pravachol; **Venez.:** Mevalotin; Pravacol.

多组分制剂　**Canad.:** PravASA; **Fr.:** Pravadual; **Indon.:** Novosta; **Neth.:** Selektine Plus†; **USA:** Pravigard PAC†.

Prazosin Hydrochloride (BANM, USAN, rINNM) 盐酸哌唑嗪

CP-12299-1; Furazosin Hydrochloride; Hidrocloruro de prazosina; Pratsosiinihydrokloridi; Prazosin Hidroklorür; Prazosine, chlorhydrate de; Prazosin-hydrochlorid; Prazosinhydroklorid; Prazosini hydrochloridum; Prazozin-hidroklorid; Prazozino hidrochloridas. 2-[4-(2-Furoyl)piperazin-1-yl]-6,7-dimethoxyquinazolin-4-ylamine hydrochloride.

Празозина Гидрохлорид
$C_{19}H_{21}N_5O_4,HCl = 419.9$.
CAS — 19216-56-9 (prazosin); 19237-84-4 (prazosin hydrochloride).
ATC — C02CA01.
ATC Vet — QC02CA01.
UNII — X0Z7454B90.

(prazosin)

Pharmacopoeias. In *Chin., Eur.* (see p.vii), and *US*.

Ph. Eur. 6. 8　(Prazosin Hydrochloride)　白色或几乎白色粉末。极微溶于水；微溶于乙醇和甲醇；几乎不溶于丙酮。避光。

USP 33　(Prazosin Hydrochloride)　白色至黄褐色粉末。微溶于水、二甲乙酰胺、二甲基甲酰胺和甲醇；极微溶于乙醇；几乎不溶于丙酮和氯仿。贮藏于密闭容器中。避光。

不良反应

盐酸哌唑嗪可能引起体位性低血压，即首次使用后出现休克，也可表现为心动过速。这个反应可在开始治疗时使用低剂量而避免，最好晚上服用（见下文用途和用法）。运动、热或摄入乙醇可能使血压低的反应加重。

更常见的不良反应包括头晕、困倦、头痛、无力、恶心和心悸，继续服用哌唑嗪或减小剂量可能使这些症状消失。其他不良反应有水肿、胸痛、呼吸困难、便秘、腹泻、呕吐、抑制、神经质、失眠、眩晕、幻觉、感觉异常、鼻充血、鼻衄、口干、尿频、尿失禁、巩膜变红、视物模糊、耳鸣、肝酶值异常、胰腺炎、关节痛、肌痛、扁平苔藓、皮疹、瘙痒和出汗。阳痿和阴茎异常勃起也有报道。

1. Carruthers SG. Adverse effects of α_1-adrenergic blocking drugs. *Drug Safety* 1994; **11**: 12–20.

对心血管系统的影响　继发心动过速后出现的体位性低血压，有时也出现晕厥是首剂后的一个已明确的不良反应。1 名患者每日服用哌唑嗪后出现轻微低血压，后出现窦性心动过缓[1]。

胸痛是哌唑嗪的一个不良反应，但在一名用药物治疗创伤后精神障碍的患者的间歇性左侧胸痛的病例报道中[2]，没有低血压或心功能显著异常的证据，表明症状是非特异的。

1. Ball J. Symptomatic sinus bradycardia due to prazosin. *Lancet* 1994; **343**: 121.
2. Nuzhat SS, Osser DN. Chest pain in a young patient treated with prazosin for PTSD. *Am J Psychiatry* 2009; **166**: 618–19.

对胃肠道的影响　1 例正在服用哌唑嗪治疗的 52 岁患者，接受痔切除手术后大便失禁症状加重，显然是因为肛门静息张力减小，大概是因为 α 受体阻滞导致平滑肌松弛。一旦停药，症状立刻停止。

1. Holmes SAV, *et al.* Faecal incontinence resulting from α_1-adrenoceptor blockade. *Lancet* 1990; **336**: 685–6.

对心理功能的影响　使用哌唑嗪治疗的 3 例患者出现的精神症状包括意识混乱、妄想和幻想[1]。2 例患者出现慢性肾衰竭，其他患者出现轻微肾损伤。有报道另一名患者给予哌唑嗪治疗创伤后精神障碍时出现行为异常和分

裂性症状[2]。也有报道同用多沙唑嗪出现急性精神病[3]。

1. Chin DKF, *et al.* Neuropsychiatric complications related to use of prazosin in patients with renal failure. *BMJ* 1986; **293**: 1347.
2. Reardon CL, Factor RM. Bizarre behavior in a patient treated with prazosin for PTSD. *Am J Psychiatry* 2008; **165**: 774–5.
3. Evans M, *et al.* Drug induced psychosis with doxazosin. *BMJ* 1997; **314**: 1869.

对性功能的影响　有报道称 α 受体阻滞剂对男性性功能、阴茎异常勃起和勃起障碍的影响复杂[1]。它们在阴茎通过阻断 α 肾上腺素受体而促进勃起，已试用于治疗勃起障碍（见下文用途和用法），但它们的降血压作用也可影响勃起功能，导致阳痿。α 受体阻滞剂对射精也有副作用，尽管这还不明确。

1. van Dijk MM, *et al.* Effects of α_1-adrenoceptor antagonists on male sexual function. *Drugs* 2006; **66**: 287–301.

超敏反应　1 位 70 岁妇女出现荨麻疹和血管性水肿[1]与服用哌唑嗪有关。

1. Ruzicka T, Ring J. Hypersensitivity to prazosin. *Lancet* 1983; **i**: 473–4.

红斑狼疮　一项研究报道服用哌唑嗪形成了抗核抗体[1]，但这与其他报道不符[2,3]，评论者认为这种联合作用有待证实[4]。没有证据表明出现红斑狼疮[1]。

1. Marshall AJ, *et al.* Positive antinuclear factor tests with prazosin. *BMJ* 1979; **1**: 165–6.
2. Wilson JD, *et al.* Antinuclear factor in patients on prazosin. *BMJ* 1979; **1**: 553–4.
3. Melkild A, Gaarder PI. Does prazosin induce formation of antinuclear factor? *BMJ* 1979; **1**: 620–1.
4. Kristensen BØ. Does prazosin induce formation of antinuclear factor? *BMJ* 1979; **1**: 621.

尿失禁　已有报道患者服用哌唑嗪出现尿失禁。Australian Adverse Drug Reactions Advisory Committee 对 56 名病例的分析报道[1]，指出使用哌唑嗪后尿失禁的典型症状出现于开始治疗的 1 或 2 天内，一直持续到停用药物或剂量减少。有时同 1 名患者也会出现紧张和欲望性尿失禁。56 名患者中 51 名是妇女并且大多数是老年人。一项对高血压妇女的研究[2]表明 49 名妇女有 40.8% 出现尿失禁，她们都服用 α 受体阻滞剂（哌唑嗪、特拉唑嗪或多沙唑嗪），而对照组为 16.3%。原因可能由于 α 肾上腺素受体阻滞剂导致的尿道压力减小。

有趣的是，服用哌唑嗪出现便失禁也有报道，见上文对胃肠道的影响。

1. Mathew TH, *et al.* Urinary incontinence secondary to prazosin. *Med J Aust* 1988; **148**: 305–6.
2. Marshall HJ, Beevers DG. α-Adrenoceptor blocking drugs and female urinary incontinence: prevalence and reversibility. *Br J Clin Pharmacol* 1996; **42**: 507–9.

不良反应的处置

若哌唑嗪过量，应在患者服用 1h 内使用活性炭。严重低血压也可能发生，处置包括体位疗法和循环支持、胃肠外液体置换，如有必要，输注血管加压药。透析不能去除哌唑嗪。

注意事项

治疗使用哌唑嗪应谨慎，因为初始剂量后可能有虚脱的风险。肝或肾损伤及老年患者应特别注意。

不推荐哌唑嗪用于治疗机械性梗阻引起的心力衰竭，如主动脉或二尖瓣狭窄、肺栓塞和限制性心包疾病。有心绞痛的患者也应谨慎。哌唑嗪可能会引起困倦或头晕，故这些患者不应驾驶或操作机器。

白内障手术　在白内障手术过程中发生手术中虹膜松弛综合征的警告见**盐酸坦洛新**下的**白内障手术**（参见 M37 第2117页）。

脑出血　出现 3 例脑出血患者首次服用 $500\mu g$ 哌唑嗪后低血压伴有意识混乱[1]。

1. Lin M-S, Hsieh W-J. Prazosin-induced first-dose phenomenon possibly associated with hemorrhagic stroke: a report of three cases. *Drug Intell Clin Pharm* 1987; **21**: 723–6.

耐药性　虽然哌唑嗪可能对慢性心力衰竭患者起初有效，但一些研究[1,2]报道指出长期治疗后会对其血流动力学效应产生耐药性。这部分可能由于 α_1 肾上腺素受体的上调[3]。

1. Packer M, *et al.* Role of the renin-angiotensin system in the development of hemodynamic and clinical tolerance to long-term prazosin therapy in patients with severe chronic heart failure. *J Am Coll Cardiol* 1986; **7**: 671–80.
2. Bayliss J, *et al.* Clinical importance of the renin-angiotensin system in chronic heart failure: double blind comparison of captopril and prazosin. *BMJ* 1985; **290**: 1861–5.
3. Kersting F, *et al.* Preliminary evidence for the mechanism underlying the development of tolerance to prazosin in congestive heart failure: the α-agonistic properties of dobutamine unmasked by prazosin treatment. *J Cardiovasc Pharmacol* 1993; **21**: 537–43.

药物相互作用

哌唑嗪的降压作用可以通过合并使用利尿药、其他抗高血压药、乙醇和其他能引起低血压的药物而增强。服用 β 受体阻滞剂或钙通道阻滞剂的患者，首剂量低血压的危险可能会显著增加。

镇痛药　9 例受试者中 4 例使用吲哚美辛可减少哌唑嗪诱导的低血压[1]。

1. Rubin P, *et al.* Studies on the clinical pharmacology of prazosin II: the influence of indomethacin and of propranolol on the action and disposition of prazosin. *Br J Clin Pharmacol* 1980; **10**: 33–9.

抗抑郁药和抗精神病药　服用阿米替林和氯丙嗪的患者使用哌唑嗪后出现急性精神激动[1]。停用哌唑嗪后症状会快速稳定下来。抗抑郁药和抗精神病药可增强哌唑嗪和其他 α 受体阻滞剂的降压作用。

1. Bolli P, Simpson FO. New vasodilator drugs for hypertension. *BMJ* 1974; **1**: 637.

钙通道阻滞剂　据报道同时给予血压正常的受试者哌唑嗪和维拉帕米会产生增强的降压作用，这个作用可以部分归结为哌唑嗪生物利用度的提高[1]。另据报道哌唑嗪和硝苯地平[2,3]的联合使用也会明显的增强降压反应，尽管这些报道的可靠性还有待进一步证实[4]。

1. Pasanisi F, *et al.* Combined alpha adrenoceptor antagonism and calcium channel blockade in normal subjects. *Clin Pharmacol Ther* 1984; **36**: 716–23.
2. Jee LD, Opie LH. Acute hypotensive response to nifedipine added to prazosin in treatment of hypertension. *BMJ* 1983; **287**: 1514.
3. Jee LD, Opie LH. Acute hypotensive response to nifedipine added to prazosin. *BMJ* 1984; **288**: 238–9.
4. Elliott HL, *et al.* Acute hypotensive response to nifedipine added to prazosin. *BMJ* 1984; **288**: 238.

地高辛　参考哌唑嗪对血浆地高辛浓度的影响，详见**地高辛**项下的 **α 受体阻滞剂**，第313页。

药动学

哌唑嗪易从胃肠道吸收，口服之后血药浓度达峰时间为 1～3h。据报道哌唑嗪的生物利用度为 43％～85％。哌唑嗪与血浆蛋白高度结合。主要在肝内代谢，而且据报道一些代谢物也有降血压活性。它以代谢产物排泄，有 5％～11％以原形主要通过胆汁经粪便排泄。不到 10％的哌唑嗪以尿排出体外。少量的哌唑嗪通过乳汁排泄。这个持续时间比从相对比较短的 2～4h 的血浆半衰期预测出的要长。据报道对于心力衰竭的患者半衰期会延长到 7h。

老年人　哌唑嗪的生物利用度在老年人中明显降低，与年轻人相比到达体循环的原形药物降低 40％[1]。这主要归因于胃肠道吸收的减少。在老年人中半衰期也会延长，这主要与平衡状态分布容积的增加有关系。但是一般不认为这些影响有重要的临床意义。

1. Rubin PC, *et al.* Prazosin disposition in young and elderly subjects. *Br J Clin Pharmacol* 1981; **12**: 401–4.

蛋白结合　尽管一项研究[1]发现 80％～85％的哌唑嗪与血清白蛋白相结合，而只有 10％～30％的与体内 α1-酸糖蛋白相结合，但是不考虑体内结合蛋白之间的潜在作用，后者与 α1-酸糖蛋白的结合在临床实践中更有意义。后来的研究[2]表明术前和术后哌唑嗪的蛋白结合与糖蛋白浓度的变化有关。

1. Brunner F, Müller WE. Prazosin binding to human α₁-acid glycoprotein (orosomucoid), human serum albumin, and human serum: further characterisation of the 'single drug binding site' of orosomucoid. *J Pharm Pharmacol* 1985; **37**: 305–9.
2. Sager G, *et al.* Binding of prazosin and propranolol at variable α₁-acid glycoprotein and albumin concentrations. *Br J Clin Pharmacol* 1989; **27**: 229–34.

用途和用法

哌唑嗪是选择性 α1-肾上腺素受体阻滞剂（第211页）。用于治疗高血压（第228页）和雷诺综合征（见下文**外周血管疾病**）以及缓解良性前列腺增生的尿路阻塞症状（参见 M37 第2098页）。也可以用来治疗心力衰竭（第224页）。

哌唑嗪会引起小动脉和静脉的外周扩张以及外周阻力的减小，通常不伴随反射性心动过速的发生。哌唑嗪能降低站立和仰卧位血压，并对舒张压有很大的影响。据报道哌唑嗪对肾血流量或肾小球滤过率没有影响并且对高血压病人的心排血量几乎没有影响。对于心力衰竭患者，哌唑嗪能降低心脏的前负荷与后负荷并能提高心排血量，尽管会产生耐受性。对于良性前列腺增生症，哌唑嗪通过降低前列腺和膀胱颈平滑肌的紧张度来缓解尿路梗阻的症状。

哌唑嗪口服以盐酸化合物的形式给药，但是剂量通常以碱基来表达。1.1mg 盐酸哌唑嗪相当于 1mg 哌唑嗪。口服给药之后降压作用在 2～4h 之内呈现出来，并且可以持续几个小时。所有的效应在 4～6 周后都可以呈现出来。

在晚上给予低的初始剂量，可以减轻有些患者在首次服药之后出现虚脱的风险（详见上文**不良反应**）。对于老年人以及肾或肝功能不全者需要减少剂量。

治疗**高血压**，在英国，一般初始剂量是每日 2～3 次，每次 500μg，服用 3～7 天；如果产生了耐药性，剂量可增加到每日 2～3 次，每次 1mg，再服用 3～7 天，此后根据患者的反应逐渐增加剂量，通常最大剂量是每日 20mg，分次服用。在美国，推荐剂量是每日2～3 次，每次 1mg，一直到剂量达到每日 40mg，分次服用；但是正常的维持剂量是每日 6～15mg，每日 1 次。对于同时服用其他抗高血压药物的患者来说需要的剂量比较小。控释制剂每日只需服用一次。

治疗**雷诺综合征与良性前列腺增生症**，初始剂量每次 500μg，每日 2 次，以后增加至一个维持剂量，但是不能超过每日 2mg，每日 2 次。

治疗**心力衰竭**，初始剂量为每次 500μg，每日 2～4 次，并根据患者的反应逐渐增加剂量；通常的维持剂量为每日 4～20mg，每日 1 次。

酒精依赖　哌唑嗪被研究用于酒精依赖患者的戒断（参见 M37 第1551页）[1]。

1. Simpson TL, *et al.* A pilot trial of the alpha-1 adrenergic antagonist, prazosin, for alcohol dependence. *Alcohol Clin Exp Res* 2009; **33**: 255–63.

勃起功能障碍　哌唑嗪经尿道给药可以与前列地尔[1]共同治疗勃起功能障碍（参见 M37 第2099页）。然而，报道表明 α 受体阻滞剂也可导致勃起障碍（见上文**对性功能的影响**）。

1. Peterson CA, *et al.* Erectile response to transurethral alprostadil, prazosin and alprostadil-prazosin combinations. *J Urol (Baltimore)* 1998; **159**: 1523–8.

家族性地中海热　家族性地中海热（参见 M37 第530页）通常用预防剂秋水仙碱来治疗，但是它的使用受到不良反应的限制。一名 16 岁的日本患者每日用 3mg 哌唑嗪来治疗[1]，在开始治疗 1 年多以后，病情不再发作了，但是停药后又复发。

1. Kataoka H, *et al.* Treating familial Mediterranean fever with prazosin hydrochloride. *Ann Intern Med* 1998; **129**: 424–5.

肌肉痛性痉挛　骨骼肌痛性痉挛可能发生在血液透析期间，可能由于交感神经系统的激活。据报道哌唑嗪[1]可以减少 5 名患者中有 4 名血液透析引起的肌肉痛性痉挛。但是据报道低血压发生率的增加，限制了它治疗此症的使用。

1. Sidhom OA, *et al.* Low-dose prazosin in patients with muscle cramps during hemodialysis. *Clin Pharmacol Ther* 1994; **56**: 445–51.

外周血管疾病　α 受体阻滞剂，包括哌唑嗪，可以用于雷诺综合征的治疗（见第244页**动脉痉挛性疾病**）。针对哌唑嗪益处的研究产生了不同结果。据报道 7 名患者每日给予 2mg 哌唑嗪之后，有 5 名在发作次数和持续时间上都有短期的减少，但是只有 1 例患者痉愈了，而且几乎没有人可以忍受每日超过 6mg 的剂量[1]。在持续 2 个月的治疗期间没有什么改进。据报道大部分患者[2,3]每日服用 2～3 次 1mg 哌唑嗪之后病情都有所改善，一项研究表明哌唑嗪对于原发性雷诺综合征的治疗效果比继发性的要好[2]。后来的研究表明高剂量哌唑嗪（每日 3 次，2～4mg）并不比每日 3 次服用 1mg 的剂量更有效，并且不良反应的发生率会更高[4]。综上所述[5]哌唑嗪对于治疗继发于硬皮症的雷诺综合征有一定的效果。

1. Nielsen SL, *et al.* Prazosin treatment of primary Raynaud's phenomenon. *Eur J Clin Pharmacol* 1983; **24**: 421–3.
2. Allegra C, *et al.* Pharmacological treatment of Raynaud's phenomenon: a new therapeutic approach. *Curr Ther Res* 1986; **40**: 303–11.
3. Wollersheim H, *et al.* Double-blind, placebo-controlled study of prazosin in Raynaud's phenomenon. *Clin Pharmacol Ther* 1986; **40**: 219–25.
4. Wollersheim H, Thien T. Dose-response study of prazosin in Raynaud's phenomenon: clinical effectiveness versus side effects. *J Clin Pharmacol* 1988; **28**: 1089–93.
5. Harding SE, *et al.* Prazosin for Raynaud's phenomenon in progressive systemic sclerosis. Available in The Cochrane Database of Systematic Reviews; Issue 2. Chichester: John Wiley; 1998 (accessed 24/06/05).

创伤后应激障碍　创伤后应激障碍（PTSD，参见 M37 第926页）通常使用精神疗法或选择性 5-羟色胺再吸收抑制剂等药物来治疗。增强的 α1-肾上腺素能受体可能是一个参与因素，几项研究表明哌唑嗪治疗此种条件下的患者可增加梦魇和睡眠干扰[1-3]。据报道哌唑嗪[4]能减少所有参加一个小型 6 周开放性试验的全部 5 例患者的梦魇；剂量范围从晚上服用 1mg 到早晚各服 2mg。在对一群慢性治疗抵抗症状的退伍军人的一次回顾性调查中[5]发现有类似的改善，必要时哌唑嗪的剂量可逐渐从 1mg 增加到最大剂量每日 20mg；在一项安慰剂对照研究中[6]，相似患者在夜间给予剂量达 15mg。另一项小规模研究[7]和一个案例报道[8]中报道获益，剂量从晚上 1mg 到每日 10mg，分 2 次服用。另一项涉及 62 例 PTSD 患者用哌唑嗪治疗、172 例用喹硫平治疗的回顾性综述的队列研究发现两药的短期益处相同[9]，但哌唑嗪耐受性更好而且患者更少停止治疗，故该组长期疗效当然更好。

1. Dierks MR, *et al.* Prazosin treatment of nightmares related to posttraumatic stress disorder. *Ann Pharmacother* 2007; **41**: 1013–17.
2. Taylor HR, *et al.* Prazosin for treatment of nightmares related to posttraumatic stress disorder. *Am J Health-Syst Pharm* 2008; **65**: 716–22.
3. Miller LJ. Prazosin for the treatment of posttraumatic stress disorder sleep disturbances. *Pharmacotherapy* 2008; **28**: 656–66.
4. Taylor F, Raskind MA. The α₁-adrenergic antagonist prazosin improves sleep and nightmares in civilian trauma posttraumatic stress disorder. *J Clin Psychopharmacol* 2002; **22**: 82–5.
5. Raskind MA, *et al.* Prazosin reduces nightmares in combat veterans with posttraumatic stress disorder. *J Clin Psychiatry* 2002; **63**: 565–8.
6. Raskind MA, *et al.* A parallel group placebo controlled study of prazosin for trauma nightmares and sleep disturbance in combat veterans with post-traumatic stress disorder. *Biol Psychiatry* 2007; **61**: 928–34.
7. Raskind MA, *et al.* Reduction of nightmares and other PTSD symptoms in combat veterans by prazosin: a placebo-controlled study. *Am J Psychiatry* 2003; **160**: 371–3.
8. Griffith LJ. Case report: use of prazosin for treatment of posttraumatic stress disorder. *Am Fam Physician* 2005; **72**: 758, 761.
9. Byers MG, *et al.* Prazosin versus quetiapine for nighttime posttraumatic stress disorder symptoms in veterans: an assessment of long-term comparative effectiveness and safety. *J Clin Psychopharmacol* 2010; **30**: 225–9.

肾结石　α 受体阻滞剂在肾结石的可能用途，参见 M37 第2118页，**盐酸坦洛新**。

蝎蜇　印度红蝎（*Mesobuthus tamulus*）的蜇伤存在潜在的致命危险。蝎毒是有力的交感神经刺激素，能导致循环中儿茶酚胺类升高、高血压、心律失常、肺水肿以及循环衰竭。抗蛇毒素的有效性不可靠，但可治疗心脏毒性作用（参见 M37 第2157页）。哌唑嗪的口服给药是有益的而且除了严重肺水肿的情况外已经被推荐[1,2]为一线治疗药。在其他国家，哌唑嗪也用来治疗危险蝎子蜇伤的治疗[3-5]。

1. Bawaskar HS, Bawaskar PH. Scorpion envenoming and the cardiovascular system. *Trop Doct* 1997; **27**: 6–9.
2. Bawaskar HS, Bawaskar PH. Utility of scorpion antivenin vs prazosin in the management of severe Mesobuthus tamulus (Indian red scorpion) envenoming at rural setting. *J Assoc Physicians India* 2007; **55**: 14–21.
3. Koseoglu Z, Koseoglu A. Use of prazosin in the treatment of scorpion envenomation. *Am J Ther* 2006; **13**: 285–7.
4. Al-Asmari AK, *et al.* Role of prazosin on cardiovascular manifestations and pulmonary edema following severe scorpion stings in Saudi Arabia. *Saudi Med J* 2008; **29**: 299–302.
5. Peker E, *et al.* Prazosin treatment in the management of scorpion envenomation. *Hum Exp Toxicol* 2010; **29**: 231–3.

制剂

BP 2010: Prazosin Tablets;
USP 33: Prazosin Hydrochloride Capsules.

专利制剂

Arg.: Decliten; Minipress†; **Austral.:** Minipress; Pratsiol†; Pressin; **Austria:** Minipress; **Belg.:** Minipress; **Braz.:** Minipress; **Canad.:** Apo-Prazo; Minipress; Novo-Prazin; Nu-Prazo; **Cz.:** Deprazolin†; **Denm.:** Hexapress†; Pratsiol†; **Fin.:** Peripress†; Pratsiol; **Fr.:** Alpress; Minipress; **Ger.:** Adversuten; duramipress†; Minipress†; **Gr.:** Minipress; **Hong Kong:** Apo-Prazo; CP-Prazo; Hyprosin; Minipress; Mizosin†; **Hung.:** Huma-Prazin†; Minipress; **India:** Minipress; Prazocip; **Irl.:** Hypovase; **Israel:** Minipress; **Jpn:** Minipress; **Malaysia:** Atodel; Minipress; Minison; **Mex.:** Anaprest; Ensibest; Minipres; Sinozzard; **NZ:** Apo-Prazo; Hyprosin†; Pratsiol; **Pol.:** Polpressin†; **S.Afr.:** Minipress†; Pratsiol; **Singapore:** Apo-Prazo; Minipress; Sinipres; **Switz.:** Minipress†; **Thai.:** Atodel; Hyposin; Lopress; Minipress; Parabowl†; Polypress; Pressin; **Turk.:** Minipress; **UK:** Hypovase; **USA:** Minipress; **Venez.:** Minpres.

多组分制剂　**USA:** Minizide†.

Probucol (*BAN, USAN, rINN*) 普罗布考

DH-581; Probucolum. 4,4′-(Isopropylidenedithio)bis(2,6-di-tert-butylphenol).

Пробукол

$C_{31}H_{48}O_2S_2 = 516.8$.
CAS — 23288-49-5.
ATC — C10AX02.
ATC Vet — QC10AX02.
UNII — P3CTH044XJ.

Pharmacopoeias. In *Chin.* and *US*.

USP 33（Probucol）　白色至灰白色结晶性粉末。不溶于水；可溶于乙醇和石油醚；易溶于氯仿和丙醇。避光。

简介

　　普罗布考作为脂类调节药可用于治疗高脂血症（第226页）。它通过降低低密度脂蛋白-胆固醇和高密度酯蛋白-胆固醇浓度而降低血浆总胆固醇浓度，但对甘油三酯和极低密度脂蛋白-胆固醇浓度几乎没有影响。它也被用来阻止再灌注和血管重建操作后的再狭窄以及硬皮病。

再灌注与血管重建操作　再狭窄一般发生在经皮冠状动脉重建术操作（第237页）的使用之后，许多药物已经用于它的预防。据报道这个过程之前几周使用普罗布考能降低冠状动脉血管成形术[1]之后的再狭窄率，而且能降低重复介入的需要[1,2]，尽管另一项研究发现没有效果[3]。

1. Tardif J-C, *et al.* Probucol and multivitamins in the prevention of restenosis after coronary angioplasty. *N Engl J Med* 1997; **337**: 365–72.
2. Daida H, *et al.* Effect of probucol on repeat revascularization rate after percutaneous transluminal coronary angioplasty (from the Probucol Angioplasty Restenosis Trial [PART]). *Am J Cardiol* 2000; **86**: 550–2.
3. Nunes GL, *et al.* Role of probucol in inhibiting intimal hyperplasia after coronary stent implantation: a randomized study. Abstract: *Am Heart J* 2006; **152**: 914. Full version: http://www.ahjonline.com/article/S0002-8703(06)00463-7/pdf (accessed 07/08/07)

制剂

USP 33: Probucol Tablets.

专利制剂

Canad.: Lorelco; **Port.:** Lisosterol†.

Procainamide Hydrochloride（BANM，rINNM）
盐酸普鲁卡因胺

Hidrocloruro de procainamida; Novocainamidum; Procaïnamide, chlorhydrate de; Procainamidi Chloridum; Procainamidi hydrochloridum; Prokaiiniamidihydrokloridi; Prokainamid-hidroklorid; Prokainamid-hydrochlorid; Prokainamidhydroklorid; Prokainamido hidrocloridas; Prokainamidu chlorowodorek. 4-Amino-N-(2-diethylaminoethyl)benzamide hydrochloride.

Прокаинамида Гидрохлорид

$C_{13}H_{21}N_3O,HCl = 271.8$.

CAS — 51-06-9 (procainamide); 614-39-1 (procainamide hydrochloride).
ATC — C01BA02.
ATC Vet — QC01BA02.
UNII — SI406400LX.

(procainamide)

Pharmacopoeias. In *Chin.*, *Eur.* (see p.vii), *Int.*, *Jpn*, *US*, and *Viet.*

Ph. Eur. 6. 8（Procainamide Hydrochloride）　白色或淡黄色结晶性粉末，有一定的吸湿性。极易溶于水；易溶于乙醇；微溶于丙酮。10％水溶液的 pH 值为 5.6～6.3。贮藏于密闭容器中。避光。

USP 33（Procainamide Hydrochloride）　白色至黄褐色无臭结晶性粉末。极易溶于水；溶于乙醇；微溶于氯仿；极微溶于乙醚和苯。10％水溶液的 pH 值为 5.0～6.5。贮藏于 25℃的密闭容器中，允许偏差为

15～30℃。

稳定性　盐酸普鲁卡因胺在中性溶液（如氯化钠）中比在酸性溶液（如葡萄糖）中更加稳定，但是需要静脉注射盐酸普鲁卡因胺的患者，经常有心力衰竭而不能耐受氯化钠注射增加的钠负荷。可以通过碳酸氢钠中和在5℃下贮藏来提高盐酸普鲁卡因胺在 5％葡萄糖中的稳定性。如果葡萄糖预先经过了中和，那么盐酸普鲁卡因胺的浓度会 24h 维持在初始浓度的 90％以上，必要时延长稳定性的这种方法要比冷冻法更实际[1]。

　　盐酸普鲁卡因胺和 5％葡萄糖形成的混合物显示为 α-转葡萄糖基酶与 β-转葡萄糖基酶[2]的混合物，通过这种方法在室温下 10h 之后 10％～15％的盐酸普鲁卡因胺会消失。

　　从盐酸普鲁卡因胺胶囊制备的口服液[3]，包含 5mg/ml、50mg/ml 或 100mg/ml 盐酸化合物，当贮藏在 4～6℃时，至少能稳定 6 个月。

1. Raymond GG, *et al.* Stability of procainamide hydrochloride in neutralized 5% dextrose injection. *Am J Hosp Pharm* 1988; **45**: 2513–17.
2. Sianipar A, *et al.* Chemical incompatibility between procainamide hydrochloride and glucose following intravenous admixture. *J Pharm Pharmacol* 1994; **46**: 951–5.
3. Metras JI, *et al.* Stability of procainamide hydrochloride in an extemporaneously compounded oral liquid. *Am J Hosp Pharm* 1992; **49**: 1720–4.

不良反应

　　静脉注射盐酸普鲁卡因胺以及超剂量使用时会产生心脏效应。快速静脉注射会导致严重低血压、心室纤维性颤动以及心搏骤停。高浓度可引起心脏传导受损。

　　盐酸普鲁卡因胺的超敏反应很常见。盐酸普鲁卡因胺是药物造成系统性红斑狼疮（SLE）的常见原因，并且据报道在长期使用期间发病率高达 30％。在很多患者中检测出了抗核抗体，但是它们不一定产生 SLE 的症状，包括关节痛、关节炎、肌痛、胸膜渗漏、心包炎和发热。据报道出现粒细胞缺乏症、嗜酸性粒细胞增多症、中性粒细胞减少症、血小板减少症以及溶血性贫血。其他的不一定与 SLE 有关的超敏反应症状也会发生，包括肝肿大、血管性水肿、瘙痒、荨麻疹、皮疹、面红以及血丙种球蛋白增多症。

　　较高的口服剂量常见的不良反应包括食欲缺乏、恶心、呕吐、口苦和腹泻。据报道对 CNS 的影响包括精神抑郁、头晕以及幻觉等。

不良反应发生率　Boston Collaborative Drug Surveillance Program 中 488 例住院患者服用了盐酸普鲁卡因胺，45 人发生的急性不良反应归因于这种药物[1]。危及生命的反应包括 3 例心脏传导阻滞、2 例心动过速以及 2 例心动过缓和（或）低血压。其他的不良反应包括 19 例胃肠不适、8 例反发热、5 例心动过缓和低血压、3 例心动过速、1 例心脏传导阻滞、1 例嗜酸性粒细胞增多以及 1 例皮疹。

1. Lawson DH, Jick H. Adverse reactions to procainamide. *Br J Clin Pharmacol* 1977; **4**: 507–11.

对血液的影响　据报道在盐酸普鲁卡因胺治疗期间对血液有不利的影响包括中性粒细胞减少[1-3]、粒细胞缺乏症[2-6]、血小板减少症[5]、溶血性贫血[7]以及全血细胞减少症[8]。这些减少症通常在盐酸普鲁卡因胺停药后就会消失，虽然据报道也有一些死亡的案例[3,4]。服用控释制剂的患者更有可能发生粒细胞缺乏症或严重中性粒细胞减少症[2,6]，但是在其他方面控释制剂和常规制剂之间并没有什么区别[3]。在一项大型研究中[9]已经发现盐酸普鲁卡因胺会增加粒细胞缺乏症的发生。尽管不能对危险进行精确估计，但是据报道大约是到用药 1 周时每百万中有 3 个。这个危险发生率是很低的，而且与治疗的初始选择关联性很小。

1. Riker J, *et al.* Bone marrow granulomas and neutropenia associated with procainamide. *Arch Intern Med* 1978; **138**: 1731–2.
2. Ellrodt AG, *et al.* Severe neutropenia associated with sustained-release procainamide. *Ann Intern Med* 1984; **100**: 197–201.
3. Meyers DG, *et al.* Severe neutropenia associated with procainamide: comparison of sustained release and conventional preparations. *Am Heart J* 1985; **109**: 1393–5.
4. Fleet S. Agranulocytosis, procainamide, and phenytoin. *Ann Intern Med* 1984; **100**: 616–17.
5. Christensen DJ, *et al.* Agranulocytosis, thrombocytopenia, and procainamide. *Ann Intern Med* 1984; **100**: 918.
6. Thompson JF, *et al.* Procainamide agranulocytosis: a case report and review of the literature. *Curr Ther Res* 1988; **44**: 872–81.
7. Kleinman S, *et al.* Positive direct antiglobulin tests and immune hemolytic anemia in patients receiving procainamide. *N Engl J Med* 1984; **311**: 809–12.
8. Bluming AZ, *et al.* Severe transient pancytopenia associated with procainamide ingestion. *JAMA* 1976; **236**: 2520–1.
9. Kelly JP, *et al.* Risks of agranulocytosis and aplastic anemia in relation to the use of cardiovascular drugs: The International Agranulocytosis and Aplastic Anemia Study. *Clin Pharmacol Ther* 1991; **49**: 330–41.

对胃肠道的影响　当盐酸普鲁卡因胺经口服或静脉给药

时在糖尿病患者中会出现假性肠梗阻。据说盐酸普鲁卡因胺的抗胆碱作用以及糖尿病症状都归因于胃肠道的严重动力不足[1]。

1. Peterson AM, *et al.* Procainamide-induced pseudo-obstruction in a diabetic patient. *DICP Ann Pharmacother* 1991; **25**: 1334–5.

对心脏的影响　普鲁卡因胺可延长 QT 间期，并与尖端扭转型心动过速的发生有关[1,2]，也有肾损伤患者发生致命性心血管毒性的报道[3]。毒性与主要代谢产物 N-乙酰普鲁卡因胺血蓄积有关，血液透析已用来降低血浆浓度并控制症状[1,4]，但其是否有用仍有争议（见下文不良反应的处置项下透析）。然而，1 名患者尽管普鲁卡因胺和 N-乙酰普鲁卡因胺血浆浓度在治疗范围内，仍发生相关症状[2]。

1. Nguyen KPV, *et al.* N-Acetylprocainamide, torsades de pointes, and hemodialysis. *Ann Intern Med* 1986; **104**: 283–4.
2. Habbab MA, El-Sherif N. Drug-induced torsades de pointes: role of early afterdepolarizations and dispersion of repolarization. *Am J Med* 1990; **89**: 241–6.
3. Vlasses PH, *et al.* Lethal accumulation of procainamide metabolite in severe renal insufficiency. *Am J Nephrol* 1986; **6**: 112–16.
4. Stevenson WG, Weiss J. Torsades de pointes due to N-acetylprocainamide. *Pacing Clin Electrophysiol* 1985; **8**: 528–31.

对肝脏的影响　有许多关于患者服用盐酸普鲁卡因胺后由于超敏反应引起的肉芽肿性肝炎[1]和肝内胆汁淤积[2,3]的报道。也会产生发热及肝酶值的升高。这些反应在盐酸普鲁卡因胺停药后就会消失。

1. Rotmensch HH, *et al.* Granulomatous hepatitis: a hypersensitivity response to procainamide. *Ann Intern Med* 1978; **89**: 646–7.
2. Ahn C-S, Tow DE. Intrahepatic cholestasis due to hypersensitivity reaction to procainamide. *Arch Intern Med* 1990; **150**: 2589–90.
3. Chuang LC, *et al.* Possible case of procainamide-induced intrahepatic cholestatic jaundice. *Ann Pharmacother* 1993; **27**: 434–7.

对心理功能的影响　据报道患者在服用盐酸普鲁卡因胺后会出现急性精神病[1]。

1. Bizjak ED, *et al.* Procainamide-induced psychosis: a case report and review of the literature. *Ann Pharmacother* 1999; **33**: 948–51.

对肌肉的影响　盐酸普鲁卡因胺可以影响神经肌肉传递，有一些关于患者服用盐酸普鲁卡因胺后出现全面骨骼肌无力的报道[1-3]。其中 2 例患者与开始治疗之后产生的呼吸衰竭[1,2]有关。在 1 例患者中盐酸普鲁卡因胺的浓度以及它的代谢产物 N-乙酰代谢物超过了正常的有效浓度范围，快速循环腹膜透析已可以用来清除药物[2]。出现不利的肌肉症状是普鲁卡因胺诱发红斑狼疮的一个特征（见下文），但是这些症状通常在长期治疗中才会出现。

1. Lewis CA, *et al.* Myopathy after short term administration of procainamide. *BMJ* 1986; **292**: 593–4.
2. Javaheri S, *et al.* Diaphragmatic paralysis. *Am J Med* 1989; **86**: 623–4.
3. Sayler DJ, DeJong DJ. Possible procainamide-induced myopathy. *DICP Ann Pharmacother* 1991; **25**: 436.

红斑狼疮　盐酸普鲁卡因胺是药物诱发红斑狼疮最常见的原因之一[1-3]。大部分治疗 1 年以上的患者体内都有抗核抗体可检测到，但是只在 20％的患者中会发生临床症状。慢乙酰化个体比快乙酰化个体更容易产生抗体，但这与临床症状的发生有关系[4]。临床症状可能包括发热、多关节炎、关节痛、肌痛、胸膜肺和心包特征，而且通常在盐酸普鲁卡因胺停药后就会自动消失。

1. Price EJ, Venables PJW. Drug-induced lupus. *Drug Safety* 1995; **12**: 283–90.
2. Rubin RL. Drug-induced lupus. *Toxicology* 2005; **209**: 135–47.
3. Woosley RL, *et al.* Effect of acetylator phenotype on the rate at which procainamide induces antinuclear antibodies and the lupus syndrome. *N Engl J Med* 1978; **298**: 1157–9.
4. Mongey A-B, *et al.* Acetylation status is associated with serological changes but not clinically significant disease in patients receiving procainamide. *J Rheumatol* 1999; **26**: 1721–6.

不良反应的处置

　　普鲁卡因胺超剂量后的治疗主要是对症治疗和支持治疗。如果患者在服用 1h 之内出现症状可以考虑活性炭。应该监视超声心电图、血压和肾功能。支持性的措施包括低血压的校正、辅助通气和电搏。血液透析或血液灌流能加速盐酸普鲁卡因胺和 N-乙酰普鲁卡因胺的清除。

　　系统性红斑狼疮对盐酸普鲁卡因胺停药反应正常，但是可能需要皮质激素治疗。

透析　在英国，National Poisons Information Service 不推荐用血液透析或血液滤过来治疗 Ⅰ a 类抗心律失常药中毒。但普鲁卡因胺和 N-乙酰普鲁卡因胺可由血液透析清除，有利用血液透析治疗普鲁卡因胺中毒成功的报

道[1~4]。尽管如此，常规用血液透析的患者可发生中毒，说明仍会发生累积[2,5,6]，而且透析后血浆浓度重新增加也有报道[4,7]。血液灌流[5,7]和血液滤过[6]也曾使用，可能更有效。腹膜透析也可以清除少量普鲁卡因胺和 N-乙酰普鲁卡因胺[7]，有一篇报道[8]称，在 1 名患者身上成功使用快速循环腹膜透析，该患者因发生普鲁卡因胺诱导的膈神经麻痹而需要持续腹膜透析。

1. Atkinson AJ, *et al.* Hemodialysis for severe procainamide toxicity: clinical and pharmacokinetic observations. *Clin Pharmacol Ther* 1976; **20**: 585–92.
2. Stevenson WG, Weiss J. Torsades de pointes due to N-acetylprocainamide. *Pacing Clin Electrophysiol* 1985; **8**: 528–41.
3. Nguyen KPV, *et al.* N-Acetylprocainamide, torsades de pointes, and hemodialysis. *Ann Intern Med* 1986; **104**: 283–4.
4. Rosansky SJ, Brady ME. Procainamide toxicity in a patient with acute renal failure. *Am J Kidney Dis* 1986; **7**: 502–6.
5. Braden GL, *et al.* Hemoperfusion for treatment of N-acetylprocainamide intoxication. *Ann Intern Med* 1986; **105**: 64–5.
6. Domoto DT, *et al.* Removal of toxic levels of N-acetylprocainamide with continuous arteriovenous hemofiltration or continuous arteriovenous hemodiafiltration. *Ann Intern Med* 1987; **106**: 550–2.
7. Low CL, *et al.* Relative efficacy of haemoperfusion, haemodialysis and CAPD in the removal of procainamide and NAPA in a patient with severe procainamide toxicity. *Nephrol Dial Transplant* 1996; **11**: 881–4.
8. Javaheri S, *et al.* Diaphragmatic paralysis. *Am J Med* 1989; **86**: 623–4.

注意事项

盐酸普鲁卡因胺不能用于心脏传导阻滞（除非患者戴有起搏器）或系统性红斑狼疮的患者，对于心肌损伤或严重器质性心脏病的患者要慎用。建议盐酸普鲁卡因胺禁用于心力衰竭和低血压患者。如果服用了盐酸普鲁卡因胺，扭转型室性心动过速的患者病情会恶化。如果盐酸普鲁卡因胺用来治疗房性心动过速，那么就必须用地高辛进行预处理。盐酸普鲁卡因胺最好不用于重症肌无力或地高辛中毒的患者。在普鲁卡因和普鲁卡因胺之间存在交叉过敏。

在心力衰竭或肝和肾功能受损的患者中可能会发生盐酸普鲁卡因胺的蓄积，所以对于这些患者必须减少剂量。

在治疗期间必须有规律地进行血细胞计数、红斑狼疮和血清抗核因子的检查。

静脉内给予盐酸普鲁卡因胺可能导致严重的低血压；因此应缓慢注射，并监测血压和心电图。

哺乳　有位妇女每日 4 次服用 500mg 的盐酸普鲁卡因胺后，有证据显示盐酸普鲁卡因胺和 N-乙酰普鲁卡因胺都会在母乳中蓄积[1]。在 15h 内每隔 3h 对母乳和血清进行取样。药物和代谢产物的平均血清浓度分别是 1.1μg/ml 和 1.6μg/ml；母乳中药物和代谢产物的平均浓度分别是 5.4μg/ml 和 3.5μg/ml。平均母乳：血清的比值分别是 4.3（1.0~7.3）和 3.8（1.0~6.2）。但是一般认为婴儿的摄入量不会产生临床上有意义的血清浓度。尽管注册药品信息申明哺乳期的妇女应避免使用盐酸普鲁卡因胺，但并没有关于婴儿不良反应的报道，而且 American Academy of Pediatrics[2]认为它可用于哺乳期妇女。

1. Pittard WB, Glazier H. Procainamide excretion in human milk. *J Pediatr* 1983; **102**: 631–3.
2. American Academy of Pediatrics. The transfer of drugs and other chemicals into human milk. *Pediatrics* 2001; **108**: 776–89. [Retired May 2010] Correction. *ibid.*; 1029. Also available at: http://aappolicy.aappublications.org/cgi/content/full/pediatrics%3b108/3/776 (accessed 10/07/07)

药物相互作用

盐酸普鲁卡因胺能增强抗高血压药、其他抗心律失常药和致心律失常药、抗毒蕈碱药以及神经肌肉阻滞剂的作用，能减小拟副交感神经药（如新斯的明）的作用。盐酸普鲁卡因胺通过肾小管主动分泌，并且可能与其他经肾途径分泌的药物有相互作用，如西咪替丁和甲氧苄啶。

乙醇　乙醇能增加盐酸普鲁卡因胺的机体总清除率[1]，并能缩短其消除半衰期。盐酸普鲁卡因胺的乙酰化率，也相应增加并导致了药物以活性代谢物 N-乙酰普鲁卡因胺的形式呈现的比率的增加。

1. Olsen H, Mørland J. Ethanol-induced increase in procainamide acetylation in man. *Br J Clin Pharmacol* 1982; **13**: 203–8.

抗酸药　有报道[1]健康受试者给予普鲁卡因胺和自陶土后，普鲁卡因胺可被某些抗酸药吸附，并降低其生物利用度，作者建议普鲁卡因胺和吸附剂不同时使用。

1. Al-Shora HI, *et al.* Interactions of procainamide, verapamil, guanethidine and hydralazine with adsorbent antacids and antidiarrhoeal mixtures. *Int J Pharmaceutics* 1988; **47**: 209–13.

抗心律失常药　口服胺碘酮能够改变单次静脉注射盐酸普鲁卡因胺的药物代谢动力学[1]，降低清除率并延长血浆清除半衰期。静脉注射盐酸普鲁卡因胺达稳态后，在治疗中增加使用胺碘酮可增加普鲁卡因胺的血清浓度；对于有些患者，由于毒性反应的征兆，必须减少普鲁卡因胺的剂量。奎尼丁同样被报道能增加血浆普鲁卡因胺的浓度[3]。

1. Windle J, *et al.* Pharmacokinetic and electrophysiologic interactions of amiodarone and procainamide. *Clin Pharmacol Ther* 1987; **41**: 603–10.
2. Saal AK, *et al.* Effect of amiodarone on serum quinidine and procainamide levels. *Am J Cardiol* 1984; **53**: 1264–7.
3. Hughes B, *et al.* Increased procainamide plasma concentrations caused by quinidine: a new drug interaction. *Am Heart J* 1987; **114**: 908–9.

抗菌药　盐酸普鲁卡因胺和 N-乙酰普鲁卡因胺的肾清除率可以通过甲氧苄啶[1,2]竞争肾小管分泌作用而降低。血清药物浓度可随药动学反应的相应增加而增加。氟喹诺酮类药物环丙沙星[3]、左氧氟沙星[3]和氧氟沙星[4]均被报道能降低普鲁卡因胺的肾清除率。

1. Kosoglou T, *et al.* Trimethoprim alters the disposition of procainamide and N-acetylprocainamide. *Clin Pharmacol Ther* 1988; **44**: 467–77.
2. Vlasses PH, *et al.* Trimethoprim inhibition of the renal clearance of procainamide and N-acetylprocainamide. *Arch Intern Med* 1989; **149**: 1350–3.
3. Bauer LA, *et al.* Levofloxacin and ciprofloxacin decrease procainamide and N-acetylprocainamide renal clearances. *Antimicrob Agents Chemother* 2005; **49**: 1649–51.
4. Martin DE, *et al.* Effects of ofloxacin on the pharmacokinetics and pharmacodynamics of procainamide. *J Clin Pharmacol* 1996; **36**: 85–91.

H2 受体拮抗剂　H2 受体拮抗剂与其他的基础药物竞争肾小管的分泌作用。西咪替丁能降低盐酸普鲁卡因胺和 N-乙酰普鲁卡因胺的肾清除率[1,2]，剂量的减少可能是必需的。而雷尼替丁能分别增加[3,4]和降低[4]普鲁卡因胺的肾清除率和代谢清除率。

1. Christian CD, *et al.* Cimetidine inhibits renal procainamide clearance. *Clin Pharmacol Ther* 1984; **36**: 221–7.
2. Somogyi A, *et al.* Cimetidine-procainamide pharmacokinetic interaction in man: evidence of competition for tubular secretion of basic drugs. *Eur J Clin Pharmacol* 1983; **25**: 339–45.
3. Somogyi A, Bochner F. Dose and concentration dependent effect of ranitidine on procainamide disposition and renal clearance in man. *Br J Clin Pharmacol* 1984; **18**: 175–81.
4. Rocci ML, *et al.* Ranitidine-induced changes in the renal and hepatic clearances of procainamide are correlated. *J Pharmacol Exp Ther* 1989; **248**: 923–8.

药动学

盐酸普鲁卡因胺经胃肠道吸收较快而完全。吸收后分布于全身，血浆蛋白结合率为 15%~20%。大多数患者中盐酸普鲁卡因胺的有效血药浓度为 3~10μg/ml，中毒血药浓度为 12μg/ml 以上。

一些盐酸普鲁卡因胺在肝中经乙酰化作用变成 N-乙酰普鲁卡因胺，这一代谢产物也有抗心律失常的特性。盐酸普鲁卡因胺的乙酰化速率是由遗传决定的，包括快乙酰化型和慢乙酰化型。盐酸普鲁卡因胺在血浆中经过水解变成对氨基苯甲酸。

盐酸普鲁卡因胺在尿中以活性肾脏分泌物的形式排泄，30%~70%的盐酸普鲁卡因胺以原形排出，剩余的以 N-乙酰普鲁卡因胺和其他代谢产物的形式排出。盐酸普鲁卡因胺的清除半衰期是 2.5~5h，乙酰基代谢产物的半衰期是 6~7h。N-乙酰普鲁卡因胺代表循环中总药物的有效分数。

盐酸普鲁卡因胺穿过胎盘分布到母乳中。

1. Grasela TH, Sheiner LB. Population pharmacokinetics of procainamide from routine clinical data. *Clin Pharmacokinet* 1984; **9**: 545–54.

生物利用度　缓释盐酸普鲁卡因胺制剂[1]与同等剂量的速释胶囊相比，能产生类似的盐酸普鲁卡因胺和 N-乙酰普鲁卡因胺稳态血清浓度。但是控释制剂的片剂基质可以从腹泻患者[2]的粪便中回收，并在 18h 的收集期内从碱基中回收了 3.5g 的盐酸普鲁卡因胺，患者血浆盐酸普鲁卡因胺浓度相对较低。

1. Vlasses PH, *et al.* Immediate-release and sustained-release procainamide: bioavailability at steady state in cardiac patients. *Ann Intern Med* 1983; **98**: 613–14.
2. Woosley RL, *et al.* Antiarrhythmic therapy: clinical pharmacology update. *J Clin Pharmacol* 1984; **24**: 295–305.

老年人　据报道在老年人当中盐酸普鲁卡因胺的肾清除率会减小[1,2]。

1. Reidenberg MM, *et al.* Aging and renal clearance of procainamide and acetylprocainamide. *Clin Pharmacol Ther* 1980; **28**: 732–5.
2. Bauer LA, *et al.* Influence of age, renal function and heart failure on procainamide clearance and n-acetylprocainamide serum concentrations. *Int J Clin Pharmacol Ther Toxicol* 1989; **27**: 213–16.

肝损伤　对 20 名健康受试者和 20 名慢性肝病患者分别给予一次 500mg 口服剂量的盐酸普鲁卡因胺后发现，分别有 64%和 33%的剂量在 6h 之内经尿排出体外[1]。患者与正常对照组相比减少的盐酸普鲁卡因胺乙酰化作用与肝损伤的严重程度无关，而减少的盐酸普鲁卡因胺水解作用和增加的盐酸普鲁卡因胺衍生的氨基苯甲酸乙酰化作用，却与肝损伤的程度有关。表明盐酸普鲁卡因胺排泄与肝病患者尿中代谢产物的减少是由于口腔吸收的损伤，因此肾功能在正常范围内但是乙酰化和水解作用的变化则与肝功能有关。

1. du Souich P, Erill S. Metabolism of procainamide and p-aminobenzoic acid in patients with chronic liver disease. *Clin Pharmacol Ther* 1977; **22**: 588–95.

肾损伤　普鲁卡因胺及其 N-乙酰化活性代谢主要从尿液排出体外，其蓄积，尤其是活性代谢物的蓄积可能发生在肾损伤时[1]，一项基于 20 名患者的研究发现，普鲁卡因胺清除与肾功能成正比。随着肾功能降低，血清中 N-乙酰化普鲁卡因胺与原形普鲁卡因胺的比值上升。普鲁卡因胺对肾损伤患者的致死毒性以及在治疗范围内的血浆普鲁卡因胺浓度被认为是 N-乙酰化普鲁卡因胺蓄积的结果[2]。血液透析可以去除普鲁卡因胺和 N-乙酰化普鲁卡因胺，尽管这种透析是否有益尚有争论（见上文**不良反应的处置**项下**透析**）。

1. Bauer LA, *et al.* Influence of age, renal function and heart failure on procainamide clearance and n-acetylprocainamide serum concentrations. *Int J Clin Pharmacol Ther Toxicol* 1989; **27**: 213–16.
2. Vlasses PH, *et al.* Lethal accumulation of procainamide metabolite in severe renal insufficiency. *Am J Nephrol* 1986; **6**: 112–16.

用途和用法

盐酸普鲁卡因胺是 Ⅰa 类抗心律失常药（第212页），它的性质与奎尼丁类似（第427页）。

盐酸普鲁卡因胺用于严重或症状性心律失常如心肌梗死后的短期治疗（第232页）。也可用于心脏复律和心房颤动的治疗。

有效血药浓度一般为 3~10μg/ml。所需的盐酸普鲁卡因胺的剂量决定于年龄、肾和肝功能以及患者的潜在心脏状态。肾功能正常的成人一般每日最多需要 50mg/kg，每 3h 口服 1 次。房性心律失常患者需要更高的剂量。也可使用控释制剂，给药间隔为 6h 或 12h。

在紧急状况下，当连续监视着心电图和血压时，盐酸普鲁卡因胺可以通过静脉给药。在 5%葡萄糖溶液中稀释后再注射，以此来更好地控制注射速度，剂量是每 5min 100mg，注射速度不能超过 50mg/min，直到心律失常减弱或者最大剂量达到 1g。100~200mg 之后会产生疗效，一般剂量不需要超过 500mg 或 600mg。或者，在 25~30min 之内连续注射 500~600mg 的盐酸普鲁卡因胺。通过 2~6mg/min 的注射可以维持治疗量的血浆浓度。当改用口服治疗后，末次静脉注射剂量与初始口服剂量之间的间隔时间约为 3~4h 的周期。

盐酸普鲁卡因胺也可以使用肌内注射。

对于老年人和肝或肾功能损伤的患者，盐酸普鲁卡因胺的剂量要减少，给药间隔也要加长。

儿童用药见下文。

乙酰卡尼（N-乙酰普鲁卡因胺），普鲁卡因胺的活性代谢物具有Ⅲ类抗心律失常药活性。

1. Schreibman DS, *et al.* Usefulness of procainamide challenge for electrophysiologic arrhythmia risk stratification. *Am J Cardiol* 2004; **94**: 1435–8.
2. Kochiadakis GE, *et al.* A comparative study of the efficacy and safety of procainamide versus propafenone versus amiodarone for the conversion of recent-onset atrial fibrillation. *Am J Cardiol* 2007; **99**: 1721–5.
3. Stiell IG, *et al.* Emergency department use of intravenous procainamide for patients with acute atrial fibrillation or flutter. *Acad Emerg Med* 2007; **14**: 1158–64.
4. Contreras ZE, Ximena ZS. Eficacia de procainamida en el tratamiento de la fibrilación ventricular refractaria: revisión de 4 casos clínicos y revisión de la literatura. *Rev Esp Anestesiol Reanim* 2009; **56**: 511–4.

儿童用法　盐酸普鲁卡因胺曾经成功地用于儿童治疗[1]。在一项针对 5 名儿童使用盐酸普鲁卡因胺治疗各种心律失常的研究中，发现平均清除半衰期是 1.7h，血浆清除率比报道的成年人的血清清除率要高[2]。相反，3 名患有室上性心动过速的新生儿的盐酸普鲁卡因胺的总血清清除率与成年人的类似，平均清除半衰期为 5.3h[3]。静脉注射的初始剂量是 10~12mg/kg，随后进行每分钟 20~75μg/kg 的连续注射。回顾另一项对新生儿的研究[3]，持续静脉注射普鲁卡因胺后仍需要获得稳态浓度需要的平均剂量为每分钟 37~38μg/kg。这一剂量被认为与大些的儿童并没有显著区别；但对于未发育成熟及有肾功能损伤的婴儿，剂量可能需要降低；在 5 名产生了超治疗浓度的患儿中，4 名未发

育成熟，并且肌酐清除率全部低于 30ml/min。

另一个自 15～50mg/kg（最大 4g）、每 3～6h 给药一次的口服方案也被用于儿童。

1. Chang PM, et al. Amiodarone versus procainamide for the acute treatment of recurrent supraventricular tachycardia in pediatric patients. Circ Arrhythm Electrophysiol 2010; **3**: 134–40.
2. Singh S, et al. Procainamide elimination kinetics in pediatric patients. Clin Pharmacol Ther 1982; **32**: 607–11.
3. Bryson SM, et al. Therapeutic monitoring and pharmacokinetic evaluation of procainamide in neonates. DICP Ann Pharmacother 1991; **25**: 68–71.
4. Moffett BS, et al. Therapeutic levels of intravenous procainamide in neonates: a retrospective assessment. Pharmacotherapy 2006; **26**: 1687–93.

制剂

BP 2010: Procainamide Injection; Procainamide Tablets;
USP 33: Procainamide Hydrochloride Capsules; Procainamide Hydrochloride Extended-release Tablets; Procainamide Hydrochloride Injection; Procainamide Hydrochloride Tablets.

专利制剂

Austral.: Pronestyl†; **Braz.:** Procamide; **Canad.:** Procan; Pronestyl†; **Gr.:** Biocoryl; Pronestyl; **India:** Pronestyl†; **Irl.:** Pronestyl†; **Israel:** Pronestyl†; **Neth.:** Pronestyl†; **NZ:** Pronestyl; **S.Afr.:** Pronestyl†; **Singapore:** Pronestyl; **Spain:** Biocoryl; **UK:** Pronestyl†; **USA:** Procanbid†.

Propafenone Hydrochloride (BANM, USAN, rINNM) 盐酸普罗帕酮

Fenopraine Hydrochloride; Hidrocloruro de fenopraina; Hidrocloruro de propafenona; Propafenon Hidroklorür; Propafénone, chlorhydrate de; Propafenonhydrochlorid; Propafenonhydroklorid; Propafenoni hydrochloridum; Propafenonihydrokloridi; Propafenono hidrochloridas; SA-79; WZ-884642; WZ-884643.
2'-(2-Hydroxy-3-propylaminopropoxy)-3-phenylpropiophenone hydrochloride.

Пропафенона Гидрохлорид

$C_{21}H_{27}NO_3,HCl = 377.9$.

CAS — 54063-53-5 (propafenone); 34183-22-7 (propafenone hydrochloride).
ATC — C01BC03.
ATC Vet — QC01BC03.
UNII — 33XCH0HOCD.

(propafenone)

Pharmacopoeias. In Chin., Eur. (see p.vii), and US.

Ph. Eur. 6. 8 (Propafenone Hydrochloride) 无色晶体、白色或几乎白色粉末。微溶于冷水；可溶于热水和甲醇；几乎不溶于乙醇。0.5% 水溶液的 pH 值为 5.0～6.2。

USP 33 (Propafenone Hydrochloride) 白色粉末。可溶于热水和甲醇；微溶于乙醇和氯仿；极微溶于丙酮；不溶于乙醚和甲苯。在水中 0.5% 溶液的 pH 值为 5.0～6.2。贮藏于 15～30℃的密闭容器中。避光。

不良反应

普罗帕酮能引起心脏传导障碍，从而导致心动过缓、心脏传导阻滞以及窦性停搏。它能恶化心力衰竭引起低血压。与其他抗心律失常药一样，普罗帕酮能诱导或恶化一些患者的心律失常。

最常见的不良反应包括胃肠不适、口干、口苦或金属味、头晕、视物模糊、头痛和疲劳。据报道不良反应还有惊厥、恶液质、肝功能紊乱、皮疹、阳痿、呼吸急促和哮喘恶化。

对心脏的影响 普罗帕酮可能导致室性心动过速恶化，有报道[1,2]致死性的恶化可能发生于治疗后的数小时至数天内。过量情况下还可能发生心血管毒性[3]，亦有发生尖端扭转型室性心动过速的报道[4,5]，但不如 I a 类心律失常的发生率那样频繁。其毒性反应与 Brugada 综合征类似[6,7]，曾被误认为是急性心肌梗死[7]。高渗碳酸氢钠输液可能是治疗普罗帕酮诱发的心脏毒性的有效方法[8]。

1. Nathan AW, et al. Fatal ventricular tachycardia in association with propafenone, a new class IC antiarrhythmic agent. Postgrad Med J 1984; **60**: 155–6.
2. Buss J, et al. Malignant ventricular tachyarrhythmias in association with propafenone treatment. Eur Heart J 1985; **6**: 424–8.
3. Clarot F, et al. Fatal propafenone overdoses: case reports and a review of the literature. J Anal Toxicol 2003; **27**: 595–9.
4. Rosengarten M, Brooks R. Torsade de pointes ventricular tachycardia in a hypothyroid patient treated with propafenone. Can J Cardiol 1987; **3**: 234–9.
5. Hii JT, et al. Propafenone-induced torsade de pointes: cross-reactivity with quinidine. Pacing Clin Electrophysiol 1991; **14**: 1568–70.
6. Hasdemir C, et al. Brugada-type ECG pattern and extreme QRS complex widening with propafenone overdose. J Cardiovasc Electrophysiol 2006; **17**: 565–6.
7. Chutani S, et al. Propafenone-induced Brugada-like ECG changes mistaken as acute myocardial infarction. Emerg Med J 2008; **25**: 117–18.
8. Brubacher J. Bicarbonate therapy for unstable propafenone-induced complex tachycardia. CJEM 2004; **6**: 349–56.

对肝脏的影响 一篇关于普罗帕酮引发肝损伤的综述推断这是很罕见的偶然事件，主要是由于肝细胞损伤、胆汁淤积或二者的综合作用[1]。

1. Spinler SA, et al. Propafenone-induced liver injury. Ann Pharmacother 1992; **26**: 926–8.

对心理功能的影响 据报道 1 位老年患者在服用 2 次普罗帕酮之后出现了错觉、幻觉和妄想。制造商已经收到了躁狂症和精神病的报道[1]。1 位 61 岁的老年人用普罗帕酮开始治疗 6 天后开始出现了健忘症[2]。停药 6～7h 后症状就可以得到缓解。

1. Robinson AJ. Paranoia after propafenone. Pharm J 1991; **247**: 556.
2. Jones RJ, et al. Probable propafenone-induced transient global amnesia. Ann Pharmacother 1995; **29**: 586–90.

对神经系统的影响 有报道患者服用普罗帕酮后会出现肌阵挛[1]。另一些患者开始治疗 10 个月后出现周围神经病变，但是停药 6 个月后症状就可以得到缓解[2]。亦有发生共济失调的报道[3]。

1. Chua TP, et al. Myoclonus associated with propafenone. BMJ 1994; **308**: 113.
2. Galasso PJ, et al. Propafenone-induced peripheral neuropathy. Mayo Clin Proc 1995; **70**: 469–72.
3. Odeh M, et al. Propafenone-induced ataxia: report of three cases. Am J Med Sci 2000; **320**: 151–3.

红斑狼疮 1 位 63 岁的老妇人经过 2 个阶段的普罗帕酮治疗后，出现了红斑狼疮和抗核抗体滴度增高的症状[1]。

1. Guindo J, et al. Propafenone and a syndrome of the lupus erythematosus type. Ann Intern Med 1986; **104**: 589.

注意事项

普罗帕酮禁用于未控制的心力衰竭、传导障碍（包括人工起搏可控的心脏传导阻滞）、心源性休克（由心律失常诱发除外）、严重心动过缓或显著低血压。它可以改变心内膜起搏阈值，对于安装起搏器的患者来说调节可能是必需的。

普罗帕酮具有 β 受体阻滞活性，可能恶化呼吸道阻塞疾病，对于此类患者应该慎用，对于比较严重的患者应该禁用。普罗帕酮能加重重症肌无力，因此对于此类病人应该禁用。在使用普罗帕酮治疗之前应该先纠正电解质紊乱。普罗帕酮对于肝或肾损伤患者应该慎用。

妊娠与哺乳 在妊娠期的后 3 个月给予 1 例患者普罗帕酮，结果表明这时尽管有胎盘扩散，但是可以安全使用普罗帕酮，因为这对胎儿是无害的。在母乳中检测到了普罗帕酮和它的代谢物，这个浓度对于婴儿来说是显著低于治疗剂量范围的[1]。

1. Libardoni M, et al. Transfer of propafenone and 5-OH-propafenone to foetal plasma and maternal milk. Br J Clin Pharmacol 1991; **32**: 527–8.

药物相互作用

普罗帕酮主要通过细胞色素 P450 酶系统代谢，尽管 CYP1A2 和 CYP3A4 也参与其代谢，但主要是同工酶 CYP2D6 的作用。因而可能与其他被这些酶代谢的药物产生相互作用。血浆中普罗帕酮的浓度可以被酶的诱导物（如利福平）降低；酶抑制剂如西咪替丁、氟西汀、奎尼丁和 HIV-蛋白酶抑制药能增加血浆中普罗帕酮的浓度。普罗帕酮本身能改变其他药物的血浆浓度。受影响的药物包括 β 受体阻滞、环孢素、地昔帕明、地高辛、氨茶碱和华法林。奥利司他能减少普罗帕酮的吸收。如果普罗帕酮与其他的抗心律失常药或致心律失常药合用会增加心律失常的危险性。

抗心律失常药 奎尼丁能抑制普罗帕酮的肝脏代谢，有报道称其在广泛代谢型患者中能提高血浆中普罗帕酮的

浓度[1]；能降低活性 5-羟基代谢产物的血浆浓度而提高 N-去丙基代谢产物的浓度，但是临床反应没有变化。但另一项研究[2]发现，奎尼丁能增强普罗帕酮对广泛代谢型患者的 β 受体阻滞作用；一项对顽固性房颤患者的研究[3]发现，在普罗帕酮的基础上增加使用奎尼丁，与增加普罗帕酮的剂量一样有效，甚至可能耐受性更好。

1. Funck-Brentano C, et al. Genetically-determined interaction between propafenone and low dose quinidine: role of active metabolites in modulating net drug effect. Br J Clin Pharmacol 1989; **27**: 435–44.
2. Mörike KE, Roden DM. Quinidine-enhanced beta-blockade during treatment with propafenone in extensive metabolizer human subjects. Clin Pharmacol Ther 1994; **55**: 28–34.
3. Lau C-P, et al. Control of paroxysmal atrial fibrillation recurrence using combined administration of propafenone and quinidine. Am J Cardiol 2000; **86**: 1327–32.

抗菌药 利福平能降低普罗帕酮的稳态血药浓度而引起心律失常的复发[1]。

1. Castel JM, et al. Rifampicin lowers plasma concentrations of propafenone and its antiarrhythmic effect. Br J Clin Pharmacol 1990; **30**: 155–6.

H₂ 受体拮抗药 有报道[1]西咪替丁能提高血浆中普罗帕酮的浓度。平均稳态血药浓度增加 22%，但是个体差异意味着这个变化没有意义。

1. Pritchett ELC, et al. Pharmacokinetic and pharmacodynamic interactions of propafenone and cimetidine. J Clin Pharmacol 1988; **28**: 619–24.

药动学

普罗帕酮经胃肠道吸收快且完全。主要通过细胞色素 P450 系统 CYP2D6 在肝中代谢。也有小部分被 CYP1A2 和 CYP3A4 代谢，对这小部分代谢人群进行了基因检测，在广泛代谢表现型的受试者中，5-羟基普罗帕酮和 N-去丙基普罗帕酮这两种活性代谢产物和其他少量的非活性代谢产物均有很强的首过代谢。在一小部分慢代谢表现型（缺乏 CYP2D6）的受试者中很少甚至没有 5-羟基普罗帕酮形成。普罗帕酮的生物利用度决定于物质代谢的表现型，但是更多决定于剂量，因为首关代谢是可饱和的。在实践中，药物的剂量很高，足以补偿表现型的差异。普罗帕酮及其代谢产物也要经过糖脂化作用。

超过 95% 的普罗帕酮与蛋白质结合。

普罗帕酮主要经过尿排泄，粪便主要以结合代谢物的形式排出。广泛新陈代谢中清除半衰期是 2～10h，缓慢新陈代谢是 10～32h。

普罗帕酮可以穿过胎盘分布到母乳中。

1. Hii JTY, et al. Clinical pharmacokinetics of propafenone. Clin Pharmacokinet 1991; **21**: 1–10.

用途和用法

盐酸普罗帕酮是有一些负性肌力和 β-肾上腺素受体阻滞活性的 Ic 类抗心律失常药（第212页）。可用于室上性和室性心律失常的治疗。

治疗需在严密监视心电图和血压的情况下进行。通常盐酸普罗帕酮的口服初始剂量是每次 150mg，每日 3 次，如果有需要，这个剂量可以增加，间隔 3～4 天可以增加到每次 300mg，每日 3 次的最大剂量。体重低于 70kg 的患者应该减少剂量，老年人也应该减少剂量。对于肝损伤患者也需要减少剂量（见下文）。

盐酸普罗帕酮在一些国家作为控释制剂使用。也可以通过缓慢静脉注射或滴注来给药。

在肝损伤中的用法 对肝损伤患者，普罗帕酮的清除率可能降低，需要小心监测并酌减小剂量。在美国，注册药品信息中称此种情况下药物剂量应为肝功能正常患者的 20%～30%。

在肾损伤中的用法 在一项关于肾功能对普罗帕酮分布影响的研究中发现肾损伤不能改变普罗帕酮和 5-羟基普罗帕酮的药动学[1]。另一项研究[2]表明普罗帕酮能安全应用于有慢性肾衰的房颤患者。虽然如此，在英国和美国，注册药品信息中建议对于肾损伤患者应谨慎使用普罗帕酮。

血液透析不能去除普罗帕酮[3]。

1. Fromm MF, et al. Influence of renal function on the steady-state pharmacokinetics of the antiarrhythmic propafenone and its phase I and phase II metabolites. Eur J Clin Pharmacol 1995; **48**: 279–83.
2. Napoli C, et al. Propafenone in the conversion of atrial fibrillation in patients suffering from chronic renal failure. Am J Ther 1997; **4**: 130–3.
3. Seto W, et al. Propafenone disposition during continuous venovenous hemofiltration. Ann Pharmacother 1998; **32**: 957–9.

心律失常 普罗帕酮对多种心律失常都有效[1,2]，它可能在处置室上性心律失常中扮演重要角色（见第218页），包括以单次口服冲击剂量方式用于新近发作的房

颤[3,4]。也可用于室性心律失常，尽管在大多数情况下，采用非药理学的治疗手段才是首选，亦有报道该药成功用于多种儿童心律失常[5,6]。

1. Capucci A, Boriani G. Propafenone in the treatment of cardiac arrhythmias: a risk-benefit appraisal. *Drug Safety* 1995; **12:** 55–72.
2. Reimold SC, *et al.* Propafenone for the treatment of supraventricular tachycardia and atrial fibrillation: a meta-analysis. *Am J Cardiol* 1998; **82:** 66N–71N.
3. Khan IA. Single oral loading dose of propafenone for pharmacological cardioversion of recent-onset atrial fibrillation. *J Am Coll Cardiol* 2001; **37:** 542–7.
4. Boriani G, *et al.* Oral loading with propafenone for conversion of recent-onset atrial fibrillation: a review on in-hospital treatment. *Drugs* 2002; **62:** 415–23.
5. Heusch A, *et al.* Clinical experience with propafenone for cardiac arrhythmias in the young. *Eur Heart J* 1994; **15:** 1050–6.
6. Janoušek J, Paul T. Safety of oral propafenone in the treatment of arrhythmias in infants and children (European Retrospective Multicenter Study). *Am J Cardiol* 1998; **81:** 1121–4.

制剂

专利制剂

Arg.: Normormytmin; **Austria:** Rhythmocor†; Rytmonorma; **Belg.:** Rytmonorm; **Braz.:** Ritmonorm; **Canad.:** Rythmol; **Chile:** Ritmocor; **Cz.:** Prolekofen; Propa-Tabletten†; Propanorm; Rytmonorm; **Denm.:** Rytmonorm; **Fin.:** Rytmonorm; **Fr.:** Rytmonorm; **Ger.:** Cuxafenon; Jutanorm†; Propamerck†; Rytmo-Puren; Rytmonorm; **Gr.:** Rytmonorm; **Hong Kong:** Rytmonorm; **Hung.:** Rytmonorm; **Indon.:** Rytmonorm; **Irl.:** Arythmol; **Israel:** Profex; Rythmex; **Ital.:** Cardiofenone; Fenorit; Rytmonorm; **Mex.:** Biopafen; Nistaken; Norfenon; **Neth.:** Rytmonorm; **NZ:** Rytmonorm; **Philipp.:** Rytmocard†; **Pol.:** Polfenon; Rytmonorm; **Port.:** Arythmol; Rytmonorm; **Rus.:** Propanorm (Пропанорм); **S.Afr.:** Rythmol; **Singapore:** Rytmonorm; **Spain:** Rytmonorm; **Swed.:** Rytmonorm; **Switz.:** Rytmonorm; **Thai.:** Rytmonorm; **Turk.:** Rytmonorm; **UK:** Arythmol; **Ukr.:** Propanorm (Пропанорм); **USA:** Rythmol; **Venez.:** Rytmonorm.

Propatylnitrate (*BAN*, *rINN*) 丙帕硝酯

ETTN; Ettriol Trinitrate; Propatilnitrato; Propatyl Nitrate (*USAN*); Propatylnitrat; Propatylnitratum; Propatyylinitraatti; Trinettriol; Win-9317. 2-Ethyl-2-hydroxymethylpropane-1,3-diol trinitrate.

Пропатилнитрат

$C_6H_{11}N_3O_9 = 269.2.$
CAS — 2921-92-8.
ATC — C01DA07.
ATC Vet — QC01DA07.
UNII — AJT2YN495R.

简介

丙帕硝酯是具有与其他用于心绞痛的硝酸甘油（第345页）类似性质的血管扩张药。

制剂

专利制剂

Braz.: Sustrate.

Propentofylline (*BAN*, *rINN*) 丙戊茶碱

HWA-285; Propentofilina; Propentofylliini; Propentofyllin; Propentofyllinum. 3-Methyl-1-(5-oxohexyl)-7-propylxanthine.

Пропентофиллин

$C_{15}H_{22}N_4O_3 = 306.4.$
CAS — 55242-55-2.
ATC — N06BC02.
ATC Vet — QC04AD90; QN06BC02; QR03DA90.
UNII — 5RTA398U4H.

简介

丙戊茶碱是黄嘌呤衍生物，已经用于治疗脑血管病，包括痴呆。也可用于兽医学中。

1. Frampton MA, *et al.* Propentofylline for dementia. Available in The Cochrane Database of Systematic Reviews; Issue 2. Chichester: John Wiley; 2003 (accessed 22/10/09).
2. Bath PMW, Bath-Hextall FJ. Pentoxifylline, propentofylline and pentifylline for acute ischaemic stroke. Available in The Cochrane Database of Systematic Reviews; Issue 3. Chichester: John Wiley; 2004 (accessed 22/10/09).

Propranolol Hydrochloride (*BANM*, *USAN*, *rINNM*) ⊗盐酸普萘洛尔

AY-64043; Hidrocloruro de propranolol; ICI-45520; NSC-91523; Propanolol-hidroklorid; Propranololi Hydrochloridum; Propranolol, chlorhydrate de; Propranolol Hidroklorür; Propranolol-hydrochlorid; Propranololhydrochloridum; Propranololi hydrochloridum; Propranololihydrokloridi; Propranololio hidrochloridas; Propranololu chlorowodorek. (±)-1-Isopropylamino-3-(1-naphthyloxy)propan-2-ol hydrochloride.

Пропранолола Гидрохлорид

$C_{16}H_{21}NO_2,HCl = 295.8.$
CAS — 525-66-6 (propranolol); 13013-17-7 (propranolol); 318-98-9 (propranolol hydrochloride); 3506-09-0 (propranolol hydrochloride).
ATC — C07AA05.
ATC Vet — QC07AA05.
UNII — F8A3652H1V.

(propranolol)

Pharmacopoeias. In *Chin.*, *Eur.* (see p.vii), *Int.*, *Jpn*, and *US.*

Ph. Eur. 6. 8 （Propranolol Hydrochloride） 白色或几乎白色粉末。可溶于水和乙醇。

USP 33 （Propranolol Hydrochloride） 白色至灰白色无味结晶性粉末。可溶于水和乙醇；微溶于氯仿；几乎不溶于乙醚。贮藏在 25℃ 时，允许偏差为 15～30℃。

稳定性 在水溶液中普萘洛尔的异丙胺侧链被氧化分解，溶液 pH 值下降并褪色。溶液在 pH 值为 3 时最稳定，碱性条件下迅速分解。

不良反应、处置和注意事项

见 **β 受体阻滞剂**，第279页。

哺乳 普萘洛尔可以分布到母乳中。在一项对 3 名妇女的研究报道母乳与血浆的比值范围是 0.33～1.65[1]。经计算道母乳喂养，婴儿摄取的最大剂量低于母体剂量的 0.1%。其他一些小型研究[2,3]也报道了类似的结果。据报道母亲服用普萘洛尔后，用母乳喂养婴儿并没有不良反应，American Academy of Pediatrics 因此认为[4]普萘洛尔与母乳喂养是相容的。

1. Smith MT, *et al.* Propranolol, propranolol glucuronide, and naphthoxylactic acid in breast milk and plasma. *Ther Drug Monit* 1983; **5:** 87–93.
2. Karlberg B, *et al.* Excretion of propranolol in human breast milk. *Acta Pharmacol Toxicol (Copenh)* 1974; **34:** 222–4.
3. Bauer JH, *et al.* Propranolol in human plasma and breast milk. *Am J Cardiol* 1979; **43:** 860–2.
4. American Academy of Pediatrics. The transfer of drugs and other chemicals into human milk. *Pediatrics* 2001; **108:** 776–89. [Retired May 2010] Correction. *ibid.*; 1029. Also available at: http://aappolicy.aappublications.org/cgi/content/full/pediatrics%3b108/3/776 (accessed 10/01/08)

药物相互作用

与 β 受体阻滞剂有关的药物相互作用参见第281页。

药动学

普萘洛尔几乎完全地从胃肠道吸收，但是首关代谢明显。血浆浓度达峰时间为口服后 1～2h。血浆浓度在不同个体之间差异很大。普萘洛尔的脂溶性很大。普萘洛尔穿过血脑屏障和胎盘屏障，可分布到母乳中。90% 的普萘洛尔与血浆蛋白结合。主要在肝中代谢而且至少一种代谢产物（4-羟基普萘洛尔）具有生物活性，但是代谢产物的确定性影响还不能确定。代谢产物和少量的药物原形经尿排泄。普萘洛尔的血浆半衰期为 3～6h。据报道普萘洛尔不能经透析排出。

妊娠 一项对 6 名妊娠患者（妊娠期为 32～36 周）的研究表明口服 120mg 和静脉注射 10mg 普萘洛尔的分布在妊娠期间和产后期相比并没有变化[1]。另一项[2]对 13 名妊娠患者给予普萘洛尔以控制高血压的研究表明普萘洛尔的药动学和它大部分的主要代谢物在妊娠期间都没有变化。10 名妇女的样本[3]显示普萘洛尔和它所有已知的代谢产物都出现在母体血浆、脐带血浆和新生婴儿的血浆中。据报道分娩时普萘洛尔与母体血浆的蛋白结合率为 87.5%，与脐带血浆的蛋白结合率为 67.2%。其他研究也报道了类似的母体和脐带血浆蛋白结合率[4]。

1. O'Hare MFO, *et al.* Pharmacokinetics of propranolol during pregnancy. *Eur J Clin Pharmacol* 1984; **27:** 583–7.
2. Smith MT, *et al.* Chronic propranolol administration during pregnancy: maternal pharmacokinetics. *Eur J Clin Pharmacol* 1983; **25:** 481–90.
3. Smith MT, *et al.* Metabolism of propranolol in the human maternal-placental-foetal unit. *Eur J Clin Pharmacol* 1983; **24:** 727–32.
4. Wood M, Wood AJJ. Changes in plasma drug binding and α_1-acid glycoprotein in mother and newborn infant. *Clin Pharmacol Ther* 1981; **29:** 522–6.

用途和用法

普萘洛尔是一种非选择性的 β 受体阻滞剂（第278页）。据报道普萘洛尔有膜稳定性，但是没有内在拟交感神经活性。

普萘洛尔以盐酸化合物的形式给药，用来治疗高血压（第228页）、嗜铬细胞瘤（第235页）、心绞痛（第215页）、心肌梗死（第232页）和心律失常（第218页）。也可用于治疗肥厚型心肌病（第221页）。它可以控制交感过度兴奋的症状，以此来治疗甲状腺功能亢进症（参见 M37 第2086页）、焦虑症（参见 M37 第925页）和震颤（第283页）。其他适应证包括偏头痛（参见 M37 第587页）的预防以及门静脉高血压患者的上消化道出血的预防（参见 M37 第2286页油酸单乙醇胺项下的静脉曲张）。

盐酸普萘洛尔通常口服给药。治疗高血压，初始剂量是每次 40～80mg，每日 2 次，并根据需要增加剂量，一般来说每天的剂量范围是 160～320mg；有些患者可能一天最多需要 640mg。普萘洛尔不适用于高血压的急救治疗，治疗高血压时，不能经静脉给药。

治疗嗜铬细胞瘤，如果患者通过外科手术来治疗，在手术的前 3 天需要每日给予 60mg 的普萘洛尔，常与 α 受体阻滞剂合用。如果肿瘤不能进行手术，就需要每日 30mg 剂量的长期治疗。

治疗心绞痛，盐酸普萘洛尔的初始剂量为每次 40mg，每日 2～3 次，并根据患者的需要增加剂量，一般来说每天的剂量范围是 120～240mg。有些患者可能一天最多需要 320mg。

治疗心肌梗死，盐酸普萘洛尔在 5～21 天内给药，前 2～3 天的剂量是每次 40mg，每日 4 次，之后每天 2 次每次 80mg，分次服用。其他治疗方案是每天的剂量是 180～240mg，分次服用。

在心律失常的长期治疗，普萘洛尔每天的剂量是 30～160mg，分次服用。对于心律失常的急救治疗，在 1min 内缓慢静脉注射 1mg 的盐酸普萘洛尔，必要时每 2min 可重复一次，对意识清醒的患者，最大剂量可达到 10mg，而昏迷患者可达到 5mg。由静脉注射接受普萘洛尔的患者应该谨慎观察。

治疗肥厚型心肌病，盐酸普萘洛尔的一般剂量是每次 10～40mg，每日 3～4 次。

治疗甲状腺功能亢进症，盐酸普萘洛尔的剂量是每次 10～40mg，每日 3～4 次。如果需要静脉注射，在大于 1min 缓慢静脉注射 1mg 的盐酸普萘洛尔，必要时每 2min 重复一次，直到有可见的反应，对于意识清醒患者总剂量最大达到 10mg，而昏迷患者达到 5mg。

治疗焦虑症，每日的剂量是 40mg，可以增加到每次 40mg，每日 2～3 次。

治疗特发性震颤，剂量是每次 40mg，每日 2～3 次，这个剂量可以隔 1 周增加到每日 160mg，尽管剂量可能需要增加到每日 320mg。

治疗偏头痛，起始剂量为每次 40mg，每日 2～3 次，这个剂量可以隔 1 周增加到每日 160mg。有些患者可能每天需要 240mg。

治疗门静脉高血压，盐酸普萘洛尔的初始剂量是每次 40mg，每日 2 次；必要时，剂量可以增加到 160mg，每日 2 次。

普萘洛尔的儿童用法，见下文。

儿童用法 盐酸普萘洛尔可以口服或静脉给药的方式用于儿童，但不是所有的适应证都允许使用。建议剂量如下：

用于**高血压**：

- **新生儿**：口服，250μg/kg，每日 3 次，必要时可增加至最大剂量 2mg/kg，每日 3 次；
- 1 个月至 12 岁：0.25～1μg/kg，口服，每日 3 次；必要时可增加到最大每日 5mg/kg，分次口服；
- 12 岁以上：用成人剂量（见上文）。

用于**心律失常、嗜铬细胞瘤和甲状腺功能亢进症**：

- **新生儿**：250～500μg/kg，口服，每日 3 次；或 20～50μg/kg，静脉给药，每日 3～4 次；缓慢注射并注意观察；
- 1 个月至 18 岁：250～500μg/kg，口服，每日 3～4 次，根据反应调整剂量，至最大 1mg/kg，每日 4 次；或每日最大总剂量 160mg。或者采用静脉给药，25～50μg/kg，每日 3～4 次，缓慢注射并注意观察。

用于**偏头痛预防**：

- 12 岁及以下：10～20mg 口服，每日 2～3 次；
- 12 岁以上：按成人剂量（见上文）。

用于**血管瘤和法洛四联症**：见下文。

在肝损伤中的用法 一项针对 9 名正常受试者和 7 名肝硬化患者稳定状态口服给药期间肝硬化对普萘洛尔分布影响的研究发现，肝硬化患者血液中非结合普萘洛尔的浓度是对照组的 3 倍。两组的平均半衰期分别是 11.2h 和 4h[1]。每日给予 10 名肝硬化和门静脉高血压患者单次剂量是 20mg 片剂和 160mg 控释制剂的普萘洛尔，共给药 7 天，研究普萘洛尔的药动学发现严重肝病患者与正常对照组相比血浆浓度较高[2]。其他的报道中也发现了类似的药动学[3]。

对于严重肝病患者，建议普萘洛尔的初始剂量较低，如每次 20mg，每日 3 次[2]，或每日 1 次 80mg 的控释制剂[2]或每隔 1 天给予 160mg 的控释制剂[3]。对 β 受体阻滞剂的监视是很必要的。建议将心率检查[2]或运动试验[3]作为估计肝硬化患者 β 受体阻滞剂程度的适当方法。

1. Wood AJJ, *et al.* The influence of cirrhosis on steady-state blood concentrations of unbound propranolol after oral administration. *Clin Pharmacokinet* 1978; 3: 478–87.
2. Arthur MJP, *et al.* Pharmacology of propranolol in patients with cirrhosis and portal hypertension. *Gut* 1985; 26: 14–19.
3. Calès P, *et al.* Pharmacodynamic and pharmacokinetic study of propranolol in patients with cirrhosis and portal hypertension. *Br J Clin Pharmacol* 1989; 27: 763–70.

在肾损伤中的用法 一项关于 11 名慢性肾功能不全患者的普萘洛尔药动学研究显示，与 8 名正常受试者的肾功能相比普萘洛尔的清除动力学没有损伤[1]。据报道慢性肾功能衰竭患者的普萘洛尔峰值浓度比接受透析的患者或正常受试者要高 2～3 倍[1,2]。其他的研究指出还没有药动学的理由修改肾损伤患者普萘洛尔的剂量[3]。

针对 8 名血液透析患者的研究发现除了普萘洛尔血浆浓度有稍微提高，4-羟普萘洛尔血浆浓度没有变化，但其他代谢产物的血浆浓度都很高[4]。

1. Lowenthal DT, *et al.* Pharmacokinetics of oral propranolol in chronic renal disease. *Clin Pharmacol Ther* 1974; 16: 761–9.
2. Bianchetti G, *et al.* Pharmacokinetics and effects of propranolol in terminal uraemic patients and in patients undergoing regular dialysis treatment. *Clin Pharmacokinet* 1976; 1: 373–84.
3. Wood AJJ, *et al.* Propranolol disposition in renal failure. *Br J Clin Pharmacol* 1980; 10: 561–6.
4. Stone WJ, Walle T. Massive propranolol metabolite retention during maintenance hemodialysis. *Clin Pharmacol Ther* 1980; 28: 449–55.

血管瘤 如需用药物控制婴儿血管瘤（参见 M37 第 1437 页），通常使用皮质激素或抗恶性细胞增殖药物，但效果通常并不理想，有报道[1,2]称口服普萘洛尔每日 2～3mg/kg，分 2～3 次给药，可取得快速治疗效果。尽管有人主张[3]采用每日 480μg/kg，分 3 次给药的更低的初始剂量，但患者可以耐受则剂量加倍，直至达到最大每日 2mg/kg 的剂量。普萘洛尔治疗对于有呼吸道阻塞的血管瘤患者尤其有益[4~6]。

1. Léauté-Labrèze C, *et al.* Propranolol for severe hemangiomas of infancy. *N Engl J Med* 2008; 358: 2649–51.
2. Sans V, *et al.* Propranolol for severe infantile hemangiomas: follow-up report. Abstract: *Pediatrics* 2009; 124: 983. Full version: http://pediatrics.aappublications.org/cgi/reprint/124/3/e423.pdf (accessed 18/01/10)
3. Siegfried EC, *et al.* More on propranolol for hemangiomas of infancy. *N Engl J Med* 2008; 359: 2846.
4. Truong MT, *et al.* Propranolol for the treatment of a life-threatening subglottic and mediastinal infantile hemangioma. *J Pediatr* 2010; 156: 335–8.
5. Denoyelle F, Garabédian EN. Propranolol may become first-line treatment in obstructive subglottic infantile hemangiomas. *Otolaryngol Head Neck Surg* 2010; 142: 463–4.
6. Maturo S, Hartnick C. Initial experience using propranolol as the sole treatment for infantile airway hemangiomas. *Int J Pediatr Otorhinolaryngol* 2010; 74: 323–5.

法洛四联症 β 受体阻滞剂，尤其是普萘洛尔，曾被用于治疗[1]和预防[1~3]患者法洛四联症及可逆性右心室流

出道梗阻的婴幼儿的发绀发作，但需当心可能导致心动过缓[4]。手术过程中更倾向于使用艾司洛尔[5~7]。

在英国，被授权的规定项产品信息中允许口服使用盐酸普萘洛尔的最大剂量为 1mg/kg，每日 3～4 次，也可采用静脉给药，最大 100μg/kg，每日 3～4 次，于心电图监控下缓慢给药。

BNFC 2009 推荐如下剂量。

- **新生儿**：口服，每日 2～3 次，口服，最大 2mg/kg，每日 3 次；或 15～20μg/kg（最大 100μg/kg）静脉给药，必要时每 12h 重复一次；
- 1 个月至 12 岁的儿童：0.25～1mg/kg，每日 3～4 次口服，最大每日 5mg/kg；或 15～20μg/kg（最大 100μg/kg）静脉给药，必要时每 6～8h 重复一次。

1. Cumming GR. Propranolol in tetralogy of Fallot. *Circulation* 1970; 41: 13–15.
2. Eriksson BO, *et al.* Long-term treatment with propranolol in selected cases of Fallot's tetralogy. *Br Heart J* 1969; 31: 37–44.
3. Ponce FE, *et al.* Propranolol palliation of tetralogy of Fallot: experience with long-term drug treatment in pediatric patients. *Pediatrics* 1973; 52: 100–108.
4. Clark DJ, *et al.* Propranolol induced bradycardia in tetralogy of Fallot. *Br Heart J* 1989; 61: 378–9.
5. Nussbaum J, *et al.* Esmolol for the treatment of hypercyanotic spells in infants with tetralogy of Fallot. *J Cardiothorac Anesth* 1989; 3: 200–2.
6. Geary V, *et al.* Esmolol in tetralogy of Fallot. *J Cardiothorac Anesth* 1989; 3: 524–6.
7. Dhir AK, Dhir S. Esmolol in infundibular spasm. *Anaesthesia* 1991; 46: 998.

制剂

BP 2010: Prolonged-release Propranolol Capsules; Propranolol Injection; Propranolol Tablets;

USP 33: Propranolol Hydrochloride and Hydrochlorothiazide Extended-release Capsules; Propranolol Hydrochloride and Hydrochlorothiazide Tablets; Propranolol Hydrochloride Extended-release Capsules; Propranolol Hydrochloride Injection; Propranolol Hydrochloride Tablets.

专利制剂

Arg.: Inderal; Oposim; Pirimetan; Propalong†; Propaneitor; Propayerst†; **Austral.:** Deralin; Inderal; **Austria:** Inderal; Proprahexal†; **Belg.:** Inderal; **Braz.:** Antitensin; Cardbloc; Cardiopranol†; Cardix; Hipernolol; Inderal; Neo Propranol†; Polol; Pradinolol; Pranolat†; Propacor; Propanox†; Propanit†; Propramed; Propranol; Propranolil†; Propranolum†; Rebaten; Sanpronol; Uni Propranol; **Canad.:** Inderal; Novo-Pranol; **Chile:** Coriodal; **Denm.:** Inderal†; Propal; **Fin.:** Inderal†; Propal; Ranoprin†; **Fr.:** Avlocardyl; Hemipralon†; Inderal; **Ger.:** Beta-Tablinen; Dociton; Efektolol†; Elbrol†; Obsidan; Prophylux; Propra-ratiopharm; propra†; Propranur†; **Gr.:** Dorizan; Frina; Inderal; Kostaleng; Waucoton; Ziserfin; **Hong Kong:** Deralin; Inderal; Inpanol; Synolol; Uni-Panolol; **Hung.:** Huma-Pronol; **India:** Betabloc; Betaspan†; Ciplar; Corbeta; Inderal; Propal; **Indon.:** Farmadral; Inderal†; **Irl.:** Beta-Prograne; Half Beta-Prograne; Half Inderal; Inderal; Inderal†; **Israel:** Deralin; Inderal; Prolol; Slow Deralin; **Ital.:** Inderal; **Malaysia:** Inderal; **Mex.:** Inderalici; Pranoralt†; Prochor†; Propalem; Propalgint; Sintaser; **Norw.:** Inderal; Pranolol; **NZ:** Angilol; Cardinol; Inderal; **Philipp.:** Duranol; Inderal; Parvilox; Phanerol; **Port.:** Corpendoli†; Inderal; **Rus.:** Anaprilin (Анаприлин); Obsidan (Обзидан); **S.Afr.:** Cardiblok†; Inderal; Prodorol; Pur-Bloka; **Singapore:** Inderal; Inpanol; Propa; Propanol; **Spain:** Sumial; Swed.: Inderal; **Switz.:** Inderal; **Thai.:** Alperol; Atensin†; Betalol; Betapress; Cardenol; Chinnolol; CVS; Emforal; Idelol; Inderal; Normpress; P-Parol; Palon; Perlol; Prolol; Pronalol; Pronol; Propanorl; Syntonol; **Turk.:** Dideral; **UAE:** Cardilol; **UK:** Angilol; Bedranol; Beta-Prograne; Half Beta-Prograne; Half Inderal; Inderal; Slo-Pro; Syprol; **Ukr.:** Pranolol (Пранолол); **USA:** Inderal; InnoPran; **Venez.:** Algoren; Docitral; Galenol†; Indal†; Inderal; Parinext.

多组分制剂 **Braz.:** Polol-H; Tenadren; **Ger.:** Beta-Turfa; Dociretic; Dociteren; Obsilazin N†; Pertenso N; Propra comp; Triamteren tri-comp; **India:** Beptazine-H‡; Beptazinet; Ciplar-H; Corbetazine; Zopax Plus; **Neth.:** Inderetic†; **Ukr.:** Distonin (Дистонин); **USA:** Inderide†.

Proroxan (*pINN*) 普罗克生

Proroxano; Proroxanum. 1-(2,3-Dihydro-1,4-benzodioxin-6-yl)-3-(3-phenyl-1-pyrrolidinyl)-1-propanone.

Пророксан

$C_{21}H_{23}NO_3 = 337.4$.
CAS — 33743-96-3 (proroxan).
UNII — T5WT3QN49G.

Proroxan Hydrochloride (*USAN*, *pINNM*) 盐酸普罗克生

AY-24269; Hidrocloruro de proroxano; Pirroksan; Proroxan, Chlorhydrate de; Proroxani Hydrochloridum; Pyrroxanum.

Пирроксан; Пророксана Гидрохлорид

$C_{21}H_{23}NO_3, HCl = 373.9$.
CAS — 33025-33-1.
UNII — 694Z9P44G4.

简介

普罗克生作为抗高血压药，用于治疗梅尼埃病、晕动病和变化性皮炎。

Proscillaridin (*BAN*, *USAN*, *rINN*) 海葱次苷

2936; A-32686; Proscilaridina; Proscillaridiini; Proscillaridin A; Proscillaridine; Proscillaridinum; PSC-801. 14-Hydroxy-3β-(α-L-rhamnopyranosyloxy)-14β-bufa-4,20,22-trienolide.

Просцилларидин

$C_{30}H_{42}O_8 = 530.6$.
CAS — 466-06-8.
ATC — C01AB01.
ATC Vet — QC01AB01.
UNII — KC6BL281EN.

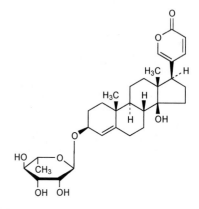

简介

海葱次苷是从 *Drimia* 海葱获得的强心苷（百合科）。它是普遍性质类似于地高辛的正收缩性药（第312页）。据报道，它起效快且作用时间短。

海葱次苷口服用于治疗心力衰竭。

制剂

专利制剂

Ger.: Talusin†; **Pol.:** Talusin†.

Quinapril Hydrochloride (*BANM*, *USAN*, *rINNM*) 盐酸喹那普利

CI-906 (quinapril); Hidrocloruro de quinapril; Kinapril Hidroklorür; Quinapril, chlorhydrate de; Quinaprili hydrochloridum. (3S)-2-{N-[(S)-1-Ethoxycarbonyl-3-phenylpropyl]-L-alanyl}-1,2,3,4-tetrahydro-isoquinoline-3-carboxylic acid hydrochloride.

Хинаприла Гидрохлорид

$C_{25}H_{30}N_2O_5, HCl = 475.0$.
CAS — 85441-61-8 (quinapril); 82586-55-8 (quinapril hydrochloride).
ATC — C09AA06.
ATC Vet — QC09AA06.
UNII — 33067B3N2M.

(quinapril)

Pharmacopoeias. In *US*.

USP 33 (Quinapril Hydrochloride) 白色或米色粉末，有时显粉色。易溶于水。

悬液 临时制剂喹那普利 1mg/ml 的制备是将压碎的喹那普利片（*Pfizer, US*）加入到以下赋形剂中（可在 5℃贮藏 6 周）

- 15% 的 *Kphos*（*Beach, US*），15% 的 *Bicitra*（*Draxis Pharma, US*）和 70% 的 *OraSweet*（*Paddock, US*）；
- 15% 的 *Kphos*，15% 的 *Bicitra* 和 70% 的 *OraSweet SF*；
- 15% 的 *Kphos*，15% 的 *Bicitra* 和 70% 的 simple syrup。

应考虑选择含 *OraSweet SF* 的悬液[1]。

1. Freed AL, *et al*. The development and stability assessment of extemporaneous pediatric formulations of Accupril. *Int J Pharm* 2005;**304:** 135–44.

不良反应、处置和注意事项

参见 **ACEI**，第248页。

哺乳　6 名妇女一次服用 20mg 剂量的喹那普利，母乳与血浆比例为 0.12，母乳中检测出了喹那普利，但是没有检测出喹那普利特[1]。估计婴儿接受的剂量大约只有母体剂量的 1.6％。

英国调控机构的建议是反对在哺乳开始的最初几个星期使用任何 ACEI，见 **ACEI** 的 **注意事项**（第250页）。

1. Begg EJ, *et al*. Quinapril and its metabolite quinaprilat in human milk. *Br J Clin Pharmacol* 2001; **51:** 478–81.

药物相互作用

参见 **ACEI**，第251页。

抗菌药　据报道喹那普利由于配方中碳酸镁的存在能减少四环素类的吸收。

药动学

喹那普利是其活性代谢产物喹那普利拉二酸的药物前体。喹那普利一次口服剂量的 60％ 都被吸收。喹那普利主要在肝中代谢为喹那普利拉和一些无活性代谢产物。喹那普利的血浆浓度达峰时间为一次口服后的 2h内。大约 97％ 的喹那普利拉与血浆蛋白结合。单次口服后，喹那普利以喹那普利拉、其他代谢产物和原形的形式随尿和粪便排泄，主要经尿排泄；喹那普利拉一次静脉注射后最多有 96％ 经尿排泄。多次给药后喹那普利拉蓄积的有效半衰期是 3h，而 25h 的半衰期说明喹那普利拉与血管紧张素转换酶有力的结合。

喹那普利和喹那普利拉的药动学都受肾损伤和肝损伤的影响。透析对喹那普利和喹那普利拉也有轻微的影响。

少量的喹那普利分布到乳汁中。

1. Begg EJ, *et al*. The pharmacokinetics and pharmacodynamics of quinapril and quinaprilat in renal impairment. *Br J Clin Pharmacol* 1990; **30:** 213–20.
2. Halstenson CE, *et al*. The pharmacokinetics of quinapril and its active metabolite, quinaprilat, in patients with various degrees of renal function. *J Clin Pharmacol* 1992; **32:** 344–50.
3. Wolter K, Fritschka E. Pharmacokinetics and pharmacodynamics of quinapril after low dose quinapril in patients with terminal renal failure. *Eur J Clin Pharmacol* 1993; **44** (suppl 1): S53–6.
4. Begg EJ, *et al*. The pharmacokinetics of quinapril and quinaprilat in patients with congestive heart failure. *Br J Clin Pharmacol* 1994; **37:** 302–4.
5. Squire IB, *et al*. Haemodynamic response and pharmacokinetics after the first dose of quinapril in patients with congestive heart failure. *Br J Clin Pharmacol* 1994; **38:** 117–23.
6. Breslin E, *et al*. A pharmacodynamic and pharmacokinetic comparison of intravenous quinaprilat and oral quinapril. *J Clin Pharmacol* 1996; **36:** 414–21.
7. Blumer JL, *et al*. Pharmacokinetics of quinapril in children: assessment during substitution for chronic angiotensin-converting enzyme inhibitor treatment. *J Clin Pharmacol* 2003; **43:** 128–32.

用途和用法

喹那普利是一类 ACEI（第248页）。用于治疗高血压（第228页）和心力衰竭（第224页）。

喹那普利在体内转变为它的活性代谢产物喹那普利拉。单次口服后 1h 内就可以看到血流动力学反应，最大效应发生在 2～4h 后，尽管在长期使用时完全效应不会延到 1～2 周。血流动力学效应会持续 24h，因此可每日给药一次。喹那普利以盐酸化合物的形式口服给药，但通常以碱基表示。10.8mg 盐酸喹那普利相当于 10.0mg 的喹那普利。

在治疗**高血压**时，初始剂量是每次 10mg，每日 1 次。由于有些患者在使用 ACEI 治疗时会出现血压骤降，所以首次给药最好是在睡前。对于老年人、肾损伤患者或服用利尿药的患者建议每日的初始剂量是 2.5mg；如果可能，在开始服用喹那普利前 2 天或 3 天停止服用利尿药，如果有必要去再恢复复用药。

通常每天的维持剂量是 20～40mg，1 次服用或分 2 次服用，每日的最大剂量是 80mg。

在治疗**心力衰竭**时，引起 ACEI 的严重首剂低血压在服用髓袢利尿药的患者中是很常见的，但是暂时停药会引起肺水肿的反弹。因此应该在严密的医学监控下以较低的剂量开始用药。常用的初始剂量是 2.5mg。通常每日的维持剂量是 10～20mg，1 次服用或分 2 次服用，每日的最大剂量是 40mg。

喹那普利拉可经静脉给药。

---

1. Wadworth AN, Brogden RN. Quinapril: a review of its pharmacological properties, and therapeutic efficacy in cardiovascular disorders. *Drugs* 1991; **41:** 378–99.
2. Plosker GL, Sorkin EM. Quinapril: a reappraisal of its pharmacology and therapeutic efficacy in cardiovascular disorders. *Drugs* 1994; **48:** 227–52.
3. Culy CR, Jarvis B. Quinapril: a further update of its pharmacology and therapeutic use in cardiovascular disorders. *Drugs* 2002; **62:** 339–85.

制剂

USP 33: Quinapril Tablets.

专利制剂

Arg.: Accupril; **Austral.:** Accupril; Acquin; Asig; Filpril; **Austria:** Accupro; **Belg.:** Accupril; **Braz.:** Accupril; **Canad.:** Accupril; **Chile:** Accupril; **Cz.:** Accupro; **Denm.:** Accupro; **Fin.:** Accupro; **Fr.:** Acuitel; Korec; **Ger.:** Accupro; QuinaLich†; **Gr.:** Accupron; **Hong Kong:** Accupril; **Hung.:** Accupro; Acumerck; Quiagen; **Indon.:** Accupril; **Irl.:** Accupro; Quinapro†; **Ital.:** Accuprin; Acequin; Quinazil; **Jpn:** Conan; **Malaysia:** Accupril†; **Mex.:** Accupril; **Neth.:** Acupril; **NZ:** Accupril; **Philipp.:** Accupril; **Pol.:** Accupro; Acurenal; AprilGen; Pulsaren; Q-Pril; **Port.:** Accupro; Vasocor†; **Rus.:** Accupro (Аккупро); Quinaphar (Квинафар); **S.Afr.:** Accumax; Acupril; Quinace; Quinagen; Quinaspen; **Singapore:** Acupril; **Spain:** Acuprel; Acuretic; Ectren; Lidaltrin; **Swed.:** Accupro; **Switz.:** Accupro; Quiril; **Thai.:** Accupril; Quinaril; Quinsil; **Turk.:** Acuitel; **UK:** Accupro; Quinil; **Ukr.:** Accupro (Аккупро); Acurenal (Акуренал); **USA:** Accupril; **Venez.:** Accupril; Quinalar; Solpres.

多组分制剂　**Arg.:** Accuretic; **Austral.:** Accuretic; **Austria:** Accuzide; **Belg.:** Accuretic; Co-Quinapril; **Canad.:** Accuretic; **Chile:** Accuretic; **Cz.:** Accuzide; Stadapress; **Fin.:** Accupro Comp; **Fr.:** Acuilix; Koretic; **Ger.:** Accuzide; QuinaLich comp; Quinaplus; Quinapril comp; **Irl.:** Accuretic; **Ital.:** Accuretic; Acequide; Quinazide; **Neth.:** Accuretic; **Philipp.:** Accuzide; **Pol.:** Accuzide; **Port.:** Acuretic; **Rus.:** Accuzide (Аккузид); **S.Afr.:** Accumax Co; Quinazide; Adco-Quinazide; Quinace Co; **Spain:** Bicetil; Lidaltrin Diu; **Swed.:** Accupro Comp; **Switz.:** Quiril comp.; **Turk.:** Accuzide; **UK:** Accuretic; **Ukr.:** Accuzide (Аккузид); **USA:** Accuretic; Quinaretic; **Venez.:** Accuretic; Quinaretic.

Quinidine (*BAN*)　奎尼丁

Chinidinum; Chinidyna; Kinidiini; Kinidin; Quinidina. (8R,9S)-6′-Methoxycinchonan-9-ol; (+)-(αS)-α-(6-Methoxy-4-quinolyl)-α-[(2R,4S,5R)-(5-vinylquinuclidin-2-yl)]methanol.

Хинидин

$C_{20}H_{24}N_2O_2 = 324.4$.

CAS — 56-54-2 (anhydrous quinidine); 63717-04-4 (quinidine dihydrate); 72402-50-7 (± quinidine).

ATC — C01BA01.

ATC Vet — QC01BA01.

UNII — ITX08688JL.

性状　奎尼丁是奎宁的同分异构体，可以从金鸡纳树皮和它们的杂交种类中获得；也可从 *Remijia peduncula* 中获得，或者由奎宁来制备。

Quinidine Bisulfate 重硫酸奎尼丁

Quinidina, bisulfato de; Quinidine Bisulphate (*BANM*).

Хинидина Бисульфат

$C_{20}H_{24}N_2O_2,H_2SO_4 = 422.5$.

CAS — 747-45-5 (anhydrous quinidine bisulfate); 6151-39-9 (quinidine bisulfate tetrahydrate).

ATC — C01BA01.

ATC Vet — QC01BA01.

Pharmacopoeias. In *Br.*

BP 2010（Quinidine Bisulphate）　无色无臭晶体。包含不超过 15％的二氢重硫酸奎尼丁。易溶于水和乙醇；几乎不溶于乙醚。1％水溶液的 pH 值是 2.6～3.6。避光。

Quinidine Gluconate (*BANM*)　奎尼丁葡萄糖酸盐

Quinidina, gluconato de; Quinidinium Gluconate.

Хинидина Глюконат

$C_{20}H_{24}N_2O_2,C_6H_{12}O_7 = 520.6$.

CAS — 7054-25-3.

ATC — C01BA01.

ATC Vet — QC01BA01.

UNII — R6875N380F.

Pharmacopoeias. In *US.*

USP 33（Quinidine Gluconate）　白色无臭粉末。包含不超过 20％的二氢奎尼丁。易溶于水；微溶于乙醇。贮藏于 25℃，允许偏差为 15～30℃。避光。

吸收　当药物使用 PVC 注射袋和注射针管静脉注射给药时，超过 40％的奎尼丁葡萄糖酸盐损失[1]。

1. Darbar D, *et al*. Loss of quinidine gluconate injection in a polyvinyl chloride infusion system. *Am J Health-Syst Pharm* 1996; **53:** 655–8.

Quinidine Polygalacturonate 聚半乳糖醛酸奎尼丁

Quinidina, poligalacturonato de. Quinidine poly(D-galacturonate) hydrate.

Хинидина Полигалактуронат

$C_{20}H_{24}N_2O_2,(C_6H_{10}O_7)_x,xH_2O$.

CAS — 27555-34-6 (anhydrous quinidine polygalacturonate); 65484-56-2 (quinidine polygalacturonate hydrate).

ATC — C01BA01.

ATC Vet — QC01BA01.

Quinidine Sulfate 硫酸奎尼丁

Chinidin sulfát dihydrát; Chinidini sulfas; Chinidino sulfatas; Chinidinsulfate; Chinidinum Sulfuricum; Chinidiny siarczan; Kinidiinisulfaatti; Kinidin Sülfat; Kinidinsulfat; Kinidin-szulfát; Quinidina, sulfato de; Quinidine Sulphate (*BANM*); Quinidini Sulfas; Quinidini Sulfas Dihydricus.

Хинидина Сульфат

$(C_{20}H_{24}N_2O_2)_2,H_2SO_4,2H_2O = 782.9$.

CAS — 50-54-4 (anhydrous quinidine sulfate); 6591-63-5 (quinidine sulfate dihydrate).

ATC — C01BA01.

ATC Vet — QC01BA01.

UNII — J13S2394HE.

Pharmacopoeias. In *Chin., Eur.* (see p.vii)，*Int.*, *Jpn* and *US.*

Ph. Eur. 6.8（Quinidine Sulphate）　白色或几乎白色结晶性粉末，或光滑无色针状物。包含不超过 15％的二氢奎尼丁。微溶于水；可溶于沸水和乙醇；几乎不溶于丙酮。1％水溶液的 pH 值为 6.0～6.8。避光。

USP 33（Quinidine Sulfate）　细微，针状白色结晶，经常凝结成块状；或细微白色粉末。无色，见光变黑。包含不超过 20％的二氢奎尼丁。它的溶液经石蕊检测呈中性或碱性。溶于水（1：100），溶于氯仿（1：15）；不溶于乙醚。避光。

稳定性　据报道[1]硫酸奎尼丁在几种临时制备的口服液体制剂中最多可稳定 60 天。

1. Allen LV, Erickson MA. Stability of bethanechol chloride, pyrazinamide, quinidine sulfate, rifampin, and tetracycline hydrochloride in extemporaneously compounded oral liquids. *Am J Health-Syst Pharm* 1998; **55:** 1804–9.

不良反应和处置

奎尼丁及其盐都会引起心源性和非心源性的不良反应。引起胃肠道刺激一般会导致恶心、呕吐和腹泻。

也会产生类似于奎宁发生的超敏反应，推荐让每一位患者先试服一次（见下文用途和用法）。不良反应包括呼吸困难、风疹、瘙痒、皮疹、紫癜、血小板减少和其他的血管；很少有发热和过敏性反应。据报道会出现肉芽肿性肝炎和狼疮样综合征。

奎尼丁能引起金鸡纳反应（参见 M37 第583页奎宁），导致耳鸣、听力损伤、视觉障碍、头痛、意识错乱、眩晕、呕吐和腹痛；这些一般是由于剂量大而引起的，但是即使剂量很小这也可能会发生在特异体质的受试者身上。

奎尼丁会诱发低血压，特别是在过量使用和静脉注射快时。它能延长 QT 间期，可能会造成室性心律失常，包括扭转型室性心动过速。

如果给予超剂量的奎尼丁，主要会出现中毒性心源性症状。奎尼丁蓄积后，不适当的高血浆浓度会引起 ECG 变化、心脏传导阻滞、心搏暂停、室性心动过速、心室颤动、晕厥、癫痫、昏迷，有时候甚至会致死。针对不良反应和超剂量治疗是对症和支持。如果患者在给药 1h 后出现不良反应，应考虑使用活性炭。

一篇与 Ia 类抗心律失常药奎尼丁、丙吡胺、普鲁卡因胺相关的不良反应和临床治疗的综述[1]。

1. Kim SY, Benowitz NL. Poisoning due to class IA antiarrhythmic drugs quinidine, procainamide and disopyramide. *Drug Safety* 1990; **5:** 393–420.

对血液的影响　奎尼丁诱发的血小板减少症是很常见的，是已知经证实的能够引起药物性血小板减少症的药物之一[1]。这似乎是一种超敏反应，可能是奎尼丁引起自身抗体的产生，并且引起血小板破坏。高特异性奎尼丁依赖性血小板抗体已经发现于奎尼丁诱发的血小板减少症的患者血浆中，也许对诊断有一定作用[2]。反应准确的机制却不清楚。似许认为是奎尼丁诱发的血小板破坏而导致抗体的产生；或者说形成一种抗体－奎尼丁复合物，然后沉积在血小板上[1,3]。血小板抗原成分可能是糖蛋白Ib，尽管其他的表面糖蛋白也有参与[3,4]。

1. van den Bemt PMLA, et al. Drug-induced immune thrombocytopenia. Drug Safety 2004; 27: 1243–52.
2. Reid DM, Shulman NR. Drug purpura due to surreptitious quinidine intake. Ann Intern Med 1988; 108: 206–8.
3. Stricker RB, Shuman MA. Quinidine purpura: evidence that glycoprotein V is a target platelet antigen. Blood 1986; 67: 1377–81.
4. Visentin GP, et al. Characteristics of quinine- and quinidine-induced antibodies specific for platelet glycoproteins IIb and IIIa. Blood 1991; 77: 2668–76.

对眼的影响　在服用奎尼丁 2 年的患者产生的角膜病中发现了类似于角膜沉积物的物质[1]。停药后的症状得到了改善，而且角膜沉积物也完全清除了。

在使用奎尼丁治疗的少数患者中鉴定[2]出了眼色素膜炎。

1. Zaidman GW. Quinidine keratopathy. Am J Ophthalmol 1984; 97: 247–9.
2. Fraunfelder FW, Rosenbaum JT. Drug-induced uveitis: incidence, prevention and treatment. Drug Safety 1997; 17: 197–207.

对关节的影响　奎尼丁可能与风湿性关节炎有关[1]。这是被认识的，尽管不常见，也是药物导致红斑狼疮的诱因（见下文），但也曾有关可逆性的报道[2~4]，患有对称性多发性关节炎并没有抗核抗体的证据。这些症状一般比药物导致红斑狼疮更加温和，并且开始的时候更加迅速。停药 1 周内症状就可以缓解并且一些患者症状重新出现在激发试验中。多肌痛风湿性紫癜样症状也有过报道[1]。

1. Alloway JA, Salata MP. Quinidine-induced rheumatic syndromes. Semin Arthritis Rheum 1995; 24: 315–22.
2. Kertes P, Hunt D. Polyarthritis complicating quinidine treatment. BMJ 1982; 284: 1373–4.
3. Cohen MG, et al. Two distinct quinidine-induced rheumatic syndromes. Ann Intern Med 1988; 108: 369–71.
4. Naschitz JE, Yeshurun D. Quinidine and rheumatic syndromes. Ann Intern Med 1988; 109: 248–9.

对肝脏的影响　据报道在 2% 服用奎尼丁的患者中发生肝的超敏反应[1,2]。主要的临床症状是发热[1~3]，但是也会发生皮疹[1~3]、紫癜[2]和肝肿大[3]。肝酶值升高[1~4]，而血小板计数会下降[3]。反应在停药后是可逆的，发热大约 48h 后就会消退，肝酶值也会在 2 周内恢复到正常值。肝脏活组织检查显示有肉芽肿性肝炎[1~3]，也发现了其他的炎症变化[2]和胆汁淤积性黄疸[4]。

1. Geltner D, et al. Quinidine hypersensitivity and liver involvement: a survey of 32 patients. Gastroenterology 1976; 70: 650–2.
2. Knobler H, et al. Quinidine-induced hepatitis. Arch Intern Med 1986; 146: 526–8.
3. Bramlet DA, et al. Granulomatous hepatitis as a manifestation of quinidine hypersensitivity. Arch Intern Med 1980; 140: 395–7.
4. Hogan DB, et al. Unusual hepatotoxic reaction to quinidine. Can Med Assoc J 1984; 130: 973.

对精神状态的影响　1 位服用奎尼丁 15 年的 62 岁的老人出现了逐日严重的大脑功能障碍，表现为间断性意识混乱、激动、坐立不安、个性变化和偏执[1]。停药 24h 内有症状明显的改善，5 天后老人恢复正常，没有认知缺陷。一般认为奎尼丁引起或加重功能性精神病。

1. Johnson AG, et al. A functional psychosis precipitated by quinidine. Med J Aust 1990; 153: 47–9.

对皮肤的影响　据报道奎尼丁能引起皮肤反应（包括银屑病）的恶化[1]、蓝-灰色素沉着[2]光过敏[3]和中毒性表皮坏死松解症[4]。也有报道在工作场所吸入了奎尼丁微粒可能会产生紫癜性擦伤[5]。

1. Harwell WB. Quinidine-induced psoriasis. J Am Acad Dermatol 1983; 9: 278.
2. Mahler R, et al. Pigmentation induced by quinidine therapy. Arch Dermatol 1986; 122: 1062–4.
3. Marx JL, et al. Quinidine photosensitivity. Arch Dermatol 1983; 119: 39–43.
4. Adornato MC. Toxic epidermal necrolysis associated with quinidine administration. N Y State Dent J 2000; 66: 38–40.
5. Salom IL. Purpura due to inhaled quinidine. JAMA 1991; 266: 1220.

低血糖　对 8 名健康受试者和 10 名疟疾患者静脉注射给予奎尼丁，平均血浆胰岛素浓度升高而平均血浆葡萄糖浓度却下降[1]。1 例脑功能和急性肾功能衰竭患者出现了严重低血糖。认为这些效应与刺激胰岛素 B 细胞分泌的作用有关，从而推断出对任何严重疾病而禁食患者胃肠外给予奎尼丁后都会出现低血糖。

1. Phillips RE, et al. Hypoglycaemia and antimalarial drugs: quinine and release of insulin. BMJ 1986; 292: 1319–21.

红斑狼疮　几个经证实的报道指出奎尼丁能诱发红斑狼疮[1~4]。症状包括抗核抗体试验阳性的多关节炎。通常服用奎尼丁几个月之后才会出现这些症状，而且停药后这些症状就会慢慢消失。在先前用普鲁卡因胺有反应的患者中出现了类似于狼疮症状的复发[2]。

1. West SG, et al. Quinidine-induced lupus erythematosus. Ann Intern Med 1984; 100: 840–2.
2. Amadio P, et al. Procainamide, quinidine, and lupus erythematosus. Ann Intern Med 1985; 102: 419.
3. Lavie CJ, et al. Systemic lupus erythematosus (SLE) induced by quinidine. Arch Intern Med 1985; 145: 446–8.
4. Cohen MG, et al. Two distinct quinidine-induced rheumatic syndromes. Ann Intern Med 1988; 108: 369–71.

食管狭窄　据报道，口服奎尼丁能够引起食管损伤[1,2]，并会形成食管溃疡和狭窄。

1. McCord GS, Clouse RE. Pill-induced esophageal strictures: clinical features and risk factors for development. Am J Med 1990; 88: 512–18.
2. Jaspersen D. Drug-induced oesophageal disorders: pathogenesis, incidence, prevention and management. Drug Safety 2000; 22: 237–49.

注意事项

奎尼丁禁用于完全性心脏传导阻滞患者（除非患者装有起搏器）。对长 QT 间期或有尖端扭转型室性心动过速史、不完全性心脏传导阻滞、失代偿性心力衰竭、心肌炎或严重心肌损伤患者，应用奎尼丁要极其慎重。应该让患者先试服一次初始剂量，观察有无超敏反应；对奎尼丁显阳性反应和以前服用奎尼丁有超敏性的患者，都应禁用奎尼丁。使用奎尼丁开始治疗心律失常时，要极其谨慎，因为在急性感染或发热期间超敏反应会被掩盖。对于重症肌无力患者也要注意，因为它能加重症状，并降低拟副交感神经的作用。

当奎尼丁用于治疗心房扑动或心室颤动时，AV 传导阻滞的减少会导致非常快的心室率。这可以通过提前服用洋地黄或限制心率的钙通道阻滞剂或 β 受体阻滞剂来避免。但是奎尼丁在洋地黄过量时是禁用的，因为它会显著地增加地高辛的血浆浓度。

对于老年人、肝或肾损伤患者以及有时用于心力衰竭时要适当的减少剂量。

哺乳　1 位怀孕期间每日服用 2.1g 奎尼丁的妇女[1]分娩 5 天后母乳和血浆浓度分别是 6.4μg/ml 和 9.0μg/ml，母乳和血清的比率是 0.71。据估计婴儿摄取的奎尼丁的量应远低于按其体重计算的有效药物浓度范围。由于没有关于婴儿不良反应的报道，因此 American Academy of Pediatrics 认为[2]奎尼丁与母乳是相容的。

1. Hill LM, Malkasian GD. The use of quinidine sulfate throughout pregnancy. Obstet Gynecol 1979; 54: 366–8.
2. American Academy of Pediatrics. The transfer of drugs and other chemicals into human milk. Pediatrics 2001; 108: 776–89. [Retired May 2010] Correction. ibid.; 1029. Also available at: http://aappolicy.aappublications.org/cgi/content/full/pediatrics%3b108/3/776 (accessed 10/07/07)

妊娠　1 位妇女在妊娠期间服用硫酸奎尼丁的报道[1]指出分娩时婴儿的血清浓度与母体类似，但是羊水的浓度有所升高。婴儿的体重、ECG、血红蛋白、浓度和血小板计数都在正常范围内。

1. Hill LM, Malkasian GD. The use of quinidine sulfate throughout pregnancy. Obstet Gynecol 1979; 54: 366–8.

药物相互作用

奎尼丁与其他药物在药动学与药效学上有潜在的相互作用。

奎尼丁与其他可以增长 QT 间期或者有心律失常影响的药物联用应该避免，因为会存在毒性增大的风险。尽管奎尼丁有时与其他抗心律失常药联合给药，但是需要注意的，因为有可能都有药动学和药效学上的相互作用（见下文）。因为抗毒蕈碱和肾上腺素受体对奎尼丁的阻滞特性，可能会与其他药物发生相互作用。与神经肌肉阻滞剂的潜在作用也有报道。

奎尼丁主要通过细胞色素 P450 同工酶 CYP3A4 在肝中代谢，与该同工酶的增强剂与诱导剂相互作用。利福平、苯巴比妥和苯妥英能增强奎尼丁的肝代谢，需要增加奎尼丁的剂量。能够阻碍 CYP3A4 的 HIV-蛋白酶抑制药能引起奎尼丁达到中毒浓度。

奎尼丁的尿排泄主要取决于尿液的 pH 值；能增加尿液 pH 的药物（如碳酸氢钠）、一些抗酸药和碳酸酐酶抑制剂能增加奎尼丁的血浆浓度，因为尿中非电离药物的比例通过肾小管的重吸收作用而增加了。

与能被其他药物所影响一样，奎尼丁也能反过来影响其他化合物；奎尼丁也能抑制细胞色素 P450 同工酶 CYP2D6，影响被经尿排泄的药物。受奎尼丁影响的药物包括抗凝血药和地高辛；它们的相互作用将在那些药物的专题中讨论。奎尼丁与右美沙芬可联用（**神经障碍**，参见 M37 第1485页），因其可抑制后者的代谢。

抗心律失常药　胺碘酮能增加奎尼丁的血浆浓度，增加

了中毒的危险性；据报道有伴 QT 间期延长的扭转型室性心动过速[1]。这个相互作用可能是由于胺碘酮能抑制奎尼丁的肝和肾清除率，或者能抑制代谢位点的奎尼丁。如果两种药物合用，那么奎尼丁的剂量需要减少，并且应该严密监视患者。据报道[2]维拉帕米静脉给药能引起口服奎尼丁患者的严重低血压。体外研究指出这是由于两种药物对 α-肾上腺素受体的累加阻滞，同时维拉帕米也能阻断钙通道；维拉帕米也能增加奎尼丁的血浆浓度。当合并给药时，维拉帕米能增加其他抗心律失常药的血浆浓度［见丙吡胺（第 260 页）、地高辛（第313页）、丙吡胺（第 321 页）、醋酸氟卡尼（第 339 页）、普鲁卡因胺（第 421 页）以及盐酸普罗帕酮（第 422页）］。

1. Lesko LJ. Pharmacokinetic drug interactions with amiodarone. Clin Pharmacokinet 1989; 17: 130–40.
2. Maisel AS, et al. Hypotension after quinidine plus verapamil. N Engl J Med 1985; 312: 167–70.

抗菌药　有报道[1]尖端扭转型室性心动过速曾被发现于应用红霉素和奎尼丁的患者。就像奎尼丁，红霉素也可延长 QT 间期，并且当两种药物联用时，效果会更强[2]；也有一些证据[3~5]显示红霉素减少奎尼丁的消除。

1. Lin JC, Quasny HA. QT prolongation and development of torsades de pointes with the concomitant administration of oral erythromycin base and quinidine. Pharmacotherapy 1997; 17: 626–30.
2. Stanford RH, et al. Effect of oral erythromycin on quinidine pharmacodynamics in healthy volunteers. Pharmacotherapy 1997; 17: 1111.
3. Spinler SA, et al. Possible inhibition of hepatic metabolism of quinidine by erythromycin. Clin Pharmacol Ther 1995; 57: 89–94.
4. Stanford RH, et al. Effect of oral erythromycin on quinidine pharmacokinetics in healthy volunteers. Pharmacotherapy 1998; 18: 426–7.
5. Damkier P, et al. Effect of diclofenac, disulfiram, itraconazole, grapefruit juice and erythromycin on the pharmacokinetics of quinidine. Br J Clin Pharmacol 1999; 48: 829–38.

抗真菌药　酮康唑能通过减少肝清除暂时增加奎尼丁的浓度[1]。其他的抗真菌药也能抑制肝代谢，据报道[2]依康唑能增加血浆中奎尼丁的浓度。

1. McNulty RM, et al. Transient increase in plasma quinidine concentrations during ketoconazole-quinidine therapy. Clin Pharm 1989; 8: 222–5.
2. Kaukonen K-M, et al. Itraconazole increases plasma concentrations of quinidine. Clin Pharmacol Ther 1997; 62: 510–17.

β 受体阻滞剂　奎尼丁和 β 受体阻滞剂有相加的不良反应，并且可能出现药动学相互作用。据报道 1 例口服奎尼丁并使用塞吗洛尔滴眼的患者出现了窦性心动过缓[1]，当奎尼丁和阿替洛尔合用时会出现体位性低血压[2]。奎尼丁或 β 受体阻滞剂单独使用都有很好的耐药性，而且没有不良反应。

1. Dinai Y, et al. Bradycardia induced by interaction between quinidine and ophthalmic timolol. Ann Intern Med 1985; 103: 890–1.
2. Manolis AS, Estes NAM. Orthostatic hypotension due to quinidine and atenolol. Am J Med 1987; 82: 1083–4.

钙通道阻滞剂　据报道[1]硝苯地平能降低血浆中奎尼丁的浓度，而即使将奎尼丁的剂量提高到 20mg/kg 也不能增加血浆浓度。硝苯地平停药后会导致奎尼丁的浓度成倍升高。但是对健康受试者进行药动学和药效学的研究却不能证明控释非洛地平和硝苯地平对奎尼丁的分布有影响[2]。其他对健康受试者的研究表明奎尼丁能抑制硝苯地平的代谢[3]。据报道[4]地尔硫革能降低健康受试者奎尼丁的清除率而延长它的半衰期，尽管其他的研究不能证明任何的相互作用。

维拉帕米和奎尼丁合用的影响见上文**抗心律失常药**。

1. Green JA, et al. Nifedipine-quinidine interaction. Clin Pharm 1983; 2: 461–5.
2. Bailey DG, et al. Quinidine interaction with nifedipine and felodipine: pharmacokinetic and pharmacodynamic evaluation. Clin Pharmacol Ther 1993; 53: 354–9.
3. Bowles SK, et al. Evaluation of the pharmacokinetic and pharmacodynamic interaction between quinidine and nifedipine. J Clin Pharmacol 1993; 33: 727–31.
4. Laganière S, et al. Pharmacokinetic and pharmacodynamic interactions between diltiazem and quinidine. Clin Pharmacol Ther 1996; 60: 255–64.

利尿药　碳酸酐酶抑制剂可增加尿 pH 值，通过肾小管重吸收而增加血浆奎尼丁浓度。噻嗪类和袢利尿药可通过引起低血钾而增加心律失常危险。10 名服用阿米洛利的患者在给予奎尼丁后，有 4 名产生心律失常[1]，可能与钠通道的累加阻滞有关。

1. Wang L, et al. Amiloride-quinidine interaction: adverse outcomes. Clin Pharmacol Ther 1994; 56: 659–67.

H₂ 受体拮抗剂 据报道西咪替丁能抑制奎尼丁的肝代谢,增加血浆浓度和半衰期,而降低清除率[1~3]。

1. Hardy BG, *et al.* Effect of cimetidine on the pharmacokinetics and pharmacodynamics of quinidine. *Am J Cardiol* 1983; **52:** 172–5.
2. Kolb KW, *et al.* Effect of cimetidine on quinidine clearance. *Ther Drug Monit* 1984; **6:** 306–12.
3. MacKichan JJ, *et al.* Effect of cimetidine on quinidine bioavailability. *Biopharm Drug Dispos* 1989; **10:** 121–5.

药动学

奎尼丁经胃肠道快速吸收,达到血浆峰浓度时间取决于盐和剂型,但硫酸奎尼丁速释片的达峰时间为2h。它的生物利用度由于肝的首次效应,因此是不确定的。

奎尼丁主要通过细胞色素 P450 同工酶 CYP3A4 在肝中代谢,众多代谢产物中至少有一个是有药理活性的。主要以代谢产物的形式经尿排泄。药物原形的比例取决于尿液的 pH;在酸性尿液中大约 20% 的奎尼丁以原形排出体外,而在碱性尿液中会下降到 5%,因为肾小管的重吸收作用加强了。

奎尼丁广泛分布于组织有 80%~90% 与血浆蛋白结合,包括 α1-酸性糖蛋白。血浆半衰期为 6~8h 但是可能会有较大的变化。它的有效血药浓度为 1~6μg/ml;这决定于测定方法;老的一些方法不一定能把奎尼丁从它的代谢产物中区分出来而给出错误结果。

奎尼丁穿过胎盘屏障分布到母乳中。少量的奎尼丁被血液透析清除。

要注意不同个体和个体本身的差异性对奎尼丁药动学的影响[1];一项研究显示不管奎尼丁是以片剂、胶囊、口服溶液剂的形式给药,还是以肌内注射的形式给药,半衰期都在 1~16h。根据配方组成和所用盐的不同,吸收药动学参数会有很大的差异[2,3]。食物对吸收的影响还不是很清楚[4,5]。患者的心脏状态或相关的心律失常会改变奎尼丁的药动学[6,7],也可能是因为患者的年龄[8~10]。肝损伤会影响蛋白结合,并延长奎尼丁的半衰期[11]。蛋白结合会加重者的肾损伤,但是在透析时会恢复到正常[12]。肾功能不全的患者可能会产生奎尼丁代谢产物的蓄积[13~15]。

1. Mason WD, *et al.* Comparative plasma concentrations of quinidine following administration of one intramuscular and three oral formulations to 13 human subjects. *J Pharm Sci* 1976; **65:** 1325–9.
2. Frigo GM, *et al.* Comparison of quinidine plasma concentration curves following oral administration of some short- and long-acting formulations. *Br J Clin Pharmacol* 1977; **4:** 449–54.
3. Mahon WA, *et al.* Comparative bioavailability study of three sustained release quinidine formulations. *Clin Pharmacokinet* 1987; **13:** 118–24.
4. Woo E, Greenblatt DJ. Effect of food on enteral absorption of quinidine. *Clin Pharmacol Ther* 1980; **27:** 188–93.
5. Martinez MN, *et al.* Effect of dietary fat content on the bioavailability of a sustained release quinidine gluconate tablet. *Biopharm Drug Dispos* 1990; **11:** 17–29.
6. Ueda CT, Dzindzio BS. Quinidine kinetics in congestive heart failure. *Clin Pharmacol Ther* 1978; **23:** 158–64.
7. Ueda CT, Dzindzio BS. Bioavailability of quinidine in congestive heart failure. *Br J Clin Pharmacol* 1981; **11:** 571–7.
8. Drayer DE, *et al.* Prevalence of high (3S)-3-hydroxyquinidine/quinidine ratios in serum, and clearance of quinidine in cardiac patients with age. *Clin Pharmacol Ther* 1980; **27:** 72–5.
9. Szefler SJ, *et al.* Rapid elimination of quinidine in pediatric patients. *Pediatrics* 1982; **70:** 370–5.
10. Pickoff AS, *et al.* Age-related differences in the protein binding of quinidine. *Dev Pharmacol Ther* 1981; **3:** 108–15.
11. Kessler KM. Quinidine pharmacokinetics in patients with cirrhosis or receiving propranolol. *Am Heart J* 1978; **96:** 627–35.
12. Kessler KM, Perez GO. Decreased quinidine plasma protein binding during haemodialysis. *Clin Pharmacol Ther* 1981; **30:** 121–6.
13. Kessler KM, *et al.* Quinidine elimination in patients with congestive heart failure or poor renal function. *N Engl J Med* 1974; **290:** 706–9.
14. Drayer DE, *et al.* Steady-state serum levels of quinidine and active metabolites in cardiac patients with varying degrees of renal function. *Clin Pharmacol Ther* 1978; **24:** 31–9.
15. Hall K, *et al.* Clearance of quinidine during peritoneal dialysis. *Am Heart J* 1982; **104:** 646–7.

用途和用法

奎尼丁是Ia类抗心律失常药(第212页)。它具有抗毒蕈碱和 α-肾上腺素受体阻滞的功能。奎尼丁可用于治疗室上性和室性心律失常,包括心脏复律和维持心房颤动中的窦性节律,但一般优选使用其他药物或方法(见下文)。

奎尼丁是奎宁的同分异构体,当不能立即使用奎宁时,可以用奎尼丁替代来治疗疟疾。

奎尼丁通常口服给药,有各种盐可使用,包括重硫酸盐、葡萄糖酸盐、聚乳糖醛酸盐和硫酸盐。制剂的浓度和剂量应该就制剂中实际含有的盐量表示,一般使用无水奎尼丁和硫酸奎尼丁二水合物等价表示的方法。260mg 重硫酸奎尼丁(无水)、321mg 葡萄糖酸奎尼丁(无水)、241mg 硫酸奎尼丁(二水合物)

以及 230mg 硫酸奎尼丁(无水)都相当于 200mg 奎尼丁(无水)。

治疗**心律失常**,硫酸奎尼丁二水合物的一般剂量是 200~400mg,每日 3~4 次,并根据反应调整,应先试服 200mg 来检测有无超敏反应。维持治疗优先选用缓释剂型。

奎尼丁也可通过胃肠外给药,但肌内注射不是很稳定且并不完全,而静脉给药又与严重低血压有关。为了快速逆转室上性或室性心律失常而必须胃肠外给药的话,可以静脉注射奎尼丁葡萄糖酸盐,但速度不能超过每分钟 250μg/kg;总剂量不低于 5mg/kg 时,大部分患者有效,如果需要的话,用量也可达 10mg/kg。整个输注过程要监测 EGG 和血压。

奎尼丁治疗**疟疾**见下文。

1. Grace AA, Camm AJ. Quinidine. *N Engl J Med* 1998; **338:** 35–45.
2. Yang F, *et al.* Quinidine revisited. *Am J Med* 2009; **122:** 317–21.

心律失常 奎尼丁是Ia类抗心律失常药用于治疗室上性和室性心律失常,但一般优先选择其他药物或非药理学方法(见**心律失常**,第218页)。虽然 CAST 研究发现,用于治疗心肌梗死后患者的心律失常中,应用恩卡尼、氟卡尼、莫雷西嗪会增加死亡率,所以应用奎尼丁会增多,但一项针对使用奎尼丁治疗良性和潜在致命室性心律失常的荟萃分析[1]发现奎尼丁严重相关不良事件(包括死亡和早期心律失常)比例与Ic类药物氟卡尼和普罗帕酮至少一样高。另一项荟萃分析[2]发现,在心室颤动复律后的稳定静脉窦节律上,奎尼丁比安慰剂更加有效,但总死亡率升高。然而一些人坚持使用奎尼丁作为药物复律[3]。

对于那些患有 Brugada 综合征和先天性离子通道病易于患有室性心律失常的患者,也可以使用奎尼丁[4,5],并也许可能替代埋藏式复律除颤器。奎尼丁也可用于有非常短的 QT 间期和对房性和室性心律失常敏感的 QT 综合征[6]。

1. Morganroth J, Goin JE. Quinidine-related mortality in the short-to-medium-term treatment of ventricular arrhythmias: a meta-analysis. *Circulation* 1991; **84:** 1977–83.
2. Coplen SE, *et al.* Efficacy and safety of quinidine therapy for maintenance of sinus rhythm after cardioversion. A meta-analysis of randomized control trials. *Circulation* 1990; **82:** 1106–16. Correction. *ibid.* 1991; **83:** 714.
3. Schwaab B, *et al.* Quinidine for pharmacological cardioversion of atrial fibrillation: a retrospective analysis in 501 consecutive patients. *Ann Noninvasive Electrocardiol* 2009; **14:** 128–36.
4. Belhassen B, *et al.* Efficacy of quinidine in high-risk patients with Brugada syndrome. *Circulation* 2004; **110:** 1731–7.
5. Viskin S, *et al.* Empiric quinidine therapy for asymptomatic Brugada syndrome: time for a prospective registry. *Heart Rhythm* 2009; **6:** 401–4.
6. Kaufman ES. Quinidine in short QT syndrome: an old drug for a new disease. *J Cardiovasc Electrophysiol* 2007; **18:** 665–6.

先天性肌无力症 奎尼丁可能会加重重症肌无力的症状,所以应慎用于这些患者,据报道用于治疗慢通道先天性肌无力症时,得到了有益的反应(参见 M37 第600页)。

呃逆 奎尼丁是几种试用于顽固性呃逆治疗的药物之一。关于呃逆控制的详细诊断记录,见氯丙嗪(参见 M37 第947页)。

疟疾 尽管奎尼丁作为抗疟药在理论上可能优于奎宁,但是它更可能引起心脏毒性和超敏反应,WHO[1,2]推荐奎尼丁的胃肠外给药,只有在胃肠外奎宁或青蒿素衍生物不能立即使用时才能使用。在这些情况下奎尼丁的静脉给药用于对氯喹产生耐药性的严重疟疾的治疗。患者只要完成了 7 天的疗程就要改为奎尼丁的口服给药治疗;或者是乙胺嘧啶-磺胺多辛的口服给药治疗。

在美国,CDC[3]推荐胃肠外奎尼丁葡萄糖酸盐作为治疗复杂恶性疟疾的药物选择,但是仅当缺少胃肠外奎宁可用时使用。

奎尼丁以葡萄糖酸盐的形式静脉给药,剂量以碱基或盐的形式来表达;应该在严密控制下给药,最好是在 ECG 的连续监视和血压的频繁测量之下给药。一种疗法[1,3,4]的剂量为 15mg/kg(以碱基计)静脉输注 4h,然后每隔 8h 静脉输注 7.5mg/kg。患者应可能改成抗疟药的口服形式,以完成 3 天疗程(或者疟疾广为传播的东南亚用 7 天疗程)[3]。另一种疗法[5]是在 1~2h 内静脉注射剂量为 10mg/kg 的葡萄糖酸奎尼丁,然后是每分钟 20μg/mg 的连续静脉注射,最多 72h 或者是奎宁的口服治疗能形成完整的适当长度疗程。一般建议如果患者在前 24h 内服用了奎宁或奎尼丁,或者在前 7 天服用了甲氟喹,那就不要用甲氟喹初始剂量。

疟疾的所有治疗方法,见**抗疟药**(参见 M37 第566页)。

1. WHO. *Management of severe malaria: a practical handbook.* Geneva: WHO, 2000. Available at: http://rbm.who.int/docs/hbsm.pdf (accessed 28/07/10)
2. WHO. *Guidelines for the treatment of malaria.* Geneva: WHO, 2010. Available at: http://whqlibdoc.who.int/publications/2010/9789241547925_eng.pdf (accessed 28/07/10)
3. CDC. Treatment guidelines: treatment of malaria (guidelines for clinicians) (issued June 2009). Available at: http://www.cdc.gov/malaria/resources/pdf/clinicalguidance.pdf (accessed 15/06/10)
4. Phillips RE, *et al.* Intravenous quinine for the treatment of severe falciparum malaria: clinical pharmacokinetic studies. *N Engl J Med* 1985; **312:** 1273–8.
5. Miller KD, *et al.* Treatment of severe malaria in the United States with a continuous infusion of quinidine gluconate and exchange transfusion. *N Engl J Med* 1989; **321:** 65–70.

神经障碍 参考 M37 第1485页奎尼丁和右美沙芬合用治疗肌萎缩性侧索硬化的使用。

制剂

BP 2010: Quinidine Sulphate Tablets;
USP 33: Quinidine Gluconate Extended-release Tablets; Quinidine Gluconate Injection; Quinidine Sulfate Capsules; Quinidine Sulfate Extended-release Tablets; Quinidine Sulfate Oral Suspension; Quinidine Sulfate Tablets.

专利制剂

Austral.: Kinidin†; **Belg.:** Kinidine†; **Braz.:** Quinicardine; **Canad.:** Apo-Quin-G; Biquin†; **Cz.:** Kinidin†; **Denm.:** Kinidin; **Fin.:** Kiniduron; **In.:** Kinidin; Kinidine; Longaquin; **Irl.:** Kinidin†; **Israel:** Quindurant†; **Ital.:** Chinteina; Longachin; Natisedina†; Ritmocor†; **Neth.:** Kinidine†; **Philipp.:** Kinidin†; **S.Afr.:** Quinaglute†; **Swed.:** Kinidin†; **Switz.:** Kinidin†; **Turk.:** Longacor; Natisedine; Quincardine; **UK:** Kinidin†.

多组分制剂 **Fr.:** Quinimax; **Ger.:** Cordichin.

Ramipril (*BAN, USAN, rINN*) 雷米普利

Hoe-498; Ramiprilli; Ramiprilis; Ramiprilum. (2S,3aS,6aS)-1-{N-[(S)-1-Ethoxycarbonyl-3-phenylpropyl]-L-alanyl}perhydrocyclopenta[b]pyrrole-2-carboxylic acid.

Рамиприл

$C_{23}H_{32}N_2O_5 = 416.5$.
CAS — 87333-19-5.
ATC — C09AA05.
ATC Vet — QC09AA05.
UNII — L35JN3I7SJ.

Pharmacopoeias. In *Eur.* (see p.vii) and *US*.

Ph. Eur. 6. 8 (Ramipril) 白色或几乎白色结晶性粉末。微溶于水;易溶于甲醇。避光。

USP 33 (Ramipril) 白色或几乎白色结晶性粉末。微溶于水;易溶于甲醇。贮藏于密闭容器中。

不良反应、处置和注意事项

参见 **ACEI**,第248页。

药物相互作用

参见 **ACEI**,第251页。

药动学

雷米普利是其活性代谢物二酸雷米普利拉的前体药物,口服后至少 50%~60% 被吸收。雷米普利在肝中代谢为雷米普利拉,其他的代谢产物都是无活性的。血药浓度达峰时间出现在雷米普利单次口服 2~4h 后。大约 56% 的雷米普利拉与血浆蛋白结合。雷米普利口服给药后主要以雷米普利拉、其他代谢产物和原形的形式经尿排泄。口服剂量的 40% 以粪便的形式排出体外,主要是一些胆汁排泄物和未被吸收的药物。在 5~10mg 的重复给药后,雷米普利拉蓄积的有效半衰期是 13~17h,但是比每日 1.25~2.5mg 的剂量要长;这种差异与血管紧张素转换酶饱和性结合有关。肾损伤患者雷米普利拉的清除率会下降。

1. Meisel S, *et al.* Clinical pharmacokinetics of ramipril. *Clin Pharmacokinet* 1994; **26:** 7–15.
2. van Griensven JMT, *et al.* Pharmacokinetics, pharmacodynamics and bioavailability of the ACE inhibitor ramipril. *Eur J Clin Pharmacol* 1995; **47:** 513–8.
3. Fillastre JP, *et al.* Kinetics, safety, and efficacy of ramipril after long-term administration in hemodialyzed patients. *J Cardiovasc Pharmacol* 1996; **27:** 269–74.

用途和用法

雷米普利是一种 ACEI（第248页）。雷米普利用于治疗高血压（第228页）、心力衰竭（第224页），改善心肌梗死后（第232页）有心力衰竭临床迹象患者的存活率。也可用来减少带有某些危险因素的患者发生心血管事件的危险性（见第221页**降低心血管危险**）。

雷米普利口服给药后转变为有活性的雷米普利拉。一次口服剂量后 1~2h 内会出现血流动力学效应，最大效应发生在 3~6h 后，但是在慢性给药期间全部效应在几周内是不会产生的。血流动力学效应至少维持 24h，允许每日 1 次给药。

在治疗**高血压**时，口服给药的初始剂量是每次 2.5mg，每日 1 次（或使用利尿药者或有严重低血压危险者用 1.25mg）。在使用 ACEI 开始治疗时，可能会出现血压的骤降，所以首次给药最好在睡前进行。对于服用利尿药的患者，如果可能的话在开始服用雷米普利的前 2~3 天应该停药，如果有必要，稍后再恢复用药。通常的维持剂量是 2.5~5mg，每日 1 次，但是有时可能每天需要 10mg。在美国，对不服用利尿药的高血压患者，初始剂量是每次 2.5mg，每日 1 次，建议 1 次给药或分 2 次给药。

在治疗**心力衰竭**时，对服用髓袢利尿药的患者给予 ACEI 时，初始剂量引起的严重低血压是很常见的，但是髓袢利尿药的临时停药又会引起肺水肿的反弹。因此要在严密的医学监督下以小剂量来起始治疗，在服用雷米普利前，高剂量的利尿药应首先减少剂量。雷米普利的初始剂量是每次 1.25mg，每日 1 次。通常的维持剂量是每日 10mg；大于等于 2.5mg 的剂量应该分 1~2 次给药。

治疗糖尿病和非糖尿病**肾病**，初始剂量为每日 1.25mg，每日 1 次，2 周间隔内剂量加倍以维持剂量在 5mg，每日 1 次。

心肌梗死后需要使用雷米普利在医院进行 3~10 天的治疗，初始剂量为每次 2.5mg，每日 2 次；2 天后剂量逐渐增加到每次 5mg，每日 2 次。通常的维持剂量是 2.5~5mg，每日 2 次。

对高危患者心血管事件的预防，雷米普利的初始剂量是每次 2.5mg，每日 1 次。如果产生了耐受性，剂量在 1 周后应该增加到每次 5mg，每日 1 次，那么 3 周后维持剂量就增加为 10mg，每日 1 次。对高血压或近期发生心肌梗死的患者也需要分次给药。

对肝损伤或肾功能不全的患者需要减少雷米普利的剂量（见下文）。

1. Todd PA, Benfield P. Ramipril: a review of its pharmacological properties and therapeutic efficacy in cardiovascular disorders. *Drugs* 1990; **39:** 110–35.
2. The Acute Infarction Ramipril Efficacy (AIRE) Study Investigators. Effect of ramipril on mortality and morbidity of survivors of acute myocardial infarction with clinical evidence of heart failure. *Lancet* 1993; **342:** 821–8.
3. Frampton JE, Peters DH. Ramipril: an updated review of its therapeutic use in essential hypertension and heart failure. *Drugs* 1995; **49:** 440–66.
4. The Heart Outcomes Prevention Evaluation Study Investigators. Effects of an angiotensin-converting-enzyme inhibitor, ramipril, on cardiovascular events in high-risk patients. *N Engl J Med* 2000; **342:** 145–53.
5. Warner GT, Perry CM. Ramipril: a review of its use in the prevention of cardiovascular outcomes. *Drugs* 2002; **62:** 1381–1405.
6. Vuong AD, Annis LG. Ramipril for the prevention and treatment of cardiovascular disease. *Ann Pharmacother* 2003; **37:** 412–19.
7. Rokoss MJ, Teo KK. Ramipril in the treatment of vascular diseases. *Expert Opin Pharmacother* 2005; **6:** 1911–19.
8. Anderson VR, et al. Ramipril: a review of its use in preventing cardiovascular outcomes in high-risk patients. *Am J Cardiovasc Drugs* 2006; **6:** 417–32.
9. Lüders S, et al. The PHARAO study: prevention of hypertension with the angiotensin-converting enzyme inhibitor ramipril in patients with high-normal blood pressure - a prospective, randomized, controlled prevention trial of the German Hypertension League. *J Hypertens* 2008; **26:** 1487–1496.
10. Yusuf S, et al. ONTARGET Investigators. Telmisartan, ramipril, or both in patients at high risk for vascular events. *N Engl J Med* 2008; **358:** 1547–59.

儿童用法 给 31 名年龄从 2~20 岁有慢性肾病和高血压或者蛋白尿的儿童和青少年使用雷米普利，发现雷米普利是安全的抗高血压和抗蛋白尿药物[1]。初始口服剂量为每日 1.5mg/m² 然后调整剂量为到 1.2 ~ 5.7mg/m²（平均 2.5mg/m²）。397 名年龄 3~18 岁的慢性肾衰竭儿童服用 6mg/m² 的口服剂量，结果相似[2]。

1. Seeman T, et al. Ramipril in the treatment of hypertension and proteinuria in children with chronic kidney diseases. *Am J Hypertens* 2004; **17:** 415–20.
2. Wühl E, et al. ESCAPE Trial Group. Antihypertensive and antiproteinuric efficacy of ramipril in children with chronic renal failure. *Kidney Int* 2004; **66:** 768–76.

在肝损伤或肾损伤中的用法 英国雷米普利的注册药品信息称，对于肝损伤患者，雷米普利每日最大口服剂量不应超过 2.5mg。对于肾损伤患者，剂量应根据肌酐清除率（CC）而调整：

- CC 在 30~60ml/min：最大维持剂量为每日 5mg；
- CC 在 10~30ml/min（和血液透析患者）：初始剂量为每日 1.25mg，最大维持剂量为每日 5mg。剂量应在透析后几个小时给予。

制剂

BP 2010: Ramipril Capsules; Ramipril Tablets.

专利制剂

Arg.: Lostapres; Tritace; **Austral.:** Prilace; Ramace; Tritace; Tryzan; **Austria:** Hypren; Lannapril; Ramipharm†; Tritace; **Belg.:** Ramace†; Tritace; **Braz.:** Atensec; Ecator; Naprix; Triatec; **Canad.:** Altace; Ramipres; Tritace; **Cz.:** Acesial; Amprilan; Hartil; Medoram; Miril; Piramil; Ramicard; Ramigamma; Ramil; Ramistada; Ramitren; Tritace; Vivokar; **Denm.:** Ramace†; Triatec; Vivokar; **Fin.:** Cardace; Ramace†; Ramifix†; Ramigent†; **Fr.:** Triatec; Triateckit; **Ger.:** Delix; Ramicard; Ramiclair; Ramigamma; RamiLich; Vesdil; **Gr.:** Piramil; Stibenyl; Triatec; **Hong Kong:** Tritace; **Hung.:** Amprilan; Corpril; Emren; Hartil; Meramyl; Piramit†; Ramace; Ramigamma; Ramiwin†; Tritace; **India:** Cardace; Hopecard; Preface; R-Pril; Ramcor; Ramipres; Scleracor; **Indon.:** Cardace; Hyperil; Ramixal; Redutens; Tenapril†; Triatec; **Irl.:** Bellramil; ByTrite; Louvel; Ramic; Ramilo; Ramitace; Ramyte; Triatec; **Israel:** Ramitens; Tritace; **Ital.:** Norapril; Quark; Triatec; Unipril; **Malaysia:** Mex.: Intemipril; Lastace; Tritace; **Neth.:** Ramit†; Tritace; **Norw.:** NZ: Tritace; **Philipp.:** Ramipro; Tritace; **Pol.:** Ampril; Apo-Rami; Axtil; Mitrip; Piramil; Polpril; Ramicor; Ramve; Tritace; Vivace; **Port.:** Brefit; Prilamil; Ramgen; Ramikt; Romace; Tritace; Verzatec; **Rus.:** Amprilan (Амприлан); Hartil (Хартил); Piramil (Пирамил); Ramitren (Рамитрен); Tritace (Тритаце); **S.Afr.:** Ramace; Ramiwin; Rampil; Retace; Tritace; **Singapore:** Tritace; **Spain:** Acovil; Carasel; **Swed.:** Pramace†; Triatec; **Switz.:** Vesdil†; **Thai.:** Corpril; Gempril; Piramil; Ramicard; Raminil†; Ramtace; Tritace; **Turk.:** Blokace; Delix Raliks; Sandace; **UK:** Tritace; **Ukr.:** Ampril (Амприл); Hartil (Хартил); Polapril (Полаприл); Ramihexal (Рамигексал); **USA:** Altace; Venez.: Altace; Piramil.

多组分制剂 **Arg.:** Triacor; Tritace-HCT; **Austral.:** Triasyn; **Austria:** Hypren plus; Lannapril plus; Lasitace; Ramicomp; Ramipharm combt; Trial-ix†; Triapin†; Tritazide; Unimax†; **Belg.:** Co-Ramipril; Tazko; Tritazide; **Braz.:** Ecator H†; Naprix A; Naprix D; Triatec D; **Canad.:** Altace HCT; Altace Plus Felodipine; **Cz.:** Amprilan H; Hartil-H; Medoram plus H; Miril plus H; Ramil H; Ramixa Plus H†; Triasyn; Tritazide; Unimax†; **Denm.:** Ra-nid; Triatec Comp; **Fin.:** Cardace Comp; Tazko†; Unimax; **Fr.:** Cotriatec; **Ger.:** Arelix ACE; Aretensin†; Delix Plus; Delmuno; Rami-Q comp; Ramicard Plus; Ramiclair Plus; Ramigamma HCT; RamiLich comp; Ramiplus; Ramipril comp; Ramipril HCT; Ramipril HCTad; Ramipril Plus; Unimax; Vesdil plus; **Gr.:** Stibenyl HCT; Triatec Plus; Unitens; **Hung.:** Amprilan HD; Amprilan HL; Hartil HCT; Meramyl HCT; Ramace Plusz; Ramiwin HCT†; Triasyn; Tritace-HCT; **India:** Cardace H; Ramipres H; **Irl.:** Triapin; **Israel:** Ramipril Plus; Tritace Comp; **Ital.:** Idroquark; Prilace; Triatec HCT; Unipridiur; **Mex.:** Triacor; Tritazide; **Neth.:** Delitab-HCT; Prilitab-HCT; Prilitaril-HCT; Ramitab-HCT; Ratanil-HCT†; Triapin; Tritazide†; Unimax†; **Philipp.:** Triapin; **Pol.:** Ramicor Comb†; Tritace Comb; **Port.:** Ramicor D; Triapin; Triatec Composto; Unimax; **Rus.:** Amprilan ND (Амприлан НД); Amprilan NL (Амприлан НЛ); Hartil-D (Хартил-Д); Ramazid H (Рамазид Н); **S.Afr.:** Tri-Plen; **Spain:** Triapin; **Swed.:** Triatec Comp; **Switz.:** Co-Ramipril; Trialix; Triatec Comp; Unimax; **Turk.:** Blokace Plus; Delix Plus; Revil Plus; **UK:** Triapin; **Ukr.:** Hartil-H (Хартил-Н); Ramihexal Composi-tum (Рамигексал Композитум); **Venez.:** Altace Plus.

Ranolazine (USAN, rINN) 雷诺嗪

CVT-303; Ran4; Ran-D; Ranolazina; Ranolazinum; RS-43285-003. (±)-N-(2,6-Dimethylphenyl)-4-[2-hydroxy-3-(2-methoxyphenoxy)propyl]-1-piperazineacetamide.

Ранолазин

$C_{24}H_{33}N_3O_4 = 427.5.$
CAS — 95635-55-5.
ATC — C01EB18.
ATC Vet — QC01EB18.
UNII — A6IEZ5M406.

Ranolazine Hydrochloride (USAN, rINNM) 盐酸雷诺嗪

Hidrocloruro de ranolazina; Ranolazine, Chlorhydrate de; Ranolazini Hydrochloridum; RS-43285.

Ранолазина Гидрохлорид

$C_{24}H_{33}N_3O_4,2HCl = 500.5.$
CAS — 95635-56-6.
ATC — C01EB18.
ATC Vet — QC01EB18.
UNII — F71253DJUN.

不良反应和注意事项

雷诺嗪最常见的不良反应包括恶心、便秘、头晕和头痛。也有心悸、耳鸣、眩晕、口干、腹痛、呕吐、外周水肿和呼吸困难的报道。据报道罕见的不良反应包括心动过缓、血尿、感觉异常、低血压和视物模糊。严重肾衰竭也有报道。

与剂量相关的不良反应有 QT 间期的延长，因此雷诺嗪谨慎用于已有 QT 间期延长的患者以及 QT 间期延长危险增加的患者，谨慎用于肝损伤和服用能够产生相互作用药物的患者（见下文**药物相互作用**）。肾损伤患者血浆浓度会增加，英国注册药品信息禁止雷诺嗪用于肌酐清除率低于 30ml/min 的患者。

药物相互作用

雷诺嗪主要通过 P450 同工酶 CYP3A 代谢，可能与该酶作用或被作用的药物有相互作用，禁用于 CYP3A4 的可能抑制剂，如酮康唑和相关抗真菌药克拉霉素、泰利霉素，HIV-蛋白酶抑制药，萘法唑酮。服用适量 CYP3A4 抑制剂或 P 糖蛋白的患者谨用，如地尔硫䓬、戊酸丙胺、氟康唑、红霉素、环孢素、葡萄柚汁或葡萄柚产品。美国注册药品信息推荐如果联合用药时，每日最大剂量为 500mg，分 2 次给药。应当避免雷诺嗪与 CYP3A 或 P 糖蛋白诱导剂联合使用。

雷诺嗪本身也可能是一些酶的抑制剂。当与雷诺嗪合用时，有报道辛伐他汀（由 CYP3A4 代谢）血浆浓度升高 2 倍。被 P 糖蛋白代谢的地高辛的血药浓度也可能升高，应进行相应的剂量调整。对于那些被 CYP2D6 代谢的药物（如三环类抗抑郁药和一些抗精神病药），剂量也应减少。

雷诺嗪理论上可与其他延长 QT 间期的药物发生相互作用。英国注册药品信息禁止雷诺嗪与 I a 类或 III 类抗心律失常药联用。

药动学

单次口服雷诺嗪后吸收是高度变化的，口服调释制剂后血浆浓度达峰时间为 2~5h。雷诺嗪主要在胃肠道和肝代谢。四种主要的代谢产物已经鉴定出来了。雷诺嗪的蛋白结合率大约是 62%。75% 的雷诺嗪在尿中排泄，剩余物从粪便排出体外，低于 5% 的药物以原形排出。雷诺嗪调释制剂的消除半衰期为 7h，稳定状态出现在 3 天内。

1. Jerling M. Clinical pharmacokinetics of ranolazine. *Clin Pharmacokinet* 2006; **45:** 469–91.

用途和用法

盐酸雷诺嗪是抗心绞痛药物。它的作用机制并不清楚，但可能包括阻断心肌细胞的晚期钠离子电流。它也阻断脂肪酸氧化，但这在治疗性血浆浓度中不会出现。对于稳定性心绞痛（第215页）的治疗，以控释制剂的形式口服给药。

在英国，雷诺嗪可用于那些无法忍受的患者或对其他抗心绞痛药疗效不满意的患者，并且应当作为标准治疗的一种辅助治疗。初始剂量为 375mg，每日 2 次，2~4 周后，增加至 500mg，每日 2 次。剂量可根据反应增加至 750mg 每日 2 次，如果出现不良反应，剂量应当减小。

在美国，雷诺嗪能单独使用或作为其他抗心律失常药的辅助使用，初始剂量为 500mg，每日 2 次，如果需要，可增加到 1g，每日 2 次。对于那些服用会发生药物相互作用的患者剂量不应超过 500mg，每日 2 次（见上文**药物相互作用**）。

1. Tafreshi MJ, Fisher E. Ranolazine: a new approach to management of patients with angina. *Ann Pharmacother* 2006; **40:** 689–93.
2. Chaitman BR. Ranolazine for the treatment of chronic angina and potential use in other cardiovascular conditions. *Circulation* 2006; **113:** 2462–72.
3. Zerumsky K, McBride BF. Ranolazine in the management of chronic stable angina. *Am J Health-Syst Pharm* 2006; **63:** 2331–8.
4. Keating GM. Ranolazine: a review of its use in chronic stable angina pectoris. *Drugs* 2008; **68:** 2483–2503.
5. Aslam S, Gray D. Ranolazine (Ranexa) in the treatment of chronic stable angina. *Adv Therapy* 2010; **27:** 193–201.
6. Reffelmann T, Kloner RA. Ranolazine: an anti-anginal drug with further therapeutic potential. *Expert Rev Cardiovasc Ther* 2010; **8:** 319–29.

制剂

专利制剂

Cz.: Ranexa; **Fr.:** Ranexa; **Gr.:** Ranexa; **Irl.:** Ranexa; **Port.:** Ranexa; **UK:** Ranexa; **USA:** Ranexa.

Raubasine 萝巴新

Ajmalicina; Ajmalicine; Alkaloid F; Raubasiini; Raubasin; Raubasina; Raubasinum; δ-Yohimbine. Methyl 16,17-didehydro-19α-methyl-18-oxayohimban-16-carboxylate.

Аймалицин; Раубазин

$C_{21}H_{24}N_2O_3 = 352.4.$
CAS — 483-04-5.
UNII — 4QJL8OX71Z.

Pharmacopoeias. In *Chin.*

简介

萝巴新是从萝芙碱（夹竹桃科）中得到的生物碱。它是一种在化学上与利血平（第429页）相似的血管扩张药，用于治疗外周和大脑血管疾病时，可以口服和注射给药。

制剂

专利制剂
Ital.: Lamuran.
多组分制剂 *Austria:* Defluina†; *Fr.:* Iskedyl; *Hong Kong:* Duxaril; *Philipp.:* Duxaril; *Port.:* Duxil†; Transoxyl†; *Singapore:* Duxaril; *Spain:* Duxort†; *Thai.:* Duxaril.

Rauwolfia Serpentina 萝芙碱

Chotachand; Rauvolfia; Rauwolfia; Rauwolfiae Radix; Rauwolfi-awurzel.

Раувольфия Змеиная
CAS — 8063-17-0 (rauwolfia).
ATC — C02AA04.
ATC Herb — HC02AA5001 (Rauwolfia serpentina: root).

Pharmacopoeias. In *Ger.* and *US.*

USP 33（Rauwolfia Serpentina） 萝芙碱（夹竹桃科）的干燥根茎。按利血平计算，它包括不超过 0.15% 的利血平-萝芙木碱型生物碱。贮藏在 15～30℃ 的干燥容器中。

简介

萝芙碱含有很多生物碱，作为降压药最有活性的是酯类生物碱、利血平和萝芙碱。其他存在的生物碱均含有与萝舍平酸有关的结构，但是不能酯化，还包括西萝芙木碱（阿吗灵）、阿吗宁、阿吗碱、异阿义马林（异萝芙木碱）、利血平、萝芙碱宁和蛇根精。萝芙碱中的活性物质是其中的生物碱，它的用途同第429页的利血平。以粉末状全根的形式口服给药。

也可以使用萝芙木。

天然型的萝芙碱在印度作为制剂（如 Sarpagandha）已经使用了几个世纪，用来治疗失眠和某些精神疾病。

制剂

USP 33: Rauwolfia Serpentina Tablets.

多组分制剂 *Rus.:* Speman Forte (Спеман Форте); *Spain:* Rulunt†; *USA:* Rauzide†.
顺势疗法制剂 *Ger.:* Antihypertonicum Forte†; Antihypertonicum N; Antihypertonicum-Weliplex†; Coradoll; Lowe-Komplex Nr 3†; Normo-Logest; RauwolfiaViscomp; Rauwolsan H†; Rauwolsan HM†; Viscum album H.

Regadenoson (*BAN*, *USAN*, *rINN*) 利加丹松

CVT-3146; Régadénoson; Regadenosón; Regadenosonum. 1-(6-Amino-9-β-D-ribofuranosyl-9H-purin-2-yl)-N-methyl-1H-pyrazole-4-carboxamide monohydrate.

Регаденозон
$C_{15}H_{18}N_8O_5$, H_2O = 408.4.
CAS — 313348-27-5 (regadenoson); 875148-45-1 (regadenoson monohydrate).
ATC — C01EB21.
ATC Vet — QC01EB21.
UNII — 2XLN4Y044H.

不良反应、处置和注意事项

参见腺苷，第256页。对于有哮喘和慢性阻塞性肺疾病的患者应当慎用。

药物相互作用

参见腺苷，第256页。

药动学

静脉注射利加丹松，血浆峰浓度出现在 1～4min 内，并且在多指数分布模型中下降。初始半衰期是2～4min，随后的中间半衰期是30min，此时的药效学作用消失。最终阶段的半衰期为 2h。利加丹松可能不会被代谢；57%的剂量经尿直接排出。

1. Gordi T, *et al.* A population pharmacokinetic/pharmacodynamic analysis of regadenoson, an adenosine A_{2A}-receptor agonist, in healthy male volunteers. *Clin Pharmacokinet* 2006; **45:** 1201–12.
2. Gordi T, *et al.* Regadenoson pharmacokinetics and tolerability in subjects with impaired renal function. *J Clin Pharmacol* 2007; **47:** 825–33.

用途和用法

利加丹松有与腺苷（第256页）相同的功效，但对于腺苷酸 A_{2A}-受体有更好的选择性。它是静脉血管舒张药，可增大血管血流量，并且作为对于放射性核素心肌灌注造影术的附属物，它可以提供药物负荷。静脉单次给药 400μg，经过大约 10s 的快速注射，随后给予 5ml 0.9%氯化钠溶液；放射性核素应当在给予氯化钠 10～20s 后给予。

1. Hendel RC, *et al.* Initial clinical experience with regadenoson, a novel selective A_{2A} agonist for pharmacologic stress single-photon emission computed tomography myocardial perfusion imaging. *J Am Coll Cardiol* 2005; **46:** 2069–75.
2. Iskandrian AE, *et al.* Adenosine versus regadenoson comparative evaluation in myocardial perfusion imaging: results of the ADVANCE phase 3 multicenter international trial. *J Nucl Cardiol* 2007; **14:** 645–58.
3. Buhr C, *et al.* Regadenoson in the detection of coronary artery disease. *Vasc Health Risk Manag* 2008; **4:** 337–40.
4. Thomas GS, *et al.* The RegEx trial: a randomized, double-blind, placebo- and active-controlled pilot study combining regadenoson, a selective A_{2A} adenosine agonist, with low-level exercise, in patients undergoing myocardial perfusion imaging. *J Nucl Cardiol* 2009; **16:** 63–72.
5. Al Jaroudi W, Iskandrian AE. Regadenoson: a new myocardial stress agent. *J Am Coll Cardiol* 2009; **54:** 1123–30.
6. Garnock-Jones KP, Curran MP. Regadenoson. *Am J Cardiovasc Drugs* 2010; **10:** 65–71.

制剂

USA: Lexiscan.

Rescinnamine (*BAN*, *rINN*) 萝芙木碱

Rescinnamina; Rescinnamin; Rescinnaminum; Resinnamiini. Methyl-O-(3,4,5-trimethoxycinnamoyl)reserpate.

Ресциннамин
$C_{35}H_{42}N_2O_9$ = 634.7.
CAS — 24815-24-5.
ATC — C02AA01.
ATC Vet — QC02AA01.
UNII — Q6W1F7DJ2D.

简介

萝芙木碱是从萝芙碱或催吐萝芙木的根中分离出来的酯类生物碱。它的性质参见利血平项下内容（见下文），已经用于治疗高血压。

制剂

Reserpine (*BAN*, *rINN*) 利血平

Reserpiini; Reserpin; Reserpina; Réserpine; Reserpinum; Reserpin; Rezerpin; Rezerpina; Rezerpinas. Methyl 11,17α-dimethoxy-18β-(3,4,5-trimethoxybenzoyloxy)-3β,20α-yohimbane-16β-carboxylate; Methyl O-(3,4,5-trimethoxybenzoyl)reserpate.
Резерпин

$C_{33}H_{40}N_2O_9$ = 608.7.
CAS — 50-55-5.
ATC — C02AA02.
ATC Vet — QC02AA02.
UNII — 8B1QWR724A.

Pharmacopoeias. In *Chin., Eur.* (see p.vii), *Int., Jpn, US,* and *Viet.*

Ph. Eur. 6.8（Reserpine） 白色或淡黄色细小结晶或结晶性粉末。见光会慢慢变黑。几乎不溶于水；极微溶于乙醇。避光。

USP 33（Reserpine） 白色或淡黄色至浅黄色无臭结晶性粉末。见光会慢慢变黑，但是在溶液中时更快。不溶于水，溶于乙醇（1：1800），溶于氯仿（1：6）；易溶于醋酸；极微溶于乙醚，微溶于苯。贮藏于 25℃ 下的密闭容器中，允许偏差在 15～30℃。避光。

稳定性 利血平在碱性条件下不稳定，特别是在溶液中。

不良反应

不良反应一般包括鼻充血、头痛和中枢神经系统症状（包括抑郁、困倦、头晕、昏睡、梦魇）还有胃肠道动力增加的症状，包括腹泻、腹部痛性痉挛以及高剂量引起的胃酸分泌过多。呼吸窘迫、发绀、厌食和昏睡可能会发生在分娩前服用利血平母亲的婴儿身上。

高剂量会引起面红、心动过缓、可能会导致自杀的严重抑郁以及锥体外系不良反应。超剂量给药时也会发生低血压、昏迷、惊厥、呼吸抑制和低体温。低血压在发生脑血管意外的患者中也很常见。

据报道还可能会发生乳腺充血、乳溢、男子乳腺发育、催乳素浓度增加、性欲降低、性无能、钠潴留、水肿、胃缩小或增大、体重增加、瞳孔缩小、口干、流涎、排尿困难、皮疹、瘙痒和血小板减少性紫癜。大剂量的利血平在啮齿类动物中能致瘤。几个报道指出利血平和乳腺肿瘤的产生（见下文）有关，但是其他的调查却没有证实此种联系。

乳腺肿瘤 尽管早期的研究发现患有高血压的妇女服用萝芙木制剂时，乳腺癌的发病率是对照组的 3～4 倍，但是对预试验和病例对照研究的分析[1]却发现萝芙木制剂的使用和恶性肿瘤的危险性之间只有很小的联系。

1. Grossman E, *et al.* Antihypertensive therapy and the risk of malignancies. *Eur Heart J* 2001; **22:** 1343–52.

不良反应的处置

利血平停药或减少剂量都会引起许多不良反应的消失，但是停止治疗后精神障碍会持续几个月，而低血压也会持续几周。如果出现超剂量给药则需要洗胃。可以考虑在 1h 内服用活性炭。超剂量给药一般治疗措施是支持和对症治疗。对于严重低血压的患者，应该置其于头低脚高卧位。直接作用的拟交感神经药对于严重低血压的治疗是有效的，但是应当慎用。患者必须观察至少 72h。

注意事项

利血平禁用于抑郁或有抑郁史的患者、活动性消化性溃疡或溃疡性结肠炎的患者以及帕金森病患者。也不能用于嗜铬细胞瘤的患者。

利血平慎用于疲劳过度或老年患者以及心律失常、心肌梗死、肾功能不全、胆结石、癫痫和过敏性疾病（如支气管哮喘）。

利血平禁用于接受 ECT 的患者，利血平的最后一次给药和开始进行 ECT 之间至少应间隔 7～14 天。

麻醉时不需要停用利血平，但是利血平能提高 CNS 抑制剂的作用。

药物相互作用

服用利血平的患者可能会对肾上腺素和其他直接作用的拟交感神经药产生超敏反应，因此不能同时使用，除非是为了对抗利血平。利血平能降低间接拟交感神经药（如麻黄碱）的作用。噻嗪类利尿药和其他抗高血压药能增强利血平的降血压作用。在利血平引起的MAOIs 患者兴奋和高血压。洋地黄或奎尼丁和利血平的联合使用会引起心律失常。利血平能增强 CNS 抑制

剂的作用。

抗帕金森症药 利血平对抗震颤麻痹药左旋多巴的抑制作用，参见 M37 第778页**抗高血压药**。

药动学

利血平经胃肠道吸收的生物利用度是 50%。它广泛代谢经经尿和粪便缓慢排出体外。前 4 天大约有 8% 主要以代谢产物的形式经尿排泄，大约 60% 以原形经粪便排泄。利血平穿过胎盘和血-脑屏障出现在母乳中。

用途和用法

利血平是从某些类萝芙木（夹竹桃科）的根中获得的生物碱，主要是萝芙碱和催吐萝芙木，或者是通过合成得到的。从自然资源中获得的原料可能包括相关生物碱类。

利血平是抗高血压药，会引起贮存于外周交感神经末端的去甲肾上腺素和贮存于脑、心脏和许多其他器官中 5-羟色胺的衰竭，导致血压的降低、心动过缓和 CNS 抑制。降血压的效应主要是由于心排血量的减少和外周阻力的降低。可以局部抑制心血管反射，但是直立性低血压在治疗高血压时是很罕见的问题。当口服给药时几周后就可以达到全效应，并且在停止给药后还能持续 6 周。

利血平已经用于治疗高血压（第228页）和慢性精神病（参见 M37 第927页），如精神分裂症。本品也用于雷诺综合征的治疗（见**动脉痉挛性疾病**，第244页）。

在治疗**高血压**时，利血平口服给药时，初始剂量可达到每日 500μg，持续 2 周，随后减少到必须的最低剂量维持；但这资料推荐初始剂量为 50～100μg。每日 100～250μg 的维持剂量就足够了，一般不能超过 500μg。为了减少不良反应和耐药性，一般是小剂量的利血平和噻嗪类利尿药合用。

每日 1mg 的利血平已用于治疗**慢性精神病**。

1. Shamon SD, Perez MI. Blood pressure lowering efficacy of reserpine for primary hypertension. Available in The Cochrane Database of Systematic Reviews; Issue 4. Chichester: John Wiley; 2009 (accessed 27/10/09).

制剂

USP 33: Reserpine and Chlorothiazide Tablets; Reserpine and Hydrochlorothiazide Tablets; Reserpine Elixir; Reserpine Injection; Reserpine Tablets; Reserpine, Hydralazine Hydrochloride, and Hydrochlorothiazide Tablets.

专利制剂
Braz.: Ortoserpina†; **Indon.:** Resapin†; Serpasil; **Port.:** Serfinato†.

多组分制剂 **Arg.:** Normatensil†; **Austria:** Brinerdin; Darebont; **Braz.:** Adelfan-Esidrex†; Higroton Reserpina; Id Sedin†; Vagoplex†; **Cz.:** Crystepin; Neocrystepin†; **Fr.:** Tensionorme; **Ger.:** Bendigon N†; Briserin N; Tri-Thiazid Reserpint; Triniton; **Gr.:** Aditasin; Bestocalm; Hygroton-Reserpine; Neourizine; Renese R; Santapertas; Tensiplex; **Hong Kong:** Adelphane-Esidrex†; **India:** Adelphane; Adelphane-Esidrex; **Indon.:** Dellasidrex†; Ser-Ap-Es†; **Ital.:** Brinerdina; Igroton-Reserpina; **Jpn:** Behyd-RA†; **Mex.:** Higroton-Res; **Pol.:** Normatens; **Port.:** Brinerdine; **Rus.:** Adelphane-Esidrex (Адельфан-эзидрекс); Crystepin (Кристепин); Normatens (Норматенс); Triresid K (Триресид К); **S.Afr.:** Brinerdin; Hygroton-Reserpine†; Protensin-M†; **Spain:** Adelfan-Esidrex†; Brinerdina†; Higrotona Reserpina†; Tensiocomplet†; **Switz.:** Adelphan-Esidrex†; Brinerdine; Hygroton-Reserpine; **Thai.:** Bedin; Brinerdin; Briscotin; Hydrares; Mano-Ap-Es; Reser; Ser-Ap-Es; **Turk.:** Adelphan-Esidrex†; Adelphant; Regroton; **Ukr.:** Adelphane-Esidrex (Адельфан-Есидрекс); Normatens (Норматенс); **USA:** Demi-Regroton; Diupres; Diutensen-R†; Hydrap-ES†; Hydro-Serp†; Hydropres; Metatensin†; Marpres; Metatensin†; Regroton; Renese R†; Salutensin†; Tri-Hydroserpine†.

顺势疗法制剂 **Ger.:** dysto-loges N; dysto-loges S; dysto-loges†.

Reteplase (BAN, USAN, rINN) 瑞替普酶

BM-06.022; Reteplaasi; Reteplas; Reteplasa; Rétéplase; Reteplasum; rPA. 173-L-Serine-174-L-tyrosine-175-L-glutamine-173–527-plasminogen activator (human tissue-type).

Ретеплаза

$C_{1736}H_{2653}N_{499}O_{522}S_{22} = 39571.1$.
CAS — 133652-38-7.
ATC — B01AD07.
ATC Vet — QB01AD07.
UNII — DQA630RIE9.

性状 瑞替普酶是通过重组 DNA 技术合成的非基氏蛋白。由人类组织纤维蛋白溶解原激活剂的选择区域组成。

配伍禁忌 如果经同一根静脉注射肝素和瑞替普酶，瑞替普酶就会从溶液中沉淀出来[1]。因此瑞替普酶和肝素必须分开给药；如果进行静脉注射，之前必须用 0.9%氯化钠或 5%葡萄糖溶液冲洗彻底后再注射瑞替普酶。

1. CSM/MCA. Reteplase (Rapilysin): incompatibility with heparin. *Current Problems* 2000; **26:** 5.

不良反应、处置和注意事项

参见**链激酶**（第444页），瑞替普酶发生过敏反应的

可能性比链激酶要小。

药物相互作用

参见**链激酶**（第446页）。

药动学

据报道基于对纤维蛋白溶解的活性，瑞替普酶对心肌梗死的患者的初始半衰期是 14min，而消除半衰期是 1.6h。

用途和用法

瑞替普酶是一种溶栓药。它将纤维蛋白溶解原转变为纤维蛋白溶解酶，得到一种蛋白水解酶有溶解纤维蛋白的凝块。纤维蛋白溶解作用的机制将在第174页**止血和纤维蛋白溶解作用**项下进一步讨论。瑞替普酶有一些纤维蛋白作用特异性（见第214页**溶栓药**项下）。

瑞替普酶用于急性心肌梗死（第232页）时类似链激酶（第446页）。出现症状需尽快进行静脉给药。缓慢静脉注射的剂量是 10U（但是不超过 2min），而且首次注射开始 30min 后，这 10U 的剂量要重复一次。

1. Noble S, McTavish D. Reteplase: a review of its pharmacological properties and clinical efficacy in the management of acute myocardial infarction. *Drugs* 1996; **52:** 589–605.
2. Wooster MB, Luzier AB. Reteplase: a new thrombolytic for the treatment of acute myocardial infarction. *Ann Pharmacother* 1999; **33:** 318–24.
3. Llevadot J, *et al.* Bolus fibrinolytic therapy in acute myocardial infarction. *JAMA* 2001; **286:** 442–9.
4. Simpson D, *et al.* Reteplase: a review of its use in the management of thrombotic occlusive disorders. *Am J Cardiovasc Drugs* 2006; **6:** 265–85.

导管和插管 瑞替普酶已经成功地用于清除中枢静脉导管中的血栓[1]。一次 0.4U 的瑞替普酶按照 1U/ml 的溶液给药，进一步稀释直到充满导管。至少停留 30min，溶液在治疗后被吸出。如果有必要，再给予一次 0.4U 的瑞替普酶。

1. Owens L. Reteplase for clearance of occluded venous catheters. *Am J Health-Syst Pharm* 2002; **59:** 1638–40.

制剂

专利制剂
Austral.: Rapilysin; **Austria:** Rapilysin; **Belg.:** Rapilysin; **Canad.:** Retavase; **Cz.:** Rapilysin; **Denm.:** Rapilysin; **Fin.:** Rapilysin; **Fr.:** Rapilysin; **Ger.:** Rapilysin; **Gr.:** Rapilysin; **Irl.:** Rapilysin; **Ital.:** Rapilysin; **Neth.:** Rapilysin; **Norw.:** Rapilysin; **NZ:** Rapilysin; **Port.:** Rapilysin; **Spain:** Rapilysin; **Swed.:** Rapilysin; **Switz.:** Rapilysin; **Turk.:** Rapilysin; **UK:** Rapilysin; **USA:** Retavase.

Reviparin Sodium (BAN, rINN) 瑞肝素钠

Reviparininatrium; Reviparina sódica; Réviparine Sodique; Reviparinnatrium; Reviparinum Natricum.

Ревипарин Натрий
CAS — 9041-08-1.
ATC — B01AB08.
ATC Vet — QB01AB08.

性状 瑞肝素钠是用猪的肠黏膜获得的肝素钠的亚硝酸解聚作用制备的。组分的分在非还原端有一个 2-O-sulfo-α-L-idopyranosuronic 酸结构，而还原端有一个 6-邻-磺基-2,5-去水-甘露醇结构。平均分子质量在 3150～5150，特征值大约是 4150。每一个二糖单元硫酸盐化作用程度大约是 2.1。

单位

参见**低分子量肝素**，第376页。

不良反应、处置和注意事项

参见**低分子量肝素**，第376页。

可以通过缓慢静脉注射硫酸鱼精蛋白来减少瑞肝素钠的严重出血；大约 1.2mg 的硫酸鱼精蛋白就能抑制 100U 瑞肝素钠的作用。

药物相互作用

参见**低分子量肝素**，第376页。

药动学

瑞肝素钠经皮下给药后吸收的生物利用度大约是 95%。血液浓度在 3h 后达到峰值。瑞肝素钠主要在尿中代谢，清除半衰期是 3h。

用途和用法

瑞肝素钠是有抗凝血活性的低分子量肝素（第376页）。用于静脉血栓栓塞的预防和治疗（第244页），已经用于血液透析期间的凝血预防。

剂量按抗因子 Xa 的活性表达（抗-Xa 单位），但是在依赖于所用参考制剂的文献中会遇到不同的值。

在手术期间预防静脉血栓栓塞时，瑞肝素钠需要每日 1 次皮下给予 1750U 或 1432U 的剂量，根据风险，在手术前 2～4h 给最低剂量，并在手术后 12h 用最大剂量。在治疗静脉血栓栓塞时，皮下剂量为每日 175U/kg，分 2 次给药。

1. Wellington K, *et al.* Reviparin: a review of its efficacy in the prevention and treatment of venous thromboembolism. *Drugs* 2001; **61:** 1185–209.
2. Yusuf S, *et al.* CREATE Trial Group Investigators. Effects of reviparin, a low-molecular-weight heparin, on mortality, reinfarction, and strokes in patients with acute myocardial infarction presenting with ST-segment elevation. *JAMA* 2005; **293:** 427–35.

制剂

专利制剂
Austria: Clivarin†; **Cz.:** Clivarin; **Fr.:** Clivarine; **Ger.:** Clivarin; **Gr.:** Clivarin; **Hong Kong:** Clivarine†; **Hung.:** Clivarin; **India:** Clivarine; **Ital.:** Clivarina; **Pol.:** Clivarin†; **Port.:** Clivarin†.

Rilmenidine Phosphate (rINNM) 磷酸利美尼定

Fosfato de rilmenidina; Oxaminozoline Phosphate; Rilmenidiinidivetyfosfaatti; Rilmenidin Dihidrojen Fosfat; Rilmenidin fosfát; Rilmenidin-dihidrogén-foszfát; Rilmenidinivätefosfat; Rilmenidine Acid Phosphate; Rilmenidine Dihydrogen Phosphate; Rilménidine, dihydrogénophosphate de; Rilmenidine Hydrogen Phosphate; Rilménidine, Phosphate de; Rilmenidini dihydrogenophosphas; Rilmenidini Phosphas; Rilmenidino divandenilio fosfatas; S-3341-3. 2-[(Dicyclopropylmethyl)amino]-2-oxazoline phosphate.

Рильменидина Фосфат
$C_{10}H_{16}N_2O,H_3PO_4 = 278.2$.
CAS — 54187-04-1 (rilmenidine); 85409-38-7 (rilmenidine phosphate).
ATC — C02AC06.
ATC Vet — QC02AC06.

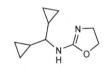

(rilmenidine)

Pharmacopoeias. In *Eur.* (see p.vii).

Ph. Eur. 6. 8 (Rilmenidine Phosphate) 白色或米色粉末。易溶于水；微溶于乙醇；几乎不溶于二氯甲烷。

简介

利美尼定是中枢作用的抗高血压药，主要通过刺激中枢咪唑啉受体来发挥作用，还有 $α_2$ 肾上腺素能受体兴奋作用。它的一般性质类似于可乐定（第299页），但是据报道有弱镇静作用和中枢不良反应。在治疗高血压（第228页）时以磷酸盐的形式给药，但是剂量按碱基来表达。1.5mg 利美尼定磷酸盐相当于 1mg 利美尼定。剂量是每日 1mg，口服 1 次；如果有必要，可以在 1 个月后增加到每日 2mg，分次服用。

1. Bousquet P, Feldman J. Drugs acting on imidazoline receptors: a review of their pharmacology, their use in blood pressure control and their potential interest in cardioprotection. *Drugs* 1999; **58:** 799–812.
2. Reid JL. Rilmenidine: a clinical overview. *Am J Hypertens* 2000; **13:** 106S–111S.
3. Reid JL. Update on rilmenidine: clinical benefits. *Am J Hypertens* 2001; **14:** 322S–324S.

制剂

专利制剂
Arg.: Hyperium; **Austria:** Iterium; **Braz.:** Hyperium; **Cz.:** Albarel; Tenaxum; **Fr.:** Hyperium; **Gr.:** Hyperium; **Hong Kong:** Iperdix†; **Hung.:** Hyperlex; Tenaxum; **Philipp.:** Hyperdix; **Pol.:** Tenaxum; **Port.:** Hyperium; **Rus.:** Albarel (Альбарел); Tenaxum (Тенаксум); **Thai.:** Hyperdix; **Turk.:** Hyperium; **Ukr.:** Tenaxum (Тенаксум); **Venez.:** Hyperium.

Rivaroxaban (USAN, rINN) 利伐沙班

Bay-59-7939; Rivaroxabán; Rivaroxabanum. 5-Chloro-N-({(5S)-2-oxo-3-[4-(3-oxomorpholin-4-yl)phenyl]-1,3-oxazolidin-5-yl}methyl)thiophene-2-carboxamide.

Ривароксабан
$C_{19}H_{18}ClN_3O_5S = 435.9$.
CAS — 366789-02-8.
ATC — B01AX06.
ATC Vet — QB01AX06.
UNII — 9NDF7JZ4M3.

不良反应和处置

利伐沙班最常见的不良反应为出血。也可出现恶心和肝酶升高，少见胃肠道反应、瘙痒症和皮疹。利伐沙班没有特异性解毒剂。出血需要使用标准治疗；严重出血可使用活性因子Ⅶa，但是尚缺乏临床经验。

注意事项

利伐沙班不应用于具有显著临床出血倾向、凝血功能障碍的肝功能疾病和具有临床出血危险的患者。利伐沙班用于出血危险增加的患者时需谨慎。肝脏损伤时血浆药物浓度升高，因而出血概率增加，利伐沙班不用于肌酐清除率低于15ml/min的患者。

动物研究表明利伐沙班具有生殖毒性，可进入乳汁，因此禁用于孕妇和乳母。

药物相互作用

利伐沙班被P450同工酶的CYP3A4亚型代谢，也是P糖蛋白的底物。不应与CYP3A4和P糖蛋白的抑制剂合用，如酮康唑、伊曲康唑、泊沙康唑、伏立康唑或HIV-蛋白酶抑制药，利伐沙班与氟康唑合用需谨慎。仅仅抑制其中一条通路或抑制效力较弱的药物（如克拉霉素和红霉素）对利伐沙班并没有明显的影响。CYP3A4强诱导剂（如利福平）可降低利伐沙班的作用。

与其他抗凝血药或有致出血倾向的药物合用时需谨慎，包括非甾体类抗炎药和抗血小板药。

药动学

口服后利伐沙班迅速被吸收，2～4h达血浆峰浓度，10mg口服后生物利用度为80%～100%。血浆蛋白结合率为92%～95%。利伐沙班被P450同工酶的CYP3A4和CYP2J2和其他机制代谢。约2/3的口服剂量被代谢，代谢物以相似比例经尿和粪便排泄，剩余1/3以原形式经肾主动分泌而排出。静脉给药后，利伐沙班的消除半衰期约4.5h，口服后受吸收速度的限制，消除半衰期为7～11h。

1. Mueck W, *et al*. Population pharmacokinetics and pharmacodynamics of rivaroxaban—an oral, direct factor Xa inhibitor—in patients undergoing major orthopaedic surgery. *Clin Pharmacokinet* 2008; **47**: 203–16.
2. Weinz C, *et al*. Metabolism and excretion of rivaroxaban, an oral, direct factor Xa inhibitor, in rats, dogs, and humans. *Drug Metab Dispos* 2009; **37**: 1056–64.

用途和用法

利伐沙班是直接抑制因子Ⅹa的口服制剂，凝血酶原时间具有剂量依赖性。可用于髋关节或膝关节置换术后预防静脉血栓栓塞（第244页），用药期间需监测凝血功能障碍。

当预防静脉血栓时，可口服利伐沙班，每日10mg。术后6～10h期间给予利伐沙班，此时出血已停止，髋关节置换术后治疗应持续5周，膝关节术后持续2周。

1. Fisher WD, *et al*. Rivaroxaban for thromboprophylaxis after orthopaedic surgery: pooled analysis of two studies. *Thromb Haemost* 2007; **97**: 931–7.
2. Piccini JP, *et al*. Rivaroxaban, an oral direct factor Xa inhibitor. *Expert Opin Invest Drugs* 2008; **17**: 925–37.
3. Gulseth MP, *et al*. Rivaroxaban: an oral direct inhibitor of factor Xa. *Am J Health-Syst Pharm* 2008; **65**: 1520–9.
4. Haas S. Rivaroxaban–an oral, direct factor Xa inhibitor–lessons from a broad clinical study programme. *Eur J Haematol* 2009; **82**: 339–49.
5. NICE. Rivaroxaban for the prevention of venous thromboembolism after total hip or total knee replacement in adults (TA170, issued April 2009). Available at: http://www.nice.org.uk/nicemedia/live/12133/43811/43811.pdf (accessed 08/07/10)
6. Perzborn E, *et al*. Rivaroxaban: a new oral factor Xa inhibitor. *Arterioscler Thromb Vasc Biol* 2010; **30**: 376–81.
7. Melillo SN, *et al*. Rivaroxaban for thromboprophylaxis in patients undergoing major orthopedic surgery. *Ann Pharmacother* 2010; **44**: 1061–71.

制剂

专利制剂

Austral.: Xarelto; **Canad.:** Xarelto; **Chile:** Xarelto; **Cz.:** Xarelto; **Fr.:** Xarelto; **Gr.:** Xarelto; **Hung.:** Xarelto; **Irl.:** Xarelto; **Philipp.:** Xarelto; **Pol.:** Xarelto; **Port.:** Xarelto; **UK:** Xarelto.

Rosuvastatin Calcium (*BANM, USAN, rINNM*)
瑞舒伐他汀钙

Calcii Rosuvastatinum; Rosuvastatina calcica; Rosuvastatine Calcique; S-4522; ZD-4522 (rosuvastatin). (*E*)-(3*R*,5*S*)-7-{4-(4-Fluorophenyl)-6-isopropyl-2-[methyl(methylsulfonyl)amino]pyrimidin-5-yl}-3,5-dihydroxyhept-6-enoic acid calcium (2:1).

Кальций Розувастатин
$(C_{22}H_{27}FN_3O_6S)_2Ca = 1001.1$.
CAS — 287714-41-4 (rosuvastatin); 147098-20-2 (rosuvastatin calcium).
ATC — C10AA07.
ATC Vet — QC10AA07.
UNII — 83MVU38M7Q.

(rosuvastatin)

不良反应和注意事项

参见第432页**辛伐他汀**。亚洲人的瑞舒伐他汀的全身暴露量较高（见下文**药动学**项下**种族性**），所以建议对亚洲人和其他肌病高危患者使用较低剂量（见下文**用途和用法**）。

不良反应发生率　一项报告[1]给FDA的关于第一年投入市场后不良反应的分析发现瑞舒伐他汀比一些其他的他汀类药物更有可能与严重不良反应有关，尽管这项研究曾受到了批评。然而，进一步的临床研究数据分析[2]及市场后调查[3,4]表明所有他汀类发生不良反应的危险性相似。另一项9.8个月的中等长度疗程观察性研究[5]发现瑞舒伐他汀耐受性良好，尽管17.5%停止用药，肌痛是最常见原因。服用较大剂量的患者中肝功能异常较常见。

1. Alsheikh-Ali AA, *et al*. The safety of rosuvastatin as used in common clinical practice: a postmarketing analysis. *Circulation* 2005; **111**: 3051–7.
2. Shepherd J, *et al*. Safety of rosuvastatin: update on 16,876 rosuvastatin-treated patients in a multinational clinical trial program. *Cardiology* 2007; **107**: 433–43.
3. Goettsch WG, *et al*. Results from a rosuvastatin historical cohort study in more than 45 000 Dutch statin users: a PHARMO study. *Pharmacoepidemiol Drug Safety* 2006; **15**: 435–43.
4. McAfee AT, *et al*. The comparative safety of rosuvastatin: a retrospective matched cohort study in over 48 000 initiators of statin therapy. *Pharmacoepidemiol Drug Safety* 2006; **15**: 444–53.
5. Kasliwal R, *et al*. Safety profile of rosuvastatin: results of a prescription-event monitoring study of 11 680 patients. *Drug Safety* 2007; **30**: 157–70.

药物相互作用

他汀类药物和其他药物的相互作用参见第434页辛伐他汀。瑞舒伐他汀主要通过细胞色素P450同工酶CYP2C9进行少量代谢，而且不可能像辛伐他汀一样与酶抑制剂有相同的相互作用。据报道与环孢素、HIV-蛋白酶抑制药、依屈泼帕合用会增加瑞舒伐他汀的血浆浓度，与吉非贝齐合用也会轻度增加其浓度，因此在一定程度上应该禁忌与吉非贝齐合用。如果二者必须合用那么瑞舒伐他汀的剂量应该减少（见下文**用途和用法**）；在英国，瑞舒伐他汀与环孢素的合用是禁忌的。

药动学

瑞舒伐他汀经胃肠道不完全吸收，绝对生物利用度大约是20%。口服后的血药浓度达峰时间为5h。主要通过细胞色素P450同工酶CYP2C9进行少量代谢。大约90%与血浆蛋白结合。瑞舒伐他汀的血浆清除半衰期是19h。口服剂量的90%经粪便排泄，包括被吸收和没被吸收的药物，少量经尿排泄；5%以原形经尿排出。

种族性　药动学研究[1]发现亚洲人（中国人、马来人和印度人）的瑞舒伐他汀和其代谢产物的血浆暴露量比白种人要高。应使用较低剂量（参见下文的**用途和用法**）

1. Lee E, *et al*. Rosuvastatin pharmacokinetics and pharmacogenetics in white and Asian subjects residing in the same environment. *Clin Pharmacol Ther* 2005; **78**: 330–41.

用途和用法

瑞舒伐他汀，一种羟甲基戊二酸辅酶A（HMG-

CoA）还原酶抑制剂（或抑制素），单酶和辛伐他汀（第436页）是作用于血脂的血脂调节药。可以降低LDL-胆固醇、载脂蛋白B和甘油三酯，增加HDL-胆固醇来治疗高脂血症（第226页），包括原发性的血胆固醇过多（Ⅱa型）、混合性血脂障碍（Ⅱb型）和高甘油三酯血症（Ⅳ型）。也可用于纯合性家族性高胆固醇血症的患者。瑞舒伐他汀可用于延缓总胆固醇或LDL-C高的患者动脉粥样硬化发展进程，也可用于心血管高危患者的一级预防。

瑞舒伐他汀以钙盐的形式口服给药，但是剂量按碱基量达；10.4mg瑞舒伐他汀钙相当于10mg碱量。

根据血浆胆固醇水平、心血管危险因素和发生不良反应的危险性，瑞舒伐他汀的初始剂量为5～10mg，每日1次。维持剂量为5～40mg，每日1次，尽管每日40mg应用于低剂量不能达到血脂控制目标、具有高危心血管危险因素但无不良反应危险的患者。肾损伤患者剂量需个体化，见下文。

在英国，注册药品信息推荐初始剂量为5～10mg，每日1次；老年患者、亚洲患者，服用贝特类或具有肌病危险的患者均应给予每日5mg。可以4周为间隔增加剂量，如果有必要，可以增加到最大剂量20mg，每日1次。每日40mg的更高剂量需要在专家的监督下对严重高胆固醇血症的患者给药，但是不能用于肌病的高危患者，包括那些服用氯贝特的患者和亚洲患者；与环孢素或蛋白酶抑制剂合用是禁忌的。

在美国，注册药品信息推荐初始剂量为10mg，每日1次。但是每日1次5mg的较квит低起始剂量也是显著高胆固醇血症的患者，如纯合性家族性高胆固醇血症的患者初始剂量可以是20mg，每日1次。2～4周后需要调节剂量，直至20mg，每日1次；有些患者可能需要用到40mg，每日1次。服用环孢素的患者给药的最大剂量是5mg，服用吉非贝齐或利托那韦增效的洛匹那韦的患者最大剂量为10mg，每日1次。亚洲患者增加剂量时需谨慎。

儿童使用剂量见下文。

1. Chong PH, Yim BT. Rosuvastatin for the treatment of patients with hypercholesterolemia. *Ann Pharmacother* 2002; **36**: 93–101.
2. Carswell CI, *et al*. Rosuvastatin. *Drugs* 2002; **62**: 2075–85.
3. White CM. A review of the pharmacologic and pharmacokinetic aspects of rosuvastatin. *J Clin Pharmacol* 2002; **42**: 963–70.
4. McKenney JM. Efficacy and safety of rosuvastatin in treatment of dyslipidemia. *Am J Health-Syst Pharm* 2005; **62**: 1033–47.
5. Olsson AG. Expanding options with a wider range of rosuvastatin doses. *Clin Ther* 2006; **28**: 1747–63.
6. Kapur NK. Rosuvastatin: a highly potent statin for the prevention and management of coronary artery disease. *Expert Rev Cardiovasc Ther* 2007; **5**: 161–75.
7. Schuster H. The GALAXY Program: an update on studies investigating efficacy and tolerability of rosuvastatin for reducing cardiovascular risk. *Expert Rev Cardiovasc Ther* 2007; **5**: 177–93.
8. Crouse JR. An evaluation of rosuvastatin: pharmacokinetics, clinical efficacy and tolerability. *Expert Opin Drug Metab Toxicol* 2008; **4**: 287–304.
9. Rizzo R, *et al*. Quantitative and qualitative effects of rosuvastatin on LDL-cholesterol: what is the clinical significance? *Int J Clin Pract* 2009; **63**: 478–85.
10. Rubba P, *et al*. Efficacy and safety of rosuvastatin in the management of dyslipidemia. *Vasc Health Risk Manag* 2009; **5**: 343–52.

儿童用法　瑞舒伐他汀可用于治疗青春期后男孩、月经1年后的女孩10岁及以上儿的杂合性家族性高胆固醇血症。初始口服剂量通常为5mg，每日1次，至少4周调整一次剂量，最大剂量为20mg，每日1次。

在肾损伤中的用法　肾损伤能增加服用他汀类药物的患者发生肌病的危险，使用他汀类需谨慎，尤其是高剂量时。严重肾损伤的患者血浆中瑞舒伐他汀的浓度也会增加，可能需要降低剂量。英国注册药品信息推荐根据肌酐清除率（CC）使用以下剂量：

- CC 30～60ml/min：初始口服剂量为5mg，每日1次，最大剂量为20mg，每日1次；
- CC低于30ml/min：禁用。

在美国，中度肾损伤患者可给予常用剂量（见上文），但对于CC低于30ml/（min·1.73m²）的患者，推荐初始剂量为5mg，每日1次，最大剂量为10mg，每日1次。

制剂

专利制剂

Arg.: Astende; Cresdex; Rosedex; Rosimol; Rosustatin; Rosuvast; Rovartal; Sinlip; **Austral.:** Crestor; **Austria:** Crestor; **Belg.:** Crestor; **Braz.:** Vivacor; **Canad.:** Crestor; **Chile:** Cresadex; Crestor; Rosumed; Rosvel; **Cz.:** Crestor; **Denm.:** Crestor; **Fin.:** Crestor; **Fr.:** Crestor; **Gr.:** Crestor; **Hong Kong:** Crestor; **Hung.:** Crestor; Xeter; **India:** Razel; Rosuvas; **Indon.:** Crestor; **Irl.:** Crestor; **Israel:** Crestor; **Ital.:** Crestor; Provisacor; Simestat;

Jpn: Crestor; *Malaysia:* Crestor; *Mex.:* Crestor; *Neth.:* Cirantan; Crestor; *Provisacor;* *NZ:* Crestor; *Philipp.:* Crestor; Rustor; *Port.:* Crestor; Visacor; *Rus.:* Crestor (Крестор); *S.Afr.:* Crestor; *Singapore:* Crestor; *Swed.:* Crestor; *Switz.:* Crestor; *Thai.:* Crestor; *Turk.:* Colnar; Crestor; Ultrox; *UK:* Crestor; *Ukr.:* Crestor (Крестор); *USA:* Crestor; *Venez.:* Crestor;

Saralasin Acetate (*BANM, USAN, rINNM*) 醋酸肌丙抗增压素

Acetato de sarasalina; P-113; Saralasine, Acétate de; Saralasini Acetas; The acetate of 1-Sar-8-Ala-angiotensin II. The hydrated acetate of Sar-Arg-Val-Tyr-Val-His-Pro-Ala; [1-(N-Methylglycine)-5-L-valine-8-L-alanine]-angiotensin II acetate hydrate.

Саралазина Ацетат

$C_{42}H_{65}N_{13}O_{10}, xCH_3COOH, xH_2O = 912.0$ (saralasin).
CAS — 34273-10-4 (saralasin); 54194-01-3 (anhydrous saralasin); 39698-78-7 (saralasin acetate hydrate).
UNII — FO21Z580M4.

(saralasin)

简介
醋酸肌丙抗增压素是血管紧张素Ⅱ的竞争拮抗剂，因此能阻断它的增压作用。也是一个部分激动药能引起血压暂时升高。肌丙抗增压素的半衰期较短，用于肾血管性高血压的鉴别诊断，但是它的使用大部分已经被代替了。

Sarpogrelate Hydrochloride (*rINNM*) 盐酸沙格雷酯

Hidrocloruro de sarpogrelato; MCI-9042; Sarpogrélate, Chlorhydrate de; Sarpogrelati Hydrochloridum. (±)-2-(Dimethylamino)-1-{[o-(m-methoxyphenethyl)phenoxy]methyl}ethyl hydrogen succinate hydrochloride.

Сарпогрелата Гидрохлорид

$C_{24}H_{31}NO_6, HCl = 466.0.$
CAS — 125926-17-2 (sarpogrelate); 135159-51-2 (sarpogrelate hydrochloride).

and enantiomer

(sarpogrelate)

简介
沙格雷酯是 5-HT$_2$ 受体拮抗剂，用来抑制血栓栓塞疾病的血小板聚集。100mg 沙格雷酯盐酸盐口服给药，用于治疗闭塞性动脉病（见外周血管病，第234页），每日 3 次。

1. Doggrell SA. Sarpogrelate: cardiovascular and renal clinical potential. *Expert Opin Invest Drugs* 2004; **13**: 865–74.
2. Norgren L, *et al.* European MCI-9042 Study Group. Sarpogrelate, a 5-HT$_{2A}$ receptor antagonist in intermittent claudication: a phase II European study. *Vasc Med* 2006; **11**: 75–83.
3. Tamura A, *et al.* Comparison of sarpogrelate and ticlopidine in bare metal coronary stent implantation. *Int J Cardiol* 2008; **126**: 79–83.
4. Shinohara Y, *et al.* S-ACCESS Study Group. Sarpogrelate-Aspirin Comparative Clinical Study for Efficacy and Safety in Secondary Prevention of Cerebral Infarction (S-ACCESS): a randomized, double-blind, aspirin-controlled trial. *Stroke* 2008; **39**: 1827–33.
5. Shinohara Y, Nishimaru K. S-ACCESS study group. Sarpogrelate versus aspirin in secondary prevention of cerebral infarction: differential efficacy in diabetes? Subgroup analysis from S-ACCESS. *Stroke* 2009; **40**: 2862–5.

6. Hanawa K, *et al.* Development of sarpogrelate external preparation for intractable pain control. I. Pre-formulation study on application of modified beta-cyclodextrins. *Chem Pharm Bull (Tokyo)* 2010; **58**: 45–50.

制剂
专利制剂
Jpn: Anplag.

Saruplase (*BAN, rINN*) 沙芦普酶

Prourokinase, Non-glycosylated; Recombinant Human Single-Chain Urokinase-type Plasminogen Activator; Saruplasa; Saruplasum; scuPA. Prourokinase (enzyme-activating) (human clone pUK4/pUK18), non-glycosylated.

Саруплаза

$C_{2031}H_{3121}N_{585}O_{601}S_{31} = 46343.1.$
CAS — 99149-95-8.
ATC — B01AD08.
ATC Vet — QB01AD08.

注：名称"尿激酶原"用于沙芦普酶和相关化合物那沙普酶。

简介
沙芦普酶是一种溶栓药。沙芦普酶是一种尿激酶型纤溶酶原激活剂，它的单链结构是由重组 DNA 技术制备的，而且在体内可以被纤溶酶转变为尿激酶（第460页）。它也有一些内在的纤溶酶原活化作用。沙芦普酶已经研究用于急性心肌梗死。

1. Tebbe U, *et al.* Randomized, double-blind study comparing saruplase with streptokinase therapy in acute myocardial infarction: the COMPASS equivalence trial. *J Am Coll Cardiol* 1998; **31**: 487–93.
2. Vermeer F, *et al.* Saruplase is a safe and effective thrombolytic agent; observations in 1,698 patients: results of the PASS study. *J Thromb Thrombolysis* 1999; **8**: 143–50.
3. Spiecker M, *et al.* Thrombolysis with saruplase versus streptokinase in acute myocardial infarction: five-year results of the PRIMI trial. *Am Heart J* 1999; **138**: 518–24.

制剂
专利制剂
Rus.: Gemase (Гемаза); Purolase (Пуролаза).

Simvastatin (*BAN, USAN, rINN*) 辛伐他汀

L-644128-000U; MK-733; Simvastatiini; Simvastatina; Simvastatinas; Simvastatine; Simvastatinum; Sinvinolina; Synvinolin; Szimvasztatin; Velastatin; Velastatina. (1S,3R,7S,8S,8aR)-1,2,3,7,8,8a-Hexahydro-3,7-dimethyl-8-{2-[(2R,4R)-tetrahydro-4-hydroxy-6-oxo-2H-pyran-2-yl]ethyl}-1-naphthyl 2,2-dimethylbutyrate.

Симвастатин

$C_{25}H_{38}O_5 = 418.6.$
CAS — 79902-63-9.
ATC — C10AA01.
ATC Vet — QC10AA01.
UNII — AGG2FN16EV.

Pharmacopoeias. In *Eur.* (see p.vii) and *US*.

Ph. Eur. 6. 8（Simvastatin）。　白色或米色结晶性粉末。几乎不溶于水；易溶于乙醇；极易溶于二氯甲烷。贮藏在含氮的密闭容器中。避光。

USD 33（Simvastatin）。白色或米色粉末。几乎不溶于水；易溶于乙醇、氯仿和甲醇；略溶于丙二醇；极微溶于石油醚。贮藏在 15～30℃或 2～8℃。

不良反应
辛伐他汀和其他他汀类药物治疗时最常见的不良反应是胃肠道紊乱。报道的不良反应包括头痛、皮疹、头晕、视物模糊、失眠和味觉障碍。可出现血清转氨酶的可逆性升高，因此在治疗开始之前应该首先评价肝功能然后定时监督，直到剂量最后一次增加的 1 年后

（见下文**注意事项**）。据报道可引起肝炎和胰腺炎。可引起超敏反应包括过敏和血管性水肿。可引起肌痛、肌无力和肌酸磷酸激酶浓度增高等症状，特别是同时服用他汀类药物和环孢素、纤维酸衍生物或烟酸的患者。很少发生急性肾功能衰竭伴随的横纹肌溶解症。

1. Farmer JA, Torre-Amione G. Comparative tolerability of the HMG-CoA reductase inhibitors. *Drug Safety* 2000; **23**: 197–213.
2. Davidson MH. Safety profiles for the HMG-CoA reductase inhibitors: treatment and trust. *Drugs* 2001; **61**: 197–206.
3. Pasternak RC, *et al.* ACC/AHA/NHLBI clinical advisory on the use and safety of statins. *Circulation* 2002; **106**: 1024–8. Also available at: http://circ.ahajournals.org/cgi/reprint/106/8/1024.pdf (accessed 29/05/08)
4. Karthikeyan VJ. Adverse effects of statins: an update. *Adverse Drug React Bull* 2005; (Aug): 895–8.
5. McKenney JM, *et al.* Final conclusions and recommendations of the National Lipid Association Statin Safety Assessment Task Force. *Am J Cardiol* 2006; **97** (Issue 8 suppl 1): 89C–94C.
6. Armitage J. The safety of statins in clinical practice. *Lancet* 2007; **370**: 1781–90.
7. Brown WV. Safety of statins. *Curr Opin Lipidol* 2008; **19**: 558–62.
8. Bełtowski J, *et al.* Adverse effects of statins–mechanisms and consequences. *Curr Drug Saf* 2009; **4**: 209–28.

不良反应发生率　1992 年 2 月英国 CSM 收到 738 例报告不良反应与辛伐他汀有关[1]，这是从 257000 个处方中来的。肝功能异常和肌痛是两个最频繁报道的不良反应，分别有 36 和 48 例报道，包括 5 例肝炎和 2 例黄疸报道。其他的肌肉反应包括 3 例肌炎、10 例肌病和 7 例血清肌酸激酶浓度升高但无症状的报道。胃肠道的不良反应占报道的 20%，皮肤、神经和肌肉骨骼反应各占 15%，精神病反应占 10%，肝反应占 7%，视觉反应占 4%。一项针对临床研究数据的系统性综述[2]确认他汀类可增加肝转氨酶升高的危险，但与安慰剂对照相比，并不显著增加肌病（约 15% 的患者报告肌病）、肌酸激酶升高（0.9%）或横纹肌溶解症（0.2%）的发生率。剂量大时可增加不良反应发生率[3,4]。

1. CSM. Simvastatin. *Current Problems 33* 1992.
2. Kashani A, *et al.* Risks associated with statin therapy: a systematic overview of randomized clinical trials. *Circulation* 2006; **114**: 2788–97.
3. Davidson MH, Robinson JG. Safety of aggressive lipid management. *J Am Coll Cardiol* 2007; **49**: 1753–62.
4. Silva M, *et al.* Meta-analysis of drug-induced adverse events associated with intensive-dose statin therapy. *Clin Ther* 2007; **29**: 253–60.

致癌性　有关他汀类对肿瘤发病风险影响的讨论详见下文用途项下的**恶性肿瘤**。

对血液的影响　据报道他汀类治疗很少引起血小板减少症。服用辛伐他汀可引起严重的血小板减少性紫癜，可出现于用药 1 天或 2 天[1,2]至 11 个月或 12 个月[3,4]。每位患者停药后均出现血小板数回升，尽管大多数患者接受了皮质激素、免疫球蛋白或血浆置换等治疗。在使用阿托伐他汀治疗时也出现了一例类似报道[5]，再次用药后复发；该患者之前应用辛伐他汀并没有出现血小板减少症，提示具有特异质反应。

有一例服用洛伐他汀的患者发生溶血性贫血的报道[6]；该患者给予辛伐他汀时没有出现不良反应。

他汀类可影响凝血和纤溶活性，这些作用通常有益（见下文**用途**项下的**作用**）；眼出血的报道很少，但与他汀类的关系并不明确[7]。

1. McCarthy LJ, *et al.* Thrombotic thrombocytopenic purpura and simvastatin. *Lancet* 1998; **352**: 1284–5.
2. Sundram F, *et al.* Thrombotic thrombocytopenic purpura associated with statin treatment. *Postgrad Med J* 2004; **80**: 551–2.
3. Possamai G, *et al.* Thrombocytopenic purpura during therapy with simvastatin. *Haematologica* 1992; **77**: 357–8.
4. Groneberg DA, *et al.* Simvastatin-induced thrombocytopenia. *Am J Hematol* 2001; **67**: 277.
5. González-Ponte ML, *et al.* Atorvastatin-induced severe thrombocytopenia. *Lancet* 1998; **352**: 1284.
6. Robbins MJ, *et al.* Lovastatin-induced hemolytic anemia: not a class-specific reaction. *Am J Med* 1995; **99**: 328–9.
7. Fraunfelder FW. Ocular hemorrhage possibly the result of HMG-CoA reductase inhibitors. *J Ocul Pharmacol Ther* 2004; **20**: 179–82.

对眼的影响　对于动物的研究表明一些他汀类药物会引起白内障，但在人身上并未确定。对于 101 例服用辛伐他汀的患者进行了 18 周的研究[1]发现有 13 例患者出现了晶状体浑浊，继续服用洛伐他汀至 26 周时其中 11 例患者并没有进一步的恶化。同样，一项针对 8245 例患者的研究中发现服用洛伐他汀 48 周的患者和服用安慰剂的患者之间没有晶状体浑浊或视力变化的差异[2]。一项大型的病例对照研究[3]发现没有证据证明治疗剂量的他汀类与白内障的产生有关，但是使用同时服用他汀类和琥乙红霉素的患者患白内障的危险增加。进一步的观察研究表明他汀类可能有益：在一项研究中[4]，白内障总发病率并没有变化，但发展为核型白内障的风险降低；而另一项研究[5]则报道他汀类可使白内障总发

病率降低，但对任何白内障分型的影响没有显著性差异。

他汀类引起眼出血的相关内容，参见上文**对血液的影响**。

1. Hunninghake DB, *et al*. Lovastatin: follow-up ophthalmologic data. *JAMA* 1988; **259**: 354–5.
2. Laties AM, *et al*. The human lens after 48 weeks of treatment with lovastatin. *N Engl J Med* 1990; **323**: 683–4.
3. Schlienger RG, *et al*. Risk of cataract in patients treated with statins. *Arch Intern Med* 2001; **161**: 2021–6.
4. Klein BEK, *et al*. Statin use and incident nuclear cataract. *JAMA* 2006; **295**: 2752–8.
5. Tan JSL, *et al*. Statin use and the long-term risk of incident cataract: the Blue Mountains Eye Study. *Am J Ophthalmol* 2007; **143**: 687–9.

对毛发的影响 自从引入澳大利亚和 1993 年以来，据 Adverse Drug Reactions Advisory Committee 报道已经出现了 16 例与辛伐他汀使用相关的秃发症[1]。大多数相关病例是毛发脱落或毛发稀疏，但是有 2 例毛发斑块样脱落和 1 例类似斑秃的脱发。一般出现在治疗开始的 3 天~15 个月之间。据报道[2]有 1 位开始使用阿伐他汀 6 周的女患者出现了进行性毛发脱落；停止用药后毛发会再生，但是再次用药 5 个月后又会出现毛发脱落现象。

1. Anonymous. Simvastatin and alopecia. *Aust Adverse Drug React Bull* 1993; **12**: 7.
2. Segal AS. Alopecia associated with atorvastatin. *Am J Med* 2002; **113**: 171.

对肾脏的影响 据报道 10 例每日服用 40mg 辛伐他汀的患者出现了蛋白尿[1]。蛋白的流失是肾小球通透性增加的一个典型特征。当辛伐他汀停药后，2 例患者的蛋白尿消失，但是再次服用时又复发。瑞舒伐他汀也可引起蛋白尿，且有剂量依赖性[2]。但也有证据显示他汀类可改善蛋白尿（见下文用法项下的**肾脏疾病**）。在接受高剂量瑞舒伐他汀治疗的患者出现急性肾小管间质性肾炎[3]。停药 3 周后逐渐恢复，但再次应用 2 周后复发。相似的反应也见于阿托伐他汀，但剂量降低后情况改善，该患者最终使用辛伐他汀后情况稳定，再未复发。

据报道由横纹肌溶解症引起的肾衰竭是很罕见的（见下文**对骨骼肌的影响**）。

1. Deslypere JP, *et al*. Proteinuria as complication of simvastatin treatment. *Lancet* 1990; **336**: 1453.
2. Agarwal R. Effects of statins on renal function. *Am J Cardiol* 2006; **97**: 748–55.
3. van Zyl-Smit R, *et al*. Renal tubular toxicity of HMG-CoA reductase inhibitors. *Nephrol Dial Transplant* 2004; **19**: 3176–9.

对肝脏的影响 他汀类可引起肝酶升高，呈剂量依赖性，但在低、中剂量时发生率低[1]，严重肝损伤很少见[2]。尽管推荐定期监测肝功能，但这么做的价值受到质疑[3]。有证据表明[4]，氟伐他汀引起肝脏反应的发生率高于其他他汀类，但并不明确。

接受他汀类治疗的患者也有发生胆汁淤积和急性肝炎的病例报道[5~8]。

1. de Denus S, *et al*. Statins and liver toxicity: a meta-analysis. *Pharmacotherapy* 2004; **24**: 584–91.
2. Charles EC, *et al*. Evaluation of cases of severe statin-related transaminitis within a large health maintenance organization. *Am J Med* 2005; **118**: 618–24.
3. Kostner K, Howes LG. Statins and monitoring of liver function tests. *Drug Safety* 2007; **30**: 1–4.
4. Conforti A, *et al*. Fluvastatin and hepatic reactions: a signal from spontaneous reporting in Italy. *Drug Safety* 2006; **29**: 1163–72.
5. Jiménez-Alonso J, *et al*. Atorvastatin-induced cholestatic hepatitis in a young woman with systemic lupus erythematosus. *Arch Intern Med* 1999; **159**: 1811–12.
6. Wierzbicki AS, Crook MA. Cholestatic liver dysfunction. *Lancet* 1999; **354**: 954.
7. Batey RG, Harvey M. Cholestasis associated with the use of pravastatin sodium. *Med J Aust* 2002; **176**: 561.
8. Rahier JF, *et al*. Severe acute cholestatic hepatitis with prolonged cholestasis and bile-duct injury after atorvastatin therapy: a case report. *Acta Gastroenterol Belg* 2008; **71**: 318–20.

对肺的影响 有报道称一些他汀类可引起间质性肺病，包括过敏性肺炎[1~5]。一些病例停药后好转[2]，但一些患者需要接受皮质激素和免疫抑制药治疗[1~4]，疾病进展或死有发生[4]。

1. de Groot REB, *et al*. Interstitial lung disease with pleural effusion caused by simvastin [sic]. *J Intern Med* 1996; **239**: 361–3.
2. Liebhaber MI, *et al*. Polymyalgia, hypersensitivity pneumonitis and other reactions in patients receiving HMG-CoA reductase inhibitors: a report of ten cases. *Chest* 1999; **115**: 886–9.
3. Lantuejoul S, *et al*. Statin-induced fibrotic nonspecific interstitial pneumonia. *Eur Respir J* 2002; **19**: 577–80.
4. Walker T, *et al*. Potential link between HMG-CoA reductase inhibitor (statin) use and interstitial lung disease. *Med J Aust* 2007; **186**: 91–4.
5. Fernández AB, *et al*. Statins and interstitial lung disease: a systematic review of the literature and of Food and Drug Administration adverse event reports. *Chest* 2008; **134**: 824–30.

对心理功能的影响 他汀类对心理功能影响的报道存在

争议，有报道他汀类和其他调脂药可引起不良精神反应，尽管确切的关系还不明确。有使用普伐他汀[1]或辛伐他汀[2]的患者出现抑郁症状的报道，这些症状出现在开始治疗后的前几周或几个月内。但调查降低胆醇对心理功能影响的随机研究发现对情绪紊乱（用辛伐他汀[3]）或心理健康（用洛伐他汀[4]或普伐他汀[5]）没有影响；流行病学调查表明，使用他汀类可能与心理状态改善[6]以及抑郁和自杀危险降低[7]有关。

有报道他汀类导致认知功能损害。在一项使用洛伐他汀的研究中[4]，注意到认知功能下降，在另一项辛伐他汀的研究中发现类似结果[8]。一名患者使用辛伐他汀后新发生的认知损害在停药后消失，但低剂量重复使用时再次出现[9]，而对不良药物反应报告数据[10,11]进行分析发现，接受他汀类的患者有一些记忆力丧失的病例，其中一些经再次用药而得到确认。然而，临床研究并未发现他汀类可损害认知功能，且流行病学证据显示使用他汀类可减少痴呆发生率（见下文用途）。用阿托伐他汀[12]的一项研究也发现对认知功能有益。

在另一不良药物反应报告数据[13]中报告的其他精神病学影响包括 5 例攻击性反应，所有病例停用他汀后均恢复。

也见下文**对睡眠形式的影响**。

1. Lechleitner M, *et al*. Depressive symptoms in hypercholesterolaemic patients treated with pravastatin. *Lancet* 1992; **340**: 910.
2. Duits N, Bos FM. Depressive symptoms and cholesterol-lowering drugs. *Lancet* 1993; **341**: 114.
3. Wardle J, *et al*. Randomised placebo controlled trial of effect on mood of lowering cholesterol concentration. *BMJ* 1996; **313**: 75–8.
4. Muldoon MF, *et al*. Effects of lovastatin on cognitive function and psychological well-being. *Am J Med* 2000; **108**: 538–47.
5. Stewart RA, *et al*. Long-term assessment of psychological well-being in a randomized placebo-controlled trial of cholesterol reduction with pravastatin. *Arch Intern Med* 2000; **160**: 3144–52.
6. Young-Xu Y, *et al*. Long-term statin use and psychological well-being. *J Am Coll Cardiol* 2003; **42**: 690–7.
7. Yang C-C, *et al*. Lipid-lowering drugs and the risk of depression and suicidal behavior. *Arch Intern Med* 2003; **163**: 1926–32.
8. Muldoon MF, *et al*. Randomized trial of the effects of simvastatin on cognitive functioning in hypercholesterolemic adults. *Am J Med* 2004; **117**: 823–9.
9. Padala KP, *et al*. Simvastatin-induced decline in cognition. *Ann Pharmacother* 2006; **40**: 1880–3.
10. Wagstaff LR, *et al*. Statin-associated memory loss: analysis of 60 case reports and review of the literature. *Pharmacotherapy* 2003; **23**: 871–80.
11. Health Canada. Statins and memory loss. *Can Adverse React News* 2005; **15** (4): 2. Also available at: http://www.hc-sc.gc.ca/dhp-mps/alt_formats/hpfb-dgpsa/pdf/medeff/carn-bcei_v15n4-eng.pdf (accessed 19/08/08)
12. Parale GP, *et al*. Effects of atorvastatin on higher functions. *Eur J Clin Pharmacol* 2006; **62**: 259–65.
13. Tatley M, Savage R. Psychiatric adverse reactions with statins, fibrates and ezetimibe: implications for the use of lipid-lowering agents. *Drug Safety* 2007; **30**: 195–201.

对神经系统的影响 周围神经病变与他伐类药物的治疗有关[1]，虽然该反应罕见。到 2005 年，Australian Adverse Drug Reaction Advisory Committee 已经收到了 281 个与他汀类药物治疗有关的感觉和感觉运动周围神经病变的报道[2]。症状开始的时间是从首次给药后到用药 4.5 年期间。停药后半数病例会复原，包括糖尿病，也有一例阳性再激发（positive rechallenge）的报道。有 21 例症状持续到他汀类停药的 8 个月，另 2 个报道指出分别在停药后 3 年和 5 年后症状都没有缓解。相似的研究结果见于其他研究[3]。一项病例对照研究[4]发现在服用他汀类药物的患者中神经病变的危险性会增加，尽管病例数量很少，而且作者的结论是治疗的好处要远大于该危险。

有关应用他汀类后引起与肌萎缩侧索硬化（ALS）相似的上运动神经元损伤的报道[5]，促使 FDA 对来自其不良事件自动报告系统的数据进行了分析；但他汀类导致的肌萎缩侧索硬化的发生率与安慰剂相似[6]。

1. Backes JM, Howard PA. Association of HMG-CoA reductase inhibitors with neuropathy. *Ann Pharmacother* 2003; **37**: 274–8.
2. Adverse Drug Reactions Advisory Committee (ADRAC). Statins and peripheral neuropathy. *Aust Adverse Drug React Bull* 2005; **24**: 6. Also available at: http://www.tga.gov.au/adr/aadrb/aadr0504.pdf (accessed 30/05/08)
3. de Langen JJ, van Puijenbroek EP. HMG-CoA-reductase inhibitors and neuropathy: reports to the Netherlands Pharmacovigilance Centre. *Neth J Med* 2006; **64**: 334–8.
4. Gaist D, *et al*. Statins and risk of polyneuropathy: a case-control study. *Neurology* 2002; **58**: 1333–7.
5. Edwards IR, *et al*. Statins, neuromuscular degenerative disease and an amyotrophic lateral sclerosis-like syndrome: an analysis of individual case safety reports from Vigibase. *Drug Safety* 2007; **30**: 515–25.
6. Colman E, *et al*. An evaluation of a data mining signal for amyotrophic lateral sclerosis and statins detected in FDA's spontaneous adverse event reporting system. *Pharmacoepidemiol Drug Safety* 2008; **17**: 1068–76.

对胰腺的影响 他汀类可引起胰腺炎，但是发生率

很低[1,2]，一项病例对照研究[3]未能支持两者间的联系。

1. Singh S, Loke YK. Statins and pancreatitis: a systematic review of observational studies and spontaneous case reports. *Drug Safety* 2006; **29**: 1123–32.
2. Johnson JL, Loomis IB. A case of simvastatin-associated pancreatitis and review of statin-associated pancreatitis. *Pharmacotherapy* 2006; **26**: 414–22.
3. Thisted H, *et al*. Statins and the risk of acute pancreatitis: a population-based case-control study. *Aliment Pharmacol Ther* 2006; **23**: 185–90.

对性功能的影响 在一些接受他汀类药物的患者中有勃起功能障碍的报道。5 名接受辛伐他汀的男性患者出现了性无能[1]，当用氟伐他汀代替时，4 名患者的症状得到了缓解。另一个服用洛伐他汀的患者出现了性无能，当治疗转变为普伐他汀时会复发。至 1995 年，Austratian Adverse Drug Reactions Advisory Committee[3]已经收到了与辛伐他汀有关的 28 例性无能的报道；再次给药后，4 例患者出现了复发。一篇来自法国和西班牙药品监测系统的报道[4]以及一项关于心血管疾病高危患者的观察研究[5]，认为他汀类与勃起功能障碍有关联，一项系统性综述也得出相似结论[6]。但斯堪的那维亚人辛伐他汀生存研究指出，他汀类增加性功能障碍的风险没有统计学上的显著性[7]，另一项小规模研究[8]表明阿托伐他汀可改善以高脂血症为唯一危险因素的患者的勃起功能。

有使用他汀类引起性欲降低的报道。对 8 例报告给 Netherlands Pharmacovigilance Centre 的病例中的 2 例进行了血清睾丸素浓度的检测，发现浓度很低[9]，停用他汀类后浓度上升。

有报道一名 54 岁患者服用洛伐他汀 7 个月后出现睾丸痛[10]。停用洛伐他汀后疼痛缓解，但使用辛伐他汀和阿托伐他汀后又复发。该反应的机制不清楚。

也有一篇关于一名患者服用洛伐他汀后精子数降低的报道[11]。

一名患者之前使用辛伐他汀，改用阿托伐他汀 6 个月后发生男子女性型乳房[12]。停用阿托伐他汀后症状改善，重新用辛伐他汀治疗后没有复发。

1. Jackson G. Simvastatin and impotence. *BMJ* 1997; **315**: 31.
2. Halkin A, *et al*. HMG-CoA reductase inhibitor-induced impotence. *Ann Pharmacother* 1996; **30**: 192.
3. Australian Adverse Drug Reactions Advisory Committee (ADRAC). Simvastatin and adverse endocrine effects in men. *Aust Adverse Drug React Bull* 1995; **14**: 10. Also available at: http://www.tga.gov.au/adr/aadrb/aadr9508.htm (accessed 30/05/08)
4. Carvajal A, *et al*. HMG CoA reductase inhibitors and impotence: two case series from the Spanish and French drug monitoring systems. *Drug Safety* 2006; **29**: 143–9.
5. Solomon H, *et al*. Erectile dysfunction and statin treatment in high cardiovascular risk patients. *Int J Clin Pract* 2006; **60**: 141–5.
6. Rizvi K, *et al*. Do lipid-lowering drugs cause erectile dysfunction? A systematic review. *Fam Pract* 2002; **19**: 95–8.
7. Pedersen TR, Færgeman O. Simvastatin seems unlikely to cause impotence. *BMJ* 1999; **318**: 192.
8. Saltzman EA, *et al*. Improvement in erectile function in men with organic erectile dysfunction by correction of elevated cholesterol levels: a clinical observation. *J Urol (Baltimore)* 2004; **172**: 255–8.
9. de Graaf L, *et al*. Is decreased libido associated with the use of HMG-CoA-reductase inhibitors? *Br J Clin Pharmacol* 2004; **58**: 326–8.
10. Linnebur AS, Hiatt WH. Probable statin-induced testicular pain. *Ann Pharmacother* 2007; **41**: 138–42.
11. Hildebrand RD, Hepperlen TW. Lovastatin and hypospermia. *Ann Intern Med* 1990; **112**: 549–50.
12. Hammons KB, *et al*. Golf-inhibiting gynecomastia associated with atorvastatin therapy. *Pharmacotherapy* 2006; **26**: 1165–8.

对骨骼肌的影响 肌肉病症与他汀类的关系已知[1~9]。轻微肌痛相对常见，但肌炎和肌病（伴肌酸激酶升高）也有发生。横纹肌溶解症[10,11]（表现为严重肌损伤、肌酸激酶升高和导致肾损伤的肌球蛋白尿）更少发生，但如发生可致命。肌肉毒性与剂量有关，危险性与当前使用的他汀类药物类似[5,6,12]，西立伐他汀的发病率相当高，因此导致了 2001 年全世界性的停药。复杂内科疾病的患者，包括肾损伤和内分泌疾病（如甲状腺功能减退症），肌肉毒性的危险可能会增加；药物相互作用也会增加肌肉毒性的危险（见下文）。其他调脂药引起肌病也有报道，特别是贝特类，故需要联合治疗的重症高脂血症患者肌肉毒性会增加；因此如果联用他汀类和贝特类，应谨慎监控[6,13]。英国 CSM[1]和一个由 American College of Cardiology、American Heart Association 和 National Heart、Lung and Blood Institute 组成的联合委员会[6]已经建议服用他汀类药物的患者如果产生了肌痛、触痛或无力，应该咨询他们的医师，这样医师或临床上下怀疑发生了肌肉有痛或肌酸磷酸激酶显著或逐渐升高时，都应该停药。如需要继续治疗，应降低剂量或试用其他他汀类或其他调脂药，尽管再次发生肌肉病症的风险很高[11]。已有一套

用于诊断和治疗他汀类相关肌痛的规则[14]。

他汀类药物引起肌肉毒性的机制尚不清楚，但是可能与泛癸利酮的耗竭有关[15]。尽管有报道增补泛癸利酮有阳性结果[16]，获益的证据还是比较有限，还不作为常规推荐[17]。

其他报道的服用他汀类药物的患者引起的肌肉病症包括皮肌炎和多肌炎[18]以及重症肌无力[19~21]。

1. CSM/MCA. HMG CoA reductase inhibitors (statins) and myopathy. *Current Problems* 2002; **28:** 8–9.
2. Adverse Drug Reactions Advisory Committee (ADRAC). Fluvastatin and muscle disorders—a class effect. *Aust Adverse Drug React Bull* 1997; **16:** 3. Also available at: http://www.tga.gov.au/adr/aadrb/aadr9702.htm (accessed 30/05/08)
3. Ucar M, *et al.* HMG-CoA reductase inhibitors and myotoxicity. *Drug Safety* 2000; **22:** 441–57.
4. Omar MA, *et al.* Rhabdomyolysis and HMG-CoA reductase inhibitors. *Ann Pharmacother* 2001; **35:** 1096–1107.
5. Omar MA, Wilson JP. FDA adverse event reports on statin-associated rhabdomyolysis. *Ann Pharmacother* 2002; **36:** 288–95.
6. Pasternak RC, *et al.* ACC/AHA/NHLBI Clinical Advisory on the use and safety of statins. *Circulation* 2002; **106:** 1024–8. Also available at: http://circ.ahajournals.org/cgi/reprint/106/8/1024.pdf (accessed 30/05/08)
7. Adverse Drug Reactions Advisory Committee (ADRAC). Risk factors for myopathy and rhabdomyolysis with the statins. *Aust Adverse Drug React Bull* 2004; **23:** 2. Also available at: http://www.tga.gov.au/adr/aadrb/aadr0402.pdf (accessed 30/05/08)
8. Rosenson RS. Current overview of statin-induced myopathy. *Am J Med* 2004; **116:** 408–16.
9. Joy TR, Hegele RA. Narrative review: statin-related myopathy. *Ann Intern Med* 2009; **150:** 858–68.
10. Graham DJ, *et al.* Incidence of hospitalized rhabdomyolysis in patients treated with lipid-lowering drugs. *JAMA* 2004; **292:** 2585–90.
11. Antons KA, *et al.* Clinical perspectives of statin-induced rhabdomyolysis. *Am J Med* 2006; **119:** 400–9.
12. Staffa JA, *et al.* Cerivastatin and reports of fatal rhabdomyolysis. *N Engl J Med* 2002; **346:** 539–540.
13. Shek A, Ferrill MJ. Statin-fibrate combination therapy. *Ann Pharmacother* 2001; **35:** 908–917.
14. Jacobson TA. Toward "pain-free" statin prescribing: clinical algorithm for diagnosis and management of myalgia. *Mayo Clin Proc* 2008; **83:** 687–700.
15. Hargreaves IP, *et al.* The effect of HMG-CoA reductase inhibitors on coenzyme Q_{10}: possible biochemical/clinical implications. *Drug Safety* 2005; **28:** 659–76.
16. Walravens PA, *et al.* Lovastatin, isoprenes, and myopathy. *Lancet* 1989; **ii:** 1097–8.
17. Levy HB, Kohlhaas HK. Considerations for supplementing with coenzyme Q_{10} during statin therapy. *Ann Pharmacother* 2006; **40:** 290–4.
18. Noël B. Lupus erythematosus and other autoimmune diseases related to statin therapy: a systematic review. *J Eur Acad Dermatol Venereol* 2007; **21:** 17–24.
19. Parmar B, *et al.* Statins, fibrates, and ocular myasthenia. *Lancet* 2002; **360:** 717.
20. Cartwright MS, *et al.* Statin-associated exacerbation of myasthenia gravis. *Neurology* 2004; **63:** 2188.
21. Purvin V, *et al.* Statin-associated myasthenia gravis: report of 4 cases and review of the literature. *Medicine (Baltimore)* 2006; **85:** 82–5.

对睡眠形式的影响　睡眠形式改变在亲脂性他汀类药物（如洛伐他汀[1~3]和辛伐他汀[4]）中有报道，但在普伐他汀中不常见[1]，可能是因为普伐他汀是亲水性的，很难穿过血脑屏障。然而，一项大型安慰剂对照研究[5]发现，辛伐他汀对睡眠形式没有影响；应用问卷[6]或多道睡眠描记术[7~9]评价睡眠障碍的小型研究发现任何一种他汀类对睡眠均无影响，尽管一些患者原来就有睡眠障碍。

一名患者服用辛伐他汀和美托洛尔后出现的噩梦和睡眠障碍在换用普伐他汀和阿替洛尔后消失[10]。有服用阿托伐他汀出现噩梦的报道，停药后消失，再次使用复发[11]。

1. Schaefer EJ. HMG-CoA reductase inhibitors for hypercholesterolemia. *N Engl J Med* 1988; **319:** 1222.
2. Rosenson RS, Goranson NL. Lovastatin-associated sleep and mood disturbances. *Am J Med* 1993; **95:** 548–9.
3. Sinzinger H, *et al.* Sleep disturbance and appetite loss after lovastatin. *Lancet* 1994; **343:** 973.
4. Barth JD, *et al.* Inhibitors of hydroxymethylglutaryl coenzyme A reductase for treating hypercholesterolaemia. *BMJ* 1990; **301:** 669.
5. Keech AC, *et al.* Absence of effects of prolonged simvastatin therapy on nocturnal sleep in a large randomized placebo-controlled study. *Br J Clin Pharmacol* 1996; **42:** 483–90.
6. Black DM, *et al.* Sleep disturbances and HMG CoA reductase inhibitors. *JAMA* 1990; **264:** 1105.
7. Eckernäs S-Å, *et al.* The effects of simvastatin and pravastatin on objective and subjective measures of nocturnal sleep: a comparison of two structurally different HMG CoA reductase inhibitors in patients with primary moderate hypercholesterolaemia. *Br J Clin Pharmacol* 1993; **35:** 284–9.
8. Kostis JB, *et al.* Central nervous system effects of HMG CoA reductase inhibitors: lovastatin and pravastatin on sleep and cognitive performance in patients with hypercholesterolemia. *J Clin Pharmacol* 1994; **34:** 989–96.
9. Ehrenberg BL, *et al.* Comparison of the effects of pravastatin and lovastatin on sleep disturbance in hypercholesterolemic subjects. *Sleep* 1999; **22:** 117–21.
10. Boriani G, *et al.* Nightmares and sleep disturbances with simvastatin and metoprolol. *Ann Pharmacother* 2001; **35:** 1292.
11. Gregoor PJHS. Atorvastatin may cause nightmares. *BMJ* 2006; **332:** 950.

注意事项

他汀类不应用于活动性肝病患者（亦见下文的**肝损伤**）。如有临床指征，应在治疗开始前和之后进行肝功能评估；对某些他汀类，应在治疗3个月后以及治疗剂量增加前后进行额外肝功能监测，尤其是给予高剂量时。他汀类药物禁用于不明原因的血清转氨酶浓度持续升高的患者，而且如果血清转氨酶浓度显著或持续升高时应该停药。孕妇禁用因为可能会影响胎儿固醇的合成；有许多与他汀类药物相关的先天性畸形的报道（见下文**妊娠**）。他汀类药物可能会引起肌病和横纹肌溶解症，特别是高剂量给药时，而且对于有横纹肌溶解症危险的患者要慎用，特别是服用能增加他汀类浓度药物的患者（见下文**药物相互作用**）；如果肌酸磷酸激酶增加或诊断出了肌病，那么需要停止他汀类治疗。

肾损伤患者使用他汀类会增加肌病风险，使用时需谨慎。使用经肾脏排泄或有引起肌病高风险的他汀类时，应减量（更多细节见不同药物的**用途**项下在**肾损伤中的用法**）。

儿童　有关在儿童中使用他汀类的讨论，见下文**用途**项下的**儿童用法**。

肝损伤　尽管注册药品信息禁止他汀类用于活动性肝病患者，仍有人对它们用于一些选择性慢性肝病患者（如非酒精性脂肪性肝病或非酒精性脂肪性肝炎[1~3]）的可能性感兴趣。美国 National Lipid Association 的肝病专家小组对他汀类安全性进行了评价，认为虽然对失代偿性肝硬化或急性肝衰竭患者禁用他汀类（在这些患者，考虑到疾病的严重性，不太可能选择此类药物），但没理由禁用于慢性肝病或代偿性肝硬化患者[1]。

随后英国的专家[2]指出用于慢性肝病和转氨酶升高患者有争议。那些 AST 和 ALT 升高在正常值上限 3 倍以下的患者也可以使用他汀类治疗，但应用最低剂量，并在 4 周后重新评价肝酶水平；如果没有明显变化，治疗可以继续，接下来的 3 个月每 6 周监测一次肝酶水平，以后每 3 个月监测一次。如果肝酶值是最初值一倍时，应停止治疗，肝酶水平恢复到基线水平后可以再次尝试。他们不建议治疗用于下述人群：

- 转氨酶值为正常值上限 3 倍以上的患者（虽然这是一个武断的，而不是在证据基础上的客观标准）；
- 肝脏合成能力下降的患者，如低血清白蛋白或凝血酶原时间延长；
- 任何原因引起的急性肝炎；
- Child 分级 B 或 C 的肝硬化。

肝病晚期患者通常因为肝脏合成能力下降而总胆固醇水平低，这种情况下不需要他汀类治疗[2]。

1. Cohen DE, *et al.* National Lipid Association Statin Safety Task Force Liver Expert Panel. An assessment of statin safety by hepatologists. *Am J Cardiol* 2006; **97:** 77C–81C.
2. Cash J, *et al.* Statin safety and chronic liver disease. *Int J Clin Pract* 2008; **62:** 1831–5.
3. Tandra S, Vuppalanchi R. Use of statins in patients with liver disease. *Curr Treat Options Cardiovasc Med* 2009; **11:** 272–8.

卟啉病　辛伐他汀对于卟啉病患者是不稳定的，因为在动物试验中显示它具其卟啉作用。

妊娠　一般孕妇是禁用他汀类药物的，因为它们可能会影响胎儿固醇的合成，而母亲暂时停药的危害甚小。有证据显示他汀类对胎儿有不良影响，但很有限。依据上市监督[1,2]或妊娠注册数据[3]的研究发现先天畸形发生的频率和程度与普通人群相似。但关于病例报道的综述[4,5]发现中枢神经系统缺陷和肢体异常的发生率高于预期，提示他汀类暴露可能的不良影响；报道的 5 例中枢神经系统缺陷中有 1 例后来发现有心脏畸形[6]。

1. Manson JM, *et al.* Postmarketing surveillance of lovastatin and simvastatin exposure during pregnancy. *Reprod Toxicol* 1996; **10:** 439–46.
2. Pollack PS, *et al.* Pregnancy outcomes after maternal exposure to simvastatin and lovastatin. *Birth Defects Res A Clin Mol Teratol* 2005; **73:** 888–96.
3. Ofori B, *et al.* Risk of congenital anomalies in pregnant users of statin drugs. *Br J Clin Pharmacol* 2007; **64:** 496–509.
4. Edison RJ, Muenke M. Central nervous system and limb anomalies in case reports of first-trimester statin exposure. *N Engl J Med* 2004; **350:** 1579–82.
5. Edison RJ, Muenke M. Mechanistic and epidemiologic considerations in the evaluation of adverse birth outcomes following gestational exposure to statins. *Am J Med Genet* 2004; **131A:** 287–98.
6. Edison RJ, Muenke M. Gestational exposure to lovastatin followed by cardiac malformation misclassified as holoprosencephaly. *N Engl J Med* 2005; **352:** 2759.

药物相互作用

辛伐他汀和其他他汀类药物最严重的药物相互作用后果就是肌病或横纹肌溶解症。单独给药时能引起肌病的药物与其他所有他汀类药物合用时，都能增加肌病的

危险性；这些药物包括烟酸衍生物（氯贝特或吉非贝齐）和烟酸。能通过抑制他汀类代谢或抑制他汀类肝吸收而增加他汀类血浆水平的药物也能增加肌病的危险性。因为他汀类药物有不同的代谢途径，所以与相互作用决定于相关的个别药物。辛伐他汀、阿托伐他汀和洛伐他汀通过细胞色素 P450 同工酶 CYP3A4 代谢，因此能抑制此酶的药物能与其发生相互作用，包括环孢素、伊曲康唑、酮康唑、红霉素、克拉霉素、泰利霉素、HIV-蛋白酶抑制药、奈法唑酮、达那唑、胺碘酮和维拉帕米；与葡萄柚汁有类似的相互作用。这些药物的合用应当慎用，建议减量（见下文**用途和用法**）。英国注册药品信息禁止辛伐他汀用于服用有效的 CYP3A4 抑制剂的患者。氟伐他汀主要通过 CYP2C9 代谢，匹伐他汀通过葡萄糖醛酸化代谢，而普伐他汀和瑞舒伐他汀的代谢不显著。这些他汀类药物特有的相互作用将分别在第340页、第415页、第417页和第431页讨论。

他汀类药物对其他药物也有影响。据报道同时服用辛伐他汀或其他他汀类药物和香豆素抗凝血药时，会出现出血和凝血酶原时间延长。

1. Williams D, Feely J. Pharmacokinetic-pharmacodynamic drug interactions with HMG-CoA reductase inhibitors. *Clin Pharmacokinet* 2002; **41:** 343–70.
2. Martin J, Krum H. Cytochrome P450 drug interactions within the HMG-CoA reductase inhibitor class: are they clinically relevant? *Drug Safety* 2003; **26:** 13–21.
3. CSM/MHRA. Statins and cytochrome P450 interactions. *Current Problems* 2004; **30:** 1–2.
4. Rätz Bravo AE, *et al.* Prevalence of potentially severe drug-drug interactions in ambulatory patients with dyslipidaemia receiving HMG-CoA reductase inhibitor therapy. *Drug Safety* 2005; **28:** 263–75.
5. Bottorff MB. Statin safety and drug interactions: clinical implications. *Am J Cardiol* 2006; **97** (suppl 8A): 27C–31C.
6. Neuvonen PJ, *et al.* Drug interactions with lipid-lowering drugs: mechanisms and clinical relevance. *Clin Pharmacol Ther* 2006; **80:** 565–81.
7. Frishman WH, Horn J. Statin-drug interactions: not a class effect. *Cardiol Rev* 2008; **16:** 205–12.

抗心律失常药　胺碘酮是细胞色素 P450 同工酶 CYP3A4 抑制剂，可增加由此酶代谢的他汀类的血浆浓度，增加毒性危险。有报道服用胺碘酮和辛伐他汀的患者发生肌病和横纹肌溶解症[1~3]，药动学研究[4]发现胺碘酮可增加健康受试者血浆辛伐他汀浓度。正在服用胺碘酮的患者不建议使用高剂量辛伐他汀（见下文的**用途和用法**）。

一名服用瑞舒伐他汀和胺碘酮的患者发生的无症状性血清转氨酶升高可能是药物相互作用的结果[5]。

1. Roten L, *et al.* Rhabdomyolysis in association with simvastatin and amiodarone. *Ann Pharmacother* 2004; **38:** 978–81.
2. Chouhan UM, *et al.* Simvastatin interaction with clarithromycin and amiodarone causing myositis. *Ann Pharmacother* 2005; **39:** 1760–1.
3. Ricaurte B, *et al.* Simvastatin–amiodarone interaction resulting in rhabdomyolysis, azotemia, and possible hepatotoxicity. *Ann Pharmacother* 2006; **40:** 753–7.
4. Becquemont L, *et al.* Amiodarone interacts with simvastatin but not with pravastatin disposition kinetics. *Clin Pharmacol Ther* 2007; **81:** 679–84.
5. Merz T, Fuller SH. Elevated serum transaminase levels resulting from concomitant use of rosuvastatin and amiodarone. *Am J Health-Syst Pharm* 2007; **64:** 1818–21.

抗菌药　红霉素和其他大环内酯类都是细胞色素 P450 同工酶 CYP3A4 的抑制剂，能增加他汀类药物的血浆浓度和肌病的危险性。据报道与红霉素合用时辛伐他汀的血浆浓度会增加[1]，也已经发现阿托伐他汀与红霉素[2]和克拉霉素[3]合用时血浆浓度也会增加，但是与阿奇霉素[3]合用时没有这种反应。据报道同时服用辛伐他汀和克拉霉素的患者[4]，同时服用洛伐他汀和阿奇霉素[5]、克拉霉素[5]或红霉素[6]的患者，会出现肌病或横纹肌溶解症。

利福平是 CYP2C9 和 CYP3A4 的诱导物，能降低氟伐他汀的生物利用度，据报道它也能降低辛伐他汀[7]和阿托伐他汀[8]的血浆浓度。

有许多关于同时服用夫西地酸和阿托伐他汀[9]或辛伐他汀[10]的患者出现横纹肌溶解症的报道。

1. Kantola T, *et al.* Erythromycin and verapamil considerably increase serum simvastatin and simvastatin acid concentrations. *Clin Pharmacol Ther* 1998; **64:** 177–82.
2. Siedlik PH, *et al.* Erythromycin coadministration increases plasma atorvastatin concentrations. *J Clin Pharmacol* 1999; **39:** 501–4.
3. Amsden GW, *et al.* A study of the interaction potential of azithromycin and clarithromycin with atorvastatin in healthy volunteers. *J Clin Pharmacol* 2002; **42:** 444–9.
4. Lee AJ, Maddix DS. Rhabdomyolysis secondary to a drug interaction between simvastatin and clarithromycin. *Ann Pharmacother* 2001; **35:** 26–31.
5. Grunden JW, Fisher KA. Lovastatin-induced rhabdomyolysis possibly associated with clarithromycin and azithromycin. *Ann Pharmacother* 1997; **31:** 859–63.
6. Ayanian JZ, *et al.* Lovastatin and rhabdomyolysis. *Ann Intern Med* 1988; **109:** 682–3.
7. Kyrklund C, *et al.* Rifampin greatly reduces plasma simvastatin and simvastatin acid concentrations. *Clin Pharmacol Ther*

2000; **68:** 592–7.
8. Backman JT, *et al.* Rifampin markedly decreases and gemfibrozil increases the plasma concentrations of atorvastatin and its metabolites. *Clin Pharmacol Ther* 2005; **78:** 154–67.
9. Wenisch C, *et al.* Acute rhabdomyolysis after atorvastatin and fusidic acid therapy. *Am J Med* 2000; **109:** 78.
10. Yuen SLS, McGarity B. Rhabdomyolysis secondary to interaction of fusidic acid and simvastatin. *Med J Aust* 2003; **179:** 172.

抗凝血药 口服合用抗凝血药和他汀类药物的患者出血和凝血酶原时间延长的报道见第471页**血脂调节药**。

抗抑郁药 2例服用辛伐他汀的患者，当在治疗中加入奈法唑酮后会出现肌炎和横纹肌溶解症[1~4]。在一个病例中[3]，加用阿奇霉素后突然发生肌病和横纹肌溶解症。一名患者服用普伐他汀和奈法唑酮后发生肌酸激酶浓度升高[5]。

一项针对健康受试者的研究[6]发现圣约翰草能降低辛伐他汀的血浆浓度，但是对普伐他汀没有影响。

1. Jacobson RH, *et al.* Myositis and rhabdomyolysis associated with concurrent use of simvastatin and nefazodone. *JAMA* 1997; **277:** 296.
2. Thompson M, Samuels S. Rhabdomyolysis with simvastatin and nefazodone. *Am J Psychiatry* 2002; **159:** 1607.
3. Skrabal MZ, *et al.* Two cases of rhabdomyolysis associated with high-dose simvastatin. *Am J Health-Syst Pharm* 2003; **60:** 578–81.
4. Karnik NS, Maldonado JR. Antidepressant and statin interactions: a review and case report of simvastatin and nefazodone-induced rhabdomyolysis and transaminitis. *Psychosomatics* 2005; **46:** 565–8.
5. Alderman CP. Possible interaction between nefazodone and pravastatin. *Ann Pharmacother* 1999; **33:** 871.
6. Sugimoto K-i, *et al.* Different effects of St John's Wort on the pharmacokinetics of simvastatin and pravastatin. *Clin Pharmacol Ther* 2001; **70:** 518–24.

抗糖尿病药 一名老年患者一直使用包括辛伐他汀在内的数种药物，在加用西他列汀6周后出现横纹肌溶解症和急性肾衰[1]。停用这两种药物后症状缓解，而且使用洛伐他汀后没有复发。在该病例中，患者已有慢性肾损伤，注意到按照该患者肾功能，西他列汀的剂量是其推荐量的两倍。另一名服用洛伐他汀的患者在应用西他列汀2周后发生横纹肌溶解症，停用后恢复[2]。在该病例中，虽然患者已75岁，其肾功能正常。西他列汀与他汀类之间相互作用的可能机制还不清楚。在健康年轻受试者中进行的一项研究中，西他列汀应用5天后达稳态浓度，对单剂量的辛伐他汀药动学没有明显影响[3]。

1. Kao DP, *et al.* Renal failure and rhabdomyolysis associated with sitagliptin and simvastatin use. *Diabet Med* 2008; **25:** 1229–30.
2. DiGregorio RV, Pasikhova Y. Rhabdomyolysis caused by a potential sitagliptin-lovastatin interaction. *Pharmacotherapy* 2009; **29:** 352–6.
3. Bergman AJ, *et al.* Effect of sitagliptin on the pharmacokinetics of simvastatin. *J Clin Pharmacol* 2009; **49:** 483–8.

抗真菌药 伊曲康唑和酮康唑都是细胞色素P450同工酶CYP3A4的抑制剂，能增加一些他汀类药物的血浆浓度和肌病的危险性。据报道与伊曲康唑合用时，辛伐他汀[1,2]、洛伐他汀[3,4]和阿托伐他汀[5]的血浆浓度都会增加，但是对普伐他汀[1]、瑞舒伐他汀[6]或氟伐他汀[4]的影响却很小。据报道辛伐他汀和伊曲康唑[2,7]或酮康唑[8]合用时、洛伐他汀和伊曲康唑[9]合用时会出现肌病和横纹肌溶解症。氟康唑能抑制CYP2C9，而且据报道[10]能增加氟伐他汀的血浆浓度。有一篇关于同时服用氟康唑和辛伐他汀的患者出现横纹肌溶解症的报道[11]。

1. Neuvonen PJ, *et al.* Simvastatin but not pravastatin is very susceptible to interaction with the CYP3A4 inhibitor itraconazole. *Clin Pharmacol Ther* 1998; **63:** 332–41.
2. Segaert MF, *et al.* Drug-interaction-induced rhabdomyolysis. *Nephrol Dial Transplant* 1996; **11:** 1846–7.
3. Neuvonen PJ, Jalava K-M. Itraconazole drastically increases plasma concentrations of lovastatin and lovastatin acid. *Clin Pharmacol Ther* 1996; **60:** 54–61.
4. Kivistö KT, *et al.* Different effects of itraconazole on the pharmacokinetics of fluvastatin and lovastatin. *Br J Clin Pharmacol* 1998; **46:** 49–53.
5. Kantola T, *et al.* Effect of itraconazole on the pharmacokinetics of atorvastatin. *Clin Pharmacol Ther* 1998; **64:** 58–65.
6. Cooper KJ, *et al.* Effect of itraconazole on the pharmacokinetics of rosuvastatin. *Clin Pharmacol Ther* 2003; **73:** 322–9.
7. Horn M. Coadministration of itraconazole with hypolipidemic agents may induce rhabdomyolysis in healthy individuals. *Arch Dermatol* 1996; **132:** 1254.
8. Gilad R, Lampl Y. Rhabdomyolysis induced by simvastatin and ketoconazole treatment. *Clin Neuropharmacol* 1999; **22:** 295–7.
9. Lees RS, Lees AM. Rhabdomyolysis from the coadministration of lovastatin and the antifungal agent itraconazole. *N Engl J Med* 1995; **333:** 664–5.
10. Kantola T, *et al.* Effect of fluconazole on plasma fluvastatin and pravastatin concentrations. *Eur J Clin Pharmacol* 2000; **56:** 225–9.
11. Shaukat A, *et al.* Simvastatin–fluconazole causing rhabdomyolysis. *Ann Pharmacother* 2003; **37:** 1032–5.

抗肿瘤药 有关他汀类与利妥昔单抗合用可降低利妥昔单抗潜在细胞毒性的信息，参见M37第737页。

抗血小板药 他汀类与氯吡格雷可能相互作用的讨论，见第303页。

抗病毒药 HIV-蛋白酶抑制药是细胞色素P450同工酶CYP3A4的抑制剂，可能会影响辛伐他汀和其他他汀类药物的代谢。研究显示辛伐他汀和阿托伐他汀与奈非那韦[1]或利托那韦增效的沙奎那韦[2]合用时血浆浓度都会增加，但是普伐他汀与利托那韦增效的沙奎那韦[2]合用时血浆浓度却会降低。据报道[3]服用辛伐他汀的患者当在治疗中加入利托那韦时出现横纹肌溶解症。虽然瑞舒伐他汀代谢不明显，但有报道称与利托那韦增效的洛匹那韦联用，其血浆浓度上升[4,5]。

也有一篇关于同时服用阿托伐他汀和非核苷逆转录酶抑制剂地拉韦啶的患者出现横纹肌溶解症的报道[6]。

依法韦仑为CYP3A4诱导剂，一次在健康受试者[7]中进行的研究发现其可降低阿托伐他汀和辛伐他汀血浆浓度；尽管普伐他汀不由CYP3A4代谢，但其血浆浓度也下降。

1. Hsyu P-H, *et al.* Pharmacokinetic interactions between nelfinavir and 3-hydroxy-3-methylglutaryl coenzyme A reductase inhibitors atorvastatin and simvastatin. *Antimicrob Agents Chemother* 2001; **45:** 3445–50.
2. Fichtenbaum CJ, *et al.* Pharmacokinetic interactions between protease inhibitors and statins in HIV seronegative volunteers: ACTG Study A5047. *AIDS* 2002; **16:** 569–77.
3. Cheng CH, *et al.* Rhabdomyolysis due to probable interaction between simvastatin and ritonavir. *Am J Health-Syst Pharm* 2002; **59:** 728–30.
4. van der Lee M, *et al.* Pharmacokinetics and pharmacodynamics of combined use of lopinavir/ritonavir and rosuvastatin in HIV-infected patients. *Antivir Ther* 2007; **12:** 1127–32.
5. Kiser JJ, *et al.* Drug/drug interaction between lopinavir/ritonavir and rosuvastatin in healthy volunteers. *J Acquir Immune Defic Syndr* 2008; **47:** 570–8.
6. Castro JG, Gutierrez L. Rhabdomyolysis with acute renal failure probably related to the interaction of atorvastatin and delavirdine. *Am J Med* 2002; **112:** 505.
7. Gerber JG, *et al.* Effect of efavirenz on the pharmacokinetics of simvastatin, atorvastatin, and pravastatin: results of AIDS Clinical Trials Group 5108 Study. *J Acquir Immune Defic Syndr* 2005; **39:** 307–12.

钙通道阻滞剂 钙通道阻滞剂能增加一些他汀类药物的血浆浓度，可能是通过抑制细胞色素P450同工酶CYP3A4。药动学研究已经报道了辛伐他汀与维拉帕米[1]或地尔硫䓬[2]合用时血浆浓度会增加，洛伐他汀与地尔硫䓬[3]合用时也会增加血浆浓度；辛伐他汀与拉西地平合用后前者浓度小幅升高被认为没有临床意义[4]。

已经有关于他汀类药物和地尔硫䓬之间相互作用的报道。一项回顾研究发现[5]辛伐他汀的胆固醇降低疗效在服用地尔硫䓬的患者中比较强，在同时服用辛伐他汀和地尔硫䓬的患者中还有2例横纹肌溶解症[6~8]和1例与肝炎相关的病例[6]。在同时服用阿托伐他汀和地尔硫䓬的患者中也有横纹肌溶解症[8,9]和肝炎的报道[9]。

洛伐他汀增加维拉帕米生物利用度的相关文献，见第463页。

1. Kantola T, *et al.* Erythromycin and verapamil considerably increase serum simvastatin and simvastatin acid concentrations. *Clin Pharmacol Ther* 1998; **64:** 177–82.
2. Mousa O, *et al.* The interaction of diltiazem with simvastatin. *Clin Pharmacol Ther* 2000; **67:** 267–74.
3. Azie NE, *et al.* The interaction of diltiazem with lovastatin and pravastatin. *Clin Pharmacol Ther* 1998; **64:** 369–77.
4. Ziviani L, *et al.* The effects of lacidipine on the steady/state plasma concentrations of simvastatin in healthy subjects. *Br J Clin Pharmacol* 2001; **51:** 147–52.
5. Yeo KR, *et al.* Enhanced cholesterol reduction by simvastatin in diltiazem-treated patients. *Br J Clin Pharmacol* 1999; **48:** 610–615.
6. Kanathur N, *et al.* Simvastatin-diltiazem drug interaction resulting in rhabdomyolysis and hepatitis. *Tenn Med* 2001; **94:** 339–41.
7. Peces R, Pobes A. Rhabdomyolysis associated with concurrent use of simvastatin and diltiazem. *Nephron* 2001; **89:** 117–118.
8. Gladding P, *et al.* Potentially fatal interaction between diltiazem and statins. *Ann Intern Med* 2004; **140:** W31. Available at: http://www.annals.org/cgi/reprint/140/8/W-31.pdf (accessed 14/11/07)
9. Lewin JJ, *et al.* Rhabdomyolysis with concurrent atorvastatin and diltiazem. *Ann Pharmacother* 2002; **36:** 1546–9.

秋水仙碱 关于他汀类和秋水仙碱合用引起肌肉毒性的报道，见**秋水仙碱的药物相互作用**项下**心血管药**（参见M37第529页）。

达那唑 据报道[1]1名同时服用洛伐他汀和许多其他药物的患者出现了横纹肌溶解症。一般认为与达那唑之间的相互作用是最可能的原因。辛伐他汀也报道有相似反应[2]。

1. Dallaire M, Chamberland M. Rhabdomyolyse sévère chez un patient recevant lovastatine, danazol et doxycycline. *Can Med Assoc J* 1994; **150:** 1991–4.
2. Andreou ER, Ledger S. Potential drug interaction between simvastatin and danazol causing rhabdomyolysis. *Can J Clin Pharmacol* 2003; **10:** 172–4.

内皮素受体拮抗剂 波生坦是细胞色素P450同工酶CYP3A4的诱导剂，已报道可降低健康受试者血浆辛伐他汀浓度[1]。

1. Dingemanse J, *et al.* Investigation of the mutual pharmacokinetic interactions between bosentan, a dual endothelin receptor antagonist, and simvastatin. *Clin Pharmacokinet* 2003; **42:** 293–301.

果汁 葡萄柚汁能抑制细胞色素P450同工酶CYP3A4，而且据报道浓缩后葡萄柚汁能增加辛伐他汀[1]、洛伐他汀[2]和阿托伐他汀[3]的血浆浓度。一项研究[4]发现使用浓缩程度较小的葡萄柚汁对洛伐他汀的活性影响很小，但是这项研究的结论受到了批判[5]；另外一项研究使用正常浓度的葡萄柚汁发现阿托伐他汀[6]、辛伐他汀[7]的浓度有相当大的增加。也有一个病例报道[8]服用辛伐他汀的女性患者在开始每天食用葡萄柚汁4天后出现了横纹肌溶解的症状。不由CYP3A4显著代谢的他汀类，如匹伐他汀[6]和普伐他汀[3,9]，并未受到明显影响。

有报道[10]一名服用瑞舒伐他汀和依折麦布的患者在开始喝石榴汁时出现横纹肌溶解症。

1. Lilja JJ, *et al.* Grapefruit juice–simvastatin interaction: effect on serum concentrations of simvastatin, simvastatin acid, and HMG-CoA reductase inhibitors. *Clin Pharmacol Ther* 1998; **64:** 477–83.
2. Kantola T, *et al.* Grapefruit juice greatly increases serum concentrations of lovastatin and lovastatin acid. *Clin Pharmacol Ther* 1998; **63:** 397–402.
3. Lilja JJ, *et al.* Grapefruit juice increases serum concentrations of atorvastatin and has no effect on pravastatin. *Clin Pharmacol Ther* 1999; **66:** 118–27.
4. Rogers JD, *et al.* Grapefruit juice has minimal effects on plasma concentrations of lovastatin-derived 3-hydroxy-3-methylglutaryl coenzyme A reductase inhibitors. *Clin Pharmacol Ther* 1999; **66:** 358–66.
5. Bailey DG, Dresser GK. Grapefruit juice–lovastatin interaction. *Clin Pharmacol Ther* 2000; **67:** 690.
6. Ando H, *et al.* Effects of grapefruit juice on the pharmacokinetics of pitavastatin and atorvastatin. *Br J Clin Pharmacol* 2005; **60:** 494–7.
7. Lilja JJ, *et al.* Effects of regular consumption of grapefruit juice on the pharmacokinetics of simvastatin. *Br J Clin Pharmacol* 2004; **58:** 56–60.
8. Dreier JP, Endres M. Statin-associated rhabdomyolysis triggered by grapefruit consumption. *Neurology* 2004; **62:** 670.
9. Fukazawa I, *et al.* Effects of grapefruit juice on pharmacokinetics of atorvastatin and pravastatin in Japanese. *Br J Clin Pharmacol* 2004; **57:** 448–55.
10. Sorokin AV, *et al.* Rhabdomyolysis associated with pomegranate juice consumption. *Am J Cardiol* 2006; **98:** 705–6.

免疫抑制药 有报道阿托伐他汀[1]、洛伐他汀[2~4]、辛伐他汀[3~7]与包括环孢素在内的免疫抑制药合用可引起肌病和横纹肌溶解症。其机制可能是毒性作用相加，因为他汀类和环孢素均可引起肌病，但是对血浆药物浓度的影响可能也是其中的影响因素。药动学研究表明环孢素可升高阿托伐他汀[8,9]、氟伐他汀[10,11]、洛伐他汀[12]、普伐他汀[12,13]、瑞舒伐他汀[14]和辛伐他汀[15]的血浆药物浓度。关于他汀类对环孢素血浆浓度的影响，参见M37第1744页。

1. Maltz HC, *et al.* Rhabdomyolysis associated with concomitant use of atorvastatin and cyclosporine. *Ann Pharmacother* 1999; **33:** 1176–9.
2. Norman DJ, *et al.* Myolysis and acute renal failure in a heart-transplant recipient receiving lovastatin. *N Engl J Med* 1988; **318:** 46–7.
3. East C, *et al.* Rhabdomyolysis in patients receiving lovastatin after cardiac transplantation. *N Engl J Med* 1988; **318:** 47–8.
4. Corpier CL, *et al.* Rhabdomyolysis and renal injury with lovastatin use: report of two cases in cardiac transplant recipients. *JAMA* 1988; **260:** 239–41.
5. Blaison G, *et al.* Rhabdomyolyse causée par la simvastatine chez un transplanté cardiaque sous ciclosporine. *Rev Med Interne* 1992; **13:** 61–3.
6. Meier C, *et al.* Rhabdomyolyse bei mit Simvastatin und Ciclosporin behandelten Patienten: Rolle der aktivität des Cytochrom-P450-Enzymsystems der Leber. *Schweiz Med Wochenschr* 1995; **125:** 1342–6.
7. Gumprecht J, *et al.* Simvastatin-induced rhabdomyolysis in a CsA-treated renal transplant recipient. *Med Sci Monit* 2003; **9:** CS89–CS91.
8. Åsberg A, *et al.* Bilateral pharmacokinetic interaction between cyclosporine A and atorvastatin in renal transplant recipients. *Am J Transplant* 2001; **1:** 382–6.
9. Hermann M, *et al.* Substantially elevated levels of atorvastatin and metabolites in cyclosporine-treated renal transplant recipients. *Clin Pharmacol Ther* 2004; **76:** 388–91.
10. Goldberg R, Roth D. Evaluation of fluvastatin in the treatment of hypercholesterolemia in renal transplant recipients taking cyclosporine. *Transplantation* 1996; **62:** 1559–64.
11. Park J-W, *et al.* Pharmacokinetics and pharmacodynamics of fluvastatin in heart transplant recipients taking cyclosporine A. *J Cardiovasc Pharmacol Ther* 2001; **6:** 351–61.
12. Olbricht C, *et al.* Accumulation of lovastatin, but not pravastatin, in the blood of cyclosporine-treated kidney graft patients after multiple doses. *Clin Pharmacol Ther* 1997; **62:** 311–21.
13. Regazzi MB, *et al.* Altered disposition of pravastatin following concomitant drug therapy with cyclosporin A in transplant recipients. *Transplant Proc* 1993; **25:** 2732–4.
14. Simonson SG, *et al.* Rosuvastatin pharmacokinetics in heart transplant recipients administered an antirejection regimen including cyclosporine. *Clin Pharmacol Ther* 2004; **76:** 167–77.
15. Arnadottir M, *et al.* Plasma concentration profiles of simvastatin 3-hydroxy-3-methyl-glutaryl-coenzyme A reductase inhibitory activity in kidney transplant recipients with and without ciclosporin. *Nephron* 1993; **65:** 410–13.

左甲状腺素　服用左甲状腺素的患者对辛伐他汀和洛伐他汀影响的参考文献，参见 M37 第2093页血脂调节药。

调脂药　肌病和肌炎是他汀类药物和烟酸衍生物公认的不良反应，包括氯贝特和吉非贝齐，如果二者合用危险性会增加。有一篇报道[1]称一名患者联用一种他汀类和吉非贝齐，出现了肝毒性和横纹肌溶解症。吉非贝齐和他汀类药物之间的相互作用有一个药动学基础；研究显示当与吉非贝齐合用时阿托伐他汀[2]、洛伐他汀[3]、普伐他汀[4]、瑞舒伐他汀[5]和辛伐他汀[6]的血浆浓度会增加。

也有报道[7,8]他汀类和烟酸合用可引起肌病，尽管提交给FDA的一份不良反应报告[9]称洛伐他汀与盐烟酸合用引起肌病的危险并不比单独使用任何一个药物高。

关于他汀类与依折麦布合用增加肝毒性的报道参见**对肝脏的影响**，第335页。

1. Akoglu H, *et al.* Combined organ failure with combination antihyperlipidemic treatment: a case of hepatic injury and acute renal failure. *Ann Pharmacother* 2007; 41: 143–7.
2. Backman JT, *et al.* Rifampin markedly decreases and gemfibrozil increases the plasma concentrations of atorvastatin and its metabolites. *Clin Pharmacol Ther* 2005; 78: 154–67.
3. Kyrklund C, *et al.* Plasma concentrations of active lovastatin acid are markedly increased by gemfibrozil but not by bezafibrate. *Clin Pharmacol Ther* 2001; 69: 340–5.
4. Kyrklund C, *et al.* Gemfibrozil increases plasma pravastatin concentrations and reduces pravastatin renal clearance. *Clin Pharmacol Ther* 2003; 73: 538–44.
5. Schneck DW, *et al.* The effect of gemfibrozil on the pharmacokinetics of rosuvastatin. *Clin Pharmacol Ther* 2004; 75: 455–63.
6. Backman JT, *et al.* Plasma concentrations of active simvastatin acid are increased by gemfibrozil. *Clin Pharmacol Ther* 2000; 68: 122–9.
7. Reaven P, Witztum JL. Lovastatin, nicotinic acid, and rhabdomyolysis. *Ann Intern Med* 1988; 109: 597–8.
8. Hill MD, Bilbao JM. Case of the month: February 1999—54 year old man with severe muscle weakness. *Brain Pathol* 1999; 9: 607–8.
9. Alsheikh-Ali AA, Karas RH. Safety of lovastatin/extended release niacin compared with lovastatin alone, atorvastatin alone, pravastatin alone, and simvastatin alone (from the United States Food and Drug Administration adverse event reporting system). *Am J Cardiol* 2007; 99: 379–81.

质子泵抑制药　据报道[1]1名服用阿托伐他汀的患者，当在她的治疗中加入艾美拉唑和克拉霉素时，有横纹肌溶解的症状，且出现 AV 传导阻滞。由于症状出现在克拉霉素的加入之前，所以认为相互作用可能的影响机制是阿托伐他汀首关代谢的下降，原因是艾美拉唑对 P 糖蛋白的抑制作用。

1. Sipe BE, *et al.* Rhabdomyolysis causing AV blockade due to possible atorvastatin, esomeprazole, and clarithromycin interaction. *Ann Pharmacother* 2003; 37: 808–11.

雷诺嗪　一项针对健康受试者的研究[1]显示雷诺嗪能适度的增加辛伐他汀的血浆浓度，但是这个相互作用被认为没有临床意义。

1. Jerling M, *et al.* Studies to investigate the pharmacokinetic interactions between ranolazine and ketoconazole, diltiazem, or simvastatin during combined administration in healthy subjects. *J Clin Pharmacol* 2005; 45: 422–33.

药动学

辛伐他汀经胃肠道吸收并水解为它的活性 β-羟酸形式。也已经检测出了其他的活性代谢产物，也形成了一些无活性代谢产物。辛伐他汀是细胞色素 P450 同工酶 CYP3A4 的底物，在肝中进行广泛的首关代谢。据报道低于 5% 的口服剂量作为活性代谢产物到达循环。辛伐他汀和其 β-羟酸代谢产物中大约有 95% 与血浆蛋白结合。辛伐他汀主要通过胆汁以代谢产物的形式经粪便排泄，10%～15%。β-羟酸代谢产物的半衰期是 1.9h。

1. Mauro VF. Clinical pharmacokinetics and practical applications of simvastatin. *Clin Pharmacokinet* 1993; 24: 195–202.
2. Desager J-P, Horsmans Y. Clinical pharmacokinetics of 3-hydroxy-3-methylglutaryl-coenzyme A reductase inhibitors. *Clin Pharmacokinet* 1996; 31: 348–71.
3. Lennernäs H, Fager G. Pharmacodynamics and pharmacokinetics of the HMG-CoA reductase inhibitors: similarities and differences. *Clin Pharmacokinet* 1997; 32: 403–25.
4. Neuvonen PJ, *et al.* Pharmacokinetic comparison of the potential over-the-counter statins simvastatin, lovastatin, fluvastatin and pravastatin. *Clin Pharmacokinet* 2008; 47: 463–74.

遗传变异　他汀类的药动学过程不仅受到代谢酶的影响，而且受到组织中尤其是肠和肝[1,2]中负责摄取或排出他汀类药物的组织特异性转运体与其亲和力的影响。他汀类与P450的亲和力不同，与其转运体蛋白，如组织间阴离子转运多肽和P糖蛋白（多药耐药1，MDR1）的亲和力也不同。代谢酶和转运体可能是基因变异的结果，这可以解释他汀类的药效和不良反应的人群和个体差异。

1. Kim RB. 3-Hydroxy-3-methylglutaryl-coenzyme A reductase inhibitors (statins) and genetic variability (single nucleotide polymorphisms) in a hepatic drug uptake transporter: what's it all about? *Clin Pharmacol Ther* 2004; 75: 381–5.
2. Tirona RG. Ethnic differences in statin disposition. *Clin Pharmacol Ther* 2005; 78: 311–16.

用途和用法

辛伐他汀是一种血脂调节药；它是 3-羟-3-甲基戊二酰辅酶 A 还原酶（HMG-CoA 还原酶）的竞争性抑制剂。HMG-CoA 还原酶是胆固醇合成的限速酶。抑制 HMG-CoA 还原酶会导致肝中胆固醇的合成减少，降低细胞内胆固醇的聚集；这能刺激肝细胞膜上的低密度脂蛋白（LDL）-胆固醇受体增加，从而增加 LDL 从循环中的清除。HMG-CoA 还原酶抑制剂（也叫他汀类药物）可减小血浆中总胆固醇、LDL-胆固醇和极低密度脂蛋白（VLDL）-胆固醇的浓度。它们也能减少甘油三酯，增加高密度脂蛋白（HDL）-胆固醇的浓度。

辛伐他汀用于降低 LDL-胆固醇、载脂蛋白 B 和甘油三酯，增加 HDL-胆固醇以治疗高脂血症（第226页），包括高胆固醇血症、结合型（混合）高脂血症（Ⅱa型和Ⅱb型高脂蛋白血症）、高甘油三酯血症（Ⅳ型）和原发的载 β 脂蛋白异常（Ⅲ型）。他汀类药物能有效地作为具有一定 LDL-受体功能的纯合子型家族性高胆固醇血症患者的辅助治疗。辛伐他汀也用于降低心血管危险（第221页）。

辛伐他汀通常口服，剂量范围为每日 5～80mg。用于治疗**高脂血症**，通常初始口服剂量为 10～20mg，晚上服用；需大幅降低胆固醇或有严重的心血管危险的患者首次服用剂量为 40mg。这个剂量可在不少于 4 周的时间间隔内调整到最大剂量，每晚 1 次，每次 80mg。纯合子型家族性高胆固醇血症患者每晚服用 1 次，每次 40mg，或者每天 80mg，分 3 次服用，分别为 20mg、20mg 和晚上服用 40mg。

降低　动脉粥样硬化性心血管疾病或糖尿病等高危险性因素患者**心血管危险**的通常剂量为每日 20～40mg。中等危险的患者剂量为每日 10mg。

具有肌病危险（包括严重肝损伤的患者），辛伐他汀剂量应当降低（见下文）。服用与辛伐他汀有相互作用的药物时，辛伐他汀剂量也应降低，如下：

- 使用环孢素和达那唑的患者，初始剂量每日 5mg，最大剂量每日 10mg；
- 使用吉非贝齐或其他贝特类，或烟酸的患者，最大剂量每日 20mg；
- 使用胺碘酮或维拉帕米的患者，最大剂量每日 20mg；
- 使用地尔硫䓬的患者，最大剂量为每日 40mg。

儿童辛伐他汀的用法，见下文。

1. Mauro VF, MacDonald JL. Simvastatin: a review of its pharmacology and clinical use. *DICP Ann Pharmacother* 1991; 25: 257–64.
2. Plosker GL, McTavish D. Simvastatin: a reappraisal of its pharmacology and therapeutic efficacy in hypercholesterolaemia. *Drugs* 1995; 50: 334–63.
3. Schectman G, Hiatt J. Dose–response characteristics of cholesterol-lowering drug therapies: implications for treatment. *Ann Intern Med* 1996; 125: 990–1000.
4. White CM. Pharmacological effects of HMG CoA reductase inhibitors other than lipoprotein modulation. *J Clin Pharmacol* 1999; 39: 111–18.
5. Mata P, *et al.* Benefits and risks of simvastatin in patients with familial hypercholesterolaemia. *Drug Safety* 2003; 26: 769–86.
6. Robinson JG. Simvastatin: present and future perspectives. *Expert Opin Pharmacother* 2007; 8: 2159–27.

作用　他汀类药物对血脂的影响很明显[1~4]。它的基本作用抑制 HMG-CoA 还原酶，该酶是胆固醇合成的限速酶。胆固醇是肝脏合成多种物质的底物，细胞内胆固醇水平下降，刺激肝脏 LDL 受体表达。肝细胞从血浆摄取 LDL 增加，血浆 LDL 和总胆固醇水平下降。由于 VLDL 合成的减少，甘油三酯也减少了，同时 HDL-胆固醇也能少量地增加或未改变，导致 LDL 与 HDL 比值的改善。他汀类降 LDL-胆固醇的作用也可能与 LDL 受体无关；一些他汀可降低家族性杂合性高胆固醇症患者的 LDL-胆固醇，尽管他们缺乏功能性 LDL 受体。

他汀类较其他类型调脂药降低 LDL-C 作用更强，但是想获得更强疗效需要药物合用。他汀类曾与胆汁酸结合树脂、依折麦布或贝特类与烟酸合用，不过需警惕不良反应危险性增加的可能性。肝脏胆固醇合成的高峰期在早晨（午夜至清晨 3 时），有证据表明短半衰期的药物，如辛伐他汀需要夜间给药[5]。

他汀类还具有其他作用[1~4,6,7]，尽管这些作用对

心血管疾病是否有利还存在争议[8]。

他汀类对血管内皮的作用对动脉粥样硬化有利，这个作用部分独立于降血脂作用，对粥样斑块具有稳定作用。有研究[9,10]表明他汀类可降低 C 反应蛋白的浓度，此蛋白是免疫标记物，在动脉粥样硬化的病理过程中升高，有证据表明 C 反应蛋白降低是心血管事件[11,12]发生率降低及动脉粥样硬化损伤逆转[13]的独立因素。但是在与动脉粥样硬化相似的钙化性大动脉狭窄的研究中，他汀类的表现并不一致[14]。他汀类可能对心衰[15]有益，但是也有可能出现有害作用，因此其对心衰的作用并不明确[16]。队列分析研究[17~19]表明可能降低心衰的死亡率，降心血管危险研究[20,21]也显示有益作用。然而，随机研究[22]表明，瑞舒伐他汀对缺血性心衰的死亡率没有什么益处。他汀类可能还具有抗高血压[23]和抗心律失常的作用，可降低心房颤动[24]的发生率，因此减少了发生室性心律失常[25,26]的可能性，尽管这一作用还需确认。有报道他汀类对凝血[27]有益，可减少静脉血栓栓塞[28]的发生率。

他汀类还具有抗炎和免疫调节作用。流行病学调查表明他汀类可减少细菌感染，尽管这一作用被归功于"健康应用"的效果[29,30]，可降低脓毒症的死亡率[30]。据报道他汀类对类风湿关节炎和其他关节相关病也有益处[31~34]。对器官移植患者的心血管作用和免疫调节作用均对此有帮助（见下文）。但是他汀类用于这些疾病还需进一步确认。

关于他汀类用于其他非心血管疾病，包括痴呆、肾功能障碍、良性肿瘤、骨质疏松症等，参见下文。

1. Maron DJ, *et al.* Current perspectives on statins. *Circulation* 2000; 101: 207–13.
2. Shepherd J. The statin era: in search of the ideal lipid regulating agent. *Heart* 2001; 85: 259–64.
3. Chong PH, *et al.* Clinically relevant differences between the statins: implications for therapeutic selection. *Am J Med* 2001; 111: 390–400.
4. Igel M, *et al.* Pharmacology of 3-hydroxy-3-methylglutaryl-coenzyme A reductase inhibitors (statins), including rosuvastatin and pitavastatin. *J Clin Pharmacol* 2002; 42: 835–45.
5. Plakogiannis R, Cohen H. Optimal low-density lipoprotein cholesterol lowering—morning versus evening statin administration. *Ann Pharmacother* 2007; 41: 106–10.
6. Sotiriou CG, Cheng JWM. Beneficial effects of statins in coronary artery disease—beyond lowering cholesterol. *Ann Pharmacother* 2000; 34: 1432–9.
7. Balk EM, *et al.* Effects of statins on nonlipid serum markers associated with cardiovascular disease: a systematic review. *Ann Intern Med* 2003; 139: 670–82.
8. Robinson JG, *et al.* Pleiotropic effects of statins: benefit beyond cholesterol reduction? A meta-regression analysis. *J Am Coll Cardiol* 2005; 46: 1855–62.
9. Ridker PM, *et al.* Measurement of C-reactive protein for the targeting of statin therapy in the primary prevention of acute coronary events. *N Engl J Med* 2001; 344: 1959–65.
10. Albert MA, *et al.* Effect of statin therapy on C-reactive protein levels: the pravastatin inflammation/CRP evaluation (PRINCE): a randomized trial and cohort study. *JAMA* 2001; 286: 64–70.
11. Ridker PM, *et al.* Pravastatin or Atorvastatin Evaluation and Infection Therapy-Thrombolysis in Myocardial Infarction 22 (PROVE IT-TIMI 22) Investigators. C-reactive protein levels and outcomes after statin therapy. *N Engl J Med* 2005; 352: 20–8.
12. Ridker PM, *et al.* Reduction in C-reactive protein and LDL cholesterol and cardiovascular event rates after initiation of rosuvastatin: a prospective study of the JUPITER trial. *Lancet* 2009; 373: 1175–82.
13. Nissen SE, *et al.* Reversal of Atherosclerosis with Aggressive Lipid Lowering (REVERSAL) Investigators. Statin therapy, LDL cholesterol, C-reactive protein, and coronary artery disease. *N Engl J Med* 2005; 352: 29–38.
14. Chua D, Kalb K. Statins and progression of calcified aortic stenosis. *Ann Pharmacother* 2006; 40: 1193–9.
15. Laufs U, *et al.* HMG-CoA reductase inhibitors in chronic heart failure: potential mechanisms of benefit and risk. *Drugs* 2006; 66: 145–54.
16. van der Harst P, *et al.* Statins in the treatment of chronic heart failure: a systematic review. *PLoS Med* 2006; 3: e333.
17. Horwich TB, *et al.* Statin therapy is associated with improved survival in ischemic and non-ischemic heart failure. *J Am Coll Cardiol* 2004; 43: 642–8.
18. Foody JM, *et al.* Statins and mortality among elderly patients hospitalized with heart failure. *Circulation* 2006; 113: 1086–92.
19. Go AS, *et al.* Statin therapy and risks for death and hospitalization in chronic heart failure. *JAMA* 2006; 296: 2105–11.
20. Scirica BM, *et al.* PROVE IT-TIMI 22 Investigators. Intensive statin therapy and the risk of hospitalization for heart failure after an acute coronary syndrome in the PROVE IT-TIMI 22 study. *J Am Coll Cardiol* 2006; 47: 2326–31.
21. Khush KK, *et al.* Effect of high-dose atorvastatin on hospitalizations for heart failure: subgroup analysis of the Treating to New Targets (TNT) study. *Circulation* 2007; 115: 576–83.
22. Kjekshus J, *et al.* CORONA Group. Rosuvastatin in older patients with systolic heart failure. *N Engl J Med* 2007; 357: 2248–61.
23. Strazzullo P, *et al.* Do statins reduce blood pressure? A meta-analysis of randomized, controlled trials. *Hypertension* 2007; 49: 792–8.
24. Patel AA, *et al.* The relationship between statin use and atrial fibrillation. *Curr Med Res Opin* 2007; 23: 1177–85.
25. Mitchell LB, *et al.* Are lipid-lowering drugs also antiarrhythmic

drugs? An analysis of the Antiarrhythmics Versus Implantable Defibrillators (AVID) trial. *J Am Coll Cardiol* 2003; **42:** 81–7.
26. Vyas AK, *et al.* Reduction in ventricular tachyarrhythmias with statins in the Multicenter Automatic Defibrillator Implantation Trial (MADIT)-II. *J Am Coll Cardiol* 2006; **47:** 769–73.
27. Krysiak R, *et al.* Effects of HMG-CoA reductase inhibitors on coagulation and fibrinolysis processes. *Drugs* 2003; **63:** 1821–54.
28. Ray JG, *et al.* Use of statins and the subsequent development of deep vein thrombosis. *Arch Intern Med* 2001; **161:** 1405–10.
29. Majumdar SR, *et al.* Statins and outcomes in patients admitted to hospital with community acquired pneumonia: population based prospective cohort study. *BMJ* 2006; **333:** 999–1001.
30. Falagas ME, *et al.* Statins for infection and sepsis: a systematic review of the clinical evidence. *J Antimicrob Chemother* 2008; **61:** 774–85.
31. Kanda H, *et al.* Antiinflammatory effect of simvastatin in patients with rheumatoid arthritis. *J Rheumatol* 2002; **29:** 2024–6.
32. McCarey DW, *et al.* Trial of Atorvastatin in Rheumatoid Arthritis (TARA): double-blind, randomised placebo-controlled trial. *Lancet* 2004; **363:** 2015–21.
33. ten Cate R, *et al.* Therapy-refractory systemic juvenile idiopathic arthritis successfully treated with statins. *Rheumatology (Oxford)* 2004; **43:** 934–5.
34. van Denderen JC, *et al.* Statin therapy might be beneficial for patients with ankylosing spondylitis. *Ann Rheum Dis* 2006; **65:** 695–6.

儿童用法 治疗儿童和青少年的高脂血症存在争议，通常治疗有家族性高脂血症者，他们是发生心血管疾病的高危者。通常，儿童的一线治疗是采取饮食措施和使用胆汁酸结合树脂类，但耐受性较差或不充分。对年龄在8～18岁的家族性高胆固醇血症儿童使用他汀类的研究[1,2]显示，他汀类可有效降低总胆固醇和LDL-胆固醇，它们已经在有药物治疗指征时越来越多被优先选用[3,4]。然而，有人关注他汀类对生长发育和性发育的可能不良影响，因为这些患儿需要长期治疗。虽然还没发现有问题，但大多数研究都是相对短期的，需要进行长期随访来确定他汀类的安全性[3,4]。初步的证据显示，他汀类对与肾病综合征[5]或器官移植[3,4]有关的高脂血症患儿有效。

辛伐他汀的美国注册药品信息允许其用于年龄在10～17岁的家族性杂合性高胆固醇血症儿童，初始口服剂量为10mg，晚上服用，每4周增加剂量，直到每日最大剂量达40mg。一项针对173例年龄在10～17岁的家族性杂合性高胆固醇血症儿童的安慰剂对照研究[6]发现，辛伐他汀口服剂量达每日40mg，用48周，可有效降低LDL-胆固醇，并可很好耐受，而且对生长发育和性发育没有影响。

BNFC 2010/11 推荐高脂血症儿童使用以下剂量：

- 5～10岁：初始剂量为10mg，晚上服用；如有必要，每4周增加剂量至最大剂量20mg，晚上服用；
- 10～18岁：初始剂量为10mg，晚上服用；如有必要，每4周增加剂量至最大剂量40mg，晚上服用。

服用可能与辛伐他汀相互作用药物的儿童，应减量（见上文**药物相互作用**）。

1. Shafiq N, *et al.* A meta-analysis to evaluate the efficacy of statins in children with familial hypercholesterolemia. *Int J Clin Pharmacol Ther* 2007; **45:** 548–55.
2. Avis HJ, *et al.* A systematic review and meta-analysis of statin therapy in children with familial hypercholesterolemia. *Arterioscler Thromb Vasc Biol* 2007; **27:** 1803–10.
3. McCrindle BW, *et al.* Drug therapy of high-risk lipid abnormalities in children and adolescents: a scientific statement from the American Heart Association Atherosclerosis, Hypertension, and Obesity in Youth Committee, Council of Cardiovascular Disease in the Young, with the Council on Cardiovascular Nursing. *Circulation* 2007; **115:** 1948–67. Available at: http://circ.ahajournals.org/cgi/reprint/115/14/1948.pdf (accessed 30/05/08)
4. Belay B, *et al.* The use of statins in pediatrics: knowledge base, limitations, and future directions. *Pediatrics* 2007; **119:** 370–80.
5. Prescott WA, *et al.* The potential role of HMG-CoA reductase inhibitors in pediatric nephrotic syndrome. *Ann Pharmacother* 2004; **38:** 2105–14.
6. de Jongh S, *et al.* Simvastatin in Children Study Group. Efficacy and safety of statin therapy in children with familial hypercholesterolemia: a randomized, double-blind, placebo-controlled trial with simvastatin. *Circulation* 2002; **106:** 2231–7.

在肾损伤中的用法 他汀类对有脂代谢紊乱和肾损伤的患者安全、有效，而且有证据显示他汀类对肾功能有益处（见下文**肾脏疾病**）。但严重肾损伤患者发生肌病或横纹肌溶解症的风险可能会增加，对这类患者，使用低剂量更合适。使用通过肾脏排泄的他汀类时也应减量。

辛伐他汀不依赖于经肾排泄，轻度和中度肾损伤的患者不需要调整剂量。然而，严重肾损伤患者患肌病和横纹肌溶解的风险增大；对于这些患者，推荐首次服用剂量为每日1次5mg，而每日1次10mg以上时要谨慎服用。

降低心血管危险 血脂调节药在降低心血管危险（第221页）中发挥着重要的作用，他汀类已经广泛用于一级预防和二级预防。他汀类用于高脂血症和动脉粥样硬化的合理性是很肯定的，可能他汀类的其他作用也有帮助（见上文**作用**）。已经确定了他汀类药物能够降低广阔范围内的患者心血管事件，其功效被认为是经典的，尽管还没有将所有他汀类药物完全应用于每个案例中。

有缺血性心脏病的患者，他汀类可降低进一步心血管事件的危险，降低心血管和总体死亡率[1]。大范围随机研究表明他汀类，包括辛伐他汀[2]、普伐他汀[3,4]和氟伐他汀[5,6]，在心血管二级预防中有效。在具有高危因素但未发生过心血管事件的患者，同样观察到心血管事件发生率、心血管死亡率、总死亡率下降的结果[7]。应用普伐他汀[8,9]、洛伐他汀[10]、辛伐他汀[11]、阿托伐他汀[12]和瑞舒伐他汀[13]的研究显示其益处；ALLHAT-LLT研究中[14]，普伐他汀并未观察到益处，是由于在对照组中曾大范围使用他汀类。

尽管他汀类的主要益处是降低死亡率和重大心血管事件，但是它们也可以降低卒中的发生率[15～19]和严重程度[20]（有提示可增加出血性脑卒中的危险[17]，但并未得到确认[19]。外周血管疾病发生率也可降低[21]，一些研究表明可减少冠脉[21,22]和外周[21,23]缺血症状。有研究表明他汀类可降低具有心血管高危因素的患者手术后死亡率，尽管需要确认[24,25]。有证据表明他汀类可降低经皮冠脉成形术[26]后患者心肌的损伤，尽管对再狭窄没有影响[27,28]。早使用他汀类对急性冠脉综合征患者有帮助，一项荟萃分析[29]研究发现在最初1个月或4个月时没有益处，但另一个研究[30]报告他汀类使用6个月甚至更长时间后仍有帮助，一些研究[31]提示高剂量给药方案具有早期效果。

他汀类的主要作用显然是来自于其对脂质浓度的作用，还有降低脂质后更多益处的报道[32,33]，包括降低急性冠脉综合征患者的死亡率[34]。研究表明他汀类可改善胆固醇浓度升高[8,29]患者或正常[3,4,10,12]患者的预后，荟萃分析[35,36]认为他汀类的绝对益处依赖于患者的心血管危险因素和所获得的血脂降低效果。大多数益处来自于具有高危因素的患者，具有代谢综合征的患者较没有代谢综合征的患者可获得特殊的益处[37]，糖尿病患者较非糖尿病患者可获得更多益处[38]。具有肾脏疾病的糖尿病患者仍可获得益处[39]，不过并不适合于疾病晚期需要进行血液透析的患者[40]。另一项研究[41]表明尽管具有高危心血管因素，各种原因导致的肾脏疾病晚期需要血液透析的患者均未观察到任何益处。早期的研究对象主要为成年男性，但是后来的研究和综合分析表明他汀类对妇女[11,35,42]和老人[9,11,35,43,44]均有益。观察研究[45,46]确认这种益处可延伸至儿童。

他汀类疗效不同[47～49]，但是给予降脂剂量时，他汀类降低心血管危险的疗效仍然不同的证据很有限[50]。使用某一种他汀类降脂作用未达标或出现不良反应，可用其他他汀类药物替代进行降脂治疗，并且可耐受，再次出现肌病并不常见[51]。

1. Wilt TJ, *et al.* Effectiveness of statin therapy in adults with coronary heart disease. *Arch Intern Med* 2004; **164:** 1427–36.
2. Scandinavian Simvastatin Survival Study Group. Randomised trial of cholesterol lowering in 4444 patients with coronary heart disease: the Scandinavian Simvastatin Survival Study (4S). *Lancet* 1994; **344:** 1383–9.
3. Sacks FM, *et al.* The Cholesterol and Recurrent Events Trial Investigators. The effect of pravastatin on coronary events after myocardial infarction in patients with average cholesterol levels. *N Engl J Med* 1996; **335:** 1001–9.
4. The Long-Term Intervention with Pravastatin in Ischaemic Disease (LIPID) Study Group. Prevention of cardiovascular events and death with pravastatin in patients with coronary heart disease and a broad range of initial cholesterol levels. *N Engl J Med* 1998; **339:** 1349–57.
5. Riegger G, *et al.* The effect of fluvastatin on cardiac events in patients with symptomatic coronary artery disease during one year of treatment. *Atherosclerosis* 1999; **144:** 263–70.
6. Serruys PWJC, *et al.* Fluvastatin for prevention of cardiac events following successful first percutaneous coronary intervention: a randomized controlled trial. *JAMA* 2002; **287:** 3215–22.
7. Brugts JJ, *et al.* The benefits of statins in people without established cardiovascular disease but with cardiovascular risk factors: meta-analysis of randomised controlled trials. Summary: *BMJ* 2009; **338:** 36. Full version: http://www.bmj.com/cgi/reprint/338/jun30_1/b2376.pdf (accessed 11/06/10)
8. Shepherd J, *et al.* West of Scotland Coronary Prevention Study Group. Prevention of coronary heart disease with pravastatin in men with hypercholesterolemia. *N Engl J Med* 1995; **333:** 1301–7.
9. Shepherd J, *et al.* Pravastatin in elderly individuals at risk of vascular disease (PROSPER): a randomised controlled trial. *Lancet* 2002; **360:** 1623–30.
10. Downs JR, *et al.* Primary prevention of acute coronary events with lovastatin in men and women with average cholesterol levels: results of AFCAPS/TexCAPS. *JAMA* 1998; **279:** 1615–22.
11. Heart Protection Study Collaborative Group. MRC/BHF Heart Protection Study of cholesterol lowering with simvastatin in 20 536 high-risk individuals: a randomised placebo-controlled trial. *Lancet* 2002; **360:** 7–22.
12. Sever PS, *et al.* Prevention of coronary and stroke events with atorvastatin in hypertensive patients who have average or lower-than-average cholesterol concentrations, in the Anglo-Scandinavian Cardiac Outcomes Trial—Lipid Lowering Arm (ASCOT-LLA): a multicentre randomised controlled trial. *Lancet* 2003; **361:** 1149–58.
13. Ridker PM, *et al.* JUPITER Study Group. Rosuvastatin to prevent vascular events in men and women with elevated C-reactive protein. *N Engl J Med* 2008; **359:** 2195–2207.
14. The ALLHAT Collaborative Research Group. Major outcomes in moderately hypercholesterolemic, hypertensive patients randomized to pravastatin vs usual care: the Antihypertensive and Lipid-Lowering Treatment to Prevent Heart Attack Trial (ALLHAT-LLT). *JAMA* 2002; **288:** 2998–3007.
15. Briel M, *et al.* Effects of statins on stroke prevention in patients with and without coronary heart disease: a meta-analysis of randomized controlled trials. *Am J Med* 2004; **117:** 596–606.
16. Amarenco P, *et al.* Statins in stroke prevention and carotid atherosclerosis: systematic review and up-to-date meta-analysis. *Stroke* 2004; **35:** 2902–9.
17. Henyan NN, *et al.* Impact of statins on risk of stroke: a meta-analysis. *Ann Pharmacother* 2007; **41:** 1937–45.
18. O'Regan C, *et al.* Statin therapy in stroke prevention: a meta-analysis involving 121,000 patients. *Am J Med* 2008; **121:** 24–33.
19. Amarenco P, Labreuche J. Lipid management in the prevention of stroke: review and updated meta-analysis of statins for stroke prevention. *Lancet Neurol* 2009; **8:** 453–63.
20. Elkind MSV, *et al.* Lipid-lowering agent use at ischemic stroke onset is associated with decreased mortality. *Neurology* 2005; **65:** 253–8.
21. Pedersen TR, *et al.* Effect of simvastatin on ischemic signs and symptoms in the Scandinavian Simvastatin Survival Study (4S). *Am J Cardiol* 1998; **81:** 333–5.
22. Fathi R, *et al.* A randomized trial of aggressive lipid reduction for improvement of myocardial ischemia, symptom status, and vascular function in patients with coronary artery disease not amenable to intervention. *Am J Med* 2003; **114:** 445–53.
23. Mondillo S, *et al.* Effects of simvastatin on walking performance and symptoms of intermittent claudication in hypercholesterolemic patients with peripheral vascular disease. *Am J Med* 2003; **114:** 359–64.
24. Kapoor AS, *et al.* Strength of evidence for perioperative use of statins to reduce cardiovascular risk: systematic review of controlled studies. Abridged version: *BMJ* 2006; **333:** 1149–52. Full version: http://www.bmj.com/cgi/reprint/333/7579/1149.pdf (accessed 30/05/08)
25. Liakopoulos OJ, *et al.* Impact of preoperative statin therapy on adverse postoperative outcomes in patients undergoing cardiac surgery: a meta-analysis of over 30,000 patients. *Eur Heart J* 2008; **29:** 1548–59.
26. Cahoon WD, Crouch MA. Preprocedural statin therapy in percutaneous coronary intervention. *Ann Pharmacother* 2007; **41:** 1687–93.
27. Serruys PW, *et al.* A randomized placebo-controlled trial of fluvastatin for prevention of restenosis after successful coronary balloon angioplasty: final results of the fluvastatin angiographic restenosis (FLARE) trial. *Eur Heart J* 1999; **20:** 58–69.
28. Weintraub WS, *et al.* Lack of effect of lovastatin on restenosis after coronary angioplasty. *N Engl J Med* 1994; **331:** 1331–7.
29. Briel M, *et al.* Effects of early treatment with statins on short-term clinical outcomes in acute coronary syndromes: a meta-analysis of randomized controlled trials. *JAMA* 2006; **295:** 2046–56.
30. Hulten E, *et al.* The effect of early, intensive statin therapy on acute coronary syndrome: a meta-analysis of randomized controlled trials. *Arch Intern Med* 2006; **166:** 1814–21.
31. Ray KK, *et al.* Early and late benefits of high-dose atorvastatin in patients with acute coronary syndromes: results from the PROVE IT-TIMI 22 trial. *J Am Coll Cardiol* 2005; **46:** 1405–10.
32. Cannon CP, *et al.* Meta-analysis of cardiovascular outcomes trials comparing intensive versus moderate statin therapy. *J Am Coll Cardiol* 2006; **48:** 438–45.
33. Karalis DG. Intensive lowering of low-density lipoprotein cholesterol levels for primary prevention of coronary artery disease. *Mayo Clin Proc* 2009; **84:** 345–52.
34. Afilalo J, *et al.* Intensive statin therapy in acute coronary syndromes and stable coronary heart disease: a comparative meta-analysis of randomised controlled trials. *Heart* 2007; **93:** 914–21.
35. Cheung BMY, *et al.* Meta-analysis of large randomized controlled trials to evaluate the impact of statins on cardiovascular outcomes. *Br J Clin Pharmacol* 2004; **57:** 640–51.
36. Cholesterol Treatment Trialists' (CTT) Collaborators. Efficacy and safety of cholesterol-lowering treatment: prospective meta-analysis of data from 90 056 participants in 14 randomised trials of statins. *Lancet* 2005; **366:** 1267–78. Correction. *ibid.*; 1358.
37. Pyörälä K, *et al.* Reduction of cardiovascular events by simvastatin in nondiabetic coronary heart disease patients with and without the metabolic syndrome: subgroup analyses of the Scandinavian Simvastatin Survival Study (4S). *Diabetes Care* 2004; **27:** 1735–40.
38. Costa J, *et al.* Efficacy of lipid lowering drug treatment for diabetic and non-diabetic patients: meta-analysis of randomised controlled trials. *BMJ* 2006; **332:** 1115–8.
39. Shepherd J, *et al.* Treating to New Targets Steering Committee and Investigators. Intensive lipid lowering with atorvastatin in patients with coronary artery disease, diabetes, and chronic kidney disease. *Mayo Clin Proc* 2008; **83:** 870–9.
40. Wanner C, *et al.* German Diabetes and Dialysis Study Investigators. Atorvastatin in patients with type 2 diabetes mellitus undergoing hemodialysis. *N Engl J Med* 2005; **353:** 238–48.
41. Fellström BC, *et al.* AURORA Study Group. Rosuvastatin and cardiovascular events in patients undergoing hemodialysis. *N Engl J Med* 2009; **360:** 1395–1407.
42. Wenger NK, *et al.* Beneficial effects of aggressive low-density lipoprotein cholesterol lowering in women with stable coronary heart disease in the Treating to New Targets (TNT) study. *Heart* 2008; **94:** 434–9.
43. Mangoni AA, Jackson SH. The implications of a growing evidence base for drug use in elderly patients. Part 1: Statins for primary and secondary cardiovascular prevention. *Br J Clin Pharmacol* 2006; **61:** 494–501.
44. Afilalo J, *et al.* Statins for secondary prevention in elderly patients: a hierarchical Bayesian meta-analysis. *J Am Coll Cardiol* 2008; **51:** 37–45.

45. Wei L, *et al.* Statin use in the secondary prevention of coronary heart disease in primary care: cohort study and comparison of inclusion and outcome with patients in randomised trials. *BMJ* 2005; **330:** 821–4.
46. Hippisley-Cox J, Coupland C. Effect of statins on the mortality of patients with ischaemic heart disease: population based cohort study with nested case-control analysis. *Heart* 2006; **92:** 752–8.
47. Hippisley-Cox J, *et al.* Cross sectional survey of effectiveness of lipid lowering drugs in reducing serum cholesterol concentration in patients in 17 general practices. Abridged version: *BMJ* 2003; **326:** 689–92. Full version: http://www.bmj.com/cgi/reprint/326/7391/689.pdf (accessed 30/05/08)
48. Edwards JE, Moore RA. Statins in hypercholesterolaemia: a dose-specific meta-analysis of lipid changes in randomised, double blind trials. *BMC Fam Pract* 2003; **4:** 18.
49. Insull W, *et al.* Achieving low-density lipoprotein cholesterol goals in high-risk patients in managed care: comparison of rosuvastatin, atorvastatin, and simvastatin in the SOLAR trial. *Mayo Clin Proc* 2007; **82:** 543–50. Correction. *ibid.*; 890.
50. Zhou Z, *et al.* Are statins created equal? Evidence from randomized trials of pravastatin, simvastatin, and atorvastatin for cardiovascular disease prevention. *Am Heart J* 2006; **151:** 273–81.
51. Krasuski RA, *et al.* Conversion to atorvastatin in patients intolerant or refractory to simvastatin therapy: the CAPISH study. *Mayo Clin Proc* 2005; **80:** 1163–8.

痴呆 流行病学研究报道[1,2]服用他汀类的患者发生痴呆（参见 M37 第342页）的比率降低（服用贝特类的发生率也降低）[2]。一些纵向研究报道[3,4]他汀类可降低痴呆发生率，但另一些研究并未发现这方面证据[5~7]，提示不充分的分析可能得到阳性结论。也有一些证据表明他汀类[8~10]和其他调脂药[10]可能降低痴呆患者认知能力丧失的速度，但是疗效很小或为阴性结果（参见上文**不良反应**）。

尽管他汀类对痴呆的保护作用可能得到某种合理的解释，但是一项系统性综述[11]分析得到的结论是晚年给予他汀类对预防阿尔茨海默病和痴呆并没有预防作用，因此不应该用于此目的。

1. Wolozin B, *et al.* Decreased prevalence of Alzheimer disease associated with 3-hydroxy-3-methylglutaryl coenzyme A reductase inhibitors. *Arch Neurol* 2000; **57:** 1439–43.
2. Dufouil C, *et al.* APOE genotype, cholesterol level, lipid-lowering treatment, and dementia: the Three-City Study. *Neurology* 2005; **64:** 1531–8.
3. Jick H, *et al.* Statins and the risk of dementia. *Lancet* 2000; **356:** 1627–31. Correction. *ibid.*; **357:** 562.
4. Wolozin B, *et al.* Simvastatin is associated with a reduced incidence of dementia and Parkinson's disease. *BMC Med* 2007; **5:** 20.
5. Li G, *et al.* Statin therapy and risk of dementia in the elderly: a community-based prospective cohort study. *Neurology* 2004; **63:** 1624–8.
6. Zandi PP, *et al.* Cache County Study investigators. Do statins reduce risk of incident dementia and Alzheimer disease? The Cache County Study. *Arch Gen Psychiatry* 2005; **62:** 217–24.
7. Rea TD, *et al.* Statin use and the risk of incident dementia: the Cardiovascular Health Study. *Arch Neurol* 2005; **62:** 1047–51.
8. Sparks DL, *et al.* Atorvastatin for the treatment of mild to moderate Alzheimer disease: preliminary results. *Arch Neurol* 2005; **62:** 753–7.
9. Bernick C, *et al.* Cardiovascular Health Study Collaborative Research Group. Statins and cognitive function in the elderly: the Cardiovascular Health Study. *Neurology* 2005; **65:** 1388–94.
10. Masse I, *et al.* Lipid lowering agents are associated with a slower cognitive decline in Alzheimer's disease. *J Neurol Neurosurg Psychiatry* 2005; **76:** 1624–9.
11. McGuinness B, *et al.* Statins for the prevention of dementia. Available in The Cochrane Database of Systematic Reviews; Issue 2. Chichester: John Wiley; 2009 (accessed 17/08/09).

肾脏疾病 尽管有报道使用他汀类可引起蛋白尿（参见上文**不良反应**下**对肾脏的影响**），也有证据表明他汀类可适当降低蛋白尿和延缓肾功能丧失的进程[1~4]。不过还需要进一步研究来确认。

1. Sandhu S, *et al.* Statins for improving renal outcomes: a meta-analysis. *J Am Soc Nephrol* 2006; **17:** 2006–16.
2. Douglas K, *et al.* Meta-analysis: the effect of statins on albuminuria. *Ann Intern Med* 2006; **145:** 117–24.
3. Agarwal R. Effects of statins on renal function. *Mayo Clin Proc* 2007; **82:** 1381–90.
4. Strippoli GFM, *et al.* Effects of statins in patients with chronic kidney disease: meta-analysis and meta-regression of randomised controlled trials. Abridged version: *BMJ* 2008; **336:** 645–51. Correction. *ibid.* 2009; **339:** 510. Full version: http://www.bmj.com/cgi/reprint/336/7645/645.pdf (accessed 14/10/09) Corrections: http://www.bmj.com/cgi/data/bmj.39472.580984.AE/DC2/1 and http://www.bmj.com/cgi/data/bmj.39472.580984.AE/DC2/2 (both accessed 14/10/09)

恶性肿瘤 尽管动物研究提示[1]他汀类具有致癌性，但是对人类有害的证据非常有限，有些研究表明他汀类甚至具有保护作用。癌症与低血浆胆固醇水平有关，有一项随机研究表明老年患者[2]使用普伐他汀降低心血管危险时，癌症发生率升高，尽管认为这是由于随机造成。相反，其他几项观察研究[3~7]表明他汀可降低癌症的发生率，尽管总体来说作用很小。荟萃分析认为使用他汀类与癌症发生率之间没有联系。仅仅对随机研究[8,9]进行分析表明对总体危险没有明显作用，不过有些研究没有进行足够长时间的跟踪，也有少量证据表明他汀类对某些特殊肿瘤[10~12]具有保护作用。不过一项针对老年患者的大型队列分析研究[13]表明他汀类既不升高也不降低肿瘤危险，一个更长期跟踪研究[14]表明辛伐他汀并没有显著影响。

1. Newman TB, Hulley SB. Carcinogenicity of lipid-lowering drugs. *JAMA* 1996; **275:** 55–60.
2. Shepherd J, *et al.* Pravastatin in elderly individuals at risk of vascular disease (PROSPER): a randomised controlled trial. *Lancet* 2002; **360:** 1623–30.
3. Blais L, *et al.* 3-Hydroxy-3-methylglutaryl coenzyme A reductase inhibitors and the risk of cancer: a nested case-control study. *Arch Intern Med* 2000; **160:** 2363–8.
4. Graaf MR, *et al.* The risk of cancer in users of statins. *J Clin Oncol* 2004; **22:** 2388–94.
5. Poynter JN, *et al.* Statins and the risk of colorectal cancer. *N Engl J Med* 2005; **352:** 2184–92.
6. Khurana V, *et al.* Statins reduce the risk of lung cancer in humans: a large case-control study of US veterans. *Chest* 2007; **131:** 1282–8.
7. Karp I, *et al.* Statins and cancer risk. *Am J Med* 2008; **121:** 302–9.
8. Dale KM, *et al.* Statins and cancer risk: a meta-analysis. *JAMA* 2006; **295:** 74–80.
9. Bonovas S, *et al.* Statins and cancer risk: a literature-based meta-analysis and meta-regression analysis of 35 randomized controlled trials. *J Clin Oncol* 2006; **24:** 4808–17.
10. Bonovas S, *et al.* Use of statins and breast cancer: a meta-analysis of seven randomized clinical trials and nine observational studies. *J Clin Oncol* 2005; **23:** 8606–12.
11. Bonovas S, *et al.* Statins and the risk of colorectal cancer: a meta-analysis of 18 studies involving more than 1.5 million patients. *J Clin Oncol* 2007; **25:** 3462–8.
12. Bonovas S, *et al.* Use of statins and risk of haematological malignancies: a meta-analysis of six randomized clinical trials and eight observational studies. *Br J Clin Pharmacol* 2007; **64:** 255–62.
13. Setoguchi S, *et al.* Statins and the risk of lung, breast, and colorectal cancer in the elderly. *Circulation* 2007; **115:** 27–33.
14. Strandberg TE, *et al.* Mortality and incidence of cancer during 10-year follow-up of the Scandinavian Simvastatin Survival Study (4S). *Lancet* 2004; **364:** 771–7.

多发性硬化 曾有报道称[1~3]他汀类可能对治疗多发性硬化（参见 M37 第858页）有帮助，但是还需确定究竟是哪种作用的结果。有一个报道称服用 β-干扰素的患者在加用阿托伐他汀[4]后，有疾病活性增加的现象，尽管其他研究表明他汀类对 β-干扰素没有任何作用[5]。

1. Neuhaus O, *et al.* Are statins a treatment option for multiple sclerosis? *Lancet Neurol* 2004; **3:** 369–71.
2. Neuhaus O, *et al.* Evaluation of HMG-CoA reductase inhibitors for multiple sclerosis: opportunities and obstacles. *CNS Drugs* 2005; **19:** 833–41.
3. Neuhaus O, Hartung HP. Evaluation of atorvastatin and simvastatin for treatment of multiple sclerosis. *Expert Rev Neurother* 2007; **7:** 547–56.
4. Birnbaum G, *et al.* Combining beta interferon and atorvastatin may increase disease activity in multiple sclerosis. *Neurology* 2008; **71:** 1390–5.
5. Rudick RA, *et al.* Effect of statins on clinical and molecular responses to intramuscular interferon beta-1a. *Neurology* 2009; **72:** 1989–93.

器官和组织移植 心血管疾病是器官移植后患病率和死亡率的重要原因，他汀类有助于降低这类患者心血管病危险。他汀类还具有免疫调节作用，有些研究[1]表明可降低排异反应危险。一些证据表明他汀类可降低脓毒症和移植后感染的可能[2]。一项针对心脏移植患者（参见 M37 第1730页）的荟萃分析认为移植后应用他汀类治疗 3 个月有助于降低伴有血流动力学损伤的移植排异反应，降低 1 年死亡率[3]，经计算在每 8.5 位心脏移植患者中可挽救其中 1 人生命。有一些实验证据表明他汀类可降低肺移植（参见 M37 第1733页）患者发生急性排异和闭塞性细支气管炎[4]，尽管缺少预期控制研究。

1. Paraskevas KI. Applications of statins in cardiothoracic surgery: more than just lipid-lowering. *Eur J Cardiothorac Surg* 2008; **33:** 377–90.
2. Sun H-Y, Singh N. Antimicrobial and immunomodulatory attributes of statins: relevance in solid-organ transplant recipients. *Clin Infect Dis* 2009; **48:** 745–55.
3. Mehra MR, Raval NY. Metaanalysis of statins and survival in de novo cardiac transplantation. *Transplant Proc* 2004; **36:** 1539–41.
4. Johnson BA, *et al.* Statin use is associated with improved function and survival of lung allografts. *Am J Respir Crit Care Med* 2003; **167:** 1271–8.

骨质疏松症 他汀类药物对骨代谢有影响，初步研究[1,2]表明一些他汀类药物可能增加骨矿物质密度。但是临床作用并不清楚[3]。几项病例对照研究[4~6]表明他汀类的使用可以发挥保护作用防止骨折，但是另一项病例对照研究[7]和观察研究[8]并不支持这种联系。对 4 项进一步的观察研究进行的综述[9]发现服用他汀类的妇女骨折发生率降低，但是对心血管疾病随机研究[10,11]的数据分析不能确认这一作用，有必要进行对照研究[3,12]来确定他汀类在骨质疏松症（参见 M37 第1050页）中的作用。

1. Edwards CJ, *et al.* Oral statins and increased bone-mineral density in postmenopausal women. *Lancet* 2000; **355:** 2218–9.
2. Watanabe S, *et al.* Effects of 1-year treatment with fluvastatin or pravastatin on bone. *Am J Med* 2001; **110:** 584–7.
3. Jadhav SB, Jain GK. Statins and osteoporosis: new role for old drugs. *J Pharm Pharmacol* 2006; **58:** 3–18.
4. Chan KA, *et al.* Inhibitors of hydroxymethylglutaryl-coenzyme A reductase and risk of fracture among older women. *Lancet* 2000; **355:** 2185–8.
5. Meier CR, *et al.* HMG-CoA reductase inhibitors and the risk of fractures. *JAMA* 2000; **283:** 3205–10.
6. Wang PS, *et al.* HMG-CoA reductase inhibitors and the risk of hip fractures in elderly patients. *JAMA* 2000; **283:** 3211–16.
7. van Staa T-P, *et al.* Use of statins and risk of fractures. *JAMA* 2001; **285:** 1850–55. Correction. *ibid.*; **286:** 674.
8. LaCroix AZ, *et al.* Statin use, clinical fracture, and bone density in postmenopausal women: results from the Women's Health Initiative Observational Study. *Ann Intern Med* 2003; **139:** 97–104.
9. Bauer DC, *et al.* Use of statins and fracture: results of 4 prospective studies and cumulative meta-analysis of observational studies and controlled trials. *Arch Intern Med* 2004; **164:** 146–52.
10. Reid IR, *et al.* Effect of pravastatin on frequency of fracture in the LIPID study: secondary analysis of a randomised controlled trial. *Lancet* 2001; **357:** 509–12.
11. Pedersen TR, Kjekshus J. 4S Study Group. Statin drugs and the risk of fracture. *JAMA* 2000; **284:** 1921–2.
12. Coons JC. Hydroxymethylglutaryl-coenzyme A reductase inhibitors in osteoporosis management. *Ann Pharmacother* 2002; **36:** 326–30.

制剂

BP 2010: Simvastatin Tablets;
USP 33: Simvastatin Tablets.

专利制剂

Arg.: Coledis†; Coleflux; Colesterminol; Dosavastatin; Gemistatin; Klonastin; Labistatin; Lipimibe; Lipomax; Lisac; Nivelipol; Nosterol; Redusterol; Salvaxil; Sevacol; Several; Simvastec; Sistatin; Tanavat; Vasotenal; Zocor; ***Austral.:*** Lipex; Ransim; Simvabell; Simvahexal; Simvar; Zimstat; Zocor; ***Austria:*** Gerosim; Nyzoc; Simvarcana†; Simvastad; Simvatin; Zocord; ***Belg.:*** Cholemed; Docsimvasta; Simvafour; Simvastamed; Zocor; ***Braz.:*** Androlip†; Clinfar; Cordiron†; Lipotex; Liptrat; Lovacor†; Menocol; Mivalen; Revastin; Sinvalip; Sinvane; Sinvascor; Sinvastacor†; Sinvastamed; Sinvastin†; Sinvaston; Sinvatrox; Sinvax; Sinvaz†; Sivastin†; Vaslip; Vastatil; Zocor; ***Canad.:*** Zocor; ***Chile:*** Nimicor; Simvass; Vasomed; Vasotenal†; Zocor; ***Cz.:*** Apo-Simva; Coralip; Corsim; Egilipid; Gensi; Sim; Simbela; Simgal; Simirex; Simva; Simvacard; Simvax; Simvor; Vabadin; Vasilip; Zocor; ***Denm.:*** Perichol†; Simvacop; Zocolip†; Zocor; ***Fin.:*** Arteriostad†; Choltric†; Corolin†; Lipcut; Simvacor†; Zocor; ***Fr.:*** Lodales; Zocor; ***Ger.:*** BeL; Denan†; Simva; SimvaAPS; Simvabeta; Simvacard; Simvacor†; Simvadoc; Simvadura†; Simvagamma; Simvalip; Zemox†; Zocor; ***Gr.:*** Antichol; Arstatin; Avatratin; Bevostatin; Christatin; Doctiverine; Extrastatin; Glipal; Goldastatin; lamastatin; Ipramid; Kymazol; Lepur; Lip-Down; Lipexal; Lipomin; Lipopress; Liporex; Lipozid; Lowcholid; Lusimva; Medistatin; Nezatin; Nitastin; Normotherin; Placol; Prelon; Priacin; Prizelip; Raptor; Ravostan; Redusterol; Simplaqor; Simvachol; Simvacor; Simvalark; Simvalid; Simvanox; Simvaprol; Simvasterol; Simvastil; Simvatin; Sivinar; Soneto; Sotovastin; Starezin; Stasiva; Statinal; Statinum; Stativer; Statosan; Stazor; Sterylip; Tremital; Vassor; Vastatin; Velkastatin; Veristin; Veritrat; Zocor; Zurocid; ***Hong Kong:*** Avastinee; Corstat; Covastin; Qualicor; Simcard; Simtin; Simvacor; Simvor; Stavid; Vasilip; Vick-Zocostatin; Vidastat; Zocor; ***Hung.:*** Andever; Awestatin; Sicor; Simvacol; Simvagamma; Simvep; Simvor; Vasilip; Zocor; ***India:*** Biosim; Simcard; Simchol; Simlo; Simvotin; ***Indon.:*** Cholestat; Detrovel; Esvat; Ethicol; Lesvatin; Lipinorm; Mersivas; Normofat; Phalol; Pontizoc; Rechol; Rendapid; Selvim; Simbado; Simchol; Simcor†; Sinova; Valemia; Vaster; Vazim†; Vidastat; Zaptrol; Zocor; Zovast; ***Irl.:*** Ritechol; Simator; Simcovas; Simtan; Simzor; Sivatin; Zocor; ***Israel:*** Simovil; Simvacor; Simvaxon; ***Ital.:*** Alpheus; Krustat; Lipenil; Liponorm; Medipo; Omistat; Quibus; Simbatrix; Sinvacor; Sinvat; Sivastin; Xipocol; Zocor; ***Malaysia:*** Covastin; Simcard†; Simtin; Simvacor; Simvor; Stavid; Vascor; Zocor; ***Mex.:*** Apomastina; Colesken; Cotritev; Diskolestina; Fansia†; Imbistad; Josken†; Nafatab; Nodolip; Pulsar-AT Dual; Ranvor; Simplaqor; Sinccord; Sitatinal; Tulip; Xintilan; Zeid; Zocor; Zorced; ***Neth.:*** Altercor†; Marsim; Simva†; Simvalip; Simvastad; Simvastaine; Vabadin; Zocor; ***Norw.:*** Zocor; ***NZ:*** Lipex; SimStatin; SimvaRex; ***Philipp.:*** Afordel; Altovast; Avastat; Buztin; Cardiosim; Cholestad; Cholevas; Cholevast; Ecosta; Endovaz; Eurocor; Euvasten; Forcad; Ivast; Lipitin-S; Lipivas; Lipix; Normastin; Orovas; Qualistat; Regumet; Saveor; Simbathree; Simtin; Simvacor; Simvahex; Simvasyn; Simvaz; Simvoget; Sivatin; Stadex; Stavid; Uni-Per; Vamstat; Vastat; Vastichol; Vastilan; Vazz; Vidastat; Vivastin; Wilsim; Ximvast; Zimcor; Zimvacor; Zivas; Zocor; Zolestat; Zolvastin; Zovast; ***Pol.:*** Apo-Simva; Cardin; Egilipid; Simcovas; Simgal; Simratio; Simredin†; Simvacard; Simvachol; Simvacor; Simvagen; Simvahexal; Simvalip; Simvasterol; Simvor; Vasilip; Vastan; Ximve; Zocor; ***Port.:*** Actalipid; Biolipe; Ceabisin; Ceasin; Colvastina; Dislipina; Jabastatina; Lipaz; Simvacol; Simvasim; Sinpor; Sintar†; Sinvastil; Sumaclina†; Tavitan†; Vascorim; Zapil; Zera; Zocor; ***Rus.:*** Actalipid (Акталипид); Aterostat (Атеростат); Levomir (ЛевОМИР); Simgal (Симгал); Simlo (Симло); Simplacor (Симплакор); Simvacard (Симвакард); Simvacol (Симвакол); Simvahexal (Симвагексал); Simvalimit (Симвалимит); Simvastol (Симвастол); Simvor (Симвор); Vasilip (Вазилип); Zocor (Зокор); Zorstat (Зорстат); Zovatin (Зоватин); ***S.Afr.:*** Lipidex; Michol; Redicor; Simaspen†; Simcard; Simvacor; Simvotin; Zocor; Zysim; ***Singapore:*** Covastin; Ifistatin; Simtin; Simvacor; Simvor; Vascor; Zocor; ***Spain:*** Alcosin; Arudel; Belmalip; Colemin; Glutasey; Histop; Lipociden; Pantok; Teylor†; Zocor; ***Swed.:*** Zocord; ***Switz.:*** Adipur†; Simcora; Simvasine; Simvast; Simvastin; Zocor; ***Thai.:*** Bestatin; Eucor; Lochol; Simvor; Torio; Vascor; Zimmex; Zimva; Zocor; ***Turk.:*** Lipovas; Simacor; Simvakol; Zocor; Zovatin; ***UAE:*** Simvast; ***UK:*** Simvador; Zocor; ***Ukr.:*** Simvachol (Симвахол); Simvacor (СимваКОР); Simvahexal (Симвагексал); Simvatin (Симватин); Vasilip (Вазилип); Vasostat (Вазостат); Zosta (Зоста)†; Zovatin (Зоватин)†; ***USA:*** Zocor; ***Venez.:*** Cynt; Hisplenil†; Kavelor; Rowestin†; Simplaqor; Sinvaz; Tavor; Tinasin; Vasotenal; Vastan; Zocor.

多组分制剂 ***Arg.:*** Alipas Duo; Coleflux Duo; Labistatin Duo; Redusterol Duo; Sinterol Compuesto; Vasotenal EZ; Vytorin; Zimetek; ***Austral.:*** Vytorin; ***Austria:*** Inegy; Vytorin†; ***Belg.:*** Inegy; ***Braz.:*** Diocomb SI; Prevencor; Vytorin; Zetsim; ***Chile:*** Adacai; Vytorin; Zintrepid; ***Cz.:*** Inegy; ***Denm.:*** Inegy; ***Fin.:*** Inegy; ***Fr.:*** Inegy; ***Ger.:*** Inegy; ***Gr.:*** Inegy; Vytorin; ***Hong Kong:*** Vytorin; ***Hung.:*** Inegy; ***Indon.:*** Vytorin; ***Irl.:*** Inegy; ***Ital.:*** Inegy; Vytorin; ***Malaysia:*** Vytorin; ***Mex.:*** Amlidual; Vytorin; Zintrepid; ***Neth.:*** Inegy; Vytorin†; ***Norw.:*** Inegy; ***NZ:*** Vytorin; ***Philipp.:*** Vytorin; ***Port.:*** Inegy; Vytorin; ***Rus.:*** Inegy (Инеджи); ***Singapore:*** Vytorin; ***Switz.:*** Inegy; ***Thai.:*** Vytorin; ***Turk.:*** Inegy; ***UK:*** Inegy; ***USA:*** Simcor; Vytorin; ***Venez.:*** Adacai; Vytorin; Zintrepid.

Sitaxentan Sodium (*rINN*) 西他生坦钠

Natrii Sitaxentanum; Sitaxentán sódico; Sitaxentan Sodique; Sitaxsentan Sodium; TBC-11251 (sitaxentan or sitaxentan sodium). *N*-(4-Chloro-3-methyl-5-isoxazolyl)-2-{[4,5-(methylenedioxy)-*o*-tolyl]acetyl}-3-thiophenesulfonamide sodium.

Натрий Ситаксентан

$C_{18}H_{14}ClN_2NaO_6S_2 = 476.9.$

CAS — 184036-34-8 (sitaxentan); 210421-74-2 (sitaxentan sodium).

(sitaxentan)

不良反应

参见**波生坦**，第288页。增加 INR 和延长凝血酶原时间也有报道。西他生坦能使大鼠产生畸形。

注意事项

参见**波生坦**，第288页，西他生坦禁用于轻度到重度肝损伤（Child-Pugh 分级从 A～C）。

但是，像波生坦一样，西他生坦可引起大鼠的畸形，故注意事项与波生坦相似，其对联合口服避孕的影响可能不同（见下文**药物相互作用**）。

药物相互作用

西他生坦不仅是细胞色素 P450 同工酶 CYP2C9 的抑制剂也是底物，由这种同工酶代谢或抑制的药物均可与西他生坦发生相互作用。口服抗凝血药如华法林可能增加其血浆浓度。

禁止与环孢素合用，因环孢素可使西他生坦血浆浓度大大提高（见下文）。

西他生坦增加了使用口服避孕药时炔雌醇和炔诺酮暴露量，这可能会增加血栓的风险。

环孢素　西他生坦的注册药品信息指出，当环孢素给药剂量为 3.5mg/kg，每日 2 次时，西他生坦的浓度会增加 6 倍。尽管机制并不明确，但推测为西他生坦钠是一种有机阴离子多肽转运肽（OATP）转运蛋白，与其他OATP 抑制剂合用时应谨慎。

药动学

口服一次剂量的西他生坦钠，血浆浓度峰值出现在 1～4h，它的绝对生物利用度是 70%～100%，高脂肪膳食影响吸收率而不影响吸收程度。超过 99% 的西他生坦都会与血浆蛋白特别是白蛋白所结合。

西他生坦主要由细胞色素 P450 同工酶 CYP2C9 代谢和由 CYP3A4 微弱激活代谢。一次剂量的 50%～60% 在尿液中排泄，剩余的在粪便中出现；不到 1% 以原形排泄。西他生坦的最终消除半衰期为 10h，在 6 天内达到稳定状态。

用途和用法

西他生坦是内皮素受体拮抗剂（第213页），有与波生坦类似的作用（第288页），尽管它作用于高选择性的内皮素 ETA 受体。它还用于控制肺动脉高压功能分级 Ⅲ（第235页）。也被用于心力衰竭的控制。

西他生坦钠治疗肺动脉高压时，口服剂量为 100mg，每日 1 次。若给药 12 周后仍没有响应，可以考虑其他药物替代疗法，也可以尝试进一步的 12 周治疗。

1. Wittbrodt ET, Abubakar A. Sitaxsentan for treatment of pulmonary hypertension. *Ann Pharmacother* 2007; **41:** 100–105.
2. Benedict NJ. Sitaxsentan in the management of pulmonary arterial hypertension. *Am J Health-Syst Pharm* 2007; **64:** 363–8.
3. Scott LJ. Sitaxsentan: in pulmonary arterial hypertension. *Drugs* 2007; **67:** 761–70.

制剂

专利制剂

Austral.: Thelin; *Belg.:* Thelin; *Cz.:* Thelin; *Denm.:* Thelin; *Fr.:* Thelin; *Ger.:* Thelin; *Gr.:* Thelin; *Irl.:* Thelin; *Ital.:* Thelin; *Neth.:* Thelin; *Port.:* Thelin; *Spain:* Thelin; *UK:* Thelin.

Sodium Apolate *(BAN, rINN)* 阿朴酸钠

Apolate de Sodium; Apolato de sodio; Lyapolate Sodium *(USAN)*; Natrii Apolas; Natriumapolaatti; Natriumapolat; Sodium Lyapolate. Poly(sodium ethylenesulphonate).

Натрия Аполат

$(C_2H_3NaO_3S)_n.$

CAS — 25053-27-4.

ATC — C05BA02.

ATC Vet — QC05BA02.

简介

阿朴酸钠是一种合成的磺酸脂黏多糖抗凝血药。用于治疗局部血肿和浅表血栓，缓解扭伤和擦伤。

制剂

多组分制剂　*Arg.:* Pergalen.

Sodium Nitroprusside 硝普钠

Disodium (OC-6-22)-Pentakis(cyano-C)nitrosylferrate Dihydrate; Natrii nitroprussias; Natrii Nitroprussias Dihydricus; Natrii Nitroprussicum; Natrio nitroprusidas; Natriumnitroprussid; Natriumnitroprussidi; Nitroprusiato sódico; Nitroprussid sodný dihydrát; Nitroprusszid-nátrium; Sodium Nitroferricyanide Dihydrate; Sodium Nitroprussiate; Sodium, nitroprussiate de; Sodu nitroprussydek; Sodyum Nitroprusid. Sodium nitrosylpentacyanoferrate(III) dihydrate.

Нитропруссид Натрия

$Na_2Fe(CN)_5NO,2H_2O = 297.9.$

CAS — 14402-89-2 (anhydrous sodium nitroprusside); 13755-38-9 (sodium nitroprusside dihydrate).

ATC — C02DD01.

ATC Vet — QC02DD01.

UNII — EAO03PEITC.

(anhydrous sodium nitroprusside)

Pharmacopoeias. In *Chin.*, *Eur.* (see p.vii), *Int.*, and *US*.

Ph. Eur. 6.8（Sodium Nitroprusside）　赤褐色，结晶体或结晶性粉末。易溶于水；微溶于乙醇。避光。

USP 33（Sodium Nitroprusside）　赤褐色，无臭结晶体或粉末。易溶于水；微溶于乙醇；极微溶于氯仿；难溶于苯。25℃ 贮藏于密闭容器中，温度范围在 15～30℃ 之间。避光。

配伍禁忌　有报道硝普钠在模拟 Y 位（Y-site）给药过程中与苯磺酸顺-阿曲库铵[1] 和左氧氟沙星[2] 不相容。

1. Trissel LA, *et al.* Compatibility of cisatracurium besylate with selected drugs during simulated Y-site administration. *Am J Health-Syst Pharm* 1997; **54:** 1735–41.
2. Saltsman CL, *et al.* Compatibility of levofloxacin with 34 medications during simulated Y-site administration. *Am J Health-Syst Pharm* 1999; **56:** 1458–9.

溶液中的稳定性　硝普钠溶液遇光分解，在静脉滴入时必须用铝箔或其他一些不透光的材料包裹容器。硝基氢氰酸盐与小量的有机和无机物质反应形成有色产物。如果发生了反应，溶液就必须丢弃。此溶液必须在制备后 24h 内使用。

硝普钠溶液的不稳定性已成为重要的研究课题。虽然其在酸性溶液中比在碱溶液中稳定[1]，然而在之后的研究中[2]发现，1% 浓度的最初光感反应与 pH 无关，但是进一步的降解作用导致蓝色沉淀物的生成需要酸性 pH。如果用铝箔包住避光保存，$50\mu g/ml$ 或 $100\mu g/ml$ 的硝普钠在 5% 葡萄糖溶液、乳酸林格液、氯化钠中存放 48h 保持稳定[3]。在临床实践中，输液容器必须不透光或用铝箔保护，但须具有一个琥珀色透光窗，以利于监测[4,5]。

据报道，能增加硝基氢氰酸盐溶液的稳定性的物质包括二甲基亚砜[6]、甘油[1]、枸橼酸钠[1] 和其他阴离子螯合物（如醋酸钠、磷酸钠）[1]。但是据报道，亚硫酸氢钠和羟苯磺酸钠会降低稳定性[1]。

1. Schumacher GE. Sodium nitroprusside injection. *Am J Hosp Pharm* 1966; **23:** 532.
2. Hargrave RE. Degradation of solutions of sodium nitroprusside. *J Hosp Pharm* 1974; **32:** 188–91.
3. Mahony C, *et al.* In vitro stability of sodium nitroprusside solutions for intravenous administration. *J Pharm Sci* 1984; **73:** 838–9.
4. Davidson SW, Lyall D. Sodium nitroprusside stability in light-protective administration sets. *Pharm J* 1987; **239:** 599–601.
5. Lyall D. Sodium nitroprusside stability. *Pharm J* 1988; **240:** 5.
6. Asker AF, Gragg R. Dimethyl sulfoxide as a photoprotective agent for sodium nitroprusside solutions. *Drug Dev Ind Pharm* 1983; **9:** 837–48.

不良反应

硝普钠能快速降低血压，在体内转化为氰化物，之后转化为硫氰酸盐。其不良反应主要是过度降低血压和过度的氰化物蓄积；硫氰酸可能会产生毒性，尤其是对肾损伤患者。静脉输注硝普钠会引起恶心、呕吐、焦虑、头痛、头晕、坐立不安、流汗、心悸、胸闷、腹痛和肌肉颤搐。但是，降低输注速度能减少这些不良反应。

由于超剂量或内源性硫代硫酸盐耗竭（在体内将氰化物转化为硫氰酸盐）造成血浆中氰化物浓度过量（高于 80ng/ml），可能会导致心动过速、出汗、换气过度、心律失常和严重谢酸中毒。代谢酸中毒是氰化物中毒的首要标志。另外可能还会发生正铁血红蛋白血症。

硫氰酸盐造成的不良反应包括耳鸣、缩瞳、反射亢进、意识模糊、幻觉和惊厥。

其他不良反应还包括血小板减少症和静脉炎。

对血液的影响　血小板减少症　在开始静脉输注硝基氢氰酸盐 1～6h 后，8 个心力衰竭的患者中 7 个发生血小板减少症[1]。在输注结束的 24h 以后，血小板数量恢复正常。

1. Mehta P, *et al.* Nitroprusside lowers platelet count. *N Engl J Med* 1978; **299:** 1134.

对胃肠道的影响　38 个患者手术过程中静脉输注硝普钠以获得控制性降压作用，其中的 5 个患者术后出现麻痹性肠梗阻症状[1]。此症状可能继发于肠系膜动脉血流减小造成的肠道缺血。然而，还有一些其他的解释，包括交感神经兴奋[2,3] 或合用阿片类镇痛药[4]。

1. Chen JW, *et al.* Adynamic ileus following induced hypotension. *JAMA* 1985; **253:** 633.
2. Gelman S. Adynamic ileus following induced hypotension. *JAMA* 1985; **254:** 1721.
3. Lampert BA. Adynamic ileus following induced hypotension. *JAMA* 1985; **254:** 1721.
4. Lemmo J, Karnes J. Adynamic ileus following induced hypotension. *JAMA* 1985; **254:** 1721.

对颅内压的影响　据报道[1]，在神经外科前静脉滴注硝普钠控制性降压的 14 位血含氧量高而二氧化碳含量正常的患者中，当平均血压降为初始值的 80% 或 90% 时，颅内压会显著升高，当血压降至对照的 70% 后，颅内压值回降至正常水平。相似的但是并不显著的趋势见于 5 例低碳酸血症患者。在另一个报道中[2]，Reye 综合征患者使用硝基氢氰酸盐后颅内压显著升高。

1. Turner JM, *et al.* Intracranial pressure changes in neurosurgical patients during hypotension induced with sodium nitroprusside or trimetaphan. *Br J Anaesth* 1977; **49:** 419–24.
2. Griswold WR, *et al.* Nitroprusside-induced intracranial hypertension. *JAMA* 1981; **246:** 2679–80.

静脉炎　静脉输注硝普钠后会发生急性暂时性静脉炎[1]。

1. Miller R, Stark DCC. Acute phlebitis from nitroprusside. *Anesthesiology* 1978; **49:** 372.

不良反应的处置

过度低血压可通过减慢或者停止输注纠正。

氰化物中毒的具体内容，参见 M37 第1928页**氢氰酸**。硫氰酸盐可通过透析除去。

注意事项

硝普钠不能应用在代偿性高血压中（例如动静脉分流或主动脉缩窄）。肝损伤、血浆维生素 B_{12} 浓度低或红斑狼疮视神经萎缩的患者必须谨慎使用。肾或肺功能受损的患者使用时要谨慎，脑血管循环损伤的患者要特别谨慎。硝普钠的代谢产物硫氰酸盐，可抑制碘的结合和摄取，甲状腺功能减退的患者应谨慎使用硝普钠。如果使用此药治疗超过 3 天须监测血中硫氰酸盐浓度，不能超过 $100\mu g/ml$，尽管较低浓度的硫氰酸盐就可出现毒性作用。硫氰酸盐的浓度不能反映氰化物的毒性，必须监测氰化物浓度；氰化物的血浆浓度不应超过 $1\mu g/ml$，血清浓度不应超过 80ng/ml。还必须监测血液酸碱平衡。保证不会产生外渗。由于反跳作用，硝普钠不应突然停用。

主动脉瓣狭窄 血管扩张药（如硝普钠），禁用于心脏流出道梗阻的情况，因为此情况下血压降低不能被相应的心排血量增加而代偿。然而，一项对主动脉瓣狭窄和几个左心室功能紊乱患者的研究[1]发现，患者对硝普钠有良好的耐受性，其能迅速显著地改善心脏功能。

1. Khot UN, et al. Nitroprusside in critically ill patients with left ventricular dysfunction and aortic stenosis. N Engl J Med 2003; **348:** 1756–63.

妊娠 虽然有疑虑，当给母亲使用硝普钠时可能产生氰化物，对胎儿产生很大的毒性，但系统的检测却无法找到足够的证据来确定其中的风险。

1. Sass N, et al. Does sodium nitroprusside kill babies? A systematic review. Sao Paulo Med J 2007; **125:** 108–11.

快速耐受性 从 3 个执行控制性低血压麻醉的患者[1]观察到硝普钠的快速耐受性，伴随着血浆中较高的氰化物浓度，而不伴有代谢性酸中毒。

1. Cottrell JE, et al. Nitroprusside tachyphylaxis without acidosis. Anesthesiology 1978; **49:** 141–2.

停药 20 个心力衰竭的患者停止使用硝普钠静脉输注后，10～30min 内发生包括高血压和心率增快在内的反跳性血流动力学变化[1]。对于大多数患者，这种变化一般会在 1～3h 内自发缓解，大多数患者仅产生最小限度的症状加重，但在停止注入后 20～30min，3 位患者发生肺水肿，其中 2 例需要重新应用硝基氢氰酸盐。一项关于这种作用的可能的机制调查研究[2]发现，在输注硝基氢氰酸盐时，血浆肾素浓度会升高，并在输注停止后特续兴奋 30min。这表明暂时的硝基氢氰酸盐清除之后，已升高的血浆肾素浓度的持续存在可能是形成反跳作用的原因。

1. Packer M, et al. Rebound hemodynamic events after the abrupt withdrawal of nitroprusside in patients with severe chronic heart failure. N Engl J Med 1979; **301:** 1193–7.
2. Cottrell JE, et al. Rebound hypertension after sodium nitroprusside-induced hypotension. Clin Pharmacol Ther 1980; **27:** 32–6.

药物相互作用

如果硝普钠和其他的抗高血压药或能引起低血压的药物合用，降压作用会加强。

阿替普酶 给动物输注硝普钠能延长阿替普酶的纤维蛋白溶解活性；从接受溶栓疗法的患者中可以看出，硝基血管扩张药和阿替普酶的合用可能是增强出血倾向的原因[1]。

1. Korbut R, et al. Prolongation of fibrinolytic activity of tissue plasminogen activator by nitrovasodilators. Lancet 1990; **335:** 669.

药动学

硝普钠在体内的红细胞和平滑肌内能迅速代谢为氰化物，同时释放活性代谢物一氧化氮。氰化物在肝中进一步代谢为硫氰酸盐，其能缓慢分泌入尿液中；这种代谢作用由硫氰酸酶介导，需要硫代硫酸盐的参与。据报道，硫氰酸盐的血浆半衰期大约为 3 天，但对于肾损伤的患者有可能更长。

1. Schulz V. Clinical pharmacokinetics of nitroprusside, cyanide, thiosulphate and thiocyanate. Clin Pharmacokinet 1984; **9:** 239–51.

用途和用法

硝普钠是一种短效降压药，作用的持续时间为 1～10min。通过直接作用于静脉和微动脉而舒张外周血管，降低外周阻力。其能在体内释放一氧化氮，因此成为硝基血管扩张药。静脉输注几秒内就能发生作用。硝普钠用于治疗高血压危象（第229页），能在全身麻醉期间引起控制性降压。也可用于在严重的心力衰竭（第224页）中减少前负荷和后负荷以及伴随心肌梗死的严重心衰（第232页）。

持续静脉输注的药物浓度为 50～200μg/ml。必须使用可控制的输液装置。溶液使用前直接配制，将硝普钠溶解于 5% 葡萄糖溶液中，再用 5% 葡萄糖溶液稀释；溶液必须避光贮藏。使用时必须密切监测血压，小心防止渗入。一般而言，治疗不能超过 72h。如果需要连续用药几天，必须监测氰化物的浓度；血氰浓度不能超过 1μg/ml，血清浓度不能超过 80ng/ml。如果输注超过 72h，必须测量血中硫氰酸盐浓度，不能超过 100μg/ml。自从报道了反跳性高血压，当需要停用硝普钠时，输注必须在 10～30min 内逐渐降低。

没有服用抗高血压药的**高血压危象**患者初始剂量为每分钟 0.3～1.5μg/ml，在密切监督下逐渐增加至获得

目标血压。将血压维持在低于治疗前舒张压 30%～40% 的水平所需的平均药物剂量是每分钟 3μg/kg，常用剂量范围是 0.5～6μg/kg。已使用其他抗高血压药的患者，应使用小剂量的硝普钠。英国推荐最大给药速度约为每分钟 8μg/kg，美国为每分钟 10μg/kg；以这种速度输注不能超过 10min，如果没有疗效，必须在 10min 后停止。如果有疗效，硝普钠仅仅能够安全使用几个小时，以避免氰化物中毒。应尽快引进治疗高血压的口服药物。

对于麻醉时的**控制性降压**，推荐每分钟使用最大剂量为 1.5μg/kg。

治疗心衰的初始剂量为 10～15μg/min，根据疗效，每 5～10 分钟增加 10～15μg/min。常用剂量范围是 10～200μg/min。

硝普钠也被用作检测尿中酮类物质的试剂。

儿童用法 尽管硝普钠用于儿童的经验比成人更加有限，但已经成功应用于婴儿和儿童。据报道[1]，以每分钟 2～4μg/kg 的速度给一个 11 岁的顽固性高血压儿童患者连续输注硝普钠 28 天，未显示出任何硫氰酸中毒的迹象。连续对 58 个心血管病或呼吸性窘迫的新生儿[2]，以常用初始剂量每分钟 250～500ng/kg 给予硝普钠，在 15～20min 间隔内重复使用 2 次，直至获得预期效应，或者发生不良反应，或者认为无效为止。最大速度不能超过每分钟 6μg/kg。据报道[3]，28 个高血压危象儿童以每分钟 0.5～8μg/kg 的剂量输注硝普钠使血压获得控制性降低，16 个患者同时接受拉贝洛尔的治疗[3]。在儿科患者中毒的风险已评述[4,5]。一项关于在儿科手术患者中使用硝普钠的综述[4]发现，滴注硝普钠 1.8mg/kg 或每分钟更多滴注量与更大风险的氰化物中毒有关。

虽然硝普钠在英国用于儿童并无许可，但 BNFC 2010/11 建议新生儿、婴儿和儿童可给予初始连续静脉滴注浓度为每分钟 500ng/kg 的剂量，还可逐步增加每分钟 200ng/kg 的量，最高可达到每分钟 8μg/kg。（如果给定时间超过 24h，则最高可达每分钟 4μg/kg）。

新生儿肺动脉高压吸入硝普钠的使用见下文。

1. Luderer JR, et al. Long-term administration of sodium nitroprusside in childhood. J Pediatr 1977; **91:** 490–1.
2. Benitz WE, et al. Use of sodium nitroprusside in neonates: efficacy and safety. J Pediatr 1985; **106:** 102–10.
3. Deal JE, et al. Management of hypertensive emergencies. Arch Dis Child 1992; **67:** 1089–92.
4. Moffett BS, Price JF. Evaluation of sodium nitroprusside toxicity in pediatric cardiac surgical patients. Ann Pharmacother 2008; **42:** 1600–4.
5. Thomas C, et al. Sodium-nitroprusside-induced cyanide toxicity in pediatric patients. Expert Opin Drug Safety 2009; **8:** 599–602.

麦角胺中毒 使用硝普钠治疗由于过量使用麦角胺而造成的手足苍白，参见 M37 第591页**对心血管的影响**。

肺动脉高压 吸入硝普钠已经作为替代吸入一氧化氮来治疗新生儿肺动脉高压（第235页）。

1. Palhares DB, et al. Endotracheal inhalatory sodium nitroprusside in severely hypoxic newborns. J Perinat Med 1998; **26:** 219–24.
2. Mestan KKL, et al. Cardiopulmonary effects of nebulized sodium nitroprusside in term infants with hypoxic respiratory failure. J Pediatr 2003; **143:** 640–3.

制剂

BP 2010: Sodium Nitroprusside Intravenous Infusion;
USP 33: Sodium Nitroprusside for Injection.

专利制剂
Arg.: Doketrol; Niprusodio; Nitroprus; **Braz.:** Nipride; Nitropresabbott; Nitroprus; **Canad.:** Nipride; **Cz.:** Niprus; **Ger.:** Nitriate; **Gr.:** Nitriate; **India:** Sonide; **Israel:** Nipruss; **Jpn:** Nitopro†; **Mex.:** Nitan†; **Rus.:** Naniprus (Нанипрус); **S.Afr.:** Hypoten; SNP†; **Spain:** Nitroprussiat; **Turk.:** Nipruss; **USA:** Nitropress.

Sotalol Hydrochloride (BANM, USAN, rINNM) ⊗盐酸索他洛尔

Hidrocloruro de sotalol; MJ-1999; Sotalol, chlorhydrate de; Sotalol Hidroklorür; d,l-Sotalol Hydrochloride; Sotalol-hydrochlorid; Sotalolhydroklorid; Sotaloli hydrochloridum; Sotalolihydrokloridi; Sotalolio hidrochloridas; Szotalol-hidroklorid. 4'-(1-Hydroxy-2-isopropylaminoethyl)methanesulphonanilide hydrochloride.

Соталола Гидрохлорид

$C_{12}H_{20}N_2O_3S,HCl = 308.8$.
CAS — 3930-20-9 (sotalol); 959-24-0 (sotalol hydrochloride).
ATC — C07AA07.
ATC Vet — QC07AA07.
UNII — HEC37C70XX.

(sotalol)

Pharmacopoeias. In Eur. (see p.vii) and US.

Ph. Eur. 6. 8 （Sotalol Hydrochloride） 白色或类白色粉末。易溶于水；溶于乙醇；不溶于二氯甲烷。5% 水溶液的 pH 值为 4.0～5.0。避光。

USP 33 （Sotalol Hydrochloride） 白色至米色粉末。易溶于水；溶于乙醇；微溶于氯仿。

稳定性 商业产品或临时制备的 5mg/ml 的盐酸索他洛尔混悬液可以在 4℃ 或 25℃ 时稳定[1]达 3 个月。然而，由于有细菌增长的危险，不推荐在 25℃ 长时间贮藏。

1. Nahata MC, Morosco RS. Stability of sotalol in two liquid formulations at two temperatures. Ann Pharmacother 2003; **37:** 506–9.

不良反应、处置和注意事项

详见 **β 受体阻滞剂**，第279页。

已经报道服用索他洛尔的患者出现尖端扭转型室性心动过速，通常是由于 QT 间期的延长。必须监测 QT 间期，尤其是 QT 间期超过 500ms；如果 QT 间期超过 550ms，就需要减量，或者停用索他洛尔。低血钾和低血镁可以造成心律失常，使用索他洛尔前和使用中必须监测血浆电解质浓度。

肾损伤患者慎用索他洛尔（见下文的**用途和用法**），肌酐清除率低于 10ml/min 的患者禁用索他洛尔。

哺乳 索他洛尔可分布在母乳中，据报道[1～3]乳汁和血清比值的范围是 2.2～8.8。在一项报道中[2]，计算了母乳喂养婴儿可能吸收母体剂量的 20%～23%，然而，在这项研究中没有婴儿心血心动过缓的记录。American Academy of Pediatrics 声明[4]，还没有因母亲使用索他洛尔造成婴儿临床反应的报道，因此，认为其可用于哺乳妇女。

1. O'Hare MF, et al. Sotalol as a hypotensive agent in pregnancy. Br J Obstet Gynaecol 1980; **87:** 814–20.
2. Hackett LP, et al. Excretion of sotalol in breast milk. Br J Clin Pharmacol 1990; **29:** 277–8.
3. Wagner X, et al. Coadministration of flecainide acetate and sotalol during pregnancy: lack of teratogenic effects, passage across the placenta, and excretion in human breast milk. Am Heart J 1990; **119:** 700–2.
4. American Academy of Pediatrics. The transfer of drugs and other chemicals into human milk. Pediatrics 2001; **108:** 776–89. [Retired May 2010] Correction. ibid.; 1029. Also available at: http://aappolicy.aappublications.org/cgi/content/full/pediatrics%3b108/3/776 (accessed 10/07/07)

药物相互作用

由于索他洛尔不能与其他能延长 QT 间期的药物合用，因为可能增加室性心律失常的危险，不推荐与以下药物联用：Ⅰa 类抗心律失常药（包括丙吡胺、普鲁卡因胺和奎尼丁）、胺碘酮、吩噻嗪类抗精神病药、三环类抗抑郁药、某些抗组胺类（阿司咪唑或特非那定）、西沙比利、红霉素、卤泛群、喷他脒、喹诺酮类、舒托必利和长春胺。另外，索他洛尔和能引起电解质紊乱的药物合用时，要格外谨慎，如利尿剂，同样能增加心律失常的危险。

其他与 β 受体阻滞剂的药物相互作用，详见第281页。

药动学

索他洛尔能在胃肠道基本吸收，单次给药后 2～4h 血浆浓度出现峰值。血浆清除半衰期是 10～20h。索他洛尔是低脂溶性的，几乎无形从肾中排泄。据报道，与血浆蛋白质结合率低。可经过胎盘，可分布到母乳中，并达到比母体血浆中更高的浓度（见上文**哺乳**）。据报道，很小量能通过血脑屏障进入 CSF。索他洛尔可通过透析清除。

1. Singh BN, et al. Sotalol: a review of its pharmacodynamic and pharmacokinetic properties, and therapeutic use. Drugs 1987; **34:** 311–49.

妊娠 6 个健康的女性静脉注射索他洛尔后，妊娠期间比生产后的清除率显著增高，平均清除半衰期曾缩短（6.6h 和 9.3h），尽管后者的差异不显著[1]。妊娠期间比生产后口服后的清除率增高，但是半衰期（10.9h 和 10.3h）和平均生物利用度相似。变化大概是由于生产前肾功能的改变。

一项经胎盘治疗的研究发现[2]，索他洛尔很容易

以稳定状态的血浆浓度完全地经过胎盘。索他洛尔能在羊水中蓄积，但不能在胎儿中蓄积，不影响胎儿的生长发育。

1. O'Hare MF, et al. Pharmacokinetics of sotalol during pregnancy. Eur J Clin Pharmacol 1983; 24: 521-4.
2. Oudijk MA, et al. Treatment of fetal tachycardia with sotalol: transplacental pharmacokinetics and pharmacodynamics. J Am Coll Cardiol 2003; 42: 765-70.

用途和用法

索他洛尔为非心脏选择性的 β 受体阻滞剂（第278页）。据报道，其缺乏拟交感神经和膜稳定的特性。除了 β 受体阻滞剂的 II 类抗心律失常活性外，索他洛尔还具有 III 类抗心律失常药所具有的延长动作电位时程的作用，详见第212页。

索他洛尔用于室性和室上性心律失常的治疗（第219页）。由于其致心律失常作用，仅限用于严重或威胁生命的心律失常，不用于无症状室性心律失常患者。虽然索他洛尔以前因其 β 受体阻滞作用而用于治疗心绞痛、高血压和心肌梗死，但由于其致心律失常作用，已不再推荐用于这些适应证。

索他洛尔一般以其盐酸盐给药。应该在医院应用适当设备监测下进行治疗。治疗前和每次调整剂量时监测QT间期（详见上文注意事项项下内容）；必须监测血浆电解质浓度和肾功能。肾损伤患者使用剂量应减少（见下文）。

盐酸索他洛尔的初始剂量每日口服一次80mg，或分2次服用。根据患者反应，剂量应个体化，可在2~3天的间隔时间内逐渐增加剂量。美国注册药品信息推荐初始高剂量80mg，每日2次，至少3天内不能增加剂量。大多数患者对每日 160~320mg 的剂量有反应（通常分2次服用）。有些患者需要每日高达640mg的剂量。

索他洛尔静脉给药，可以控制急性心律失常，替代口服治疗，程序性电刺激治疗。为控制急性心律失常，盐酸索他洛尔静脉给予 20~120mg（500~1500μg/kg），给药时间历时10min。如果需要，这个剂量可以每6h重复使用。替代口服治疗，可以每小时静脉输注200~500μg/kg。每日总剂量不能超过640mg（在美国，推荐使用静脉输注70mg超过5h来代替口服80mg剂量）。替代程序性电刺激（测定抗心律失常效果），超过10~20min给予1.5mg/kg的初始剂量，接着以每小时200~500μg/kg的速度静脉滴注。

索他洛尔的使用是作为外消旋体的混合物。d-索他洛尔［右索他洛尔、（＋）-索他洛尔］已经也被研究用于抗心律失常，由于发现其增加死亡数，因此该研究已经停止了（详见下文作用）。

1. Fitton A, Sorkin EM. Sotalol: an updated review of its pharmacological properties and therapeutic use in cardiac arrhythmias. Drugs 1993; 46: 678-719.
2. Nappi JM, McCollam PL. Sotalol: a breakthrough antiarrhythmic? Ann Pharmacother 1993; 27: 1359-68.
3. Zanetti LAF. Sotalol: a new class III antiarrhythmic agent. Clin Pharm 1993; 12: 883-91.
4. Hohnloser SH, Woosley RL. Sotalol. N Engl J Med 1994; 331: 31-8.
5. Anderson JL, Prystowsky EN. Sotalol: an important new antiarrhythmic. Am Heart J 1999; 137: 388-409.
6. Chaki AL, et al. Sotalol as adjunctive therapy to implantable cardioverter-defibrillators in heart failure patients. Congest Heart Fail 2009; 15: 144-7.

作用 索他洛尔使用的是两种立体异构体的消旋混合物，d-索他洛尔［右旋索他洛尔、（＋）-索他洛尔］和 l-索他洛尔［（－）l-索他洛尔］。d-索他洛尔和消旋索他洛尔在 6 个健康受试者身上的比较表明[1]，β受体阻滞效应几乎全部在 l-异构体中，而对 QT 间期的作用两种异构体都有效，这与 III 型抗心律失常药的效应一致。一项对于 8 个健康受试者的研究也表明，d-索他洛尔缺乏 β 受体阻滞效应[2]。这表明索他洛尔的电生理作用与它的 β 受体阻滞特性无关。d-索他洛尔作为一种抗心律失常药研究[3]。然而，一项设置安慰剂对照组的针对心肌梗死引起左心室功能损伤而处于心律失常高危状态的患者的初步研究，由于治疗组的死亡率增加而过早地终止了[4,5]。

1. Johnston GD, et al. A comparison of the cardiovascular effects of (+)-sotalol and (±)-sotalol following intravenous administration in normal volunteers. Br J Clin Pharmacol 1985; 20: 507-10.
2. Yasuda SU, et al. d-Sotalol reduces heart rate in vivo through a β-adrenergic receptor-independent mechanism. Clin Pharmacol Ther 1993; 53: 436-42.
3. Advani SV, Singh BN. Pharmacodynamic, pharmacokinetic and antiarrhythmic properties of d-sotalol, the dextro-isomer of sotalol. Drugs 1995; 49: 664-79.
4. Choo V. SWORD slashed. Lancet 1994; 344: 1358.
5. Waldo AL, et al. Effect of d-sotalol on mortality in patients with left ventricular dysfunction after recent and remote myocardial infarction. Lancet 1996; 348: 7-12. Correction. ibid.; 416.

用法 索他洛尔静脉剂量方案研究的参考文献如下[1]。

1. Somberg JC, et al. Developing a safe intravenous sotalol dosing regimen. Am J Ther 2010; 17: 365-72.

儿童用法 索他洛尔已用于治疗从新生儿到青春期[1~3]儿童的室性及室上性心律失常，这似乎有效且耐受性良好，虽然有可能发生致心律失常。新生儿对索他洛尔[3]QT 间期延长的影响可能更加敏感，低剂量的使用可能更合适。

在英国，BNFC 2010/11 建议盐酸索他洛尔的用量如下：

- 新生儿：初始剂量为1mg/kg，每日2次；如有必要，每3~4天可增加剂量，至最大剂量4mg/kg，每日2次；
- 1个月~12岁的儿童：初始剂量为1mg/kg，每日2次；如有必要，每2~3天可增加剂量，至最大剂量4mg/kg，每日2次（最大总剂量为80mg，每日2次）。

美国注册药品信息推荐盐酸索他洛尔的剂量应根据体表面积。2 岁及以上儿童，初始剂量为30mg/m²，每日 3 次，如有必要，至少间隔36h后可增加剂量至最大60mg/m²，每日 3 次。2 岁以下儿童剂量应减少，可考虑使用纳克级的剂量。

对顽固性室上性心动过速儿童，索他洛尔应与氟卡尼联用；在一项针对 1 岁以下儿童的研究[4]中，索他洛尔的剂量为每日 100~250mg/m²，氟卡尼的剂量为每日 40~150mg/m²。

索他洛尔也用于治疗胎儿心动过速，包括心房扑动和室上性心动过速。它可作为除地高辛外的有效的二线治疗药物[5]，或为一线治疗[6,7]。然而，一项对 21 名经胎盘给予索他洛尔的胎儿的回顾性研究发现，治疗心房扑动比室上性心动过速更有效；室上性心动过速胎儿的死亡率也更高，因此作者建议索他洛尔仅用于有抵抗的病例。

1. Çeliker A, et al. Sotalol in treatment of pediatric cardiac arrhythmias. Pediatr Int 2001; 43: 624-30.
2. Beaufort-Krol GCM, Bink-Boelkens MTE. Effectiveness of sotalol for atrial flutter in children after surgery for congenital heart disease. Am J Cardiol 1997; 79: 92-4.
3. Läer S, et al. Development of a safe and effective pediatric dosing regimen for sotalol based on population pharmacokinetics and pharmacodynamics in children with supraventricular tachycardia. J Am Coll Cardiol 2005; 46: 1322-30.
4. Price JF, et al. Flecainide and sotalol: a new combination therapy for refractory supraventricular tachycardia in children <1 year of age. J Am Coll Cardiol 2002; 39: 517-20.
5. Sonesson S-E, et al. Foetal supraventricular tachycardia treated with sotalol. Acta Paediatr 1998; 87: 584-7.
6. Oudijk MA, et al. Sotalol in the treatment of fetal dysrhythmias. Circulation 2000; 101: 2721-6.
7. Rebelo M, et al. Sotalol in the treatment of fetal tachyarrhythmia. Rev Port Cardiol 2006; 25: 477-81.

在肾损伤中的应用 索他洛尔以原药形式主要由肾脏排泄，在肾损伤时可能蓄积。因此，日常剂量（见上文用途和用法）应减少，可以减少每次剂量，也可以增加剂量间的使用间隔。英国注册药品信息推荐根据肌酐清除率（CC）口服或静脉给予索他洛尔的剂量如下：

- CC 30~60ml/min：常用量的1/2；
- CC 10~30ml/min：常用量的1/4；
- CC 小于 10ml/min：不推荐。

在美国，口服剂量依赖于指征和 CC，在 5~6 个剂量给药前不应增加剂量。在治疗心律失常中，注册药品信息建议肾损伤患者使用间隔应遵循以下方案：

- CC 30~59ml/min：每 24h；
- CC 10~29ml/min：每 36~48h；
- CC 小于 10ml/min：剂量个体化。

在治疗心房颤动时，推荐使用相同给药间隔时间，但当 CC<40ml/min 时禁用索他洛尔。

在需要静脉注射索他洛尔的患者中，美国的建议是，减少用药频率，CC 在 40~60ml/min 的，每日 1次；建议的初始剂量为每日 75mg，注入时间应超过5h。完全避免（忽略指征）在 CC 小于 40ml/min 的患者中使用。

一项对 10 例不同程度肾损伤的高血压患者的研究[1]表明一级清除速率常数和索他洛尔的血浆清除与血小板滤过率有关。另一项研究[2]，比较了口服索他洛尔在正常肾功能、肾损伤的患者的动力学。据报道，CC 高于 39ml/min 和在 8~38ml/min 的患者的清除半衰期分别是 8.1h 和 24.2h。这表明，也许需要增加48h 或 72h 的给药间隔以适应更长的半衰期。索他洛尔用于透析患者时要谨慎。据报道，肾损患者透析时，半衰期从 33.9h 降到 5.8h，透析清除了 43% 的索他洛尔。

1. Berglund G, et al. Pharmacokinetics of sotalol after chronic administration to patients with renal insufficiency. Eur J Clin Pharmacol 1980; 18: 321-6.
2. Blair AD, et al. Sotalol kinetics in renal insufficiency. Clin Pharmacol Ther 1981; 29: 457-63.

制剂

BP 2010: Sotalol Injection; Sotalol Tablets;
USP 33: Sotalol Hydrochloride Tablets.

专利制剂
Arg.: Sotacor; **Austral.:** Cardol; Solavert; Sotacor; Sotahexal†; **Austria:** Darob†; Sotacor; Sotahexal; Sotamed; Sotanorm†; Sotastad; **Belg.:** Sotalex; **Braz.:** Sotacor; Sotahexal; **Canad.:** Rylosol; **Chile:** Hipecor; **Cz.:** Darob†; Rentibloc†; Sotahexal; Sotalext; **Denm.:** Dutacor†; Sotacor; Sotalin; **Fr.:** Sotalex; **Ger.:** CorSotalol†; Darob; Favorex†; Gilucor†; Jutalex; Rentibloc; Sota; Sota Licht†; Sota-Puren; Sota-saar; Sotabeta; Sotagamma; Sotahexal; Sotalex; Sotalodoc; Sotastad; **Gr.:** Sotalex; Hong Kong: Sotacor; **Hung.:** Sotahexal; Sotalex; **Irl.:** Sotacor; Sotoger; **Israel:** Sotacort; **Ital.:** Rytmobeta; Sotalex; **Jpn:** Sotacor; **Malaysia:** Sotacor; **Mex.:** Sotaper; **Neth.:** Sotacor; **Norw.:** Sotacor; **NZ:** Sotacor; Sotahexal†; **Philipp.:** Sotalex; **Pol.:** Biosotal; Darob; Sotahexal; **Port.:** Darob; **Rus.:** Sotahexal (Соталекс); Sotalex (Соталекс); **S.Afr.:** Sotacor; Sotahexal; **Singapore:** Sotacor; **Spain:** Sotapor; **Swed.:** Sotacor; **Switz.:** Sotalex; **Turk.:** Darob; Sotarit; Talozin; **UK:** Beta-Cardone; Sotacor; **Ukr.:** Sorntmik (Соритмик); Sotahexal (Соталекс); **USA:** Betapace.

多组分制剂 **S.Afr.:** Sotazide†.

Spirapril Hydrochloride (BANM, USAN, rINNM)
盐酸螺普利

Hidrocloruro de espirapril; Sch-33844; Spirapriilihydrokloridi; Spirapril, chlorhydrate de; Spirapril-hydrochlorid; Spiraprilhydroklorid; Spiraprili hydrochloridum; Spiraprilio hidrochloridas; TI-211-950. (S)-7-{N-[(S)-1-Ethoxycarbonyl-3-phenylpropyl]-L-alanyl}-1,4-dithia-7-azaspiro[4.4]nonane-8-carboxylic acid hydrochloride.

Спираприла Гидрохлорид

$C_{22}H_{30}N_2O_5S_2,HCl = 503.1.$
CAS — 83647-97-6 (spirapril); 94841-17-5 (spirapril hydrochloride).
ATC — C09AA11.
ATC Vet — QC09AA11.
UNII — OCC25LM897.

(spirapril)

Pharmacopoeias. Eur. includes the monohydrate.
Ph. Eur. 6.8 (Spirapril Hydrochloride Monohydrate) 白色或几乎白色，细结晶性粉末。略溶于水；微溶于乙腈；几乎不溶于二氯甲烷；可溶于甲醇。贮藏于密闭容器中。避光。

简介

螺普利是一种用于治疗高血压（第228页）的ACEI（第248页），螺普利本身无活性，口服后转变为有活性的二酸螺普利拉。以盐酸盐形式口服给药，常用维持量为6mg，每日1次。

1. Noble S, Sorkin EM. Spirapril: a preliminary review of its pharmacology and therapeutic efficacy in the treatment of hypertension. Drugs 1995; 49: 750-66.
2. Widimský J, et al. Czech and Slovak spirapril intervention study (CASSIS): a randomized, placebo and active-controlled, double-blind multicentre trial in patients with congestive heart failure. Eur J Clin Pharmacol 1995; 49: 95-102.

制剂
专利制剂
Austria: Quadropril; **Cz.:** Renpress; **Ger.:** Quadropril; **Hung.:** Quadropril; **Ital.:** Renormax; Setrilan; **Neth.:** Quadropril†; **Rus.:** Quadropril (Квадроприл); **Spain:** Renormax; Renpress; **Switz.:** Cardiopril†; **Ukr.:** Quadropril (Квадроприл).

Spironolactone (BAN, rINN) ⊗螺内酯

Espironolactona; SC-9420; Spirolactone; Spironolactonum; Spironolakton; Spironolaktonas; Spironolaktoni. 7α-Acetylthio-3-oxo-17α-pregn-4-ene-21,17β-carbolactone; (7α,17α)-7-(Acetylthio)-17-hydroxy-3-oxo-pregn-4-ene-21-carboxylic acid γ-lactone.

Спиронолактон

$C_{24}H_{32}O_4S = 416.6.$
CAS — 52-01-7.
ATC — C03DA01.
ATC Vet — QC03DA01.
UNII — 27O7W4T232.

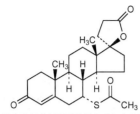

注：螺内酯复方制剂可能用以下名字表示。
- Co-flumactone（BAN）——螺内酯与氢氟噻嗪（1：1，质量分数）。
- Co-spironozide（PEN）——螺内酯与氢氯噻嗪。

Pharmacopoeias. In *Chin., Eur.* (see p.vii), *Int., Jpn,* and *US.*

Ph. Eur. 6. 8（Spironolactone） 白色或淡黄白色粉末。几乎不溶于水；溶于乙醇。本品呈多晶型性。避光。

USP 33（Spironolactone） 淡黄色至淡黄褐色，结晶性粉末，微弱至轻微的硫醇臭。不溶于水；溶于乙醇和乙酸；易溶于氯仿和苯；微溶于甲醇和不挥发油。

稳定性 临时制备 2.5mg/ml、5mg/ml 和 10mg/ml 的螺内酯糖浆混悬液，在 5℃ 或 30℃ 或荧光灯照射下，室温环境中贮藏 2 周后，并没有可监测到的药物损失[1]。贮藏 4 周的样品降解小于 5%，但是浓度更高的混悬液降解明显。颜色和气味无变化。30℃ 4 周后，细菌和真菌检测在允许的范围内。

1. Mathur LK, Wickman A. Stability of extemporaneously compounded spironolactone suspensions. *Am J Hosp Pharm* 1989; **46:** 2040–2.

不良反应

螺内酯可能增加头痛、困倦、胃肠疾病（包括痉挛和腹泻），据报道不良反应包括晕动病，精神错乱和皮疹。常出现男子乳腺发育，一些罕见的病例中出现乳房持续增大。其他的内分泌紊乱包括多毛症、嗓音变低沉、月经不调和性无能。发生短暂的血浆尿素氮浓度增加，据报道会出现酸中毒。螺内酯能引起小鼠出现肿瘤。

螺内酯可能引起低钠血症和高钾血症。

不良反应发生率 一项对 788 例使用螺内酯的患者的调查发现，164 例出现不良反应[1]。这些包括：高钾血症（占 8.6%）、脱水（占 3.4%）、低钠血症（占 2.4%）、肠胃失调（占 2.3%）、神经紊乱（占 2%）、皮疹和男子乳腺发育。高钾血症与肾损伤和补钾有关；仅有 2.8% 非尿毒症患者没使用氯化钾而发展成高钾血症，同时 42.1% 的尿毒症患者和用氯化钾治疗的患者出现高钾血症。

据报道，一项[2]对 54 例（53 个女性，1 个男性）每天使用 200mg 螺内酯的患者的研究[2]中，91% 的患者发生多毛症或痤疮，72% 的患者出现月经不调，39% 乳房触痛，39% 反应不适，24% 乳房增大。其他不良反应包括恶心、呕吐、头晕、头痛、困倦和皮疹。两个患者脸部出现类似黄褐斑的色素沉淀。口服避孕药的患者妇科不良反应有所减少。

1. Greenblatt DJ, Koch-Weser J. Adverse reactions to spironolactone: a report from the Boston Collaborative Drug Surveillance Program. *JAMA* 1973; **225:** 40–3.
2. Hughes BR, Cunliffe WJ. Tolerance of spironolactone. *Br J Dermatol* 1988; **118:** 687–91.

致癌性 据报道 5 例长期使用螺内酯和氢氯噻嗪的患者出现乳腺癌[1]，尽管认为[2]与使用螺内酯治疗不太有因果关系。

虽然大鼠也许并不是评价人类长期安全性的恰当模型[3,4]，但是在这个物种中致癌性的证据促使英国 CSM 限制了含螺内酯产品用于原发性高血压或特发性水肿[5]。

1. Loube SD, Quirk RA. Breast cancer associated with administration of spironolactone. *Lancet* 1975; **i:** 1428–9.
2. Jick H, Armstrong B. Breast cancer and spironolactone. *Lancet* 1975; **ii:** 368–9.
3. Lumb G, et al. Effects in animals of chronic administration of spironolactone—a review. *J Environ Pathol Toxicol* 1978; **i:** 641–60.
4. Wagner BM. Long-term toxicology studies of spironolactone in animals and comparison with potassium canrenoate. *J Drug Dev* 1987; **1** (suppl 2): 7–11.
5. CSM. Spironolactone. *Current Problems* 1988; 21.

对血液的影响 据报道[1,2]，粒细胞减少症与螺内酯的使用有关。

1. Stricker BHC, Oei TT. Agranulocytosis caused by spironolactone. *BMJ* 1991; **289:** 731.
2. Whitling AM, et al. Spironolactone-induced agranulocytosis. *Ann Pharmacother* 1997; **31:** 582–5.

对电解质平衡的影响 **钙** 一篇报道[1]表明螺内酯可能有保钙作用，另外已确定它有保钾作用。

1. Puig JG, et al. Hydrochlorothiazide versus spironolactone: long-term metabolic modifications in patients with essential hypertension. *J Clin Pharmacol* 1991; **31:** 455–61.

钾 有患者使用螺内酯引起严重高钾血症的报道[1~3]，包括肾损伤患者和由于饮食或补充钾而摄取了过多钾的患者。波士顿的 Collaborative Drug Surveillance Program[4]已报道了 42.1% 使用螺内酯和补钾的尿毒症患者出现高钾血症，2.8% 没有尿毒症和没有补钾的患者出现高钾血症。有 2 例使用螺内酯的患者死于高钾血症。使用螺内酯的患者必须避免补充钾，对于肾损伤患者必须谨慎监测其血钾浓度。然而，一项对苏格兰人群 1994～2007 年螺内酯处方的分析[5]发现，虽然在 1999 年 RALES 研究后该药处方增加，但因高钾血症入院的并没有随之增加，实际上门诊患者中检测到的高钾血症的案例数下降，这说明谨慎监控可成功使用该药。

1. Pongpaew C, et al. Hyperkalemic cardiac arrhythmia secondary to spironolactone. *Chest* 1973; **63:** 1023–5.
2. Udezue EO, Harrold BP. Hyperkalaemic paralysis due to spironolactone. *Postgrad Med J* 1980; **56:** 254–5.
3. O'Reilly PH, et al. Life-threatening hyperkalaemia after bladder decompression for high pressure chronic retention. *Lancet* 1987; **ii:** 859.
4. Greenblatt DJ, Koch-Weser J. Adverse reactions to spironolactone: a report from the Boston Collaborative Drug Surveillance Program. *JAMA* 1973; **225:** 40–3.
5. Wei L, et al. Spironolactone use and renal toxicity: population based longitudinal analysis. *BMJ* 2010; **340:** c1768.

对内分泌功能的影响 螺内酯与内分泌功能的紊乱有关。在男性中最显著的是男子乳腺发育，这种症状的出现与剂量和疗程有关。已报道有 62%[1] 和 100%[2] 的发生率。男子乳腺发育还伴随着性无能[3,4]。这种作用通常在停药后是可逆的。已报道可逆转男性型秃发[5]。

女性症状包括乳房增大和敏感[6]。月经异常发病率高：已报道 53 个女性中 33 个出现不确定的紊乱现象[6]，9 人中 6 人出现继发性闭经[7]，继发性和原发性闭经患者分别有 1 个和 2 个[8]。8 位口服避孕药的女性妇科疾病发病率有所降低[6]。

螺内酯对内分泌系统的作用机制还不清楚。一些工作者认为[9]，尽管螺内酯影响睾酮合成，但更可能的解释是它的抗雄性激素的作用和减小 17-羟化酶的活性。其他一些人发现[10]，由于睾酮清除率的增加和外周转化为雌二醇的转化率的增加，睾酮与雌二醇的比率有所改变。另外，据报道螺内酯能抑制双氢睾酮和受体的结合。

1. Huffman DH, et al. Gynecomastia induced in normal males by spironolactone. *Clin Pharmacol Ther* 1978; **24:** 465–73.
2. Bellati G, Idéo G. Gynaecomastia after spironolactone and potassium canrenoate. *Lancet* 1986; **i:** 626.
3. Greenblatt DJ, Koch-Weser J. Gynecomastia and impotence complications of spironolactone therapy. *JAMA* 1973; **223:** 82.
4. Greenlaw C. Spironolactone induced gynecomastia: a case report. *Drug Intell Clin Pharm* 1977; **11:** 70–3.
5. Thomas PS. Hair: wanted and unwanted. *BMJ* 1986; **293:** 698.
6. Hughes BR, Cunliffe WJ. Tolerance of spironolactone. *Br J Dermatol* 1988; **118:** 687–91.
7. Levitt JI. Spironolactone therapy and amenorrhea. *JAMA* 1970; **211:** 2014–15.
8. Potter C, et al. Primary and secondary amenorrhea associated with spironolactone therapy in chronic liver disease. *J Pediatr* 1992; **121:** 141–3.
9. Loriaux DL, et al. Spironolactone and endocrine dysfunction. *Ann Intern Med* 1976; **85:** 630–6.
10. Rose LI, et al. Pathophysiology of spironolactone-induced gynecomastia. *Ann Intern Med* 1977; **87:** 398–403.

对胃肠道的影响 以人群为基础的研究[1~3]已经确认胃肠道出血和溃疡发生的风险增加与螺内酯呈剂量相关。其机制可能是抑制醛固酮诱导的纤维组织形成，从而影响胃和十二指肠糜烂的愈合。

1. Verhamme KMC, et al. Spironolactone and risk of upper gastrointestinal events: population based case-control study. Abridged version: *BMJ* 2006; **333:** 330–333. Full version: http://www.bmj.com/cgi/reprint/333/7563/330.pdf (accessed 20/05/10)
2. Russo A, et al. Spironolactone and gastrointestinal bleeding: a population based study. *Pharmacoepidemiol Drug Safety* 2008; **17:** 495–500.
3. Gulmez SE, et al. Spironolactone use and the risk of upper gastrointestinal bleeding: a population-based case-control study. *Br J Clin Pharmacol* 2008; **66:** 294–9.

对脂质代谢的影响 一项对 23 例患者的研究表明[1]，螺内酯不像噻嗪类利尿药，它不会增加血清胆固醇浓度。

1. Ames RP, Peacock PB. Serum cholesterol during treatment of hypertension with diuretic drugs. *Arch Intern Med* 1984; **144:** 710–14.

对肝脏的影响 据报道，使用螺内酯的患者出现以胆汁阻塞损害为特征肝毒性症状[1]。仅有 1 例是作者已知的公布的与螺内酯有关的肝毒性病例。

1. Renkes P, et al. Spironolactone and hepatic toxicity. *JAMA* 1995; **273:** 376–7.

对皮肤的影响 服用地高辛、普萘洛尔、地西泮、螺内酯和铁制剂的 62 岁的女性发生扁平苔藓样皮疹[1]。扁平苔藓样皮疹似乎与螺内酯的使用有关，停用螺内酯，皮疹消散。1 名 80 岁的男性 3 次使用螺内酯出现皮肤血管炎[2]。已报道，有 2 位使用螺内酯治疗多毛症或痤疮的患者脸部出现像黄褐斑一样的色素沉着[3]。

1. Downham TF. Spironolactone-induced lichen planus. *JAMA* 1978; 1138.
2. Phillips GWL, Williams AJ. Spironolactone induced vasculitis. *BMJ* 1984; **288:** 368.
3. Hughes BR, Cunliffe WJ. Tolerance of spironolactone. *Br J Dermatol* 1988; **118:** 687–91.

超敏反应 2 例酒精性肝硬化患者在使用螺内酯时，出现嗜酸性粒细胞增多和皮疹[1]。有一篇发生 DRESS 综合征（药疹伴嗜酸性粒细胞增多和全身症状）的报道，与使用螺内酯有关[2]。

1. Wathen CG, et al. Eosinophilia associated with spironolactone. *Lancet* 1986; **i:** 919–20.
2. Ghislain PD, et al. Drug-induced eosinophilia and multisystemic failure with positive patch-test reaction to spironolactone: DRESS syndrome. *Acta Derm Venereol* 2004; **84:** 65–8.

注意事项

螺内酯不能用于高钾血症和肾损伤者。有可能发展成高钾血症危险的患者也必须谨慎使用，如老年患者、糖尿病患者、一定程度的肾或肝损伤患者。有可能发展成酸中毒的患者也必须谨慎。必须定期测量血清电解质和血液尿素氮。

哺乳 每日 4 次服用 25mg 螺内酯的哺乳期妇女血清和乳汁中的坎利酮浓度已测量[1]。单次服用螺内酯 2h 和 14.5h 后，乳汁和血清中坎利酮的浓度比分别是 0.72 和 0.51，据估计婴儿摄入坎利酮的量是母体每日摄入螺内酯量的 0.2%。婴儿的血钾和血钠水平在正常范围内。American Academy of Pediatrics[2]认为螺内酯可用于哺乳期妇女。

1. Phelps DL, Karim A. Spironolactone: relationship between concentrations of dethioacetylated metabolite in human serum and milk. *J Pharm Sci* 1977; **66:** 1203.
2. American Academy of Pediatrics. The transfer of drugs and other chemicals into human milk. *Pediatrics* 2001; **108:** 776–89. [Retired May 2010] Correction. *ibid.*; 1029. Also available at: http://aappolicy.aappublications.org/cgi/content/full/pediatrics%3b108/3/776 (accessed 06/07/04)

糖尿病 已报道，有血浆血管紧张肽原酶（肾素）减少症的 1 型糖尿病女性患者使用螺内酯后出现严重的高钾血症[1]。

1. Large DM, et al. Hyperkalaemia in diabetes mellitus—potential hazards of coexisting hyporeninaemic hypoaldosteronism. *Postgrad Med J* 1984; **60:** 370–3.

实验室评价的干扰 螺内酯和坎利酸盐能干扰血浆地高辛浓度的测定[1~3]。然而，螺内酯可能使地高辛浓度产生实际的变化（详见第314页），含量测定结果必须谨慎解释。

1. Yosselson-Superstine S. Drug interferences with plasma assays in therapeutic drug monitoring. *Clin Pharmacokinet* 1984; **9:** 67–87.
2. Foukaridis GN. Influence of spironolactone and its metabolite canrenone on serum digoxin assays. *Ther Drug Monit* 1990; **12:** 82–4.
3. Steimer W, et al. Intoxication due to negative canrenone interference in digoxin drug monitoring. *Lancet* 1999; **354:** 1176–7.

卟啉病 螺内酯与卟啉病的急性发作有关，对卟啉病患者不安全。

药物相互作用

如果使用螺内酯配合补充钾或其他保钾利尿药，就会增加高钾血症的危险。使用 ACEI、血管紧张素 II 型受体拮抗药、NSAIDs、环孢素的患者也会发生高钾血症。使用螺内酯配合 NSAIDs 和环孢素，可能会增加中毒性肾损害的危险。利尿药可以减少锂的排泄，增加锂中毒的危险。保钾利尿药与噻嗪类可能发生低钠血症，使用氯磺丙脲的患者，这种危险可能增加。螺内酯降低甘珀酸治疗溃疡的作用。螺内酯与其他药合用能增强其抗高血压药的作用，减小血管对去甲肾上腺素的反应。

ACEI 和血管紧张素 II 型受体拮抗药 已报道合用螺内酯和血管紧张素 II 型受体拮抗药的患者有严重的高钾血症，有死亡事故发生。一项[1]44 例这种联合用药治疗心衰的患者，被医院确认为有危及生命的高钾血症，其中 23 例需要血液透析，4 例因血液透析而死亡。另一组[2]25 例合用螺内酯和 ACEI 的患者被确认有严重的高钾血症，2 例死亡，4 例发展成严重的心律失常。

在这两个研究中，高龄、肾损伤和糖尿病是高钾血症的危险因素。这表明对以上这些患者必须谨慎合用螺内酯和 ACEI 或血管紧张素 Ⅱ 型受体拮抗药，而且不能给予他们超过每日 25mg 剂量的螺内酯。

1. Wrenger E, et al. Interaction of spironolactone with ACE inhibitors or angiotensin receptor blockers: analysis of 44 cases. BMJ 2003; 327: 147–9.
2. Schepkens H, et al. Life-threatening hyperkalemia during combined therapy with angiotensin-converting enzyme inhibitors and spironolactone: an analysis of 25 cases. Am J Med 2001; 110: 438–41.

阿司匹林　阿司匹林能减少服用螺内酯的健康受试者的钠排泄[1]，减少螺内酯的活性代谢物坎利酮的分泌[2]。然而，高血压患者使用阿司匹林不能改变螺内酯对血压、血清电解质、血液尿素氮或血浆肾素活性的作用[3]。

1. Tweeddale MG, Ogilvie RI. Antagonism of spironolactone-induced natriuresis by aspirin in man. N Engl J Med 1973; 289: 198–200.
2. Ramsay LE, et al. Influence of acetylsalicylic acid on the renal handling of a spironolactone metabolite in healthy subjects. Eur J Clin Pharmacol 1976; 10: 43–8.
3. Hollifield JW. Failure of aspirin to antagonize the antihypertensive effect of spironolactone in low-renin hypertension. South Med J 1976; 69: 1034–6.

强心苷　螺内酯对地高辛和洋地黄毒苷作用的讨论，分别详见第314页和第311页。详见上文注意事项项下实验室评价干扰。

米托坦　一个关于螺内酯抑制米托坦作用的报道，参见 M37 第721页。

华法林　参见华法林和螺内酯的相互作用，详见第470页。

药动学

螺内酯能很好地从胃肠道吸收，有大约 90% 的生物利用度。大约 90% 与血浆蛋白质结合。

螺内酯有一些代谢产物，包括坎利酮和 7α-硫甲基螺内酮，它们都有药理学作用。主要的代谢产物可能是 7-硫甲基螺内酯，尽管不能确定在螺内酯利尿作用中母体化合物和代谢产物分别发挥什么程度的作用。

螺内酯主要以代谢物的形式经尿排泄，也通过粪便排泄。螺内酯或它的代谢物能通过胎盘屏障，坎利酮能分布到乳汁中。

1. Overdiek HWPM, Merkus FWHM. The metabolism and biopharmaceutics of spironolactone in man. Rev Drug Metab Drug Interact 1987; 5: 273–302.
2. Gardiner P, et al. Spironolactone metabolism: steady-state serum levels of the sulfur-containing metabolites. J Clin Pharmacol 1989; 29: 342–7.
3. Sungaila I, et al. Spironolactone pharmacokinetics and pharmacodynamics in patients with cirrhotic ascites. Gastroenterology 1992; 102: 1680–5.

用途和用法

螺内酯，一种类固醇，结构类似于醛固酮，作为醛固酮的竞争拮抗剂作用于肾小管末端部分。它作为保钾利尿药，增加钠和水的排泄，减少钾的排泄。

螺内酯起效慢，通常需要 2～3 天达到最大作用，停药 2～3 天后作用逐渐消失。

螺内酯用于治疗心衰，也治疗顽固性水肿，较低剂量可以作为标准治疗的辅助治疗（详见下文）。也用于治疗肝硬化相关的顽固性水肿（伴有或不伴有腹水，第217页）或肾病综合征、恶性肿瘤引起的腹水。常与噻嗪类、呋塞米或类似的利尿药合用，增加钠的排泄，因此有降低低钾血症的危险。利尿药引起的低钾血症以及低钾血症的治疗，详见氢氯噻嗪的不良反应项下对电解质平衡的影响，第356页。螺内酯还可用于原发性高血压（比用于水肿的剂量小），但是在英国不再推荐用于原发性高血压或特发性水肿，在长期应用时，药物的安全性受到质疑。

螺内酯也用于诊断和治疗原发性醛固酮增多症（详见下文）。

在其他情况下，螺内酯试用于雄激素产生过多的疾病，包括多毛症，多囊卵巢综合征作用很显著。

在治疗水肿时，螺内酯通常每日口服给予 100mg 的初始剂量，随后根据需要调整，一些患者可能需要高达 400mg 的剂量。有腹水和水肿的肝硬变患者，尿中钠和钾的比率大于 1，每日给予 100mg 螺内酯的初始剂量；钠和钾的比率小于 1，每日给予 200～400mg 的初始剂量。

螺内酯用于疑似原发性醛固酮增多症的治疗，每日给予 400mg，醛固酮增多症的术前处理，每日给予 100 至 400mg；不能手术的患者，给予最小有效剂量长期维持治疗。

儿童剂量，见下文。

补钾不能合用螺内酯。

1. Skluth HA, Gums JG. Spironolactone: a re-examination. DICP Ann Pharmacother 1990; 24: 52–9.
2. Doggrell SA, Brown L. The spironolactone renaissance. Expert Opin Invest Drugs 2001; 10: 943–54.
3. Sica DA. Spironolactone: an old friend rediscovered. J Clin Hypertens (Greenwich) 2006; 8: 467–9.
4. Dorrance AM. Stroke therapy: is spironolactone the Holy Grail? Endocrinology 2008; 149: 3761–3.
5. de Souza F, et al. Efficacy of spironolactone therapy in patients with true resistant hypertension. Hypertension 2010; 55: 147–52.
6. Williams JS. Hypertension: spironolactone and resistant hypertension. Nat Rev Endocrinol 2010; 6: 248–50.

儿童用法　螺内酯可用于新生儿、婴儿和儿童治疗心力衰竭、水肿和腹水，BNFC 2009 推荐根据年龄使用以下口服剂量：

- 新生儿：每日 1～2mg/kg，单次或分 2 次给药；对抵抗性腹水者，可用到每日 7mg/kg；
- 1 个月至 12 岁：每日 1～3mg/kg，单次或分 2 次给药；对抵抗性腹水者，可用到每日 9mg/kg；
- 12～18 岁：每日 50～100mg，单次或分 2 次给药；对抵抗性腹水者，可用到每日 9mg/kg（最大剂量为 400mg）。

BNFC 2009 也推荐以上剂量用于降低因利尿药或两性霉素 B 引起的低血钾的发生。

1. Buck ML. Clinical experience with spironolactone in pediatrics. Ann Pharmacother 2005; 39: 823–8.

痤疮　螺内酯抗雄激素作用可用于一些常规治疗无效的痤疮（参见 M37 第1505页）。开放[1]的和安慰剂对照[2,3]研究均显示，口服治疗痤疮有效，虽然一项系统性综述[4]认为其有效的证据不充分。尝试局部应用[5,6]，但是疗效不同。女性患者使用雌激素治疗为禁忌时，螺内酯有好处。

1. Burke BM, Cunliffe WJ. Oral spironolactone therapy for female patients with acne, hirsutism or androgenic alopecia. Br J Dermatol 1985; 112: 124–5.
2. Goodfellow A, et al. Oral spironolactone improves acne vulgaris and reduces sebum excretion. Br J Dermatol 1984; 111: 209–14.
3. Muhlemann MF, et al. Oral spironolactone: an effective treatment for acne vulgaris in women. Br J Dermatol 1986; 115: 227–32.
4. Brown J, et al. Spironolactone versus placebo or in combination with steroids for hirsutism and/or acne. Available in The Cochrane Database of Systematic Reviews; Issue 2. Chichester: John Wiley; 2009 (accessed 26/02/10).
5. Messina M, et al. A new therapeutic approach to acne: an antiandrogen percutaneous treatment with spironolactone. Curr Ther Res 1983; 34: 319–24.
6. Walton S, et al. Lack of effect of topical spironolactone on sebum excretion. Br J Dermatol 1986; 114: 261–4.

脱发　抗雄激素类可用于治疗多毛症，也可用于治疗雄激素性脱发（参见 M37 第1505页），有证据显示螺内酯可能有效[1~3]。

1. Sinclair R, et al. Treatment of female pattern hair loss with oral antiandrogens. Br J Dermatol 2005; 152: 466–73.
2. Hoedemaker C, et al. Treatment of female pattern hair loss with a combination of spironolactone and minoxidil. Australas J Dermatol 2007; 48: 43–5.
3. Yazdabadi A, et al. Successful treatment of female-pattern hair loss with spironolactone in a 9-year-old girl. Australas J Dermatol 2009; 50: 113–14.

Bartter 综合征　螺内酯可能用于减少 Bartter 综合征患者钾的消耗（参见 M37 第1529页）。

支气管肺发育不良　支气管肺发育不良（参见 M37 第1433页）是婴儿慢性肺病的主要原因。治疗常使用皮质激素。其他的支持疗法包括使用利尿药，如呋塞米（第344页）；使用氢氯噻嗪或螺内酯的结果更加不确定（第358页）。

心衰　心衰的药物疗法（第224页）建立在利尿药、ACEI、强心苷、β受体阻滞剂和血管扩张药的基础上。螺内酯作为利尿药用于顽固性水肿，但是它也有另外的作用，就是作为一种醛固酮拮抗剂[1,2]。虽然确切的导致心衰发生的神经激素的机制还不清楚，但是已有证据表明醛固酮水平增高可能是心衰的一种病理生理学改变[3,4]。ACEI 疗法能抑制产生醛固酮，但是这作用不完全，因此已经开始研究螺内酯合用 ACEI。对严重心衰患者进行的 Randomized Aldactone Evaluation Study（RALES）[5]研究，螺内酯以每天 25～50mg 的剂量添加治疗，配合 ACEI、祥利尿药可减小死亡的危险和住院率[5]。因此这些患者可以考虑使用螺内酯[6~8]。该益处可能为类似的：一项系统性综述[9]发现，当给予左心室功能不全或心肌梗死后患者螺内酯、依普利酮或坎利酮，全死因死亡率下降 20%。一项小规模研究[10]也表明对不太严重的心衰患者有益。然而，螺内酯合用 ACEI 可能导致高钾血症，需要谨慎监测血钾浓度[11,12]（详见上文药物相互作用项下内容）。对心衰患者的回顾性研究[13,14]发现，由于高钾血症，10%～

15% 的患者不得不停止使用螺内酯，有同样比率的患者由于肾功能恶化而停药。年龄大和较高的基础血钾浓度是危险因素。

1. Tang WHW, et al. Aldosterone receptor antagonists in the medical management of chronic heart failure. Mayo Clin Proc 2005; 80: 1623–30.
2. Marcy TR, Ripley TL. Aldosterone antagonists in the treatment of heart failure. Am J Health-Syst Pharm 2006; 63: 49–58.
3. Struthers AD. Why does spironolactone improve mortality over and above an ACE inhibitor in chronic heart failure? Br J Clin Pharmacol 1999; 47: 479–82.
4. Rocha R, Williams GH. Rationale for the use of aldosterone antagonists in congestive heart failure. Drugs 2002; 62: 723–31.
5. Pitt B, et al. The effect of spironolactone on morbidity and mortality in patients with severe heart failure. N Engl J Med 1999; 341: 1651.
6. Hunt SA, et al. ACC/AHA 2005 guideline update for the diagnosis and management of chronic heart failure in the adult: a report of the American College of Cardiology/American Heart Association Task Force on Practice Guidelines (Writing Committee to Update the 2001 Guidelines for the Evaluation and Management of Heart Failure). Summary article: J Am Coll Cardiol 2005; 46: 1116–43. Also available at: http://circ.ahajournals.org/cgi/reprint/112/12/e154 (accessed 07/05/08)
7. The Task Force for the Diagnosis and Treatment of Chronic Heart Failure of the European Society of Cardiology. Guidelines for the diagnosis and treatment of chronic heart failure (update 2005). Executive summary: Eur Heart J 2005; 26: 1115–40. Full text: http://eurheartj.oxfordjournals.org/content/26/11/1115.full.pdf+html (accessed 26/02/10)
8. Scottish Intercollegiate Guidelines Network. Management of chronic heart failure (February 2007). Available at: http://www.sign.ac.uk/pdf/sign95.pdf (accessed 07/05/08)
9. Ezekowitz JA, McAlister FA. Aldosterone blockade and left ventricular dysfunction: a systematic review of randomized clinical trials. Eur Heart J 2009; 30: 469–77.
10. Macdonald JE, et al. Effects of spironolactone on endothelial function, vascular angiotensin converting enzyme activity, and other prognostic markers in patients with mild heart failure already taking optimal treatment. Heart 2004; 90: 765–70.
11. Georges B, et al. Spironolactone and congestive heart-failure. Lancet 2000; 355: 1369–70.
12. Juurlink DN, et al. Rates of hyperkalemia after publication of the Randomized Aldactone Evaluation Study. N Engl J Med 2004; 351: 543–51.
13. Witham MD, et al. Tolerability of spironolactone in patients with chronic heart failure—a cautionary message. Br J Clin Pharmacol 2004; 58: 554–7.
14. Lopes RJ, et al. Safety of spironolactone use in ambulatory heart failure patients. Clin Cardiol 2008; 31: 509–13.

高原病　乙酰唑胺是预防高原病的常用药（第226页）。无对照研究[1~4]和一个小规模双盲法试验研究[5]表明，螺内酯能有效预防急性高原病，尽管螺内酯具有预防作用，但是患者的肺功能仍然退化[6]。

1. Currie TT, et al. Spironolactone and acute mountain sickness. Med J Aust 1976; 2: 168–70.
2. Snell JA, Cordner EP. Spironolactone and acute mountain sickness. Med J Aust 1977; 1: 828.
3. Turnbull G. Spironolactone prophylaxis in mountain sickness. BMJ 1980; 280: 1453.
4. Rutter LD. Spironolactone prophylaxis in mountain sickness. BMJ 1980; 281: 618.
5. Brown GV. Spironolactone in acute mountain sickness. Lancet 1977; i: 855.
6. Meyers DH. Spironolactone prophylaxis in mountain sickness. BMJ 1980; 281: 1569.

多毛症　多毛症（参见 M37 第2022页）通常用抗雄激素物质治疗，常用环丙孕酮或螺内酯。每日 50～200mg 的螺内酯能在主观和客观上改善原发性多毛症和多囊卵巢综合征患者的多毛症[1~4]，它的应用已有综述[5]。螺内酯更适合与口服避孕药配合[6,7]以提高功效，改善月经不调，避免男性胎儿女性化。大多数对绝经前妇女的研究表明，螺内酯对那些对环丙孕酮禁忌或不能耐受的女性有作用[4,8]。一项随机化研究（无安慰剂对照组）发现，每日分别使用 100mg 螺内酯和环丙孕酮，效果相当[9]，而对螺内酯用于多毛症的系统性综述[10]推断，治疗后 12 个月内它比环丙孕酮更有效。

1. Cumming DC, et al. Treatment of hirsutism with spironolactone. JAMA 1982; 247: 1295–8.
2. Burke BM, Cunliffe WJ. Oral spironolactone therapy for female patients with acne, hirsutism or androgenic alopecia. Br J Dermatol 1985; 112: 124–5.
3. Evans DJ, Burke CW. Spironolactone in the treatment of idiopathic hirsutism and the polycystic ovary syndrome. J R Soc Med 1986; 79: 451–3.
4. Barth JH, et al. Spironolactone therapy for hirsute women. Br J Dermatol 1988; 119 (suppl 33): 17.
5. Christy NA, et al. Spironolactone for hirsutism in polycystic ovary syndrome. Ann Pharmacother 2005; 39: 1517–21. Correction. ibid.; 1765.
6. Chapman MG, et al. Spironolactone in combination with an oral contraceptive: an alternative treatment for hirsutism. Br J Obstet Gynaecol 1985; 92: 983–5.
7. Rittmaster RS. Hirsutism. Lancet 1997; 349: 191–5.
8. West TET. Does spironolactone have a place in treating facial hirsutism in women? BMJ 1988; 296: 1456.
9. O'Brien RC. Comparison of sequential cyproterone acetate/estrogen versus spironolactone/oral contraceptive in the treatment of hirsutism. J Clin Endocrinol Metab 1991; 72: 1008–13.
10. Brown J, et al. Spironolactone versus placebo or in combination with steroids for hirsutism and/or acne. Available in The Cochrane Database of Systematic Reviews; Issue 2. Chichester: John Wiley; 2009 (accessed 26/02/10).

醛固酮增多症 醛固酮增多症（醛固酮症）是由于循环中醛固酮水平过高造成的一种以盐皮质激素过多为特征的功能紊乱[1~6]。醛固酮增多症通常由继发性高血压引起，常在抵抗性高血压患者中诊断出。与醛固酮增多症相关的心血管危险比原发性高血压更大[7]，因此正确鉴别和治疗至关重要。

醛固酮增多症有原发性或继发性之分，后者是肾素血管紧张素系统激活的结果，包括利尿药疗法和心衰、肝硬变和肾病综合征引起的水肿状态。Bartter综合征（参见M37第1529页）也可导致醛固酮增多症。原发性醛固酮增多症较少见，通常由双侧肾上腺增生或单侧醛固酮腺瘤（Conn综合征）引起。引起原发性醛固酮增多症的原因包括分泌醛固酮的肾上腺癌和家族性醛固酮增多症（如可用糖皮质激素治疗的醛固酮增多症）。

原发性醛固酮增多症常表现为高血压、低血钾和碱中毒，但大多数患者常无症状，只有最严重或使用利尿药的患者才会出现症状性低血钾。一般来说，严重或抵抗性高血压者、自发性或利尿药诱导的低血钾者或者青少年高血压或卒中者，应筛查是否有原发性醛固酮增多症[2,4]。常通过监测血浆醛固酮与肾素的比值来筛查。在原发性醛固酮增多症中，醛固酮浓度上升而肾素被抑制，尽管这不足以证明**诊断**结果；在继发性醛固酮增多症中，醛固酮浓度和肾素都升高。该测试可受到昼夜节律、姿势和药物的影响。应首先纠正低血钾，增加钠摄入，至少提前4~6周停用螺内酯或依普利酮治疗。继续使用的对醛固酮与肾素比值影响最小的抗高血压药有α受体阻滞剂和钙通道阻滞剂。需要用抑制试验来确诊，既可以用钠或氟氢可的松扩张容积，也可以用ACEI（常用卡托普利）阻断肾素-血管紧张素-醛固酮系统。CT扫描和肾上腺静脉取样可用于鉴别增生和腺瘤，排除癌症。

单侧腹腔镜下肾上腺切除术可用于**治疗**单侧腺瘤[1,3~6]，改善大多数患者的高血压和低血钾状况，虽然有一半患者仍需继续抗高血压治疗。可以在手术前给予醛固酮拮抗剂如螺内酯来降低血压或使血钾恢复正常。对不适合手术的患者，应终生接受药物治疗。双侧增生手术无法纠正血压，也需要药物治疗。螺内酯是使用最有经验的[1,4,5]，初始使用高剂量，维持治疗时剂量应减到最低有效剂量；如果使用螺内酯时不良反应严重，可换用依普利酮。也可以使用阿米洛利，但通常需要用高剂量。噻嗪类也可加到治疗中，以使抗高血压作用最大化，使高血钾可能性最小[4]。

可用糖皮质激素治疗的醛固酮过多症（GRA），也称为家族性醛固酮增多症I型（FH-I）[8]，一种罕见的常染色体显性遗传病。可通过地塞米松抑制试验来诊断，现在更多用基因测试直接鉴定。GRA可用长效糖皮质激素（如地塞米松或泼尼松）治疗，如果血压仍无法控制可加用螺内酯、依普利酮或阿米洛利。

在继发性醛固酮增多症中，必须治疗潜在的原发疾病，但是螺内酯可能是治疗有益的一部分。

1. Pimenta E, Calhoun DA. Primary aldosteronism: diagnosis and treatment. *J Clin Hypertens (Greenwich)* 2006; **8**: 887–93.
2. Rossi GP, *et al.* Primary aldosteronism - part I: prevalence, screening, and selection of cases for adrenal vein sampling. *J Nephrol* 2008; **21**: 447–54.
3. Rossi GP, *et al.* Primary aldosteronism: part II: subtype differentiation and treatment. *J Nephrol* 2008; **21**: 455–62.
4. Funder JW, *et al.* Endocrine Society. Case detection, diagnosis, and treatment of patients with primary aldosteronism: an Endocrine Society clinical practice guideline. *J Clin Endocrinol Metab* 2008; **93**: 3266–81.
5. Carey RM. Primary aldosteronism. *Horm Res* 2009; **71** (suppl 1): 8–12.
6. Schirpenbach C, *et al.* The diagnosis and treatment of primary hyperaldosteronism in Germany: results on 555 patients from the German Conn Registry. *Dtsch Arztebl Int* 2009; **106**: 305–11.
7. Catena C, *et al.* Cardiovascular outcomes in patients with primary aldosteronism after treatment. *Arch Intern Med* 2008; **168**: 80–5.
8. McMahon GT, Dluhy RG. Glucocorticoid-remediable aldosteronism. *Arq Bras Endocrinol Metabol* 2004; **48**: 682–6.

肾脏疾病 有证据显示醛固酮在慢性肾病的发展中起重要作用；虽然患者必须谨慎监控，因为有发生高钾血症（也见上文**注意事项**）风险；低剂量螺内酯作为减少蛋白尿的辅助用药已有研究，确能延缓糖尿病患者和非糖尿病患者肾损伤的发展[1~4]。

1. Furumatsu Y, *et al.* Effect of renin-angiotensin-aldosterone system triple blockade on non-diabetic renal disease: addition of an aldosterone blocker, spironolactone, to combination treatment with an angiotensin-converting enzyme inhibitor and angiotensin II receptor blocker. *Hypertens Res* 2008; **31**: 59–67.
2. Saklayen MG, *et al.* Effects of additive therapy with spironolactone on proteinuria in diabetic patients already on ACE inhibitor or ARB therapy: results of a randomized, placebo-controlled, double-blind, crossover trial. *J Investig Med* 2008; **56**: 714–19.
3. Sengul E, *et al.* Effect of spironolactone on urinary protein excretion in patients with chronic kidney disease. *Ren Fail* 2009; **31**: 928–32.
4. Bomback AS, *et al.* Renal aspirin: will all patients with chronic kidney disease one day take spironolactone? *Nat Clin Pract Nephrol* 2009; **5**: 74–5.

性早熟 有家族性性早熟的男孩（参见M37第2013页）给予螺内酯（作为一种抗雄激素物质）和睾内酯18个月。联合治疗可有单一给药能促使发育速度和骨骼成熟度恢复正常[1]。然而，在进一步治疗2~4.2年后，青春期的临床症状复发以及骨成熟年增加证明其作用逐渐减弱[2]。添加地洛瑞林可恢复对青春期的控制[2]，并且一项长期研究[3]发现生长发育率保持正常水平6年。

1. Laue L, *et al.* Treatment of familial male precocious puberty with spironolactone and testolactone. *N Engl J Med* 1989; **320**: 496–502.
2. Laue L, *et al.* Treatment of familial male precocious puberty with spironolactone, testolactone, and deslorelin. *J Clin Endocrinol Metab* 1993; **76**: 151–5.
3. Leschek EW, *et al.* Six-year results of spironolactone and testolactone treatment of familial male-limited precocious puberty with addition of deslorelin after central puberty onset. *J Clin Endocrinol Metab* 1999; **84**: 175–8.

经前期综合征 螺内酯因为具有利尿和抗雄激素作用，而可用于经前期综合征（参见M37第2031页）。

制剂

BP 2010: Spironolactone Tablets;
USP 33: Spironolactone and Hydrochlorothiazide Tablets; Spironolactone Tablets.

专利制剂

Arg.: Aldactone; Drimux A; Espimax; Expal; Lanx; Modulactone; Normital; Rediun-E; **Austral.:** Aldactone; Spiractin; **Austria:** Aldactone; Spirobene; Spirohexal; Spirono; **Belg.:** Aldactone; Docspironone; Spirotop; **Braz.:** Aldactone; Aldosterin†; Espirolona†; Spiroctan; **Canad.:** Aldactone; Novo-Spiroton; **Chile:** Alizar; Cardactona; **Cz.:** Uraclone†; Uractone†; Verospiron; Xenalon†; **Denm.:** Hexalacton; Spirix; Spiron; **Fin.:** Aldactone; Spiresis; Spirix; **Fr.:** Aldactone; Flumach†; Practon; Spiroctan; Spironone; **Gr.:** Aldactone; duraspiron†; Jenaspiron; Osyrol; Spiro; Spirobeta; Spirogamma; Spirono; Verospiron; **Gr.:** Aldactone; Rocanol; Spinoral; Uridactone; **Hong Kong:** Aldactone; Spiractin; **Hung.:** Huma-Spiroton; Spironon; Spiron; Verospiron; **India:** Aldactone; **Indon.:** Aldactone; Carpiaton; Letonal; Spirola; **Irl.:** Aldactone; **Israel:** Aldactone; Aldospirone; Spironol; **Ital.:** Aldactone; Spiroderm†; Spirolang; Uractone; **Mex.:** Aldactone; Biolactona; Vivitar; **Neth.:** Aldactone†; **Norw.:** Aldactone; Spirix; **NZ:** Spirotone; **Philipp.:** Aldactone; **Pol.:** Spironol; Verospiron; **Port.:** Aldactone; Aldonar; Nefrolactonat†; **Rus.:** Aldactone (Альдактон†); Verospilactone (Верошпилактон); Verospiron (Верошпирон†); **S.Afr.:** Aldactone†; Spiractin; **Singapore:** Aldactone; Uractonum; **Spain:** Aldactone; **Swed.:** Aldactone; Spirix†; **Switz.:** Aldactone; Primacton; Xenalon; **Thai.:** Aldactone; Altone; Hyles; Pondactone; Spironex; **Turk.:** Aldactone; **UK:** Aldactone; Spirospare†; **Ukr.:** Verospiron (Верошпирон); **USA:** Aldactone; **Venez.:** Aldactone; Spiroctan†.

多组分制剂

Arg.: Aldactone-D; Aldazida; Lasilacton; **Austria:** Aldactone Saltucin; Buti-Spironone; Deverol mit Thiazid†; Digi-Aldopur†; Furo-Aldopur†; Furo-Spirobene; Furolacton†; Lasilacton; Sali-Aldopur; Spirono comp; Supracid†; **Belg.:** Aldactazine; Docspirocillor; **Braz.:** Aldazida; Lasilactona; **Canad.:** Aldactazide; Apo-Spirozide; Novo-Spirozine; **Cz.:** Spiro Compositum†; **Fr.:** Aldactazine; Aldalix; Practazin†; Spiroctazine; **Ger.:** duraspiron-comp†; Furo-Aldopur†; Furorese Comp; Osyrol Lasix; Spiro comp; Spiro-D; Spironothiazid; Spirostada comp†; **Gr.:** Aldactazine; **India:** Lasilactone; Spiromide; **Indon.:** Aldazide; **Irl.:** Aldactide; Lasilactone; Spironalactone; Spironac; Aldactazide; Lasitone; Spinidazide; Spirofur; **Mex.:** Aldazida; Lasilacton; **Philipp.:** Aldazide; **Port.:** Aldactazine; Ondolen; **S.Afr.:** Aldazide; Spiridon; Spain: Aldactacine; Aldoleo; Spirometon†; **Switz.:** Aldozone; Furocombint†; Lasilactone; Spirospir†; **Turk.:** Aldactazide; **UK:** Aldactide; Lasilactone; **USA:** Aldactazide; **Venez.:** Aldactazida; Teradal†.

Staphylokinase 葡激酶

Estafilocinasa; Estafilokinasa; Estafiloquinasa; Staphylokinasa.

简介

葡激酶是一种来源于金黄色葡萄球菌的溶栓药。正在研究基因重组体和修饰后的形式用于治疗血栓疾病，包括急性心肌梗死。

1. Vanderschueren S, *et al.* Thrombolytic therapy of peripheral arterial occlusion with recombinant staphylokinase. *Circulation* 1995; **92**: 2050–57.
2. Vanderschueren S, *et al.* Randomized coronary patency trial of double-bolus recombinant staphylokinase versus front-loaded alteplase in acute myocardial infarction. *Am Heart J* 1997; **134**: 213–19.
3. Armstrong PW, *et al.* Collaborative angiographic patency trial of recombinant staphylokinase (CAPTORS II). *Am Heart J* 2003; **146**: 484–8.
4. Verhamme P, *et al.* A dose-finding clinical trial of staphylokinase SY162 in patients with long-term venous access catheter thrombotic occlusion. *J Thromb Thrombolysis* 2007; **24**: 1–5.

Streptokinase (BAN, rINN) 链激酶

Estreptokinasa; Estreptoquinasa; Plasminokinase; Sterptokinasum; Streptokinasi; Streptokinaasi; Streptokinas; Streptokinasum; Sztreptokináz.
Стрептокиназа
CAS — 9002-01-1.
ATC — B01AD01.
ATC Vet — QB01AD01.

Pharmacopoeias. *Eur.* (see p.vii) includes a concentrated solution.

Ph. Eur. 6. 8 （Streptokinase Concentrated Solution; Streptokinasi Solutio Concentracta） 一种从C组溶血链球菌培养液中获得的蛋白质制剂。它有能与人体纤溶酶原结合形成纤溶酶原激活物。效价不低于510IU/μg每

微克氮，一种澄清的无色液体。pH为6.8~7.5。贮藏于-20℃的密闭容器中。避光。

稳定性 链激酶商品化制剂中，白蛋白的结合已经降低了链激酶溶液絮凝作用的发生率。然而，由于灭菌后真空容器中还有残留的酸性缓冲液，所以用少量的0.9%氯化钠配制的溶液在灭菌的玻璃容器中发生了明显的絮凝现象[1]。

1. Thibault L. Streptokinase flocculation in evacuated glass bottles. *Am J Hosp Pharm* 1985; **42**: 278.

单位

链激酶的效价用IU表示，制剂的测定用第三国际标准（2001）。

Christensen单位是在10min内完全溶解一个标准血块的链激酶的数量，相当于IU。

不良反应

与其他的溶栓药一样链激酶可能引起出血，特别是刺伤的位置；发生严重的内出血很难控制。链激酶具有抗原性，过敏表现从皮疹到罕见的过敏样反应，出现血清病样症状。发热，有时温度很高，伴随着寒战、背痛或腹痛十分频繁。也可能发生恶心呕吐。有一些关于吉兰-巴雷综合征的报道。

链激酶输注可能会伴随血压过低，是直接发生或再灌注的结果，再灌注还可能会发生心动过缓和心律失常。已有的血块溶解有时候可能会在别处形成栓子；已有由于胆固醇栓塞而导致肺栓塞和急性肾衰竭的报道。

背痛 链激酶输注和严重的慢性背痛的发展有关，停止输注几分钟后背痛消失，可能严重到需用阿片类药物镇痛[1~4]。背痛表示可能发生了过敏。假设疼痛得到控制，无需怀疑是主动脉动脉瘤的原因，仍可完成链激酶输注[4,5]。也有建议立即用其他的溶栓药取代[6]。

还有一些输注复合纤溶酶链激酶引起慢性腰痛的报道[7,8]。

1. Shah M, Taylor RT. Low back pain associated with streptokinase. *BMJ* 1990; **301**: 1219.
2. Dickinson RJ, Rosser A. Low back pain associated with streptokinase. *BMJ* 1991; **302**: 111–12.
3. Porter NJ, Nikoletatos K. Low back pain associated with streptokinase. *BMJ* 1991; **302**: 112.
4. Pinheiro RF, *et al.* Low back pain during streptokinase infusion. *Arq Bras Cardiol* 2002; **78**: 233–5.
5. Lear J, *et al.* Low back pain associated with streptokinase. *Lancet* 1992; **340**: 851.
6. Fishwick D, *et al.* Thrombolysis and low back pain. *BMJ* 1995; **310**: 504.
7. Hannaford P, Kay CR. Back pain and thrombolysis. *BMJ* 1992; **304**: 915.
8. Lear J, Rajapakse R. Low back pain associated with anistreplase. *BMJ* 1993; **306**: 896.

对血液的影响 接受溶栓药的患者虽然很可能由于出血造成血红蛋白下降，但仍有静脉输注链激酶后患者出现溶血性贫血的报道[1]。另一项体外实验中，患者的血清引起链激酶处理过的红细胞的强聚集作用，证实了链激酶与溶血有关的观点。

1. Mathiesen O, Grunnet N. Haemolysis after intravenous streptokinase. *Lancet* 1989; **i**: 1016–17.

对眼的影响 1例患者在静脉注射链激酶治疗心肌梗死后，伴随肾损伤有关[3]出现了急性葡萄膜炎[1,2]和虹膜炎[3,4]。在一个案例中，葡萄膜炎与血清样疾病有关[2]，所有这些反应被怀疑与链激酶的超敏反应有关。

1. Kinshuck D. Bilateral hypopyon and streptokinase. *BMJ* 1992; **305**: 1332.
2. Proctor BD, Joondeph BC. Bilateral anterior uveitis: a feature of streptokinase-induced serum sickness. *N Engl J Med* 1994; **330**: 576–7.
3. Birnbaum Y, *et al.* Acute iritis and transient renal impairment following thrombolytic therapy for acute myocardial infarction. *Ann Pharmacother* 1993; **27**: 1539–40.
4. Gray MY, Lazarus JH. Iritis after treatment with streptokinase. *BMJ* 1994; **309**: 97.

对肾脏的影响 已经有报道，在给予链激酶后出现了短暂的蛋白尿。有一些患者在用溶栓药治疗后大约7天，发生蛋白尿和肾损伤，伴有血清病综合征[1,2]，提示有迟发性超敏反应，一个类似的案例发生在使用复合纤溶酶链激酶的患者身上，表现为Henoch-Schönlein样血管炎[3]。迟发型超敏反应需要和一些患者应用链激酶后的第一个24~72h内出现短暂的和自限性的蛋白尿进行区别[4,5]。在第一个24h的蛋白尿被认为是由于肾小球内免疫复合物沉积[6]，尽管血流动力学和神经激素的改变可能是其原因，因为没有使用溶栓药治疗[7,8]的患者也可发生蛋白尿。

肾动脉狭窄的患者应用链激酶引起急性肾小管坏死造成的急性少尿性肾衰竭，显然是由于输注过程中低血压引起[9]。有趣的是，链球菌感染后，不同的链激酶

可能是引发肾小球肾炎的致病因素[10]。

链激酶诱导的胆固醇栓塞的后果是肾衰竭，详见下文**栓塞**项下内容。

1. Payne ST, et al. Transient impairment of renal function after streptokinase therapy. Lancet 1989; ii: 1398.
2. Callan MFC, et al. Proteinuria and thrombolytic agents. Lancet 1990; 335: 106.
3. Ali A, et al. Proteinuria and thrombolytic agents. Lancet 1990; 335: 106.
4. Argent N, Adams PC. Proteinuria and thrombolytic agents. Lancet 1990; 335: 106.
5. More RS, Peacock F. Haematuria and proteinuria after thrombolytic therapy. Lancet 1990; 336: 1454.
6. Lynch M, et al. Proteinuria with streptokinase. Lancet 1993; 341: 1024.
7. Pickett TM, Hilton PJ. Proteinuria and streptokinase. Lancet 1993; 341: 1538.
8. von Eyben FE, et al. Albuminuria with or without streptokinase. Lancet 1993; 342: 365–6.
9. Kalra PA, et al. Acute tubular necrosis induced by coronary thrombolytic therapy. Postgrad Med J 1991; 67: 212.
10. Barnham M. Hypersensitivity and streptokinase. Lancet 1990; 335: 535.

对肝脏的影响　在一个针对心肌梗死的研究中，95 例使用链激酶的患者中血清丙氨酸转氨酶和天冬氨酸转氨酶活性升高[1]，比 94 例用安慰剂对照组患者中出现频率高。转氨酶活性升高的机制还不清楚，伴随的 γ-谷氨酰（基）转移酶活性和胆红素浓度升高，提示酶升高为肝源性的。罕见有明显黄疸的报道[2]。

用链激酶治疗时发生肝破裂，详见下文**出血**项下内容。

1. Maclennan AC, et al. Activities of aminotransferases after treatment with streptokinase for acute myocardial infarction. BMJ 1990; 301: 321–2.
2. Gómez Guindal JA, et al. Ictericia inducida por estreptocinasa. Rev Esp Cardiol 1999; 52: 1025–7.

对神经系统的影响　有一些关于使用链激酶治疗后出现吉兰-巴雷综合征报道[1~4]。虽然链激酶的抗原性提示可能与免疫反应有关，但是否就是链激酶引起的还不清楚[3]。

关于链激酶对脑血管影响的讨论，详见下文**出血**项下内容。

1. Eden KV. Possible association of Guillain-Barré syndrome with thrombolytic therapy. JAMA 1983; 249: 2020–1.
2. Leaf DA, et al. Streptokinase and the Guillain-Barré syndrome. Ann Intern Med 1984; 100: 617.
3. Barnes D, Hughes RAC. Guillain-Barré syndrome after treatment with streptokinase. BMJ 1992; 304: 1225.
4. Taylor BV, et al. Guillain-Barré syndrome complicating treatment with streptokinase. Med J Aust 1995; 162: 214–15.

对呼吸系统的影响　给予链激酶治疗肺栓塞的患者出现致命的急性呼吸窘迫综合征[1]。认为是由于链激酶导致的纤维蛋白溶解产物的增加引起血管通透性增加，或者是再灌注性水肿。

1. Martin TR, et al. Adult respiratory distress syndrome following thrombolytic therapy for pulmonary embolism. Chest 1983; 83: 151–3.

对皮肤的影响　链激酶的过敏性反应可引起皮疹。有一篇报道是有关皮肤坏死可能与胆固醇栓塞的形成有关，详见下文**栓塞**项下内容。

栓塞　有时候很矛盾，溶栓治疗偶尔也与进一步的栓塞有关。这可能是由于被溶解的陈旧血栓上脱落的小碎块或从动脉粥样斑块上脱落的胆固醇晶体造成新的栓塞。

有致命的肺栓塞报道[1]，很显然是由于在治疗时从深静脉血栓上脱落下的小凝块形成。然而，比较研究显示没有证据证明使用链激酶比肝素并发症发生率高[2]。持续的链激酶治疗往往能得到一个好的临床反应[2]。已报道[3]，475 例用链激酶或复合纤溶酶链激酶治疗急性心肌梗死的患者中，有 7 例由于复杂的微栓子引起了并发症。栓塞部位在腿部（4 例）和脑部（3 例），1 例患者出现明显的皮肤缺血和肾损伤的全身效应。7 例中的 5 例患者死亡。也有报道[4]称应用阿替普酶治疗后引起外周动脉血栓栓塞。

胆固醇栓塞的临床表现与栓塞部位有关。一个经典的表现是网状青斑、下肢末端的坏死和急性肾衰竭[5,6]。症状会在使用溶栓药治疗后几个小时内出现[7]，但也有一些病例几天症状都不明显[8~11]。

1. Hill LN. Streptokinase therapy and breakaway pulmonary emboli. Am J Med 1991; 90: 411–12.
2. Rogers LQ, Lutcher CL. Streptokinase therapy and breakaway pulmonary emboli. Am J Med 1991; 90: 412–13.
3. Stafford PJ, et al. Multiple microemboli after disintegration of clot during thrombolysis for acute myocardial infarction. BMJ 1989; 299: 1310–12.
4. Gomez-Beldarrain M, et al. Peripheral arterial embolism during thrombolysis for stroke. Neurology 2006; 67: 1096–7.
5. Blankenship JC. Cholesterol embolisation after thrombolytic therapy. Drug Safety 1996; 14: 78–84.
6. Wong FKM, et al. Acute renal failure after streptokinase therapy in a patient with acute myocardial infarction. Am J Kidney

Dis 1995; 26: 508–10.
7. Pochmalicki G, et al. Cholesterol embolisation syndrome after thrombolytic therapy for myocardial infarction. Lancet 1992; 339: 58–9.
8. Ridker PM, Michel T. Streptokinase therapy and cholesterol embolization. Am J Med 1989; 87: 357–8.
9. Pirson Y, et al. Cholesterol embolism in a renal graft after treatment with streptokinase. BMJ 1988; 296: 394–5.
10. Dass H, Fescharek R. Skin necrosis induced by streptokinase. BMJ 1994; 309: 1513–14.
11. Penswick J, Wright AL. Skin necrosis induced by streptokinase. BMJ 1994; 309: 378.

出血　出血是溶栓疗法常见的不良反应，出血的原因和处理方法已有综述[1]。溶栓药用于溶解病理性血栓，但是过多的纤溶产物造成的天然纤维蛋白抑制剂α2-抗纤溶酶的耗竭，能产生"纤溶状态"，引起严重出血；还可能引起有止血作用血栓的溶解。

出血对已存在的或并发的外伤特别有危险。超过 70% 的出血发生在血管刺伤部位[1]，所以如果可能的话，一定要避免侵入性措施。如果考虑导管插入，需要对血管刺伤位置小心护理。使用溶栓疗法后发生出血或严重的瘀伤与肌内注射镇痛药[2]、使用自动血压测量仪[3]、已有的腹主动脉移植[4]和近期进行过拔牙有关[5]。其他的疾病状态可能也与之相关：据报道，轻度前列腺症状的患者采用溶栓治疗后出现血精[6]；据报道，1 例硬化萎缩性苔藓的患者出现血泡[7]；糖尿病患者如果有糖尿病视网膜病变有视网膜出血的危险[8]，尽管危险似乎很小[9]。据一项 GUSTO-I 研究[10]（40903 例患者）确定，其他增加出血危险的因素是年龄大、体重轻、女性和有非洲血统。

颅内出血导致卒中是使用溶栓药最严重的出血和并发症，有很高的死亡率。来自于国家记录的评估资料和大规模的试验确定影响颅内出血的危险因素，包括提到的所有出血、高血压、卒中史和现行的阿替普酶溶栓疗法[11~14]。对于老年患者和高血压患者，必须评估对每个患者的利与弊，如果能够获得很大的益处，溶栓药疗法应该应用。在使用溶栓治疗缺血性脑卒中时，要特别注意颅内出血。在神经病与卒中研究所（NINDS）的研究中，使用阿替普酶，尽管颅内出血症状的发生率增加了，但是其临床效果也得到改善。亚群分析[15]表明严重的神经功能疾病、脑水肿和占位效应都是出血发生率增加的危险因素。

阿替普酶这类纤维蛋白特异性溶栓药已经像期待的那样对全身的影响比链激酶这类的纤维蛋白非特异性溶栓药小，因此引起出血的可能性会降低。然而，一些研究评估比较了出血率，尽管辅助抗血栓药的使用和采用不同剂量，使比较变得困难了，但是并没有证实以上说法。在 GUSTO-I 中[10]，使用阿替普酶加上静脉注射肝素的出血率比链激酶加上静脉注射肝素低，但是类似于链激酶加上皮下注射肝素。然而，同样比率阿替普酶高[16]。在 ASSENT-2 中[17]，比较了纤维蛋白高选择性溶栓药替奈普酶单次给药和前负荷量的阿替普酶的作用，替奈普酶比阿替普酶产生的非脑性出血减少，但是颅内出血率几乎相同。虽然一项荟萃分析[18]表明使用注射溶栓药，颅内出血率可能较高，其他研究表明使用较新给药方案的出血没有问题。

其他的使用溶栓药的出血并发症，包括脾破裂[20,21]、肝破裂[22]和 1 例行经妇女的卵巢破裂[23]。已报道可出现致命后果的心脏破裂，尽管溶栓药没有显示会增加心肌梗死后心脏破裂的危险[24]，可能除了女性早期的破裂[25]。

已有报道，在心肌梗死后使用链激酶治疗的患者出现弥散性肺泡出血[26]、心室壁血肿[27]、脊髓硬膜血肿[28]。胸膜内使用链激酶与心脏手术后脓肿患者发生危及生命的大出血有关[29]，以及与 1 例误诊为脓胸的患者出现主动脉夹层[30]的致命性大出血有关。

1. Sane DC, et al. Bleeding during thrombolytic therapy for acute myocardial infarction: mechanisms and management. Ann Intern Med 1989; 111: 1010–22.
2. Morris GC, Sterry MJG. [case report]. BMJ 1991; 302: 246.
3. Gibson F. [case report]. BMJ 1991; 302: 1412.
4. London NJM, et al. Systemic thrombolysis causing haemorrhage around a prosthetic abdominal aortic graft. BMJ 1993; 306: 1530–1.
5. Lustig JP, et al. Thrombolytic therapy for acute myocardial infarction after oral surgery. Oral Surg Oral Med Oral Pathol 1993; 75: 547–8.
6. Keeling PJ, Lawson CS. Haemospermia: a complication of thrombolytic therapy. Br J Hosp Med 1990; 44: 244.
7. Dunn HM, Fulton RA. Haemorrhagic bullae in a patient with lichen sclerosus et atrophicus treated with streptokinase. Heart 1996; 76: 448.
8. Caramelli B, et al. Retinal haemorrhage after thrombolytic therapy. Lancet 1991; 337: 1356–7.
9. Ward H, Yudkin JS. Thrombolysis in patients with diabetes. BMJ 1995; 310: 3–4.
10. Berkowitz SD, et al. Incidence and predictors of bleeding after contemporary thrombolytic therapy for myocardial infarction. Circulation 1997; 95: 2508–16.
11. Simoons ML, et al. Individual risk assessment for intracranial haemorrhage during thrombolytic therapy. Lancet 1993; 342: 1523–8.

12. Aylward PE, et al. Relation of increased arterial blood pressure to mortality and stroke in the context of contemporary thrombolytic therapy for acute myocardial infarction: a randomized trial. Ann Intern Med 1996; 125: 891–900.
13. Bovill EG, et al. Hemorrhagic events during therapy with recombinant tissue plasminogen activator, heparin, and aspirin for unstable angina (Thrombolysis in Myocardial Ischemia, Phase IIIB trial). Am J Cardiol 1997; 79: 391–6.
14. Gurwitz JH, et al. Risk of intracranial haemorrhage after tissue plasminogen activator treatment for acute myocardial infarction. Ann Intern Med 1998; 129: 597–604.
15. The NINDS t-PA Stroke Study Group. Intracerebral hemorrhage after intravenous t-PA therapy for ischemic stroke. Stroke 1997; 28: 2109–18.
16. Gore JM, et al. Stroke after thrombolysis: mortality and functional outcomes in the GUSTO-I trial. Circulation 1995; 92: 2811–18.
17. Assessment of the Safety and Efficacy of a New Thrombolytic (ASSENT-2) Investigators. Single-bolus tenecteplase compared with front-loaded alteplase in acute myocardial infarction: the ASSENT-2 double-blind randomised trial. Lancet 1999; 354: 716–22.
18. Mehta SR, et al. Risk of intracranial haemorrhage with bolus versus infusion thrombolytic therapy: a meta-analysis. Lancet 2000; 356: 449–54.
19. Armstrong PW, et al. Bolus fibrinolysis: risk, benefit, and opportunities. Circulation 2001; 103: 1171–3.
20. Wiener RS, Ong LS. Streptokinase and splenic rupture. Am J Med 1989; 86: 249.
21. Blankenship JC, Indeck M. Spontaneous splenic rupture complicating anticoagulant or thrombolytic therapy. Am J Med 1993; 94: 433–7.
22. Eklöf B, et al. Spontaneous rupture of liver and spleen with severe intra-abdominal bleeding during streptokinase treatment of deep venous thrombosis. Vasa 1977; 6: 369–71.
23. Müller C-H, et al. Near-fatal intra-abdominal bleeding from a ruptured follicle during thrombolytic therapy. Lancet 1996; 347: 1697.
24. Massel DR. How sound is the evidence that thrombolysis increases the risk of cardiac rupture? Br Heart J 1993; 69: 284–7.
25. Becker RC, et al. Fatal cardiac rupture among patients treated with thrombolytic agents and adjunctive thrombin antagonists: observations from the Thrombolysis and Thrombin Inhibition in Myocardial Infarction 9 Study. J Am Coll Cardiol 1999; 33: 479–87.
26. Yigla M, et al. Diffuse alveolar hemorrhage following thrombolytic therapy for acute myocardial infarction. Respiration 2000; 67: 445–8.
27. Mohamed HA, et al. Right ventricular wall hematoma due to thrombolytic therapy presenting as cardiac tamponade: a case report and review of literature. Can J Cardiol 2003; 19: 581–4.
28. Ozgocmen S, et al. Spinal epidural hematoma associated with streptokinase treatment for myocardial infarction. Spinal Cord 2004; 42: 374–7.
29. Porter J, Banning AP. Intrapleural streptokinase. Thorax 1998; 53: 720.
30. Srivastava P, et al. Fatal haemorrhage from aortic dissection following instillation of intrapleural streptokinase. Scott Med J 2000; 45: 86–7.

超敏反应　链激酶是一种细菌蛋白质，有抗原性。链激酶中和抗体可能降低链激酶的疗效，增加超敏反应的危险。

一个 25 例患者的小组，静脉注射链激酶治疗心肌梗死，链激酶中和抗体的滴度从治疗前 0.16×10^6 U 的平均值升高到治疗 2 周后的平均值 25.54×10^6 U，最高的个人滴度是 93×10^6 U。24 例患者 12 周以后抗体滴度仍然很高，可中和 1.5×10^6 U 标准剂量的链激酶。17~34 周后 20 例接受检查的患者中有 18 例的滴度仍然很高，足以中和至少一半的标准剂量[1]。就像这些结果显示的，1 年以内曾经用过链激酶的患者再次使用标准剂量链激酶可能导致疗效降低。因此，初始剂量后的 5 天和 1 年之间不应该重复使用（详见下文**注意事项**）。然而，已经有报道，使用链激酶后中和抗体的很高的滴度能持续长达 7.5 年[2~4]。既然再次服药也能增加超敏反应的危险，建议[2,5]不应在至少 4 年内重复使用；如果需要重复，就要用阿替普酶或尿激酶这样的非抗原性溶栓药，直到确认体外滴度对功效是否有影响。在局部应用链激酶治疗伤口的患者体内检测到链激酶中和抗体滴度的增加[6]。

复合纤溶酶链激酶对链激酶抗体的中和作用也敏感[7]。

已有报道，使用链激酶的患者出现浆细胞增多（症）[8,9]、血清病[8,10,11]、横纹肌溶解症[12]、肾损伤（详见上文**对肾的影响**）、眼葡萄膜炎和虹膜炎（详见上文**对眼的影响**）、关节炎[13]和过敏反应[14~17]，这些反应被认为是超敏反应，有一些病例也许是由于曾经有链球菌感染，造成链球菌抗原的接触。背痛（详见上文）可能也是超敏反应。有一些患者的反应会延迟 1~10 天[18]。然而，严重的超敏反应的发生率可能相当低，在 GISSI 研究中 5860 例患者中只有 7 例，尽管有 99 例患者因为其他超敏反应而停止使用链激酶，并且在输注完成后又有 42 例这样的反应[19]。一些使用链激酶过程中出现的过敏反应，可能是纤维蛋白溶解产物介导的非抗原抗体反应。服用非抗原性的阿替普酶，有遗传性过敏症病史的患者会产生过敏性反应[19,20]。在用阿替普酶治疗 1 例伴有 SLE 和青霉素过敏的深静脉血栓患者发生了血管性水肿[21]。溶栓治疗时形成的纤维蛋白溶解酶能激活补体级联反应和激肽系统，对于大多数患者，这些作用无临床意义，但是对于那些有强烈的遗传性过敏症的患者，会诱导出过敏反应。在那

些服用 ACEI 的患者中诱发阿替普酶性血管性水肿的风险也在增加，见阿替普酶的药物相互作用（第261页）。

1. Jalihal S, Morris GK. Antistreptokinase titres after intravenous streptokinase. *Lancet* 1990; **335:** 184–5.
2. Elliott JM, *et al.* Neutralizing antibodies to streptokinase four years after intravenous thrombolytic therapy. *Am J Cardiol* 1993; **71:** 640–5.
3. Lee HS, *et al.* Raised levels of antistreptokinase antibody and neutralization titres from 4 days to 54 months after administration of streptokinase or anistreplase. *Eur Heart J* 1993; **14:** 84–9.
4. Squire IB, *et al.* Humoral and cellular immune responses up to 7.5 years after administration of streptokinase for acute myocardial infarction. *Eur Heart J* 1999; **20:** 1245–52.
5. Jennings K. Antibodies to streptokinase. *BMJ* 1996; **312:** 393–4.
6. Green C. Antistreptokinase titres after topical streptokinase. *Lancet* 1993; **341:** 1602–3.
7. Binette MJ, Agnone FA. Failure of APSAC thrombolysis. *Ann Intern Med* 1993; **119:** 637.
8. Straub PW, *et al.* Plasmozytose nach thrombolytischer Therapie mit Streptokinase. *Schweiz Med Wochenschr* 1974; **104:** 1891–2.
9. Chan NS, *et al.* Plasmacytosis and renal failure after readministration of streptokinase for threatened myocardial reinfarction. *BMJ* 1988; **297:** 717–18.
10. Payne ST, *et al.* Transient impairment of renal function after streptokinase therapy. *Lancet* 1989; **ii:** 1398.
11. Callan MFC, *et al.* Proteinuria and thrombolytic agents. *Lancet* 1990; **335:** 106.
12. Montgomery HE, *et al.* Rhabdomyolysis and multiple system organ failure after streptokinase. *BMJ* 1995; **311:** 1472.
13. Kelly MP, Bielawska C. Recurrence of a reactive arthritis following streptokinase therapy. *Postgrad Med J* 1991; **67:** 402.
14. McGrath KG, Patterson R. Anaphylactic reactivity to streptokinase. *JAMA* 1984; **252:** 1314–17.
15. Gruppo Italiano per lo Studio della Streptochinasi nell'Infarto Miocardico. Effectiveness of intravenous thrombolytic treatment in acute myocardial infarction. *Lancet* 1986; **i:** 397–401.
16. Bednarczyk EM, *et al.* Anaphylactic reaction to streptokinase with first exposure: case report and review of the literature. *DICP Ann Pharmacother* 1989; **23:** 869–72.
17. Tisdale JE, *et al.* Streptokinase-induced anaphylaxis. *DICP Ann Pharmacother* 1989; **23:** 984–7.
18. Seibert WJ, *et al.* Streptokinase morbidity—more common than previously recognised. *Aust N Z J Med* 1992; **22:** 129–33.
19. Purvis JA, *et al.* Anaphylactoid reaction after injection of alteplase. *Lancet* 1993; **341:** 966–7.
20. Massel D, *et al.* Anaphylactoid reaction during an infusion of recombinant tissue-type plasminogen activator for acute myocardial infarction. *Can J Cardiol* 1991; **7:** 298–302.
21. Francis CW, *et al.* Angioedema during therapy with recombinant tissue plasminogen activator. *Br J Haematol* 1991; **77:** 562–3.

不良反应的处置

链激酶的过敏反应可能需要抗组胺药和皮质激素治疗，这些有时也可发挥预防作用。过敏反应需要服用肾上腺素（更多细节详见第258页）。

局部加压不能控制的严重出血需要停止输注链激酶。氨甲环酸、氨基己酸或抑酞酶也许有用。红细胞浓集液可能比全血的替代疗法更合适，可能也需要给予Ⅷ因子制剂。可能需要扩张血容量，但是必须避免使用右旋糖酐，因为它有抑制血小板的作用。

注意事项

总之，对可增加出血危险的患者或有显著出血危险的患者必须格外谨慎使用链激酶。有活动性内脏出血或近期有消化性溃疡、食管静脉曲张、溃疡性结肠炎或有其他胃肠损害出血病史的患者、胰腺炎者、亚急性细菌性心内膜炎或由于肝肾疾病、近期术后、分娩或创伤在内的低凝状态患者，都必须避免使用。对严重高血压、出血或近期卒中脑出血危险增加的患者或脑瘤患者不应该给链激酶。对于孕妇，尤其是怀孕前18周，由于有胎盘剥离的危险，不应该给药，建议在严重的阴道出血期间不应该使用。

链激酶应用前、中、后均应该避免（如肌内注射）侵入治疗过程，因其可能增加出血危险，当操作时，必须小心。老年患者使用链激酶也要谨慎。二尖瓣狭窄合并心房纤颤的患者更有可能在大出血，这些使溶栓药治疗后的脑栓塞。虽然对于糖尿病的视网膜病变患者有理论上的视网膜出血危险，但是通常是利大于弊。

使用链激酶后，抗链激酶抗体形成，大约5天后抗体滴度突然升高。这些抗体可能会对后来链激酶的治疗引起抗药性或超敏反应。因此，在初始剂量后的5天～12个月之间再次使用链激酶（建议间隔时间更久一些，详见上文**不良反应项下超敏反应**），如果在这一时期需要使用溶栓药疗法，必须使用可供选择的非抗原性药物。

在链球菌感染后，如链球菌咽炎或急性风湿性发热的患者或继发于链球菌感染的急性肾小球肾炎患者，也都有可能发生抗链激酶抗体的高滴度，这些患者可能会对链激酶产生抗药性或使其作用减弱。

用法　如果使用计数滴入输注泵，可能会发生链激酶注射过量[1]。由于链激酶溶液絮状凝集会产生半透明纤维影响液滴形成，因此可使液滴增大，造成过量。

有关链激酶溶液絮凝作用发生率的评论，详见上文**稳定性**项下内容。

1. Schad RF, Jennings RH. Overinfusions of streptokinase. *Am J Hosp Pharm* 1982; **39:** 1850.

主动脉夹层　有一个将4例主动脉夹层者误诊为心肌梗死及不恰当地使用了链激酶的报道[1]。溶栓药有可能加重主动脉夹层，产生不利影响。2例死亡患者中，1个适合早期手术治疗，但是由于凝血障碍造成延误而导致死亡。虽然早期使用溶栓治疗急性心肌梗死有较多的好处，但是重要的是要准确鉴别诊断以排除像主动脉夹层这种情况，预防可避免的死亡。

有一个将主动脉夹层误诊为脓胸而使用链激酶引起致命性出血的报道，详见上文**不良反应项下出血**。

1. Butler J, *et al.* Streptokinase in acute aortic dissection. *BMJ* 1990; **300:** 517–19.

心肺复苏　由于有出血的危险，长疗程的或创伤性的心肺复苏之后不推荐使用溶栓药。然而，对使用心肺复苏治疗心脏骤停合并急性心肌梗死的研究[1,2]表明使用溶栓药通常是安全的，溶栓带来的益处超过任何增加出血并发症的危险。

1. Cross SJ, *et al.* Safety of thrombolysis in association with cardiopulmonary resuscitation. *BMJ* 1991; **303:** 1242.
2. Kurkciyan I, *et al.* Major bleeding complications after cardiopulmonary resuscitation: impact of thrombolytic treatment. *J Intern Med* 2003; **253:** 128–35.

妊娠　溶栓药通常是妊娠的禁用药。然而，有一些使用的报道，已简要地回顾了一下[1]。大多数病例中，溶栓药用于妊娠28周或更晚的深静脉血栓、肺栓塞或修复瓣膜血栓形成。据报道，溶栓治疗过程伴随着包括自然流产和轻度阴道出血在内的母体出血，尤其是接近分娩时，但仍有一些报告显示其对母体和胎儿有益。有一个胎盘剥离、胎儿死亡的报道。随后的综述[2]报道了200例妊娠过程中成功地溶栓治疗，伴随大约1％的母亲致死率、大约6％的婴儿致死率和大约6％的婴儿早产。美国的指南[3]推荐对血栓栓塞威胁生命的妊娠患者进行维持性溶栓治疗。

1. Roth A, Elkayam U. Acute myocardial infarction associated with pregnancy. *Ann Intern Med* 1996; **125:** 751–62.
2. Ahearn GS, *et al.* Massive pulmonary embolism during pregnancy successfully treated with recombinant tissue plasminogen activator: a case report and review of treatment options. *Arch Intern Med* 2002; **162:** 1221–7.
3. Bates SM, *et al.* American College of Chest Physicians. Venous thromboembolism, thrombophilia, antithrombotic therapy, and pregnancy: American College of Chest Physicians Evidence-Based Clinical Practice Guidelines (8th Edition). *Chest* 2008; **133** (suppl): 844S–886S. Also available at: http://www.chestjournal.org/content/133/6_suppl/844S.full.pdf (accessed 14/10/09)

药物相互作用

口服抗凝血药、肝素和抗血小板药（如阿司匹林）经常和链激酶合用，但是可能增加出血的危险。合用右旋糖酐或其他影响血液凝固或血小板功能的药物也可能增加危险。

1. Harder S, Klinkhardt U. Thrombolytics: drug interactions of clinical significance. *Drug Safety* 2000; **23:** 391–9.

药动学

链激酶静脉注射后能很快地通过循环清除。由于特异抗体存在，清除过程呈初期和更快阶段2个时相。已报道，合成的链激酶-激活剂复合物的半衰期是23min。

1. Grierson DS, Bjornsson TD. Pharmacokinetics of streptokinase in patients based on amidolytic activator complex activity. *Clin Pharmacol Ther* 1987; **41:** 304–13.
2. Gemmill JD, *et al.* A comparison of the pharmacokinetic properties of streptokinase and anistreplase in acute myocardial infarction. *Br J Clin Pharmacol* 1991; **31:** 143–7.

用途和用法

链激酶是来源于各种链球菌的溶栓药。通过与纤溶酶原结合形成链激酶-纤溶酶原复合物，间接而迅速地活化内源性的纤溶酶原，使其成为活性纤溶酶（详见**纤溶酶**，第338页），它能溶解纤维蛋白和血管内的血凝块。纤维蛋白溶解作用的机制在止血和纤维蛋白溶解作用项中进一步讨论（第174页）。链激酶可作用于循环中游离型纤溶酶原和与纤维蛋白结合的纤溶酶原，被称为非特异性纤维蛋白溶栓药（详见第214页）。

链激酶通过静脉注射，有时也通过动脉内输注给药以治疗像心肌梗死（第232页）这样的血栓栓塞疾病、外周动脉血栓栓塞（下文）和静脉血栓栓塞（深静脉血栓和肺栓塞）（第244页）。虽然一般阿替普酶作为缺血性脑卒中（见下文）首选，但是也试用链激酶。链激酶可以用于清洗插管和分流器。局部使用链激酶可以清除血块和脓液。

用于急性**心肌梗死**通常是在出现症状后，尽快由静脉在大于 1h 的时间内输入单次剂量 $1.5×10^6$ U 的链激酶。也通过冠状动脉输注给予适当剂量的链激酶，但是需要在血管造影术协助下插入冠状导管，以便于给药至恰当部位。

在治疗**肺栓塞**和其他的**动静脉阻塞**时，链激酶的初始负荷剂量，在正常情况下是 30min 静脉输注 250000U，以克服由于循环抗体产生的各种对抗作用。根据情况，继续以 100000U/h 的维持剂量输注 24～72h。对于视网膜中央动脉血栓，12h 可能就足够了。必须通过监测凝血酶时间以控制治疗，其应该维持在正常值的 2～4 倍。输注停止后，溶栓药活性迅速消失，使用链激酶治疗后通常静脉输注肝素 3～4h，接着使用口服抗凝血药，以防止再次闭塞。

可使用 2ml 含有 250000U 链激酶的溶液清除阻塞的插管。

儿童剂量，见下文。

1. Fears R. Biochemical pharmacology and therapeutic aspects of thrombolytic agents. *Pharmacol Rev* 1990; **42:** 201–21.
2. Stringer KA. Beyond thrombolysis: other effects of thrombolytic drugs. *Ann Pharmacother* 1994; **28:** 752–6.
3. Ludlam CA, *et al.* Guidelines for the use of thrombolytic therapy. *Blood Coag Fibrinol* 1995; **6:** 273–85.
4. Bell WR. Present-day thrombolytic therapy: therapeutic agents—pharmacokinetics and pharmacodynamics. *Rev Cardiovasc Med* 2002; **3** (suppl 2): S34–S44.

儿童用法　儿童动脉或静脉血栓栓塞使用全身溶栓疗法的数据有限，各种推荐的治疗方案也是建立在病例研究基础上的。使用最普遍的药物是链激酶和阿替普酶。对于链激酶，Eighth American College of Chest Physicians（ACCP）Consensus[1]在有关抗凝疗法的会议上一致认为由静脉给予 2000U/kg 的负荷剂量，接着继续以每小时 2000U/kg，输注 6～12h。在英国，*BNFC* 2010/11 认为 30min 给予负荷剂量为 2500～4000U/kg，接着每小时输注 500～1000U/kg，直到恢复再灌注，3 天达到最大量。12 岁以上儿童应给予正常成人剂量（参见上文）。

由于阿替普酶的纤维蛋白特异性和低免疫原性，可作为首选。ACCP 建议阿替普酶的剂量是每小时 100～600μg/kg，连续静脉输注 6h 以上，*BNFC* 2010/11 推荐剂量是每小时 100～500μg/kg（每日最大剂量为 100mg），持续 3～6h。使用阿替普酶清除儿童阻塞导管的讨论在第262页。

1. Monagle P, *et al.* Antithrombotic therapy in neonates and children: American College of Chest Physicians evidence-based clinical practice guidelines (8th edition). *Chest* 2008; **133** (suppl): 887S–968S.
Also available at: http://chestjournal.chestpubs.org/content/133/6_suppl/887S.full.pdf (accessed 23/10/09)

脓胸和胸腔渗出　脓胸采用抗菌类药物和胸腔引流治疗。胸腔内的纤维蛋白血块可能会减弱液体的有效清除。已有报道，链激酶胸腔内滴注（100ml 0.9％氯化钠中 100000～750000U）对一小组患者是有效的[1–4]，也有成功使用阿替普酶[5–7]和尿激酶[4,8]的报道。然而，一项系统的回顾[10]发现一些纤维蛋白溶解药的使用证据有不一致。一项[9]包括 454 例病例的双盲研究发现链激酶没有益处。一项荟萃分析发现[10]，尽管一项系统性综述[11]提示溶栓剂可减少对外科介入的需求，但没有证据支持其益处。胸膜内链激酶也成功地用于一些标准胸膜引流法无效的恶性多房胸膜渗出患者[12]。

心包内滴注溶栓药试用于一些心包积脓患者，以防止心包狭窄的发展[13,14]。

有胸膜内使用链激酶引起出血的报道，详见上文**不良反应项下出血**。

1. Temes RT, *et al.* Intrapleural fibrinolytics in management of empyema thoracis. *Chest* 1996; **110:** 102–6.
2. Bouros D, *et al.* Role of streptokinase in the treatment of acute loculated parapneumonic pleural effusions and empyema. *Thorax* 1994; **49:** 852–5.
3. Davies RJO, *et al.* Randomised controlled trial of intrapleural streptokinase in community acquired pleural infection. *Thorax* 1997; **52:** 416–21.
4. Bouros D, *et al.* Intrapleural streptokinase versus urokinase in the treatment of complicated parapneumonic effusions: a prospective, double-blind study. *Am J Respir Crit Care Med* 1997; **155:** 291–5.
5. Bishop NB, *et al.* Alteplase in the treatment of complicated parapneumonic effusion: a case report. Abstract: *Pediatrics* 2003; **111:** 423. Full version: http://pediatrics.aappublications.org/cgi/reprint/111/2/e188 (accessed 16/06/04)
6. Walker CA, *et al.* Intrapleural alteplase in a patient with complicated pleural effusion. *Ann Pharmacother* 2003; **37:** 376–9.
7. Weinstein M, *et al.* Effectiveness and safety of tissue plasminogen activator in the management of complicated parapneumonic effusions. Abstract: *Pediatrics* 2004; **113:** 610. Full version: http://pediatrics.aappublications.org/cgi/reprint/113/3/e182 (accessed 30/04/08)
8. Thomson AH, *et al.* Randomised trial of intrapleural urokinase

in the treatment of childhood empyema. *Thorax* 2002; **57:** 343–7.
9. Maskell NA, *et al.* U.K. controlled trial of intrapleural streptokinase for pleural infection. *N Engl J Med* 2005; **352:** 865–74. Correction. *ibid.*; 2146.
10. Tokuda Y, *et al.* Intrapleural fibrinolytic agents for empyema and complicated parapneumonic effusions: a meta-analysis. *Chest* 2006; **129:** 783–90.
11. Cameron RJ, Davies HRHR. Intra-pleural fibrinolytic therapy versus conservative management in the treatment of adult parapneumonic effusions and empyema. Available in The Cochrane Database of Systematic Reviews; Issue 2. Chichester: John Wiley; 2008 (accessed 30/04/08).
12. Davies CWH, *et al.* Intrapleural streptokinase in the management of malignant multiloculated pleural effusions. *Chest* 1999; **115:** 729–33.
13. Winkler W-B, *et al.* Treatment of exudative fibrinous pericarditis with intrapericardial urokinase. *Lancet* 1994; **344:** 1541–2.
14. Juneja R, *et al.* Intrapericardial streptokinase in purulent pericarditis. *Arch Dis Child* 1999; **80:** 275–7.

心内血栓症 心脏瓣膜修复引起的血栓（见第243页）常用手术治疗，同时也使用溶栓剂。一项对左心瓣膜血栓症患者的研究[1]发现溶栓药疗法比手术更加成功，尤其是对那些重病患者。链激酶是常用的溶栓药；另一项在给予链激酶、尿激酶和阿替普酶的患者的回顾研究[2]表明，溶栓剂是有效的，但栓子和出血并发症可能限制了其使用。替奈普酶[3]的使用成功地解决了1例安装心室辅助装置的心内栓塞。

1. Lengyel M, Vándor L. The role of thrombolysis in the management of left-sided prosthetic valve thrombosis: a study of 85 cases diagnosed by transesophageal echocardiography. *J Heart Valve Dis* 2001; **10:** 636–49.
2. Roudaut R, *et al.* Fibrinolysis of mechanical prosthetic valve thrombosis: a single-center study of 127 cases. *J Am Coll Cardiol* 2003; **41:** 653–8.
3. Hayes H, *et al.* Successful treatment of ventricular assist device associated ventricular thrombus with systemic tenecteplase. *Heart Lung Circ* 2008; **17:** 253–5.

缺血性心脏病 像阿替普酶、链激酶和尿激酶这样的溶栓药已被确定为治疗早期急性心肌梗死的药物（第232页）。冠状动脉闭塞引起的心肌梗死，通常是由于血栓；静脉给予溶栓药溶解血栓或血块，恢复冠状动脉的开放，从而限制心肌梗死面积和不可逆性损伤。ECG异常的减少和心室重构的修正可能也有助于它们的作用。其他抗血栓药，特别是阿司匹林和肝素可作为辅助治疗。

一些大型研究已确定溶栓药能保护左心室功能，改善短期和1年的死亡率数据[1,2]；5年[3]和10年[4,5]的跟踪调查表明具有益处。及早治疗疗效最好。有研究（如GISSI-1[6]和ISIS-2[7]）已证实，如果在出现症状的6h内给予溶栓药，死亡率会降低[8]，而进一步的研究证实[9,10]发病患者在12h内应该使用溶栓药。12h后使用不仅会增加不良反应[8]，而且只在有持续缺血的患者中应用。住院前的血栓溶解是可行的，能减少溶栓治疗时间和短期内的死亡率[11]。一项5年的追踪观察[12]发现这对长期死亡率也有有利的影响。

选择溶栓药需要考虑的因素是价格、服用方法和禁忌证。虽然链激酶使用最普遍，一些大型的研究比较了改善左心室功能和死亡率的临床疗效，发现链激酶和其他溶栓药没有区别，包括次鲁普酶[13]、组织纤溶酶原活化剂阿替普酶[14]、复合纤溶酶链激酶[15]和瑞替普酶[16]。在GUSTO-Ⅰ研究中[17]，加速的或"前负荷"的阿替普酶（即在1.5h内快速静脉注射，而不是常规的3h）比链激酶更有效，尽管这个研究没有进行在相同情况下的比较而被批评。另一方面，阿替普酶比链激酶有更大的卒中危险[18]。比较瑞替普酶快速静脉注射联合加速的阿替普酶治疗（GUSTO-Ⅲ）[19]和替奈普酶联合阿替普酶（ASSENT-2）[20]的研究发现，二者在死亡率上没有区别。

溶栓药的总体作用被持续的冠脉闭塞、再阻塞和出血并发症所限制。已经研究了不同的溶栓药的服用方案，像瑞替普酶的快速静脉推注，或溶栓药联合使用，例如阿替普酶联合链激酶、阿替普酶联合次鲁普酶。然而，需要注意的是快速静脉推注的不良反应可能更多。在一项比较服用两次快速静脉推注阿替普酶联合加速的阿替普酶治疗的研究中[21]，由于使用静脉快速推注组出现了过多的死亡病例，使该研究过早终止，后来的荟萃分析[22]发现较高的颅内出血发病率与各种溶栓药的快速静脉推注用法有关。尽管在经皮冠状动脉介入治疗之前使用溶栓剂并未呈现益处，但一项小型研究[23]提示经皮冠状动脉介入治疗之后立即在冠状动脉内给予链激酶可增加微循环再灌注，并且随之的结果[24]提示这可能会有临床益处。

溶栓药也试用于其他的急性冠状综合征，包括不稳定性心绞痛和无ST段抬高的心肌梗死（第214页）。虽然小规模的研究报道治疗有益处，不过结果不恒定，一项针对包括一些不稳定性心绞痛患者在内的疑似心肌梗死患者的观察[8]发现无ST抬高的患者没有出现死亡。在两项阿替普酶（包括1473例患者的TIMI-IIIB研究[25]）和复合纤溶酶链激酶（包括159例患者的UNASEM研究[26]）的研究中，血栓溶解没有改善疗效，却与出血并发症增多有关。因此，溶栓疗法不适合有不稳定性心绞痛或无ST段抬高的心肌梗死患者。

1. Gruppo Italiano per lo Studio della Streptochinasi nell'Infarto Miocardico (GISSI). Long-term effects of intravenous thrombolysis in acute myocardial infarction: final report of the GISSI study. *Lancet* 1987; **i:** 871–4.
2. Wilcox RG, *et al.* Effects of alteplase in acute myocardial infarction: 6-month results from the ASSET study. *Lancet* 1990; **335:** 1175–8.
3. Simoons ML, *et al.* Long-term benefit of early thrombolytic therapy in patients with acute myocardial infarction: 5 year follow-up of a trial conducted by the Interuniversity Cardiology Institute of the Netherlands. *J Am Coll Cardiol* 1989; **14:** 1609–15.
4. Baigent C, *et al.* ISIS-2: 10 year survival among patients with suspected acute myocardial infarction in randomised comparison of intravenous streptokinase, oral aspirin, both, or neither. *BMJ* 1998; **316:** 1337–43.
5. Franzosi MG, *et al.* Ten-year follow-up of the first megatrial testing thrombolytic therapy in patients with acute myocardial infarction: results of the Gruppo Italiano per lo Studio della Sopravvivenza nell'Infarto-1 Study. *Circulation* 1998; **98:** 2659–65.
6. Gruppo Italiano per lo Studio della Streptochinasi nell'Infarto Miocardico (GISSI). Effectiveness of intravenous thrombolytic treatment in acute myocardial infarction. *Lancet* 1986; **i:** 397–402.
7. Second International Study of Infarct Survival Collaborative Group. Randomised trial of intravenous streptokinase, oral aspirin, both, or neither among 17 187 cases of suspected acute myocardial infarction: ISIS-2. *Lancet* 1988; **ii:** 349–60.
8. Fibrinolytic Therapy Trialists' (FTT) Collaborative Group. Indications for fibrinolytic therapy in suspected acute myocardial infarction: collaborative overview of early mortality and major morbidity results from all randomised trials of more than 1000 patients. *Lancet* 1994; **343:** 311–22.
9. LATE Study Group. Late assessment of thrombolytic efficacy (LATE) study with alteplase 6–24 hours after onset of acute myocardial infarction. *Lancet* 1993; **342:** 759–66.
10. EMERAS (Estudio Multicéntrico Estreptoquinasa Repúblicas de América del Sur) Collaborative Group. Randomised trial of late thrombolysis in patients with suspected acute myocardial infarction. *Lancet* 1993; **342:** 767–72.
11. Morrison LJ, *et al.* Mortality and prehospital thrombolysis for acute myocardial infarction: a meta-analysis. *JAMA* 2000; **283:** 2686–92.
12. Rawles JM. Quantification of the benefit of earlier thrombolytic therapy: five-year results of the Grampian Region Early Anistreplase Trial (GREAT). *J Am Coll Cardiol* 1997; **30:** 1181–6.
13. PRIMI Trial Study Group. Randomised double-blind trial of recombinant pro-urokinase against streptokinase in acute myocardial infarction. *Lancet* 1989; **i:** 863–8.
14. GISSI-2 and International Study Group. Six-month survival in 20 891 patients with acute myocardial infarction randomized between alteplase and streptokinase with or without heparin. *Eur Heart J* 1992; **13:** 1692–7.
15. Third International Study of Infarct Survival Collaborative Group. ISIS-3: a randomised comparison of streptokinase vs tissue plasminogen activator vs anistreplase and of aspirin plus heparin vs aspirin alone among 41 299 cases of suspected acute myocardial infarction. *Lancet* 1992; **339:** 753–70.
16. International Joint Efficacy Comparison of Thrombolytics. Randomised, double-blind comparison of reteplase double-bolus administration with streptokinase in acute myocardial infarction (INJECT): trial to investigate equivalence. *Lancet* 1995; **346:** 329–36.
17. The GUSTO Investigators. An international randomized trial comparing four thrombolytic strategies for acute myocardial infarction. *N Engl J Med* 1993; **329:** 673–82.
18. Vaitkus PT, *et al.* Stroke complicating acute myocardial infarction: a meta-analysis of risk modification by anticoagulation and thrombolytic therapy. *Arch Intern Med* 1992; **152:** 2020–4.
19. The Global Use of Strategies to Open Occluded Coronary Arteries (GUSTO III) Investigators. A comparison of reteplase with alteplase for acute myocardial infarction. *N Engl J Med* 1997; **337:** 1118–23.
20. Assessment of the Safety and Efficacy of a New Thrombolytic (ASSENT-2) Investigators. Single-bolus tenecteplase compared with front-loaded alteplase in acute myocardial infarction: the ASSENT-2 double-blind randomised trial. *Lancet* 1999; **354:** 716–22.
21. The Continuous Infusion versus Double-Bolus Administration of Alteplase (COBALT) Investigators. A comparison of continuous infusion of alteplase with double-bolus administration for acute myocardial infarction. *N Engl J Med* 1997; **337:** 1124–30.
22. Mehta SR, *et al.* Risk of intracranial haemorrhage with bolus versus infusion thrombolytic therapy: a meta-analysis. *Lancet* 2000; **356:** 449–54.
23. Sezer M, *et al.* Intracoronary streptokinase after primary percutaneous coronary intervention. *N Engl J Med* 2007; **356:** 1823–34.
24. Sezer M, *et al.* Effect of intracoronary streptokinase administered immediately after primary percutaneous coronary intervention on long-term left ventricular infarct size, volumes, and function. *J Am Coll Cardiol* 2009; **54:** 1065–71.
25. The TIMI IIIB Investigators. Effects of tissue plasminogen activator and a comparison of early invasive and conservative strategies in unstable angina and non-Q-wave myocardial infarction: results of the TIMI IIIB trial. *Circulation* 1994; **89:** 1545–56.
26. Bär FW, *et al.* Thrombolysis in patients with unstable angina improves the angiographic but not the clinical outcome: results of UNASEM, a multicenter, randomized, placebo-controlled, clinical trial with anistreplase. *Circulation* 1992; **86:** 131–7.

外周动脉血栓栓塞 尽管手术是治疗外周动脉血栓栓塞的首选方式（见第234页），但溶栓剂无论是单独使用还是结合手术或经皮介入治疗，其重要性越来越高[1]。静脉给予链激酶，可以有效地使急性阻塞动脉恢复开放，但出血综合征也限制了这种使用[2]。因此，现在越来越多地使用直接动脉导入（导管介导溶栓），而且呈现出良好的效果，尤其是当导管直接放置在血栓上时。同时，动脉内溶栓剂可以在之前或与手术或经皮介入同时使用，以减少斑块负荷或治疗末梢斑块[1]。通常使用的静脉注射剂量是至少30min给予250000U，接着是每小时100000U。可动脉内用每小时5000U的较低剂量，直接作用于血块[3]；用于消除外科手术时形成的末梢血块，可动脉内给予30min 1000000U的链激酶，或20000U 5次推注，每次间隔5min[4]。

尽管不同药物的相对有效性目前并不明确，但其他一些溶栓剂现在比链激酶的应用更广泛[5]。阿替普酶和尿激酶的临床使用要多于链激酶[3,6,7]，并且替奈普酶和瑞替普酶的应用也越来越多[7]。

1. Norgren L, *et al.* Inter-Society Consensus for the Management of Peripheral Arterial Disease (TASC II). *J Vasc Surg* 2007; **45** (suppl S): S5–S67.
2. Kessel DO, *et al.* Infusion techniques for peripheral arterial thrombolysis. Available in The Cochrane Database of Systematic Reviews; Issue 1. Chichester: John Wiley; 2004 (accessed 14/08/09).
3. Giannini D, Balbarini A. Thrombolytic therapy in peripheral arterial disease. *Curr Drug Targets Cardiovasc Haematol Disord* 2004; **4:** 249–58.
4. Earnshaw JJ, Beard JD. Intraoperative use of thrombolytic agents. *BMJ* 1993; **307:** 638–9.
5. Robertson I, *et al.* Fibrinolytic agents for peripheral arterial occlusion. Available in The Cochrane Database of Systematic Reviews; Issue 3. Chichester: John Wiley; 2010 (accessed 14/06/10).
6. Bendermacher BL, *et al.* Medical management of peripheral arterial disease. *J Thromb Haemost* 2005; **3:** 1628–37.
7. Gray BH, *et al.* American Heart Association Writing Group 7. Atherosclerotic Peripheral Vascular Disease Symposium II: lower-extremity revascularization: state of the art. *Circulation* 2008; **118:** 2864–72.

中枢视网膜动脉栓塞 中枢视网膜动脉栓塞可引起受影响眼睛严重的和永久的视力消失。尽管有不同的结果，但溶栓剂仍被研究用来治疗这种损伤。

1. Butz B, *et al.* Selective intraarterial fibrinolysis of acute central retinal artery occlusion. *Acta Radiol* 2003; **44:** 680–4.
2. Arnold M, *et al.* Comparison of intra-arterial thrombolysis with conventional treatment in patients with acute central retinal artery occlusion. *J Neurol Neurosurg Psychiatry* 2005; **76:** 196–9.
3. Pettersen JA, *et al.* Intra-arterial thrombolysis for retinal artery occlusion: the Calgary experience. *Can J Neurol Sci* 2005; **32:** 507–11.
4. Biousse V, *et al.* Thrombolysis for central retinal artery occlusion. *J Neuroophthalmol* 2007; **27:** 215–30.
5. Noble J, *et al.* Intra-arterial thrombolysis for central retinal artery occlusion: a systematic review. *Br J Ophthalmol* 2008; **92:** 588–93.
6. Hattenbach LO, *et al.* Intravenous thrombolysis with low-dose recombinant tissue plasminogen activator in central retinal artery occlusion. *Am J Ophthalmol* 2008; **146:** 700–6.
7. Aldrich EM, *et al.* Local intraarterial fibrinolysis administered in aliquots for the treatment of central retinal artery occlusion: the Johns Hopkins Hospital experience. *Stroke* 2008; **39:** 1746–50.
8. Zhang X, *et al.* Intra-arterial thrombolysis for acute central retinal artery occlusion. *Neurol Res* 2009; **31:** 385–9.

脑卒中 通常认为脑卒中（第240页）是溶栓药的禁忌证，很显然不适用于急性出血性卒中。然而，有证据表明脑卒中与血栓栓塞有关时，就像与心肌梗死有关，如果阻塞能很快地被逆转，那么一定程度神经元的恢复是有可能的，因此溶栓药对急性缺血性脑卒中患者是有作用的。

早期静脉注射溶栓治疗急性缺血性脑卒中的研究表明早期死亡有所减少，尽管后来的随机化试验结果让人失望，除了脑卒中发作3h内给予阿替普酶者（NINDS——National Institute of Neurological Disorders and stroke rt-PA Stroke Trial）[1]。使用链激酶的研究——MAST-E（Multicentre Acute Stroke Trial-Europe）[2]、ASK（Australia Streptokinase Trial）[3]和MAST-I（Multicentre Acute Stroke Trial-Italy）[4,5]都因为治疗组出现了不良后果（颅内出血和死亡率增加）而提前终止了，尤其是脑卒中发作后治疗超过3h的[3]。据症状出现6h内给予阿替普酶的研究（ECASS Ⅰ——European Cooperative Acute Stroke Study）报道[6]，虽然对于一些患者可能有疗效，但是所有的阿替普酶治疗都与较高的死亡率和一些颅内出血危险性增加有关（软组织出血）。在NINDS的随机化研究中[1]，缺血性脑卒中发作3h内给予阿替普酶能提高临床疗效，尽管也会增加脑内出血症状的发生率。使用阿替普酶治疗的患者在卒中后3个月时只有很小或没有残疾[1]，这种疗效能维持12个月[7]。然而，卒中的死亡率和复发率是没有区别的。ECASS研究（ECASS Ⅱ）[8]期望确认NINDS研究中获得的研究结果，但是却没能确认阿替普酶较安慰剂的疗效具有统计学差异，并且发现在3h内和3～6h使用阿替普酶的疗效并无显著性差异。一项对一些研究的回顾[9]证实，如果想达到良好的疗效，要及早给予阿替普酶，最好是在90min内。

在NINDS研究的基础上，大多数卒中治疗指导方针现在推荐选择合适的缺血性脑卒中患者，于发作的3h内给予阿替普酶治疗[10～15]。尽管ECASS II研究者自己的结果很让人失望，但是他们得到了相似的结论。

然而，这些建议受到了批评[16,17]。

被指出[18,19]只有非常少的患者适合用阿替普酶治疗，因为症状发作时间常不能确定，很多患者在得到缺血性卒中的明确诊断之前已经过了 3 个多小时。一项随后的分析结果表明，在 6 个主要的对照研究中发现在症状发生 4.5h 后应用阿替普酶治疗的好处大于风险，但在症状发生 4.5～6h，没有证据表明有益[20]。

另外，NINDS 研究[1]排除了严重卒中和使用抗凝血药的患者。严重卒中患者的排除原理是他们更有可能发生伴随着大面积梗死的出血[18]。然而，梗死面积很难通过 CT 扫描确定[18]。在给予阿替普酶后的第一个 24h内，禁止使用抗凝血药或抗血小板药。使用链激酶研究获得的不良的结果表明缺血性脑卒中应该避免使用链激酶[13]，尽管一项溶栓药的研究[19]表明链激酶可能不会比阿替普酶更差，它的显然的危险可能可以通过不同的实验设计（如合用抗凝血药）和患者群解决。

一项系统性综述[21]得出结论，需要进一步的大型研究以明确溶栓治疗对急性缺血性脑卒中的全部作用。临床试验以外的关于阿替普酶的研究得出了多种的结果[22~24]，其中，一项观察性研究表明[25]，当按要求使用时，阿替普酶是安全、有效的，同时另一项研究[26]发现通常被临床试验排除的 80 岁以上的老人，阿替普酶同样可以应用。另一项观察性研究[27]提示在脑卒中发生 4.5h 以上给予阿替普酶依然是安全的，并且一项随机研究发现[28]在脑卒中发生 3～4.5h，阿替普酶依然是有效的，尽管作者强调应尽可能在 3h 以内治疗。

动脉内的溶栓药可能比静脉内使用有优势，可以用于挑选出的患者[12~14]。一项对那普普酶[29]和尿激酶[30]的研究表明其对中脑动脉栓塞卒中后能持续 6h有效，因此对于这样的患者可以考虑使用动脉内溶栓药[12~14]。动脉内溶栓药也用于在基底部动脉阻塞，尽管其证据很有限[12,13,31]，静脉注射阿替普酶可能是一种选择[32]。静脉和动脉内联合使用阿替普酶正在研究中[33]，就像使用辅助治疗一样，比如超声治疗[34]或使用抗血小板药，但是还没有确定的作用[13]。

静脉内的溶栓药对急性出血性卒中没有治疗作用，但是局部给药能促进脑内[35]和蛛网膜下腔出血造成的血肿消退。一些对尿激酶的小型研究表明其对心室内的出血有疗效。

1. The National Institute of Neurological Disorders and Stroke rt-PA Stroke Study Group. Tissue plasminogen activator for acute ischemic stroke. *N Engl J Med* 1995; **333:** 1581–7.
2. The Multicenter Acute Stroke Trial—Europe Study Group. Thrombolytic therapy with streptokinase in acute ischemic stroke. *N Engl J Med* 1996; **335:** 145–50.
3. Donnan GA, *et al.* Streptokinase for acute ischemic stroke with relationship to time of administration. *JAMA* 1996; **276:** 961–6.
4. Multicentre Acute Stroke Trial - Italy (MAST-I) Group. Randomised controlled trial of streptokinase, aspirin, and combination of both in treatment of acute ischaemic stroke. *Lancet* 1995; **346:** 1509–14.
5. Tognoni G, Roncaglioni MC. Dissent: an alternative interpretation of MAST-I. *Lancet* 1995; **346:** 1515.
6. Hacke W, *et al.* Intravenous thrombolysis with recombinant tissue plasminogen activator for acute hemispheric stroke: the European Cooperative Acute Stroke Study (ECASS). *JAMA* 1995; **274:** 1017–25.
7. Kwiatowski TG, *et al.* Effects of tissue plasminogen activator for acute ischemic stroke at one year. *N Engl J Med* 1999; **340:** 1781–7.
8. Hacke W, *et al.* Randomised double-blind placebo-controlled trial of thrombolytic therapy with intravenous alteplase in acute ischaemic stroke (ECASS II). *Lancet* 1998; **352:** 1245–51.
9. The ATLANTIS, ECASS, and NINDS rt-PA Study Group Investigators. Association of outcome with early stroke treatment: pooled analysis of ATLANTIS, ECASS, and NINDS rt-PA stroke trials. *Lancet* 2004; **363:** 768–74.
10. The International Liaison Committee on Resuscitation (IL-COR). 2005 International consensus on cardiopulmonary resuscitation and emergency cardiovascular care science with treatment recommendations. Section 2: Stroke and first aid. Part 9: Stroke. *Circulation* 2005; **112** (suppl I): III110–III114. Also available at: http://intl-circ.ahajournals.org/cgi/reprint/112/22_suppl/III-110 (accessed 01/03/06)
11. NICE. Alteplase for the treatment of acute ischaemic stroke: Technology Appraisal Guidance 122 (issued June 2007). Available at: http://www.nice.org.uk/nicemedia/pdf/TA122guidance.pdf (accessed 30/04/08)
12. European Stroke Organisation (ESO) Executive Committee. ESO Writing Committee. Guidelines for management of ischaemic stroke and transient ischaemic attack 2008. *Cerebrovasc Dis* 2008; **25:** 457–507. Also available at: http://www.eso-stroke.org/pdf/ESO08_Guidelines_English.pdf (accessed 11/07/08)
13. Adams HP, *et al.* Guidelines for the early management of adults with ischemic stroke: a guideline from the American Stroke Association Stroke Council, Clinical Cardiology Council, Cardiovascular Radiology and Intervention Council, and the Atherosclerotic Peripheral Vascular Disease and Quality of Care Outcomes in Research Interdisciplinary Working Groups. *Stroke* 2007; **38:** 1655–1711. Also available at: http://stroke.ahajournals.org/cgi/reprint/38/5/1655.pdf (accessed 11/07/08)
14. Albers GW, *et al.* Antithrombotic and thrombolytic therapy for ischemic stroke: American College of Chest Physicians evidence-based clinical practice guidelines (8th edition). *Chest* 2008; **133** (suppl): 630S–669S. Also available at: http://chestjournal.chestpubs.org/content/133/6_suppl/630S.full.pdf+html (accessed 03/08/10)
15. The Intercollegiate Stroke Working Party. National clinical guideline for stroke: third edition. London: Royal College of Physicians, 2008. Also available at: http://www.rcplondon.ac.uk/pubs/contents/6ad05aab-8400-494c-8cf4-9772d1d5301b.pdf (accessed 01/10/08)
16. Caplan LR. Stroke thrombolysis—growing pains. *Mayo Clin Proc* 1997; **72:** 1090–2.
17. Caplan LR, *et al.* Should thrombolytic therapy be the first-line treatment for acute ischemic stroke? Thrombolysis—not a panacea for ischemic stroke. *N Engl J Med* 1997; **337:** 1309–10.
18. Muir KW. Thrombolysis for stroke: pushed out of the window? *Br J Clin Pharmacol* 1996; **42:** 681–2.
19. Wardlaw JM, *et al.* Systematic review of evidence on thrombolytic therapy for acute ischaemic stroke. *Lancet* 1997; **350:** 607–14.
20. Lansberg MG, *et al.* Treatment time-specific number needed to treat estimates for tissue plasminogen activator therapy in acute stroke based on shifts over the entire range of the modified Rankin Scale. *Stroke* 2009; **40:** 2079–84.
21. Wardlaw JM, *et al.* Thrombolysis for acute ischaemic stroke. Available in The Cochrane Database of Systematic Reviews; Issue 4. Chichester: John Wiley; 2009 (accessed 04/08/10).
22. Albers GW, *et al.* Intravenous tissue-type plasminogen activator for treatment of acute stroke: the Standard Treatment with Alteplase to Reverse Stroke (STARS) Study. *JAMA* 2000; **283:** 1145–50.
23. Katzan IL, *et al.* Use of tissue plasminogen activator for acute ischemic stroke: the Cleveland area experience. *JAMA* 2000; **283:** 1151–8.
24. Hill MD, Buchan AM. Thrombolysis for acute ischemic stroke: results of the Canadian Alteplase for Stroke Effectiveness Study. *Can Med Assoc J* 2005; **172:** 1307–12.
25. Wahlgren N, *et al.* Thrombolysis with alteplase for acute ischaemic stroke in the Safe Implementation of Thrombolysis in Stroke-Monitoring Study (SITS-MOST): an observational study. *Lancet* 2007; **369:** 275–82.
26. Engelter ST, *et al.* Thrombolysis in stroke patients aged 80 years and older: Swiss survey of IV thrombolysis. *Neurology* 2005; **65:** 1795–8.
27. Wahlgren N, *et al.* SITS Investigators. Thrombolysis with alteplase 3-4.5 h after acute ischaemic stroke (SITS-ISTR): an observational study. *Lancet* 2008; **372:** 1303–9.
28. Hacke W, *et al.* ECASS Investigators. Thrombolysis with alteplase 3 to 4.5 hours after acute ischemic stroke. *N Engl J Med* 2008; **359:** 1317–29.
29. Furlan A, *et al.* Intra-arterial prourokinase for acute ischemic stroke. The PROACT II study: a randomized controlled trial. *JAMA* 1999; **282:** 2003–11.
30. Ogawa A, *et al.* Randomized trial of intraarterial infusion of urokinase within 6 hours of middle cerebral artery stroke: the middle cerebral artery embolism local fibrinolytic intervention trial (MELT) Japan. *Stroke* 2007; **38:** 2633–9.
31. Wijdicks EFM, *et al.* Intra-arterial thrombolysis in acute basilar artery thromboembolism: the initial Mayo Clinic experience. *Mayo Clin Proc* 1997; **72:** 1005–13.
32. Lindsberg PJ, *et al.* Long-term outcome after intravenous thrombolysis of basilar artery occlusion. *JAMA* 2004; **292:** 1862–6.
33. Flaherty ML, *et al.* Combined IV and intra-arterial thrombolysis for acute ischemic stroke. *Neurology* 2005; **64:** 386–8.
34. Alexandrov AV, *et al.* Ultrasound-enhanced systemic thrombolysis for acute ischemic stroke. *N Engl J Med* 2004; **351:** 2170–8.
35. Broderick JP, *et al.* Guidelines for the management of spontaneous intracerebral hemorrhage: a statement for healthcare professionals from a special writing group of the Stroke Council, American Heart Association. *Stroke* 1999; **30:** 905–15. Also available at: http://stroke.ahajournals.org/cgi/reprint/30/4/905.pdf (accessed 06/07/04)

制剂

BP 2010: Streptokinase Injection.

专利制剂

Arg.: Streptase; **Austral.:** Streptase; **Austria:** Streptase†; **Belg.:** Streptase; **Braz.:** Solustrep; Streptase; Streptokin†; Streptonase; **Canad.:** Streptase; **Chile:** Streptase†; Thromboflux; **Cz.:** Kabikinase†; **Denm.:** Streptase; **Fin.:** Streptase†; **Fr.:** Streptase; **Ger.:** Streptase†; **Hong Kong:** Streptase; **Hung.:** Streptase; **India:** Fibrokinase; STpase; Streptase; Zykinase; **Indon.:** Streptase†; **Irl.:** Streptase†; **Israel:** Kabikinase†; Streptase; **Ital.:** Streptase†; **Mex.:** Streptase; **Neth.:** Streptase; **Norw.:** Streptase†; **NZ:** Streptase; **Philipp.:** Streptokin; **Pol.:** Streptase; **Port.:** Streptase†; **S.Afr.:** Streptase; **Spain:** Kabikinase†; Streptase; **Swed.:** Streptase; **Switz.:** Streptase; **Thai.:** Streptase; **Turk.:** Kabikinase; Streptase; **UK:** Streptase; **Ukr.:** Farmakinase (Фармакиназа); **USA:** Streptase; **Venez.:** Streptase.

多组分制剂 **Arg.:** Varidasa†; **Austria:** Varidase; **Denm.:** Varidase†; **Fin.:** Varidase; **Ger.:** Varidase; **Irl.:** Varidase†; **Ital.:** Varidase†; **Mex.:** Varidasa; **Norw.:** Varidase; **Pol.:** Biostreptaza; Distreptaza; **Port.:** Varidase†; **Spain:** Ernodasa; Varidasa; **Swed.:** Varidase†; **UK:** Varidase†; **Ukr.:** Distreptaza (Дистрептаза).

Strophanthin-K 毒毛花苷 K

Estrofantina; Kombé Strophanthin; Strophanthin; Strophanthoside-K.

Строфантин-К

CAS — 11005-63-3.

注：不要与 K-毒毛花苷-α 混淆，它是磁麻苷。

Pharmacopoeias. In *Chin.*

简介

毒毛花苷 K 是来源于毒毛旋花子的强心苷或强心苷混合物，毒毛旋花子的种子或其他种属，通过与适当的像乳糖这样的稀释剂混合，逐渐使其占到无水毒毛旋花子苷活性的 40%。

毒毛花苷 K 有一般的正性肌力的特性，类似于地高辛（第312页）。很难通过胃肠道吸收，但是可以经静脉以每日 125～500μg 的维持剂量给药治疗心力衰竭（第224页）。

制剂

专利制剂

Ital.: Kombetin.

顺势疗法制剂 **Austria:** Barium Med Complex†; Crataegus Med Complex†; Lakrimat; Schlaftropfen Nr 30†; **Fr.:** Soludor; **Ger.:** Corodoc S†; Habstal-Cor N; Herztropfen N Cosmochema†; JuCor†; Municor†; Respirogutt†; Toncard-Dot†.

Suleparoid （*rINNM*） 硫类肝素

Heparan Sulfate; Heparan Sulphate; Heparitin Sulfate; Suléparoïde; Suleparoide; Suleparoidum.

Сулепароид

CAS — 9050-30-0.

Suleparoid Sodium （*rINN*） 硫类肝素钠

Heparan Sulfate Sodium; Sodium Heparitin Sulphate; Suleparoide sódico; Suléparoïde Sodique; Suleparoidum Natricum.

Сулепароид Натрий

CAS — 57459-72-0.

简介

口服给予硫类肝素治疗血栓栓塞时，它会自然生成氨基葡聚糖，也可局部使用。硫类肝素钠是达肝素钠的组成成分（第307页）。

制剂

专利制剂

Ital.: Aremin; Artevent†; Clarema; Hemovasal; Tavidant†; Vas; Vasorema†.

多组分制剂 **Ital.:** Osmogel.

Sulodexide （*rINN*） 舒洛地希

KRX-101; Sulodexida; Sulodexidum. Glucurono-2-amino-2-deoxyglucoglucan sulfate.

Сулодексид

CAS — 57821-29-1.

ATC — B01AB11.

ATC Vet — QB01AB11.

简介

舒洛地希是一种低分子量肝素和硫酸盐皮肤素混合成的磺酸脂黏多糖。它作为一种降血脂和抗凝血药使用，口服给药，注射治疗外周血管疾病和脑血管疾病。它也包括局部使用治疗局部血管炎症和软组织疾病的制剂。舒洛地希也正在研究用于治疗糖尿病肾病等其他疾病。

1. Ofosu FA. Pharmacological actions of sulodexide. *Semin Thromb Hemost* 1998; **24:** 127–38.
2. Weiss R, *et al.* The role of sulodexide in the treatment of diabetic nephropathy. *Drugs* 2007; **67:** 2681–96.
3. Neri G, *et al.* Management of tinnitus: oral treatment with melatonin and sulodexide. *J Biol Regul Homeost Agents* 2009; **23:** 103–10.

制剂

专利制剂

Cz.: Vessel Due F; **Hung.:** Vessel Due F; **Ital.:** Clarens; Provanal; Ravenol; Treparin; Vessel; **Malaysia:** Vessel Due F; **Philipp.:** Vessel Due F; **Pol.:** Vessel Due F; **Port.:** Vessel; **Rus.:** Vessel Due F (Вессел Дуэ Ф); **Spain:** Aterina; Luzone†; **Turk.:** Anjioflux; **Venez.:** Vessel Due.

Sympathomimetics⊗拟交感神经药

不良反应

拟交感神经药能在一个广阔的范围内发生不良反应，一般类似于交感神经系统的过度兴奋作用。这些作用是由不同的肾上腺素受体介导的，一个药物的作用是依靠在大范围内不同受体的相对活性以及机体内自身调节反应而定的。当许多拟交感神经药对某些受体具有特异性时，这需要视剂量而定，较高的剂量对所有受体都有作用。

所有的拟交感神经药都可能发生中枢作用，包括焦虑、恐惧、坐立不安、失眠、精神错乱、易怒、头痛、精神病状态、呼吸困难、虚弱、厌食症、恶心和呕吐都很常见。虽然一些拟交感神经药有直接作用，但是有另一些不能通过血脑屏障的，它们的中枢作用会以一种躯体的反应出现。

拟交感神经药最重要的不良反应是影响心血管系统。β受体激动剂主要会出现心悸、心动过速和心律失常，也会增加心脏的收缩性，可能导致心绞痛或心跳停止。

对血管的作用依靠对α受体和β受体的相对作用而定，因为大多数血管都有这两种受体。α受体兴奋会收缩血管，发生高血压，这可能会严重到导致大脑出血或肺水肿，尤其是过量用药时。也可能会出现反射性心动过速。相反的，由于β₂受体诱导的血管舒张，就会出现伴有头晕、虚弱和潮红的低血压症状，也可能会导致心动过速。

因为供给皮肤和黏膜的血管只有α受体，所以α受体介导的血管收缩会引起四肢发冷，这样会导致坏疽，尤其是当拟交感神经药渗透到四肢末端时。渗出物同样会引起组织坏死。对黏膜表面局部应用也会引起血管收缩、疼痛、易怒、缺氧，可导致黏膜出血复发。

其他的影响包括瞳孔放大、排尿困难、尿液潴留、竖毛、出汗和唾液分泌过多，所有症状都是α₁受体受到刺激的结果。β₂受体兴奋可能会发生低血钾和肌肉震颤，尽管震颤也可能为躯体反应。对子宫的影响很复杂，依靠月经周期的阶段而定；β₂受体兴奋会抑制分娩。由于复杂的代谢作用可能会发生高血糖症，已有乳酸中毒的报道。

对心脏的影响　心脏上主要有β₁肾上腺素受体，心律失常最有可能是β₁受体激动剂导致的；已有在心衰时使用β受体激动剂导致死亡率增加的报道（详见**异波帕胺**，第360页）。一项对收缩血管的拟交感神经药的观察[1]得到结论：多巴胺和肾上腺素最危险，主要为剂量相关的窦性心动过速和室性心动过速。然而，大多数使用多巴胺发生心律失常的临床意义得到质疑，使用肾上腺素造成室上性和室性心律失常，最有可能发生于全身麻醉或有心脏传导障碍的患者。虽然几乎没有临床报道，但是去甲肾上腺素的危险还不能确定，苯肾上腺素和甲氧明被认为是不太可能引起上述问题。总之，这一类药物严重问题的发生频率看上去并不高，对大多数患者而言，疗效大于危险。

拟交感神经药可能会引起心肌局部缺血，尤其是心脏局部缺血的患者，使用多巴酚丁胺进行心脏应激试验可能会发生严重的心血管效应（详见**诊断和测试**，第323页）。另外，有一个11岁男孩使用消旋肾上腺素喷雾治疗伪膜性喉炎症状时发生了心肌梗死的报道[2]，还有一些过量使用肾上腺素发生心肌局部缺血的报道（详见第258页）。

1. Tisdale JE, *et al.* Proarrhythmic effects of intravenous vasopressors. *Ann Pharmacother* 1995; **29**: 269–81.
2. Butte MJ, *et al.* Pediatric myocardial infarction after racemic epinephrine administration. Abstract: *Pediatrics* 1999; **104**: 103–4. Full version: http://pediatrics.aappublications.org/cgi/content/full/104/1/e9 (accessed 07/10/05)

局部应用　全身作用有时候也可能是拟交感神经药的局部或表面使用带来，例如使用滴眼液治疗青光眼[1]。包括幻觉和妄想症在内的精神病效果，也会在恰当的或不恰当的使用缓解局部充血的拟交感神经药后出现[2]。

1. Everitt DE, Avorn J. Systemic effects of medications used to treat glaucoma. *Ann Intern Med* 1990; **112**: 120–5.
2. Anonymous. Drugs that cause psychiatric symptoms. *Med Lett Drugs Ther* 1993; **35**: 65–70.

不良反应的处置

大多数拟交感神经药作用持续时间短，不良反应的处置主要是支持疗法，如果输注给药，在大多数病例中，停药或降低输注速度就足够了。一种快速起效的α受体阻滞剂（例如酚妥拉明），能逆转α₁介导的作用（如高血压），而β受体阻滞剂可以用在β₁介导的作用中（如心律失常）。快作用的血管扩张药（如硝酸甘油）也可以用于严重的高血压。

在肾上腺素动剂渗出或四肢末梢注射的病例中，必须尽快使用像酚妥拉明这类的α受体阻滞药以防止组织坏死和局部缺血损伤。

非儿茶酚胺类拟交感神经药的作用和不良反应时间可能会持续得更久一些，尤其是高血压，可能会延长。

注意事项

有心血管疾病的患者应该谨慎使用拟交感神经药，因为他们对药物的作用可能更加敏感。心律失常、缺血性心脏病和高血压患者需要特别小心。所有的拟交感神经药都应该避免用于严重高血压，虽然α受体激动剂特别危险，但是对有血管阻塞疾病的患者也应谨慎使用，因为外周局部缺血的危险会增加。β₁受体激动剂用于心动过速特别危险。β₂作用的拟交感神经药应该谨慎用于梗死性心肌病和其他的降低外周阻力可能有害的疾病。

拟交感神经药应该避免使用于嗜铬细胞瘤。甲状腺功能亢进症患者也需要谨慎使用，可能会增加甲状腺的影响，增高的甲状腺激素浓度也可能会增加肾上腺素受体的敏感性。糖尿病和老年患者有很高的动脉粥样硬化发病率，可能会有更大的危险，故也应该考虑拟交感神经药对血糖的影响。

特殊的α受体激动剂用于闭角型青光眼要谨慎，就像前列腺患者一样，尿液潴留也危险的。拟交感神经药合用在血管收缩药能减少胎盘灌注，应该尽可能避免用于孕妇，肾上腺素和其他β₂受体介导的作用也会抑制分娩。

如果拟交感神经药用于循环支持、低血容量症和代谢酸中毒，那么在使用拟交感神经药前或使用时，组织缺氧和高碳酸血症都必须得到矫正。治疗时，应该有规律地监测血压。

药物相互作用

拟交感神经药的相互作用是复杂的，也是危险的；主要产生于α受体和β受体的药理作用。

可能增敏心脏作用的药物能增强心肌β₁交感神经动剂的敏感性；挥发性的麻醉剂可能导致危险的心律失常，尤其是环丙烷和三氟乙烷。谨慎使用甲状腺素和影响心脏传导的药物，如强心苷和抗心律失常药。

所有拟交感神经药都能影响血压，合用抗高血压药或能引起低血压的药物都要谨慎，尤其是能够涉及交感神经系统的药物。直接作用的拟交感神经动剂能逆转肾上腺素受体阻滞造成的血压过低，如胍乙啶，可能导致高血压。α受体和β受体阻滞剂与拟交感神经药之间也有复杂的相互作用，尤其是对两种受体都有作用的药物。α受体阻滞剂能对抗α受体的作用，但是不对抗β介导的作用，导致低血压和心动过速的危险增加。β受体阻滞剂，尤其是非选择性的，对β受体有对抗作用，但是不对抗α受体的作用，会增加高血压和反射性心动过缓的危险。它们也能对抗β₂交感神经激动剂的支气管扩张作用。服用非心选择性的β受体阻滞剂的患者的严重过敏症对肾上腺素没有反应（详见下文）。

单胺氧化酶抑制剂（包括RIMAs）合用拟交感神经药可能会发生危险，因为单胺氧化酶抑制剂能增加贮藏在肾上腺素能神经末梢的去甲肾上腺素的数量。用于以上方面的拟交感神经药危险性特别高，包括右苯丙胺、多巴胺、右旋沙明、麻黄素、甲基辛烯胺、美芬丁胺、间羟胺、苯哌啶醋酸甲酯、苯（叔）丁胺、苯福林、n-去甲麻黄碱和右旋麻黄碱。直接作用于拟交感神经的药物，如肾上腺素和去甲肾上腺素，其作用也可能会稍微增强。其他的注意事项详见**苯乙肼**（参见M37 第392页）和**吗氯贝胺**（参见M37 第387页）项下的内容。

三环类抗抑郁药被摄取到神经末梢，阻断肾上腺素和去甲肾上腺素的失活，能增加它们的作用；可能发生高血压和心律失常。虽然直接作用的拟交感神经药的作用理论上能被三环类减小，尽管只有很少的临床证据。虽然也没有证据证明，使用MAOIs或三环类抗抑郁药的患者使用含肾上腺素或去甲肾上腺素的局部麻醉溶液时可发生相互作用，但是使用时要格外小心，避免那些局部麻醉剂在静脉内不慎使用。相互作用也会发生在拟交感神经药和那些通过非肾上腺素能机制发挥相似或相反的药物之间。作用于中枢的拟交感神经药可能有CNS兴奋作用，而血管收缩和α受体激动剂的升压效应可通过有相似作用的药物增强，例如麦角生物碱和催产素。其他能引起钾损耗的药物可能造成β₂受体介导的低血钾，包括皮质激素、排钾利尿药、氨茶碱和胰岛素，使用大剂量β₂受体激动剂的患者应该检测血钾浓度（**沙丁胺醇**的**药物相互作用**，参见M37 第1096页）。低血钾可能增加地高辛或其他强心苷引起的心律失常的敏感性。

抗帕金森病药　当一些拟交感神经药合用抗帕金森症药，如左旋多巴（参见M37 第778页）和溴隐亭（参见M37 第771页），可能会发生心血管毒性。一些拟交感神经药合用司来吉兰（参见M37 第787页）时，可能由于外周单胺氧化酶的抑制作用，也会发生严重的高血压。

β受体阻滞剂　β受体阻滞剂和拟交感神经药的相互作用是复杂的，依靠两种药物的作用性质而定。使用肾上腺素的患者（包括局部使用小剂量的麻醉剂）在使用非选择性β受体阻滞剂时，如普萘洛尔，由于α受体介导的血管收缩作用，能升高血压，接着出现反射的心动过缓，偶尔出现心脏停搏[1]，也能抑制肾上腺素和其他β₂受体激动剂的支气管扩张作用。相反的，心脏选择性的β受体阻滞剂对肾上腺素和心率的影响就小，美托洛尔，因为它们只能抑制β₁介导的作用，剩下β₂受体介导的血管舒张平衡血管收缩作用。然而，β受体阻滞剂没有α受体激动作用，比如卡维地洛，能引起低血压，因

为只有β₂受体诱导的血管舒张作用；像以上这样的作用，已经报道的有β受体阻滞剂卡维地洛[2]。小剂量的心脏选择性β受体阻滞剂不会受拟交感神经药（异丙肾上腺素）介导的支气管舒张的干扰[3]，但是大剂量的作用还不能确定。

普萘洛尔治疗过敏症时，也能抑制肾上腺素引起的血压升高和支气管扩张[4]。因此，长期使用一些非心脏选择性β受体阻滞剂治疗的患者会发展成过敏症，会相对地抵抗肾上腺素。

1. Jay GT, Chow MSS. Interaction of epinephrine and β-blockers. *JAMA* 1995; **274**: 1830–2.
2. Lindenfeld J, *et al.* Hypotension with dobutamine: β-adrenergic antagonist selectivity at low doses of carvedilol. *Ann Pharmacother* 1999; **33**: 1266–9.
3. Decalmer PBS, *et al.* Beta blockers and asthma. *Br Heart J* 1978; **40**: 184–9.
4. Newman BR, Schultz LK. Epinephrine-resistant anaphylaxis in a patient taking propranolol hydrochloride. *Ann Allergy* 1981; **47**: 35–7.

全身麻醉药　麻醉能使心肌对拟交感神经药的作用变得敏感，增加心律失常的危险，肾上腺素合用三氯乙烷的麻醉会致命[1]。虽然让患者使用小剂量的环丙烷、三氟乙烷或类似的挥发性麻醉剂是安全的，但是建议[2]在外科手术非常危险时，使用肾上腺素止血；其他有可能增加心肌应激性的因素都应该避免，如二氧化碳潴留、缺氧和用卡因[2,3]。建议三氯乙烷和三氯乙烯麻醉法的最大肾上腺素溶液浓度为1：100000，此比例溶液在任意10min内不能超过10ml或1h内30ml[3]；虽然这可能也适用于环丙烷，但是发生心律失常的危险很高[3]。其他麻醉剂表现出较小的危险性。

1. Buzik SC. Fatal interaction? Halothane, epinephrine and tooth implant surgery. *Can Pharm J* 1990; **123**: 68–9 and 81.
2. Anonymous. Anaesthetics and the heart. *Lancet* 1967; **i**: 484–5.
3. Katz RL, Epstein RA. The interaction of anesthetic agents and adrenergic drugs to produce cardiac arrhythmias. *Anesthesiology* 1968; **29**: 763.

茶碱　β激动作用的拟交感神经药和茶碱可能的相互作用的讨论，参见M37 第1107页。

血管扩张剂　当使用同时具有α受体和β受体激动剂特性的拟交感神经药与妥拉唑林合用时，可能会发生反常的低血压，有一个合用妥拉苏林和多巴胺而导致致命的低血压的报道[1]。相互作用的机制是通过妥拉唑啉的α受体阻滞作用对拟交感神经药中α受体介导的收缩血管作用进行拮抗，使血管舒张作用无法拮抗。

1. Carlon GC. Fatal association of tolazoline and dopamine. *Chest* 1979; **76**: 336.

用途和用法

拟交感神经药有模仿节后（肾上腺素能的）神经兴奋的作用。它们包括内源性的儿茶酚胺类肾上腺素、去甲肾上腺素、多巴胺和其他直接刺激肾上腺素能受体的药物，还包括通过刺激肾上腺素能神经末梢囊泡中的去甲肾上腺素的释放的间接作用的药物。苯福林是有直接作用的拟交感神经药的一个例子，然而麻黄素和许多其他的拟交感神经药都有直接的和间接的作用。

内源性的拟交感神经药是儿茶酚胺类的，由儿茶酚部分（具有苯环邻羟基的性质）和脂肪胺部分组成。肾上腺素和去甲肾上腺素都对肾上腺素受体有直接作用，然而多巴胺有直接的和间接的作用，也能刺激特殊的多巴胺受体。虽然交感神经通常被称为肾上腺素能神经，事实上主要的神经递质是去甲肾上腺素；它也作为CNS的神经递质。肾上腺素的主要生理作用是代谢。多巴胺是CNS内重要的神经递质，但是对周围的肾、肠系膜和冠状血管也有作用。

肾上腺素能受体分为α受体和β受体，这些再细分为许多亚型。多巴胺受体是一组特殊的受体，主要是在CNS中发现的，已知的至少有5种亚型（参见M37 第763页）；D₁受体也存在于一些血管床上。肾上腺素能兴奋作用依靠受体的位置和活性：

- α₁受体主要是在血管上发现，皮肤、眼、膀胱、子宫和肝上也有。兴奋使血管收缩，尤其使皮肤和黏膜血管、腹部内脏和肾脏血管，过导致血压增加，有时伴随着代偿性的反射性心动过缓。α₁受体兴奋也导致其他平滑肌收缩，包括泌尿系统括约肌和子宫，导致瞳孔放大。

- α₂受体主要是在突触前发现的。兴奋对神经递质的反馈抑制有作用，可能与肠内活动的抑制有关，也能抑制胰岛素的分泌。

- β₁受体主要是在心脏发现的。兴奋能增加收缩率和收缩力，增强传导速度和自动化程度。

- β₂受体主要是在血管和肺上发现的，在子宫、胃肠道、肝和眼睫状体也有。兴奋导致血管舒张、支气管

舒张、子宫松弛和胃肠道动力下降，也导致胰岛素释放，增强糖原异生作用和糖原分解作用。

- β₃ 受体主要是在脂肪细胞上发现的，被认为有脂肪作用和生热作用。β₃ 受体也分布在心脏、子宫、膀胱，但作用并不清楚。
- D₁ 受体主要是在肾、肠系膜和冠状血管床上发现的。兴奋导致血管舒张。

拟交感神经药对每一类型受体的相对的亲和力都不同，是否有直接的或间接的作用也是不同的（详见表5）。一般情况下，它们的作用会反映出这些特性，但是都依赖于剂量。身体的反馈机制和机体代偿反应也是很重要的。不同拟交感神经药的特殊作用在个别专论中描述得更加详细。

表5 拟交感神经药的作用

	作用		受体特异性			
	直接	间接	α	β₁	β₂	DA*
肾上腺素	+		+	+	+	
多巴酚丁胺	+		+	+	+	
多巴胺	+	+	+	+		+
多培沙明	+	+			+	+
麻黄碱	+	+	+	+	+	
依替福林	+		+	+	+	
异波帕胺		+			+	+
异丙肾上腺素	+			+	+	
美芬丁胺	+	+	+	+		
间羟胺	+	+	+			
甲氧明	+		+			
米多君	+		+			
去甲肾上腺素	+		+	+		
去氧肾上腺素	+		+			

* ＝多巴胺能

内源性儿茶酚胺都有非常短的作用，口服无活性；它们也有很强的极性，不能通过血脑屏障。其他的拟交感神经药是儿茶酚胺的类似物，但是一般作用持续时间较长，口服有效；许多也能通过血脑屏障，有中枢作用。例如右苯丙胺有显著的中枢兴奋作用，同时具有看似矛盾的 α₂ 受体激动剂的抗高血压作用，如可乐定的中枢作用可能优于其对血管平滑肌的作用。

拟交感经神药不同的特性意味它们能应用于一个广阔范围内的疾病。α₁ 受体激动剂拟交感经神药主要用于低血压和休克（第240页）以增加血压。一些 α 受体激动剂也用于局部黏膜表面的血管收缩，如去氧肾上腺素（参见 M37 第1496页），用于缓解鼻充血和眼部疾病，也用做扩瞳药。α 受体激动剂被当作中枢抗高血压使用（详见可乐定，第299页），或治疗青光眼（阿拉可乐定，参见 M37 第1789页）。β₁ 受体激动剂主要使用它们的强心作用，用于急性心衰竭和休克，β₂ 受体激动剂主要使用它们的支气管扩张作用，还可用于早产的子宫弛缓剂，如沙丁胺醇（参见 M37 第1094页）。有主要的 CNS 作用的拟交感神经药被做做中枢兴奋药（右苯丙胺，参见 M37 第2073页）。

Talinolol (rINN) ⊗ 他林洛尔

Talinololum. (±)-1-{p-[3-(tert-Butylamino)-2-hydroxypropoxy]-phenyl}-3-cyclohexylurea.

Талинолол

$C_{20}H_{33}N_3O_3 = 363.5.$
CAS — 57460-41-0.
ATC — C07AB13.
ATC Vet — QC07AB13.
UNII — 3S82268BKG.

简介

他林洛尔是心脏选择性的 β 受体阻滞剂（第278页）。口服给药治疗高血压（第228页）和其他心血管疾病，每日剂量300mg。也可以静脉内给药。

制剂
专利制剂
Cz.: Cordanum†; **Ger.:** Cordanum; **Rus.:** Cordanum (Корданум).

Teclothiazide Potassium(BANM, rINNM)⊗四氯甲噻嗪钾

Kalii Teclothiazidum; Téclothiazide Potassique; Teclotiazida potásica; Tetrachlormethiazide Potassium. 6-Chloro-3,4-dihydro-3-trichloromethyl-2H-1,2,4-benzothiadiazine-7-sulphonamide 1,1-dioxide potassium.

Калия Теклотиазид

$C_8H_7Cl_4N_3O_4S_2, K = 454.2.$

CAS — 4267-05-4 (teclothiazide); 5306-80-9 (teclothiazide potassium).

(teclothiazide)

简介

四氯甲噻嗪钾是一种噻嗪类利尿药（详见氢氯噻嗪，第355页），用于治疗水肿。

制剂
多组分制剂 **Spain:** Quimodril.

Tedisamil(BAN, USAN, rINN) 替地沙米

KC-8857; Tédisamil; Tedisamilum. 3',7'-Bis(cyclopropylmethyl)spiro[cyclopentane-1,9'-[3,7]diazabicyclo[3.3.1]nonane].

Тедизамил

$C_{19}H_{32}N_2 = 288.5.$
CAS — 90961-53-8.
ATC — C01BD06.
ATC Vet — QC01BD06.
UNII — A5VAY2U3R8.

简介

该药是正在研究中的用于抗房性心律失常的药物。

1. Hohnloser SH, et al. Safety and efficacy of intravenously administered tedisamil for rapid conversion of recent-onset atrial fibrillation or atrial flutter. J Am Coll Cardiol 2004; 44: 99–104.
2. Krishnamoorthy S, Lip GY. Novel antiarrhythmic drugs in atrial fibrillation: focus on tedisamil. Expert Opin Invest Drugs 2009; 18: 1191–6.

Telmisartan (BAN, USAN, rINN) 替米沙坦

BIBR-277; BIBR-277-SE; Telmisartaani; Telmisartán; Telmisartanum. 4'-{[4-Methyl-6-(1-methyl-2-benzimidazolyl)-2-propyl-1-benzimidazolyl]methyl}-2-biphenylcarboxylic acid.

Тельмисартан

$C_{33}H_{30}N_4O_2 = 514.6.$
CAS — 144701-48-4.
ATC — C09CA07.
ATC Vet — QC09CA07.
UNII — U5SYW473RQ.

Pharmacopoeias. In Eur. (see p.vii) and US.
Ph. Eur. 6.8 (Telmisartan) 白色至淡黄色，结晶性粉末。不溶于水；微溶于甲醇；溶于二氯甲烷；溶于1N的氢氧化钠溶液。具有多晶态现象。
USP 33 (Telmisartan) 白色至淡黄色，结晶性粉末。不溶于水；微溶于甲醇；可溶于二氯甲烷；溶于 1N 的氢氧化钠溶液。贮藏于密闭容器中。避光。

不良反应和注意事项
参见氯沙坦钾，第373页。对于肝损伤和胆汁阻塞的患者应该慎重使用替米沙坦。

1. Michel MC, et al. Safety of telmisartan in patients with arterial hypertension : an open-label observational study. Drug Safety 2004; 27: 335–44.

药物相互作用
参见氯沙坦钾，第373页。

地高辛 替米沙坦能增加地高辛的血清浓度（详见地高辛的药物相互作用项下血管紧张素 II 受体拮抗剂，第313页），但是其相互作用在临床上一般不显著。

药动学
替米沙坦能快速从胃肠道吸收；口服的绝对生物利用度是剂量依赖性的，服用 40mg 后生物利用度大约为42%，服用 160mg 后大约为 58%。在一次口服剂量后，替米沙坦的达峰时间为 0.5～1h。99% 以上的替米沙坦与血浆蛋白结合。替米沙坦几乎完全经胆汁随粪便排泄，完全以原形式排出。清除半衰期大约为24h。

1. Stangier J, et al. Absorption, metabolism, and excretion of intravenously and orally administered [¹⁴C]telmisartan in healthy volunteers. J Clin Pharmacol 2000; 40: 1312–22.
2. Deppe S, et al. Telmisartan: a review of its pharmacodynamic and pharmacokinetic properties. Expert Opin Drug Metab Toxicol 2010; 6: 863–71.

用途和用法
替米沙坦是一种作用类似于氯沙坦（第373页）的血管紧张素 II 受体拮抗剂。用于高血压（第228页），对具有一定风险因素的心血管病患者的预防见降低心血管危险，第221页。

替米沙坦口服给药。单次口服后，3h 内达到低血压峰值，持续至少 24h。开始治疗后的 4～8 周内达到最大的降低血压效果。

治疗高血压，替米沙坦的初始剂量是 40mg，每日 1 次。如果需要，可调整剂量到每日 20～80mg，每日 1 次。对于肝或肾损伤的患者要考虑降低剂量（详见下文）。

用于降低心血管危险，替米沙坦可 80mg，每日 1 次。

1. Sharpe M, et al. Telmisartan: a review of its use in hypertension. Drugs 2001; 61: 1501–29.
2. Battershill AJ, Scott LJ. Telmisartan: a review of its use in the management of hypertension. Drugs 2006; 66: 51–83.
3. Gosse P. A review of telmisartan in the treatment of hypertension: blood pressure control in the early morning hours. Vasc Health Risk Manag 2006; 2: 195–201.
4. Yamagishi S, et al. Potential utility of telmisartan, an angiotensin II type 1 receptor blocker with peroxisome proliferator-activated receptor-γ (PPAR)-modulating activity for the treatment of cardiometabolic disorders. Curr Mol Med 2007; 7: 463–9.
5. Franceschetti EA, et al. Treatment of hypertension in individuals with the cardiometabolic syndrome: role of an angiotensin II receptor blocker, telmisartan. Expert Rev Cardiovasc Ther 2008; 6: 289–303.
6. Rosario RF, Hendra TJ. Telmisartan in the treatment of hypertension. Expert Opin Drug Metab Toxicol 2008; 4: 485–92.
7. Xi GL, et al. Meta-analysis of randomized controlled trials comparing telmisartan with losartan in the treatment of patients with hypertension. Am J Hypertens 2008; 21: 546–52.
8. Baumhäkel M, Böhm M. Telmisartan prevents cardiovascular events in a broad group of at-risk patients. Expert Opin Pharmacother 2009; 10: 3113–17.
9. Burnier M. Telmisartan: a different angiotensin II receptor blocker protecting a different population? J Int Med Res 2009; 37: 1662–79.
10. Galzerano D, et al. New standards in hypertension and cardiovascular risk management: focus on telmisartan. Vasc Health Risk Manag 2010; 6: 113–33.
11. Zheng Z, et al. A systematic review and meta-analysis of telmisartan versus valsartan in the management of essential hypertension. J Clin Hypertens (Greenwich) 2010; 12: 414–21.

在肝损伤或肾损伤中的用法 对肝损伤或肾损伤患者，替米沙坦的剂量需要调整。

- 肝损伤的患者使用替米沙坦会导致生物利用度增加，与健康受试者相比，其清除率会减小[1]。虽然替米沙坦有良好的耐受性，但是建议肝损伤患者减小剂量。在英国，严重的肝损伤患者禁止使用替米沙坦，建议轻度至中度损伤的患者服用最大剂量为40mg，每日 1 次。
- 替米沙坦对肾损伤患者表现出很好的耐受性，包括透析患者[2]。然而，在英国，建议严重的肾损伤患者或在血液透析中的患者初始剂量为20mg，每日 1 次。

1. Stangier J, et al. Pharmacokinetics and safety of intravenous and oral telmisartan 20 mg and 120 mg in subjects with hepatic impairment compared with healthy volunteers. J Clin Pharmacol 2000; 40: 1355–64.
2. Sharma AM, et al. Telmisartan in patients with mild/moderate hypertension and chronic kidney disease. Clin Nephrol 2005; 63: 250–7.

制剂

USP 33: Telmisartan Tablets.

专利制剂

Arg.: Gliosartan; Micardis; **Austral.:** Micardis; **Austria:** Micardis; **Belg.:** Kinzalmono; Micardis; **Braz.:** Micardis; Pritor; **Canad.:** Micardis; **Chile:** Cordiax; Micardis; Pritoral†; Samertan†; **Cz.:** Kinzalmono; Micardis; Pritor; **Denm.:** Kinzalmono†; Micardis; **Fin.:** Kinzalmono; Micardis; **Fr.:** Micardis; Pritor; **Ger.:** Kinzalmono; Micardis; **Hong Kong:** Micardis; **Hung.:** Micardis; Pritor; **India:** Telma; Telpres; **Indon.:** Micardis; **Irl.:** Kinzalmono; Micardis; Pritor; **Ital.:** Micardis; Pritor; **Jpn:** Micardis; **Malaysia:** Micardis; **Mex.:** Micardis; Predxal; **Neth.:** Kinzalmono; Micardis; Pritor; **Norw.:** Micardis; **NZ:** Micardis; **Philipp.:** Micardis; Pritor; **Pol.:** Micardis; Pritor; **Port.:** Kinzalmono; Micardis; Pritor; **Rus.:** Micardis (Микардис); Pritor (Прайтор); **S.Afr.:** Micardis; **Singapore:** Micardis; **Spain:** Pritor; **Swed.:** Kinzalmono†; Micardis; **Switz.:** Micardis; Pritor; **Thai.:** Micardis; **Turk.:** Micardis; Pritor; **UK:** Micardis; **USA:** Micardis; **Venez.:** Micardis; Pritor.

多组分制剂　**Arg.:** Gliosartan Plus; Micardis Plus; **Austral.:** Micardis Plus; **Austria:** MicardisPlus; Pritor HCT; **Belg.:** Kinzalkomb; Micardis Plus; **Braz.:** Micardis HCT; Pritor HCT; **Canad.:** Micardis Plus; **Chile:** Cordiax D; Micardis Plus; **Cz.:** Kinzalkomb; MicardisPlus; PritorPlus; **Denm.:** Kinzalkomb†; MicardisPlus; **Fin.:** Kinzalkomb; MicardisPlus; **Fr.:** MicardisPlus; PritorPlus; **Ger.:** Kinzalkomb; MicardisPlus; **Gr.:** Micardis Plus; Pritor Plus; **Hong Kong:** Micardis Plus; **Hung.:** MicardisPlus; PritorPlus; **India:** Telma-H; Telpres-H; **Indon.:** Micardis Plus; **Irl.:** Kinzalkomb; MicardisPlus; **Ital.:** Micardis Plus; PritorPlus; **Malaysia:** Micardis Plus; **Mex.:** Micardis Plus; Predxal Plus; **Neth.:** Kinzalkomb; MicardisPlus; PritorPlus; **Norw.:** MicardisPlus; **Philipp.:** Micardis Plus; Pritor Plus; **Pol.:** MicardisPlus; Pritor Plus; **Port.:** Micardis Plus; Pritor Plus; **Rus.:** MicardisPlus (МикардисПлюс); **S.Afr.:** Co-Micardis; **Singapore:** Micardis Plus; **Spain:** Micardis Plus; Pritor Plus; **Swed.:** Kinzalkomb†; Micardis Plus; **Switz.:** Kinzalplus; MicardisPlus; **Thai.:** Micardis Plus; **Turk.:** Micardis Plus; Pritor Plus; **UK:** MicardisPlus; **USA:** Micardis HCT; **Venez.:** Micardis Plus; Pritor Plus.

Temocapril Hydrochloride (*BANM, USAN, rINNM*) 盐酸替莫普利

CS-622; Hidrocloruro de temocapril; Témocapril, Chlorhydrate de; Temocaprili Hydrochloridum. (+)-(2*S*,6*R*)-6-{[(1*S*)-1-Ethoxycarbonyl-3-phenylpropyl]amino}tetrahydro-5-oxo-2-(2-thienyl)-1,4-thiazepine-4(5*H*)-acetic acid hydrochloride.

Темокаприла Гидрохлорид

$C_{23}H_{28}N_2O_5S_2,HCl = 513.1$.

CAS — 111902-57-9 (temocapril); 110221-44-8 (temocapril hydrochloride).
ATC — C09AA14.
ATC Vet — QC09AA14.

(temocapril)

简介

替莫普利是一种 ACEI（第248页），用于治疗高血压（第228页）。口服后，其活性来自替莫普利拉二酸的作用。

1. Nakashima M, *et al.* Pharmacokinetics of temocapril hydrochloride, a novel angiotensin converting enzyme inhibitor, in renal insufficiency. *Eur J Clin Pharmacol* 1992; **43:** 657–9.
2. Oguchi H, *et al.* Pharmacokinetics of temocapril and enalapril in patients with various degrees of renal insufficiency. *Clin Pharmacokinet* 1993; **24:** 421–7.
3. Furuta T, *et al.* Pharmacokinetics of temocapril, an ACE inhibitor with preferential biliary excretion, in patients with impaired liver function. *Eur J Clin Pharmacol* 1993; **44:** 383–5.
4. Arakawa M, *et al.* Pharmacokinetics and pharmacodynamics of temocapril during repeated dosing in elderly hypertensive patients. *Eur J Clin Pharmacol* 2001; **57:** 775–9.
5. Song JC, White CM. Clinical pharmacokinetics and selective pharmacodynamics of new angiotensin converting enzyme inhibitors: an update. *Clin Pharmacokinet* 2002; **41:** 207–24.
6. Yasunari K, *et al.* Pharmacological and clinical studies with temocapril, an angiotensin converting enzyme inhibitor that is excreted in the bile. *Cardiovasc Drug Rev* 2004; **22:** 189–98.

制剂

专利制剂
Jpn: Acecol.

Tenecteplase (*BAN, USAN, rINN*) 替奈普酶

Tenecteplasa; Ténectéplase; Tenecteplasum; TNK-tPA. [103-L-Asparagine-117-L-glutamine-296-L-alanine-297-L-alanine-298-L-

alanine-299-L-alanine]plasminogen activator (human tissue-type).

Тенектеплас

CAS — 191588-94-0.
ATC — B01AD11.
ATC Vet — QB01AD11.
UNII — WGD229042W.

性状　替奈普酶是通过重组 DNA 技术产生的一种含 527 个氨基酸的酸性糖蛋白。是一种组织纤维蛋白溶酶原激活剂的修饰形式。

不良反应、处置和注意事项

参见链激酶，第444页。

药物相互作用

参见链激酶，第445页。

药动学

急性心肌梗死患者静脉注射后，替奈普酶有双相性的血浆清除率，最初的半衰期是 20～24min，终末半衰期为 90～130min。主要通过肝代谢。

1. Tanswell P, *et al.* Pharmacokinetics and pharmacodynamics of tenecteplase in fibrinolytic therapy of acute myocardial infarction. *Clin Pharmacokinet* 2002; **41:** 1229–45.

用途和用法

替奈普酶是一种溶栓药。它能使纤维蛋白溶酶原转换为纤溶酶，即纤维蛋白溶酶，有溶解纤维蛋白和血斑块的作用。纤维蛋白溶解作用的机制在止血和纤维蛋白溶解作用项下有深入的讨论，详见第174页。替奈普酶是一种特殊的纤维蛋白溶栓药（详见第214页）。

替奈普酶用于急性心肌梗死（第232页）的作用与链激酶（第446页）类似。症状出现后尽快在 5～10s 内，由静脉内快速灌注给药。根据体重给药，剂量范围是 30mg（体重＜60kg）至最大剂量 50mg（体重≥90kg）。

1. Cannon CP, *et al.* TNK-tissue plasminogen activator compared with front-loaded alteplase in acute myocardial infarction: results of the TIMI 10B trial. *Circulation* 1998; **98:** 2805–14.
2. Assessment of the Safety and Efficacy of a New Thrombolytic (ASSENT-2) Investigators. Single-bolus tenecteplase compared with front-loaded alteplase in acute myocardial infarction: the ASSENT-2 double-blind randomised trial. *Lancet* 1999; **354:** 716–22.
3. The Assessment of the Safety and Efficacy of a New Thrombolytic Regimen (ASSENT)-3 Investigators. Efficacy and safety of tenecteplase in combination with enoxaparin, abciximab, or unfractionated heparin: the ASSENT-3 randomised trial in acute myocardial infarction. *Lancet* 2001; **358:** 605–13.
4. Melzer C, *et al.* Fibrinolysis of acute peripheral arterial occlusion with tenecteplase—a new weight-optimized treatment regimen. *J Thromb Thrombolysis* 2004; **18:** 43–6.
5. Spöhr F, *et al.* International multicentre trial protocol to assess the efficacy and safety of tenecteplase during cardiopulmonary resuscitation in patients with out-of-hospital cardiac arrest: the Thrombolysis in Cardiac Arrest (TROICA) Study. *Eur J Clin Invest* 2005; **35:** 315–23.
6. Kelly RV, *et al.* Safety of adjunctive intracoronary thrombolytic therapy during complex percutaneous coronary intervention: initial experience with intracoronary tenecteplase. *Catheter Cardiovasc Interv* 2005; **66:** 327–32.
7. Assessment of the Safety and Efficacy of a New Treatment Strategy with Percutaneous Coronary Intervention (ASSENT-4 PCI) investigators. Primary versus tenecteplase-facilitated percutaneous coronary intervention in patients with ST-segment elevation acute myocardial infarction (ASSENT-4 PCI): randomised trial. *Lancet* 2006; **367:** 569–78.
8. Hull JE, *et al.* Tenecteplase in acute lower-leg ischemia: efficacy, dose, and adverse events. *J Vasc Interv Radiol* 2006; **17:** 629–36.
9. Kline JA, *et al.* Tenecteplase to treat pulmonary embolism in the emergency department. *J Thromb Thrombolysis* 2007; **23:** 101–5.
10. Johnson KK, *et al.* Tenecteplase for malignant pericardial effusion. *Pharmacotherapy* 2007; **27:** 303–5.
11. Melandri G, *et al.* Review of tenecteplase (TNKase) in the treatment of acute myocardial infarction. *Vasc Health Risk Manag* 2009; **5:** 249–56.
12. Becattini C, *et al.* TIPES Study Group. Bolus tenecteplase for right ventricle dysfunction in hemodynamically stable patients with pulmonary embolism. *Thromb Res* 2010; **125:** e82–e86.
13. Tumlin J, *et al.* A phase III, randomized, double-blind, placebo-controlled study of tenecteplase for improvement of hemodialysis catheter function: TROPICS 3. *Clin J Am Soc Nephrol* 2010; **5:** 631–6.

制剂

专利制剂

Austral.: Metalyse; **Austria:** Metalyse; **Belg.:** Metalyse; **Braz.:** Metalyse; **Canad.:** TNKase; **Chile:** Metalyse; **Denm.:** Metalyse; **Fin.:** Metalyse; **Fr.:** Metalyse; **Ger.:** Metalyse; **Gr.:** Metalyse; **Hong Kong:** Metalyse; **Hung.:** Metalyse; **Irl.:** Metalyse; **Ital.:** Metalyse; **Malaysia:** Metalyse; **Mex.:** Metalyse; **Neth.:** Metalyse; **Norw.:** Metalyse; **NZ:** Metalyse; **Pol.:** Metalyse; **Port.:** Metalyse; **Rus.:** Metalyse (Метализе); **S.Afr.:** Metalyse; **Singapore:** Metalyse; **Spain:** Metalyse; **Swed.:** Metalyse; **Switz.:** Metalyse; **Thai.:** Metalyse; **Turk.:** Metalyse; **UK:** Metalyse; **USA:** TNKase.

Teprotide (*BAN, USAN, rINN*) 替普罗肽

BPF$_{9a}$; L-Pyroglutamyl-L-tryptophyl-L-prolyl-L-arginyl-L-prolyl-L-glutaminyl-L-isoleucyl-L-prolyl-L-proline; SQ-20881; Teprotida; Téprotide; Teprotidum; 2-L-Tryptophan-3-de-L-leucine-4-de-L-proline-8-L-glutaminebradykinin potentiator B. 5-oxo-Pro-Trp-Pro-Arg-Pro-Gln-Ile-Pro-Pro.

Тепротид

$C_{53}H_{76}N_{14}O_{12} = 1101.3$.
CAS — 35115-60-7.

简介

替普罗肽最初是在一种南美颊窝毒蛇，即具窍蝮蛇的毒液中发现的一种九肽。它是一种短时间作用的 ACEI，作为一种研究工具，肠外给药。

Terazosin Hydrochloride (*BANM, USAN, rINNM*) 盐酸特拉唑嗪

Abbott-45975; Hidrocloruro de terazosina; Teratsosiinihydrokloridi; Terazosin Hidroklorür; Térazosine, chlorhydrate de; Terazosinhydroklorid; Terazosini hydrochloridum. 1-(4-Amino-6,7-dimethoxyquinazolin-2-yl)-4-(tetrahydro-2-furoyl)piperazine hydrochloride dihydrate; 6,7-Dimethoxy-2-[4-(tetrahydrofuran-2-carbonyl)piperazin-1-yl]quinazolin-4-ylamine hydrochloride dihydrate.

Теразозина Гидрохлорид

$C_{19}H_{25}N_5O_4,HCl,2H_2O = 459.9$.

CAS — 63590-64-7 (terazosin); 63074-08-8 (anhydrous terazosin hydrochloride); 70024-40-7 (terazosin hydrochloride dihydrate).
ATC — G04CA03.
ATC Vet — QG04CA03.
UNII — D32S14F082 (terazosin hydrochloride); 8QOP8Z9955 (anhydrous terazosin hydrochloride).

(terazosin)

Pharmacopoeias. In *Eur.* (see p.vii) and *US.*

Ph. Eur. 6.8 (Terazosin Hydrochloride Dihydrate) 白色至淡黄色，结晶性粉末。可溶于水；极微溶于乙醇；微溶于甲醇；几乎不溶于丙酮。2% 水溶液的 pH 值为 3.0～5.0。避光。

USP 33 (Terazosin Hydrochloride) 白色至淡黄色，结晶性粉末。溶于水和甲醇；易溶于等渗盐水；微溶于乙醇和 0.1N 的甲酸；几乎不溶丙酮和己烷；极微溶于氯仿。贮藏于 20～25℃ 的密闭容器中。

不良反应、处置和注意事项

参见盐酸哌唑嗪，第418页。

过量　报道称窦性心动过缓和低血压患者服用 300mg 特拉唑嗪后有自杀倾向[1]。患者经过阿托品和静脉液体支持治疗后康复且无后遗症。

1. Seak C-J, Lin C-C. Acute intoxication with terazosin. *Am J Emerg Med* 2008; **26:** 117.e5–117.e6.

尿失禁　与特拉唑嗪相关的尿失禁，详见**盐酸哌唑嗪**的不良反应项下内容，第418页。

药物相互作用

参见**盐酸哌唑嗪**，第419页。

药动学

口服特拉唑嗪后，几乎能迅速地完全从胃肠道吸收；据报道生物利用度大约是 90%。大约 1h 达到血浆浓度峰值。90%～94% 的特拉唑嗪与蛋白质结合。在肝中代谢，其中一种代谢产物有抗高血压活性。血浆半衰期大约是 12h。特拉唑嗪经胆汁随粪便和尿排泄，以原形和代谢产物排出。

用途和用法

特拉唑嗪是一种作用类似于哌唑嗪（第419页）的

α₁ 肾上腺受体阻滞剂（第211页），但是作用持续时间较长。

它用于治疗高血压（第228页）和良性前列腺增生（参见 M37 第2098页），减轻尿路梗阻。

特拉唑嗪以盐酸盐的形式口服，但是剂量通常以碱基表达。1.2mg 盐酸特拉唑嗪相当于 1mg 特拉唑嗪。口服后 15min 内就可以看到其降低血压的作用，可以持续 24h，允许每日给药 1 次。

要避免有的患者在第一次服用后发生虚脱，高血压和良性前列腺增生的患者的初始剂量是睡前 1mg，根据患者的反应，在 7 天间隔后逐渐增加。治疗高血压的常用维持剂量是每日 2～10mg，常用最大剂量是单次剂量每日 20mg 或分 2 次服用。治疗良性前列腺增生，常用维持剂量是每日 5～10mg。

1. Titmarsh S, Monk JP. Terazosin: a review of its pharmacodynamic and pharmacokinetic properties, and therapeutic efficacy in essential hypertension. *Drugs* 1987; **33**: 461–77.
2. Achari R, Laddu A. Terazosin: a new alpha adrenoceptor blocking drug. *J Clin Pharmacol* 1992; **32**: 520–3.
3. Wilt TJ, *et al.* Terazosin for benign prostatic hyperplasia. Available in the Cochrane Database of Systematic Reviews; Issue 1. Chichester: John Wiley; 2000 (accessed 01/02/06).

制剂

专利制剂

Arg.: Andrin; Benaprost; Blavin; Eglidon; Flumarc; Fosfomik; Geriprost; Isontyn; Panaprost; Proxatan; Rotiaz; **Austral.:** Hytrin; **Austria:** Urocard; Uroflo; Vicard; **Belg.:** Hytrin; Terazosabb; Uro-Hytrin; **Braz.:** Hytrin; **Canad.:** Hytrin; **Chile:** Adecur; Hytrin; Komam; **Denm.:** Sinalfa; **Fr.:** Dysalfa; Hytrine; **Ger.:** Flotrin; Heitrin†; Tera; Terablock; Teranar; Terazid; Terazoflo; **Gr.:** Vlanodrin; **Hong Kong:** Hytrin; Hyront†; Hytrin; Kornam†; Setegis; **India:** Hytrin; Olyster; Zytrin; **Indon.:** Hytrin; **Irl.:** Benph; Hytrin; **Israel:** Hytrin; **Ital.:** Ezosina; Ibiprovir†; Itrin; Prostatil; Terafluss; Teraprost; Unoprost; Urodie; **Malaysia:** Hytrin; Terasin; **Mex.:** Adecur; Hytrin; Romaken; **Neth.:** Hytrin; **Norw.:** Sinalfa; **NZ:** Hytrin; **Philipp.:** Conmy; Hykor; Hyzin; Lotencin; **Pol.:** Hytrin†; Kornam; Setegis; Tesin; **Port.:** Hytrin; **Rus.:** Hytrin (Хитрин)†; Kornam (Корнам); Setegis (Сетегис); **S.Afr.:** Hytrin; **Singapore:** Hytrin; **Spain:** Alfaprost; Deflox Magnurol; Mayul; Sutif; Teraumon; Zayasel; **Swed.:** Hytrinex; Sinalfa; **Switz.:** Hytrin BPH; **Thai.:** Hytrin; Teranar; Teraumon; **Turk.:** Hytrin; **UK:** Hytrin; **Ukr.:** Kornam (Корнам); Setegis (Сетегис); **USA:** Hytrin; **Venez.:** Adecur; Hytrin.

Tertatolol Hydrochloride (BANM, rINNM) ⊗
盐酸特他洛尔

Hidrocloruro de tertatolol; S-2395 (tertatolol or tertatolol hydrochloride); SE-2395 (tertatolol or tertatolol hydrochloride); Tertatolol, Chlorhydrate de; Tertatololi Hydrochloridum. (±)-1-(*tert*-Butylamino)-3-(thiochroman-8-yloxy)propan-2-ol hydrochloride.

Тертатолола Гидрохлорид

$C_{16}H_{25}NO_2S,HCl = 331.9$.
CAS — 34784-64-0 (tertatolol); 33580-30-2 (tertatolol hydrochloride).
ATC — C07AA16.
ATC Vet — QC07AA16.

(tertatolol)

简介

特他洛尔是一种非心脏选择性 β 受体阻滞剂（第278页）。据报道其缺乏内在拟交感活性。

特他洛尔以盐酸盐的形式口服治疗高血压（第228页），每日 5mg。如果需要，可增加至每日 1 次，每次 10mg。

制剂

专利制剂

Denm.: Artexal†; **Fr.:** Artex; **Gr.:** Artexal; **Irl.:** Artexal; **Neth.:** Artex; **Port.:** Artex.

Tezosentan (BAN, rINN) 替唑生坦

Tézosentan; Tezosentán; Tezosentanum. N-{6-(2-Hydroxyethoxy)-5-(o-methoxyphenoxy)-2-[2-(1H-tetrazol-5-yl)-4-pyridyl]-4-pyrimidinyl}-5-isopropyl-2-pyridinesulfonamide.

Тезозентан

$C_{27}H_{27}N_9O_6S = 605.6$.
CAS — 180384-57-0.
UNII — 64J9J55263.

简介

替唑生坦是一种内皮素受体拮抗药，研究用于急性心力衰竭。

1. Torre-Amione G, *et al.* Hemodynamic effects of tezosentan, an intravenous dual endothelin receptor antagonist, in patients with class III to IV congestive heart failure. *Circulation* 2001; **103**: 973–80.
2. Tovar JM, Gums JG. Tezosentan in the treatment of acute heart failure. *Ann Pharmacother* 2003; **37**: 1877–83.
3. Cotter G, *et al.* The hemodynamic and neurohormonal effects of low doses of tezosentan (an endothelin A/B receptor antagonist) in patients with acute heart failure. *Eur J Heart Fail* 2004; **6**: 601–9.
4. McMurray JJV, *et al.* Effects of tezosentan on symptoms and clinical outcomes in patients with acute heart failure: the VERITAS randomized controlled trials. *JAMA* 2007; **298**: 2009–19.

Tiadenol (rINN) 羟硫癸烷

LL-1558; Tiadénol; Tiadenolum. 2,2'-(Decamethylenedithio)diethanol.

Тиаденол

$C_{14}H_{30}O_2S_2 = 294.5$.
CAS — 6964-20-1.
ATC — C10AX03.
ATC Vet — QC10AX03.

简介

羟硫癸烷是一种血脂调节药，用于治疗高脂血症（第226页）。常用剂量是每日 1.2～2.4g，口服，分次服用。

制剂

专利制剂

Mon.: Fonlipol.

Ticagrelor (BAN, USAN, rINN) 替卡格雷

AR-C126532XX; AZD-6140; Ticagrélor; Ticagrelorum. (1S,2S,3R,5S)-3-(7-{[(1R,2S)-2-(3,4-Difluorophenyl)cyclopropyl]amino}-5-(propylsulfanyl)-3H-[1,2,3]triazolo[4,5-d]pyrimidin-3-yl)-5-(2-hydroxyethoxy)cyclopentane-1,2-diol.

Тикагрельор

$C_{23}H_{28}F_2N_6O_4S$.
CAS — 274693-27-5.
ATC — B01AC24.
UNII — GLH0314RVC.

注：名称 Brilinta 和 Brilique 已用作替卡格雷的商品名。

简介

替卡格雷是一种腺苷三磷酸盐，作为可逆性 P2Y₁₂ 受体拮抗剂，可抑制腺苷二磷酸介导的血小板聚集。该药口服给药，作为抗血小板药用于治疗急性冠状动脉症状正在研究中。

1. Wallentin L, *et al.* PLATO Investigators. Ticagrelor versus clopidogrel in patients with acute coronary syndromes. *N Engl J Med* 2009; **361**: 1045–57.
2. Anderson SD, *et al.* Efficacy and safety of ticagrelor: a reversible P2Y12 receptor antagonist. *Ann Pharmacother* 2010; **44**: 524–37.

Ticlopidine Hydrochloride (BANM, USAN, rINNM) 盐酸噻氯匹定

4-C-32; 53-32C; Hidrocloruro de ticlopidina; Ticlopidine, chlorhydrate de; Ticlopidini hydrochloridum; Tiklopidin Hidroklorür; Tiklopidinhidroklorid; Tiklopidin-hydrochlorid; Tiklopidinhydroklorid; Tiklopidino hidrochloridas. 5-(2-Chlorobenzyl)-4,5,6,7-tetrahydrothieno[3,2-c]pyridine hydrochloride.

Тиклопидина Гидрохлорид

$C_{14}H_{14}ClNS,HCl = 300.2$.
CAS — 55142-85-3 (ticlopidine); 53885-35-1 (ticlopidine hydrochloride).
ATC — B01AC05.
ATC Vet — QB01AC05.
UNII — A1L4914FMF.

(ticlopidine)

Pharmacopoeias. In *Chin., Eur.* (see p.vii), *Jpn*, and *US.*

Ph. Eur. 6. 8（Ticlopidine Hydrochloride） 白色或类白色，结晶性粉末。略溶于水和无水乙醇；极微溶于乙酸乙酯。2.5%水溶液的 pH 值为 3.5～4.0。

USP 33（Ticlopidine Hydrochloride） 白色或类白色，结晶性粉末。略溶于水或乙醇；极微溶于乙酸乙酯。低于 30℃贮藏于密闭容器中。

不良反应和注意事项

据报道，出血是噻吩并吡啶类最常见的不良反应；皮疹也会发生，胃肠道紊乱是噻氯匹定常见的不良反应。恶液质也会发生，包括嗜中性粒细胞减少症、血栓性血小板减少性紫癜和再生障碍性贫血。有一些肝炎和胆汁淤积性黄疸的报道。在长期治疗时，血脂浓度增加。

噻氯匹定和其他噻吩并吡啶类药物不能用于有造血障碍疾病的患者，比如嗜中性粒细胞减少症、血小板减少症、出血素质、其他能延长出血时间的出血性疾病或会增加出血危险的情况（如消化性溃疡、急性脑出血和严重的肝功能障碍）。噻氯匹定开始治疗前、治疗的头 3 个月每 2 周应该统计全部血细胞计数。如果在这段期间内停药，应该在停止治疗 2 周内统计全部血细胞计数。必须考虑在择期外科手术前 10～14 天停止使用噻氯匹定。

对血液的影响 1%使用噻氯匹定的患者会发生严重的嗜中性粒细胞减少症或粒细胞缺乏[1]，已经有发生致命感染的报道[2]。通常在治疗的头 3 个月中可能会发生嗜中性粒细胞减少症，停药后可逆转，但是有一个在停止使用噻氯匹定 18 天后发生了延迟反应的报道[3]。大约 0.4%的患者会发生血小板减少症，有时也会发生致命的血栓性血小板减少性紫癜（TTP）[1,4~8]。在置有支架的患者中使用 TTP 合并噻氯匹定的频率已降至 1/6000～1/5000[8]。相反的，使用噻氯匹定治疗血栓性血小板减少性紫癜也能达到好的效果[9,10]，但是只能在非常谨慎的情况下使用[11]。使用噻氯匹定很少发生再生障碍性贫血[1,12]。

氯吡格雷也与恶液质有关。截止至 2004 年 8 月，Australian Adverse Drug Reactions Advisory Committee（ADRAC）[13]已经收到 80 份与氯吡格雷有关的血恶液质的报道，而噻氯匹定与更高的报道率有关。也有血栓性血小板减少性紫癜、溶血性尿毒症[8,14~17]、再生障碍性贫血[18]、白细胞减少症[19]和后天的血友病 A[20]的个案报道。然而，大多数频繁报道的氯吡格雷的不良反应是与其他抗血栓药合用时发生出血，尤其是与影响血凝固的药物合用；ADRAC 已经收到 130 份出血事件的报道，有 18 个导致死亡的案例[13]。

1. Love BB, *et al.* Adverse haematological effects of ticlopidine: prevention, recognition and management. *Drug Safety* 1998; **19**: 89–98.
2. Carlson JA, Maesner JE. Fatal neutropenia and thrombocytopenia associated with ticlopidine. *Ann Pharmacother* 1994; **28**: 1236–8.
3. Farver DK, Hansen LA. Delayed neutropenia with ticlopidine. *Ann Pharmacother* 1994; **28**: 1344–6.
4. Bennett CL, *et al.* Thrombotic thrombocytopenic purpura associated with ticlopidine: a review of 60 cases. *Ann Intern Med* 1998; **128**: 541–4.
5. Bennett CL, *et al.* Thrombotic thrombocytopenic purpura after stenting and ticlopidine. *Lancet* 1998; **352**: 1036–7.
6. Steinhubl SR, *et al.* Incidence and clinical course of thrombotic thrombocytopenic purpura due to ticlopidine following coronary stenting. *JAMA* 1999; **281**: 806–10.

7. Bennett CL, *et al.* Thrombotic thrombocytopenic purpura associated with ticlopidine in the setting of coronary artery stents and stroke prevention. *Arch Intern Med* 1999; **159**: 2524–8.
8. Zakarija A, *et al.* Ticlopidine- and clopidogrel-associated thrombotic thrombocytopenic purpura (TTP): review of clinical, laboratory, epidemiological, and pharmacovigilance findings (1989-2008). *Kidney Int* 2009; **75** (suppl 112s): S20–S24.
9. Vianelli N, *et al.* Thrombotic thrombocytopenic purpura and ticlopidine. *Lancet* 1991; **337**: 1219.
10. Bobbio-Pallavicini E, *et al.* Antiplatelet agents in thrombotic thrombocytopenic purpura (TTP): results of a randomized multicenter trial by the Italian Cooperative Group for TTP. *Haematologica* 1997; **82**: 429–35.
11. Rock G, *et al.* Thrombotic thrombocytopenic purpura treatment in year 2000. *Haematologica* 2000; **85**: 410–19.
12. Symeonidis A, *et al.* Ticlopidine-induced aplastic anemia: two new case reports, review, and meta-analysis of 55 additional cases. *Am J Hematol* 2002; **71**: 24–32.
13. Adverse Drug Reactions Advisory Committee (ADRAC). Clopidogrel—haemorrhage and haematological disorders. *Aust Adverse Drug React Bull* 2004; **23**: 14–15. Also available at: http://www.tga.health.gov.au/adr/aadrb/aadr0408.htm (accessed 17/08/05)
14. Bennett CL, *et al.* Thrombotic thrombocytopenic purpura associated with clopidogrel. *N Engl J Med* 2000; **342**: 1773–7.
15. Oomen PHN, *et al.* Hemolytic uremic syndrome in a patient treated with clopidogrel. *Ann Intern Med* 2000; **132**: 1006.
16. Andersohn F, *et al.* Thrombotic thrombocytopenic purpura/haemolytic uraemic syndrome associated with clopidogrel: report of two new cases. Abstract: *Heart* 2004; **90**: e57. Full version: http://heart.bmjjournals.com/cgi/content/full/90/9/e57 (accessed 17/08/05)
17. von Mach M-A, *et al.* Subacute coronary stent thrombosis in a patient developing clopidogrel associated thrombotic thrombocytopenic purpura. Abstract: *Heart* 2005; **91**: e14. Full version: http://heart.bmjjournals.com/cgi/content/full/91/2/e14 (accessed 17/08/05)
18. Trivier J-M, *et al.* Fatal aplastic anaemia associated with clopidogrel. *Lancet* 2001; **357**: 446.
19. McCarthy MW, Kockler DR. Clopidogrel-associated leukopenia. *Ann Pharmacother* 2003; **37**: 216–19.
20. Haj M, *et al.* Acquired haemophilia A may be associated with clopidogrel. *BMJ* 2004; **329**: 323.

对胃肠道的影响 腹泻是噻氯匹定常见的不良反应；在治疗的前几个月经常发生，在不停止治疗的情况下 1～2 周会消退。然而，有 1 例在使用噻氯匹定 2 年后首次出现持续 2 个月腹泻和体重减轻[1]，停用噻氯匹定后，腹泻停止。

1. Mansoor GA, Aziz K. Delayed chronic diarrhea and weight loss possibly due to ticlopidine therapy. *Ann Pharmacother* 1997; **31**: 870–2.

对关节的影响 急性关节炎与使用噻氯匹定治疗不久后弥散性皮疹的发展有关[1]。停药后，皮疹和关节炎都消失了，这提示可能涉及超敏反应。直到 2001 年 3 月，与噻氯匹定有关的 1 个多发性关节炎病例和 3 个关节痛病例已经报道到英国 CSM。已经报道有 2 例与氯吡格雷有关的急性关节炎案例[2]；开始治疗后 2～3 周发生症状，停药后症状消失。

1. Dakik HA, *et al.* Ticlopidine associated with acute arthritis. *BMJ* 2002; **324**: 27.
2. Garg A, *et al.* Clopidogrel associated with acute arthritis. *BMJ* 2000; **320**: 483.

对肾脏的影响 有报道冠状支架植入后使用噻氯匹定的患者出现了可逆的肾功能恶化[1,2]。还有 1 例使用氯吡格雷的患者出现肾病综合征膜性肾病的报道[3]。

1. Elsman P, Zijlstra F. Ticlopidine and renal function. *Lancet* 1996; **348**: 273–4.
2. Virdee M, *et al.* Ticlopidine and renal function. *Lancet* 1996; **348**: 1031–2.
3. Tholl U, *et al.* Clopidogrel and membranous nephropathy. *Lancet* 1999; **354**: 1443–4.

对肝脏的影响 已经报道使用噻氯匹定的患者发生胆小管性肝炎，停药后一般通常是可逆的[1～3]。有 1 例停药后持续性胆汁淤积的报道[4,5]。还有 1 例肉芽肿应用氯吡格雷产生肝炎的报道[6]。有 1 例在使用噻氯匹定治疗时，发生肝酶升高[7]；继续使用氯吡格雷治疗可以使肝酶值恢复到正常。然而，有 1 例使用氯吡格雷产生肝毒性的报道[8]。

1. Cassidy LJ, *et al.* Probable ticlopidine-induced cholestatic hepatitis. *Ann Pharmacother* 1995; **29**: 30–2.
2. Pérez-Balsa AM, *et al.* Hepatotoxicity due to ticlopidine. *Ann Pharmacother* 1998; **32**: 1250–1.
3. Skurnik YD, *et al.* Ticlopidine-induced cholestatic hepatitis. *Ann Pharmacother* 2003; **37**: 371–5.
4. Colivicchi F, *et al.* Ticlopidine-induced chronic cholestatic hepatitis: a case report. *Curr Ther Res* 1994; **55**: 929–31.
5. Mambelli E, *et al.* Severe ticlopidine-induced cholestatic syndrome. *Blood Purif* 2007; **25**: 441–5.
6. Ruiz-Valverde P, *et al.* Ticlopidine-induced granulomatous hepatitis. *Ann Pharmacother* 1995; **29**: 633–4.
7. Zeolla MM, Carson JJ. Successful use of clopidogrel for cerebrovascular accident in a patient with suspected ticlopidine-induced hepatotoxicity. *Ann Pharmacother* 1999; **33**: 939–41.
8. Willens HJ. Clopidogrel-induced mixed hepatocellular and cholestatic liver injury. *Am J Ther* 2000; **7**: 317–18.

对肺的影响 一名 76 岁的使用噻氯匹定和泼尼松治疗颞动脉炎的女性患者发生了细支气管炎肺炎[1]。噻氯匹定停用几个月后症状消失。

1. Alonso-Martinez JL, *et al.* Bronchiolitis obliterans-organizing pneumonia caused by ticlopidine. *Ann Intern Med* 1998; **129**: 71–2.

药物相互作用

对于使用其他药物的患者应该谨慎使用噻氯匹定，例如抗凝血药和抗血小板药，否则会增加出血的危险。噻氯匹定是细胞色素 P450 的抑制剂，包括同工酶 CYP2C19、CYP2D6 和 CYP2B6，可以抑制通过这些途径代谢的其他药物的代谢。噻氯匹定合用西咪替丁会减小其清除率。皮质激素能对抗噻氯匹定对出血时间的影响。

抗凝血药 噻氯匹定合用抗凝血药能增加出血的危险。然而，已经有报道，噻氯匹定能对抗硝苄香豆素的作用（详见**华法林**的**药物相互作用**项下**抗血小板药**，第470页）。

抗癫痫药 一例控制稳定的患者使用了噻氯匹定后出现急性苯妥英毒性的报道，参见 M37 第478页。

双氢麦角碱 一项在健康受试者中的研究[1]表明，双氢麦角碱甲磺酸盐可减少噻氯匹定的血浆药物浓度，而这可能是由于有机阴离子转化多肽（OATP）-B 抑制其胃肠道摄取。

1. Lu W-J, *et al.* The effects of ergoloid mesylates and ginkgo biloba on the pharmacokinetics of ticlopidine. *J Clin Pharmacol* 2006; **46**: 628–34.

黄嘌呤类 噻氯匹定对茶碱半衰期作用的参考文献，参见 M37 第1107页。

药动学

噻氯匹定几乎全部能快速地从胃肠道吸收。大约 98％能与血浆蛋白结合。据报道，在长期治疗时，消除半衰期是 30～50h。噻氯匹定在肝中代谢。剂量的 60％ 以代谢产物的形式经尿代谢，25％经粪便代谢。

1. Desager J-P. Clinical pharmacokinetics of ticlopidine. *Clin Pharmacol* 1994; **26**: 347–55.
2. Buur T, *et al.* Pharmacokinetics and effect of ticlopidine on platelet aggregation in subjects with normal and impaired renal function. *J Clin Pharmacol* 1997; **37**: 108–15.

用途和用法

盐酸噻氯匹定是一种用于血栓栓塞疾病（第243页）的噻吩并吡啶抗血小板药。它是一种血小板 P2Y$_{12}$ 受体拮抗药，通过抑制二磷酸腺苷介导的血小板聚集发挥作用。可以预防卒中，有血栓形成脑卒中危险（第240页）的患者可以选择盐酸噻氯匹定或阿司匹林，还可以用于间歇性跛行（详见**外周血管病**，第234页）和缺血性心脏病的治疗。它也可以作为阿司匹林的辅助药物，用于预防冠状动脉内支架置入术后的亚急性支架闭塞（详见下文**再灌注和血管重建操作**）。噻氯匹定也用于体外循环过程中，以防止阻塞和血小板损失。

预防血栓形成的缺血性脑卒中和间歇性跛行，口服盐酸噻氯匹定 250mg，每日 2 次，与食物同服。预防冠状动脉内支架置入术后的亚急性支架闭塞，在支架放置时开始服用盐酸噻氯匹定 250mg，每日 2 次，持续 4 周。

使用噻氯匹定治疗时，需要进行有规律的血液学监测（详见上文**不良反应和注意事项**）。

1. McTavish D, *et al.* Ticlopidine: an updated review of its pharmacology and therapeutic use in platelet-dependent disorders. *Drugs* 1990; **40**: 238–59.
2. Flores-Runk P, Raasch RH. Ticlopidine and antiplatelet therapy. *Ann Pharmacother* 1993; **27**: 1090–8.
3. Sharis PJ, *et al.* The antiplatelet effects of ticlopidine and clopidogrel. *Ann Intern Med* 1998; **129**: 394–405.
4. Wallentin L. P2Y$_{12}$ inhibitors: differences in properties and mechanisms of action and potential consequences for clinical use. *Eur Heart J* 2009; **30**: 1964–77.

再灌注和血管重建操作 冠状支架逐渐用于治疗和预防血管成形术后的再狭窄（见**再灌注和血管重建操作**，第237页）。亚急性血栓形成是其主要的并发症，患者最初都是联合使用抗血小板药和抗凝血药。但是，现今普遍认为，单独使用抗血小板药对大部分患者来说已经足够了。

早期的研究表明[1～4]，在置冠状支架 4～6 周后，使用噻氯匹定，合并长期服用阿司匹林，和口服抗凝血药合并阿司匹林至少是同样有效的，一些研究显示对血栓形成[1,4]或出血并发症[1]有效。然而，中性粒细胞减少限制了噻氯匹定的使用。尽管有证据[5]显示短期（2 周）使用噻氯匹定是可以接受的，但目前氯吡格雷的使用更多。

有报道[6]，噻氯匹定也能用于提高隐静脉旁路移植术治疗下肢外周血管疾病的疗效。

1. Schömig A, *et al.* A randomized comparison of antiplatelet and anticoagulant therapy after the placement of coronary-artery stents. *N Engl J Med* 1996; **334**: 1084–9.
2. Kastrati A, *et al.* Restenosis after coronary stent placement and randomization to a 4-week combined antiplatelet or anticoagulant therapy: six-month angiographic follow-up of the Intracoronary Stenting and Antithrombotic Regimen (ISAR) trial. *Circulation* 1997; **96**: 462–7.
3. Bertrand ME, *et al.* Randomized multicenter comparison of conventional anticoagulation versus antiplatelet therapy in unplanned and elective coronary stenting: the Full Anticoagulation versus Aspirin and Ticlopidine (FANTASTIC) study. *Circulation* 1998; **98**: 1597–1603.
4. Leon MB, *et al.* A clinical trial comparing three antithrombotic-drug regimens after coronary-artery stenting. *N Engl J Med* 1998; **339**: 1665–71.
5. Berger PB, *et al.* Safety and efficacy of ticlopidine for only 2 weeks after successful intracoronary stent placement. *Circulation* 1999; **99**: 248–53.
6. Becquemin J-P. Effect of ticlopidine on the long-term patency of saphenous-vein bypass grafts in the legs. *N Engl J Med* 1997; **337**: 1726–31.

制剂

USP 33: Ticlopidine Hydrochloride Tablets.

专利制剂

Arg.: Dosier; Ticlid; Trombenal; **Austral.:** Ticlid†; Tilodene; **Austria:** Thrombodine; Ticlodone†; Tiklid; **Belg.:** Ticlid; **Braz.:** Plaketar; Ticlid; Ticlobal; **Canad.:** Ticlid†; **Chile:** Ateroclar; Plaquetil; Ticlid†; **Cz.:** Aplakett†; Apo-Tic; Ipaton; Platigrent; Tagren; Ticlid; **Ger.:** Desiticlopidin†; Tiklyd; **Gr.:** Anghostan; Etfariol; Iriflexin; Labortina; Neo Fulvigal; Neo-omnipen; Ruxicolan; Ticlid; Ticlodone; **Hong Kong:** Aplaket; Ticlid; Tipidin; **Hung.:** Aclotin; Aplatic; Ipaton; Placor; Ticlid; Ticlodone; **India:** Ticlop; Ticlopid; Tikleen; Tyklid; **Indon.:** Agulan; Cartrilet; Goclid; Nufaclapide; Piclodin; Platidine; Ticard; Ticlid; Ticlon; Ticlophar; Ticuring; **Israel:** Ticlid†; **Ital.:** Anagregal†; Antigreg; Aplaket; Chiaro; Clox; Fluilast; Flupid; Fluxidin; Klodin; Opteron; Ticlodone; Ticloproge†; Tiklid; **Jpn:** Panaldine; **Malaysia:** Antigreg; Aplaket; Ticlid; Ticlopine†; Tipidin; **Mex.:** Ticlid†; **Norw.:** Ticlid; **Philipp.:** Clotidone; Ticlid; Tikpid; Vasopid; **Pol.:** Aclotin; Apo-Clodin; Iclopid; Ifapidin; Ticlid; Ticlo; **Port.:** Agregamina†; Aplaket; Betlife; Isaxion†; Klodipin; Movin; Opidina†; Plaquetal; Previta; Ticlodix; Ticlopat; Tiklyd; Tiropa; Trombopat; **Rus.:** Ticlid (Тикло); Tikleen (Тиклин)†; **Singapore:** Antigreg; Aplaket; Tacron†; Ticlid; Tiodin; Tipidin; **Spain:** Ticlodone; Tiklid; **Swed.:** Ticlid; **Thai.:** Aplaket; Cenpidine; Siclot†; Ticlo; Ticlodin; Ticlopine; Tikof†; Tilopin; Tipidine; Viladil; **Turk.:** Agretik; Ticlid; Ticlocard; **UAE:** Ticopar; **Ukr.:** Aclotin (Аклотин); Ipaton (Ипатон); Ticlid (Тиклид)†; **USA:** Ticlid; **Venez.:** Ticlid; Ticlopin†.

Tilisolol Hydrochloride (rINNM) ⊗ 盐酸替索洛尔

Hidrocloruro de tilisolol; N-696; Tilisolol, Chlorhydrate de; Tilisololi Hydrochloridum. (±)-4-[3-[*tert*-Butylamino]-2-hydroxypropoxy]-2-methylisocarbostyril hydrochloride.

Тилизолола Гидрохлорид

$C_{17}H_{24}N_2O_3,HCl = 340.8$.

CAS — 85136-71-6 (tilisolol); 62774-96-3 (tilisolol hydrochloride).

简介

盐酸替索洛尔是一种非心肌选择性 β 受体阻滞剂（见第278页），具有直接的血管舒张活性。盐酸替索洛尔常用于心绞痛（第215页）和高血压（第228页）的治疗，每日 1 次服用 10～20mg，必要时可用最大剂量 30mg，每日 1 次。

制剂

专利制剂

Jpn: Selecal.

Timolol Maleate (BANM, USAN, rINNM) ⊗ 马来酸噻吗洛尔

Maleato de timolol; MK-950; Timolol Maleat; Timolol, maléate de; Timolol maleinát; Timololi maleas; Timololimaleaatti; Timololio maleatas; Timololmaleat; Timolol-maleát. (S)-1-*tert*-Butylamino-3-(4-morpholino-1,2,5-thiadiazol-3-yloxy)propan-2-ol maleate.

Тимолола Малеат

$C_{13}H_{24}N_4O_3S,C_4H_4O_4 = 432.5$.

CAS — 26839-75-8 (timolol); 91524-16-2 (timolol hemihydrate); 26921-17-5 (timolol maleate).

ATC — C07AA06; S01ED01.

ATC Vet — QC07AA06; QS01ED01.

UNII — P8Y54F701R.

(timolol)

注：TIM 是 BP 2005 批准的用于表示含马来酸噻吗洛尔的滴眼剂的单次滴眼的剂量单位代码，因为容器太小不能容纳包含所有信息的标签。

Pharmacopoeias. In *Chin.*, *Eur.* (see p.vii), *Int.*, *Jpn*, and *US.*

Ph. Eur. 6. 8（Timolol Maleate） 白色或类白色、结晶性粉末或无色结晶体。溶于水和乙醇。2% 水溶液的 pH 值是 3.8～4.3。避光。

USP 33（Timolol Maleate） 白色至类白色，无臭或几乎无臭的粉末。溶于水、乙醇和甲醇；略溶于氯仿和丙二醇；不溶于环己烷和乙醚。2% 水溶液的 pH 值是 3.8～4.3。

不良反应、处置和注意事项

参见 **β 受体阻滞剂**，第279页。

哺乳 噻吗洛尔分布在母乳中。每天 2 次滴注 0.5% 噻吗洛尔滴眼剂，其在 1 位女性母乳中的浓度大约比血清中的大 6 倍，浓度值分别是 5.6ng/ml 和 0.93ng/ml[1]。在一项研究中[2]，患者每日口服 3 次 5mg 噻吗洛尔，母乳平均浓度为 15.9ng/ml，乳汁和血浆浓度的比率是 0.8；在更高的剂量中也发现了类似的比率，但是婴儿摄入的量并不重要。在这些研究中没有不良反应的报道，American Academy of Pediatrics 认为[3]噻吗洛尔通常与母乳喂养是相容的。

1. Lustgarten JS, Podos SM. Topical timolol and the nursing mother. *Arch Ophthalmol* 1983; **101**: 1381–2.
2. Fidler J, *et al.* Excretion of oxprenolol and timolol in breast milk. *Br J Obstet Gynaecol* 1983; **90**: 961–5.
3. American Academy of Pediatrics. The transfer of drugs and other chemicals into human milk. *Pediatrics* 2001; **108**: 776–89. [Retired May 2010] Correction. *ibid,* 1029. Also available at: http://aappolicy.aappublications.org/cgi/content/full/pediatrics%3b108/3/776 (accessed 10/01/08)

药物相互作用

与 β 受体阻滞剂有关的相互作用的讨论，详见第 281页。

抗病毒药 美国关于利托那韦的注册药品信息警告利托那韦可提高噻吗洛尔的浓度。因此，合用时噻吗洛尔应减量。

药动学

噻吗洛尔几乎全部从胃肠道吸收，但是要经受中等的首关代谢。单次给药后 1～2h 达到血浆峰浓度。作为滴眼剂使用时，也可在血浆中有低浓度分布。噻吗洛尔有中度脂溶性。据报道其蛋白结合率低。能通过胎盘和分布于母乳中。据报道血浆半衰期为 4h。噻吗洛尔大部分在肝内代谢，代谢产物和一些原形药物随尿排出。噻吗洛尔不能通过血液透析消除。

吸收 关于眼用噻吗洛尔全身吸收的参考文献如下[1]。

1. Nieminen T, *et al.* Ophthalmic timolol: plasma concentration and systemic cardiopulmonary effects. *Scand J Clin Lab Invest* 2007; **67**: 237–45.

新陈代谢 噻吗洛尔可能由细胞色素 P450 同工酶 CYP2D6 代谢，研究[1~4]表明噻吗洛尔的新陈代谢受遗传多态现象的影响。

1. Volotinen M, *et al.* Timolol metabolism in human liver microsomes is mediated principally by CYP2D6. *Drug Metab Dispos* 2007; **35**: 1135–41.
2. McGourty JC, *et al.* Pharmacokinetics and beta-blocking effects of timolol in poor and extensive metabolizers of debrisoquin. *Clin Pharmacol Ther* 1985; **38**: 409–13.
3. Lewis RV, *et al.* Timolol and atenolol: relationships between oxidation phenotype, pharmacokinetics and pharmacodynamics. *Br J Clin Pharmacol* 1985; **19**: 329–33.
4. Lennard MS, *et al.* Timolol metabolism and debrisoquine oxidation polymorphism: a population study. *Br J Clin Pharmacol* 1989; **27**: 429–34.

用途和用法

噻吗洛尔是一种非选择性的 β 受体阻滞剂（第278页）。据报道，其缺乏内在拟交感神经活性和膜稳定性。

噻吗洛尔以马来酸盐的形式用于治疗青光眼（参见M37 第1785页）、高血压（第228页）、心绞痛（第215页）、心肌梗死（第232页）。也用于预防偏头痛（参见 M37 第587页）。也使用其半水化物。

含马来酸噻吗洛尔或半水化物的滴眼剂相当于

0.25% 和 0.5% 的噻吗洛尔，每日滴 2 次，以减轻开角型青光眼和高眼压的眼内压升高。每日滴 1 次就可以控制眼内压。也可以使用凝胶滴眼剂，每日 1 次。

对于其他适应证，可口服噻吗洛尔。治疗高血压时，马来酸噻吗洛尔的初始剂量为 10mg，每日 1 次，根据反应，间隔 7 天或更长时间后可增加剂量。常用维持量是每日 10～40mg，但是有些患者需要每日 60mg；每日剂量高于 30mg 时，要分 2 次等量服用。

治疗心绞痛的初始剂量是 5mg，每日 2 次，以至少 3 天为间隔，每次增加 10mg。大多数患者对每日分次服用 35～45mg 的剂量有反应，但是一些患者每日需要高达 60mg。

对于心肌梗死患者，马来酸噻吗洛尔的初始剂量为 5mg，每日 2 次，治疗 2 天，开始于梗死形成后 7～28 天，随后在没有任何禁忌性不良反应的情况下，逐渐增加剂量至服用 10mg，每日 2 次。

每日服用 10～20mg 的马来酸噻吗洛尔用于预防偏头痛。

肾损伤或肝损伤患者要减小剂量。

制剂

BP 2010: Timolol Eye Drops; Timolol Tablets;
USP 33: Timolol Maleate and Hydrochlorothiazide Tablets; Timolol Maleate Ophthalmic Solution; Timolol Maleate Tablets.

专利制剂

Arg.: Glatim; Ingetim†; Klonalol; Ofal; Plostim; Poentimol; Proflax; Protevis; Timed; Timoler†; Timolpres; Timoptic; Zopirol; **Austral.:** Nyogel; Tenopt; Timoptol; Timoptol-XE; **Austria:** Blocadren†; Dispatim; Tim-Ophtal; Timabak; Timax†; Timo-COMOD; Timoftal; Timohexal; Timoptic; **Belg.:** Blocadren†; Nyogel; Nyolol; Timabak; Timo-POS; Timoptol; Timoptolgel; **Braz.:** Glaucotrat; Glautimol; Nyolol; Tenoftal; Timabak; Timoptol; **Canad.:** Apo-Timol; Apo-Timop; Novo-Timol; Tim-AK; Timoptic; **Chile:** Glausolets; Nyolol; Timabak; Timop; Timoptol-XE; Tiof; **Cz.:** Arutimol; Oftan; Oftensint; Ophthalmo-Timogal†; Timo-COMOD; Timogal†; Timohexal; Timoptol; Uni Timolol; **Denm.:** Aquanil; Oftamolol†; Optimol; Timacar; Timosan; **Fin.:** Aquanil†; Betimol; Blocanol; Timosan; **Fr.:** Digaol; Gelitim; Nyogel; Ophtim; Timabak; Timacor; Timoptol; **Ger.:** Arutimol; Chibro-Timoptol; Dispatim; Nyogel; Tim-Ophtal; Timo-COMOD; Timo-Stulln; TimoEDO; Timohexal; Timomann; Timosine†; **Gr.:** Betim; Dacrysoline; Flumetol; Glafemak; Lithimole; Noval; Nyogel; Nyolol; Temsenin; Thilotim; Tim-Alcon; Timabak; Timodose; Waucosin; Yesan; **Hong Kong:** Apo-Timopt; Nyolol; Oftan; Optimol†; Timoptol; **Hung.:** Arutimol; Cusimolol; Nyolol†; Oftan; Timoptol; **India:** Glucomol; Glucotim; Ocupres; Ocutim; Timolol; **Indon.:** Isotic Adretor; Kentimol†; Nyolol; Opthil; Tim-Ophtal; Ximex Opticom; **Irl.:** Nyogel; Timoptol; **Israel:** Nyolol; Octil†; Tiloptic; V-Optic; **Ital.:** Blocadren; Cusimolol; Droptimol; Ialutim; Nyogel; Octimolo; Timogel; Timolabak; Timolux; Timoptol; Timosoft†; **Jpn:** Timoptol; **Malaysia:** Cusimolol; Nyolol†; Timo-COMOD; Timolast; Timoptol; **Mex.:** Blocadren; Horex; Imot; Jertz; Nyolol; Shemol; Tenglamol; Timoptol; Timozzard; **Mon.:** Gaoptol; Nyolol; Timo-COMOD; **Neth.:** Loptomit†; Nyogel; Timo-COMOD; Timoptol; **Norw.:** Aquanil†; Blocadren; Oftamolol†; Optimol; Timabak†; Timosan; **NZ:** Apo-Timol; Apo-Timop; Hypermol; Nyogel; Timabak; Timoptol; **Philipp.:** Elevex; Glocure-Opta; I-Supres; Normopres; Nyolol; Ocuper; Oftan; Timabak; Timoptol; **Pol.:** Cusimolol; Nyolol; Oftan; Oftensin; Timo-COMOD; Timohexal†; Timoptic; **Port.:** Blocadren†; Cusimolol†; Nyogel; Nyolol; Timabak; Timogel; Timoglau; Timolen; Timoptol; **Rus.:** Arutimol (Арутимол); Glautam (Глаутам); Glymol (Глимол); Nyolol (Ниолол); Ocumed (Окумед); Ocupres-E (Окупрес-E); Oftan Timolol (Офтан Тимолол); Optimol (Оптимол); Timadren (Тимадрен); Timo-Komod (Тимо-Комод); Timohexal (Тимогексал); **S.Afr.:** Glaucosan; Nyogel; Timoptol; **Singapore:** Nyolol; Timabak; Timoptol; **Spain:** Cusimolol; Nyolol†; Timabak; Timoftol; Timogel; **Swed.:** Aquanil†; Blocadren; Optimol; Timosan; **Switz.:** Nyolol; Oftan†; Timo-COMOD; Timogel; Timoptic; **Thai.:** Glauco-Oph; Nyolol; Timo-optal; Timodrop; Timolast; Timoptol; Timosil; **Turk.:** Cusimolol; Nyolol; Timabak; Timo-COMOD; Timoptic; Timosol; Timotem; **UK:** Betim; Nyogel; Timoptol; **Ukr.:** Arutimol (Арутимол); Nyolol (Ниолол); Ocumed (Окумед); Thimohexal (Тимогексал); **USA:** Betimol; Blocadren; Isatol; Istalol; Timoptic; **Venez.:** Globitan; Imot†; Matigel; Matilol; Nyolol; Timoptol.

多组分制剂 **Arg.:** Aliviapres; Combigan; Cosopt; Dorlamida T; Duo Trav; Ganfort; Glaucocin†; Glaucotensil; Glaucotensil TD; Louten T; Ocuprostim; Pilotim†; Timed D; Timobrim; Xalacom; Zopirol DM; **Austral.:** Combigan; Cosopt; Ganfort; Timpilo†; Xalacom; **Austria:** Combigan; Cosopt; DuoTrav; Fotil; Ganfort; Moducrin; Timpilo†; Timsopt†; Xalacom; **Belg.:** Combigan; Cosopt; DuoTrav; Xalacom; **Braz.:** Combigan; Cosopt; Xalacom; **Canad.:** Combigan; Cosopt; DuoTrav; Xalacom; **Chile:** Combigan; Cosopt; Dorsof T; DuoTrav; Gaax T; Ganfort; Glaucotensil T; Glausolets Plus; Latof-T; Tiof Plus; Xalacom; **Cz.:** Azarga; Combigan; Cosopt; DuoTrav; Fotil; Ganfort; Timpilo†; Xalacom; **Denm.:** Combigan; Cosopt; DuoTrav; Fotil; Ganfort; Timpilo†; Xalacom; **Fin.:** Combigan; Cosopt; Fotil; Timpilo†; Xalacom; **Fr.:** Azarga; Combigan; Cosopt; DuoTrav; Ganfort; Moducren; Pilobloq; Xalacom; **Gr.:** Azarga; Combigan; Cosopt; Dropiltim; DuoTrav; Fotil; Ganfort; Optodrop-Co; T+P; Tesol; Timolo; Xalacom; Yvano; **Hong Kong:** Cosopt; DuoTrav; Fotil; Ganfort; Glamzolid; Xalacom; **Indon.:** Xalacom; **Irl.:** Azarga; Combigan; Cosopt; DuoTrav; Ganfort; Moducrent; Prestim; Xalacom; **Israel:** Combigan; Cosopt; DuoTrav; Ganfort; Moducrent; Prestim; Xalacom; **Ital.:** Combigan; Cosopt; DuoTrav; Equixton; Ganfort; Glautimol; Pilobloc; Timicon; Xalacom; **Malaysia:** Xalacom; **Mex.:** Combigan-D; Cosopt; Ganforti; Krytantek; Trovost; Xalacom; **Neth.:** Combigan; Cosopt; DuoTrav; Fotil; Ganfort; Xalacom; **Norw.:** Combigan; Cosopt; DuoTrav; Fotil; Ganfort; Timpilo†; Xalacom; **NZ:** Combigan; Cosopt; DuoTrav; Timpilo; Xalacom; **Philipp.:** Cosopt; DuoTrav; Fotil; Ganfort; Xalacom; **Pol.:** Azarga; Combigan; Cosopt; DuoTrav; Fotil; Ganfort; Xalacom; **Port.:** Azarga; Combigan; Cosopt; DuoTrav; Fotil†; Ganfort; Moducrent; Tavu; Timoglau Plus; Timsopt; Xalacom; **Rus.:** Cosopt (Косопт); Fotil (Фотил); Xalacom (Ксалаком); **S.Afr.:** Combigan; Cosopt; DuoTrav; Moducrent; Servatrin; Xalacom; **Singapore:** Cosopt; DuoTrav; Xalacom; **Spain:** Combigan; Cosopt; DuoTrav; Fotil; Ganfort; Timpilo†; Xalacom; **Swed.:** Combigan; Cosopt; DuoTrav; Fotil; Ganfort; Timpilo†; Xalacom; **Switz.:** Cosopt; DuoTrav; Fotil†; Ganfort; Moducren; Timpilo†; Xalacom; **Thai.:** Combigan; Cosopt; Fotil†; Xalacom; **Turk.:** Cosopt; DuoTrav; Nyolol; Xalacom; **Ukr.:** Xalacom (Ксалаком); **USA:** Combigan; Cosopt; Timolide†; **Venez.:** Cosopt; Dobet; Glaucotensil T; Xalacom.

Tinzaparin Sodium（BAN, USAN, rINN）
亭扎肝素钠

Tintsapariininatrium; Tinzaparin sodná sůl; Tinzaparin Sodyum; Tinzaparina sódica; Tinzaparine sodique; Tinzaparinnatrium; Tinzaparin-nátrium; Tinzaparino natrio druska; Tinzaparinum natricum.

Тинзапарин Натрий
CAS — 9041-08-1.
ATC — B01AB10.
ATC Vet — QB01AB10.
UNII — 3S182ET3UA.

Pharmacopoeias. In *Eur.* (see p.vii).

Ph. Eur. 6. 8（Tinzaparin Sodium） 使用从肝黄杆菌产生的肝素酶将从猪肠黏膜获得的肝素解聚而获得。主要成分在非还原端有 2-O-磺基-enepyranosuronic 酸的结构，在链的还原端有 2-N, 6-O-二磺酸-D-葡糖胺的结构。平均分子量的范围是 5500～7500，特征值大约为 6500。链的百分比质量低于 2000 的不大于 10%。硫酸盐化作用的程度是每个二糖单位 1.8～2.5。

每毫克干粉的抗凝血因子 Xa 的活性为 70～120U，抗凝血因子 Xa 活性与抗凝血因子 II 活性之比为 1.5～2.5。

单位

参见**低分子量肝素**，第376页。

不良反应、处置和注意事项

参见**低分子量肝素**，第376页。

有肾损伤的老年患者应避免使用亭扎肝素（见下文）。

缓慢静脉注射硫酸鱼精蛋白能降低亭扎肝素钠造成的严重出血。1mg 硫酸鱼精蛋白能抑制 100U 亭扎肝素钠的作用。

老年人用法 应用亭扎肝素钠治疗伴有肾损伤的 70 岁及以上患者的深静脉血栓和肺栓塞，发现全死因死亡率增高。因此，FDA 建议对这些患者应考虑使用替代品[1]。

1. FDA. Communication about an ongoing safety review of Innohep (tinzaparin sodium injection) (issued 2nd December 2008). Available at: http://www.fda.gov/DrugSafety/PostmarketDrugSafetyInformationforPatientsandProviders/ucm136254.htm (accessed 03/08/10)

药物相互作用

参见**低分子量肝素**，第376页。

药动学

皮下注射亭扎肝素钠后被吸收，生物利用度大约是 90%。4～6h 能达到血浆活性峰值。清除半衰期大约是 90min，但是抗因子 Xa 活性能持续 24h。

1. Kuhle S, *et al.* Dose-finding and pharmacokinetics of therapeutic doses of tinzaparin in pediatric patients with thromboembolic events. *Thromb Haemost* 2005; **94**: 1164–71.

用途和用法

亭扎肝素钠是一种抗凝血作用的低分子量肝素（第376页）。用于预防和治疗静脉血栓栓塞（第244页），防止在体外循环时血液凝固。

预防**静脉血栓栓塞**，亭扎肝素钠可以不同的剂量方案皮下注射。有多种方案，治疗持续时间均为 7～10 天。

- 对于只需一般手术操作的患者，可在术前 2h 给予 3500U 的亭扎肝素钠，之后每日 3500U，每日 1 次。
- 对于高危患者，如正在进行矫形手术的患者，建议在术前 2h 给予初始剂量 50U/kg；或术前 12h 可以给予 4500U 的剂量，之后每日使用同样的维持剂量，每日 1 次。

治疗静脉血栓栓塞，可皮下注射 175U/kg 的亭扎肝素钠，每日 1 次，持续至少 6 天，直到建立适当的口服抗凝作用（妊娠患者，应用早期妊娠体重来计算剂量）。

血液透析时，用于防止体外循环凝固，可从透析膜的动脉一侧或由静脉内给予亭扎肝素钠。透析膜用 500～1000ml 的每份含 5000U 亭扎肝素钠的 0.9% 氯化钠进行预处理。用于至少持续 4h 的透析，单次剂量使用 2000～2500U 的亭扎肝素钠；对于更长时间的透析操作时，初始剂量为 2500U，之后以 750U/h 输注。

儿童剂量，见下文。

1. Friedel HA, Balfour JA. Tinzaparin: a review of its pharmacology and clinical potential in the prevention and treatment of thrombo-embolic disorders. *Drugs* 1994; **48**: 638–60.
2. Neely JL, *et al.* Tinzaparin sodium: a low-molecular-weight

heparin. *Am J Health-Syst Pharm* 2002; **59:** 1426–36.
3. Nutescu EA, *et al.* Tinzaparin: considerations for use in clinical practice. *Ann Pharmacother* 2003; **37:** 1831–40.
4. Cheer SM, *et al.* Tinzaparin sodium: a review of its pharmacology and clinical use in the prophylaxis and treatment of thromboembolic disease. *Drugs* 2004; **64:** 1479–502.
5. Qari MH, *et al.* Reduction of painful vaso-occlusive crisis of sickle cell anaemia by tinzaparin in a double-blind randomized trial. *Thromb Haemost* 2007; **98:** 392–6.
6. Hoy SM, *et al.* Tinzaparin sodium: a review of its use in the prevention and treatment of deep vein thrombosis and pulmonary embolism, and in the prevention of clotting in the extracorporeal circuit during haemodialysis. *Drugs* 2010; **70:** 1319–47.

儿童用法　尽管英国并未批准亭扎肝素钠在儿童身上使用，但 BNFC 2009 提示皮下注射亭扎肝素钠可用来预防和治疗儿童静脉血栓。

用于静脉血栓的预防，1 个月～18 岁大的儿童可每日给予 50U/kg。对静脉血栓的治疗，下面是更具体的年龄推荐剂量：
- 1～2 个月：每日 275U/kg，每日 1 次；
- 2 个月～1 岁：每日 250U/kg，每日 1 次；
- 1～5 岁：每日 240U/kg，每日 1 次；
- 5～10 岁：每日 200U/kg，每日 1 次；
- 10 岁以上：每日 175U/kg，每日 1 次。

制剂

专利制剂
Arg.: Innohep†; **Belg.:** Innohep; **Canad.:** Innohep; **Denm.:** Innohep; **Fin.:** Innohep; **Fr.:** Innohep; **Ger.:** Innohep; **Gr.:** Innohep; **Hong Kong:** Innohep; **Irl.:** Innohep; **Israel:** Innohep†; **Malaysia:** Innohep; **Neth.:** Innohep; **Norw.:** Innohep; **NZ:** Innohep; **Philipp.:** Innohep†; **Port.:** Innohep; **Singapore:** Innohep; **Spain:** Innohep; **Swed.:** Innohep; **Thai.:** Innohep; **Turk.:** Innohep; **UK:** Innohep; **USA:** Innohep.

Tirilazad Mesilate (BANM, rINNM) 甲磺酸替拉扎特

Mesilato de tirilazad; Tirilatsadiinimesilaatti; Tirilazad, Mésilate de; Tirilazad Mesylate (USAN); Tirilazadi Mesilas; Tirilazadini Mesilas; Tirilazadinmesilat; U-74006F (tirilazad or tirilazad mesilate). 21-[4-(2,6-Di-1-pyrrolidinyl-4-pyrimidinyl)-1-piperazinyl]-16α-methylpregna-1,4,9(11)-triene-3,20-dione monomethanesulfonate hydrate.

Тирилазада Мезилат
$C_{38}H_{52}N_6O_2,CH_4O_3S,xH_2O = 721.0$ (anhydrous).
CAS — 110101-66-1 (tirilazad); 111793-42-1 (tirilazad mesilate); 149042-61-5 (tirilazad mesilate).
ATC — N07XX01.
ATC Vet — QN07XX01.
UNII — HXS259UWKW (tirilazad mesilate hydrate); 19B418DV39 (anhydrous tirilazad mesilate).

(tirilazad)

简介
替拉扎特，一种替扎洛依，是一种脂质过氧化反应抑制剂，有细胞保护作用，对抗自由基引起的组织损伤。用于防止蛛网膜下腔出血中的次生组织损伤。正在研究用于脊髓损伤、颅脑损伤和缺血性脑卒中。

1. The Tirilazad International Steering Committee. Tirilazad for acute ischaemic stroke. Available in The Cochrane Database of Systematic Reviews; Issue 4. Chichester: John Wiley; 2001 (accessed 24/06/05).
2. Jang YG, *et al.* Metaanalysis of tirilazad mesylate in patients with aneurysmal subarachnoid hemorrhage. *Neurocrit Care* 2009; **10:** 141–7.
3. Zhang S, *et al.* Tirilazad for aneurysmal subarachnoid haemorrhage. Available in The Cochrane Database of Systematic Reviews; Issue 2. Chichester: John Wiley; 2010 (accessed 20/04/10).

制剂

专利制剂
S.Afr.: Freedox†.

Tirofiban Hydrochloride (BANM, USAN, rINNM) 盐酸替罗非班

Hidrocloruro de tirofibán; L-700462; MK-383; MK-0383; Tirofiban, Chlorhydrate de; Tirofiban Hidroklorür; Tirofibani Hydrochloridum. N-(Butylsulfonyl)-4-[4-(4-piperidyl)butoxy]-L-phenylalanine hydrochloride monohydrate.

Тирофибана Гидрохлорид
$C_{22}H_{36}N_2O_5S,HCl,H_2O = 495.1.$
CAS — 144494-65-5 (tirofiban); 142373-60-2 (anhydrous tirofiban hydrochloride); 150915-40-5 (tirofiban hydrochloride monohydrate);.
ATC — B01AC17.
ATC Vet — QB01AC17.
UNII — 6H925F8O5J.

(tirofiban)

不良反应
出血是替罗非班最常见的不良反应。其他不良反应包括恶心、头痛、发热、皮疹、其他超敏反应和血小板减少症。

对血液的影响　与替罗非班有关的血小板减少症[1–9]和贫血[8]的参考文献如下。

1. Mulot A, *et al.* Practical approach to the diagnosis and management of thrombocytopenia associated with tirofiban treatment. *Am J Hematol* 2004; **77:** 67–71.
2. Patel S, *et al.* Profound thrombocytopenia associated with tirofiban: case report and review of literature. *Angiology* 2005; **56:** 351–5.
3. Dunkley S, *et al.* Two distinct subgroups of tirofiban-induced thrombocytopenia exist due to drug dependent antibodies that cause platelet activation and increased ischaemic events. *Platelets* 2005; **16:** 462–8.
4. Tuhta AG, *et al.* Tirofiban-associated acute thrombocytopenia. *Acta Cardiol* 2006; **61:** 577–9.
5. Clofent-Sanchez G, *et al.* A case of profound and prolonged tirofiban-induced thrombocytopenia and its correction by intravenous immunoglobulin. *J Thromb Haemost* 2007; **5:** 1068–70.
6. Agnelli D, Ottani F. Trombocitopenia grave associata a tirofiban: approccio clinico alla diagnosi e alla gestione terapeutica. *G Ital Cardiol* 2009; **9:** 137–43.
7. Beiras-Fernandez A, *et al.* Acute profound thrombocytopenia after treatment with tirofiban and off-pump coronary artery bypass grafting. *Ann Thorac Surg* 2009; **87:** 629–31.
8. Sakellariou D, *et al.* First report of tirofiban-induced anemia (found in combination with severe thrombocytopenia). *Tex Heart Inst J* 2009; **36:** 55–7.
9. Rahman N, Jafary FH. Vanishing platelets: rapid and extreme tirofiban-induced thrombocytopenia after percutaneous coronary intervention for acute myocardial infarction. *Tex Heart Inst J* 2010; **37:** 109–12.

注意事项
参见阿昔单抗，第247页。

药动学
停止输注替罗非班后，抗血小板作用能持续 4～8h。血浆半衰期大约是 2h。替罗非班血浆蛋白结合率低，血浆游离药物分数大约是 35%。大多数替罗非班以原形从尿中清除，一些形从粪便中经胆汁排泄。替罗非班可以通过血液透析清除。

1. Kondo K, Umemura K. Clinical pharmacokinetics of tirofiban, a nonpeptide glycoprotein IIb/IIIa receptor antagonist: comparison with the monoclonal antibody abciximab. *Clin Pharmacokinet* 2002; **41:** 187–95.

用途和用法
盐酸替罗非班是一种抗血小板药，能可逆的抑制纤维蛋白原和血小板的糖蛋白 IIb/IIIa 受体的结合。与肝素和阿司匹林合用，在药物治疗和接受经皮冠脉成形术的患者中治疗不稳定性心绞痛。替罗非班以盐酸盐的形式使用，但是剂量以碱基的方式表达；110ng 盐酸替罗非班一水化物相当于 100ng 替罗非班碱基。

由静脉内给予替罗非班，初始剂量为每分钟 400ng/kg，持续 30min，之后继续以每分钟 100ng/kg 滴注。推荐的治疗持续时间至少是 48h。在冠状动脉造影术中持续输注替罗非班，血管成形术和经皮腔内斑块

旋切术后应该持续 12～24h。治疗的全部时间不应该超过 108h。

肾损伤患者应该减少替罗非班的剂量（详见下文）。

1. McClellan KJ, Goa KL. Tirofiban: a review of its use in acute coronary syndromes. *Drugs* 1998; **56:** 1067–80.
2. Menozzi A, *et al.* Tirofiban in acute coronary syndromes. *Expert Rev Cardiovasc Ther* 2005; **3:** 193–206.
3. Shanmugam G. Tirofiban and emergency coronary surgery. *Eur J Cardiothorac Surg* 2005; **28:** 546–50.
4. Bukow SC, *et al.* Tirofiban for the treatment of ischaemic stroke. *Expert Opin Pharmacother* 2006; **7:** 73–9.
5. Mukherjee D, Roffi M. Current strategies with high-dose tirofiban. *Expert Opin Drug Metab Toxicol* 2007; **3:** 275–80.
6. Winter JP, Juergens CP. The role of tirofiban in the management of coronary artery disease. *Cardiovasc Hematol Disord Drug Targets* 2008; **8:** 138–46.
7. van 't Hof AWJ, Valgimigli M. Defining the role of platelet glycoprotein receptor inhibitors in STEMI: focus on tirofiban. *Drugs* 2009; **69:** 85–100.
8. Juwana YB, *et al.* Tirofiban for myocardial infarction. *Expert Opin Pharmacother* 2010; **11:** 861–6.

在肾损伤中的用法　肾损伤患者（肌酐清除率小于 30ml/min）应该使用替罗非班常用输注剂量的一半。

缺血性心脏病　冠状动脉综合征患者可以使用药物治疗或经皮冠状干涉，例如血管成形术或支架。已有报道，使用替罗非班的患者得到了很好的疗效，合用肝素和阿司匹林作为药物治疗或介入治疗的辅助治疗。一项比较替罗非班和肝素在不稳定性心绞痛（第215页）和无 Q 波心肌梗死中的医疗处理的研究[1]表明，使用替罗非班 2 天后，显示初步益处，降低了顽固性缺血、心肌梗死和致死的危险。此作用不能持续 7 或 30 天，尽管进一步的分析[2]发现，在 30 时使用替罗非班后，伴有肌钙蛋白 I 升高的患者，死亡和心肌梗死的危险有所减小。在另一项研究中[3]，合用肝素和替罗非班比单用肝素降低顽固性局部缺血、心肌梗死和死亡的危险上，疗效能持续 6 个月。如果需要，大约一半的这些患者也要接受血管成形术或外科手术。

替罗非班用于接受介入治疗的患者（见**再灌注和血管重建操作**，第237页）也有研究，但结果存在争议。RESTORE 研究[4]发现，对于接受血管成形术和经皮腔内斑块切术的患者，替罗非班作为肝素的辅助用药具有短期的益处，但这种效并不能持续 30 天，而且 6 个月后对再狭窄无效。然而，一项观察性研究[5]表明，急性心肌梗死的患者使用替罗非班有好的疗效；并且使用 25μg/kg 大剂量的研究[6–8]，包括长期随访研究[6]，更说明了这些。与围手术期治疗比较[9]，实施介入前 24～48h 使用替罗非班，发现可提高血管造影效果，但在 1 个月中，这并没有临床上的差异。与安慰剂组比较，对实施计划介入的患者，替罗非班可改善结果[10]；另一项研究表明，尽管 6 个月后区别并不明显[12]，但在 30 天的疗程中[11]，替罗非班并不比阿昔单抗有效。

1. The Platelet Receptor Inhibition in Ischemic Syndrome Management (PRISM) Study Investigators. A comparison of aspirin plus tirofiban with aspirin plus heparin for unstable angina. *N Engl J Med* 1998; **338:** 1498–1505.
2. Heeschen C, *et al.* Troponin concentrations for stratification of patients with acute coronary syndromes in relation to therapeutic efficacy of tirofiban. *Lancet* 1999; **354:** 1757–62.
3. The Platelet Receptor Inhibition in Ischemic Syndrome Management in Patients Limited by Unstable Signs and Symptoms (PRISM-PLUS) Study Investigators. Inhibition of the platelet glycoprotein IIb/IIIa receptor with tirofiban in unstable angina and non-Q-wave myocardial infarction. *N Engl J Med* 1998; **338:** 1488–97.
4. Gibson CM, *et al.* Six-month angiographic and clinical follow-up of patients prospectively randomized to receive either tirofiban or placebo during angioplasty in the RESTORE trial. *J Am Coll Cardiol* 1998; **32:** 28–34.
5. De Luca G, *et al.* Impact of adjunctive tirofiban administration on myocardial perfusion and mortality in patients undergoing primary angioplasty for ST-segment elevation myocardial infarction. *Thromb Haemost* 2005; **93:** 820–3.
6. Valgimigli M, *et al.* The additive value of tirofiban administered with the high-dose bolus in the prevention of ischemic complications during high-risk coronary angioplasty: the ADVANCE Trial. *J Am Coll Cardiol* 2004; **44:** 14–19.
7. Valgimigli M, *et al.* Comparison of angioplasty with infusion of tirofiban or abciximab and with implantation of sirolimus-eluting or uncoated stents for acute myocardial infarction: the MULTISTRATEGY randomized trial. *JAMA* 2008; **299:** 1788–99.
8. van 't Hof AWJ, *et al.* Prehospital initiation of tirofiban in patients with ST-elevation myocardial infarction undergoing primary angioplasty (On-TIME 2): a multicentre, double-blind, randomised controlled trial. *Lancet* 2008; **372:** 537–46.
9. van 't Hof AWJ, *et al.* A comparison of two invasive strategies in patients with non-ST acute coronary syndromes: results of the Early or Late Intervention in unStable Angina (ELISA) pilot study. *Eur Heart J* 2003; **24:** 1401–5.
10. Bonz AW, *et al.* Effect of additional temporary glycoprotein IIb/IIIa receptor inhibition on troponin release in elective percutaneous coronary interventions after pretreatment with aspirin and clopidogrel (TOPSTAR trial). *J Am Coll Cardiol* 2002; **40:** 662–8.
11. Topol EJ, *et al.* Comparison of two platelet glycoprotein IIb/IIIa inhibitors, tirofiban and abciximab, for the prevention of ischemic events with percutaneous coronary revascularization. *N Engl J Med* 2001; **344:** 1888–94.

12. Moliterno DJ, *et al.* Outcomes at 6 months for the direct comparison of tirofiban and abciximab during percutaneous coronary revascularisation with stent placement: the TARGET follow-up study. *Lancet* 2002; **360**: 355–60.

制剂
专利制剂
Arg.: Agrastat; **Austral.:** Aggrastat; **Austria:** Aggrastat; **Belg.:** Aggrastat; **Braz.:** Agrastat; **Canad.:** Aggrastat; **Chile:** Aggrastat; **Cz.:** Aggrastat†; **Denm.:** Aggrastat†; **Fin.:** Aggrastat; **Fr.:** Agrastat; **Ger.:** Aggrastat; **Gr.:** Aggrastat; **Hong Kong:** Aggrastat†; **Hung.:** Aggrastat; **India:** Aggribloc; **Irl.:** Aggrastat; **Israel:** Aggrastat; **Ital.:** Aggrastat; **Malaysia:** Aggrastat; **Mex.:** Agrastat; **Neth.:** Aggrastat; **Norw.:** Aggrastat; **NZ:** Aggrastat; **Philipp.:** Aggrastat; **Pol.:** Aggrastat; **Port.:** Aggrastat; **S.Afr.:** Aggrastat; **Singapore:** Aggrastat; **Spain:** Aggrastat; **Swed.:** Aggrastat; **Switz.:** Aggrastat; **Thai.:** Aggrastat†; **Turk.:** Aggrastat; **UK:** Aggrastat; **USA:** Aggrastat; **Venez.:** Agrastat.

Tocainide (*BAN*, *USAN*, *rINN*) 妥卡尼

Tocainida; Tocaïnide; Tocainidum; Tokainid; Tokainidi; W-36095. 2-Aminopropiono-2',6'-xylidide.

Токаинид
$C_{11}H_{16}N_2O = 192.3$.
CAS — 41708-72-9.
ATC — C01BB03.
ATC Vet — QC01BB03.
UNII — 27DXO59SAN.

Tocainide Hydrochloride (*BANM*, *rINNM*) 盐酸妥卡尼

Hidrocloruro de tocainida; Tocaïnide, Chlorhydrate de; Tocainidi Hydrochloridum.

Токаинида Гидрохлорид
$C_{11}H_{16}N_2O,HCl = 228.7$.
CAS — 35891-93-1.
ATC — C01BB03.
ATC Vet — QC01BB03.
UNII — 2K7I38CKN5.

Pharmacopoeias. In *Chin.* and *US*.

USP 33 (Tocainide Hydrochloride) 细小的白色无臭粉末。易溶于水和乙醇；几乎不溶于氯仿和乙醚。

简介

妥卡尼是Ⅰb类抗心律失常药（第213页），性状与美西律（第384页）类似。和美西律一样，它的结构与利多卡因（参见 M37 第1776页）有关。盐酸妥卡尼可口服和皮下给药，用于室性心律失常，但严重的血液毒性和损伤限制了其使用。

1. Holmes B, *et al.* Tocainide: a review of its pharmacological properties and therapeutic efficacy. *Drugs* 1983; **26**: 93–123.

制剂
USP 33: Tocainide Hydrochloride Tablets.
专利制剂
Ger.: Xylotocan†.

Tocoferil Nicotinate 烟酸托喹嗪

Tocoferilo, nicotinato de; Tocopherol Nicotinate; Tocopheryl Nicotinate; Vitamin E Nicotinate. (±)-α-Tocopherol nicotinate.

Токоферола Никотинат
$C_{35}H_{53}NO_3 = 535.8$.
CAS — 51898-34-1; 16676-75-8.

注：Kenton、NE、Nichi E nate、Nico200、NicobitaE、Toconijust、Vanarl N 和 VE-nicotinate 等都是烟酸托喹嗪的商品名。

Pharmacopoeias. In *Jpn*.

简介

烟酸托喹嗪是一种血脂调节药和血管扩张药，用于治疗高脂血症（第226页）以及外周血管病（第234页）和脑血管疾病（第223页）。常用剂量为口服每日100～200mg，分3次服用。

制剂
专利制剂
Hong Kong: Hijuven; **Indon.:** Enico; **Jpn:** Juvela; **Malaysia:** Hijuven; **Philipp.:** Hijuven†; **Port.:** Nicojuvel†; Reoferol.
多组分制剂　**Arg.:** Anaphase; **Chile:** Anaphase; Anastim; **Fr.:** Anaphase; **Ital.:** Evitex; **Spain:** Evitex A E Fuerte.

Todralazine Hydrochloride (*BANM*, *pINNM*) 盐酸托屈嗪

BT-621; CEPH; Ecarazine Hydrochloride; Hidrocloruro de todralazina; Todralazine, Chlorhydrate de; Todralazini Hydrochloridum; Todralazyny chlorowodorek. Ethyl 3-(phthalazin-1-yl)carbazate hydrochloride monohydrate.

Тодралазина Гидрохлорид
$C_{11}H_{12}N_4O_2,HCl,H_2O = 286.7$.
CAS — 14679-73-3 (todralazine); 3778-76-5 (anhydrous todralazine hydrochloride).
UNII — 5998D60YOO.

(todralazine)

Pharmacopoeias. In *Jpn* and *Pol*.

简介

盐酸托屈嗪是一种抗高血压药，结构上与肼屈嗪（见第354页）相似，并且与它拥有有类似的性质。

制剂
专利制剂
Jpn: Apiracohl†; **Pol.:** Binazin†.

Tolazoline Hydrochloride (*BANM*, *rINNM*) 盐酸妥拉唑林

Benzazoline Hydrochloride; Hidrocloruro de tolazolina; Tolazol. Hydrochlor.; Tolazoline, Chlorhydrate de; Tolazolini Hydrochloridum; Tolazolinium Chloratum. 2-Benzyl-2-imidazoline hydrochloride.

Толазолина Гидрохлорид
$C_{10}H_{12}N_2,HCl = 196.7$.
CAS — 59-98-3 (tolazoline); 59-97-2 (tolazoline hydrochloride).
ATC — C04AB02; M02AX02.
ATC Vet — QC04AB02; QM02AX02.
UNII — E669Z6S1JG.

(tolazoline)

注：不要与 benazdine 混淆，它是拟交感神经血管收缩药；也不要与 benazolin 混淆，它是除草剂。

Pharmacopoeias. In *Chin.* and *US*.

USP 33 (Tolazoline Hydrochloride) 白色或米色的结晶性粉末，溶液的酸性与石蕊相似。可溶于水（＞1：1），溶于乙醇（1：2），溶于氯仿（1：3），溶于乙醚（1：10000）。适宜的环境贮藏温度为25℃，允许范围15～30℃。

简介

盐酸妥拉唑林作为血管扩张药，可直接舒张外周血管。它具有α受体阻滞活性，也可激动胃肠平滑肌，增加胃肠分泌，还具有扩瞳和心脏激动效应。

盐酸妥拉唑林可静脉给药，减轻持续性循环动脉高压新生儿的肺动脉高压（见下文）。它可口服、皮下给药、静脉或缓慢动脉注射，用于治疗外周血管疾病。亦可治疗某些眼病。

妥拉唑林的不良反应包括立毛、头痛、面红、心动过速、心律失常、刺痛、寒战、颤抖、出汗、恶心、呕吐、腹泻和上腹痛。特别是在大剂量的情况下，体位性低血压和显著高血压也可能发生。妥拉唑林能刺激胃酸的分泌，并有可能使消化性溃疡加重。也曾经报道过少尿、血尿、心肌梗死、胃肠道出血、血小板减少以及其他血液异常反应。

药物相互作用　妥拉唑林不可与拟交感神经药同用，如肾上腺素，因为未抑制的β受体兴奋作用会使妥拉唑林的降血压作用更加明显。关于妥拉唑林合用多巴胺引起致命性低血压报道，见拟交感神经药的药物相互作用项下血管扩张剂，第449页。

肺动脉高压　妥卡唑林及其他血管扩张药已被用于治疗新生儿持续性肺动脉高压（第235页），并尝试诱导出其选择性舒张肺动脉和促进气体交换的作用。由于并发全身性低血压，不能达到或保持肺血管舒张的效果以及其他不良反应，用妥拉唑林治疗肺动脉高压产生的疗效不稳定，并且通常不能达到预期效果。因此，其他的治疗方法（如高频通气、体外膜式氧合、一氧化氮吸入等）被广泛应用。

注册药品信息推荐，在治疗新生儿肺动脉高压时，静脉滴注妥拉唑林的负荷剂量为1～2mg/kg，之后输注剂量为每小时1～2mg/kg。由于不良反应的发生率较高，产生了许多对于应用低剂量妥拉唑林的研究。一项研究组提出，静脉注射 $500\mu g/kg$ 的负荷剂量，然后每小时静脉输注 $500\mu g/kg$，这样的给药方式会比标准剂量更加合理和安全[1]。在一项对患有严重低氧血症（很可能由于持续性肺动脉高压）早产儿（孕期为24周）的回顾性研究中[2]，患者接受缓慢静脉滴注妥拉唑林，剂量为0.5～1mg/kg；一些患者需要更多的剂量。

尽管妥拉唑林溶液呈酸性，有可能对肺泡造成伤害，但也可通过气管给药[3,4]。在一项对12名孕期为25～24周的新生儿的研究中[4]，气管内给予1～2.5mg/kg的妥拉唑林不会产生全身的不良反应。

BNFC 2010/11 缓慢静脉注射1mg/kg，如必要，可继续以每小时 $200\mu g/kg$ 输注。大于每小时 $300\mu g/kg$ 的剂量可导致心脏毒性和肾功能衰竭。气管给药的推荐剂量为 $200\mu g/kg$，溶解于0.5～1ml 0.9%的生理盐水中。

1. Monin P, *et al.* Treatment of persistent fetal circulation syndrome of the newborn: comparison of different doses of tolazoline. *Eur J Clin Pharmacol* 1987; **31**: 569–73.
2. Nuntnarumit P, *et al.* Efficacy and safety of tolazoline for treatment of severe hypoxemia in extremely preterm infants. *Pediatrics* 2002; **109**: 852–6.
3. Welch JC, *et al.* Endotracheal tolazoline for severe persistent pulmonary hypertension of the newborn. *Br Heart J* 1995; **73**: 99–100.
4. Parida SK, *et al.* Endotracheal tolazoline administration in neonates with persistent pulmonary hypertension. *J Perinatol* 1997; **17**: 461–4.

制剂
USP 33: Tolazoline Hydrochloride Injection.
专利制剂
Cz.: Divascol; **Gr.:** Priscol†; Priscoline†.
多组分制剂　**Switz.:** Lunadon.

Torasemide (*BAN*, *rINN*) ⊗托拉塞米

AC-4464; BM-02015; Torasemid; Torasemid bezvodý; Torasemid, vattenfri; Torasemida; Torasémide; Torasémide anhydre; Torasemidi; Torasemidi, vedetön; Torasemidum; Torasemidum anhydricum; Torazemidas, bevandenis; Torsemide (*USAN*). 1-Isopropyl-3-(4-*m*-toluidinopyridine-3-sulphonyl)urea.

Торасемид
$C_{16}H_{20}N_4O_3S = 348.4$.
CAS — 56211-40-6 (torasemide); 72810-59-4 (torasemide sodium).
ATC — C03CA04.
ATC Vet — QC03CA04.
UNII — W31X2H97FB.

Pharmacopoeias. In *Eur.* (see p.vii) and *US*.
Ph. Eur. 6.8 (Torasemide, Anhydrous)　白色或类白

色粉末，呈现同质多晶现象。几乎不溶于水；微溶于乙醇；略溶于稀碱溶液；微溶于稀酸。避光。

USP 33（Torsemide）　白色或米色结晶性粉末。几乎不溶于水和乙醚；微溶于乙醇、甲醇、0.1mol/N 氢氧化钠、0.1mol/N 盐酸；极微溶于丙酮和氯仿。

不良反应和注意事项

参见呋塞米，第341页。

药物相互作用

参见呋塞米，第342页。

抗凝血药　托拉塞米和华法林之间相互作用的报道见**华法林**的药物相互作用项下利尿药，第470页。

药动学

托拉塞米能很好地被胃肠道吸收。口服1h后达到血浆峰浓度。托拉塞米在体内的代谢依靠呈现遗传多态性的细胞色素P450的同工酶CYP2C9。主要代谢部位是肝，无活性的代谢产物经尿排泄。妥拉塞米广泛地与血浆蛋白结合。对于心力衰竭患者肝和肾的清除率均有所降低。对于肾损伤患者来说，肾清除率降低，但总血浆清除率没有明显变化。

1. Knauf H, Mutschler E. Clinical pharmacokinetics and pharmacodynamics of torasemide. *Clin Pharmacokinet* 1998; **34**: 1–24.
2. Vormfelde SV, *et al.* CYP2C9 polymorphisms and the interindividual variability in pharmacokinetics and pharmacodynamics of the loop diuretic torsemide. *Clin Pharmacol Ther* 2004; **76**: 557–66.
3. Werner D, *et al.* Determinants of steady-state torasemide pharmacokinetics: impact of pharmacogenetic factors, gender and angiotensin II receptor blockers. *Clin Pharmacokinet* 2008; **47**: 323–32.

性别　一项开放标记研究[1]表明，与男性比较，女性托拉塞米的药时曲线下面积显著增大，口服清除率显著降低。

1. Werner U, *et al.* Gender is an important determinant of the disposition of the loop diuretic torasemide. *J Clin Pharmacol* 2010; **50**: 160–8.

用途和用法

托拉塞米是袢利尿药，作用与呋塞米相似（第343页）。

托拉塞米用于心力衰竭引起的水肿（第224页），包括肺水肿，以及肾和肝病引起的水肿也单用或与其他抗高血压药物合用治疗高血压（第228页）。

口服托拉塞米1h后出现多尿，1～2h达峰，直到8h结束；静脉注射托拉塞米10min后即出现明显反应，但也如口服一样持续8h。

治疗**水肿**时托拉塞米的常用剂量为口服每日1次，每次5mg，根据反应不同可调整剂量至每日1次，每次20mg；一些患者曾应用高达每日40mg的剂量。托拉塞米也可静脉给药，常用剂量为每日10～20mg。即使对于肝硬化的患者来说，每日剂量不应超过40mg，但是，特别是对于肾源性水肿的患者，更高的静脉给药的剂量有时是必要的，这种情况下可由初始剂量每日20mg逐步增加为每日200mg的最大值。

在治疗**高血压**时，口服托拉塞米的初始剂量为每日2.5～5mg；美国注册药品信息建议如需要每日的剂量可达到10mg，但英国注册药品信息认为剂量超过5mg不会产生更多的益处。

综述[1-5]——一项关于利尿药的比较性综述[5]总结，尽管没有证据支持在其他水肿性疾病中一种利尿药比另一种更有效，但对治疗心功能不全的患者，托拉塞米可能比呋塞米更有效。

1. Blose JS, *et al.* Torsemide: a pyridine-sulfonylurea loop diuretic. *Ann Pharmacother* 1995; **29**: 396–402.
2. Dunn CJ, *et al.* Torasemide: an update of its pharmacological properties and therapeutic efficacy. *Drugs* 1995; **49**: 121–42.
3. Brater DC. Benefits and risks of torasemide in congestive heart failure and essential hypertension. *Drug Safety* 1996; **14**: 104–120.
4. Ishido H, Senzaki H. Torasemide for the treatment of heart failure. *Cardiovasc Hematol Disord Drug Targets* 2008; **8**: 127–32.
5. Wargo KA, Banta WM. A comprehensive review of the loop diuretics: should furosemide be first line? *Ann Pharmacother* 2009; **43**: 1836–47.

儿童用法　对62名开始服用托拉塞米和40名服用过呋塞米、转而服用托拉塞米儿童治疗效果的研究[1]表明，口服托拉塞米更加安全和有效。这些儿童的年龄段为3个月至17岁，服用剂量范围为180～800µg/kg。在服用过呋塞米、转而服用托拉塞米的儿童，1 mg的呋塞米被200µg的托拉塞米代替。

1. Senzaki H, *et al.* Efficacy and safety of torasemide in children with heart failure. *Arch Dis Child* 2008; **93**: 768–71.

制剂

专利制剂

Arg.: Torem; **Austria:** Unat†; **Belg.:** Torrem; **Cz.:** Diuver†; Trifas†; **Ger.:** Toracard; Toragamma; Torasid; Torem; Unat; **Gr.:** Unat; **Hong Kong:** Unat; **India:** Dytor; **Ital.:** Diuremid; Diuresix; Toradiur; **Jpn:** Luprac; **Pol.:** Diuver; Trifas; **Rus.:** Diuver (Диувер); Trigrim (Тригрим); **S.Afr.:** ToraHexal; Unat; **Spain:** Dilutol; Filantor; Isodiur; Sutril; Tadegan; **Swed.:** Torem; **Switz.:** Toramide; Torasem; Torasis; Torem; **Thai.:** Unat; **UK:** Torem; **Ukr.:** Trifas (Трифас); **USA:** Demadex.

Torcetrapib (USAN, rINN)　托塞曲匹

CP-529414; Torcétrapib; Torcetrapibum. Ethyl (2R,4S)-4-{[3,5-bis(trifluoromethyl)benzyl](methoxycarbonyl)amino}-2-ethyl-6-(trifluoromethyl)-3,4-dihydroquinoline-1(2H)-carboxylate.

Торцетрапиб

$C_{26}H_{25}F_9N_2O_4 = 600.5.$

CAS — 262352-17-0.

UNII — 4N4457MV2U.

简介

托塞曲匹是一种胆固醇酯转移蛋白抑制剂。它可增加HDL-胆固醇血浆浓度，已被研究用于治疗血脂异常。但在随机对照研究发现其与死亡率增加有关后，Torcetrapib 的开发就终止了。

1. Funder JW. The off-target effects of torcetrapib. *Endocrinology* 2009; **150**: 2024–6.

Trandolapril (BAN, rINN)　群多普利

RU-44570; Trandolaprilli; Trandolaprilum; Trandolapryl. Ethyl (2S,3aR,7aS)-1-{(S)-N-[(S)-1-carboxy-3-phenylpropyl]alanyl}hexahydro-2-indolinecarboxylate; (2S,3aR,7aS)-1-{N-[(S)-1-Ethoxycarbonyl-3-phenylpropyl]-L-alanyl}perhydroindole-2-carboxylic acid.

Трандолаприл

$C_{24}H_{34}N_2O_5 = 430.5.$

CAS — 87679-37-6.

ATC — C09AA10.

ATC Vet — QC09AA10.

UNII — 1T0N3G9CRC.

Pharmacopoeias. In *Eur.* (see p.vii) and *US.*

Ph. Eur. 6. 8（Trandolapril）　白色或类白色粉末。几乎不溶于水；略溶于无水乙醇；易溶于二氯甲烷。避光。

USP 33（Trandolapril）　白色或类白色粉末。几乎不溶于水；略溶于乙醇；易溶于二氯甲烷。避光。

不良反应、处置和注意事项

参见 **ACEI**，第248页。

药物相互作用

参见 **ACEI**，第251页。

药动学

群多普利是其活性代谢物群多普利拉酸的前体药物。给予口服剂量的群多普利后，群多普利拉的生物利用度为40%～60%。群多普利经肝代谢，转化为群多普利拉以及其他无活性的代谢产物。口服群多普利约4～6h后，群多普利拉达到血浆峰浓度。超过80%的群多普利拉与血浆蛋白结合。口服后约33%的群多普利主要以群多普利拉的形式由尿排泄，其余从粪便排泄。多

种剂量给予群多普利后，群多普利拉累积的有效半衰期为16～24h。

肾功能损伤会减少群多普利拉的排泄。血液透析可清除体内的群多普利拉。

1. Bevan EG, *et al.* Effect of renal function on the pharmacokinetics and pharmacodynamics of trandolapril. *Br J Clin Pharmacol* 1993; **35**: 128–35.

用途和用法

群多普利是一种 ACEI（第248页），用于治疗高血压（第228页）和心肌梗死后左心室功能紊乱（第232页）。

群多普利的活性来自于口服后在体内转化成的群多普利拉。血流动力学方面的不良反应发生在口服1h后，反应最大时发生在8～12h后，至少持续24h，可一日给药1次。

治疗**高血压**时，口服群多普利的初始剂量为每日1次，每次500µg。由于一些患者开始应用 ACEI 治疗后，血压会急性下降，对已接受利尿药治疗的患者来说，在使用群多普利的前2～3日停止使用利尿药，如必要，之后再继续应用。将群多普利应用于伴有心力衰竭的患者时，需要在治疗初期就开始进行密切的医学监测。通常，高血压患者的维持剂量为每日1次，每次1～2mg，也可达到每日4mg，分1次或2次给药。

如果患者发生**心肌梗死**，应在梗死后3天给予群多普利，首剂量为每日1次，每次500µg，可逐渐增至每日1次，每次4mg。

对于肾损伤患者，有必要减少群多普利的用量（详见下文）。

1. Zannad F. Trandolapril: How does it differ from other angiotensin converting enzyme inhibitors? *Drugs* 1993; **46** (suppl 2): 172–82.
2. Wiseman LR, McTavish D. Trandolapril: a review of its pharmacodynamic and pharmacokinetic properties, and therapeutic use in essential hypertension. *Drugs* 1994; **48**: 71–90.
3. Køber L, *et al.* A clinical trial of the angiotensin-converting-enzyme inhibitor trandolapril in patients with left ventricular dysfunction after myocardial infarction. *N Engl J Med* 1995; **333**: 1670–6.
4. Peters DC, *et al.* Trandolapril: an update of its pharmacology and therapeutic use in cardiovascular disorders. *Drugs* 1998; **56**: 871–93.
5. Diaz A, Ducharme A. Update on the use of trandolapril in the management of cardiovascular disorders. *Vasc Health Risk Manag* 2008; **4**: 1147–58.
6. Ruggenenti P, *et al.* Effect of trandolapril on regression of retinopathy in hypertensive patients with type 2 diabetes: a prespecified analysis of the Benedict trial. *J Ophthalmol* 2010; **2010**: 106384.

在肾损伤中的用法　群多普利用于肾损伤患者时，首剂量不超过每日500µg。英国注册药品信息指出，对于肌酐清除率低于10ml/min 的患者来说，群多普利的维持剂量应为每日2mg。

制剂

专利制剂

Arg.: Nortensin†; **Austral.:** Dolapril; Gopten; Odrik; Tranalpha; **Austria:** Gopten†; **Braz.:** Gopten; Odrik†; **Canad.:** Mavik; **Cz.:** Fezzor; Gopten; Tanap; **Denm.:** Gopten; Odrik; **Fr.:** Gopten; Odrik; **Ger.:** Gopten†; Udrik; **Gr.:** Afenit; Daman; Odrik; **Hung.:** Gopten; **Indon.:** Gopten; **Irl.:** Gopten; Odrik; **Ital.:** Gopten; **Jpn:** Odric; Preran; **Neth.:** Gopten; **Norw.:** Gopten; **NZ:** Gopten; Odrik; **Pol.:** Gopten; Tensotrand; **Port.:** Gopten; Odrik; **Rus.:** Gopten (Гоптен); **S.Afr.:** Mavik; **Spain:** Gopten; Odrik; **Swed.:** Gopten; **Switz.:** Gopten; **Turk.:** Gopten; **UK:** Gopten; Odrik; **USA:** Mavik.

多组分制剂　**Arg.:** Tarka†; **Austral.:** Tarka; **Austria:** Tarka†; **Canad.:** Tarka; **Cz.:** Tarka; **Denm.:** Tarka; **Fin.:** Tarka†; **Fr.:** Tarka; **Ger.:** Tarka; Udramil†; **Gr.:** Tarka; Ziaxel; **Hong Kong:** Tarka; **Indon.:** Tarka; **Ital.:** Tarka; **Mex.:** Tarka; **Neth.:** Ziaxel; **NZ:** Ziaxel†; **Philipp.:** Tarka; **Port.:** Tarka; **Rus.:** Tarka (Тарка); **S.Afr.:** Tarka; **Spain:** Tarka; Tricen; **Swed.:** Tarka; **Switz.:** Tarka; **Turk.:** Tarka; **UK:** Tarka; **USA:** Tarka; **Venez.:** Tarka.

Trapidil (BAN, rINN)　曲匹地尔

AR-12008; Tarpidil; Trapidiili; Trapidilis; Trapidilum. 7-Diethylamino-5-methyl-1,2,4-triazolo[1,5-*a*]pyrimidine.

Трапидил

$C_{10}H_{15}N_5 = 205.3.$

CAS — 15421-84-8.

ATC — C01DX11.

ATC Vet — QC01DX11.

UNII — EYG5Y6355E.

Pharmacopoeias. In *Eur.* (see p.vii) and *Jpn.*

Ph. Eur. 6. 8（Trapidil） 白色或类白色的结晶性粉末。易溶于水；能溶于无水乙醇和二氯甲烷。避光。

简介

曲匹地尔为血管扩张药和血小板聚集抑制剂，也是血小板源性生长因子的拮抗剂。在治疗冠心病时，每日分次给予曲匹地尔 400～600mg，口服；为防止血管成形术后再狭窄，每日给予超过每日 600mg 的剂量（见下文）。已开发出曲匹地尔洗脱支架。缺血性心脏病在**动脉粥样硬化**（第217页）项下予以介绍，而对其治疗情况则在**心绞痛**（第215页）及**心肌梗死**（第232页）中介绍。

抗血小板活性参考文献如下。

1. Yasue H, et al. Effects of aspirin and trapidil on cardiovascular events after acute myocardial infarction: Japanese Antiplatelets Myocardial Infarction Study (JAMIS) Investigators. Am J Cardiol 1999; **83:** 1308–13.

药动学参考文献如下。

1. Harder S, et al. Pharmacokinetics of trapidil, an antagonist of platelet derived growth factor, in healthy subjects and in patients with liver cirrhosis. Br J Clin Pharmacol 1996; **42:** 443–9.

血管形成术和支架介入治疗 虽然有血管造影研究证明[1~3]，曲匹地尔可防止血管形成术后再狭窄（见**再灌注和血管重建操作**，第237页），但没有临床结果支持这一点[3]。对冠脉支架介入治疗后，应用曲匹地尔情况的调查结果显示[3,4]其无效，并得出结论，这并不是曲匹地尔的适应证。曲匹地尔洗脱支架已经发展起来。尽管缺乏有力证据且研究正在进行[5,6]，但这可能对防止再狭窄有好处[5]。

1. Okamoto S, et al. Effects of trapidil (triazolopyrimidine), a platelet-derived growth factor antagonist, in preventing restenosis after percutaneous transluminal coronary angioplasty. Am Heart J 1992; **123:** 1439–44.
2. Maresta A, et al. Trapidil (triazolopyrimidine), a platelet-derived growth factor antagonist, reduces restenosis after percutaneous transluminal coronary angioplasty: results of the randomized, double-blind STARC study. Circulation 1994; **90:** 2710–15.
3. Maresta A, et al. Starc II, a multicenter randomized placebo-controlled double-blind clinical trial of trapidil for 1-year clinical events and angiographic restenosis reduction after coronary angioplasty and stenting. Catheter Cardiovasc Interv 2005; **64:** 375–82.
4. Serruys PW, et al. The TRAPIST study: a multicentre randomized placebo controlled clinical trial of trapidil for prevention of restenosis after coronary stenting, measured by 3-D intravascular ultrasound. Eur Heart J 2001; **22:** 1938–47.
5. Khan M, et al. Intrepide; Trapidil eluting stent. EuroIntervention 2008; **4:** 405–11.
6. Iaccarino D, et al. Rationale and study design of the OISTER trial: Optical coherence tomography evaluation of stent struts re-endothelialization in patients with non-ST-elevation acute coronary syndromes—a comparison of the intrEpide tRapidil eluting stent vs. taxus drug-eluting stent implantation. J Cardiovasc Med (Hagerstown) 2010; **11:** 536–43.

制剂

专利制剂

Braz.: Travisco; **Cz.:** Rocomal†; **Ger.:** Rocomal; **Ital.:** Travisco; **Jpn:** Rocornal.

Treprostinil (USAN, rINN) 曲普尼尔

BW-15AU; BW-15AU81; LRX-15; Tréprostinil; Treprostinilo; Treprostinilum; Treprostinol; 15AU81; U-62840; UT-15. ({{(1R,2R,3aS,9aS)-2,3,3a,4,9,9a-Hexahydro-2-hydroxy-1-[(3S)-3-hydroxyoctyl]-1H-benz[f]inden-5-yl}oxy)acetic acid.

Трепростинил

$C_{23}H_{34}O_5 = 390.5$.
CAS — 81846-19-7.
ATC — B01AC21.
ATC Vet — QB01AC21.
UNII — RUM6K67ESG.

Treprostinil Sodium (rINNM) 曲普尼尔钠

Natrii Treprostinilum; Tréprostinil Sodique; Treprostinilo sódico.

Натрий Трепростинил

$C_{23}H_{33}NaO_5 = 412.5$.
CAS — 289480-64-4.
ATC — B01AC21.
ATC Vet — QB01AC21.
UNII — 7JZ75N2NT6.

不良反应和注意事项

参见**依前列醇**，第330页；输注部位反应常见。吸入曲普尼尔与局部刺激［包括咯血（有 1 例致命）］和肺炎有关。曲普尼尔在肝损伤中慎用。

药物相互作用

曲普尼尔是一种血管扩张药和血小板聚集抑制剂，正在服用其他血管扩张药或抗凝血药的患者使用应谨慎。

药动学

曲普尼尔钠经皮下注射后可快速完全吸收。经肝脏代谢，消除半衰期约 4h。剂量的约 80% 从尿液中排出，主要以代谢物形式排出。吸入 18μg 曲普尼尔的全身绝对生物利用度约为 64%。

1. Wade M, et al. Absolute bioavailability and pharmacokinetics of treprostinil sodium administered by acute subcutaneous infusion. J Clin Pharmacol 2004; **44:** 83–8.
2. Wade M, et al. Pharmacokinetics of treprostinil sodium administered by 28-day chronic continuous subcutaneous infusion. J Clin Pharmacol 2004; **44:** 503–9.
3. Laliberte K, et al. Pharmacokinetics and steady-state bioequivalence of treprostinil sodium (Remodulin®) administered by the intravenous and subcutaneous route to normal volunteers. J Cardiovasc Pharmacol 2004; **44:** 209–14.
4. McSwain CS, et al. Dose proportionality of treprostinil sodium administered by continuous subcutaneous and intravenous infusion. J Clin Pharmacol 2008; **48:** 19–25.

用途和用法

曲普尼尔是一种血管扩张药和血小板聚集抑制剂，是前列腺素依前列醇（前列环素；第330页）的类似物，可用于治疗肺动脉高压（第235页）。曲普尼尔钠可持续皮下输注；如无法耐受该用药途径，可通过中心静脉导管持续输注。剂量相当曲普尼尔于输注。1.25mg 曲普尼尔钠相当于 1.25mg 曲普尼尔；输注起始剂量相当于每分钟 1.25ng/kg 曲普尼尔；如不能耐受，剂量可减半。输注速度可根据患者反应增加，开始的 4 周可每周增加到每分钟 1.25ng/kg，随后每周增加到每分钟 2.5ng/kg。超过每分钟 40ng/kg 的经验有限。

曲普尼尔也可吸入给药，初始剂量为 18μg，每日吸入 4 次，如果该高剂量无法耐受，可降到 6μg 或 12μg，每日吸入 4 次。如果能够耐受，可每 1～2 周增加 18μg，至最大维持剂量 54μg，每日吸入 4 次。

肝损伤患者曲普尼尔剂量应减少，见下文。

静脉注射曲普尼尔用于间歇性跛行已有研究。

1. Moller ER, et al. Trial of a novel prostacyclin analog, UT-15, in patients with severe intermittent claudication. Vasc Med 2000; **5:** 231–7.
2. Simonneau G, et al. Continuous subcutaneous infusion of treprostinil, a prostacyclin analogue, in patients with pulmonary arterial hypertension: a double-blind, randomized placebo-controlled trial. Am J Respir Crit Care Med 2002; **165:** 800–804.
3. Vachiéry J-L, et al. Transitioning from IV epoprostenol to subcutaneous treprostinil in pulmonary arterial hypertension. Chest 2002; **121:** 1561–5.
4. Oudiz RJ, et al. Treprostinil, a prostacyclin analogue, in pulmonary arterial hypertension associated with connective tissue disease. Chest 2004; **126:** 420–7.
5. Gomberg-Maitland M, et al. Efficacy and safety of sildenafil added to treprostinil in pulmonary hypertension. Am J Cardiol 2005; **96:** 1334–6.
6. Fernandez B, Strootman D. The prostacyclin analog, treprostinil sodium, provides symptom relief in severe Buerger's disease—a case report and review of literature. Angiology 2006; **57:** 99–102.
7. Voswinckel R, et al. Inhaled treprostinil for treatment of chronic pulmonary arterial hypertension. Ann Intern Med 2006; **144:** 149–50.
8. Channick RN, et al. Safety and efficacy of inhaled treprostinil as add-on therapy to bosentan in pulmonary arterial hypertension. J Am Coll Cardiol 2006; **48:** 1433–7.
9. Voswinckel R, et al. Favorable effects of inhaled treprostinil in severe pulmonary hypertension: results from randomized controlled pilot studies. J Am Coll Cardiol 2006; **48:** 1672–81.
10. Skoro-Sajer N, Lang I. Treprostinil for the treatment of pulmonary hypertension. Expert Opin Pharmacother 2008; **9:** 1415–20.
11. Voswinckel R, et al. Metered dose inhaler delivery of treprostinil for the treatment of pulmonary hypertension. Pulm Pharmacol Ther 2009; **22:** 50–6.
12. Hiremath J, et al. TRUST Study Group. Exercise improvement and plasma biomarker changes with intravenous treprostinil therapy for pulmonary arterial hypertension: a placebo-controlled trial. J Heart Lung Transplant 2010; **29:** 137–49.
13. McLaughlin VV, et al. Addition of inhaled treprostinil to oral therapy for pulmonary arterial hypertension: a randomized controlled clinical trial. J Am Coll Cardiol 2010; **55:** 1915–22.

用法 一项对 23 名接受皮下输注曲普尼尔的肺动脉高压患者的研究[1]发现，与慢速剂量升级方案（每周增加每分钟 1.5～2ng/kg）相比，快速剂量升级方案（每周或每 2 周增加每分钟 2.5ng/kg）可减少输注部位疼痛，改善 12 周运动结局而不增加不良反应事件。

1. Skoro-Sajer N, et al. A clinical comparison of slow- and rapid-escalation treprostinil dosing regimens in patients with pulmonary hypertension. Clin Pharmacokinet 2008; **47:** 611–18.

在肝损伤中的用法 肝损伤患者曲普尼尔清除减少。对轻度至中度肝损伤，注册药品信息推荐初始输注剂量为 0.625ng/kg，谨慎增加剂量。重度肝损伤患者应避免使用。然而，有报道[1]称，在 3 名终末期肝病患者中，静脉曲普尼尔输注安全有效，其中 1 例用每分钟输注 106ng/kg 的剂量 2 年。

在轻度至中度肝损伤患者中，逐步增高初始曲普尼尔吸入剂量时应谨慎。

1. Sakai T, et al. Initial experience using continuous intravenous treprostinil to manage pulmonary arterial hypertension in patients with end-stage liver disease. Transpl Int 2009; **22:** 554–61.

外周血管病 前列腺素类已经因其扩血管作用而用于治疗外周血管病（第234页），尽管其作用机制还不完全清楚。前列腺素类可能对严重雷诺综合征（可并发溃疡和坏疽）有效（见**动脉痉挛性疾病**，第244页），皮下输注曲普尼尔已成功治疗 1 名雷诺综合征和硬皮病患者的严重的顽固性指坏死[1]。

1. Engel G, Rockson SG. Treprostinil for the treatment of severe digital necrosis in systemic sclerosis. Vasc Med 2005; **10:** 29–32.

制剂

专利制剂

Arg.: Remodulin; **Austral.:** Remodulin; **Canad.:** Remodulin; **Chile:** Remodulin; **Cz.:** Remodulin; **Denm.:** Remodulin; **Fr.:** Remodulin; **Gr.:** Remodulin; **Israel:** Remodulin; **Ital.:** Remodulin; **Neth.:** Remodulin; **Port.:** Remodulin; **Switz.:** Remodulin; **USA:** Remodulin; Tyvaso.

Triamterene (BAN, USAN, rINN) ⊗ 氨苯蝶啶

NSC-77625; SKF-8542; Triamtereeni; Triamterén; Triamteren; Triamterenas; Triamtérène; Triamtereno; Triamterenum; Triantereno. 6-Phenylpteridine-2,4,7-triamine; 2,4,7-Triamino-6-phenylpteridine.

Триамтерен

$C_{12}H_{11}N_7 = 253.3$.
CAS — 396-01-0.
ATC — C03DB02.
ATC Vet — QC03DB02.
UNII — WS821Z52LQ.

注：氨苯蝶啶的复方制剂可能以下列名称表示。

- **Co-triamterzide**（BAN）——氨苯蝶啶和氢氯噻嗪（2：1）（质量分数）
- **Co-triamterzide**（PEN）——氨苯蝶啶和氢氯噻嗪。

Pharmacopoeias. In Chin., Eur. (see p.vii), Jpn, and US.

Ph. Eur. 6. 8（Triamterene） 黄色结晶性粉末，极微溶于水和乙醇。在酸性溶液中产生蓝色荧光。

USP 33（Triamterene） 黄色无味结晶性粉末。几乎不溶于水、氯仿、乙醚、苯和稀碱；极微溶于乙醇、醋酸和稀无机酸；溶于甲酸（1：30），溶于 2-甲氧乙醇（1：85）。贮藏于密闭容器中。避光。

不良反应

参见**盐酸阿米洛利**，第263页。也曾报道过氨苯蝶啶能引起光敏反应，提高尿酸浓度，引起恶液质。易感染患者可能发生肾结石，可引起叶酸耗竭的疾病，例如肝硬化等患者可引起巨幼红细胞贫血。也发生过由间质性肾炎或与 NSAIDs 相互作用（详见下文**药物相互作用**项下内容）引起的可逆性肾衰竭。

不良反应发生率 根据一项对 70898 名氨苯蝶啶与氢氯噻嗪合用的患者所做的售后调研[1]显示，最常见的不良反应是疲劳、头晕以及恶心。这些不良反应使 8.1% 的患者必须停药。在一项对 21731 名患者的亚组分析[2]中发现，高钾血症更易发生在老年患者及糖尿病患者中。

1. Hollenberg NK, Mickiewicz CW. Postmarketing surveillance in 70,898 patients treated with a triamterene/hydrochlorothiazide combination (Maxzide). Am J Cardiol 1989; **63:** 37B–41B.
2. Hollenberg NK, Mickiewicz CW. Hyperkalemia in diabetes mellitus: effect of a triamterene-hydrochlorothiazide combination. Arch Intern Med 1989; **149:** 1327–30.

对血液的影响 曾有报道与氨苯蝶啶治疗相关的全血细胞减少症[1,2]。一些患者发生肝硬化，可能是由于氨苯

蝶啶具有抗叶酸活性[2]。

1. Castellano G, et al. Pancitopenia aguda y megaloblastosis medular durante el tratemiento con triamterene de la ascitis causada por cirrosis hepática: aportación de dos casos. Gastroenterol Hepatol 1983; 6: 540-4.
2. Remacha A, et al. Triamterene-induced megaloblastosis: report of two new cases, and review of the literature. Biol Clin Hematol 1983; 5: 127-34.

对肾脏的影响　有许多关于含有氨苯蝶啶或其代谢物的肾结石的报道[1~4]，患者一般同时使用氢氯噻嗪。并且认为异常尿沉淀为氨苯蝶啶的沉淀物[5]。此结果在一项交叉研究中得到扩大[6]：26 名应用氨苯蝶啶患者中，14 名出现异常尿沉淀，但是使用阿米洛利的患者中没有出现。在其他研究中 50000 例肾结石中有 181 例查出氨苯蝶啶及其代谢产物[7]。氨苯蝶啶构成了结石的核，或是与草酸钙或尿酸沉淀出来。181 名结石患者中 1/3 的结石是由氨苯蝶啶和它的代谢物构成，并且可以从这个现象看出，尿液对这些物质的过饱和可以为草酸的结晶提供一个合适的晶核[8]。其他研究者并不认同此种解释，他们认为氨苯蝶啶与其代谢物可与已存在的结石的基质蛋白结合[9]。另外，一项流行病学研究[10]结果显示，未发现氨苯蝶啶的应用与肾结石发病率的增高有关。因此，一些学者[11]认为，没有足够证据证明有肾结石复发病史的患者应禁用氨苯蝶啶。

4 名患者应用氨苯蝶啶的同时使用氢氯噻嗪超过 4 年，发生间质性肾炎[6]，晶体在尿中的沉积，也可能是间质性肾炎发展过程中的一个因素。

氨苯蝶啶也与暂时性肾功能降低及肾衰竭有关[12,13]，可以用以下几种机制解释：间质性肾炎、晶体沉淀引起肾梗阻以及与NSAIDs（详见下文**药物相互作用**项下）的相互作用[13]。年长的患者尤易发生[12]。

1. Ettinger B, et al. Triamterene-induced nephrolithiasis. Ann Intern Med 1979; 91: 745-6.
2. Socolow EL. Triamterene-induced nephrolithiasis. Ann Intern Med 1980; 92: 437.
3. Gault MH, et al. Triamterene urolithiasis. Can Med Assoc J 1981; 124: 1556-7.
4. Grunberg RW, Silberg SJ. Triamterene-induced nephrolithiasis. JAMA 1981; 245: 2449-51.
5. Fairley KF, et al. Abnormal urinary sediment in patients on triamterene. Lancet 1983; i: 421-2.
6. Spence JD, et al. Effects of triamterene and amiloride on urinary sediment in hypertensive patients taking hydrochlorothiazide. Lancet 1985; ii: 73-5.
7. Ettinger B, et al. Triamterene nephrolithiasis. JAMA 1980; 244: 2443-5.
8. White DJ, Nancollas GH. Triamterene and renal stone formation. J Urol (Baltimore) 1982; 127: 593-7.
9. Werness PG, et al. Triamterene urolithiasis: solubility, pK, effect on crystal formation, and matrix binding of triamterene and its metabolites. J Lab Clin Med 1982; 99: 254-62.
10. Jick H, et al. Triamterene and renal stones. J Urol (Baltimore) 1982; 127: 224-5.
11. Woolfson RG, Mansell MA. Does triamterene cause renal calculi? BMJ 1991; 303: 1217-18.
12. Lynn KL, et al. Renal failure with potassium-sparing diuretics. N Z Med J 1985; 98: 629-33.
13. Sica DA, Gehr TWB. Triamterene and the kidney. Nephron 1989; 51: 454-61.

对皮肤的影响　1 名使用氨苯蝶啶的患者出现光照性皮炎[1]。1 名患有白癜风的患者在使用氨苯蝶啶和氢氯噻嗪时出现了假性卟啉病，可能也与阳光照射有关[2]。

1. Fernández de Corres L, et al. Photodermatitis from triamterene. Contact Dermatitis 1987; 17: 114-15.
2. Motley RJ. Pseudoporphyria due to Dyazide in a patient with vitiligo. BMJ 1990; 300: 1468.

注意事项

参见**盐酸阿米洛利**，第263页。对于高尿酸血症、痛风以及有肾结石病史的患者，氨苯蝶啶也应慎用。叶酸耗竭的患者（如肝硬化），可能患有巨幼细胞性贫血的风险更高。

氨苯蝶啶能干扰奎尼丁的荧光检测。可使尿液轻微蓝染。

药物相互作用

参见**盐酸阿米洛利**，第263页。

地高辛　氨苯蝶啶对地高辛的影响，见第314页。

多巴胺制剂　氨苯蝶啶和氢氯噻嗪增加金刚烷胺毒性的报道，参见 M37 第765页。

NSAIDs　有许多关于患者使用氨苯蝶啶和 NSAIDs 导致肾衰竭的报道[1,2]。上述两种药物均对肾脏产生危害，合用所产生的危害更加严重[3~5]。有报道提示[1]，NSAIDs 对肾中前列腺素的抑制作用能加强氨苯蝶啶对肾的危害性。

NSAIDs 也能拮抗氨苯蝶啶的利尿作用[6]。

1. Favre L, et al. Reversible acute renal failure from combined triamterene and indomethacin: a study in healthy subjects. Ann Intern Med 1982; 96: 317-20.
2. Härkönen M, Ekblom-Kullberg S. Reversible deterioration of renal function after diclofenac in patient receiving triamterene. BMJ 1986; 293: 698-9.
3. Bailey RR. Adverse renal reactions to non-steroidal anti-inflammatory drugs and potassium-sparing diuretics. Adverse Drug React Bull 1988; (Aug.): 492-5.
4. Lynn KL, et al. Renal failure with potassium-sparing diuretics. N Z Med J 1985; 98: 629-33.
5. Sica DA, Gehr TWB. Triamterene and the kidney. Nephron 1989; 51: 454-61.
6. Webster J. Interactions of NSAIDs with diuretics and β-blockers: mechanisms and clinical implications. Drugs 1985; 30: 32-41.

药动学

氨苯蝶啶经胃肠道吸收不稳定，不过还比较迅速。曾报道过其生物利用度约为 50%，血浆半衰期约为 2h，血浆蛋白结合率估计为 60%。氨苯蝶啶被细胞色素 P450 同工酶 CYP1A2 广泛代谢后，以代谢物和一些原形药物的形式主要由尿排出。氨苯蝶啶能透过胎盘，并且可分布到乳汁中。

1. Pruitt AW, et al. Variations in the fate of triamterene. Clin Pharmacol Ther 1977; 21: 610-19.
2. Gundert-Remy U, et al. Plasma and urinary levels of triamterene and certain metabolites after oral administration to man. Eur J Clin Pharmacol 1979; 16: 39-44.
3. Gilfrich HJ, et al. Pharmacokinetics of triamterene after iv administration to man: determination of bioavailability. Eur J Clin Pharmacol 1983; 25: 237-41.
4. Sörgel F, et al. Oral triamterene disposition. Clin Pharmacol Ther 1985; 38: 306-12.
5. Fuhr U, et al. Rate-limiting biotransformation of triamterene is mediated by CYP1A2. Int J Clin Pharmacol Ther 2005; 43: 327-34.

肝损伤　在 7 名酒精性肝硬化和腹水患者中，氨苯蝶啶的清除率显著降低[1]。对于肝硬化患者，氨苯蝶啶的利尿作用可维持 48h，而健康对照组为 8h。

1. Villeneuve JP, et al. Triamterene kinetics and dynamics in cirrhosis. Clin Pharmacol Ther 1984; 35: 831-7.

肾损伤　对于肾损伤患者[1]以及肾功能下降的年老患者[2]，氨苯蝶啶及其代谢物羟基氨苯蝶啶的尿排泄量均显著减少。肾损伤患者很可能发生活性代谢物的蓄积[1]。

1. Knauf H, et al. Delayed elimination of triamterene and its active metabolite in chronic renal failure. Eur J Clin Pharmacol 1983; 24: 453-6.
2. Williams RL, et al. Absorption and disposition of two combination formulations of hydrochlorothiazide and triamterene: influence of age and renal function. Clin Pharmacol Ther 1986; 40: 226-32.

用途和用法

氨苯蝶啶为弱保钾利尿药，用途和用法与阿米洛利相似（第263页）。它的利尿作用发生在用药 2~4h 后，可持续 7~9h。氨苯蝶啶治疗几天后显出全效治疗效果。

氨苯蝶啶可增强其他利尿药促尿钠排泄的作用，但降低其他利尿药的促尿钾排泄作用。氨苯蝶啶主要作为噻嗪类利尿药（如氢氯噻嗪）及髓袢利尿药（呋塞米）的辅助药物，在治疗肝硬化、心力衰竭（第224页）以及肾病综合征等引起的难治性水肿过程中发挥保钾作用。在治疗高血压时（第228页），氨苯蝶啶也与其他利尿药合用。

当单用氨苯蝶啶治疗水肿时，剂量范围为口服每日 150~250mg，早饭或午饭后分 2 次服用。需连续给药几日以维持疗效。每日剂量不得超过 300mg。

与其他利尿药合用时，应给予较小的初始剂量。例如与氢氯噻嗪合用治疗高血压，氨苯蝶啶的初始剂量可能为每日 50mg。不可补钾。

制剂

BP 2010: Co-triamterzide Tablets; Triamterene Capsules;
USP 33: Triamterene and Hydrochlorothiazide Capsules; Triamterene and Hydrochlorothiazide Tablets; Triamterene Capsules.

专利制剂
Belg.: Dytac; **Neth.:** Dytac†; **UK:** Dytac; **USA:** Dyrenium.

多组分制剂
Austral.: Hydrene; **Austria:** Confit; Dytide H; Hydrotrixt; Salodiur†; Triamteren comp; Triastad HCT; Trioral/HCT†; **Belg.:** Dyta-Urese; Dytenzide; **Braz.:** Diurana; Iguassina; **Canad.:** Apo-Triazide; Novo-Triamzide; Nu-Triazide; Riva-Zide; **Chile:** Diniamil; Hidroronol T; Uren; **Fin.:** Furesis comp; Uretren Compt; **Fr.:** Isobar; Prestole; **Ger.:** Beta-Turfa; dehydro sanol tri; Diu Venostasin; Diucomb; Diuretikum Verla; Dociteren; duradiuret†; Dytide H; Hydrotrixt; Neotri; Nephral; Propra comp; Sali-Purent; Thiazid-comp†; Tri-Thiazid; Tri-Thiazid Reserpint; Triampur Compositum; Triamteren comp; Triamteren HCT; Triamteren tri-comp; Trianese; triazidt; Turfa; Veratide; **Gr.:** Dyberzide; Apo-Tri-azide; Dyazide; **India:** Ditide; **Irl.:** Dyazide; **Ital.:** Fluss 40; **Malaysia:** Apo-Triazide†; **Mex.:** Dyazide†; **Neth.:** Dyta-Urese; Dytenzide; **NZ:** Triamizide; **Port.:** Dyazide; **Rus.:** Apo-Triazide (Апо-триазид); Triampur Compositum (Триампур Композитум)†; Triamtel (Триамтел); **S.Afr.:** Dyazide; Renezide; **Singapore:** Apo-Triazide; **Spain:** Salidur; **Switz.:** Dyazide†; Dyrenium compositum; t/h-basant†;

Thai.: Dazid†; Dinazide; Dyazide; Dyterene†; **Turk.:** Triamteril; **UK:** Dyazide; Dytide†; Frusene; Kalspare; Triamco; **Ukr.:** Triampur Compositum (Триампур Композитум); **USA:** Dyazide; Maxzide.

Trichlormethiazide (rINN) ⊗ 三氯噻嗪

Trichlormethiazide; Trichlormethiazidum; Triclometiazida; Trikloorimetiatsidi; Triklormetiazid. 6-Chloro-3-dichloromethyl-3,4-dihydro-2H-1,2,4-benzothiadiazine-7-sulphonamide 1,1-dioxide.

Трихлорметиазид
$C_8H_8Cl_3N_3O_4S_2 = 380.7$.
CAS — 133-67-5.
ATC — C03AA06.
ATC Vet — QC03AA06.
UNII — Q58C92TUN0.

Pharmacopoeias. In Jpn and US.

USP 33 (Trichlormethiazide) 白色或类白色的结晶性粉末，无臭或有特殊臭。溶于水（1：1100）、乙醇（1：48）、氯仿（1：5000）、二甲基甲酰胺（1：4）、二恶烷（1：9）、乙醚（1：1400）；易溶于丙酮；溶于甲醇。

简介

三氯噻嗪为噻嗪类利尿药，性质与氢氯噻嗪相似（第355页）。口服用于治疗高血压（第228页）和水肿，包括由心力衰竭导致的水肿（第224页）。

利尿作用发生在口服用药 2h 后，可持续约 24h。

在治疗水肿时，常用剂量为每日或间断性地口服 1~4mg。治疗高血压的常用剂量为每日 2~4mg，单用或合用其他抗高血压药。对一些患者来说每日 1mg 的剂量足够。

制剂

USP 33: Trichlormethiazide Tablets.

专利制剂
USA: Diureset; Metahydrin†; Naqua†.

多组分制剂
Fin.: Uretren Compt; **Ger.:** Esmalorid†; **Gr.:** Tensiplex; **Spain:** Rulun†; **USA:** Metatensin†.

Triflusal (BAN, rINN) 三氟柳

Triflusaali; Triflusalis; Triflusalum; Trifluzál; UR-1501. 2-Acetoxy-4-trifluoromethylbenzoic acid; O-Acetyl-4-(trifluoromethyl)salicylic acid.

Трифлусал
$C_{10}H_7F_3O_4 = 248.2$.
CAS — 322-79-2.
ATC — B01AC18.
ATC Vet — QB01AC18.
UNII — 1Z0YFI05OO.

Pharmacopoeias. In Eur. (see p.vii).
Ph. Eur. 6. 8 (Triflusal) 白色或类白色结晶性粉末。几乎不溶于水；极易溶于无水乙醇；易溶于二氯甲烷。贮藏于密闭容器中，环境温度不能高于 25℃。

简介

三氟柳通过抑制环氧合酶-1 和磷酸二酯酶而抑制血小板聚集。三氟柳用于治疗血栓栓塞疾病（第243页），常用剂量为每日口服 300~900mg。

1. Murdoch D, Plosker GL. Triflusal: a review of its use in cerebral infarction and myocardial infarction, and as thromboprophylaxis in atrial fibrillation. Drugs 2006; 66: 671-92.
2. González-Correa JA, De La Cruz JP. Triflusal: an antiplatelet drug with a neuroprotective effect? Cardiovasc Drug Rev 2006; 24: 11-24.

3. Gómez-Isla T, *et al*. TRIMCI Study Group. A randomized, double-blind, placebo controlled-trial of trifusal in mild cognitive impairment: the TRIMCI study. *Alzheimer Dis Assoc Disord* 2008; **22**: 21–9.
4. Anninos H, *et al*. Triflusal: an old drug in modern antiplatelet therapy. Review of its action, use, safety and effectiveness. *Hellenic J Cardiol* 2009; **50**: 199–207.

制剂

专利制剂

Arg.: Disgren; **Braz.:** Disgren; **Gr.:** Aflen; Reoflen; **Hung.:** Disgren; **Indon.:** Grendis; **Ital.:** Triflux; **Malaysia:** Grendis; **Mex.:** Disgren; **Philipp.:** Grendis; T-Bren; **Port.:** Tecnosal; **Spain:** Anpeval; Disgren; **Thai.:** Grendis; **Venez.:** Disgren.

Trimetazidine Hydrochloride（*BANM，rINNM*）盐酸曲美他嗪

Hidrocloruro de trimetazidina; Trimetatsidiinidihydrokloridi; Trimetazidin Hidroklorür; Trimetazidindihidroklorid; Trimetazidindihydrochlorid; Trimetazidindihydroklorid; Trimétazidine, Chlorhydrate de; Trimétazidina, dichlorhydrate de; Trimetazidine Dihydrochloride; Trimetazidini dihydrochloridum; Trimetazidini Hydrochloridum; Trimetazidino hidrochloridas; Trimetazine Hydrochloride. 1-(2,3,4-Trimethoxybenzyl)piperazine dihydrochloride.

Триметазидина Гидрохлорид

$C_{14}H_{22}N_2O_3,2HCl = 339.3.$
CAS — 5011-34-7 (trimetazidine); 13171-25-0 (trimetazidine hydrochloride).
ATC — C01EB15.
ATC Vet — QC01EB15.

(trimetazidine)

Pharmacopoeias. In *Eur.* (see p.vii) and *Jpn*.

Ph. Eur. 6. 8（Trimetazidine Dihydrochloride；Trimetazidine Hydrochloride BP 2010） 具有轻微吸湿性、白色或类白色结晶性粉末。极易溶于水；略溶于乙醇。贮藏于密闭容器中。

简介

盐酸曲美他嗪用于治疗心绞痛（第215页）及感觉组织缺血〔如梅尼埃病（参见 M37 第537页）〕；口服，每日40～60mg，分次服用。

1. McClellan KJ, Plosker GL. Trimetazidine: a review of its use in stable angina pectoris and other coronary conditions. *Drugs* 1999; **58**: 143–57.
2. Ciapponi A, *et al*. Trimetazidine for stable angina. Available in The Cochrane Database of Systematic Reviews; Issue 4. Chichester: John Wiley; 2005 (accessed 24/01/06).
3. Danchin N. Clinical benefits of a metabolic approach with trimetazidine in revascularized patients with angina. *Am J Cardiol* 2006; **98** (suppl): 8J–13J.
4. Banach M, *et al*. The role of trimetazidine after acute myocardial infarction. *Curr Vasc Pharmacol* 2008; **6**: 282–91.
5. Di Napoli P, Taccardi AA. Trimetazidine: the future of cardiac function? *Future Cardiol* 2009; **5**: 421–4.

对神经系统的影响 在使用盐酸曲美他嗪时，8 名年龄 72～94 岁的老年患者出现帕金森病[1]的症状；停药后，症状完全消失。一项回顾性研究[2]表明，在 130 名服用曲美他嗪的患者中，56 名出现运动功能不良反应，包括帕金森症、步态障碍和震颤，而且在老年患者中更普遍。

1. Marti Massó JF. Parkinsonismo por trimetazidina. *Neurologia* 2004; **19**: 392–5.
2. Marti Massó J-F, *et al*. Trimetazidine induces parkinsonism, gait disorders and tremor. *Therapie* 2005; **60**: 419–22.

制剂

专利制剂

Arg.: Vastarel; **Austria:** Vastarel; **Braz.:** Vastarel; **Chile:** Vastarel; **Cz.:** Adexor†; Preductal; **Denm.:** Vastarel; **Fr.:** Centrophene†; Vastarel; **Gr.:** Atanol; ImovExil; Intervein; Latrimet; Liomagen; Novazidine; Trimedin; Trimedor; Trimevert; Vastarel; Zidin; **Hong Kong:** Matenol; Trivedon; Vastarel; **Hung.:** Adexor; Moduxin; Preductal; **India:** Flavedon; Mayozest; Metacard†; Metagard; Trivedon; **Indon.:** Trizedon; **Irl.:** Vastarel; **Ital.:** Vastarel; **Malaysia:** Metagard†; **Philipp.:** Angimax; Angirel; Carvidon; Longity; Tazinet; Tazz; Trimerel; Vastarel; Vestar; **Pol.:** Cyto-Protectin; Metazydyna; Preductal; Setal; Trimetaratio; **Port.:** Tacirel; Trimepharma; Vastarel; **Rus.:** Angiozil (Ангиозил); Deprenorm (Депренорм); Medarum (Медарум); Metagard (Метагард); Prebructal (ПреБрукtал); Preductal (Предуктал); Rimecor (Римекор); Trimektal (Тримектал); Trimet (Тримет); Trimetazide (Триметазид); **Singapore:** Metagard; Vastarel; **Spain:** Idaptan; **Turk.:** Cardimax (Кардимакс); Carductal (Кардуктал); Energoton (Энерготон); Metazidin (Метазидин); Preductal (Предуктал); **Ukr.:** Cardimax (Кардимакс); Carductal (Кардуктал); Energoton (Энерготон); Metazidin (Метазидин); Preductal (Предуктал); **Venez.:** Vastarel.

多组分制剂 **Ukr.:** Cardasin (Кардазин).

Tripamide（*USAN，rINN*）⊗曲帕胺

ADR-033; E-614; Tripamida; Tripamidum. 4-Chloro-N-(endo-hexahydro-4,7-methanoisoindolin-2-yl)-3-sulphamoylbenzamide.

Трипамид

$C_{16}H_{20}ClN_3O_3S = 369.9.$
CAS — 73803-48-2.
UNII — G36A0E9CVT.

简介

曲帕胺为利尿药，与吲达帕胺结构相似。用于治疗高血压。

制剂

专利制剂

Thai.: Normonal.

Urapidil（*BAN，rINN*）乌拉地尔

B-66256M; Urapidiili; Urapidilum. 6-[3-(4-o-Methoxyphenyl-piperazin-1-yl)propylamino]-1,3-dimethyluracil.

Урапидил

$C_{20}H_{29}N_5O_3 = 387.5.$
CAS — 34661-75-1.
ATC — C02CA06.
ATC Vet — QC02CA06.
UNII — A78GF17HJS.

Pharmacopoeias. In *Jpn*.

Urapidil Hydrochloride（*BANM，rINNM*）盐酸乌拉地尔

Hidrocloruro de urapidil; Urapidil, Chlorhydrate d'; Urapidili Hydrochloridum.

Урапидила Гидрохлорид

$C_{20}H_{29}N_5O_3,HCl = 423.9.$
CAS — 64887-14-5.
ATC — C02CA06.
ATC Vet — QC02CA06.

不良反应和注意事项

乌拉地尔耐受良好，不良反应消失迅速，并且一般发生在治疗初期。也曾报道过头晕、恶心、头痛、疲劳、体位性低血压、心悸、神经质、瘙痒、皮肤过敏反应。

老年患者及重度肝损伤患者应慎用。主动脉狭窄的患者不可静脉注射乌拉地尔。

尿失禁 2 名使用乌拉地尔的老年患者出现尿失禁[1]。

1. Jonville A-P, *et al*. Urapidil and enuresis. *Lancet* 1992; **339**: 688.

药动学

口服乌拉地尔后吸收迅速，生物利用度为 70％～80％。血浆蛋白结合率约为 80％。乌拉地尔主要由肝代谢，主要是经过羟基化作用，大部分以代谢物及尿排出，原形药占 10％～20％。有报道，口服胶囊制剂后，清除半衰期约为 4.7h，静脉注射约为 2.7h。

1. Kirsten R, *et al*. Clinical pharmacokinetics of urapidil. *Clin Pharmacokinet* 1988; **14**: 129–40.

用途和用法

乌拉地尔为抗高血压药，阻断肾上腺素 α 受体（见 α 受体阻滞剂，第211页），有中枢作用，可在无反射性心动过速的情况下降低外周血管阻力和收缩期及舒张期血压。

乌拉地尔用于高血压（第228页），包括高血压危象的治疗。

口服时乌拉地尔为其碱，以盐酸盐的形式静脉注射。但剂量通常参照碱为准。10.94mg 盐酸乌拉地尔相当于 10mg 乌拉地尔。延胡索酸乌拉地尔也为口服制剂。

用乌拉地尔治疗高血压时，口服剂量通常为每日 30～90mg，分 2 次服用。用于高血压危象时，推荐的治疗方案是初始剂量 25mg，缓慢静脉注射 20s，如有必要，5min 后重复注射。如果 5min 后注射的反应程度仍不足，可以追加 50mg。继续治疗可以每小时 30mg 的速度输注乌拉地尔作为维持剂量，直至血压充分降低。

1. Dooley M, Goa KL. Urapidil: a reappraisal of its use in the management of hypertension. *Drugs* 1998; **56**: 929–55.
2. Buch J. Urapidil, a dual-acting antihypertensive agent: current usage considerations. *Adv Therapy* 2010; **27**: 426–43.

制剂

专利制剂

Austria: Ebrantil; Hypotrit; **Belg.:** Ebrantil; **Cz.:** Ebrantil; **Fr.:** Eupressyl; Mediatensyl; **Ger.:** Ebrantil; **Hung.:** Ebrantil; **Ital.:** Ebrantil; **Neth.:** Ebrantil; **Pol.:** Ebrantil; **Port.:** Ebrantil; **Spain:** Elgadil; **Switz.:** Ebrantil.

Urokinase（*BAN，USAN，rINN*）尿激酶

Urokinaasi; Urokinas; Urokinasa; Urokinasum; Ürokinaz; Urokináz; Urokinazė; Uroquinasa.

Урокиназа
CAS — 9039-53-6.
ATC — B01AD04.
ATC Vet — QB01AD04.
UNII — 83G67E21XI.

Pharmacopoeias. In *Chin., Eur.* (see p.vii), and *Jpn*.

Ph. Eur. 6. 8（Urokinase） 从人尿中提取的可激活血纤维蛋白溶解酶原的一种酶。由低分子量33000和高分子量 54000 组成，以高分子量物质为主。每 1mg 蛋白中尿激酶的活力不低于 70000IU。白色或类白色非结晶性粉末。溶于水。贮藏于密闭容器中，温度不得超过 8℃。避光。

稳定性 含 2500～25000U/ml 的尿激酶溶液在一次性注射器中，于 −30℃ 可保存 30 天或冷冻 7 天，再冷冻，可保存 23 天[1]。

1. Dedrick SC, Ramirez-Rico J. Potency and stability of frozen urokinase solutions in syringes. *Am J Health-Syst Pharm* 2004; **61**: 1586–9.

单位

评价尿激酶效价的单位是 IU。分析制剂时用第 1 个国际参考制剂（1968），为低分子量及高分子量尿激酶混合物。使用高分子量尿激酶制剂的第 1 个国际标准于 1989 年确定。

强度应用 Ploug 或 Plough 单位或 CTA 单位表示，但现在已废止。

不良反应、处置和注意事项

参见**链激酶**，第444页。与链激酶相比，使用尿激酶不易发生严重的过敏反应。

超敏反应 相比于链激酶，尿激酶引起的过敏反应不易发生。但是，对 6 名曾使用过链激酶的复发性心肌梗死患者进行尿激酶[1]溶栓治疗时，4 名发生强直现象，2 名发生支气管痉挛。患者均无遗传性过敏症病史。

1. Matsis P, Mann S. Rigors and bronchospasm with urokinase after streptokinase. *Lancet* 1992; **340**: 1552.

感染扩散 一些尿激酶制剂是利用人类细胞培养而成，有可能产生与使用相关的感染扩散。

药物相互作用

参见**链激酶**，第446页。

药动学

静脉输注尿激酶后迅速经肝循环代谢。血浆半衰期约 20min。

用途和用法

尿激酶为在肾脏产生、在尿中存在的溶栓药。可直接使血中纤溶酶原转变成纤溶酶（有溶解纤维蛋白作用

的蛋白水解酶），导致纤溶和血斑溶解。溶纤维蛋白药的机制将在**止血和纤维蛋白溶解**项中（第174页）讨论。尿激酶可影响循环中未与纤维蛋白结合的和与纤维蛋白结合的纤溶酶原，因此可以称为非特异性纤维蛋白溶解药（见第214页）。

尿激酶在治疗血栓栓塞性疾病，包括静脉血栓栓塞（**肺栓塞和深静脉血栓**，第244页）和外周动脉血栓栓塞（第234页）的用法与链激酶（第446页）相似。也用于清洗封闭的导管和插管。尿激酶还用于心肌梗死以及清除眼出血后眼部凝血。

治疗**静脉血栓**时，尿激酶起始剂量为4400U/kg于15ml生理盐水中静脉滴注10min；之后每小时4400U/kg滴注12h治疗肺栓塞，每小时4400U/kg滴注12～24h治疗深静脉血栓。此外，对肺栓塞患者，也可在肺动脉大药15000U/kg给药；根据血浆纤维蛋白原的浓度多次注射剂量，在24h内可以是3次以上。

治疗**外周动脉血栓**时，在2h内2000U/ml尿激酶以4000U/min通过导管导入血管。之后进行血管造影术，如果血流没有恢复，将导管插入闭塞的血管中以同样的速度继续输注2h。如果有必要，以上步骤可以重复3次。一旦血流重新建立，可以局部撤离导管，以1000U/min的速度输注直至剩余的血块溶解；通常8h内给予500000U就足够了。

对于**清洗封闭的静脉导管或插管**，将5000～25000U的尿激酶溶解在能完全充满导管或插管的0.9％氯化钠溶液中，之后将导管或插管夹闭20～60min；之后将溶解物吸出，如有必要可以重复以上步骤。或者，将250000U尿激酶溶解在0.9％氯化钠溶液中以1000～2500U/min的速度向导管或插管中灌注，持续90～180min。

儿童剂量，见下文。

儿童用法 尽管在英国不许儿童服用此药，BNFC 2010/11提示对于新生儿或儿童血管内血栓，可以给予尿激酶，起始剂量4400U/kg，静脉注射15 ml，之后静脉输注每小时4400U/kg，根据反应调整，持续6～12h。

BNFC 2010/11还提示可以将5000～10000U尿激酶直接注射到闭塞的导管或中心线，停留2～4h。

导管和插管 使用尿激酶保持长期静脉介入设备的开放，见阿替普酶的用途，第262页。

制剂

专利制剂
Austria: Abbokinase†; Actosolv†; **Belg.:** Actosolv; **Cz.:** Rheotromb; **Fr.:** Actosolv; **Ger.:** Corase; Rheotromb; **Ger.:** Abbokinase; Syner-Kinase; Ukidan; Urochinasi; **Hung.:** Rheotromb; **India:** Solokinase; Ukidan†; Uni-Kinase; **Israel:** Abbokinase; **Ital.:** Alfakinasi†; Persolv Richter†; **Jpn:** Uronase; **Neth.:** Medacinase; **Port.:** Ukidan†; **Spain:** Uroquidan†; **UK:** Syner-Kinase; **USA:** Abbokinase†.

Valsartan (BAN, USAN, rINN)　缬沙坦

CGP-48933; Valsartaani; Valsartán; Valsartanum. N-[p-(o-1H-Tetrazol-5-ylphenyl)benzyl]-N-valeryl-L-valine;　N-Pentanoyl-N-[2'-(1H-tetrazol-5-yl)biphenyl-4-ylmethyl]-L-valine.
Вальзартан
$C_{24}H_{29}N_5O_3 = 435.5$.
CAS — 137862-53-4.
ATC — C09CA03.
ATC Vet — QC09CA03.
UNII — 80M03YXJ7I.

(valsartan 分子结构图)

Pharmacopoeias. In US.

USP 33 (Valsartan)　25℃贮藏于密闭容器中，允许偏差为15℃～30℃。

混悬液 美国注册药品信息用下法配制浓度为4mg/ml的160ml混悬液：

- 加含有80mg（Diovan，Novartis）的片剂和80ml Ora-Plus（Paddock，USA）到淡黄色瓶中，至少振动2min；

- 静置至少1h，然后摇晃1min；
- 加80ml Ora-Sweet SF（Paddock，USA）到瓶中，摇晃至少10s，混悬液在30℃左右可保存30天，2～8℃可保存75天以上。

不良反应和注意事项
参见氯沙坦，第373页。严重肝损伤或肌肝清除率小于10ml/min的患者应禁用；轻中度肾损伤和肝损伤、肝硬化、胆道阻塞的患者应慎用。

药物相互作用
参见氯沙坦，第373页。

药动学
缬沙坦口服后迅速吸收，生物利用度约为23％。血浆峰浓度在口服后2～4h出现。血浆蛋白结合率为94％～97％。缬沙坦代谢不明显，大部分以原形药由胆汁排泄。清除半衰期为5～9h。口服给药后约83％由粪便排泄，13％由尿排泄。

1. Brookman LJ, et al. Pharmacokinetics of valsartan in patients with liver disease. Clin Pharmacol Ther 1997; **62:** 272–8.
2. Prasad PP, et al. Pharmacokinetics of multiple doses of valsartan in patients with heart failure. J Cardiovasc Pharmacol 2002; **40:** 801–7.
3. Blumer J, et al. Pharmacokinetics of valsartan in pediatric and adolescent subjects with hypertension. J Clin Pharmacol 2009; **49:** 235–41.

用途和用法
缬沙坦为血管紧张素II受体拮抗药，作用与氯沙坦相似（第373页），用于治疗高血压（第228页），以减少发生心肌梗死（第232页）后左心室功能紊乱的患者的心血管疾病死亡率。还用于治疗心力衰竭（详见氯沙坦项下内容，第374页）。

缬沙坦通常为口服。口服后的低血压反应出现在2h，4～6h达到峰值，可持续24h以上。低血压反应最长可持续2至4周。

治疗高血压时，缬沙坦初始剂量为每日80mg，每日1次；如必要，可升至每日160mg，每日1次；最大剂量可达320mg，每日1次。

对于心力衰竭患者，缬沙坦的初始剂量为每日40mg，每日2次。如果耐受，应增至160mg，每日2次。

发生心肌梗死的患者，待临床表现稳定后，应在12h内及时给予缬沙坦，初始剂量为每日20mg，每日2次；如耐受，剂量可以在以后的几周增加至160mg，每日2次。对于、肾损伤的患者应慎用缬沙坦，如需用，后期剂量应减少（见下文）。

1. Markham A, Goa KL. Valsartan: a review of its pharmacology and therapeutic use in essential hypertension. Drugs 1997; **54:** 299–311.
2. Ripley TL. Valsartan in chronic heart failure. Ann Pharmacother 2005; **39:** 460–9.
3. Mistry NB, et al. The angiotensin receptor antagonist valsartan: a review of the literature with a focus on clinical trials. Expert Opin Pharmacother 2006; **7:** 575–81.
4. Bissessor N, White H. Valsartan in the treatment of heart failure or left ventricular dysfunction after myocardial infarction. Vasc Health Risk Manag 2007; **3:** 425–30.
5. Black HR, et al. Valsartan: more than a decade of experience. Drugs 2009; **69:** 2393–2414.

儿童用法 缬沙坦可用来治疗6～16岁儿童的高血压。美国注册药品信息推荐初始剂量为1.3mg/kg，每日1次（最大量为40mg）。应根据反应调整剂量，但每日高于1.3mg/kg的剂量未被研究。可以使用混悬组分（见上文的**混悬液**），但接触混悬液中缬沙坦的可能性要高于缬沙坦片剂。没有在肾损伤儿童［肌酐清除率低于30ml/（min·1.73m²）］使用缬沙坦前例，因此不能用于此类用药。

在肝损伤或肾损伤中的用法 对于肝损伤或胆道阻塞患者，缬沙坦的清除可能会减少，因此应该慎用；并且剂量应降低。在英国，缬沙坦禁忌证为重度肝损伤、肝硬化、胆道阻塞的患者。推荐轻中度肝损伤患者使用缬沙坦治疗高血压时，每日总剂量不能超过80mg。

制剂

USP 33: Valsartan and Hydrochlorothiazide Tablets.

专利制剂
Arg.: Alpertan; Diovan; Racorval; Sarval; Simultan; **Austral.:** Diovan; **Austria:** Angiosan†; Diovan; **Belg.:** Diovane; **Braz.:** Diovan; Tareg†; **Canad.:** Diovan; **Chile:** Banyass; Dosara; Tareg; Valacor; Valaplex; Valax; Vartalan; **Cz.:** Blessin; Cezoryn; Diovan; Kylotan; Sarton†; Valaric; Valsacor; Valzap; **Denm.:** Diovan; **Fin.:** Diovan; **Fr.:** Nisis; Tareg; **Ger.:** Cordinate; Diovan; Provas; **Gr.:** Dalzad; **Hong Kong:** Diovan; **Hung.:** Diovan; Varexan†; **India:** Diovan; **Indon.:** Diovan; **Irl.:** Diovan; Valsotens; **Israel:** Diovan; **Ital.:** Rixil; Tareg; Valpression; **Jpn:** Diovan; **Malaysia:** Diovan; **Mex.:** Diovan; **Neth.:** Diovan; **Norw.:** Diovan; **Philipp.:** Diovan; **Pol.:** Diovan; Valsacor; **Port.:** Diovan; Talsarete; Tanvalir; Tareg; Variran; Vasartenr; Vatan; **Rus.:** Diovan (Диован) ; Valsacor (Вальсакор) ; Valsaforce (Вальсафорс); Valz (Валз); **S.Afr.:** Diovan; Tareg; **Singapore:** Diovan; **Spain:**

Diovan; Kalpress; Miten; Vals; **Swed.:** Diovan; **Switz.:** Diovan; Provas†; **Thai.:** Diovan; Valatan; **Turk.:** Cardopan; Valsaten; **UK:** Diovan; **Ukr.:** Diovan (Диован); **USA:** Diovan; **Venez.:** Alsart; Diovan; Vasaten.

多组分制剂 **Arg.:** Diovan A; Diovan D; Diovan Triple; Exforge; Racorval C; Sarval D; Simultan D; **Austral.:** Co-Diovan; Exforge; **Austria:** Co-Angiosan†; Co-Diovan; Exforge; **Belg.:** Co-Diovane; Exforge; **Braz.:** Co-tareg†; Diocomb Sl; Diovan Amlo; Diovan HCT; **Canad.:** Diovan HCT; **Chile:** Blessin Plus H; Co-Dosara; Copalia; Dafiro; Exforge; Imprida; Imprida HCT; Kylotan Plus H; Teval Plus H; Valsacombi; Zelvartancombo; **Denm.:** Diovan Comp; Exforge; **Fin.:** Diovan Comp; **Fr.:** Cotareg; Exforge; Nisisco; **Ger.:** Diovan; Cordinate plus; Provas comp; **Gr.:** Co-Dalzad; Co-Diovan; Copalia; Dafiro; Exforge; **Hong Kong:** Co-Diovan; **Hung.:** Co-Diovan HCT; Exforge; Varexan HCT†; **Indon.:** Co-Diovan; Exforge; **Irl.:** Co-Diovan; Exforge; **Israel:** Co-Diovan; Exforge; **Ital.:** Combisartan; Corixil; Cotareg; **Malaysia:** Co-Diovan; Exforge; **Mex.:** Co-Diovan; **Neth.:** Co-Diovan; Cotareg; Exforge; **Norw.:** Diovan Comp; Exforge; **Philipp.:** Co-Diovan; Exforge; **Pol.:** Co-Diovan; Exforge; **Port.:** Co-Angiosan; Co-Diovan; Co-Novasan; Co-Tareg; Copalia; Dafiro; Higo; Imprida; **Rus.:** Co-Diovan (Ко-Диован); Valz H (Валз H); **S.Afr.:** Co-Diovan; Co-Tareg; **Singapore:** Co-Diovan; **Spain:** Co-Diovan; Co-Vals; Kalpress Plus; Miten Plus; Vals; **Swed.:** Diovan Comp; Exforge; **Switz.:** Co-Diovan; Exforge; Provas comp†; Provas maxx†; **Thai.:** Co-Diovan; Exforge; **Turk.:** Cardopan Plus; Co-Diovan; Exforge; **UK:** Co-Diovan; Exforge; **Ukr.:** Co-Diovan (Ко-Диован); **USA:** Diovan HCT; Exforge; Exforge HCT; **Venez.:** Diovan HCT; Diovan/Amlibon; Vasaten HCT.

Verapamil Hydrochloride (BANM, USAN, rINNM)　盐酸维拉帕米

CP-16533-1 (verapamil); D-365 (verapamil); Hidrocloruro de verapamilo; Iproveratril Hydrochloride; Verapamililhydrokloridi; Vérapamil, chlorhydrate de; Verapamil Hidroklorür; Verapamilhidroklorid; Verapamil-hydrochlorid; Verapamilhydroklorid; Verapamili hydrochloridum; Verapamilio hidrocloridas. 5-[N-(3,4-Dimethoxyphenethyl)-N-methylamino]-2-(3,4-dimethoxyphenyl)-2-isopropylvaleronitrile hydrochloride.
Верапамила Гидрохлорид
$C_{27}H_{38}N_2O_4,HCl = 491.1$.
CAS — 52-53-9 (verapamil); 152-11-4 (verapamil hydrochloride).
ATC — C08DA01.
ATC Vet — QC08DA01.
UNII — V3888OEY5R.

(verapamil 分子结构图)

Pharmacopoeias. In Chin., Eur. (see p.vii), Int., Jpn, and US.

Ph. Eur. 6. 8 (Verapamil Hydrochloride)　白色结晶性粉末。溶于水；略溶于乙醇；易溶于甲乙醇。5％水溶液的pH值为4.5～6.0。避光。

USP 33 (Verapamil Hydrochloride)。白色或类白色、无臭的结晶性粉末。溶于水；略溶于乙醇；易溶于氯仿；几乎不溶于乙醚。5％水溶液的pH值为4.5～6.5。贮藏于密闭容器中，温度为25℃，允许范围15～30℃。避光。

配伍禁忌 盐酸维拉帕米在碱性溶液中沉淀。曾报道过与氨茶碱溶液[1]、萘夫西林钠溶液[2]、碳酸氢钠溶液[3]不相容[3]。

1. Johnson CE, et al. Compatibility of aminophylline and verapamil in intravenous admixtures. Am J Hosp Pharm 1989; **46:** 97–100.
2. Tucker R, Gentile JF. Precipitation of verapamil in an intravenous line. Ann Intern Med 1984; **101:** 880.
3. Cutie MR. Verapamil precipitation. Ann Intern Med 1983; **98:** 672.

不良反应
盐酸维拉帕米一般耐受性良好，但与其在心脏传导方面的药理作用相关的不良反应有可能比较严重，尤其对于心肌损伤肥厚型心肌病来说。心脏的不良反应包括心动过缓、AV传导阻滞、更加严重的心力衰竭以及瞬时心搏暂停。相比于口服给药，这些反应更加常见于非肠道给药。

最为棘手的非心血管类不良反应为便秘。有可能发生恶心，但相关报道较少。其他不良反应包括体位性低血压、眩晕、面红、头痛、疲劳、呼吸困难和外周水肿。也曾有过皮肤反应、肝功能异常以及肝毒性的报道。有关于牙龈增生的报道。也有极少数男子乳腺发育。

如果用药过量有可能发生严重的心脏毒性和严重低血压。

致癌性 详见硝苯地平的不良反应项下内容，第394页。

对心血管系统的影响 有关心血管病死亡率增高与钙通道阻断作用相关可能性的讨论，见硝苯地平的**不良反应**项下对死亡率的影响，第394页。

维拉帕米具有血管扩张和负性肌力作用，可引起心律失常等心血管不良反应。正如下文中在**注意事项**下提到的这些心血管异常致使患者易发生严重的毒性作用。

1. Radford D. Side effects of verapamil in infants. *Arch Dis Child* 1983; **58**: 465–6.
2. Perrot B, *et al.* Verapamil: a cause of sudden death in a patient with hypertrophic cardiomyopathy. *Br Heart J* 1984; **51**: 352–4.
3. Kirk CR, *et al.* Cardiovascular collapse after verapamil in supraventricular tachycardia. *Arch Dis Child* 1987; **62**: 1265–6.
4. Mohindra SK, Udeani GO. Long-acting verapamil and heart failure. *JAMA* 1989; **261**: 994.
5. Garratt C, *et al.* Degeneration of junctional tachycardia to pre-excited atrial fibrillation after intravenous verapamil. *Lancet* 1989; **ii**: 219.
6. Stajer D, *et al.* Cardiogenic shock following a single therapeutic oral dose of verapamil. *Int J Clin Pract* 2001; **55**: 69–70.
7. Shiraishi H, *et al.* Two cases of polymorphic ventricular tachycardia induced by the administration of verapamil against paroxysmal supraventricular tachycardia. *Intern Med* 2002; **41**: 445–8.

对耳的影响 有不同的报道[1]分别指出硝苯地平、尼卡地平、尼群地平、地尔硫䓬、维拉帕米、桂利嗪可产生与重度钙通道阻滞作用相关的耳鸣。

1. Narváez M, *et al.* Tinnitus with calcium-channel blockers. *Lancet* 1994; **343**: 1229–30.

对内分泌系统的影响 有报道[1~4]接受维拉帕米治疗的患者出现高催乳素血症，一些患者还发生乳溢[2,3]。

1 名非糖尿病的患者，单次服用维拉帕米调释制剂后出现高血糖、代谢性酸中毒、高钾血症、心动过缓现象[5]，并且这名患者以前对规律性服用维拉帕米耐受。

已有报道指出，维拉帕米口服时，可以影响降钙素[6]、甲状腺素、三碘甲状腺原氨酸、促甲状腺素（TSH）、促卵泡刺激激素（FSH）、黄体生成素（LH）及睾酮的释放[1]；但是，静脉给药可抑制 FSH、LH、TSH 的释放[7]。

1. Semple CG, *et al.* Calcium antagonists and endocrine status: lack of effect of oral verapamil on pituitary-testicular and pituitary-thyroid function. *Br J Clin Pharmacol* 1984; **17**: 179–82.
2. Gluskin LE, *et al.* Verapamil-induced hyperprolactinemia and galactorrhea. *Ann Intern Med* 1981; **95**: 66–7.
3. Fearrington EL, *et al.* Hyperprolactinemia-galactorrhea induced by verapamil. *Am J Cardiol* 1983; **51**: 1466–7.
4. Romeo JH, *et al.* Hyperprolactinaemia and verapamil: prevalence and potential association with hypogonadism in men. *Clin Endocrinol (Oxf)* 1996; **45**: 571–5.
5. Roth A, *et al.* Slow-release verapamil and hyperglycemic metabolic acidosis. *Ann Intern Med* 1989; **110**: 171–2.
6. Amado JA, *et al.* No effect of verapamil on calcium stimulated calcitonin release. *Postgrad Med J* 1987; **63**: 23–4.
7. Barbarino A, De Marinis L. Calcium antagonists and hormone release II: effects of verapamil on basal, gonadotrophin-releasing hormone- and thyrotrophin-releasing hormone-induced pituitary hormone release in normal subjects. *J Clin Endocrinol Metab* 1980; **51**: 749–53.

对胃肠道的影响 关于与维拉帕米相关的假性肠梗阻的文献，见**盐酸地尔硫䓬**的**不良反应**项下，第317页。

对肝脏的影响 在使用维拉帕米治疗过程中，曾有能升高血清肝药酶和胆红素浓度的报道[1~5]。也出现过肝毒性的临床症状，如腹痛、发热、黑尿症以及其他不适[2~5]。出现这些情况的原因可能是维拉帕米引起的超敏反应，停止用药后可恢复。

1. Brodsky SJ, *et al.* Hepatotoxicity due to treatment with verapamil. *Ann Intern Med* 1981; **94**: 490–1.
2. Stern EH, *et al.* Possible hepatitis from verapamil. *N Engl J Med* 1982; **306**: 612–13.
3. Nash DT, Feer TD. Hepatic injury possibly induced by verapamil. *JAMA* 1983; **249**: 395–6.
4. Guarascio P, *et al.* Liver damage from verapamil. *BMJ* 1984; **288**: 362–3.
5. Kumar KL, Colley CA. Verapamil-induced hepatotoxicity. *West J Med* 1994; **160**: 485–6.

对口腔的影响 维拉帕米治疗中可能出现牙龈增生[1]及口腔黏膜损伤[2]。在一项对 115 名至少持续 3 个月使用硝苯地平、地尔硫䓬或维拉帕米的患者的调查中发现，牙龈增生是钙通道阻滞剂共同的不良反应[3]。

1. Pernu HE, *et al.* Verapamil-induced gingival overgrowth: a clinical, histologic, and biochemic approach. *J Oral Pathol Med* 1989; **18**: 422–5.
2. Guttenberg SA. Chemical injury of the oral mucosa from verapamil. *N Engl J Med* 1990; **323**: 615.
3. Steele RM, *et al.* Calcium antagonist-induced gingival hyperplasia. *Ann Intern Med* 1994; **120**: 663–4.

对神经系统的影响 3 名患者表示使用维拉帕米后出现异常的感觉障碍，他们形容为痛性冷觉、麻木以及烧灼感，尤其在腿部表现明显[1]。

1. Kumana CR, Mahon WA. Bizarre perceptual disorder of extremities in patients taking verapamil. *Lancet* 1981; **i**: 1324–5.

对外周循环的影响 有报道[1,2]患者使用维拉帕米后出现继发性红斑，它是一种由血管活性药物引起的血管痉挛动脉疾病。症状包括灼热、肿胀和手[2]脚[1,2]肿胀，停药后症状消失。在硝苯地平和其他钙通道阻滞药中也有类似报道（见第395页）。

1. Drenth JPH, *et al.* Verapamil-induced secondary erythermalgia. *Br J Dermatol* 1992; **127**: 292–4.
2. Hart JJ. Painful, swollen, and erythematous hands and feet. *Arthritis Rheum* 1996; **39**: 1761–2.

对呼吸道的影响 1 名有支气管哮喘病史的患者使用维拉帕米调释制剂后出现急性哮喘[1]；可能赋形剂与这个反应的发生有关，尤其是藻酸盐。

1. Ben-Noun L. Acute asthma associated with sustained-release verapamil. *Ann Pharmacother* 1997; **31**: 593–5.

对性功能的影响 14 名应用维拉帕米的男性患者中，3 名出现阳痿[1]。其中 1 名在停药后，性功能恢复至一般水平，但再次使用时又出现阳痿。

1. King BD, *et al.* Impotence during therapy with verapamil. *Arch Intern Med* 1983; **143**: 1248–9.

对皮肤和毛发的影响 使用维拉帕米最常见的皮肤反应为皮疹、瘙痒、脱发、荨麻疹[1]；也有一些关于多形性斑、渗出性多形性红斑、剥脱性皮炎的报道[1]。1 名男性患者在开始使用维拉帕米治疗 1 个月后，身体多个部位出现多毛症的症状[2]。1 名女性患者约 40 年前头发开始早白，使用维拉帕米后部分头发重新变回原本的黑色[3]。

1. Stern R, Khalsa JH. Cutaneous adverse reactions associated with calcium channel blockers. *Arch Intern Med* 1989; **149**: 829–32.
2. Sever PS. Hypertrichosis and verapamil. *Lancet* 1991; **338**: 1215–16.
3. Read GM. Verapamil and hair colour change. *Lancet* 1991; **338**: 1520.

锥体外系障碍 钙通道阻滞剂尤其是维拉帕米可引起锥体外系障碍，（见硝苯地平，第396页）；然而，应用维拉帕米成功治疗顽固性运动障碍的报道见下文。

出血 详见**硝苯地平**的**不良反应**项下的**对血液的影响**，第394页。

过量 见下文**不良反应的处置**。

不良反应的处置

参见**硝苯地平**，第396页，但也见下文。
维拉帕米不能通过透析清除。

过量 尽管非二氢吡啶类药物如维拉帕米引起的死亡和威胁生命的并发症（几例死亡已经出现[1]）比较普遍，但维拉帕米过量引起的后果和治疗与其他钙通道阻滞剂类似（见**硝苯地平**的**不良反应的处置**，第396页）。

单例患者使用过量维拉帕米的报道如下：

● 一名服用 3.2g 维拉帕米的患者[2]出现了心动过缓和低血压的症状，这是由静脉注射葡萄糖酸钙引起的。为了维持窦性心律，连续灌注了 12h 的葡萄糖酸钙。5h 后测得血中维拉帕米的浓度是 4μg/ml。
● 一名患者[3]在服用至少 1.2g 维拉帕米 18h 后出现了意识丧失、严重低血压和心动过缓。用胰高血糖素、丙胺酚酮和阿托品处理疗效满意，而且对静脉内葡萄糖酸钙的反应最小。给予多巴酚丁胺和异丙肾上腺素用于维持血压，24h 获得了机械通气，但产生了代谢性酸中毒和高血糖。这名患者存活了，但有脑缺氧损伤。
● 一名患者[4]服用未知剂量的维拉帕米后出现了发绀、血压不可测得和完全性心脏传导阻滞。这有对拟交感神经和葡萄糖酸钙的反应。然而，在心脏暂停后，低血压对拟交感神经药有反应。这名患者在 19h 后死亡。给药 12h 后血清维拉帕米浓度为 3μg/ml。
● 一名患者[5]在服用 3.2g 维拉帕米后出现了咯血；服药 12h 后胃窥镜检查发现胃溃疡。

维拉帕米调释制剂的过量可能导致毒性作用的延缓发生[6]。静脉输注一种能降低亲脂类药物心脏毒性的脂肪乳剂（**大豆油**，参见 M37 第1867页）对一名多种药物过量（包括 13.44g 维拉帕米缓释制剂）的患者导致的难治性休克有益处[7]。一般制剂也可能发生毒性作用，1 名 59 岁的老年患者服用维拉帕米 2.4g后，清除半衰期延长至 15h，血浆峰浓度延迟至 6~7h[8]。认为高剂量时的限速吸收是延迟的主要原因。

虽然严重毒性通常与急性维拉帕米过量相关，但是慢性毒性也有相似的症状。一名肝硬化的患者长期每日服用维拉帕米 240mg[9]，出现了意识丧失、心源性休克、发绀、低血压、严重酸中毒、高血糖症、低体温和肾衰竭。用高剂量多巴胺、去甲肾上腺素、碳酸氢钠和氯化钠治疗之后，该患者得到了恢复。

1. Hofer CA, *et al.* Verapamil intoxication: a literature review of overdoses and discussions of therapeutic options. *Am J Med* 1993; **95**: 431–8.
2. Perkins CM. Serious verapamil poisoning: treatment with intravenous calcium gluconate. *BMJ* 1978; **2**: 1127.
3. Crump BJ, *et al.* Lack of response to intravenous calcium in severe verapamil poisoning. *Lancet* 1982; **ii**: 939–40.
4. Orr GM, *et al.* Fatal verapamil overdose. *Lancet* 1982; **ii**: 1218–19.
5. Miller ARO, Ingamells CJ. Gastrointestinal haemorrhage associated with an overdose of verapamil. *BMJ* 1984; **288**: 1346.
6. Barrow PM, *et al.* Overdose of sustained-release verapamil. *Br J Anaesth* 1994; **72**: 361–5.
7. Young AC, *et al.* Intravenous fat emulsion therapy for intentional sustained-release verapamil overdose. *Resuscitation* 2009; **80**: 591–3.
8. Buckley CD, Aronson JK. Prolonged half-life of verapamil in a case of overdose: implications for therapy. *Br J Clin Pharmacol* 1995; **39**: 680–3.
9. Stehle G, *et al.* Cardiogenic shock associated with verapamil in a patient with liver cirrhosis. *Lancet* 1990; **336**: 1079.

注意事项

对于低血压、心源性休克、明显心动过缓、和失代偿心力衰竭患者禁用此药。Ⅱ度或Ⅲ度房室传导阻滞、病态窦房结综合征的患者也禁用此药，除非安装起搏器。肥厚型心肌病患者应用维拉帕米时，发生心脏不良反应的报道在不断增多。心房扑动、纤维性颤动以及心脏旁路传导（如 Wolff-Parkinson-White 综合征）的患者使用维拉帕米时，可能导致严重的室性心动过速，故维拉帕米禁于此类患者。

将维拉帕米作为抗心律失常药应用于新生儿时，需要特别注意，因为可能会更易引起维拉帕米导致的心律失常。

肝损伤患者应适当减量。

维拉帕米突然停药会导致心绞痛的恶化。

哺乳 1 名每日 80mg 维拉帕米分 4 次服用的女性患者，母乳中的浓度和血浆的相近[1]。母乳中测量到的最大浓度为 300ng/ml。但是，另 1 名每日 80mg 维拉帕米分 3 次服用的女性患者[2]，母乳中的平均浓度为血浆中浓度的 23%。治疗过程中，母乳哺养的幼儿体内维拉帕米的浓度为 2.1ng/ml，并且在母体最后一次服药 38h 后检测不到药物。另 1 名给予相同剂量的患者[3]，维拉帕米和去甲维拉帕米在母乳中的平均稳态浓度分别为血浆浓度的 60% 和 16%，并且乳汁和血浆中的药物比例随给药间隔而有所波动。据估计，幼儿吸收的剂量不到母体剂量的 0.01%，并且在幼儿血浆中不能检测到维拉帕米或去甲维拉帕米。没有关于母乳哺养的幼儿的不良反应报道，因此，American Academy of Dediatrics 认为[4]一般情况下维拉帕米适合于哺乳期妇女。

1. Inoue H, *et al.* Level of verapamil in human milk. *Eur J Clin Pharmacol* 1984; **26**: 657–8.
2. Andersen HJ. Excretion of verapamil in human milk. *Eur J Clin Pharmacol* 1983; **25**: 279–80.
3. Anderson P, *et al.* Verapamil and norverapamil in plasma and breast milk during breast feeding. *Eur J Clin Pharmacol* 1987; **31**: 625–7.
4. American Academy of Pediatrics. The transfer of drugs and other chemicals into human milk. *Pediatrics* 2001; **108**: 776–89. [Retired May 2010] Correction. *ibid.*; 1029. Also available at: http://aappolicy.aappublications.org/cgi/content/full/pediatrics%3b108/3/776 (accessed 10/07/07)

肌病 1 名 Duchenne 肌营养不良的患者静脉给予维拉帕米治疗后造成突发性呼吸衰竭[1]。

1. Zalman F, *et al.* Acute respiratory failure following intravenous verapamil in Duchenne's muscular dystrophy. *Am Heart J* 1983; **105**: 510–11.

卟啉病 维拉帕米与急性卟啉病的发生有关，并认为卟啉病患者使用维拉帕米是不安全的。

Wolff-Parkinson-White 综合征 像 Wolff-Parkinson-White 综合征这样具有心脏旁路的患者使用 AV 阻滞剂如维拉帕米可出现心房扑动或心房颤动，可能增加旁路传导而加重室性心律失常。Wolff-Parkinson-White 综合征的患者静脉给予维拉帕米 5~10mg 后出现心室纤维性颤动及严重的低血压[1]。

1. McGovern B, *et al.* Precipitation of cardiac arrest by verapamil in patients with Wolff-Parkinson-White syndrome. *Ann Intern Med* 1986; **104**: 791–4.

药物相互作用

同时应用抗心律失常药或 β 受体阻滞剂时，应慎用维拉帕米。维拉帕米与 β 受体阻滞剂合用时尤其危险（见下文）。维拉帕米被肝脏广泛代谢，可能与降低或增强肝代谢功能的药物发生相互作用。葡萄柚汁可能增加维拉帕米的血浆药物浓度。维拉帕米自身可影响其他药物的药动学，特别是通过肝脏细胞色素 P450 同工酶 CYP3A4 以及影响 P 糖蛋白。这些受影响的药物包括卡马西平、环孢素、地高辛、咪达唑仑、辛伐他汀及茶

碱；乙醇的血浆药物浓度也可能提高。有关相互作用的详细内容，见各药专题论文项下。

镇痛药　维拉帕米与阿司匹林可能存在相互作用，详见下文**抗血小板药**项下内容。

抗心律失常药　维拉帕米与其他抗心律失常药存在药效学和药动学的相互影响。给 2 名使用氟卡尼的患者加用维拉帕米治疗后，出现心源性休克和心搏骤停[1]。曾报道过口服奎尼丁的患者静脉给予维拉帕米后，引起严重的低血压[2]。这两种药都阻断 α 受体，而且维拉帕米可增加奎尼丁的血浆药物浓度。

1. Buss J, et al. Asystole and cardiogenic shock due to combined treatment with verapamil and flecainide. *Lancet* 1992; **340**: 546.
2. Maisel AS, et al. Hypotension after quinidine plus verapamil: possible additive competition at alpha-adrenergic receptors. *N Engl J Med* 1985; **312**: 167–70.

抗菌药　1 名患者使用头孢曲松和克林霉素后应用维拉帕米，出现急性维拉帕米中毒反应，表现为完全性心脏传导阻滞[1]。推测维拉帕米在结合部位被取代为可能的反应机制。药酶诱导药利福平可降低维拉帕米的血浆药物浓度[2,3]。1 名患者使用 1.92g 维拉帕米来控制室上性心动过速，同时使用利福平，当停用利福平 9 天后，维拉帕米血浆浓度升高将近 4 倍。1 名同时使用普萘洛尔和维拉帕米的患者，应用克拉霉素治疗后出现心动过缓[4]，应用红霉素后也出现相同情况[4]。有人提出抗菌药物对维拉帕米代谢的干扰作用可能是这些反应的机制。此外，1 名患者在开始用克拉霉素和维拉帕米治疗后立即出现重度低血压和心动过缓[5]，另 1 名患者使用泰利霉素 2 天后也出现相同反应[6]。1 名使用维拉帕米治疗的 79 岁患者[7]，在加入红霉素治疗 1 周后出现完全性心脏传导阻滞，可能由于两种药物对肝代谢功能的共同阻滞作用。

1. Kishore K, et al. Acute verapamil toxicity in a patient with chronic toxicity: possible interaction with ceftriaxone and clindamycin. *Ann Pharmacother* 1993; **27**: 877–80.
2. Rahn KH, et al. Reduction of bioavailability of verapamil by rifampin. *N Engl J Med* 1985; **312**: 920–1.
3. Barbarash RA. Verapamil-rifampin interaction. *Drug Intell Clin Pharm* 1985; **19**: 559–60.
4. Steenbergen JA, Stauffer VL. Potential macrolide interaction with verapamil. *Ann Pharmacother* 1998; **32**: 387–8.
5. Kaeser YA, et al. Severe hypotension and bradycardia associated with verapamil and clarithromycin. *Am J Health-Syst Pharm* 1998; **55**: 2417–18.
6. Reed M, et al. Verapamil toxicity resulting from a probable interaction with telithromycin. *Ann Pharmacother* 2005; **39**: 357–60.
7. Goldschmidt N, et al. Compound cardiac toxicity of oral erythromycin and verapamil. *Ann Pharmacother* 2001; **35**: 1396–9.

抗癫痫药　苯巴比妥是肝药酶诱导剂，已有报道[1]可使口服及静脉给予维拉帕米的清除率升高，并降低健康受试者的口服生物利用度。维拉帕米的血浆蛋白结合率也有所下降。同时使用苯巴比妥的患者应当适当调整维拉帕米的使用剂量。苯妥英也能显著降低维拉帕米的浓度[2]。

关于维拉帕米与卡马西平共同服用导致神经毒性的报道见钙通道阻滞剂，参见 M37 第455页，**卡马西平**的**药物相互作用**。

1. Rutledge DR, et al. Effects of chronic phenobarbital on verapamil disposition in humans. *J Pharmacol Exp Ther* 1988; **246**: 7–13.
2. Woodcock BG, et al. A reduction in verapamil concentrations with phenytoin. *N Engl J Med* 1991; **325**: 1179.

抗血小板药　钙通道阻滞剂能抑制血小板功能（见**硝苯地平**的**不良反应**项下**对血液的影响**，第394页）。一名 85 岁老人在维拉帕米和阿司匹林共同服用后 3 周内出现了瘀斑和腹膜后出血的原因就是维拉帕米与阿司匹林的联用。

1. Verzino E, et al. Verapamil-aspirin interaction. *Ann Pharmacother* 1994; **28**: 536–7.

苯二氮䓬类　维拉帕米对咪达唑仑药动学的影响，参见 M37 第961页**钙通道阻滞剂**。

β 受体阻滞剂　口服维拉帕米和 β 受体阻滞剂合用治疗心绞痛和高血压，但两种药物都有心脏抑制作用，应用时应当极为谨慎；曾有心动过缓、心脏传导阻滞以及左心室衰竭的报道[1~4]。1 名使用噻吗洛尔滴眼液和维拉帕米治疗的患者，出现心动过缓[5]。重度缺血性心脏病患者或心力衰竭的患者尤其危险[6]。维拉帕米静脉给药会增加这些风险，因此在给予维拉帕米前至少 24h 应停止 β 受体阻滞剂的治疗；当维拉帕米和 β 受体阻滞剂都静脉给药时，相互作用尤其具有破坏性，因此不建议维拉帕米与 β 受体阻滞剂同时静脉给药。

维拉帕米也可能影响一些 β 受体阻滞剂的药动学（见 **β 受体阻滞剂**的**药物相互作用**项下**钙通道阻滞剂**，第282页）。

1. Eisenberg JNH, Oakley GDG. Probable adverse interaction between oral metoprolol and verapamil. *Postgrad Med J* 1984; **60**: 705–6.
2. Hutchison SJ, et al. β blockers and verapamil: a cautionary tale. *BMJ* 1984; **289**: 659–60.
3. Findlay IN, et al. β blockers and verapamil: a cautionary tale. *BMJ* 1984; **289**: 1074.
4. McGourty JC, Silas JH. β blockers and verapamil: a cautionary tale. *BMJ* 1984; **289**: 1624.
5. Pringle SD, MacEwen CJ. Severe bradycardia due to interaction of timolol eye drops and verapamil. *BMJ* 1987; **294**: 155–6.
6. McInnes GT. Interactions that matter: calcium blockers. *Prescribers' J* 1988; **28**: 60–4.

钙盐　钙盐可以拮抗维拉帕米的药理作用，静脉给予其他钙通道阻滞剂来治疗这些不良反应（见**硝苯地平**项下**不良反应的处置**，第396页）。用维拉帕米维持治疗时，口服己二酸钙和维生素 D₂ 可引起患者房颤复发[1]。

1. Bar-Or D, Yoel G. Calcium and calciferol antagonise effect of verapamil in atrial fibrillation. *BMJ* 1981; **282**: 1585–6.

依维莫司　维拉帕米对依维莫司的影响，参见 M37 第1750页。

全身麻醉药　建议用氟烷或恩氟烷麻醉的患者不要用维拉帕米，见**地尔硫䓬**项下**药物相互作用**，第318页。

H₂ 受体拮抗剂　在一项对健康受试者进行的研究中，用西咪替丁治疗 8 日以上，再给予单次剂量的维拉帕米后产生相矛盾的作用。一些研究显示，西咪替丁不能改变静脉给药后维拉帕米的药动学[1,2]，但也有报道称清除率可降低 21%，清除半衰期可增加 50%[3]。一项研究中显示口服维拉帕米的药动学不发生改变[2]，但其他两项研究则发现生物利用度明显提高[1,4]。尽管这些研究中的一项药动学研究并无临床意义[1]，但另一项研究发现 6 名健康受试者中有 5 名临床作用有所提高[4]。S 对映异构体口服生物利用度增加 35%，而 R 对映异构体增加 15%，由此可知维拉帕米与西咪替丁的相互作用呈立体选择性[4]。这种相互作用对于长期使用维拉帕米的患者在临床上有何重要性仍未知，但对于使用维拉帕米的患者应慎用西咪替丁。

1. Smith MS, et al. Influence of cimetidine on verapamil kinetics and dynamics. *Clin Pharmacol Ther* 1984; **36**: 551–4.
2. Abernethy DR, et al. Lack of interaction between verapamil and cimetidine. *Clin Pharmacol Ther* 1985; **28**: 342–9.
3. Loi C-M, et al. Effect of cimetidine on verapamil disposition. *Clin Pharmacol Ther* 1985; **37**: 654–7.
4. Mikus G, et al. Interaction of verapamil and cimetidine: stereochemical aspects of drug metabolism, drug disposition and drug action. *J Pharmacol Exp Ther* 1990; **253**: 1042–8.

锂　服用锂的患者，即使血清锂浓度在治疗范围内[1,2,4]，但在使用维拉帕米后，维拉帕米对神经肌肉功能有影响（见**锥体外系障碍**，见上文）并会产生神经毒性[1~4]。也有报道显示维拉帕米可降低血浆中锂的浓度[5]。

1. Price WA, Giannini AJ. Neurotoxicity caused by lithium-verapamil synergism. *J Clin Pharmacol* 1986; **26**: 717–19.
2. Price WA, Shalley JE. Lithium-verapamil toxicity in the elderly. *J Am Geriatr Soc* 1987; **35**: 177–8.
3. Helmuth D, et al. Choreoathetosis induced by verapamil and lithium treatment. *J Clin Psychopharmacol* 1989; **9**: 454–5.
4. Wright BA, Jarrett DB. Lithium and calcium channel blockers: possible neurotoxicity. *Biol Psychiatry* 1991; **30**: 635–6.
5. Weinrauch LA, et al. Decreased serum lithium during verapamil therapy. *Am Heart J* 1984; **108**: 1378–80.

圣约翰草　在一项对健康受试者的研究中发现[1]，圣约翰草可显著降低维拉帕米 R-和 S-异构体的血浆浓度，可能由于减少了细胞色素 P450 同工酶 CYP3A4。

1. Tannergren C, et al. St John's wort decreases the bioavailability of R- and S-verapamil through induction of the first-pass metabolism. *Clin Pharmacol Ther* 2004; **75**: 298–309.

他汀类　一项在健康人群进行的小型交叉研究显示口服洛伐他汀 20mg 显著增加维拉帕米的暴露和血浆浓度峰值（分别是 60% 和 30%）；计算得出维拉帕米生物利用度增加约 76%，这是由于维拉帕米对 P 糖蛋白的抑制以及首过效应导致的。

维拉帕米对他汀类药物的影响，见**辛伐他汀**，第435页。

1. Choi D-H, et al. Pharmacokinetic interaction between oral lovastatin and verapamil in healthy subjects: role of P-glycoprotein inhibition by lovastatin. *Eur J Clin Pharmacol* 2010; **66**: 285–90.

茶碱　维拉帕米对茶碱药动学的影响，参见 M37 第1106页，**钙通道阻滞剂**，。

托伐普坦　维拉帕米对托伐普坦浓度的影响，参见 M37 第2348页。

药动学

胃肠道可吸收大约 90% 维拉帕米，但受到肝首关效应的严重影响，生物利用度约为 20%。

维拉帕米呈现二相或三相消除动力学，单次口服或静脉给药后血浆消除半衰期为 2~8h。多次口服给药后半衰期增至 4.5~12h。静脉给予维拉帕米 5min 后起效，口服给药 1~2h 后起效；一次口服 1~2h 后到达血浆峰浓度。血浆浓度具有很大的个体差异性。

维拉帕米的血浆蛋白结合率约为 90%。在肝内广泛代谢，至少 12 个代谢物（包括去甲维拉帕米）已显示出有一定的活性。单次剂量至少有 70% 以代谢物的形式由肾脏排泄，但约 16% 经胆汁排泄到粪便。不到 4% 为原形药物。维拉帕米可穿过胎盘，分布到母乳中。

1. Hamann SR, et al. Clinical pharmacokinetics of verapamil. *Clin Pharmacokinet* 1984; **9**: 26–41.
2. Kelly JG, O'Malley K. Clinical pharmacokinetics of calcium antagonists: an update. *Clin Pharmacokinet* 1992; **22**: 416–33.
3. Kang D, et al. Population analyses of sustained-release verapamil in patients: effects of sex, race, and smoking. *Clin Pharmacol Ther* 2003; **73**: 31–40.

老年人　在老年人（61 岁及以上）和年轻人中对维拉帕米的药动学和药效学进行比较的研究[1~3]发现，在老年人中，维拉帕米的清除和消除半衰期延长，血浆浓度增加。然而，在老年人中也可能有与血浆浓度不直接相关的反应的变化。

1. Abernethy DR, et al. Verapamil pharmacodynamics and disposition in young and elderly hypertensive patients: altered electrocardiographic and hypotensive responses. *Ann Intern Med* 1986; **105**: 329–36.
2. Gupta SK, et al. Age and gender related changes in stereoselective pharmacokinetics and pharmacodynamics of verapamil and norverapamil. *Br J Clin Pharmacol* 1995; **40**: 325–31.
3. Abernethy DR, et al. Verapamil metabolite exposure in older and younger men during steady-state oral verapamil administration. *Drug Metab Dispos* 2000; **28**: 760–5.

代谢　维拉帕米在肝脏代谢成许多代谢物，需要几种细胞色素 P450 同工酶的参与。一项体外研究显示[1]，对维拉帕米以及对映体进行代谢的主要的同工酶是 CYP3A4、CYP3A5 和 CYP2C8，去甲维拉帕米的代谢也是同样的同工酶进行的。然而，由于 CYP2C8 只是肝细胞色素 P450 的一小部分，因而被认为对潜在的药物相互作用的影响不大。与之前的报道相反，没有发现同工酶 CYP1A2 和 CYP2C9 参与任何代谢。

1. Tracy TS, et al. Cytochrome P450 isoforms involved in metabolism of the enantiomers of verapamil and norverapamil. *Br J Clin Pharmacol* 1999; **47**: 545–52.

立体异构性　维拉帕米是以消旋混合物使用的。研究[1]显示，S 型维拉帕米的效价是消旋混合物的 3.3 倍，是 R 型维拉帕米的 11 倍。因此可以得出结论，维拉帕米的心脏作用不是与总血浆维拉帕米浓度相关，而是与 S 型异构体的浓度相关，在多种口服剂量时，传统的血浆浓度监测对建立治疗血浆浓度的意义不大。

关于是否可用 R-和 S-型异构体的药动学差异来解释口服和静脉给药后观察到的血浆浓度变化的不同，已展开一系列的研究。静脉给药后，两种异构体的药动学和血浆蛋白结合率均有显著差异[2]；尽管消除半衰期相同，但 S 型维拉帕米的分布容积以及全身总清除率均比 R 型高很多。口服给予 R 型与 S 型维拉帕米后，发现 R 型的血浆浓度远高于 S 型[3]，显示了肝脏首关效应的立体选择性。口服维拉帕米后 S 型浓度低而使药效弱。S 型异构体的比例依赖于口服药物剂型，而服用控释制剂后血浆中 S 型异构体的量比传统剂型低[4]。

1. Echizen H, et al. Effects of d,l-verapamil on atrioventricular conduction in relation to its stereoselective first-pass metabolism. *Clin Pharmacol Ther* 1985; **38**: 71–6.
2. Eichelbaum M, et al. Pharmacokinetics of (+)-, (−)- and (±)-verapamil after intravenous administration. *Br J Clin Pharmacol* 1984; **17**: 453–8.
3. Vogelgesang B, et al. Stereoselective first-pass metabolism of highly cleared drugs: studies of the bioavailability of L- and D-verapamil examined with a stable isotope technique. *Br J Clin Pharmacol* 1984; **18**: 733–40.
4. Karim A, Piergies A. Verapamil stereoisomerism: enantiomeric ratios in plasma dependent on peak concentrations, oral input rate, or both. *Clin Pharmacol Ther* 1995; **58**: 174–84.

用途和用法

维拉帕米为钙通道阻滞剂（第213页）、Ⅳ 类抗心律失常药（第212页）。维拉帕米可减缓房室结的传导，从而减慢心房颤动和扑动引起的过高的心室应答。其抗心绞痛作用主要是由于冠状和周围血管扩张，尽管它也抑制冠状动脉痉挛；周围血管阻力的降低减少了心脏的工作，这就降低了心肌细胞氧的消耗。

外周血管阻力降低可用于解释维拉帕米的抗高血压作用。维拉帕米用来控制室上性心律失常以及心绞痛和高血压的治疗。也可用于心肌梗死后的治疗。

维拉帕米可以静脉给药或者口服给药，以盐酸盐的形式给药；剂量以盐酸盐表示。

在室上性**心律失常**的急性处理中，静脉给药，最好持续监测 ECG 和血压。初始剂量 5～10mg，缓慢静脉注射 2～3min。如有必要，英国的注册药品信息允许初次给药后 5～10min 再次给予 5mg；在美国，30min 后可以再给予 10mg。

口服治疗室上性心律失常时，根据严重程度及患者的反应，剂量为每日 120～480mg，分 3 次或 4 次服用。

治疗**心绞痛**时，常用口服剂量为 120mg，每日 3 次；有些心绞痛患者可能会对 80mg，每日 3 次的给药方式产生疗效。但是这种低剂量在治疗静息时心绞痛或 Prinzmetal 变异型心绞痛时作用不大。控释制剂每日剂量可达到 480mg。

对于**高血压**，通常的初始口服剂量是每日 240mg，根据患者的反应进行调整，分 2～3 次服用；曾经用过每日 480mg。缓释制剂可给予相似的日剂量。

在**心肌梗死**的次级预防中，至少要在发生梗死 1 周后给予盐酸维拉帕米的口服调释制剂（对于没有出现心力衰竭的患者），剂量为每日 360mg，分数次服用。

肝损伤患者应减少维拉帕米的用量（见下文）。

对于室上性心律失常或高血压的儿童，维拉帕米的剂量见下文。

维拉帕米的 R 型异构体 arverapamil 治疗腹泻正在研究中。

1. Brogden RN, Benfield P. Verapamil: a review of its pharmacological properties and therapeutic use in coronary artery disease. *Drugs* 1996; **51**: 792–819.
2. Prisant LM. Verapamil revisited: a transition in novel drug delivery systems and outcomes. *Heart Dis* 2001; **3**: 55–62.

儿童用法 维拉帕米可以用于儿童的室上性心律失常和高血压，但需要十分小心，尤其是用于新生儿（见上文的**注意事项**）。

治疗室上性心律失常的静脉给药剂量如下：

- 1 岁以内儿童：100～200μg/kg。
- 1～15 岁：100～300μg/kg（最大剂量 5mg）。

这些剂量至少持续 2min，如有必要可在 30min 后重复；剂量范围内的下限有可能就足够了，观察到对治疗的反应后应停止给药。

治疗室上性心律失常或高血压的口服剂量如下：

- 2 岁以内：20mg，每日 2 次或 3 次。
- 2 岁及以上：根据年龄和治疗的反应，40～120mg，每日 2 次或 3 次。

老年人用法 关于随年龄增长应用维拉帕米时药动学改变的文献，见上文**药动学**项下。

在肝损伤中的用法 维拉帕米在肝脏代谢，对于肝损伤患者应谨慎给药。美国的注册药品信息推荐严重肝损伤患者的初始口服剂量应降至正常剂量的 1/3（见上文的**用途和用法**）。

在一项对肝硬化患者的研究中[1]，静脉给药后维拉帕米的血浆稳态浓度为正常肝功能患者的 2 倍，口服后为 5 倍；结果显示，维拉帕米已经是通过静脉给予这些患者，剂量才大幅度减少。口服或静脉给药后消除半衰期约延长了 4 倍，因此，肝硬化患者用药 56h 才达到血浆稳态浓度。

1. Somogyi A, *et al*. Pharmacokinetics, bioavailability and ECG response of verapamil in patients with liver cirrhosis. *Br J Clin Pharmacol* 1981; **12**: 51–60.

在肾损伤中的用法 肾损伤不会明显改变维拉帕米的药动学和药效学[1]，剂量也不需要有所调整。维拉帕米的清除不受血液透析[1,2]、血液滤过[2]、腹膜透析[2]的影响，在此过程中的患者不需要补充剂量。

1. Mooy J, *et al*. Pharmacokinetics of verapamil in patients with renal failure. *Eur J Clin Pharmacol* 1985; **28**: 405–10.
2. Beyerlein C, *et al*. Verapamil in antihypertensive treatment of patients on renal replacement therapy—clinical implications and pharmacokinetics. *Eur J Clin Pharmacol* 1990; **39** (suppl 1): S35–S37.

暂时性黑矇 有关维拉帕米治疗暂时性黑矇的文献，见**硝苯地平**的用途和用法项下，第398页。

双相障碍 锂和丙戊酸盐是治疗双相障碍（参见 M37 第351页）的主要药物，但也尝试用过其他药物治疗，包括维拉帕米[1]。当维拉帕米剂量为每日 480mg 时，产生有效的反应[2–4]，但有文献总结维拉帕米的作用极其有限[5]。维拉帕米也与锂联用，但可能有增加神经毒性的危险（见上文**药物相互作用**）。

1. Höschl C. Do calcium antagonists have a place in the treatment of mood disorders? *Drugs* 1991; **42**: 721–29.
2. Dubovsky SL, *et al*. Calcium antagonists in mania: a double-blind study of verapamil. *Psychiatry Res* 1986; **18**: 309–20.
3. Giannini AJ, *et al*. Verapamil and lithium in maintenance therapy of manic patients. *J Clin Pharmacol* 1987; **27**: 980–2.
4. Wisner KL, *et al*. Verapamil treatment for women with bipolar disorder. *Biol Psychiatry* 2002; **51**: 745–52.
5. Levy NA, Janicak PG. Calcium channel antagonists for the treatment of bipolar disorder. *Bipolar Disord* 2000; **2**: 108–19.

箱形水母蜇伤 由于毒液对心血管、呼吸系统和肾脏的作用，箱形水母蜇伤（参见 M37 第2140页）有可能致命。对啮齿动物的研究发现，静脉注射维拉帕米对箱式水母蜇刺的毒性作用有所帮助，推荐可以用于箱式水母蜇伤的患者[1]。然而，由于缺少益处和潜在不良反应的证据，所以有人认为维拉帕米只能在极端的情况下使用[2]。

1. Burnett JW. The use of verapamil to treat box-jellyfish stings. *Med J Aust* 1990; **153**: 363.
2. Bailey PM, *et al*. Jellyfish envenoming syndromes: unknown toxic mechanisms and unproven therapies. *Med J Aust* 2003; **178**: 34–7.

心律失常 维拉帕米能治疗室上性心律失常（第219页）。能用于控制心房颤动和心房扑动的速度，也可用于阵发性室上性心动过速。它与地高辛合用，成功地经胎盘治疗胎儿的心房扑动或室上性心动过速。如用于婴儿仍需小心，因为他们很容易出现不良反应（见上文的**注意事项**）。

1. Maxwell DJ, *et al*. Obstetric importance, diagnosis, and management of fetal tachycardias. *BMJ* 1988; **297**: 107–10.
2. Simpson JM, Sharland GK. Fetal tachycardias: management and outcome of 127 consecutive cases. *Heart* 1998; **79**: 576–81.

心肌病 维拉帕米对肥厚型心肌病[1,2]患者具有负性收缩作用，虽然它常用于 β 受体阻滞剂不能控制症状或不耐受的患者。它能改善症状及运动耐量，一项交叉研究[3]显示维拉帕米或 β 受体阻滞剂纳多洛尔没有促进运动能力，但是大多数患者选择药物治疗而不是安慰剂，而且用维拉帕米后生活质量有了明显的改善。对肥厚型心肌病和慢性心房颤动的患者，维拉帕米能控制疾病发展速度。但是没有证据表明它能降低突发性心脏死亡以及可能的严重不良反应的发生率[4]，尤其是对于严重流出道梗阻的患者。肥厚型心肌病患者尤其容易出现与维拉帕米相关的传导障碍，这可能加剧低血压和流出道梗阻。

扩张型心肌病的治疗与心脏衰竭相似，通常不使用钙通道阻滞剂，虽然有报道地尔硫䓬有一些益处（第319页）。

对于心肌病治疗的总结，见第221页。

1. Maron BJ. Hypertrophic cardiomyopathy: a systematic review. *JAMA* 2002; **287**: 1308–20.
2. Maron BJ, *et al*. American College of Cardiology/European Society of Cardiology clinical expert consensus document on hypertrophic cardiomyopathy: a report of the American College of Cardiology Foundation Task Force on Clinical Expert Consensus Documents and the European Society of Cardiology Committee for Practice Guidelines. *J Am Coll Cardiol* 2003; **42**: 1687–713. Also published in *Eur Heart J* 2003; **24**: 1965–91. Also available at: http://eurheartj.oxfordjournals.org/content/24/21/1965.full.pdf+html (accessed 28/07/10) and at: http://www.escardio.org/guidelines-surveys/esc-guidelines/GuidelinesDocuments/guidelines-HCM-FT.pdf (accessed 14/08/08)
3. Gilligan DM, *et al*. A double-blind, placebo-controlled crossover trial of nadolol and verapamil in mild and moderately symptomatic hypertrophic cardiomyopathy. *J Am Coll Cardiol* 1993; **21**: 1672–9.
4. Epstein SE, Rosing DR. Verapamil: its potential for causing serious complications in patients with hypertrophic cardiomyopathy. *Circulation* 1981; **64**: 437–41.

癫痫 有报道[1–3]在药物抵抗性癫痫（参见 M37 第446页）中成功使用了维拉帕米。机制尚不清楚；对钙离子的调节可能起到了一定作用，虽然其他钙通道阻滞剂作为癫痫的辅助物不足以令人信服（**氟桂利嗪**，参见 M37 第552页）。还有一种可能，维拉帕米对 P 糖蛋白的抑制增强了抗癫痫药的作用，该观点还有待于确认。

1. Summers MA, *et al*. Use of verapamil as a potential P-glycoprotein inhibitor in a patient with refractory epilepsy. *Ann Pharmacother* 2004; **38**: 1631–4.
2. Iannetti P, *et al*. Calcium-channel blocker verapamil administration in prolonged and refractory status epilepticus. *Epilepsia* 2005; **46**: 967–9.
3. Iannetti P, *et al*. Addition of verapamil in the treatment of severe myoclonic epilepsy in infancy. *Epilepsy Res* 2009; **85**: 89–95.

肾脏疾病 钙通道阻滞剂可能对多种肾脏疾病有所帮助（见**硝苯地平**，第399页）。虽然对维拉帕米的研究显示在非糖尿病性肾病患者中，维拉帕米比 ACEI 群多普利的作用差[1]，而且它不能阻止 2 型糖尿病患者出现肾病[2]。有证据显示，维拉帕米能降低一些药物的肾毒性，包括环孢素（见下文的**移植**）和氨基糖苷类药物庆大霉素[3]。

1. Hemmelgarn MH, *et al*. Antiproteinuric efficacy of verapamil in comparison to trandolapril in non-diabetic renal disease. *Nephrol Dial Transpl* 1999; **14**: 1093–9.
2. Ruggenenti P, *et al*. for the Bergamo Nephrologic Diabetes Complications Trial (BENEDICT) Investigators. Preventing microalbuminuria in type 2 diabetes. *N Engl J Med* 2004; **351**: 1941–51.
3. Kazierad DJ, *et al*. The effect of verapamil on the nephrotoxic potential of gentamicin as measured by urinary enzyme excretion in healthy volunteers. *J Clin Pharmacol* 1995; **35**: 196–201.

恶性肿瘤 维拉帕米在细胞培养及动物实验中[1]表现

出了逆转多种药物对抗肿瘤药的抗药性。但维拉帕米对小型肺癌细胞[2]或多发性骨髓瘤[3]无任何效果。参见 M37 第612页对于抗肿瘤药耐药性的探讨。

1. Ford JM, Hait WN. Pharmacology of drugs that alter multidrug resistance in cancer. *Pharmacol Rev* 1990; **42**: 155–99.
2. Milroy R, *et al*. A randomised clinical study of verapamil in addition to combination chemotherapy in small cell lung cancer. *Br J Cancer* 1993; **68**: 813–18.
3. Dalton WS, *et al*. A phase III randomized study of oral verapamil as a chemosensitizer to reverse drug resistance in patients with refractory myeloma: a Southwest Oncology Group Study. *Cancer* 1995; **75**: 815–20.

偏头痛和丛集性头痛 有关钙通道阻滞剂（包括维拉帕米）用于治疗偏头痛及丛集性头痛的参考文献，见**硝苯地平**，第399页。

运动疾病 维拉帕米与多种运动疾病的发生相关（见**硝苯地平**的不良反应项下**锥体外系障碍**，第396页），但也有报道[1,2]它成功用于难治性运动疾病，包括严重迟发性运动障碍。然而，一项系统性综述[3]认为维拉帕米和其他钙通道阻滞剂用于迟发性运动障碍的证据有限，通常不建议这样使用。

迟发性运动障碍的一般疗法在**氯丙嗪**的不良反应中有讨论，参见 M37 第941页。

1. Abad V, Ovsiew F. Treatment of persistent myoclonic tardive dystonia with verapamil. *Br J Psychiatry* 1993; **162**: 554–6.
2. Ovsiew F, *et al*. Verapamil for severe hyperkinetic movement disorders. *Mov Disord* 1998; **13**: 341–4.
3. Soares-Weiser K, Rathbone J. Calcium channel blockers for neuroleptic-induced tardive dyskinesia. Available in The Cochrane Database of Systematic Reviews; Issue 1. Chichester: John Wiley; 2004 (accessed 14/03/07).

心肌梗死 钙通道阻滞剂一般不用于心肌梗死的急性或长期治疗（第232页），尽管一些非二氢吡啶类已经报道具有益处。据报道[1]，地尔硫䓬在梗死发生 24～72h 内使用并持续 14 天，能保护有明显 Q 波以及难治性心绞痛，使患者从非 Q 波死死中回复。急性心肌梗死中静脉给予地尔硫䓬用于辅助溶栓的一项先导研究[2]显示能降低再缺血的发生；与溶栓药同时给予地尔硫䓬，静脉给药持续 48h，之后口服 4 周。然而，一项维拉帕米的研究[3]显示，在入院时给予维拉帕米对 6 个月的死亡率无影响，提示早期使用（症状出现 6h 内）是具有决定性的。之后的一项研究[4]报道接受溶栓的患者早期应用维拉帕米会改善 90 天的结果。有报道显示[5]，冠状动脉内给予维拉帕米对终止心律失常后再灌注具有益处。接受经皮冠状动脉介入的患者使用维拉帕米，见下文的**再灌注和血管重建操作**。

尽管地尔硫䓬和维拉帕米不是标准的治疗，但是它们可以长期用于没有心脏衰竭的患者。在一项由多中心地尔硫䓬梗死形成后试验（Multicenter Diltiazem Postinfarction Trial，MDPIT）研究小组完成的研究[6]中，无左心室异常的患者服用地尔硫䓬（目标剂量每日 240mg）能降低 1 年后的死亡率和再梗死的发生率，但是在左心室异常的患者中以下不良反应的发生率升高。对该研究的进一步分析[7]证明，左心室异常的梗死后患者应避免使用地尔硫䓬。另一项研究[8]显示，进行溶栓治疗的急性心肌梗死患者在梗死后 36～96h 给予地尔硫䓬并持续至 6 个月，降低了非致死性心脏事件的发生，但并不能降低死亡率。在 DAVIT II 试验[9]中，维拉帕米后期的介入（在治疗开始后第二周用药）减少了总体死亡率、心血管事件以及梗死的复发，但另一项研究[10]发现只减少了梗死的复发率，而死亡率并没有降低。

1. Gibson RS, *et al*. Diltiazem and reinfarction in patients with non-Q-wave myocardial infarction: results of a double-blind, randomized, multicenter trial. *N Engl J Med* 1986; **315**: 423–9.
2. Théroux P, *et al*. Intravenous diltiazem in acute myocardial infarction: diltiazem as adjunctive therapy to activase (DATA) trial. *J Am Coll Cardiol* 1998; **32**: 620–8.
3. The Danish Study Group on Verapamil in Myocardial Infarction. The Danish studies on verapamil in acute myocardial infarction. *Br J Clin Pharmacol* 1986; **21**: 197S–204S.
4. Marangelli V, *et al*. Early administration of verapamil after thrombolysis in acute anterior myocardial infarction: effect on left ventricular remodeling and clinical outcome. *Ital Heart J* 2000; **1**: 336–43.
5. Kato M, *et al*. Intracoronary verapamil rapidly terminates reperfusion tachyarrhythmias in acute myocardial infarction. *Chest* 2004; **126**: 702–8.
6. The Multicenter Diltiazem Postinfarction Trial Research Group. The effect of diltiazem on mortality and reinfarction after myocardial infarction. *N Engl J Med* 1988; **319**: 385–92.
7. Goldstein RE, *et al*. Diltiazem increases late-onset congestive heart failure in post-infarction patients with early reduction in ejection fraction. *Circulation* 1991; **83**: 52–60.
8. Boden WE, *et al*. Diltiazem in acute myocardial infarction treated with thrombolytic agents: a randomised placebo-controlled trial. *Lancet* 2000; **355**: 1751–6.
9. The Danish Study Group on Verapamil in Myocardial Infarction. Effect of verapamil on mortality and major events after acute myocardial infarction (the Danish Verapamil Infarction Trial II–DAVIT II). *Am J Cardiol* 1990; **66**: 779–85.
10. Rengo F, *et al*. A controlled trial of verapamil in patients after acute myocardial infarction: results of the calcium antagonist reinfarction Italian study (CRIS). *Am J Cardiol* 1996; **77**: 365–9.

纤维性海绵体炎　在治疗纤维性海绵体炎时，维拉帕米用于斑块内注射[1,2]。阴茎勃起疼痛、勃起弯曲以及勃起功能障碍均有所改善。一篇对 19 项研究（包括对纤维性海绵体炎的斑块内注射治疗，其中有 4 项使用了维拉帕米）进行的系统性综述[2]发现，虽然这种注射是安全的并且对轻到中度纤维性海绵体炎有效，但研究的质量一般较差，需要进一步验证。也曾用离子电渗疗法给予维拉帕米，但是其益处尚不明确。一项对维拉帕米和地塞米松与利多卡因进行比较的研究[3]报道，给予维拉帕米和地塞米松的患者组斑块体积、阴茎曲率和疼痛均得到了明显改善，给予利多卡因的患者有短暂的疼痛改善，但斑块体积和曲率没有变化。然而，一项对维拉帕米与安慰剂氯化钠进行比较的研究[4]报道，两种治疗都有一些改善，两组之间没有差别。

1. Levine LA, *et al.* Experience with intraplaque injection of verapamil for Peyronie's disease. *J Urol (Baltimore)* 2002; **168**: 621–5.
2. Russell S, *et al.* Systematic evidence-based analysis of plaque injection therapy for Peyronie's disease. *Eur Urol* 2007; **51**: 640–7.
3. Di Stasi SM, *et al.* A prospective, randomized study using transdermal electromotive administration of verapamil and dexamethasone for Peyronie's disease. *J Urol (Baltimore)* 2004; **171**: 1605–8.
4. Greenfield JM, *et al.* Verapamil versus saline in electromotive drug administration for Peyronie's disease: a double-blind, placebo controlled trial. *J Urol (Baltimore)* 2007; **177**: 972–5.

再灌注和血管重建操作　经皮冠状动脉介入广泛应用于急性心肌梗死和心绞痛患者，附加的药物治疗对降低并发症及改善结果具有重要的作用（见第237页）。冠状动脉内给予维拉帕米能用于治疗血管痉挛[1]，也被用于治疗[2,3]和预防[4,5]"无再流通"现象。然而，预防性给予维拉帕米的一些患者出现了短暂性心脏休克[5]，这可能会限制其使用。

还有证据表明维拉帕米能降低冠状动脉[6]或周端经皮介入[7]后面狭窄的发生率。

1. The Task Force for Percutaneous Coronary Interventions of the European Society of Cardiology. Guidelines for percutaneous coronary interventions. *Eur Heart J* 2005; **26**: 804–47. Also available at: http://www.escardio.org/guidelines-surveys/esc-guidelines/GuidelinesDocuments/guidelines-PCI-FT.pdf (accessed 14/08/08)
2. Piana RN, *et al.* Incidence and treatment of 'no-reflow' after percutaneous coronary intervention. *Circulation* 1994; **89**: 2514–18.
3. Demir I, *et al.* Treatment of no-reflow phenomenon with verapamil after primary stent deployment during myocardial infarction. *Jpn Heart J* 2002; **43**: 573–80.
4. Hang C-L, *et al.* Early administration of intracoronary verapamil improves myocardial perfusion during percutaneous coronary interventions for acute myocardial infarction. *Chest* 2005; **128**: 2593–8.
5. Vijayalakshmi K, *et al.* Prospective, randomised, controlled trial to study the effect of intracoronary injection of verapamil and adenosine on coronary blood flow during percutaneous coronary intervention in patients with acute coronary syndromes. *Heart* 2006; **92**: 1278–84.
6. Bestehorn H-P, *et al.* Evaluation of the effect of oral verapamil on clinical outcome and angiographic restenosis after percutaneous coronary intervention: the randomized, double-blind, placebo-controlled, multicenter Verapamil Slow-Release for Prevention of Cardiovascular Events After Angioplasty (VESPA) Trial. *J Am Coll Cardiol* 2004; **43**: 2160–5.
7. Schweizer J, *et al.* Effect of high dose verapamil on restenosis after peripheral angioplasty. *J Am Coll Cardiol* 1998; **31**: 1299–1305.

移植　移植时广泛应用环孢素来防止排异反应，但肾毒性限制了它的应用。据报道二氢吡啶类钙通道阻滞剂（见第400页硝苯地平的用途项下）和地尔硫草（第319页）能降低环孢素相关的肾毒性，有证据表明维拉帕米也有相似的作用。对接受肾[1,2]和心脏或肺[3]移植的患者的研究显示，维拉帕米能改善环孢素治疗的效果。大多数研究[2]显示，虽然维拉帕米增加血浆环孢素的浓度，但其能降低环孢素导致的肾功能损伤，还有证据[2]表明能增加移植存活率。维拉帕米这些益处可能与其保护细胞缺血、选择性舒张肾入球小动脉或其固有的免疫移植作用有关；其对血浆环孢素浓度的作用也可能直接地[1,2]或通过降低环孢素剂量[3]而起作用。然而，一项研究[4]发现维拉帕米与环孢素共同使用时导致给予维拉帕米后患者血清肌酐浓度增加，但没有降低排斥反应的发生，因此二者共同使用时需要仔细监测。有报道[5]给予维拉帕米和环孢素的肾移植患者发生了严重的排斥反应；作者认为如果需要快速增加血浆浓度，应使用改善剂型的环孢素而不是维拉帕米。

1. Dawidson I, Rooth P. Improvement of cadaver renal transplantation outcomes with verapamil: a review. *Am J Med* 1991; **90** (suppl 5A): 37S–41S.
2. Dawidson I, *et al.* Verapamil improves the outcome after cadaver renal transplantation. *J Am Soc Nephrol* 1991; **2**: 983–90.
3. Chan C, *et al.* A randomized controlled trial of verapamil on cyclosporine nephrotoxicity in heart and lung transplant recipients. *Transplantation* 1997; **63**: 1435–40.

4. Pirsch JD, *et al.* A controlled, double-blind, randomized trial of verapamil and cyclosporine in cadaver renal transplant patients. *Am J Kidney Dis* 1993; **21**: 189–95.
5. Nanni G, *et al.* Increased incidence of infection in verapamil-treated kidney transplant recipients. *Transplant Proc* 2000; **32**: 551–3.

制剂
BP 2010: Prolonged-release Verapamil Tablets; Verapamil Injection; Verapamil Tablets;
USP 33: Verapamil Hydrochloride Extended-release Tablets; Verapamil Hydrochloride Injection; Verapamil Hydrochloride Oral Solution; Verapamil Hydrochloride Oral Suspension; Verapamil Hydrochloride Tablets.
专利制剂
Arg.: Isoptino; Veral; **Austral.:** Anpec; Cordilox; Isoptin; Veracaps; Verahexalt; **Austria:** Isoptin; Verapabene; Verastad†; Veroptinstada; **Belg.:** Isoptine; Lodixal; **Braz.:** Cordilat; Coronaril; Cronovera†; Dilacard†; Dilacor; Dilacoron; Multicor; Neo Verpamil; Vascord†; Vasoton; Veramil; Verapress; Veraval; **Canad.:** Apo-Verap; Chronovera; Covera; Isoptin; Novo-Veramil; Nu-Verap; Verelan; **Chile:** Cardiolen; Isoptina; Presocor; **Cz.:** Apo-Verap†; Isoptin; Veraloc; **Fin.:** Isoptin; Vermin; Verpamil; **Fr.:** Isoptine; **Ger.:** durasoptin†; Falicard; Isoptin; Vera; Vera-Lich; Verabeta; Veragamma; Verahexal; Veramex; Veranorm; Veras; Veroptinstada; **Gr.:** Brovicarpine; Elanver; Isoptin; Ranil; **Hong Kong:** Anpec; Apo-Verap; Isoptin; Verpamil†; **Hung.:** Chinopamil; Isoptin; Verogalid†; **India:** Calaptin; Veramil; Iproton†; **Indonesia:** Isoptin; Verapamil; Verap; Verisop; **Israel:** Apoacor†; Ikacor; Ikapress; Veracor†; Verapress; **Ital.:** Cardinorm; Isoptin; Quasar†; Veraptin; **Malaysia:** Akilen†; Anpec†; Cintsu†; Isoptin; Verpamil†; **Mex.:** Cronovera; Dilacoran; Europave†; Serriten; Vepiltax; Veraken; Verdilac; **Neth.:** Geangin†; Isoptin; **Norw.:** Isoptin; **NZ:** Isoptin; Verpamil; **Philipp.:** Isoptin; Verelan; **Pol.:** Isoptin; Lekoptin†; Novo-Veramil; Staveran; **Port.:** Fibrocard; Isoptin; **Rus.:** Finoptin (Финоптин); Isoptin (Изоптин); Lekoptin (Лекоптин)†; Verogalid (Верогалид); Veromil (Веромил); **S.Afr.:** Calcicard; Isoptin; Ravamil; Vasomil; Verahexal; **Singapore:** Isoptin; Verpamil; **Spain:** Manidon; **Swed.:** Isoptin; **Switz.:** Flamon; Isoptin; Verapam; **Thai.:** Capvril; Isopamil; Isoptin; Isoptil; Verapin; Vermine; Vermine; **Turk.:** Fibrocard; Isoptin; Ormil; Veroptin; **UK:** Cordilox Half Securon; Securon; Univer; Verapress; Vertab; Zolvera; **Ukr.:** Finoptin (Финоптин); Lekoptin (Лекоптин)†; Veratard (Вератард); **USA:** Calan; Covera; Isoptin; Verelan; **Venez.:** Cronovera; Manidon; Veracor.

多组分制剂　**Arg.:** Tarka†; **Austral.:** Tarka; **Austria:** Captocomp†; Confit; Tarka†; Veracapt; **Canad.:** Tarka; **Cz.:** Tarka; **Denm.:** Tarka; **Fin.:** Tarka†; **Fr.:** Tarka; **Ger.:** Cordichin; Isoptin plus; Udramil†; Veratide; **Gr.:** Ziaxel; **Hong Kong:** Tarka; **Hung.:** Tarka; **Indon.:** Tarka†; Tarka; **Mex.:** Tarka; **Neth.:** Tarka; Ziaxel; **NZ:** Ziaxel†; **Philipp.:** Tarka; **Pol.:** Tarka; **Port.:** Tarka; Ziaxel; **Rus.:** Tarka (Тарка); **S.Afr.:** Tarka; **Spain:** Tarka; Tricen; **Swed.:** Tarka; **Switz.:** Tarka; **Turk.:** Tarka; **UK:** Tarka; **USA:** Tarka; **Venez.:** Tarka.

Vernakalant Hydrochloride (USAN, rINNM) 盐酸维纳卡兰

Hidrocloruro de vernakalant; RSD-1235; Vernakalant, Chlorhydrate de; Vernakalanti Hydrochloridum. (3R)-1-{(1R,2R)-2-[2-(3,4-dimethoxyphenyl)ethoxy]cyclohexyl}pyrrolidin-3-ol hydrochloride.

Вернакаланта Гидрохлорид

$C_{20}H_{31}NO_4,HCl = 385.9.$

CAS — 794466-70-9 (vernakalant); 748810-28-8 (vernakalant hydrochloride).

ATC — C01BG11.

(vernakalant)

注：Kynapid 已经用于盐酸维纳卡兰的商品名。

简介

盐酸维纳卡兰正在被用于进行治疗房性心律失常的试验。

1. Roy D, *et al.* A randomized, controlled trial of RSD1235, a novel anti-arrhythmic agent, in the treatment of recent onset atrial fibrillation. *J Am Coll Cardiol* 2004; **44**: 2355–61.
2. Fedida D. Vernakalant (RSD1235): a novel, atrial-selective antifibrillatory agent. *Expert Opin Invest Drugs* 2007; **16**: 519–32.
3. Cheng JWM. Vernakalant in the management of atrial fibrillation. *Ann Pharmacother* 2008; **42**: 533–42.
4. Weeke P, *et al.* Vernakalant (RSD1235) in the management of atrial fibrillation: a review of pharmacological properties, clinical efficacy and safety. *Future Cardiol* 2008; **4**: 559–67.
5. Kozlowski D, *et al.* Vernakalant hydrochloride for the treatment of atrial fibrillation. *Expert Opin Invest Drugs* 2009; **18**: 1929–37.
6. Kowey PR, *et al.* Atrial Arrhythmia Conversion Trial Investigators. Vernakalant hydrochloride for the rapid conversion of atrial fibrillation after cardiac surgery: a randomized, double-blind, placebo-controlled trial. *Circ Arrhythm Electrophysiol* 2009; **2**: 652–9.

Vesnarinone (USAN, rINN) 维司力农

OPC-8212; Vesnarinona; Vesnarinonum. 1-(1,2,3,4-Tetrahydro-2-oxo-6-quinolyl)-4-veratroylpiperazine.

Веснаринон

$C_{22}H_{25}N_3O_4 = 395.5.$

CAS — 81840-15-5.

UNII — 5C0W40EV8M.

简介

维司力农是磷酸二酯酶抑制剂，具有正性肌力作用，口服用于心力衰竭。

不良反应　对和其他具有正性肌力作用的磷酸二酯酶抑制剂的研究发现，长期口服可导致死亡率的升高。在一项对维司力农的多中心研究[1]中，每日 120mg 的剂量可导致死亡率升高；而服药 6 个月，每日 60mg，则产生较低的发病率和死亡率。每日服用 60mg 的患者中 25% 发生可逆的嗜中性粒细胞减少症。但在随后的一项更大规模研究中[2]，每日剂量为 30～60mg，则出现死亡率增高的报道。

1. Feldman AM, *et al.* Effects of vesnarinone on morbidity and mortality in patients with heart failure. *N Engl J Med* 1993; **329**: 149–55.
2. Cohn JN, *et al.* A dose-dependent increase in mortality with vesnarinone among patients with severe heart failure. *N Engl J Med* 1998; **339**: 1810–16.

Warfarin Sodium (BANM, rINNM) 华法林钠

Natrii Warfarinum; Sodium Warfarin; Varfariininatrium; Varfarin Sodyum; Varfarino natrio druska; Warfarin sodná sůl; Warfarina sódica; Warfarine sodique; Warfarinnatrium; Warfarin-nátrium; Warfarinum natricum. The sodium salt of 4-hydroxy-3-(3-oxo-1-phenylbutyl)coumarin; Sodium 2-oxo-3-[(1RS)-3-oxo-1-phenyl-butyl]-2H-1-benzopyran-4-olate.

Натрий Варфарин

$C_{19}H_{15}NaO_4 = 330.3.$

CAS — 81-81-2 (warfarin); 2610-86-8 (warfarin potassium); 129-06-6 (warfarin sodium).

ATC — B01AA03.

ATC Vet — QB01AA03.

UNII — 6153CWM0CL.

(warfarin)

注：在本书中，中华法林钠这个词语通常包括钠包合物。1991 年起，BP 与 USP 相同，在定义华法林钠时允许使用华法林钠或华法林钠包合物。

Pharmacopoeias. In *Chin., Eur.* (see p.vii), *Int.*, and *US.*
Chin., Int., and *US* permit either warfarin sodium or warfarin sodium clathrate. *Eur.* has a separate monograph for warfarin sodium clathrate (see below).
Jpn includes Warfarin Potassium.

Ph. Eur. 6.8（Warfarin Sodium）　白色或类白色吸湿性晶体粉末。极易溶于水和乙醇；溶于丙酮；极微溶解于二氯甲烷。1% 水溶液的 pH 值为 7.6～8.6。贮藏于密闭容器中。避光。

USP 33（Warfarin Sodium）　白色无臭非结晶性固体或晶状包合物，遇光变色。极易溶于水；易溶于乙醇；极微溶于氯仿和乙醚。1% 水溶液的 pH 值为 7.2～8.3，避光。

吸收　关于 PVC 对溶解于 0.9% 氯化钠溶液[1,2]或 5% 葡萄糖溶液[3]中的华法林钠的吸收作用进行了 24h 到 3 个月的研究。其中一项研究[1]表明，将溶液 pH 从初始 pH 6.7 缓冲至 pH7.4 时，吸收下降。第二项研究证明[2]，聚乙烯衬里（lined）和玻璃容器没有吸收。

1. Kowaluk EA, et al. Interactions between drugs and polyvinyl chloride infusion sets. *Am J Hosp Pharm* 1981; **38:** 1308–14.
2. Martens HJ, et al. Sorption of various drugs in polyvinyl chloride, glass, and polyethylene-lined infusion containers. *Am J Hosp Pharm* 1990; **47:** 369–73.
3. Moorhatch P, Chiou WL. Interactions between drugs and plastic intravenous fluid bags: part i: sorption studies on 17 drugs. *Am J Hosp Pharm* 1974; **31:** 72–8.

配伍禁忌　曾有报道，华法林钠溶液与盐酸肾上腺素、硫酸阿米卡星、间羟胺、缩宫素、丙嗪以及盐酸四环素均不相容。华法林钠与以下溶液混合时可直接观测到不相容性[1]：氨茶碱、托西溴苄胺、头孢他啶、盐酸西咪替丁、环丙沙星、多巴酚丁胺、盐酸艾司洛尔、硫酸双生霉素、盐酸拉贝洛尔、甲硝唑盐酸盐、万古霉素。溶于 0.9% 氯化钠 24h 后有烟雾出现。

1. Bahal SM, et al. Visual compatibility of warfarin sodium injection with selected medications and solutions. *Am J Health-Syst Pharm* 1997; **54:** 2599–2600.

Warfarin Sodium Clathrate (BANM) 华法林钠包合物

Varfariininatriumklatraatti; Varfarino natrio druskos klatratas; Warfarin sodná sůl klatrát; Warfarina sódica, clatrato de; Warfarine sodique clathrate; Warfarinnatriumklatrat; Warfarin-nátrium-klatrát; Warfarinum natricum clathratum. The clathrate of warfarin sodium with isopropyl alcohol in the molecular proportions 2 to 1 respectively.

ATC — B01AA03.
ATC Vet — QB01AA03.

注：在本书中，华法林钠这个词语通常包括钠包合物。1991 年起，BP 与 USP 相同，在定义华法林钠时允许使用华法林钠或华法林钠包合物。

Pharmacopoeias. In *Eur.* (see p.vii).
Chin., Int., and *US* permit either warfarin sodium or warfarin sodium clathrate.
Ph. Eur. 6. 8（Warfarin Sodium Clathrate）白色或类白色、晶体粉末。极易溶于水；易溶于乙醇；溶于丙酮；极微溶于二氯甲烷。1% 水溶液的 pH 值为 7.6～8.6。贮藏于密闭容器中。避光。

华法林钠包合物含有大约 92% 华法林钠。

不良反应

使用华法林治疗最大的危险性在于它可造成全身几乎所有器官出血，导致血肿和贫血。尽管控制华法林的抗凝作用对于血肿的发生十分重要，但出血会发生在治疗的国际标准化比值（INR）情况下。应谨慎研究是否存在潜在的危险，如肾或消化道疾病。偶然发生过皮肤坏死、足趾青紫（由于胆固醇血栓造成）。超敏反应的发生极其稀少。其他可能伴随出血的现象，如脱发、发热、恶心、呕吐、腹泻、皮肤反应、黄疸、肝功能异常和胰腺炎。

华法林有明显致畸作用。在妊娠期的头 3 个月给予华法林可导致华法林胎儿综合征或华法林胚胎病，表现为斑点状软骨发育异常、鼻骨发育不全。妊娠期使用华法林可产生 CNS 异常，但大多数在第二或第三阶段表现出来。怀孕期间使用华法林可增加流产和死产的发生，尽管可能也有一部分潜在的母体环境的原因。在妊娠晚期使用华法林可引起胎儿出血。已经报道的上述并发症因情况不同而有差异。一种推测为如果妊娠期间使用香豆素类抗凝血药，1/6 的妊娠会出现异常胎儿，1/6 会流产或死产。

对血液的影响　关于长期口服抗凝血药导致出血的危险性的研究已在临床试验[1,2]和基于人群的研究[1,3～7]中展开。华法林导致的出血比其他强抗凝血药危险，并常出现在其他危险因素之前，但是两者相存在一定的关系还不清楚。一些研究已证实老年患者更易发生出血，但其他文献还没有报道；但是，老年患者发生颅内出血的概率要大一些[2,6,7]。尽管用药所累积的出血危险与使用抗凝血药治疗的耐受性有关，在治疗初期危险性是最高的[2]。

华法林停药可引起血液高凝状态的反跳，有人建议[8]华法林应逐渐停药，但对这种方法还没有临床依据。

1. Reynolds MW, et al. Warfarin anticoagulation and outcomes in patients with atrial fibrillation: a systematic review and meta-analysis. *Chest* 2004; **126:** 1938–45.
2. Schulman S, et al. Hemorrhagic complications of anticoagulant and thrombolytic therapy: American College of Chest Physicians evidence-based clinical practice guidelines (8th edition). *Chest* 2008; **133** (suppl): 257S–298S.
3. Gitter MJ, et al. Bleeding and thromboembolism during anticoagulant therapy: a population-based study in Rochester, Minnesota. *Mayo Clin Proc* 1995; **70:** 725–33.
4. Fihn SD, et al. The risk for and severity of bleeding complications in elderly patients treated with warfarin. *Ann Intern Med*

1996; **124:** 970–9.
5. Palareti G, et al. Bleeding complications of oral anticoagulant treatment: an inception-cohort, prospective collaborative study (ISCOAT). *Lancet* 1996; **348:** 423–8.
6. Palareti G, et al. Oral anticoagulation treatment in the elderly: a nested, prospective, case-control study. *Arch Intern Med* 2000; **160:** 470–8.
7. Fang MC, et al. Advanced age, anticoagulation intensity, and risk for intracranial hemorrhage among patients taking warfarin for atrial fibrillation. *Ann Intern Med* 2004; **141:** 745–52.
8. Palareti G, Legnani C. Warfarin withdrawal: pharmacokinetic-pharmacodynamic considerations. *Clin Pharmacokinet* 1996; **30:** 300–13.

对骨骼的影响　维生素 K 在骨骼新陈代谢中作用关键，维生素 K 缺乏可导致骨质疏松性骨折。因此，长期口服抗凝血药，即维生素 K 拮抗药的患者，非常容易发生骨质疏松和骨折。但是，两项对老年女性的大型观察研究结果显示了相反的结论。一项关于使用华法林的患者和不用药患者的前瞻性研究发现[1]，华法林与骨密度降低或骨折发生率的增高并无关系。一项回顾性研究[2]指出了长期使用抗凝血药的患者和普通人群相比，脊椎与肋骨骨折发生率增高的关系。总之，骨折发生率均没有明显升高。

1. Jamal SA, et al. Warfarin use and risk for osteoporosis in elderly women. *Ann Intern Med* 1998; **128:** 829–32.
2. Caraballo PJ, et al. Long-term use of oral anticoagulants and the risk of fracture. *Arch Intern Med* 1999; **159:** 1750–6.

对胎儿的影响　已有关于妊娠期间使用香豆素类抗凝血药引起的胎儿并发症的综述发表[1～3]。

1. Hall JG, et al. Maternal and fetal sequelae of anticoagulation during pregnancy. *Am J Med* 1980; **68:** 122–40.
2. Chan WS, et al. Anticoagulation of pregnant women with mechanical heart valves: a systematic review of the literature. *Arch Intern Med* 2000; **160:** 191–6.
3. Bates SM, et al. Venous thromboembolism, thrombophilia, antithrombotic therapy, and pregnancy: American College of Chest Physicians evidence-based clinical practice guidelines (8th edition). *Chest* 2008; **133** (suppl): 844S–886S.

对肝脏的影响　有数篇独立报道关于患者使用华法林后肝内胆汁淤积，停药后复原[1～3]。

1. Rehnqvist N. Intrahepatic jaundice due to warfarin therapy. *Acta Med Scand* 1978; **204:** 335–6.
2. Jones DB, et al. Jaundice following warfarin therapy. *Postgrad Med J* 1980; **56:** 671.
3. Adler E, et al. Cholestatic hepatic injury related to warfarin exposure. *Arch Intern Med* 1986; **146:** 1837–9.

对性功能的影响　有关于患者口服抗凝血药（如华法林），造成阴茎异常勃起的报道[1～3]。

1. Baños JE, et al. Drug-induced priapism: its aetiology, incidence and treatment. *Med Toxicol* 1989; **4:** 46–58.
2. Daryanani S, Wilde JT. Priapism in a patient with protein C deficiency. *Clin Lab Haematol* 1997; **19:** 213–14.
3. Zimbelman J, et al. Unusual complications of warfarin therapy: skin necrosis and priapism. *J Pediatr* 2000; **137:** 266–8.

对皮肤和毛发的影响　皮肤和软组织坏死罕见，但为香豆素类抗凝血药已知不良反应[1～4]。其为局部皮肤疼痛损伤，最初外观为红斑或出血，逐渐变为大疱，最终形成坏疽性坏死。这些反应曾致命。经常发生坏死的部位为乳房、大腿、臀部等皮下脂肪较多的部位。形成血栓为这些反应的原因，但确切的病理生理学原因未知。蛋白 C 缺乏患者更易发生这些反应。当出现皮肤损伤时应停用香豆素类抗凝血药，并给予维生素 K 扭转这些反应。应使用肝素以产生抗凝作用。新鲜的冷冻血浆和蛋白 C 浓缩剂也可扭转这种情况。如果确实发生坏死应进行外科手术。

应用抗凝血药时也发生过其他皮肤反应。74 岁女性患者用抗凝血药治疗深静脉血栓症及肺栓塞，几周后双腿发生血管炎[5]。停止使用醋硝香豆素治疗后，皮肤损伤平稳恢复，经过 15 天后愈合，但再次使用单剂量醋硝香豆素几小时后，再次出现皮肤损伤。可能也与患者曾使用胺碘酮有关。1 名 76 岁女性患者使用醋硝香豆素治疗 2 个月后发生 Henoch-Schönlein 紫癜[6]，停药后症状迅速消失。

曾报道使用香豆素类抗凝血药的患者毛发脱落增加[7]。

1. Cole MS, et al. Coumarin necrosis—a review of the literature. *Surgery* 1988; **103:** 271–7.
2. Comp PC. Coumarin-induced skin necrosis: incidence, mechanisms, management and avoidance. *Drug Safety* 1993; **8:** 128–35.
3. Chan YC, et al. Warfarin induced skin necrosis. *Br J Surg* 2000; **87:** 266–72.
4. Adverse Drug Reactions Advisory Committee (ADRAC). Warfarin-induced skin necrosis. *Aust Adverse Drug React Bull* 2005; **24:** 13. Also available at: http://www.tga.gov.au/adr/aadrb/aadr0512.pdf (accessed 10/03/08)
5. Susano R, et al. Hypersensitivity vasculitis related to nicoumalone. *BMJ* 1993; **306:** 973.
6. Borrás-Blasco J, et al. Acenocoumarol-induced Henoch-Schönlein purpura. *Ann Pharmacother* 2004; **38:** 261–4.
7. Smith AG. Drug-induced disorders of hair and nails. *Adverse Drug React Bull* 1995 (173); 655–8.

不良反应的处置

在使用华法林治疗过程中或过量使用后，出血和（或）过度抗凝作用的处置方法需要根据出血程度、国际标准化比值（INR）以及血栓栓子的危险程度作出判断。

对于华法林导致的**过度抗凝**作用的患者，*British Society for Haematology* 推荐如下方法（*BNF 59* 推荐类似用法）：

- 如果 INR 高于目标值 5.0 但低于 6.0，减少华法林的用量或停止使用，直到 INR 降至 5.0 以下；
- 如果 INR 为 6.0～8.0 并且无出血现象或仅有少量出血，暂时停用华法林，直到 INR 降至 5.0 以下（*BNF 59* 推荐口服维生素 K_1 1～2.5mg 用于少量出血）；
- 如果 INR 在 8.0 以上，并存在其他导致出血的隐私，还要考虑使用维生素 K_1；维生素 K_1 的常用剂量为静脉给药 500μg，或口服静脉制剂 2.5mg（为抗凝血作用反转得更加完全，*BNF 59* 允许使用 5mg 口服）；
- 如果大出血，应停用华法林，静脉注射维生素 K_1 5～10mg，同时给予一定浓度的凝血因子 II、凝血因子 VII、凝血因子 IX、凝血因子 X。浓缩凝血因子剂量换算应按照 50U 因子 IX/kg 计算。如果没有浓缩剂，也可输注新鲜的冷冻血浆（一个成人约 1L），但可能不会非常有效。也曾用过更高剂量的维生素 K_1（**过度抗凝**作用，参见 M37 第 1897 页）；维生素 K_1 在几小时后才能发挥作用，如果剂量过大可能会减弱一周或数周后再次使用抗凝药时的作用。

来自 American College of Chest Physicians 的美国用药指导如下：

- 如果 INR 在治疗范围之上但低于 5.0 并没有明显出血现象，应减少华法林的剂量或停用，直至 INR 降至治疗范围以内；
- 如果 INR 为 5.0～9.0，应停用华法林。如果患者出血现象不断严重，应口服维生素 K_1 1～2.5mg，或口服 5mg 以更加完全扭转抗凝作用；
- 如果 INR 不低于 9.0，并没有明显出血，应停用华法林并口服维生素 K_1 2.5～5mg；
- 如果存在主要出血部位，应停用华法林并缓慢静脉注射维生素 K_1 10mg 及冷冻血浆、浓缩凝血因子 II、凝血因子 VII、凝血因子 IX、凝血因子 X 或重组因子 VII a。

如果在 INR 治疗值时突然出现出血，应检查是否存在潜在原因如肾或消化道疾病。

皮肤和软组织坏死的治疗方法，详见上文**对皮肤和毛发的影响**项下内容。

对于没有接受抗凝血药治疗的患者的**中毒**，UK *National Poisons Information Service* 建议摄入量超过 250μg/kg 华法林或 INR 高于 4.0 的患者口服或静脉注射 10～20mg 维生素 K_1。如果存在活动性出血，应给予浓缩凝血因子（30～50U/kg）或新鲜的冷冻血浆。

1. British Society for Haematology: British Committee for Standards in Haematology—Haemostasis and Thrombosis Task Force. Guidelines on oral anticoagulation: third edition. *Br J Haematol* 1998; **101:** 374–87. Also available at: http://www.bcshguidelines.com/pdf/bjh715.pdf (accessed 25/02/05) Updated 2005 guidelines. Update: Baglin T, et al, for the British Committee for Standards in Haematology. Guidelines on oral anticoagulation (warfarin): third edition—2005 update. *Br J Haematol* 2006; **132:** 277–85. Also available at: http://www.bcshguidelines.com/pdf/oralanticoagulation.pdf (accessed 08/06/09)
2. Ansell J, et al. Pharmacology and management of the vitamin K antagonists: American College of Chest Physicians evidence-based clinical practice guidelines (8th edition). *Chest* 2008; **133** (suppl): 160S–198S. Also available at: http://www.chestjournal.org/content/133/6_suppl/160S.full.pdf (accessed 08/06/09)
3. Garcia D, et al. Practical management of coagulopathy associated with warfarin. Abridged version: *BMJ* 2010; **340:** 918–20. Full version: http://www.bmj.com/cgi/content/full/340/apr19_1/c1813?view=long&pmid=20404060 (accessed 08/06/09)

注意事项

出血患者不能使用华法林。尽管使用时加以控制，通常也不能用于易发生出血的患者；易发生出血的患者包括：出血性疾病患者、消化性溃疡病患者、严重创伤的患者（包括外科创伤）、脑血管障碍患者以及细菌性心内膜炎患者。应在介入治疗前数天停用华法林并用其他抗凝血药治疗。有人表示严重的肝脏损伤患者及重度高血压患者应禁用此药。通常认为在孕妇也应禁用，尤其是妊娠的头 3 个月和最后几周时（详见上文**不良反应**项下内容）。

许多因素能影响华法林的抗凝血作用。包括维生素 K、甲状腺素的情况、肾功能、华法林各种制剂生物利用度的差别、影响华法林吸收的因素、华法林代谢的遗传变异（见下文）以及药物相互作用。这些因素可能造

成了对华法林的抵抗作用，一些患者还表现出了遗传抗药性。应根据对口服抗凝血药治疗和临床情况的常规监测调整剂量。患者应携带抗凝血药的治疗手册。

关于影响华法林抗凝作用的因素的讨论见如下参考文献[1]。

1. Shetty HGM, et al. Clinical pharmacokinetic considerations in the control of oral anticoagulant therapy. Clin Pharmacokinet 1989; 16: 238–53.

哺乳　检测13名每日接受2～12mg华法林的哺乳期女性的血浆和乳汁中的药物浓度[1]，血浆浓度范围在1.6～8.5μmol/L，但在7名婴儿的乳汁中及血浆中低于检测下限0.08μmol/L。被检测的3名哺乳婴儿没有出现抗凝反应。另一项对2名女性所做研究中[2]（华法林剂量不固定），1名母亲的乳汁中没有发现药物，婴儿也没有出现抗凝作用。因此，American Academy of Pediatrics认为华法林可以用于哺乳妇女[3]。

1. Orme ML'E, et al. May mothers given warfarin breast-feed their infants? BMJ 1977; 1: 1564–5.
2. McKenna R, et al. Is warfarin sodium contraindicated in the lactating mother? J Pediatr 1983; 103: 325–7.
3. American Academy of Pediatrics. The transfer of drugs and other chemicals into human milk. Pediatrics 2001; 108: 776–89. [Retired May 2010] Correction. ibid.; 1029. Also available at: http://aappolicy.aappublications.org/cgi/content/full/pediatrics%3b108/3/776 (accessed 06/07/04)

遗传变异　不同个体及不同种族对华法林的反应与剂量变化很大[1]。相关因素包括年龄、抗凝指标、饮食以及相互作用药物的使用，但大多数都与基因多态性有关[2]。有两个基因尤其重要：参与华法林代谢的主要酶——细胞色素P450同工酶CYP2C9基因；以及维生素K环氧化物还原酶（vitamin K epoxide reductase，VKOR），它是抗凝因子的合成并且是华法林及其他香豆素抗凝血药的主要靶点[3,4]。虽然任何一个基因的多态性都会影响对剂量的需求，但两个等位基因都发生变异的患者对华法林特别敏感[5]，最初的变异可能与VKOR关系更大[6]。通过基因测试鉴定受影响的患者可以用于指导初始的华法林剂量，提示剂量算法，虽然这仍需验证[7～10]。在其他香豆类包括硝苄香豆素[11,12]和苯丙香豆醇中也发现了相似的作用[12,13]。

1. Dang M-TN, et al. The influence of ethnicity on warfarin dosage requirement. Ann Pharmacother 2005; 39: 1008–12.
2. Kamali F, Wynne H. Pharmacogenetics of warfarin. Annu Rev Med 2010; 61: 63–75.
3. Schwarz UI, Stein CM. Genetic determinants of dose and clinical outcomes in patients receiving oral anticoagulants. Clin Pharmacol Ther 2006; 80: 7–12.
4. Takeuchi F, et al. A genome-wide association study confirms VKORC1, CYP2C9, and CYP4F2 as principal genetic determinants of warfarin dose. PLoS Genet 2009; 5: e1000433.
5. Aquilante CL, et al. Influence of coagulation factor, vitamin K epoxide reductase complex subunit 1, and cytochrome P450 2C9 gene polymorphisms on warfarin dose requirements. Clin Pharmacol Ther 2006; 79: 291–302.
6. Schwarz UI, et al. Genetic determinants of response to warfarin during initial anticoagulation. N Engl J Med 2008; 358: 999–1008.
7. Millican EA, et al. Genetic-based dosing in orthopedic patients beginning warfarin therapy. Blood 2007; 110: 1511–15.
8. Stehle S, et al. Pharmacogenetics of oral anticoagulants: a basis for dose individualization. Clin Pharmacokinet 2008; 47: 565–94.
9. Wadelius M, et al. The largest prospective warfarin-treated cohort supports genetic forecasting. Blood 2009; 113: 784–92.
10. Klein TE, et al. International Warfarin Pharmacogenetics Consortium. Estimation of the warfarin dose with clinical and pharmacogenetic data. N Engl J Med 2009; 360: 753–64.
11. Schalekamp T, et al. VKORC1 and CYP2C9 genotypes and acenocoumarol anticoagulation status: interaction between both genotypes affects overanticoagulation. Clin Pharmacol Ther 2006; 80: 13–22.
12. Cadamuro J, et al. Genetic determinants of acenocoumarol and phenprocoumon maintenance dose requirements. Eur J Clin Pharmacol 2010; 66: 253–60.
13. Schalekamp T, et al. VKORC1 and CYP2C9 genotypes and phenprocoumon anticoagulation status: interaction between both genotypes affects dose requirement. Clin Pharmacol Ther 2007; 81: 185–93.

黄斑变性　年龄相关性黄斑变性［Neovascular（wet）age-related macular degeneration］的患者使用华法林治疗时出现眼压上升出血导致视力丧失[1,2]，建议此类患者应慎用此药[3]。

1. Tilanus MAD, et al. Relationship between anticoagulant medication and massive intraocular hemorrhage in age-related macular degeneration. Graefes Arch Clin Exp Ophthalmol 2000; 238: 482–5.
2. Ung T, et al. Long term warfarin associated with bilateral blindness in a patient with atrial fibrillation and macular degeneration. Heart 2003; 89: 985.
3. Kowal LM, Harper CA. Visual complications of warfarin. Med J Aust 2002; 176: 351.

药物相互作用

许多化合物可与华法林及其他抗凝血药发生相互作用。关于所有口服抗凝血药与不同种类药物的相互作用如下：如果是除华法林以外的抗凝血药，则会特别指出它的名称。主要的相互作用总结在表中（详见下文）。与一个抗凝血药在药效学方面的相互作用可以推广到另一个抗凝血药，但是却不适用于药动学相互作用。很多食物或草药制剂也可能会与抗凝血药发生反应；在下文中提到一些。

下面列出了普遍被认为有降低口服抗凝血药作用的药物。还未被广泛认知的这些药物和其他药物的相互作用方面的更多信息请见下文的参考文献部分。	
维生素 K4	乙氯维诺
酒精（不会引起肝损伤的慢性摄入）	格鲁米特
氨鲁米特	灰黄霉素
巴比妥类	萘夫西林
波生坦	维生素 K1
卡马西平	利福平
氯醛比林	圣约翰草

下面列出了普遍被认为有增强口服抗凝血药作用的药物。还未被广泛认知的这些药物和其他药物的相互作用方面的更多信息请见下文的参考文献部分。	
酒精（急性摄入或引起肝损伤的慢性摄入）	乙雌烯醇
	氟康唑
别嘌醇	高血糖素
胺碘酮	伊曲康唑
阿司匹林	酮康唑
头孢孟多	双唑泰栓
氯霉素	咪康唑
西咪替丁	诺乙雄龙
氯贝丁酯	NSAIDs
水合氯醛	羟甲烯龙
复方新诺明	奎尼丁
达那唑	司坦唑醇
右丙氧芬	磺吡酮
右旋甲状腺素	他莫昔芬
双嘧达莫	泰利霉素
双硫仑	替尼酸
红霉素	曲马多
依他尼酸	三氯福司

药物相互作用可能因抗凝血药代谢的减少或增加引起；与华法林作用的一些药物如西咪替丁、复方磺胺甲噁唑、保泰松等对立体异构体有选择性。吸收改变可能是一部分原因，如考来烯胺。许多药物与口服抗凝血药在血浆蛋白结合位置发生竞争性取代，包括一些镇痛药。不是所有关于抗凝血药的药动学改变的文献都显示了相应临床反应的变化。

当阿司匹林、氯贝丁酯或甲状腺激素与抗凝血药合用时能增加出血的发生率，可能是由于这些药物阻碍了血液凝固过程。其他化合物（如门冬酰胺酶）、一些造影剂、依前列醇、链激酶及尿激酶也有一定危险；虽然没有详细探讨抗凝血药与这些化合物的相互作用，但合用时应考虑到可能更易导致出血的发生。

当两药合用可能发生严重出血反应时，应避免这种合用。在其他情况下，应小心监测抗凝血药的作用，从而提高或降低凝血作用以达到理想效果。发生相互作用的关键时间是稳定使用华法林之后，增加其他具有相互作用的药物或者抗凝血药与具有相互作用的药物联合应用后突然撤掉另一药物的情况。由于相互作用机制的不同，临床反应可能非常迅速，也可能在几天之后显现出来。包括血浆蛋白结合部位取代在内的相互作用通常是瞬变的。一些相互作用的药物不会产生预期的反应；已有西吡胺、苯妥英、奎尼丁及曲马多导致抗凝血药作用上升和下降的报道。另一个问题来自与双嘧达莫的合用；与抗凝血药合用，并且对凝血酶原时间未进行任何相应调整的情况下可导致出血。

1. Harder S, Thürmann P. Clinically important drug interactions with anticoagulants: an update. Clin Pharmacokinet 1996; 30: 416–44.
2. Greenblatt DJ, von Moltke LL. Interaction of warfarin with drugs, natural substances, and foods. J Clin Pharmacol 2005; 45: 127–32.

乙醇　乙醇对华法林有多种影响。可能由于药酶诱导作用，重度酗酒者效应很弱，但肝损伤患者使用华法林作用可能增强；突然摄入可能会使华法林的作用增强。通常认为适度摄入乙醇不会引起问题。

镇痛药和 NSAIDs　正在使用华法林的患者应谨慎应用NSAIDs，甚至禁用。许多NSAIDs在一定程度上拮抗血小板功能并对胃肠道有较强刺激，因此极易引发出血。另外，一些NSAIDs可能通过内在抗凝作用或取代华法林的血浆蛋白结合部位而增强华法林的抗凝作用。许多研究对比了**体外**一些NSAIDs的相对取代反应，但这些研究并不能轻易推断临床的情况。血浆蛋白结合部位取代的瞬变性可引起未结合的华法林的血浆浓度的变化，并且多数情况发生在使用华法林治疗时加入后或停止使用后NSAIDs的前几周；因此，这段时期对抗凝血药治疗的监控尤其严格。

高剂量的阿司匹林及其他水杨酸盐可增强华法林降低凝血酶的作用，通常对口服抗凝血药的患者应禁用。低剂量的阿司匹林与华法林合用可能对一些患者产生疗效，也可增加胃肠道出血的发生。华法林与水杨酸盐合用应考虑相互作用[1,2]。

华法林与保泰松合用可导致严重的出血，应禁用。保泰松以不同的复合方式影响华法林的R-及S-构型的代谢，而提高抗凝血作用[3]。类似的药物有羟布宗、阿扎丙宗[4～6]、非普拉宗[7]，也应禁用。

一些研究或独立的报道证明以下NSAIDs可增强华法林或其他口服抗凝血药对凝血酶的抑制作用：二氟尼柳（与醋硝香豆素[8]或华法林[9]合用）、氟比洛芬（与醋硝香豆素合用）[10]、吲哚美辛[11,12]、酮洛芬[13]、甲氧基苯酸钠[14]、甲芬那酸[15]、吡罗昔康（与华法林[16]或醋硝香豆素[17]合用）、舒林酸[18,19]、噻洛芬酸（与醋硝香豆素合用）[20]、托美丁钠[21]。很多情况下合用治疗的结果是凝血酶时间延长，可能有也可能没有临床意义，而在其他情况下发生了出血。还应注意，在上文提到的NSAIDs中，可能只有吲哚美辛不会提高华法林的作用的相关报道（没有引用）。对华法林有相对较小作用的NSAIDs包括依托度酸、布洛芬、萘普生。

有报道华法林与选择性环氧酶-2抑制剂NSAIDs有相互作用。至于其他NSAIDs，有研究显示华法林及塞来昔布之间无相互作用，但有一些报道称[22～25]共同治疗后INR发生增加，一些患者有出血[24]。华法林与罗非考昔合用也增加INR的发生[25,26]以及出血[27]。华法林与伐地考昔合用在健康志愿者中也轻度增加INR[28]，但这对大多数患者而言没有临床意义。

在以上观点中，口服抗凝血药的患者在选择镇痛或解热药时，对乙酰氨基酚为首选。治疗时仍应注意观察，虽然它对胃黏膜及血小板功能无副作用，但一些研究[29～31]（对华法林、茚茚二酮、双羟香豆素或苯丙羟基香豆素）和独立的报道[32,33]已经发现使用口服抗凝血药的患者规律服用对乙酰氨基酚时发生出血的概率增加。一项对照研究[34]显示，服用华法林的患者使用对乙酰氨基酚后INR的发生增加。经常服用对乙酰氨基酚的患者应增强抗凝治疗监测。

阿片镇痛药一般不会引起不良反应。但是，已有研究发现患者使用曲马多合用华法林[35,36]可导致抗凝血作用增强，并且有2名患者死于此类卒中[36]，与苯丙羟基香豆素[37]合用时也出现此类反应。但在一项对19名患者的随机双盲安慰剂研究[38]中，并未发现曲马多与苯丙羟基香豆素之间的相互作用的证据。Co-proxamol，即右丙氧酚与对乙酰氨基酚的复方制剂，可增强华法林的作用[39～41]。Co-codamol，即可待因与对乙酰氨基酚的复方制剂，也会增强华法林的作用[42]。

在其他镇痛药中，格拉坦非宁可能增强苯丙羟基香豆素的作用[43]。药酶诱导药安替比林能降低华法林的血浆浓度，并且与多数其他镇痛药相反，可能需要增加华法林的用量[44]。

1. Chow WH, et al. Potentiation of warfarin anticoagulation by topical methylsalicylate ointment. J R Soc Med 1989; 82: 501–2.
2. Littleton F. Warfarin and topical salicylates. JAMA 1990; 263: 2888.
3. Banfield C, et al. Phenylbutazone-warfarin interaction in man: further stereochemical and metabolic considerations. Br J Clin Pharmacol 1983; 16: 669–75.
4. Powell-Jackson PR. Interaction between azapropazone and warfarin. BMJ 1977; 1: 1193–4.
5. Green AE. Potentiation of warfarin by azapropazone. BMJ 1977; 1: 1532.
6. Win N, Mitchell DC. Azapropazone and warfarin. BMJ 1991; 302: 969–70.
7. Chierichetti S, et al. Comparison of feprazone and phenylbutazone interaction with warfarin in man. Curr Ther Res 1975; 18: 568–72.
8. Tempero KF, et al. Diflunisal: a review of pharmacokinetic and pharmacodynamic properties, drug interactions, and special tolerability studies in humans. Br J Clin Pharmacol 1977; 4 (suppl 1): 31S–36S.
9. Serlin MJ, et al. The effect of diflunisal on the steady state pharmacodynamics and pharmacokinetics of warfarin. Br J Clin Pharmacol 1980; 9: 287P–8P.
10. Stricker BHC, Delhez JL. Interaction between flurbiprofen and coumarins. BMJ 1982; 285: 812–13.

11. Koch-Weser J. Hemorrhagic reactions and drug interactions in 500 warfarin-treated patients. *Clin Pharmacol Ther* 1973; **14:** 139.
12. Self TH, *et al.* Drug enhancement of warfarin activity. *Lancet* 1975; **ii:** 557–8.
13. Flessner MF. Prolongation of prothrombin time and severe gastrointestinal bleeding associated with combined use of warfarin and ketoprofen. *JAMA* 1988; **259:** 353.
14. Baragar FD, Smith TC. Drug interaction studies with sodium meclofenamate (Meclomen®). *Curr Ther Res* 1978; **23** (suppl 4): S51–S59.
15. Holmes EL. Experimental observations on flufenamic, mefenamic, and meclofenamic acids: IV: Toleration by normal human subjects. *Ann Phys Med* 1966; **9** (suppl): 36–49.
16. Rhodes RS, *et al.* A warfarin-piroxicam drug interaction. *Drug Intell Clin Pharm* 1985; **19:** 556–8.
17. Bonnabry P, *et al.* Stereoselective interaction between piroxicam and acenocoumarol. *Br J Clin Pharmacol* 1996; **41:** 525–30.
18. Carter SA. Potential effect of sulindac on response of prothrombin-time to oral anticoagulants. *Lancet* 1979; **ii:** 698–9.
19. Ross JRY, Beeley L. Sulindac, prothrombin time, and anticoagulants. *Lancet* 1979; **ii:** 1075.
20. Whittaker SJ, *et al.* A severe, potentially fatal, interaction between tiaprofenic acid and nicoumalone. *Br J Clin Pract* 1986; **40:** 440.
21. Koren JF, *et al.* Tolmetin-warfarin interaction. *Am J Med* 1987; **82:** 1278–9.
22. Mersfelder TL, Stewart LR. Warfarin and celecoxib interaction. *Ann Pharmacother* 2000; **34:** 325–7.
23. Haase KK, *et al.* Potential interaction between celecoxib and warfarin. *Ann Pharmacother* 2000; **34:** 666–7.
24. Adverse Drug Reactions Advisory Committee (ADRAC). Interaction of celecoxib and warfarin. *Aust Adverse Drug React Bull* 2001; **20:** 2. Also available at: http://www.tga.gov.au/adr/aadrb/aadr0102.pdf (accessed 19/08/08)
25. Schaefer MG, *et al.* Interaction of rofecoxib and celecoxib with warfarin. *Am J Health-Syst Pharm* 2003; **60:** 1319–23.
26. Schwartz JI, *et al.* The effect of rofecoxib on the pharmacodynamics and pharmacokinetics of warfarin. *Clin Pharmacol Ther* 2000; **68:** 626–36.
27. Adverse Drug Reactions Advisory Committee (ADRAC). Interaction of rofecoxib with warfarin. *Aust Adverse Drug React Bull* 2002; **21:** 3. Also available at: http://www.tga.gov.au/adr/aadrb/aadr0202.pdf (accessed 19/08/08)
28. Schwartz JI, *et al.* The effect of etoricoxib on the pharmacodynamics and pharmacokinetics of warfarin. *J Clin Pharmacol* 2007; **47:** 620–7.
29. Antlitz AM, *et al.* Potentiation of oral anticoagulant therapy by acetaminophen. *Curr Ther Res* 1968; **10:** 501–7.
30. Hylek EM, *et al.* Acetaminophen and other risk factors for excessive warfarin anticoagulation. *JAMA* 1998; **279:** 657–62.
31. Launiainen T, *et al.* Adverse interaction of warfarin and paracetamol: evidence from a post-mortem study. *Eur J Clin Pharmacol* 2010; **66:** 97–103.
32. Boeijinga JJ, *et al.* Interaction between paracetamol and coumarin anticoagulants. *Lancet* 1982; **i:** 506.
33. Dharmarajan L, Sajjad W. Potentially lethal acetaminophen-warfarin interaction in an older adult: an under-recognized phenomenon? *J Am Med Dir Assoc* 2007; **8:** 545–7.
34. Mahé I, *et al.* Paracetamol: a haemorrhagic risk factor in patients on warfarin. *Br J Clin Pharmacol* 2005; **59:** 371–4.
35. Scher ML, *et al.* Potential interaction between tramadol and warfarin. *Ann Pharmacother* 1997; **31:** 646–7.
36. Adverse Drug Reactions Advisory Committee (ADRAC). Tramadol-warfarin interaction. *Aust Adverse Drug React Bull* 2004; **23:** 16. Also available at: http://www.tga.gov.au/adr/aadrb/aadr0408.pdf (accessed 25/02/05)
37. Madsen H, *et al.* Interaction between tramadol and phenprocoumon. *Lancet* 1997; **350:** 637.
38. Boeijinga JK, *et al.* Lack of interaction between tramadol and coumarins. *J Clin Pharmacol* 1998; **38:** 966–70.
39. Orme M, *et al.* Warfarin and Distalgesic interaction. *BMJ* 1976; **1:** 200.
40. Jones RV. Warfarin and Distalgesic interaction. *BMJ* 1976; **1:** 460.
41. Smith R, *et al.* Propoxyphene and warfarin interaction. *Drug Intell Clin Pharm* 1984; **18:** 822.
42. Bartle WR, Blakely JA. Potentiation of warfarin anticoagulation by acetaminophen. *JAMA* 1991; **265:** 1260.
43. Boeijinga JK, van der Vijgh WJF. Double blind study of the effect of glafenine (Glifanan®) on oral anticoagulant therapy with phenprocoumon (Marcumar®). *J Clin Pharmacol* 1977; **12:** 291–6.
44. Whitfield JB, *et al.* Changes in plasma γ-glutamyl transpeptidase activity associated with alterations in drug metabolism in man. *BMJ* 1973; **1:** 316–18.

抗心律失常药 多项研究指出，胺碘酮可能通过抑制代谢而增强华法林[1~6]及醋硝香豆素[7,8]的作用。停药后胺碘酮的作用可持续 4 个月以上[1]。有报道指出苯丙羟基香豆素的作用没有受到胺碘酮的影响[9]或被加强[10]。一些关于双异丙吡胺[11]及奎尼丁[12]的独立的文献显示这些药物可提高华法林的抗凝血作用。7 名使用华法林或双羟香豆素的患者在使用双异丙吡胺或奎尼丁时，除 1 名患者外，其余患者均需少量增加每周的抗凝血药的剂量，这个现象显示抗心律失常药可降低抗凝血药的作用[13]。因为是在心房纤维性颤动转化为窦性节律期间观察这些反应，因此考虑到了血流动力学因素。一些研究（没有引用文献）无法证明奎尼丁对华法林存在影响。也有文献指出普罗帕酮[14]和莫雷西嗪[15]也可增强华法林的作用。

1. Martinowitz U, *et al.* Interaction between warfarin sodium and amiodarone. *N Engl J Med* 1981; **304:** 671–2.
2. Almog S, *et al.* Mechanism of warfarin potentiation by amiodarone: dose—and concentration—dependent inhibition of warfarin elimination. *Eur J Clin Pharmacol* 1985; **28:** 257–61.
3. Watt AH, *et al.* Amiodarone reduces plasma warfarin clearance in man. *Br J Clin Pharmacol* 1985; **20:** 707–9.
4. O'Reilly RA, *et al.* Interaction of amiodarone with racemic warfarin and its separated enantiomorphs in humans. *Clin Pharmacol Ther* 1987; **42:** 290–4.
5. Kerin NZ, *et al.* The incidence, magnitude, and time course of the amiodarone-warfarin interaction. *Arch Intern Med* 1988; **148:** 1779–81.
6. Lu Y, *et al.* Characteristics of the amiodarone–warfarin interaction during long-term follow-up. *Am J Health-Syst Pharm* 2008; **65:** 947–52.
7. Arboix M, *et al.* The potentiation of acenocoumarol anticoagulant effect by amiodarone. *Br J Clin Pharmacol* 1984; **18:** 355–60.
8. Richard C, *et al.* Prospective study of the potentiation of acenocoumarol by amiodarone. *Eur J Clin Pharmacol* 1985; **28:** 625–9.
9. Verstraete M, *et al.* Dissimilar effect of two anti-anginal drugs belonging to the benzofuran group on the action of coumarin derivatives. *Arch Int Pharmacodyn Ther* 1968; **176:** 33–41.
10. Broekmans AW, Meyboom RHB. Potentiëring van het cumarine-effect door amiodaron (Cordarone). *Ned Tijdschr Geneeskd* 1982; **126:** 1415–17.
11. Haworth E, Burroughs AK. Disopyramide and warfarin interaction. *BMJ* 1977; **2:** 866–7.
12. Gazzaniga AB, Stewart DR. Possible quinidine-induced hemorrhage in a patient on warfarin sodium. *N Engl J Med* 1969; **280:** 711–12.
13. Sylvén C, Anderson P. Evidence that disopyramide does not interact with warfarin. *BMJ* 1983; **286:** 1181.
14. Kates RE, *et al.* Interaction between warfarin and propafenone in healthy volunteer subjects. *Clin Pharmacol Ther* 1987; **42:** 305–11.
15. Serpa MD, *et al.* Moricizine—warfarin: a possible drug interaction. *Ann Pharmacother* 1992; **26:** 127.

抗菌药 一些抗菌药可与华法林发生相互作用。只有少数发生严重的反应，并且不是所有药物都禁止与华法林合用；用药时应给予足够监控。

大部分药物可增强华法林的作用。除了能影响华法林的代谢或血浆蛋白结合率，一些抗菌药还能阻碍血小板功能或胃肠道中细菌合成维生素 K 的作用，因而自身产生抗凝血作用。除对于一些维生素 K 摄取不足的患者来说，一般不认为这种效应具有重要的临床意义。发热可导致凝血因子降解增加，并使潜在的抗菌药与华法林的相互作用增强。

有多篇关于合用复方磺胺甲噁唑可增强华法林作用的报道；有可能是由于对华法林的代谢产生的影响[1]。相互作用的原因一方面来自磺胺多辛，也有相独立的报道显示华法林（或其他特定的口服抗凝血药）的作用可被包括磺胺异噁唑[2]、磺胺甲二唑[3]与磺胺苯吡唑（与苯茚二酮合用时）[4]在内的磺胺类药物增强。

有许多文献关于红霉素及其盐可使华法林作用增强，也可能抑制华法林的代谢。尽管在 8 名未感染患者临床观察中未发现凝血酶原时间的增长，但仍认为可能存在相互作用[5]。也报道过阿奇霉素[6,7]、罗红霉素[8]可增强华法林的作用，并出现自发性出血，与泰利霉素[9,10]合用时有一发生轻度咯血的病例[9]。克拉霉素可增强醋硝香豆素[11]及华法林的作用[12]，这种作用的增强也可能包含其他因素。

头孢孟多可增加华法林对凝血酶的抑制作用[13,14]。这种作用与抑制胃肠道和（或）肝脏中的维生素 K 的合成也有关系。相关的 *N*-甲硫四唑侧链的头孢类药物（如头孢美唑、头孢甲肟、头孢哌酮以及拉氧头孢）也有相似的作用，但还没出关于相互作用方面的报道。具有同样侧链作用的头孢唑林也可能在一定程度上增强华法林的作用[14]。

有一些关于喹诺酮类抗菌药，如萘啶酸（与华法林[15,16]或醋硝香豆素[17]）、环丙沙星[18~20]、加替沙星[20,21]、左氧氟沙星[20,22]、莫西沙星[20,23]诺氟沙星[20,24]和氧氟沙星[25,26]（或其他特殊的抗凝血药）作用增强的报道，但其中一些指出不存在相互作用（没有引用）。依诺沙星可降低 *R*-型华法林的清除率，但不能降低 *S*-型清除率；没有发生凝血酶原时间的延长[27]。

有一些独立的报道显示，华法林（或其他特殊的抗凝血药）与氨基水杨酸[28]、青霉素[29]、氯霉素（双香豆素）[30]、多西环素[31]、异烟肼[32]、新霉素[33]合用时作用增强。广谱抗菌药可能延长凝血酶原时间，如氨苄西林，也有报道[34]称 1 名使用华法林治疗的患者合用阿莫西林及克拉维酸后出现 INR 升高及血尿现象。制造商提示的除多西环素外，氯曲南、甲氧苄啶、四环素均使华法林作用的增强只存在理论基础。

甲硝唑在下文**抗原虫药**中探讨。

利福平通过抑制肝中的代谢酶而减弱华法林的作用。也有证明萘夫西林[35~37]、双氯西林钠[38,39]有类似作用的文献报道。

1. O'Reilly RA. Stereoselective interaction of trimethoprim-sulfamethoxazole with the separated enantiomorphs of racemic warfarin in man. *N Engl J Med* 1980; **302** 33–5.
2. Sioris LJ, *et al.* Potentiation of warfarin anticoagulation by sulfisoxazole. *Arch Intern Med* 1980; **140:** 546–7.
3. Lumholtz B, *et al.* Sulfamethizole-induced inhibition of diphenylhydantoin, tolbutamide, and warfarin metabolism. *Clin Pharmacol Ther* 1975; **17:** 731–4.
4. Varma DR, *et al.* Prothrombin response to phenindione during hypoalbuminaemia. *Br J Clin Pharmacol* 1975; **2:** 467–8.
5. Weibert RT, *et al.* Effect of erythromycin in patients receiving long-term warfarin therapy. *Clin Pharm* 1989; **8:** 210–14.
6. Lane G. Increased hypoprothrombinemic effect of warfarin possibly induced by azithromycin. *Ann Pharmacother* 1996; **30:** 884–5.
7. Woldtvedt BR, *et al.* Possible increased anticoagulation effect of warfarin induced by azithromycin. *Ann Pharmacother* 1998; **32:** 269–70.
8. Anonymous. Interaction of warfarin with macrolide antibiotics. *Aust Adverse Drug React Bull* 1995; **14:** 11. Also available at: http://www.tga.gov.au/adr/aadrb/aadr9508.htm (accessed 19/08/08)
9. Kolilekas L, *et al.* Potential interaction between telithromycin and warfarin. *Ann Pharmacother* 2004; **38:** 1424–7.
10. Health Canada. Telithromycin (Ketek) and warfarin: suspected interaction. *Can Adverse React News* 2005; **15** (1): 1–2. Also available at: http://www.hc-sc.gc.ca/dhp-mps/alt_formats/hpfb-dgpsa/pdf/medeff/carn-bcei_v15n1_eng.pdf (accessed 23/05/08)
11. Grau E, *et al.* Interaction between clarithromycin and oral anticoagulants. *Ann Pharmacother* 1996; **30:** 1495–6.
12. Recker MW, Kier KL. Potential interaction between clarithromycin and warfarin. *Ann Pharmacother* 1997; **31:** 996–8.
13. Angaran DM, *et al.* The influence of prophylactic antibiotics on the warfarin anticoagulation response in the postoperative prosthetic cardiac valve patient. *Ann Surg* 1984; **199:** 107–11.
14. Angaran DM, *et al.* The comparative influence of prophylactic antibiotics on the prothrombin response to warfarin in the postoperative prosthetic cardiac valve patient: cefamandole, cefazoline, vancomycin. *Ann Surg* 1987; **206:** 155–61.
15. Hoffbrand BI. Interaction of nalidixic acid and warfarin. *BMJ* 1974; **2:** 666.
16. Leor J, *et al.* Interaction between nalidixic acid and warfarin. *Ann Intern Med* 1987; **107:** 601.
17. Potasman I, Bassan H. Nicoumalone and nalidixic acid interaction. *Ann Intern Med* 1980; **92:** 571.
18. Mott FE, *et al.* Ciprofloxacin and warfarin. *Ann Intern Med* 1989; **111:** 542–3.
19. Kamada AK. Possible interaction between ciprofloxacin and warfarin. *DICP Ann Pharmacother* 1990; **24:** 27–8.
20. Health Canada. Fluoroquinolones and warfarin: suspected interaction. *Can Adverse React News* 2004; **14** (3): 1–2. Also available at: http://www.hc-sc.gc.ca/dhp-mps/alt_formats/hpfb-dgpsa/pdf/medeff/carn-bcei_v14n3_eng.pdf (accessed 23/05/08)
21. Chock AWY, Stading JA. Indeterminable international normalized ratio with concurrent use of warfarin and gatifloxacin. *Am J Health-Syst Pharm* 2006; **63:** 1539–42.
22. Jones CB, Fugate SE. Levofloxacin and warfarin interaction. *Ann Pharmacother* 2002; **36:** 1554–7.
23. Elbe DHT, Chang SW. Moxifloxacin-warfarin interaction: a series of five case reports. *Ann Pharmacother* 2005; **39:** 361–4.
24. Linville T, Matanin D. Norfloxacin and warfarin. *Ann Intern Med* 1989; **110:** 751–2.
25. Leor J, Matetzki S. Ofloxacin and warfarin. *Ann Intern Med* 1988; **109:** 761.
26. Baciewicz AM, *et al.* Interaction of ofloxacin and warfarin. *Ann Intern Med* 1993; **119:** 1223.
27. Toon S, *et al.* Enoxacin-warfarin interaction: pharmacokinetic and stereochemical aspects. *Clin Pharmacol Ther* 1987; **42:** 33–41.
28. Self TH. Interaction of warfarin and aminosalicylic acid. *JAMA* 1973; **223:** 1285.
29. Brown MA, *et al.* Interaction of penicillin-G and warfarin? *Can J Hosp Pharm* 1979; **32:** 18–19.
30. Christensen LK, Skovsted L. Inhibition of drug metabolism by chloramphenicol. *Lancet* 1969; **ii:** 1397–9.
31. Westfall LK, *et al.* Potentiation of warfarin by tetracycline. *Am J Hosp Pharm* 1980; **37:** 1620 and 1625.
32. Rosenthal AR, *et al.* Interaction of isoniazid and warfarin. *JAMA* 1977; **238:** 2177.
33. Udall JA. Drug interference with warfarin therapy. *Clin Med* 1970; **77** (Aug.): 20–5.
34. Davydov L, *et al.* Warfarin and amoxicillin/clavulanate drug interaction. *Ann Pharmacother* 2003; **37:** 367–70.
35. Qureshi GD, *et al.* Warfarin resistance with nafcillin therapy. *Ann Intern Med* 1984; **100:** 527–9.
36. Fraser GL, *et al.* Warfarin resistance associated with nafcillin therapy. *Am J Med* 1989; **87:** 237–8.
37. Davis RL, *et al.* Warfarin-nafcillin interaction. *J Pediatr* 1991; **118:** 300–3.
38. Krstenansky PM, *et al.* Effect of dicloxacillin sodium on the hypoprothrombinemic response to warfarin sodium. *Clin Pharm* 1987; **6:** 804–6.
39. Mailloux A, *et al.* Potential interaction between warfarin and dicloxacillin. *Ann Pharmacother* 1996; **30:** 1402–7.

抗抑郁药 阿米替林、地昔帕明可延长健康受试者体内双香豆素的半衰期[1,2]。关于三环抗抑郁药对华法林的作用的报道，还不能说明两药之间存在明显的相互作用。文献结果显示米安色林和苯丙香豆素不发生相互作用[3]。

BNF 59 认为华法林与 *SSRIs* 合用有可能导致华法林香豆素作用的增强；一些使用氟西汀[4]的患者、1 名使用氟伏沙明[5]的患者以及一名使用去甲肾上腺素再摄取抑制剂（SNRI）度洛西汀[6]的患者也出现华法林作用增强的现象。一篇文献中也报道了 1 名使用醋硝香豆素及西酞普兰[7]的患者抗凝血药的作用增强的现象。

使用曲唑酮的患者需要增加华法林的剂量[8,9]。

也可参见**圣约翰草**，第 472 页。

1. Vesell ES, *et al.* Impairment of drug metabolism in man by allopurinol and nortriptyline. *N Engl J Med* 1970; **283:** 1484–8.
2. Pond SM, *et al.* Effects of tricyclic antidepressants on drug metabolism. *Clin Pharmacol Ther* 1975; **18:** 191–9.
3. Kopera H, *et al.* Phenprocoumon requirement, whole blood co-

agulation time, bleeding time and plasma γ-GT in patients receiving mianserin. *Eur J Clin Pharmacol* 1978; **13:** 351–6.
4. Woolfrey S, *et al.* Fluoxetine-warfarin interaction. *BMJ* 1993; **307:** 241.
5. Limke KK, *et al.* Fluvoxamine interaction with warfarin. *Ann Pharmacother* 2002; **36:** 1890–2.
6. Glueck CJ, *et al.* Interaction of duloxetine and warfarin causing severe elevation of international normalized ratio. *JAMA* 2006; **295:** 1517–18.
7. Borrás-Blasco J, *et al.* Probable interaction between citalopram and acenocoumarol. *Ann Pharmacother* 2002; **36:** 345.
8. Hardy J-L, Sirois A. Reduction of prothrombin and partial thromboplastin times with trazodone. *Can Med Assoc J* 1986; **135:** 1372.
9. Small NL, Giamonna KA. Interaction between warfarin and trazodone. *Ann Pharmacother* 2000; **34:** 734–6.

抗糖尿病药 早期有一些关于甲苯磺丁脲可增强双香豆素作用的报道[1]。但这个反应并没有在后来的有关双香豆素[1~3]、华法林[2]、苯丙香豆素[4]的研究中出现，但有一项研究发现双香豆素的药动学确实发生改变[3]。已有文献证明苯丙香豆素与胰岛素、格列本脲或格列波脲[4]无相互作用，但有一篇关于格列本脲可增强华法林作用的报道[5]。

一篇文献中报道 1 名使用苯乙双胍合用华法林的患者出现出血现象[6]。二甲双胍可降低苯丙香豆素的作用[7]。

曾有报道 1 名使用曲格列酮的患者出现华法林的作用增强的现象[8]。

一项在健康人群中的研究没有发现依泽那太和单剂量华法林之间存在药动学相互作用，INR 的降低不明显[9]。然而依泽那太的注册药品信息警告这样合用会增加 INR，有时与出血相关。

香豆素类抗凝血药可增强磺酰脲类的降血糖作用（见第 164 页）。

1. Chaplin H, Cassell M. Studies on the possible relationship of tolbutamide to dicumarol in anticoagulant therapy. *Am J Med Sci* 1958; **235:** 706–16.
2. Poucher RL, Vecchio TJ. Absence of tolbutamide effect on anticoagulant therapy. *JAMA* 1966; **197:** 1069–70.
3. Jähnchen E, *et al.* Pharmacokinetic analysis of the interaction between dicoumarol and tolbutamide in man. *Eur J Clin Pharmacol* 1976; **10:** 349–56.
4. Heine P, *et al.* The influence of hypoglycaemic sulphonylureas on elimination and efficacy of phenprocoumon following a single oral dose in diabetic patients. *Eur J Clin Pharmacol* 1976; **10:** 31–6.
5. Jassal SV. *BMJ* 1991; **303:** 789.
6. Hamblin TJ. Interaction between warfarin and phenformin. *Lancet* 1971; **ii:** 1323.
7. Ohnhaus EE, *et al.* The influence of dimethylbiguanide on phenprocoumon elimination and its mode of action: a drug interaction study. *Klin Wochenschr* 1983; **61:** 851–8.
8. Plowman BK, Morreale AP. Possible troglitazone—warfarin interaction. *Am J Health-Syst Pharm* 1998; **55:** 1071.
9. Soon D, *et al.* Effect of exenatide on the pharmacokinetics and pharmacodynamics of warfarin in healthy Asian men. *J Clin Pharmacol* 2006; **46:** 1179–87.

抗癫痫药 巴比妥酸盐（如苯巴比妥及扑米酮）能通过促进代谢而减弱华法林和其他香豆素类的作用。卡马西平也有类似作用[1,2]。关于苯妥英对抗凝血药的作用还没有明确结论。也有报道关于苯妥英能提高华法林作用[3,4]，并有一篇显示起初苯妥英提高华法林的作用，但随后削弱其抗凝血作用[5]。苯妥英可减弱双香豆素的作用[6]。加入非尔氨酯可减少华法林的用量[7]。1 名患者开始应用丙戊酸时产生华法林反应增强的瞬间变化[8]。丙戊酸盐也会抑制血小板功能，在与华法林和其他抗凝血药合用应加以注意。

苯妥英对口服抗凝血药的影响，参见 M37 第 476 页。

1. Hansen JM, *et al.* Carbamazepine-induced acceleration of diphenylhydantoin and warfarin metabolism in man. *Clin Pharmacol Ther* 1971; **12:** 539–43.
2. Ross JRY, Beeley L. Interaction between carbamazepine and warfarin. *BMJ* 1980; **280:** 1415–16.
3. Nappi JM. Warfarin and phenytoin interaction. *Ann Intern Med* 1979; **90:** 852.
4. Panegyres PK, Rischbieth RH. Fatal phenytoin warfarin interaction. *Postgrad Med J* 1991; **67:** 98.
5. Levine M, Sheppard I. Biphasic interaction of phenytoin with warfarin. *Clin Pharm* 1984; **3:** 200–3.
6. Hansen JM, *et al.* Effect of diphenylhydantoin on the metabolism of dicoumarol in man. *Acta Med Scand* 1971; **189:** 15–19.
7. Tisdel KA, *et al.* Warfarin—felbamate interaction: first report. *Ann Pharmacother* 1994; **28:** 805.
8. Guthrie SK, *et al.* Hypothesized interaction between valproic acid and warfarin. *J Clin Psychopharmacol* 1995; **15:** 138–9.

抗真菌药 灰黄霉素可减弱华法林的作用[1~3]。有多篇文献指出全身或以口服凝胶局部应用咪康唑后均可能提高口服抗凝血药（华法林、双香豆乙酯、醋硝香豆素、苯茚二酮和噻氯香豆素）的作用[4~11]。2 名患者阴道内给予咪康唑后，醋硝香豆素的作用有所提高[12]；另 1 名患者的华法林的作用提高[13]。对单次服用华法林的健康受试者[14,15]研究显示[16~18]氟康唑能增强华法林的抗凝血作用。关于伊曲康唑[19]、酮康唑[20]对华法林作用的增强方面以及局部使用联苯苄唑[19]或益康唑[21]对不指定的香豆素类也有独立的报道。有 1 个病例是关于特比萘芬降低华法林的作用[22]，但在一项对健康受试者所做的研究中[23]，并没有发现临床上存在明显的相互作用，其他文献[24]也认为通常不会发生相互作用。还有一篇关于特比萘芬降低华法林作用的文献[25]；作者推测同时作用的西咪替丁可能升高了特比萘芬的血浆浓度，从而引起了相互作用。

1. Cullen SI, Catalano PM. Griseofulvin-warfarin antagonism. *JAMA* 1967; **199:** 582–3.
2. Udall JA. Drug interference with warfarin therapy. *Clin Med* 1970; **77** (Aug.): 20–5.
3. Okino K, Weibert RT. Warfarin-griseofulvin interaction. *Drug Intell Clin Pharm* 1986; **20:** 291–3.
4. Loupi E, *et al.* Interactions médicamenteuses et miconazole: a propos de 10 observations. *Therapie* 1982; **37:** 437–41.
5. Watson PG, *et al.* Drug interaction with coumarin derivative anticoagulants. *BMJ* 1982; **285:** 1045–6.
6. Colquhoun MC, *et al.* Interaction between warfarin and miconazole oral gel. *Lancet* 1987; **i:** 695–6.
7. Bailey GM, *et al.* Miconazole and warfarin interaction. *Pharm J* 1989; **242:** 183.
8. Ariyaratnam S, *et al.* Potentiation of warfarin anticoagulant activity by miconazole oral gel. *BMJ* 1997; **314:** 349.
9. Evans J, *et al.* Treating oral candidiasis: potentially fatal. *Br Dent J* 1997; **182:** 452.
10. Pemberton MN, *et al.* Derangement of warfarin anticoagulation by miconazole oral gel. *Br Dent J* 1998; **184:** 68–9.
11. Ortín M, *et al.* Miconazole oral gel enhances acenocoumarol anticoagulant activity: a report of three cases. *Ann Pharmacother* 1999; **33:** 175–7.
12. Lansdorp D, *et al.* Potentiation of acenocoumarol during vaginal administration of miconazole. *Br J Clin Pharmacol* 1999; **47:** 225–6.
13. Thirion DJG, Farquhar Zanetti LA. Potentiation of warfarin's hypoprothrombinemic effect with miconazole vaginal suppositories. *Pharmacotherapy* 2000; **20:** 98–9.
14. Lazar JD, Wilner KD. Drug interactions with fluconazole. *Rev Infect Dis* 1990; **12** (suppl 3): S327–S333.
15. Black DJ, *et al.* Warfarin–fluconazole II: a metabolically based drug interaction: in vivo studies. *Drug Metab Dispos* 1996; **24:** 422–8.
16. Seaton TL, *et al.* Possible potentiation of warfarin by fluconazole. *DICP Ann Pharmacother* 1990; **24:** 1177–8.
17. Gericke KR. Possible interaction between warfarin and fluconazole. *Pharmacotherapy* 1993; **13:** 508–9.
18. Baciewicz AM, *et al.* Fluconazole—warfarin interaction. *Ann Pharmacother* 1994; **28:** 1111.
19. Yeh J, *et al.* Potentiation of action of warfarin by itraconazole. *BMJ* 1990; **301:** 669.
20. Smith AG. Potentiation of oral anticoagulants by ketoconazole. *BMJ* 1984; **288:** 188–9. Correction. *ibid.*; 608.
21. Alexandra J-F, *et al.* Overanticoagulation with coumarin and cutaneous azole therapy. *Ann Intern Med* 2008; **148:** 633–5.
22. Warwick JA, Corrall RJ. Serious interaction between warfarin and oral terbinafine. *BMJ* 1998; **316:** 440.
23. Guerret M, *et al.* Evaluation of effects of terbinafine on single oral dose pharmacokinetics and anticoagulant actions of warfarin in healthy volunteers. *Pharmacotherapy* 1997; **17:** 767–73.
24. Stockley IH. Terbinafine and warfarin mystery. *Pharm J* 1998; **260:** 408.
25. Gupta AK, Ross GS. Interaction between terbinafine and warfarin. *Dermatology* 1998; **196:** 266–7.

抗痛风药 这类药物中与抗凝血药最常发生相互作用的是别嘌醇和磺吡酮。

对于别嘌醇，有一些与华法林无相互作用的报道，也有患者与双香豆素[1]、苯丙香豆素[2]、华法林[3,4]合用时未出现相互作用，或抗凝血作用有所提高。

磺吡酮通常会与华法林发生相互作用，除一些混杂反应之外[5]，常引起抗凝血作用的增强，有时还会发生出血，因此合用时应注意。对于磺吡酮发挥作用的机制仍不清楚，但主要的研究方向已向抑制华法林 *S* 型异构体代谢清除的立体选择性方面[6]；磺吡酮也可影响血小板功能。磺吡酮还可增强醋硝香豆素的抗凝血作用[7]。与苯丙香豆素无明显作用[8]。

丙磺舒可加速单剂量苯丙香豆素的清除，但不改变凝血酶原时间[9]。

苯碘达隆可增强华法林、二苯茚酮、双香豆乙酯及醋硝香豆素的作用，但不影响双香豆素、苯茚二酮、苯丙香豆素[10]。一项更深入研究[11]证实苯碘达隆能使双香豆乙酯的半衰期延长，但也发现苯丙香豆素的作用增强。一项对与苯碘达隆结构相似的药物苯溴马隆的研究[12]中显示，它能抑制细胞色素 P450 同工酶 CYP2C9 的作用，导致对华法林代谢的立体异构性抑制。

1. Vesell ES, *et al.* Impairment of drug metabolism in man by allopurinol and nortriptyline. *N Engl J Med* 1970; **283:** 1484–8.
2. Jähnchen E, *et al.* Interaction of allopurinol with phenprocoumon in man. *Klin Wochenschr* 1977; **55:** 759–61.
3. Rawlins MD, Smith SE. Influence of allopurinol on drug metabolism in man. *Br J Pharmacol* 1973; **48:** 693–8.
4. Pond SM, *et al.* The effects of allopurinol and clofibrate on the elimination of coumarin anticoagulants in man. *Aust N Z J Med* 1975; **5:** 324–8.
5. Nenci GG, *et al.* Biphasic sulphinpyrazone-warfarin interaction. *BMJ* 1981; **282:** 1361–2.
6. Toon S, *et al.* The warfarin-sulfinpyrazone interaction: stereochemical considerations. *Clin Pharmacol Ther* 1986; **39:** 15–24.
7. Michot F, *et al.* Über die Beeinflussung der gerinnungshemmenden Wirkung von Acenocoumarol durch Sulfinpyrazon. *Schweiz Med Wochenschr* 1981; **111:** 255–60.
8. Heimark LD, *et al.* The effect of sulfinpyrazone on the disposition of pseudoracemic phenprocoumon in humans. *Clin Pharmacol Ther* 1987; **42:** 312–19.
9. Mönig H, *et al.* The effects of frusemide and probenecid on the pharmacokinetics of phenprocoumon. *Eur J Clin Pharmacol* 1990; **39:** 261–5.
10. Pyörälä K, *et al.* Benziodarone (Amplivix®) and anticoagulant therapy. *Acta Med Scand* 1963; **173:** 385–9.
11. Verstraete M, *et al.* Dissimilar effect of two anti-anginal drugs belonging to the benzofuran group on the action of coumarin derivatives. *Arch Int Pharmacodyn Ther* 1968; **176:** 33–41.
12. Takahashi H, *et al.* Potentiation of anticoagulant effect of warfarin caused by enantioselective metabolic inhibition by the uricosuric agent benzbromarone. *Clin Pharmacol Ther* 1999; **66:** 569–81.

抗组胺药 有报道指出 1 名长期使用醋硝香豆素的患者加入西替利嗪治疗后，INR 升高，并出现严重的鼻衄[1]。

1. Berod T, Mathiot I. Probable interaction between cetirizine and acenocoumarol. *Ann Pharmacother* 1997; **31:** 122.

抗疟药 2 名摄入大量奎宁水的患者需要减少华法林的剂量。华法林作用的增强源于奎宁水含有的奎宁[1]。1 名长期使用华法林的女性患者使用氯胍预防疟疾后出现血尿和高凝血酶原比率[2]。

1. Clark DJ. Clinical curio: warfarin and tonic water. *BMJ* 1983; **286:** 1258.
2. Armstrong G, *et al.* Warfarin potentiated by proguanil. *BMJ* 1991; **303:** 789.

抗毒蕈碱药 2 个病例报道托特罗定能增强华法林的作用[1]。6 例托特罗定可能与华法林具有相互作用的报道已引起托特罗定的制造商的注意。

1. Colucci VJ, Rivey MP. Tolterodine–warfarin drug interaction. *Ann Pharmacother* 1999; **33:** 1173–6.

抗肿瘤药 关于华法林与抗肿瘤药之间的相互作用已有多项报道。但从这些文献中还不能得知具体作用情况，但普遍认为抗肿瘤药一般为联合使用，并能发挥自身的血液学方面的作用。例如环磷酰胺与甲氨蝶呤和氟尿嘧啶合用时[1]，可增强华法林的作用；但与非抗肿瘤药合用时则降低它的作用[2]。1 名患者接受 4 个疗程氟尿嘧啶以及叶酸每周交替治疗，出现华法林作用增强及黏膜出血情况[3]。患者同时服用吲哚美辛。5 名接受以氟尿嘧啶为基础的抗肿瘤药治疗方案后，需要减少华法林的用量[4]。有报道与氟尿嘧啶和左旋咪唑合用会增加华法林的作用（见下文的**左旋咪唑**）。卡培他滨增加血浆华法林的浓度[5~7]，有一例导致胃肠出血的病例[6]；卡培他滨的注册药品信息报道与苯丙香豆素合用改变了凝血参数并发生了出血。2 例报道曲妥单抗能增加华法林的作用[8]。依托泊苷与长春地辛[9]或卡铂[10]、异环磷酰胺与美司钠[11]以及他莫昔芬[12~14]均产生增强抗凝血作用的效果。氨鲁米特能引起华法林或醋硝香豆素作用降低[15,16]，可能由于增加了华法林的代谢。抗雄激素药氟他胺的注册药品信息表示，长期使用华法林的患者开始应用氟他胺后凝血酶原时间延长。体外数据显示与比卡鲁胺作用有相似反应出现。巯嘌呤[17]和米托坦[18]也能降低华法林的活性。伏立诺他的注册药品信息报道其与香豆素衍生物合用时延长了凝血酶原时间。据报道埃罗替尼、吉非替尼或索拉非尼与华法林合用导致 INR 增加以及出血事件的发生。

1. Seifter EJ, *et al.* Possible interactions between warfarin and antineoplastic drugs. *Cancer Treat Rep* 1985; **69:** 244–5.
2. Tashima CK. Cyclophosphamide effect on coumarin anticoagulation. *South Med J* 1979; **72:** 633–4.
3. Brown MC. Multisite mucous membrane bleeding due to a possible interaction between warfarin and 5-fluorouracil. *Pharmacotherapy* 1997; **17:** 631–3.
4. Kolesar JM, *et al.* Warfarin–5-FU interaction—a consecutive case series. *Pharmacotherapy* 1999; **19:** 1445–9.
5. Camidge R, *et al.* Significant effect of capecitabine on the pharmacokinetics and pharmacodynamics of warfarin in patients with cancer. *J Clin Oncol* 2005; **23:** 4719–25.
6. Copur MS, *et al.* An adverse interaction between warfarin and capecitabine: a case report and review of the literature. *Clin Colorectal Cancer* 2001; **1:** 182–4.
7. Janney LM, Waterbury NV. Capecitabine–warfarin interaction. *Ann Pharmacother* 2005; **39:** 1546–51.
8. Nissenblatt MJ, Karp GI. Bleeding risk with trastuzumab (Herceptin) treatment. *JAMA* 1999; **282:** 2299–2300.
9. Ward K, Bitran JD. Warfarin, etoposide, and vindesine interactions. *Cancer Treat Rep* 1984; **68:** 817–18.
10. Le AT, *et al.* Enhancement of warfarin response in a patient receiving etoposide and carboplatin chemotherapy. *Ann Pharmacother* 1997; **31:** 1006–8.
11. Hall G, *et al.* Intravenous infusions of ifosfamide/mesna and perturbation of warfarin anticoagulant control. *Postgrad Med J* 1990; **66:** 860–1.
12. Lodwick R, *et al.* Life threatening interaction between tamoxifen and warfarin. *BMJ* 1987; **295:** 1141.
13. Tenni P, *et al.* Life threatening interaction between tamoxifen and warfarin. *BMJ* 1989; **298:** 93.
14. Ritchie LD, Grant SMT. Tamoxifen-warfarin interaction: the Aberdeen hospitals drug file. *BMJ* 1989; **298:** 1253.
15. Lønning PE, *et al.* The influence of a graded dose schedule of aminoglutethimide on the disposition of the optical enantiomers

of warfarin in patients with breast cancer. *Cancer Chemother Pharmacol* 1986; **17:** 177–81.
16. Bruning PF, Bonfrèr JGM. Aminoglutethimide and oral anticoagulant therapy. *Lancet* 1983; **ii:** 582.
17. Spiers ASD, Mibashan RS. Increased warfarin requirement during mercaptopurine therapy: a new drug interaction. *Lancet* 1974; **ii:** 221–2.
18. Cuddy PG, *et al.* Influence of mitotane on the hypoprothrombinemic effect of warfarin. *South Med J* 1986; **79:** 387–8.

抗血小板药　抗凝血药与双嘧达莫之间的相互作用,以及能够在凝血酶原时间没有变化的情况下发生出血,这很不寻常;因此使用时需要特别注意。这个反应发生于小部分使用双嘧达莫和华法林或苯茚二酮的患者中[1];也涉及双嘧达莫的抗血小板功能,但是总的来说它不会增加出血的危险[2]。

相反的,治疗时加入噻氯匹定可使醋硝香豆素的用量明显增高[3]。

见上文镇痛药和 NSAIDs 项下。

1. Kalowski S, Kincaid-Smith P. Interaction of dipyridamole with anticoagulants in the treatment of glomerulonephritis. *Med J Aust* 1973; **2:** 164–6.
2. Levine MN, *et al.* Hemorrhagic complications of long-term anticoagulant therapy. *Chest* 1989; **95** (suppl): 26S–36S.
3. Salar A, *et al.* Ticlopidine antagonizes acenocoumarol treatment. *Thromb Haemost* 1997; **77:** 223–4.

抗原虫药　双唑泰栓可通过选择性抑制 S-异构体的代谢[3]而增强华法林[1,2]的作用。

1. Kazmier FJ. A significant interaction between metronidazole and warfarin. *Mayo Clin Proc* 1976; **51:** 782–4.
2. Dean RP, Talbert RL. Bleeding associated with concurrent warfarin and metronidazole therapy. *Drug Intell Clin Pharm* 1980; **14:** 864–6.
3. O'Reilly RA. The stereoselective interaction of warfarin and metronidazole in man. *N Engl J Med* 1976; **295:** 354–7.

抗甲状腺药　见下文甲状腺和抗甲状腺药。

抗病毒药　2 名接受 α 干扰素治疗丙型肝炎的患者需要减少华法林[1]和醋硝香豆素[2]的用量。发生相互作用可能由于抗凝血药代谢的减少。接受 α-2b 干扰素或 β 干扰素治疗的患者的用药量也需要相似的调整[1]。但是使用 α-2b 干扰素并且合用利巴韦林的患者需要增加华法林的剂量[3],可能由于利巴韦林与华法林的相互作用。

1 名使用沙奎那韦的患者对华法林反应升高[4]。反应机制可能是对华法林代谢的竞争性抑制,并且也可能发生于与其他 HIV 蛋白酶抑制剂合用时。但是,当 1 名患者在多种药物治疗时加入利托那韦,可引起对华法林反应的降低[5]。利托那韦也能降低对醋硝香豆素的反应[6]。

截至 2005 年 10 月,加拿大卫生组织(Health Canada)已收到 19 例开始应用奥塞米韦治疗 1～11 日后华法林增强的报道[7]。范围 INR 为 3.2～10.9;但是,没有确切的信息支持这种因果关系。3 例报道了合用奥塞米韦治疗后 INR 下降。

1. Adachi Y, *et al.* Potentiation of warfarin by interferon. *BMJ* 1995; **311:** 292.
2. Serratrice J, *et al.* Interferon-alpha 2b interaction with acenocoumarol. *Am J Hematol* 1998; **57:** 89.
3. Schulman S. Inhibition of warfarin activity by ribavirin. *Ann Pharmacother* 2002; **36:** 72–4.
4. Darlington MR. Hypoprothrombinemia during concomitant therapy with warfarin and saquinavir. *Ann Pharmacother* 1997; **31:** 647.
5. Knoell KR, *et al.* Potential interaction involving warfarin and ritonavir. *Ann Pharmacother* 1998; **32:** 1299–1302.
6. Llibre JM, *et al.* Severe interaction between ritonavir and acenocoumarol. *Ann Pharmacother* 2002; **36:** 621–3.
7. Health Canada. Oseltamivir (Tamiflu) and warfarin: suspected increase in INR. *Can Adverse React News* 2006; **16** (1): 1–2. Also available at: http://www.hc-sc.gc.ca/dhp-mps/alt_formats/hpfb-dgpsa/pdf/medeff/carn-bcei_v16n1-eng.pdf (accessed 19/08/08)

抗焦虑药、催眠药、抗精神病药　巴比妥酸盐通过诱导肝代谢可降低抗凝血药的活性,格鲁米特也有相似作用。除少数增强或降低作用的报道外,地西泮一般没有影响。

虽然有关于水合氯醛通过药酶诱导降低双香豆素作用的报道[1],其他研究显示它能增强华法林的抗凝血活性[2~4]。但是增强只是暂时的,并可能由于三氯乙酸对华法林血浆蛋白结合部位的取代而造成[2]。三氯福司钠也可以相似方式增强华法林的活性[5]。

氯醛比拉[6,7]、乙氯维诺(与双香豆素)[8]、氯哌噻醇(与苯茚二酮)[9]可降低抗凝血药活性。化合物(如甲丙氨酯和甲喹酮)则没有影响。

1. Cucinell SA, *et al.* The effect of chloral hydrate on bishydroxycoumarin metabolism: a fatal outcome. *JAMA* 1966; **197:** 366–8.
2. Sellers EM, Koch-Weser J. Kinetics and clinical significance of displacement of warfarin from albumin by acidic drugs. *Ann N Y Acad Sci* 1971; **179:** 213–25.
3. Boston Collaborative Drug Surveillance Program. Interaction between chloral hydrate and warfarin. *N Engl J Med* 1972; **286:** 53–5.
4. Udall JA. Warfarin-chloral hydrate interaction: pharmacological activity and clinical significance. *Ann Intern Med* 1974; **81:** 341–4.
5. Sellers EM, *et al.* Enhancement of warfarin-induced hypoprothrombinemia by triclofos. *Clin Pharmacol Ther* 1972; **13:** 911–15.
6. Breckenridge A, Orme M. Clinical implications of enzyme induction. *Ann N Y Acad Sci* 1971; **179:** 421–3.
7. Whitfield JB, *et al.* Changes in plasma α-glutamyl transpeptidase activity associated with alterations in drug metabolism in man. *BMJ* 1973; **1:** 316–18.
8. Johansson S-A. Apparent resistance to oral anticoagulant therapy and influence of hypnotics on some coagulation factors. *Acta Med Scand* 1968; **184:** 297–300.
9. Oakley DP, Lautch H. Haloperidol and anticoagulant treatment. *Lancet* 1963; **ii:** 1231.

β 受体阻滞剂　β 受体阻滞剂,特别是那些具有高脂溶性的,如普萘洛尔,可能抑制华法林的代谢[1]。虽然一些研究显示部分 β 受体阻滞剂与口服抗凝血药发生药动学相互作用,但没有发现对抗凝血活性的普遍影响。但是,已有报道指出普萘洛尔[2]可能使华法林作用增强。

1. Mantero F, *et al.* Effect of atenolol and metoprolol on the anticoagulant activity of acenocoumarin. *Br J Clin Pharmacol* 1984; **17:** 94S–96S.
2. Bax NDS, *et al.* Inhibition of drug metabolism by β-adrenoceptor antagonists. *Drugs* 1983; **25** (suppl 2): 121–6.

中枢兴奋药　关于哌甲酯有两种说法:一种是它能延长双香豆乙酯的半衰期[1],一种是它对双香豆乙酯的半衰期及抗凝血作用无影响[2]。普罗林坦没有作用[2]。

1. Garrettson LK, *et al.* Methylphenidate interaction with both anticonvulsants and ethyl biscoumacetate: a new action of methylphenidate. *JAMA* 1969; **207:** 2053.
2. Hague DE, *et al.* The effect of methylphenidate and prolintane on the metabolism of ethyl biscoumacetate. *Clin Pharmacol Ther* 1971; **12:** 259–62.

甘菊　1 名长期使用华法林并且疗效稳定的 70 岁老年女性,在增加甘菊洗液的用量及菊花茶的饮用量(每日 4～5 次)后出现多发性全身内出血[1]。发生相互作用的原因可能是甘菊中含有的香豆素。

1. Segal R, Pilote L. Warfarin interaction with Matricaria chamomilla. *Can Med Assoc J* 2006; **174:** 1281–2.

中草药治疗　使用中草药治疗的患者应用华法林时可增强其抗凝血作用[1~6]。药物通常从单一草药制剂成分到复方多组分成分都有,有时出售时名称相同但成分却有很大差异。

1. Yu CM, *et al.* Chinese herbs and warfarin potentiation by 'Danshen'. *J Intern Med* 1997; **241:** 337–9.
2. Izzat MB, *et al.* A taste of Chinese medicine! *Ann Thorac Surg* 1998; **66:** 941–2.
3. Page RL, Lawrence JD. Potentiation of warfarin by dong quai. *Pharmacotherapy* 1999; **19:** 870–6.
4. Chan TYK. Interaction between warfarin and danshen (Salvia miltiorrhiza). *Ann Pharmacother* 2001; **35:** 501–4.
5. Lam AY, *et al.* Possible interaction between warfarin and Lycium barbarum L. *Ann Pharmacother* 2001; **35:** 1199–1201.
6. Wong ALN, Chan TYK. Interaction between warfarin and the herbal product Quilinggao. *Ann Pharmacother* 2003; **37:** 836–8.

皮质激素和促皮质素　皮质激素能增加血液抗凝效应,但它们可与抗凝血药作用。有关相互作用的报道很少,这些都显示了皮质激素的安全性;但是,也有一些报道关于皮质激素和促皮质素增强[1~3]或减弱[4]抗凝血药的作用。一项对长期应用华法林的患者短期服用皮质激素进行的回顾性研究[5]发现大多数(32 例中的 29 例)会增加 INR,提示需要用药时应小心监测。

1. Van Cauwenberge H, Jaques LB. Haemorrhagic effect of ACTH with anticoagulants. *Can Med Assoc J* 1958; **79:** 536–40.
2. Costedoat-Chaluneau N, *et al.* Potentiation of vitamin K antagonists by high-dose intravenous methylprednisolone. *Ann Intern Med* 2000; **132:** 631–5.
3. Stading JA, *et al.* Effects of prednisone on the international normalized ratio. *Am J Health-Syst Pharm* 2006; **63:** 2354–6. Correction. *ibid.* 2007; **64:** 130.
4. Chatterjea JB, Salomon L. Antagonistic effect of ACTH and cortisone on the anticoagulant activity of ethyl biscoumacetate. *BMJ* 1954; **2:** 790–2.
5. Hazlewood KA, *et al.* Effect of oral corticosteroids on chronic warfarin therapy. *Ann Pharmacother* 2006; **40:** 2101–6.

镇咳药　据报道服用可丁[1,2]或奥索拉明[3]的患者出现华法林作用增加的情况。随后的研究[3]提示如果开始服用奥索拉明将使华法林的剂量降低 50%。

1. Scordo MG, *et al.* Warfarin–noscapine interaction: a series of four case reports. *Ann Pharmacother* 2008; **42:** 448–50.
2. Ohlsson A, *et al.* Noscapine may increase the effect of warfarin. *Br J Clin Pharmacol* 2008; **65:** 277–8.
3. Min KA, *et al.* Effect of oxolamine on anticoagulant effect of warfarin. *Am J Health-Syst Pharm* 2006; **63:** 153–6.

酸果蔓的果实　1999～2003 年间英国 CSM[1]5 例报道显示华法林和酸果蔓的果实果汁有相互作用。3 名患者中华法林的作用增强,并且其中 1 名死亡。其他人中

INR 降低或不稳定。从 2003 年起,已经开始了 7 项对于可能存在的相互作用研究,并且 CSM 建议[2]患者在使用华法林时避免饮用酸果蔓的果实或其他酸果蔓的果实制品。然而,虽然这些病例报道提示增强华法林的作用,但是对药动学的潜在作用已经被质疑[3],且药动学研究没有证实存在相互作用[4,5]。

1. CSM/MHRA. Possible interaction between warfarin and cranberry juice. *Current Problems* 2003; **29:** 8.
2. CSM/MHRA. Interaction between warfarin and cranberry juice: new advice. *Current Problems* 2004; **30:** 10.
3. Pham DQ, Pham AQ. Interaction potential between cranberry juice and warfarin. *Am J Health-Syst Pharm* 2007; **64:** 490–4.
4. Li Z, *et al.* Cranberry does not affect prothrombin time in male subjects on warfarin. *J Am Diet Assoc* 2006; **106:** 2057–61.
5. Lilja JJ, *et al.* Effects of daily ingestion of cranberry juice on the pharmacokinetics of warfarin, tizanidine, and midazolam—probes of CYP2C9, CYP1A2, and CYP3A4. *Clin Pharmacol Ther* 2007; **81:** 833–9.

皮肤用药　1 名患者当开始使用阿维 A 酯治疗时需提高华法林的用量[1]。

1. Ostlere LS, *et al.* Reduced therapeutic effect of warfarin caused by etretinate. *Br J Dermatol* 1991; **124:** 505–10.

食品添加剂　有报道称服用华法林和食品添加剂葡糖胺(含或不含软骨素[1~3])的患者 INR 增加,英国 CHM 建议[4]服用华法林的患者不要食用葡糖胺。聚氨葡糖也有相似的报道[5]。

1. Rozenfeld V, *et al.* Possible augmentation of warfarin effect by glucosamine-chondroitin. *Am J Health-Syst Pharm* 2004; **61:** 306–7.
2. Knudsen JF, Sokol GH. Potential glucosamine-warfarin interaction resulting in increased international normalized ratio: case report and review of the literature and MedWatch database. *Pharmacotherapy* 2008; **28:** 540–8.
3. Adverse Drug Reactions Advisory Committee (ADRAC). Interaction between glucosamine and warfarin. *Aust Adverse Drug React Bull* 2008; **27:** 3. Also available at: http://www.tga.gov.au/adr/aadrb/aadr0802.pdf (accessed 12/08/09)
4. CHM/MHRA. Glucosamine adverse reactions and interactions. *Current Problems* 2006; **31:** 8.
5. Huang S-S, *et al.* Chitosan potentiation of warfarin effect. *Ann Pharmacother* 2007; **41:** 1912–14.

双硫仑　两篇文献认为双硫仑可增强华法林的作用[1,2],并且已在对 8 名健康受试者所做的研究中得到证实[3]。虽然双硫仑对肝酶的抑制是一方面原因[3],后来的一项研究[4]显示双硫仑可直接作用于肝脏而加强抗凝血酶的作用。这个作用会被乙醇对华法林的多种作用所复杂化(见上文)。因此当这些药物合用时,需要加以注意。

1. Rothstein E. Warfarin effect enhanced by disulfiram. *JAMA* 1968; **206:** 1574–5.
2. Rothstein E. Warfarin effect enhanced by disulfiram (Antabuse). *JAMA* 1972; **221:** 1052–3.
3. O'Reilly RA. Interaction of sodium warfarin and disulfiram (Antabuse®) in man. *Ann Intern Med* 1973; **78:** 73–6.
4. O'Reilly RA. Dynamic interaction between disulfiram and separated enantiomorphs of racemic warfarin. *Clin Pharmacol Ther* 1981; **29:** 332–6.

利尿药　已报道依他尼酸能增强华法林的作用[1]。氯噻酮[2]和螺内酯[3]在健康受试者中与华法林的作用减弱相关,这可能是由于利尿作用可以聚集循环凝血因子。据报道托拉塞米能增强华法林的作用[4],机制可能是竞争细胞色素 P450 同工酶 CYP2C9 的代谢以及从蛋白结合位点中将华法林替代。但是,布美他尼、呋塞米以及噻嗪类显示对华法林没有作用。

1. Petrick RJ, *et al.* Interaction between warfarin and ethacrynic acid. *JAMA* 1975; **231:** 843–4.
2. O'Reilly RA, *et al.* Impact of aspirin and chlorthalidone on the pharmacodynamics of oral anticoagulant drugs in man. *Ann N Y Acad Sci* 1971; **179:** 173–86.
3. O'Reilly RA. Spironolactone and warfarin interaction. *Clin Pharmacol Ther* 1980; **27:** 198–201.
4. Bird J, Carmona C. Probable interaction between warfarin and torsemide. *Ann Pharmacother* 2008; **42:** 1893–8.

内皮素受体拮抗药　在一项对健康受试者所做研究[1]中发现波生坦可降低华法林的作用,且一个病例报道[2]证实了这一说法。

1. Weber C, *et al.* Effect of the endothelin-receptor antagonist bosentan on the pharmacokinetics and pharmacodynamics of warfarin. *J Clin Pharmacol* 1999; **39:** 847–54.
2. Murphey LM, Hood EH. Bosentan and warfarin interaction. *Ann Pharmacother* 2003; **37:** 1028–31.

胃肠药　抗酸药可能与华法林作用。例如次硝酸铋与三硅酸镁已被报道能降低华法林的吸收[1],但水合氢氧化铝对华法林或双香豆素无影响[2]。欧车前[3]及氢氧化镁[3]也被证明对华法林无影响,但后者可增加双香豆素的血浆浓度[2]。

也有少数对硫糖铝降低华法林作用的报道[4~6]。

H2 受体拮抗剂已被广泛研究。已有许多报道指出西咪替丁能增强华法林的抗凝血作用,并易发生出血。

许多研究已显示西咪替丁可增加华法林的血浆浓度，延长它的半衰期，并对它的 R-型异构体的代谢有选择性抑制作用[7~10]。不是全部研究都发现凝血酶原时间的延长。西咪替丁对华法林的作用呈现剂量依赖性[7]，并且有个体差异性[9,10]，需要给予谨慎监控。有资料显示西咪替丁对醋硝香豆素[11,12]及苯茚二酮[11]有相似的作用，但苯丙香豆素则没有[13]。对雷尼替丁的研究不能证明它对华法林的代谢[10,14]存在影响，尽管一项研究中华法林的清除率有所下降[7]。1 例报道显示雷尼替丁偶尔会增强华法林的作用[15]。

一项研究显示奥美拉唑阻碍 R-型华法林的代谢，但可能没有明显的临床意义[16]。在一项对使用醋硝香豆素与奥美拉唑的患者的回顾性研究中没有发现可证明存在相互作用的依据[17]。与之相似，泮托拉唑也未表现出对华法林[18]或苯丙香豆素[19]的药动学及药效学有影响。

使用华法林的患者加入西沙必利治疗后，华法林作用有明显提高[20]。

一项在健康人群中的研究[21]发现阿瑞匹坦导致华法林更具活性的 S-型异构体的血浆浓度稍有降低以及 INR 增加。

1 名使用美沙拉秦[22]的患者和 1 名使用柳氮磺吡啶[23]的患者发生静脉血栓出现华法林作用的减弱。

1. McElnay JC, et al. Interaction of warfarin with antacid constituents. BMJ 1978; 2: 1166.
2. Ambre JJ, Fischer LJ. Effect of coadministration of aluminum and magnesium hydroxides on absorption of anticoagulants in man. Clin Pharmacol Ther 1973; 14: 231–7.
3. Robinson DS, et al. Interaction of warfarin and nonsystemic gastrointestinal drugs. Clin Pharmacol Ther 1971; 12: 491–5.
4. Mungall D, et al. Sucralfate and warfarin. Ann Intern Med 1983; 98: 557.
5. Rey AM, Gums JG. Altered absorption of digoxin, sustained-release quinidine, and warfarin with sucralfate administration. DICP Ann Pharmacother 1991; 25: 745–6.
6. Parrish RH, et al. Sucralfate-warfarin interaction. Ann Pharmacother 1992; 26: 1015–16.
7. Desmond PV, et al. Decreased oral warfarin clearance after ranitidine and cimetidine. Clin Pharmacol Ther 1984; 35: 338–41.
8. Choonara IA, et al. Stereoselective interaction between the R enantiomer of warfarin and cimetidine. Br J Clin Pharmacol 1986; 21: 271–7.
9. Sax MJ, et al. Effect of two cimetidine regimens on prothrombin time and warfarin pharmacokinetics during long-term warfarin therapy. Clin Pharm 1987; 6: 492–5.
10. Toon S, et al. Comparative effects of ranitidine and cimetidine on the pharmacokinetics and pharmacodynamics of warfarin in man. Eur J Clin Pharmacol 1987; 32: 165–72.
11. Serlin MJ, et al. Cimetidine: interaction with oral anticoagulants in man. Lancet 1979; ii: 317–19.
12. Gill TS, et al. Cimetidine-nicoumalone interaction in man: stereochemical considerations. Br J Clin Pharmacol 1989; 27: 469–74.
13. Harenberg J, et al. Cimetidine does not increase the anticoagulant effect of phenprocoumon. Br J Clin Pharmacol 1982; 14: 292–3.
14. Serlin MJ, et al. Lack of effect of ranitidine on warfarin action. Br J Clin Pharmacol 1981; 12: 791–4.
15. Baciewicz AM, Morgan PJ. Ranitidine-warfarin interaction. Ann Intern Med 1990; 112: 76–7.
16. Sutfin T, et al. Stereoselective interaction of omeprazole with warfarin in healthy men. Ther Drug Monit 1989; 11: 176–84.
17. Vreeburg EM, et al. Lack of effect of omeprazole on oral acenocoumarol anticoagulant therapy. Scand J Gastroenterol 1997; 32: 991–4.
18. Duursema L, et al. Lack of effect of pantoprazole on the pharmacodynamics and pharmacokinetics of warfarin. Br J Clin Pharmacol 1995; 39: 700–3.
19. Ehrlich A, et al. Lack of pharmacodynamic and pharmacokinetic interaction between pantoprazole and phenprocoumon in man. Eur J Clin Pharmacol 1996; 51: 277–81.
20. Darlington MR. Hypoprothrombinemia induced by warfarin sodium and cisapride. Am J Health-Syst Pharm 1997; 54: 320–1.
21. Depré M, et al. Effect of aprepitant on the pharmacokinetics and pharmacodynamics of warfarin. Eur J Clin Pharmacol 2005; 61: 341–6.
22. Marinella MA. Mesalamine and warfarin therapy resulting in decreased warfarin effect. Ann Pharmacother 1998; 32: 841–2.
23. Teefy AM, et al. Warfarin resistance due to sulfasalazine. Ann Pharmacother 2000; 34: 1265–8.

银杏　1 名使用华法林 5 年的女性患者在开始应用银杏治疗 2 个月后，出现颅内出血，可能由于银杏抗血小板活性的副作用[1]。然而，一项在健康人群中的研究[2]没有发现银杏影响华法林的药动学或抗凝血。

1. Matthews MK. Association of Ginkgo biloba with intracerebral hemorrhage. Neurology 1998; 50: 1933–4.
2. Jiang X, et al. Effect of ginkgo and ginger on the pharmacokinetics and pharmacodynamics of warfarin in healthy subjects. Br J Clin Pharmacol 2005; 59: 425–32.

人参　1 名患者在服用人参制剂后出现对华法林反应下降的现象[1]。一项对健康人群所做研究中也发现反应稍微下降[2]。

1. Janetzky K, Morreale AP. Probable interaction between warfarin and ginseng. Am J Health-Syst Pharm 1997; 54: 692–3.
2. Yuan C-S, et al. American ginseng reduces warfarin's effect in healthy patients: a randomized, controlled trial. Ann Intern Med 2004; 141: 23–7.

高血糖素　曾报道过合用高血糖素后，出现呈剂量依赖性的华法林抗凝血活性的增强[1]。

1. Koch-Weser J. Potentiation by glucagon of the hypoprothrombinemic action of warfarin. Ann Intern Med 1970; 72: 331–5.

葡糖胺　见上文的**食品添加剂**。

免疫抑制药　1 名长期使用华法林的患者降低硫唑嘌呤剂量后，发生出血反应[1]；另 1 名患者则在使用硫唑嘌呤后，需要提高华法林用量[2,3]。

有一些关于华法林或醋硝香豆素与环孢素发生相互作用的报道，但抗凝血药或环孢素的剂量均需要改变（**环孢素**的药物相互作用项下**抗凝血药**，参见 M37 第 1743 页）。

有一篇文献[4]是关于来氟米特增强华法林作用，但在第二次使用后发生血尿；患者的 INR 从 3.4 升至 11。截至 2002 年，英国 CSM 已收到 4 例关于来氟米特使 INR 升高的报道。

1. Singleton JD, Conyers L. Warfarin and azathioprine: an important drug interaction. Am J Med 1992; 92: 217.
2. Rotenberg M, et al. Effect of azathioprine on the anticoagulant activity of warfarin. Ann Pharmacother 2000; 34: 120–2.
3. Vazquez SR, et al. Azathioprine-induced warfarin resistance. Ann Pharmacother 2008; 42: 1118–23.
4. Lim V, Pande I. Leflunomide can potentiate the anticoagulant effect of warfarin. BMJ 2002; 325: 1333. Correction. ibid. 2003; 326: 432.

白三烯拮抗药　扎鲁司特能降低 S-型华法林的清除率[1]。扎鲁司特的制造商指出它可能抑制了华法林代谢过程中的细胞色素 P450 同工酶 CYP2C9。加入扎鲁司特治疗后凝血酶原时间可能会显著延长，并且需要相应的调整华法林的剂量。

一项关于孟鲁司特和华法林的研究[2]发现两药之间没有明显的相互作用。

1. Suttle AB, et al. Effect of zafirlukast on the pharmacokinetics of R- and S-warfarin in healthy men. Clin Pharmacol Ther 1997; 61: 186.
2. Van Hecken, et al. Effect of montelukast on the pharmacokinetics and pharmacodynamics of warfarin in healthy volunteers. J Clin Pharmacol 1999; 39: 495–500.

左旋咪唑　1 名长期使用华法林治疗的患者加入左旋咪唑和氟尿嘧啶治疗后 INR 增高[1]。这种相互作用的机制可能是对华法林代谢的抑制。华法林与其他含有氟尿嘧啶的药物之间的相互作用已有报道（见上文的**抗肿瘤药**），但可能也包括左旋咪唑。另 1 名患者使用左旋咪唑和氟尿嘧啶后发生相似的反应[2]，并在单独使用左旋咪唑后偶发出血反应。

1. Scarfe MA, Israel MK. Possible drug interaction between warfarin and combination of levamisole and fluorouracil. Ann Pharmacother 1994; 28: 464–7.
2. Wehbe TW, Warth JA. A case of bleeding requiring hospitalization that was likely caused by an interaction between warfarin and levamisole. Clin Pharmacol Ther 1996; 59: 360–2.

血脂调节药　据报道，贝特类可与香豆素类抗凝血药相互作用。氯贝丁酯能提高华法林的活性，有时会引起出血反应的发生。发生机制还不清楚，但不像是药动学方面的反应。氯贝丁酯、双香豆素、苯茚二酮也有相似的增强[1]。苯扎贝特能增强苯丙香豆素[1]与华法林[2]的作用，非诺贝特[3]和吉非贝齐[4]也可增强华法林的作用。尽管一项在健康人群的研究[5]发现吉非贝齐可轻微降低华法林的血浆药物浓度。

虽然一些报道相互矛盾，但是他汀类与香豆素类抗凝血药之间也可能发生相互作用[6]。据报道[7]接受华法林的 2 名患者给予洛伐他汀后出现了低凝血酶原血症和出血。还有报道[6,8,9]一些服用氟伐他汀的患者对华法林的反应增强。一项对瑞舒伐他汀和华法林进行的研究报道[10]，健康人群和长期进行华法林治疗的患者 INR 增加，但另一项研究[11]没有发现该现象。然而，有报道在长期用华法林[12]或醋硝香豆素[13]治疗的患者在服用瑞舒他汀后出现血肿以 INR 增加。华法林与辛伐他汀[14]合用会增强对华法林的反应，一名患者将阿托伐他汀改为辛伐他汀[15]后出现了致命性脑出血，还有报道辛伐他汀增强醋硝香豆素[16]的作用。但是，另 1 名使用华法林的患者加入辛伐他汀治疗后，INR 仍保持不变[17]。普伐他汀的注册药品信息没有发现合用华法林的作用有任何变化。但是，有一篇文献是关于使用氟茚二酮的患者加入普伐他汀后发生出血现象[18]。在一项对 46 名使用华法林并由辛伐他汀改用普伐他汀的患者所做的研究中显示[19]，平均 INR 升高，但是患者 1 周的平均用量没有明显改变，并且没有偶发出血事件。

右甲状腺素能增强华法林[20,21]和双香豆素[22]的抗凝血作用。

考来烯胺能降低华法林的血浆浓度[23]、半衰期[24]以及活性[23,24]。这种相互作用的机制包括华法林与考来烯胺的结合以及吸收的降低[23]；华法林的肝肠循环也可能被抑制[24]。考来烯胺也能抑制苯丙香豆素

的作用[25]。但是，考来烯胺也能降低维生素 K 的吸收，并可能导致凝血酶原降低和出血的发生。

服用华法林和其他抗凝血药的患者使用 ω-3 脂肪酸（即鱼油制剂）与 INR 增加[26]及硬膜下血肿[27]相关。然而，对服用鱼油和华法林[28,29]的患者的对照研究没有发现对出血事件或出血时间有影响。

苯氟雷司[30]和考来替泊[31]与苯丙香豆素不发生相互作用。

1. Zimmermann R, et al. The effect of bezafibrate on the fibrinolytic enzyme system and the drug interaction with racemic phenprocoumon. Atherosclerosis 1978; 29: 477–85.
2. Beringer TRO. Warfarin potentiation with bezafibrate. Postgrad Med J 1997; 73: 657–8.
3. Ascah KJ, et al. Interaction between fenofibrate and warfarin. Ann Pharmacother 1998; 32: 765–8.
4. Ahmad S. Gemfibrozil interaction with warfarin sodium (Coumadin). Chest 1990; 98: 1041–2.
5. Lilja JJ, et al. Effect of gemfibrozil on the pharmacokinetics and pharmacodynamics of racemic warfarin in healthy subjects. Br J Clin Pharmacol 2005; 59: 433–9.
6. Andrus MR. Oral anticoagulant drug interactions with statins: case report of fluvastatin and review of the literature. Pharmacotherapy 2004; 24: 285–90.
7. Ahmad S. Lovastatin: warfarin interaction. Arch Intern Med 1990; 150: 2407.
8. Trilli LE, et al. Potential interaction between warfarin and fluvastatin. Ann Pharmacother 1996; 30: 1399–1402.
9. Kline SS, Harrell CC. Potential warfarin-fluvastatin interaction. Ann Pharmacother 1997; 31: 790–1.
10. Simonson SG, et al. Effect of rosuvastatin on warfarin pharmacodynamics and pharmacokinetics. J Clin Pharmacol 2005; 45: 927–34.
11. Jindal D, et al. Pharmacodynamic evaluation of warfarin and rosuvastatin co-administration in healthy subjects. Eur J Clin Pharmacol 2005; 61: 621–5.
12. Barry M. Rosuvastatin–warfarin drug interaction. Lancet 2004; 363: 328.
13. Mondillo S, et al. Rosuvastatin–acenocoumarol interaction. Clin Ther 2005; 27: 782–4.
14. Hickmott H, et al. The effect of simvastatin co-medication on warfarin anticoagulation response and dose requirements. Thromb Haemost 2003; 89: 949–50.
15. Westergren T, et al. Probable warfarin–simvastatin interaction. Ann Pharmacother 2007; 41: 1292–5.
16. Grau E, et al. Simvastatin-oral anticoagulant interaction. Lancet 1996; 347: 405–6.
17. Gaw A, Wosornu D. Simvastatin during warfarin therapy in hyperlipoproteinaemia. Lancet 1992; 340: 979–80.
18. Trenque T, et al. Pravastatin: interaction with oral anticoagulant? BMJ 1996; 312: 886.
19. Lin JC, et al. The effect of converting from pravastatin to simvastatin on the pharmacodynamics of warfarin. J Clin Pharmacol 1999; 39: 86–90.
20. Owens JC, et al. Effect of sodium dextrothyroxine in patients receiving anticoagulants. N Engl J Med 1962; 266: 76–9.
21. Solomon HM, Schrogie JJ. Change in receptor site affinity: a proposed explanation for the potentiating effect of D-thyroxine on the anticoagulant response to warfarin. Clin Pharmacol Ther 1967; 8: 797–9.
22. Schrogie JJ, Solomon HM. The anticoagulant response to bishydroxycoumarin: II. The effect of D-thyroxine, clofibrate, and norethandrolone. Clin Pharmacol Ther 1967; 8: 70–7.
23. Robinson DS, et al. Interaction of warfarin and nonsystemic gastrointestinal drugs. Clin Pharmacol Ther 1971; 12: 491–5.
24. Jähnchen E, et al. Enhanced elimination of warfarin during treatment with cholestyramine. Br J Clin Pharmacol 1978; 5: 437–40.
25. Meinertz T, et al. Interruption of the enterohepatic circulation of phenprocoumon by cholestyramine. Clin Pharmacol Ther 1977; 21: 731–5.
26. Buckley MS, et al. Fish oil interaction with warfarin. Ann Pharmacother 2004; 38: 50–3.
27. McClaskey EM, Michalets EL. Subdural hematoma after a fall in an elderly patient taking high-dose omega-3 fatty acids with warfarin and aspirin: case report and review of the literature. Pharmacotherapy 2007; 27: 152–60.
28. Eritsland J, et al. Long-term effects of n-3 polyunsaturated fatty acids on haemostatic variables and bleeding episodes in patients with coronary artery disease. Blood Coag Fibrinol 1995; 6: 17–22.
29. Bender NK, et al. Effects of marine fish oils on the anticoagulation status of patients receiving chronic warfarin therapy. J Thromb Thrombolysis 1998; 5: 257–61.
30. De Witte P, Brems HM. Co-administration of benfluorex with oral anticoagulant therapy. Curr Med Res Opin 1980; 6: 478–80.
31. Harvengt C, Desager JP. Effect of colestipol, a new bile acid sequestrant, on the absorption of phenprocoumon in man. Eur J Clin Pharmacol 1973; 6: 19–21.

薄荷脑　1 名长期使用华法林的患者开始使用薄荷脑咳嗽滴剂后，INR 降低[1]。机制不清楚，但是已知薄荷脑是从薄荷植物中提取的，有可能含有维生素 K。

1. Kassebaum PJ. Possible warfarin interaction with menthol cough drops. Ann Pharmacother 2005; 39: 365–7.

杀虫剂　氯化的杀虫剂能降低华法林的活性[1]。

1. Jeffery WH, et al. Loss of warfarin effect after occupational insecticide exposure. JAMA 1976; 236: 2881–2.

吡拉西坦　1 名长期使用华法林的患者使用吡拉西坦后

凝血酶原时间增长[1]。

1. Pan HYM, Ng RP. The effect of Nootropil in a patient on warfarin. *Eur J Clin Pharmacol* 1983; 24: 711.

性激素　有许多关于组织代谢的或促成雄性性状的甾族化合物能增强抗凝血药的活性，并促进出血反应的发生。报道包括羟甲烯龙和华法林[1~3]或醋硝香豆素[4]；司坦唑醇和华法林[5,6]或双香豆素[7]；乙烯雌醇和苯茚二酮[8]；诺乙雄龙和双香豆素[9]；甲睾酮和苯丙香豆素[10]；达那唑和华法林[11~13]。氧雄龙的制造商表示当加入氧雄龙治疗时，需要减少 80%～85% 华法林的剂量。这种作用的机制不太清楚，但认为不是药动学改变造成的。17-α烷基取代甾族化合物最易发生此类反应，但是有一篇文献关于局部应用睾酮（不含上述取代基）也能增强华法林的作用[14]。

一项对接受抗凝血药治疗女性患者开始使用 HRT 所做的回顾性研究显示[15]，替勃龙能增强华法林、苯茚二酮的作用，可能是因为它的雄激素样作用。

口服避孕药也证明了这种作用。但是，当双香豆素的作用被复方口服避孕药降低时[16]，醋硝香豆素的作用被其他类型的制剂增强[17]。复方口服避孕药也能在不改变抗凝血作用的情况下，升高苯茚香豆素的清除率[18]。紧急避孕时单次使用左炔诺孕酮也可增强华法林的作用[19]。

1. Robinson BHB, *et al.* Decreased anticoagulant tolerance with oxymetholone. *Lancet* 1971; i: 1356.
2. Longridge RGM, *et al.* Decreased anticoagulant tolerance with oxymetholone. *Lancet* 1971; ii: 90.
3. Edwards MS, Curtis JR. Decreased anticoagulant tolerance with oxymetholone. *Lancet* 1971; ii: 221.
4. de Oya JC, *et al.* Decreased anticoagulant tolerance with oxymetholone in paroxysmal nocturnal haemoglobinuria. *Lancet* 1971; ii: 259.
5. Acomb C, Shaw PW. A significant interaction between warfarin and stanozolol. *Pharm J* 1985; 234: 73–4.
6. Shaw PW, Smith AM. Possible interaction of warfarin and stanozolol. *Clin Pharm* 1987; 6: 500–2.
7. Howard W, *et al.* Anabolic steroids and anticoagulants. *BMJ* 1977; 1: 1659–60.
8. Vere DW, Fearnley GR. Suspected interaction between phenindione and ethyloestrenol. *Lancet* 1968; ii: 281.
9. Schrogie JJ, Solomon HM. The anticoagulant response to bishydroxycoumarin: II. The effect of D-thyroxine, clofibrate, and norethandrolone. *Clin Pharmacol Ther* 1967; 8: 70–7.
10. Husted S, *et al.* Increased sensitivity to phenprocoumon during methyltestosterone therapy. *Eur J Clin Pharmacol* 1976; 10: 209–16.
11. Goulbourne IA, Macleod DAD. An interaction between danazol and warfarin: case report. *Br J Obstet Gynaecol* 1981; 88: 950–1.
12. Meeks ML, *et al.* Danazol increases the anticoagulant effect of warfarin. *Ann Pharmacother* 1992; 26: 641–2.
13. Booth CD. A drug interaction between danazol and warfarin. *Pharm J* 1993; 250: 439–40.
14. Lorentz SMcQ, Weibert RT. Potentiation of warfarin anticoagulation by topical testosterone ointment. *Clin Pharm* 1985; 4: 332–4.
15. McLintock LA, *et al.* Interaction between hormone replacement therapy preparations and oral anticoagulant therapy. *Br J Obstet Gynaecol* 2003; 110: 777–9.
16. Schrogie JJ, *et al.* Effect of oral contraceptives on vitamin K-dependent clotting activity. *Clin Pharmacol Ther* 1967; 8: 670–5.
17. de Teresa E, *et al.* Interaction between anticoagulants and contraceptives: an unsuspected finding. *BMJ* 1979; 2: 1260–1.
18. Mönig H, *et al.* Effect of oral contraceptive steroids on the pharmacokinetics of phenprocoumon. *Br J Clin Pharmacol* 1990; 30: 115–18.
19. Ellison J, *et al.* Apparent interaction between warfarin and levonorgestrel used for emergency contraception. *BMJ* 2000; 321: 1382.

圣约翰草　圣约翰草能降低华法林的抗凝血作用[1]。

1. Yue Q-Y, *et al.* Safety of St John's wort (Hypericum perforatum). *Lancet* 2000; 355: 576–7.

甲状腺和抗甲状腺药　因为口服抗凝血药的效应依赖于甲状腺的状态，因此口服抗凝血药及抗甲状腺药之间可能会发生相互作用。甲状腺激素类化合物确实能增强口服抗凝血药的作用，可能是通过增加凝血因子的代谢来实现的。右甲状腺素在**止血和血凝调节药**项下讨论。还没有关于抗甲状腺药降低抗凝血药反应的报道出现；相反的，丙硫氧嘧啶可以引起凝血酶降低（**卡比马唑**项下对**血液的影响**，参见 M37 第 2088 页）。然而，一名用甲巯咪唑治疗突眼性甲状腺肿的患者，其对华法林的反应取决于其甲状腺状态和甲巯咪唑的剂量[1]。

1. Busenbark LA, Cushnie SA. Effect of Graves' disease and methimazole on warfarin anticoagulation. *Ann Pharmacother* 2006; 40: 1200–3.

烟草　虽然吸烟能增加华法林的清除率[1]，但可能对抗凝血活性无明显影响[1,2]。但是，有报道指出 1 名使用华法林的患者在停止吸烟后 INR 增高[3]。

1. Bachmann K, *et al.* Smoking and warfarin disposition. *Clin Pharmacol Ther* 1979; 25: 309–15.

2. Weiner B, *et al.* Warfarin dosage following prosthetic valve replacement: effect of smoking history. *Drug Intell Clin Pharm* 1984; 18: 904–6.
3. Colucci VJ, Knapp JF. Increase in international normalized ratio associated with smoking cessation. *Ann Pharmacother* 2001; 35: 385–6.

泛癸利酮　3 名患者使用泛癸利酮后，INR 值降低，并且华法林的作用也减弱[1]。

1. Spigset O. Reduced effect of warfarin caused by ubidecarenone. *Lancet* 1994; 344: 1372–3.

疫苗　已有一些报道长期使用华法林的患者接种流感疫苗后，出现凝血酶原时间延长和出血；一例颅腔出血的病例可能是由这种相互作用引起的[1]。但对于这种相似的相互作用研究发现华法林微弱的或相矛盾的增强作用[2,3]或无反应[4~6]。一项研究显示流感疫苗接种对凝血酶原时间的降低作用比升高作用强[7]。对于一组长期使用醋硝香豆素治疗的患者流行性感冒疫苗接种对醋硝香豆素的作用无影响[8]。

1. Carroll DN, Carroll DG. Fatal intracranial bleed potentially due to a warfarin and influenza vaccine interaction. *Ann Pharmacother* 2009; 43: 754–60.
2. Kramer P, *et al.* Effect of influenza vaccine on warfarin anticoagulation. *Clin Pharmacol Ther* 1984; 35: 416–18.
3. Weibert RT, *et al.* Effect of influenza vaccine in patients receiving long-term warfarin therapy. *Clin Pharm* 1986; 5: 499–503.
4. Lipsky BA, *et al.* Influenza vaccination and warfarin anticoagulation. *Ann Intern Med* 1984; 100: 835–7.
5. Scott AK, *et al.* Lack of effect of influenza vaccination on warfarin in healthy volunteers. *Br J Clin Pharmacol* 1985; 19: 144P–145P.
6. Gomolin IH. Lack of effect of influenza vaccine on warfarin anticoagulation in the elderly. *Can Med Assoc J* 1986; 135: 39–41.
7. Bussey HI, Saklad JJ. Effect of influenza vaccine on chronic warfarin therapy. *Drug Intell Clin Pharm* 1988; 22: 198–201.
8. Souto JC, *et al.* Lack of effect of influenza vaccine on anticoagulation by acenocoumarol. *Ann Pharmacother* 1993; 27: 365–8.

维生素　由于维生素 K 能对抗口服抗凝血药的作用，但也有文献显示维生素 K_4 和维生素 K_1 能降低抗凝血活性，或食物以及含维生素 K 的营养制剂。

偶有关于维生素 C 降低华法林作用的文献[1,2]，但没有后续报道[3,4]。也有一些关于维生素 E 能增强华法林[5]或双香豆素[6]作用的文献，但使用华法林和维生素 E 的患者没有出现这种反应[7]。

1. Rosenthal G. Interaction of ascorbic acid and warfarin. *JAMA* 1971; 215: 1671.
2. Smith EC, *et al.* Interaction of ascorbic acid and warfarin. *JAMA* 1972; 221: 1166.
3. Hume R, *et al.* Interaction of ascorbic acid and warfarin. *JAMA* 1972; 219: 1479.
4. Feetam CL, *et al.* Lack of a clinically important interaction between warfarin and ascorbic acid. *Toxicol Appl Pharmacol* 1975; 31: 544–7.
5. Corrigan JJ, Marcus FI. Coagulopathy associated with vitamin E ingestion. *JAMA* 1974; 230: 1300–1.
6. Schrogie JJ. Coagulopathy and fat-soluble vitamins. *JAMA* 1975; 232: 19.
7. Kim JM, White RH. Effect of vitamin E on the anticoagulant response to warfarin. *Am J Cardiol* 1996; 77: 545–6.

药动学

华法林能从胃肠道稳定吸收，也能经皮肤吸收。与血浆蛋白结合广泛，血浆半衰期约为 37h。华法林能穿过胎盘，但在乳汁中的量不大。常用华法林的消旋混合物，但 S-型异构体更有效。R-和 S-型异构体均以经肝代谢。S-型比 R-型代谢要快，主要是由具有遗传多态现象的细胞色素 P450 同工酶 CYP2C9 代谢；在 R-型代谢时，其他同工酶也参与其中。与其他药物合用时，这些立体异构体可能会受到不同的影响（见上文**药物相互作用**）。微弱或没有抗凝血作用的代谢物经尿排泄，经胆汁重吸收。

1. Mungall DR, *et al.* Population pharmacokinetics of racemic warfarin in adult patients. *J Pharmacokinet Biopharm* 1985; 13: 213–27.
2. Holford NHG. Clinical pharmacokinetics and pharmacodynamics of warfarin: understanding the dose-effect relationship. *Clin Pharmacokinet* 1986; 11: 483–504.
3. Takahashi H, Echizen H. Pharmacogenetics of warfarin elimination and its clinical implications. *Clin Pharmacokinet* 2001; 40: 587–603.

用途和用法

华法林是香豆素类抗凝血药，用于治疗和预防血栓栓塞性疾病（第 243 页）。它通过抑制肝中依赖维生素 K 的凝血因子 II（凝血酶原）、凝血因子 VII、凝血因子 IX、凝血因子 X 以及抗凝血蛋白 C、辅助蛋白 S 的合成来发挥作用。对凝血因子级联反应的解释，**见止血和纤维蛋白溶解**，第 174 页。由于华法林为间接作用，因此对已形成的凝血无作用。因为凝血因子的半衰期为 6～60h 不等，所以需要经数小时才能观察到反应。一般出现

显的疗效需要 24h，但一次用药后最大反应出现在 2～3 天后，全部反应可持续 5 天。

华法林用于静脉血栓栓塞的预防和治疗（**深静脉栓塞和肺动脉栓塞**，第 244 页）。如果需要即时的血液凝效果，需要在 2～3 天前静脉或皮下给予肝素。华法林的治疗可以开始于肝素治疗时或治疗后。华法林也用于全身静脉血栓栓塞及心房颤动的缺血性脑卒中患者（第 219 页）、人工心脏瓣膜患者（见**瓣膜性心脏病**，第 243 页）或心肌梗死患者（第 232 页）的预防。华法林可能也可预防心肌梗死和治疗脑卒中或暂时缺血发作（第 240 页）。可能同时给予抗血小板药。

一些患者也可能出现对华法林的遗传耐药性。华法林也是灭鼠剂，但是曾报道过大鼠对其产生耐药性。

用法和剂量　华法林口服和静脉给药是等效的，但通常为口服。剂量应根据个体差异调整，详见下文**抗凝血药**治疗的监控项下内容。当需要快速的抗凝效果时，应给予华法林钠第 1 天首剂 10mg。但是，许多情况下首剂 5mg 即足够。首剂少于 5mg，应用于老年患者和易发生出血的患者（见上文**注意事项**）。随后的维持剂量通常为每日 3～9mg。如必要，可缓慢静脉注射相同剂量，应在每日相同时间给予华法林。理论上说，华法林突然停药可能引起高凝性反跳从而引起血栓。因此，一些临床医生在超过数周的抗凝治疗后采取缓慢停药的措施，但是否真的有必要还不清楚。并且 *British Society for Haematology* 建议华法林的治疗可以突然终止。患者应携带抗凝治疗记录。

也可以使用华法林的钾盐，也有人尝试过华法林-地阿诺合剂。

口服抗凝血药治疗的监控　为了确保口服抗凝血药达到抑制维生素 K 依赖凝血因子所需要的剂量，口服抗凝血药疗法必须被监控；剂量过小会导致凝血作用不够，而剂量过大会使患者产生出血的危险。通常，可以通过使用适合的凝血酶原激酶制剂和钙源反，检测患者血浆中凝血因子的活性，来进行以上监测。形成凝血块所需要的时间，取决于凝血激酶制剂对于凝血酶原的效果，该时间被称作凝血酶原时间（PT）。凝血酶原时间比率（PTR）是指患者血浆与标准血浆样品的凝血酶原时间的比率。因此，在不同时间或不同实验室检测的凝血酶原时间比率会具有一定程度的一致性；现在，制造厂商或监测实验室应用国际标制剂来校正他们的一批凝血酶原激酶已经成为常规实验。这种标制剂是一种适用于该凝血酶原激酶的国际敏感性指数（ISI）。因此，实验室检测一份血浆样品的凝固力，可以通过使用以下敏感指数公式，把凝血酶原时间比率转化为国际标准比率 INR。

$$INR = PTR^{(ISI)}$$

因此，通过已经公布的国际敏感指数为 1.5 的凝血酶原激酶，测得凝血酶原时间比率 2.0，可以转化为国际标准比率 2.8。因此，国际标准比率等于使用基本国际标准比凝血酶原激酶制剂测得的凝血酶原时间。

这种标准化方法，取代了使用诸如英国或曼彻斯特相对凝血酶原激酶的标准制剂的方法。由于存在着病毒传播的危险，来源于兔脑的凝血酶原激酶制剂已经被淘汰或被人脑来源的制剂取代，而人类细胞重组体正在使用。

British Society for Haematology 和 *American College of Chest Physicians* 推荐了患者接受抗凝血治疗，包括在不同状态和给药方案的条件下，INR 的参考目标值和目标范围，见表 6。在英国，认为目标值 INR 在 0.5 单元以内为良好。在美国，INR 被认为应该维持在中等水平。一般来说，INR 低于 2.0 代表抗凝作用不充分，INR 高于 4.5 表示有极易发生出血的倾向。

治疗前应进行测定，治疗的早期阶段每日或隔日进行监测也是必要的。一旦剂量被确定和患者的状态稳定良好，测定间隔可以有规律地延长，例如可以每 8 周检测一次；任何可能会影响抗凝血药活性的事件都需要被修正。在一些患者需要进行个体监测。

1. Harrington R, Ansell J. Risk-benefit assessment of anticoagulant therapy. *Drug Safety* 1991; 6: 54–69.
2. Le DT, *et al.* The international normalized ratio (INR) for monitoring warfarin therapy: reliability and relation to other monitoring methods. *Ann Intern Med* 1994; 120: 552–8.
3. British Society for Haematology: British Committee for Standards in Haematology—Haemostasis and Thrombosis Task Force. Guidelines on oral anticoagulation: third edition. *Br J Haematol* 1998; 101: 374–87. Also available at: http://www.bcshguidelines.com/pdf/bjh715.pdf (accessed 25/02/05) Updated 2005 guidelines. Update: Baglin TP, *et al*, for the British Committee for Standards in Haematology. Guidelines on oral anticoagulation (warfarin): third edition—2005 update. *Br J Haematol* 2006; 132: 277–85. Also available at: http://www.bcshguidelines.com/pdf/oralanticoagulation.pdf (accessed 07/06/06)

4. Hardman SMC, Cowie MR. Anticoagulation in heart disease. *BMJ* 1999; **318:** 238–44.

5. Gage BF, *et al.* Management and dosing of warfarin therapy. *Am J Med* 2000; **109:** 481–8.

6. Hirsh J, *et al.* American Heart Association/American College of Cardiology Foundation guide to warfarin therapy. *Circulation* 2003; **107:** 1692–1711. Also available at: http://circ.ahajournals.org/cgi/reprint/107/12/1692.pdf (accessed 25/02/05)

7. Fitzmaurice DA, *et al.* British Society of Haematology Taskforce for Haemostasis and Thrombosis. An evidence-based review and guidelines for patient self-testing and management of oral anticoagulation. *Br J Haematol* 2005; **131:** 156–65. Correction. *ibid.* 2006; **132:** 118. Also available at: http://www.bcshguidelines.com/pdf/fitzmaurice_100306.pdf (accessed 27/05/08)

8. Ansell J, *et al.* Pharmacology and management of the vitamin K antagonists: American College of Chest Physicians evidence-based clinical practice guidelines (8th edition). *Chest* 2008; **133** (suppl): 160S–198S. Also available at: http://www.chestjournal.org/content/133/6_suppl/160S.full.pdf (accessed 27/08/09)

表 6　推荐的国际标准化比率（INR）

国	INR	条件或过程
英国	2.5	肺栓塞；深静脉血栓；停用华法林后出现的静脉栓塞复发；症状性遗传性血栓；与抗磷脂综合征相关的静脉血栓栓塞；心房颤动；附壁血栓；心肌病；生物心脏瓣膜
	2.5～3.0	心脏复律（复律前较高 INR 水平可能更合适）；一些人工机械心脏瓣膜
	3.5	使用华法林时出现的静脉栓塞复发；人工机械心脏瓣膜
美国	2.0～3.0	外科手术高风险患者静脉血栓栓塞的预防；静脉血栓及肺栓塞的预防；具有心房颤动、瓣膜性心脏病、生物瓣或人工机械心脏瓣膜患者全身性栓塞的预防；防止使用阿司匹林的患者复发心肌梗死
	2.5～3.5	使用人工机械心脏瓣膜的患者的疾病预防；使用人工机械心脏瓣膜之前 INR 保持在 2.0～3.0 的患者全身性栓塞
	3.0～4.0	防止不使用阿司匹林的患者复发心肌梗死；人工机械心脏瓣膜之前 INR 保持在 2.5～3.5 的患者全身性栓塞；主动脉人工瓣膜出现过血栓的患者服用阿司匹林
	3.5～4.5	二尖瓣人工瓣膜出现过血栓的患者服用阿司匹林

用法和用量　基于 Fennerty 等人[1] 的方法，建立了抗凝血治疗的早期剂量的计算方法和使用的指导方针。虽然每日给药 10mg 连用 2 天（依据 INR）的负荷剂量方法应用广泛，但是更低的剂量应该更加适合，尤其是对于具有抗凝血药使用过量高危倾向的住院患者。研究[2~4]表明，两组华法林使用剂量分别为 5mg 和 10mg 时，经过 5 天的治疗，两组的大部分患者治疗的 INR 均达到了 2.0～3.0。虽然一项针对于静脉血栓栓塞的门诊患者的研究[5] 表明，大剂量的使用抗凝血药后，治疗的目标 INR 在 1.4 天内就可以达到，但是，这种治疗方案不适用于住院患者。

在不需要进行快速的抗凝血治疗的情况下，不需使用负荷剂量，应该以估计的维持剂量开始治疗。研究发现[6,7]，维持剂量随年龄增加而降低，而且女性比男性低，因此推荐老年人的初始剂量应较低。治疗方案建议华法林每日 4mg，使用 3 天，之后根据 INR 进行调整[8]；或者对于需要抗凝预防的患者，每日 2mg，服用 2 周，之后每周根据算法调整直至达到目标 INR。

1. Fennerty A, *et al.* Flexible induction dose regimen for warfarin and prediction of maintenance dose. *BMJ* 1984; **288:** 1268–70.

2. Harrison L, *et al.* Comparison of 5-mg and 10-mg loading doses in initiation of warfarin therapy. *Ann Intern Med* 1997; **126:** 133–6.

3. Crowther MA, *et al.* Warfarin: less may be better. *Ann Intern Med* 1997; **127:** 333.

4. Crowther MA, *et al.* A randomized trial comparing 5-mg and 10-mg warfarin loading doses. *Arch Intern Med* 1999; **159:** 46–8.

5. Kovacs MJ, *et al.* Comparison of 10-mg and 5-mg warfarin initiation nomograms together with low-molecular-weight heparin for outpatient treatment of acute venous thromboembolism: a randomized, double-blind, controlled trial. *Ann Intern Med* 2003; **138:** 714–19.

6. Singla DL, Morrill GB. Warfarin maintenance dosages in the very elderly. *Am J Health-Syst Pharm* 2005; **62:** 1062–6.

7. Garcia D, *et al.* Warfarin maintenance dosing patterns in clinical practice: implications for safer anticoagulation in the elderly

population. *Chest* 2005; **127:** 2049–56.

8. Siguret V, *et al.* Initiation of warfarin therapy in elderly medical inpatients: a safe and accurate regimen. *Am J Med* 2005; **118:** 137–42.

儿童用法　越来越多的婴儿和儿童开始接受抗凝血药的预防性治疗和血栓栓塞的治疗。成人华法林的剂量和治疗 INR 范围被调整后应用于婴儿和儿童，但是，对儿童患者的队列研究[1,2]表明，华法林的需要量会被很多因素影响，例如年龄和使用含有维生素 K 的婴儿配方营养添加物。儿童口服抗凝血药的推荐剂量[3] 已经公布。

BNFC 2010/11 建议新生儿、儿童及 18 岁以下青少年第 1 天可以给予初始剂量 200μg/kg（最多 10mg），之后 3 天根据 INR 调整：

- INR<1.4：200μg/kg（最多 10mg）每日 1 次；
- INR 1.4～3：100μg/kg（最多 5mg）每日 1 次；
- INR 3～3.5：50μg/kg（最多 2.5mg）每日 1 次；
- INR>3.5：不服药。

通常的维持剂量是每日 100～300μg/kg，根据 INR 进行调整。某些患儿可能需要最多 400μg/kg。

1. Tait RC, *et al.* Oral anticoagulation in paediatric patients: dose requirements and complications. *Arch Dis Child* 1996; **74:** 228–31.

2. Streif W, *et al.* Analysis of warfarin therapy in pediatric patients: a prospective cohort study of 319 patients. *Blood* 1999; **94:** 3007–14.

3. Monagle P, *et al.* Antithrombotic therapy in neonates and children: American College of Chest Physicians evidence-based clinical practice guidelines (8th edition). *Chest* 2008; **133** (suppl): 887S–968S. Also available at: http://www.chestjournal.org/content/133/6_suppl/887S.full.pdf (accessed 27/08/09)

导管和插管　使用口服抗凝血药来防止接受内置输液治疗装置的患者形成血栓，见肝素钠，第 352 页。

结缔组织和肌肉功能紊乱　华法林曾被建议用来治疗皮肌炎患者的皮下钙沉积（钙质沉着病），但是疗效有争议，见多肌炎和皮肌炎，参见 M37 第 1442 页。

制剂

BP 2010: Warfarin Oral Suspension; Warfarin Tablets;
USP 33: Warfarin Sodium for Injection; Warfarin Sodium Tablets.

专利制剂

Arg.: Circuvit; Coumadin; **Austral.:** Coumadin; Marevan; **Belg.:** Marevan; **Braz.:** Coumadin; Marevan; Marfarin; **Canad.:** Coumadin; **Chile:** Coumadin; **Cz.:** Lawarin; **Denm.:** Marevan; **Fin.:** Marevan; **Fr.:** Coumadine; **Ger.:** Coumadin; **Gr.:** Marevan; Panwarfin; **Hung.:** Marevan; **India:** Uniwarfin; Warf; **Indon.:** Simarc-2; **Irl.:** Warfant; **Israel:** Coumadin; **Ital.:** Coumadin; **Malaysia:** Coumadin†; Orfarin; **Mex.:** Coumadin; **Norw.:** Marevan; **NZ:** Coumadin; Marevan; **Philipp.:** Coumadin; Zyfarin; **Pol.:** Warfin; **Port.:** Varfine; **Rus.:** Marevan (Мареван); Warfarex (Варфарекс); **Singapore:** Coumadin; Marevan; **Spain:** Aldocumar; Tedicumar†; **Swed.:** Waran; **Thai.:** Befarin; Fargem; Maforan; Orfarin; Tufam; **Turk.:** Coumadin; Orfarin; **UK:** Marevan; **USA:** Coumadin; Jantoven; **Venez.:** Anasmol; Coumadin; Cumar.

Xamoterol Fumarate（BANM，USAN，rINNM）富马酸扎莫特罗

Fumarato de xamoterol; ICI-118587; Ksamoterolfumarat; Ksamoterolifumaraatti; Xamoterolfumarat; Xamoterol, Fumarate de; Xamoteroli Fumaras. N-{2-[2-Hydroxy-3-(4-hydroxyphenoxy)propylamino]ethyl}morpholine-4-carboxamide fumarate.

Ксамотерола Фумарат

$(C_{16}H_{25}N_3O_5)_2,C_4H_4O_4 = 794.8.$
CAS — 81801-12-9 (xamoterol); 90730-93-1 (xamoterol fumarate).
ATC — C01CX07.
ATC Vet — QC01CX07.

(xamoterol)

简介

扎莫特罗是一种 β-肾上腺素受体部分激动剂，选择性作用于 β1 受体。作为一种部分激动剂，在静止状态和交感活性较低的状态下发挥激动剂活性，导致小排血量增加和心室功能增强；在运动状态下和交感神经活性较高的状态下，例如在严重心衰时，扎莫特罗发挥 β 受体阻滞作用。因此，它既有拟交感神经药作用（见第 448 页），又有 β 受体阻滞剂作用（见第 278 页）。

扎莫特罗被用来治疗慢性轻型心力衰竭，但与重型心力衰竭病的病情恶化及死亡率有关。它也被用于自主神经衰竭的并发症体位性高血压的治疗。

1. Anonymous. Xamoterol—more trouble than it's worth? *Drug Ther Bull* 1990; **28:** 53–4.

2. Anonymous. New evidence on xamoterol. *Lancet* 1990; **336:** 24.

3. The Xamoterol in Severe Heart Failure Study Group. Xamoterol in severe heart failure. *Lancet* 1990; **336:** 1–6.

Xantinol Nicotinate（BAN，rINN）尼可占替诺

Ksantinolinikotinaatti; Ksantynolu nikotynian; Nicotinato de xantinol; SK-331A; Xanthinol Niacinate (USAN); Xanthinol Nicotinate; Xanthinol nikotinát; Xantinol, Nicotinate de; Xantinoli Nicotinas; Xantinolnikotinat. 7-{2-Hydroxy-3-[(2-hydroxyethyl)methylamino]propyl}theophylline nicotinate.

Ксантинола Никотинат

$C_{13}H_{21}N_5O_4,C_6H_5NO_2 = 434.4.$
CAS — 437-74-1.
ATC — C04AD02.
ATC Vet — QC04AD02.
UNII — 8G60H12X2D.

Pharmacopoeias. In *Chin.* and *Pol.*

简介

尼可占替诺是一种血管扩张药，与烟酸的性质类似（参见 M37 1859 页），烟酸可以缓慢水解。尼可占替诺用于治疗外周血管病（第 234 页）和脑血管疾病（第 223 页）和高脂血症（第 226 页）。每日 3g 的口服剂量可以使用。可以肌内注射或缓慢静脉推注。

制剂

专利制剂

Austria: Frigol†; **Cz.:** Xanidil; **Ger.:** Complamin spezial; **Hung.:** Xavin†; **India:** Complamina; **Ital.:** Complamint†; **Neth.:** Complamin; **Pol.:** Sadamin; **Switz.:** Complamin.

多组分制剂　**Spain:** Rulun†.

Xemilofiban Hydrochloride（USAN，rINNM）盐酸珍米洛非班

Hidrocloruro de xemilofibán; SC-54684A; Xémilofiban, Chlorhydrate de; Xemilofibani Hydrochloridum. Ethyl (3S)-3-{3-[(p-amidinophenyl)carbamoyl]propionamido}-4-pentynoate monohydrochloride.

Ксемилофибана Гидрохлорид

$C_{18}H_{22}N_4O_4,HCl = 394.9.$
CAS — 149820-74-6 (xemilofiban); 156586-91-3 (xemilofiban hydrochloride).
UNII — HIU55WBI80.

(xemilofiban)

简介

珍米洛非班是一种糖蛋白 IIb/IIIa 受体拮抗剂。作为一种口服抗血小板药，它被用于治疗血栓病，例如不稳定性心绞痛、血管成形术后血栓形成，但是效果不佳。

1. O'Neill WW, *et al.* Long-term treatment with a platelet glycoprotein-receptor antagonist after percutaneous coronary revascularization. *N Engl J Med* 2000; **342:** 1316–24.

2. Brugts JJ, *et al.* Relation of periprocedural bleeding complications and long-term outcome in patients undergoing percutaneous coronary revascularization (from the Evaluation of Oral Xemilofiban in Controlling Thrombotic Events [EXCITE] Trial). *Am J Cardiol* 2009; **103:** 917–22.

Xipamide (BAN, USAN, rINN) ⊗希帕胺

Be-1293; Ksipamidi; MJF-10938; Xipamid; Xipamida; Xipamidum.
4-Chloro-5-sulphamoylsalicylo-2',6'-xylidide; 5-(Aminosulpho-nyl)-4-chloro-N-(2,6-dimethylphenyl)-2-hydroxy-benzamide.

Ксипамид
$C_{15}H_{15}ClN_2O_4S = 354.8$.
CAS — 14293-44-8.
ATC — C03BA10.
ATC Vet — QC03BA10.
UNII — 4S9EY0NUEC.

不良反应、处置和注意事项
见氢氯噻嗪，第 356 页。

对电解质平衡的影响 虽然使用同等剂量的希帕胺减少血钾浓度，与噻嗪类药物和髓袢利尿药的作用相当，但是，有很多报道显示有的患者会出现低钾血症[1]。5 例中有 4 例无症状的低钾血症[2]（血钾浓度低于 3.4mmol/L）报道，13 例中有 3 例[3]（血钾浓度低于 3.0mmol/L）。单独使用希帕胺[4]或与吲达帕胺联合[5]使用时，会导致严重的低钾血症和导致心律失常。某些患者连续服用希帕胺 10 天后，服用了地高辛，出现了伴有意识改变的严重的电解质紊乱和室性期外收缩[6]。使用希帕胺导致低血钾周期性麻痹的病例也有过报道[7]。

1. Prichard BNC, Brogden RN. Xipamide: a review of its pharmacodynamic and pharmacokinetic properties and therapeutic efficacy. *Drugs* 1985; **30:** 313–32.
2. Weissberg P, Kendall MJ. Hypokalaemia and xipamide. *BMJ* 1982; **284:** 975.
3. Raftery EB, *et al.* A study of the antihypertensive action of xipamide using ambulatory intra-arterial monitoring. *Br J Clin Pharmacol* 1981; **12:** 381–5.
4. Altmann P, Hamblin JJ. Ventricular fibrillation induced by xipamide. *BMJ* 1982; **284:** 494.
5. Boulton AJM, Hardisty CA. Ventricular arrhythmias precipitated by treatment with non-thiazide diuretics. *Practitioner* 1982; **226:** 125–8.
6. Bentley J. Hypokalaemia and xipamide. *BMJ* 1982; **284:** 975.
7. Boulton AJM, Hardisty CA. Hypokalaemic periodic paralysis precipitated by diuretic therapy and minor surgery. *Postgrad Med J* 1982; **58:** 106–7.

肝损伤 有肝脏疾病的患者使用希帕胺应当谨慎，见以下药动学部分。

药物相互作用
见氢氯噻嗪，第 357 页。

药动学
有报道希帕胺在胃肠道吸收良好。口服后 1h 或 2h 内，非常快速地达到血浆浓度峰值。血浆蛋白结合率为

99%，经尿排泄，部分为药物原形，另一部分为葡萄糖醛酸结合代谢产物。据报道，该药物血浆半衰期为 5~8h。伴有肾损伤的住院患者，其胆汁排泄显著增多。

1. Beermann B, Grind M. Clinical pharmacokinetics of some newer diuretics. *Clin Pharmacokinet* 1987; **13:** 254–66.

肝损伤 希帕胺可随体内蛋白含量的不同而出现在肝硬化患者的血浆和腹水中[1]。该药在肝病患者体内排入尿的速度远远快于正常人，主要是由于肝脏消除能力显著下降，可对希帕胺的临床疗效造成显著影响。因此胆汁淤积的患者可使希帕胺的疗效提高。另外伴有肝肾综合征的肝硬化患者可能对利尿剂产生耐受。因此肝病患者应慎用希帕胺。

1. Knauf H, *et al.* Xipamide disposition in liver cirrhosis. *Clin Pharmacol Ther* 1990; **48:** 628–32.

肾损伤 口服或静脉注射希帕胺 20mg 后，药物经胃肠道被完全吸收[1]。健康受试者的消除半衰期为 7h，2/3 通过肾外清除。该药在某些慢性肾衰竭患者体内会发生蓄积，晚期肾脏疾病的患者消除半衰期为 9h。

1. Knauf H, Mutschler E. Pharmacodynamics and pharmacokinetics of xipamide in patients with normal and impaired kidney function. *Eur J Clin Pharmacol* 1984; **26:** 513–20.

用途和用法
希帕胺是一种利尿药，化学结构类似吲达帕胺，作用和用途类似那些噻嗪类利尿药（见氢氯噻嗪，第 358 页）。可以用来治疗高血压（第 228 页）、水肿以及相关的心力衰竭（第 224 页）。

给药后 1h 或 2h 内开始产生利尿作用，4~6h 内达到峰值，作用持续约 12h。

治疗**高血压**时常用剂量为每日 20mg，早晨单次服用，单独使用或与其他抗高血压药联合使用。治疗**水肿**时常用的初始剂量为每日 40mg，然后根据治疗效果逐渐减至每日 20mg；对于顽固性病例，可以增至每日 80mg。

1. Prichard BNC, Brogden RN. Xipamide: a review of its pharmacodynamic and pharmacokinetic properties and therapeutic efficacy. *Drugs* 1985; **30:** 313–32.
2. Knauf H, Mutschler E. Zur Wirkungsweise von Xipamid und seiner Klassifizierung als "Low-ceiling-Diuretikum": pharmakodynamische und pharmakokinetische Untersuchungen an gesunden Probanden sowie bei Nieren- und Leberkranken. *Arzneimittelforschung* 2005; **55:** 1–14.

制剂
专利制剂
Austria: Aquaphoril; **Fr.:** Lumitens†; **Ger.:** Aquaphor; Aquex; Xipa; Xipa-Isis; Xipagamma; **India:** Xipamid; **Port.:** Diurexan; **Spain:** Diurex; **UK:** Diurexan; **Ukr.:** Xipagamma (Ксипогамма).

多组分制剂 **Ger.:** Neotri.

Zofenopril Calcium (BANM, USAN, rINNM) 佐芬普利钙

Calcii Zofenoprilum; SQ-26991; Zofenopril cálcico; Zofénopril Calcique. Calcium salt of (4S)-1-[(2S)-3-(Benzylthio)-2-methyl-propionyl]-4-(phenylthio)-L-proline.

Кальций Зофеноприл
$C_{44}H_{44}CaN_2O_8S_4 = 897.2$.
CAS — 81872-10-8 (zofenopril); 81938-43-4 (zofenopril calcium).
ATC — C09AA15.
ATC Vet — QC09AA15.
UNII — 88ZQ329PU2.

(zofenopril)

简介
佐芬普利是一种 ACEI（第 248 页），用于治疗高血压（第 228 页）和心肌梗死（第 232 页）。口服给药后它可以产生活性代谢产物佐芬普拉（SQ-26333）。通常以钙盐形式口服给药，常用的每日维持剂量为30~60mg，可以单剂给药或分 2 次给药。

1. Ambrosioni E, *et al.* The effect of the angiotensin-converting-enzyme inhibitor zofenopril on mortality and morbidity after anterior myocardial infarction. *N Engl J Med* 1995; **332:** 80–5.
2. Borghi C, *et al.* Effects of the administration of an angiotensin-converting enzyme inhibitor during the acute phase of myocardial infarction in patients with arterial hypertension: SMILE study investigators' Survival of Myocardial Infarction Long-term Evaluation. *Am J Hypertens* 1999; **12:** 665–72.
3. Borghi C, *et al.* A review of the angiotensin-converting enzyme inhibitor, zofenopril, in the treatment of cardiovascular diseases. *Expert Opin Pharmacother* 2004; **5:** 1965–77.
4. Buikema H. Use of the ACE inhibitor zofenopril in the treatment of ischemic heart disease. *Expert Rev Cardiovasc Ther* 2006; **4:** 631–47.
5. Ambrosioni E. Defining the role of zofenopril in the management of hypertension and ischemic heart disorders. *Am J Cardiovasc Drugs* 2007; **7:** 17–24.

制剂
专利制剂
Chile: Bifril†; **Fin.:** Bifril; Zofenil; **Fr.:** Zofenil; **Gr.:** Zofepril; Zopranol; **Irl.:** Zofenil; **Ital.:** Bifril; Zantipres; **Neth.:** Zofil; Zopranol; **Port.:** Zofenil; Zopranol; **Rus.:** Zocardis (Зокардис); **Spain:** Zofenil†; Zopranol†; **Swed.:** Bifril†; **Switz.:** Zofenil; **Turk.:** Zoprotec; **Ukr.:** Zocardis (Зокардис).

多组分制剂 **Fin.:** Bifril Comp; Zofenil Comp; **Fr.:** Zofenilduo; **Gr.:** Zofepril Plus; Zopranol Plus; **Irl.:** Zofenil Plus; **Ital.:** Bifrizide; Zantipride; Zoprazide; **Neth.:** Zofil HCTZ; **Port.:** Zofenil Plus; Zopranol Plus; **Spain:** Zofenil Diu; Zopranol Diu; **Switz.:** Zofenil Plus; **Ukr.:** Zocardis Plus (Зокардис Плюс).

电解质

电解质可用于纠正体液和电解质的体内平衡以及酸-碱平衡，并可重新建立某些离子的渗透压平衡。溶液的渗透作用可用术语表示：

- 重量摩尔浓度，是指以每千克溶剂中摩尔（或渗透压摩尔）数表示的"重量摩尔"浓度。

或者

- 容量摩尔浓度，是指以每升溶剂中摩尔（或渗透压摩尔）数表示的"容量摩尔"浓度。

在临床实践中，溶质的浓度以每升溶液包含多少的方式测量，其单位是毫摩尔（mmol）/升，有时也用毫克当量（mEq）/升。毫克当量除以离子价即可换算成为毫摩尔。

一价的离子是阳离子，包括钙离子、镁离子、钾离子和钠离子。负价的离子是阴离子，包括碳酸氢盐离子、氯离子和磷酸盐离子。参与体液和电解质体内平衡以及酸-碱平衡的离子主要为钠离子、氯离子、碳酸氢盐离子和钾离子。钙离子、磷酸盐离子和镁离子在生成骨矿质中起着重要作用。

酸-碱平衡

人体内的酸性物质主要产生于细胞呼吸中，以二氧化碳的形态存在。新陈代谢还会产生多种少量的挥发酸，例如乳酸、尿酸、酮酸和一些无机酸，例如硫酸和磷酸。为了让组织功能得以正常发挥，人体的 pH 值只能在一个很小的范围内发生变化。动脉血的 pH 值一般通过呼吸的代偿作用、肾脏功能和缓冲机制维持在 7.38～7.42。

细胞外液中最重要的缓冲系统是碳酸氢盐-碳酸系统。碳酸氢盐和氢离子与碳酸达到平衡，同时碳酸还与体液中的二氧化碳达到平衡，用公式表述如下：

$$H^+ + HCO_3^- \rightleftharpoons H_2CO_3 \rightleftharpoons CO_2 + H_2O$$

成人血浆的碳酸氢盐浓度正常范围在 20～30mmol/L，动脉血的二氧化碳分压（P_aCO_2）应在 4.7～5.7 kPa（35～45mmHg）。

最终，过量的酸性物质必须从人体内排出去，并且重新产生碱性物质。肺部排出二氧化碳，P_aCO_2 通过该呼吸作用得到控制。血浆碳酸氢盐浓度则通过肾脏中碳酸氢盐的主动再生或重吸收到调节。乳酸这类有机酸可以被新陈代谢作用分解；而非挥发性酸，例如磷酸盐、硫酸盐等无机酸，则在肾脏排泄，同时重新产生碳酸氢盐。

血浆的 pH 值、P_aCO_2 和碳酸氢盐的关系取决于 Henderson-Hasselbalch 方程式，该方程式可用于评估人体的酸-碱平衡。在临床使用中，方程式被表述为：

$$pH = pK_{CO_2} + \log\left(\frac{C_{HCO_3}}{\alpha \times P_aCO_2}\right)$$

此处的 pH 值为血浆 pH 值，pK_{CO_2} 是碳酸解离常数（6.1），C_{HCO_3} 是血浆碳酸氢盐浓度，α 代表着二氧化碳溶解度的数值，P_aCO_2 则是动脉的二氧化碳分压。血浆碳酸氢盐浓度的改变或者 P_aCO_2（呼吸作用）的改变都有可能引起酸-碱平衡失调，两种原因混合起的失调也是存在的。

以下为四种主要的酸-碱失调：

- 代谢性酸中毒——血浆碳酸氢盐浓度下降；
- 代谢性碱中毒——血浆碳酸氢盐浓度升高；
- 呼吸性酸中毒——通气不足，P_aCO_2 升高；
- 呼吸性碱中毒——通气过度，P_aCO_2 减少。

对血浆阴离子间隙的进一步研究能够为代谢性酸中毒的评估过程提供有用信息。血浆阴离子间隙是指血浆中的主要阳离子（钠）和阴离子（氯离子和碳酸氢根）之间的离子电荷差异，它能为估计血清中无法测量的阴离子，包括无机酸和有机酸的测定提供帮助。

1. Gluck SL. Acid-base. *Lancet* 1998; **352:** 474–9.
2. Hood VL, Tannen RL. Protection of acid-base balance by pH regulation of acid production. *N Engl J Med* 1998; **339:** 819–26.
3. Kraut JA, Madias NE. Approach to patients with acid-base disorders. *Respir Care* 2001; **46:** 392–403.
4. Epstein SK, Singh N. Respiratory acidosis. *Respir Care* 2001; **46:** 366–83.
5. Foster GT, *et al.* Respiratory alkalosis. *Respir Care* 2001; **46:** 384–91.
6. Madias NE, Adrogué HJ. Cross-talk between two organs: how the kidney responds to disruption of acid-base balance by the lung. *Nephron Physiol* 2003; **93:** 61–6.
7. Wiseman AC, Linas S. Disorders of potassium and acid-base balance. *Am J Kidney Dis* 2005; **45:** 941–9.

代谢性酸中毒　代谢性酸中毒的特征是血浆碳酸氢盐浓度低，并且向血 pH 值降低的倾向，它是一种最常见的酸-碱异常现象。

阴离子间隙正常的代谢性酸中毒通常是由于胃肠道内损失了过多的碳酸氢盐（例如严重腹泻）而导致，或者是因为肾脏无法重吸收或再生足够多的碳酸氢盐（例如肾小管性酸中毒）所引发。摄入氯化铵这类能够产生盐酸的酸化盐也有可能导致这种酸中毒。代谢性酸中毒具有阴离子间隙增加的特征，这发生发生于肾衰竭（如尿毒症）时肾脏对于诸如磷酸盐和硫酸盐这类无机酸的排泄功能下降了，或是由于有机酸的净累积导致的，例如发生了乳酸酸中毒或糖尿病酮症酸中毒的情况。

代谢性酸中毒可以通过对血清电解质、动脉血 pH 值和 P_aCO_2 的测量来诊断和监控。通气过度通常伴有心脏功能下降、外周静脉收缩、肝脏的乳酸代谢抑制以及意识障碍。

治疗的主要目的在于处理任何潜在的功能障碍[1,2]，在有些情况下，让机体的内平衡机制去纠正酸碱不平衡就足够了。积极疗法有它的优势，但也必须控制它的风险，例如治疗有可能带来过碱化的后果。因此，这种疗法应当保留到更加顽固或更加严重的案例中再运用。

常用的碱性药物是碳酸氢钠。口服该药可以补偿在多种慢性代谢性酸中毒中损失的碳酸氢盐，例如尿毒症性酸中毒或肾小管性酸中毒。如果患者伴发钾缺乏症的话，可使用碳酸氢钾。也可以用枸橼酸钾和枸橼酸钠。如果患者发生了更加严重或急性的病情（特别是动脉血 pH 值低于 7.1 的时候），则应当采用静脉注射碳酸氢钠的疗法。静脉注射碳酸氢钠能够对严重肾衰竭、严重水性腹泻和肾小管酸中毒所致急性代谢性酸中毒症有效。虽然对超负荷循环者曾使用高渗溶液，但还是更加倾向于使用等渗的碳酸氢盐溶液；动脉血 pH 值和血浆碳酸氢盐浓度每次只应升得很少一点，并且要随时监控患者的反应。

尽管碳酸氢盐对治疗代谢性酸中毒症的作用已经得到承认，但其在治疗伴发组织缺氧的代谢性酸中毒症——特别是乳酸中毒时，仍然存在争论[1–4]。给予碳酸氢盐后会产生二氧化碳，这时如果出现了组织灌注不良、换气受损或者二者并发的，不能被正常排出体外的二氧化碳会迅速扩散进入细胞，加剧细胞内酸中毒。除此之外，在治疗伴有有机酸——例如乳酸代谢性酸中毒时，纠正血液 pH 值后，机体重新对酸类进行了新陈代谢，因此这样的做法存在着过碱化的风险。基于同样的原因，在高级心脏生命支持（见第214页）中碳酸氢钠的使用不再是常规疗法之一了，尽管当前的指导方针认为可以考虑用其纠正由于复苏作用延迟导致的酸中毒。

碳酸氢盐在治疗糖尿病性酮症酸中毒中的应用同样是有限的，尽管它可能在某些情况下起效——见**糖尿病急症**（第134页）。

正是出于对碳酸氢盐疗效的担忧，人们研制出了其他治疗代谢性酸中毒的药剂，包括氨丁三醇（THAM）和二氯乙酸钠[1–4]。碱性药物在起效前必须被代谢成为碳酸氢盐，以乳酸钠为例，不能将其普遍地应用于代

谢活性受损的急性酸中毒病患中，特别是那些乳酸代谢受损的患者。

腹膜透析、血液透析或血液滤过应被用于伴发急性肾衰竭（见第481页）的顽固性代谢性酸中毒症。

1. Swenson ER. Metabolic acidosis. *Respir Care* 2001; **46:** 342–53.
2. Levraut J, Grimaud D. Treatment of metabolic acidosis. *Curr Opin Crit Care* 2003; **9:** 260–5.
3. Arieff AI. Indications for use of bicarbonate in patients with metabolic acidosis. *Br J Anaesth* 1991; **67:** 165–77.
4. Adrogué HJ, Madias NE. Management of life-threatening acid-base disorders. *N Engl J Med* 1998; **338:** 26–34. Correction. *ibid.* 1999; **340:** 247.

代谢性碱中毒　代谢性碱中毒症是指血浆碳酸氢盐浓度增加以及持续的高动脉血 pH 值，是由于过度的肾脏重吸收和（或）重新产生碳酸盐导致的。通常可见于血容量不足（氯化物缺乏）、钾缺乏，或是肾上腺皮质激素过量的情况，也可能由于摄入过量碱性物质导致，例如乳碱综合征。如果代谢性碱中毒病情严重，则可能发生心律失常和通气不足，也可能出现伴发低钾血症的某些症状，例如肌无力。

治疗　通常是针对潜在的功能障碍[1–3]。使用盐酸盐能够纠正血容量不足，此法通常能排除对其他疗法的需要；普遍使用的药物是氯化钠。但是，如果同时存在钾缺乏的状况，特别是当病情严重的时候，就可能需要使用氯化钾。当碱中毒罕见地严重时，就需要直接用酸化疗法，使用氯化铵、稀盐酸或是其他酸化盐，例如赖氨酸盐酸盐或盐酸精氨酸。

1. Adrogué HJ, Madias NE. Management of life-threatening acid-base disorders. *N Engl J Med* 1998; **338:** 107–11.
2. Galla JH. Metabolic alkalosis. *J Am Soc Nephrol* 2000; **11:** 369–75.
3. Khanna A, Kurtzman NA. Metabolic alkalosis. *Respir Care* 2001; **46:** 354–65.

钙代谢体内平衡

成人的身体含有大约 1.2kg 的钙，其中大约 99% 存在于骨骼组织中，其基本功能是组成结构。剩下 1% 的钙存在于身体组织和体液中，对于一般性的神经传导、肌肉活动和凝血过程起到重要作用。

血浆中的钙浓度通常由内稳态机制维持在一个很窄的范围内（总钙含量为 2.15～2.60mmol/L），内稳态机制包括甲状旁腺素、降钙素和维生素 D。正常情况下，血浆中大约 50% 的钙是离子化的生理活性形式（通常的范围是 1.1～1.3mmol/L），大约 10% 与磷酸盐或枸橼酸盐这类的阴离子形成络合物，剩下的部分则与蛋白质结合，主要是白蛋白。如果血浆白蛋白浓度上升（例如发生了脱水）或下降（在恶性肿瘤中常见），就会影响到离子化的钙。因此，总体的血浆钙浓度通常由血浆白蛋白调节其变化。

高钙血症　高钙血症，指血浆钙浓度升高至超出正常范围的情形，绝大多数情况下是由于原发性甲状旁腺功能亢进症（参见 M37 第1502页）或恶性疾病引发的[1–4]。高钙血症的罕见病因包括维生素 D 中毒、肉芽肿病（例如肉状瘤病）、家族性良性高钙血症、肾衰竭、甲状腺毒症和过多的碳酸钙摄入量（乳碱综合征或钙碱综合征）[1–4]。

轻度高钙血症通常发生于血浆钙浓度增高但仍低于 3.00mmol/L 的情况下。严重的高钙血症则极有可能发生于血浆钙浓度超过 3.50mmol/L 的时候。

高钙血症的症状包括口渴、多尿、食欲减退、便秘、肌无力、疲劳以及意识混乱。在病情严重的案例中，还可能出现恶心和呕吐；也可能发生心律失常，但这是很罕见的。极端的高钙血症可能造成昏迷和死亡。慢性高钙血症可能导致间质性肾炎和钙质的肾结石[3]。

轻度高钙血症最佳的纠正方式是增加口服液体摄入，并对任何鉴别出的潜在疾病进行治疗。有更为严重的高钙血症和（或）明显症状的患者，则需要立即进行

治疗来降低血浆钙浓度，无论病症的起因是什么[2,3]。

首要步骤是用 0.9% 的静脉注射氯化钠溶液来补充水分，恢复血管的容积，并加速肾脏的钙排泄。髓袢利尿药能够促进钙的排泄，但通常只用于防止液体过剩或心脏衰竭的情况[1~4]。应当避免使用噻嗪类利尿药[2]，因为它们会增加肾小管对钙的重吸收。腹膜透析或血液透析与无钙透析可以考虑[2,4,5]应用于由于肾脏衰竭而尿液钙排泄不足的患者。

在危及生命的高钙血症案例中，在盐水之外通常还需要更为特别和直接的治疗手段[2,3]。大多数经验都是在通过使用药物抑制骨吸收来治疗恶性肿瘤相关高钙血症（参见 M37 第 1049 页）中获得的，特别是二膦酸盐[1~5]。降钙素起效迅速，但其效力只达到中等程度，并且通常都很短效。因此很少单独使用它，或者将它作为一线的药物去使用；该药可以与二膦酸盐一同使用，能够迅速降低钙清除[2,4]。普卡霉素能迅速降低血清钙，但它的毒性限制了其应用[2,3]。连续数日服用硝酸镓也很有效；但其不良反应却很常见，也很严重[2,4]，例如肾毒性。皮质激素对于血浆恶性肿瘤继发的高钙血症，或是维生素 D 毒性伴发的高钙血症，例如肉状瘤病、很有效[1]。上述药物被用于延长降钙素的效力。静脉注射磷酸盐能够迅速降低血浆钙浓度，但会引发软组织钙化（会造成严重的不良反应，例如不可逆的肾损伤以及低血压），最好应避免使用[2,3]。当肠道内的钙吸收增加时，饮食中的钙和维生素 D 摄入量应当被控制住[4,5]，即使有些人认为此举没有必要并且没有效果[1]。

接下来该选取什么样的疗法，应当取决于具体的病因。

1. Heath D. Hypercalcaemia. *Prescribers' J* 1999; **39**: 234–41.
2. Bushinsky DA, Monk RD. Calcium. *Lancet* 1998; **352**: 306–11.
3. Ralston SH, *et al.* Medical management of hypercalcemia. *Calcif Tissue Int* 2004; **74**: 1–11.
4. Ariyan CE, Sosa JA. Assessment and management of patients with abnormal calcium. *Crit Care Med* 2004; **32** (suppl): S146–S154.
5. Inzucchi SE. Management of hypercalcemia: diagnostic workup, therapeutic options for hyperparathyroidism and other common causes. *Postgrad Med* 2004; **115**: 27–36.

恶性肿瘤相关高钙血症 大约 10% 的癌症患者会发展成为恶性肿瘤相关高钙血症，该病症通常都很严重并且会逐渐增加。一旦患者充分地补液之后，二膦酸盐是治疗高钙血症的首选药物（**恶性肿瘤相关高钙血症**，参见 M37 第 1049 页）。

甲状旁腺功能亢进症 高钙血症被描述为原发性甲状旁腺功能亢进症（参见 M37 第 1502 页）中过度分泌甲状旁腺素的情况，该病通常看不到症状，只是有血磷酸盐过少的问题。二膦酸盐被用于控制高钙血症。从长远来看，治疗伴有原发性甲状旁腺功能亢进症的高钙血症的最佳方法应是甲状腺切除术。手术后有可能出现低钙血症的症状，需要短期地服用钙和维生素 D 来治疗。

维生素 D 介导的高钙血症 高钙血症可能由于受到活性代谢物维生素 D 和 1,25-二羟胆钙化醇（骨化三醇）调节后，胃肠道对钙的吸收增加所引起。这可能是一种伴随着对维生素 D 的敏感性增加或者维生素 D 制造量增加发生的特征，或者因为维生素 D 中毒后。举例来说，诸如结节病（参见 M37 第 1443 页），此类的肉芽肿病会伴随着未经调节的 1,25-二羟胆钙化醇产生。由于维生素 D 问题引发的高钙血症最常见于肾衰竭的患者，因为他们在服用维生素 D 的同型物（例如维生素 D₂）。

治疗严重的高钙血症需要迅速补液，无论病因是什么（见上文**高钙血症**）。如果由维生素 D 引起的，则应该终止摄入，直到血钙的水平恢复到正常。皮质激素能够有效地降低胃肠道的钙吸收，在治疗严重高钙血症时，也可以用来静脉注射的添加剂以辅助补液，在治疗病状较轻的高钙血症患者或者长期疗法中，可以用作口服。口服磷酸纤维素钠能够在胃肠道中结合钙以及低钙膳食也都可以考虑应用。氯喹或羟氯喹曾被用于肉状瘤病伴发的高钙血症。酮康唑可以当做皮质激素的有效替代品。

1. Adams JS. Vitamin D metabolite-mediated hypercalcemia. *Endocrinol Metab Clin North Am* 1989; **18**: 765–78.
2. Sharma OP. Vitamin D, calcium, and sarcoidosis. *Chest* 1996; **109**: 535–9.

低钙血症 低钙血症，指血浆钙浓度低于正常范围的情况，可能是由于维生素 D 缺乏紊乱症（**骨软化症和佝偻病**，参见 M37 第 1049 页）或慢性肾衰竭（**肾性骨营养不良**，参见 M37 第 1051 页），导致胃肠道的钙吸收受损或减少所引起的。另一种可能性是甲状旁腺素分泌不足，以及（或者）甲状旁腺功能减退症（参见 M37 第 1052 页）和低镁血症（见下文）。过量的磷酸

盐摄入同样也是低钙血症的病因之一（见下文**高磷酸盐血症**）。罕见的情况下，低钙血症可能是被反复输注枸橼酸盐引起的，例如使用枸橼酸盐离子进行输血时，枸橼酸盐会与钙形成络合物。由于通气过度引发的呼吸性碱中毒也会降低离子化的血浆钙浓度。

当出现低钙血症的症状时，多伴随有神经肌肉兴奋性的增加；在更严重的案例中会出现感觉异常现象，还可能发展出手足痉挛、肌肉痉挛性痉挛、手足抽搐以及惊厥抽搐[1~4]。其他症状包括 ECG 变化以及心理障碍，例如易激惹和抑郁。慢性低钙血症可能导致牙体缺损和白内障的产生，在儿童中则可能导致智力发育迟滞。

在由于潜在疾病而产生低钙血症的病患中，长期治疗应当针对那些疾病。服用维生素 D 的疗法广泛地用于增加钙质吸收以及纠正维生素 D 缺乏紊乱症和甲状旁腺功能减退症。口服钙盐也经常被使用。急性低钙血症或低钙血性手足抽搐则需要静脉注射钙盐，进行急救治疗[2~4]。

1. Lebowitz MR, Moses AM. Hypocalcemia. *Semin Nephrol* 1992; **12**: 146–58.
2. Reber PM, Heath H. Hypocalcemic emergencies. *Med Clin North Am* 1995; **79**: 93–106.
3. Bushinsky DA, Monk RD. Calcium. *Lancet* 1998; **352**: 306–11.
4. Cooper MS, Gittoes NJL. Diagnosis and management of hypocalcaemia. *BMJ* 2008; **336**: 1298–1302. Correction. *ibid.*; available at http://www.bmj.com/cgi/content/full/336/7659/0-a (accessed 17/03/09) [dose]

镁代谢体内平衡

镁是人体内的一种非常重要的阳离子，它会参与众多酶促反应和生理过程，包括能量的转移和储存，骨骼发育、神经传导和肌肉收缩。人体内半数以上的镁存在于骨骼中，约 40% 存在于肌肉和软组织中，另有大约 1% 的镁存在于细胞外液。血浆中镁的正常浓度是 0.7~1.0mmol/L 的范围。

镁代谢体内平衡主要通过肾脏对镁的重吸收来进行调节。骨骼有镁的储存库的功能，可以以此降低血浆的起伏变化。胃肠道对镁进行主动吸收，1,25-二羟胆钙化醇（骨化三醇）能够促进该过程。

高镁血症 高镁血症是指血浆中的镁浓度上升至超过正常范围的现象，可能是由于经胃肠外摄入了过量的盐类（如硫酸镁）导致的。由于口服镁而导致的高镁血症十分罕见，这是因为肾脏能够排泄掉相当多的镁。但是，如果患者有肾功能受损的情况，那么再服用抗酸药或缓泻药会导致镁量升高出现高镁血症。

高镁血症的症状包括恶心、呕吐、中枢神经系统和呼吸抑制、反射减弱和肌无力，此外心血管功能也会受到影响，例如外周血管扩张、低血压、心动过缓和心脏停搏。

治疗轻度高镁血症的方法通常是限制镁的摄入。症状严重的高镁血症可能需要辅助通气和辅助循环。推荐缓慢静脉注射葡萄糖酸钙，以逆转心血管和呼吸系统受到的影响。如果肾功能正常，那么应当用足量的水促进肾脏对镁的排泄。使用呋塞米可加速该过程。使用无镁的透析溶液进行血液透析能够有效地排出镁，肾脏受损的患者和对其他疗法没有反应的患者可能更为需要进行此项治疗。

低镁血症 低镁血症，是指血浆中的镁浓度低于正常范围的情况，可能是由于饮食缺陷导致的镁摄入量不足或吸收不良综合征造成的。另一种病因是镁元素的过量流失，当它出于肾脏的重吸收不足方面的，更加于肾脏排泄肾脏，更加出于肠道问题，例如久泻。氨基糖苷类、两性霉素 B、环孢素、顺铂（**对电解质的影响**，参见 M37 第 667 页）以及利尿药[1]这类药物也可能导致肾脏消耗镁元素。

低镁血症与其他电解质的紊乱紧密相关，特别是低钙血症（见上文）和低钾血症（见下文），极少单独地发生。因此很难确定其特异的症状，但其症状仍包括食欲减退、恶心、虚弱和神经肌肉功能障碍，例如手足抽搐、震颤和肌肉肌束震颤，此外还有罕见的癫痫发作。可能出现心律失常，但低镁血症和低钾血症二者哪一个是其原因尚不确定。

口服镁盐可以作为慢性或无症状镁缺乏症的**治疗方法**[2,3]。对于胃肠道镁吸收不良的患者以及无法忍受口服药的患者（通常是因为会引发腹泻），可以使用肠道外疗法；硫酸镁可以通过静脉注射或肌内注射。治疗急性低镁血症时，可能需要使用静脉注射镁盐的快速补充疗法。应用监控肾功能以及血浆镁浓度。

1. Atsmon J, Dolev E. Drug-induced hypomagnesaemia: scope and management. *Drug Safety* 2005; **28**: 763–88.
2. Whang R, *et al.* Magnesium homeostasis and clinical disorders of magnesium deficiency. *Ann Pharmacother* 1994; **28**: 220–6.
3. Weisinger JR, Bellorín-Font E. Magnesium and phosphorus. *Lancet* 1998; **352**: 391–6.

磷酸盐代谢体内平衡

磷酸盐是一种重要的骨无机质；成人体内大约 80% 的磷都存在于骨骼中，是一种能够提供刚性和硬度的钙盐。余下的磷存在于软组织中，并参与许多代谢和酶促反应，包括能量储存和转移。

存在于体液中的磷酸盐主要为二价的 HPO_4^{2-}（大约占 80%）或一价的 $H_2PO_4^-$（大约占 20%）。磷酸盐在测量中通常被表述为无机磷，以区分于阴离子含量。成年人血浆中正常的磷含量应在 0.85~1.45mmol/L 内，但是人体内只有一小部分的磷存在于细胞外液，因此血浆浓度也许并不总能反映出机体的总储备，也不能够预测对补充的需求。

血浆中的磷酸盐浓度主要通过肾脏排泄来调节；甲状旁腺素会降低肾小管对磷酸盐的重吸收。维生素 D 的代谢物 1,25-二羟胆钙化醇能够增强肠道对磷酸盐的吸收。

高磷酸盐血症 高磷酸盐血症，是指血浆磷浓度反常升高的现象，通常与肾衰竭有关，可能导致肾性骨营养不良（参见 M37 第 1051 页）。高磷酸盐血症还可能是细胞释放磷酸盐的结果，这种现象在细胞裂解时会发生，例如溶血症或者横纹肌溶解症，也可能是化疗（可能是肿瘤溶解综合征的一部分）或者酸中毒造成的后果。甲状旁腺功能减退症会使甲状旁腺素的水平下降，也可能引发高磷酸盐血症（**甲状旁腺功能减退症**，参见 M37 第 1052 页）。其他病因还包括在治疗低磷酸盐血症时摄入了过量的磷酸盐，过度使用磷酸盐灌肠剂或口服磷酸盐肠道制剂，以及摄入维生素 D 量过度。

高磷酸盐血症的症状包括那些与低钙血症有关的症状（见上）。其与钙质的络合作用可能导致转移性钙化。

治疗高磷酸盐血症的方法[1,2]通常包括控制相关的潜在情况，其中采取低磷酸盐饮食，如果必要的话还可以使用口服磷酸盐结合剂，例如钙的醋酸盐或碳酸盐或氢氧化铝。司维拉姆（Sevelamer），一种能够结合磷酸盐的聚合物，也可以使用[2,3]。碳酸镧也曾被使用过[2~4]。肾衰竭的患者可以用血液透析来治疗高磷酸盐血症[4]。

1. Weisinger JR, Bellorín-Font E. Magnesium and phosphorus. *Lancet* 1998; **352**: 391–6.
2. Ritz E. The clinical management of hyperphosphatemia. *J Nephrol* 1998; **11**: 221–8.
3. Bleyer AJ. Phosphate binder usage in kidney failure patients. *Expert Opin Pharmacother* 2003; **4**: 941–7.
4. Albaaj F, Hutchison AJ. Hyperphosphataemia in renal failure: causes, consequences and current management. *Drugs* 2003; **63**: 577–96.

低磷酸盐血症 低磷酸盐血症，是指血浆磷浓度降低到低于正常范围的现象，可能是由于磷酸盐的吸收不足，以及由原发性甲状旁腺功能亢进症、维生素 D 缺乏症或伴 X 染色体的家族性低磷酸盐血症所导致的肾清除率增加而引发的。细胞吸收磷酸盐量的增加也可能导致低磷酸盐血症，例如慢性呼吸性碱中毒与相关的紊乱症，包括乙醇中毒、肝衰竭以及败血症。磷酸盐广泛存在于食物中，因此极少是由于饮食缺陷而导致，尽管如此，仅喂哺母乳的低出生体重婴儿还是可能出现该病症（见**早产佝偻症**，第 492 页）。如果大量服用磷酸盐-结合抗酸剂，胃肠道对磷酸盐的吸收也会减少。

低磷酸盐血症通常是无症状的，但当血浆磷浓度降低到 0.3mmol/L 以下之后临床症状就会变得明显[1~4]。症状包括神经肌肉功能障碍，例如肌无力和感觉异常。还有惊厥抽搐、心肌病、呼吸衰竭以及血液病学中的异常现象。迁延性的低磷酸盐血症可能导致佝偻病和骨软化症（参见 M37 第 1049 页）。

治疗低磷酸盐血症基本疗法是纠正任何潜在的疾病[4]。假如确诊了磷酸盐缺乏症或类似伴 X 染色体的低磷酸盐血症佝偻病这类的紊乱症，使用牛奶或口服磷酸盐补充剂是恰当的疗法。严重的低磷酸盐血症患者可能需要静脉注射磷酸盐（见第 492 页），但此法应当谨慎采用，以避免低钙血症和转移性钙化[2,3]。应当注意纠正并开发的低镁血症这类电解质紊乱。

1. Larner AJ. Clinical applicability of inorganic phosphate measurements. *Br J Hosp Med* 1992; **48**: 748–53.
2. Lloyd CW, Johnson CE. Management of hypophosphatemia. *Clin Pharm* 1988; **7**: 123–8.
3. Weisinger JR, Bellorín-Font E. Magnesium and phosphorus. *Lancet* 1998; **352**: 391–6.
4. Gaasbeek A, Meinders AE. Hypophosphatemia: an update on its etiology and treatment. *Am J Med* 2005; **118**: 1094–1101.

钾代谢体内平衡

人体内的钾主要是一种细胞内阳离子，最多见于肌肉；仅有 2% 存在于细胞外液中。钾对于许多代谢过程和

生理过程非常重要，包括神经传导、肌收缩以及酸-碱平衡调节。血浆中钾的正常浓度在3.5～5.0mmol/L，但影响细胞内液中钾元素间传递的因素会扭曲血浆钾浓度和机体总储存量的关系，例如钾失调等。人体的钾含量主要受到肾小球滤过作用和肾小管分泌作用的调节。醛固酮会增强肾的钾分泌，其他因素例如钠外排、饮食中的钾摄入和血浆pH值也能够调节通过肾脏对钾的外排。胰岛素、β₂受体激动药、醛固酮以及血浆pH值的上升，都能促使这些钾元素的吸收。钾进入细胞的通路，或是逆浓度梯度被保留住，都需要主动转运Na^+和K^+的三磷酸腺苷酶。

高钾血症 高钾血症是指血浆钾浓度的异常升高的现象，其可能原因包括钾摄入量增加，肾脏排泄量降低（例如发生肾衰竭或是肾上腺皮质功能减退症），或者细胞内储备的钾元素突然溢出（例如发生酸中毒，或者由于软组织损伤、烧伤、溶血或横纹肌溶解导致的细胞破坏）。肾衰竭是严重高钾血症的通常原因[1]。高钾血症也可能是由药物导致的，例如保钾作用的利尿药、环孢素、他克莫司、非甾体抗炎药（NSAIDs）或者ACEI[2,3]。肾脏排泄钾的功能通常很容易适应钾元素量的增加，因此除非肾功能同时受损，否则由于钾摄入量过多导致高钾血症的情况是很罕见的。

高钾血症主要会影响心脏，但骨骼肌的功能也可能受到影响。症状包括ECG异常、室性心律失常、心脏停搏，此外还包括神经肌肉功能障碍，例如肌无力和瘫痪[3,4]。

治疗方法包括使用钙抵消高钾血症对心脏兴奋性的负面作用，使用胰岛素或碳酸氢钠等药物加速钾元素从细胞外液到细胞内液的转移，以及用离子交换树脂或透析在身体内提高钾的排泄速度[3,4]。要使用哪一种方法，极大程度上取决于高钾血症的严重程度，以及任何相关的ECG变化情况。若高钾血症患者的血浆钾浓度达到6.0～7.0mmol/L以上，或者患者的ECG发生变化，通常就会将其视作医疗紧急状况了。

如果该病对心脏存在影响，那么首要的疗法应该是静脉注射钙盐；葡萄糖酸钙通常缓慢静脉注射，然后根据ECG的改善情况进一步调整剂量。

但是，钙并不能降低血浆钾浓度。在中度及重度高钾血症治疗中，静脉给予胰岛素能够刺激细胞对钾的吸收，降低血浆钾浓度，但应同时给予葡萄糖以防止低血糖的发生[1,5]。胰岛素应选择速效可溶性配方，普通剂量为每50ml 50%葡萄糖中加入5～10U的胰岛素，在5～15min内缓慢注射。另外一种疗法是静脉注射碳酸氢钠，可以纠正酸中毒，并且能够促进细胞对钾的吸收（见上文**代谢性酸中毒**）。有人对该疗法的价值[5]、恰当的用药剂量和用药浓度持有不同观点，但在伴发有严重酸中毒（pH值低于7.2）的病例中仍应考虑该疗法[1]。

沙丁胺醇，是一种β₂受体激动药，研究者发现静脉注射或用喷雾剂使用该药也能够增加细胞对钾的吸收，从而降低血浆钾浓度[3～6]。但是其疗效可能不够稳定[6]，此外，许多临床医生倾向于避免使用β₂受体激动药，因为他们担心大剂量的药物会导致心律失常[7]。有些医生认为该疗法只应与胰岛素联合使用，但这种疗法对已存在对高达40%的患者不会起作用[1]。

当通过增加细胞钾吸收量短暂地降低血浆钾浓度后，接下来的治疗方案应当更多地针对如何在一个较长的时间段内将体内过量的钾除出去。聚磺苯乙烯酸钙和聚磺苯乙烯酸钠这类阳离子交换树脂可以经口腔或经直肠给药，尽管药品都支持该法的证据不足，但在1～2h后患者就会开始将钾元素排出体外。血液透析对于除去体内钾元素非常有效[5]，并且对急性肾衰竭、血容量过高、高钠血症、重度高钾血症的患者格外有用。腹膜透析对于部分患者有效果。

1. Ahee P, Crowe AV. The management of hyperkalaemia in the emergency department. *J Accid Emerg Med* 2000; **17**: 188–91.
2. Perazella MA. Drug-induced hyperkalemia: old culprits and new offenders. *Am J Med* 2000; **109**: 307–14.
3. Gennari FJ. Disorders of potassium homeostasis: hypokalemia and hyperkalemia. *Crit Care Clin* 2002; **18**: 273–88.
4. Rastergar A, Soleimani M. Hypokalaemia and hyperkalaemia. *Postgrad Med J* 2001; **77**: 759–64. Correction. *ibid.* 2002; **78**: 126.
5. Mahoney BA, *et al.* Emergency interventions for hyperkalaemia. Available in The Cochrane Database of Systematic Reviews; Issue 2. Chichester: John Wiley; 2005 (accessed 02/02/06).
6. Wong S-L, Maltz HC. Albuterol for the treatment of hyperkalemia. *Ann Pharmacother* 1999; **33**: 103–6.
7. Halperin ML, Kamel KS. Potassium. *Lancet* 1998; **352**: 135–40.

高钾血周期性瘫痪 高钾血周期性瘫痪是一种遗传性病症，发病时血浆钾浓度突然增高，导致肌肉瘫痪，有时还会继发肌强直。治疗急性发作需要静脉注射葡萄糖酸钙以及与胰岛素的葡萄糖（见上文**高钾血症**）。也曾使用β₂受体激动药（如沙丁胺醇）吸入法治疗或抑制病情发作[1,2]。预防性地使用乙酰唑胺、双氯非那胺或

噻嗪类利尿药，能够降低急病发作的频率[2～4]。

1. Hanna MG, *et al.* Salbutamol treatment in a patient with hyperkalaemic periodic paralysis due to a mutation in the skeletal muscle sodium channel gene (SCN4A). *J Neurol Neurosurg Psychiatry* 1998; **65**: 248–50.
2. Bond EF. Channelopathies: potassium-related periodic paralyses and similar disorders. *AACN Clin Issues* 2000; **11**: 261–70.
3. Meola G, Sansone V. Therapy in myotonic disorders and in muscle channelopathies. *Neurol Sci* 2000; **21** (suppl): S953–61.
4. Sansone V, *et al.* Treatment for periodic paralysis. Available in The Cochrane Database of Systematic Reviews; Issue 1. Chichester: John Wiley; 2008 (accessed 19/02/09).

低钾血症 慢性低钾血症，是指一种迁延性血浆钾浓度下降的现象，通常代表着机体钾总量的下降。其可能原因包括摄入量不足或胃肠道流失，例如患有水性腹泻的患者，此外还可能是肾脏过度流失，例如醛固酮过多症、库欣综合征或者慢性代谢性碱中毒。噻嗪类药物或髓祥利尿药和剧泻剂会导致钾的流失。其他药物，特别是皮质激素与一些抗菌药，如庆大霉素，也有这样的影响。低钾血症还可能并非是由于机体的过量流失，而是因为细胞钾吸收量升高造成的。在用胰岛素治疗或急性碱中毒时，使用β₂受体激动药或黄嘌呤就会发生这样的情况，此外还可能在心肌梗死后服用儿茶酚胺类药物时发生。低钾血症还可能在在低镁血症后发生（见上文）。

低钾血症会造成多种神经肌肉障碍，范围从肌无力到瘫痪和呼吸功能不全，此外还可能引发横纹肌溶解症、ECG异常和肠梗阻。慢性低钾血症可能导致肾小管损伤（肾性低钾血症）。低钾血症增加了地高辛毒性的风险。

治疗方法包括纠正任何潜在的病症，并采取补充疗法补充钾盐。口服钾补充剂受到普遍欢迎，但是在重症低钾血症并发心律失常、瘫痪或糖尿病性酮症酸中毒的病例中，可能需要进行肠外疗法。通常使用的钾盐是氯化钾，由于它奏效缓慢所以能够避免引发高钾血症和伴随的心脏毒性；应仔细监控血浆钾浓度，可能还需要ECG监控。选择哪种盐作为口服钾补剂，取决于共存的酸-碱和电解质紊乱情况。治疗患有代谢性碱中毒的低钾血症患者，通常选择的药物是氯化钾，而治疗患有胃肠过多中毒的低钾血症患者时，则倾向于选择碳酸氢钠这种盐，例如一些肾小管酸中毒的病例。低镁血症继发低钾血症的患者还需要进行镁的补充治疗。

1. Halperin ML, Kamel KS. Potassium. *Lancet* 1998; **352**: 135–40.
2. Gennari FJ. Hypokalemia. *N Engl J Med* 1998; **339**: 451–8.
3. Cohn JN, *et al.* New guidelines for potassium replacement in clinical practice: a contemporary review by the National Council on Potassium in Clinical Practice. *Arch Intern Med* 2000; **160**: 2429–36.

Bartter 综合征 Bartter综合征是一组关联紧密的紊乱症，怀疑它与某种遗传性的肾小管多处离子转移缺陷有关[1,2]。患者表现出球旁细胞的超常增生、低钾血症和代谢性碱中毒症，并产生过量的醛固酮、前列腺素和凝乳酶。症状主要为那些低钾血症的症状，包括肌无力；多尿症和烦渴症以及儿童生长发育迟缓也会发生。与高钾素血症状态相比，患者没有高血压或水肿的症状。

治疗几乎没有能完全纠正低钾血症的治疗方法。可以使用钾补剂，例如环氧合酶抑制药（如吲哚美辛）和ACEI（如卡托普利）能够起到一定作用[2]。螺内酯和普萘洛尔也可以使用，如果存在低镁血症的话，还可以选择使用镁盐[2]。

1. Guay-Woodford LM. Bartter syndrome: unraveling the pathophysiologic enigma. *Am J Med* 1998; **105**: 151–61.
2. Amirlak I, Dawson KP. Bartter syndrome: an overview. *Q J Med* 2000; **93**: 207–15.

利尿药引起的低钾血症 钾浓度下降可能是使用了流失钾元素的利尿药的结果，特别是噻嗪类和髓祥利尿药。以治疗高血压的剂量来说，是不太可能出现临床上显著的低钾血症的，此外使用保钾利尿药（如阿米洛利），或者更不常用的钾补剂，对于那些有低钾血症风险的患者可能是必需的（也见**氢氯噻嗪**项下**对电解质平衡的影响**，第356页）。

低钾血周期性瘫痪 低钾血周期性瘫痪是一种遗传障碍，指钾元素从细胞外液转移到细胞内液中时偶然发作的低钾血症，该病伴发有肌无力或瘫痪的症状。急性发作时应用口服或静脉注射钾盐的方法对其进行治疗。预防性地服用乙酰唑胺[1,2]或双氯非那胺[3]被证实能够降低该病发作的频率和严重程度。

1. Ahlawat SK, Sachdev A. Hypokalaemic paralysis. *Postgrad Med J* 1999; **75**: 193–7.
2. Bond EF. Channelopathies: potassium-related periodic paralyses and similar disorders. *AACN Clin Issues* 2000; **11**: 261–70.
3. Sansone V, *et al.* Treatment for periodic paralysis. Available in The Cochrane Database of Systematic Reviews; Issue 1. Chichester: John Wiley; 2008 (accessed 19/02/09).

钠代谢体内平衡

钠在细胞外液中是一种主要的阳离子，负责维持细胞外液容量和渗透压。此外，钠元素还与神经传导、肌肉收缩、酸-碱平衡以及细胞的营养吸收过程有关。血浆中钠的浓度通常应当保持在135～145mmol/L。

钠代谢的体内平衡复杂，与体液平衡密切相关。细胞外液的渗透压和容量受到严格的调控。渗透压（血浆钠浓度）的微小变化都会受到细胞外容积变更的纠正。血浆渗透压摩尔的平衡是通过抗利尿激素（ADH；加压素）的分泌或者说抑制来实现的，它主要控制着肾脏的水排泄。当钠过少倾向的患者，其ADH分泌受到了抑制，从而导致了肾脏流失水分；ADH的分泌量上升，能够增加肾远曲小管对水的重吸收量。细胞外容积的变化对ADH的释放产生影响。此外，细胞外容积的变化会导致肾脏钠排泄的调节变化。而与渗透压摩尔浓度不相关。

人体全身的钠量受肾脏钠排泄的调节，依据摄入量而发生广泛变化。肾脏的钠排泄包含了许多套机制，包括肾素-血管紧张素系统、肾小球滤过率和利钠因子。细胞外液容积的下降会导致血管紧张素Ⅱ的分泌，血管紧张素Ⅱ又会刺激醛固酮的分泌。醛固酮会促进远曲小管对钠离子的重吸收。如果发生了肾上腺功能减退症或者盐皮质激素过量的情况，人体内钠代谢的平衡将会因为上述机制被扰乱而受到巨大的影响。

高钠血症 高钠血症是指血浆钠浓度异常增高的现象，与此同时血浆渗透摩尔浓度发生增高。通过肾脏或肾外途径，水的摄入量低于流失量时会发生的血容不足，高钠血症通常与其有关。病因包括渴感，如同在昏迷中或原发性高钠血症，渗透性利尿（溶质性利尿），例如糖尿病性酮症酸中毒（见**糖尿病急症**，第134页）或使用甘露醇等药物而导致，以及过度失水，包括肾脏失水、尿崩症（参见M37第2099页）和肾外的失水，例如过度出汗或腹泻。

高钠血症还可能在钠摄入过量后发生（但这并不常见），静脉注射氯化钠的使用不当也可能导致该病症。

高钠血症的临床表现是由于血浆渗透摩尔浓度上升后对大脑造成影响而出现的，包括精神、意识错乱、呼吸麻痹以及昏迷。高钠血症发展迅速的话，人体中枢神经系统的症状会愈加严重。若同时存在血容量不足的情况，其他症状（如低血压、心动过速以及循环功能不全的症状）也有可能出现。肾脏水贮存功能异常的患者能观察到大量稀释的尿液，而有渴感受损或过量肾外水流失病症的患者则会观察到浓缩的尿液。

治疗高钠血症的方法通常是补充水分，对一些患者来说喝水就足够了。在更为严重的病例中，可以缓慢静脉注射5%葡萄糖溶液。另一方面，当血容量不足情况严重时，有些医生推荐使用0.9%氯化钠溶液。在治疗时需要很小心，纠正病症过快有可能引发脑水肿，特别是对于那些慢性病患者而言。

如果机体钠总量过高，可以使用髓祥利尿药加速钠排泄，同时输注5%的葡萄糖和氯化钾溶液，以补充流失的体液。如果出现了肾脏功能受损严重、患者濒死或者血清钠浓度超过200mmol/L的情况，还有建议认为需要进行透析。

1. Adrogué HJ, Madias NE. Hypernatremia. *N Engl J Med* 2000; **342**: 1493–9.
2. Kang S-K, *et al.* Pathogenesis and treatment of hypernatremia. *Nephron* 2002; **92** (suppl): 14–17.
3. Reynolds RM, *et al.* Disorders of sodium balance. *BMJ* 2006; **332**: 702–5.

低钠血症 低钠血症是指血浆钠浓度异常下降，通常同时血浆渗透摩尔浓度也会下降。低钠血症并不罕见，它可能在心力衰竭、肝硬化、肾上腺皮质功能减退症、高血糖症和获得性免疫缺陷综合征（AIDS）等多种病症中发生。

肾脏能够贮存钠，因此由于摄入盐量过低而导致的低钠血症的状况很罕见。低钠血症可能是因为钠的异常流失导致的，钠既可能因为反复腹泻和（或）呕吐从肠道流失，也可能从肾脏流失，例如许多肾病或者过度使用利尿药（见**氢氯噻嗪**项下**对电解质平衡的影响**，第356页）。

低钠血症最常见的原因是稀释。这可能是过量摄入液体导致的，例如原发性烦渴症（精神性烦渴）的患者会喝下大容量的水。但在更多的情况下，该病却是由于水分排泄减少导致的，例如肾功能缺损或者抗利尿激素分泌失调综合征（SIADH，参见M37第2101页）。手术后的低钠血症是一种频发的并发症，它有可能因为不恰当地静脉注射了低渗[1]基至至低渗[2]而被加剧。

由于钠缺乏导致容积收缩的低钠血症，可能引发直立性低血压和循环功能不全。稀释性低钠血症可能是无症状的，但仍可能出现头痛、意识错乱、恶心、呕

吐、嗜睡和虚弱。若病情严重的话，发生脑水肿可能导致呼吸停止、惊厥抽搐以及昏迷。急性发病时，中枢神经系统的症状更为普遍。

治疗方案取决于病情发展的速率以及血钠低的程度、伴随的症状，以及水分平衡的状况，此外还应当将病症潜在的原因考虑进去。轻度无症状的低钠血症通常不需要特殊的治疗。轻度到中度的慢性低钠血症，例如发生于肠道钠流失或者肾脏疾病的情况，可用口服氯化钠补充剂确保足量液体摄入的方法进行治疗。

当存在实质性的血容量不足时，需要进行容量补充，通常用 0.9% 的氯化钠进行静脉注射[3~5]。

慢性稀释性低钠血症通常没有症状，对其的治疗主要在于纠正潜在的病症；需要限制水分摄入，而能够干扰 ADH 作用的药物（如地美环素或碳酸锂），治疗 SIADH 也很有效[3~6]。呋塞米加口服氯化钠补充剂也可使用[7]。

急性有症状的低钠血症（水中毒）通常发生于血浆钠浓度低于 120mmol/L 的情况下，需要更强的治疗方案。疗法包括静脉注射高渗或等渗的氯化钠溶液，通常还需并用袢利尿剂（如呋塞米），特别是在液体过剩可能成为问题的情况下[4,6,7]。治疗的目的是消除患者的症状，使其血浆钠浓度回升至 120~130mmol/L；血浆钠浓度不应当被纠正回正常值的范围，也不能够让高钠血症发展[1,6,7]。应实时监控血浆钠浓度和全身含水容量。

脑桥中央髓鞘溶解症（渗透性脱髓鞘）为一种罕见的神经系统疾病，与低钠血症纠正过快有关，特别是当情况已确定时。然而，目前还没有确定静脉给予氯化钠的最佳方案，有许多相关建议。通常推荐将血钠纠正速率控制在每小时 0.5~1mmol/L，最大不超过每小时 2mmol/L；还有人建议最大纠正速率不超过每 24h 8mmol/L[7]，每 24h 12mmol/L 或第一个 48h 18mmol/L[6]，及第一个 48h 最大纠正速率不超过 20 mmol/L[1]。还有一些人[1,5]根据患者症状的严重程度给出了更为具体的建议；对于存在癫痫、呼吸骤停或神经源性肺水肿这些严重症状的患者，应在治疗的最初几个小时内迅速纠正血钠，初始目标为纠正 2~4mmol/L，随后进行持续输注。

最近，血管加压素受体拮抗药考尼伐坦[5,6]和托伐普坦已经上市用于治疗血容量正常和血容量过多的低钠血症。考尼伐坦是静脉用药，而托伐普坦是口服药。

1. Moritz ML, Ayus JC. Hospital-acquired hyponatremia—why are hypotonic parenteral fluids still being used? *Nat Clin Pract Nephrol* 2007; **3**: 374–82.
2. Steele A, *et al.* Postoperative hyponatremia despite near-isotonic saline infusion: a phenomenon of desalination. *Ann Intern Med* 1997; **126**: 20–5.
3. Yeates KE, *et al.* Salt and water: a simple approach to hyponatremia. *CMAJ* 2004; **170**: 365–9.
4. Reynolds RM, *et al.* Disorders of sodium balance. *BMJ* 2006; **332**: 702–5.
5. Verbalis JG, *et al.* Hyponatremia treatment guidelines 2007: expert panel recommendations. *Am J Med* 2007; **120** (suppl 11A): S1–S21.
6. Cawley MJ. Hyponatremia: current treatment strategies and the role of vasopressin antagonists. *Ann Pharmacother* 2007; **41**: 840–50.
7. Adrogué HJ, Madias NE. Hyponatremia. *N Engl J Med* 2000; **342**: 1581–9.

Dialysis Solutions 透析液

Soluciones para diálisis.
Раствоpы Для Диализа

Pharmacopoeias. In *Eur.* (see p.vii), which includes separate monographs for solutions for haemodialysis, haemofiltration and haemodiafiltration, and peritoneal dialysis.

透析和血液滤过

透析和滤过是按照细胞外液或血浆浓度配制的电解质溶液。它们是包含着钠、钙、碳酸氢盐或者碳酸氢盐前体。除此之外，它们还常常含有钙和镁，极少情况中还含有钾。葡萄糖有时作为渗透添加物。这些溶液的作用是排出水分和代谢产物，补充电解质。

在血液透析中，溶液与患者血液的离子交换要通过一层半透膜，主要通过扩散作用进行交换。过剩液体依靠压力梯度而超滤排除。所用的膜既可以从纤维素中得到（例如铜仿），也可以人工合成。随着透析技术发生改变、解决了钙和镁的沉淀问题，更倾向于使用碳酸氢盐而非碳酸氢盐前体作为血液透析中的碳酸氢盐来源。在一些透析器中仍然在使用醋酸盐，但人们认为它有血管扩张和心脏功能抑制的问题，并且对于高通量血液透析或者有肝病的患者而言，它转化为碳酸氢盐的速度也不够快。在使用前应以水稀释，水并不需要是无菌的。

在腹膜透析中，以腹膜腔进行交换，主要依靠扩散作用进行交换。过剩液体通过超渗作用排除出去，使用的渗透添加物是葡萄糖。碳酸氢钙的沉淀问题仍未被解决，通常使用的碳酸氢盐前体是乳酸盐。腹膜透析液必须是无菌且无热源的。

在血液滤过中，血液被过滤，而非透析。代谢产物通过对流运输被转移出去，过剩的水则通过流体静力的超滤作用排出。液体和电解质通过直接的静脉输注补充进去。大多数血液滤过液使用醋酸盐或乳酸盐作为碳酸氢盐来源。血液滤过液必须是无菌且无热源的。

不良反应

发生在血液透析中的不良反应包括恶心、呕吐、低血压、肌肉痛性痉挛以及气栓。与血管通路有关的反应包括感染、血栓以及渗血。发生在血液滤过中的不良反应与血液透析相似。

与腹膜透析相关的不良反应中最常见的有腹膜炎、疝气、高血糖、蛋白质营养不良以及导尿管的一些并发症。

透析患者的长期并发症中，其中一些可能与肾衰竭本身有关，包括血液透析相关的淀粉样变性瘤、获得性肾囊肿病，以及加速动脉粥样硬化过程。铝过量中毒的特殊危险是透析性痴呆。长期腹膜透析会造成腹膜的结构渐进改变，最终导致透析失败。

1. Himmelfarb J. Hemodialysis complications. *Am J Kidney Dis* 2005; **45**: 1122–31.

铝过量　透析患者若出现了铝过量的情况，可能会导致透析性痴呆、贫血以及与铝有关的骨病（也参见 M37 第2176页）。铝的来源包括用来做透析液制剂的水，以及用于治疗肾性骨营养不良（参见 M37 第1051页）的含铝磷酸盐结合剂。因此，用于制作透析液制剂水的铝浓度要低，这一点很重要；Ph. Eur. 6.8 规定了铝含量，限制为每升 $10\,\mu g$。在长期治疗中，应倾向于选择醋酸钙或碳酸钙这类不含铝的磷酸盐结合剂。如果透析患者发生了铝超负荷的现象，可使用去铁胺治疗（参见 M37 第1384页）。

铜毒性　肝脏和血液的毒性产生于人体自透析液中吸取的铜（铜的**不良反应**，参见 M37 第1386页）。

血液透析引发的痛性痉挛　血液透析的过程中经常引发肌肉痛性痉挛（**肌肉痉挛**，参见 M37 第1798页）。痛性痉挛通常是由于停止血液透析而引起的下肢剧烈疼痛。它的病因尚不清楚，但可能与血容量、低血压、血浆渗透压的变化及低血钠有关[1]。

血液透析引起的痛性痉挛非药物治疗措施包括局部应用湿热蒸汽和局部按摩，以及可适当伸展痉挛肌肉。假如出现低血压，应减慢或停止超滤，必要时，可静脉输注等渗或高渗氯化钠，停止时纠正[1]。另外多君也可用于低血压的治疗[2]。氯化钠或葡萄糖高渗溶液可以用于升高血浆渗透压。甘露醇也可应用，但可能在细胞外液间隙蓄积[1]。

奎宁已经广泛用于预防血液透析引起的痛性痉挛，但是可能引起严重不良反应，因此限制了它的应用[1]。目前也在尝试将其他物质，如卡尼汀、肌酸、维生素 C 和维生素 E，用于预防痛性痉挛。然而，相关资料是有限的，同时缺乏长期应用的有效性和安全性数据[1]。有部分证据表明，从芍药和甘草根中提取的混合物芍药甘草汤也可用于预防和治疗血液透析引起的痛性痉挛[1]。

1. Kobrin SM, Berns JS. Quinine—a tonic too bitter for hemodialysis-associated muscle cramps? *Semin Dial* 2007; **20**: 396–401.
2. Prakash S, *et al.* Midodrine appears to be safe and effective for dialysis-induced hypotension: a systematic review. *Nephrol Dial Transplant* 2004; **19**: 2553–8.

超敏反应　与在消毒透析设备过程中使用的环氧乙烷相关联的过敏性反应，参见 M37 第1567页。

感染　接受血液透析治疗的患者承担着感染的风险，感染源来自透析液的微生物污染，以及未对血液通路进行足够的处理。透析液用水微生物限量和内毒素的限量有规定。碳酸氢盐为基础的透析溶液比醋酸盐为基础的溶液更容易生长微生物。

在接受腹膜透析的患者中，腹膜炎是很常见的。使用分离的系统、良好的无菌操作技术并且密切注意导尿管的情况，就能够将感染的风险减少到最低。治疗细菌性腹膜炎需要腹膜内抗菌药，通常将其添加入透析液中即可（**腹膜炎下的 PD 腹膜炎**，参见 M37 第175页）。

透析设备应当定期使用甲醛（参见 M37 第1568页）或环氧乙烷（参见 M37 第1567页）等试剂进行消毒，但有关环氧乙烷过敏性反应的内容，参见 M37 第1567页。

代谢并发症　为了产生一个渗透梯度，腹膜透析液中加入了高浓度的葡萄糖，这将导致体重增加、高血糖症、高脂血症，并且蛋白质流失会增加。可以使用其他的渗透试剂，如艾考糊精（参见 M37 第1837页），此外氨基酸为基础的溶液也可使用。

1. Burkart J. Metabolic consequences of peritoneal dialysis. *Semin Dial* 2004; **17**: 498–504.

注意事项

腹膜透析不适用于有腹部脓毒症、过去进行过腹部外科手术或者有严重炎性肠病的患者。

血液透析在应用于有不稳定心血管疾病或活动性出血的患者时应特别小心。在血液透析和过滤的过程中，需要使用肝素（见**体外循环**，第353页）或依前列醇（见**用途**，第331页）来预防体外回路中血液的凝结。

透析溶液应当用干热加温到体温，因为湿热会带来微生物污染的风险。

药物相互作用

透析和过滤程序对于体内药物浓度的影响是很复杂的。一种透析技术可能能够比另一种技术排出更多的药物。总体而言，那些低分子量、高水溶性、低分布容量、低蛋白结合以及高肾清除率的药物，能在最大程度上被透析排出去。举例而言，几乎全部氨基糖苷类都能被透析排出，还需要额外用药以补足流失的部分。知道了以上内容，在透析过程中就可以调整某些特殊药物的剂量。而对于不知道透析效果的药物而言，通常会在透析后给维持剂量。透析还被用于治疗过量用药和中毒，它可以排出某些药物（见下文）。

透析导致的体液和电解质变化，有改变某些药物效力的可能性。举例而言，低钾血症使人容易受到地高辛毒性的影响。

接受腹膜透析的患者，可以将胰岛素和抗菌药等药加入透析液中。应当对 PVC 袋吸附药物的可能性予以考虑。

1. Aronson JK. The principles of prescribing in renal failure. *Prescribers' J* 1992; **32**: 220–31.
2. Cotterill S. Antimicrobial prescribing in patients on haemofiltration. *J Antimicrob Chemother* 1995; **36**: 773–80.
3. Aronoff GR, *et al. Drug prescribing in renal failure: dosing guidelines for adults.* 4th ed. Philadelphia: American College of Physicians, 1999.

用途和用法

患者肾衰竭时应使用透析和过滤过程来纠正电解质不平衡、纠正液体过剩并且移除代谢产物。这些过程在治疗过量用药和中毒中也有一定的作用。两种最主要的技术是血液透析和腹膜透析；血液透析使用频率较低。选择什么样的技术取决于所治疗的情况、患者的临床状况、患者的选择以及技术的可用性。

血液透析在清除小分子量物质方面比腹膜透析更加有效，例如尿素。而腹膜透析在清除较大一些分子量物质方面效果更佳。人们认为血液透析比较不符合生理学要求，因为高度清除和不清除的周期会交替进行。

血液透析通常间歇地进行（经常是 1 周 3 次）；一个标准的治疗时段需要花费 3~5h。近年来发展出了高通量透析器，能够降低透析治疗需要的时间。

腹膜透析既可以连续进行，也可以间歇地进行。不卧床持续性腹膜透析（CAPD）是最常用的技术。治疗时间除外，患者仍旧保持能够自由活动，并且能够自己执行治疗操作程序。在腹膜腔中总有透析溶液，能够引流并且每天更换 3~5 次。持续循环腹膜透析（CCPD）很相似，不同之处在于在夜间交换会自动地执行，患者无需在白天执行任何交换。间歇性腹膜透析（IPD）要求患者每周 2~4 次、每次 12~24h 连上透析机。在此时间段内，透析液被泵进腹膜腔，停留的时间是 10~20min。

血液滤过通常是连续进行的技术，并且是不可以携带移动的，主要用在重症监护病房（ICU）中。对于有过剩液体、体重增加的患者，该法还能够作为血液透析的辅助品，一起间歇性地使用。连续动静脉血液透析滤过（CAVHD）或者连续静脉血液透析滤过（CVVHD）将滤除和透析的功能融合为了一起。

在下一次透析治疗前测量尿素或者肌酸酐的血清浓度，并非一个考察透析充分性的良好方式，于是人们发展出了许多其他测量方式，包括尿素缩减率和尿素动态模型。这类测量方式更多是为了血液透析而非腹膜透析制订的。

1. Zucchelli P, Santoro A. How to achieve optimal correction of acidosis in end-stage renal failure patients. *Blood Purif* 1995; **13**: 375–84.
2. Carlsen DB, Wild ST. Grams to milliequivalents: a concise guide to adjusting hemodialysate composition. *Adv Ren Replace Ther* 1996; **3**: 261–5.
3. Passlick-Deetjen J, Kirchgessner J. Bicarbonate: the alternative buffer for peritoneal dialysis. *Perit Dial Int* 1996; **16** (suppl 1): S109–S113.
4. Pastan S, Bailey J. Dialysis therapy. *N Engl J Med* 1998; **338**:

1428–37.

5. Ifudu O. Care of patients undergoing hemodialysis. *N Engl J Med* 1998; **339**: 1054–62.
6. Mallick NP, Gokal R. Haemodialysis. *Lancet* 1999; **353**: 737–42.
7. Gokal R, Mallick NP. Peritoneal dialysis. *Lancet* 1999; **353**: 823–8.
8. Fischbach M, *et al.* Hemodialysis in children: principles and practice. *Semin Nephrol* 2001; **21**: 470–9.
9. Schröder CH. The choice of dialysis solutions in pediatric chronic peritoneal dialysis: guidelines by an ad hoc European committee. *Perit Dial Int* 2001; **21**: 568–74.
10. Teehan GS, *et al.* Update on dialytic management of acute renal failure. *J Intensive Care Med* 2003; **18**: 130–8.
11. Locatelli F, *et al.* Optimal composition of the dialysate, with emphasis on its influence on blood pressure. *Nephrol Dial Transplant* 2004; **19**: 785–96.
12. Lameire N. Volume control in peritoneal dialysis patients: role of new dialysis solutions. *Blood Purif* 2004; **22**: 44–54.
13. Maduell F. Hemodiafiltration. *Hemodial Int* 2005; **9**: 47–55.
14. Nanovic L. Electrolytes and fluid management in hemodialysis and peritoneal dialysis. *Nutr Clin Pract* 2005; **20**: 192–201.
15. Saxena R. Peritoneal dialysis: a viable renal replacement therapy option. *Am J Med Sci* 2005; **330**: 36–47. Correction. *ibid.*; 110.
16. Ikizler TA, Schulman G. Hemodialysis: techniques and pre-scription. *Am J Kidney Dis* 2005; **46**: 976–81.

急性肾功能衰竭　急性肾功能衰竭（急性肾损伤）具有肾功能急速衰退的特征，有多种诱因[1~8]。通常依照发病的起源进行分类，分为肾前性的（如与电击、烧伤或脱水相关的低血容量症而引发；充血性心力衰竭；或者肾动脉梗阻等），肾性的（如急性肾小管坏死，或者由肾毒性药物和感染等多种原因导致的间质性肾炎），或者肾后性的（急性尿路梗阻）。如果可能的话应诊断并治疗那些潜在的疾病，预后的情况就取决于它们，但该病的病死率仍然高达60%，特别是手术后、有外伤或者脓毒症的患者更是如此。治疗基本上以支持性为主，从而恢复肾功能。急性肾功能衰竭的并发症包括细胞外容量过度负荷以及低钠血症、高钾血症、代谢性酸中毒、高磷酸盐血症和低钙血症。严重的高钾血症（见第479页）、肺水肿、心包炎以及严重的代谢性酸中毒（见第477页），这些并发症必须进行紧急治疗，通常要进行透析。人们仍对在出现尿毒症的临床征兆之前就进行透析的做法进行争论，因为其本身并没有显示出加速康复的功能[1]，但是一切能够使急性肾功能衰竭的时间缩减到最短的疗法中都包括了不同程度的肾代替疗法，例如透析或滤过。间断性的血液透析和腹膜透析都在使用，但最新的血液滤过技术具有血容量控制和心血管稳定性方面的理论优势，正日益受到人们的偏好[2,9,10]。

人们试验了许多种药品，尝试解除肾损伤带来的毒性或者加速由于局部缺血或肾毒素造成急性肾小管坏死的患者的病情好转[1,5,11,12]。这些药品包括增加肾血流量的药物（如小剂量多巴胺、心房利钠肽或者前列腺素），增加尿量以及保护上皮细胞的药物（甘露醇和髓袢利尿药、钙通道阻滞药），此外还有螯合剂和特异性肾毒素解毒剂，但是并没有资料表明使用这些药物的临床有效性，而且有些人反对在常规治疗中使用这些药物[4]。

在所有从并发症中生存下来的患者中，95%的人的急性肾功能衰竭都是可以被逆转的。少部分从急性肾功能衰竭中幸存下来的患者，需要长期透析或者肾移植（参见 M37 第1731页）。

1. Brady HR, Singer GG. Acute renal failure. *Lancet* 1995; **346**: 1533–40.
2. Morgan AG. The management of acute renal failure. *Br J Hosp Med* 1996; **55**: 167–70.
3. Evans JHC. Acute renal failure in children. *Br J Hosp Med* 1994; **52**: 159–61.
4. Renal Association. Clinical practice guidelines Module 5: acute kidney injury 4th ed. (issued 2008). Available at: http://www.renal.org/pages/media/download_gallery/AKIguidelinesFINALjune08.pdf (accessed 17/03/09)
5. Dishart MK, Kellum JA. An evaluation of pharmacological strategies for the prevention and treatment of acute renal failure. *Drugs* 2000; **59**: 79–91.
6. Ashley C, Holt S. Acute renal failure. *Pharm J* 2001; **266**: 625–8.
7. Lameire N, *et al.* Acute renal failure. *Lancet* 2005; **365**: 417–30.
8. Abuelo JG. Normotensive ischemic acute renal failure. *N Engl J Med* 2007; **357**: 797–805.
9. McCarthy JT. Renal replacement therapy in acute renal failure. *Curr Opin Nephrol Hypertens* 1996; **5**: 480–4.
10. Joy MS, *et al.* A primer on continuous renal replacement therapy for critically ill patients. *Ann Pharmacother* 1998; **32**: 362–75.
11. Albright RC. Acute renal failure: a practical update. *Mayo Clin Proc* 2001; **76**: 67–74.
12. Pruchnicki MC, Dasta JF. Acute renal failure in hospitalized patients: part II. *Ann Pharmacother* 2002; **36**: 1430–42.

慢性肾功能衰竭　慢性肾功能衰竭是不可逆的，通常会渐进性地丧失肾功能，最终发展为终末期肾病（ESRD），需要肾代替疗法（透析或者肾移植）来医治。每个患者肾功能的衰竭速率对自己而言是基本恒定

的，通常测算患者血清肌酐的浓度作为肾小球滤过率（GFR）的间接指标，从而监控其病情。病程发展的早期患者没有明显症状，肾功能的逐步损失是用肾功能减退或是慢性肾功能不全来描述的。当肾功能减退到一定程度、症状变得明显后，此时就称为慢性肾功能衰竭或是肾功能显著衰竭。当肾功能减少到不能再维持生命的程度（GFR 低于 5ml/min）时，这种情况就称为 ESRD 或者尿毒症。许多疾病都会导致 ESRD，其中最普遍的几种包括糖尿病（见第133页）、肾小球性肾炎（参见 M37 第1436页）以及高血压（见第228页）。

在患者的慢性肾功能衰竭发展为 ESRD 之前，对其的治疗主要是对肾功能的保全以及对肾功能不全的补救措施。减缓肾衰竭进程的方法包括治疗高血压（见第228页）、减少蛋白尿、并降低高脂血症（见第226页）。ACEI（见第253页）或血管紧张素Ⅱ受体拮抗药（见氯沙坦，第374页）被用于减少蛋白尿及控制高血压。在饮食中控制蛋白质摄入量（肾功能衰竭，参见 M37 第1823页）也被用于控制蛋白尿，但缺乏其对肾保护能力的确实性证据。贫血（见第190页）、高磷酸盐血症（见第478页）、继发性甲状旁腺功能亢进症（参见 M37 第1052页）以及肾性骨营养不良（参见 M37 第1051页）通常需要积极治疗。应当避免使用具有肾毒性的药物，包括 NSAIDs。

应当在真正有必要进行之前，就要做好在血液透析、腹膜透析和器官移植三者之间的选择，患者也应提前做好准备。那些倾向于进行器官移植的患者，在等待合适肾的过程中，可能需要进行透析治疗。在参见 M37 第1731页的部分讨论肾移植。不同国家在治疗 ESRD 患者时选择的透析技术各不相同。举例而言，美国约80%的患者都在用中心血液透析，而超过50%的英国患者则选用 CAPD。总体而言，这两种技术的存活率看起来很相近，但是更多使用 CAPD 的患者因为原来的治疗失败了，最终必须改换另一种透析方法。与肾移植的患者不同，透析患者仍旧需要实行补充疗法，补充那些曾经由肾制造的激素。因此，通常会给予重组红细胞生成素和羟化维生素 D 同型物。

1. NIH. Morbidity and mortality of dialysis. *NIH Consens Statement* 1993; **11**: 1–33.
2. Friedman AL. Etiology, pathophysiology, diagnosis, and management of chronic renal failure in children. *Curr Opin Pediatr* 1996; **8**: 148–51.
3. Steinman TI. Kidney protection: how to prevent or delay chronic renal failure. *Geriatrics* 1996; **51**: 28–35.
4. Walker R. General management of end stage renal disease. *BMJ* 1997; **315**: 1429–32.
5. McCarthy JT. A practical approach to the management of patients with chronic renal failure. *Mayo Clin Proc* 1999; **74**: 269–73. Correction. *ibid.*; 538.
6. Morlidge C, Richards T. Managing chronic renal disease. *Pharm J* 2001; **266**: 655–7.
7. Currie A, O'Brien P. Renal replacement therapies. *Pharm J* 2001; **266**: 679–83.
8. Ruggenenti P, *et al.* Progression, remission, regression of chronic renal diseases. *Lancet* 2001; **357**: 1601–8.
9. Taal MW. Slowing the progression of adult chronic kidney disease: therapeutic advances. *Drugs* 2004; **64**: 2273–89.
10. Meguid El Nahas A, Bello AK. Chronic kidney disease: the global challenge. *Lancet* 2005; **365**: 331–40.
11. Rabindranath KS, *et al.* Haemodiafiltration, haemofiltration and haemodialysis for end-stage kidney disease. Available in The Cochrane Database of Systematic Reviews; Issue 4. Chichester: John Wiley; 2006 (accessed 20/02/09).
12. Renal Association. Clinical practice guidelines Module 1: chronic kidney disease. 2nd ed. (issued 2007). Available at: http://www.renal.org/Libraries/Guidelines/1_-_CKD_Current_version.sflb.ashx (accessed 20/08/10)

电解质紊乱　使用无镁透析液的血液透析法被用于清除患有严重高镁血症的患者体内的镁元素（见第478页）。同样地，血液透析，或者有时也会使用腹膜透析来治疗高钙血症（见第477页）、高钾血症（见第479页）、高钠血症（见第479页）以及高磷酸盐血症（见第478页）。

过量和中毒　血液透析，或者偶尔使用腹膜透析，可用于清除药物超量或中毒的人体内的某些物质。低分子量、低分布容量、低蛋白结合及高肾清除率的物质最容易被转移出来。血液透析能够对过量使用的下列物质进行有效的治疗，如乙醇（参见 M37 第1551页）、乙二醇（参见 M37 第2231页）、甲醇（参见 M37 第1965页）、锂（参见 M37 第379页），以及水杨酸盐，如阿司匹林（见第21页）。当药物中毒与肾衰竭并发时，透析就尤为重要。

制剂

Ph. Eur.: Solutions for Haemodialysis; Solutions for Haemofiltration and for Haemodiafiltration; Solutions for Peritoneal Dialysis.

Oral Rehydration Solutions 口服补液

Soluciones de rehidratación oral.

Растворы Для Пероральной Регидратации

口服补液包含 4 种主要成分：

- 电解质——主要为氯化钠和氯化钾；
- 用于纠正或预防代谢性酸中毒的碳酸氢盐类，如碳酸氢钠或枸橼酸钠；
- 补充体液流失的水分；
- 能在最大程度上促进体液和电解质吸收的糖类——主要为葡萄糖，也可应用某些谷物基础成分。

这些成分多被制造成口服散剂（口服补液盐），在服用之前用水重新溶解配成原来的浓度，与此同时也有泡腾片剂和随时可用的口服液。

不良反应

在服用口服补液后可能出现呕吐反应，这可作为给药过快的一个信号。一旦出现呕吐，应停止给药10min，随后减少给药的剂量、增加给药的频率。

肾功能正常的患者，在服用口服补液过程中发生高钠血症或水中毒的风险是很低的。肾功能缺损的患者如果服用了过量的口服补液，有可能出现高钠血症和高钾血症。

注意事项

口服补液盐或泡腾片剂只应当用水并根据指定容积重新配制后使用。一般情况下可以使用新鲜的饮用水，但当婴儿用药或无法获取饮用水时，应使用煮沸再冷却的水。溶液配好之前不要加热，也不要加入白糖等其他配料。未用完的溶液应贮藏于冰箱中，24h 后应废弃。

口服补液不适用于患有胃肠道阻塞和少尿或无尿性肾衰竭的患者，当在治疗患者严重脱水和顽固性呕吐中使用羟嗪时，口服补液疗法也不适用。

用途和用法

口服补液是为脱水患者——特别是与多种病因导致的急性腹泻有关的患者（参见 M37 第1617页）——补充电解质和液体的口服补充剂。

口服补液的剂量应当根据患者自己的体重以及情况的严重程度来有针对性地进行。治疗的首要目的是解除患者的脱水状态，将其维持住，并补充患者由于持续腹泻和呕吐以及从呼吸、出汗和排泄等正常排泄中所流失的成分。补液在开始阶段应当快速进行，持续3~4h，如果患者患有高钠血症，补液的过程应以12h以上为宜。

成人通常每次补液常用剂量为 200~400ml。

儿童剂量见下文。

儿童用法　脱水的儿童（如腹泻引起的脱水）可口服补充电解质和液体，儿童每次失液后，可口服200ml的补液盐。婴儿的剂量为平时哺乳量的1~1.5倍。在纠正了初期体液缺乏后，可以继续进行婴儿的正常哺乳。母乳喂养应在口服补液的给药时间之间继续进行。

钠含量和摩尔渗透压浓度　世界卫生组织（WHO）最初规定的标准口服补液的钠浓度为90mmol/L，葡萄糖浓度为111mmol/L[1~3]。虽然该浓度既安全又有效[4]，但它可能降低血容，也不能够缩减腹泻的容积和持续时间[3]，降低一定钠含量和摩尔渗透压浓度的溶液被认为更加有效[1,2]。世界卫生组织和联合国儿童基金会（UNICEF）目前建议的溶液钠浓度为75mmol/L，葡萄糖浓度也为75mmol/L，摩尔渗透压浓度降低了[4]。但是，也有人提出这个降低了钠含量的新配方溶液持有疑问，他们担心该溶液会增加霍乱患者患低钠血症的风险[3,5,6]，特别是对于成年人而言[4]。WHO 和 UNICEF 则声明即使使用标准浓度的溶液也仍然可能出现低钠血症，并且也没有证据显示这种暂时性出现的低钠血症会给霍乱患者带来明显不良反应[4]。在发达国家中甚至推荐使用钠含量更低的溶液：欧洲国家使用60mmol/L[7]，美国使用 45~90mmol/L[8]。

有关在治疗腹泻中如何调整口服补液配方的讨论，包括使用从谷物中提取的、低摩尔渗透压浓度的制剂，请见腹泻时的口服补液疗法，参见 M37 第1617页。

1. Hahn S, *et al.* Reduced osmolarity oral rehydration solution for treating dehydration caused by acute diarrhoea in children. Available in The Cochrane Database of Systematic Reviews; Issue 1. Chichester: John Wiley; 2002 (accessed 21/06/05).
2. CHOICE Study Group. Multicenter, randomized, double-blind clinical trial to evaluate the efficacy and safety of a reduced osmolarity oral rehydration salts solution in children with acute watery diarrhea. *Pediatrics* 2001; **107**: 613–18.
3. Fuchs GJ. A better oral rehydration solution? An important step, but not a leap forward. *BMJ* 2001; **323**: 59–60.
4. Anonymous. New oral rehydration solution adopted by WHO and UNICEF. *WHO Drug Inf* 2004; **18**: 138–40.
5. Hirschhorn N, *et al.* Formulation of oral rehydration solution. *Lancet* 2002; **360**: 340–1.
6. Cash R, *et al.* Oral rehydration and hyponatraemia. *Lancet* 1999; **354**: 1733–4.
7. Booth I, *et al.* Recommendations for composition of oral rehydration solutions for the children of Europe: report of an ESP-

GAN working group. *J Pediatr Gastroenterol Nutr* 1992; **14**: 113–15.

8. King CK, *et al.* Managing acute gastroenteritis among children: oral rehydration, maintenance, and nutritional therapy. *MMWR* 2003; **52** (RR-16): 1–16. Also available at: http://www.cdc.gov/mmwr/PDF/rr/rr5216.pdf (accessed 20/08/10)

口服补液与静脉注射补液　尽管静脉注射补液是推荐给脱水情形最严重的患者（**腹泻**，参见 M37 第1617页）使用的，在一些国家中也被广泛地应用于治疗病情不那么严重的体液流失患者[1,2]。但是，一项随机抽取了16 例儿童胃肠炎患者（其中 5 例儿童出现了严重脱水）对照实验的分析发现，使用了恰当补液溶液的口服或鼻胃肠道水化治疗，在恢复患者体重和肠道排泄两方面的效果与静脉注射补液一样有效，并且产生不良反应的机会降低了，患者需要的住院时间也相应缩短[3]。文章的作者总结道，并没有证据支持在大多数儿童胃肠病例中使用静脉注射的补液方案。

1. Elliott EJ, *et al.* Pre-admission management of acute gastroenteritis. *J Paediatr Child Health* 1996; **32**: 18–21.
2. Ford-Jones EL, *et al.* Hospitalization for community-acquired, rotavirus-associated diarrhea: a prospective, longitudinal, population-based study during the seasonal outbreak. *Arch Pediatr Adolesc Med* 2000; **154**: 578–85.
3. Fonseca BK, *et al.* Enteral vs intravenous rehydration therapy for children with gastroenteritis: a meta-analysis of randomized controlled trials. *Arch Pediatr Adolesc Med* 2004; **158**: 483–90.

制剂

BP 2010: Oral Rehydration Salts;
USP 33: Oral Rehydration Salts;
WHO/UNICEF: Oral Rehydration Salts.

Bicarbonate 碳酸氢盐

Bicarbonato.

Бикарбонат

UNII — HN1ZRA3Q20.

性状　碳酸氢盐是一种碱化剂，通常指含碳酸氢根的盐类（如碳酸氢钠或碳酸氢钾）或者是产生碳酸氢盐的盐类（如醋酸盐、枸橼酸盐或乳酸盐）。给药的剂量应当考虑到阳离子的作用。

配伍禁忌　许多研究都发现，碳酸氢盐配制的或者含有碳酸氢盐的溶液与许多药物有配伍禁忌。碳酸氢盐溶液的碱性特性是与许多药物配伍禁忌的原因。当碳酸氢根离子被酸性溶液中和时，会产生不能溶解的碳酸盐沉淀和二氧化碳气体。

Potassium Bicarbonate 碳酸氢钾

Bicarbonato potásico; E501; Hidrogenocarbonato de potasio; Hydrogenuhličitan draselný; Kalii Hydrocarbonas; Kalii Hydrogenocarbonas; Kalii hydrogenocarbonas; Kalio-vandenilio karbonatas; Kálium-hidrogén-karbonát; Kaliumvätekarbonat; Kaliumvetykarbonaatti; Monopotassium Carbonate; Potasio, bicarbonato de; Potassium, bicarbonate de; Potassium Hydrogen Carbonate; Potasu wodorowęglan; Potasyum Bikarbonat.

Бикарбонат Калия; Гидрокарбонат Калия; Двууглекислый Калий; Калий Бикарбонат

$KHCO_3 = 100.1$.

CAS — 298-14-6.
ATC — A12BA04.
ATC Vet — QA12BA04.
UNII — HM5Z15LEBN.

Pharmacopoeias. In *Eur.* (see p.vii), and *US.*
Ph. Eur. 6. 8（Potassium Hydrogen Carbonate; Potassium Bicarbonate BP 2010）　白色或类白色结晶性粉末或无色结晶。易溶解于水；几乎不溶于乙醇。加热其固体或其溶液时，会逐渐转变为碳酸钾。5％碳酸氢钾新鲜水溶液的 pH 值不应超过 8.6。

USP 33（Potassium Bicarbonate）　无色、无臭的透明单晶棱柱体或白色粒状粉末。易溶解于水；几乎不溶于乙醇。其溶液对酚酞显示为中性或碱性。

当量　每克碳酸氢钾相当于 10mmol 钾和碳酸氢根。2.56g 碳酸氢钾相当于 1g 钾。

Potassium Citrate 枸橼酸钾

Citrato tripotásico; Citronan draselný monohydrát; E332; Kalii citras; Kalii Citras Monohydricus; Kalio citratas; Kaliumsitraatti; Potasio, citrato de; Potassium, citrate de; Potasu cytrynian; Potasyum Sitrat; Trikálium-citrát; Tripotassium Citrate. Tripotassium 2-hydroxypropane-1,2,3-tricarboxylate monohydrate.

Калий Цитрат; Лимоннокислый Калий

$C_6H_5K_3O_7,H_2O = 324.4$.

CAS — 866-84-2 (anhydrous potassium citrate); 6100-05-6 (potassium citrate monohydrate).
ATC — A12BA02.
ATC Vet — QA12BA02.
UNII — EE900ONI6FF (potassium citrate monohydrate); 86R1NVR0HW (anhydrous potassium citrate).

Pharmacopoeias. In *Chin., Eur.* (see p.vii), *Int.,* and *US.*
Ph. Eur. 6. 8（Potassium Citrate）　透明、吸湿性晶体或白色颗粒状粉末。极易溶于水；几乎不溶于乙醇。贮藏于密闭容器中。

USP 33（Potassium Citrate）　透明晶体或白色颗粒状粉末。无臭，在潮湿空气中易潮解。溶于水（1∶1），溶于甘油（1∶2.5）；几乎不溶于乙醇。贮藏于密闭容器中。

当量　每克枸橼酸钾（无水）相当于 9.8mmol 钾和 3.26mmol 枸橼酸根。每克枸橼酸钾（一水化物）相当于 9.3mmol 钾和 3.08mmol 枸橼酸根。2.77g 枸橼酸钾（一水化物）相当于 1g 钾。

Sodium Acetate 醋酸钠

Acetato sódico; E262; Natrii Acetas; Natrii acetas trihydricus; Natrio acetatas trihidratas; Natrium Aceticum; Nátrium-acetát; Natriumacetat trihydrat; Natriumasetaattitrihydraatti; Octan sodný trihydrát; Sodio, acetato de; Sodium (acétate de) trihydraté; Sodu octan.

Ацетат Натрия; Уксуснокислый Натрий

$CH_3.CO_2Na,3H_2O = 136.1$.

CAS — 127-09-3 (anhydrous sodium acetate); 6131-90-4 (sodium acetate trihydrate).
ATC — B05XA08.
ATC Vet — QB05XA08.
UNII — NVG71ZZ7P0 (anhydrous sodium acetate); 4550K0SC9B (sodium acetate trihydrate).

Pharmacopoeias. In *Eur.* (see p.vii), *Jpn,* and *US.*
US also allows the anhydrous form.
Ph. Eur. 6. 8（Sodium Acetate Trihydrate）　无色晶体。极易溶于水；溶于乙醇。5％碳酸钠水溶液的 pH 值为 7.5～9.0。贮藏于密闭容器中。

USP 33（Sodium Acetate）　含有 3 分子水合物或者是无水的。无色、透明晶体，或白色颗粒晶状粉末，或白色絮片。无臭或有轻微酸味。在温暖干燥的空气中易风化。溶于水（1∶0.8），溶于沸水（1∶0.6），溶于乙醇（1∶19）。3％无水醋酸钠溶液的 pH 值为 7.5～9.2。贮藏于密闭容器中。

当量　每克醋酸钠（无水）相当于 12.2mmol 钠和醋酸根。每克醋酸钠（三羟化物）相当于 7.3mmol 钠和醋酸根。3.57g 醋酸钠（无水）相当于 1g 钠。5.92g 醋酸钠（三羟化物）相当于 1g 钠。

Sodium Acid Citrate 枸橼酸氢二钠

Disodium Hydrogen Citrate; Disodu wodorocytrynian; E331; Hidrogenocitrato de disodio; Natrium Citricum Acidum; Sodio, citrato ácido de.

Цитрат Натрия Двузамещенный
$C_6H_6Na_2O_7,1½H_2O = 263.1$.
CAS — 144-33-2.
UNII — 6FO62KCQ7A.

Pharmacopoeias. In *Br.*
BP 2010（Sodium Acid Citrate）。白色、无臭或几乎无臭的粉末。易溶于水；几乎不溶于乙醇。3％的枸橼酸氢二钠溶液的 pH 值为 4.9～5.2。

　　BP 2010 将枸橼酸氢二钠（Disodium Hydrogen Citrate）认定为其别名。

当量　每克枸橼酸氢二钠（1½ 水合物）相当于 7.6mmol 钠和 3.8mmol 枸橼酸根。5.72g 枸橼酸氢二钠（1½水合物）相当于 1g 钠。

Sodium Bicarbonate 碳酸氢钠

Baking Soda; Bicarbonato sódico; E500; Hidrogenocarbonato de sodio; Hydrogenuhličitan sodný; Monosodium Carbonate; Natrii Bicarbonas; Natrii hydrogenocarbonas; Natrio-vandenilio karbonatas; Nátrium-hidrogén-karbonát; Natriumvätekarbonat; Natriumvetykarbonaatti; Sal de Vichy; Sodio, hidrogenocarbonato de; Sodium Acid Carbonate; Sodium, bicarbonate de; Sodium Hydrogen Carbonate; Sodu wodorowęglan; Sodyum Bikarbonat.

Бикарбонат Натрия; Гидрокарбонат Натрия; Двууглекислый Натрий; Питьевая Сода
$NaHCO_3 = 84.01$.
CAS — 144-55-8.
ATC — B05CB04; B05XA02.
ATC Vet — QB05CB04; QB05XA02; QG04BQ01.
UNII — 8MDF5V39Q0.

Pharmacopoeias. In *Chin., Eur.* (see p.vii), *Int., Jpn, US,* and *Viet.*
Ph. Eur. 6. 8（Sodium Hydrogen Carbonate; Sodium Bicarbonate BP 2010）　白色或类白色结晶性粉末。溶于水；几乎不溶于乙醇。5％碳酸钠新鲜水溶液的 pH 值不应超过 8.6。干燥加热或加热其溶液时，会逐渐转变为碳酸钠。

USP 33（Sodium Bicarbonate）　白色晶状粉末，在潮湿空气中会缓慢地分解。溶于水（1∶12）；不溶于乙醇。用冷水制成的新鲜碳酸氢钠溶液，不加摇晃的话，对石蕊显示为碱性；其碱性随着放置时间增长、搅拌或加热而增加。

当量　每克碳酸氢钠（无水）相当于 11.9mmol 钠和碳酸氢根。3.65g 碳酸氢钠（无水）相当于 1g 钠。

Sodium Citrate 枸橼酸钠

Citrato trisódico; Citronan sodný dihydrát; E331; Natrii citras; Natrii Citras Dihydricus; Natrio citratas; Natriumcitrat; Natriumsitraatti; Sodio, citrato de; Sodium, citrate de; Sodu cytrynian; Sodyum Sitrat; Trinátrium-citrát; Trisodium Citrate. Trisodium 2-hydroxypropane-1,2,3-tricarboxylate dihydrate.

Цитрат Натрия Трёхзамещенный
$C_6H_5Na_3O_7,2H_2O = 294.1$.
CAS — 68-04-2 (anhydrous sodium citrate); 6132-04-3 (sodium citrate dihydrate).
ATC — B05CB02.
ATC Vet — QB05CB02.
UNII — RS7A450LGA (anhydrous sodium citrate); 1Q73Q2JULR (sodium citrate); B22547B95K (sodium citrate dihydrate).

Pharmacopoeias. In *Chin., Eur.* (see p.vii), *Int., Jpn,* and *Viet. Int.* and *US* specify anhydrous or dihydrate.
Ph. Eur. 6. 8（Sodium Citrate）　白色或类白色结晶性粉末，或者白色或类白色颗粒状晶体；在潮湿空气中轻微潮解。易溶于水；几乎不溶于乙醇。贮藏于密闭容器中。

USP 33（Sodium Citrate）　无水或含有 2 分子水合物。无色晶体，或白色颗粒状粉末。其水合形态容平于水（1∶1.5），溶于沸水（1∶0.6）；不溶于乙醇。贮藏于密闭容器中。

当量　每克枸橼酸钠（无水）相当于 11.6mmol 钠和 3.9mmol 枸橼酸根。每克枸橼酸钠（二水化物）相当于 10.2mmol 钠和 3.4mmol 枸橼酸根。3.74g 枸橼酸钠（无水）相当于 1g 钠。4.26g 枸橼酸钠（二水化物）相当于 1g 钠。

贮藏　灭菌后的溶液在储存过程中可能导致玻璃容器的器壁析出颗粒物，含有此种颗粒物的溶液不可以继续使用。

Sodium Lactate 乳酸钠

E325; Lactato de sodio; Lactato sódico; Natrii lactatis; Natriumlaktaatti; Natriumlaktat; Sodium, lactate de. Sodium 2-hydroxypropionate.

Лактат Натрия; Молочнокислый Натрий
$C_3H_5NaO_3 = 112.1$.
CAS — 72-17-3.
UNII — TU7HW0W0QT (sodium lactate); P2Y1C6M9PS (l-sodium lactate); FM1Z1J8373 (D-sodium lactate).

Pharmacopoeias. *Chin., Eur.* (see p.vii), and *US* include preparations of sodium lactate.
Ph. Eur. 6. 8（Sodium Lactate Solution）　其乳酸钠含量按重量计算最低 50％的溶液浓度（质量分数），以两种比例近似相等的对映异构体的混合型式存在。乳酸钠（S）溶液包含最低 50％（质量分数）的乳酸钠，其中不低于 95％的成分都是钠（S）的对映异构物。溶液是澄清、无色、稀糖浆状的液体。与水和乙醇都易混合。pH 值为 6.5～9.0。

USP 33（Sodium Lactate Solution）　是一种含量不少于 50％的乳酸钠水溶液。澄清、无色或者基本无色、轻微黏稠的液体，无臭或者有轻微的不让人厌恶的臭。易混溶于水。pH 值为 5.0～9.0。贮藏于密闭容器中。

当量　每克乳酸钠（无水）相当于 8.9mmol 钠和乳酸根。4.88g 乳酸钠（无水）相当于 1g 钠。

不良反应和处置

过量使用碳酸氢盐和用碳酸氢盐制成的化合物，可能导致低钾血症和代谢性碱中毒，特别是对于肾功能受损的患者。其症状包括情绪变化、疲劳、呼吸缓慢、肌肉无力以及心律不齐。可能发展成肌肉高紧张力、颤搐和手足抽搐，特别是患有低钙血症的患者。对于与过量使用碳酸氢盐有关的代谢性碱中毒症的治疗方法主要包括使用恰当的方法纠正体液和电解质的平衡。补充钙离

子、氯离子和钾离子可能更有意义。

过量使用钠盐也可能导致钠负荷过高以及高渗性（见**钠**的**不良反应**，第494页）。口服碳酸氢盐也可能导致胃痉挛、嗳气和肠胃胀气。有报道指出静脉给药后发生了刺激性的高渗碳酸氢钠溶液外渗的情况，结果导致了局部组织的坏死。

过量使用钾盐可能导致高钾血症（见**钾**的**不良反应**，第493页）。食入钾盐可能导致肠道的不良反应，而片剂形式的钾盐则可能由于局部钾浓度过高对接触点造成刺激。

口服过量的枸橼酸盐可能出现轻度的效应。

对胃肠道的影响 除轻微的胃肠反应（见上）之外，有数例食入碳酸氢钠后出现自发性胃破裂的报道，尽管这种情况非常的罕见。人们相信这是因为碳酸氢盐迅速产生了大量的二氧化碳，使原本已被食物、液体或空气涨满的胃破裂了[1,2]。

1. Mastrangelo MR, Moore EW. Spontaneous rupture of the stomach in a healthy adult man after sodium bicarbonate ingestion. *Ann Intern Med* 1984; **101**: 649.
2. Lazebnik N, *et al.* Spontaneous rupture of the normal stomach after sodium bicarbonate ingestion. *J Clin Gastroenterol* 1986; **8**: 454–6.

对精神状态的影响 有报道称输注乳酸钠会导致惊恐发作，特别是那些处于焦虑状态的患者，乳酸钠因此被用于评估惊恐障碍相关机制的药理学模型[1]。但是乳酸钠是如何导致惊恐发作的机制尚不清楚[1]，有人认为这可能与快速给予大剂量的钠元素有关[2]。另有报道显示[3]，一名曾患广泛焦虑的惊恐障碍患者接受了口服乳酸盐（使用的是乳酸钙）后。在乳酸钠停药后，该患者报道其惊恐的强度降低了，但惊恐发作的频率并未减少。

1. Bourin M, *et al.* Provocative agents in panic disorder. *Therapie* 1995; **50**: 301–6.
2. Peskind ER, *et al.* Sodium lactate and hypertonic sodium chloride induce equivalent panic incidence, panic symptoms, and hypernatremia in panic disorder. *Biol Psychiatry* 1998; **44**: 1007–16.
3. Robinson D, *et al.* Possible oral lactate exacerbation of panic disorder. *Ann Pharmacother* 1995; **29**: 539–40.

致癫痫作用 碱中毒症可能诱发癫痫发作；但是也有报道显示，在一名血清 pH 值正常的儿童服碳酸氢钠时，发生了癫痫小发作[1]。

1. Reif S, *et al.* Absence seizures associated with bicarbonate therapy and normal serum pH. *JAMA* 1989; **262**: 1328–9.

注意事项

碳酸氢盐或用碳酸氢盐制成的化合物通常不应当用于代谢性碱中毒或呼吸性碱中毒、低钙血症或是胃酸过少的患者。在治疗酸中毒的过程中，监测血清-电解质浓度和酸-碱状态是非常重要的。

含钠盐类在用于心脏衰竭、水肿、肾损伤、高血压、惊厥或醛固酮增多症的患者时应当极度地小心谨慎（见**钠**的**注意事项**，第494页）。

含钾盐类在用于肾或肾上腺皮质功能不全、心脏疾病或其他易罹患高钾血症的疾病的患者时应当给予特别的关注（见**钾**的**注意事项**，第493页）。

滥用 运动员为了提高其耐久性运动项目中的成绩而服用高剂量的碳酸氢盐，该药能够缓冲与乳酸同时产生的氢离子[1]。碳酸氢盐还用于碱化尿液，以及延长治疗药品的半衰期，特别是拟交感神经药和兴奋药，并由此避免在尿检中被发现；但是，如此用药会增加药品的毒性。

1. Kennedy M. Drugs and athletes—an update. *Adverse Drug React Bull* 1994; (Dec): 639–42.

药物相互作用

口服碳酸氢盐或含碳酸氢盐的化合物会提高胃内的 pH 值，这有可能造成一系列药物的吸收率和（或）吸收量的增加或减少（参见 M37 第1615页，**抗酸药**）。尿液被碱化还会导致肾对弱酸性药物的清除率增加，例如水杨酸盐、四环素类以及巴比妥类药物。与之相反的，该药会延长某些药物的半衰期，并有可能造成药物毒性（也见上文中的**滥用**）。

碳酸氢钠会促进锂的排泄。应尽量避免配伍使用会增加血清锂浓度的含钠盐类，如 ACEI 和保钾利尿药（见第493页）。口服枸橼酸盐类会促进胃肠道对铝的吸收（**氢氧化铝**的**不良反应**项下的**毒性**，参见 M37 第1628页）。肾功能受损的患者对于体内铝的累积格外敏感，因此具有肾衰竭且在接受含铝化合物药物治疗的患者，最好避免使用含枸橼酸的口服制剂，包括许多种泡腾片和溶散片剂。

药动学

口服碳酸氢盐，如碳酸氢钠，在产生二氧化碳的过程中会中和胃酸。未参与该反应的碳酸氢盐会被吸收，当血浆中不缺少碳酸氢盐时，碳酸氢盐离子就会被排泄到尿液中，将呈现出碱性，并伴随着多尿反应。如醋酸钾和醋酸钠等醋酸盐，枸橼酸钾、枸橼酸氢二钠和枸橼酸钠等枸橼酸盐，以及乳酸钠等乳酸盐经吸收后，其代谢产物是碳酸氢盐。

用途和用法

碳酸氢盐制成的碱性盐类有广泛的用途，包括纠正代谢性酸中毒、碱化尿液以及作为抗酸剂等。

当需要使用碱性制剂治疗急性或慢性**代谢性酸中毒**（见第477页）时，通常会使用碳酸氢盐。但当急性代谢性酸中毒伴发组织缺氧例如心脏停搏和乳酸酸中毒时，碱性制剂的作用尚存在争议（见第477页，有关高级心脏生命支持的指导方案，请见第214页）。在治疗急性代谢性酸中毒时，乳酸钠可作为碳酸氢钠的替代品，但由于该药存在着一定导致乳酸酸中毒的风险，现在也不再推荐使用了。在治疗伴发钾缺乏症的慢性高氯性酸中毒时，碳酸氢钾更优于碳酸氢钠。在治疗由于肾病症而导致的慢性代谢性酸中毒时，枸橼酸钾或枸橼酸钠也被用作碳酸氢钠的替代品。碳酸氢钠、乳酸钠、醋酸钠和醋酸钾常被用作**透析液**的碳酸氢盐来源（见第480页）。

必须根据病患的个体基础情况来制订治疗酸中毒时的碳酸氢盐剂量，并依据其酸-碱平衡和病情况进行调整。在治疗慢性酸中毒时会持续数月给药碳酸氢盐，每日需要的口服剂量大约是 57mmol（4.8g 碳酸氢钠）甚至更多。严重的酸中毒病例会连续静脉输液 1.26%（150mmol/L）的碳酸氢钠溶液，或者缓慢地静脉注射作用更强的（高渗的）溶液，其浓度高达 8.4%（1000mmol/L）（见第477页关于代谢性酸中毒的讨论）。在心脏生命支持持续纠正酸中毒症时，可对成人进行 50mmol 的碳酸氢钠（50ml 的 8.4%浓度溶液）静脉给药。在治疗酸中毒的过程中，密切监测血清-电解质浓度和酸-碱状态是非常重要的。

碳酸氢钠也可用于治疗**高钾血症**（见第479页），尽管对其疗效尚存在一些争论，但它能够促进细胞内对钾的吸收，并纠正与其相关的酸中毒症。尽管以往更经常使用的是稀溶液，也有学者建议使用 50～100ml 8.4%的溶液治疗伴有酸中毒的高钾血症，同时密切关注，特别是伴有肾损伤的情况。

碳酸氢钠、枸橼酸钠和枸橼酸钾都能**碱化尿液**。因此可用于解除轻微泌尿道感染（参见 M37 第189页）带来的不适，并可以用来预防在使用排泄尿酸疗法治疗由于慢性痛风导致的高尿酸血症的过程中，最初阶段可能出现的尿酸结石（举例，**丙磺舒**的**注意事项**，参见 M37 第532页）。在上述两种治疗中，药物都应当用大量液体送服，通常为口服，每日服液量平均可达到 10g。在治疗弱酸性药物（如水杨酸盐或苯氧乙酸杀虫剂）导致的急性中毒的病患时，也可以用碳酸氢钠碱化尿液；而与利尿药作为"强力碱性利尿"的用途则不再推荐使用。

口服碳酸氢钠和碳酸氢钾时，它们能够中和胃肠道内分泌的酸液，因此，碳酸氢盐有**抗酸药**的制剂中的作用（参见 M37 第1615页）。将 1～5g 的碳酸氢钠溶解于水中，可用于缓解消化不良。枸橼酸钠通常与 H₂ 受体拮抗药一同使用，它作为一种非颗粒性抗酸药，被广泛地应用于患者麻醉时预防酸吸入（参见 M37 第1616页）。碳酸氢钠也被制成多种制剂，在双对比 X 线造影术中用来产生胃肠道内足量气体（二氧化碳）。类似地，碳酸氢钠溶液或枸橼酸钠溶液也被用于治疗急性食管嵌塞。

碳酸氢钠、枸橼酸钠和枸橼酸钾是制药配方中的缓冲剂或碱化剂。碳酸氢钠、碳酸氢钾和无水枸橼酸钠则是制作泡腾片的组成成分。

个别盐单独也有一些**特异的**用途。5%碳酸氢钠溶液可以制成滴耳液，用于软化和清除耵聍（**多库酯钠**，参见 M37 第1646页）。碳酸氢钠注射液被用于治疗蒽环类抗肿瘤药物的外渗（参见 M37 第610页），尽管在上文中的**不良反应**部分中提到过，这种高渗溶液本身就可能造成坏死的结果。枸橼酸钠与枸橼酸氢二钠，与其他原料一同配成溶液，用于对输血血液进行抗凝和贮存。类似地，3%的枸橼酸钠溶液可以作为 0.9%氯化钠的替代品，用于分解膀胱中的血凝块。包含枸橼酸钠的灌肠剂，是一种经直肠使用的渗透性泻药。枸橼酸钠还是止咳合剂中的一种常见成分。化学性眼部灼伤可用 10%枸橼酸钠的滴眼液治疗（见下文）；也可同时应用抗坏血酸钾滴眼液治疗（**维生素 C 类物质的用途**，参见 M37 第1885页）。

眼病 碳酸氢钠也可用于治疗眼睑炎——由多种原因导致的眼睑边缘处发炎。它可能由于眼睑过敏或脂溢性皮炎所致。眼睑感染会引发溃疡性睑缘炎，其特征是产生将睫毛粘在一起的黄色的痂。寄生虫偶尔也会引发睑炎。这种情形，首先应该用碳酸氢钠溶液或刺激性小的洗眼液清洗眼睑和眼睛；普通的眼膏或稀释的婴儿洗发水也可用于软化痂，从而易于去除。如果存在感染，需要使用抗菌药（参见 M37 第162页）。长期治疗可每日用刺激性小的洗眼液清洗眼睑边缘。

眼部灼伤 高热和化学药物都能够灼伤眼睛，造成角膜、角膜和基底结构的损伤。灼伤的程度取决于灼伤物质的状态（液体还是固体）、进入眼睛的量、接触时间、温度、撞击力、pH 值、渗透压[1,2]。氢氟酸、亚硫酸和碱液能够快速渗透进角膜基质[2]，应立即用清水或 0.9%的氯化钠溶液反复冲洗至少 15～30min。但是，清水和 0.9%的氯化钠对眼睛来说是低渗溶液，能够促进眼睛对灼伤物质的吸收和扩散，使灼伤物质进入角膜的深层结构，导致水肿。因此，建议使用平衡液、缓冲液等高渗溶液，例如乳酸林格溶液、具有两性及螯合性的药用去污剂[1,2]。

由于有研究者指出：抗坏血酸钾能去除自由基，枸橼酸钠能降低灼伤组织释放自由基和蛋白水解酶，因此，酸和碱的眼灼伤可以尝试使用抗坏血酸钾和枸橼酸钠滴眼液治疗，同时口服抗坏血酸钾[1]。一项对 121 名碱引起的眼灼伤患者采用 10%抗坏血酸钾和 10%枸橼酸钾滴眼液局部强化治疗的回顾性分析发现，那些灼伤程度较低（1级和 2 级）的患者采用这种治疗方案后并未受益[3]；3 级灼伤的患者痊愈速度更快，其视力最终也变得较好，但是对于那些烧伤程度最严重（4级）的患者，上述疗法也没有显著的效果。Hexafluorine® 已经作为氢氟酸眼灼伤治疗的冲洗用液（其余参见 M37 第2255页）。其他疗法包括局部应用麻醉药、皮质激素和抗菌药治疗青光眼和外科手术[1,2]。

1. Schrage NF, *et al.* Eye burns: an emergency and continuing problem. *Burns* 2000; **26**: 689–99.
2. Kuckelkorn R, *et al.* Emergency treatment of chemical and thermal eye burns. *Acta Ophthalmol Scand* 2002; **80**: 4–10.
3. Brodovsky SC, *et al.* Management of alkali burns: an 11-year retrospective review. *Ophthalmology* 2000; **107**: 1829–35.

骨质疏松症 一项短期研究显示，每日口服 1～2mmol/kg 的碳酸氢钾能够改善体内无机盐平衡和骨代谢[1]。同时，研究者提醒，在没有更多研究[2]之前，反对长期服用碳酸氢盐治疗和预防骨质疏松症（参见 M37 第1050页）。

1. Sebastian A, *et al.* Improved mineral balance and skeletal metabolism in postmenopausal women treated with potassium bicarbonate. *N Engl J Med* 1994; **330**: 1776–81.
2. Sebastian A, Morris RC. Improved mineral balance and skeletal metabolism in postmenopausal women treated with potassium bicarbonate. *N Engl J Med* 1994; **331**: 279.

肾结石 枸橼酸盐和钙能形成可溶性复合物，因此可以降低尿中钙盐结石的形成。口服枸橼酸钾后，可能由于促进了肾脏钙的吸收，有降低尿钙的作用。由于碱介导的低尿钙效应和钠钙交换相互抵消，因此枸橼酸钠不影响尿钙的代谢[1]。对于低枸橼酸尿[2,3]或高钙尿[4]患者，服用枸橼酸钾后能够显著降低结石的发生率。在上文**用途**中提到过，在使用排尿酸药物治疗期间，为了防止尿酸结石的发生，可以摄入大量的液体，也可以用碳酸氢钠或枸橼酸钾（钠）作尿碱化剂。

其他引起肾结石的原因和治疗措施还在讨论中（参见 M37 第2101页）。

对于胱氨酸尿症的患者，可以用碳酸氢钠、枸橼酸钠或枸橼酸钾作为尿碱化剂治疗胱氨酸结石（**青霉胺**，参见 M37 第1400页）。

1. Anonymous. Citrate for calcium nephrolithiasis. *Lancet* 1986; **i**: 955.
2. Pak CYC, Fuller C. Idiopathic hypocitraturic calcium-oxalate nephrolithiasis successfully treated with potassium citrate. *Ann Intern Med* 1986; **104**: 33–7.
3. Tekin A, *et al.* Oral potassium citrate treatment for idiopathic hypocitruria in children with calcium urolithiasis. *J Urol (Baltimore)* 2002; **168**: 2572–4.
4. Pak CYC, *et al.* Prevention of stone formation and bone loss in absorptive hypercalciuria by combined dietary and pharmacological interventions. *J Urol (Baltimore)* 2003; **169**: 465–9.

制剂

BP 2010: Alginate Raft-forming Oral Suspension; Alkaline Gentian Mixture; Aromatic Magnesium Carbonate Mixture; Compound Glucose, Sodium Chloride and Sodium Citrate Oral Solution; Compound Magnesium Trisilicate Oral Powder; Compound Sodium Bicarbonate Tablets; Compound Sodium Chloride Mouthwash; Compound Sodium Lactate Intravenous Infusion; Kaolin and Morphine Mixture; Kaolin Mixture; Magnesium Trisilicate Mixture; Potassium Citrate Mixture; Sodium Bicarbonate Ear Drops; Sodium Bicarbonate Eye Lotion; Sodium Bicarbonate Intravenous Infusion; Sodium Bicarbonate Oral Solution; Sodium Citrate Eye Drops; Sodium Citrate Irrigation Solution; Sodium Lactate Intravenous Infusion;

484 Calcium 钙

BPC 1968: Effervescent Potassium Tablets;
Ph. Eur.: Anticoagulant Acid-Citrate-Glucose Solutions (ACD); Anticoag-
ulant Citrate-Phosphate-Glucose Solution (CPD);
USP 33: Anticoagulant Citrate Dextrose Solution; Anticoagulant Citrate
Phosphate Dextrose Adenine Solution; Anticoagulant Citrate Phosphate
Dextrose Solution; Anticoagulant Sodium Citrate Solution; Half-strength
Lactated Ringer's and Dextrose Injection; Imipenem and Cilastatin for In-
jection; Lactated Ringer's and Dextrose Injection; Lactated Ringer's Injection;
Magnesium Carbonate and Sodium Bicarbonate for Oral Suspension; Mag-
nesium Carbonate, Citric Acid, and Potassium Citrate for Oral Solution;
PEG 3350 and Electrolytes for Oral Solution; Potassium and Sodium Bicar-
bonates and Citric Acid Effervescent Tablets for Oral Solution; Potassium
Bicarbonate and Potassium Chloride Effervescent Tablets for Oral Solution;
Potassium Bicarbonate and Potassium Chloride for Effervescent Oral So-
lution; Potassium Bicarbonate Effervescent Tablets for Oral Solution; Potas-
sium Chloride in Lactated Ringer's and Dextrose Injection; Potassium Chlo-
ride, Potassium Bicarbonate, and Potassium Citrate Effervescent Tablets for
Oral Solution; Potassium Citrate And Citric Acid Oral Solution; Potassium
Citrate Extended-release Tablets; Potassium Citrate Tablets; Potassium Glu-
conate and Potassium Citrate Oral Solution; Potassium Gluconate, Potassi-
um Citrate, and Ammonium Chloride Oral Solution; Sodium Acetate Injec-
tion; Sodium Acetate Injection; Sodium Bicarbonate Injection; Sodium
Bicarbonate Oral Powder; Sodium Bicarbonate Tablets; Sodium Citrate and
Citric Acid Oral Solution; Sodium Lactate Injection; Sodium Lactate Solu-
tion; Tricitrates Oral Solution; Trikates Oral Solution.

专利制剂

Arg.: LTK250; Urokit; **Austral.:** Chlorvescent; Sodibic; Urocit-K; **Austria:** Oxalyt; Uralyt-U; **Belg.:** Uralyt-U; **Braz.:** Citrosodine†; Litocit; **Canad.:** Bicart; Bromo Seltzer; Eno; Formula No 2K; Hema BP-38; K-Citra†; K-Lyte†; Polycitra-K; Urocit-K; **Chile:** Acalka†; Eucerin; **Cz.:** Alkaligen†; Uralyt-U; **Fin.:** Gambrosol; **Fr.:** Bibag; Elgydium Bicarbonate†; Potensium gelule†; Soludial; **Ger.:** Alkala T; Apocit; bicaNorm; Blanel; Kalitrans; Kalium; Kohlensaurebad Bastian; Nephrotrans; Uralyt-U; **Gr.:** Citrolithin; **Hong Kong:** Antacimin; Citral; Urocit-K; **Hung.:** Alkaligen; **India:** Alkanil; Alkasol; Citralka; Oricitral; **Irl.:** Cystopunin; Diarrest RF†; **Israel:** Babic; Uralyt-U; **Ital.:** Citrosodina; Uralyt-U; **Jpn:** Meylon; **Malaysia:** Urocit-K; **Mex.:** Betsol Z; Bicarnat; Debonal; **Neth.:** Citra-Lock; Hospasol; Icodial†; **Norw.:** Kajos; **NZ:** Citravescent†; **Philipp.:** Acalka; **Pol.:** Citrolyt; Litocid; **Port.:** Acalka; Extraneal; Hospasol; Uralyt-U; **S.Afr.:** Crystacit; SB Gripe Water†; Uralyt-U; **Singapore:** Urocit-K; **Spain:** Acalka; Hospasol; Plurisalina†; Uralyt-U; **Swed.:** Kajos; **Switz.:** Nephrotrans; Uralyt-U†; **Thai.:** Acalka; Arc-Soda; Darbie; Sodamint Frx; Uralyt-U†; **Turk.:** Anti-Asidoz; Uralyt-U; **UK:** Boots Gripe Mixture 1 Month Plus; Canesten Oasis; Cymalon Cranberry; Cystitis Relief; Cystocalm; Cystopurin; SodiBic; **Ukr.:** Soda-Bufer (Сода-буфер); Uralyt-U (Уралит-У); **USA:** Citra pH; K + Care†; K-Lyte; Neut; Urocit-K; **Venez.:** Policitra.

Calcium 钙

Calcio; Kalsiyum; Kalzium.

Кальций

Ca = 40.078.

UNII — SY7Q814VUP (calcium); 2M83C4R6ZB (calcium ion).

性状 钙是一种存在于许多种含钙盐中的阳离子。

配伍禁忌 据报道,钙盐与许多药物、肠外合剂存在配伍禁忌,例如与含有磷酸盐的肠外合剂配伍时,可形成不溶性沉淀。

1. Newton DW, Driscoll DF. Calcium and phosphate compatibility: revisited again. *Am J Health-Syst Pharm* 2008; **65:** 73–80.

Calcium Acetate 醋酸钙

Acetate of Lime; Calcii acetas; Calcio, acetato de; Calcium, acétate de; E263; Kalcio acetatas; Kalciumacetat; Kalcium-acetát; Kalsiumasetaatti; Kalsiyum Asetat; Lime Acetate.

Ацетат Кальция; Уксуснокислый Кальций

$C_4H_6CaO_4 = 158.2$.

CAS — 62-54-4.

ATC — A12AA12.

ATC Vet — QA12AA12.

UNII — Y882YXF34X.

Pharmacopoeias. In *Eur.* (see p.vii) and *US.*

Ph. Eur. 6. 8(Calcium Acetate) 白色或类白色吸湿性粉末。易溶于水;微溶于乙醇。5%水溶液的 pH 值为 7.2~8.2。贮存于密闭容器中。

USP 33(Calcium Acetate) 白色、无臭或几乎无臭、吸湿性、晶状粉末。加热到 160℃ 以上后分解为碳酸钙和丙酮。易溶于水;微溶于甲醇;几乎不溶于无水乙醇、丙酮和苯。5%水溶液的 pH 值为 6.3~9.6。贮藏于密闭容器中。

当量 每克醋酸钙(无水)相当于 6.3mmol 的钙。3.95g 醋酸钙(无水)相当于 1g 钙。

Calcium Chloride 氯化钙

Calcii Chloridum; Calcii chloridum dihydricum; Calcio, cloruro de; Calcium Chloratum; Calcium, chlorure de; Chlorid vápenatý; Cloreto de Cálcio; Cloruro cálcico; Cloruro de calcio; E509; Kalcio chloridas; Kalciumklorid; Kalcium-klorid; Kalsiumkloridi; Kalsiyum Klorür; Wapnia chlorek.

Кальций Хлорид; Кальций Хлористый

$CaCl_2,xH_2O = 110.0$ (anhydrous); 147.0 (dihydrate).

CAS — 10043-52-4 (anhydrous calcium chloride); 7774-34-7 (calcium chloride hexahydrate); 10035-04-8 (calcium chloride dihydrate).

ATC — A12AA07; B05XA07; G04BA03.

ATC Vet — QA12AA07; QB05XA07; QG04BA03.

UNII — OFM21057LP (anhydrous calcium chloride); M4I0D6VV5M (calcium chloride dihydrate).

Pharmacopoeias. *Chin., Eur.* (see p.vii), *Jpn, US,* and *Viet.* include the dihydrate.

Eur. also specifies the hexahydrate.

Ph. Eur. 6. 8(Calcium Chloride Dihydrate;Calcii Chloridum Dihydricum) 白色或类白色吸湿性晶状粉末。易溶于水;溶于乙醇。贮藏于密闭容器中。

Ph. Eur. 6. 8(Calcium Chloride Hexahydrate; Calcii Chloridum Hexahydricum) 白色或类白色晶状块,或无色晶体。极易溶于水;易溶于乙醇。约于 29℃ 变成粉剂。

USP 33(Calcium Chloride) 白色坚硬无气味碎片或颗粒。易潮解。溶于水(1∶0.7),溶于沸水(1∶0.2),溶于乙醇(1∶4),溶于沸腾的乙醇(1∶2)。5%水溶液的 pH 值为 4.5~9.2。贮藏于密闭容器中。

当量 每克氯化钙(二水化物)相当于 6.8mmol 钙和 13.6mmol 氯。3.67g 氯化钙(二水化物)相当于 1g 钙。

每克氯化钙(六水化物)相当于 4.56mmol 钙和 9.13mmol 氯。5.47g 氯化钙(六水化物)相当于 1g 钙。

Calcium Citrate 枸橼酸钙

Calcio, citrato de; Citrato tricálcico; Tricalcium Citrate. Tricalcium 2-hydroxypropane-1,2,3-tricarboxylate tetrahydrate.

Лимоннокислый Кальций; Цитрат Кальция

$C_{12}H_{10}Ca_3O_{14},4H_2O = 570.5$.

CAS — 5785-44-4.

UNII — MLM29U2X85.

Pharmacopoeias. In *US.*

USP 33(Calcium Citrate) 白色无臭晶状粉末。微溶于水;不溶于乙醇;易溶解于稀释的盐酸(3mol/L)和稀释的硝酸(2mol/L)。

当量 每克枸橼酸钙(四水合物)相当于 5.3mmol 钙和 3.5mmol 枸橼酸。4.74g 枸橼酸钙(四水合物)相当于 1g 钙。

Calcium Glubionate (USAN, rINN) 葡乳醛酸钙

Calcii Glubionas; Calcium Gluconate Lactobionate Monohydrate; Calcium Gluconogalactogluconate Monohydrate; Glubionate de Calcium; Glubionato de calcio. Calcium D-gluconate lactobionate monohydrate.

Кальция Глубионат

$(C_{12}H_{21}O_{12},C_6H_{11}O_7)Ca,H_2O = 610.5$.

CAS — 31959-85-0 (anhydrous calcium glubionate); 12569-38-9 (calcium glubionate monohydrate).

ATC — A12AA02.

ATC Vet — QA12AA02.

UNII — 3CF7K0SD0Q.

Pharmacopoeias. *US* includes Calcium Glubionate Syrup.

当量 每克葡乳醛酸钙(一水合物)相当于 1.6mmol 钙。15.2g 葡乳醛酸钙(一水合物)相当于 1g 钙。

Calcium Gluceptate 葡庚糖酸钙

Calcium Glucoheptonate (pINN); Calcii glucoheptonas; Calcium, glucoheptonate de; Gluceptato de calcio; Glucoheptonate de Calcium; Glucoheptonato de calcio; Kalcio gliukoheptonatas; Kalciumglukoheptonat; Kalcium-glükohepto-nát; Kalsiumglukoheptonaatti.

Кальция Глюкогептонат

$C_{14}H_{26}CaO_{16} = 490.4$.

CAS — 17140-60-2 (anhydrous calcium gluceptate); 29039-00-7 (anhydrous calcium gluceptate).

ATC — A12AA10.

ATC Vet — QA12AA10.

UNII — L11651398J.

Pharmacopoeias. In *Eur.* (see p.vii). *US* allows anhydrous or with varying amounts of water of hydration.

Ph. Eur. 6. 8(Calcium Glucoheptonate) 一种由 calcium di(D-glycero-D-gulo-heptonate)和 calcium di(D-glycero-D-ido-heptonate)的不定比例的混合物。白色或微黄的吸湿性无定形粉末。10%水溶液的 pH 值为 6.0~8.0。贮藏于密闭容器中。

USP 33(Calcium Gluceptate) 无水化物或含有数量不同水分子数的水合物。含有 α 葡庚糖异构体或 α-β 葡庚糖异构体混合物组成的钙盐。白色至微黄色无定形

粉末。在空气中可稳定存在,其水合物久置后可能失去部分水分。易溶于水;不溶于乙醇和多种其他有机溶剂。10%水溶液的 pH 值为 6.0~8.0。

当量 每克葡庚糖酸钙(无水)相当于 2mmol 的钙。12.2g 葡庚糖酸钙相当于 1g 钙。

Calcium Gluconate 葡萄糖酸钙

Calcii gluconas; Calcii Gluconas Monohydricus; Calcio, gluconato de; Calcium, gluconate de; Calcium Glyconate; E578; Gluconato cálcico; Glukonan vápenatý monohydrát; Kalcio gliukonatas; Kalciumglukonat; Kalcium-glükonát; Kalsiumglukonaatti; Wapnia glukonian. Calcium D-gluconate monohydrate.

Кальций Глюконат

$C_{12}H_{22}CaO_{14},H_2O = 448.4$.

CAS — 299-28-5 (anhydrous calcium gluconate); 18016-24-5 (calcium gluconate monohydrate).

ATC — A12AA03; D11AX03.

ATC Vet — QA12AA03; QD11AX03.

UNII — SQE6VB453K (calcium gluconate); CZN0M15R31 (calcium gluconate monohydrate).

Pharmacopoeias. In *Chin., Int., Jpn,* and *Viet.* Also in *Eur.* (see p.vii) and *US* as the anhydrous or the monohydrate form. Calcium borogluconate is included as an injection in *BP(Vet).*

Ph. Eur. 6. 8(Calcium Gluconate) 白色或类白色结晶或颗粒状粉末。略溶于水;易溶于沸水。

Ph. Eur. 6. 8(Calcium Gluconate, Anhydrous) 白色或类白色结晶或颗粒状粉末。略溶于水;易溶于沸水。

USP 33(Calcium Gluconate) 无水或包含一分子水合物。白色无味晶状颗粒或粉末。略溶于水中(1∶30);溶于沸水(1∶5);不溶于乙醇。其溶液对石蕊是中性的。

当量 每克葡萄糖酸钙(一水合物)相当于 2.2mmol 钙。11.2g 葡萄糖酸钙(一水合物)相当于 1g 钙。

Calcium Glycerophosphate 甘油磷酸钙

Calcii glycerophosphas; Calcio, glicerofosfato de; Calcium Glycerinophosphate; Calcium, glycérophosphate de; Calcium Glyceryl-phosphate; Glicerofosfato cálcico; Glycerofosforečnan vápenatý; Kalcio glicerofosfatas; Kalcium-glicerofosfát; Kalciumglycerofosfat; Kalsiumglyserofosfaatti.

Кальций Глицерофосфат

$C_3H_7CaO_6P,xH_2O = 210.1$ (anhydrous).

CAS — 27214-00-2 (anhydrous calcium glycerophosphate).

ATC — A12AA08.

ATC Vet — QA12AA08.

UNII — XWV9Z12C1C.

Pharmacopoeias. In *Eur.* (see p.vii), *US,* and *Viet.*

Ph. Eur. 6. 8(Calcium Glycerophosphate) (RS)-2,3-二羟丙基磷酸钙和 2-羟基-1-(羟甲基)乙基磷酸钙的不定比例的混合物,可能含有水分子。根据其干燥状态物质计算,它含有不少于 18.6%且不多于 19.4%的钙。白色吸湿性粉末。略溶于水;几乎不溶于乙醇。在干燥的过程中大约会失去超过 12%的重量。

USP 33(Calcium Glycerophosphate) (RS)-2,3-二羟丙基磷酸钙和 2-羟基-1-(羟甲基)乙基磷酸钙不定比例的混合物,可能含有水分子。根据其干燥状态计算,它含有不少于 18.6%且不多于 19.4%的钙。贮藏温度为 20~25℃,最大允许范围 15~30℃。

当量 每克甘油磷酸钙(无水)相当于 4.8mmol 钙。5.24g 甘油磷酸钙相当于 1g 钙。

Calcium Hydrogen Phosphate 磷酸氢钙

Calcii et Hydrogenii Phosphas; Calcii hydrogenophosphas; Calcio, hidrogenofosfato de; Calcium, hydrogénophosphate de; Calcium Hydrophosphoricum; Calcium Monohydrogen Phosphate; Dibasic Calcium Phosphate; Dicalcium Orthophosphate; Dicalcium Phosphate; E341; Fosfato dibásico de calcio; Hydrogenfosforečnan vápenatý; Kalcio-vandenilio fosfatas; Kalcium-hidrogénfoszfát; Kalciumvätefosfat; Kalsiumvetyfosfaatti; Wapnia wodorofosforan.

Дикальций-фосфат; Ортофосфат Кальция Двузамещенный

$CaHPO_4 = 136.1$ (anhydrous); 172.1 (dihydrate).

CAS — 7757-93-9 (anhydrous calcium hydrogen phosphate); 7789-77-7 (calcium hydrogen phosphate dihydrate).

UNII — L11K75P92J (anhydrous calcium hydrogen phosphate); O7TSZ97GEP (calcium hydrogen phosphate dihydrate).

Pharmacoeias. In *Chin.*, *Eur.* (see p.vii), *Int.*, *Jpn*, and *US*, which includes monographs for the anhydrous substance and the dihydrate form.

Ph. Eur. 6. 8（Calcium Hydrogen Phosphate，Anhydrous；Calcii Hydrogenophosphas Anhydricus）白色或类白色结晶性粉末。几乎不溶于水和乙醇；溶于稀盐酸和稀硝酸。

Ph. Eur. 6. 8（Calcium Hydrogen Phosphate Dihydrate；Calcii Hydrogenophosphas Dihydricus；Calcium Hydrogen Phosphate BP 2010）白色或类白色结晶性粉末。几乎不溶于冷水和乙醇；溶于稀盐酸和稀硝酸。

BP 2010 将二碱式磷酸钙定义为同物异名。

USP 33（Anhydrous Dibasic Calcium Phosphate）。

USP 33（Dibasic Calcium Phosphate Dihydrate）。

当量　每克磷酸氢钙（二水化物）相当于 5.8mmol 钙和磷酸根。4.29g 磷酸氢钙相当于1g 钙。

Calcium Lactate 乳酸钙

Calcii lactas; Calcio, lactato de; Calcium, lactate de; E327; Kalcio laktatas; Kalciumlaktat; Kalcium-laktát; Kalsiumlaktaatti; Kalsiyum Laktat; Lactato cálcico; Mléčnan vápenatý; Wapnia mleczan. Calcium 2-hydroxypropionate.

Лактат Кальция; Молочнокислый Кальций

$C_6H_{10}CaO_6,xH_2O = 218.2$ (anhydrous); 308.3 (pentahydrate); 272.3 (trihydrate).

CAS — 814-80-2 (anhydrous calcium lactate); 41372-22-9 (hydrated calcium lactate); 5743-47-5 (calcium lactate pentahydrate); 63690-56-2 (calcium lactate pentahydrate).
ATC — A12AA05.
ATC Vet — QA12AA05.
UNII — 2URQ2N32W3 (anhydrous calcium lactate); 4FM1N296CM (calcium lactate pentahydrate).

Pharmacoeias. In *Chin.*, *Eur.* (see p.vii), *Jpn*, and *US*. *Eur.* has separate monographs for the anhydrous substance, the monohydrate, the pentahydrate, and the trihydrate. *US* allows anhydrous or hydrous forms. *Viet.* has monographs for the pentahydrate and the trihydrate.

Ph. Eur. 6. 8（Calcium Lactate，Anhydrous；Calcii Lactas Anhydricus）白色或类白色晶体或颗粒状粉末。可溶于水；易溶于沸水；极微溶于乙醇。

Ph. Eur. 6. 8（Calcium Lactate Monohydrate；Calcii Lactas Monohydricus）白色或类白色晶体或颗粒状粉末。可溶于水；易溶于沸水；极微溶于乙醇。

Ph. Eur. 6. 8（Calcium Lactate Pentahydrate；Calcii Lactas Pentahydricus）白色或类白色轻微风化性晶体或颗粒状粉末。可溶于水；易溶于沸水；极微溶于乙醇。BP 2010 把乳酸钙作为别名。

Ph. Eur. 6. 8（Calcium Lactate Trihydrate；Calcii Lactas Trihydricus）白色或类白色轻微风化性晶体或颗粒状粉末。可溶于水；易溶于沸水；极微溶于乙醇。

USP 33（Calcium Lactate）白色、无臭无味的颗粒或粉末。其五水合物有一定易风化性，在 120℃ 成为无水形态。五水合物可溶于水（1∶20）；几乎不溶于乙醇。贮藏于密闭容器中。

当量　每克乳酸钙（三水合物）相当于 3.7mmol 的钙。每克乳酸钙（五水合物）相当于 3.2mmol 的钙。7.7g 乳酸钙（五水合物）和6.8g 乳酸钙（三羟化物）相当于1g 钙。

Calcium Lactate Gluconate 葡萄糖酸钙

Calcio, gluconato lactato de.
$Ca_5(C_3H_5O_3)_6,(C_6H_{11}O_7)_4,2H_2O = 1551.4$.
CAS — 11116-97-5.
ATC — A12AA06.
ATC Vet — QA12AA06.

当量　每克葡萄糖酸钙（二水化物）相当于 3.2mmol 的钙。7.74g 葡萄糖酸钙（二水化物）相当于1g 钙。

Calcium Lactobionate 乳糖醛酸钙

Calcii Lactobionas; Calcio, lactobionato de; Calcium Lactobionate Dihydrate; Kalciumlaktobionat; Kalsiumlaktobionaatti; Lactobionato cálcico dihidrato. Calcium 4-O-β-D-galactopyranosyl-D-gluconate dihydrate.

Кальция Лактобионат

$C_{24}H_{42}CaO_{24},2H_2O = 790.7$.
CAS — 110638-68-1.
UNII — 7D8YVA497F.

Pharmacoeias. In *US*.

USP 33（Calcium Lactobionate）5％水溶液的 pH 值为 5.4～7.4。

当量　每克乳糖醛酸钙（二水化合物）相当于 1.3mmol 的钙。19.7g 乳糖醛酸钙（二水化合物）相当于1g 钙。

Calcium Levulinate（*BAN*）戊酮酸钙

Calcii Laevulas; Calcii laevulinas; Calcii Levulinas Dihydricus; Calcii Levulinas Dihydricum; Calcio, levulinato de; Calcium Laevulate; Calcium Laevulinate; Calcium, lévulinate de; Kalcio levulinatas; Kalciumlevulat; Kalcium-levulát dihydrát; Kalciumlevulinat; Kalciumlevulinát; Kalsiumlevulaatti; Kalsiumlevulinaatti; Lévulinate Calcique; Levulinato cálcico dihidrato. Calcium 4-oxovalerate dihydrate.

Кальция Левулат

$C_{10}H_{14}CaO_6,2H_2O = 306.3$.
CAS — 591-64-0 (anhydrous calcium levulinate); 5743-49-7 (calcium levulinate dihydrate).
ATC — A12AA30.
ATC Vet — QA12AA30.
UNII — T6133SO78I.

Pharmacoeias. In *Eur.* (see p.vii) and *US*.

Ph. Eur. 6. 8（Calcium Levulinate Dihydrate）白色或类白色结晶性粉末。易溶于水；极微溶于乙醇；几乎不溶于二氯甲烷。10％水溶液的 pH 值为 6.8～7.8。避光。

USP 33（Calcium Levulinate）白色晶体或无定形粉末，有类焦糖微臭。易溶于水；微溶于乙醇；不溶于氯仿和乙醚。10％水溶液的 pH 值为 7.0～8.5。

当量　每克戊酮酸钙（二水化物）相当于 3.3mmol 的钙。7.64g 戊酮酸钙（二水化物）相当于1g 钙。

Calcium Phosphate 磷酸钙

Calcii Phosphas; Calcio, fosfato de; Calcium Orthophosphate; E341; Fosfato Tricálcico; Fosfato Tricalcico; Fosforečnan vápenatý; Kalcio fosfatas; Kalcium-foszfát; Phosphate Tertiaire de Calcium; Phosphate tricalcique; Precipitated Calcium Phosphate; Tricalcii phosphas; Tricalcium Phosphate; Trikalciumfosfat; Trikalsiumfosfaatti; Wapnia fosforan.

Ортофосфат Кальция Трёхзамещенный

CAS — 7758-87-4 (tricalcium diorthophosphate); 12167-74-7 (calcium hydroxide phosphate).
ATC — A12AA01.
ATC Vet — QA12AA01.
UNII — 97Z1WI3NDX; K4C08XP666.

性状　磷酸钙并非一种明确定义的化学物品，而是磷酸钙盐的混合物，这种盐类最经常被描述为磷酸三钙，$Ca_3(PO_4)_2 = 310.2$，或者碱式磷酸钙，$Ca_5OH(PO_4)_3 = 502.3$。

Pharmacoeias. In *Eur.* (see p.vii), *Int.*, and *Viet.* Also in *US-NF*. *Br.* also includes a form for homoeopathic preparations.

Ph. Eur. 6. 8（Calcium Phosphate）一种磷酸钙盐的混合物，钙含量在 35％～40％。白色或类白色粉末。几乎不溶于水；在稀盐酸和稀硝酸中会溶解。BP 2010 将三碱基磷酸钙（Tribasic Calcium Phosphate）定义为同物异名。

USNF 28（Tribasic Calcium Phosphate）一种含不同成分磷酸钙盐的混合物，其成分构成接近 $10CaO \cdot 3P_2O_5 \cdot H_2O$。含 34％～40％的钙。白色、无臭粉末。几乎不溶于水；不溶于乙醇；溶于盐酸（3mol/L）和硝酸（2mol/L）。

BP 2010（Calcium Phosphate for Homoeopathic Preparations；Calcium Phosphoricum for Homoeopathic Preparations）。

Calcium Pidolate（*pINNM*）氧脯氨酸钙

Calcii Pidolas; Calcium Pyroglutamate; Pidolate de Calcium; Pidolato cálcico; Pidolato de calcio. Calcium 5-oxopyrrolidine-2-carboxylate.

Кальций Пидолат

$Ca(C_5H_6NO_3)_2 = 296.3$.
CAS — 31377-05-6.
UNII — 7Y2LVU5EKK.

当量　每克氧脯氨酸钙（无水）相当于 3.4mmol 的钙。7.39g 氧脯氨酸钙（无水）相当于1g 钙。

Calcium Silicate 硅酸钙

Calcio, silicato de; E552; Silicato cálcico.

Кремнекислый Кальций; Силикат Кальция

CAS — 1344-95-2; 10101-39-0 (calcium metasilicate); 10034-77-2 (calcium diorthosilicate); 12168-85-3 (calcium trisilicate).
ATC — A02AC02.
ATC Vet — QA02AC02.
UNII — S4255P4G5M.

性状　一种天然存在的矿物，其最普遍的存在形式是硅酸钙（$CaSiO_3 = 116.2$）、硅酸二钙（$Ca_2SiO_4 = 172.2$）和硅酸三钙（$Ca_3SiO_5 = 228.3$）。通常以水合物的形式存在，含不同数量的结晶水。商用硅酸钙经合成制造。

Pharmacoeias. In *USNF*.

USNF 28（Calcium Silicate）由氧化钙和二氧化硅混合形成的结晶或无定形结晶，其中 CaO 的含量不少于 4％且 SiO_2 含量不少于 35％。白色至米色的平滑粉末。不溶解于水；加入无机酸后形成凝胶。5％水制混悬液的 pH 值为 8.4～11.2。

Calcium Sodium Lactate 乳酸钠钙

Calcio, lactato sódico de.
$2C_3H_5NaO_3,(C_3H_5O_3)_2Ca,4H_2O = 514.4$.

当量　每克乳酸钠钙（四水合物）相当于 1.9mmol 的钙和 3.9mmol 的钠和乳酸根。12.8g 乳酸钠钙（四水合物）相当于1g 钙。

不良反应和处置

口服钙盐可能对胃肠道产生刺激；通常认为氯化钙是常用钙盐中刺激性最大的一种。

注射钙盐也可能导致刺激性，特别是肌内注射和皮下注射，会导致皮肤坏死、腐肉形成等局部反映；氯化钙溶液有较大刺激性，尤其不应当进行肌内注射和皮下注射。肠外使用钙盐则可能会导致软组织钙化的后果。

过量使用钙盐可能导致高钙血症。这种并发症通常与肠外用药有关，但在患有肾衰竭或同时服用维生素 D 的患者口服药物后也有可能发生。高钙血症的症状包括食欲缺乏、恶心、呕吐、便秘、腹痛、肌无力、心理障碍、烦渴症、多尿症、肾钙质沉着症、肾结石等，在严重的病例中还会出现心律失常和昏迷。静脉注射钙盐速度过快也有可能造成高钙血症的症状，此外还会出现白垩样味觉、潮热以及外周血管扩张。症状轻微的高钙血症，在钙和维生素 D 等其他辅助类药物停用后能够得到恢复（见见维生素 D 介导的高钙血症，第477页）。高钙血症情况严重时所需的紧急治疗方法列举在第477页。

对心血管系统的影响　一项荟萃分析结果显示，单纯口服钙补充剂（不含有维生素 D）可能增加心肌梗死的风险[1]。但是，其所考察的 15 项研究没有以心血管事件作为基本终点，心血管事件数据的收集没有标准化。并且，这项分析结果不适用于服用钙和维生素 D 来治疗和预防骨质疏松症患者（参见 M37 第1050页）。

1. Bolland MJ, *et al.* Effect of calcium supplements on risk of myocardial infarction and cardiovascular events: meta-analysis. *BMJ* 2010; **341**: 289. Full version: http://www.bmj.com/cgi/reprint/341/jul29_1/c3691 (accessed 18/08/10)

注意事项

钙盐溶液，特别是氯化钙溶液，具有刺激性，在用其进行静脉注射时应小心注意预防外渗的问题。在对肾功能有缺损的患者，或者患有与高钙血症相关联的其他疾病——如肉样瘤病和某些恶性肿瘤——的患者使用时应当谨慎。特别应当避免使用钙盐治疗患有钙性肾结石或曾有肾结石病史的患者。氯化钙，由于其本质上是酸性物质，就不适合用于治疗肾功能不全所导致的低钙血症患者，也不适用于伴有呼吸性酸中毒或呼吸衰竭的患者。

应严密监控患有肾功能缺损、肠道外给药以及同时使用大剂量维生素 D 的患者的血浆钙浓度。

药物相互作用

钙盐与噻嗪类利尿药或维生素 D 同时给药时可能导致高钙血症的发生。维生素 D 增加了胃肠对钙的吸收，噻嗪类利尿药则降低了尿液中对钙的排泄。当患者同时使用这些药物时，应当监测其血浆钙浓度。麦麸会降低胃肠对钙的吸收，因此也可能降低补钙的效力。皮质激素也会降低钙的吸收。

钙会增强洋地黄糖苷对心脏的作用，可能引发洋地黄中毒；正在使用强心苷的患者最好避免使用胃肠外的钙疗法。枸橼酸盐会增加胃肠道对铝的吸收（氢氧化铝及反应项下毒性，参见 M37 第1628页），因此正在服用铝复合物治疗肾衰竭的患者应当避免用枸橼酸盐。钙盐会降低一系列其他药物的吸收，如二磷酸盐、氟化物、某些氟喹诺酮类以及四环素类药物；这些药品的给药应当间隔 3h 以上。

药动学

钙主要通过主动转运和被动扩散经由小肠吸收。人体摄入的大约三分之一的钙能被吸收，但这也会依据饮

食因素和小肠的状态不同而变化；当人体处于钙缺乏，或者儿童期、孕期和哺乳期这类生理要求高的时期中，钙的吸收量也会增加。1,25-二羟胆钙化醇（钙三醇）是一种维生素 D 的代谢产物，能够促进钙吸收中的主动转运过程。

过量的钙主要经肾排泄。未被吸收的钙会分泌到胆汁和胰液中，此外还会从粪便中排出。少量的钙通过汗液、皮肤、毛发和指甲流失。钙可以穿过胎盘，分泌进入母乳中。

人体需要量

钙是人体内含量最丰富的矿物质，也是人体必需的电解质。但研究表明，要想确定人体对钙的需求量是非常困难的，并且它在不同国家和文化下存在着巨大的差异。一些专家采用了一种因素算法。例如英国使用饮食参考值（DRV）来代表在当前普通的饮食环境下，健康人的钙近似需求量。钙的吸收量受到包括人体需要量在内的许多因素的影响而变化，但通常只占饮食中摄取量的 30%～40%。

钙含量最丰富的食品来源是奶类和乳制品。绿叶植物、富强粉、鱼类软骨和硬水中也含有相当多可被人体吸收的钙质。

英国和美国的推荐膳食摄入量　英国发布了有关钙的膳食参考值（DRV 参见 M37 第1825页，**人体需要量**）[1]。美国曾经颁布推荐膳食供给量（RDA）[2]，但现已被膳食参考摄入量（参见 M37 第1826页）所代替[3]。在英国，成人的估计平均需要量为每日 525mg（13.1mmol），参考营养素摄入量为每日 700mg（17.5mmol）；此数据是基于混合膳食中钙质 30% 的平均吸收率来制定的。在美国，RDA 的惯例为 25 周岁以上成人每日 800mg；此数据是基于 40% 的吸收率来制订的。根据现行的膳食参考摄入量标准，某些年龄组人口的钙适宜摄入量（AI）要高于之前的 RDA 标准[3]。50 周岁以下的成人，其 AI 为每日 1g，51 周岁以上的人口则为每日 1.2g[3]。可耐受最高摄入量为 2.5g[3]。

1. DoH. Dietary reference values for food energy and nutrients for the United Kingdom: report of the panel on dietary reference values of the committee on medical aspects of food policy. *Report on health and social subjects 41.* London: HMSO, 1991.
2. Subcommittee on the tenth edition of the RDAs, Food and Nutrition Board, Commission on Life Sciences, National Research Council. *Recommended dietary allowances.* 10th ed. Washington, DC: National Academy Press, 1989. Also available at: http://www.nap.edu/openbook.php?isbn=0309046335 (accessed 21/07/08)
3. Standing Committee on the Scientific Evaluation of Dietary Reference Intakes of the Food and Nutrition Board. *Dietary Reference Intakes for calcium, phosphorus, magnesium, vitamin D, and fluoride.* Washington, DC: National Academy Press, 1999. Also available at: http://www.nap.edu/openbook.php?isbn=0309063507 (accessed 21/07/08)

用途和用法

钙盐被用于治疗低钙血症（见第478页）和由膳食缺陷或老化（也参见 M37 第1050页，**骨质疏松症**）导致的**钙缺乏状态**。处方剂量的表述形式为钙的 mmol 数或 mEq 数、钙的质量（mg）或者钙盐的质量（为了便于比较，请见表1）。

表 1　一些钙盐及其钙含量

钙　盐	每克钙含量		
	mg	mmol	mEq
醋酸钙（无水）	253	6.3	12.6
碳酸钙	400	10.0	20.0
氯化钙（二水合物）	273	6.8	13.6
氯化钙（六水合物）	183	4.6	9.1
枸橼酸钙（四水合物）	211	5.3	10.5
葡乳醛酸钙（一水合物）	66	1.6	3.3
葡庚酸酸钙	82	2.0	4.1
葡萄糖酸钙（一水合物）	89	2.2	4.5
甘油磷酸钙（无水）	191	4.8	9.5
磷酸氢钙（二水合物）	233	5.8	11.6
乳酸钙（无水）	184	4.6	9.2
乳酸钙（三水合物）	147	3.7	7.3
乳酸钙（五水合物）	130	3.2	6.5
葡萄糖乳酸钙（二水合物）	129	3.2	6.4
乳糖醛酸钙（二水合物）	51	1.3	2.5
戊酮酸钙（二水合物）	131	3.3	6.5
磷酸钙 [10CaO・3P₂O₅・H₂O]	399	10.0	19.9
氨脯氨酸钙（无水）	135	3.4	6.7
硅酸钙 [CaSiO₃]	345	8.6	17.2
乳酸钠钙	78	1.9	3.9

在单纯性钙缺乏状态下，可以给予口服钙盐，常用的剂量为每日 10～50mmol（400mg～2g）的钙，还须

根据患者个人的需求量进行调整。

当发生严重的急性低钙血症或低钙性手足抽搐时，需要进行肠外给药，通常使用的是缓慢静脉注射或者连续输注氯化钙和葡萄糖酸钙（还见下文的**用法**部分）。

缓慢静脉注射钙的标准剂量为 2.25～4.5mmol，需要时，可反复给药或随后持续静脉输注。一般推荐的输注方式是：1L 输注液中加入相当于 22.5mmol 钙的葡萄糖酸钙，初期以每小时 50ml 的速度输注，每隔 4～6h 监测血浆钙浓度，根据监测的血浆钙浓度调整剂量。10ml 10% 的葡萄糖酸钙即含有 2.25mmol 的钙。葡庚糖酸钙和甘油磷酸钙及乳酸钙可用于肌注；氯化钙和葡萄糖酸钙由于其刺激性而不能用于肌注。

静脉注射钙盐还被用于急救严重的**高钾血症**（见第479页），钾元素带来的心脏毒性作用，也是严重**高镁血症**（见第478页）中镁元素的解毒剂。通常使用 2.25～4.5mmol 的钙（10～20ml 10% 葡萄糖酸钙）来治疗这些情况。

个别钙盐还有特异的用途。碳酸钙（参见 M37 第1635页）或醋酸钙是有效的磷酸结合剂，口服该治疗用于降低**高磷酸盐血症**患者消化道对磷酸的吸收；该疗法对慢性肾功能衰竭的患者尤其重要，可用于预防肾性骨营养不良（参见 M37 第1051页）的发展。根据血清中磷酸盐浓度调整剂量。碳酸钙的常规日剂量为 3～7g（1.2～2.8g 钙），分次口服。醋酸钙的常规日剂量为 4～8g（1～2g 钙），分次口服；醋酸钙的最大推荐日剂量为 12g（3g 钙）。但是，美国 National Kidney Foundation 提出：对于肾功能衰竭患者，通过磷酸钙补充的钙不应超过每日 1.5g。

碳酸钙和硅酸钙由于其**抗酸**的特性（参见 M37 第1615页），通常经口服给药。化疗或放疗引起的**口干**（参见 M37 第1945页）和**黏膜炎**（参见 M37 第610页）可用饱和的磷酸钙溶液漱口治疗。

某些在本文中涉及的钙盐还有制药方面的价值，例如在胶囊和片剂中作为稀释剂、在溶散片中作为缓冲和溶出助剂、分解剂和消解块剂，以及在牙科制剂中充当基底或磨料。磷酸钙也可用做骨移植片的替代品。

顺势疗法　各种钙盐用于顺势疗法药物，名称如下：

- 醋酸钙：Calcarea acetica；Calc acet；Calc. ace。
- 亚砷酸钙：Calcium arsenicosum；Calcareaarsenicosa；Cal. ars。
- 氯化钙：Calcarea muriatica；Cal. mur.；Calc mur。
- 磷酸氢钙：Calcium phosphoricum。
- 次磷酸钙：Calcarea hypophosphorosa；Calc. hyp。
- 乳酸钙：Calcarea lactica；Calc lac。
- 草酸钙：Calcarea oxalica；Cal. oxal.；Calc oxal。
- 磷酸钙：Calcarea phosphorica；Calc. phos.；Cal. phos。
- 苦味酸钙：Calcarea picrata；Cal. pic.；Calc pic。
- 硅酸钙：Calcarea silicata；Calc. sil。

其他用于顺势疗法中的钙盐有：溴化钙（参见 M37 第2195页），碳酸钙（参见 M37 第1635页），氟化钙（参见 M37 第1832页），氢氧化钙（参见 M37 第2198页），碘化钙（参见 M37 第1482页）和硫酸钙（参见 M37 第1943页）。

用法　在胃肠外制剂中，相对于葡萄糖酸钙，有些人更偏好氯化钙[1,2]，这是因为氯离子与葡萄糖酸根的储留量高、更容易预测，并且其对细胞外离子钙浓度的提升作用也更可预测。但是，氯化钙也是**一般性用途的钙盐中刺激性最强的一种**（见上文的**不良反应**）。

在治疗接受甲状旁腺切除术后进行不卧床持续性腹膜透析的患者的慢性低钙血症时，相对于口服或静脉注射而言，通过腹膜内的路径给药的葡萄糖酸钙[3]能够提高患者的全身生物利用率。

1. Worthley LIG, Phillips PJ. Intravenous calcium salts. *Lancet* 1980; **ii:** 149.
2. Broner CW, et al. A prospective, randomized, double-blind comparison of calcium chloride and calcium gluconate therapies for hypocalcemia in critically ill children. *J Pediatr* 1990; **117:** 986–9.
3. Stamatakis MK, Seth SK. Treatment of chronic hypocalcemia with intraperitoneal calcium. *Am J Health-Syst Pharm* 1995; **52:** 201–3.

咬伤和蜇伤　静脉注射 10% 葡萄糖酸钙溶液是常规肌松剂备选药物，用于治疗与类似黑寡妇（*Latrodectus mactans*，black widow spider）等蛛类的蜇刺毒作用（参见 M37 第2159页）所导致的神经毒性相关的疼痛和肌肉痉挛[1,2]。尽管在减轻神经肌肉症状时钙元素的明确作用原理而不清楚，但有研究者认为这是由于应激过程中肌肉里的钙被用尽，而贮存于肌质网中的钙则补充进来。

1. Binder LS. Acute arthropod envenomation: incidence, clinical features and management. *Med Toxicol Adverse Drug Exp* 1989; **4:** 163–4.
2. Woestman R, et al. The black widow: is she deadly to children? *Pediatr Emerg Care* 1996; **12:** 360–4.

骨病　钙质对于正常骨骼的生长和维持非常重要，在治疗某些与钙缺乏症相关的骨科病症（如骨软化症和佝偻病）（参见 M37 第1049页）时，钙盐则能起到一定的作用。治疗骨软化症的钙剂量为口服每日 1～3g。

在治疗骨质疏松症（参见 M37 第1050页）和皮质激素导致的骨质疏松症（**皮质激素中对骨骼和关节的影响**，参见 M37 第1426页）时，口服钙剂也被用作辅助手段。

痛性痉挛　钙盐是一系列对痛性痉挛进行治疗的方式之一（**肌肉痉挛**，参见 M37 第1798页）。但是缺乏该疗法有效的证据，并且一项小样本的系统回顾发现，口服钙盐对于怀孕期间的腿痛性痉挛并无益处[1]。

1. Young G, Jewell D. Interventions for leg cramps in pregnancy. Available in The Cochrane Database of Systematic Reviews; Issue 1. Chichester: John Wiley; 2002 (accessed 21/06/05).

胰岛素瘤诊断　钙会刺激胰岛素瘤释放胰岛素。动脉内注射葡萄糖酸钙（**神经内分泌肿瘤**，参见 M37 第641页），接着进行肝静脉内取样，即使其他检测的结果都呈阴性[5,6]，此做法也被证实能够精确敏感地诊断定位胰岛素瘤[1~4]。

1. Doppman JL, et al. Localization of insulinomas to regions of the pancreas by intra-arterial stimulation with calcium. *Ann Intern Med* 1995; **123:** 269–73.
2. Lo CY, et al. Value of intra-arterial calcium stimulated venous sampling for regionalization of pancreatic insulinomas. *Surgery* 2000; **128:** 903–9.
3. Brändle M, et al. Assessment of selective arterial calcium stimulation and hepatic venous sampling to localize insulin-secreting tumours. *Clin Endocrinol (Oxf)* 2001; **55:** 357–62.
4. Grant CS. Insulinoma. *Best Pract Res Clin Gastroenterol* 2005; **19:** 783–98.
5. O'Shea D, et al. Localization of insulinomas by selective intraarterial calcium injection. *J Clin Endocrinol Metab* 1996; **81:** 1623–7.
6. Pereira PL, et al. Insulinoma and islet cell hyperplasia: value of the calcium intraarterial stimulation test when findings of other preoperative studies are negative. *Radiology* 1998; **206:** 703–9.

氟化物毒性　无机氟化物对皮肤和黏膜具有腐蚀性，急性中毒能破坏许多多生理系统；重度烧伤和深度低钙血症会接踵而来。将氟转化为氟化钙等不溶解形态能够中止对氟化物的吸收，因此推荐使用石灰水、牛奶或 1% 葡萄糖酸钙溶液灌洗皮肤（或适当程度的洗胃）。即刻治疗还应包括静脉注射 10ml 10% 葡萄糖酸钙，每小时重复一次；如果出现手足抽搐，则注射剂量改为 30ml。在短期内，受到影响的皮肤和组织应注射 0.5ml/cm² 的 10% 葡萄糖酸钙溶液，烧伤的皮肤则用 2.5% 的葡萄糖酸钙凝胶进行治疗[1]。

另参见 M37 第2255页，**氢氟酸**。

1. McIvor ME. Acute fluoride toxicity: pathophysiology and management. *Drug Safety* 1990; **5:** 79–85.

高血压　荟萃分析显示，补钙可引起收缩压和舒张压轻微下降[1]，或只有收缩压下降[2]。然而，补钙来预防和治疗高血压（第228页）的效果较差，不支持使用。也有人认为是由于研究的质量低和不均一性得出了这一结果[2]。在一项对照试验中，钙与维生素 D 共同补给药比单独补钙更能有效地降低了收缩压[3]。

1. Griffith LE, et al. The influence of dietary and nondietary calcium supplementation on blood pressure: an updated metaanalysis of randomized controlled trials. *Am J Hypertens* 1999; **12:** 84–92.
2. Dickinson HO, et al. Calcium supplementation for the management of primary hypertension in adults. Available in The Cochrane Database of Systematic Reviews; Issue 2. Chichester: John Wiley; 2006 (accessed 06/03/09).
3. Pfeifer M, et al. Effects of a short-term vitamin D₃ and calcium supplementation on blood pressure and parathyroid hormone levels in elderly women. *J Clin Endocrinol Metab* 2001; **86:** 1633–7.

妊娠　与早先一项认为怀孕期间的钙补给药法能够降低心脏收缩和舒张压，并且降低发生先兆子痫和高血压发病率的荟萃分析[1]结果相反，一项收集了 4589 名妇女资料的双盲、安慰剂对照的实验结果显示，正常妊娠过程中的钙补给药法并没有预防先兆子痫、无先兆子痫的妊娠性高血压以及一系列其他相关病症的能力[2]。后续的一篇综述表明[3]，补钙是有益的，但不同研究的差异性需要关注。绝大多数起效的研究是以确诊具有先兆子痫高风险的妇女为研究对象。低风险的妇女为对象的研究显示没有效果。高风险研究主要在摄入低钙饮食的地区进行，结果显示补充钙主要适用于这类人群。然而，一项针对没有确诊具有高风险且生活在摄入低钙饮食地区的 8325 名妇女的进一步研究[4]发现，即使补充钙降低了严重先兆子痫及发症发生的风险，但是对于先兆子痫的发生率没有显著的影响。一项包含本研究的最新荟萃分析显示[5]，妊娠期间补钙是安全的，它能够降低先兆子痫及严重并发症的发生率，

尤其是高风险妇女。

有关妊娠期间高血压、子痫和先兆子痫的讨论，请分别见第228页和参见 M37 第450页。

1. Bucher HC, *et al.* Effect of calcium supplementation on pregnancy-induced hypertension and preeclampsia: a meta-analysis of randomized controlled trials. *JAMA* 1996; **275:** 1113–17. Correction. *ibid.*; **276:** 1388.
2. Levine RJ, *et al.* Trial of calcium to prevent preeclampsia. *N Engl J Med* 1997; **337:** 69–76.
3. DerSimonian R, Levine RJ. Resolving discrepancies between a meta-analysis and a subsequent large controlled trial. *JAMA* 1999; **282:** 664–70.
4. Villar J, *et al.* World Health Organization Calcium Supplementation for the Prevention of Preeclampsia Trial Group. World Health Organization randomized trial of calcium supplementation among low calcium intake pregnant women. *Am J Obstet Gynecol* 2006; **194:** 639–49.
5. Hofmeyr GJ, *et al.* Calcium supplementation during pregnancy for preventing hypertensive disorders and related problems. Available in The Cochrane Database of Systematic Reviews; Issue 8. Chichester: John Wiley; 2010 (accessed 20/08/10).

恶性肿瘤 有证据显示钙补充给药法能在一定程度上降低大肠癌发生的风险[1~3]和复发的概率（参见 M37 第633页）[4~6]。这种保护效应对于高位大肠损伤[7]，或者维生素 D 血清浓度较高时[8]更为显著。

1. Wu K, *et al.* Calcium intake and risk of colon cancer in women and men. *J Natl Cancer Inst* 2002; **94:** 437–46.
2. McCullough ML, *et al.* Calcium, vitamin D, dairy products, and risk of colorectal cancer in the Cancer Prevention Study II Nutrition Cohort (United States). *Cancer Causes Control* 2003; **14:** 1–12.
3. Cho E, *et al.* Dairy foods, calcium, and colorectal cancer: a pooled analysis of 10 cohort studies. *J Natl Cancer Inst* 2004; **96:** 1015–22. Correction. *ibid.*; 1724.
4. Baron JA, *et al.* Calcium supplements for the prevention of colorectal adenomas. *N Engl J Med* 1999; **340:** 101–7.
5. Bonithon-Kopp C, *et al.* Calcium and fibre supplementation in prevention of colorectal adenoma recurrence: a randomised intervention trial. *Lancet* 2000; **356:** 1300–6.
6. Martínez ME, *et al.* Calcium, vitamin D, and risk of adenoma recurrence (United States). *Cancer Causes Control* 2002; **13:** 213–20.
7. Wallace K, *et al.* Effect of calcium supplementation on the risk of large bowel polyps. *J Natl Cancer Inst* 2004; **96:** 921–5.
8. Grau MV, *et al.* Vitamin D, calcium supplementation, and colorectal adenomas: results of a randomized trial. *J Natl Cancer Inst* 2003; **95:** 1765–71.

经前期综合征 在一项研究中钙补充给药法能够有效缓解经前期综合征（参见 M37 第2031页）的黄体期症状[1]。一项针对该研究和其他几项研究的综述指出，可以考虑使用每日 1.2～1.6g 剂量的钙补充给药法治疗经前期综合征患者[2]。

1. Thys-Jacobs S, *et al.* Calcium carbonate and the premenstrual syndrome: effects on premenstrual and menstrual symptoms. *Am J Obstet Gynecol* 1998; **179:** 444–52.
2. Ward MW, Holimon TD. Calcium treatment for premenstrual syndrome. *Ann Pharmacother* 1999; **33:** 1356–8.

制剂

BP 2010: Calcium and Ergocalciferol Tablets; Calcium Chloride Injection; Calcium Gluconate Injection; Calcium Gluconate Tablets; Calcium Lactate Tablets; Compound Sodium Lactate Intravenous Infusion; Effervescent Calcium Gluconate Tablets;
BPC 1973: Calcium with Vitamin D Tablets;
USP 33: Aluminum Sulfate and Calcium Acetate for Topical Solution; Aluminum Sulfate and Calcium Acetate Tablets for Topical Solution; Calcium Acetate Tablets; Calcium and Vitamin D with Minerals Tablets; Calcium Chloride Injection; Calcium Citrate Tablets; Calcium Glubionate Syrup; Calcium Gluceptate Injection; Calcium Gluconate Injection; Calcium Gluconate Tablets; Calcium Lactate Tablets; Calcium Levulinate Injection; Calcium with Vitamin D Tablets; Dibasic Calcium Phosphate Tablets; Half-strength Lactated Ringer's and Dextrose Injection; Lactated Ringer's and Dextrose Injection; Lactated Ringer's Injection; Minerals Capsules; Minerals Tablets; Multiple Electrolytes and Dextrose Injection Type 2; Multiple Electrolytes and Dextrose Injection Type 4; Multiple Electrolytes and Invert Sugar Injection Type 2; Multiple Electrolytes Injection Type 2; Oil- and Water-soluble Vitamins with Minerals Capsules; Oil- and Water-soluble Vitamins with Minerals Tablets; Potassium Chloride in Lactated Ringer's and Dextrose Injection; Ringer's and Dextrose Injection; Water-soluble Vitamins with Minerals Capsules; Water-soluble Vitamins with Minerals Tablets.

专利制剂

Arg.: Calcimax; Calcio Cit Simple; Calcional Citrato; Calcium-Sandoz; Citramar†; Findeclin Combi; Ostram; Procalcio†; Raffo-Ca; Regucal; Renacalcio; Royen; Sigmacal; ***Austral.:*** Celloids CP 57†; Citracal; Sandocal†; ***Austria:*** Calcium Fresenius; Calcium-Sandoz; Mono Kalz†; Ostram†; Phos-Ex; ***Belg.:*** Sandoz Calcium; ***Braz.:*** Calcium-Sandoz; Calcium-Sandoz F; Miocalven; Osteocalcic†; ***Canad.:*** Calciforte; Calciject; Calcium-Rougier†; Calcium-Sandoz†; Dicalcine; Formula Cal-Phos; Osteocit†; PhosLo; ***Chile:*** Calcimax; Calcimin†; Kaplus; Ostram†; PhosLo; ***Cz.:*** Phosphosorb; ***Denm.:*** Calcium-Sandoz; Phos-Ex; ***Fin.:*** Calcium-Sandoz; Gambrosol; Phos-Ex; ***Fr.:*** CAL'Ocean; Calcium-Sandoz; Glucalcium; Ostram; Phosphosorb; ***Ger.:*** Calciretard; Calcitrat; Calcium-Sandoz; Cerasorb; OsvaRen; Phos-Ex; Phosphosorb; ***Gr.:*** Calciforte; Decalcit; Neocalcit; Osteorel; Osteus; Ostram; Phosphosorb; ***Hong Kong:*** Calcium Unison; Calcium Vida†; Calcium-Sandoz; Calforte; Citracal†; Kalac; Mega-Cal; ***Hung.:*** Bano; Calcimusc; Calcium-Sandoz; Citrokalcium; ***India:*** Phosforid; ***Indon.:*** Dumocalcin; Licokalk; ***Irl.:*** Calcium-Sandoz; Everose; Phosex; Sandocal; ***Israel:*** Calcium-Sandoz; ***Ital.:*** Calcetat; Calcium-Sandoz; ***Malaysia:*** Calcium Upha; Citracal†; ***Mex.:*** Bionokaltran; Calcidef; Calcifox†; Calcigenol Doble; Calciofem; Calcium-Sandoz; Calcival; ***Neth.:*** Calcium-Sandoz; Icodial†; Phos-Ex; PhosLo; Phosphosorb; ***Norw.:*** Calcium-Sandoz; Phos-Ex; ***NZ:*** Calcium-Sandoz; ***Philipp.:*** Calcebone; United Home Calactate; ***Pol.:*** Calcium Calfit; Calcium Syrop; Ostical; Ostram; Sanosvit Calcium; Satural; ***Port.:*** Calcium-Sandoz; Extraneal; Phosphosorb; Sandocal; ***Rus.:*** Calcium-Sandoz Forte (Кальций-Сандоз Форте); Vita-Iodurol (Вита-иодурол); ***S.Afr.:*** Calcium-Sandoz; Glucal†; ***Singapore:*** Calcium-Sandoz; Citracal; Hydrofluoric Acid Antidote†; Os-Cal; Vitacal; ***Spain:*** Calcio 20 Emulsion; Calcium-Sandoz Forte; Calcium-Sandoz†; Ibercal; Oseofort†; Ostram; Royen; Suplecal; Tepox Cal; ***Swed.:*** Calcium-Sandoz; Phos-Ex; ***Switz.:*** Calcium-Sandoz; ***Thai.:*** Cal-Cit; Cal-med; Calcetate; Calcion; Calcipac; Calcium Unison; Calcium Utopian; Calcium-Sandoz; Calsorp; Caltab Forte; Calvin; Cebrin-Fe; Kal-Forte; Lo-P-Caps; ***Turk.:*** Anti-Fosfat Ca; Calcium-Sandoz; Ostram; Phos-Bind; Phos-Ex; Phos-Out; ***UK:*** BioCalth; Calcium-Sandoz; Caphosol; Ostram; Phos-Ex; PhosLo; Sandocal; ***USA:*** Cal-C; Cal-Citrate; Cal-G; Cal-Lac; Calphron; Caphosol; Citracal; Eliphos; Oyster Calcium; PhosLo; Posture; Prelief; ***Venez.:*** Calcibon; Calcitrex; Calcium-Sandoz; Citracal; Maxical; Oscale.

Used as an adjunct in: ***Swed.:*** Deltison.

顺势疗法制剂 ***Austria:*** China Med Complex†; Colchicum Med Complex†; Globuli gegen Gelenkschmerzen; Lymphomyosot; Osteoplex; Zahnkugelchen; ***Canad.:*** Biochemic Phosphates; Calms Forte; Calms Forte 4 Kids; Combinaison; Consolin†; Diamite; Fucus L111†; Hylands Bioplasma; Hylands Formula CF; Hylands Formula NT; Hylands Kinder-T; Ikoplex 5; Lehning Toothpaste†; Melange; Nerve Tonic; Nuage Bioplasma; Osteel; Phyto-Cal; Rexorubia; Sorinoheel; Teething; Ton 1 Complex; Ursical Formula; Urticalcin; ***Chile:*** Bioactiv D; Ikoplex No 1; Ikoplex No 15; Ikoplex No 2; Ikoplex No 20; Ikoplex No 22; Ikoplex No 4; Ikoplex No 6; Ikoplex No 9; ***Cz.:*** Lymphomyosot; ***Fr.:*** Calcarea Compose; Dolisedal†; Formule de l'Abbe Chaupitre no 1; Formule de l'Abbe Chaupitre no 6; Formule de l'Abbe Chaupitre no 91; Fucus Complexe No 111; Granules Boripharm no 39†; Hypophysis Complexe No 31; Jenoverine; L 25; L 28; Osteocynesine; Rexorubia; Triphosphates; ***Ger.:*** Alho-Arthrosan N; Allya†; Araniforce rheuma; Araniforce-forte†; Arthrorell; Colchicum comp†; Disci Bamb; Disco-cyl Ho-Len-Complex; Drufusan N; Girheulit HM; Infi-Lymphect†; Infi-Symphytum†; Lumbago-Gastreu S R11; Lymphomyosot; Lymphomyosot N; NeyArthros-Liposome (Revitorgan Lp Nr 83); NeyArthrosome (Revitorgan-Dilution); Osanit; Pascoe-Agil HOM; Psychoneuroticum (Rowo-578); Ranocalcin HM; Refesan T†; Roth's RKT Tropfen†; Sponwiga†; Steirocall N; Steiroplex; Symphytum Ro-Plex (Rowo-776)†; Zappelin; ***Neth.:*** Caltrivat†; Dulcarhus-Gastreu R11; Jenoverine; Lymfelite; Osteocynesine; ***Port.:*** Osteocynesine; ***S.Afr.:*** Lymphomyosot; ***Switz.:*** Urticalcin; ***UK:*** New Era Elasto; New Era Nervone; ***Ukr.:*** Immunokind (Иммунокинд); Kindinorm (Киндинорм); Lymphomyosot (Лімфоміозот)†; Lymphomyosot N (Лімфоміозот Н)†; ***Venez.:*** Lymphomyosot†.

Magnesium 镁

Magnesio; Magnésium; Magnez.

Магний

Mg = 24.305.

UNII — I38ZP9992A (magnesium); T6V3LHY838 (magnesium ion).

性状 镁是一种存在于多种镁盐的阳离子。

配伍禁忌 许多报道显示，镁盐与很多药品存在不相容性。

Magnesium Acetate 醋酸镁

Acetato magnésico; Magnesii acetas tetrahydricus; Magnesio, acetato de; Magnésium (acétate de) tétrahydraté; Magnesiumacetattetrahydrat; Magnesiumasetaattitetrahydraatti; Magnézium acetáttetrahidrát; Magnezu octan; Magnio acetatas tetrahidratas; Octan hořečnatý tetrahydrát.

Ацетат Магния; Уксуснокислый Магний

$C_4H_6MgO_4,4H_2O$ = 214.5.

CAS — 142-72-3 (anhydrous magnesium acetate); 16674-78-5 (magnesium acetate tetrahydrate).

UNII — 0E95JZY48K (magnesium acetate); I01G0EJC3B (magnesium acetate tetrahydrate).

Pharmacopoeias. In *Eur.* (see p.vii).

Ph. Eur. 6.8（Magnesium Acetate Tetrahydrate） 无色晶体或白色或类白色结晶性粉末。易溶于水和乙醇。5%水溶液的 pH 值为 7.5～8.5。

当量 每克醋酸镁（四水化物）相当于 4.7mmol 的镁和等量的碳酸氢根。8.83g 醋酸钙（无水）相当于 1g 镁。

Magnesium Ascorbate 维生素 C 镁

Ascorbato magnésico; Magnesio, ascorbato de.

Магния Аскорбат

$(C_6H_7O_6)_2Mg$ = 374.5.

CAS — 15431-40-0.

当量 每克维生素 C 镁（无水）相当于 2.7mmol 的镁。15.4g 生素 C 镁（无水）相当于 1g 镁。

Magnesium Aspartate 天冬氨酸钾镁

Aspartato magnésico; Bázisos magnézium-aszpartát-dihidrát; Magnesii aspartas dihydricus; Magnesii Hydrogenoaspartas Dihydricus; Magnesio, aspartato de; Magnésium (aspartate de) dihydraté; Magnesium Aspartate Dihydrate; Magnesiumaspartaattidihydraatti; Magnesiumaspartatdihydrat; Magnesium-hydrogen-aspartát dihydrát; Magnio aspartatas dihidratas. Magnesium aminosuccinate dihydrate; Magnesium di[(*S*)-2-aminohydrogenobutane-1,4-dioate].

Магния Аспарагинат

$C_8H_{12}MgN_2O_8,2H_2O$ = 324.5.

CAS — 18962-61-3 (anhydrous magnesium aspartate); 2068-80-6 (anhydrous magnesium aspartate or magnesium aspartate dihydrate); 7018-07-7 (magnesium aspartate tetrahydrate);.

ATC — A12CC05.

ATC Vet — QA12CC05.

UNII — R17X820ROL.

Pharmacopoeias. *Eur.* (see p.vii) includes the dihydrate form of the (*S*)-aspartate. *Ger.* includes the tetrahydrate form of the racemic aspartate.

Ph. Eur. 6.8（Magnesium Aspartate Dihydrate；Magnesium Aspartate BP 2010） 白色或类白色结晶性粉末或无色晶体。易溶于水。2.5%水溶液的 pH 值为 6.0～8.0。

当量 每克天冬氨酸钾镁（二水化物）相当于 3.1mmol 镁。13.4g 天冬氨酸钾镁（二水化物）相当于 1g 镁。

每克天冬氨酸钾镁（四水化物）相当于 2.8mmol 镁。14.8g 冬氨酸钾镁（四水化物）相当于 1g 镁。

Magnesium Chloride 氯化镁

Chlorid hořečnatý; Chlorure de Magnésium Cristallisé; Cloreto de Magnésio; Cloruro magnésico; E511; Magnesii chloridum; Magnesio, cloruro de; Magnesium Chloratum; Magnésium, chlorure de; Magnesiumklorid; Magnesiumkloridi; Magnézium-klorid; Magnezu chlorek; Magnio chloridas.

Магния Хлорид

$MgCl_2,xH_2O$ = 95.21 (anhydrous); 203.3 (hexahydrate).

CAS — 7786-30-3 (anhydrous magnesium chloride); 7791-18-6 (magnesium chloride hexahydrate).

ATC — A12CC01; B05XA11.

ATC Vet — QA12CC01; QB05XA11.

UNII — 02F3473H9O (magnesium chloride); 59XN63C8VM (anhydrous magnesium chloride).

Pharmacopoeias. *Eur.* (see p.vii), *US*, and *Viet.* include the hexahydrate.

Eur. also includes magnesium chloride 4.5-hydrate.

Ph. Eur. 6.8（Magnesii Chloride Hexahydr ate；Magnesii chloridum Hexahydrium） 无色、吸湿性晶体。极易溶于水；易溶于乙醇。贮藏于密闭容器中。

Ph. Eur. 6.8（Magnesii Chloride 4.5-Hydrate；Magnesii Chloridum 4.5-Hydricum；Partially Hydrated Magnesium Chloride BP 2010） 白色或类白色、吸湿性、颗粒状粉末。极易溶于水；易溶于乙醇。贮藏于密闭容器中。

USP 33（Magnesium Chloride） 无色、无臭、易潮解絮片或晶体，加热至 100℃时脱水，加热至 110℃时脱氢氯酸。极易溶于水；易溶于乙醇。5%水溶液的 pH 值为 4.5～7.0。贮藏于密闭容器中。

当量 每克氯化镁（六水化物）相当于 4.9mmol 镁和 9.8mmol 氯化物。8.36g 氯化镁（六水化物）相当于 1g 镁。

Magnesium Gluceptate 葡庚糖酸镁

Gluceptato magnésico; Magnesio, glucoheptonato de; Magnesium Glucoheptonate.

Магния Глюцептат

$C_{14}H_{26}MgO_{16}$ = 474.7.

UNII — NR47LC4280.

当量 每克葡庚糖酸镁（无水）相当于 2.1mmol 镁。19.5g 葡庚糖酸镁（无水）相当于 1g 镁。

Magnesium Gluconate 葡萄糖酸镁

Gluconato magnésico; Magnesii gluconas; Magnesio, gluconato de; Magnésium, gluconate de. Magnesium D-gluconate hydrate.

Магния Глюконат

$C_{12}H_{22}MgO_{14},xH_2O$ = 414.6 (anhydrous).

CAS — 3632-91-5 (anhydrous magnesium gluconate); 59625-89-7 (magnesium gluconate dihydrate).

ATC — A12CC03.

ATC Vet — QA12CC03.

UNII — T42NAD2KHC.

Pharmacopoeias. In *Eur.* (see p.vii), which allows either anhydrous or hydrated forms, and in *US*, which allows either anhydrous or the dihydrate.

Ph. Eur. 6.8（Magnesium Gluconate） 白色或类白色、无定形、有吸湿性、结晶或颗粒状粉末。易溶于水；微溶于乙醇；极微溶于二氯甲烷。贮藏于密闭容器中。

USP 33（Magnesium Gluconate） 无色结晶或白色粉末或颗粒。无臭。易溶于水；极微溶于乙醇；不溶于乙

醚。5%水溶液的 pH 值为 6.0～7.8。

当量 每克葡萄糖酸镁（无水）相当于 2.14mmol 镁。17.1g 葡萄糖酸镁（无水）相当于 1g 镁。

Magnesium Glycerophosphate 甘油磷酸镁

Glicerofosfato magnésico; Glycerofosforečnan hořečnatý; Magnesii glycerophosphas; Magnesio, glicerofosfato de; Magnesium Glycerophosphate; Magnesium, glycérophosphate de; Magnesiumglycerofosfat; Magnesiumglyserofosfaatti; Magnéziumglicerofoszfát; Magnio gliceroposfatas.

Магния Глицерофосфат

$C_3H_7MgO_6P$, xH_2O = 194.4 (anhydrous).
CAS — 927-20-8 (anhydrous magnesium glycerophosphate).

Pharmacopoeias. In Eur. (see p.vii).

Ph. Eur. 6. 8（Magnesium Glycerophosphate） 一种由不同比例的镁-(R,S)-2,3-二羟丙基磷酸盐和镁-2-羟基-1-(羟甲基)乙基磷酸盐混合而成的混合物。有可能是水合物。白色或类白色、吸湿性粉末。几乎不溶于乙醇；溶于稀酸溶液。贮藏于密闭容器中。

当量 每克甘油磷酸镁（无水）相当于 5.1mmol 镁。8g 甘油磷酸镁（无水）相当于 1g 镁。

Magnesium Lactate 乳酸镁

Lactato magnésico; Magnesii lactas; Magnesio, lactato de; Magnésium, lactate de; Magnesiumlaktaatti; Magnesiumlaktat; Magnesium-laktát; Magnezu mleczan. Magnesium 2-hydroxypropionate.

Магния Лактат; Молочнокислый Магний

$C_6H_{10}MgO_6$ = 202.4.
CAS — 18917-93-6.
ATC — A12CC06.
ATC Vet — QA12CC06.

Pharmacopoeias. Eur. (see p.vii) includes the dihydrate.

Ph. Eur. 6. 8（Magnesii Lactas Dihydricus Magnesii Lactas Dihydricus） 白色或类白色结晶或颗粒状粉末。微溶于水；溶于沸水；几乎不溶于乙醇。5%水溶液的 pH 值为 6.5～8.5。

当量 每克乳酸镁（无水）相当于 4.9mmol 镁。8.33g 乳酸镁（无水）相当于 1g 镁。

Magnesium Phosphate 磷酸镁

Fosfato magnésico trifásico; Magnesio, fosfato de; Tribasic Magnesium Phosphate; Trimagnesium Phosphate.

Ортофосфат Магния Трёхзамещенный

$Mg_3(PO_4)_2,5H_2O$ = 352.9.
CAS — 7757-87-1 (anhydrous magnesium phosphate); 10233-87-1 (magnesium phosphate pentahydrate).
ATC — B05XA10.
ATC Vet — QB05XA10.
UNII — 453COF7817 (magnesium phosphate pentahydrate); XMK14ETW2D (anhydrous magnesium phosphate).

Pharmacopoeias. In US.
Ger. includes Magnesium Hydrogen Phosphate Trihydrate ($MgHPO_4,3H_2O$ = 174.3).

USP 33（Magnesium Phosphate） 白色、无臭粉末。几乎不溶于水；易溶于稀无机酸。

当量 每克磷酸镁（五水合物）相当于 8.5mmol 镁和 5.7mmol 磷酸根。4.84g 磷酸镁（五水合物）相当于 1g 镁。

Magnesium Pidolate（pINNM）氧脯氨酸镁

Magnesii pidolas; Magnésium, pidolate de; Magnesium Pyroglutamate; Magnesiumpidolaatti; Magnesiumpidolat; Magnesiumpidolát; Magnézium-pidolát; Magnio pidolatas; Pidolate de Magnesium; Pidolato de magnesio; Pidolato magnésico. Magnesium 5-oxopyrrolidine-2-carboxylate.

Магния Пидолат

$(C_5H_6NO_3)_2Mg$ = 280.5.
CAS — 62003-27-4.
ATC — A12CC08.
ATC Vet — QA12CC08.
UNII — V5PC588N7G.

Pharmacopoeias. In Eur. (see p.vii).

Ph. Eur. 6. 8（Magnesium Pidolate） 无定形、白色或类白色、吸湿性粉末。极易溶于水；几乎不溶于二氯甲烷；溶于甲醇。10%水溶液的 pH 值为 5.5～7.0。贮藏于密闭容器中。

当量 每克氧脯氨酸镁（无水）相当于 3.6mmol 镁。11.5g 氧脯氨酸镁（无水）相当于 1g 镁。

Magnesium Sulfate 硫酸镁

518; Epsom Salts; Magnesii sulfas; Magnesio, sulfate de; Magnésium, sulfate de; Magnesium Sulphate; Magnesiumsulfaatti; Magnesiumsulfat; Magnézium-szulfát; Magnezu siarczan; Magnio sulfatas; Sal Amarum; Sel Anglais; Sel de Sedlitz; Síran hořečnatý; Sulfato magnésico.

Сульфат Магния

$MgSO_4,xH_2O$ = 120.4 (anhydrous); 246.5 (heptahydrate).
CAS — 7487-88-9 (anhydrous magnesium sulfate); 10034-99-8 (magnesium sulfate heptahydrate).
ATC — A06AD04; A12CC02; B05XA05; D11AX05; V04CC02.
ATC Vet — QA06AD04; QA12CC02; QB05XA05; QD11AX05; QV04CC02.
UNII — ML30MJ2U7I (anhydrous magnesium sulfate); DE08037SAB (magnesium sulfate); E2L2TK027P (magnesium sulfate monohydrate); SK47B8698T (magnesium sulfate heptahydrate).

Pharmacopoeias. Chin., Eur. (see p.vii), Int., Jpn, and Viet. include the heptahydrate.
US allows the dried form, the monohydrate, or the heptahydrate form.
The dried form is included in Br.

Ph. Eur. 6. 8（Magnesii Sulphate Heptahydrate；Magnesii Sulfas Heptahydricus） 白色或类白色结晶性粉末或闪亮无色结晶。易溶于水；极易溶于沸水；几乎不溶于乙醇。

BP 2010 将泻盐认可为其同物异名。

BP 2010（Dried Magnesium Sulphate） 白色无臭或几乎无臭粉末，将硫酸镁（七水合物）在 100℃下加热干燥至失重约 25% 其重量；包含了 62% ～ 70% 的 $MgSO_4$。易溶于水；溶于热水的速度更快。

BP 将干燥硫酸镁（Dried Epsom Salts）认可为同其同物异名。

USP 33（Magnesium Sulfate） 有干燥形态、一水合物和七水合物。无色小结晶，通常针状。在温暖干燥空气中风化。溶于水（1：0.8），溶于沸水（1：0.5）；缓慢但易溶于甘油（1：1）；略溶于乙醇。5%水溶液的 pH 值为 5.0～9.2。

当量 每克硫酸镁（七水合物）相当于 4.1mmol 镁。10.1g 硫酸镁（七水合物）相当于 1g 镁。

不良反应

肠外使用超剂量的镁盐会导致高镁血症的发生，其重要体征为呼吸抑制和深层腱反射丧失，这两者都是神经肌肉阻滞造成的。高镁血症的其他症状还可能包括恶心、呕吐、皮肤发红、口渴、外周血管舒张造成的低血压、困倦、意识错乱、言语不清、复视、肌无力、心动过缓、昏迷以及心脏停搏。

高镁血症在口服镁盐疗法中并不常见，除非患者同时有肾损伤的情形。摄取镁盐可能导致胃肠刺激和水样腹泻。

对胃肠道的影响 有个例报道称接受镁盐治疗的患者出现了麻痹性肠梗阻[1,2]。

也有报道称一名接受了肌内注射超剂量镁的新生儿出现了肠内转运迟缓[3]。也可见下文**注意事项**下的**妊娠**。

1. Hill WC, et al. Maternal paralytic ileus as a complication of magnesium sulfate tocolysis. Am J Perinatol 1985; **2**: 47–8.
2. Golzarian J, et al. Hypermagnesemia-induced paralytic ileus. Dig Dis Sci 1994; **39**: 1138–42.
3. Narchi H. Neonatal hypermagnesemia: more causes and more symptoms. Arch Pediatr Adolesc Med 2001; **155**: 1074.

超敏反应 2 名静脉输入硫酸镁的妇女出现了超敏反应，描述为荨麻疹的症状[1]。

1. Thorp JM, et al. Hypersensitivity to magnesium sulfate. Am J Obstet Gynecol 1989; **161**: 889–90.

不良反应的处置

高镁血症的治疗方法，见第478页。

高镁血症 一名患有几乎致命程度的高镁血症的患者，在接受了辅助通气、氯化钙静脉注射、甘露醇输注强制利尿疗法后被成功治愈[1]。另一项报道指出，一名 7 岁男童在使用泻盐（硫酸镁）灌肠法治疗腹部绞痛后，发生心搏停止并死亡，尽管做了努力尝试使其复苏。正是这种疗法存在着显著且不可预测的直肠吸收的风险，并可能由此导致中毒性高镁血症，因此应当尽量避免使用这类泻盐[2]。

1. Bohman VR, Cotton DB. Supralethal magnesemia with patient survival. Obstet Gynecol 1990; **76**: 984–6.
2. Tofil NM, et al. Fatal hypermagnesaemia caused by an Epsom salt enema: a case illustration. South Med J 2005; **98**: 253–6.

注意事项

应避免对患有心脏传导阻滞或者严重肾损伤的患者使用肠外镁盐。该药用于轻度的肾损伤患者以及重症肌无力患者也应当多多谨慎。应当监测患者是否有镁过量的临床表现（见上文**不良反应**），特别是在处理惊厥这类与低镁血症无关联的病例的时候。治疗镁中毒病例时可使用静脉内钙盐制剂。治疗低镁血症患者时，应监控其血浆镁浓度。

镁元素能够穿过胎盘。当对孕妇用药时，应监控胎儿的心律，并且要尽量避免在产后 2h 之内的给药（也见下文**妊娠**）。

有肾损伤的患者应慎用口服镁盐。与食物一同食用能够降低镁的发生。长期用药引发的慢性腹泻可能导致电解质失衡的发生。

哺乳 一项抽取 10 名服用硫酸镁的先兆子痫妇女乳汁的研究发现，产后 24h 后患者的平均镁浓度约为 6.4mg/100ml，显著高于控制组。但是，产后 48～72h 后，二者的差异就不显著了。治疗组和对照组的乳汁镁浓度都大约为母体血清浓度的两倍。尽管母亲的镁给药总剂量有所区别，作者仍然认为对于母乳喂养的婴儿来说，仅仅 1.5mg 每日的镁元素增加的负荷是很小的，也不可能显著地改变新生儿的镁元素清除率[1]。基于以上结果，American Academy of Pediatrics 认定硫酸镁可以与母乳喂养配伍使用[2]。

1. Cruikshank DP, et al. Breast milk magnesium and calcium concentrations following magnesium sulfate treatment. Am J Obstet Gynecol 1982; **143**: 685–8.
2. American Academy of Pediatrics. The transfer of drugs and other chemicals into human milk. Pediatrics 2001; **108**: 776–89. [Retired May 2010] Correction. ibid.; 1029. Also available at: http://aappolicy.aappublications.org/cgi/content/full/pediatrics%3b108/3/776 (accessed 18/05/04)

肝病 2 名患有肝原性脑病的患者在使用硫酸盐灌肠剂之后发生了严重的高镁血症和高钙血症；两人均死亡，一人死于心搏停止期间，另一人死于心搏停止之后。在治疗患有肝病并可能发展成肾功能衰竭或已有肾功能衰竭状况的患者时，建议不要用含镁灌肠剂治疗其肝性脑病，这是因为有可能出现镁中毒，并导致患者死亡[1]。

1. Collinson PO, Burroughs AK. Severe hypermagnesaemia due to magnesium sulphate enemas in patients with hepatic coma. BMJ 1986; **293**: 1013–14. Correction. ibid.; 1222.

妊娠 有报道称，2 名由于母亲使用硫酸镁治疗子痫而患上高镁血症的新生儿，出现了胎粪性栓塞综合征（腹部膨胀且不能传递胎粪）[1]。有学者相信高镁血症有可能会抑制肠内平滑肌的功能。也见上文对**胃肠道的影响**。36 名由使用硫酸镁治疗先兆子痫母亲生下的患有高镁血症的婴儿，在生产后出现了超过 24h 的显著神经行为损伤。此类损伤具体表现为长期行动迟缓，例如头发音迟滞、腹悬吊、吸吮反射和哭反应迟滞；随血浆镁浓度的降低而症状改善[2]。

有研究显示，无论妇女有[3]或无[4]先兆子痫，当她们接受静脉内硫酸镁时，其短期胎儿心率变异性都下降了；但是，尽管变异性被认作胎儿安全的一项指标，其下降在临床上也是不显著的。

1. Sokal MM, et al. Neonatal hypermagnesemia and the meconium-plug syndrome. N Engl J Med 1972; **286**: 823–5.
2. Rasch DK, et al. Neurobehavioral effects of neonatal hypermagnesemia. J Pediatr 1982; **100**: 272–6.
3. Atkinson MW, et al. The relation between magnesium sulfate therapy and fetal heart rate variability. Obstet Gynecol 1994; **83**: 967–70.
4. Hallak M, et al. The effect of magnesium sulfate on fetal heart rate parameters: a randomized, placebo-controlled trial. Am J Obstet Gynecol 1999; **181**: 1122–7.

药物相互作用

胃肠外硫酸镁有可能增强神经肌肉阻滞药的效力和去极化功能（参见 M37 第1814页）。神经肌肉阻滞药和氨基糖苷类抗菌药的疗效是累加的。同理，有报道称胃肠外硫酸镁和硝苯地平存在累加效应（见第397页）。

口服镁盐会降低对四环素类和二磷酸盐的吸收，因此应当相隔数小时单独给药。

药动学

大约三分之一的口服镁经由小肠吸收，甚至连可溶性的镁也大抵由此极缓慢地吸收。当镁摄入量减少时，镁吸收的比率就会增加。在血浆中，25%～30%的镁是与蛋白质结合的。肠道内的镁盐主要通过尿液排泄，口服剂量则通过尿液（吸收的成分）和粪便（未吸收的成分）排出体外。母乳中含有小剂量的镁。镁元素能够透过胎盘。

人体需要量

镁元素是细胞内液中含量第二丰富的阳离子，也是一种辅助众多酶系统运行的人体基本电解质。

人体通过调节吸收和肾排泄来维持镁浓度的功能非常有效，镁不足的症状很罕见。因此很难建立一个每日需求量。镁含量丰富的食物包括坚果、未碾谷物和绿色蔬菜。

英国和美国的推荐膳食摄入量　英国膳食参考值（DRV，**人体需要量**，参见 M37 第1825页）[1]和美国推荐膳食供给量（RDA）[2]中发布了镁元素的标准。在英国，镁的估计平均需要量（EAR）为成年女性每日 200mg（或 8.2mmol），成年男性每日 250mg（或 10.3mmol）；参考营养素摄入量（RNI）为成年女性每日 270mg（或 10.9mmol），成年男性每日 300mg（或 12.3mmol）；妊娠期间不建议增加剂量，但 RNI 建议在哺乳期间每日增加 50mg（或 2.1mmol）。在美国，基于新的膳食参考摄入量标准，EAR 为成年男性每日 330～350mg，成年女性每日 255～265mg；相应的 RDA 为每日 400～420mg 和310～320mg[2]。妊娠期间 RDA 增加为350～360mg，但 RDA 标准用量被认为对哺乳期而言是足够的。成人可耐受最高摄入量被制订为每日 350mg[2]。

1. DoH. Dietary reference values for food energy and nutrients for the United Kingdom: report of the panel on dietary reference values of the committee on medical aspects of food policy. *Report on health and social subjects 41.* London: HMSO, 1991.
2. Standing Committee on the Scientific Evaluation of Dietary Reference Intakes of the Food and Nutrition Board. *Dietary Reference Intakes for calcium, phosphorus, magnesium, vitamin D, and fluoride.* Washington, DC: National Academy Press, 1999. Also available at: http://www.nap.edu/openbook.php?isbn=0309063507 (accessed 21/07/08)

用途和用法

某些镁盐被作为治疗**镁缺乏**和**低镁血症**（见第478页）的镁离子源来使用。剂量可用镁的摩尔数（mmol）或毫克当量（mEq）、镁的质量（mg）或者镁盐的质量来表述（用于比较，请见表2）。在急性或严重的低镁血症中，可以在肠道外使用镁剂，常用的是氯化镁或硫酸镁。一种建议给药方法是在 1L 输液剂（5%葡萄糖或0.9%氯化钠）中加入 20mmol 镁，连续静脉输液超过3h。另一种方案是在 1L 输液剂中加入 35～50mmol 镁，输液超过12～24h。5 天的需要总量大约达到160mmol。对于那些接受肠外营养疗法的患者，每日镁剂量约为12mmol，用以预防缺乏症的复发。静脉输注硫酸镁也可用于治疗严重的镁缺乏症。推荐剂量为 1mmol/kg 的镁，给药时间超过4h；研究者表明这种方式疼痛感明显。谨慎监控血浆镁浓度和其他电解质的浓度非常重要。对于肾损伤的患者应当减低剂量。其他用于或曾用于肠外的镁盐包括维生素 C 镁、门冬氨酸钾镁和氧脯氨酸镁。

在单纯性缺乏状态下，可根据个人需要量调整口服镁盐剂量。如要预防低镁血症的复发，推荐每日分份服用总剂量 24mmol 的镁盐。用于或曾用于口服药的镁盐包括门冬氨酸钾镁、氯化镁、枸橼酸镁、葡庚糖酸镁、葡萄糖酸镁、甘油磷酸镁、乳酸镁、乙酰丙酸镁、乳清酸镁和氧脯氨酸镁。

碳酸镁、氢氧化镁、氧化镁和三硅酸镁这类镁盐由于其具有**抗酸**的特性（参见 M37 第1615页）得到广泛使用。镁盐还被用作**容积性缓泻药**（参见 M37 第1615页）；硫酸镁和氢氧化镁（参见 M37 第1664页）通常被用来清洁肠道（5～10g 药剂溶于 250ml 水中口服），用于快速肠排空。

肠道外硫酸镁有一些特殊用途。该药被用于对**心律**

表 2 一些镁盐及其镁含量

镁　盐	每克镁含量		
	mg	mmol	mEq
醋酸镁（四水合物）	113	4.7	9.3
抗坏血酸镁（无水）	65	2.7	5.3
天冬氨酸钾镁（二水合物）	75	3.1	6.2
天冬氨酸镁（四水合物）	67	2.8	5.5
氯化镁（六水合物）	120	4.9	9.8
葡庚糖酸镁（无水）	51	2.1	4.2
葡萄糖酸镁（无水）	59	2.4	4.8
甘油磷酸镁（无水）	125	5.1	10.3
乳酸镁（无水）	120	4.9	9.9
磷酸镁（五水合物）	207	8.5	17.0
氧脯氨酸镁（无水）	87	3.6	7.1
硫酸镁（七水合物）	99	4.1	8.1

失常的紧急治疗，如尖端扭转型室性心动过速（见下文）及相关联的低钾血症（见第479页）。常用剂量为10～15min 内静脉给药 2g 硫酸镁（8mmol 镁元素），如有必要可重复给予。

肠道外给予硫酸镁也可用于治疗和预防患有**子痫或先兆子痫**孕妇的癫痫发作（见下文）。有关哪个给药方案最为适当的争论一直在延续。通常静脉给药的剂量为5～15min 内 4g 硫酸镁（16mmol 镁元素）。这之后或者进行每小时 1g（4mmol 镁元素）的注射（自上一次发作起持续至少 24h 以上）；或对每边臀部进行 5g（20mmol 镁元素）深层肌内注射并每 4h 再肌内注射 5g（自上一次发作起持续至少 24h 以上）。无论选用哪种给药方案，惊厥都有可能再次发作，此时应再静脉给药2～4g。监控高镁血症的迹象是非常重要的，当出现征兆时应中止给药。对有肾功能损伤的患者应减量用药。

下文中讨论了硫酸镁在**急性心肌梗死**和**早产**中的使用。干燥硫酸镁还被制成硫酸镁糊剂（BP 2010）用于烫伤或痈这类皮肤发炎的情况，但是长期或重复使用可能损伤周围的皮肤。

1. McLean RM. Magnesium and its therapeutic uses: a review. *Am J Med* 1994; **96:** 63–76.
2. Fawcett WJ, *et al.* Magnesium: physiology and pharmacology. *Br J Anaesth* 1999; **83:** 302–20.
3. Fox C, *et al.* Magnesium: its proven and potential clinical significance. *South Med J* 2001; **94:** 1195–1201.
4. Gums JG. Magnesium in cardiovascular and other disorders. *Am J Health-Syst Pharm* 2004; **61:** 1569–76.

麻醉　硫酸镁被用于预防与插管相关的让人不适的血液动力学反应（参见 M37 第1810页）。该溶液被试用于治疗麻醉后寒战（参见 M37 第1700页）。

心律失常　电解质浓度对人体心功能影响很大，有些心律失常（见第218页）可能与镁离子缺乏有关。硫酸镁给予镁可用于治疗尖端扭转型室性心动过速、某些心律失常，还可以用于预防手术后心房颤动。但是，关于镁对心肌梗死患者的抗心律失常作用的争论内容，见下文的心肌梗死。

1. Frick M, *et al.* The effect of oral magnesium, alone or as an adjuvant to sotalol, after cardioversion in patients with persistent atrial fibrillation. *Eur Heart J* 2000; **21:** 1177–85.
2. Stuhlinger HG, *et al.* Der Stellenwert von Magnesium bei Herzrhythmusstorungen. *Wien Med Wochenschr* 2000; **150:** 330–4.
3. Piotrowski AA, Kalus JS. Magnesium for the treatment and prevention of atrial tachyarrhythmias. *Pharmacotherapy* 2004; **24:** 879–95.
4. Shiga T, *et al.* Magnesium prophylaxis for arrhythmias after cardiac surgery: a meta-analysis of randomized controlled trials. *Am J Med* 2004; **117:** 325–33.
5. Alghamdi AA, *et al.* Intravenous magnesium for prevention of atrial fibrillation after coronary artery bypass surgery: a systematic review and meta-analysis. *J Card Surg* 2005; **20:** 293–9.
6. Miller S, *et al.* Effects of magnesium on atrial fibrillation after cardiac surgery: a meta-analysis. *Heart* 2005; **91:** 618–23.
7. Ho KM, *et al.* Use of intravenous magnesium to treat acute onset atrial fibrillation: a meta-analysis. *Heart* 2007; **93:** 1433–40.
8. Onalan O, *et al.* Meta-analysis of magnesium therapy for the acute management of rapid atrial fibrillation. *Am J Cardiol* 2007; **99:** 1726–32.

子痫和先兆子痫　肠外给予硫酸镁是治疗与**子痫**发作相关联的癫痫的首选疗法（参见 M37 第450页）。研究和系统回顾发现，该药比苯妥英[1,2]、安定[1,3]或冬眠合剂[4]更加有效，并且所引发的不良反应更少。其优势包括起效迅速和对母婴没有镇静作用[5]。该药之所以被试以拥有相当高的安全界限，这是因为当过量用药时，葡萄糖酸钙可作为简便易得的解毒剂。后继的荟萃分析[6]和系统回顾[2~4]加强了这一可喜的观点。

硫酸镁还可被用于预防**先兆子痫**患者的子痫发作；研究发现该药比苯妥英[7]或尼莫地平[8]更为有效。一项抽取了 33 国家中超过10000 名妇女的随机、安慰剂控制的研究[9]发现，硫酸镁大约将子痫发作的风险降低了一半；药物治疗组的孕妇死亡数也较小，尽管该组与安慰剂组的风险差异不显著。

与对早期使用硫酸镁对胎儿影响（见下文**早产**）的担忧相反的是，包括 WHO 在内的多家机构[10,11]将硫酸镁认定为治疗和预防子痫发作的双重选择。而且上面提到的这项研究，还进行了随访。早期使用硫酸镁后，观察儿童 18 个月[12]和母亲 2 年[13]，结果显示，不会增加死亡或残疾发生风险。

1. The Eclampsia Trial Collaborative Group. Which anticonvulsant for women with eclampsia? Evidence from the Collaborative Eclampsia Trial. *Lancet* 1995; **345:** 1455–63. Correction. *ibid.;* **346:** 258.
2. Duley L, Henderson-Smart DJ. Magnesium sulphate versus phenytoin for eclampsia. Available in The Cochrane Database of Systematic Reviews; Issue 4. Chichester: John Wiley; 2003 (accessed 09/03/09).
3. Duley L, Henderson-Smart DJ. Magnesium sulphate versus diazepam for eclampsia. Available in The Cochrane Database of Systematic Reviews; Issue 4. Chichester: John Wiley; 2003 (ac-

cessed 09/03/09).
4. Duley L, Gulmezoglu AM. Magnesium sulphate versus lytic cocktail for eclampsia. Available in The Cochrane Database of Systematic Reviews; Issue 3. Chichester: John Wiley; 2000 (accessed 09/03/09).
5. Saunders N, Hammersley B. Magnesium for eclampsia. *Lancet* 1995; **346:** 788–9.
6. Chien PFW, *et al.* Magnesium sulphate in the treatment of eclampsia and pre-eclampsia: an overview of the evidence from randomised trials. *Br J Obstet Gynaecol* 1996; **103:** 1085–91.
7. Lucas MJ, *et al.* A comparison of magnesium sulfate with phenytoin for the prevention of eclampsia. *N Engl J Med* 1995; **333:** 201–5.
8. Belfort MA, *et al.* A comparison of magnesium sulfate and nimodipine for the prevention of eclampsia. *N Engl J Med* 2003; **348:** 304–11.
9. The Magpie Trial Collaborative Group. Do women with pre-eclampsia, and their babies, benefit from magnesium sulphate? The Magpie Trial: a randomised placebo-controlled trial. *Lancet* 2002; **359:** 1877–90.
10. Roberts JM, *et al.* Preventing and treating eclamptic seizures. *BMJ* 2002; **325:** 609–10.
11. WHO. *Managing complications in pregnancy and childbirth: a guide for midwives and doctors.* GENEVA: WHO, 2000. Available at: http://whqlibdoc.who.int/publications/2007/9241545909_eng.pdf (accessed 20/08/10)
12. Magpie Trial Follow-Up Study Collaborative Group. The Magpie Trial: a randomised trial comparing magnesium sulphate with placebo for pre-eclampsia—outcome for children at 18 months. *BJOG* 2007; **114:** 289–99.
13. Magpie Trial Follow-Up Study Collaborative Group. The Magpie Trial: a randomised trial comparing magnesium sulphate with placebo for pre-eclampsia—outcome for women at 2 years. *BJOG* 2007; **114:** 300–9.

低钾血症　钾和镁在体内的平衡是相联系的，患有低镁血症的患者也可能出现尿钾排泄量增加的低钾血症。这种情况下要想纠正钾的缺乏，通常也需要一同对镁进行给药。与刚刚纠正低镁血症的剂量相比，超过纠正镁至正常所需更多的硫酸盐在改善钾平衡方面有更好的促进作用[1]。

1. Hamill-Ruth RJ, McGory R. Magnesium repletion and its effect on potassium homeostasis in critically ill adults: results of a double-blind, randomized, controlled trial. *Crit Care Med* 1996; **24:** 38–45.

偏头痛　有研究者认为较低镁浓度是偏头痛的重要发病原因（参见 M37 第587页），但镁补充给药疗法在病症中的精确作用仍不确定[1]。在一项双盲研究中[2]，每日服用 24mmol 的镁（以口服枸橼酸镁的形式）降低了42%的偏头痛发病率，相比之下，使用安慰剂的对照组降低了 16%。但是，在另一项相似的研究中[3]，每日服用 20mmol 的镁（以口服门冬氨酸钾镁盐的形式）与安慰剂对照组相比并未显得更为有效，二者都降低了 50%的偏头痛发生率或强度。静脉注射硫酸镁在治疗偏头痛发作时显示出了良好功效[4]，特别是在那些有先兆[5,6]，或是血清镁水平低的患者身上[7]。

1. Mauskop A, Altura BM. Role of magnesium in the pathogenesis and treatment of migraines. *Clin Neurosci* 1998; **5:** 24–7.
2. Peikert A, *et al.* Prophylaxis of migraine with oral magnesium: results from a prospective, multi-center, placebo-controlled and double-blind randomized study. *Cephalalgia* 1996; **16:** 257–63.
3. Pfaffenrath V, *et al.* Magnesium in the prophylaxis of migraine: a double-blind placebo-controlled study. *Cephalalgia* 1996; **16:** 436–40.
4. Demirkaya Ş, *et al.* Efficacy of intravenous magnesium sulfate in the treatment of acute migraine attacks. *Headache* 2001; **41:** 171–7.
5. Bigal ME, *et al.* Intravenous magnesium sulphate in the acute treatment of migraine without aura and migraine with aura: a randomized, double-blind, placebo-controlled study. *Cephalalgia* 2002; **22:** 345–53.
6. Bigal ME, *et al.* Eficácia de três drogas sobre a aura migranosa: um estudo randomizado placebo controlado. *Arq Neuropsiquiatr* 2002; **60:** 406–9.
7. Mauskop A, *et al.* Intravenous magnesium sulphate relieves migraine attacks in patients with low serum ionized magnesium levels: a pilot study. *Clin Sci* 1995; **89:** 633–6.

心肌梗死　镁具有重要的生理功能，它能够维持包括心肌在内的肌肉的离子平衡。镁还可能具有抗心律失常的功能（也见上文**心律失常**），能够保护心肌免受包括心肌顿抑（心肌收缩功能恢复延迟）在内的再灌注损伤。静脉注射镁盐被用于治疗心律失常，一项对于疑似患有心肌梗死、胸痛发作 12h 之内的患者的回顾性研究发现，其病死率降低了[1]。静脉注射镁盐对于死亡率的益处在 LIMIT-2[2]中获得了确认，研究者在凝块溶解前静脉注射 8mmol 镁，随后在接下来的 24h 内持续注射 65mmol 的镁。药物效用在平均 2.7 年之后显示出来[3]；但是，没有证据显示其其其利益上的功效。上述药物的效果在更大范围的国际心肌梗死生存研究-4（ISIS-4）[4]中并未得到证实，尽管用药的方法和时间存在着微小的差异，而由此可能造成了这种互相矛盾的结果。为了解决上述争论，研究者设计了镁在冠心病中的应用试验（MAGIC）[5]，来考察在早期对患有 ST 段抬高心肌梗死的患者给药以在病症中，能否降低患者的短期病死率。研究者既没有观察到镁的疗效，也没有发现其危害，一项有关肠道外补充镁用于治疗急性心肌梗死[6]的系统性综述发现，虽然镁对降

低心律失常有一定的效果。但它并不能降低死亡率，同时还会增加某些不良反应发生率。并且现今也不能推荐镁作为心肌梗死（见第232页）的常规疗法。

急性心肌梗死的患者有可能有镁缺乏症，尽管试用过长期口服镁盐，但在一项研究中，此种疗法增加了不利心脏事件的发生风险，因此不能够推荐其作为二级预防措施[7]。

1. Teo KK, *et al.* Effects of intravenous magnesium in suspected acute myocardial infarction: overview of randomised trials. *BMJ* 1991; **303:** 1499–1503.
2. Woods KL, *et al.* Intravenous magnesium sulphate in suspected acute myocardial infarction: results of the second Leicester Intravenous Magnesium Intervention Trial (LIMIT-2). *Lancet* 1992; **339:** 1553–8.
3. Woods KL, Fletcher S. Long-term outcome after intravenous magnesium sulphate in suspected acute myocardial infarction: the second Leicester Intravenous Magnesium Intervention Trial (LIMIT-2). *Lancet* 1994; **343:** 816–19.
4. Fourth International Study of Infarct Survival Collaborative Group. ISIS-4: a randomised factorial trial assessing early oral captopril, oral mononitrate, and intravenous magnesium sulphate in 58 050 patients with suspected acute myocardial infarction. *Lancet* 1995; **345:** 669–85.
5. The Magnesium in Coronaries (MAGIC) Trial Investigators. Early administration of intravenous magnesium to high-risk patients with acute myocardial infarction in the Magnesium in Coronaries (MAGIC) trial: a randomised controlled trial. *Lancet* 2002; **360:** 1189–96.
6. Li J, *et al.* Intravenous magnesium for acute myocardial infarction. Available in The Cochrane Database of Systematic Reviews; Issue 2. Chichester: John Wiley; 2007 (accessed 09/03/09).
7. Galløe AM, *et al.* Influence of oral magnesium supplementation on cardiac events among survivors of an acute myocardial infarction. *BMJ* 1993; **307:** 585–7.

卟啉病 在好转期内仍有惊厥发作的卟啉病（参见M37第451页）患者，硫酸镁是用于预防癫痫发作的药剂之一。

早产 静脉注射硫酸镁被用于控制早产（参见 M37 第1903页）时抑制子宫收缩[1~3]。尽管研究者发现该药与 β_2 受体拮抗药[4,5]拥有相似的功效，并且尤其在美国等地获得了广泛地应用，但一项系统回顾[6]总结出其在延迟生产过程或预防早产方面没有效果。其他镁盐也有时经口服给药[7,8]。

回顾性观察研究发现，当母亲使用硫酸镁治疗先兆子痫、惊厥或早产，出生体重在 1500g 以下的新生儿患脑瘫的概率较低[9,10]。但是，一项对早产病例出生前使用硫酸镁研究[11]的期中分析表明，总体新生儿死亡率上升了，且该研究随即中止。尽管研究者认为硫酸镁在妊娠到期时有良好的安全性，该文作者警告说在早产的病例中应慎用硫酸镁。后续研究发现硫酸镁与低出生体重婴儿的围生期死亡率增加有关，特别是当使用了超过 48g 的剂量时[12]，而室内出血（见第177页）的新生儿其母亲在生产时血清镁浓度较高[13]。研究者针对包括使用镁治疗和预防子痫的研究（见上文）在内的其他结果也进行了研究[14,15]，他们的结论与系统回顾一致[6]，认为镁作抗分娩药用途时存在提高婴儿死亡率的风险。然而，还有考察单独服用硫酸镁对早产儿神经保护作用的研究。对超过 2000 名早产高危妇女（怀孕 24～31 周和准备分娩或预期在 2～24h 分娩）进行随机、安慰剂对照研究[16]。结果显示，服用硫酸镁的妇女所产的婴儿发生中度或重度脑性麻痹的风险显著降低；婴儿死亡风险稍有上升，但无显著性差异。一项相似的超过 1000 名妇女的研究[17]也发现，产前服用硫酸镁后，婴儿很少出现运动功能障碍（包括脑性麻痹），然而，在这项研究中死亡的风险稍有降低。对 5 项研究（包括前 2 项）的系统性分析[18]显示，硫酸镁的神经保护作用降低了婴儿患脑性麻痹的风险，婴儿死亡的风险也没有增加。但是，还不清楚它对于哪类患者效果最好，对于其最合理的用法用量、是否需要维持治疗、是否需要反复治疗还存在争议。

虽然硫酸镁目前已广泛应用，但 American College of Obstetricians and Gynecologists 没有推荐它或其他药物作为一线保胎用药[19]。欧洲不推荐使用[20]，美国的一些研究者也指出应禁止使用[21,22]。

1. Amon E, *et al.* Tocolysis with advanced cervical dilatation. *Obstet Gynecol* 2000; **95:** 358–62.
2. Terrone DA, *et al.* A prospective, randomized, controlled trial of high and low maintenance doses of magnesium sulfate for acute tocolysis. *Am J Obstet Gynecol* 2000; **182:** 1477–82.
3. Katz VL, Farmer RM. Controversies in tocolytic therapy. *Clin Obstet Gynecol* 1999; **42:** 802–19.
4. Wilkins IA, *et al.* Efficacy and side effects of magnesium sulfate and ritodrine as tocolytic agents. *Am J Obstet Gynecol* 1988; **159:** 685–9.
5. Chau AC, *et al.* A prospective comparison of terbutaline and magnesium for tocolysis. *Obstet Gynecol* 1992; **80:** 847–51.
6. Crowther CA, *et al.* Magnesium sulphate for preventing preterm birth in threatened preterm labour. Available in The Cochrane Database of Systematic Reviews; Issue 4. Chichester: John Wiley; 2002 (accessed 21/06/05).
7. Martin RW, *et al.* Comparison of oral ritodrine and magnesium gluconate for ambulatory tocolysis. *Am J Obstet Gynecol* 1988; **158:** 1440–3.
8. Ridgway LE, *et al.* A prospective randomized comparison of oral terbutaline and magnesium oxide for the maintenance of tocolysis. *Am J Obstet Gynecol* 1990; **163:** 879–82.
9. Nelson KB, Grether JK. Can magnesium sulfate reduce the risk of cerebral palsy in very low birthweight infants? *Pediatrics* 1995; **95:** 263–9.
10. Schendel DE, *et al.* Prenatal magnesium sulfate exposure and the risk for cerebral palsy or mental retardation among very low-birth-weight children aged 3 to 5 years. *JAMA* 1996; **276:** 1805–10.
11. Mittendorf R, *et al.* Is tocolytic magnesium sulphate associated with increased total paediatric mortality? *Lancet* 1997; **350:** 1517–18.
12. Scudiero R, *et al.* Perinatal death and tocolytic magnesium sulfate. *Obstet Gynecol* 2000; **96:** 178–82.
13. Mittendorf R, *et al.* Association between maternal serum ionized magnesium levels at delivery and neonatal intraventricular hemorrhage. *J Pediatr* 2002; **140:** 540–6.
14. Mittendorf R, *et al.* If tocolytic magnesium sulfate is associated with excess total pediatric mortality, what is its impact? *Obstet Gynecol* 1998; **92:** 308–11.
15. Mittendorf R, *et al.* The Magpie trial. *Lancet* 2002; **360:** 1330–1.
16. Rouse DJ, *et al.* Eunice Kennedy Shriver NICHD Maternal-Fetal Medicine Units Network. A randomized, controlled trial of magnesium sulfate for the prevention of cerebral palsy. *N Engl J Med* 2008; **359:** 895–905.
17. Crowther CA, *et al.* Australasian Collaborative Trial of Magnesium Sulphate (ACTOMg SO4) Collaborative Group. Effect of magnesium sulfate given for neuroprotection before preterm birth: a randomized controlled trial. *JAMA* 2003; **290:** 2669–76.
18. Doyle LW, *et al.* Magnesium sulphate for women at risk of preterm birth for neuroprotection of the fetus. Available in The Cochrane Database of Systematic Reviews; Issue 1. Chichester: John Wiley; 2009 (accessed 12/03/09).
19. American College of Obstetricians and Gynecologists Committee on Practice Bulletins. Management of preterm labor (ACOG Practice Bulletin number 43, May 2003). *Obstet Gynecol* 2003; **101:** 1039–47.
20. Di Renzo GC, Roura LC. European Association of Perinatal Medicine-Study Group on Preterm Birth. Guidelines for the management of spontaneous preterm labor. *J Perinat Med* 2006; **34:** 359–66.
Also available at: http://www.reference-global.com/doi/pdfplus/10.1515/JPM.2006.073 (accessed 02/07/08)
21. Grimes DA, Nanda K. Magnesium sulfate tocolysis: time to quit. *Obstet Gynecol* 2006; **108:** 986–9.
22. Simhan HN, Caritis SN. Prevention of preterm delivery. *N Engl J Med* 2007; **357:** 477–87.

新生儿肺动脉高压 有研究考察了静脉注射硫酸镁治疗顽固性新生儿肺动脉高压的情况（第235页），但是还没有确切的结果。

呼吸障碍 在急性恶化的慢性阻塞性肺疾病（参见M37 第1075页）患者使用吸入沙丁胺醇后，静脉给药 1.2g 剂量的硫酸镁 20min 以上，显示出了中等程度的效果[1]。

有报道称镁灌注有益于一些急性哮喘（参见 M37 第1072页）患者，但结果之间存在冲突[2~5]；一项针对这些研究和其他研究结果的荟萃分析并未证实镁的常规用法的有效性，但指出该疗法可能对某些严重恶化的病例有效[6,7]。一项对 5 项儿童试验的荟萃分析指出，在对中度到严重程度急性儿童哮喘的症状治疗中，静脉注射硫酸镁有可能成为标准疗法的有效辅助疗法[8]。也有关于单独吸入镁及与沙丁胺醇一同使用吸入镁的研究，另一项荟萃分析[9,10]认为该疗法能够增强肺功能，特别是当与 β_2 受体激动药联合使用时，此外该疗法在严重病例中效果最好。然而，临床更重视的阳性结果尚缺乏证据。

1. Skorodin MS, *et al.* Magnesium sulfate in exacerbations of chronic obstructive pulmonary disease. *Arch Intern Med* 1995; **155:** 496–500.
2. Skobeloff EM, *et al.* Intravenous magnesium sulfate for the treatment of acute asthma in the emergency department. *JAMA* 1989; **262:** 1210–13.
3. Green SM, Rothrack SG. Intravenous magnesium for acute asthma: failure to decrease emergency treatment duration or need for hospitalization. *Ann Emerg Med* 1992; **21:** 260–5.
4. Ciarallo L, *et al.* Intravenous magnesium therapy for moderate to severe pediatric asthma: results of a randomized, placebo-controlled trial. *J Pediatr* 1996; **129:** 809–14.
5. Silverman RA, *et al.* IV magnesium sulfate in the treatment of acute severe asthma: a multicenter randomized controlled trial. *Chest* 2002; **122:** 489–97.
6. Rowe BH, *et al.* Magnesium sulfate for treating exacerbations of acute asthma in the emergency department. Available in The Cochrane Database of Systematic Reviews; Issue 1. Chichester: John Wiley; 2000 (accessed 21/06/05).
7. Alter HJ, *et al.* Intravenous magnesium as an adjuvant in acute bronchospasm: a meta-analysis. *Ann Emerg Med* 2000; **36:** 191–7.
8. Cheuk DKL, *et al.* A meta-analysis on intravenous magnesium sulphate for treating acute asthma. *Arch Dis Child* 2005; **90:** 74–7.
9. Blitz M, *et al.* Inhaled magnesium sulfate in the treatment of acute asthma. Available in The Cochrane Database of Systematic Reviews; Issue 4. Chichester: John Wiley; 2005 (accessed 18/12/07).
10. Villeneuve EJ, Zed PJ. Nebulized magnesium sulfate in the management of acute exacerbations of asthma. *Ann Pharmacother* 2006; **40:** 1118–24.

脑卒中 对于卒中患者，静脉注射硫酸镁能够起到保护神经的作用（第240页）。一项系统性分析[1]显示，对于蛛网膜下腔出血的患者，连续 3 周应用尼莫地平，同时每天补充镁，能够降低恶化的风险。然而，一项更早的对缺血性和非缺血性脑卒中患者的随机对照研究[2]发现，在急性事件发生 12h 内，24h 静脉输注镁对于降低死亡或残疾发生风险没有显著差异。

1. Dorhout Mees S, *et al.* Calcium antagonists for aneurysmal subarachnoid haemorrhage. Available in The Cochrane Database of Systematic Reviews; Issue 3. Chichester: John Wiley; 2007 (accessed 09/03/09).
2. Intravenous Magnesium Efficacy in Stroke (IMAGES) Study Investigators. Magnesium for acute stroke (Intravenous Magnesium efficacy in Stroke trial): randomised controlled trial. *Lancet* 2004; **363:** 439–45.

破伤风 有研究者发现硫酸镁能够减轻患者的自主通气障碍，并能够在治疗破伤风（参见 M37 第1811页）时控制非通气障碍患者的痉挛。

1. Attygalle D, Rodrigo N. Magnesium as first line therapy in the management of tetanus: a prospective study of 40 patients. *Anaesthesia* 2002; **57:** 811–17.
2. William S. Use of magnesium to treat tetanus. *Br J Anaesth* 2002; **88:** 152–3.

制剂

BP 2010: Chewable Magnesium Glycerophosphate Tablets; Magnesium Chloride Injection; Magnesium Glycerophosphate Oral Solution; Magnesium Sulphate Injection; Magnesium Sulphate Mixture; Magnesium Sulphate Paste;
USP 33: Calcium and Vitamin D with Minerals Tablets; Magnesium Gluconate Tablets; Magnesium Sulfate in Dextrose Injection; Magnesium Sulfate Injection; Minerals Capsules; Minerals Tablets; Multiple Electrolytes and Dextrose Injection Type 1; Multiple Electrolytes and Dextrose Injection Type 2; Multiple Electrolytes and Dextrose Injection Type 4; Multiple Electrolytes and Invert Sugar Injection Type 1; Multiple Electrolytes and Invert Sugar Injection Type 2; Multiple Electrolytes Injection Type 1; Multiple Electrolytes Injection Type 2; Oil- and Water-soluble Vitamins with Minerals Capsules; Oil- and Water-soluble Vitamins with Minerals Oral Solution; Oil- and Water-soluble Vitamins with Minerals Tablets; Water-soluble Vitamins with Minerals Capsules; Water-soluble Vitamins with Minerals Tablets.

专利制剂

Arg.: Biomag; Magnebe; Magnesio Vital; ***Austral.:*** Celloids MP 65†; Mag 50†; Magmin†; ***Austria:*** Cormagnesin; Emgecard; FX Passage; Magium†; Magnesiocard; Magnesium Verla; Magnesulf†; Magvital; Mg 5-Longoral†; Solumag†; Ultra-Mag†; ***Belg.:*** Magnespasmyl; Ultra-Mg; ***Braz.:*** Mag-Tab; Magnoston; Pidomag; Sal Amargo Purificado; ***Canad.:*** Maglucate; Magnogene; Magnolex†; Magnonat; Magnorol†; Pansement Mag; Proflavanol C†; Slow-Mag†; Spasmag; ***Chile:*** Mag-Tab; ***Cz.:*** Coradol†; Cormagnesin†; Magnerot; Magnesium Diasporal†; Mg 5-Granulat†; Mg 5-Longoral†; ***Fin.:*** Gambrosol; ***Fr.:*** Efimag†; Ionimag†; Mag 2; Magnespasmyl; Magnogene; Megamag; Spasmag; Top-Mag; Vivamag†; ***Ger.:*** Basti-Mag; Cormagnesin; FX Passage; Magium; Magnaspart; Magnerot; Magnerot A; magnerot Classic; Magnesiocard; Magnesium Diasporal; Magnesium Verla; Magnesium Verla N; Magnesium-Sandoz; Magnesorot; Mg 5-Granulat†; Mg 5-Longoral; Mg 5-Sulfat; Mg-nor; Power Orot; Retterspitz Darmreinigungspulver ST; ***Gr.:*** Mag 2; Solumag; Trofocard; Ultra-Mg; ***Hong Kong:*** Faulding Remedies Epsom Salts; ***Hung.:*** Astat†; Cormagnesin; Magnerot; Magnesiocard†; ***India:*** Mag; ***Irl.:*** Magnesium Verla; ***Ital.:*** Actimag†; Mag 2; MG 50; Solumag; ***Mex.:*** Ifupeptol Magnesiado; ***Mon.:*** Oromag; ***Neth.:*** Icodial†; ***Norw.:*** Nycoplus Magnesium; ***Pol.:*** Asmag; Biomag; Laktomag; Laktomag B_6; Magnefar; Slow-Mag; ***Port.:*** Cormagnesin†; Extraneal; Magnesiocard; Magnesona; Magnespasmil; Magnoral; Metabol-Mg; ***Rus.:*** Cormagnesin (Кормагнезин); Magnerot (Магнерот); Vita-Iodurol (Вита-иодурол); ***S.Afr.:*** Be-Lax; Magnesit; SB Laxative Mixture†; Slow-Mag; ***Spain:*** Actimag; Magnesioboi; ***Switz.:*** Mag 2; Mag-Min; Magnegon; Magnesiocard; Magnesium Biomed; Magnesium Vital; Magnesium-Sandoz; Magnespasmyl†; Magnogene†; Mg 5-Granoral; Mg 5-Longoral; Mg 5-Oraleff; Mg 5-Sulfat†; Solmag; ***Thai.:*** Maglax; ***Turk.:*** Magnesiocard; ***UK:*** Kest; Magnaphate; Magnaspartate; ***Ukr.:*** Magnerot (Магнерот); ***USA:*** Chloromag; Mag-G; Mag-SR; Mag-Tab; Maginex; Magtrate; Slow-Mag.

顺势疗法制剂 ***Austral.:*** Colic Relief; Headache Relief†; Nervatona Focus; PMT Oral Spray†; Smok Quits†; ***Austria:*** Kolsan†; Tropfen bei Regelbeschwerden Nr 36†; ***Canad.:*** Aloe Complex†; Arth-B Oligocan†; Biochemic Phosphates; Biomag; Calms Forte; Circulation†; Col 138; Combinaison; Diamite; Ervopax; Formula C Doroon; Formula FA 224; Formula PC 223; Homeo-Form T; Hylands Bioplasma; Hylands Formula CF; Hylands Formula MC; Hylands Formula NT; Hylands LCQ; Hylands Leg Cramps; Hylands Menstrual Cramps; Ikoplex 14; Ikoplex 5; Kid's Colic; Leg Cramps with Quinine; Lehning Toothpaste†; Melange; Nerve Tonic; Nuage Bioplasma; Nuxil†; Passiflora Complex†; Psoriasis-Sulfur L12†; Rexorubia; Silica L11†; Smoking Withdrawal Support†; Spa Complex; Spascupreel; Ton 1 Complex; ***Chile:*** Ikoplex No 1; Ikoplex No 10; Ikoplex No 14; Ikoplex No 20; Ikoplex No 23; Ikoplex No 3; Ikoplex No 4; Ikoplex No 5; Ikoplex No 6; Ikoplex No 9; ***Cz.:*** Spascupreel S; ***Fr.:*** Aloe Compose; Bilinum Complexe No 113; Biomag; Boripharm No 11; Boripharm No 12; Chelidonium Compose; Granules Boripharm no 4†; Hepatocynesine; L 25; Nervopax; Passiflora Compose; Rexorubia; Silicea Complexe No 11; Sulfur Complexe No 12; ***Ger.:*** Disci Bamb; Disco-cyl Ho-Len-Complex; Dolo-Injektopas; Drufusan N; Dysmenorrhoe-Gastreu S R75; Femin-Do; Gallenja†; Gastro Magentabletten; Girheulit HM; Infi-China†; Lithias-cyl L Ho-Len-Complex; NeyArthros-Liposome (Revitorgan Lp Nr 83); NeyArthrosome (Revitorgan-Dilution); Osanit; Pectapas SL; Refesan T†; Rufebran neuro; Spascupreel; Spasmoject F; Spasmosyx F; Uwobletten novum†; Zitronensaurezyklus-Heel; ***Neth.:*** Cinababy†; Spascupreel H; ***Switz.:*** Bio-Magnesium†; Osanit†; ***UK:*** Medicinal Gargle; New Era Elasto; New Era Nervone; ***Ukr.:*** Cerebrum Compositum H (*Церебрум Композитум Н*)†; Enterocind (*Энтерокинд*).

Phosphate 磷酸盐

Fosfato.

Фосфат

UNII — NK08V8K8HR.

性状 磷酸盐是一种存在于多种钾盐和钠盐中的阴离子。

配伍禁忌 磷酸盐与钙盐存在配伍禁忌，混合钙与磷酸盐会导致生成不溶性磷酸钙沉淀物。也有报告显示磷酸

根与镁盐也存在配伍禁忌。

Monobasic Potassium Phosphate 磷酸二氢钾

Dihydrogenfosforečnan draselný; E340; Fosfato monobásico de potasio; Kalii dihydrogenophosphas; Kalio-divandenilio fosfatas; Kálium-dihidrogén-foszfát; Kaliumdivätefosfat; Kaliumdivetyfosfaatti; Monopotassium Phosphate; Monopotassium; Potasio, dihidrogenofosfato de; Potassium Acid Phosphate; Potassium Biphosphate; Potassium Dihydrogen Phosphate; Potasu diwodorofosforan. Potassium dihydrogen orthophosphate.

Ортофосфат Калия Однозамещенный
KH$_2$PO$_4$ = 136.1.
CAS — 7778-77-0.
UNII — 4J9FJ0HL51.

Pharmacopoeias. In *Eur.* (see p.vii). Also in *USNF.*

Ph. Eur. 6.8 (Potassium Dihydrogen Phosphate) 白色或类白色结晶性粉末或无色结晶。易溶于水；几乎不溶于乙醇。5%水溶液的 pH 值为 4.2~4.5。

USNF 28 (Monobasic Potassium Phosphate)。无色晶体，或白色颗粒状或晶状粉末。无臭。易溶于水；几乎不溶于乙醇。1%水溶液的 pH 值约为 4.5。贮藏于密闭容器中。

当量 每克磷酸二氢钾相当于 7.3mmol 钾和磷酸根。

Dibasic Potassium Phosphate 磷酸氢二钾

Dikalii phosphas; Dikalio fosfatas; Dikaliumfosfaatti; Dikaliumfosfat; Dikálium-hidrogén-foszfát; Dipotasio, hidrogenofosfato de; Dipotassium Hydrogen Phosphate; Dipotassium Phosphate; Dipotasu wodorofosforan; E340; Fosfato dibásico de potasio; Hydrogenofosforečnan draselný; Kalii Hydrogenophosphas; Phosphate dipotassique; Potassium Phosphate. Dipotassium hydrogen orthophosphate.

Ортофосфат Калия Двузамещенный
K$_2$HPO$_4$ = 174.2.
CAS — 7758-11-4.
UNII — B7862WZ632 (potassium phosphate); CI71S98N1Z (dibasic potassium phosphate).

Pharmacopoeias. In *Eur.* (see p.vii) and *US.*

Ph. Eur. 6.8 (Dipotassium Phosphate Dipotassium Hydrogen Phosphate BP 2010) 吸湿性非常强的白色或类白色粉末或无色晶体。极易溶于水；极微溶于乙醇。贮藏于密闭容器中。

USP 33 (Dibasic Potassium Phosphate) 无色或白色、稍微吸湿性、颗粒状粉末。易溶于水；极微溶于乙醇。5%水溶液的 pH 值为 8.5~9.6。

当量 每克磷酸氢二钾相当于 11.5mmol 钾和 5.7mmol 磷酸根。

Monobasic Sodium Phosphate 磷酸二氢钠

Dihydrogenfosforečnan sodný; E339; Fosfato monobásico de sodio; Monobazik Sodyum Fosfat; Natrii dihydrogenophosphas; Natrio-divandenilio fosfatas; Natrium Phosphoricum Monobasicum; Nátrium-dihidrogén-foszfát; Natriumdivätefosfat; Natriumdivetyfosfaatti; Phosphate monosodique; Sodio, dihidrogenofosfato de; Sodium Acid Phosphate; Sodium Biphosphate; Sodium Dihydrogen Phosphate; Sodu diwodorofosforan; Sodyum Dihidrojen Fosfat. Sodium dihydrogen orthophosphate.

Ортофосфат Натрия Однозамещенный
NaH$_2$PO$_4$,xH$_2$O.
CAS — 7558-80-7 (anhydrous monobasic sodium phosphate); 10049-21-5 (monobasic sodium phosphate monohydrate); 13472-35-0 (monobasic sodium phosphate dihydrate).
ATC — A06AD17; A06AG01.
ATC Vet — QA06AD17; QA06AG01.
UNII — 3980JIH2SW (monobasic sodium phosphate); KH7I04HPUU (anhydrous monobasic sodium phosphate); 593YOG76RN (monobasic sodium phosphate monohydrate); 5QWK665956 (monobasic sodium phosphate dihydrate).

Pharmacopoeias. In *Br., Chin., Eur.* (see p.vii), and *US* may specify one or more states of hydration; monographs and specifications can be found for the anhydrous form (NaH$_2$PO$_4$ = 120.0), the monohydrate (NaH$_2$PO$_4$,H$_2$O = 138.0), and the dihydrate (NaH$_2$PO$_4$,2H$_2$O = 156.0), although not necessarily all will be found in any one pharmacopoeia.

Ph. Eur. 6.8 (Sodium Dihydrogen Phosphate Dihydrate; Natrii Dihydrogenophosphas Dihydricus) 白色或类白色粉末或无色结晶。极易溶于水，极微溶于乙醇。5%水溶液的 pH 值为 4.2~4.5。

BP 2010 将重磷酸钠批准为同物异名。

BP 2010 (Anhydrous Sodium Dihydrogen Phosphate) 白色、易潮解的晶体或颗粒。极易溶于水；极微溶于乙醇。5%水溶液的 pH 值为 4.2~4.5。

BP 2010 (Sodium Dihydrogen Phosphate Monohydrate) 白色粉末或无色晶体。极易溶于水；极微溶于乙醇。5%水溶液的 pH 值为 4.2~4.5。

USP 33 (Monobasic Sodium Phosphate) 包含 1 个或 2 个水分子形成水化合物，或者是无水的。无色晶体或白色晶状粉末。无臭且易潮解。易溶于水；几乎不溶于乙醇。其溶液对石蕊显酸性，遇碳酸钠产生气泡。5%一水化合物水溶液的 pH 值为 4.1~4.5。

当量 每克磷酸二氢钠（无水）相当于 8.3mmol 钠和磷酸根。每克磷酸二氢钠（一水化合物）相当于 7.2mmol 钠和磷酸根。每克磷酸二氢钠（二水化合物）相当于 6.4mmol 钠和磷酸根。

Dibasic Sodium Phosphate 磷酸氢二钠

Dibazik Sodyum Hidrojen Fosfat; Dinatrii phosphas; Dinatrio fosfatas; Dinatriumfosfaatti; Dinatriumfosfat; Dinátrium-hidrogén-foszfát; Disodio, hidrogenofosfato de; Disodium Hydrogen Phosphate; Disodium Phosphate; Disodu fosforan; Sodu wodorofosforan; Disodyum Hidrojen Fosfat; E339; Fosfato dibásico de sodio; Hydrogenofosforečnan sodný; Natrii Hydrogenophosphas; Natrii Phosphas; Natrii Phosphatis; Natriumfosfaatti; Natriumfosfat; Phosphate disodique; Sodium Phosphate. Disodium hydrogen orthophosphate.

Ортофосфат Натрия Двузамещенный
Na$_2$HPO$_4$,xH$_2$O.
CAS — 7558-79-4 (anhydrous dibasic sodium phosphate); 10028-24-7 (dibasic sodium phosphate dihydrate); 7782-85-6 (dibasic sodium phosphate heptahydrate); 10039-32-4 (dibasic sodium phosphate dodecahydrate).
ATC — A06AD17; A06AG01; B05XA09.
ATC Vet — QA06AD17; QA06AG01; QB05XA09.
UNII — SE337SVY37 (sodium phosphate); GR686LBA74 (dibasic sodium phosphate); 22ADO53M6F (anhydrous dibasic sodium phosphate); 94255I6E2T (dibasic sodium phosphate dihydrate); 70WT22SF4B (dibasic sodium phosphate heptahydrate); E1W4N241FO (dibasic sodium phosphate dodecahydrate).

Pharmacopoeias. In *Eur.* (see p.vii), *Jpn,* and *US.* The pharmacopoeias may specify one or more states of hydration; monographs and specifications can be found for the anhydrous form (Na$_2$HPO$_4$ = 142.0), the dihydrate (Na$_2$HPO$_4$,2H$_2$O = 178.0), the heptahydrate (Na$_2$HPO$_4$,7H$_2$O = 268.1), and the dodecahydrate (Na$_2$HPO$_4$,12H$_2$O = 358.1), although not necessarily all will be found in any one pharmacopoeia.

Ph. Eur. 6.8 (Disodium Phosphate, Anhydrous; Dinatrii Phosphas Anhydricus; Anhydrous Disodium Hydrogen Phosphate BP 2010) 白色或类白色吸湿性粉末。溶于水；几乎不溶于乙醇。5%水溶液呈微碱性。贮藏于密闭容器中。

Ph. Eur. 6.8 (Disodium Phosphate Dihydrate; Dinatrii Phosphas Dihydricus; Disodium Hydrogen Phosphate Dihydrate BP 2010) 白色或类白色粉末或无色结晶。可溶于水；几乎不溶于乙醇。5%水溶液呈微碱性。

BP 2010 将磷酸钠二水化合物批注为同物异名。

Ph. Eur. 6.8 (Disodium Phosphate Dodecahydrate Dinatrii Phosphas Dodecahydricus; Disodium Hydrogen Phosphate Dodecahydrate BP 2010) 无色透明或类白色的结晶。极易溶于水；几乎不溶于乙醇。5%水溶液呈微碱性。

USP 33 (Dibasic Sodium Phosphate) 干燥、或含有一分子、两分子、七分子或十二分子的水化合物。

干燥物为白色粉末，容易吸湿。溶于水（1:8）；不溶于乙醇。

七水化合物为无色或白色的颗粒状或块状盐，在温暖干燥的空气中风化。极易溶于水；极微溶于乙醇。其溶液对酚酞呈碱性，0.1M 溶液的 pH 值大约为 9。

所有形态都应贮藏于密闭容器中。

当量 每克磷酸氢二钠（无水）相当于 14.1mmol 钠和 7.0mmol 磷酸根。每克磷酸氢二钠（二水化合物）相当于 11.2mmol 钠和 5.6mmol 磷酸根。每克磷酸氢二钠（七水化合物）相当于 7.5mmol 钠和 3.7mmol 磷酸根。每克磷酸氢二钠（十二水化合物）相当于 5.6mmol 钠和 2.8mmol 磷酸根。

Tribasic Sodium Phosphate 磷酸三钠

E339; Fosfato de trisodio; Ortofosfato de trisodio; Sodio, fosfato de; Trisodium Orthophosphate; Trisodium Phosphate.

Ортофосфат Натрия Трехзамещенный
Na$_3$PO$_4$ = 163.9.
CAS — 7601-54-9.
ATC — A06AD17; A06AG01.
ATC Vet — QA06AD17; QA06AG01.
UNII — A752Q30A6X (tribasic sodium phosphate); SX0ITZO3QZ (anhydrous tribasic sodium phosphate); J9O85FKF29 (tribasic sodium phosphate monohydrate); B70850QPHR (tribasic sodium phosphate dodecahydrate).

Pharmacopoeias. In *USNF.*

USNF 28 (Tribasic Sodium Phosphate) 无水或包含一分子或十二分子的水化合物。白色、无臭结晶或颗粒，或为结晶性粉末。易溶于水；不溶于乙醇。1%水溶液的 pH 值为 11.5~12.0。贮藏于密闭容器中。

当量 每克磷酸三钠（无水）相当于 18.3mmol 钠和 6.1mmol 磷酸根。

不良反应和处置

静脉注射磷酸盐过量会导致高磷酸盐血症，特别是肾功能衰竭患者。高磷酸盐血症会转化为低钙血症，严重时会发生异位性钙化，特别是那些患有初期高钙血症的患者。组织钙化会造成低血压和器官损害，并导致急性肾衰竭。高磷酸盐血症、低钙血症和组织钙化在口服和直肠用药后很常见（也参见下文对电解质的影响和对肾脏的影响）。

口服磷酸盐的不良反应包括恶心、呕吐、腹泻和腹痛。当该药并非用于其轻泻功能、而是用于治疗目的时，出现腹泻的症状就意味着必须减少药量用量。为了肠排空而经直肠给药磷酸盐可能会出现局部刺激性。

磷酸盐可以以钾盐、钠盐或两种盐同时给药的方式进行使用，由此可能与高钾血症、高钠血症和脱水症相关联。磷酸钠可能导致低钙血症。

对此类不良反应的治疗方案包括停止磷酸盐用药、一般性支持疗法，以及纠正血浆电解质（特别是钙质）的浓度。可能需要某些去除过量磷酸盐的方法，例如口服磷酸盐结合剂和血液透析（也见高磷酸盐血症，第478页）。

对电解质的影响 尽管不像静脉注射疗法的影响那样普遍，但仍有报道显示在某些病例中，患者使用磷酸盐灌肠剂后出现了伴有低钙血症或其他严重电解质失衡的高磷酸盐血症，并最终导致手足抽搐[1,2] 甚至死亡[2]。还有报道称口服磷酸盐缓泻剂后也出现了相似的后果[3~7]，此外，美国 FDA 针对使用高剂量磷酸钾后可能出现电解质紊乱风险一事发布了警告，特别是对于易受伤害的患者[8]、婴儿或儿童[2,9,10]、老年人[4,11]，此外肾功能缺损[1,4,11]或者充血性心脏衰竭[4] 的患者也常常成为这些不良反应的受害者。一种口服磷酸钠肠清洁剂（Visicol；Salix，USA）的注册药品信息中指出，没有癫痫发作史的患者出现了扩散性的强直阵挛发作以及意识丧失，这可能与电解质异常和血清渗透压低有关。

高磷酸盐血症可促进肾钙质沉着，引起急性磷酸盐肾病变，见下文对肾脏的影响。

1. Haskell LP. Hypocalcaemic tetany induced by hypertonic-phosphate enema. *Lancet* 1985; ii: 1433.
2. Martin RR, *et al.* Fatal poisoning from sodium phosphate enema: case report and experimental study. *JAMA* 1987; 257: 2190–2.
3. Peixoto Filho AJ, Lassman MN. Severe hyperphosphatemia induced by a phosphate-containing oral laxative. *Ann Pharmacother* 1996; 30: 141–3.
4. Adverse Drug Reactions Advisory Committee (ADRAC). Electrolyte disturbances with oral phosphate bowel preparations. *Aust Adverse Drug React Bull* 1997; 16: 2. Also available at: http://www.tga.gov.au/adr/aadrb/aadr9702.htm (accessed 04/08/08)
5. Ullah N, *et al.* Fatal hyperphosphatemia from a phosphosoda bowel preparation. *J Clin Gastroenterol* 2002; 34: 457–8.
6. Woo YM, *et al.* A life threatening complication after ingestion of sodium phosphate bowel preparation. *BMJ* 2006; 333: 589–90.
7. Domico MB, *et al.* Severe hyperphosphatemia and hypocalcemic tetany after oral laxative administration in a 3-month-old infant. *Pediatrics* 2006; 118: e1580–e1583. Also available at: http://pediatrics.aappublications.org/cgi/reprint/118/5/e1580 (accessed 13/12/06)
8. FDA. Safety of Sodium Phosphates Oral Solution (issued 17th September, 2001). Available at: http://www.fda.gov/Drugs/DrugSafety/PostmarketDrugSafetyInformationforPatientsandProviders/ucm173897.htm (accessed 20/08/10)
9. McCabe M, *et al.* Phosphate enemas in childhood: cause for concern. *BMJ* 1991; 302: 1074.
10. Harrington L, Schuh S. Complications of Fleet® enema administration and suggested guidelines for use in the pediatric emergency department. *Pediatr Emerg Care* 1997; 13: 225–6.
11. Boivin MA, Kahn SR. Symptomatic hypocalcemia from oral sodium phosphate: a report of two cases. *Am J Gastroenterol* 1998; 93: 2577–9.

对肾脏的影响 有报道指出口服磷酸盐泻药用于清肠可引起急性肾功能衰竭和肾钙质沉着[1,2]。虽然口服制剂引起急性磷酸盐肾病很罕见，但是这是一种严重的不良反应；大部分患者会留下慢性肾功能不全的病根，某些发展为终末期肾病。饮水不充足、年龄增加、高血压及动脉硬化病史、合用 ACEI、血管紧张素 II 受体拮抗剂、利尿剂或 NSAIDs 都是潜在的危险因素[2]。美国 FDA 针对口服磷酸钠制剂已经提出警告[3]，尤其对肾功能受损、低血容量症、血管狭窄、脱水和服用可能增加肾病发生风险药物的患者更应提高警惕。肠梗阻患者或急性结肠炎患者也在风险中。应嘱咐患者服用正确剂量的磷酸盐，在清肠期间饮用足量的液体，同时避免合用其他含磷酸盐的泻药。对于高危患者应该监测电解质和肾功能。

也有报道称服用钙三醇和磷酸盐补充制剂治疗儿童的低磷酸盐佝偻病可引起钙质沉着，且发现与服用磷酸盐剂量有关[4]。

1. Desmeules S, *et al.* Acute phosphate nephropathy and renal failure. *N Engl J Med* 2003; **349**: 1006–7.
2. Markowitz GS, *et al.* Acute phosphate nephropathy following oral sodium phosphate bowel purgative: an underrecognized cause of chronic renal failure. *J Am Soc Nephrol* 2005; **16**: 3389–96.
3. FDA. Oral sodium phosphate (OSP) products for bowel cleansing (marketed as Visicol and OsmoPrep, and oral sodium phosphate products available without a prescription) (issued 12th November, 2008). Available at: http://www.fda.gov/Drugs/DrugSafety/PostmarketDrugSafetyInformationforPatientsandProviders/ucm103354.htm (accessed 20/08/10)
4. Verge CF, *et al.* Effects of therapy in X-linked hypophosphatemic rickets. *N Engl J Med* 1991; **325**: 1843–8.

局部毒性　老年患者使用磷酸盐灌肠剂可引起直肠坏疽，且该症状被认为是磷酸盐直接引起直肠坏死[1]所致。

1. Sweeney JL, *et al.* Rectal gangrene: a complication of phosphate enema. *Med J Aust* 1986; **144**: 374–5.

注意事项

磷酸盐通常不应在有严重肾功能损伤的患者身上使用。血浆钙浓度可能较低的患者也应避免使用，这是因为其低钙状况可能进一步加深，此外感染性磷酸盐结石的患者也不适用。磷酸氢二钾应避免用于高钾血症患者，磷酸钠通常应避免用于充血性心力衰竭、高血压和有水肿的患者。应当监测治疗过程中患者的血清电解质和肾功能情况，特别是肠外磷酸盐给药时。

为了排空肠道而直肠使用磷酸钠制剂时，不能用于患有胃肠梗阻、炎性肠病的患者，以及在结肠吸收有可能增加的病例。老年人、虚弱的患者以及患有电解质紊乱的患者（见上文**对电解质的影响**），都应慎用该药。

药物相互作用

口服磷酸盐补充剂不应与铝盐、钙盐或镁盐同时使用，因为它们会与磷酸根结合，从而降低其吸收率。维生素 D 会促进胃肠道对磷酸盐的吸收，因此增加发生高磷酸盐血症的可能性。

正在使用利尿药或其他可能影响血清电解质药物的患者，若再使用磷酸盐灌肠剂或口服缓泻药，则更有可能出现磷酸盐血症、低钙血症或低钠血症。同时使用钙补充剂或是含钙抗酸剂时，出现异位钙化的风险会增加。

当磷酸氢二钾与能够增加血清钾浓度的药物一同使用时，出现高钾血症的风险会增加。

药动学

大约三分之二人体摄入的磷酸盐是通过胃肠道吸收的。过量的磷酸盐主要通过尿液排泄，其余部分通过粪便排泄。

1. Larson JE, *et al.* Laxative phosphate poisoning: pharmacokinetics of serum phosphorus. *Hum Toxicol* 1986; **5**: 45–9.

人体需要量

磷的需要量通常被认为与钙需要量相当。

大多数食物包含有丰富的磷酸盐，特别是肉类和乳制品，因此除非在某些特定的疾病状况下（如接受完全肠外营养疗法的患者、或是长时间使用磷酸盐结合剂的患者），磷酸盐缺乏事实上并不会发生；更详细的情况见**低磷酸盐血症**，见第478页。

英国和美国的推荐膳食摄入量　英国发布了有关磷的膳食参考值（DRV，**人体需要量**，参见 M37 第1825页）[1]，美国颁布了有关磷的膳食参考摄入量和推荐膳食供给量（RDA）[2]。在英国，成人的参考营养摄入量（RNI）约为每日 550mg（17.5mmol）；并无针对怀孕的推荐增加剂量，但在哺乳期建议每日增加大约440mg（14.3mmol）的入量。在美国，RDA 为 9～18 岁每日1250mg，成人每日 700mg；RDA 中并未推荐在怀孕和哺乳期增加摄入量。可允许的最高摄取量被设定为，70 岁以下每日 4g；70 岁以上每日最高 3g[2]。

1. DoH. Dietary reference values for food energy and nutrients for the United Kingdom: report of the panel on dietary reference values of the committee on medical aspects of food policy. *Report on health and social subjects 41.* London: HMSO, 1991.
2. Standing Committee on the Scientific Evaluation of Dietary Reference Intakes of the Food and Nutrition Board. *Dietary Reference Intakes for calcium, phosphorus, magnesium, vitamin D, and fluoride.* Washington, DC: National Academy Press, 1999. Also available at: http://www.nap.edu/openbook.php?isbn=0309063507 (accessed 21/07/08)

用途和用法

磷酸盐被用于由于磷酸盐缺乏或者低磷酸盐状态导致的**低磷酸盐血症**（见第 478 页）。可以使用口服磷酸盐进行治疗，最高剂量为每日最高 100mmol。尽管很少使用静脉注射的方式，但也可以用最高剂量为9mmol 磷酸根的磷酸氢二钾进行 12h 注入，在治疗严重的低磷酸盐血症时，在必要情况下甚至可以每隔 12h 重复一次。另一种治疗方案是使用 0.2～0.5mmol/kg、最高剂量 50mmol 的磷酸盐，给药时间为 6～12h（见下文**低磷酸盐血症**项下内容）。应严密监控血浆-电解质浓度——特别是磷酸盐和钙的浓度，和肾功能状况。有肾功能损伤的患者可能需要减少用药剂量。磷酸盐补充剂被用于完全肠外营养疗法；磷酸盐典型的每日需求量为 20～30mmol。

当以稀释溶液形式口服给药或者经直肠给药时，磷酸盐能起到温和的**容积性泻药**的作用（参见 M37 第1615页）。磷酸盐灌肠剂或者浓缩口服液被用于手术或内镜检查操作前的肠道清洗。制剂通常使用磷酸二氢钠和磷酸氢二钠的混合物，但其组分和剂量有时会有微小的变化。磷酸盐灌肠剂在 2～5min 内起效，口服液则在 30min～6h 内起效。

磷酸盐还有**其他用途**。它能够降低尿液的 pH 值，由于泌尿抗菌类药物依赖于尿液的酸性才能产生其活性，磷酸盐因此被用作泌尿抗菌类药物的添加剂来使用。磷酸盐还被用于预防钙性肾结石；磷酸盐降低尿液对钙的排泄，因此能够预防钙沉积。对于上述两种用途，推荐的使用剂量都是每日 4 次口服 7.4mmol 磷酸盐。

布以磷（1-丁氨基-1甲基乙基次磷酸）和氨甲苯膦酸（4-二甲氨基-O-甲苯基次磷酸）的钠盐在兽医学中被用作磷的来源。

儿童用法　用于治疗儿童抗维生素 D 佝偻病和早产儿佝偻病的磷酸盐剂量，见下文。

肠道排空　一项综述总结道，在为患者做与大肠相关操作的准备工作时，口服磷酸钠溶液与聚乙二醇或其他结肠直肠清洁剂相比在功效大致上是相似的，有时甚至更好[1]。

1. Curran MP, Plosker GL. Oral sodium phosphate solution: a review of its use as a colorectal cleanser. *Drugs* 2004; **64**: 1697–1714.

高钙血症　在处理高钙血症紧急情况时，静脉注射磷酸盐被用于降低血浆钙浓度（见第478页），但由于存在着导致严重不良反应的潜在风险，故更倾向于使用其他药品。在治疗高钙血症时，口服磷酸盐可用于阻止胃肠道对钙质的吸收。成人磷酸盐用量为每日最高 100mmol，并根据应答适当调节。

低磷酸盐血症　正如在上文的**用途和用法**部分中讨论过的，当确诊了磷酸盐缺乏症之后，磷酸盐被用于治疗低磷酸盐血症。在低磷酸盐血症被过度纠正的情况下，静脉注射磷酸盐会与严重的不良反应有关，并且血清无机磷浓度的增加并不能够从给药的剂量中预测出来。因此，学者们推荐[1~4]静脉注射磷酸盐用于治疗严重磷酸盐血症时要谨慎使用（标准使用频率和剂量，见上文中**用途和用法**）。但是，有研究者主张在治疗特别严重的病例时，使用一种更为强力的固定剂量给药法[5~7]。

1. Vannatta JB, *et al.* Efficacy of intravenous phosphorus therapy in the severely hypophosphataemic patient. *Arch Intern Med* 1981; **141**: 885–7.
2. Anonymous. Treatment of severe hypophosphatemia. *Lancet* 1981; **ii**: 734.
3. Lloyd CW, Johnson CE. Management of hypophosphatemia. *Clin Pharm* 1988; **7**: 123–8.
4. Coyle S, *et al.* Treatment of hypophosphataemia. *Lancet* 1992; **340**: 977.
5. Perreault MM, *et al.* Efficacy and safety of intravenous phosphate replacement in critically ill patients. *Ann Pharmacother* 1997; **31**: 683–8.
6. Miller DW, Slovis CM. Hypophosphatemia in the emergency department therapeutics. *Am J Emerg Med* 2000; **18**: 457–61.
7. Charron T, *et al.* Intravenous phosphate in the intensive care unit: more aggressive repletion regimens for moderate and severe hypophosphataemia. *Intensive Care Med* 2003; **29**: 1273–8.

骨软化症　维生素 D 缺乏症，或者是由其导致的代谢异常，是骨软化症和佝偻病最常见的致病原因（参见 M37 第1049页）；但是，磷（酸盐）耗竭也可能导致该病，因此可以使用磷酸盐补充给药法来进行治疗。磷酸盐治疗成人抗维生素 D 低磷酸盐骨软化症的推荐剂量为每日 65～100 mmol。*BNFC 2010/11* 推荐，≥1个月龄的儿童口服磷酸盐的日剂量为 2～3mmol/kg，分 2～4次服用。≤5 岁的儿童最大日剂量为 48mmol，>5 岁的儿童最大日剂量为 97mmol。假如肠道外给药，1

个月龄到 2 岁的儿童每日静脉输注的剂量为 0.7mmol/kg，2～18 岁每日的剂量为 0.4mmol/kg，必要时可以调整剂量。

早产佝偻病　磷的饮食缺乏是很罕见，但在仅用人乳喂养的幼小早产婴儿身上仍有可能发生。这些婴儿的磷酸盐摄入量看来并不足以满足骨矿化的需求，由此可能导致低磷酸盐佝偻病的发展。确保极低体重婴儿摄入足够的磷酸盐能够预防早产代谢性骨病或早产佝偻病的发生。同时也需要摄入足够的钙和维生素 D，可通过喂养奶粉或强化母乳喂养或肠外营养液静脉输注来补充钙、磷和维生素 D[1,2]。

虽然给予磷酸盐的推荐剂量可能会有所不同，但 *BNFC 2010/11* 还是建议：如果口服给药，每日剂量应为 1mmol/kg，可以单次服用，也可以分 2 次服用。

1. Ryan S. Nutritional aspects of metabolic bone disease in the newborn. *Arch Dis Child Fetal Neonatal Ed* 1996; **74**: F145–8.
2. Harrison CM, *et al.* Osteopenia of prematurity: a national survey and review of practice. *Acta Paediatr* 2008; **97**: 407–13.

制剂

BP 2010: Dipotassium Hydrogen Phosphate Injection; Phosphate Oral Solution; Phosphates Enema; Potassium Dihydrogen Phosphate Oral Solution; Sterile Potassium Dihydrogen Phosphate Concentrate;
Ph. Eur.: Anticoagulant Citrate-Phosphate-Glucose Solution (CPD);
USP 33: Anticoagulant Citrate Phosphate Dextrose Adenine Solution; Anticoagulant Citrate Phosphate Dextrose Solution; Multiple Electrolytes and Invert Sugar Injection Type 1; Potassium Phosphates Injection; Sodium Phosphates Injection; Sodium Phosphates Oral Solution; Sodium Phosphates Rectal Solution.

专利制剂

Arg.: Denverlax; Dicofan; Enemol; Fosfacol; Fosfafarma; Fosfalax; Fosfo-Dom; Fosfoadital; Fosfobarigraf; Gadolax; Kritel Enema; Prontonema; Silaxa; Tekfema; *Austral.:* Celloids PP 85†; Celloids SP 96†; Diacol; Fleet Phospho-Soda; Fleet Ready-to-Use; Phosphate-Sandoz; Phosphoprep†; *Austria:* Fleet Phospho-Soda; Relaxyl; *Belg.:* Colexklysma; Fleet Enema; Fleet Phospho-Soda; Practo-Clyss†; *Braz.:* Fleet Enema; Phosfoenema; *Canad.:* Enema; Fleet Enema†; Fleet Phospho-Soda†; Relieve; *Chile:* Fabulaxol; Fleet Enema; Fleet Fosfosoda; *Denm.:* Fleet; *Fin.:* K-Fosfosten†; *Fr.:* Fleet Phospho-Soda; *Ger.:* Fleet Phospho-Soda; Freka-Clyss; Isogutt; *Gr.:* Bioklysm; Enema Cooper; Fleet Enema; Fleet Ready-to-Use; Fosfolax; Klysmol; *Hong Kong:* Enemol; Fleet Enema; Fleet Phospho-Soda; Unima; *Hung.:* Fleet Phospho-Soda; Optacid; *India:* Exit; *Indon.:* Fleet Enema; Fleet Phosposoda; *Irl.:* Fleet; Fleet Phospho-Soda; Sapeer Enema; *Malaysia:* Fleet Enema; Fleet Phospho-Soda; *Mex.:* Fleet Enema Fosf-Sodio; Fleet PS; *Neth.:* Fleet Gebruiksklaar Klysma; Phosphoral; *NZ:* Fleet Phosphate Enema; Fleet Phospho-Soda; *Philipp.:* Fleet Enema; Oksna; Phospho-Soda; *Pol.:* Enema; Fleet Phospho-Soda; Phospho-Laxative†; Rectanal; *Port.:* Fleet Enema; Fleet Phospho-Soda; *Rus.:* Fleet Phospho-Soda (Флит Фосфо-сода); *Singapore:* Fleet Enema†; Fleet Phospho-Soda†; *Spain:* Fosfoevac; Fosfosoda; *Swed.:* Phosphoral; *Switz.:* Freka-Clyss; *Thai.:* Patar 88 Enema; RISS; *Turk.:* BT Enema; Fleet Enema; Fleet Fosfo Soda; *UK:* Diafalk; Fleet Phospho-Soda; Fleet Ready-to-Use; OsmoPrep; *USA:* Fleet Enema; Fleet Phospho-Soda†; K-Phos Original; OsmoPrep; Pedia-Lax; Visicol; *Venez.:* Fleet Enema; Fleet Fosfosoda.

顺势疗法制剂　*Austral.:* Candalbat†; Hangover Relief; Nervatona Focus; Trauma Relief†; *Austria:* Lakrimat†; Salvara†; *Canad.:* Alfalfa Tonic; Barijodeel; Bioactiv E; Bioactiv S; Biochemic Phosphates; Biomag; Calms Forte; Combination; Comp-Drops 7 Sleepless; Diamite; Eczema L87; Formula FA 224; Homeoknop Ikoplex I 3; Hylands Bioplasma; Hylands Formula CF; Hylands Formula NT; Hylands Insomnia; Ikoplex 11 Digestion Aid; Ikoplex 21; Ikoplex 5; Lehning Toothpaste†; Melange; Nerve Tonic; Nervita; Nuage Bioplasma; Rexorubia; Selenium Homaccord; Sore Throat L39†; Ton 1 Complex; Ursical Formula; Urticalcin; *Chile:* Anacardio con Fosforo; Bioactiv E; Bioactiv F; Bioactiv M; Ikoplex No 1; Ikoplex No 10; Ikoplex No 11; Ikoplex No 13; Ikoplex No 15; Ikoplex No 18; Ikoplex No 19; Ikoplex No 2; Ikoplex No 20; Ikoplex No 21; Ikoplex No 22; Ikoplex No 24; Ikoplex No 5; Ikoplex No 8; Ikoplex No 9; *Fr.:* Billerol; Biomag; Boripharm No 12; Boripharm No 15; Boripharm No 3; Boripharm No 31; Cistus Canadensis Complexe No 86; Diabene; Diacure; Granules Boripharm no 4†; Granules Boripharm no 8†; Kali Phos Complexe No 100; Mercur Sol Complexe No 39; Natrum Carbonicum Complexe No 10; Rexorubia; Scabiosa Complexe No 87; Triphosphates; Zenalia; *Ger.:* Cefasept; Drufusan N; Girheulit HM; Infi-China†; Influvit; Refesan T†; Rufebran allergo; Rufebran regeno; Viscum album H; Zappelin; *Neth.:* Lymfetabletten; *S.Afr.:* Kalium Phos Compt; *Switz.:* Bio-Magnesium†; Urticalcin; *UK:* New Era Nervone; *Ukr.:* Cerebrum Compositum H (Церебрум Композитум Н)†; Kindinorm (Киндинорм).

Potassium 钾

Kalium; Potasio.

Калий

K = 39.0983.

UNII — 295053K152 (potassium ion).

性状　本节中涉及的钾盐主要用作钾离子的来源，但同样也应对阴离子的作用予以关注。钾的磷酸盐在上文**磷酸盐**中有所涉及，见第491页，钾的碳酸氢盐和枸橼酸盐在上文**碳酸氢盐**中有所涉及，见第482页。

Potassium Acetate 醋酸钾

Acetato potásico; E261; Kalii acetas; Kalio acetatas; Kaliumacetat; Kálium-acetát; Kaliumasetaatti; Octan draselný; Potasio, acetato de; Potassium, acétate de; Potasu octan.

Калия Ацетат; Уксуснокислый Калий
$CH_3.CO_2K = 98.14.$
CAS — 127-08-2.
ATC — B05XA17.
ATC Vet — QB05XA17.
UNII — M911911U02.

Pharmacopoeias. In *Eur.* (see p.vii) and *US.*

Ph. Eur. 6. 8 (Potassium Acetate) 易潮解的白色或类白色结晶性粉末或无色晶体。极易溶于水；易溶于乙醇。5％水溶液的 pH 值为 7.5～9.0。防潮。

USP 33 (Potassium Acetate) 无色、单斜晶体或白色结晶性粉末。无臭或有轻微醋酸臭。暴露于潮湿空气中易潮解。溶于水（1：0.5），溶于沸水（1：0.2），溶于乙醇（1：3）。5％水溶液的 pH 值为 7.5～8.5。贮藏于密闭容器中。

当量 每克醋酸钾（无水）相当于 10.2mmol 钾。2.51g 醋酸钾（无水）相当于 1g 钾。

Potassium Aspartate 天冬氨酸钾

Aspartate monopotassique hémihydraté; Kalii hydrogenoaspartas hemihydricus; Kalio-divandenilio aspartatas hemihidratas; Kalium-hydrogen-aspartát hemihydrát; Kaliumväteaspartatehemihydrat; Kaliumvetyaspartaattihemihydraatti; Potassium Hydrogen Aspartate Hemihydrate. Potassium aminosuccinate hemihydrate.

Калия Аспартат
$C_4H_6KNO_4, \frac{1}{2}H_2O = 180.2.$
CAS — 7259-25-8 (hemihydrate).
UNII — OC4598NZEQ.

Pharmacopoeias. In *Eur.* (see p.vii).

Ph. Eur. 6. 8（Potassium Hydrogen Aspartate Hemihydrate）白色或类白色粉末或结晶性粉末，或无色结晶。极易溶于水；几乎不溶于乙醇和二氯甲烷。2.5％水溶液的 pH 值为 6.0～7.5。

当量 每克天冬氨酸钾相当于 5.5mmol 钾。4.61g 天冬氨酸钾相当于 1g 钾。

Potassium Chloride 氯化钾

Chlorid draselný; Cloreto de Potássio; Cloruro potásico; E508; Kalii chloridum; Kalio chloridas; Kalium Chloratum; Kaliumklorid; Kálium-klorid; Kaliumkloridi; Potasio, cloruro de; Potassium, chlorure de; Potasu chlorek.

Хлорид Калия
$KCl = 74.55.$
CAS — 7447-40-7.
ATC — A12BA01; B05XA01.
ATC Vet — QA12BA01; QB05XA01.
UNII — 660YQ98I10.

Pharmacopoeias. In *Chin., Eur.* (see p.vii), *Int., Jpn, US,* and *Viet.*

Ph. Eur. 6. 8（Potassium Chloride）白色或类白色结晶性粉末或无色晶体。易溶于水；几乎不溶于无水乙醇。

USP 33（Potassium Chloride）无色、棱柱状或立方形结晶体，或白色粒状粉末，无嗅。溶于水（1：2.8），溶于沸水（1：2）；不溶于乙醇。其溶液对石蕊呈中性。

当量 每克氯化钾相当于 13.4mmol 钾。1.91g 氯化钾相当于 1g 钾。

Potassium Gluconate 葡萄糖酸钾

E577; Gluconato potásico; Potasio, gluconato de. Potassium D-gluconate.

Калия Глюконат
$CH_2OH.[CH(OH)]_4.CO_2K = 234.2.$
CAS — 299-27-4 (anhydrous potassium gluconate); 35398-15-3 (potassium gluconate monohydrate).
ATC — A12BA05.
ATC Vet — QA12BA05.
UNII — 12H3K5QKN9.

Pharmacopoeias. In *Fr.*
US permits anhydrous or the monohydrate.

USP 33（Potassium Gluconate）无水或包含一分子水合物。白色或淡黄色、无味、结晶性粉末或颗粒。溶解于水（1：3）；几乎不溶于无水乙醇、氯仿、乙醚或苯。其溶液对石蕊呈微碱性。贮藏于密闭容器中。

当量 每克葡萄糖酸钾（无水）相当于 4.3mmol 钾。每克葡萄糖酸钾（一水合物）相当于 4mmol 钾。5.99g 葡萄糖酸钾（无水）和 6.45g 葡萄糖酸钾（一水合物）相当于 1g 钾。

Potassium Sulfate (*USAN*) 硫酸钾

E515; Kalii sulfas; Kalio sulfatas; Kalium Sulfuricum; Kaliumsulfaatti; Kaliumsulfat; Potasio, sulfato de; Potassii Sulphas; Potassium, sulfate de; Potassium Sulphate; Síran draselný; Sulfato potásico; Tartarus Vitriolatus.

Калия Сульфат
$K_2SO_4 = 174.3.$
CAS — 7778-80-5.
UNII — 1K573LC5TV.

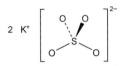

Pharmacopoeias. In *Eur.* (see p.vii) and *Jpn.*

Ph. Eur. 6. 8（Potassium Sulphate）白色或类白色结晶性粉末或无色晶体。溶于水；几乎不溶于无水乙醇。

当量 每克硫酸钾相当于 11.5mmol 钾。2.23g 硫酸钾相当于 1g 钾。

Potassium Tartrate 酒石酸钾

E336; Potasio, tartrato de; Potasu winian; Tartrato potásico.

Тартрат Калия
$C_4H_4K_2O_6, \frac{1}{2}H_2O = 235.3.$
CAS — 921-53-9 (anhydrous potassium tartrate).
UNII — O9WLL1ZL8S.

当量 每克酒石酸钾（半水化合物）相当于 8.5mmol 钾。3.00g 酒石酸钾（半水化合物）相当于 1g 钾。

不良反应

使用过大剂量的钾可能导致高钾血症（见第479页），特别是肾功能损伤的患者。症状包括骨端感觉异常、肌无力、麻痹、心律失常、心脏传导阻滞、心脏停搏以及意识错乱。

在静脉注射使用药物后，应特别注意关心心脏的毒性。

当通过外周静脉注射药物，特别是当药物浓度高时，可能会出现疼痛或静脉炎。

使用口服钾盐时可能会出现恶心、呕吐、腹泻以及腹部痛性痉挛。有众多的报道显示，在使用包有肠溶衣的氯化钾片剂后，出现了胃、十二指肠溃疡，有时伴有出血和穿孔，或者后继形成狭窄。在使用缓释片剂后也会出现溃疡。

不良反应的处置

在第479页讨论过的对高钾血症的治疗方法，同样能够适用于由于使用钾疗法所引发的高钾血症。不过，对于由长期治疗而引发的轻微高钾血症，中止钾补充剂和其他可能升高血浆钾浓度的药物，并且避免食用高钾含量的食物，即可出现恢复或静脉炎。

在急性口服过量钾补充剂的病例中，除了在第479页描述的治疗方案外，还应当用洗胃法将胃排空。

注意事项

患有心脏病，或者因患有肾功能不全、肾上腺皮质功能减退症、急性绞痛或者与重度烧伤并发的大面积组织损伤等病症而易于诱发高钾血症的患者，使用钾盐时应予特别的关注。过量使用钾盐替代品或钾补充剂可能导致钾的蓄积，特别是对于患有肾功能不全的患者来说。建议对接受钾治疗的患者常规地监测其临床状态、血清电解质和心电图，特别那些患有心脏病或肾功能损伤的患者。

在口服使用时，液体或泡腾片剂型比固体剂型更受欢迎；在进食中或者在餐后服用液体或泡腾片，能够降低胃刺激性。不应让患有胃十二指肠溃疡或是梗阻的患者口服固体剂型的钾盐。在药品通过胃肠道可能被延缓的患者（如怀孕的患者）给药时，应予以注意。假如出现了严重的恶心、呕吐或腹部不良反应激时，治疗应当中止。

氯化钾不应用于患有高氯血症的患者。

直接注射未经适当稀释的浓缩氯化钾，有可能导致患者瞬间死亡。有关含葡萄糖的溶液不应用于治疗低钾血症初期的静脉注射疗法的观点，见下文的**用法**部分。

药物相互作用

应当谨慎使用钾补充剂，尤其是对正在服用会增加血清钾浓度药物的患者。这些药物包括保钾利尿药、ACEI、环孢素，以及包含钾的药物，如青霉素的钾盐等。与此相似的，也应避免使用为食物调味用的钾盐替代品。抗毒蕈碱药物会延缓胃排空，由此也可能增加接受口服固体剂型钾的患者的胃肠不良反应的风险。

药动学

除磷酸钾、硫酸钾和酒石酸钾外，钾盐通常从胃肠道中稳定地吸收。钾主要经由肾脏排泄；钾可与钠离子或氢离子交换，由远端小管分泌。部分钾通过粪便排泄，少量的钾还可能通过汗液排泄。

人体需要量

钾是一种基本的人体电解质。但是，钾的人体需要量很难确定，仅通过在发育过程中的累积量以及尿液和粪便中的排泄量来进行计算。

饮食中超过 90％ 的钾通过胃肠道吸收。钾在蔬菜、马铃薯和水果中含量特别丰富。

英国和美国的推荐膳食摄入量 英国拟定了钾的膳食参考值（DRV，人体需要量，参见 M37 第1825页）[1]。成人的参考营养摄入量（RNI）为每日 3.5g（90mmol）。在美国，并未发布有关钾的推荐膳食供给量（RDA）。但是，每日 1.6～2g（40～50mmol）被认为对成人而言是足够的。

1. DoH. Dietary reference values for food energy and nutrients for the United Kingdom: report of the panel on dietary reference values of the committee on medical aspects of food policy. *Report on health and social subjects 41.* London: HMSO, 1991.

用途和用法

本章节中涉及的钾盐是用于预防和治疗钾缺乏和（或）低钾血症（见第479页），并且还被用于防止由利尿药引发的低钾血症（见氢氯噻嗪项下**对电解质平衡的影响**，第356页）。药物剂量以钾的 mmol 或 mEq、钾的质量（mg）或钾盐的质量（为了便于比较，请见表 3）。在治疗过程中应当监控血浆钾估计量，控制引发高钾血症的风险，特别是当患者存在肾功能损伤的情况时。

表3　一些钾盐及其钾含量

钾　盐	每克钾含量		
	mg	mmol	mEq
醋酸钾（无水）	398	10.2	10.2
天冬氨酸钾	217	5.5	5.5
碳酸氢钾	391	10.0	10.0
氯化钾	524	13.4	13.4
枸橼酸钾（无水）	383	9.8	9.8
枸橼酸钾（一水化合物）	361	9.3	9.3
葡萄糖酸钾（无水）	167	4.3	4.3
葡萄糖酸钾（一水化合物）	155	4.0	4.0
硫酸钾（无水）	449	11.5	11.5
酒石酸钾（半水化合物）	332	8.5	8.5

氯化钾可能是最常用的钾盐；这是因为通常与低钾血症相联系的胃酸过少性碱中毒症，能够通过这种盐而被纠正。如果发生了代谢性酸中毒，例如伴随着低钾血症发生的肾小管性酸中毒，那么碱化盐较为适宜使用，例如醋酸钾、碳酸氢钾或枸橼酸钾（见第477页）。其他被用于或曾被用于治疗钾缺乏症的盐类包括维生素 C 钾、天冬氨酸钾、苯甲酸钾、葡庚糖酸钾、葡萄糖酸钾、磷酸氢二钾和酒石酸钾。预防低钾血症的推荐剂量最高可达到每日 50mmol，相近的剂量对于轻微的钾缺乏症来说已足够了。但是，严重的钾缺乏症中，可能需要更高的剂量。有肾功能损伤的患者，其使用的剂量应当相应减少。口服疗法被用于预防治疗，也适于治疗绝大多数低钾血症病例。口服钾盐比其相应的钠盐更有刺激性；该疗法应当与食物一同或在餐后以足量水送服；液体制剂是较适宜的。

在治疗严重的急性低钾血症时，可能需要使用静脉注射钾盐。这种疗法通常限定在 2～3h 内输入 500ml 含有 20mmol 钾的溶液，同时监控 ECG。建议的钾最大剂量是 24h 内 2～3mmol/kg。当使用输注泵时，可使用更高的浓度及较足够的剂量，并且要仔细监控血浆-钾浓度和其他电解质的浓度，这一点很关键。氯化钾是静脉输注用途中最常用的盐类和溶液，通常为浓缩液的形式（如 1.5mmol/ml 或 2mmol/ml），使用之前必须稀释到恰当的浓度。当向输液中加入浓缩氯化钾溶液时应当小心充分地混合。氯化钾也可用于预混合输液中，与氯化钠和（或）葡萄糖配成含钾 10～40mmol/L 的输液（见下文**用法**部分）。醋酸钾也被用于静脉输注。

在**其他用途**中，钾的硫酸盐和酒石酸盐被用作口服容积性泻药（参见 M37 第1615页）。

当必须限制钠摄入量时，某些钾盐被用于制作无钠调味品。

氯化钾有时在制药配方中被用作赋形剂。

用法　上文中**用途和用法**部分讨论了输注用氯化钾的标准浓度和速率。但是，在治疗症状严重的低钾血症病例，特别是当液体过载时，有研究者通过输注泵使用了更高的浓度（200mmol/L 或 300mmol/L）和更快的输注速率[1,2]。

曾有关于较高浓度氯化钾的首选给药途径的争论[1]。中央路径能够避免通过外周路径使用钾所造成的疼痛和静脉炎的问题，但是有研究者提出，如果输液直接给向心脏，那么通过中央路径给药高浓度钾可能升高心脏毒性的风险。使用利多卡因能够增进外周给药氯化钾的耐受性[2]。

静脉注射钾通常加在氯化钠和/或葡萄糖输液中。但是，有研究指出葡萄糖会降低血清-钾浓度，因此最初使用静脉注射钾来治疗低钾血症时，应当采用不含葡萄糖的溶液[3]。

1. Kruse JA, Carlson RW. Rapid correction of hypokalemia using concentrated intravenous potassium chloride infusions. *Arch Intern Med* 1990; **150:** 613–17.
2. Pucino F, *et al.* Patient tolerance to intravenous potassium chloride with and without lidocaine. *Drug Intell Clin Pharm* 1988; **22:** 676–9.
3. Agarwal A, Wingo CS. Treatment of hypokalaemia. *N Engl J Med* 1999; **340:** 154–5.

糖尿病酮症酸中毒　正如在上文中糖尿病急症（见第734页）中讨论过的一样，钾替代药被用于在糖尿病酮症酸中毒中恢复全身的钾贮存量，因此能够预防由于胰岛素导致的低钾血症。

高血压　一项荟萃分析[1]报道说，钾补充剂导致了收缩压和舒张压的降低。该效应在高血压患者身上的影响十分明显，足够充分地建议将其作为治疗高血压的方式之一（见第228页）；该效应对于血压正常的受试者不显著，但也支持将钾补充剂用于预防高血压的结论。绝大多数研究使用的都是氯化钾，但也有研究证实天冬氨酸钾[2]和枸橼酸钾[3]也具有效力。

1. Whelton PK, *et al.* Effects of oral potassium on blood pressure: meta-analysis of randomized controlled clinical trials. *JAMA* 1997; **277:** 1624–32.
2. Franzoni F, *et al.* Antihypertensive effect of oral potassium aspartate supplementation in mild to moderate arterial hypertension. *Biomed Pharmacother* 2005; **59:** 25–9.
3. He FJ, *et al.* Effect of short-term supplementation of potassium chloride and potassium citrate on blood pressure in hypertensives. *Hypertension* 2005; **45:** 571–4.

心肌梗死　已经有考察输注葡萄糖、胰岛素和钾治疗急性心肌梗死的研究（见第232页）。

妊娠中止　氯化钾溶液被用于减少多胎妊娠怀孕中的胎儿数量[1~3]，或者通过中止胎儿心搏的方式用于处理严重的胎儿畸形。溶液被注射入胎儿的胸腔，不会影响到其他可以继续生长的胎儿。另外一种方式是，当接触胎儿心脏有困难时，可将氯化钾注射进入脐静脉。一项回溯性比较[4]发现两种技术都是有效的。脐带路径与心室内注射相比所需要的剂量显著较低，这可能是由于该方法将一定剂量的药物直接送达了胎心和心肌。

1. Wapner RJ, *et al.* Selective reduction of multifetal pregnancies. *Lancet* 1990; **335:** 90–3.
2. Berkowitz RL, *et al.* The current status of multifetal pregnancy reduction. *Am J Obstet Gynecol* 1996; **174:** 1265–72.
3. De Catte L, Foulon W. Obstetric outcome after fetal reduction to singleton pregnancies. *Prenat Diagn* 2002; **22:** 206–10.
4. Bhide A, *et al.* Comparison of feticide carried out by cordocentesis versus cardiac puncture. *Ultrasound Obstet Gynecol* 2002; **20:** 230–2.

制剂

BP 2010: Bumetanide and Prolonged-release Potassium Tablets; Compound Sodium Lactate Intravenous Infusion; Effervescent Potassium Chloride Tablets; Oral Rehydration Salts; Potassium Chloride and Glucose Intravenous Infusion; Potassium Chloride and Sodium Chloride Intravenous Infusion; Potassium Chloride Oral Solution; Potassium Chloride, Sodium Chloride and Glucose Intravenous Infusion; Prolonged-release Potassium Chloride Tablets; Sterile Potassium Chloride Concentrate;
USP 33: Half-strength Lactated Ringer's and Dextrose Injection; Lactated Ringer's and Dextrose Injection; Lactated Ringer's Injection; Minerals Capsules; Minerals Tablets; Multiple Electrolytes and Dextrose Injection Type 1; Multiple Electrolytes and Dextrose Injection Type 2; Multiple Electrolytes and Dextrose Injection Type 3; Multiple Electrolytes and Invert Sugar Injection Type 1; Multiple Electrolytes and Invert Sugar Injection Type 2; Multiple Electrolytes and Invert Sugar Injection Type 3; Multiple Electrolytes Injection Type 1; Multiple Electrolytes Injection Type 2; Oil- and Water-soluble Vitamins with Minerals Capsules; Oil- and Water-soluble Vitamins with Minerals Tablets; Oral Rehydration Salts; PEG 3350 and Electrolytes for Oral Solution; Potassium Acetate Injection; Potassium Bicarbonate and Potassium Chloride Effervescent Tablets for Oral Solution; Potassium Bicarbonate and Potassium Chloride for Effervescent Oral Solution; Potassium Chloride Extended-release Capsules; Potassium Chloride Extended-release Tablets; Potassium Chloride for Injection Concentrate; Potassium Chloride for Oral Solution; Potassium Chloride in Dextrose and Sodium Chloride Injection; Potassium Chloride in Dextrose Injection; Potassium Chloride in Lactated Ringer's and Dextrose Injection; Potassium Chloride and Sodium Chloride

Injection; Potassium Chloride Oral Solution; Potassium Chloride, Potassium Bicarbonate, and Potassium Citrate Effervescent Tablets for Oral Solution; Potassium Gluconate and Potassium Chloride for Oral Solution; Potassium Gluconate and Potassium Chloride Oral Solution; Potassium Gluconate and Potassium Citrate Oral Solution; Potassium Gluconate Elixir; Potassium Gluconate Tablets; Potassium Gluconate, Potassium Citrate, and Ammonium Chloride Oral Solution; Ringer's and Dextrose Injection; Trikates Oral Solution; Water-soluble Vitamins with Minerals Capsules; Water-soluble Vitamins with Minerals Tablets.

专利制剂

Arg.: Co-Salt; Control K; Gluco-K; Kaon; Orakit; Potamkim; QBE Elixir†; **Austral.:** Celloids PC 73†; Celloids PS 29†; Chlorvescent; Duro-K; KSR†; Slow-K; Span-K; **Austria:** KCl-retard; Micro-Kalium; **Belg.:** Chloropotassuril; Kali-Steropt; Kalium Durettes†; Steropotassium; Ultra-K; **Braz.:** Clotassio; Decorfen; **Canad.:** Apo-K†; Essential Liquid Mineral; K-10; K-Dur; K-Lor†; K-Lyte/Cl; Micro-K†; Proflavanol C†; Riva K; Slo-Pot; Slow-K; **Chile:** Kaion Retard; Sal Dietetica; Slow-K; Yonka; **Cz.:** Kaldyum; Kalnormin; Spofalyt-Kalium†; **Denm.:** Kaleorid; **Fin.:** Kaleorid; Kalinorm; Kalisol; Kalisteril†; **Fr.:** Diffu-K; Kaleorid; Nati-K; **Ger.:** Kalinor-retard P; Kalium-Durilest†; KCl-retard; Rekawan; **Gr.:** Acronitol; Acroser; Sopa-K; **Hong Kong:** Apo-K KSR; Slow-K; Span-K; **Hung.:** Kaldyum; Kalium Durulest†; Kalium-R; **India:** Key-Iyte; **Indon.:** Aspar-K KSR; **Irl.:** Diarrest RF†; Kay-Cee-L; Slow-K; **Israel:** Slow-K; **Ital.:** K-Flebo; Kadalex; Lento-Kalium; **Malaysia:** Apo-K; Beacon K; Slow-K; **Mex.:** Ceposil; Clor-K-Zaf; Corpotasin GK; Corpotasin LP; Efilat; K-Dur; Kaliolite; Kelefusin; Potasoral†; **Neth.:** Kalium Durettes†; Slow-K; **Norw.:** Kaleorid; **NZ:** Chlorvescent; Slow-K†; Span-K; **Philipp.:** Ion-O-Trate†; Kalium; **Pol.:** Kaldyum; Kalimat†; Kalipoz; S-K†; **S.Afr.:** Micro-K†; Plenish-K; Sandoz K; Slow-K; **Singapore:** Apo-K; Slow-K; **Spain:** AP Inyect Cloruro Potasico; Boi K; Boi K Aspartico; Boi K Gluconato†; Potasion; Potasion Solucion; **Swed.:** Kaleorid; Kalitabs†; Kalium Retard; **Switz.:** Kaliglutol; Plus Kalium retard; **Thai.:** Addi-K; Enpott; Kaliject; Kaylyte; Potassride; **Turk.:** Kadalex; **UK:** Kay-Cee-L; Slow-K; **Ukr.:** Caldium (Кальдиум); Gikum (Гик); Kalium-Normin (Калий-Нормин); **USA:** Cena-K; Gen-K; K + 10; K + 8†; K-Dur; K-G Elixir; K-Lor; K-Lyte/Cl; K-Tab; Kaon; Kaon-Cl; Kay Ciel†; Klor-Con; Klorvess; Klotrix; Micro-K; Potasalan; Rum-K†; Ten-K; **Venez.:** Kaon†; Konat†.

顺势疗法制剂　**Austral.:** Cold & Flu Respatona Head Cold Relief†; **Canad.:** Arth-B Oligocan†; Combinaison; Diamite; Earache Relief; Formula PC 223; Homeodent†; Homeoknop Ikoplex 13; Hylands Bioplasma; Ikoplex 21; Melange; Nuage Bioplasma; Optalia†; Sinuspax†; **Chile:** Ikoplex No 13; Ikoplex No 15; Ikoplex No 17; Ikoplex No 18; Ikoplex No 19; Ikoplex No 20; Ikoplex No 21; Ikoplex No 22; Ikoplex No 23; Ikoplex No 3; Ikoplex No 5; Ikoplex No 8; Ikoplex No 9; **Fr.:** Boripharm No 10; Boripharm No 22; Granules Boripharm no 45†; Kalium Muriaticum Complexe No 41; Sinuspax; **Ger.:** Bronchikatt†; Drufusan N; Hevertotox; NeyArthros-Liposome (Revitorgan Lp Nr 83); NeyArthrosome (Revitorgan-Dilution); Odonton-Echtroplex; Pyrogenium; Sinusyx; Tonsillopas; **UK:** New Era Nervone.

Sodium 钠

Natrium; Sód; Sodio.

Натрий

Na = 22.98976928.

UNII — LYR4M0NH37 (sodium ion).

性状　氯化钠是作为钠离子的来源的主要钠盐。钠盐主要被用于碳酸氢离子类的来源，例如醋酸盐、碳酸氢盐、枸橼酸盐和乳酸盐，在上文**碳酸氢盐**中有所涉及（见第482页）。钠的磷酸盐在上文中**磷酸盐**中有所涉及（见第491页）。

Sodium Chloride 氯化钠

Chlorid sodný; Chlorure de Sodium; Cloreto de Sódio; Cloruro sódico; Natrii chloridum; Natrio chloridas; Natriumklorid; Nátrium-klorid; Natriumkloridi; Salt; Sodio, cloruro de; Sodium, chlorure de; Sodu chlorek; Sodyum Klorür.

Натрия Хлорид

NaCl = 58.44.

CAS — 7647-14-5.

ATC — A12CA01; B05CB01; B05XA03.

ATC Vet — QA12CA01; QB05CB01; QB05XA03.

UNII — 451W47IQ8X.

注：0.9％氯化钠水溶液通常被称为生理盐水。

BP 2010 将 SALINE 批准作为 0.9％氯化钠溶液滴眼剂的单独剂量的代码使用，这是因为滴眼剂的独立包装可能过于小，无法将全部相应标签信息置于其上。HECL 是另一个被批准的羟乙纤维素和氯化钠滴眼液的类似代码。

Pharmacopoeias. In *Chin.*, *Eur.* (see p.vii), *Int.*, *Jpn*, *US*, and *Viet.*

Ph. Eur. 6. 8（Sodium Chloride）　白色或类白色结晶性粉末或无色结晶，或白色或类白色小颗粒。易溶于水；几乎不溶于无水乙醇。

USP 33（Sodium Chloride）　无色正方晶或白色结晶性粉末。溶于水（1：2.8），溶于沸水（1：2.7），溶于甘油（1：10）；微溶于乙醇。

当量　每克氯化钠相当于 17.1mmol 钠。2.54g 氯化钠相当于 1g 钠。

贮藏　某些钠盐溶液，包括氯化钠在内，在贮藏中可能导致玻璃容器析出固体颗粒物质，含有此类物质的溶液不可再用。

不良反应

钠盐的不良反应可归因于钠过量所引发的电解质失衡；也有可能是由于某些特殊的阴离子的作用引起的。

人体钠的过量潴留通常是由于肾脏钠外排受到损伤而引起的。这将引发维持正常血浆渗透摩尔浓度的细胞外液产生蓄积，并导致肺及外周水肿，并造成相应的后果。高钠血症（血浆渗透摩尔浓度的上升）通常伴有水摄入不足，或或水流失过量（见第479页）。治疗剂量的氯化钠极少导致高钠血症，但在用高张生理盐水作为洗胃法呕吐诱导剂或者错误配方的婴儿食品后，曾发生过这类情况。不恰当地静脉注射高张生理盐水，也有可能导致高钠血症。

高钠血症最严重的反应是大脑脱水，这将导致嗜睡及意识错乱，随后发展为惊厥、昏迷、呼吸衰竭及死亡。其他症状则包括口渴、唾液和眼泪分泌减少、发热、出汗、心动过速、高血压或低血压、头痛、眩晕、坐立不安、易激惹、虚弱无力以及肌肉颤搐和强直。

急性口服高渗溶液或氯化钠过量所引发的胃肠道反应包括恶心、呕吐、腹泻以及腹部痉挛性疼痛。

过量使用氯化物盐可能导致碳酸氢盐的流失，同时会出现酸化作用。

羊膜内注射氯化钠高渗溶液曾被用于终止妊娠，但该疗法伴随着严重的不良反应，包括弥散性血管内凝血、肾坏死、颈脊神经和子宫损伤、出血、肺栓塞、肺炎以及死亡。

1. Moder KG, Hurley DL. Fatal hypernatremia from exogenous salt intake: report of a case and review of the literature. *Mayo Clin Proc* 1990; **65:** 1587–94. Correction. *ibid.* 1991; **66:** 439.
2. Martos Sánchez I, *et al.* Hipernatremia grave por administración accidental de sal común. *An Esp Pediatr* 2000; **53:** 495–8.
3. Adeleye O, *et al.* Hypernatremia in the elderly. *J Natl Med Assoc* 2002; **94:** 701–5.
4. Coulthard MG, Haycock GB. Distinguishing between salt poisoning and hypernatraemic dehydration in children. *BMJ* 2003; **326:** 157–60. Correction. *ibid.*; 497.

不良反应的处置

轻微钠过量的患者，饮水并且控制钠摄入量就足够了。但是，在近来的急性口服氯化钠过量的病例中，在常规对症和支持疗法外，还应当使用洗胃法。应当监测血清钠浓度，如果出现了严重的高钠血症，则应当处理该症状（见第479页）。

注意事项

对于患有高血压、心力衰竭、外周或肺水肿、肾功能损伤、先兆子痫或其他与钠滞留相关疾病的患者，应当谨慎使用钠盐治疗法。

当经口服给钠补充剂时，应当确保摄入了足量的水。不应当向患有伴有狭窄或憩室等胃肠道疾病的患者给缓释片剂，这是因为在存在着导致梗阻的风险。

氯化钠溶液不应被用于催吐；这种操作非常危险，并且有报道称有由于引发高钠血症从而导致死亡的事件。

药动学

氯化钠很容易被胃肠道吸收。过量的钠主要通过肾脏排泄，少部分的钠则通过粪便和汗液流失。

人体需要量

人体大约含有 4mol（92g）的钠，其中大约三分之一存在于骨骼，大约一半存在于细胞外液。

人体能够适应于很宽范围的钠摄入量，通过受物理或者激素因素控制的肾脏排泄来调节。只有当出汗过多时，通过皮肤的钠损失才较显著。当人运动或者短期内暴露在高气温环境中时，钠的需要量可能会增加，直到机体适应。

钠广泛地存在于食物中，人们在加工、烹调以及在餐桌上食用食物的时候也会加入钠成分。因此钠的饮食缺陷极为罕见，并且人们更加关注钠当前摄入量的过量问题。通过限制烹调用盐的消耗量来控制钠摄入量，可能是一种针对某些高血压患者的有效辅助治疗方式（见第228页）。

英国和美国的推荐膳食摄入量　英国发布了有关钠的膳食参考值（DRV，人体需要量，参见 M37 第1825页）[1]，其中的参考营养素摄入量（RNI）为每日 1.6g（70mmol）钠，大约等于 4g 氯化钠。在美国，推荐的每日钠摄入量被限制为 2.4g（6g 氯化钠）或更少[2]。膳食摄入量通常超过了上述推荐剂量，这可能是原发性高血压[3]和骨质疏松症[4]的影响因素之一。有两项考察钠摄入量与心血管疾病关系的研究[5]，其对高血压患者进行长期随访，结果显示，减少钠的摄入可减少发生心血管事件的风险。

1. DoH. Dietary reference values for food energy and nutrients for the United Kingdom: report of the panel on dietary reference values of the committee on medical aspects of food policy. *Report on health and social subjects 41.* London: HMSO, 1991.
2. Subcommittee on the tenth edition of the RDAs, Food and Nutrition Board, Commission on Life Sciences, National Research Council. *Recommended dietary allowances.* 10th ed. Washington, DC: National Academy Press, 1989. Also available at: http://www.nap.edu/openbook.php?isbn=0309046335 (accessed 21/07/08)
3. Midgley JP, *et al.* Effect of reduced dietary sodium on blood pressure: a meta-analysis of randomized controlled trials. *JAMA* 1996; **275:** 1590–7.
4. Devine A, *et al.* A longitudinal study of the effect of sodium and calcium intakes on regional bone density in postmenopausal women. *Am J Clin Nutr* 1995; **62:** 740–5.
5. Cook NR, *et al.* Long term effects of dietary sodium reduction on cardiovascular disease outcomes: observational follow-up of the trials of hypertension prevention (TOHP). Abridged version: *BMJ* 2007; **334:** 885–8. Full version: http://www.bmj.com/cgi/reprint/334/7599/885 (accessed 13/03/09)

用途和用法

氯化钠被用于治疗盐流失病例中钠和氯离子缺乏的情况（见**低钠血症**，第479页）。氯化钠溶液在水合过程中被用作氯化钠源和水源。

0.9％水溶液是等渗的，因此在绝大多数情况下与血清和泪腺分泌物也是等渗的。药物剂量以钠的 mEq 或 mmol、钠的质量（mg）或钠盐的质量来表述。为了便于比较，请见表4。

表4　一些钠盐及其钠含量

钠　盐	每克钠含量		
	mg	mmol	mEq
醋酸钠（无水）	280	12.2	12.2
醋酸钠（三水化合物）	169	7.3	7.3
枸橼酸氢二钠	175	7.6	7.6
碳酸氢钠	274	11.9	11.9
氯化钠	394	17.1	17.1
枸橼酸钠（无水）	267	11.6	11.6
枸橼酸钠（二水化合物）	235	10.2	10.2
乳酸钠	205	8.9	8.9

在氯盐**慢性流失**病例中，氯化钠的常规口服剂量为每日 2.4～4.8g（为 40～80mmol 钠）缓释制剂，与适量液体同服；在严重的病例中最高剂量可能需要达到每日12g。口服补充剂也被用于在常规血透析中预防肌肉痛性痉挛的发生，见第480页；推荐剂量大约为每个透析疗程使用6～10g 缓释制剂。

葡萄糖能促进胃肠道对钠的吸收，由此含有氯化钠和葡萄糖及其他电解质的溶液（见第481页）被用于治疗急性腹泻时的口服补液过程（参见 M37 第1617页）。

决定静脉注射用氯化钠溶液浓度和剂量包括年龄、体重以及患者的临床表现情况，特别是患者的补液状态。应当仔细监控血浆电解质浓度。在严重的低钠症病例中，可以连续2～3h 给予 2～3L 0.9％氯化钠溶液，之后放缓速度。假如缺水和低钠症同时发生，可使用1：1 的 0.9％氯化钠和 5％葡萄糖混合液治疗。尽管高张氯化钠溶液可被用于某些患有严重急性稀释性低钠血症的患者，但纠正过速也可能引发严重的神经不良反应（见**低钠血症**，第479页）。可用含量 1.8％～5％的溶液。

在伴有血容量不足的**高钠血症**（见第479页）中，可以使用 0.9％氯化钠溶液维持血浆钠浓度，并扩大血容量。0.9％（或极少地、在高钠血症中使用的 0.45％）氯化钠溶液被用于糖尿病酮症酸中毒的补液（见**糖尿病急症**，第134页）。

在其他用途中，0.9％氯化钠溶液是等渗的，因此是一种有效的无菌灌洗液，例如对眼部或膀胱，以及全身皮肤或伤口的清洁。0.9％的溶液在其他药物的胃肠外给药中，被广泛用作载体或稀释剂。0.9％氯化钠滴鼻剂被用于缓解鼻充血。含有氯化钠的漱口剂也可用于口腔卫生。

氯化钠溶液不应用于诱发呕吐；这种操作非常危险，并且有报道称存在由于引发高钠血症从而导致死亡的事件。

氯化钠有时可用作胶囊和片剂的赋形剂。

顺势疗法　在顺势疗法药物中，氯化钠（Sodium chloride）使用下列名称：Natrium muriaticum；Nat. Mur.；Natrii chloridum；Natricum chloratum；Natrum muriaticum。

注：不要混淆"Natricum chloratum"和"sodium chlorate"（参见 M37 第2332页）。

导管和插管　0.9％氯化钠被用于维持导管和插管的开放性，并且有与肝素相当的功效，作为参照请见在**肝素**的**用途和用法**项下**导管和插管**的部分，第352页。

囊性纤维化　一项与80名使用安慰剂的患者进行对比的研究发现，82名患有稳定囊性纤维化（参见 M37 第157页）的患者在连续48周内每日2次使用4ml 氯化钠溶液（7％）吸入剂后，出现了中等程度且持久的肺功能好转，并且其恶化程度和抗生素需要量都出现了明显的降低[1]。但是，肺功能的变化率并没有差异。每个吸入剂之前都先行使用支气管扩张药，以使得气道狭窄的情况得以最小化；尽管如此，仍有14名患者表现出对现行疗法的不良反应，包括有咳嗽、胸部紧迫感或咽炎、鼻窦炎、咯血、喷嚏以及呕吐。由此，6名患者退出了该研究，但其余患者的不良反应在并未减低剂量或中止治疗的情况下都消失了。高张生理盐水被认为是囊性纤维化安全而价廉的辅助治疗手段。

1. Elkins MR, *et al.* A controlled trial of long-term inhaled hypertonic saline in patients with cystic fibrosis. *N Engl J Med* 2006; **354:** 229–40.

终止妊娠　经腹羊膜内滴注 20％氯化钠（最大量为 200～250ml）被用于终止3个月妊娠。但是，会出现严重的不良反应（见上文），因此一般首选其他的方式（参见 M37 第1904页）。

制剂

BP 2010: Compound Glucose, Sodium Chloride and Sodium Citrate Oral Solution; Compound Sodium Chloride Mouthwash; Compound Sodium Lactate Intravenous Infusion; Oral Rehydration Salts; Potassium Chloride and Sodium Chloride Intravenous Infusion; Potassium Chloride, Sodium Chloride and Glucose Intravenous Infusion; Sodium Chloride and Glucose Intravenous Infusion; Sodium Chloride Eye Drops; Sodium Chloride Eye Lotion; Sodium Chloride Intravenous Infusion; Sodium Chloride Irrigation Solution; Sodium Chloride Oral Solution; Sodium Chloride Solution; Sodium Chloride Tablets;
USP 33: Bacteriostatic Sodium Chloride Injection; Cimetidine in Sodium Chloride Injection; Cisplatin for Injection; Dextran 40 in Sodium Chloride Injection; Dextran 70 in Sodium Chloride Injection; Dextrose and Sodium Chloride Injection; Fructose and Sodium Chloride Injection; Half-strength Lactated Ringer's and Dextrose Injection; Inulin in Sodium Chloride Injection; Lactated Ringer's and Dextrose Injection; Lactated Ringer's Injection; Mannitol in Sodium Chloride Injection; Multiple Electrolytes and Dextrose Injection Type 1; Multiple Electrolytes and Dextrose Injection Type 2; Multiple Electrolytes and Dextrose Injection Type 3; Multiple Electrolytes and Dextrose Injection Type 4; Multiple Electrolytes and Invert Sugar Injection Type 1; Multiple Electrolytes and Invert Sugar Injection Type 2; Multiple Electrolytes and Invert Sugar Injection Type 3; Multiple Electrolytes Injection Type 1; Multiple Electrolytes Injection Type 2; Oral Rehydration Salts; PEG 3350 and Electrolytes for Oral Solution; Potassium Chloride in Dextrose and Sodium Chloride Injection; Potassium Chloride in Lactated Ringer's and Dextrose Injection; Potassium Chloride in Sodium Chloride Injection; Ringer's and Dextrose Injection; Sincalide for Injection; Sodium Chloride and Dextrose Tablets; Sodium Chloride Inhalation Solution; Sodium Chloride Injection; Sodium Chloride Irrigation; Sodium Chloride Ophthalmic Ointment; Sodium Chloride Ophthalmic Solution; Sodium Chloride Tablets; Sodium Chloride Tablets for Solution.

专利制剂

Arg.: Aqua Lent Limpia Cristales; Cutidermin Bebe Gel Nasal; Hypersol; Larmabak; Muro 128; Oftalook; Relente; Salfist; Suaviler; Xylisol; Yusin Tears†; **Austral.:** Ear Clear Ear Cleanser; Fess; Hypergel; Lens Plus; Mucolyt†; Narium; Otrivin Saline Baby; Sensitive Eyes Saline; Slow-Sodium; **Austria:** Elohast†; Ery-Set†; Kochsalz; SmartDose; **Belg.:** Naaprept; Natriclo†; Physiologica; Physiorhine; **Braz.:** Advnasal; Afrin Natural; Alive; Fluimare†; Fluimucil Solucao Nasal; Maxidrate; Multisoro; Narisoro; Nasolact; Nazosorot†; Novo Rino-S; Rinobent†; Rinoflux; Rinosoro; Salsep; Sinustrat Solucao Natural; Snif; Sorine; Sorine Pediatrico; Soroliv; Soroneo; **Canad.:** Certified Nasal†; Hydrasense; Hypergel; Lens Plus Buffered Saline Solution†; Mesalt; Muro 128; Nasal Physiologic Solution; Normigel; Rhinaris Saline; Safeway Nasal†; Salinex; Sea Clens; Softwear; Thalanex; Thalaris; **Chile:** Fisiolimp; Fludrop†; Larmabak†; Pediasea; Printan; Respirex†; Rinodan; Rinokid; Rinosteryl; Sinus; **Fin.:** Gambrosol; Natrosterit; **Fr.:** Erjean; Hypergel; Imiclens†; Larmabak; Larmes Artificielles; Normigel; Physiologica; Physiosoint†; Polyrinse; Selgine; Versolt; Vesirig†; **Ger.:** Adsorbonac; Freka-Drainjet; Isogutt akut; Isotone Kochsalz; Isotonische Kochsalzlosung; Olynth salin; Tetrisal; **Gr.:** Babynose; Clinofar; Larmabak; Otrisalin; Phy-O; Rhinodose; Selva N; **Hong Kong:** Atomic Enema†; Ayr Saline; Larmabak; Nasal Physiological Solution; Unison Enema; **Hung.:** Rins-Sal; Saletanol D†; Salsol A; Unilarm†; **Indon.:** Breathy; Infusan-NS; Otsu-NS; Wida NS; Wida NSI; **Irl.:** Diarrest RF†; **Israel:** Af-Kid; Af-Tiponet; Alrin Baby; Baby AF; Baby Saline; Clean-AF; L'Batzeket; Normasol; Ocean Spray; Otrivini; Tinok AF; Tipotaf; **Ital.:** Adsorbonac; Hydrabak; Libenar; Narhinel; Otrivin Baby; Physiodose; Rinowash; **Mex.:** Comi Limp; Hiperton; Muro 128; Phylarm; **Mon.:** Unilarm; **Neth.:** Icodiall; **NZ:** Narium; **Philipp.:** Hypersalt; Hyperton-Opta; Larmabak†; Muconase; SalinaGel; Salinase; Snif; **Pol.:** Solnasin; **Port.:** Extraneal; Libenar†; **Rus.:** Salin (Салин); **S.Afr.:** Polyrinse†; Vicks Vapomist†; **Singapore:** Adsorbonac†; Larmabak; Normasol; Oftalmolosa Cusi Antiedema; **Spain:** Antiedema; Apiroserum Clorurado; Fisiologica; Fisiologico; Fisiologico Bieffe Medital; Fisiologico Braun; Fisiologico Farmacelsia†; Fisiologico Mein; Fisiologico Serra Pamies; Fisiologico Vitulia; Flebobag Fisio; Fleboflex Salina Fisio; Fleboplast Fisio; Freeflex Cloruro Sodico; Hidrathea; Meinvenil Fisiologico; Plast Apyr Fisiologico; Solucion Fisio; Suero Fisiologico; **Swed.:** SmartDose†; **Switz.:** Naaprept; Physiologic; Physiosoin; Serophy; **Thai.:** Patar Enema; Royal-C; U-Enema; **Turk.:** Berko-Fiz; Fizyolen; Fizyoloj; Fizyosol; Larmabak; Otrisalin; Physiodese; Physiologica Gifrer; Ser Damla†; Serum Fizyolojik; **UK:** Askina; Equaleze; Irriclens; Irripod; Miniversol; MucoClear; Nasosal; Nebusal; Normasol; Slow-Sodium; SodiClor; Stericlens; Steripod; Tubilux; Uniflex S; Uro-Tainer M; Versol; **Ukr.:** No-Sol (Но-Соль); **USA:** Adsorbonac†; Afrin Moisturizing Saline Mist†; Ak-NaCl; Ayr Saline; Breathe Free; Broncho Saline; Dristan Saline Spray; Entsol; HuMist Nasal Mist; Marlin Salt System†; Muro 128; Muroptic; NaSal; Nasal Moist; Normaline; Ocean; Pretz; Salinex; SeaMist; Sochlor; Your Choice†; **Venez.:** Larmabak; Nafavine.

顺势疗法制剂 **Austral.:** Allergy Relief; Cold & Flu Respatona Head Cold Relief†; Headache Relief; Respatona Head Cold; Vitatona Energy; **Austria:** Globuli gegen Hautausschlage; **Canad.:** Adrisin; Calms Forte 4 Kids; Cold Sores & Fever Blisters; Combinaison; Diamite; Eczema Relief; Hives; Homeoknop Bioactiv O Weight Loss Aid; Homeoknop Ikoplex 13; Hylands Bioplasma; Hylands Vaginitis; Hylavir FB; Ikoplex 11 Digestion Aid; Ikoplex 14; Melange; Nuage Bioplasma; O'Print; Sore Throat L39†; Sorinoheel; **Chile:** Anacardio con Fosforo; Bioactiv M; Bioactiv O; Bioactiv P; Ikoplex No 13; Ikoplex No 14; Ikoplex No 17; Ikoplex No 19; Ikoplex No 6; Ikoplex No 7; Ikoplex No 8; **Fr.:** Billerol; Granules Bonipharm no 24†; Pulsatilla Complexe No 60; Soludor; **Ger.:** Derivatio H; Drufusan N; Herpes-Gastreu R68; Hewelymphon N; Muco-cyl Ho-Len-Complex; Nieren-Elixier ST†; Nuxal comp; Schleimhaut-Komplex Ho-Fu-Complex; **Neth.:** Hemorrolite; Urtizon complex.

中文索引

本索引收录的词条包括药名（各论中以标题形式出现的药名）、部分疾病名称（总论及各论中所综述的疾病）以及部分治疗方式（总论及各论中所综述的疾病的治疗方式）。

外文索引